U0741345

中华人民共和国药典

2025 年版

四　部

国家药典委员会　编

中国医药科技出版社

图书在版编目（CIP）数据

中华人民共和国药典：2025年版. 四部／国家药典委员会编. -- 北京：中国医药科技出版社，2025.3.
ISBN 978 - 7 - 5214 - 5207 - 5

Ⅰ. R921.2

中国国家版本馆 CIP 数据核字第 2025ZZ8797 号

扫描下方二维码，使用增值服务。

咨询电话：010 - 62228771

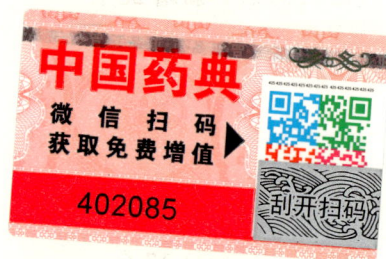

ISBN 978-7-5214-5207-5

中国药典

微信扫码
获取免费增值 ▶

刮开扫码

402085

责任编辑　蔡　红　高雨潆　呼延天如　牟瑞辰
责任校对　王启新　赵　敏　高延芳　乔　悦　刘孟瑞
美术编辑　陈君杞

出版　中国医药科技出版社
地址　北京市海淀区文慧园北路甲 22 号
邮编　100082
电话　发行：010 - 62227427　邮购：010 - 62236938
网址　www.cmstp.com
规格　880×1230mm　$\frac{1}{16}$
印张　76¼
字数　3102 千字
版次　2025 年 3 月第 1 版
印次　2025 年 3 月第 1 次印刷
印刷　北京盛通印刷股份有限公司
经销　全国各地新华书店
书号　ISBN 978 - 7 - 5214 - 5207 - 5
定价　**590.00 元**

版权所有　盗版必究
举报电话：010 - 62228771
本社图书如存在印装质量问题请与本社联系调换

前　言

2025 年版《中华人民共和国药典》（简称《中国药典》）为第十二版药典。第十二届药典委员会认真落实习近平总书记"四个最严"要求，以维护公众健康、促进创新发展、服务药品监管为宗旨，按照国家药品监督管理局的部署，在各级药检机构、科研院所和高校、学会协会及有关企业的积极参与下，组织完成了2025 年版《中国药典》编制各项工作。2024 年 11 月 27 日，第十二届药典委员会执行委员会全体会议审议通过 2025 年版《中国药典》(草案)，经国家药品监督管理局会同国家卫生健康委员会审核批准颁布后实施。

本版药典收载品种总计 6385 种，新增 159 种，修订 1101 种，不再收载 32 种。其中一部中药收载品种共计 3069 种，新增 28 种，修订 420 种，不再收载 19 种；二部化学药收载品种共计 2776 种，新增 66 种，修订 483 种，转四部收载 2 个品种；三部生物制品收载品种共计 153 种，新增 13 种，修订 62 种，不再收载13 种；四部收载药用辅料品种共计 387 种，新增 52 种，修订 136 种。

本版药典收载通用技术要求共计 410 个，新增 69 个，修订 133 个。其中三部新增 13 个，修订 31 个；四部新增 56 个，修订 102 个。

本版药典收载指导原则共计 72 个，新增 33 个，修订 17 个，不再收载 3 个。其中三部新增 5 个；四部新增 28 个，修订 17 个，不再收载 3 个。

本版药典主要特点：

稳步增加药典品种收载。坚持以临床为导向，持续扩大国家基本药物目录及国家基本医疗保险、工伤保险和生育保险药品目录品种的覆盖，加快抗肿瘤药、单克隆抗体生物类似药以及儿童用药品种的收载，充分展示了我国医药科技创新成果，进一步满足临床用药需求。

持续健全国家药品标准体系。不断完善以药典凡例为基本要求、通用技术要求为总体规定、指导原则为技术指导、品种正文为具体要求的《中国药典》标准体系。实现《中国药典》各部凡例体例的统一规范，共性内容的协调一致。贯彻药品全生命周期管理理念，加强药品研究、生产、流通、使用等环节的质量控制要求，强化药品生产源头和过程控制。持续完善符合中药、化学药、生物药特点的质量标准体系，进一步体现《中国药典》的科学性、规范性、前瞻性和导向性作用。

加快推进新技术、新方法、新工具标准转化应用。紧跟国际制药发展前沿，聚焦产业热点领域，加快推进医药创新形成的新技术、新方法、新工具的标准转化，不断扩大先进、成熟检测技术的应用，为药品质量控制提供规范性好、适用性广、稳定性强、可靠性高的检测方法。新增《基于基因修饰细胞系的生物检定法指导原则》《糖蛋白的糖基化分析指导原则》等，提升质量可控性。新增《体外热原检查法（报告基因法）》《细胞类制品微生物检查指导原则》等，突破相关制品放行检验的技术瓶颈。新增《微生物全基因组测序技术指导原则》，持续加强分子生物学技术在药品质控中的应用。新增《辐照中药光释光检测法指导原则》等，加强药品检验技术储备。

持续完善药品质量控制要求。重点加强药品安全性和有效性控制，整体提升药品质量可控性。在安全性方面：中药材及饮片禁用农药残留控制由 33 种增加至 47 种。加强化学药品杂质控制要求，更加关注杂质的来源与分类，完善有关物质分离方法。新增《人用疫苗杂质控制技术指导原则》《注射剂可见异物控制指导原则》等，持续提升药品安全性控制要求。在有效性方面：溶出度与释放度测定法中新增"往复架法"和"扩散池法"，完善口服固体制剂质量评价方法。在质量可控性方面：新增《放射性药品生物分布测定法》《化学成像指导原则》《多变量统计过程控制技术指导原则》《化学计量学指导原则》等，指导生产过程分析技术方法的开发和建立，为加强药品生产全过程质量控制提供技术支撑。

努力实现与国际标准的协调。结合我国实际，借鉴国际标准，持续推进与国际标准的协调。通过直接协调、并行收载等方式，实现 ICH Q4B 全部 16 个指导原则的转化实施。增修订《残留溶剂》《元素杂质》

等通用技术要求，实现与 ICH Q2、Q3C、Q3D、Q14 等原则的协调，在药品关键质量控制要求方面与国际标准更加协调一致。

加强与审评检查检验等技术要求的衔接。考虑到国家药品监督管理局药品审评中心已发布与 2020 年版《中国药典》中的《药物制剂人体生物利用度和生物等效性试验指导原则》《生物样品定量分析方法验证指导原则》相同内容的指导原则，本版药典不再收载。为与相关部门颁布标准协调一致，修订《生物制品分包装及贮运管理》《生物制品生产及检定用实验动物质量控制》等通则。

更加体现药品标准绿色环保理念。按照创新、协调、绿色、开放、共享的新发展理念，制定毒性管控中药标准物质（如乌头碱、马钱子碱和士的宁等）替代指导原则。不再收载 13 个处方中含有穿山甲的中药品种。为减少环境污染、降低人员伤害，332 个化学药品种正文中删除使用剧毒或管制试剂试药的检验项目。

药典编制工作更加规范严谨。2025 年版《中国药典》编制过程中，为进一步加强药品标准管理，国家药品监督管理局相继出台《药品标准管理办法》《中药标准管理专门规定》。国家药典委员会持续完善《国家药典委员会药品标准制修订研究课题管理办法》等相关管理文件，建立标准研究全过程信息化管理系统，实现药品标准全生命周期管理，不断提升药品标准管理能力，进一步保障《中国药典》编制质量。

本版药典编制始终秉承科学性、先进性、实用性和规范性的原则，进一步巩固《中国药典》为国家药品标准核心的地位，使标准体系更加完善，药品质量更加可控，与国际标准更加协调，国家药品标准整体水平迈上新的台阶。本版药典的颁布实施将对保障药品质量、促进医药产业技术升级、强化药品监管标准支撑、保障公众用药安全、推动医药产业高质量发展、提高我国制药国际竞争力等方面发挥重要作用。

国家药典委员会

2025 年 3 月

第十二届药典委员会委员名单

主 任 委 员 李 利

副主任委员 曾益新 王志勇 赵军宁 黄 果

执 行 委 员 (按姓氏笔画排序)

丁 健	丁丽霞(女)	马双成	王 平	王 彦(女)
王 锐	王小刚	王广基	王军志	王孝洋
王志勇	王佑春	王海南	王维东	石远凯
田金洲	仝小林	丛 斌	兰 奋(苗族)	朱立国
朱兆云(女)	刘 沛(女)	刘海静(女)	江英桥	安小斌
安抚东	孙飘扬	李 利	李 松	李 波
李校堃(满族)	李敬云(女)	杨 胜	杨 霆	杨宝峰
杨昭鹏	肖 伟	邱 琼(女)	沈传勇	张 锋
张 强	张启明	张剑辉	张清波	陈 钢
陈 薇(女)	陈士林	陈桂良	陈榕虎	果德安
罗卓雅(女)	季 申(女)	岳建民	金宁一(朝鲜族)	周建平
周思源	赵宇亮	赵军宁	胡昌勤	钟国跃
施亚琴(女)	洪利娅(女)	贺浪冲	秦晓岑	袁 林
徐兵河	唐旭东	唐黎明	涂家生	陶巧凤(女)
黄 果	黄心宇	黄璐琦	常俊标	屠鹏飞
蒋华良	蒋建东	程 京	程翼宇	舒 融
曾益新	裴 钢	戴 红(女)	魏于全	

顾 问 (按姓氏笔画排序)

王 玉	王 阶	王一涛	王永炎	王峥涛
尤启冬	朱 俊	刘又宁(满族)	刘昌孝	孙 燕
李大魁	李大鹏	李泳雪(女)	肖培根	吴以岭
沈 琦(女)	张立群	张伯礼	陈可冀	陈志南
陈凯先	陈赛娟(女)	林瑞超	罗国安	金少鸿
金有豫	赵 铠	侯惠民	俞永新	姚乃礼
姚新生	钱忠直	高学敏	高润霖	董关木

委 员 (按姓氏笔画排序)

丁 野	于 震	于健东	于新兰(女)	山广志
马 辰(女)	马 玲(女)	马 霄	马玉楠(女)	马仕洪
马秀璟(女)	马超美(女)	王 兰(女)	王 伟	王 杰(回族)
王 建	王 柯	王 勇	王 健	王 浩
王 停	王 斌	王 璇(女、回族)	王亚敏	王向峰
王如伟	王春龙	王铁杰(女)	王海彬(女)	王跃生
王淑红(女、土家族)		王智民	王箐舟(女)	韦 薇(女)
车宝泉	毛秀红(女)	公雪杰(女)	卞兆祥	尹利辉
尹莉芳(女)	孔令义	邓启民	邓祖跃	邓艳萍(女)

甘　勇	石　峰	石建功	石蓓佳(女)	卢京光(女)
叶　敏	叶　强	叶文才	叶正良	申玉华(女、朝鲜族)
申昆玲(女)	田　鑫(女)	史大卓	白　玉	乐　健
冯　云(女)	冯　芳(女)	冯　丽(女)	冯　怡(女)	冯奕斌
兰婉玲(女)	宁保明	尼玛顿珠(藏族)	匡　荣	朴晋华(女、朝鲜族)
达娃卓玛(女、藏族)		吕　扬(女)	吕佩源	吕爱平
朱凤才	朱依谆	朱晓新	仲　平	任连杰
多　杰(藏族)	刘　安	刘　英(女)	刘　浩	刘万卉(土家族)
刘玉玲(女)	刘永利	刘利群(女)	刘叔文	刘海青
刘菊妍(女)	刘铜华	刘雁鸣(女)	许四宏	许明哲
许鸣镝	许真玉(女、朝鲜族)		孙　逊(女)	孙　黎
孙会敏	孙苓苓(女)	孙晓波	孙增涛	阳长明
阳国平	芮　菁(女)	花宝金	李　宁	李　华
李　军(女)	李　军	李　剑	李　萍(女)	李　敏(女)
李　清(女)	李　晶(女)	李　晶(女)	李　睿(女)	李　霞(女)
李云霞(女)	李长贵	李文莉(女)	李玉华(女)	李向日
李丽敏(女)	李秀芬(女)	李启明(藏族)	李青翠(女)	李绍平
李春雷	李玲玲(女)	李振国	李琦涵	杨　志
杨　明	杨　莉(女)	杨　莉(女)	杨化新(女)	杨汇川
杨永健	杨利红(女)	杨秀伟	杨宏伟(女)	杨忠奇
杨建红(女)	杨美成(女)	杨晓莉(女)	肖　晶(女)	肖小河
肖新月(女)	吴　松	吴先富	吴传斌	吴婉莹(女)
邱明华(纳西族)	邱模炎	何　兰(女)	何开勇	何仲贵
余伯阳	余露山	狄　斌	邹全明	邹忠梅(女)
宋平顺	张　兰(女)	张　军	张　村(女)	张　彤
张　玫(女)	张卫东	张玉英(女、满族)	张永文	张亚中
张亚杰(女)	张陆勇	张金兰(女)	张保献	张雯洁(女)
张景辰	张满来	陆益红(女)	阿　萍(女、藏族)	
阿吉艾克拜尔·艾萨(维吾尔族)		陈　华	陈　英(女)	陈　悦
陈　震	陈万生	陈卫衡	陈代杰	陈国广
陈凌峯	陈海峰	陈道峰(彝族)	陈碧莲(女)	邵　泓(女)
范　颖(女)	范骁辉	范慧红(女)	茅向军	林　彤(女)
林　娜(女)	林　梅(女)	林文翰	林永强	林志秀
林丽英(女)	罗　轶(女)	罗志福	罗国伟	罗定强
罗跃华	金　方(女)	金　斌	金红宇(蒙古族)	金征宇
金鹏飞	周　旭(女)	周　勇	周国平	周跃华
郑　健(女)	郑　萍(女)	郑海发	郑璐侠(女)	孟淑芳(女)
练鸿振	项　鹏	赵　明(女)	赵　明	赵　霞
赵中振	赵志刚	赵荣生	赵维良	赵瑞华
郝海平	胡　青(女)	胡　欣	胡　敏(女)	胡　琴(女)
南　楠(女)	钟瑞建	钟赣生	侯雪梅(女)	侯曙光
俞　辉	姜　红(女)	姜　勇(女)	姜志宏	姜雄平
洪建文(女)	祝　明(女)	祝清芬	姚　羽	骆红宇(女)

秦 峰	秦少容(女)	秦冬梅(女)	袁 军(女)	袁耀佐
都广礼	聂 晶(女)	聂小春	莫结丽(女)	贾立群
顾政一	钱家鸣(女)	笔雪艳(女)	倪 健	倪维芳(女)
徐 飞	徐 苗(女)	徐玉文	徐宏喜	徐寒梅(女)
凌 霄(女)	高 月(女)	高 申	高 华(女)	高 春(女)
高 颖(女)	高 磊(女)	高用华(女)	高秀梅(女)	高慧敏(女)
高燕霞(女)	郭 青(女)	郭巧生	郭兰萍(女)	郭旻彤
郭洪祝	唐素芳(女)	唐健元(回族)	唐锁勤	黄 民
黄晓龙	黄维金	梅 丹(女)	梅之南	曹 玲(女)
曹 晖	曹俊岭	曹晓云(女)	崔一民	庾石山
梁成罡	梁争论	梁蔚阳(女)	绳金房	彭 成
斯拉甫·艾白(维吾尔族)		董江萍(女)	董顺玲	嵇 扬(女)
程奇珍(女)	傅欣彤(女)	奥·乌力吉(蒙古族)		鲁卫星
曾 苏	曾令高	谢 华(女)	鄢 丹	简 秋(女)
詹常森	蔡少青	蔡姗英(女)	蔡美明(女)	谭 睿(女)
谭仁祥	樊彩云(女)	潘 阳	薛 冬	霍 力(女)
戴 忠	魏 锋	魏立新	魏宁漪(女)	魏建和

观 察 员 （排名不分先后）

中国药学会

中国药品监督管理研究会

中国中药协会

中国化学制药工业协会

中国医药质量管理协会

中国生化制药工业协会

中国疫苗行业协会

中国医药生物技术协会

中国非处方药物协会

中国医药创新促进会

中国医药设备工程协会

中国医药保健品进出口商会

中国医药包装协会

国际药用辅料协会(中国)有限公司

中国外商投资企业协会药品研制和开发工作委员会

日本商会中国医药品部会

常设机构参与编写工作人员

（按姓氏笔画排序）

王　玉	王　承	王　绯	王聿军	王志军
王含贞	王晓娟	方　辉	申明睿	申雪瑶
付　健	白晓菊	朱　冉	乔新茹	任跃明
刘　倩	刘　健	刘志勇	杜宇昂	李　贺
李　浩	李劲松	李笑蕾	李晨希	李慧义
杨　茜	吴　蓉	何　轶	余　雷	宋佳欣
宋宗华	张　军	张　雪	张　琳	张　鹏
张飞舟	张雪晨	张筱红	陈　蕾	陈慧毅
范宗顺	尚　悦	岳志华	岳瑞齐	周　怡
赵　雄	赵宇新	赵剑锋	郝　博	洪小栩
顾　宁	倪　龙	徐　晨	徐连敏	徐昕怡
徐海英	高　洁	郭　伟	郭中平	曹　琰
麻广霖	梁传霞	程奇蕾	曾　熠	富　鑫
蔡　铿	蔡民伟	廖沈涵	翟为民	

目　　录

中国药典沿革

1953 年版(第一版) 1949 年 10 月 1 日中华人民共和国成立后,党和政府十分关怀人民的医药卫生保健工作,当年 11 月卫生部召集在京有关医药专家研讨编纂药典问题。1950 年 1 月卫生部从上海抽调药学专家孟目的教授负责组建中国药典编纂委员会和处理日常工作的干事会,筹划编制新中国药典。

1950 年 4 月在上海召开药典工作座谈会,讨论药典的收载品种原则和建议收载的品种,并根据卫生部指示,提出新中国药典要结合国情,编出一部具有民族化、科学化、大众化的药典。随后,卫生部聘请药典委员 49 人,分设名词、化学药、制剂、植物药、生物制品、动物药、药理、剂量 8 个小组,另聘请通讯委员 35 人,成立了第一届中国药典编纂委员会。卫生部部长李德全任主任委员。

1951 年 4 月 24 日至 28 日在北京召开第一届中国药典编纂委员会第一次全体会议,会议对药典的名称、收载品种、专用名词、度量衡问题以及格式排列等作出决定。干事会根据全会讨论的意见,对药典草案进行修订,草案于 1952 年底报卫生部核转政务院文教委员会批准后,第一部《中国药典》1953 年版由卫生部编印发行。

该版药典共收载品种 531 种,其中化学药 215 种,植物药与油脂类 65 种,动物药 13 种,抗生素 2 种,生物制品 25 种,各类制剂 211 种。1957 年出版《中国药典》1953 年版增补本。

1963 年版(第二版) 1955 年卫生部组建第二届药典委员会,聘请委员 49 人,通讯委员 68 人,此届委员会因故未能开展工作。1957 年卫生部组建第三届药典委员会,聘请委员 80 人,药学专家汤腾汉教授为这届委员会主任委员(不设通讯委员),同年 7 月 28 日至 8 月 5 日在北京召开第一次全体委员会议,卫生部李德全部长做了药典工作报告,特别指出第一版《中国药典》未收载广大民众习用的中药的缺陷。会议在总结工作的基础上,通过了制订药典的原则,讨论了药典的性质和作用,修改了委员会章程,并一致认为应把合乎条件的中药收载到药典中。8 月 27 日卫生部批准委员会分设药理与医学、化学药品、药剂、生化药品、生药、生物制品六个专门委员会及名词小组,药典委员会设常务委员会,日常工作机构改称秘书室。

1958 年经常务委员会研究并经卫生部批准,增聘中医专家 8 人、中药专家 3 人组成中医药专门委员会,组织有关省市的中医药专家,根据传统中医药的理论和经验,起草中药材和中药成方(即中成药)的标准。

1959 年 6 月 25 日至 7 月 5 日在北京召开委员会第二次全体会议,会议主要审议新版药典草稿,并确定收载品种。草稿经修订补充后,分别由各专门委员会审定,于 1962 年完成送审稿,报请国务院批准后付印。1965 年 1 月 26 日卫生部颁布《中国药典》1963 年版。

该版药典共收载品种 1310 种,分一、二两部,各有凡例和有关的附录。一部收载中药材 446 种和中药成方制剂 197 种;二部收载化学药品 667 种。此外,一部记载药品的"功能与主治",二部增加了药品的"作用与用途"。

1977 年版(第三版) 由于"文革"影响,在相当一段时间内,药典委员会工作陷于停顿。1972 年 4 月 28 日国务院批复卫生部"同意恢复药典委员会,四部(卫生部、燃料化学工业部、商业部、解放军总后卫生部)参加,卫生部牵头"。据此,同年 5 月 31 日至 6 月 10 日在北京召开了编制国家新药典工作会议,出席会议的有全国各省(自治区、直辖市)的药品检验、药政管理以及有关单位代表共 88 人。这次会议着重讨论了编制药典的指导思想、方法、任务和要求,交流了工作经验,确定了编制新药典的方案,并分工落实起草任务。1973 年 4 月,在北京召开第二次全国药典工作会议,讨论制订药典的原则要求,以及中西药品的标准样稿和起草说明书,并根据药材主产地和药品生产情况,调整了起草任务。1979 年 10 月 4 日卫生部颁布《中国药典》1977 年版,自 1980 年 1 月 1 日起执行。

该版药典共收载品种 1925 种。一部收载中草药(包括少数民族药材)、中草药提取物、植物油脂以及单味药制剂等 882 种,成方制剂(包括少数民族药成方)270 种,共 1152 种;二部收载化学药品、生物制品等 773 种。

1985 年版(第四版)　1979 年卫生部组建第四届药典委员会,聘请委员 112 人,卫生部部长钱信忠兼任主任委员。同年 11 月 22 日至 28 日在北京召开第一次全体委员会议,会议讨论修改了委员会章程、药品标准工作管理办法及工作计划。委员会分设:中医、中药、医学与药理、化学药、生化药、药剂、抗生素、生物制品、放射性药品及名词 10 个专业组。由有关专业组分别推荐新药典收载的品种,中医专业组负责审查拟定一部收载的品种范围;医学与药理专业组负责审查拟定二部收载的品种范围;由主产地所在的省(自治区、直辖市)药品检验所和有关单位负责起草标准,药典委员会办公室组织交叉复核;部分项目组成专题协作组,通过实验研究后起草,参与标准草案审议的除专业组委员外,还邀请了药品检验所和企业的代表。经卫生部批准,《中国药典》1985 年版于 1985 年 9 月出版,1986 年 4 月 1 日起执行。

该版药典共收载品种 1489 种。一部收载中药材、植物油脂及单味制剂 506 种,成方制剂 207 种,共 713 种;二部收载化学药品、生物制品等 776 种。1987 年 11 月出版《中国药典》1985 年版增补本,新增品种 23 种,修订品种 172 种、附录 21 项。1988 年 10 月,第一部英文版《中国药典》1985 年版正式出版,同年还出版了药典二部注释选编。

1985 年 7 月 1 日《中华人民共和国药品管理法》正式执行,该法规定"药品必须符合国家药品标准或者省、自治区、直辖市药品标准"。明确"国务院卫生行政部门颁布的《中华人民共和国药典》和药品标准为国家药品标准"。"国务院卫生行政部门的药典委员会,负责组织国家药品标准的制定和修订"。进一步确定了药品标准的法定性质和药典委员会的任务。

1990 年版(第五版)　1986 年卫生部组建第五届药典委员会,聘请委员 150 人,卫生部崔月犁部长兼任主任委员,常设办事机构改为秘书长制。同年 5 月 5 日至 8 日召开第一次全体委员会议,讨论修订了委员会章程,通过了"七五"期间标准工作设想,确定了编制《中国药典》1990 年版的指导思想和原则要求,分别举行了中药材、中药成方制剂、化学药、抗生素、生化药及药理等专业会议,安排起草和科研任务。1989 年 3 月,药典委员会常设机构开始组织对 1990 年版药典标准的审稿和编辑加工。同年 12 月在北京举行药典委员会主任委员、副主任委员和各专业组长扩大会议进行审议,报卫生部批准后付印。1990 年 12 月 3 日卫生部颁布《中国药典》1990 年版,自 1991 年 7 月 1 日起执行。

该版药典收载品种共计 1751 种。一部收载 784 种,其中中药材、植物油脂等 509 种,中药成方及单味制剂 275 种;二部收载化学药品、生物制品等 967 种。与 1985 年版药典收载品种相比,一部新增 80 种,二部新增 213 种(含 1985 年版药典一部移入 5 种);删去 25 种(一部 3 种,二部 22 种);根据实际情况对药品名称作了适当修订。药典二部品种项下规定的"作用与用途"和"用法与用量",分别改为"类别"和"剂量",另组织编著《临床用药须知》一书,以指导临床用药。有关品种的红外光吸收图谱,收入《药品红外光谱集》另行出版,该版药典附录内不再刊印。

《中国药典》1990 年版的第一、第二增补本先后于 1992 年、1993 年出版,英文版于 1993 年 7 月出版。

第五届药典委员会还完成了《中国药典》1985 年版增补本和英文版的编制等工作。

1995 年版(第六版)　1991 年卫生部组建第六届药典委员会,聘请委员 168 人,卫生部陈敏章部长兼任主任委员。同年 5 月 16 日至 18 日召开第一次全体委员会议,讨论通过了委员会的章程和编制《中国药典》1995 年版设计方案,并成立由主任委员、副主任委员和专家共 11 人组成的常务委员会。分设 13 个专业组,即中医专业组、中药材专业组、中成药专业组、西医专业组、药理专业组、化学药专业一组、化学药专业二组、化学药专业三组、抗生素专业组、生化药品专业组、生物制品专业组、放射性药品专业组、药品名词专业组。

1993 年,《中国药典》1995 年版附录初稿发往各地,作为起草、修订正文标准的依据。1994 年 7 月各地基本完成了标准的起草任务,由药典委员会各专业委员会分别组织审稿工作。1994 年 11 月 29 日提交常务委员会扩大会议讨论审议,获得原则通过,报请卫生部审批付印。卫生部批准颁布《中国药典》1995 年版,自 1996 年 4 月 1 日起执行。

该版药典收载品种共计 2375 种。一部收载 920 种,其中中药材、植物油脂等 522 种,中药成方及单味制剂 398 种;二部收载 1455 种,包括化学药、抗生素、生化药、放射性药品、生物制品及辅料等。一部新增品种 142 种,二部新增品种 499 种。二部药品外文名称改用英文名,取消拉丁名;中文名称只收载药品法定通用名称,不再列副名。

《中国药典》1995 年版的第一、第二增补本先后于 1997 年、1998 年出版，英文版于 1997 年出版。

第六届药典委员会还完成了《中国药典》1990 年版的增补本、英文版及二部注释和一部注释选编、《药品红外光谱集》(第一卷)、《临床用药须知》(第二版)、《中药彩色图集》、《中药薄层色谱彩色图集》及《中国药品通用名称》的编制工作。

1993 年 5 月 21 日卫生部决定将药典委员会常设机构从中国药品生物制品检定所分离出来，作为卫生部的直属单位。

2000 年版(第七版) 1996 年卫生部组建第七届药典委员会，聘请委员 204 人，其中名誉委员 18 人，卫生部陈敏章部长兼任主任委员。1998 年 9 月，根据中编办(1998)32 号文，卫生部药典委员会更名为国家药典委员会，并成建制划转国家药品监督管理局管理。因管理体制的变化等原因，在经有关部门同意后，按照第七届药典委员会章程精神，1999 年 12 月第七届药典委员会常务委员会议同意调整主任委员和副主任委员。国家药品监督管理局局长兼任主任委员。本届委员会设专业委员会共 16 个，分别为：中医专业委员会、中药第一专业委员会、中药第二专业委员会、中药第三专业委员会、中药第四专业委员会、医学专业委员会、药品名词专业委员会、附录专业委员会、制剂专业委员会、药理专业委员会、化学药品第一专业委员会、化学药品第二专业委员会、抗生素专业委员会、生化药品专业委员会、放射性药品专业委员会、生物制品专业委员会。

1996 年召开第七届药典委员会常务委员会第一次会议，通过了《中国药典》2000 年版设计方案，一部确立了"突出特色，立足提高"，二部确立了"赶超与国情相结合，先进与特色相结合"的指导思想。1996 年 10 月起，各专业委员会先后召开会议，落实设计方案提出的任务并分工进行工作。1997 年底至 1999 年 10 月，先后对完成的附录与制剂通则和药典初稿征求了各有关方面的意见，并先后召开了 16 个专业委员会审定稿会议。《中国药典》2000 年版于 1999 年 12 月经第七届药典委员会常务委员会议审议通过，报请国家药品监督管理局批准颁布，于 2000 年 1 月出版发行，2000 年 7 月 1 日起正式执行。

该版药典共收载品种 2691 种，其中新增品种 399 种，修订品种 562 种。一部收载 992 种，二部收载 1699 种。附录作了较大幅度的改进和提高，一部新增 10 个，修订 31 个；二部新增 27 个，修订 32 个。二部附录中首次收载了药品标准分析方法验证要求等六项指导原则，现代分析技术在这版药典中得到进一步扩大应用。为了严谨起见，将"剂量"、"注意"项内容移至《临床用药须知》。

《中国药典》2000 年版的第一、第二增补本先后于 2002 年、2004 年出版，英文版于 2002 年出版。

第七届药典委员会还完成了《中国药典》1995 年版增补本和英文版、《中国药品通用名称》(一九九八年增补本)、《药品红外光谱集》(第二卷)及《临床用药须知》(第三版)的编制工作。

2005 年版(第八版) 2002 年 10 月国家药品监督管理局(2003 年 9 月更名为国家食品药品监督管理局)组建第八届药典委员会，聘请委员 312 人，不再设立名誉委员。国家药品监督管理局局长兼任主任委员，原常务委员会更名为执行委员会。本届委员会设专业委员会 24 个，在上一届专业委员会的基础上，增设了民族药专业委员会(筹)、微生物专业委员会、药品包装材料与辅料专业委员会；原生物制品专业委员会扩增为血液制品专业委员会、病毒制品专业委员会、细菌制品专业委员会、体细胞治疗与基因治疗专业委员会、重组制品专业委员会和体外诊断用生物试剂专业委员会。

2002 年 10 月召开的第八届药典委员会全体大会及执行委员会第一次会议，通过了本届药典委员会提出的"《中国药典》2005 年版设计方案"。设计方案明确了"坚持继承与发展、理论与实际相结合"的方针；确定了"科学、实用、规范"等药典编纂原则；决定将《中国生物制品规程》并入药典，设为药典三部；并编制首部中成药《临床用药须知》。

2002 年 11 月起，各专业委员会先后召开会议，安排设计方案提出的任务并分别进行工作。2003 年 7 月，首先完成了附录草案，并发有关单位征求意见。2004 年初药典附录与品种初稿基本完成，增修订内容陆续在国家药典委员会网站上公示 3 个月，征求全国各有关方面的意见。6 月至 8 月，各专业委员会相继召开了审定稿会议。9 月，《中国药典》2005 年版经过第八届药典委员会执行委员会议审议通过，12 月报请国家食品药品监督管理局批准颁布，于 2005 年 1 月出版发行，2005 年 7 月 1 日起正式执行。

该版药典共收载品种 3217 种，其中新增 525 种，修订 1032 种。一部收载 1146 种，其中新增 154 种、修订 453 种；二部收载 1970 种，其中新增 327 种、修订 522 种；三部收载 101 种，其中新增 44 种、修订 57 种。

该版药典附录亦有较大幅度调整。一部收载附录 98 个，其中新增 12 个、修订 48 个、删除 1 个；二部收载附录 137 个，其中新增 13 个、修订 65 个、删除 1 个；三部收载附录 134 个。一、二、三部共同采用的附录分别在各部中予以收载，并进行了协调统一。

　　该版药典对药品的安全性问题更加重视。药典一部增加了有害元素测定法和中药注射剂安全性检查法应用指导原则。药典二部增加了药品杂质分析指导原则、正电子类和锝[^{99m}Tc]放射性药品质量控制指导原则；有 126 个静脉注射剂增订了不溶性微粒检查，增修订细菌内毒素检查的品种达 112 种；残留溶剂测定法中引入国际间已协调统一的有关残留溶剂的限度要求，并有 24 种原料药增订了残留溶剂检查。药典三部增订了逆转录酶活性检查法、人血白蛋白铝残留量测定法等。本版药典结合我国医药工业的现状和临床用药的实际情况，将原《澄明度检查细则和判断标准》修订为"可见异物检查法"，以加强注射剂等药品的用药安全。

　　该版药典根据中医药理论，对收载的中成药标准项下的〔功能与主治〕进行了科学规范。

　　该版药典三部源于《中国生物制品规程》。自 1951 年以来，该规程已有六版颁布执行，分别为 1951 年及 1952 年修订版、1959 年版、1979 年版、1990 年版及 1993 年版（诊断制品类）、1995 年版、2000 年版及 2002 年版增补本。2002 年翻译出版了第一部英文版《中国生物制品规程》（2000 年版）。

　　《中国药典》2005 年版的增补本于 2009 年年初出版，英文版于 2005 年 9 月出版。

　　第八届药典委员会还完成了《中国药典》2000 年版增补本、《药品红外光谱集》（第三卷）、《临床用药须知》（中成药第一版、化学药第四版）及《中国药典》2005 年版英文版的编制工作。

2010 年版（第九版）　　2007 年 11 月国家食品药品监督管理局组建第九届药典委员会。本届新增委员的遴选首次向社会公开选拔，采取差额选举、无记名投票的方式选举新增委员。该届委员会共由 323 名委员组成，其中续聘委员 163 名、新增委员 160 名（2008 年增补 2 名）。国家食品药品监督管理局局长邵明立兼任主任委员。该届委员会下设执行委员会和 25 个专业（工作）委员会。在上一届专业委员会的基础上，正式成立民族医药专业委员会；增设政策与发展委员会、标准物质专业委员会、标准信息工作委员会、注射剂工作委员会等 4 个专业（工作）委员会；取消原体细胞治疗与基因治疗专业委员会；将原体外诊断用生物试剂专业委员会与原血液制品专业委员会合并为血液制品专业委员会；将原 4 个中药专业委员会调整重组为中药材与饮片专业委员会、中成药专业委员会和天然药物专业委员会 3 个专业委员会。

　　2007 年 12 月召开第九届药典委员会成立暨全体委员大会，会议审议修订了《药典委员会章程》，并通过了"《中国药典》2010 年版编制大纲"，编制大纲明确了《中国药典》2010 年版编制工作的指导思想、基本原则、发展目标和主要任务。随后，各专业委员会分别开展工作，进行品种遴选、科研立项、任务落实。

　　该版药典在编制工作的组织保障和科学管理方面进行了大胆探索和管理上的创新。药典部分科研任务首次以《标准研究课题任务书》的形式，明晰承担单位的职责与义务，明确项目的工作任务、研究目标、考核指标及进度要求。2008 年 12 月首次在编制工作进行的过程中召开全体委员参加的药典工作会议，研究解决药典编制工作中存在的问题。2009 年 3 月至 8 月各专业委员会相继集中召开审定稿会议。2009 年 8 月 27 日提交第九届药典委员会执行委员会扩大会议讨论审议，获得原则通过。该版药典于 2010 年 1 月出版发行，自 2010 年 7 月 1 日起正式执行。

　　该版药典与历版药典比较，收载品种明显增加。共收载品种 4567 种，其中新增 1386 种，修订 2237 种。药典一部收载品种 2165 种，其中新增 1019 种、修订 634 种；药典二部收载品种 2271 种，其中新增 330 种、修订 1500 种；药典三部收载品种 131 种，其中新增 37 种、修订 94 种。

　　该版药典附录一部收载附录 112 个，其中新增 14 个、修订 47 个；二部收载附录 152 个，其中新增 15 个、修订 69 个；三部收载附录 149 个，其中新增 18 个、修订 39 个。一、二、三部共同采用的附录分别在各部中予以收载，并尽可能做到统一协调、求同存异、体现特色。

　　该版药典中现代分析技术得到进一步扩大应用，除在附录中扩大收载成熟的新技术方法外，品种正文中进一步扩大了对新技术的应用；药品的安全性保障得到进一步加强，除在凡例和附录中加强安全性检查总体要求外，在品种正文标准中增加或完善安全性检查项目；对药品质量可控性、有效性的技术保障得到进一步提升，除在附录中新增和修订相关的检查方法和指导原则外，在品种正文标准中增加或完善有效性检查项目；为适应药品监督管理的需要，制剂通则中新增了药用辅料总体要求；积极引入了国际协调组织在药品杂质控制、无菌检查法等方面的要求和限度。此外,该版药典也体现了对野生资源保护与中药可持续发展的理念,不再收载濒危野生药材。

第九届药典委员会还完成了《中国药典》2005 年版增补本、《药品红外光谱集》(第四卷)、《临床用药须知》(中药材和饮片第一版、中成药第二版、化学药第五版)、《中药材显微鉴别彩色图鉴》及《中药材薄层色谱彩色图集》(第一册、第二册)的编制工作。

2015 年版(第十版) 2010 年 12 月国家食品药品监督管理局(2013 年 3 月 22 日更名为国家食品药品监督管理总局)组建第十届药典委员会。该届药典委员遴选工作按照新修订的《新增委员遴选办法》和《第十届药典委员会委员遴选工作方案》,向全社会公开征集新增委员候选人,并采取差额选举、无记名投票的方式选举新增委员。本届委员会共有委员 351 名,其中续聘委员 248 名,新增委员 103 名。时任第十一届全国人大常委会副委员长桑国卫任名誉主任委员,时任卫生部部长陈竺任主任委员,时任卫生部副部长、国家药品监督管理局局长邵明立任常务副主任委员。该届委员会下设执行委员会和 23 个专业委员会。执行委员会委员共计 67 名。其中院士委员 28 名、资深专家 3 名、各专业委员会主任 20 名、相关部委专家 4 名、总局相关技术单位负责人 7 名。根据药典标准工作需要,本届委员会以第九届药典委员会专业委员会设置为基础,对专业委员会的设立进行了适当调整;为加强化学药标准的制定工作,增设了化学药品第三专业委员会,扩大化学药委员的人数;同时,根据实际工作需要,取消政策与发展委员会、标准信息工作委员会和注射剂工作委员会。

2010 年 12 月第十届药典委员会成立暨全体委员大会召开。会议审议通过了"《中国药典》2015 年版编制大纲",编制大纲明确了《中国药典》2015 年版编制工作的指导思想、基本原则、发展目标和主要任务。

按照《国家药品安全"十二五"规划》的要求,国家药典委员会以实施"国家药品标准提高行动计划"为基础,组织各专业委员会和相关机构开展药典编制工作。药典委员会常设机构首次将 ISO 9001 质量管理体系引入药典编制的全过程管理,按照规范的"中国药典编制工作程序"开展品种遴选、课题立项、试验研究、标准起草、复核和审定等各项工作,稳步推进该版药典编制工作。2015 年 2 月 4 日《中国药典》2015 年版经第十届药典委员会执行委员会全体会议审议通过,于 2015 年 6 月 5 日经国家食品药品监督管理总局批准颁布,自2015 年 12 月 1 日起实施。

该版药典进一步扩大药品品种的收载和修订,共收载品种 5608 种。一部收载品种 2598 种,其中新增品种 440 种、修订品种 517 种、不收载品种 7 种。二部收载品种 2603 种,其中新增品种 492 种、修订品种 415 种、不收载品种 28 种。三部收载品种 137 种,其中新增品种 13 种、修订品种 105 种、新增生物制品通则 1 个、新增生物制品总论 3 个、不收载品种 6 种。该版药典首次将上版药典附录整合为通则,并与药用辅料单独成卷作为《中国药典》四部。四部收载通则总数 317 个,其中制剂通则 38 个、检测方法 240 个(新增 27 个)、指导原则 30 个(新增 15 个)、标准品、标准物质及试液试药相关通则 9 个。药用辅料收载 270 种,其中新增 137 种、修订 97 种、不收载 2 种。

该版药典完善了药典标准体系的建设,整体提升质量控制的要求,进一步扩大了先进、成熟检测技术的应用,药用辅料的收载品种大幅增加,质量要求和安全性控制更加严格,使《中国药典》的引领作用和技术导向作用进一步体现。

在编制该版药典的过程中,还完成了《中国药典》2010 年版第一、二、三增补本,《红外光谱集》(第五卷),《中国药品通用名称》、《国家药品标准工作手册》(第四版)、《中国药典注释》的编制和修订工作,组织开展了《中国药典》2015 年版英文版、《临床用药须知》2015 年版的编制工作。

2020 年版(第十一版) 2017 年 8 月原国家食品药品监督管理总局组建第十一届药典委员会。本届委员会遴选工作按照新修订的《第十一届药典委员会委员遴选工作方案》,向全社会公开征集新增委员候选人,并采取差额选举、无记名投票的方式选举新增委员。本届委员会共有委员 405 名,时任国家食品药品监督管理总局局长毕井泉任主任委员。下设执行委员会和 26 个专业委员会。执行委员会委员共计 67 名,其中院士委员 16 名、资深委员 10 名、各专业委员会主任 26 名、机构委员 15 名。专业委员会的设置在上一届委员会的基础上进行了适当调整,增设了中药风险评估专业委员会和生物制品通则专业委员会。此外,还特别设立了观察员,由来自中国药学会、中国医药质量管理协会等社会团体和行业协会的 13 名代表组成。

2017 年 8 月 29 日第十一届药典委员会成立大会暨第一次全体委员会议在北京召开,审议通过了《中国

V

药典》2020 年版编制大纲。按照大纲的指导思想、总体目标、基本原则和具体目标,国家药典委员会继续以实施"国家药品标准提高行动计划"为基础,组织各专业委员会和相关机构按照中国药典编制工作程序开展品种遴选、课题立项、试验研究、起草复核和标准审定等各项工作。

根据国务院机构改革部门职能调整以及部分人员变动情况,对第十一届药典委员会执行委员会委员进行届中调整,国家药品监督管理局局长焦红任主任委员,副主任委员由国家卫生健康委员会、国家药品监督管理局有关领导和相关专家担任。2020 年 4 月 9 日,第十一届药典委员会执行委员会以视频会议方式审议通过了《中国药典》2020 年版(草案)。经国家药品监督管理局会同国家卫生健康委员会批准颁布后施行。

本版药典进一步扩大药品品种和药用辅料标准的收载,本版药典收载品种 5911 种,新增 319 种,修订 3177 种,不再收载 10 种,因品种合并减少 6 种。一部中药收载 2711 种,其中新增 117 种、修订 452 种。二部化学药收载 2712 种,其中新增 117 种、修订 2387 种。三部生物制品收载 153 种,其中新增 20 种、修订 126 种;新增生物制品通则 2 个、总论 4 个。四部收载通用技术要求 361 个,其中制剂通则 38 个(修订 35 个)、检测方法及其他通则 281 个(新增 35 个、修订 51 个)、指导原则 42 个(新增 12 个、修订 12 个);药用辅料收载 335 种,其中新增 65 种、修订 212 种。

本版药典持续完善了以凡例为基本要求、通则为总体规定、指导原则为技术引导、品种正文为具体要求的药典架构,不断健全以《中国药典》为核心的国家药品标准体系。贯彻药品全生命周期的管理理念,强化药品研发、生产、流通、使用等全过程质量控制。紧跟国际先进标准发展的趋势,密切结合我国药品生产实际,不断提升保证药品安全性和有效性的检测技术要求,充分发挥药典对促进药品质量提升、指导药品研发和推动产业高质量发展的导向作用。

在编制本版药典期间,还完成了《中国药典》2015 年版第一增补本的工作,出版了《中国药典中药材薄层色谱彩色图集》、《中国药典中成药薄层色谱彩色图集》等药典配套丛书,组织开展了《中国药典》2020 年版英文版的编制工作。

2025 年版(第十二版) 2022 年初,国家药品监督管理局启动第十二届药典委员会的组建工作,制定《第十二届药典委员会组建工作方案》,对部分委员进行续聘,通过向社会公开征集新增委员人选,采取无记名投票的方式差额选举新增委员。本届委员会共有委员 457 名,主任委员由时任国家药品监督管理局局长焦红担任。第十二届药典委员会设执行委员会和 29 个专业委员会。执行委员会委员共计 84 名,其中主任委员 1 名,副主任委员 4 名,院士、资深专家及各专业委员会主任 61 名,机构委员 18 名。根据编制工作需要,本届药典委员会在专业委员会设置上进行了适当调整,将理化分析专业委员会和药用辅料专业委员会分别分设成 2 个专业委员会,增设药包材专业委员会。此外,还聘请 35 名资深院士和专家作为顾问,邀请中国药学会、中国药品监督管理研究会等 16 个社会团体作为观察员单位。

2022 年 9 月 27 日,第十二届药典委员会成立大会暨第一次全体委员大会在北京召开,第十二届药典委员会正式成立。大会审议通过了《〈中国药典〉(2025 年版)编制大纲》(以下简称《编制大纲》)。按照《编制大纲》的指导思想、基本原则和主要任务,国家药典委员会组织各专业委员会和相关研究机构按照《中国药典编制工作程序》开展品种遴选、课题立项、试验研究、标准起草和标准审定等各项工作。

因部分执行委员人事变动,按照《药典委员会章程》规定,对第十二届药典委员会执行委员会组成人员进行调整,国家药品监督管理局局长李利任主任委员,国家卫生健康委员会副主任曾益新、国家中医药管理局副局长王志勇、国家药品监督管理局副局长赵军宁和黄果任副主任委员。2024 年 11 月 27 日,第十二届药典委员会执行委员会全体会议审议通过 2025 年版《中国药典》(草案),经国家药品监督管理局会同国家卫生健康委员会审核批准颁布后实施。

本版药典收载品种总计 6385 种,新增 159 种,修订 1101 种,不再收载 32 种。其中一部中药收载品种共计 3069 种,新增 28 种,修订 420 种,不再收载 19 种;二部化学药收载品种共计 2776 种,新增 66 种,修订 483 种,转四部收载 2 个品种;三部生物制品收载品种共计 153 种,新增 13 种,修订 62 种,不再收载 13 种;四部收载药用辅料品种共计 387 种,新增 52 种,修订 136 种。

本版药典收载通用技术要求共计 410 个,新增 69 个,修订 133 个。其中三部新增 13 个,修订 31 个;四部新增 56 个,修订 102 个。

本版药典收载指导原则共计 72 个,新增 33 个,修订 17 个,不再收载 3 个。其中三部新增 5 个;四部新增 28 个,修订 17 个,不再收载 3 个。

本版药典进一步巩固了《中国药典》为国家药品标准核心的地位,持续完善了以药典凡例为基本要求、通用技术要求为总体规定、指导原则为技术指导、品种正文为具体要求的《中国药典》标准体系,稳步提升药品标准整体水平。贯彻药品全生命周期的管理理念,加强药品生产源头和过程质量控制,强化质量风险评估,合理设立质量控制项目,加快推进新技术、新方法、新工具标准转化,持续推进先进、成熟的分析检测技术在药品质控中的应用,提升药品安全性和有效性,药品质量更加可控。对标国际先进标准,实现全部 ICH Q4B 及相关指导原则的转化实施,与国际标准更加协调统一。紧跟国际药品质控热点领域,加快医药创新成果转化,加强药品质控检测方法储备,充分体现《中国药典》科学性、先进性、实用性和规范性。2025 年版《中国药典》的颁布实施对保障药品质量、规范药品生产、促进合理用药、推动我国医药产业高质量发展、助力我国医药产品走向国际产生积极的影响。

在本版药典编制期间,完成了《中国药典》2020 年版第一增补本的编制工作,出版了《临床用药须知》2020 年版、《中国药典》2020 年版英文版、《化学药品通用名称词干及其应用》、《药品红外光谱集》2023 年版。

本版药典(四部)通用技术要求和指导原则变更名单

本版药典(四部)新增通用技术要求和指导原则名单

本版药典(四部)未收载 2020 年版药典(四部)指导原则名单

本版药典(四部)与 2020 年版药典(四部)收载的
通用技术要求和指导原则名称变更对照

本版药典名称		**2020 年版药典名称**	
0400	光学分析法	0400	光谱法
0402	红外光谱法	0402	红外分光光度法
0861	残留溶剂	0861	残留溶剂测定法
0993	堆密度和振实密度	0993	堆密度和振实密度测定法
3130	N 糖谱测定法	3130	单抗 N 糖谱测定法
3203	聚山梨酯 80 测定法	3203	聚山梨酯 80 残留量测定法
3406	质粒丢失率/保有率检查法	3406	质粒丢失率检查法
3522	人促红素生物学活性测定法	3522	人促红素体内生物学活性测定法
9103	引湿性试验指导原则	9103	药物引湿性试验指导原则
9622	药品包装用玻璃材料和容器指导原则	9622	药用玻璃材料和容器指导原则
9901	国家药品标准物质研制指导原则	9901	国家药品标准物质制备指导原则

注：药包材通用检测方法的名称变更对照详见**本版药典(四部)与原药包材通用检测方法对照**

本版药典（四部）与原药包材通用检测方法对照

本版药典名称	2020 年版药典和 YBB 标准名称
4002　药包材红外光谱测定法	4002　包装材料红外光谱测定法 YBB00262004—2015 包装材料红外光谱测定法
4003　玻璃容器内应力测定法	4003　玻璃内应力测定法 YBB00162003—2015 内应力测定法
4004　塑料剥离强度测定法	4004　剥离强度测定法 YBB00102003—2015 剥离强度测定法
4005　塑料拉伸性能测定法	4005　拉伸性能测定法 YBB00112003—2015 拉伸性能测定法
4007　药包材气体透过量测定法	4007　气体透过量测定法 YBB00082003—2015 气体透过量测定法
4008　药包材热合强度测定法	4008　热合强度测定法 YBB00122003—2015 热合强度测定法
4010　药包材水蒸气透过量测定法	4010　水蒸气透过量测定法 YBB00092003—2015 水蒸气透过量测定法
4012　药包材密度测定法	4012　药包材密度测定法 YBB00132003—2015 密度测定法
4015　注射剂包装用橡胶密封件穿刺力测定法	4015　注射剂用胶塞、垫片穿刺力测定法 YBB0032004—2015 注射剂用胶塞、垫片穿刺力测定法
4016　注射剂包装用橡胶密封件穿刺落屑测定法	4016　注射剂用胶塞、垫片穿刺落屑测定法 YBB0032004—2015 注射剂用胶塞、垫片穿刺落屑测定法
4017　玻璃容器耐内压力测定法	YBB00172003—2015 耐内压力测定法
4019　玻璃容器热冲击和热冲击强度测定法	YBB00182003—2015 热冲击和热冲击强度测定法
4020　玻璃容器垂直轴偏差和圆跳动测定法	YBB00192003—2015 垂直轴偏差测定法
4021　玻璃线热膨胀系数测定法	YBB00212003—2015 线热膨胀系数测定法
4022　玻璃平均线热膨胀系数测定法	YBB00202003—2015 平均线热膨胀系数测定法
4027　硬片加热伸缩率测定法	YBB00292004—2015 加热伸缩率测定法
4201　121℃玻璃颗粒耐水性测定法	4001 121℃玻璃颗粒耐水性测定法 YBB00252003—2015 玻璃颗粒在 121℃耐水性测定法和分级
4202　玻璃容器内表面耐水性测定法	4006　内表面耐水性测定法 YBB00242003—2015 121℃内表面耐水性测定法和分级
4203　玻璃三氧化二硼含量测定法	4009　三氧化二硼测定法 YBB00232003—2015 三氧化二硼测定法

本版药典(四部)药用辅料品种变更名单

本版药典(四部)新增药用辅料品种名单

十四醇

三辛酸甘油酯

水杨酸甲酯

甘羟铝

甘露醇

卡拉胶

甲基丙烯酸-丙烯酸乙酯共聚物

甲基丙烯酸-丙烯酸乙酯共聚物(部分中和)

甲基丙烯酸-丙烯酸乙酯共聚物水分散体

甲基丙烯酸-甲基丙烯酸甲酯共聚物(1:1)

甲基丙烯酸-甲基丙烯酸甲酯共聚物(1:2)

甲基丙烯酸胺烷酯共聚物

芝麻油

多库酯钠

抗坏血酸棕榈酸酯

角鲨烯

辛酸癸酸聚乙二醇甘油酯

苯甲酸苄酯

苯度氯铵

苯酚

明胶

L-乳酸

单双辛酸癸酸甘油酯

油酸

注射用水

玻璃酸钠

轻质碳酸镁

氢化植物油

氢化棕榈油

重质碳酸镁

结冷胶

盐酸组氨酸

盐酸精氨酸

预胶化磷酸羟丙基二淀粉酯

培化磷脂酰乙醇胺

羟丙基淀粉

羟苯乙酯钠

葵花籽油

棕榈油

硫酸鱼精蛋白

氮

氯化锌

蓖麻油

微晶纤维素丸芯

微晶纤维素羧甲纤维素钠共处理物

聚氧乙烯(15)羟基硬脂酸酯

聚维酮 K25

聚维酮 K90

碳酸钙

碳酸镁

磺丁基倍他环糊精钠

磷酸三丁酯

本版药典(四部)采用药用辅料名称与原药用辅料名称对照

本版药典名称   **2020 年版药典名称**

邻苯二甲酸羟丙甲纤维素酯   羟丙甲纤维素邻苯二甲酸酯

醋酸琥珀酸羟丙甲纤维素酯   醋酸羟丙甲纤维素琥珀酸酯

聚氧乙烯(40)氢化蓖麻油   硬脂酸聚烃氧(40)酯

凡 例

总 则

一、《中华人民共和国药典》(简称《中国药典》)依据《中华人民共和国药品管理法》《中华人民共和国疫苗管理法》等有关法律法规制定和颁布实施。《中国药典》一经实施,其所载同品种或相关内容的历版药典标准或原国家药品标准即停止使用。

《中国药典》由一部、二部、三部、四部及其增补本组成。一部收载中药,二部收载化学药品,三部收载生物制品及相关通用技术要求和指导原则,四部收载通用技术要求、指导原则和药用辅料。除特别注明版次外,《中国药典》均指现行版。

本部为《中国药典》四部。

二、《中国药典》主要包括凡例、品种正文、通用技术要求和指导原则。

凡例是正确使用《中国药典》的基本原则,是对品种正文、通用技术要求以及药品质量检验和检定中有关共性问题的统一规定。

品种正文为各品种项下收载的内容。

通用技术要求包括《中国药典》收载的通则与总论等。

指导原则系指为规范药典执行,指导药品标准制定和修订,提高药品质量控制水平所制定的推荐性技术要求。

三、药品标准由凡例、品种正文及其引用的通用技术要求共同构成。

本版药典收载的凡例与通用技术要求对未载入本版药典的其他药品标准具有同等效力。

四、凡例和通用技术要求中采用"除另有规定外"这一用语,表示存在与凡例或通用技术要求有关规定不一致的情况时,则在品种正文中另作规定,并按品种正文执行。

五、品种正文所设各项规定是针对符合《药品生产质量管理规范》(Good Manufacturing Practices,GMP)的产品而言。任何违反 GMP 或有未经批准添加物质所生产的药品,即使符合《中国药典》或按照《中国药典》未检出其添加物质或相关杂质,亦不能认为其符合规定。

六、《中国药典》的英文名称为 Pharmacopoeia of the People's Republic of China;英文简称为 Chinese Pharmacopoeia;英文缩写为 ChP。

通用技术要求

七、通则主要包括制剂通则、其他通则和通用检测方法。制剂通则系指按照药物剂型分类,针对剂型特点所规定的基本技术要求;通用检测方法系指各品种进行相同项目检验时所应采用的统一规定的设备、程序、方法和限度等;其他通则中的生物制品有关通则是对生物制品生产和质量控制的基本要求。

总论是对某一类生物制品生产和质量控制的相关技术要求。

品 种 正 文

八、药品品种正文系根据药物自身的理化与生物学特性,按照来源、处方、制法和运输、贮藏等条件所制定的、用以评估药品质量在有效期内是否达到药用要求,并衡量其质量是否均一稳定的技术要求。

本部品种正文系根据药用辅料的特性，基于特定的生产工艺、用途、贮运条件等，所制定的技术要求。

九、本部品种正文按顺序可分别列有：(1)品名(包括中文名、汉语拼音与英文名)；(2)结构式；(3)分子式、分子量与 CAS 编号；(4)来源；(5)制法；(6)性状；(7)鉴别；(8)检查；(9)含量测定；(10)类别；(11)贮藏；(12)标示；(13)附图、附表、附、注等。

名称与编排

十、本部药用辅料通用名按照中国药用辅料通用名称命名原则命名。

十一、有明确化学结构的药用辅料其化学结构式按照世界卫生组织(World Health Organization，WHO)推荐的"药品化学结构式书写指南"书写。

十二、通用技术和指导原则按分类编码排序。

十三、本部品种正文按中文名称笔画顺序排列；索引分按汉语拼音顺序排序的中文索引以及英文名和中文名对照的索引。

项目与要求

十四、来源与制法项下记载药用辅料的主要工艺要求和质量要求，不排除有其他生产工艺及与之对应的质量要求。

十五、性状项下记载的外观和物理常数等，在一定程度上反映药用辅料质量特性。

(1)外观性状是对色泽和外表感官的规定。

(2)溶解度是药品的一种物理性质。各品种项下选用的部分溶剂及其在该溶剂中的溶解性能，可供精制或制备溶液时参考；对在特定溶剂中的溶解性能需作质量控制时，在该品种检查项下另作具体规定。药品的近似溶解度以下列名词术语表示：

极易溶解	系指溶质 1g(ml)能在溶剂不到 1ml 中溶解；
易溶	系指溶质 1g(ml)能在溶剂 1～不到 10ml 中溶解；
溶解	系指溶质 1g(ml)能在溶剂 10～不到 30ml 中溶解；
略溶	系指溶质 1g(ml)能在溶剂 30～不到 100ml 中溶解；
微溶	系指溶质 1g(ml)能在溶剂 100～不到 1000ml 中溶解；
极微溶解	系指溶质 1g(ml)能在溶剂 1000～不到 10 000ml 中溶解；
几乎不溶或不溶	系指溶质 1g(ml)在溶剂 10 000ml 中不能完全溶解。

试验法：除另有规定外，称取研成细粉的供试品或量取液体供试品，于 25℃±2℃ 一定容量的溶剂中，每隔 5 分钟强力振摇 30 秒；观察 30 分钟内的溶解情况，如无目视可见的溶质颗粒或液滴时，即视为完全溶解。

(3)物理常数不仅具有鉴别意义，也可在一定程度上反映药用辅料纯度。

十六、鉴别项下规定的试验方法，在一定程度上反映药用辅料某些物理、化学或生物学等特性，不完全代表对其化学结构的确证。

十七、检查项下包括反映药用辅料理化性质、安全性和功能性相关指标等的检查；其中杂质检查，系指药用辅料在按既定工艺进行生产和正常贮藏过程中可能含有或产生并需要控制的杂质。

十八、含量测定项下规定的试验方法，用于测定药用辅料中主要或重要成分的含量。

十九、类别系按药用辅料的主要功能归属划分，不排除作其他类别使用。

二十、贮藏项下的规定，系为避免污染和降解而对药品贮存与保管的基本要求，一般以下列名词术语表示：

遮光	系指用不透光的容器包装，例如棕色容器或适宜黑色材料包裹的无色透明、半透明容器；
避光	系指避免日光直射；
密闭	系指将容器密闭，以防止尘土及异物进入；
密封	系指将容器密封，以防止风化、吸潮、挥发或异物进入；
熔封或严封	系指将容器熔封或用适宜的材料严封，以防止空气与水分的侵入并防止污染；
阴凉处	系指不超过 20℃；
凉暗处	系指避光并不超过 20℃；
冷处	系指 2～10℃；
常温（室温）	系指 10～30℃。

除另有规定外，贮藏项下未规定贮藏温度的一般系指常温。

二十一、标示项下内容为应标明的信息，包括药用辅料所含可能会对制剂的稳定性及安全性等造成影响的成分、部分功能性相关指标等。

二十二、附为附图、附表等附加信息。

二十三、注为提示性信息。

二十四、制剂生产使用的药用辅料，应符合国家药品监督管理部门的有关规定，以及本版药典药用辅料（通则 0251）的有关要求。

检验方法和限度

二十五、本版药典正文收载的品种，均应按规定的方法进行检验。采用本版药典规定的方法进行检验时，应对方法的适用性进行确认。如采用其他方法，应进行方法学验证，并与规定的方法比对，根据试验结果选择使用，但应以本版药典规定的方法或者注册标准中的方法为准。

二十六、本版药典中规定的各种纯度、限度数值和制剂的重（装）量差异，系包括上限和下限两个数值本身及其中间数值。规定的这些数值不论是百分数还是绝对数字，其最后一位数字都是有效位。

试验结果在运算过程中，可比规定的有效数字多保留一位数，而后根据有效数字的修约规则（GB/T 8170—2008）进舍至规定有效位。计算所得的最后数值或测定读数值均可按修约规则进舍至规定的有效位，取此数值与标准中规定的限度数值比较，以判断是否符合规定的限度。

二十七、原料药、药用辅料、药材和饮片、植物油脂和提取物的含量（%），除另有注明者外，均按重量计。

中药制剂的含量，一般按每一计量单位（1片、1丸、1袋、1ml 等）的重量计。

中药单一成分、化学原料药或药用辅料等如规定上限为 100% 以上时，系指用本版药典规定的分析方法测定时可能达到的数值，它为药典规定的限度或允许偏差，并非真实含有量；如未规定上限时，系指不超过 101.0%。

制剂的含量限度范围，系根据该药味或主药含量的多少、测定方法误差、生产过程不可避免偏差和贮存期间可能产生降解的可接受程度而制定的，生产中应按标示量 100% 投料。如已知某一成分在生产或贮存期间含量会降低，生产时可适当增加投料量，以保证在有效期内含量能符合规定。

标 准 物 质

二十八、标准物质系指用于鉴别、检查、含量或效价测定的标准品与对照品。标准品系指用于生物检定或效价测定的标准物质，其特性量值一般按效价单位（或 μg）计；对照品系指采用理化方法进行鉴别、检查或含量测定时所用的标准物质，其特性量值一般按纯度（%）计。

标准品与对照品的建立或变更批号，应与国际标准物质或原批号标准品或对照品进行对比，并经过协作标定，然后按照国家药品标准物质相应的工作程序进行技术审定，确认其质量能够满足既定用途后方可使用。

标准品与对照品均应附有使用说明书，一般应标明批号、特性量值、用途、使用方法、贮藏条件和装量等。

标准品与对照品均应按其标签或使用说明书所示的内容使用和贮藏。

计　　量

二十九、试验用的计量仪器均应符合国家相关规定。

三十、本版药典采用的计量单位

(1)法定计量单位名称和单位符号如下：

长度	米(m)	分米(dm)	厘米(cm)	毫米(mm)	微米(μm)	纳米(nm)
体积	升(L)	毫升(ml)	微升(μl)		
质(重)量	千克(kg)	克(g)	毫克(mg)	微克(μg)	纳克(ng)	皮克(pg)
物质的量	摩尔(mol)	毫摩尔(mmol)			
压力	兆帕(MPa)	千帕(kPa)	帕(Pa)		
温度	摄氏度(℃)				
动力黏度	帕秒(Pa·s)		毫帕秒(mPa·s)		
运动黏度	平方米每秒(m^2/s)		平方毫米每秒(mm^2/s)		
波数	厘米的倒数(cm^{-1})				
密度	千克每立方米(kg/m^3)		克每立方厘米(g/cm^3)		
放射性活度	吉贝可(GBq)	兆贝可(MBq)	千贝可(kBq)	贝可(Bq)	

(2)本版药典使用的滴定液和试液的浓度，以 mol/L(摩尔/升)表示者，其浓度要求精密标定的滴定液用"XXX滴定液(YYYmol/L)"表示；作其他用途不需精密标定其浓度时，用"YYYmol/L XXX溶液"表示，以示区别。

(3)有关的温度描述，一般以下列名词术语表示：

水浴　　　　　除另有规定外，系指 98～100℃；

热水　　　　　系指 70～80℃；

微温或温水　　系指 40～50℃；

室温(常温)　　系指 10～30℃；

冷水　　　　　系指 2～10℃；

冰浴　　　　　系指约 0℃；

放冷　　　　　系指放冷至室温。

(4)符号"%"表示百分比，系指重量的比例；但溶液的百分比，除另有规定外，系指溶液 100ml 中含有溶质若干克；乙醇的百分比，系指在 20℃时容量的比例。此外，根据需要可采用下列符号：

%(g/g)　　　　表示溶液 100g 中含有溶质若干克；

%(ml/ml)　　　表示溶液 100ml 中含有溶质若干毫升；

%(ml/g)　　　　表示溶液 100g 中含有溶质若干毫升；

%(g/ml)　　　　表示溶液 100ml 中含有溶质若干克。

(5)缩写"ppm"表示百万分比，系指重量或体积的比例，在核磁共振波谱中，"ppm"表示化学位移。

(6)缩写"ppb"表示十亿分比，系指重量或体积的比例。

(7)液体的滴，系在 20℃时，以 1.0ml 水为 20 滴进行换算。

(8)溶液后标示的"(1→10)"等符号，系指固体溶质 1.0g 或液体溶质 1.0ml 加溶剂使成 10ml 的溶液；未指明用何种溶剂时，均系指水溶液；两种或两种以上液体的混合物，名称间用半字线"-"隔开，其后括号内所示的"："符号，系指各液体混合时的体积（重量）比例。

(9)本版药典所用药筛，选用国家标准的 R40/3 系列，分等如下：

筛号	筛孔内径（平均值）	目号
一号筛	2000μm±70μm	10 目
二号筛	850μm±29μm	24 目
三号筛	355μm±13μm	50 目
四号筛	250μm±9.9μm	65 目
五号筛	180μm±7.6μm	80 目
六号筛	150μm±6.6μm	100 目
七号筛	125μm±5.8μm	120 目
八号筛	90μm±4.6μm	150 目
九号筛	75μm±4.1μm	200 目

粉末分等如下：

最粗粉	指能全部通过一号筛，但混有能通过三号筛不超过 20% 的粉末；
粗粉	指能全部通过二号筛，但混有能通过四号筛不超过 40% 的粉末；
中粉	指能全部通过四号筛，但混有能通过五号筛不超过 60% 的粉末；
细粉	指能全部通过五号筛，并含能通过六号筛不少于 95% 的粉末；
最细粉	指能全部通过六号筛，并含能通过七号筛不少于 95% 的粉末；
极细粉	指能全部通过八号筛，并含能通过九号筛不少于 95% 的粉末。

(10)乙醇未指明浓度时，均系指 95%（ml/ml）的乙醇。

三十一、计算分子量以及换算因子等使用的原子量均按最新国际原子量表推荐的原子量。

精　确　度

三十二、本版药典规定取样量的准确度和试验精密度。

(1)试验中供试品与试药等"称重"或"量取"的量，均以阿拉伯数码表示，其精确度可根据数值的有效数位来确定，如称取"0.1g"，系指称取重量可为 0.06～0.14g；称取"2g"，系指称取重量可为 1.5～2.5g；称取"2.0g"，系指称取重量可为 1.95～2.05g；称取"2.00g"，系指称取重量可为 1.995～2.005g。

精密称定	系指称取重量应准确至所取重量的千分之一；
称定	系指称取重量应准确至所取重量的百分之一；
精密量取	系指量取体积的准确度应符合国家标准中对该体积移液管的精密度要求；
量取	系指可用量筒或按照量取体积的有效数位选用量具。

取用量为"约"若干时，系指取用量不得超过规定量的 ±10%。

(2)恒重，除另有规定外，系指供试品连续两次干燥或炽灼后称重的差异在 0.3mg 以下的重量；干燥至恒重的第二次及以后各次称重均应在规定条件下继续干燥 1 小时后进行；炽灼至恒重的第二次称重应在继续炽灼 30 分钟后进行。

(3)试验中规定"按干燥品（或无水物，或无溶剂）计算"时，除另有规定外，应取未经干燥（或未去水，或未去溶剂）的供试品进行试验，并将计算中的取用量按检查项下测得的干燥失重（或水分，或溶剂）扣除。

如不进行干燥失重测定，而仅对残留溶剂进行定量测定时，上述计算应考虑扣除残留溶剂的量。

(4)试验中的"空白试验"，系指在不加供试品或以等量溶剂替代供试液的情况下，按同法操作所得的结果；含量测定中的"并将滴定的结果用空白试验校正"，系指按供试品所耗滴定液的量（ml）与空白试验中所耗滴定液的量（ml）之差进行计算。

(5)试验时的温度，未注明者，系指在室温下进行；温度高低对试验结果有显著影响者，除另有规定外，应以 25℃±2℃为准。

试药、试液、指示剂

三十三、试验用的试药，除另有规定外，均应根据通则试药项下的规定，选用不同等级并符合国家标准或国务院有关行政主管部门规定的试剂标准。试液、缓冲液、指示剂与指示液、滴定液等，均应符合通则的规定或按照通则的规定制备。

三十四、试验用水，除另有规定外，均系指纯化水。酸碱度检查所用的水，均系指新沸并放冷至室温的水。

三十五、酸碱性试验时，如未指明用何种指示剂，均系指石蕊试纸。

动 物 试 验

三十六、动物试验所使用的动物应为健康动物，其管理应符合国家相关规定。

动物品系、年龄、性别、体重和微生物等应符合药品检定要求。

三十七、凡是有准确的理化分析方法或体外生物学方法能取代动物试验进行药品质量检测或检定，应尽量采用，以减少动物试验。

说明书、包装与标签

三十八、药品说明书应符合《中华人民共和国药品管理法》及国务院药品监督管理部门对说明书的规定。

三十九、直接接触药品的包装材料和容器应符合国务院药品监督管理部门的有关规定，均应无毒、洁净，与内容药品应不发生化学反应，并不得影响内容药品的质量。

四十、药品标签应符合《中华人民共和国药品管理法》及国务院药品监督管理部门对包装标签的规定，不同包装标签其内容应根据上述规定印制，并应尽可能多地包含药品信息。

四十一、麻醉药品、精神药品、医疗用毒性药品、放射性药品、外用药品和非处方药品的说明书和包装标签，必须印有规定的标识。

第 一 部 分

通用技术要求和指导原则

通用技术要求和指导原则目次

通　　则

0100　制剂通则

本制剂通则中原料药物系指用于制剂制备的活性物质，包括中药、化学药、生物制品原料药物。中药原料药物系指饮片、植物油脂、提取物、有效成分或有效部位；化学药原料药物系指化学合成或来源于天然物质或采用生物技术获得的有效成分（即原料药）；生物制品原料药物系指生物制品原液或将生物制品原液干燥后制成的原粉。

本制剂通则中各剂型、亚剂型的选择应取决于原料药物特性、临床用药需求以及药品的安全性、有效性和稳定性等。

本制剂通则适用于中药、化学药和治疗用生物制品（包括血液制品、免疫血清、细胞因子、单克隆抗体、免疫调节剂、微生态制剂等）。预防类生物制品，应符合本版药典三部相应品种项下的有关要求。

中药制剂的质量与中药材、饮片的质量，提取、浓缩、干燥、制剂成型以及贮藏等过程的影响密切相关。应充分了解中药材、饮片、提取物、中间产物、制剂的质量概貌，明确其在整个生产过程中的关键质量属性，关注每个关键环节的量值传递规律。

本制剂通则适用的制剂应遵循以下原则。

单位剂量均匀性　为确保临床给药剂量的准确性，应加强药品生产过程控制，保证批间和批内药物含量等的一致性。通常用含量均匀度、重量差异或装量差异等来表征。

稳定性　药物制剂在生产、贮存和使用过程中，受各种因素影响，药品质量可能发生变化，导致疗效降低或副作用增加。稳定性研究是基于对原料药物、制剂及其生产工艺等的系统理解，通过特定试验了解和认识原料药物或制剂的质量特性在不同环境因素（如温度、湿度、光照等）下随时间的变化规律，为药品的处方、工艺、包装、贮藏条件和有效期/复检期的确定提供支持性信息。药物制剂应保持物理、化学、生物学和微生物学特性的稳定。

安全性与有效性　药物的安全性与有效性研究包括动物试验和人体临床试验。根据动物试验结果为临床试验推荐适应症、计算进入人体试验的安全剂量。通过人体临床试验等证明药物的安全性与有效性后，药物才能最终获得上市与临床应用。

剂型与给药途径　同一药物可根据临床需求制成多种剂型，采用不同途径给药，其疗效可能不同。给药途径有全身给药和局部给药。全身给药包括口服、静脉注射、舌下含化等，局部给药包括眼部、鼻腔、关节腔、阴道等。通常注射比口服起效快且作用显著，局部注射时水溶液比油溶液和混悬液吸收快，口服时溶液剂比固体制剂容易吸收。缓控释制剂主要通过口服或局部注射给药。剂型和给药途径的选择主要依据临床需求和药物性能等。

包装与贮藏　直接接触药品的包装材料和容器应符合国家药品监督管理部门的有关规定，均应无毒、洁净、与内容药品不发生化学反应，并不得影响内容药品的质量。药品的贮藏条件应满足产品稳定性要求。

标签与说明书　药品标签与说明书应符合《中华人民共和国药品管理法》及国家药品监督管理部门对标签与说明书的有关规定，不同标签与说明书的内容应根据上述规定印制，并应尽可能多地包含药品信息。麻醉药品、精神药品、医疗用毒性药品、放射性药品、外用药品和非处方药品的标签与说明书，必须印有规定的标识。

0101　片剂

片剂系指原料药物或与适宜的辅料制成的圆形或异形的片状固体制剂。

中药还有浸膏片、半浸膏片和全粉末片等。浸膏片系指将处方中全部饮片提取制得的浸膏或与适宜辅料制成的片剂。半浸膏片系指将处方中部分饮片细粉与其余药料制得的稠膏或与适宜辅料混合制成的片剂。全粉末片系指将处方中全部饮片粉碎成细粉加适宜辅料制成的片剂。

片剂以口服普通片为主，另有含片、舌下片、口腔贴片、咀嚼片、分散片、可溶片、泡腾片、阴道片、阴道泡腾片、缓释片、控释片、肠溶片与口崩片等。

含片　系指含于口腔中缓慢溶化产生局部或全身作用的片剂。

含片中的原料药物一般是易溶性的，主要起局部消炎、杀菌、收敛、止痛或局部麻醉等作用。

舌下片　系指置于舌下能迅速溶化，药物经舌下黏膜吸收发挥全身作用的片剂。

舌下片中的原料药物应易于直接吸收，主要适用于急症的治疗。

口腔贴片　系指粘贴于口腔，经黏膜吸收后起局部或全身作用的片剂。

口腔贴片应进行溶出度或释放度（通则 0931）检查。

咀嚼片　系指于口腔中咀嚼后吞服的片剂。

咀嚼片一般应选择甘露醇、山梨醇、蔗糖等水溶性辅料作填充剂和黏合剂。咀嚼片的硬度应适宜咀嚼。

分散片　系指在水中能迅速崩解并均匀分散的片剂。

分散片中的原料药物应是难溶性的。分散片可加水分散后口服，也可将分散片含于口中吮服或吞服。

分散片应进行溶出度(通则 0931)和分散均匀性检查。

可溶片　系指临用前能溶解于水的非包衣片或薄膜包衣片剂。

可溶片应溶解于水中，溶液可呈轻微乳光。可供口服、外用、含漱用等。

泡腾片　系指含有碳酸盐或碳酸氢盐和有机酸，遇水可产生气体而呈泡腾状的片剂。泡腾片不得直接吞服。

泡腾片中的原料药物应是易溶性的，加水产生气泡后应能溶解。有机酸一般用枸橼酸、酒石酸、富马酸等。

阴道片与阴道泡腾片　系指置于阴道内使用的片剂。阴道片和阴道泡腾片的形状应易置于阴道内，可借助器具将其送入阴道。阴道片在阴道内应易溶化、溶散或融化、崩解并释放药物，主要起局部消炎杀菌作用，也可给予性激素类药物。具有局部刺激性的药物，不得制成阴道片。

阴道片应进行融变时限(通则 0922)检查。阴道泡腾片应进行发泡量检查。

缓释片　系指在规定的释放介质中缓慢地非恒速释放药物的片剂。缓释片应符合缓释制剂的有关要求(指导原则 9013)并应进行释放度(通则 0931)检查。除说明书标注可掰开服用外，一般应整片吞服。

控释片　系指在规定的释放介质中缓慢地恒速释放药物的片剂。控释片应符合控释制剂的有关要求(指导原则 9013)并应进行释放度(通则 0931)检查。除说明书标注可掰开服用外，一般应整片吞服。

肠溶片　系指用肠溶性包衣材料进行包衣的片剂。

为防止原料药物在胃内分解失效、对胃的刺激或控制原料药物在肠道内定位释放，可对片剂包肠溶衣；为治疗结肠部位疾病等，可对片剂包结肠定位肠溶衣。除说明书标注可掰开服用外，一般不得掰开服用。

肠溶片除另有规定外，应符合迟释制剂(指导原则 9013)的有关要求，并进行释放度(通则 0931)检查。

口崩片　系指在口腔内不需要用水即能迅速崩解或溶解的片剂。采用冷冻干燥法制备的也可称为口服冻干片。

一般适合于小剂量原料药物，常用于吞咽困难或不配合服药的患者。可采用直接压片和冷冻干燥法制备。

口崩片应在口腔内迅速崩解或溶解、口感良好、容易吞咽，对口腔黏膜无刺激性。

除冷冻干燥法制备的口崩片外，口崩片应进行崩解时限(通则 0921)检查。对于难溶性原料药物制成的口崩片，还应进行溶出度(通则 0931)检查。对于经肠溶材料包衣的颗粒制成的口崩片，还应进行释放度(通则 0931)检查。

采用冷冻干燥法制备的口崩片可不进行脆碎度检查。

片剂在生产与贮藏期间应符合下列规定。

一、原料药物与辅料应混合均匀。含药量小或含毒、剧药的片剂，应根据原料药物的性质采用适宜方法使其分散均匀。

二、凡属挥发性或对光、热不稳定的原料药物，在制片过程中应采取遮光、避热等适宜方法，以避免成分损失或失效。

三、压片前的物料、颗粒或半成品应控制水分，以适应制片工艺的需要，防止片剂在贮存期间发霉、变质。

四、片剂通常采用湿法制粒压片、干法制粒压片和粉末直接压片。干法制粒压片和粉末直接压片可避免引入水分，适合对湿热不稳定的药物的片剂制备。

五、根据依从性需要，片剂中可加入矫味剂、芳香剂和着色剂等，一般指含片、口腔贴片、咀嚼片、分散片、泡腾片、口崩片等。

六、为增加稳定性、掩盖原料药物不良臭味、改善片剂外观等，可对制成的药片包糖衣或薄膜衣。对一些遇胃液易破坏、刺激胃黏膜或需要在肠道内释放的口服药片，可包肠溶衣。必要时，薄膜包衣片剂应检查残留溶剂。

七、片剂外观应完整光洁，色泽均匀，有适宜的硬度和耐磨性，以免包装、运输过程中发生磨损或破碎，除另有规定外，非包衣片应符合片剂脆碎度检查法(通则 0923)的要求。

八、片剂的微生物限度应符合要求。

九、根据原料药物和制剂的特性，除来源于动、植物多组分且难以建立测定方法的片剂外，溶出度、释放度、含量均匀度等应符合要求。

十、片剂应注意贮存环境中温度、湿度以及光照的影响，除另有规定外，片剂应密封贮存。生物制品原液、半成品和成品的生产及质量控制应符合相关品种要求。

除另有规定外，片剂应进行以下相应检查。

【重量差异】　照下述方法检查，应符合规定。

检查法　取供试品 20 片，精密称定总重量，求得平均片重后，再分别精密称定每片的重量，每片重量与平均片重比较(凡无含量测定的片剂或有标示片重的中药片剂，每片重量应与标示片重比较)，按表中的规定，超出重量差异限度的不得多于 2 片，并不得有 1 片超出限度 1 倍。

平均片重或标示片重	重量差异限度
0.30g 以下	±7.5%
0.30g 及 0.30g 以上	±5%

糖衣片的片芯应检查重量差异并符合规定，包糖衣后不再检查重量差异。薄膜衣片应在包薄膜衣后检查重量差异并符合规定。

凡规定检查含量均匀度的片剂，一般不再进行重量差异检查。

【崩解时限】　除另有规定外，照崩解时限检查法(通则

0921)检查，应符合规定。

阴道片照融变时限检查法（通则 0922）检查，应符合规定。

咀嚼片不进行崩解时限检查。

凡规定检查溶出度、释放度的片剂，一般不再进行崩解时限检查。

【发泡量】 阴道泡腾片照下述方法检查，应符合规定。

检查法 取 25ml 具塞刻度试管（内径 1.5cm，若片剂直径较大，可改为内径 2.0cm）10 支，按表中规定加水一定量，置 37℃±1℃ 水浴中 5 分钟，各管中分别投入供试品 1 片，20 分钟内观察最大发泡量的体积，平均发泡体积不得少于 6ml，且少于 4ml 的不得超过 2 片。

平均片重	加水量
1.5g 及 1.5g 以下	2.0ml
1.5g 以上	4.0ml

【分散均匀性】 分散片照下述方法检查，应符合规定。

检查法 照崩解时限检查法（通则 0921）检查，不锈钢丝网的筛孔内径为 710μm，水温为 15～25℃；取供试品 6 片，应在 3 分钟内全部崩解并通过筛网，如有少量不能通过筛网，但已软化成轻质上漂且无硬心者，符合要求。

【微生物限度】 以动物、植物、矿物来源的非单体成分制成的片剂，生物制品片剂，以及黏膜或皮肤炎症或腔道等局部用片剂（如口腔贴片、外用可溶片、阴道片、阴道泡腾片等），照非无菌产品微生物限度检查：微生物计数法（通则 1105）和控制菌检查法（通则 1106）及非无菌药品微生物限度标准（通则 1107）检查，应符合规定。规定检查杂菌的生物制品片剂，可不进行微生物限度检查。

0102 注射剂

注射剂系指原料药物或与适宜的辅料制成的供注入体内的无菌制剂。

注射剂可分为注射液、注射用无菌粉末与注射用浓溶液等。

注射液 系指原料药物或与适宜的辅料制成的供注入体内的无菌液体制剂，包括溶液型、乳状液型和混悬型等注射液。可用于皮下注射、皮内注射、肌内注射、静脉注射、静脉滴注、鞘内注射或椎管内注射等。其中，供静脉滴注用的大容量注射液（除另有规定外，一般不小于 100ml，生物制品一般不小于 50ml）也可称为输液。中药注射剂一般不宜制成混悬型注射液。

乳状液型注射液不得用于椎管内注射。混悬型注射液不得用于静脉注射或椎管内注射。

注射用无菌粉末 系指原料药物或与适宜辅料制成的无菌粉末或无菌块状物，临用前可用适宜的注射用溶剂配制后注射，也可用静脉输液配制后静脉滴注。以冷冻干燥法制备的注射用无菌粉末也可称为注射用冻干制剂。注射用无菌粉末配制成注射液后应符合注射剂的要求。

注射用浓溶液 系指原料药物与适宜辅料制成的供临用前稀释后注射的无菌浓溶液。注射用浓溶液稀释后应符合注射剂的要求。

注射剂在生产与贮藏期间应符合下列规定。

一、注射剂所用的原辅料应从来源及生产工艺等环节进行严格控制并应符合注射用的质量要求。除另有规定外，制备中药注射剂的饮片等原料药物应严格按各品种项下规定的方法提取、纯化，制成半成品、成品，并应进行相应的质量控制。生物制品原液、半成品和成品的生产及质量控制应符合相关品种要求。

二、注射剂所用溶剂应安全无害，并与其他药用成分兼容性良好，不得影响活性成分的疗效和质量。一般分为水性溶剂和非水性溶剂。

（1）水性溶剂最常用的为注射用水，也可用 0.9% 氯化钠溶液或其他适宜的水溶液。

（2）非水性溶剂常用植物油，主要为供注射用的大豆油，其他还有乙醇、丙二醇和聚乙二醇等。供注射用的非水性溶剂，应严格限制其用量，并应符合质量标准。

二、配制注射剂时，可根据需要加入适宜的附加剂，如渗透压调节剂、pH 调节剂、增溶剂、助溶剂、抗氧剂、抑菌剂、乳化剂、助悬剂等。附加剂的选择应考虑到对药物疗效和安全性的影响，使用浓度不得引起毒性或明显的刺激，且避免对检验产生干扰。常用的抗氧剂有亚硫酸钠、亚硫酸氢钠和焦亚硫酸钠等，一般浓度为 0.1%～0.2%。多剂量包装的注射液可加适宜的抑菌剂，抑菌剂的用量应能抑制注射液中微生物的生长。注射剂在确定处方时，应评估和考察加入抑菌剂的必要性、抑菌剂类型和加入量，若加入抑菌剂，该处方的抑菌效力应符合抑菌效力检查法（通则 1121）的规定。静脉给药与脑池内、硬膜外、椎管内用的注射液均不得加抑菌剂。常用的抑菌剂为 0.5% 苯酚、0.3% 甲酚、0.5% 三氯叔丁醇等。

四、注射液一般是由原料药和适宜辅料经配制、过滤、灌封、灭菌等工艺步骤制备而成。难溶性药物可采用增溶、乳化或粉碎等工艺制备成溶液型、乳状液型或混悬型注射液；注射用无菌粉末一般采用无菌分装或冷冻干燥法制得；注射用浓溶液的制备方法与溶液型注射液类似。在注射剂的生产过程中应尽可能缩短配制时间，防止微生物与热原的污染及原料药物变质。输液的配制过程更应严格控制。制备混悬型注射液和乳状液型注射液的过程中，要采取必要的措施，保证粒子大小符合质量标准的要求。注射用无菌粉末应按无菌操作制备。必要时注射剂应进行相应的安全性检查，如异常毒性、过敏反应、溶血与凝聚、降压物质等，均应符合要求。

五、注射剂标示装量不大于 50ml 时，可参考下表适当增加装量。大于 50ml 时，需根据各品种特性评估并确定增加量。除另有规定外，多剂量包装的注射剂，每一容器的装量一般不得超过 10 次注射量，增加的装量应能保证每次注射用量。

标示装量（ml）	增加量（ml）	
	易流动液	黏稠液
0.5	0.10	0.12
1	0.10	0.15
2	0.15	0.25
5	0.30	0.50
10	0.50	0.70
20	0.60	0.90
50	1.0	1.5

注射剂灌装后应尽快熔封或严封。接触空气易变质的原料药物，在灌装过程中应排除容器内的空气，可填充二氧化碳或氮等气体。

对温度敏感的原料药物在灌封过程中应控制温度、时间等，灌封完成后应及时将注射剂置于规定的温度下贮存。

制备注射用冻干制剂时，分装后应及时冷冻干燥。冻干后残留水分应符合相关品种的要求。

生物制品的分装和冻干，还应符合生物制品分包装及贮运管理（通则 0239）的要求。

六、注射剂熔封或严封后，一般应根据原料药物性质选用适宜的方法进行灭菌，必须保证制成品无菌。注射剂应采用适宜方法进行容器检漏。

七、溶液型注射液应澄清；除另有规定外，混悬型注射液中原料药物粒径应控制在 15μm 以下，含 15～20μm（间有个别 20～50μm）者不应超过 10%，若有可见沉淀，振摇时应容易分散均匀。乳状液型注射液不得有相分离现象；静脉用乳状液型注射液中 90% 的乳滴粒径应在 1μm 以下，除另有规定外，不得大于 5μm 的乳滴。除另有规定外，输液应尽可能与血液等渗。

八、注射剂常用容器有玻璃安瓿、玻璃瓶、塑料安瓿、塑料瓶（袋）、预装式注射器等。容器的密封性须用适宜的方法确证。除另有规定外，容器应符合有关注射用玻璃容器和塑料容器的国家标准规定。容器用胶塞特别是多剂量包装注射液用的胶塞要有足够的弹性和稳定性，其质量应符合有关国家标准规定。除另有规定外，容器应足够透明，以便内容物的检视。

九、除另有规定外，注射剂应避光贮存。生物制品原液、半成品和成品的生产及质量控制应符合相关品种要求。

十、注射剂的标签或说明书中应标明其中所用辅料的名称，如有抑菌剂还应标明抑菌剂的种类及浓度；注射用无菌粉末应标明配制溶液所用的溶剂种类，必要时还应注明溶剂量。

除另有规定外，注射剂应进行以下相应检查。

【装量】 注射液和注射用浓溶液照下述方法检查，应符合规定。

检查法 单剂量供试品：标示装量小于等于 3ml 者，取供试品 5 支（瓶）；大于 3ml 至小于 10ml 者，取供试品 3 支（瓶）；大于等于 10ml 者，取供试品 1 支（瓶）。开启时注意避免损失，将内容物分别用干燥注射器（体积不大于供试品体积的 3 倍）及 21G 注射针头（不短于 2.5cm）抽尽，排尽气泡，然后缓慢连续地注入经标化的量入式量筒内（使待测体积至少占量筒额定体积的 40%，不排出针头中的液体），在室温下检视。测定油溶液和黏稠溶液时，必要时可先加温，充分振摇，再用干燥注射器及注射针头抽尽后，同前法操作，如加温，应放冷至 20～25℃，检视。大于等于 10ml 者，也可开启后直接缓慢倾出供试品至量入式量筒中检视。每支（瓶）的装量均不得少于其标示装量。

多剂量供试品：取供试品 1 支（瓶），按标示的剂量数和每剂的装量，分别用注射器及注射针头抽出，按上述步骤测定单次剂量，每剂均不得低于标示剂量。

大容量供试品：取供试品 1 支（瓶），开启时注意避免损失，将内容物转移至经标化的干燥量入式量筒中（使待测体积至少占量筒额定体积的 40%）。装量应不得少于其标示装量。

预装式注射器和弹筒式装置的供试品：除另有规定外，标示装量小于等于 3ml 者，取供试品 5 支（瓶）；大于 3ml 至小于 10ml 者，取供试品 3 支（瓶）；大于等于 10ml 至小于等于 50ml 者，取供试品 1 支（瓶）。供试品与所配注射器、针头或活塞装配后，将供试品缓慢连续注入干燥容器（不排出针头中的液体），按单剂量供试品要求进行装量检查，每支（瓶）的装量均不得少于其标示装量。

也可采用重量除以密度计算装量：准确量取供试品，精密称定，求出每 1ml 供试品的重量（即供试品的密度）。测定乳状液和混悬液的密度时应先摇匀。用干燥注射器及注射针头抽出（大于等于 10ml 者可直接缓慢倾出供试品内容物，至已知重量的烧杯中），精密称定内容物重量，再除以供试品密度，得出相应的装量。

【装量差异】 除另有规定外，注射用无菌粉末照下述方法检查，应符合规定。

检查法 取供试品 5 支（瓶），除去标签、铝盖，容器外壁用乙醇擦净，干燥，开启时注意避免玻璃屑等异物落入容器中，分别迅速精密称定；容器为玻璃瓶的注射用无菌粉末，首先小心开启内塞，使容器内外气压平衡，盖紧后精密称定。然后倾出内容物，容器用水或乙醇洗净，在适宜条件下干燥后，再分别精密称定每一容器的重量，求出每支（瓶）的装量与平均装量。每支（瓶）装量与平均装量相比较（如有标示装量，则与标示装量相比较），应符合下列规定，如有 1 支（瓶）不符合规定，应另取 10 支（瓶）复试，应符合规定。

标示装量或平均装量	装量差异限度
0.05g 及 0.05g 以下	±15%
0.05g 以上至 0.15g	±10%
0.15g 以上至 0.50g	±7%
0.50g 以上	±5%

凡规定检查含量均匀度的注射用无菌粉末，一般不再进行装量差异检查。

【渗透压摩尔浓度】除另有规定外，静脉输液及椎管注射用注射液按各品种项下的规定，照渗透压摩尔浓度测定法（通则 0632）测定，应符合规定。

【可见异物】除另有规定外，照可见异物检查法（通则 0904）检查，应符合规定。

【不溶性微粒】除另有规定外，用于静脉注射、静脉滴注、鞘内注射、椎管内注射的溶液型注射液、注射用无菌粉末及注射用浓溶液照不溶性微粒检查法（通则 0903）检查，均应符合规定。

【中药注射剂有关物质】按各品种项下规定，照注射剂有关物质检查法（通则 2400）检查，应符合有关规定。

【重金属及有害元素残留量】除另有规定外，中药注射剂照铅、镉、砷、汞、铜测定法（通则 2321）测定，按各品种项下每日最大使用量计算，铅不得超过 12μg，镉不得超过 3μg，砷不得超过 6μg，汞不得超过 2μg，铜不得超过 150μg。

【无菌】照无菌检查法（通则 1101）检查，应符合规定。

【细菌内毒素】或【热原】除另有规定外，静脉用注射剂按各品种项下的规定，照细菌内毒素检查法（通则 1143）或热原检查法（通则 1142）检查，应符合规定。

0103　胶囊剂

胶囊剂系指原料药物或与适宜辅料充填于空心胶囊或密封于软质囊材中制成的固体制剂。

胶囊剂可分为硬胶囊和软胶囊。根据释放特性不同还有缓释胶囊、控释胶囊、肠溶胶囊等。

硬胶囊（通称为胶囊）系指采用适宜的制剂技术，将原料药物或加适宜辅料制成的均匀粉末、颗粒、小片、小丸、半固体或液体等，充填于空心胶囊中的胶囊剂。

软胶囊　系指将一定量的液体原料药物直接密封，或将固体原料药物溶解或分散在适宜的辅料中制备成溶液、混悬液、乳状液或半固体，密封于软质囊材中的胶囊剂。可用滴制法或压制法制备。软质囊材一般是由胶囊用明胶、甘油或其他适宜的药用辅料单独或混合制成。

缓释胶囊　系指在规定的释放介质中缓慢地非恒速释放药物的胶囊剂。缓释胶囊应符合缓释制剂（指导原则 9013）的有关要求，并应进行释放度（通则 0931）检查。

控释胶囊　系指在规定的释放介质中缓慢地恒速释放药物的胶囊剂。控释胶囊应符合控释制剂（指导原则 9013）的有关要求，并应进行释放度（通则 0931）检查。

肠溶胶囊　系指用肠溶材料包衣的颗粒或小丸充填于胶囊而制成的硬胶囊，或用适宜的肠溶材料制备而得的硬胶囊或软胶囊。肠溶胶囊不溶于胃液，但能在肠液中崩解而释放活性成分。除另有规定外，肠溶胶囊应符合迟释制剂（指导原则 9013）的有关要求，并进行释放度（通则 0931）检查。

胶囊剂在生产与贮藏期间应符合下列有关规定。

一、胶囊剂的内容物不论是原料药物还是辅料，均不应造成囊壳的变质。

二、小剂量原料药物应用适宜的稀释剂稀释，并混合均匀。

三、硬胶囊可根据下列制剂技术制备不同形式内容物充填于空心胶囊中。

（1）将原料药物加适宜的辅料如稀释剂、助流剂、崩解剂等制成均匀的粉末、颗粒或小片。

（2）将普通小丸、速释小丸、缓释小丸、控释小丸或肠溶小丸单独填充或混合填充，必要时加入适量空白小丸作填充剂。

（3）将原料药物粉末直接填充。

（4）将原料药物制成包合物、固体分散体、微囊或微球。

（5）溶液、混悬液、乳状液等也可采用特制灌囊机填充于空心胶囊中，必要时密封。

四、胶囊剂应整洁，不得有黏结、变形、渗漏或囊壳破裂等现象，并应无异臭。

五、胶囊剂的微生物限度应符合要求。

六、根据原料药物和制剂的特性，除来源于动、植物多组分且难以建立测定方法的胶囊剂外，溶出度、释放度、含量均匀度等应符合要求。必要时，内容物包衣的胶囊剂应检查残留溶剂。

七、除另有规定外，胶囊剂应密封贮存，其存放环境温度不高于 30℃，湿度应适宜，防止受潮、发霉、变质。生物制品原液、半成品和成品的生产及质量控制应符合相关品种要求。

除另有规定外，胶囊剂应进行以下相应检查。

【水分】中药硬胶囊剂应进行水分检查。

取供试品内容物，照水分测定法（通则 0832）测定。除另有规定外，不得过 9.0%。

硬胶囊内容物为液体或半固体者不检查水分。

【装量差异】照下述方法检查，应符合规定。

检查法　除另有规定外，取供试品 20 粒（中药取 10 粒），分别精密称定重量，倾出内容物（不得损失囊壳），硬胶囊囊壳用小刷或其他适宜的用具拭净；软胶囊或内容物为半固体或液体的硬胶囊囊壳用乙醚等易挥发性溶剂洗净，置通风处使溶剂挥尽，再分别精密称定囊壳重量，求出每粒内容物的装量与平均装量。每粒装量与平均装量相比较（有标示装量的胶囊剂，每粒装量应与标示装量比较），超出装量差异限度的不得多于 2 粒，并不得有 1 粒超出限度 1 倍。

平均装量或标示装量	装量差异限度
0.30g 以下	±10%
0.30g 及 0.30g 以上	±7.5%（中药±10%）

凡规定检查含量均匀度的胶囊剂，一般不再进行装量差异的检查。

【崩解时限】 除另有规定外，照崩解时限检查法（通则 0921）检查，均应符合规定。

凡规定检查溶出度或释放度的胶囊剂，一般不再进行崩解时限的检查。

【微生物限度】 以动物、植物、矿物质来源的非单体成分制成的胶囊剂，生物制品胶囊剂，照非无菌产品微生物限度检查：微生物计数法（通则 1105）和控制菌检查法（通则 1106）及非无菌药品微生物限度标准（通则 1107）检查，应符合规定。规定检查杂菌的生物制品胶囊剂，可不进行微生物限度检查。

0104　颗粒剂

颗粒剂系指原料药物与适宜的辅料混合制成具有一定粒度的干燥颗粒状制剂。

颗粒剂可分为可溶颗粒（通称为颗粒）、混悬颗粒、泡腾颗粒、肠溶颗粒，根据释放特性不同还有缓释颗粒等。

混悬颗粒　系指难溶性原料药物与适宜辅料混合制成的颗粒剂。临用前加水或其他适宜的液体振摇即可分散成混悬液。除另有规定外，混悬颗粒剂应进行溶出度（通则 0931）检查。

泡腾颗粒　系指含有碳酸盐或碳酸氢钠和有机酸，遇水可放出大量气体而呈泡腾状的颗粒剂。

泡腾颗粒中的原料药物应是易溶性的，加水产生气泡后应能溶解。有机酸一般用枸橼酸、酒石酸等。泡腾颗粒一般不得直接吞服。

肠溶颗粒　系指采用肠溶材料包裹颗粒或其他适宜方法制成的颗粒剂。肠溶颗粒耐胃酸而在肠液中释放活性成分或控制药物在肠道内定位释放，可防止药物在胃内分解失效，避免对胃的刺激。肠溶颗粒应进行释放度（通则 0931）检查。肠溶颗粒不得咀嚼。

缓释颗粒　系指在规定的释放介质中缓慢地非恒速释放药物的颗粒剂。

缓释颗粒应符合缓释制剂（指导原则 9013）的有关要求，并应进行释放度（通则 0931）检查。缓释颗粒不得咀嚼。

颗粒剂在生产与贮藏期间应符合下列规定。

一、原料药物与辅料应均匀混合。含药量小或含毒、剧药物的颗粒剂，应根据原料药物的性质采用适宜方法使其分散均匀。

二、除另有规定外，中药饮片应按各品种项下规定的方法进行提取、纯化、浓缩成规定的清膏，采用适宜的方法干燥并制成细粉，加适量辅料或饮片细粉，混匀并制成颗粒；也可将清膏加适量辅料或饮片细粉，混匀并制成颗粒。

三、凡属挥发性原料药物或遇热不稳定的药物在制备过程应注意控制适宜的温度条件，凡遇光不稳定的原料药物应遮光操作。

四、颗粒剂通常采用干法制粒、湿法制粒等方法制备。干法制粒可避免引入水分，尤其适合对湿热不稳定药物的颗粒剂的制备。

五、根据需要颗粒剂可加入适宜的辅料，如稀释剂、黏合剂、分散剂、着色剂以及矫味剂等。

六、除另有规定外，挥发油应均匀喷入干燥颗粒中，密闭至规定时间或用包合等技术处理后加入。

七、为了防潮、掩盖原料药物的不良气味，也可对颗粒进行包衣。必要时，包衣颗粒应检查残留溶剂。

八、颗粒剂应干燥，颗粒均匀，色泽一致，无吸潮、软化、结块、潮解等现象。

九、颗粒剂的微生物限度应符合要求。

十、根据原料药物和制剂的特性，除来源于动、植物多组分且难以建立测定方法的颗粒剂外，溶出度、释放度、含量均匀度等应符合要求。

十一、除另有规定外，颗粒剂应密封，置干燥处贮存，防止受潮。生物制品原液、半成品和成品的生产及质量控制应符合相关品种要求。

除另有规定外，颗粒剂应进行以下相应检查。

【粒度】 除另有规定外，照粒度和粒度分布测定法（通则 0982 第二法双筛分法）测定，不能通过一号筛与能通过五号筛的总和不得超过 15%。

【水分】 中药颗粒剂照水分测定法（通则 0832）测定，除另有规定外，水分不得超过 8.0%。

【干燥失重】 除另有规定外，化学药品和生物制品颗粒剂照干燥失重测定法（通则 0831）测定，于 105℃干燥（含糖颗粒应在 80℃减压干燥）至恒重，减失重量不得超过 2.0%。

【溶化性】 除另有规定外，颗粒剂照下述方法检查，溶化性应符合规定。含中药原粉的颗粒剂不进行溶化性检查。

可溶颗粒检查法　取供试品 10g（中药单剂量包装取 1 袋），加热水 200ml，搅拌 5 分钟，立即观察，可溶颗粒应全部溶化或轻微浑浊。

泡腾颗粒检查法　取供试品 3 袋，将内容物分别转移至盛有 200ml 水的烧杯中，水温为 15～25℃，应迅速产生气体而呈泡腾状，5 分钟内颗粒均应完全分散或溶解在水中。

颗粒剂按上述方法检查，均不得有异物，中药颗粒还不得有焦屑。

混悬颗粒以及已规定检查溶出度或释放度的颗粒剂可不进行溶化性检查。

【装量差异】 单剂量包装的颗粒剂按下述方法检查，应符合规定。

检查法 取供试品 10 袋（瓶），除去包装，分别精密称定每袋（瓶）内容物的重量，求出每袋（瓶）内容物的装量与平均装量。每袋（瓶）装量与平均装量相比较〔凡无含量测定的颗粒剂或有标示装量的颗粒剂，每袋（瓶）装量应与标示装量比较〕，超出装量差异限度的颗粒剂不得多于 2 袋（瓶），并不得有 1 袋（瓶）超出装量差异限度 1 倍。

平均装量或标示装量	装量差异限度
1.0g 及 1.0g 以下	±10%
1.0g 以上至 1.5g	±8%
1.5g 以上至 6.0g	±7%
6.0g 以上	±5%

凡规定检查含量均匀度的颗粒剂，一般不再进行装量差异检查。

【装量】 多剂量包装的颗粒剂，照最低装量检查法（通则 0942）检查，应符合规定。

【微生物限度】 以动物、植物、矿物质来源的非单体成分制成的颗粒剂，生物制品颗粒剂，照非无菌产品微生物限度检查：微生物计数法（通则 1105）和控制菌检查法（通则 1106）及非无菌药品微生物限度标准（通则 1107）检查，应符合规定。规定检查杂菌的生物制品颗粒剂，可不进行微生物限度检查。

0105　眼用制剂

眼用制剂系指直接用于眼部发挥治疗作用的无菌制剂。

眼用制剂可分为眼用液体制剂（滴眼剂、洗眼剂、眼内注射溶液等）、眼用半固体制剂（眼膏剂、眼用乳膏剂、眼用凝胶剂等）、眼用固体制剂（眼膜剂、眼丸剂、眼内插入剂等）。眼用液体制剂也可以固态形式包装，另备溶剂，在临用前配成溶液或混悬液。

滴眼剂 系指原料药物与适宜辅料制成的供滴入眼内的无菌液体制剂。可分为溶液、混悬液或乳状液。

洗眼剂 系指由原料药物制成的无菌澄明水溶液，供冲洗眼部异物或分泌液、中和外来化学物质的眼用液体制剂。

眼内注射溶液 系指由原料药物与适宜辅料制成的无菌液体，供眼周围组织（包括球结膜下、筋膜下及球后）或眼内注射（包括前房注射、前房冲洗、玻璃体内注射、玻璃体内灌注等）的无菌眼用液体制剂。

眼膏剂 系指原料药物与适宜基质均匀混合，制成溶液型或混悬型膏状的无菌眼用半固体制剂。

眼用乳膏剂 系指由原料药物与适宜基质均匀混合，制成乳膏状的无菌眼用半固体制剂。

眼用凝胶剂 系指原料药物与适宜辅料制成的凝胶状无菌眼用半固体制剂。

眼膜剂 系指原料药物与高分子聚合物制成的无菌药膜，可置于结膜囊内缓慢释放药物的眼用固体制剂。

眼丸剂 系指原料药物与适宜辅料制成的球形、类球形的无菌眼用固体制剂。

眼内插入剂 系指原料药物与适宜辅料制成的适当大小和形状，供插入结膜囊、泪小管等部位内缓慢释放药物的无菌眼用固体制剂。

眼用制剂在生产和贮藏期间应符合下列规定。

一、眼用制剂一般可用溶解、乳化、分散等方法制备。

二、滴眼剂中可加入调节渗透压、pH 值、黏度以及增加原料药物溶解度和制剂稳定的辅料，所用辅料不应降低药效或产生局部刺激。

三、除另有规定外，滴眼剂应与泪液等渗。混悬型滴眼剂的沉降物不应结块或聚集，经振摇应易再分散，并应检查沉降体积比。除另有规定外，每个容器的装量应不超过 10ml。

四、洗眼剂属用量较大的眼用制剂，应尽可能与泪液等渗并具有相近的 pH 值。除另有规定外，每个容器的装量应不超过 200ml。

五、多剂量眼用制剂一般可加适当抑菌剂，应尽量选用安全风险小的抑菌剂，产品标签或说明书应标明抑菌剂种类和标示量。眼用制剂在确定处方时，应评估和考察加入抑菌剂的必要性、抑菌剂类型和加入量，若加入抑菌剂，该处方的抑菌效力应符合抑菌效力检查法（通则 1121）的规定。

六、眼用半固体制剂的基质应过滤并灭菌，不溶性原料药物应预先制成极细粉。眼膏剂、眼用乳膏剂、眼用凝胶剂应均匀、细腻、无刺激性，并易涂布于眼部，便于原料药物分散和吸收。除另有规定外，每个容器的装量应不超过 5g。

七、眼内注射溶液、眼内插入剂、供外科手术用和急救用的眼用制剂，均不得加抑菌剂或抗氧剂或不适的附加剂，且应采用一次性使用包装。

八、包装容器应无菌、不易破裂，其透明度一般应不影响可见异物检查。

九、除另有规定外，眼用制剂还应符合相应剂型通则项下有关规定，如眼用凝胶剂还应符合凝胶剂的规定。

十、除另有规定外，眼用制剂应遮光密封贮存。

十一、眼用制剂在启用后最多可使用 4 周。

除另有规定外，眼用制剂应进行以下相应检查。

【可见异物】 除另有规定外，滴眼剂照可见异物检查法（通则 0904）中滴眼剂项下的方法检查，应符合规定；眼内注射溶液照可见异物检查法（通则 0904）中注射液项下的方法检查，应符合规定。

【粒度】 除另有规定外，含饮片原粉的眼用制剂和混悬型眼用制剂照下述方法检查，粒度应符合规定。

检查法　取液体型供试品强烈振摇,立即量取适量(或相当于主药 10μg)置于载玻片上,共涂 3 片;或取 3 个容器的半固体型供试品,将内容物全部挤于适宜的容器中,搅拌均匀,取适量(或相当于主药 10μg)置于载玻片上,涂成薄层,薄层面积相当于盖玻片面积,共涂 3 片;照粒度和粒度分布测定法(通则 0982 第一法)测定,每个涂片中大于 50μm 的粒子不得过 2 个(含饮片原粉的除外),且不得检出大于 90μm 的粒子。

【沉降体积比】混悬型滴眼剂(含饮片细粉的滴眼剂除外)照下述方法检查,沉降体积比应不低于 0.90。

检查法　除另有规定外,用具塞量筒取供试品 50ml,密塞,用力振摇 1 分钟,记下混悬物的开始高度 H_0,静置 3 小时,记下混悬物的最终高度 H,按下式计算:

$$沉降体积比 = H/H_0$$

【金属性异物】除另有规定外,眼用半固体制剂照下述方法检查,应符合规定。

检查法　取供试品 10 个,分别将全部内容物置于底部平整光滑、无可见异物和气泡、直径为 6cm 的平底培养皿中,加盖,除另有规定外,在 85℃ 保温 2 小时,使供试品摊布均匀,室温放冷至凝固后,倒置于适宜的显微镜台上,用聚光灯从上方以 45°角的入射光照皿底,放大 30 倍,检视不小于 50μm 且具有光泽的金属性异物数。10 个容器中每个含金属性异物超过 8 粒者,不得过 1 个,且其总数不得过 50 粒;如不符合上述规定,应另取 20 个复试;初、复试结果合并计算,30 个中每个容器中含金属性异物超过 8 粒者,不得过 3 个,且其总数不得过 150 粒。

【装量差异】除另有规定外,单剂量包装的眼用固体制剂或半固体制剂照下述方法检查,应符合规定。

检查法　取供试品 20 个,分别称定内容物重量,计算平均装量,每个装量与平均装量相比较(有标示装量的应与标示装量相比较)超过平均装量±10%者,不得过 2 个,并不得有超过平均装量±20%者。

凡规定检查含量均匀度的眼用制剂,一般不再进行装量差异检查。

【装量】除另有规定外,单剂量包装的眼用液体制剂照下述方法检查,应符合规定。

检查法　取供试品 10 个,将内容物分别倒入经标化的量入式量筒(或适宜容器)内,检视,每个装量与标示装量相比较,均不得少于其标示装量。

多剂量包装的眼用制剂,照最低装量检查法(通则 0942)检查,应符合规定。

【渗透压摩尔浓度】除另有规定外,水溶液型滴眼剂、洗眼剂和眼内注射溶液按各品种项下的规定,照渗透压摩尔浓度测定法(通则 0632)测定,应符合规定。

【无菌】除另有规定外,照无菌检查法(通则 1101)检查,应符合规定。

0106　鼻用制剂

鼻用制剂系指直接用于鼻腔,发挥局部或全身治疗作用的制剂。鼻用制剂应尽可能无刺激性,并不可影响鼻黏膜和鼻纤毛的功能。

鼻用制剂可分为鼻用液体制剂(滴鼻剂、洗鼻剂、喷雾剂等)、鼻用半固体制剂(鼻用软膏剂、鼻用乳膏剂、鼻用凝胶剂等)、鼻用固体制剂(鼻用散剂、鼻用粉雾剂和鼻用棒剂等)。鼻用液体制剂也可以固态形式包装,配套专用溶剂,在临用前配成溶液或混悬液。

滴鼻剂　系指由原料药物与适宜辅料制成的澄明溶液、混悬液或乳状液,供滴入鼻腔用的鼻用液体制剂。

洗鼻剂　系指由原料药物制成符合生理 pH 值范围的等渗水溶液,用于清洗鼻腔的鼻用液体制剂,用于伤口或手术前使用者应无菌。

鼻用气雾剂　系指由原料药物和附加剂与适宜抛射剂共同装封于耐压容器中,内容物经雾状喷出后,经鼻吸入沉积于鼻腔的制剂。

鼻用喷雾剂　系指由原料药物与适宜辅料制成的澄明溶液、混悬液或乳状液,供喷雾器雾化的鼻用液体制剂。

鼻用软膏剂　系指由原料药物与适宜基质均匀混合,制成溶液型或混悬型膏状的鼻用半固体制剂。

鼻用乳膏剂　系指由原料药物与适宜基质均匀混合,制成乳膏状的鼻用半固体制剂。

鼻用凝胶剂　系指由原料药物与适宜辅料制成凝胶状的鼻用半固体制剂。

鼻用散剂　系指由原料药物与适宜辅料制成的粉末,用适当的工具吹入鼻腔的鼻用固体制剂。

鼻用粉雾剂　系指由原料药物与适宜辅料制成的粉末,用适当的给药装置喷入鼻腔的鼻用固体制剂。

鼻用棒剂　系指由原料药物与适宜基质制成棒状或类棒状,供插入鼻腔用的鼻用固体制剂。

鼻用制剂在生产与贮藏期间应符合下列规定。

一、鼻用制剂可根据主要原料药物的性质和剂型要求选用适宜的辅料。通常含有调节黏度、控制 pH 值、增加原料药物溶解、提高制剂稳定性或能够赋形的辅料,多剂量水性介质鼻用制剂在确定处方时,应评估和考察加入抑菌剂的必要性、抑菌剂种类和加入量,若加入抑菌剂,该处方的抑菌效力应符合抑菌效力检查法(通则 1121)的规定,制剂本身如有足够的抑菌性能,可不加抑菌剂。

二、鼻用制剂多剂量包装容器应配有完整和适宜的给药装置。容器应无毒并洁净,且应与原料药物或辅料具有良好的相容性。容器的瓶壁要均匀且有一定的厚度,除另有规定外,装量应不超过 10ml 或 5g。

三、鼻用溶液应澄清,不得有沉淀和异物;鼻用混悬液若出现沉淀物,经振摇应易分散;鼻用乳状液若出现油相与水相分层，经振摇应易恢复成乳状液；鼻用半固体制剂应柔软细腻，易涂布。

四、鼻用粉雾剂中原料药物与适宜辅料的粉末粒径一般应为 $30\sim150\mu m$；鼻用气雾剂和鼻用喷雾剂喷出后的雾滴粒子绝大多数应大于 $10\mu m$。

五、鼻用制剂应无刺激性，对鼻黏膜及其纤毛不应产生毒副作用。如为水性介质的鼻用制剂应调节 pH 值与渗透压。

六、除另有规定外，鼻用制剂还应符合相应制剂通则项下有关规定。

七、除另有规定外，鼻用制剂应密闭贮存。

八、除鼻用气雾剂、鼻用喷雾剂和鼻用粉雾剂外，多剂量包装的鼻用制剂在开启后使用期一般不超过 4 周。

九、鼻用制剂若为无菌制剂，应在标签或说明书中标明；如有抑菌剂还应标明抑菌剂的种类及浓度。

十、定量鼻用气雾剂、混悬型和乳液型定量鼻用喷雾剂及多剂量贮库型鼻用粉雾剂说明书应标明：(1)总喷(揿)次、(2)每喷(揿)主药含量及递送剂量、(3)临床最小推荐剂量的喷(揿)次。

十一、定量鼻用气雾剂、定量鼻用喷雾剂应进行喷雾模式和喷雾形态研究。

除另有规定外，鼻用制剂应进行以下相应检查。

【沉降体积比】 混悬型滴鼻剂照下述方法检查，沉降体积比应不低于 0.90。

检查法 除另有规定外，用具塞量筒量取供试品 50ml，密塞，用力振摇 1 分钟，记下混悬物的开始高度 H_0，静置 3 小时，记下混悬物的最终高度 H，按下式计算：

$$沉降体积比=H/H_0。$$

【递送剂量均一性】 定量鼻用气雾剂、混悬型和乳液型定量鼻用喷雾剂及多剂量贮库型鼻用粉雾剂照下述方法测定，应符合规定。

瓶内递送剂量均一性测定法 取供试品 1 瓶，振摇 5 秒，按产品说明书规定，弃去若干喷次。等待 2 秒后，正置供试品，按压装置，垂直(或接近垂直)喷射 1 喷至收集装置中，重复上述过程收集产品说明书中的临床最小推荐剂量。采用各品种项下规定溶剂收集装置中的药液。分别测定标示总喷次前(初始 3 个剂量)、中($n/2$ 喷起 4 个剂量，n 为标示总喷次)、后(最后 3 个剂量)，共 10 个递送剂量。用各品种项下规定的分析方法，测定收集液中的药量。

结果判定 符合下述条件之一者，可判为符合规定。

(1)10 个测定结果中，若至少 9 个测定值在平均值的 $75\%\sim125\%$ 之间，且全部测定值在平均值的 $65\%\sim135\%$ 之间。

(2)10 个测定结果中，若 $2\sim3$ 个测定值超出 $75\%\sim125\%$，应另取 2 瓶供试品测定，30 个测定结果中，超出 $75\%\sim125\%$ 的测定值不多于 3 个，且全部在 $65\%\sim135\%$ 之间。

除另有规定外，平均值应在递送剂量标示量的 $80\%\sim120\%$。

瓶间递送剂量均一性测定法 取供试品 1 瓶，采用上述测定法收集产品说明书中的临床最小推荐剂量，重复测定 10 瓶供试品。其中 3 瓶测定说明书规定的初始剂量、4 瓶测定中间($n/2$)剂量、3 瓶测定最后剂量。

结果判定 符合下述条件之一者，可判为符合规定。

(1)10 个测定结果中，若至少 9 个测定值在平均值的 $75\%\sim125\%$ 之间，且全部测定值在平均值的 $65\%\sim135\%$ 之间。

(2)10 个测定结果中，若 $2\sim3$ 个测定值超出 $75\%\sim125\%$，应另取 20 瓶供试品测定，30 个测定结果中，超出 $75\%\sim125\%$ 的测定值不多于 3 个，且全部在 $65\%\sim135\%$ 之间。

除另有规定外，平均值应在递送剂量标示量的 $80\%\sim120\%$。

除另有规定外，单剂量包装的鼻用气雾剂、单剂量包装的鼻用喷雾剂、单剂量包装的鼻用粉雾剂应取 1 个剂量进行检测。

对于含多个活性成分的鼻用制剂，各活性成分均应进行递送剂量均一性测定。

【装量差异】 除另有规定外，单剂量包装的鼻用固体制剂或半固体制剂照下述方法检查，应符合规定。

检查法 取供试品 20 个，分别称定内容物重量，计算平均装量，每个装量与平均装量相比较(有标示装量的应与标示装量相比较)，超过平均装量±10% 者，不得过 2 个，并不得有超过平均装量±20% 者。

凡规定检查含量均匀度的鼻用制剂，一般不再进行装量差异检查。

【装量】 除另有规定外，单剂量包装的鼻用液体制剂照下述方法检查，应符合规定。

检查法 取供试品 10 个，将内容物分别倒入经标化的量入式量筒内，在室温下检视，每个装量与标示装量相比较，均不得少于其标示装量。

凡规定检查递送剂量均一性的单剂量包装的鼻用喷雾剂，一般不再进行装量检查。

多剂量包装的鼻用制剂，照最低装量检查法(通则 0942)检查，应符合规定。

【无菌】 除另有规定外，用于手术、创伤或临床必须无菌的鼻用制剂，照无菌检查法(通则 1101)检查，应符合规定。

【微生物限度】 除另有规定外，照非无菌产品微生物限度检查：微生物计数法(通则 1105)和控制菌检查法(通则 1106)及非无菌药品微生物限度标准(通则 1107)检查，应符合规定。

0107　栓剂

栓剂系指原料药物与适宜基质等制成供腔道给药的固体制剂。

栓剂因施用腔道的不同,分为直肠栓、阴道栓和尿道栓。直肠栓为鱼雷形、圆锥形或圆柱形等;阴道栓为鸭嘴形、球形或卵形等;尿道栓一般为棒状。阴道栓可分为普通栓和膨胀栓。

阴道膨胀栓 系指含药基质中插入具有吸水膨胀功能的内芯后制成的栓剂;膨胀内芯系以脱脂棉或粘胶纤维等经加工、灭菌制成。

栓剂在生产与贮藏期间应符合下列有关规定。

一、栓剂一般采用搓捏法、冷压法和热熔法制备。搓捏法适宜于脂肪型基质小量制备;冷压法适宜于大量生产脂肪性基质栓剂;热熔法适宜于脂肪性基质和水溶性基质栓剂的制备。

二、栓剂常用基质为半合成脂肪酸甘油酯、可可豆脂、聚氧乙烯硬脂酸酯、聚氧乙烯山梨聚糖脂肪酸酯、氢化植物油、甘油明胶、泊洛沙姆、聚乙二醇类或其他适宜物质。根据需要可加入表面活性剂、稀释剂、润滑剂和抑菌剂等。常用水溶性或与水能混溶的基质制备阴道栓。栓剂在确定处方时,应评估和考察加入抑菌剂的必要性、抑菌剂类型和加入量,若加入抑菌剂,该处方的抑菌效力应符合抑菌效力检查法(通则 1121)的规定。

三、制备栓剂用的固体原料药物,除另有规定外,应预先用适宜方法制成细粉或最细粉。可根据施用腔道和使用需要,制成各种适宜的形状。

四、栓剂中的原料药物与基质应混合均匀,其外形应完整光滑,放入腔道后应无刺激性,应能融化、软化或溶化,并与分泌液混合,逐渐释放出药物,产生局部或全身作用;并应有适宜的硬度,以免在包装或贮存时变形。

五、栓剂所用内包装材料应无毒性,并不得与原料药物或基质发生理化作用。

六、阴道膨胀栓内芯应符合有关规定,以保证其安全性。

七、除另有规定外,应在 30℃ 以下密闭贮存和运输,防止因受热、受潮而变形、发霉、变质。生物制品原液、半成品和成品的生产及质量控制应符合相关品种要求。

除另有规定外,栓剂应进行以下相应检查。

【重量差异】 照下述方法检查,应符合规定。

检查法 取供试品 10 粒,精密称定总重量,求得平均粒重后,再分别精密称定每粒的重量。每粒重量与平均粒重相比较(有标示粒重的中药栓剂,每粒重量应与标示粒重比较),按表中的规定,超出重量差异限度的不得多于 1 粒,并不得超出限度 1 倍。

平均粒重或标示粒重	重量差异限度
1.0g 及 1.0g 以下	±10%
1.0g 以上至 3.0g	±7.5%
3.0g 以上	±5%

凡规定检查含量均匀度的栓剂,一般不再进行重量差异检查。

【融变时限】 除另有规定外,照融变时限检查法(通则 0922)检查,应符合规定。

【膨胀值】 阴道膨胀栓应检查膨胀值,并符合规定。

检查法 取本品 3 粒,用游标卡尺测其尾部棉条直径,滚动约 90° 再测一次,每粒测两次,求出每粒测定的 2 次平均值(R_i);将上述 3 粒栓用于融变时限测定结束后,立即取出剩余棉条,待水断滴,均轻置于玻璃板上,用游标卡尺测定每个棉条的两端以及中间三个部位,滚动约 90° 后再测定三个部位,每个棉条共获得六个数据,求出测定的 6 次平均值(r_i),计算每粒的膨胀值(P_i),3 粒栓的膨胀值均应大于 1.5。

$$P_i = \frac{r_i}{R_i}$$

【微生物限度】 除另有规定外,照非无菌产品微生物限度检查:微生物计数法(通则 1105)和控制菌检查法(通则 1106)及非无菌药品微生物限度标准(通则 1107)检查,应符合规定。

0108　丸剂

丸剂系指原料药物与适宜的辅料制成的球形或类球形固体制剂。

丸剂包括蜜丸、水蜜丸、水丸、糊丸、蜡丸、浓缩丸、滴丸和糖丸等。

蜜丸 系指饮片细粉以炼蜜为黏合剂制成的丸剂。其中每丸重量在 0.5g(含 0.5g)以上的称大蜜丸,每丸重量在 0.5g 以下的称小蜜丸。

水蜜丸 系指饮片细粉以炼蜜和水为黏合剂制成的丸剂。

水丸 系指饮片细粉以水(或根据制法用黄酒、醋、稀药汁、糖液、含 5% 以下炼蜜的水溶液等)为黏合剂制成的丸剂。

糊丸 系指饮片细粉以米粉、米糊或面糊等为黏合剂制成的丸剂。

蜡丸 系指饮片细粉以蜂蜡为黏合剂制成的丸剂。

浓缩丸 系指饮片或部分饮片提取浓缩后,与适宜的辅料或其余饮片细粉,以水、炼蜜或炼蜜和水等为黏合剂制成的丸剂。根据所用黏合剂的不同,分为浓缩水丸、浓缩蜜丸和浓缩水蜜丸等。

滴丸 系指原料药物与适宜的基质加热熔融混匀,滴入不相混溶、互不作用的冷凝介质中制成的球形或类球形制剂。

糖丸 系指以适宜大小的糖粒或基丸为核心,用糖粉和其他辅料的混合物作为撒粉材料,将原料药物包裹而制成的丸剂。

丸剂在生产与贮藏期间应符合下列有关规定。

一、除另有规定外,供制丸剂用的药粉应为细粉或最细粉。

二、炼蜜按炼蜜程度分为嫩蜜、中蜜和老蜜，制备时可根据品种、气候等具体情况选用。蜜丸应细腻滋润，软硬适中。

三、滴丸基质包括水溶性基质和非水溶性基质，常用的有聚乙二醇类（如聚乙二醇 6000、聚乙二醇 4000 等）、泊洛沙姆、硬脂酸聚烃氧(40)酯、明胶、硬脂酸、单硬脂酸甘油酯、氢化植物油等。

四、丸剂通常采用泛制法、塑制法和滴制法等方法制备。

五、浓缩丸所用饮片提取物应按制法规定，采用一定的方法提取浓缩制成。

六、蜡丸制备时，将蜂蜡加热熔化，待冷却至适宜温度后按比例加入药粉，混合均匀。

七、水蜜丸、水丸、浓缩水蜜丸和浓缩水丸一般应在80℃以下干燥；含挥发性成分或淀粉较多的丸剂（包括糊丸）应在 60℃以下干燥；不宜加热干燥的应采用其他适宜的方法干燥。

八、滴丸冷凝介质必须安全无害，且与原料药物不发生作用。常用的冷凝介质有液状石蜡、植物油、甲基硅油和水等。

九、糖丸在包装前应在适宜条件下干燥，并按丸重大小要求用适宜筛号的药筛处理。

十、根据原料药物的性质、使用与贮藏的要求，凡需包衣和打光的丸剂，应使用各品种制法项下规定的包衣材料进行包衣和打光。

十一、除另有规定外，丸剂外观应圆整，大小、色泽应均匀，无粘连现象。蜡丸表面应光滑无裂纹，丸内不得有蜡点和颗粒。滴丸表面应无冷凝介质黏附。

十二、根据原料药物的性质与使用、贮藏的要求，供口服的滴丸可包糖衣或薄膜衣。必要时，薄膜衣包衣滴丸应检查残留溶剂。

十三、丸剂的微生物限度应符合要求。

十四、根据原料药物和制剂的特性，除来源于动、植物多组分且难以建立测定方法的丸剂外，溶出度、释放度、含量均匀度等应符合要求。

十五、除另有规定外，丸剂应密封贮存，防止受潮、发霉、虫蛀、变质。

除另有规定外，丸剂应进行以下相应检查。

【水分】照水分测定法（通则 0832）测定。除另有规定外，蜜丸和浓缩蜜丸中所含水分不得过 15.0%；水蜜丸和浓缩水蜜丸不得过 12.0%；水丸、糊丸、浓缩水丸不得过 9.0%。

蜡丸不检查水分。

【重量差异】（1）丸剂照下述方法检查，应符合规定。

检查法　以 10 丸为 1 份（丸重 1.5g 及 1.5g 以上的以 1 丸为 1 份），取供试品 10 份，分别称定重量，再与每份标示重量（每丸标示量×称取丸数）相比较（无标示重量的丸剂，与平均重量比较），按下表规定，超出重量差异限度的不得多于 2 份，并不得有 1 份超出限度 1 倍。

标示重量或平均重量	重量差异限度
0.05g 及 0.05g 以下	±12%
0.05g 以上至 0.1g	±11%
0.1g 以上至 0.3g	±10%
0.3g 以上至 1.5g	±9%
1.5g 以上至 3g	±8%
3g 以上至 6g	±7%
6g 以上至 9g	±6%
9g 以上	±5%

（2）滴丸照下述方法检查，应符合规定。

检查法　取供试品 20 丸，精密称定总重量，求得平均丸重后，再分别精密称定每丸的重量。每丸重量与标示丸重相比较（无标示丸重的，与平均丸重比较），按下表中的规定，超出重量差异限度的不得多于 2 丸，并不得有 1 丸超出限度 1 倍。

标示丸重或平均丸重	重量差异限度
0.03g 及 0.03g 以下	±15%
0.03g 以上至 0.1g	±12%
0.1g 以上至 0.3g	±10%
0.3g 以上	±7.5%

（3）糖丸照下述方法检查，应符合规定。

检查法　取供试品 20 丸，精密称定总重量，求得平均丸重后，再分别精密称定每丸的重量。每丸重量与标示丸重相比较（无标示丸重的，与平均丸重比较），按下表中的规定，超出重量差异限度的不得多于 2 丸，并不得有 1 丸超出限度 1 倍。

标示丸重或平均丸重	重量差异限度
0.03g 及 0.03g 以下	±15%
0.03g 以上至 0.3g	±10%
0.3g 以上	±7.5%

包糖衣丸剂应检查丸芯的重量差异并符合规定，包糖衣后不再检查重量差异；其他包衣丸剂应在包衣后检查重量差异并符合规定；凡进行装量差异检查的单剂量包装丸剂及进行含量均匀度检查的丸剂，一般不再进行重量差异检查。

【装量差异】除糖丸外，单剂量包装的丸剂，照下述方法检查应符合规定。

检查法　取供试品 10 袋（瓶），分别称定每袋（瓶）内容物的重量，每袋（瓶）装量与标示装量相比较，按下表规定，超出装量差异限度的不得多于 2 袋（瓶），并不得有 1 袋（瓶）超出限度 1 倍。

标示装量	装量差异限度
0.5g 及 0.5g 以下	±12%
0.5g 以上至 1g	±11%
1g 以上至 2g	±10%
2g 以上至 3g	±8%
3g 以上至 6g	±6%
6g 以上至 9g	±5%
9g 以上	±4%

【装量】装量以重量标示的多剂量包装丸剂，照最低装量检查法(通则 0942)检查，应符合规定。

以丸数标示的多剂量包装丸剂，不检查装量。

【溶散时限】除另有规定外，取供试品 6 丸，选择适当孔径筛网的吊篮(丸剂直径在 2.5mm 以下的用孔径约 0.42mm 的筛网；在 2.5~3.5mm 之间的用孔径约 1.0mm 的筛网；在 3.5mm 以上的用孔径约 2.0mm 的筛网)，照崩解时限检查法(通则 0921)片剂项下的方法加挡板进行检查。除另有规定外，小蜜丸、水蜜丸和水丸应在 1 小时内全部溶散；浓缩水丸、浓缩蜜丸、浓缩水蜜丸和糊丸应在 2 小时内全部溶散。滴丸不加挡板检查，应在 30 分钟内全部溶散，包衣滴丸应在 1 小时内全部溶散。操作过程中如供试品黏附挡板妨碍检查时，应另取供试品 6 丸，以不加挡板进行检查。上述检查，应在规定时间内全部通过筛网。如有细小颗粒状物未通过筛网，但已软化且无硬芯者可按符合规定论。

蜡丸照崩解时限检查法(通则 0921)片剂项下的肠溶衣片检查法检查，应符合规定。

大蜜丸及研碎、嚼碎后或用开水、黄酒等分散后服用的丸剂不检查溶散时限。

【微生物限度】以动物、植物、矿物质来源的非单体成分制成的丸剂，生物制品丸剂，照非无菌产品微生物限度检查：微生物计数法(通则 1105)和控制菌检查法(通则 1106)及非无菌药品微生物限度标准(通则 1107)检查，应符合规定。生物制品规定检查杂菌的，可不进行微生物限度检查。

0109 软膏剂 乳膏剂

软膏剂 系指原料药物溶解或分散于油脂性或水溶性基质中制成的均匀半固体外用制剂。

根据原料药物在基质中的溶解或分散状态，分为溶液型软膏剂和混悬型软膏剂。溶液型软膏剂为原料药物溶解(或共熔)于基质或基质组分中制成的软膏剂；混悬型软膏剂为原料药物细粉均匀分散于基质中制成的软膏剂。

乳膏剂 系指原料药物溶解或分散于乳状液型基质中制成的均匀半固体外用制剂。

乳膏剂由于基质不同，可分为水包油型乳膏剂和油包水型乳膏剂。

软膏剂、乳膏剂在生产与贮藏期间应符合下列有关规定。

一、软膏剂、乳膏剂选用的基质应考虑剂型特点、原料药物的性质，以及产品的疗效、稳定性和安全性。基质也可由不同类型基质混合组成。软膏剂、乳膏剂根据需要可加入保湿剂、抑菌剂、增稠剂、抗氧剂、pH 调节剂和透皮促进剂等。

二、软膏剂基质可分为油脂性基质和水溶性基质。油脂性基质常用的有凡士林、石蜡、液状石蜡、硅油、蜂蜡、硬脂酸、羊毛脂等；水溶性基质主要有聚乙二醇、丙二醇等。

三、乳膏剂基质由油、水和乳化剂组成。乳化剂分为水包油型和油包水型。水包油型乳化剂有钠皂、三乙醇胺皂类、脂肪醇硫酸(酯)钠类、聚山梨酯类和聚氧乙烯醚类等；油包水型乳化剂有钙皂、羊毛脂、单硬脂酸甘油酯、脂肪醇和脂肪酸山梨坦类等。根据实际应用需要，水包油型和油包水型乳化剂可组合使用。

四、软膏剂、乳膏剂在确定处方时，应评估和考察加入抑菌剂的必要性、抑菌剂类型和加入量，若加入抑菌剂，该处方的抑菌效力应符合抑菌效力检查法(通则 1121)的规定。

五、软膏剂、乳膏剂基质应均匀、细腻，涂于皮肤或黏膜上应无刺激性。混悬型软膏剂中不溶性原料药物，应预先用适宜的方法将不溶性原料药物制成细粉，确保粒度符合规定。

六、软膏剂、乳膏剂应具有适当的黏稠度，应易涂布于皮肤或黏膜上，不融化，黏稠度随季节变化应很小。

七、软膏剂、乳膏剂应无酸败、异臭、变色、变硬等变质现象。乳膏剂不得有油水分离和胀气现象。

八、除另有规定外，软膏剂应避光密封贮存。乳膏剂应避光密封置 25℃ 以下贮存，不得冷冻。

九、软膏剂、乳膏剂在制剂确定处方时，一般应评估和检查流变学、体外释放、管内均匀度、pH 值等；当药物呈溶解状态时，不应有结晶析出；当药物呈混悬状态时，一般应检查晶型变化。

十、软膏剂、乳膏剂所用内包装材料，不应与原料药物或基质发生物理化学反应，无菌产品的内包装材料应无菌。

十一、软膏剂、乳膏剂用于烧伤治疗如为非无菌制剂的，应在标签上标明"非无菌制剂"；产品说明书中应注明"本品为非无菌制剂"，同时在适应症下应明确"用于程度较轻的烧伤（Ⅰ度或浅Ⅱ度）"；注意事项下规定"应遵医嘱使用"。

除另有规定外，软膏剂、乳膏剂应进行以下相应检查。

【粒度】除另有规定外，混悬型软膏剂、含饮片细粉的软膏剂照下述方法检查，应符合规定。

检查法 取供试品适量，置于载玻片上涂成薄层，薄层面积相当于盖玻片面积，共涂 3 片，照粒度和粒度分布测定法(通则 0982 第一法)测定，均不得检出大于 180μm 的粒子。

【装量】照最低装量检查法(通则 0942)检查，应符合规定。

【无菌】用于烧伤［除程度较轻的烧伤（Ⅰ度或浅Ⅱ度）外］、严重创伤或临床必须无菌的软膏剂和乳膏剂，照无菌检查法(通则 1101)检查，应符合规定。

【微生物限度】除另有规定外，照非无菌产品微生物限度检查：微生物计数法(通则 1105)和控制菌检查法(通则 1106)及非无菌药品微生物限度标准(通则 1107)检查，应符合规定。

0110 糊剂

糊剂系指大量的原料药物固体粉末(一般 25% 以上)均匀地分散在适宜的基质中所组成的半固体外用制剂。可分为含水凝胶性糊剂和脂肪糊剂。

糊剂在生产与贮藏期间应符合下列有关规定。

一、糊剂基质应根据剂型的特点、原料药物的性质、制剂的疗效和产品的稳定性选用。糊剂基质应均匀、细腻，涂于皮肤或黏膜上应无刺激性。

二、糊剂应无酸败、异臭、变色与变硬现象。

三、除另有规定外，糊剂应避光密闭贮存；置 25℃ 以下贮存，不得冷冻。

除另有规定外，糊剂应进行以下相应检查。

【装量】照最低装量检查法（通则 0942）检查，应符合规定。

【微生物限度】除另有规定外，照非无菌产品微生物限度检查：微生物计数法（通则 1105）和控制菌检查法（通则 1106）及非无菌药品微生物限度标准（通则 1107）检查，应符合规定。

0111 吸入制剂

吸入制剂系指原料药物溶解或分散于适宜介质中，以气溶胶或蒸气形式递送至肺部发挥局部或全身作用的液体或固体制剂。根据制剂类型，处方中可能含有抛射剂、共溶剂、稀释剂、抑菌剂、助溶剂和稳定剂等，所用辅料应不影响呼吸道黏膜或纤毛的功能。吸入制剂包括吸入气雾剂、吸入粉雾剂、吸入喷雾剂、吸入液体制剂和可转变成蒸气的制剂。

吸入制剂在生产和贮藏中应符合以下规定。

一、吸入制剂在确定处方时，应评估和考察加入抑菌剂的必要性、抑菌剂的类型和加入量，若加入抑菌剂，该处方的抑菌效力应符合抑菌效力检查法（通则 1121）的规定。吸入喷雾剂和吸入液体制剂应为无菌制剂。

二、配制粉雾剂时，为改善粉末的流动性，可加入适宜的载体和润滑剂。吸入粉雾剂中所有附加剂均应为生理可接受物质，且对呼吸道黏膜和纤毛无刺激性、无毒性。

三、给药装置是吸入制剂的重要组成部分，独立的装置应在说明书中标明型号，使用的各接触药物的组成部件均应采用无毒、无刺激性、性质稳定的材料制备。直接接触药品的包装材料与原料药物应具有良好的相容性。

四、可被吸入的气溶胶粒子应达一定比例，以保证有足够的剂量可沉积在肺部。吸入制剂中微细粒子剂量应采用相应方法进行表征。

五、吸入制剂中原料药物粒度大小通常应控制在 $10\mu m$ 以下，其中大多数应在 $5\mu m$ 以下。

六、吸入制剂应进行递送剂量均一性检查。多剂量吸入制剂应评价罐（瓶）内和罐（瓶）间的递送剂量均一性。

七、吸入气雾剂生产中应进行泄漏检查。

八、吸入气雾剂说明书应标明：(1)总揿次；(2)每揿主药含量及递送剂量；(3)临床最小推荐剂量的揿次。

九、吸入喷雾剂说明书应标明：(1)总喷次；(2)递送剂量；(3)临床最小推荐剂量的喷次；(4)如有抑菌剂，应标明名称。

十、贮库型吸入粉雾剂说明书应标明：(1)总吸次；(2)递送剂量；(3)临床最小推荐剂量的吸次。胶囊型和泡囊型吸入粉雾剂说明书应标明：(1)每粒胶囊或泡囊中药物含量及递送剂量；(2)临床最小推荐剂量的吸次；(3)胶囊应置于吸入装置中吸入，而非吞服。

十一、吸入气雾剂、吸入喷雾剂和吸入粉雾剂标签上应标明每揿/喷/吸递送剂量和/或主药含量。

1. 吸入气雾剂

吸入气雾剂系指原料药物或原料药物和附加剂与适宜抛射剂共同装封于具有定量阀门系统和一定压力的耐压容器中，形成溶液、混悬液或乳液，使用时借助抛射剂的压力，将内容物呈雾状物喷出而用于肺部吸入的制剂。可添加共溶剂、增溶剂和稳定剂。

除另有规定外，吸入气雾剂应进行以下相应检查。

【递送剂量均一性】从装置外释放出来的剂量即为递送剂量；多次测定的递送剂量与平均值的差异程度即为递送剂量均一性。除另有规定外，吸入气雾剂照下述方法测定，应符合规定。

测定装置 包括带有不锈钢筛网用以放置滤纸的基座和配有两个密封端盖的样品收集管以及吸嘴适配器，以确保样品收集管与吸嘴间的密封性（图1）。

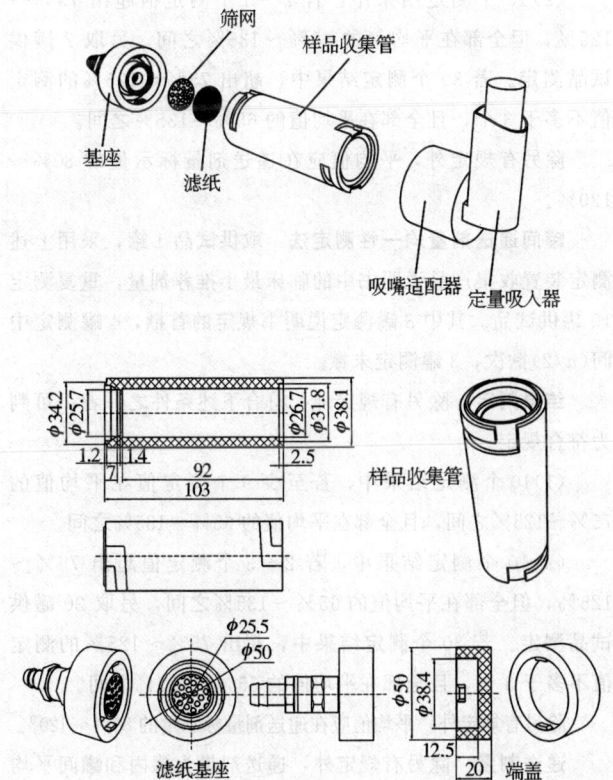

图 1 吸入气雾剂递送剂量均一性测定装置
（单位：mm）

采用合适的吸嘴适配器确保气雾剂吸嘴端口与样品收集管口或 2.5mm 的缩肩平齐。在基座内放入直径为 25mm 的圆形滤纸，固定于样品收集管的一端。基座端口连接真空泵、流量计。连接测定装置和待测气雾剂，调节真空泵使其能够以 28.3L/min（±5%）流速从整套装置（包括滤纸和待测气雾剂）抽气。空气应持续性从装置抽出，避免活性物质损失进入空气。组装后装置各部件之间的连接应具有气密性，从样品收集管中抽出的所有空气仅经过待测吸入气雾剂。

罐内递送剂量均一性测定法 取供试品 1 罐，振摇 5 秒，按产品说明书规定，弃去若干揿次，将吸入装置插入吸嘴适配器内，揿射 1 次抽气 5 秒，取下吸入装置。重复上述过程收集产品说明书中的临床最小推荐剂量。用适当溶剂清洗滤纸和收集管内部，合并清洗液并稀释至一定体积。

分别测定标示总揿次前（初始 3 个剂量）、中（n/2 揿起 4 个剂量，n 为标示总揿次）、后（最后 3 个剂量），共 10 个递送剂量。

采用各品种项下规定的分析方法，测定各溶液中的药物含量。

对于含多个活性成分的吸入剂，各活性成分均应进行递送剂量均一性测定。

结果判定 除另有规定外，符合下述条件之一者，可判为符合规定。

（1）10 个测定结果中，若至少 9 个测定值在平均值的 75%～125% 之间，且全部在平均值的 65%～135% 之间。

（2）10 个测定结果中，若 2～3 个测定值超出 75%～125%，但全部在平均值的 65%～135% 之间，另取 2 罐供试品测定。若 30 个测定结果中，超出 75%～125% 的测定值不多于 3 个，且全部在平均值的 65%～135% 之间。

除另有规定外，平均值应在递送剂量标示量的 80%～120%。

罐间递送剂量均一性测定法 取供试品 1 罐，采用上述测定装置收集产品说明书中的临床最小推荐剂量，重复测定 10 罐供试品。其中 3 罐测定说明书规定的首揿，4 罐测定中间（n/2）揿次，3 罐测定末揿。

结果判定 除另有规定外，符合下述条件之一者，可判为符合规定。

（1）10 个测定结果中，若至少 9 个测定值在平均值的 75%～125% 之间，且全部在平均值的 65%～135% 之间。

（2）10 个测定结果中，若 2～3 个测定值超出 75%～125%，但全部在平均值的 65%～135% 之间，另取 20 罐供试品测定。若 30 个测定结果中，超出 75%～125% 的测定值不多于 3 个，且全部在平均值的 65%～135% 之间。

除另有规定外，平均值应在递送剂量标示量的 80%～120%。

递送剂量 除另有规定外，递送剂量为罐内和罐间平均递送剂量的均值。

【每罐总揿次】 照下述方法检查，应符合规定。

检查法 取供试品 1 罐，揿压阀门，释放内容物到废弃池中，每次揿压间隔不少于 5 秒。每罐总揿次应不少于标示总揿次（此检查可与递送剂量均一性测定结合）。

【每揿主药含量】 吸入气雾剂照下述方法检查，每揿主药含量应符合规定。

检查法 取供试品 1 罐，充分振摇，除去帽盖，按产品说明书规定，弃去若干揿次，用溶剂洗净套口，充分干燥后，倒置于已加入一定量吸收液的适宜烧杯中，将套口浸入吸收液液面下（至少 25mm），揿射 10 次或 20 次（注意每次揿射间隔 5 秒并缓缓振摇），取出供试品，用吸收液洗净套口内外，合并吸收液，转移至适宜量瓶中并稀释至刻度后，按各品种含量测定项下的方法测定，所得结果除以取样揿射次数，即为平均每揿主药含量。每揿主药含量应为每揿主药含量标示量的 80%～120%。

凡规定测定递送剂量均一性的气雾剂，一般不再进行每揿主药含量的测定。

【微细粒子剂量】 除另有规定外，照吸入制剂微细粒子空气动力学特性测定法（通则 0951）检查，照各品种项下规定的装置与方法，依法测定。为确认测定结果的有效性，除另有规定外，装置收集的活性成分总量应为实测平均递送剂量的 75%～125%。

计算微细粒子剂量，应符合各品种项下规定。除另有规定外，微细药物粒子百分比应不少于标示剂量的 15%。

呼吸驱动的吸入气雾剂的上述操作可按各品种使用说明书进行相应调整。

【微生物限度】 除另有规定外，照非无菌产品微生物限度检查：微生物计数法（通则 1105）和控制菌检查法（通则 1106）及非无菌药品微生物限度标准（通则 1107）检查，应符合规定。

2. 吸入粉雾剂

吸入粉雾剂系指固体微粉化原料药物单独或与合适载体混合后，以胶囊、泡囊或多剂量贮库形式，采用特制的干粉吸入装置，由患者吸入雾化药物至肺部的制剂。

除另有规定，吸入粉雾剂应进行以下检查。

【递送剂量均一性】 除另有规定外，吸入粉雾剂照下述方法测定，应符合规定。

测定装置 与吸入气雾剂递送剂量均一性测定装置类似，但样品收集管和滤纸的尺寸需与测定流速相匹配，装置及参数如图 2 及表 1。

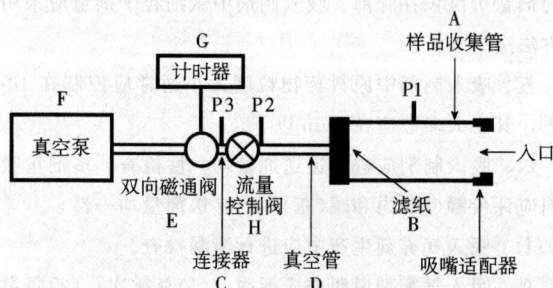

图 2 吸入粉雾剂递送剂量均一性测定装置

装置入口端安装合适的吸嘴适配器，确保吸入剂吸嘴端口与样品收集管管口平齐。在基座内放入圆形滤纸，固定于样品收集管的一端。基座管口与真空泵相连。取吸入装置，插入适配器。开启真空泵，打开双向磁通阀，调节流量控制阀使吸入装置前后的压力差（P_1）为 4.0kPa。取下吸入装置，在装置入口连接流量计，测定离开流量计的体积流量 Q_{out}。对于测定进入体积流量 Q_{in} 的流量计，可按下式换算：

$$Q_{out} = \frac{Q_{in} \times P_0}{P_0 - \Delta P}$$

式中　P_0 为大气压；

　　　ΔP 为流量计前后压差。

若流速大于 100L/min，调节流量至 100L/min，若流速小于 100L/min，保持流速不变，流速记为 Q_{out}。计算抽气时间 $T = (4 \times 60)/Q_{out}$，单位为秒。记录 P_2 及 P_3 值，P_3/P_2 应不大于 0.5。

根据产品说明书准备供试品，将供试品插入吸嘴适配器内，开启真空泵，抽吸 T 秒。关闭真空泵，取下吸入装置。重复上述过程收集产品说明书中的临床最小推荐剂量。以空白溶剂清洗滤纸和收集管内部，合并清洗液并稀释至一定体积。

胶囊型或泡囊型粉雾剂重复上述过程测定 10 个剂量。贮库型粉雾剂分别测定标示总吸次前（初始 3 个剂量）、中（$n/2$ 吸起 4 个剂量，n 为标示总吸次）、后（最后 3 个剂量），共 10 个递送剂量。

采用各品种项下规定的分析方法，测定各溶液中的药物含量。

对于含多个活性成分的吸入剂，各活性成分均应进行递送剂量均一性测定。

结果判定　除另有规定外，符合下述条件之一者，可判为符合规定。

（1）10 个测定结果中，若至少 9 个测定值在平均值的 75%～125% 之间，且全部在平均值的 65%～135% 之间。

（2）10 个测定结果中，若 2～3 个测定值超出 75%～125%，但全部在平均值的 65%～135% 之间，另取 20 个剂量供试品测定。若 30 个测定结果中，超出 75%～125% 的测定值不多于 3 个，且全部在平均值的 65%～135% 之间。

在经过论证和批准的情况下，65%～135% 的范围可以扩大，但一般不得大于平均值的 150% 或小于平均值的 50%。

除另有规定外，平均值应在递送剂量标示量的 80%～120%。

贮库型吸入粉雾剂瓶间递送剂量均一性测定同吸入气雾剂项下罐间递送剂量均一性测定法。

【微细粒子剂量】　除另有规定外，照吸入制剂微细粒子空气动力学特性测定法（通则 0951）检查，照各品种项下规定的装置与方法，依法测定。为确认测定结果的有效性，除另有规定外，装置收集的活性成分总量应为实测平均递送剂量的 75%～125%。

计算微细粒子剂量，应符合各品种项下规定。除另有规定外，微细药物粒子百分比应不少于标示剂量的 10%。

【多剂量吸入粉雾剂总吸次】　在设定的气流下，将吸入剂吸空，记录吸次，不得低于标示的总吸次（该检查可与递送剂量均一性测定结合）。

【微生物限度】　除另有规定外，照非无菌产品微生物限度检查：微生物计数法（通则 1105）和控制菌检查法（通则 1106）及非无菌药品微生物限度标准（通则 1107）检查，应符合规定。

3. 吸入喷雾剂

吸入喷雾剂指通过预定量或定量雾化器产生供吸入用气溶胶的无菌溶液、混悬液或乳液。使用时借助手动泵的压力、高压气体、超声振动或其他方法将内容物呈雾状物释出，可使一定量的雾化液体以气溶胶的形式在一次呼吸状态下被吸入。除非制剂本身具有足够的抗菌活性，多剂量吸入喷雾剂中可加入适宜浓度的抑菌剂，除另有规定外，在制剂确定处方时，该处方的抑菌效力应符合抑菌效力检查法（通则 1121）的规定。

除另有规定外，吸入喷雾剂应进行以下相应检查。

【递送剂量均一性】　除另有规定外，吸入喷雾剂照吸入气雾剂项下方法测定，应符合吸入气雾剂项下规定。

【每瓶点喷次】　照下述方法检查，应符合规定。

检查法　取供试品 1 瓶，按压喷雾泵，释放内容物到废弃池中，每次按压间隔不少于 5 秒。每瓶总喷次应不少于标示总喷次（此检查可与递送剂量均一性测定结合）。

【微细粒子剂量】　除另有规定外，照吸入制剂微细粒子空气动力学特性测定法（通则 0951）检查，照各品种项下规定的装置与方法，依法测定。为确定测定结果的有效性，除另有规定外，装置收集的活性成分总量应为实测平均递送剂量的 75%～125%。

计算微细粒子剂量，应符合各品种项下规定。除另有规定外，微细药物粒子百分比应不少于标示剂量的 15%。

【无菌】　除另有规定外，吸入喷雾剂照无菌检查法（通则 1101）检查，应符合规定。

4. 吸入液体制剂

吸入液体制剂系指供雾化器用的液体制剂，即通过雾化器产生连续供吸入用气溶胶的无菌溶液、混悬液或乳液，吸入液体制剂包括吸入溶液、吸入混悬液、吸入用溶液（需稀释后使用的浓溶液）和吸入用粉末（需溶解后使用的无菌药物粉末）。

吸入用溶液使用前采用说明书规定溶剂稀释至一定体积。吸入用粉末使用前采用说明书规定的无菌稀释液溶解稀释成供吸入用溶液。吸入液体制剂使用前其 pH 值应在 3～10 范围内；混悬液和乳液振摇后应具备良好的分散性，可保证递送剂量的准确性；除非制剂本身具有足够的抗菌活性，多剂量水性雾化溶液中可加入适宜浓度的抑菌剂，除另有规定外，在制剂确定处方时，该处方的抑菌效力应符合抑菌效力检查法(通则 1121)的规定。

除另有规定外,吸入液体制剂应进行以下检查。

【递送速率和递送总量】 吸入液体制剂照下述方法测定,应符合规定。

测定装置 由呼吸模拟器和过滤系统组成(图 3)。呼吸模拟器需能够模拟不同呼吸特性(表 2),过滤系统为经验证的低阻滤纸,能够定量收集气溶胶,并通过适宜溶剂回收活性物质。滤纸罩死体积应不超过呼吸模拟器潮气量的 10%。

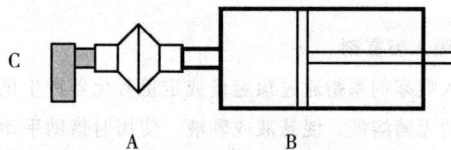

图 3　吸入液体制剂递送速率和递送总量测定装置
A. 滤纸和滤纸装置　B. 呼吸模拟器　C. 雾化装置

测定法 连接呼吸模拟器(B)和滤纸(置于滤纸装置中)(A)。按药品说明书,取一定体积的药品置于雾化装置(C)中。将雾化器吸嘴与滤纸装置连接,必要时使用吸嘴适配器保证气密性。为保证雾化器的放置方向与实际使用方向一致,可适当倾斜呼吸模拟器和滤纸装置。将呼吸模拟器设定为所需呼吸模式。

开启呼吸模拟器,将雾化器的工作时间设定为(60±1)秒,在呼吸循环的起始时启动雾化器。雾化器的工作时间应能保证定量分析所需的活性物质的量。若 60 秒内滤纸上沉积的活性物质不能满足定量分析要求,可延长雾化器的工作时间;若滤纸饱和,则可缩短雾化器的工作时间。雾化结束后,关闭雾化器。

在过滤装置中放一张新的滤纸,继续雾化,直至雾化完毕。为防止滤纸饱和,必要时可中断雾化更换滤纸。

结果判定 采用各品种项下规定的分析方法,测定各时间段内滤纸和滤纸装置中收集的活性物质的量。第一张滤纸收集的活性物质的量与收集时间相比,即为递送速率,所有滤纸和滤纸装置收集的活性物质量的总和,即为递送总量。

【微细粒子剂量】 除另有规定外,照吸入制剂微细粒子空气动力学特性测定法(通则 0951)检查,照各品种项下规定的装置与方法,依法测定,计算微细粒子剂量,应符合规定。

【无菌】 除另有规定外,吸入液体制剂照无菌检查法(通则 1101)检查,应符合规定。

5. 可转变成蒸气的制剂

可转变成蒸气的制剂系指可转变成蒸气的溶液、混悬液或固体制剂。通常将其加入到热水中,产生供吸入用的蒸气。

除另有规定外,可转变成蒸气的制剂应进行以下相应检查。

【微生物限度】 除另有规定外,照非无菌产品微生物限度检查:微生物计数法(通则 1105)和控制菌检查法(通则 1106)及非无菌药品微生物限度标准(通则 1107)检查,应符合规定。

表 1　吸入粉雾剂递送剂量均一性测定装置的各组成部件

代码	项目	说明
A	样品收集管	定量收集递送剂量。与图 1 描述装置类似,尺寸为 34.85mm(内径)×12cm(长)
B	滤纸	47mm 玻璃纤维滤纸
C	连接器	内径≥8mm,与 P3 配套连接的含小直径分支的短金属
D	真空管	内径≥8mm,内部容积为 25ml±5ml 合适长度的管道
E	双向磁通阀	孔口内径≥8mm,开启时间≤100 毫秒,具有最小气流阻力的双向双口磁通阀
F	真空泵	泵需能够以规定流速从整套测定装置和待测吸入剂抽气。为降低泵容量的要求,使用短和/或宽(内径≥10mm)真空管和连接器将泵与双向磁通阀相连
G	计时器	计时器需能够按照设定时间驱动双向磁通阀
P1	压力开关	内径为 2.2mm,外径为 3.1mm。需与样品收集管内表面平齐,位于中心位置,边界清楚,距入口 59mm。压力开关 P1 不能与大气相通
P2 P3	压力测量值	绝对压力(P2 和 P3)
H	流量控制阀	可调节流量的控制阀,最大额定流量系数(C_v)≥1

表 2　呼吸模拟器不同呼吸特性

项目	特性			
	成人	儿童	婴儿	新生儿
潮气量	500ml	155ml	50ml	25ml
呼吸频率	15 循环/分	25 循环/分	30 循环/分	40 循环/分
呼吸波形	正弦型	正弦型	正弦型	正弦型
吸呼比	1:1	1:2	1:3	1:3

0112　喷雾剂

喷雾剂系指原料药物或与适宜辅料填充于特制的装置中,使用时借助手动泵的压力、高压气体、超声振动或其他方法将内容物呈雾状物释出,直接喷至腔道黏膜或皮肤等的制剂。

喷雾剂按内容物组成分为溶液型、乳状液型或混悬型。按用药途径可分为吸入喷雾剂、鼻用喷雾剂及用于皮肤、黏膜的喷雾剂。按给药定量与否,喷雾剂还分为定量喷雾剂和非定量喷雾剂。

喷雾剂在生产与贮藏期间应符合下列有关规定。

一、喷雾剂应在相关品种要求的环境配制，如一定的洁净度、灭菌条件和低温环境等。

二、根据需要可加入溶剂、助溶剂、抗氧剂、抑菌剂、表面活性剂等附加剂。喷雾剂在确定处方时，应评估和考察加入抑菌剂的必要性、抑菌剂类型和加入量，若加入抑菌剂，该处方的抑菌效力应符合抑菌效力检查法（通则 1121）的规定。所加附加剂对皮肤或黏膜应无刺激性。

三、喷雾剂装置中各组成部件均应采用无毒、无刺激性、性质稳定、与原料药物不起作用的材料制备。

四、溶液型喷雾剂的药液应澄清；乳状液型喷雾剂的液滴在液体介质中应分散均匀；混悬型喷雾剂应将原料药物细粉和附加剂充分混匀，制成稳定的混悬液。吸入喷雾剂的有关规定见吸入制剂（通则 0111）项下。

五、除另有规定外，喷雾剂应避光密封贮存。

喷雾剂用于烧伤治疗如为非无菌制剂的，应在标签上标明"非无菌制剂"；产品说明书中应注明"本品为非无菌制剂"，同时在适应症下应明确"用于程度较轻的烧伤（Ⅰ度或浅Ⅱ度）"；注意事项下规定"应遵医嘱使用"。

除另有规定外，喷雾剂应进行以下相应检查。

鼻用喷雾剂除符合喷雾剂项下要求外，还应符合鼻用制剂（通则 0106）相关项下要求。

【每瓶总喷次】 多剂量定量喷雾剂照下述方法检查，应符合规定。

检查法 取供试品 4 瓶，除去帽盖，充分振摇，按产品说明书操作，释放内容物至收集容器内，按压喷雾泵（注意每次喷射间隔 5 秒并缓缓振摇），直至喷尽为止，分别记录喷射次数，每瓶总喷次均不得少于其标示总喷次。

【每喷喷量】 除另有规定外，定量喷雾剂照下述方法检查，应符合规定。

检查法 取供试品 1 瓶，按产品说明书规定，弃去若干喷次，擦净，精密称定，喷射 1 次，擦净，再精密称定。前后两次重量之差为 1 个喷量。分别测定标示喷次前（初始 3 个喷量）、中（$n/2$ 喷起 4 个喷量，n 为标示总喷次）、后（最后 3 个喷量），共 10 个喷量。计算上述 10 个喷量的平均值。再重复测试 3 瓶。除另有规定外，均应为标示喷量的 80%～120%。

凡规定测定每喷主药含量或递送剂量均一性的喷雾剂，不再进行每喷喷量的测定。

【每喷主药含量】 除另有规定外，定量喷雾剂照下述方法检查，每喷主药含量应符合规定。

检查法 取供试品 1 瓶，按产品说明书规定，弃去若干喷次，用溶剂洗净喷口，充分干燥后，喷射 10 次或 20 次（注意喷射每次间隔 5 秒并缓缓振摇），收集于一定量的吸收溶剂中，转移至适宜量瓶中并稀释至刻度，摇匀，测定。所得结果除以 10 或 20，即为平均每喷主药含量，每喷主药含量应为标示含量的 80%～120%。

凡规定测定递送剂量均一性的喷雾剂，一般不再进行每

喷主药含量的测定。

【递送剂量均一性】 除另有规定外，混悬型和乳状液型定量鼻用喷雾剂应检查递送剂量均一性，照吸入制剂（通则 0111）或鼻用制剂（通则 0106）相关项下方法检查，应符合规定。

【装量差异】 除另有规定外，单剂量喷雾剂照下述方法检查，应符合规定。

检查法 除另有规定外，取供试品 20 个，照各品种项下规定的方法，求出每个内容物的装量与平均装量。每个的装量与平均装量相比较，超出装量差异限度的不得多于 2 个，并不得有 1 个超出限度 1 倍。

平均装量	装量差异限度
0.30g 以下	±10%
0.30g 及 0.30g 以上	±7.5%

凡规定检查递送剂量均一性的单剂量喷雾剂，一般不再进行装量差异的检查。

【装量】 非定量喷雾剂照最低装量检查法（通则 0942）检查，应符合规定。

【无菌】 除另有规定外，用于烧伤〔除程度较轻的烧伤（Ⅰ度或浅Ⅱ度）外〕、严重创伤或临床必需无菌的喷雾剂，照无菌检查法（通则 1101）检查，应符合规定。

【微生物限度】 除另有规定外，照非无菌产品微生物限度检查：微生物计数法（通则 1105）和控制菌检查法（通则 1106）及非无菌药品微生物限度标准（通则 1107）检查，应符合规定。

0113 气雾剂

气雾剂系指原料药物或原料药物和附加剂与适宜的抛射剂共同装封于具有特制阀门系统的耐压容器中，使用时借助抛射剂的压力将内容物呈雾状物喷至腔道黏膜或皮肤的制剂。

内容物喷出后呈泡沫状或半固体状，则称之为泡沫剂或凝胶剂/乳膏剂。按用药途径可分为吸入气雾剂（有关规定见吸入制剂）、非吸入气雾剂。按处方组成可分为二相气雾剂（气相与液相）和三相气雾剂（气相、液相、固相或液相）。按给药定量与否，可分为定量气雾剂和非定量气雾剂。

鼻用气雾剂 系指经鼻吸入沉积于鼻腔的制剂。揿压阀门可定量释放活性物质。

气雾剂在生产与贮藏期间应符合下列有关规定。

一、根据需要可加入溶剂、助溶剂、抗氧剂、抑菌剂、表面活性剂等附加剂。气雾剂在确定处方时，应评估和考察加入抑菌剂的必要性、抑菌剂类型和加入量，若加入抑菌剂，该处方的抑菌效力应符合抑菌效力检查法（通则 1121）的规定。所加附加剂均应对皮肤或黏膜无刺激性。

二、二相气雾剂应按处方制得澄清的溶液后，按规定量分装。三相气雾剂应将微粉化（或乳化）原料药物和附加剂充分混合制得混悬液或乳状液，如有必要，抽样检查，符合要求后分装。在制备过程中，必要时应严格控制水分，防止水分混入。吸入气雾剂的有关规定见吸入制剂（通则 0111）项下。

三、气雾剂常用的抛射剂为适宜的低沸点液体。根据气雾剂所需压力，可将两种或几种抛射剂以适宜比例混合使用。

四、气雾剂的容器，应能耐受气雾剂所需的压力，各组成部件均不得与原料药物或附加剂发生理化作用，其尺寸精度与溶胀性必须符合要求。

五、定量气雾剂释出的主药含量应准确、均一，喷出的雾滴（粒）应均匀。

六、制成的气雾剂应进行泄漏检查，确保使用安全。

七、气雾剂应置凉暗处贮存，并避免曝晒、受热、敲打、撞击。

八、定量气雾剂应标明：①每罐总揿次；②每揿主药含量或递送剂量。

九、气雾剂用于烧伤治疗如为非无菌制剂的，应在标签上标明"非无菌制剂"；产品说明书中应注明"本品为非无菌制剂"，同时在适应症下应明确"用于程度较轻的烧伤（Ⅰ度或浅Ⅱ度）"；注意事项下规定"应遵医嘱使用"。

除另有规定外，气雾剂应进行以下相应检查。

鼻用气雾剂除符合气雾剂项下要求外，还应符合鼻用制剂（通则 0106）相关项下要求。

【每罐总揿次】定量气雾剂照吸入制剂（通则 0111）相关项下方法检查，每罐总揿次应符合规定。

【递送剂量均一性】除另有规定外，定量气雾剂照吸入制剂（通则 0111）相关项下方法检查，递送剂量均一性应符合规定。

【每揿主药含量】定量气雾剂照下述方法检查，每揿主药含量应符合规定。

检查法　取供试品 1 罐，充分振摇，除去帽盖，按产品说明书规定，弃去若干揿次，用溶剂洗净套口，充分干燥后，倒置于已加入一定量吸收液的适宜烧杯中，将套口浸入吸收液液面下（至少 25mm），喷射 10 次或 20 次（注意每次喷射间隔 5 秒并缓缓振摇），取出供试品，用吸收液洗净套口内外，合并吸收液，转移至适宜量瓶中并稀释至刻度后，按各品种含量测定项下的方法测定，所得结果除以取样喷射次数，即为平均每揿主药含量。每揿主药含量应为每揿主药含量标示量的 80%～120%。

凡规定测定递送剂量均一性的气雾剂，一般不再进行每揿主药含量的测定。

【喷射速率】非定量气雾剂照下述方法检查，喷射速率应符合规定。

检查法　取供试品 4 罐，除去帽盖，分别喷射数秒后，

擦净，精密称定，将其浸入恒温水浴（25℃±1℃）中 30 分钟，取出，擦干，除另有规定外，连续喷射 5 秒钟，擦净，分别精密称重，然后放入恒温水浴（25℃±1℃）中，按上法重复操作 3 次，计算每罐的平均喷射速率（g/s），均应符合各品种项下的规定。

【喷出总量】非定量气雾剂照下述方法检查，喷出总量应符合规定。

检查法　取供试品 4 罐，除去帽盖，精密称定，在通风橱内，分别连续喷射于已加入适量吸收液的容器中，直至喷尽为止，擦净，分别精密称定，每罐喷出量均不得少于标示装量的 85%。

【每揿喷量】定量气雾剂照下述方法检查，应符合规定。

检查法　取供试品 1 罐，振摇 5 秒，按产品说明书规定，弃去若干揿次，擦净，精密称定，揿压阀门喷射 1 次，擦净，再精密称定。前后两次重量之差为 1 个喷量。按上法连续测定 3 个喷量；揿压阀门连续喷射，每次间隔 5 秒，弃去，至 $n/2$ 次；再按上法连续测定 4 个喷量；继续揿压阀门连续喷射，弃去，再按上法测定最后 3 个喷量。计算每罐 10 个喷量的平均值。再重复测定 3 罐。除另有规定外，均应为标示喷量的 80%～120%。

凡进行每揿递送剂量均一性检查的气雾剂，不再进行每揿喷量检查。

【粒度】除另有规定外，混悬型气雾剂应作粒度检查。

检查法　取供试品 1 罐，充分振摇，除去帽盖，试喷数次，擦干，取清洁干燥的载玻片一块，置距喷嘴垂直方向 5cm 处喷射 1 次，用约 2ml 四氯化碳或其他适宜溶剂小心冲洗载玻片上的喷射物，吸干多余的四氯化碳，待干燥，盖上盖玻片，移置具有测微尺的 400 倍或以上倍数显微镜下检视，上下左右移动，检查 25 个视野，计数，应符合各品种项下规定。

【装量】非定量气雾剂照最低装量检查法（通则 0942）检查，应符合规定。

【无菌】除另有规定外，用于烧伤［除程度较轻的烧伤（Ⅰ度或浅Ⅱ度）外］、严重创伤或临床必需无菌的气雾剂，照无菌检查法（通则 1101）检查，应符合规定。

【微生物限度】除另有规定外，照非无菌产品微生物限度检查：微生物计数法（通则 1105）和控制菌检查法（通则 1106）及非无菌药品微生物限度标准（通则 1107）检查，应符合规定。

0114　凝胶剂

凝胶剂系指原料药物与能形成凝胶的辅料制成的具凝胶特性的稠厚液体或半固体制剂。除另有规定外，凝胶剂限局部用于皮肤及体腔，如鼻腔、阴道和直肠等。

乳状液型凝胶剂又称为乳胶剂。由高分子基质如西黄蓍胶制成的凝胶剂也可称为胶浆剂。小分子无机原料药物

如氢氧化铝凝胶剂是由分散的药物小粒子以网状结构存在于液体中，属两相分散系统，也称混悬型凝胶剂。混悬型凝胶剂可有触变性，静止时形成半固体而搅拌或振摇时成为液体。

凝胶剂基质属单相分散系统，有水性与油性之分。水性凝胶基质一般由水、甘油或丙二醇与纤维素衍生物、卡波姆和海藻酸盐、西黄蓍胶、明胶、淀粉等构成；油性凝胶基质由液状石蜡与聚乙烯或脂肪油与胶体硅或铝皂、锌皂等构成。

凝胶剂在生产与贮藏期间应符合下列有关规定。

一、混悬型凝胶剂中胶粒应分散均匀，不应下沉、结块。

二、凝胶剂应均匀、细腻，在常温时保持胶状，不干涸或液化。

三、凝胶剂根据需要可加入保湿剂、抑菌剂、抗氧剂、乳化剂、增稠剂和透皮促进剂等。凝胶剂在确定处方时，应评估和考察加入抑菌剂的必要性、抑菌剂类型和加入量，若加入抑菌剂，该处方的抑菌效力应符合抑菌效力检查法（通则 1121）的规定。

四、凝胶剂一般应检查 pH 值。

五、除另有规定外，凝胶剂应避光、密闭贮存，并应防冻。

六、凝胶剂用于烧伤治疗如为非无菌制剂的，应在标签上标明"非无菌制剂"；产品说明书中应注明"本品为非无菌制剂"，同时在适应症下应明确"用于程度较轻的烧伤（Ⅰ度或浅Ⅱ度）"；注意事项下规定"应遵医嘱使用"。

除另有规定外，凝胶剂应进行以下相应检查。

【粒度】除另有规定外，混悬型凝胶剂照下述方法检查，应符合规定。

检查法　取供试品适量，置于载玻片上，涂成薄层，薄层面积相当于盖玻片面积，共涂 3 片，照粒度和粒度分布测定法（通则 0982 第一法）测定，均不得检出大于 180μm 的粒子。

【装量】照最低装量检查法（通则 0942）检查，应符合规定。

【无菌】除另有规定外，用于烧伤［除程度较轻的烧伤（Ⅰ度或浅Ⅱ度）外］、严重创伤或临床必须无菌的凝胶剂，照无菌检查法（通则 1101）检查，应符合规定。

【微生物限度】除另有规定外，照非无菌产品微生物限度检查：微生物计数法（通则 1105）和控制菌检查法（通则 1106）及非无菌药品微生物限度标准（通则 1107）检查，应符合规定。

0115　散剂

散剂系指原料药物或与适宜的辅料经粉碎、均匀混合制成的干燥粉末状制剂。

散剂可分为口服散剂和局部用散剂。

口服散剂一般溶于或分散于水、稀释液或者其他液体中服用，也可直接用水送服。

局部用散剂可供皮肤、口腔、咽喉、腔道等处应用；专供治疗、预防和润滑皮肤的散剂也可称为撒布剂或撒粉。

散剂在生产与贮藏期间应符合下列有关规定。

一、供制散剂的原料药物均应粉碎。除另有规定外，口服用散剂为细粉，儿科用和局部用散剂应为最细粉。

二、散剂中可含或不含辅料。口服散剂需要时亦可加矫味剂、芳香剂、着色剂等。

三、为防止胃酸对生物制品散剂中活性成分的破坏，散剂稀释剂中可调配中和胃酸的成分。

四、散剂应干燥、疏松、混合均匀、色泽一致。制备含有毒性药、贵重药或药物剂量小的散剂时，应采用配研法混匀并过筛。

五、散剂可单剂量包（分）装，多剂量包装者应附分剂量的用具。含有毒性药的口服散剂应单剂量包装。

六、除另有规定外，散剂应密闭贮存，含挥发性原料药物或易吸潮原料药物的散剂应密封贮存。生物制品应采用防潮材料包装。

七、散剂用于烧伤治疗如为非无菌制剂的，应在标签上标明"非无菌制剂"；产品说明书中应注明"本品为非无菌制剂"，同时在适应症下应明确"用于程度较轻的烧伤（Ⅰ度或浅Ⅱ度）"；注意事项下规定"应遵医嘱使用"。

除另有规定外，散剂应进行以下相应检查。

【粒度】除另有规定外，化学药局部用散剂和用于烧伤或严重创伤的中药局部用散剂及儿科用散剂，照下述方法检查，应符合规定。

检查法　除另有规定外，取供试品 10g，精密称定，照粒度和粒度分布测定法单筛分法（通则 0982 第二法）测定。化学药散剂通过七号筛（中药通过六号筛）的粉末重量，不得少于 95%。

【外观均匀度】取供试品适量，置光滑纸上，平铺约 5cm²，将其表面压平，在明亮处观察，应色泽均匀，无花纹与色斑。

【水分】中药散剂照水分测定法（通则 0832）测定，除另有规定外，不得过 9.0%。

【干燥失重】化学药和生物制品散剂，除另有规定外，取供试品，照干燥失重测定法（通则 0831）测定，在 105℃干燥至恒重，减失重量不得过 2.0%。

【装量差异】单剂量包装的散剂，照下述方法检查，应符合规定。

检查法　除另有规定外，取供试品 10 袋（瓶），分别精密称定每袋（瓶）内容物的重量，求出内容物的装量与平均装量。每袋（瓶）装量与平均装量相比较［凡有标示装量的散剂，每袋（瓶）装量应与标示装量相比较］，按表中的规定，超出装量差异限度的散剂不得多于 2 袋（瓶），并不得有 1 袋（瓶）超出装量差异限度的 1 倍。

平均装量或 标示装量	装量差异限度 （中药、化学药）	装量差异限度 （生物制品）
0.1g 及 0.1g 以下	±15%	±15%
0.1g 以上至 0.5g	±10%	±10%
0.5g 以上至 1.5g	±8%	±7.5%
1.5g 以上至 6.0g	±7%	±5%
6.0g 以上	±5%	±3%

凡规定检查含量均匀度的化学药和生物制品散剂，一般不再进行装量差异的检查。

【装量】 除另有规定外，多剂量包装的散剂，照最低装量检查法（通则 0942）检查，应符合规定。

【无菌】 除另有规定外，用于烧伤［除程度较轻的烧伤（Ⅰ度或浅Ⅱ度）外］、严重创伤或临床必须无菌的局部用散剂，照无菌检查法（通则 1101）检查，应符合规定。

【微生物限度】 除另有规定外，照非无菌产品微生物限度检查：微生物计数法（通则 1105）和控制菌检查法（通则 1106）及非无菌药品微生物限度标准（通则 1107）检查，应符合规定。凡规定进行杂菌检查的生物制品散剂，可不进行微生物限度检查。

0116　糖浆剂

糖浆剂系指含有原料药物的浓蔗糖水溶液。

糖浆剂在生产与贮藏期间应符合下列有关规定。

一、将原料药物用水溶解（饮片应按各品种项下规定的方法提取、纯化、浓缩至一定体积），加入单糖浆；如直接加入蔗糖配制，则需煮沸，必要时滤过，并自滤器上添加适量新煮沸过的水至处方规定量。

二、含蔗糖量应不低于 45%（g/ml）。

三、根据需要可加入适宜的附加剂。糖浆剂在确定处方时，应评估和考察加入抑菌剂的必要性、抑菌剂类型和加入量，若加入抑菌剂，该处方的抑菌效力应符合抑菌效力检查法（通则 1121）的规定。山梨酸和苯甲酸的用量不得过 0.3%（其钾盐、钠盐的用量分别按酸计），羟苯酯类的用量不得过 0.05%。如需加入其他附加剂，其品种与用量应符合国家标准的有关规定，且不应影响成品的稳定性，并应避免对检验产生干扰。必要时可加入适量的乙醇、甘油或其他多元醇。

四、除另有规定外，糖浆剂应澄清。在贮存期间不得有发霉、酸败、产生气体或其他变质现象，允许有少量摇之易散的沉淀。

五、一般应检查相对密度、pH 值等。

六、除另有规定外，糖浆剂应密封，避光置干燥处贮存。

除另有规定外，糖浆剂应进行以下相应检查。

【装量】 单剂量灌装的糖浆剂，照下述方法检查应符合规定。

检查法　取供试品 5 支，将内容物分别倒入经标化的量入式量筒内，尽量倾净。在室温下检视，每支装量与标示装量相比较，少于标示装量的不得多于 1 支，并不得少于标示装量的 95%。

多剂量灌装的糖浆剂，照最低装量检查法（通则 0942）检查，应符合规定。

【微生物限度】 除另有规定外，照非无菌产品微生物限度检查：微生物计数法（通则 1105）和控制菌检查法（通则 1106）及非无菌药品微生物限度标准（通则 1107）检查，应符合规定。

0117　搽剂

搽剂系指原料药物用乙醇、油或适宜的溶剂制成的液体制剂，供无破损皮肤揉擦用。

搽剂在生产与贮藏期间应符合下列有关规定。

一、搽剂常用的溶剂有水、乙醇、液状石蜡、甘油或植物油等。

二、如制剂中药物以混悬状态存在，在生产过程中应采取适当的措施，确保药物粒径符合要求。

三、搽剂在贮存时，乳状液若出现油相与水相分离，经振摇后应能重新形成乳状液；混悬液若出现沉淀物，经振摇应易分散，并具足够稳定性，以确保给药剂量的准确。如有需要，应在标签上注明使用前摇匀。易变质的搽剂应在临用前配制。

四、搽剂使用时可加在绒布或其他柔软物料上，轻轻涂裹患处，所用的绒布或其他柔软物料须洁净。

五、除另有规定外，以水或稀乙醇为溶剂的一般应检查相对密度、pH 值；以乙醇为溶剂的应检查乙醇量；以油为溶剂的应无酸败等变质现象，并应检查折光率。

六、搽剂应稳定，根据需要可加入抑菌剂或抗氧剂。如有抑菌剂，应在标签上标明抑菌剂的名称。搽剂在确定处方时，应评估和考察加入抑菌剂的必要性、抑菌剂类型和加入量，若加入抑菌剂，该处方的抑菌效力应符合抑菌效力检查法（通则 1121）的规定。

七、为了避免溶剂蒸发，可采用非渗透的容器或包装材料。聚苯乙烯制成的塑料容器，不适合搽剂。

八、除另有规定外，应避光、密封贮存。

除另有规定外，搽剂应进行以下相应检查。

【装量】 除另有规定外，照最低装量检查法（通则 0942）检查，应符合规定。

【微生物限度】 除另有规定外，照非无菌产品微生物限度检查：微生物计数法（通则 1105）和控制菌检查法（通则 1106）及非无菌药品微生物限度标准（通则 1107）检查，应符合规定。

0118　涂剂

涂剂系指含原料药物的水性或油性溶液、乳状液、混悬液，供临用前用消毒纱布或棉球等柔软物料蘸取涂于皮肤或口腔与喉部黏膜的液体制剂。也可为临用前用无菌溶剂制成溶液的无菌冻干制剂，供创伤面涂抹治疗用。

涂剂在生产与贮藏期间应符合下列有关规定。

一、涂剂大多为消毒或消炎药物的甘油溶液，也可用乙醇、植物油等作溶剂。以油为溶剂的应无酸败等变质现象，并应检查折光率。

如所用原料药物为生物制品原液，则其原液、半成品和成品的生产及质量控制应符合相关品种项下的要求。

二、如制剂中药物以混悬状态存在，在生产过程中应采取适当的措施，确保药物粒径符合要求。

三、涂剂在贮存时，乳状液若出现油相与水相分离，经振摇后应能重新形成乳状液；混悬液若出现沉淀物，经振摇应易分散，并具足够稳定性，以确保给药剂量的准确。如有需要，应在标签上注明使用前摇匀。易变质的涂剂应在临用前配制。

四、涂剂应稳定，根据需要可加入抑菌剂或抗氧剂。如有抑菌剂，应在标签上标明抑菌剂的名称。涂剂在确定处方时，应评估和考察加入抑菌剂的必要性、抑菌剂类型和加入量，若加入抑菌剂，该处方的抑菌效力应符合抑菌效力检查法（通则1121）的规定。

五、为了避免溶剂蒸发，可采用非渗透性容器或包装。

六、除另有规定外，应避光、密闭贮存。对热敏感的品种，应在 2～8℃保存和运输。

七、除另有规定外，涂剂在启用后最多可使用 4 周。

八、涂剂用于烧伤治疗如为非无菌制剂的，应在标签上标明"非无菌制剂"；产品说明书中应注明"本品为非无菌制剂"，同时在适应症下应明确"用于程度较轻的烧伤（Ⅰ度或浅Ⅱ度）"；注意事项下规定"应遵医嘱使用"。

除另有规定外，涂剂应进行以下相应检查。

【装量】除另有规定外，照最低装量检查法（通则0942）检查，应符合规定。

【无菌】除另有规定外，用于烧伤［除程度较轻的烧伤（Ⅰ度或浅Ⅱ度）外］、严重创伤或临床必须无菌的涂剂，照无菌检查法（通则1101）检查，应符合规定。

【微生物限度】除另有规定外，照非无菌产品微生物限度检查：微生物计数法（通则1105）和控制菌检查法（通则1106）及非无菌药品微生物限度标准（通则1107）检查，应符合规定。

0119　涂膜剂

涂膜剂系指原料药物溶解或分散于含成膜材料的溶剂中，涂搽患处后形成薄膜的外用液体制剂。

涂膜剂在生产与贮藏期间应符合下列有关规定。

一、涂膜剂用时涂布于患处，有机溶剂迅速挥发，形成薄膜保护患处，并缓慢释放药物起治疗作用。涂膜剂一般用于无渗出液的损害性皮肤病等。

二、涂膜剂常用的成膜材料有聚乙烯醇、聚乙烯吡咯烷酮、乙基纤维素和聚乙烯醇缩甲乙醛等；增塑剂有甘油、丙二醇、三乙酸甘油酯等；溶剂为乙醇等。必要时可加其他附加剂，所加附加剂对皮肤或黏膜应无刺激性。

三、涂膜剂应稳定，根据需要可加入抑菌剂或抗氧剂。如有抑菌剂，应在标签上标明抑菌剂的名称。涂膜剂在确定处方时，应评估和考察加入抑菌剂的必要性、抑菌剂类型和加入量，若加入抑菌剂，该处方的抑菌效力应符合抑菌效力检查法（通则1121）的规定。

四、除另有规定外，应采用非渗透性容器和包装，避光、密封贮存，远离火源。

五、除另有规定外，涂膜剂在启用后最多可使用 4 周。

六、涂膜剂用于烧伤治疗如为非无菌制剂的，应在标签上标明"非无菌制剂"；产品说明书中应注明"本品为非菌制剂"，同时在适应症下应明确"用于程度较轻的烧伤（Ⅰ度或浅Ⅱ度）"；注意事项下规定"应遵医嘱使用"。

除另有规定外，涂膜剂应进行以下相应检查。

【装量】除另有规定外，照最低装量检查法（通则0942）检查，应符合规定。

【无菌】除另有规定外，用于烧伤［除程度较轻的烧伤（Ⅰ度或浅Ⅱ度）外］、严重创伤或临床必须无菌的涂膜剂，照无菌检查法（通则1101）检查，应符合规定。

【微生物限度】除另有规定外，照非无菌产品微生物限度检查：微生物计数法（通则1105）和控制菌检查法（通则1106）及非无菌药品微生物限度标准（通则1107）检查，应符合规定。

0120　酊剂

酊剂系指将原料药物用规定浓度的乙醇提取或溶解而制成的澄清液体制剂，也可用流浸膏稀释制成。供口服或外用。

酊剂在生产与贮藏期间应符合下列有关规定。

一、除另有规定外，每100ml 相当于原饮片20g。含有毒剧药品的中药酊剂，每100ml 应相当于原饮片10g；其有效成分明确者，应根据其半成品的含量加以调整，使符合各酊剂项下的规定。

二、酊剂可用溶解、稀释、浸渍或渗漉等法制备。

（1）溶解法或稀释法　取原料药物的粉末或流浸膏，加规定浓度的乙醇适量，溶解或稀释，静置，必要时滤过，即得。

（2）浸渍法　取适当粉碎的饮片，置有盖容器中，加入溶剂适量，密盖，搅拌或振摇，浸渍 3～5 日或规定的时间，倾取上清液，再加入溶剂适量，依法浸渍至有效成分充分浸出，合并浸出液，加溶剂至规定量后，静置，滤过，即得。

（3）渗漉法 照流浸膏剂项下的方法（通则 0189），用溶剂适量渗漉，至流出液达到规定量后，静置，滤过，即得。

三、除另有规定外，酊剂应澄清。酊剂组分无显著变化的前提下，久置允许有少量摇之易散的沉淀。

四、除另有规定外，酊剂应遮光，密封，置阴凉处贮存。

除另有规定外，酊剂应进行以下相应检查。

【乙醇量】 照乙醇量测定法（通则 0711）测定，应符合各品种项下的规定。

【甲醇量】 照甲醇量检查法（通则 0871）检查，应符合规定。

【装量】 照最低装量检查法（通则 0942）检查，应符合规定。

【微生物限度】 除另有规定外，照非无菌产品微生物限度检查：微生物计数法（通则 1105）和控制菌检查法（通则 1106）及非无菌药品微生物限度标准（通则 1107）检查，应符合规定。

0121 贴剂

贴剂系指原料药物与适宜的材料制成的供贴敷在皮肤上的，可产生全身性或局部作用的一种薄片状柔性制剂。

贴剂可用于完整皮肤表面，也可用于有疾患或不完整的皮肤表面。其中用于完整皮肤表面，能将药物输送透过皮肤进入血液循环系统起全身作用的贴剂称为透皮贴剂。提供局部治疗作用的贴剂，亦可称为皮肤贴剂，若用于严重受损皮肤时应为无菌。

透皮贴剂通过扩散而起作用，其释放速度受到药物浓度影响。

贴剂通常由含有活性物质的支撑层和背衬层以及覆盖在药物释放表面上的保护层组成。保护层起防粘和保护制剂的作用，通常为防粘纸、塑料或金属材料，当除去时，应不会引起贮库及粘贴层等的剥离。活性成分不能透过保护层，通常水也不能透过。

根据需要，贴剂可使用药物贮库、控释膜或黏附材料。

当用于干燥、洁净、完整的皮肤表面，用手或手指轻压，贴剂应能牢牢地贴于皮肤表面，从皮肤表面除去时应不对皮肤造成损伤，或引起制剂从背衬层剥离。

贴剂在生产与贮藏期间应符合下列有关规定。

一、贴剂所用的材料及辅料应符合国家标准有关规定，并应考虑到贴剂局部刺激性和药物性质的影响。常用的材料为铝箔-聚乙烯复合膜、防粘纸、乙烯-醋酸乙烯共聚物、丙烯酸或聚异丁烯压敏胶、硅橡胶和聚乙二醇等。

二、贴剂根据需要可加入表面活性剂、乳化剂、保湿剂、抑菌剂、抗氧剂或透皮促进剂等。

三、贴剂外观应完整光洁，有均一的应用面积，冲切口应光滑无锋利的边缘。

四、原料药物可以溶解在溶剂中，填充入贮库，贮库应无气泡和泄漏。原料药物如混悬在制剂中则必须保证混悬和涂布均匀。

五、粘贴层涂布应均匀，用有机溶剂涂布的贴剂，应对残留溶剂进行检查。

六、采用乙醇等溶剂应在标签中注明过敏者慎用。

七、贴剂的黏附力等应符合要求。

八、除另有规定外，贴剂应密封贮存。

九、除另有规定外，贴剂应在标签和/或说明书中注明每贴所含药物量、贴敷时间及药物释放的有效面积。

透皮贴剂的规格通常以递送剂量表示（在规定的贴敷时间内向体内释放的活性成分总量，如××mg/d 或××mg/24h 等），除应在标签和/或说明书中注明每贴所含药物量、贴敷时间及药物释放的有效面积外，还应注明递送剂量。

除另有规定外，贴剂应进行以下相应检查。

【黏附力】 除另有规定外，贴剂照黏附力测定法（通则 0952）测定，应符合规定。

【含量均匀度】 除另有规定或来源于动、植物多组分且难以建立测定方法的贴剂外，照含量均匀度检查法（通则 0941）测定，应符合规定。

【重量差异】 中药贴剂按如下重量差异检查法测定，应符合规定（进行含量均匀度检查的品种，可不进行重量差异检查）。

检查法 除另有规定外，取供试品 20 片，精密称定总重量，求出平均重量，再分别称定每片的重量，每片重量与平均重量相比较，重量差异限度应在平均重量的±5％以内，超出重量差异限度的不得多于 2 片，并不得有 1 片超出限度 1 倍。

【释放度】 除另有规定或来源于动、植物多组分且难以建立测定方法的贴剂外，照溶出度与释放度测定法（通则 0931 第四、五法）测定，应符合规定。

【微生物限度】 除另有规定外，照非无菌产品微生物限度检查：微生物计数法（通则 1105）和控制菌检查法（通则 1106）及非无菌药品微生物限度标准（通则 1107）检查，应符合规定。

0122 贴膏剂

贴膏剂系指将原料药物与适宜的基质制成膏状物、涂布于背衬材料上供皮肤贴敷、可产生全身性或局部作用的一种薄片状柔性制剂。

贴膏剂包括凝胶贴膏（原巴布膏剂或凝胶膏剂）和橡胶贴膏（原橡胶膏剂）。

凝胶贴膏 系指原料药物与适宜的亲水性基质混匀后涂布于背衬材料上制成的贴膏剂。常用基质有聚丙烯酸钠、羧甲纤维素钠、明胶、甘油和微粉硅胶等。

橡胶贴膏 系指原料药物与橡胶等基质混匀后涂布于背衬材料上制成的贴膏剂。橡胶膏剂的常用制备方法有溶剂法和热压法。常用溶剂为汽油和正己烷，常用基质有橡胶、热塑性橡胶、松香、松香衍生物、凡士林、羊毛脂和氧化锌等。也可用其他适宜溶剂和基质。

贴膏剂通常由含有活性物质的支撑层和背衬层以及覆盖在药物释放表面上的盖衬层组成，盖衬层起防粘和保护制剂的作用。常用的背衬材料有棉布、无纺布、纸等；常用的盖衬材料有防粘纸、塑料薄膜、铝箔-聚乙烯复合膜、硬质纱布等。

贴膏剂在生产与贮藏期间应符合下列有关规定。

一、贴膏剂所用的材料及辅料应符合国家标准有关规定，并应考虑到对贴膏剂局部刺激性和药物性质的影响。

二、贴膏剂根据需要可加入表面活性剂、乳化剂、保湿剂、抑菌剂或抗氧剂等。

三、贴膏剂的膏料应涂布均匀，膏面应光洁、色泽一致，贴膏剂应无脱膏、失黏现象；背衬面应平整、洁净、无漏膏现象。

四、涂布中若使用有机溶剂的，必要时应检查残留溶剂。

五、采用乙醇等溶剂应在标签中注明过敏者慎用。

六、根据原料药物和制剂的特性，除来源于动、植物多组分且难以建立测定方法的贴膏剂外，贴膏剂的含量均匀度、释放度、黏附力等应符合要求。

七、除另有规定外，贴膏剂应密封贮存。

除另有规定外，贴膏剂应进行以下相应检查。

【含膏量】 橡胶贴膏照第一法检查，凝胶贴膏照第二法检查。

第一法 取供试品 2 片（每片面积大于 $35cm^2$ 的应切取 $35cm^2$），除去盖衬，精密称定，置于同一个有盖玻璃容器中，加适量有机溶剂（如三氯甲烷、乙醚等）浸渍，并时时振摇，待背衬与膏料分离后，将背衬取出，用上述溶剂洗涤至背衬无残附膏料，挥去溶剂，在 105℃ 干燥 30 分钟，移至干燥器中，冷却 30 分钟，精密称定，减失重量即为膏重，按标示面积换算成 $100cm^2$ 的含膏量，应符合各品种项下的规定。

第二法 取供试品 1 片，除去盖衬，精密称定，置烧杯中，加适量水，加热煮沸至背衬与膏体分离后，将背衬取出，用水洗涤至背衬无残留膏体，晾干，在 105℃ 干燥 30 分钟，移至干燥器中，冷却 30 分钟，精密称定，减失重量即为膏重，按标示面积换算成 $100cm^2$ 的含膏量，应符合各品种项下的规定。

【耐热性】 除另有规定外，橡胶贴膏取供试品 2 片，除去盖衬，在 60℃ 加热 2 小时，放冷后，背衬应无渗油现象；膏面应有光泽，用手指触试应仍有黏性。

【赋形性】 取凝胶贴膏供试品 1 片，置 37℃、相对湿度 64% 的恒温恒湿箱中 30 分钟，取出，用夹子将供试品固定在一平整钢板上，钢板与水平面的倾斜角为 60°，放置 24 小时，膏面应无流淌现象。

【黏附力】 除另有规定外，凝胶贴膏照黏附力测定法（通则 0952 第一法）测定、橡胶贴膏照黏附力测定法（通则 0952

第二法）测定，均应符合各品种项下的规定。

【含量均匀度】 凝胶贴膏，除另有规定或来源于动、植物多组分且难以建立测定方法的，照含量均匀度检查法（通则 0941）测定，应符合规定。

【微生物限度】 除另有规定外，照非无菌产品微生物限度检查：微生物计数法（通则 1105）和控制菌检查法（通则 1106）及非无菌药品微生物限度标准（通则 1107）检查，凝胶贴膏应符合规定，橡胶贴膏每 $10cm^2$ 不得检出金黄色葡萄球菌和铜绿假单胞菌。

0123 口服溶液剂 口服混悬剂 口服乳剂

口服溶液剂系指原料药物溶解于适宜溶剂中制成的供口服的澄清液体制剂。

口服混悬剂系指难溶性固体原料药物分散在液体介质中制成的供口服的混悬液体制剂。也包括浓混悬剂或干混悬剂。非难溶性药物也可以根据临床需求制备成干混悬剂。

口服乳剂系指用两种互不相溶的液体将药物制成的供口服等胃肠道给药的水包油型液体制剂。

用适宜的量具以小体积或以滴计量的口服溶液剂、口服混悬剂或口服乳剂称为滴剂。

口服溶液剂、口服混悬剂和口服乳剂在生产与贮藏期间应符合下列规定。

一、口服溶液剂的溶剂、口服混悬剂的分散介质一般用水。

二、根据需要可加入适宜的附加剂，如抑菌剂、抗氧剂、分散剂、助悬剂、增稠剂、助溶剂、润湿剂、缓冲剂、乳化剂、稳定剂、矫味剂以及色素等，其品种与用量应符合国家标准的有关规定。

三、口服溶液剂、口服混悬剂和口服乳剂在确定处方时，应评估和考察加入抑菌剂的必要性、抑菌剂类型和加入量，若加入抑菌剂，该处方的抑菌效力应符合抑菌效力检查法（通则 1121）的规定。

四、口服溶液剂通常采用溶剂法或稀释法制备；口服乳剂通常采用乳化法制备；口服混悬剂通常采用分散法制备。

五、制剂应稳定、无刺激性，不得有发霉、酸败、变色、异物、产生气体或其他变质现象。

六、口服乳剂的外观应呈均匀的乳白色，以半径为 10cm 的离心机每分钟 4000 转的转速（约 $1800×g$）离心 15 分钟，不应有分层现象。

乳剂可能会出现相分离的现象，但经振摇应易再分散。

七、口服混悬剂应分散均匀，放置后若有沉淀物，经振摇应易再分散。

八、除另有规定外，应避光、密封贮存。

九、口服滴剂包装内一般应附有滴管和吸球或其他量具。

十、口服混悬剂在标签上应注明"用前摇匀";以滴计量的滴剂在标签上要标明每毫升或每克液体制剂相当的滴数。

除另有规定外,口服溶液剂、口服混悬剂和口服乳剂应进行以下相应检查。

【装量】除另有规定外,单剂量包装的口服溶液剂、口服混悬剂和口服乳剂的装量,照下述方法检查,应符合规定。

检查法 取供试品 10 袋(支),将内容物分别倒入经标化的量入式量筒内,检视,每支装量与标示装量相比较,均不得少于其标示量。

凡规定检查含量均匀度者,一般不再进行装量检查。

多剂量包装的口服溶液剂、口服混悬剂、口服乳剂和干混悬剂照最低装量检查法(通则 0942)检查,应符合规定。

【装量差异】除另有规定外,单剂量包装的干混悬剂照下述方法检查,应符合规定。

检查法 取供试品 20 袋(支),分别精密称定内容物,计算平均装量,每袋(支)装量与平均装量相比较,装量差异限度应在平均装量的 ±10% 以内,超出装量差异限度的不得多于 2 袋(支),并不得有 1 袋(支)超出限度 1 倍。

凡规定检查含量均匀度者,一般不再进行装量差异检查。

【干燥失重】除另有规定外,干混悬剂照干燥失重测定法(通则 0831)检查,减失重量不得过 2.0%。

【沉降体积比】口服混悬剂照下述方法检查,沉降体积比应不低于 0.90。

检查法 除另有规定外,取供试品摇匀后,用具塞量筒量取 50ml,密塞,振摇 1 分钟,记下混悬物的开始高度 H_0,静置 3 小时,记下混悬物的最终高度 H,按下式计算:

$$沉降体积比 = H/H_0$$

干混悬剂按各品种项下规定的比例加水振摇,应均匀分散,并照上法检查沉降体积比,应符合规定。

【微生物限度】除另有规定外,照非无菌产品微生物限度检查:微生物计数法(通则 1105)和控制菌检查法(通则 1106)及非无菌药品微生物限度标准(通则 1107)检查,应符合规定。

0124 植入剂

植入剂系指由原料药物与辅料制成的供植入人体内的无菌固体制剂。植入剂一般采用特制的注射器植入,也可以手术切开植入。植入剂在体内持续释放药物,并应维持较长的时间。

植入剂在生产与贮藏期间应符合下列有关规定。

一、植入剂所用的辅料必须是生物相容的,可以用生物不降解材料如硅橡胶,也可用生物降解材料。前者在达到预定时间后,应将材料取出。

二、植入剂应通过终端灭菌或无菌生产。

三、植入剂应进行释放度测定。

四、植入剂应单剂量包装,包装容器应灭菌。

五、植入剂应避光密封贮存。

除另有规定外,植入剂应进行以下相应检查。

【装量差异】除另有规定外,植入剂照下述方法检查,应符合规定。

检查法 取供试品 5 瓶(支),除去标签、铝盖,容器外壁用乙醇擦净,干燥,开启时注意避免玻璃屑等异物落入容器中,分别迅速精密称定,倾出内容物,容器用水或乙醇洗净,在适宜条件下干燥后,再分别精密称定每一容器的重量,求出每瓶(支)的装量与平均装量。每瓶(支)装量与平均装量相比较,应符合下列规定,如有 1 瓶(支)不符合规定,应另取 10 瓶(支)复试,应符合规定。

平均装量	装量差异限度
0.05g 及 0.05g 以下	±15%
0.05g 以上至 0.15g	±10%
0.15g 以上至 0.50g	±7%
0.50g 以上	±5%

凡进行含量均匀度检查的植入剂,一般不再进行装量差异检查。

【无菌】照无菌检查法(通则 1101)检查,应符合规定。

0125 膜剂

膜剂系指原料药物与适宜的成膜材料经加工制成的膜状制剂。供口服或黏膜用。

膜剂根据给药部位不同,可分为口用膜、眼用膜、阴道膜等。其中口用膜可分为口溶膜、口颊膜、舌下膜和口腔贴膜。

口溶膜 系指在口腔内可迅速溶化的膜剂。口溶膜应进行溶化时限检查。对于难溶性原料药物制成的口溶膜,还应进行溶出度检查。

口颊膜 系指粘贴于口腔,经黏膜吸收后起全身作用的膜剂。口颊膜应具有一定的黏附性。口颊膜应进行溶出度或释放度检查。

舌下膜 系指置于舌下能迅速溶化,药物经舌下黏膜吸收发挥全身作用的膜剂。舌下膜中的原料药物应易于直接吸收。舌下膜应进行溶出度检查。

口腔贴膜 系指粘贴于口腔,发挥局部作用的膜剂。口腔贴膜应具有一定的黏附性。

膜剂在生产与贮藏期间应符合下列规定。

一、原辅料的选择应考虑到可能引起的毒性和局部刺激性。常用的成膜材料有聚乙烯醇、丙烯酸树脂类、纤维素类及其他天然高分子材料。

二、膜剂常用涂布法、流延法、挤出法等方法制备。不溶性原料药物应粉碎成极细粉,并与成膜材料等混合均匀。

三、膜剂外观应完整光洁、厚度一致、色泽均匀、无明显气泡。多剂量的膜剂，分格压痕应均匀清晰，并能按压痕撕开。

四、膜剂所用的包装材料应无毒性、能够防止污染、方便使用，并不能与原料药物或成膜材料发生相互作用。

五、口用膜应口感良好，对口腔黏膜无刺激性。根据依从性需要，可加入矫味剂、芳香剂和着色剂等。

六、膜剂中可含有适量的水分。应具有适宜的机械性能，以免包装、运输过程中发生磨损或破碎。

七、眼用膜应符合眼用制剂（通则 0105）的规定。

八、根据原料药物和制剂的特性，除来源于动、植物多组分且难以建立测定方法的膜剂外，膜剂的溶出度、含量均匀度等应符合要求。必要时，应检查残留溶剂。

九、除另有规定外，膜剂应密封贮存，防止受潮、发霉和变质。

除另有规定外，膜剂应进行以下相应检查。

【重量差异】 照下述方法检查，应符合规定。

检查法　除另有规定外，取供试品 20 片，精密称定总重量，求得平均重量，再分别精密称定各片的重量。每片重量与平均重量相比较，按表中的规定，超出重量差异限度的不得多于 2 片，并不得有 1 片超出限度的 1 倍。

平均重量	重量差异限度
0.02g 及 0.02g 以下	±15%
0.02g 以上至 0.20g	±10%
0.20g 以上	±7.5%

凡进行含量均匀度检查的膜剂，一般不再进行重量差异检查。

【微生物限度】 除另有规定外，照非无菌产品微生物限度检查：微生物计数法（通则 1105）和控制菌检查法（通则 1106）及非无菌药品微生物限度标准（通则 1107）检查，应符合规定。

0126　耳用制剂

耳用制剂系指原料药物与适宜辅料制成的直接用于耳部发挥局部治疗作用或用于洗耳用途的制剂。

耳用制剂可分为耳用液体制剂（滴耳剂、洗耳剂、耳用喷雾剂等）、耳用半固体制剂（耳用软膏剂、耳用乳膏剂、耳用凝胶剂、耳塞等）、耳用固体制剂（耳用散剂、耳用丸剂等）。耳用液体制剂也可以固态形式包装，另备溶剂，在临用前配成溶液或混悬液。

滴耳剂　系指由原料药物与适宜辅料制成的水溶液，或由甘油或其他适宜溶剂制成的澄明溶液、混悬液或乳状液，供滴入外耳道用的液体制剂。

洗耳剂　系指由原料药物与适宜辅料制成的澄明水溶液，用于清洁外耳道的液体制剂。通常是符合生理 pH 值范围的水溶液，用于伤口或手术前使用者应无菌。

耳用喷雾剂　系指由原料药物与适宜辅料制成的澄明溶液、混悬液或乳状液，借喷雾器雾化的耳用液体制剂。

耳用软膏剂　系指由原料药物与适宜基质均匀混合制成的溶液型或混悬型膏状的耳用半固体制剂。

耳用乳膏剂　系指由原料药物与适宜基质均匀混合制成的乳膏状耳用半固体制剂。

耳用凝胶剂　系指由原料药物与适宜辅料制成凝胶状的耳用半固体制剂。

耳塞　系指由原料药物与适宜基质制成的用于塞入外耳道的耳用半固体制剂。

耳用散剂　系指由原料药物与适宜辅料制成粉末状的供放入或吹入外耳道的耳用固体制剂。

耳用丸剂　系指由原料药物与适宜辅料制成的球形或类球形的用于外耳道或中耳道的耳用固体制剂。

耳用制剂在生产与贮藏期间应符合下列有关规定。

一、耳用制剂通常含有调节张力或黏度、控制 pH 值、增加药物溶解度、提高制剂稳定性或提供足够抗菌性能的辅料，辅料应不影响制剂的药效，并应无毒性或局部刺激性。溶剂（如水、甘油、脂肪油等）不应对耳膜产生不利的压迫。除另有规定外，多剂量包装的水性耳用制剂，可含有适宜浓度的抑菌剂。耳用制剂在确定处方时，应评估和考察加入抑菌剂的必要性、抑菌剂类型和加入量，若加入抑菌剂，该处方的抑菌效力应符合抑菌效力检查法（通则 1121）的规定。

二、如制剂中药物以混悬状态存在，在生产过程中应采取适当的措施，确保药物粒径符合要求。

三、单剂量包装的洗耳剂，应能保证从容器中可倾倒出足够的体积。

四、除另有规定外，耳用制剂多剂量包装容器应配有完整的滴管或适宜材料组合成套，一般应配有橡胶乳头或塑料乳头的螺旋盖滴管。容器应无毒、洁净，且应与原料药物或辅料具有良好的相容性，容器的器壁要有一定的厚度且均匀。装量应不超过 10ml 或 5g。

五、耳用溶液剂应澄清，不得有沉淀和异物；耳用混悬液若出现沉淀物，经振摇应易分散；耳用乳状液若出现油相与水相分离，振摇应易恢复成乳状液。耳用半固体制剂应柔软细腻，易涂布。

六、除另有规定外，耳用制剂还应符合相应制剂通则项下有关规定，如耳用软膏剂还应符合软膏剂的规定，耳用喷雾剂还应符合喷雾剂的规定。

七、除另有规定外，耳用制剂应密闭贮存。

八、除另有规定外，多剂量耳用制剂在开启后使用期最多不超过 4 周。

九、耳用制剂如为无菌制剂，应在标签或说明书中标明；如有抑菌剂还应标明抑菌剂的种类及浓度。

十、用于伤口或手术前使用的耳用制剂应无菌，除另有规定外，应不含抑菌剂，并以单剂量包装。

除另有规定外，耳用制剂应进行以下相应检查。

【沉降体积比】 混悬型滴耳剂照下述方法检查，沉降体积比应不低于 0.90。

检查法　除另有规定外，用具塞量筒量取供试品 50ml，密塞，用力振摇 1 分钟，记下混悬物的开始高度 H_0，静置 3 小时，记下混悬物的最终高度 H，按下式计算：

$$沉降体积比 = H/H_0。$$

【重(装)量差异】　除另有规定外，单剂量给药的耳用制剂照下述方法检查，应符合规定。

检查法　取供试品 20 个剂量单位，分别称定内容物，计算平均重(装)量，超过平均重(装)量 ±10％者不得过 2 个，并不得有超过平均重(装)量 ±20％者。

凡规定检查含量均匀度的耳用制剂，一般不再进行重(装)量差异的检查。

【装量】　多剂量耳用制剂，照最低装量检查法(通则 0942)检查，应符合规定。

【无菌】　除另有规定外，用于手术、耳部伤口或耳膜穿孔的滴耳剂与洗耳剂，照无菌检查法(通则 1101)检查，应符合规定。

【微生物限度】　除另有规定外，照非无菌产品微生物限度检查：微生物计数法(通则 1105)和控制菌检查法(通则 1106)及非无菌药品微生物限度标准(通则 1107)检查，应符合规定。

0127　洗剂

洗剂系指用于清洗无破损皮肤或腔道的液体制剂，包括溶液型、乳状液型和混悬型洗剂；洗剂也可为固态形式，在临用前配成液体。

洗剂在生产与贮藏期间应符合下列有关规定。

一、原辅料的选择和用量应考虑可能引起的毒性和局部刺激性。

二、溶液型、乳状液型和混悬型洗剂可采用溶解、乳化、分散等工艺制备。

三、洗剂在贮藏时，乳状液若出现油相与水相分离，经振摇后应易重新形成乳状液；混悬液若出现沉淀物，经振摇应易分散，并具足够稳定性，以确保药物的均匀性。含有不稳定药物的洗剂应于临用前配制。

四、洗剂一般应检查 pH 值。含乙醇的洗剂应检查乙醇量(通则 0711)。固态形式的洗剂临用前配制后应符合洗剂的要求。

五、除另有规定外，洗剂应密闭贮存。

六、多剂量包装的洗剂可能含有抑菌剂，产品标签或说明书应标明抑菌剂种类。洗剂在确定处方时，应评估和考察加入抑菌剂的必要性、抑菌剂类型和加入量，若加入抑菌剂，该处方的抑菌效力应符合抑菌效力检查法(通则 1121)的规定。

除另有规定外，洗剂应进行以下相应检查。

【装量】　除另有规定外，照最低装量检查法(通则 0942)检查，应符合规定。

【微生物限度】　除另有规定外，照非无菌产品微生物限度检查：微生物计数法(通则 1105)和控制菌检查法(通则 1106)及非无菌药品微生物限度标准(通则 1107)检查，应符合规定。

0128　冲洗剂

冲洗剂系指用于冲洗开放性伤口或腔体的无菌溶液。

冲洗剂在生产与贮藏期间均应符合下列有关规定。

一、原辅料的选择应考虑可能引起的毒性和局部刺激性。

二、冲洗剂可由原料药物、电解质或等渗调节剂按无菌制剂制备。冲洗剂也可以是注射用水，但在标签中应注明供冲洗用。通常冲洗剂应调节至等渗。

三、冲洗剂在适宜条件下目测应澄清，可见异物应符合规定。

四、冲洗剂的容器应符合注射剂容器的规定。

五、除另有规定外，冲洗剂应严封贮存。

六、冲洗剂开启后应立即使用，未用完的应弃去。

除另有规定外，冲洗剂应进行以下相应检查。

【装量】　除另有规定外，照最低装量检查法(通则 0942)检查，应符合规定。

【无菌】　照无菌检查法(通则 1101)检查，应符合规定。

【细菌内毒素】或**【热原】**　除另有规定外，照细菌内毒素检查法(通则 1143)或热原检查法(通则 1142)检查，每 1ml 中含细菌内毒素的量应小于 0.50 EU 内毒素。

不能进行细菌内毒素检查的冲洗剂应符合热原检查法的规定。除另有规定外，剂量按家兔体重每 1kg 注射 10ml。

0129　灌肠剂

灌肠剂系指以治疗、诊断或提供营养为目的供直肠灌注用液体制剂，包括水性或油性溶液、乳状液和混悬液。

灌肠剂在生产与贮藏期间应符合下列有关规定。

一、原辅料的选择应考虑可能引起的毒性和局部刺激性。

二、溶液型、乳状液型和混悬型灌肠剂可采用溶解、乳化、分散等工艺制备。

三、灌肠剂贮藏时，乳状液若出现油水相分离，经振摇后应重新形成乳状液；混悬液放置若产生沉淀，经振摇应易分散。

四、除另有规定外，灌肠剂应密封贮存。

除另有规定外，灌肠剂应进行以下相应检查。

【装量】　除另有规定外，照最低装量检查法(通则 0942)检查，应符合规定。

【微生物限度】　除另有规定外，照非无菌产品微生物限度检查：微生物计数法(通则 1105)和控制菌检查法(通则 1106)及非无菌药品微生物限度标准(通则 1107)检查，应符合规定。

0181　合剂

合剂系指饮片用水或其他溶剂，采用适宜的方法提取制成的口服液体制剂（单剂量灌装者也可称"口服液"）。

合剂在生产与贮藏期间应符合下列规定。

一、饮片应按各品种项下规定的方法提取、纯化、浓缩制成口服液体制剂。

二、根据需要可加入适宜的附加剂。合剂在确定处方时，应评估和考察加入抑菌剂的必要性、抑菌剂类型和加入量，若加入抑菌剂，该处方的抑菌效力应符合抑菌效力检查法（通则 1121）的规定。山梨酸和苯甲酸的用量不得超过0.3％（其钾盐、钠盐的用量分别按酸计），羟苯酯类的用量不得超过 0.05％，如加入其他附加剂，其品种与用量应符合国家标准的有关规定，不影响成品的稳定性，并应避免对检验产生干扰。必要时可加入适量的乙醇。

三、合剂若加蔗糖，除另有规定外，含蔗糖量一般不高于 20％（g/ml）。

四、除另有规定外，合剂应澄清。在贮存期间不得有发霉、酸败、异物、变色、产生气体或其他变质现象，允许有少量摇之易散的沉淀。

五、一般应检查相对密度、pH 值等。

六、除另有规定外，合剂应密封，置阴凉处贮存。

除另有规定外，合剂应进行以下相应检查。

【装量】单剂量灌装的合剂，照下述方法检查，应符合规定。

检查法　取供试品 5 支，将内容物分别倒入经标化的量入式量筒内，在室温下检视，每支装量与标示装量相比较，少于标示装量的不得多于 1 支，并不得少于标示装量的 95％。

多剂量灌装的合剂，照最低装量检查法（通则 0942）检查，应符合规定。

【微生物限度】除另有规定外，照非无菌产品微生物限度检查：微生物计数法（通则 1105）和控制菌检查法（通则1106）及非无菌药品微生物限度标准（通则 1107）检查，应符合规定。

0182　锭剂

锭剂系指饮片细粉与适宜黏合剂（或利用饮片细粉本身的黏性）制成不同形状的固体制剂。

锭剂在生产与贮藏期间应符合下列有关规定。

一、作为锭剂黏合剂使用的蜂蜜、糯米粉等应按规定方法进行加工处理。

二、制备时，应按各品种制法项下规定的黏合剂或利用饮片细粉本身的黏性，以适宜方法成形，整修，阴干或低温干燥。

三、需包衣或打光的锭剂，应按各品种制法项下规定的

包衣材料进行包衣或打光。

四、锭剂应平整光滑、色泽一致，无皱缩、飞边、裂隙、变形及空心。

五、除另有规定外，锭剂应密闭，置阴凉干燥处贮存。

除另有规定外，锭剂应进行以下相应检查。

【重量差异】除另有规定外，照丸剂重量差异项下方法检查，应符合规定。

【微生物限度】除另有规定外，照非无菌产品微生物限度检查：微生物计数法（通则 1105）和控制菌检查法（通则1106）及非无菌药品微生物限度标准（通则 1107）检查，应符合规定。

0183　煎膏剂（膏滋）

煎膏剂系指饮片用水煎煮，取煎煮液浓缩，加炼蜜或糖（或转化糖）制成的半流体制剂。

煎膏剂在生产与贮藏期间应符合下列有关规定。

一、饮片按各品种项下规定的方法煎煮，滤过，滤液浓缩至规定的相对密度，即得清膏。

二、如需加入饮片原粉，除另有规定外，一般应加入细粉。

三、清膏按规定量加入炼蜜或糖（或转化糖）收膏；若需加饮片细粉，待冷却后加入，搅拌混匀。除另有规定外，加炼蜜或糖（或转化糖）的量，一般不超过清膏量的 3 倍。

四、煎膏剂应无焦臭、异味，无糖的结晶析出。

五、除另有规定外，煎膏剂应密封，置阴凉处贮存。

除另有规定外，煎膏剂应进行以下相应检查。

【相对密度】除另有规定外，取供试品适量，精密称定，加水约 2 倍，精密称定，混匀，作为供试品溶液。照相对密度测定法（通则 0601）测定，按下式计算，应符合各品种项下的有关规定。

$$供试品相对密度 = \frac{W_1 - W_1 \times f}{W_2 - W_1 \times f}$$

式中　W_1 为比重瓶内供试品溶液的重量，g；

　　　W_2 为比重瓶内水的重量，g；

$$f = \frac{加入供试品中的水重量}{供试品重量 + 加入供试品中的水重量}$$

凡加饮片细粉的煎膏剂，不检查相对密度。

【不溶物】取供试品 5g，加热水 200ml，搅拌使溶化，放置 3 分钟后观察，不得有焦屑等异物。

加饮片细粉的煎膏剂，应在未加入细粉前检查，符合规定后方可加入细粉。加入药粉后不再检查不溶物。

【装量】照最低装量检查法（通则 0942）检查，应符合规定。

【微生物限度】照非无菌产品微生物限度检查：微生物计数法（通则 1105）和控制菌检查法（通则 1106）及非无菌药品微生物限度标准（通则 1107）检查，应符合规定。

0184 胶剂

胶剂系指将动物皮、骨、甲或角用水煎取胶质，浓缩成稠胶状，经干燥后制成的固体块状口服制剂。

按原料来源不同，胶剂可分以动物皮为原料制成的皮胶，以动物骨化的角为原料制成的角胶，以动物的骨骼为原料制成的骨胶，以动物的甲壳为原料制成的甲胶等。

胶剂在生产与贮藏期间应符合下列有关规定。

一、胶剂所用原料应用水漂洗或浸漂，除去非药用部分，切成小块或锯成小段，再次漂净。

二、加水煎煮数次至煎煮液清淡为止，合并煎煮液，静置，滤过，浓缩。浓缩后的胶液在常温下应能凝固。

三、胶凝前，可按各品种制法项下规定加入适量辅料（如黄酒、冰糖、食用植物油等）。

四、胶凝后，按规定重量切成块状，阴干。

五、胶剂应为色泽均匀，无异常臭味的半透明固体。溶于热水后应无异物。

六、一般应检查总灰分、重金属、砷盐或重金属及有害元素等。

七、胶剂应密闭贮存，防止受潮。

除另有规定外，胶剂应进行以下相应检查。

【水分】取供试品 1g，置扁形称量瓶中，精密称定，加水 2ml，置水浴上加热使溶解后再干燥，使厚度不超过 2mm，照水分测定法（通则 0832 第二法）测定，不得过 15.0%。

【微生物限度】照非无菌产品微生物限度检查：微生物计数法（通则 1105）和控制菌检查法（通则 1106）及非无菌药品微生物限度标准（通则 1107）检查，应符合规定。

0185 酒剂

酒剂系指饮片用蒸馏酒提取调配而制成的澄清液体制剂。

酒剂在生产与贮藏期间应符合下列有关规定。

一、酒剂可用浸渍、渗漉、热回流等方法制备。

二、生产酒剂所用的饮片，一般应适当粉碎。

三、生产口服酒剂应以谷类酒为原料。

四、蒸馏酒的浓度及用量、浸渍温度和时间、渗漉速度，均应符合各品种制法项下的要求。

五、可加入适量的糖或蜂蜜调味。

六、配制后的酒剂须静置澄清，滤过后分装于洁净的容器中。在贮存期间允许有少量摇之易散的沉淀。

七、酒剂应检查乙醇含量和甲醇含量。

八、除另有规定外，酒剂应密封，置阴凉处贮存。

除另有规定外，酒剂应进行以下相应检查。

【总固体】含糖、蜂蜜的酒剂照第一法检查，不含糖、蜂蜜的酒剂照第二法检查，应符合规定。

第一法 精密量取供试品上清液 50ml，置蒸发皿中，

水浴上蒸至稠膏状，除另有规定外，加无水乙醇搅拌提取 4 次，每次 10ml，滤过，合并滤液，置已干燥至恒重的蒸发皿中，蒸至近干，精密加入硅藻土 1g（经 105℃ 干燥 3 小时，移置干燥器中冷却 30 分钟），搅匀，在 105℃ 干燥 3 小时，移置干燥器中，冷却 30 分钟，迅速精密称定重量，扣除加入的硅藻土量，遗留残渣应符合各品种项下的有关规定。

第二法 精密量取供试品上清液 50ml，置已干燥至恒重的蒸发皿中，水浴上蒸干，在 105℃ 干燥 3 小时，移置干燥器中，冷却 30 分钟，迅速精密称定重量，遗留残渣应符合各品种项下的有关规定。

【乙醇量】照乙醇量测定法（通则 0711）测定，应符合各品种项下的规定。

【甲醇量】照甲醇量检查法（通则 0871）检查，应符合规定。

【装量】照最低装量检查法（通则 0942）检查，应符合规定。

【微生物限度】照非无菌产品微生物限度检查：微生物计数法（通则 1105）和控制菌检查法（通则 1106）及非无菌药品微生物限度标准（通则 1107）检查，除需氧菌总数每 1ml 不得过 500cfu，霉菌和酵母菌总数每 1ml 不得过 100cfu 外，其他应符合规定。

0186 膏药

膏药系指饮片、食用植物油与红丹（铅丹）或官粉（铅粉）炼制成膏料，摊涂于裱背材料上制成的供皮肤贴敷的外用制剂。前者称为黑膏药，后者称为白膏药。

膏药在生产与贮藏期间应符合下列有关规定。

一、饮片应当适当碎断，按各品种项下规定的方法加食用植物油炸枯；质地轻泡不耐油炸的饮片，宜待其他饮片炸至枯黄后再加入。含挥发性成分的饮片、矿物药以及贵重药应研成细粉，于摊涂前加入，温度应不超过 70℃。

二、制备用红丹、官粉均应干燥、无吸潮结块。

三、炸过药的油炼至"滴水成珠"，加入红丹或官粉，搅拌使充分混合，喷淋清水，膏药成坨，置清水中浸渍。

四、膏药的膏体应油润细腻、光亮、老嫩适度、摊涂均匀、无飞边缺口，加温后能粘贴于皮肤上且不移动。黑膏药应乌黑、无红斑；白膏药应无白点。

五、膏药通常由膏体、裱背层及覆盖于膏体表面的盖衬层组成。常用的裱背层有棉布、无纺布、胶布（带）等；常用的盖衬材料有无纺布、离型纸、聚乙烯盖膜等。

六、除另有规定外，膏药应密闭，置阴凉处贮存。

除另有规定外，膏药应进行以下相应检查。

【软化点】照膏药软化点测定法（通则 2102）测定，应符合各品种项下的有关规定。

【重量差异】

第一法 取供试品 5 张，分别称定每张总重量，剪取单位面积（cm²）的裱背，称定重量，换算出裱背重量，总重量减去裱背重量，即为膏药重量，与标示重量相比较，应符合

表中的规定。

第二法　取供试品 5 张，除去盖衬层，称定每张总重量后，通过剥离或适当方法处理，如环己烷擦拭、洗涤等，除尽膏体，挥干溶剂，称取裱背重量，总重量减去裱背重量，即为膏药重量，与标示重量相比较，应符合表中的规定。

第三法　取供试品 5 张，直接剥离膏体或冷冻 10 分钟后剥离膏体，精密称定，即为膏药重量，与标示重量相比较，应符合表中的规定。

标示重量	重量差异限度
3g 及 3g 以下	±10%
3g 以上至 12g	±7%
12g 以上至 30g	±6%
30g 以上	±5%

0187　露剂

露剂系指含挥发性成分的饮片用水蒸气蒸馏法制成的芳香水剂。

露剂在生产与贮藏期间应符合下列有关规定。

一、饮片加水浸泡一定时间后，用水蒸气蒸馏，收集的蒸馏液应及时盛装在灭菌的洁净干燥容器中。

二、收集蒸馏液、灌封均应在要求的洁净度环境中进行。

三、根据需要可加入适宜的抑菌剂和矫味剂，其品种与用量应符合国家标准的有关规定。露剂在确定处方时，应评估和考察加入抑菌剂的必要性、抑菌剂类型和加入量，若加入抑菌剂，该处方的抑菌效力应符合抑菌效力检查法（通则1121）的规定。

四、露剂应澄清，不得有沉淀和杂质等。应具有与原有药物相同的气味，不得有异臭。

五、一般应检查 pH 值。

六、除另有规定外，露剂应密封，置阴凉处贮存。

除另有规定外，露剂应进行以下相应检查。

【装量】照最低装量检查法（通则0942）检查，应符合规定。

【微生物限度】照非无菌产品微生物限度检查：微生物计数法（通则1105）和控制菌检查法（通则1106）及非无菌药品微生物限度标准（通则1107）检查，应符合规定。

0188　茶剂

茶剂系指饮片或提取物（液）与茶叶或其他辅料混合制成的口服制剂。

茶剂可分为块状茶剂、袋装茶剂和煎煮茶剂。

块状茶剂　可分为不含糖块状茶剂和含糖块状茶剂。不含糖块状茶剂系指饮片粗粉、碎片与茶叶或适宜的黏合剂压制成块状的茶剂；含糖块状茶剂系指提取物、饮片细粉与蔗糖等辅料压制成块状的茶剂。

袋装茶剂　系指茶叶、饮片粗粉或部分饮片粗粉吸收提取液经干燥后，装入袋的茶剂，其中装入饮用茶袋的又称袋泡茶剂。

煎煮茶剂　系指将饮片适当碎断后，装入袋中，供煎服的茶剂。

茶剂在生产与贮藏期间应符合下列有关规定。

一、饮片应按规定适当粉碎，并混合均匀。凡喷洒提取液的，应喷洒均匀。

二、饮片及提取物在加入黏合剂或蔗糖等辅料时，应混合均匀。

三、茶剂一般应在 80℃ 以下干燥；含挥发性成分较多的应在 60℃ 以下干燥；不宜加热干燥的应选用适宜的方法进行干燥。

四、茶叶和饮用茶袋均应符合饮用茶标准的有关要求。

五、茶剂应密闭贮存；含挥发性及易吸潮原料药物的茶剂应密封贮存。

除另有规定外，茶剂应进行以下相应检查。

【水分】**不含糖块状茶剂**　取供试品，研碎，照水分测定法（通则0832）测定，除另有规定外，不得过 12.0%。

含糖块状茶剂　取供试品，破碎成直径约 3mm 的颗粒，照水分测定法（通则0832）测定，除另有规定外，不得过 3.0%。

袋装茶剂与煎煮茶剂　照水分测定法（通则0832）测定，除另有规定外，不得过 12.0%。

【溶化性】含糖块状茶剂照下述方法检查，应符合规定。

检查法　取供试品 1 块，加 20 倍量的热水，搅拌 5 分钟，应全部溶化，可有轻微浑浊，不得有焦屑等。

含饮片细粉的含糖块状茶剂不进行溶化性检查。

【重量差异】块状茶剂照下述方法检查，应符合规定。

检查法　取供试品 10 块，分别称定重量，每块的重量与标示重量相比较，不含糖块状茶剂按表 1、含糖块状茶剂按表 2 的规定，超出重量差异限度的不得多于 2 块，并不得有 1 块超出限度 1 倍。

【装量差异】除另有规定外，袋装茶剂与煎煮茶剂照下述方法检查，应符合规定。

检查法　取供试品 10 袋（盒），分别称定每袋（盒）内容物的重量，每袋（盒）装量与标示装量相比较，按表 1 的规定，超出装量差异限度的不得多于 2 袋（盒），并不得有 1 袋（盒）超出限度 1 倍。

表 1

标示重量或标示装量	重量或装量差异限度
2g 及 2g 以下	±15%
2g 以上至 5g	±12%
5g 以上至 10g	±10%
10g 以上至 20g	±6%
20g 以上至 40g	±5%
40g 以上	±4%

表 2

标示重量	重量差异限度
6g 及 6g 以下	±7%
6g 以上	±5%

【微生物限度】 除煎煮茶剂外，照非无菌产品微生物限度检查：微生物计数法(通则 1105)和控制菌检查法(通则 1106)及非无菌药品微生物限度标准(通则 1107)检查，应符合规定。

0189　流浸膏剂与浸膏剂

流浸膏剂、浸膏剂系指饮片用适宜的溶剂提取，蒸去部分或全部溶剂，调整至规定浓度而成的制剂。

除另有规定外，流浸膏剂系指每 1ml 相当于饮片 1g；浸膏剂分为稠膏和干膏两种，每 1g 相当于饮片 2~5g。

流浸膏剂、浸膏剂在生产与贮藏期间应符合下列有关规定。

一、除另有规定外，流浸膏剂用渗漉法制备，也可用浸膏剂稀释制成；浸膏剂用煎煮法、回流法或渗漉法制备，全部提取液应低温浓缩至稠膏状，加稀释剂或继续浓缩至规定的量。

渗漉法的要点如下：

(1)根据饮片的性质可选用圆柱形或圆锥形的渗漉器。

(2)饮片须适当粉碎后，加规定的溶剂均匀湿润，密闭放置一定时间，再装入渗漉器内。

(3)饮片装入渗漉器时应均匀，松紧一致，加入溶剂时应尽量排除饮片间隙中的空气，溶剂应高出药面，浸渍适当时间后进行渗漉。

(4)渗漉速度应符合各品种项下的规定。

(5)收集 85% 饮片量的初漉液另器保存，续漉液经低温浓缩后与初漉液合并，调整至规定量，静置，取上清液分装。

二、流浸膏剂久置若产生沉淀时，在乙醇和有效成分含量符合各品种项下规定的情况下，可滤过除去沉淀。

三、除另有规定外，应置遮光容器内密封，流浸膏剂应置阴凉处贮存。

除另有规定外，流浸膏剂、浸膏剂应进行以下相应检查。

【乙醇量】 除另有规定外，含乙醇的流浸膏照乙醇量测定法(通则 0711)测定，应符合规定。

【甲醇量】 除另有规定外，含乙醇的流浸膏照甲醇量检查法(通则 0871)检查，应符合规定。

【装量】 照最低装量检查法(通则 0942)检查，应符合规定。

【微生物限度】 照非无菌产品微生物限度检查：微生物计数法(通则 1105)和控制菌检查法(通则 1106)及非无菌药品微生物限度标准(通则 1107)检查，应符合规定。

0200　其他通则

0211　药材和饮片取样法

药材和饮片取样法系指供检验用药材或饮片样品的取样方法。

取样时均应符合下列有关规定。

一、抽取样品前，应核对品名、产地、规格等级及包件式样，检查包装的完整性、清洁程度以及有无水迹、霉变或其他物质污染等情况，详细记录。凡有异常情况的包件，应单独检验并拍照。

二、从同批药材和饮片包件中抽取供检验用样品的原则：

总包件数不足 5 件的，逐件取样；

5~99 件，随机抽 5 件取样；

100~1000 件，按 5% 比例取样；

超过 1000 件的，超过部分按 1% 比例取样；

贵重药材和饮片，不论包件多少均逐件取样。

三、每一包件至少在 2~3 个不同部位各取样品 1 份；包件大的应从 10cm 以下的深处在不同部位分别抽取；对破碎的、粉末状的或大小在 1cm 以下的药材和饮片，可用采样器(探子)抽取样品；对包件较大或个体较大的药材，可根据实际情况抽取有代表性的样品。

每一包件的取样量：

一般药材和饮片抽取 100~500g；

粉末状药材和饮片抽取 25~50g；

贵重药材和饮片抽取 5~10g。

四、将抽取的样品混匀，即为抽取样品总量。若抽取样品总量超过检验用量数倍时，可按四分法再取样，即将所有样品摊成正方形，依对角线划"×"，使分为四等份，取用对角两份；再如上操作，反复数次，直至最后剩余量能满足供检验用样品量。

五、最终抽取的供检验用样品量，一般不得少于检验所需用量的 3 倍，即 1/3 供实验室分析用，另 1/3 供复核用，其余 1/3 留样保存。

0212　药材和饮片检定通则

药材和饮片的检定包括"性状""鉴别""检查""浸出物测定""含量测定"等。检定时应注意下列有关的各项规定。

一、检验样品的取样应按药材和饮片取样法（通则0211）的规定进行。

二、为了正确检验，必要时可用符合本版药典规定的相应标本作对照。

三、供试品如已破碎或粉碎，除"性状""显微鉴别"项可不完全相同外，其他各项应符合规定。

四、"性状"系指药材和饮片的形状、大小、表面（色泽与特征）、质地、断面（折断面或切断面）及气味等特征。性状的观察方法主要用感官来进行，如眼看（较细小的可借助于放大镜或体视显微镜）、手摸、鼻闻、口尝等方法。

1. 形状是指药材和饮片的外形。观察时一般不需预处理，如观察很皱缩的全草、叶或花类时，可先浸湿使软化后，展平，观察。观察某些果实、种子类时，如有必要可浸软后，取下果皮或种皮，以观察内部特征。

2. 大小是指药材和饮片的长短、粗细（直径）和厚薄。一般应测量较多的供试品，可允许有少量高于或低于规定的数值。测量时应用毫米刻度尺。对细小的种子或果实类，可将每10粒种子紧密排成一行，测量后求其平均值。测量时应用毫米刻度尺。

3. 表面是指在日光下观察药材和饮片的表面色泽（颜色及光泽度）；如用两种色调复合描述颜色时，以后一种色调为主，例如黄棕色，即以棕色为主；以及观察药材和饮片表面的光滑、粗糙、皮孔、皱纹、附属物等外观特征。观察时，供试品一般不作预处理。

4. 质地是指用手折断药材和饮片时的感官感觉。

断面是指在日光下观察药材和饮片的断面色泽（颜色及光泽度），以及断面特征。如折断面不易观察到纹理，可削平后进行观察。

5. 气味是指药材和饮片的嗅感与味感。嗅感可直接嗅闻，或在折断、破碎或搓揉时进行。必要时可用热水湿润后检查。味感可取少量直接口尝，或加热水浸泡后尝浸出液。有毒药材和饮片如需尝味时，应注意防止中毒。

6. 药材和饮片不得有虫蛀、发霉及其他物质污染等异常现象。

五、"鉴别"系指检验药材和饮片真实性的方法，包括经验鉴别、显微鉴别、理化鉴别、聚合酶链式反应法等。

1. 经验鉴别系指用简便易行的传统方法观察药材和饮片的颜色变化、浮沉情况以及爆鸣、色焰等特征。

2. 显微鉴别法系指用显微镜对药材和饮片的切片、粉末、解离组织或表面以及含有饮片粉末的制剂进行观察，并根据组织、细胞或内含物等特征进行相应鉴别的方法。照显微鉴别法（通则2001）项下的方法制片观察。

3. 理化鉴别系指用化学或物理的方法，对药材和饮片中所含某些化学成分进行的鉴别试验。包括一般鉴别、光谱及色谱鉴别等方法。

（1）如用荧光法鉴别，将供试品（包括断面、浸出物等）或经酸、碱处理后，置紫外光灯下约10cm处观察所产生的荧光。除另有规定外，紫外光灯的波长为365nm。

（2）如用微量升华法鉴别，取金属片或载玻片，置石棉网上，金属片或载玻片上放一高约8mm的金属圈，圈内放置适量供试品粉末，圈上覆盖载玻片，在石棉网下用酒精灯缓缓加热，至粉末开始变焦，去火待冷，载玻片上有升华物凝集。将载玻片反转后，置显微镜下观察结晶形状、色泽，或取升华物加试液观察反应。

（3）如用光谱和色谱鉴别，常用的有紫外-可见分光光度法、红外光谱法、薄层色谱法、高效液相色谱法、气相色谱法等。

4. 聚合酶链式反应鉴别法是指通过比较药材、饮片的DNA差异来鉴别药材、饮片的方法。

六、"检查"系指对药材和饮片的纯净程度、可溶性物质、有害或有毒物质进行的限量检查，包括水分、灰分、杂质、毒性成分、重金属及有害元素、二氧化硫残留、农药残留、黄曲霉毒素等。

除另有规定外，饮片水分通常不得过13%；药屑及杂质通常不得过3%；药材及饮片（矿物类除外）的二氧化硫残留量不得过150mg/kg；药材及饮片（植物类）禁用农药（表1）不得检出（不得过报告限）；相关药材及饮片品种的农药最大残留限量应符合表2的规定；相关药材及饮片（表3）铅不得过5mg/kg，镉不得过1mg/kg，砷不得过2mg/kg，汞不得过0.2mg/kg，铜不得过20mg/kg。

七、"浸出物测定"系指用水或其他适宜的溶剂对药材和饮片中可溶性物质进行的测定。

八、"含量测定"系指用化学、物理或生物的方法，对供试品含有的有关成分进行检测。

【附注】（1）进行测定时，需粉碎的药材和饮片，应按正文标准项下规定的要求粉碎过筛，并注意混匀。

（2）检查和测定的方法按正文标准项下规定的方法或指定的有关通则方法进行。

（3）药材炮制项下仅规定除去杂质的炮制品，除另有规定外，应按药材标准检验。

（4）报告限是检测结果可报告数值的最低限度。报告限应不得低于方法定量限，并具有可接受的准确度和精密度。

表1　47种禁用农药

序号	农药名称	残留物	报告限（mg/kg）
1	甲胺磷	甲胺磷	0.05
2	甲基对硫磷	甲基对硫磷	0.02
3	对硫磷	对硫磷	0.02
4	久效磷	久效磷	0.03
5	磷胺	磷胺	0.05

续表

序号	农药名称	残留物	报告限(mg/kg)
6	六六六	α-六六六、β-六六六、γ-六六六、δ-六六六之和	0.1
7	滴滴涕	p,p′-滴滴涕、o,p′-滴滴涕、p,p′-滴滴伊、p,p′-滴滴滴之和	0.1
8	杀虫脒	杀虫脒	0.02
9	除草醚	除草醚	0.05
10	艾氏剂	艾氏剂	0.05
11	狄氏剂	狄氏剂	0.05
12	苯线磷	苯线磷及其氧类似物(砜、亚砜)之和,以苯线磷表示	0.02
13	地虫硫磷	地虫硫磷	0.02
14	硫线磷	硫线磷	0.02
15	蝇毒磷	蝇毒磷	0.05
16	治螟磷	治螟磷	0.02
17	特丁硫磷	特丁硫磷及其氧类似物(砜、亚砜)之和,以特丁硫磷表示	0.02
18	氯磺隆	氯磺隆	0.05
19	胺苯磺隆	胺苯磺隆	0.05
20	甲磺隆	甲磺隆	0.02
21	甲拌磷	甲拌磷及其氧类似物(砜、亚砜)之和,以甲拌磷表示	0.01
22	甲基异柳磷	甲基异柳磷	0.02
23	内吸磷	内吸磷	0.02
24	克百威	克百威、3-羟基克百威之和,以克百威表示	0.02
25	涕灭威	涕灭威及其氧类似物(砜、亚砜)之和 ,以涕灭威表示	0.1
26	灭线磷	灭线磷	0.02
27	氯唑磷	氯唑磷	0.01
28	水胺硫磷	水胺硫磷	0.05
29	硫丹	α-硫丹、β-硫丹、硫丹硫酸酯之和	0.05
30	氟虫腈	氟虫腈、氟甲腈、氟虫腈砜、氟虫腈硫醚之和,以氟虫腈表示	0.02
31	三氯杀螨醇	三氯杀螨醇(o,p′-异构体、p,p′-异构体之和)	0.02
32	硫环磷	硫环磷	0.03
33	甲基硫环磷	甲基硫环磷	0.03
34	杀扑磷	杀扑磷	0.05
35	2,4-滴丁酯	2,4-滴丁酯	0.05
36	灭多威	灭多威	0.1
37	氧乐果	氧乐果	0.05
38	乐果	乐果	0.05
39	乙酰甲胺磷	乙酰甲胺磷	0.05
40	乙酯杀螨醇	乙酯杀螨醇	0.05
41	八氯二丙醚	八氯二丙醚	0.02
42	氟虫胺	氟虫胺	0.02
43	氯丹	顺式氯丹、反式氯丹、氧化氯丹之和	0.1
44	灭蚁灵	灭蚁灵	0.01
45	六氯苯	六氯苯	0.02
46	七氯	七氯、顺式环氧七氯、反式环氧七氯之和	0.05
47	异狄氏剂	异狄氏剂	0.05

表 2　相关药材及饮片品种的农药最大残留限量

序号	药材及饮片	农药名称	残留物	最大残留限量(mg/kg)
		百菌清	百菌清	2
		苯醚甲环唑	苯醚甲环唑	0.5
		丙环唑	丙环唑	0.1
		吡唑醚菌酯	吡唑醚菌酯	0.5
		氟啶胺	氟啶胺	1
		氟硅唑	氟硅唑	0.3
1	人参	氯氟氰菊酯和高效氯氟氰菊酯	氯氟氰菊酯(异构体之和)	0.2
		甲霜灵和精甲霜灵	甲霜灵	0.2
		嘧菌环胺	嘧菌环胺	0.2
		嘧霉胺	嘧霉胺	1.5
		醚菌酯	醚菌酯	0.1
		霜霉威和霜霉威盐酸盐	霜霉威	0.5
		戊唑醇	戊唑醇	0.4
		烯酰吗啉	烯酰吗啉	0.5

续表

序号	药材及饮片	农药名称	残留物	最大残留限量（mg/kg）
2	三七	阿维菌素	阿维菌素 B1a	0.1
		百菌清	百菌清	10
		苯醚甲环唑	苯醚甲环唑	5
		多菌灵	多菌灵	1
		氟啶胺	氟啶胺	1
		咯菌腈	咯菌腈	3
		氯氟氰菊酯和高效氯氟氰菊酯	氯氟氰菊酯（异构体之和）	2
		戊唑醇	戊唑醇	3
		代森锰锌	二硫代氨基甲酸盐（或酯），以二硫化碳表示	3
3	白术	二嗪磷	二嗪磷	0.1
4	百合	阿维菌素	阿维菌素 B1a	0.05
		百菌清	百菌清	0.05
		苯醚甲环唑	苯醚甲环唑	0.05
		丙环唑	丙环唑	0.05
		吡蚜酮	吡蚜酮	0.05
		吡唑醚菌酯	吡唑醚菌酯	0.1
		虫酰肼	虫酰肼	0.1
		啶虫脒	啶虫脒	0.05
		氟环唑	氟环唑	0.2
		嘧菌环胺	嘧菌环胺	1
		代森锌	二硫代氨基甲酸盐（或酯），以二硫化碳表示	2
5	延胡索	嘧霉胺	嘧霉胺	0.5
		霜霉威和霜霉威盐酸盐	霜霉威	2
6	麦冬	多效唑	多效唑	0.1
7	金银花	吡虫啉	吡虫啉	1
		啶虫脒	啶虫脒	15
		甲氨基阿维菌素苯甲酸盐	甲氨基阿维菌素苯甲酸盐 B1a	0.1
8	枸杞子	阿维菌素	阿维菌素 B1a	0.1
		吡蚜酮	吡蚜酮	2
		吡虫啉	吡虫啉	1
		除虫菊素	除虫菊素 I 与除虫菊素 II 之和	0.5
		哒螨灵	哒螨灵	3
		啶虫脒	啶虫脒	2
		毒死蜱	毒死蜱	1
		己唑醇	己唑醇	1
		氯氰菊酯和高效氯氰菊酯	氯氰菊酯（异构体之和）	2
		氯氟氰菊酯和高效氯氟氰菊酯	氯氟氰菊酯（异构体之和）	0.1
		氰戊菊酯和 S-氰戊菊酯	氰戊菊酯（异构体之和）	3
		十三吗啉	十三吗啉	2
		唑螨酯	唑螨酯	2
9	铁皮石斛	苯醚甲环唑	苯醚甲环唑	2
		吡虫啉	吡虫啉	3
		精甲霜灵	甲霜灵	2
		噻呋酰胺	噻呋酰胺	10
		烯酰吗啉	烯酰吗啉	20
10	浙贝母、川贝母、湖北贝母、伊贝母、平贝母	阿维菌素	阿维菌素 B1a	0.2
		吡虫啉	吡虫啉	0.2
11	菊花	吡蚜酮	吡蚜酮	0.1
		吡虫啉	吡虫啉	2
		啶酰菌胺	啶酰菌胺	30

表 3　应符合重金属及有害元素要求的药材及饮片

序号	名称	序号	名称	序号	名称	序号	名称	序号	名称	序号	名称
1	三七	10	木香	19	白茅根	28	远志	37	枳壳	46	粉葛
2	三棱	11	五味子	20	玄参	29	赤芍	38	枳实	47	浙贝母
3	土茯苓	12	丹参	21	地骨皮	30	苍术	39	枸杞子	48	黄芪
4	大枣	13	甘草	22	西洋参	31	何首乌	40	秦艽	49	黄精
5	山药	14	北豆根	23	当归	32	苦杏仁	41	桔梗	50	菊花
6	山楂	15	北沙参	24	延胡索	33	刺五加	42	桃仁	51	银柴胡
7	川贝母	16	白术	25	防己	34	郁金	43	柴胡	52	酸枣仁
8	天麻	17	白芍	26	红花	35	虎杖	44	党参		
9	木瓜	18	白芷	27	麦冬	36	南五味子	45	徐长卿		

0213 炮制通则

中药炮制是按照中医药理论，根据药材自身性质，以及调剂、制剂和临床应用的需要，所采取的一项独特的制药技术。

药材凡经净制、切制或炮炙等处理后，均称为"饮片"；药材必须净制后方可进行切制或炮炙等处理。

本版药典规定的各饮片规格，系指临床配方使用的饮片规格。制剂中使用的饮片规格，应符合相应制剂品种实际工艺的要求。

炮制用水，应为饮用水。

除另有规定外，应符合下列有关要求。

一、净制 即净选加工。可根据具体情况，分别使用挑选、筛选、风选、水选、剪、切、刮、削、剔除、酶法、剥离、挤压、燀、刷、擦、火燎、烫、撞、碾串等方法，以达到净度要求。

二、切制 切制时，除鲜切、干切外，均须进行软化处理，其方法有：喷淋、抢水洗、浸泡、润、漂、蒸、煮等。亦可使用回转式减压浸润罐，气置换式润药箱等软化设备。软化处理应按药材的大小、粗细、质地等分别处理。分别规定温度、水量、时间等条件，应少泡多润，防止有效成分流失。切后应及时干燥，以保证质量。

切制品有片、段、块、丝等。其规格厚度通常为：

片　极薄片 0.5mm 以下，薄片 1～2mm，厚片 2～4mm；

段　短段 5～10mm，长段 10～15mm；

块　8～12mm 的方块；

丝　细丝 2～3mm，宽丝 5～10mm。

其他不宜切制者，一般应捣碎或碾碎使用。

三、炮炙 除另有规定外，常用的炮炙方法和要求如下。

1. 炒 炒制分单炒(清炒)和加辅料炒。需炒制者应为干燥品，且大小分档；炒时火力应均匀，不断翻动。应掌握加热温度、炒制时间及程度要求。

单炒(清炒) 取待炮炙品，置炒制容器内，用文火加热至规定程度时，取出，放凉。需炒焦者，一般用中火炒至表面焦褐色，断面焦黄色为度，取出，放凉；炒焦时易燃者，可喷淋清水少许，再炒干。

麸炒 先将炒制容器加热，至撒入麸皮即刻烟起，随即投入待炮炙品，迅速翻动，炒至表面呈黄色或深黄色时，取出，筛去麸皮，放凉。

除另有规定外，每 100kg 待炮炙品，用麸皮10～15kg。

砂炒(烫) 取洁净河砂置炒制容器内，用武火加热至滑利状态时，投入待炮炙品，不断翻动，炒至表面鼓起、酥脆或至规定的程度时，取出，筛去河砂，放凉。

除另有规定外，河砂以掩埋待炮炙品为度。

如需醋淬时，筛去辅料后，趁热投入醋液中淬酥。

蛤粉炒(烫) 取碾细过筛后的净蛤粉，置锅内，用中火加热至翻动较滑利时，投入待炮炙品，翻炒至鼓起或成珠、内部疏松、外表呈黄色时，迅速取出，筛去蛤粉，放凉。

除另有规定外，每 100kg 待炮炙品，用蛤粉 30～50kg。

滑石粉炒(烫) 取滑石粉置炒制容器内，用中火加热至灵活状态时，投入待炮炙品，翻炒至鼓起、酥脆、表面黄色或至规定程度时，迅速取出，筛去滑石粉，放凉。

除另有规定外，每 100kg 待炮炙品，用滑石粉 40～50kg。

2. 炙法 是待炮炙品与液体辅料共同拌润，并炒至一定程度的方法。

酒炙 取待炮炙品，加黄酒拌匀，闷透，置炒制容器内，用文火炒至规定的程度时，取出，放凉。

酒炙时，除另有规定外，一般用黄酒。除另有规定外，每 100kg 待炮炙品，用黄酒 10～20kg。

醋炙 取待炮炙品，加醋拌匀，闷透，置炒制容器内，炒至规定的程度时，取出，放凉。

醋炙时，用米醋。除另有规定外，每 100kg 待炮炙品，用米醋 20kg。

盐炙 取待炮炙品，加盐水拌匀，闷透，置炒制容器内，以文火加热，炒至规定的程度时，取出，放凉。

盐炙时，用食盐，应先加适量水溶解后，滤过，备用。除另有规定外，每 100kg 待炮炙品用食盐 2kg。

姜炙 姜炙时，应先将生姜洗净，捣烂，加水适量，压榨取汁，姜渣再加水适量重复压榨一次，合并汁液，即为"姜汁"。姜汁与生姜的比例为 1：1。

取待炮炙品，加姜汁拌匀，置锅内，用文火炒至姜汁被吸尽，或至规定的程度时，取出，晾干。

除另有规定外，每 100kg 待炮炙品用生姜 10kg。

蜜炙 蜜炙时，应先将炼蜜加适量沸水稀释后，加入待炮炙品中拌匀，闷透，置炒制容器内，用文火炒至规定程度时，取出，放凉。

蜜炙时，用炼蜜。除另有规定外，每 100kg 待炮炙品用炼蜜 25kg。

油炙 羊脂油炙时，先将羊脂油置锅内加热溶化后去渣，加入待炮炙品拌匀，用文火炒至油被吸尽，表面光亮时，摊开，放凉。

3. 制炭 制炭时应"存性"，并防止灰化，更要避免复燃。

炒炭 取待炮炙品，置热锅内，用武火炒至表面焦黑色、内部焦褐色或至规定程度时，喷淋清水少许，熄灭火星，取出，晾干。

煅炭 取待炮炙品，置煅锅内，密封，加热至所需程度，放凉，取出。

4. 煅 煅制时应注意煅透，使酥脆易碎。

明煅 取待炮炙品，砸成小块，置适宜的容器内，煅至酥脆或红透时，取出，放凉，碾碎。

含有结晶水的盐类药材，不要求煅红，但需使结晶水蒸发至尽，或全部形成蜂窝状的块状固体。

煅淬　将待炮炙品煅至红透时，立即投入规定的液体辅料中，淬酥(若不酥，可反复煅淬至酥)，取出，干燥，打碎或研粉。

5. 蒸　取待炮炙品，大小分档，按各品种炮制项下的规定，加清水或液体辅料拌匀、润透，置适宜的蒸制容器内，用蒸汽加热至规定程度，取出，稍晾，拌回蒸液，再晾至六成干，切片或段，干燥。

6. 煮　取待炮炙品，大小分档，按各品种炮制项下的规定，加清水或规定的辅料共煮透，至切开内无白心时，取出，晾至六成干，切片，干燥。

7. 炖　取待炮炙品按各品种炮制项下的规定，加入液体辅料，置适宜的容器内，密闭，隔水或用蒸汽加热炖透，或炖至辅料完全被吸尽时，放凉，取出，晾至六成干，切片，干燥。

蒸、煮、炖时，除另有规定外，一般每 100kg 待炮炙品，用水或规定的辅料 20～30kg。

8. 煨　取待炮炙品用面皮或湿纸包裹，或用吸油纸均匀地隔层分放，进行加热处理；或将其与麸皮同置炒制容器内，用文火炒至规定程度取出，放凉。

除另有规定外，每 100kg 待炮炙品用麸皮 50kg。

四、其他

1. 燀　取待炮制品投入沸水中，翻动片刻，捞出。有的种子类药材，燀至种皮由皱缩至舒展、易搓去时，捞出，放入冷水中，除去种皮，晒干。

2. 制霜(去油成霜)　除另有规定外，取待炮制品碾碎如泥，经微热，压榨除去大部分油脂，含油量符合要求后，取残渣研制成符合规定的松散粉末。

3. 水飞　取待炮制品，置容器内，加适量水共研成糊状，再加水，搅拌，倾出混悬液。残渣再按上法反复操作数次，合并混悬液，静置，分取沉淀，干燥，研散。

4. 发芽　取待炮制品，置容器内，加适量水浸泡后，取出，在适宜的湿度和温度下使其发芽至规定程度，晒干或低温干燥。注意避免带入油腻，以防烂芽。一般芽长不超过 1cm。

5. 发酵　取待炮制品加规定的辅料拌匀后，制成一定形状，置适宜的湿度和温度下，使微生物生长至其中酶含量达到规定程度，晒干或低温干燥。注意发酵过程中，发现有黄曲霉菌，应禁用。

0231　生物制品通用名称命名原则

药品通用名称是通过一个唯一的、全球通用的、为公众所属的名称，也即非专利名称，对一种药用物质或活性成分的识别。生物制品通用名称是对生物制品识别的标志，是生物制品标准化、规范化的主要内容之一，也是生物制品质量标准的重要组成部分。规范生物制品通用名称是为了保证临床使用和流通过程中对生物制品的准确识别，通过提供产品

与公共质量标准的关键连接，保证产品质量。

本命名原则涉及的生物制品为《中国药典》三部所规定的品种范围。

一、总则

1. 生物制品通用名称应避免使用可能给患者以暗示的相关药理学、解剖学、生理学、病理学或治疗作用的生物制品名称。不能使用单独的字母或者数字代号名称。

2. 生物制品通用名称不采用生物制品的商品名称(包括外文名称和中文名称)，生物制品通用名称(包括 INN)及其专用的词干的英文及中文译名也均不得作为商品名称或用以组成商品名称，用于商标注册。

3. 对于沿用已久的生物制品通用名称，如必须改动，可列出其曾用名作为过渡。

4. 同时存在多种来源(重组、化学合成或天然提取)的同一品种，对重组来源的采用适宜方式予以区分，如增加"重组"标示。

二、世界卫生组织国际非专利名称

治疗性重组蛋白(多肽)类、基因治疗和细胞治疗类生物制品，原则上应采用世界卫生组织(World Health Organization, WHO)国际非专利名称(International Nonproprietary Name, INN)，其通用名称命名应符合以下原则。

1. 基本原则

(1)采用 INN 命名的生物制品，其通用名称应符合 INN 命名原则，中文通用名称原则上应与其英文 INN 相对应，可采用音译、意译或音意合译的方式，并结合具体剂型进行命名，如冻干制品在 INN 前加"注射用"，液体制品在 INN 后加"注射液"。

(2)生物制品中文 INN 应在读音和拼写方面具有唯一性，不应和常用的名称相混淆。名称应能体现分类(结构和功能)，并简洁、悦耳、易于发音，并便于拼写、识别和记忆。

(3)生物制品中文 INN 应尽可能保留所含相关英文词干(包括中间词干和后缀)的音译、意译或音意合译含义，属于同一药理作用的相关物质的生物制品名称应显示这种关系，并通过使用一个共同的后缀/词干来表示；英文 INN 的前缀一般为随机的音节，其主要作用是使通用名称悦耳、易于发音和便于区分，在中文 INN 中一般采用音译，可根据具体情况采用简短的汉字音节表示，以区分同一大类/亚类下的各具体品种，同时为以后可能新增的同类别生物制品中文 INN 预留足够的空间。

2. 具体原则

(1)非糖基化化合物(蛋白质/多肽)

用后缀识别一组蛋白质或多肽，通过一个随机的前缀来显示氨基酸链的不同，如水蛭素类似物的后缀为芦定(英文 INN：-irudin)；或用一个单词来识别一组蛋白质或多肽，通过名称中的第二个单词来显示氨基酸链的不同，如甘精胰岛素(英文 INN：Insulin Glargine)。

(2)糖基化化合物(蛋白质/多肽)

用后缀识别类别，通过一个随机的前缀来显示氨基酸链的不同；对于糖基化不同的同类化合物，应采用适当的方式

予以区分，如以希腊字母(英文用全拼，中文用缩写。希腊字母应按希腊字母顺序使用)作为第二个单词显示糖基化形式的不同。重组凝血因子类，如氨基酸序列不同于天然凝血因子，也用一个随机的前缀区分，如凝血素 α(英文 INN：Octocog alfa)、贝罗凝血素 α(英文 INN：Beroctocog alfa)、莫罗凝血素 α(英文 INN：Moroctocog alfa)；活化的凝血因子应在通用名称后用括号标注"活化"，如依他凝血素 α(活化)[英文 INN：Eptacog alfa (activated)]。

(3)单克隆抗体类

由后缀-mab 识别所有包含结合明确靶点的免疫球蛋白可变区的制品，加上靶点(分子、细胞、器官)/来源词干及前缀组成，如利妥昔单抗(英文 INN：Rituximab)。

偶联另一个蛋白质或化学物质(如螯合剂)的单抗的中文 INN 由偶联药物的中文 INN 加单抗中文 INN 组成，其中偶联药物的中文 INN 应基于简短的原则采用音译、意译或音意合译方式命名，并尽可能系统反映结合药物的类别，如莫奥妥珠单抗(英文 INN：Oportuzumab Monatox)、恩美拉瑞妥昔单抗(英文 INN：Laprituximab Emtansine)；放射性核素标记的单抗，将放射性核素列在 INN 的首位，如[^{90}Y]替利妥珠单抗(英文 INN：Yttrium [^{90}Y]Clivatuzumab Tetraxetan)。

(4)融合蛋白

由受体分子后缀(西普：-cept)加靶点词干和前缀组成，如阿巴它西普(英文 INN：Abatacept)、舒阿韦西普(英文 INN：Alvircept Sudotox)。

(5)聚乙二醇化蛋白(细胞因子类、单抗、酶、激素等)

用前缀"培"(peg-)表示聚乙二醇化蛋白，如培干扰素 α-2b(英文 INN：Peginterferon alfa-2b)；如一个单词名称过长，可采用双词通用名称，第一个词代表蛋白质，第二个词代表聚乙二醇(Pegol)，如培阿赛珠单抗(英文 INN：Alacizumab Pegol)；不同聚乙二醇化的同一蛋白质，通过在"培"(peg-或 pegol)的前面增加前缀予以区分，如米培干扰素 α-2b(英文 INN：Mipeginterferon alfa-2b)。无论采用单词或双词，其中文 INN 均将"培"列在药物名称前。

(6)基因治疗产品

英文 INN 采用双词命名法：词 1 为基因组件，由前缀＋词干(识别所用基因)＋基因(-gene)后缀组成；词 2 为载体组件，由前缀＋词干(病毒类型)＋载体后缀(非复制型病毒载体-vec，复制型病毒载体-repvec，质粒载体-plasmid)。非质粒裸 DNA 制品只含词 1。

中文 INN 以后缀"基"(-gene)作为药学类别的区分，其他词干均不再用中文汉字表述而以音译为主，以减少中文名称字数，一般不超过 5 个汉字。

(7)细胞治疗产品

英文 INN 由前缀＋词干 1(基因操作方式)＋词干 2(细胞类型)＋细胞后缀(-cel)组成。中文 INN 以后缀"赛"(-cel)作为药学类别的区分，原则上采用音译为主的方式。

三、INN 中尚无分类的生物制品名称

INN 中尚无分类的生物制品，如疫苗、人血浆分离的血液制品及诊断试剂等，仍以疾病、微生物、特定组成成分或材料等命名。具体规定如下。

1. 疫苗

疫苗的名称由疾病、微生物或微生物特定组分的名称加"疫苗"组成，根据具体情况，增加剂型、用途(人用，治疗用)、细胞基质(原代/传代细胞)、对微生物或其组分的特定描述(如减毒/灭活、全病毒/裂解、多价/n 价、联合/结合等)。

(1)采用不同细胞基质制备的同种疫苗在通用名称后加注括号标注细胞类型以示区分，如人用狂犬病疫苗(人二倍体细胞)、人用狂犬病疫苗(Vero 细胞)。

(2)同一种疫苗存在液体和冻干两种剂型时，冻干制品需在名称前加"冻干"二字，如冻干甲型肝炎减毒活疫苗。

(3)特定接种途径的疫苗应注明疫苗接种途径，如皮内注射用卡介苗、皮上划痕用鼠疫活疫苗等。

(4)同时存在用于预防人、畜共患疾病的疫苗，应对人用疫苗标明"人用"，以与兽用疫苗区别，如人用狂犬病疫苗。

(5)特定人群使用的疫苗，可在疫苗名称后用括号注明适用人群，如吸附白喉疫苗(成人及青少年用)。

(6)含两种以上不同抗原成分的制品，应于疫苗前加"联合"，如吸附无细胞百白破联合疫苗、麻疹腮腺炎联合减毒活疫苗；结合载体蛋白的疫苗应加"结合"，如 b 型流感嗜血杆菌结合疫苗、A 群 C 群脑膜炎球菌多糖结合疫苗，必要时应在疫苗名称后用括号注明所用载体蛋白；含同一微生物多个群或型别抗原的疫苗，应标明"多价或 n 价"或"群"，如双价肾综合征出血热灭活疫苗、23 价肺炎球菌多糖疫苗、ACYW135 群脑膜炎球菌多糖疫苗。

(7)同时存在预防和治疗两种作用的同种疫苗，治疗用疫苗应在品名前加"治疗用"，如治疗用布氏菌疫苗。

(8)疫苗名称中一般不采用人名，除个别制品按照国内外沿用已久的惯例，如皮内注射用卡介苗、锡克试验毒素。

2. 血液制品

来自人血浆分离的血液制品，其通用名称由有效成分化学名称(白蛋白/免疫球蛋白/凝血因子Ⅷ/纤维蛋白原等)加剂型(注射液/注射用)和来源(人)组成，如人血白蛋白(注射液)；存在不同给药途径的同类制品应在名称中注明给药途径以示区分，如静注人免疫球蛋白。重组凝血因子类参照 INN 命名原则进行命名。

动物免疫血清制品的通用名称由有效成分化学名称(抗……血清、……抗毒素等)加疾病或毒素名称组成，冻干制剂加"冻干……"，如抗狂犬病血清、冻干破伤风抗毒素。

动物来源的免疫球蛋白制品，其通用名称由有效成分化学名称(抗……免疫球蛋白或片段)加抗原成分或疾病名称及动物来源组成，冻干制剂加"冻干……"，如抗人 T 细胞猪免疫球蛋白、马破伤风免疫球蛋白[F(ab′)$_2$]。

3. 微生态制品

由多种细菌组成的微生态制剂，可取其 1～2 个细菌名称命名，如双歧杆菌、嗜酸乳杆菌、肠球菌三联活菌胶囊缩改为双歧杆菌三联活菌胶囊。

4. 诊断制品

(1)体内诊断制品名称，由微生物或微生物特定组分的名称组成，一般不加"诊断用"字样，如结核菌素纯蛋白衍生物、锡克试验毒素；变应原制品，由变应原名称加使用部位/方式和"试剂盒"三部分组成，如螨变应原皮肤点刺试剂盒。

(2)体外诊断制品名称，由微生物/微生物抗原成分或检测的特定组分加"诊断试剂盒"以及以括号标注的检测方法3个部分组成，如乙型肝炎病毒表面抗原诊断试剂盒(酶联免疫法)。

0232　生物制品生产用原材料及辅料质量控制

生物制品是采用生物技术制备而成的具有活性的药品，其生产工艺复杂且易受多种因素影响；生产过程中使用的各种材料来源复杂，可能引入外源因子或毒性化学材料；制品组成成分复杂且一般不能进行终端灭菌，制品的质量控制仅靠成品检定难以保证其安全性和有效性。因此，对生物制品生产用原材料和辅料进行严格的质量控制，是降低制品中外源因子或有毒杂质污染风险，保证生物制品安全有效的必要措施。

本通则是对生物制品生产企业在生物制品生产过程中使用的原材料和辅料质量控制的通用性要求。

一、生物制品生产用原材料

生物制品生产用原材料系指生物制品生产过程中使用的所有生物原材料和化学原材料。本通则所述原材料不包括用于生物制品生产的起始原材料(如细胞基质、菌毒种、生产用人血浆和动物免疫血清等)。

1. 分类

按照来源可将生物制品生产用原材料分为两大类：一类为生物原材料，主要包括来源于微生物，人和动物细胞、组织、体液成分，以及采用重组技术或生物合成技术生产的生物原材料等；另一类为化学原材料，包括无机和有机化学材料。

2. 风险等级分级及用于生产的质量控制要求

根据原材料的来源、生产以及对生物制品潜在的毒性和外源因子污染风险等将生物制品生产用原材料按风险级别从低到高分为以下四级，不同风险等级生物制品生产用原材料至少应进行的质量控制要求见表1。

表 1　不同风险等级生物制品生产用原材料的质量控制要求

原材料等级	上市许可证明(如药品注册批件、生产许可证)	供应商通过药品GMP符合性检查	供应商出厂检验报告	国家批签发合格证	按照国家药品标准或生物制品生产企业内控质量标准全检	关键项目检测(如鉴别、微生物限度、细菌内毒素、异常毒性检查等)	外源因子检查	进一步加工、纯化	来源证明	符合原产国和中国相关动物源性疾病的安全性要求，包括TSE	供应商审计
第1级	√	√	√	如有应提供	—	√	—	—	—	—	√
第2级	√	√	—	抽检(批)	—	√	—	—	—	—	√
第3级	—	—	√	—	—	—	—	如需要	—	—	√
第4级	—	—	√	—	—	—	动物原材料应检测	如需要	动物原材料应提供	动物原材料应提供	√

注："√"为对每批原材料使用前的质控要求；"—"为不要求项目。

对于不同风险级别原材料的质量控制，应充分考虑来源于动物(或人)的生物原材料可能带来的外源因子污染的安全性风险。生产过程中应避免使用毒性较大的化学原材料，有机溶剂的使用应符合残留溶剂(通则0861)的相关要求。

第1级为较低风险的原材料。这类原材料为已获得上市许可的生物制品或药品无菌制剂，如人血白蛋白、各种氨基酸、抗生素注射剂等。

第2级为低风险的原材料。这类原材料为已有国家药品标准、取得国家药品批准文号并按照中国现行《药品生产质量管理规范》生产的用于生物制品培养基成分以及提取、纯化、灭活等过程的化学原料药和药用级非动物来源的蛋白水解酶等。

第3级为中等风险的原材料。这类原材料非药用，包括生物制品生产用培养基成分、非动物来源蛋白水解酶、用于靶向纯化的单克隆抗体，以及用于生物制品提取、纯化、灭活的化学试剂等。这类生物制品原材料的质量控制要求应高于前两个等级的原材料，为使其符合生产用原材料的要求，使用时可能需进一步加工、纯化处理或增加病毒灭活和(或)去除步骤等。

第4级为高风险的原材料。这类原材料主要包括已知具有生物作用机制的毒性化学物质，如甲氨蝶呤、霍乱毒素、金黄色葡萄球菌孔道溶血素、金黄色葡萄球菌肠毒素 A 和 B 以及中毒性休克综合征毒素，以及大部分成分复杂的动物源性组织和体液，如用于细胞培养的培养基中的成分牛血清、用于细胞消化或蛋白质水解的动物来源的酶以及用于选择或去除免疫靶向性成分的腹水来源的抗体或蛋白质。这类原材料用于生物制品生产前，应进行严格的全面质量检定，或需要采取进一步的处理措施，包括：(1)改进原材料的生产工艺；(2)对原材料进行处理，以灭活或去除外源因子、致病物质或特定的污染物(如动物病毒、朊蛋白等)。

对于高风险等级的原材料，应在产品研发的早期评价使用这些原材料的必要性，并寻找其他替代物或替代来源。

3. 残留物的去除及限度要求

生产用原材料在生物制品中的残留物可能因其直接的毒性反应、外源因子污染或有害的免疫应答，引发受者产生不良反应或影响产品效力。生产过程中应尽可能采用经去除和(或)灭活外源因子的生物原材料，或采取相应措施对这些原材料中可能存在的外源因子、致病物质或与该材料相关的特定污染物予以去除和(或)灭活，去除和(或)灭活工艺应进行验证。应通过验证结果评价生产工艺对已知毒性原材料去除的一致性，或采用批放行检测，以证实所去除的毒性原材料已达到安全水平，残留有机溶剂应符合残留溶剂(通则 0861)的相关要求。

二、生物制品生产用辅料

生物制品生产用辅料系指生物制品配方中所使用的辅助材料，如佐剂、稳定剂、赋形剂等。生物制品生产用辅料的使用应经国家药品监督管理部门批准，并符合国家相关技术要求和管理规范。

1. 生物制品生产用常用辅料及分类

根据用途，生物制品生产用常用辅料包括以下几类。

佐剂：是与一种疫苗抗原结合以增强〔如加强、加快、延长和(或)可能的定向〕其特异性免疫反应和疫苗临床效果的一种或多种成分混合的物质。

稳定剂或保护剂：用于稳定或保护生物制品有效成分、防止其降解或失去活性的物质。

抑菌剂：用于抑制微生物生长、防止微生物污染的物质。

赋形剂：用于冻干制品中使药品成型、起支架作用的物质。

助溶剂：用于增加药品溶解性的物质。

矫味剂：用于改善口服药品口感的物质。

稀释剂、缓冲剂：用于溶解、稀释制品，调整制品酸碱度的溶剂，如注射用水、氯化钠注射液、磷酸盐缓冲生理氯化钠溶液(PBS)等。

2. 风险等级分级及用于生产的质量控制要求

根据辅料的来源、生产以及对生物制品潜在的毒性和安全性的影响等，将辅料按风险等级从低到高分为四级，不同风险等级生物制品生产用辅料至少应进行的质量控制要求见表 2。

表 2　不同风险等级生物制品生产用辅料的质量控制要求

辅料等级	上市许可证明(如药品或辅料注册批件、生产许可证)	供应商通过药品 GMP 符合性检查	辅料注册或备案证明	供应商出厂检验报告	国家批签发合格证	按照国家药品标准或生物制品生产企业内控质量标准全检	关键项目检测(如鉴别、微生物限度、细菌内毒素、异常毒性检查等)	外源因子检查	进一步加工、纯化	来源证明	符合原产国和中国相关动物源性疾病的安全性要求，包括 TSE	供应商审计
第 1 级	√	√	—	√	如有应提供	—	√	—	—	—	—	√
第 2 级	√	√	—	√	—	抽检(批)	√	—	—	—	—	√
第 3 级	—	—	如为注册管理或备案的辅料，应提供	√	—	√	√	—	如需要	—	—	√
第 4 级	—	非注射用的原料药用作注射剂的辅料，应提供	注册管理或备案的非注射用的药用辅料用作注射剂的辅料，应提供	√	—	√	—	如为动物来源应检测	如需要	如为动物来源应提供	如为动物来源应提供	√

注："√"为对每批辅料使用前的质控要求；"—"为不要求项目。

生物制品生产企业用于生物制品注射剂生产的药用辅料，其全检的质量标准中除理化、含量/活性等项目外，应包括常规的安全性检查，如微生物限度或无菌检查、热原和（或）细菌内毒素检查、异常毒性检查等。

第 1 级为较低风险的辅料。这类辅料是已获得上市许可的生物制品或药品无菌制剂，如人血白蛋白、肝素钠和氯化钠注射液等。

第 2 级为低风险的辅料。这类辅料为已有国家药品标准、取得国家药品批准文号并按照中国现行《药品生产质量管理规范》生产的化学原料药，如各种无机和有机化学原料药。

第 3 级为中等风险的辅料。这类辅料是按照《药用辅料生产质量管理规范》规范生产，取得国家药用辅料批准文号，或按照国家备案管理的非动物源性药用辅料。如用作稀释剂、缓冲剂配制的各种化学材料，用作保护剂/稳定剂的各种糖类，用作抑菌剂的硫柳汞及软膏基质的单、双硬脂酸甘油酯等。其质量控制要求应高于前两个等级的材料。

第 4 级为高风险的辅料。这类辅料包括除上述 1～3 级以外的其他辅料，如用作疫苗赋形剂的动物来源的明胶等。非化学原料药或非药用辅料用作生物制品辅料、非注射用的化学原料药或药用辅料用作生物制品注射剂辅料时，应按风险等级第 4 级的辅料进行质量控制。这类辅料用于生物制品生产前，应进行严格的全面质量检定，必要时应采取进一步的处理措施，包括：（1）改进辅料的生产工艺；（2）对辅料进行处理，提高辅料纯度，灭活和（或）去除外源因子、致病物质或特定污染物（如动物病毒、朊蛋白等）。

同时存在几种风险等级的同一种辅料，应根据生物制品产品特性和生产工艺特性选用风险等级低的辅料。

对于高风险等级的辅料，应在产品研发的早期评价使用这些辅料的必要性，并寻找其他替代物或替代来源。

3. 辅料限度的控制

应根据生物制品制剂工艺和产品的安全性、有效性研究结果，以发挥有效作用的最小加量确定制剂配方中辅料的加量。具有明确功能且可采用适宜方法进行性能测试的辅料，还应结合辅料性能测试结果综合考虑配方中辅料的加量，如抑菌剂抑菌效力检查、疫苗佐剂抗原吸附效果检测等。

具有毒副作用或特定功能的辅料以及其他需要在生物制品中控制含量的辅料，应在成品检定或适宜的中间产物阶段设定辅料含量检查项并规定限度要求。

0233 生物制品生产检定用菌毒种管理及质量控制

一、总则

1. 本通则所称之菌毒种，系指直接用于制造和检定生物制品的细菌、真菌、支原体、放线菌、衣原体、立克次体或病毒等，包括各种经过基因工程修饰的菌毒种，以下简称菌毒种。菌毒种以中国《人间传染的病原微生物目录》为基础，结合生物制品生产和检定用菌毒种的特殊性分类。

2. 生产和检定用菌毒种，来源途径应合法，并经国家药品监督管理部门批准。

3. 生物制品生产用菌毒种应采用种子批系统，并应尽量减少传代次数，以降低发生遗传变异的风险。原始种子应验明其历史、来源（包括重组工程菌毒种的构建过程）和生物学特性。从原始种子传代和扩增后保存的为主种子批。从主种子批传代和扩增后保存的为工作种子批，工作种子批用于生产产品。工作种子批的生物学特性应与原始种子一致，每批主种子批和工作种子批均应按各论要求保管、检定和使用。由主种子批或工作种子批移出使用的菌毒种无论开瓶与否，均不得再返回贮存。生产过程中应规定各级种子批允许传代的代次，并经国家药品监督管理部门批准。

4. 菌毒种的传代及检定实验室应符合国家生物安全的相关规定。

5. 各生产单位对本单位的菌毒种施行统一管理。

6. 治疗性产品可参照相关要求执行。

二、菌毒种登记程序

1. 由国家菌毒种保藏机构统一编号的菌毒种，使用单位不得更改及仿冒。

2. 保管菌毒种应有严格的登记制度，建立详细的总账及分类账和档案。收到菌毒种后应立即进行编号登记，详细记录菌毒种的学名、株名、历史、来源、特性、用途、批号、传代冻干冻存日期和数量。在保管过程中，凡传代、冻干冻存及分发，记录均应清晰，可追溯，并定期核对库存数量。

3. 收到菌毒种后一般应及时进行检定。用培养基保存的菌毒种应立即检定。

三、生物制品生产检定用菌毒种生物安全分类（见本通则附录）

以《人间传染的病原微生物目录》为基础，根据病原微生物的传染性、感染后对个体或者群体的危害程度，将生物制品生产检定用菌毒种分为四类。

1. 第一类病原微生物，是指能够引起人类或者动物非常严重疾病的微生物，以及中国尚未发现或者已经宣布消灭的微生物。

2. 第二类病原微生物，是指能够引起人类或者动物严重疾病，比较容易直接或者间接在人与人、动物与人、动物与动物间传播的微生物。

3. 第三类病原微生物，是指能够引起人类或者动物疾病，但一般情况下对人、动物或者环境不构成严重危害，传播风险有限，实验室感染后很少引起严重疾病，并且具备有效治疗和预防措施的微生物。

4. 第四类病原微生物，是指在通常情况下不会引起人类或者动物疾病的微生物。

四、菌毒种的检定

1. 生产用菌毒种应进行生物学特性、生化特性、血清学试验和分子遗传特性等的检定。生产用菌毒种的检定应符合各论要求。建立生产用菌毒种种子批全基因序列的背景资料，生产用菌毒种主种子批应进行全基因序列测定。应对生产用菌毒种已知的主要抗原表位的遗传稳定性进行检测，并证明在规定的使用代次内其遗传性状是稳定的。减毒活疫苗所含病毒或细菌的遗传性状与主种子批一致。

细菌性疫苗生产用菌种主种子批检定

生产用菌种的种、属、型分类鉴定，包括形态、生长代谢特性和遗传特性。活菌制剂还应进行抗生素敏感性测定。细菌性疫苗生产用菌种主种子批检定一般应包括培养特性、革兰等染色方法镜检、生化反应、血清学试验、毒力试验、免疫效价测定、培养物纯度、活菌数测定、16S rRNA 序列测定、全基因序列测定等项目。

病毒性疫苗生产用毒种主种子批检定

一般应包括鉴别试验、病毒滴度、外源污染因子检查（无菌、分枝杆菌、支原体、外源病毒因子检查），主要功能基因和遗传标志物测定，免疫原性检查，动物神经毒力试验，动物组织致病力或感染试验，全基因序列测定等项目。

重组工程菌生产用菌种主种子批检定

一般应包括培养特性、菌落形态大小、革兰等染色方法镜检、对抗生素的抗性、生化反应、培养物纯度、全基因序列测定、目的产物表达量、透射电镜检查、目的基因序列测定、外源基因与宿主基因的检定、外源基因整合于宿主染色体的检定、外源基因拷贝数检定、整合基因稳定性试验、目标产物的鉴别、质粒的酶切图谱等项目。

重组工程毒种生产用主种子批检定

一般应包括全基因序列测定，目的基因序列测定，病毒滴度检测，目的蛋白表达量，细菌、真菌、分枝杆菌、支原体、内外源病毒因子检查等项目。

2. 检定用菌毒种是生物制品质量控制的关键因素之一，应确保其生物学特性稳定，并且适用于检定要求。

五、菌毒种的保存

1. 菌毒种经检定后，应根据其特性，选用冻干、液氮、≤−60℃冻存或其他适当方法及时保存。

2. 不能冻干、液氮、≤−60℃冻存的菌毒种，应根据其特性，置适宜环境至少保存 2 份或保存于两种培养基。

3. 保存的菌毒种传代、冻干、液氮、≤−60℃冻存均应填写专用记录。

4. 保存的菌毒种应贴有牢固的标签，标明菌毒种编号、名称、代次、批号和制备日期等内容。

5. 非生产用菌毒种应与生产用菌毒种严格分开存放。工作种子批与主种子批应分别存放。每批种子批应有备份，并应在不同地方保存。

六、菌毒种的销毁

无保存价值的菌毒种可以销毁。销毁一、二类菌毒种的原始种子、主种子批和工作种子批时，须经本单位批准，并按国家卫生行政主管部门或省、自治区、直辖市卫生行政主

管部门的生物安全要求处理。销毁三、四类菌毒种须经单位批准。销毁后应在账上注销，作出专项记录，写明销毁原因、方式和日期。

七、菌毒种的索取、分发与运输

应符合中国《病原微生物实验室生物安全管理条例》等国家相关管理规定。

附录　常用生物制品生产检定用菌毒种生物安全分类

1. 细菌活疫苗生产用菌种

疫苗品种	生产用菌种	分类
皮内注射用卡介苗	卡介菌 BCG D₂ PB 302 菌株	四类
皮上划痕用鼠疫活疫苗	鼠疫耶尔森菌弱毒 EV 菌株（鼠疫杆菌弱毒 EV 菌株）	四类
皮上划痕人用布氏菌活疫苗	牛型布鲁氏菌 104M 菌株（布氏杆菌牛型 104M 菌株）	四类
皮上划痕人用炭疽活疫苗	炭疽芽孢杆菌 A16R 菌株（炭疽杆菌 A16R 菌株）	三类

2. 微生态活菌制品生产用菌种

生产用菌种	分类	生产用菌种	分类
青春型双歧杆菌	四类	屎肠球菌 R-026	四类
长型双歧杆菌	四类	凝结芽孢杆菌 TBC 169	四类
嗜热链球菌	四类	枯草芽孢杆菌 BS-3，R-179	四类
婴儿型双歧杆菌	四类	酪酸梭状芽孢杆菌 CGMCC 0313-1，RH-2	四类
保加利亚乳杆菌	四类	地衣芽孢杆菌 CMCC 63516	四类
嗜酸乳杆菌	四类	蜡样芽孢杆菌 CGMCC 04060.4，CMCC 63305	四类
粪肠球菌 CGMCC 04060.3，YIT 0072 株	四类		

3. 细菌灭活疫苗、纯化疫苗及治疗用细菌制品生产用菌种

疫苗品种	生产用菌种	分类
伤寒疫苗	伤寒菌	三类
伤寒甲型副伤寒联合疫苗	伤寒菌，甲型副伤寒菌	三类
伤寒甲型乙型副伤寒联合疫苗	伤寒菌，甲型、乙型副伤寒菌	三类

续表

疫苗品种	生产用菌种	分类
伤寒 Vi 多糖疫苗	伤寒菌	三类
霍乱疫苗	霍乱弧菌 O1 群，EL-Tor 型菌	三类
A 群脑膜炎球菌多糖（结合）疫苗及其相关联合疫苗	A、C、Y、W135 群脑膜炎奈瑟氏球菌（A、C、Y、W135 群脑膜炎球菌）	三类
23 价肺炎球菌多糖疫苗	肺炎链球菌（肺炎球菌）	三类
吸附百日咳疫苗及其相关联合疫苗	百日咳鲍特氏菌（百日咳杆菌），破伤风梭菌（破伤风杆菌），白喉棒杆菌（白喉杆菌）	三类
钩端螺旋体疫苗	钩端螺旋体	三类
b 型流感嗜血杆菌结合疫苗	b 型流感嗜血杆菌	三类
注射用母牛分枝杆菌	母牛分枝杆菌	三类
短棒杆菌注射液	短棒杆菌	三类
注射用 A 群链球菌	A 群链球菌	三类
注射用红色诺卡氏菌细胞壁骨架	红色诺卡氏菌（红色诺卡菌）	三类
铜绿假单胞菌注射液	铜绿假单胞菌	三类
卡介菌多糖核酸注射液	卡介菌 BCG D_2 PB 302 菌株	四类
肉毒抗毒素	肉毒梭菌（肉毒杆菌）	三类
肉毒毒素	肉毒梭菌（肉毒杆菌）	三类

4. 体内诊断制品生产用菌种

制品品种	生产用菌种	分类
结核菌素纯蛋白衍生物	结核分枝杆菌（结核杆菌）	二类
锡克试验毒素	白喉棒杆菌 PW8 菌株（白喉杆菌 PW8 菌株）	三类
布氏菌纯蛋白衍生物	猪型布鲁氏菌 I 型（S2）菌株［猪布氏杆菌I型（S2）菌株］	四类
卡介菌纯蛋白衍生物	卡介菌 BCG D_2 PB 302 菌株	四类

5. 病毒活疫苗生产用毒种

疫苗品种	生产用毒种	分类
麻疹减毒活疫苗	沪-191，长-47 减毒株	四类
风疹减毒活疫苗	BRD II 减毒株，松叶减毒株	四类
腮腺炎减毒活疫苗	S_{79}，Wm_{84} 减毒株	四类

续表

疫苗品种	生产用毒种	分类
水痘减毒活疫苗	Oka 株	四类
乙型脑炎减毒活疫苗	SA 14-14-2 减毒株	四类
甲型肝炎减毒活疫苗	H_2，L-A-1 减毒株	四类
脊髓灰质炎减毒活疫苗	Sabin 减毒株，中 III$_2$ 株	三类
口服轮状病毒疫苗	LLR 弱毒株	四类
黄热疫苗	17D 减毒株	三类
天花疫苗	天坛减毒株	四类

6. 病毒灭活疫苗生产用毒种

疫苗品种	生产用毒种	分类
Sabin 株脊髓灰质炎灭活疫苗（Vero 细胞）	Sabin 减毒株	三类
乙型脑炎灭活疫苗	P$_3$ 实验室传代株	三类
双价肾综合征出血热灭活疫苗	啮齿类动物分离株（未证明减毒）	二类
人用狂犬病疫苗	狂犬病病毒（固定毒）	三类
甲型肝炎灭活疫苗	减毒株	三类
流感全病毒灭活疫苗	鸡胚适应株	三类
流感病毒裂解疫苗	鸡胚适应株	三类
蜱传脑炎病毒（森林脑炎）灭活疫苗	森张株（未证明减毒）	二类

7. 重组产品：重组产品生产用工程菌株的生物安全按第四类管理。

8. 其他产品：基因治疗等以病毒为载体的生物技术制品参考相应病毒分类进行管理。

9. 生物制品检定用菌毒种

检定用菌毒种	分类
百日咳鲍特氏菌 18323（百日咳菌 18323）	三类
鼠疫耶尔森菌（鼠疫杆菌）	二类
炭疽芽孢杆菌（炭疽杆菌）	二类
羊型布鲁氏菌（羊布氏菌）	二类
结核分枝杆菌强毒株	二类
结核分枝杆菌减毒株（H37Ra）	三类
草分枝杆菌 CMCC 95024	四类
乙型脑炎病毒 P3 株/SA14 株	二类
森林脑炎病毒森张株	二类
出血热病毒 76-118 株和 UR 株	二类
狂犬病病毒 CVS-11 株	三类
脊髓灰质炎病毒	二类

续表

检定用菌毒种	分类
短小芽孢杆菌 CMCC 63202	四类
藤黄微球菌 CMCC 28001	四类
啤酒酵母菌	四类
缺陷假单胞菌	四类
金黄色葡萄球菌 CMCC 26003	三类
铜绿假单胞菌 CMCC 10104	三类
枯草芽孢杆菌 CMCC 63501	四类
生孢梭菌 CMCC 64941	四类
白色念珠菌 CMCC 98001	三类
黑曲霉 CMCC 98003	四类
大肠埃希菌 CMCC 44102/44103	三类
乙型副伤寒沙门菌 CMCC 50094	三类
肺炎支原体	三类
口腔支原体	三类
嗜热脂肪芽孢杆菌	四类
肺炎克雷伯菌 CMCC 46117	三类
支气管炎鲍特菌 CMCC 58403	三类
黏质沙雷菌	三类
蜡样芽孢杆菌 CMCC 63301	三类

0234　生物制品生产用动物细胞基质制备及质量控制

本通则适用于人用生物制品生产用动物细胞基质，包括具有细胞库体系的细胞及原代细胞。细胞基质系指可用于生物制品生产的所有动物或人源的连续传代细胞系、二倍体细胞株及原代细胞。

一、对生产用细胞基质总的要求

用于生物制品生产的细胞系/株均须通过全面检定，须具有如下相应资料，并经国家药品监督管理部门批准。

(一)细胞系/株历史资料

1. 细胞系/株来源资料

应具有细胞系/株来源的相关资料，如细胞系/株制备机构的名称，细胞系/株来源的种属、年龄、性别和健康状况的资料。这些资料最好从细胞来源实验室获得，也可引用正式发表文献。

人源细胞系/株须具有细胞系/株的组织或器官来源、种族及地域来源、年龄、性别、健康状况及病原体检测结果的相关资料。

动物来源的细胞系/株须具有动物种属、种系、饲养条件、组织或器官来源、地域来源、年龄、性别、供体的一般健康状况及病原体检测结果的相关资料。

如采用已建株的细胞系/株，应具有细胞来源的证明资料。应从能够提供初始细胞历史及其溯源性书面证明材料的机构获得，且应提供该细胞在该机构的详细传代记录，包括培养过程中使用的所有生物原材料的详细信息，如种类、来源、批号、生产日期及有效期、制备或使用方法、质量标准及检测结果等。如某些信息无法获得，除可提供充分的相关检测数据支持外，不可使用该细胞进行生产。

2. 细胞系/株培养历史的资料

应具有细胞分离方法、细胞体外培养过程及细胞系/株建立过程的相关资料，包括所使用的物理、化学或生物学手段、外源插入序列、筛选细胞所进行的任何遗传操作或筛选方法、在动物体内传代过程以及细胞生长特征、培养液成分等；同时还应具有细胞鉴别、内源及外源因子检查结果的相关资料。

应提供细胞传代历史过程中所用的细胞培养液的详细成分并应具有溯源性，如使用人或动物源性成分，如血清、胰蛋白酶、乳蛋白水解物或其他生物学活性的物质，应具有这些成分的来源、批号、制备方法、质量控制、检测结果和质量保证的相关资料。

(二)细胞培养操作要求

细胞取材、建库及制备全过程应具有可溯源性及操作的一致性，并对各个环节的风险进行充分的评估。

1. 细胞来源供体

所有类型细胞的供体应无传染性疾病或未知病原体的疾病。神经系统来源的细胞不得用于疫苗生产。

2. 原材料的选择

与细胞培养相关的所有材料，特别是人源或动物源性材料，应按照本版药典的相关要求进行风险评估，选择与生产相适应的原材料，必要时进行检测。所有生物源性材料均应无细菌、真菌、分枝杆菌、支原体及病毒等外源因子污染。细胞培养过程中所用的牛血清及胰蛋白酶应符合本版药典的相关要求。

细胞培养液中不得含有人血清。如果使用人血白蛋白，应使用获得国家药品监督管理部门批准的人用药品。

细胞制备过程中不得使用青霉素或其他 β-内酰胺(β-Lactam)类抗生素。配制各种溶液的化学药品应符合本版药典(二部)或其他相关国家标准的要求。

3. 细胞培养体系

应控制对细胞生长有重大影响的、关键的已知可变因素，包括规定细胞培养液及其添加成分的化学组成及纯度；所有培养用试剂应有制备记录并经检定合格后使用；应规定细胞培养的理化参数(如 pH 值、温度、湿度、气体组成等)的变化范围并进行监测，以保证细胞培养条件的稳定性。

4. 细胞收获及传代

应结合生产工艺的特性，尽可能减少对细胞的操作。细胞收获及传代应采用可重复的方式，以保证收获时细胞的汇合率、孵育时间、温度、离心速度、离心时间以及传代后活细胞接种密度具有一致性。

传代细胞需根据细胞系的特点选择体外细胞龄计算方式。

二倍体细胞的细胞龄通常以群体倍增水平计算，也可以每个培养容器细胞群体细胞数为基础，每增加 1 倍作为 1 世代粗略估算，即 1 瓶细胞传 2 瓶(1∶2 分种率)，再长满瓶为 1 世代；1 瓶细胞传 4 瓶(1∶4 分种率)为 2 世代；1 瓶细胞传 8 瓶(1∶8 分种率)则为 3 世代。根据细胞稳定性研究数据确定生产用细胞龄。

连续传代细胞系的细胞龄可以群体倍增水平计算，也可以按照固定的方式传代，如固定比率进行传代，每传 1 次视为 1 代，或按固定培养天数计算。

5. 细胞系建立

细胞系建立过程中进行了对细胞特性有重要影响的操作，如导致细胞具有了成瘤性，或经细胞克隆及遗传修饰等操作的细胞，应被视为一个新的(或不同的)细胞系，应在原细胞名称后增加后缀或编号重新命名，并重新建立主细胞库。

在细胞克隆过程中，应选择单个细胞用于扩增，详细记录克隆过程，并根据整合的重组 DNA 的稳定性、细胞基因组及表型的稳定性、生长速率、目的产物表达水平和完整性及稳定性，筛选具有分泌目的蛋白最佳特性的候选克隆，用于建立细胞种子。

6. 细胞冻存

应在大多数细胞处于对数生长期时进行细胞冻存。应采用符合细胞培养物的最佳冻存方法；每一次冻存时均应采用相同的降温过程，并记录冻存过程。

每一个细胞库冻存时，应将同一次扩增的处于相同倍增水平的细胞培养物合并，混匀后分装。每支冻存管中的细胞数应足以保证细胞复苏后可获得有代表性的培养物。

对于一个新的细胞库，除早代培养物在组织采集时或重组细胞筛选及保持细胞遗传稳定性时可能需要使用抗生素外，细胞建库培养时不应使用抗生素。

7. 人员

生产人员应定期检查身体，已知患有传染性疾病的人员不能进行细胞培养的操作。在生产区内不得进行非生产制品用细胞或微生物的操作；在同一工作日进行细胞培养前，不得操作动物或有感染性的微生物。

(三)细胞库

细胞库的建立可为生物制品的生产提供检定合格、质量相同、能持续稳定传代的细胞。

细胞建库应在符合中国现行《药品生产质量管理规范》的条件下制备。

1. 细胞库的建立

生产用细胞库通常为二级库，包括主细胞库(MCB)和工作细胞库(WCB)。如有细胞种子，也应纳入管理。

(1)细胞种子(Cell seed)

由一个原始细胞群体发展成传代稳定的细胞群体，或经过克隆培养而形成的均一细胞群体，通过检定证明适用于生物制品生产。在特定条件下，将一定数量、成分均一的细胞悬液，定量均匀分装于一定数量的安瓿或适宜的细胞冻存管，于液氮或－130℃以下冻存，即为细胞种子，供建立主细胞库用。

对于引进细胞，生产者获得细胞后，冻存少量细胞，经过验证可用于生物制品生产，此细胞可作为细胞种子，供建立主细胞库用。

(2)主细胞库(MCB)

取细胞种子通过规定的方式进行传代、增殖后，在特定倍增水平或传代水平同次均匀地混合成一批，定量分装于一定数量的安瓿或适宜的细胞冻存管，保存于液氮或－130℃以下，即可作为主细胞库，用于工作细胞库的制备，生产企业的主细胞库应限定代次并检定合格。

(3)工作细胞库(WCB)

工作细胞库的细胞由 MCB 细胞传代扩增制成。由 MCB 的细胞经传代增殖，达到一定代次水平的细胞，合并后制成一批均质细胞悬液，定量分装于一定数量的安瓿或适宜的细胞冻存管中，保存于液氮或－130℃以下，即为工作细胞库。生产企业的工作细胞库必须限定代次。冻存时细胞的传代水平须确保细胞复苏后传代增殖的细胞数量能满足生产一批或一个亚批制品。复苏后细胞的传代水平应不超过批准用于生产的最高限定代次。所制备的 WCB 必须经检定合格〔见本通则"一、(四)细胞检定"中有关规定〕后，方可用于生产。

2. 细胞库的管理

主细胞库和工作细胞库应分别存放，即每一个库应在至少 2 个不同的地点或区域存放，可选择在生产设施内和(或)与生产设施有一定距离的地点。当存放地点较远时，应使用有质量保障的容器运输，并监测运输温度。应监测并维护细胞库冻存容器，以保证细胞库贮存在一个高度稳定的环境中。

非生产用细胞应与生产用细胞严格分开存放。

每种细胞库均应分别建立台账，详细记录放置位置、容器编号、分装及冻存数量、取用情况等。细胞库中的每支细胞均应可追溯其细胞系/株名、代次、批号、编号、冻存日期等信息。

为保证细胞冻存后仍具有良好的活率，冻存后应取一定量的可代表冻存全过程的冻存管复苏细胞，复苏细胞的活率一般应不低于80%。若复苏细胞活率低于80%，应进行充分评估并有验证数据支持。细胞冻存后，可通过定期复苏细胞及复苏细胞的活力数据确认细胞在冻存及贮存条件下的稳定性。

(四)细胞检定

细胞检定主要包括以下几个方面：细胞鉴别、外源因子和内源因子的检查、成瘤性/致瘤性检查等。必要时还须进行细胞生长特性、细胞染色体检查，细胞均一性及稳定性检查。这些检测内容对于 MCB 细胞、WCB 细胞、生产终末细胞（EOPC）或生产限定代次细胞均适用。

应对细胞来源、培养及建库过程进行风险评估，并制定检定策略。通常应至少对 MCB 细胞及 EOPC 细胞或生产限定代次细胞进行一次全面检定，WCB 细胞进行部分检定。如对 MCB 细胞不能进行全面检定，可对首个 WCB 细胞进行全面检定，后续建立的 WCB 细胞可通过评估后进行部分检定。当生产工艺发生变更时，需经评估，必要时应重新对 EOPC 细胞或生产限定代次细胞进行检测。细胞检定的基本要求见表1。

表 1　细胞检定项目的要求

检测项目		MCB	WCB	EOPC[a]/生产限定代次细胞
细胞鉴别		+	+	+
细菌、真菌检查		+	+	+
分枝杆菌检查		(+)[b]	(+)[b]	(+)[b]
支原体检查		+	+	+
螺原体检查		(+)	(+)	(+)
内、外源病毒污染检查	体外不同细胞接种培养法	+	+	+
	动物和鸡胚体内接种法	(+)[c]	—	(+)[c]
	逆转录病毒检查	+	—	+
	种属特异性病毒检查	(+)		
	牛源性病毒检查	(+)	(+)	(+)
	猪源性病毒检查	(+)	(+)	(+)
	其他特定病毒检查	(+)	(+)	(+)
成瘤性检查[d]		(+)		(+)
致瘤性检查[d]		(+)		(+)
稳定性		(+)	(+)	—

注："+"为必检项目，"—"为非强制检定项目。（+）表示需要根据细胞特性、传代历史、培养过程等情况评估后进行的检定项目。

a. EOPC，是指达到或超过生产末期时收获的细胞，尽可能取按生产规模制备的生产末期细胞。b. 对分枝杆菌易感的细胞进行该项检查。c. 根据风险评估结果确定是否进行体内试验，如在建库或细胞培养过程中存在外源因子引入的风险，可进行体内试验或用经验证的 NGS 法替代。d. 从 MCB 或 WCB 复苏细胞，扩增至或超过生产用细胞龄限制代次作为待检样本。

1. 细胞鉴别试验

MCB 细胞、WCB 细胞和生产终末细胞或生产限定代次细胞应进行鉴别试验，以确认所用细胞正确，且无其他细胞的交叉污染。重组细胞系的专属特性的鉴别，还应通过检测目的蛋白基因或目的蛋白进行鉴别试验。细胞鉴别试验方法有多种，包括细胞形态、生物化学法（如同工酶试验）、免疫学检测（如组织相容性抗原、种特异性免疫血清）、细胞遗传学检测（如染色体核型、标记染色体检测）、遗传标志检测〔如 DNA 指纹图谱，包括短串联重复序列（STR）、限制片段长度多态性（RFLP-PCR）和内含子多态性（EPIC-PCR）法等〕以及其他方法（如杂交法、PCR 法、报告基因法等）。应至少选择上述一种或几种方法对细胞进行种属、细胞株及专属特性的鉴别。种属鉴别可依法检查（通则 3430）。

2. 细菌、真菌检查

分别取混合细胞培养上清液和冻存细胞管样品，依法检查（通则 1101），应符合规定。对于 MCB 及 WCB 培养物，至少取混合细胞培养上清液 10ml，尽可能采用薄膜过滤法检测。对于冻存管细胞，至少取冻存管细胞总支数的 1% 或至少 2 支冻存细胞管（取量大者），可采用直接接种法检测。

3. 分枝杆菌检查

取至少 10^7 个活细胞用基础培养基制备细胞裂解物进行分枝杆菌检查。

取细胞裂解物接种于适宜的固体培养基（如罗氏培养基或 Middlebrook 7H10 培养基），每个培养基接种 1ml 并做 3 个重复，并同时以不高于 100CFU 的草分枝杆菌菌液作为阳性对照。将接种后的培养基置于 37℃ 培养 56 天，阳性对照应有菌生长，接种供试品的培养基未见分枝杆菌生长，则判为合格。

也可采用经过验证的分枝杆菌核酸检测法替代培养法。

4. 支原体/螺原体检查

取细胞培养上清液或细胞悬液样品，依法进行支原体检查（通则 3301），应符合规定。

如为昆虫细胞，或细胞培养过程中使用了植物源性材料，应进行螺原体检查，所用方法如培养法或核酸法应能检测中间原体属和虫原体属。

5. 细胞内、外源病毒因子检查

应注意检查细胞系/株中是否有来源物种中潜在的可传染的病毒，以及由于使用的原材料或操作带入的外源性病毒。细胞进行病毒检查的种类及方法，须对细胞的种属来源、组织来源、细胞特性、建株及传代历史、培养方法和过程等进行风险评估后确定。如 MCB 进行了全面检定，WCB 需检测的外源病毒种类可主要考虑从 MCB 到 WCB 传代过程中可能引入的病毒，而仅存在于 MCB 建库前的病毒可不再重复检测。

（1）体外培养法检测病毒因子

用细胞培养上清制备活细胞或细胞裂解物作为待测样本，分别接种至少下列三种指示细胞，包括猴源细胞、人二倍体细胞和同种属来源的细胞。对于昆虫细胞，还应至少增加两种敏感的指示细胞进行检测，一种为对虫媒病毒易感的蚊子细胞，也可使用 BHK-21 细胞。另一种为对多种昆虫病毒易感的细胞，如果蝇胚胎来源细胞。细胞裂解物应采用细胞悬液或采用培养细胞后的上清重悬细胞样本制备。待测样本检测前，可于－60℃或以下保存。

每种指示细胞至少接种 1×10^7 个活细胞或相当于 1×10^7 个活细胞的裂解物。接种细胞后至少培养 28 天，期间可至少传代一次，但传代时间距观察期末不得少于 7 天。可将细胞培养物裂解后再接种于新鲜制备的指示细胞，或直接传代。观察细胞病变，并在观察期末取细胞培养物进行血吸附试验；取细胞培养上清液进行红细胞凝集试验。如只能使用悬浮或半悬浮细胞（如昆虫细胞）作为指示细胞时，可仅进行红细胞凝集试验。

分别用 0.2%～0.5% 豚鼠红细胞、鸡红细胞悬液或混合红细胞悬液进行血吸附试验和红细胞凝集试验。将红细胞悬液加入细胞培养容器，一半置于 2～8℃ 孵育 30 分钟，一半置于 20～25℃ 孵育 30 分钟，分别进行镜检，观察红细胞吸附情况。取细胞上清液从原倍起进行倍比稀释后，

加入混合红细胞，先置 2～8℃ 孵育 30 分钟，然后置于 20～25℃ 孵育 30 分钟，分别观察红细胞凝集情况。新鲜红细胞在 2～8℃ 保存不得超过 7 天，且溶液中不应含有钙、镁离子。

接种的每种指示细胞不得出现细胞病变，血吸附试验及红细胞凝集试验均应为阴性。试验应设立病毒阳性对照，包括可观察细胞病变的病毒阳性对照、血吸附阳性对照及血凝阳性对照。如待检细胞裂解物对指示细胞有干扰，则应排除干扰因素。

（2）动物体内接种法检测外源病毒因子

根据细胞的传代历史、生产工艺及检测策略进行风险评估，确定是否进行动物体内接种法检测。如进行动物体内接种法检测，应至少接种乳鼠、成年小鼠和鸡胚，如有必要，可增加豚鼠或家兔体内接种。用待检细胞培养上清液制备活细胞（或适宜时采用相当量的细胞裂解物），接种动物体内进行外源病毒因子检测。按表 2 所列方法进行试验和观察。接种后 24 小时内动物死亡超过 20%，试验无效。

表 2　动物体内接种法检测外源病毒因子

动物组	要求	数量	接种途径	细胞浓度 （个活细胞/毫升）	接种细胞液量 （毫升/只）	观察天数
乳鼠	24 小时内	至少 20 只 （2 窝）	脑内 腹腔	$>1 \times 10^7$	0.01 0.1	28 天
成年小鼠	15～20g	至少 10 只	脑内 腹腔	$>1 \times 10^7$	0.03 0.5	21 天
鸡胚①	9～11 日龄	10 枚	尿囊腔①	$>5 \times 10^6$	0.2	3～4 天
鸡胚	5～7 日龄	10 枚	卵黄囊	$>2 \times 10^6$	0.5	5 天
豚鼠	350～500g	5 只	腹腔	$>4 \times 10^5$	5.0	至少 42 天，观察期末 解剖所有动物
家兔	1.5～2.5kg	5 只	皮下 皮内②	$>2 \times 10^5$	9.0 0.1×10	至少 21 天

注：①经尿囊腔接种的鸡胚，在观察期末，应用豚鼠、鸡红细胞悬液或混合红细胞悬液进行直接红细胞凝集试验。
②每只家兔于皮内注射 10 处，每处 0.1ml。

观察期内，如被接种动物出现异常或疾病应进行原因分析，观察期内死亡的动物应进行大体解剖观察及组织学检查，以确定死亡原因。如动物显示有病毒感染，则应采用培养法或分子生物学方法对病毒进行鉴定。如观察期内超过 20% 的动物出现死亡，且可明确判定为因动物撕咬所致，试验判定为无效，应重试。

观察期末时，符合下列条件判为合格。

① 乳鼠和成年小鼠接种组　至少应有 80% 接种动物健存，且小鼠未显示有可传播性因子或其他病毒感染。

② 鸡胚接种组　卵黄囊接种的鸡胚至少应有 80% 存活，且未显示有病毒感染；尿囊腔接种的鸡胚至少应有 80% 存活，且尿囊液红细胞凝集试验为阴性。

③ 豚鼠接种组　至少应有 80% 接种动物健存，且动物

未显示有可传播性因子或其他病毒感染。

④ 家兔接种组　至少应有 80% 接种动物健存，且动物未显示有可传播性因子或其他病毒感染（包括接种部分损伤）。

（3）逆转录病毒检测

可采用下列方法对待检细胞进行逆转录病毒的检测。

① 逆转录酶活性测定　采用敏感的方法，如产物增强的逆转录酶活性测定法（PERT 或 PBRT 法）（本通则附录 1 或其他适宜的方法，但灵敏度不得低于现行方法），但由于细胞中某些成分也具有逆转录酶活性，因此，逆转录酶阳性的细胞，应进一步确认是否存在感染性逆转录病毒。除已知产生逆转录病毒的细胞外，均应进行逆转录酶活性测定。

② 透射电镜检查法　采用超薄切片法对至少 200 个细胞

进行透射电镜检查。

③ PCR 法或其他特异性体外法 根据细胞的种属特异性，在逆转录酶活性结果不明确或不能采用逆转录酶活性测定时，可采用种属特异性的逆转录病毒检测法，如逆转录病毒 PCR 法、免疫荧光法、ELISA 法等，逆转录病毒的定量 PCR 法还可用于逆转录病毒颗粒的定量。

④ 感染性试验 将待检细胞感染逆转录病毒敏感细胞，培养后检测。根据待检细胞的种属来源，须使用不同的或多种敏感细胞进行逆转录病毒感染性试验。如 Mus dunni 细胞用于鼠逆转录病毒的检测，SC-1 细胞用于亲嗜性逆转录病毒的检测，人源细胞系用于昆虫逆转录病毒的检测等。终点检测方法可选择 PERT 试验、S⁺L⁻ 试验或 XC 空斑试验等。

上述方法具有不同的检测特性，逆转录酶活性提示可能有逆转录病毒存在，透射电镜检查及特异性 PCR 法可证明是否有病毒性颗粒存在并进行定量，感染性试验可证明是否有感染性的逆转录病毒颗粒存在，因此应采用不同的方法联合检测。若细胞逆转录酶活性检测为阳性，则需进行透射电镜检查或 PCR 法及感染性试验，以确证是否存在逆转录病毒颗粒及是否具有感染性。可产生感染性逆转录病毒颗粒，且下游工艺不能证明病毒被清除的细胞基质不得用于生产。

已知产生逆转录病毒的细胞，如啮齿类动物来源的细胞、昆虫细胞及禽源性细胞，可不进行逆转录酶活性检测，但应进行逆转录病毒颗粒的类型、数量及感染性的检查。

对于已有丰富先验知识的细胞系，如 CHO、NS0、Sp2/0、Vero 等，不需要进行化学诱导试验。对于新的细胞基质，采用化学诱导试验有助于评估细胞中是否存在未知的可被诱导的内源性逆转录病毒。对潜在的 DNA 病毒（如人源细胞中的疱疹病毒）和 RNA 病毒（如昆虫细胞中的诺达病毒），基于风险评估结果，也可使用化学诱导试验进行检测。

对于特定啮齿类细胞（如 CHO、BHK-21、NS0 和 Sp2/0）或昆虫细胞，还应确定其收获液中病毒颗粒的量及其是否具有感染性，并应在生产工艺中增加病毒去除和（或）灭活工艺。仅有高度纯化且可证明终产品中逆转录病毒被清除至低于现行检测方法的检测限以下时，方可使用这类细胞。

（4）种属特异性外源病毒因子的检测

应根据细胞系/株种属来源、组织来源及供体健康状况等确定检测病毒的种类。若在 MCB 或 WCB 中未检测到种属特异性病毒，后续过程中如无引入风险，不再进行重复检测。

鼠源的细胞系，可采用小鼠、大鼠和仓鼠抗体产生试验（MAP、RAP 及 HAP）或经验证的分子生物学方法检测其种属特异性病毒。

人源的细胞系/株，应考虑检测如人肝炎病毒（HAV、HBV、HCV）、人逆转录病毒（HIV-1/2、HTLV-1/2）、人细小病毒 B19、人乳头瘤病毒、人多瘤病毒、人腺病毒、人 EB 病毒、人巨细胞病毒（HCMV）和人疱疹病毒-6/7/8 等。

猴源细胞系/株应考虑检测猴多瘤病毒（如 SV40）、猴泡沫病毒（SFV）、猴免疫缺陷病毒（SIV）、猴逆转录病毒（SRV）、猴 T 细胞嗜淋巴病毒（STLV）等。

昆虫细胞系，应考虑检测已报告污染的特定病毒（如诺达病毒），或可能持续存在于昆虫细胞系中并已知对人类具有传染性的病毒。

这类病毒的检测可采用适当的体外检测技术，如分子检测技术，但所用方法应具有足够的灵敏度，以保证制品的安全。

（5）牛源性病毒检测

若在生产者建库之前，细胞基质在建立或传代历史中使用了牛源性材料，如牛血清或牛胰蛋白酶，则所建立的 MCB/WCB 和（或）EOPC（或生产限定代次细胞）至少应按照通则 3604 的要求检测一次牛源性病毒。取待检细胞用培养上清液制备成至少相当于 10^7 个活细胞/毫升的裂解物，进行检测。如果在后续生产过程中不再使用牛血清，且 MCB/WCB 和（或）EOPC（或生产限定代次细胞）检测显示无牛源性病毒污染，则后续工艺中可不再重复进行此项检测。

（6）猪源性病毒的检测

如果在生产者建细胞库之前，细胞基质在建立或传代历史中使用了猪源性材料，如猪胰蛋白酶，则所建立的 MCB/WCB 和（或）EOPC（或生产限定代次细胞）至少应检测一次与胰蛋白酶来源动物相关的外源性病毒，如猪细小病毒和猪圆环病毒等。如在后续生产过程中不再使用胰蛋白酶，且 MCB/WCB 和（或）EOPC（或生产限定代次细胞）检测结果显示无相关动物源性病毒污染，则后续工艺中可不再重复进行此项检测。如使用重组胰蛋白酶，应根据胰蛋白酶生产工艺可能引入的外源性病毒评估需要检测的病毒种类及方法。

（7）其他特定病毒的检测

根据细胞的特性、传代历史或生产工艺等确定检测病毒的种类。有些细胞对某些特定病毒易感，如 CHO 细胞可污染鼠细小病毒，采用上述检测方法无法检出，因此需要采用特定的方法检测，如特定感染试验或分子生物学方法等。

（8）分子生物学方法

分子生物学方法包括核酸扩增（NAT）法和二代测序（NGS）法。NAT 法，如 PCR 法，可用于特定的病毒检测。NGS 法适用于广谱和特定的病毒检测。基于风险评估结果，广谱的 NGS 法可用于替代体内法，也可用于补充或替代体外法（如缺少病毒易感细胞或样品对检测存在干扰或毒性）。

应使用合适的参考物质对 NGS 法进行方法验证或确认。病毒标准物质应由不同特性的病毒组成，包括不同物理特性（大小，有/无包膜）、不同化学特性（低、中和高抗性）及不同基因组特性（DNA 或 RNA，双链或单链，线性或环状）。NGS 的验证或确认应支持其预期用途，当作为替代方法时，包括方法验证及样本适用性确认。当作为补充方法时，包括方法的确认和样本适用性确认。方法验证参数至少应包括专属性、病毒检测范围及灵敏度，并预先设定可接受标准。

对 NGS 阳性结果应进一步确认检测到的核酸是否与感染性病毒相关。

6. 成瘤性检查

成瘤性检查是确定细胞基质在动物体内是否能够形成肿瘤，是对细胞特性的鉴定。

新建细胞系/株及新型细胞基质应进行成瘤性检查。

某些传代细胞系已证明在一定代次内不具有成瘤性，而超过一定代次则具有成瘤性，如 Vero 细胞，因此必须进行成瘤性检查。

用于疫苗生产的细胞系/株应进行成瘤性检查，但当未经遗传修饰的二倍体细胞被证明无成瘤性后，可不作为常规检查要求。

已证明具有成瘤性的传代细胞，如 BHK-21、CHO、HEK293、C127、NS0 细胞等，或细胞类型属成瘤性细胞，如杂交瘤细胞，用于生产治疗性制品时可不再做成瘤性检查。

昆虫细胞或禽源细胞进行体内成瘤性检查时，需评估方法的适用性，如细胞生长温度是否与哺乳动物物种的体温相适应。

成瘤性检查的方法见本通则附录 2。具有成瘤性的新建细胞或新型细胞基质，需采用定量的方法进一步分析细胞成瘤性的大小，并计算该细胞的半数致瘤量（TPD_{50}），并根据生产工艺及制品的特性，评估成瘤性的风险。

体内法是成瘤性评价的标准，但对于某些细胞，也可采用软琼脂克隆形成试验或器官培养试验等体外法检测细胞的成瘤性，特别是对于低代次、在动物体内无成瘤性的传代细胞系。体外法的结果可作为细胞成瘤性评价的参考。

7. 致瘤性检查

致瘤性检查是保证细胞基质中不存在可使细胞永生化或诱导肿瘤形成的因子。细胞基质致瘤性可能与细胞 DNA（或其他细胞成分）或细胞基质中含有致瘤性因子相关。来源于肿瘤的细胞或因未知机制形成肿瘤表型的细胞，含有致瘤性物质的理论风险性相对较高。

已建株的二倍体细胞，如 MRC-5、2BS、KMB₁₇、WI-38 及 FRhL-2 新建主细胞库不要求进行致瘤性检查。

已建株的或有充分应用经验的连续传代细胞，如 CHO、NS0、Sp2/0、低代次的 Vero 细胞不要求进行致瘤性检查。

新型细胞基质，特别是成瘤性为阳性的细胞，用于疫苗生产时，需进行致瘤性检查。

可采用待测细胞裂解物和（或）细胞 DNA 按照本通则附录 3 的方法进行致瘤性检查。如根据细胞基质的表型或来源疑似有致瘤性病毒，建议用细胞基质裂解物接种动物进行致瘤性检查；若细胞基质具有成瘤性表型，建议用细胞 DNA 接种动物进行致瘤性检查。

对致瘤性检查中出现进行性结节的细胞，应开展进一步的研究，鉴别致瘤性因子或致瘤性活性，并确定细胞的可适用性。

8. 稳定性

细胞稳定性通常包括生产稳定性和贮存稳定性。在生产稳定性上，应评估 MCB/WCB 与 EOPC（或生产限定代次细胞）之间产品的产量和特性的一致性。对于重组细胞，还应评估 MCB/WCB 与 EOPC（或生产限定代次细胞）之间插入基因的序列、插入位点（如适用）、目的蛋白序列及翻译后修饰的一致性。对于二倍体细胞，从 MCB/WCB 至 EOPC（或生产限定代次细胞）还应确保细胞的二倍性。在贮存稳定性上，可通过生产中细胞复苏时的活力数据来评估。若长时间未生产，也可按照一定的时间间隔对贮存细胞的活力进行测定来评估。

（五）生产用细胞培养

生产用原材料的选择和细胞操作环境应符合本通则"一、（二）细胞培养操作要求"及"一、（三）1. 细胞库的建立"中有关规定。

从冻存的 WCB 或 MCB 中取出一支或多支冻存细胞，混合后培养，传至一定代次后供生产用。其代次不得超过该细胞批准用于生产的最高限定代次。生产用细胞的最高限定代次应根据研究结果确定，但不得超过国际认可的最高限定代次。从 WCB 或 MCB 取出的细胞经增殖后获得的细胞不得再回冻保存用于生产。

病毒类制品生产对照细胞是指取与生产同一批次的细胞，按一定比例留取细胞样品，不接种目标病毒，与接种目标病毒的细胞采用相同的生产条件，平行培养至规定的时间。如生产中设置对照细胞，在生产末期，应取对照细胞，按本通则"一、（四）1. 细胞鉴别试验，2. 细菌、真菌检查，4. 支原体/螺原体检查"以及外源病毒因子检查法（通则 3302）检查，应符合规定。

二、新建人二倍体细胞株的要求

新建的人二倍体细胞必须具有以下资料：建立细胞株所用胎儿的胎龄和性别、终止妊娠的原因、所用胎儿父母的年龄、职业及健康良好的证明（医师出具的健康状态良好、无潜在性传染病和遗传性疾病等证明），以及胎儿父系及母系三代应无明显遗传缺陷疾病史的书面资料。

人二倍体细胞株应在传代过程的早期，选择适当世代水平（2～8 世代）增殖出大量细胞，定量分装后，置液氮中或 -130℃下冻存，供建立细胞种子之用，待全部检定合格后，即可正式定为细胞种子，供制备 MCB 用。

1. 染色体检查及判定标准

新建人二倍体细胞株及其细胞库必须进行染色体检查。对于已建株的人二倍体细胞株，如 WI-38、MRC-5、2BS、KMB$_{17}$ 等，在建立 MCB 时可不必进行细胞染色体检查，但如对细胞进行了遗传修饰，则须按新建细胞株进行染色体检查。

(1)染色体检查

新细胞建株过程中，每 8～12 世代应做一次染色体检查，在 1 株细胞整个生命期内的连续培养过程中，应至少有 4 次染色体检查结果。每次染色体检查，应从同一世代的不同培养瓶中取细胞，混合后进行再培养，制备染色体标本片。染色体标本片应长期保存或保存电子图像数据，以备复查。应至少随机取 200 个分裂中期细胞，精细计数染色体数目，进行超二倍体、亚二倍体和多倍体检查以及染色单体、染色体断裂(包括缺失、插入、倒位、易位)、双着丝粒、多着丝粒、环状染色体、染色体交换等结构异常检查。随机选取至少 50 个分裂中期细胞，进行 G 分带或 Q 分带核型分析，并精细检查染色体缺失、插入、倒位、易位等结构异常，并记录。精细计数中如发现除亚二倍体以外的染色体异常分裂中期细胞，也应进行核型分析做精细检查。

(2)判定标准

对 200 个及以上中期细胞标本异常率进行检查，合格的上限(可信限 90% Poison 法)见表 3。

表 3　人二倍体细胞染色体分析标准

染色体分析项目	染色体异常细胞数上限		
	1000 (检查细胞数)	500 (检查细胞数)	200 (检查细胞数)
染色单体和染色体断裂	47	26	13
结构异常	17	10	5
超二倍体	8	5	3
亚二倍体①	180	90	36
多倍体②	30	17	9

注：①亚二倍体如超过上限，可能因制片过程人为丢失染色体，应选同批号标本重新计数。

②一个分裂中期细胞内超过 53 条染色体，即为一个多倍体。

2. 无菌检查

每 8～12 世代细胞培养物，应进行无菌检查，依法检查(通则 1101)，应符合规定。

3. 支原体检查

每 8～12 世代细胞培养物，应进行支原体检查，依法检查(通则 3301)，应符合规定。

4. 病毒检查

二倍体细胞株传代过程中，至少对 2 个不同世代水平进行病毒包涵体及特定人源病毒检测 [见本通则 "一、(四)5.

(4)种属特异性外源病毒因子的检测"]，结果应均为阴性。

5. 成瘤性检查

每 8～12 世代应做一次成瘤性检查 [见本通则 "一、(四)6. 成瘤性检查"]，结果应无成瘤性。

三、原代细胞的要求

原代细胞应来源于健康的动物脏器组织或胚胎，包括猴肾、地鼠肾、沙鼠肾、家兔肾、犬肾等动物脏器或动物的胚胎和其他组织，以及鸡胚和鹌鹑胚等正常组织，以适当的消化液消化、分散组织细胞进行培养，原代细胞不能建立细胞库，只能限于原始培养的细胞或传代少数几代内(一般不超过 5 代)使用，无法事先确定细胞代次。因此，只能严格规范管理和操作措施，以保证以原代细胞为基质所生产的制品质量。

(一)动物组织来源和其他材料

1. 动物组织来源

应符合 "凡例" 的有关要求。对各种动物都应有明确的健康状况和洁净级别要求。

2. 生产用猴

多采用非洲绿猴、恒河猴等，中国以恒河猴为主。应为笼养或小群混养的正常健康猴。动物用于制备细胞前，应有 6 周以上的检疫期，检疫期中出现病猴或混入新猴，应重新检疫。从外面新引入猴群应做结核菌素试验及猴疱疹Ⅰ型病毒(B 病毒)的检查。

胎猴肾可用于生产，对其母猴应进行检疫。

(二)原代细胞培养物的检查

用于细胞制备的动物剖检应正常，取留的器官组织亦应正常，如有异常，不能用于制备细胞。

1. 细胞培养原材料检查及细胞培养操作

按本通则 "一、(二)细胞培养操作要求" 项进行。

2. 细胞培养物的检查

(1)细胞形态检查

细胞在接种病毒或用于生产前，其培养物均应进行外观检查和镜检，应无任何可疑、异常和病变，否则不得用于生产。

(2)细菌、真菌检查

依法检查(通则 1101)，应符合规定。

(3)支原体检查

依法检查(通则 3301)，应符合规定。

(4)特定病毒检查

应对原代细胞进行种属特异性病毒检查，如原代猴肾细胞培养应检查 SV40 病毒、猴免疫缺陷病毒和 B 病毒；应采用 Vero 或原代绿猴肾细胞、兔肾细胞检查。地鼠肾原代细胞应采用 BHK-21 细胞培养检查。观察细胞形态，如有可疑应在同种细胞上盲传一代继续观察。

(5)对照细胞外源病毒因子检查

依法检查(通则 3302)，应符合规定。

附录 1　逆转录酶活性检查法

本法系以噬菌体 MS2 RNA 为模板，经反转录后再采用实时荧光定量 PCR 法检测特异性扩增信号，从而测定供试品中的逆转录酶活性。

试剂

(1)供试品稀释液(A 液)　每 1L A 液含三羟甲基氨基甲烷盐酸(Tris-HCl, pH 7.5)25mmol，氯化钾 50mmol，二硫苏糖醇(DTT) 5mmol，乙二胺四乙酸二钠(EDTA-2Na)0.25mmol，Triton X-100 25ml，甘油 500ml。配制时，最后添加 DTT，混合后分装，−20℃保存，备用。

(2)供试品保存液(B 液)　每 1L A 液中含 1mg 亮抑蛋白酶肽、0.7mg 抑胃肽及 1mg 抑蛋白酶肽。

(3)引物及探针序列

上游引物：5′-AACATGCTCGAGGGCCTTA-3′

反转录及下游引物：5′-GCCTTAGCAGTGCCCTGTCT-3′

探针：5′-(FAM)-CCCGTGGGATGCTCCTACATGTCA-(TAMRA)-3′

(4)模板　噬菌体 MS2RNA

(5)反转录缓冲液　每 1L 反转录缓冲液含 Tris-HCl(pH8.3)50mmol，氯化钾 40mmol，氯化镁 6mmol，DTT 2mmol，脱氧核糖核苷酸 200μmol，下游引物 0.8×10^{-3}mmol。

(6)扩增缓冲液　可采用市售荧光定量 PCR 混合液(Mix)，每 30μl 反应体系中，加入上、下游引物各 2×10^{-8}mmol，探针 6×10^{-9}mmol，核糖核酸酶 A 10μg。若 Mix 中不含有 *Taq* DNA 聚合酶，可加入 2U 的 *Taq* DNA 聚合酶。

供试品、阳性对照及灵敏度对照的制备

(1)取供试品 200μl，每分钟 5000 转离心 5 分钟，取上清液 100μl，加入 B 液 100μl 和焦碳酸二乙醇(DEPC)处理的 5%Triton X-100 2μl，混匀后，置冰浴 15 分钟后，置−60℃及以下保存备用。

(2)阳性对照　用 Sp2/0 细胞培养上清液作阳性对照，同(1)处理后，按单次使用量分装，−70℃保存备用。

(3)标准曲线及灵敏度对照制备

取 0.5μl 莫洛尼氏鼠白血病病毒逆转录酶(M-MLVRT)(200U/μl)加至 99.5μl A 液中，上下吹打 10 次并涡旋混匀，即将 M-MLVRT 稀释为 10^{12} pU/μl(1U/μl)。以此样本为初始样本，取 5μl 至 45μl A 液中，上下吹打 10 次并涡旋混匀，如此方法进行 10 倍系列稀释至 10^{3} pU/μl，每次稀释时均采用新吸头吸取样本。

取 $10^{4}\sim10^{9}$ pU/μl 稀释度的 M-MLVRT 作标准曲线各点。10^{4} pU/μl 稀释度样本作为灵敏度对照。置冰浴备用。

检查法

(1)反转录

将已处理的供试品及阳性对照用 A 液做 10 倍稀释。

反转录反应管中加入反转录缓冲液 19.7μl，800ng/μl MS2RNA 0.3μl，混匀后，标记，70℃放置 10 分钟，置冰浴。

在相应的反转录反应管中分别加入 5μl 已稀释的标准曲线样品、供试品、阳性对照及灵敏度对照，以 A 液作阴性对照。反转录反应体系为 25μl。37℃反应 4 小时。

(2)实时荧光 PCR 扩增

取反转录产物 5μl 加至实时荧光 PCR 扩增缓冲液 25μl 中，反应总体系为 30μl。混匀后，按下列条件进行扩增：37℃7 分钟，预变性 95℃5 分钟，然后 95℃20 秒，57℃60 秒，72℃10 秒，进行 50 个循环，在 57℃时采集信号，最后 72℃延伸 2 分钟。

结果判定

(1)实验方法灵敏度认可标准

灵敏度分析：分别检测 10^{4} pU/μl、10^{3} pU/μl 对照品各 10 个重复。至少 10^{4} pU/μl 的对照品应全部检出(10/10)，实验方法的灵敏度为合格。

(2)试验有效性

标准曲线 R 应不低于 0.960，阳性对照应为阳性，Ct 值应≤28；灵敏度对照应为阳性，Ct 值应≤38；视为试验有效。

(3)待测样本结果判定

①如果待测样本无 Ct 值结果，或 Ct 值≥40，且无明显的扩增曲线，则判定待测样本中逆转录酶活性为阴性。

②如果待测样本的 Ct 值结果<40，且有明显的扩增曲线，则按照下式计算样本中逆转录酶活性单位：

待测样本中逆转录酶活性单位(pU/ml)＝$A\times D\times1000$

式中　A 为测定值，pU/μl；

D 为样本稀释倍数，$D=20$。

注意事项

(1)如供试品为培养细胞，则将细胞传代后，培养 3～4 天长成单层，取上清液检测，取供试品前不得换液。

(2)试验中所有试剂及吸头均需灭菌。与 RNA 操作有关的试剂及材料均需经过 DEPC 处理。

(3)标准品稀释时，用新吸头吸取上一个稀释度样本加至下一个稀释管中，反复吹吸 10 次，并涡旋混合均匀，然后换新吸头进行下一个稀释。

(4)与样本相关的操作建议使用带滤心吸头，并注意实验分区。

(5)定期对各区进行消毒，PCR 产物及其加供试品吸头应及时进行有效处理。

附录 2 成瘤性检查法

成瘤性是指待检细胞接种动物后，接种细胞在动物体内形成（肿）瘤的过程，成瘤性检查的目的是确定细胞基质接种动物后形成（肿）瘤的能力。

待检细胞制备

从 MCB 或 WCB 复苏细胞，扩增至或超过生产用细胞龄限制代次 3～10 代以上，收获细胞并悬于无血清液体中（如 PBS），制备成浓度为每 1ml 含 $5×10^7$ 个活细胞的待检细胞悬液，细胞活力应不低于 90%，用于成瘤性检测。

阳性对照细胞

用 Hela 或 Hela S3 细胞或其他已知成瘤性为阳性的细胞，扩增至所需细胞量，用与待检细胞相同的液体悬浮细胞，并制备成浓度为每 1ml 含 $5×10^6$ 个活细胞的悬液，细胞活力应不低于 90%，作为阳性对照细胞。

阴性对照细胞

如需要，可用人二倍体细胞作为阴性对照，扩增至所需细胞量，用与待检细胞相同的液体悬浮细胞，制备成浓度为每 1ml 含 $5×10^7$ 个活细胞的待检细胞悬液，细胞活力应不低于 90%，作为阴性对照细胞。

动物

下述两种动物可任选其一：

①裸鼠 4～7 周龄，尽量用雌鼠，每组至少 10 只。如使用新生裸鼠，则为 3～5 日龄。

②新生小鼠 3～5 日龄，体重 8～10g 小鼠，每组 10 只，在出生后第 0 天、第 2 天、第 7 天和第 14 天，分别用 0.1ml 抗胸腺血清（ATS）或球蛋白处理后用于试验。

动物接种

待检细胞组每只裸鼠皮下或肌内注射待检细胞 0.2ml（即每只裸鼠接种 10^7 个活细胞）；阳性对照组每只注射阳性对照细胞 0.2ml，含 10^6 个活细胞。皮下接种时细胞应接种于裸鼠背部区域，肌肉接种时细胞应接种于裸鼠大腿部位。对于弱成瘤性表型的细胞或新建细胞，最好再使用新生裸鼠进行成瘤性试验，每只接种 0.1ml，含 10^7 个活细胞。

观察

应定期观察及触摸所有动物在注射部位是否有结节形成，至少观察 16 周（至少 4 个月），前 3～6 周，每周观察 2 次，之后每周观察一次，并记录结果。

结果分析及判定

①如注射部位有结节形成，应对结节进行双向测量，并记录每周的测量结果以判定结节是否为进行性、稳定还是消退。

②阳性对照组应至少有 9 只动物有进行性肿瘤生长时，

试验才视为有效。

③对出现的结节开始消退的动物，应在观察期末处死。不能形成进行性结节的细胞，不视为具有成瘤性。

细胞在动物体内没有形成进行性结节，但结节在观察期内始终存留，且具有瘤的组织病理学形态时，则需考虑是否需要开展进一步的检测，如延长观察时间或采用新生裸鼠或其他动物模型分析细胞是否具有成瘤性。

④在观察期末，处死所有动物，包括对照组动物，肉眼及显微观察注射部位及其他部位（如心、肺、肝、脾、肾、脑及局部淋巴结）是否有接种细胞增生。将这些组织用 3.7%～4.0% 甲醛溶液固定、切片，并用苏木精和伊红染色后进行组织病理学检查，判定接种细胞是否形成肿瘤或有转移瘤。如果有转移瘤形成，则需进一步分析转移瘤的性质及与原发瘤的相关性，并深入分析转移瘤形成的原因。

⑤如待检细胞接种组 10 只动物中至少有 2 只在注射部位或转移部位形成瘤，并且组织病理学及基因型分析显示形成瘤的细胞性质与接种的细胞一致时，则可判定为待检细胞具有成瘤性。

⑥如待检细胞接种组 10 只动物中仅有 1 只形成瘤且满足⑤的条件，则待测细胞可能具有成瘤性，需要做进一步的分析。

附录 3 致瘤性检查法

致瘤性是指将待检细胞的细胞成分接种动物后，诱导动物本身细胞形成肿瘤的特性，可参照下列方法进行检查。

接种动物及数量

采用新生（出生 3 日龄内）裸鼠、新生仓鼠及新生大鼠进行致瘤性检查，动物接种数量应多于成瘤性检查用量。

待检细胞

来源于 MCB 或 WCB 的细胞扩增至或超过生产用体外细胞龄至少 3～10 个细胞倍增水平，用于致瘤性检查。

对照

细胞裂解物阳性对照尚不明确，DNA 阳性对照可采用含有致瘤性基因的在动物体内可引起致瘤的 DNA 质粒。设置阴性对照可监测接种动物的自发肿瘤发生频率。设置阴性对照可根据具体情况而定，可采用 PBS 作为阴性对照。

供试品制备及接种

（1）细胞裂解物

采用对病毒破坏最小且能最大释放病毒的方法制备细胞裂解物，如可采用 3 次冻融及低速离心法，将样本悬浮于 PBS 中，取含 10^7 个细胞的裂解物 50～100μl 于肩胛骨处皮下接种新生裸鼠、新生仓鼠及新生大鼠。接种前应确认样本中无活细胞存在，以免影响结果的有效性。

（2）细胞 DNA

提取细胞基质全细胞 DNA 悬浮于 PBS 中，可适度进行超声波等剪切处理，取 $50\sim100\mu l$ 含不低于 $100\mu g$ 的 DNA 样本分别于肩胛骨处皮下接种新生裸鼠、新生仓鼠及新生大鼠。阳性对照组应将阳性对照质粒与待测细胞 DNA 混合后接种，以确认待测样本无抑制效应。

结果观察、分析

（1）每周观察并触摸接种部位是否有结节形成，应至少观察 4 个月。

（2）观察期内如有 1 个或多个结节出现，则应每周双向测量结节大小并记录结果，以确定结节是进行性生长、保持稳定还是随时间而消退。有进行性结节生长的动物，当结节达到直径约 2cm 或其他相关规定的大小时应处死。

（3）观察期末，所有动物均应处死，肉眼及显微观察接种部位或其他部位是否有瘤形成。任何疑似瘤均应采用适宜浓度甲醛溶液固定后进行组织学检查。如可行，建立细胞系并冻存后，以备进行后续的分子技术分析。

（4）显微检查肝、心、肺、脾及局部淋巴结是否存在转移性损伤。如有肿瘤形成，则要分析与接种部位原发瘤的相关性；如组织学检查显示与原发瘤不同，则要考虑可能有自发瘤形成，这种情况需跟踪结果。

结果判定

（1）观察期末，如接种部位或其他远端部位未观察到进行性生长肿瘤，可判定细胞为无致瘤性。

（2）在致瘤性检查中形成的所有肿瘤均应检查其基因组 DNA，分析是否有细胞基质物种来源的 DNA 及接种动物来源的 DNA，致瘤性试验中形成的肿瘤应为接种动物宿主 DNA。保存所有的肿瘤样本，以备必要时开展深入研究。

（3）对致瘤性检查中出现进行性结节的细胞基质，应考虑开展进一步的研究，鉴别致瘤性因子或致瘤性活性，并确定细胞的可适用性。

0235　生物制品检定用动物细胞质量控制

本通则适用于人用生物制品检定用动物细胞。检定用细胞是指用于生物制品检定的细胞，包括原代细胞、连续传代细胞或二倍体细胞，以及经特定基因修饰过的细胞。检定用细胞的质量对检定结果的判定具有重要的影响，为保证检定结果的有效性、可靠性及真实性，检定用细胞应符合下列要求。

一、细胞资料

1. 检定用细胞应具有明确来源的证明资料。特定基因修饰的细胞，应详细记录构建及建系过程。

2. 如使用传代细胞系/株，应建立细胞库体系，即主细胞库和工作细胞库，如细胞使用量较少，可建立单一主细胞库

库。应根据制品特性，在保证检测结果可靠性的基础上，通过验证确定该细胞允许使用的细胞限定代次，在此基础上规定检定用细胞的使用代次范围。检定时从工作细胞库复苏细胞后，不能再回冻保存。

3. 应详细记录检定用细胞建库的过程，包括细胞培养所用原材料的来源、批号、细胞生长液的配制方法、使用浓度等，以及细胞的传代及冻存过程，并建立细胞冻存及使用台账。

二、细胞检定

应至少进行第 1~3 项检定，根据检定用细胞用途的不同，还应进行以下其他相关项目的检定。

1. 细胞鉴别试验

按生物制品生产用动物细胞基质制备及质量控制（通则 0234）中"一、（四）1. 细胞鉴别试验"进行，或其他适宜的方法，以确认细胞正确，并且无其他细胞的交叉污染。对于基因修饰的细胞，应采用适宜的方法对基因修饰特征进行鉴别。

2. 细菌、真菌检查

依法检查（通则 1101），应符合要求。

3. 支原体检测

依法检查（通则 3301），应符合要求。

4. 外源病毒因子检查

采用通则 0234 中"一、（四）5.（1）体外培养法检测病毒因子"项检查，应无外源病毒污染。

5. 其他检查

（1）成瘤性检查

用于成瘤性检查的阳性对照细胞，应采用通则 0234 中"一、（四）6. 成瘤性检查"项进行检查，应具有成瘤性。

（2）病毒敏感性检查

用于检测活疫苗制品病毒滴度的细胞，应进行此项检查，证明所用细胞具有足够的相应病毒敏感性。

（3）细胞功能检查

用于生物学活性、效力或效价测定的细胞，应进行此项检查，证明所用细胞能够有效评价待检样品质量。

（4）稳定性检查

经特定基因修饰的细胞，应进行稳定性检查，证明基因修饰特性在使用代次内稳定。

0236　血液制品生产用人血浆

血液制品生产用人血浆系以单采血浆术采集的供生产血浆蛋白制品用的健康人血浆。

一、献血浆者的选择

为确保血液制品生产用人血浆的质量，献血浆者的确定应通过询问健康状况、体格检查和血液检验，由有经验的或经过专门培训的医师作出能否献血浆的决定，并对之负责。体检和血液检验结果符合要求者方可献血浆。

（一）献血浆者体格检查和血液检验

应符合国家卫生行政管理部门的相关要求。

（二）不能献血浆和暂不能献血浆情况

应符合国家卫生行政管理部门的相关要求。

（三）献血浆者接受免疫接种后采集血浆的规定

除特异性免疫血浆制备时的免疫接种外，其他免疫接种情况应符合国家卫生行政管理部门的相关要求。

二、血浆的采集

血浆采集应采用单采血浆术程序，并采用单采血浆机从献血浆者的血液中分离并收集血浆成分。对单采血浆站的要求以及血浆采集器材和血浆采集频度、限量均应符合国家卫生行政管理部门的相关要求。

三、血浆检验

（一）单人份血浆

1. 外观

血浆应为淡黄色、黄色或淡绿色，无溶血、无乳糜、无可见异物。冻结后应成型、平整、坚硬。

2. 蛋白质含量

采用双缩脲法（通则 0731 第三法）或折射仪法测定，应不低于 50g/L。

3. 丙氨酸氨基转移酶（ALT）

采用速率法应不高于 50 单位。

4. 乙型肝炎病毒

用经批准的酶联免疫试剂盒检测 HBsAg，应为阴性。

5. 梅毒螺旋体

用经批准的酶联免疫试剂盒检测，应为阴性。

6. 人类免疫缺陷病毒

用经批准的酶联免疫试剂盒检测 HIV-1 和 HIV-2 抗体，应为阴性。

7. 丙型肝炎病毒

用经批准的酶联免疫试剂盒检测 HCV 抗体，应为阴性。

（二）小样混合血浆

用经批准的病毒核酸检测试剂，按试剂盒规定数量进行小样混合后检测乙型肝炎病毒、丙型肝炎病毒、人类免疫缺陷病毒核酸（通则 3306），应为阴性。

（三）合并血浆

按照生产规模将单人份血浆混合后进行血液制品各组分提取前，应于每个合并容器中取样，并进行以下项目的检测，检测方法及试剂应具有适宜的灵敏度和特异性。

1. 乙型肝炎病毒

用经批准的酶联免疫试剂盒检测，HBsAg 应为阴性，用于生产乙型肝炎人免疫球蛋白制品的合并血浆免做此项检测；用经批准的病毒核酸检测试剂检测病毒核酸（通则 3306），应为阴性。

2. 人类免疫缺陷病毒

用经批准的酶联免疫试剂盒检测，HIV-1 和 HIV-2 抗体应为阴性；用经批准的病毒核酸检测试剂检测病毒核酸（通则 3306），应为阴性。

3. 丙型肝炎病毒

用经批准的酶联免疫试剂盒检测，HCV 抗体应为阴性；用经批准的病毒核酸检测试剂检测病毒核酸（通则 3306），应为阴性。

4. 乙型肝炎病毒表面抗体

用经批准的试剂盒检测，应不低于 0.05IU/ml。

5. 如用于生产特异性人免疫球蛋白制品，需进行相应抗体检测，标准应符合各论要求。

四、血浆包装及标签

1. 血浆袋的质量应符合现行国家标准的相关要求。血浆袋应完好无破损，标本管内血浆与血浆袋内血浆应完全一致。

2. 血浆袋标签应包括献血浆者姓名、卡号、血型、血浆编号、采血浆日期、血浆重量及单采血浆站名称。

五、血浆贮存

1. 除另有规定外，血浆采集后，应在 6 小时内快速冻结，置−20℃或−20℃以下保存。用于分离人凝血因子Ⅷ的血浆，保存期自血浆采集之日起应不超过 1 年；用于分离其他血液制品的血浆，保存期自血浆采集之日起应不超过 3 年。

2. 如果在低温贮存中发生温度升高，但未超过−5℃，时间未超过 72 小时，且血浆仍处于冰冻状态，仍可用于分离白蛋白和免疫球蛋白。

六、血浆运输

1. 冰冻血浆应于−15℃以下运输。

2. 如果在运输过程中发生温度升高的意外事故，按本通则"五、血浆贮存"规定处理。

七、特异性免疫血浆制备及其献血浆者免疫要求

（一）血浆

1. 采用经批准的疫苗或免疫原进行主动免疫，其抗体水平已达到要求的献血浆者血浆。

2. 经自然感染愈后获得免疫，其抗体水平已达到要求的献血浆者血浆。

3. 除另有规定外，单个献血浆者血浆及多个献血浆者的合并血浆，其抗体效价应分别制定明确的合格标准。

4. 以上献血浆者血浆的采集及质量要求应符合本通则"一、献血浆者的选择"至"六、血浆运输"规定。

（二）献血浆者

1. 献血浆者的健康标准应符合本通则"一、献血浆者的选择"规定。

2. 对接受免疫的献血浆者，事先应详细告知有关注意事项，如可能发生的局部或全身性免疫注射反应等，并取得献血浆者的同意和合作，或签订合同。

（三）献血浆者免疫

1. 免疫用疫苗或其他免疫原须经批准，免疫程序应尽可能采用最少剂量免疫原及注射针次。

2. 如需要对同一献血浆者同步进行 1 种以上免疫原的接种，应事先证明免疫接种的安全性。

3. 对献血浆者的免疫程序可以不同于疫苗的常规免疫程序，但采用的特定免疫程序需证明其安全性，并经批准。

4. 在任何一次免疫接种之后，应在现场观察献血浆者至少 30 分钟，确定是否有异常反应，以防意外。

5. 用人红细胞免疫献血浆者，必须有特殊规定和要求，并经批准。

0237　国家生物标准物质研制

一、国家生物标准物质的定义

国家生物标准物质，系指生物制品国家标准中用于生物制品效价、活性或含量测定或其特性鉴别、检查的标准物质。

二、国家生物标准物质的种类

国家生物标准物质分为两类。

1. 国家生物标准品，系指用国际生物标准品标定的，或由中国自行研制的（尚无国际生物标准品者）、用于某一制品效价、活性或含量测定或其特性鉴别、检查的标准物质，其含量以质量单位（g，mg 或 μg）表示，生物学活性或效价以国际单位（IU）、特定活性单位（AU）或单位（U）表示。

2. 国家生物参考品，系指用于微生物（或其产物）的定性鉴定或疾病诊断的生物试剂、生物材料或特异性抗血清；或指用于定量检测某些制品的生物效价的标准物质，如用于麻疹活疫苗滴度或类毒素絮状单位测定的参考品，其效价以特定活性单位（AU）或单位（U）表示，不以国际单位（IU）表示。

三、国家生物标准物质的研制

国家生物标准物质由国家药品检定机构负责研制。国家生物标准物质制备用实验室、洁净室应符合中国现行《药品生产质量管理规范》或相关实验室操作规范要求。国家生物标准物质研制过程中应重点关注以下几个方面：

1. 原材料选择

用于制备国家生物标准物质的原材料应尽可能与供试品同质，不应含有干扰使用的物质，应有足够的稳定性、均匀性和高度的特异性，并有足够的数量，同时还需关注其生物安全性。

2. 分装容器选择

分装容器所使用的材料应保证标准物质的质量和稳定性，如与标准物质有良好的相容性，对标准物质无吸附或吸附很低等，建议选择与标准物质特性相宜的包装材料。冻干标准物质宜采用安瓿分装后熔封，以有利于其稳定性。

3. 标准物质的配制、分装、冻干和熔封

根据各种标准物质的要求对原材料进行配制和稀释。如需加保护剂或赋形剂等，此类物质应对标准物质的活性、稳定性和试验操作过程无影响，并且其本身在干燥时不挥发。

经一般质量检定合格后方可分装，应选择适宜的分装设备与分装条件；对需冻干保存的标准物质必须精确分装，精确度应在 ±1% 以内，并应在分装后立即进行冻干和熔封。冻干品的水分含量应不高于 3.0%。

标准物质的分装、冻干和熔封过程，应保证对各容器间标准物质效价的一致性和稳定性不产生影响。

4. 检测项目

应根据标准物质的特性和使用目的设置检测项目，一般包括外观、分装精度、水分、无菌、生物活性/效价、含量等，并根据需要增加其他必要的检测项目。经检测合格方可作为候选标准品进行协作标定。

5. 标定

（1）协作标定　一般需至少三家经认可的实验室协作标定。参加单位应采用统一的实验方案，至少需取得五次独立的有效结果，标定结果须经统计学处理。实验方案由国家药品检定机构根据标准物质的理化与生物学特性及用途设计。方案应重点关注量值传递的连续性，应采用 WHO 标准品或上批标准品（如无 WHO 标准品时）标定候选标准物质，同时应设置判断检测有效的指标并注明统计学处理方法，还宜设置互换性样品以研究候选标准品的互换性。

（2）定值　国家药品检定机构收集各协作单位的标定结果，采用适宜的统计模型进行分析并定值。标定值应包括不确定度（Measurement Uncertainty，MU），可以 95% 可信限表示，MU 应具有方法特异性。新建非溯源 WHO 标准品的标准物质不计算 MU。

6. 稳定性研究和监测

应开展基于生命周期的系统稳定性研究，包括实时稳定性、加速稳定性和复溶或冻融稳定性研究，同时还应根据标准物质的特性进行监测，以保证国家生物标准物质特性量值的准确性。

开展实时稳定性研究时，可设置基线样品，如采用液氮气相（−150℃）保存，按照先密后疏的原则设计方案。

加速稳定性研究一般分别于 4℃、25℃、37℃、45℃或 56℃等温度放置不同时间，进行生物学活性或含量测定。

稳定性监测的分析方法选择取决于标准物质的性质和预期用途，应从用户收集标准物质检测产生的数据。

四、国家生物标准物质的标签与说明书

国家生物标准物质的标签一般包括标准物质名称、编号、批号、装量、用途、储存条件和研制单位等信息。

除提供标签所标明的信息外，国家生物标准物质的说明书还应提供有关标准物质的组成、来源、性状、特性值、使

用方法、贮藏条件、稳定性等信息，必要时应提供对照图谱或相关参考文献等。

五、国家生物标准物质的贮存与供应

国家生物标准物质的贮存条件根据其理化及生物学特性确定。国家生物标准物质应贮存于适宜的温度、湿度等条件下，其保存条件需定期检查并记录。

国家生物标准物质的研制单位应建立有效措施以保障国家生物标准物质的供应。国家生物标准物质系提供给各生产单位标定其工作标准品或直接用于检验，使用单位可直接向国家药品检定机构提出采购申请。

六、国家生物标准物质的使用和保管

国家生物标准物质供执行国家药品标准使用。国家生物标准物质所赋量值只在规定的用途内使用有效。如果作为其他目的使用，其适用性由使用者自行确认。

国家生物标准物质须由专人保管和发放。

七、名词解释

1. 标准物质的互换性　系指该标准物质适合作为不同基质样品检测用标准物质的程度。

2. 基线样品　系指贮存温度低于标准物质的贮存温度、能更好保持样品的生物学或免疫学活性、稳定性研究中用于比对研究的样品。

0238　生物制品病毒安全性控制

生物制品的生产通常以微生物或人/动物源的细胞、组织和体液等为起始原材料，其制备过程或制剂中可能添加人或动物来源的原材料或辅料，这些起始原材料、原材料或辅料潜在的病毒污染是影响产品安全性的关键因素。

本通则是对生物制品病毒安全性控制的基本要求，旨在控制生物制品的病毒安全性风险，保证产品质量。本通则适用于本版药典生物制品定义范围的相关产品。涉及与传染性海绵状脑病（TSE）等相关的传染因子，还应符合国家其他相关法规要求。

一、病毒安全性控制的一般原则

（一）风险评估

生物制品理论上都存在病毒污染的潜在风险，但不同类型的生物制品在来源、潜在污染病毒的特性、生产工艺及临床应用的给药方式和适用人群等方面的不同，导致其病毒安全性风险大小存在差异。因此，生物制品的病毒安全性控制要求，应建立在风险评估的基础上结合产品特点综合考虑。

（二）全过程控制

生物制品病毒安全性控制应体现在生物制品质量控制的全过程。其基本要素包括对生产过程使用的相关物料（起始原材料、原材料和辅料）的来源控制、病毒污染筛查或处理，生产工艺对病毒的清除作用，以及对产品（包括中间产物和成品）病毒污染的检测。

（三）全生命周期管理

生产工艺变更对病毒清除的影响应加以评估，根据影响程度，对病毒清除步骤进行必要的确认或再验证。必要时还应通过上市后监测追溯产品病毒安全性，保证生物制品全生命周期的病毒安全性控制。

（四）不同类别生物制品病毒安全性控制要点

1. 人血液制品

人血液制品起始原材料为健康人血浆，存在经血传播病毒的安全性风险，人血液制品的病毒安全性控制应包含生物制品病毒安全性控制的所有要素，重点应考虑人血浆来源的病毒风险控制和生产工艺过程的病毒清除能力，必要时应实施对上市产品病毒安全性的追溯。

2. 动物体液/组织来源制品

动物体液/组织来源制品的病毒污染最大风险来源于起始原材料。重点应考虑起始原材料的动物病毒特别是人畜共患病毒的风险控制，以及生产工艺过程的病毒清除能力，必要时应对产品进行病毒污染的检测。

3. 疫苗

疫苗制品的病毒安全性控制以对起始原材料、原材料和辅料的病毒污染来源控制为主，主要包括病毒污染的检测和筛查。采用非重组技术生产的灭活疫苗，其生产工艺中针对目标病毒的灭活处理和验证应按具体品种的相关要求执行；采用重组技术生产的疫苗还应符合重组治疗性生物制品的相关要求。

4. 重组治疗性生物制品

重组治疗性生物制品的病毒安全性控制应在风险评估的基础上，重点考虑对工程细胞基质、工程菌、原材料和辅料的病毒污染来源进行控制。采用动物细胞表达的重组治疗性生物制品还应重点考虑生产工艺过程的病毒清除能力。

5. 基因治疗产品

基因治疗产品的病毒安全性控制应在风险评估的基础上，重点考虑对细胞基质、菌毒种、原材料和辅料的病毒污染来源进行控制。采用病毒为载体的基因治疗产品，还应建立与病毒载体特性及生产工艺特点相适应的病毒风险评估和控制要求，如对非复制型病毒载体生产工艺应关注产生复制型病毒的风险和控制，复制型病毒载体生产应关注产生野生型病毒的风险和控制，生产过程中使用辅助病毒的，应评估和验证生产工艺对辅助病毒的清除能力。如可行，应评估病毒载体纯化工艺对相应病毒的清除能力。

二、病毒安全性控制的具体要求

（一）来源控制

1. 起始原材料

生物制品的起始原材料主要包括生产用细胞基质、菌毒种、血液制品生产用原料血浆和动物体液/组织，应分别符合生物制品生产用动物细胞基质制备及质量控制（通则0234），生物制品检定用动物细胞质量控制（通则0235），生

物制品生产检定用菌毒种管理及质量控制（通则 0233），血液制品生产用人血浆（通则 0236），人用马免疫血清制品总论及生物制品生产及检定用实验动物质量控制（通则 3601）的相关要求。

人血液制品生产用原料血浆病毒安全性控制，应重点考虑供血浆者的筛查、单份血浆和合并血浆的病毒检测。

源自动物组织或体液的生物制品，如动物来源的免疫血清、体液或器官等，应控制动物的来源并实施检疫/检疫期管理，不得使用来自疫区的动物，保持动物的清洁卫生，发现存在健康隐患的动物，应及时处理或予以淘汰。

2. 原材料及辅料

应符合生物制品生产用原材料及辅料质量控制（通则 0232）的相关要求。应尽可能选择无病毒安全性风险或低风险的原材料和辅料用于生物制品生产，如选择采用重组技术生产的生物材料替代动物源性生物材料，或采用化学材料替代生物材料。

（二）生产过程控制

1. 产品生产工艺

生物制品生产过程包含的理化工艺步骤可能具有一定的病毒清除作用，通过工艺开发和验证可证明生产工艺对于潜在病毒污染的整体清除作用。由于产品制备工艺通常会在工艺参数允许的范围内变化，可能导致其病毒清除作用难以控制在恒定水平，因此，应明确影响病毒清除效果的关键工艺参数及控制范围，并在此基础上建立充分的产品制备工艺过程的控制策略。当产品制备工艺不足以达到有效清除病毒、控制产品病毒安全性的目的时，应增加特定的病毒清除工艺步骤。

2. 特定病毒清除工艺步骤

特定病毒清除工艺步骤是在生物制品生产过程中为去除/灭活潜在污染病毒而加入的，这些步骤可能不是产品制备或纯化所必需的。

根据潜在污染病毒的特性，结合产品特性和生产工艺、病毒清除工艺的作用机制和清除能力的综合评估，选择适宜的病毒清除工艺（包括作用机制的选择，以及单一或组合工艺步骤的选择等）。病毒去除/灭活工艺效果应经过验证并符合相关要求。

对于特定的病毒清除工艺步骤，应明确影响病毒清除效果的关键工艺参数以及相应参数设定范围对病毒清除效果的影响。某些特定的病毒清除工艺步骤可能会对生物制品活性成分产生影响，如活性成分的降解/聚合或结构改变等，因此应根据病毒清除工艺对产品质量的影响情况进行综合评估，选择适宜的病毒清除方法，明确病毒清除工艺步骤涉及的中间产物的关键参数，如蛋白质浓度、pH 值等，并评估病毒清除步骤对产品关键质量属性的影响。

（三）产品病毒污染的检测

1. 病毒污染检测设置的原则

病毒污染检测结果的准确性和可靠性与污染来源、污染病毒的特性、生产工艺步骤等密切相关，某些情况下因未加工粗品（未经任何纯化工艺步骤处理的初加工合并物，如扩增或发酵产物，或经过一次或多次回收/分离提取后集中起来的生物材料，如混合血浆、混合的抗血清等）可能具有细胞毒性作用，或污染病毒随着生产过程中的某阶段中间产物的部分加工处理而失去活性，从而影响病毒检测结果，因此，应综合上述因素确定对生产过程中最适阶段的中间产物或成品进行取样和检测，以及应检测病毒的种类、频率和方法。

通常，检出外源病毒污染的中间产物不能用于进一步加工制备，成品不能放行，同时应查找并确认污染来源，采取适当的防控措施。

2. 病毒污染检测方法的选择

应结合品种特点和具体生产情况的综合分析，设计并选择适宜的方法对潜在污染病毒进行检测，如细胞培养法、核酸扩增技术等。为提高病毒检出率，应尽可能采用先进的技术和方法用于病毒污染的检测。病毒检测阴性不能完全证明无病毒污染存在，应排除因取样量不足、病毒含量低于检测方法的灵敏度，或检测方法不适用等导致病毒检测结果阴性的情况。

（四）病毒清除工艺验证

病毒清除工艺验证（采用指示病毒以评价生产工艺过程病毒去除/灭活能力的验证）的目的是证明实际生产过程对病毒去除/灭活的有效性，并对病毒的整体降低水平作出定量评估。

病毒清除工艺验证通常是在非生产现场的特定实验室进行，在缩小规模的情况下，通过将一定量的指示病毒（在病毒去除/灭活工艺验证研究中使用的用于显示工艺处理效果的感染性活病毒）加入起始原材料或生产过程某阶段的中间产物中，模拟实际生产工艺参数及控制条件下的处理过程，然后取样测定经处理后产品中的残留指示病毒，以证明经过该特定工艺处理后指示病毒的去除或灭活已达到相关规定的要求。

1. 一般要求

（1）指示病毒的选择

应尽可能选择对人类没有致病力、与潜在污染病毒相似且易于体外培养、适合具体产品特性及工艺特点、对验证工艺具有耐受性的病毒作为指示病毒，指示病毒可分为"相关"病毒（用于生产过程中评价病毒去除情况的病毒，可以是已鉴定过的病毒或是与已知病毒种类相同的病毒，或是生产过程中使用的任何易污染细胞培养物或污染其他生产用材料、试剂的病毒）、特异"模型"病毒［与已知病毒或可疑病毒密切相关（同种或同属）的病毒，并与所观察到的或可疑病毒具有类似理化特性的病毒］和非特异"模型"病毒（用来为生产工艺去除病毒能力定性的病毒，其目的是对生产过程去除/灭活病毒的总体能力进行定性，即确定纯化工艺的能力）三类，应优先选择与潜在污染病毒密切相关的病毒，如相关病毒不能获取或不适于体外培养(如不能离体培养到足够高的滴度),可采用特异"模型"病毒代替;评价病毒清除的总能力时,应选择具有不同特性的非特异性"模型"病毒,包括DNA/RNA、有/无包膜、颗粒大小,尤其对物理/化学处理明显耐受的病毒等。此外,还应考虑指示病毒的实验毒株与自然毒株及其他毒株之间可能存在的差异,在其他特性相同的前提下应优先选择抵抗力强的毒株(病毒清除工艺验证常用指示病毒示例及相关属性见表1)。

(2)常用特定病毒清除工艺

病毒清除工艺的清除能力可能具有病毒种属特异性。因此需要在风险评估的基础上,结合可能污染病毒及产品的特性进行综合考量,选择合适的特定病毒清除工艺。常用的特定病毒清除工艺包括巴氏消毒法、干热法、有机溶剂/去污剂(S/D)处理法、膜过滤法、低 pH 孵育法、色谱法等。

(3)验证方案的设计

①病毒清除验证研究是在缩小规模的体系中进行,其每个因素应尽可能反映实际生产过程中的情况,并阐明其合理性。例如色谱工艺步骤的柱床高度、线性流速、流速/柱床体积比、缓冲液、填料类型、pH 值、温度、蛋白质浓度、盐浓度及目标产品都应代表规模生产水平,洗脱曲线应具有类似性。此外,由于色谱柱对病毒的清除能力可能会随着色谱柱重复使用而发生变化,因此,应评估多次使用后病毒清除的稳定性。对于其他工艺步骤,应使用类似的理念。验证工艺和实际生产情况的差异是难以避免的,应分析这种差异对验证结果的影响。

②如生产工艺中包含两步或两步以上病毒清除工艺步骤,应分别进行病毒清除效果验证,以确定单个生产工艺步骤的清除作用和多个生产工艺步骤的综合清除作用。

③应明确病毒清除的机制,并依据病毒特性选择适宜机制的病毒清除工艺。用于病毒清除验证的指示病毒的初始滴度应尽可能高,使指示病毒以较小的体积加入待测产品中,以避免加入病毒引起稀释效应或者改变产品的性质。在灭活工艺中,通过病毒灭活动力学(包括病毒灭活速率和灭活曲线)研究结果的评估,可获得确切的病毒灭活效应。

④验证样品的各成分含量和理化特性应与规模生产的产品尽可能一致,在此基础上评估影响病毒清除效果的工艺参数变化范围,以及清除工艺的稳定性。确定对清除效果影响最大的条件/最差条件进行验证。

(4)验证影响因素的考虑

①验证用指示病毒的制备 制备验证所用病毒应避免病毒聚集,高滴度病毒易出现聚集,可能影响工艺对病毒的去除和(或)灭活效果,从而使验证结果与实际生产情况不符,导致对实际病毒清除工艺效果的误判。

②取样过程 验证过程中每步取出的样品应尽快并尽可能直接进行病毒测定。如果样品必须做进一步处理(如超离

心、透析或保存、除去抑制剂或毒性物质等),或不同时间取出的样品要放置一定时间等待同一时间点进行测定,这种情况下应进行平行对照分析,以确定样品在进行病毒滴度检测前经历的上述处理过程不会使病毒失去感染性,从而影响病毒滴度的检测结果。

③干扰因素 应评估缓冲液和产品自身对指示病毒的毒性作用或对病毒滴度检测方法的干扰作用,必要时采取适当措施,减少对病毒清除工艺效果的评估产生影响。

2. 用于病毒清除研究的检测方法

应尽可能选择灵敏度高的病毒检测方法,以确保对灭活效果的准确判定。用于病毒清除研究的检测方法应经评估,评估包括灵敏度、特异性、重复性、缓冲液/基质对病毒感染力的干扰、可能影响选用指示病毒对细胞感染能力的产品及缓冲液的细胞毒性分析等。

常用病毒检测方法可采用病毒含量或滴度检查(包括蚀斑形成试验和细胞病变法)或定量病毒核酸检测相关技术。

3. 病毒清除效果的评估

通常采用指示病毒的清除下降因子评估病毒清除效果。此外,由于病毒灭活过程通常不是简单的一级反应,一般是起始反应速率快,其后变慢,在不同的时间点取样检测病毒感染性并建立病毒灭活动力曲线可更好地显示病毒灭活的效果。

病毒清除验证是通过跟踪检测指示病毒感染性/病毒量的变化进行评估的,应选择能够准确反映指示病毒信息的关键点进行病毒清除验证的设计、实施及分析,从而达到可靠地评估清除步骤去除/灭活病毒能力的目的。

(1)病毒清除下降因子的评估

病毒清除下降因子(指经过生产工艺步骤处理后,指示病毒感染量被去除/灭活的程度)用生产过程病毒清除步骤前后的病毒量(滴度)减少比例的常用对数来表示。整个生产工艺的总病毒清除下降因子一般为单一清除步骤的病毒清除下降因子之和。制品的整体工艺病毒清除下降因子通常应远大于最终产品的单次使用量的起始原材料中存在的假定病毒量。

(2)病毒清除下降因子的计算

病毒清除下降因子可以通过以下公式计算。

$$R = \log_{10} \frac{V_1 \times T_1}{V_2 \times T_2}$$

式中 R 为病毒清除下降因子;

V_1 为起始样品体积;

T_1 为起始样品的病毒滴度;

V_2 为最终样品体积;

T_2 为最终样品的病毒滴度。

在计算病毒清除下降因子时,以指示病毒与样品按一定比例混匀后零点取样测得的基础滴度为起始样品的病毒滴度;如上述情况不适用,则按加标病毒溶液的病毒滴度为起始病毒滴度进行计算。

（3）评估结果的说明

病毒清除下降因子 $\geqslant 4\ \log_{10}$，表示该步骤去除/灭活病毒有效；如因检测方法导致病毒清除下降因子 $< 4\ \log_{10}$ 时，应盲传三代，如无病毒检出，可认定是有效的病毒清除方法。一般情况下，病毒清除下降因子 $\leqslant 1\ \log_{10}$ 的，不应作为病毒清除步骤。

需要强调的是，病毒清除下降因子对数减少值不能作为病毒清除步骤有效性的唯一或绝对指标。对病毒清除工艺有效性的评估，应综合考虑相关因素，如指示病毒的适合性、病毒清除研究的设计、有效步骤或整体工艺病毒清除下降因子、灭活速率、清除工艺的影响因素、病毒检测方法的灵敏度等。

4. 统计分析

病毒清除研究中，应采用适宜的统计处理方法进行分析，特别是有关病毒含量的正确估算，以支持得出的结论。

（五）生产工艺变更对病毒清除的影响

生产工艺变更可能影响前期已确认的病毒安全性评价结果，应评估这种变化对病毒清除的直接和间接影响，根据影响程度，对病毒清除步骤进行必要的确认或再验证。

三、上市产品的病毒安全性追踪

产品上市后的追踪观察，是确认生物制品病毒安全性的直接证明。应定期对产品潜在病毒的污染进行回顾性追溯，采用适宜方法监测针对产品的可能污染的病毒，实现上市后产品病毒安全的可追溯。随着新的检测技术的应用以及上市产品使用范围进一步扩大，如发现新的病毒，应及时进行分析和评估，并制定新的产品病毒安全性控制策略。

表 1　病毒清除工艺验证常用指示病毒示例及相关属性

病毒	科	属	天然宿主	基因组	包膜	大小(nm)	形状	耐受性
水疱性口炎病毒	弹状病毒	水疱病毒	马、牛	RNA	有	70×150	子弹状	低
副流感病毒	副黏病毒	副黏病毒	多种	RNA	有	$100 \sim 200^{+}$	多球形	低
人类免疫缺陷病毒	逆转录病毒	慢病毒	人	RNA	有	$80 \sim 100$	球形	低
小鼠白血病病毒(MuLV)	逆转录病毒	C 型 RNA 肿瘤病毒	小鼠	RNA	有	$80 \sim 110$	球形	低
辛德毕斯病毒	披盖病毒	甲病毒	人	RNA	有	$60 \sim 70$	球形	低
牛病毒性腹泻病毒(BVDV)	黄病毒	瘟病毒	牛	RNA	有	$50 \sim 70$	多球形	低
伪狂犬病病毒	疱疹病毒	水痘病毒	猪	DNA	有	$120 \sim 200$	球形	中
脊髓灰质炎病毒Ⅰ型 Sabin 株	小 RNA 病毒	肠道病毒	人	RNA	无	$25 \sim 30$	二十面体	中
脑心肌炎病毒(EMCV)	小 RNA 病毒	心肌病毒	小鼠	RNA	无	$25 \sim 30$	二十面体	中
呼肠孤病毒 3 型	呼肠孤病毒	正呼肠孤病毒	多种	RNA	无	$60 \sim 80$	球形	中
甲型肝炎病毒	小 RNA 病毒	肝炎病毒	人	RNA	无	$25 \sim 30$	二十面体	高
猿猴空泡病毒 40(SV40)	乳多空病毒	多瘤病毒	猴	DNA	无	$40 \sim 50$	二十面体	很高
细小病毒：犬、猪	细小病毒	细小病毒	犬、猪	DNA	无	$18 \sim 24$	二十面体	很高

注：有些病毒可能会对从事研究的人员造成健康损害，对此应加以重视；以上只是一些病毒的举例，并不强制使用。

耐受性：指清除工艺研究中，对物理化学处理具有的耐受能力。耐受性与特定的处理有关，只有在了解病毒生物学特性和清除工艺性质的情况下才能使用。实际情况会随着处理情况而变化。

0239　生物制品分包装及贮运管理

本通则是对生物制品生产过程中分批、分装与冻干、包装、贮藏与运输的通用要求。除另有规定外，均应符合本通则要求。

一、分批

批号系用以区分和识别产品批的标志，以避免发生混淆和差错。生物制品的批号应由质量管理部门审定。

（一）批号和亚批号编制的原则

1. 批号的一般编码顺序为"年　月　年流水号"。年号应写公历年号 4 位数或末尾 2 位数，月份写 2 位数。年流水

号可按生产企业所生产某制品批数编 2 位或 3 位数。某些制品还可加英文字母或中文，以表示某特定含义。

2. 亚批号的编码顺序为"批号-数字序号"。如某制品批号为 200801001，其亚批号应表示为 200801001-1，200801001-2，……

3. 同一批号的制品，应来源一致、质量均一，按规定要求抽样检验后，能对整批制品作出评定。

（二）批、亚批及批号确定的原则

1. 成品批号一般在半成品配制前确定，半成品配制日期即为生产日期；如无半成品阶段，成品批号在分装前确定，分装日期即为生产日期。非同次配制、混合、稀释、过滤、分装的半成品不得作为一批。

2. 制品的批及亚批编制应使整个工艺过程清晰并可追溯，以最大限度保证每批制品被加工处理的过程是一致的，并且是均质的。

3. 单一批号的亚批编制应仅限于以下允许制定亚批的一种情况。

(1)半成品配制后，在分装至终容器之前，如需分装至中间容器，应按中间容器划分为不同批或亚批。

(2)半成品配制后，如采用不同滤器过滤，应按滤器划分为不同批或亚批。

(3)半成品配制后直接分装至终容器时，如采用不同分装机进行分装，应按分装机划分为不同批或亚批。

(4)半成品配制后经同一台分装机分装至终容器，采用不同灭菌或灭活设备进行灭菌或灭活操作、不同冻干机进行冻干，应划分为不同亚批；同一亚批制品分装、冻干后，如存在进一步的工艺处理步骤(例如，血液制品分装或冻干后采用热处理进行病毒灭活)，应基于该工艺对制品质量的影响，对每个处理单元的制品设置相应的检测项目。

4. 同一制品的批号不得重复；同一制品不同规格不应采用同一批号。

二、分装与冻干

本节内容仅适用于生物制品的注射剂。

涉及储存的待分装、冻干(全称冷冻干燥)的半成品，通常须经质量管理部门确认或批准后，方可进行分装或分装冻干。

(一)分装、冻干用容器及用具

1. 用于分装、冻干制品的最终容器，其质量标准应符合国家药品包装用材料和容器管理的相关要求。应依据制品特性、包材相容性等选择适合的内包材。

2. 分装容器及用具的清洁、灭菌处理工艺应经验证并确保达到清洁、灭菌效果。

3. 接触不同制品的分装容器与用具应分别清洗。抗血清类制品、血液制品、卡介苗、结核菌素等分装容器与用具必须专用。

(二)分装、冻干车间及设施

1. 分装、冻干车间及设施应符合中国现行《药品生产质量管理规范》的要求。

2. 分装、冻干设备的规格和相关技术参数应满足生产工艺的要求，设备表面便于清洁消毒，与制品直接接触部件便于拆卸、清洁、灭菌和再利用。

3. 不同品种及规格制品交替使用同一分装间和分装、冻干设施时应进行共线使用的风险评估；在一种制品分装后，必须进行有效的清洁和消毒，清洁效果应定期验证。

(三)分装要求

1. 分装设备、除菌过滤系统和无菌分装工艺应经验证；除菌过滤系统至少在每次使用后应进行完整性测试。

2. 分装前应加强核对，防止错批或混批。分装规格或制品颜色相同而品名不同的制品不得在同室同时分装。

3. 分装过程应严格按照无菌操作的要求进行，应进行

全过程的微生物和悬浮粒子动态监测并符合要求。

4. 除另有规定外，制品应尽量采用原容器直接分装。同一容器的制品，应根据验证结果，规定灌装时限。

5. 液体制品分装后应立即密封，冻干制品分装后应立即进入冻干工艺过程。除另有规定外，应采取减压法或其他适宜的方法进行容器密闭性检查。用减压法时，应避免将安瓿泡入液体中。经熔封的制品应逐瓶进行容器密封性检查，其他包装容器的密封性应进行抽样检查。

6. 活疫苗及其他对温度敏感的制品，在分装过程中制品的温度应根据相关验证试验和稳定性考察结果确定，最高不得超过 25℃，活细胞制品的分装和贮存温度应根据制品相关研究结果确定。

7. 混悬状制品或含有吸附剂的制品，在分装过程中应保持混合均匀。

8. 制品实际分装量

(1)瓶装液体制品的实际装量应多于标签标示量，应根据所选用最终容器的尺寸，以及待分装制品溶液黏度的不同，适度补加装量，以保证每瓶的抽出量不低于标签上所标示的数量。如，分装 100ml 者可补加 4.0ml；分装 50ml 者可补加 1.0ml；分装 20ml 者可补加 0.60ml；分装 10ml 者可补加 0.50ml；分装 5ml 者可补加 0.30ml；分装 2ml 者可补加 0.15ml；分装 1ml 者可补加 0.10ml；分装 0.5ml 者可补加 0.10ml。

(2)预装式注射器制品的实际装量应不低于标示量。

(四)冻干要求

1. 应根据制品的不同特性研究确定冻干工艺。冻干设备及工艺应按实际冻干批量进行验证。冻干过程应有自动监测记录。冻干全过程应严格无菌操作。

2. 真空封口者应在成品检定中测定真空度。充氮封口应充足氮量。

(五)分装、冻干标识和记录

1. 分装、冻干后之制品应有标识，标识应完整、明确、可追溯。

2. 分装记录应包括分装器具和过滤系统的灭菌处理记录及过滤系统的完整性测试结果等。

(六)抽样和检定

1. 成品应每批抽样进行全检，如分亚批，应根据亚批编制的情况确定各亚批需分别进行检测的项目。

2. 抽样应具有代表性，应在分装过程的前、中、后阶段或从冻干柜不同板层进行抽样；分装过程中如发生可能影响制品质量的偏差时，抽样还应包括对发生上述偏差的适当阶段抽取的样品。

3. 根据实际生产情况，成品检定部分项目可在贴签或包装前抽样进行检定。

三、包装

生物制品包装涉及的说明书及标签管理应符合国家药品监督管理部门的相关规定。

(一)包装车间要求

1. 包装车间的设施及包装材料应符合中国现行《药品生产质量管理规范》要求。包装车间应干净整洁，环境温度应不高于 25℃。如制品贮存温度与包装环境温度不一致，应通过验证确定包装时限。

2. 同一车间有数条包装生产线同时进行包装时，各包装线之间应有隔离设施，避免混淆。每条包装线均应标明正在包装的制品名称及批号。

(二)灯视检查

制品在包装前应按照各论中的要求进行外观检查，制品灯视检查(以下简称灯检)应符合以下要求。

(1)人工灯检

①灯检应采用日光灯(光照度应为 1000～4000lx)，其背景和光照度按制品的性状调整;

②灯检人员的视力应每半年检查一次，视力应在 4.9 或 4.9 以上，矫正视力应在 5.0 或 5.0 以上，无色盲;

③凡制品颜色或澄明度异常、有异物或有摇不散的凝块、有结晶析出、封口不严、有黑头或裂纹等应全部剔除，有专门规定者应按相关各论执行。

(2)全自动灯检

应对相关设备进行验证，并对比评估全自动灯检和人工灯检的检测效能(如 Knapp-Kushner 测试)，设备使用前应进行校准和检查。

(三)标签和说明书

1. 包装标签和说明书的体例、规范和编写印制应符合《中华人民共和国药品管理法》及国家药品监督管理部门的有关规定。

2. 说明书应与国家药品监督管理部门核准的内容一致。

3. 包装标签的文字表述应以说明书为依据，不得超出说明书内容，不得加入无关的文字和图案。

4. 应在说明书中载明必要的风险提示，以警示临床使用，如本品为皮内注射，严禁皮下或肌内注射(如皮内注射用卡介苗);人血液制品应注明病毒安全性风险提示，供临床使用时权衡利弊。

5. 生产过程使用抗生素、甲醛、裂解剂等原材料时，应在说明书中注明对所用原材料过敏者不得使用的相关警示语。

(四)包装步骤与要求

1. 包装前，应按质量管理部门发出的包装通知单所载明的相关内容(如品名、批号、有效期等)准备瓶签或印字戳。瓶签上的字迹应清楚。

2. 包装过程中应仔细核对相关信息，防止错误和混淆。在包装过程中，如发现制品的外观异常、容器破漏或有异物者应剔除。

3. 瓶签应与容器贴实，不易脱落，瓶签内容不得用粘贴或剪贴的方式进行修改或补充。直接印字的制品字迹应清楚。

4. 不同制品或同一制品不同规格，其瓶签应采用不同颜色或式样，以便于识别。

5. 每个最小包装盒内均应附有说明书。

6. 外包装箱标签应包括批号和有效期，字迹清楚，不易脱落和模糊。

7. 制品包装全部完成后，应及时清场并填写清场记录，同时应对包装材料和制品数量进行物料平衡计算;完成包装的成品应及时交送成品库。

四、贮藏与运输

生物制品贮藏和运输管理应符合国家对药品流通和运输的相关要求。

本通则适用于生物制品成品的贮藏和运输管理。中间品、原液、半成品的贮藏和运输管理应符合本版药典各论或批准的要求。

(一)贮藏管理要求

1. 制品的贮藏条件(包括温度、湿度、是否需避光)应经验证，并符合相关各论或批准的要求。

2. 应配备专用的冷藏设备或设施用于制品贮藏，并符合中国现行《药品生产质量管理规范》的要求。

(1)仓储区的设计和建造应合理。仓储区应当有足够的空间，确保有序贮藏成品。

(2)仓储区的贮存条件应符合制品规定的条件(如温度、湿度、避光)和安全要求，应配备用于冷藏设备或设施的温度监控系统。

(3)应对冷库，储运温度、湿度监测系统以及冷藏运输的设施或设备进行使用前验证、使用期间的定期验证及停用时间超过规定时限的验证。

(4)应对贮存、运输设施设备进行定期检查、清洁和维护，并建立记录和档案。

3. 应建立制品出入库记录，应建立成品销售、出库复核、退回、运输、不合格制品处理等相关记录，记录应真实、完整、准确、有效和可追溯。

(二)冷链运输管理要求

1. 生物制品中所含活性成分对温度敏感，运输方式应经过验证。

2. 除另有规定外，应采用冷链运输。疫苗冷链运输应符合国家相关规定。

3. 采用冷链运输时，应对冷链运输设施或设备进行验证，并定期进行再验证;应由专人负责对冷链运输设施设备进行定期检查、清洁和维护，并建立记录和档案。

4. 制品的运输温度应符合各论或批准的温度要求，温度范围的确定应依据制品的稳定性试验的验证结果。

5. 生物制品运输过程中可能存在难以避免的短暂脱冷链时间，应依据脱冷链时间和温度对制品质量影响的相关研究，确定可允许的脱冷链时间和可接受的温度限度。

0251　药用辅料

药用辅料系指生产药品和调配处方时使用的赋形剂和附加剂；是除活性成分或前体以外，在安全性方面已进行了合理的评估，一般包含在药物制剂中的物质。药用辅料除了赋形、充当载体、提高稳定性外，还具有增溶、助溶、调节释放等重要功能，是可能会影响制剂的质量、安全性和有效性的重要成分。

药用辅料可从来源、所用剂型、功能、给药途径等进行分类。按来源分类，可分为天然物、半合成物和全合成物。按所用剂型分类，可参见制剂通则（通则 0100）。按功能分类，可参见药用辅料功能性相关指标指导原则（指导原则 9601）。按给药途径分类，可分为口服、注射、黏膜、经皮或局部给药、经鼻或吸入给药和眼部给药等。同一药用辅料可用于不同给药途径、不同剂型、不同用途。

药用辅料的生产、使用和质量控制等应符合下列要求。

一、生产药品所用的辅料必须符合药用要求，其生产应符合现行版《药品生产质量管理规范》药用辅料附录等规定，其变更应符合有关法规和技术指导原则的要求。

二、在特定的贮藏条件、期限和使用途径下，药用辅料应化学性质稳定，不易受温湿度、pH 值、光线、保存时间等的影响。药用辅料的包装或标签上应标明产品名称及贮藏要求等信息。

三、药品研究和生产中研究者及上市许可持有人选用药用辅料应保证该辅料能满足药品安全性和有效性要求，并加强药用辅料的适用性研究。适用性研究应充分考虑药用辅料的来源、工艺，及其制备制剂的特点、给药途径、使用人群和使用剂量等相关因素的影响。应选择功能性相关指标符合制剂要求的药用辅料，且尽可能用较小的用量发挥较大的作用。应关注药用辅料本身的安全性，以及药物-辅料相互作用。

四、药用辅料应满足所用制剂的要求，并根据制剂要求进行相应的质量控制。在制定药用辅料标准时既要考虑辅料自身的安全性，也要考虑影响制剂生产、质量、安全性和有效性的性质。药用辅料的标准主要包括两部分：与生产工艺及安全性有关的项目；影响制剂性能的功能性相关指标。根据药用辅料特性或使用风险程度，分别以性状、鉴别、检查、含量测定、标示、注等项目列入药用辅料标准。

五、药用辅料残留溶剂和元素杂质的控制应参照相关通则（通则 0861 和通则 0862）和 ICH 的要求，根据药用辅料的生产工艺和拟应用的制剂需要进行风险评估和相应控制，以确保药用辅料的质量、安全及功能满足制剂的需要。基于风险评估确定需要在标准中列入检查项的，应采用适宜的经过验证的分析方法检测。药用辅料元素杂质风险评估信息表可用于元素杂质风险评估与控制的确认。药品已经按照相关要求进行了元素杂质评估和控制的，其药用辅料可不需要再按《中国药典》药用辅料品种正文中的元素杂质相关检查项目（包括重金属、砷盐及其他 ICH Q3D 表 5.1 中的元素的相应检查项目）进行检测来证明符合规定。不论《中国药典》药用辅料品种正文中设置残留溶剂和元素杂质项目与否，药用辅料均应符合所关联制剂的要求。

六、药用辅料是药品生产过程中微生物污染的主要来源之一，应基于风险管理与过程管理理念，充分识别药用辅料产生微生物污染的风险，并有针对性地进行风险评估和控制。可以结合产品的工艺特点、质量控制水平、微生物负载情况、检测历史数据等，有针对性地在药用辅料标准中制定微生物检查项。如对于动物来源的药用辅料，应着重关注沙门菌检测。此外，应综合考虑药品的风险水平及微生物控制要求，同一药用辅料应用于不同给药途径的药品时，宜同时结合给药途径的风险水平。部分药用辅料具有高黏度、水难溶、抑菌等特性，通用的微生物检查方法无法适用时，易导致药用辅料中微生物的错检、漏检等，需根据其特性进行微生物检查的方法适用性确认（指导原则 9213），选择适用、有效的方法。

对药用辅料进行细菌内毒素（或热原）检查，目的是为了保证采用该药用辅料生产的药品的细菌内毒素（或热原）检查符合规定。药用辅料标准设立细菌内毒素（或热原）检查项与否，应基于风险管理的理念，根据药用辅料的来源、性质、用途、用法用量等，并结合药品生产工艺确定。一般情况下，静脉用注射剂，椎管内、腹腔、眼内等特殊途径的注射剂，冲洗液等所用药用辅料，以及用于其他对细菌内毒素（或热原）有控制要求的药品生产的药用辅料，宜考虑在药用辅料标准中制定细菌内毒素（或热原）检查项。药用辅料一般首选细菌内毒素检查法，不能排除样品对细菌内毒素检查法干扰的药用辅料，可选择热原检查法或其他热原检查替代方法。

不论《中国药典》药用辅料品种正文中设置微生物限度、无菌、细菌内毒素（或热原）项目与否，药用辅料均应符合所关联制剂的要求。

七、本版药典收载的药用辅料品种正文系根据药用辅料的特性，基于特定的生产工艺、用途、贮运条件等，所制定的技术规定，其项目与要求等见本部凡例。对于声称符合《中国药典》的药用辅料必须符合《中国药典》的相应标准。如本部药典收载的药用辅料标准不能满足某一制剂的需求，或本部药典尚未收载某一药用辅料标准，在制剂研发和上市后变更研究中可选择适宜的药用辅料，并制定相应的标准。

0261　制药用水

制药用水用于药物生产过程和药物制剂的制备。

本版药典中所指的制药用水，因其使用的范围不同而分为饮用水、纯化水、注射用水和灭菌注射用水。一般应根据各生产工序或使用目的与要求选用适宜的制药用水。药品生产企业应确保制药用水的质量符合预期用途的要求。

纯化水、注射用水和灭菌注射用水的原水通常为饮用水。

制药用水系统的设计、材质选择、制备过程、储存、分配、使用和维护等均应符合现行版《药品生产质量管理规范》的要求。

制药用水系统应经过确认/验证，并建立日常监控、检测和报告制度，有完善的原始记录检查。

制药用水系统应定期进行清洗与消毒，消毒可以采用热处理或化学处理等方法。采用的清洗与消毒方法，以及化学处理后清洗剂与消毒剂的去除应经过确认/验证。

饮用水　为天然水经净化处理所得，其质量应符合现行中华人民共和国国家标准《生活饮用水卫生标准》。

饮用水可作为药材净制时的漂洗、制药用具的粗洗用水，一般也可以作为饮片的提取溶剂。

纯化水　为饮用水经蒸馏法、离子交换法、反渗透法或其他适宜的方法制备所得，为无色的澄清液体。其质量应符合本通则附 1 纯化水的规定。不含任何附加剂。

纯化水中可能存在的元素杂质是药品生产中元素杂质的潜在来源之一，必要时，可参考元素杂质通则（通则 0862）和 ICH 的要求来评估和控制药品中元素杂质。

纯化水在制备、储存和分配过程中，应采取适当的措施确保微生物得到充分控制和监测。采用本通则"微生物监测"项下方法进行微生物监测。具体可参考制药用水微生物监测和控制指导原则（指导原则 9209）。

纯化水可作为配制普通药物制剂用的溶剂，中药注射剂、眼用制剂等无菌制剂所用饮片的提取溶剂，口服、外用制剂配制用溶剂或稀释剂，非无菌制剂用器具的精洗用水，非无菌制剂所用饮片的提取溶剂等。纯化水不得用于注射剂的配制和稀释。

注射用水　为纯化水经蒸馏所得，其质量应符合本通则附 2 注射用水的规定；或为通过一个等同于蒸馏的纯化工艺制备所得，其制备工艺应符合监管部门有关要求，其质量应符合有关规定。为无色的澄明液体。不含任何附加剂。

注射用水中可能存在的元素杂质是药品生产中元素杂质的潜在来源之一，必要时，可参考元素杂质通则（通则 0862）和 ICH 的要求来评估和控制药品中元素杂质。

注射用水在制备、储存和分配过程中，应采取适当的措施确保微生物/细菌内毒素得到充分控制和监测。采用本通则"微生物监测"项下方法进行微生物监测。具体可参考制药用水微生物监测和控制指导原则（指导原则 9209）。

注射用水的储存方式和储存期限应经过确认/验证，确保水质符合质量要求。

注射用水可作为配制注射剂、眼用制剂等的溶剂或稀释剂，以及容器的精洗等。

灭菌注射用水　为注射用水按照注射剂生产工艺制备所得，其质量应符合本通则附 3 灭菌注射用水的规定。不含任何附加剂。

灭菌注射用水主要用于注射用无菌药品粉末的溶剂或注射剂的稀释剂。

灭菌注射用水灌装规格应与临床需要相适应，避免大规格、多次使用造成的污染。

微生物监测　采用下列方法，或经充分验证的等同或更优方法，进行微生物监测。

纯化水取不少于 1ml，注射用水取不少于 100ml，经薄膜过滤法处理，采用 R2A 琼脂培养基，30～35℃ 培养不少于 5 天，依法检查（通则 1105）。可根据监测数据适当调整检验量，以能够监测到微生物数量变化。

纯化水微生物限度标准为不大于 100cfu/ml，注射用水微生物限度标准为不大于 10cfu/100ml。应在满足限度标准的前提下，设置适当的警戒限度和纠偏限度，以监测不良趋势。如用于高风险制剂或无菌工艺，可根据需要设定更严格的警戒限度和纠偏限度。

R2A 琼脂培养基处方及制备：酵母浸出粉 0.5g、蛋白胨 0.5g、酶蛋白水解物 0.5g、葡萄糖 0.5g、可溶性淀粉 0.5g、磷酸氢二钾 0.3g、无水硫酸镁 0.024g、丙酮酸钠 0.3g、琼脂 15g、纯化水 1000ml。除葡萄糖、琼脂外，取上述成分，混合，微温溶解，调节 pH 值使灭菌后在 25℃ 的 pH 值为 7.2±0.2，加入琼脂，加热溶化后，再加入葡萄糖，摇匀，分装，灭菌。

R2A 琼脂培养基适用性检查试验　照非无菌产品微生物限度检查：微生物计数法（通则 1105）中"计数培养基适用性检查"的方法进行，试验菌株为铜绿假单胞菌和枯草芽孢杆菌。应符合规定。

附 1：纯化水

总有机碳　不得过 0.50mg/L（通则 0682）。

易氧化物　取本品 100ml，加稀硫酸 10ml，煮沸后，加高锰酸钾滴定液（0.02mol/L）0.10ml，再煮沸 10 分钟，粉红色不得完全消失。

以上总有机碳和易氧化物两项可选做一项。

电导率　按制药用水电导率测定法（通则 0681）中纯化水测定法测定，应符合规定。

如按制药用水电导率测定法（通则 0681）中注射用水测定法测定，电导率按判定法第一步判定符合规定，即为电导率符合规定,可不再进行酸碱度、重金属、硝酸盐、亚硝酸盐和氨检查。

如按制药用水电导率测定法(通则 0681)中注射用水测定法测定,电导率按判定法第一步判定不符合规定,但按判定法第二步或第三步判定符合规定,即为电导率符合规定,可不再进行酸碱度和重金属检查。

酸碱度　取本品 10ml,加甲基红指示液 2 滴,不得显红色;另取 10ml,加溴麝香草酚蓝指示液 5 滴,不得显蓝色。

重金属　取本品 100ml,加水 19ml,蒸发至 20ml,放冷,加醋酸盐缓冲液(pH 3.5)2ml 与水适量使成 25ml,加硫代乙酰胺试液 2ml,摇匀,放置 2 分钟,与标准铅溶液 1.0ml 加水 19ml 用同一方法处理后的颜色比较,不得更深(0.000 01%)。

硝酸盐　取本品 5ml 置试管中,于冰浴中冷却,加10%氯化钾溶液 0.4ml 与 0.1%二苯胺硫酸溶液 0.1ml,摇匀,缓缓滴加硫酸 5ml,摇匀,将试管于 50℃水浴中放置15 分钟,溶液产生的蓝色与标准硝酸盐溶液〔取硝酸钾0.163g,加水溶解并稀释至 100ml,摇匀,精密量取 1ml,加水稀释成 100ml,再精密量取 10ml,加水稀释成 100ml,摇匀,即得(每 1ml 相当于 1μg NO$_3$)〕0.3ml,加无硝酸盐的水 4.7ml,用同一方法处理后的颜色比较,不得更深(0.000 006%)。

亚硝酸盐　取本品 10ml,置纳氏管中,加对氨基苯磺酰胺的稀盐酸溶液(1→100)1ml 与盐酸萘乙二胺溶液(0.1→100)1ml,产生的粉红色,与标准亚硝酸盐溶液〔取亚硝酸钠 0.750g(按干燥品计算),加水溶解,稀释至 100ml,摇匀,精密量取 1ml,加水稀释成 100ml,摇匀,再精密量取1ml,加水稀释成 50ml,摇匀,即得(每 1ml 相当于 1μg NO$_2$)〕0.2ml,加无亚硝酸盐的水 9.8ml,用同一方法处理后的颜色比较,不得更深(0.000 002%)。

氨　取本品 50ml,加碱性碘化汞钾试液 2ml,放置 15 分钟;如显色,与氯化铵溶液(取氯化铵 31.5mg,加无氨水适量使溶解并稀释成 1000ml)1.5ml,加无氨水 48ml 与碱性碘化汞钾试液 2ml 制成的对照液比较,不得更深(0.000 03%)。

微生物监测　按照制药用水(通则 0261)中微生物监测的要求进行。

注:基于风险评估,必要时,可按下述方法测定本品的不挥发物:取本品 100ml,置 105℃恒重的蒸发皿中,在水浴上蒸干,并在 105℃干燥至恒重,遗留残渣不得过 1mg。

附 2:注射用水

总有机碳　不得过 0.50mg/L(通则 0682)。

电导率　按制药用水电导率测定法(通则 0681)中注射用水测定法测定,应符合规定。

如按制药用水电导率测定法(通则 0681)中注射用水测定法测定,电导率按判定法第一步判定符合规定,可不再进行硝酸盐、亚硝酸盐和氨检查。

硝酸盐　取本品 5ml 置试管中,于冰浴中冷却,加10%氯化钾溶液 0.4ml 与 0.1%二苯胺硫酸溶液 0.1ml,摇匀,缓缓滴加硫酸 5ml,摇匀,将试管于 50℃水浴中放置15 分钟,溶液产生的蓝色与标准硝酸盐溶液〔取硝酸钾0.163g,加水溶解并稀释至 100ml,摇匀,精密量取 1ml,加水稀释成 100ml,再精密量取 10ml,加水稀释成 100ml,摇匀,即得(每 1ml 相当于 1μg NO$_3$)〕0.3ml,加无硝酸盐的水 4.7ml,用同一方法处理后的颜色比较,不得更深(0.000 006%)。

亚硝酸盐　取本品 10ml,置纳氏管中,加对氨基苯磺酰胺的稀盐酸溶液(1→100)1ml 与盐酸萘乙二胺溶液(0.1→100)1ml,产生的粉红色,与标准亚硝酸盐溶液〔取亚硝酸钠 0.750g(按干燥品计算),加水溶解,稀释至 100ml,摇匀,精密量取 1ml,加水稀释成 100ml,摇匀,再精密量取1ml,加水稀释成 50ml,摇匀,即得(每 1ml 相当于1μg NO$_2$)〕0.2ml,加无亚硝酸盐的水 9.8ml,用同一方法处理后的颜色比较,不得更深(0.000 002%)。

氨　取本品 50ml,加碱性碘化汞钾试液 2ml,放置 15 分钟;如显色,与氯化铵溶液(取氯化铵 31.5mg,加无氨水适量使溶解并稀释成 1000ml)1.0ml,加无氨水 48ml 与碱性碘化汞钾试液 2ml 制成的对照液比较,不得更深(0.000 02%)。

细菌内毒素　取本品,依法检查(通则 1143),每 1ml中含内毒素的量应小于 0.25EU。

微生物监测　按照制药用水(通则 0261)中微生物监测的要求进行。

注:基于风险评估,必要时,可按下述方法测定本品的不挥发物:取本品 100ml,置 105℃恒重的蒸发皿中,在水浴上蒸干,并在 105℃干燥至恒重,遗留残渣不得过 1mg。

附 3:灭菌注射用水

见二部品种正文。

0291　国家药品标准物质通则

国家药品标准物质系指供国家药品标准中药品的物理、化学及生物学等测试用,具有确定的特性或量值,用于供试药品赋值或鉴别、评价测量方法、校准设备用的物质。

国家药品标准物质应具备稳定性、均匀性和准确性。

国家药品标准物质在分级分类、建立、标签说明书、储存、供应、稳定性监测及使用应符合下列有关规定。

一、国家药品标准物质的分级与分类

国家药品标准物质共分为两级。

一级国家药品标准物质　具有很好的质量特性,其特征量值采用定义法或其他精准、可靠的方法进行计量。

二级国家药品标准物质　具有良好的质量特性，其特征量值采用准确、可靠的方法或直接与一级标准物质相比较的方法进行计量。

国家药品标准物质共分为五类。

标准品　系指含有单一成分或混合组分，用于生物检定中效价、活性、毒性或含量等测定的国家药品标准物质。其生物学活性以国际单位（IU）、单位（U）或以质量单位（g，mg，μg）表示。

对照品　系指含有单一成分、组合成分或混合组分，用于化学药品、抗生素、部分生化药品、药用辅料、药包材、中药材（含饮片）、提取物、中成药、生物制品（理化测定）等检验及仪器校准用的国家药品标准物质。

对照提取物　系指经特定提取工艺制备的含有多种主要有效成分或指标性成分，用于中药材（含饮片）、提取物、中成药等鉴别或含量测定用的国家药品标准物质。

对照药材　系指基原明确、药用部位准确的优质中药材经适当处理后，用于中药材（含饮片）、提取物、中成药等鉴别用的国家药品标准物质。

参考品　系指用于定性鉴定微生物（或其产物）或定量检测某些制品生物效价和生物活性的国家药品标准物质，其效价以特定活性单位表示，或指用生物试剂、生物材料或特异性抗血清制备的用于疾病诊断的参考物质。

二、国家药品标准物质的建立

建立国家药品标准物质的工作包括：确定品种、获取候选药品标准物质、确定标定方案、分析标定、审核批准和分包装。

1. 研制品种的确定

除另有规定外，根据国家药品标准制定或修订的需要，确定国家药品标准物质研制品种。

2. 候选国家药品标准物质的获取

候选标准品、对照品及参考品应从正常工艺生产的原料中选取一批质量满意的产品或从中药材（含饮片）中提取获得。

候选对照提取物应从基原明确的中药材（含饮片）或其他动植物中提取获得。

候选对照药材应从基原和药用部位明确的中药材获得。

3. 国家药品标准物质的标定

国家药品标准物质应进行标定，根据标准物质自身特点，标定内容选择定性鉴别、结构鉴定/表征、纯度分析、理化性质分析、量值确定、均匀性和稳定性评估等。量值

确定方式有绝对定值法、不同原理定值法、协作定值法等。

4. 分装、包装

国家药品标准物质的分包装条件参照药品生产质量管理规范及相关国际规范执行，主要控制分包装环境的洁净度、温度、湿度、光照及与安全性有关的因素等，以满足相关药品标准物质品种的要求。

国家药品标准物质分装时，如有需要应根据要求进行配制、稀释。需要添加保护剂等物质的，该类物质应对标准物质的活性、稳定性和试验操作过程无影响，并且其本身在干燥时不挥发。

国家药品标准物质分装过程中应保证对最小包装单元间的特性或量值以及稳定性的一致性不产生影响。

国家药品标准物质采用单剂量包装形式以保证使用的可靠性。包装容器所使用的材料应保证国家药品标准物质的质量。

三、国家药品标准物质的标签及说明书

国家药品标准物质的标签应包括国家药品标准物质的名称、编号、批号、装量、用途、储存条件和研制单位等信息。

除提供标签所标明的信息外，国家药品标准物质的说明书还应提供有关国家药品标准物质的组成、结构、来源、特性或量值、使用方法和要求、储存条件等信息，必要时提供对照图谱或相关参考文献。

四、国家药品标准物质的储存及供应

国家药品标准物质根据其理化特性确定适宜的储存条件。国家药品标准物质的发放单位应建立有效措施保障国家药品标准物质的供应。

五、国家药品标准物质的稳定性监测

国家药品标准物质的发放单位应建立常规的质量保障体系，对其发放的国家药品标准物质进行定期监测，确保国家药品标准物质正常储存的质量。如果发现国家药品标准物质发生质量问题，应及时公示停止该批号标准物质的使用。

六、国家药品标准物质的使用

国家药品标准物质供执行国家药品标准使用，包括对供试药品进行赋值或鉴别，评价测量方法、校准设备等。

国家药品标准物质所赋特性或量值只在规定的用途中使用有效。如果作为其他目的使用，其适用性由使用者自行确认。

国家药品标准物质单元包装一般供一次使用；标准物质溶液应临用前配制。否则，使用者应证明其适用性。

0300

0301　一般鉴别试验

水杨酸盐

(1)取供试品的中性或弱酸性稀溶液,加三氯化铁试液1滴,即显紫色。

(2)取供试品溶液,加稀盐酸,即析出白色水杨酸沉淀;分离,沉淀在醋酸铵试液中溶解。

丙二酰脲类

(1)取供试品约0.1g,加碳酸钠试液1ml与水10ml,振摇2分钟,滤过;滤液中逐滴加入硝酸银试液,即生成白色沉淀,振摇,沉淀即溶解;继续滴加过量的硝酸银试液,沉淀不再溶解。

(2)取供试品约50mg,加吡啶溶液(1→10)5ml,溶解后,加铜吡啶试液1ml,即显紫色或生成紫色沉淀。

有机氟化物

取供试品约7mg,照氧瓶燃烧法(通则0703)进行有机破坏,用水20ml与0.01mol/L氢氧化钠溶液6.5ml为吸收液,待燃烧完毕后,充分振摇;取吸收液2ml,加茜素氟蓝试液0.5ml,再加12%醋酸钠的稀醋酸溶液0.2ml,用水稀释至4ml,加硝酸亚铈试液0.5ml,即显蓝紫色;同时做空白对照试验。

亚硫酸盐或亚硫酸氢盐

(1)取供试品,加盐酸,即产生二氧化硫气体,有刺激性特臭,并能使硝酸亚汞试液湿润的滤纸显黑色。

(2)取供试品溶液,滴加碘试液,碘的颜色即消褪。

亚锡盐

取供试品的水溶液1滴,点于磷钼酸铵试纸上,试纸应显蓝色。

托烷生物碱类

取供试品约10mg,加发烟硝酸5滴,置水浴上蒸干,得黄色的残渣,放冷,加乙醇2~3滴湿润,加固体氢氧化钾一小粒,即显深紫色。

汞盐

亚汞盐　(1)取供试品,加氨试液或氢氧化钠试液,即变黑色。

(2)取供试品,加碘化钾试液,振摇,即生成黄绿色沉淀,瞬即变为灰绿色,并逐渐转变为灰黑色。

汞盐　(1)取供试品溶液,加氢氧化钠试液,即生成黄色沉淀。

(2)取供试品的中性溶液,加碘化钾试液,即生成猩红色沉淀,能在过量的碘化钾试液中溶解;再以氢氧化钠试液碱化,加铵盐即生成红棕色的沉淀。

(3)取不含过量硝酸的供试品溶液,涂于光亮的铜箔表面,擦拭后即生成一层光亮似银的沉积物。

芳香第一胺类

取供试品约50mg,加稀盐酸1ml,必要时缓缓煮沸使溶解,加0.1mol/L亚硝酸钠溶液数滴,加与0.1mol/L亚硝酸钠溶液等体积的1mol/L脲溶液,振摇1分钟,滴加碱性β-萘酚试液数滴,视供试品不同,生成由粉红到猩红色沉淀。

苯甲酸盐

(1)取供试品的中性溶液,滴加三氯化铁试液,即生成赭色沉淀;再加稀盐酸,变为白色沉淀。

(2)取供试品,置干燥试管中,加硫酸后,加热,不炭化,但析出苯甲酸,并在试管内壁凝结成白色升华物。

乳酸盐

取供试品溶液5ml(约相当于乳酸5mg),置试管中,加溴试液1ml与稀硫酸0.5ml,置水浴上加热,并用玻棒小心搅拌至褪色,加硫酸铵4g,混匀,沿管壁逐滴加入10%亚硝基铁氰化钠的稀硫酸溶液0.2ml和浓氨试液1ml,使成两液层;在放置30分钟内,两液层的接界面处出现一暗绿色环。

枸橼酸盐

(1)取供试品溶液2ml(约相当于枸橼酸10mg),加稀硫酸数滴,加热至沸,加高锰酸钾试液数滴,振摇,紫色即消失;溶液分成两份,一份中加硫酸汞试液1滴,另一份中逐滴加入溴试液,均生成白色沉淀。

(2)取供试品约5mg,加吡啶-醋酐(3:1)约5ml,振摇,即生成黄色到红色或紫红色的溶液。

钙盐

(1)取铂丝,用盐酸湿润后,蘸取供试品,在无色火焰中燃烧,火焰即显砖红色。

(2)取供试品溶液(1→20),加甲基红指示液2滴,用氨试液中和,再滴加盐酸至恰呈酸性,加草酸铵试液,即生成白色沉淀;分离,沉淀不溶于醋酸,但可溶于稀盐酸。

钠盐

(1)取铂丝,用盐酸湿润后,蘸取供试品,在无色火焰中燃烧,火焰即显鲜黄色。

(2)取供试品约 100mg，置 10ml 试管中，加水 2ml 溶解，加 15％碳酸钾溶液 2ml，加热至沸，不得有沉淀生成；加焦锑酸钾试液 4ml，加热至沸，置冰水中冷却，必要时，用玻棒摩擦试管内壁，应有致密的沉淀生成。

钡盐

(1)取铂丝，用盐酸湿润后，蘸取供试品，在无色火焰中燃烧，火焰即显黄绿色；通过绿色玻璃透视，火焰显蓝色。

(2)取供试品溶液，滴加稀硫酸，即生成白色沉淀；分离，沉淀在盐酸或硝酸中均不溶解。

酒石酸盐

(1)取供试品的中性溶液，置洁净的试管中，加氨制硝酸银试液数滴，置水浴中加热，银即游离并附在试管的内壁成银镜。

(2)取供试品溶液，加醋酸成酸性后，加硫酸亚铁试液 1 滴和过氧化氢试液 1 滴，待溶液褪色后，用氢氧化钠试液碱化，溶液即显紫色。

铋盐

(1)取供试品溶液，滴加碘化钾试液，即生成红棕色溶液或暗棕色沉淀；分离，沉淀能在过量碘化钾试液中溶解成黄棕色的溶液，再加水稀释，又生成橙色沉淀。

(2)取供试品溶液，用稀硫酸酸化，加 10％硫脲溶液，即显深黄色。

钾盐

(1)取铂丝，用盐酸湿润后，蘸取供试品，在无色火焰中燃烧，火焰即显紫色；但有少量的钠盐混存时，须隔蓝色玻璃透视，方能辨认。

(2)取供试品，加热炽灼除去可能杂有的铵盐，放冷后，加水溶解，再加 0.1％四苯硼钠溶液与醋酸，即生成白色沉淀。

铁盐

亚铁盐　(1)取供试品溶液，滴加铁氰化钾试液，即生成深蓝色沉淀；分离，沉淀在稀盐酸中不溶，但加氢氧化钠试液，即生成棕色沉淀。

(2)取供试品溶液，加 1％邻二氮菲的乙醇溶液数滴，即显深红色。

铁盐　(1)取供试品溶液，滴加亚铁氰化钾试液，即生成深蓝色沉淀；分离，沉淀在稀盐酸中不溶，但加氢氧化钠试液，即生成棕色沉淀。

(2)取供试品溶液，滴加硫氰酸铵试液，即显血红色。

铵盐

(1)取供试品，加过量的氢氧化钠试液后，加热，即分解，发生氨臭；遇用水湿润的红色石蕊试纸，能使之变蓝色，并能使硝酸亚汞试液湿润的滤纸显黑色。

(2)取供试品溶液，加碱性碘化汞钾试液 1 滴，即生成红棕色沉淀。

银盐

(1)取供试品溶液，加稀盐酸，即生成白色凝乳状沉淀；

分离，沉淀能在氨试液中溶解，加稀硝酸酸化后，沉淀复生成。

(2)取供试品的中性溶液，滴加铬酸钾试液，即生成砖红色沉淀；分离，沉淀能在硝酸中溶解。

铜盐

(1)取供试品溶液，滴加氨试液，即生成淡蓝色沉淀；再加过量的氨试液，沉淀即溶解，生成深蓝色溶液。

(2)取供试品溶液，加亚铁氰化钾试液，即显红棕色或生成红棕色沉淀。

锂盐

(1)取供试品溶液，加氢氧化钠试液碱化后，加入碳酸钠试液，煮沸，即生成白色沉淀；分离，沉淀能在氯化铵试液中溶解。

(2)取铂丝，用盐酸湿润后，蘸取供试品，在无色火焰中燃烧，火焰显胭脂红色。

(3)取供试品适量，加入稀硫酸或可溶性硫酸盐溶液，不生成沉淀(与锶盐区别)。

硫酸盐

(1)取供试品溶液，滴加氯化钡试液，即生成白色沉淀；分离，沉淀在盐酸或硝酸中均不溶解。

(2)取供试品溶液，滴加醋酸铅试液，即生成白色沉淀；分离，沉淀在醋酸铵试液或氢氧化钠试液中溶解。

(3)取供试品溶液，加盐酸，不生成白色沉淀(与硫代硫酸盐区别)。

硝酸盐

(1)取供试品溶液，置试管中，加等量的硫酸，小心混合，放冷，沿管壁加硫酸亚铁试液，使成两液层，接界面显棕色。

(2)取供试品溶液，加硫酸与铜丝(或铜屑)，加热，即发生红棕色的蒸气。

(3)取供试品溶液，滴加高锰酸钾试液，紫色不应褪去(与亚硝酸盐区别)。

锌盐

(1)取供试品溶液，加亚铁氰化钾试液，即生成白色沉淀；分离，沉淀在稀盐酸中不溶解。

(2)取供试品制成中性或碱性溶液，加硫化钠试液，即生成白色沉淀。

锑盐

(1)取供试品溶液，加醋酸成酸性后，置水浴上加热，趁热加硫代硫酸钠试液数滴，逐渐生成橙红色沉淀。

(2)取供试品溶液，加盐酸成酸性后，通硫化氢，即生成橙色沉淀；分离，沉淀能在硫化铵试液或硫化钠试液中溶解。

铝盐

(1)取供试品溶液，滴加氢氧化钠试液，即生成白色胶状沉淀；分离，沉淀能在过量的氢氧化钠试液中溶解。

(2)取供试品溶液，加氨试液至生成白色胶状沉淀，滴加茜素磺酸钠指示液数滴，沉淀即显樱红色。

氯化物

(1)取供试品溶液，加稀硝酸使成酸性后，滴加硝酸银试液，即生成白色凝乳状沉淀；分离，沉淀加氨试液即溶解，再加稀硝酸酸化后，沉淀复生成。如供试品为生物碱或其他有机碱的盐酸盐，须先加氨试液使成碱性，将析出的沉淀滤过除去，取滤液进行试验。

(2)取供试品少量，置试管中，加等量的二氧化锰，混匀，加硫酸湿润，缓缓加热，即发生氯气，能使用水湿润的碘化钾淀粉试纸显蓝色。

溴化物

(1)取供试品溶液，滴加硝酸银试液，即生成淡黄色凝乳状沉淀；分离，沉淀能在氨试液中微溶，但在硝酸中几乎不溶。

(2)取供试品溶液，滴加氯试液，溴即游离，加三氯甲烷振摇，三氯甲烷层显黄色或红棕色。

碘化物

(1)取供试品溶液，滴加硝酸银试液，即生成黄色凝乳状沉淀；分离，沉淀在硝酸或氨试液中均不溶解。

(2)取供试品溶液，加少量的氯试液，碘即游离；如加三氯甲烷振摇，三氯甲烷层显紫色；如加淀粉指示液，溶液显蓝色。

硼酸盐

(1)取供试品溶液，加盐酸成酸性后，能使姜黄试纸变成棕红色；放置干燥，颜色即变深，用氨试液湿润，即变为绿黑色。

(2)取供试品，加硫酸，混合后，加甲醇，点火燃烧，即发生边缘带绿色的火焰。

碳酸盐与碳酸氢盐

(1)取供试品溶液，加稀酸，即泡沸，产生二氧化碳气体，导入氢氧化钙试液中，即生成白色沉淀。

(2)取供试品溶液，加硫酸镁试液，如为碳酸盐溶液，即生成白色沉淀；如为碳酸氢盐溶液，须煮沸，即生成白色沉淀。

(3)取供试品溶液，加酚酞指示液，如为碳酸盐溶液，即显深红色；如为碳酸氢盐溶液，不变色或仅显微红色。

镁盐

(1)取供试品溶液，加氨试液，即生成白色沉淀；滴加氯化铵试液，沉淀溶解；再加磷酸氢二钠试液 1 滴，振摇，即生成白色沉淀。分离，沉淀在氨试液中不溶解。

(2)取供试品溶液，加氢氧化钠试液，即生成白色沉淀。分离，沉淀分成两份，一份中加过量的氢氧化钠试液，沉淀不溶解；另一份中加碘试液，沉淀转成红棕色。

醋酸盐

(1)取供试品，加硫酸和乙醇后，加热，即分解产生乙酸乙酯。

(2)取供试品的中性溶液，加三氯化铁试液 1 滴，溶液呈深红色，加稀无机酸，红色即褪去。

磷酸盐

(1)取供试品的中性溶液，加硝酸银试液，即生成浅黄色沉淀；分离，沉淀在氨试液或稀硝酸中均易溶解。

(2)取供试品溶液，加氯化铵镁试液，即生成白色结晶性沉淀。

(3)取供试品溶液，加钼酸铵试液与硝酸后，加热即生成黄色沉淀；分离，沉淀能在氨试液中溶解。

0400　光学分析法

光学分析法是基于电磁辐射作用于物质所产生的辐射信号或所引起的辐射信号变化的分析方法。这些电磁辐射包括从 γ 射线到无线电波的所有电磁波谱范围，电磁辐射与物质相互作用的方式有发射、吸收、反射、折射、散射、干涉、衍射、偏振等。根据电磁辐射与物质作用的性质不同，光学分析法可分为光谱法和非光谱法。

1　非光谱法

若电磁辐射和物质相互作用时，不涉及能级间的跃迁，只改变传播方向、速度或某些物理性质，以此为依据建立的光学分析方法称为非光谱法，包括基于折射的折光率测定法(通则 0622)、基于散射的多种分析方法如澄清度检查法(通则 0902 第二法)、粒度和粒度分布测定法(通则 0982 第三法)等、基于衍射的 X 射线衍射法(通则 0451)和基于偏振的旋光度测定法(通则 0621)等。

2　光谱法

当电磁辐射和物质相互作用时，物质内部发生量子化的能级跃迁，对能级跃迁产生的发射、吸收或散射光的波长或强度进行测量和分析的方法称为光谱法。据此，光谱法可分为发射光谱法、吸收光谱法、散射光谱法。光谱法还有多种分类方法，如按与电磁辐射作用的物质粒子单元的不同，光谱法又可分为原子光谱法和分子光谱法等。

2.1　发射光谱法

物质通过电致激发、热致激发或光致激发等激发过程获得能量，变为激发态原子或分子 M^*，当从激发态过渡到低能态或基态时产生发射光谱。

$$M^* \rightarrow M + h\nu$$

通过测量物质的发射光谱的波长和强度进行定性和定量分析的方法称为发射光谱法，通常发射光谱范围为 $180\sim1400\mathrm{nm}$。

发射光谱法包括原子发射光谱法，原子、分子和 X 射线荧光发射光谱法，分子磷光光谱法和化学发光法等，其中应用较多的是原子发射光谱法和分子荧光发射光谱法。

原子发射光谱法归属于原子光谱法。原子光谱法是利用原子在一定状态下发射或吸收特定波长电磁辐射所产生的光谱进行元素定性、定量的分析方法。原子光谱是由原子外层或内层电子能级的变化产生的，是元素的固有特征，表现形式是线光谱。原子由原子核及核外电子组成，原子核外的电子处于不同能量轨道运动时，其能量变化呈量子化，原子的运动状态可用其光谱项来表征：

$$n^M L_J \text{ 或 } n^{2S+1} L_J$$

n 为主量子数；L 为总角量子数；S 为总自旋量子数；J 为内量子数；M 或 $2S+1$ 为光谱项的多重性；每一个原子能级（态）对应一个光谱项。只有符合光谱选律（选择规则）的谱线才是允许的；那些不符合光谱选律的谱线，称为禁戒跃迁线。

原子光谱分析主要利用 L-S 间耦合作用引起多重分裂造成的精细结构谱线。由于核自旋磁矩和同位素效应引起光谱支项分裂造成的极微小的谱线波长差别称为原子光谱超精细结构，是进行原子光谱同位素分析的主要依据。

在原子光谱的发射和吸收的过程中，能量最低的原子或离子称为基态原子或基态离子；能量高于基态能级以上的原子或离子称为激发态原子或离子，同时也存在着亚稳态。

从激发态回到基态或从基态跃迁到激发态所产生的谱线称为共振线，前者是共振发射线，后者是共振吸收线。同一元素相应的共振发射线或共振吸收线波长一致。每个元素有多条共振线，其中激发能量最低的共振线是第一共振线，其余类推。在共振线中，第一共振线的强度通常最大。在原子光谱分析中通常选择共振线作为分析线。但共振线都有自吸特性，因此要注意光源的自吸现象对分析测定带来的影响。

灵敏线一般均是指强度较大的一些谱线，通常具有较低的激发能和较大的跃迁几率，多是一些共振线，激发能最低的共振线通常是理论上的最灵敏线。通常用元素灵敏线进行元素的检测。元素灵敏线及其波长分布，同样与原子或离子的能级结构间存在规律性联系，取决于参加辐射跃迁的高低能级的能量差，越易激发的元素，其灵敏线的波长越长，越难激发的元素，其灵敏线的波长越短。

当样品中某元素含量逐渐减小时，最后仍能观察到的谱线称为最后线。以此可以估计某元素存在的大致含量。

用于分析的灵敏线称为分析线。在进行光谱分析时一般只需找出一根或几根灵敏线即可。

原子在不同能级间跃迁时，发射或吸收辐射的频率与始末能级之间的能量差成正比。对应于一定能级间的跃迁，原子发射或吸收一定波长的辐射。原子光谱法研究原子谱线的波长及其强度。谱线的波长是定性分析的基础；谱线的强度是定量分析的基础。

谱线强度的定量测定与光谱谱线的轮廓有很大关系。所谓谱线的轮廓，即指谱线的强度按频率的分布值。原子光谱为锐线光谱，但并不只是一条几何线，而是具有一定宽度和外观轮廓的谱线。无论是发射谱线或吸收谱线均非单一频率，而是具有一定的频率范围，即谱线具有一定的宽度。谱线的轮廓是单色光强度随频率（或波长）的变化曲线，它由谱线的自然宽度、热变宽、碰撞变宽、共振变宽、电致变宽、磁致变宽、自吸变宽等决定。

由于采用不同的激发源，原子发射光谱法已发展成为多种分析技术：如火焰光度法（又称火焰发射光谱法）（通则0407）、电感耦合等离子体原子发射光谱法（通则0411）和激光诱导击穿光谱法等。

分子荧光发射（激发）光谱法是应用活性物质经光照射产生发射光分布光谱图的特性进行分析的方法。分子荧光激发光谱是激发光分布光谱图，它以被激发物质发射光的强度为纵坐标，以入射（激发）光波长为横坐标。如同在吸收光谱中一样，有机化合物荧光所覆盖的电磁波谱重要的区域包括紫外区、可见区和近红外区等，在 $250\sim800\mathrm{nm}$ 范围。当分子吸收光辐射后，能量以热能的方式消散或以与吸收波长相同或更长的光辐射释放。光的吸收和发射都是由于电子在分子不同能级间、不同轨道间发生跃迁造成的。在光的吸收和发射间存在一个时间延迟，对于大多数有机荧光化合物溶液，这一时间间隔也就是分子位于激发态的时间，大约为 $10^{-9}\sim10^{-8}$ 秒。荧光的寿命很短，可与磷光相区别，后者寿命要长许多，一般为 10^{-3} 秒到几分钟。

2.2 吸收光谱法

当物质所吸收的电磁辐射能与该物质的原子核、原子或分子的两个能级间跃迁所需的能量满足 $\Delta E = h\nu$ 的关系时，将产生吸收光谱。

$$M + h\nu \rightarrow M^*$$

根据吸收光谱所在的光谱区和能量传递方法不同，吸收光谱法可分为：原子吸收分光光度法（通则0406）、紫外-可见分光光度法（通则0401）、近红外光谱法（通则0403）、红外光谱法（通则0402）、远红外光谱法和核磁共振波谱法（通则0441）。

单色光辐射穿过被测物质溶液时，在一定的浓度范围内被该物质吸收的量与该物质的浓度和液层的厚度（光路长度）成正比，其关系可以用朗伯-比尔定律表述如下：

$$A = \lg \frac{1}{T} = Ecl$$

式中　A 为吸光度；

　　　T 为透光率；

E 为吸收系数，常用百分吸收系数 $E_{1cm}^{1\%}$ 表示，其物理意义为当溶液浓度为 1%(g/ml)，液层厚度为 1cm 时的吸光度数值；

c 为 100ml 溶液中所含物质的重量（按干燥品或无水物计算），g；

l 为液层厚度，cm。

上述公式中吸收系数也可以摩尔吸收系数 ε 表示，其物理意义为溶液浓度 c 为 1mol/L 和液层厚度为 1cm 时的吸光度数值。最大吸收波长处的摩尔吸收系数表示为 ε_{max}。

摩尔质量为 M 的摩尔吸收系数 ε 和百分吸收系数 $E_{1cm}^{1\%}$ 有如下换算关系：

$$\varepsilon = \frac{M}{10} \times E_{1cm}^{1\%}$$

物质对光的选择性吸收波长，以及相应的吸收系数是该物质的物理常数。在一定条件下，物质的吸收系数是恒定的，且与入射光的强度、吸收池厚度及样品浓度无关。当已知某纯物质在一定条件下的吸收系数后，可用同样条件将该供试品配成溶液，测定其吸光度，即可由上式计算出供试品中该物质的含量。在可见光区，除某些物质对光有吸收外，很多物质本身并没有吸收，但可在一定条件下加入显色试剂或经过处理使其显色后再测定，故又称之为比色法。

化学因素或仪器变化可引起对朗伯-比尔定律的偏离。溶质间或溶质与溶剂的缔合、溶质解离等引起溶质分子浓度改变，将产生明显的朗伯-比尔定律的偏离。非单色入射光、狭缝宽度效应和杂散光等仪器因素也会造成朗伯-比尔定律的偏离。

原子吸收光谱法吸收过程除可用朗伯-比尔定律描述外，还遵循原子发射光谱中所描述的原子光谱的基本原理。

除原子吸收光谱法和核磁共振波谱法外，其他的吸收光谱法属于分子光谱法。分子光谱法是由分子中电子能级、振动和转动能级的变化产生的，表现形式为带光谱，是光谱法的重要组成部分，分子光谱法主要有紫外-可见分光光度法、近红外光谱法、红外光谱法、拉曼光谱法（通则 0421）、荧光分光光度法（通则 0405）和分子磷光光度法等。拉曼虽属于分子光谱，但不是吸收光谱，而是一种散射光谱。

2.3 散射光学与散射光谱法

光散射法是测量由于溶液亚微观的光学密度不均一产生的散射光，这种方法在测量分子量由 1000 到数亿的多分散体系的平均分子量和粒度分布方面有重要作用。

频率为 ν_0 的单色光照射物质，会发生散射现象。如果这种散射是光子与物质分子发生能量交换引起，即不仅光子的运动方向发生变化，它的能量也发生变化，则称为"非弹性光散射"，拉曼（Raman）散射是一种非弹性光散射。拉曼散射光的频率（ν_m）与入射光的频率之差，称为拉曼位移。拉曼位移的大小与分子的振动和转动的能级有关，利用拉曼位移研究物质结构的方法称为拉曼（Raman）光谱法。拉曼光谱法是一种非弹性光散射法，是指被测样品在强烈的单色光（通常是激光）照射下发生光散射时，分析被测样品发出的散射光频率位移的方法。

拉曼散射活性是一种分子特性（单位 cm^4/g），它决定随机取向样品中所观察的拉曼谱带强度。拉曼散射活性由产生的分子极化所决定，极化使分子运动而产生拉曼位移谱带。通常，拉曼谱带的强度与样品的浓度呈正比关系。

2.4 其他

质谱法（通则 0431）是在离子源中将物质离子化，再按质荷比（m/z）将离子分离，通过测量离子的质荷比和谱峰响应强度而进行成分的结构和定量分析的一种常用的谱学方法。严格地讲，质谱法不属于光谱法范畴，但基于其谱图表达的特征性与光谱法的类似，故通常将其与光谱法归为一类。电感耦合等离子体质谱法（通则 0412）是以电感耦合等离子体作为激发源，激发元素使其原子化或电离，采用质谱分析器检测电离离子，属于一种无机质谱法，也可以将其视为电感耦合等离子体原子发射光谱与质谱联用技术。

通常还将原子质谱法归为原子光谱法，但其检测的是元素离子的质量。

上述常用光谱方法所用的电磁辐射波长范围主要从紫外光区至红外光区。为了叙述方便，光谱范围大致分成紫外区（190～400nm），可见光区（400～760nm），近红外区（760～2500nm），中红外区（2.5～25μm 或 4000～400cm⁻¹）和远红外区（400～10cm⁻¹）。基于采用分光技术，紫外-可见光谱法、（近、中、远）红外光谱法、荧光光谱法和原子吸收光谱法又习惯分别称为紫外-可见分光光度法、（近、中、远）红外分光光度法、荧光分光光度法和原子吸收分光光度法，它们所使用的相应仪器则称为分光光度计。

为保证测量的精密度和准确度，所用仪器应按照国家计量检定规程或药典各光谱法通则和分析仪器确证指导原则（指导原则 9094）中的相应规定，实施仪器确证并满足相应要求。

3 各光谱法相对适用性

对于多数药物，紫外-可见光谱法定量测量的准确性和灵敏度要比近红外和红外光谱法好，通常其专属性不强，但是很适合用于定量分析，对于大多数物质还是有用的辅助鉴别方法。近年来，近红外光谱法的应用日益广泛，特别是在大量样品的快速鉴别和水分测定方面。近红外光谱法尤其适合测定羟基和氨基，例如乙醇中的水分，氨基存在时的羟基，碳氢化合物中的乙醇，以及叔胺存在时的伯胺和仲胺等。

在不含光学异构体的情况下，任何一个化合物都有一个特定的红外光谱，光学异构体具有相同的中红外光谱。但是，某些化合物在固态时会表现出多晶型，多晶型会导致红外光谱的差异。通常，结构中微小的差别会使红外光谱有很明显的差别。在红外光谱中呈现大量的吸收峰，有时不需进行预先分离，也可以定量测定成分已知的混合物中的某个特定成分。

虽然拉曼光谱和红外光谱的强度受不同的分子性质所决定，但两种光谱提供相似的分子振动转动信息。拉曼光谱和红外光谱对于不同的官能团表现不同的相对灵敏度，例如，拉曼光谱对碳硫键和碳碳键特别灵敏，且用拉曼光谱更容易鉴别某些芳香化合物。水有很强的红外吸收但其拉曼散射却特别弱。因此，拉曼光谱几乎不受水的影响，适合于含水物的检测。拉曼光谱有两个主要不足：一是常规拉曼光谱最低检测浓度通常为 $10^{-1} \sim 10^{-2}$ mol/L，二是物质中如存在荧光杂质将干扰拉曼散射信号的检测。

光反射测量法与透射测量法提供的红外光谱信息相似。由于光反射测量法仅探测样品的表面成分，克服了与光学厚度和物质散射性相关的困难。因此，反射测量更适用于强吸收物质的检测。一种常用的红外光反射检测技术被称为衰减全反射（ATR），也被称为多重内反射（MIR）。

当品种项下给出红外光谱或拉曼光谱数据时，字母 s、m、w 分别代表强峰、中等强度峰和弱峰；sh 为肩峰，bd 为宽峰，v 表示非常的意思。

荧光分光光度法比紫外-可见分光光度法的灵敏度高。在荧光光谱中，空白溶液的信号很低，因此由背景发射产生的干扰要小得多。通常，浓度低于 10^{-5} mol/L 的化合物几乎不能用紫外吸收光谱测定，而荧光光谱的测定浓度可以低至 $10^{-7} \sim 10^{-8}$ mol/L。

4 对照品的使用

在鉴别、检查和定量测定中，使用对照品进行比较时，应保证供试品和对照品在相同的条件下进行测量。这些条件包括波长（或波数）的设定，狭缝宽度的调整，样品（池）的位置和校正以及光谱响应水平。例如，紫外-可见分光光度法使用的吸收池在不同波长下的透光率可能会有差异，必要时，应对吸收池进行多波长点的校正。

"同法制备"及"相同溶液"等描述，实际上是指标准样品（通常是对照品）和供试样品应同法制备，同法检测。在制备对照品溶液时，制备的溶液浓度（例如 10% 以内）只是期望浓度的近似值，而光谱响应的计算则以精确的称量为基础。

"同时测定"及"同时测量"等描述，是指特定空白溶液的光谱响应、对照品溶液的光谱响应和供试品溶液的光谱响应立即依序测定。

0401   紫外-可见分光光度法

紫外-可见分光光度法是在 190～800nm 波长范围内测定物质的吸光度，用于鉴别、杂质检查和定量测定的方法。当光穿过被测物质溶液时，物质对光的吸收程度随光的波长不同而变化。因此，通过测定物质在不同波长处的吸光度，并绘制其吸光度与波长的关系图即得被测物质的吸收光谱。从吸收光谱中，可以确定最大吸收波长 $\lambda_{\max}$ 和最小吸收波长 $\lambda_{\min}$。物质的吸收光谱具有与其结构相关的特征性。因此，可

以通过特定波长范围内样品的光谱与对照光谱或对照品光谱的比较，或通过确定最大吸收波长，或通过测量两个特定波长处的吸光度比值而鉴别物质。用于定量时，在最大吸收波长处测量一定浓度样品溶液的吸光度，并与一定浓度的对照品溶液的吸光度进行比较或采用吸收系数法求算出样品溶液的浓度。

仪器的校正和检定

1. 波长   由于环境因素对机械部分的影响，仪器的波长经常会略有变动，因此除应定期对所用的仪器进行全面校正检定外，还应于测定前校正测定波长。常用汞灯中的较强谱线 237.83nm，253.65nm，275.28nm，296.73nm，313.16nm，334.15nm，365.02nm，404.66nm，435.83nm，546.07nm 与 576.96nm；或用仪器中氘灯的 486.02nm 与 656.10nm 谱线进行校正；钬玻璃在波长 279.4nm，287.5nm，333.7nm，360.9nm，418.5nm，460.0nm，484.5nm，536.2nm 与 637.5nm 处有尖锐吸收峰，也可作波长校正用，但因来源不同或随着时间的推移会有微小的变化，使用时应注意；近年来，常使用高氯酸钬溶液校正双光束仪器，以 10% 高氯酸溶液为溶剂，配制含氧化钬（Ho_2O_3）4% 的溶液，该溶液的吸收峰波长为 241.13nm，278.10nm，287.18nm，333.44nm，345.47nm，361.31nm，416.28nm，451.30nm，485.29nm，536.64nm 和 640.52nm。

仪器波长的允许误差为：紫外光区 ±1nm，500nm 附近 ±2nm。

2. 吸光度的准确度   可用重铬酸钾的硫酸溶液检定。取在 120℃ 干燥至恒重的基准重铬酸钾约 60mg，精密称定，用 0.005mol/L 硫酸溶液溶解并稀释至 1000ml，在规定的波长处测定并计算其吸收系数，并与规定的吸收系数比较，应符合表中的规定。

波长/nm	235(最小)	257(最大)	313(最小)	350(最大)
吸收系数（$E_{1cm}^{1\%}$）的规定值	124.5	144.0	48.6	106.6
吸收系数（$E_{1cm}^{1\%}$）的许可范围	123.0～126.0	142.8～146.2	47.0～50.3	105.5～108.5

3. 杂散光的检查   可按下表所列的试剂和浓度，配制成水溶液，置 1cm 石英吸收池中，在规定的波长处测定透光率，应符合表中的规定。

试剂	浓度/%(g/ml)	测定用波长/nm	透光率/%
碘化钠	1.00	220	<0.8
亚硝酸钠	5.00	340	<0.8

对溶剂的要求

含有杂原子的有机溶剂，通常均具有很强的末端吸收。因此，当作溶剂使用时，它们的使用范围均不能小于截止使用波长。例如甲醇、乙醇的截止使用波长为 205nm。另外，

当溶剂不纯时，也可能增加干扰吸收。因此，在测定供试品前，应先检查所用的溶剂在供试品所用的波长附近是否符合要求，即将溶剂置 1cm 石英吸收池中，以空气为空白（即空白光路中不置任何物质）测定其吸光度。溶剂和吸收池的吸光度，在 220～240nm 范围内不得超过 0.40，在 241～250nm 范围内不得超过 0.20，在 251～300nm 范围内不得超过 0.10，在 300nm 以上时不得超过 0.05。

测定法

测定时，除另有规定外，应以配制供试品溶液的同批溶剂为空白对照，采用 1cm 的石英吸收池，在规定的吸收峰波长±2nm 以内测试几个点的吸光度，或由仪器在规定波长附近自动扫描测定，以核对供试品的吸收峰波长位置是否正确。除另有规定外，吸收峰波长应在该品种项下规定的波长±2nm 以内，并以吸光度最大的波长作为测定波长。一般供试品溶液的吸光度读数，以在 0.3～0.7 之间为宜。仪器的狭缝波带宽度宜小于供试品吸收带的半高宽度的 1/10，否则测得的吸光度会偏低；狭缝宽度的选择，应以减小狭缝宽度时供试品的吸光度不再增大为准。由于吸收池和溶剂本身可能有空白吸收，因此测定供试品的吸光度后应减去空白读数，或由仪器自动扣除空白读数后再计算含量。

当溶液的 pH 值对测定结果有影响时，应将供试品溶液的 pH 值和对照品溶液的 pH 值调成一致。

1. 鉴别和检查　分别按各品种项下规定的方法进行。

2. 含量测定　一般有以下几种方法。

(1)对照品比较法　按各品种项下的方法，分别配制供试品溶液和对照品溶液，对照品溶液中所含被测成分的量应为供试品溶液中被测成分规定量的 $100\% \pm 10\%$，所用溶剂也应完全一致，在规定的波长处测定供试品溶液和对照品溶液的吸光度后，按下式计算供试品中被测溶液的浓度：

$$c_X = (A_X/A_R)c_R$$

式中　c_X 为供试品溶液的浓度；

　　　A_X 为供试品溶液的吸光度；

　　　c_R 为对照品溶液的浓度；

　　　A_R 为对照品溶液的吸光度。

(2)吸收系数法　按各品种项下的方法配制供试品溶液，在规定的波长处测定其吸光度，再以该品种在规定条件下的吸收系数计算含量。用本法测定时，吸收系数通常应大于 100，并注意仪器的校正和检定。

(3)计算分光光度法　计算分光光度法有多种，使用时应按各品种项下规定的方法进行。当在吸收曲线的陡然上升或下降的部位测定吸光度时，波长的微小变化可能对测定结果造成显著影响，故对照品和供试品的测试条件应尽可能一致。计算分光光度法一般不宜用作含量测定。

(4)比色法　供试品本身在紫外-可见光区没有强吸收，或在紫外光区虽有吸收但为了避免干扰或提高灵敏度，可加入适当的显色剂，使反应产物的最大吸收移至可见光区，这种测定方法称为比色法。

用比色法测定时，由于影响显色的因素较多，应取供试品与对照品或标准品同时操作。除另有规定外，比色法所用的空白系指用同体积的溶剂代替对照品或供试品溶液，然后依次加入等量的相应试剂，并用同样方法处理。在规定的波长处测定对照品和供试品溶液的吸光度后，按上述(1)法计算供试品浓度。

如采用标准曲线法定量时，应取数份梯度量的对照品溶液，用溶剂补充至同一体积，显色后测定各溶液的吸光度，然后以吸光度与相应的浓度绘制标准曲线，再根据供试品的吸光度在标准曲线上查得其相应的浓度，并求出其含量。

0402　红外光谱法

1　概述

红外光谱法又称红外分光光度法，是在 $4000\sim400\text{cm}^{-1}$ 波数范围（$2.5\sim25\mu\text{m}$ 波长范围）内采集物质的吸收光谱，用于化合物的鉴别、检查或含量测定的方法。在中红外谱区，吸收带反映了官能团的分子振转信息，其中 1500cm^{-1} 以下区域称为"指纹区"，信息丰富且复杂。除部分光学异构体及长链烷烃同系物外，几乎没有两个化合物具有相同的红外光谱，据此可以对化合物进行定性和结构分析；化合物对红外辐射的吸收程度与其浓度的关系在一定条件下符合朗伯-比尔定律，是红外光谱法定量分析的依据。

红外光谱法在制药领域被广泛应用于实验室的化学和物理分析，同时也是过程分析技术（PAT）的有效工具。其中，化学方面包括原辅料、制剂中的组分、生产中间体和包装材料的鉴别和确认；药物中药物活性成分的定量以及杂质检查；化学合成的反应监测等。物理方面主要应用于固态性质的分析，如药物多晶型鉴别或检查。

在红外光谱中，波长（λ）通常以微米（μm）表示，波数（υ）以厘米倒数（cm^{-1}）表示。波数比波长更常用，二者的转换关系如下：

$$\upsilon_{\text{cm}^{-1}} = 10^4 \times \frac{1}{\lambda_{\mu\text{m}}} \quad\quad (1)$$

2　测量模式

红外光谱常用测量模式有透射、衰减全反射（ATR）和漫反射三种模式。此外，还有与显微镜联用的显微模式。

2.1　透射模式

该模式是基于透射率（T）的测量，即样品在给定波长（波数）下透射红外光的能力。定义如下：

$$T = \frac{I}{I_0} \quad\quad (2)$$

式中　I_0 是入射光强度；

　　　I 是透射光强度。

透射模式测得的红外光谱通常以透射率-波数表示，也可用吸光度（A）-波数表示，二者关系如下：

$$A = \lg\left(\frac{1}{T}\right) = \lg\left(\frac{I_0}{I}\right) = a \cdot b \cdot c \qquad (3)$$

式中　a 为分子吸收系数，cm^2/mol；

　　　b 为样品厚度，cm；

　　　c 为样品浓度，mol/cm^3。

2.2 衰减全反射(ATR)模式

ATR 模式是基于内反射现象测量红外光谱。其原理为：从光源发出的红外光经过光密介质(晶体，折射率 n_1)投射到光疏介质(样品，折射率 n_2)表面上，当入射角 θ 大于临界角时，入射光在晶体和样品界面发生全反射，但倏逝波会穿透样品表面一定深度，并吸收部分能量，使得全反射被衰减，得到红外吸收光谱。常用的晶体材料有硒化锌(ZnSe)、锗(Ge)、硅(Si)、金刚石等。根据光束在晶体中发生的全反射次数的不同，ATR 附件可分为单次反射 ATR 与多次反射 ATR。多次反射 ATR 附件可以提高检测信号的强度，而单次反射 ATR 附件因采样量少而更为常用。穿透深度 d_p 与波长 λ 相关，通常为 μm 数量级：

$$d_p = \frac{\lambda/n_1}{2\pi\sqrt{\sin^2\theta - (n_2/n_1)^2}} \qquad (4)$$

式中　λ 为波长；

　　　θ 为入射角；

　　　n_1、n_2 分别是晶体和样品的折射率，$n_1 > n_2$。

2.3 漫反射模式

从粉末或较细的颗粒样品记录的光谱称为漫反射光谱。其中大部分光谱来源于在不同样品颗粒内部经过多次的透射、折射和反射后，从样品粉末表面各个方向射出反射光；较小一部分光谱来源于在表层样品颗粒外部产生镜面反射光，即菲涅尔反射(Fresnel reflectance)光谱。通常将样品与 $90\%\sim99\%$ 的非吸收性稀释剂(如 KBr)混合，通过稀释样品，来减小菲涅尔反射效应。

漫反射光谱与透射光谱相似，但漫反射光谱不遵从朗伯-比尔定律，而符合 Kubelka-Munk 函数 (K-M 函数)：

$$f(R_\infty) \frac{(1-R_\infty)^2}{2R_\infty} = \frac{K}{S} \qquad (5)$$

式中　$f(R_\infty)$ 为 K-M 函数；

　　　R_∞ 为样品层无限厚时的漫反射率(实际有几毫米厚度即可)；

　　　K 为样品的吸光系数；

　　　S 为样品的散射系数(与样品粒度有关，粒度一定时为常数)。

由于 K 与粉末样品浓度 c 成正比，由此可知，$f(R_\infty)$ 与 c 成正比，这是应用漫反射光谱定量分析的依据。

2.4 显微模式

对于非均相的混合物样品，无需进行化学法分离，可通过红外显微镜在微观条件下选择特定区域，直接测量红外光谱，实现微量分析和成像分析。

红外显微镜的工作原理：红外光经聚焦后通过样品的微区，通过调节可变光阑的大小对不同成分在空间上分辨并分析，显微红外可通过透射模式、反射模式和 ATR 模式实现。红外显微镜的物镜为球面反射镜，为提高信号灵敏度，一般采用液氮制冷的碲镉汞(MCT)检测器。红外成像由配备的阵列检测器实现；当使用阵列检测器时，空间分辨率将不受光阑的限制。

3 仪器及性能确证

3.1 仪器装置

傅里叶变换型红外光谱仪(FT-IR)是目前最常用的红外光谱仪器类型，由光源、干涉仪、样品室、检测器和数据处理系统组成。其中光源常采用导电陶瓷棒，干涉仪使用 KBr 分束器，样品室中使用附件，如透射样品架、ATR 附件等。满足性能要求的其他类型红外光谱仪均可使用。红外光谱仪可与红外显微镜联用，用于微观样品或化学成像的研究。红外光谱还可与其他分析技术联用，如热分析、色谱法等。

3.2 仪器性能确证

为确保仪器能达到预期的应用目的，应采用标准物质(如聚苯乙烯薄膜)对仪器的性能进行确证。例如，制订标准操作规程(SOP)定期进行性能测试，并在使用中通过自检确保仪器的适用性。性能测试参数可包括本底光谱能量分布、光谱分辨率、波数准确性、波数重复性、透射率重复性、100% 线平直度、100% 噪声等。其中，波数准确性和光谱分辨率为关键参数。

用聚苯乙烯薄膜(厚度约为 0.04mm)校准仪器，采集其光谱图，用 $3027cm^{-1}$，$2851cm^{-1}$，$1601cm^{-1}$，$1028cm^{-1}$，$907cm^{-1}$ 处的吸收峰对仪器的波数进行校准。傅里叶变换红外光谱仪在 $3000cm^{-1}$ 附近的波数误差应不大于 $\pm5cm^{-1}$，在 $1000cm^{-1}$ 附近的波数误差应不大于 $\pm1cm^{-1}$。

用聚苯乙烯薄膜校准时，仪器的分辨率要求在 $3110\sim2850cm^{-1}$ 范围内应能清晰地分辨出 7 个峰，峰 $2851cm^{-1}$ 与谷 $2870cm^{-1}$ 之间的分辨深度不小于 18% 透光率，峰 $1583cm^{-1}$ 与谷 $1589cm^{-1}$ 之间的分辨深度不小于 12% 透光率。仪器的标称分辨率，除另有规定外，应小于等于 $2cm^{-1}$。

仪器的性能确证应定期进行，并应在维修光路或更换光学部件(如光源或采样附件)后及时进行。仪器性能确证过程应根据仪器类型、测量方式以及所需要确证的参数选择标准物质，并应在光路中不存在滤光片的配置下，选择合适的性能测试方法。

4 应用

4.1 鉴别

通过将供试品的红外光谱与对照品光谱或对照图谱进行比对实现定性鉴别。其中，对照图谱可为《药品红外光谱集》中的标准光谱或质量标准所附对照图谱。鉴别时，实测谱带的波数误差应小于规定值的 $\pm5cm^{-1}$ 或 0.5%。可以存储当前批次对照品的红外光谱以供后续使用。

除另有规定外，应按照《药品红外光谱集》各卷收载的各光谱图所规定的方法制备样品。具体操作技术参见《药品红外光谱集》的说明。各品种项下规定"应与对照的图谱

(光谱集××图)一致"，系指《药品红外光谱集》各卷所载的图谱。同一化合物的图谱若在不同卷上均有收载时，则以后卷所载的图谱为准。

当供试品的实测光谱与对照品光谱或对照图谱不一致时，可考虑晶型的影响。除另有规定外，应采用适当的溶剂对供试品和对照品在相同的条件下同时进行重结晶，制样，并采集光谱，进行比对。如已规定特定的药用晶型，则应采用相应晶型的对照品依法比对。

当采用固体制样技术不能满足鉴别需要时，可改用溶液法采集光谱后与对照品在相同条件下采集的光谱进行比对。

制剂中组分鉴别 品种鉴别项下应明确规定制剂的前处理方法，通常采用溶剂提取法。提取时应选择适宜的溶剂，以尽可能减少辅料的干扰，避免导致可能的晶型转变。提取的样品再经适当干燥后依法进行红外光谱鉴别。

药物制剂经提取处理并依法采集光谱，比对时应注意以下四种情况：(1)辅料无干扰且待测成分的晶型不变化，此时可直接与原料药相应的对照品光谱或对照图谱进行比对；(2)辅料无干扰，但待测成分的晶型有变化，此种情况可用对照品经同法处理后的光谱比对；(3)待测成分的晶型无变化，而辅料存在不同程度的干扰，此时可参照原料药相应的对照品光谱或对照图谱，在指纹区内选择 3~5 个不受辅料干扰的待测成分的特征谱带作为鉴别的依据；(4)待测成分的晶型有变化，辅料也存在干扰，此种情况一般不宜采用红外光谱鉴别。

多组分药物鉴别 多组分药物鉴别包括多组分原料药鉴别、中药供试品整体鉴别等。应考虑干扰、晶型、基质等对鉴别的影响。可采用溶剂提取法；或选择主要成分的若干个特征谱带，进行谱图比对；也可使用化学计量学方法，在一定波数范围内建立光谱特征判别模型或指纹图谱。

谱图比对和结果判断方法 可以利用全谱区或特定谱区进行谱图比对。可使用软件的数学计算实现光谱比较，但需预先设定结果判断的标准，如阈值。常用方法包括：

(1)基于吸收峰峰位和相对强度的目视比较，进行判断；

(2)计算两个光谱之间的相关系数，通过预先设定的阈值进行判断，其中阈值的设定应符合专属性要求[参见化学计量学指导原则(指导原则 9096)中的定性模型评估]；

(3)通过化学计量学方法(如欧氏距离、马氏距离、分类方法)进行判断；该类方法的建立、评估和验证应符合化学计量学指导原则(指导原则 9096)的一般原则。

由于各种型号的仪器性能不同，供试品制备时研磨程度的差异或吸水程度不同等原因，均会影响光谱的形状。因此，进行光谱比对时，应考虑各种因素可能造成的影响。

同一物质的 ATR 光谱与透射光谱的吸收峰位置、强度或形状上有可能存在一定的差异。因此，在鉴别时，ATR 光谱不能与透射光谱进行直接比较。

4.2 晶型、异构体限度检查

采用红外光谱法可对原料药或固体制剂中的不同晶型、异构体进行限度控制或定量测量。定量测量可采用相对峰强度法：配制一系列不同比例的混合对照品，选取不同晶型或异构体特有且互不干扰的红外光谱吸收峰，建立特征吸收峰响应值(吸光度值或峰面积)的比值与晶型(或异构体)含量间的校正关系，对混合样品中各晶型(或异构体)进行定量分析。也可采用归一化法进行纯度分析：选取不同晶型(或异构体)特有且互不干扰的红外光谱吸收峰，测量各晶型(或异构体)特征吸收峰的峰面积或峰高，计算各晶型(或异构体)的归一化纯度。

样品制备条件(如压力、溶剂)可能会改变多态性物质的结晶形式。对压力可致晶型状态改变的样品，优先考虑采用漫反射模式。

4.3 含量测定

采用红外光谱法可对样品中某些常量组分进行定量分析，如反式脂肪酸、二甲硅油的测定等，常用外标法和标准曲线法。采用红外光谱外标法含量测定的方法为：按各品种项下有关规定，精密称(量)取对照品和供试品，分别配制供试品溶液和对照品溶液，对照品溶液中所含被测成分的量应为供试品溶液中被测成分的量的 $100\% \pm 10\%$，所用溶剂应完全一致。在规定波数处，同法测量供试品溶液和对照品溶液的响应值(吸光度值或峰面积)后，按下式计算供试品中被测溶液的浓度。

$$c_X = c_R \times \frac{A_X}{A_R} \qquad (6)$$

式中 A_X 为供试品的响应值；

     c_X 为供试品的浓度；

     A_R 为对照品的响应值；

     c_R 为对照品的浓度。

红外光谱定量分析也可采用多变量校正模型，可参照近红外光谱法(通则 0403)和化学计量学指导原则(指导原则 9096)。

根据待测量的质量属性(定性、限度检查或定量)，需验证的性能特征有专属性、范围、准确度、精密度等。通常情况下，定量方法验证应包括准确度、精密度和定量限。

5 测 定 法

应根据样品的物理状态选择合适的测量模式和制备方法。透射模式适用于透明样品，如液体、溶液、气体、薄膜、溴化钾压片等。液态样品和气态样品可装载于固定或可变光程的液体池或气体池中测量，溴化钾压片应使用样品支架置于光路中。ATR 模式适用于固态和液态样品的测量。漫反射模式适用于粉末样品的测量。对于极微量或需微区分析的供试品，可采用显微红外光谱方法测定。

6 系统适用性试验

在采集红外光谱用于鉴别时，为获得满足质量要求的光谱，可设置系统适用性要求，如规定图谱中最强吸收峰的透光率在一个适宜的范围。

限度检查和定量分析时，除对红外光谱图的质量提出要求外，还可设置与准确度、精密度和灵敏度有关的其他系统适用性试验及要求，并在品种项下予以注明。

如需要，仪器的波数准确性和光谱分辨率也可作为系统适用性试验要求。

0403　近红外光谱法

1　概述

近红外光谱法是在 $780\sim2500\mathrm{nm}(12800\sim4000\mathrm{cm}^{-1})$ 波长范围采集物质的吸收光谱，用于定性分析和定量分析的方法。近红外光谱主要由 C—H、N—H、O—H 和 S—H 等基团的中红外 $(4000\sim400\mathrm{cm}^{-1})$ 基频振动的倍频和合频组成，包含复合的化学和物理信息，由于其吸收强度远低于物质中红外光谱的基频振动，吸收峰重叠严重，通常需利用化学计量学等数据处理方法提取相关信息；但当定性方法达到专属性标准时，也可直接与对照品的光谱（包括预处理光谱）比较进行化学鉴别或固态表征。由于在近红外范围内的吸收率低，近红外光可穿透材料（如玻璃、泡罩）数毫米，实现无损测量。除标准取样程序和实验室检测外，还可直接原位测量。

近红外光谱法具有快速、准确、对样品无破坏等特点，在药物分析中具有广泛的适用性。其中，化学分析方面包括原辅料、制剂中组分、生产中间体和包装材料的鉴别和确认，包括批次间光谱比较和供应商变更评估；以及药物中药物活性成分和其他化学值的定量测定，如羟值、水含量，羟基化程度和溶剂含量等。物理分析方面包括结晶形式和结晶度、多态性、溶剂化物、粒度、崩解、硬度、薄膜性能等的分析。过程分析方面包括对合成、结晶、混合、干燥、制粒和涂布等单元操作进行监测；以及控制和终点检测等。

近红外光谱的波长 (λ) 通常以纳米(nm)表示，波数 (v) 通常用厘米倒数 (cm^{-1}) 表示。二者的转换关系如下：

$$v_{\mathrm{cm}^{-1}}=10^{7}\times\frac{1}{\lambda_{\mathrm{nm}}} \tag{1}$$

2　测量模式

近红外光谱分析中常采用透射、反射和透反射三种测量模式。

2.1　透射模式

一般适用于液体和固体。测量时样品置于光源与检测器之间的光路上，这种测量方式与许多传统光谱仪类似。

采用透射模式时，近红外光谱图的 x 轴为波长或波数，y 轴为透光率 (T) 或吸光度 (A)。透光率 (T) 是指当近红外光通过样品时，在给定波长处近红外光强度下降的量度，等于透射光强度 (I) 与入射光强度 (I_0) 之比。

$$T=\frac{I}{I_0} \tag{2}$$

$$A=-\lg T=\lg\left(\frac{1}{T}\right)=\lg\left(\frac{I_0}{I}\right) \tag{3}$$

测量时，固体样品可采用合适的附件固定；液体样品可放置在无近红外吸收的材质制成的样品池中，光程通常为 $0.5\sim10\mathrm{mm}$，或者放置在光纤探头可浸入的装置中。

2.2　反射模式

在近红外光谱法中，最常用的反射模式为漫反射模式，可用于分析固体、半固体和混悬液体样品。近红外光可穿透样品内部，穿透的距离与样品的化学成分和物理性质有关。进入样品的近红外光有一部分会被样品中待测物的倍频和合频的振动吸收，未被吸收的部分从样品中反射出来进入检测器。

采用反射模式时，仪器测得反射率 (R)，即样品的反射光强度 (I) 与参比物的反射光强度 (I_r) 的比值。此时，近红外光谱图的 x 轴为波长或波数，y 轴为 $\lg(1/R)$。

$$R=\frac{I}{I_r} \tag{4}$$

$$A_R=\lg\left(\frac{1}{R}\right)=\lg\left(\frac{I_r}{I}\right) \tag{5}$$

采用这种模式，样品可直接检测，或放在合适的装置（例如样品支架）中检测，或直接用光纤探头检测。应用于过程监测时，可以通过抛光窗口界面（如蓝宝石）或使用在线光纤探头对样品进行检测。必须注意确保样品间的测量条件尽可能具有重现性。先扫描参比物得到基线，然后测量被分析物得到反射率。常见的参比物有陶瓷、热塑性树脂和黄金等。

2.3　透反射模式

一般适用于液体、混悬液和透明塑料材料。透反射模式为透射与反射模式的结合，将由金属或无近红外吸收的惰性物质（例如，干燥的二氧化钛）制成的反射镜置于样品后侧，光源与检测器在样品同侧，近红外光穿过样品后经反射镜返回，光程增加为两倍，从而有效提高了仪器的检测灵敏度。

采用透反射模式时，近红外光谱图的 x 轴为波长或波数，y 轴为透反射率 (T^*) 或吸光度 (A^*)。透反射率 (T^*) 是样品的透反射光强度 (I) 与参比物透反射光强度 (I_T) 的比值。

$$T^*=\frac{I}{I_T} \tag{6}$$

$$A^*=\lg\left(\frac{1}{T^*}\right)=\lg\left(\frac{I_T}{I}\right) \tag{7}$$

3　仪器及性能确证

3.1　仪器装置

近红外光谱仪由光源、单色器（或干涉仪）、采样附件、检测器、数据处理系统组成。其中，光源常采用高强度的石英或钨灯光源，但钨灯比较稳定；单色器有声光可调型、光栅型和棱镜型等；常用的采样附件包括固体样品架、光纤探头、液体透射池、积分球等；硅、硫化铅、砷化铟、铟镓砷和氘代硫酸三甘肽检测器为常用的检测器。需根据供试品的类型选择合适的检测器和采样附件。

3.2　仪器性能确证

为确保仪器能达到预期的应用目的，应采用标准物质对仪器的性能进行确证。例如，根据应用需求制订 SOP 定期进行确证，并应在使用中通过自检确保仪器的适用性。近红外光谱仪的确证参数可包括波长范围、波长准确度、吸光度线性与精密度、吸光度噪声等。近红外光谱仪的自检通常通过比较实测光谱与校验时储存于仪器中的标准光谱的差异来实现。自检时除针对上述校验参数设计适当的指标外，还应考虑分析过程中波长的漂移和灵敏度的改变。

仪器的性能确证应定期进行，并应在维修光路或更换光学部件，如光源或采样附件后及时进行。仪器性能确证过程应根据仪器类型、测量方式以及所需要确证的参数选择不同的标准物质，并应在光路中不存在滤光片的配置下，选择合适的性能测试方法。具体如下。

3.2.1　波长范围

除滤光片型仪器外，近红外光谱仪在透射测量方式下，可选择二氯甲烷作为标准物质，在其 1155nm、1366nm、1417nm、1690nm、1838nm、1894nm、2068nm 和 2245nm 处的窄带吸收峰中选择 3 个峰值进行校验。也可使用其他合适的标准物质，如 65μm 厚的聚苯乙烯薄膜。在反射测量方式下，选择合适的反射介质或光纤探头测量滑石粉，应在 948nm、1391nm、2077nm 和 2312nm 处测量得到至少 3 个较为明显的吸收峰。也可以选择仪器正常工作波长范围内存在明显吸收峰的其他标准物质，如聚苯乙烯标准物质，并根据包含工作波长范围内的至少 3 个吸收峰位置确定仪器测量波长范围。在透反射测量方式下，将 1.2g 二氧化钛与约 4ml 二氯甲烷混合，通入样品池或将光纤探头浸入混合样品。在 2500nm 处，仪器波长分辨率最大标称值应小于 10nm 时（或者在 4000cm^{-1} 处为 16cm^{-1}），测量得到二氯甲烷在 1155nm、1366nm、1417nm、1690nm、1838nm、1894nm、2068nm 和 2245nm 处窄带吸收峰，在仪器测量波长范围内选择 3 个吸收峰位置确定仪器测量波长范围。也可使用其他合适的混合标准物质。

工艺过程在线检测设备如果无法测量可溯源的标准物质，可使用仪器内置参比物，如聚苯乙烯、玻璃纤维或其他溶剂，以及水蒸气作为参比，或者利用仪器配置的测量支路或探头测量可溯源的标准物质。

傅里叶变换近红外光谱仪具有较高的分辨率，可使用水蒸气吸收峰（例如 7306.74cm^{-1}、7299.45cm^{-1} 或 7299.81cm^{-1} 处的吸收峰）进行校验，或有证标准物质的窄吸收谱线来校准波长。

3.2.2　波长准确度

除滤光片型仪器外，近红外光谱仪在透射、反射以及透反射测量方式下，均要求波长的标准偏差符合仪器制造商的规格或分析要求。可以根据仪器测量波长范围及实际应用需要，选择合适的外部或内部标准物质，确证光谱测量的波长准确度。一般情况下，要求仪器测量值与标准值对比得到的典型误差范围满足以下要求：

780nm 处应在 ±1.0nm 范围（相当于 12 800cm^{-1} 处应在 ±16cm^{-1} 范围）；

1200nm 处应在 ±1.0nm 范围（相当于 8300cm^{-1} 处应在 ±8cm^{-1} 范围）；

1600nm 处应在 ±1.0nm 范围（相当于 6250cm^{-1} 处应在

±6cm^{-1} 范围）；

2000nm 处应在 ±1.5nm 范围（相当于 5000cm^{-1} 处应在 ±4cm^{-1} 范围）；

2500nm 处应在 ±1.5nm 范围（相当于 4000cm^{-1} 处应在 ±2cm^{-1} 范围）。

选择与以上波长中任意一个最接近的标准物质吸收峰，计算重复测量的误差范围。对于光谱分辨率较低的二极管阵列型仪器，一般要求其分辨率优于 10nm。由于需要用到峰值搜索算法，算法的准确性对波长准确度确证结果比较重要。实际应用中，在仪器波长范围内，达到 ±2nm 的波长准确度是可以满足要求的，也可参考仪器制造商技术规范的可接受标准。

3.2.3　吸光度线性与精密度

近红外光谱仪在透射、透反射及反射测量方式下，在线仪器在透反射、透射测量方式下，可在仪器可测吸光度范围内测量 4 个吸光度标准物质，对吸光度线性与精密度进行确证。例如，透射模式下，在仪器可测量最大吸光度值的 10%～90% 范围内，选择透光率分别为 10%、20%、40% 和 80% 的标准物质，其对应的吸光度值分别为 1.0、0.7、0.4 和 0.1。采用线性回归方法评估标准物质的吸光度值与测量得到的吸光度值偏差。首次确证仪器的吸光度线性时，得到线性回归曲线的斜率应在 1.00 ±0.05 范围内，截距应在 0.00 ±0.05 范围内。后续吸光度线性确证可使用仪器首次测量吸光度值作为参考值，与测量值进行线性回归，得到的斜率与截距可应分别在 1.00 ±0.05 与 0.00 ±0.05 范围内。

工艺过程在线仪器如果在样品测量过程中无法测量可溯源的标准物质，则使用仪器内置的吸光度参比物。在这种情况下，需要遵照仪器制造商提供的校验与自检方法。

3.2.4　吸光度噪声

近红外光谱仪以及工艺过程在线仪器的透射、透反射及反射测量方式，可以使用具有合适反射率或透射率的标准物质［例如，白色高反射陶瓷板，或者聚四氟乙烯（PTFE）］。根据仪器制造商建议的测量方式与仪器配置，测量 100% 线（透射率光谱），并根据峰-峰噪声计算吸光度噪声。

工艺过程在线仪器如果无法测量标准物质，可以测量仪器内置参比物进行光度噪声校验与自检。或者在反射及透反射测量模式下，在合适的波长范围内扫描反射率低的通量标准（如反射率为 5% 或 10% 的掺碳的聚合物标准品），并根据峰-峰噪声计算吸光度噪声。透射测量方式可以测量具有较高透射率的标准物质（如 90% 或 99% 的掺碳聚合物标准物质），并根据峰-峰噪声计算吸光度噪声。

4　定性和定量方法

4.1　定性分析

包括鉴别和表征。利用近红外光谱法进行定性分析可通过与谱库中谱图比对、与对照品光谱比对及建立化学计量学定性模型三种方式进行。其中，谱库中应包括可溯源的代表性样品的光谱以及对应的测量模式(如光纤探头、积分球等)、样品特性(如固体、粒度等)、光谱范围、数据预处理方法等要素。谱库中同一物质可能包含一组不同要素组合的光谱,鉴别时应选择或采用与供试品具有相同要素光谱进行比对,谱库应明确记录谱库检索的方法和原理。在光谱专属性好或特定单一范围应用(如 PAT 物料鉴别)时,可直接与对照品光谱进行比对。也可以选择合适的化学计量学方法建立定性模型,实现鉴别和表征,如主成分分析、聚类分析、SIMCA 等。定性模型的验证包括专属性和稳健性,参见化学计量学指导原则(指导原则 9096)。

4.2 限度分析和趋势分析

通过利用近红外光谱的相对比较可以实现限度分析或趋势分析,如待测物吸收度的变化范围、终点指示等。限度分析和趋势分析不要求建立模型,但必须证明光谱范围和预处理方法的适用性。限度分析和趋势分析的专属性是通过进行与风险控制相适应的极限试验,证明方法的相对分辨能力,同时操作范围内基质浓度的变化不得影响测量。

4.3 定量分析

将样品的近红外光谱与其样品性质(如浓度、粒度等)相关联,选择合适的化学计量学算法,建立定量模型。其中,定量模型中应包括适当数量的代表性样品的光谱,并具有已知的属性值(如水分含量)。建模样品的数量取决于样品基质的复杂性和干扰(如温度、粒度等)。建模样品的埋化量值范围为模型的定量范围,定量模型只能给出模型定量范围内的预测结果。常用的化学计量学算法包括多元线性回归(MLR)、主成分回归(PCR)和偏最小二乘回归(PLS)等。定量模型的验证包括专属性、准确性、精密度、线性、稳健性等。定量模型的验证、光谱预处理方法、变量选择、模型评估、模型转移等方法参见化学计量学指导原则(指导原则 9096)。

5 近红外光谱的影响因素和关键技术要求

近红外光谱测量时一般不需要对样品进行预处理,但测量时可受多种因素的影响。环境温度、样品的光学性质、多晶型、样品的含水量和溶剂残留量、样品粒度、厚度、硬度、光洁度及样品的贮存时间等均对样品的近红外光谱有影响。液体样品对环境温度最敏感,不同晶型的样品通常具有不同的近红外光谱。近红外光谱分析结果的重现性和相关性往往取决于对主要影响因素的控制。

在建立定性或定量模型前,通常需要对谱图进行数学预处理。归一化处理常用于消除或减弱由位置或光程变化所导致的基线平移或强度变化;导数处理可以提高谱图的分辨率,但导数处理的同时扩大了噪声,因此不建议使用高阶导数,并常辅以平滑处理来消除噪声;对固体样品,采用多元散射校正(MSC)或标准正态变量变换(SNV)校正来消除或减弱光散射引入的基线偏移。

模型应在适用范围内使用,待测样品的测量需采用与建模光谱相同的测量和预处理条件。

近红外模型全生命周期管理应遵循化学计量学指导原则

(指导原则 9096)的一般原则。

6 近红外光谱在 PAT 中的应用要求

近红外光谱法是过程分析技术(PAT)中实现快速、无损分析的重要技术之一,可应用"离线(off-line)""近线(at-line)""线上(on-line)"和"在线(in-line)"测量方式,在干燥、混合、制粒等工艺中监测包括原辅料、中间体和终产品等,常见的应用场景包括组分鉴别、水分测定、药物活性成分(API)分析等。

在 PAT 中使用近红外光谱法应遵循质量源于设计(QbD)原则,对待测样品的物理化学特性、测量仪器的原理以及化学计量学方法有充分的理解;应确定近红外方法流程中所基于的所有假设是正确的;在使用中,应包括仪器校准、光谱采集、模型开发及全生命周期管理[参见化学计量学指导原则(指导原则 9096)]等步骤。

近红外光谱法作为 PAT 工具应包括近红外光谱方法、近红外模型、近红外方法流程三个要素。

6.1 近红外光谱方法

为利用近红外仪器设备实现对过程中间体或终产品的关键质量属性(如水分含量、API 含量等)进行的定量分析和/或对原辅料等进行的定性分析(如鉴别、分级等)。PAT 文件应提供近红外检测设备的相关信息,包括但不限于:仪器制造商和型号、光学系统的分光原理、检测器类型、测量方法或模式以及光谱范围;应描述针对待测样品制备、样品表达(包括如何采样、如何测量光谱)、采样装置以及被认为是建立方法所必需的任何其他额外附件或设备控制的细节;应说明并可证明每次样品光谱的预处理记录和光谱扫描次数;应建立光谱库以及光谱数据收集和存储方式。

6.2 近红外模型

为建立的能够表达样品关键质量属性,如水分、粒度和/或组分含量与近红外光谱之间定量关系的数学表达式,或建立的样品类属与近红外光谱之间定性关系的数学表达式。通常需要使用化学计量学软件、统计软件和/或可视化软件显示从近红外模型输出的结果。需要注意的是,软件自动识别存在一定风险,当过程监控中出现异常值时,应首先使用独立验证集排除偶然因素影响,对超出其定义范围的样品(如超出模型预测范围的值或成分不正确的组分等)参照化学计量学指导原则(指导原则 9096)"异常样本"处理。PAT 文件应提供近红外方法模型的详细信息,包括所用的商业软件产品信息、化学计量学算法(如 PLSR)、选择的变量、预处理方法及相关的参数等;应包括表征模型性能的评价指标及可接受标准,合理的可接受标准可以保证近红外方法在 PAT 应用生命周期内适用。对于定量方法,通常应说明相关的光谱质量测试标准、模型参数(如 PLSR 的潜变量数)、校准标准误差(SEC)和预测标准误差(SEP)等。

6.3 近红外方法流程

为在适用范围内,近红外光谱方法和近红外模型如何用于预期目的的过程。在制定近红外方法流程时,应考虑以下内容：

(1)确定待测物、样品特性以及工艺流程等；

(2)原料或产品控制策略背景下工艺流程的预期目标，应包括近红外方法流程的操作范围限制，如分析物浓度、制造工艺参数和/或设计空间等；

(3)近红外光谱方法，即实现近红外检测的关键要素，包括采样接口、探头位置和采样计划等；

(4)近红外模型，包括相关的可接受标准和/或基于统计的质量属性阈值；

(5)总结信息，确保定期对近红外方法流程进行评估和再验证，以便在必要时进行持续改进和适当的变更控制；

(6)参考方法，应指定在近红外方法流程中，与所测量样品预测结果所对应的参考方法。

0405　荧光分光光度法

某些物质受紫外光或可见光照射激发后能发射出比激发光波长更长的荧光。物质的激发光谱和荧光发射光谱，可用于该物质的定性分析。当激发光强度、波长、所用溶剂和温度等条件固定时，物质在一定浓度范围内，其发射光强度与溶液中该物质的浓度成正比关系，可以用于该物质的含量测定。荧光分光光度法的灵敏度一般较紫外-可见分光光度法高，但浓度太高的溶液会发生"自猝灭"现象，而且在液面附近溶液会吸收激发光，使发射光强度下降，导致发射光强度与浓度不成正比，故荧光分光光度法应在低浓度溶液中进行。

测定法

所用的仪器为荧光计或荧光分光光度计，按各品种项下的规定，选定激发光波长和发射光波长，并制备对照品溶液和供试品溶液。

通常荧光分光光度法是在一定条件下，测定对照品溶液荧光强度与其浓度的线性关系。当线性关系良好时，可在每次测定前，用一定浓度的对照品溶液校正仪器的灵敏度；然后在相同的条件下，分别读取对照品溶液及其试剂空白的荧光强度与供试品溶液及其试剂空白的荧光强度，用下式计算供试品浓度。

$$c_X = \frac{R_X - R_{Xb}}{R_r - R_{rb}} \times c_r$$

式中　c_X 为供试品溶液的浓度；

c_r 为对照品溶液的浓度；

R_X 为供试品溶液的荧光强度；

R_{Xb} 为供试品溶液试剂空白的荧光强度；

R_r 为对照品溶液的荧光强度；

R_{rb} 为对照品溶液试剂空白的荧光强度。

因荧光分光光度法中的浓度与荧光强度的线性范围较窄，故 $(R_X - R_{Xb})/(R_r - R_{rb})$ 应控制在 $0.5 \sim 2$ 之间为宜，如若超过，应在调节溶液浓度后再进行测定。

当浓度与荧光强度的关系明显偏离线性范围时，应改用标准曲线法进行含量测定。

对易被光分解或弛豫时间较长的品种，为使仪器灵敏度量值准确，避免因激发光多次照射而影响荧光强度，可选择一种激发光和发射光波长与供试品近似而对光稳定的物质配成适当浓度的溶液，作为基准溶液。例如蓝色荧光可用硫酸奎宁的稀硫酸溶液，黄绿色荧光可用荧光素钠水溶液，红色荧光可用罗丹明 B 水溶液等。在测定供试品溶液时选择适当的基准溶液代替对照品溶液校正仪器的灵敏度。

【附注】荧光分光光度法因灵敏度高，故应注意以下干扰因素。

(1)溶剂不纯会带入较大误差，应先做空白检查，必要时，应用玻璃磨口蒸馏器蒸馏后再用。

(2)溶液中的悬浮物对光有散射作用，必要时，应用垂熔玻璃滤器滤过或用离心法除去。

(3)所用的玻璃仪器与测定池等也必须保持高度洁净。

(4)温度对荧光强度有较大的影响，测定时应控制温度一致。

(5)溶液中的溶氧有降低荧光作用，必要时可在测定前通入惰性气体除氧。

(6)测定时需注意溶液的 pH 值和试剂的纯度等对荧光强度的影响。

0406　原子吸收分光光度法

原子吸收分光光度法的测量对象是呈原子状态的金属元素和部分非金属元素，是基于测量蒸气中原子对特征电磁辐射的吸收强度进行定量分析的一种仪器分析方法。原子吸收分光光度法遵循朗伯-比尔定律，一般通过比较对照品溶液和供试品溶液的吸光度，计算供试品中待测元素的含量。

仪器的一般要求

所用仪器为原子吸收分光光度计，它由光源、原子化器、单色器、背景校正系统、自动进样系统和检测系统等组成。

1. 光源　常用待测元素作为阴极的空心阴极灯。

2. 原子化器　主要有四种类型：火焰原子化器、石墨炉原子化器、氢化物发生原子化器和冷蒸气发生原子化器。

(1)火焰原子化器　由雾化器及燃烧灯头等主要部件组成。其功能是将供试品溶液雾化成气溶胶后，再与燃气混合，进入燃烧灯头产生的火焰中，以干燥、蒸发、离解供试品，使待测元素形成基态原子。燃烧火焰由不同种类的气体混合物产生，常用乙炔-空气火焰。改变燃气和助燃气的种类及比例可控制火焰的温度，以获得较好的火焰稳定性和测定灵敏度。

(2)石墨炉原子化器　由电热石墨炉及电源等部件组成。其功能是将供试品溶液干燥、灰化，再经高温原子化使待测元素形成基态原子。一般以石墨作为发热体，炉中通入保护气,以防氧化并能输送试样蒸气。

(3)氢化物发生原子化器 由氢化物发生器和原子吸收池组成,可用于砷、锗、铅、镉、硒、锡、锑等元素的测定。其功能是将待测元素在酸性介质中还原成低沸点、易受热分解的氢化物,再由载气导入由石英管、加热器等组成的原子吸收池,在吸收池中氢化物被加热分解,并形成基态原子。

(4)冷蒸气发生原子化器 由汞蒸气发生器和原子吸收池组成,专门用于汞的测定。其功能是将供试品溶液中的汞离子还原成汞蒸气,再由载气导入石英原子吸收池进行测定。

3. 单色器 其功能是从光源发射的电磁辐射中分离出所需要的电磁辐射,仪器光路应能保证有良好的光谱分辨率和在相当窄的光谱带(0.2nm)下正常工作的能力,波长范围一般为 190.0～900.0nm。

4. 背景校正系统 背景干扰是原子吸收测定中的常见现象。背景吸收通常来源于样品中的共存组分及其在原子化过程中形成的次生分子或原子的热发射、光吸收和光散射等。这些干扰在仪器设计时应设法予以克服。常用的背景校正法有以下四种:连续光源(在紫外区通常用氘灯)、塞曼效应、自吸效应、非吸收线等。

在原子吸收分光光度分析中,必须注意背景以及其他原因等对测定的干扰。仪器某些工作条件(如波长、狭缝、原子化条件等)的变化可影响灵敏度、稳定程度和干扰情况。在火焰法原子吸收测定中可采用选择适宜的测定谱线和狭缝、改变火焰温度、加入络合剂或释放剂、采用标准加入法等方法消除干扰;在石墨炉原子吸收测定中可采用选择适宜的背景校正系统、加入适宜的基体改进剂等方法消除干扰。具体方法应按各品种项下的规定选用。

5. 检测系统 由检测器、信号处理器和指示记录器组成,应具有较高的灵敏度和较好的稳定性,并能及时跟踪吸收信号的急速变化。

测定法

第一法(标准曲线法) 在仪器推荐的浓度范围内,除另有规定外,制备含待测元素不同浓度的对照品溶液至少 5 份,浓度依次递增,并分别加入各品种项下制备供试品溶液的相应试剂,同时以相应试剂制备空白对照溶液。将仪器按规定启动后,依次测定空白对照溶液和各浓度对照品溶液的吸光度,记录读数。以每一浓度 3 次吸光度读数的平均值为纵坐标、相应浓度为横坐标,绘制标准曲线。按各品种项下的规定制备供试品溶液,使待测元素的估计浓度在标准曲线浓度范围内,测定吸光度,取 3 次读数的平均值,从标准曲线上查得相应的浓度,计算被测元素含量。绘制标准曲线时,一般采用线性回归,也可采用非线性拟合方法回归。

第二法(标准加入法) 取同体积按各品种项下规定制备的供试品溶液 4 份,分别置 4 个同体积的量瓶中,除(1)号量瓶外,其他量瓶分别精密加入不同浓度的待测元素对照品

溶液,分别用去离子水稀释至刻度,制成从零开始递增的一系列溶液。按上述标准曲线法自"将仪器按规定启动后"操作,测定吸光度,记录读数;将吸光度读数与相应的待测元素加入量作图,延长此直线至与含量轴的延长线相交,此交点与原点间的距离即相当于供试品溶液取用量中待测元素的含量,如图 1,再以此计算供试品中待测元素的含量。

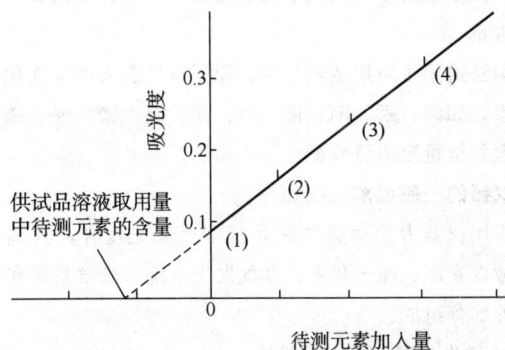

图 1 标准加入法测定图示

当用于杂质限量检查时,取供试品,按各品种项下的规定,制备供试品溶液;另取等量的供试品,加入限度量的待测元素溶液,制成对照品溶液。照上述标准曲线法操作,设对照品溶液的读数为 a,供试品溶液的读数为 b,b 值应小于 $(a-b)$。

0407 火焰光度法

火焰光度法是以火焰作为激发光源,供试品溶液用喷雾装置以气溶胶形式引入火焰光源中,靠火焰光的热能将待测元素原子化并激发其发射特征光谱,通过光电检测系统测量出待测元素特征谱线的辐射光强度,从而进行元素分析的方法,属于原子发射光谱法的范畴,主要用于碱金属及碱土金属的测定。通常通过比较对照品溶液和供试品溶液的发光强度,求得供试品中待测元素的含量。

仪器的一般要求

所用仪器为火焰光度计,由燃烧系统、单色器和检测系统等部件组成。

燃烧系统由喷雾装置、燃烧灯、燃料气体和助燃气体的供应等部分组成。燃烧火焰通常是用空气作助燃气,用煤气或液化石油气等作燃料气组成的火焰,即空气-煤气或空气-液化石油气火焰。

仪器某些工作条件(如火焰类型、火焰状态、空气压缩机供应压力等)的变化可影响灵敏度、稳定程度和干扰情况,应按各品种项下的规定选用。

测定法

火焰光度法用于含量测定和杂质限量检查时,分别照原子吸收分光光度法(通则 0406)中第一法、第二法进行测定与计算。

0408 原子荧光光谱法

原子荧光光谱法是基于蒸气相中待测元素的基态原子吸收光源辐射后，激发出具有荧光的特征谱线，根据荧光强度进行定量分析的一种仪器分析方法。一般通过比较对照品溶液和供试品溶液中待测元素的荧光强度，计算供试品中该元素的含量。

本法适用于可形成氢化物、原子蒸气态或挥发性化合物的元素，如砷、汞、硒、锡、铅、铋、镉、锗、锑、碲、锌等元素的微量至痕量检测。

仪器的一般要求

所用仪器为化学蒸气发生-原子荧光光度计，其基本结构由激发光源、原子化器、蒸气发生系统、光学系统和检测系统等部分组成。

1. 激发光源 空心阴极灯。

2. 原子化器 原子化器可将供试品中的待测元素经过蒸气发生系统生成的气态物质（一般为氢化物）转化为基态原子。作为原子荧光光度计中的关键部件，是直接影响仪器分析灵敏度的重要因素，目前均采用氩氢火焰石英炉作为原子化器，主要有低温和高温石英炉两种类型，低温原子化器是仪器中最常用的类型，适用于元素的微量到痕量分析。

3. 蒸气发生系统 蒸气发生系统是一种将样品在硼氢化物-酸反应体系中产生的气态氢化物与氢气导入原子化器的装置，主要由进样装置和气液分离器两部分组成。目前主流的蒸气发生系统分为蠕动泵断续流动、注射泵采样-断续流动、双注射泵顺序注射、双柱塞泵和单注射泵顺序注射等多种方式。以注射泵采样-断续流动法为例，该装置由注射泵、蠕动泵、流路切换阀和气液分离器四部分组成，通过采样注射泵准确吸取定量样品，利用载液推动样品与还原剂混合反应，产生的气态氢化物与氢气，通过气液分离器由载气导入到原子化器中原子化。测定不同元素所使用的反应试剂类型、浓度等可参照附表。

4. 光学系统 光学系统的功能是通过特定的光路结构将产生的荧光汇聚到检测器进行检测，目前已研发出双通道和多通道仪器，可以满足多元素测定的需求。

5. 检测系统 通常使用的检测器是光电倍增管，可将分析产生的荧光信号转换为电信号，目前最常用的光电倍增管可检测的波长范围为 160～320nm。

干扰和校正

原子荧光光谱法测定的干扰大致可分为两类：一类是光谱干扰，主要包括散射光干扰和谱线重叠干扰，这些干扰在仪器设计时应设法予以克服；另一类是非光谱干扰，主要包括氢化物生成、传输过程中的干扰和记忆效应等，可采用优化仪器参数、加入络合剂、分离富集目标元素、低温原子化技术和标准加入等方法消除干扰。

供试品溶液的制备

固体样品 应根据样品基质类型选用合适的消解方法，主要有湿式消解法、干灰化法、干湿消解法、微波消解法等。湿式消解法主要用于生物样品处理，用单一或混合的氧化性较强的酸作氧化剂。干灰化法是利用高温除去样品中的有机质，剩余的灰分用酸溶解，作为样品待测溶液，大多数金属元素含量分析均适用此方法。干湿消解法是将前二者有机结合，即先通过低温炭化使部分有机物质分解后再加入强酸消化，可缩短处理时间，减少环境污染。微波消解法是目前原子荧光光谱法样品前处理最常用的方法，其优点是所需试剂少，消解效率高，试剂空白值低，样品制备污染小以及待测元素挥发损失少等。

液体样品 可根据样品基质、有机物含量和待测元素含量等情况，选用直接分析、稀释或浓缩后分析、消解处理后分析等不同方式。

供试品微波消解的常用试剂一般是酸类，包括硝酸、盐酸、硫酸，以及一定比例的混合酸，也可加入少量的过氧化氢，可参照附表。其中硝酸引起的干扰最小，是供试品制备的首选酸。因部分元素的氢化物发生条件对酸度要求十分严格，故消解完成后，一般应进行赶酸，尽可能控制酸度，并根据测定元素类型，加入对应的还原剂、载液和其他能保证氢化物发生效率最大化的试剂。供试品溶液制备时应同时制备空白溶液，以减少实验误差。

测定法

第一法（单点法） 在相同条件下制备供试品溶液、对照品溶液和空白溶液，分别加入测定不同元素时所需的预处理试剂，并使供试品溶液与对照品溶液浓度尽可能接近。分别测定 3 次供试品溶液和对照品溶液的荧光强度，记录读数，取平均值。根据以下公式求得待测元素浓度：

$$c_X = c_R(F_X/F_R)$$

式中 c_X 为供试品溶液的浓度；
　　c_R 为对照品溶液的浓度；
　　F_X 为供试品溶液的荧光强度；
　　F_R 为对照品溶液的荧光强度。

第二法（标准曲线法） 在仪器推荐的浓度范围内，除另有规定外，制备含待测元素不同浓度的对照品溶液至少 5 份，浓度依次递增，并分别加入测定不同元素时所需的预处理试剂，同时以相应试剂制备空白溶液。依次测定空白溶液和各浓度对照品溶液的荧光强度，记录读数。以每一浓度 3 次荧光强度读数的平均值为纵坐标、相应浓度为横坐标，绘制标准曲线，相关系数（r）应不低于 0.99。在相同条件下制备供试品溶液，使待测元素的估计浓度在标准曲线浓度范围内，测定荧光强度，取 3 次读数的平均值，从标准曲线上得到相应的浓度，计算被测元素含量。绘制标准曲线时，一般采用线性回归。

第三法（标准加入法） 取同体积按各品种项下规定制备的供试品溶液 4 份，分别置 4 个同体积的量瓶中，除第 1 个量瓶外，其他 3 个量瓶分别精密加入不同浓度的待测元素对照品溶液，分别用合适的溶剂稀释至刻度，摇匀，制成系列待测溶液。在选定的分析条件下分别测定荧光强度，记录读数。以荧光强度的读数为纵坐标，待测元素加入量为横坐标，绘制标准曲线，相关系数(r)应不低于 0.99，将标准曲线延长交于横坐标，交点与原点的距离即为供试品溶液取用量中待测元素的量，再以此计算供试品中待测元素的含量。

检测限及定量限

在最佳实验条件下，测定不少于 7 份的空白溶液，以连续测定空白溶液响应值的 3 倍标准偏差（3SD）所对应的待测元素浓度作为检测限；以连续测定空白溶液响应值的 10 倍标准偏差（10SD）所对应的待测元素浓度作为定量限。

【附注】

表 1　推荐的消解方式

基质类型	消解液的选择	用途
简单基质	HNO$_3$	硝酸在微波消解下有很理想的反应能力，是使用频率最高的强氧化剂，可用于绝大部分药物的基质破坏
复杂基质	HNO$_3$+H$_2$O$_2$	对于高蛋白、高脂肪含量的样品，可适当加入过氧化氢，增加氧化能力
	混合酸（HNO$_3$+其他酸）	当单一酸不能完全消解样品时，可采用两种或多种混合酸按一定比例加入，多用于矿物类药物的消解

表 2　推荐的仪器条件参数

仪器条件	可调节范围	As	Hg	Cd	Pb
原子化器高度(mm)	8～12	8～12	10～12	8～12	8～12
负高压(V)	220～300	280～300	280～300	260～300	270～300
灯电流(mA)	30～100	40～80	30	40～80	40～80
载气流量(ml/min)	300～600	300	400	300	300
屏蔽气流量(ml/min)	600～1100	700～800	800～1000	700～800	700～800

注：可根据灵敏度调整负高压、灯电流等条件；根据峰形调整读数、延迟时间。

表 3　推荐的预处理方式

元素	预处理试剂	类型	作用
砷(As)	5%硫脲-5%抗坏血酸溶液	还原剂掩蔽剂	将五价砷还原为三价砷
汞(Hg)			汞采用冷原子法测量，无需原子化；故样品无需加特定的预处理试剂，与砷元素同测时，与砷元素预处理方式一致即可
硒(Se)	6mol/L盐酸溶液	还原剂	六价硒蒸气发生效率为零，故需将消解好的样品加入较高浓度的盐酸溶液中加热使其还原为四价硒
锡(Sn)	5%硫脲-5%抗坏血酸溶液	掩蔽剂	锡形成氢化物酸度范围窄，应严格控制溶液酸度
铅(Pb)	2%铁氰化钾	增敏剂	可以和 Pb 生成水溶性络合物，提高蒸气发生效率
铋(Bi)			铋在酸性条件下主要以三价铋稳定存在，无需预处理试剂；若铜离子等干扰离子较为严重时，可采用 1%硫脲-1%抗坏血酸溶液作为掩蔽剂
镉(Cd)	2%硫脲+1mg/L Co^{2+}	增敏剂	硫脲可以和 Cd 生成水溶性络合物；Co^{2+} 起增敏作用，提高蒸气发生效率
锗(Ge)	20%磷酸溶液	掩蔽剂	磷酸不仅利于锗的氢化物发生，还可消除金属离子的干扰
锑(Sb)	5%硫脲-5%抗坏血酸溶液	还原剂掩蔽剂	将五价锑还原为三价锑，还可消除金属离子的干扰
碲(Te)			碲与硒性质相似，前处理方法相同
锌(Zn)	镍离子、钴离子或邻二氮菲	增敏剂	锌形成氢化物酸度范围窄，应严格控制溶液酸度

注：可根据不同品种需求，参考此表对预处理试剂进行适当调整。

0411　电感耦合等离子体原子发射光谱法

电感耦合等离子体原子发射光谱法是以等离子体为激发源的原子发射光谱分析方法，可进行多元素的同时测定。

样品由载气（氩气）引入雾化系统进行雾化后，以气溶胶形式进入等离子体的中心通道，在高温和惰性气氛中被充分蒸发、原子化、电离和激发，发射出所含元素的特征谱线。根据各元素特征谱线的存在与否，鉴别样品中是否含有某种元素（定性分析）；根据特征谱线强度测定样品中相应元素的含量（定量分析）。

本法适用于各类药品中从痕量到常量的元素分析，尤其是矿物类中药、营养补充剂等的元素定性定量测定。

1. 仪器的一般要求

电感耦合等离子体原子发射光谱仪由样品引入系统、电感耦合等离子体(ICP)源、色散系统、检测系统等构成,并配有计算机控制及数据处理系统,冷却系统、气体控制系统等。

样品引入系统 同电感耦合等离子体质谱法(通则 0412)。

电感耦合等离子体(ICP)源 电感耦合等离子体源的"点燃",需具备持续稳定的纯氩气流,炬管、感应圈、高频发生器,冷却系统等条件。样品气溶胶被引入等离子体后,在 6000~10 000K 的高温下,发生去溶剂、蒸发、解离、激发或电离、发射谱线。根据光路采光方向,可分为水平观察 ICP 源和垂直观察 ICP 源;双向观察 ICP 源可实现垂直/水平双向观察。实际应用中宜根据样品基质、待测元素、波长、灵敏度等因素选择合适的观察方式。

色散系统 电感耦合等离子体原子发射光谱的单色器通常采用棱镜或棱镜与光栅的组合,样品被引入等离子体后发出的复合光经色散系统分解成按波长顺序排列的谱线,形成光谱。

检测系统 电感耦合等离子体原子发射光谱的检测系统为光电转换器,它是利用光电效应将不同波长光的辐射能转化成光电流信号。常见的光电转换器有光电倍增管和固态成像系统两类。固态成像系统是一类以半导体硅片为基材的光敏元件制成的多元阵列集成电路式的焦平面检测器,如电荷耦合器件(CCD)、电荷注入器件(CID)等,具有多谱线同时检测能力,检测速度快,动态线性范围宽,灵敏度高等特点。检测系统应保持性能稳定,具有良好的灵敏度、分辨率和光谱响应范围。

冷却和气体控制系统 冷却系统包括排风系统和循环水系统,其功能主要是有效地排出仪器内部的热量。循环水温度和排风口温度应控制在仪器要求范围内。气体控制系统运行应稳定,氩气的纯度应不小于 99.99%。

2. 干扰和校正

电感耦合等离子体原子发射光谱法测定中通常存在的干扰大致可分为两类:一类是光谱干扰,主要包括连续背景和谱线重叠干扰等;另一类是非光谱干扰,主要包括化学干扰、电离干扰、物理干扰等。

干扰的消除和校正可采用空白校正、稀释校正、内标校正、背景扣除校正、干扰系数校正、标准加入等方法。

3. 供试品溶液的制备

同电感耦合等离子体质谱法(通则 0412)。

4. 测定法

分析谱线的选择原则一般是选择干扰少,灵敏度高的谱线;同时应考虑分析对象:对于微量元素的分析,采用灵敏线,而对于高含量元素的分析,可采用较弱的谱线。

定性鉴别 根据原子发射光谱中的各元素固有的一系列特征谱线的存在与否可以确定供试品中是否含有相应元素。元素特征光谱中强度较大的谱线称为元素的灵敏线。在供试品光谱中,某元素灵敏线的检出限即为相应元素的检出限。

定量测定 同电感耦合等离子体质谱法(通则 0412)。

内标元素及参比线的选择原则:

内标元素的选择 外加内标元素在供试样品中应不存在

或含量极微可忽略;如样品基体元素的含量较稳定时,亦可用该基体元素作内标;内标元素与待测元素应有相近的特性,如同族元素或具相近的激发能和电离能的元素。

参比线的选择 分析线与参比线的波长及强度接近;无自吸现象且不受其他元素干扰;背景应尽量小。

5. 方法检测限与方法定量限

同电感耦合等离子体质谱法(通则 0412)。

0412 电感耦合等离子体质谱法

本法是以等离子体为离子源的一种质谱型元素分析方法。主要用于进行多种元素的同时测定,并可与其他色谱分离技术联用,进行元素形态及其价态分析。

样品由载气(氩气)引入雾化系统进行雾化后,以气溶胶形式进入等离子体中心区,在高温和惰性气氛中被去溶剂化、汽化解离和电离,转化成带正电荷的正离子,经离子采集系统进入质量分析器,质量分析器根据质荷比进行分离,根据元素质谱峰强度测定样品中相应元素的含量。

本法灵敏度高,适用于各类药品从痕量到微量的元素分析,尤其是痕量重金属元素的测定。

1. 仪器的一般要求

电感耦合等离子体质谱仪由样品引入系统、电感耦合等离子体(ICP)离子源、接口、离子透镜系统、质量分析器、检测器等构成,其他支持系统有真空系统、冷却系统、气体控制系统、计算机控制及数据处理系统等。

样品引入系统 按样品的状态不同分为液体、气体或固体进样,通常采用液体进样方式。样品引入系统主要由样品导入和雾化两个部分组成。样品导入部分一般为蠕动泵,也可使用自提升雾化器。要求蠕动泵转速稳定,泵管弹性良好,使样品溶液匀速泵入,废液顺畅排出。雾化部分包括雾化器和雾化室。样品以泵入方式或自提升方式进入雾化器后,在载气作用下形成小雾滴并进入雾化室,大雾滴碰到雾化室壁后被排除,只有小雾滴可进入等离子体离子源。要求雾化器雾化效率高,雾化稳定性好,记忆效应小,耐腐蚀;雾化室应保持稳定的低温环境,并应经常清洗。常用的溶液型雾化器有同心雾化器、交叉型雾化器等;常见的雾化室有双通路型和旋流型。实际应用中应根据样品基质、待测元素、灵敏度等因素选择合适的雾化器和雾化室。

电感耦合等离子体离子源 电感耦合等离子体的"点燃",需具备持续稳定的高纯氩气流(纯度应不小于 99.99%)、炬管、感应圈、高频发生器、冷却系统等条件。样品气溶胶被引入等离子体离子源,在 6000~10 000K 的高温下,发生去溶剂、蒸发、解离、原子化、电离等过程,转化成带正电荷的正离子。测定条件如射频功率,气体流量,炬管位置,蠕动泵流速等工作参数可以根据供试品的具体情况进行优化,使灵敏度最佳,干扰最小。

接口系统　接口系统的功能是将等离子体中的样品离子有效地传输到质谱仪。其关键部件是采样锥和截取锥，平时应经常清洗，并注意确保锥孔不损坏，否则将影响仪器的检测性能。

离子透镜系统　位于截取锥后面高真空区的离子透镜系统的作用是将来自截取锥的离子聚焦到质量过滤器，并阻止中性原子进入和减少来自ICP的光子通过量。离子透镜参数的设置应适当，要注意兼顾低、中、高质量的离子都具有高灵敏度。

质量分析器　质量分析器通常为四极杆质量分析器，可以实现质谱扫描功能。四极杆的作用是基于在四根电极之间的空间产生一随时间变化的特殊电场，只有给定 m/z 的离子才能获得稳定的路径而通过极棒，从另一端射出。其他离子则将被过分偏转，与极棒碰撞，并在极棒上被中和而丢失，从而实现质量选择。测定中应设置适当的四极杆质量分析器参数，优化质谱分辨率和响应并校准质量轴。

检测器　通常使用的检测器是双通道模式的电子倍增器，四极杆系统将离子按质荷比分离后引入检测器，检测器将离子转换成电子脉冲，由积分线路计数。双模式检测器采用脉冲计数和模拟两种模式，可同时测定同一样品中的低浓度和高浓度元素。检测低含量信号时，检测器使用脉冲式，直接记录撞击到检测器的总离子数量；当离子浓度较大时，检测器则自动切换到模拟模式进行检测，以保护检测器，延长使用寿命。测定中应注意设置适当的检测器参数，以优化灵敏度，对双模式检测信号（脉冲和模拟）进行归一化校准。

其他支持系统　真空系统由机械泵和分子涡轮泵组成，用于维持质谱分析器工作所需的真空度，真空度应达到仪器使用要求值。冷却系统包括排风系统和循环水系统，其功能是排出仪器内部的热量，循环水温度和排风口温度应控制在仪器要求范围内。气体控制系统运行应稳定，氩气的纯度应不小于99.99%。

2. 干扰和校正

电感耦合等离子体质谱法测定中的干扰大致可分为两类：一类是质谱型干扰，主要包括同质异位素、多原子离子、双电荷离子等；另一类是非质谱型干扰，主要包括物理干扰、基体效应、记忆效应等。

干扰的消除和校正方法有优化仪器参数、内标校正、干扰方程校正、碰撞反应池技术、稀释校正、标准加入法等。

3. 供试品溶液的制备

供试品消解的常用试剂一般是酸类，包括硝酸、盐酸、高氯酸、硫酸、氢氟酸，以及一定比例的混合酸〔如硝酸：盐酸（4:1）等〕，也可使用少量过氧化氢；其中硝酸引起的干扰最小，是供试品制备的首选酸。试剂的纯度应为优级纯以上。所用水应为去离子水（电阻率应不小于 $18M\Omega\cdot cm$）。

供试品溶液制备时应同时制备空白溶液，标准溶液的介质和酸度应与供试品溶液保持一致。

固体样品　除另有规定外，称取样品适量（0.1～3g），结合实验室条件以及样品基质类型选用合适的消解方法。消解方法有敞口容器消解法、密闭容器消解法和微波消解法。微波消解法所需试剂少，消解效率高，利于降低试剂空白值、减少样品制备过程中的污染或待测元素的挥发损失。样品消解后根据待测元素含量定容至适当体积后即可进行质谱测定。

液体样品　根据样品的基质、有机物含量和待测元素含量等情况，可选用直接分析、稀释或浓缩后分析、消化处理后分析等不同的测定方式。

4. 测定法

对待测元素，目标同位素的选择一般需根据待测样品中基质元素可能出现的干扰情况，选取干扰少，丰度较高的同位素进行测定；有些同位素需采用干扰方程校正；对于干扰不确定的情况亦可选择多个同位素测定，以便比较。常用测定方法如下。

(1)标准曲线法　在选定的分析条件下，测定不同浓度的系列标准溶液（标准溶液的介质和酸度应与供试品溶液一致），以待测元素的响应值为纵坐标，浓度为横坐标，绘制标准曲线，计算回归方程，相关系数应不低于0.99。在同样的分析条件下，进行空白试验，根据仪器说明书要求扣除空白。

附　内标校正的标准曲线法

在每个样品（包括标准溶液、供试品溶液和试剂空白）中添加相同浓度的内标（ISTD）元素，以标准溶液待测元素分析峰响应值与内标元素参比峰响应值的比值为纵坐标，浓度为横坐标，绘制标准曲线，计算回归方程。利用供试品中待测元素分析峰响应值和内标元素参比峰响应值的比值，扣除试剂空白后，从标准曲线或回归方程中查得相应的浓度，计算样品中各待测元素的含量。使用内标可有效地校正响应信号的波动，内标校正的标准曲线法为最常用的测定法。

选择内标时应考虑如下因素：待测样品中不含有该元素；与待测元素质量数接近；电离能与待测元素电离能相近；元素的化学特性。内标的加入可以在每个样品和标准溶液中分别加入，也可通过蠕动泵在线加入。

(2)标准加入法　取同体积的供试品溶液4份，分别置4个同体积的量瓶中，除第1个量瓶外，在其他3个量瓶中分别精密加入不同浓度的待测元素标准溶液，分别稀释至刻度，摇匀，制成系列待测溶液。在选定的分析条件下分别测定，以分析峰的响应值为纵坐标，待测元素加入量为横坐标，绘制标准曲线，相关系数应不低于0.99，将标准曲线延长交于横坐标，交点与原点间的距离即相当于供试品取用量中待测元素的量，再以此计算供试品中待测元素的含量。

5. 检测限与定量限

在最佳实验条件下，测定不少于7份的空白溶液，以连续测定空白溶液响应值的 3 倍标准偏差(3SD)所对应的待测元素浓度作为检测限;以连续测定空白溶液响应值的 10 倍标准偏差(10SD)所对应的待测元素浓度作为定量限。

6. 高效液相色谱-电感耦合等离子体质谱联用法

本法以高效液相色谱(HPLC)作为分离工具分离元素的不同形态,以电感耦合等离子体质谱(ICP-MS)作为检测器,在线检测元素不同形态和价态的一种方法。可用于砷、汞、硒、锑、铅、锡、铬、溴、碘等元素的形态和价态分析。

供试品中不同形态及其价态元素通过高效液相色谱进行分离,随流动相引入电感耦合等离子体质谱系统进行检测,根据保留时间的差别确定元素形态和价态分析次序;电感耦合等离子体质谱检测待测元素各形态的信号变化,根据色谱图的保留时间确定样品中是否含有某种元素形态和价态(定性分析),以色谱峰面积或峰高确定样品中相应元素形态和价态的含量(定量分析)。

(1)仪器的一般要求

仪器除电感耦合等离子体质谱仪外,还包括高效液相色谱仪、接口系统及数据处理系统。高效液相色谱仪应通过适当的接口与电感耦合等离子体质谱仪连接,仪器软件应具有可同时控制两者参数设置和进样分析的功能。

高效液相色谱系统 应包括高压输液泵系统、进样系统、色谱柱等,如果需要也可配备柱温箱和紫外检测器;相应部件应定期检定并符合有关规定。

目前用于元素形态分析的高效液相色谱类型根据分离原理可分为:离子交换色谱、反相离子对色谱、分配色谱、排阻色谱和手性色谱等,根据所测元素形态化合物的性质,选择适当的色谱柱和流动相进行分离。

常用的色谱柱为离子交换色谱柱和反相键合相色谱柱,其流动相多用甲醇、乙腈、水和无机盐的缓冲溶液,常用两元或四元梯度泵将有机调节剂与水相混合作为流动相。对高电离能元素(砷、硒、溴、碘、汞等)而言,等离子体中心通道若存在一定量的碳,可改善等离子体环境,提高元素灵敏度,特别是对低质量数元素影响,如需可在流动相中适当加入一定比例的有机调节剂,其比例视待测元素以及有机调节剂碳链长短优化条件而定。当流动相采用高比例的有机调节剂(如超过 20％甲醇或 10％乙腈)时,需要电感耦合等离子体质谱仪配备专用的有机进样系统,如加配有机加氧通道、采用铂锥,使用有机炬管(内径为 1.5mm 或 1.0mm)及有机排废液系统等。

高效液相色谱使用的流动相必须与电感耦合等离子体质谱仪的工作条件匹配,并根据实际情况对电感耦合等离子体质谱仪工作条件进行优化;流动相流速一般为每分钟 0.1~1ml,流速过大(超过每分钟 1.5ml)需考虑使用柱后分流,流速过小(小于每分钟 0.1ml)需考虑在样品溶液通道加入补偿液或采用特制微量雾化器以保证雾化正常。

接口系统 通常用聚四氟乙烯管(内径为 0.12~0.18mm)将经高效液相色谱仪分离后的样品溶液在线引入电感耦合等

离子体质谱仪的雾化器。为防止色谱峰变宽,两者之间所用连接管线应尽可能短,管线与雾化器之间的接头应尽量紧密,以减少传输管线的死体积。

应采用雾化效率高、死体积小的雾化器,现多采用具有自提升功能的雾化器如 Micromist、PFA 等同心雾化器。雾化器的进样管线一端接入雾化器,另一端直接与色谱柱出口相连。如色谱柱后需连接色谱检测器,另一端则应与色谱检测器的出口端相连。

对某些含高盐和高有机溶剂的流动相,可对电感耦合等离子体质谱仪进样系统进行改进并采用小柱径高效液相色谱柱技术;超声雾化器、氢化物发生法、直接注入雾化器、微型同心雾化器、热喷雾雾化器、电热蒸发和液压式高压雾化器等样品导入装置也是形态分析重要的联用接口技术。

电感耦合等离子体质谱系统 与高效液相色谱联用时,分析前应对电感耦合等离子体质谱系统所有条件进行优化以保证检测灵敏度和精密度。

当流动相含有高含量无机盐或有机相时,大量无机盐或有机碳会在采样锥和截取锥的锥口沉积,可能堵塞锥口或通过锥口沉积在离子透镜上,甚至进入真空系统,导致仪器基线漂移和灵敏度下降;另外流动相中的高盐或高比例有机溶剂使电感耦合等离子体的负载增大,射频功率大量消耗于流动相基体的分解,造成用于分析元素的能量大量减少,使难电离的元素灵敏度极大降低,此时需要优化仪器工作条件,应尽量在流动相基体条件下进行仪器调谐的最佳化;必要时需要更换流动相。

当流动相中有机相不可避免时,若有机相超过一定比例,除需要更换有机炬管并设置合理分析参数外,还需改用有机加氧通道和铂锥。出于安全考虑,加氧一般不采用高纯氧,而是加入一定比例氧气和氩气的混合气(如 1∶4 或 1∶1)。

当需要梯度洗脱时,流动相的变化导致进入电感耦合等离子体的基体变化,可能会产生不同的基体效应;为保证电感耦合等离子体质谱仪在各梯度条件下均具有最佳灵敏度与抗基质能力,应针对各时间段内进入的流动相分别采用最佳化的调谐条件,在一定范围内并在灵敏度允许的条件下也可通过柱后补偿的方法进行改善。

待测元素质量数的采集点数应选择每个质量数采集一点的方式,积分时间的设置需兼顾信号强度和色谱峰点数(色谱峰点数与色谱峰底宽度成正比,与积分时间成反比),色谱峰点数应保证每峰不少于 15 点。

数据处理系统 应操作方便,对不同基体样品溶液,能将仪器调谐至最佳条件并保持稳定;并具同步观测元素色谱峰与质谱峰等功能。

传统上电感耦合等离子体质谱仪只输出元素强度计数,而高效液相色谱仪要求有保留时间和峰面积积分等功能,为使二者统一,高效液相色谱-电感耦合等离子体质谱联用时,必须具有同步控制、实时峰形显示及监控色谱分离情况等功能。且数据处理系统需满足能同步分析色谱信号（如紫外）与电感耦合等离子体质谱信号，进行有效的定性、定量分析，如谱图叠加、积分、工作曲线等功能。

（2）系统适用性试验

系统适用性试验主要是考察分析系统和设定的参数是否合适，测试项目和方法与高效液相色谱法相同，可参照高效液相色谱法（通则 0512）对各项参数进行规定，如重复性、分离度、拖尾因子、灵敏度等。由于电感耦合等离子体质谱仪检测器自身特点，本方法的重复性误差应不大于 10.0%。

（3）干扰和校正

试验中应充分考虑流动相及样品前处理过程中引入的干扰，应采用必要的手段来消除干扰。一般不建议使用干扰校正方程法，因为该法需采集待测元素同位素之外与干扰校正有关的其他同位素，从而使获得每个数据点的总时间变长；普通样品的干扰可通过优化色谱条件（如 pH、流动相种类及浓度等）使干扰离子与待测离子形态保留时间错开来避免，如不能避免则可考虑采用碰撞反应池模式；如来自流动相的干扰使得仪器基线变高，影响检出灵敏度，建议考虑更换流动相体系。

当流动相含盐时，电感耦合等离子体质谱仪长时间运行后易产生信号漂移，应以质控样品或对照品溶液回校进行监测，或采用内标法予以校正。

（4）样品前处理

元素形态分析由于基质复杂，某些元素形态的含量较低，需对样品进行分离和富集等前处理步骤。原则上所采用的前处理方法必须满足将待分析元素形态"原样地"从样品中与基质分离，而不应引起样品中的待分析元素形态发生变化。

所用试剂均应为优级纯或更高纯度级别，所用器皿均经 10%～20%硝酸溶液浸泡过夜，再用去离子水洗净并晾干后使用。应同时制备试剂空白，对照品溶液的介质应与供试品溶液保持一致，且无明显的溶剂效应。

除常规的前处理方法（萃取、浸取、离子交换、超滤、离心及共沉淀等）外，元素形态分析常采用酶水解法、超声辅助萃取、微波辅助萃取、固相萃取、加速溶剂萃取等方法。

（5）测定法

选择待测元素目标同位素，应尽量避免流动相和样品基质中可能出现的干扰情况，使干扰离子与待测元素形态保留时间分开，当优化高效液相色谱条件不能将干扰离子分开时，应尽量选择干扰少、丰度较高的同位素进行测定，并进行必要的干扰消除或校正（若使用干扰校正方程，需注意各质量数上设置的采集时间之和应保证色谱峰数据点大于 15 点）。元素形态测定方法一般采用标准曲线法，分为外标法和内标法；也可采用标准加入法。

外标法　在选定的分析条件下，测定不少于四个不同浓度的待测元素不同形态的系列标准溶液（标准溶液的介质尽量与供试品溶液一致），以色谱峰面积（或峰高）为纵坐标，浓度为横坐标，绘制标准曲线，计算回归方程，相关系数应不低于 0.99。测定供试品溶液，从标准曲线或回归方程中查得相应的浓度，计算样品中各待测元素形态的含量。

在同样的分析条件下进行空白试验，计算时应按照仪器说明书要求扣除空白。

内标法　内标法可有效地校正响应信号的波动，减少或消除供试品溶液的基质效应。元素形态分析的内标法可根据实际情况分别选用以下 3 种方式：

A. 加入法　即在供试品或供试品溶液中加入内标物质，该内标物质应含有待测元素，但与待测元素的形态不同。选择该方法，除内标物质性质应稳定外，还需确认样品中不含与内标元素形态相同的元素，且内标元素形态能与待测元素形态完全分离并且提取效率一致。

B. 在线内标实时校正　可采取两种方式：一种是在流动相中加入内标物质；另一种是通过蠕动泵在线加入内标溶液。在线内标实时校正对于每个数据采集点都会有一个内标的信号，校正采用点对点校正，即根据每个数据采集点的待测元素计数值与内标计数值的校正值绘制色谱峰，因此仪器的数据处理软件需具有相应的功能。

在线内标实时校正可防止信号漂移带来的准确性问题。内标物质选择时应注意选择与待测元素质量数和电离能相近的元素，且待测样品中不含该元素。

C. 阀切换方式　在难以找到合适内标物质时，可使用柱后阀切换技术在每个样品进样后待测元素出峰前增加一个内标溶液的进样，使每个样品的数据可有一个内标信号来校正。

内标法以标准溶液待测元素与内标元素的峰面积（或峰高）或点对点校正后的色谱峰面积（或峰高）比值为纵坐标，浓度为横坐标，绘制标准曲线，计算回归方程，相关系数应不低于 0.99。测定供试品中待测元素与内标元素的峰面积（或峰高）或点对点校正后的色谱峰面积（或峰高）比值，从标准曲线或回归方程中查得相应的浓度，计算样品中各待测元素形态的含量。

在同样的分析条件下进行空白试验，计算时应按照仪器说明书要求扣除空白。

标准加入法　标准加入法可有效消除基质效应，由于所有测定样品都具有几乎相同的基体，使结果更加准确可靠。标准加入法加入各元素形态的量应接近或稍大于样品中预计量，在此区间选择不少于三个浓度点进行标准曲线的绘制，因此该方法需预先知道被测元素的大致含量，且待测元素在加入浓度范围内需呈线性。标准加入法的具体操作可参见"4. 测定法"中标准加入法项下。

0421　拉曼光谱法

拉曼光谱法研究化合物分子受光照射后所产生的非弹性散射,散射光与入射光能级差及化合物振动频率、转动频率间关系。与红外光谱类似,拉曼光谱是一种振动光谱技术。所不同的是,前者与分子振动时偶极矩变化相关,而拉曼效应则是分子极化率改变的结果。

拉曼光谱采用激光作为单色光源,将样品分子激发到某一虚态,随后受激分子弛豫跃迁到一个与基态不同的振动能级,此时,散射辐射的频率将与入射频率不同。这种"非弹性散射"被称之为拉曼散射,频率之差即为拉曼位移(以 cm^{-1} 为单位),实际上等于激发光的波数减去散射辐射的波数,与基态和终态的振动能级差相当。频率不变的散射称为弹性散射,即瑞利散射。如果产生的拉曼散射频率低于入射频率,则称之为斯托克斯散射;反之,则称之为反斯托克斯散射。实际上,几乎所有的拉曼分析都是测量斯托克斯散射。

用拉曼散射信号强度对拉曼位移作图得到拉曼光谱图。由于化合物的官能团或化学键的拉曼位移与它们在红外光谱中的吸收波数相一致,所以拉曼谱图的解析也与红外吸收光谱相似。然而,通常在拉曼光谱中出现的强谱带在红外光谱中却成为弱谱带甚至不出现,反之亦然。所以,这两种光谱技术常互为补充。

和红外光谱一样,拉曼光谱记录的光谱范围通常在 $400\sim4000cm^{-1}$ 间,然而,用于不同目的的拉曼光谱仪设定的光谱范围稍有不同,多数台式拉曼光谱仪可采集频率低至 $100\sim200cm^{-1}$ 的光谱,特殊设计的拉曼光谱仪的光谱范围低至太赫兹光区(约 $5\sim100cm^{-1}$)。对于大多数常规分析而言,频率在 $100cm^{-1}$ 以上拉曼光谱足以提供充分的信息用于定性、鉴别和表征。然而,频率在 $100cm^{-1}$ 以下仍有一些对完整表征样品非常有意义的特征光谱,在某些情况下,这些低波数特征拉曼光谱是鉴别化合物或晶型的不可或缺的重要信息之一。

拉曼光谱的优点在于它的快速、准确,测量时通常不破坏样品,样品制备简单甚至不需样品制备。谱带信号通常处在可见或近红外光范围,可以有效地和光纤联用;这也意味着谱带信号可以从包封在任何对激光透明的介质(如玻璃、石英或塑料)中或将样品溶于水中获得。拉曼光谱能够单机、联机、现场或在线用于过程分析,当使用长距离光纤时,适用于远距离检测。现代拉曼光谱仪使用简单,分析速度快(几秒到几分钟),性能可靠。因此,拉曼光谱与其他分析技术联用比其他光谱联用技术从某种意义上说更加简便(可以使用单变量和多变量方法以及校准)。

拉曼光谱既适合于化学鉴别、结构分析和固体性质如晶型转变的快速和非破坏性检测,也能够用于假药检测和质量控制,例如:

化学分析:原料药活性成分、辅料等的鉴别和定量;

物理分析:固态(如多晶、水合物和溶剂化物)和晶型的

鉴别和定量;

过程分析:生物和化学反应,以及结晶、制粒、混合、干燥、冻干、压片、装填胶囊和包衣等的过程分析。

拉曼光谱包含许多方法,如背散射拉曼光谱、透射拉曼光谱(TRS)、共振拉曼光谱(RRS)、表面增强拉曼光谱(SERS)、针尖增强拉曼光谱(TERS)、空间位移拉曼光谱(SORS)、拉曼光活性(ROA)、相关-反斯托克斯拉曼光谱(CARS)、受激拉曼光谱(SRS)、共聚焦(CF)拉曼光谱和拉曼成像技术。

一、定性鉴别和含量测定

1. 定性鉴别

拉曼光谱可提供样品分子中官能团的信息,所以可用于鉴别试验和结构解析。在相同的测定条件下,绘制供试品与对照品的拉曼光谱并进行比对,若相同,除立体异构体外,即可鉴别为同一化合物。如遇多晶现象,可参照红外鉴别的相关内容进行处理。

2. 含量测定

对于配置测量光学功率检测器的仪器(如 FT-拉曼仪),拉曼峰信号强度与分析物浓度有如下定量关系。

$$S_v = k\sigma_v(v_L - v_\beta)^4 P_0 C$$

式中　S_v 为给定的波数 v 处的拉曼信号强度;

　　C 是分析物的浓度;

　　k 是与激光束直径、采集光路、样品体积和温度有关的常数;

　　σ_v 为特定振动模式的拉曼散射截面;

　　v_L 为激光波数;

　　v_β 为振动模式的波数;

　　P_0 为激光功率。

拉曼散射截面 σ_v 是特定振动模式的表征。

对于测量每秒光子数(如带 CCD 检测器)的拉曼光谱仪,拉曼峰信号强度与分析物浓度有如下定量关系。

$$S_v = k\sigma_v v_L (v_L - v_\beta)^3 P_0 C$$

上述公式,都表明峰信号强度与浓度呈正比关系,是拉曼光谱定量测定的基础。

实际工作中,光路长度被更准确地描述为样品体积,这是一种描述激光聚焦和采集光学的仪器变量。

定量测定时,要求对照品和供试品在同一激光强度和频率下,同一物理状态(如液态、固态),且在同一浓度范围测量。对于固体和悬浮物,拉曼信号强度受基质影响(如荧光和自吸收)。拉曼信号强度还与物质折射率、粒径及其分布(小颗粒拉曼散射比大颗粒强)、填充强度、散射截面和吸收截面等有关。

3. 影响定量测定的因素

最主要的干扰因素是荧光、样品的热效应和基质或样品自身的吸收。在拉曼光谱中,荧光干扰表现为一个典型的倾斜宽背景。因此,荧光对定量的影响主要为基线的偏离和信噪比的下降,荧光的波长和强度取决于荧光物质的种类和浓度。与拉曼散射相比,荧光通常是一种量子效率更高的过

程，甚至很少量荧光物质的荧光也可以导致显著的拉曼响应信噪比降低。使用更长的波长例如 785nm、830nm 或 1064nm 的激发光可使荧光显著减弱。然而，拉曼信号的强度与 λ^{-4} 成比例，λ 是激发波长。通过平衡荧光干扰、信号强度和检测器响应可获得最佳信噪比。

测量前将样品用激光照射一定时间，固态物质的荧光也可得以减弱。这个过程被称为光致漂白，是通过降解高吸收物质来实现的。光致漂白作用在液体中并不明显，可能是由于液体样品流动性，或荧光物质不是痕量。

激光对样品的加热效应会造成一系列的问题，例如物理状态的改变（熔化）、晶型的转变或样品的烧灼，这是有色的、具强吸收或低热传导的小颗粒物质常出现的问题。激光对样品加热的影响通常是可观察的，表现在一定时间内拉曼光谱或样品的表观变化。除了减少激光通量，有许多种方法可用来降低热效应，例如在测量过程中移动样品或激光，或者通过热接触或液体浸入或大光斑设计等来改善样品的热传导。

基质或样品本身也可吸收拉曼信号。在长波傅里叶变换拉曼系统中，拉曼信号可以与近红外的泛频吸收重叠。这种影响与仪器的光学系统以及样品的形态有关。样品的装填和颗粒大小的差异而引起的固体散射的可变性与这种效应有关。然而，由于在拉曼光谱中样品的有限穿透深度和相对狭窄的波长范围，所有这些效应的大小都没有近红外光谱严重。

拉曼光谱是单光束零背景测量的光谱技术，样品浓度的微小变化会导致拉曼信号水平比例的变化。所以，绝对的拉曼信号强度很难直接用于待测物的定量。其他变异的潜在来源是样品的不透明性和样品的不均匀性、照射样品的激光功率的变化以及光学几何学或样品位置的变化。这些影响可以通过重现的或有代表性的样品测量方式，以及使用设计合理的仪器予以减小，但是并不能完全消除。

由于拉曼信号绝对强度的波动，应尽可能地使用内标。可以有目的地加入一种内标，该内标应具有与待测物互不干扰的特征谱带以便检测。在溶液中，也可利用溶剂的特征谱带，因为溶剂随样品不同将相对保持不变。另外，在制剂中，如果赋形剂的量大大超过待测组分，则可以使用该赋形剂的峰。在假设激光和样品定位的改变将会同等地影响全光谱的前提下，全光谱同样可以用作参比。在满足测定的准确度和精密度要求时，也可以不使用内标。

样品测定中需考虑的重要因素还有光谱的污染。拉曼是一种可以被许多外源影响掩蔽的弱效应。普通的污染源包括样品支持物（容器或基质）和周围光线。通常，这些问题可以通过细致的实验方法来识别和解决。

二、仪器装置

根据获得光谱的方式，拉曼光谱仪可分为色散型和傅里叶变换（FT）型，根据使用需求不同，还可将拉曼光谱仪分为实验用台式（包括配置显微镜）仪器和适合现场检测的便携式、手持式仪器。但所有的现代拉曼光谱仪均包括激光光源、样品装置、滤光器、单色器（或干涉仪）和检测器等。

（1）激光光源 表 1 列出了在药学应用中使用的几种激光。

表 1　药学应用中的主要激光光源

激光波长 λ(nm)（近似整数）[①]	类型	激光典型功率	波长范围(nm) 斯托克斯区域 (100～3000cm^{-1})	注释
近红外激光器				
1064	固态(Nd:YAG)	最大 3W	1075～1563	常在傅里叶变换仪器中使用
830	二极管	最大 650mW	836～1105	拉曼位移常低于 2000cm^{-1}；不及其他激光器使用广泛
785	二极管	最大 500mW	791～1027	在大多数色散型拉曼仪中配置
可见光激光器				
638	二极管	最大 30mW	642～789	荧光风险相对较小
632.8	氦-氖(He-Ne)	最大 500mW	637～781	荧光风险相对较小
532	倍频(Nd:YAG)	最大 1W	535～633	高荧光风险
514.5	氩离子	最大 1W	517～608	高荧光风险
488～632.8	氩离子	最大 1W	490～572	高荧光风险
紫外激光器				
325	氦-镉(He-Cd)	最大 35mW	326～360	—
257.3	倍频氩离子	最大 200mW	258～279	—
248.3	氖-铜(Ne-Cu)	20mW～1.8W 峰值	249～268	—
244.0	倍频氩离子	最大 100mW	245～263	—
229.0	倍频氩离子	最大 10mW	230～246	—
224.3	氦-银(He-Ag)	20mW～1.8W 峰值	225～241	—

注：①不同仪器商提供的激光波长常与表中值有差异。

（2）**样品装置**　可有各种各样的样品放置方式，包括直接的光学界面，显微镜，不接触光纤探针（或光学浸入）和样品室（包括特殊的样品盛器和自动样品转换器）。样品光路也可设计成能获得偏振相关拉曼光谱，这种光谱通常包含附加信息。样品装置的选择应根据待测物的具体情况（如样品的状态、体积等）以及测量的速度，激光的安全性和样品图谱的质量要求等决定。

（3）**滤光装置**　激发光源的散射光（瑞利光）要比拉曼信号强几个数量级，必须在进入检测器前滤除。普遍采用的是陷波滤波器，它具有滤波效果好和体积小等优点。另外，为防止样品不被外辐射源（如房间灯光、激光等离子体）照射，需要设置适宜的滤波器或者物理屏障。

（4）**光波处理装置**　拉曼信号可通过光栅色散或者迈克尔逊干涉仪（傅里叶变换）来处理。任何合格仪器都适用于定性鉴别。然而，选择定量测定用仪器时，应注意色散和动态线性响应可能在整个波谱范围内并不均衡（例如当使用阶梯光栅分光镜时）。

（5）**检测器**　硅质电荷耦合探测器（CCD）是色散型仪器中最常用的检测器。这种冷却的阵列型检测器允许在低噪声下快速全光谱扫描，常与 785nm 和 830nm 二极管激光器配合使用。傅里叶变换仪器通常采用单通道锗或铟镓砷化合物（InGaAs）检测器以配合掺钕钇铝石榴石（Nd:YAG）激光器在近红外区（1064nm）处使用。

三、仪器校正

拉曼光谱仪的校准包括三个要素：初始波长（x 轴）、激光波长以及强度（y 轴）。

仪器供应商应提供用户可以执行的对仪器相关参数校准的方法。除另有规定外，使用者应根据仪器所提供的校准方法制定具体的 SOP，并严格按照 SOP 对上述参数进行验证。

特别需要注意的是，激光波长变化可影响仪器的波长精度和光度（强度）精度。即使是最稳定的激光器，在使用过程中其输出波长也会有轻微变化。所以，激光波长必须经校正以确保拉曼位移的准确性。可以使用仪器供应商提供的拉曼位移标准参考物质进行定期校正。某些仪器可以用一种拉曼内标物与初级光路分离，外在校准装置通过散射辐射准确地重现这一光路。

推荐使用外部参考标准对仪器进行校正。

对不同光谱分辨率的拉曼光谱仪，其波数精度应与样品采集所需的光学分辨率相适应，台式、便携式和手持式仪器可有不同的波数精度要求。所有用于拉曼测量的光谱仪都应确认拉曼位移的准确性。

四、方法验证

必须对方法进行验证，至少应考察准确度、精密度等主要指标。但这些指标受诸多可变因素的影响，其中荧光可能是影响方法适用性的主要因素。样品中荧光杂质的存在完全随样品而异。所以，方法必须能适应不同的样品体系，必须足以将杂质的影响降到最小。

检测器的线性必须适应可能的信号水平范围。荧光可能使信号基线比验证时高，这时必须设法将荧光减弱或者使验证的方法适应较高的荧光水平。这一要求对方法的精密度、检测限（LOD）和定量限（LOQ）同样适用，因为基线噪声的增加会对这些数值产生影响。

由于荧光使基线漂移可能同样会影响定量，所以使用时，同样需要在不同的光致漂白作用水平进行可接受的定量验证。

必须确定激光是否对样品造成影响。在不同激光功率和暴露时间的条件下，对样品目视检查和仔细审视测得的拉曼光谱可以确定样品是否改变（而不是光致漂白作用）。观察的依据是谱带位置、峰强和谱带宽度是否改变或者背景强度是否有明显变化。

影响方法精密度的因素还包括样品的位置和固体、液体样品的形态，在校正模型中必须严密控制或说明。样品的制备方法或样品室的形状可能影响测量灵敏度，而且，该灵敏度会随着仪器的激发光和采集光学设置的不同而不同。

五、测定法

测定拉曼光谱可以采用以下任一物质态：结晶态、无定型态、液体、气体或等离子体。

液体能够在玻璃或石英管（或池）中直接测量。无定型和微晶固体也可充填入玻璃或石英管中直接测定。为了获得较大的拉曼散射光强度，通常使照射在样品上的入射光与所检测的拉曼散射光之间的夹角为 0、90°或 180°。样品池的放置可有多种方式。

除另有规定外，一般用作鉴别的样品不必制样，用作晶型、异构体限度检查或含量测定时，供试品的制备和具体测定方法可按正文中各品种项下有关规定操作。

某些特殊样品技术可被应用于表面增强拉曼光谱和显微拉曼光谱测量。

为防止样品分解，常采用的办法是旋转技术。利用特殊的装置使激光光束的焦点和样品的表面做相对运动，从而避免了样品的局部过热现象。样品旋转技术除能防止样品分解外，还能提高分析的灵敏度和样品的均一性。

常采用内标法定量，在激光照射下，加入的内标也产生拉曼光谱，选择其中一条拉曼谱带作为标准，将样品的拉曼谱带强度与内标谱带的强度进行比较（通常比较谱带的面积或高度）。由于内标和样品完全处于相同的实验条件下，一些影响因素可以相互抵消。

所选择的内标应满足以下要求：①化学性质比较稳定，不与样品中被测成分或其他成分发生化学反应；②内标拉曼谱带和待测物的拉曼谱带互不干扰；③内标应比较纯，不含有被测成分或其他干扰成分；对于水溶液，常用的内标是硝酸根离子（1050cm^{-1}）；对于非水溶液，可选择环境和健康友好的物质成分作为内标；对于固体样品，有时选择样品中某一拉曼谱带作为自身对照内标谱带。

具有多晶现象的固体药品，由于晶型不同，可能导致所收集的供试品光谱图与对照品光谱图或标准光谱集所收载的光谱图不一致，遇此情况，应按该品种项下规定的方法进行预处理后再绘制比对。

光谱的形状与所用的仪器型号和性能、激发波长、样品测定状态及吸水程度等因素相关。因此，进行光谱比对时，应考虑各种因素可能造成的影响。

0431 质谱法

质谱法是先将物质离子化，再按质荷比（m/z）将离子分离，通过测量离子的质荷比和谱峰响应强度而实现分析目标的一种方法。质量是物质的固有特征之一，不同的物质有不同的质量谱，利用物质的上述性质，可进行定性分析。利用物质的质谱峰响应强度与其物质质量之间的相关性，可进行定量分析。根据样品中的待测成分可分为无机质谱、有机质谱和同位素质谱。

质谱法主要用于中药、化学药和生物药的研发、生产和上市后质量监测与评价。在真菌毒素（通则 2351 和指导原则 9305）、农药残留（通则 2341）、药品杂质（指导原则 9102）、金属元素（通则 2321、通则 2322、通则 3208、指导原则 9304）、色素（指导原则 9303）、药物（通则 3405、指导原则 9015）及其代谢物、内源性核酸和蛋白质等微量或复杂成分分析中应用广泛。质谱法还可用于细菌、真菌分类与鉴定、分子成像分析等。

质谱仪主要由进样系统、离子源、质量分析器、检测器、真空系统、控制和数据处理系统组成（图 1）。真空系统由机械泵、扩散泵或涡轮分子泵、阀件等组成。离子源产生的正离子或负离子，经加速进入质量分析器分离，再由检测器检测。控制和数据处理系统用于控制仪器，记录、处理并储存数据，当配有标准谱库或数据库软件时，可将测得的质谱图谱或数据与标准图谱或数据比对，获得样品中待测成分可能的组成和结构信息。

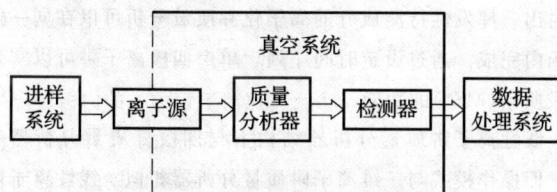

图 1 质谱仪的主要组成

一、进样系统

进样方式可分为直接进样和联用进样，选用的进样方式取决于样品的性质、纯度及离子化方式。多种分离技术或其他技术已实现与质谱的联用，经分离后或经其他技术处理的待测成分，通过适宜的接口引入质谱仪分析。样品引入应不影响质谱仪的真空度。

1. 直接进样

室温常压下，气态或液态样品中的中性分子通过可控漏孔系统进入离子源。吸附于固体或溶解于液体的挥发性待测成分，可采用顶空分析法提取或富集，经程序升温解吸附后，再由毛细管引入质谱仪。

挥发性固体样品可置于进样杆顶端，在接近离子源的高真空状态下加热、气化。采用解吸离子化技术，可使热不稳定、难挥发的样品在气化的同时实现离子化。

2. 联用进样

（1）气相色谱-质谱联用（GC-MS）

当使用毛细管气相色谱柱及高容量质谱真空泵时，可直接将色谱流出物引入质谱仪。

（2）液相色谱-质谱联用（LC-MS）

采用特定的离子源，如电喷雾离子源、大气压化学离子源等使待测成分从色谱流出物中分离并形成适于质谱分析的离子。为减少污染，避免化学噪声和电离抑制，流动相中的缓冲盐或添加剂应具有挥发性，并尽量减少用量。

（3）超临界流体色谱-质谱联用（SFC-MS）

采用电喷雾离子源或大气压化学离子源等。色谱流出物通过色谱柱和离子源之间的加热限流器转变为气态后，引入质谱仪。

（4）毛细管电泳-质谱联用（CE-MS）

电喷雾离子源是最常用的接口。采用不同的毛细管电泳操作模式与质谱联用时，应注意毛细管电泳的低流速特点，并使用挥发性缓冲液。

（5）薄层色谱-质谱联用（TLC-MS）

采用基质辅助激光解吸离子源等接口，将薄层板中的待测成分经提取或解吸附并离子化后引入质谱仪。

（6）热重分析-质谱联用（TGA-MS）

电子轰击离子源是最常用的接口。将热分析过程中逸出的气体或高温分解产生的气体离子化后引入质谱仪。

（7）微流控芯片-质谱联用（Microfluidics-MS）

电喷雾离子源和基质辅助激光解吸离子源是最常用的接口。将流出物离子化后引入质谱仪。

（8）质谱成像（MS Imaging）

将样品或处理后的样品置于样品台，光学确认表面形态并选择目标成像区域，采用基质辅助激光解吸离子源或解吸电喷雾离子源等接口，通过待测成分的质荷比对应的响应强度及其坐标位置构建质谱图像。

二、离子源

根据待测成分的性质及拟获取的信息类型，选用适宜的离子源。电子轰击离子源、电喷雾离子源和基质辅助激光解吸离子源等是最常用的离子源。

1. 电子轰击离子源（EI）

离子源内的气态待测成分分子，在能量（通常是 70eV）大于其电离能的电子轰击下离子化。质谱图中往往含有待测成分的分子离子及其碎片离子。适用于热稳定、易挥发待测成分的离子化，是气相色谱-质谱联用最常用的离子源。

2. 化学离子源（CI）

离子源内的甲烷、异丁烷或氨气等试剂气分子在高能电子轰击下离子化，经离子-分子反应产生稳定的试剂气离子，再将待测成分离子化。可产生待测成分(M)的$(M+H)^+$ $(M-H)^-$或待测成分与试剂气分子产生的加合离子。与电子轰击离子源相比，化学离子源获得的碎片离子较少，适用于热稳定、易挥发待测成分的离子化。

3. 快原子轰击(FAB)或快离子轰击离子源(LSIMS)

氩气等高能中性原子或高能铯离子，将置于金属表面、分散于甘油等惰性黏稠基质中的待测成分离子化，产生$(M+H)^+$ $(M-H)^-$或待测成分与基质分子的加合离子。适用于样品中极性、热不稳定待测成分的分子质量测定及结构表征，广泛应用于分子质量高达 10 000u 的肽、抗生素、核苷酸、脂质、有机金属化合物及表面活性剂的分析。

当用于液相色谱-质谱联用时，需在流动相中添加 1%～10%的甘油等惰性黏稠基质，并采用 1～$10\mu l/min$ 的低流速。

4. 基质辅助激光解吸离子源(MALDI)

将溶于适宜基质中的样品涂布于金属靶上，经高强度紫外或红外脉冲激光照射后，实现待测成分的离子化。可用于分子质量在 100 000u 以上的生物大分子分析，适宜与飞行时间质量分析器结合使用。

5. 电喷雾离子源(ESI)

离子化在大气压下进行。待测成分的溶液或色谱流出物通过毛细管进入离子源，在气体辅助雾化及高压电场作用下形成微小液滴去溶剂化后，气态离子再经逐级减压，传送到具有高真空度的质量分析器中。可在 $1\mu l/min$～$1ml/min$ 流速下进行，适用于极性化合物和生物大分子的离子化，是液相色谱-质谱联用、毛细管电泳-质谱联用的常用离子源。

6. 大气压化学离子源(APCI)

原理与化学离子源相同，但离子化在大气压下进行。待测成分的溶液或色谱流出物在高温及氮气流的作用下雾化成气态，经带有高压的放电电极离子化，试剂气离子与待测成分分子发生离子-分子反应，形成单电荷离子。常用于分析有一定挥发性的中等极性与弱极性化合物，是液相色谱-质谱联用的重要离子化技术之一。通常在较高流速下进行，有时可高达 $2ml/min$。

7. 大气压光离子源(APPI)

利用光子将气相中的分子离子化，主要用于非极性化合物的离子化，是电喷雾离子源、大气压化学离子源的一种补充。大气压光离子源对试验条件敏感，掺杂剂、溶剂及缓冲溶液的组成等均会对测定的选择性、灵敏度产生显著影响。

8. 电感耦合等离子体电离源(ICP)

利用高温等离子体将待测成分的原子或分子离子化为带电离子。主要用于元素分析。

三、质量分析器

质量范围、质量准确度和分辨率是质量分析器的主要性能指标。质量范围指质量分析器能够测定的质荷比下限和质荷比上限之间的范围。质量准确度是指测量质荷比与理论质荷比之间的偏差。分辨率是质量分析器对相邻两个质谱峰的区分能力。高分辨质谱仪通常指其质量分析器的分辨率大于 10^4。四极杆质量分析器、离子阱质量分析器、飞行时间质量分析器和傅里叶变换质量分析器等是最常用的质量分析器。

1. 扇形磁场质量分析器(Magnetic sector mass analyzer)

离子源中产生的离子经加速电压(V)加速，聚焦进入扇形磁场(磁场强度 B)。在磁场的作用下，不同质荷比的离子发生偏转，按各自的曲率半径(r)运动：

$$m/z = B^2 r^2 / 2V$$

改变磁场强度，可使不同质荷比的离子具有相同的运动曲率半径(r)，进而通过狭缝出口，到达检测器。

扇形磁场分析器可检测分子质量高达 15 000u 的单电荷离子。当与静电场质量分析器结合、构成双聚焦扇形磁场质量分析器时，分辨率可达 10^5。

2. 四极杆质量分析器(Q)

由四个平行排列的金属杆状电极组成。直流电压(DC)和射频电压(RF)作用于电极上，形成了高频振荡电场(四极场)。在特定的直流电压和射频电压条件下，一定质荷比的离子可稳定穿过四极场，到达检测器。改变直流电压和射频电压，但保持其比值恒定，可实现质谱扫描。

四极杆质量分析器可检测的单电荷分子质量上限通常是 4000u，分辨率约为 10^3。

3. 离子阱质量分析器(IT)

可分为三维离子阱质量分析器(3D ion trap)及线性离子阱质量分析器(LIT)。

三维离子阱质量分析器由一对环形电极和两个呈双曲面形的端盖电极组成。端盖电极接地，在环形电极上施加射频电压(RF)，形成三维四极场。逐渐增大射频电压的最高值，质荷比从小到大的离子逐次进入不稳定区，由端盖极上的小孔射出。挥发性待测成分的离子化和质量分析可以在同一四极场内完成。通过设定时间序列，单个四极离子阱可以实现多级质谱(MS^n)的功能。

线性离子阱质量分析器结构上与四极杆质量分析器等同，但操作模式与三维离子阱质量分析器相似。线性离子阱质量分析器具有更好的离子储存效率和储存容量，可改善离子喷射效率并获得更快的扫描速度和较高的检测灵敏度。

离子阱质量分析器与四极杆质量分析器具有相近的质量范围上限及分辨率。

4. 飞行时间质量分析器(TOF)

具有相同动能、不同质量的离子，因飞行速度不同而实现分离。当飞行距离一定时，离子飞行需要的时间与质荷比的平方根成正比，质量小的离子先到达检测器。为明确起始飞行时间并测定飞行时间，以不连续的组将离子引入质量分析器。离子组可由基质辅助激光解吸离子化等脉冲式离子化产生，也可通过门控系统将连续产生的离子流在给定时间引入飞行管。

飞行时间分析器的单电荷质量分析上限约 15 000u、离子传输效率高、谱图获取速度快、质量分辨率大于 10^4。

5. 傅里叶变换质量分析器(FTMS)

主要有傅里叶变换离子回旋共振质量分析器(FTICR)和傅里叶变换静电场轨道阱质量分析器(Fourier transform orbitrap mass analyzer)。

傅里叶变换离子回旋共振质量分析器是在高真空($\sim 10^{-7}$Pa)状态下，离子在超导磁场中作回旋运动，运行轨道随着共振交变电场而改变。当交变电场频率和离子回旋频率相同时，离子被稳定加速，轨道半径越来越大，动能不断增加。关闭交变电场，轨道上的离子在电极上产生交变的镜像电流。利用计算机进行傅里叶变换，将镜像电流信号转换为频谱信号，获得质谱。单电荷质量范围上限大于 10 000u，分辨率高达 10^6，可进行多级质谱(MS^n)分析。

傅里叶变换静电场轨道阱质量分析器形如纺锤体，由纺锤体中心内电极和左右两个外纺锤半电极组成。当中心电极逐渐施加直流高压后，阱内产生特殊几何结构的静电场。当离子进入静电场轨道阱后，受到中心电场的引力，以及垂直方向的离心力和水平方向的推力，沿中心内电极做水平和垂直方向的振荡。外电极检测离子振荡产生的感应电势，通过傅里叶变换将其转换为质谱信号。单电荷质量范围上限可达 10 000u，分辨率高达 10^5。

6. 同位素质谱(IMS)

带电离子在高压电场力的作用下获得能量，经聚焦后成一束截面为矩形的离子束，定向射入一个固定的磁场，不同质荷比的同位素离子经磁分离器后实现分离。利用离子流的强度与不同质荷比离子的数量相关性，测定同位素之间的比值，对于只有同位素之间比值差异的化合物，可进行定量测定。

7. 串联质谱(Tandem MS)

串联质谱是时间上或空间上两级以上质量分析器的结合，测定第一级质量分析器中的前体离子(precursor ion)与第二级质量分析器中的产物离子(product ion)之间的质量关系。多级质谱实验常以 MS^n 表示。

(1)四极杆串联质谱

三重四极杆串联质谱(QqQ)由三组四极杆串联。第一级四极杆质量分析器(Q1)用于选择前体离子，第二级四极杆质量分析器(Q2)用于碎裂 Q1 选择的前体离子，第三级四极杆质量分析器(Q3)用于产物离子分析。主要用于定量分析，也可进行定性分析。

四极杆离子阱串联质谱(Q-IT)将四极杆质量分析器的扫描速度与离子阱质量分析器多级质谱功能相结合，获得一级和多级质谱，是定性和定量分析的常用技术。

四极杆质量分析器还可与飞行时间质量分析器或静电场轨道阱质量分析器串联。将四极杆质量分析器的扫描速度与飞行时间质量分析器或静电场轨道阱质量分析器的高分辨率

和高质量准确度相结合，获得离子的准确分子量、元素组成，以及高分辨碎片离子质谱，用于待测成分的组成和结构分析。

(2)离子阱串联质谱

线性离子阱质量分析器可与飞行时间质量分析器或傅里叶变换质量分析器串联。将离子阱质量分析器的多级质谱功能与飞行时间质量分析器或傅里叶变换质量分析器的高分辨率和高质量准确度相结合，获得离子的准确分子量、元素组成，以及高分辨多级碎片离子质谱，用于待测成分的组成和结构分析。

(3)离子淌度串联质谱

离子淌度(Ion mobility)是一种将离子按照电荷、质量和形状分离的技术。离子淌度可与各种质谱仪和串联质谱仪联用，在质谱分析前对待测成分进行预分离，提高待测成分与干扰物的分离程度，提升检测的分辨率和灵敏度。

四、检测器

检测器由离子收集器、放大器构成。常用的离子收集器是法拉第圆筒，其精确度较高；电子倍增器、光电倍增管为常用的放大器，其灵敏度较高。

五、离子碎裂

离子碎片的质谱信息对于待测成分的定性和定量分析十分重要。不同的离子碎裂技术通过增加前体离子的内能，断裂化学键产生系列碎片离子或中性碎片分子，改善前体离子的碎裂效率，进而增加碎片离子的数量。常用的离子碎裂技术有碰撞诱导解离、电子活化解离、电子轰击解离、化学离子化解离等。

1. 碰撞诱导解离(CID)

传输进入碰撞室的前体离子与氮、氩或氦等惰性气体分子发生碰撞，诱导前体离子发生裂解反应产生碎片离子。因为碰撞能量不同，碰撞诱导解离分为低能碰撞诱导解离与高能碰撞诱导解离。一般地，碰撞能量低于 100eV 称为低能碰撞。高能碰撞诱导解离(HCD)的能量可达数千 eV，可产生更丰富的碎片离子。

2. 电子捕获解离(ECD)和电子转移解离(ETD)

电子捕获解离是将自由电子引入带正电荷的气相分子，诱导前体离子化学碎裂，产生碎片离子。电子转移解离是将自由基阴离子引入带正电荷的气相分子，以诱导前体离子化学碎裂，产生碎片离子。ECD 和 ETD 主要用于碎裂蛋白质和多肽，生成 c-和 z-型离子，因裂解能量较低，能保留更多待测成分的结构信息，用于解析蛋白质序列和表征蛋白质翻译后修饰。

3. 电子活化解离(EAD)

进入碎裂室的离子捕获从垂直方向发射来的不同能量的电子，形成处于高能激发态的带电荷的自由基离子，化学键碎裂，形成碎片离子。可保留更多待测成分的结构信息，有助于表征多肽和蛋白质不稳定的翻译后修饰、药物代谢位点和多肽二硫键等。

六、数据采集方式

1. 全扫描

全扫描（Full scan）是获得一级质谱的数据采集模式。通过对设定 m/z 范围内的全部离子进行扫描并记录质谱图，获得待测成分的准分子离子和分子量信息。

2. 数据非依赖扫描

数据非依赖扫描（DIA）是获得二级质谱的数据采集方式。不预先挑选前体离子，将设定的 m/z 范围内的离子进行碎裂获得二级质谱，理论上能够获取所有前体离子的二级质谱。

3. 数据依赖扫描

数据依赖扫描（DDA）是获得二级质谱的数据采集模式。选择满足一定条件的前体离子触发二级碎裂。常见的前体离子选择原则包括丰度、电荷、动态排除、质量亏损和背景扣除等。这种预先筛选前体离子的扫描模式能够排除非目标离子的干扰。

（1）产物离子扫描（product-ion scan）

在第一级质量分析器中选择某 m/z 的离子作为前体离子，测定该离子在第二级质量分析器中、一定 m/z 范围内的所有碎片离子的质荷比与相对强度，获得该前体离子的碎片信息。

（2）前体离子扫描（precursor-ion scan）

在第二级质量分析器中选择某 m/z 的产物离子，测定在第一级质量分析器中、一定 m/z 范围内所有能产生该碎片离子的前体离子。

（3）中性丢失扫描（neutral-loss scan）

以恒定的质量差异，在一定的 m/z 范围内同时测定第一级、第二级质量分析器中的所有前体离子和产物离子，以发现能产生特定中性碎片丢失的待测成分或同系物。

（4）选择离子监测（SIM）

选择能够表征待测成分的一个离子进行检测。

（5）选择反应监测（SRM）

选择第一级质量分析器中某前体离子 $(m/z)_1$，测定该离子在第二级质量分析器中的特定产物离子 $(m/z)_2$ 的强度，以定量分析复杂混合物中的低浓度待测成分。

（6）多反应监测（MRM）

是指同时检测两对及以上的前体离子-产物离子。

（7）平行反应监测（PRM）

是在第一级质量分析器中选择特定 m/z 的前体离子，第二级质谱分析器在宽的 m/z 范围内扫描，获得前体离子全部的产物离子信息，可准确定量每个产物离子。在定量分析特别是蛋白质定量分析中应用广泛，通常在高分辨质谱仪中应用。

七、仪器确证

质谱仪和色谱-质谱联用仪的确认可分为安装确证（IQ）、运行确证（OQ）和性能确证（PQ）。安装确证是确认相关硬件和软件已安装在适宜地点并能够正常开机运行。运行确证一般通过有代表性的关键仪器参数的运行，证明仪器运行指标符合要求。性能确证是通过标准物质或标准样品的分析，证明仪器的整体性能符合用户分析要求。

用于定性分析时，仪器的质量准确度是性能确证的重要指标。用于定量分析时，性能确证主要关注准确度、精密度和灵敏度。对已知标准的单电荷离子，误差应小于 $\pm 0.50 u$。为了实现对建立的测量标准的良好控制，应根据使用的仪器和方法，制定相应的精密度判定标准。在全面考察质谱仪器的性能时，应根据使用的仪器和用途，选择适宜的方法、判定标准和时间间隔。

八、方法验证与确认

在方法验证中，应根据测量的质量属性，确定验证的性能参数，通常包括方法的专属性（亦称特异性）/选择性、基质效应、准确度、精密度、范围（包括校正曲线和范围低限）、耐用性等。为实现仪器在整个生命周期内的性能稳定性和可靠性，建议对所选质谱法的输出结果进行持续监测，确保分析结果的准确与可靠。

开展方法确认时，应根据用途对方法的专属性、准确度、精密度和定量限进行评价。

九、测定法

在进行样品分析前，应对测定用质谱仪进行质量校正。

1. 定性分析

质谱法可用于药物、复杂代谢物和蛋白质等的分子量测定和结构鉴定。色谱-质谱联用法还广泛用于鉴定复杂基质中的药物及其代谢物、表征药物的杂质谱等研究。

（1）系统适用性

定性分析时，应考虑分辨率、质量范围和质量准确度，并根据分析方法的具体应用，对下列性能指标进行考察。

分辨率：质谱仪的单位质量分辨率应作为系统适用性试验参数。仪器性能确证程序对分辨率的要求能满足一般定性分析要求。

质量准确度：对于待测成分的单电荷离子，与对照品相比，$\pm 0.50 u$ 的质量准确度能满足一般定性分析要求。当需更高的质量准确度时，可另行规定判定标准。

（2）数据采集和分析

以质荷比为横坐标，以离子的相对丰度为纵坐标，测定待测成分的质谱。高分辨质谱仪可以测定待测成分的精确分子质量。

在相同的仪器及分析条件下，直接进样或联用进样，分别测定并比较待测样品和对照品的质谱数据。使用高分辨质谱、比对二级质谱信息或色谱保留时间，均可有效提高定性分析的准确性。质谱定性分析还可与核磁共振等其他分析技术相结合，更可靠地对药物、杂质或外源性污染物、极性大分子化合物等进行鉴别。复杂样品中待测成分的鉴定，应采用色谱-质谱联用仪或串联质谱仪。

质谱中不同质荷比离子的存在及其响应强度反映了待测成分的结构特征，结合串联质谱分析结果，可推测或确证待测成分的分子结构。当采用电子轰击离子源时，可通过比对待测成分的质谱图与标准谱库谱图的一致性，快速鉴定待测成分。对于未知待测成分的结构解析，通常需要综合应用多种质谱技术并考虑样品的来源和特点等信息，必要时还应结合元素分析、核磁共振、红外光谱、紫外光谱、X 射线衍射等技术测定的结果综合判断。

2. 定量分析

质谱法及色谱-质谱联用法可定量分析药物微量杂质、农药残留、外源性污染物、色素等，还可用于药物代谢动力学、临床药物浓度检测、疾病生物标志物检测等研究。

(1)系统适用性

与定性分析不同，除分辨率和质量准确度外，定量分析还应在方法中列出拟监测的离子(如质量范围、单个离子或 MS/MS 离子对)，即离子选择。

应根据分析方法的具体应用，对下列性能指标进行考察。

分辨率：质谱仪的单位质量分辨率的要求能满足一般定量分析要求。当要求的分辨率大于单位质量时，可另行规定判定标准。

质量准确度：质谱仪的质量准确度能满足一般定量分析要求。当需更高的质量准确度，可另行规定判定标准。

精密度：与分析方法验证的重复性相比，系统适用性试验对精密度的要求更为严格。

线性：与分析方法验证的要求一致。

准确度：除满足分析方法验证的一般要求外，为保证分析质量，可将质量控制样品纳入分析批。通常情况下，质量控制样品中待测成分的浓度已知，样品制备方法应与待测样品相同。通过使用质量控制样品，可考察分析方法随时间变化的准确性。在准确度考察中应规定质量控制样品的数量或分析顺序。

定量限：当用于微量或痕量成分分析时，系统适用性试验应包括对定量限的评价，可用信噪比法或其他适宜的方法进行。

(2)数据采集和分析

采用选择离子监测、选择反应监测或多反应监测，外标法或内标法定量。内标化合物可以是待测成分的结构类似物或其稳定同位素(如 ^2H, ^{13}C, ^{15}N)标记物。质谱定量分析一般需要使用每种待测成分的对照品。通过比较待测样品与采用适宜方法制备、浓度适宜的对照品中的待测成分的峰面积等质谱响应参数，实现定量分析。

为实现对待测成分和内标物色谱峰面积的准确积分，采集速率、扫描范围或监测质量等采集参数的设置，必须保证在峰宽范围内提供足够数量的采集点数。采集点数与方法性能要求、色谱条件、质谱仪类型、监测的待测成分和内标物的数量有关。例如采用四极杆质谱仪进行单个待测成分的检测时，在整个分析过程中质谱仪在 SIM 或 SRM 模式下交替采集待测成分和内标物色谱峰的数据。目前四极杆质谱仪每个采样点的停留时间可达 100ms 或更短，每个色谱峰上至少应有 8 个采集点数，以保证积分和定量准确。

定量分析宜采用标准曲线法。通过测定相同体积的系列标准溶液在特征 m/z 离子处的响应值，获得标准曲线及回归方程。按规定制备待测样品溶液，测定其在特征 m/z 离子处的响应值，代入标准曲线或回归方程计算，得到待测成分的浓度。定量分析复杂基质中药物及其代谢物、内源性代谢物和蛋白质时，通常采用内标校正的标准曲线法。内标校正的标准曲线法是将等量的内标加入系列标准溶液中，测定待测成分与内标物在各自特征 m/z 离子处的响应值，以响应值的比值为纵坐标，待测成分浓度或者待测成分浓度与内标物浓度的比值为横坐标绘制标准曲线，计算回归方程。使用稳定同位素标记物作为内标时，可获得更好的分析精密度和准确度。

0441　核磁共振波谱法

核磁共振(NMR)波谱法是一种基于特定原子核的电磁特性的分析方法。在外磁场作用下，具有磁矩的原子核吸收了与其裂分能级间能量差相对应的射频场能量而产生原子核自旋能级的跃迁，进而产生核磁共振信号。核磁共振波谱按测定的原子核可分为核磁共振氢谱、碳谱、氟谱、磷谱及氮谱等。核磁共振波谱通过化学位移值、谱峰多重性、偶合常数值、谱峰相对强度和在各种二维谱及多维谱中呈现的相关峰，提供分子中原子的连接方式、相对数量、空间的相对取向等定性的结构信息。核磁共振定量分析的基础是核磁共振信号的强度与引起该信号的原子核的数量成正比。

带正电荷的原子核在作自旋运动时，可产生磁场和自旋角动量 P，其磁性用核磁矩 μ 表示，自旋角动量 P 的大小与自旋量子数 I 有关(核的质量数为奇数，I 为半整数；核的质量数为偶数，I 为整数或 0)，自旋角动量 P 与核磁矩 μ 均为矢量，二者方向一致，且空间取向均为量子化的，可用磁量子数 m 表示($m = I$, $I-1\cdots\cdots-I$，共有 $2I+1$ 个数值)。对于 ^1H、^{13}C 等 $I=1/2$ 的核，只有两种取向，对应于两个不同的能量状态，粒子通过吸收或发射相应的能量在两个能级间跃迁。

当具有核磁矩的原子核(自旋量子数 $I\neq0$)处于一个均匀的外磁场 H_0 中时，原子核因受到磁场的作用力在保持自旋运动的同时还围绕着外磁场方向作旋转运动，这种运动方式称为拉莫尔进动(Larmor precession)。原子核的进动频率由下式决定：

$$\omega_0 = \gamma H_0$$

其中 γ 为旋磁比，是原子核的基本属性之一。不同原子核的 γ 值不同，其值越大，核的磁性越强，在核磁共振中越容易被检测。如果提供一个射频场，其频率（ν）满足：

$$\Delta E = h\nu = \mu H_0 / I$$

其中 h 为普朗克常数，则：

$$\nu = \omega_0 / 2\pi = \gamma H_0 / 2\pi$$

即射频场的频率正好等于在磁场 H_0 中的核进动频率，那么低能级核就能吸收这一射频场的能量而跃迁至高能级态，产生核磁共振现象。

核磁共振波谱法作为一种重要波谱分析手段，具有准确、快速和样品可回收等特点，伴随高磁场谱仪和超低温探头等核磁技术的发展，NMR 的灵敏度提高显著；能提供复杂体系中分子结构、相互作用、动态过程和含量等大量信息，在药物定性和定量分析中具有重要作用。

1 核磁共振波谱仪

常见的有两类核磁共振波谱仪：经典的连续波（CW）波谱仪和现代的脉冲傅里叶变换（PFT）波谱仪，目前使用的绝大多数为后者。其组成主要包含超导磁体、射频脉冲发射系统、核磁信号接收系统和用于数据采集、储存、处理以及谱仪控制的计算机系统（图 1）。

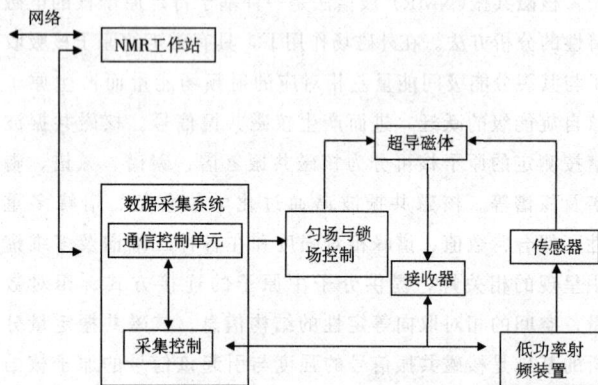

图 1 PFT 核磁共振波谱仪的主要组成

在脉冲核磁共振波谱仪上，一个覆盖所有共振核的射频能量的脉冲将同时激发所有的核，当被激发的核回到低能态时产生一个自由感应衰减（FID）信号，它包含所有的时间域信息，经模数转换后通过计算机进行傅里叶变换得到频（率）谱。

实验中按照仪器操作规程设置谱仪参数，如脉冲角度、采集时间、弛豫延迟、光谱宽度、FID 中的点数、采集次数等。采集足够的 FIDs，由计算机进行数据转换，调整相位使尽可能得到纯的吸收峰，用参照物校正化学位移值，用输出设备输出谱图。

核磁共振波谱仪性能的稳定是数据可靠性的基础保证，因此，需要开展仪器确证以证明仪器能够满足预定用途。参照分析仪器确证指导原则（指导原则 9094），核磁共振波谱仪器的确证包括四个阶段：设计确证（DQ）、安装确证（IQ）、运行确证（OQ）和性能确证（PQ），其中性能确证的项目因预期用途而异，可包括但不限于测试核的线型、分辨力、灵敏

度、脉冲宽度、^{1}H 谱定量重复性等。

2 核磁共振谱

核磁共振信号（峰）可提供四个重要参数：化学位移值、谱峰多重性、耦合常数值和谱峰相对强度。处于不同分子环境中的同类原子核具有不同的共振频率，这是由于作用于特定核的有效磁场由两部分构成：由仪器提供的特定外磁场以及由核外电子环流产生的磁场（后者一般与外磁场的方向相反，这种现象称为"屏蔽"）。处于不同化学环境中的原子核，由于屏蔽作用不同而产生的共振条件差异很小，难以精确测定其绝对值，实际操作时采用一参照物作为基准，精确测定样品和参照物的共振频率差。在核磁共振波谱中，一个信号的位置可描述为它与另一参照物信号的偏离程度，称为化学位移。

共振频率与外磁场强度 H_0 成正比，磁场强度不同，同一化学环境中的核共振频率不同。为了解决这个问题，采用位移常数 δ 来表示化学位移：

$$\delta = \frac{\nu_s - \nu_r}{\nu_0} + \delta_r$$

式中 ν_s 为样品中磁核的共振频率；

      ν_r 为参照物中磁核的共振频率；

      ν_0 为仪器的输出频率，MHz；

      δ_r 为参照物的化学位移值。

因此也可用氘代溶剂中残留的质子信号作为化学位移参考值。

常用的化学位移参照物是四甲基硅烷（TMS），其优点是化学惰性；单峰；信号处在高场，与绝大部分样品信号之间不会互相重叠干扰；沸点很低（27℃），容易去除，有利于样品回收。而对于水溶性样品，常用 3-三甲基硅基丙酸钠-d$_4$（TSP）或 2,2-二甲基-2-硅戊基-5-磺酸钠（DSS），其化学位移值也非常接近零。DSS 的缺点是其三个亚甲基质子有时会干扰被测样品信号，适于用作外参考。

化学位移仅表示了磁核的电子环境，即核外电子云对核产生的屏蔽作用，但未涉及同一分子中磁核间的相互作用。这种磁核间的相互作用很小，对化学位移没有影响，但对谱峰的形状有着重要影响。这种磁核之间的相互干扰称为自旋-自旋偶合，由自旋偶合产生的多重谱峰现象称为自旋裂分，裂分间距（赫兹）称为偶合常数 J，偶合常数与外磁场强度无关。偶合也可发生在氢核与其他核（$I \neq 0$）之间，如 ^{19}F、^{13}C 和 ^{31}P 等。

核磁共振信号的另一个特征是它的强度。在合适的实验条件下（见"测定方法"），谱峰面积或强度正比于引起此信号的质子数，因此可用于测定同一样品中不同质子或其他核的相对比例，以及在加入内标后进行核磁共振定量分析。

3 测定方法

在熟悉核磁共振理论的基础上，应多了解样品的性质，并严格遵守操作规程，正确操作仪器。不正确的样品制备、

谱仪调整及参数设置会导致谱图数据的分辨率和灵敏度降低，甚至给出假峰和错误数据。核磁共振样品一般为溶液，配备特定装置的核磁共振波谱仪可直接进行固体样品分析。

通常应用最多的是 ^{1}H（质子）核磁共振波谱，其他还包括 ^{19}F、^{31}P、^{13}C 核磁共振波谱以及各种二维谱等。由于二维谱可以提供同核或异核连接的相关信息，故在复杂结构的鉴定中发挥重要作用。常用的二维谱实验技术主要包括：(1)同核位移相关谱，如 ^{1}H-^{1}H COSY 谱、TOCSY 谱等；(2)异核位移相关谱，如 HMQC 谱、HSQC 谱、HMBC 谱等；(3)空间相关谱，如 NOESY 谱、ROESY 谱等；(4)偶合常数分辨谱等。

核磁共振波谱实验测定前，一般须先将供试品制成合适的溶液。

3.1　溶剂选择　合适的溶剂除了对样品有较好的溶解度外，其残留的信号峰应不干扰所分析样品的信号峰。氘代溶剂同时提供异核锁信号。应尽可能使用高氘代度、高纯度的溶剂，并注意氘原子会对其他原子信号产生裂分。常用的核磁共振波谱测定用氘代溶剂及其残留质子信号的化学位移见表 1。

表 1　氢谱测定中氘代溶剂及其残留质子信号的化学位移

溶剂名称	分子式	残留质子信号 δ(ppm)	可能残留的水峰 δ(ppm)*
氘代三氯甲烷	CDCl$_3$	7.26	1.56
氘代甲醇	CD$_3$OD	3.31	4.87
氘代丙酮	(CD$_3$)$_2$CO	2.05	2.84
氘代二甲基亚砜	DMSO-d$_6$	2.50	3.33
氘代乙腈	CD$_3$CN	1.94	2.13
氘代苯	C$_6$D$_6$	7.16	/
重水	D$_2$O	/	4.79
氘代二氧六环	Dioxane-d$_8$	3.55	/
氘代乙酸	CD$_3$CO$_2$D	2.05, 8.5*	/
氘代三氟乙酸	CF$_3$CO$_2$D	12.5*	/
氘代吡啶	C$_5$D$_5$N	7.18, 7.55, 8.70	4.80
氘代 N,N-二甲基甲酰胺	DMF-d$_7$	2.77, 2.93, 8.05	/

注：* 活泼质子的化学位移值是可变的，取决于温度和溶质的变化。

适用于氢谱（^{1}H NMR）的溶剂同样也适用于氟谱（^{19}F NMR），常见的有 CDCl$_3$、CD$_3$OD、D$_2$O、DMSO-d$_6$、DMF-d$_7$、酸和碱等，通常不含氟的溶剂均可使用。同时应注意含氟样品中氟原子对其他核的 J-偶合。

3.2　样品制备　按各品种项下的要求。样品的浓度取决于实验的要求及仪器的类型，测定非主要成分时需要更高的浓度。供试液的体积取决于样品管的大小及仪器的要求，

通常样品溶液的高度应达到线圈高度的 2 倍以上。选用符合定量要求的核磁管，常用外径为 5mm 或 10mm，长度为 15cm 或 20cm 的核磁管。当样品量较少时可选用微量核磁管。

3.3　测定　将样品管放入谱仪中，先进行样品和谱仪的调谐与匹配，再仔细对谱仪锁场和匀场，使谱仪达到最佳工作状态。设置合适的实验参数，采样，完成后再进行图谱处理，并分段积分。

同一个实验通常可同时得到定性和定量数据。对于核磁共振定量分析，实验参数的正确设置非常重要，以保证每个峰的积分面积与质子数成正比。必须保证有足够长的弛豫时间，以使所有激发核都能完全弛豫，因而定量分析通常需要更长的实验时间。

3.4　定性和定量分析　核磁共振波谱分析可广泛应用于结构确证、热力学、动力学和反应机理的研究，以及用于定量分析。如果在品种项下采用核磁共振波谱法进行定性或定量分析，则应参照分析方法验证指导原则（指导原则 9101）开展方法验证研究。

(1)定性分析

核磁共振波谱是一个非常有用的结构解析工具，化学位移提供原子核环境信息，谱峰多重性提供相邻基团情况以及立体化学信息，偶合常数值大小可用于确定基团的取代情况，^{1}H NMR 中谱峰强度（或积分面积）可确定基团中质子的个数等。一些特定技术，如双共振实验、化学交换、使用位移试剂、各种二维谱等，可用于简化复杂图谱、确定特征基团以及确定偶合关系等。

对于结构简单的样品可直接通过氢谱的化学位移值、偶合情况（偶合裂分的峰数及偶合常数）及每组信号的质子数来确定，或通过与标准物质图谱和/或文献值（图谱）比较确定样品的结构，以及是否存在杂质等。与文献值（图谱）比较时，需要注意一些重要的实验条件，如溶剂种类、样品浓度、化学位移参照物、测定温度等的影响。对于结构复杂或结构未知的样品，通常需要 ^{1}H、^{13}C 及其二维谱、^{19}F、^{31}P 谱并结合其他分析手段，如质谱等方能确定其结构。

(2)定量分析

与其他核相比，^{1}H NMR 波谱更适用于定量分析，^{19}F 和 ^{31}P 也可能用于某些样品的定量分析。在合适的实验条件下，两个信号的积分面积（或强度）正比于产生这些信号的质子数：

$$\frac{A_1}{A_2} = \frac{N_1}{N_2} \qquad (1)$$

式中　A_1、A_2 分别为相应信号的积分面积（或强度）；

N_1、N_2 分别为相应信号的总质子数。

如果两个信号来源于同一分子中不同的官能团，式(1)可简化为：

$$\frac{A_1}{A_2} = \frac{n_1}{n_2} \qquad (2)$$

式中　n_1、n_2 分别为相应官能团中的质子数。

如果两个信号来源于不同的化合物，则

$$\frac{A_1}{A_2}=\frac{n_1 m_1}{n_2 m_2}=\frac{n_1 W_1 / M_1}{n_2 W_2 / M_2} \quad (3)$$

式中　m_1、m_2 分别为化合物 1 和化合物 2 的分子个数；

W_1、W_2 分别为其质量；

M_1、M_2 分别为其分子量。

由式(2)和(3)可知，核磁共振波谱定量分析可采用绝对定量和相对定量两种模式。绝对定量为采用标准物质，直接检测待测样品中的组分含量；相对定量基于待测样品中每个组分特征峰的积分值，检测特定组分间的相对含量。

在绝对定量模式下，将已精密称定重量的供试品和内标物混合配制溶液，测定，通过比较供试品特征峰的峰面积与内标峰的峰面积计算样品的含量(纯度)。内标物为与供试品共溶于待测溶液中的标准物质。合适的内标物应满足如下要求：有合适的特征参考峰，最好是适宜宽度的单峰；内标物的特征参考峰与供试品的峰能完全分离；能溶于分析溶剂中；其质子是等权重的；内标物的分子量与特征参考峰质子数之比合理；不与待测样品相互作用等。常用的内标物有：1,2,4,5-四氯苯、1,4-二硝基苯、对苯二酚、对苯二甲酸、苯甲酸苄酯、顺丁烯二酸等。内标物的选择依据样品性质而定。

相对定量模式主要用于测定样品中杂质的相对含量(或混合物中各成分相对含量)，由式(3)来计算。

①绝对定量模式　溶剂、内标和化学位移参照物　按各品种项下的规定。

供试品溶液制备　分别取供试品和内标适量(按各品种项下的规定)，精密称定，置同一容器中，精密加入溶剂适量，振摇使完全溶解，加化学位移参照物适量，振摇使溶解，摇匀，即得。

测定法　取适量供试品溶液转移至核磁管中，正确设置仪器参数，如有必要，调整核磁管转速使旋转边峰不干扰待测信号，记录图谱。用积分法分别测定各品种项下规定的特征峰峰面积及内标峰峰面积，重复测定不少于 5 次，取平均值，由下式计算供试品的量(W_s)：

$$W_s = W_r \times \frac{A_s}{A_r} \times \frac{E_s}{E_r} \quad (4)$$

式中　W_r 为内标物的重量；

A_s 和 A_r 分别为供试品特征峰和内标峰的平均峰面积；

E_s 和 E_r 分别为供试品和内标物的质子当量重量(质量)(以分子量除以特征峰的质子数计算得到)。

②相对定量模式　溶剂、化学位移参照物、供试品溶液制备以及测定方法　按各品种项下的规定并参照"绝对定量模式"项下。

由下式计算供试品中各组分的摩尔百分比：

$$\frac{A_i / n_i}{A_1 / n_1 + A_2 / n_2 + \cdots + A_m / n_m} \times 100 \quad (5)$$

式中　A_1、A_2、A_m 分别为各品种项下所规定的各特征基团

共振峰的平均峰面积；

n_1、n_2、n_m 分别为各特征基团的质子数；

m 表示供试品中不同组分的数量，$i=1,2\cdots\cdots m$。

核磁共振定量分析除需要注意供试品称样量及准确度、待测样品和内标物的浓度、供试品的溶解度之外，还需注意核磁共振激发脉冲、脉冲弛豫延迟、采集时间、测试温度、相位和基线校正、积分参数等实验参数的设置及优化。

4　固体核磁共振

固体核磁共振的基本原理与液体核磁共振相同，区别在于固体核磁共振是以固体样品为研究对象，分析不同固态环境中相同类型的核表现出的不同共振频率。固体核磁共振波谱在药物分析中的应用范围包括原料药的固态形式研究(多晶型、溶剂合物、共晶物等)以及固体制剂的分析研究等。固体核磁共振波谱法中最常用的核是 ^{13}C，其他自旋量子数 $I=1/2$ 的核，如 ^{15}N 和 ^{31}P，也有一定应用。

由于固态下样品分子的偶极-偶极相互作用以及多种各向异性相互作用，使得固体核磁共振波谱的分辨率较低，且谱线较宽。为提高固体核磁共振技术的分辨率，通常可采用魔角旋转、交叉极化、高功率去偶等实验技术。

0451　X射线衍射法

X射线衍射法(XRD)是一种利用单色 X 射线光束照射到被测样品上，检测样品的三维立体结构(含手性、晶型、结晶水或结晶溶剂)或成分(主成分及杂质成分、晶型种类及含量)的分析方法。

单晶 X 射线衍射法(SXRD)的检测对象为一颗晶体；粉末 X 射线衍射法(PXRD)的检测对象为众多随机取向的微小颗粒，它们可以是晶体或非晶体等固体样品。

根据检测要求和检测对象、检测结果的不同需求可选择适宜的方法。

固体化学物质状态可分为晶态(或称晶体)和非晶态(或称无定型态、玻璃体等)物质两大类。

晶态物质(晶体)中的分子、原子或离子在三维空间呈周期性有序排列，晶体的最小重复单位是晶胞。晶胞是由一个平行六面体组成，含有三个轴(a、b、c，单位：Å)和三个角(α、β、γ，单位：°)被称为晶胞参数。晶胞沿(x、y、z)三维方向的无限有序堆积排列形成了晶体。

非晶态物质(无定型态、玻璃体等)中的分子、原子或离子在三维空间不具有周期性排列规律，其固体物质是由分子、原子或离子在三维空间杂乱无章的堆积而成。

X射线衍射的基本原理：当一束 X 射线通过滤波镜以单色光(特定波长)照射到单晶体样品或粉末微晶样品时即发生衍射现象，衍射条件遵循布拉格方程式：

$$d_{hkl} = \frac{n\lambda}{2\sin\theta}$$

式中　d_{hkl} 为面间距(hkl 为晶面指数)；

n 为衍射级数；

λ 为 X 射线的波长；

θ 为掠射角。

金属铜(Cu)与钼(Mo)为有机化合物样品常用的 X 射线阳极靶元素，Cu 靶波长 λ 为 1.54178Å，Mo 靶波长 λ 为 0.71073Å。X 射线由 K_α 和 K_β 组成，一般采用 K_α 线作为单晶 X 射线衍射的结构分析或粉末 X 射线衍射的成分与晶型分析的特征 X 射线谱。

当 X 射线照射到晶态物质上时，可以产生衍射效应；而当 X 射线照射到非晶态物质上时则无衍射效应。单晶 X 射线衍射结构(晶型)定量分析和粉末 X 射线成分(晶型)定性与定量分析均是依据 X 射线衍射基本原理。

X 射线衍射仪器是由 X 射线光源(直流高压电源、真空管、阳极靶)、准直系统(准直管、样品架)、检测系统、仪器控制系统(指令控制、数据控制)、冷却系统等组成。

第一法　单晶 X 射线衍射法

单晶 X 射线衍射法使用一颗单晶体即可获得样品的化合物分子构型和构象等三维立体结构信息，主要包括：空间群、晶胞参数、分子式、结构式、原子坐标、成键原子的键长与键角、分子内与分子间的氢键、盐键、配位键等。

单晶 X 射线衍射技术是定量检测样品成分与分子立体结构的绝对分析方法，可独立完成对样品化合物的手性或立体异构体分析、共晶物质成分组成及比例分析(含结晶水或结晶溶剂、药物不同有效成分等)、纯晶型及共晶物分析(分子排列规律变化)等。由于单晶 X 射线衍射分析实验使用一颗晶体，所以采用该分析法可获得晶型或共晶的纯品物质信息。

单晶 X 射线衍射法是通过两次傅里叶变换完成的晶体结构分析。该方法适用于晶态化学物质的成分、结构、晶型分析。在单晶 X 射线衍射实验中，Cu 靶适用于化合物分子的绝对构型测定，Mo 靶适用于化合物分子的相对构型测定(含有卤素或金属原子的样品除外)。

试样的制备及有关实验技术

试样制备：单晶 X 射线衍射分析要求使用一颗适合实验的单晶体，一般需要采用重结晶技术通过单晶体培养获得。晶体尺寸在 0.1～1.0mm 之间。单晶体应呈透明状、无气泡、无裂纹、无杂质等，晶体外形可为块状、片状、柱状、针状。近似球状或块状晶体因在各方向对 X 射线的吸收相近，所以属最佳实验用晶体外形。

晶体样品对 X 射线的衍射能力受到来自内部和外部的影响。晶体样品自身内部影响因素主要为组成晶体的化学元素种类、结构类型、分子对称排列规律、作用力分布、单晶体质量等；外部影响因素包括仪器 X 射线发生器功率、阳极靶种类等。

当使用 Cu 靶实验时，衍射数据收集的 2θ 角要大于 114°；当使用 Mo 靶实验时，衍射数据收集的 2θ 角要大于 54°。

晶胞参数三个轴(a、b、c，单位：Å)的误差应在小数点后第三位，三个角(α、β、γ，单位：°)的误差应在小数点后第二位；除 H 原子外，原子相对坐标的误差应在小数点后第四位，键长的误差应在小数点后第三位，键角的误差应在小数点后第一位。

本法适用于晶态样品的成分与分子立体结构定量分析、手性分析、晶型分析、结晶水含量分析、结晶溶剂种类与含量分析等。

仪器校正：应定期使用仪器生产厂家自带的标准样品进行仪器校正。

第二法　粉末 X 射线衍射法

粉末 X 射线衍射法可用于样品的定性或定量的物相分析。每种化学物质，当其化学成分与固体物质状态(晶型)确定时，应该具有独立的特征 X 射线衍射图谱和数据，衍射图谱信息包括衍射峰数量、衍射峰位置(2θ 值或 d 值)、衍射峰强度(相对强度，绝对强度)、衍射峰几何拓扑(不同衍射峰间的比例)等。

粉末 X 射线衍射法适用于对晶态物质或非晶态物质的定性鉴别与定量分析。常用于固体物质的结晶度定性检查、多晶型种类、晶型纯度、共晶组成等分析。粉末 X 射线衍射实验中，通常使用 Cu 靶为阳极靶材料。

晶态物质的粉末 X 射线衍射峰是由数十乃至上百个锐峰(窄峰)组成；而非晶态物质的粉末 X 射线衍射峰的数量较少且呈弥散状(为宽峰或馒头峰)，在定量检测分析时，两者在相同位置的衍射峰的绝对强度值存在较大差异。

当化学物质有两种或两种以上的不同固体物质状态时，即存在有多晶型(或称为同质异晶)现象。多晶型现象可以由样品的分子构型、分子构象、分子排列规律、分子作用力等变化引起，也可由结晶水或结晶溶剂的加入(数量与种类)形成。每种晶型物质应具有确定的特征粉末 X 射线衍射图谱。

当被测定样品化学结构、成分相同，但衍射峰的数量和位置、绝对强度值或衍射峰形几何拓扑间存在差别时，即表明该化合物可能存在多晶型现象。

由两种或两种以上的化学物质共同形成的晶态物质被称为共晶物。共晶物与物理混合物的粉末 X 射线衍射图谱间存在差异。

试样的制备及有关实验技术

试样制备：粉末晶体颗粒过大或晶体呈现片或针状样品容易引起择优取向现象，为排除择优取向对实验结果的干扰，对样品需要增加研磨并过筛(通常过 100 目筛，无机样品可过 200 目筛)的样品前处理步骤。

实验进样量：当采用粉末 X 射线衍射法进行定量分析时，需要对研磨后过筛样品进行精密定量称取，试样铺板高度应与板面平行。

衍射数据收集范围：当使用 Cu 靶实验时，衍射数据收集的范围(2θ)一般至少应在 3°～60°之间，有时可收集至 1°～80°。

定量分析方法：可采用标准曲线法，含外标法、内标法或标准加入法。

定量分析时，应选择一个或多个具有特征性的衍射峰进行分析。内标法应建立内标物质与衍射强度之间的线性关系。内标物质选取原则是应与样品的特征衍射峰不发生重叠，同时两者对 X 射线的衍射能力应接近。制备标准曲线时，应取固定质量但含量比例不等的内标物质与样品均匀混合，定量分析时，应保证被测样品含量在标准曲线的线性范围内；外标法应建立标准物质不同质量与衍射强度之间的线性关系。制作标准曲线时，应取不同质量的样品。定量分析时，应保证被测样品含量在标准曲线的线性范围内；标准加入法应保证加入标准物质和被测物质衍射峰强度接近，二者具有良好的分离度且不重叠。

定量分析时，每个样品应平行实验 3 次，取算术平均值。当样品存在多晶型物质状态，且研磨压力会引起晶型转变时，应慎用定量分析方法。当多晶型衍射图谱的衍射峰数量和位置基本相同，但衍射峰的几何拓扑图形存在较大差异时，可适当增加特征衍射峰的数量（从一般使用 1 个特征峰，增加到使用 3～5 个特征峰），以证明晶型含量与特征衍射峰间存在线性关系。

采用相同制备方法的等质量试样定量分析，在同一实验条件下，样品与标准品的 2θ 值数据误差范围一般为 ±0.2°，衍射峰的相对强度误差范围为 ±5%，否则应考虑重新进行实验或可能存在多晶型问题。

本法适用于样品的结晶性检查、样品与标准品的异同性检查、样品生产工艺稳定性监测、样品的化学纯度检查和定量分析（当杂质成分含量大于 1% 时在衍射图谱中可以识别），样品的共晶、多晶型鉴别和晶型纯度定量分析等。

仪器校正：应定期使用有证标准物质 Al_2O_3、α-SiO_2、单晶硅粉进行仪器校正。

0461　X射线荧光光谱法

X 射线荧光光谱法（XRF）是一种基于测量由初级 X 射线激发的原子内层电子产生特征次级 X 射线以确定样品中元素种类和含量的分析方法。当 X 射线照射到供试品时，供试品中的各元素被激发而辐射出各自的 X 射线荧光。通过测量和分析供试品中产生的 X 射线荧光，即可获知样品中的元素组成，得到物质成分的定性和定量信息。

X 射线荧光光谱法可用于液体、粉末及固体材料的定性、定量分析。X 射线荧光光谱仪可分为波长色散型（WD）和能量色散型（ED）。波长色散型 X 射线荧光光谱仪功率大，荧光强度高，测量时间短，具有较高的测量精度，但需要对被测量样品进行简单处理，适用于原料、制剂的精确检测和质量控制；能量色散型 X 射线荧光光谱仪虽然测量精度稍差，但无需对样品作特别复杂的处理而直接进行测量，对样品也没有任何损坏，因此可直接用于生产过程控制。

1. 对仪器一般要求

X 射线荧光光谱仪主要由光源（X 射线管）、分光系统和检测器等组件构成。

(1)光源

波长色散型和能量色散型 X 射线荧光光谱仪均使用 X 射线管产生 X 射线，作为 X 射线荧光光谱仪的光源，要求光源有足够的强度、连续的光谱、稳定的光强。

(2)分光系统

波长色散型 X 射线荧光光谱仪的分光系统的主要部件是晶体分光器，它的作用是通过晶体衍射现象把不同波长的 X 射线分开。能量色散型 X 射线荧光光谱仪是利用荧光 X 射线具有不同能量的特点，将其分开并检测，不必使用分光晶体。

(3)检测器

检测器的作用是将 X 射线荧光光量子转变成一定形状和数量的电脉冲，用于表征 X 射线荧光的能量/强度。

常用检测器种类有：正比计数器（流气式或封闭式）、闪烁计数器、半导体计数器等。

2. 供试品的制备

液体供试品可以直接进样分析，固体供试品可以直接压片或与适当的辅剂混合处理后压片进样分析。供试品的粒度、样品量、制样压力等因素对测试结果有一定的影响，定量分析时，对于化学药品一般建议样品粉碎过 200 目筛，中药材及复方制剂一般全部过 100 目筛，混合均匀，挑选合适的样品架制样，样品量及制样压力应经过预实验确定。

3. 仪器的校正和检定

仪器使用前应使用国家标准物质或其他可溯源的标准物质校正或检定。

4. 分析线

X 射线荧光光谱法中一般应选择强度大、干扰少、背景低的特征谱线作为分析线。

5. 定性分析

根据每种元素特征 X 射线荧光谱线可对供试品中所含元素种类进行定性分析。

6. 定量测定法

(1)标准曲线法

液体样品采用不同浓度的元素对照品或者采用元素分级稀释法制备不同浓度的对照品供检测分析用；固体样品采用不同含量的对照品或者采用标准加入法制备不同含量的对照品供检测分析用。对照品应与供试品的化学组成和物理性质等方面一致。分别测定系列对照品的 X 射线强度，以待测元素的浓度（含量）为横坐标，以 X 射线强度为纵坐标，建立标准曲线。标准曲线应在测定前或定期进行校准。

(2)内标法

将相同量的内标元素分别加入到待测元素已知并且元素浓度（含量）呈梯度的一组样品中制成系列对照样品。在选定的分析条件下分别测量对照品中待测元素与内标元素的 X 射线强度，计算待测元素与内标元素的 X 射线强度比，以该强度比为纵坐标，待测元素浓度（含量）为横坐标建立标准曲线。内标元素的选择应遵循以下原则：①不能对待测元素产生谱图干扰；②不受待测样品基体元素的干扰；③不受待测元素干扰；④质量数尽量与待测元素接近。

在待测样品中也加入相同量的同一种内标元素，制成供试品，同法测量并求得 X 射线荧光强度比，由标准曲线获得待测元素的浓度（含量）。

(3)标准加入法

取相同质量供试品（或相同体积供试品溶液）6 份，除第一份外，在其他几份中，分别精密加入不同量的待测元素对照品（或对照品溶液），制成系列待测样品；在选定的分析条件下分别测定，以待测元素 X 射线强度为纵坐标，待测元素加入量为横坐标，绘制标准曲线，将标准曲线延长交于横坐标，由交点与原点的距离求算供试品中待测元素的浓度（含量）。此法要求待测元素的浓度（含量）与 X 射线强度呈线性关系。

(4)数学校正法

数学校正法中的经验系数法、经验系数与基本参数联用法等，用于各种不同分析对象时，可有效地计算和校正由于基体的吸收和增强效应对分析结果的影响，谱线干扰和计数死时间也可以得到有效校正。经验系数法是用已知标样，测出共存元素之间的影响系数，代入含量或强度公式，校正共存元素对分析元素的影响。基本参数法是基于样品中每个元素的含量对应于其分析线的相对强度，全部相对强度的总和，对应其百分含量的总和。根据该原理，由测得的分析线强度和一些表示荧光强度的基本参数（初级 X 射线光谱的分布、吸收系数、荧光效率、吸限等）便可求出样品中分析元素的含量。经验系数与基本参数相结合法（XFP），是利用基本参数法，计算出标样的理论强度，把标样中的元素当作纯元素求出其相对强度，用经验系数法对标样回归求出影响系数，然后利用求出的影响系数和标样，即可对试样定量测定。

7. 方法验证与确认

XRF 方法验证的目的是证明测量方法适用于其预期目的，XRF 分析方法需要验证的性能参数有准确度、精密度、专属性、线性、定量限和耐用性等。

(1)准确度

对于药物或药物制剂的主成分定量测定或杂质含量测定，分析人员可以通过使用适当的已知元素浓度的基体进行回收率实验来证明其准确性。也可以使用合适的有证标准物质作为检测标准进行比对。另一个可接受的做法是使用验证的 XRF 方法与已建立的分析方法的分析结果进行比较。当分析人员使用标准加入法时，准确度的评估是基于最终的截距浓度，而不是从单个标准加入量计算的回收率。可接受范围：原辅料和药物制剂含量的回收率为 98.0%～102.0%，中药含量的回收率为 90.0%～110.0%，杂质分析回收率为 70.00%～150.0%。

(2)重复性

在规定范围内，分析人员应通过测量同一浓度（相当于 100%浓度水平）的供试品的 6 个测定结果进行评价。或者可以设计 3 种不同浓度，每种浓度分别制备 3 份供试品进行测定，用 9 份样品的测定结果进行评价。这三个浓度应该足够接近，以证明在浓度范围内的重复性是一致的。在这种情况下，可将三种浓度的重复性数据合并计算相对标准偏差，与可接受范围相比较。可接受范围：原辅料含量测定的相对标准偏差不超过 1.0%，药物制剂含量测定的相对标准偏差不超过 2.0%，中药含量测定的相对标准偏差不超过 10.0%，杂质分析的相对标准偏差不超过 20.0%。

(3)中间精密度

分析人员应确定随机事件对该方法的分析精度的影响。典型的变量包括：在不同的时间进行分析，使用不同的设备，或者有两个或更多的分析人员使用这个方法。至少有两个以上这些因素的组合，共 6 个实验来进行中间精密度的评估。一般而言，原辅料检测的相对标准偏差不超过 1.0%，药物制剂检测的相对标准偏差不超过 3.0%，中药检测的相对标准偏差不超过 10.0%，杂质分析检测的相对标准偏差不超过 25.0%。

(4)专属性

方法必须明确地测定每个组分中可能存在的分析元素，包括相应的基质成分在内。

(5)定量限

定量限（LOQ）可以通过计算一个空白不少于 6 次重复测量的标准偏差乘以 10 来进行估算，也可以使用其他合适的方法来评估。

在代表性样品中加入适量的标准物质，使待测元素的浓度与 LOQ 浓度相似，进行检测，以确定准确度。要求分析方法应在标准规定的限度 50%的水平能精密、准确地对供试品进行分析。

(6)线性

分析人员应该在分析物浓度和校正的 XRF 响应之间建立线性关系，在浓度范围内制备不少于 5 个浓度的标准样品，覆盖供试品的预期浓度。标准曲线应使用适当的统计方法进行评估，如最小二乘回归法。回归直线的相关系数 r、截距 y 和斜率必须确定。对于没有分析物浓度和 XRF 响应之间的线性关系的实验，必须采用适当的统计方法来描述分析响应。要求对原辅料或药物制剂的主成分定量测定的 r 不低于 0.995，杂质含量测定的 r 不低于 0.99。

(7)范围

范围系指分析方法能达到一定精密度、准确度和线性要求时的高低限浓度或量的区间。以 100.0%为中心的可接受范围为 80.0%～120.0%。非中心验收标准为规格的下限 10.0%到超过规格上限的 10.0%。含量均匀度可接受范围为 70.0%～130.0%。对于杂质分析，可接受范围为 50.0%～120.0%。

(8)耐用性

分析测量的可靠性应通过对实验参数的有意调整来证明。对于 XRF，包括在指定的存储条件下测量供试品的稳定性。验收标准为在试验参数变化后，标准或样品响应的测量，与已确定参数测量结果的偏差不超过 2.0%（原辅料或药物制剂检测)和不超过 20.0%（杂质分析）。

(9)确认

XRF 方法确认的目的是证明采用的方法能够获得满意准确度、灵敏度和精密度。如果方法确认不成功，则该方法可能不适用于正在测试的项目，需要开发和验证备选方法。

0471　扫描电子显微镜法

扫描电子显微镜（扫描电镜）法是利用细聚焦高能电子束在样品上扫描，电子束与样品相互作用产生二次电子、背散射电子、特征 X 射线等信号，通过不同的检测器对样品表面微观形貌进行表征的分析方法。扫描电镜与 X 射线能谱仪联用，还可对样品进行微区元素成分分析。

1. 原理

在扫描电镜中，由电子枪发射具有稳定束流和能量的电子束，通过电磁透镜聚焦，入射到样品表面，电子束与样品原子核或核外电子发生相互作用，产生各种信号。入射电子束穿透的深度与加速电压成正比（加速电压越高，则电子束能量越高，穿透深度越深），与样品的密度成反比（样品的密度越低，穿透深度越深），在样品内部形成一定穿透深度的相互作用区，见图 1。入射电子与样品相互作用产生的各种信号反映了样品表面的形貌或成分，分别被不同检测器接收，经过信号转换、放大，由计算机转化为可供观察和记录的数字图像或谱线。

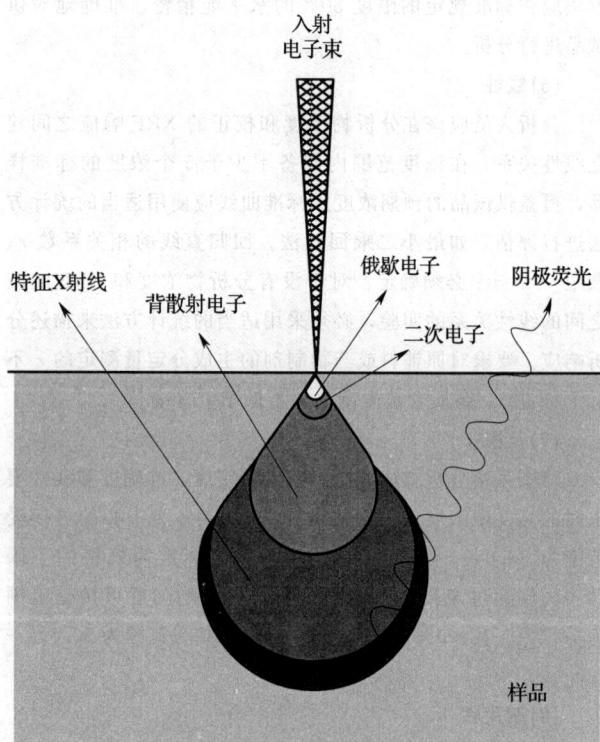

图 1　电子束与样品相互作用区

入射电子束与样品的相互作用会产生各种物理现象，释放的信号有俄歇电子、二次电子、背散射电子、特征 X 射

线、阴极荧光等，其中用于药物材料的扫描电镜成像和成分分析的主要信号如下。

(1)二次电子

由入射电子轰击样品而从样品表面发射的电子称为二次电子。二次电子的能量较低（<50eV），仅从距样品表面 5～10nm 的深度才能逸出，因此二次电子图像分辨率较高，对表面细节敏感，利于表面形貌的表征。二次电子的产出率主要取决于样品表面局部倾斜角度的变化，入射电子入射角越大，二次电子产出率就越高，是反映样品表面形貌的主要成像信号。

(2)背散射电子

背散射电子是入射电子在样品中受到原子核的卢瑟福散射（Rutherford scattering）而形成大角度散射，重新逸出样品表面的高能电子，一般是从距样品表面 $0.1～1\mu m$ 的深度射出。背散射电子的产出率与表面形貌有一定关系，但更主要的是取决于样品的平均原子序数 Z，平均原子序数越高，背散射电子产出率就越高，因此可以体现样品分析区域成分的差异。

(3)特征 X 射线

当样品原子内层被入射电子激发或电离后，会在内层电子处产生一个空穴，外层电子就会跃迁到内层以填补该空穴，同时释放出具有特定能量的电磁辐射光子，称为特征 X 射线。特征 X 射线是从距样品表面 $0.5～5\mu m$ 的深度发出的，其能量或波长与样品原子序数 Z 满足莫塞莱（Moseley）定律，通过探测特征 X 射线，即可获得样品的元素成分信息。

2. 对仪器的一般要求

扫描电镜通常由电子光学系统（镜筒）、信号检测处理系统、真空系统与电子控制系统组成。

(1)电子光学系统

电子光学系统包含电子枪、电磁透镜、扫描线圈、样品室等主要部件。

电子枪位于镜筒顶部，是扫描电镜的电子束发射源。常见电子枪分为三类：钨灯丝电子枪、单晶灯丝电子枪、场发射电子枪。钨灯丝电子枪通过电流直接加热钨丝产生热电子发射，在加速电压作用下形成电子束。六硼化镧（LaB_6）或六硼化铈（CeB_6）电子枪由一个钨丝间接加热的单晶组成，具有更大的电子发射产出率，比钨灯丝发射亮度更高。冷场或肖特基场发射电子枪作为发射源，具有极高亮度、极细束斑和低电子束流，使用寿命可达数千小时，具有更高的分辨率和优良的信噪比。电磁透镜（聚光镜和物镜）位于镜筒内，聚光镜用于汇聚电子束斑和控制束流，物镜最终将扫描电子束聚焦到样品上。扫描线圈用于控制电子束以光栅运动方式对样品表面进行扫描并放大。样品室位于镜筒底部，内部安装有可操控的样品台和检测器。

(2)信号检测处理系统

用于信号检测的主要有二次电子检测器、背散射电子检测器、X 射线能谱检测器。

二次电子检测器是扫描电镜标准配备的检测器，主要接收来自样品表面以下较浅深度的二次电子以及部分背散射电子，样品表面倾斜角越大的部位，二次电子产出率越高。因此，二次电子图像反映了样品表面的微细形貌特征和表面粗糙度变化。

背散射电子检测器主要接收比二次电子具有更宽能量范围、更深发射深度的背散射电子。背散射电子不仅能反映样品的形貌，也能反映样品的原子序数信息，原子序数越高，则背散射电子信号产率越高。因此，背散射图像中重原子（如铁、溴等）组成区域比轻原子（如碳、氮、氧、铝等）组成区域具有更高亮度。利用这一原理，可对混合物（如混合粉末、片剂、受到异物污染的样品等）中轻原子和重原子成分的空间分布及均匀性进行分析。此外，背散射电子检测器受样品表面的荷电效应影响相对较小，也可以在低真空下运行，因此可以在高真空模式或低真空模式下用背散射电子检测器对非导电样品进行成像。

X 射线能谱检测器接收入射电子束轰击样品激发产生的特征 X 射线。通过能谱仪与扫描电镜联用，可在观测样品微观形貌的同时进行微区元素成分分析。根据工作方式不同，可对样品进行点、线、面的定性或定量元素成分分析。

(3)真空系统

真空系统用于维持电子光学系统所需的真空条件。传统的扫描电镜将整个电子光学部分和样品室置于高真空状态下，可以观测导电样品。然而，最新的技术除了具备高真空工作模式以外，还具备低真空工作模式。低真空模式通过压差真空设计，可将样品室处于低真空状态，同时保持电子枪处于高真空状态。根据样品室真空度不同，低真空模式又可分为可变真空（VPSEM）与环境真空（ESEM）模式，可直接观测不导电样品，甚至含水材料。另外，对于含水含油样品，还可通过样品台冷冻的方式减少气体挥发，从而保护真空系统正常工作。

(4)电子控制系统

电子控制系统为电子光学系统和真空系统提供电源并进行控制，通过信号处理获得数字化图像，并可对图像进行放大及尺寸测量。

3. 校准

(1)扫描电镜长度测量误差校准

现代扫描电镜自备测量程序，可进行微纳米几何尺寸的直接测量。由于扫描电镜本身的质量、使用状况以及使用者不同，因此有必要评价不同放大倍率下扫描电镜长度测量的准确性，对长度测量示值误差进行校准。可直接利用经过校准的线宽、线间距、格栅复型等标准样品对扫描电镜长度测量示值误差进行校准。通常在低放大倍率和高放大倍率下的长度测量示值误差不超过实际值的 ±5%。

(2)X 射线能谱仪的校准

X 射线能谱仪的检查和校准可选用国家标准物质或含量值可溯源的多元素标样进行。校准的主要内容包括：能量分辨率、定量分析示值误差和定量分析重复性。能量分辨率通过测量特定元素如锰的 Mn-Kα 谱峰半高宽（FWHM）来表示。应定期检查或重新校准能谱仪检测器系统的能量标尺，当辨别峰谱有疑问时也应进行校准。

4. 测定方法

(1)样品制备

扫描电镜对样品的基本要求为：导电良好、粘贴牢固、无挥发性。针对不同样品类型、不同分析目的应采取不同的制样方式。

对于固态样品（如粉末、颗粒物、片剂、冻干块等），可使用导电介质将样品直接黏附在样品台上。对于粉末或毫米尺度小块样品，可使用双面导电胶带作为导电介质进行固定。制样时，可将粉末均匀地洒在样品台导电胶带上，或将导电胶带面轻轻地压向粉末，黏附薄薄一层样品，然后用适宜的方法除去多余的松散粉末。避免操作过程中外力挤压对粉末样品表面的微观形貌造成破坏，同时要避免交叉污染，建议使用一次性工具；对于重复使用的工具，需做好清洁处理。对于微区成分分析的样品，因金属工具可能会制造新的外源性污染物，建议使用塑料工具（如针、铲、镊子等）。对于大块样品，可适当减小尺寸后使用导电银胶、导电碳胶等导电介质进行固定。对于片剂、丸剂等，为了观察芯部，可将其剖开后获得横切面，再将其固定在样品台上。

对于液体内的不溶性微粒或异物，可进行过滤，并将得到的携带样品的滤膜直接固定到样品台上。滤膜应能有效滤除液体而截留目标物，且不对目标物的测定产生影响。

对于潮湿、半固态、凝胶类样品，不可以直接进行观察。可采用化学固定、脱水并结合临界点干燥或冷冻干燥的方法脱除内部水分，制得干燥样品后进行观察。对于配置冷冻样品台的扫描电镜，可对此类样品进行冷冻固定后直接观察。

大多数药物材料不导电，在高真空模式下会因电荷积累产生荷电效应，导致样品观察位置异常明亮，图像产生明暗不一的放电干扰条纹。因此需要使用离子溅射仪在样品表面镀上一层超薄的导电材料。常见导电材料有金、铂、铂钯合金等贵金属和碳，导电镀层的厚度一般为 3～10nm。除了减少荷电效应，导电镀层还可增加二次电子的产出率，以提供更优质的图像，并将电子束引起的局部热量导走。当某些块状样品因无法形成连续的导电层而荷电严重时，可以反复溅射镀膜多次。为了减少离子溅射过程中可能产生的样品损伤，建议使用冷溅射。对于具备低真空模式的扫描电镜，可以不镀金属直接在低电压或低真空模式下快速观测不导电的药物样品。

用于 X 射线能谱分析的样品通常不建议镀金属，因为金属镀层会给 X 射线能谱增加额外的特征峰，带来额外干扰。对于高真空扫描电镜，建议对样品进行镀碳处理。对于具备低真空模式的扫描电镜，可以不镀导电材料，在低真空模式下直接进行 X 射线能谱分析，以排除外来镀层引起的元素成分干扰。

(2)样品测定

A. 电镜参数选择

在扫描电镜及能谱分析过程中，加速电压、束斑束流、检测器类型、工作距离是影响分析结果的主要仪器参数。

加速电压直接影响入射电子的穿透深度、分辨率以及 X 射线的激发。较低的电压(＜5kV)穿透深度浅，有利于表面细节的成像；较高的电压(＞10kV)可提高成像分辨率，也有利于 X 射线能谱分析，但过高的加速电压将给样品造成辐照损伤及荷电效应，常用的加速电压范围是 1～20kV。

束斑束流会对分辨率、图像信噪比以及能谱分析的计数率造成影响，小束斑小束流可以提升图像分辨率，但获取图像的信噪比较差；大束斑大束流可以提升图像信噪比，但会影响获取图像的分辨率，应选择适中的束斑束流，以获得分辨率与信噪比均衡的图像；进行能谱分析时，可在不影响成像分辨率的情况下适当选择大束斑大束流。

检测器应根据需求进行选择，如需获得成分元素衬度差异的图像信息，则需要选择背散射检测器；如需获得立体形貌信息良好的图像，则需要选择二次电子检测器。

工作距离通常应根据分辨率、景深的要求进行选择。较短的工作距离可以获得更高的分辨率，但景深较小；较长的工作距离可以获得更大景深，但分辨率相对较差。

B. 样品微观形貌成像

对于常规的样品，可以通过以下步骤获得高质量的样品微观形貌成像。

①在低放大倍率(1000～3000)下用快扫描模式选择一个易观察的样品区域，调整图像亮度和焦距得到清晰的图像。

②检查并调整电子束合轴、消像散。

③在较高放大倍率下选择感兴趣的特征，调整焦距和消像散，再降到视野合适的放大倍率。

④调整图像亮度和对比度。

⑤采用照相模式或慢扫描模式采集高分辨图像并储存。

C. X 射线能谱分析

确定能谱分析的加速电压、束斑束流等参数。待 X 射线能谱仪开启并稳定后，通过能谱软件获得样品的扫描电镜图像，并可按以下 3 种方式选择待分析区域进行谱线采集。

①点分析：电子束聚集在样品中某一点，检测器接收该点产生的特征 X 射线获得元素谱图，通过软件解谱得到此点的元素组成。

②线分析：也称线分布。电子束沿着样品表面被划定的直线进行扫描，检测器记录该线上每一点的元素谱图。通过软件解谱获得特定元素在这条线上的分布情况，能得到元素含量变化的线分布曲线，曲线越高代表该元素在此位置分布越多。

③面分析：也称面分布。电子束在样品表面选定的区域内进行扫描运动，检测器记录此面积内所有点的谱图。通过软件解谱获得特定元素在这个面上的分布情况，面扫描结果用不同颜色代表不同元素的分布，而用颜色的亮度代表该元素含量的高低，颜色越亮代表该元素在此位置分布越多。

0500 色谱法

色谱法根据其分离原理可分为：吸附色谱法、分配色谱法、离子交换色谱法与排阻色谱法等。吸附色谱法是利用被分离物质在吸附剂上吸附能力的不同，用溶剂或气体洗脱使组分分离；常用的吸附剂有氧化铝、硅胶、聚酰胺等有吸附活性的物质。分配色谱法是利用被分离物质在两相中分配系数的不同使组分分离，其中一相被涂布或键合在固体载体上，称为固定相，另一相为液体或气体，称为流动相；常用的载体有硅胶、硅藻土、硅镁型吸附剂与纤维素粉等。离子交换色谱法是利用被分离物质在离子交换树脂上交换能力的不同使组分分离；常用的树脂有不同强度的阳离子交换树脂、阴离子交换树脂，流动相为水或含有机溶剂的缓冲液。分子排阻色谱法又称凝胶色谱法，是利用被分离物质分子大小的不同导致在填料上渗透程度不同使组分分离；常用的填料有分子筛、葡聚糖凝胶、微孔聚合物、微孔硅胶或玻璃珠等，根据固定相和供试品的性质选用水或有机溶剂作为流动相。

色谱法又可根据分离方法分为：纸色谱法、薄层色谱法、柱色谱法、气相色谱法、高效液相色谱法等。所用溶剂应与供试品不起化学反应，纯度要求较高。分离时的温度，除气相色谱法或另有规定外，系指在室温操作。分离后各成分的检测，应采用各品种项下所规定的方法。采用纸色谱法、薄层色谱法或柱色谱法分离有色物质时，可根据其色带进行区分；分离无色物质时，可在短波(254nm)或长波(365nm)紫外光灯下检视，其中纸色谱或薄层色谱也可喷以显色剂使之显色，或在薄层色谱中用加有荧光物质的薄层硅胶，采用荧光猝灭法检视。柱色谱法、气相色谱法和高效液相色谱法可用接于色谱柱出口处的各种检测器检测。柱色谱法还可分部收集流出液后用适宜方法测定。

0501 纸色谱法

纸色谱法系以纸为载体，以纸上所含水分或其他物质为固定相，用展开剂进行展开的分配色谱法。供试品经展开后，可用比移值(R_f)表示其各组成成分的位置(比移值＝原点中心至斑点中心的距离/原点中心至展开剂前沿的距离)。由于影响比移值的因素较多，因而一般采用在相同实验条件下与对照标准物质对比以确定其异同。用作药品鉴别时，供试品在色谱图中所显主斑点的位置与颜色（或荧光），应与对照标准物质在色谱图中所显主斑点相同；用作药品纯度检查时，取一定量的供试品，经展开后，按各品种项下的规定，检视其所显杂质斑点的个数和呈色深度（或荧光强度）；进行药品含量测定时，将待测色谱斑点剪下经洗脱后，再用适宜的方法测定。

1. 仪器与材料

(1)展开容器　通常为圆形或长方形玻璃缸，缸上具有磨口玻璃盖，应能密闭。用于下行法时，盖上有孔，可插入分液漏斗，用以加入展开剂。在近顶端有一用支架架起的玻璃槽作为展开剂的容器，槽内有一玻棒，用以压住色谱滤纸。槽的两侧各支一玻棒，用以支持色谱滤纸使其自然下垂；用于上行法时，在盖上的孔中加塞，塞中插入玻璃悬钩，以便将点样后的色谱滤纸挂在钩上，并除去溶剂槽和支架。

(2)点样器　常用具支架的微量注射器（平口）或定量毛细管（无毛刺），应能使点样位置正确、集中。

(3)色谱滤纸　应质地均匀平整，具有一定机械强度，不含影响展开效果的杂质；也不应与所用显色剂起作用，以免影响分离和鉴别效果，必要时可进行处理后再用。用于下行法时，取色谱滤纸按纤维长丝方向切成适当大小的纸条，离纸条上端适当的距离（使色谱滤纸上端能足够浸入溶剂槽内的展开剂中，并使点样基线能在溶剂槽侧的玻璃支持棒下数厘米处）用铅笔划一点样基线，必要时，可在色谱滤纸下端切成锯齿形便于展开剂向下移动；用于上行法时，色谱滤纸长约 25cm，宽度则按需要而定，必要时可将色谱滤纸卷成筒形。点样基线距底边约 2.5cm。

2. 操作方法

(1)下行法　将供试品溶解于适宜的溶剂中制成一定浓度的溶液。用微量注射器或定量毛细管吸取溶液，点于点样基线上，一次点样量不超过 $10\mu l$。点样量过大时，溶液宜分次点加，每次点加后，待其自然干燥、低温烘干或经温热气流吹干，样点直径为 $2\sim4mm$，点间距离为 $1.5\sim2.0cm$，样点通常应为圆形。

将点样后的色谱滤纸的点样端放在溶剂槽内并用玻棒压住，使色谱滤纸通过槽侧玻璃支持棒自然下垂，点样基线在压纸棒下数厘米处。展开前，展开缸内各品种项下规定的溶剂的蒸气使之饱和，一般可在展开缸底部放一装有规定溶剂的平皿，或将被规定溶剂润湿的滤纸条附着在展开缸内壁上，放置一定时间，待溶剂挥发使缸内充满饱和蒸气。然后小心添加展开剂至溶剂槽内，使色谱滤纸的上端浸没在槽内的展开剂中。展开剂即经毛细作用沿色谱滤纸移动进行展开，展开过程中避免色谱滤纸受强光照射，展开至规定的距离后，取出色谱滤纸，标明展开剂前沿位置，待展开剂挥散后，按规定方法检测色谱斑点。

(2)上行法　点样方法同下行法。展开缸内加入展开剂适量，放置待展开剂蒸气饱和后，再下降悬钩，使色谱滤纸浸入展开剂约 1cm，展开剂即经毛细作用沿色谱滤纸上升，除另有规定外，一般展开至约 15cm 后，取出晾干，按规定方法检视。

展开可以单向展开，即向一个方向进行；也可进行双向展开，即先向一个方向展开，取出，待展开剂完全挥发后，将滤纸转动 90°，再用原展开剂或另一种展开剂进行展开；亦可多次展开和连续展开等。

0502　薄层色谱法

薄层色谱法系将供试品溶液点于薄层板上，在展开容器内用展开剂展开，使供试品中所含成分分离，所得色谱图与适宜的标准物质按同法所得的色谱图对比，亦可用薄层色谱扫描仪进行扫描，用于鉴别、检查或含量测定。

1. 仪器与材料

(1)薄层板　按支持板的材质分为玻璃板、塑料板或铝板等；按固定相种类分为硅胶薄层板、键合硅胶薄层板、微晶纤维素薄层板、聚酰胺薄层板、氧化铝薄层板等。固定相中可加入黏合剂、荧光剂。硅胶薄层板常用的有硅胶 G、硅胶 GF_{254}、硅胶 H、硅胶 HF_{254}，G 和 H 分别表示含或不含石膏黏合剂，F_{254} 为在紫外光 254nm 波长下显绿色背景的荧光剂。按固定相粒径大小分为普通薄层板（$10\sim40\mu m$）和高效薄层板（$2\sim10\mu m$）。

在保证色谱质量的前提下，可对薄层板进行特别处理和化学改性以适应分离的要求，可用市售的或实验室自制的薄层板。固定相颗粒大小一般要求粒径为 $10\sim40\mu m$，支持板材应光滑、平整，洗净后不附水珠。

(2)点样器　一般采用微升毛细管或手动、半自动、全自动点样器材。

(3)展开容器　上行展开一般可用适合薄层板大小的专用平底或双槽展开缸，展开时须能密闭。水平展开可用专用的水平展开槽。

(4)显色装置　喷雾显色应使用玻璃喷雾瓶或专用喷雾器，要求能使显色剂呈均匀细雾状喷出；浸渍显色可用专用玻璃器械或用适宜的展开缸代用；蒸气熏蒸显色可用双槽展开缸或适宜大小的干燥器代替。

(5)检视装置　为装有可见光、254nm 及 365nm 紫外光源及相应滤光片的暗箱，可附加摄像设备供拍摄图像用。暗箱内光源应有足够的光照度。

(6)薄层色谱扫描仪　系指用一定波长的光对薄层板上有吸收的斑点，或经激发后能发射出荧光的斑点，进行扫描，将扫描得到的谱图和积分数据用于物质定性或定量分析的仪器。

2. 操作方法

(1)薄层板制备　市售薄层板临用前一般应在 110℃ 活化 30 分钟。聚酰胺薄膜不需活化。铝基片薄层板、塑料薄层板可根据需要剪裁，但须注意剪裁后薄层板底边的固定相层不得有破损。如在存放期间被空气中杂质污染，使用前可用三氯甲烷、甲醇或二者的混合溶剂在展开缸中上行展开预洗，晾干，110℃ 活化，置干燥器中备用。

自制薄层板除另有规定外，将 1 份固定相和 3 份水（或加有黏合剂的水溶液，如 0.2%～0.5% 羟甲基纤维素钠水溶液，或规定浓度的改性剂溶液）在研钵中按同一方向研磨混合，去除表面的气泡后，倒入涂布器中，在玻璃板上平稳地移动涂布器进行涂布（厚度为 0.2～0.3mm），取下涂好的薄层板，置水平台上于室温下晾干后，在 110℃ 干燥 30 分钟，随即置于有干燥剂的干燥箱中备用。使用前检查其均匀度，在反射光及透视光下检视，表面应均匀、平整、光滑，并且无麻点、无气泡、无破损及无污染。

（2）点样　除另有规定外，在洁净干燥的环境中，用专用毛细管或配合相应的半自动、自动点样器械点样于薄层板上。一般为圆点状或窄细的条带状，点样基线距底边 10～15mm，高效薄层板一般基线距底边 8～10mm。圆点直径一般不大于 4mm，高效薄层板圆点直径一般不大于 2mm。接触点样时注意勿损伤薄层表面。条带状宽度一般为 5～10mm，高效薄层板条带宽度一般为 4～8mm，可用专用半自动或自动点样器械喷雾法点样。点间距离可视斑点扩散情况以相邻斑点互不干扰为宜，一般不少于 8mm，高效薄层板的点间距不少于 5mm。

（3）展开　将点好供试品的薄层板放入展开缸中，浸入展开剂的深度为距原点 5mm 为宜，密闭。除另有规定外，一般上行展开 8～15cm，高效薄层板上行展开 5～8cm。溶剂前沿达到规定的展距，取出薄层板，标记溶剂前沿，晾干，待检测。

展开前如需要溶剂蒸气预平衡，可在展开缸中加入适量的展开剂，密闭，一般保持 15～30 分钟。溶剂蒸气预平衡后，应迅速放入载有供试品的薄层板，立即密闭，展开。如需使展开缸达到溶剂蒸气饱和的状态，则需在展开缸的内壁贴与展开缸高、宽同样大小的滤纸，一端浸入展开剂中，密闭一定时间，使溶剂蒸气达到饱和再依法展开。

必要时，可进行二次展开或双向展开，进行第二次展开前，应使薄层板残留的展开剂完全挥干。

（4）显色与检视　有颜色的物质可在可见光下直接检视，无色物质可用喷雾法、浸渍法或熏蒸法以适宜的显色剂显色，或加热显色，在可见光下检视。有荧光的物质或显色后激发产生的荧光物质可在紫外光灯（365nm 或 254nm）下观察荧光斑点。对于在紫外光下有吸收的成分或用其他方法无法检视的物质，可用带有荧光剂的薄层板（如硅胶 GF$_{254}$ 板），在紫外光灯（254nm）下观察荧光板面上形成的暗斑。

（5）记录　薄层色谱图像一般可采用摄像设备拍摄，以光学照片或电子图像的形式保存。也可用薄层色谱扫描仪扫描或其他适宜的方式记录相应的色谱图。

3. 系统适用性试验

按各品种项下要求对实验条件进行系统适用性试验，即用供试品和标准物质对实验条件进行试验和调整，应符合规定的要求。

（1）比移值（R_f）　系指从基线至展开斑点中心的距离与从基线至展开剂前沿的距离的比值。

$$R_f = \frac{基线至展开斑点中心的距离}{基线至展开剂前沿的距离}$$

除另有规定外，杂质检查时，各杂质斑点的比移值 R_f 以在 0.2～0.8 之间为宜。

（2）检出限　系指限量检查或杂质检查时，供试品溶液中被测物质能被检出的最低浓度或质量。一般采用已知浓度的供试品溶液或对照标准溶液，与稀释若干倍的自身对照标准溶液在规定的色谱条件下，在同一薄层板上点样、展开、检视，取后者显清晰可辨斑点的浓度或质量作为检出限。

（3）分离度（或称分离效能）　鉴别时，供试品与标准物质色谱中的斑点均应清晰分离。在薄层色谱扫描法用于限量检查和含量测定时，要求待测峰与相邻峰之间有良好的分离度，两峰分离度（R_S）可用下列公式计算：

$$R_S = \frac{1.18a \times (R_{f2} - R_{f1})}{(W_{h/2,1} + W_{h/2,2})} \quad 或 \quad R_S = \frac{2(d_2 - d_1)}{(W_1 + W_2)}$$

式中，R_{f2}，R_{f1} 分别为两峰的比移值，$R_{f2} > R_{f1}$；

d_2，d_1 分别为相邻两峰与原点的距离，$d_2 > d_1$；

$W_{h/2,1}$，$W_{h/2,2}$ 分别为相邻两峰的半高峰宽；

W_1，W_2 分别为相邻两峰的峰宽；

a 为展开剂迁移（展开）距离。

除另有规定外，分离度应大于 1.0。

当有异议时，分离度（R_S）应以半高峰宽（$W_{h/2}$）的计算结果为准。

在用于化学药品杂质检查时，可将杂质对照品用供试品自身稀释的对照溶液溶解制成混合对照溶液，也可将杂质对照品用待测组分的对照品溶液溶解制成混合对照标准溶液，还可将供试品以适当方法降解获得的溶液作为对照溶液，上述溶液点样展开后的色谱图中，应显示清晰分离的斑点。

（4）相对标准偏差　薄层色谱扫描法用于含量测定时，同一供试品溶液在同一薄层板上平行点样的待测成分的峰面积测量值的相对标准偏差应不大于 5.0%；需显色后测定的或者异板的相对标准偏差应不大于 10.0%。

4. 色谱条件调整

品种正文项下规定的色谱条件可作如下调整。

展开剂的组成比例：占比小的组分，可在相对值 ±30% 或绝对值 ±2% 范围，取较大者进行调整；其他组分的调整不得过绝对值 ±10%。占比小的组分是指小于或等于 $(100/n)\%$ 的组分，n 是展开剂中各组分个数。当展开剂由 3 个组分组成，如某组分占比为 10%，为占比小的组分，其相对值 ±30% 的范围是 7%～13%，绝对值 ±2% 的范围是 8%～12%，可在较大的相对值范围内调整。

除另有规定外，展开剂中水相组分的 pH 值可在 ±0.2 pH 单位范围内调整。

展开剂缓冲组分中盐的浓度可在原规定值 ±10% 范围内调整。

点样体积：如改用 2～10μm 的细颗粒薄层板，标准物质溶液点样体积可为原点样体积的 10%～20%，供试品溶液点样体积根据检测要求可作相应调整，以与标准物质的点样量相适应。使用其他粒度薄层板，可根据检测需求适当调整点样体积。

应评价色谱条件调整对分离和检测的影响，必要时，对调整后的方法进行确认。若调整超出上述或品种项下规定的范围，将被认为是对方法的修改，需要进行充分的方法学验证。

当对调整色谱条件后的测定结果产生异议时，应以品种项下规定的色谱条件的测定结果为准。

5. 测定法

（1）鉴别 按各品种项下规定的方法，制备供试品溶液和对照标准溶液，在同一薄层板上点样、展开与检视，供试品色谱图中所显斑点的位置和颜色（或荧光）应与标准物质色谱图的斑点一致。必要时化学药品可采用供试品溶液与标准溶液混合点样、展开，与标准物质相应斑点应为单一、紧密斑点。

（2）限量检查与杂质检查 按各品种项下规定的方法，制备供试品溶液和对照标准溶液，并按规定的色谱条件点样、展开和检视。供试品溶液色谱图中待检查的斑点与相应的标准物质斑点比较，颜色（或荧光）不得更深；或照薄层色谱扫描法操作，测定峰面积值，供试品色谱图中相应斑点的峰面积值不得大于标准物质的峰面积值。限量检查的定量测量应报告测量值，并与规定的限度值比较。

化学药品杂质检查可采用杂质对照法、供试品溶液的自身稀释对照法或两法并用。供试品溶液除主斑点外的其他斑点与相应的杂质对照标准溶液或系列浓度杂质对照标准溶液的相应主斑点比较，不得更深；或与供试品溶液自身稀释对照溶液或系列浓度自身稀释对照溶液的相应主斑点比较，不得更深。通常应规定杂质的斑点数和单一杂质限量，当采用系列自身稀释对照溶液时，也可规定估计的杂质总量限度值。

（3）含量测定 照薄层色谱扫描法，按各品种项下规定的方法，制备供试品溶液和对照标准溶液，并按规定的色谱条件点样、展开、扫描测定。或将待测色谱斑点刮下经洗脱后，再用适宜的方法测定。

6. 薄层色谱扫描法

系指用一定波长的光照射在薄层板上，对薄层色谱中可吸收紫外光或可见光的斑点，或经激发后能发射出荧光的斑点进行扫描，将扫描得到的图谱及积分数据用于鉴别、检查或含量测定。可根据不同薄层色谱扫描仪的结构特点，按照规定方式扫描测定，一般选择反射方式，采用吸收法或荧光法。除另有规定外，含量测定应使用市售薄层板。

扫描方法可采用单波长扫描或双波长扫描。如采用双波长扫描，应选用待测斑点无吸收或最小吸收的波长为参比波长，供试品色谱图中待测斑点的比移值（R_f 值）、光谱扫描得到的吸收光谱图或测得的光谱最大吸收和最小吸收应与对照标准溶液相符，以保证测定结果的准确性。薄层色谱扫描法定量测定应保证供试品斑点的量在线性范围内，必要时可适当调整供试品溶液的点样量，供试品与标准物质同板点样、展开、扫描、测定和计算。

薄层色谱扫描法用于含量测定时，通常采用外标二点法

计算，如线性范围很窄时，可用多点法校正多项式回归计算。供试品溶液和对照标准溶液应交叉点于同一薄层板上，供试品溶液点样不得少于 2 个，对照标准物质溶液每一浓度点样不得少于 2 个。扫描时，应沿展开方向扫描，不可横向扫描。

0511 柱色谱法

1. 吸附柱色谱

色谱柱为内径均匀、下端（带或不带活塞）缩口的硬质玻璃管，端口或活塞上部铺垫适量棉花或玻璃纤维，管内装入吸附剂。吸附剂的颗粒应尽可能大小均匀，以保证良好的分离效果。除另有规定外，通常采用直径为 0.07～0.15mm 的颗粒。色谱柱的大小，吸附剂的品种和用量，以及洗脱时的流速，均按各品种项下的规定。

（1）吸附剂的填装 ①干法 将吸附剂一次加入色谱柱，振动管壁使其均匀下沉，然后沿管壁缓缓加入洗脱剂；若色谱柱本身不带活塞，可在色谱柱下端出口处连接活塞，加入适量的洗脱剂，旋开活塞使洗脱剂缓缓滴出，然后自管顶缓缓加入吸附剂，使其均匀地润湿下沉，在管内形成松紧适度的吸附层。操作过程中应保持有充分的洗脱剂留在吸附层的上面。

②湿法 将吸附剂与洗脱剂混合，搅拌除去空气泡，徐徐倾入色谱柱中，然后加入洗脱剂将附着在管壁的吸附剂洗下，使色谱柱面平整。待填装吸附剂所用洗脱剂从色谱柱自然流下，至液面和柱表面相平时，即加供试品溶液。

（2）供试品的加入 除另有规定外，将供试品溶于开始洗脱时使用的洗脱剂中，再沿管壁缓缓加入，注意勿使吸附剂翻起。或将供试品溶于适当的溶剂中，与少量吸附剂混匀，再使溶剂挥发去尽使呈松散状，加在已制备好的色谱柱上面。如供试品在常用溶剂中不溶，可将供试品与适量的吸附剂在乳钵中研磨混匀后加入。

（3）洗脱 除另有规定外，通常按洗脱剂洗脱能力大小递增变换洗脱剂的品种和比例，分部收集流出液，至流出液中所含成分显著减少或不再含有时，再改变洗脱剂的品种和比例。操作过程中应保持有充分的洗脱剂留在吸附层的上面。

2. 分配柱色谱

方法与吸附柱色谱基本一致。装柱前，先将固定液溶于适当溶剂中，加入适宜载体，混合均匀，待溶剂完全挥干后分次移入色谱柱中并用带有平面的玻棒压紧；供试品可溶于固定液，混以少量载体，加在预制好的色谱柱上端。

洗脱剂需先加固定液混合使之饱和，以避免洗脱过程中固定液的流失。

0512 高效液相色谱法

高效液相色谱法系采用高压输液泵将规定的流动相泵入装有填充剂的色谱柱，对供试品进行分离测定的色谱方法。

注入的供试品溶液，由流动相带入色谱柱内，供试品溶液中各组分在柱内被分离，并进入检测器而被检测，由数据处理系统记录和处理色谱信号。

1. 对仪器的一般要求和色谱条件

高效液相色谱仪由高压输液泵、进样器、柱温箱（色谱柱）、检测器和数据处理系统组成。色谱柱内径一般为 2.1～4.6mm，填充剂粒径约为 2～10μm。超高效液相色谱仪是耐超高压、小进样量、低死体积、高灵敏度检测的高效液相色谱仪。

(1)色谱柱

反相色谱柱：以键合非极性基团的载体为填充剂填充而成的色谱柱。常见的载体有硅胶、聚合物复合硅胶和聚合物等；常用的填充剂有十八烷基硅烷键合硅胶、辛基硅烷键合硅胶和苯基硅烷键合硅胶等。

正相色谱柱：用硅胶或键合极性基团的硅胶填充而成的色谱柱。常见的填充剂有硅胶、氨基键合硅胶和氰基键合硅胶等。氨基键合硅胶和氰基键合硅胶也可用作反相色谱。

离子交换色谱柱：用离子交换填充剂填充而成的色谱柱。有阳离子交换色谱柱和阴离子交换色谱柱。

手性分离色谱柱：用手性填充剂填充而成的色谱柱。

色谱柱的内径与长度，填充剂的形状、粒径与粒径分布、孔径、表面积、键合基团的表面覆盖度、载体表面基团残留量，填充的致密与均匀程度等均影响色谱柱的性能，应根据被分离物质的性质来选择合适的色谱柱。

温度会影响分离效果，品种正文中未指明色谱柱温度时系指室温，应注意室温变化的影响。为改善分离效果可通过适当调整柱温箱温度来控制柱温。

残余硅羟基未封闭的硅胶色谱柱，流动相 pH 值一般应在 2～8 之间。烷基硅烷带有立体侧链保护或残余硅羟基已封闭的硅胶、聚合物复合硅胶或聚合物色谱柱可耐受更宽 pH 值范围的流动相，可采用 pH 值小于 2 或大于 8 的流动相。

(2)检测器　最常用的检测器为紫外-可见分光检测器，包括二极管阵列检测器。其他常见的检测器有荧光检测器、蒸发光散射检测器、电雾式检测器、示差折光检测器、电化学检测器和质谱检测器等。

紫外-可见分光检测器、荧光检测器、电化学检测器为选择性检测器，其响应值不仅与被测物质的质量有关，还与其结构有关；蒸发光散射检测器、电雾式检测器和示差折光检测器为通用检测器，对所有物质均有响应；结构相似的物质在蒸发光散射检测器和电雾式检测器的响应值几乎仅与被测物质的质量有关。

紫外-可见分光检测器、荧光检测器、电化学检测器和示差折光检测器的响应值与被测物质的质量在一定范围内呈线性关系；蒸发光散射检测器的响应值与被测物质的质量通常呈指数关系，一般需经对数转换；电雾式检测器的响应值与被测物质的质量通常呈非线性关系，一般需经对数转换或用二次函数计算，但在较小质量范围内可基本呈线性。

不同的检测器，对流动相的要求不同。紫外-可见分光检测器所用流动相应符合紫外-可见分光光度法（通则 0401）项下对溶剂的要求；采用低波长检测时，还应考虑有机溶剂的截止使用波长。蒸发光散射检测器、电雾式检测器和质谱检测器不得使用含非挥发性成分的流动相。

(3)流动相　反相色谱的流动相常用甲醇-水系统或乙腈-水系统，用紫外末端波长检测时，宜选用乙腈-水系统。流动相中如需使用缓冲溶液，应尽可能使用低浓度缓冲盐。用十八烷基硅烷键合硅胶色谱柱时，流动相中有机溶剂一般应不低于 5%，否则易导致柱效下降和色谱系统不稳定。

正相色谱的流动相常用两种或两种以上的有机溶剂，如二氯甲烷和正己烷等。

流动相泵入液相色谱仪的方式（又称洗脱方式）可分为两种：一种是等度洗脱，另一种是梯度洗脱。用梯度洗脱分离时，梯度洗脱程序，包括运行时间和流动相在不同时间的成分比例，通常以表格的形式在品种项下规定。

(4)色谱参数调整　品种正文项下规定的色谱条件（参数），除填充剂种类、流动相组分、检测器类型不得改变外，其余如色谱柱内径与长度、填充剂粒径、流动相流速、流动相组分比例、柱温、进样量、检测器灵敏度等，均可适当调整。

若需使用小粒径（约 2μm）填充剂和小内径（约 2.1mm）色谱柱或表面多孔填充剂以提高分离度或缩短分析时间，输液泵的性能、进样体积、检测池体积和系统的死体积等必须与之匹配。

色谱参数允许调整范围见表 1。

表 1　色谱参数允许调整范围

参数变量	参数调整
固定相	不得改变固定相的理化性质，如填充剂材质、表面修饰及键合相均需保持一致
填料粒径(dp)，柱长(L)	改变色谱柱填充剂粒径和柱长后，L/dp 值应保持不变或在原规定值的 -25% ～ $+50\%$ 范围内
从全多孔填料到表面多孔填料	在满足等度或梯度洗脱要求[如为等度洗脱，当理论板数(n)在原色谱柱的 -25% ～ $+50\%$ 范围内；如为梯度洗脱，当所有色谱峰($t_R/W_{h/2}$)^2 值在原色谱柱的 -25% ～ $+50\%$ 范围内]时可以调整，且可使用 L 和 dp 的其他组合。前提是应满足系统适用性要求，且已知成分的选择性和出峰顺序不变
柱内径(dc)	在填料粒径和/或柱长没有变化的情况下，可以调整柱内径。为避免柱内径减小可能引起的柱外谱带展宽，应减小仪器连接死体积、进样量或检测池的体积，适当增加采集速率

续表

参数变量	参数调整
流速	等度洗脱时，在柱尺寸未改变时，允许流速调整 ±50%。当柱内径和粒径改变时，按下式计算并调整流速：$F_2 = F_1 \times [(dc_2^2 \times dp_1)/(dc_1^2 \times dp_2)]$。柱尺寸的变化作上述调整后，允许流速额外变化±50%梯度洗脱时，当柱内径和粒径改变时，按下式计算并调整流速：$F_2 = F_1 \times [(dc_2^2 \times dp_1)/(dc_1^2 \times dp_2)]$
进样体积	$V_{inj2} = V_{inj1} \times (L_2 \times dc_2^2)/(L_1 \times dc_1^2)$。即便色谱柱尺寸没有调整，也可调整进样体积以满足系统适用性的要求，上述体积调整公式可能不适用于表面多孔(SPP)柱替代全多孔(TPP)柱
等度洗脱流动相比例	占比小的流动相组分比例可在相对值±30%进行调整，但任何组分比例的变化不能超过绝对值±10%。占比小的流动相组分是指小于或等于$(100/n)$%比例的组分，n为流动相中含有的组分数
梯度洗脱程序和流动相比例	满足以下条件的情况下，可对流动相的比例和梯度洗脱程序进行适当调整：(1)满足系统适用性要求；(2)出峰顺序不变，分离度和灵敏度满足要求；(3)流动相的组成和梯度洗脱程序应使第一个峰被充分保留，最后一个峰被完全洗脱。各梯度段梯度时间的调整详见后文
柱温	等度洗脱：除另有规定外，在原规定温度的±10℃范围内调整梯度洗脱：除另有规定外，在原规定温度的±5℃范围内调整
流动相缓冲液盐浓度	在原规定值±10%范围内调整
pH值	除另有规定外，流动相中水相 pH 值在原规定值±0.2pH 范围内调整
检测波长	不允许改变

注：F_1为调整前原规定流速；F_2为调整后流速；dc_1为调整前原规定色谱柱的内径；dc_2为调整后色谱柱的内径；dp_1为调整前原规定色谱柱的粒径；dp_2为调整后色谱柱的粒径；V_{inj1}为调整前原规定进样体积；V_{inj2}为调整后进样体积；L_1为调整前原规定色谱柱柱长；L_2为调整后色谱柱柱长；t_R为峰保留时间；$W_{h/2}$为峰半高峰宽。

可通过相关软件计算上表中流速、进样体积和梯度洗脱程序的调整范围，并根据色谱峰分离情况进行微调。

调整后，系统适用性应符合要求，且色谱峰出峰顺序不变。通常，较小的填充剂粒径需增加线速度，较大的填充剂粒径需降低线速度，在按上表调整流速时，要注意仪器的压力限值。若减小进样体积，应保证检测限和峰面积的重复性；若增加进样体积，应使分离度和线性关系仍满足要求。

对于梯度洗脱，柱尺寸(柱长和柱内径)改变导致柱体积改变，会影响控制选择性的梯度洗脱体积。可通过调整梯度洗脱体积使其与柱体积成比例。由于梯度洗脱体积是梯度时间(t_G)和流速(F)的乘积，因此需要对每个梯度段的梯度时间进行调整，以保持梯度洗脱体积与柱体积的比值恒定。由原来的梯度时间(t_{G1})、流速、柱长和柱内径，按下式计算新的梯度时间(t_{G2})。

$$t_{G2} = t_{G1} \times (F_1/F_2) \times [(L_2 \times dc_2^2)/(L_1 \times dc_1^2)]$$

梯度洗脱条件的调整可分步进行：(1)根据 L/dp 调整柱长和粒径；(2)根据粒径大小和柱内径的变化调整流速；(3)根据柱长、柱内径和流速的变化，调整每个梯度段的梯度时间。

调整梯度洗脱色谱参数时应比调整等度洗脱色谱参数时更加谨慎，因为此调整可能会使某些峰位置变化，造成峰识别错误，或者与其他峰重叠。如梯度微调后仍不能满足系统适用性要求，通常应考虑滞留体积的缘故或更换色谱柱。

滞留体积(dwell volume，用 D 或 V_D 表示)，也称为梯度延迟体积，是指从流动相混合点至柱入口之间的体积。梯度洗脱时，所采用设备的配置可显著地影响方法所述的分离度、保留时间和相对保留时间。如果发生这种情况，可归因于过大的滞留体积。因此，应考虑方法开发时的系统与实际使用系统之间滞留体积的差异，在开始梯度程序前增加一个等度平衡阶段，通过调整等度阶段时间来调整梯度时间点，以与所使用的分析设备相适应。如在品种项下给出了方法开发时所用的滞留体积，则原梯度表中所述的时间点(t，min)可用按下式计算的调整后时间点(t_c，min)代替：

$$t_c = t - \frac{(D - D_0)}{F}$$

式中　D 为实际使用的分析设备的滞留体积，ml；

D_0 为方法开发时分析设备的滞留体积，ml；

F 为流速，ml/min。

如验证证明分析方法应用时不需等度平衡，则可省略这一等度阶段。

应评价色谱参数调整对分离和检测效果的影响，必要时对调整色谱参数后的方法进行确认。多个参数的调整将对系统性能产生累积影响，需要作适当的风险评估。

对于组分或基质特别复杂的体系，如中药分析方法，进行其色谱参数调整时应特别谨慎。

若调整超出表中规定的范围或品种项下规定的范围，被认为是对方法的修改，需要进行充分的方法学验证。

当对调整色谱条件后的测定结果产生异议时，应以品种项下规定的色谱条件的测定结果为准。

在品种项下一般不宜指定或推荐色谱柱的品牌，但可规定色谱柱的填充剂(固定相)种类(如键合相，是否改性、封端等)、粒径、孔径，色谱柱的柱长和/或柱内径；当耐用性试验证明必须使用特定牌号的色谱柱方能满足分离要求时，可在该品种正文项下注明。

(5)溶液制备　为减少溶剂峰和色谱峰的畸变，制备供试品溶液和参比物质溶液可用流动相(或梯度起始比例流动相组成)作为溶剂；为提高供试品中待测成分与参比物质的保留时间和峰面积响应的一致性，制备供试品溶液和参比物质溶液的溶剂组成尽可能保持一致。如供试品和/或参比物质在流动相中的溶解性不够，可先用流动相组成中具溶解能力的某一溶剂或其他适宜溶剂制备供试品或/和参比物质贮备液，再将贮备液用流动相(或梯度起始比例流动相组成)或其他适宜溶剂稀释到测试的浓度。

在测试序列中，应取制备溶液的溶剂和/或稀释剂进样以确认其是否对待测物质峰有干扰。

对于含量测定，单点对照法定量用供试品溶液与对照品溶液浓度应相同或相近，确保在分析方法线性范围内，并有足够的精密度。

对于限度检测，如有关物质检测，除另有规定外，供试品溶液浓度应保证能准确检测限度最低的杂质，对照溶液或对照品溶液浓度应与所关注的限度浓度相当。

2. 系统适用性试验

色谱系统的适用性试验参数通常包括但不限于理论板数、分离度或峰谷比、灵敏度、拖尾因子和重复性等。

按各品种正文项下要求，对色谱系统进行适用性试验，必要时，可对色谱系统进行适当调整，以符合要求。

(1)色谱柱的理论板数(n)　用于评价色谱柱的效能。由于不同物质在同一色谱柱上的色谱行为不同，采用理论板数作为衡量色谱柱效能的指标时，应指明测定物质，一般为待测物质或内标物质的理论板数。

在规定的色谱条件下，注入供试品溶液或各品种项下规定的内标物质溶液，记录色谱图，量出供试品主成分色谱峰或内标物质色谱峰的保留时间t_R和峰宽(W)或半高峰宽($W_{h/2}$)，按$n=16(t_R/W)^2$或$n=5.54(t_R/W_{h/2})^2$计算色谱柱的理论板数。t_R、W、$W_{h/2}$可用时间或长度计(下同)，但应取相同计量单位。

(2)分离度(R_S)　用于评价待测物质与被分离物质之间的分离程度，是衡量色谱系统分离效能的关键指标。可以通过测定待测物质与已知杂质的分离度，也可以通过测定待测物质与某一指标性成分(内标物质或其他难分离物质)的分离度，或将供试品或对照品用适当的方法降解，通过测定待测物质与某一降解产物的分离度，对色谱系统分离效能进行评价与调整。

无论是定性分析还是定量测定，均要求待测物质与内标物质或特定的杂质及其他杂质色谱峰之间有较好的分离度。除另有规定外，待测物质色谱峰与相邻色谱峰之间的分离度应不小于1.5。分离度的计算公式为：

$$R_S = \frac{1.18 \times (t_{R_2} - t_{R_1})}{(W_{h/2,1} + W_{h/2,2})} \quad 或 \quad R_S = \frac{2 \times (t_{R_2} - t_{R_1})}{W_1 + W_2}$$

式中　t_{R_2}为相邻两色谱峰中后一峰的保留时间；

t_{R_1}为相邻两色谱峰中前一峰的保留时间；

W_1、W_2及$W_{h/2,1}$、$W_{h/2,2}$分别为此相邻两色谱峰的峰宽及半高峰宽，见图1。

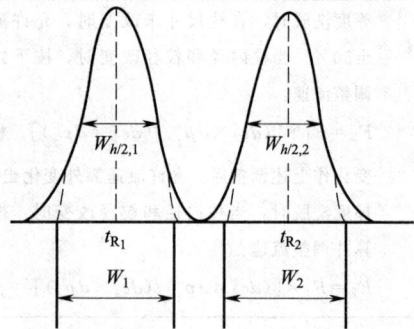

图1　峰宽与半高峰宽计算示意图

当对测定结果有异议时，色谱柱的理论板数(n)和分离度(R_S)应以半高峰宽($W_{h/2}$)的计算结果为准。

(3)峰谷比　若待测物质峰与相邻峰之间未达到基线分离，峰谷比(p/v)可作为系统适用性试验参数。图2为部分分离的两个色谱峰的示意图，峰谷比计算公式为：

$$p/v = \frac{H_p}{H_v}$$

式中　H_p为小峰平行外推基线的高度；

H_v为小峰和大峰间曲线最低点平行外推基线的高度。

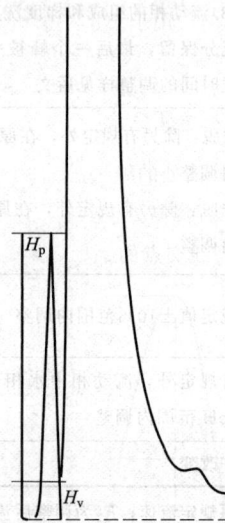

图2　峰谷比值计算示意图

根据对相邻峰互相干扰程度的评价和测量准确度的要求，确定峰谷比可接受值，并在品种项下规定。

(4)灵敏度　信噪比(S/N)用于定义系统的灵敏度，按下式计算：

$$S/N = \frac{2H}{h}$$

在使用规定的参比溶液获得的色谱图中，H为从目标峰最大值到基线信号的峰高，基线外延距至少为目标峰半高峰宽的5倍，见图3中a所示色谱图；h为使用空白溶液在参比溶液目标峰至少5倍半高峰宽范围内观察到的噪声幅度，见图3中b所示色谱图，如可能，这一范围应平均分布在目标峰的两侧。

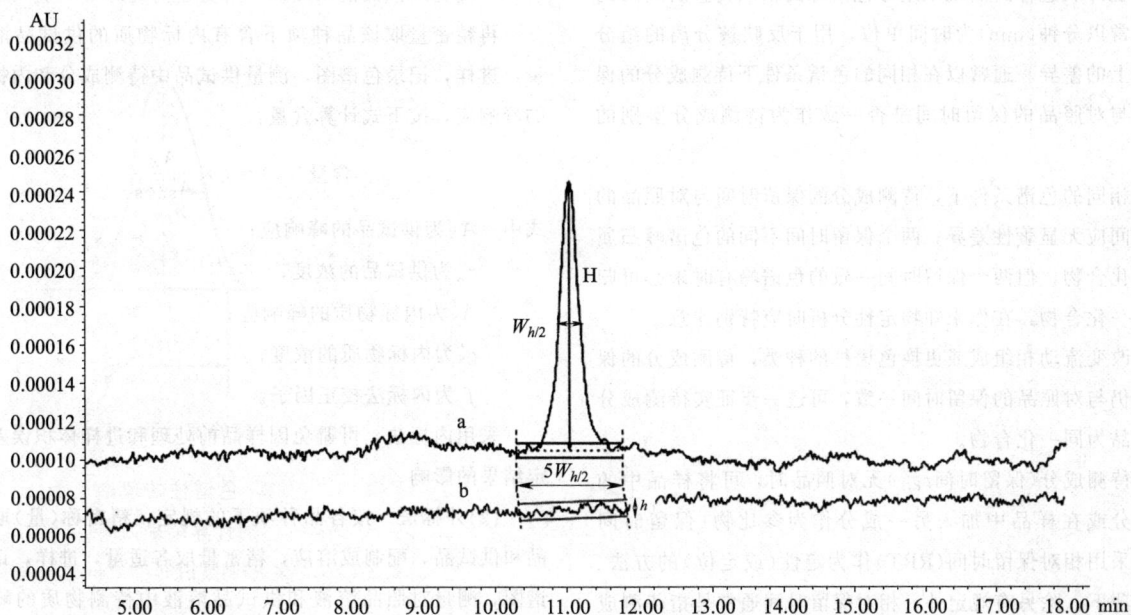

图 3　信噪比计算示意图

通常，定量限的信噪比应不小于 10，检测限的信噪比应不小于 3。系统适用性试验中可以设置灵敏度试验溶液来评价色谱系统检测低含量成分的能力。

(5) 拖尾因子（T）　用于评价色谱峰的对称性。拖尾因子计算公式为：

$$T=\frac{W_{0.05h}}{2d_1}$$

式中　$W_{0.05h}$ 为 5％峰高处的峰宽；

　　　d_1 为峰顶在 5％峰高处横坐标平行线的投影点至峰前沿与此平行线交点的距离，见图 4。

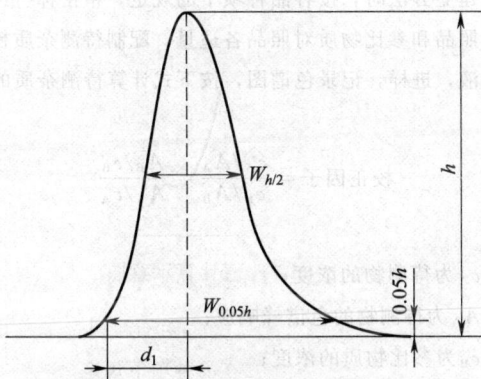

图 4　拖尾因子计算示意图

除另有规定外，在检查和含量测定项下，以峰面积作定量参数时，T 值应在 0.8~1.8 之间；以峰高作定量参数时，T 值应在 0.95~1.05 之间。

以峰面积作定量参数时，一般的峰拖尾或前伸不会影响峰面积积分，但严重拖尾会影响基线和色谱峰起止的判断和峰面积积分的准确性，此时应在品种正文项下对拖尾因子予以规定。

(6)重复性　用于评价色谱系统连续进样时响应值的重复性能。除另有规定外，通常取各品种项下的对照品溶液或其他溶液，重复进样 5 次，其峰响应测量值（或内标比值或其校正因子）的相对标准偏差应不大于 2.0％，如品种项下规定相对标准偏差大于 2.0％，则以重复进样 6 次的数据计算。以满足检测所需的精密度要求为前提，视进样溶液的浓度和/或体积、色谱峰响应和分析方法所能达到的精度水平等，对相对标准偏差的要求可适当放宽或收紧，并在品种项下予以规定。

(7)其他参数　保留时间和相对保留时间常用于评价系统适用性，如在品种项下列出但未明确为系统适用性要求，则仅作为一种参考。实验得到的相对保留时间与品种项下规定值间的差异应为多少，尚无适用的可接受标准。

对于复杂体系，如适用，可在品种项下附对照图谱，通过供试品图谱与对照图谱的比对来评价系统适用性。

系统适用性试验参数及其可接受标准，应根据方法开发、验证研究，特别是耐用性试验结果予以确定，并在品种项下进行合理描述。如品种项下描述的系统适用性试验及其可接受标准与本通则的描述不同，则以品种项下描述为准。

除另有规定外，用于定量分析时，峰响应重复性试验应满足本通则的要求。在整个分析过程中，色谱系统应满足所规定的系统适用性要求，否则实验结果将不被接受。

3. 测定法

3.1　定性分析

常用的定性分析方法主要有但不限于以下方法。

(1)利用保留时间定性　保留时间（retention time，t_R）定义为被分离组分从进样到柱后出现该组分最大响应值时的时间，也即从进样到出现某组分色谱峰的顶点为止所经历的时间，常以分钟（min）为时间单位，用于反映被分离的组分在性质上的差异。通常以在相同的色谱条件下待测成分的保留时间与对照品的保留时间是否一致作为待测成分鉴别的依据。

在相同的色谱条件下，待测成分的保留时间与对照品的保留时间应无显著性差异；两个保留时间不同的色谱峰归属于不同化合物，但两个保留时间一致的色谱峰有时未必可归属为同一化合物，在作未知物定性分析时应特别注意。

若改变流动相组成或更换色谱柱的种类，待测成分的保留时间仍与对照品的保留时间一致，可进一步证实待测成分与对照品为同一化合物。

当待测成分（保留时间 $t_{R,1}$）无对照品时，可将样品中的另一成分或在样品中加入另一成分作为参比物（保留时间 $t_{R,2}$），采用相对保留时间（RRT）作为定性（或定位）的方法。在品种项下，除另有规定外，相对保留时间通常是指待测成分保留时间相对于主成分保留时间的比值，以未扣除死时间的非调整保留时间按下式计算。

$$RRT = \frac{t_{R,1}}{t_{R,2}}$$

若需以扣除死时间的调整保留时间计算，应在品种项下予以注明。

（2）利用光谱相似度定性　化合物的全波长扫描所得的紫外-可见吸收光谱能够提供一些有价值的定性信息。待测成分的光谱与对照品的光谱相似程度可用于辅助定性分析。二极管阵列检测器开启一定波长范围的扫描功能时，可以获得更多的信息，包括色谱信号、时间、波长的三维色谱光谱图，既可用于辅助鉴别，还可用于峰纯度分析。

同样应注意，两个光谱不同的色谱峰表征了不同化合物，但两个光谱相似的色谱峰未必可归属为同一化合物。

（3）利用质谱检测器提供的质谱信息定性　利用质谱检测器提供的与色谱峰对应化合物的分子质量和结构的信息进行鉴别，相比于仅利用保留时间或保留时间结合光谱相似性进行鉴别，可获得更多的、更可靠的信息，不仅可用于已知物的鉴别，还可提供未知化合物的结构信息（通则0431）。

3.2　定量分析

（1）内标法　按品种正文项下的规定，精密称（量）取对照品和内标物质，分别配制成溶液，精密量取各适量，混合配制成校正因子测定用的对照品溶液；精密量取适量，进样，记录色谱图。测量对照品和内标物质的峰响应（峰面积或峰高），按下式计算校正因子：

$$校正因子（f）= \frac{A_S/c_S}{A_R/c_R}$$

式中　A_S 为内标物质的峰响应；

　　　A_R 为对照品的峰响应；

　　　c_S 为内标物质的浓度；

　　　c_R 为对照品的浓度。

再精密量取该品种项下含有内标物质的供试品溶液适量，进样，记录色谱图，测量供试品中待测成分和内标物质的峰响应，按下式计算含量：

$$含量（c_X）= f \times \frac{A_X}{A_S'/c_S'}$$

式中　A_X 为供试品的峰响应；

　　　c_X 为供试品的浓度；

　　　A_S' 为内标物质的峰响应；

　　　c_S' 为内标物质的浓度；

　　　f 为内标法校正因子。

采用内标法，可避免因样品前处理和进样体积误差对测定结果的影响。

（2）外标法　按各品种项下的规定，精密称（量）取对照品和供试品，配制成溶液，精密量取各适量，进样，记录色谱图，测量对照品溶液和供试品溶液中待测物质的峰响应（峰面积或峰高），按下式计算含量：

$$含量（c_X）= c_R \times \frac{A_X}{A_R}$$

式中各符号意义同上。

（3）加校正因子的对照法　测定杂质含量时，可采用加校正因子的对照法，其中取供试品溶液稀释作为对照溶液并加校正因子的方法通常被称为加校正因子的主成分自身对照法。这里定义的校正因子是指单位质量参比物质（包括内标）的色谱响应与单位质量待测物的色谱响应的比值，即用参比物质的色谱响应校正待测物的色谱响应。需作校正计算的杂质，通常以主成分为参比，也可以供试品中存在的已知杂质或加入的另一成分为参比。

在建立方法时，按各品种项下的规定，精密称（量）取待测物对照品和参比物质对照品各适量，配制待测杂质校正因子的溶液，进样，记录色谱图，按下式计算待测杂质的校正因子。

$$校正因子 = \frac{c_A/A_A}{c_B/A_B} = \frac{A_B/c_B}{A_A/c_A}$$

式中　c_A 为待测物的浓度；

　　　A_A 为待测物的色谱峰响应；

　　　c_B 为参比物质的浓度；

　　　A_B 为参比物质的色谱峰响应。

也可精密称（量）取参比物质对照品和杂质对照品各适量，分别配制成不同浓度的溶液，精密量取各适量，进样，记录色谱图，绘制参比物质浓度和杂质浓度对其峰面积的回归曲线，以参比物质回归直线斜率与杂质回归直线斜率的比值计算校正因子。

校正因子可直接载入各品种项下，用于校正杂质的实测峰面积，采用相对于参比物质的保留时间定位，其数值一并载入各品种项下。

以主成分作为参比物质测定杂质含量时，按各品种项下规定的杂质限度，将供试品溶液稀释成与杂质限度相当的溶液，作为对照溶液（或取主成分对照品配制成与杂质限度相当的溶液，作为对照品溶液），精密量取适量，进样，记录色谱图。除另有规定外，通常含量低于 0.5% 的杂质，峰面积测量值的相对标准偏差（RSD）应小于 10%；含量在 0.5%～2% 的杂质，峰面积测量值的 RSD 应小于 5%；含量大于 2% 的杂质，峰面积测量值的 RSD 应小于 2%。再精密量取供试品溶液适量，进样。除另有规定外，供试品溶液的色谱图记录时间，应为主成分色谱峰保留时间的 2 倍，测量供试品溶液色谱图上各杂质的峰面积，分别乘以相应的校正因子后与对照（或对照品）溶液主成分的峰面积比较，计算各杂质含量。

加校正因子的对照法不仅可用于杂质测定，也用于多组分中某些组分的含量测定。

（4）不加校正因子的对照法 测定杂质含量时，若无法获得待测杂质的校正因子，或校正因子对赋值准确性的影响可以忽略，也可采用不加校正因子的对照法，其中取供试品溶液稀释作为对照溶液但不加校正因子的方法通常被称为不加校正因子的主成分自身对照法。同上述（3）法选择参比物质，配制对照（或对照品）溶液、进样和计算峰面积的相对标准偏差后，再精密量取供试品溶液适量，进样。除另有规定外，供试品溶液的色谱图记录时间应为主成分色谱峰保留时间的 2 倍，测量供试品溶液色谱图上各杂质的峰面积并与对照（或对照品）溶液主成分的峰面积比较，依法计算杂质含量。

（5）面积归一化法 按各品种项下的规定，配制供试品溶液，取一定量进样，记录色谱图。测量各色谱峰面积和色谱图上除溶剂峰、试剂峰、样品基质带入峰以外的总色谱峰面积，计算各色谱峰面积占总峰面积的百分率。峰面积归一化法一般不宜用于微量杂质的检查。

（6）校正曲线法 对于复杂药物体系中的成分和/或待测成分量在较大范围变化的含量测定，可采用校正曲线法。校正曲线法可分为外标法和内标法。

①外标校正曲线法：精密量取对照品（或工作对照品）适量，或精密量取对照品储备液适量，配制成不同浓度的系列溶液，精密量取系列溶液各适量，进样，记录色谱图，测量峰响应，用峰响应（或经转换）对浓度绘制校正曲线，通过最小二乘法计算出回归曲线方程。在相同的色谱条件下，再精密量取供试品溶液适量，进样，记录色谱图，测量供试品溶液中待测成分的峰响应，由待测成分的峰响应（或经转换）和回归曲线方程确定供试品溶液中待测成分的量。

②内标校正曲线法：精密称取对照品（或工作对照品）适量，或精密量取对照品储备液适量，与精密量取的内标溶液混合，配制成含等量内标物的不同浓度待测成分的系列溶液，精密量取系列溶液各适量，进样，记录色谱图，测量待测成分和内标物的峰响应比值，用峰响应比值（或经转换）对待测成分浓度绘制校正曲线，通过最小二乘法计算出回归曲线方程。在相同的色谱条件下，再精密量取加有与对照品系列溶液相同量内标物的供试品溶液，进样，记录色谱图，测量供试品溶液中待测成分和内标物的色谱峰响应比值，由待测成分的峰响应比值（或经转换）和回归曲线方程确定供试品溶液中待测成分的量。

如适用，也可使用其他方法如标准加入法、内插法等，并在品种正文项下注明。

4. 多维液相色谱

多维液相色谱又称为色谱/色谱联用技术，是采用匹配的接口将不同分离性能或特点的色谱连接起来，第一级色谱中未分离或需分离富集的组分由接口转移到第二级色谱中，第二级色谱仍未分离或需分离富集的组分，也可以继续通过接口转移到第三级色谱中。理论上，可以通过接口将任意级色谱串联或并联起来，直至混合物样品中所有难分离、需富集的组分都得到分离或富集。但实际上，一般只要选用两级合适的色谱联用就可以满足对绝大多数难分离混合物样品的分离或富集要求。因此，一般的色谱/色谱联用都是二级，即二维液相色谱。

在二维色谱的术语中，1D 和 2D 分别指一维和二维；而 ^{1}D 和 ^{2}D 则分别代表第一维和第二维。

二维液相色谱可以分为差异显著的两种主要类型：中心切割式二维色谱（heart-cutting mode two-dimensional chromatography）和全二维色谱（comprehensive two-dimensional chromatography）。中心切割式二维色谱是通过接口将前一级色谱中某一（些）组分传递到后一级色谱中继续分离，一般用 LC－LC（也可用 LC＋LC 表示）表示；全二维色谱是通过接口将前一级色谱中的全部组分连续地传递到后一级色谱中进行分离，一般用 LC×LC 表示。此外，这两种类型下还有若干子类，包括多中心切割 2D－LC（mLC－LC）和选择性全二维色谱（sLC×LC）。

LC－LC 或 LC×LC 两种二维色谱可以是相同的分离模式和类型，也可以是不同的分离模式和类型。接口技术是实现二维色谱分离的关键之一，原则上，只要有匹配的接口，任何模式和类型的色谱都可以联用。

同一维色谱，二维色谱也可以与质谱、红外和核磁共振等联用。

0513 离子色谱法

离子色谱法系采用高压输液泵系统将规定的洗脱液泵入装有离子交换色谱固定相的色谱柱，对可解离物质进行分离测定的色谱方法。在洗脱液的驱动下，注入的供试品经色谱柱进入检测器，由数据处理系统记录并处理色谱信号。为提高检测的灵敏度，可在进入检测器前，先行经过抑制器或衍生系统。

离子色谱法常用于无机阴离子、无机阳离子、有机酸、糖醇类、氨基糖类、氨基酸、蛋白质、糖蛋白等物质的定性和定量分析。其分离机制主要为离子交换，即在离子交换色谱固定相上的离子与洗脱液中具有相同电荷的溶质离子之间的可逆交换；其他分离机制还有离子对、离子排斥等。

1. 对仪器的一般要求

离子色谱仪的主要组成如图1所示。所有与供试品接触的管道、器件均应使用聚醚醚酮（PEEK）等惰性材料。当仪器部件与洗脱液和供试品溶液具有良好相容性时，也可使用普通高效液相色谱仪。应定期进行仪器确证并符合有关规定。

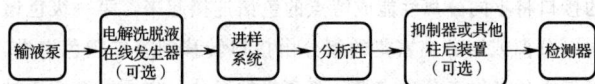

输液泵 → 电解洗脱液在线发生器（可选）→ 进样系统 → 分析柱 → 抑制器或其他柱后装置（可选）→ 检测器

图 1　离子色谱仪主要组成

(1) 色谱柱　离子色谱法所用色谱柱固定相可分为有机聚合物载体和无机载体两类。离子色谱对复杂样品的分离主要依赖于色谱柱中的固定相。

有机聚合物载体固定相最为常用，其载体一般为苯乙烯-二乙烯基苯共聚物、乙基乙烯基苯-二乙烯基苯共聚物、聚甲基丙烯酸酯或聚乙烯醇聚合物等有机聚合物。这类载体的表面化学键合了烷基季铵、烷醇季铵等阴离子交换功能基或磺酸、羧酸、羧酸-膦酸和羧酸-膦酸冠醚等阳离子交换功能基，可分别用于阴离子或阳离子的交换分离。有机聚合物载体固定相在较宽的酸碱范围（pH 0～14）内具有较高的稳定性，且有一定的有机溶剂耐受性。

无机载体固定相主要以硅胶为载体。在硅胶表面化学键合季铵等阴离子交换功能基或磺酸、羧酸等阳离子交换功能基，可分别用于阴离子或阳离子的交换分离。硅胶载体固定相机械稳定性好，在有机溶剂中不会溶胀或收缩。

(2) 洗脱液　分离阴离子采用稀碱溶液、碳酸盐缓冲液等作为洗脱液；分离阳离子采用稀酸溶液作为洗脱液。通过调节洗脱液 pH 值或离子强度，可提高或降低洗脱液对待测成分的洗脱能力；为改善色谱峰峰形及提高洗脱液的洗脱能力，可在洗脱液内加入不超过 20% 的甲醇、乙腈等有机改性剂。但应关注有机溶剂的加入会降低洗脱液的极性与介电常数，可能导致电导检测灵敏度降低。制备洗脱液的水应经过纯化处理，电阻率不小于 18MΩ·cm。洗脱液需经脱气处理。常采用在线脱气方法，如配合氮气等惰性气体保护、脱气及超声、减压过滤、冷冻的方式进行离线脱气，效果会更好。离线脱气时应注意避免洗脱液污染。当使用如氢氧化钾等强碱性溶液作为洗脱液时，洗脱液容易吸收空气中的 CO_2 易导致基线不稳或重现性差等问题。电解洗脱液在线发生器可在线、自动生成洗脱液，有效避免洗脱液污染，提高方法的重现性。

(3) 检测器　电导检测器、安培检测器、紫外检测器、质谱检测器是离子色谱常用的检测器。

电导检测器　利用离子化合物溶液具有导电性，且其电导率与离子的性质和浓度具有相关性而进行检测，用于测定大多数无机阴离子、无机阳离子（如 NH_4^+、K^+、Na^+ 等）和部分极性有机物（如有机胺、羧酸等）。离子色谱法中常采用抑制型电导检测器，即在进入检测器之前使用抑制器将具有较高电导率的洗脱液中和成低电导率的水或其他较低电导率的溶液，从而显著降低背景噪音，提高电导检测的灵敏度。

安培检测器　包括工作电极、对电极和参比电极，是利用电活性物质在工作电极表面发生氧化或还原反应，测量反应时产生电流变化的检测技术。其主要优点是灵敏度高、选择性好、响应范围宽，可以用于电导率响应不灵敏或者紫外响应较弱的有机物和无机物的检测，主要包括直流安培检测、积分安培检测和脉冲安培检测三种模式。

直流安培检测是在电极间施加稳定的电压使待测成分在电极表面发生氧化或还原反应产生电流信号，可用于测定碘离子（I^-）、硫氰酸根离子（SCN^-）、氰根离子（CN^-）和各种酚类化合物等。积分安培检测和脉冲安培检测是在工作电极上施加一个周期性变化的电压，在检测电压下待测成分发生电化学反应产生电流信号，而后续变化的电压用于电极表面的清洁，避免钝化，可用于糖类、氨基酸类、硫醇类等易污染工作电极表面，导致信号不稳定和响应降低的化合物的检测。

通过施加电压可有效清洁工作电极表面，但当背景电流增大且灵敏度降低时，需机械打磨工作电极并擦拭对电极，以去除沉积物。清洁电极时，应避免产生凹坑或划痕。清洁完毕待安培池稳定后，再启动检测器。

在碱性条件下（pH≥12），安培检测器对氨基糖苷类等待测化合物的响应较好。可通过在柱后加入氢氧化钠溶液，使洗脱液的碱性达到要求。洗脱液和柱后注入的氢氧化钠溶液在与安培检测器连接的管线中混合，应综合考虑使溶液混合均匀和管线引起的峰展宽，确定管线的长度。为避免基线干扰，氢氧化钠溶液使用前应脱气，其与洗脱液混合后要稳定、恒速地注入安培检测器。

紫外检测器　适用于在高浓度氯离子等存在下痕量的溴离子（Br^-）、亚硝酸根离子（NO_2^-）、硝酸根离子（NO_3^-）以及其他具有强紫外吸收成分的测定。柱后衍生-紫外检测法常用于分离分析过渡金属离子和镧系金属离子等。

质谱检测器　通常用于未知离子的定性及低浓度离子的定量检测。在离子色谱与质谱检测器联用时，一般使用抑制器对洗脱液进行脱盐处理，并使用电导检测器对脱盐效果进行监测。必要时，在洗脱液注入质谱前，可使用三通连接头加入有机溶剂，提高质谱响应。

其他　原子吸收光谱、原子发射光谱（包括电感耦合等离子体原子发射光谱）、电感耦合等离子体质谱也可作为离子色谱的检测器。

2. 样品处理

通过多种前处理技术可减少和去除对色谱系统有污染的

物质、降低基体浓度、浓缩和富集待测成分，使样品符合离子色谱进样要求。

对于基质简单的澄清水溶液，一般通过稀释并经适宜孔径的（≤ 0.45μm）滤膜过滤后直接进样分析。对于基质复杂的样品，可通过阀切换在线基体消除、微波消解、紫外光降解、固相萃取、燃烧法等方法去除干扰物后进样分析。

3. 系统适用性试验

照高效液相色谱法（通则 0512）项下相应的规定。

4. 测定法

(1)内标法

(2)外标法

(3)面积归一化法

(4)标准曲线法

上述测定法的具体内容均同高效液相色谱法（通则 0512）项下相应的规定，其中以外标法最为常用。

0514　分子排阻色谱法

分子排阻色谱法（SEC）是根据待测组分的分子大小进行分离的一种液相色谱技术。分子排阻色谱又称为凝胶色谱，分为适合于分离水溶性成分的凝胶过滤色谱（GFC）和适合于分离脂溶性成分的凝胶渗透色谱（GPC），二者所采用的固定相、流动相和分离技术不同，但分离原理均为凝胶色谱柱的分子筛机制。色谱柱多以硅胶、聚合物和多糖等基质为填充剂，这些填充剂表面分布着不同孔径尺寸的孔，供试品溶液进入色谱柱后，不同组分按其分子大小进入或不进入相应的孔内，大于所有孔径的分子不能进入填充剂颗粒的任何孔内，在色谱过程中不被保留，最早随流动相洗脱至柱外，表现为保留时间最短；小于所有孔径的分子能自由进入填充剂颗粒的所有孔径内，在色谱柱中滞留时间最长，表现为保留时间最长；其余分子则按分子大小进入不同的孔径内，分子越小，进入孔的数量越多，滞留时间越长；反之，分子越大，滞留时间越短，从而使分子按其大小被依次洗脱。

1. 一般要求

(1)仪器

分子排阻色谱法所需的仪器由输液泵、进样器、柱温箱（色谱柱）、检测器和数据处理系统等组成。输液泵一般分常压、中压和高压泵。进样器和柱温箱同高效液相色谱法（通则 0512）。常用检测器有紫外-可见分光检测器、示差折光检测器、蒸发光散射检测器与静态光散射检测器等。

(2)色谱柱和流动相

在药物分析中，尤其是分子量或分子量分布测定中，通常采用高效分子排阻色谱法（HPSEC）。应选择充填与供试品分子大小相适应的填充剂的色谱柱。流动相可分为水相和有机相，水相通常为水溶液、含盐溶液或水与少量有机溶剂的互混溶液，溶液的 pH 值不宜超出填充剂的耐受力，一般 pH 值在 2～8 范围。有机相通常为四氢呋喃和 N,N-二甲基甲酰胺等。流速不宜过快，使用 7.8mm 内径的色谱柱通常流速为 0.5～1.0ml/min。对于 4.6mm 或 2.1mm 等内径的色谱柱，需要根据色谱柱横截面积同比例降低流速。

2. 系统适用性试验

分子排阻色谱法的系统适用性试验中色谱柱的理论板数（n）、分离度、重复性、拖尾因子的评价方法，在一般情况下，同高效液相色谱法（通则 0512）。在高分子杂质检查时，若某些药物分子的单体与其二聚体不能达到基线分离，可以用峰谷比 p/v 来表示分离程度：

$$p/v = \frac{二聚体的峰高}{单体与二聚体之间的谷高}$$

除另有规定外，峰谷比应大于 2.0。

3. 测定法

(1)分子量测定法

一般适用于蛋白质和多肽的分子量测定。按各品种项下规定的方法，选用与供试品分子大小相适宜的色谱柱和适宜分子量范围的标准物质。除另有规定外，标准物质与供试品均需使用二硫苏糖醇（DTT）和十二烷基硫酸钠（SDS）处理，以打开分子内和分子间的二硫键，并使分子的构型与构象趋于一致，经处理的蛋白质和多肽分子通常以线性形式分离，以标准物质分子量的对数值对相应的保留时间制得标准曲线的线性回归方程，供试品以保留时间由标准曲线回归方程计算其分子量或亚基的分子量。

(2)分子量与分子量分布测定法

生物大分子聚合物如多糖、多聚核苷酸和胶原蛋白等具有分子大小不均一的特点，故分子量与分子量分布是控制该类产品的关键指标。在测定分子量与分子量分布时，选用与供试品分子结构与性质相同或相似的标准物质十分重要。

按各品种项下规定的方法，除另有规定外，同样采用分子量标准物质和适宜的 GPC 软件，以标准物质峰分子量（M_p）的对数值对相应的保留时间（t_R）拟合标准曲线并按下列公式计算出供试品的分子量与分子量分布。

$$M_n = \sum RI_i / \sum (RI_i/M_i)$$

$$M_w = \sum (RI_i M_i) / \sum RI_i$$

$$D = M_w/M_n$$

式中　M_n 为数均分子量；

　　　M_w 为重均分子量；

　　　D 为分布系数；

　　　RI_i 为供试品在保留时间 i 时的峰高；

　　　M_i 为供试品在保留时间 i 时的分子量。

(3)高分子杂质测定法

高分子杂质系指供试品中含有分子量大于药物分子的杂质，通常是药物在生产或贮存过程中产生的高分子聚合物或在生产过程中未除尽的可能产生过敏反应的高分子物质。

按各品种项下规定的色谱条件进行分离。

定量方法

①主成分自身对照法　同高效液相色谱法（通则 0512）项下规定。一般用于高分子杂质含量较低的品种。

②面积归一化法　同高效液相色谱法（通则 0512）项下规定。

③限量法　除另有规定外，应不得检出保留时间小于标准物质保留时间的组分，一般用于混合物中高分子物质的控制。

④自身对照外标法　一般用于葡聚糖凝胶（Sephadex）G-10色谱系统中 β-内酰胺抗生素中高分子杂质的检查。在该分离系统中，除部分寡聚物外，β-内酰胺抗生素中高分子杂质在色谱过程中均不保留，即所有的高分子杂质表现为单一的色谱峰，以供试品自身为对照品，按外标法计算供试品中高分子杂质的相对百分含量。

(4) 分子排阻色谱-静态光散射 (SEC-SLS) 测定法

利用分子排阻色谱法，将供试品中分子从大到小依次分离，进入与其他检测器如示差检测器联用的静态光散射检测器，激光器激发的光源照射含有经分离待测成分的溶液，其散射光强度[表示为瑞利比 $R(\theta)$ 与待测成分的分子量、浓度相关。

瑞利比计算公式如下所示：

$$\frac{K^* \times c}{R(\theta)} = \frac{1}{M_w \times P(\theta)} + 2A_2 \times c$$

$R(\theta)$ 为瑞利比，代表净散射光信号（溶质散射信号值）。

K^* 为光对比参数，$K^* = K \times (dn/dc)^2$，其中 K 是一个常数，等于 $\dfrac{4\pi^2 n_0^2}{\lambda_0^4 N_A}$，$n_0$ 为溶剂折射率，N_A 为阿伏伽德罗常数，λ_0 为入射波长；dn/dc 为折射率增量，描述折射率随分析物浓度的变化，可以通过测定已知溶剂中各种浓度样品的折射率来获得，以折射率 n 与浓度 c 做线性回归，拟合的曲线斜率即为 dn/dc。

c 为供试品溶液浓度，mg/ml。

$P(\theta)$ 为形状因子，等于 $1 + (16\pi^2/3\lambda^2)(r_g^2)\sin^2(\theta/2)$。当角度 θ 较小时，由于 $\sin^2(\theta/2)$ 趋近于 0，因此 $P(\theta) \approx 1$；λ 为相对散射波长，等于 λ_0/n；r_g 为均方根半径，相当于球形粒子半径，表示分子大小。

A_2 为第二维里系数；描述非理想溶液中分子之间的相互作用。在理想的系统/溶液中，$A_2 = 0$（即分子间没有相互作用），并且散射光的强度将随浓度线性增加。在稀溶液中分子间的相互作用变得更少，当浓度（c）趋近于 0 时，可以合理地假设 $A_2 = 0$。

M_w 为分析物/溶质的重均摩尔质量（分子量）。

静态光散射器可分为小（又称低）角度激光散射检测器和多角度激光散射检测器。在几种典型实验情况下，瑞利比计算公式转换为表 1 中的计算方程。①小角度在稀溶液测量散射，提供样品分子量的信息；②小角度测量系列浓度散射，提供分子量和溶液非理想性信息；③多角度在稀溶液测量散射，提供分子量和分子大小信息；④多角度测量系列浓度散射，提供分子量、分子大小和溶液非理想性信息。一般来

说，为同时获得 M_w、A_2 和 r_g 的值，需要在至少三个不同角度上测量，通常角度越多，测量的结果越准确。

表 1　几种典型实验的计算方程表

	稀溶液	系列浓度
小角度光散射 (LALS)	$\dfrac{K^* \times c}{R(\theta)} = \dfrac{1}{M_w}$ 输出：仅 M_w	$\dfrac{K^* \times c}{R(\theta)} = \dfrac{1}{M_w} + 2A_2 c$ 输出：M_w 和 A_2
多角度光散射 (MALS)	$\dfrac{K^* \times c}{R(\theta)} = \dfrac{1}{M_w}\left(1 + \dfrac{q^2 r_g^2}{3}\right)$ 输出：M_w 和 r_g^2	$\dfrac{K^* \times c}{R(\theta)} = \dfrac{1}{M_w}\left(1 + \dfrac{q^2 r_g^2}{3}\right) + 2A_2 c$ 输出：M_w、r_g^2 和 A_2

使用静态光散射检测器测定分子量时，使用纯溶剂（如甲苯）或经过校准的分子量对照品来获取"绝对"散射强度和瑞利散射关系系数。水相系统常使用牛血清白蛋白或葡聚糖，有机相系统常使用窄分布聚苯乙烯或其他经过光散射方法标定的分子量对照品确认系统的准确性，以测得分子量与对照品标示分子量比较的偏差值 S 考察系统准确性，S 通常应不大于 5%。

操作步骤

按各品种项下规定的方法，除另有规定外，取供试品以适宜的溶剂配制供试品溶液，用与供试品分子大小范围相适宜的色谱柱分离后，用品种项下规定的静态光散射检测器检测，根据所采集到的光散射信号和由示差折光检测器提供的对应折射率增量（dn/dc），按表 1 中的计算方程，或通过齐姆（Zimm）作图法或直接使用光散射专用软件计算分子量和分子量分布。

【附注】葡聚糖凝胶 G-10 的处理方法

色谱柱的填装　装柱前先将适量的葡聚糖凝胶 G-10 用水浸泡 48 小时，使之充分溶胀，搅拌除去气泡，徐徐倾入玻璃或其他适宜材质的柱中，一次性装填完毕，以免分层，然后用水将附着于玻璃管壁的色谱柱填料洗下，使色谱柱面平整，新填装的色谱柱要先用水连续冲洗 4~6 小时，以排出柱中的气泡。

供试品的加入　进样可以采用自动进样阀，也可以直接将供试品加在柱床表面（此时，先将柱床表面的流动相吸干或渗干，立即将供试品溶液沿着色谱柱管壁转圈缓缓加入，注意勿使填充剂翻起，待之随着重力的作用渗入固定相后，再沿着色谱柱管壁转圈缓缓加入 3~5ml 流动相，以洗下残留在管壁的供试品溶液）。

0521　气相色谱法

气相色谱法系采用气体为流动相（载气）流经装有填充剂的色谱柱进行分离测定的色谱方法。物质或其衍生物气化后，被载气带入色谱柱进行分离，各组分先后进入检测器，用数据处理系统记录色谱信号。

1. 仪器的一般要求

所用的仪器为气相色谱仪，由载气源、进样部分、色谱

柱、柱温箱、检测器和数据处理系统等组成。进样部分、色谱柱和检测器的温度均应根据分析要求适当设定。

(1)载气源　气相色谱法的流动相为气体，称为载气，氦、氮和氢可用作载气，可由高压气瓶或高纯度气体发生器提供，经过适当的减压装置，以一定的流速经过进样系统和色谱柱；根据供试品的性质和检测器种类选择载气，除另有规定外，常用载气为氮气。

(2)进样部分　进样方式一般可采用溶液进样或顶空进样。

溶液进样采用微量注射器、微量进样阀或有分流装置的气化室进样；采用溶液进样时，进样口温度应高于柱温30~50℃；进样量一般不超过数微升；柱径越细，进样量应越少，采用毛细管柱时，一般应分流以免过载。

顶空进样适用于固体和液体供试品中挥发性组分的分离和测定。将固态或液态的供试品制成供试液后，置于密闭小瓶中，在恒温控制的加热室中加热至供试品中挥发性组分在液态和气态达到平衡后，由进样器自动吸取一定体积的顶空气注入色谱柱中。

(3)色谱柱　色谱柱为填充柱或毛细管柱。填充柱的材质为不锈钢或玻璃，内径2~4mm，柱长2~4m，内装吸附剂、高分子多孔小球或涂渍固定液的载体，常见粒径为0.125~0.15mm、0.15~0.18mm 或 0.18~0.25mm。常用载体为经酸洗并硅烷化处理的硅藻土或高分子多孔小球，常用固定液有甲基聚硅氧烷、聚乙二醇等。毛细管柱的材质为玻璃或石英，内壁或载体经涂渍或交联固定液，内径一般为0.25mm、0.32mm 或 0.53mm，柱长 5~60m，固定液膜厚0.1~5.0μm，常用的固定液有甲基聚硅氧烷、不同比例组成的苯基甲基聚硅氧烷、聚乙二醇等。

新填充柱和毛细管柱在使用前需老化处理，以除去残留溶剂以及易流失的物质，色谱柱如长期未用，使用前应老化处理，使基线稳定。

(4)柱温箱　由于柱温箱温度的波动会影响色谱分析结果的重现性，因此柱温箱控温精度应在±1℃，且温度波动小于每小时 0.1℃。温度控制系统分为恒温和程序升温两种。

(5)检测器　适合气相色谱法的检测器有火焰离子化检测器(FID)、热导检测器(TCD)、氮磷检测器(NPD)、火焰光度检测器(FPD)、电子捕获检测器(ECD)、质谱检测器(MS)等。火焰离子化检测器对碳氢化合物响应良好，适合检测大多数的药物；氮磷检测器对含氮、磷元素的化合物灵敏度高；火焰光度检测器对含磷、硫元素的化合物灵敏度高；电子捕获检测器适于含卤素的化合物；质谱检测器还能给出供试品某个成分相应的结构信息，可用于结构确证。除另有规定外，一般用火焰离子化检测器，用氢气作为燃气，空气作为助燃气。在使用火焰离子化检测器时，检测器温度一般应高于柱温，且不得低于 150℃，以免水汽凝结，通常为 250~350℃。

(6)数据处理系统　可分为记录仪、积分仪以及计算机工作站等。一般色谱图约于 30 分钟内记录完毕。

(7)色谱参数调整　品种正文项下规定的色谱条件(参数)，除检测器类型、填充剂种类、固定液种类或特殊指定的色谱柱材料不得改变外，其余如色谱柱内径、长度、载体牌号、粒度、固定液涂布厚度、载气流速、柱温、进样量、检测器的灵敏度等，均可适当调整。

色谱参数允许调整范围见表 1。

表 1　色谱参数允许调整范围

色谱条件	参数变量	调整范围
固定相	颗粒大小 (填充柱)	最大减少 50%； 不允许增加
固定液	液膜厚度 (毛细管柱)	−50%~+100%
色谱柱尺寸	柱长	−70%~+100%
	内径	±50%
色谱柱柱温	等温	±10%
	程序升温	±20%
	(升温速度和 保持时间)	
流速	载气流速	±50%
进样量	进样量和分流比	可适当调整

调整后，系统适用性应符合要求，且色谱峰出峰顺序不变。在满足系统适用性要求的前提下，可适当调整进样量和分流比。若减小进样量或增大分流比，应保证检测限和峰面积的重复性满足要求；增大进样量或减小分流比，则应保证分离度和线性关系仍满足要求。应评价色谱参数调整对分离和检测的影响，必要时对调整色谱参数后的方法进行确认。若调整超出表中规定的范围或品种项下规定的范围，则认为是对方法的修改，需要进行充分的方法学验证。

调整程序升温色谱参数时应较调整等温色谱参数时更加谨慎，因为此调整可能会使某些峰发生位置变化，造成峰识别错误，或者与其他峰重叠，影响分离检测。

当对调整色谱条件后的测定结果产生异议时，应以品种项下规定的色谱条件的测定结果为准。

在品种项下一般不宜指定或推荐色谱柱的品牌，但可规定色谱柱的固定液种类、粒径、液膜厚度、色谱柱的柱长或柱内径等；当耐用性试验表明必须使用特定品牌的色谱柱方能满足分离要求时，可在该品种正文项下注明。

2. 系统适用性试验

除另有规定外，应照高效液相色谱法(通则 0512)项下的规定。

3. 测定法

(1)内标法

(2)外标法

(3)面积归一化法

上述(1)~(3)法的具体内容均同高效液相色谱法(通则0512)项下相应的规定。

(4)标准溶液加入法　精密称(量)取待测成分对照品适量,配制成适当浓度的对照品溶液,精密量取适量,加入到供试品溶液中,按外标法或内标法测定加入对照品溶液后待测成分的总量,再扣除加入对照品的量,即得供试品溶液中待测成分的量。

也可按下述公式进行计算,加入对照品溶液前后待测成分的校正因子应相同,即:

$$\frac{A_{is}}{A_X}=\frac{c_X+\Delta c_X}{c_X}$$

则待测成分的浓度 c_X 可通过如下公式进行计算:

$$c_X=\frac{\Delta c_X}{(A_{is}/A_X)-1}$$

式中　c_X 为供试品溶液中成分 X 的浓度;

A_X 为供试品溶液中成分 X 的色谱峰面积;

Δc_X 为加入对照品后成分 X 增加的浓度;

A_{is} 为加入对照品后成分 X 的色谱峰面积。

由于气相色谱法的进样量一般仅数微升,为减小进样误差,尤其当采用手工进样时,留针时间和室温等对进样量也有影响,故以采用内标法定量为宜;当采用自动进样器时,由于进样重复性的提高,在保证分析误差的前提下,也可采用外标法定量。当采用顶空进样时,由于供试品和对照品处于不完全相同的基质中,故可采用标准溶液加入法,以消除基质效应的影响;当标准溶液加入法与其他定量方法结果不一致时,应以标准溶液加入法结果为准。

0531　超临界流体色谱法

超临界流体色谱法(supercritical fluid chromatography, SFC)是以超临界流体作为流动相的一种色谱方法。

超临界流体是一种物质状态。某些纯物质具有三相点和临界点。在三相点时,物质的气、液、固三态处于平衡状态。而在超临界温度下,物质的气相和液相具有相同的密度。当处于临界温度以上,则不管施加多大压力,气体也不会液化。在临界温度和临界压力以上,物质以超临界流体状态存在;在超临界状态下,随温度、压力的升降,流体的密度会变化。所谓超临界流体,是指既不是气体也不是液体的一些物质,它们的物理性质介于气体和液体之间,临界温度通常高于物质的沸点和三相点。

超临界流体具有对于色谱分离极其有利的物理性质。它们的这些性质恰好介于气体和液体之间,使超临界流体色谱兼具气相色谱和液相色谱的特点。超临界流体的扩散系数和黏度接近于气体,因此溶质的传质阻力小,用作流动相可以获得快速高效分离。另一方面,超临界流体的密度与液体类似,具有较高的溶解能力,这样就便于在较低温度下分离难挥发、热不稳定性和相对分子质量大的物质。

超临界流体的物理性质和化学性质,如扩散、黏度和溶剂力等,都是密度的函数。因此,只要改变流体的密度,就可以改变流体的性质,从类似气体到类似液体,无需通过气液平衡曲线。通过调节温度、压力以改变流体的密度优化分离效果。精密控制流体的温度和压力,以保证在分离过程中流体一直处于稳定的状态,在进入检测器前可以转化为气体、液体或保持其超临界流体状态。

1. 对仪器的一般要求

超临界流体色谱仪的很多部件类似于高效液相色谱仪,主要由三部分构成,即高压泵(又称流体传输单元)、分析单元和控制系统。高压泵系统要有高的精密度和稳定性,以获得无脉冲、流速精确稳定的超临界流体的输送。分析单元主要由进样阀、色谱柱、阻力器、检测器构成。控制系统的作用是:控制高压泵保持柱温箱温度的稳定,实现数据处理及显示等。

(1)色谱柱　超临界流体色谱中的色谱柱可以是填充柱也可以是毛细管柱,分别为填充柱超临界流体色谱法(pSFC)和毛细管超临界流体色谱法(cSFC)。超临界流体色谱法依据待测物性质选择不同的色谱柱。几乎所有的液相色谱柱,都可以用于超临界流体色谱,常用的有硅胶柱(SIL)、氨基柱(NH₂)、氰基柱(CN)、2-乙基吡啶柱(2-EP)和各种手性色谱柱,也会使用到 C18 和 C8 等反相色谱柱和各种毛细管色谱柱。

(2)流动相　在超临界流体色谱中,最广泛使用的流动相是 CO_2 流体。CO_2 无色、无味、无毒、易获取并且价廉,对各类有机分子溶解性好,是一种极好的溶剂;在紫外区是透明的,无吸收;临界温度 31℃,临界压力 7.38×10^6 Pa。在色谱分离中,CO_2 流体允许对温度、压力有宽的选择范围。由于多数药物都有极性,可根据待试物的极性在流体中引入一定量的极性改性剂,选择何种改性剂根据实验情况而定。最常用的改性剂是甲醇,改性剂的比例通常不超过 40%。如加入 1%～30%甲醇,以改进分离的选择因子 α 值。除甲醇之外,还有异丙醇、乙腈等。另外,可加入微量的添加剂,如三氟乙酸、醋酸、三乙胺和异丙醇胺等,起到改善色谱峰形和分离效果,提高流动相的洗脱/溶解能力的作用。除 CO_2 流体外,可作流动相的还有乙烷、戊烷、氨、氧化亚氮、二氯二氟甲烷、二乙基醚和四氢呋喃等。通常作为超临界流体色谱流动相的一些物质,其物理性质列于表 1。

表 1　各种化学物质的临界压力、温度和密度

物质	分子质量 (g/mol)	临界温度 (K)	临界压力 [MPa(标准大气压)]	临界密度 (g/cm³)
二氧化碳(CO_2)	44.01	304.1	7.38 (72.8)	0.469
水(H_2O)	18.015	647.096	22.064 (217.755)	0.322
甲烷(CH_4)	16.04	190.4	4.60 (45.4)	0.162
乙烷(C_2H_6)	30.07	305.3	4.87 (48.1)	0.203
丙烷(C_3H_8)	44.09	369.8	4.25 (41.9)	0.217
乙烯(C_2H_4)	28.05	282.4	5.04 (49.7)	0.215
丙烯(C_3H_6)	42.08	364.9	4.60 (45.4)	0.232
甲醇(CH_3OH)	32.04	512.6	8.09 (79.8)	0.272
乙醇(C_2H_5OH)	46.07	513.9	6.14 (60.6)	0.276
丙酮(C_3H_6O)	58.08	508.1	4.70 (46.4)	0.278

（3）**检测器**　高效液相色谱仪中经常采用的检测器，如紫外检测器、蒸发光散射检测器等都能在超临界流体色谱中很好应用。超临界流体色谱还可采用 GC 中的火焰离子化检测器（FID）、氮磷检测器（NPD）以及与质谱（MS）、核磁共振（NMR）等联用。与 HPLC-NMR 联用技术相比，作为流动相的 CO_2 没有氢信号，因而不需要考虑水峰抑制问题。

2. 系统适用性试验

照高效液相色谱法（通则 0512）项下相应的规定。

3. 测定法

（1）内标法

（2）外标法

（3）面积归一化法

上述测定法的具体内容均同高效液相色谱法（通则 0512）项下相应的规定，其中以内标法和外标法最为常用。

0532　临界点色谱法

临界点色谱法（liquid chromatography at critical condition，LCCC）是根据聚合物的功能基团、嵌段结构的差异进行聚合物分离的一种色谱技术。临界点色谱法的原理是基于临界点之上、临界点之下以及临界点附近的标度理论。当使用多孔填充材料作为固定相时，分子排阻色谱（size exclusion chromatography，SEC）和相互作用色谱（interaction chromatography，IC）的分离机制在分离聚合物时同时发生作用。在某个特殊色谱条件（固定相、流动相的组成、温度）下，存在两种分离机制的临界点，被称为焓熵互补点或色谱临界条件（critical conditions）或临界吸附点（critical adsorption point，CAP）。在这一点，聚合物分子按照分子末端功能基团的不同或嵌段结构的差异分离，与聚合物的摩尔质量（分子量）无关，聚合物的洗脱体积等于色谱柱的空隙体积。此时，聚合物的长链成为了"色谱不可见"（chromatographically invisible）。

SEC 分离模式仅可以给出聚合物的分子量分布，因此，LCCC 分离模式是对 SEC 分离模式的补充。

1. 对仪器的一般要求和色谱条件

（1）**对仪器的一般要求**　临界点色谱法所需的仪器（进样器、输液泵和检测器）同高效液相色谱法。

（2）**色谱柱**　对于脂溶性聚合物一般采用反相色谱系统，使用非极性填充剂，常用的色谱柱填充剂为化学键合硅胶，以十八烷基硅烷键合硅胶最为常用，以聚苯乙烯-二乙烯基苯为代表的聚合物填料也有使用。对于水溶性聚合物，一般使用极性填充剂，常用的色谱柱有 HILIC 柱、二醇柱等。

载体的孔径直接影响聚合物的分离。一般而言，可参照高效液相色谱法的原则选择填料，但由于聚合物的空间拓扑结构不同，在具体应用中需要结合品种的特性并通过实验进行选择。

（3）**流动相**　分离脂溶性聚合物的流动相一般采用非水溶剂及其适当比例的混合溶剂，应保证流动相绝对无水。对于水溶性聚合物一般采用水与甲醇或乙腈等溶剂组成混合流动相，可使用各种添加剂，如缓冲盐等。

（4）**柱温**　柱温对于寻找临界吸附点具有重要意义，以硅胶为载体的键合固定相的最高使用温度一般不超过 60℃。因此可以考虑采用聚苯乙烯-二乙烯基苯类型的聚合物填料固定相，其最高使用温度可以达到 100℃。

2. 确定临界色谱条件

要确定临界色谱条件，必须循序渐进地优化色谱条件，即在影响聚合物熵和熵变的三要素——固定相、流动相（不同比例）、柱温三者之间寻优。

寻优的过程首先需初步确定固定相和流动相的范围；一是色谱柱的孔径要与待测组分的分子量相适应，以使待测组分处于色谱柱的分级范围之内，不会成为全排阻分子；二是流动相的洗脱强度应保证对被测组分有一定的容量因子，保留时间应适宜。

当寻优至临界点附近时，可以观察到聚合度不同的同类聚合物的色谱保留行为，发生 SEC 模式与 IC 模式互变现象，或者离散的具有不同聚合度聚合物的色谱峰发生峰聚拢，合并为一个单一尖锐色谱峰的现象。

3. 系统适用性试验和测定法

照高效液相色谱法（通则 0512）项下相应规定。

0541　电泳法

电泳是指溶解或悬浮于电解液中的带电荷的蛋白质、胶体、大分子或其他粒子，在电流作用下向其自身所带电荷相反的电极方向迁移。电泳法是指利用溶液中带有不同量电荷的阳离子或阴离子，在外加电场中使供试品组分以不同的迁移速度向对应的电极移动，实现分离并通过适宜的检测方法记录或计算，达到测定目的的分析方法。电泳法一般可分为两大类：一类为自由溶液电泳或移动界面电泳，另一类为区带电泳。

移动界面电泳是指不含支持物的电泳，溶质在自由溶液中泳动，故也称自由溶液电泳，适用于高分子的检测。区带电泳是指含有支持介质的电泳，带电荷的供试品（如蛋白质、核苷酸等大分子或其他粒子）在惰性支持介质（如纸、醋酸纤维素、琼脂糖凝胶、聚丙烯酰胺凝胶等）中，在电场的作用下，向其极性相反的电极方向按各自的速度进行泳动，使组分分离成狭窄的区带。区带电泳法可选用不同的支持介质，并用适宜的检测方法记录供试品组分电泳区带图谱，以计算其含量（%）。除另有规定外，各不同支持介质的区带电泳法，照下述方法操作。采用全自动电泳仪操作时，参考仪器使用说明书进行；采用预制胶的电泳时，参考各电泳仪标准操作规程进行；结果判断采用自动扫描仪或凝胶成像仪时，参考仪器使用说明书进行。

第一法　纸电泳法

纸电泳法以色谱滤纸作为支持介质。介质孔径大，没有分子筛效应，主要凭借被分离物中各组分所带电荷量的差异进行分离，适用于检测核苷酸等性质相似的物质。

1. 仪器装置

包括电泳室及直流电源两部分。

常用的水平式电泳室装置如图 1 所示，包括两个电泳槽 A 和一个可以密封的玻璃（或相应材料）盖 B；两侧的电泳槽均用有机玻璃（或相应材料）板 C 分成两部分；外格装有铂电极（直径 0.5～0.8cm）D；里格为可放滤纸 E 的有机玻璃电泳槽架 F，此架可从槽中取出；两侧电泳槽 A 内的铂电极 D 经隔离导线穿过槽壁与电泳仪外接电源相连。

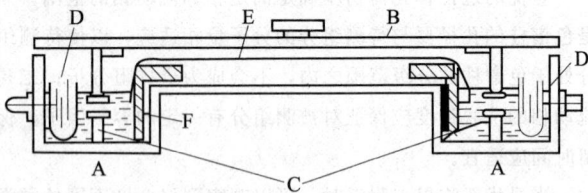

图 1　水平式电泳室装置

电源为具有稳压器的直流电源，常压电泳一般在 100～500V，高压电泳一般在 500～10 000V。

2. 测定法

（1）电泳缓冲液　枸橼酸盐缓冲液（pH 3.0）：取枸橼酸（$C_6H_8O_7 \cdot H_2O$）39.04g 与枸橼酸钠（$C_6H_5Na_3O_7 \cdot 2H_2O$）4.12g，加水 4000ml，使溶解。

（2）滤纸　取色谱滤纸置 1mol/L 甲酸溶液中浸泡不少于 12 小时，取出，用水漂洗至洗液的 pH 值不低于 4，置 60℃烘箱烘干，备用。可裁成长 27cm、宽 18cm 的滤纸，或根据电泳室的大小裁剪，并在距底边 5～8cm 处划一起始线，每隔 2.5～3cm 做一点样记号。

（3）点样　有湿点法和干点法。

湿点法是将裁好的滤纸全部浸入枸橼酸盐缓冲液（pH 3.0）中，湿润后，取出，用滤纸吸干多余的缓冲液，置电泳槽架上，使起始线靠近负极端。将滤纸两端浸入缓冲液中，然后用微量注射器精密点加供试品溶液，每点 10μl，共 3 点，并留 2 个空白位置。

干点法是将供试品溶液点于滤纸上，吹干，再点，反复数次，直至点完规定量的供试品溶液。然后，将电泳缓冲液用喷雾器喷湿滤纸，点样处最后喷湿。本法适用于浓度低的供试品溶液。

（4）电泳　于电泳槽中加入适量电泳缓冲液，浸没铂电极，接通电泳仪稳压电源，电压梯度调整为 18～20V/cm，电泳约 1 小时 45 分钟，取出，立即吹干，置紫外光灯（254nm）下检视，用铅笔划出紫色斑点的位置。

（5）含量测定　剪下供试品斑点以及与斑点位置面积相近的空白滤纸，剪成细条，分别置试管中。各精密加入

0.01mol/L 盐酸溶液 5ml，摇匀，放置 1 小时，用 3 号垂熔玻璃漏斗滤过，也可用自然沉降或离心法倾取上清液。按各品种项下的规定测定滤液或上清液的吸光度，并计算含量。

第二法　醋酸纤维素薄膜电泳法

醋酸纤维素薄膜电泳法以醋酸纤维素薄膜作为支持介质。介质孔径大，没有分子筛效应，主要凭借被分离物中各组分所带电荷量的差异进行分离，适用于血清蛋白、免疫球蛋白、脂蛋白、糖蛋白、类固醇激素及同工酶等的检测。

1. 仪器装置

电泳室及直流电源同纸电泳法。

2. 试剂

（1）巴比妥缓冲液（pH 8.6）　取巴比妥 2.76g、巴比妥钠 15.45g，加水溶解使成 1000ml。

（2）染色液　常用的有以下几种，可根据需要，按各品种项下要求使用。

①氨基黑染色液　取 0.5g 的氨基黑 10B，溶于甲醇 50ml、冰醋酸 10ml 及水 40ml 的混合液中。

②丽春红染色液　取丽春红 9.04g、三氯醋酸 6g，用水溶解并稀释至 100ml。

③含有醋酸的丽春红染色液　取丽春红 0.1g，醋酸 5ml，用水制成 100ml 的溶液。4℃保存。

④含有三氯醋酸和 5-磺基水杨酸的丽春红染色液　取丽春红 2g，三氯醋酸 30g，5-磺基水杨酸 30g，用水溶解并稀释至 100ml。

（3）脱色液　取乙醇 45ml、冰醋酸 5ml 及水 50ml，混匀。

（4）透明液　取冰醋酸 25ml，加无水乙醇 75ml，混匀。

3. 测定法

（1）醋酸纤维素薄膜　取醋酸纤维素薄膜，裁成 2cm×8cm 的膜条，将无光泽面向下，浸入巴比妥缓冲液（pH 8.6）中，待完全浸透，取出夹于滤纸中，轻轻吸去多余的缓冲液后，将膜条无光泽面向上，置电泳槽架上，经滤纸桥浸入巴比妥缓冲液（pH 8.6）中。

（2）点样与电泳　于膜条上距负极端 2cm 处，条状滴加蛋白质含量约 5% 的供试品溶液 2～3μl，一般应在 10～12V 稳压或 0.4～0.6mA/cm ［总电流量＝电流量（mA/cm）×每条膜的宽度（cm）×膜条数］稳流条件下电泳至区带距离 4～5cm 为宜（执行《中国药典》三部的生物制品一般采用稳流条件）。

人血白蛋白与免疫球蛋白类样品，在测定时取新鲜人血清作对照，电泳时间以白蛋白与免疫球蛋白之间的电泳展开距离约 2cm 为宜。

（3）染色　电泳完毕，将膜条取下浸于氨基黑或丽春红染色液中，2～3 分钟后，用脱色液浸洗数次，直至脱去底色为止。

（4）透明　将洗净并完全干燥后的膜条浸于透明液中，一般浸泡 10～15 分钟。待全部浸透后，取出平铺于洁净的玻璃板上，干后即成透明薄膜，可用于相对含量、纯度测定

和作标本长期保存。

(5)含量测定　未经透明处理的醋酸纤维素薄膜电泳图可按各品种项下规定的方法测定，一般采用洗脱法或扫描法，测定各蛋白质组分的相对含量(%)。

洗脱法　将洗净的膜条用滤纸吸干，剪下供试品溶液各电泳图谱的电泳区带，分别浸于 1.6% 的氢氧化钠溶液中，振摇数次，至洗脱完全。照紫外-可见分光光度法(通则 0401)，在各品种项下规定的检测波长处测定洗脱液的吸光度。同时剪取与供试品膜条相应的无蛋白质部位，同法操作作为空白对照。先计算吸光度总和，再计算各蛋白质组分所占比率(%)。

扫描法　将干燥的醋酸纤维素薄膜用薄层色谱扫描仪采用反射(未透明薄膜)或透射(已透明薄膜)方式在记录器上自动绘出各蛋白质组分曲线图。横坐标为膜条的长度，纵坐标为吸光度，计算各蛋白质组分的含量(%)。亦可用计算机处理积分计算。

人血白蛋白与免疫球蛋白类样品，以人血清作为对照，按峰面积计算各蛋白质组分的含量(%)。

第三法　琼脂糖凝胶电泳法

琼脂糖凝胶电泳法以琼脂糖作为支持介质。琼脂糖是由琼脂分离制备的链状多糖。其结构单元是 D-半乳糖和 3,6-脱水-L-半乳糖。许多琼脂糖链互相盘绕形成绳状琼脂糖束，构成大网孔型的凝胶。这种网络结构具有分子筛作用，使带电颗粒的分离不仅依赖净电荷的性质和数量，还可凭借分子大小进一步分离，从而提高了分辨能力。本法适用于免疫复合物、核酸与蛋白等的分离、鉴定与纯化。

DNA 分子在琼脂糖凝胶中泳动时有电荷效应和分子筛效应。DNA 分子在高于等电点的 pH 溶液中带负电荷，在电场中向正极移动。由于糖-磷酸骨架在结构上的重复性质，相同数量的双链 DNA 几乎具有等量的净电荷，因此，它们能以同样的速率向正极方向移动。在一定浓度的琼脂糖凝胶介质中，DNA 分子的电泳迁移率与其分子量的常用对数成反比。分子构型也对迁移率有影响，如共价闭环 DNA＞直线 DNA＞开环双链 DNA。适用于检测 DNA，PCR 反应中的电泳检测，方法见各品种项下。

方法 1

1. 仪器装置

电泳室及直流电源同第一法纸电泳法。

2. 试剂

(1)醋酸-锂盐缓冲液(pH 3.0)　取冰醋酸 50ml，加水 800ml 混合后，加氢氧化锂固体适量使溶解，调节 pH 值至 3.0，再加水至 1000ml。

(2)甲苯胺蓝溶液　取甲苯胺蓝 0.1g，加水 100ml 使溶解。

3. 测定法

(1)制胶　取琼脂糖约 0.2g，加水 10ml，置水浴中加热使溶胀完全。加温热的醋酸-锂盐缓冲液(pH 3.0)10ml，混匀，趁热将胶液涂布于大小适宜(2.5cm×7.5cm 或 4cm×9cm)的水平玻璃板上，涂层厚度约 3mm，静置，待凝胶凝固

成无气泡的均匀薄层，即得。

(2)对照品溶液及供试品溶液的制备　照各品种项下规定配制。

(3)点样与电泳　在电泳槽内加入醋酸-锂盐缓冲液(pH 3.0)，将凝胶板置于电泳槽架上，经滤纸桥与缓冲液接触。于凝胶板负极端分别点样 1μl，立即接通电源，在电压梯度约 30V/cm、电流强度 1~2mA/cm 的条件下，电泳约 20 分钟，关闭电源。

(4)染色与脱色　取下凝胶板，用甲苯胺蓝溶液染色，用水洗去多余的染色液至背景无色为止。

方法 2

1. 仪器装置

电泳室及直流电源同第一法纸电泳法。

2. 试剂

(1)巴比妥缓冲液(pH 8.6)　取巴比妥 4.14g、巴比妥钠 23.18g，加水适量，加热使之溶解，放冷至室温，再加叠氮钠 0.15g，溶解后，加水稀释至 1500ml。

(2)1.5% 琼脂糖溶液　称取琼脂糖 1.5g，加水 50ml 和巴比妥缓冲液(pH 8.6)50ml，加热使完全溶胀。

(3)0.5% 氨基黑溶液　称取氨基黑 10B 0.5g，溶于甲醇 50ml、冰醋酸 10ml 及水 40ml 的混合液中。

(4)脱色液　量取乙醇 45ml、冰醋酸 5ml 及水 50ml，混匀。

(5)溴酚蓝指示液　称取溴酚蓝 50mg，加水使之溶解，并稀释至 100ml。

3. 测定法

(1)制胶　取上述 1.5% 琼脂糖溶液，趁热将胶液涂布于大小适宜的水平玻璃板上，涂层厚度约 3mm，静置，待凝胶凝固成无气泡的均匀薄层，即得。

(2)对照品和供试品溶液

对照品　正常人血清或其他适宜的对照品。

供试品溶液的制备　用生理氯化钠溶液将供试品稀释成蛋白质浓度为 1%~2% 的溶液。

(3)点样与电泳　在电泳槽内加入巴比妥缓冲液(pH 8.6)；于琼脂糖凝胶板负极端的 1/3 处打孔，孔径 2~3mm，置于电泳槽架上，经 3 层滤纸搭桥与巴比妥缓冲液(pH 8.6)接触。测定孔加适量供试品溶液和 1 滴溴酚蓝指示液，对照孔加适量对照品及 1 滴溴酚蓝指示液。100V 恒压条件下电泳 2 小时(指示剂迁移到前沿)，关闭电源。

(4)染色与脱色　取下凝胶板，用 0.5% 氨基黑溶液染色，再用脱色液脱色至背景无色。

第四法　聚丙烯酰胺凝胶电泳法

聚丙烯酰胺凝胶电泳法以聚丙烯酰胺凝胶作为支持介质。聚丙烯酰胺凝胶是由丙烯酰胺单体和少量的交联剂甲叉双丙烯酰胺，在催化剂作用下聚合交联而成的三维网状结构的凝胶。单体的浓度或单体与交联剂比例的不同，其凝胶孔径就不同。使用聚丙烯酰胺凝胶作为支持介质进行电泳，生

物大分子保持天然状态，其迁移速率不仅取决于电荷密度，还取决于分子大小和形状，可以用来研究生物大分子的特性，如电荷、分子量、等电点等。根据仪器装置的不同分为水平平板电泳、垂直平板电泳和盘状电泳。根据制胶方式的不同又可分为连续电泳和不连续电泳。

1. 仪器装置

通常由稳流电泳仪和圆盘电泳槽或平板电泳槽组成。其电泳室有上、下两槽，每个槽中都有固定的铂电极，铂电极经隔离电线接于电泳仪稳流档上。使用垂直平板电泳槽的测定法参见第五法 SDS-聚丙烯酰胺凝胶电泳法，使用圆盘电泳槽方法如下。

2. 试剂

(1)溶液 A　取三羟甲基氨基甲烷 36.6g、四甲基乙二胺 0.23ml，加 1mol/L 盐酸溶液 48ml，再加水溶解并稀释至 100ml，置棕色瓶内，在冰箱中保存。

(2)溶液 B　取丙烯酰胺 30.0g、次甲基双丙烯酰胺 0.74g，加水溶解并稀释至 100ml，滤过，置棕色瓶内，在冰箱中保存。

(3)电极缓冲液(pH 8.3)　取三羟甲基氨基甲烷 6g、甘氨酸 28.8g，加水溶解并稀释至 1000ml，置冰箱中保存，用前稀释 10 倍。

(4)溴酚蓝指示液　取溴酚蓝 0.1g，加 0.05mol/L 氢氧化钠溶液 3.0ml 与 90% 乙醇 5ml，微热使溶解，加 20% 乙醇制成 250ml。

(5)染色液　取 0.25%(g/ml)考马斯亮蓝 G250 溶液 2.5ml，加 12.5%(g/ml)三氯醋酸溶液至 10ml。

(6)稀染色液　取上述染色液 2ml，加 12.5%(g/ml)三氯醋酸溶液至 10ml。

(7)脱色液　7% 醋酸溶液。

3. 测定法

(1)制胶　取溶液 A 2ml，溶液 B 5.4ml，加脲 2.9g 使溶解。再加水 4ml，混匀，抽气赶去溶液中气泡，加 0.56% 过硫酸铵溶液 2ml，混匀制成胶液。立即用装有长针头的注射器或细滴管将胶液沿管壁加至底端有橡皮塞的小玻璃管(10cm×0.5cm)中，使胶层高度达 6～7cm，然后徐徐滴加水少量，使覆盖胶面。管底气泡必须赶走，静置约 30 分钟，待出现明显界面时即聚合完毕，吸去水层。

(2)对照品/分子量标准品溶液及供试品溶液的制备　照各品种项下的规定。

(3)电泳　将已制好的凝胶玻璃管装入圆盘电泳槽内，每管加供试品或对照品/标准品溶液 50～100μl。为防止扩散可加甘油或 40% 蔗糖溶液 1～2 滴及 0.04% 溴酚蓝指示液 1 滴，也可直接在上槽缓冲液中加 0.04% 溴酚蓝指示液数滴，玻璃管的上部用电极缓冲液充满，上端接负极，下端接正极。调节起始电流使每管为 1mA，数分钟后，加大电流使每管为 2～3mA。当溴酚蓝指示液移至距玻璃管底部 1cm 处，关闭电源。

(4)染色和脱色　电泳完毕，用装有长针头并吸满水的注射器，自胶管底部沿胶管壁将水压入，胶条即从管内滑出。将胶条浸入稀染色液 10～12 小时或用染色液浸泡 10～30 分钟，用水漂洗干净，再用脱色液脱色至无蛋白区带凝胶的底色透明为止。

4. 结果判断

将胶条置灯下观察，根据供试品与对照品/标准品的色带位置和色泽深浅程度进行判断。

(1)相对迁移率　供试品和对照品/标准品的电泳区带有时可用相对迁移率(R'_m)进行比较。其计算式如下：

$$相对迁移率(R'_m)=\frac{进胶端到供试品或对照品/标准品区带的距离}{进胶端到溴酚蓝区带的距离}$$

(2)扫描　将清晰的胶条置双波长薄层扫描仪或凝胶电泳扫描仪中扫描并积分，由各组分的峰面积计算含量(%)。

第五法　SDS-聚丙烯酰胺凝胶电泳法(SDS-PAGE 法)

SDS-PAGE 法是一种变性的聚丙烯酰胺凝胶电泳方法。本法分离蛋白质的原理是根据大多数蛋白质都能与阴离子表面活性剂十二烷基硫酸钠(SDS)按重量比结合成复合物，使蛋白质分子所带的负电荷远远超过天然蛋白质分子的净电荷，消除了不同蛋白质分子的电荷效应，使蛋白质按分子大小分离。

本法用于蛋白质的定性鉴别、纯度和杂质控制以及定量测定。

1　仪器装置

恒压或恒流电源、垂直板电泳槽和制胶模具。

2　试剂

(1)水。

(2)分离胶缓冲液(4×，A 液)　取三羟甲基氨基甲烷 18.15g，加适量水溶解，用盐酸调节 pH 值至 8.8，加水稀释至 100ml，得 1.5mol/L 三羟甲基氨基甲烷缓冲液。

(3)30% 丙烯酰胺溶液(B 液)　取丙烯酰胺 58.0g 与 N,N'-亚甲基双丙烯酰胺 2.0g，加温水使溶解并稀释至 200ml，滤纸过滤(避光保存)。

(4)10%SDS 溶液(C 液)　取十二烷基硫酸钠 10g，加水使溶解并稀释至 100ml，摇匀。

(5)四甲基乙二胺溶液(TEMED，D 液)　商品化试剂。

(6)10% 过硫酸铵溶液(E 液)　临用新制。取过硫酸铵 10g，加水溶解并稀释至 100ml。分装于 -20℃ 可贮存 2 周。

(7)浓缩胶缓冲液(4×，F 液)　取三羟甲基氨基甲烷 6.05g，加水适量使溶解，用盐酸调节 pH 值至 6.8，加水稀释至 100ml，摇匀，得 0.5mol/L 三羟甲基氨基甲烷缓冲液。

(8)电极缓冲液(10×)　取三羟甲基氨基甲烷 30g、甘氨酸 144g 与十二烷基硫酸钠 10g，加水溶解并稀释至约 800ml，用盐酸调节 pH 值至 8.1～8.8，加水稀释至 1000ml，摇匀。

(9)非还原型供试品缓冲液(4×)　取三羟甲基氨基甲烷 3.03g、溴酚蓝 80mg 与十二烷基硫酸钠 8.0g，取甘油 40ml，加水溶解并稀释至 80ml，用盐酸调节 pH 值至 6.8，加水稀释至 100ml，摇匀。

(10)还原型供试品缓冲液(4×)　取三羟甲基氨基甲烷 3.03g、溴酚蓝 80mg 与十二烷基硫酸钠 8.0g，取甘油 40ml，加水溶解并稀释至约 80ml，加 β-巯基乙醇 20ml，用盐酸调节 pH 值至 6.8，加水稀释至 100ml(或取三羟甲基氨基甲烷 3.03g、溴酚蓝 80mg 与十二烷基硫酸钠 8.0g，取甘油 40ml，加水溶解并稀释至 80ml，用盐酸调节 pH 值至 6.8，加水稀释至 100ml。在使用前，加二硫苏糖醇至 100mmol/L)。

(11)考马斯亮蓝染色用溶液

固定液　取三氯醋酸 5g，加水 200ml 使溶解，加甲醇 200ml，再加水至 500ml，摇匀。

染色液　取考马斯亮蓝 R250 1g，加甲醇(或乙醇) 200ml 使溶解，加冰醋酸 50ml 与水 250ml，摇匀。

脱色液　取甲醇(或乙醇)200ml、冰醋酸 100ml 与水 700ml，摇匀。

保存液　取冰醋酸 75ml，加水至 1000ml，摇匀。

(12)银染用溶液

1)银染 A 法

固定液　取无水乙醇 500ml、冰醋酸 100ml 与水 400ml，摇匀。

脱色液　取无水乙醇 300ml，加水 700ml，摇匀。

增敏液　取无水硫代硫酸钠 0.1g，加水使溶解并稀释至 250ml。

银染液　取硝酸银 0.5g，加水溶解，加甲醛 250μl，用水稀释至 250ml。

显色液　临用新制。取无水碳酸钠 7.0g，加适量水溶解，加增敏液 2ml 与甲醛 250μl，用水稀释至 250ml。

终止液　取冰醋酸 25ml 与水 475ml，摇匀。

2)银染 B 法

固定液　取甲醇 250ml 与 37% 甲醛溶液 0.27ml，用水稀释至 500ml。

硝酸银溶液　临用新制。取硝酸银 0.8g，加水至 4.0ml，将此溶液滴加到 0.1mol/L 氢氧化钠溶液 20ml 与 25% 氨溶液 1.5ml 的混合液中，摇匀，用水稀释至 100ml，摇匀。避光保存。

显色液　取 2% 枸橼酸溶液 2.5ml 与 37% 甲醛溶液 0.27ml，用水稀释至 500ml，摇匀。

终止液　取冰醋酸 10ml，用水稀释至 1000ml，摇匀。

(13)分子量标准品　所选用的标准品的分子量范围须将待测样品的分子量包括在其中。

3　测定法

3.1　凝胶制备

(1)分离胶制备　根据不同分子量的需要，按表 1 制成

分离胶溶液，灌入模具内至一定高度，加水封顶，放置至聚合(室温不同，聚合时间不同)。

表 1　分离胶溶液制备　　　　　单位：ml

溶液成分	各分离胶体积中应加入溶液成分体积				
	5	10	20	25	50
7.5% 丙烯酰胺					
水	2.3	4.6	9.3	11.5	23.2
30% 丙烯酰胺溶液	1.25	2.7	5.3	6.7	13.3
分离胶缓冲液	1.25	2.5	5.0	6.3	12.5
10%SDS 溶液	0.05	0.1	0.2	0.25	0.5
10% 过硫酸铵溶液	0.05	0.1	0.2	0.25	0.5
TEMED 溶液*	0.003	0.006	0.012	0.015	0.03
10% 丙烯酰胺					
水	1.9	4.0	7.9	9.9	19.8
30% 丙烯酰胺溶液	1.7	3.3	6.7	8.3	16.7
分离胶缓冲液	1.3	2.5	5.0	6.3	12.5
10%SDS 溶液	0.05	0.1	0.2	0.25	0.5
10% 过硫酸铵溶液	0.05	0.1	0.2	0.25	0.5
TEMED 溶液*	0.002	0.004	0.008	0.01	0.02
12% 丙烯酰胺					
水	1.6	3.3	6.6	8.2	16.5
30% 丙烯酰胺溶液	2.0	4.0	8.0	10.0	20.0
分离胶缓冲液	1.3	2.5	5.0	6.3	12.5
10%SDS 溶液	0.05	0.1	0.2	0.25	0.5
10% 过硫酸铵溶液	0.05	0.1	0.2	0.25	0.5
TEMED 溶液*	0.002	0.004	0.008	0.01	0.02
12.5% 丙烯酰胺					
水	1.5	3.1	6.3	7.8	15.7
30% 丙烯酰胺溶液	2.1	4.2	8.3	10.4	20.8
分离胶缓冲液	1.3	2.5	5.0	6.3	12.5
10%SDS 溶液	0.05	0.1	0.2	0.25	0.5
10% 过硫酸铵溶液	0.05	0.1	0.2	0.25	0.5
TEMED 溶液*	0.002	0.004	0.008	0.01	0.02
15% 丙烯酰胺					
水	1.1	2.3	4.6	5.7	11.5
30% 丙烯酰胺溶液	2.5	5.0	10.0	12.5	25.0
分离胶缓冲液	1.3	2.5	5.0	6.3	12.5
10%SDS 溶液	0.05	0.1	0.2	0.25	0.5
10% 过硫酸铵溶液	0.05	0.1	0.2	0.25	0.5
TEMED 溶液*	0.002	0.004	0.008	0.01	0.02

注：根据不同品种需求，如需配制不同比例或不同体积的分离胶，可参考此表进行适当调整。

*根据商品化试剂浓度、操作便利性需求，可调整浓度及加入体积。

(2)浓缩胶制备　待分离胶溶液聚合后，用滤纸吸去上面的水层，再灌入按表 2 配制的浓缩胶溶液，插入样品梳，注意避免气泡出现。

表 2 浓缩胶溶液制备 单位：ml

溶液成分	各浓缩胶体积中应加入溶液成分体积	
	5	10
水	2.9	5.8
30%丙烯酰胺溶液	0.75	1.5
浓缩胶缓冲液	1.25	2.5
10%SDS 溶液	0.05	0.1
10%过硫酸铵溶液	0.05	0.1
TEMED 溶液*	0.005	0.01

注：*根据商品化试剂浓度、操作便利性需求，可调整浓度及加入体积。

3.2 供试品溶液制备 除各论另有规定外，供试品溶液制备如下。

(1)非还原供试品溶液制备 按各论要求制备供试品溶液，将供试品溶液与非还原型供试品缓冲液按 3∶1 体积比混匀，置水浴或 100℃ 块状加热器中加热 5 分钟，放冷至室温。

(2)还原供试品溶液制备 按各论要求制备供试品溶液，将供试品溶液与还原型供试品缓冲液按 3∶1 体积比混匀，置水浴或 100℃ 块状加热器中加热 5 分钟，放冷至室温。

3.3 对照品/标准品溶液制备 取对照品/标准品，照"3.2 供试品溶液制备"项下同法操作。

3.4 电泳 除各论中另有规定外，按照如下步骤操作。

(1)上样 待浓缩胶溶液聚合后，小心拔出样品梳，将电极缓冲液注满电泳槽。进行纯度和杂质检查时，在加样孔中加入供试品溶液与对照品/标准品溶液，样品上样量不低于 1μg(银染法)或 10μg(考马斯亮蓝染色法)。进行鉴别和分子量测定试验时，可根据产品特性酌情降低上样量。

(2)电泳

恒压电泳 初始电压为 80V，进入分离胶时调至 150～200V，当溴酚蓝迁移胶底处，停止电泳。

恒流电泳 以恒流 10mA 条件下开始电泳，至供试品溶液进入分离胶后将电流调至 20mA，直至电泳结束。

3.5 固定与染色

(1)考马斯亮蓝染色法 取出电泳凝胶，置固定液中 60 分钟，取出胶片，置适量考马斯亮蓝染色液中 1～2 小时，弃去染色液，置适量脱色液中，根据需要可多次更换脱色液，脱色至凝胶背景透明，保存在保存液中。

(2)银染法 除另有规定外，银染法一般不用于定量试验。

银染 A 法 将电泳后的分离胶置水中漂洗数秒，弃去水，置固定液中 30 分钟以上。取出，用脱色液漂洗 2 次，每次约 15 分钟；弃去脱色液，置水中约 20 分钟；取出凝胶，置增敏液中约 3 分钟；用水浸洗 3 次，每次约 20 秒；将浸洗后的凝胶置银染液中约 20 分钟；取出凝胶，用水浸洗 3 次，每次约 20 秒；弃去水，将凝胶置显色液中显色至蛋白质条带清晰；迅速弃去显色液并置水中漂洗 5～10 秒；迅速弃去水，置终止液中 10 分钟；取出凝胶，保存于水中。

银染 B 法 胶片浸在固定液中至少 2 小时，弃去固定液，用水浸洗至少 1 小时；胶片置 1‰戊二醛溶液中 15 分钟，用水洗 2 次，每次 15 分钟；胶片置硝酸银溶液中于暗处浸泡 15 分钟，用水洗 3 次，每次 15 分钟；胶片置显色液中至蛋白质条带清晰，置终止液中。

4 结果判定

凝胶显色处理完毕后，对其进行拍照或扫描，通常用商品化的带有数据分析软件的凝胶扫描系统进行拍照和分析，得到相对迁移率值或以其他形式如分子量等体现的相对迁移率。每条谱带距分离胶顶部的距离为迁移距离，将每条蛋白质谱带的迁移距离除以染料前沿的迁移距离，即为蛋白质的相对迁移率，计算公式如下：

$$相对迁移率(R_m) = \frac{蛋白质迁移距离}{溴酚蓝迁移距离}$$

然后根据需要进行以下结果分析。如有必要，可采用适宜方法，将凝胶进行干胶处理后保存。

4.1 鉴别试验

供试品主成分的相对迁移率应与对照品的相对迁移率一致，相对迁移率的相对偏差不得过 5%。

4.2 分子量测定

采用本通则进行蛋白质分子量测定，通常适用于能够在 SDS-PAGE 体系内具有良好谱带行为的球形蛋白质。对于难以形成均一带型或系统适用性不能符合本通则要求的复杂蛋白质如复杂糖蛋白、PEG 修饰蛋白等，如需在各论中进行分子量测定，建议采取其他更准确的测定方法。

4.2.1 系统适用性要求 除另有规定外，应符合以下要求。

(1)用于绘制标准曲线的分子量标准品，其电泳图谱应包括不少于 5 个条带，并应符合说明书提供的谱带图示，在泳道中从上至下的分布范围与其标准蛋白分子量相一致。待测样品的分子量应包含在分子量标准梯度范围内。

(2)以分子量标准品中各蛋白质分子量的对数为纵坐标，以其相对迁移率为横坐标，计算线性回归方程，所得标准曲线决定系数(R^2)应不小于 0.95。

4.2.2 分子量测定：将供试品蛋白质相对迁移率代入线性回归方程计算，求得供试品分子量。

4.3 纯度和杂质分析

除另有规定外，符合以下要求。

4.3.1 系统适用性要求

(1)每次试验应随行适宜的分子量标准品，其分离情况应符合 4.2.1 的要求。

(2)灵敏度 应配制灵敏度溶液随行分析以避免过度脱色等影响，在本方法推荐的进样量条件下，应保证相当于供试品溶液浓度 1%含量的条带能显色。

(3)在各论中规定杂质限度法检查的情况下，应通过稀释供试品溶液，制备与该杂质浓度相对应的对照溶液。例如，当限度为 5%时，对照溶液应为供试品溶液的 1∶20 稀释度。

(4)线性　按照特定品种分析范围要求，将供试品溶液稀释成从标准规定限度至 100％供试品溶液浓度的 3～5 个浓度梯度，以各条带扫描光密度值为纵坐标，以其浓度为横坐标，计算线性回归方程，决定系数(R^2)不得小于 0.95。

4.3.2　纯度和杂质分析

(1)杂质限度分析　供试液电泳图中除主谱带外的任何谱带显色强度均不得超过对照溶液的主谱带。

(2)纯度分析　经凝胶成像仪扫描，按面积归一化法计算结果。

注意事项

(1)供试品适用范围　SDS-PAGE 分析通常需要根据具体情况优化和证明对特定目标蛋白质和/或目标杂质以及样品基质的适用性。在开发和优化方法时以及随后的结果判定中，应考虑蛋白质的特性如分子大小、氨基酸序列和共价修饰。

1)本法适用于对分子量范围为 14 000～100 000Da 的单体蛋白质的分析。对于超出该分子量范围的蛋白质，可在本方法应用范围内，通过采用相关技术手段（如梯度凝胶、特定缓冲系统）实现分析目的。如采用三(羟甲基)甲基甘氨酸(Tricine)-SDS 凝胶，以 Tricine 作为电泳运行缓冲液中的拖尾离子，用于分离 10 000Da 以下至 15 000Da 的小分子量蛋白质和多肽。

2)SDS-PAGE 用于经修饰的蛋白质或多肽（如糖基化、聚乙二醇化等）分析时，由于 SDS 不以类似于多肽的方式与碳水化合物基团结合，导致染色强度可能存在差异。此外，所测得的表观分子量可能与其真实分子量存在差异。再者，此类修饰可能引入异质性，导致染色蛋白质条带拖尾或变形。

3)采用非还原条件 SDS-PAGE，保留了蛋白质的寡聚形式，与还原条件下 SDS 与蛋白质结合方式不同，标准蛋白质和待测蛋白质的泳动速率可能不成比例，因而非还原电泳通常不用于分子量的测定，主要用于纯度和杂质的测定。

(2)梯度浓度凝胶电泳　对于某些特定品种的分析，为达到更好的分离效果或分离更宽分子量范围的蛋白质，需要采用梯度浓度的分离胶。表 3 给出了梯度凝胶参考应用范围。经充分验证，可采用自制梯度凝胶或商品化预制梯度凝胶产品。

表 3　梯度凝胶参考应用范围

丙烯酰胺(％)	蛋白质分子质量范围(kDa)
5～15	20～250
5～20	10～200
10～20	10～150
8～20	8～150

(3)染色方法的选择　本法常用染色方法为考马斯亮蓝染色法和银染法。采用考马斯染色法检测的蛋白质浓度通常约为 1～10μg 蛋白/谱带，银染色法通常可以检测到含 10～ 100ng 的谱带。考马斯染色法通常比银染色法具有更好的线性，但其响应值和范围取决于蛋白质特性和染色时间。依据具体品种特性，经充分验证后，也可采用其他染色法和商品化试剂盒，如荧光染料染色法等。

(4)系统适用性要求　在新方法开发和验证过程中，应根据产品特性和分析项目需求，进行系统适用性试验，各论中应设置合理的系统适用性要求。

(5)商品化预制凝胶和预配制试剂　可使用商品化市售产品，代替本方法中所述的凝胶和试剂，前提是市售凝胶和试剂能够提供相当的结果，并且符合各论中规定的系统适用性要求。

第六法　等电聚焦电泳法

等电聚焦(isoelectric focusing，IEF)电泳法是两性电解质在电泳场中形成一个 pH 梯度，由于蛋白质为两性化合物，其所带的电荷与介质的 pH 值有关，带电的蛋白质在电泳中向极性相反的方向迁移，当到达其等电点(此处的 pH 值使相应的蛋白质不再带电荷)时，电流达到最小，不再移动，从而达到检测蛋白质和多肽类供试品等电点的电泳方法。

本法用于蛋白质的定性鉴别、等电点测定、限度检查以及定量测定。

方法 1：垂直板电泳法

除各论中另有规定外，按以下方法测定。

1　仪器装置

恒压或恒流电源、带有冷却装置的垂直板电泳槽和制胶模具。

2　试剂

(1)水。

(2)A 液　取丙烯酰胺 29.1g 与亚甲基双丙烯酰胺 0.9g，加水适量使溶解并稀释至 100ml，双层滤纸滤过，避光保存。

(3)B 液　10％过硫酸铵溶液，临用新制或分装于 −20℃可贮存 2 周。

(4)供试品缓冲液(4×)　取甘油 8ml 与 40％两性电解质(pH 3～10)溶液 4ml，加水至 20ml，加 0.1％甲基红溶液 20μl，摇匀。

(5)等电点标准品　商品化试剂，所选用的等电点标准品的等电点(pI)范围一般应涵盖供试品的等电点。

(6)固定液　取三氯醋酸 34.5g 与磺基水杨酸 10.4g，加水溶解并稀释至 300ml。

(7)脱色液(平衡液)　取 95％乙醇 500ml 与冰醋酸 160ml，加水稀释至 2000ml，摇匀。

(8)染色液　取考马斯亮蓝 G250(或 R250)0.35g，加脱色液 300ml，在 60～70℃水浴中加热使溶解。

(9)保存液　取甘油 30ml 与脱色液 300ml，摇匀。

(10)正极液(0.01mol/L 磷酸溶液)　取磷酸 1.0ml，加水至 1800ml，摇匀。

(11)负极液(0.01mol/L 氢氧化钠溶液)　取氢氧化钠 0.40g，加水溶解并稀释至 1000ml，摇匀。

3 测定法

(1)制胶 装好垂直平板电泳槽，压水，于玻璃板和玻璃纸之间加入 60%甘油 1ml。取水 12ml、甘油 2ml、A 液 4.0ml 与两性电解质(pH 3~10)溶液(或其他两性电解质) 1.0ml，摇匀，脱气，再加 B 液 72μl 与四甲基乙二胺 3μl，混匀后注入槽内聚合，插入样品梳，注意避免气泡出现。

(2)供试品溶液 将供试品对水透析(或用其他方法)脱盐后，与供试品缓冲液按 3:1 体积比混匀。供试品溶液最终浓度应不低于 0.5mg/ml。或按照各品种项下的方法制备。

(3)对照品溶液 如需使用对照品溶液，取主成分对照品，照供试品溶液同法制备。

(4)电泳 待胶溶液聚合后小心拔出样品梳，将电极缓冲液注满电泳槽前后槽，样品孔每孔加供试品溶液 20μl，接通冷却循环水，于 10℃、250V(约 10mA)条件下电泳 30 分钟。每孔分别加供试品溶液与标准品溶液各 20μl，于 10℃、500V(约 10mA)，上限电压 2000V 条件下，电泳约 3.5 小时。

(5)固定与染色 电泳结束后，即将凝胶置固定液中固定 20 分钟以上；取出，置平衡液中 20~30 分钟；再置染色液中 40~60 分钟，然后用脱色液浸洗至背景无色，取出置保存液中 30 分钟；亦可做成干胶保存。

4 结果判定

凝胶显色处理完毕后，对其进行拍照或扫描，通常采用商品化的带有数据分析软件的凝胶扫描系统。下述各项要求可基于数据分析软件给出结果进行判定。

4.1 鉴别

供试品主成分迁移距离应与对照品一致，迁移距离相对偏差应不得过 5%；或供试品等电点谱带分布情况与对照品相似。

4.2 等电点测定

4.2.1 系统适用性要求 除另有规定外，应符合以下要求。

等电点标准品条带应符合说明书提供谱带图示，在泳道中的分布范围应与其标准品蛋白质等电点相一致。每条带距凝胶正极端的距离为迁移距离，以各标准品的等电点(pI)对其相应的迁移距离计算线性回归方程，决定系数(R^2)应不小于 0.95。

4.2.2 等电点测定 将供试品的迁移距离代入线性回归方程，求出供试品的等电点。

4.3 纯度和有关物质检查

4.3.1 系统适用性试验要求 除另有规定外，应符合以下要求。

(1)每次试验应随行适宜的等电点蛋白质标准品，其分离情况应符合 4.2.1 的要求。

(2)进行纯度分析时应进行灵敏度考察。除另有规定外，在各论要求的进样量条件下，相当于供试品溶液浓度 1%的灵敏度溶液条带应显色。

(3)除另有规定外，在进行有关物质限度检查的情况下，应通过稀释供试品溶液，制备与该有关物质限量浓度相对应的对照

溶液。例如，当限度为 5%时，对照溶液应为供试品溶液的 5%。

4.3.2 结果分析

(1)有关物质限度检查 除主谱带外，供试品溶液电泳图中任何谱带显色强度均不得超过对照溶液的主谱带。

(2)纯度检查 经凝胶成像仪或其他相似仪器扫描，按面积归一化法计算结果。

方法 2：水平板电泳法

除各论中另有规定外，按以下方法测定。

1 仪器装置

恒压或恒流电源、带有冷却装置的水平电泳槽和制胶模具。

2 试剂

(1)水。

(2)A 液 取丙烯酰胺 5.0g 与亚甲基双丙烯酰胺 0.15g，加水适量溶解并稀释至 50ml，双层滤纸滤过，避光保存。

(3)B 液 10%过硫酸铵溶液，临用新制或分装于−20℃可贮存 2 周。

(4)50%甘油 取甘油 50g，加水至 100ml，摇匀。

(5)等电点标准品 商品化试剂，所选用的等电点标准品的等电点(pI)范围一般应涵盖供试品的等电点。

(6)甲基红试液 取甲基红 5mg，加 0.05mol/L 氢氧化钠 10ml 溶解，混匀。

(7)固定液 20%三氯醋酸溶液。

(8)染色贮备液 取考马斯亮蓝 G250(或 R250)1.0g，加水 20ml 与磷酸 20g，加热搅拌使考马斯亮蓝 G250(或 R250)溶解，滤过，加 31.25%硫酸铵溶液 400ml，加水至 1L，摇匀。用前应充分摇匀。

(9)工作染色液 临用新制。取 60ml 染色贮备液与甲醇(或乙醇)30ml，摇匀。

(10)正极液 取磷酸 1.6ml，加水至 50ml，摇匀，即得 0.5mol/L 磷酸溶液。

(11)负极液(1.0mol/L 或 0.2mol/L 氢氧化钠溶液) 取氢氧化钠 2.0g，加水溶解并稀释至 50ml，摇匀，即得 1.0mol/L 氢氧化钠溶液。取氢氧化钠 0.40g，加水溶解并稀释至 50ml，摇匀，即得 0.2mol/L 氢氧化钠溶液。

3 测定法

(1)制胶

5%凝胶：取 A 液 2.5ml，pH 3~10 的两性电解质(或各论项下规定的其他 pH 范围两性电解质)0.35ml、水 1.25ml 与 50%甘油 0.5ml，摇匀，抽气 5~10 分钟，加 B 液 25μl 与四甲基乙二胺 6μl，摇匀后缓慢注入水平模具内，放置使聚合。如果不聚合，可增加四甲基乙二胺适量，使胶在 30~60 分钟内聚合。

7.5%凝胶：取 A 液 7.5ml、pH 3~10 的两性电解质(或各论项下规定的其他 pH 范围两性电解质)0.7ml、水 0.8ml 与 50%甘油 1.0ml，摇匀，抽气 5~10 分钟，加 B 液 50μl 与

四甲基乙二胺 12μl，摇匀后缓慢注入水平模具内，放置使聚合。如果不聚合，可增加四甲基乙二胺适量，使胶在 30~60 分钟内聚合。

注：根据制胶模具大小以及品种各论项下需求，可按比例调整各溶液体积。

(2)预电泳　将已聚合的聚丙烯酰胺凝胶放到冷却板上，其间涂以水、液状石蜡等适宜液体以避免气泡的产生。用正极液与负极液分别润湿正极与负极电极条，然后分别放于阳极与阴极上，将电极对准电极条中心，加盖，在恒压法下进行测定，在起始电压 200V 下预电泳至电流不再有显著变化。

(3)供试品溶液制备　按各论项下的样品前处理方法操作，使蛋白质或多肽浓度在 0.5~5mg/ml。然后在每 10~20μl 供试品溶液中加入甲基红试液 1μl，加入 10% 的两性电解质，摇匀。

注：如待测样品所含盐浓度较高，则应将其对水透析（或用其他方法）脱盐，必要时采用适当方法进行浓缩。

(4)对照品溶液制备　如需使用对照溶液，取主成分对照品，照供试品溶液同法制备。

(5)电泳　将加样滤纸条以一定间隔置于凝胶上，加入供试品、对照品及等电点标准溶液 10~20μl。选择恒压方式进行电泳，起始电压为 200V。电泳 0.5~1 小时待甲基红迁出加样条后，调高电压至 400V，电泳至电流不再变化，再适度调节至所需电压继续电泳，待电流不再变化时停止电泳。预制凝胶的预电泳及电泳，按照各等电聚焦电泳仪标准操作规程进行。

(6)固定与染色　电泳完毕后，取出胶片，置固定液中 20 分钟以上，取出胶片，置染色液中染色至待测条带清晰（通常需要 30 分钟~1 小时），把胶片转入水中，漂洗后取出晾干，亦可做成干胶永久保存。

4　结果判定

同垂直板电泳法。

注意事项

采用本法时，需从以下几个方面考虑方法的适用性。

(1)等电聚焦分离特性　等电聚焦电泳中相邻两个条带间的分离效率通过确定最小 pI 差异（ΔpI）来评价：

$$\Delta pI = 3 \times \sqrt{\frac{D(dpH/dx)}{E(-d\mu/dpH)}}$$

式中　D 为蛋白质的扩散系数；

$\dfrac{dpH}{dx}$ 为 pH 梯度；

E 为电场的强度，V/cm；

$-\dfrac{d\mu}{dpH}$ 为在接近 pI 的区域，溶质迁移率随 pH 变化而变化。

对于某个给定的蛋白质分子，D 和 $-\dfrac{d\mu}{dpH}$ 是常数，不会改变，因此可以降低 pH 梯度范围以及提高电场强度来改善分离效果。例如，如果某蛋白 pI 值在 pH 5 左右，则使

用 pH 2.5~6.0 的范围比使用 pH 3~10 的范围更能够提升其与等电点相近蛋白之间的分离效果。

在使用载体两性电解质制备的 IEF 凝胶上，蛋白质谱带之间分离度可满足一般需求。使用固定化 pH 梯度可进一步提高分离度。使用载体两性电解质制备的凝胶通常能够分离 pI 差异约 0.02pH 单位的蛋白质，而固定 pH 梯度可以分离 pI 差异约 0.001pH 单位的蛋白质。

(2)系统分离验证　建议在方法开发过程中进行此验证，无需列入常规检验的操作程序。本验证可包括以下要求。

1)该体系能够形成具有预期特征的稳定 pH 梯度，可采用已知等电点的预染 pH 标准蛋白进行评价。

2)将预染色蛋白（如血红蛋白）或其他指示剂在凝胶表面的不同位置点样，开始聚焦分析，当电泳达到稳态后，所有点样泳道应产生相似的谱带。例如，可尝试在凝胶中间和靠近两端选择 3 个位置点样观察。

3)将待测样品电泳图谱与其对照品图谱相比，应匹配。

4)满足各论中规定的任何其他验证标准。

(3)系统适用性要求　在新方法开发和验证过程中，应根据产品特性和分析项目需求，进行系统适用性试验，各论中应设置合理的系统适用性要求。

(4)商品化预制凝胶和预配制试剂　可使用商品化产品代替本通则中所述的凝胶和试剂，前提是商品化凝胶和试剂能够提供相当的结果，并且符合各论中规定的系统适用性要求。

(5)其他

1)样品中含有盐可能会产生问题，宜于去离子水或 2% 两性电解质中制备样品，必要时使用透析或凝胶过滤。

2)为保护蛋白质免受极端 pH 环境的影响，点样位置不应过于靠近电极区域。

3)等电聚焦期间产生大量热量，应采取必要的冷却装置，并将凝胶冷却温度设置至 4℃。

0542　毛细管电泳法

毛细管电泳法是以毛细管为分离通道，高压直流电场为驱动力，根据供试品中各成分的淌度，即单位电场强度下的迁移速度和/或分配行为的差异而实现分离的一种物理分析方法。

一、原理

供试品中各成分的迁移速度由在电场（E）作用下成分的电泳淌度和毛细管中缓冲溶液的电渗淌度的综合影响决定。成分电泳淌度（μ_{ep}）取决于成分和缓冲液的性质，包括成分的电荷、分子大小和形状，缓冲液的类型、离子强度、pH 值、黏度和添加剂。假设成分为球形，可用下式表示电泳速度（v_{ep}）。

$$v_{ep} = \mu_{ep}E = \left(\frac{q}{6\pi\eta r}\right)\left(\frac{V}{L}\right)$$

式中　q 为成分的有效电荷；

η 为电解质溶液的黏度；

r 为成分的斯托克斯半径；

V 为施加的电压；

L 为毛细管的总长。

充满缓冲溶液的毛细管在外加电场的作用下，毛细管内会产生溶液流，称为电渗流。电渗流速度与电渗淌度（μ_{eo}）成正比关系，而电渗淌度取决于毛细管内壁电荷密度和缓冲液的性质。用下式计算电渗流的速度（v_{eo}）。

$$v_{eo} = \mu_{eo} E = \left(\frac{\varepsilon\zeta}{\eta}\right)\left(\frac{V}{L}\right)$$

式中　ε 为缓冲液的介电常数；

ζ 为毛细管管壁的 zeta 电位；

其他参数同前式定义。

可用下式表示成分的速度（v）。

$$v = v_{ep} + v_{eo}$$

成分的电泳迁移和电渗迁移可能是同一方向，也可能是相反的方向，这取决于成分所带电荷。在通常的毛细管电泳中，阴离子迁移的方向与电渗流的方向相反，其迁移速度小于电渗流速度。阳离子迁移的方向与电渗流的方向相同，其迁移速度大于电渗流速度。在电渗淌度大于成分电泳淌度的情况下，可以在一次运行中同时分离阳离子和阴离子。用下式表示成分从进样点迁移到检测器，即毛细管有效长度（l）所需的时间（t）。

$$t = \frac{l}{v_{ep} + v_{eo}} = \frac{l \times L}{v(\mu_{ep} + \mu_{eo})}$$

式中所有参数已在前面定义。

通常，当 pH＞3 时，未涂层的熔融石英毛细管内壁离子化硅羟基带负电荷，因此，所产生的电渗流从阳极流向阴极。为获得成分迁移速度较好的重现性，在每次运行时必须保持电渗流恒定。对于某些应用，有时候需要通过修饰毛细管内壁或者改变缓冲液的浓度、组成和/或 pH 值来减弱或者抑制电渗流。

在供试品引入毛细管后，供试品中的离子按照各自的淌度以独立区带的方式移动。多种情况可能引起区带展宽，即每一个供试品区带变宽。在理想条件下，导致供试品区带展宽的唯一因素是成分在轴向方向的扩散。在这个理想条件下，用下式计算理论板数。

$$n = \frac{(\mu_{ep} + \mu_{eo})V \times l}{2DL}$$

式中　D 为成分在缓冲液中的分子扩散系数。

实际上，其他因素如散热、供试品在毛细管内壁的吸附、供试品和缓冲液电导率的不匹配、进样时毛细管插入的长度、检测池大小和储液池不在同一个水平，都会导致区带的显著展宽。用下式可计算两个区带之间的分离情况，以分离度R_S表示。

$$R_S = \frac{\sqrt{n}\,(\mu_{epb} - \mu_{epa})}{4(\overline{\mu}_{ep} + \mu_{eo})}$$

式中　μ_{epa} 和 μ_{epb} 为两个待测物的电泳淌度；

$\overline{\mu}_{ep}$ 为两个待测物的平均电泳淌度：

$$\overline{\mu}_{ep} = \frac{1}{2}(\mu_{epb} + \mu_{epa})$$

二、对仪器的一般要求

在品种正文项下一般需对毛细管、缓冲液、前处理方法、供试品溶液和迁移等条件作出具体规定。电解质溶液需要过滤以除去颗粒，还需要除气以避免气泡在毛细管中干扰检测或者在分别运行时阻断毛细管内的电流接触。为达到良好的重复性，对于每一个分析方法都应建立严格执行的冲洗程序。

毛细管电泳仪的主要部件及其性能要求如下。

1. 毛细管　用毛细管，内径 $50\mu m$ 和 $75\mu m$ 两种使用较多（毛细管电色谱有时用内径更大些的毛细管）。细内径分离效果好，且焦耳热较小，允许施加较高电压；但若采用柱上检测，因光程较短，其灵敏度低于粗内径毛细管，毛细管长度称为总长度，根据分离度的要求，可选用 $20\sim100cm$ 长度；进样端至检测窗口间的长度称为有效长度。毛细管通常盘放在管架上控制在一定温度下操作，以控制焦耳热，操作缓冲液的黏度和电导率，对测定的重复性很重要。推荐使用恒温系统来保持毛细管内的温度恒定，以获得良好的分离重复性。当仪器不含恒温系统时，应需充分验证系统的分离重复性。

2. 直流高压电源　采用 $0\sim30kV$（或相近）可调节直流电源，可供应约 $300\mu A$ 电流，具有稳压和稳流两种方式可供选择。

3. 电极和电极槽　在两个电极槽中放入操作缓冲液，分别插入毛细管的进口端与出口端以及铂电极；铂电极连接至直流高压电源，正负极可切换。多种型号的仪器将试样瓶同时用做电极槽。

4. 冲洗进样系统　每次进样之前毛细管需用不同的溶液冲洗，选用自动冲洗进样仪器较为方便。进样方法有压力（加压）进样、负压（减压）进样、虹吸进样和电动（电迁移）进样等。采用电动进样时，样品中的每一组分的进样量和各自的淌度相关，可能造成进样差异。

5. 检测系统　紫外-可见分光检测器、激光诱导荧光检测器、电化学检测器、质谱检测器、核磁共振检测器、化学发光检测器、LED 检测器、共振瑞利散射光谱检测器等。其中以紫外-可见分光检测器应用最广，包括单波长、程序波长和二极管阵列检测器。对无光吸收（或荧光）的溶质，可选用适当的紫外或荧光衍生试剂与被检测样品进行柱前、柱上或柱后化学反应，实现溶质的分离与检测。还可采用间接测定法，即在操作缓冲液中加入对光有吸收（或荧光）的添加剂，在溶质到达检测窗口时出现反方向的峰。

6. 数据处理系统　与一般色谱数据处理系统基本相同。

三、分离模式

当以毛细管空管为分离载体时毛细管电泳有以下几种模式。

1. 毛细管区带电泳（CZE）

（1）原理　在毛细管区带电泳里，供试品中的组分分离是在只含缓冲液而没有其他抗对流介质的毛细管内进行。供试品中的每一个组分按照各自不同的速度，形成不连续的区带而得到分离。每一区带的速度取决于成分的淌度和缓冲液的电渗流(见原理)。对于易吸附于熔融硅胶表面的物质可使用涂层的毛细管以增加分离效率。

毛细管区带电泳适合分析 $M_w<2000$ 的小分子物质和 $2000<M_w<100\ 000$ 的大分子物质。毛细管区带电泳可以达到较高的分离效率，即使分子荷质比差别很小也可以进行分离。该分离模式也可在缓冲液中加入手性选择剂进行手性物质的分离。

(2)分离条件优化　分离条件的优化是一个复杂的过程。多个分离参数都对分离有重要影响。但需要考虑的最主要参数是仪器和电解质溶液。

(3)仪器参数

电压　焦耳热曲线可以用来优化分离电压和柱温。分离时间与施加的电压成反比。但随着电压的增加会产生过多的热量。这些热量会提高毛细管内缓冲液的温度和黏度，从而使区带展宽并降低分离度。

极性　一般阳极在入口，阴极在出口。电渗流流向阴极。如果电极的极性相反，电渗流方向会与出口方向相反，只有电泳淌度大于电渗流的成分才能从出口流出。

温度　温度主要对缓冲液的黏度和电导有影响，进而影响迁移速度。有些情况下，毛细管温度的增加可能导致蛋白质变性，进而改变它们的迁移时间并降低分离效率。

毛细管　毛细管的长度和内径可以影响分析时间、分离效率和进样量。在一定的电压下，增加毛细管总长或者有效长度都会降低电场，从而增加迁移时间。对于给定的缓冲液和电场，热量的散发(样品区带的增宽)主要和毛细管的内径有关。内径对检出限有影响，检测限与进样量与检测系统有关。

样品在毛细管内壁的吸附会限制分离的效率，因此，建立分离方法时应考虑采取措施以避免吸附作用，对含蛋白的溶液特别重要。对于部分蛋白质，已有一些方法避免其在管壁的吸附。这些方法(使用极端的 pH 值和正电荷的添加剂)只需改变缓冲液来阻止蛋白质吸附。其他方法还包括用聚合物对毛细管内壁涂层，来阻止蛋白和管壁的接触。上述应用的毛细管，包括中性亲水、阳离子和阴离子聚合物涂层的毛细管，都已经商品化。

(4)电解质溶液参数

缓冲液的类型和浓度　用于毛细管电泳的缓冲液应该具备一定的 pH 选择范围和低的迁移率，以抑制电流的产生。

为了减小区带变形，应使缓冲液和成分的迁移率匹配。样品溶剂的种类对样品在柱内的聚集是很重要的，这可以提高分离效率和检出限。在给定 pH 值条件下，增加缓冲液浓度会降低电渗流和成分速度。

缓冲液的 pH　缓冲液的 pH 会影响分析物和添加剂表面的电荷，改变电渗流进而影响分离。对于蛋白质和多肽的分离，pH 从等电点之上变化为等电点之下时，会改变成分的净电荷，从负变正。缓冲液 pH 的增大往往增加电渗流。

有机溶剂　有机改性剂，如甲醇、乙腈以及其他试剂，添加到水性溶液里可增加成分的溶解性或可能会影响样品组分的离子化程度。这些有机溶剂的添加通常会降低电渗流。

手性分离添加剂　为了分离光学异构体，也可添加手性选择剂到分离缓冲液中。最常用的手性选择剂有环糊精、冠醚、某些聚多糖以及一些蛋白质。手性的识别是由于手性选择剂和每个异构体作用力的不同而实现的，因此手性选择的分离度很大程度上依赖于手性选择剂。使用不同大小的环糊精(α-、β-、或者 γ-环糊精)，修饰中性基团(甲基、乙基和羟基)的环糊精或离子化基团(氨甲基、羧甲基和磺丁基醚)的环糊精有助于分离。当使用修饰的环糊精时，必须考虑到批与批之间的差异，因为它会影响到选择性。手性分离的分离度也受手性选择剂的浓度、缓冲液的组成和 pH 值、分离温度等影响。有机添加剂，如甲醇和尿素，也会影响分离的分辨率。

2. 毛细管凝胶电泳(CGE)　在毛细管凝胶电泳中，分离是在填充了具有分子筛作用的凝胶的毛细管内进行。按照分子大小的不同将具有相似荷质比的分子分开。与大分子相比，小分子更加容易穿越凝胶网络，因此迁移速度更快。不同的生物大分子(如蛋白质和 DNA 片段)，通常拥有相似的荷质比，因此可以通过毛细管凝胶电泳根据分子质量的不同将其分离。

凝胶的特性　毛细管电泳中常用的两种凝胶：永久凝胶涂层和动态凝胶涂层。永久凝胶涂层在毛细管中通过单体的聚合反应制备，例如交联的聚丙烯酰胺凝胶。这种凝胶通常键合在毛细管的内壁上，不破坏毛细管是不能去除凝胶的。在还原条件下的蛋白分析，分离缓冲液里常常包含有十二烷基硫酸钠，样品放在十二烷基硫酸钠和 2-巯基乙醇(或二硫苏糖醇)的混合液中加热变性。在非还原条件下(如一个完整抗体的分析)，2-巯基乙醇和二硫苏糖醇是不能使用的。在使用交联凝胶进行分离时，一般通过改变缓冲液(见毛细管区带电泳)和控制凝胶的孔隙度来优化分离。对于交联的聚丙烯酰胺凝胶，通过改变丙烯酰胺的浓度或者交联剂的百分比来控制孔隙率。通常来说，孔隙率的降低会导致成分迁移率的降低。因为这种凝胶刚性大，所以只能使用电动方式进样。

动态凝胶涂层是亲水的聚合物(如线性聚丙烯酰胺凝胶、纤维素、葡聚糖等)。这些聚合物溶解于水性的分离缓冲液中就可以作为分子筛使用。它们要比交联的聚合物更容易制备。在容器中配制好，然后在压力的作用下进入涂层的没有电渗流的毛细管内。在每次进样前，替换新的凝胶可以提高重复性。使用高分子量的聚合物(聚合物浓度一定)或者使用低浓度的聚合物(分子量一定)可以提高动态涂层凝胶的孔隙率。孔隙率的降低会导致同一缓冲液中成分迁移率的降低。因为这些聚合物的溶解使缓冲液的黏度比较低，所以可以使用流体动力学进样或电动进样。

3. 毛细管等电聚焦电泳(CIEF)

(1)原理　在毛细管等电聚焦电泳中，分离缓冲液中添加了具有很宽等电点范围的两性电解质(如多氨基羧酸)，这种缓冲液会产生一个 pH 梯度，分子只要带上电荷就会在电场作用下发生迁移。毛细管等电聚焦电泳有三个基本的操作步骤：进样、聚焦和移动。

(2)进样 毛细管等电聚焦电泳有两种进样方式。

一步进样 样品和两性电解质混合在一起，然后通过压力或者真空注入毛细管内。

顺序进样 按照以下顺序进样：前沿缓冲液、两性电解质、样品和两性电解质的混合物、单独的两性电解质，最后是末端缓冲液。样品的体积必须非常小，以免改变 pH 梯度。

(3)聚焦 施加电压后，由于所带电荷的不同，两性电解质向正极或者负极移动，形成 pH 梯度。阳极 pH 值低，阴极 pH 值高。在这一步中，要分离的组分进行迁移，直到到达各自的等电点。在等电点，电流变得非常小。

(4)移动 如果需要移动才能检测，则可使用下列三个可用的方法之一进行。

方法 1 如果电渗流足够小且不影响组分的聚焦，可以利用电渗流的作用在聚焦过程中完成移动。

方法 2 聚焦后使用正压来完成移动。

方法 3 聚焦后，根据想要移动的方向，在阴极或者阳极储液池中加些盐来改变毛细管中的 pH 值，从而完成移动。只要 pH 改变，蛋白质和两性电解质就会向着加了盐的储液池的方向移动，然后通过检测器。

能够达到的分离程度用 ΔpI 表示，并且和 pH 梯度（dpH/dx）、不同等电点的两性电解质的数量、分子扩散系数（D）、电场强度（E）和电泳淌度随 pH 值（$-d\mu/dpH$）的改变相关。并按下式计算分离程度。

$$\Delta pI = 3\sqrt{\frac{D(dpH/dx)}{E(-d\mu/dpH)}}$$

(5)优化 在分离中需要考虑的几个主要参数如下。

电压 聚焦电压在 300～1000V/cm。

毛细管 根据移动的方法（见上）来选择，电渗流必须要减小或者抑制。涂层的毛细管可以减小电渗流。

溶液 pH 值比大多数酸性两性电解质的等电点低的溶液放在阳极缓冲液储液池内；pH 值比大多数碱性两性电解质的等电点高的溶液放在阴极缓冲液储液池中。经常把磷酸溶液放在阳极，氢氧化钠溶液在阴极。

把聚合物（如甲基纤维素）添加到两性电解质溶液中可以提高黏度从而抑制对流（若存在）和电渗流。商用的两性电解质包含很多种的 pH 范围。宽 pH 范围的溶液用于测定等电点，而窄 pH 范围的溶液用于提高精度。可采用系列标准的蛋白质标记的等电点对迁移时间进行校正。在聚焦过程中，蛋白质可能会在等电点处沉淀，必要时，可使用缓冲液添加剂，如甘油、表面活性剂、尿素或者两性缓冲液。应当注意的是根据使用的浓度不同，尿素可能使蛋白质变性。

4. 胶束电动毛细管色谱（MEKC）

(1)原理 胶束电动色谱的电解质溶液中包含了超过临界胶束浓度（cmc）的表面活性剂。成分分子按照分配系数在缓冲液和胶束所形成的伪固定相之间进行分配。这一技术可以认为是电泳和色谱的结合。可以用来分离中性和带电的成分，而保持毛细管电泳的效率、速度和仪器适用性。在 MEKC 中，最常用的表面活性剂是阴离子表面活性剂十二烷基硫酸钠。也会使用其他表面活性剂，例如阳离子表面活性剂十六烷基三甲基铵盐。

分离机理如下：中性和碱性条件下的 pH 值会产生很强的电渗流，使液体移向阴极。如果使用十二烷基硫酸钠作为表面活性剂，阴离子胶束的电泳迁移朝向为相反方向的阳极。因此，相对于电渗流的速度，胶束迁移总速度是减少了。对于中性的成分，因为它可以在胶束和水性溶液中分配而且不带电荷，所以分析物的迁移速度仅取决于它在胶束和水性溶液之间的分配系数。在电泳谱图里，不带电荷的成分的峰总是处于电渗流峰和胶束峰之间。电渗流峰和胶束峰之间的迁移时间称为分离窗口。对于带电成分，它的迁移速度既取决于它在胶束和水性溶液之间的分配系数也取决于在没有胶束时它的电泳淌度。

因为在 MEKC 中，中性和弱离子成分分离的机理本质上是色谱分离，成分的迁移和分离度可以用成分的容量因子（k'）来表示，也称为质量分配系数（D_m），系指胶束中的成分分子数与流动相中的成分分子数之比。对于中性化合物，k' 由下式计算。

$$k' = \frac{t_r - t_0}{t_0(1 - t_r/t_{mc})} = K\left(\frac{V_S}{V_M}\right)$$

式中 t_r 为成分的迁移时间；

t_0 为不保留成分的迁移时间，可以通过一个不进入胶束的电渗流标记物（如甲醇）来测定；

t_{mc} 为胶束的迁移时间，可以通过一个能够始终跟随胶束迁移的胶束标记物（如苏丹红Ⅲ）来测定；

K 为成分的分配系数；

V_S 为胶束相的体积；

V_M 为流动相的体积。

两个相邻成分的分离度（R_S）由下式表示：

$$R_S = \frac{\sqrt{n}}{4} \times \frac{\alpha - 1}{\alpha} \times \frac{k_b'}{k_b' + 1} \times \frac{1 - \left(\frac{t_0}{t_{mc}}\right)}{1 + k_a' \times \left(\frac{t_0}{t_{mc}}\right)}$$

式中 n 为任意一种成分的理论板数；

α 为选择性因子；

k_a' 和 k_b' 分别为两个成分的保留因子（$k_b' > k_a'$）。

带电成分的 k' 和 R_S 公式可以通过类似的方法推导，但是不完全相同。

(2)优化 使用 MEKC 方法来提高分离最主要考虑的参数是仪器参数和电解质溶液的参数。

(3)仪器参数

电压 分离时间和电压成反比。但是，电流的增加会产生过多的热量，从而在毛细管的横截面造成温度和黏度的梯度。在高电导率的缓冲液（如含有胶束）中，热效应特别明显。散热差会导致区带的变宽并降低分离度。

温度　毛细管内温度的变化可以影响成分在胶束和缓冲液中的分配系数、临界胶束浓度和缓冲液的黏度。这些因素都会导致成分迁移时间的变化。使用良好的冷却系统可以使成分迁移时间的重复性更好。

毛细管　与毛细管区带电泳相同，毛细管的长度和内径都会对分离时间和分离效率产生影响。增加毛细管的总长和有效长度都会降低电场(电压不变)，延长迁移时间和提高分离效率。在固定的电场和缓冲液中，内径控制着散热。散热不好会导致样品区带的变宽。

(4)电解质溶液的参数

表面活性剂类型和浓度　作为色谱中的固定相，表面活性剂的类型会改变分离选择性从而影响分离度。一个中性化合物的 $\log K'$ 随着表面活性剂浓度增高而线性增高。当 K' 达到下式数值时：

$$\sqrt{t_{mc}/t_0}$$

MEKC 的分离度最大。改变流动相中表面活性剂的浓度会影响分离度。

缓冲液 pH 值　pH 值并不会影响非离子化成分的分配系数，但是它可以改变未涂层毛细管中的电渗流。缓冲液 pH 的降低会降低电渗流，来提高中性成分的分离度，但是会导致分析时间的延长。

有机溶剂　为了提高疏水性物质的 MEKC 分离，可以将有机改性剂(甲醇、丙醇和乙腈等)添加到电解质溶液中，这些改性剂通常会减小迁移的时间和降低分离的选择性。有机改性剂的添加会影响临界胶束浓度，因此在胶束化过程受到抑制之前一定浓度的表面活性剂只能使用一定百分比的有机改性剂，否则会导致胶束消失，从而使 MEKC 的分配机制失效。不过高浓度有机溶剂导致胶束解离并不意味着一定不能进行分离。因为在有些情况下，离子表面活性剂单体和中性成分之间的疏水作用可以生成疏溶剂复合物，这些复合物可以通过电泳分离。

手性分离的添加剂　对于使用 MEKC 来分离对映体，胶束体系中需要包含手性的选择剂，要么和表面活性剂共价键合，要么加到电解质溶液中。带有手性识别基团的胶束，这些基团包括盐类、N-十二酰基-L-氨基酸、胆汁盐等。也可以使用手性识别剂，例如把环糊精加入含非手性胶束的电解质溶液中。

其他添加剂　可以把化学试剂加入缓冲液中来改变选择性。添加多种类型的环糊精到缓冲液中可以降低疏水成分与胶束之间的作用，增加这种成分的选择性。添加剂还可以吸附在胶束上，来改变成分-胶束之间的作用，从而提高在 MEKC 中的分离选择性。这些添加剂可能包括其他一些表面活性剂(离子和非离子型)，这会提高胶束的混合，或使金属阳离子溶解于胶束中以及与成分形成复合体。

5.毛细管等速电泳(CITP)　采用前导电解质和尾随

电解质，在毛细管中充入前导电解质后，进样，电极槽中换用尾随电解质进行电泳分析，带不同电荷的组分迁移至各个狭窄的区带，然后依次通过检测器。

6.亲和毛细管电泳(ACE)　在缓冲液或管内加入亲和作用试剂，实现物质的分离。如将蛋白质(抗原或抗体)预先固定在毛细管柱内，利用抗原-抗体的特异性识别反应，毛细管电泳的高效快速分离能力、激光诱导荧光检测器的高灵敏度，来分离检测样品混合物中能与固定化蛋白质特异结合的组分。

7.毛细管电色谱(CEC)　将细粒径固定相填充到毛细管中或在毛细管内壁涂覆固定相，或以聚合物原位交联聚合的形式在毛细管内制备聚合物整体柱，以电渗流驱动操作缓冲液(有时再加辅助压力)进行分离。分析方式根据填料不同，可分为正相、反相及离子交换等模式。

除以上常用的单根毛细管电泳外，还有利用一根以上的毛细管进行分离的毛细管阵列电泳以及芯片毛细管电泳。

8.毛细管阵列电泳(CAE)　通常毛细管电泳一次分析只能分析一个样品，要高通量地分析样品就需要多根毛细管阵列，这就是毛细管阵列电泳。毛细管阵列电泳仪主要采用激光诱导荧光检测，分为扫描式检测和成像式检测两种方式，主要应用于 DNA 的序列分析。

9.芯片式毛细管电泳(Chip CE)　芯片毛细管电泳技术是将常规的毛细管电泳操作转移到芯片上进行，利用玻璃、石英或各种聚合物材料加工出微米级通道，通常以高压直流电场为驱动力，对样品进行进样、分离及检测。芯片式毛细管电泳与常规毛细管电泳的分离原理相同，还具备分离时间短、分离效率高、系统体积小且易实现不同操作单元的集成等优势，在分离生物大分子样品方面具有一定的优势。

以上分离模式中，1 和 4 使用较多。6 和 7 分离机理以色谱为主，对荷电成分则兼有电泳作用。

操作缓冲液中加入各种添加剂可获得多种分离效果。如加入环糊精、衍生化环糊精、冠醚、血清蛋白、多糖、胆酸盐、离子液体或某些抗生素等，可拆分手性化合物；加入有机溶剂可改善某些组分的分离效果，且可在非水溶液中进行分析。

四、定量

为弥补每次运行时迁移时间漂移引起的信号响应偏差，峰面积必须除以相应的迁移时间得到校正的面积以减小误差。校正面积也会弥补样品中不同迁移时间的成分在信号响应上的差异。当使用内标时，要使待测组分峰不与内标峰重叠。定量测定以采用内标法为宜。用加压或减压法进样时，供试品溶液黏度会影响进样体积，应注意保持试样溶液和对照溶液黏度一致；用电动法进样时，被测组分因电歧视现象和溶液离子强度会影响待测组分的迁移量，也要注意其影响。

计算　根据测定数据计算供试品中一种或多种组分的含量。如供试品中一种或多种成分的百分含量是由各自的校正峰面积占所有峰的总校正峰面积的百分比计算，如归一化法，溶剂和辅料峰应除外。建议使用自动积分系统，如积分仪或数据采集和处理系统。

五、系统适用性试验

为保证在方法转移、方法确认和日常检验中使用的分析方法始终具有良好性能,品种项下的毛细管电泳分析方法应设置系统适用性试验。可选择设置的系统适用性试验参数如重复性、毛细管理论板数(n)、分离度(R_S)、拖尾因子(T)和灵敏度等,及其可接受标准,如适合可参照高效液相色谱法(通则 0512)。由于毛细管电泳方法的耐用性受更多分析条件(参数)的影响,通常还需增设其他系统适用性试验,例如,胶束电动色谱法可设保留因子(k')等系统适用性试验等。尤其要特别关注进样精密度和不同荷电成分迁移速度的差异对分析精密度的影响,必要时,增设相应的系统适用性试验及其可接受标准。

六、基本操作

(1)按照仪器操作手册开机,预热、输入各项参数,如毛细管温度、操作电压、检测波长和冲洗程序等。操作缓冲液需过滤和脱气。冲洗液、缓冲液等放置于进样小瓶中,依次放入进样器。

(2)毛细管的处理对测定结果有较大影响。未涂层新毛细管要用较浓碱液在较高温度(例如用 1mol/L 氢氧化钠溶液在 60℃)冲洗,使毛细管内壁生成硅羟基,再依次用 0.1mol/L 氢氧化钠溶液、水和操作缓冲液各冲洗数分钟。两次进样中间可仅用缓冲液冲洗,但若发现分离性能改变,则开始须用 0.1mol/L 氢氧化钠溶液冲洗,甚至要用浓氢氧化钠溶液升温冲洗。凝胶毛细管、涂层毛细管、填充毛细管的冲洗则应按照所附说明书操作。冲洗时将盛冲洗液的进样小瓶依次置于进样器,设定序列和时间进行。

(3)操作缓冲液的种类、pH 值和浓度,以及添加剂[用以增加成分的溶解度和/或控制成分的解离度,手性拆分等]的选定对测定结果的影响也很大,应照各品种项下的规定配制,根据初试的结果调整、优化。

(4)将装有供试品溶液的进样小瓶置于进样器中,设定操作参数,如进样压力(电动进样电压)、进样时间、正极端或负极端进样、操作电压或电流、检测器参数等,开始进样。根据初试的电泳谱图调整仪器参数和操作缓冲液,以获得优化结果,应采用优化条件正式测试。

(5)序列完毕后用水冲洗毛细管,注意将毛细管两端浸入水中保存,如果长久不用应将毛细管用氮气吹干,最后关机,或根据毛细管供应商的要求进行日常维护保养。

0600　物理常数测定法

0601　相对密度测定法

密度系指在规定的温度下,单位体积内所含物质的质量,即质量与体积的比值;相对密度系指在相同的温度、压力条件下,某物质的密度与水的密度之比。除另有规定外,温度为 20℃。

纯物质的相对密度在特定的条件下为不变的常数。但如物质的纯度不够,则其相对密度的测定值会随着纯度的变化而改变。因此,测定药品的相对密度,可用以检查药品的纯杂程度。

液体药品的相对密度,一般用比重瓶(图 1)测定;易挥发液体的相对密度,可用韦氏比重秤(图 2)测定。液体药品的相对密度也可采用振荡型密度计法测定。

用比重瓶测定时的环境(指比重瓶和天平的放置环境)温度应略低于 20℃或各品种项下规定的温度。

1. 比重瓶法

(1)取洁净、干燥并精密称定重量的比重瓶(图 1a),装满供试品(温度应低于 20℃或各品种项下规定的温度)后,装上温度计(瓶中应无气泡),置 20℃(或各品种项下规定的温度)的水浴中放置若干分钟,使内容物的温度达到 20℃(或各品种项下规定的温度),用滤纸除去溢出侧管的液体,立即盖

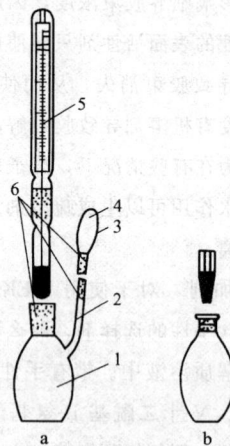

图 1　比重瓶
1. 比重瓶主体　2. 侧管　3. 侧孔
4. 罩　5. 温度计　6. 玻璃磨口

上罩。然后将比重瓶自水浴中取出,再用滤纸将比重瓶的外面擦净,精密称定,减去比重瓶的重量,求得供试品的重量后,将供试品倾去,洗净比重瓶,装满新沸过的冷水,再照上法测得同一温度时水的重量,按下式计算,即得。

$$供试品的相对密度 = \frac{供试品重量}{水重量}$$

（2）取洁净、干燥并精密称定重量的比重瓶（图 1b），装满供试品（温度应低于 20℃ 或各品种项下规定的温度）后，插入中心有毛细孔的瓶塞，用滤纸将从塞孔溢出的液体擦干，置 20℃（或各品种项下规定的温度）恒温水浴中，放置若干分钟。随着供试液温度的上升，过多的液体将不断从塞孔溢出，随时用滤纸将瓶塞顶端擦干，待液体不再由塞孔溢出，迅即将比重瓶自水浴中取出，照上述（1）法，自"再用滤纸将比重瓶的外面擦净"起，依法测定，即得。

2. 韦氏比重秤法

取 20℃ 时相对密度为 1 的韦氏比重秤（图 2），用新沸过的冷水将所附玻璃圆筒装至八分满，置 20℃（或各品种项下规定的温度）的水浴中，搅动玻璃圆筒内的水，调节温度至 20℃（或各品种项下规定的温度），将悬于秤端的玻璃锤浸入圆筒内的水中，秤臂右端悬挂游码于 1.0000 处，调节秤臂左端平衡用的螺旋使平衡，然后将玻璃圆筒内的水倾去，拭干，装入供试液至相同的高度，并用同法调节温度后，再把拭干的玻璃锤浸入供试液中，调节秤臂上游码的数量与位置使平衡，读取数值，即得供试品的相对密度。

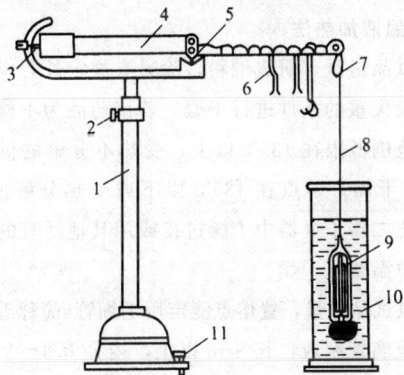

图 2 韦氏比重秤

1. 支架 2. 调节器 3. 指针 4. 横梁 5. 刀口 6. 游码
7. 小钩 8. 细铂丝 9. 玻璃锤 10. 玻璃圆筒 11. 调整螺丝

如该比重秤系在 4℃ 时相对密度为 1，则用水校准时游码应悬挂于 0.9982 处，并应将在 20℃ 测得的供试品相对密度除以 0.9982。

3. 振荡型密度计法

振荡型密度计主要由 U 型振荡管（一般为玻璃材质，用于放置样品）、电磁激发系统（使振荡管产生振荡）、频率计数器（用于测定振荡周期）和控温系统组成。

通过测定 U 型振荡管中液体样品的振荡周期（或频率）可以测得样品的密度。振荡频率（T）与密度（ρ）、测量管常数（c）、振荡管的质量（M）和体积（V）之间存在下述关系：

$$T^2 = \frac{M + \rho \times V}{c} \times 4\pi^2$$

如果将 $c/(4\pi^2 \times V)$ 定义为常数 A，M/V 定义为常数 B，则上述公式可简化如下：

$$\rho = A \times T^2 - B$$

常数 A 和 B 可以通过往振荡管中加入两种已知密度的物质进行测定，常用的物质为脱气水（如新沸过的冷水）和空气。分别往样品管中加入干燥空气和脱气水（如新沸过的冷水），记录测得的空气的振动周期 T_a 和水的振动周期 T_w，由下式计算出空气的密度值 d_a：

$$d_a = 0.001\,293 \times \frac{273.15}{t} \times \frac{p}{101.3}$$

式中 d_a 为测试温度下的空气密度，g/ml；

     t 为测试温度，K；

     p 为大气压，kPa。

从表 1 中查出测得温度下水的密度值 d_w，照下述公式可分别计算出常数 A 和常数 B：

$$A = \frac{T_w^2 - T_a^2}{d_w - d_a}$$

$$B = T_a^2 - A \times d_a$$

式中 T_w 为试样管内为水时观测的振荡周期，s；

     T_a 为试样管内为空气时观测的振荡周期，s；

     d_w 为测试温度下水的密度，g/ml；

     d_a 为测试温度下空气的密度，g/ml。

如果使用其他校准液体，则使用相应的振荡周期 T 值和 d 值。

如果仪器具有从常数 A 和 B 以及样品测得的振荡周期计算密度的功能，则常数 A 和 B 无需计算，按照仪器生产商的操作说明直接读取供试品的密度值。

物质的相对密度可根据下式计算：

$$相对密度 = \rho / 0.9982$$

式中 ρ 为被测物质在 20℃ 时的密度；

     0.9982 为水在 20℃ 时的密度。

对仪器的一般要求 用于相对密度测定的仪器的读数精度应不低于 ±0.001g/ml，并应定期采用已知密度的两种物质（如空气和水）在 20℃（或各品种正文项下规定的温度）下对仪器常数进行校准。建议每次测量前用脱气水（如新沸过的冷水）对仪器的读数准确性进行确认，可根据仪器的精度设定偏差限度，例如精确到 ±0.0001g/ml 的仪器，水的测定值应在 0.9982g/ml±0.0001g/ml 的范围内，如超过该范围，应对仪器重新进行校准。

测定法 照仪器操作手册所述方法，取供试品，在与仪器校准时相同的条件下进行测定。测量时应确保振荡管中没有气泡形成，同时还应保证样品实际温度和测量温度一致。如必要，测定前可将供试品温度预先调节至约 20℃（或各品种正文项下规定的温度），这样可降低在 U 型振荡管中产生气泡的风险，同时可缩短测定时间。

黏度是影响测量准确度的另一个重要因素。在进行高黏度样品的测定时，可选用具有黏度补偿功能的数字式密度计进行测定，或者选取与供试品密度和黏度相近的密度对照物质（密度在供试品的 ±5%、黏度在供试品的 ±50% 的范围内）重新校准仪器。

表 1　不同温度下水的密度值

温度 (℃)	密度 (g/ml)	温度 (℃)	密度 (g/ml)	温度 (℃)	密度 (g/ml)
0.0	0.999 840	21.0	0.997 991	40.0	0.992 212
3.0	0.999 964	22.0	0.997 769	45.0	0.990 208
4.0	0.999 972	23.0	0.997 537	50.0	0.988 030
5.0	0.999 964	24.0	0.997 295	55.0	0.985 688
10.0	0.999 699	25.0	0.997 043	60.0	0.983 191
15.0	0.999 099	26.0	0.996 782	65.0	0.980 546
15.56	0.999 012	27.0	0.996 511	70.0	0.977 759
16.0	0.998 943	28.0	0.996 231	75.0	0.974 837
17.0	0.998 774	29.0	0.995 943	80.0	0.971 785
18.0	0.998 595	30.0	0.995 645	85.0	0.968 606
19.0	0.998 404	35.0	0.994 029	90.0	0.965 305
20.0	0.998 203	37.78	0.993 042	100	0.958 345

0611　馏程测定法

馏程系指一种液体照下述方法蒸馏，校正到标准大气压[101.3kPa(760mmHg)]下，自开始馏出第 5 滴算起，至供试品仅剩 3~4ml 或一定比例的容积馏出时的温度范围。

某些液体药品具有一定的馏程，测定馏程可以区别或检查药品的纯杂程度。

仪器装置　用国产 19 标准磨口蒸馏装置一套，见图 1。A 为蒸馏瓶；B 为冷凝管，馏程在 130℃ 以下时用水冷却，馏程在 130℃ 以上时用空气冷凝管；C 为具有 0.5ml 刻度的 25ml 量筒；D 为分浸型具有 0.2℃ 刻度的温度计，预先经过校正，温度计汞球的上端与蒸馏瓶出口支管的下壁相齐；根据供试品馏程的不同，可选用不同的加热器，通常馏程在 80℃ 以下时用水浴(其液面始终不得超过供试品液面)，80℃ 以上时用直接火焰或其他电热器加热。

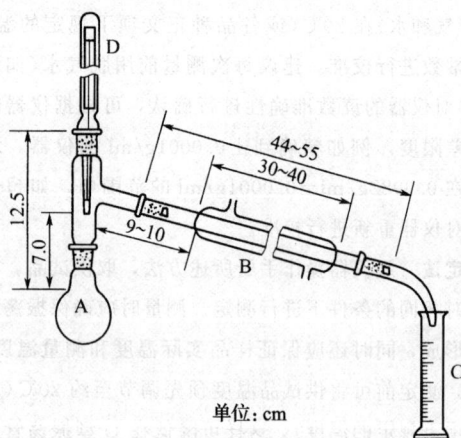

单位: cm

图 1　蒸馏装置

测定法　取供试品 25ml，经长颈的干燥小漏斗，转移至干燥蒸馏瓶中，加入洁净的无釉小瓷片数片，插上带有磨口的温度计，冷凝管的下端通过接流管接以 25ml 量筒为接收器。如用直接火焰加热，则将蒸馏瓶置石棉板中心的小圆孔上(石棉板宽 12~15cm，厚 0.3~0.5cm，孔径 2.5~

3.0cm)，并使蒸馏瓶壁与小圆孔边缘紧密贴合，以免汽化后的蒸气继续受热，然后用直接火焰加热使供试品受热沸腾，调节加热强度使每分钟馏出 2~3ml，注意检读自冷凝管开始馏出第 5 滴时与供试品仅剩 3~4ml 或一定比例的容积馏出时，温度计上所显示的温度范围，即为供试品的馏程。

测定时，如要求供试品在馏程范围内馏出不少于 90% 时，应使用 100ml 蒸馏瓶，并量取供试品 50ml，接收器用 50ml 量筒。

测定时，大气压如在 101.3kPa(760mmHg) 以上，每高 0.36kPa(2.7mmHg)，应将测得的温度减去 0.1℃；如在 101.3kPa(760mmHg) 以下，每低 0.36kPa(2.7mmHg)，应增加 0.1℃。

0612　熔点测定法

根据供试品的性质不同，测定法分为下列三种。各品种项下未注明时，均系指第一法。

第一法　测定易粉碎的固体药品

A. 传温液加热法

取供试品适量，研成细粉，除另有规定外，应按照各药品项下干燥失重的条件进行干燥。若该药品为不检查干燥失重、熔点范围低限在 135℃ 以上、受热不分解的供试品，可采用 105℃ 干燥；熔点在 135℃ 以下或受热分解的供试品，可在五氧化二磷干燥器中干燥过夜或用其他适宜的干燥方法干燥，如恒温减压干燥。

分取供试品适量，置熔点测定用毛细管(简称毛细管，由中性硬质玻璃管制成，长 9cm 以上，内径 0.9~1.1mm，壁厚 0.10~0.15mm，一端熔封；当所用温度计浸入传温液在 6cm 以上时，管长应适当增加，使露出液面 3cm 以上)中，轻击管壁或借助长短适宜的洁净玻璃管，垂直放在表面皿或其他适宜的硬质物体上，将毛细管自上口放入使自由落下，反复数次，使粉末紧密集结在毛细管的熔封端。装入供试品的高度约为 3mm。另将玻璃温度计(分浸型，具有 0.5℃ 刻度，经熔点测定用对照品校正)放入盛装传温液(熔点在 80℃ 以下者，用水；熔点在 80℃ 以上者，用硅油或液状石蜡)的容器中，使温度计汞球部的底端与容器的底部距离 2.5cm 以上(用内加热的容器，温度计汞球与加热器上表面距离 2.5cm 以上)或使用经对照品校正后的电阻式数字温度计；加入传温液以使传温液受热后的液面恰在温度计的分浸线处。将传温液加热，待温度上升至较规定的熔点低限约低 10℃ 时，将装有供试品的毛细管浸入传温液，贴附在温度计上(可用橡皮圈或毛细管夹固定)，位置须使毛细管的内容物部分恰在温度计测量区中部；继续加热，调节升温速率为每分钟上升 1.0~1.5℃，加热时须不断搅拌使传温液温度保持均匀，记录供试品在初熔至终熔时的温度，重复测定 3 次，取其平均值，即得。

"初熔"系指供试品在毛细管内开始局部液化出现明显

液滴时的温度。

"终熔"系指供试品全部液化时的温度。

"熔距"系指初熔与终熔的温度差值。熔距值可反映供试品的化学纯度，当供试品存在多晶型现象时，在保证化学纯度的基础上，熔距值大小也可反映其晶型纯度。

测定熔融同时分解的供试品时，方法如上述，但调节升温速率使每分钟上升 2.5～3.0℃；供试品开始局部液化时（或开始产生气泡时）的温度作为初熔温度；供试品固相消失全部液化时的温度作为终熔温度。遇有固相消失不明显时，应以供试品分解物开始膨胀上升时的温度作为终熔温度。某些药品无法分辨其初熔、终熔时，可以将发生突变时的温度作为熔点。

B. 电热块空气加热法

系采用自动熔点仪的熔点测定法。自动熔点仪有两种测光方式：一种是透射光方式，一种是反射光方式；某些仪器兼具两种测光方式。大部分自动熔点仪可置多根毛细管同时测定。

分取经干燥处理（同 A 法）的供试品适量，置熔点测定用毛细管（同 A 法）中；将自动熔点仪加热块加热至较规定的熔点低限约低 10℃时，将装有供试品的毛细管插入加热块中，继续加热，调节升温速率为每分钟上升 1.0～1.5℃，重复测定 3 次，取其平均值，即得。

测定熔融同时分解的供试品时，方法如上述，但调节升温速率使每分钟上升 2.5～3.0℃。

遇有色粉末、熔融同时分解、固相消失不明显且生成分解物导致体积膨胀或含结晶水（或结晶溶剂）的供试品时，可适当调整仪器参数，提高判断熔点变化的准确性。当透射和反射测光方式受干扰明显时，可允许目视观察熔点变化；通过摄像系统记录熔化过程并进行追溯评估，必要时，测定结果的准确性需经 A 法验证。

自动熔点仪的温度示值要定期采用熔点标准品进行校正。必要时，供试品测定应随行采用标准品校正仪器。

若对 B 法测定结果持有异议，应以 A 法测定结果为准。

第二法　测定不易粉碎的固体药品（如脂肪、脂肪酸、石蜡、羊毛脂等）

取供试品，注意用尽可能低的温度熔融后，吸入两端开口的毛细管（同第一法，但管端不熔封）中，使高达约 10mm。在10℃或 10℃以下的冷处静置 24 小时，或置冰上放冷不少于2 小时，凝固后用橡皮圈将毛细管紧缚在温度计（同第一法）上，使毛细管的内容物部分恰在温度计汞球中部。照第一法将毛细管连同温度计浸入传温液中，供试品的上端应恰在传温液液面下约 10mm 处；小心加热，待温度上升至较规定的熔点低限尚低约 5℃时，调节升温速率使每分钟上升不超过 0.5℃，至供试品在毛细管中开始上升，检读温度计上显示的温度，即得。

第三法　测定凡士林或其他类似物质

取供试品适量，缓缓搅拌并加热至温度达 90～92℃时，放入一平底耐热容器中，使供试品厚度达到 12mm±1mm，放冷至较规定的熔点上限高 8～10℃；取刻度为 0.2℃、水银球长 18～28mm、直径 5～6mm 的温度计（其上部预先套上软

木塞，在塞子边缘开一小槽），使冷至 5℃后，擦干并小心地将温度计汞球部垂直插入上述熔融的供试品中，直至碰到容器的底部（浸没 12mm），随即取出，直立悬置，待黏附在温度计汞球部的供试品表面浑浊，将温度计浸入 16℃以下的水中5 分钟，取出，再将温度计插入一外径约 25mm、长 150mm 的试管中，塞紧，使温度计悬于其中，并使温度计汞球部的底端距试管底部约为 15mm；将试管浸入约 16℃的水浴中，调节试管的高度使温度计上浸线同水面相平；加热使水浴温度以每分钟 2℃的速率升至 38℃，再以每分钟 1℃的速率升温至供试品的第一滴脱离温度计为止；检读温度计上显示的温度，即可作为供试品的近似熔点。再取供试品，照前法反复测定数次；如前后 3 次测得的熔点相差不超过 1℃，可取 3 次的平均值作为供试品的熔点；如 3 次测得的熔点相差超过 1℃时，可再测定 2次，并取 5 次的平均值作为供试品的熔点。

0613　凝点测定法

凝点系指一种物质照下述方法测定，由液体凝结为固体时，在短时间内停留不变的最高温度。

某些药品具有确定的凝点，纯度变更，凝点亦随之改变。测定凝点可以区别或检查药品的纯杂程度。

仪器装置　如图 1 所示。内管 A 为内径约 25mm、长约170mm 的干燥试管，用软木塞固定在内径约 40mm、长约160mm 的外管 B 中，管底间距约 10mm。内管用一软木塞塞住，通过软木塞插入刻度为 0.1℃的温度计 C 与搅拌器 D，温度计汞球的末端距内管底约 10mm。搅拌器 D 为玻璃或金属材质，上端略弯，末端先铸一小圈，直径约为 18mm，然后弯成直角。内管连同外管垂直固定于盛有水或其他适宜冷却液的 1000ml 烧杯中，并使冷却液的液面离烧杯口约 20mm。温度计 E 用于控制外烧杯中的水或冷却液温度。

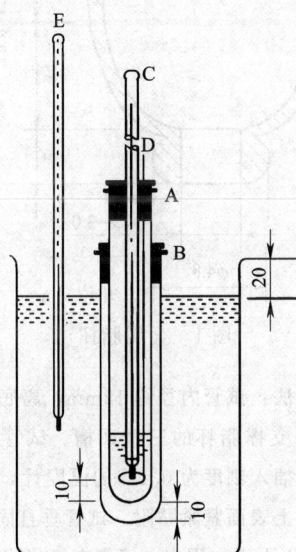

单位：mm

图 1　凝点测定仪器装置

测定法 取供试品(如为液体,量取 15ml;如为固体,称取 15～20g,加微温使供试品熔融),置内管中,使迅速冷却,并测定供试品的近似凝点。再将内管置较近似凝点约高 5～10℃的水浴中,使凝结物仅剩极微量未熔融。将仪器按上述装妥,烧杯中加入较供试品近似凝点约低 5℃的水或其他适宜的冷却液。用搅拌器不断搅拌供试品,每隔 30 秒观察温度 1 次,至液体开始凝结,停止搅拌并每隔 5～10 秒观察温度 1 次,至温度计的汞柱在一点能停留约 1 分钟不变,或微上升至最高温度后停留 1 分钟不变,记录温度。连续读数次数应不少于 4 次,且各次读数范围应小于 0.2℃,将该读数的平均值作为供试品的凝点。

【附注】 如某些药品在一般冷却条件下不易凝固,需另用少量供试品在较低温度使其凝固后,取少量作为晶种加到供试品中,方能测出其凝点。

0614　滴点测定法

滴点系指在规定条件下供试品受热达到一定流动性时的最低温度。

根据供试品的性质不同,测定法分为下列两种。各品种正文项下未注明时,均系指第一法。

金属脂杯,如图 1 所示:由镀铬铜制成,宽口内径 9.64～10.16mm,宽口外径约 10.7mm,窄口内径 2.8～3.0mm,窄口外径约 4.8mm,杯高 12.0～12.2mm。

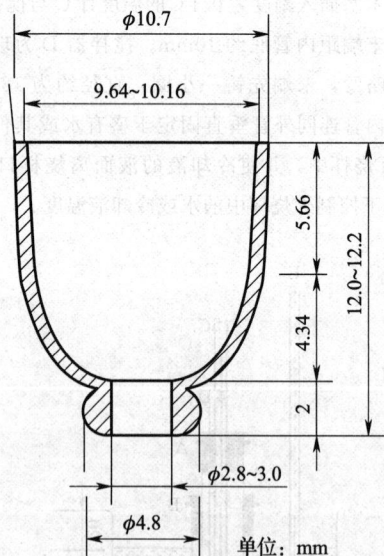

图 1　金属脂杯

传温液加热法:试管内径约 12mm,离底部约 20mm 外的圆周上有用来支撑脂杯的三个凹槽。试管用一软木塞塞住,通过软木塞插入刻度为 0.1℃的温度计,温度计汞球的底端与金属脂杯上表面紧紧贴附。试管垂直固定于盛有传温液(滴点在 80℃以下者,用水;滴点在 80℃以上者,用硅油或液状石蜡)的容器中。用另一根温度计控制容器中传温液温度。

第一法　测定易粉碎的固体药品

(1)传温液加热法

取供试品适量,研成细粉,按照各品种正文项下干燥失重的条件进行干燥。若供试品不检查干燥失重、滴点范围低限在 135℃以上、受热不分解,一般采用 105℃干燥;滴点在 135℃以下或受热分解的供试品,一般在五氧化二磷干燥器中干燥过夜或用其他适宜的干燥方法干燥(如恒温减压干燥)。

分取经干燥处理的供试品适量,少量多次加至金属脂杯中,反复压实,用刀片向一个方向把供试品表面削平,置滴点测定用干燥试管中;将传温液加热,温度上升至规定的滴点低限约低 10℃时,垂直装入试管,继续加热,调节升温速率为每分钟上升 1.0～1.5℃,加热时须不断搅拌使传温液温度保持均匀,记录熔化的供试品第一滴脱离金属脂杯时的温度,重复测定 3 次,3 次测得的滴点相差不超过 1℃,取其平均值,即得。

(2)电热块空气加热法

采用自动或半自动滴点仪。

分取经干燥处理[同第一法(1)]的供试品适量,置滴点测定用金属脂杯[同第一法(1)]中;将滴点仪加热块加热至规定的滴点低限约低 10℃时,将装有供试品的金属脂杯插入加热块中,继续加热,调节升温速率为每分钟上升 1.0～1.5℃,重复测定 3 次,3 次测得的滴点相差不超过 1℃,取其平均值,即得。

第二法　测定不易粉碎的固体药品或凡士林类物质

(1)传温液加热法

按品种正文项下规定熔化供试品,并置于金属脂杯中,放冷至品种正文项下规定的放置温度和时间后,用刀片向一个方向把供试品表面削平,置滴点测定用干燥试管中;将传温液加热,温度上升至规定的滴点低限约低 10℃时,垂直装入试管,继续加热,调节升温速率为每分钟上升 1.0～1.5℃,加热时须不断搅拌使传温液温度保持均匀,记录熔化的供试品第一滴脱离金属脂杯时的温度,重复测定 3 次,3 次测得的滴点相差不超过 1℃,取其平均值,即得。

(2)电热块空气加热法

采用自动或半自动滴点仪。

分取经处理[同第二法(1)]的供试品适量,置滴点测定用金属脂杯[同第一法(1)]中;将滴点仪加热块加热至规定的滴点低限约低 10℃时,将装有供试品的金属脂杯插入加热块中,继续加热,调节升温速率为每分钟上升 1.0～1.5℃,重复测定 3 次,3 次测得的滴点相差不超过 1℃,取其平均值,即得。

【附注】(1)金属脂杯的宽口内径、窄口内径以及杯高是影响测定结果准确性的主要因素。

(2)温度示值应加上温度校正值(建议对供试品滴点±5℃范围内的温度点进行校正)。

0621　旋光度测定法

平面偏振光通过含有某些光学活性化合物的液体或溶液时，能引起旋光现象，使偏振光的平面向左或向右旋转。旋转的度数，称为旋光度。在一定波长与温度下，偏振光透过每 1ml 含有 1g 旋光性物质的溶液且光路为长 1dm 时，测得的旋光度称为比旋度。比旋度（或旋光度）可以用于鉴别或检查光学活性药品的纯杂程度，亦可用于测定光学活性药品的含量。

在空间上不能重叠，互为镜像关系的立体异构体称为对映异构体。手性物质的对映异构体之间，除了使平面偏振光发生偏转的程度相同而方向相反之外，在非手性环境中的理化性质相同。生物大分子如酶、生物受体等通常为手性物质，总是表现出对一种对映体的立体选择性，因此，对映异构体可在药理学与毒理学方面有差异。来源于自然界的物质，例如氨基酸、蛋白质、生物碱、抗体、糖苷、糖等，大多以对映体的形式存在。外消旋体一般由等量的对映异构体构成，旋光度净值为零，其物理性质也可能与其对映体不同。

最常用的光源是采用钠灯在可见光区的 D 线（589.3nm），但也使用较短的波长，如光电偏振计使用滤光片得到汞灯波长约为 578nm、546nm、436nm、405nm 和 365nm 处的最大透射率的单色光，其具有更高的灵敏度，可对更低浓度的待测化合物进行测定。还有一些其他光源，如带有适当滤光器的氙灯或卤钨灯。

除另有规定外，本法系采用钠光谱的 D 线（589.3nm）测定旋光度，测定管长度为 1dm（如使用其他管长，应进行换算），测定温度为 20℃。用读数至 0.01°并经过检定的旋光计。

旋光度测定一般应在溶液配制后 30 分钟内进行测定。测定旋光度时，将测定管用供试品溶液冲洗数次，缓缓注入供试品溶液适量（注意勿使发生气泡），置于旋光计内检测读数，即得供试液的旋光度。使偏振光向右旋转者（顺时针方向）为右旋，以"＋"符号表示；使偏振光向左旋转者（反时针方向）为左旋，以"－"符号表示。用同法读取旋光度 3 次，取 3 次的平均数，照下列公式计算，即得供试品的比旋度。

对液体供试品　　$[\alpha]_D^t = \dfrac{\alpha}{ld}$

对固体供试品　　$[\alpha]_D^t = \dfrac{100\alpha}{lc}$

式中　$[\alpha]$ 为比旋度；

　　　D 为钠光谱的 D 线；

　　　t 为测定时的温度，℃；

　　　l 为测定管长度，dm；

　　　α 为测得的旋光度；

　　　d 为液体的相对密度；

　　　c 为每 100ml 溶液中含有被测物质的重量（按干燥品或无水物计算），g。

旋光计的检定，可用标准石英旋光管进行，读数误差应符合规定。

【注意事项】（1）每次测定前应以溶剂作空白校正，测定后，再校正 1 次，以确定在测定时零点有无变动；如第 2 次校正时发现旋光度差值超过 ±0.01 时表明零点有变动，则应重新测定旋光度。

（2）配制溶液及测定时，均应调节温度至 20.0℃ ± 0.5℃（或各品种项下规定的温度）。

（3）供试的液体或固体物质的溶液应充分溶解，供试液应澄清。

（4）物质的旋光度与测定光源、测定波长、溶剂、浓度和温度等因素有关。因此，表示物质的旋光度时应注明测定条件。

（5）当已知供试品具有外消旋作用或旋光转化现象，则应相应地采取措施，对样品制备的时间以及将溶液装入旋光管的间隔测定时间进行规定。

0622　折光率测定法

光线自一种透明介质进入另一透明介质时，由于光线在两种介质中的传播速度不同，使光线在两种介质的平滑界面上发生折射。常用的折光率系指光线在空气中进行的速度与在供试品中进行速度的比值。根据折射定律，折光率是光线入射角的正弦与折射角的正弦的比值，即

$$n = \frac{\sin i}{\sin r}$$

式中　n 为折光率；

　　　$\sin i$ 为光线的入射角的正弦；

　　　$\sin r$ 为光线的折射角的正弦。

物质的折光率因温度或入射光波长的不同而改变，透光物质的温度升高，折光率变小；入射光的波长越短，折光率越大。折光率以 n_D^t 表示，D 为钠光谱的 D 线，t 为测定时的温度。测定折光率可以区别不同的油类或检查某些药品的纯杂程度。

本法系采用钠光谱的 D 线（589.3nm）测定供试品相对于空气的折光率（如用阿贝折光计，可用白光光源），除另有规定外，供试品温度为 20℃。

测定用的折光计须能读数至 0.0001，测量范围 1.3～1.7，如用阿贝折光计或与其相当的仪器，测定时应调节温度至 20℃ ± 0.5℃（或各品种项下规定的温度），测量后再重复读数 2 次，3 次读数的平均值即为供试品的折光率。

测定前，折光计读数应使用校正用棱镜或水进行校正，水的折光率 20℃ 时为 1.3330，25℃ 时为 1.3325，40℃ 时为 1.3305。

0631　pH 值测定法

pH 值是水溶液中氢离子活度的方便表示方法。pH 值定义为水溶液中氢离子活度(a_{H^+})的负对数，即 $pH = -\lg a_{H^+}$，但氢离子活度却难以由实验准确测定。为实用方便，溶液的 pH 值规定为由下式测定：

$$pH = pH_S - \frac{E - E_S}{k}$$

式中　E 为含有待测溶液(pH)的原电池电动势，V；

E_S 为含有标准缓冲液(pH_S)的原电池电动势，V；

k 为与温度(t,℃)有关的常数；

$k = 0.059\,16 + 0.000\,198(t - 25)$。

由于待测物的电离常数、介质的介电常数和液接界电位等诸多因素均可影响 pH 值的准确测量，所以实验测得的数值只是溶液的近似 pH 值，它不能作为溶液氢离子活度的严格表征。尽管如此，只要待测溶液与标准缓冲液的组成足够接近，由上式测得的 pH 值与溶液的真实 pH 值还是颇为接近的。

溶液的 pH 值使用 pH 计(酸度计)测定。水溶液的 pH 值通常以玻璃电极为指示电极、饱和甘汞电极或银-氯化银电极为参比电极进行测定。pH 计(酸度计)应定期进行计量检定，并符合国家有关规定。测定前，应采用下列标准缓冲液校正仪器，也可用国家标准物质管理部门发放的标示 pH 值准确至 0.01pH 单位的各种标准缓冲液校正仪器。

1. 仪器校正用的标准缓冲液

(1)草酸盐标准缓冲液　精密称取在 54℃±3℃ 干燥 4～5 小时的草酸三氢钾 12.71g，加水使溶解并稀释至 1000ml。

(2)邻苯二甲酸盐标准缓冲液　精密称取在 115℃±5℃ 干燥 2～3 小时的邻苯二甲酸氢钾 10.21g，加水使溶解并稀释至 1000ml。

(3)磷酸盐标准缓冲液　精密称取在 115℃±5℃ 干燥 2～3 小时的无水磷酸氢二钠 3.55g 与磷酸二氢钾 3.40g，加水使溶解并稀释至 1000ml。

(4)硼砂标准缓冲液　精密称取硼砂 3.81g(注意避免风化)，加水使溶解并稀释至 1000ml，置聚乙烯塑料瓶中，密塞，避免空气中二氧化碳进入。

(5)氢氧化钙标准缓冲液　于 25℃，用无二氧化碳的水和过量氢氧化钙经充分振摇制成饱和溶液，取上清液使用。因本缓冲液是 25℃ 时的氢氧化钙饱和溶液，所以临用前需核对溶液的温度是否在 25℃，否则需调温至 25℃ 再经溶解平衡后，方可取上清液使用。存放时应防止空气中二氧化碳进入。一旦出现浑浊，应弃去重配。

上述标准缓冲溶液必须用 pH 值基准试剂配制。不同温度时各种标准缓冲液的 pH 值如下表。

温度 (℃)	草酸盐 标准 缓冲液	邻苯二 甲酸盐 标准缓冲液	磷酸盐 标准 缓冲液	硼砂 标准 缓冲液	氢氧化钙标准 缓冲液(25℃ 饱和溶液)
0	1.67	4.01	6.98	9.46	13.43
5	1.67	4.00	6.95	9.40	13.21
10	1.67	4.00	6.92	9.33	13.00
15	1.67	4.00	6.90	9.27	12.81
20	1.68	4.00	6.88	9.22	12.63
25	1.68	4.01	6.86	9.18	12.45
30	1.68	4.01	6.85	9.14	12.30
35	1.69	4.02	6.84	9.10	12.14
40	1.69	4.04	6.84	9.06	11.98
45	1.70	4.05	6.83	9.04	11.84
50	1.71	4.06	6.83	9.01	11.71
55	1.72	4.08	6.83	8.99	11.57
60	1.72	4.09	6.84	8.96	11.45

2. 注意事项

测定 pH 值时，应严格按仪器的使用说明书操作，并注意下列事项。

(1)测定前，按各品种项下的规定，选择三种或两种合适的标准缓冲液对仪器进行校正，使供试品溶液的 pH 值处于它们之间。

(2)先采用两种标准缓冲液对仪器进行自动校正，使斜率为 90%～105%，漂移值在 ±30mV 或 ±0.5pH 单位之内，再用 pH 值介于两种校正缓冲液之间且尽量与供试品接近的第三种标准缓冲液验证，至仪器示值与验证缓冲液的规定数值相差不大于 ±0.05pH 单位；或者，选择两种 pH 值约相差 3 个 pH 单位的标准缓冲溶液，先取与供试品溶液 pH 值较接近的第一种标准缓冲液对仪器进行校正(定位)，使仪器示值与表列数值一致。再用第二种标准缓冲液核对仪器示值，与表列数值相差应不大于 ±0.02pH 单位。若大于此差值，则应小心调节斜率，使示值与第二种标准缓冲液的表列数值相符。重复上述定位与斜率调节操作，至仪器示值与标准缓冲液的规定数值相差不大于 ±0.02pH 单位。否则，需检查仪器或更换电极后，再行校正至符合要求。

(3)每次更换标准缓冲液或供试品溶液前，应用纯化水充分洗涤电极，再用所换的标准缓冲液或供试品溶液洗涤，或者用纯化水充分洗涤电极后将水吸尽。

(4)在测定高 pH 值的供试品和标准缓冲液时，应注意碱误差的问题，必要时选用适当的玻璃电极测定。

(5)如果供试品溶液的 pH 值超出上述标准缓冲液的 pH 范围，选择 pH 值接近供试品的三种或两种标准缓冲液进行校正。

(6)对低离子强度溶液，pH 值测定时，除另有规定外，可适当增加电极与供试品溶液的接触时间，或加适宜的离子强度调节剂，如饱和氯化钾溶液。

(7)配制标准缓冲液与溶解供试品的水，应是新沸过并放冷的纯化水。

（8）标准缓冲液一般可保存 2～3 个月，但发现有浑浊、发霉或沉淀等现象时，不能继续使用。

在只需测量大致 pH 值的情况下，也可采用指示剂法或试纸法。

0632　渗透压摩尔浓度测定法

生物膜，例如人体的细胞膜或毛细血管壁，一般具有半透膜的性质，溶剂通过半透膜由低浓度向高浓度溶液扩散的现象称为渗透，阻止渗透所需要施加的压力，称为渗透压。在涉及溶质的扩散或通过生物膜的液体转运各种生物过程中，渗透压都起着极其重要的作用。因此，在制备注射剂、眼用液体制剂等药物制剂时，必须关注其渗透压。处方中添加了渗透压调节剂的制剂，均应控制其渗透压摩尔浓度。

静脉输液、营养液、电解质或渗透利尿药（如甘露醇注射液）等制剂，应在药品说明书上标明其渗透压摩尔浓度，以便临床医生根据实际需要对所用制剂进行适当的处置（如稀释）。正常人体血液的渗透压摩尔浓度范围为 285～310mOsmol/kg，0.9% 氯化钠溶液或 5% 葡萄糖溶液的渗透压摩尔浓度与人体血液相当。溶液的渗透压，依赖于溶液中溶质粒子的数量，是溶液的依数性之一，通常以渗透压摩尔浓度（Osmolality）来表示，它反映的是溶液中各种溶质对溶液渗透压贡献的总和。

渗透压摩尔浓度的单位，通常以每千克溶剂中溶质的毫渗透压摩尔来表示，可按下列公式计算毫渗透压摩尔浓度（mOsmol/kg）：

$$毫渗透压摩尔浓度（mOsmol/kg）=\frac{每千克溶剂中溶解的溶质克数}{分子量}\times n\times1000$$

式中，n 为一个溶质分子溶解或解离时形成的粒子数。在理想溶液中，例如葡萄糖 $n=1$，氯化钠或硫酸镁 $n=2$，氯化钙 $n=3$，枸橼酸钠 $n=4$。

在生理范围及很稀的溶液中，其渗透压摩尔浓度与理想状态下的计算值偏差较小；随着溶液浓度增加，与计算值比较，实际渗透压摩尔浓度下降。例如 0.9% 氯化钠注射液，按上式计算，毫渗透压摩尔浓度是 $2\times1000\times9/58.4=308$mOsmol/kg，而实际上在此浓度时氯化钠溶液的 n 稍小于 2，其实际测得值是 286mOsmol/kg；这是由于在此浓度条件下，一个氯化钠分子解离所形成的两个离子会发生某种程度的缔合，使有效离子数减少的缘故。复杂混合物（如水解蛋白注射液）的理论渗透压摩尔浓度不容易计算，因此通常采用实际测定值表示。

1. 渗透压摩尔浓度的测定

通常采用测量溶液的冰点下降来间接测定其渗透压摩尔浓度。在理想的稀溶液中，冰点下降符合 $\Delta T_f=K_f\cdot m$ 的关系，式中，ΔT_f 为冰点下降，K_f 为冰点下降常数（当水为溶剂时为 1.86），m 为重量摩尔浓度。而渗透压符合 $P_o=$

$K_o\cdot m$ 的关系，式中，P_o 为渗透压，K_o 为渗透压常数，m 为溶液的重量摩尔浓度。由于两式中的浓度等同，故可以用冰点下降法测定溶液的渗透压摩尔浓度。

仪器　采用冰点下降的原理设计的渗透压摩尔浓度测定仪通常由制冷系统、用来测定电流或电位差的热敏探头和振荡器（或金属探针）组成。测定时将探头浸入供试溶液中心，并降至仪器的冷却槽中。启动制冷系统，当供试溶液的温度降至凝固点以下时，仪器采用振荡器（或金属探针）诱导溶液结冰，自动记录冰点下降的温度。仪器显示的测定值可以是冰点下降的温度，也可以是渗透压摩尔浓度。

渗透压摩尔浓度测定仪校正用标准溶液的制备　取基准氯化钠试剂，于 500～650℃ 干燥 40～50 分钟，置干燥器（硅胶）中放冷至室温。根据需要，按表 1 中所列数据精密称取适量，溶于 1kg 水中，摇匀，即得。

表 1　渗透压摩尔浓度测定仪校正用标准溶液

每 1kg 水中氯化钠的重量（g）	毫渗透压摩尔浓度（mOsmol/kg）	冰点下降温度 ΔT（℃）
3.087	100	0.186
6.260	200	0.372
9.463	300	0.558
12.684	400	0.744
15.916	500	0.930
19.147	600	1.116
22.380	700	1.302

供试品溶液　除另有规定外，供试品应结合临床用法，直接测定或按各品种项下规定的具体溶解或稀释方法制备供试品溶液，并使其摩尔浓度处于表中测定范围内。例如注射用无菌粉末，可采用药品标签或说明书中的规定溶剂溶解并稀释后测定。需特别注意的是，供试品溶液经稀释后，粒子间的相互作用与原溶液有所不同，一般不能简单地将稀释后的测定值乘以稀释倍数来计算原溶液的渗透压摩尔浓度。

测定法　按仪器说明书操作，首先取适量新沸放冷的水调节仪器零点，然后由表 1 中选择两种标准溶液（供试品溶液的渗透压摩尔浓度应介于两者之间）校正仪器，再测定供试品溶液的渗透压摩尔浓度或冰点下降值。

2. 渗透压摩尔浓度比的测定

供试品溶液与 0.9%（g/ml）氯化钠标准溶液的渗透压摩尔浓度比率称为渗透压摩尔浓度比。用渗透压摩尔浓度测定仪分别测定供试品溶液与 0.9%（g/ml）氯化钠标准溶液的渗透压摩尔浓度 O_T 与 O_S，方法同渗透压摩尔浓度测定法，并用下列公式计算渗透压摩尔浓度比：

$$渗透压摩尔浓度比=\frac{O_T}{O_S}$$

渗透压摩尔浓度比的测定用标准溶液的制备　取基准氯化钠试剂，于 500～650℃ 干燥 40～50 分钟，置干燥器（硅胶）中放冷至室温。取 0.900g，精密称定，加水溶解并稀释至 100ml，摇匀，即得。

0633　黏度测定法

黏度系指流体对流动产生阻抗能力的性质。本法用动力黏度、运动黏度或特性黏数表示。

动力黏度也称为黏度系数 (η)。假设流体分成不同的平行层面，在层面切线方向单位面积上施加的作用力，即为剪切应力 (τ)，单位是 Pa。在剪切应力的作用下，流体各个平行层面发生梯度速度流动。垂直方向上单位长度内各流体层面流动速度上的差异，称之为剪切速率 (D)，单位是 s^{-1}。动力黏度即为二者的比值，表达式为 $\eta = \dfrac{d\tau}{dD}$，单位是 Pa·s。因 Pa·s 单位太大，常使用 mPa·s。

流体的剪切速率和剪切应力的关系反映了其流变学性质，根据二者的变化关系可将流体分为牛顿流体 (或理想流体) 和非牛顿流体。在没有屈服力的情况下，牛顿流体的剪切应力和剪切速率是线性变化的，纯液体和低分子物质的溶液均属于此类。非牛顿流体的剪切应力和剪切速率是非线性变化的，高聚物的浓溶液、混悬液、乳剂和表面活性剂溶液均属于此类。在测定温度恒定时，牛顿流体的动力黏度为一恒定值，不随剪切速率的变化而变化。而非牛顿流体的动力黏度值随剪切速率的变化而变化，此时，在某一剪切速率条件下测得的动力黏度值又称为表观黏度。

运动黏度为牛顿流体的动力黏度与其在相同温度下密度的比值，单位是 m^2/s。因 m^2/s 单位太大，常使用 mm^2/s。

溶剂的黏度 η_0 常因高聚物的溶入而增大，溶液的黏度 η 与溶剂的黏度 η_0 的比值 (η/η_0) 称为相对黏度 (η_r)，通常用乌氏黏度计中的流出时间的比值 (T/T_0) 表示；当高聚物溶液的浓度较稀时，其相对黏度的对数比值与高聚物溶液浓度的比值，即为该高聚物的特性黏数 $[\eta]$。根据高聚物的特性黏数可以计算其平均分子量。

黏度的测定用黏度计。黏度计有多种类型，本法采用平氏毛细管黏度计、乌氏毛细管黏度计和旋转黏度计三种测定方法。毛细管黏度计适用于牛顿流体运动黏度的测定；旋转黏度计适用于牛顿流体或非牛顿流体动力黏度的测定。

第一法　平氏毛细管黏度计测定法

本法是采用相对法测量一定体积的液体在重力的作用下流经毛细管所需时间，以求得流体的运动黏度或动力黏度。

仪器用具

恒温水浴　可选用直径 30cm 以上、高 40cm 以上的玻璃水浴槽或有机玻璃水浴槽，附有电动搅拌器与热传导装置。恒温精度应为 ±0.1℃。除另有规定外，测定温度应为 20℃±0.1℃。

温度计　最小分度为不大于 0.1℃，应定期检定，并符合相关规定。

秒表　最小分度为不大于 0.2秒，应定期检定，并符合相关规定。

平氏毛细管黏度计 (图 1)　可根据待测样品黏度范围 (表 1) 选择适当内径规格的毛细管黏度计，应定期检定或校准，符合相关规定，且可获得毛细管黏度常数 K 值。

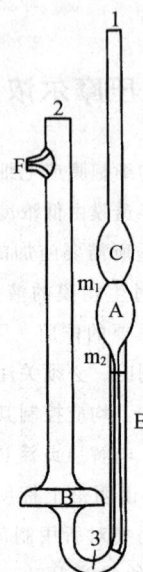

图 1　平氏毛细管黏度计

1. 主管　2. 宽管　3. 弯管　A. 测定球　B. 储器　C. 缓冲球　E. 毛细管　F. 支管　m_1, m_2. 环形测定线

表 1　平氏毛细管黏度计测量范围和规格

尺寸号	标称黏度计常数 (mm^2/s^2)	测量范围 (mm^2/s)	毛细管 E 内径 (mm) (±2%)	球体积 (cm^3) (±5%) C	球体积 (cm^3) (±5%) A
0	0.0017	0.6～1.7	0.40	3.7	3.7
1	0.0085	1.7～8.5	0.60	3.7	3.7
2	0.027	5.4～27	0.80	3.7	3.7
3	0.065	13～65	1.00	3.7	3.7
4	0.14	28～400	1.20	3.7	3.7
5	0.35	70～350	1.50	3.7	3.7
6	1.0	200～1000	2.00	3.7	3.7
7	2.6	520～2600	2.50	3.7	3.7
8	5.3	1060～5300	3.00	3.7	3.7
9	9.9	1980～9900	3.50	3.7	3.7
10	17	3400～17 000	4.00	3.7	3.7

注：0 号平氏毛细管黏度计的最小流出时间为 350 秒，其他均为 200 秒。

测定法　取供试品，照各品种项下的规定，取适当的平氏毛细管黏度计 1 支，在支管 F 上连接一橡皮管，用手指堵住管口 2，倒置黏度计，将管口 1 插入供试品 (或供试品溶液，下同) 中，自橡皮管的另一端抽气，使供试品充满球 C 与 A 并达到测定线 m_2 处，提出黏度计并迅速倒转，抹去黏附于管外的供试品，取下橡皮管使连接于管口 1 上，将黏度计垂直固定于恒温水浴槽中，并使水浴的液面高于球 C 的中部，放置 15 分钟后，自橡皮管的另一端抽气，使供试品充满球 A 并超过测定线 m₁，开放橡皮管口，使供试品在管内自然下落，用秒表准确记录液面自测定线 m₁ 下降至测定线 m₂ 处的流出时间。不重装试样，依法重复测定 3 次，每次测定值与平均值的差值不得超过平均值的 ±0.25%。另取一份供试品同法操作。以先后两次取样测得的总平均值按下式计算，即为供试品的运动黏度和动力黏度。

$$\nu = Kt$$
$$\eta = Kt \cdot \rho$$

式中 K 为已知黏度的标准液测得的黏度计常数，mm^2/s^2；
t 为测得的平均流出时间，s；
ρ 为供试品在相同温度下的密度，g/cm^3。除另有规定外，测定温度应为 $20℃ \pm 0.1℃$，此时，$\rho = d_{20}^{20} \times 0.9982$，$d_{20}^{20}$ 为供试品在 20℃时的相对密度。

第二法 乌氏毛细管黏度计测定法

乌氏毛细管黏度计常用来测定高分子聚合物极稀溶液的特性黏数，以用来计算平均分子量。

仪器用具

恒温水浴 可选用直径 30cm 以上、高 40cm 以上的玻璃水浴槽或有机玻璃水浴槽，附有电动搅拌器与热传导装置。恒温精度应在 ±0.1℃ 内。除另有规定外，测定温度应为 $25℃ \pm 0.1℃$。

温度计 最小分度为不大于 0.1℃，应定期检定，并符合相关规定。

秒表 最小分度为不大于 0.2 秒，应定期检定，并符合相关规定。

乌氏毛细管黏度计（图 2）可根据待测样品黏度范围（表 2）选择适当内径规格的毛细管黏度计。应定期检定或标准，符合相关规定，且可获得毛细管黏度常数 K 值。

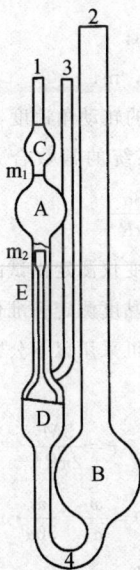

图 2 乌氏毛细管黏度计

1. 主管 2. 宽管 3. 侧管 4. 弯管 A. 测定球 B. 储器 C. 缓冲球 D. 悬挂水平储器 E. 毛细管 m₁, m₂. 环形测定线

表 2 乌氏毛细管黏度计测量范围和规格

尺寸号	标称黏度计常数 (mm^2/s^2)	测量范围 (mm^2/s)	毛细管E内径(mm) (±2%)	球A体积 (cm^3) (±5%)	管4内径(mm) (±5%)
0C	0.003	0.6~3	0.36	2.0	6.0
1	0.01	2~10	0.58	4.0	6.0
1B	0.05	10~50	0.88	4.0	6.0
2	0.1	20~100	1.03	4.0	6.0
2B	0.5	100~500	1.55	4.0	6.0
3	1.0	200~1000	1.83	4.0	6.0

注：最小流出时间为 200 秒。

测定法 取供试品，照各品种项下的规定制成一定浓度的溶液，用 3 号初熔玻璃漏斗滤过，弃去初滤液（1ml），取续滤液（不得少于 7ml）沿洁净、干燥的乌氏毛细管黏度计的管 2 内壁注入 B 中，将黏度计垂直固定于恒温水浴槽中，并使水浴的液面高于球 C 的中部，放置 15 分钟后，将管口 1、3 各接一乳胶管，夹住管 3 的胶管，自管口 1 处抽气，使供试品溶液的液面缓缓升高至球 C 的中部，先开放管口 3，再开放管口 1，使供试品溶液在管内自然下落，用秒表准确记录液面自测定线 m₁ 下降至测定线 m₂ 处的流出时间。不重装试样，重复测定 2 次，两次测量的流动时间之差不得超过平均值的 ±0.5%。取两次的平均值为供试液的流出时间（T）。取经 3 号垂熔玻璃漏斗滤过的溶剂同法操作，重复测定 2 次，取平均值为溶剂的流出时间（T_0）。按下式计算特性黏数：

$$特性黏数 [\eta] = \frac{\ln \eta_r}{c}$$

式中 η_r 为 T/T_0；
c 为供试品溶液的浓度，g/ml。

第三法 旋转黏度计测定法

旋转黏度计测定法是通过测定转子在流体内以一定角速度（ω）相对运动时其表面受到的扭矩（M）的方式来计算牛顿流体（剪切非依赖型）或非牛顿流体（剪切依赖型）动力黏度的。当被测样品为非牛顿流体时，在某一特定转速（n）、角速度（ω）或剪切速率（D）条件下测得的动力黏度又被称为表观黏度。

旋转黏度计按照测量系统的类型可分为同轴圆筒旋转黏度计、锥板型旋转黏度计和转子型旋转黏度计三类。按测定结果的性质可分为绝对黏度计和相对黏度计两类，其中绝对黏度计的测量系统具有确定的几何形状，其测定结果是绝对黏度值，可以用其他绝对黏度计重现，同轴圆筒旋转黏度计和锥板型旋转黏度计均属于此类；相对黏度计的测量系统不具有确定的几何形状，其测量结果是通过和标准黏度液比较得到的相对黏度值，不能用其他绝对黏度计或相对黏度计重现，除非是采用相同的仪器和转子在相同的测定条件下获得的测定结果，转子型旋转黏度计属于此类。

（1）同轴圆筒旋转黏度计（绝对黏度计）

同轴圆筒旋转黏度计包括内筒转动型黏度计（如 Searle 型黏度计）和外筒转动型黏度计（如 Couette 型黏度计）等类

型(图3、图4)。二者测定方法和计算公式相同,但内筒转动型黏度计更为常用。取供试品或照各品种项下规定的方法制成的一定浓度的供试品溶液,注入同轴圆筒旋转黏度计外筒中。将内筒浸入外筒内的样品内,至规定的高度。通过马达带动内筒或外筒旋转,测定转动角速度(ω)和转筒表面受到的扭矩(M),根据以下公式代入测量系统的参数,计算样品的动力黏度:

$$\eta = \frac{1}{\omega} \cdot \frac{M}{4\pi h} \cdot \left(\frac{1}{R_i^2} - \frac{1}{R_o^2}\right)$$

式中　η 为动力黏度,Pa·s;

　　　M 为转筒表面的扭矩,N·m;

　　　h 为内筒浸入样品的深度,m;

　　　ω 为内筒自转角速度,rad/s;

　　　R_i 和 R_o 分别为内筒和外筒半径,m。

将式中关于测量系统的常数合并,公式可以简化为:

$\eta = K \cdot \dfrac{M}{\omega}$,其中 $K = \dfrac{1}{4\pi h}\left(\dfrac{1}{R_i^2} - \dfrac{1}{R_o^2}\right)$。

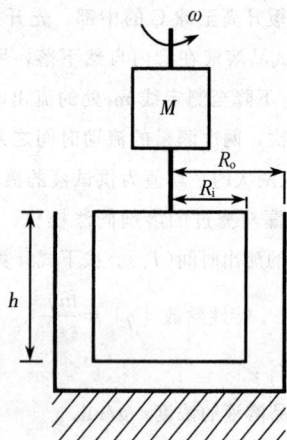

图 3　Searle 型黏度计

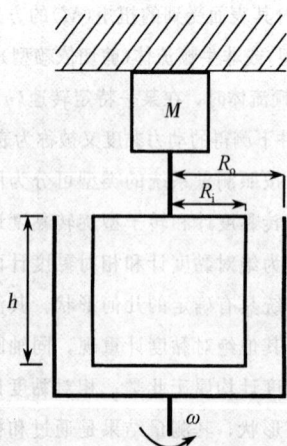

图 4　Couette 型黏度计

如需采用转筒式流变仪测定供试品或供试品溶液的动力黏度,而具体品种下的黏度测定标准仅提供测量系统的尺寸和转子角速度或转速,可采用以下公式计算所需要的剪切应力或剪切速率的值:

$$\tau = \frac{M}{4\pi h} \times \frac{R_i^2 + R_o^2}{R_i^2 R_o^2}$$

$$D = \frac{R_i^2 + R_o^2}{R_o^2 - R_i^2} \times \omega = \frac{R_i^2 + R_o^2}{R_o^2 - R_i^2} \times \frac{\pi}{30} n$$

式中　τ 为剪切应力,Pa;

　　　D 为剪切速率,s^{-1};

　　　ω 为内筒自转角速度,rad/s;

　　　n 为内筒转速,r/min;

其他参数的意义和单位同前。

(2)锥板型旋转黏度计(绝对黏度计)

锥板型旋转黏度计的测量系统由圆锥和平板组成(图5、图6),圆锥与平板之间形成的角度称为锥角(α)。黏性液体样品或半固体样品被加载并充满于圆锥和平板之间的空隙中。马达带动圆锥或平板以恒定的角速度(ω)转动,对黏性流体产生垂直于法向的剪切作用,同时测定马达转动产生的扭矩(M),根据以下公式代入测量系统的参数,计算样品的动力黏度。

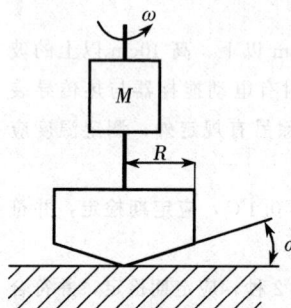

图 5　锥板型旋转黏度计　　　图 6　锥板型旋转黏度计
　　　(锥转子转动)　　　　　　　　　(平板转动)

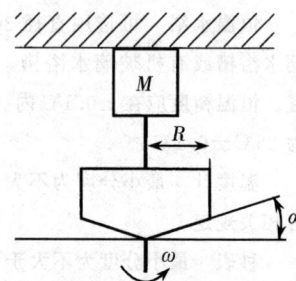

$$\eta = \frac{3\alpha M}{2\pi R^3 \omega}$$

式中　η 为动力黏度,Pa·s;

　　　α 为锥角,rad;

　　　M 为扭矩,N·m;

　　　R 为圆锥的半径,m;

　　　ω 为圆锥或平板的转动角速度,rad/s。

将式中关于测量系统的常数合并,公式可以简化为:

$\eta = K \cdot \dfrac{M}{\omega}$,其中 $K = \dfrac{3\alpha}{2\pi R^3}$。

如需采用锥板式流变仪测定供试品或供试品溶液的动力黏度,而具体品种下的黏度测定标准仅提供测量系统的尺寸和转子角速度或转速,可采用以下公式计算所需要的剪切应力或剪切速率的值。

$$\tau = \frac{3M}{2\pi R^3}$$

$$D = \frac{\omega}{\alpha} = \frac{\pi}{30\alpha} \cdot n$$

式中　τ 为剪切应力,Pa;

　　　D 为剪切速率,s^{-1};

　　　ω 为内筒自转角速度,rad/s;

　　　n 为内筒转速,r/min;

其他参数的意义和单位同前。

（3）转子型旋转黏度计（相对黏度计）

转子型黏度计通过将某些类型的转子（图7，转子的类型繁多，在此仅举例说明）浸入待测样品中，并以恒定的角速度（ω）转动，测定马达转动产生的扭矩（M），根据下列公式计算出待测样品的黏度，$\eta = K \cdot \dfrac{M}{\omega}$。通常情况下，转子型黏度计常数 K 是通过采用标准黏度液校准得到的，故其测定结果为相对黏度。

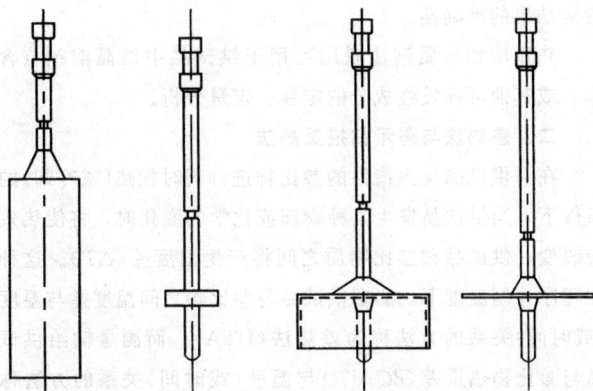

图 7　转子型旋转黏度计配备的转子

0634 凝胶强度测定法

本法用于测定供试品的凝胶强度（亦称凝冻强度），以评价其在特定条件下所形成的凝胶的力学性能。

凝胶强度系用探头垂直作用于供试品的力表示，即在特定的测定温度下，将特定面积的探头以一定速率下降至供试品表面下某一固定距离时所需的力，通常转化为重量来表示，单位为 g（明胶行业常用 bloom g，与 g 一致）；也可根据探头面积折算为单位面积（cm²）上所受的力（通常转化为重量来表示），单位为 g/cm²。

仪器装置

测试台　由底座、升降台、水平调节器、探头固定支架、探头下降位置与速率调节器等组成。

样品瓶　样品瓶 A 为带软塞的透明广口玻璃瓶（图1）；样品瓶 B 为经过磨制加工的玻璃杯或塑料杯，带可装卸的加高耐热材料，加高材料的上沿距样品瓶口至少 10mm（图2）。

探头　为表面光滑、边缘尖锐、直径为 12.7mm 或其他直径的圆柱型探头（图3）。

恒温水浴箱　带制冷功能，可调节水平，温度控制精度为±0.1℃。

仪器的校正和检定　定期用校准用砝码对仪器的各量程进行校准，每次测定前确认测试台与恒温水浴箱保持水平。

凝胶的制备

第一法　选用样品瓶 A（适用于制备胶液过程中不易产生气泡，且凝胶表面平整的供试品）

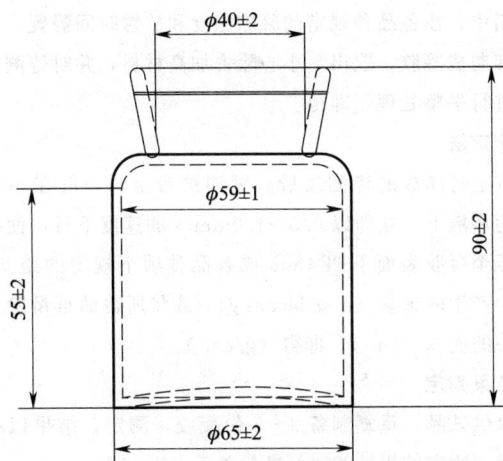

单位：mm

图 1　样品瓶 A 示意图

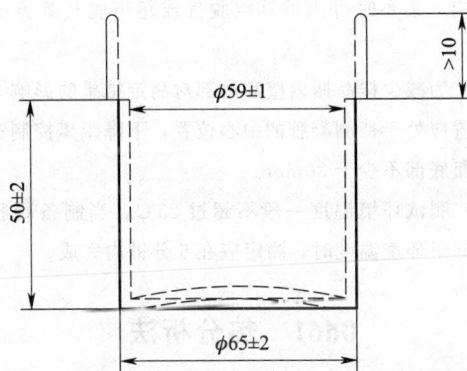

单位：mm

图 2　样品瓶 B 示意图

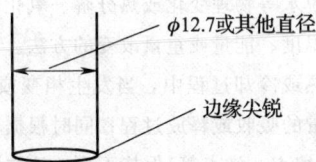

单位：mm

图 3　探头示意图

取供试品，按各品种规定的浓度和温度制备胶液，一般情况下，制备胶液的温度不低于环境温度，在制备过程中可能出现溶剂蒸发而减少的情况，可用相同温度的溶剂补充已蒸发的溶剂量。趁热将胶液小心转移至样品瓶 A 中，塞上软塞，放冷至室温（冷却过程中避免振动），置恒温水浴箱中，按各品种规定的凝冻温度和放置时间静置，使胶液冷却制成凝胶。

第二法　选用样品瓶 B（适用于制备胶液过程中容易产生气泡，或凝胶表面不平整的供试品）

取供试品，按各品种规定的溶液浓度和温度制备胶液，必要时，同第一法用相同温度的溶剂补充已蒸发的溶剂量。趁热将胶液小心转移至已装置加高材料的样品瓶 B 中，胶液加至加高材料的上沿附近但不溢出，放冷至室温，置恒温水浴箱中，按各品种规定的凝冻温度和放置时间静置，使胶液冷却制成凝胶，取出，小心除去加高材料，并对待测凝胶表面进行平整处理，即得。

测定法

取上述制成的待测凝胶，置测试台上，一般在不超过 25℃ 的环境下，立即以 0.5～1.0mm/s 的速度下行，使探头下行压至凝胶表面下凹 4mm 或各品种项下规定的距离时，读取所产生的重量（g 或 bloom g）；或将所得的重量除以所选探头的面积（cm²），即得（g/cm²）。

结果判定

取供试品，重复制备 3～5 份凝胶，测定，结果以平均值表示，测定结果的相对标准偏差不大于 10%。

【附注】（1）凝胶制备过程中，避免胶液出现部分焦化或胶液溶解不完全而影响凝胶的均匀性；注意避免并消除气泡的影响，必要时可用抽真空脱气或超声脱气等方式消除气泡。

（2）为减少样品瓶内壁和底部对测定结果的影响，探头下压位置应处于待测凝胶的中心位置，下降距离控制在探头离样品瓶底部不少于 30mm。

（3）测试环境温度一般不超过 25℃，当制备凝胶的凝冻温度低于环境温度时，测定应在 5 分钟内完成。

0661　热分析法

热分析法是利用温度和/或时间关系来准确测量物质理化性质变化的关系，研究物质在受热过程所发生的晶型转变、熔融、蒸发、脱水等物理变化或热分解、氧化等化学变化以及伴随发生的温度、能量或重量改变的方法。

物质在加热或冷却过程中，当发生相变或化学反应时，一定伴随着热量的吸收或释放过程；同时根据相律，物相转化时的温度（如熔点、沸点等）保持不变。纯物质（含化学纯度或晶型纯度）具有特定的物相转换温度和相应的热焓变化值（ΔH）。这些常数可用于物质的定性或定量分析，供试品的实际测定值与这些常数的偏离及其偏离程度又可用于定量检查供试品的纯度。

热分析法可广泛应用于物质的多晶型、物相转化、结晶水、结晶溶剂、热分解以及药物的纯度、相容性与稳定性等研究中。

一、热重法

热重法（TG）是在程序控制温度下，测量物质的重量与温度关系的一种方法。记录的重量变化与温度或时间的关系曲线即热重曲线（TG 曲线）。由于物相变化（如失去结晶水、结晶溶剂、转晶或热分解等）时的温度保持不变，所以热重曲线通常呈台阶状，重量基本不变的区段称平台。利用这种特性，可以区分样品中所含的水分是吸附水（或吸附溶剂）还是结晶水（或结晶溶剂），并根据平台之间的失重率可以计算出所含结晶水（或结晶溶剂）的分子比例。

通常，在加热过程中，吸附水（或吸附溶剂）的失去是一个渐进过程，而结晶水（或结晶溶剂）的失去则发生在特定的温度或温度范围（与升温速率有关），在此温度由于失重率发生了突跃而呈台阶状。

热重法可用于某些药物的干燥失重或水分测定。当选择热重法作为供试品中的水分测定方法时，应确保供试品中不含有其他挥发性成分。

检测仪器应根据操作规程，定期使用有证标准物质对温度（高纯铟或锌等）、天平（一水草酸钙等）进行校准，以保证检测结果的准确性。

热重法如与质谱法联用可用于供试品中结晶溶剂（含水）或其他可挥发性成分的定性、定量分析。

二、差热法与差示扫描量热法

在对供试品与热惰性的参比物进行同时加热（或冷却）的条件下，当供试品发生某种物理或化学的变化时，将使热效应改变，供试品和参比物质之间将产生温度差（ΔT）。这种在程序控制温度下，测定供试品与参比物之间温度差与温度（或时间）关系的方法称为差热法（DTA）。而测量输给供试品与参比物热量差（dQ/dT）与温度（或时间）关系的方法称差示扫描量热法（DSC）。

差示扫描量热分析仪可分为功率补偿型和热流型。功率补偿型差示扫描量热分析仪可自动调节输给供试品的加热功率，以补偿供试品发生变化时的热效应，从而使供试品与参比物之间的温度始终保持不变（ΔT=0）。由于 ΔT=0，所以供试品与参比物之间没有附加的热传导。热流型差示扫描量热分析仪是在输给供试品与参比物相同的功率条件下，测定供试品与参比物两者的温度差（ΔT），通过热流方程将温度差（ΔT）换算成热量差（dQ/dT）。热流型差示扫描量热分析仪应用较为广泛。差示扫描量热法的定量测定准确度通常优于差热法。

DTA 曲线与 DSC 曲线的形状极为相似，横坐标均为温度 T（或时间 t），不同之处仅在于前者的纵坐标为 ΔT 而后者为 dQ/dT。在两者的曲线上，随供试品不同而显示不同的吸热峰或放热峰。

在差热法或差示扫描量热法应用中，通常可以采用 α-氧化铝空坩埚或其他惰性空容器作为参比物。

检测仪器应根据操作规程，定期使用有证标准物质（如高纯铟或锌等）对温度进行校准，以保证检测结果的准确性。

差热法与差示扫描量热法可用于下列数据的测量。

1. 转换温度

DTA 或 DSC 两种实验方法均客观地记录了物质状态发生变化时的温度。例如熔融曲线可显示熔融发生时的温度（onset 值）和峰值温度（peak 值）。但这两种温度值与熔点值可能并不一致（如受升温速率等影响）。

2. 转换热焓

吸热或放热峰的峰面积正比于相应的热焓变化，即：

$$M \cdot \Delta H = K \cdot A$$

式中　M 为物质的质量；

　　ΔH 为单位质量物质的转换热焓；

　　A 为实测的峰面积；

　　K 为仪器常数。

先用已知 ΔH 值的标准物质测定仪器常数 K 后，即可方便地利用上式由实验求取供试品的转换热焓。

当不同供试品的化学成分相同，而差热法或差示扫描量热法获得的测量转换温度值或转换热焓值发生变化时，表明不同供试品的晶型固体物质状态存在差异。

3. 纯度

理论上，化学固体纯物质（含化学纯度或晶型纯度）均具有一定的熔点（T_0）或无限窄的熔距，并吸收一定的热量（熔融热焓 ΔH_f）。任何熔距的展宽或熔点下降都意味着物质化学纯度或晶型纯度的下降。杂质所引起的熔点下降可由范特霍夫方程表示。

$$\frac{\mathrm{d}T}{\mathrm{d}X_2} = \frac{RT^2}{\Delta H_f} \cdot (k-1) \qquad (1)$$

式中　T 为热力学温度，K；

　　X_2 为杂质的浓度（摩尔分数）；

　　ΔH_f 为纯物质的摩尔熔融热焓；

　　R 为气体常数；

　　k 为熔融时杂质在固相与液相中的分配系数。

假定熔融时无固溶体形成，即 $k=0$，此时可对式（1）积分，得：

$$X_2 = \frac{(T_0 - T_m)\Delta H_f}{RT_0^2} \qquad (2)$$

式中　T_0 为纯物质的熔点，K；

　　T_m 为供试品的实测熔点，K。

由实验测得 ΔH_f、T_0 和 T_m 后，代入式（2）即可求得供试品中杂质的含量。

无定型态固体物质（或非晶态物质）可能没有明确的熔点（T_0）或呈现宽熔距现象，其熔距宽度与物质的化学纯度或晶型纯度无关。无定型固体物质状态亦不符合范特霍夫方程规律。

4. 晶型与共晶

固体化学物质由于分子排列规律变化，可形成两种或两种以上的固体物质状态，被称为多晶型现象。不同晶型物质的 DTA 曲线、DSC 曲线可以存在差异。由两种或两种以上的化学物质共同形成的晶态物质被称为共晶物。共晶物（通常为单吸热峰）与物理混合物（吸热峰数量通常与物理混合物中物质成分组成数量相关）的 DTA 曲线、DSC 曲线存在差异。

三、热载台显微镜法

热载台显微镜法可观测供试品的物相变化过程，通过光学显微镜或偏光显微镜直接观测并记录程序温度控制下供试品变化情况。

相较于热重法、差热法、差示扫描量热法，热载台显微镜法的观察结果提供了更直观的物相变化信息。热载台显微

镜法的温度控制部分需要进行校准。

四、测定法

热重法、差热法、差示扫描量热法、热载台显微镜法等各种检测方法，均应按各仪器说明书操作。为了尽可能得到客观、准确、能够重现的热分析曲线或相变规律，首先应在室温至比分解温度（或熔点）高 $10\sim20℃$ 的宽范围内做快速升温或降温速率（每分钟 $10\sim20℃$）的预试验，然后在较窄的温度范围内，以较低的升温或降温速率（必要时可降至每分钟 $1℃$ 或更少）进行精密的重复试验，以获得准确的热分析结果。

热分析报告应附测定条件，包括仪器型号、温度的校正值、供试品的取用量和制备方法、环境气体、温度变化的方向和速率，以及仪器的灵敏度等。

需要指出，利用范特霍夫方程测定纯度，是建立在杂质不形成固溶体的假设之上的，所以本法的应用具有一定的局限性，特别是当供试品纯度低于 98%，或为混晶物质（即不同晶型的混合物熔点值无差异），或熔融时分解的物质时，难以准确地测定物质的化学纯度或晶型纯度。

0681　制药用水电导率测定法

本法是用于检查制药用水的电导率进而控制水中电解质总量的一种测定方法。

电导率是表征物体导电能力的物理量，其值为物体电阻率的倒数，单位是 S/cm(Siemens) 或 μS/cm。

水的电导率是水中离子（电解质）导电能力的一种量度。水的电导率与水的 pH 值和温度有关。在不同的 pH 值和温度下，水分子会发生不同程度的电离而产生氢离子与氢氧根离子，所以纯水的导电能力尽管很弱，但也具有可测定的电导率。当空气中的二氧化碳等气体溶于水并与水相互作用后，便可形成相应的离子，从而使水的电导率增高。通常，这些离子及其产生的电导率被认为是水固有的。水的电导率会受到其他外来离子的影响，当水中含有这些外来离子时，会使水的电导率增高。因此，水的电导率与水的纯度密切相关，水的纯度越高，电导率越小，反之亦然。

仪器和操作参数

测定水的电导率必须使用精密的并经校正的电导率仪，电导率仪的电导池包括两个平行电极，这两个电极通常有保护设计，也可以使用其他形式的电导池。根据仪器设计功能和使用程度，应对电导率仪定期进行校正，电导池常数可使用电导标准溶液直接校正，或间接进行仪器比对，电导池常数必须在仪器规定数值的 $\pm2\%$ 范围内。进行仪器校正时，电导率仪的每个量程都需要进行单独校正。仪器最小分辨率应达到 0.1μS/cm，仪器精度应达到 $\pm0.1\mu$S/cm。

温度对样品的电导率测定值有较大影响，电导率仪可根据测定样品的温度自动补偿测定值并显示补偿后读数。水的电导率采用温度修正的计算方法所得数值误差较大，

因此本法采用非温度补偿模式，温度测量的精确度应在 $\pm 2\,^{\circ}\mathrm{C}$ 以内。

测定法

1. 纯化水

可使用在线或离线电导率仪，记录测定温度。在表 1 中，测定温度对应的电导率值即为限度值。如测定温度未在表 1 中列出，则应采用线性内插法计算得到限度值。如测定的电导率值不大于限度值，则判为符合规定；如测定的电导率值大于限度值，则判为不符合规定。

表 1　不同温度下水的电导率限度值（纯化水）

温度（℃）	电导率（μS/cm）	温度（℃）	电导率（μS/cm）
0	2.4	60	8.1
10	3.6	70	9.1
20	4.3	75	9.7
25	5.1	80	9.7
30	5.4	90	9.7
40	6.5	100	10.2
50	7.1		

内插法的计算公式为：

$$\kappa = \left(\frac{T - T_0}{T_1 - T_0}\right) \times (\kappa_1 - \kappa_0) + \kappa_0$$

式中　κ 为测定温度下的电导率限度值；

κ_1 为表 1 中高于测定温度的最接近温度对应的电导率限度值；

κ_0 为表 1 中低于测定温度的最接近温度对应的电导率限度值；

T 为测定温度；

T_1 为表 1 中高于测定温度的最接近温度；

T_0 为表 1 中低于测定温度的最接近温度。

2. 注射用水

（1）可使用在线或离线电导率仪。在表 2 中，不大于测定温度的最接近温度值，对应的电导率值即为限度值。如测定的电导率值不大于限度值，则判为符合规定；如测定的电导率值大于限度值，则继续按（2）进行下一步测定。

表 2　不同温度下水的电导率限度值（注射用水）

温度（℃）	电导率（μS/cm）	温度（℃）	电导率（μS/cm）
0	0.6	55	2.1
5	0.8	60	2.2
10	0.9	65	2.4
15	1.0	70	2.5
20	1.1	75	2.7
25	1.3	80	2.7
30	1.4	85	2.7
35	1.5	90	2.7
40	1.7	95	2.9
45	1.8	100	3.1
50	1.9		

（2）取足够量的水样（不少于 100ml），置适当容器中，搅拌，调节温度至 $25\,^{\circ}\mathrm{C} \pm 1\,^{\circ}\mathrm{C}$，剧烈搅拌，每隔 5 分钟测定电导率，当电导率值的变化小于 0.1μS/cm 时，记录电导率值。如测定的电导率不大于 2.1μS/cm，则判为符合规定；如测定的电导率大于 2.1μS/cm，继续按（3）进行下一步测定。

（3）应在上一步测定后 5 分钟内进行，调节温度至 $25\,^{\circ}\mathrm{C} \pm 1\,^{\circ}\mathrm{C}$，在同一水样中加入饱和氯化钾溶液（每 100ml 水样中加入 0.3ml），测定 pH 值，精确至 0.1pH 单位（通则 0631），在表 3 中找到对应的电导率限度，并与（2）中测得的电导率值比较。如（2）中测得的电导率值不大于该限度值，则判为符合规定；如（2）中测得的电导率值超出该限度值或 pH 值不在 5.0～7.0 范围内，则判为不符合规定。

表 3　不同 pH 值水的电导率限度值

pH 值	电导率（μS/cm）	pH 值	电导率（μS/cm）
5.0	4.7	6.1	2.4
5.1	4.1	6.2	2.5
5.2	3.6	6.3	2.4
5.3	3.3	6.4	2.3
5.4	3.0	6.5	2.2
5.5	2.8	6.6	2.1
5.6	2.6	6.7	2.6
5.7	2.5	6.8	3.1
5.8	2.4	6.9	3.8
5.9	2.4	7.0	4.6
6.0	2.4		

3. 灭菌注射用水

调节温度至 $25\,^{\circ}\mathrm{C} \pm 1\,^{\circ}\mathrm{C}$，使用离线电导率仪进行测定。标示装量为 10ml 或 10ml 以下时，电导率限度为 25μS/cm；标示装量为 10ml 以上时，电导率限度为 5μS/cm。测定的电导率值不大于限度值，则判为符合规定；如测定的电导率值大于限度值，则判为不符合规定。

0682　制药用水中总有机碳测定法

本法用于检查制药用水中有机碳总量，用以间接控制水中的有机物含量。总有机碳检查也被用于制水系统的流程控制，如监控净化和输水等单元操作的效能。

制药用水中的有机物质一般来自水源、供水系统（包括净化、贮存和输送系统）以及水系统中菌膜的生长。

通常采用蔗糖作为易氧化的有机物、1,4-对苯醌作为难氧化的有机物，按规定制备各自的标准溶液，在总有机碳测定仪上分别测定相应的响应值，以考察所采用技术的氧化能力和仪器的系统适用性。

对仪器的一般要求　有多种方法可用于测定总有机碳。对这些技术，只要符合下列条件均可用于水的总有机碳测定。

（1）总有机碳测定技术应能区分无机碳（溶于水中的二氧

化碳和碳酸氢盐分解所产生的二氧化碳)与有机碳(有机物被氧化产生的二氧化碳),并能排除无机碳对有机碳测定的干扰。

(2)应满足系统适用性试验的要求。

(3)应具有足够的检测灵敏度(最低检出限为每升含碳等于或小于 0.05mg/L)。

采用经校正过的仪器对水系统进行在线监测或离线实验室测定。在线监测可方便地对水的质量进行实时测定并对水系统进行实时流程控制;离线测定时应避免被采样、采样容器以及未受控的环境因素(如有机物的蒸气等)污染。由于水的生产是批量进行或连续操作的,所以在选择采用离线测定还是在线测定时,应由水生产的条件和具体情况决定。

总有机碳检查用水　应采用每升含总有机碳低于 0.10mg,电导率低于 1.0μS/cm(25℃)的高纯水。所用总有机碳检查用水与制备对照品溶液及系统适用性试验溶液用水应是同一容器所盛之水。

对照品溶液的制备　蔗糖对照品溶液　除另有规定外,取经 105℃ 干燥至恒重的蔗糖对照品适量,精密称定,加总有机碳检查用水溶解并稀释制成每升中约含 1.20mg 的溶液(每升含碳 0.50mg)。

1,4-对苯醌对照品溶液　除另有规定外,取 1,4-对苯醌对照品适量,精密称定,加总有机碳检查用水溶解并稀释制成每升中含 0.75mg 的溶液(每升含碳 0.50mg)。

供试溶液　离线测定　由于水样的采集及输送到测试装置的过程中,水样很可能遭到污染,而有机物的污染和二氧化碳的吸收都会影响测定结果的真实性。所以,测定的各个环节都应十分谨慎。采样时应使用密闭容器,采样后容器顶空应尽量小,并应及时测试。所使用的玻璃器皿必须严格清洗有机残留物,并用总有机碳检查用水做最后淋洗。

在线测定　将总有机碳在线检测装置与制水系统连接妥当。取水及测定系统都须进行充分的清洗。

系统适用性试验　取总有机碳检查用水、蔗糖对照品溶液和 1,4-对苯醌对照品溶液分别进样,依次记录仪器总有机碳响应值。按下式计算,以百分数表示的响应效率应为 85%～115%。

$$\frac{r_{ss} - r_w}{r_s - r_w} \times 100$$

式中　r_w 为总有机碳检查用水的空白响应值;

r_s 为蔗糖对照品溶液的响应值;

r_{ss} 为 1,4-对苯醌对照品溶液的响应值。

测定法　取供试制药用水适量,按仪器规定方法测定。记录仪器的响应值 r_U,除另有规定外,供试制药用水的响应值应不大于 $r_s - r_w$(0.50mg/L)。

此方法可同时用于预先经校正并通过系统适用性试验的在线或离线仪器操作。这种由在线或离线测定的水的质量与水样在水系统中的采集位置密切相关。应注意水样的采集位置必须能真实反映制药用水的质量。

0700　其他测定法

0701　电位滴定法与永停滴定法

电位滴定法与永停滴定法是容量分析中用以确定终点或选择核对指示剂变色域的方法。选用适当的电极系统可以作为氧化还原法、中和法(水溶液或非水溶液)、沉淀法、重氮化法和水分测定法第一法等的终点指示。

电位滴定法选用两支不同的电极。一支为指示电极,其电极电位随溶液中被分析成分的离子浓度的变化而变化;另一支为参比电极,其电极电位固定不变。在到达滴定终点时,因被分析成分的离子浓度急剧变化而引起指示电极的电位突减或突增,此转折点称为突跃点。

永停滴定法采用两支相同的铂电极,当在电极间加一低电压(例如 50mV)时,若电极在溶液中极化,则在未到滴定终点时,仅有很小或无电流通过;但当到达终点时,滴定液略有过剩,使电极去极化,溶液中即有电流通过,电流计指

针突然偏转,不再回复。反之,若电极由去极化变为极化,则电流计指针从有偏转回到零点,也不再变动。

仪器装置

电位滴定可用电位滴定仪、酸度计或电位差计,永停滴定可用永停滴定仪或按图 1 装置。

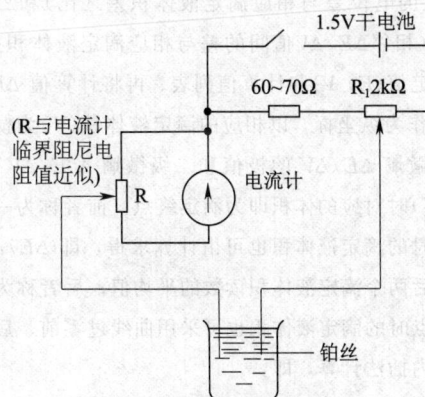

图 1　永停滴定装置

电流计的灵敏度除另有规定外，测定水分时用 10^{-6} A/格，重氮化法用 10^{-9} A/格。所用电极可按下表选择。

方法	电极系统	说明
水溶液氧化还原法	铂-饱和甘汞	铂电极用加有少量三氯化铁的硝酸或用铬酸清洁液浸洗
水溶液中和法	玻璃-饱和甘汞	
非水溶液中和法	玻璃-饱和甘汞	饱和甘汞电极套管内装氯化钾的饱和无水甲醇溶液。玻璃电极用过后应立即清洗并浸在水中保存
水溶液银量法	银-玻璃	银电极可用稀硝酸迅速浸洗
	银-硝酸钾盐桥-饱和甘汞	
—C≡CH中氢置换法	玻璃-硝酸钾盐桥-饱和甘汞	
硝酸汞电位滴定法	铂-汞-硫酸亚汞	铂电极可用10%(g/ml)硫代硫酸钠溶液浸泡后用水清洗。汞-硫酸亚汞电极可用稀硝酸浸泡后用水清洗
永停滴定法	铂-铂	铂电极用加有少量三氯化铁的硝酸或用铬酸清洁液浸洗

滴定法

(1)电位滴定法 将盛有供试品溶液的烧杯置电磁搅拌器上，浸入电极，搅拌，并自滴定管中分次滴加滴定液；开始时可每次加入较多的量，搅拌，记录电位；至将近终点前，则应每次加入少量，搅拌，记录电位；至突跃点已过，仍应继续滴加几次滴定液，并记录电位。

滴定终点的确定 终点的确定分为作图法和计算法两种。作图法是以指示电极的电位(E)为纵坐标，以滴定液体积(V)为横坐标，绘制滴定曲线，以滴定曲线的陡然上升或下降部分的中点或曲线的拐点为滴定终点。计算法是根据实验得到的 E 值与相应的 V 值，依次计算一级微熵 $\Delta E/\Delta V$（相邻两次的电位差与相应滴定液体积差之比）和二级微熵 $\Delta^2 E/\Delta V^2$（相邻 $\Delta E/\Delta V$ 值间的差与相应滴定液体积差之比）值，将测定值(E，V)和计算值列表。再将计算值 $\Delta E/\Delta V$ 或 $\Delta^2 E/\Delta V^2$ 作为纵坐标，以相应的滴定液体积(V)为横坐标作图，一级微熵 $\Delta E/\Delta V$ 的极值和二级微熵 $\Delta^2 E/\Delta V^2$ 等于零（曲线过零）时对应的体积即为滴定终点。前者称为一阶导数法，终点时的滴定液体积也可由计算求得，即 $\Delta E/\Delta V$ 达极值时前、后两个滴定液体积读数的平均值；后者称为二阶导数法，终点时的滴定液体积也可采用曲线过零前、后两点坐标的线性内插法计算，即：

$$V_0 = V + \frac{a}{a+b} \times \Delta V$$

式中 V_0 为终点时的滴定液体积；

a 为曲线过零前的二级微熵绝对值；

b 为曲线过零后的二级微熵绝对值；

V 为 a 点对应的滴定液体积；

ΔV 为由 a 点至 b 点所滴加的滴定液体积。

由于二阶导数计算法更准确，所以最为常用。

采用自动电位滴定仪可方便地获得滴定数据或滴定曲线。

选择或核对指示剂色调时，可在滴定前加入指示剂，观察终点前至终点后的颜色变化，以确定该品种在滴定终点时的指示剂颜色。

(2)永停滴定法 用作重氮化法的终点指示时，调节 R_1 使加于电极上的电压约为 50mV。取供试品适量，精密称定，置烧杯中，除另有规定外，可加水 40ml 与盐酸溶液(1→2)15ml，而后置电磁搅拌器上，搅拌使溶解，再加溴化钾 2g，插入铂-铂电极后，将滴定管的尖端插入液面下约2/3处，用亚硝酸钠滴定液(0.1mol/L 或 0.05mol/L)迅速滴定，随滴随搅拌，至近终点时，将滴定管的尖端提出液面，用少量水淋洗尖端，洗液并入溶液中，继续缓缓滴定，至电流计指针突然偏转，并不再回复，即为滴定终点。

用作水分测定法第一法的终点指示时，可调节 R_1 使电流计的初始电流为 $5\sim10\mu A$，待滴定到电流突增至 $50\sim150\mu A$，并持续数分钟不退回，即为滴定终点。

0702 非水溶液滴定法

本法是在非水溶剂中进行滴定的方法，主要用来测定有机碱及其氢卤酸盐、磷酸盐、硫酸盐或有机酸盐，以及有机酸碱金属盐类药物的含量，也用于测定某些有机弱酸的含量。

非水溶剂的种类

(1)酸性溶剂 有机弱碱在酸性溶剂中可显著地增强其相对碱度，最常用的酸性溶剂为冰醋酸。

(2)碱性溶剂 有机弱酸在碱性溶剂中可显著地增强其相对酸度，最常用的碱性溶剂为二甲基甲酰胺。

(3)两性溶剂 兼有酸、碱两种性能，最常用的为甲醇。

(4)惰性溶剂 这一类溶剂没有酸、碱性，如三氯甲烷等。

第一法 除另有规定外，精密称取供试品适量［约消耗高氯酸滴定液(0.1mol/L)8ml］，加冰醋酸 10～30ml 使溶解，加各品种项下规定的指示液 1～2 滴，用高氯酸滴定液(0.1mol/L)滴定。终点颜色应以电位滴定时的突跃点为准，并将滴定的结果用空白试验校正。

若滴定供试品与标定高氯酸滴定液时的温度差别超过10℃，则应重新标定；若未超过 10℃，则可根据下式将高氯酸滴定液的浓度加以校正：

$$N_1 = \frac{N_0}{1 + 0.0011(t_1 - t_0)}$$

式中　0.0011 为冰醋酸的膨胀系数；

t_0 为标定高氯酸滴定液时的温度；

t_1 为滴定供试品时的温度；

N_0 为 t_0 时高氯酸滴定液的浓度；

N_1 为 t_1 时高氯酸滴定液的浓度。

供试品如为氢卤酸盐，除另有规定外，可在加入醋酸汞试液 3～5ml 后，再进行滴定（因醋酸汞试液具有一定毒性，故在方法建立时，应尽量减少使用）；供试品如为磷酸盐，可以直接滴定；硫酸盐也可直接滴定，但滴定至其成硫酸氢盐为止；供试品如为硝酸盐，因硝酸可使指示剂褪色，终点极难观察，遇此情况应以电位滴定法指示终点为宜。

电位滴定时用玻璃电极为指示电极，饱和甘汞电极（玻璃套管内装氯化钾的饱和无水甲醇溶液）或银-氯化银电极为参比电极或复合电极。

第二法　除另有规定外，精密称取供试品适量［约消耗碱滴定液(0.1mol/L)8ml］，加各品种项下规定的溶剂使溶解，再加规定的指示液 1～2 滴，用规定的碱滴定液(0.1mol/L)滴定。终点颜色应以电位滴定时的突跃点为准，并将滴定的结果用空白试验校正。

在滴定过程中，应注意防止溶剂和碱滴定液吸收空气中的二氧化碳和水蒸气，以及滴定液中溶剂的挥发。

电位滴定时所用的电极同第一法。

0703　氧瓶燃烧法

本法系将分子中含有卤素或硫等元素的有机药物在充满氧气的燃烧瓶中进行燃烧，待燃烧产物被吸入吸收液后，再采用适宜的分析方法来检查或测定卤素或硫等元素的含量。

仪器装置　燃烧瓶为 500ml、1000ml 或 2000ml 磨口、硬质玻璃锥形瓶，瓶塞应严密、空心，底部熔封铂丝一根（直径为 1mm），铂丝下端做成网状或螺旋状，长度约为瓶身长度的 2/3，见图 1。

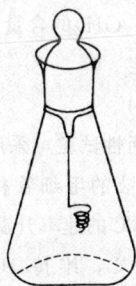

图 1　燃烧瓶

操作法　按各品种项下的规定，精密称取供试品（如为固体，应研细）适量，除另有规定外，置于无灰滤纸（图 2a）

中心，按虚线折叠（图 2b）后，固定于铂丝下端的网内或螺旋处，使尾部露出。对于液体供试品，可在透明胶纸和滤纸做成的纸袋中称样，方法为将透明胶纸剪成规定的大小和形状（图 2c），中部贴一约 16mm×6mm 的无灰滤纸条，并于其突出部分贴一 6mm×35mm 的无灰滤纸条（图 2d），将胶纸对折，紧粘住底部及另一边，并使上口敞开（图 2e）；精密称定重量，用滴管将供试品从上口滴在无灰滤纸条上，立即捏紧粘住上口，精密称定重量，两次重量之差即为供试品的重量，将含有供试品的纸袋固定于铂丝下端的网内或螺旋处，使尾部露出。另在燃烧瓶内按各品种项下的规定加入吸收液，并将瓶口用水湿润，小心急速通入氧气约 1 分钟（通气管应接近液面，使瓶内空气排尽），立即用表面皿覆盖瓶口，移置他处；点燃包有供试品的滤纸尾部，迅速放入燃烧瓶中，按紧瓶塞，用少量水封闭瓶口，待燃烧完毕（应无黑色碎片），充分振摇，使生成的烟雾被完全吸入吸收液中，放置 15 分钟，用少量水冲洗瓶塞及铂丝，合并洗液及吸收液。同法另做空白试验。然后按各品种项下规定的方法进行检查或测定。

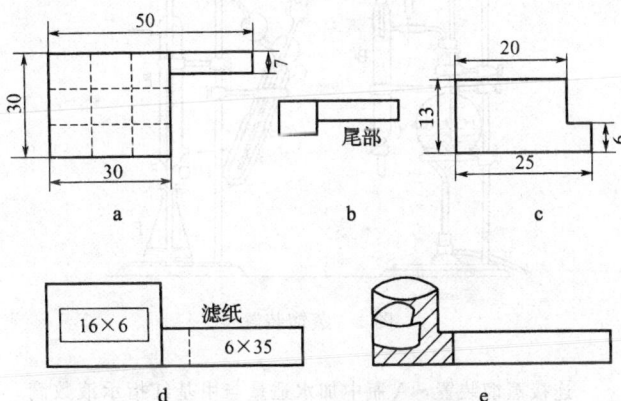

单位：mm

图 2　滤纸折叠方法

【附注】操作中在燃烧时要有防爆措施。

0704　氮测定法

本法系依据含氮有机物经硫酸消化后，生成的硫酸铵被氢氧化钠分解释放出氨，后者借水蒸气被蒸馏入硼酸液中生成硼酸铵，最后用强酸滴定，依据强酸消耗量可计算出供试品的氮含量。

第一法（常量法）　取供试品适量（相当于含氮量 25～30mg），精密称定，供试品如为固体或半固体，可用滤纸称取，并连同滤纸置干燥的 500ml 凯氏烧瓶中；然后依次加入硫酸钾（或无水硫酸钠）10g 和硫酸铜粉末 0.5g，再沿瓶壁缓缓加硫酸 20ml；在凯氏烧瓶口放一小漏斗并使凯氏烧瓶成 45°斜置，用直火缓缓加热，使溶液的温度保持在沸点以下，等泡沸停止，强热至沸腾，待溶液呈澄明的绿色后，除另有规定外，继续加热 30 分钟，放冷；沿瓶壁缓缓加水 250ml，振摇使混合，放冷后，加 40％氢氧化钠溶液 75ml，注意使其沿瓶壁流至瓶底，自成一液层，加锌粒数粒，用氮气球将凯氏烧瓶与冷凝管连接；另取 2％硼酸溶液 50ml，置 500ml 锥形瓶中，加甲基红-溴甲酚绿混合指示液 10 滴；将冷凝管的下端插入硼酸溶液的液面下，轻轻摆动凯氏烧瓶，使溶液混合均匀，加热蒸馏，至接收液的总体积约为 250ml 时，将冷凝管尖端提出液面，使蒸气冲洗约 1 分钟，用水淋洗尖端后停止蒸馏；馏出液用硫酸滴定液（0.05mol/L）滴定至溶液由蓝绿色变为灰紫色，并将滴定的结果用空白试验校正。每 1ml 硫酸滴定液（0.05mol/L）相当于 1.401mg 的 N。

第二法（半微量法）　蒸馏装置见图 1。图 1 中 A 为 1000ml 圆底烧瓶，B 为安全瓶，C 为连有氮气球的蒸馏器，D 为漏斗，E 为直形冷凝管，F 为 100ml 锥形瓶，G、H 为橡皮管夹。

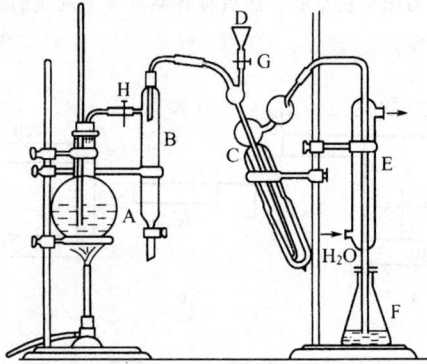

图 1　蒸馏装置

连接蒸馏装置，A 瓶中加水适量与甲基红指示液数滴，加稀硫酸使成酸性，加玻璃珠或沸石数粒，从 D 漏斗加水约 50ml，关闭 G 夹，开放冷凝水，煮沸 A 瓶中的水，当蒸气从冷凝管尖端冷凝而出时，移去火源，关 H 夹，使 C 瓶中的水反抽至 B 瓶，开 G 夹，放出 B 瓶中的水，关 B 瓶及 G 夹，将冷凝管尖端插入约 50ml 水中，使水自冷凝管尖端反抽至 C 瓶，再抽至 B 瓶，如上法操作。将仪器内部洗涤 2～3 次。

取供试品适量（相当于含氮量 1.0～2.0mg），精密称定，置干燥的 30～50ml 凯氏烧瓶中，加硫酸钾（或无水硫酸钠）0.3g 与 30％硫酸铜溶液 5 滴，再沿瓶壁滴加硫酸 2.0ml；在凯氏烧瓶口放一小漏斗，并使烧瓶成 45°斜置，用小火缓缓加热使溶液的温度保持在沸点以下，等泡沸停止，逐步加大火力，沸腾至溶液呈澄明的绿色后，除另有规定外，继续加热 10 分钟，放冷，加水 2ml。

取 2％硼酸溶液 10ml，置 100ml 锥形瓶中，加甲基红-溴甲酚绿混合指示液 5 滴，将冷凝管尖端插入液面下。然后，将凯氏烧瓶中内容物经由 D 漏斗转入 C 蒸馏瓶中，用水少量淋洗凯氏烧瓶及漏斗数次，再加入 40％氢氧化钠溶

液 10ml，用少量水再洗漏斗数次，关 G 夹，加热 A 瓶进行蒸气蒸馏，至硼酸液开始由酒红色变为蓝绿色时起，继续蒸馏约 10 分钟后，将冷凝管尖端提出液面，使蒸气继续冲洗约 1 分钟，用水淋洗尖端后停止蒸馏。

馏出液用硫酸滴定液（0.005mol/L）滴定至溶液由蓝绿色变为灰紫色，并将滴定的结果用空白（空白和供试品所得馏出液的体积应基本相同，70～75ml）试验校正。每 1ml 硫酸滴定液（0.005mol/L）相当于 0.1401mg 的 N。

取用的供试品量在 0.1g 以上时，应适当增加硫酸的用量，使消解作用完全，并相应地增加 40％氢氧化钠溶液的用量。

【附注】（1）蒸馏前应蒸洗蒸馏器 15 分钟以上。

（2）硫酸滴定液（0.005mol/L）的配制　精密量取硫酸滴定液（0.05mol/L）100ml，置于 1000ml 量瓶中，加水稀释至刻度，摇匀。

第三法（定氮仪法）　本法适用于常量及半微量法测定含氮化合物中氮的含量。

半自动定氮仪由消化仪和自动蒸馏仪组成；全自动定氮仪由消化仪、自动蒸馏仪和滴定仪组成。

根据供试品的含氮量参考常量法（第一法）或半微量法（第二法）称取样品置消化管中，依次加入适量硫酸钾、硫酸铜和硫酸，将消化管放入消化仪中，按照仪器说明书的方法开始消解［通常为 150℃，5 分钟（去除水分）；350℃，5 分钟（接近硫酸沸点）；400℃，60～80 分钟］至溶液呈澄明的绿色，再继续消化 10 分钟，取出，冷却。

将配制好的碱液、吸收液和适宜的滴定液分别置自动蒸馏仪相应的瓶中，按照仪器说明书的要求将已冷却的消化管装入正确位置，关上安全门，连接水源，设定好加入试剂的量、时间、清洗条件及其他仪器参数等，如为全自动定氮仪，即开始自动蒸馏和滴定。如为半自动定氮仪，则取馏出液照第一法或第二法滴定，测定氮的含量。

0711　乙醇量测定法

一、气相色谱法

本法系采用气相色谱法（通则 0521）测定各种含乙醇制剂中在 20℃时乙醇（C_2H_5OH）的含量（％）（ml/ml）。除另有规定外，按下列方法测定。

第一法（毛细管柱法）

色谱条件与系统适用性试验　采用 6％氰丙基苯基-94％二甲基聚硅氧烷为固定液的毛细管柱；起始温度为 40℃，维持 2 分钟，以每分钟 3℃的速率升温至 65℃，再以每分钟 25℃的速率升温至 200℃，维持 10 分钟；进样口温度 200℃；检测器（FID）温度 220℃；采用顶空分流进样，分流比为 1∶1；顶空瓶平衡温度为 85℃，平衡时间为 20 分钟。理论板数按乙醇峰计算应不低于 10 000，乙醇峰与正丙醇峰的分离度应大于 2.0。

校正因子测定　精密量取恒温至 20℃的无水乙醇 5ml，平行两份；置 100ml 量瓶中，精密加入恒温至 20℃的正丙醇(内标物质)5ml，用水稀释至刻度，摇匀，精密量取该溶液 1ml，置 100ml 量瓶中，用水稀释至刻度，摇匀(必要时可进一步稀释)，作为对照品溶液。精密量取 3ml，置 10ml 顶空进样瓶中，密封，顶空进样，每份对照品溶液进样 3 次，测定峰面积，计算平均校正因子，所得校正因子的相对标准偏差不得大于 2.0%。

测定法　精密量取恒温至 20℃的供试品适量(相当于乙醇约 5ml)，置 100ml 量瓶中，精密加入恒温至 20℃的正丙醇 5ml，用水稀释至刻度，摇匀，精密量取该溶液 1ml，置 100ml 量瓶中，用水稀释至刻度，摇匀(必要时可进一步稀释)，作为供试品溶液。精密量取 3ml，置 10ml 顶空进样瓶中，密封，顶空进样，测定峰面积，按内标法以峰面积计算，即得。

【附注】毛细管柱建议选择大口径、厚液膜色谱柱，规格为 0.53mm×30m，3.00μm。

第二法(填充柱法)

色谱条件与系统适用性试验　用直径为 0.18～0.25mm 的二乙烯苯-乙基乙烯苯型高分子多孔小球作为载体，柱温为 120～150℃。理论板数按正丙醇峰计算应不低于 700，乙醇峰与正丙醇峰的分离度应大于 2.0。

校正因子测定　精密量取恒温至 20℃的无水乙醇 4ml、5ml、6ml，分别置 100ml 量瓶中，分别精密加入恒温至 20℃的正丙醇(内标物质)5ml，用水稀释至刻度，摇匀(必要时可进一步稀释)。各取上述三种溶液适量，注入气相色谱仪，分别连续进样 3 次，测定峰面积，计算校正因子，所得校正因子的相对标准偏差不得大于 2.0%。

测定法　精密量取恒温至 20℃的供试品适量(相当于乙醇约 5ml)，置 100ml 量瓶中，精密加入恒温至 20℃的正丙醇 5ml，用水稀释至刻度，摇匀(必要时可进一步稀释)，取适量注入气相色谱仪，测定峰面积，按内标法以峰面积计算，即得。

【附注】(1)在不含内标物质的供试品溶液的色谱图中，与内标物质峰相应的位置处不得出现杂质峰。

(2)除另有规定外，若蒸馏法测定结果与气相色谱法不一致，以气相色谱法测定结果为准。

二、蒸馏法

本法系用蒸馏后测定相对密度的方法测定各种含乙醇制剂在 20℃时乙醇(C_2H_5OH)的含量(%)(ml/ml)。按照制剂的性质不同，选用下列三法之一进行测定。

第一法　本法系供测定多数流浸膏、酊剂及甘油制剂中的乙醇含量。根据制剂中含乙醇量的不同，又可分为两种情况。

1. 含乙醇量低于 30% 者

取供试品，调节温度至 20℃，精密量取 25ml，置 150～200ml 蒸馏瓶中，加水约 25ml，加玻璃珠数粒或沸石等物质，连接冷凝管，直火加热，缓缓蒸馏，速度以馏出液滴连续但不成线为宜。馏出液导入 25ml 量瓶中，待馏出液约达 23ml 时，停止蒸馏。调节馏出液温度至 20℃，加 20℃的水至刻度，摇匀，在 20℃时按相对密度测定法(通则 0601)测定其相对密度。在乙醇相对密度表内(表 1)查出乙醇的含量(%)(ml/ml)，即得。

2. 含乙醇量高于 30% 者

取供试品，调节温度至 20℃，精密量取 25ml，置 150～200ml 蒸馏瓶中，加水约 50ml，如上法蒸馏。馏出液导入 50ml 量瓶中，待馏出液约达 48ml 时，停止蒸馏。按上法测定其相对密度。将查得所含乙醇的含量(%)(ml/ml)与 2 相乘，即得。

第二法　本法系供测定含有挥发性物质如挥发油、三氯甲烷、乙醚、樟脑等的酊剂、醑剂等制剂中的乙醇量。根据制剂中含乙醇量的不同，也可分为两种情况。

1. 含乙醇量低于 30% 者

取供试品，调节温度至 20℃，精密量取 25ml，置 150ml 分液漏斗中，加等量的水，并加入氯化钠使之饱和，再加石油醚，振摇提取 1～3 次，每次约 25ml，使干扰测定的挥发性物质溶入石油醚层中，静置待两液分离，分取下层水液，置 150～200ml 蒸馏瓶中，合并石油醚层并用氯化钠的饱和溶液洗涤 3 次，每次约 10ml，洗液并入蒸馏瓶中，照上述第一法蒸馏(馏出液约 23ml)并测定。

2. 含乙醇量高于 30% 者

取供试品，调节温度至 20℃，精密量取 25ml，置 250ml 分液漏斗中，加水约 50ml，如上法加入氯化钠使之饱和，并用石油醚提取 1～3 次，分取下层水液，照上述第一法蒸馏(馏出液约 48ml)并测定。

供试品中加石油醚振摇后，如发生乳化现象时，或经石油醚处理后，馏出液仍很浑浊时，可另取供试品，加水稀释，照第一法蒸馏，再将得到的馏出液照本法处理、蒸馏并测定。

供试品如为水棉胶剂，可用水代替饱和氯化钠溶液。

第三法　本法系供测定含有游离氨或挥发性酸的制剂中的乙醇量。供试品中含有游离氨，可酌加稀硫酸，使成微酸性；如含有挥发性酸，可酌加氢氧化钠试液，使成微碱性。再按第一法蒸馏、测定。如同时含有挥发油，除按照上法处理外，并照第二法处理。供试品中如含有肥皂，可加过量硫酸，使肥皂分解，再依法测定。

【附注】(1)任何一法的馏出液如显浑浊，可加滑石粉或碳酸钙振摇，滤过，使溶液澄清，再测定相对密度。

(2)蒸馏时，如发生泡沫，可在供试品中酌加硫酸或磷酸，使成强酸性，或加稍过量的氯化钙溶液，或加少量石蜡后再蒸馏。

表 1　乙醇相对密度表

相对密度 (20℃/20℃)	浓度 (%)(ml/ml)	相对密度 (20℃/20℃)	浓度 (%)(ml/ml)
0.9992	0.5	0.9693	25.5
0.9985	1.0	0.9687	26.0
0.9978	1.5	0.9681	26.5
0.9970	2.0	0.9675	27.0
0.9968	2.5	0.9670	27.5
0.9956	3.0	0.9664	28.0
0.9949	3.5	0.9658	28.5
0.9942	4.0	0.9652	29.0
0.9935	4.5	0.9646	29.5
0.9928	5.0	0.9640	30.0
0.9922	5.5	0.9633	30.5
0.9915	6.0	0.9627	31.0
0.9908	6.5	0.9621	31.5
0.9902	7.0	0.9614	32.0
0.9896	7.5	0.9608	32.5
0.9889	8.0	0.9601	33.0
0.9883	8.5	0.9594	33.5
0.9877	9.0	0.9587	34.0
0.9871	9.5	0.9580	34.5
0.9865	10.0	0.9573	35.0
0.9859	10.5	0.9566	35.5
0.9853	11.0	0.9558	36.0
0.9847	11.5	0.9551	36.5
0.9841	12.0	0.9544	37.0
0.9835	12.5	0.9536	37.5
0.9830	13.0	0.9529	38.0
0.9824	13.5	0.9521	38.5
0.9818	14.0	0.9513	39.0
0.9813	14.5	0.9505	39.5
0.9807	15.0	0.9497	40.0
0.9802	15.5	0.9489	40.5
0.9796	16.0	0.9481	41.0
0.9790	16.5	0.9473	41.5
0.9785	17.0	0.9465	42.0
0.9780	17.5	0.9456	42.5
0.9774	18.0	0.9447	43.0
0.9769	18.5	0.9439	43.5
0.9764	19.0	0.9430	44.0
0.9758	19.5	0.9421	44.5
0.9753	20.0	0.9412	45.0
0.9748	20.5	0.9403	45.5
0.9743	21.0	0.9394	46.0
0.9737	21.5	0.9385	46.5
0.9732	22.0	0.9376	47.0
0.9726	22.5	0.9366	47.5
0.9721	23.0	0.9357	48.0
0.9715	23.5	0.9347	48.5
0.9710	24.0	0.9338	49.0
0.9704	24.5	0.9328	49.5
0.9698	25.0	0.9318	50.0

0712　甲氧基、乙氧基与羟丙氧基测定法

本法系采用气相色谱法（通则 0521）或容量法测定甲基纤维素、乙基纤维素、羟丙纤维素或羟丙甲纤维素等药用辅料中所含的甲氧基、乙氧基和羟丙氧基。

可选择第一法或第二法测定，当第二法测定结果不符合规定时，应以第一法测定结果为判定依据。

第一法（气相色谱法）

色谱条件与系统适用性试验　用 25％苯基-75％甲基聚硅氧烷为固定液，涂布浓度为 20％的填充柱，或用 6％氰丙基苯基-94％二甲基硅氧烷（或极性相近的固定液）为固定液的毛细管色谱柱；起始温度为 100℃，维持 8 分钟，再以每分钟 50℃的速率升温至 230℃，维持 2 分钟；进样口温度为 200℃；检测器［氢火焰离子化检测器（FID）或热导检测器（TCD）］温度为 250℃。理论板数按正辛烷峰计算不低于 1500（填充柱）或 10 000（毛细管柱），对照品峰与内标物质峰的分离度应符合要求。取对照品溶液 1μl 注入气相色谱仪，连续进样 5 次，计算校正因子，相对标准偏差应不大于 3.0％。

测定法　取供试品约 65mg，精密称定，置已称重的反应瓶中（可取 10ml 的顶空进样瓶），加己二酸 80mg，精密加入内标溶液（取正辛烷 0.5g，置 100ml 量瓶中，加邻二甲苯溶解并稀释至刻度，摇匀，即得）与 57％氢碘酸溶液各 2ml，密封，精密称定，于 130～150℃振荡 60 分钟，或在 130～150℃加热 30 分钟后，剧烈振摇 5 分钟，继续在 130～150℃加热 30 分钟，冷却，精密称定，若减失重量小于反应瓶中内容物的 0.50％，且无渗漏，可直接取混合液的上层液体作为供试品溶液；若减失重量大于反应瓶中内容物的 0.50％，则应按上法重新制备供试品溶液。另取己二酸 80mg，置已称重的反应瓶中，精密加入内标溶液与 57％氢碘酸溶液各 2ml，密封，精密称定，根据供试品中所含甲氧基、乙氧基和羟丙氧基的量，用注射器穿刺加入相应的碘甲烷、碘乙烷和 2-碘丙烷对照品，精密称定，两次称重结果相减即为对照品的加入量。振摇约 30 秒，静置，取上层液体作为对照品溶液。取供试品溶液与对照品溶液各 1μl，分别注入气相色谱仪，记录色谱图，按内标法以峰面积计算，并将结果乘以系数［碘甲烷（分子量 141.94）转换为甲氧基（分子量 31.03）系数为 0.2186；碘乙烷（分子量 155.97）转换为乙氧基（分子量 45.06）系数为 0.2889；2-碘丙烷（分子量 169.99）转换为羟丙氧基（分子量 75.09）系数为 0.4417］，即得。

第二法（容量法）

1. 羟丙氧基测定

仪器装置　如图 1 所示。图中 D 为 25ml 双颈蒸馏瓶，侧颈与外裹铝箔的长度为 95mm 的分馏柱 E 相连接；C 为

接流管，末端内径为 0.25～1.25mm，插入蒸馏瓶内；B 为蒸汽发生管（25mm×150mm），亦具末端内径为 0.25～1.25mm 的气体导入管，并与 C 相通；F 为冷凝管，外管长 100mm，与 E 连接；G 为 125ml 具刻度的带玻塞锥形瓶，供收集馏液用。D 与 B 均浸入可控温的电热油浴 A 中，维持温度为 155℃。

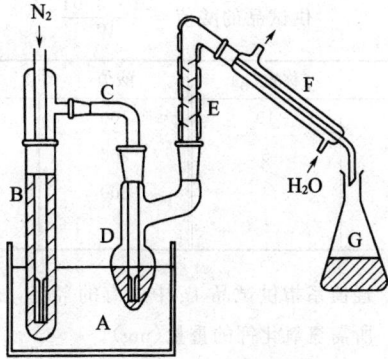

图 1　羟丙氧基测定仪器装置

测定法　取各品种项下规定量的供试品，精密称定，置蒸馏瓶 D 中，加 30%（g/g）三氧化铬溶液 10ml。于蒸汽发生管 B 中装入水至近接头处，连接蒸馏装置。将 B 与 D 均浸入油浴中（可为甘油），使油浴液面与 D 瓶中三氧化铬溶液的液面一致。开启冷却水，必要时通入氮气流并控制其流速为每秒钟约 1 个气泡。于 30 分钟内将油浴升温至 155℃，并维持此温度至收集馏液约 50ml，将冷凝管自分馏柱上取下，用水冲洗，洗液并入收集液中，加酚酞指示液 2 滴，用氢氧化钠滴定液（0.02mol/L）滴定至 pH 值为 6.9～7.1（用酸度计测定），记录消耗滴定液的体积 V_1（ml），而后加碳酸氢钠 0.5g 与稀硫酸 10ml，静置至不再产生二氧化碳气体为止，加碘化钾 1.0g，密塞，摇匀，置暗处放置 5 分钟，加淀粉指示液 1ml，用硫代硫酸钠滴定液（0.02mol/L）滴定至终点，记录消耗滴定液的体积 V_2（ml）。另做空白试验，分别记录消耗的氢氧化钠滴定液（0.02mol/L）与硫代硫酸钠滴定液（0.02mol/L）的体积 V_a 与 V_b（ml），按下式计算，即得。

$$羟丙氧基的含量（\%）=（V_1M_1-KV_2M_2）\times\frac{0.0751}{W}\times100\%$$

式中　K 为空白校正系数 $(M_1V_a)/(M_2V_b)$；
　　　V_1 为供试品消耗氢氧化钠滴定液（0.02mol/L）的体积，ml；
　　　V_2 为供试品消耗硫代硫酸钠滴定液（0.02mol/L）的体积，ml；
　　　V_a 为空白试验消耗氢氧化钠滴定液（0.02mol/L）的体积，ml；
　　　V_b 为空白试验消耗硫代硫酸钠滴定液（0.02mol/L）的体积，ml；
　　　W 为供试品的重量，g；

M_1 为氢氧化钠滴定液的浓度，mol/L；
M_2 为硫代硫酸钠滴定液的浓度，mol/L；
0.0751 为羟丙氧基（$OCH_2CHOHCH_3$）的毫摩尔质量。

2. 甲氧基测定

仪器装置　如图 2 所示。A 为 50ml 圆底烧瓶，侧部具一内径为 1mm 的支管供导入二氧化碳或氮气流用；瓶颈垂直装有长约 25cm、内径为 9mm 的直形空气冷凝管 E，其上端弯曲成出口向下、并缩为内径 2mm 的玻璃毛细管，浸入内盛水约 2ml 的洗气瓶 B 中；洗气瓶具出口为一内径约 7mm 的玻璃管，其末端为内径 4mm 可拆卸的玻璃管，可浸入两个相连接的接收容器 C、D 中的第一个容器 C 内液面之下。

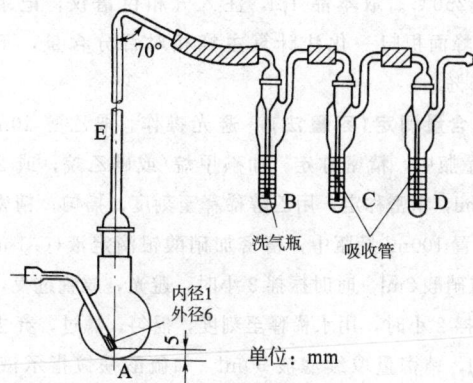

图 2　甲氧基测定仪器装置

测定法　取干燥的供试品（相当于甲氧基 10mg），精密称定，置烧瓶中，加熔融的苯酚 2.5ml 与氢碘酸 5ml，连接上述装置；另在两个接受容器内，分别加入 10% 醋酸钾的冰醋酸溶液 6ml 与 4ml，再各加溴 0.2ml；通过支管将 CO_2 或 N_2 气流缓慢而恒速地（每秒 1～2 个气泡为宜）通入烧瓶，缓缓加热使温度控制在恰使沸腾液体的蒸气上升至冷凝管的半高度（约至 30 分钟使油液温度上升至 135～140℃），在此温度下通常在 45 分钟可完成反应（根据供试品的性质而定，如果供试品中含有多于两个甲氧基时，加热时间应延长到 1～3 小时）。而后拆除装置，将两只接受容器的内容物倾入 250ml 碘瓶（内盛 25% 醋酸钠溶液 5ml）中，并用水淋洗使总体积约为 125ml，加入甲酸 0.3ml，转动碘瓶至溴的颜色消失，再加入甲酸 0.6ml，密塞振摇，使过量的溴完全消失，放置 1～2 分钟，加入碘化钾 1.0g 与稀硫酸 5ml，用硫代硫酸钠滴定液（0.1mol/L）滴定，并将滴定的结果用空白试验校正。每 1ml 硫代硫酸钠滴定液（0.1mol/L）相当于 0.5172mg 的甲氧基。

【注意事项】

（1）碘甲烷、碘乙烷和 2-碘丙烷均为极易挥发性物质，应在进样前，打开反应瓶密封盖后，立即将上层液体移入进样瓶；进样瓶的密封性应良好。

（2）碘甲烷、碘乙烷和 2-碘丙烷均应避光保存，放置过程中释放出碘，使溶液颜色逐渐加深，每次测定前应进行纯度标化(见附注)，含量计算时应进行折算。

（3）57％氢碘酸可直接从市场购买，也可取市售的氢碘酸试剂置于全玻璃仪器中，加适量次亚磷酸，使氢碘酸的颜色由棕色变为无色，加热，同时缓缓通入氮气，收集 126～127℃的馏分，纯化后的氢碘酸贮藏于有良好密封性的棕色玻璃瓶中，充氮保存。

【附注】碘甲烷、碘乙烷和 2-碘丙烷的标化

1. 纯度测定（气相色谱法）　避光操作。用 6％氰丙苯基-94％二甲基硅氧烷（或极性相近的固定液）为固定液的毛细管柱；起始温度为 60℃，维持 8 分钟，再以每分钟 10℃的速率升温至 150℃，维持 10 分钟；进样口温度为 200℃；检测器［氢火焰离子化检测器（FID）或热导检测器（TCD）］温度为 250℃。取本品 1μl，注入气相色谱仪，记录色谱图，按峰面积归一化法计算主峰相对百分含量，不得低于 99.5％。

2. 含量测定（容量法）　避光操作。取乙醇 10ml，置 100ml 量瓶中，精密称定，加碘甲烷（或碘乙烷，或 2-碘丙烷）1.0ml，精密称定，用乙醇稀释至刻度，摇匀；精密量取 20ml，置 100ml 量瓶中，精密加硝酸银滴定液（0.1mol/L）50ml 与硝酸 2ml，时时振摇 2 小时，避光，放置过夜，继续时时振摇 2 小时，用水稀释至刻度，摇匀，滤过，弃去初滤液 20ml，精密量取续滤液 50ml，加硫酸铁铵指示液 2ml，用硫氰酸铵滴定液（0.1mol/L）滴定，并将滴定结果用空白试验校正。每 1ml 硝酸银滴定液（0.1mol/L）相当于 14.19mg 的碘甲烷（CH_3I）、15.60mg 的碘乙烷（C_2H_5I）或 17.00mg 的 2-碘丙烷（C_3H_7I），含碘甲烷（或碘乙烷，或 2-碘丙烷）不得低于 98.0％。

0713　脂肪与脂肪油测定法

本法适用于供药用或药用辅料的脂类物质及类似物（不包括挥发油）的测定。

液体供试品如因析出硬脂发生浑浊时，应先置 50℃的水浴上加热，使完全熔化成澄清液体；加热后仍显浑浊，可离心沉降或用干燥的保温滤器滤过使澄清；将得到的澄清液体搅匀，趁其尚未凝固，用附有滴管的称量瓶或附有玻勺的称量杯，分别称取下述各项检验所需的供试品。固体供试品应先在不高于其熔点 10℃的温度下熔化，离心沉降或滤过，再依法称取。

相对密度　照相对密度测定法（通则 0601）测定。

折光率　照折光率测定法（通则 0622）测定。

熔点　照熔点测定法（通则 0612 第二法）测定。

酸值　酸值系指中和供试品 1g 中含有的游离脂肪酸所需氢氧化钾的重量（mg），但在测定时可采用氢氧化钠滴定液（0.1mol/L）进行滴定。

除另有规定外，按下表中规定的重量，精密称取供试品，置 250ml 锥形瓶中，加乙醇-乙醚（1:1）混合液［临用

前加酚酞指示液 1.0ml，用氢氧化钠滴定液（0.1mol/L）调至微显粉红色］50ml，振摇使完全溶解（如不易溶解，缓慢加热回流使溶解），用氢氧化钠滴定液（0.1mol/L）滴定，至粉红色持续 30 秒不褪。以供试品消耗氢氧化钠滴定液（0.1mol/L）的体积（ml）为 A，供试品的重量（g）为 W，照下式计算酸值：

$$供试品的酸值 = \frac{A \times 5.61}{W}$$

酸值	称重(g)	酸值	称重(g)
0.5	10	100	1
1	5	200	0.5
10	4	300	0.4
50	2		

羟值　羟值系指供试品 1g 中含有的羟基，经用以下方法酰化后，所需氢氧化钾的重量（mg）。

除另有规定外，按下表中规定的重量，精密称取供试品，置 250ml 的干燥碘瓶中，精密加入酰化剂（取对甲苯磺酸 14.4g，置 500ml 碘瓶中，加乙酸乙酯 360ml，振摇溶解后，缓缓加入醋酐 120ml，摇匀，放置 3 日后用）5ml，用吡啶少许湿润瓶塞，稍拧紧，轻轻摇动使完全溶解，置 50℃±1℃水浴中 25 分钟（每 10 分钟轻轻摇动）后，放冷，加吡啶-水（3:5）20ml，5 分钟后加甲酚红-麝香草酚蓝混合指示液 8～10 滴，用氢氧化钾（或氢氧化钠）滴定液（1mol/L）滴定至溶液显灰蓝色或蓝色；同时做空白试验。以供试品消耗的氢氧化钾（或氢氧化钠）滴定液（1mol/L）的体积（ml）为 A，空白试验消耗的体积（ml）为 B，供试品的重量（g）为 W，供试品的酸值为 D，照下式计算羟值：

$$供试品的羟值 = \frac{(B-A) \times 56.1}{W} + D$$

羟值	称重(g)	羟值	称重(g)
10～100	2.0	200～250	0.75
100～150	1.5	250～300	0.60
150～200	1.0		

碘值　碘值系指当供试品 100g 充分卤化时所需的碘量（g）。

除另有规定外，取供试品适量［其重量（g）约相当于 25/供试品的最大碘值］，精密称定，置 250ml 的干燥碘瓶中，加三氯甲烷 10ml，溶解后，精密加入溴化碘溶液 25ml，密塞，摇匀，在暗处放置 30 分钟。加入新制的碘化钾试液 10ml 与水 100ml，摇匀，用硫代硫酸钠滴定液（0.1mol/L）滴定剩余的碘，滴定时注意充分振摇，待混合液的棕色变为淡黄色，加淀粉指示液 1ml，继续滴定至蓝色消失；同时做空白试验。以供试品消耗硫代硫酸钠滴定液（0.1mol/L）的体积（ml）为 A，空白试验消耗的体积（ml）为 B，供试品的重量（g）为 W，照下式计算碘值：

$$供试品的碘值 = \frac{(B-A) \times 1.269}{W}$$

过氧化值 过氧化值系指供试品 1000g 中含有的其氧化力与一定量的氧相当的过氧化物量。

除另有规定外，取供试品 5g，精密称定，置 250ml 碘瓶中，加三氯甲烷-冰醋酸（2:3）混合液 30ml，振摇溶解后，加入碘化钾试液 0.5ml，准确振摇萃取 1 分钟，然后加水 30ml，用硫代硫酸钠滴定液（0.01mol/L）滴定。滴定时，注意缓慢加入滴定液，并充分振摇直至黄色几乎消失，加淀粉指示液 5ml，继续滴定并充分振摇至蓝色消失，同时做空白试验。空白试验中硫代硫酸钠滴定液（0.01mol/L）的消耗量不得过 0.1ml。以供试品消耗硫代硫酸钠滴定液（0.01mol/L）的体积（ml）为 A，空白试验消耗硫代硫酸钠滴定液（0.01mol/L）的体积（ml）为 B，供试品的重量（g）为 W，照下式计算过氧化值：

$$供试品的过氧化值 = \frac{10 \times (A - B)}{W}$$

皂化值 皂化值系指中和并皂化供试品 1g 中含有的游离酸类和酯类所需氢氧化钾的重量（mg）。

除另有规定外，取供试品适量〔其重量（g）约相当于 250/供试品的最大皂化值〕，精密称定，置 250ml 回流瓶中，精密加入 0.5mol/L 氢氧化钾乙醇溶液 25ml，加热回流 30 分钟，然后用乙醇 10ml 冲洗冷凝器的内壁和塞的下部，加酚酞指示液 1.0ml，用盐酸滴定液（0.5mol/L）滴定剩余的氢氧化钾，至溶液的粉红色刚好褪去，加热至沸，如溶液又出现粉红色，再滴定至粉红色刚好褪去；同时做空白试验。以供试品消耗的盐酸滴定液（0.5mol/L）的体积（ml）为 A，空白试验消耗的体积（ml）为 B，供试品的重量（g）为 W，照下式计算皂化值：

$$供试品的皂化值 = \frac{(B - A) \times 28.05}{W}$$

不皂化物 除另有规定外，取供试品约 5g，精密称定，置 250ml 回流瓶中，加氢氧化钾乙醇溶液（取氢氧化钾 12g，加水 10ml 溶解，用乙醇稀释至 100ml，摇匀）50ml，水浴加热回流 1 小时，放冷至 25℃ 以下，移至带有聚四氟乙烯活塞的分液漏斗中，用水洗涤回流瓶 2 次，每次 50ml，洗液并入分液漏斗中。用乙醚提取 3 次，每次 100ml；合并乙醚提取液，用水洗涤乙醚提取液 3 次，每次 40ml，静置分层，弃去水层；依次用 3% 氢氧化钾溶液与水洗涤乙醚层各 3 次，每次 40ml，再用水 40ml 反复洗涤乙醚层直至最后洗液中加酚酞指示液 2 滴不显红色。转移乙醚提取液至已恒重的蒸发皿中，并用乙醚 10ml 洗涤分液漏斗，洗液并入蒸发皿中，置 50℃ 水浴上蒸去乙醚，用丙酮 6ml 溶解残渣，空气流下挥去丙酮。在 105℃ 干燥至连续两次称重之差不超过 1mg，计算不皂化物。

取干燥后的残渣，用中性乙醇 20ml 溶解残渣，加酚酞指示液数滴，用乙醇制氢氧化钠滴定液（0.1mol/L）滴定至粉红色持续 30 秒不褪色，如果消耗乙醇制氢氧化钠

滴定液（0.1mol/L）超过 0.2ml，残渣总量不能当作不皂化物重量，试验必须重做。

甾醇组成 取不皂化物项下经乙醇制氢氧化钠滴定液（0.1mol/L）滴定至终点且满足要求的溶液，水浴蒸干，残渣加丙酮 6ml 溶解，室温挥发至干，残渣在 105℃ 干燥约 15 分钟，作为供试品。另取葵花籽油，同法制备不皂化物并同法处理，作为对照。

甾醇的分离 取供试品，用乙醚溶解 3 次，每次 4ml，转移至试管中，氮气流下挥发至干，加流动相适量溶解残渣（必要时，可加异丙醇 1～3 滴以促溶），制成每 1ml 中约含残渣 40mg 的溶液，用 0.45μm 滤膜滤过，取续滤液作为供试品溶液；另取上述对照，同法操作，作为对照溶液；取胆固醇和 β-谷甾醇各适量，分别加流动相溶解并稀释制成每 1ml 中约含 40mg 的溶液，作为胆固醇和 β-谷甾醇定位用溶液。照高效液相色谱法（通则 0512）试验，用硅胶为填充剂（4.6mm×250mm，5μm；预柱 4.6mm×5mm，5μm），以异丙醇-正己烷（1:99）为流动相，流速为每分钟 1.0ml，检测波长为 210nm。取对照溶液、供试品溶液、胆固醇和 β-谷甾醇定位用溶液各 50μl，分别注入液相色谱仪，记录色谱图，对照溶液应在 23～32 分钟显示两个主要的色谱峰，收集对照溶液、供试品溶液、胆固醇和 β-谷甾醇定位用溶液约 20 分钟至 32 分钟间的洗脱液（注：收集起始时间以胆固醇的出峰时间为准），分别置试管中，每个试管收集两次进样所得的洗脱液，氮气流下挥发至干。

甾醇的测定 避免潮湿。取甾醇的分离项下供试品溶液制得残渣，加无水吡啶 0.2ml，加 N,O-双（三甲基硅烷）三氟乙酰胺（BSTFA）-三甲基氯硅烷（TMCS）（99:1）混合液 0.2ml，密封，混匀，80℃ 加热 20 分钟，取出，放冷，取液体层作为供试品衍生化溶液。另取甾醇的分离项下对照溶液、胆固醇与 β-谷甾醇定位用溶液制得残渣，分别自"加无水吡啶 0.2ml"起同法操作，取液体层分别作为对照衍生化溶液、胆固醇衍生化溶液和 β-谷甾醇衍生化溶液。照气相色谱法（通则 0521）测定，采用以 5% 苯基-95% 甲基聚硅氧烷为固定液的毛细管色谱柱（0.25mm×30m，0.25μm），以氦气为载气，起始温度为 260℃，维持 50 分钟，以每分钟 5℃ 的速率升温至 290℃，维持 5 分钟，进样口温度为 290℃，检测器温度为 290℃。取对照衍生化溶液 1～3μl（视甾醇量而选择），注入气相色谱仪，记录的色谱图中，应显示 4 个主要的色谱峰，分别为菜油甾醇峰、豆甾醇峰、β-谷甾醇峰和 Δ7-豆甾醇峰，菜油甾醇峰与豆甾醇峰的分离度应不小于 4.0。另取与对照衍生化溶液相同进样体积的胆固醇衍生化溶液、β-谷甾醇衍生化溶液和供试品衍生化溶液，分别注入气相色谱仪，记录色谱图，按表 1 相对 β-谷甾醇峰的相对保留时间鉴别各甾醇峰，计算从胆固醇到 Δ7-燕麦甾醇 15 个峰的总峰面积，按面积归一化法计算供试品中各甾醇的含量。

表1　相对 β-谷甾醇峰的相对保留时间

编号	英文名称	中文名称	相对保留时间
1	cholesterol	胆固醇	0.63
2	brassicasterol	菜籽甾醇	0.71
3	24-methylene cholesterol	24-亚甲基胆固醇	0.80
4	campesterol	菜油甾醇	0.81
5	campestanol	菜油甾烷醇	0.82
6	stigmasterol	豆甾醇	0.87
7	Δ7-campesterol	Δ7-菜油甾醇	0.92
8	Δ5,23-stigmastadienol	Δ5,23-豆甾二烯醇	0.95
9	clerosterol	赤桐甾醇	0.96
10	β-sitosterol	β-谷甾醇	1
11	sitostanol	谷甾烷醇	1.02
12	Δ5-avenasterol	Δ5-燕麦甾醇	1.03
13	Δ5,24-stigmastadienol	Δ5,24-豆甾二烯醇	1.08
14	Δ7-stigmasterol	Δ7-豆甾醇	1.12
15	Δ7-avenasterol	Δ7-燕麦甾醇	1.16
16	betulin	桦木醇	1.4

脂肪酸凝点　(1)脂肪酸的提取　取 20％(g/g)氢氧化钾的甘油溶液 75g，置 800ml 烧杯中，加供试品 50g，于 150℃在不断搅拌下皂化 15 分钟，放冷至约 100℃，加入新沸的水 500ml，搅匀，缓缓加入硫酸溶液(1→4)50ml，加热至脂肪酸明显分离为一个透明层；趁热将脂肪酸移入另一烧杯中，用新煮沸的水反复洗涤，至洗液加入甲基橙指示液显黄色，趁热将澄清的脂肪酸放入干燥的小烧杯中，加无水乙醇 5ml，搅匀，用小火加热至无小气泡逸出，即得。

(2)凝点的测定　取按上法制得的干燥脂肪酸，照凝点测定法(通则 0613)测定。

脂肪酸组成　除另有规定外，取供试品 0.1g，置 50ml 回流瓶中，加 0.5mol/L 氢氧化钠甲醇溶液 4ml，在水浴中加热回流直至油滴消失(通常约 10 分钟)，放冷，加 14％三氟化硼甲醇溶液 5ml，再在水浴中加热回流 2 分钟，放冷，加正庚烷 4ml，继续在水浴中加热回流 1 分钟后，放冷，加饱和氯化钠溶液 10ml，摇匀，静置使分层，取上层液，经无水硫酸钠干燥，作为供试品溶液；分别取硬脂酸甲酯、棕榈酸甲酯和油酸甲酯适量，用正庚烷溶解并稀释制成每 1ml 中各约含 0.1mg 的溶液，作为系统适用性溶液。照气相色谱法(通则 0521)试验，采用以聚乙二醇(或极性相近)为固定液的毛细管色谱柱(0.53mm×30m,1.0μm)，起始温度为 70℃，维持 2 分钟，以每分钟 5℃的速率升温至 240℃，维持 24 分钟；进样口温度为 220℃；检测器温度为 260℃。取系统适用性溶液 1μl 注入气相色谱仪，记录色谱图，棕榈酸甲酯峰和硬脂酸甲酯峰相对于油酸甲酯峰的保留时间分别约为 0.87 和 0.99，理论板数按油酸甲酯峰计算不低于 10 000，各色谱峰的分离度应符合要求。取供试品溶液 1μl，注入气相色谱仪，记录色谱图，按面积归一化法计算各脂肪酸甲酯的含量。

加热试验　取供试品约 50ml，置烧杯中，在砂浴上加热至 280℃，升温速率为每分钟上升 10℃，观察油的颜色和其他性状的变化。

杂质　取供试品约 20g，精密称定，置锥形瓶中，加石油醚(60～90℃)20ml 使溶解，用干燥至恒重的垂熔玻璃坩埚滤过(如溶液不易滤过，可添加石油醚适量)，用石油醚洗净残渣和滤器，在 105℃干燥至恒重；精密称定，增加的重量即为供试品中杂质的重量。

水分与挥发物　取供试品约 5g，置干燥至恒重的扁形称量瓶中，精密称定，在 105℃干燥 40 分钟取出，置干燥器内放冷，精密称定重量；再在 105℃干燥 20 分钟，放冷，精密称定重量，至连续两次干燥后称重的差异不超过 0.001g，如遇重量增加的情况，则以增重前的一次重量为恒重。减失的重量，即为供试品中含有水分与挥发物的重量。

碱性杂质　取新蒸馏的丙酮 10ml、水 0.3ml 和 0.04％溴酚蓝乙醇溶液 1 滴，用 0.01mol/L 盐酸溶液或 0.01mol/L 氢氧化钠溶液调节至中性，精密加供试品 10ml，摇匀，静置，用盐酸滴定液(0.01mol/L)滴定至上层液显黄色，计算消耗的盐酸滴定液(0.01mol/L)体积。

甲氧基苯胺值　避光快速操作。除另有规定外，取供试品 0.5g，精密称定(W)，置 25ml 量瓶中，加异辛烷溶解并稀释至刻度，作为供试品溶液，照紫外-可见分光光度法(通则 0401)，以异辛烷为空白，在 350nm 的波长处测定吸光度(A_1)；另取 10ml 具塞试管 2 支，供试品管加供试品溶液 5.0ml，空白管加异辛烷 5.0ml，再各加 0.25％的 4-甲氧基苯胺的冰醋酸溶液 1.0ml，振摇，暗处放置 10 分钟，以空白管溶液作为空白，在 350nm 的波长处测定供试品管溶液的吸光度(A_2)。照下式计算甲氧基苯胺值：

$$供试品的甲氧基苯胺值 = \frac{25 \times (1.2 \times A_2 - A_1)}{W}$$

反式脂肪酸　除另有规定外，取供试品 100mg，置 50ml 回流瓶中，加 0.5mol/L 氢氧化钠甲醇溶液 4ml，在水浴中加热回流直至油滴消失(通常约 10 分钟)，放冷，加 14％三氟化硼甲醇溶液 5ml，再在水浴中加热回流 5 分钟，放冷，加辛烷 2ml，继续在水浴中加热回流 1 分钟，放冷，加饱和氯化钠溶液 10ml，摇匀，静置使分层，取上层液，经无水硫酸钠干燥，作为供试品溶液。分别取油酸甲酯、反式油酸甲酯、亚油酸甲酯顺反异构体混合溶液和亚麻酸甲酯顺反异构体混合溶液适量，加异辛烷溶解并稀释制成每 1ml 中约含油酸甲酯 1mg、反式油酸甲酯 1mg、亚油酸甲酯顺反异构体 2.5mg、亚麻酸甲酯顺反异构体 2.5mg 的溶液，作为系统适用性溶液。脂肪酸甲酯和反式脂肪酸甲酯的参考保留时间见表 2、表 3。照气相色谱法(通则 0521)试验，采用以聚二氰丙基硅氧烷(或极性相近)为固定液的毛细管色谱柱(0.25mm×100m,0.2μm)，起始温度为 163℃，维持 85 分钟，以每分钟 30℃的速率升温至 240℃，维持 13 分钟；分流比 45∶1；载气流速为恒压 40psi；进样口温度为 250℃；检测器温度为 250℃。取系统适用性溶液 1μl 注入气相色谱仪，记录色谱图，顺-9,12-反-15-十八碳三烯酸甲酯(C18：3c9c12t15)和亚麻酸甲酯(C18：3c9c12c15)的分离度应不小于 1.0(必要时可适当调整色谱系统参数满足上述系统适用性要求，并确保供试品中相应顺反脂肪酸甲酯峰的分离度均不小于 1.0；36 种

脂肪酸甲酯混合标准溶液和典型反式脂肪酸甲酯混合标准溶液的气相色谱图见图 1、图 2)。取供试品溶液 1μl 注入气相色谱仪，记录色谱图，按面积归一化法计算供试品中各反式脂肪酸甲酯峰占所有脂肪酸甲酯总峰面积的百分含量。

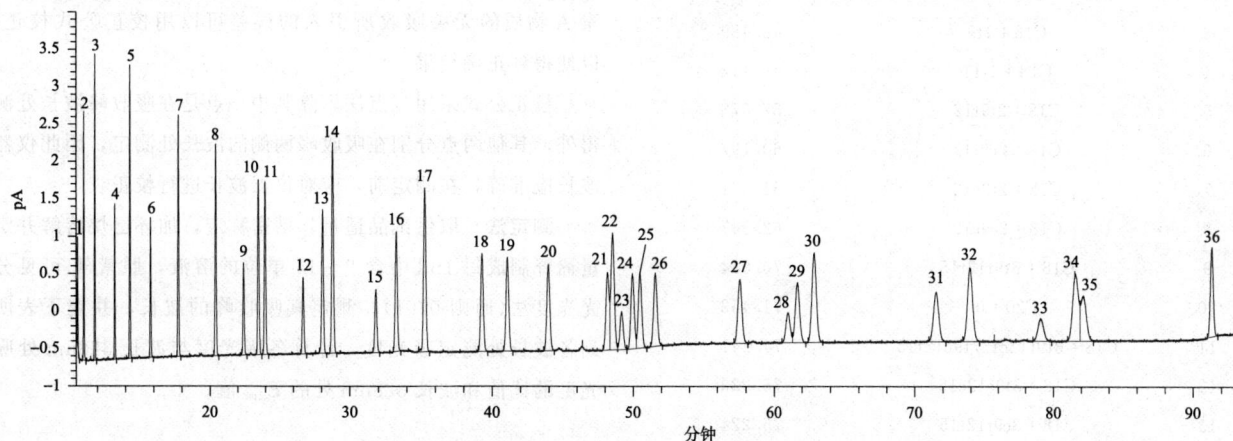

图 1　36 种脂肪酸甲酯混合标准溶液气相色谱图(C4：0～C22：1t13)

表 2　脂肪酸甲酯参考保留时间

编号	脂肪酸甲酯	参考保留时间(min)	编号	脂肪酸甲酯	参考保留时间(min)
1	C4：0	10.605	19	C17：1c10	41.079
2	C6：0	11.046	20	C18：0	43.967
3	C8：0	11.823	21	C18：1t6	48.190
4	C10：0	13.230	22	C18：1t9	48.550
5	C11：0	14.318	23	C18：1t11	49.187
6	C12：0	15.782	24	C18：1c6	49.964
7	C13：0	17.753	25	C18：1c9	50.500
8	C14：0	20.406	26	C18：1c11	51.577
9	C14：1t9	22.423	27	C18：2t9t12	57.587
10	C14：1c9	23.501	28	C19：1t7	61.001
11	C15：0	23.978	29	C19：1t10	61.681
12	C15：1t10	26.685	30	C18：2c9c12	62.857
13	C15：1c10	28.075	31	C20：0	71.517
14	C16：0	28.786	32	C18：3c6c9c12	73.943
15	C16：1t9	31.815	33	C20：1t11	79.082
16	C16：1c9	33.250	34	C18：3c9c12c15	81.577
17	C17：0	35.258	35	C20：1c11	82.147
18	C17：1t10	39.279	36	C22：1t13	91.323

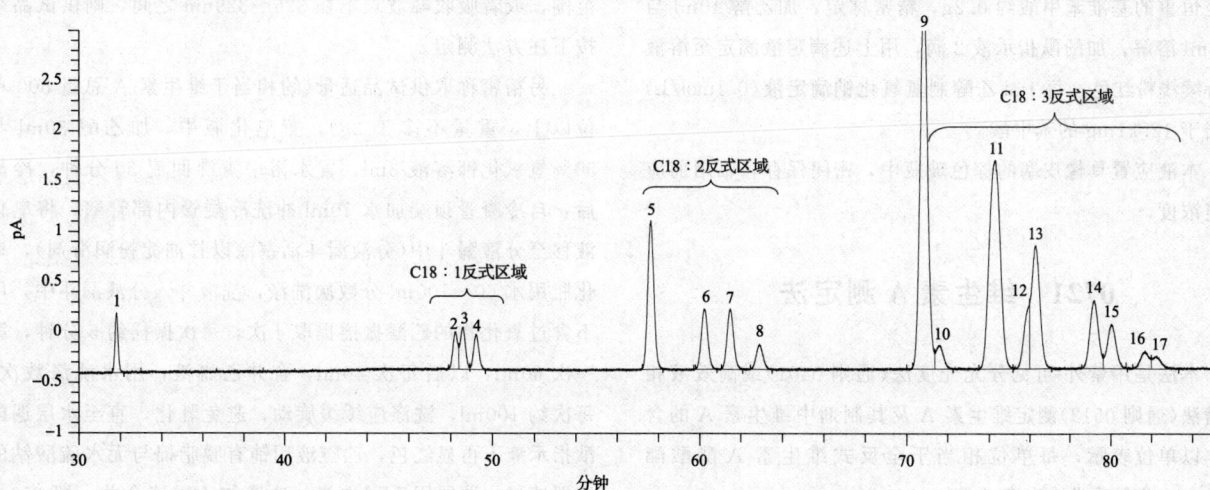

图 2　典型反式脂肪酸甲酯混合标准溶液气相色谱图

表 3 反式脂肪酸甲酯参考保留时间

编号	反式脂肪酸甲酯	参考保留时间(min)
1	C16∶1t9	31.750
2	C18∶1t6	48.128
3	C18∶1t9	48.489
4	C18∶1t11	49.114
5	C18∶2t9t12	57.675
6	C18∶2c9t12	60.197
7	C18∶2t9c12	61.461
8	C18∶2c9c12	62.847
9	C18∶3t9t12t15	70.814
10	C20∶0	71.452
11	C18∶3t9t12c15/t9c12t15	74.241
12	C18∶3t9c12t15	75.926
13	C18∶3c9t12t15	76.224
14	C18∶3c9t12c15	79.009
15	C18∶3c9c12t15	79.063
16	C18∶3c9c12c15	81.527
17	C20∶1c	81.996

【附注】

1. 溴化碘溶液　取研细的碘 13.0g,置干燥的具塞玻瓶中,加冰醋酸 1000ml,微温使碘完全溶解;另用吸管插入法量取溴 2.5ml(或在通风橱中称取 7.8g),加入上述碘溶液中,摇匀,即得。为了确定加溴量是否合适,可在加溴前精密取出 20ml,用硫代硫酸钠滴定液(0.1mol/L)滴定,记录消耗的体积(ml);加溴后,摇匀,再精密取出 20ml,加新制的碘化钾试液 10ml,再用硫代硫酸钠滴定液(0.1mol/L)滴定,消耗的体积(ml)应略小于加溴前的 2 倍。

本液应置具塞玻瓶内,密塞,在暗处保存。

2. 乙醇制氢氧化钠滴定液(0.1mol/L)　取 50%氢氧化钠溶液 2ml,加乙醇 250ml,摇匀,即得(如溶液浑浊,配制后放置过夜,取上清液)。取在五氧化二磷干燥器中减压干燥至恒重的基准苯甲酸约 0.2g,精密称定,加乙醇 10ml 与水 2ml 溶解,加酚酞指示液 2 滴,用上述滴定液滴定至溶液显持续浅粉红色。每 1ml 乙醇制氢氧化钠滴定液(0.1mol/L)相当于 12.21mg 的苯甲酸。

本液应置具橡皮塞的棕色玻瓶中,密闭保存,临用前应标定浓度。

0721　维生素 A 测定法

本法是用紫外-可见分光光度法(通则 0401)或高效液相色谱法(通则 0512)测定维生素 A 及其制剂中维生素 A 的含量,以单位表示,每单位相当于全反式维生素 A 醋酸酯 0.344μg 或全反式维生素 A 醇 0.300μg。

测定应在半暗室中尽快进行。

第一法(紫外-可见分光光度法)

由于维生素 A 制剂中含有稀释用油且维生素 A 原料药中混有其他杂质,采用紫外-可见分光光度法测得的吸光度不是维生素 A 独有的吸收。在以下规定的条件下,非维生素 A 物质的无关吸收所引入的误差可以用校正公式校正,以便得到正确结果。

校正公式采用三点法,除其中一点是在吸收峰波长处测得外,其他两点分别在吸收峰两侧的波长处测定,因此仪器波长应准确,在测定前,应对仪器波长进行校正。

测定法　取供试品适量,精密称定,加环己烷溶解并定量稀释制成每 1ml 中含 9~15 单位的溶液,照紫外-可见分光光度法(通则 0401),测定其吸收峰的波长,并在下表所列各波长处测定吸光度,计算各吸光度与波长 328nm 处吸光度的比值和波长 328nm 处的 $E_{1cm}^{1\%}$ 值。

波长(nm)	吸光度比值	波长(nm)	吸光度比值
300	0.555	340	0.811
316	0.907	360	0.299
328	1.000		

如果吸收峰波长在 326~329nm 之间,且所测得各波长吸光度比值不超过表中规定的 ±0.02,可用下式计算含量:

每 1g 供试品中含有的维生素 A 的单位 $= E_{1cm}^{1\%}(328nm)\times 1900$

如果吸收峰波长在 326~329nm 之间,但所测得的各波长吸光度比值超过表中规定值的 ±0.02,应按下式求出校正后的吸光度,然后再计算含量:

$$A_{328}(校正) = 3.52(2A_{328} - A_{316} - A_{340})$$

如果在 328nm 处的校正吸光度与未校正吸光度相差不超过 ±3.0%,则不用校正,仍以未经校正的吸光度计算含量。

如果校正吸光度与未校正吸光度相差在 -15% 至 -3% 之间,则以校正吸光度计算含量。

如果校正吸光度超出未校正吸光度的 -15% 至 -3% 的范围,或者吸收峰波长不在 326~329nm 之间,则供试品须按下述方法测定。

另精密称取供试品适量(约相当于维生素 A 总量 500 单位以上,重量不多于 2g),置皂化瓶中,加乙醇 30ml 与 50%氢氧化钾溶液 3ml,置水浴中煮沸回流 30 分钟,冷却后,自冷凝管顶端加水 10ml 冲洗冷凝管内部管壁,将皂化液移至分液漏斗中(分液漏斗活塞涂以甘油淀粉润滑剂),皂化瓶用水 60~100ml 分数次洗涤,洗液并入分液漏斗中,用不含过氧化物的乙醚振摇提取 4 次,每次振摇约 5 分钟,第一次 60ml,以后每次 40ml,合并乙醚液,用水洗涤数次,每次约 100ml,洗涤应缓缓旋动,避免乳化,直至水层遇酚酞指示液不再显红色,乙醚液用铺有脱脂棉与无水硫酸钠的滤器滤过,滤器用乙醚洗涤,洗液与乙醚液合并,置 250ml 量瓶中,用乙醚稀释至刻度,摇匀;精密量取适量,置蒸发皿内，微温挥去乙醚，迅速加异丙醇溶解并定量稀释制成每1ml 中含维生素 A 9~15 单位的溶液，照紫外-可见分光光度法（通则 0401），在 300nm、310nm、325nm 与 334nm 四个波长处测定吸光度，并测定吸收峰的波长。吸收峰的波长应在323~327nm 之间，且 300nm 波长处的吸光度与 325nm 波长处的吸光度的比值应不超过 0.73，按下式计算校正吸光度：

$$A_{325}（校正）= 6.815A_{325} - 2.555A_{310} - 4.260A_{334}$$

每 1g 供试品中含有的维生素 A 的单位 $= E_{1cm}^{1\%}$（325nm，校正）$\times$1830

如果校正吸光度在未校正吸光度的 97%~103% 之间，则仍以未经校正的吸光度计算含量。

如果吸收峰的波长不在 323~327nm 之间，或 300nm 波长处的吸光度与 325nm 波长处的吸光度的比值超过 0.73，则应自上述皂化后的乙醚提取液 250ml 中，另精密量取适量（相当于维生素 A 300~400 单位），微温挥去乙醚至约剩5ml，再在氮气流下吹干，立即精密加入甲醇 3ml，溶解后，采用维生素 D 测定法（通则 0722）第二法项下的净化用色谱系统，精密量取溶解后溶液 500μl，注入液相色谱仪，分离并准确收集含有维生素 A 的流出液，在氮气流下吹干，而后照上述方法自"迅速加异丙醇溶解"起，依法操作并计算含量。

第二法（高效液相色谱法）

本法适用于维生素 A 醋酸酯原料及其制剂中维生素 A 的含量测定。

色谱条件与系统适用性试验　用硅胶为填充剂；以正己烷-异丙醇（997：3）为流动相；检测波长为 325nm。取系统适用性试验溶液 10μl，注入液相色谱仪，调整色谱系统，维生素 A 醋酸酯峰与其顺式异构体峰的分离度应大于 3.0。精密量取对照品溶液 10μl，注入液相色谱仪，连续进样 5 次，主成分峰面积的相对标准偏差不得过 3.0%。

系统适用性试验溶液的制备　取维生素 A 对照品适量（约相当于维生素 A 醋酸酯 300mg），置烧杯中，加入碘试液 0.2ml，混匀，放置约 10 分钟，定量转移至 200ml 量瓶中，用正己烷稀释至刻度，摇匀，精密量取 1ml，置 100ml量瓶中，用正己烷稀释至刻度，摇匀。

测定法　精密称取供试品适量（约相当于 15mg 维生素 A 醋酸酯），置 100ml 量瓶中，用正己烷稀释至刻度，摇匀，精密量取 5ml，置 50ml 量瓶中，用正己烷稀释至刻度，摇匀，作为供试品溶液。另精密称取维生素 A 对照品适量，同法制成对照品溶液。精密量取供试品溶液与对照品溶液各10μl，分别注入液相色谱仪，记录色谱图，按外标法以峰面积计算，即得。

【附注】（1）甘油淀粉润滑剂　取甘油 22g，加入可溶性淀粉 9g，加热至 140℃，保持 30 分钟并不断搅拌，放冷，即得。

（2）不含过氧化物的乙醚　照麻醉乙醚项下的过氧化物检查，如不符合规定，可用 5% 硫代硫酸钠溶液振摇，静

置，分取乙醚层，再用水振摇洗涤 1 次，重蒸，弃去首尾各5% 部分，馏出的乙醚再检查过氧化物，应符合规定。

（3）若维生素 A 对照品中含有维生素 A 醋酸酯顺式异构体，则可直接以对照品溶液作为系统适用性溶液，不必再做破坏性实验。

0722　维生素 D 测定法

本法系用高效液相色谱法（通则 0512）测定维生素 D（包括维生素 D₂ 和维生素 D₃，下同）及其制剂、维生素 AD 制剂或鱼肝油中所含维生素 D 及前维生素 D 经折算成维生素 D 的总量，以单位表示，每单位相当于维生素 D 0.025μg。

测定应在半暗室中及避免氧化的情况下进行。

无维生素 A 醇和其他成分干扰的供试品可用第一法测定，否则应按第二法处理后测定；如果按第二法处理后，前维生素 D 峰仍受杂质干扰，仅有维生素 D 峰可以分离时，则应按第三法测定；存在维生素 A 醇和其他成分干扰的供试品也可按第四法测定。

第一法

对照品贮备溶液的制备　根据供试品中所含维生素 D 的成分，取相应的维生素 D₂ 或 D₃ 对照品约 25mg，精密称定，置 100ml 棕色量瓶中，加异辛烷 80ml，避免加热，超声处理 1 分钟使完全溶解，用异辛烷稀释至刻度，摇匀，充氮密塞，避光，0℃ 以下保存，作为贮备溶液（1）；精密量取5ml，置 50ml 棕色量瓶中，用异辛烷稀释至刻度，摇匀，充氮密塞，避光，0℃ 以下保存，作为贮备溶液（2）。

测定维生素 D₂ 时，应另取维生素 D₃ 对照品 25mg，同法制成维生素 D₃ 对照品贮备溶液，供系统适用性试验用。

色谱条件与系统适用性试验　用硅胶为填充剂；以正己烷-正戊醇（997：3）为流动相；检测波长为 265nm。量取维生素 D₃ 对照品贮备溶液（1）5ml，置具塞玻璃容器中，通氮后密塞，置 90℃ 水浴中加热 1 小时，取出，迅速冷却，加正己烷 5ml，摇匀，置 1cm 具塞石英吸收池中，在 2 支 8W主波长分别为 254nm 和 365nm 的紫外光灯下，将石英吸收池斜放成 45° 并距灯管 5~6cm，照射 5 分钟，使溶液中含有前维生素 D₃、反式维生素 D₃、维生素 D₃ 和速甾醇 D₃；量取该溶液 10μl 注入液相色谱仪，进样 5 次，记录峰面积，维生素 D₃ 峰的相对标准偏差应不大于 2.0%；前维生素 D₃峰（与维生素 D₃ 峰相对保留时间约为 0.5）与反式维生素 D₃峰（与维生素 D₃ 峰相对保留时间约为 0.6）以及维生素 D₃ 峰与速甾醇 D₃ 峰（与维生素 D₃ 峰相对保留时间约为 1.1）之间的分离度均应大于 1.0。

供试品溶液的制备　取该品种项下制备的供试品溶液。

对照品溶液的制备　精密量取对照品贮备溶液（1）或贮备溶液（2）5ml，置 50ml 棕色量瓶中，用正己烷稀释至刻度，摇匀，作为对照品溶液。

测定法 精密量取对照品溶液与供试品溶液各 $50\sim$ $200\mu l$，分别注入液相色谱仪，记录色谱图。按外标法，以峰面积，照下列公式计算维生素 D 及前维生素 D 折算成维生素 D 的总量 (c_i)。

$$c_i = (c_1/A_1) \cdot (A_{i1} + F \cdot A_{i2})$$

式中　c_1 为对照品溶液的浓度，$\mu g/ml$；

A_1 为对照品溶液色谱图中维生素 D 峰的峰面积；

A_{i1} 为供试品溶液色谱图中维生素 D 峰的峰面积；

A_{i2} 为供试品溶液色谱图中前维生素 D 峰的峰面积；

F 为前维生素 D 相对于维生素 D 的校正因子，以 2.25 计；如各论项下检测波长为 254nm，F 值为 2.05。

第二法

供试品溶液 A 的制备 取供试品适量（相当于维生素 D 总量 600 单位以上，重量不超过 2.0g），精密称定，置皂化瓶中，加乙醇 30ml、维生素 C 0.2g 与 50％氢氧化钾溶液 3ml［若供试量为 3g，则加 50％氢氧化钾溶液 4ml］，置水浴上加热回流 30 分钟，冷却后，自冷凝管顶端加水 10ml 冲洗冷凝管内壁，将皂化液移至分液漏斗中，皂化瓶用水 60～100ml 分数次洗涤，洗液并入分液漏斗中，用不含过氧化物的乙醚振摇提取 3 次，第一次 60ml，以后每次 40ml，合并乙醚液，用水洗涤数次，每次约 100ml，洗涤时应缓缓旋动，避免乳化，直至水层遇酚酞指示液不再显红色，静置，分取乙醚提取液，加入干燥滤纸条少许振摇除去乙醚提取液中残留的水分，分液漏斗及滤纸条再用少量乙醚洗涤，洗液与提取液合并，置具塞圆底烧瓶中，在水浴上低温蒸发至约 5ml，再用氮气流吹干，迅速精密加入甲醇 3ml，密塞，超声处理助溶后，移入离心管中，离心，取上清液作为供试品溶液 A。

净化用色谱系统分离收集维生素 D 精密量取上述供试品溶液 A 500μl，注入以十八烷基硅烷键合硅胶为填充剂的液相色谱柱，以甲醇-乙腈-水（50：50：2）为流动相进行分离，检测波长 265nm，记录色谱图，维生素 D 与前维生素 D 应为重叠峰，并能与维生素 A 及其他杂质分开。准确收集含有维生素 D 及前维生素 D 混合物的全部流出液，置具塞圆底烧瓶中，用氮气流迅速吹干，精密加入正己烷溶液适量，使每 1ml 含维生素 D 50～140 单位，密塞，超声处理使溶解，即得供试品溶液 B。

对照品溶液的制备 精密量取第一法的对照品贮备溶液（2）5ml，置 50ml 棕色量瓶中，用正己烷稀释至刻度，摇匀，作为对照品溶液。

测定法 精密量取对照品溶液与供试品溶液 B 各 100～200μl，照第一法进行含量测定。

第三法

供试品溶液的制备 取该品种项下制备的供试品溶液 A，按上述第二法净化用色谱系统分离收集维生素 D 项下的方法处理，至"用氮气流迅速吹干"后，加入异辛烷 2ml 溶

解，通氮排除空气后，密塞，置 90℃水浴中，加热 1.5 小时后，立即通氮在 2 分钟内吹干，迅速精密加入正己烷 2ml，溶解后，即得供试品溶液 C。

对照品溶液的制备 精密量取第一法的对照品贮备溶液（1）适量，加异辛烷定量稀释制成每 1ml 中约含维生素 D 50 单位的溶液，精密量取 2ml，置具塞圆底烧瓶中，照供试品溶液制备项下的方法，自"通氮排除空气后"起，依法操作，即得对照品溶液。

测定法 照第一法项下的色谱条件，精密量取对照品溶液与供试品溶液 C 各 200μl，分别注入液相色谱仪，记录色谱图，按外标法以峰面积计算维生素 D 的含量。

第四法

供试品溶液的制备 取供试品适量（相当于维生素 D 总量 500 单位），精密称定，置 25ml 棕色量瓶中，加正己烷溶解并稀释至刻度，摇匀，作为供试品溶液。

对照品溶液的制备 精密量取第一法的对照品贮备溶液（1）5ml，置 50ml 棕色量瓶中，用正己烷稀释至刻度，摇匀，精密量取 2ml，置 100ml 棕色量瓶中，用正己烷稀释至刻度，摇匀，作为对照品溶液。

定位溶液的制备 量取第一法的对照品贮备溶液（1）5ml，置 50ml 棕色量瓶中，加 2,6-二叔丁基对甲酚结晶 1 粒，通氮排除空气后，密塞，置 90℃水浴中加热 1.5 小时，取出，迅速冷却，用正己烷稀释至刻度，摇匀，作为定位贮备溶液；取定位贮备溶液 2ml，置 100ml 棕色量瓶中，用正己烷稀释至刻度，摇匀，作为前维生素 D 峰和维生素 D 峰定位溶液。

系统适用性溶液的制备 量取上述定位贮备溶液和供试品溶液各 5ml 混匀，作为系统适用性溶液。

色谱条件与系统适用性试验 检测波长 265nm，柱温 40℃，流速为每分钟 0.5ml。收集管为聚醚醚酮（Peek）管，内径 0.0762cm（0.03 英寸），20m，容积约 9ml。

第一维液相色谱：以脲基键合硅胶为填充剂（Urea group，2.1mm×150mm，3μm，或其功能类似填料的色谱柱）；以正己烷为流动相 A，以正己烷-正戊醇-异丙醇（98：1：1）为流动相 B，按下表程序进行梯度洗脱。

时间（分钟）	流动相 A（%）	流动相 B（%）
0	95	5
30	95	5
35	0	100
60	0	100
65	95	5
80	95	5

第二维液相色谱：以硅胶（3mm×100mm，1.8μm）为填充剂；以正己烷-正戊醇-异丙醇（996：2：2）为流动相。

量取定位溶液 100μl 注入第一维液相色谱仪，对前维生素 D 峰和维生素 D 峰进行定位。调节第一维液相色谱流动相 A 和流动相 B 的初始比例使维生素 D 主峰的保留时间约

25 分钟，第一维液相色谱中前维生素 D 切换时间设为前维生素 D 峰保留时间的前后各约 1.5 分钟；第一维液相色谱中维生素 D 切换时间设为维生素 D 出峰开始时间前和出峰完毕时间后各约 1.5 分钟；量取系统适用性溶液 100μl 注入液相色谱仪，第一维液相色谱系统中前维生素 D 峰与维生素 D 峰之间的分离度应不小于 5，理论板数按维生素 D 峰计算应不低于 2300；第二维液相色谱系统中维生素 D 峰与相邻峰之间的分离度以及前维生素 D 峰与相邻峰之间的分离度均应符合规定。

测定法　精密量取对照品溶液与供试品溶液各 100μl，分别注入液相色谱仪，记录色谱图，按第一法的计算方法计算，即得。

【附注】高效液相色谱仪需要双泵、双通道、双紫外检测器。一般情况下选用六通阀即可完成方法的切换过程，六通阀连接如图 1 所示。

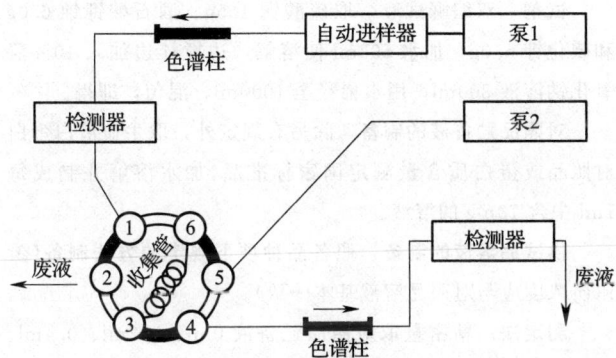

图 1　六通阀连接图

0731　蛋白质含量测定法

组成蛋白质的基本单位是氨基酸，氨基酸通过脱水缩合形成肽链，蛋白质是一条或多条多肽链组成的生物大分子。不同品种应针对自身蛋白质特性选择适宜的测定方法并做相应方法学验证，同时应尽可能选用与待测品种蛋白质结构相同或相近的蛋白质作对照品。

第一法　凯氏定氮法

本法系依据蛋白质为含氮的有机化合物，当与硫酸和硫酸铜、硫酸钾一同加热消化时使蛋白质分解，分解的氨与硫酸结合生成硫酸铵。然后碱化蒸馏使氨游离，用硼酸液吸收后以硫酸滴定液滴定，根据酸的消耗量算出含氮量，再将含氮量乘以换算系数，即为蛋白质的含量。

本法灵敏度较低，适用于 0.2～2.0mg 氮的测定。氮转化成蛋白质的换算系数因蛋白质中所含氨基酸的结构差异会稍有区别。

供试品溶液的制备　照各品种项下规定的方法制备，生物制品按如下方法操作。

精密量取供试品（如供试品为冻干制剂或固体粉末时，应复溶后量取）适量，用 0.9％氯化钠溶液定量稀释，制成每 1ml 中含氮量约 1mg 的溶液，精密量取 1ml，作为总氮供试品溶液进行测定。非蛋白氮供试品溶液的制备，除另有规定外，照附注项下钨酸沉淀法操作，即得。

测定法　除另有规定外，按测定法（1）操作，生物制品按测定法（2）操作。

（1）本测定法适用于不含无机含氮物质及有机非蛋白质含氮物质的供试品。精密量取各品种项下规定的供试品溶液适量，置凯氏定氮瓶中，照氮测定法（通则 0704 第二法或第三法）测定供试品溶液的含氮量。除另有规定外，氮转换为蛋白质的换算系数为 6.25。

（2）本测定法适用于添加无机含氮物质及有机非蛋白质含氮物质的供试品。除另有规定外，精密量取各品种项下规定的总氮及非蛋白氮供试品溶液适量，分别置凯氏定氮瓶中，照氮测定法（通则 0704 第二法或第三法）测定，以总氮量减去非蛋白氮量即为供试品溶液的含氮量。除另有规定外，氮转换为蛋白质的换算系数为 6.25。

【附注】非蛋白氮供试品溶液制备常用方法

钨酸沉淀法　精密量取供试品（如供试品为冻干制剂或固体粉末时，应复溶后量取）适量（蛋白质含量不高于 0.2g），置 20ml 量瓶中，加水 10ml，加 10％钨酸钠溶液 2.0ml，0.33mol/L 硫酸溶液 2ml，加水至刻度。或精密量取上述供试品 2ml，加水 14.0ml、10％钨酸钠溶液 2.0ml、0.33mol/L 硫酸溶液 2.0ml，摇匀，静置 30 分钟，滤过，弃去初滤液，取续滤液，即得（可依据蛋白质浓度适当调整 10％钨酸钠溶液及 0.33mol/L 硫酸溶液用量，使钨酸终浓度保持 1％）。

三氯醋酸沉淀法　精密量取供试品（如供试品为冻干制剂或固体粉末时，应复溶后量取）适量（蛋白质含量 6～12mg），加等体积的 10％三氯醋酸溶液，混匀，静置 30 分钟，滤过，弃去初滤液，取续滤液，即得（可依据蛋白质浓度适当调整 10％三氯醋酸溶液用量，使三氯醋酸终浓度保持 5％）。

第二法　福林酚法（Lowry 法）

本法系依据蛋白质分子中含有的肽键在碱性溶液中与 Cu^{2+} 螯合形成蛋白质-铜复合物，此复合物使酚试剂的磷钼酸还原，产生蓝色化合物，同时在碱性条件下酚试剂易被蛋白质中酪氨酸、色氨酸、半胱氨酸还原呈蓝色反应。在一定范围内其颜色深浅与蛋白质浓度呈正比，以蛋白质对照品溶液作标准曲线，采用比色法测定供试品中蛋白质的含量。

本法灵敏度高，测定范围为 20～250μg。但对本法产生干扰的物质较多，对双缩脲反应产生干扰的离子，同样容易干扰福林酚反应，且影响更大。如还原物质、酚类、枸橼酸、硫酸铵、三羟甲基氨基甲烷缓冲液、甘氨酸、糖类、甘油等均有干扰作用。

除另有规定外，按方法 1 操作；如有干扰物质时，除另有规定外，按方法 2 操作并需经方法学验证。

方法 1：

试剂　碱性铜试液　取氢氧化钠 10g，碳酸钠 50g，加水 400ml 使溶解，作为甲液；取酒石酸钾 0.5g，加水 50ml 使溶解，另取硫酸铜 0.25g，加水 30ml 使溶解，将两液混合作为乙液。临用前，合并甲、乙液，并加水至 500ml。

对照品贮备液的制备　除另有规定外，取牛血清白蛋白对照品或蛋白质含量测定国家标准品，加水溶解并制成每 1ml 中含 0.2mg 的溶液。

供试品溶液的制备　照各品种项下规定的方法制备(蛋白质浓度应与对照品溶液基本一致)。

测定法　精密量取对照品贮备液 0ml、0.2ml、0.4ml、0.6ml、0.8ml、1.0ml(对照品贮备液取用量可在本法测定范围内进行适当调整)，分别置具塞刻度试管中，各加水至 1.0ml，得到系列对照品溶液。再分别加入碱性铜试液 1.0ml，摇匀，室温放置 10 分钟，各加入福林酚试液［取福林试液中的贮备液(2mol/L 酸浓度)1→16］4.0ml，立即混匀，室温放置 30 分钟，照紫外-可见分光光度法(通则 0401)，在 650nm 的波长处测定吸光度；同时以 0 号管作为空白。以系列对照品溶液的浓度与其相对应的吸光度计算线性回归方程。另精密量取供试品溶液适量，同法测定。从线性回归方程计算供试品溶液中的蛋白质浓度，并乘以稀释倍数，即得。

方法 2：

测定前将脱氧胆酸盐-三氯醋酸加入样品中，通过将蛋白质沉淀来去除干扰物质。这种方法也可用于将稀溶液中的蛋白质浓集。

试剂　试液 A　取 1% 氢氧化钠溶液 200ml 与 5% 碳酸钠溶液 200ml 混合，加水稀释至 500ml。

试液 B　取 2.98% 二水合酒石酸二钠溶液 100ml 与 1.25% 硫酸铜溶液 100ml 混合，加水稀释至 250ml，临用新制。

试液 C　取试液 A 与试液 B 按 50：1 的比例混合，临用新制。

福林酚试液　取福林试液中的贮备液(2mol/L 酸浓度)1→2(所配得的福林酚试液应满足以下要求：取供试品溶液 1ml，加试液 C 5ml 和配好的福林酚试液 0.5ml，所得溶液的 pH 值应为 10.3±0.3。若溶液 pH 值超出范围，应适当调整福林酚试液的稀释倍数)。

去氧胆酸钠试液　取去氧胆酸钠适量，加水制成每 1ml 中含 1.5mg 的溶液。

对照品溶液的制备　除另有规定外，取牛血清白蛋白对照品或蛋白质含量测定国家标准品适量，加水分别制成每 1ml 中含 0mg、0.01mg、0.02mg、0.03mg、0.04mg、0.05mg 的溶液(对照品溶液浓度可在本法测定范围内进行适当调整)。

供试品溶液的制备　照各品种项下规定的方法制备(蛋白质浓度应与对照品溶液基本一致)。

测定法　精密量取各对照品溶液 1.0ml，分别置玻璃试管中，加入去氧胆酸钠试液 0.1ml，涡旋混匀，室温放置 10 分钟，加入 72% 三氯醋酸溶液 0.1ml，涡旋混匀，在 3000g 条件下离心 30 分钟，轻轻倒出上清液，用吸管将剩余液体移

除。蛋白质沉淀用试液 C 1ml 复溶后，再加入试液 C 5ml，混匀，室温放置 10 分钟，加入福林酚试液 0.5ml，立即混匀，室温放置 30 分钟，照紫外-可见分光光度法(通则 0401)，在 750nm 的波长处测定吸光度；同时以 0 号管作为空白。以对照品溶液浓度与其相对应的吸光度计算线性回归方程。另精密量取供试品溶液 1.0ml，同法测定。从线性回归方程计算供试品溶液中的蛋白质浓度，并乘以稀释倍数，即得。

第三法　双缩脲法

本法系依据蛋白质分子中含有的两个以上肽键在碱性溶液中与 Cu^{2+} 形成紫红色络合物，在一定范围内其颜色深浅与蛋白质浓度呈正比，以蛋白质对照品溶液作标准曲线，采用比色法测定供试品中蛋白质的含量。

本法快速、灵敏度低，测定范围通常可达 1~10mg。本法干扰测定的物质主要有硫酸铵、三羟甲基氨基甲烷缓冲液和某些氨基酸等。

试剂　双缩脲试液　取硫酸铜 1.5g，酒石酸钾钠 6.0g 和碘化钾 5.0g，加水 500ml 使溶解，边搅拌边加入 10% 氢氧化钠溶液 300ml，用水稀释至 1000ml，混匀，即得。

对照品贮备液的制备　除另有规定外，取牛血清白蛋白对照品或蛋白质含量测定国家标准品，加水溶解并制成每 1ml 中含 10mg 的溶液。

供试品溶液的制备　照各品种项下规定的方法制备(蛋白质浓度应与对照品溶液基本一致)。

测定法　精密量取对照品贮备液 0ml、0.2ml、0.4ml、0.6ml、0.8ml、1.0ml(对照品贮备液取用量可在本法测定范围内进行适当调整)，分别置具塞刻度试管中，各加水至 1.0ml，得到系列对照品溶液。再分别加入双缩脲试液 4.0ml，立即混匀，室温放置 30 分钟，照紫外-可见分光光度法(通则 0401)，在 540nm 的波长处测定吸光度；同时以 0 号管作为空白。以系列对照品溶液的浓度与其相对应的吸光度计算线性回归方程。另精密量取供试品溶液适量，同法操作。从线性回归方程计算供试品溶液中的蛋白质浓度，并乘以稀释倍数，即得。

第四法　2,2′-联喹啉-4,4′-二羧酸法(BCA 法)

本法系依据蛋白质分子在碱性溶液中将 Cu^{2+} 还原为 Cu^+，2,2′-联喹啉-4,4′-二羧酸(BCA)与 Cu^+ 结合形成紫色复合物，在一定范围内其颜色深浅与蛋白质浓度呈正比，以蛋白质对照品溶液作标准曲线，采用比色法测定供试品中蛋白质的含量。

本法灵敏度较高，测定范围可达 80~400μg。本法测定的供试品中不能有还原剂和铜螯合物，否则干扰测定。

试剂　铜-BCA 试液　取 2,2′-联喹啉-4,4′-二羧酸钠 1g，无水碳酸钠 2g，酒石酸钠 0.16g，氢氧化钠 0.4g 与碳酸氢钠 0.95g，加水使溶解成 100ml，调节 pH 值至 11.25，作为甲液；另取 4% 硫酸铜溶液作为乙液。临用前取甲液 100ml，加入乙液 2ml，混匀，即得。

对照品贮备液的制备　除另有规定外，取牛血清白蛋白

对照品或蛋白质含量测定国家标准品,加水溶解并制成每1ml 中含 0.8mg 的溶液。

供试品溶液的制备　照各品种项下规定的方法制备(蛋白质浓度应与对照品溶液基本一致)。

测定法　精密量取对照品贮备液 0ml、0.1ml、0.2ml、0.3ml、0.4ml、0.5ml(对照品贮备液取用量可在本法测定范围内进行适当调整),分别置具塞刻度试管中,各加水至 0.5ml,得到系列对照品溶液。再分别加入铜-BCA 试液 10.0ml,立即混匀,置 37℃水浴中保温 30 分钟,放冷,照紫外-可见分光光度法(通则 0401),立即在 562nm 的波长处测定吸光度;同时以 0 号管作为空白。以系列对照品溶液的浓度与其相对应的吸光度计算线性回归方程。另精密量取供试品溶液适量,同法测定。从线性回归方程计算供试品溶液中的蛋白质浓度,并乘以稀释倍数,即得。

第五法　考马斯亮蓝法(Bradford 法)

本法系依据在酸性溶液中考马斯亮蓝 G250 与蛋白质分子中的碱性氨基酸(精氨酸)和芳香族氨基酸结合形成蓝色复合物,在一定范围内其颜色深浅与蛋白质浓度呈正比,以蛋白质对照品溶液作标准曲线,采用比色法测定供试品中蛋白质的含量。

本法灵敏度高,通常可测定 1～200μg 的蛋白质量。本法主要的干扰物质有去污剂、Triton X-100、十二烷基硫酸钠(SDS)等,供试品缓冲液呈强碱性时也会影响显色。

试剂　酸性染色液　取考马斯亮蓝 G250 0.1g,加乙醇 50ml 溶解后,加磷酸 100ml,加水稀释至 1000ml,混匀。滤过,取滤液,即得。本试剂应置棕色瓶内,如有沉淀产生,使用前需经滤过。

对照品贮备液的制备　除另有规定外,取牛血清白蛋白对照品或蛋白质含量测定国家标准品,加水溶解并制成每 1ml 中含 1mg 的溶液。

供试品溶液的制备　照各品种项下规定的方法制备(蛋白质浓度应与对照品溶液基本一致)。

测定法　精密量取对照品贮备液 0ml、0.01ml、0.02ml、0.04ml、0.06ml、0.08ml、0.1ml(对照品贮备液取用量可在本法测定范围内进行适当调整),分别置具塞刻度试管中,各加水至 0.1ml,得到系列对照品溶液。再分别加入酸性染色液 5.0ml,立即混匀,照紫外-可见分光光度法(通则 0401),立即在 595nm 的波长处测定吸光度;同时以 0 号管作为空白。以系列对照品溶液的浓度与其相对应的吸光度计算线性回归方程。另精密量取供试品溶液适量,同法测定,从线性回归方程计算供试品溶液中的蛋白质浓度,并乘以稀释倍数,即得。

【附注】本法测定时不可使用可与染色物结合的比色皿(如石英比色皿),建议使用玻璃比色皿或其他适宜材料的比色皿。

第六法　紫外-可见分光光度法

本法系依据蛋白质分子中含有共轭双键的酪氨酸、色氨酸等芳香族氨基酸,其在 280nm 波长处具最大吸光度,在一定范围内其吸光度大小与蛋白质浓度呈正比。

本法操作简便快速,适用于纯化蛋白质的检测,一般供试品浓度为 0.2～2mg/ml。本法准确度较差,干扰物质多。测定法(2)适用于供试品溶液中存在核酸时的蛋白质测定。

对照品溶液与供试品溶液的制备　照各品种项下规定的方法制备。

测定法　(1)取供试品溶液,照紫外-可见分光光度法(通则 0401),在 280nm 的波长处测定吸光度,以吸收系数法或对照品比较法计算供试品中蛋白质的含量。

(2)取供试品溶液,照紫外-可见分光光度法(通则 0401),在 280nm 与 260nm 的波长处测定吸光度,按下式计算供试品中蛋白质的含量。

$$蛋白质浓度(mg/ml)=1.45\times A_{280}-0.74\times A_{260}$$

0800　限量检查法

0801　氯化物检查法

除另有规定外,取各品种项下规定量的供试品,加水溶解使成 25ml(溶液如显碱性,可滴加硝酸使成中性),再加稀硝酸 10ml;溶液如不澄清,应滤过;置 50ml 纳氏比色管中,加水使成约 40ml,摇匀,即得供试品溶液。另取该品种项下规定量的标准氯化钠溶液,置 50ml 纳氏比色管中,加稀硝酸 10ml,加水使成 40ml,摇匀,即得对照溶液。于供试品溶液与对照溶液中,分别加入硝酸银试液 1.0ml,用水稀释使成 50ml,摇匀,在暗处放置 5 分钟,同置黑色背景上,从比色管上方向下观察比较,即得。

供试品溶液如带颜色,除另有规定外,可取供试品溶液两份,分别置 50ml 纳氏比色管中,一份中加硝酸银试液 1.0ml,摇匀,放置 10 分钟,如显浑浊,可反复滤过,至滤液完全澄清,再加规定量的标准氯化钠溶液与水适量使成 50ml,摇匀,在暗处放置 5 分钟,作为对照溶液;另一份加硝酸银试液 1.0ml 与水适量使成 50ml,摇匀,在暗处放置 5 分钟,按上述方法与对照溶液比较,即得。

标准氯化钠溶液的制备　称取氯化钠 0.165g,置 1000ml

量瓶中，加水适量使溶解并稀释至刻度，摇匀，作为贮备液。

临用前，精密量取贮备液 10ml，置 100ml 量瓶中，加水稀释至刻度，摇匀，即得(每 1ml 相当于 10μg 的 Cl)。

【附注】用滤纸滤过时，滤纸中如含有氯化物，可预先用含有硝酸的水溶液洗净后使用。

0802　硫酸盐检查法

除另有规定外，取各品种项下规定量的供试品，加水溶解使成约 40ml(溶液如显碱性，可滴加盐酸使成中性)；溶液如不澄清，应滤过；置 50ml 纳氏比色管中，加稀盐酸 2ml，摇匀，即得供试品溶液。另取该品种项下规定量的标准硫酸钾溶液，置 50ml 纳氏比色管中，加水使成约 40ml，加稀盐酸 2ml，摇匀，即得对照溶液。于供试品溶液与对照溶液中，分别加入 25%氯化钡溶液 5ml，用水稀释至 50ml，充分摇匀，放置 10 分钟，同置黑色背景上，从比色管上方向下观察比较，即得。

供试品溶液如带颜色，除另有规定外，可取供试品溶液两份，分别置 50ml 纳氏比色管中，一份中加 25%氯化钡溶液 5ml，摇匀，放置 10 分钟，如显浑浊，可反复滤过，至滤液完全澄清，再加规定量的标准硫酸钾溶液与水适量使成 50ml，摇匀，放置 10 分钟，作为对照溶液；另一份中加 25%氯化钡溶液 5ml 与水适量使成 50ml，摇匀，放置 10 分钟，按上述方法与对照溶液比较，即得。

标准硫酸钾溶液的制备　称取硫酸钾 0.181g，置 1000ml 量瓶中，加水适量使溶解并稀释至刻度，摇匀，即得(每 1ml 相当于 100μg 的 SO₄)。

0803　硫化物检查法

仪器装置　照砷盐检查法(通则 0822)项下第一法的仪器装置；但在测试时，导气管 C 中不装入醋酸铅棉花，并将旋塞 D 的顶端平面上的溴化汞试纸改用醋酸铅试纸。

标准硫化钠溶液的制备　取硫化钠约 1.0g，加水溶解成 200ml，摇匀。精密量取 50ml，置碘瓶中，精密加碘滴定液(0.05mol/L)25ml 与盐酸 2ml，摇匀，用硫代硫酸钠滴定液(0.1mol/L)滴定，至近终点时，加淀粉指示液 2ml，继续滴定至蓝色消失，并将滴定的结果用空白试验校正。每 1ml 碘滴定液(0.05mol/L)相当于 1.603mg 的 S。根据上述测定结果，量取剩余的原溶液适量，用水精密稀释成每 1ml 含 5μg 的 S，即得。

本液须临用前配制。

标准硫斑的制备　精密量取标准硫化钠溶液 1ml，置 A 瓶中，加水 10ml 与稀盐酸 10ml，迅即将照上法装妥的导气管 C 密塞于 A 瓶上，摇匀，并将 A 瓶置 80～90℃水浴中加热 10 分钟，取出醋酸铅试纸，即得。

检查法　除另有规定外，取各品种项下规定量的供试品，置 A 瓶中，加水(如供试品为油状液，改用乙醇)10ml 与稀盐酸 10ml，迅即将照上法装妥的导气管 C 密塞于 A 瓶上，摇匀，并将 A 瓶置 80～90℃水浴中加热 10 分钟，取出醋酸铅试纸，将生成的硫斑与上述标准硫斑比较，颜色不得更深。

0804　硒检查法

标准硒溶液的制备　取已知含量的亚硒酸钠适量，精密称定，加硝酸溶液(1→30)制成每 1ml 中含硒 1.00mg 的溶液；精密量取 5ml 置 250ml 量瓶中，加水稀释至刻度，摇匀后，再精密量取 5ml，置 100ml 量瓶中，加水稀释至刻度，摇匀，即得(每 1ml 相当于 1μg 的 Se)。

硒对照溶液的制备　精密量取标准硒溶液 5ml，置 100ml 烧杯中，加硝酸溶液(1→30)25ml 和水 10ml，摇匀，即得。

供试品溶液的制备　除另有规定外，取各品种项下规定量的供试品，照氧瓶燃烧法(通则 0703)，用 1000ml 的燃烧瓶，以硝酸溶液(1→30)25ml 为吸收液，进行有机破坏，待吸收完全后将吸收液移置 100ml 烧杯中，用水 15ml 分次冲洗燃烧瓶及铂丝，洗液并入吸收液中，即得。

检查法　将上述硒对照溶液与供试品溶液分别用氨试液调节 pH 值至 2.0±0.2 后，转移至分液漏斗中，用水少量分次洗涤烧杯，洗液并入分液漏斗中，使成 60ml，各加盐酸羟胺溶液(1→2)1ml，摇匀后，立即精密加二氨基萘试液 5ml，摇匀，室温放置 100 分钟，精密加环己烷 5ml，强烈振摇 2 分钟，静置分层，弃去水层，环己烷层用无水硫酸钠脱水后，照紫外-可见分光光度法(通则 0401)，在 378nm 的波长处分别测定吸光度。供试品溶液的吸光度不得大于硒对照溶液的吸光度。

【附注】亚硒酸钠含量测定法　取亚硒酸钠约 0.1g，精密称定，置碘瓶中，加水 50ml、碘化钾 3g 与盐酸溶液(1→2)10ml，密塞，放置 5 分钟，再加水 50ml，用硫代硫酸钠滴定液(0.1mol/L)滴定，至溶液由红棕色至橙红色，加淀粉指示液 2ml，继续滴定至溶液由蓝色至紫红色。每 1ml 硫代硫酸钠滴定液(0.1mol/L)相当于 4.324mg 的 Na₂SeO₃ 或 1.974mg 的 Se。

0805　氟检查法

氟对照溶液的制备　精密称取经 105℃干燥 1 小时的氟化钠 22.1mg，置 100ml 量瓶中，加水溶解并稀释至刻度，摇匀；精密量取 20ml，置另一 100ml 量瓶中，加水稀释至刻度，摇匀，即得(每 1ml 相当于 20μg 的 F)。

供试品溶液的制备　取供试品适量(约相当于含氟 2.0mg)，精密称定，照氧瓶燃烧法(通则 0703)进行有机破坏，用水 20ml 为吸收液，待吸收完全后，再振摇 2～3 分钟，将吸收液移置 100ml 量瓶中，用少量水冲洗瓶塞及铂丝，合并洗液及吸收液，加水稀释至刻度，摇匀，即得。

检查法　精密量取对照溶液与供试品溶液各 2ml，分别置 50ml 量瓶中，各加茜素氟蓝试液 10ml，摇匀，再加 12% 醋酸钠的稀醋酸溶液 3.0ml 与硝酸亚铈试液 10ml，加水稀释至刻度，摇匀，在暗处放置 1 小时，照紫外-可见分光光度法（通则 0401），在 610nm 的波长处分别测定吸光度，计算，即得。

0806　氰化物检查法

第一法

仪器装备　照砷盐检查法（通则 0822）项下第一法的仪器装置；但在使用时，导气管 C 中不装醋酸铅棉花，并将旋塞 D 的顶端平面上的溴化汞试纸改用碱性硫酸亚铁试纸（临用前，取滤纸片，加硫酸亚铁试液与氢氧化钠试液各 1 滴，使湿透，即得）。

检查法　除另有规定外，取各品种项下规定量的供试品，置 A 瓶中，加水 10ml 与 10% 酒石酸溶液 3ml，迅速将照上法装妥的导气管 C 密塞于 A 瓶上，摇匀，小火加热，微沸 1 分钟。取下碱性硫酸亚铁试纸，加三氯化铁试液与盐酸各 1 滴，15 分钟内不得显绿色或蓝色。

第二法

仪器装置　如图 1 所示。A 为 200ml 具塞锥形瓶；B 为 5ml 的烧杯，其口径大小应能置于 A 瓶中。

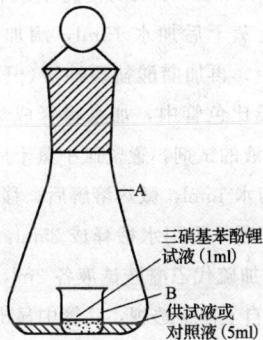

三硝基苯酚锂试液（1ml）
A
B
供试液或对照液（5ml）

图 1　第二法仪器装置

标准氰化钾溶液的制备　取氰化钾 25mg，精密称定，置 100ml 量瓶中，加水溶解并稀释至刻度，摇匀。临用前，精密量取 5ml，置 250ml 量瓶中，加水稀释至刻度，摇匀，即得（每 1ml 相当于 2μg 的 CN）。

本液须临用前配制。

检查法　除另有规定外，取各品种项下规定量的供试品，置 A 瓶中，加水至 5ml，摇匀，立即将精密加有三硝基苯酚锂试液 1ml 的 B 杯置入 A 瓶中，密塞，在暗处放置过夜；取出 B 杯，精密加水 2ml 于 B 杯中，混匀，照紫外-可见分光光度法（通则 0401），在 500nm 的波长处测定吸光度，与该品种项下规定的标准氰化钾溶液加水至 5ml 按同法操作所得的吸光度相比较，不得更大。

第三法

原理　在酸性条件下溴化氰与吡啶联苯胺发生显色反应，采用紫外-可见分光光度法测定 Hib 多糖衍生物中溴化氰的含量。

试剂　（1）60% 吡啶溶液　量取吡啶 30ml，加水 20ml，摇匀，即得。

（2）2% 盐酸溶液　量取盐酸 0.5ml，加水 9.5ml，摇匀，即得。

（3）吡啶联苯胺溶液　取联苯胺 0.5g，精密称定，加 60% 吡啶溶液 50ml 使溶解，再加入 2% 盐酸溶液 10ml，摇匀，即得。临用前配制。

对照溶液的制备　（1）0.1mg/ml 溴化氰对照贮备液　取溴化氰 10mg，精密称定，加乙腈适量使溶解，加水稀释至 100ml，摇匀，即得。临用前配制。

（2）溴化氰对照工作液（500ng/ml）　精密量取溴化氰对照贮备液 1ml，加水稀释至 200ml，摇匀，即得。

供试品溶液的制备　取多糖衍生物适量，配制成 10mg/ml 的溶液，即得。

测定法　量取吡啶联苯胺溶液 2.0ml，加水 2.0ml，混匀，20℃ 以下、暗处放置 15 分钟后，照紫外-可见分光光度法（通则 0401），在波长 520nm 处测定吸光度，作为空白对照。

量取供试品溶液 2.0ml，加吡啶联苯胺溶液 2.0ml，混匀，20℃ 以下、暗处放置 15 分钟后，照紫外-可见分光光度法（通则 0401），在波长 520nm 处测定吸光度。

分别量取溴化氰对照工作液 0.1ml、0.2ml、0.4ml、0.6ml、0.8ml、1.0ml 于试管中，每管依次加水 1.9ml、1.8ml、1.6ml、1.4ml、1.2ml、1.0ml，加入吡啶联苯胺溶液 2.0ml，混匀，20℃ 以下、暗处放置 15 分钟后，在波长 520nm 处测定吸光度。

结果计算　以对照工作液中溴化氰的含量（ng/ml）对其相应的吸光度作线性回归，求得线性回归方程，将供试品溶液的吸光度代入线性回归方程，求得供试品溶液中溴化氰的含量 B（ng/ml）。

$$供试品中溴化氰的含量(ng/mg)=\frac{B}{10}$$

式中　B 为供试品溶液中溴化氰的含量，ng/ml；

10 为供试品溶液中多糖衍生物的含量，mg/ml。

0807　铁盐检查法

除另有规定外，取各品种项下规定量的供试品，加水溶解使成 25ml，移置 50ml 纳氏比色管中，加稀盐酸 4ml 与过硫酸铵 50mg，用水稀释使成 35ml 后，加 30% 硫氰酸铵溶液 3ml，再加水适量稀释成 50ml，摇匀；如显色，立即与标准铁溶液一定量制成的对照溶液（取该品种项下规定量的标准铁溶液，置 50ml 纳氏比色管中，加水使成 25ml，加稀盐酸 4ml 与过硫酸铵 50mg，用水稀释使成 35ml，加 30％硫氰酸铵溶液 3ml，再加水适量稀释成 50ml，摇匀）比较，即得。

如供试管与对照管色调不一致时，可分别移至分液漏斗中，各加正丁醇 20ml 提取，待分层后，将正丁醇层移置 50ml 纳氏比色管中，再用正丁醇稀释至 25ml，比较，即得。

标准铁溶液的制备 称取硫酸铁铵［FeNH₄(SO₄)₂·12H₂O］0.863g，置 1000ml 量瓶中，加水溶解后，加硫酸 2.5ml，用水稀释至刻度，摇匀，作为贮备液。

临用前，精密量取贮备液 10ml，置 100ml 量瓶中，加水稀释至刻度，摇匀，即得（每 1ml 相当于 $10\mu g$ 的 Fe）。

0808　铵盐检查法

除另有规定外，取各品种项下规定量的供试品，置蒸馏瓶中，加无氨蒸馏水 200ml，加氧化镁 1g，加热蒸馏，馏出液导入加有稀盐酸 1 滴与无氨蒸馏水 5ml 的 50ml 纳氏比色管中，待馏出液达 40ml 时，停止蒸馏，加氢氧化钠试液 5 滴，加无氨蒸馏水至 50ml，加碱性碘化汞钾试液 2ml，摇匀，放置 15 分钟，如显色，与标准氯化铵溶液 2ml 按上述方法制成的对照溶液比较，即得。

标准氯化铵溶液的制备 称取氯化铵 29.7mg，置 1000ml 量瓶中，加水适量使溶解并稀释至刻度，摇匀，即得（每 1ml 相当于 $10\mu g$ 的 NH₄）。

0821　重金属检查法

本法所指的重金属系指在规定实验条件下能与硫代乙酰胺或硫化钠作用显色的金属杂质。

标准铅溶液的制备 称取硝酸铅 0.1599g，置 1000ml 量瓶中，加硝酸 5ml 与水 50ml 溶解后，用水稀释至刻度，摇匀，作为贮备液。

精密量取贮备液 10ml，置 100ml 量瓶中，加水稀释至刻度，摇匀，即得（每 1ml 相当于 $10\mu g$ 的 Pb）。本液仅供当日使用。

配制与贮存用的玻璃容器均不得含铅。

第一法

除另有规定外，取 25ml 纳氏比色管三支，甲管中加标准铅溶液一定量与醋酸盐缓冲液（pH 3.5）2ml 后，加水或各品种项下规定的溶剂稀释成 25ml，乙管中加入按各品种项下规定的方法制成的供试品溶液 25ml，丙管中加入与乙管相同重量的供试品，加配制供试品溶液的溶剂适量使溶解，再加与甲管相同量的标准铅溶液与醋酸盐缓冲液（pH 3.5）2ml 后，用溶剂稀释成 25ml；若供试品溶液带颜色，可在甲管中滴加少量的稀焦糖溶液或其他无干扰的有色溶液，使之与乙管、丙管一致；再在甲、乙、丙三管中分别加硫代乙酰胺试液各 2ml，摇匀，放置 2 分

钟，同置白纸上，自上向下透视，当丙管中显出的颜色不浅于甲管时，乙管中显示的颜色与甲管比较，不得更深。如丙管中显出的颜色浅于甲管，应取样按第二法重新检查。

如在甲管中滴加稀焦糖溶液或其他无干扰的有色溶液，仍不能使颜色一致时，应取样按第二法检查。

供试品如含高铁盐影响重金属检查时，可在甲、乙、丙三管中分别加入相同量的维生素 C 0.5～1.0g，再照上述方法检查。

配制供试品溶液时，如使用的盐酸超过 1ml，氨试液超过 2ml，或加入其他试剂进行处理者，除另有规定外，甲管溶液应取同样同量的试剂置瓷皿中蒸干后，加醋酸盐缓冲液（pH 3.5）2ml 与水 15ml，微热溶解后，移置纳氏比色管中，加标准铅溶液一定量，再用水或各品种项下规定的溶剂稀释成 25ml。

第二法

除另有规定外，当需改用第二法检查时，取各品种项下规定量的供试品，按炽灼残渣检查法（通则 0841）进行炽灼处理，然后取遗留的残渣；或直接取炽灼残渣项下遗留的残渣；如供试品为溶液，则取各品种项下规定量的溶液，蒸发至干，再按上述方法处理后取遗留的残渣；加硝酸 0.5ml，蒸干，至氧化氮蒸气除尽后（或取供试品一定量，缓缓炽灼至完全炭化，放冷，加硫酸 0.5～1ml，使恰湿润，用低温加热至硫酸除尽后，加硝酸 0.5ml，蒸干，至氧化氮蒸气除尽后，放冷，在 500～600℃炽灼使完全灰化），放冷，加盐酸 2ml，置水浴上蒸干后加水 15ml，滴加氨试液至对酚酞指示液显微粉红色，再加醋酸盐缓冲液（pH 3.5）2ml，微热溶解后，移置纳氏比色管中，加水稀释成 25ml，作为乙管；另取配制供试品溶液的试剂，置瓷皿中蒸干后，加醋酸盐缓冲液（pH 3.5）2ml 与水 15ml，微热溶解后，移置纳氏比色管中，加标准铅溶液一定量，再用水稀释成 25ml，作为甲管；再在甲、乙两管中分别加硫代乙酰胺试液各 2ml，摇匀，放置 2 分钟，同置白纸上，自上向下透视，乙管中显出的颜色与甲管比较，不得更深。

第三法

除另有规定外，取供试品适量，加氢氧化钠试液 5ml 与水 20ml 溶解后，置纳氏比色管中，加硫化钠试液 5 滴，摇匀，与一定量的标准铅溶液同样处理后的颜色比较，不得更深。

0822　砷盐检查法

标准砷溶液的制备 称取三氧化二砷 0.132g，置 1000ml 量瓶中，加 20％氢氧化钠溶液 5ml 溶解后，用适量的稀硫酸中和，再加稀硫酸 10ml，用水稀释至刻度，摇匀，作为贮备液。临用前，精密量取贮备液 10ml，置 1000ml 量瓶中，加稀硫酸 10ml，用水稀释至刻度，摇匀，即得（每

1ml 相当于 1μg 的 As)。或精密量取砷单元素标准溶液适量，用 2%硝酸溶液稀释至相同浓度的溶液(每 1ml 相当于 1μg 的 As)。

第一法(古蔡氏法)

仪器装置　如图 1 所示。A 为 100ml 标准磨口锥形瓶；B 为中空的标准磨口塞，上连导气管 C(外径 8.0mm，内径 6.0mm)，全长约 180mm；D 为具孔的有机玻璃旋塞，其上部为圆形平面，中央有一圆孔，孔径与导气管 C 的内径一致，其下部孔径与导气管 C 的外径相适应，将导气管 C 的顶端套入旋塞下部孔内，并使管壁与旋塞的圆孔相吻合，黏合固定；E 为中央具有圆孔(孔径 6.0mm)的有机玻璃旋塞盖，与 D 紧密吻合。

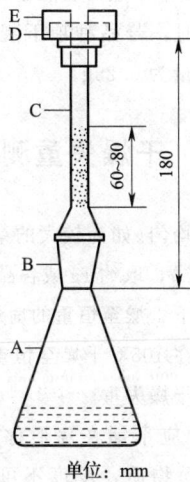

单位：mm

图 1　第一法仪器装置

测试时，于导气管 C 中装入醋酸铅棉花 60mg(装管高度为 60～80mm)，再于旋塞 D 的顶端平面上放一片溴化汞试纸(试纸大小以能覆盖孔径而不露出平面外为宜)，盖上旋塞盖 E 并旋紧，即得。

标准砷斑的制备　精密量取标准砷溶液 2ml，置 A 瓶中，加盐酸 5ml 与水 21ml，再加碘化钾试液 5ml 与酸性氯化亚锡试液 5 滴，在室温放置 10 分钟后，加锌粒 2g，立即将照上法装妥的导气管 C 密塞于 A 瓶上，并将 A 瓶置 25～40℃水浴中，反应 45 分钟，取出溴化汞试纸，即得。

若供试品需经有机破坏后再行检砷，则应取标准砷溶液代替供试品，照该品种项下规定的方法同法处理后，依法制备标准砷斑。

检查法　取按各品种项下规定方法制成的供试品溶液，置 A 瓶中，照标准砷斑的制备，自"再加碘化钾试液 5ml"起，依法操作。将生成的砷斑与标准砷斑比较，不得更深。

第二法(二乙基二硫代氨基甲酸银法)

仪器装置　如图 2 所示。A 为 100ml 标准磨口锥形瓶；B 为中空的标准磨口塞，上连导气管 C(一端外径为 8mm，内径为 6mm；另一端长为 180mm，外径为 4mm，内径为

1.6mm，尖端内径为 1mm)。D 为平底玻璃管(长为 180mm，内径为 10mm，于 5.0ml 处有一刻度)。

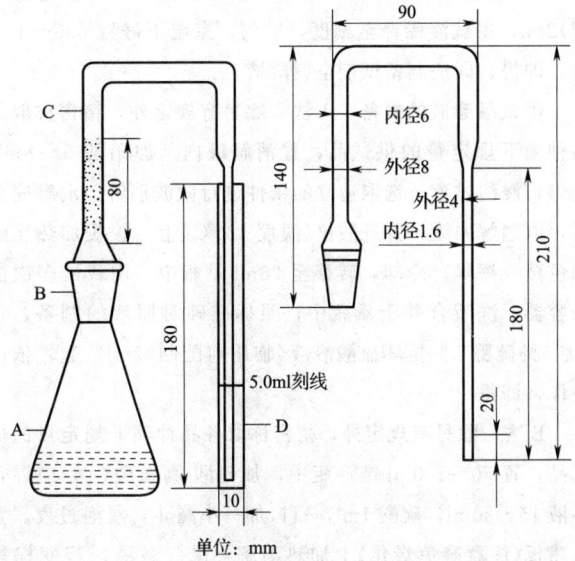

单位：mm

图 2　第二法仪器装置

测试时，于导气管 C 中装入醋酸铅棉花 60mg(装管高度约 80mm)，并于 D 管中精密加入二乙基二硫代氨基甲酸银试液 5ml。

标准砷对照液的制备　精密量取标准砷溶液 2ml，置 A 瓶中，加盐酸 5ml 与水 21ml，再加碘化钾试液 5ml 与酸性氯化亚锡试液 5 滴，在室温放置 10 分钟后，加锌粒 2g，立即将导气管 C 与 A 瓶密塞，使生成的砷化氢气体导入 D 管中，并将 A 瓶置 25～40℃水浴中反应 45 分钟，取出 D 管，添加三氯甲烷至刻度，混匀，即得。

若供试品需经有机破坏后再行检砷，则应取标准砷溶液代替供试品，照各品种项下规定的方法同法处理后，依法制备标准砷对照液。

检查法　取照各品种项下规定方法制成的供试品溶液，置 A 瓶中，照标准砷对照液的制备，自"再加碘化钾试液 5ml"起，依法操作。将所得溶液与标准砷对照液同置白色背景上，从 D 管上方向下观察、比较，所得溶液的颜色不得比标准砷对照液更深。必要时，可将所得溶液转移至 1cm 吸收池中，照紫外-可见分光光度法(通则 0401)在 510nm 波长处以二乙基二硫代氨基甲酸银试液作空白，测定吸光度，与标准砷对照液按同法测得的吸光度比较，即得。

第三法(原子荧光光谱法)

测定条件　参考条件：以含 2%硼氢化钾溶液(或 1.4%硼氢化钠溶液)和 0.5%氢氧化钠的溶液(临用前配制)为还原剂，盐酸溶液(5→100)为载液，氩气为载气；原子化器高度 8～12mm，负高压 280～300V，主灯电流 60～100mA。根据仪器实际使用情况对仪器参数适当调整，选择最佳测试条件，满足检测灵敏度。

标准砷对照液的制备　精密量取标准砷溶液（1μg/ml）5ml，用 2%硝酸溶液稀释至 100ml，摇匀。精密量取 5ml，置 25ml 量瓶中，加 5%硫脲-5%抗坏血酸溶液（临用前配制）2ml，用载液稀释至刻度，摇匀，室温下静置 0.5～1 小时，即得。同法制备试剂空白溶液。

供试品溶液的制备　A 法　除另有规定外，精密称取各品种项下规定量的供试品，置消解罐内，加硝酸 5～8ml，混匀，浸泡过夜，选取适宜的条件进行微波消解。消解完全后，取消解内罐，置赶酸仪（温度 130℃）上，缓缓加热至红棕色蒸气挥尽，冷却，转移至 25ml 量瓶中，用载液多次洗涤容器，洗液合并于量瓶中，照标准砷对照液的制备，自"加 5%硫脲-5%抗坏血酸溶液（临用前配制）2ml"起，依法操作，即得。

B 法　除另有规定外，精密称取各品种项下规定量的供试品，置 50～100ml 锥形瓶中，加硝酸-高氯酸（4∶1）混合溶液 15～20ml，硫酸 1ml，瓶口加一小漏斗，浸泡过夜。置电热板（注意避免炭化）上加热消解，保持微沸，若变棕黑色，取下放冷，补加硝酸适量，持续加热至溶液澄明后升高温度，继续加热至白烟散尽，消解液呈无色或微黄色透明状，冷却，转移至 25ml 量瓶中，用载液多次洗涤容器，洗液合并于量瓶中，照标准砷对照液的制备，自"加 5%硫脲-5%抗坏血酸溶液（临用前配制）2ml"起，依法操作，即得。

检查法

单点法　除另有规定外，按照上述的规定方法制备供试品溶液，分别测定 3 次供试品溶液和标准砷对照液的荧光强度，记录读数，取平均值，并根据以下公式求得砷元素浓度，再以此计算供试品中砷元素的含量。

$$c_X = c_R \ (F_X/F_R)$$

式中　c_X 为供试品溶液的浓度；

c_R 为标准砷对照液的浓度；

F_X 为供试品溶液的荧光强度；

F_R 为标准砷对照液的荧光强度。

标准曲线法　在选定的分析条件下，测定不同浓度的标准系列溶液（标准溶液的介质应与供试品溶液一致），以砷元素的荧光强度为纵坐标，浓度为横坐标，绘制标准曲线（范围一般为测定浓度的 80%～120%），计算回归方程，相关系数（r）应不低于 0.99。同时制备供试品溶液，测定荧光强度，取 3 次读数的平均值，从标准曲线上得到相应的浓度，计算砷元素含量。在相同的分析条件下，进行空白试验。

标准加入法　取同体积按各品种项下规定制备的供试品溶液 4 份，分别置 4 个同体积的量瓶中，除第 1 个量瓶外，其他 3 个量瓶分别精密加入不同浓度的砷元素对照品溶液，分别用合适的溶剂稀释至刻度，摇匀，制成系列待测溶液。在选定的分析条件下分别测定荧光强度，记录读数。以荧光强度的读数为纵坐标，砷元素加入量为横坐标，绘制标准曲

线，相关系数（r）应不低于 0.99，将标准曲线延长交于横坐标，交点与原点的距离即为供试品溶液取用量中砷元素的量，再以此计算供试品中砷元素的含量。

【附注】（1）所用仪器和试液等照本法检查，均不应生成砷斑，或至多生成仅可辨认的斑痕。

（2）制备标准砷斑或标准砷对照液，应与供试品检查同时进行。

（3）本法所用锌粒应无砷，以能通过一号筛的细粒为宜，如使用的锌粒较大时，用量应酌情增加，反应时间亦应延长为 1 小时。

（4）醋酸铅棉花系取脱脂棉 1.0g，浸入醋酸铅试液与水的等容混合液 12ml 中，湿透后，挤压除去过多的溶液，并使之疏松，在 100℃ 以下干燥后，贮于玻璃塞瓶中备用。

（5）采用第三法时，若品种项下规定限度为 0.0001%时，推荐供试品取样量为 0.25g。

0831　干燥失重测定法

取供试品，混合均匀（如为较大的结晶，应先迅速捣碎使成 2mm 以下的小粒），取约 1g 或各品种项下规定的重量，置与供试品相同条件下干燥至恒重的扁形称量瓶中，精密称定，除另有规定外，在 105℃ 干燥至恒重。由减失的重量和取样量计算供试品的干燥失重。

供试品干燥时，应平铺在扁形称量瓶中，厚度不可超过 5mm，如为疏松物质，厚度不可超过 10mm。放入烘箱或干燥器进行干燥时，应将瓶盖取下，置称量瓶旁，或将瓶盖半开进行干燥；取出时，须将称量瓶盖好。置烘箱内干燥的供试品，应在干燥后取出置干燥器中放冷，然后称定重量。

供试品如未达规定的干燥温度即融化时，除另有规定外，应先将供试品在低于熔化温度 5～10℃ 的温度下干燥至大部分水分除去后，再按规定条件干燥。生物制品应先将供试品于较低的温度下干燥至大部分水分除去后，再按规定条件干燥。

当用减压干燥器（通常为室温）或恒温减压干燥器（温度应按各品种项下的规定设置。生物制品除另有规定外，温度为 60℃）时，除另有规定外，压力应在 2.67kPa（20mmHg）以下。干燥器中常用的干燥剂为五氧化二磷、无水氯化钙或硅胶；恒温减压干燥器中常用的干燥剂为五氧化二磷。应及时更换干燥剂，使其保持在有效状态。

0832　水分测定法

第一法（费休氏法）

1. 容量滴定法

本法是根据碘和二氧化硫在吡啶和甲醇溶液中与水定量反应的原理来测定水分。所用仪器应干燥，并能避免空气中

水分的侵入；测定应在干燥处进行。

费休氏试液的制备与标定

（1）制备　称取碘（置硫酸干燥器内 48 小时以上）110g，置干燥的具塞锥形瓶（或烧瓶）中，加无水吡啶 160ml，注意冷却，振摇至碘全部溶解，加无水甲醇 300ml，称定重量，将锥形瓶（或烧瓶）置冰浴中冷却，在避免空气中水分侵入的条件下，通入干燥的二氧化硫至重量增加 72g，再加无水甲醇使成 1000ml，密塞，摇匀，在暗处放置 24 小时。

也可以使用稳定的市售费休氏试液。市售的费休氏试液可以是不含吡啶的其他碱化试剂，或不含甲醇的其他伯醇类等制成；也可以是单一的溶液或由两种溶液临用前混合而成。

本试液应遮光，密封，阴凉干燥处保存。临用前应标定滴定度。

（2）标定　精密称取纯化水 10～30mg，用水分测定仪直接标定；或精密称取纯化水 10～30mg，置干燥的具塞锥形瓶中，除另有规定外，加无水甲醇适量，在避免空气中水分侵入的条件下，用费休氏试液滴定至溶液由浅黄色变为红棕色，或用永停滴定法指示终点；另做空白试验，按下式计算：

$$F = \frac{W}{A - B}$$

式中　F 为每 1ml 费休氏试液相当于水的重量，mg；

W 为称取纯化水的重量，mg；

A 为滴定所消耗费休氏试液的容积，ml；

B 为空白所消耗费休氏试液的容积，ml。

测定法　精密称取供试品适量（约消耗费休氏试液 1～5ml），除另有规定外，溶剂为无水甲醇，用水分测定仪直接测定。或精密称取供试品适量，置干燥的具塞锥形瓶中，加溶剂适量，在不断振摇（或搅拌）下用费休氏试液滴定至溶液由浅黄色变为红棕色，或用永停滴定法指示终点；另做空白试验，按下式计算：

$$供试品中水分含量（\%）= \frac{(A - B)F}{W} \times 100\%$$

式中　A 为供试品所消耗费休氏试液的体积，ml；

B 为空白所消耗费休氏试液的体积，ml；

F 为每 1ml 费休氏试液相当于水的重量，mg；

W 为供试品的重量，mg。

如供试品吸湿性较强，可称取供试品适量置干燥的容器中，密封（可在干燥的隔离箱中操作），精密称定，用干燥的注射器注入适量无水甲醇或其他适宜溶剂，精密称定总重量，振摇使供试品溶解，测定该溶液水分。洗净并烘干容器，精密称定其重量。同时测定溶剂的水分。按下式计算：

$$供试品中水分含量（\%）= \frac{(W_1 - W_3)c_1 - (W_1 - W_2)c_2}{W_2 - W_3} \times 100\%$$

式中　W_1 为供试品、溶剂和容器的重量，g；

W_2 为供试品和容器的重量，g；

W_3 为容器的重量，g；

c_1 为供试品溶液的水分含量，g/g；

c_2 为溶剂的水分含量，g/g。

对热稳定的供试品，亦可将水分测定仪和市售卡氏干燥炉联用测定水分。即将一定量的供试品在干燥炉或样品瓶中加热，并用干燥气体将蒸发出的水分导入水分测定仪中测定。

2. 库仑滴定法

本法仍以卡尔-费休氏（Karl-Fischer）反应为基础，应用永停滴定法测定水分。与容量滴定法相比，库仑滴定法中滴定剂碘不是从滴定管加入，而是由含有碘离子的阳极电解液电解产生。一旦所有的水被滴定完全，阳极电解液中就会出现少量过量的碘，使铂电极极化而停止碘的产生。根据法拉第定律，产生碘的量与通过的电量成正比，因此可以通过测量电量总消耗的方法来测定水分总量。本法主要用于测定含微量水分（0.0001%～0.1%）的供试品，特别适用于测定化学惰性物质如烃类、醇类和酯类中的水分。所用仪器应干燥，并能避免空气中水分的侵入；测定操作应在干燥处进行。

在适当的情况下，供试品中的水可以通过与容器连接的烘箱中的热量解吸或释放出来，并借助干燥的惰性气体（例如纯氮气）转移到容器中。因气体转移造成的误差应考虑并进行校正，加热条件也应慎重选择，防止因供试品分解而产生水。

费休氏试液　按卡尔-费休氏库仑滴定仪的要求配制或使用市售费休氏试液，无需标定滴定度。

测定法　于滴定杯中加入适量费休氏试液，先将试液和系统中的水分预滴定除去，然后精密称取供试品适量（含水量约为 0.5～5mg 或仪器建议的使用量），迅速转移至滴定杯中，或经适宜的无水溶剂溶解后，迅速注入至滴定杯中，以永停滴定法指示终点，从仪器显示屏上直接读取供试品中水分的含量，其中每 1mg 水相当于 10.72 库仑电量。

第二法（烘干法）

测定法　取供试品 2～5g，如果供试品的直径或长度超过 3mm，在称取前应快速制成直径或长度不超过 3mm 的颗粒或碎片平铺于干燥至恒重的扁形称量瓶中，厚度不超过 5mm，疏松供试品不超过 10mm，精密称定，开启瓶盖在 100～105℃ 干燥 5 小时，将瓶盖盖好，移置干燥器中，冷却 30 分钟，精密称定，再在上述温度干燥 1 小时，放冷，称重，至连续两次称重的差异不超过 5mg 为止。根据减失的重量，计算供试品中含水量（%）。

本法适用于不含或少含挥发性成分的药品。

第三法（减压干燥法）

减压干燥器　取直径 12cm 左右的培养皿，加入五氧化二磷干燥剂适量，铺成 0.5～1cm 的厚度，放入直径 30cm

的减压干燥器中。

测定法 取供试品 2～4g，混合均匀，分别取 0.5～1g，置已在供试品同样条件下干燥并称重的称量瓶中，精密称定，打开瓶盖，放入上述减压干燥器中，抽气减压至 2.67kPa(20mmHg)以下，并持续抽气半小时，室温放置 24 小时。在减压干燥器出口连接无水氯化钙干燥管，打开活塞，待内外压一致，关闭活塞，打开干燥器，盖上瓶盖，取出称量瓶迅速精密称定重量，计算供试品中的含水量(%)。

本法适用于含有挥发性成分的贵重药品。中药测定用的供试品，一般先破碎并需通过二号筛。

第四法(甲苯法)

仪器装置 如图 1 所示。图中 A 为 500ml 的短颈圆底烧瓶；B 为水分测定管；C 为直形冷凝管，外管长 40cm。使用前，全部仪器应清洁，并置烘箱中烘干。

测定法 取供试品适量(约相当于含水量 1～4ml)，精密称定，置 A 瓶中，加甲苯约 200ml，必要时加入干燥、洁净的无釉小瓷片数片或玻璃珠数粒，连接仪器，自冷凝管顶端加入甲苯至充满 B 管的狭细部分。将 A 瓶置电热套中或用其他适宜方法缓缓加热，待甲苯开始沸腾时，调节温度，使每秒馏出 2 滴。待水分完全馏出，即测定管刻度部分的水量不再增加时，将冷凝管内部先用甲苯冲洗，再用饱蘸甲苯的长刷或其他适宜方法，将管壁上附着的甲苯推下，继续蒸馏 5 分钟，放冷至室温，拆卸装置，如有水黏附在 B 管的管壁上，可用蘸甲苯的铜丝推下，放置使水分与甲苯完全分离(可加亚甲蓝粉末少量，使水染成蓝色，以便分离观察)。检读水量，并计算供试品的含水量(%)。

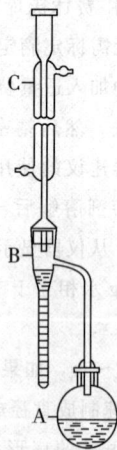

图 1 甲苯法仪器装置

【附注】 (1)测定用的甲苯须先加水少量，充分振摇后放置，将水层分离弃去，经蒸馏后使用。

(2)中药测定用的供试品，一般先破碎成直径不超过 3mm 的颗粒或碎片；直径和长度在 3mm 以下的可不破碎。

第五法(气相色谱法)

色谱条件与系统适用性试验 用直径为 0.18～0.25mm 的二乙烯苯-乙基乙烯苯型高分子多孔小球作为载体，或采用极性与之相适应的毛细管柱，柱温为 140～150℃，热导

检测器检测。注入无水乙醇，照气相色谱法(通则 0521)测定，应符合下列要求：

(1)理论板数按水峰计算应大于 1000，理论板数按乙醇峰计算应大于 150；

(2)水和乙醇两峰的分离度应大于 2；

(3)用无水乙醇进样 5 次，水峰面积的相对标准偏差不得大于 3.0%。

对照溶液的制备 取纯化水约 0.2g，精密称定，置 25ml 量瓶中，加无水乙醇至刻度，摇匀，即得。

供试品溶液的制备 取供试品适量(含水量约 0.2g)，剪碎或研细，精密称定，置具塞锥形瓶中，精密加入无水乙醇 50ml，密塞，混匀，超声处理 20 分钟，放置 12 小时，再超声处理 20 分钟，密塞放置，待澄清后倾取上清液，即得。

测定法 取无水乙醇、对照溶液及供试品溶液各 1～5μl，分别注入气相色谱仪，测定，即得。

对照溶液与供试品溶液的配制须用新开启的同一瓶无水乙醇。

用外标法计算供试品中的含水量。计算时应扣除无水乙醇中的含水量，方法如下：

对照溶液中实际加入的水的峰面积＝对照溶液中总水峰面积－K×对照溶液中乙醇峰面积

供试品中水的峰面积＝供试品溶液中总水峰面积－K×供试品溶液中乙醇峰面积

$$K = \frac{无水乙醇中水峰面积}{无水乙醇中乙醇峰面积}$$

0834　气体水分测定-露点法

露点系指气体中水蒸气含量达到饱和状态的温度，是表示气体绝对湿度的方式之一，可用于测定气体供试品中的微量水分(μl/L)。

测定法分为下列两种。

第一法测定时平衡时间长，但测定精度高，适用于对测定结果精度要求较高的供试品；第二法测定时平衡时间较短，但传感器结构、感湿材料性质等多种因素可影响结果的精密度、准确度和稳定性，选用该法时应结合实验室对供试品测定精度的要求进行评估，常用于气体的日常水分监测或生产过程中气体的微量水分控制。可以第一法测定结果为准。

第一法

本法系将一置于恒定压力气体氛围中的光洁金属镜面逐步冷却降温，气体和气体中水分的分压保持不变，直至气体中的水分达到饱和而在镜面形成露(霜)，测定形成露(霜)的瞬间温度，即为露点温度。在露点温度下，测定池内水的饱和蒸汽压与供试品的压力之比，即为以体积分数表示的供试品水分含量。

本法不适用于冷凝温度较高、在水分冷凝前就能发生冷凝的气体，以及能与水分发生反应的气体，亦不适用于具有腐蚀性的气体。

仪器装置　露点仪由气路和测定池系统、抛光镜面和露（霜）观测系统、冷却降温及控制系统、露点温度测量系统等部分组成。

高精度露点仪的测定池及气路管线等均应采用内抛光材料。镜面应具有高硬度，以及良好的光学性能、憎水性、导热性和耐腐蚀性。

测定法　将供试品通过采样管线与露点仪连接，如供试品为压缩气，则需通过减压阀或耐压针型阀与露点仪连接。开启仪器后，按照仪器说明书调节气体流速及压力，保持通气至少 10 分钟（如供试品为高纯气体，可适当增加通气时间），充分吹洗减压装置、采样管线以及气路系统，使气路中充满供试品，并使流速及压力稳定，开始测定，待读数稳定（至少连续 6 次读数的波动范围小于 0.5℃），计算连续读数的平均值，作为露点测定值（℃）。

第二法

本法系气体中的微量水分与湿度传感器上的感湿材料发生物理化学反应，产生与湿度变化成对应关系的信号输出参数（如电阻、电容、电流、射频等），转化为相应的露点温度。一般根据传感器输出参数进行分类，最常用的输出参数为电阻、电容或电流。

本法不适用于易腐蚀传感器感湿材料的气体。

仪器装置　露点仪由气路和传感器、干燥筒、控制系统及测量系统等部分组成。

测定法　将供试品通过采样管线与露点仪连接，如供试品为压缩气，则需通过减压阀或耐压针型阀与露点仪连接。开启仪器后，按照仪器说明书调节气体流速及压力，保持通气 3～5 分钟，充分吹洗减压装置、采样管线以及气路系统，使气路中充满供试品，并使流速及压力稳定，开始测定，待读数稳定（至少连续 6 次读数的波动范围小于 2℃），计算连续读数的平均值，作为露点测定值（℃）。

露点（℃）对应的水分体积分数（μl/L）见表 1。

【附注】（1）应记录测定的环境温度，必要时，控制测定环境温度为 25℃±2℃。

（2）气体流速应控制在仪器说明书规定的范围内。

（3）采样管线应尽可能短，采用不锈钢管或聚四氟乙烯管，内径小于 3mm。当供试品的露点低于 -70℃ 时，推荐采用内抛光的不锈钢管。

表 1　露点（0～-79.9℃）-水分体积分数换算表　　　　　　　　　　　单位：μl/L

露点（℃）	0.0	0.1	0.2	0.3	0.4	0.5	0.6	0.7	0.8	0.9
0	6092.22	6046.96	5997.01	5947.45	5898.26	5849.44	5800.99	5752.92	5705.20	5657.86
-1	5606.20	5564.24	5517.96	5472.04	5426.47	5381.25	5336.37	5291.84	5247.64	5203.79
-2	5155.95	5117.09	5074.23	5031.71	4989.51	4947.64	4906.09	4864.86	4823.95	4783.35
-3	4739.08	4703.10	4663.44	4624.08	4585.03	4546.28	4507.83	4469.68	4431.83	4394.27
-4	4353.30	4320.02	4283.33	4246.93	4210.81	4174.97	4139.41	4104.13	4069.12	4034.39
-5	3996.52	3965.74	3931.82	3898.17	3864.78	3831.65	3798.78	3766.17	3733.81	3701.72
-6	3666.71	3638.62	3606.93	3575.84	3544.98	3514.38	3484.01	3453.89	3424.00	3394.36
-7	3362.03	3335.77	3306.82	3278.10	3249.62	3221.36	3193.32	3165.51	3137.92	3110.55
-8	3080.71	3056.47	3029.76	3003.25	2976.96	2950.89	2925.02	2899.36	2873.90	2848.65
-9	2821.12	2798.76	2774.12	2749.68	2725.43	2701.38	2677.52	2653.86	2630.39	2607.11
-10	2581.73	2561.11	2538.40	2515.86	2493.52	2471.35	2449.36	2427.56	2405.93	2384.48
-11	2361.09	2342.10	2321.17	2300.41	2279.82	2259.41	2239.16	2219.07	2199.15	2179.40
-12	2157.86	2140.38	2121.11	2102.00	2083.04	2064.25	2045.61	2027.12	2008.79	1990.61
-13	1970.80	1954.70	1936.97	1919.39	1901.95	1884.66	1867.52	1850.51	1833.65	1816.93
-14	1798.71	1783.91	1767.61	1751.44	1735.41	1719.51	1703.75	1688.12	1672.62	1657.25
-15	1640.51	1626.91	1611.93	1597.07	1582.34	1567.74	1553.26	1538.90	1524.66	1510.55
-16	1495.16	1482.68	1468.92	1455.28	1441.75	1428.34	1415.05	1401.87	1388.80	1375.84
-17	1361.73	1350.26	1337.64	1325.12	1312.71	1300.41	1288.21	1276.12	1264.13	1252.25
-18	1239.30	1228.79	1217.21	1205.73	1194.35	1183.07	1171.89	1160.81	1149.82	1138.92
-19	1127.05	1117.42	1106.81	1096.29	1085.87	1075.53	1065.29	1055.13	1045.06	1035.09
-20	1024.22	1015.39	1005.68	996.04	986.50	977.03	967.65	958.36	949.14	940.01
-21	930.06	921.99	913.09	904.28	895.54	886.89	878.31	869.80	861.37	853.02
-22	843.92	836.53	828.40	820.34	812.36	804.44	796.60	788.82	781.12	773.48
-23	765.17	758.42	750.99	743.62	736.32	729.09	721.93	714.83	707.79	700.81
-24	693.22	687.06	680.27	673.55	666.89	660.28	653.74	647.26	640.84	634.47
-25	627.54	621.92	615.73	609.59	603.52	597.49	591.53	585.61	579.76	573.95
-26	567.63	562.51	556.86	551.27	545.73	540.24	534.80	529.41	524.07	518.79

续表

露点(℃)	0.0	0.1	0.2	0.3	0.4	0.5	0.6	0.7	0.8	0.9
−27	513.03	508.36	503.21	498.12	493.07	488.07	483.12	478.21	473.35	468.54
−28	463.29	459.04	454.36	449.72	445.13	440.58	436.07	431.61	427.19	422.80
−29	418.04	414.17	409.91	405.69	401.51	397.38	393.28	389.22	385.20	381.22
−30	376.88	373.36	369.49	365.66	361.87	358.11	354.38	350.69	347.04	343.42
−31	339.49	336.29	332.78	329.30	325.85	322.44	319.06	315.71	312.40	309.11
−32	305.54	302.64	299.45	296.30	293.17	290.07	287.01	283.97	280.96	277.99
−33	274.75	272.12	269.23	266.37	263.53	260.73	257.95	255.20	252.47	249.78
−34	246.84	244.46	241.84	239.25	236.68	234.14	231.63	229.13	226.67	224.23
−35	221.57	219.41	217.04	214.70	212.38	210.08	207.80	205.55	203.32	201.11
−36	198.70	196.76	194.61	192.49	190.39	188.31	186.26	184.22	182.20	180.21
−37	178.04	176.28	174.34	172.42	170.53	168.65	166.79	164.95	163.13	161.33
−38	159.37	157.78	156.03	154.30	152.59	150.90	149.22	147.56	145.92	144.29
−39	142.52	141.09	139.52	137.96	136.41	134.88	133.37	131.88	130.40	128.93
−40	127.34	126.05	124.63	123.22	121.83	120.46	119.09	117.75	116.41	115.10
−41	113.66	112.50	111.22	109.96	108.70	107.47	106.24	105.03	103.83	102.64
−42	101.35	100.31	99.16	98.02	96.90	95.78	94.68	93.59	92.51	91.45
−43	90.29	89.35	88.32	87.30	86.28	85.29	84.30	83.32	82.35	81.39
−44	80.35	79.51	78.58	77.66	76.76	75.86	74.97	74.10	73.23	72.37
−45	71.44	70.68	69.85	69.03	68.21	67.41	66.61	65.83	65.05	64.28
−46	63.44	62.77	62.02	61.28	60.56	59.84	59.12	58.42	57.72	57.03
−47	56.29	55.68	55.01	54.35	53.70	53.06	52.42	51.79	51.17	50.55
−48	49.88	49.34	48.75	48.16	47.57	47.00	46.43	45.87	45.31	44.76
−49	44.16	43.68	43.15	42.62	42.10	41.59	41.08	40.58	40.08	39.59
−50	39.05	38.62	38.15	37.68	37.22	36.76	36.30	35.86	35.41	34.97
−51	34.50	34.11	33.69	33.27	32.86	32.45	32.05	31.65	31.26	30.87
−52	30.44	30.10	29.72	29.35	28.98	28.62	28.26	27.91	27.55	27.21
−53	26.83	26.53	26.19	25.86	25.53	25.21	24.89	24.58	24.26	23.96
−54	23.62	23.35	23.05	22.76	22.47	22.18	21.90	21.62	21.34	21.07
−55	20.77	20.53	20.27	20.01	19.75	19.50	19.24	19.00	18.75	18.51
−56	18.24	18.03	17.80	17.57	17.34	17.11	16.89	16.67	16.45	16.24
−57	16.01	15.82	15.61	15.41	15.20	15.00	14.81	14.61	14.42	14.23
−58	14.02	13.86	13.67	13.49	13.32	13.14	12.96	12.79	12.62	12.46
−59	12.27	12.13	11.96	11.80	11.65	11.49	11.34	11.19	11.04	10.89
−60	10.73	10.60	10.46	10.31	10.18	10.04	9.903	9.769	9.637	9.506
−61	9.365	9.250	9.125	9.001	8.878	8.758	8.638	8.520	8.404	8.289
−62	8.165	8.064	7.954	7.844	7.737	7.630	7.526	7.422	7.320	7.219
−63	7.109	7.021	6.924	6.828	6.733	6.640	6.548	6.457	6.367	6.278
−64	6.182	6.104	6.019	5.935	5.852	5.770	5.689	5.609	5.531	5.453
−65	5.369	5.301	5.226	5.152	5.079	5.008	4.937	4.867	4.798	4.730
−66	4.656	4.596	4.531	4.466	4.403	4.340	4.278	4.217	4.156	4.097
−67	4.032	3.980	3.923	3.867	3.811	3.756	3.702	3.649	3.596	3.544
−68	3.487	3.442	3.392	3.343	3.294	3.246	3.199	3.152	3.106	3.061
−69	3.012	2.972	2.929	2.886	2.843	2.802	2.761	2.720	2.680	2.640
−70	2.598	2.563	2.525	2.488	2.451	2.415	2.379	2.343	2.309	2.274
−71	2.237	2.207	2.174	2.141	2.109	2.078	2.047	2.016	1.986	1.956
−72	1.924	1.897	1.869	1.841	1.813	1.785	1.758	1.732	1.706	1.680
−73	1.652	1.629	1.604	1.580	1.556	1.532	1.508	1.485	1.463	1.440
−74	1.416	1.396	1.375	1.354	1.333	1.312	1.292	1.272	1.252	1.233
−75	1.212	1.195	1.177	1.158	1.140	1.123	1.105	1.088	1.071	1.054
−76	1.036	1.021	1.005	0.990	0.974	0.959	0.944	0.929	0.914	0.900
−77	0.884	0.871	0.858	0.844	0.831	0.817	0.804	0.792	0.779	0.767
−78	0.753	0.742	0.730	0.719	0.707	0.696	0.685	0.674	0.663	0.652
−79	0.641	0.631	0.621	0.611	0.601	0.591	0.582	0.572	0.563	0.554

0837　气体杂质测定-气体检测管法

气体检测管系一种允许气体通过的圆柱形透明管，其两端熔封，内含惰性载体，载体上涂有化学试剂以及必要的用于消除干扰物质的预处理层或过滤器，一般用于检测气体供试品中的杂质。

使用时将管的两端割断，使规定体积的供试品在一定时间内通过检测管，供试品中的杂质立即与管内载体上的化学试剂反应，利用化学试剂变色的长度或者颜色变化的强度，检测气体供试品中杂质的种类及其浓度。

一、恒流测定法

仪器装置　如图 1 所示。A 为供试品；B 为用于降低气体压力的减压阀，与 A 相连，最小压力可调节至 0.05MPa；C 为可调节气体流速的针阀或流量计，根据检测管的说明书，选择不同量程的针阀或流量计；D 为两端均已割断的气体检测管。

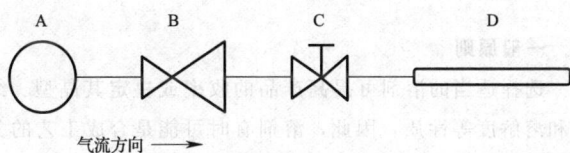

图 1　恒流测定法装置

测定法　按使用说明书或以下方法操作。按图 1 所示连接装置 A、B、C，打开气体及减压阀阀门，调整至气体检测管说明书所规定的压力，调节针阀或流量计阀门，使至规定的流速，用供试品冲洗管路，待压力和流速恒定后，插入 D，计时，至规定时间后依次关闭气体阀门、减压阀阀门、针阀或流量计阀门，拔出 D，读取检测管上颜色层长度或强度相对应的值。

根据说明书选择合适的气体检测管，如压力、温度和湿度等影响测定值，则需按说明书规定的校正值进行校正后取值。

二、手泵测定法

仪器装置　如图 2 所示。A 为供试品；B 为用于降低气体压力的减压阀，与 A 相连，最小压力可调节至 0.05MPa；C 为连接 B 和 E 的三通管；D 为气体主路，直通大气；E 为气体检测管；F 为手泵。

测定法　按使用说明书或以下方法操作。按图 2 所示连接装置 A、B、C，打开气体及减压阀阀门，用供试品冲洗管路，插入 E，使用 F 抽取规定气体泵数，取样后拔出 E 及 F，依次关闭气体阀门、减压阀阀门，读取检测管上颜色层长度或强度相对应的值。

根据说明书选择合适的气体检测管，如压力、温度和湿度等影响测定值，则需按说明书规定的校正值进行校正后取值。

检测管种类与原理

砷化氢检测管　包含吸附过滤器和金属盐或其他合适的指

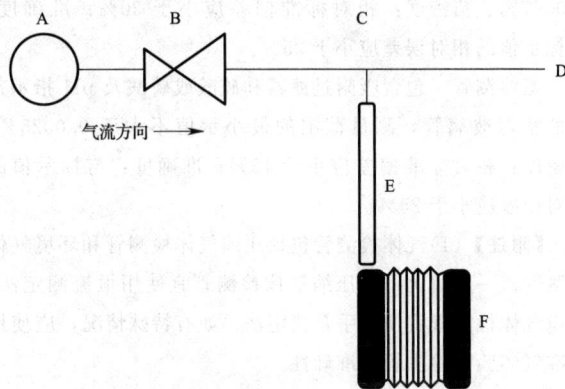

图 2　手泵测定法装置

示剂的密封玻璃管，测量范围的最小示值不大于 0.000 025%。精密度：相对标准偏差应小于 20%；准确度：与标示值的相对误差应小于 25%。

二氧化碳检测管　包含吸附过滤器和联氨、氢氧化钠或氢氧化钾等指示剂的密封玻璃管，测量范围的最小示值不大于 0.01%。精密度：相对标准偏差应小于 15%；准确度：与标示值的相对误差应小于 25%。

一氧化碳检测管　包含吸附过滤器和钯盐或五氧化二碘及发烟硫酸等指示剂的密封玻璃管，测量范围的最小示值不大于 0.0005%。精密度：相对标准偏差应小于 15%；准确度：与标示值的相对误差应小于 25%。

硫化氢检测管　包含吸附过滤器和合适的铅盐、汞盐、银盐或铜盐等金属盐指示剂的密封玻璃管，测量范围的最小示值不大于 0.000 02%。精密度：相对标准偏差应小于 10%；准确度：与标示值的相对误差应小于 25%。

一氧化氮和二氧化氮检测管　包含吸附过滤器和氧化层（Cr^{6+} 盐）及二苯基联苯胺或 3,3′-二甲基联萘胺、尿氨酸、邻甲苯胺、2,2-联氮-双(3-乙基-苯并噻唑-6-磺酸)等指示剂的密封玻璃管，测量范围的最小示值不大于 0.000 05%。精密度：相对标准偏差应小于 15%；准确度：与标示值的相对误差应小于 25%。

机油检测管　包含吸附过滤器和硫酸等指示剂的密封玻璃管，测量范围的最小示值不大于 0.1mg/m³。精密度：相对标准偏差应小于 30%；准确度：与标示值的相对误差应小于 25%。

磷化氢检测管　包含吸附过滤器和金属盐或其他合适的指示剂的密封玻璃管，测量范围的最小示值不大于 0.000 02%。精密度：相对标准偏差应小于 20%；准确度：与标示值的相对误差应小于 25%。

二氧化硫检测管　包含吸附过滤器和碘及淀粉或金属盐等指示剂的密封玻璃管，测量范围的最小示值不大于 0.000 05%。精密度：相对标准偏差应小于 15%；准确度：与标示值的相对误差应小于 25%。

水蒸气检测管　包含吸附过滤器和高氯酸镁或二氧化硒及硫酸等指示剂的密封玻璃管，测量范围的最小示值不大于

0.0067%。精密度：相对标准偏差应小于 20%；准确度：与标示值的相对误差应小于 25%。

氨检测管　包含吸附过滤器和硫酸或磷酸及 pH 指示剂等的密封玻璃管，测量范围的最小示值不大于 0.0025%。精密度：相对标准偏差应小于 15%；准确度：与标示值的相对误差应小于 25%。

【附注】（1）气体检测管包括压缩气体检测管和环境气体检测管。一般情况下，压缩气体检测管宜使用恒流测定法，环境气体检测管宜使用手泵测定法。如有特殊情况，应使用标准气体验证检测管的准确性。

（2）气体检测管应严格按说明书要求保存，必要时，定期使用标准气体验证检测管的准确性和有效性。

0841　炽灼残渣检查法

炽灼残渣检查法用于检查供试品经硫酸消解后不易挥发的无机杂质残留量。

本法分为第一法和第二法。制订或修订炽灼残渣检查项，应根据质量研究数据，结合供试品特性和限度控制要求，并在品种项下注明选择第一法或第二法。品种项下未注明的，采用第一法。

第一法　取供试品 1.0～2.0g 或各品种项下规定的重量，置已炽灼至恒重的坩埚中，精密称定，缓缓炽灼至完全炭化，放冷；除另有规定外，加硫酸 0.5～1ml 使湿润，低温加热至硫酸蒸气除尽后，在 700～800℃ 炽灼使完全灰化，移置装有硅胶或其他合适干燥剂的干燥器内，放冷，精密称定后，再在 700～800℃ 炽灼至恒重，计算残渣所占百分比，即得。

供试品分子结构中含有碱金属或氟元素时，应使用铂坩埚。

如需将残渣留作重金属检查，则炽灼温度必须控制在 500～600℃。

第二法　取二氧化硅、铂、石英或陶瓷等适宜材质的坩埚，在 600℃±50℃ 下炽灼 30 分钟，移置装有硅胶或其他合适干燥剂的干燥器中，放冷，精密称定。取供试品 1～2g 或各品种项下规定的量，置已炽灼并放冷的坩埚中，精密称定，用少量硫酸（通常 1ml）润湿样品，在尽量低的温度下缓慢加热，直至样品完全炭化，放冷。再用少量硫酸（通常 1ml）润湿，缓慢加热至不再有白烟生成。在 600℃±50℃ 炽灼，至样品完全灰化。注意在整个过程中确保没有火焰生成。移置装有硅胶或其他合适干燥剂的干燥器中，放冷，精密称定，计算残渣所占百分比。如果计算结果超过限度，可重复以上硫酸润湿等步骤，炽灼 30 分钟，直至连续两次炽灼后残渣量的差异小于 0.5mg 或者算得的残渣百分比在限度内。

0842　易炭化物检查法

取内径一致的比色管两支；甲管中加各品种项下规

定的对照溶液 5ml；乙管中加硫酸［含 H_2SO_4 94.5%～95.5%（g/g）］5ml 后，分次缓缓加入规定量的供试品，振摇使溶解。除另有规定外，静置 15 分钟后，将甲、乙两管同置白色背景前，平视观察，乙管中所显颜色不得较甲管更深。

供试品如为固体，应先研成细粉。如需加热才能溶解时，可取供试品与硫酸混合均匀，加热溶解后，放冷，再移置比色管中。

0861　残留溶剂

药品中的残留溶剂系指在原料药、辅料或制剂生产过程中使用或产生的，并在实际工艺过程中不能完全除去的有机挥发性化合物。本通则规定了药品中残留溶剂评估与控制的基本原则，以及残留溶剂鉴别、检查与定量测定的方法，用于残留溶剂的测定、评估和控制。

评估与控制

一般原则

选择适当的溶剂可提高产品的收率或决定其晶型、纯度和溶解度等性质，因此，溶剂有时可能是合成工艺的关键因素。由于残留溶剂没有治疗益处，为符合药品的质量标准、生产质量管理规范（GMP）或其他质量要求，应尽可能除去所有残留溶剂。本通则不针对特意用作辅料的溶剂和溶剂化物，但制剂中的这些溶剂也应接受评价，并论证其合理性。

为保护患者的安全，制剂的残留溶剂量不应高于安全性数据可支持的水平。除非在风险-收益评估中能强有力地论证使用这些溶剂的合理性，否则在生产原料药、辅料或制剂时，应避免使用已知会引起不可接受毒性的溶剂（第一类，表 1）；应限制使用一些毒性较不严重的溶剂（第二类，表 2），以防止患者出现潜在的不良反应；如实际可行，应尽可能使用低毒性的溶剂（第三类，表 3）。

当已知生产或纯化工艺中出现上述溶剂时，应对残留溶剂进行检查，但仅需要检查原料药、辅料或制剂的生产或纯化中使用的或产生的溶剂。生产企业可选择直接检测制剂中的残留溶剂，也可选择检测制剂生产所用的原料药和辅料等各成分中的残留溶剂。根据制剂生产所用的各成分中的残留溶剂水平，累积计算出制剂中的残留溶剂整体水平；如果计算结果等于或低于本通则规定的接受水平，则无需考虑对制剂进行相关残留溶剂检查；如果计算结果高于规定的接受水平，则应对制剂中相关残留溶剂进行检查，以确定制剂工艺是否将相关溶剂的量降至可接受水平；如果制剂生产中使用了某种溶剂，也应对其在制剂中的残留量进行检查。

本通则规定了药品中可接受的残留溶剂限度。这些限度适用于所有剂型和给药途径。在特定情况下，如短期（30 天或更短）用药或局部用药时，可接受更高的残留溶剂水平，应根据不同情况论证这些溶剂水平的合理性。

由于不同生产企业或不同工艺所用溶剂种类可能存在差异，无论各品种正文中是否设置残留溶剂检查项，生产企业均应基于本通则的要求，遵循质量风险管理原则，结合生产工艺，对使用或可能产生的残留溶剂，采用本通则推荐的方法或其他经验证、核准的方法进行测定和控制，使残留溶剂量符合本通则规定的限度要求。

基于风险评估的残留溶剂分类

"每日允许暴露量"（Permitted Daily Exposure，PDE）系指药学上可接受的残留溶剂每日摄入量。根据对人类健康的潜在风险评估，将残留溶剂分为以下三类（表1～表3）。

第一类溶剂：应避免的溶剂

已知的人体致癌物，疑似人体强致癌物，以及环境危害物。

第二类溶剂：应限制的溶剂

非遗传毒性动物致癌物质，或可能导致神经毒性或致畸性等不可逆毒性的溶剂，以及可能有其他严重但可逆的毒性的溶剂。

第三类溶剂：低潜在毒性的溶剂

对人体低潜在毒性的溶剂，无须制定基于健康的暴露限度。第三类溶剂的 PDE 为每天 50mg（50mg/d）或以上。

残留溶剂的限度

1. 应避免的溶剂

由于第一类溶剂具有不可接受的毒性或对环境造成危害，原料药、辅料及制剂生产中不应使用该类溶剂。但是，为了生产一种有显著治疗优势的制剂而不得不使用时，除非经过论证，否则应按表1进行控制。1,1,1-三氯乙烷因危害环境而列入表1，其限度1500ppm 为基于安全性数据确定。

2. 应限制的溶剂

表2所列溶剂由于其固有毒性，应限制其在制剂中的使用。表2中，溶剂的 PDE 值修约至 0.1mg/d，限度值修约至 10ppm。

3. 低潜在毒性的溶剂

第三类溶剂（表3）可视为低毒、对人类健康危害风险较低的溶剂。第三类溶剂不包括在药品中通常可接受的已知对人类健康有危害的溶剂。虽然许多第三类溶剂缺乏长期毒性或致癌性研究，但现有数据表明，这类溶剂在急性或短期研究中毒性较小，遗传毒性研究结果呈阴性。因此，认为每日摄入 50mg（用下述方法1计算时，对应于 5000ppm 或更少量时无须论证即可接受。如符合生产能力和 GMP 的实际情况，也可接受更大的残留量。

4. 无足够毒理学数据的溶剂

生产企业在辅料、原料药和制剂生产中还可能会使用表4中的溶剂，但尚无足够的毒理学数据，故无 PDE 值。生产企业应论证这些溶剂在制剂中残留量的合理性。

表中所列的溶剂分类及其建议限度来源于 ICH Q3C 残留溶剂指导原则，且将随安全性数据更新和 ICH Q3C 版本更新而变更。

第二类溶剂限度的确定方法

根据 PDE 值，制定第二类溶剂的限度时有两种方法。

方法1：使用表2中列出的浓度限度（ppm）。这些浓度限度是在假定某制剂的日给药量为10g 时，用以下公式（1）计算而得。

$$浓度（ppm）＝\frac{1000 \times PDE}{剂量} \tag{1}$$

其中，PDE 的单位为 mg/d，剂量的单位为 g/d。

在所有原料药、辅料或制剂中，这些限度被认为是可接受的。因此，若日摄入总量未知或未定，可采用该方法。若处方中的所有辅料及原料药都符合方法1的限度，则这些组分可按任意比例使用。若日摄入总量不超过10g，则无须进一步计算。若制剂的给药剂量超过 10g/d，则应考虑采用方法2确定残留溶剂的允许限度。

方法2：认为制剂的各种成分不必都符合方法1的限度。可用表2中注明的 PDE（mg/d）、已知最大日摄入总量和公式（1）来确定制剂中允许的残留溶剂的浓度。

如能证明残留溶剂已减少到实际的最低水平，以方法2确定的限度是可以接受的。这些限度在分析精密度、生产能力和生产工艺的合理变更方面应具有可行性，并应反映当前的生产技术水平。

应用方法2时可将制剂各成分（包括原辅料等）所含的残留溶剂累加。每日摄入的溶剂总量应低于给定的 PDE 值。

残留溶剂的报告方式

制剂生产企业需要了解原料药和辅料残留溶剂的相关信息，以符合本通则的规定。原料药或辅料供应商可参考以下几种示例为制剂生产企业提供相关信息。供应商可视情况选择以下一种。

（1）仅可能存在第三类溶剂。干燥失重小于 0.5%。

（2）仅可能存在第二类溶剂，如 X、Y……。全部低于方法1的限度（这里供应商可将第二类溶剂用 X、Y……来表示）。

（3）可能同时存在第二类溶剂 X、Y……和第三类溶剂。残留的第二类溶剂低于方法1的限度，残留的第三类溶剂低于 0.5%。

如果可能存在第一类溶剂，应进行鉴别并定量。

"可能存在"系指生产过程的最后一步和生产过程较前几步使用的、用经验证的工艺始终不能除尽的溶剂。

如果第二类溶剂高于方法1的限度或第三类溶剂高于 0.5%，应对其进行鉴别和定量。

测定方法

药品中残留溶剂的鉴别、限度检查和定量测定通常采用色谱技术如气相色谱法。可采用本通则推荐的方法，或选择与药品生产特定情况相适应的经验证的分析方法。当仅有第三类溶剂存在时，也可采用经适当验证的非专属性方法进行检查，如干燥失重检查法。验证时应考虑溶剂挥发性对分析方法的影响。

残留溶剂的方法学验证应遵循分析方法验证指导原则（指导原则 9101）相关要求。

下述推荐的方法照气相色谱法（通则 0521）测定。

色谱柱

1. 毛细管柱

一般情况下，极性相近的同类色谱柱可以互换使用。

（1）非极性色谱柱　固定液为 100％的二甲基聚硅氧烷的毛细管柱。

（2）极性色谱柱　固定液为聚乙二醇（PEG-20M）的毛细管柱。

（3）中极性色谱柱　固定液为 35％二苯基-65％甲基聚硅氧烷、50％二苯基-50％二甲基聚硅氧烷、35％二苯基-65％二甲基聚硅氧烷、14％氰丙基苯基-86％二甲基聚硅氧烷、6％氰丙基苯基-94％二甲基聚硅氧烷的毛细管柱等。

（4）弱极性色谱柱　固定液为 5％苯基-95％甲基聚硅氧烷、5％二苯基-95％二甲基聚硅氧烷共聚物的毛细管柱等。

2. 填充柱

以直径为 0.18～0.25mm 的二乙烯苯-乙基乙烯苯型高分子多孔小球或其他适宜的填料作为固定相。

供试品溶液的制备

为使供试品中的残留溶剂得以完全释放，应选择合适的溶剂或通过适当方式使供试品尽可能溶解。如有实验或数据证明其中的残留溶剂已得到最大限度的释放，供试品不能完全溶解也是可以接受的。这种情况可先将供试品粉碎成细粉，但粉碎操作应尽快进行，避免因摩擦生热而使溶剂挥发损失。

精密称（量）取供试品适量，根据供试品和待测溶剂的溶解性能，选择适宜的且不干扰待测溶剂的溶剂，根据残留溶剂的限度要求，制成适当浓度的供试品溶液，以满足定量测定的要求。通常以水为溶剂，对于非水溶性供试品，可采用二甲基甲酰胺、二甲基亚砜或其他适宜的溶剂。

对照品溶液的制备

精密称（量）取待测溶剂适量，采用与制备供试品溶液相同的方法和溶剂制备对照品溶液。用水做溶剂时，如待测溶剂在水中溶解性不好，可先将待测溶剂溶解在 50％二甲基亚砜或二甲基甲酰胺溶液中，再用水逐步稀释。

一般根据待测残留溶剂的限度要求确定对照品溶液的浓度。

测定法

第一法（毛细管柱顶空进样等温法）

色谱条件　柱温一般为 40～100℃；常以氮气或氢气为载气；顶空瓶平衡温度为 70～85℃，顶空瓶平衡时间通常为 30～60 分钟；进样口温度一般为 200℃，如采用火焰离子化检测器（FID），温度一般为 250℃。

测定法　取对照品溶液和供试品溶液，分别进样，测定待测峰的峰面积。

第二法（毛细管柱顶空进样程序升温法）

色谱条件　柱温一般先在 40℃维持 8 分钟，再以每分钟 8℃的升温速率升至 120℃，维持 10 分钟；以氮气或氢气为载气；顶空瓶平衡温度为 70～85℃，顶空瓶平衡时间通常为 30～60 分钟；进样口温度一般为 200℃，如采用火焰离子化检测器（FID），温度一般为 250℃。

测定法　取对照品溶液和供试品溶液，分别进样，测定待测峰的峰面积。

第三法（溶液直接进样法）

如采用毛细管柱，可参考以下色谱条件。

色谱条件　柱温可采用等温法或程序升温法，条件参考第一法或第二法；以氮气或氢气为载气；进样口温度一般为 200℃，如采用火焰离子化检测器（FID），温度一般为 250℃；进样量一般不超过数微升。

测定法　取对照品溶液和供试品溶液，分别进样，测定待测峰的峰面积。

系统适用性试验

根据分析方法验证的结果（特别是耐用性考察结果），可选择设置以下系统适用性试验及其可接受标准。

（1）理论板数　在柱效影响分离效能时，可规定色谱柱应达到的最小理论板数。

（2）分离度　一般情况，待测溶剂色谱峰与相邻色谱峰的分离度应满足分离要求，当分离检测多种残留溶剂且分离度受到挑战时，基于待测峰不受干扰或干扰可忽略不计，可合理规定待测峰与相邻峰的分离度，必要时，可用待测峰与相邻峰的峰谷比来描述分离要求。

（3）对称性　在峰拖尾可能影响待测峰的准确定量或干扰邻近峰测量时，可对色谱峰的对称性提出要求。

（4）灵敏度　可根据残留溶剂的限度浓度或更低的浓度，制备对照品溶液或加标供试品溶液，作为灵敏度试验溶液。通常，定量限的信噪比应不小于 10，且不得高于报告阈值；检测限的信噪比应不小于 3。

（5）重复性　取对照品溶液或加标供试品溶液，重复进样 5～6 次，待测物峰面积（或待测物与内标物峰面积之比）的相对标准偏差（RSD）应满足检测的精密度要求。一般情况下，以外标法测定时，待测物峰面积的 RSD 应不大于 10％；以内标法测定时，待测物与内标物峰面积之比的 RSD 应不得大于 5％。

保留时间和相对保留时间常用于评价系统适用性，如在品种项下列出但未明确为系统适用性要求，它们仅作为一种参考。

在整个分析过程中，色谱系统应满足规定的系统适用性要求，确保实验结果可被接受。

以上推荐的色谱条件包括顶空条件等实验参数，可能因设备和待测溶剂而异，在建立适合于特定供试品中的残留溶剂测定法时，可对推荐的实验参数进一步优化，优化后的实验参数经验证后,在品种的相关控制项目中进行描述。在方法实际应用中,为满足系统适用性要求,可按气相色谱法(通则 0521)色谱参数调整的有关规定对品种项下的色谱条件作适当调整。

残留溶剂的鉴别

对于未知残留溶剂,常用的鉴别方法主要有但不限于:

(1)保留时间　在相同的色谱条件下,待测溶剂峰的保留时间与对照品溶液相应色谱峰的保留时间一致,可用于鉴别待测物中的残留溶剂。两个保留时间不同的色谱峰归属于不同化合物,但两个保留时间一致的色谱峰有时未必可归属为同一化合物,在作未知物定性分析时应特别注意。

采用测定法中第一法或第二法的色谱条件,或其他经验证的方法,在确保检测灵敏度、分离度等参数满足相关技术要求的情况下,选择两种不同极性的色谱柱(如非极性、中极性或极性色谱柱)试验。当待测溶剂峰在不同极性色谱系统中的保留时间均与对照品溶液色谱峰保留时间一致时,可初步鉴别供试品中可能存在的残留溶剂。

(2)利用质谱检测器提供的质谱信息　气相色谱质谱联用仪的质谱检测器能提供与色谱峰对应的残留溶剂分子质量和结构特征等更多、更可靠的信息,不仅可用于已知残留溶剂的鉴别,还可提供未知残留溶剂的结构信息(通则 0431)。

利用质谱信息库检索进行未知化合物结构和定性分析时,通常是将测得的谱图信息简化为少数最有意义的峰,然后再和质谱信息库中的对应谱图相比较。通过质谱信息库检索可对未知残留溶剂结构进行确证,或为需要结构确证的残留溶剂提供充分的证据。

残留溶剂的检查和定量

(1)限度检查　以内标法测定时,供试品溶液所得待测溶剂峰面积与内标峰面积之比不得大于对照品溶液的相应比值。以外标法测定时,供试品溶液所得待测溶剂峰面积不得大于对照品溶液的相应峰面积。

(2)定量测定　按内标法或外标法计算各残留溶剂的量。

对于第三类溶剂的测定。如果已知供试品中仅存在第三类溶剂,可采用干燥失重测定法(通则 0831)进行测定。但当干燥失重大于 0.5%,或供试品中存在其他溶剂时,应采用上述推荐方法或其他经验证的方法对供试品中的第三类溶剂进行鉴别,并根据需要进行限度检查或定量测定。

残留溶剂的分析策略图见图 1。

分析方法建立和使用中的其他考虑

(1)当需要检查的残留溶剂种类不多,且极性差异较小时,可采用等温法。当需要检查的残留溶剂种类较多,且极性差异较大时,可采用程序升温法。

(2)顶空条件的选择

①应根据供试品中残留溶剂的沸点选择顶空平衡温度。对于沸点较高的残留溶剂,通常选择较高的平衡温度;但此时应兼顾供试品的热分解特性,尽量避免供试品产生的挥发性热分解产物对测定的干扰。

顶空平衡温度一般应低于溶解供试品所用溶剂的沸点 10℃以下,能满足检测灵敏度即可。过高的平衡温度,可使顶空瓶的气密性变差,导致定量准确性的降低。

②顶空平衡时间一般为 30~60 分钟,以保证供试品溶液的气-液两相有足够的时间达到平衡。不同的测定体系所需的平衡时间不同,需根据实际考察确定合适的平衡时间,既保证供试品溶液达到气-液平衡,又不会因为顶空时间过长导致顶空瓶气密性变差而降低定量准确性。

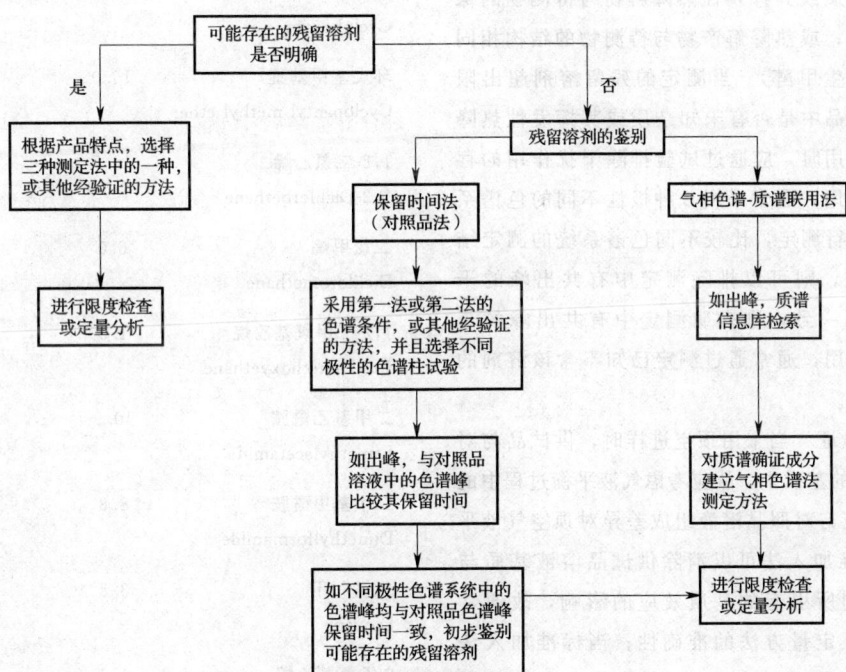

图 1　分析策略图

③对照品溶液与供试品溶液必须使用相同的顶空条件。

（3）对于沸点较高的甲酰胺、2-甲氧基乙醇、2-乙氧基乙醇、乙二醇、N-甲基吡咯烷酮、环丁砜、二甲基甲酰胺、二甲基乙酰胺等第二类溶剂，不易通过顶空进样测定获得满足要求的灵敏度，可使用其他经验证的方法进行测定。

（4）含氮的碱性残留溶剂测定　普通气相色谱仪中的不锈钢管路、进样器衬管等对有机胺等含氮碱性化合物具有较强的吸附作用，导致其检出灵敏度降低，应采用惰性的硅钢材料或镍钢材料管路；采用溶液直接进样法测定时，供试品溶液应不呈酸性，以免待测溶剂与酸反应后不易汽化。

通常采用弱极性的色谱柱或其他填料预先经碱处理过的色谱柱分析含氮碱性化合物，如采用胺分析专用柱进行分离，效果更好。

对不宜采用气相色谱法测定的含氮碱性化合物，可采用其他方法如离子色谱法等测定。

（5）含羧酸的酸性残留溶剂测定　含羧酸的酸性残留溶剂如甲酸、醋酸等，采用气相色谱法测定一般响应值低，可通过酯化衍生等样品处理方式提高检测灵敏度，也可采用液相色谱法或其他适宜的方法测定。采用液相色谱法测定时，流动相和供试品溶液应呈酸性。

（6）流速的选择　流速一般与所用的色谱柱内径相适应，可根据系统适用性试验情况选择合适的流速。

（7）检测器的选择　对含卤素的残留溶剂如三氯甲烷等，采用电子捕获检测器（ECD），易获得较高的灵敏度。

（8）干扰峰的排除　供试品中未知杂质或其挥发性热降解物易对残留溶剂的测定产生干扰。干扰作用包括在测定的色谱系统中未知杂质或其挥发性热降解物与待测物的保留时间相同（共出峰）；或热降解产物与待测物的结构相同（如甲氧基热裂解产生甲醇）。当测定的残留溶剂超出限度，但未能确定供试品中是否有未知杂质或其挥发性热降解物对测定有干扰作用时，应通过试验排除干扰作用的存在。对第一种干扰作用，通常采用 2 种极性不同的色谱系统对相同的供试品进行测定，比较不同色谱系统的测定结果。如两者结果一致，则可以排除测定中有共出峰的干扰；如果两者结果不一致，则表明测定中有共出峰的干扰。对第二种干扰作用，通常通过测定已知不含该溶剂的对照样品来加以判断。

（9）定量方法的验证　当采用顶空进样时，供试品与对照品处于不完全相同的基质中，故应考虑气液平衡过程中的基质效应（供试品溶液与对照品溶液组成差异对顶空气液平衡的影响）。由于标准加入法可以消除供试品溶液基质与对照品溶液基质不同所引起的基质效应的影响，故通常采用标准加入法验证定量方法的准确性；当标准加入法与其他定量方法的结果不一致时，以标准加入法的结果为准。

（10）不同实验室在测定同一供试品时，可能会采用不同的试验方法，当测定结果处于合格与不合格的边缘时，以内标法或标准加入法的结果为准。

表 1　第一类溶剂

溶剂	限度（ppm）	关注点	CAS
苯 Benzene	2	致癌物	71-43-2
四氯化碳 Carbon tetrachloride	4	有毒和危害环境	56-23-5
1,2-二氯乙烷 1,2-Dichloroethane	5	有毒	107-06-2
1,1-二氯乙烯 1,1-Dichloroethene	8	有毒	75-35-4
1,1,1-三氯乙烷 1,1,1-Trichloroethane	1500	危害环境	71-55-6

表 2　第二类溶剂

溶剂	PDE（mg/d）	限度（ppm）	CAS
乙腈 Acetonitrile	4.1	410	75-05-8
氯苯 Chlorobenzene	3.6	360	108-90-7
三氯甲烷 Chloroform	0.6	60	67-66-3
异丙基苯 Cumene	0.7	70	98-82-8
环己烷 Cyclohexane	38.8	3880	110-82-7
环戊基甲基醚 Cyclopentyl methyl ether	15.0	1500	5614-37-9
1,2-二氯乙烯 1,2-Dichloroethene	18.7	1870	540-59-0
二氯甲烷 Dichloromethane	6.0	600	75-09-2
1,2-二甲氧基乙烷 1,2-Dimethoxyethane	1.0	100	110-71-4
二甲基乙酰胺 Dimethylacetamide	10.9	1090	127-19-5
二甲基甲酰胺 Dimethylformamide	8.8	880	68-12-2
二氧六环 Dioxane	3.8	380	123-91-1
2-乙氧基乙醇 2-Ethoxyethanol	1.6	160	110-80-5

续表

溶剂	PDE（mg/d）	限度（ppm）	CAS
乙二醇 Ethyleneglycol	6.2	620	107-21-1
甲酰胺 Formamide	2.2	220	75-12-7
正己烷 *n*-Hexane	2.9	290	110-54-3
甲醇 Methanol	30.0	3000	67-56-1
2-甲氧基乙醇 2-Methoxyethanol	0.5	50	109-86-4
甲基丁基酮 Methylbutyl ketone	0.5	50	591-78-6
甲基环己烷 Methylcyclohexane	11.8	1180	108-87-2
甲基异丁基酮 Methylisobutylketone	45	4500	108-10-1
N-甲基吡咯烷酮 *N*-Methylpyrrolidone	5.3	530	872-50-4
硝基甲烷 Nitromethane	0.5	50	75-52-5
吡啶 Pyridine	2.0	200	110-86-1
环丁砜 Sulfolane	1.6	160	126-33-0
叔丁醇 *t*-Butanol	35	3500	75-65-0
四氢呋喃 Tetrahydrofuran	7.2	720	109-99-9
四氢化萘 Tetralin	1.0	100	119-64-2
甲苯 Toluene	8.9	890	108-88-3
1,1,2-三氯乙烯 1,1,2-Trichloroethene	0.8	80	79-01-6
二甲苯* Xylene	21.7	2170	/

注：* 通常为 60% 间二甲苯，14% 对二甲苯，9% 邻二甲苯和 17% 乙苯。

表3　第三类溶剂

名称	CAS	名称	CAS
醋酸 Acetic acid	64-19-7	正庚烷 Heptane	142-82-5
丙酮 Acetone	67-64-1	乙酸异丁酯 Isobutyl acetate	110-19-0
甲氧基苯 Anisole	100-66-3	乙酸异丙酯 Isopropyl acetate	108-21-4
正丁醇 *n*-Butanol	71-36-3	乙酸甲酯 Methyl acetate	79-20-9
仲丁醇 2-Butanol	78-92-2	异戊醇 Isoamylol	123-51-3
乙酸丁酯 Butyl acetate	123-86-4	丁酮 Butanone	78-93-3
叔丁基甲基醚 tert-Butylmethyl ether	1634-04-4	异丁醇 Isobutanol	78-83-1
二甲基亚砜 Dimethyl sulfoxide	67-68-5	2-甲基四氢呋喃 2-Methyltetrahydrofuran	96-47-9
乙醇 Ethanol	64-17-5	正戊烷 Pentane	109-66-0
乙酸乙酯 Ethyl acetate	141-78-6	正戊醇 1-Pentanol	71-41-0
乙醚 Ether	60-29-7	正丙醇 1-Propanol	71-23-8
甲酸乙酯 Ethyl formate	109-94-4	异丙醇 Isopropanol	67-63-0
甲酸 Formic acid	64-18-6	乙酸丙酯 Propyl acetate	109-60-4
三乙胺 Triethylamine	121-44-8		

表4　无足够毒理学数据的溶剂

名称	CAS	名称	CAS
1,1-二乙氧基丙烷 1,1-Diethoxypropane	4744-08-5	甲基异丙基酮 Methylisopropylketone	563-80-4
1,1-二甲氧基甲烷 1,1-Dimethoxymethane	109-87-5	石油醚 Petroleum ether	8032-32-4
2,2-二甲氧基丙烷 2,2-Dimethoxypropane	77-76-9	三氯醋酸 Trichloroacetic acid	76-03-9
异辛烷 Trimethylpentane	540-84-1	三氟醋酸 Trifluoroacetic acid	76-05-1
异丙醚 Isopropyl ether	108-20-3		

0862　元素杂质

　　存在于药品中的元素杂质有多种来源，生产过程中使用的原料药、辅料、生产设备、水和包装材料等均可能引入元素杂质，贮存过程中包装材料中的元素杂质还可能发生迁移而被引入药品中。这些元素杂质可能是有意添加引入（如原料药或辅料合成过程中有意添加的催化剂残留），也可能是无意引入（如与生产设备或包装系统相互作用产生的杂质或药品各个组分中存在的杂质）。为了治疗作用而有意添加到药品中的元素不属于元素杂质。

因元素杂质不能为患者提供任何治疗作用，某些元素杂质甚至有一定毒性，所以它们在药品中的量需被控制在可接受的限度范围内。本通则提供评估和控制药品中元素杂质的有关依据和确认元素杂质种类及其限度的方法，为元素杂质测定方法的选择、建立、验证和使用提供指导。

本通则不适用于中药、放射性药物、疫苗、细胞代谢产物、DNA产品、过敏原提取物、细胞、全血、血细胞成分或包括血浆及血浆衍生产品在内的血液衍生产品和非体循环透析液；也不适用于基于基因（基因治疗）、细胞（细胞治疗）和组织（组织工程）的药品。

本通则规定的限度不直接适用于原料药和辅料。但为使药品中的元素杂质能符合规定，制剂生产企业可以使用原料药或辅料生产企业提供的元素杂质测定数据或者风险评估报告，用于证明最终制剂符合本通则的限度要求。原料药和辅料生产企业选择进行风险评估的元素，可依照表1进行。对某些天然来源的原料药和辅料，因其含有自然界与生俱来的元素，必须在风险评估中加以考虑。

1　风险评估中建议考察的元素

考虑元素杂质毒性和出现在药品中的相对可能性，其可以分为三类。根据药品中元素杂质分类、是否是有意添加引入和给药途径，风险评估中建议考察的元素杂质见表1。

2　形态

药品中元素形态是元素在药品中存在的化学形式（包括同位素组成、电子态或氧化态、配合物或分子结构）。元素的不同形态可能具有不同的毒性，应予以关注。当某种元素不同形态的毒性已知时，采用预期出现在药品中的形态的毒性信息来确定PDE。风险评估如果某种元素杂质是用药品中该元素总量来评估是否符合PDE，一般情况下不要求提供该元素的形态信息，但当发现该元素实际的形态比用于确定表2中PDE的形态（见ICH Q3D附录3）具有更高或更低毒性时，可提供该元素的形态信息以证明使用更低或更高水平PDE的合理性。

3　允许暴露量

口服、注射、吸入和皮肤给药四种给药途径的每日允许暴露量（PDE）见表2。在本通则中，PDE以 $\mu g/d$ 为单位，表示药品中某种元素的最大日允许摄入量。

日最大剂量不超过2L的注射剂，可使用日最大剂量由PDE计算允许浓度。说明书规定或临床实践确定日剂量超过2L的药品（如0.9%氯化钠溶液、葡萄糖注射液、全胃肠外营养液、灌洗液等），可使用2L体积由PDE计算允许浓度。

表1　风险评估中建议考察的元素

元素	分类	有意添加引入（所有给药途径）	无意引入			
			口服	注射	吸入	皮肤给药
镉 Cd	1	是	是	是	是	是
铅 Pb	1	是	是	是	是	是
砷 As	1	是	是	是	是	是
汞 Hg	1	是	是	是	是	是
钴 Co	2A	是	是	是	是	是
钒 V	2A	是	是	是	是	是
镍 Ni	2A	是	是	是	是	是
铊 Tl	2B	是	否	否	否	否
金 Au	2B	是	否	否	否	否
钯 Pd	2B	是	否	否	否	否
铱 Ir	2B	是	否	否	否	否
锇 Os	2B	是	否	否	否	否
铑 Rh	2B	是	否	否	否	否
钌 Ru	2B	是	否	否	否	否
硒 Se	2B	是	否	否	否	否
银 Ag	2B	是	否	否	否	否
铂 Pt	2B	是	否	否	否	否
锂 Li	3	是	否	是	是	否
锑 Sb	3	是	否	是	否	否
钡 Ba	3	是	否	否	是	否
钼 Mo	3	是	否	否	是	否
铜 Cu	3	是	否	是	是	否
锡 Sn	3	是	否	否	是	否
铬 Cr	3	是	否	否	是	否

注：①1类元素是对人体有害元素，在药品生产中禁用或限制使用。

②2类元素通常被认为是给药途径依赖型的人体有害元素。根据它们出现于药品中的相对可能性，进一步分成2A和2B亚类。

③3类元素口服给药途径的毒性相对较低（PDE高，通常 $>500\mu g/d$），风险评估中一般不需考虑，但在吸入和注射给药途径时大部分元素PDE小于 $500\mu g/d$，风险评估中仍需考虑。

④此表来源于ICH Q3D。

皮肤给药途径的PDE适用于治疗皮肤擦伤或者其他快速愈合急性损伤的药品，但不适用于治疗表皮的基底细胞层受到实质性破坏的皮肤给药药品。对于需要使药品与真皮接触的适应症（例如，皮肤溃疡、Ⅱ度以上的烧伤、大疱疮、大疱性表皮松解症等），通常可以在注射给药途径PDE基础上，根据该药品的具体情况进行修正，论证合理的PDE。此外，皮肤给药途径的药品还需考虑元素杂质的致敏性。对于致敏元素Ni和Co，应同时满足PDE及皮肤和透皮给药途径浓度限度（CTCL），以减少过敏个体引起皮肤反应的可能性。Ni 和 Co 的 CTCL 均为 $35\mu g/g$。对于其他元素杂质，引起过敏反应的阈值大约等于皮肤给药途径 PDE 或者远大于皮肤给药途径 PDE 时，不需要额外控制。

表 2　元素杂质的每日允许暴露量（PDE）　单位：$\mu g/d$

元素	分类	口服	注射	吸入	皮肤给药
镉 Cd	1	5	2	3	20
铅 Pb	1	5	5	5	50
砷 As	1	15	15	2	30
汞 Hg	1	30	3	1	30
钴 Co	2A	50	5	3	50
钒 V	2A	100	10	1	100
镍 Ni	2A	200	20	6	200
铊 Tl	2B	8	8	8	8
金 Au	2B	300	300	3	3000
钯 Pd	2B	100	10	1	100
铱 Ir	2B	100	10	1	100
锇 Os	2B	100	10	1	100
铑 Rh	2B	100	10	1	100
钌 Ru	2B	100	10	1	100
硒 Se	2B	150	80	130	800
银 Ag	2B	150	15	7	150
铂 Pt	2B	100	10	1	100
锂 Li	3	550	250	25	2500
锑 Sb	3	1200	90	20	900
钡 Ba	3	1400	700	300	7000
钼 Mo	3	3000	1500	10	15 000
铜 Cu	3	3000	300	30	3000
锡 Sn	3	6000	600	60	6000
铬 Cr	3	11 000	1100	3	11 000

注：此表来源于 ICH Q3D，各元素 PDE 以 ICH Q3D 最新版为准。

4　限度确认方法

根据不同需求可任意选择以下 3 种方法进行限度确认。当选择下述方法 2 或方法 3 进行限度确认时，均需考虑由包装系统和生产设备引入药品中的元素杂质，如果在风险评估过程中，已确定包装系统和生产设备对药品的元素杂质水平没有影响，则无需考虑；当包装系统和生产设备对药品的元素杂质水平有影响时，需考虑以估计日摄入量的形式从 PDE 中扣除这些来源的影响后再采用方法 2 或方法 3 进行限度确认。

方法 1　制剂分析法　测定制剂中每种元素的浓度，根据每日最大剂量计算每种元素杂质的每日摄入总量，再与各元素的 PDE 比较。

PDE≥测得元素浓度（μg/剂量单位）×每日最大剂量（剂量单位/天）

注：剂量单位指药品每日摄入量的单位，如 g、ml 等。

除另有规定外，每种元素杂质的每日摄入总量应不得高于该元素的 PDE。

方法 2　组分加和法　分别加和制剂中所有组分（原料药及辅料）所含元素杂质的量（单位 $\mu g/d$）：

$$\text{PDE} \geqslant \left[\sum_{M=1}^{n}(C_M \times W_M)\right] \times D_D$$

式中　M 为制剂中的某一组分（原料药或辅料）；
　　　C_M 为组分中的元素浓度，$\mu g/g$；
　　　W_M 为每剂量单位中组分的质量，g/剂量单位；
　　　D_D 为每日最大剂量单位数，剂量单位/天。

除另有规定外，每种元素杂质加和结果应不得高于 PDE。

方法 3　单组分限度法　原料药和辅料中元素杂质的可接受水平取决于其最终用途。表 3 中提供的数据是以 10g/d 作为最大日剂量计算的原料药和辅料的通用限度。对于日剂量不超过 10g 的药品，如果处方中所有原辅料中的元素杂质含量均不超过表 3 中所示的限度，则这些组分可以任意比例使用，无需进一步计算。这些数据用作通用限度，为制剂企业和原辅料供应商提供参考和帮助。

当制剂的每日最大摄入量明确时，制剂中各组分可以按方法 1 项下公式计算并确认限度，如果各组分每种元素杂质的每日摄入总量均不高于该元素的限度，则所有这些组分都可以在该药品中以任意比例使用。

表 3　日剂量不超过 10g 的药品中单个组分通用的元素杂质限度　单位：$\mu g/g$

元素	分类	口服	注射	吸入	皮肤给药
镉 Cd	1	0.5	0.2	0.3	2
铅 Pb	1	0.5	0.5	0.5	5
砷 As	1	1.5	1.5	0.2	3
汞 Hg	1	3	0.3	0.1	3
钴 Co	2A	5	0.5	0.3	5
钒 V	2A	10	1	0.1	10
镍 Ni	2A	20	2	0.6	20
铊 Tl	2B	0.8	0.8	0.8	0.8
金 Au	2B	30	30	0.3	300
钯 Pd	2B	10	1	0.1	10
铱 Ir	2B	10	1	0.1	10
锇 Os	2B	10	1	0.1	10
铑 Rh	2B	10	1	0.1	10
钌 Ru	2B	10	1	0.1	10
硒 Se	2B	15	8	13	80
银 Ag	2B	15	1.5	0.7	15
铂 Pt	2B	10	1	0.1	10
锂 Li	3	55	25	2.5	250
锑 Sb	3	120	9	2	90
钡 Ba	3	140	70	30	700
钼 Mo	3	300	150	1	1500
铜 Cu	3	300	30	3	300
锡 Sn	3	600	60	6	600
铬 Cr	3	1100	110	0.3	1100

注：此表来源于 ICH Q3D，各元素通用限度以 ICH Q3D 最新版为准。

5　评估

潜在元素杂质的风险评估存在以下两种可能结果：

（1）风险评估过程未发现任何潜在的元素杂质。应记录风险评估结论和支持性信息及数据。

（2）风险评估过程发现一个或多个潜在的元素杂质。对于该过程中发现的任何元素杂质，风险评估均需考察元素杂质的来源多样性，并记录评估结论和支持性信息。

原料药、辅料、包装材料和生产设备供应商提供的关于潜在元素杂质的信息有助于药品生产企业开展元素杂质风险评估。支持该风险评估的数据来源包括但不限于：先验知识、公开发表的文献、相似工艺的数据、供应商信息或数据、制剂组分的检验、制剂的检验等。

影响药品中潜在元素杂质水平的因素也需在风险评估中予以考虑。这些因素包括但不限于：在后续工艺过程中清除元素杂质的有效性、元素的天然丰度（对于无意引入的元素尤为重要）、对于特定来源的元素杂质浓度范围的先验知识、制剂的组成等。

6　控制阈值

元素杂质控制应考察检测到的元素杂质水平相对于其 PDE 的显著性。将药品中元素杂质 PDE（以及 Ni 和 Co 的 CTCL）的 30% 定义为控制阈值，作为元素杂质水平显著性的衡量指标。控制阈值可用于判断药品中的元素杂质是否需要额外的控制。

如果药品中某个元素杂质水平一直低于控制阈值，只要对数据进行适当的评估并表明已对元素杂质进行足够的控制，则不再需要额外的控制。

如果风险评估无法表明某个元素杂质水平一直低于控制阈值，就需要建立控制方法以保证药品中元素杂质水平不超过 PDE。

7　元素杂质的控制

元素杂质的控制是药品整体控制策略的一部分，用以确保元素杂质不超过 PDE。当元素杂质水平超过控制阈值时，需采取额外的手段来确保元素杂质水平不超过 PDE。控制药品中元素杂质能够采用的方法包括但不限于：

（1）调整相关生产工艺，通过特定或非特定的纯化步骤将元素杂质降低至控制阈值以下；

（2）实施工艺过程的中游或上游控制，将药品中元素杂质的浓度限制在控制阈值以下；

（3）建立辅料或物料（如合成中间体）的元素杂质标准限度；

（4）建立原料药的元素杂质标准限度；

（5）建立制剂的元素杂质标准限度；

（6）选择合适的包装材料；

（7）对药品中元素杂质进行定期检测。

有关元素杂质控制的证明性材料包括但不限于：风险评估总结、能支持结论的数据和确定元素杂质限度控制的具体方法。

8　测定方法

任何可以满足质量控制要求的方法均可用于元素杂质的测定。检测方法包括但不限于电感耦合等离子体质谱法（通则 0412）、电感耦合等离子体原子发射光谱法（通则 0411）、原子吸收分光光度法（通则 0406）、X 射线荧光光谱法（通则 0461）、重金属检查法（通则 0821）、硒检查法（通则 0804）、砷盐检查法（通则 0822）等。上述方法通常测定的是不同形态元素的总量，若需区分元素的形态，可采用电感耦合等离子体质谱法与分离技术如液相色谱法联用的方法，或其他适宜的方法进行测定。

各测定方法的具体操作可参考本版药典通用技术要求及相关的指南和标准操作规范。建立的任何一种测定方法，均需经过分析方法验证，以证明分析方法满足预期的质量控制目的。

8.1　供试品制备

液体供试品根据其基质、有机物含量和待测元素含量等情况，可选用直接测定、经稀释或浓缩后测定、消解后测定等不同方式。固体供试品一般需先制备成供试品溶液后方可用于测定，制备方法包括采用如水性溶液、有机溶剂或混合溶液进行溶解、稀释等。某些供试品不能直接制成溶液的，或制成溶液后存在基质干扰等因素影响测定的，或基于测定方法要求需转换形态的，常需经消解后再制成适当的溶液。选择消解方法时，应考虑供试品的性质、待测元素的性质及其含量等因素。消解方法包括密闭容器消解法（常用微波消解法）和敞口容器消解法（包括电热板湿法消解、干法灰化等），其中微波消解法为最常用的消解方法之一，敞口容器消解法不适合挥发性元素的测定。

采用电感耦合等离子体质谱法、电感耦合等离子体原子发射光谱法或原子吸收分光光度法进行测定时，制备方法的选择可参考图 1。实验用溶剂或稀释剂优先使用水性溶液，最常用的为稀酸溶液，如制成一定浓度的硝酸、盐酸、氢氟酸、高氯酸、硫酸水溶液等。硝酸带来的干扰最小，是首选酸。当使用氢氟酸时须先与仪器厂家确认所用仪器对氢氟酸的耐受性。此外，还可使用稀释的过氧化氢溶液、稀碱溶液、混合的酸或碱、有机溶剂（浓的、稀释的或混合的）等。由于实验过程中使用的任何试剂都可能引入基质效应或产生干扰，推荐使用高纯度的酸、碱、过氧化氢或有机试剂，实验水必须为去离子水。一般情况下，供试品溶液需是澄清的，若特殊情况需要浊液进样，应经过充分验证。供试品制备时应同时制备空白试剂样品。

采用原子吸收分光光度法进行测定时，基于增强待测易挥发元素的稳定性、提高基体的挥发性、改变化学组成以提高分析物的原子化效率等因素考虑，可在供试品溶液中加入适当浓度的基体改进剂，但需注意基体改进剂可能由于试剂不纯等因素带来新的干扰。常用的基体改进剂有磷酸二氢铵、磷酸氢二铵、硝酸钯、硝酸镁、硝酸铵等。

采用 X 射线荧光光谱法测定时，液体供试品和固体供试品大多数情况下均可直接取样测定，但需注意供试品的均匀性。对于有包衣的制剂等均匀性不佳的供试品，建议粉碎并混合均匀后进行测定，有时可能还需要进一步压片后再进行测定。

取样应均匀并有代表性。供试品制备时应避免污染，包括制备过程（粉碎、分样、溶解、稀释、浓缩、消解等）、实验室环境、试剂（水）质量、器皿等。痕量分析时，实验用器皿可能需要经过一定的预处理以防止离子污染，可采用一定浓度的硝酸或硝酸-盐酸混合液浸泡后用去离子水反复冲洗干净，或用其他方法去除器皿中易溶出的离子。此外，必须注意防止元素杂质在容器表面吸附。

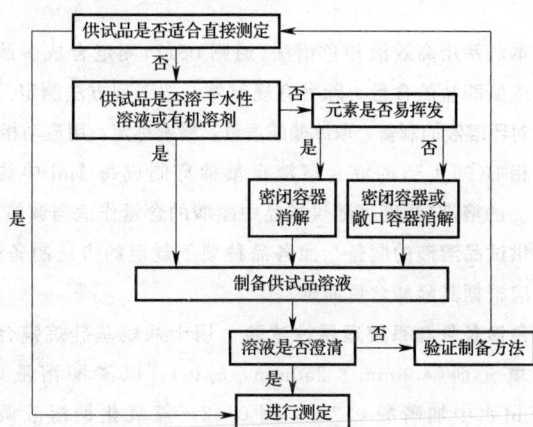

图1 供试品制备参考决策图

8.2 方法选择

如适用，可选择任一满足预期质量控制目的的方法测定元素杂质，其中电感耦合等离子体质谱法和电感耦合等离子体原子发射光谱法已成为同时测定多种元素杂质、进行元素杂质风险评估的常用方法。由于在灵敏度、专属性、线性范围、多元素同时测定等方面的优势，电感耦合等离子体质谱法通常还是同时测定多种痕量元素杂质的首选方法。

元素杂质控制方法的选择主要取决于对元素杂质的控制要求、待测元素的性质和供试品的基质，可采用定量或限度检查等方法控制药品中的杂质量。定量方法包括外标法、内标法、标准加入法和标准曲线法等。根据方法精密度、准确度、基质干扰等情况，通常采用标准曲线法，也可采用外标法、内标法或标准加入法进行定量。如采用外标法，当系统适用性、准确度或精密度等达不到要求时，可考虑选择内标法或标准加入法，以减小供试品制备和测定时因干扰或损失带来的影响。计算供试品待测元素含量时必须采用适宜方法扣除试剂空白值。

仪器分析参数的选择和设置可参考仪器制造商的说明书或操作指南。必须注意背景干扰、基质效应、记忆效应和其他原因对测定的干扰。

8.3 方法验证

建立的分析方法必须通过方法验证来证明满足其预期的目的。方法验证应遵循分析方法验证指导原则（指导原则9101），准确度和精密度试验要求以本通则为准。方法验证时，用于评价准确度和精密度的试验样品应采用与待测供试品相同的方式制备、测定。

（1）专属性

专属性系指在可能存在其他元素杂质、基质和其他来源干扰的情况下，采用的分析方法（包括供试品制备方法和测定方法）能够准确测定供试品中待测元素的能力。根据各测定方法的特性进行专属性试验，通常考察的因素包括试剂空白、供试品基质及其他元素干扰等。当基质干扰影响供试品中待测元素准确定量时，应采取有效措施消除干扰或使干扰降至忽略不计，必要时，选择专属性更好的方法。

（2）线性及范围

应在设计的范围内建立线性关系。制备不少于5个不同浓度水平，相关系数应符合相关要求。范围为分析方法能达到精密度、准确度和线性要求时的高低限浓度或量的区间。

（3）准确度

可在供试品中添加元素杂质，采用回收率试验结果来评价准确度，也可将拟用方法的测定结果与另一良好定义并经验证的方法的测定结果比较，来评价准确度。

采用回收率试验验证准确度时，在供试品中添加一定量的元素标准溶液，根据待测元素限度，设计至少高、中、低3个不同的浓度（通常使添加后的待测元素的量在限度值的50%～150%范围内，当供试品中元素杂质含量较低时，可设计更低的浓度点，如报告阈值水平），每个浓度至少平行制备3份回收率样品，测定并计算回收率。除另有规定外，各元素每个浓度的平均回收率应在70%～150%之间。

（4）精密度

重复性：在供试品中添加一定量的元素标准溶液，使待测元素的量为100%限度值，平行制备6份，或设计不少于3个浓度水平，每个浓度水平至少平行制备3份，测得结果（$n \geq 6$ 或 $n \geq 9$）的相对标准偏差应不大于20%。

中间精密度：考察随机变动因素对方法精密度的影响。通过不同日期、不同分析人员、不同仪器进行重复性试验，测定结果的相对标准偏差应不大于25%。

重现性：在方法转移或方法复核时，应考察方法的重现性。

（5）定量限与检测限

可选择信噪比法或基于响应值标准偏差和标准曲线斜率法来评估检测限和定量限，湿化学法也可采用直观法来评估检测限。定量限也可通过满足准确度要求来直接验证，定量限应不得大于报告阈值。

（6）耐用性

作为分析方法开发一部分的耐用性试验，在方法验证时，通常不必重复试验，但应予以完善确认，详见分析方法验证指导原则（指导原则9101）。

耐用性通常可考察供试品溶液的稳定性、供试品制备过程中使用的酸、碱等关键试剂的量或浓度、供试品消解程序、仪器分析参数等关键实验因素。

8.4　系统适用性

根据分析方法开发及其验证结果，特别是耐用性考察结果，如有必要且可能，应设立系统适用性试验及其要求，并在品种项下规定。

方法转移和使用时，系统适用性试验应符合规定。

通常，定量测定时，在供试品溶液分析前后均需测定限度浓度的对照品溶液，对照品溶液复测后各元素响应值应为之前对照品溶液响应值的 80%～120%；还应测定质控样品，可配制 100%限度的回收率样品作为质控样品，测得的回收率应在 70%～150%之间。

限度浓度：依据各元素 PDE 计算供试品中各元素限度，并根据测定需要配制成供试品溶液后形成的浓度。如口服制剂中镉元素 PDE 为 $5\mu g/d$，按 $10g/d$ 的最大日剂量计算，则该制剂中镉元素的限度为 $0.5\mu g/g$，若取供试品 0.5g 用 50ml 溶剂溶解，则该供试品溶液中隔元素的限度浓度为 5ng/ml。

0871　甲醇量检查法

本法系用气相色谱法(通则 0521)测定酒剂或酊剂等含乙醇制剂中甲醇的含量。除另有规定外，按下列方法测定。

第一法(毛细管柱法)

色谱条件与系统适用性试验　采用 6%氰丙基苯基-94%二甲基聚硅氧烷为固定液的毛细管柱；起始温度为 40℃，维持 2 分钟，以每分钟 3℃的速率升温至 65℃，再以每分钟 25℃的速率升温至 200℃，维持 10 分钟；进样口温度 200℃；检测器(FID)温度 220℃；采用合适的比例分流进样；顶空进样平衡温度为 85℃，平衡时间为 20 分钟。理论板数按甲醇峰计算应不低于 10 000，甲醇峰与相邻色谱峰的分离度应大于 1.5。

测定法　取供试液作为供试品溶液。精密量取甲醇 1ml，置 100ml 量瓶中，加水稀释至刻度，摇匀，精密量取 5ml，置 100ml 量瓶中，加水稀释至刻度，摇匀，作为对照品溶液。分别精密量取对照品溶液与供试品溶液各 3ml，置 10ml 顶空进样瓶中，密封，顶空进样。按外标法以峰面积计算，即得。

第二法(填充柱法)

色谱条件与系统适用性试验　用直径为 0.18～0.25mm 的二乙烯苯-乙基乙烯苯型高分子多孔小球作为载体；柱温 125℃。理论板数按甲醇峰计算应不低于 1500；甲醇峰、乙醇峰与内标物质各相邻色谱峰之间的分离度应符合规定。

校正因子测定　精密量取正丙醇 1ml，置 100ml 量瓶中，用水溶解并稀释至刻度，摇匀，作为内标溶液。另精密量取甲醇 1ml，置 100ml 量瓶中，用水稀释至刻度，摇匀，精密量取 10ml，置 100ml 量瓶中，精密加入内标溶液 10ml，用水稀释至刻度，摇匀，取 $1\mu l$ 注入气相色谱仪，连续进样 3～5 次，测定峰面积，计算校正因子。

测定法　精密量取内标溶液 1ml，置 10ml 量瓶中，加供试液至刻度，摇匀，作为供试品溶液，取 $1\mu l$ 注入气相色谱仪，测定，即得。

除另有规定外，供试液含甲醇量不得过 0.05%(ml/ml)。

【附注】(1)如采用毛细管柱法时，建议选择大口径、厚液膜色谱柱，规格为 0.53mm×30m，3.00μm。

(2)如采用填充柱法时，内标物质峰相应的位置出现杂质峰，可改用外标法测定。

0872　合成多肽中的醋酸测定法

本法系用高效液相色谱法(通则 0512)测定合成多肽中醋酸或醋酸盐的含量。除另有规定外，按下列方法测定。

对照溶液的制备　取冰醋酸适量，精密称定，用流动相 A-流动相 B(95∶5)的混合溶液定量稀释制成每 1ml 中约含 0.1mg 的溶液(浓度可随供试品中醋酸的含量作适当调整)。

供试品溶液的制备　照各品种项下规定的方法制备(取样量应根据其醋酸含量而定)。

色谱条件与系统适用性试验　用十八烷基硅烷键合硅胶为填充剂(4.6mm×250mm，5μm)；以磷酸溶液(在 1000ml 水中加磷酸 0.7ml，用 0.42%氢氧化钠溶液调节 pH 值至 3.0)为流动相 A；甲醇为流动相 B；流速为每分钟 1.2ml；检测波长为 210nm。按下表进行梯度洗脱。理论板数按醋酸峰计算应不低于 2000。醋酸峰的保留时间约在 3～4 分钟。

时间(分钟)	流动相 A(%)	流动相 B(%)
0～5	95	5
5～10	50	50
10～20	50	50
20～22	95	5
22～30	95	5

测定法　精密量取对照溶液和供试品溶液各 10μl，分别注入液相色谱仪，记录色谱图，按外标法以峰面积计算多肽中醋酸的含量。

0873　2-乙基己酸测定法

本法系采用气相色谱法(通则 0521)测定 β-内酰胺类药物中的 2-乙基己酸的量。

色谱条件与系统适用性试验　用聚乙二醇(PEG-20M)或极性相似的毛细管柱；柱温为 150℃；进样口温度为 200℃；检测器温度为 300℃。2-乙基己酸峰的理论板数应不低于 5000，各色谱峰之间的分离度应大于 2.0。取对照品溶液连续进样 5 次，2-乙基己酸峰与内标峰面积之比的相对标准偏差应不大于 5%。

内标溶液的制备 称取 3-环己丙酸约 100mg，置 100ml 量瓶中，用环己烷溶解并稀释至刻度，摇匀，即得。

供试品溶液的制备 精密称取供试品约 0.3g，加 33% 盐酸溶液 4.0ml 使溶解，精密加入内标溶液 1ml，剧烈振摇 1 分钟，静置使分层（如有必要，可离心），取上层溶液作为供试品溶液。必要时可进行二次提取：分取出下层溶液，精密加入内标溶液 1ml，剧烈振摇 1 分钟，静置使分层（如有必要，可离心），弃去下层溶液，合并上清液，作为供试品溶液。

对照品溶液的制备 精密称取 2-乙基己酸对照品 75mg，置 50ml 量瓶中，用内标溶液溶解并稀释至刻度，摇匀。精密量取 1ml，加 33% 盐酸溶液 4.0ml，剧烈振摇 1 分钟，静置使分层（如有必要，可离心），取上层溶液作为对照品溶液。如供试品进行二次提取，对照品也相应进行二次提

取：分取出下层溶液，加入内标溶液 1ml，再剧烈振摇 1 分钟，静置分层（如有必要，可离心），弃去下层溶液，合并上清液，作为对照品溶液。

测定法 取对照品溶液与供试品溶液各 1μl，分别注入气相色谱仪，记录色谱图，按照以下公式计算 2-乙基己酸含量(%)：

$$2\text{-乙基己酸含量}(\%) = \frac{A_T \times I_R \times M_R \times 0.02}{A_R \times I_T \times M_T} \times 100\%$$

式中 A_T 为供试品溶液色谱图中 2-乙基己酸的峰面积；

A_R 为对照品溶液色谱图中 2-乙基己酸的峰面积；

I_T 为供试品溶液色谱图中内标的峰面积；

I_R 为对照品溶液色谱图中内标的峰面积；

M_T 为供试品的重量，g；

M_R 为 2-乙基己酸对照品的重量，g。

0900　特性检查法

0901　溶液颜色检查法

本法系将药物溶液的颜色与规定的标准比色液比较，或在规定的波长处测定其吸光度。

品种项下规定的"无色"系指供试品溶液的颜色相同于水或所用无色溶剂，"几乎无色"系指供试品溶液的颜色不深于相应色调 0.5 号标准比色液。

第一法

除另有规定外，取各品种项下规定量的供试品，加水溶解，置于 25ml 的纳氏比色管中，加水稀释至 10ml。另取规定色调和色号的标准比色液 10ml，置于另一 25ml 纳氏比色管中，两管同置白色背景上，自上向下透视，或同置白色背景前，平视观察，供试品管呈现的颜色与对照管比较，不得更深。如供试品管呈现的颜色与对照管的颜色深浅非常接近或色调不完全一致，使目视观察无法辨别两者的深浅时，应改用第三法（色差计法）测定，并将其测定结果作为判定依据。

比色用重铬酸钾液 精密称取在 120℃ 干燥至恒重的基准重铬酸钾 0.4000g，置 500ml 量瓶中，加适量水溶解并稀释至刻度，摇匀，即得。每 1ml 溶液中含 0.800mg 的 $K_2Cr_2O_7$。

比色用硫酸铜液 取硫酸铜约 32.5g，加适量的盐酸溶液(1→40)使溶解成 500ml，精密量取 10ml，置碘量瓶中，加水 50ml、醋酸 4ml 与碘化钾 2g，用硫代硫酸钠滴定液 (0.1mol/L) 滴定，临近终点时，加淀粉指示液 2ml，继续滴定至蓝色消失。每 1ml 硫代硫酸钠滴定液(0.1mol/L)相当

于 24.97mg 的 $CuSO_4 \cdot 5H_2O$。根据上述测定结果，在剩余的原溶液中加适量的盐酸溶液(1→40)，使每 1ml 溶液中含 62.4mg 的 $CuSO_4 \cdot 5H_2O$，即得。

比色用氯化钴液 取氯化钴约 32.5g，加适量的盐酸溶液(1→40)使溶解成 500ml，精密量取 2ml，置锥形瓶中，加水 200ml，摇匀，加氨试液至溶液由浅红色转变至绿色后，加醋酸-醋酸钠缓冲液(pH 6.0)10ml，加热至 60℃，再加二甲酚橙指示液 5 滴，用乙二胺四醋酸二钠滴定液 (0.05mol/L) 滴定至溶液显黄色。每 1ml 乙二胺四醋酸二钠滴定液(0.05mol/L)相当于 11.90mg 的 $CoCl_2 \cdot 6H_2O$。根据上述测定结果，在剩余的原溶液中加适量的盐酸溶液(1→40)，使每 1ml 溶液中含 59.5mg 的 $CoCl_2 \cdot 6H_2O$，即得。

各种色调标准贮备液的制备 按表 1 精密量取比色用氯化钴液、比色用重铬酸钾液、比色用硫酸铜液与水，混合摇匀，即得。

表 1　各种色调标准贮备液的配制

色调	比色用氯化钴液(ml)	比色用重铬酸钾液(ml)	比色用硫酸铜液(ml)	水(ml)
绿黄色	0	27.0	15.0	58.0
黄绿色	1.2	22.8	7.2	68.8
黄色	4.0	23.3	0	72.7
橙黄色	10.6	19.0	4.0	66.4
橙红色	12.0	20.0	0	68.0
棕红色	22.5	12.5	20.0	45.0

各种色调色号标准比色液的制备 按表 2 精密量取各色调标准贮备液与水，混合摇匀，即得。

表2　各种色调色号标准比色液的配制表

色号	0.5	1	2	3	4	5	6	7	8	9	10
贮备液(ml)	0.25	0.5	1.0	1.5	2.0	2.5	3.0	4.5	6.0	7.5	10.0
加水量(ml)	9.75	9.5	9.0	8.5	8.0	7.5	7.0	5.5	4.0	2.5	0

第二法

除另有规定外,取各品种项下规定量的供试品,加水溶解并使成10ml,必要时滤过,滤液照紫外-可见分光光度法(通则0401)于规定波长处测定,吸光度不得超过规定值。

第三法(色差计法)

本法是使用具备透射测量功能的测色色差计直接测定溶液的透射三刺激值,对其颜色进行定量表述和分析的方法。当目视比色法较难判定供试品与标准比色液之间的差异时,应采用本法进行测定与判断。

供试品溶液与标准比色液之间的颜色差异,可以通过分别比较它们与水之间的色差值来测定,也可以通过直接比较它们之间的色差值来测定。

现代颜色视觉理论认为,在人眼视网膜上有三种感色的锥体细胞,分别对红、绿、蓝三种颜色敏感。颜色视觉过程可分为两个阶段:第一阶段,视网膜上三种独立的锥体感色物质,有选择地吸收光谱不同波长的辐射,同时每一物质又可单独产生白和黑的反应,即在强光作用下产生白的反应,无外界刺激时产生黑的反应;第二阶段,在神经兴奋由锥体感受器向视觉中枢的传导过程中,这三种反应又重新组合,最后形成三对对立性的神经反应,即红或绿、黄或蓝、白或黑的反应。最终在大脑皮层的视觉中枢产生各种颜色感觉。

自然界中的每种颜色都可以用选定的、能刺激人眼中三种锥体细胞的红、绿、蓝三原色,按适当比例混合而成。由此引入一个新的概念——三刺激值,即在给定的三色系统中与待测色达到色匹配所需要的三个原刺激量,分别以 X、Y、Z 表示。通过对众多具有正常色觉的人体(称为标准观察者,即标准眼)进行广泛的颜色比较试验,测定了每一种可见波长(400~760nm)的光引起每种锥体刺激的相对数量的色匹配函数,这些色匹配函数分别用 $\bar{x}(\lambda)$、$\bar{y}(\lambda)$、$\bar{z}(\lambda)$ 来表示。把这些色匹配函数组合起来,描绘成曲线,就叫作CIE色度标准观察者的光谱三刺激值曲线(图1)。

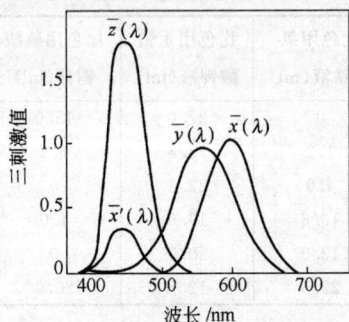

图1　CIE 1931度度标准观察者的光谱三刺激值曲线

色匹配函数和三刺激值间的关系以下列方程表示:

$$X = K \int S(\lambda)P(\lambda)\bar{x}(\lambda)\Delta d(\lambda)$$

$$Y = K \int S(\lambda)P(\lambda)\bar{y}(\lambda)\Delta d(\lambda)$$

$$Z = K \int S(\lambda)P(\lambda)\bar{z}(\lambda)\Delta d(\lambda)$$

式中　K 为归化系数;

$S(\lambda)$ 为光源的相对光谱功率分布;

$P(\lambda)$ 为物体色的光谱反射比或透射比;

$\bar{x}(\lambda)$、$\bar{y}(\lambda)$、$\bar{z}(\lambda)$ 为标准观察者的色匹配函数;

$\Delta d(\lambda)$ 为波长间隔,一般采用10nm或5nm。

当某种颜色的三刺激值确定之后,则可用其计算出该颜色在一个理想的三维颜色空间中的坐标,由此推导出许多组的颜色方程(称为表色系统)来定义这一空间。如CIE 1931-XYZ 色度系统、CIE 1964 色度系统、CIE 1976$L^*a^*b^*$ 色空间(CIE Lab 均匀色空间)、Hunter表色系统等。

为便于理解和比对,人们通常采用CIE Lab 颜色空间来表示颜色及色差。该色空间由直角坐标 $L^*a^*b^*$ 构成。在三维色坐标系的任一点都代表一种颜色,其与参比点之间的几何距离代表两种颜色之间的差异(图2,图3)。相等的距离代表相同的色差值。用仪器法对一个供试品与标准比色液的颜色进行比较时,需比较的参数是供试品和标准比色液颜色分别与空白对照的颜色在均匀色空间中的差值。

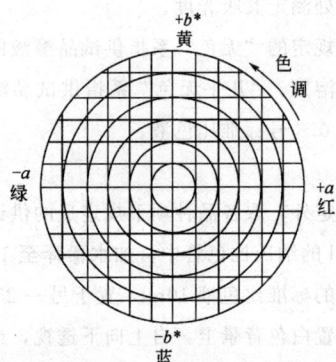

图2　$L^*a^*b^*$ 色品图

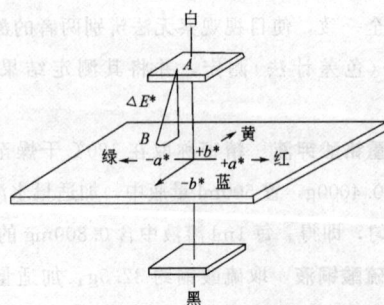

图3　$L^*a^*b^*$ 色空间和色差 ΔE^*

在CIE Lab 均匀色空间中,三维色坐标 $L^*a^*b^*$ 与三刺激值 X、Y、Z 和色差值之间的关系如下:

明度指数 $L^* = 116 \times (Y/Y_n)^{1/3} - 16$

色品指数 $a^* = 500 \times [(X/X_n)^{1/3} - (Y/Y_n)^{1/3}]$

色品指数 $b^* = 200 \times [(Y/Y_n)^{1/3} - (Z/Z_n)^{1/3}]$

色差 $\Delta E^* = \sqrt{(\Delta L^*)^2 + (\Delta a^*)^2 + (\Delta b^*)^2}$

以上公式仅适用于 X/X_n、Y/Y_n、$Z/Z_n > 0.008\ 856$ 时。

式中　X、Y、Z 为待测样品的三刺激值；

　　　X_n、Y_n、Z_n 为三刺激值；

　　　ΔE^* 为供试品色与标准比色液色的色差；

　　　ΔL^* 为供试品色与标准比色液色的明度指数之差，其中 ΔL^* 为"正数"表示供试品比标准比色液颜色亮；

　　　Δa^*、Δb^* 为供试品色与标准比色液色的色品指数之差，其中 Δa^*、Δb^* 为"正数"表示供试品比标准比色液颜色更深。

色差计的工作原理简单地说即是模拟人眼的视觉系统，利用仪器内部的模拟积分光学系统，把光谱光度数据的三刺激值进行积分而得到颜色的数学表达式，从而计算出 L^*、a^*、b^* 值及对比色的色差。在仪器使用的标准光源与日常观察样品所使用光源光谱功率分布一致（比如昼光），其光电响应接收条件与标准观察者的色觉特性一致的条件下，用仪器方法测定颜色，不但能够精确、定量地测定颜色和色差，而且比目测法客观，且不随时间、地点、人员变化而发生变化。

1　对仪器的一般要求

使用具备透射测量功能的测色色差计进行颜色测定，照明观察条件为 0/0（垂直照明/垂直接收）条件；D65 光源照明，10° 视场条件下，可直接测出三刺激值 X、Y、Z，并能直接计算给出 L^*、a^*、b^* 和 ΔE^*。

因溶液的颜色随着被测定的溶液液层厚度而变，所以除另有规定外，测量透射色时，应使用 1cm 厚度液槽。由于浑浊液体、黏性液体或带荧光的液体会影响透射，故不适宜采用色差计法测定。

为保证测量的可靠性，应定期对仪器进行全面的检定。在每次测量时，按仪器要求，需用水对仪器进行校准，并规定在 D65 为光源，10° 视场条件下，水的三刺激值分别为：

$$X = 94.81;\ Y = 100.00;\ Z = 107.32$$

2　测定法

除另有规定外，使用第三法测定时，应首先使用 2.2 标准值法。如供试品测定结果高于标准色差值的 98%，需使用 2.1 标准比色液法进行测定并以其测定结果进行判定。

2.1　标准比色液法　除另有规定外，用水对仪器进行校准，取按品种项下规定的方法分别制得的供试品溶液和标准比色液，置仪器上进行测定，供试品溶液与水的色差值 ΔE^* 应不超过标准比色液与水的色差值 ΔE^*。

如品种项下规定的色调有两种，当供试品溶液的实际色调介于两种规定色调之间，应将测得的供试品溶液与水的色差值（ΔE^*）与两种色调标准比色液与水的色差值的平均值比较，不得更深，即 $[\Delta E^* \leqslant (\Delta E_{s1}^* + \Delta E_{s2}^*)/2]$。

2.2　标准值法　除另有规定外，用水对仪器进行校准，取按各品种项下规定的方法制得的供试品溶液，置仪器上进行测定，供试品溶液与水的色差值 ΔE^* 应不超过标准色差值 ΔE^*（表3）。

如品种项下规定的色调有两种，当供试品溶液的实际色调介于两种规定色调之间，应将测得的供试品溶液与水的色差值（ΔE^*）与两种色调标准比色液的标准色差值的平均值比较，不得更深，即 $[\Delta E^* \leqslant (\Delta E_{s1}^* + \Delta E_{s2}^*)/2]$。

表3　标准比色液标准色差值表（ΔE^*）

色号＼色调	橙红色	黄色	棕红色	绿黄色	橙黄色	黄绿色
0.5	0.70	0.79	0.58	0.91	0.64	0.76
1	1.41	1.58	1.17	1.83	1.31	1.54
2	2.82	3.17	2.35	3.65	2.59	3.07
3	4.17	4.73	3.49	5.46	3.88	4.60
4	5.58	6.28	4.65	7.20	5.16	6.11
5	6.99	7.79	5.78	8.93	6.44	7.64
6	8.38	9.31	6.88	10.70	7.68	9.06
7	12.43	13.78	10.16	15.75	11.37	13.37
8	16.34	18.09	13.27	20.64	15.00	17.53
9	20.21	22.29	16.33	25.28	18.54	21.57
10	26.48	28.98	21.06	32.61	24.15	27.99

0902　澄清度检查法

澄清度检查法系将药品溶液与规定的浊度标准液相比较，用以检查溶液的澄清程度。

品种项下规定的"澄清"，系指供试品溶液的澄清度与所用溶剂相同，或不超过 0.5 号浊度标准液的浊度。"几乎澄清"，系指供试品溶液的浊度介于 0.5 号至 1 号浊度标准液的浊度之间。

第一法（目视法）

除另有规定外，按各品种项下规定的浓度要求，在室温条件下将用零浊度水稀释至一定浓度的供试品溶液与等量的浊度标准液分别置于配对的比浊用玻璃管（内径 15～16mm，平底，具塞，以无色、透明、中性硬质玻璃制成）中，在浊度标准液制备 5 分钟后，在暗室内垂直同置于伞棚灯下，照度为 1000lx，从水平方向观察比较。除另有规定外，供试品溶解后应立即检视。

第一法无法准确判定两者的澄清度差异时，改用第二法进行测定并以其测定结果进行判定。

第二法（浊度仪法）

供试品溶液的浊度可采用浊度仪测定。溶液中不同大小、不同特性的微粒物质包括有色物质均可使入射光产生散射，通过测定透射光或散射光的强度，可以检查供试品溶液的浊度。仪器测定模式通常有三种类型，透射光式、散射光式和透射光-散射光比较测量模式（比率浊度模式）。除另有规定外，本法采用散射光式。

1. 仪器的一般要求

采用散射光式浊度仪时，光源峰值波长约为 860nm；测量范围应包含 0.01～100NTU。在 0～9.99NTU 范围内分辨率应为 0.01NTU；在 10～100NTU 范围内分辨率应为 0.1NTU。

2. 适用范围及检测原理

本法采用散射光式浊度仪，适用于低、中浊度无色供试品溶液的浊度测定（浊度值为 100NTU 以下的供试品）。因为高浊度的供试品会造成多次散射现象，使散射光强度迅速下降，导致散射光强度不能正确反映供试品的浊度值。

采用散射光式浊度仪测定时，入射光和测定的散射光呈 90°夹角，入射光强度和散射光强度关系式如下：

$$I = K'TI_0$$

式中　I 为散射光强度，cd；

I_0 为入射光强度，cd；

K' 为散射系数；

T 为供试品溶液的浊度值，NTU（NTU 是基于福尔马肼浊度标准液测定的散射浊度单位）。

在入射光强度 I_0 不变的情况下，散射光强度 I 与浊度值成正比，因此，可以将浊度测量转化为散射光强度的测量。

3. 系统的适用性试验

所用仪器应定期（一般每月一次）考察仪器对浊度响应的线性和重复性，采用 0.5 号至 4 号浊度标准液进行浊度值测定，0.5 号至 4 号浊度标准液的浊度值范围为 0～40NTU。浊度标准液的测定结果（单位 NTU）与浓度间应呈线性关系，线性方程的相关系数应不低于 0.999；取 0.5 号至 4 号浊度标准液，重复测定 5 次，0.5 号和 1 号浊度标准液测量浊度值的相对标准偏差应不大于 5%，2～4 号浊度标准液测量浊度值的相对标准偏差不大于 2%。

4. 测定法

按照仪器说明书要求并采用规定的浊度标准液进行仪器校正。溶液样品直接取样测定；原料药或其他剂型按照各论项下的标准规定制备供试品溶液，临用时制备。分别取供试品溶液和相应浊度标准液进行测定，测定前应摇匀，并避免产生气泡，读取浊度值。供试品溶液浊度值不得大于相应浊度标准液的浊度值。

浊度标准液

浊度标准液可选择聚合物浊度标准液或福尔马肼浊度标准液；用聚合物浊度标准液测定结果不符合规定时，改用福尔马肼浊度标准液进行测定并以其测定结果进行判定。

福尔马肼浊度标准液

福尔马肼浊度标准贮备液可选择商品化的福尔马肼浊度标准物质或按下述方法制备。浊度标准液应在 20℃±2℃条件下制备。

零浊度水　取水，经孔径为 0.1μm（或 0.2μm）微孔滤膜过滤 2 次以上或经纯水仪处理后，即得。

硫酸肼溶液　称取硫酸肼 1.000g，置 100ml 量瓶中，加零浊度水适量使溶解，并用零浊度水稀释至刻度，摇匀，放置 4～6 小时。

福尔马肼浊度标准贮备液　称取乌洛托品 2.50g，置 100ml 量瓶中，加零浊度水 25.0ml 使溶解，加入硫酸肼溶液 25.0ml，摇匀，于 25℃±1℃避光静置 24 小时，即得。该溶液置冷处避光保存，可在 2 个月内使用，用前摇匀。

浊度标准原液的制备　取浊度标准贮备液 15.0ml，置 1000ml 量瓶中，加零浊度水稀释至刻度，摇匀，该溶液应在 48 小时内使用，用前摇匀。浊度标准原液浊度值为 60NTU。

浊度标准液的制备　按下表取规定量的浊度标准原液，分别置 100ml 量瓶中，加零浊度水稀释至刻度，摇匀，即得。浊度标准液应临用时制备，使用前充分摇匀。

级号	0.5	1	2	3	4
浊度标准原液（ml）	2.50	5.0	10.0	30.0	50.0

聚合物浊度标准液

浊度标准原液的制备　取浊度值为 60NTU 的聚合物浊度标准液作为浊度标准原液；或取浊度值约为 100NTU 的聚合物浊度标准液适量，置 100ml 量瓶中，用零浊度水稀释至刻度，摇匀，即得。经测定，浊度标准原液浊度值应在 57～63NTU 范围内。

浊度标准液的制备　取浊度标准原液，按上表同法配制，即得。0.5 号浊度标准液配制后 48 小时内使用（在 2～8℃保存时 1 个月内使用），其他标准液 1 个月内使用，使用前充分摇匀。

0903　不溶性微粒检查法

注射剂中的不溶性微粒是指溶液中除气泡以外非故意引入、可移动的不溶性粒子。本法用于检查注射剂和供注射用无菌原料药中不溶性微粒的大小和数量。检查不溶性微粒的制剂类型在注射剂（通则 0102）不溶性微粒项和品种标准项下规定。

本法包括光阻法和显微计数法。

并非所有注射剂都可以采用光阻法或显微计数法检查不溶性微粒。光阻法不适用于黏度过高或易析出结晶的制剂，也不适用于进入传感器时容易产生气泡的注射剂。对于黏度过高，且采用两种方法都无法直接测定的注射液，可用适宜的溶剂稀释后测定。当光阻法检查结果不符合规定或供试品不适于用光阻法测定时，应采用显微计数法进行测定，并以显微计数法的测定结果作为判定依据。

测定前应制定统计学上合理的取样计划，样品的取样数量必须足够，以提供统计学上的评估。

试验环境及检测　试验操作环境应不得引入外来微粒，测定前的操作应在洁净工作台进行。玻璃仪器和其他所需的用品均应洁净、无微粒。本法所用微粒检查用水（或其他适宜溶剂）应无颗粒，必要时经不大于 $1.0\mu m$ 的微孔滤膜滤过。

微粒检查用水（或其他适宜溶剂）应符合下列要求：用于光阻法，取 5 份检查，每份 5ml，25ml 中含 $10\mu m$ 及 $10\mu m$ 以上的不溶性微粒数应在 25 粒以下，含 $25\mu m$ 及 $25\mu m$ 以上的不溶性微粒数应在 5 粒以下。用于显微计数法，取 50ml 检查，含 $10\mu m$ 及 $10\mu m$ 以上的不溶性微粒数应在 20 粒以下，含 $25\mu m$ 及 $25\mu m$ 以上的不溶性微粒数应在 5 粒以下。否则表明微粒检查用水（或其他适宜溶剂）、玻璃仪器或试验环境不适于进行微粒检查，应重新处理，检测符合规定后方可进行供试品检查。

第一法（光阻法）

测定原理　当液体中的微粒通过一窄细检测通道时，与液体流向垂直的入射光，由于被微粒阻挡而减弱，因此由传感器输出的信号降低，这种信号变化与微粒的截面积大小相关。

对仪器的一般要求　仪器通常包括取样器、传感器和数据处理器三部分。

测量粒径范围为 $2\sim100\mu m$，检测微粒浓度为每 1ml $0\sim10\,000$ 个。

仪器的校准　所用仪器应定期校准，至少每年校准一次。

（1）取样体积　待仪器稳定后，取多于取样体积的微粒检查用水置于取样杯中，称定重量，通过取样器由取样杯中量取一定体积的微粒检查用水后，再次称定重量。以两次称定的重量之差计算取样体积。连续测定 3 次，每次测得体积与量取体积的示值之差应在 ±5% 以内。测得体积的平均值与量取体积的示值之差应在 ±3% 以内。也可采用其他适宜的方法校准，结果应符合上述规定。

（2）微粒计数　取相对标准偏差不大于 5%，平均粒径为 $10\mu m$ 的标准粒子，制成每 1ml 中含 $1000\sim1500$ 微粒数的悬浮液，静置 2 分钟脱气泡，开启搅拌器，缓慢搅拌使其均匀（避免产生气泡），依法测定 3 次，记录 $5\mu m$ 通道的累计计数，弃第一次测定数据，后两次测定数据的平均值与已知粒子数之差应在 ±20% 以内。

（3）传感器分辨率　取相对标准偏差不大于 5%，平均粒径为 $10\mu m$ 的标准粒子（均值粒径的标准差应不大于 $1\mu m$），制成每 1ml 中含 $1000\sim1500$ 微粒数的悬浮液，静置 2 分钟脱气泡，开启搅拌器，缓慢搅拌使其均匀（避免产生气泡），依法测定 $8\mu m$、$10\mu m$ 和 $12\mu m$ 三个通道的粒子

数，计算 $8\mu m$ 与 $10\mu m$ 两个通道的差值计数和 $10\mu m$ 与 $12\mu m$ 两个通道的差值计数，上述两个差值计数与 $10\mu m$ 通道的累计计数之比都不得小于 68%。若测定结果不符合规定，应重新调试仪器后再次进行校准，符合规定后方可使用。

检查法

（1）标示装量为 25ml 或 25ml 以上的注射液或注射用浓溶液　除另有规定外，取供试品至少 4 个，分别按下法检查：用水将容器外壁洗净，小心翻转 20 次，使溶液混合均匀，立即小心开启容器，先用部分供试品溶液冲洗开启口和取样杯，再将供试品溶液倒入取样杯中，静置 2 分钟或适当时间脱气泡，将取样杯置取样器上（或将供试品容器直接置取样器上）。开启搅拌，使溶液混匀（避免产生气泡），每个供试品依法测定至少 3 次，每次取样应不少于 5ml，记录数据，弃第一次测定数据，取后续测定数据的平均值作为测定结果。

（2）标示装量为 25ml 以下的注射液或注射用浓溶液　除另有规定外，取供试品至少 4 个，使总体积不少于 25ml，分别按下法测定：用水将容器外壁洗净，小心翻转 20 次，使溶液混合均匀，静置 2 分钟或适当时间脱气泡，小心开启容器，直接将供试品容器置取样器上，开启搅拌或以手缓缓转动，使溶液混匀（避免产生气泡），由仪器直接抽取适量溶液（以不吸入气泡为限），测定并记录数据，弃第一次测定数据，取后续测定数据的平均值作为测定结果。

也可采用适宜的方法，在洁净工作台上用水将容器外壁洗净，小心合并至少 10 个供试品的内容物，使总体积不少于 25ml（或用微粒检查用水、其他适宜溶剂稀释至 25ml），置于取样杯中，静置 2 分钟或适当时间脱气泡，置于取样器上。开启搅拌，使溶液混匀（避免产生气泡），依法测定至少 4 次，每次取样应不少于 5ml。弃第一次测定数据，取后续测定数据的平均值作为测定结果，根据取样体积与每个容器的标示装量体积，计算每个容器所含的微粒数。

（1）或（2）项下的注射用浓溶液如黏度太大，不便直接测定时，可经适当稀释，依法测定。

（3）注射用无菌粉末　除另有规定外，取供试品至少 4 个，分别按下法测定：用水将容器外壁洗净，小心开启瓶盖，精密加入适量微粒检查用水（或其他适宜溶剂），使总体积不少于 25ml，小心盖上瓶盖，缓缓振摇使内容物溶解，静置 2 分钟或适当时间脱气泡，小心开启容器，直接将供试品容器置取样器上，开启搅拌或以手缓缓转动，使溶液混匀（避免产生气泡），由仪器直接抽取适量溶液（以不吸入气泡为限），测定并记录数据；弃第一次测定数据，取后续测定数据的平均值作为测定结果。

也可采用适宜的方法，取至少 10 个供试品，在洁净工作台上用水将容器外壁洗净，小心开启瓶盖，分别精密加入适量微粒检查用水（或其他适宜溶剂），缓缓振摇使内容物溶解，小心合并容器中的溶液（使总体积不少于 25ml），置于

取样杯中，静置 2 分钟或适当时间脱气泡，置于取样器上。开启搅拌，使溶液混匀（避免产生气泡），依法测定至少 4 次，每次取样应不少于 5ml，弃第一次测定数据，取后续测定数据的平均值作为测定结果。

(4)供注射用无菌原料药　按各品种项下规定，取供试品适量（相当于单个制剂的最大规格量）4 份，分别置取样杯或适宜的容器中，照上述(3)法，自"精密加入适量微粒检查用水（或其他适宜溶剂），缓缓振摇使内容物溶解"起，依法操作，测定并记录数据，弃第一次测定数据，取后续测定数据的平均值作为测定结果。

结果判定

(1)标示装量为 100ml 或 100ml 以上的注射液　除另有规定外，每 1ml 中含 $10\mu m$ 及 $10\mu m$ 以上的微粒数不得过 25 粒，含 $25\mu m$ 及 $25\mu m$ 以上的微粒数不得过 3 粒。

(2)标示装量为 100ml 以下的注射液、注射用无菌粉末、注射用浓溶液及供注射用无菌原料药　除另有规定外，每个供试品容器（份）中含 $10\mu m$ 及 $10\mu m$ 以上的微粒数不得过 6000 粒，含 $25\mu m$ 及 $25\mu m$ 以上的微粒数不得过 600 粒。

第二法(显微计数法)

对仪器的一般要求　仪器通常包括洁净工作台、显微镜、微孔滤膜及其滤器、平皿等。

洁净工作台　高效空气过滤器孔径为 $0.45\mu m$，气流方向由里向外。

显微镜　双筒大视野显微镜，目镜内附标定的测微尺（图 1，每格 $5\sim10\mu m$）。坐标轴前后、左右移动范围均应大于 30mm，显微镜装置内附有光线投射角度、光强度均可调节的照明装置。检测时放大 100 倍。

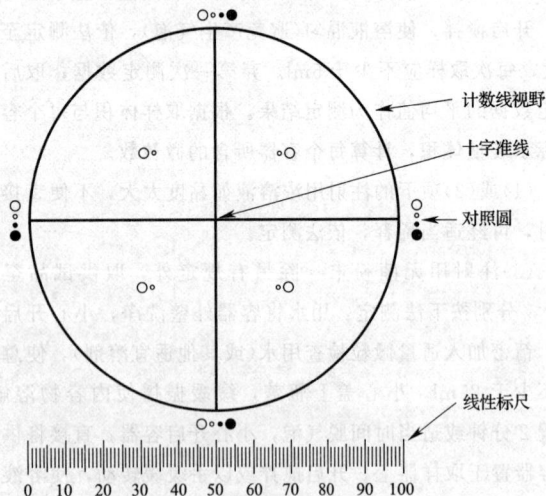

图 1　目镜测微尺镜片图
（提供放大 100 倍时直径为 $10\mu m$ 和 $25\mu m$ 的透明和黑色圆圈作为粒度的标准尺度）

微孔滤膜　孔径 $0.45\mu m$，直径 25mm 或 13mm，一面印有间隔 3mm 的格栅；膜上如有 $10\mu m$ 及 $10\mu m$ 以上的不溶性微粒，应在 5 粒以下，并不得有 $25\mu m$ 及 $25\mu m$ 以上的

微粒，必要时，可用微粒检查用水冲洗使符合要求。

检查前的准备　在洁净工作台上将滤器用微粒检查用水（或其他适宜溶剂）冲洗至洁净，用平头无齿镊子夹取微孔滤膜，用微粒检查用水（或其他适宜溶剂）冲洗后，置滤器托架上；固定滤器，倒置，反复用微粒检查用水（或其他适宜溶剂）冲洗滤器内壁，控干后安装在抽滤瓶上，备用。

检查法

(1)标示装量为 25ml 或 25ml 以上的注射液或注射用浓溶液　除另有规定外，取供试品至少 3 个，分别按下法检查：用水将容器外壁洗净，在洁净工作台上小心翻转 20 次，使溶液混合均匀，立即小心开启容器，用适宜的方法抽取或量取供试品溶液 25ml，沿滤器内壁缓缓注入经预处理的滤器（滤膜直径 25mm）中。静置 1 分钟，缓缓抽滤至滤膜近干，再用微粒检查用水 25ml，沿滤器内壁缓缓注入，洗涤并抽滤至滤膜近干，然后用平头镊子将滤膜移置平皿上（必要时，可涂抹极薄层的甘油使滤膜平整），微启盖子使滤膜适当干燥后，将平皿闭合，置显微镜载物台上。调好入射光，放大 100 倍进行显微测量，调节显微镜至滤膜格栅清晰，移动坐标轴，分别计数有效滤过面积上最长粒径大于 $10\mu m$ 和 $25\mu m$ 的微粒数。计算供试品测定结果的平均值。

(2)标示装量为 25ml 以下的注射液或注射用浓溶液　除另有规定外，取供试品至少 3 个，分别用水将容器外壁洗净，在洁净工作台上小心翻转 20 次，使混合均匀，立即小心开启容器，用适宜的方法直接抽取每个容器中的全部溶液，沿滤器内壁缓缓注入经预处理的滤器（滤膜直径 13mm）中，照上述(1)法，自"静置 1 分钟"起，同法检查。

(3)注射用无菌粉末及供注射用无菌原料药　除另有规定外，照光阻法中检查法的(3)或(4)制备供试品溶液，照上述(1)同法检查。

结果判定

(1)标示装量为 100ml 或 100ml 以上的注射液　除另有规定外，每 1ml 中含 $10\mu m$ 及 $10\mu m$ 以上的微粒数不得过 12 粒，含 $25\mu m$ 及 $25\mu m$ 以上的微粒数不得过 2 粒。

(2)标示装量为 100ml 以下的注射液、注射用无菌粉末、注射用浓溶液及供注射用无菌原料药　除另有规定外，每个供试品容器（份）中含 $10\mu m$ 及 $10\mu m$ 以上的微粒数不得过 3000 粒，含 $25\mu m$ 及 $25\mu m$ 以上的微粒数不得过 300 粒。

0904　可见异物检查法

可见异物系指存在于注射剂、眼用液体制剂和无菌原料药中，在规定条件下目视可以观测到的不溶性物质，其粒径或长度通常大于 $50\mu m$。

注射剂、眼用液体制剂应在符合药品生产质量管理规范（GMP）的条件下生产，产品在出厂前应采用适宜的方法逐一检查并同时剔除不合格产品。临用前，需在自然光下目视检查(避免阳光直射)，如有可见异物，不得使用。

可见异物检查法有灯检法和光散射法。一般常用灯检法，也可采用光散射法。灯检法不适用的品种，如用深色透明容器包装或液体色泽较深(一般深于各标准比色液 7 号)的品种可选用光散射法；混悬型、乳状液型注射液和滴眼液不能使用光散射法。

实验室检测时应避免引入可见异物。当制备注射用无菌粉末和无菌原料药供试品溶液时，或供试品的容器不适于检查(如透明度不够、不规则形状容器等)，需转移至适宜容器中时，均应在 B 级的洁净环境(如层流净化台)中进行。

用于本试验的供试品，必须按规定随机抽样。

第一法(灯检法)

灯检法应在暗室中进行。

检查装置　如图 1 所示。

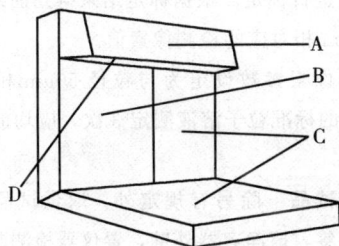

图 1　灯检法示意

　　A. 带有遮光板的日光灯光源(光照度可在 1000～4000lx 范围内调节)；

　　B. 不反光的黑色背景；

　　C. 不反光的白色背景和底部(供检查有色异物)；

　　D. 反光的白色背景(指遮光板内侧)。

检查人员条件　远距离和近距离视力测验，均应为 4.9 及以上(矫正后视力应为 5.0 及以上)；应无色盲。

检查法

按以下各类供试品的要求，取规定量供试品，除去容器标签，擦净容器外壁，必要时将药液转移至洁净透明的适宜容器内，将供试品置遮光板边缘处，在明视距离(指供试品至人眼的清晰观测距离，通常为 25cm)，手持容器颈部，轻轻旋转和翻转容器(但应避免产生气泡)，使药液中可能存在的可见异物悬浮，分别在黑色和白色背景下目视检查，重复观察，总检查时限为 20 秒。供试品装量每支(瓶)在 10ml 及 10ml 以下的，每次检查可手持 2 支(瓶)。50ml 或 50ml 以上大容量注射液按直、横、倒三步法旋转检视。供试品溶液中有大量气泡产生影响观察时，需静置足够时间至气泡消失后检查。

用无色透明容器包装的无色供试品溶液，检查时被观察供试品所在处的光照度应为 1000～1500lx；用透明塑料容器包装、棕色透明容器包装的供试品或有色供试品溶液，光照度应为 2000～3000lx；混悬型供试品或乳状液，光照度应增加到约 4000lx。

注射液　除另有规定外，取供试品 20 支(瓶)，按上述方法检查。

注射用无菌制剂　除另有规定外，取供试品 5 支(瓶)，用适宜的溶剂和适当的方法使药粉完全溶解后，按上述方法检查。配带有专用溶剂的注射用无菌制剂，应先将专用溶剂按注射液要求检查并符合注射液的规定后，再用其溶解注射用无菌制剂。如经真空处理的供试品，必要时应用适当的方法破其真空，以便于药物溶解。低温冷藏的品种，应先将其放至室温，再进行溶解和检查。

无菌原料药　除另有规定外，按抽样要求称取各品种制剂项下的最大规格量 5 份，分别置洁净透明的适宜容器内，采用适宜的溶剂及适当的方法使药物全部溶解后，按上述方法检查。

注射用无菌制剂及无菌原料药所选用的适宜溶剂应无可见异物。如为水溶性药物，一般使用不溶性微粒检查法(通则 0903)中微粒检查用水进行溶解制备；如使用其他溶剂，则应在各品种正文中明确规定。溶剂量应确保药物溶解完全并便于观察。

注射用无菌制剂及无菌原料药溶解所用的适当方法应与其制剂使用说明书中注明的临床使用前处理的方式相同。除振摇外，如需其他辅助条件，则应在各品种正文中明确规定。

眼用液体制剂　除另有规定外，取供试品 20 支(瓶)，按上述方法检查。临用前配制的眼用液体制剂所带的专用溶剂，应先检查合格后，再用其溶解眼用液体制剂。

结果判定

供试品中不得检出金属屑、玻璃屑、长度超过 2mm 的纤维、最大粒径超过 2mm 的块状物以及静置一定时间后轻轻旋转时肉眼可见的烟雾状微粒沉积物、无法计数的微粒群或摇不散的沉淀，以及在规定时间内较难计数的蛋白质絮状物等明显可见异物。

供试品中如检出点状物、2mm 以下的短纤维和块状物等微细可见异物，生化药品或生物制品若检出半透明的小于约 1mm 的细小蛋白质絮状物或蛋白质颗粒等微细可见异物，除另有规定外，应分别符合表 1、表 2 中的规定。

表 1　生物制品注射液、滴眼剂结果判定

类别	微细可见异物限度	
	初试 20 支(瓶)	初、复试 40 支(瓶)
注射液	装量 50ml 及以下，每支(瓶)中微细可见异物不得超过 3 个 装量 50ml 以上，每支(瓶)中微细可见异物不得超过 5 个	2 支(瓶)以上超出，不符合规定
滴眼剂	如仅有 1 支(瓶)超出，符合规定 如检出 2 支(瓶)超出，复试 如检出 3 支(瓶)及以上超出，不符合规定	3 支(瓶)以上超出，不符合规定

表 2　非生物制品注射液、滴眼剂结果判定

类别		微细可见异物限度	
		初试 20 支（瓶）	初、复试 40 支（瓶）
注射液	静脉用	如 1 支（瓶）检出，复试 如 2 支（瓶）或以上检出，不符合规定	超过 1 支（瓶）检出，不符合规定
	非静脉用	如 1~2 支（瓶）检出，复试 如 2 支（瓶）以上检出，不符合规定	超过 2 支（瓶）检出，不符合规定
滴眼剂		如 1 支（瓶）检出，符合规定 如 2~3 支（瓶）检出，复试 如 3 支（瓶）以上检出，不符合规定	超过 3 支（瓶）检出，不符合规定

既可静脉用也可非静脉用的注射液，以及脑池内、硬膜外、椎管内用的注射液应执行静脉用注射液的标准，混悬液与乳状液仅对明显可见异物进行检查。

注射用无菌制剂　5 支（瓶）检查的供试品中如检出微细可见异物，每支（瓶）中检出微细可见异物的数量应符合表 3 的规定；如有 1 支（瓶）超出下表中规定限度，另取 10 支（瓶）同法复试，均应不超出表 3 中规定限度。

表 3　注射用无菌制剂结果判定

类别		每支（瓶）中微细可见异物限度
生物制品	复溶体积 50ml 及以下	≤3 个
	复溶体积 50ml 以上	≤5 个
非生物制品	冻干	≤3 个
	非冻干	≤5 个

无菌原料药　5 份检查的供试品中如检出微细可见异物，每份供试品中检出微细可见异物的数量应符合相应注射用无菌制剂的规定；如有 1 份超出规定限度，另取 10 份同法复试，均应不超出规定限度。

第二法（光散射法）

检测原理　当一束单色激光照射溶液时，溶液中存在的不溶性物质使入射光发生散射，散射的能量与不溶性物质的大小有关。本方法通过对溶液中不溶性物质引起的光散射能量的测量，并与规定的阈值比较，以检查可见异物。

不溶性物质的光散射能量可通过被采集的图像进行分析。设不溶性物质的光散射能量为 E，经过光电信号转换，即可用摄像机采集到一个锥体高度为 H，直径为 D 的相应立体图像。散射能量 E 为 D 和 H 的一个单调函数，即 $E=f(D, H)$。同时，假设不溶性物质的光散射强度为 q，摄像曝光时间为 T，则又有 $E=g(q, T)$。由此可以得出图像中的 D 与 q、T 之间的关系为 $D=w(q, T)$，也为一个单调函数关系。在测定图像中的 D 值后，即可根据函数曲线计算出不溶性物质的光散射能量。

仪器装置　仪器主要由旋瓶装置、激光光源、图像采集器、数据处理系统和终端显示系统组成。

供试品被放置至检测装置后，旋瓶装置使供试品沿垂直中轴线高速旋转一定时间后迅速停止，同时激光光源发出的均匀激光束照射在供试品上；当药液涡流基本消失，瓶内药液因惯性继续旋转，图像采集器在特定角度对旋转药液中悬浮的不溶性物质引起的散射光能量进行连续摄像，采集图像不少于 75 幅；数据处理系统对采集的序列图像进行处理，然后根据预先设定的阈值自动判定超过一定大小的不溶性物质的有无，或在终端显示器上显示图像供人工判定，同时记录检测结果。

仪器校准　仪器应具备自动校准功能，在检测供试品前可采用标准粒子进行校准。

除另有规定外，分别用粒径为 40μm 和 60μm 的标准粒子溶液对仪器进行标定。根据标定结果得到曲线方程并计算出与粒径 50μm 相对应的检测像素值。

当把检测像素参数设定为与粒径 50μm 相对应的数值时，对 60μm 的标准粒子溶液测定 3 次，应均能检出。

检查法

溶液型供试品　除另有规定外，取供试品 20 支（瓶），除去不透明标签，擦净容器外壁，置仪器检测装置上，从仪器提供的菜单中选择与供试品规格相应的测定参数，并根据供试品瓶体大小对参数进行适当调整后，启动仪器，将供试品检测 3 次并记录检测结果。凡仪器判定有 1 次不合格者，可用灯检法确认。用深色透明容器包装或液体色泽较深等灯检法检查困难的品种不用灯检法确认。

注射用无菌粉末　除另有规定外，取供试品 5 支（瓶），用适宜的溶剂及适当的方法使药物全部溶解后，按上述方法检查。

无菌原料粉末　除另有规定外，取各品种制剂项下的最大规格量 5 份，分别置洁净透明的适宜玻璃容器内，采用适宜的溶剂及适当的方法使药物全部溶解后，按上述方法检查。

设置检测参数时，一般情况下取样视窗的左右边线和底线应与瓶体重合，上边线与液面的弯月面成切线；旋转时间应能使液面漩涡到底，以能带动固体物质悬浮并消除气泡；旋瓶停止至摄像启动的时间应尽可能短，但应避免液面漩涡以及气泡的干扰，同时保证摄像启动时固体物质仍在转动。

结果判定　同灯检法。

0921　崩解时限检查法

本法用于检查片剂、胶囊剂等口服固体制剂置于液体介质中，在规定条件下的崩解情况。

本法不要求药物制剂或药物活性成分完全溶解。完全崩解系指口服固体制剂在规定条件下全部崩解溶散或成碎粒，除不溶性包衣材料或破碎的胶囊壳外，应全部通过筛网；如有少量不能通过筛网或黏附于挡板下表面，但已软化或轻质上漂且无明显硬心者，符合规定。

除另有规定外，凡规定检查溶出度、释放度或分散均匀性的制剂，不再进行崩解时限检查。

一、仪器装置

采用升降式崩解仪，主要结构包括能升降的金属支架，下端镶有筛网的吊篮，容积为 1000ml 烧杯，烧杯高度为 138～160mm，内径为 97～115mm，和可调节温度在 37℃±2℃的控温装置。升降的金属支架上下移动距离为 53～57mm，往返频率为每分钟 29～32 次。对于崩解介质体积的要求，在吊篮上升至最高点时，筛网保持在液面以下，距离液面应不小于 15mm，下降到最低点时，筛网底部距烧杯底部的距离应不小于 25mm，吊篮顶部不可浸没于介质中。上升时间与下降时间应相同，升降转向应平稳，吊篮应不出现相对于垂直轴线水平方向的位移或运动。

(1)吊篮   透明管 6 根，管长 75.0～80.0mm，内径 20.7～23.0mm，壁厚 1.0～2.8mm；透明塑料板 2 块，直径 88～92mm，厚 5.0～8.5mm，板面有 6 个孔，孔径 22～26mm；不锈钢丝筛网 1 张，置于一块塑料板下，直径 88～92mm，筛孔内径 1.8～2.2mm，丝径 0.57～0.66mm。在确保透明管与筛网规格尺寸与上述内容相同的前提下，吊篮装置的设计可略有差异：不锈钢板 1 块，置于上面一块塑料板上，直径 88～92mm，厚 1mm，板面有 6 个孔，孔径 22～26mm；不锈钢轴 1 根，固定在上面一块塑料板与不锈钢板上，长 78～82mm。将上述透明管 6 根垂直置于 2 块塑料板的孔中，并用 3 只螺丝将不锈钢板、塑料板和不锈钢丝筛网固定，以适当的方式将吊篮连接于升降装置中轴方向的连接点上(图 1)。

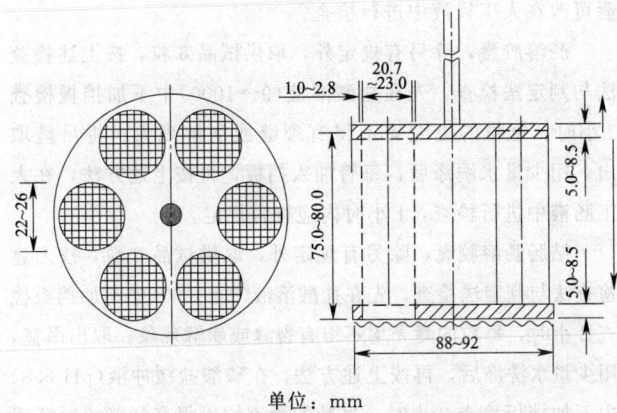

单位：mm

图 1   升降式崩解仪吊篮结构

(2)挡板   仅当品种项下规定时使用。使用自动检查装置时，可照品种项下，在符合本通则规定的密度和尺寸前提下，对挡板进行改装。

挡板为一平整光滑的透明塑料块，相对密度 1.18～1.20，直径 20.55～20.85mm，厚 9.35～9.65mm；挡板共有 5 个相互平行且贯穿挡板的孔，孔径 1.9～2.1mm，中央 1 个孔，其余 4 个孔距中心 5.8～6.2mm，各孔间距相等；

挡板侧边有 4 个等距离的梯形槽，几乎垂直于挡板上下两面，梯形等腰，平行的两边分别位于挡板的上下两面。梯形应平行于两个相邻的距中轴 6mm 孔的连线，梯形位于挡板下表面的平行边边长 1.5～1.7mm，刻痕深 1.5～1.8mm，梯形位于挡板上表面的平行边边长 9.2～9.6mm，刻痕深 2.5～2.7mm。挡板表面应平整光滑(图 2)。

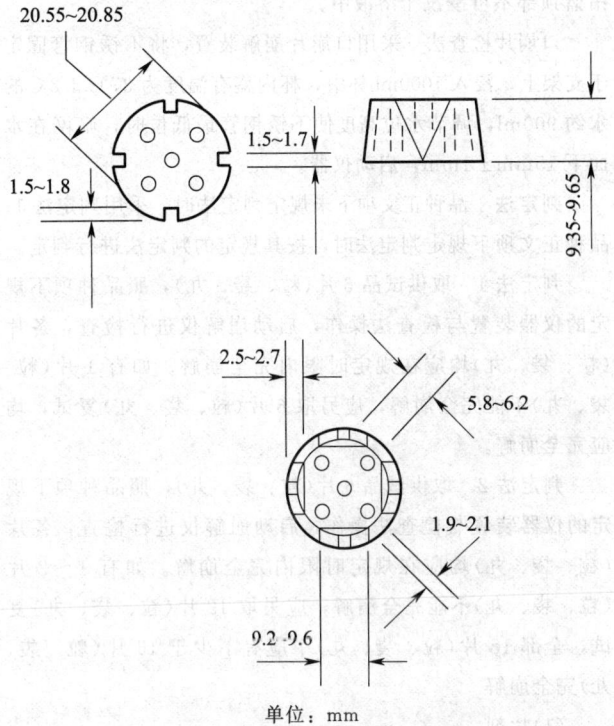

单位：mm

图 2   升降式崩解仪挡板结构

(3)口崩片崩解装置   主要结构为能升降的支架与下端镶有筛网的不锈钢管。升降的支架上下移动距离为 9～11mm，往返频率为每分钟 30 次。崩解篮为不锈钢管，管长 30mm，内径 13.0mm，不锈钢筛网置于不锈钢管底部，筛孔内径 710μm(图 3)。

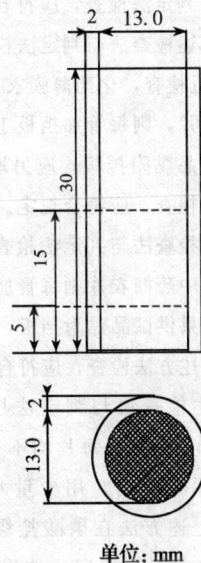

单位：mm

图 3   崩解篮结构

二、检查法与判定法

检查法 除另有规定外，采用通用检查法进行检查。

通用检查法 将吊篮通过上端的不锈钢轴悬挂于支架上，浸入 1000ml 烧杯中，调节吊篮位置使其下降至低点时筛网距烧杯底部 25mm，烧杯内盛有温度为 37℃±2℃的水，调节水位高度使吊篮上升至高点时筛网在水面下 15mm 处，吊篮顶部不可浸没于溶液中。

口崩片检查法 采用口崩片崩解装置，将不锈钢管固定于支架上，浸入 1000ml 杯中，杯内盛有温度为 37℃±2℃的水约 900ml，调节水位高度使不锈钢管最低位时，筛网在水面下 15mm±1mm，启动仪器。

判定法 品种正文项下未规定判定法时，采用判定法 1；品种正文项下规定判定法时，按其规定的判定法进行判定。

判定法 1 取供试品 6 片(粒、袋、丸)，照品种项下规定的仪器装置与检查法操作，启动崩解仪进行检查，各片(粒、袋、丸)均应在规定时限内完全崩解。如有 1 片(粒、袋、丸)不能完全崩解，应另取 6 片(粒、袋、丸)复试，均应完全崩解。

判定法 2 取供试品 6 片(粒、袋、丸)，照品种项下规定的仪器装置与检查法操作，启动崩解仪进行检查，各片(粒、袋、丸)均应在规定时限内完全崩解。如有 1～2 片(粒、袋、丸)不能完全崩解，应另取 12 片(粒、袋、丸)复试，全部 18 片(粒、袋、丸)中应有不少于 16 片(粒、袋、丸)完全崩解。

(1)片剂

普通片，按上述检查法与判定法检查，15 分钟内应符合规定。

中药浸膏片、半浸膏片和全粉片，按上述检查法与判定法检查，每管加挡板 1 块，启动崩解仪进行检查，全粉片在 30 分钟内应符合规定；浸膏(半浸膏)片在 1 小时内应符合规定。如果供试品黏附挡板，应另取规定数量的片剂，不加挡板按上述检查法与判定法检查，应符合规定。

薄膜衣片，按上述检查法与判定法检查，并可改在盐酸溶液(9→1000)中进行检查，化药薄膜衣片在 30 分钟内应符合规定；中药薄膜衣片，则每管加挡板 1 块，在 1 小时内应符合规定。如果供试品黏附挡板，应另取规定数量的片剂，不加挡板按上述方法检查，应符合规定。

糖衣片，按上述检查法与判定法检查，化药糖衣片在 1 小时内应符合规定；中药糖衣片则每管加挡板 1 块，在 1 小时内应符合规定。如果供试品黏附挡板，应另取规定数量的片剂，不加挡板按上述方法检查，应符合规定。

肠溶片，按上述检查法与判定法检查，先在盐酸溶液(9→1000)中检查 2 小时，每片均不得有裂缝、崩解或软化现象；然后将吊篮取出，用少量水洗涤后，每管加入挡板 1 块，再按上述方法在磷酸盐缓冲液(pH 6.8)中进行检查，1 小时内应符合规定。如果供试品黏附挡板，应另取规定数量的片剂，不加挡板按上述方法检查，应符合规定。

结肠定位肠溶片，除另有规定外，按上述检查法与判定法，照各品种项下规定检查。各片在盐酸溶液(9→1000)及 pH 6.8 以下的磷酸盐缓冲液中均应不得有裂缝、崩解或软化现象，在 pH 7.5～8.0 的磷酸盐缓冲液中 1 小时内应符合规定。

含片，除另有规定外，按上述检查法与判定法检查，在 10 分钟内各片均不应完全崩解或溶化。

舌下片，除另有规定外，按上所述检查法与判定法检查，在 5 分钟内应符合规定。

可溶片，除另有规定外，水温为 20℃±5℃，按上述检查法与判定法检查，在 3 分钟内应符合规定。

泡腾片，取本品，照上述判定法检查，每片分别置于 250ml 烧杯中，内有 200ml 温度为 20℃±5℃的水，即有许多气泡放出。当片剂或碎片周围的气体停止逸出时，片剂应溶解或分散在水中，无聚集的颗粒剩留，应符合规定。除另有规定外，同法检查 6 片，各片均应在 5 分钟内完全崩解。如有 1 片不能完全崩解，应另取 6 片复试，均应符合规定。

口崩片，除另有规定外，按口崩片崩解装置、口崩片检查法与上述判定法检查，每片分别置于崩解篮中进行检查，在 60 秒内应符合规定，如有少量轻质上漂或黏附于不锈钢管内壁或筛网，但无明显硬心者，视为完全崩解。

(2)胶囊剂

硬胶囊或软胶囊，除另有规定外，取供试品 6 粒，按上述检查法与判定法检查，化药胶囊如漂浮于液面，可加挡板，中药胶囊加挡板进行检查。硬胶囊在 30 分钟内应符合规定；软胶囊在 1 小时内应符合规定，以明胶为基质的软胶囊可改在人工胃液中进行检查。

肠溶胶囊，除另有规定外，取供试品 6 粒，按上述检查法与判定法检查，先在盐酸溶液(9→1000)中不加挡板检查 2 小时，每粒的囊壳均不得有裂缝或崩解现象；将吊篮取出，用少量水洗涤后，每管加入挡板，再按上述方法，在人工肠液中进行检查，1 小时内应符合规定。

结肠肠溶胶囊，除另有规定外，取供试品 6 粒，按上述检查法与判定法检查，先在盐酸溶液(9→1000)中不加挡板检查 2 小时，每粒的囊壳均不得有裂缝或崩解现象；取出吊篮，用少量水洗涤后，再按上述方法，在磷酸盐缓冲液(pH 6.8)中不加挡板检查 3 小时，每粒的囊壳均不得有裂缝或崩解现象；将吊篮取出，用少量水洗涤后，每管加入挡板，再按上述检查法与判定法，在磷酸盐缓冲液(pH 7.8)中检查，1 小时内应符合规定。

(3)滴丸剂

按上述检查法与判定法检查，但不锈钢丝网的筛孔内径应为 0.42mm；除另有规定外，在 30 分钟内应符合规定，包衣滴丸在 1 小时内应符合规定。

以明胶为基质的滴丸，可改在人工胃液中进行检查。

【附注】

人工胃液　取稀盐酸 16.4ml，加水约 800ml 与胃蛋白酶 10g，摇匀后，加水稀释成 1000ml，即得。

人工肠液　即磷酸盐缓冲液(含胰酶)(pH 6.8)(通则 8004)。

0922　融变时限检查法

本法系用于检查栓剂、阴道片等固体制剂在规定条件下的融化、软化或溶散情况。

一、栓剂

仪器装置　由透明的套筒与金属架组成(图 1a)。

(1)透明套筒　为玻璃或适宜的塑料材料制成，高为 60mm，内径为 52mm，及适当的壁厚。

(2)金属架　由两片不锈钢的金属圆板及 3 个金属挂钩焊接而成。每个圆板直径为 50mm，具 39 个孔径为 4mm 的圆孔(图 1b)；两板相距 30mm，通过 3 个等距的挂钩焊接在一起。

检查法　取供试品 3 粒，在室温放置 1 小时后，分别放在 3 个金属架的下层圆板上，装入各自的套筒内，并用挂钩固定。除另有规定外，将上述装置分别垂直浸入盛有不少于 4L 的 37.0℃±0.5℃水的容器中，其上端位置应在水面下 90mm 处。容器中装一转动器，每隔 10 分钟在溶液中翻转该装置一次。

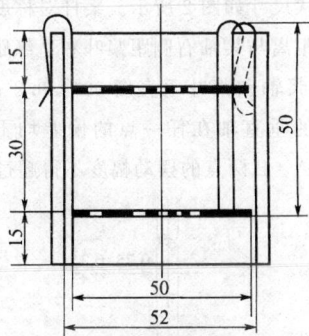

a. 透明套筒与金属架

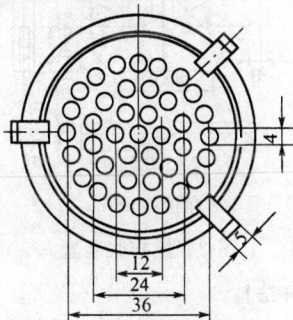

b. 金属架结构

图 1　栓剂检查仪器装置

结果判定　除另有规定外，脂肪性基质的栓剂 3 粒均应在 30 分钟内全部融化、软化或触压时无硬心；水溶性基质的栓剂 3 粒均应在 60 分钟内全部溶解。如有 1 粒不符合规

定，应另取 3 粒复试，均应符合规定。

二、阴道片

仪器装置　同上述栓剂的检查装置，但应将金属架挂钩的钩端向下，倒置于容器内，如图 2 所示。

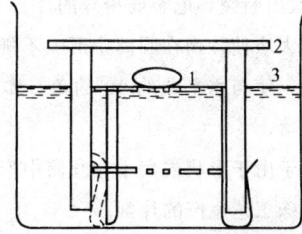

图 2　阴道片检查仪器装置

1. 阴道片；2. 玻璃板；3. 水面

检查法　调节水液面至上层金属圆盘的孔恰为均匀的一层水覆盖。取供试品 3 片，分别置于上面的金属圆盘上，装置上盖一玻璃板，以保证空气潮湿。

结果判定　除另有规定外，阴道片 3 片，均应在 30 分钟内全部溶化或崩解溶散并通过开孔金属圆盘，或仅残留无硬心的软性团块。如有 1 片不符合规定，应另取 3 片复试，均应符合规定。

0923　片剂脆碎度检查法

本法用于检查非包衣片的脆碎情况，是对压碎强度等物理参数测定的补充。

仪器装置　内径为 287.0mm±4.0mm，深度为 38.0mm±2.0mm，内壁抛光，一边可打开的透明耐磨塑料圆筒。筒内有一自中心轴套向外壁延伸的弧形隔片，内径(R)为 80.5mm±5.0mm，隔片内弧表面与轴套外壁相切，圆筒转动时，片剂产生滚动(图 1)。圆筒固定于同轴的水平转轴上，转轴与电动机相连，转速为每分钟 25 转±1 转。每转动一圈，片剂滚动或滑动至筒壁或其他片剂上。

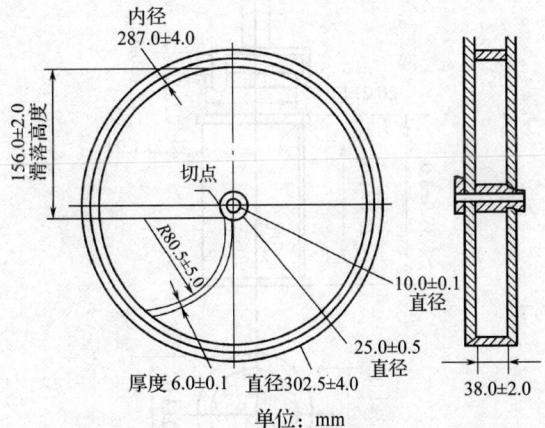

图 1　片剂脆碎度检查装置

检查法　片重为 0.65g 或以下者取若干片，使其总重约为 6.5g；片重大于 0.65g 者取 10 片。吹去片剂脱落的粉末，

精密称定，置圆筒中，转动 100 次。取出，同法吹去粉末，精密称重，减失重量不得过 1.0%，且不得检出断裂、龟裂或粉碎的片。本实验一般只作 1 次。如仅是减失重量超过 1.0% 时，应复测 2 次，3 次测定的平均减失重量不得过 1.0%，并不得检出断裂、龟裂或粉碎的片。

由于形状或大小使片剂在圆筒中形成不规则滚动时，可调节圆筒的底座，使与水平成约 10°的角，实验时片剂不再聚集，能顺利下落。

本法不适用于由于形状或大小在圆筒中形成严重不规则滚动的片剂或特殊工艺生产的片剂。

检查泡腾片和咀嚼片脆碎度，可采用不同判定标准。对易引湿的制剂，检查操作时应注意控制环境湿度，防止引湿。

当圆筒配有双隔片或装置配有一个以上的圆筒时，可一次进行多批供试品实验。

0931　溶出度与释放度测定法

本法系用于检查药物制剂在规定条件下的溶出与释放情况，主要用于口服制剂、半固体制剂和透皮贴剂。

溶出度系指活性药物从片剂、胶囊剂或颗粒剂等在规定条件下溶出的速率和程度，缓释制剂、控释制剂、肠溶制剂和透皮贴剂等制剂的溶出度通常称释放度。

仪器装置

第一法(篮法)

(1)转篮　分篮体与篮轴两部分，均为不锈钢或其他惰性材料制成，其形状尺寸如图 1 所示。篮体由丝径为 0.22～0.31mm，网孔为 0.36～0.44mm 的方孔筛网制成，焊接后筛网可轻微变形，可采用厚约 0.0001 英寸(2.5μm)镀金涂层，呈圆柱形，内径为 20.2mm±1.0mm，上下两端都有封边；篮轴的直径为 6.3～6.5mm 或 9.4～10.1mm，轴的末端连一圆盘，作为转篮的盖；盖上有孔径为 2.0mm±0.5mm 的通气孔；盖边系两层，上层直径与转篮外径相同，下层直径与转篮内径相同；盖上的三个弹簧片与中心呈 120°角。

(2)溶出杯　一般由硬质玻璃或其他惰性材料制成的底部为半球形的 1000ml 杯状容器。溶出杯高为 160～210mm，内径为 98～106mm，其圆柱部分内径最大值和内径最小值之差不得大于 0.5mm；溶出杯配有适宜的盖子，盖上有适当的孔，中心孔为篮轴的位置，其他孔供取样或测量温度用。溶出杯置恒温水浴或其他适当的加热装置中。

(3)篮轴与电动机相连，由速度调节装置控制电动机的转速，使篮轴的转速在各品种项下规定转速的 ±4% 范围之内。运转时整套装置和装置所处的环境应保持平稳，均不能产生明显的晃动或振动。转篮旋转时，篮轴与溶出杯的垂直轴在任一点的偏离均不得大于 2mm，转篮下缘的摆动幅度不得偏离轴心 1.0mm。

第二法(桨法)

除将转篮换成搅拌桨外，其他装置和要求与第一法相同。搅拌桨的下端及桨叶部分可涂覆聚四氟乙烯等适当的惰性材料，其形状尺寸如图 2 所示。桨杆对称度，即桨轴左侧距桨叶左边缘距离与桨轴右侧距桨叶右边缘距离之差，不得超过 0.5mm，桨轴和桨叶垂直度 90°±0.2°；桨杆旋转时，桨轴与溶出杯的垂直轴在任一点的偏差均不得大于 2mm；搅拌桨旋转时 A、B 两点的摆动幅度不得超过 0.5mm。

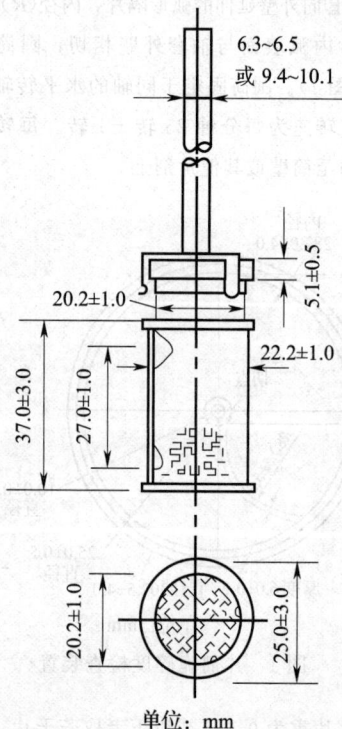

图 1　转篮装置

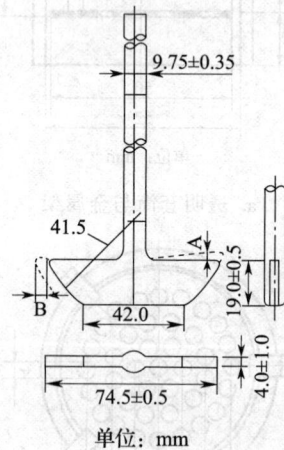

图 2　搅拌桨装置

第三法(小杯法)

(1)搅拌桨　形状尺寸如图 3 所示。桨杆上部直径为 9.75mm±0.35mm，桨杆下部直径为 6.0mm±0.2mm；桨杆对称度，即桨轴左侧距桨叶左边缘距离与桨轴右侧距桨叶右边缘距离之差，不得超过 0.5mm，桨轴和桨叶垂直度 90°±0.2°；桨杆旋转时，桨轴与溶出杯的垂直轴在任一点的偏差均不得大于 2mm；搅拌桨旋转时，A、B 两点的摆动幅度不得超过 0.5mm。

(2)溶出杯　一般由硬质玻璃或其他惰性材料制成的底部为半球形的 250ml 杯状容器，其形状尺寸如图 4 所示。溶出杯高为 126mm±6mm，内径为 62mm±3mm，圆柱部分内径最大值和内径最小值之差不得大于 0.5mm，其他要求同第一法(2)。

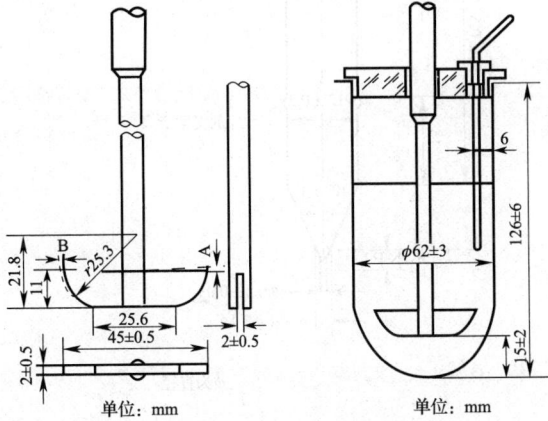

图 3　小杯法搅拌桨装置　　图 4　小杯法溶出杯装置

(3)桨杆与电动机相连，转速应在各品种项下规定转速的±4%范围之内。其他要求同第二法。

第四法(桨碟法)

方法 1　搅拌桨同第二法、溶出杯同第一法，溶出杯中放入用于固定供试品的不锈钢网碟(图 5)。网碟装置见图 6。

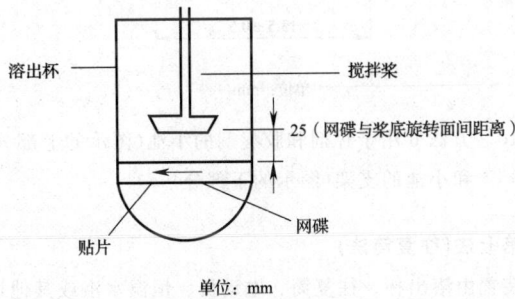

图 5　桨碟法方法 1 装置

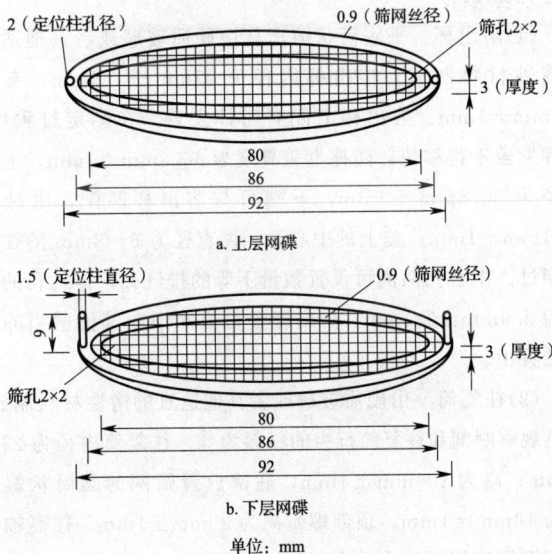

a. 上层网碟

b. 下层网碟

单位：mm

图 6　桨碟法方法 1 网碟装置

方法 2　除将方法 1 的网碟换成图 7 所示的网碟外，其他装置和要求与方法 1 相同。

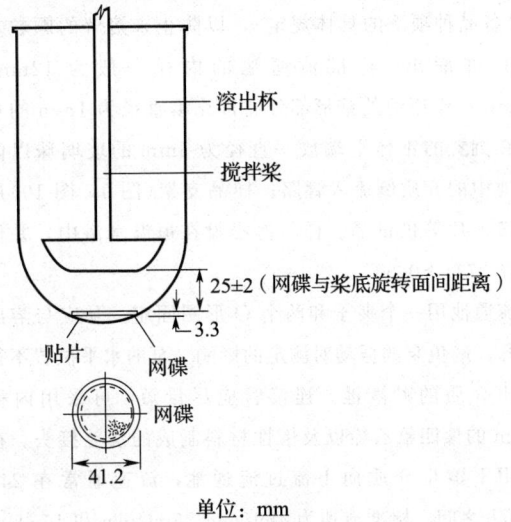

图 7　桨碟法方法 2 装置

第五法(转筒法)

溶出杯的形状尺寸同第一法，搅拌装置为不锈钢转筒。组成搅拌装置的杆和转筒均由不锈钢制成，其规格尺寸见图 8。

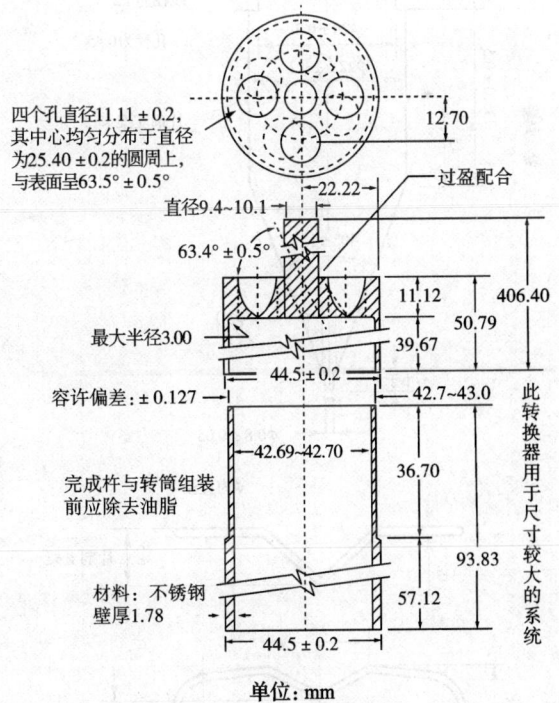

图 8　转筒法搅拌装置

第六法(流池法)

装置由溶出介质的贮液池、用于输送溶出介质的泵、流通池和保持溶出介质温度的恒温水浴组成，接触介质与供试品的部分均为不锈钢或其他惰性材料制成。应使用品种正文项下规定尺寸的流通池。

流通池 常用流通池的形状尺寸如图 9 和图 10 所示，由透明惰性材料制成，垂直安装在一个带过滤系统装置上（参见各品种项下的具体规定），以防止未溶解的颗粒从流通池顶部漏出；标准流通池的内径一般为 12mm 和 22.6mm；流通池的锥形部分通常充填直径为 1mm 的玻璃珠，在倒置的锥体下端放一直径为 5mm 的玻璃珠以防止样品池中的介质倒流入管路；样品支架（图 9，图 10）用于固定植入片等供试品。样品池浸没在恒温水浴中，并保持温度在 37℃±0.5℃。

流通池用一个夹子和两个 O 形圈固定。泵应与溶出部件分开，避免泵的振动对测定的影响。泵的水平位置不得高于溶出介质的贮液池。连接管应尽量短，可采用内径为 1.6mm 的聚四氟乙烯以及惰性材料制成的法兰接头。在泵的作用下溶出介质向上流过流通池，流速通常在 240～960ml/h 之间。标准流速为 4ml/min、8ml/min 和 16ml/min。泵应能提供恒流，变化范围为规定流速的±5%，流速曲线应为正弦曲线，脉动频率为 120 冲/分±10 冲/分，也可使用无脉冲泵。采用流池法进行溶出度检查的方法，应规定流速与脉冲频率。

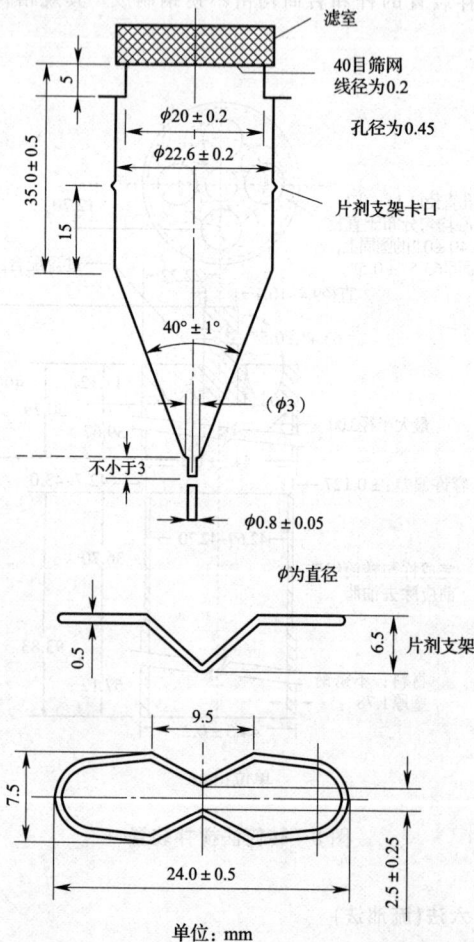

图 9 方法 6 用于片剂和胶囊剂的大池（图示的上部分）和大池的支架（图示的下部分）

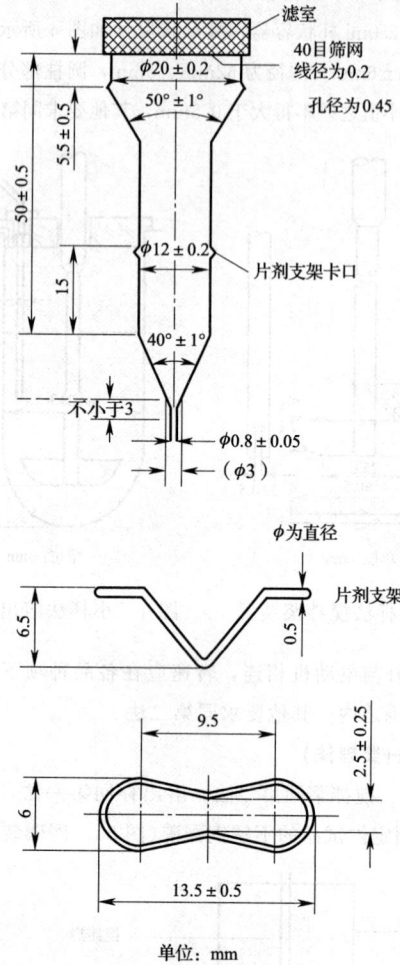

图 10 方法 6 用于片剂和胶囊剂的小池（图示的上部分）和小池的支架（图示的下部分）

第七法（往复筒法）

装置由溶出杯、往复筒、电动机、恒温水浴或其他适当的加热装置等组成。除另有规定外，溶出杯和往复筒的形状尺寸见图 11。

（1）溶出杯 平底筒状溶出杯由硬质玻璃或者其他适宜的惰性材料制成。溶出杯内径为 47mm±1.4mm，高为 180mm±1mm。溶出杯上配有防挥发盖，在测定过程中，防挥发盖不得移位，防挥发盖高度为 66.8mm±1mm，上端外径为 50.8mm±1mm，下端可与溶出杯匹配，内径为 38.1mm±1mm；盖上的中心孔，供直径为 6～8mm 的往复轴穿过。中心孔两侧可设置数量不等的排气孔，排气孔的直径为 3.9mm±0.1mm。溶出杯置恒温水浴或其他适当的加热装置中。

（2）往复筒 由硬质玻璃或者其他适宜的惰性材料制成，可供观察制剂和往复筒行为的材料为佳。往复筒内径为 23～26mm，高为 100mm±1mm，底部放置筛网的圆筒状螺帽高为 18mm±1mm，顶部螺帽高为 23mm±1mm。往复轴与顶部螺帽于螺帽的中心点相连。螺帽中心点两侧可设置数量不等的排气孔。往复筒置于溶出杯中。

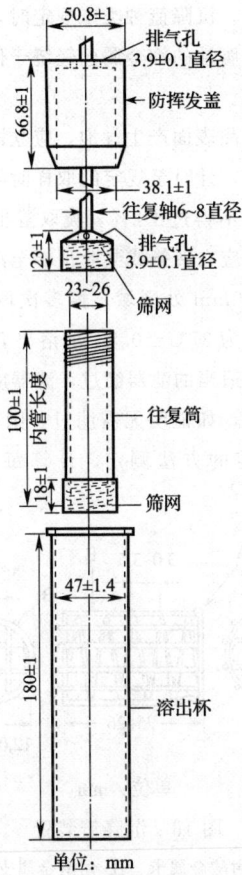

图 11　往复筒法中的溶出杯（图示的下部分）和
往复筒（图示的中间部分）

（3）往复轴和筛网　往复轴及其相关配件一般由不锈钢或其他适宜材料制成，筛网由不锈钢或其他惰性的材料制成。

（4）电动机　可驱动往复筒在溶出杯内做垂直往复运动，也可引导往复筒在水平方向移动。仪器的往复频率应可调节，并保持往复频率在品种项下规定的±5％的范围内变化。运行时，除往复筒平稳的垂直运动外，装置和实验室台面均不应出现明显移动、振荡或震动。

第八法（往复架法）

除将往复筒换成往复架、采用品种正文项下规定的溶出杯外，水浴以及电动机等装置要求与第七法相同。往复架由不锈钢、有机玻璃或聚四氟乙烯等适宜材料制成，作为固定制剂的样品架，根据使用需要，设计成多种形状。除另有规定外，往复架法装置的样品架形状尺寸如图 12 和图 13a～图 13d 所示。

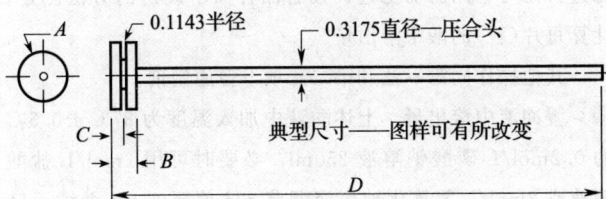

贴剂[a]	顶端				杆		O形圈
	A（直径）	B	C	材质[b]	D	材质[c]	（未展示）
1.6cm²	1.428	0.9525	0.4750	SS/VT	30.48	SS/P	Parker 2-113-V884-75
2.5cm²	1.778	0.9525	0.4750	SS/VT	30.48	SS/P	Parker 2-016-V884-75
5cm²	2.6924	0.7620	0.3810	SS/VT	8.890	SS/P	Parker 2-022-V884-75
7cm²	3.1750	0.7620	0.3810	SS/VT	30.48	SS/P	Parker 2-124-V884-75
10cm²	5.0292	0.6350	0.3505	SS/VT	31.01	SS/P	Parker 2-225-V884-75

[a] 典型的贴剂尺寸

[b] SS/VT 为不锈钢或聚四氟乙烯

[c] SS/P 为不锈钢或有机玻璃

图 12　往复碟

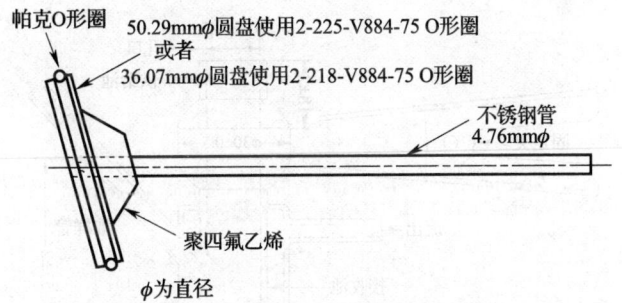

图 13a　透皮贴剂样品架—倾斜碟

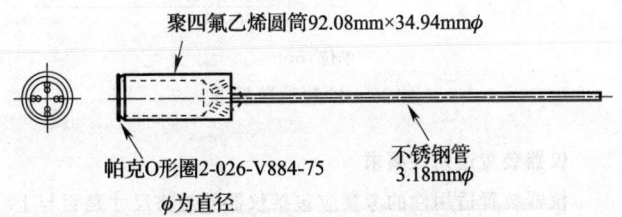

图 13b　透皮贴剂样品架—圆筒

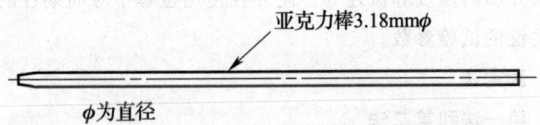

图 13c　口服缓释片样品架—棒状，尖端用于黏合

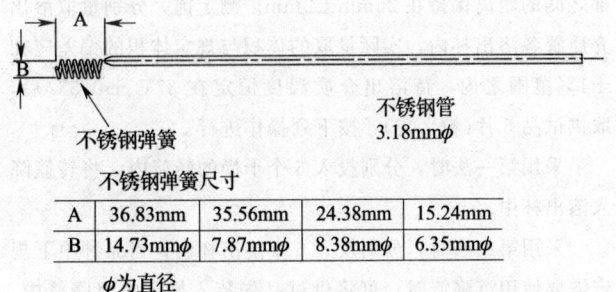

不锈钢弹簧尺寸

A	36.83mm	35.56mm	24.38mm	15.24mm
B	14.73mmφ	7.87mmφ	8.38mmφ	6.35mmφ

φ为直径

图 13d　口服缓释片样品架—弹簧架

第九法(扩散池法)

装置由供给池、接收池、搅拌子和垫圈等组成,相关组件应由玻璃、不锈钢或聚四氟乙烯等惰性材料制成。除另有规定外,扩散池通常有 2 种形状尺寸(装置Ⅰ、装置Ⅱ),见图 14、图 15。

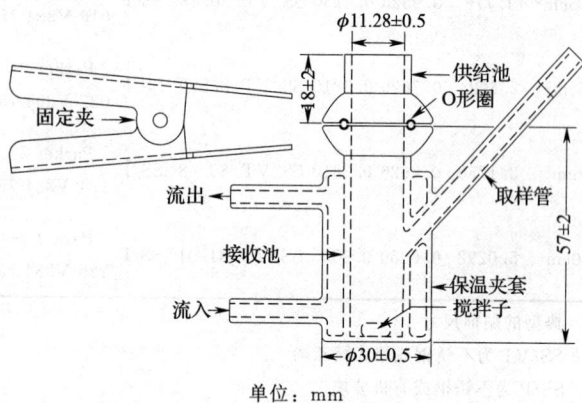

单位：mm

图 14　扩散池装置Ⅰ

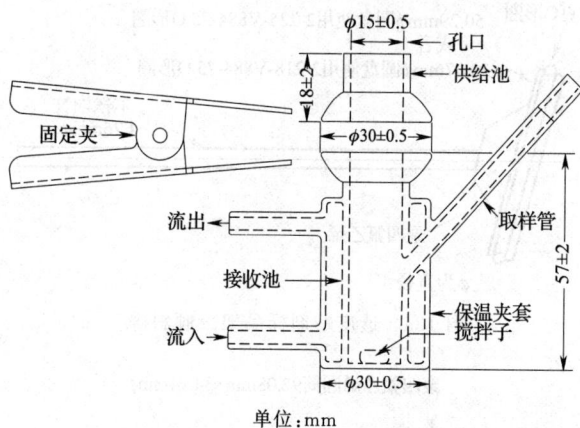

单位：mm

图 15　扩散池装置Ⅱ

仪器装置适用性要求

仪器装置适用性的考察应包括仪器的规格尺寸是否与上述规定一致或在其允许的范围内,如仪器转速、往复频率、溶出介质的温度和流速等。此外在使用过程中应周期性的监控关键的试验参数。

　　测定法

　　第一法和第二法

　　普通制剂　在试验过程中,容器内底部与转篮或桨叶底部之间的距离保持在 25mm±2mm。测定前,分别量取溶出介质置各溶出杯内,实际量取的体积与规定体积的偏差应在 ±1% 范围之内,待溶出介质温度恒定在 37℃±0.5℃ 后,取供试品 6 片(粒、袋),按下列操作进行。

采用第一法时,分别投入 6 个干燥的转篮内,将转篮降入溶出杯中。

采用第二法时,分别投入 6 个溶出杯内;当品种项下规定需要使用沉降篮时,可将供试品先装入规定的沉降篮内。可选用的沉降篮的形状尺寸如图 16 所示,也可选用其他经

过验证的沉降装置。沉降篮种类未规定时,如供试品浮于液面,可用一小段耐腐蚀的细金属丝轻绕于供试品外部,使其沉降至溶出杯底部。

注意避免供试品表面产生气泡,应立即按各品种项下规定的转速启动仪器,计时至规定的取样时间,实际取样时间与规定时间的差异不得过 ±2%。吸取溶出液适量,除另有规定外,取样位置应在转篮或桨叶顶端至液面的中点,距溶出杯内壁不小于 10mm 处区域;需多次取样时,应及时补充相同体积的温度为 37℃±0.5℃ 的溶出介质,或在计算时加以校正,立即用适当的滤器滤过,滤器应不吸附活性物质并不干扰分析测定,如证明无需滤过,则可不用滤器滤过。照该品种项下规定的方法测定,计算每片(粒、袋)的溶出量。

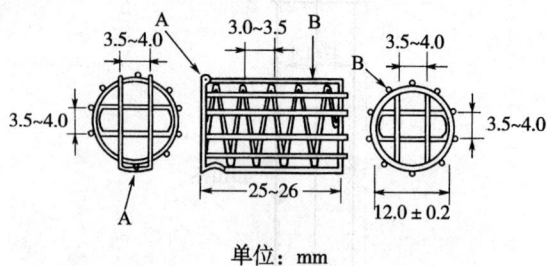

单位：mm

图 16　沉降篮装置
A. 耐酸金属卡　B. 耐酸金属支架

缓释制剂或控释制剂　照普通制剂方法操作,但至少采用三个取样时间点,在规定取样时间点,吸取溶液适量,及时补充相同体积的温度为 37℃±0.5℃ 的溶出介质,或在计算时加以校正,滤过,滤器应不吸附活性物质并不干扰分析测定,如证明无需滤过,则可不用滤器滤过。照各品种项下规定的方法测定,计算每片(粒)的溶出量。

肠溶制剂　按方法 1 或方法 2 操作。

方法 1　酸中溶出量　除另有规定外,分别量取 0.1mol/L 盐酸溶液 750ml 置各溶出杯内,实际量取的体积与规定体积的偏差应在 ±1% 范围之内,待溶出介质温度恒定在 37℃±0.5℃,取供试品 6 片(粒)分别投入转篮或溶出杯中。当品种项下规定需要使用沉降篮时,可将供试品先装入规定的沉降篮内;品种项下未规定使用沉降篮时,如供试品浮于液面,可用一小段耐腐蚀的细金属丝轻绕于供试品外部,注意避免供试品表面产生气泡,立即按各品种项下规定的转速启动仪器,2 小时后在规定取样点吸取溶液适量,滤过,滤器应不吸附活性物质并不干扰分析测定,如证明无需滤过,则可不用滤器滤过。按各品种项下规定的方法测定,计算每片(粒)的酸中溶出量。

其他操作同第一法和第二法项下普通制剂。

缓冲液中溶出量　上述酸液中加入温度为 37℃±0.5℃ 的 0.2mol/L 磷酸钠溶液 250ml,必要时可用 2mol/L 盐酸溶液或 2mol/L 氢氧化钠溶液调节 pH 值至 6.8,继续运转 45 分钟,或按各品种项下规定的时间,在规定取样点吸取

溶出液适量，滤过，滤器应不吸附活性物质并不干扰分析测定，如证明无需滤过，则可不用滤器滤过。按各品种项下规定的方法测定，计算每片（粒）的缓冲液中溶出量。

方法 2　酸中溶出量　除另有规定外，量取 0.1mol/L 盐酸溶液 900ml 或 1000ml，注入每个溶出杯中，照方法 1 酸中溶出量项下进行测定。

缓冲液中溶出量　弃去上述各溶出杯中酸液，立即加入温度为 37℃±0.5℃的缓冲液 900ml 或 1000ml，或将每片（粒）转移入另一盛有温度为 37℃±0.5℃的缓冲液 900ml 或 1000ml 的溶出杯中，照方法 1 缓冲液中溶出量项下进行测定。

缓冲液　取 0.1mol/L 盐酸溶液和 0.2mol/L 磷酸钠溶液，按 3：1 混合均匀，必要时可用 2mol/L 盐酸溶液或 2mol/L 氢氧化钠溶液调节 pH 值至 6.8。

第三法

普通制剂　测定前，应对仪器装置进行必要的调试，使桨叶底部距溶出杯的内底部 15mm±2mm。分别量取溶出介质置各溶出杯内，介质的体积 150～250ml，实际量取的体积与规定体积的偏差应在±1%范围之内，当品种项下规定需要使用沉降装置时，可将胶囊剂先装入规定的沉降装置内。以下操作同第二法。取样位置应在桨叶顶端至液面的中点，距溶出杯内壁 6mm 处。

缓释制剂或控释制剂　照第三法普通制剂方法操作，其余要求同第一法和第二法项下缓释制剂或控释制剂。

第四法

透皮贴剂　分别量取溶出介质置各溶出杯内，实际量取的体积与规定体积的偏差应在±1%范围之内，待溶出介质预温至 32℃±0.5℃；将供试品固定于两层碟片之间（方法 1）或网碟上（方法 2），溶出面朝上，尽可能使其保持平整。再将网碟水平放置于溶出杯下部，并使网碟与桨底旋转面平行，两者相距 25mm±2mm，按品种正文规定的转速启动装置。在规定取样时间点，吸取溶出液适量，及时补充相同体积的温度为 32℃±0.5℃的溶出介质。

其他操作同第一法和第二法项下缓释制剂或控释制剂。

第五法

透皮贴剂　分别量取溶出介质置各溶出杯内，实际量取的体积与规定体积的偏差应在±1%范围之内，待溶出介质预温至 32℃±0.5℃；除另有规定外，按下述进行准备。除去供试品的保护套，将有黏性的一面置于一片铜纺❶上，铜纺的边比贴剂的边至少大 1cm。将贴剂的铜纺覆盖面朝下放置于干净的表面，涂布适宜的胶黏剂于多余的铜纺边。必要时可将胶黏剂涂布于供试品背面。干燥 1 分钟，仔细将贴剂涂胶黏剂的面安装于转筒外部，使贴剂的长轴通过转筒的圆心。挤压铜纺面除去引入的气泡。将转筒安装在仪器中，试

验过程中保持转筒底部距溶出杯内底部 25mm±2mm，立即按品种正文规定的转速启动仪器。在规定取样时间点，吸取溶出液适量，及时补充相同体积的温度为 32℃±0.5℃的溶出介质。同法测定其他透皮贴剂。

其他操作同第一法和第二法项下缓释制剂或控释制剂。

第六法

普通制剂与缓、控释制剂　取玻璃珠置品种正文项下规定的流通池中。按各品种正文项下规定，取 1 片（粒）样品放在玻璃珠上，并置于支架上。装好滤头并将所有部件用夹子固定好。加热使溶出介质温度保持在 37℃±0.5℃或正文规定的温度，并以品种正文项下规定的溶出介质与流速经流通池底部连续泵入池内，流速的测定应准确至 5%。至规定的每一次取样时间，取溶出液适量，按各品种正文项下规定的方法测定，计算溶出量。重复试验其他样品。

肠溶制剂　使用各品种正文项下规定的溶出介质；除另有规定外，同第一法项下的肠溶制剂。

第七法

普通制剂　量取各品种项下规定体积的溶出介质置于各溶出杯中，待溶出介质温度恒定在 37℃±0.5℃，取供试品 6 片（粒）置于 6 个往复筒中，注意避免供试品表面产生气泡。立即按各品种正文项下规定的参数进行试验并计时，参数包括筛网孔径和材质、往复筒进入溶出杯之后开始往复运动前的停留时间、往复筒由上一列溶出杯出来进入下一列溶出杯之前的停留时间、单排管或多排管等。在向上和向下的运动过程中，往复筒移动的距离为 10cm±0.1cm。至各品种项下规定的取样时间，吸取规定体积的溶出液，立即用适当的滤器过滤，滤器应不吸附活性物质并不干扰分析测定，如证明无需滤过，则可不用滤器滤过。照各品种项下规定的方法测定，计算每片（粒）的溶出量。

缓释制剂或控释制剂　照普通制剂的方法操作，但至少采用 3 个取样时间点，在各品种项下规定取样时间点，吸取规定体积的溶出液，滤过，滤器应不吸附活性物质并不干扰分析测定，如证明无需滤过，则可不用滤器滤过。照各品种项下规定的方法测定，计算每片（粒）的溶出量。

肠溶制剂　除另有规定外，按第一法与第二法中肠溶制剂的要求进行，采用各品种项下规定的体积，一列溶出杯用作酸中溶出量的试验，另一列溶出杯用作缓冲液中溶出量的试验。照各品种项下规定的方法测定，计算每片（粒）的溶出量。

第八法

缓释制剂或控释制剂　分别量取品种正文项下规定体积的溶出介质置于各溶出杯内，待溶出介质温度恒定在 37℃±0.5℃或品种正文项下规定的温度，取供试品 6 片，按品种正文项下规定的方式放置或黏附于规定的样品架，注

---

❶　11μm±0.5μm 厚惰性多孔纤维素膜。

意避免供试品表面产生气泡。立即按品种正文项下规定的参数进行试验并计时，参数包括往复频率、样品架进入溶出杯之后开始往复运动前的停留时间、样品架由一列溶出杯移出进入下一列溶出杯前的停留时间、单排管或多排管等。除另有规定外，样品架上下移动的距离约为 2cm。至少设 3 个取样点，在规定取样时间点和取样位置，量取规定体积的溶出液，立即用适当的滤器过滤，滤器应不吸附活性物质并不干扰分析测定，如证明无需滤过，则可不用滤器过滤。照品种正文项下规定的方法测定，计算每片的溶出量。

透皮贴剂 分别量取品种正文项下规定体积的溶出介质置于各溶出杯内，待溶出介质温度恒定在 32℃±0.5℃或品种正文项下规定的温度；除另有规定外，除去贴剂的保护套，采用双面胶或将有黏性的一面置于铜纺、薄膜或尼龙网上后，固定在品种正文项下规定的样品架上，使贴剂的释药面面向溶出介质。尽可能保证释药面的平整度并除去引入的气泡，可使用惰性金属丝或聚合物环对样品架上的贴剂予以加固。立即按品种正文项下规定的参数进行试验并计时，参数包括往复频率、样品架进入溶出杯之后开始往复运动前的停留时间、样品架由一列溶出杯移出进入下一列溶出杯前的停留时间、单排管或多排管等。除另有规定外，样品架上下移动的距离约为 2cm；在规定的取样时间和取样位置，量取规定体积的溶出液，立即用适当的滤器过滤，滤器应不吸附活性物质并不干扰分析测定，如证明无需滤过，则可不用滤器滤过。照品种正文项下规定的方法测定，计算每片的溶出量。

其他操作同第八法项下缓释制剂或控释制剂。

第九法

软膏、乳膏、凝胶剂等半固体制剂 量取规定体积的溶出介质，置于品种正文项下规定的扩散池装置的接收池内，待溶出介质温度恒定在 32℃±0.5℃时，将供试品均匀涂布在规定的溶出膜，载有样品溶出膜覆于供给池上，按品种正文项下规定的转速转动搅拌子。在规定的取样时间和取样位置，量取规定体积的溶出液，必要时滤过，并及时补充相同体积的预热的溶出介质至接收池中。照品种正文项下规定的方法测定，计算供试品的溶出量。

上述九种测定法中，除第七法、第八法、第九法外，当采用原位光纤实时测定时，应进行方法学验证，确认辅料不干扰测定，或可通过设定参比波长等方法消除辅料的干扰；原位光纤实时测定主要适用于溶出曲线和缓释制剂溶出度的测定。

结果判定

普通制剂 品种正文项下未规定判定法时，采用判定法 1；品种正文项下规定判定法时，按其规定的判定法进行判定。

判定法 1 符合下述条件之一者，可判为符合规定。

(1)6 片(粒、袋)中，每片(粒、袋)的溶出量按标示量计算，均不低于规定限度(Q)。

(2)6 片(粒、袋)中，如有 1~2 片(粒、袋)低于 Q，但不低于 $Q-10\%$，且其平均溶出量不低于 Q。

(3)6 片(粒、袋)中，有 1~2 片(粒、袋)低于 Q，其中仅有 1 片(粒、袋)低于 $Q-10\%$，但不低于 $Q-20\%$，且其平均溶出量不低于 Q 时，应另取 6 片(粒、袋)复试；初、复试的 12 片(粒、袋)中有 1~3 片(粒、袋)低于 Q，其中仅有 1 片(粒、袋)低于 $Q-10\%$，但不低于 $Q-20\%$，且其平均溶出量不低于 Q。

以上结果判断中所示的 10%、20%是指相对于标示量的百分率(%)。

判定法 2 符合下述条件之一者，可判为符合规定。

(1)6 片(粒、袋)中，每片(粒、袋)的溶出量按标示量计算，均不低于 $Q+5\%$。

(2)6 片(粒、袋)中，有供试品(片、粒、袋)溶出量低于 $Q+5\%$，但不低于 $Q-15\%$，应另取 6 片(粒、袋)复试；初、复试 12 片(粒、袋)中，不得有溶出量低于 $Q-15\%$ 的供试品，且其平均溶出量不低于 Q。

(3)初、复试 12 片(粒、袋)中，如有 1~2 片(粒、袋)低于 $Q-15\%$，但不低于 $Q-25\%$，且其平均溶出量不低于 Q 时，应另取 12 片(粒、袋)试验；包括初、复试供试品在内的 24 片(粒、袋)中，有不超过 2 片(粒、袋)的溶出量低于 $Q-15\%$，但不低于 $Q-25\%$，且其平均溶出量不低于 Q。

以上结果判断中所示的 5%、15%、25%是指相对于标示量的百分率(%)。

缓释制剂或控释制剂 品种正文项下未规定判定法时，采用判定法 1；品种正文项下规定判定法时，按其规定的判定法进行判定。

判定法 1 符合下述条件之一者，可判为符合规定。

(1)6 片(粒)中，每片(粒)在每个时间点测得的溶出量按标示量计算，均未超出规定范围。

(2)6 片(粒)中，在每个时间点测得的溶出量，如有 1~2 片(粒)超出规定范围，但未超出规定范围的 10%，且在每个时间点测得的平均溶出量未超出规定范围。

(3)6 片(粒)中，在每个时间点测得的溶出量，如有 1~2 片(粒)超出规定范围，其中仅有 1 片(粒)超出规定范围的 10%，但未超出规定范围的 20%，且其平均溶出量未超出规定范围，应另取 6 片(粒)复试；初、复试的 12 片(粒)中，在每个时间点测得的溶出量，如有 1~3 片(粒)超出规定范围，其中仅有 1 片(粒)超出规定范围的 10%，但未超出规定范围的 20%，且其平均溶出量未超出规定范围。

以上结果判断中所示超出规定范围的 10%、20%是指相对于标示量的百分率(%)。其中超出规定范围 10%是指每个时间点测得的溶出量低于低限的-10%，或超过高限的+10%；每个时间点测得的溶出量应包括最终时间测得的溶出量。

判定法 2 符合下述条件之一者，可判为符合规定。

(1)6 片(粒)中，每片(粒)在每个时间点测得的溶出量均未超出规定范围。

(2)6 片(粒)中，有供试品(片、粒)溶出量超出规定范围，但未超出规定范围的 10%，应另取 6 片(粒)复试；初、复试 12 片(粒)中，每片(粒)在每个时间点测得的溶出量均未超出规定范围的 10%，且每个时间点测得的平均溶出量未超出规定范围。

(3)初、复试 12 片(粒)中，如有 1~2 片(粒)超出规定范围的 10%，但未超出规定范围的 20%时，应另取 12 片(粒)试验；包括初、复试供试品在内的 24 片(粒)中，有不超过 2 片(粒)在每个时间点测得的溶出量超出规定范围的 10%，但未超出规定范围的 20%，且每个时间点测得的平均溶出量未超出规定范围。

肠溶制剂　品种正文项下未规定判定法时，采用判定法 1；品种正文项下规定判定法时，按其规定的判定法进行判定。

判定法 1　符合下述条件之一者，可判为符合规定。

酸中溶出量　(1)6 片(粒)中，每片(粒)的溶出量均不大于标示量的 10%。

(2)6 片(粒)中，有 1~2 片(粒)大于 10%，但其平均溶出量不大于 10%。

缓冲液中溶出量　(1)6 片(粒)中，每片(粒)的溶出量按标示量计算均不低于规定限度(Q)；除另有规定外，Q 应为标示量的 70%。

(2)6 片(粒)中仅有 1~2 片(粒)低于 Q，但不低于 $Q-10\%$，且其平均溶出量不低于 Q。

(3)6 片(粒)中如有 1~2 片(粒)低于 Q，其中仅有 1 片(粒)低于 $Q-10\%$，但不低于 $Q-20\%$，且其平均溶出量不低于 Q 时，应另取 6 片(粒)复试；初、复试的 12 片(粒)中有 1~3 片(粒)低于 Q，其中仅有 1 片(粒)低于 $Q-10\%$，但不低于 $Q-20\%$，且其平均溶出量不低于 Q。

以上结果判断中所示的 10%、20%是指相对于标示量的百分率(%)。

判定法 2　依次进行每一阶段试验，直至酸中溶出量和缓冲液中溶出量均符合任一阶段的要求，可判为符合规定。

酸中溶出量　(1)6 片(粒)中，每片(粒)溶出量均不大于标示量的 10%。

(2)6 片(粒)中，有供试品(片、粒)溶出量大于标示量的 10%，但不大于标示量的 25%时，应另取 6 片(粒)复试；初、复试 12 片(粒)中，每片(粒)溶出量均不大于标示量的 25%，且其平均溶出量不大于标示量的 10%。

(3)另取 12 片(粒)试验；包括初、复试供试品在内的 24 片(粒)中，不得有 1 片(粒)溶出量大于标示量的 25%，且其平均溶出量不大于标示量的 10%。

缓冲液中溶出量　(1)6 片(粒)中，每片(粒)溶出量均不低于 $Q+5\%$。

(2)6 片(粒)中，有供试品(片、粒)溶出量低于 $Q+5\%$，但不低于 $Q-15\%$时，应另取 6 片(粒)复试；初、复试 12 片(粒)中，每片(粒)均不低于 $Q-15\%$，且平均溶出量不低于 Q。

(3)初、复试 12 片(粒)中，有 1~2 片(粒)的溶出量低于 $Q-15\%$，但不低于 $Q-25\%$时，应另取 12 片(粒)试验；包括初、复试供试品在内的 24 片(粒)中，有不超过 2 片(粒)的溶出量低于 $Q-15\%$，但不低于 $Q-25\%$，且其平均溶出量不低于 Q。

Q 为酸中溶出量和缓冲液中溶出量的累积溶出量，以标示量的百分率(%)表示，除另有规定外，Q 应为标示量的 75%。以上结果判定中所示的 5%、15%、25%是指相对于标示量的百分率(%)。

透皮贴剂　除另有规定外，同缓释制剂或控释制剂。

软膏、乳膏、凝胶剂等半固体制剂　按品种正文项下规定的限度和要求判定。

【溶出条件和注意事项】

(1)溶出仪的适用性及性能确证试验　溶出仪适用性的考察应包括仪器的规格尺寸是否与相关规定一致或在其允许的范围内，此外在使用过程中应定期监控溶出介质的温度和转速/流速等关键试验参数。除仪器的各项机械性能应符合相关规定外，还应采用溶出度标准片对仪器进行性能确证试验，按照标准片的说明书操作，试验结果应符合标准片的规定。

(2)溶出介质　应使用各品种项下规定的溶出介质，除另有规定外，室温下体积为 900ml，并应新鲜配制和经脱气处理；如果溶出介质为缓冲液，当需要调节 pH 值时，一般调节 pH 值至规定 pH 值±0.05 之内。

(3)取样时间　应按照品种各论中规定的取样时间取样，自 6 杯中完成取样的时间应在 1 分钟内，自取样至滤过应在 30 秒内完成。

(4)除另有规定外，颗粒剂或干混悬剂的投样应在溶出介质表面分散投样，避免集中投样。

(5)如胶囊壳对分析有干扰，应取不少于 6 粒胶囊，除尽内容物后，置一个溶出杯内，按该品种项下规定的分析方法测定空胶囊的平均值，做必要的校正。如校正值大于标示量的 25%，试验无效。如校正值不大于标示量的 2%，可忽略不计。

(6)需多次取样时，如所量取溶出介质的体积之和在溶出介质的 1%之内，可不补液也不进行计算校正。

0940　单位剂量均匀性检查法

各论项下规定进行单位剂量均匀性检查(通则 0940)的品种，可不进行含量均匀度检查(通则 0941)或制剂通则项下的重(装)量差异检查；规定进行含量均匀度检查(通则 0941)的按各论执行。各论项下未规定进行单位剂量均匀性检查(通则 0940)或含量均匀度检查(通则 0941)的品种，按照制剂通则项下的要求，进行重(装)量差异检查。

为保证药品单位剂量的均匀性，制剂批次中的每个单位剂量所含主药含量应在标示量两侧的狭窄范围内。单位剂量是指一个单剂量给药包装中药物成分的含量，或一个多剂量给药包装中可独立给药制剂单元中药物成分的含量。单位剂量均匀性检查法不适用于单剂量包装的外用、皮肤用混悬剂、乳剂或凝胶剂。

单位剂量均匀性系指单位剂量之间药物含量的均匀程

度。除另有规定外，本通则适用于单位剂量中所含的一种或多种药物成分。

　　单位剂量均匀性按1.含量均匀度或2.重(装)量差异两项中的一项操作，见表1。以单位剂量表示的制剂含量均匀度试验，是根据对多个单位剂量中药物活性成分单个含量的测定结果，确定单个含量是否在设定的限度范围内。含量均匀度方法适用于所有需检查单位剂量均匀性的制剂。

　　重(装)量差异检查法适用于以下剂型。

　　灌封于单剂容器和软胶囊中的溶液剂。

　　单剂且不含活性或非活性添加物质的固体制剂，包括粉末、颗粒和无菌固体。

　　由溶液以冷冻干燥工艺制备并标示制法的单剂包装固体制剂，包括无菌固体，可含有或不含有活性或非活性添加物质。

　　硬胶囊、非包衣片或薄膜衣片，每个单剂标示量不小于25mg 或主药含量不小于每个单剂重量 25% 者，硬胶囊按内容物重量计；其他主药的每个单剂标示量低于 25mg 或重量小于 25% 者，应符合含量均匀度的要求。

　　不符合上述重(装)量差异检查条件的，需检查剂量均匀性的制剂应进行含量均匀度检查。

表 1　含量均匀度和重(装)量差异检查法的适用范围

剂型	亚剂型	类型	单剂标示量与比例	
			≥25mg 和≥25%	<25mg 或<25%
片剂	非包衣		2	1
	包衣	薄膜衣	2	1
		其他	1	1
胶囊剂	硬胶囊		2	1
	软胶囊	悬浮液、乳液或凝胶	1	1
		溶液	2	2
单剂量包装的固体制剂	单组分		2	2
	多组分	溶液在最终容器中冷冻干燥	2	2
		其他	2	2
封装于单剂容器中的溶液剂			2	2
其他			1	1

1. 含量均匀度

取不少于 30 个单位剂量的供试品进行测定。

当含量测定和含量均匀度的测定法不同时，需建立校正因子，用于校正含量均匀度结果。

(1)固体制剂　采用适宜的分析方法分别测定 10 个单剂的药物含量，计算接受值，见表 2。

表 2　参数定义表

参数	定义	条件	值
$\overline{X}$	各单剂含量($x_1, x_2 \cdots x_n$)的均值，以标示量的百分比表示		

续表

参数	定义	条件	值
$x_1, x_2 \cdots x_n$	单剂的含量，以标示量的百分比表示		
n	样本量(取样个数)		
k	接受常数	如 $n=10$	$k=2.4$
		如 $n=30$	$k=2.0$
S	标准差		$\left[\dfrac{\sum\limits_{i=1}^{n}(x_i-\overline{X})^2}{n-1}\right]^{\frac{1}{2}}$
RSD	相对标准偏差		$100S/\overline{X}$
M(例1) $T\leq 101.5\%$	标准值	如 $98.5\% \leq \overline{X} \leq 101.5\%$，则	$M=\overline{X}$ $(AV=kS)$
		如 $\overline{X}<98.5\%$，则	$M=98.5\%$ $(AV=98.5-\overline{X}+kS)$
		如 $\overline{X}>101.5\%$，则	$M=101.5\%$ $(AV=\overline{X}-101.5+kS)$
M(例2) $T> 101.5\%$	标准值	如 $98.5\% \leq \overline{X} \leq T$，则	$M=\overline{X}$ $(AV=kS)$
		如 $\overline{X}<98.5\%$，则	$M=98.5\%$ $(AV=98.5-\overline{X}+kS)$
		如 $\overline{X}>T$，则	$M=T$ $(AV=\overline{X}-T+kS)$
接受值(AV)			通式：$\lvert M-\overline{X}\rvert + kS$（根据不同情况分别计算）
$L1$	最大允许接受值		除另有规定外，$L1=15.0$
$L2$	每个单剂与 M 计算值的最大允许偏差范围	当 $L2=25.0$ 时低限：每剂结果均不得小于$[1-(L2)\times 0.01]\times M$ 高限：每剂结果均不得大于$[1+(L2)\times 0.01]\times M$	除另有规定外，$L2=25.0$
T	生产的每个单剂的目标含量，以标示量的百分比表示。除另有规定外，T 为 100.0%，或 T 为生产时批准的目标剂量		

（2）液体或半固体制剂　采用适宜的分析方法分别测定 10 个单剂的药物含量。取单个容器，将内容物混匀，按正常使用条件对单个容器中取出的内容物进行含量测定，并将结果表示为单剂含量，计算接受值。

按照下式计算接受值，式中的参数定义见表 2。

$$|M-\bar{X}|+kS$$

2. 重（装）量差异

采用适宜的含量测定方法测定批次代表样品的含量，结果为 A，表示为标示量的百分含量，可见表 2 中接受值的计算。假设每个单位剂量中，单位质量中的药物含量是均匀的。可取不少于 30 个剂量单位，进行操作。

（1）非包衣片或薄膜衣片　取 10 片，分别精密称定，根据片重和含量测定结果计算每片中主药的含量，以标示量百分含量表示，计算接受值。

（2）硬胶囊　取 10 粒，分别精密称定，注意标记胶囊的编号，用适当的方法取出内容物，再分别精密称定空囊壳重量，采用各自总重减去囊壳重量的方法计算每粒内容物的重量。根据每粒装量和含量测定结果计算每粒胶囊中药物成分的含量，计算接受值。

（3）软胶囊　取 10 粒，分别精密称定得到每一粒总重，注意标记胶囊的编号。选用合适的洁净、干燥的剪刀或锋利的刀片等工具切开胶囊，并用合适的溶剂清洗去除内容物。囊壳室温放置约 30 分钟，使囊壳上的溶剂挥发，并采取措施避免引湿或失水。精密称定单粒囊壳重量，计算内容物重量。根据单粒胶囊内容物重量和含量测定结果计算每粒胶囊中药物成分的含量，计算接受值。

（4）除片剂和胶囊剂外的其他固体剂型　照硬胶囊项下方法检查，对单位剂量进行测定，计算接受值。

（5）液体制剂　取 10 个单位容器，在常规用药条件下，分别取出每个包装中可取出的液体并精密称定。如有必要，测定相对密度后，根据质量计算体积。根据从单个容器中取出的液体质量和含量测定结果计算每个容器中的药物含量，计算接受值。

（6）计算接受值　照含量均匀度检查方法计算接受值，除单剂含量按下式由质量折算后的含量代替外，其他同含量均匀度计算方法。

$$x_i = w_i \times \frac{A}{\bar{W}}$$

式中　x_1，x_2……x_n 为单剂的计算含量值；

　　　w_1，w_2……w_n 为单剂的重量；

　　　A 为采用合适的含量测定方法测得的含量；

　　　$\bar{W}$ 为单剂重量（w_1，w_2……w_n）的均值。

限度

除另有规定外，按下述标准进行判定，应符合规定。

固体、半固体和液体制剂：10 个单剂的接受值≤$L1$，供试品的单位剂量均匀性符合规定。当接受值>$L1$，应取另 20 个单剂，计算 30 个单剂的接受值。当接受值≤$L1$，单剂含量

不小于$[1-(L2)\times 0.01]\times M$，且不大于$[1+(L2)\times 0.01]\times M$，符合规定。除另有规定外，$L1$ 为 15.0，$L2$ 为 25.0。

0941　含量均匀度检查法

本法用于检查单剂量的固体、半固体和非均相液体制剂含量符合标示量的程度。

除另有规定外，片剂、硬胶囊剂、颗粒剂或散剂等，每一个单剂标示量小于 25mg 或主药含量小于每一个单剂重量 25% 者；药物与药物间或药物与辅料间采用混粉工艺制成的注射用无菌粉末；内充非均相液体的软胶囊；单剂量包装的口服混悬液、透皮贴剂和栓剂等品种项下规定含量均匀度应符合要求的制剂，均应检查含量均匀度。复方制剂仅检查符合上述条件的组分，多种维生素或微量元素一般不检查含量均匀度。

凡检查含量均匀度的制剂，一般不再检查重（装）量差异；当全部主成分均进行含量均匀度检查时，复方制剂一般不再检查重（装）量差异。

除另有规定外，取供试品 10 个，照各品种项下规定的方法，分别测定每一个单剂以标示量为 100 的相对含量 x_i，求其均值 $\bar{X}$ 和标准差 $S\left[S=\sqrt{\dfrac{\sum_{i=1}^{n}(x_i-\bar{X})^2}{n-1}}\right]$ 以及标示量与均值之差的绝对值 $A(A=|100-\bar{X}|)$。

若 $A+2.2S\leqslant L$，则供试品的含量均匀度符合规定；

若 $A+S>L$，则不符合规定；

若 $A+2.2S>L$，且 $A+S\leqslant L$，则应另取供试品 20 个复试。

根据初、复试结果，计算 30 个单剂的均值 $\bar{X}$、标准差 S 和标示量与均值之差的绝对值 A。再按下述公式计算并判定。

当 $A\leqslant 0.25L$ 时，若 $A^2+S^2\leqslant 0.25L^2$，则供试品的含量均匀度符合规定；若 $A^2+S^2>0.25L^2$ 则不符合规定。

当 $A>0.25L$ 时，若 $A+1.7S\leqslant L$，则供试品的含量均匀度符合规定；若 $A+1.7S>L$，则不符合规定。

上述公式中 L 为规定值。除另有规定外，$L=15.0$；单剂量包装的口服混悬液、内充非均相溶液的软胶囊、胶囊型或泡囊型粉雾剂、单剂量包装的眼用、耳用、鼻用混悬剂、固体或半固体制剂 $L=20.0$；透皮贴剂、栓剂 $L=25.0$。

如该品种项下规定含量均匀度的限度为±20% 或其他数值时，$L=20.0$ 或其他相应的数值。

当各品种正文项下含量限度规定的上下限的平均值（T）大于 100.0（%）时，若 $\bar{X}<100.0$，则 $A=100-\bar{X}$；若 $100.0\leqslant\bar{X}\leqslant T$，则 $A=0$；若 $\bar{X}>T$，则 $A=\bar{X}-T$。同上法计算，判定结果，即得。当 $T<100.0$（%）时，应在各品种正文中规定 A 的计算方法。

当含量测定与含量均匀度检查所用检测方法不同时，而且含量均匀度未能从响应值求出每一个单剂含量情况下，可取供试品 10 个，照该品种含量均匀度项下规定的方法，分

别测定，得仪器测定的响应值 Y_i（可为吸光度、峰面积等），求其均值 $\overline{Y}$。另由含量测定法测得以标示量为 100 的含量 X_A，由 X_A 除以响应值的均值 $\overline{Y}$，得比例系数 $K(K=X_A/\overline{Y})$。将上述诸响应值 Y_i 与 K 相乘，求得每一个单剂以标示量为 100 的相对含量（%）$x_i(x_i=KY_i)$，同上法求 $\overline{X}$ 和 S 以及 A，计算，判定结果，即得。如需复试，应另取供试品 20 个，按上述方法测定，计算 30 个单剂的均值 $\overline{Y}$、比例系数 K、相对含量（%）x_i、标准差 S 和 A，判定结果，即得。

0942　最低装量检查法

本法适用于口服或外用的固体、半固体、液体和黏稠液体制剂。除制剂通则中规定检查重（装）量差异的制剂和放射性药品外，按下述方法检查，应符合规定。

检查法

重量法　对于标示装量以重量计的制剂，除另有规定外，取供试品 5 个（50g 以上者 3 个），除去外盖和标签，容器外壁用适宜的方法清洁并干燥，分别精密称定重量，除去内容物，容器用适宜的溶剂洗净并干燥，再分别精密称定空容器的重量，求出每个容器内容物的装量与平均装量，均应符合下表的有关规定。如有 1 个容器装量不符合规定，另取 5 个（50g 以上者 3 个）复试，应全部符合规定。

容量法　对于标示装量以容量计的制剂，除另有规定外，取供试品 5 个（50ml 以上者 3 个），开启时注意避免损失，将内容物转移至预经标化的干燥量入式量筒中（量具的大小应使待测体积至少占其额定体积的 40%），黏稠液体倾出后，除另有规定外，将容器倒置 15 分钟，尽量倾净。2ml 及以下者用预经标化的干燥量入式注射器抽尽。读出每个容器内容物的装量，并求其平均装量，均应符合下表的有关规定。如有 1 个容器装量不符合规定，另取 5 个（50ml 以上者 3 个）复试，应全部符合规定。

标示装量	平均装量	每个容器装量
20g（ml）以下	不少于标示装量	不少于标示装量的 93%
20g（ml）至 50g（ml）	不少于标示装量	不少于标示装量的 95%
50g（ml）以上	不少于标示装量	不少于标示装量的 97%

【附注】对于以容量计的小规格标示装量制剂，可改用重量法或按品种项下的规定方法检查。

平均装量与各容器装量（按标示装量计算百分率），取三位有效数字进行结果判断。

0951　吸入制剂微细粒子空气动力学特性测定法

雾滴（粒）分布和微细粒子剂量是评价吸入制剂质量的重要参数。吸入制剂的雾滴（粒）大小，在生产过程中可以采用合适的显微镜法或光阻、光散射及光衍射法进行测定；但产品的雾滴（粒）分布，则应采用雾滴（粒）的空气动力学直径分布来表示。

装置 1（双级撞击器）

装置各部分如图 1 所示。

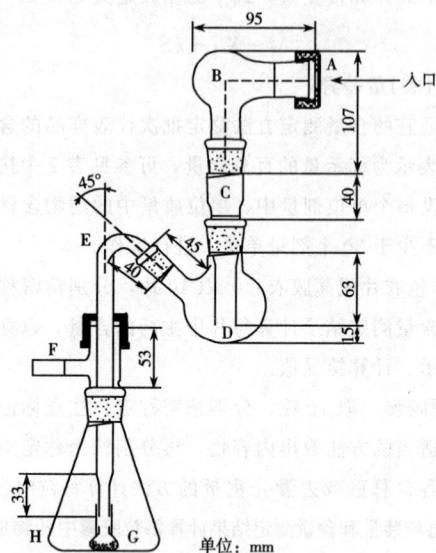

图 1　双级撞击器

A：吸嘴适配器，连接吸入装置。

B：模拟喉部，由改进的 50ml 圆底烧瓶制成，入口为 29/32 磨口管，出口为 24/29 磨口塞。

C：模拟颈部。

D：一级分布瓶，由 24/29 磨口 100ml 圆底烧瓶制成，出口为 14/23 磨口管。

E：连接管，由 14 口磨口塞与 D 连接。

F：出口三通管，侧面出口为 14 口磨口塞，上端连接塑料螺帽（内含垫圈）使 E 与 F 密封，下端出口为 24/29 磨口塞。

G：喷头，由聚丙烯材料制成，底部有 4 个直径为 1.85mm±0.125mm 的喷孔，喷孔中有一直径为 2mm，高度为 2mm 的凸出物。

H：二级分布瓶，24/29 磨口 250ml 锥形瓶。

玻璃仪器允许误差±1mm。

仪器照图 1 安装，除另有规定外，于室温下进行操作。在第一级分布瓶 D 中，加入各品种项下规定的溶剂 7ml 作为吸收液，在第二级分布瓶 H 中加入各品种项下规定的溶剂 30ml 作为接受液，连接仪器各部件，使二级分布瓶的喷头 G 的凸出物与瓶底恰好相接触。用铁夹固定二级分布瓶，并保持各部位紧密连接，整个装置应处在一个竖直的平面上，使 C 与 E 平行，保持装置稳定。出口 F 与真空泵相接，打开泵电源，调节装置入口处的气体流量为 60L/min±5L/min。

测定法

1. 吸入气雾剂

将吸嘴适配器连接至模拟喉部末端，驱动器插入后（深度约 10mm），驱动器吸嘴端应在模拟喉部 B 的水平轴线上，驱动器另一端应朝上，且需与装置处于同一垂直面上。

除品种项下或药品说明书另有规定外，按照下述方法操作。

开启真空泵，振摇吸入装置 5 秒后立即揿射 1 次；取下吸入装置振摇 5 秒，重新插入吸嘴适配器内，揿射第 2 次；除另有规定外，重复此过程，直至完成规定揿数。

在最后一次揿射后，计时，等待 5 秒，关闭真空泵，取下吸入装置。揿射次数应尽可能少，通常不超过 10 次。揿射的次数应能保证测定结果的准确性和精密度。

2. 吸入粉雾剂

除品种项下或药品说明书另有规定外，按照下述方法操作。开启真空泵，吸入装置经适宜吸嘴适配器与模拟喉部 B 呈水平紧密相接，10 秒后取下吸入装置。除另有规定外，重复上述操作，直至完成规定吸次。最后一吸后，等待 10 秒，关闭真空泵。抽吸次数应尽可能少，通常不超过 10 次，抽吸的次数应能保证测定结果的准确性和精密度。

3. 吸入液体制剂

除药品说明书另有规定外，取供试品 1 剂量，置雾化装置内，经适宜吸嘴适配器与装置模拟喉部 B 呈水平紧密相接。开启真空泵（装有合适孔径的滤纸）10 秒后，启动雾化装置使雾化，除另有规定外，60 秒后关闭雾化装置，等待 5 秒后关闭真空泵，拆除装置。

判定与结果判断

用空白接受液清洗上述操作后的 F 接口及导入下部锥形瓶的导管内、外壁及喷头，洗液与二级分布瓶 H 中的接受液合并，定量稀释至一定体积后，按品种项下的方法测定，所得结果除以取样次数，即为微细粒子剂量。

对于吸入液体制剂，用空白接受液清洗上述操作后的一级分布瓶 D 的内壁，洗液与一级分布瓶 D 中的接受液合并，定量稀释至一定体积；用空白接受液清洗上述操作后泵前滤纸及与二级分布瓶 H 的连接部分、二级分布瓶 H 的内壁，洗液与二级分布瓶 H 中的接受液合并，定量稀释至一定体积。按品种项下的方法分别测定上述两部分溶液中活性物质的量，所得结果与两部分所收集活性物质总量相比。

装置 2

装置各部分如图 2～图 5 所示。

钻孔并扩孔，使该孔与 M-4 或是 #8-32

帽螺钉相重叠

注意：为能精确校正，可尽量使螺钉底端的空隙最小化

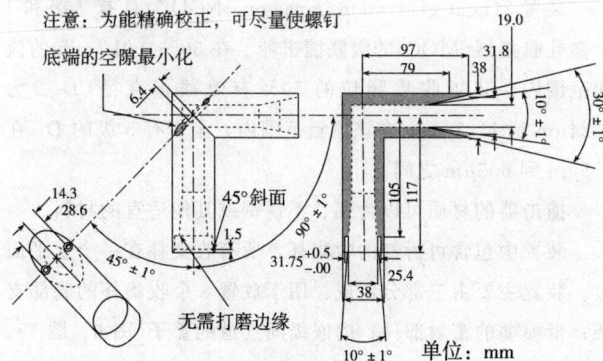

图 2 L 型连接管的尺寸

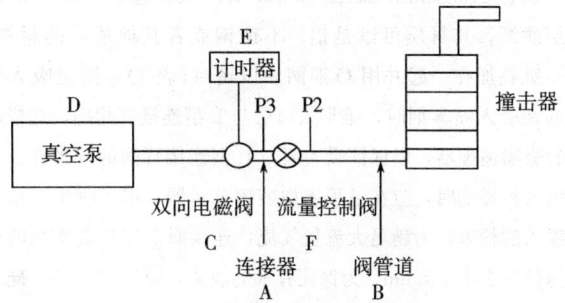

图 3 吸入粉雾剂测试装置

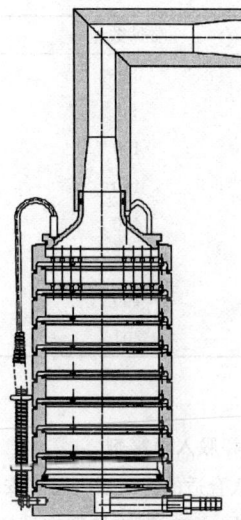

图 4 装置 2

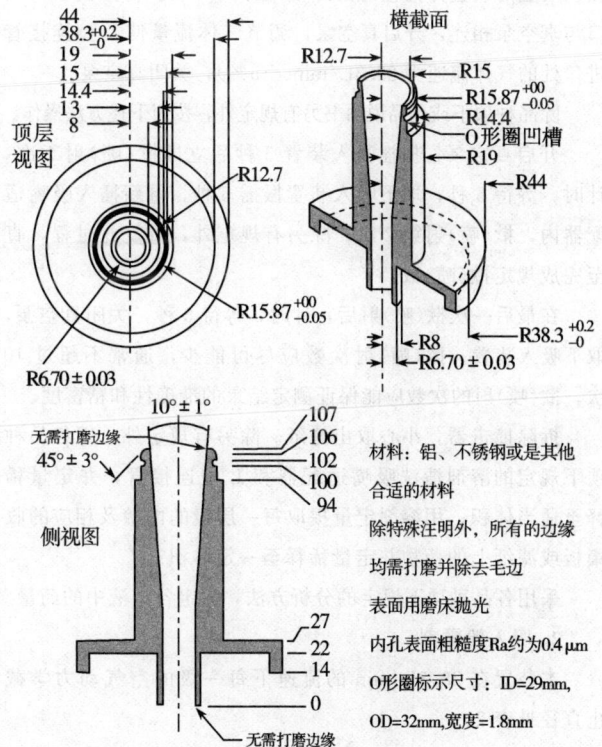

材料：铝、不锈钢或是其他合适的材料

除特殊注明外，所有的边缘均需打磨并除去毛边

表面用磨床抛光

内孔表面粗糙度Ra约为0.4μm

O形圈标示尺寸：ID=29mm，OD=32mm，宽度=1.8mm

图 5 L 型连接管进口与预分离器的连接

（除另有说明尺寸以微米计）

装置 2(andersen cascade impactor，ACI)包含 8 级及最后一层滤纸，其材质可以是铝、不锈钢或者其他适宜的材料，每一级叠加在一起并用 O 形圈加以密封(表 1)。测定吸入气雾剂和吸入喷雾剂时，锥形入口层与 L 型连接管相连，选择合适的吸嘴适配器，以保证吸入剂与 L 型连接管间的气密性。测定吸入粉雾剂时，应在最顶层加装预分离器，用于收集大量不可吸入的粉末；为满足大流量气流，连接撞击器与真空泵的软管内径应不小于 8mm。为保证有效的收集，可以将甘油、硅油或其他合适的液体溶于挥发性溶液后对收集板表面进行涂布。

表 1　装置 2 喷嘴规格

层级	喷嘴数量	喷嘴尺寸(mm)
0 级	96	2.55 ± 0.025
1 级	96	1.89 ± 0.025
2 级	400	0.914 ± 0.0127
3 级	400	0.711 ± 0.0127
4 级	400	0.533 ± 0.0127
5 级	400	0.343 ± 0.0127
6 级	400	0.254 ± 0.0127
7 级	201	0.254 ± 0.0127

测定法

1. 吸入气雾剂和吸入喷雾剂

在最后一层放入合适的滤纸后，逐级安装装置 2 撞击器，应保证系统的气密性。在 L 型连接管末端安装合适的吸嘴适配器，吸入装置插入后，吸嘴的端口应与 L 型连接管口平齐，吸入装置的放置方向应与实际使用方向一致。将撞击器的出口与真空泵相连，开启真空泵，调节气体流量使 L 型连接管进口处的气体流速为 28.3L/min(±5%)，关闭真空泵。

除品种项下或药品说明书另有规定外，按照下述方法操作。

开启真空泵，振摇吸入装置 5 秒后立即揿(喷)射 1 次，计时，等待 5 秒；取下吸入装置振摇 5 秒，重新插入吸嘴适配器内，揿(喷)射第 2 次；除另有规定外，重复此过程，直至完成规定揿(喷)数。

在最后一次揿(喷)射后，计时，等待 5 秒，关闭真空泵，取下吸入装置。揿(喷)射次数应尽可能少，通常不超过 10 次。揿(喷)射的次数应能保证测定结果的准确性和精密度。

拆除撞击器，小心取出滤纸。除另有规定外，用各品种项下规定的溶剂清洗吸嘴适配器和 L 型连接管，并定量稀释至适当体积；用溶剂定量提取每一层级的内壁及相应的收集板或滤纸上的药物并定量稀释至一定体积。

采用各品种项下规定的分析方法，测定各溶液中的药量。

2. 吸入粉雾剂

本装置在 28.3L/min 的流速下每一级的空气动力学截止直径见表 2。

在最后一层放入合适的滤纸，再逐级安装装置 2 撞击器与预分离器，应保证系统的气密性。根据产品特性，经验证和许可后，可以省略预分离器；经验证和许可后，在高流速

下，第 6、7 级也可省略。预分离器可以采用与收集板同样的方法涂层，也可以加适当的溶剂 10ml。除另有规定外，在 L 型连接管进口气体流速为 Q_{out}(出口流量)的条件下测试，Q_{out} 为递送剂量均一性项下 4L 气体通过粉雾剂吸嘴和装置时的气体流速。除品种项下或药品说明书另有规定外，按照下述方法操作。开启真空泵，关闭双向电磁阀，将粉雾剂的吸嘴与吸嘴适配器相连，保持水平。开启双向电磁阀至所需时间 $T(\pm 5\%)$(递送剂量均一性项下的测试时间)，抽吸粉末至装置中。重复抽吸过程直至完成规定吸次。最后一吸后，等待 T 秒钟，关闭真空泵。抽吸次数应尽可能少，通常不超过 10 次，抽吸的次数应能保证微细粒子剂量测定结果的准确度和精密度。

表 2　流速为 28.3L/min 时装置 2 的计算

截止直径 (μm)	每层级中沉积的活性成分的量	每层级中活性成分的累积量	活性成分的累积因子(百分比)
$d_7 = 0.4$	层级 8 中的量，m_8	$c_7 = m_8$	$f_7 = (c_7/c) \times 100$
$d_6 = 0.7$	层级 7 中的量，m_7	$c_6 = c_7 + m_7$	$f_6 = (c_6/c) \times 100$
$d_5 = 1.1$	层级 6 中的量，m_6	$c_5 = c_6 + m_6$	$f_5 = (c_5/c) \times 100$
$d_4 = 2.1$	层级 5 中的量，m_5	$c_4 = c_5 + m_5$	$f_4 = (c_4/c) \times 100$
$d_3 = 3.3$	层级 4 中的量，m_4	$c_3 = c_4 + m_4$	$f_3 = (c_3/c) \times 100$
$d_2 = 4.7$	层级 3 中的量，m_3	$c_2 = c_3 + m_3$	$f_2 = (c_2/c) \times 100$
$d_1 = 5.8$	层级 2 中的量，m_2	$c_1 = c_2 + m_2$	$f_1 = (c_1/c) \times 100$
$d_0 = 9.0$	层级 1 中的量，m_1	$c_0 = c_1 + m_1$	$f_0 = (c_0/c) \times 100$
	层级 0 中的量，m_0	$c = c_0 + m_0$	100

拆除撞击器，小心取出滤纸。除另有规定外，用各品种项下规定的溶剂清洗吸嘴适配器、L 型连接管与预分离器，并定量稀释至适当体积；用溶剂定量提取每一层级的内壁及相应的收集板或滤纸上的药物并定量稀释至一定体积。

采用各品种项下规定的分析方法，测定各溶液中的药量。

判定与结果判断

根据溶液的分析结果，计算每揿(喷、吸)在吸嘴适配器、L 型连接管、预分离器(如使用)及各层级的沉积量。

从最后的收集部位(滤纸)开始，计算规定层级的累积质量，即微细粒子剂量。

装置 3

装置各部分如图 6～图 10 所示。

装置 3(next generation impactor，NGI)为具有 7 级和 1 个微孔收集器(MOC)的级联撞击器。在 30～100L/min 的流速范围内，装置收集颗粒的 50% 有效截止直径(D_{50})为 0.24μm 到 11.7μm。在该流量范围内，至少有 5 级的 D_{50} 在 0.5μm 到 6.5μm 之间。

撞击器的材质可以为铝、不锈钢或其他适宜的材料。

装置中包含可拆卸的收集杯，所有收集杯在一个水平面上。装置主要由三部分组成：用于放置 8 个收集杯的底部支架；带喷嘴的密封部件；内嵌级间气道的盖子(图 6，图 7)。除第一级外，其他级都采用多孔设计(图 8)。气流以锯齿状通过撞击器(关键尺寸见表 3)。

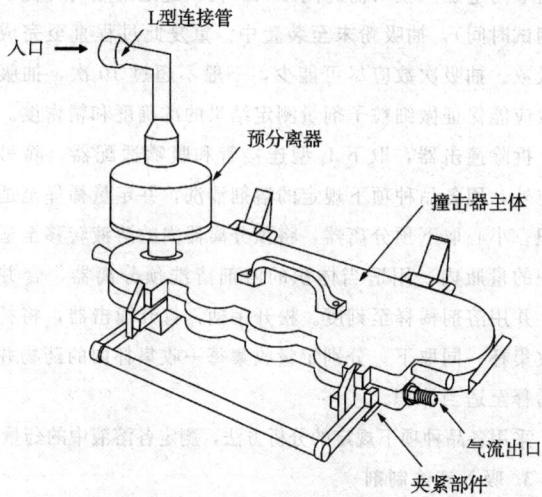

图 6　装置 3（安装了预分离器）

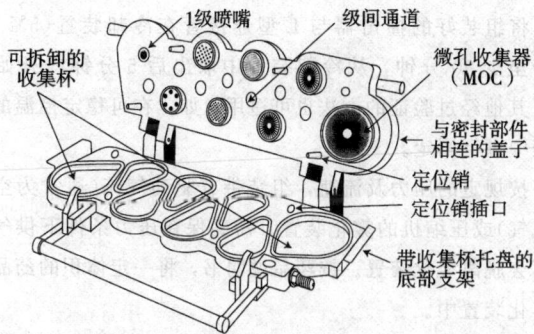

图 7　装置 3 组件

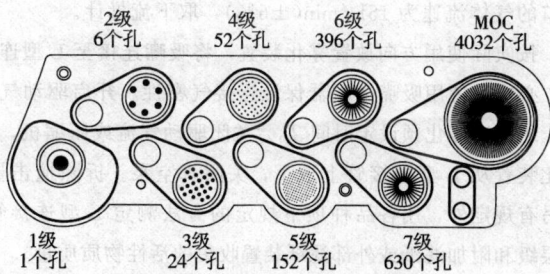

图 8　装置 3 的喷嘴配置

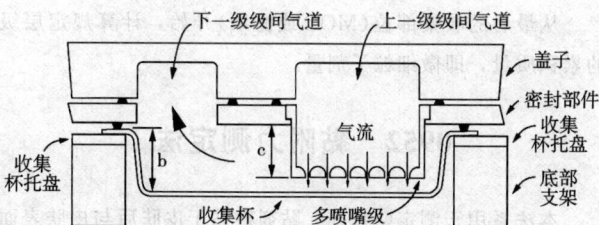

图 9　级间气道配置

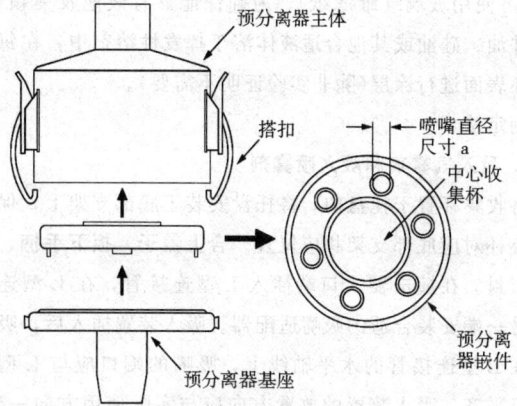

图 10　预分离器配置

表 3　装置 3 的关键尺寸

类型	尺寸（mm）
预分离器（尺寸 a，见图 10）	12.80±0.05
1 级* 喷嘴直径	14.30±0.05
2 级* 喷嘴直径	4.88±0.04
3 级* 喷嘴直径	2.185±0.02
4 级* 喷嘴直径	1.207±0.01
5 级* 喷嘴直径	0.608±0.01
6 级* 喷嘴直径	0.323±0.01
7 级* 喷嘴直径	0.200±0.01
MOC*	约 0.070
收集杯深度（尺寸 b，见图 9）	14.625±0.10
收集杯表面粗糙度（Ra）	0.5～2μm
1 级喷嘴与密封部件间距** 尺寸 c	0±1.18
2 级喷嘴与密封部件间距** 尺寸 c	5.236±0.736
3 级喷嘴与密封部件间距** 尺寸 c	8.445±0.410
4 级喷嘴与密封部件间距** 尺寸 c	11.379±0.237
5 级喷嘴与密封部件间距** 尺寸 c	13.176±0.341
6 级喷嘴与密封部件间距** 尺寸 c	13.999±0.071
7 级喷嘴与密封部件间距** 尺寸 c	14.000±0.071
MOC 喷嘴与密封部件间距** 尺寸 c	14.429～14.571

注：* 见图 8。

　　** 见图 9。

通常，密封部件和盖子组合在一起成为一个整体。测试结束后，翻起盖子，即可取出收集杯。收集杯置于托盘上，所以取出托盘的同时亦可将收集杯从撞击器中取出。

将 L 型连接管与装置入口相连，对于吸入粉雾剂，一般应在 L 型连接管和撞击器间加预分离器。选用合适的吸嘴适配器以保证吸入剂和 L 型连接管之间的气密性。

装置中包含末端微孔收集器（MOC），经验证，大多数情况下不必再加最末端的滤纸。MOC 是一块有 4032 个孔的撞击板，孔径约为 70μm。大部分第 7 级未收集完全的颗粒将收集在 MOC 下面的收集杯中。气体流速为 60L/min 时，MOC 能收集 80% 的 0.14μm 颗粒。若样品含有大量不能被 MOC 收集的颗粒，可以用滤纸装置替代 MOC 或置于 MOC

下端(可使用玻璃纤维滤纸)。为确保能够有效地收集颗粒,可将甘油、硅油或其他合适液体溶于挥发性溶剂中,在每级收集杯表面进行涂层(除非实验证明不需要)。

测定法

1. 吸入气雾剂和吸入喷雾剂

将收集杯置于托盘内,将托盘安装于底部支架上,保证各收集杯对应底部支架相应位置。合上盖子,扳下手柄,将仪器密封。在撞击器入口端插入 L 型连接管,在 L 型连接管的另一端安装合适的吸嘴适配器。吸入装置插入后,吸嘴端应在 L 型连接管的水平轴线上,吸嘴的端口应与 L 型连接管口平齐。吸入装置的放置方向应与实际使用方向一致。将撞击器的出口与真空泵相连,调节气体流量使 L 型连接管进口的气体流速为 30L/min(±5%),关闭真空泵。

除品种项下或药品说明书另有规定外,按照下述方法操作。

开启真空泵,振摇吸入装置 5 秒后立即揿(喷)射 1 次,计时,等待 5 秒;取下吸入装置振摇 5 秒,重新插入吸嘴适配器内,揿(喷)射第 2 次;除另有规定外,重复此过程,直至完成规定揿(喷)数。

在最后一次揿(喷)射后,计时,等待 5 秒,关闭真空泵,取下吸入装置。揿(喷)射次数应尽可能少,通常不超过 10 次。揿(喷)射的次数应能保证测定结果的准确性和精密度。

拆除撞击器,取下 L 型连接管和吸嘴适配器,除另有规定外,用各品种项下规定的溶剂清洗,并定量稀释至适当体积。松开手柄,打开撞击器,将托盘与收集杯一同取下,分别定量收集每一收集杯内的药物并定量稀释至适当体积。

采用各品种项下规定的分析方法,测定各溶液中的药量。

2. 吸入粉雾剂

在测定装置中加装预分离器。若经实验验证不引起级间药物损失增加(>5%)或颗粒二次夹带,则可省略预分离器。

将收集杯置于托盘内,将托盘安装于底部支架上,保证各收集杯对应底部支架相应位置。合上盖子,扳下手柄,将仪器密封。将预分离器嵌件组装至预分离器基座内,将预分离器基座安装到撞击器入口,在预分离器嵌件中心收集杯内加入各品种项下规定的溶剂 15ml,安装预分离器主体,扣紧。

在撞击器入口端或预分离器入口端插入 L 型连接管,在 L 型连接管的另一端安装合适的吸嘴适配器。粉雾剂吸嘴插入后,驱动器的吸嘴端应在 L 型连接管的水平轴线上,吸嘴的端口应与 L 型连接管口平齐。与吸嘴适配器相连后,粉雾剂的放置方向应与实际使用方向一致。将装置与流量系统相连。

除另有规定外,在 L 型连接管进口气体流速为 Q_{out} 的条件下测试,Q_{out} 为递送剂量均一性项下的气体流速。开启真空泵,将流量计连接到 L 型连接管处,调节流量控制阀使通过系统的稳定流量达到 Q_{out}(±5%)。在测试流量下,控制阀前后的压力比(P_3/P_2)应小于或等于 0.5,即控制阀内形成临界气流。如未形成临界气流,可更换更大功率的真空泵或重新测定流量。关闭真空泵。

除另有规定外,按照药品说明书操作。开启真空泵,关

闭双向电磁阀,将粉雾剂的吸嘴与适配器相连,保持水平,开启双向电磁阀至所需时间 T(±5%)(递送剂量均一性项下的测试时间),抽吸粉末至装置中。重复此过程直至完成规定吸数。抽吸次数应尽可能少,一般不超过 10 次,抽吸的次数应能保证微细粒子剂量测定结果的准确度和精密度。

拆除撞击器,取下 L 型连接管和吸嘴适配器,除另有规定外,用各品种项下规定的溶剂清洗,并定量稀释至适当体积。小心取下预分离器,将预分离器内的溶液转移至适当体积的量瓶内,用适当体积的溶剂清洗预分离器,合并洗液,并用溶剂稀释至刻度。松开手柄,打开撞击器,将托盘与收集杯一同取下,分别定量收集每一收集杯内的药物并定量稀释至适当体积。

采用各品种项下规定的分析方法,测定各溶液中的药量。

3. 吸入液体制剂

为保证 15L/min 流速下雾化气溶胶中的活性物质能被定量回收,除 MOC 外还应使用滤纸。滤纸置于 MOC 下(撞击器内部)或置于撞击器外部的滤纸装置中,用于捕获最后粒径筛分层级未能收集的微细粒子。装置中无需加装预分离器。

将组装好的撞击器与 L 型连接管在冷却装置(5℃)中预冷至少 90 分钟,从冷却装置中取出后 5 分钟内开始测定。其他经过验证的方法也可适用。如,在可稳定控温的冷却柜中进行测定。

按规定的压力及流速,组装带有驱动气流(通常为空气或氧气)或压缩机的雾化装置。需确保在压力条件下供气管路不会脱离雾化装置。按药品说明书,将一定体积的药品放入雾化装置中。

从冷却装置中取出撞击器,连上 L 型连接管,并将撞击器或外部滤纸装置的出口与真空泵连接。开启真空泵,将流量计与 L 型连接管相连,调节流量控制阀使 L 型连接管进口的气体流速为 15L/min(±5%),取下流量计。

按实际使用方向放置雾化装置,将吸嘴连接至 L 型连接管,必要时使用吸嘴适配器保证连接气密性。开启驱动气流或压缩机,雾化预设定时间 T_0。关闭驱动气流或压缩机,将雾化装置从 L 型连接管上取下,关闭真空泵。拆除撞击器,除另有规定外,用各品种项下规定的方法测定 L 型连接管、各层级和附加滤纸或外部滤纸装置收集的活性物质质量。

判定与结果判断

根据溶液的分析结果,计算在吸嘴适配器、L 型连接管、预分离器(如使用)及各层级的沉积量。

从最后的收集部位(MOC 或滤纸)开始,计算规定层级的累积质量,即微细粒子剂量。

0952 黏附力测定法

本法系用于测定贴膏剂、贴剂敷贴于皮肤后与皮肤表面黏附力的大小。本法分别采用初黏力、持黏力、剥离强度及黏着力四个指标测定贴膏剂、贴剂的黏附力。初黏力系指贴

膏剂、贴剂黏性表面与皮肤在轻微压力接触时对皮肤的黏附力，即轻微压力接触情况下产生的剥离抵抗力；持黏力可反映贴膏剂、贴剂的膏体抵抗持久性外力所引起变形或断裂的能力；剥离强度表示贴膏剂、贴剂的膏体与皮肤的剥离抵抗力；黏着力表示贴膏剂、贴剂的黏性表面与皮肤附着后对皮肤产生的黏附力。

第一法（初黏力的测定）

除另有规定外，采用滚球斜坡停止法测定贴膏剂、贴剂的初黏力。将表 1 中适宜的系列钢球分别滚过置于倾斜板上的供试品黏性面，根据供试品黏性面能够粘住的最大球号钢球，评价其初黏性的大小。

表 1　钢球球号及规格

球号	直径(mm)	每千个重量(kg)	球号	直径(mm)	每千个重量(kg)
1	0.794	0.002	24	16.669	19.1
2	1.588	0.016	25	17.463	21.9
3	2.381	0.055	26	18.256	25.0
4	3.175	0.132	27	19.050	28.4
5	3.969	0.257	28	19.844	32.4
6	4.763	0.440	29	20.638	36.2
7	5.556	0.702	30	22.225	45.2
8	5.953	0.86	31	23.019	50
9	6.350	1.03	32	23.8131	55.5
10	7.144	1.50	33	25.400	57.4
11	7.938	2.06	34	26.988	80.8
12	8.731	2.66	35	28.575	95.5
13	9.525	3.55	36	30.163	112.8
14	10.319	4.43	37	31.750	131.9
15	11.113	5.64	38	33.338	152
16	11.509	6.20	39	34.925	175
17	11.906	6.93	40	36.513	198.1
18	12.303	7.50	41	38.100	227.3
19	12.700	8.42	42	41.275	287.6
20	13.494	10.1	43	42.863	320.4
21	14.288	12.0	44	44.450	361
22	15.081	14.1	45	47.625	439.5
23	15.875	16.5	46	50.800	538.8

1. 试验装置

本装置主要由倾斜板、底座、不锈钢球和接球盒等部分组成（图 1）。倾斜板（倾斜角为 15°、30°或 45°）为厚约 2mm 的不锈钢板，板上绘有两条相隔 10mm 的水平线，上线为钢球起始位置的标记，下线为供试品固定的标记；底座应能调节并保持装置的水平状态；接球盒用于接板上滚落的钢球，其内壁应衬有软质材料；不锈钢球球号及规格应符合表中规定。

2. 测定法

试验前，应将贴膏剂、贴剂（连同包装材料）于 18～25℃、相对湿度 40%～70%条件下放置 2 小时以上。用蘸有无水乙醇的擦拭材料擦洗倾斜板和不锈钢球表面，用干净的无尘布仔细擦干，如此反复清洗 3 次以上，直至倾斜板和不锈钢球表面经目测检查达到洁净为止。

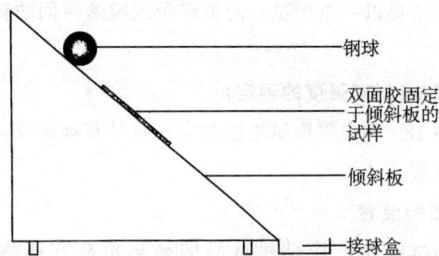

图 1　初黏力测定示意图

按各品种项下规定的倾斜角调整倾斜板，取供试品 3 片，分别将供试品背衬用双面胶带固定在倾斜板上，其中供试品上端应位于倾斜板的水平线下线位置，黏性面向上且沿斜面方向的实验长度不超过 5cm，供试品应平整地贴合在板上。将各品种项下规定的钢球放在水平线上线位置上，自斜面自由落下。

3. 结果判断

在 3 个供试品各自粘住的钢球中，如果 3 个均为最大钢球球号，或者 2 个为最大钢球球号，另一个钢球球号仅小一号，为符合规定；如果一个为最大钢球球号，另两个钢球球号仅小一号，则应另取 3 片复试，3 片均能粘住最大球号钢球为符合规定。

第二法（持黏力的测定）

将供试品黏性面粘贴于试验板表面，垂直放置，沿供试品的长度方向悬挂一规定质量的砝码，记录供试品滑移直至脱落的时间或在一定时间内位移的距离。

1. 试验装置

试验架　由可调节水平的底座和悬挂、固定试验板的支架组成。试验架应使悬挂在支架上的试验板的工作面保持竖直方向。

试验板　为厚 1.5～2.0mm、宽 125mm、长 125mm 的不锈钢板，试验板表面粗糙度应不大于 0.4μm。试验板表面有永久性污迹或伤痕时，应及时更换。

压辊　为用橡胶包覆的钢轴，重 2000g。

加载板　材质、尺寸及表面要求同试验板。

2. 测定法

试验前，应将贴膏剂、贴剂（连同包装材料）于 18～25℃、相对湿度 40%～70%条件下放置 2 小时以上。用蘸有无水乙醇的擦拭材料擦洗试验板和加载板，用干净的无尘布仔细擦干，如此反复清洗 3 次以上，直至试验板和加载板表面经目测检查达到洁净为止。洁净后的试验板和加载板不得用手或其他物体接触。取供试品 3 片，分别将供试品平行于板的纵向粘贴在紧挨着的试验板和加载板的中部，用压辊在供试品上来回滚压三次，供试品在板上粘贴后，在室温放置 20 分钟，固定于试验架，记录测试起始的时间或位置。

3. 结果判断

位移量或脱落时间应符合各品种项下的规定。

试验结果以一组供试品的位移量或脱落时间的算术平均值表示。

第三法（剥离强度的测定）

采用 180°剥离强度试验法测定。除另有规定外，采用如下试验装置。

1. 试验装置

拉力试验机　应使供试品的破坏负载在满标负荷的 15%～85% 之间；力值示值误差不应大于 1%；试验机以 300mm/min±10mm/min 剥离速率连续剥离；应附有能自动记录剥离负荷的绘图装置。

试验板　为厚 1.5～2.0mm、宽 50mm±1mm、长 125mm±1mm 的不锈钢板。

聚酯薄膜　采用符合 JB 1256—77（6020 聚酯薄膜）规定的厚度为 0.025mm 的薄膜，长度约为 110mm，宽度应大于供试品约 20mm。

2. 测定法

试验前，应将贴膏剂、贴剂（连同包装材料）于 18～25℃、相对湿度 40%～70% 条件下放置 2 小时以上。

将供试品背衬用双面胶固定在试验板上，必要时，可用胶带沿供试品上下两侧边缘加以固定，使供试品平整地贴合在板上。

将供试品黏性面与洁净的聚酯薄膜粘接，然后用 2000g 重压辊在供试品上来回滚压三次，以确保粘接处无气泡存在。供试品粘贴后，应在室温下放置 20～40 分钟后进行试验。

将聚酯薄膜自由端对折（180°），把薄膜自由端和试验板分别上、下夹持于试验机上。应使剥离面与试验机线保持一致。试验机以 300mm/min±10mm/min 剥离速率连续剥离。

3. 结果判断

剥离强度应符合各品种项下的规定。

供试品的 180°剥离强度 σ（kN/m）按下式计算：

$$\sigma = \frac{S}{LB} \times c$$

式中　S 为记录曲线中取值范围内的面积，mm^2；

L 为记录曲线中取值范围内的长度，mm；

B 为供试品实际的宽度，mm；

c 为记录纸单位高度的负荷，kN/m。

试验结果以剥离强度的算术平均值表示。

第四法（黏着力的测定）

本法适用于尺寸不小于 35mm×60mm 的贴膏剂、贴剂。

1. 试验装置

本装置主要由压辊、拉杆、支架、夹具、传感器、传动装置和电机等部分组成（图2），均为不锈钢材质。压辊为圆柱体，外径为 50mm，中间有一根滚轴穿过，两侧用轴承固定。压辊与支架作用于被测样品的重量为 2000g±20g。拉杆与支架呈 90°角相连，支架两侧向上的一面各有一个锲口

用于支撑压辊，锲口下方各有一个支撑轮，用于控制支架的上下位置，当支撑轮直立时，压辊中心至支撑轮底部高为 30mm±3mm；且支撑轮放倒时，不得低于压辊最底端。

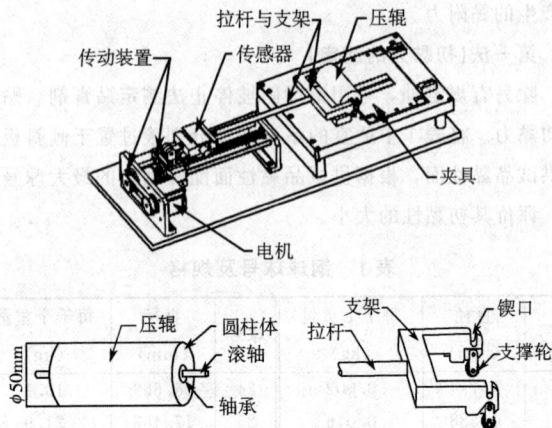

图 2　黏着力测定的试验装置

夹具分为底板和压板两部分（图3），底板为类工字型平板，板中央有两条凸起的平行矩形条，底板与矩形条中间部分向内缩进，可供两个宽 12mm 的条在装片时平行移动。压板为类十字型平板，板中央有两条平行的空槽。底板和压板应能相互匹配，并留有一定缝隙供装片用，装片后经螺丝固定，整个夹具应处于同一平面。夹具分不同尺寸，以供不同厚度的贴膏剂使用。

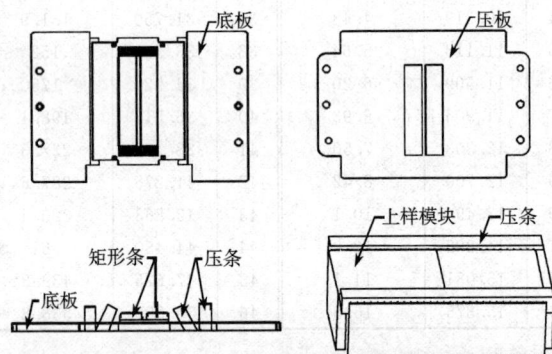

图 3　黏着力测定的夹具及上样模块结构

2. 测定法

试验前，应将贴膏剂、贴剂（连同包装材料）于 18～25℃、相对湿度 40%～70% 条件下放置 2 小时以上。

仪器在开机后，应通过初始化并稳定 30 分钟以上方可用于测定。首次使用或长时间停用后使用时，以及仪器更换夹具、拉杆、支架、传感器等重要部件时，或数据出现异常时，应进行拉力校准。除另有规定外，校正时应按仪器说明，分别测定压辊承受不同砝码时的信号值（一般测定 5 个点以上），仪器内部将以砝码重量代替黏着力，测得信号值为纵坐标，自动绘制黏着力与信号值的标准曲线，相关系数应大于 0.99，仪器方可用于测定。

根据供试品厚度，选择相应的夹具；用蘸有无水乙醇的擦拭材料擦洗压辊和夹具，用干净的无尘布仔细擦干，如此反复清洗 3 次以上，直至压辊和夹具经目测检查达到洁净为止。

取供试品 3 片，一般裁剪成 50mm×70mm 大小（如有特殊情况，长度应不低于 60mm，宽度应不低于 35mm）；供试品若有弹力，则有弹力一边或弹性大的一边应与上样模块（图 3）长边同向，黏性面向上，置于上样模块上，对准合适的刻度线，将两边的盖衬分别撕开少许，用压条分别压住两边露出的黏性面，小心除去盖衬，居中自然放置在夹具底板上，使供试品平整地贴合在底板上。将压板水平压下，用两侧螺栓固定底板和压板，使矩形条上的供试品黏性面均匀绷紧，放于仪器上，固定后选择合适的测定模式进行测定，即可。

仪器自带设定压辊前行和后退速度的不同测定模式，分别用于压辊归位及测试。除特殊情况外，一般设定压辊前行速度为每分钟 600mm、后退速度为每分钟 21mm。如需自行设定测试速度，需提供必要的依据。

3. 结果判定

贴膏剂、贴剂黏着力的测定值应符合各品种项下的规定。制订黏着力限值的两个原则：一是贴膏剂、贴剂在用药期间，应能独立附着于皮肤；二是黏着力大小应在人体体感可接受范围内。一般情况下，建议橡胶贴膏剂的黏着力应在 3000~6000mN，凝胶贴膏剂的黏着力应在 1000~2000mN。

供试品中，3 片应均在规定的限值内，如有 1 片超出限值，则另取 3 片进行复试，如均在规定的限值内，则符合规定；如仍有超出限值者，则不符合规定。不论何种情况，如有 1 片发生脱膏或有拉丝现象，则不符合规定。

0953　制酸力测定法

本法系用于检查抗酸或具有酸中和作用的原料药和制剂在规定条件下中和酸的速率与能力。

一、仪器装置　由反应装置和指示装置组成。反应装置包括反应容器及搅拌装置，应保证搅拌平稳、温度可控；指示装置用于指示反应过程及反应终点的溶液 pH 值。

1. 反应装置

反应容器　一般由硬质玻璃或其他惰性材料制成的底部为半球形的 250ml 杯状容器，其形状尺寸如图 1 所示［同溶出度与释放度测定法（通则 0931）第三法（2）溶出杯］，内径为 62mm±3mm（圆柱部分内径最大值和内径最小值之差不得大于 0.5mm），高为 126mm±6mm。反应容器置恒温水浴或其他适当的保温装置中，并保持温度为 37℃±0.5℃。

搅拌装置　形状尺寸如图 2 所示［同溶出度与释放度测定法（通则 0931）第三法（1）搅拌桨］。桨杆上部直径为 9.75mm±0.35mm，桨杆下部直径为 6.0mm±0.2mm；桨

杆对称度（即桨轴左侧距桨叶左边缘距离与桨轴右侧距桨叶右边缘距离之差）不得超过 0.5mm，桨轴和桨叶垂直度 90°±0.2°；搅拌桨旋转时，桨轴与反应容器的垂直轴在任一点的偏差均不得大于 2mm，桨叶 A、B 两点的摆动幅度不得超过 0.5mm。测定前，应对搅拌装置进行必要的调试，使桨叶底部距容器的内底部 15mm±2mm，如图 3 所示，实际转速应在规定转速的 ±4% 范围内。

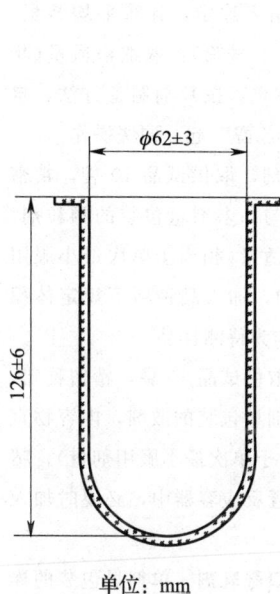

单位：mm

图 1　反应容器

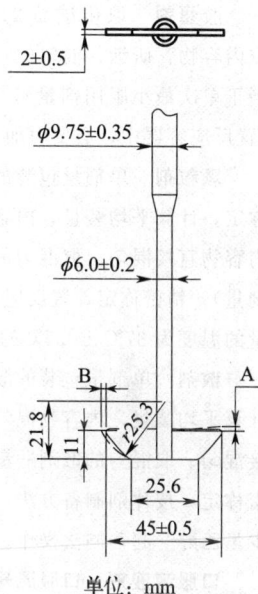

单位：mm

图 2　搅拌装置

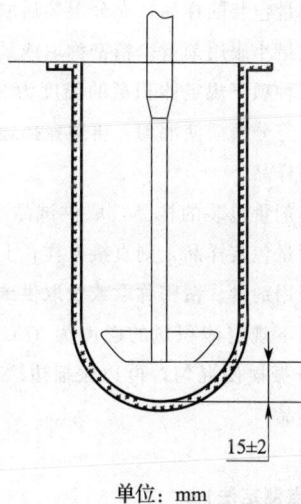

单位：mm

图 3　反应装置

2. 指示装置

通常以 pH 计作为指示装置，照 pH 值测定法（通则 0631）测定。

二、待测样品制备

除另有规定外，分别按下述方式制备。

原料药　取供试品适量（必要时研细，过 5 号筛），精密称定，置反应容器中，取品种项下规定体积量的温度为 37℃±0.5℃ 的水，先用少量水使供试品粉末均匀润湿，再

边振摇边缓慢加入剩余水量，作为待测样品。

片剂　取供试品 20 片，精密称定，计算平均片重，研细，混匀（必要时过 5 号筛），取细粉适量（相当于单次最小服用剂量），精密称定，置反应容器中，必要时加入少量乙醇（用 0.1mol/L 盐酸溶液调节 pH 值至 3.5），恰使粉末充分润湿，边振摇边缓慢加入品种项下规定体积量的温度为 37℃±0.5℃的水，作为待测样品。

胶囊剂　取供试品 20 粒，精密称定，计算平均装量，取内容物，研细，混匀（必要时过 5 号筛），取细粉适量（相当于单次最小服用剂量），精密称定，按片剂制备方法，自"置反应容器中，必要时加入少量乙醇"起，同法操作。

颗粒剂　单剂量包装的颗粒剂，取供试品 10 袋，精密称定，计算平均装量，内容物混匀；多剂量包装的颗粒剂，内容物直接混匀。取混匀的颗粒适量（相当于单次最小服用剂量），精密称定，置反应容器中，加入品种项下规定体积量的温度为 37℃±0.5℃的水，作为待测样品。

散剂　单剂量包装的散剂，取供试品 10 袋，精密称定，计算平均装量，内容物混匀；多剂量包装的散剂，内容物直接混匀。取混匀的散剂适量（相当于单次最小服用剂量），精密称定，按片剂制备方法，自"置反应容器中，必要时加入少量乙醇"起，同法操作。

口服溶液剂、口服混悬剂、口服乳剂　单剂量包装的样品，取供试品 10 支（袋），混匀后取样；单剂量干混悬剂则取供试品 20 支（袋），精密称定，计算平均装量，内容物混匀后取样；多剂量包装的样品，充分混匀后取样；上述取样量均相当于单次最小服用剂量。精密称取或量取样品，置反应容器中，取品种项下规定体积量的温度为 37℃±0.5℃的水，先加入适量充分振摇使混匀，再边振摇边缓慢加入剩余水量，作为待测样品。

凝胶剂　单剂量包装的样品，取供试品 10 袋（支），混匀后取样；多剂量包装样品，则直接取样；上述取样量均相当于单次最小服用剂量。精密称取或量取供试品，置反应容器中，取品种项下规定体积量的温度为 37℃±0.5℃的水，先加入适量充分振摇使混匀，再边振摇边缓慢加入剩余水量，作为待测样品。

三、测定法

第一法（单点测定法）

以每分钟 200 转的转速，搅拌 1～2 分钟，使待测样品充分混匀。按各品种项下的规定，精密加入一定体积的盐酸滴定液（1mol/L 或其他适宜浓度）（V_{HCl}），立即准确计时，在 37℃±0.5℃的温度条件下，以每分钟 200 转的转速搅拌 1 小时，立即用氢氧化钠滴定液（1mol/L 或其他适宜浓度）在 5 分钟内滴定至溶液的 pH 值为 3.5，按下式计算盐酸滴定液消耗量（制酸力）。

$$盐酸滴定液消耗量（ml）=\frac{V_{HCl}\times C_{HCl}-V_{NaOH}\times C_{NaOH}}{C'_{HCl}}$$

式中　V_{HCl} 为加入盐酸滴定液的体积，ml；

C_{HCl} 为盐酸滴定液的浓度，mol/L；

V_{NaOH} 为消耗氢氧化钠滴定液的体积，ml；

C_{NaOH} 为氢氧化钠滴定液的浓度，mol/L；

C'_{HCl} 为标准限度要求中盐酸滴定液的标示浓度，mol/L。

第二法（多点测定法）

以每分钟 200 转的转速，搅拌 1～2 分钟，使待测样品充分混匀。按各品种项下的规定，精密加入一定体积的盐酸滴定液（1mol/L 或其他适宜浓度）（$V_{HCl①}$），立即准确计时，在 37℃±0.5℃的温度条件下，以每分钟 200 转的转速继续搅拌，在规定的不同时间点测定溶液的 pH 值。当最后一个时间点 pH 值测定完毕后，再按各品种项下的规定，精密加入上述盐酸滴定液适量（$V_{HCl②}$），继续以每分钟 200 转的转速搅拌 1 小时，立即用氢氧化钠滴定液（1mol/L 或其他适宜浓度）在 5 分钟内滴定至溶液的 pH 值为 3.5，按下式计算盐酸滴定液消耗量（制酸力）。

$$盐酸滴定液消耗量（ml）=$$
$$\frac{(V_{HCl①}+V_{HCl②})\times C_{HCl}-V_{NaOH}\times C_{NaOH}}{C'_{HCl}}$$

式中　$V_{HCl①}$ 为预加盐酸滴定液的体积，ml；

$V_{HCl②}$ 为第二次加入盐酸滴定液的体积，ml；

C_{HCl} 为盐酸滴定液的浓度，mol/L；

V_{NaOH} 为消耗氢氧化钠滴定液的体积，ml；

C_{NaOH} 为氢氧化钠滴定液的浓度，mol/L；

C'_{HCl} 为标准限度要求中盐酸滴定液的标示浓度，mol/L。

四、结果判定

第一法　盐酸滴定液消耗量（制酸力）应符合各品种项下的规定。

第二法　不同时间点供试品溶液的 pH 值及盐酸滴定液消耗量（制酸力）均应符合各品种项下的规定。

【附注】

（1）待测样品制备时水的加入体积与品种项下规定的盐酸滴定液的加入体积总量一般为 200ml。

（2）在建立具体品种的制酸力测定方法时，需考察 pH-时间制酸曲线及 ΔpH-时间制酸曲线。一般情况下，如采用第二法（多点测定法），制酸曲线需符合以下条件：①pH-时间制酸曲线在 30 分钟前有明显平台期且平台期溶液 pH 值在 3～5 范围内；②ΔpH-时间制酸曲线有明显峰值。如制酸曲线不能完全符合上述条件，则建议选择第一法（单点测定法）。

（3）盐酸滴定液的加入量（V_{HCl} 或 $V_{HCl①}$）：采用第一法（单点测定法）时，应保证待测样品反应完全；采用第二法（多点测定法）时，应保证可获得适宜的制酸曲线。

（4）制酸力限度设定：第一法（单点测定法）限度设定一般要求为供试品单位重量（如每克）或单位剂量（如每片）消耗盐酸滴定液的最低体积。第二法（多点测定法）限度设定一般除要求供试品单位重量或单位剂量消耗盐酸滴定液的最低体积以外，还要求反应过程中不同时间点的溶液 pH 值范围。时间点的选择以及 pH 值的限度可根据制酸曲线情况进行设定，一般应至少包括变化期和达到平台期的时间点。

0961　动态蒸气吸附法

动态蒸气吸附法(dynamic vapor sorption，DVS)是研究物质与蒸气相互作用的一种方法，是在一定蒸气气氛中，经程序控制一定温度和相对湿度，根据测试物质的质量变化、相对湿度或时间之间的关系绘制吸附-解吸附等温线或吸附-解吸附动力学曲线，评价物质吸附或吸收蒸气的趋势和程度。

本法可以使用水或者有机溶剂产生蒸气气氛，制药领域常使用水蒸气，考察药物的引湿性、晶型、无定型含量、物相转化、稳定性以及水分活度等，确定药物的分包装、储存条件和筛选制剂的处方；也可与光谱技术联用以获得药物的光谱信息。

原料药、辅料和制剂在结晶、冻干、制粒或喷雾干燥等工艺过程和贮藏过程中，可能会接触到来自不同来源的水，包括环境中的水、制剂其他组分的水以及工艺用水。对于固体药物，吸附水蒸气后可能引起其稳定性、晶型、溶解或溶出、分散性、润湿性、流动性、润滑性、可压性、硬度和微生物污染等性质的改变。有些药物为了保持其特性，既要避免药物吸附水蒸气，又要防止水分的过量损失，需要对水分进行适当的控制。因此，在药物的研发、处方工艺的筛选、质量研究、质量控制策略的制定以及质量标准的建立时，应充分考虑水与药物相互作用及其对药物性能的影响。除了温度和相对湿度之外，影响水与药物相互作用的因素还包括水分含量、吸附和吸收水的程度、固体的比表面积和结晶度等。

一、仪器装置

仪器主要由天平、温度调节、湿度调节、温湿度传感器和控制系统等五个模块构成。仪器装置如图 1 所示，天平模块(E)有上载式和下载式两种，分别在供试品区和参比区(D)的下方或上方，置于恒温箱(F)中，记录实验过程中供试品的重量变化。供试品区和参比区都位于恒温恒湿测试舱(C)中，可以在同一区域或分开的区域内，供试品区和参比区可以配备一个或多个样品盘。温度调节模块可采用电加热控制、空气压缩制冷控制、半导体温度控制等多种方式。湿度调节模块(B)主要由湿度发生模块和流量控制模块组成。通常，干燥气体(A)通过仪器内置的水槽产生饱和水蒸气，然后通过流量控制器精确混合干燥气体和饱和水蒸气，以产生所需的相对湿度。温湿度传感器的作用是实时监测供试品区和参比区的温度和相对湿度，并将数据反馈给仪器的控制系统。控制系统用于参数设置、数据自动采集与显示等。

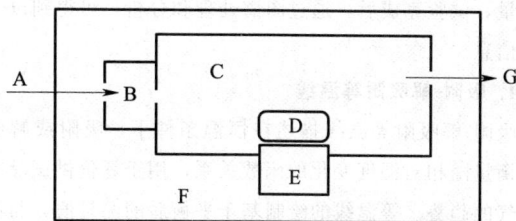

图 1　仪器的主要组成

A. 干燥气体　B. 湿度调节模块　C. 恒温恒湿测试舱
D. 供试品区和参比区　E. 天平模块　F. 恒温箱　G. 废气

二、仪器确证

为确保测定数据的可靠性和重复性，应对仪器装置的天平、温度、湿度等关键参数进行适当的确证。除另有规定外，使用者应参考仪器供应商提供的方法制定相应的操作程序并进行确证。

相对湿度的确证可采用以下方法或其他适宜的方法：(1)使用经计量部门校准过的标准温湿度计，至少在低、中、高三种湿度水平下进行考察。仪器的显示值与标准温湿度计的显示值之间的偏差应不大于 ±3%。(2)使用标准饱和盐溶液，从表 1 中选择 3~6 种无机盐制备相应的标准饱和盐溶液，并比较仪器的测量值与饱和盐溶液的标准值。(3)使用微晶纤维素等参考样品对整个湿度范围进行确证，所选用的样品应满足稳定且重复性好的要求。

表 1　25℃时饱和盐溶液的平衡相对湿度值

25℃时饱和盐溶液	平衡相对湿度(%)
硫酸钾(K_2SO_4)	97.3
硝酸钾(KNO_3)	93.6
氯化钾(KCl)	84.3
氯化钠($NaCl$)	75.3
溴化钠($NaBr$)	57.6
硝酸镁$[Mg(NO_3)_2]$	52.9
碳酸钾(K_2CO_3)	43.2
氯化镁($MgCl_2$)	32.8
醋酸钾(KCH_3CO_2)	22.5
氯化锂($LiCl$)	11.3

天平的可读性应不低于 0.01mg，具备足够的质量分辨率和长期稳定性，推荐使用标准砝码对天平进行定期校准。应定期进行天平的稳定性测试，一种测试方法是设置一个湿度循环程序，通过测量不锈钢等金属片的质量变化来监测质量漂移，以此判断天平的稳定性是否保持在正常范围内。

三、测定法

应设置合适的载气流速、温度和相对湿度等参数，取供试品适量，平铺于样品盘上，通常用量不少于 10mg，可根据样品盘的直径、供试品的堆密度和仪器的具体要求等调整取样量，试验完成后，通过图谱处理和分析，可得到以下有用的信息。

1. 吸附-解吸附等温线

吸附-解吸附等温线描述在恒温条件下，吸附或解吸附的平衡量随相对湿度变化的函数关系，用于评价供试品吸收水蒸气的趋势。等温线的绘制基于平衡后的测量值，与测量时间无关。

相对湿度（RH）是指在一定压力和温度下，湿空气中水蒸气分压（P_c）占饱和空气中水蒸气分压（P_0）的百分比。按下式计算：

$$RH = (P_c / P_0) \times 100$$

进行吸附或吸收增重实验时，最好使用干燥的供试品，并在已知的相对湿度条件下进行。解吸附实验则一般使用已经含有一定水分的供试品，通过降低相对湿度来进行。以供试品的增重百分率对相对湿度作图，可以得到吸附-解吸附等温线，如图2所示。每个温度条件下都有其特定的等温线。通常情况下，无论是通过吸附还是解吸附测量，在特定相对湿度条件下得到的平衡水分量是相同的，然而，吸附-解吸附滞后现象也是常见的。

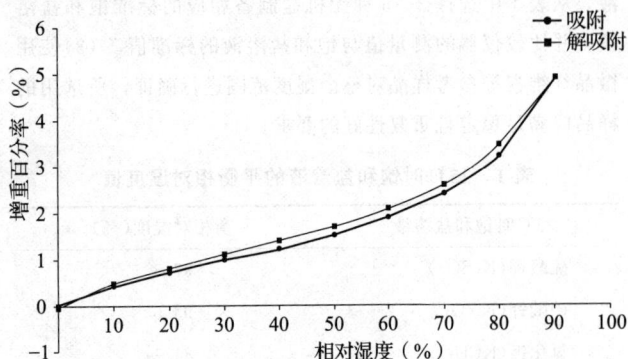

图2　吸附-解吸附等温线

2. 吸附-解吸附动力学曲线

在恒温条件下，以供试品的增重百分率和相对湿度对时间作图，可以得到吸附-解吸附动力学曲线，如图3所示。

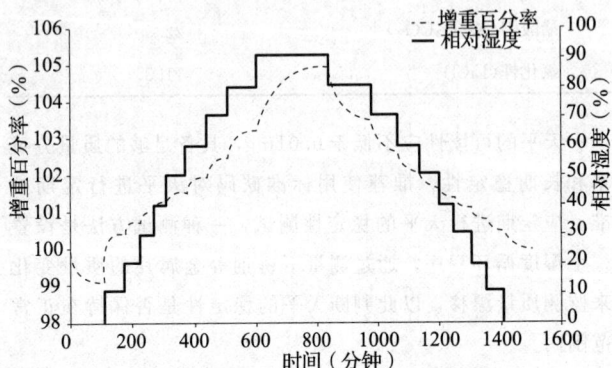

图3　吸附-解吸附动力学曲线

3. 引湿速率曲线

引湿速率是指在特定相对湿度条件下，由供试品的增重百分率随时间变化的关系，求得单位时间内的增重百分率。以供试品的增重百分率对时间作图，可以得到引湿速率曲线，如图4所示。

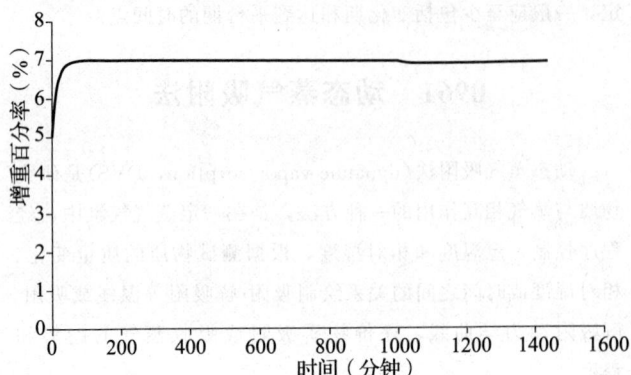

图4　引湿速率曲线

4. 引湿性

照药物引湿性试验指导原则（指导原则9103方法2）试验，判定供试品的引湿性。

四、结果分析

实验结果通常以吸附-解吸附等温线、吸附-解吸附动力学曲线、引湿速率曲线等形式报告，这些结果既可以用图形展示，也可以用表格形式呈现。所有的图表和数据都应具有溯源性。

微孔和无定型固体物质能够吸附大量的水蒸气，当相对湿度降低时，这些物质解吸附的量可能会大于吸附的量，导致吸附-解吸附滞后现象。这种现象可以从样品的孔隙率、团聚状态（毛细管冷凝）、水合物的形成、多晶型变化或样品的液化等方面进行解释。对于表现出滞后现象的固体药物，应在达到或接近平衡状态时测量其吸附-解吸附等温线。特别是亲水性聚合物，在高相对湿度下难以真正达到平衡，因为它们可能会塑化成类似"液态"的状态，此时固体正在经历显著变化。

对于形成结晶水合物的吸附-解吸附等温线，供试品的增重百分率在某一相对湿度下会急剧增加，通常形成具有一定摩尔化学计量比的水合物。但在某些情况下，结晶水合物可能不会发生相变。X射线衍射法和热分析法是研究这类现象的常用技术。

在主要发生水蒸气吸附的情况下，可以通过测量固体的比表面积，并用单位面积固体吸附水的质量来表示吸附量，从而评估吸附的水蒸气对固体药物性质的影响。

【附注】

水与药物的不同作用方式

水与固体药物的相互作用可以通过两种主要方式发生：吸附和吸收。吸附是指水分子在固体药物表面的附着，吸收是指水分子渗入固体药物的内部结构，这两种作用可能同时发生。具有较小粒径和较高孔隙率的固体药物，通常具有较大的比表面积，这使得吸附在影响其固体性质方面起到重要的作用。相比之下，吸收的特征是每克固体药物中结合的水的量远远超过在其有效表面上形成单分子层所需的量，且这种吸收量通常与比表面积无关。

晶态物质由于其晶格紧密堆积和高度有序，通常不吸收水进入内部结构，具有部分晶态和部分非晶态结构的物质的吸收程度往往与其结晶度成反比。一些晶态物质能够形成结晶水合物，这些水合物可能表现出确定的化学计量比或非化学计量关系。当结晶水合物脱水后，它们可能保持原有的晶体结构，也可能失去结晶性变为非晶态，或者转变为新的无水或低水合的晶型。

无定型或部分无定型固体能够吸收大量的水，这是因为它们的分子排列无序，允许水分子渗入并引起溶胀或溶解。例如，大多数无定型聚合物和小分子固体在经过冷冻干燥或研磨等制备过程后，会表现出这种特性。同样，高结晶固体中如果引入了缺陷，也可能表现出类似的吸水行为。水对固体的化学亲和力越强，被吸收的水量通常就越大。无定型固体吸收水后，其固体性质会发生显著改变。

当水被吸收进药物的内部结构时，可以作为有效的增塑剂，通过影响固体的自由体积来降低玻璃化转变温度(T_g)。由于"液态"和"玻璃态"在流变性质上存在显著差异，当温度超过 T_g 时，"液态"的黏度会显著降低，因此许多与流变性相关的性质会受到水分的影响。无定型态相对于晶态来说是亚稳态，小分子药物吸收水分后可能会从无定型态转变为晶态，尤其是在固体因引湿而转变为"液态"时，这是在冷冻干燥过程中经常观察到的塌陷现象的原因。另一个现象是水溶性药物固体易潮解，这发生在相对湿度超过该固体的临界相对湿度时，固体溶解于吸附的水中。潮解是由于固体的高水溶性及其对水的依数性影响而产生的，是一个持续发生的动态过程。

0981　结晶性检查法

固态物质由于内部的分子排列规律不同可分为晶态(晶体或称结晶体)和非晶态(无定型)两大类。固态物质的结晶性检查可采用下列方法。如适用，可采用其他方法。

第一法(偏光显微镜法)

晶体具有光学各向异性的基本特征，即当光线通过晶体时会发生双折射现象。利用晶体对光的基本特性可实现固态物质的结晶性检查。

取适量供试品颗粒，置载玻片上，加液状石蜡适量使供试品颗粒浸没其中，在偏光显微镜下检视，当转动载物台时，应呈现双折射和消光位等各品种项下规定的晶体光学性质。

第二法(粉末 X 射线衍射法)

当 X 射线照射到供试品上，晶态物质应呈现特征的衍射图(尖锐的衍射峰)，而非晶态的衍射图则呈弥散状。

对于相同化合物的不同晶型固体物质状态亦可采用该方

法进行晶型种类鉴别。

测定方法见 X 射线衍射法(通则 0451)。

第三法(差示扫描量热法)

差示扫描量热法可实现对晶态物质的尖锐状吸热峰或非晶态物质的弥散状(或无吸热峰)特征进行结晶性检查。

当相同化合物的不同晶型固体物质状态吸热峰位置存在差异时，亦可采用该方法进行晶型种类鉴别。

测定方法见热分析法(通则 0661)。

0982　粒度和粒度分布测定法

本法用于测定原料药、辅料和药物制剂粉末或颗粒的粒子大小或粒度分布。其中第一法用于测定粒子大小或限度，第二法用于测定粒子大小、限度或粒度分布，第三法用于测定粒度分布，第四法用于测定乳状液体或混悬液的微米级粒子数量、粒度分布及体积占比。

第一法(显微镜法)

本法中的粒度以显微镜下观察到的长度表示。

目镜测微尺的标定　照显微鉴别法(通则 2001)标定目镜测微尺。

测定法　取供试品，用力摇匀，黏度较大者可按各品种项下的规定加适量甘油溶液(1→2)稀释。照该剂型或各品种项下的规定，量取供试品，置载玻片上，覆以盖玻片，轻压使颗粒分布均匀，注意防止气泡混入，半固体可直接涂在载玻片上。立即在 50～100 倍显微镜下检视盖玻片全部视野，应无凝聚现象，并不得检出该剂型或各品种项下规定的 50μm 及以上的粒子。再在 200～500 倍的显微镜下检视该剂型或各品种项下规定的视野内的总粒数及规定大小的粒数，并计算其所占比例(%)。

第二法(筛分法)

筛分法是通过适宜孔径的药筛，对粉末或颗粒的粒子大小和粒度分布进行评估和分级的方法。一般分为手动筛分法、机械筛分法与空气夹带筛分法。一般情况下，手动筛分法和机械筛分法适用于测定大部分粒径大于 75μm 的供试品；对于粒径较小的供试品，由于其质量较小，在筛分过程中提供的重力不足以克服内聚力和黏附力，使颗粒相互团聚并黏附在筛面上，从而导致预期通过筛面的颗粒被保留，因此，采用空气夹带筛分法更为合适。在经方法验证可行的情况下，筛分法也可用于粒径中位值小于 75μm 的粉末或颗粒。对于只能通过粒度大小进行分类的粉末或颗粒，推荐采用筛分法。

筛分法需要的样品量大(一般至少需要 25g，取决于粉末或颗粒的密度以及药筛的直径)，不适用于易堵塞筛孔的油性或其他黏附性粉末或颗粒。颗粒能否通过筛孔一般取决于颗粒的最大宽度或厚度，而不是颗粒的长度，筛分法是一种二维的尺寸估算方法。

除另有规定外，采用机械筛分法测定粒度分布。当供试品难以达到测定终点(如供试品不容易过筛),或需要测定的筛分范围小于 75μm 时,应考虑使用其他适宜的测定方法。

应控制环境的湿度,避免供试品在筛分过程中吸收或释放水分。如供试品不易吸收或释放水分,通常可在环境湿度下进行筛分试验,如有特殊要求,应在品种正文中列出。

1. 筛分法的原理

药筛由金属丝编织而成,其筛孔近似于正方形,固定于无底圆筒形容器的底部。根据药筛的孔径,从小到大依次往上堆叠,供试品放置在最上层的药筛中。在规定的搅动条件下试验,准确地测量各药筛上遗留颗粒及粉末的重量,即可计算出每个药筛尺寸范围所对应颗粒及粉末的百分比。

通常,在供试品中至少有 80％的颗粒粒径大于 75μm 的情况下,可采用筛分法测定粒度分布。确定粒度分布所涉及的粒径参数是颗粒可通过的最小方形孔径的边长。

2. 药筛

本方法所用的药筛符合最新版的国际标准化组织标准 ISO 3310-1(试验筛-技术要求和试验)(表 1)。除另有规定外,应使用表 1 所列的药筛。

药筛的选择应覆盖供试品中的全部粒度范围。推荐使用一组筛网开孔面积为 $\sqrt{2}$ 级数的药筛。这一组药筛以最粗的药筛为最上层,以最细的药筛为最下层进行组装。一般使用 μm 或 mm 表示药筛的孔径大小(注:表中提供的筛号仅供转化使用)。药筛通常是由不锈钢丝制成,也可采用(但较少推荐)黄铜或其他合适的惰性金属丝制成。

药筛的校准　药筛的校准应符合最新版的国际标准 (ISO 3310-1)或国家标准(GB/T 6003.1)。在使用之前,应仔细检查药筛是否存在严重变形和断裂,尤其是药筛框架与筛面的接合处。可以对药筛进行目视检查,估计筛面的平均开孔尺寸和开孔差异性。在评估 212～850μm 范围的药筛有效孔径时,可采用标准玻璃球。除另有规定外,药筛的校准应在受控的室温和环境相对湿度下进行。

药筛的清洁　一般情况下,只能使用压缩空气或流动的液体清洁药筛。当某些筛孔仍然存在颗粒堵塞时,可采用软刷清除颗粒。

3. 供试品

除另有规定外,使用直径为 200mm 的药筛时,根据供试品的堆密度,称取供试品 25～100g;使用直径为 76mm 药筛时,供试品取样量约为 200mm 药筛的 1/7。可通过称取不同取样量的供试品(如 25g、50g 和 100g),在同一时间段内采用机械筛分法进行测试,确定其最合适的取样量(注:如果取样量为 25g 和 50g 的测试结果接近,但取样量为 100g 时,通过最细药筛的百分比较低,说明 100g 的取样量过大)。

如果供试品只有 10～25g,可以使用相同筛网孔径但直径较小的药筛,但需重新确认测定终点。在某些情况下,可能需要更少的取样量(例如,少至 5g)进行测试。对于表观

颗粒密度低的供试品,或主要以具有高度等径形状的颗粒组成的供试品,为避免筛网堵塞,采用直径为 200mm 的药筛时,取样量应小于 5g。在验证特定筛分方法的可行性时,应注意筛网堵塞的问题。

如果供试品因湿度的变化容易吸收或损失大量的水分,必须在适当的受控环境中进行试验。如果供试品容易产生静电,必须仔细观察以确保产生的静电不会影响测试结果,必要时,可加入 0.5％胶态二氧化硅和/或氧化铝等抗静电剂,减小静电对测定的影响。如果无法消除湿度和静电对测定的影响,应选择其他粒度测定技术。

4. 搅动方法

可采用多种药筛和粉末搅动装置进行筛分测定。在测试过程中,由于作用于单个颗粒上的力的类型和大小不同,不同的搅动方法可能得到不同的筛分结果。筛分法可以使用机械搅动或电磁搅动的方法,产生垂直振动、水平圆周运动、敲击、敲击与水平圆周运动相结合等振动方式;也可采用空气流带动颗粒运动的方法。因为搅动条件的改变会影响终点判定及筛分结果,在某些情况下由于差异显著而造成测定结果异常。当搅动方法和搅动参数可调时,测试结果中应注明搅动方法和搅动参数。

5. 测定终点

测定各药筛上遗留颗粒及粉末的重量,连续两次筛分测定的重量差异不超过 5％或重量的差值不超过 0.1g(如药筛直径为 76mm,则不超过 10％),即为测定终点。当药筛上遗留重量小于供试品取样的 5％时,该药筛连续两次的重量差异不超过 20％即为测定终点。

测定粒度分布时,如果任一药筛上遗留颗粒及粉末的重量超过供试品取样量的 50％,除另有规定外,应重新测试,同时应在该药筛的上层增加一个更大孔径的药筛。

6. 筛分方法

(1)手动筛分法

单筛分法　称取各品种项下规定的供试品,置规定筛号的药筛中(筛下配有密合的接收容器),筛上加盖。按水平方向旋转振摇至少 3 分钟,并不时在垂直方向敲击筛盖。取筛下的颗粒及粉末,称定重量,计算其所占比例(％)。

双筛分法　取单剂量包装的 5 袋(瓶)或多剂量包装的 1 袋(瓶),称定重量,置该剂型或品种项下规定的上层(大孔径)药筛中(下层的筛下配有密合的接收容器),保持水平状态过筛,左右往返,边筛动边敲击筛盖 3 分钟。取不能通过大孔径筛和能通过小孔径筛的颗粒及粉末,称定重量,计算其所占比例(％)。

(2)机械筛分法

称定每个药筛及接收容器的重量,精确至 0.1g。精密称取供试品适量,置最上层最大孔径的药筛中(最下层的筛下配有密合的接收容器),筛上加盖。设定振动方式和振动频率,振动 5 分钟。取各药筛与接收容器,称定重量,根据筛分前后的重量差异计算各药筛上和接收容器内颗粒及粉末

所占比例（%）。重复上述操作直至连续两次筛分后的结果符合测定终点的要求。完成测定后，计算筛分过程中颗粒及粉末的损失总量，应不超过供试品取样量的5%。

重新取样，重复试验，采用上述各次筛分时间的总和作为单次筛分时间，确认该筛分时间是否符合测定终点的要求。对某种特定样品，如果该终点通过验证，测得的粒度分布在正常的变化范围内，在后续的测定中可以使用单一固定的筛分时间。

如果筛网上遗留的颗粒及粉末不是单一粒子而是聚集体，使用机械筛分法难以获得良好的重现性，应选择其他粒度测定方法。

（3）空气夹带筛分法

包括空气喷射筛分法和声波筛分法。

空气喷射筛分法　每次筛分时仅使用一个药筛。测定粒度分布时，应从孔径最小的药筛开始顺序进行。取供试品适量，置药筛中，筛上加盖。设定压力，喷射5分钟。取药筛，称定重量，根据筛分前后的重量差异计算药筛上颗粒及粉末所占比例（%）。重复上述操作直至连续两次筛分后的结果符合测定终点的要求。相对机械筛分法，本法常使用更细小孔径的药筛。空气喷射筛分法更适用于只需要测定颗粒及粉末比例过大或过小的情况。

声波筛分法　每次筛分时使用一组筛网。供试品是在垂直振荡的空气柱中被提升，并在特定的脉冲频率下将供试品带回药筛并进行筛分。使用声波筛分法时，需要将供试品取样量降低至5g。

对于采用机械筛分法无法获得有意义结果的供试品，可以选择空气喷射筛分法和声波筛分法。

空气喷射筛分法和声波筛分法易受供试品在气流中的分散情况影响。当粒子容易黏聚，尤其是容易产生静电的供试品，如果在筛分范围的下限附近（如小于 $75\mu m$）进行筛分，供试品难以在气流中得到良好的分散。在上述情况下，测定终点的判定尤为关键，确认药筛上的颗粒及粉末为单一粒子而非聚集体非常重要。

7. 其他

（1）为便于结果计算和分析，筛分法的记录数据通常包括供试品取样量、保留在各药筛上和接收容器中的供试品重量、总筛分时间、筛分方法和筛分的各变量参数。

（2）如果以通过药筛的供试品累计重量来计算粒度分布，选用的药筛范围应包含所有供试品都能通过的筛号。

（3）如果发现保留在任何一个药筛上的供试品是筛分过程中形成的聚集体，筛分结果无效。

第三法

1　光散射法

单色光束照射到颗粒供试品后即发生散射现象。由于散射光的能量分布与颗粒的大小有关，通过测量散射光的能量分布（散射角），依据米氏散射理论和弗朗霍夫近似理论，即可计算出颗粒的粒度分布。本法的测量范围为 $0.02\sim$

$3500\mu m$。所用仪器为激光散射粒度分布仪。

1.1　对仪器的一般要求

散射仪　光源发出的激光强度应稳定，并能够自动扣除电子背景和光学背景等的干扰。

采用粒径分布特征值 $[d(0.1)、d(0.5)、d(0.9)]$ 已知的"标准粒子"对仪器进行评价。通常用相对标准偏差（RSD）表示"标准粒子"的粒径分布范围，当 RSD 小于50%（最大粒径与最小粒径的比率约为 10∶1）时，平行测定5次，"标准粒子"的 $d(0.5)$ 均值与其特征值的偏差应小于3%，平行测定的 RSD 不得过3%；"标准粒子"的 $d(0.1)$ 和 $d(0.9)$ 均值与其特征值的偏差均应小于5%，平行测定的 RSD 均不得过5%；对粒径小于 $10\mu m$ 的"标准粒子"，测定的 $d(0.5)$ 均值与其特征值的偏差应小于6%，平行测定的 RSD 不得过6%；$d(0.1)$ 和 $d(0.9)$ 的均值与其特征值的偏差均应小于10%，平行测定的 RSD 均不得过10%。

1.2　测定法

根据供试品的性状和溶解性能，选择湿法测定或干法测定；湿法测定用于测定混悬供试品或不溶于分散介质的供试品，干法测定用于测定水溶性或无合适分散介质的固态供试品。

湿法测定　湿法测定的检测下限通常为20nm。

根据供试品的特性，选择适宜的分散方法使供试品分散成稳定的混悬液；通常可采用超声、搅拌等物理分散的方法，通过调节超声功率和搅拌速度，必要时可加入适量的化学分散剂或表面活性剂，使分散体系成稳定状态，以保证供试品能够均匀稳定地通过检测窗口，得到准确的测定结果。

只有当分散体系的双电层电位（ζ电位）处于一定范围内，体系才处于稳定状态，因此，在制备供试品的分散体系时，应注意测量体系ζ电位，以保证分散体系的重现性。

湿法测量所需要的供试品量通常应达到检测器遮光度范围的 8%～20%；有的激光粒度仪对遮光度的下限要求可低至 0.2%。

干法测定　干法测定的检测下限通常为200nm。

通常采用密闭测量法，以减少供试品引湿。选用的干法进样器及样品池需克服偏流效应，根据供试品分散的难易，调节分散器的气流压力，使不同大小的粒子以同样的速度均匀稳定地通过检测窗口，得到准确的测定结果。

对于化学原料药，应采用喷射式分散器。在样品盘中先加入适量的金属小球，再加入供试品，调节振动进样速度、分散气压（通常为 0～0.4MPa）和样品出口狭缝宽度，控制供试品的分散程度和通过检测器的供试品量。

干法测量所需要的供试品量通常应达到检测器遮光度范围的 0.5%～5%。

【附注】（1）仪器光学参数的设置与供试品的粒度分布有关。粒径大于 $10\mu m$ 的微粒，对系统折光率和吸光度的影响较小；粒径小于 $10\mu m$ 的微粒，对系统折光率和吸光度的影响较大。在对不同原料和制剂的粒度进行分析时，目前还没有成熟的理论用于指导对仪器光学参数的设置，应根据实验结果比较决定，并采用标准粒子对仪器进行校准。

(2)对有色物质、乳化液和粒径小于 $10\mu m$ 的物质进行粒度分布测量时，为减少测量误差，应使用米氏理论计算结果，避免使用以弗朗霍夫近似理论为基础的计算公式。

(3)对粒径分布范围较宽的供试品进行测定时，不宜采用分段测量的方法，而应使用涵盖整个测量范围的单一量程检测器，以减少测量误差。

2 动态光散射法

悬浮在液体中的颗粒做布朗运动并受单色激光照射时，颗粒散射光强度的波动与颗粒的扩散系数有关。依据斯托克斯-爱因斯坦方程，通过分析检测到的散射光强度波动可以计算出颗粒的平均流体动力学粒径($\bar{x}_{DLS}$)和粒度分布。平均流体动力学粒径反映粒度分布中值的流体动力学直径。平均粒径可直接测定，无需计算粒度分布，也可以从光强加权分布、体积加权分布或数量加权分布，以及拟合(转换)的密度函数中计算得到。动态光散射的原始信号为光强加权光散射信号，得到光强加权调和平均粒径。可通过对光强加权光散射信号的分析计算得到体积加权或数量加权的粒径结果。

在动态光散射的数据分析中，假设颗粒是均匀和球形的。本法测量范围为 $1\sim2000nm$。

2.1 对仪器的一般要求

所用仪器为动态光散射粒度仪。仪器应放置在洁净的环境里，无电磁干扰、无机械震动并避免阳光直接照射。样品池温度波动控制在 ±0.3℃ 以内。光源发出的激光强度应稳定，不受测试背景的干扰。

根据动态光散射的原理，仪器测得的粒径并不是由标准粒子计算出的相对值，而是根据原理计算所得到的绝对值，因此无需进行校准。

采用已知平均粒径的标准粒子对仪器进行性能确证。当使用粒度分布较窄、平均粒度约为 $100nm$ 的聚苯乙烯微粒时，应平行取样测定 5 次，标准粒子平均粒径测量值应在标示值的 $\pm2\%$ 内，平均粒径的相对标准偏差应不大于 2%，多分散指数应小于 0.1。

多分散指数是反映粒径分布宽度的无量纲数值，范围为 $0\sim1$ 之间，数值越小，代表粒度越均匀，粒度分布越集中。

用于乳状注射液粒度测定时，一般将散射角设置为 $90°$，仪器性能确证时，应取约 $100nm$、$250nm$ 和 $400nm$ 的聚苯乙烯或其他合适微球体的 3 种标准粒子，每种标准粒子平行取样测定 3 次，平均粒径的相对标准偏差应不大于 15%，平均粒径应在标准粒子说明书规定的范围内。

2.2 测定法

根据供试品的特性，选择适宜的分散方法使供试品分散成稳定的乳状液或混悬液，通常可采用物理分散的方法如超声、搅拌、涡旋等。

应在合适的单位体积粒子数的体系中测量颗粒大小及其分布。单位体积粒子数较多时，多重光散射、颗粒间的相互作用以及其他因素，如粒子的非几何球面均可能影响测量结果，需对样品进行稀释。经稀释后，体系中的颗粒应均匀分散。确定样品单位体积粒子数范围时，需预先系统地稀释样品至测得的颗粒大小及其分布不随单位体积粒子数而改变。稀释应不得影响体系稳定性，当稀释引起体系稳定性的变化时，不得稀释。

取分散均匀、无气泡的稳定乳状液或混悬液，置于仪器样品池至设定温度并平衡，在仪器中输入样品标识、测量时间、测量温度、分散介质的折射率、分散介质的黏度。根据测量温度、分散介质的折射率、分散介质的黏度和仪器的固有参数激光波长和散射角，获得样品的平均粒径和多分散指数。

同一样品至少平行测量 3 次，记录每一次测试的平均粒径、多分散指数。本法的重复性取决于供试品的特性，所需的重复性取决于测量目的。平均粒径的相对标准偏差通常应小于 10%。当测定乳状注射液粒度时，卡方拟合优度参数(χ^2)应保持可接受的低值(视每台仪器的规格而定)。

测量结束时需检查测试的供试品溶液有无明显沉淀产生。如发生沉淀，可能是团聚和快速沉降所致，应重新调整适宜的分散方法或稀释倍数。当无法消除沉淀时，表明该供试品不适用本方法。

用于样品稀释的稀释剂发出的散射信号应不得被仪器检出或检出的信号非常微弱，否则可能会造成散射光强信号异常波动。当记录的计数率或散射光波动信号的波幅出现大幅度波动，且伴随着无规则的强信号，可采用蒸馏或过滤的方法对稀释剂进行纯化。当选择水作为分散剂时，推荐使用新制备的蒸馏水，经 $0.2\mu m$ 孔径过滤器过滤并超声脱气。

第四法(光阻法)

单色光束照射到颗粒后由于光阻而产生光消减现象。本法是基于光阻或光消减原理的单粒子光学传感技术。应用单粒子光学传感技术时，当单个粒子通过狭窄的光感区域阻挡了一部分入射光线，引起光强度瞬间降低，此信号的衰减幅度理论上与粒子横截面(假设横截面积小于传感区域的宽度)，即粒子直径的平方成比例。用不同粒径的系列标准粒子与光消减信号建立校正曲线，当样品中颗粒通过光感区产生信号消减，可根据建立的校正曲线计算出颗粒的粒度大小和加权体积。本法测量范围一般为 $0.5\sim400\mu m$，使用具有单粒子光学传感技术的仪器时，应关注重合限和最佳流速，重合限为传感器允许的最大微粒浓度(个/ml)。

1. 对仪器的一般要求

采用适宜的已知粒径的标准粒子对仪器进行性能确证。当用于乳状注射液中粒子测量时，将仪器的阈值设置下限为 $1.8\mu m$，上限为 $50\mu m$。选取粒径为 $5\mu m$ 和 $10\mu m$ 两种规格的聚苯乙烯或其他合适的微球体标准粒子，每一种标准粒子检测 3 次，所测得的标准粒子的平均数均粒径的相对标准偏差应不大于 10%，与其标示值的偏差应小于 10%。测得的每毫升标准粒子的数目应在标准粒子标示浓度的±10%以内。

应定期对仪器校准，采用0.5～400μm范围内，包含实际使用范围且不少于5种规格的标准粒子建立标准曲线。仪器可配备样品自动稀释功能的模块。

2. 测定法

根据供试品的特性，选择超声、搅拌、涡旋等适宜的物理分散方法，将乳状液或混悬液分散均匀后，直接注入仪器中。

如果仪器配有自动稀释系统，可直接用注射器或聚四氟乙烯管线将高浓度的样品注入仪器中，由仪器自动稀释至适合的浓度再进行检测，用于样品稀释的水应为经0.2μm孔径过滤器过滤的纯化水或注射用水；如果仪器不具备自动稀

释功能，需手动稀释（第一次至少稀释10倍），在预先经0.2μm孔径过滤器过滤并超声脱气的水中加入供试品，缓慢搅拌得到均匀乳状液或混悬液。无论采用自动稀释系统或手动稀释，待测液最终粒子浓度均应低于传感器的重合限。

测定乳状注射液中大于5μm的乳粒加权总体积占油相体积的百分比[大于5μm乳粒（%）]时，在优化仪器条件时，需测试不同稀释倍数的样品，找到合适的稀释范围，使得测定的结果稳定一致。将仪器的阈值设置下限为1.8μm，上限为50μm，每个样品测定3次，按下式计算后取平均值。

$$\text{大于5μm乳粒(\%)}=\frac{\text{大于5μm乳粒的加权总体积(ml)} \times \text{稀释因子} \times \text{油相密度(g/ml)}}{\text{取样量(ml)} \times \text{油相标示浓度(g/100ml)}} \times 100$$

表1　药筛汇总表

主要尺寸 R20/3	补充尺寸 R20	补充尺寸 R40/3	中国药典筛号	主要尺寸 R20/3	补充尺寸 R20	补充尺寸 R40/3	中国药典筛号
11.20mm	11.20mm	11.20mm				600μm	
	10.00mm				560μm		
		9.50mm		500μm	500μm	500μm	
					450μm		
8.00mm	8.00mm	8.00mm				425μm	
	7.10mm				400μm		
		6.70mm		355μm	355μm	355μm	三号筛
	6.30mm				315μm		
5.60mm	5.60mm	5.60mm				300μm	
	5.00mm				280μm		
		4.75mm		250μm	250μm	250μm	四号筛
	4.50mm				224μm		
4.00mm	4.00mm	4.00mm				212μm	
	3.55mm				200μm		
		3.35mm		180μm	180μm	180μm	五号筛
	3.15mm				160μm		
2.80mm	2.80mm	2.80mm				150μm	六号筛
	2.50mm				140μm		
		2.36mm		125μm	125μm	125μm	七号筛
	2.24mm				112μm		
2.00mm	2.00mm	2.00mm	一号筛			106μm	
	1.80mm				100μm		
		1.70mm		90μm	90μm	90μm	八号筛
	1.60mm				80μm		
1.40mm	1.40mm	1.40mm				75μm	九号筛
	1.25mm				71μm		
		1.18mm		63μm	63μm	63μm	
	1.12mm				56μm		
1.00mm	1.00mm	1.00mm				53μm	
	900μm				50μm		
		850μm	二号筛	45μm	45μm	45μm	
	800μm				40μm		
710μm	710μm	710μm				38μm	
	630μm						

0983　锥入度测定法

　　锥入度测定法适用于软膏剂、眼膏剂及其常用基质材料（如凡士林、羊毛脂、蜂蜡）等半固体物质，以控制其软硬度和黏稠度等性质，避免影响药物的涂布延展性。

　　锥入度系指利用自由落体运动，在 25℃ 下，将一定质量的锥体由锥入度仪向下释放，测定锥体释放后 5 秒内刺入供试品的深度。

仪器装置

　　仪器应能自动释放锥体，即时测出锥体 5 秒所刺入深度；带有水平调节装置，保证锥杆垂直度；有中心定位装置，用以使锥尖与样品杯中心保持一致；带有升降调节机构能准确调节锥尖，使锥尖与待测样品表面恰好接触。当释放锥体时锥杆与连接处应无明显摩擦，仪器测量范围应大于 65mm。

　　(1)试验工作台　由水平底座、支柱、水平升降台、释放装置、水平调节仪、锥入度值显示装置等组成。

　　(2)锥体及锥杆　锥体由适当材料制成的圆锥体和锥尖组成，表面光滑，共有三种锥体可供选择：Ⅰ 号锥体质量为 102.5g±0.05g，配套锥杆质量为 47.5g±0.05g；Ⅱ 号锥体质量为 22.5g±0.025g，配套锥杆质量为 15g±0.025g；Ⅲ 号锥体及锥杆总质量为 9.38g±0.025g。三种锥体形状尺寸如图 1～图 3 所示。

　　(3)样品杯　为平底圆筒，不同型号的锥体配套使用不同型号的样品杯(图 4～图 6)。Ⅰ～Ⅲ 号锥体配套使用的样品杯的形状尺寸如图 4～图 6 所示。

　　根据样品量选择适当的锥体进行测定，推荐选用 Ⅱ 号锥体进行本项目的研究和测定。

测定法

　　测定前，应按照仪器说明书对仪器装置进行必要的调试，使锥尖恰好落于中心位置。

　　除另有规定外，供试品按下述方法之一处理并在 25℃±0.5℃ 放置 24 小时后测定。

　　(1)将供试品小心装满样品杯，并高出样品杯上沿约 2mm，避免产生气泡，在平坦的台面上震动样品杯约 5 分钟，以除去可能混入的气泡。

　　(2)按照标准规定将供试品熔融后，小心装满样品杯，并高出样品杯上沿约 2mm，避免产生气泡。

　　在 25℃±0.5℃ 条件下测定。测定前刮平表面，将样品杯置锥入度仪的底座上，调节位置使锥状与供试品的表面刚好接触。迅速释放锥体(应在 0.1 秒内完成下落动作)并等待 5 秒后，读出锥入深度，以锥入度单位表示，1 个锥入度单位等于 0.1mm。为保证不同锥体测定结果的可比性，实际测定时应将 Ⅱ 号锥体和 Ⅲ 号锥体的测定值依据公式换算成Ⅰ号锥体推测值。

结果判定

　　(1)使用 Ⅰ 号锥体测定　同法测定 3 次，结果以 3 次测定结果的平均值表示。如单次测定值与平均值的相对偏差大于 3.0%，应重复试验，结果以 6 次测定结果的平均值表示，并计算相对标准偏差(RSD)。6 次测定结果的相对标准偏差应小于 5.0%。

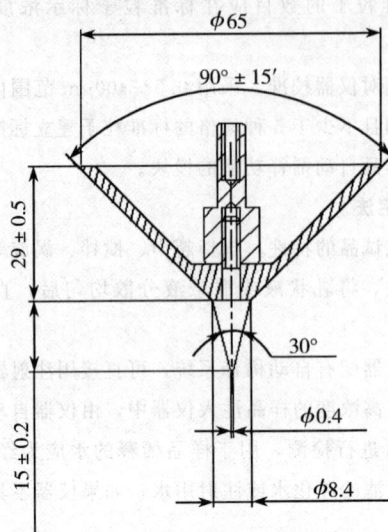

单位：mm

图 1　Ⅰ 号锥体结构

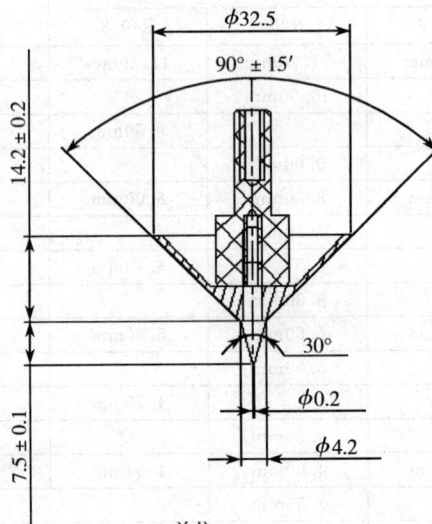

单位：mm

图 2　Ⅱ 号锥体结构

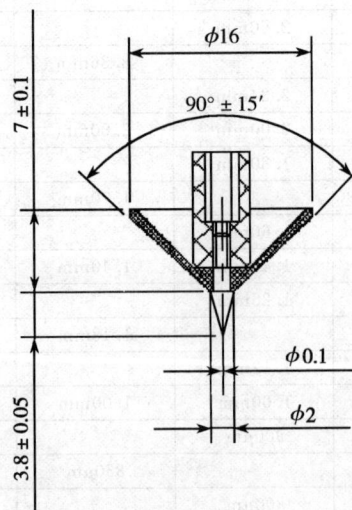

单位：mm

图 3　Ⅲ 号锥体及锥杆结构

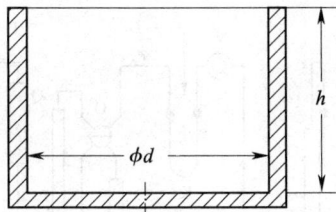

图 4　Ⅰ号锥体的样品杯

$d=75\text{mm}$ 或 102mm，$h\geqslant62\text{mm}$

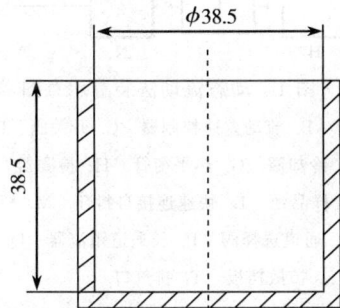

单位：mm

图 5　Ⅱ号锥体的样品杯

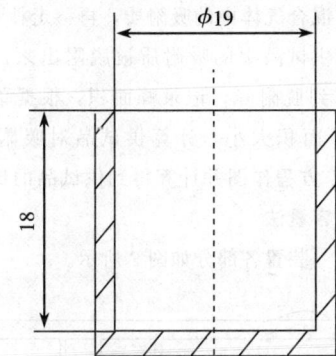

单位：mm

图 6　Ⅲ号锥体的样品杯

（2）使用Ⅱ号锥体测定　同法测定 3 次，依据下述公式将测定值换算成使用Ⅰ号锥体的推测值。

$$p=2r+5$$

式中　p 为Ⅰ号锥体的推测值；

　　　r 为Ⅱ号锥体的实测值。

结果以 3 次推测值的平均值表示。如单次推测值与平均值的相对偏差大于 3.0%，应重复试验，结果以 6 次推测值的平均值表示，并计算相对标准偏差（RSD）。6 次推测值的相对标准偏差应小于 5.0%。

对各论中规定采用Ⅰ号锥体测定锥入度的品种，可采用Ⅱ号锥体测定后，按上述公式将测定值换算成Ⅰ号锥体的推测值。如经换算得到的推测值超出标准规定限度，则应采用Ⅰ号锥体再次测定，并依据其实际测定值判断样品是否符合规定。

（3）使用Ⅲ号锥体测定　同法测定 3 次，依据下述公式将测定值换算成使用Ⅰ号锥体的推测值。

$$p=3.75s+24$$

式中　p 为Ⅰ号锥体推测值；

　　　s 为Ⅲ号锥体实测值。

结果以 3 次推测值的平均值表示。如单次推测值与平均值的相对偏差大于 5.0%，应重复试验，结果以 6 次推测值的平均值表示，并计算相对标准偏差（RSD）。6 次推测值的相对标准偏差应小于 10.0%。

0991　比表面积测定法

比表面积系指单位质量粉体的总表面积。当气体被粉体的表面物理吸附时，可通过测定其表面对气体单分子层的吸附量而得到粉体的比表面积，单位为 m^2/g。物理吸附是被测粉体的表面与被吸附气体（吸附质）之间形成相对微弱范德华力的结果。测定在低温（常用液氮的沸点温度）下进行，被吸附气体的量可通过容量法或动态流动法进行测定。

粉体的物理吸附具有多层吸附的特性，不能直接得到单层饱和吸附量，而是由多层吸附量间接求算。

用后述方法测得的多层吸附量数据可用 BET（Brunauer-Emmett-Teller）等温吸附方程进行处理：

$$\frac{1}{V_a(P_0/P-1)}=\frac{C-1}{V_mC}\times\frac{P}{P_0}+\frac{1}{V_mC} \qquad (1)$$

式（1）中　V_a 为标准状态（273.15K、$1.013\times10^5\text{Pa}$）下吸附质的吸附体积，ml；

　　　　　V_m 为标准状态下，供试品表面单分子层吸附质的吸附体积，ml；

　　　　　P_0 为在吸附温度下吸附质的饱和蒸气压，Pa；

　　　　　P 为 77.4K（液氮的沸点）时吸附质的平衡吸附压力，Pa；

　　　　　C 为与供试品吸附特性相关的常数。

根据式（1），将 BET 值 $1/[V_a(P_0/P-1)]$ 对 P/P_0 作图，当 P/P_0 值在 0.05～0.30 范围内，与 $1/[V_a(P_0/P-1)]$ 值呈线性关系，所得线性方程的斜率为 $(C-1)/(V_mC)$，截距为 $1/(V_mC)$，推得 $V_m=1/(\text{斜率}+\text{截距})$，$C=\text{斜率}/\text{截距}+1$。从斜率和截距求出 V_m，再由式（2）计算出比表面积（S）：

$$S=\frac{V_mN\sigma}{m\times22\,400} \qquad (2)$$

式（2）中　N 为阿伏伽德罗常数（$6.022\times10^{23}/\text{mol}$）；

　　　　　σ 为单个吸附质分子的横截面积（氮分子为 0.162nm^2；氪分子为 0.195nm^2）；

　　　　　m 为供试品的量，g；

　　　　　S 为供试品的比表面积，m^2/g。

当 P/P_0 值在 0.05～0.30 之间，$1/[V_a(P_0/P-1)]$ 与 P/P_0 的线性关系满足相关系数 r 不小于 0.9975 时，可通过第一法（动态流动法）或第二法（容量法）在至少 3 个不同的 P/P_0 条件下测定 V_a 值，按式（1）和（2）处理数据，计算得供试品的比表面积。当 P/P_0 值小于 0.05 时，$1/[V_a(P_0/P-1)]$ 与 P/P_0 通常呈非线性关系，故不建议在此范围内测定。这种在多个 P/P_0 条件下测定的方式，为多点方式测定。

如果满足以下条件，也可在一个 P/P_0 条件下采用单点方式测定。

当供试品的 C 值远大于 1 时，由式（1）可知，$1/[V_a(P_0/P-1)]$ 与 P/P_0 的线性方程的截距趋近于 0，在此条件下，只需选择一个 P/P_0 点，式（1）被简化为式（3），按式（3）计算出 V_m，再代入式（2）可得到供试品的比表面积。

$$V_m = V_a\left(1-\frac{P}{P_0}\right) \tag{3}$$

1. 供试品的处理及一般要求

（1）供试品的处理　在生产和贮存过程中，供试品表面可吸附其他气体或蒸汽，因此在测定前需对供试品进行脱气处理。由于物质表面性质、脱气条件等因素影响测定结果的精密度和准确度，脱气效果不佳可使比表面积测定结果偏低或产生波动。宜根据供试品的性质选择和优化脱气条件，控制适当的温度、真空度和时间进行脱气。可采用加热真空脱气法或置于干燥气流中采用气体置换法脱气。提高温度可加速去除供试品表面吸附的气体，但在升温过程中要注意供试品表面性质与完整性不受影响。

（2）吸附质　是指在测定条件（液氮温度 77.4K）下，被供试品表面吸附的气体。氮气是常用的吸附质。对于比表面积小于 0.2m²/g 的供试品，为避免测定误差，可选用氪气作为吸附质；也可选用氮气作为吸附质，但必须通过增加取样量，使供试品总表面积至少达到 1m² 方可补偿测定误差。选用的吸附质必须干燥，且纯度不小于 99.99%。

（3）取样量　使用氮气作为吸附质，供试品的取样量以总表面积至少达到 1m² 为宜。使用氪气作为吸附质，取样量以总表面积至少达到 0.5m² 为宜。减少取样量需经过充分的试验验证。

（4）仪器校准　仪器应定期使用比表面积与供试品相当的标准物质（如 α-氧化铝）进行校准。

2. 测定方法

测定方法分为第一法（动态流动法）与第二法（容量法），两种方法均可采用单点或多点方式测定。单点方式仅适用于 C 值远大于 1（>100）时的供试品，对于 C 值较小的供试品，测定误差大，宜采用多点方式。

第一法　动态流动法

仪器装置　装置各部分如图 1 所示。

本法中使用的吸附质通常为干燥的氮气或氪气，在测定条件下氦气因不被吸附而作为载气；吸附质和载气按一定比例组成混合气体。

在 P/P_0 值 0.05~0.30 范围内，通过调节混合气体中的吸附质与载气比例，获得不同的 P/P_0 值，至少使用 3 种不同比例的混合气体进行多点方式测定，也可使用比例确定的混合气体进行单点方式测定。

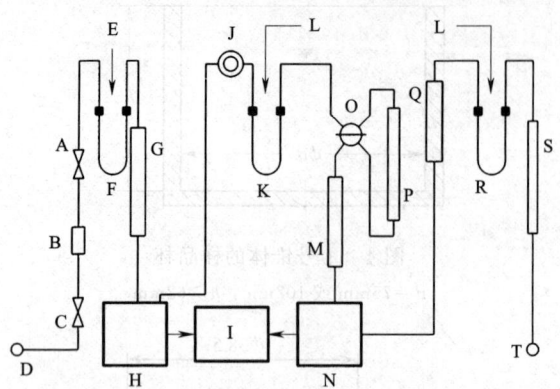

图 1　动态流动法装置示意图

A. 流动控制阀　B. 流动差速控制器　C. 开关阀　D. 进气口
E. 密封环　F. 冷却圈　G. 热平衡管　H. 检测器　I. 数字显示器
J. 刻度盘　K. 样品池　L. 快速连接自封环　M. 短通道镇流器
N. 检测器　O. 通道选择阀　P. 长通道镇流器　Q. 流量计
R. 脱气装置　S. 扩散挡板　T. 排气口

测定法　精密量取一定量的吸附质注入检测系统，记录色谱峰，计算单位体积吸附质对应峰面积的大小；再将装有供试品的样品管浸入杜瓦瓶的液氮中，在液氮温度下，供试品吸附流经的混合气体中的吸附质，再移走杜瓦瓶使样品管离开液氮，使供试品中的吸附质被脱附出来，在热导检测器产生信号得到脱附峰，记录峰面积，根据单位体积吸附质所对应的峰面积大小，计算供试品对吸附质的吸附量（V_a），按 BET 方程作图并计算得到供试品的比表面积。

第二法　容量法

仪器装置　装置各部分如图 2 所示。

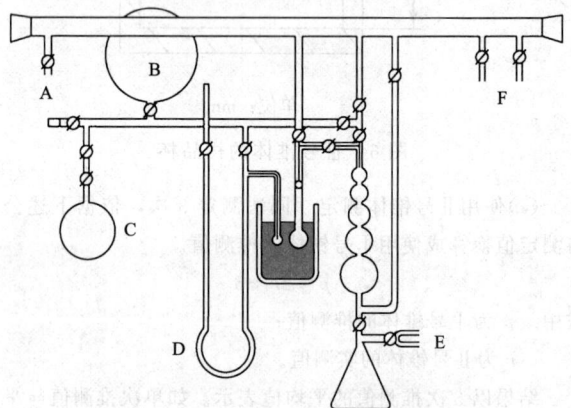

图 2　容量法装置示意图

A. 真空计　B. 氮气瓶　C. 氦气瓶　D. 气压计
E. 真空控制装置　F. 冷却圈和真空泵

吸附质进入已脱气的供试品表面空间可得到稳定的吸附平衡压力 P，容量法常使用氮气作为吸附质。为避免产生热扩散干扰效应，本法仅使用纯度不小于 99.99% 的纯吸附质而非混合气体。

测定法　取内壁干燥洁净的样品管，通入少量干燥的氮气后，加塞，称重；开盖，在样品管中加入供试品适量，加塞，称重；将样品管置测量装置中，以较低的抽气速率小心地抽真空，使样品管中的供试品处于较低的压力（通常在 2～10Pa 之间）并保持平稳。

将盛有液氮的杜瓦瓶置测量装置中，调节杜瓦瓶高度使样品管浸入液氮中。在已抽真空至平稳低压的样品管中通入一定量不被吸附的气体（通常为氦气），测定死体积。小心抽去测定死体积用的气体，再向样品管中通入一定量的吸附质，测定供试品在一定 P/P_0 值下对吸附质的吸附量（V_a）。对于多点方式测定，可在 P/P_0 值 0.05～0.30 的范围内，由低至高至少 3 个不同的 P/P_0 值条件下测定供试品中的吸附质吸附量（V_a），按 BET 方程作图并计算得到供试品的比表面积。

0992　固体密度测定法

密度为某一物质的质量在空间分布上的平均值。颗粒成分的密度是药物粉末的一个重要物理特性。固体密度测定值取决于测定粒子体积的方法。实际操作中，固体密度有以下三种表示方法。

真密度：物质的真密度是单位体积上的平均质量，不计由于分子堆积排列造成的空隙体积。这是物质的内在性质，与测定方法无关。晶体的密度可由其大小和晶胞组成测得。

颗粒密度：又称为粒密度，是单位颗粒体积上的平均质量。除了物质本身的体积，颗粒体积还包括颗粒表面及内部一些小于限制尺寸的细孔的体积。尺寸限制取决于测定方法。

堆密度：又称为松密度，是待测样品自然地充填规定容器时，单位容积待测样品的质量。测定堆密度时，待测样品的体积包含其样品自身体积及其内部空隙体积。因此，堆密度测定值取决于粉末颗粒的密度及其堆积方式。

本法适用于测定原料药、药用辅料等的颗粒密度。测定原理为气体置换法，即在测定颗粒密度时，假设在一封闭体系中，测试气体被样品置换掉的体积等同于样品本身体积。若样品不含测试气体无法进入的空隙或密封针孔，则所得密度应与真密度一致。固体密度的单位可以 g/cm^3，或者 kg/m^3 表示。

装置　测定装置为气体置换法真密度仪，其原理图见图 1。

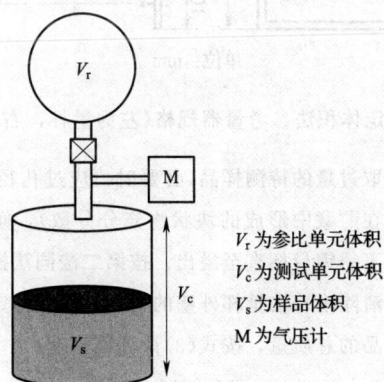

V_r 为参比单元体积
V_c 为测试单元体积
V_s 为样品体积
M 为气压计

图 1　气体置换法真密度仪原理图

装置校准　为保证测定结果的准确性，测试单元体积（V_c）和参比单元体积（V_r）应可精确至 $0.001cm^3$。装置校准应进行两次，第一次测试单元为空（即 V_s 为 0），第二次将一只已知体积的校准球（精确至 $0.001cm^3$）置于测试单元，分别照测定法操作，并按测定法项下给出的公式，计算 V_c 和 V_r。

测定法　颗粒密度的测定应在 15～30℃ 条件下进行，测定过程中，温度变化不得过 2℃。测定前，应确保气体置换法真密度仪的参比单元体积和测试单元体积已按照适宜的方法校准。

除另有规定外，以氦气作为测试气体。测定前，应将待测物置于洁净氦气流中进行脱气处理，以除去挥发性物质。必要时，将待测物置于真空中脱气，以加快去除挥发性物质。以脱气处理后的待测物作为测试样品。

取样品适量，装入已精密称定的测试单元，封闭。打开连接测试单元和参比单元的瓣膜，待系统压力稳定后，记录参比单元压力（P_r）；关闭连接测试单元和参比单元的瓣膜，向测试单元导入适量测试气体，待系统压力稳定后，记录系统初始压力（P_i），打开连接测试单元和参比单元的瓣膜，待系统压力稳定后，记录系统最终压力（P_f），按式（1）计算样品体积（V_s）：

$$V_s = V_c + \frac{V_r}{1 - \left(\dfrac{P_i - P_r}{P_f - P_r}\right)} \tag{1}$$

式（1）中　V_r 为参比单元体积，cm^3；

V_c 为测试单元体积，cm^3；

V_s 为样品体积，cm^3；

P_i 为系统初始压力，kPa；

P_f 为系统最终压力，kPa；

P_r 为参比单元压力，kPa。

重复操作，至连续两次测得的样品体积相差在 0.2% 以内。

精密称定样品和测试单元总质量，减重法计算样品质量（m），按式（2）计算样品颗粒密度（ρ）：

$$\rho = \frac{m}{V_s} \tag{2}$$

式（2）中　ρ 为样品颗粒密度，g/cm^3；

m 为样品质量，g；

V_s 为样品体积，cm^3。

由于脱气和测定过程可能导致样品质量变化，样品质量应以测定结束后测得的质量为准。

0993　堆密度和振实密度

1. 堆密度

本法用于测量药物或辅料粉体在松散状态下的填充密度。松散状态是指将粉体样品在无压缩力的作用下倾入容器中形成的状态。堆密度是粉体样品自然地充填至规定容器时，单位体积粉体的质量，因此堆密度取决于粉体颗粒的密度和粉体层中颗粒的空间排列。密度的国际单位为 kg/m^3，测量中采用量筒，因此，堆密度的结果用 g/ml 或 g/cm^3 表示。样品的制备、处理和贮藏决定了粉体的堆密度。颗粒的不同排列可导致堆密度在一定范围内变化，即便是轻微的排列变化都可能影响堆密度的值。因此，堆密度测量结果重现性不高，报告堆密度时应注明测量条件。可通过测量过筛后一定质量的样品在量筒中的体积，确定粉体堆密度（第一法），或测量通过体积计进入接收杯的已知体积样品的质量（第二法），也可通过测量过筛后充满具有一定容积容器的粉体样品的质量（第三法）来确定。

优先选择第一法和第三法。

第一法　刻度量筒记录法

方法　除另有规定外，取待测粉体样品约 100g（必要时，应过孔径为 1.0mm 的筛网，使在贮藏中形成的块状物充分分散，过筛操作应轻缓，以避免改变粉末的性质），精密称定，缓慢倾入玻璃刻度量筒，小心刮平顶部，应避免压紧粉体，以最接近的刻度线，记录表观体积，按式（1）计算堆密度：

$$\rho_B = M/V_0 \tag{1}$$

式（1）中　ρ_B 为固定质量法堆密度，g/ml；

　　　　M 为待测样品的质量，g；

　　　　V_0 为待测样品的表观体积，ml。

取同一批样品 3 份，平行测量，记录读数，以平均值作为测量结果。

当 100g 样品的表观体积在 150～250ml 范围内，可选择最小刻度为 2ml 的 250ml 量筒；当 100g 样品的表观体积大于 250ml 或小于 150ml，应选择适当样品量进行试验，使其表观体积在 150～250ml 范围内，表观体积应不低于量筒容积的 60%，应在测量结果中说明取样量。当 100g 样品的表观体积在 50～100ml 范围内，可选择最小刻度为 1ml 的 100ml 量筒。结果报告应说明所使用刻度量筒的容积。

第二法　体积计算法

装置　顶部为装有 1.0mm 筛网的粉体漏斗（图 1）。粉体漏斗下方依次为加料漏斗和装有四块玻璃挡板的挡板箱，待测粉体样品通过加料漏斗进入挡板箱后，可沿挡板滑动和反弹，降低下落冲力。挡板箱的底部为漏斗状收集器，使粉体聚集并倾入收集器正下方具有特定容积的样品接收杯中。样品接收杯可为圆柱体（容积为 25.00ml±0.05ml，内径为 30.00mm±2.00mm）或正方体（容积为 16.39ml±0.20ml，内部边长为 25.400mm±0.076mm）。

方法　取过量的待测粉体样品，经过装置进入样品接收杯直至溢出。使用圆柱体样品接收杯时，待测样品体积应不小于 35cm^3，使用正方体样品接收杯时，待测样品体积应不小于 25cm^3。用接触并垂直于样品接收杯顶部的刮刀，小心

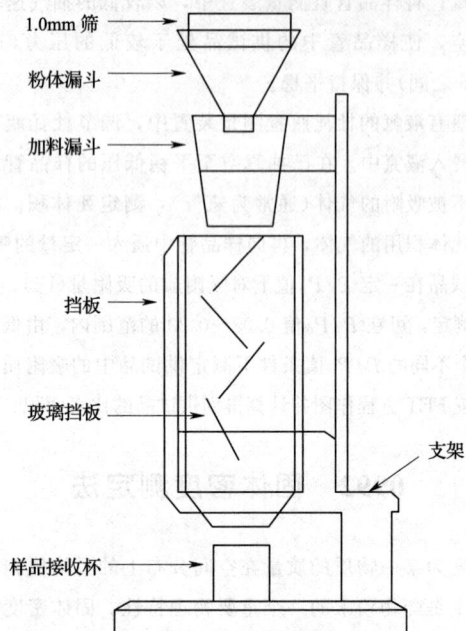

图 1　体积计算法测量装置

刮平杯顶，应避免压紧或刮出杯内粉体，清除附着在样品接收杯外壁的粉体，精密称定杯中粉体的质量。按式（2）计算堆密度，单位为 g/ml：

$$\rho_B = M/V_0 \tag{2}$$

式（2）中　ρ_B 为体积计算法堆密度，g/ml；

　　　　M 为接收杯内粉体的质量，g；

　　　　V_0 为接收杯的容积，ml。

取同一批样品 3 份，平行测量，记录读数，以平均值作为测量结果。

第三法　固定体积法

装置　容积为 100ml 的圆柱体不锈钢量杯（图 2）。

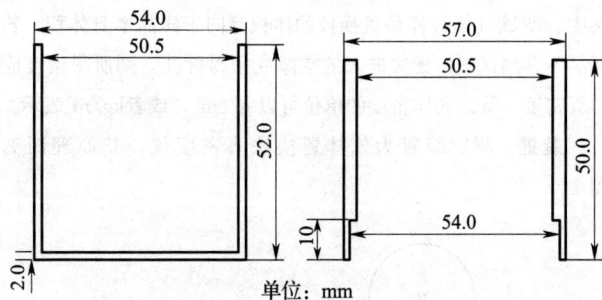

单位：mm

图 2　固定体积法参考量器规格（左为量杯，右为杯盖）

方法　取过量的待测样品（必要时，应过孔径为 1.0mm 的筛网，使在贮藏中形成的块状物充分分散），倾入已知容积和质量的不锈钢量杯直至溢出。按第二法同法操作，小心刮平杯顶，清除附着在量杯外壁的粉体，精密称定不锈钢量杯和杯内样品的总质量，按式（3）计算堆密度：

$$\rho_B = (M_1 - M_0)/V_0 \tag{3}$$

式（3）中　ρ_B 为固定体积法堆密度，g/ml；

M_1 为不锈钢量杯和杯内样品的总质量，g；

M_0 为不锈钢量杯的质量，g；

V_0 为不锈钢量杯的容积，ml。

取同一批样品 3 份，平行测量，记录读数，以平均值作为测量结果。

2. 振实密度

振实密度是指粉体在振实状态下的填充密度。振实状态是将容器中的粉体样品在特定频率下，向下振敲直到体积不再变化时粉体柱的状态。通过上提量筒或量杯并使其在重力作用下，自由下落一段固定的距离实现机械振动。振实密度可通过测量固定质量样品的振实体积（第一法和第二法）或测量样品在已知容积量器中振实后的质量（第三法）求得。

第一法

装置　装置（图 3）质量为 220g±44g，最小刻度为 2ml 的 250ml 量筒；振实频率为每分钟 250 次±15 次，幅度为 3mm±0.2mm，或振实频率为每分钟 300 次±15 次，幅度为 14mm±2mm 的振实装置。刻度量筒托架重量为 450g±10g。

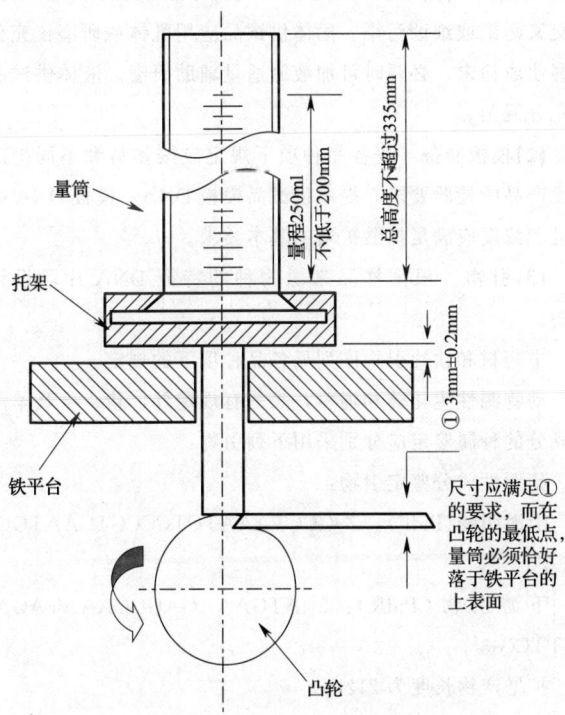

图 3　刻度量筒记录法测量装置

方法　照堆密度（第一法）操作。将已填充松散状态粉体的量筒固定于托架上，振实 10 次、500 次和 1250 次，记录对应的体积 V_{10}、V_{500}、V_{1250}，并精确至最小刻度。若 V_{500} 与 V_{1250} 之差不大于 2ml，取 V_{1250} 作为振实体积；若 V_{500} 与 V_{1250} 之差大于 2ml，增加振实次数直至两次连续记录的体积之差不大于 2ml。对于某些粉体，经过验证后也可选择低振实次数。按公式 m/V_F 计算振实密度（g/ml），式中 V_F 为振实体积。当无法使用 100g 的样品进行测量时，可减少取样量，采用质量为 130g±16g，最小刻度为 1ml

的 100ml 量筒，固定在质量为 240g±12g 的托架上，同法操作，当 V_{500} 与 V_{1250} 之差不大于 1ml 时，取 V_{1250} 作为振实体积；当 V_{500} 与 V_{1250} 之差大于 1ml 时，增加振实次数直至两次连续记录的体积之差不大于 1ml。结果报告中应说明测量条件。

第二法

方法　固定振实装置的振实频率为每分钟 250 次，幅度为 3mm±0.2mm，照振实密度（第一法），依法操作。

第三法

装置　装置（图 2）容积为 100ml 的圆柱体不锈钢量杯和杯盖。

方法　使用加盖量杯，照堆密度（第三法）操作。使用适宜的振实密度测量仪，以每分钟 50～60 次的振实频率，使加盖量杯连续振实 200 次。移除杯盖，照堆密度（第三法），小心刮平杯顶，精密称定量杯和粉体总质量。重复上述操作，连续振实 400 次。若振实 200 次和 400 次所得质量差大于 2%，继续振实 200 次，直至连续两次测量的质量差不大于 2%。按式（4）计算：

$$\rho_T = (M_t - M_0) / V \qquad (4)$$

式（4）中　ρ_T 为固定体积法振实密度，g/ml；

M_t 为量杯和粉体总质量，g；

M_0 为量杯的质量，g；

V 为量杯的容积，ml。

取同一批样品 3 份，平行测量，记录读数，以平均值作为测量结果。结果报告中应说明振实幅度、振实次数等测量条件。

3. 粉体压缩性

粉体粒子间相互作用不仅影响粉体的堆积性质，还影响粉体的流动性。因此，比较堆密度和振实密度的差异，能够有效评估粉体粒子间相互作用的相对重要性，也常用粉体在松散和振实状态下的参数差异，以压缩性指数或豪斯纳比作为粉体流动能力的评价指标。

压缩性指数和豪斯纳比既可作为粉体可压缩性的参数，也可作为粉体振实能力的参数，同时，如上所述，还能够评估粉体粒子间相互作用的相对重要性。对于流动性良好的粉体，粒子间相互作用的重要性相对较低，堆密度和振实密度在数值上也较为接近。对于流动性较差的粉体，粒子间通常存在较强的相互作用，同时，堆密度和振实密度的差异也较大。压缩性指数和豪斯纳比均可反映以上差异。

$$压缩性指数 = 100 (V_0 - V_F) / V_0 \qquad (5)$$

式（5）中　V_0 为松散状态表观体积；

V_F 为振实体积。

$$豪斯纳比 = V_0 / V_F \qquad (6)$$

式（6）中　V_0 为松散状态表观体积；

V_F 为振实体积。

根据粉体的性质，压缩性指数计算时，可使用 V_{10} 代替 V_0，其中，V_{10} 为振实 10 次后的粉末体积。当使用 V_{10} 代替 V_0 计算，应在结果中说明。

1000　分子生物学检查法

1001　聚合酶链式反应法

聚合酶链式反应(polymerase chain reaction，PCR)是一种用于扩增特定 DNA 片段的分子生物学技术，即 DNA 片段的特异性体外扩增过程，其特异性依赖于与目的 DNA 片段两端互补的寡核苷酸引物。PCR 基本原理为双链 DNA 在高温下发生变性解链成为单链 DNA，当温度降低后又可以复性成双链，通过温度变化控制 DNA 的变性和复性，加入引物、DNA 聚合酶、脱氧核糖核苷三磷酸(dNTP)及相应缓冲液，完成特定 DNA 片段的体外扩增。

聚合酶链式反应法按原理和用途可分为常规 PCR 法、实时定量 PCR 法(quantitative real-time PCR，qPCR)等。常规 PCR 法系利用供试品中一段特征 DNA 片段设计引物进行 PCR 扩增，并通过比较供试品组和对照组 PCR 产物片段大小或数量进行结果判定的核酸检测方法，也可结合限制性内切酶酶切多态性技术(restriction fragment length polymorphism，RFLP)、片段分析或核酸测序技术对扩增产物进行测定，主要用于动、植物源性中药材和饮片，原材料，中间体，原料药与辅料等种属鉴定，也可用于其他药品质量控制中特征 DNA 片段的检定。

1. 对仪器的一般要求

包括可对温度进行连续控制的聚合酶链式反应分析仪(polymerase chain reaction analyzer，简称 PCR 仪)、具有稳压直流电源电泳仪和平板电泳槽、紫外凝胶成像仪(或紫外透射仪)等。

2. 对 PCR 体系的一般要求

包括耐热 DNA 聚合酶、PCR 缓冲液、dNTP、引物、模板等。组成 PCR 体系的试剂可采用自制、商品化试剂或为供试品检测设计的专用试剂盒，配制和使用过程中应避免污染。自制试剂应尽量现配现用并经验证后方可使用，商品化试剂和专用试剂盒需经过质量确认，并严格遵照说明书使用和储存。

3. 方法适用性试验

进行聚合酶链式反应时，应进行方法适用性试验，若测定条件以及供试品来源、部位、加工、制备工艺、干扰物质、储藏等因素可能影响测定结果时，应重新对所用方法的专属性等进行确认。

利用阳性对照、阴性对照、空白对照按"4. 测定法"进行方法适用性试验。阴性对照可根据实际情况选择已知不

含待测动植物源性成分的样品或不含靶序列的适当基质，检测结果应无 DNA 条带或 DNA 条带数量与位置与阳性对照不一致。

采用商品化试剂或试剂盒进行供试品前处理、模板 DNA 制备、核酸扩增和反应产物检测时，应按说明书操作，并符合试剂盒说明书中的质量控制及方法适用性要求。

4. 测定法

(1)供试品前处理　供试品取样应有代表性，取样量和取样部位可按各品种项下的规定或按物料和不同生产阶段产品的检验要求。除另有规定外，可采用适宜方式对供试品进行前处理，如依次用 75% 乙醇、无菌水清洗擦拭表面以消除交叉污染或细菌污染。固体供试品应用乳钵或研磨仪充分研磨使成粉末，必要时可加液氮适量辅助研磨。液体供试品应充分混匀。

(2)模板制备　按各品种项下规定或按物料和不同生产阶段产品的检验要求，提取供试品模板 DNA，模板 DNA 的质量和浓度应满足核酸扩增的基本要求。

(3)引物　根据样品来源物种的特征 DNA 片段设计引物。

中药材和饮片引物序列见各品种项下的规定。

动物源性生化药和辅料，除另有规定外，猪、牛及羊源性成分的种属鉴定应分别采用下列引物：

猪源性成分鉴定引物：

上游引物(PidF)：5′-GCCTAAATCTCCCCTCAATGG-TA-3′；

下游引物(PidR)：5′-ATGAAAGAGGCAAATAGA-TTTTCG-3′；

扩增产物长度为 212bp。

牛源性成分鉴定引物：

上游引物(BidF)：5′-GCCATATACTCTCCTTGGT-GACA-3′；

下游引物(BidR)：5′-GTAGGCTTGGGAATAGTACGA-3′；

扩增产物长度为 271bp。

羊源性成分鉴定引物：

上游引物(SidF)：5′-TATTAGGCCTCCCCCTTGTT-3′；

下游引物(SidR)：5′-CCCTGCTCATAAGGGAATAGCC-3′；

扩增产物长度为 293bp。

(4)核酸扩增　除另有规定外，核酸扩增可采用 PCR 反应进行，操作如下。

PCR 体系应由脱氧核糖核苷三磷酸（dNTP，含脱氧核糖核苷三磷酸 dATP、dCTP、dGTP、dTTP 一般各 $200\mu mol/L$）、引物溶液（一般 $100\sim500nmol/L$）、耐热 DNA 聚合酶（具有 $5'\rightarrow3'$ 聚合酶活性，一般 $1\sim2.5U$）及其缓冲液（含金属离子如镁离子）、模板和无菌水组成，总体积一般为 $20\sim100\mu l$。

扩增程序应包括变性、退火、延伸三个基本步骤，还可包括预变性、终延伸。预变性时间一般为 94℃保温 $3\sim5$ 分钟，对于鸟嘌呤和胞嘧啶所占比例较高的品种，可适当延长预变性时间至 10 分钟或升高预变性温度至 98℃。PCR 循环一般分为三步或两步，反应循环次数一般在 $30\sim40$ 次，退火温度一般在 $45\sim65$℃。当 PCR 反应产物长度小于 500bp 时，退火延伸时间一般在 $20\sim45$ 秒。延伸温度一般为 72℃或 68℃，可根据使用的 DNA 聚合酶特性决定。

（5）反应产物检测　如有必要或有规定，在 PCR 反应完成后，取扩增产物，利用限制性内切酶进行酶切反应。酶切反应体系由限制性内切酶及其缓冲液、扩增产物和无菌水组成，总体积一般为 $20\mu l$，可根据酶的活性和酶切反应中加入的扩增产物的量来确定限制性内切酶用量和酶切时间，其中限制性内切酶一般为 $5\sim15U$，扩增产物一般为 $5\sim10\mu l$。依据限制性内切酶种类选择适宜反应温度进行酶切，酶切反应时间通常为 $2\sim4$ 小时，快速限制性内切酶的反应时间不超过 1 小时。

中药材和饮片限制性内切酶种类见各品种项下的规定。

动物源性生化药和辅料，除另有规定外，猪、牛及羊源性成分的种属鉴定必要时可结合 RFLP 进行鉴定。猪源性成分鉴定限制性内切酶为 *Mnl*Ⅰ，牛源性成分鉴定限制性内切酶为 *Dpn*Ⅱ，羊源性成分鉴定限制性内切酶为 *Sau*3AⅠ。

按附注 4. 琼脂糖凝胶电泳法（核酸检测用）进行反应产物检测。对于片段小于 1000bp 的产物，制备的琼脂糖凝胶浓度应在 $1\%\sim3\%$ 之间，对于片段大于或等于 1000bp 的产物，宜使用浓度为 $0.5\%\sim1.5\%$ 的琼脂糖凝胶。选择合适的 DNA 分子量标准与反应产物同时进行琼脂糖凝胶电泳，DNA 分子量标准应含有用于结果判定的分子量条带。

（6）结果判定　**阳性对照**　除另有规定外，中药材或饮片应选择对照药材作为阳性对照，动物源性生化药和辅料应分别选择与供试品类型一致且种属来源明确的药用原材料、中间体、原料药、辅料或序列明确的核酸片段作为阳性对照。

空白对照　以无菌水代替供试品。

结果判定方法　分别取供试品、阳性对照和空白对照同法试验，阳性对照的 DNA 条带位置和数量应符合规定，空白对照中应无 DNA 条带。当供试品琼脂糖凝胶电泳图谱 DNA 条带数量和位置与阳性对照一致时，结果判定为阳性。

【附注】

1. PCR 须在满足核酸检测基本条件的分子生物学实验室中进行；试剂配制和储存、前处理和模板制备、PCR 扩增和产物分析等功能区域应参照《实验室质量控制规范-食品分子生物学检测》（GB/T 27403）予以分隔，或采取其他有效方式控制。

2. 实验室生物安全和污染废弃物的处理应符合《实验室生物安全通用要求》（GB 19489）。

3. 检测人员需经上岗培训和在岗持续培训，要求掌握聚合酶链式反应相关专业知识和技能、实验室管理要求，能独立熟练地操作。

4. 琼脂糖凝胶电泳法（核酸检测用）

（1）试剂配制

电泳缓冲液　取三羟甲基氨基甲烷（Tris）4.84g，冰醋酸 1.14ml，乙二胺四乙酸二钠（EDTA）0.37g，用醋酸调节 pH 值至 8.0，加水使成 1000ml；也可使用其他适宜的电泳缓冲液。

上样缓冲液　取溴酚蓝 0.25g，二甲苯蓝 FF 0.25g，蔗糖 40g，加水使成 100ml；也可使用其他适宜的上样缓冲液。

染色剂　溴化乙锭溶液（取溴化乙锭 0.5g，加水溶解并稀释至 100ml，即得），也可使用其他合适的核酸染色剂。

（2）操作步骤

制胶　取琼脂糖适量，加入电泳缓冲液，加热使溶胀完全，加入适量核酸染色剂，混匀，倒入插有鲨鱼齿梳的模具中，待凝胶结成无气泡的均匀薄层，即得。

DNA 分子量标准溶液的制备　取 DNA 分子量标准溶液适量，按所附使用说明进行配制。

上样溶液的制备　取 PCR 扩增产物溶液适量，按体积比（6∶1）加入上样缓冲液，混匀。

上样和电泳　在电泳槽中加入电泳缓冲液，将凝胶板置于电泳槽架上，小心拔出鲨鱼齿梳，取适量上样溶液于凝胶板负极端上样。接通电源，恒压 $5\sim10V/cm$。当溴酚蓝移至距凝胶底部约 1cm 处，关闭电源，取出，在紫外光灯（254nm）下检视。

1021　细菌 DNA 特征序列鉴定法

细菌 DNA 特征序列鉴定法系以特征核酸序列作为目标检测物，用于药用原料、辅料、制药用水、中间产品、终产品、包装材料和环境等药品全生命周期质量控制中细菌的鉴定。

本法通过对细菌 16S 核糖体 RNA（16S ribosomal RNA gene，16S rRNA）基因特征核酸序列的测定及比对分析，实现细菌的分子生物学鉴定。细菌 16S rRNA 基因全长约 1500bp，包含 9 个可变区（variable region，V 区）和 10 个恒定区（constant region，C 区），在结构与功能上具有高度保守性，是细菌分类和鉴定中得到广泛应用的 DNA 特征序列之一。对于利用 16S rRNA 基因特征核酸序列无法准确区分鉴定的一些近源菌种，也可结合其他经过验证的基因特征序列或全基因组序列进行分子生物学鉴定。

实验环境和仪器的一般要求

开展细菌分子生物学鉴定试验的环境应具备分子生物学实验室的基本条件，可参考聚合酶链式反应法（通则 1001）相关要求并符合相应级别的生物安全要求。

所用仪器有电子天平、离心机、冰箱、恒温仪、DNA 定量仪器（如紫外或荧光分光光度仪），聚合酶链式反应（polymerase chain reaction，PCR）分析仪、电泳仪、凝胶成像仪、核酸测序仪等。

试剂及其制备方法

三羟甲基氨基甲烷-乙二胺四醋酸二钠缓冲液（TE 缓冲液，pH 8.0） 称取三羟甲基氨基甲烷 12.1g，加适量水搅拌溶解，并稀释至 100ml，用盐酸试液调节 pH 值至 8.0，得到 1mol/L 贮备液；称取乙二胺四醋酸二钠 18.6g，加适量水搅拌溶解，并稀释至 100ml，用氢氧化钠试液调节 pH 值至 8.0，得到 0.5mol/L 贮备液。取三羟甲基氨基甲烷贮备液 10ml，乙二胺四醋酸二钠贮备液 2ml，加水稀释至 1000ml，灭菌。

PCR 反应缓冲液（pH 8.3） 称取三羟甲基氨基甲烷 12.1g，氯化钾 37.3g，氯化镁 2.4g，加适量水搅拌溶解，并稀释至 1000ml，用盐酸试液调节 pH 值至 8.3，灭菌。

电泳缓冲液（TAE 缓冲液，pH 8.0） 称取三羟甲基氨基甲烷 4.84g，冰醋酸 1.14ml，乙二胺四醋酸二钠 0.75g，加适量水搅拌溶解，并稀释至 1000ml，用氢氧化钠试液调节 pH 值至 8.0。

上样缓冲液 称取溴酚蓝 0.25g，二甲苯氰 0.25g，蔗糖 40.0g，加适量水搅拌溶解，并稀释至 100ml。

核酸的提取、扩增、产物检测和纯化等也可以采用适宜的商品化试剂和试剂盒。

方法适用性试验

细菌 DNA 特征序列鉴定时，应进行方法适用性试验，以确认所采用的方法适合于目标菌的鉴定。若鉴定条件发生变化可能影响鉴定结果时，应重新进行方法适用性试验。

进行方法适用性试验时，选择革兰阳性和阴性标准菌株按"待检菌的测定"步骤进行操作。提取的核酸质量应能满足核酸扩增的要求；核酸扩增产物应能在 500bp 左右检测到一条目的条带；核酸测序结果应与相应对照菌株的核酸序列一致。

方法适用性试验应设定阴性对照试验，取灭菌的纯化水作为阴性对照，照核酸提取及后续步骤进行操作。核酸扩增产物应无扩增条带。

方法适用性试验可与待检菌的测定同时进行。

待检菌的测定

待检菌的测定应设置阳性对照试验和阴性对照试验。

阳性对照试验

根据待检菌的革兰染色等特性，选择特征序列确定的菌株作为阳性对照菌，照待检菌的测定步骤进行操作。阳性对照试验提取的核酸质量应能满足核酸扩增的要求；核酸扩增产物应能在 500bp 左右检测到一条目的条带；核酸测序结果应与相应对照菌株的核酸序列一致。

阴性对照试验

取灭菌的纯化水作为阴性对照，照核酸提取及后续步骤进行操作，用以确证核酸提取、PCR 反应体系和扩增过程无污染。阴性对照试验的核酸扩增产物应无扩增条带。

待检菌测定

(1)**分离纯化** 挑取待检菌在适宜的固体培养基上连续划线培养，以获取纯培养物（单个菌落）。

(2)**核酸提取** 核酸提取常用十六烷基三甲基溴化铵（cetyltrimethylammonium bromide method，CTAB）法，也可采用十二烷基硫酸钠法、碱裂解法等其他适宜的方法，必要时加入核糖核酸酶（ribonuclease，RNase）去除 RNA。

CTAB 法提取核酸的一般步骤 取适量经分离纯化后的待测菌纯培养物于离心管中，加入 TE 缓冲液 450μl、溶菌酶（10mg/ml）25μl，混匀，置 37℃水浴加热 30 分钟；加入 10% 十二烷基硫酸钠溶液 50μl，混匀，置 37℃水浴加热 15 分钟；加入 1% 氯化钠溶液 80μl、10% CTAB 溶液 70μl，混匀，置 65℃水浴加热 15 分钟；加入饱和苯酚-三氯甲烷-异戊醇（25：24：1，ml/ml）溶液 350μl，剧烈振荡，室温静置 5 分钟，离心（转速为每分钟 12 000 转）10 分钟，取上清液置于新的离心管中，重复操作 1 次；加入 2 倍体积无水乙醇，于-20℃静置不少于 30 分钟，离心（转速为每分钟 12 000 转）10 分钟，弃去上清液；加入适量 75% 乙醇溶液洗涤，离心（转速为每分钟 12 000 转）10 分钟，弃去上清液，室温风干至乙醇挥发完全；加入适宜体积的 TE 缓冲液溶解，作为核酸提取溶液（模板 DNA），置 2～8℃冰箱中备用。

待检菌提取的核酸质量应能满足核酸扩增的要求，核酸浓度宜不低于 10ng/μl。模板 DNA 浓度和纯度测定常用紫外-可见分光光度法，A_{260}/A_{280} 比值宜在 1.8～2.0 之间。

(3)**核酸扩增** 本法中的核酸扩增是指对 16S rRNA 基因 V1～V3 可变区核酸序列片段进行扩增，其扩增引物、反应体系及扩增程序如下：

扩增引物 正向引物（16SV1F）：5′-AGAGTTTGATC-CTGGCTCAG-3′；

反向引物（16SV3R）：5′-GTATTACCGCGGCTGCTGGC-3′。

反应体系 常用的 PCR 反应体系为 25μl。制备时，取 PCR 反应缓冲液 2.5μl，脱氧核糖核苷三磷酸（2.5mmol/L）2μl，正向和反向引物（2.5μmol/L）各 2μl，模板 DNA 1μl，*Taq* DNA 聚合酶（1U/μl）1μl，加灭菌的纯化水至 25μl。

扩增程序　采用的扩增程序为：94℃预变性 3 分钟；94℃变性 30 秒，55～60℃退火 30 秒，72℃延伸 60 秒，30 个循环；72℃继续延伸 5 分钟。

(4)核酸扩增产物的检测　采用琼脂糖凝胶电泳法检测核酸扩增产物。用电泳缓冲液配制 1.5％琼脂糖凝胶，其中加入溴化乙锭或吖啶橙等适宜的核酸凝胶染色剂。取核酸扩增产物 5μl、上样缓冲液 1μl，混匀后上样，于 100～150V 电压下电泳，溴酚蓝条带移动至凝胶片的 1/2～2/3 处结束电泳。取凝胶片在紫外凝胶成像仪上检视，核酸扩增产物应在约 500bp 的位置出现一条目的条带。核酸扩增产物检测时应选择适宜的 DNA 分子量标记，目的条带的大小应包括在 DNA 分子量标记的范围内。

(5)核酸扩增产物的纯化　核酸扩增产物应进行纯化，去除扩增引物、模板 DNA、Taq DNA 聚合酶等残留。核酸扩增产物纯化的主要步骤包括：将琼脂糖凝胶中的核酸扩增产物切下，置离心管中，加入适量体积的 TE 缓冲液，65～95℃水浴至凝胶块完全溶解；分别加入 1/10 体积醋酸钠溶液(3mol/L，pH 5.2)和乙二胺四醋酸二钠溶液(125mmol/L，pH 8.0)，混匀；加入 2 倍体积无水乙醇，−20℃静置 30 分钟；离心(转速为每分钟 12 000 转)10 分钟，弃去上清液；加入适量 75％乙醇溶液洗涤，离心(转速为每分钟 12 000 转)10 分钟，弃去上清液，室温风干至乙醇挥发完全；加入适宜体积的 TE 缓冲溶液溶解，作为核酸扩增产物的纯化溶液，置 2～8℃冰箱中备用。

(6)核酸测序　以扩增引物作为测序引物，用核酸测序仪对纯化后的核酸扩增产物进行双向测序，获得目标核酸序列。对核酸测序结果进行序列质量核查。双向测序峰图应采用有峰图拼接功能的软件，以正、反向核酸序列叠加的方式进行序列拼接，并去除两端引物区序列。拼接后得到的核酸序列方向应与核酸扩增正向引物方向一致。

(7)结果判定　将获得的细菌 DNA 特征序列与经验证过的专业数据库进行比对。根据比对结果进行判定。

1100　生物检查法

1101　无菌检查法

无菌检查法系用于检查药典要求无菌的药品、医疗器械、原料、辅料及其他品种是否无菌的一种方法。若供试品符合无菌检查法的规定，仅表明了供试品在该检验条件下未发现微生物污染。

无菌检查应在无菌条件下进行，试验环境必须达到无菌检查的要求，检验全过程应严格遵守无菌操作，防止微生物污染，防止污染的措施不得影响供试品中微生物的检出。单向流空气区域、工作台面及受控环境应定期确认。隔离系统应定期按相关的要求进行验证，其内部环境的洁净度须符合无菌检查的要求。日常检验需对试验环境进行监测与控制。

培 养 基

硫乙醇酸盐流体培养基主要用于厌氧菌的培养，也可用于需氧菌的培养；胰酪大豆胨液体培养基用于真菌和需氧菌的培养。

培养基的制备及培养条件

培养基可按以下处方制备，亦可使用按该处方生产的符合规定的脱水培养基或商品化的预制培养基。配制后应采用验证合格的灭菌程序灭菌。制备好的培养基若不即时使用，应置于无菌密闭容器中，在 2～25℃环境下保存，并在经验证的保存期内使用。

1. 硫乙醇酸盐流体培养基

胰酪胨	15.0g	氯化钠	2.5g
酵母浸出粉	5.0g	新配制的 0.1％	
葡萄糖/无水葡萄糖	5.5g/5.0g	刃天青溶液	1.0ml
L-胱氨酸	0.5g	琼脂	0.75g
硫乙醇酸钠	0.5g	水	1000ml
(或硫乙醇酸)	(0.3ml)		

取 L-胱氨酸、琼脂、氯化钠、葡萄糖、酵母浸出粉和胰酪胨与水混合，加热溶解，加入硫乙醇酸钠或硫乙醇酸，必要时用 1mol/L 氢氧化钠溶液调节 pH，使灭菌后在 25℃的 pH 值为 7.1±0.2。如需过滤，可重新加热上述溶液，但不得煮沸，趁热过滤。加入刃天青溶液，混匀，分装至适宜的容器中，其装量与容器高度的比例应符合培养结束后培养基氧化层(粉红色)不超过培养基深度的 1/2。灭菌。在供试品接种前，培养基氧化层的高度不得超过培养基深度的 1/3，否则，须经水浴或流通蒸汽加热至粉红色消失(不超过 20 分钟)，迅速冷却，只限加热一次，并防止被污染。

除另有规定外，硫乙醇酸盐流体培养基置 30～35℃培养。对含有汞类防腐剂，且无法采用薄膜过滤法处理的供试品，可选用其他经验证的培养体系进行无菌检查。

2. 胰酪大豆胨液体培养基

胰酪胨	17.0g	氯化钠	5.0g
大豆木瓜蛋白酶水解物	3.0g	磷酸氢二钾	2.5g
葡萄糖/无水葡萄糖	2.5g/2.3g	水	1000ml

取上述成分，混合，微温溶解，冷却至室温，用 1mol/L 氢氧化钠溶液调节 pH 使灭菌后在 25℃的 pH 值为 7.3±0.2，必要时滤清，分装，灭菌。

胰酪大豆胨液体培养基置 20～25℃培养。

3. 中和或灭活用培养基

按上述硫乙醇酸盐流体培养基或胰酪大豆胨液体培养基的处方及制法，在培养基灭菌前或使用前加入适宜的中和剂、灭活剂或表面活性剂，其用量同方法适用性试验。

4. 0.5%葡萄糖肉汤培养基(用于硫酸链霉素等抗生素的无菌检查)

胨	10.0g	氯化钠	5.0g
牛肉浸出粉	3.0g	水	1000ml
葡萄糖	5.0g		

除葡萄糖外，取上述成分混合，微温溶解，调节pH为弱碱性，煮沸，加入葡萄糖溶解后，摇匀，滤清，调节pH使灭菌后在25℃的pH值为7.2±0.2，分装，灭菌。

5. 胰酪大豆胨琼脂培养基

胰酪胨	15.0g	琼脂	15.0g
大豆木瓜蛋白酶水解物	5.0g	水	1000ml
氯化钠	5.0g		

除琼脂外，取上述成分，混合，微温溶解，调节pH使灭菌后在25℃的pH值为7.3±0.2，加入琼脂，加热溶化后，摇匀，分装，灭菌。

6. 沙氏葡萄糖液体培养基

动物组织胃蛋白酶水解物		葡萄糖	20.0g
和胰酪胨等量混合物	10.0g	水	1000ml

除葡萄糖外，取上述成分，混合，微温溶解，调节pH使灭菌后在25℃的pH值为5.6±0.2，加入葡萄糖，摇匀，分装，灭菌。

7. 沙氏葡萄糖琼脂培养基

动物组织胃蛋白酶水解物		琼脂	15.0g
和胰酪胨等量混合物	10.0g	水	1000ml
葡萄糖	40.0g		

除葡萄糖、琼脂外，取上述成分，混合，微温溶解，调节pH使灭菌后在25℃的pH值为5.6±0.2，加入琼脂，加热溶化后，再加入葡萄糖，摇匀，分装，灭菌。

8. 马铃薯葡萄糖琼脂培养基(PDA)

马铃薯(去皮)	200g	琼脂	15.0g
葡萄糖	20.0g	水	1000ml

取马铃薯，切成小块，加水1000ml，煮沸20~30分钟，用6~8层纱布过滤，取滤液补水至1000ml，调节pH使灭菌后在25℃的pH值为5.6±0.2，加入琼脂，加热溶化后，再加入葡萄糖，摇匀，分装，灭菌。

培养基的适用性检查

每批无菌检查用硫乙醇酸盐流体培养基和胰酪大豆胨液体培养基等应符合培养基的无菌性检查及灵敏度检查的要求。本检查可在供试品的无菌检查前或与供试品的无菌检查同时进行。

无菌性检查　每批随机取部分培养基，置各培养基规定的温度培养14天，应无菌生长。

灵敏度检查

菌种　培养基灵敏度检查所用菌株传代次数不得超过5代

（从菌种保藏中心获得的标准菌株为第0代），并采用适宜的菌种保藏技术进行保存和确认，以保证试验菌株的生物学特性。

金黄色葡萄球菌(*Staphylococcus aureus*)〔CMCC(B)26 003〕

铜绿假单胞菌(*Pseudomonas aeruginosa*)〔CMCC(B)10 104〕

枯草芽孢杆菌(*Bacillus subtilis*)〔CMCC(B)63 501〕

生孢梭菌(*Clostridium sporogenes*)〔CMCC(B)64 941〕

白色念珠菌(*Candida albicans*)〔CMCC(F)98 001〕

黑曲霉(*Aspergillus niger*)〔CMCC(F)98 003〕

菌液制备　接种金黄色葡萄球菌、铜绿假单胞菌、枯草芽孢杆菌的新鲜培养物至胰酪大豆胨液体培养基中或胰酪大豆胨琼脂培养基上，接种生孢梭菌的新鲜培养物至硫乙醇酸盐流体培养基中，30~35℃培养18~24小时；接种白色念珠菌的新鲜培养物至沙氏葡萄糖液体培养基中或沙氏葡萄糖琼脂培养基上，20~25℃培养2~3天，上述培养物用pH 7.0无菌氯化钠-蛋白胨缓冲液或0.9%无菌氯化钠溶液制成适宜浓度菌悬液。接种黑曲霉至沙氏葡萄糖琼脂斜面培养基或马铃薯葡萄糖琼脂培养基上，20~25℃培养5~7天或直到获得丰富的孢子，加入适量含0.05%(g/ml)聚山梨酯80的pH 7.0无菌氯化钠-蛋白胨缓冲液或含0.05%(g/ml)聚山梨酯80的0.9%无菌氯化钠溶液等适宜的稀释液，将孢子洗脱，采用适宜的方法吸出孢子悬液至无菌试管内，用含0.05%(g/ml)聚山梨酯80的pH 7.0无菌氯化钠-蛋白胨缓冲液或含0.05%(g/ml)聚山梨酯80的0.9%无菌氯化钠溶液等适宜的稀释液制成适宜浓度的孢子悬液。

菌悬液若在室温下放置，一般应在2小时内使用；若保存在2~8℃可在24小时内使用。黑曲霉孢子悬液可保存在2~8℃，在验证过的贮存期内使用。

培养基接种　取适宜装量的硫乙醇酸盐流体培养基7管，分别接种不大于100cfu的金黄色葡萄球菌、铜绿假单胞菌、生孢梭菌各2管，另1管不接种作为空白对照；取适宜装量的胰酪大豆胨液体培养基7管，分别接种不大于100cfu的枯草芽孢杆菌、白色念珠菌、黑曲霉各2管，另1管不接种作为空白对照。接种细菌的培养基管培养时间不得超过3天，接种真菌的培养基管培养时间不得超过5天。

结果判定　空白对照管应无菌生长，若加菌的培养基管均生长良好，判该培养基的灵敏度检查符合规定。

稀释液、冲洗液及其制备方法

稀释液、冲洗液配制后应采用验证合格的灭菌程序灭菌。

1. 0.1%无菌蛋白胨水溶液　取蛋白胨1.0g，加水1000ml，微温溶解，必要时滤过使澄清，调节pH值至7.1±0.2，分装，灭菌。

2. pH 7.0无菌氯化钠-蛋白胨缓冲液　取磷酸二氢钾3.56g，无水磷酸氢二钠5.77g，氯化钠4.30g，蛋白胨1.00g，加水1000ml，微温溶解，必要时滤清，分装，灭菌。

根据供试品的特性，可选用其他经验证的适宜溶液作为稀释液或冲洗液（如 0.9% 无菌氯化钠溶液）。

如需要，可在上述稀释液或冲洗液的灭菌前或灭菌后加入表面活性剂或中和剂等。

方法适用性试验

进行产品无菌检查时，应进行方法适用性试验，以确认所采用的方法适合于该产品的无菌检查。若检验程序或产品发生变化可能影响检验结果时，应重新进行方法适用性试验。

方法适用性试验按"供试品的无菌检查"的规定及下列要求进行操作。对每一试验菌应逐一进行方法确认。

菌种及菌液制备　菌株及菌液制备同培养基灵敏度检查。对大肠埃希菌敏感的抗生素类产品宜选用大肠埃希菌（Escherichia coli）〔CMCC(B)44 102〕代替铜绿假单胞菌，菌液制备同金黄色葡萄球菌。

薄膜过滤法　按供试品的无菌检查要求，取每种培养基规定接种的供试品总量，采用薄膜过滤法过滤，冲洗，在最后一次冲洗液中加入不大于 100cfu 的试验菌，过滤。加培养基至滤筒内，接种金黄色葡萄球菌、铜绿假单胞菌/大肠埃希菌、生孢梭菌的滤筒内加硫乙醇酸盐流体培养基；接种枯草芽孢杆菌、白色念珠菌、黑曲霉的滤筒内加胰酪大豆胨液体培养基。另取一装有同体积培养基的容器，加入等量试验菌，作为对照。置规定温度培养，培养时间不得超过 5 天。

直接接种法　取符合直接接种法培养基用量要求的硫乙醇酸盐流体培养基 6 管，分别接入不大于 100cfu 的金黄色葡萄球菌、铜绿假单胞菌/大肠埃希菌、生孢梭菌各 2 管；取符合直接接种法培养基用量要求的胰酪大豆胨液体培养基 6 管，分别接入不大于 100cfu 的枯草芽孢杆菌、白色念珠菌、黑曲霉各 2 管。其中 1 管按供试品的无菌检查要求，接入每管培养基规定的供试品接种量，另 1 管作为对照，置规定的温度培养，培养时间不得超过 5 天。

结果判断　与对照管比较，如含供试品各容器中的试验菌均生长良好，则说明供试品的该检验量在该检验条件下无抑菌作用或其抑菌作用可忽略不计，照此检查方法和检查条件进行供试品的无菌检查。如含供试品的任一容器中的试验菌生长微弱、缓慢或不生长，则说明供试品的该检验量在该检验条件下有抑菌作用，应采用增加冲洗量、增加培养基用量、使用中和剂或灭活剂、更换滤膜品种等方法，消除供试品的抑菌作用，并重新进行方法适用性试验。

方法适用性试验也可与供试品的无菌检查同时进行。

供试品的无菌检查

无菌检查法包括薄膜过滤法和直接接种法。只要供试品性质允许，应采用薄膜过滤法，包括水溶性液体供试品、醇类和油性供试品，或可在水或油性溶剂中溶解的供试品等。供试品无菌检查所采用的检查方法和检验条件应与方法适用性试验确认的方法相同。

无菌试验过程中，若需使用表面活性剂、灭活剂或溶剂等，应证明其有效性，且对微生物无毒性。

检验数量　是指一次试验所用供试品最小包装容器的数量，成品每亚批均应进行无菌检查。除另有规定外，批出厂产品及生物制品的原料和半成品最少检验数量按表 1 规定；上市产品抽检的最小检验数量按表 2 规定。

检验量　是指供试品每个最小包装接种至每份培养基的最小量。除另有规定外，供试品的最少检验量按表 3 规定。若每支（瓶）供试品的装量按规定足够接种两种培养基，则应分别接种硫乙醇酸盐流体培养基和胰酪大豆胨液体培养基。采用薄膜过滤法时，只要供试品特性允许，应将所有容器内的内容物全部过滤。

阴性对照　供试品无菌检查时，应取相应溶剂和稀释液、冲洗液同法操作，作为阴性对照。阴性对照不得有菌生长。

实验室应基于质量风险管理的要求，根据产品特性、方法适用性试验结果、人员技能与经验、数据可靠性、污染控制措施和实验室质量控制水平等因素，综合评估确定日常检验过程中阳性对照试验的必要性、频次及其他要求。阳性对照试验方法同供试品检查，加菌量不大于 100cfu。阳性对照管培养不得超过 5 天，应生长良好。

供试品处理及接种培养基

操作时，用适宜的方法对供试品容器表面进行彻底消毒，如果供试品容器内有一定的真空度，可用适宜的无菌器材（如带有除菌过滤器的针头）向容器内导入无菌空气，再按无菌操作开启容器取出内容物。

除另有规定外，按下列方法进行供试品处理及接种培养基。

1. 薄膜过滤法

根据供试品及其溶剂的特性选择滤膜材质，应充分考虑供试品的亲水性、疏水性及其他产品特性（如抗生素）的影响。无菌检查用滤膜孔径应不大于 0.45μm。滤膜直径约为 50mm，若使用其他尺寸的滤膜，应对稀释液和冲洗液体积进行调整，并重新验证。使用时，应保证滤膜在过滤前后的完整性及过滤系统的无菌性。为发挥滤膜的最大过滤效率，应注意保持供试品溶液及冲洗液覆盖整个滤膜表面。

水溶性液体供试品　取规定量，直接过滤，或混合至含不少于 100ml 适宜稀释液的无菌容器中，混匀，立即过滤。适用时，水溶性供试液过滤前先将少量的冲洗液过滤，以润湿滤膜。如供试品具有抑菌作用，须用冲洗液冲洗滤膜，冲洗次数一般不得少于 3 次，所用的冲洗量、冲洗方法同方法适用性试验。但即使方法适用性试验证实该方法未能完全消除抑菌性，每张滤膜冲洗一般也不得超过 5 次，每次冲洗量为 100ml。冲洗后，1 份滤器加入硫乙醇酸盐流体培养基，1 份滤器加入胰酪大豆胨液体培养基。所用培养基的体积与方法适用性相同。

水溶性固体和半固体供试品　取规定量，加适宜的稀释液溶解，如使用供试品所附溶剂、注射用水、0.9% 无菌氯化钠溶液或 0.1% 无菌蛋白胨水溶液，照水溶性液体供试品项下的方法操作。

非水溶性供试品　取规定量，直接过滤；或混合溶于适量含聚山梨酯 80 或其他适宜乳化剂的稀释液中，充分混合，立即过滤。用含 0.1％～1％（g/ml）聚山梨酯 80 的冲洗液冲洗滤膜不得少于 3 次，加入含或不含聚山梨酯 80 的培养基，照水溶性液体供试品项下的方法操作。油类供试品，其滤膜和过滤器在使用前应充分干燥。

可溶于十四烷酸异丙酯的膏剂和黏性油剂供试品 取规定量，混合至适量的无菌十四烷酸异丙酯❶中，剧烈振摇，使供试品充分溶解，如果需要可适当加热，加热温度一般不得超过 40℃，最高不得超过 44℃，趁热迅速过滤。对仍无法过滤的供试品，于含有适量的无菌十四烷酸异丙酯中的供试液中加入不少于 100ml 的适宜稀释液，充分振摇萃取，静置，取下层水相作为供试液过滤。过滤后滤膜冲洗及接种培养基照水溶性液体供试品或非水溶性供试品项下的方法操作。

无菌气雾剂供试品 取规定量，采用专用设备将供试品转移至封闭式薄膜过滤器中。或将各容器置－20℃或其他适宜温度冷冻约 1 小时，取出，迅速消毒供试品开启部位或阀门，正置容器，用无菌钢锥或针样设备以无菌操作迅速在与容器阀门结构相匹配的适宜位置钻一小孔，不同容器钻孔大小和深度应保持基本一致，钻孔后应无明显抛射剂抛出，轻轻转动容器，使抛射剂缓缓释出，释放抛射剂后再无菌开启容器，并将供试液转移至无菌容器中混合，必要时用冲洗液冲洗容器内壁。供试品亦可采用其他适宜的方法取出。照水溶性液体供试品或非水溶性供试品项下的方法操作。

装有药物的注射器供试品 取规定量，将注射器中的内容物（若需要可用稀释液或标签所示的溶剂溶解）直接过滤，或混合至含适宜稀释液的无菌容器中，照水溶性液体供试品或非水溶性供试品项下方法操作。同时应采用适宜的方法对包装中所配带的针头等要求无菌的部件进行无菌检查。

标示通路无菌的医疗器械（输血、输液袋等）供试品 除另有规定外，取规定量，每个最小包装用适量的（通常 50～100ml）冲洗液分别冲洗内壁，收集冲洗液于无菌容器中，照水溶性液体供试品项下的方法操作。同时应采用适宜的方法对包装中所配带的针头等要求无菌的部件进行无菌检查。

2. 直接接种法

直接接种法适用于无法用薄膜过滤法进行无菌检查的供试品，即取规定量供试品分别等量接种至硫乙醇酸盐流体培养基和胰酪大豆胨液体培养基中。无菌检查时两种培养基接种的瓶或支数相等。除另有规定外，每个容器中培养基的用量应符合接种的供试品体积不得大于培养基体积的 10％。

当需要检测大体积样品时，基于其后续稀释作用而制备的浓缩培养基更为适用。适用时，浓缩培养基可直接加入产品所在容器中。供试品检查时，培养基的用量和高度同方法适用性试验。

非水溶性液体供试品 取规定量，等量接种至各管培养基中。经方法适用性试验确认，可在培养基中添加适宜浓度

的乳化剂，如 1％（g/ml）聚山梨酯 80 等。

固体供试品 取规定量，混合，加入适量的聚山梨酯 80 或其他适宜的乳化剂及稀释剂使其乳化，等量接种至各管培养基中，或直接等量接种至含聚山梨酯 80 或其他适宜乳化剂的各管培养基中。

敷料供试品 取规定数量，以无菌操作拆开每个包装，于不同部位剪取约 100mg 或 1cm×3cm 的供试品，等量接种于各管足以浸没供试品的适量培养基中。

肠线、缝合线等供试品 肠线、缝合线及其他一次性使用的医用材料按规定量取最小包装，无菌拆开包装，等量接种于各管足以浸没供试品的适量培养基中。

灭菌医用器械供试品 除另有规定外，取规定量，必要时应将其拆散或切成小碎段，等量接种于各管足以浸没供试品的适量培养基中。

放射性药品 取供试品 1 瓶（支），等量接种于装量为 7.5ml 的硫乙醇酸盐流体培养基和胰酪大豆胨液体培养基中。每管接种量为 0.2ml。

将上述接种供试品后的培养基容器分别按各培养基规定的温度培养不得少于 14 天。对于含油性物质的培养基，每日轻微振摇，但当硫乙醇酸盐流体培养基用于检测厌氧微生物时，应尽量减少摇晃或混合，以保持厌氧条件。

结果观察与判断

培养期间应定期观察并记录是否有菌生长。如在加入供试品后或在培养过程中，培养基出现浑浊，培养 14 天后，不能从外观上判断有无微生物生长，可取该培养液不少于 1ml 转种至同种新鲜培养基中，将原始培养物和新接种的培养基继续培养不少于 4 天，观察接种的同种新鲜培养基是否再出现浑浊；或取培养液涂片，染色，镜检，判断是否有菌。

若供试品管均澄清，或虽显浑浊但经证实无菌生长，判供试品符合规定；若供试品管中任何一管显浑浊并确证有菌生长，判供试品不符合规定，除非能充分证明试验结果无效，即生长的微生物非供试品所含。只有符合下列至少一个条件时方可认为试验无效。

（1）无菌检查试验所用的设备及环境的微生物监控结果不符合无菌检查法的要求。

（2）回顾无菌试验过程，发现有可能引起微生物污染的因素。

（3）在阴性对照中观察到微生物生长。

（4）供试品管中生长的微生物经鉴定后，确证是因无菌试验中所使用的物品和/或无菌操作技术不当引起的。

试验若经评估确认无效后，应重试。重试时，重新取同量供试品，依法检查，若无菌生长，判供试品符合规定；若有菌生长，判供试品不符合规定。

---

❶ 无菌十四烷酸异丙酯的制备 可采用薄膜过滤法过滤除菌，选用孔径为 0.22μm 的适宜滤膜，或其他适宜的灭菌方法。

表 1　批出厂产品及生物制品的原液和半成品最少检验数量

供试品	批产量 N（个）	接种每种培养基的最少检验数量
注射剂		
	≤100	10％或 4 个（取较多者）
	100＜N＜500	10 个
	＞500	2％或 20 个（取较少者）20 个（生物制品）
大体积注射剂（＞100ml）		2％或 10 个（取较少者）20 个（生物制品）
冻干血液制品		
＞5ml	每柜冻干≤200	5 个
	每柜冻干＞200	10 个
≤5ml	≤100	5 个
	100＜N＜500	10 个
	＞500	20 个
眼用及其他非注射产品		
	≤200	5％或 2 个（取较多者）
	＞200	10 个
单剂量包装的产品，按注射剂供试品要求确定最小检验数量		
桶装无菌固体原料		
	≤4	每个容器
	4＜N≤50	20％或 4 个容器（取较多者）
	＞50	2％或 10 个容器（取较多者）
抗生素固体原料药（≥5g）		6 个容器
生物制品原液或半成品		每个容器（每个容器制品的取样量为总量的 0.1％或不少于 10ml，每开瓶一次，应如上法抽验）
体外用诊断制品半成品		每批（抽验量应不少于 3ml）
医疗器械		
	≤100	10％或 4 件（取较多者）
	100＜N＜500	10 件
	＞500	2％或 20 件（取较少者）

注：1. 若供试品批产量未知，应按该类别的最大批产量确定检验数量。

2. 若供试品每个容器内的装量不够接种两种培养基，那么表中的最少检验数量应增加相应倍数。

表 2　上市产品抽检的最少检验数量

供试品		供试品最少检验数量（瓶或支）
液体制剂		10
固体制剂		10
血液制品	$V＜50ml$	6
	$V≥50ml$	2
医疗器械		10

注：1. 若供试品每个容器内的装量不够接种两种培养基，那么表中的最少检验数量应增加相应倍数。

2. 抗生素粉针剂（≥5g）及抗生素原料药（≥5g）的最少检验数量为 6 瓶（或支）。桶装固体原料的最少检验数量为 4 个包装。

表 3　供试品的最少检验量

供试品	供试品装量	每支供试品接入每种培养基的最少量
液体制剂	$V＜1ml$	全量
	$1ml≤V≤40ml$	半量，但不得少于 1ml
	$40ml＜V≤100ml$	20ml
	$V＞100ml$	10％，但不少于 20ml
抗生素液体制剂		1ml
需混悬或乳化的不溶性制剂、乳膏剂和软膏剂		取每支供试品，总量合计不少于 200mg
固体制剂	$M＜50mg$	全量
	$50mg≤M＜300mg$	半量，但不得少于 50mg
	$300mg≤M≤5g$	150mg
	$M＞5g$	500mg半量（生物制品）
生物制品的原液及半成品		半量
医疗器械	外科用敷料棉花及纱布缝合线、一次性医用材料	取 100mg 或 1cm×3cm整个材料[①]
	带导管的一次性医疗器械（如输液袋）	二分之一内表面积
	其他医疗器械	整个器具[①]（切碎或拆散开）

注：①如果医疗器械体积过大，培养基用量可在 2000ml 以上，将其完全浸没。

1105　非无菌产品微生物限度检查：微生物计数法

微生物计数法系用于能在有氧条件下生长的嗜温细菌和真菌的计数。

当本法用于检查非无菌制剂及原、辅料等是否符合规定的微生物限度标准时，应按下述规定进行检验，包括样品的取样量和结果的判断等。除另有规定外，本法不适用于活菌制剂的检查。

微生物计数试验环境应符合微生物限度检查的要求。检验全过程必须严格遵守无菌操作，防止微生物污染，防止污染的措施不得影响供试品中微生物的检出。洁净空气区域、工作台面及环境应定期进行监测。

如供试品有抗菌活性，应尽可能去除或中和。供试品检查时，若使用了中和剂或灭活剂，应确认其有效性及对微生物无毒性。

供试液制备时如果使用了表面活性剂，应确认其对微生物无毒性以及与所使用中和剂或灭活剂的相容性。

计数方法

计数方法包括平皿法、薄膜过滤法和最可能数法（Most-Probable-Number Method，MPN 法）。MPN 法用于微生物计数时精确度较差，但对于某些微生物污染量很小的供试品，MPN 法可能是更适合的方法。

供试品检查时，应根据供试品理化特性和微生物限度标准等因素选择计数方法，检测的样品量应能保证所获得的试验结果能够判断供试品是否符合规定。所选方法的适用性须经确认。

计数培养基适用性检查和供试品计数方法适用性试验

供试品微生物计数中所使用的培养基应进行适用性检查。

供试品的微生物计数方法应进行方法适用性试验，以确认所采用的方法适合于该产品的微生物计数。

若检验程序或产品发生变化可能影响检验结果时，计数方法应重新进行适用性试验。

表 1　试验菌液的制备和使用

试验菌株	试验菌液的制备	计数培养基适用性检查		计数方法适用性试验	
		需氧菌总数计数	霉菌和酵母菌总数计数	需氧菌总数计数	霉菌和酵母菌总数计数
金黄色葡萄球菌 (Staphylococcus aureus) 〔CMCC(B) 26 003〕	胰酪大豆胨琼脂培养基或胰酪大豆胨液体培养基，培养温度 30～35℃，培养时间 18～24 小时	胰酪大豆胨琼脂培养基和胰酪大豆胨液体培养基，培养温度 30～35℃，培养时间不超过 3 天，接种量不大于 100cfu		胰酪大豆胨琼脂培养基或胰酪大豆胨液体培养基(MPN法)，培养温度 30～35℃，培养时间不超过 3 天，接种量不大于 100cfu	
铜绿假单胞菌 (Pseudomonas aeruginosa) 〔CMCC(B) 10 104〕	胰酪大豆胨琼脂培养基或胰酪大豆胨液体培养基，培养温度 30～35℃，培养时间 18～24 小时	胰酪大豆胨琼脂培养基和胰酪大豆胨液体培养基，培养温度 30～35℃，培养时间不超过 3 天，接种量不大于 100cfu		胰酪大豆胨琼脂培养基或胰酪大豆胨液体培养基(MPN法)，培养温度 30～35℃，培养时间不超过 3 天，接种量不大于 100cfu	
枯草芽孢杆菌 (Bacillus subtilis) 〔CMCC(B) 63 501〕	胰酪大豆胨琼脂培养基或胰酪大豆胨液体培养基，培养温度 30～35℃，培养时间 18～24 小时	胰酪大豆胨琼脂培养基和胰酪大豆胨液体培养基，培养温度 30～35℃，培养时间不超过 3 天，接种量不大于 100cfu		胰酪大豆胨琼脂培养基或胰酪大豆胨液体培养基(MPN法)，培养温度 30～35℃，培养时间不超过 3 天，接种量不大于 100cfu	
白色念珠菌 (Candida albicans) 〔CMCC(F) 98 001〕	沙氏葡萄糖琼脂培养基或沙氏葡萄糖液体培养基，培养温度 20～25℃，培养时间 2～3 天	胰酪大豆胨琼脂培养基，培养温度 30～35℃，培养时间不超过 5 天，接种量不大于 100cfu	沙氏葡萄糖琼脂培养基，培养温度 20～25℃，培养时间不超过 5 天，接种量不大于 100cfu	胰酪大豆胨琼脂培养基(MPN法不适用)，培养温度 30～35℃，培养时间不超过 5 天，接种量不大于 100cfu	沙氏葡萄糖琼脂培养基，培养温度 20～25℃，培养时间不超过 5 天，接种量不大于 100cfu
黑曲霉 (Aspergillus niger) 〔CMCC(F) 98 003〕	沙氏葡萄糖琼脂培养基或马铃薯葡萄糖琼脂培养基，培养温度 20～25℃，培养时间 5～7 天，或直到获得丰富的孢子	胰酪大豆胨琼脂培养基，培养温度 30～35℃，培养时间不超过 5 天，接种量不大于 100cfu	沙氏葡萄糖琼脂培养基，培养温度 20～25℃，培养时间不超过 5 天，接种量不大于 100cfu	胰酪大豆胨琼脂培养基(MPN法不适用)，培养温度 30～35℃，培养时间不超过 5 天，接种量不大于 100cfu	沙氏葡萄糖琼脂培养基，培养温度 20～25℃，培养时间不超过 5 天，接种量不大于 100cfu

菌种及菌液制备

菌种　试验用菌株的传代次数不得超过 5 代(从菌种保藏中心获得的标准菌株为第 0 代)，并采用适宜的菌种保藏技术进行保存，以保证试验菌株的生物学特性。计数培养基适用性检查和计数方法适用性试验用菌株见表 1。

菌液制备　按表 1 规定程序培养各试验菌株。取各试验菌的新鲜培养物用 pH 7.0 无菌氯化钠-蛋白胨缓冲液、pH 7.2 无菌磷酸盐缓冲液或 0.9% 无菌氯化钠溶液制成适宜浓度的菌悬液，其中制备黑曲霉孢子悬液时缓冲液中可加

入 0.05%(g/ml)聚山梨酯80。

菌液制备后若在室温下放置，应在 2 小时内使用；若保存在 2～8℃，可在 24 小时内使用。黑曲霉孢子悬液可保存在 2～8℃，在验证过的贮存期内使用。

阴性对照

为确认试验条件是否符合要求，应进行阴性对照试验，阴性对照试验应无菌生长。如阴性对照有菌生长，应进行调查。

培养基适用性检查

每批微生物计数用的商品化的预制培养基、由脱水培养

基或按处方配制的培养基均应符合培养基适用性检查的要求。

按表 1 规定，接种不大于 100cfu 的菌液至胰酪大豆胨液体培养基或胰酪大豆胨琼脂培养基或沙氏葡萄糖琼脂培养基，置表 1 规定条件下培养。同时，用相应的对照培养基替代被检培养基进行上述试验。

被检固体培养基上的菌落平均数与对照培养基上的菌落平均数的比值应在 0.5～2 范围内，且菌落形态大小应与对照培养基上的菌落一致；被检液体培养基与对照培养基比较，试验菌应生长良好。

计数方法适用性试验

1. 供试液制备

根据供试品的理化特性与生物学特性，采取适宜的方法制备供试液。供试液制备若需加温时，应均匀加热，且温度不应超过 45℃。供试液从制备至加入检验用培养基，不得超过 1 小时。

常用的供试液制备方法如下。如果下列供试液制备方法经确认均不适用，应建立其他适宜的方法。

水溶性供试品　取供试品，用 pH 7.0 无菌氯化钠-蛋白胨缓冲液，或 pH 7.2 无菌磷酸盐缓冲液，或胰酪大豆胨液体培养基溶解或稀释制成 1：10 的供试液。若需要，调节供试液 pH 值至 6～8。必要时，用同一稀释液将供试液进一步稀释。水溶性液体制剂也可用混合的供试品原液作为供试液。

水不溶性非油脂类供试品　取供试品，用 pH 7.0 无菌氯化钠-蛋白胨缓冲液，或 pH 7.2 无菌磷酸盐缓冲液，或胰酪大豆胨液体培养基制备成 1：10 的供试液。分散力较差的供试品，可在稀释液中加入表面活性剂如 0.1%（g/ml）的聚山梨酯 80，使供试品分散均匀。若需要，调节供试液 pH 值至 6～8。必要时，用同一稀释液将供试液进一步稀释。

油脂类供试品　取供试品，加入无菌十四烷酸异丙酯❶使溶解，或与最少量并能使供试品乳化的无菌聚山梨酯 80 或其他无抑菌性的无菌表面活性剂充分混匀。表面活性剂的温度一般不超过 40℃（特殊情况下，最多不超过 45℃），小心混合，若需要可在水浴中进行，然后加入预热的稀释液使成 1：10 供试液，保温，混合，并在最短时间内形成乳状液。必要时，用同一稀释液将供试液进一步稀释。

膜剂供试品　取供试品，剪碎，加 pH 7.0 无菌氯化钠-蛋白胨缓冲液，或 pH 7.2 无菌磷酸盐缓冲液，或胰酪大豆胨液体培养基，浸泡，振摇，制成 1：10 的供试液。若需要，调节供试液 pH 值至 6～8。必要时，用同一稀释液将供试液进一步稀释。

肠溶及结肠溶制剂供试品　取供试品，加入 pH 6.8 无菌磷酸盐缓冲液（用于肠溶制剂）或 pH 7.6 无菌磷酸盐缓冲液（用于结肠溶制剂），置温度不超过 45℃ 水浴中，振摇，使溶解，制成 1：10 的供试液。必要时，用同一稀释液将供试液进一步稀释。

气雾剂供试品　取供试品，置 -20℃ 或其他适宜温度冷冻约 1 小时，取出，迅速消毒供试品开启部位或阀门。正置容器，用无菌钢锥或针样设备在与阀门结构相匹配的适宜位置钻一小孔，供试品各容器的钻孔大小和深度应尽量保持一致，拔出钢锥时应无明显抛射剂抛出，轻轻转动容器，使抛射剂缓缓释出。亦可采用专用设备释出抛射剂。释放抛射剂后再无菌开启容器，并将供试品转移至无菌容器中，若需要，用冲洗液冲洗容器内壁，混匀，制成供试液。必要时，用同一稀释液将供试液进一步稀释。供试品亦可采用其他适宜的方法取出。然后取样检查。

贴剂、贴膏剂供试品　取供试品，去掉防粘层，将粘贴面朝上放置在无菌玻璃或塑料器皿上，在粘贴面上覆盖一层适宜的无菌多孔材料（如无菌纱布），避免供试品粘贴在一起。将处理后的供试品放入盛有适宜体积并含有表面活性剂（如聚山梨酯 80 或卵磷脂）稀释液的容器中，振荡至少 30 分钟。必要时，用同一稀释液将供试液进一步稀释。

2. 接种和稀释

按表 1 规定及下列要求进行供试液的接种和稀释，制备微生物回收试验用供试液。所加菌液的体积应不超过供试液体积的 1%。为确认供试品中的微生物能被充分检出，首先应选择最低稀释级的供试液进行计数方法适用性试验。

试验组　取上述制备好的供试液，加入试验菌液，混匀，使每 1ml 供试液或每张滤膜所滤过的供试液中含菌量不大于 100cfu。

供试品对照组　取制备好的供试液，以稀释液代替菌液同试验组操作。

菌液对照组　取不含中和剂及灭活剂的相应稀释液替代供试液，按试验组操作加入试验菌液并进行微生物回收试验。

若因供试品抗菌活性或溶解性较差的原因导致无法选择最低稀释级的供试液进行方法适用性试验时，应采用适宜的方法对供试液进行进一步的处理。如果供试品对微生物生长的抑制作用无法以其他方法消除，供试液可经过中和、稀释或薄膜过滤处理后再加入试验菌悬液进行方法适用性试验。

3. 抗菌活性的去除或灭活

供试液接种后，按下列"微生物回收"规定的方法进行微生物计数。若试验组菌落数减去供试品对照组菌落数的值小于菌液对照组菌落数值的 50%，可采用下述方法消除供试品的抑菌活性。

注：❶无菌十四烷酸异丙酯的制备　可采用薄膜过滤法过滤除菌，选用孔径为 0.22μm 的适宜滤膜，或其他适宜的灭菌方法。

（1）增加稀释液或培养基体积。

（2）加入适宜的中和剂或灭活剂。

中和剂或灭活剂可用于消除干扰物的抑菌活性，最好在稀释液或培养基灭菌前加入，常见干扰物及可选用的中和剂/灭活剂或灭活方法见表 2。若使用中和剂或灭活剂，试验中应设中和剂或灭活剂对照组，即取相应量含中和剂或灭活剂的稀释液替代供试品同试验组操作，以确认其有效性和对微生物无毒性。中和剂或灭活剂对照组的菌落数与菌液对照组的菌落数的比值应在 0.5～2 范围内。

表 2　常见干扰物及可选用的中和剂/灭活剂或灭活方法

干扰物	可选用的中和剂/灭活剂或灭活方法
戊二醛、汞制剂	亚硫酸氢钠
酚类、乙醇、醛类、吸附物	稀释法
醛类	甘氨酸
季铵化合物、对羟基苯甲酸、双胍类化合物	卵磷脂
季铵化合物、碘、对羟基苯甲酸	聚山梨酯
水银	巯基醋酸盐
水银、汞化物、醛类	硫代硫酸盐
EDTA、喹诺酮类抗生素	镁或钙离子
磺胺类	对氨基苯甲酸
β-内酰胺类抗生素	β-内酰胺酶

（3）采用薄膜过滤法。

（4）上述几种方法的联合使用。

若没有适宜消除供试品抑菌活性的方法，对特定试验菌回收的失败，表明供试品对该试验菌具有较强抗菌活性，同时也表明供试品不易被该类微生物污染。但是，供试品也可能仅对特定试验菌株具有抑制作用，而对其他菌株没有抑制作用。因此，根据供试品须符合的微生物限度标准和菌数报告规则，在不影响检验结果判断的前提下，应采用能使微生物生长的更高稀释级的供试液进行计数方法适用性试验。若方法适用性试验符合要求，应以该稀释级供试液作为最低稀释级的供试液进行供试品检查。

4. 供试品中微生物的回收

表 1 所列的计数方法适用性试验用的各试验菌应逐一进行微生物回收试验。微生物的回收可采用平皿法、薄膜过滤法或 MPN 法。

（1）平皿法　平皿法包括倾注法和涂布法。表 1 中每株试验菌每种培养基至少制备 2 个平皿，以算术平均值作为计数结果。

倾注法　取照上述"供试液的制备""接种和稀释"和"抗菌活性的去除或灭活"制备的供试液 1ml，置直径 90mm 的无菌平皿中，注入 15～20ml 温度不超过 45℃熔化的胰酪大豆胨琼脂或沙氏葡萄糖琼脂培养基，混匀，凝固，倒置培养。若使用直径较大的平皿，培养基的用量应相应增加。按表 1 规定条件培养、计数。同法测定供试品对照组及菌液对照组菌数。计算各试验组的平均菌落数。

涂布法　取适量（通常为 15～20ml）温度不超过 45℃的胰酪大豆胨琼脂或沙氏葡萄糖琼脂培养基，注入直径 90mm 的无菌平皿，凝固，制成平板，采用适宜的方法（如在层流罩下或培养箱中干燥）使培养基表面干燥。若使用直径较大的平皿，培养基用量也应相应增加。每一平板表面接种上述照"供试液的制备""接种和稀释"和"抗菌活性的去除或灭活"制备的供试液不少于 0.1ml。按表 1 规定条件培养、计数。同法测定供试品对照组及菌液对照组菌数。计算各试验组的平均菌落数。

（2）薄膜过滤法　薄膜过滤法所采用的滤膜孔径应不大于 0.45μm，直径一般为 50mm，若采用其他直径的滤膜，冲洗量应进行相应的调整。供试品及其溶剂应不影响滤膜材质对微生物的截留。滤器及滤膜使用前应采用适宜的方法灭菌。使用时，应保证滤膜在过滤前后的完整性。水溶性供试液过滤前先将少量的冲洗液过滤以润湿滤膜。油类供试品，其滤膜和滤器在使用前应充分干燥。为发挥滤膜的最大过滤效率，应注意保持供试品溶液及冲洗液覆盖整个滤膜表面。供试液经薄膜过滤后，若需要用冲洗液冲洗滤膜，每张滤膜每次冲洗量一般为 100ml，总冲洗量一般不超过 500ml，最多不得超过 1000ml，以避免滤膜上的微生物受损伤。

取照上述"供试液的制备""接种和稀释"和"抗菌活性的去除或灭活"制备的供试液适量（一般相当于 1g、1ml、1 贴或 10cm^2 的供试品，若供试品中所含的菌数较多时，供试液可酌情减量），加至适量的稀释液中，混匀，过滤。用适量的冲洗液冲洗滤膜。

若测定需氧菌总数，转移滤膜菌面朝上贴于胰酪大豆胨琼脂培养基平板上；若测定霉菌和酵母菌总数，转移滤膜菌面朝上贴于沙氏葡萄糖琼脂培养基平板上。按表 1 规定条件培养、计数。每株试验菌每种培养基至少制备一张滤膜。同法测定供试品对照组及菌液对照组菌数。

（3）MPN 法　MPN 法的精密度和准确度不及薄膜过滤法和平皿法，仅在供试品需氧菌总数没有适宜计数方法的情况下使用，本法不适用于霉菌计数。若使用 MPN 法，按下列步骤进行。

取照上述"供试液的制备""接种和稀释"和"抗菌活性的去除或灭活"制备的供试液至少 3 个连续稀释级，每一稀释级取 3 份 1ml 分别接种至 3 管装有 9～10ml 胰酪大豆胨液体培养基中，同法测定菌液对照组菌数。必要时可在培养基中加入表面活性剂、中和剂或灭活剂。

接种管置 30～35℃培养不超过 3 天，逐日观察各管微生物生长情况。如果由于供试品的原因使得结果难以判断，可将该管培养物转种至胰酪大豆胨液体培养基或胰酪大豆胨琼脂培养基，在相同条件下培养 1～2 天，观察是否有微生物生长。根据微生物生长的管数从表 3 查被测供试品 1g、1ml 或 10cm^2 中需氧菌总数的最可能数。

表3　微生物最可能数检索表

生长管数			需氧菌总数最可能数	95％置信限	
每管含样品的 g、ml 或 $10cm^2$ 数			MPN/g、ml 或 $10cm^2$	下限	上限
0.1	0.01	0.001			
0	0	0	<3	0	9.4
0	0	1	3	0.1	9.5
0	1	0	3	0.1	10
0	1	1	6.1	1.2	17
0	2	0	6.2	1.2	17
0	3	0	9.4	3.5	35
1	0	0	3.6	0.2	17
1	0	1	7.2	1.2	17
1	0	2	11	4	35
1	1	0	7.4	1.3	20
1	1	1	11	4	35
1	2	0	11	4	35
1	2	1	15	5	38
1	3	0	16	5	38
2	0	0	9.2	1.5	35
2	0	1	14	4	35
2	0	2	20	5	38
2	1	0	15	4	38
2	1	1	20	5	38
2	1	2	27	9	94
2	2	0	21	5	40
2	2	1	28	9	94
2	2	2	35	9	94
2	3	0	29	9	94
2	3	1	36	9	94
3	0	0	23	5	94
3	0	1	38	9	104
3	0	2	64	16	181
3	1	0	43	9	181
3	1	1	75	17	199
3	1	2	120	30	360
3	1	3	160	30	380
3	2	0	93	18	360
3	2	1	150	30	380
3	2	2	210	30	400
3	2	3	290	90	990
3	3	0	240	40	990
3	3	1	460	90	1980
3	3	2	1100	200	4000
3	3	3	>1100		

注：表内所列检验量如改用 1g（或 ml、$10cm^2$）、0.1g（或 ml、$10cm^2$）和 0.01g（或 ml、$10cm^2$）时，表内数字应相应降低 10 倍；如改用 0.01g（或 ml、$10cm^2$）、0.001g（或 ml、$10cm^2$）和 0.0001g（或 ml、$10cm^2$）时，表内数字应相应增加 10 倍，其余类推。

5. 结果判断

计数方法适用性试验中，采用平皿法或薄膜过滤法时，试验组菌落数减去供试品对照组菌落数的值与菌液对照组菌落数的比值应在 0.5～2 范围内；采用 MPN 法时，试验组菌数应在菌液对照组菌数的 95％置信限内。若各试验菌的回收试验均符合要求，照所用的供试液制

备方法及计数方法进行该供试品的需氧菌总数、霉菌和酵母菌总数计数。

方法适用性确认时，若采用上述方法还存在一株或多株试验菌的回收达不到要求，那么选择回收最接近要求的方法和试验条件进行供试品的检查。

供试品检查

检验量

检验量即一次试验所用的供试品量（g、ml、贴或 cm^2）。

一般应随机抽取不少于 2 个最小包装的供试品，混合，取规定量供试品进行检验。

除另有规定外，一般供试品的检验量为 10g 或 10ml；膜剂、贴剂和贴膏剂为 10 贴或 $100cm^2$。检验时，应从不少于 2 个最小包装单位中抽取供试品，大蜜丸还不得少于 4 丸，按面积取样的供试品还不得少于 4 片。

制剂的检验量在满足以下条件可以酌减：若批产量少于 200 的供试品（如临床研究样品），检验量可减少至 2 个单位；批产量少于 100 的供试品，检验量可减少至 1 个单位；贵重药品、微量包装药品的检验量可以酌减，检验量减少时需进行合理性评估；气雾剂的检验量应不少于 10 个包装单位。

原料药的检验量在满足以下条件可以酌减：若单剂量（如每片、每胶囊或每支）产品中活性物质含量小于或等于 1mg，或多剂量产品每 1g 或每 1ml 中活性物质含量小于 1mg 时，原料药的检验量应不少于 10 个剂量单位或 10g 或 10ml 产品中所含原料的量。若样品量有限或批产量极小（如小于 1000ml 或 1000g）的活性物质供试品，除另有规定外，其检验量最少为批产量的 1％。

供试品的检查

按计数方法适用性试验确认的计数方法进行供试品中需氧菌总数、霉菌和酵母菌总数的测定。

胰酪大豆胨琼脂培养基或胰酪大豆胨液体培养基用于测定需氧菌总数；沙氏葡萄糖琼脂培养基用于测定霉菌和酵母菌总数。

阴性对照试验　以稀释液代替供试液进行阴性对照试验，阴性对照试验应无菌生长。如果阴性对照有菌生长，应进行调查。

1. 平皿法

平皿法包括倾注法和涂布法。除另有规定外，取规定量供试品，按计数方法适用性试验确认的方法进行供试液制备和菌数测定，每稀释级每种培养基至少制备 2 个平板。

培养和计数　除另有规定外，胰酪大豆胨琼脂培养基平板在 30～35℃培养 3～5 天，沙氏葡萄糖琼脂培养基平板在 20～25℃培养 5～7 天，观察菌落生长情况，点计平板上生长的所有菌落数，计数并报告。菌落蔓延生长成片的平板不宜计数。点计菌落数后，计算各稀释级供试液的平均菌落数，按菌数报告规则报告菌数。若同稀释级两个平板的菌落数平

均值不小于 15，则两个平板的菌落数不能相差 1 倍或以上。

菌数报告规则 需氧菌总数测定宜选取菌落数小于 250cfu 的稀释级、霉菌和酵母菌总数测定宜选取菌落数小于 50cfu 的稀释级，作为菌数报告的依据。取最高的平均菌落数，计算 1g、1ml 或 10cm² 供试品中所含的菌数，取两位有效数字报告。

如各稀释级的平板均无菌落生长，或仅最低稀释级的平板有菌落生长，但平均菌落数小于 1 时，以＜1 乘以最低稀释倍数的值报告菌数。

2. 薄膜过滤法

除另有规定外，取规定量供试品，按计数方法适用性试验确认的方法进行供试液制备和菌数测定。每稀释级每种培养基至少制备 1 张滤膜。培养条件和计数方法同平皿法。

菌数报告规则 以相当于 1g、1ml、1 贴或 10cm² 供试品的菌落数报告菌数；若滤膜上无菌落生长，以＜1 报告菌数（每张滤膜过滤 1g、1ml、1 贴或 10cm² 供试品），或＜1 乘以最低稀释倍数的值报告菌数。

3. MPN 法

取规定量供试品，按计数方法适用性试验确认的方法进行供试液制备和供试品接种，所有试验管在 30～35℃ 培养 3～5 天，如果需要确认是否有微生物生长，按方法适用性试验确定的方法进行。记录每一稀释级微生物生长的管数，从表 3 查每 1g、1ml 或 10cm² 供试品中需氧菌总数的最可能数。

结果判断

需氧菌总数是指胰酪大豆琼脂培养基上生长的总菌落数（包括真菌菌落数）；霉菌和酵母菌总数是指沙氏葡萄糖琼脂培养基上生长的总菌落数（包括细菌菌落数）。若因沙氏葡萄糖琼脂培养基上生长的细菌使霉菌和酵母菌的计数结果不符合微生物限度要求，可使用含抗生素（如氯霉素、庆大霉素）的沙氏葡萄糖琼脂培养基或其他选择性培养基（如玫瑰红钠琼脂培养基）进行霉菌和酵母菌总数测定。使用选择性培养基时，应进行培养基适用性检查。若采用 MPN 法，测定结果为需氧菌总数。

各品种项下规定的微生物限度标准解释如下：

10¹cfu：可接受的最大菌数为 20；

10²cfu：可接受的最大菌数为 200；

10³cfu：可接受的最大菌数为 2000；

3×10³cfu：可接受的最大菌数为 6000；

依此类推。

若供试品的需氧菌总数、霉菌和酵母菌总数的检查结果均符合该品种项下的规定，判供试品符合规定；若其中任何一项不符合该品种项下的规定，判供试品不符合规定。

稀释液、冲洗液及培养基

见非无菌产品微生物限度检查：控制菌检查法（通则 1106）。

1106　非无菌产品微生物限度检查：控制菌检查法

控制菌检查法系用于在规定的试验条件下，检查供试品中是否存在特定的微生物。

当本法用于检查非无菌制剂及原、辅料等是否符合相应的微生物限度标准时，应按下列规定进行检验，包括样品取样量和结果判断等。

供试品检出控制菌或其他不可接受微生物时，报告结果前应进行充分的调查和评估。

供试液制备及实验环境要求同非无菌产品微生物限度检查：微生物计数法（通则 1105）。

如果供试品具有抗菌活性，应尽可能去除或中和。供试品检查时，若使用了中和剂或灭活剂，应确认其有效性及对微生物无毒性。

供试液制备时如果使用了表面活性剂，应确认其对微生物无毒性以及与所使用中和剂或灭活剂的相容性。

培养基适用性检查和控制菌检查方法
适用性试验

供试品控制菌检查中所使用的培养基应进行适用性检查。

供试品的控制菌检查方法应进行方法适用性试验，以确认所采用的方法适合于该产品的控制菌检查。

若检验程序或产品发生变化可能影响检验结果时，控制菌检查方法应重新进行适用性试验。

菌种及菌液制备

菌种 试验用菌株的传代次数不得超过 5 代（从菌种保藏中心获得的标准菌株为第 0 代），并采用适宜的菌种保藏技术进行保存，以保证试验菌株的生物学特性。

金黄色葡萄球菌（*Staphylococcus aureus*）〔CMCC（B）26 003〕

铜绿假单胞菌（*Pseudomonas aeruginosa*）〔CMCC（B）10 104〕

大肠埃希菌（*Escherichia coli*）〔CMCC（B）44 102〕

乙型副伤寒沙门菌（*Salmonella paratyphi* B）〔CMCC（B）50 094〕

白色念珠菌（*Candida albicans*）〔CMCC（F）98 001〕

生孢梭菌（*Clostridium sporogenes*）〔CMCC（B）64 941〕

菌液制备 将金黄色葡萄球菌、铜绿假单胞菌、大肠埃希菌、乙型副伤寒沙门菌分别接种于胰酪大豆液体培养基中或胰酪大豆胨琼脂培养基上，30～35℃ 培养 18～24 小时；将白色念珠菌接种于沙氏葡萄糖琼脂培养基上或沙氏葡萄糖液体培养基中，20～25℃ 培养 2～3 天；将生孢梭菌接种于梭菌增菌培养基中置厌氧条件下，30～35℃ 培养 24～48 小时，或接种于硫乙醇酸盐流体培养基中，30～35℃ 培养 18～

24 小时。上述培养物用 pH 7.0 无菌氯化钠-蛋白胨缓冲液、pH 7.2 无菌磷酸盐缓冲液或 0.9% 无菌氯化钠溶液制成适宜浓度的菌悬液。

菌液制备后若在室温下放置，应在 2 小时内使用；若保存在 2~8℃，可在 24 小时内使用。生孢梭菌孢子悬液可替代新鲜的菌悬液，孢子悬液可保存在 2~8℃，在验证过的贮存期内使用。

阴性对照

为确认试验条件是否符合要求，应进行阴性对照试验，阴性对照试验应无菌生长。如阴性对照有菌生长，应进行调查。

培养基适用性检查

每批控制菌检查用的商品化预制培养基、由脱水培养基或按处方配制的培养基均应符合培养基适用性检查的要求。

控制菌检查用培养基的适用性检查项目包括促生长能力、抑制能力及指示特性的检查。各培养基的检查项目及所用菌株见表 1。

液体培养基促生长能力检查　分别接种不大于 100cfu 的试验菌(表 1)于被检培养基和对照培养基中，在相应控制菌检查规定的培养温度及不大于规定的最短培养时间下培养，与对照培养基管比较，被检培养基管试验菌应生长良好。

固体培养基促生长能力检查　用涂布法分别接种不大于 100cfu 的试验菌(表 1)于被检培养基和对照培养基平板上，在相应控制菌检查规定的培养温度及不大于规定的最短培养时间下培养，被检培养基与对照培养基上生长的菌落大小、形态特征应一致。

培养基抑制能力检查　接种不少于 100cfu 的试验菌(表 1)于被检培养基中，在相应控制菌检查规定的培养温度及不小于规定的最长培养时间下培养，试验菌应不得生长。

培养基指示特性检查　用涂布法分别接种不大于 100cfu 的试验菌(表 1)于被检培养基和对照培养基平板上，在相应控制菌检查规定的培养温度及培养时间范围内培养，被检培养基上试验菌生长的菌落大小、形态特征、指示剂反应情况等应与对照培养基一致。

控制菌检查方法适用性试验

供试液制备　按下列"供试品检查"中的规定制备供试液。

试验菌　根据各品种项下微生物限度标准中规定检查的控制菌选择相应试验菌株，确认耐胆盐革兰阴性菌检查方法时，采用大肠埃希菌和铜绿假单胞菌为试验菌。

适用性试验　按控制菌检查法取规定量供试液或供试品及不大于 100cfu 的试验菌接种至规定的培养基中；采用薄膜过滤法时，取规定量供试液，过滤，冲洗，在最后一次冲洗液中加入试验菌，过滤，注入规定的培养基或取出滤膜接种至规定的培养基中。依相应的控制菌检查方法，在规定的温度和最短时间下培养，应能检出所加试验菌相应的反应特征。

表 1　控制菌检查用培养基的促生长能力、抑制能力和指示特性

控制菌检查	培养基	特性	试验菌株
耐胆盐革兰阴性菌	肠道菌增菌液体培养基	促生长能力	大肠埃希菌、铜绿假单胞菌
		抑制能力	金黄色葡萄球菌
	紫红胆盐葡萄糖琼脂培养基	促生长能力+指示特性	大肠埃希菌、铜绿假单胞菌
大肠埃希菌	麦康凯液体培养基	促生长能力	大肠埃希菌
		抑制能力	金黄色葡萄球菌
	麦康凯琼脂培养基	促生长能力+指示特性	大肠埃希菌
沙门菌	RV 沙门菌增菌液体培养基	促生长能力	乙型副伤寒沙门菌
		抑制能力	金黄色葡萄球菌
	木糖赖氨酸脱氧胆酸盐琼脂培养基	促生长能力+指示特性	乙型副伤寒沙门菌
	三糖铁琼脂培养基	指示特性	乙型副伤寒沙门菌
铜绿假单胞菌	溴化十六烷基三甲铵琼脂培养基	促生长能力	铜绿假单胞菌
		抑制能力	大肠埃希菌
金黄色葡萄球菌	甘露醇氯化钠琼脂培养基	促生长能力+指示特性	金黄色葡萄球菌
		抑制能力	大肠埃希菌
梭菌	梭菌增菌培养基	促生长能力	生孢梭菌
	哥伦比亚琼脂培养基	促生长能力	生孢梭菌
白色念珠菌	沙氏葡萄糖液体培养基	促生长能力	白色念珠菌
	沙氏葡萄糖琼脂培养基	促生长能力+指示特性	白色念珠菌
	念珠菌显色培养基	促生长能力+指示特性	白色念珠菌
		抑制能力	大肠埃希菌

结果判断　上述试验若检出试验菌，按此供试液制备法和控制菌检查方法进行供试品检查；若未检出试验菌，应消除供试品的抑菌活性[见非无菌产品微生物限度检查：微生物计数法(通则 1105)中的"抗菌活性的去除或灭活"]，并重新进行方法适用性试验。

如经试验确证供试品对试验菌的抗菌作用无法消除，可认为受抑制的微生物不易存在于该供试品中，选择抑菌成分消除相对彻底的方法进行供试品的检查。

供试品检查

供试品的控制菌检查应按经方法适用性试验确认的方法进行。

阳性对照试验　实验室应基于质量风险管理的要求，根据产品特性、方法适用性试验结果、人员技能与经验、数据可靠性、污染控制措施和实验室质量控制水平等因素，综合评估确定日常检验过程中阳性对照试验的必要性、频次及其他要求。阳性对照试验方法同供试品的控制菌检查，对照菌的加量应不大于 100cfu。阳性对照试验应检出相应的控制菌。

阴性对照试验　以稀释剂代替供试液照相应控制菌检查法检查，阴性对照试验应无菌生长。如果阴性对照有菌生长，应进行调查。

耐胆盐革兰阴性菌 (Bile-Tolerant Gram-Negative Bacteria)
供试液制备和预培养　取供试品，用胰酪大豆胨液体培养基作为稀释剂照非无菌产品微生物限度检查：微生物计数法(通则 1105)制成 1:10 供试液，混匀，在 20～25℃培养，培养时间应使供试品中的细菌充分恢复但不增殖(约 2 小时，不大于 5 小时)。

定性试验

除另有规定外，取相当于 1g 或 1ml 供试品的上述预培养物接种至适宜体积(经方法适用性试验确定)肠道菌增菌液体培养基中，30～35℃培养 24～48 小时后，划线接种于紫红胆盐葡萄糖琼脂培养基平板上，30～35℃培养 18～24 小时。如果平板上无菌落生长，判供试品未检出耐胆盐革兰阴性菌。

定量试验

选择和分离培养　取相当于 0.1g、0.01g 和 0.001g(或 0.1ml、0.01ml 和 0.001ml)供试品的预培养物或其稀释液分别接种至适宜体积(经方法适用性试验确定)肠道菌增菌液体培养基中，30～35℃培养 24～48 小时。上述每一培养物分别划线接种于紫红胆盐葡萄糖琼脂培养基平板上，30～35℃培养 18～24 小时。

结果判断　若紫红胆盐葡萄糖琼脂培养基平板上有菌落生长，则对应培养管为阳性，否则为阴性。根据各培养管检查结果，从表 2 查 1g 或 1ml 供试品中含有耐胆盐革兰阴性菌的可能菌数。

表 2　耐胆盐革兰阴性菌的可能菌数(N)

各供试品量的检查结果			每 1g(或 1ml) 供试品中可能的菌数(cfu)
0.1g 或 0.1ml	0.01g 或 0.01ml	0.001g 或 0.001ml	
＋	＋	＋	$N>10^3$
＋	＋	－	$10^2<N<10^3$
＋	－	－	$10<N<10^2$
－	－	－	$N<10$

注：(1)＋代表紫红胆盐葡萄糖琼脂平板上有菌落生长；－代表紫红胆盐葡萄糖琼脂平板上无菌落生长。

(2)若供试品量减少 10 倍(如 0.01g 或 0.01ml，0.001g 或 0.001ml，0.0001g 或 0.0001ml)，则每 1g(或 1ml)供试品中可能的菌数(N)应相应增加 10 倍。

大肠埃希菌(*Escherichia coli*)
供试液制备和增菌培养　取供试品，照非无菌产品微生物限度检查：微生物计数法(通则 1105)制成 1:10 供试液。取相当于 1g、1ml、1 贴或 10cm² 供试品的供试液，接种至适宜体积(经方法适用性试验确定)的胰酪大豆胨液体培养基中，混匀，30～35℃培养 18～24 小时。

选择和分离培养　取上述培养物 1ml 接种至 100ml 麦康凯液体培养基中，42～44℃培养 24～48 小时。取麦康凯液体培养物划线接种于麦康凯琼脂培养基平板上，30～35℃培养 18～72 小时。

结果判断　若麦康凯琼脂培养基平板上有菌落生长，应进行分离、纯化及适宜的鉴定试验，确证是否为大肠埃希菌；若麦康凯琼脂培养基平板上没有菌落生长，或虽有菌落生长但鉴定结果为阴性，判供试品未检出大肠埃希菌。

沙门菌(*Salmonella*)
供试液制备和增菌培养　取 10g 或 10ml 供试品直接或处理后接种至适宜体积(经方法适用性试验确定)的胰酪大豆胨液体培养基中，混匀，30～35℃培养 18～24 小时。

选择和分离培养　取上述培养物 0.1ml 接种至 10ml RV 沙门菌增菌液体培养基中，30～35℃培养 18～24 小时。取少量 RV 沙门菌增菌液体培养物划线接种于木糖赖氨酸脱氧胆酸盐琼脂培养基平板上，30～35℃培养 18～48 小时。

沙门菌在木糖赖氨酸脱氧胆酸盐琼脂培养基平板上生长良好，菌落为淡红色或无色、透明或半透明、中心有或无黑色。用接种针挑选疑似菌落于三糖铁琼脂培养基高层斜面上进行斜面和高层穿刺接种，培养 18～24 小时，或采用其他适宜方法进一步鉴定。

结果判断　若木糖赖氨酸脱氧胆酸盐琼脂培养基平板上有疑似菌落生长，且三糖铁琼脂培养基的斜面为红色、底层为黄色或黑色，或斜面黄色、底层黄色或黑色，应进一步进行适宜的鉴定试验，确证是否为沙门菌。如果平板上没有菌落生长，或虽有菌落生长但鉴定结果为阴性，或三糖铁琼脂培养基的斜面未见上述形态特征，判供试品未检出沙门菌。

铜绿假单胞菌（Pseudomonas aeruginosa）

供试液制备和增菌培养　取供试品，照非无菌产品微生物限度检查：微生物计数法（通则1105）制成1：10供试液。取相当于1g、1ml、1贴或10cm² 供试品的供试液，接种至适宜体积（经方法适用性试验确定的）的胰酪大豆胨液体培养基中，混匀，30～35℃培养18～24小时。

选择和分离培养　取上述培养物划线接种于溴化十六烷基三甲铵琼脂培养基平板上，30～35℃培养18～72小时。

取上述平板上生长的菌落进行氧化酶试验，或采用其他适宜方法进一步鉴定。

氧化酶试验　将洁净滤纸片置于平皿内，用无菌玻棒取上述平板上生长的菌落涂于滤纸片上，滴加新配制的1％二盐酸 N,N-二甲基对苯二胺试液，在 30 秒内若培养物呈粉红色并逐渐变为紫红色为氧化酶试验阳性，否则为阴性。

结果判断　若溴化十六烷基三甲铵琼脂培养基平板上有菌落生长，且氧化酶试验阳性，应进一步进行适宜的鉴定试验，确证是否为铜绿假单胞菌。如果平板上没有菌落生长，或虽有菌落生长但鉴定结果为阴性，或氧化酶试验阴性，判供试品未检出铜绿假单胞菌。

金黄色葡萄球菌（Staphylococcus aureus）

供试液制备和增菌培养　取供试品，照非无菌产品微生物限度检查：微生物计数法（通则1105）制成1：10供试液。取相当于1g、1ml、1贴或10cm² 供试品的供试液，接种至适宜体积（经方法适用性试验确定）的胰酪大豆胨液体培养基中，混匀，30～35℃培养18～24小时。

选择和分离培养　取上述培养物划线接种于甘露醇氯化钠琼脂培养基平板上，30～35℃培养18～72小时。

结果判断　若甘露醇氯化钠琼脂培养基平板上有外周有黄色环的黄色菌落或白色菌落生长，应进行分离、纯化及适宜的鉴定试验，确证是否为金黄色葡萄球菌；若平板上没有与上述形态特征相符或疑似的菌落生长，或虽有相符或疑似的菌落生长但鉴定结果为阴性，判供试品未检出金黄色葡萄球菌。

梭菌（Clostridia）

供试液制备和热处理　取供试品，照非无菌产品微生物限度检查：微生物计数法（通则1105）制成1：10供试液。取相当于1g、1ml或10cm² 供试品的供试液2份，其中1份置80℃保温10分钟后迅速冷却。

增菌、选择和分离培养　将上述 2 份供试液分别接种至适宜体积（经方法适用性试验确定）的梭菌增菌培养基中，置厌氧条件下 30～35℃培养 48 小时。取上述每一培养物少量，分别涂抹接种于哥伦比亚琼脂培养基平板上，置厌氧条

件下 30～35℃培养 48～72 小时。

过氧化氢酶试验　取上述平板上生长的菌落，置洁净玻片上，滴加 3％过氧化氢试液，若菌落表面有气泡产生，为过氧化氢酶试验阳性，否则为阴性。

结果判断　若哥伦比亚琼脂培养基平板上有厌氧杆菌生长（有或无芽孢），且过氧化氢酶反应阴性的，应进一步进行适宜的鉴定试验，确证是否为梭菌；如果哥伦比亚琼脂培养基平板上没有厌氧杆菌生长，或虽有相符或疑似的菌落生长但鉴定结果为阴性，或过氧化氢酶反应阳性，判供试品未检出梭菌。

白色念珠菌（Candida albicans）

供试液制备和增菌培养　取供试品，照非无菌产品微生物限度检查：微生物计数法（通则1105）制成1：10供试液。取相当于1g、1ml或10cm² 供试品的供试液，接种至适宜体积（经方法适用性试验确定）的沙氏葡萄糖液体培养基中，混匀，30～35℃培养3～5天。

选择和分离培养　取上述预培养物划线接种于沙氏葡萄糖琼脂培养基平板上，30～35℃培养24～48小时。

白色念珠菌在沙氏葡萄糖琼脂培养基上生长的菌落呈乳白色，偶见淡黄色，表面光滑有浓酵母气味，培养时间稍久则菌落增大，颜色变深、质地变硬或有皱褶。挑取疑似菌落接种至念珠菌显色培养基平板上，培养 24～48 小时（必要时延长至 72 小时），或采用其他适宜方法进一步鉴定。

结果判断　若沙氏葡萄糖琼脂培养基平板上有疑似菌落生长，且疑似菌在念珠菌显色培养基平板上生长的菌落呈阳性反应，应进一步进行适宜的鉴定试验，确证是否为白色念珠菌；若沙氏葡萄糖琼脂培养基平板上没有菌落生长，或虽有菌落生长但鉴定结果为阴性，或疑似菌在念珠菌显色培养基平板上生长的菌落呈阴性反应，判供试品未检出白色念珠菌。

稀 释 液

稀释液配制后，应采用验证合格的灭菌程序灭菌。

1. pH 7.0 无菌氯化钠-蛋白胨缓冲液　照无菌检查法（通则1101）制备。

2. pH 6.8 无菌磷酸盐缓冲液、pH 7.6 无菌磷酸盐缓冲液　照缓冲液（通则8004）配制后，过滤，分装，灭菌。

3. pH 7.2 无菌磷酸盐缓冲液　取磷酸二氢钾34.0g，加水 500ml 使溶解，用氢氧化钠溶液调节 pH 值至7.2±0.2，加水稀释至1000ml，分装，灭菌，即为储备液，在2～8℃保存。将水与储备液按 800：1（ml/ml）混合，灭菌。如需要，可在上述稀释液灭菌前或灭菌后加入表面活性剂或中和剂等。

4. 0.9％无菌氯化钠溶液　取氯化钠9.0g，加水溶解使成1000ml，过滤，分装，灭菌。

培养基及其制备方法

培养基可按以下处方制备，也可使用按该处方生产的符合要求的脱水培养基，或其他经过验证的培养基。配制后，应按验证过的灭菌程序灭菌。

1. 胰酪大豆胨液体培养基(TSB)、胰酪大豆胨琼脂培养基(TSA)、沙氏葡萄糖液体培养基(SDB)

照无菌检查法(通则 1101)制备。

2. 沙氏葡萄糖琼脂培养基(SDA)

照无菌检查法(通则 1101)制备。如使用含抗生素的沙氏葡萄糖琼脂培养基，应确认培养基中所加的抗生素量不影响供试品中霉菌和酵母菌的生长。

3. 马铃薯葡萄糖琼脂培养基(PDA)

照无菌检查法(通则 1101)制备。

4. 玫瑰红钠琼脂培养基

胨	5.0g	玫瑰红钠	0.0133g
葡萄糖	10.0g	琼脂	14.0g
磷酸二氢钾	1.0g	水	1000ml
硫酸镁	0.5g		

除葡萄糖、玫瑰红钠外，取上述成分，混合，微温溶解，加入葡萄糖、玫瑰红钠，摇匀，分装，灭菌。

5. 硫乙醇酸盐流体培养基

照无菌检查法(通则 1101)制备。

6. 肠道菌增菌液体培养基

明胶胰酶水解物	10.0g	二水合磷酸氢二钠	8.0g
牛胆盐	20.0g	亮绿	15mg
葡萄糖	5.0g	水	1000ml
磷酸二氢钾	2.0g		

除葡萄糖、亮绿外，取上述成分，混合，微温溶解，调节 pH 使加热后在 25℃的 pH 值为 7.2±0.2，加入葡萄糖、亮绿，加热至 100℃ 30 分钟，立即冷却。

7. 紫红胆盐葡萄糖琼脂培养基

酵母浸出粉	3.0g	中性红	30mg
明胶胰酶水解物	7.0g	结晶紫	2mg
脱氧胆酸钠	1.5g	琼脂	15.0g
葡萄糖	10.0g	水	1000ml
氯化钠	5.0g		

除葡萄糖、中性红、结晶紫、琼脂外，取上述成分，混合，微温溶解，调节 pH 使加热后在 25℃的 pH 值为 7.4±0.2。加入葡萄糖、中性红、结晶紫、琼脂，加热煮沸(不能在高压灭菌器中加热)。

8. 麦康凯液体培养基

明胶胰酶水解物	20.0g	溴甲酚紫	10mg
乳糖	10.0g	水	1000ml
牛胆盐	5.0g		

除乳糖、溴甲酚紫外，取上述成分，混合，微温溶解，调节 pH 使灭菌后在 25℃的 pH 值为 7.3±0.2，加入乳糖、溴甲酚紫，分装，灭菌。

9. 麦康凯琼脂培养基

明胶胰酶水解物	17.0g	中性红	30.0mg
胨	3.0g	结晶紫	1mg
乳糖	10.0g	琼脂	13.5g
脱氧胆酸钠	1.5g	水	1000ml
氯化钠	5.0g		

除乳糖、中性红、结晶紫、琼脂外，取上述成分，混合，微温溶解，调节 pH 使灭菌后在 25℃的 pH 值为 7.1±0.2，加入乳糖、中性红、结晶紫、琼脂，加热煮沸 1 分钟，并不断振摇，分装，灭菌。

10. RV 沙门菌增菌液体培养基

大豆胨	4.5g	六水合氯化镁	29.0g
氯化钠	8.0g	孔雀绿	36mg
磷酸氢二钾	0.4g	水	1000ml
磷酸二氢钾	0.6g		

除孔雀绿外，取上述成分，混合，微温溶解，调节 pH 使灭菌后在 25℃的 pH 值为 5.2±0.2。加入孔雀绿，分装，灭菌，灭菌温度不能超过 115℃。

11. 木糖赖氨酸脱氧胆酸盐琼脂培养基

酵母浸出粉	3.0g	氯化钠	5.0g
L-赖氨酸	5.0g	硫代硫酸钠	6.8g
木糖	3.5g	枸橼酸铁铵	0.8g
乳糖	7.5g	酚红	80mg
蔗糖	7.5g	琼脂	13.5g
脱氧胆酸钠	2.5g	水	1000ml

除三种糖、酚红、琼脂外，取上述成分，混合，微温溶解，调节 pH 使加热后在 25℃的 pH 值为 7.4±0.2，加入三种糖、酚红、琼脂，加热至沸腾，冷至 50℃倾注平皿(不能在高压灭菌器中加热)。

12. 三糖铁琼脂培养基(TSI)

胨	20.0g	硫酸亚铁	0.2g
牛肉浸出粉	5.0g	硫代硫酸钠	0.2g
乳糖	10.0g	0.2%酚磺酞	
蔗糖	10.0g	指示液	12.5ml
葡萄糖	1.0g	琼脂	12.0g
氯化钠	5.0g	水	1000ml

除三种糖、0.2%酚磺酞指示液、琼脂外，取上述成分，混合，微温溶解，调节 pH 使灭菌后在 25℃的 pH 值为 7.3±0.1，加入琼脂，加热溶化后，再加入其余各成分，摇匀，分装，灭菌，制成高底层(2～3cm)短斜面。

13. 溴化十六烷基三甲铵琼脂培养基

明胶胰酶水解物	20.0g	溴化十六烷基	
氯化镁	1.4g	三甲铵	0.3g
硫酸钾	10.0g	琼脂	13.6g
甘油	10ml	水	1000ml

除琼脂外，取上述成分，混合，微温溶解，调节 pH 使

灭菌后在 25℃的 pH 值为 7.2±0.2，加入琼脂，加热煮沸 1 分钟，分装，灭菌。

14. 甘露醇氯化钠琼脂培养基

胰酪胨	5.0g	氯化钠	75.0g
动物组织胃蛋白		酚红	25mg
酶水解物	5.0g	琼脂	15.0g
牛肉浸出粉	1.0g	水	1000ml
D-甘露醇	10.0g		

除 D-甘露醇、酚红、琼脂外，取上述成分，混合，微温溶解，调节 pH 使灭菌后在 25℃的 pH 值为 7.4±0.2，加热并振摇，加入 D-甘露醇、酚红、琼脂，煮沸 1 分钟，分装，灭菌。

15. 梭菌增菌培养基

胨	10.0g	盐酸半胱氨酸	0.5g
牛肉浸出粉	10.0g	醋酸钠	3.0g
酵母浸出粉	3.0g	氯化钠	5.0g
可溶性淀粉	1.0g	琼脂	0.5g
葡萄糖	5.0g	水	1000ml

除葡萄糖外，取上述成分，混合，加热煮沸使溶解，并不断搅拌。如需要，调节 pH 使灭菌后在 25℃的 pH 值为 6.8±0.2。加入葡萄糖，混匀，分装，灭菌。

16. 哥伦比亚琼脂培养基

胰酪胨	10.0g	氯化钠	5.0g
肉胃蛋白酶水解物	5.0g	琼脂	10.0~15.0g
心胰酶水解物	3.0g		（依凝固力）
酵母浸出粉	5.0g	水	1000ml

玉米淀粉　　　1.0g

除琼脂外，取上述成分，混合，加热煮沸使溶解，并不断搅拌。如需要，调节 pH 使灭菌后在 25℃的 pH 值为 7.3±0.2，加入琼脂，加热溶化，分装，灭菌。如有必要，灭菌后，冷至 45~50℃加入相当于 20mg 庆大霉素的无菌硫酸庆大霉素，混匀，倾注平皿。

17. 念珠菌显色培养基

胨	10.2g	葡萄糖	20.0g
琼脂	15.0g	氯霉素	0.5g
水	1000ml	色素	2.0g

除琼脂外，取上述成分，混合，微温溶解，调节 pH 使加热后在 25℃的 pH 值为 5.9±0.2。加入琼脂，加热煮沸，不断搅拌至琼脂完全溶解，倾注平皿。

1107　非无菌药品微生物限度标准

药品的微生物污染可能会导致其疗效降低，甚至完全失去治疗活性，并对患者健康产生不利影响。因此，在药品生产、贮存和销售过程中，需严格执行现行药品生产质量管理规范，以保证药品在全生命周期中生物负载处于较低的水平。

非无菌药品的微生物限度标准是基于药品的给药途径和对患者健康潜在的危害以及药品的特殊性而制订的，不同非无菌药品的微生物限度标准见表 1~表 4。

1. 非无菌化学药品制剂、生物制品制剂、不含药材原粉的中药制剂的微生物限度标准见表 1。

表 1　非无菌化学药品制剂、生物制品制剂、不含药材原粉的中药制剂的微生物限度标准

给药途径	需氧菌总数（cfu/g、cfu/ml 或 cfu/10cm²）	霉菌和酵母菌总数（cfu/g、cfu/ml 或 cfu/10cm²）	控制菌
口服给药①　固体制剂　液体及半固体制剂	10³　10²	10²　10¹	不得检出大肠埃希菌（1g 或 1ml）；含脏器提取物的制剂还不得检出沙门菌（10g 或 10ml）
口腔黏膜给药制剂　齿龈给药制剂　鼻用制剂	10²	10¹	不得检出大肠埃希菌、金黄色葡萄球菌、铜绿假单胞菌（1g、1ml 或 10cm²）
耳用制剂　皮肤给药制剂	10²	10¹	不得检出金黄色葡萄球菌、铜绿假单胞菌（1g、1ml 或 10cm²）
呼吸道吸入给药制剂	10²	10¹	不得检出大肠埃希菌、金黄色葡萄球菌、铜绿假单胞菌、耐胆盐革兰阴性菌（1g 或 1ml）
阴道、尿道给药制剂	10²	10¹	不得检出金黄色葡萄球菌、铜绿假单胞菌、白色念珠菌（1g、1ml 或 10cm²）；中药制剂还不得检出梭菌（1g、1ml 或 10cm²）
直肠给药制剂	10³	10²	—
其他局部给药制剂②	10²	10¹	不得检出金黄色葡萄球菌、铜绿假单胞菌（1g、1ml 或 10cm²）

注：①化学药品制剂和生物制品制剂若含有未经提取的动植物来源的成分及矿物质，还不得检出沙门菌（10g 或 10ml）。
②特殊品种如透皮贴剂等，可采用贴为单位，限度标准以贴计。

2. 非无菌含药材原粉的中药制剂的微生物限度标准见表 2。

表 2　非无菌含药材原粉的中药制剂的微生物限度标准

给药途径	需氧菌总数 (cfu/g、cfu/ml 或 cfu/10cm²)	霉菌和酵母菌总数 (cfu/g、cfu/ml 或 cfu/10cm²)	控制菌
固体口服给药制剂			不得检出大肠埃希菌（1g）；不得检出沙门菌（10g）；耐胆盐革兰阴性菌应小于 10^2cfu(1g)
不含豆豉、神曲等发酵原粉	10^4（丸剂 3×10^4）	10^2	
含豆豉、神曲等发酵原粉	10^5	5×10^2	
液体及半固体口服给药制剂			不得检出大肠埃希菌（1g 或 1ml）；不得检出沙门菌（10g 或 10ml）；耐胆盐革兰阴性菌应小于 10^1cfu（1g 或 1ml）
不含豆豉、神曲等发酵原粉	5×10^2	10^2	
含豆豉、神曲等发酵原粉	10^3	10^2	
固体局部给药制剂			不得检出金黄色葡萄球菌、铜绿假单胞菌（1g 或 10cm²）；阴道、尿道给药制剂还不得检出白色念珠菌、梭菌（1g 或 10cm²）
用于表皮或黏膜不完整	10^3	10^2	
用于表皮或黏膜完整	10^4	10^2	
液体及半固体局部给药制剂	10^2	10^2	不得检出金黄色葡萄球菌、铜绿假单胞菌（1g 或 1ml）；阴道、尿道给药制剂还不得检出白色念珠菌、梭菌（1g 或 1ml）

3. 非无菌药用原料及辅料的微生物限度标准见表 3。

表 3　非无菌药用原料及辅料的微生物限度标准

	需氧菌总数 (cfu/g 或 cfu/ml)	霉菌和酵母菌总数 (cfu/g 或 cfu/ml)	控制菌
药用原料及辅料	10^3	10^2	＊

注：＊未做统一规定。

4. 中药提取物及中药饮片的微生物限度标准见表 4。

表 4　中药提取物及中药饮片的微生物限度标准

	需氧菌总数 (cfu/g 或 cfu/ml)	霉菌和酵母菌总数 (cfu/g 或 cfu/ml)	控制菌
中药提取物	10^3	10^2	＊
直接口服及泡服饮片	10^5	10^3	不得检出大肠埃希菌（1g 或 1ml）；不得检出沙门菌（10g 或 10ml）；耐胆盐革兰阴性菌应小于 10^4cfu(1g 或 1ml)

注：＊未做统一规定。

5. 有兼用途径的制剂应符合各给药途径的标准。用于手术、严重烧伤、严重创伤的局部给药制剂应符合无菌检查法规定。

6. 除中药饮片外，非无菌产品的需氧菌总数、霉菌和酵母菌总数照非无菌产品微生物限度检查：微生物计数法（通则 1105）检查；非无菌产品的控制菌照非无菌产品微生物限度检查：控制菌检查法（通则 1106）检查。各品种项下规定的需氧菌总数、霉菌和酵母菌总数标准解释如下：

　10^1cfu：可接受的最大菌数为 20；

　10^2cfu：可接受的最大菌数为 200；

　10^3cfu：可接受的最大菌数为 2000；

　3×10^3cfu：可接受的最大菌数为 6000；

　依此类推。

中药饮片的需氧菌总数、霉菌和酵母菌总数及控制菌检查照中药饮片微生物限度检查法（通则 1108）检查；各品种项下规定的需氧菌总数、霉菌和酵母菌总数标准解释如下：

　10^1cfu：可接受的最大菌数为 50；

　10^2cfu：可接受的最大菌数为 500；

　10^3cfu：可接受的最大菌数为 5000；

　10^4cfu：可接受的最大菌数为 50 000；

　依此类推。

7. 本限度标准所列的控制菌对于控制某些药品的微生物质量可能并不全面，因此，对于原料、辅料及某些特定的制剂，根据原辅料及其制剂的特性和用途、制剂的生产工艺等因素，可能还需检查其他具有潜在危害的微生物。

8. 除本限度标准所列的控制菌外，若检出其他可能具有潜在危害的微生物，应从以下方面进行评估。

　药品的给药途径：给药途径不同，其危害不同；

　药品的特性：药品是否会促进微生物生长，是否有足够的抑制微生物生长能力；

　药品的使用方法；

　用药人群：用药人群不同，如新生儿、婴幼儿及体弱者，风险可能不同；

　患者使用免疫抑制剂和甾体类固醇激素等药品的情况；

　存在疾病、伤残和器官损伤；等等。

　必要时，应由经过微生物学和微生物数据分析等方面专业知识培训的人员进行上述相关因素的风险评估。

9. 评估原辅料微生物质量，应考虑原辅料和相应制剂的生产工艺、现有的检测技术、进行控制的必要性和满足所需质量要求原辅料的可获得性。

1108　中药饮片微生物限度检查法

中药饮片微生物限度检查法用于检查中药材及中药饮片的微生物污染程度。检查项目包括需氧菌总数、霉菌和酵母菌总数、耐热菌总数、耐胆盐革兰阴性菌、大肠埃希菌、沙门菌。本法中的耐热菌系供试置水浴（98～100℃）30 分钟处理后按需氧菌总数测定方法检出的微生物总称。

中药饮片微生物限度检查的试验环境应符合微生物限度检查的要求。检验全过程必须严格遵守无菌操作，防止再污染，防止污染的措施不得影响供试品中微生物的检出。洁净空气区域、工作台面及环境应定期进行监测。

微生物计数

培养基适用性检查和方法适用性试验

供试品微生物计数中所使用的培养基应进行适用性检查。

供试品的微生物计数方法应进行方法适用性试验，以确认所采用的方法适合于该产品的微生物计数。

若检验程序或产品发生变化可能影响检验结果时，计数方法应重新进行适用性试验。

菌种及菌液制备

菌种　试验用菌株的传代次数不得超过 5 代（从菌种保藏中心获得的标准菌株为第 0 代），并采用适宜的菌种保藏技术进行保存，以保证试验菌株的生物学特性。计数培养基适用性检查和计数方法适用性试验用菌株见表 1。

表 1　试验菌液的制备和使用

试验菌株	试验菌液的制备	计数培养基适用性检查		计数方法适用性试验	
		需氧菌总数、耐热菌总数计数	霉菌和酵母菌总数计数	需氧菌总数、耐热菌总数计数	霉菌和酵母菌总数计数
金黄色葡萄球菌（Staphylococcus aureus）〔CMCC(B)26 003〕	胰酪大豆胨琼脂培养基或胰酪大豆胨液体培养基，培养温度 30～35℃，培养时间 18～24 小时	胰酪大豆胨琼脂培养基，培养温度 30～35℃，培养时间不超过 3 天，接种量不大于 100cfu		胰酪大豆胨琼脂培养基，培养温度 30～35℃，培养时间不超过 3 天，接种量不大于 100cfu	
铜绿假单胞菌（Pseudomonas aeruginosa）〔CMCC(B)10 104〕	胰酪大豆胨琼脂培养基或胰酪大豆胨液体培养基，培养温度 30～35℃，培养时间 18～24 小时	胰酪大豆胨琼脂培养基，培养温度 30～35℃，培养时间不超过 3 天，接种量不大于 100cfu		胰酪大豆胨琼脂培养基，培养温度 30～35℃，培养时间不超过 3 天，接种量不大于 100cfu	
枯草芽孢杆菌（Bacillus subtilis）〔CMCC(B) 63 501〕	胰酪大豆胨琼脂培养基或胰酪大豆胨液体培养基，培养温度 30～35℃，培养时间 18～24 小时	胰酪大豆胨琼脂培养基，培养温度 30～35℃，培养时间不超过 3 天，接种量不大于 100cfu		胰酪大豆胨琼脂培养基，培养温度 30～35℃，培养时间不超过 3 天，接种量不大于 100cfu	
白色念珠菌（Candida albicans）〔CMCC(F) 98 001〕	沙氏葡萄糖琼脂培养基或沙氏葡萄糖液体培养基，培养温度 20～25℃，培养时间 2～3 天	胰酪大豆胨琼脂培养基，培养温度 30～35℃，培养时间不超过 5 天，接种量不大于 100cfu	沙氏葡萄糖琼脂培养基，培养温度 20～25℃，培养时间不超过 5 天，接种量不大于 100cfu	胰酪大豆胨琼脂培养基，培养温度 30～35℃，培养时间不超过 5 天，接种量不大于 100cfu	沙氏葡萄糖琼脂培养基，培养温度 20～25℃，培养时间不超过 5 天，接种量不大于 100cfu
黑曲霉（Aspergillus niger）〔CMCC(F) 98 003〕	沙氏葡萄糖琼脂培养基或马铃薯葡萄糖琼脂培养基，培养温度 20～25℃，培养时间 5～7 天，或直到获得丰富的孢子	胰酪大豆胨琼脂培养基，培养温度 30～35℃，培养时间不超过 5 天，接种量不大于 100cfu	沙氏葡萄糖琼脂培养基，培养温度 20～25℃，培养时间不超过 5 天，接种量不大于 100cfu	胰酪大豆胨琼脂培养基，培养温度 30～35℃，培养时间不超过 5 天，接种量不大于 100cfu	沙氏葡萄糖琼脂培养基，培养温度 20～25℃，培养时间不超过 5 天，接种量不大于 100cfu

菌液制备　按表 1 规定程序培养各试验菌株。取金黄色葡萄球菌、铜绿假单胞菌、枯草芽孢杆菌、白色念珠菌的新鲜培养物，用 pH 7.0 无菌氯化钠-蛋白胨缓冲液或 0.9％无菌氯化钠溶液制成适宜浓度的菌悬液；取黑曲霉的新鲜培养物加入适量含 0.05％(g/ml)聚山梨酯 80 的 pH 7.0 无菌氯化钠-蛋白胨缓冲液或含 0.05％(g/ml)聚山梨酯 80 的 0.9％无菌氯化钠溶液，将孢子洗脱。然后，采用适宜的方法吸出孢子悬液至无菌试管内，用含 0.05％(g/ml)聚山梨酯 80 的 pH 7.0 无菌氯化钠-蛋白胨缓冲液或含 0.05％(g/ml)聚山梨酯 80 的 0.9％无菌氯化钠溶液制成适宜浓度的黑曲霉孢子悬液。

菌液制备后若在室温下放置，应在 2 小时内使用；若保存在 2~8℃，可在 24 小时内使用。黑曲霉孢子悬液可保存在 2~8℃，在验证过的贮存期内使用。

培养基适用性检查

每批微生物计数用的商品化预制培养基、由脱水培养基或按处方配制的培养基均应符合培养基适用性检查的要求。

按表 1 规定，接种不大于 100cfu 的菌液至胰酪大豆胨琼脂培养基平板或沙氏葡萄糖琼脂培养基平板，置表 1 规定条件下培养。每一试验菌株平行制备 2 个平板。同时，用相应的对照培养基替代被检培养基进行上述试验。

被检固体培养基上的菌落平均数与对照培养基上的菌落平均数的比值应在 0.5~2 范围内，且菌落形态大小应与对照培养基上的菌落一致。

方法适用性试验

供试液制备 取供试品，置适量的 pH 7.0 无菌氯化钠-蛋白胨缓冲液，或 pH 7.2 磷酸盐缓冲液，或胰酪大豆胨液体培养基中使成 1∶10 供试液，充分振摇荡洗(不少于 15 分钟)或用有隔均质袋处理，取其液体作为供试液。取上述 1∶10 供试液适量，置水浴(98~100℃)30 分钟处理后迅速冷却，作为耐热菌总数测定用供试液。分散力较差的供试品，可在稀释液中加入表面活性剂如 0.1%(g/ml)聚山梨酯 80，使供试品分散均匀。若需要，调节供试液 pH 值至 6~8。然后用同一稀释液将供试液进一步 10 倍系列稀释。供试液从制备至加入检验用培养基，不得超过 1 小时。

接种和稀释 按表 1 规定及下列要求进行供试液的接种和稀释，制备微生物回收试验用供试液。所加菌液的体积应不超过供试液体积的 1%。一般选择最低稀释级的供试液进行计数方法适用性试验。若供试品污染的微生物数较多，低稀释级供试液可能影响微生物回收结果，因此，应选择低微生物污染的样品或选择适宜稀释级的供试液进行方法适用性试验。

(1)试验组 取上述制备好的供试液，加入试验菌液，混匀，使每 1ml 供试液加菌量不大于 100cfu。

(2)供试品对照组 取制备好的供试液，以稀释液代替菌液同试验组操作。

(3)菌液对照组 取相应稀释液替代供试液，按试验组操作加入试验菌液并进行微生物回收试验。

供试品中微生物的回收 计数方法适用性试验用的各试验菌应逐一进行微生物回收试验。微生物的回收一般采用平皿法。每株试验菌每种培养基至少制备 2 个平板，以算术平均值作为计数结果。

取上述"试验组"制备的供试液 1ml，置直径 90mm 的无菌平皿中，注入 15~20ml 温度不超过 45℃熔化的胰酪大豆胨琼脂或沙氏葡萄糖琼脂培养基，混匀，凝固，倒置培养。若使用直径较大的平皿，培养基的用量应相应增加。按规定的条件培养、计数。同法测定供试品对照组及菌液对照组菌数。计算各组平均菌落数。

结果判断 计数方法适用性试验中，试验组菌落数减去供试品对照组菌落数的值与菌液对照组菌落数的比值应在 0.5~2 范围内。若各试验菌的回收试验均符合要求，照所用的供试液制备方法及计数方法进行该供试品的需氧菌总数、霉菌和酵母菌总数及耐热菌总数计数。若因供试品抗菌活性或溶解性较差等原因导致试验菌的回收试验不符合要求，将供试液进行进一步的稀释或采用其他适宜的方法处理，重新进行方法适用性试验。

供试品检查

抽样量

除另有规定外，参照药材和饮片取样法(通则 0211)抽取试验样品，大包装饮片每批抽取 100~500g，混匀；独立小包装饮片按装量抽取 100~500g 的包装数。

检验量

即一次试验所用的供试品量(g 或 ml)。除另有规定外，中药饮片的检验量为 25g 或 25ml。贵重品种或密度较小品种(如金银花、穿心莲、夏枯草)等可酌减，如 10g 或 10ml。

供试品的检查

供试品的需氧菌总数、霉菌和酵母菌总数及耐热菌总数测定一般采用平皿法。用胰酪大豆胨琼脂培养基测定需氧菌总数和耐热菌总数，用沙氏葡萄糖琼脂培养基测定霉菌和酵母菌总数。

阴性对照试验 以稀释液代替供试液进行阴性对照试验，阴性对照试验应无菌生长。如果阴性对照有菌生长，应进行调查。

供试液制备 除另有规定外，取规定量供试品，按计数方法适用性试验确认的方法进行供试液制备，并进行 10 倍系列稀释。

供试品检查 按方法适用性试验确认的菌数测定方法，取上述供试品系列稀释液 2~3 级进行菌数测定，每稀释级每种培养基至少制备 2 个平板。

培养和计数 除另有规定外，胰酪大豆胨琼脂培养基平板在 30~35℃培养 3~5 天，沙氏葡萄糖琼脂培养基平板在 20~25℃培养 5~7 天，观察菌落生长情况，点计平板上生长的所有菌落数，计数并报告。菌落蔓延生长成片的平板不宜计数。点计菌落数后，计算各稀释级供试液的平均菌落数，按菌数报告规则报告菌数。若同稀释级两个平板的菌落数平均值不小于 15，则两个平板的菌落数不能相差 1 倍或以上。

需氧菌总数是指胰酪大豆胨琼脂培养基上生长的总菌落数(包括真菌菌落数)；霉菌和酵母菌总数是指沙氏葡萄糖琼脂培养基上生长的总菌落数(包括细菌菌落数)。若因沙氏葡萄糖琼脂培养基上生长的细菌使霉菌和酵母菌的计数结果不符合微生物限度要求，可使用含抗生素(如氯霉素、庆大霉素)的沙氏葡萄糖琼脂培养基或其他选择性培养基(如玫瑰红钠琼脂培养基)进行霉菌和酵母菌总数测定。使用选择性培养基时，应进行培养基适用性检查。

菌数报告规则

需氧菌总数及耐热菌总数测定宜选取菌落数小于250cfu 的稀释级、霉菌和酵母菌总数测定宜选取菌落数小于 50cfu 的稀释级，作为菌数报告的依据。取最高的平均菌落数，计算 1g 或 1ml 供试品中所含的微生物数，取两位有效数字报告。

如各稀释级的平板均无菌落生长，或仅最低稀释级的平板有菌落生长，但平均菌落数小于 1 时，以＜1 乘以最低稀释倍数的值报告菌数。

控制菌检查

培养基适用性检查和方法适用性试验

供试品控制菌检查中所使用的培养基应进行适用性检查。

供试品的控制菌检查方法应进行方法适用性试验，以确认所采用的方法适合于该产品的控制菌检查。

若检验程序或产品发生变化可能影响检验结果时，控制菌检查方法应重新进行适用性试验。

菌种及菌液制备

菌种　试验用菌株的传代次数不得超过 5 代（从菌种保藏中心获得的标准菌株为第 0 代），并采用适宜的菌种保藏技术进行保存，以保证试验菌株的生物学特性。

金黄色葡萄球菌（*Staphylococcus aureus*）〔CMCC（B）26 003〕

铜绿假单胞菌（*Pseudomonas aeruginosa*）〔CMCC（B）10 104〕

大肠埃希菌（*Escherichia coli*）〔CMCC（B）44 102〕

乙型副伤寒沙门菌（*Salmonella paratyphi* B）〔CMCC（B）50 094〕

菌液制备　将金黄色葡萄球菌、铜绿假单胞菌、大肠埃希菌、乙型副伤寒沙门菌分别接种于胰酪大豆胨液体培养基中或胰酪大豆胨琼脂培养基上，30～35℃培养 18～24 小时。上述培养物用 pH 7.0 无菌氯化钠-蛋白胨缓冲液或 0.9％无

菌氯化钠溶液制成适宜浓度的菌悬液。

菌液制备后若在室温下放置，应在 2 小时内使用；若保存在 2～8℃，可在 24 小时内使用。

培养基适用性检查

每批控制菌检查用的商品化预制培养基、由脱水培养基或按处方配制的培养基均应符合培养基适用性检查的要求。

控制菌检查用培养基的适用性检查项目包括促生长能力、抑制能力及指示特性的检查。各培养基的检查项目及所用的菌株见表 2。

液体培养基促生长能力检查　分别接种不大于 100cfu 的试验菌（表 2）于被检培养基和对照培养基中，在相应控制菌检查规定的培养温度及不大于规定的最短培养时间下培养，与对照培养基管比较，被检培养基管试验菌应生长良好。

固体培养基促生长能力检查　用涂布法分别接种不大于 100cfu 的试验菌（表 2）于被检培养基和对照培养基平板上，在相应控制菌检查规定的培养温度及不大于规定的最短培养时间下培养，被检培养基与对照培养基上生长的菌落大小、形态特征应一致。

培养基抑制能力检查　接种不少于 100cfu 的试验菌（表 2）于被检培养基中，在相应控制菌检查规定的培养温度及不小于规定的最长培养时间下培养，试验菌应不得生长。

培养基指示特性检查　用涂布法分别接种不大于 100cfu 的试验菌（表 2）于被检培养基和对照培养基平板上，在相应控制菌检查规定的培养温度及培养时间范围内培养，被检培养基上试验菌生长的菌落大小、形态特征、指示剂反应情况等应与对照培养基一致。

控制菌检查方法适用性试验

供试液制备　按下列“供试品检查”中的规定制备供试液。

试验菌　根据各品种项下微生物限度标准中规定检查的控制菌选择相应试验菌株，确认耐胆盐革兰阴性菌检查方法时，采用大肠埃希菌和铜绿假单胞菌为试验菌。

表 2　控制菌检查用培养基的促生长能力、抑制能力和指示特性

控制菌检查	培养基	特性	试验菌株
耐胆盐革兰阴性菌	肠道菌增菌液体培养基	促生长能力	大肠埃希菌、铜绿假单胞菌
		抑制能力	金黄色葡萄球菌
	紫红胆盐葡萄糖琼脂培养基	促生长能力＋指示特性	大肠埃希菌、铜绿假单胞菌
大肠埃希菌	麦康凯液体培养基	促生长能力	大肠埃希菌
		抑制能力	金黄色葡萄球菌
	麦康凯琼脂培养基	促生长能力＋指示特性	大肠埃希菌
沙门菌	RV 沙门菌增菌液体培养基	促生长能力	乙型副伤寒沙门菌
		抑制能力	金黄色葡萄球菌
	木糖赖氨酸脱氧胆酸盐琼脂培养基	促生长能力＋指示特性	乙型副伤寒沙门菌
	三糖铁琼脂培养基	指示特性	乙型副伤寒沙门菌

适用性试验 取规定量供试液及不大于 100cfu 的试验菌接入规定的培养基中，依相应的控制菌检查方法，在规定的温度和最短时间下培养，应能检出相应控制菌。

结果判断 上述试验若检出相应控制菌，按此供试液制备法和控制菌检查方法进行供试品检查，否则，应采用适宜的方法（如培养基稀释或薄膜过滤方法）消除供试品的抑菌活性，并重新进行方法适用性试验。

供试品检查

供试品的控制菌检查应按经方法适用性试验确认的方法进行。

阳性对照试验

实验室应基于质量风险管理的要求，根据产品特性、方法适用性试验结果、人员技能与经验、数据可靠性、污染控制措施和实验室质量控制水平等因素，综合评估确定日常检验过程中阳性对照试验的必要性、频次及其他要求。阳性对照试验方法同供试品的控制菌检查，对照菌的加量应不大于100cfu。阳性对照试验应检出相应的控制菌。

阴性对照试验

以稀释剂代替供试液照相应控制菌检查法检查，阴性对照试验应无菌生长。如果阴性对照有菌生长，应进行调查。

耐胆盐革兰阴性菌（Bile-Tolerant Gram-Negative Bacteria）

供试液制备和预培养 取供试品，用胰酪大豆胨液体培养基作为稀释剂照上述"微生物计数"中"方法适用性试验"项下制成 1：10 供试液，混匀，在 20～25℃培养，培养时间应使供试品中的细菌充分恢复但不增殖（约 2 小时，不大于 5 小时）。

选择和分离培养 取相当于 0.1g、0.01g 和 0.001g（或其他适宜的连续 3 级稀释液）供试品的预培养物分别接种至适宜体积（经方法适用性试验确定）的肠道菌增菌液体培养基中，供试液加入量不得超过培养基体积的 10%，30～35℃培养 24～48 小时。上述每一培养物分别划线接种于紫红胆盐葡萄糖琼脂培养基平板上，30～35℃培养 18～24 小时。

结果判断 若紫红胆盐葡萄糖琼脂培养基平板上有菌落生长，则对应培养管为阳性，否则为阴性。根据各培养管检查结果，从表 3 查 1g 或 1ml 供试品中含有耐胆盐革兰阴性菌的可能菌数。

表 3 耐胆盐革兰阴性菌的可能菌数（N）

各供试品量的检查结果			每 1g（或 1ml）供试品中可能的菌数（cfu）
0.1g 或 0.1ml	0.01g 或 0.01ml	0.001g 或 0.001ml	
+	+	+	$N > 10^3$
+	+	−	$10^2 < N < 10^3$
+	−	−	$10 < N < 10^2$
−	−	−	$N < 10$

注：（1）+代表紫红胆盐葡萄糖琼脂平板上有菌落生长；−代表紫红胆盐葡萄糖琼脂平板上无菌落生长。

（2）若供试品量减少 10 倍（如 0.01g 或 0.01ml，0.001g 或 0.001ml，0.0001g 或 0.0001ml），则每 1g 供试品中可能的菌数（N）应相应增加 10 倍。

大肠埃希菌（Escherichia coli）

供试液制备和增菌培养 取供试品，照上述"微生物计数"中"方法适用性试验"项下制成 1：10 供试液。取相当于 1g 供试品的供试液，接种至适宜体积（经方法适用性试验确定）的胰酪大豆胨液体培养基中，供试液加入量不超过培养基体积的 10%，混匀，30～35℃培养 18～24 小时。

选择和分离培养 取上述培养物 1ml 接种至 100ml 麦康凯液体培养基中，42～44℃培养 24～48 小时。取麦康凯液体培养物划线接种于麦康凯琼脂培养基平板上，30～35℃培养 18～72 小时。

结果判断 若麦康凯琼脂培养基平板上有菌落生长，应进行分离、纯化及适宜的鉴定试验，确证是否为大肠埃希菌；若麦康凯琼脂培养基平板上没有菌落生长，或虽有菌落生长但鉴定结果为阴性，判供试品未检出大肠埃希菌。

沙门菌（Salmonella）

供试液制备和增菌培养 取 10g 供试品直接或处理后接种至适宜体积（经方法适用性试验确定）的胰酪大豆胨液体培养基中，混匀，30～35℃培养 18～24 小时。

选择和分离培养 取上述培养物 0.1ml 接种至 10ml RV 沙门菌增菌液体培养基中，30～35℃培养 18～24 小时。取少量 RV 沙门菌增菌液体培养物划线接种于木糖赖氨酸脱氧胆酸盐琼脂培养基平板上，30～35℃培养 18～48 小时。

沙门菌在木糖赖氨酸脱氧胆酸盐琼脂培养基平板上生长良好，菌落为淡红色或无色、透明或半透明、中心有或无黑色。用接种针挑选疑似菌落于三糖铁琼脂培养基高层斜面上进行斜面和高层穿刺接种，培养 18～24 小时，或采用其他适宜方法进一步鉴定。

结果判断 若木糖赖氨酸脱氧胆酸盐琼脂培养基平板上有疑似菌落生长，且三糖铁琼脂培养基的斜面为红色、底层为黄色或黑色，或斜面黄色、底层黄色或黑色，应进一步进行适宜的鉴定试验，确证是否为沙门菌。如果平板上没有菌落生长，或虽有菌落生长但鉴定结果为阴性，或三糖铁琼脂培养基的斜面未见上述形态特征，判供试品未检出沙门菌。

结果判断

各品种项下规定的微生物限度标准解释如下：

10^1 cfu：可接受的最大菌数为 50；

10^2 cfu：可接受的最大菌数为 500；

10^3 cfu：可接受的最大菌数为 5000；

10^4 cfu：可接受的最大菌数为 50 000；

依此类推。

供试品检出控制菌或其他致病菌时，按一次检出结果为准，不再复试。

若供试品的需氧菌总数、霉菌和酵母菌总数、耐热菌总数、控制菌检查结果均符合该品种项下的规定，判供试品符合规定；若其中任何一项不符合该品种项下的规定，判供试品不符合规定。

稀释液、培养基及制备方法

见非无菌产品微生物限度检查：控制菌检查法(通则 1106)。

1109　洋葱伯克霍尔德菌群检查法

洋葱伯克霍尔德菌群检查法系用于在规定的试验条件下，检查供试品中是否存在洋葱伯克霍尔德菌群(Burkholderia cepacia complex，Bcc)。

当本法用于检查非无菌制剂及原、辅料等是否含有洋葱伯克霍尔德菌群时，应按下列规定进行检验，包括样品取样量和结果判断等。

供试品检出洋葱伯克霍尔德菌群或其他不可接受微生物时，报告结果前应进行充分的调查和评估。

供试液制备及实验环境要求同非无菌产品微生物限度检查：微生物计数法(通则 1105)。

如果供试品具有抗菌活性，应尽可能去除或中和。供试品检查时，若使用了中和剂或灭活剂，应确认其有效性及对微生物无毒性。

供试液制备时如果使用了表面活性剂，应确认其对微生物无毒性及与所使用中和剂或灭活剂的相容性。

培养基适用性检查和检查方法适用性试验

本检查中所使用的培养基应进行适用性检查。

检查方法应进行方法适用性试验，以确认所采用的方法适合于该产品的检查。

若检验程序或供试品发生变化可能影响检验结果时，检查方法应重新进行适用性试验。

菌种及菌液制备

菌种　试验用菌株的传代次数不得超过 5 代(从菌种保藏中心获得的标准菌株为第 0 代)，并采用适宜的菌种保藏技术进行保存，以保证试验菌株的生物学特性。

洋葱伯克霍尔德菌(Burkholderia cepacia)〔CMCC(B) 23 005〕

新洋葱伯克霍尔德菌(Burkholderia cenocepacia)〔CMCC(B)23 006〕

神秘伯克霍尔德菌(Burkholderia aenigmatica)〔CMCC(B)23 010〕

铜绿假单胞菌(Pseudomonas aeruginosa)〔CMCC(B)10 104〕

金黄色葡萄球菌(Staphylococcus aureus)〔CMCC(B)26 003〕

菌液制备　将洋葱伯克霍尔德菌、新洋葱伯克霍尔德菌、神秘伯克霍尔德菌、铜绿假单胞菌和金黄色葡萄球菌分别接种于胰酪大豆胨液体培养基中或胰酪大豆胨琼脂培养基上，30～35℃培养 18～24 小时，将培养物用 pH 7.0 无菌氯化钠-蛋白胨缓冲液、pH 7.2 无菌磷酸盐缓冲液或 0.9%无

菌氯化钠溶液制成适宜浓度的菌悬液。菌液制备后若在室温下放置，应在 2 小时内使用；若保存在 2～8℃，可在 24 小时内使用。

阴性对照

为确认试验条件是否符合要求，应进行阴性对照试验，阴性对照试验应无菌生长。如阴性对照有菌生长，应进行调查。

培养基适用性检查

每批商品化预制培养基、由脱水培养基或按处方配制的培养基均应符合培养基适用性检查的要求。

检查用培养基的适用性检查项目包括促生长能力、抑制能力及指示特性的检查，检查项目及所用菌株见表1。

表 1　培养基的促生长能力、抑制能力和指示特性

培养基	特性	试验菌株
洋葱伯克霍尔德菌群选择性琼脂培养基	促生长能力+指示特性 抑制能力	洋葱伯克霍尔德菌、新洋葱伯克霍尔德菌和神秘伯克霍尔德菌 铜绿假单胞菌和金黄色葡萄球菌

培养基促生长能力检查　用涂布法分别接种不大于 100cfu 的试验菌(表 1)于被检培养基和对照培养基平板上，在检查规定的培养温度及不大于规定的最短培养时间下培养，各菌株在被检培养基与对照培养基上生长的菌落大小、形态特征均应一致。

培养基抑制能力检查　接种不少于 100cfu 的试验菌(表 1)于被检培养基中，在检查规定的培养温度及不小于规定的最长培养时间下培养，各试验菌均应不得生长。

培养基指示特性检查　用涂布法分别接种不大于 100cfu 的试验菌(表 1)于被检培养基和对照培养基平板上，在检查规定的培养温度及培养时间范围内培养，各菌株在被检培养基上生长的菌落大小、形态特征、指示剂反应情况等均应与对照培养基一致。

检查方法适用性试验

供试液制备　按下列"供试品检查"中的规定制备供试液。

试验菌　洋葱伯克霍尔德菌、新洋葱伯克霍尔德菌和神秘伯克霍尔德菌。

适用性试验　按照供试品检查法取规定量供试液及不大于 100cfu 的试验菌接种至规定的培养基中；采用薄膜过滤法时，取规定量供试液，过滤，冲洗，在最后一次冲洗液中加入试验菌，过滤，注入规定的培养基或取出滤膜接种至规定的培养基中。按照检查方法，在规定的温度和最短时间下培养，应能检出所加试验菌相应的反应特征。

结果判断　各试验菌若在上述试验中均被检出，按此供试液制备方法和检查方法进行供试品检查；若未检出任一试验菌，应消除供试品的抑菌活性〔见非无菌产品微生物限度检查：微生物计数法(通则 1105)中的"抗菌活性的去除或灭活"〕，并重新进行方法适用性试验。

如经试验确证供试品对试验菌的抗菌作用无法消除，可认为洋葱伯克霍尔德菌群不易存在于该供试品中，选择抑菌

成分消除相对彻底的方法进行供试品的检查。在此情况下，生产单位或研制单位应根据原辅料的微生物污染情况、生产工艺及产品特性进行产品的风险评估，以保证检验方法的可靠性，从而保证产品质量。

供试品检查

供试品的检查应按经方法适用性试验确认的方法进行。

阳性对照试验　实验室应基于质量风险管理的要求，根据产品特性、方法适用性试验结果、人员技能与经验、数据可靠性、污染控制措施和实验室质量控制水平等因素，综合评估确定日常检验过程中阳性对照试验的必要性、频次及其他要求。阳性对照试验方法同供试品的洋葱伯克霍尔德菌群检查，对照菌的加量应不大于100cfu。根据方法适用性试验结果，选择1株试验菌作为阳性对照菌株，阳性对照试验应检出相应的试验菌。

阴性对照试验　以稀释剂代替供试液照相应检查法检查，阴性对照试验应无菌生长。如果阴性对照有菌生长，应进行调查。

供试液制备和增菌培养　除另有规定外，取供试品，照非无菌产品微生物限度检查：微生物计数法（通则1105）制成1：10供试液。取相当于1g、1ml、1贴或10cm²供试品的供试液，接种至适宜体积（经方法适用性试验确定）的胰酪大豆胨液体培养基或适当稀释（经方法适用性试验确定）的胰酪大豆胨液体培养基中（如对制药用水进行检验时，可考虑用稀释10倍的胰酪大豆胨液体培养基进行增菌培养），混匀，30~35℃培养48~72小时。

选择和分离培养　取上述培养物划线接种至洋葱伯克霍尔德菌群选择性琼脂培养基平板上，30~35℃培养48~72小时。

结果判断　若洋葱伯克霍尔德菌群选择性琼脂培养基上有菌落生长，如表现为表2中的生长特征等，应进行分离、纯化，并采用适宜的鉴定试验，确证是否为洋葱伯克霍尔德菌群；若洋葱伯克霍尔德菌群选择性琼脂培养基上没有菌落生长，或有菌落生长但鉴定结果为阴性，判供试品未检出洋葱伯克霍尔德菌群。

表2　洋葱伯克霍尔德菌群选择性琼脂培养基上生长特征

培养基	生长特征
洋葱伯克霍尔德菌群选择性琼脂培养基	菌落呈灰白、灰粉色或土黄（棕）色，周围培养基由黄色变橘红或玫红色

稀 释 液

稀释液配制后，应采用验证合格的灭菌程序灭菌。

1. pH 7.0 无菌氯化钠-蛋白胨缓冲液　照无菌检查法（通则1101）制备。

2. pH 6.8 无菌磷酸盐缓冲液、pH 7.6 无菌磷酸盐缓冲液　照缓冲液（通则8004）配制后，过滤、分装，灭菌。

3. pH 7.2 无菌磷酸盐缓冲液　照非无菌产品微生物限度检查：控制菌检查法（通则1106）制备。

4. 0.9%无菌氯化钠溶液　照非无菌产品微生物限度检查：控制菌检查法（通则1106）制备。

培养基及其制备方法

培养基可按以下处方制备，也可使用按该处方生产的符合要求的脱水培养基。配制后，应按验证过的高压灭菌程序灭菌。

1. 胰酪大豆胨液体培养基（TSB）、胰酪大豆胨琼脂培养基（TSA）　照无菌检查法（通则1101）制备。

2. 洋葱伯克霍尔德菌群选择性琼脂培养基（BCCSA）

胰蛋白胨	10.0g	丙酮酸钠	7.0g
蔗糖	2.0g	氯化钠	5.0g
酵母提取物	1.5g	酚红	20mg
庆大霉素	10mg	万古霉素	2.5mg
多黏菌素B	600 000U	琼脂	14.0g
磷酸二氢钾	1.54g	结晶紫	1mg
水	1000ml		

除琼脂、庆大霉素、万古霉素、多黏菌素B外，取上述成分，混合，微温溶解，调节pH使灭菌后在25℃的pH值为6.2±0.2，加入琼脂，加热融化后，摇匀，分装，灭菌。灭菌后，冷至45~50℃，加入多黏菌素B、庆大霉素、万古霉素，混匀，倾注平皿。

附表　洋葱伯克霍尔德菌群种水平成员

序号	名称	中文名称	备注
1	B. cepacia	洋葱伯克霍尔德菌	基因型Ⅰ
2	B. multivorans	多噬（食）伯克霍尔德菌	基因型Ⅱ
3	B. cenocepacia	新洋葱伯克霍尔德菌	基因型Ⅲ
4	B. stabilis	稳定伯克霍尔德菌	基因型Ⅳ
5	B. vietnamiensis	越南伯克霍尔德菌	基因型Ⅴ
6	B. dolosa	狡猾伯克霍尔德菌	基因型Ⅵ
7	B. ambifaria	双向伯克霍尔德菌	基因型Ⅶ
8	B. anthina	花园伯克霍尔德菌	基因型Ⅷ
9	B. pyrrocinia	吡咯菌素伯克霍尔德菌	基因型Ⅸ
10	B. latens	隐蔽伯克霍尔德菌	/
11	B. diffusa	广布伯克霍尔德菌	/
12	B. arboris	森林伯克霍尔德菌	/
13	B. seminalis	种子伯克霍尔德菌	/
14	B. metallica	金属伯克霍尔德菌	/
15	B. ubonensis	乌汶伯克霍尔德菌	/
16	B. contaminans	污染伯克霍尔德菌	Taxon K
17	B. lata	普通伯克霍尔德菌	Taxon K
18	B. stagnalis	湖水伯克霍尔德菌	/
19	B. territorri	领土伯克霍尔德菌	/
20	B. pseudomultivorans	假多噬伯克霍尔德菌	/
21	B. catarinensis	圣卡塔琳娜伯克霍尔德菌	/
22	B. puraquae	纯水伯克霍尔德菌	/
23	B. paludis	沼泽伯克霍尔德菌	/
24	B. aenigmatica	神秘伯克霍尔德菌	Taxon K
25	B. orbicola	/	/

注：数据统计截至2024年4月，将根据分类发展进行更新。

1121 抑菌效力检查法

抑菌剂是指抑制微生物生长的化学物质。抑菌效力检查法系用于测定无菌及非无菌制剂的抑菌活性，用于指导药品研发阶段制剂中抑菌剂种类和浓度的确定。

如果药物本身不具有充分的抗菌效力，那么应根据制剂特性（如水分活度，酸碱度或 pH 值等）添加适宜的抑菌剂，以防止制剂在正常贮藏或使用过程中由于微生物污染和繁殖，使药物变质而对使用者造成危害，尤其是多剂量包装的制剂。

在药品生产过程中，抑菌剂不能用于替代药品生产的 GMP 管理，不能作为非无菌制剂降低微生物污染的唯一途径，也不能作为控制多剂量包装制剂灭菌前的生物负载的手段。所有抑菌剂都具有一定的毒性，制剂中抑菌剂的量应为最低有效量。同时，为保证用药安全，成品制剂中的抑菌剂有效浓度应低于对人体有害的浓度。

抑菌剂的抑菌效力在贮存过程中有可能因药物的成分或包装容器等因素影响而变化，因此，应验证成品制剂的抑菌效力在效期内不因贮藏条件而降低。

本试验方法和抑菌效力判断标准用于包装未启开的成品制剂。

培 养 基

培养基的制备

胰酪大豆胨液体培养基、胰酪大豆胨琼脂培养基、沙氏葡萄糖液体培养基、沙氏葡萄糖琼脂培养基照无菌检查法（通则 1101）制备。

培养基的适用性检查

每批抑菌效力测定用的商品化的预制培养基、由脱水培养基或按处方配制的培养基均应符合培养基适用性检查的要求。

菌种 试验所用的菌株传代次数不得超过 5 代（从菌种保藏中心获得的标准菌株为第 0 代），并采用适宜的菌种保藏技术进行保存，以保证试验菌株的生物学特性。培养基适用性检查的菌种及新鲜培养物的制备见表 1。

菌液制备 取金黄色葡萄球菌、铜绿假单胞菌、大肠埃希菌、白色念珠菌的新鲜培养物，用 pH 7.0 无菌氯化钠-蛋白胨缓冲液或 0.9% 无菌氯化钠溶液制成适宜浓度的菌悬液。取黑曲霉培养物加入适量含 0.05%（g/ml）聚山梨酯 80 的 pH 7.0 无菌氯化钠-蛋白胨缓冲液或含 0.05%（g/ml）聚山梨酯 80 的 0.9% 无菌氯化钠溶液，将孢子洗脱。然后，采用适宜方法吸出孢子悬液至无菌试管内，用含 0.05%（g/ml）聚山梨酯 80 的 pH 7.0 无菌氯化钠-蛋白胨缓冲液或含 0.05%（g/ml）聚山梨酯 80 的 0.9% 无菌氯化钠溶液制成适宜浓度的孢子悬液。

菌液制备后若在室温下放置，应在 2 小时内使用；若保存在 2~8℃，可在 24 小时内使用。黑曲霉的孢子悬液可保存在 2~8℃，在验证过的贮存期内使用。

适用性检查 分别接种不大于 100cfu 的金黄色葡萄球菌、铜绿假单胞菌、大肠埃希菌的菌液至胰酪大豆胨琼脂培养基，每株试验菌平行制备 2 个平板，混匀，凝固，置 30~35℃ 培养不超过 3 天，计数；分别接种不大于 100cfu 的白色念珠菌、黑曲霉的菌液至沙氏葡萄糖琼脂培养基，每

表 1 培养基适用性检查、方法适用性试验、抑菌效力测定用的试验菌及新鲜培养物制备

试验菌株	试验培养基	培养温度	培养时间
金黄色葡萄球菌 （*Staphylococcus aureus*） 〔CMCC（B）26 003〕	胰酪大豆胨琼脂培养基或胰酪大豆胨液体培养基	30~35℃	18~24 小时
铜绿假单胞菌 （*Pseudomonas aeruginosa*） 〔CMCC（B）10 104〕	胰酪大豆胨琼脂培养基或胰酪大豆胨液体培养基	30~35℃	18~24 小时
大肠埃希菌* （*Escherichia coli*） 〔CMCC（B）44 102〕	胰酪大豆胨琼脂培养基或胰酪大豆胨液体培养基	30~35℃	18~24 小时
白色念珠菌 （*Candida albicans*） 〔CMCC（F）98 001〕	沙氏葡萄糖琼脂培养基或沙氏葡萄糖液体培养基	20~25℃	48 小时
黑曲霉 （*Aspergillus niger*） 〔CMCC（F）98 003〕	沙氏葡萄糖琼脂培养基	20~25℃	5~7 天或直到获得足量的孢子

注：* 大肠埃希菌仅用于口服制剂的抑菌效力测定。

株试验菌平行制备 2 个平板，混匀，凝固，置 20～25℃ 培养不超过 5 天，计数；同时，用对应的对照培养基替代被检培养基进行上述试验。

结果判定 被检培养基上的菌落平均数与对照培养基上菌落平均数的比值应在 0.5～2 范围内，且菌落形态大小与对照培养基上的菌落一致，判该培养基的适用性检查符合规定。

抑菌效力测定

菌种 抑菌效力测定用菌种见表 1，若需要，制剂中常见的污染微生物也可作为试验菌株，如含高浓度糖的口服制剂还应选用鲁氏酵母为试验菌株。

菌液制备 试验菌培养物制备见表 1，铜绿假单胞菌、金黄色葡萄球菌、大肠埃希菌、白色念珠菌若为琼脂培养物，加入适量的 0.9% 无菌氯化钠溶液将琼脂表面的培养物洗脱，并将菌悬液移至无菌试管内，用 0.9% 无菌氯化钠溶液稀释并制成每 1ml 含菌数约为 10^8 cfu 的菌悬液；若为液体培养物，离心收集菌体，用 0.9% 无菌氯化钠溶液稀释并制成每 1ml 含菌数约为 10^8 cfu 的菌悬液。取黑曲霉培养物加入适量含 0.05%(g/ml) 聚山梨酯 80 的 0.9% 无菌氯化钠溶液，将孢子洗脱，然后用适宜方法吸出孢子悬液至无菌试管内，加入适量的含 0.05%(g/ml) 聚山梨酯 80 的 0.9% 无菌氯化钠溶液制成每 1ml 含孢子数 10^8 cfu 的孢子悬液。测定 1ml 菌悬液中所含的菌数。必要时，试验菌的接种量和接种浓度可通过浊度法评估，再通过平板计数法确认。

菌液制备后若在室温下放置，应在 2 小时内使用；若保存在 2～8℃，可在 24 小时内使用。黑曲霉的孢子悬液可保存在 2～8℃，在 7 天内使用。

供试品接种 抑菌效力可能受试验用容器特征的影响，如容器的材质、形状、体积及封口的方式等。因此，只要供试品每个包装容器的装量足够试验用，同时容器便于按无菌操作技术接入试验菌液、混合及取样等，一般应将试验菌直接接种于供试品原包装容器中进行试验。若因供试品的性状或每个容器装量等因素需将供试品转移至无菌容器时，该容器的材质不得影响供试品的特性(如吸附作用)，特别应注意不得影响供试品的 pH 值，pH 值对抑菌剂的活性影响很大。

取包装完整的供试品至少 4 份，直接接种试验菌，或取适量供试品分别转移至 4 个适宜的无菌容器中，若试验菌株数超过 4 株，应增加相应的供试品份数，每一容器接种一种试验菌，1g 或 1ml 供试品中接菌量为 10^5～10^6 cfu，接种菌液的体积不得超过供试品体积的 1%，充分混合，使供试品中的试验菌均匀分布，然后置 20～25℃ 避光贮存。

存活菌数测定 根据产品类型，按表 2-1、表 2-2、表 2-3 规定的间隔时间，分别从上述每个容器中取适量供试品，一般为 1ml(g)，测定每份供试品中所含的菌数，测定细菌用胰酪大豆胨琼脂培养基，测定真菌用沙氏葡萄糖琼脂

培养基。存活菌数测定方法及方法适用性试验照非无菌产品微生物限度检查：微生物计数法(通则 1105)进行，每株试验菌(包括平皿法和薄膜过滤法)应进行平行测定，以算术平均值作为计数结果。方法适用性试验用菌株见表 1，菌液制备同培养基适用性检查，方法适用性试验试验菌的回收比值应在 0.5～2 范围内。

如果药物的抑菌性较强，无适宜的中和剂或其他消除供试品抑菌活性的方法，采用较高稀释(如 10^{-3} 或 10^{-4})可满足存活菌数测定方法适用性的要求，采用此方法进行抑菌效力测定时，可以依据对数减少值的可接受标准，接种较高含量的试验菌(如 1g 或 1ml 供试品中接菌量为 10^7～10^8 cfu)。

根据存活菌数测定结果，计算 1ml(g) 供试品各试验菌所加的菌数及各间隔时间的菌数，并换算成 lg 值。

结果判断 供试品抑菌效力评价标准见表 2-1、表 2-2、表 2-3，表中的"减少的 lg 值"是指各间隔时间测定的菌数 lg 值与 1ml(g) 供试品中接种的菌数 lg 值的相差值。表中"A"是指应达到的抑菌效力标准，特殊情况下，如抑菌剂可能增加不良反应的风险，则至少应达到"B"的抑菌效力标准。

表 2-1 注射剂、眼用制剂、用于子宫和乳腺的制剂抑菌效力判断标准

		减少的 lg 值				
		6h	24h	7d	14d	28d
细菌	A	2	3	—	—	NR
	B	—	1	3	—	NI
真菌	A	—	—	2	—	NI
	B	—	—	—	1	NI

注：NR 试验菌未恢复生长。

NI 未增加，是指对前一个测定时间，试验菌增加的数量不超过 0.5 lg。

表 2-2 耳用制剂、鼻用制剂、皮肤给药制剂、吸入制剂抑菌效力判断标准

		减少的 lg 值			
		2d	7d	14d	28d
细菌	A	2	3	—	NI
	B	—	—	3	NI
真菌	A	—	—	2	NI
	B	—	—	1	NI

注：NI 未增加，是指对前一个测定时间，试验菌增加的数量不超过 0.5 lg。

表 2-3 口服制剂、口腔黏膜制剂、直肠给药制剂的抑菌效力判断标准

	减少的 lg 值	
	14d	28d
细菌	3	NI
真菌	1	NI

注：NI 未增加，是指对前一个测定时间，试验菌增加的数量不超过 0.5 lg。

1141 异常毒性检查法

异常毒性有别于药物本身所具有的毒性特征，是指由生产过程中引入或其他原因所致的毒性。

本法系给予动物一定剂量的供试品溶液，在规定时间内观察动物出现的异常反应或死亡情况，检查供试品中是否污染外源性毒性物质以及是否存在意外的不安全因素。

供试品溶液的制备 按品种项下规定的浓度制成供试品溶液。临用前，供试品溶液应平衡至室温。

试验用动物 应健康合格，在试验前及试验的观察期内，均应按正常饲养条件饲养。做过本试验的动物不得重复使用。

非生物制品试验

除另有规定外，取小鼠 5 只，体重 18～22g，每只小鼠分别静脉给予供试品溶液 0.5ml。应在 4～5 秒内匀速注射完毕。规定缓慢注射的品种可延长至 30 秒。除另有规定外，全部小鼠在给药后 48 小时内不得有死亡；如有死亡时，应另取体重 19～21g 的小鼠 10 只复试，全部小鼠在 48 小时内不得有死亡。

生物制品试验

除另有规定外，异常毒性试验应包括小鼠试验和豚鼠试验。试验中应设同批动物空白对照，观察期内，动物全部健存，且无异常反应，到期时每只动物体重应增加，则判定试验成立。按照规定的给药途径缓慢注入动物体内。

(1)小鼠试验法 除另有规定外，取小鼠 5 只，注射前每只小鼠称体重，应为 18～22g。每只小鼠腹腔注射供试品溶液 0.5ml，观察 7 天。观察期内，小鼠应全部健存，且无异常反应，到期时每只小鼠体重应增加，判定供试品符合规定。如不符合上述要求，应另取体重 19～21g 的小鼠 10 只复试 1 次，判定标准同前。

(2)豚鼠试验法 除另有规定外，取豚鼠 2 只，注射前每只豚鼠称体重，应为 250～350g。每只豚鼠腹腔注射供试品溶液 5.0ml，观察 7 天。观察期内，豚鼠应全部健存，且无异常反应，到期时每只豚鼠体重应增加，判定供试品符合规定。如不符合上述要求，应另取 4 只豚鼠复试 1 次，判定标准同前。

1142 热原检查法

本法系将一定剂量的供试品，静脉注入家兔体内，在规定时间内，观察家兔体温升高的情况，以判定供试品中所含热原的限度是否符合规定。

供试用家兔 应选择普通级或更高等级健康合格的家兔，体重 1.7kg 以上（用于生物制品检查用的家兔体重为 1.7～3.0kg），雌兔应无孕。预测体温前 7 日即应用同一饲料饲养，在此期间内，体重应不减轻，精神、食欲、排泄等不得有异常现象。未曾用于热原检查的家兔；或供试品判定为符合规定，但组内升温达 0.6℃的家兔；或 3 周内未曾使用的家兔，均应在检查供试品前 7 日内预测体温，进行挑选。挑选试验的条件与检查供试品时相同，仅不注射药液，每隔 30 分钟测量体温 1 次，共测 8 次，8 次体温均在 38.0～39.6℃的范围内，且最高与最低体温相差不超过 0.4℃的家兔，方可供热原检查用。用于热原检查后的家兔，如供试品判定为符合规定，至少应休息 48 小时方可再供热原检查用，其中升温 0.6℃的家兔应休息 2 周以上，并重新进行体温预测，合格方可供实验用。对用于血液制品、抗毒素和其他同一抗原性供试品检测的家兔可在 5 天内重复使用 1 次。如供试品判定为不符合规定，则组内全部家兔不再使用。

试验前的准备 热原检查前 1～2 日，供试用家兔应尽可能处于同一温度的环境中，实验室和饲养室的温度相差不得大于 3℃，且应控制在 17～25℃，在试验全部过程中，实验室温度变化不得大于 3℃，应防止动物骚动并避免噪声干扰。家兔在试验前至少 1 小时开始停止给食并置于宽松适宜的装置中，直至试验完毕。测量家兔体温应使用精密度为 ±0.1℃的测温装置。测温探头或肛温计插入肛门的深度和时间各兔应相同，深度一般约 6cm，时间不得少于 1.5 分钟，每隔 30 分钟测量体温 1 次，一般测量 2 次，两次体温之差不得超过 0.2℃，以此两次体温的平均值作为该兔的正常体温。当日使用的家兔，正常体温应在 38.0～39.6℃的范围内，且同组各兔间正常体温之差不得超过 1.0℃。

与供试品接触的试验用器皿应无菌、无热原。去除热原通常采用干热灭菌法（250℃、30 分钟以上），也可用其他适宜的方法。

检查法 取适用的家兔 3 只，测定其正常体温后 15 分钟以内，自耳静脉缓缓注入规定剂量并温热至约 38℃的供试品溶液，然后每隔 30 分钟按前法测量其体温 1 次，共测 6 次，以 6 次体温中最高的一次减去正常体温，即为该兔体温的升高温度（℃）。如 3 只家兔中有 1 只体温升高 0.6℃或高于 0.6℃，或 3 只家兔体温升高的总和达 1.3℃或高于 1.3℃，应另取 5 只家兔复试，检查方法同上。

结果判断 在初试的 3 只家兔中，体温升高均低于 0.6℃，并且 3 只家兔体温升高总和低于 1.3℃；或在复试的 5 只家兔中，体温升高 0.6℃或高于 0.6℃的家兔不超过 1 只，并且初试、复试合并 8 只家兔的体温升高总和为 3.5℃或低于 3.5℃，均判定供试品的热原检查符合规定。

在初试的 3 只家兔中，体温升高 0.6℃或高于 0.6℃的家兔超过 1 只；或在复试的 5 只家兔中，体温升高 0.6℃或高于 0.6℃的家兔超过 1 只；或在初试、复试合并 8 只家兔的体温升高总和超过 3.5℃，均判定供试品的热原检查不符合规定。

当家兔升温为负值时，均以 0℃计。

1143 细菌内毒素检查法

本法系利用鲎试剂来检测或量化由革兰阴性菌产生的细菌内毒素，以判断供试品中细菌内毒素的限量是否符合规定的一种方法。

细菌内毒素检查可采用凝胶检测技术和光度检测技术，共包括以下六种方法：凝胶限度法（方法 1）、凝胶定量法（方法 2）、动态浊度法（方法 3）、终点浊度法（方法 4）、动态显色法（方法 5）、终点显色法（方法 6）。供试品检测时，可使用其中任何一种方法进行试验。当测定结果有争议时，除另有规定外，以凝胶限度法结果为准。

本试验操作过程应防止内毒素的污染。

细菌内毒素的量用内毒素单位（EU）表示，1EU 与 1 个内毒素国际单位（IU）相当。

细菌内毒素国家标准品系自大肠埃希菌提取精制，并以细菌内毒素国际标准品标定其效价。用于标定、复核、仲裁鲎试剂灵敏度、标定细菌内毒素工作标准品的效价，干扰试验及检查法中编号 B 和 C 溶液的制备、凝胶法中鲎试剂灵敏度复核试验、光度测定法中标准曲线可靠性试验。

细菌内毒素工作标准品系以细菌内毒素国家标准品为基准标定其效价，用于干扰试验及检查法中编号 B 和 C 溶液的制备、凝胶法中鲎试剂灵敏度复核试验、光度测定法中标准曲线可靠性试验。

细菌内毒素检查用水应符合灭菌注射用水标准，其内毒素含量小于 0.015EU/ml（用于凝胶检测技术）或小于 0.005EU/ml（用于光度检测技术），且对内毒素检查试验无干扰作用。

鲎试剂是从鲎的血液变形细胞中提取制备的冻干试剂，可以与细菌内毒素发生凝集反应。除了内毒素，鲎试剂还与某些 β-葡聚糖反应，产生假阳性结果。如遇含有 β-葡聚糖的样品，可使用去 G 因子鲎试剂或 G 因子反应抑制剂来排除鲎试剂与 β-葡聚糖的反应。

试验所用的器皿需经处理，以去除可能存在的外源性内毒素。耐热器皿常用干热灭菌法（250℃、至少 30 分钟）去除，也可采用其他确证不干扰细菌内毒素检查的适宜方法。若使用塑料器具，如微孔板和与微量加样器配套的吸头等，应选用标明无内毒素并且对试验无干扰的器具。

供试品溶液的制备 供试品一般采用溶解和/或稀释等适宜方法制成供试品溶液。必要时，可调节被测溶液（或其稀释液）的 pH 值，一般供试品溶液和鲎试剂混合后溶液的 pH 值在 6.0～8.0 的范围内为宜，可使用适宜的酸、碱溶液或缓冲液调节 pH 值。酸或碱溶液须用细菌内毒素检查用水在已去除内毒素的容器中配制。所用溶剂、酸碱溶液及缓冲液应未检测出内毒素并且不含干扰因子。

内毒素限值的确定 药品细菌内毒素限值（L）一般按以下公式确定：

$$L = K/M$$

式中 L 为供试品的细菌内毒素限值，一般以 EU/ml、EU/mg 或 EU/U（活性单位）表示；

K 为人每千克体重或每平方米体表面积每小时最大可接受的内毒素剂量，以 EU/(kg·h) 表示，注射剂 K＝5EU/(kg·h)，放射性药品注射剂 K＝

2.5EU/(kg·h)[注1]，鞘内用注射剂 K＝0.2EU/(kg·h)，按体表面积给药时 K＝100EU/(m²·h)；

M 为人用每千克体重或每平方米体表面积每小时的最大供试品剂量，以 ml/(kg·h)、mg/(kg·h)、U/(kg·h)、ml/(m²·h) 等表示，人均体重按 60kg 计算，注射时间若不足 1 小时，按 1 小时计算。

按人用剂量计算限值时，如遇特殊情况，可根据生产和临床用药实际情况做必要调整，但需说明理由。

确定最大有效稀释倍数（MVD） 最大有效稀释倍数是指在试验中供试品溶液被允许达到稀释的最大倍数，在不超过此稀释倍数的浓度下进行内毒素限值的检测。用以下公式来确定 MVD：

$$MVD = cL/\lambda$$

式中 L 为供试品的细菌内毒素限值；

c 为供试品溶液的浓度，当 L 以 EU/mg 或 EU/U 表示时，c 的单位需为 mg/ml 或 U/ml，当 L 以 EU/ml 表示时，则 c 等于 1.0ml/ml。如需计算在 MVD 时的供试品浓度，即最小有效稀释浓度，可使用公式 $c=\lambda/L$；

λ 为在凝胶检测技术中鲎试剂的标示灵敏度（EU/ml），或是在光度检测技术中所使用的标准曲线上最低的内毒素浓度。

凝胶检测技术（包括方法 1 和方法 2）

凝胶检测技术系通过鲎试剂与内毒素产生凝集反应的原理进行限度检测或定量检测内毒素的方法。

1. 预备试验

为保证凝胶试验的准确性和有效性，按以下步骤开展鲎试剂灵敏度复核试验和供试品的干扰试验。

鲎试剂灵敏度复核试验 在本检查法规定的条件下，使鲎试剂产生凝集的内毒素的最低浓度即为鲎试剂的标示灵敏度，用 EU/ml 表示。当使用新批号的鲎试剂或试验条件发生了任何可能影响检验结果的改变时，应进行鲎试剂灵敏度复核试验。

根据鲎试剂灵敏度的标示值（λ），将细菌内毒素国家标准品或细菌内毒素工作标准品用细菌内毒素检查用水溶解，在旋涡混合器上混匀 15 分钟或参照标准品说明书中要求的混匀时间进行操作，然后制成至少包含 2λ、λ、0.5λ 和 0.25λ 4 个浓度的内毒素标准溶液，每稀释一步均应在旋涡混合器上混匀 30 秒或参照标准品说明书中要求的混匀时间进行操作。取不同浓度的内毒素标准溶液，分别与等体积（如 0.1ml）的鲎试剂溶液混合，每一个内毒素浓度平行做 4 管；另外取 2 管加入等体积的细菌内毒素检查用水作为阴性对照。将试管中溶液轻轻混匀后，封闭管口，垂直放入 37℃±1℃ 的恒温器中，保温 60 分钟±2 分钟。

将试管从恒温器中轻轻取出，缓缓倒转 180°，若管内形成凝胶，并且凝胶不变形、不从管壁滑脱者为阳性；未形成凝胶或形成的凝胶不坚实、变形并从管壁滑脱者为阴性。保温和拿取试管过程应避免受到振动，造成假阴性结果。

当最低浓度管均为阴性，阴性对照管为阴性，试验方为有效。按下式计算反应终点浓度的几何平均值，即为鲎试剂灵敏度的测定值（λ_c）。

$$\lambda_c = \text{antilg}(\sum X/n)$$

式中　X 为反应终点浓度的对数值（lg）。反应终点浓度是指系列递减的内毒素浓度中最后一个呈阳性结果的浓度；

　　　　n 为每个浓度的平行管数。

当 λ_c 在 $0.5\lambda \sim 2\lambda$（包括 0.5λ 和 2λ）时，方可用于细菌内毒素检查，并以标示灵敏度 λ 为该批鲎试剂的灵敏度。

干扰试验　按表 1 制备溶液 A、B、C 和 D，使用的供试品溶液应为未检验出内毒素且不超过最大有效稀释倍数（MVD）的溶液，按鲎试剂灵敏度复核试验项下操作，并计算溶液 C 和溶液 B 的反应终点浓度的几何平均值。

表 1　凝胶检测技术干扰试验溶液的制备

编号	内毒素浓度/被加入内毒素的溶液	稀释用液	稀释倍数	所含内毒素的浓度	平行管数
A	无/供试品溶液	—	—	—	2
B	2λ/供试品溶液	供试品溶液	1	2λ	4
			2	1λ	4
			4	0.5λ	4
			8	0.25λ	4
C	2λ/检查用水	检查用水	1	2λ	2
			2	1λ	2
			4	0.5λ	2
			8	0.25λ	2
D	无/检查用水	—	—	—	2

注：A 为供试品溶液；B 为干扰试验系列；C 为鲎试剂标示灵敏度的对照系列；D 为阴性对照。

只有当溶液 A 和阴性对照溶液 D 的所有平行管都为阴性，并且系列溶液 C 的结果符合鲎试剂灵敏度复核试验要求时，试验方为有效。当系列溶液 B 的结果在 $0.5\lambda \sim 2\lambda$ 之间（包括 0.5λ 和 2λ）时，认为供试品在该浓度下无干扰作用。其他情况则认为供试品在该浓度下存在干扰作用。若供试品溶液在小于 MVD 的稀释倍数下对试验有干扰，应将供试品溶液进行不超过 MVD 的进一步稀释，再重复干扰试验。

可通过对供试品进行更大倍数的稀释或通过其他适宜的方法（如过滤、中和、透析或加热处理等）排除干扰。为确保所选择的处理方法能有效地排除干扰且不会使内毒素失去活性，要使用预先添加了标准内毒素再经过处理的供试品溶液进行干扰试验。

当进行新药的内毒素检查试验前，或无内毒素检查项的品种建立内毒素检查法时，须进行干扰试验。

当鲎试剂、供试品的处方、生产工艺改变或试验环境中发生了任何有可能影响试验结果的变化时，须重新进行干扰试验。

2. 凝胶限度法（方法 1）

步骤　按表 2 制备溶液 A、B、C 和 D。使用稀释倍数不超过 MVD 并且已经排除干扰的供试品溶液来制备溶液 A 和 B。按鲎试剂灵敏度复核试验项下操作。

结果判断　保温 60 分钟±2 分钟后观察结果。若阴性对照溶液 D 的平行管均为阴性，供试品阳性对照溶液 B 的平行管均为阳性，阳性对照溶液 C 的平行管均为阳性，试验有效。

表 2　凝胶限度试验溶液的制备

编号	内毒素浓度/配制内毒素的溶液	平行管数
A	无/供试品溶液	2
B	2λ/供试品溶液	2
C	2λ/检查用水	2
D	无/检查用水	2

注：A 为供试品溶液；B 为供试品阳性对照；C 为阳性对照；D 为阴性对照。

若溶液 A 的两个平行管均为阴性，判定供试品符合规定。若溶液 A 的两个平行管均为阳性，判定供试品不符合规定。若溶液 A 的两个平行管中的一管为阳性，另一管为阴性，需进行复试。复试时溶液 A 需做 4 支平行管，若所有平行管均为阴性，判定供试品符合规定，否则判定供试品不符合规定。

若供试品的稀释倍数小于 MVD 而溶液 A 结果出现不符合规定时，可将供试品稀释至 MVD 重新实验，再对结果进行判断。

3. 凝胶定量法（方法 2）

步骤　本方法系通过确定反应终点浓度来量化供试品中内毒素的含量。按表 3 制备溶液 A、B、C 和 D。按鲎试剂灵敏度复核试验项下操作。

表 3　凝胶定量试验溶液的制备

编号	内毒素浓度/被加入内毒素的溶液	稀释用液	稀释倍数	所含内毒素的浓度	平行管数
A	无/供试品溶液	检查用水	1		2
			2		2
			4		2
			8		2
B	2λ/供试品溶液		1	2λ	2
C	2λ/检查用水	检查用水	1	2λ	2
			2	1λ	2
			4	0.5λ	2
			8	0.25λ	2
D	无/检查用水				2

注：A 为不超过 MVD 并且通过干扰试验的供试品溶液。从通过干扰试验的稀释倍数开始用检查用水稀释如 1 倍、2 倍、4 倍和 8 倍，最后的稀释倍数不得超过 MVD。

B 为含 2λ 浓度标准内毒素的溶液 A（供试品阳性对照）。

C 为鲎试剂标示灵敏度的对照系列。

D 为阴性对照。

计算及结果判断　若阴性对照溶液 D 的平行管均为阴性，供试品阳性对照溶液 B 的平行管均为阳性，系列溶液 C 的反应终点浓度的几何平均值在 $0.5\lambda \sim 2\lambda$，试验有效。

系列溶液 A 中每一系列平行管的终点稀释倍数乘以 λ，为每个系列的反应终点浓度。如果检验的是经稀释的供试品，则将终点浓度乘以供试品进行定量试验的初始稀释倍数，即得到每一系列内毒素浓度 c。

若每一系列内毒素浓度均小于规定的限值，判定供试品符合规定。每一系列内毒素浓度的几何平均值即为供试品溶液的内毒素浓度［按公式 $c_E = \text{antilg}(\sum \lg c/2)$］。若试验中供试品溶液的所有平行管均为阴性，应记为内毒素浓度小于 λ（如果检验的是稀释过的供试品，则记为小于 λ 乘以供试品进行定量试验的初始稀释倍数）。

若任何系列内毒素浓度不小于规定的限值时，则判定供试品不符合规定。当供试品溶液的所有平行管均为阳性，可记为内毒素的浓度大于或等于最大的稀释倍数乘以 λ。

光度检测技术（包括方法 3、4、5、6）

浊度检测法系利用检测鲎试剂与内毒素反应过程中的浊度变化而测定内毒素含量的方法。根据检测原理，可分为动态浊度法（方法 3）和终点浊度法（方法 4）。动态浊度法是检测反应混合物的浊度到达某一预先设定的吸光度或透光率所需要的反应时间，或是检测浊度增加速度的方法。终点浊度法是依据反应混合物中的内毒素浓度和其在孵育终止时的浊度（吸光度或透光率）之间存在的量化关系来测定内毒素含量的方法。

显色检测法系利用检测鲎试剂与内毒素反应过程中产生的凝固酶使特定底物释放出呈色团的多少而测定内毒素含量的方法。根据检测原理，分为动态显色法（方法 5）和终点显色法（方法 6）。动态显色法是检测反应混合物的特定波长吸光度或透光率达到某一预先设定的检测值所需要的反应时间，或检测色度增长速度的方法。终点显色法是依据反应混合物中内毒素浓度和其在孵育终止时释放出的呈色团的量之间存在的量化关系来测定。

光度检测技术需在特定的仪器中进行，温度一般为 37℃±1℃。

供试品和鲎试剂的加样量、供试品和鲎试剂的比例以及保温时间等，参照所用仪器和试剂的有关说明进行。

方法 3、4、5、6 均采用以下步骤进行。

1. 预备试验

为保证浊度和显色检测法的准确性和有效性，应预先进行标准曲线的可靠性试验以及供试品的干扰试验。

标准曲线的可靠性试验　当使用新批号的鲎试剂或试验条件有任何可能会影响检验结果的改变时，需进行标准曲线的可靠性试验。

用标准内毒素制成溶液，制成至少 3 个浓度的稀释液（相邻浓度间稀释倍数不得大于 10），最低浓度不得低于所用鲎试剂的标示检测限。每一稀释步骤的混匀时间同凝胶法，每一浓度至少做 3 支平行管。同时要求做 2 支阴性对照，当阴性对照的吸光度小于或透光率大于标准曲线最低点的检测值或反应时间大于标准曲线最低点的反应时间，将全部数据进行线性回归分析。

根据线性回归分析，标准曲线的相关系数（r）的绝对值应大于或等于 0.980，试验方为有效。否则须重新试验。

干扰试验　选择标准曲线中点或一个靠近中点的内毒素浓度（设为 λ_m），作为供试品干扰试验中添加的内毒素浓度。按表 4 制备溶液 A、B、C 和 D。

按所得线性回归方程分别计算出供试品溶液和含标准内毒素的供试品溶液的内毒素含量 c_t 和 c_s，再按下式计算该试验条件下的回收率（R）。

表 4　光度检测技术干扰试验溶液的制备

编号	内毒素浓度	被加入内毒素的溶液	平行管数
A	无	供试品溶液	至少 2
B	标准曲线的中点（或附近点）的浓度（设为 λ_m）	供试品溶液	至少 2
C	至少 3 个浓度（最低一点设定为 λ）	检查用水	每一浓度至少 2
D	无	检查用水	至少 2

注：A 为稀释倍数不超过 MVD 的供试品溶液。

B 为加入了标准曲线中点或靠近中点的一个已知内毒素浓度的，且与溶液 A 有相同稀释倍数的供试品溶液。

C 为如"标准曲线的可靠性试验"项下描述的，用于制备标准曲线的标准内毒素溶液。

D 为阴性对照。

$$R = (c_s - c_t)/\lambda_m \times 100\%$$

当内毒素的回收率在 50%～200% 时，则认为在此试验条件下供试品溶液不存在干扰作用。

当内毒素的回收率不在指定的范围内，须按"凝胶法干扰试验"中的方法去除干扰因素，并重复干扰试验来验证处理的有效性。

当鲎试剂、供试品的处方、生产工艺改变或试验环境等发生了任何有可能影响试验结果的变化时，须重新进行干扰试验。

2. 检查法

步骤　按光度检测技术中"干扰试验"项下的操作步骤进行检测。

计算　使用系列溶液 C 生成的标准曲线来计算溶液 A 的每一个平行管的内毒素浓度。

试验必须符合以下三个条件方为有效：

（1）系列溶液 C 的结果要符合"标准曲线的可靠性试验"中的要求；

（2）用溶液 B 中的内毒素浓度减去溶液 A 中的内毒素浓度后，计算出的内毒素的回收率要在 50%～200% 的范围内；

（3）阴性对照吸光度小于或透光率大于标准曲线最低点的检测值或反应时间大于标准曲线最低点的反应时间。

结果判断　若供试品溶液所有平行管的平均内毒素浓度乘以稀释倍数后，小于规定的内毒素限值，判定供试品符合规定。若大于或等于规定的内毒素限值，判定供试品不符合规定。

注：1. 当放射性药品的用药途径为鞘内注射时，K 值按 0.2EU/(kg·h) 计。

2. 本检查法中，"管"的意思包括其他任何反应容器，如微孔板中的孔。

1144　升压物质检查法

本法系比较赖氨酸升压素标准品（S）与供试品（T）升高大鼠血压的程度，以判定供试品中所含升压物质的限度是否符合规定。

标准品溶液的制备　临用前，取赖氨酸升压素标准品，用氯化钠注射液制成每 1ml 中含 0.1 单位赖氨酸升压素的溶液。

供试品溶液的制备　按品种项下规定的限值，且供试品溶液与标准品溶液的注入体积应相等的要求，制备适当浓度的供试品溶液。每只动物注射体积一般以 0.1～0.5ml 为宜。

检查法　取健康合格、体重 300g 以上的成年雄性大鼠，用适宜的麻醉剂麻醉后，固定于保温手术台上，分离气管，必要时插入插管，以使呼吸通畅。在一侧颈静脉或股静脉插入静脉插管，供注射药液用，按体重每 100g 注入肝素溶液 50～100 单位，然后剥离另一侧颈动脉，插入与测压计相连的动脉插管，在插管与测压计通路中充满含适量肝素钠的氯化钠注射液，必要时在动脉插管中注入适量肝素（一般为 200～400 单位）抗凝。全部手术完毕后，如有必要，将测压计的读数调节到与动物血压相当的高度，开启动脉夹，记录血压。缓缓注入适宜的交感神经阻断药（如甲磺酸酚妥拉明，按大鼠每 100g 体重注入 0.1mg，隔 5～10 分钟用相同剂量再注射一次），待血压稳定后，即可进行药液注射。各次注射速度应基本相同，并于注射后立即注入氯化钠注射液约 0.5ml，相邻两次注射的间隔时间应基本相同（一般为 5～10 分钟），每次注射应在前一次反应恢复稳定以后进行。

选定高低两剂量的赖氨酸升压素标准品溶液（ml），高低剂量之比约为 1：0.6，低剂量应能使大鼠血压升高 1.33～3.33kPa，将高低剂量轮流重复注入 2～3 次，如高剂量所致反应的平均值大于低剂量所致反应的平均值，可认为该动物的灵敏度符合要求。

在上述高低剂量范围内选定标准品溶液的剂量（d_S），供试品溶液按品种项下规定的剂量（d_T），照下列次序注射一组 4 个剂量：d_S、d_T、d_T、d_S，然后以第一与第三、第二与第四剂量所致的反应分别比较；如 d_T 所致的反应值均不大于 d_S 所致反应值的一半，则判定供试品的升压物质检查符合规定。否则应按上述次序继续注射一组 4 个剂量，并按相同方法分别比较两组内各对 d_S、d_T 所致的反应值；如 d_T 所致的反应值均不大于 d_S 所致的反应值，则判定供试品的升压物质检查符合规定，如 d_T 所致的反应值均大于 d_S 所致的反应值，则判定供试品的升压物质检查不符合规定；否则应另取动物复试。如复试的结果仍有 d_T 所致的反应值大于 d_S 所致的反应值，则判定供试品的升压物质检查不符合规定。

所用动物经灵敏度检查如仍符合要求，可继续用于升压物质检查。

1145　降压物质检查法

本法系比较组胺对照品（S）与供试品（T）引起麻醉猫血压下降的程度，以判定供试品中所含降压物质的限度是否符合规定。

对照品溶液的制备　精密称取磷酸组胺对照品适量，按组胺计算，加水溶解使成每 1ml 中含 1.0mg 的溶液，分装于适宜的容器内，2～8℃贮存，经验证保持活性符合要求的条件下，可在 3 个月内使用。

对照品稀释液的制备　临用前，精密量取组胺对照品溶液适量，用氯化钠注射液制成每 1ml 中含组胺 0.5μg 或其他适宜浓度的溶液。

供试品溶液的制备　按品种项下规定的限值，且供试品溶液与对照品稀释液的注入体积应相等的要求，制备适当浓度的供试品溶液。

检查法　取健康合格、体重 2kg 以上的猫，雌者应无孕，用适宜的麻醉剂（如巴比妥类）麻醉后，固定于保温手术台上，分离气管，必要时插入插管以使呼吸畅通，或可进行人工呼吸。在一侧颈动脉插入连接测压计的动脉插管，管内充满适宜的抗凝剂溶液（如含肝素钠的氯化钠注射液），以记录血压，也可用其他适当仪器记录血压。在一侧股静脉内插入静脉插管，供注射药液用。试验中应注意保持动物体温。全部手术完毕后，如有必要，将测压计调节到与动物血压相当的高度（一般为 13.3～20.0kPa），开启动脉夹，待血压稳定后，方可进行药液注射。各次注射速度应基本相同，每次注射后立即注入一定量的氯化钠注射液，每次注射应在前一次反应恢复稳定以后进行，且相邻两次注射的间隔时间应尽量保持一致。

自静脉依次注入上述对照品稀释液，剂量按动物体重每 1kg 注射组胺 0.05μg、0.1μg 及 0.15μg，重复 2～3 次，如 0.1μg 剂量所致的血压下降值均不小于 2.67kPa，同时相应各剂量所致反应的平均值有差别，可认为该动物的灵敏度符合要求。

取对照品稀释液按动物体重每 1kg 注射组胺 0.1μg 的剂量（d_S），供试品溶液按品种项下规定的剂量（d_T），照下列次序注射一组 4 个剂量：d_S、d_T、d_T、d_S。然后以第一与第三、第二与第四剂量所致的反应分别比较；如 d_T 所致的反应值均不大于 d_S 所致反应值的一半，则判定供试品的降压物质检查符合规定。否则应按上述次序继续注射一组 4 个剂量，并按相同方法分别比较两组内各对 d_S、d_T 剂量所致的反应值；如 d_T 所致的反应值均不大于 d_S 所致的反应值，则判定供试品的降压物质检查符合规定；如 d_T 所致的反应值均大于 d_S 所致的反应值，则判定供试品的降压物质检查不符合规定；否则应另取动物复试。如复试的结果仍有 d_T 所致的反应值大于 d_S 所致的反应值，则判定供试品的降压物质检查不符合规定。

所用动物经灵敏度检查如仍符合要求，可继续用于降压物质检查。

1146　组胺类物质检查法

本法系比较组胺对照品（S）与供试品（T）引起豚鼠离体回肠收缩的程度，以判定供试品中所含组胺类物质的限度是否符合规定。

对照品溶液的制备　精密称取磷酸组胺对照品适量，按组胺计算，加水溶解成每 1ml 中含 1.0mg 的溶液，分装于适宜的容器内，2～8℃贮存，经验证在确保收缩活性符合要求的条件下，可在 3 个月内使用。

对照品稀释液的制备　试验当日，精密量取组胺对照品溶液适量，用氯化钠注射液按高、低剂量组（d_{S_2}、d_{S_1}）配成两种浓度的稀释液，高剂量 d_{S_2} 应不致使回肠收缩达到极限，低剂量 d_{S_1} 应能引起回肠收缩并且所致反应值约为高剂量的一半，调节剂量使反应可以重复出现。一般组胺对照品在浴槽中的终浓度为 $10^{-7} \sim 10^{-9}$ g/ml，注入体积一般以 $0.2 \sim 0.5$ ml 为宜，高低剂量的比值（r）为 $1 : 0.5$ 左右。

供试品溶液的配制 按品种项下规定的限值，且供试品溶液与对照品稀释液的注入体积应相等的要求，制备适当浓度的供试品溶液。

供试品组胺溶液的制备 取同一支组胺对照品溶液，按高、低剂量组（d_{S_2+T}、d_{S_1+T}）加供试品溶液配成两种浓度的稀释液，且供试品组胺溶液的高低剂量（d_{S_2+T}、d_{S_1+T}）应与组胺对照品溶液的高、低剂量（d_{S_2}、d_{S_1}）一致。

回肠肌营养液的制备 A 液：试验当日，取氯化钠 160.0g、氯化钾 4.0g、氯化钙（按无水物计算）2.0g、氯化镁（按无水物计算）1.0g 与磷酸氢二钠（含 12 个结晶水）0.10g，加纯化水 700ml 使溶解，再加入纯化水适量，使成 1000ml。B 液：取硫酸阿托品 0.5mg、碳酸氢钠 1.0g、葡萄糖（含 1 个结晶水）0.5g，加适量纯化水溶解，加 A 液 50.0ml，混合后加纯化水使 1000ml，调节 pH 值至 $7.2 \sim 7.4$。B 液应临用前制备。

检查法 取健康合格的成年豚鼠，雌雄均可，雌者无孕，体重 $250 \sim 350$g，禁食 24 小时，迅速处死，立即剖腹取出回肠一段（选用远端肠段，该段最敏感）仔细分离肠系膜，注意避免因牵拉使回肠受损，剪取适当长度，用注射器抽取回肠肌营养 B 液，小心冲洗去除肠段的内容物。将肠段下端固定于离体器官恒温水浴装置的浴槽底部，上端用线与记录装置相连；浴槽中事先放入一定量的回肠肌营养 B 液（约 $10 \sim 30$ml），连续通入适量 95% O_2 和 5% CO_2 的混合气体或空气，维持恒温（$34 \sim 36$℃），用适当方法记录该回肠收缩幅度。如果使用杠杆，其长度应能使肠段的收缩放大约 20 倍。选择 1g 左右的预负荷，可根据其灵敏度加以调节。回肠放入浴槽后，静置约 $15 \sim 30$ 分钟，方可开始注入药液。每次注入药液前，要用回肠肌营养 B 液冲洗浴槽 $2 \sim 3$ 次。相邻两次给药的间隔时间应一致，每次给药应在前一次反应恢复稳定后进行。

在上述高低剂量范围内选定对照品稀释液的剂量（d_{S_2}、d_{S_1}）和供试品溶液按品种项下规定的剂量（d_T），照下列次序准确注入浴槽 6 个剂量：d_{S_2}、d_{S_1}、d_T、d_T、d_{S_1}、d_{S_2}，如 d_{S_2} 所致的反应值大于 d_{S_1} 所致反应值并且可重复时判定试验有效。如供试品溶液引起回肠收缩，分别将第二个剂量 d_{S_1} 与第四个剂量 d_T、第五个剂量 d_{S_1} 与第三个剂量 d_T 所致反应值进行比较，若 d_T 所致反应值均不大于 d_{S_1} 所致反应值，即判定供试品组胺类物质检查符合规定；若 d_T 所致反应值均大于 d_{S_1} 所致反应值，即判定供试品组胺类物质检查不符合规定；否则应另取动物按初试方法进行复试，复试结果若 d_T 所致反应值均不大于 d_{S_1} 所致反应值，即判定供试

品组胺类物质检查符合规定；只要一个 d_T 所致反应值大于 d_{S_1} 所致反应值，即判定供试品组胺类物质检查不符合规定。如供试品不引起回肠收缩，应按下列次序准确注入 d_{S_2}、d_{S_1+T}、d_{S_2+T}、d_{S_1}，重复一次，若供试品组胺溶液高、低剂量（d_{S_2+T}、d_{S_1+T}）产生的收缩与对应组胺对照液高、低剂量（d_{S_2}、d_{S_1}）的收缩反应基本一致，可判定供试品组胺类物质检查符合规定；若供试品组胺溶液产生的收缩与对应组胺对照液高、低剂量的收缩不相符，即减少或无收缩，或不能重复出现，则此试验结果无效，应另取动物重试。组胺类物质检查不能得到有效结果时，可进行供试品的降压物质检查。

1147 过敏反应检查法

本法系将一定量的供试品溶液注入豚鼠体内，间隔一定时间后静脉注射供试品溶液进行激发，观察动物出现过敏反应的情况，以判定供试品是否引起动物全身过敏反应。

供试用的豚鼠应健康合格，体重 $250 \sim 350$g，雌鼠应无孕。在试验前和试验过程中，均应按正常饲养条件饲养。做过本试验的豚鼠不得重复使用。

供试品溶液的制备 按品种项下规定的浓度制成供试品溶液。

检查法 除另有规定外，取上述豚鼠 6 只，隔日每只每次腹腔或适宜的途径注射供试品溶液 0.5ml，共 3 次，进行致敏。每日观察每只动物的行为和体征，首次致敏和激发前称量并记录每只动物的体重。然后将其均分为 2 组，每组 3 只，分别在首次注射后第 14 日和第 21 日，由静脉注射供试品溶液 1ml 进行激发。观察激发后 30 分钟内动物有无过敏反应症状。

结果判断 静脉注射供试品溶液 30 分钟内，不得出现过敏反应。如在同一只动物上出现竖毛、发抖、干呕、连续喷嚏 3 声、连续咳嗽 3 声、紫癜和呼吸困难等现象中的 2 种或 2 种以上，或出现二便失禁、步态不稳或倒地、抽搐、休克、死亡现象之一者，判定供试品不符合规定。

1148 溶血与凝聚检查法

本法系将一定量供试品与 2% 的家兔红细胞混悬液混合，温育一定时间后，观察其对红细胞状态是否产生影响的一种方法。

2%红细胞混悬液的制备 取健康家兔血液，放入含玻璃珠的锥形瓶中振摇 10 分钟，或用玻璃棒搅动血液，以除去纤维蛋白原，使成脱纤血液。加入 0.9% 氯化钠溶液约 10 倍量，摇匀，每分钟 $1000 \sim 1500$ 转离心 15 分钟，除去上清液，沉淀的红细胞再用 0.9% 氯化钠溶液按上述方法洗涤 $2 \sim 3$ 次，至上清液不显红色为止。将所得红细胞用 0.9% 氯化钠溶液制成 2% 的混悬液，供试验用。

供试品溶液的制备 按品种项下规定的浓度制成供试品溶液。

检查法 取洁净玻璃试管 5 只，编号，1、2 号管为供试品管，3 号管为阴性对照管，4 号管为阳性对照管，5 号管为供试品对照管。按下表所示依次加入 2%红细胞悬液、0.9%氯化钠溶液、纯化水或供试品溶液，混匀后，立即置 37℃±0.5℃的恒温箱中进行温育。3 小时后观察溶血和凝聚反应。

试管编号	1、2	3	4	5
2%红细胞悬液(ml)	2.5	2.5	2.5	
0.9%氯化钠溶液(ml)	2.2	2.5		4.7
纯化水(ml)			2.5	
供试品溶液(ml)	0.3			0.3

如试管中的溶液呈澄明红色，管底无细胞残留或有少量红细胞残留，表明有溶血发生；如红细胞全部下沉，上清液无色澄明，或上清液虽有色澄明，但 1、2 号管和 5 号管肉眼观察无明显差异，则表明无溶血发生。

若溶液中有棕红色或红棕色絮状沉淀，轻轻倒转 3 次仍不分散，表明可能有红细胞凝聚发生，应进一步置显微镜下观察，如可见红细胞聚集为凝聚。

结果判断 当阴性对照管无溶血和凝聚发生，阳性对照管有溶血发生，若 2 支供试品管中的溶液在 3 小时内均不发生溶血和凝聚，判定供试品符合规定；若有 1 支供试品管的溶液在 3 小时内发生溶血和/或凝聚，应设 4 支供试品管进行复试，其供试品管的溶液在 3 小时内均不得发生溶血和/或凝聚，否则判定供试品不符合规定。

1200　生物活性测定法

1201　抗生素微生物检定法

本法系在适宜条件下，根据量反应平行线原理设计，通过检测抗生素对微生物的抑制作用，计算抗生素活性(效价)的方法。

抗生素微生物检定包括两种方法，即管碟法和浊度法。

测定结果经计算所得的效价，如低于估计效价的 90%或高于估计效价的 110%时，应调整其估计效价，重新试验。

除另有规定外，本法的可信限率不得大于 5%。

第一法　管碟法

本法系利用抗生素在琼脂培养基内的扩散作用，比较标准品与供试品两者对接种的试验菌产生抑菌圈的大小，以测定供试品效价的一种方法。

菌悬液的制备

枯草芽孢杆菌(*Bacillus subtilis*)悬液　取枯草芽孢杆菌〔CMCC(B)63 501〕的营养琼脂斜面培养物，接种于盛有营养琼脂培养基的培养瓶中，在 35～37℃培养 7 日，用革兰染色法涂片镜检，应有芽孢 85%以上。用灭菌水将芽孢洗下，在 65℃加热 30 分钟，备用。

短小芽孢杆菌(*Bacillus pumilus*)悬液　取短小芽孢杆菌〔CMCC(B)63 202〕的营养琼脂斜面培养物，照上述方法制备。

金黄色葡萄球菌(*Staphylococcus aureus*)悬液　取金黄色葡萄球菌〔CMCC(B)26 003〕或〔ATCC29 213〕的营养琼脂斜面培养物，接种于营养琼脂斜面上，在 35～37℃培养 20～22 小时。临用时，用灭菌水或 0.9%灭菌氯化钠溶液将菌苔洗下，备用。

藤黄微球菌(*Micrococcus luteus*)悬液　取藤黄微球菌

〔CMCC(B)28 001〕的营养琼脂斜面培养物，接种于盛有营养琼脂培养基的培养瓶中，在 26～27℃培养 24 小时，或采用适当方法制备的菌斜面，用培养基Ⅲ或 0.9%灭菌氯化钠溶液将菌苔洗下，备用。

大肠埃希菌(*Escherichia coli*)悬液　取大肠埃希菌〔CMCC(B)44 103〕的营养琼脂斜面培养物，接种于营养琼脂斜面上，在 35～37℃培养 20～22 小时。临用时，用灭菌水将菌苔洗下，备用。

啤酒酵母菌(*Saccharomyces cerevisiae*)悬液　取啤酒酵母菌〔ATCC 9763〕的Ⅴ号培养基琼脂斜面培养物，接种于Ⅳ号培养基琼脂斜面上。在 32～35℃培养 24 小时，用灭菌水将菌苔洗下置含有灭菌玻璃珠的试管中，振摇均匀，备用。

肺炎克雷伯菌(*Klebsiella pneumoniae*)悬液　取肺炎克雷伯菌〔CMCC(B)46 117〕的营养琼脂斜面培养物，接种于营养琼脂斜面上，在 35～37℃培养 20～22 小时。临用时，用无菌水将菌苔洗下，备用。

支气管炎博德特菌(*Bordetella bronchiseptica*)悬液　取支气管炎博德特菌〔CMCC(B)58 403〕的营养琼脂斜面培养物，接种于营养琼脂斜面上，在 32～35℃培养 24 小时。临用时，用无菌水将菌苔洗下，备用。

标准品溶液的制备 标准品的使用和保存，应照标准品说明书的规定。临用时照表 1 的规定进行稀释。

标准品的品种、分子式及理论计算值见表 2。

供试品溶液的制备 精密称(或量)取供试品适量，用各品种项下规定的溶剂溶解后，再按估计效价或标示量照表 1 的规定稀释至与标准品相当的浓度。

双碟的制备 取直径约 90mm，高 16～17mm 的平底双碟，分别注入加热融化的培养基（表1）20ml，使在碟底内均匀摊布，放置水平台面上使凝固，作为底层。另取培养基适量加热融化后，放冷至 48～50℃（芽孢可至 60℃），加入规定的试验菌悬液适量（能得清晰的抑菌圈为度。二剂量法标准品溶液的高浓度所致的抑菌圈直径在 18～22mm，三剂量法标准品溶液的中心浓度所致的抑菌圈直径在 15～18mm），摇匀，在每 1 双碟中分别加入 5ml，使在底层上均匀摊布，作为菌层。放置在水平台上冷却后，在每 1 双碟中以等距离均匀安置不锈钢小管（内径为 6.0mm±0.1mm，高为 10.0mm±0.1mm，外径为 7.8mm±0.1mm）4 个（二剂量法）或 6 个（三剂量法），用陶瓦圆盖覆盖备用。

检定法

二剂量法 取照上述方法制备的双碟不得少于 4 个，在

每 1 双碟中对角的 2 个不锈钢小管中分别滴装高浓度及低浓度的标准品溶液，其余 2 个小管中分别滴装相应的高低两种浓度的供试品溶液；高、低浓度的剂距为 2：1 或 4：1。在规定条件下培养后，测量各个抑菌圈直径（或面积），照生物检定统计法（通则 1431）中的（2.2）法进行可靠性测验及效价计算。

三剂量法 取照上述方法制备的双碟不得少于 6 个，在每 1 双碟中间隔的 3 个不锈钢小管中分别滴装高浓度（S_3）、中浓度（S_2）及低浓度（S_1）的标准品溶液，其余 3 个小管中分别滴装相应的高、中、低三种浓度的供试品溶液；高、低浓度的剂距为 1：0.8。在规定条件下培养后，测量各个抑菌圈直径（或面积），照生物检定统计法（通则 1431）中的（3.3）法进行可靠性测验及效价计算。

表 1 抗生素微生物检定试验设计表

抗生素类别	试验菌	培养基		灭菌缓冲液 pH 值	抗生素浓度范围 单位（ml）	培养条件	
		编号	pH 值			温度（℃）	时间（小时）
链霉素	枯草芽孢杆菌〔CMCC(B)63 501〕	I	7.8～8.0	7.8	0.6～1.6	35～37	14～16
卡那霉素	枯草芽孢杆菌〔CMCC(B)63 501〕	I	7.8～8.0	7.8	0.9～4.5	35～37	14～16
阿米卡星	枯草芽孢杆菌〔CMCC(B)63 501〕	I	7.8～8.0	7.8	0.9～4.5	35～37	14～16
巴龙霉素	枯草芽孢杆菌〔CMCC(B)63 501〕	I	7.8～8.0	7.8	0.9～4.5	35～37	14～16
核糖霉素	枯草芽孢杆菌〔CMCC(B)63 501〕	I	7.8～8.0	7.8	2.0～12.0	35～37	14～16
卷曲霉素	枯草芽孢杆菌〔CMCC(B)63 501〕	I	7.8～8.0	7.8	10.0～40.0	35～37	14～16
磺苄西林	枯草芽孢杆菌〔CMCC(B)63 501〕	I	6.5～6.6	6.0	5.0～10.0	35～37	14～16
去甲万古霉素	枯草芽孢杆菌〔CMCC(B)63 501〕	VIII	6.0	6.0	9.0～43.7	35～37	14～16
庆大霉素	短小芽孢杆菌〔CMCC(B)63 202〕	I	7.8～8.0	7.8	2.0～12.0	35～37	14～16
红霉素	短小芽孢杆菌〔CMCC(B)63 202〕	I	7.8～8.0	7.8	5.0～20.0	35～37	14～16
新霉素	金黄色葡萄球菌〔CMCC(B)26 003〕	II	7.8～8.0	7.8③	4.0～25.0	35～37	14～16
四环素	藤黄微球菌〔CMCC(B)28 001〕	II	6.5～6.6	6.0	10.0～40.0	35～37	14～16
土霉素	藤黄微球菌〔CMCC(B)28 001〕	II	6.5～6.6	6.0	10.0～40.0	35～37	16～18
金霉素	藤黄微球菌〔CMCC(B)28 001〕	II	6.5～6.6	6.0	4.0～25.0	35～37	16～18
氯霉素	藤黄微球菌〔CMCC(B)28 001〕	II	6.5～6.6	6.0	30.0～80.03	35～37	16～18
杆菌肽	藤黄微球菌〔CMCC(B)28 001〕	II	6.5～6.6	6.0	2.0～12.0	35～37	16～18
黏菌素	大肠埃希菌〔CMCC(B)44 103〕	VI	7.2～7.4	6.0	614～2344	35～37	16～18
两性霉素 B①	啤酒酵母菌（ATCC 9763）	IV	6.0～6.2	10.5	0.5～2.0	35～37	24～36
奈替米星	短小芽孢杆菌〔CMCC(B)63 202〕	I	7.8～8.0	7.8	5～20	35～37	14～16
西索米星	短小芽孢杆菌〔CMCC(B)63 202〕	I	7.8～8.0	7.8	5～20	35～37	14～16
阿奇霉素	短小芽孢杆菌〔CMCC(B)63 202〕	I	7.8～8.0	7.8	0.5～20	35～37	16～18
磷霉素	藤黄微球菌〔CMCC(B)28 001〕	II	7.8～8.0	7.8	5～20	35～37	18～24
乙酰螺旋霉素②	枯草芽孢杆菌〔CMCC(B)63 501〕	I	8.0～8.2	7.8	5～403	35～37	14～16
妥布霉素	枯草芽孢杆菌〔CMCC(B)63 501〕	I	7.8～8.0	7.8	1～4	35～37	14～16
罗红霉素	枯草芽孢杆菌〔CMCC(B)63 501〕	II	7.8～8.0	7.8	5～10	35～37	16～18
克拉霉素	短小芽孢杆菌〔CMCC(B)63 202〕	II	7.8～8.0	7.8	2.0～8.0	35～37	14～16
大观霉素	肺炎克雷伯菌〔CMCC(B)46 117〕	II	7.8～8.0	7.0	50～200	35～37	16～18
吉他霉素	枯草芽孢杆菌〔CMCC(B)63 501〕	II④	8.0～8.2	7.8	20～40	35～37	16～18
麦白霉素	枯草芽孢杆菌〔CMCC(B)63 501〕	营养琼脂培养基	8.0～8.2	7.8	5～40	35～37	16～18
小诺霉素	枯草芽孢杆菌〔CMCC(B)63 501〕	I	7.8～8.0	7.8	0.5～2.0	35～37	14～16
多黏菌素 B	大肠埃希菌〔CMCC(B)44 103〕	营养琼脂培养基	6.5～6.6	6.0	1000～4000	35～37	16～18
交沙霉素	枯草芽孢杆菌〔CMCC(B)63 501〕	II	7.8～8.0	7.8	7.5～30	35～37	14～16
丙酸交沙霉素	枯草芽孢杆菌〔CMCC(B)63 501〕	II	7.8～8.0	7.8	20～80	36～39	14～16
替考拉宁	金黄色葡萄球菌〔ATCC 29 213〕	I	7.8～8.0	7.8	10～200	35～37	16～18
万古霉素	枯草芽孢杆菌〔CMCC(B)63 501〕	VIII	6.0	6.0	2.5～12.5	35～37	14～16

注：①两性霉素 B 双碟的制备，用菌层 15ml 代替两层。
　　②乙酰螺旋霉素，抗 II 检定培养基制备时，调节 pH 值使灭菌后为 8.0～8.2。
　　③含 3% 氯化钠。
　　④加 0.3% 葡萄糖。

第二法　浊度法

本法系利用抗生素在液体培养基中对试验菌生长的抑制作用，通过测定培养后细菌浊度值的大小，比较标准品与供试品对试验菌生长抑制的程度，以测定供试品效价的一种方法。

菌悬液制备

金黄色葡萄球菌（Staphylococcus aureus）悬液　取金黄色葡萄球菌〔CMCC(B)26 003〕的营养琼脂斜面培养物，接种于营养琼脂斜面上，在 35～37℃培养 20～22 小时。临用时，用灭菌水或 0.9%灭菌氯化钠溶液将菌苔洗下，备用。

大肠埃希菌（Escherichia coli）悬液　取大肠埃希菌〔CMCC(B)44 103〕的营养琼脂斜面培养物，接种于营养琼脂斜面上，在 35～37℃培养 20～22 小时。临用时，用灭菌水将菌苔洗下，备用。

白色念珠菌（Candida albicans）悬液　取白色念珠菌〔CMCC(F)98 001〕的改良马丁琼脂斜面的新鲜培养物，接种于 10ml 培养基Ⅸ中，置 35～37℃培养 8 小时，再用培养基Ⅸ稀释至适宜浓度，备用。

标准品溶液的制备　标准品的使用和保存，应照标准品说明书的规定。临用时照表 3 的规定进行稀释。

标准品的品种、分子式及理论计算值见表 2。

供试品溶液的制备　精密称（或量）取供试品适量，照各品种项下规定进行供试品溶液的配制。

表 2　抗生素标准品品种与理论值

标准品品种	标准品分子式或品名	理论计算值 u/mg	标准品品种	标准品分子式或品名	理论计算值 u/mg
链霉素	$(C_{21}H_{39}N_7O_{12})_2 \cdot 3H_2SO_4$	798.3	红霉素	$C_{37}H_{67}NO_{13}$	1000
卡那霉素	$C_{18}H_{36}N_4O_{11} \cdot H_2SO_4$	831.6	氯霉素	$C_{11}H_{12}Cl_2N_2O_5$	1000
阿米卡星	$C_{22}H_{43}N_5O_{13} \cdot nH_2SO_4$ （$n=1.8$ 或 2）		杆菌肽	杆菌肽锌	
核糖霉素	$C_{17}H_{34}N_4O_{10} \cdot nH_2SO_4$ （$n<2$）		黏菌素	硫酸黏菌素	
新霉素	硫酸新霉素		去甲万古霉素	$C_{65}H_{73}Cl_2N_9O_{24} \cdot HCl$	975.2
庆大霉素	硫酸庆大霉素		卷曲霉素	硫酸卷曲霉素	
磺苄西林	$C_{16}H_{16}N_2Na_2O_7S$	904.0	两性霉素 B	$C_{47}H_{73}NO_{17}$	1000
四环素	$C_{22}H_{24}N_2O_8 \cdot HCl$	1000	巴龙霉素	$C_{23}H_{45}N_5O_{14} \cdot nH_2SO_4$	
土霉素	$C_{22}H_{24}N_2O_9 \cdot 2H_2O$	927	奈替米星	$(C_{21}H_{41}N_5O_7)_2 \cdot 5H_2SO_4$	660.1
西索米星	$(C_{19}H_{37}N_5O_7)_2 \cdot 5H_2SO_4$	646.3	阿奇霉素	$C_{38}H_{72}N_2O_{12}$	1000
磷霉素	$C_3H_5CaO_4P \cdot H_2O$	711.5	妥布霉素	$C_{18}H_{37}N_5O_9$	1000
乙酰螺旋霉素	乙酰螺旋霉素		罗红霉素	$C_{41}H_{76}N_2O_{15}$	1000
克拉霉素	$C_{38}H_{69}NO_{13}$	1000	吉他霉素	吉他霉素	
大观霉素	$C_{14}H_{24}N_2O_7 \cdot 2HCl \cdot 5H_2O$	670.9	麦白霉素	麦白霉素	
小诺霉素	$C_{20}H_{41}N_5O_7 \cdot 5/2H_2SO_4$	654.3	交沙霉素	$C_{42}H_{69}NO_{15}$	1000
多黏菌素 B	硫酸多黏菌素 B		丙酸交沙霉素	$C_{45}H_{73}NO_{16}$	937
金霉素	$C_{22}H_{23}ClN_2O_8 \cdot HCl$	1000	替考拉宁	$C_{72\sim89}H_{68\sim99}Cl_2N_{8\sim9}O_{28\sim33}$	1000

表 3　抗生素微生物检定浊度法试验设计表

抗生素类别	试验菌	培养基 编号	培养基 pH 值	灭菌缓冲液 pH 值	抗生素浓度范围 单位（ml）	培养条件 温度（℃）
庆大霉素	金黄色葡萄球菌〔CMCC(B)26 003〕	Ⅲ	7.0～7.2	7.8	0.15～1.0	35～37
链霉素	金黄色葡萄球菌〔CMCC(B)26 003〕	Ⅲ	7.0～7.2	7.8	2.4～10.8	35～37
阿米卡星	金黄色葡萄球菌〔CMCC(B)26 003〕	Ⅲ	7.0～7.2	7.8	0.8～2.0	35～37
红霉素	金黄色葡萄球菌〔CMCC(B)26 003〕	Ⅲ	7.0～7.2	7.8	0.1～0.85	35～37
新霉素	金黄色葡萄球菌〔CMCC(B)26 003〕	Ⅲ	7.0～7.2	7.8	0.92～1.50	35～37
四环素	金黄色葡萄球菌〔CMCC(B)26 003〕	Ⅲ	7.0～7.2	6.0	0.05～0.33	35～37
氯霉素	金黄色葡萄球菌〔CMCC(B)26 003〕	Ⅲ	7.0～7.2	7.0	5.5～13.3	35～37
奈替米星	金黄色葡萄球菌〔CMCC(B)26 003〕	Ⅲ	7.0～7.2	7.8	0.1～2.5	35～37
西索米星	金黄色葡萄球菌〔CMCC(B)26 003〕	Ⅲ	7.0～7.2	7.8	0.1～0.25	35～37
阿奇霉素	金黄色葡萄球菌〔CMCC(B)26 003〕	Ⅲ	7.0～7.2	7.8	1.0～5.0	35～37
磷霉素钠	大肠埃希菌〔CMCC(B)44 103〕	Ⅲ	7.0～7.2	7.0	12～42	35～37
磷霉素钙	大肠埃希菌〔CMCC(B)44 103〕	Ⅲ	7.0～7.2	7.0	12.0～31.0	35～37
磷霉素氨丁三醇	大肠埃希菌〔CMCC(B)44 103〕	Ⅲ	7.0～7.2	7.0	12.0～31.0	35～37
乙酰螺旋霉素	金黄色葡萄球菌〔CMCC(B)26 003〕	Ⅲ	7.0～7.2	7.8	5.0～16.0	35～37
妥布霉素	金黄色葡萄球菌〔CMCC(B)26 003〕	Ⅲ	7.0～7.2	7.8	0.3～1.1	35～37
大观霉素	大肠埃希菌〔CMCC(B)44 103〕	Ⅲ	7.0～7.2	7.0	30～72	35～37

续表

| 抗生素类别 | 试 验 菌 | 培 养 基 | | 灭菌缓冲液 | 抗生素浓度范围 | 培养条件 |
		编号	pH 值	pH 值	单位（ml）	温度（℃）
吉他霉素	金黄色葡萄球菌〔CMCC(B)26 003〕	Ⅲ	7.0～7.2	7.8	0.8～2.4	35～37
麦白霉素	金黄色葡萄球菌〔CMCC(B)26 003〕	Ⅲ	7.0～7.2	7.8	1.2～3.2	35～37
小诺霉素	金黄色葡萄球菌〔CMCC(B)26 003〕	Ⅲ	7.0～7.2	7.8	0.5～1.2	35～37
杆菌肽	金黄色葡萄球菌〔CMCC(B)26 003〕	Ⅲ	7.0～7.2	6.0	0.06～0.30	35～37
交沙霉素	金黄色葡萄球菌〔CMCC(B)26 003〕	Ⅲ	7.0～7.2	5.6	1.0～4.0	35～37
丙酸交沙霉素	金黄色葡萄球菌〔CMCC(B)26 003〕	Ⅲ	7.0～7.2	7.8	0.8～4.8	35～37

含试验菌液体培养基的制备 临用前，取规定的试验菌悬液适量(35～37℃培养 3～4 小时后测定的吸光度在 0.3～0.7之间，且剂距为 2 的相邻剂量间的吸光度差值不小于 0.1)，加入到各规定的液体培养基中，混合，使在试验条件下能得到满意的剂量-反应关系和适宜的测定浊度。

已接种试验菌的液体培养基应立即使用。

检定法

标准曲线法 除另有规定外，取适宜的大小厚度均匀的已灭菌试管，在各品种项下规定的剂量-反应线性范围内，以线性浓度范围的中间值作为中间浓度，标准品溶液选择 5 个剂量，剂量间的比例应适宜(通常为 1∶1.25 或更小)，供试品根据估计效价或标示量溶液选择中间剂量，每一剂量不少于 3 个试管。在各试管内精密加入含试验菌的液体培养基 9.0ml，再分别精密加入各浓度的标准品或供试品溶液各 1.0ml，立即混匀，按随机区组分配将各管在规定条件下培养至适宜测量的浊度值(通常约为 4 小时)，在线测定或取出立即加入甲醛溶液(1→3)0.5ml 以终止微生物生长，在 530nm 或 580nm 波长处测定各管的吸光度。同时另取 2 支试管各加入药品稀释剂 1.0ml，再分别加入含试验菌的液体培养基 9.0ml，其中一支试管与上述各管同法操作作为细菌生长情况的阳性对照，另一支试管立即加入甲醛溶液 0.5ml，混匀，作为吸光度测定的空白液。照标准曲线法进行可靠性检验和效价计算。

抗生素微生物检定法标准曲线法的计算及统计学检验

标准曲线法的计算及可靠性检验

1 标准曲线的计算

将标准品的各浓度 lg 值及相对应的吸光度列成表 4。

表 4 抗生素标准品浓度 lg 值与吸光度表

组数	抗生素浓度 lg 值	吸光度
1	x_1	y_1
2	x_2	y_2
3	x_3	y_3
4	x_4	y_4
…	…	…
n	x_n	y_n
平均值	$\bar{x}$	$\bar{y}$

按公式(1)和(2)分别计算标准曲线的直线回归系数(即斜率)b 和截距 a，从而得到相应标准曲线的直线回归方程(3)：

回归系数：
$$b=\frac{\sum(x_i-\bar{x})(y_i-\bar{y})}{\sum(x_i-\bar{x})^2}=\frac{\sum x_i y_i-\bar{x}\sum y_i}{\sum x_i^2-\bar{x}\sum x_i} \quad (1)$$

截距：
$$a=\bar{y}-b\bar{x} \quad (2)$$

直线回归方程：
$$Y=bX+a \quad (3)$$

2 回归系数的显著性测验

判断回归得到的方程是否成立，即 X、Y 是否存在着回归关系，可采用 t 检验。

假设 H_0：$b=0$，在假设 H_0 成立的条件下，按公式(4)～(6)计算 t 值。

估计标准差：
$$S_{Y,X}=\sqrt{\frac{\sum(y_i-Y)^2}{n-2}} \quad (4)$$

回归系数标准误：
$$S_b=\frac{S_{Y,X}}{\sqrt{\sum(x_i-\bar{x})^2}} \quad (5)$$

$$t=\frac{b-0}{S_b} \quad (6)$$

式中 y_i 为标准品的实际吸光度；

$\quad$ Y 为估计吸光度〔由标准曲线的直线回归方程(3)计算得到〕；

$\quad$ $\bar{y}$ 为标准品实际吸光度的均值；

$\quad$ x_i 为抗生素标准品实际浓度 lg 值；

$\quad$ $\bar{x}$ 为抗生素标准品实际浓度 lg 值的均值。

对于相应自由度(2n-4)给定的显著性水平 α(通常 $\alpha=0.05$)，查表得 $t_{\alpha/2(n-2)}$，若 $|t|>t_{\alpha/2(n-2)}$，则拒绝 H_0，认为回归效果显著，即 X、Y 具有直线回归关系；若 $|t|\leqslant t_{\alpha/2(n-2)}$，则接受 H_0，认为回归效果不显著，即 X、Y 不具有直线回归关系。

3 测定结果的计算及可信限率估计

3.1 抗生素浓度 lg 值的计算 当回归系数具有显著意义时，测得供试品吸光度的均值后，根据标准曲线的直线回归方程(3)，按方程(7)计算抗生素的浓度 lg 值。

抗生素的浓度 lg 值：
$$X_0=\frac{Y_0-a}{b} \quad (7)$$

3.2 抗生素浓度(或数学转换值)可信限的计算 按公式(4)和(8)计算得到的抗生素浓度 lg 值在 95％置信水平($\alpha = 0.05$)的可信限。

X_0 的可信限:

$$FL = X_0 \pm t_{a/2(n-2)} \cdot \frac{S_{Y,X}}{|b|} \cdot \sqrt{\frac{1}{m} + \frac{1}{n} + \frac{(X_0 - \bar{x})^2}{\sum x_i^2 - \bar{x}\sum x_i}} \quad (8)$$

式中 n 为标准品的浓度数乘以平行测定数;

m 为供试品的平行测定数;

X_0 为根据线性方程计算得到的抗生素的浓度 lg 值;

Y_0 为抗生素供试品吸光度的均值。

3.3 可信限率的计算 按公式(9)计算得到的抗生素浓度(或数学转换值)的可信限率。

$$可信限率 FL\% = \frac{X_0 高限 - X_0 低限}{2X_0} \times 100\% \quad (9)$$

式中 X_0 应以浓度为单位。

其可信限率除另有规定外,应不大于 5％。

3.4 供试品含量的计算 将计算得到的抗生素浓度(将 lg 值转换为浓度)再乘以供试品的稀释度,即得供试品中抗生素的量。

二剂量法或三剂量法 除另有规定外,取大小一致的已灭菌的试管,在各品种项下规定的剂量反应线性范围内,选择适宜的高、(中、)低浓度,分别精密加入各浓度的标准品和供试品溶液各 1.0ml,二剂量的剂距为 2∶1 或 4∶1,三剂量的剂距为 1∶0.8。同标准曲线法操作,每一浓度组不少于 4 个试管,按随机区组分配将各试管在规定条件下培养。照生物检定统计法(通则 1431)中的(2.2)法和(3.3)法进行可靠性测验及效价计算。

培养基及其制备方法

培养基 I

胨	5g	琼脂	15～20g
牛肉浸出粉	3g	水	1000ml
磷酸氢二钾	3g		

除琼脂外,混合上述成分,调节 pH 值使比最终的 pH 值略高 0.2～0.4,加入琼脂,加热溶化后滤过,调节 pH 值使灭菌后为 7.8～8.0 或 6.5～6.6,在 115℃ 灭菌 30 分钟。

培养基 II

胨	6g	葡萄糖	1g
牛肉浸出粉	1.5g	琼脂	15～20g
酵母浸出粉	6g	水	1000ml

除琼脂和葡萄糖外,混合上述成分,调节 pH 值使比最终的 pH 值略高 0.2～0.4,加入琼脂,加热溶化后滤过,加葡萄糖溶解后,摇匀,调节 pH 值使灭菌后为 7.8～8.0 或 6.5～6.6,在 115℃ 灭菌 30 分钟。

培养基 III

胨	5g	磷酸氢二钾	3.68g

牛肉浸出粉	1.5g	磷酸二氢钾	1.32g
酵母浸出粉	3g	葡萄糖	1g
氯化钠	3.5g	水	1000ml

除葡萄糖外,混合上述成分,加热溶化后滤过,加葡萄糖溶解后,摇匀,调节 pH 值使灭菌后为 7.0～7.2,在 115℃ 灭菌 30 分钟。

培养基 IV

胨	10g	葡萄糖	10g
氯化钠	10g	琼脂	20～30g
枸橼酸钠	10g	水	1000ml

除琼脂和葡萄糖外,混合上述成分,调节 pH 值使比最终的 pH 值略高 0.2～0.4,加入琼脂,在 109℃ 加热 15 分钟,于 70℃ 以上保温静置 1 小时后滤过,加葡萄糖溶解后,摇匀,调节 pH 值使灭菌后为 6.0～6.2,在 115℃ 灭菌 30 分钟。

培养基 V

胨	10g	琼脂	20～30g
麦芽糖	40g	水	1000ml

除琼脂和麦芽糖外,混合上述成分,调节 pH 值使比最终的 pH 值略高 0.2～0.4,加入琼脂,加热溶化后滤过,加麦芽糖溶解后,摇匀,调节 pH 值使灭菌后为 6.0～6.2,在 115℃ 灭菌 30 分钟。

培养基 VI

胨	8g	酵母浸出粉	5g
牛肉浸出粉	3g	磷酸二氢钾	1g
氯化钠	45g	琼脂	15～20g
磷酸氢二钾	3.3g	水	1000ml
葡萄糖	2.5g		

除琼脂和葡萄糖外,混合上述成分,调节 pH 值使比最终的 pH 值略高 0.2～0.4,加入琼脂,加热溶化后滤过,加葡萄糖溶解后,摇匀,调节 pH 值使灭菌后为 7.2～7.4,在 115℃ 灭菌 30 分钟。

培养基 VII

胨	5g	枸橼酸钠	10g
牛肉浸出粉	3g	琼脂	15～20g
磷酸氢二钾	7g	水	1000ml
磷酸二氢钾	3g		

除琼脂外,混合上述成分,调节 pH 值使比最终的 pH 值略高 0.2～0.4,加入琼脂,加热溶化后滤过,调节 pH 值使灭菌后为 6.5～6.6,在 115℃ 灭菌 30 分钟。

培养基 VIII

酵母浸出粉	1g	琼脂	15～20g
硫酸铵	1g	磷酸盐缓冲液	
葡萄糖	5g	(pH 6.0)	1000ml

混合上述成分,加热溶化后滤过,调节 pH 值使灭菌后为 6.5～6.6,在 115℃ 灭菌 30 分钟。

培养基Ⅸ

蛋白胨	7.5g	氯化钠	5.0g
酵母膏	2.0g	葡萄糖	10.0g
牛肉浸出粉	1.0g	水	1000ml

除葡萄糖外，混合上述成分，加热溶化后滤过，加葡萄糖溶解后，摇匀，调节 pH 值使灭菌后为 6.5，在 115℃灭菌 30 分钟。

营养肉汤培养基

胨	10g	肉浸液❶	1000ml
氯化钠	5g		

取胨和氯化钠加入肉浸液内，微温溶解后，调节 pH 值为弱碱性，煮沸，滤清，调节 pH 值使灭菌后为 7.2±0.2，在 115℃灭菌 30 分钟。

营养琼脂培养基

胨	10g	琼脂	15~20g
氯化钠	5g	肉浸液❶	1000ml

除琼脂外，混合上述成分，调节 pH 值使比最终的 pH 值略高 0.2~0.4，加入琼脂，加热溶化后滤过，调节 pH 值使灭菌后为 7.0~7.2，分装，在 115℃灭菌 30 分钟，趁热斜放使凝固成斜面。

改良马丁培养基

胨	5.0g	酵母浸出粉	2.0g
硫酸镁	0.5g	琼脂	15~20g
磷酸氢二钾	1.0g	水	1000ml
葡萄糖	20.0g		

除葡萄糖外，混合上述成分，微温溶解，调节 pH 值约为 6.8，煮沸，加入葡萄糖溶解后，摇匀，滤清，调节 pH 值使灭菌后为 6.4±0.2，分装，在 115℃灭菌 30 分钟，趁热斜放使凝固成斜面。

多黏菌素 B 用培养基

蛋白胨	6.0g	酵母浸膏	3.0g
牛肉浸膏	1.5g	琼脂	15~20g
胰消化酪素	4.0g	水	1000ml
葡萄糖	1.0g		

除琼脂外，混合上述成分，调节 pH 值使比最终的 pH 值略高 0.2~0.4，加入琼脂，加热溶化后滤过，调节 pH 值使灭菌后为 6.5~6.7，在 115℃灭菌 30 分钟。

培养基可以采用相同成分的干燥培养基代替，临用时，照使用说明配制和灭菌，备用。

灭菌缓冲液

磷酸盐缓冲液（pH 5.6） 取磷酸二氢钾 9.07g，加水使成 1000ml，用 1mol/L 氢氧化钠溶液调节 pH 值至 5.6，滤过，在 115℃灭菌 30 分钟。

磷酸盐缓冲液（pH 6.0） 取磷酸氢二钾 2g 与磷酸二氢钾 8g，加水使成 1000ml，滤过，在 115℃灭菌 30 分钟。

磷酸盐缓冲液（pH 7.0） 取磷酸氢二钾 9.39g 与磷酸二氢钾 3.5g，加水使成 1000ml，滤过，在 115℃灭菌 30 分钟。

磷酸盐缓冲液（pH 7.8） 取磷酸氢二钾 5.59g 与磷酸二氢钾 0.41g，加水使成 1000ml，滤过，在 115℃灭菌 30 分钟。

磷酸盐缓冲液（pH 10.5） 取磷酸氢二钾 35g，加 10mol/L 氢氧化钠溶液 2ml，加水使成 1000ml，滤过，在 115℃灭菌 30 分钟。

1202 青霉素酶及其活力测定法

培养基

胨	15g	0.1%硫酸亚铁（$FeSO_4 \cdot 7H_2O$）溶液	0.5ml
氯化钠	4g		
枸橼酸钠	5.88g	20%硫酸镁（$MgSO_4 \cdot 7H_2O$）溶液	1ml
磷酸氢二钾	4g		
甘油	50g	肉浸液❶	1000ml

混合上述成分，调节 pH 值使灭菌后为 7.0~7.2，分装于 500ml 锥形瓶内，每瓶 80ml，在 115℃灭菌 30 分钟。

青霉素酶溶液的制备

取蜡样芽孢杆菌（*Bacillus cereus*）〔CMCC（B）63 301〕的斜面培养物，接种至上述一瓶培养基内，在 25℃摇床培养 18 小时后，取此培养物接种至其余各瓶培养基内，每瓶接种 10ml，同时每瓶加入无菌青霉素 4500 单位，在 25℃摇床培养 24 小时，再加无菌青霉素 2 万单位，继续培养 24 小时，再加无菌青霉素 2 万单位，继续培养 24 小时，离心沉淀菌体，调节 pH 值至约 8.5，用滤柱滤过除菌，滤液用无菌操作调节 pH 值至近中性后，分装于适宜容器内，在 10℃以下贮存，备用。

酶活力测定

青霉素溶液的制备 称取青霉素钠（钾）适量，用磷酸盐缓冲液（pH 7.0）溶解成每 1ml 中含青霉素 1 万单位的溶液。

青霉素酶稀释液的制备 取青霉素酶溶液，按估计单位用磷酸盐缓冲液（pH 7.0）稀释成每 1ml 中约含青霉素酶 8000~12 000 单位的溶液，在 37℃预热。

测定法 精密量取青霉素溶液 50ml，置 100ml 量瓶中，预热至 37℃后，精密加入已预热的青霉素酶稀释液 25ml，迅速混匀，在 37℃准确放置 1 小时，精密量取 3ml，立即加至已精密量取的碘滴定液（0.005mol/L）〔精密量取碘滴定液（0.05mol/L）10ml，置 100ml 量瓶中，用醋酸钠缓冲液（pH 4.5）稀释至刻度〕25ml 中，在室温暗处放置 15 分钟，用硫代硫酸钠滴定液（0.01mol/L）滴定，至近终点时，加淀

---

❶ 肉浸液也可用牛肉浸出粉 3g，加水 1000ml，配成溶液代替。

粉指示液，继续滴定至蓝色消失。

空白试验　取已预热的青霉素溶液 2ml，在 37℃ 放置 1 小时，精密加入上述碘滴定液（0.005mol/L）25ml，然后精密加青霉素酶稀释液 1ml，在室温暗处放置 15 分钟，用硫代硫酸钠滴定液（0.01mol/L）滴定。按下式计算：

$$E = (B - A) \times M \times F \times D \times 100$$

式中　E 为青霉素酶活力，单位/(ml·h)；

　　　B 为空白滴定所消耗的上述硫代硫酸钠滴定液的容量，ml；

　　　A 为供试品滴定所消耗的上述硫代硫酸钠滴定液的容量，ml；

　　　M 为硫代硫酸钠滴定液的浓度，mol/L；

　　　F 为在相同条件下，每 1ml 的上述碘滴定液（0.005mol/L）相当于青霉素的效价，单位；

　　　D 为青霉素酶溶液的稀释倍数。

【附注】磷酸盐缓冲液（pH 7.0）　取磷酸氢二钾 7.36g 与磷酸二氢钾 3.14g，加水使成 1000ml。

醋酸钠缓冲液（pH 4.5）　取冰醋酸 13.86ml，加水使成 250ml；另取结晶醋酸钠 27.30g，加水使成 200ml，两液混合均匀。

1205　升压素生物测定法

本法系比较赖氨酸升压素标准品（S）与供试品（T）两者引起大鼠血压升高的程度，以测定供试品的效价。

标准品溶液的制备　试验当日，取赖氨酸升压素标准品，加氯化钠注射液制成两种浓度的溶液，高低剂量的比值（r）一般不得大于 1:0.6，调节剂量使低剂量能引起血压升高，高剂量应不致使血压升高达到极限。

供试品溶液的制备　按供试品的标示量或估计效价（A_T），照标准品溶液的制备法制成两种浓度的溶液，其比值（r）应与标准品相等，标准品与供试品高低剂量所致的反应均值应相近。供试品溶液与标准品溶液的注入体积应相等，每只动物注射体积一般以 0.1~0.5ml 为宜。

测定法　取健康合格、体重 300g 以上的成年雄性大鼠，用适宜的麻醉剂麻醉后，固定于保温手术台上，分离气管，必要时插入气管插管，以使呼吸畅通。在一侧颈静脉或股静脉插入静脉插管，供注射药液用，按每 100g 体重注入肝素溶液 50~100 单位。然后剥离另一侧颈动脉，插入与血压计相连的动脉插管，在血压计与插管通路中充满氯化钠注射液，并于动脉插管中注入适量肝素（200~400 单位）抗凝，全部手术完毕后，如有必要，将测压计的读数调节到与动物血压相当的高度，开启动脉夹，记录血压。缓缓注入适宜的交感神经阻断药（如酚妥拉明，按大鼠每 100g 体重注入 0.1mg，隔 5~10 分钟用相同剂量再注射一次），待血压稳定后，即可进行药液注射，各次药液的注射速度应基本相同，并于每次注射后立即注入氯化钠注射液约 0.5ml。每次注射应在前一次

注射的反应基本稳定以后进行，相邻两次注射的间隔时间应相同（一般为 5~10 分钟）。标准品稀释液和供试品稀释液各取高低两个剂量（d_{S_1}、d_{S_2}、d_{T_1}、d_{T_2}）为一组，按随机区组设计的次序轮流注入，每组 4 个剂量，重复 4~6 组。测量各剂量所致血压升高的高度，照生物检定统计法（通则 1431）中的量反应平行线测定法计算效价及实验误差。

本法的可信限率（FL%）不得大于 20%。

1206　细胞色素 C 活力测定法

试剂　（1）磷酸盐缓冲液（0.2mol/L）　取磷酸氢二钠 71.64g，加水使溶解成 1000ml，作为甲液。另取磷酸二氢钠 27.60g，加水使溶解成 1000ml，作为乙液。取甲液 81ml 与乙液 19ml，混匀，调节 pH 值至 7.3。

（2）磷酸盐缓冲液（0.1mol/L）　取磷酸盐缓冲液（0.2mol/L）500ml，加水稀释至 1000ml，调节 pH 值至 7.3。

（3）磷酸盐缓冲液（0.02mol/L）　取磷酸盐缓冲液（0.2mol/L）100ml，加水稀释至 1000ml，调节 pH 值至 7.3。

（4）琥珀酸盐溶液　取琥珀酸与氢氧化钾各 4.72g，加水使溶解成 100ml，调节 pH 值至 7.3。

（5）氰化钾溶液　取氰化钾 0.65g，加水使溶解成 100ml 后，用稀硫酸调节 pH 值至 7.3。

（6）去细胞色素 C 的心悬浮液　取新鲜猪（牛）心 2 只，除去脂肪与结缔组织，切成条，用绞肉机绞碎，置纱布兜中，用水冲洗约 2 小时（经常搅动，挤出血色素），挤干，用水洗数次，挤干，置磷酸盐缓冲液（0.1mol/L）中浸泡约 1 小时，挤干，重复浸泡 1 次，用水洗数次，挤干，置组织捣碎机内，加磷酸盐缓冲液（0.02mol/L）适量恰使猪（牛）心浸没，捣成匀浆，离心 10 分钟（普通离心机），取上层混悬液，加冰块少量，迅速用稀醋酸调节 pH 值至约 5.5，立即离心 15 分钟，取沉淀，加等体积的磷酸盐缓冲液（0.1mol/L），用玻璃匀浆器磨匀后，置 2~10℃ 贮存；临用时取 1.0ml，加磷酸盐缓冲液（0.1mol/L）稀释至 10ml。

供试品溶液的制备　取供试品，加水制成每 1ml 中含细胞色素 C 约 3mg 的溶液。

测定法　取磷酸盐缓冲液（0.2mol/L）5ml、琥珀酸盐溶液 1.0ml 与供试品溶液 0.5ml（如系还原型制剂，应加入 0.01mol/L 铁氰化钾溶液 0.05ml），置 25ml 具塞比色管中，加去细胞色素 C 的心悬浮液 0.5ml 与氰化钾溶液 1.0ml，加水稀释至 10ml，摇匀，以同样的试剂作空白，照紫外-可见分光光度法（通则 0401），在 550nm 的波长处附近，间隔 0.5nm 找出最大吸收波长，并测定吸光度，直至吸光度不再增大为止，作为酶还原吸光度；然后各加连二亚硫酸钠 5mg，摇匀，放置约 10 分钟，在上述同一波长处测定吸光度，直至吸光度不再增大为止，作为化学还原吸光度；按下式计算：

$$细胞色素\ C\ 活力 = \frac{酶还原吸光度}{化学还原吸光度} \times 100\%$$

1207　玻璃酸酶测定法

试剂　(1)醋酸-醋酸钾缓冲液　取醋酸钾14g,冰醋酸20.5ml,再加水稀释至1000ml。

(2)磷酸盐缓冲液　取磷酸二氢钠2.5g,无水磷酸氢二钠1.0g与氯化钠8.2g,加水溶解至1000ml。

(3)水解明胶　取明胶50g,加水1000ml,在121℃加热90分钟,然后冷冻干燥。

(4)水解明胶稀释液　取磷酸盐缓冲液与水各250ml,加水解明胶330mg,摇匀,在0～4℃保存。如溶液不发生浑浊,可继续使用。

(5)血清贮备液　取新鲜牛血清或冻干牛血清(先用水溶解并稀释至标示量体积)1份,加醋酸-醋酸钾缓冲液9份稀释,再以4mol/L盐酸溶液调节pH值至3.1,放置18～24小时后再用。在0～4℃保存,可应用30日。

(6)血清溶液　血清贮备液中血清总固体(取牛血清适量,置装有洁净砂粒并在105℃干燥至恒重的坩埚中,置水浴上蒸干后,再在105℃干燥至恒重)在8%左右者,取1份,用醋酸-醋酸钾缓冲液3份稀释;血清总固体在5%左右者,取1份,用醋酸-醋酸钾缓冲液2份稀释。临用时制备。

(7)玻璃酸钾贮备液　取预先经五氧化二磷减压干燥48小时的玻璃酸钾,加水制成每1ml中含0.5mg的溶液。在0℃以下保存,可应用30日。

(8)玻璃酸钾溶液　取玻璃酸钾贮备液1份,用磷酸盐缓冲液1份稀释。临用时制备。

标准品溶液的制备　精密称取玻璃酸酶标准品适量,加冷的水解明胶稀释液制成每1ml中含1.5单位的溶液。临用时制备。

供试品溶液的制备　按供试品的标示量或估计效价精密称取供试品适量,加冷的水解明胶稀释液制成每1ml中含约1.5单位的溶液。临用时制备。

标准曲线的制备　取大小相同的试管12支,按顺序加入标准品溶液0.00ml、0.10ml、0.20ml、0.30ml、0.40ml与0.50ml,各2支;再依次相应加入水解明胶稀释液0.50ml、0.40ml、0.30ml、0.20ml、0.10ml与0.00ml,每隔30秒顺序加入玻璃酸钾溶液0.50ml,使每一管的总体积为1.00ml,摇匀,置37℃±0.5℃水浴中;每管准确保温30分钟后,每间隔30秒钟顺序取出,立即顺序加入血清溶液4.0ml,摇匀,在室温放置30分钟,摇匀,在640nm的波长处测定吸光度;同时以磷酸盐缓冲液0.50ml代替玻璃酸钾溶液,加水解明胶稀释液0.50ml,摇匀,按上述方法自"置37℃±0.5℃的水浴中"起同法操作,作为空白。以吸光度为纵坐标,标准品溶液的效价(单位)为横坐标绘制标准曲线。

测定法　取大小相同的试管6支,依次加供试品溶液0.20ml、0.30ml与0.40ml,各2支;再依次相应加入水解

明胶稀释液0.30ml、0.20ml与0.10ml,照标准曲线的制备项下,自"每隔30秒顺序加入玻璃酸钾溶液0.50ml"起,依法测定,自标准曲线上查得效价(单位)后,分别除以供试品的重量(mg),算出6份供试品的平均数,即为玻璃酸酶的效价(单位)。

1208　肝素生物测定法

本法系用于肝素类产品的效价测定。测定方法分为抗Ⅱa因子/抗Ⅹa因子效价测定法和凝血时间测定法,凝血时间测定法又分为兔全血法、血浆复钙法、APTT法。

抗Ⅱa因子/抗Ⅹa因子效价测定法

本法系通过微量显色法比较肝素标准品与供试品抗Ⅱa因子和抗Ⅹa因子的活性,以测定供试品的效价。

抗Ⅱa因子测定法

试剂　(1)三羟甲基氨基甲烷-聚乙二醇6000缓冲液(pH 8.4)　取三羟甲基氨基甲烷6.06g,氯化钠10.23g,乙二胺四醋酸二钠2.8g,聚乙二醇6000 1.0g,加水800ml使溶解,用盐酸调节pH值至8.4,用水稀释至1000ml。

(2)抗凝血酶溶液　取抗凝血酶(ATⅢ),加三羟甲基氨基甲烷-聚乙二醇6000缓冲液(pH 8.4)溶解并稀释制成每1ml中含抗凝血酶0.25IU的溶液。

(3)凝血酶溶液　取凝血酶(FⅡa),加三羟甲基氨基甲烷-聚乙二醇6000缓冲液(pH 8.4)溶解并稀释制成每1ml中约含5IU的溶液。如实验中空白管(B₁、B₂)的吸光度值不在0.8～1.0范围内,则调整凝血酶溶液浓度使其达到该范围内。

(4)发色底物溶液　取发色底物S-2238(或其他FⅡa特异性发色底物),加水制成0.003mol/L的溶液,临用前用水稀释至0.625mmol/L。

标准品溶液与稀释液的制备　试验当日,取肝素标准品,复溶后制成标准品溶液。取标准品溶液适量,加三羟甲基氨基甲烷-聚乙二醇6000缓冲液(pH 8.4)分别稀释制成4个不同浓度的溶液。该浓度应在log剂量-反应的线性范围内,一般为每1ml中含0.0085～0.035IU,相邻两浓度之比值(r)应相同。

供试品溶液与稀释液的制备　除另有规定外,按供试品的标示量或估计效价(A_T),用三羟甲基氨基甲烷-聚乙二醇6000缓冲液(pH 8.4),照标准品溶液与稀释液的制备法制成4个不同浓度的溶液,相邻两浓度之比值(r)应与标准品相等,供试品与标准品各剂量组的反应值应相近。

测定法　取不同浓度的标准品(S)系列溶液、供试品(T)系列溶液及上述缓冲液(B),按B₁、S₁、S₂、S₃、S₄、T₁、T₂、T₃、T₄、T₁、T₂、T₃、T₄、S₁、S₂、S₃、S₄、B₂的顺序依次向各小管中分别精密加入20～100μl相同体积(V)的上述溶液;每管精密加入相同体积(V)的抗凝血酶溶

液，混匀，37℃平衡 2 分钟；再精密加入凝血酶溶液适量（2V），混匀，37℃平衡 2 分钟；再精密加入发色底物溶液适量（2V），混匀，37℃准确保温 2 分钟后，再精密加入 50% 醋酸溶液适量（2V）终止反应后，迅速冷却至室温。用适宜设备在 405nm 的波长处测定各管吸光度。B_1、B_2 两管的吸光度不得有显著性差异。以吸光度为纵坐标，标准品系列溶液（或供试品系列溶液）浓度的对数值为横坐标分别作线性回归，按生物检定统计法（通则 1431）中的量反应平行线测定（4.4）法计算效价及实验误差。

本法的可信限率（FL%）不得大于 10%。

抗 Xa 因子测定法

试剂　（1）三羟甲基氨基甲烷-聚乙二醇 6000 缓冲液（pH 8.4）　照抗 IIa 因子项下配制。

（2）抗凝血酶溶液　取抗凝血酶（AT III），加三羟甲基氨基甲烷-聚乙二醇 6000 缓冲液（pH 8.4）溶解并稀释制成每 1ml 中含抗凝血酶 1IU 的溶液。

（3）Xa 因子溶液　取 Xa 因子（F Xa），加三羟甲基氨基甲烷-聚乙二醇 6000 缓冲液（pH 8.4）溶解并稀释制成每 1ml 中约含 0.4IU（或 7.1 nkat）的溶液。如实验中空白管（B_1、B_2）的吸光度值不在 0.8~1.0 范围内，则调整 Xa 因子溶液浓度使其达到该范围内。

（4）发色底物溶液　取发色底物 S-2765（或其他 F Xa 特异性发色底物），加水制成 0.003mol/L 的溶液，临用前用水稀释至 1mmol/L。

标准品溶液与稀释液的制备　试验当日，取肝素标准品，复溶后制成标准品溶液。取标准品溶液适量，加三羟甲基氨基甲烷-聚乙二醇 6000 缓冲液（pH 8.4）分别稀释制成 4 个不同浓度的溶液。该浓度应在 log 剂量-反应的线性范围内，一般为每 1ml 含 0.035~0.15IU，相邻两浓度之比值（r）应相同。

供试品溶液与稀释液的制备　除另有规定外，按供试品的标示量或估计效价（A_T），照标准品溶液与稀释液的制备法制成 4 个不同浓度的溶液，相邻两浓度之比值（r）应与标准品相等，供试品与标准品各剂量组的反应值应相近。

测定法　取不同浓度的标准品（S）系列溶液或供试品（T）系列溶液及上述缓冲液（B），按 B_1、S_1、S_2、S_3、S_4、T_1、T_2、T_3、T_4、T_1、T_2、T_3、T_4、S_1、S_2、S_3、S_4、B_2 的顺序依次向各小管中分别精密加入 20~100μl 相同体积（V）的上述溶液；每管精密加入相同体积（V）的抗凝血酶溶液，混匀，37℃平衡 2 分钟；再精密加入 Xa 因子溶液适量（2V），混匀，37℃平衡 2 分钟；再精密加入发色底物溶液适量（2V），混匀，37℃准确保温 2 分钟后，再各精密加入 50% 醋酸溶液适量（2V）终止反应后，迅速冷却至室温。用适宜设备在 405nm 的波长处测定各管吸光度。B_1、B_2 两管的吸光度不得有显著性差异。以吸光度为纵坐标，标准品系列溶液（或供试品系列溶液）浓度的对数值为横坐标分别作线性回归，按生物检定统计法（通则 1431）中的量反应平行线测定（4.4）法计算效价及实验误差。

本法的可信限率（FL%）不得大于 10%。

凝血时间测定法

本法系比较肝素标准品（S）与供试品（T）延长新鲜兔血或兔、猪血浆凝结时间的作用，以测定供试品的效价。

标准品溶液的制备　精密称取肝素标准品适量，按标示效价加灭菌注射用水溶解使成每 1ml 中含 100 单位的溶液，分装于适宜的容器内，2~8℃贮存，经验证保持活性符合要求的条件下，可在 3 个月内使用。

标准品稀释液的制备　试验当日，精密量取标准品溶液，按高、中、低剂量组（d_{S_3}、d_{S_2}、d_{S_1}）用氯化钠注射液配制成 3 种浓度的稀释液，相邻两浓度的比值（r）应相等；调节剂量使低剂量组各管的平均凝结时间较不加肝素对照管明显延长，一般以大于 1.5 倍空白血浆的凝结时间为宜。高剂量组各管的平均凝结时间，用兔全血法者，以不超过 60 分钟为宜，其稀释液一般可制成每 1ml 中含肝素 2~5 单位，r 为 1:0.7 左右；用血浆复钙法者，以不超过 30 分钟为宜，其稀释液一般可制成每 1ml 中含肝素 0.5~1.5 单位，r 为 1:0.85 左右；用活化部分凝血活酶时间测定法（APTT 法）者，一般以不超过 90 秒为宜，其稀释液浓度一般可制成每 1ml 含肝素 0.4~1.7 单位，r 为 1:0.85 左右，可根据实验情况调整。

供试品溶液与稀释液的制备　按供试品的标示量或估计效价（A_T），照标准品溶液与稀释液的制备法制成高、中、低（d_{T_3}、d_{T_2}、d_{T_1}）3 种浓度的稀释液。相邻两浓度之比值（r）应与标准品相等，供试品与标准品各剂量组的凝结时间应相近。

血浆的制备　迅速收集兔或猪血置预先放有 109mmol/L 枸橼酸钠溶液的容器中，枸橼酸钠溶液与血液容积比为 1:9，边收集边轻轻振摇，混匀，室温下 1500×g 离心不少于 15 分钟（g 为重力常数）。立即吸出血浆，并分成若干份分装于适宜容器内，低温冻结贮存。临用时置 37℃±0.5℃ 水浴中融化，用两层纱布或快速滤纸过滤，使用过程中在 2~8℃ 放置。血浆复钙法可使用兔或猪血浆；APTT 法使用兔血浆。

测定法

兔全血法　取管径均匀（0.8cm×3.8cm 或 1.0cm×7.5cm）、清洁干燥的小试管若干支，每管加入一种浓度的标准品或供试品稀释液 0.1ml，每种浓度不得少于 3 管，各浓度的试管支数相等。取刚抽出的兔血适量，分别注入小试管内，每管 0.9ml，立即混匀，避免产生气泡，并开始计算时间。将小试管置 37℃±0.5℃ 恒温水浴中，从动物采血时起至小试管放入恒温水浴的时间不得超过 3 分钟，注意观察并记录各管的凝结时间。

本法的可信限率（FL%）不得大于 10%。

血浆复钙法　取上述规格的小试管若干支，分别加入血浆一定量，置 37℃±0.5℃恒温水浴中 5～10 分钟后，依次每管加入一种浓度的标准品或供试品稀释液及 1%氯化钙溶液，每种浓度不得少于 3 管，各浓度的试管支数相等，血浆、肝素稀释液和氯化钙溶液的加入量分别为 0.5ml、0.4ml 和 0.1ml，或 0.8ml、0.1ml 和 0.1ml，加入 1%氯化钙溶液后，立即混匀，避免产生气泡，并开始计算时间，注意观察并记录各管凝结时间。

本法的可信限率(FL%)不得大于 5%。

APTT 法　取凝血分析仪样品杯若干，每管依次加入血浆 50μl、一种浓度的标准品或供试品稀释液 50μl、APTT 试剂 50μl，混匀，应避免产生气泡。37℃±0.5℃预温 180 秒后，每管再加入 $CaCl_2$ 试剂 50μl，然后立即用凝血分析仪测定凝结时间，即活化部分凝血活酶时间(APTT)。标准品或供试品稀释液每个浓度的测定次数不得少于 3 次，各浓度的测定次数应相同。测定时，血浆、标准品或供试品稀释液、APTT 试剂、$CaCl_2$ 试剂的加入比例和预温时间可根据仪器或试剂的说明书适当调整。测定顺序以保证标准品和供试品测定的平行性为原则，应尽量保证相同浓度的标准品和供试品稀释液的测定时间接近。

将上述方法测得的凝结时间换算成对数，照生物检定统计法(通则 1431)中的量反应平行线测定法计算效价及实验误差。

本法的可信限率(FL%)不得大于 10%。

1209　绒促性素生物测定法

本法系比较绒促性素标准品(S)与供试品(T)对雌性幼小鼠子宫增重的作用，以测定供试品的效价。

溶剂的制备　试验当日，称取牛血清白蛋白适量，加 0.9%氯化钠溶液溶解，制成每 1ml 中含 1mg 的溶液，充分溶解后，用适宜浓度的氢氧化钠溶液调节 pH 值至 7.2±0.2。

标准品溶液的制备　试验当日，按绒促性素标准品的标示效价，用上述溶剂，按高、中、低剂量组(d_{S_3}、d_{S_2}、d_{S_1})配成 3 种浓度的溶液，相邻两浓度之比值(r)应相等，且不得大于 1:0.5。一般高浓度溶液可制成每 1ml 中含 0.07～0.8 单位。调节剂量使低剂量组子宫较正常子宫明显增重，高剂量组子宫增重不致达到极限。溶液置 2～10℃贮存，可供 3 日使用。

供试品溶液的制备　按供试品的标示量或估计效价(A_T)，照标准品溶液的制备法制成高、中、低(d_{T_3}、d_{T_2}、d_{T_1})3 种浓度的溶液，相邻两浓度之比值(r)应与标准品相等，供试品与标准品各剂量组所致反应平均值应相近。

测定法　取健康合格，出生 15～23 日，或体重 9～13g，同一来源的雌性幼小鼠，一次实验所用小鼠的出生日数相差不得超过 3 日，或体重相差不得超过 3g；按体重随机等分成 6 组，每组不少于 10 只。每日于大致相同的时间

分别给每鼠皮下注入一种浓度的标准品或供试品溶液 0.2ml，每日 1 次，连续注入 3 次，于最后 1 次注入 24 小时后，将动物处死，称体重，解剖，于阴道和子宫交接处剪断，摘出子宫，剥离附着的组织，去掉卵巢，压干子宫内液，直接称重(天平精密度为 0.1mg)并换算成每 10g 体重的子宫重，照生物检定统计法(通则 1431)中的量反应平行线测定法计算效价及实验误差。

本法的可信限率(FL%)不得大于 25%。

1210　缩宫素生物测定法

本法系比较合成缩宫素标准品(S)与供试品(T)引起离体大鼠子宫收缩的作用，以测定供试品的效价。

标准品溶液的制备　取合成缩宫素标准品适量，用新鲜配制的 0.2%三氯叔丁醇溶液(用 1mol/L HCl 调节 pH 值至 3.5)配制成 1IU/ml 的溶液，溶液分装于适宜的容器内，2～8℃贮存，经验证保持活性符合要求的条件下，可在 3 个月内使用。

标准品稀释液的制备　试验当日，取合成缩宫素标准品溶液，按高、低剂量组(d_{S_2}、d_{S_1})加 0.9%氯化钠溶液制成两种浓度的稀释液，一般高浓度稀释液可制成每 1ml 中含 0.01～0.02 单位，高低剂量的比值(r)一般不得大于 1:0.7。调节剂量使低剂量能引起子宫收缩；高剂量应不致使子宫收缩达到极限，且高低剂量所致子宫的收缩应有明显差别。

供试品溶液的制备　按供试品的标示量或估计效价(A_T)，照标准品溶液与其稀释液的制备法制成供试品高低两种浓度的溶液，其比值(r)应与标准品相等，供试品和标准品高低剂量所致的反应均值应相近。

子宫肌蓄养液的制备　试验当日，取氯化钠 9g、氯化钾 0.42g、氯化钙(按无水物计算)0.06g 与葡萄糖 0.5g，加水 700ml 使溶解，另取碳酸氢钠 0.5g，加水约 200ml 溶解后，缓缓倾注于前一溶液中，随加随搅拌，最后加水适量使成 1000ml。

供试用动物　取健康合格的成年雌性大鼠，断乳后即与雄鼠隔离，出生后不超过 3 个月，体重 160～240g。试验当日，选择阴道涂片在动情前期的动物，也可用雌性激素处理使子宫涂片为动情前期或动情期的动物。

测定法　取选定的大鼠迅速处死，剖腹取出子宫，仔细分离附在子宫肌上的结缔组织，注意避免因牵拉使子宫肌受损。在子宫分叉处剪下左右 2 条，取一条将其下端固定于离体器官恒温水浴装置的浴杯底部，上端用线与记录装置相连，以描记子宫收缩；浴杯中加入一定量的子宫肌蓄养液(子宫肌应充分浸没)，连续通入适量空气。蓄养液应调节至 32～35℃并保持恒温(±0.5℃)，子宫放入浴杯后，静置约 15 分钟，按次序准确注入等体积的标准品或供试品两种浓度的稀释液(0.3～0.8ml)，待子宫肌收缩至最高点开始松弛时(60～90 秒)，放去蓄养液并用蓄养液洗涤一次，再加

入等量蓄养液，静置；相邻两次给药的间隔时间应相等（3～5 分钟），每次给药应在前一次反应恢复稳定以后进行。标准品稀释液和供试品稀释液各取高低两个剂量（d_{S_2}、d_{S_1}、d_{T_2}、d_{T_1}）为一组，按随机区组设计的次序轮流注入每组 4 个剂量，重复 4～6 组。测量各剂量所致子宫收缩的高度，照生物检定统计法（通则 1431）中的量反应平行线测定（2.2）法计算效价及实验误差。

本法的可信限率（FL％）不得大于 10％。

1211　胰岛素生物测定法

本法系比较胰岛素标准品（S）与供试品（T）引起小鼠血糖下降的作用，以测定供试品的效价或生物学活性。

标准品溶液的制备　精密称取胰岛素标准品适量，按标示效价，加入每 100ml 中含有苯酚 0.2g 并用盐酸调节 pH 值为 2.5 的 0.9％氯化钠溶液，使溶解成每 1ml 中含 20 单位的溶液，2～8℃贮存，以不超过 5 天为宜。

标准品稀释液的制备　试验当日，精密量取标准品溶液适量，按高低剂量组（d_{S_2}、d_{S_1}）加 0.9％氯化钠溶液（pH 2.5）制成两种浓度的稀释液，高低剂量的比值（r）不得大于 1∶0.5。高浓度稀释液一般可制成每 1ml 中含 0.06～0.12 单位，调节剂量使低剂量能引起血糖明显下降，高剂量不致引起血糖过度降低，高低剂量间引起的血糖下降有明显差别。

供试品溶液的制备　按供试品的标示量或估计效价（A_T），照标准品溶液与其稀释液的制备法制成高、低两种浓度的溶液，其比值（r）应与标准品相等，供试品与标准品高低剂量所致的反应平均值应相近。

测定法

第一法　效价测定法（定量测定法）

取健康合格、同一来源、同一性别、出生日期相近的成年小鼠，体重相差不得超过 3g，按体重随机等分成 4 组，每组不少于 10 只，逐只编号，各组小鼠分别自皮下注入一种浓度的标准品或供试品稀释液，每鼠 0.2～0.3ml，但各鼠的注射体积（ml）应相等。注射后 40 分钟，按给药顺序分别自眼静脉丛采血，用适宜的方法，如葡萄糖氧化酶-过氧化酶法测血糖值。第一次给药后间隔至少 3 小时，按双交叉设计，对每组的各鼠进行第二次给药，并测定给药后 40 分钟的血糖值。照生物检定统计法（通则 1431）中量反应平行线测定（2.2）法双交叉设计计算效价及实验误差。

本法的可信限率（FL％）不得大于 25％。

第二法　生物学活性测定法

本法系在第一法基础上，简化实验设计，适用于生物鉴别/生物学活性检查。

实验采用随机设计，动物数量可减半，照生物检定统计法（通则 1431）中量反应平行线测定法随机设计计算效价。

1212　精蛋白锌胰岛素注射液延缓作用测定法

本法系比较胰岛素标准品（S）与供试品（T）降低家兔血糖的情况，以判定供试品延缓作用是否符合规定。

标准品溶液的制备　精密称取胰岛素标准品适量，加入每 100ml 中含有苯酚 0.2g 并用盐酸调节 pH 值为 2.5 的 0.9％氯化钠溶液，使溶解成每 1ml 所含效价（单位）与供试品相同的溶液。

供试品溶液　直接注射，不稀释。

检查法　取体重 2.0～3.0kg 的健康家兔若干只，雌兔须无孕，分置笼中，每笼 1 只。实验前 18～20 小时禁食，但仍给予饮水，按体重、性别随机等分为两组，一组为胰岛素标准品组，另一组为供试品组；两组间家兔的性别和体重的分配情况应尽可能相同。在实验过程中，应停止饮水，注意避免惊扰，分别自各兔耳静脉取血样（不得多于 1.5ml），供测定正常血糖值用。然后分别在各兔相同部位精确皮下注射相同体积的胰岛素标准品溶液或供试品溶液，一般剂量为每兔 1.2 单位。胰岛素标准品组于注射后 2 小时及 6 小时，供试品组于注射后 6 小时及 9 小时，再分别自各兔取血样，用适宜的血糖测定法精密测定各血样的血糖值，以每 100ml 血液中所含葡萄糖的重量（mg）表示。

各次测定所得血糖值均不低于正常血糖值 90％的家兔，或实验中途死亡的家兔，其记录均作废，不参加计算；参加计算的家兔，每组不得少于 6 只，计算每兔在注射后的血糖值相当于该兔在注射前的正常血糖值的比率（％）（简称血糖百分数），然后计算每一组内每一时间各兔血糖百分数的平均值。

结果判断　用于胰岛素标准品组的所有家兔，发生痉挛或实验中途死亡的动物数，不得超过 1/5；胰岛素标准品组于注射后 2 小时的血糖百分数平均值应不高于 65％，注射后 6 小时的血糖百分数平均值应不低于 95％，否则均应适当调整剂量，复试。供试品组于注射后 6 小时或 9 小时的血糖百分数平均值中较低的一值不得大于 75％。

1213　硫酸鱼精蛋白效价测定法

本法系用于硫酸鱼精蛋白的效价测定，测定方法分为凝结时间测定法和肝素结合力滴定法。当检验结果有争议时，以凝结时间测定法试验结果为准。

第一法　凝结时间测定法

本法系测定硫酸鱼精蛋白供试品（T）中和供生物检定用肝素钠标准品（S）所致延长新鲜兔血或猪、兔血浆凝结时间的程度，以测定供试品效价的方法。

肝素钠标准品溶液的制备　精密称取肝素钠标准品适量，按标示效价加 0.9％氯化钠溶液溶解使成几种不同浓度的溶液，相邻两种浓度每 1ml 中所含肝素钠效价（单位）相差应相等，且不超过 5 个单位，一般可配成每 1ml 中含 85 单位、90 单位、95 单位、100 单位、105 单位、110 单位、115 单位、120 单位、125 单位等的溶液。

供试品溶液的制备　供试品如为粉末，精密称取适量，按干燥品计算，加 0.9% 氯化钠溶液溶解使成每 1ml 中含 1mg 的溶液。供试品如为注射液，则按标示量加 0.9% 氯化钠溶液稀释至同样浓度。

血浆的制备　同肝素生物测定法中凝血时间测定法的血浆制备（通则 1208）。

测定法　取管径均匀（0.8cm×3.8cm）、清洁干燥的小试管 8 支，第 1 管和第 8 管为空白对照管，加入 0.9% 氯化钠溶液 0.2ml，第 2～7 管为供试品管，每管均加入供试品溶液 0.1ml，再每管分别加入上述一种浓度的肝素钠标准品稀释液 0.1ml，立即混匀。取刚抽出的兔血适量，分别加入上述 8 支试管内，每管 0.8ml，立即混匀，避免产生气泡，并开始计算时间，将小试管置 37℃±0.5℃ 恒温水浴中，从采动物血时起至小试管放入恒温水浴的时间不得超过 2 分钟；如用血浆，则分别于上述各管中加入 0.7ml 的血浆，置 37℃±0.5℃ 恒温水浴中预热 5～10 分钟，每管分别加入 1% 氯化钙溶液 0.1ml，立即混匀，避免产生气泡，并开始计算时间。观察并记录各管凝结时间。

结果判断　两支对照管的凝结时间相差不得超过 1.35 倍。在供试品管的凝结时间不超过两支对照管平均凝结时间 150% 的各管中，以肝素钠浓度最高的一管作为终点管。

同样重复 5 次，5 次试验测得终点管的肝素钠浓度，相差不得大于 10 个单位。5 次结果的平均值，即为硫酸鱼精蛋白供试品（干燥品）1mg 中和肝素的效价（单位）。

第二法　肝素结合力滴定法

本法系采用滴定的方法，观察硫酸鱼精蛋白供试品（T）溶液中滴加供生物检定用肝素钠标准品（S）后的吸光度变化，以吸光度明显增加为终点，根据达到终点时滴加肝素钠总量来测定硫酸鱼精蛋白拮抗肝素活性效价的方法。

肝素钠标准品溶液的配制　精密称取肝素钠适量，按标示效价加灭菌注射用水溶解，一般可配制成 80～120IU/ml 的溶液。

供试品溶液的配制　原料供试品，精密称取适量，按干燥品计算，加灭菌注射用水溶解配制成浓度为 0.15mg/ml 的待测溶液，分别取适量 0.15mg/ml 的待测溶液，用灭菌注射用水稀释配制成 0.10mg/ml 和 0.05mg/ml 的待测溶液。平行配制 3 份样品。制剂供试品，按标示量加灭菌注射用水配制成 0.15mg/ml 的待测溶液。平行配制 3 份样品。待测溶液应尽快进行测定，放置时间最长不超过 4 小时。

测定法　精密量取适量待测溶液，滴加肝素钠标准品溶液后振荡均匀，在 500nm 波长处测定吸光度，连续滴加肝素钠标准品直至吸光度值陡然升高，准确记录滴加肝素钠标准品溶液的体积。每个待测溶液平行滴定 2 次，原料 3 份样

品共得到 18 个滴定结果，制剂 3 份样品得到 6 个滴定结果。每个滴定结果计算效价如下：

$$测得效价（IU/mg）= (V_T × c_T) / (V_S × c_S)$$

式中　V_S 为加入肝素钠标准品溶液的体积，ml；

c_S 为肝素钠标准品溶液的浓度，IU/ml；

V_T 为加入硫酸鱼精蛋白待测液的体积，ml；

c_T 为硫酸鱼精蛋白待测液浓度，mg/ml。

结果判断　原料供试品，分别计算各份样品试验测定结果和各浓度测定结果的平均值和标准差，相对标准偏差（RSD）均应小于 5%。计算所有测定结果的平均值，即为硫酸鱼精蛋白供试品每 1mg（干燥品）中和肝素的效价（单位）。

制剂供试品，计算 3 份样品 6 个测定结果的平均值和标准差，相对标准偏差（RSD）均应小于 5%。计算所有测定结果的平均值，即为每 1mg 中和肝素的效价（单位）。

1214　洋地黄生物测定法

本法系比较洋地黄标准品（S）与供试品（T）对鸽的最小致死量（U/kg），以测定供试品的效价。

标准品溶液的制备　迅速精密称取洋地黄标准品适量，避免吸潮，置玻璃容器内，按标示效价计算，每 1 单位精密加入 76% 乙醇 1ml，密塞，连续振摇 1 小时，静置片刻，用干燥滤器迅速滤过，防止乙醇挥发，滤液即为每 1ml 中含 1 单位的溶液，2～8℃ 贮存，经验证保持活性符合要求的条件下，可在 1 个月内使用。

标准品稀释液的制备　试验当日，精密量取标准品溶液适量，用 0.9% 氯化钠溶液稀释，稀释液浓度（U/ml）应调节适当（一般可用 1→30），使鸽的平均最小致死量为 25～34ml。

供试品溶液和稀释液的制备　供试品如为粉末，精密称取适量，按标示量或估计效价（A_T），照标准品溶液及其稀释液的制备法制备；供试品如为片剂，取 20 片以上，精密称重，求出平均片重，迅速研细，再精密称取不少于 20 片的粉末，按称重及标示量（A_T）计算，照标准品溶液及其稀释液制备法制备。供试品稀释液和标准品稀释液的鸽平均最小致死量（ml）应相近。

测定法　取健康合格的鸽，试验前 16～24 小时禁食，但仍给予饮水，试验前准确称重，选取体重在 250～400g 的鸽（每次试验所用鸽的体重相差不得超过 100g），按体重随机等分成两组，每组至少 6 只，一组为标准品组，一组为供试品组，两组间鸽的情况应尽可能相近。

将鸽仰缚于适宜的固定板上，在一侧翼静脉处拔除羽毛少许，露出翼静脉，插入与滴定管（精密度 0.02ml）相连的注射针头，缓缓注入标准品稀释液或供试品稀释液，开始时，一次注入 0.5ml，然后以每分钟 0.2ml 等速连续注入，至鸽中毒死亡立即停止注入。一般死亡前有强烈颤抖、恶心呕吐、排便等现象发生，至瞳孔迅速放大、呼吸停止为终

点。记录注入稀释液的总量（ml），换算成每 1kg 体重致死量（ml）中所含效价（U/kg），取其 10 倍量的对数值作为反应值，照生物检定统计法（通则 1431）中的直接测定法计算效价及实验误差。

本法的可信限率（FL%）不得大于 15%。

1215　葡萄糖酸锑钠毒力检查法

本法系比较葡萄糖酸锑钠标准品（S）与供试品（T）引致小鼠死亡的数量，以判定供试品毒力是否符合规定。

标准品溶液的制备　精密称取葡萄糖酸锑钠标准品适量，按含锑量计算，加适量温水，搅拌使溶解，加热（约 70℃，至少 15 分钟），补足水至一定量，于 50℃恒温条件下 30 分钟（避免水分蒸发），放冷至室温。用下述规格的小鼠按每 1g 体重自尾静脉注入 0.02ml 标准品溶液，调节浓度，应能使约半数的小鼠死亡，死亡率在 20% 至 80% 之间即为适宜浓度。

供试品溶液的制备　供试品如为粉末，按标准品溶液的制备方法制备。供试品如为注射液，用灭菌注射用水稀释，于 50℃恒温条件下温浴 30 分钟（避免水分蒸发），放冷至室温，供试品溶液的浓度，应为标准品溶液浓度的 83%。

检查法　取健康合格的小鼠 20 只，雌鼠应无孕，体重 17～25g，每次试验各鼠间体重相差不得超过 3g。按体重随机分为两组，每组 10 只，一组为标准品组，一组为供试品组，分别按小鼠体重每 1g 自尾静脉注入 0.02ml 标准品溶液或供试品溶液，每只应在 4～5 秒内匀速注射完毕。立即观察 15 分钟，记录小鼠死亡数。如供试品组小鼠死亡数较标准品组小鼠死亡数相同或仅相差 1 只，应另取小鼠 20 只重新试验，将前后两次试验结果合并计算。

结果判断　用 20 只小鼠检查时，若供试品组小鼠死亡数较标准品组小鼠死亡数少 2 只或 2 只以上，则判定供试品的毒力符合规定；若供试品组小鼠死亡数较标准品组小鼠死亡数多 2 只或 2 只以上，则判定供试品的毒力不符合规定；若两组小鼠死亡数相同或仅相差 1 只，须另取小鼠 20 只重新试验，将前后两次试验结果合并计算。

综合使用 40 只小鼠检查时，若供试品组小鼠死亡数少或两组小鼠死亡数相同，则判定供试品的毒力符合规定；若供试品组的小鼠死亡数较标准品组小鼠死亡数多，则判定供试品的毒力不符合规定。

1216　卵泡刺激素生物测定法

本法适用于卵泡刺激素的效价测定。测定方法分为卵巢增重法和人颗粒细胞孕酮测定法。当检验结果有争议时，以卵巢增重法试验结果为准。

第一法　卵巢增重法

本法系比较尿促性素（或尿促卵泡素、重组人促卵泡素等）标准品（S）与供试品（T）对幼大鼠卵巢增重的作用，以测定供试品中卵泡刺激素的效价。试验时应选择与供试品同质的标准品。

溶剂的制备　试验当日，称取牛血清白蛋白适量，加 0.9% 氯化钠溶液溶解，一般可制成每 1ml 中含 1mg 的溶液，充分溶解后，用 1mol/L 氢氧化钠溶液调节 pH 值至 7.2±0.2。

精密称取已知效价的绒促性素（原料或粉针剂均可），加入上述溶液中溶解，一般可制成每 1ml 中含 20 单位或其他适宜浓度的溶液，混匀备用。

标准品溶液的制备　试验当日，按标准品中卵泡刺激素的标示效价，用上述溶剂，按高、中、低剂量组（d_{S_3}、d_{S_2}、d_{S_1}）配成 3 种浓度的标准品溶液，相邻两浓度之比值（r）应相等，且不得大于 1∶0.5。一般高浓度的标准品溶液可制成每 1ml 中含 2～5 单位。调节剂量使低剂量组卵巢明显增重，高剂量组卵巢增重不致达到极限。标准品溶液置 2～10℃贮存，可在 3 日内使用。

供试品溶液的制备　按供试品中卵泡刺激素的标示量或估计效价（A_T），照标准品溶液的制备法制成高、中、低（d_{T_3}、d_{T_2}、d_{T_1}）3 种浓度的供试品溶液，相邻两浓度之比值（r）应与标准品相等，供试品与标准品各剂量组所致反应平均值应相近。

测定法　取健康合格，出生 19～23 日，或体重 36～60g，同一来源的雌性幼大鼠，一次试验所用大鼠的出生日期相差不得超过 3 日，或体重相差不得超过 15g；按体重随机等分成 6 组，每组不少于 8 只，每日于大致相同的时间分别给每鼠皮下注入一种浓度的标准品溶液或供试品溶液 0.5ml，每日一次，连续注入 3 次，于最后一次注入 24 小时后，将动物处死，称重，解剖，摘出卵巢，剥离附着的组织，去除输卵管，用滤纸吸去周围的液体，直接称重（天平精密度 0.1mg）并换算成每 10g 体重的卵巢重，照生物检定统计法（通则 1431）中的量反应平行线测定（3.3）法计算效价及实验误差。

本法的可信限率（FL%）不得大于 45%。

第二法　人颗粒细胞孕酮测定法

本法系比较尿促性素（或尿促卵泡素）标准品（S）与供试品（T）对人卵巢颗粒细胞分泌孕酮的作用，以测定供试品中卵泡刺激素的效价。

试剂　（1）完全培养液　试验当日，取胎牛血清和 DMEM/F12 培养液，按体积比配制成含 10% 胎牛血清的 DMEM/F12 细胞培养液（不添加青链霉素或其他抗生素），混匀，置 2～8℃保存。

（2）测定培养液　试验当日，取胎牛血清和 DMEM/F12 培养液，按体积比配制成含 1% 胎牛血清的 DMEM/F12 细胞培养液（不添加青链霉素或其他抗生素），混匀，置 2～8℃保存。

（3）氯化钠溶液的制备　取氯化钠粉末 9g，加水溶解并稀释至 1000 ml，经 121℃、15 分钟灭菌。

（4）PBS　取氯化钠 8.0g、氯化钾 0.20g、磷酸氢二钠 1.44g、磷酸二氢钾 0.24g，加水溶解并稀释至 1000ml，经 121℃、15 分钟灭菌。

（5）消化液的制备　称取乙二胺四乙酸二钠 0.2g、胰酶

2.5g，用 PBS 溶解并稀释至 1000ml，过滤除菌。2～8℃保存。

标准品溶液的制备　试验当日，按标准品中卵泡刺激素的标示效价，用测定培养液制成每 1ml 中含 30IU，在无菌玻璃试管中配制系列溶液，一般高剂量的浓度可制成每 1ml 中含 3IU，或其他适宜的浓度。一般不少于 7 个浓度，相邻两浓度之比值（r）应相等，为 1∶3。应符合四参数反应。以上操作在无菌条件下进行。

供试品溶液的制备　试验当日，按供试品中卵泡刺激素的标示效价或估计效价（A_T），照标准品溶液的制备法制成供试品溶液，相邻两浓度之比值（r）应与标准品相等，供试品与标准品各剂量组所致反应平均值应相近，供试品溶液浓度一般应与标准品溶液浓度一致。以上操作在无菌条件下进行。

测定法　人卵巢颗粒细胞用完全培养液于 37℃、5%二氧化碳条件下培养，当细胞生长融合度达到 80%时，消化和收集细胞。用完全培养液配制成每 1ml 含 10^5 个细胞悬液，将上述悬液接种于同一 96 孔细胞培养板中，每孔加入 100μl。待细胞完全贴壁后，吸弃孔内生长培养基，更换为测定培养液，每孔 100μl。每孔分别再加入对应的标准品和供试品溶液 100μl，每个剂量不少于 3 个复孔，于 37℃、5%二氧化碳培养箱条件下继续培养 72 小时。取细胞培养上清液按照孕酮测定试剂盒说明书进行孕酮检测。

采用生物检定统计法（通则 1431）项下四参数回归计算法进行判定，并按下式计算结果。

对于可靠性成立的实验结果，方可按等反应剂量比的原则，采用约束模型中 S 和 T 拟合曲线 EC_{50} 的比值，计算供试品的相对效价（R）。

$$R = \frac{标准品\ EC_{50}}{供试品\ EC_{50}} \times 100\%$$

再按下式计算供试品的效价（P_T）

$$P_T = A_T \cdot R$$

本法的置信限率不得大于 25%，四参数反应曲线的相关系数应大于或等于 0.95，试验方为有效。

1217　黄体生成素生物测定法

本法系比较尿促性素标准品（S）与供试品（T）对幼大鼠精囊增重的作用，以测定供试品中黄体生成素的效价。

溶剂的制备　试验当日，称取牛血清白蛋白适量，加 0.9%氯化钠溶液溶解，制成每 1ml 中含 1mg 的溶液，充分溶解后，用 1mol/L 氢氧化钠溶液调节 pH 值至 7.2±0.2。

标准品溶液的制备　试验当日，按尿促性素标准品中黄体生成素的标示效价，用上述溶剂，按高、中、低剂量组（d_{S_3}、d_{S_2}、d_{S_1}）制成 3 种浓度的标准品溶液，相邻两浓度之比值（r）应相等，且不得大于 1∶0.5。一般高浓度标准品溶液可制成每 1ml 中含 8～15 单位。调节剂量使低剂量组精囊明显增重，高剂量组精囊增重不致达到极限。标准品溶液置 2～10℃贮存，可在 4 日内使用。

供试品溶液的制备　按供试品中黄体生成素的标示量或估计效价（A_T），照标准品溶液的制备法制成高、中、低（d_{T_3}、d_{T_2}、d_{T_1}）3 种浓度的供试品溶液，相邻两浓度之比值（r）应与标准品相等，供试品与标准品各剂量组所致反应平均值应相近。

测定法　取健康合格，出生 19～23 日，或体重 36～60g，同一来源的雄性幼大鼠，一次实验所用大鼠的出生日期相差不得超过 3 日，或体重相差不得超过 15g；按体重随机等分成 6 组，每组不少于 6 只。每日于大致相同的时间分别给每鼠皮下注入一种浓度的标准品溶液或供试品溶液 0.5ml，每日 1 次，连续注入 4 次，于最后 1 次注入 24 小时后，将动物处死，称重，解剖，摘出整个前列腺，由前叶和精囊交界处剥离出精囊，去除附着的组织，用滤纸吸去周围的液体，直接称重（天平精度 0.1mg）并换算成每 10g 体重的精囊重，照生物检定统计法（通则 1431）中的量反应平行线测定法计算效价及实验误差。

本法的可信限率（FL%）不得大于 35%。

1218　降钙素生物测定法

本法系通过比较降钙素标准品（S）与供试品（T）对大鼠血钙降低的程度，以测定供试品的效价。

溶剂的制备　称取牛血清白蛋白 0.2g，加水 20ml，混匀，置 56℃水浴中保温 1 小时，取出放至室温，于 -10～-20℃下冻存。实验前取出，于 36℃±0.5℃水浴中将其融化。加至含有 2g 醋酸钠的水溶液中，加入浓盐酸约 3.5ml，再加水至总量近 200ml，用盐酸或氢氧化钠溶液调节 pH 值至 3.5～4.5，最后加水至 200ml。溶剂也可按下述步骤制备：称取氯化钠 1.88g，结晶醋酸钠 0.5g，置 300ml 烧杯中，加入醋酸 0.5ml、去离子水 250ml，搅拌使溶解，最后加入牛血清白蛋白 0.25g，放置 20 分钟以上，轻轻摇动使溶解，即得，可提前 1 天配制，2～8℃保存。

标准品溶液的制备　试验当日，按降钙素标准品的标示效价，用上述溶剂，按高、低剂量组（d_{S_2}、d_{S_1}）配成 2 种浓度的标准品溶液。一般高浓度标准品溶液控制在 50～100mIU/ml。高、低剂量的比值（r）不得大于 3∶1。

供试品溶液的制备　按供试品中降钙素的标示量或估计效价（A_T），照标准品溶液的制备法制成高、低（d_{T_2}、d_{T_1}）2 种浓度的供试品溶液，其比值（r）应与标准品相等，供试品与标准品各剂量组所致反应平均值应相近。

测定法　取健康合格，体重 200～250g（皮下注射，一次实验所用大鼠体重相差不超过 20g）、70～80g（静脉注射，一次实验所用大鼠体重相差不超过 15g），同一性别，同一来源的大鼠。实验前禁食 16 小时，自由饮用蒸馏水或去离子水，按体重随机等分成 4 组，分别为标准品高、低剂量组和供试品高、低剂量组，每组不少于 5 只。将各组动物称重并编号，分别按体重给各组动物于腹部皮下注射（或尾静脉注射）相应浓度的标准品或供试品溶液，给药体积为 0.4ml/100g 体重。注射后每只准确计时 1 小时，然后按给药前后顺序分别自眼静脉丛取血。用适宜的方法，如邻甲酚酞络合剂测定血钙值。照生物检定统计法（通则 1431）中量反应平行线测定法计算效价及实验误差。

本法的可信限率（FL%）不得大于 45%。

1219 生长激素生物测定法

1. 去垂体大鼠体重法

本法系通过比较生长激素标准品（S）与供试品（T）对幼龄去垂体大鼠体重增加的程度，以测定供试品效价的一种方法。

标准品溶液的制备 试验当日，取标准品，按标示效价用含 0.1% 牛血清白蛋白的 0.9% 氯化钠溶液，制成高、低两种浓度的标准品溶液。一般高浓度标准品溶液配成每 1ml 含 0.1～0.2IU，低浓度标准品溶液配成每 1ml 含 0.025～0.05IU，高低两浓度比值（r）一般为 1：0.25，标准品溶液分装成每天剂量并密封于 -15℃ 以下保存，临用时融化。

供试品溶液的制备 按供试品的标示效价或估计效价（A_T），照标准品溶液的制备及保存方法制备和保存。

测定法 取同一来源、品系，出生 26～28 天，体重 60～80g，同一性别，健康的大鼠，试验前 2～3 周手术摘除垂体，手术后于屏障环境饲养使其恢复。

取去垂体手术后 2～3 周、体重变化小于手术前 ±10% 的大鼠，按体重随机等分成 4 组，每组至少 8 只，每只编号并记录体重。分别自颈部皮下注射一种浓度的标准品溶液或供试品溶液 0.5ml，每日 1 次，连续 6 日。于最后 1 次给药后 24 小时，处死大鼠，称体重，必要时实验结束后可进行尸检，切开蝶鞍区，肉眼检查有无垂体残留，剔除有垂体残存的大鼠。每只动物给药后体重增加的克数作为反应值。供试品与标准品各剂量组所致反应的平均值应相当。照生物检定统计法（通则 1431）中的量反应平行线测定法计算效价及实验误差。

本法的可信限率（FL%）不得大于 50%。

2. 去垂体大鼠胫骨法

本法系通过比较生长激素标准品（S）与供试品（T）对去垂体大鼠胫骨骨骺板宽度增加的程度，以测定供试品效价的一种方法。

标准品溶液和供试品溶液的制备 同体重法。

测定法 本法可与去垂体大鼠体重法同步进行。待体重法实验结束后，取下两腿胫骨，置 10% 甲醛溶液保存，从胫骨近心端顶部中间沿矢状面切开，置 10% 甲醛溶液中保存，水洗 10 分钟后，置丙酮溶液中 10 分钟，水洗 3 分钟，置 2% 硝酸银溶液中染色 2 分钟，水洗后置水中强光照射至变棕黑色，于 10% 硫代硫酸钠溶液固定 30 秒，置 80% 乙醇溶液中供测量用。测量时沿剖面切 1mm 左右薄片，置显微镜下测量胫骨骨骺板宽度，作为反应值。照生物检定统计法（通则 1431）中的量反应平行线测定法计算效价及实验误差。

本法的可信限率（FL%）不得大于 50%。

1401 放射性药品检定法

放射性药品系指含有一种或几种放射性核素供医学诊断和治疗用的药品。放射性药品的生产、经营、检验、使用等，应遵照《中华人民共和国药品管理法》和中华人民共和国国务院颁布的《放射性药品管理办法》的有关规定办理。

一、有关术语及其含义

核素 系指有特定质量数、质子数和核能态，而且平均寿命长到足以被观察的一类原子。

同位素 系指具有相同质子数，但质量数不同的核素。在元素周期表中处于同一位置，称为该元素的同位素，或彼此是同位素。

放射性和放射性核素 某些核素自发地放出一种或几种粒子或 γ 射线，或在发生轨道电子俘获后放出 X 射线，或发生自发裂变的性质称为放射性。具有放射性的核素称为放射性核素。

放射性衰变 系指放射性核素自发地放射出一种或几种粒子或 γ 射线，转变成为另一种核素或同种核素另一种能态的现象，亦称衰变或放射性蜕变。主要衰变方式有：α 衰变、β^- 衰变、β^+ 衰变、核外电子俘获以及 γ 跃迁和同质异能跃迁。

放射性衰变规律 系指放射性核素衰变遵循的规律，即指数衰变规律：

$$N_t = N_0 e^{-\lambda t}$$

式中 N_t 为经过 t 时间后的放射性核素的原子数；

N_0 为 $t=0$ 时间的放射性核素的原子数；

λ 为放射性核素的衰变常数；

t 为经过的时间；

e 为常用对数的底。

半衰期 系指放射性衰变过程中放射性核素的原子核数目衰变到原来的一半所需要的时间，常用（$T_{1/2}$）表示。每种放射性核素都有特定的半衰期，它与该放射性核素的衰变常数（λ）关系如下：

$$T_{1/2} = \frac{0.693}{\lambda}$$

放射性活度 系指每一种放射性核素每秒的原子核衰变数。计量单位以贝可（Bq）计，1Bq=1 次核衰变/秒。常用的单位还有千贝可（kBq）、兆贝可（MBq）、吉贝可（GBq）。

比活度 系指某一种放射性核素的元素或其化合物的单位质量的放射性活度。

放射性浓度 系指溶液中某一放射性核素单位体积的放射性活度。

放射性核纯度 系指某一指定放射性核素的放射性活度占供试品放射性总活度的比例（%）。

放射化学纯度 系指某一指定化学形式的放射性核素的放射性量占该核素总放射性量的比例（%）。

载体 系指放射性核素或其化合物中加入或存在该核素的稳定核素或其化合物。

二、鉴别试验

放射性药品的鉴别分为放射性核素鉴别和品种鉴别，后者可采用放射化学纯度项下的方法进行。

放射性核素的鉴别系利用每一放射性核素的固有衰变特征，定性辨认核素。精确测量放射性核素的半衰期、质量吸收系数或 γ 射线能谱，是鉴别放射性药品的基本手段。

1. γ 谱仪法

测得的放射性核素 γ 射线能谱应与该核素固有的 γ 射线谱一致，其主要光子的能量应符合该品种项下的规定。

取供试品，用碘化钠或高纯锗半导体为探测器的多道 γ 谱仪，经过已知能量的 γ 射线系列源进行能量刻度，即可测量放射性药品中核素的 γ 射线能谱。

2. 半衰期测定法

根据放射性核素的性质，选择合适的探测仪器，根据仪器的测量范围和核素半衰期，将适量供试品制成一定形态的源，并保持源与仪器探测的几何条件不变，然后按一定时间间隔测量计数率，测定次数不少于 3 次，测定时间不低于固有半衰期的 1/4。以时间为横坐标，测量的计数率为纵坐标，在半对数坐标纸上作图，由图计算直线斜率，得到半衰期 $T_{1/2}$，与其固有的半衰期比较，误差应不大于 ±5％。

测量过程应注意以下几点：

(1) 测量仪器保持长期稳定性；

(2) 保持测量装置的几何条件不变；

(3) 根据放射性活度强弱，注意死时间校正。

注：几何条件 放射性核素有关刻度和测量的有效性（重复性）取决于源与探测器及其几何条件的可重现性。因此，在实际测量中应严格保证一致性。

死时间校正 死时间或失效时间 τ 系指探测系统能记录下来的两个相邻脉冲所需要的最小时间间隔。在实际测量时，如果计数率相当高，则必须加以校正，以求得真正的计数率。实测计数率 m 和真正计数率 n 的比，称为死时间校正因数 f_τ：

$$f_\tau = \frac{m}{n} = 1 - m\tau \quad (m\tau \ll 1)$$

3. 质量吸收系数法

一般用于较长半衰期的纯 β 放射性核素。以 ^{32}P 为例：将 ^{32}P 溶液制成一个薄膜源，置于合适的计数器下（约 20 000 计数/分），选择重量厚度 20～50mg/cm² 各不相同的至少 6 片铝吸收片和一块至少 800mg/cm² 的铝吸收片，单独并连续测定计数率。为了减少散射效应，样品和吸收片应尽可能地接近探测器，各吸收片的计数率减去800mg/cm² 或更厚吸收片的计数率，得到净 β 计数率，净 β 计数率的对数对总吸收厚度作图。总吸收厚度为铝吸收片厚度、计数器窗厚度和空气等效厚度［101kPa(760mmHg)、20℃条件下，样品与计数器之间的距离(cm)乘以 1.205mg/cm³］之和。吸收曲线近似直线。

选择相差 20mg/cm² 以上两种不同的总吸收片厚度值，均应落在吸收曲线的直线部分。照下列公式计算质量吸收系数：

$$\mu = \frac{1}{t_2 - t_1} \ln \frac{N_{t_1}}{N_{t_2}}$$

式中 t_1、t_2 分别为较薄和较厚总吸收厚度，以 mg/cm² 表示；

N_{t_1}、N_{t_2} 分别为 t_1 和 t_2 吸收层相应的净 β 计数率。

以上计算结果应与纯的同种核素在相同条件下测得的质量吸收系数比较，误差应不大于 ±10％。

三、纯度检查

1. 放射性核纯度测定法

放射性药品中可能存在放射性核素杂质，必须根据射线性质及对人体的辐射危害程度，确定其限量要求，一般用测量时刻的杂质核素的放射性活度或放射性药品的指定核素的放射性活度占供试品的放射性总活度的比例（％）表示。

本法可选用锗半导体多道 γ 谱仪，在谱仪保持正常工作的环境条件下，固定刻度源与供试品源的形态大小及源与探测器的几何条件，并保持不变。采用已知活度和能量大小成系列的一组标准 γ 源，对谱仪进行能量和探测效率刻度后，根据已知的核素参数及对供试品测算的 γ 谱的峰面积计算，即可获得供试品的放射性核纯度。

有些放射性核素的衰变产物仍具有放射性，这些放射性核素及其衰变产物分别称为母体和子体，在计算放射性核纯度时子体不计为杂质。记载放射性核纯度时，应注明测定的日期和时间。

2. 放射化学纯度测定法

放射性药品中放射化学杂质可能从药品自身分解或制备过程中产生。放射化学纯度测定过程包括不同化学成分的分离及不同化学成分的放射性测量。

一法 取供试品适量，照纸色谱法（通则 0501 上行法）或者薄层色谱法（通则 0502）试验，必要时，可按各品种项下规定，预先在点样基线上滴上载体溶液，干后，再在相同位置上点供试品。展开后，取出，干燥，用合适的仪器测量色谱纸或者薄层板上的放射性分布，作图，计算 R_f 值和放射化学纯度。

放射性药品各品种鉴别项下，R_f 值"约"字的含义是指测得的 R_f 值可在与规定值相差 ±10％ 的范围内。

$$放射化学纯度（\%）= \frac{规定化学形式的放射性净计数率}{放射性净计数率总和} \times 100$$

二法 取供试品适量，按各品种项下规定，照电泳法（通则 0541）纸电泳（湿点法）或醋酸纤维素薄膜电泳法试验，必要时，可按各品种项下规定，预先在点样基线上滴上载体溶液，再在相同位置上点供试品，点样基线应距电泳槽负极（或正极）支架 1.5cm 处，待电泳至规定的时间，取出，干燥，按一法测定，计算放射化学纯度。

三法 取供试品适量，照纸色谱法（通则 0501 上行法）或者薄层色谱法（通则 0502），按各品种项下规定的多分离系统试验，试验后，取出，干燥，用合适的仪器测定每一系统色谱纸或者薄层板上的放射性分布，作图。

若放射性药品 A 内含放射化学杂质 B 和 C，用分离系统一能将 B 与（A＋C）分离；用分离系统二能将 C 与（A＋B）分离，则放射性药品 A 的放射化学纯度可按下式计算而得。

$$B 的含量 = \frac{B 峰的放射性净计数率}{系统一放射性净计数率总和} \times 100\%$$

$$C 的含量 = \frac{C 峰的放射性净计数率}{系统二放射性净计数率总和} \times 100\%$$

A 的放射化学纯度(%)=100%－[B 的含量(%)+C 的含量(%)]

另外，经过验证，确能有效分离各种放射化学杂质的其他分离分析方法(如高效液相色谱法、柱色谱法等)，也可用于放射化学纯度测定。

四、颗粒细度测定法

对于胶体溶液或粒子混悬液的放射性药品，须测定颗粒直径及其分布。一般用电子显微镜测定直径为纳米(nm)级粒子，用普通光学显微镜测定直径为微米(μm)级粒子。

电子显微镜测定法　取镀膜后的电镜制样铜网 3mm(300 孔)，将供试品原液或稀释液适量滴于铜网上，自然干燥后，放入电镜中观察或拍照，选择粒子分布均匀的部位，随机测量 100 个以上粒子的直径，经电子放大倍数、光学放大倍数折算后，确定粒子直径及分布比例(%)。

显微镜测定法　将供试品原液或稀释液适量，滴于血球计数室，置显微镜载物台上，先以目镜(×10)、物镜(×10)，观察视野粒子分布的均匀程度，然后选择有代表性的部位，以物镜(×40)观察或拍照，随机测量 100 个以上粒子的直径，经放大倍数折算后，确定粒子直径及分布比例(%)。

五、pH 值测定法

呈溶液状态的放射性药品，对其酸碱度(即 pH 值)均有一定要求，须控制在一定范围内。

放射性药品的 pH 值，可采用经校正的精密 pH 试纸或酸度计进行测定。

pH 试纸法　取放射性药品 1 滴，滴于精密 pH 试纸上，与标准色板相比较，即为该溶液的 pH 值。

酸度计法　可在有防护条件下照 pH 值测定法(通则 0631)测定。

六、放射性活度(浓度)测定法

放射性药品的放射性浓度测定采用井型电离室为探测器的活度计，所用的标准源应符合计量标准，总不确定度在±5%以下(置信概率 99.7%)。仪器在使用过程中，要定期标定，确保测量的准确度要求。

1. 活度计测定发射 γ 射线核素的放射性活度与放射性浓度

(1)保证仪器的正常工作条件，使之充分预热，并将仪器置于所测核素条件下，测定本底或进行零点调节。

(2)精确取样，根据所使用的活度计使用要求制备供试品，然后将供试品放入井型电离室，并使其几何条件与标定时相同。

(3)供试品放射性活度 A，连续重复测定 10 次，取其平均值减去本底，即得供试品放射性活度 A。

(4)供试品放射性浓度 C，如下式计算：

$$C = \frac{A}{V}$$

式中　V 为供试品体积。

2. 活度计测定发射纯 β 放射性核素的放射性活度与放射性浓度

本法须用相同核素的标准源，在与供试品完全相同的条件下对活度计进行标定，即可用于测量。其他测量程序及计算方法与 γ 射线核素相同。

活度计使用应注意以下几点。

(1)活度计必须符合国家强制计量器具要求，经国家计量部门检定并有合格证书。

(2)活度计测量结果应记载测量日期和时间，测得的活度值应为供试品放射性活度标示值的 90.0%～110.0%，或该品种项下规定的范围内。

(3)活度计必须稳定可靠，应配有长半衰期核素(如 ^{137}Cs)监督源。

七、放射性药品有关规定

1. 容器包装

放射性药品溶液应盛于盖有胶塞，能供多次抽用的小玻璃瓶内。按放射性防护的规定，容器表面辐射水平应符合规定。

2. 有效期

系从说明书上放射性浓度测定的日期开始计算。已过有效期的药品，应停止使用，在有效期内产品如有异常情况，亦应停用。

3. 标签和说明书

放射性药品的标签上应注明药品名称、生产单位、批准文号、批号、放射性药品标志等；说明书上应注明药品名称、化学状态、生产日期、批号、放射性浓度，并注明测定日期和时间、装量(ml)、放射性活度、有效期、生产单位、放射性药品标志、适应症、类别、用法、用量、规格、包装、贮藏、注意等。

表 1　放射性药品中常用放射性核素物理性质

核素	半衰期	电子发射			光子发射		
		类型	能量（MeV）	发射概率（%）	衰变方式	能量（MeV）	发射概率（%）
^{3}H	12.33 年	β^-	0.019[①]	100			
^{11}C	20.39 分钟	β^+	0.960[①]	99.8	γ	0.511	199.5[②]
^{13}N	9.965 分钟	β^+	1.198[①]	99.8	γ	0.511	199.6[②]
^{14}C	5730 年	β^-	0.156[①]	100			
^{15}O	122.2 秒	β^+	1.732[①]	99.9	γ	0.511	199.8[②]

续表

核素	半衰期	电子发射			光子发射		
		类型	能量（MeV）	发射概率（%）	衰变方式	能量（MeV）	发射概率（%）
^{18}F	109.8 分钟	β^+	0.633①	96.7	γ	0.511	193.5②
^{32}P	14.26 天	β^-	1.71①	100			
^{51}Cr	27.70 天	e_A	0.004	66.4	X	0.005	21.6
					γ	0.320	9.9
^{57}Co	271.8 天	$e_A + ce$	0.006~0.007	176.2	X	0.006~0.007	55.4
		ce	0.014	7.4	γ	0.014	9.2
			0.115	1.8		0.122	85.6
			0.129	1.3		0.136	10.7
						0.692	0.15
^{58}Co	70.82 天	e_A	0.006	48.8	X	0.006~0.007	25.8
		β^+	0.475①	14.9	γ	0.511	29.8②
						0.811	99.4
						0.864	0.7
						1.675	0.5
^{60}Co	5.271 年	β^-	0.317①	99.9	γ	1.173	99.9
						1.333	100.0
^{65}Zn	244.3 天	e_A	0.007	47.5	X	0.008~0.009	38.3
		β^+	0.330①	1.4	γ	0.511	2.8②
						1.116	50.0
^{66}Ga	9.49 小时	e_A	0.008	20.1	X	0.009~0.010	18.5
		β^+	0.362①	1	γ	0.511	114②
			0.772①	0.7		0.834	5.9
			0.924①	3.7		1.039	37.0
			1.781①	0.3		1.333	1.2
			4.153①	51		1.918	2.0
						2.190	5.3
						2.423	1.9
						2.752	22.7
						3.229	1.5
						3.381	1.5
						3.791	1.1
						4.086	1.3
						4.295	3.8
						4.806	1.9
^{67}Ga	3.261 天	e_A	0.008	60.7	X	0.008~0.010	56.1
		ce	0.082~0.084	29.3	γ	0.091~0.093	41.9
			0.090~0.092	3.6		0.185	21.4
			0.175	0.3		0.209	2.5
						0.300	16.6
						0.394	4.6
						0.888	0.15
^{68}Ga	67.63 分钟	e_A	0.008	5.0	X	0.009~0.010	4.7
		β^+	0.822①	1.2	γ	0.511	177.8
			1.899①	87.7		1.077	3.2
^{68}Ge	270.8 天	e_A	0.008	41.8	X	0.001	1.5
						0.009~0.010	43.8

续表

核素	半衰期	电子发射			光子发射		
		类型	能量（MeV）	发射概率（%）	衰变方式	能量（MeV）	发射概率（%）
^{75}Se	119.8 天	e_A	0.009	41.5	X	0.001	2.1
		ce	0.013	4.2		0.011～0.012	54.9
			0.023	0.8	γ	0.066	1.1
			0.054	0.3		0.097	3.4
			0.085	2.7		0.121	17.2
			0.095	0.4		0.136	58.5
			0.109	0.6		0.199	1.5
			0.124	1.5		0.265	58.9
			0.134	0.2		0.280	25.0
			0.253	0.4		0.304	1.3
			0.268	0.2		0.401	11.4
^{85}Kr	10.76 年	β^-	0.173^①	0.43	γ	0.514	0.43
			0.687^①	99.56			
^{89}Sr	50.53 天	β^-	1.501^①	99.99	γ	0.909	0.01
^{90}Sr	28.78 年	β^-	0.546^①	100			
^{90}Y	64.10 小时	β^-	2.280^①	99.99			
^{99}Mo	65.94 小时	β^-	0.436^①	16.4	X	0.018～0.021	3.3
			0.848^①	1.2	γ	0.041	1.1
			1.214^①	82.2		0.181	6.1
						0.366	1.2
						0.740	12.3
						0.778	4.3
^{99m}Tc	6.01 小时	ce	0.002	99	X	0.018～0.021	7.4
		e_A	0.015	2.1	γ	0.141	89
		ce	0.119～0.121	9.4			
			0.137～0.140	1.3			
^{99}Tc	2.111×10^{5}年	β^-	0.294^①	100			
^{103}Ru	39.26 天	e_A+ce	0.017	11.4	X	0.003	4.0
		ce	0.030～0.039	86.3		0.020～0.023	8.6
		β^-	0.113^①	6.5	γ	0.497	91.0
			0.227^①	92.0		0.610	5.8
^{111}In	2.805 天	e_A	0.019	15.5	X	0.003	6.8
		ce	0.145	8.1		0.023～0.027	82.8
			0.219	5.0	γ	0.171	90.7
						0.245	94.1
^{113m}In	1.658 小时	e_A	0.020	4.3	X	0.003	2.24
		ce	0.364	28.8		0.024～0.028	24.2
			0.387	5.6	γ	0.392	64.9
			0.391	1.1			
^{114m}In	49.51 天	ce	0.162	40.1	X	0.024～0.027	32.8
			0.186～0.189	38.6	γ	0.190	15.6
		β^-	1.989^①	99.4		0.558	4.4
	（^{114}In：71.9 秒）					0.725	4.4

续表

核素	半衰期	电子发射			光子发射		
		类型	能量（MeV）	发射概率（%）	衰变方式	能量（MeV）	发射概率（%）
^{123}I	13.27 小时	e_A	0.023	12.4	X	0.004	9.0
		ce	0.127	13.6		0.027～0.032	85.1
			0.154	1.8	γ	0.159	83.3
			0.158	0.4		0.346	0.1
						0.440	0.4
						0.505	0.3
						0.529	1.4
						0.538	0.4
^{124}I	4.18 天	e_A	0.003	63.8	X	0.004	6.0
			0.023	8.3		0.027～0.032	57
		e_C	0.571	0.3	γ	0.511	45
		$β^+$	0.812	0.3		0.603	62.9
			1.535	11.7		0.723	10.4
			2.138	10.7		1.326	1.6
						1.376	1.8
						1.509	3.2
						1.691	11.2
^{125}I	59.41 天	e_A+ce	0.004	78.1	X	0.004	14.8
			0.023～0.035	33.1		0.027	112.7
						0.031	23.5
					γ	0.035	6.7
^{126}I	13.11 天	e_A	0.023	5.5	X	0.004	4.0
		ce	0.354	0.5		0.027～0.032	38.1
			0.634	0.1	γ	0.389	35.6
		$β^-$	0.378①	3.6		0.491	2.9
			0.870①	33.4		0.511	2.0②
			1.258①	10.3		0.666	32.9
		$β^+$	1.133①	0.8		0.754	4.2
						0.880	0.7
						1.420	0.3
^{131}I	8.021 天	ce	0.046	3.5	X	0.029～0.030	4.4
			0.330	1.6	γ	0.080	2.6
		$β^-$	0.248①	2.1		0.284	6.1
			0.304①	0.6		0.364	81.5
			0.334①	7.2		0.637	7.2
			0.606①	89.6		0.723	1.8
			0.807①	0.4			
^{133}Xe	5.243 天	e_A	0.026	5.7	X	0.004	5.8
		ce	0.045	52.8		0.031	38.6
			0.075	8.0		0.035～0.036	8.3
		$β^-$	0.267①	1.4	γ	0.081	36.9
			0.346①	98.5			
^{137}Cs	30.07 年	e_A	0.026	0.8	X	0.004	0.9
		ce	0.624	7.8		0.032～0.037	6.9
			0.656	1.4	γ	0.662	85.1
		$β^-$	0.514①	94.7			
			1.176①	5.3			

续表

核素	半衰期	电子发射			光子发射		
		类型	能量（MeV）	发射概率（%）	衰变方式	能量（MeV）	发射概率（%）
¹⁵³Sm	46.27 小时	e_A	0.005	54.6	X	0.006	11.0
			0.034	4.6		0.041～0.048	59.0
		ce	0.021	21.2	γ	0.070	4.7
			0.055	42.4		0.103	29.3
			0.062	3.45			
			0.095	6.3			
			0.101	1.4			
		$β^-$	0.635	31.3			
			0.704	49.4			
			0.808	18.4			
¹⁹⁸Au	2.695 天	e_A	0.054	0.1	X	0.010	1.19
		ce	0.329	2.9		0.069～0.082	2.7
			0.397	1.0	γ	0.412	95.6
			0.408	0.3		0.676	0.8
		$β^-$	0.285①	1.0		1.088	0.2
			0.961①	99.0			
¹⁹⁹Au	3.139 天	e_A	0.054	0.7	X	0.010	6.9
		ce	0.035	3.21		0.050	0.36
			0.075	11.8		0.069～0.082	17.3
			0.125	6.6	γ	0.158	40.0
			0.155	4.8		0.208	8.7
			0.193	1.24			
		$β^-$	0.244	21.5			
			0.294	72.0			
			0.452	6.5			
²⁰⁰Tl	26.1 小时	e_A	0.054	3.3	X	0.010	31.8
		ce	0.285	3.4		0.069～0.071	64.4
			0.353	1.4		0.080～0.082	17.6
		$β^+$	1.066①	0.3	γ	0.368	87
						0.579	13.7
						0.828	10.8
						1.206	30
						1.226	3.3
						1.274	3.3
						1.363	3.4
						1.515	4.0
²⁰¹Tl	72.91 小时	e_A	0.054	3.0	X	0.010	30
		ce	0.052	7.2		0.069～0.071	59
			0.084	15.4		0.080～0.082	16
			0.121	1.2	γ	0.135	2.6
			0.153	2.6		0.167	10.0
²⁰²Tl	12.23 天	e_A	0.054	3.1	X	0.010	29.4
		ce	0.356	2.4		0.069～0.071	60.1
						0.080～0.082	16.4
					γ	0.440	91.5

注：①β 能谱的最大能量（maximum energy of the beta spectrum）；

②源的总湮没相应的最大转换概率（maximum intensity corresponding to a total annihilation in the source）；

e_A 表示俄歇电子（auger electrons）；

ce 表示内转换电子（conversion electrons）。

1402 放射性药品生物分布测定法

本法系采用实验用鼠测定放射性药品生物分布的方法。通常将适量的放射性药品按规定的给药途径，对指定的动物模型给药，间隔一定时间处死动物，解剖取出靶器官和相关非靶器官，测定各脏器或组织的放射性量，计算其占给药剂量的百分比。

一、实验动物

实验用鼠，应品系明确，健康、来源清楚，且未做过其他可能会干扰结果的实验。除另有规定外，小鼠体重一般为 20～30g，大鼠体重一般为 150～250g，豚鼠（尤其用于心脏疾病诊治的放射性药物）一般不少于 250g。实验动物、环境及设施，应符合国家相关要求。

二、测定法

除另有规定外，取实验用鼠 3 只，称重，放入固定器内，使鼠尾暴露在外，采用适宜的方式扩展血管，以利于静脉注射。用注射器吸取规定体积和规定剂量的供试品溶液（必要时进行适当稀释，以符合仪器的检测范围要求），置于合适的仪器中测量注射取用的放射性总量（x）。将供试品溶液经尾静脉注入动物体内，记录注射时间。除另有规定外，注射体积通常为 0.1～0.2ml，注射剂量可根据人用剂量，按动物与人体间的等效剂量进行换算。

注射后，拔出针头，立即用棉签压迫止血，防止药液外渗。在注射部位止血后，将实验用鼠编号，放入单独的鼠盒中（注意防止排泄物污染动物体表）。测量注射后空注射器的放射性量（y）和止血棉签的放射性量（z）。

按规定间隔时间处死动物，进行解剖。取出规定的脏器，如肝、肺、胃、肠、肾和骨等，清除脏器表面的血液后，放入试管中，备测。若有必要，先经心脏穿刺将血液收集于肝素抗凝杯中，记录血液样本的重量（W_s），再行解剖。

用合适的仪器测量各样本的放射性量，经衰变校正后（通常校正至注射时间），根据以下公式计算待测组织或脏器的放射性摄取量（%）：

$$放射性摄取量(\%)=\frac{A}{B}\times100$$

式中　A 为待测组织或脏器的净放射性量；
　　　B 为注入动物体内的净放射性量，为注射取用的放射性总量减去注射后空注射器和止血棉签的放射性量（$x-y-z$）。

血液的放射性摄取量（%），按以下公式计算：

$$血液的放射性摄取量(\%)=\frac{(C/W_s)\times0.07\times W_r}{B}\times100$$

式中　C 为血液样本的放射性量；
　　　W_s 为血液样本的重量，g；
　　　W_r 为动物体重，g，通常血液约占动物体重的 7%。

待测样品在每 1g 组织或脏器中的放射性摄取量，为特定组织或脏器的放射性摄取量（%）除以该组织或脏器的湿重（g）。

当用大鼠进行实验时，需自注射位点上方剪断尾部，取尾部测定放射性量，在计算注入大鼠体内的净放射性量时扣除。

测量用仪器通常为活度计、γ 计数器或锗分析仪。所用仪器需定期校准，并在校准有效期内使用。需在仪器测量的线性范围内使用，γ 计数器或锗分析仪需考察测量效率，以进行必要的放射性计数和放射性活度的换算。

三、结果判断

除另有规定外，3 只动物中，至少有 2 只应符合各品种项下的标准规定。若注射时或在测定组织、脏器时发现放射性药液渗出，应另取动物实验。

1421 灭菌法

本通则介绍的常用灭菌方法，可用于制剂、原料、辅料、医疗器械、药品包装材料以及设备表面等物品的灭菌，从而使物品残存活微生物的概率下降至预期水平。

灭菌（sterilization）系指用适当的物理或化学手段将物品中活的微生物杀灭或除去的过程。无菌物品是指物品中不含任何活的微生物，但对于任何一批无菌物品而言，绝对无菌既无法保证也无法用试验来证实。一批物品的无菌特性只能通过物品中活微生物的概率来表述，即非无菌概率（probability of a nonsterile unit，PNSU）或无菌保证水平（sterility assurance level，SAL）。已灭菌物品达到的非无菌概率可通过验证确定。

无菌物品的无菌保证不能依赖于最终产品的无菌检验，而是取决于生产过程中采用经过验证的灭菌工艺、严格的 GMP 管理和良好的无菌保证体系。

无菌药品的生产分为最终灭菌工艺和无菌生产工艺。经最终灭菌工艺处理的无菌物品的非无菌概率不得高于 10^{-6}。灭菌工艺控制涉及灭菌工艺的开发、灭菌工艺的验证和日常监控等阶段。

灭菌工艺的开发

灭菌工艺的开发应综合考虑被灭菌物品的性质、灭菌方法的有效性、灭菌后物品的完整性和稳定性，并兼顾经济性等因素。只要物品允许，应尽可能选用最终灭菌工艺灭菌。若物品不适合采用最终灭菌工艺，应选用无菌生产工艺达到无菌保证要求。

综合考虑灭菌工艺的灭菌能力和对灭菌物品的影响，灭菌工艺可以分为过度杀灭法、生物负载/生物指示剂法（也被称为残存概率法）和生物负载法。对耐受的灭菌物品，通常选用过度杀灭法。

物品的无菌保证与灭菌工艺、灭菌前物品的生物负载相关。灭菌工艺开发时，需要对物品污染的微生物种类、数目及其耐受性进行综合评估。

灭菌工艺的验证

灭菌工艺的验证是无菌保证的必要条件。灭菌工艺经验证后，方可交付正式使用。验证内容包括：①撰写验证方案及制定评估标准；②确认设备的设计与选型；③确认灭菌设备资料齐全、安装正确，并能正常运行；④确认灭菌设备、关键控制和记录系统能在规定的参数范围内正常运行；⑤采用被灭菌物品或模拟物品按预定灭菌程序进行重复试验，确认各关键工艺参数符合预定标准，确定经灭菌物品的无菌保证水平符合规定；⑥汇总并完善各种文件和记录，撰写验证报告。

灭菌工艺的日常监控

日常生产中，应对灭菌工艺的运行情况进行监控，确认关键参数（如温度、压力、时间、湿度、灭菌气体浓度及吸收的辐射剂量等）均在验证确定的范围内。同时应持续评估灭菌工艺的有效性及被灭菌物品的安全性和稳定性，并建立相应的变更和偏差控制程序，确保灭菌工艺持续处于受控状态。灭菌工艺应定期进行再验证。当灭菌设备或程序发生变更（包括灭菌物品装载方式和数量的改变）时，应进行重新验证。

验证及日常监控阶段，可根据风险评估的结果对微生物的种类、数目及耐受性进行监控。在生产的各个环节应采取各种措施降低生物负载，确保生物负载控制在规定的限度内。灭菌结束后，应采取措施防止已灭菌物品被再次污染。任何情况下，都应要求容器及其密封系统确保物品在有效期内符合无菌要求。

灭菌方法

常用的灭菌方法有湿热灭菌法、干热灭菌法、辐射灭菌法、气体灭菌法、过滤除菌法、汽化灭菌法、液相灭菌法。可根据被灭菌物品的特性采用一种或多种方法组合灭菌。

湿热灭菌法

本法系指将物品置于灭菌设备内利用饱和蒸汽、蒸汽-空气混合物、蒸汽-空气-水混合物、过热水等手段使微生物菌体中的蛋白质、核酸发生变性而杀灭微生物的方法。该法灭菌能力强，为热力灭菌中最有效、应用最广泛的灭菌方法。药品、容器、培养基、无菌衣、胶塞以及其他遇高温和潮湿性能稳定的物品，均可采用本法灭菌。流通蒸汽不能有效杀灭细菌孢子，一般可作为不耐热无菌产品的辅助处理手段。

湿热灭菌工艺的开发应考虑被灭菌物品的热稳定性、热穿透性、生物负载等因素。湿热灭菌通常采用温度-时间参数或者结合 F_0 值（F_0 值为标准灭菌时间，系灭菌过程赋予被灭菌物品 121℃ 下的等效灭菌时间）综合考虑，无论采用何种控制参数，都必须证明所采用的灭菌工艺和监控措施在日常运行过程中能确保物品灭菌后的 PNSU≤10^{-6}。多孔或坚硬物品等可采用饱和蒸汽直接接触的方式进行灭菌，灭菌过程中应充分去除腔体和待灭菌物品中的空气和冷凝水，以

避免残留空气阻止蒸汽到达所有暴露的表面，从而破坏饱和蒸汽的温度-压力关系。对装有液体的密闭容器进行灭菌，灭菌介质先将热传递到容器表面，再通过传导和对流的方式来实现内部液体的灭菌，必要时可采用空气过压的方式平衡容器内部和灭菌设备腔体之间的压差，避免影响容器的密闭完整性。

采用湿热灭菌时，被灭菌物品应有适当的装载方式。装载方式的确认应考虑被灭菌物品最大、最小和生产过程中典型的装载量和排列方式等，确保灭菌的有效性和重现性。装载热分布试验应尽可能使用被灭菌物品，如果采用类似物替代，应结合物品的热力学性质等进行适当的风险评估。热穿透试验应将足够数量的温度探头置于被灭菌物品内部的冷点。如有数据支持或有证据表明将探头置于物品外部也能反映出物品的热穿透情况，也可以考虑将探头置于物品外部。

微生物挑战试验用来进一步确认灭菌效果，生物指示剂的放置位置应结合被灭菌物品的特点、装载热分布以及热穿透试验结果来确定。应根据灭菌工艺选择适宜的生物指示剂。过度杀灭法常用的生物指示剂为嗜热脂肪地芽孢杆菌（*Geobacillus stearothermophilus*），热不稳定性物品灭菌常用的生物指示剂为生孢梭菌（*Clostridium sporogenes*），枯草芽孢杆菌（*Bacillus subtilis*）和凝结芽孢杆菌（*Bacillus coagulans*）。

对于采用生物负载/生物指示剂法和生物负载法的灭菌工艺，日常生产全过程应对物品中污染的微生物进行连续地、严格地监控，并采取各种措施降低微生物污染水平，特别是防止耐热菌的污染。

湿热灭菌在冷却阶段应采取措施防止已灭菌物品被再次污染。

干热灭菌法

本法系指将物品置于干热灭菌柜、隧道灭菌器等设备中，利用干热空气达到杀灭微生物或消除热原物质的方法。适用于耐高温但不宜用湿热灭菌法灭菌的物品灭菌，如玻璃器具、金属制容器、纤维制品、陶瓷制品、固体试药、液状石蜡等均可采用本法灭菌。

干热灭菌法的工艺开发应考虑被灭菌物品的热稳定性、热穿透力、生物负载（或内毒素污染水平）等因素。干热灭菌条件采用温度-时间参数或者结合 F_H 值（F_H 值为标准灭菌时间，系灭菌过程赋予被灭菌物品 160℃ 下的等效灭菌时间）综合考虑。干热灭菌温度范围一般为 160～190℃，当用于除热原时，温度范围一般为 170～400℃，无论采用何种灭菌条件，均应保证灭菌后的物品的 PNSU≤10^{-6}。

装载方式的确认应考虑被灭菌物品最大和最小的装载量和排列方式等，对于连续干热灭菌设备还应考虑传送带运转时不同位置可能产生的温度差异，同时应关注热力难以穿透的物品，以保证灭菌的有效性和重现性。由于空气热导性较差，应通过热分布和热穿透试验确认冷点能够达到预期的灭菌效果。微生物挑战试验用生物指示剂通常选择萎缩芽孢杆

菌 (*Bacillus astrophaeus*)。细菌内毒素灭活验证试验是证明除热原过程有效性的试验。一般将不小于 1000 单位的细菌内毒素加入待去热原的物品中，证明该去热原工艺能使内毒素至少下降 3 个对数单位。细菌内毒素灭活验证试验所用的细菌内毒素一般为大肠埃希菌内毒素 (*Escherichia coli* endotoxin)。

灭菌设备内的空气应当循环并保持正压。进入干热灭菌生产设备的空气应当经过高效过滤器过滤，高效过滤器应定期进行检漏测试以确认其完整性。

辐射灭菌法

本法系指利用电离辐射杀灭微生物的方法。常用的辐射射线有 ^{60}Co 或 ^{137}Cs 衰变产生的 γ 射线、电子加速器产生的电子束和 X 射线装置产生的 X 射线。能够耐辐射的医疗器械、生产辅助用品、药品包装材料、原料药及成品等均可用本法灭菌。

辐射灭菌工艺的开发应考虑被灭菌物品对电离辐射的耐受性以及生物负载等因素。为保证灭菌过程不影响被灭菌物品的安全性、有效性及稳定性，应确定最大可接受剂量。辐射灭菌控制的参数主要是辐射剂量(指灭菌物品的吸收剂量)，灭菌剂量的建立应确保物品灭菌后的 PNSU $\leqslant 10^{-6}$。辐射灭菌应尽可能采用低辐射剂量。

辐射灭菌验证的关键在于剂量分布测试，在开展剂量分布测试前，应规定灭菌物品的包装形式、密度以及装载模式等。通过剂量分布测试，确定灭菌过程的最大和最小剂量值及其位置，如果日常监测使用参照计量位置，还需确定其剂量值与最大和最小剂量值之间的关系。辐射灭菌一般不采用生物指示剂进行微生物挑战试验。

日常使用中，应进行生物负载监控和定期剂量审核，确保辐射灭菌效果及剂量的持续有效。灭菌时，应采用剂量计计灭菌物品吸收的辐射剂量进行监控，剂量计放置的位置应经验证确定，以充分证实灭菌物品吸收的剂量是在规定的限度内。剂量测量应溯源到国家标准或是国际标准。

气体灭菌法

本法系指用化学灭菌剂形成的气体杀灭微生物的方法。本法最常用的化学灭菌剂是环氧乙烷，一般与 80%～90% 的惰性气体混合使用，在充有灭菌气体的高压腔室内进行。采用气体灭菌法时，应注意灭菌气体的可燃可爆性、致畸性和残留毒性。该法适用于不耐高温、不耐辐射物品的灭菌，如医疗器械、塑料制品和药品包装材料等，干粉类产品不建议采用本法灭菌。

采用本法灭菌需确认经过解析工艺后，灭菌气体和反应产物残留量不会影响被灭菌物品的安全性、有效性和稳定性。采用环氧乙烷灭菌时，腔室内的温度、湿度、灭菌气体浓度、灭菌时间是影响灭菌效果的重要因素。

气体灭菌工艺的验证，应考虑物品包装材料和灭菌腔室中物品的排列方式对灭菌气体的扩散和渗透的影响。环氧乙烷气体灭菌的生物指示剂一般采用萎缩芽孢杆菌 (*Bacillus atrophaeus*)。

采用环氧乙烷灭菌时，应进行泄漏试验，以确认灭菌腔室的密闭性。灭菌后，可通过经验证的解析步骤，使残留环氧乙烷和其他易挥发性残留物消散，并对灭菌物品中的环氧乙烷残留物和反应产物进行监控，以证明其不超过规定的浓度，避免产生毒性。

过滤除菌法

本法系指采用物理截留去除气体或液体中微生物的方法。常用于气体、热不稳定溶液的除菌。

过滤除菌工艺开发时，应根据待过滤介质属性及工艺目的选择合适的过滤器。除菌级过滤器的滤膜孔径选用 0.22μm(或更小孔径或相同过滤效力)，过滤器的孔径定义来自过滤器对微生物的截留能力，而非平均孔径的分布系数。选择过滤器材质时，应充分考察其与待过滤介质的兼容性。过滤器不得因与待过滤介质发生反应、释放物质或吸附作用而对过滤产品质量产生不利影响，不得有纤维脱落，禁用含石棉的过滤器。为保证过滤除菌效果，可使用两个除菌级的过滤器串联过滤，主过滤器前增加的除菌级过滤器即为冗余过滤器，并须保证这两级过滤器之间的无菌性。

过滤除菌法常用的挑战微生物为缺陷短波单胞菌 (*Brevundimonas diminuta*)。除菌级过滤器的截留试验要求是在规定条件下，在有效过滤面积内每平方厘米截留缺陷短波单胞菌的能力达到 10^7cfu，但在有些情况下，缺陷短波单胞菌不能代表最差条件，则需要考虑采用生产中发现的最差条件细菌进行截留试验。

在每一次过滤除菌后应立即进行滤器的完整性试验，即起泡点试验、扩散流/前进流试验或水侵入法测试，确认滤膜在除菌过滤过程中的有效性和完整性。过滤除菌前是否进行完整性测试可根据风险评估确定。灭菌前进行完整性测试应考虑滤芯在灭菌过程中被损坏的风险；灭菌后进行完整性测试应采取措施保证过滤器下游的无菌性。

过滤除菌前，产品的生物负载应控制在规定的限度内。过滤器使用前必须经过灭菌处理(如在线或离线蒸汽灭菌、辐射灭菌等)。在线蒸汽灭菌的设计及操作过程应关注滤芯可耐受的最高压差及温度。

与过滤除菌相关的设备、包装容器及其他物品应采用适当的方法进行灭菌，并防止再污染。

汽化灭菌法

本法系将灭菌剂经过蒸发汽化后，通过气流及其他方式输送到待处理环境中，使得其中暴露表面的生物负载下降一定水平的方法。

在药品的生产和检验中，本法主要应用于密闭空间的内表面、空间内设备及物品暴露的表面除菌，例如无菌隔离系统等屏障系统、传递舱等密闭腔室、密闭房间等场景。在常见的表面除菌应用中，基于应用场景和风险评估，一般期望能达到使生物指示剂的孢子数至少下降 3～6 个对数单位的效果。

常用的灭菌剂包括过氧化氢（H_2O_2）、过氧乙酸（CH_3COOOH）、过氧化氢和过氧乙酸混合物等，灭菌剂的选择需考虑安全性、被表面除菌材料的兼容性和被表面除菌物品包装材料的吸附性、渗透性和残留情况等。

常见的汽化表面除菌工艺一般包括多个阶段：灭菌剂注入前的预处理阶段（对待除菌空间的温湿度控制、汽化发生器的准备等），灭菌剂的注入、扩散及维持阶段，排除灭菌剂残留的阶段。

在汽化表面除菌工艺中，往往存在相变和气液两相共存的复杂状态，汽化表面除菌效果与灭菌剂量（一般指注入量）、注入速率和持续时间、被处理空间的相对湿度和温度、气流和灭菌剂分布情况、物品装载方式、清洁情况等因素有关。装载方式的确认应考虑密闭空间内部物品的装载量、排列方式和表面暴露程度。

根据不同型号设备的控制原理，用户和设备制造商可考虑通过适当的工艺开发或基于经验来确定关键工艺参数（包括初始的温湿度条件、灭菌剂的注入速率或注入频次、灭菌剂的注入时间以及排残条件等），工艺开发中可考虑温湿度分布研究、灭菌剂分布研究、最差位点的微生物挑战等。

微生物挑战试验用来确认表面除菌效果，生物指示剂的放置位置应基于风险评估，可包括灭菌剂最难到达的位置或工艺开发中发现的其他最差位点。汽化表面除菌用生物指示剂一般为嗜热脂肪地芽孢杆菌（*Geobacillus stearothermophilus*）、萎缩芽孢杆菌（*Bacillus atrophaeus*）等。

日常使用中，应关注灭菌剂注入速率和注入剂量、温湿度条件等重要工艺参数的重现性。汽化表面除菌前应对待处理空间、设备及物品表面进行清洁，尽量减少微生物负载。按照规定的装载模式装载物料并最大限度地暴露表面，确保表面除菌效果。表面除菌完成后应将灭菌剂残留充分去除或灭活。必要时，应监测灭菌剂的残留量。

液相灭菌法

本法系指将被灭菌物品完全浸泡于灭菌剂中达到杀灭物品表面微生物的方法。具备灭菌能力的灭菌剂包括：甲醛、过氧乙酸、氢氧化钠、过氧化氢、次氯酸钠等。

灭菌剂种类的选择应考虑灭菌物品的耐受性。灭菌剂浓度、温度、pH 值、灭菌时间、被灭菌物品表面的污染物及生物负载等是影响灭菌效果的重要因素。

灭菌工艺验证时，应考虑灭菌物品表面积总和最大的装载方式，并确保灭菌剂能够接触到所有表面，如狭小孔径物品的内表面。微生物挑战试验常用的生物指示剂是萎缩芽孢杆菌（*Bacillus atrophaeus*）和枯草芽孢杆菌（*Bacillus subtilis*）。通过重复试验来验证灭菌剂浓度和灭菌时间等灭菌参数条件。灭菌后应将灭菌剂残留充分去除或灭活。

灭菌剂残留去除阶段，应采取措施防止已灭菌物品

被再次污染。使用灭菌剂的全过程都应采取适当的安全措施。

1431　生物检定统计法

一、总则

生物检定法是利用生物体包括整体动物、离体组织、器官、细胞和微生物等评估药物生物活性的一种方法。它以药物的药理作用为基础，以生物统计为工具，运用特定的实验设计在一定条件下比较供试品和与其相当的标准品或对照品所产生的特定反应，通过等反应剂量间比例的运算或限值剂量引起的生物反应程度，从而测定供试品的效价、生物活性或杂质引起的毒性。

生物检定统计法主要叙述应用生物检定时必须注意的基本原则、一般要求、实验设计及统计方法。有关品种用生物检定的具体实验条件和要求，必须按照该品种生物检定法项下的规定。

生物检定标准品　凡中国药典规定用生物检定的品种都有其生物检定标准品（S）。S 都有标示效价，以效价单位（u）表示，其含义和相应国际标准品的效价单位一致。

供试品　供试品（T 或 U）是供检定其效价的样品，它的活性组分应与标准品基本相同。

A_T 或 A_U 是 T 或 U 的标示量或估计效价。

等反应剂量对比　生物检定是将 T 和其 S 在相同的实验条件下同时对生物体或其离体器官组织等的作用进行比较，通过对比，计算出它们的等反应剂量比值（R），以测得 T 的效价 P_T。

R 是 S、T 等反应剂量（d_S、d_T）的比值，即 $R=d_S/d_T$。

M 是 S 和 T 的对数等反应剂量（x_S、x_T）之差，即 $M=\lg d_S-\lg d_T=x_S-x_T$。$R=\text{antilg}M$。

P_T 是通过检定测得 T 的效价含量，称 T 的测得效价，是将效价比值（R）用 T 的标示量或估计效价 A_T 校正之后而得，即 $P_T=A_T \cdot R$ 或 $P_T=A_T \cdot \text{antilg}M$。

检定时，S 按标示效价计算剂量，T 按标示量或估计效价（A_T）计算剂量，注意调节 T 的剂量或调整其标示量或估计效价，使 S 和 T 的相应剂量组所致的反应程度相近。

生物变异的控制　生物检定具有一定的实验误差，其主要来源是生物变异性。因此生物检定必须注意控制生物变异，或减少生物变异本身，或用适宜的实验设计来减小生物变异对实验结果的影响，以减小实验误差。控制生物变异必须注意以下几点：

（1）生物来源、饲养或培养条件必须均一。

（2）对影响实验误差的条件和因子，在实验设计时应尽可能作为因级限制，将选取的因级随机分配至各组。例如体重、性别、窝别、双碟和给药次序等都是因子，不同体重是体重因子的级，雌性、雄性是性别因子的级，不同窝的动物

是窝别因子的级，不同双碟是碟间因子的级，给药先后是次序因子的级等。按程度划分的级（如动物体重），在选级时，应选动物较多的邻近几级，不要间隔跳越选级。

（3）按实验设计类型的要求将限制的因级分组时，也必须严格遵守随机的原则。

误差项 指从实验结果的总变异中分去不同剂量及不同因级对变异的影响后，剩余的变异成分，用方差（s^2）表示。对于因实验设计类型的限制无法分离的变异成分，或估计某种因级对变异的影响小，可不予分离者，都并入 s^2。但剂间变异必须分离。

误差项的大小影响标准误 S_M 和可信限[1]（FL）。

不同的检定方法和实验设计类型，分别按有关的公式计算 s^2。

可靠性测验 要求在实验所用的剂量范围内，剂量或对数剂量的反应（或反应的函数）符合特定模型要求，且标准品与供试品的相似性满足计算原理的要求，即满足系统适用性和样品适用性要求，方可按有关公式计算供试品的效价和可信限。如：

平行（直）线模型要求其在所用剂量范围内，对数剂量与反应（或反应的函数）呈直线关系，供试品和标准品的直线满足平行性要求；

四参数模型要求其在所用剂量范围内，对数剂量与反应（或反应的函数）呈 S 曲线形关系，供试品和标准品的 S 形曲线平行；

质反应资料要求其在所用剂量范围内，对数剂量与反应（或反应的函数）呈广义线性关系，供试品和标准品呈线性平行。

方法的可靠性测验（适用性评估）可以使用差异性检验，也可使用等效性检验进行评估。等效性检验的等效区间需提供科学依据。

对线性模型的评估，除可使用"二次曲线"和"反向二次曲线"的评估外，也可使用其他的"偏离线性"评估。

可信限和可信限率 可信限（FL）标志检定结果的精密度。M 的可信限是 M 的标准误 S_M 和 t 值的乘积（$t \cdot S_M$），用 95% 的概率水平。$M + t \cdot S_M$ 是可信限的高限；$M - t \cdot S_M$ 是可信限的低限。用其反对数计算得 R 和 P_T 的可信限低限及高限，是在 95% 的概率水平下从样品的检定结果估计其真实结果的所在范围。

R 或 P_T 的可信限率（FL%）是用 R 或 P_T 的可信限计算而得，为可信限的高限与低限之差除以 2 倍效价均值后的比值。

$$FL\% = \frac{可信限高限 - 可信限低限}{2 \times 效价均值} \times 100\%$$

计算可信限的 t 值是根据 s^2 的自由度（f）查 t 值表而得。t 值与 f 的关系见表一。

---

[1] 可信限是可信推断的术语，现一般不再采纳。目前统计使用的是概率推断法，用置信区间表达变异性。中国药典所用的可信限与置信限所表述的意义一致。

表一　自由度（f）及对应的双侧 t 值（$P=0.95$）

f	t	f	t
3	3.18	14	2.15
4	2.78	16	2.12
5	2.57	18	2.10
6	2.45	20	2.09
7	2.37	25	2.06
8	2.31	30	2.04
9	2.26	40	2.02
10	2.23	60	2.00
11	2.20	120	1.98
12	2.18	∞	1.96

各品种的检定方法项下都有其可信限率的规定，如果检定结果不符合规定，可缩小动物体重范围或年龄范围等生物样本间的差异，或调整对供试品的估计效价或调节剂量，重复实验以减小可信限率。

对同批供试品重复试验所得 n 次实验结果（包括 FL% 超过规定的结果），可按实验结果的合并计算法算得 P_T 的均值及其 FL% 作为检定结果。

二、直接测定法

直接测得药物对各个动物最小效量或最小致死量的检定方法。如洋地黄及其制剂的效价测定。

x_S 和 x_T 为 S 和 T 组各只动物的对数最小致死量，它们的均值 $\bar{x}_S$ 和 $\bar{x}_T$ 为 S 和 T 组的等反应剂量，n_S 和 n_T 为 S 和 T 组的动物数。

1. 效价计算

按（1）～（3）式计算 M、R 和 P_T。

$$M = \bar{x}_S - \bar{x}_T \tag{1}$$

$$R = \text{antilg}(\bar{x}_S - \bar{x}_T) = \text{antilg}M \tag{2}$$

$$P_T = A_T \cdot R \tag{3}$$

2. 误差项及可信限计算

按（4）～（8）式计算 s^2、S_M 及 R 或 P_T 的 FL 和 FL%。

$$s^2 = \frac{\sum x_S^2 - \dfrac{(\sum x_S)^2}{n_S} + \sum x_T^2 - \dfrac{(\sum x_T)^2}{n_T}}{n_S + n_T - 2} \tag{4}$$

$f = n_S + n_T - 2$，用此自由度查表一得 t 值。

$$S_M = \sqrt{s^2 \cdot \frac{n_S + n_T}{n_S \cdot n_T}} \tag{5}$$

$$R \text{ 的 } FL = \text{antilg}(M \pm t \cdot S_M) \tag{6}$$

$$P_T \text{ 的 } FL = A_T \cdot \text{antilg}(M \pm t \cdot S_M) \tag{7}$$

$$R（或 P_T）的 FL\% = \frac{R（或 P_T）高限 - R（或 P_T）低限}{2R（或 2P_T）} \times 100\% \tag{8}$$

当两批以上供试品（T、U…）和标准品同时比较时，按（9）式计算 S、T、U 的合并方差 s^2。

$$s^2 = \left[\sum x_S^2 - \frac{(\sum x_S)^2}{n_S} + \sum x_T^2 - \frac{(\sum x_T)^2}{n_T} + \sum x_U^2 - \frac{(\sum x_U)^2}{n_U} + \cdots \right] / \tag{9}$$
$$(n_S - 1 + n_T - 1 + n_U - 1 + \cdots)$$

$$f = n_S - 1 + n_T - 1 + n_U - 1 + \cdots$$

效价 P_T、P_U…则是 T、U 分别与 S 比较，按(1)～(3)式计算。

3. 实例

例 1　直接测定法

洋地黄效价测定——鸽最小致死量（MLD）法

S 为洋地黄标准品，按标示效价配成 1.0u/ml 的酊剂，临试验前稀释 25 倍。

T 为洋地黄叶粉，估计效价 $A_T = 10u/g$，配成 1.0u/ml 的酊剂，临试验前配成稀释液(1→25)。测定结果见表 1-1。

表 1-1　洋地黄效价测定结果

S		T	
MLD$_S$(d_S)	x_S	MLD$_T$(d_T)	x_T
u/kg 体重	lg($d_S \times 10$)	u/kg 体重	lg($d_T \times 10$)
1.15	1.061	1.11	1.045
1.01	1.004	1.23	1.090
1.10	1.041	1.06	1.025
1.14	1.057	1.31	1.117
1.06	1.025	0.94	0.973
0.95	0.978	1.36	1.134
$\sum x_S$	6.166	$\sum x_T$	6.384
$\bar{x}_S$	1.028	$\bar{x}_T$	1.064

按(1)～(3)式：

$$M = 1.028 - 1.064 = -0.036$$
$$R = \mathrm{antilg}(-0.036) = 0.9204$$
$$P_T = 10 \times 0.9204 = 9.20(u/g)$$

按(4)～(8)式计算 s^2、S_M、P_T 的 FL 和 FL%。

$$s^2 = \left(1.061^2 + 1.004^2 + \cdots + 0.978^2 - \frac{6.166^2}{6} + 1.045^2 \right.$$
$$\left. + 1.090^2 + \cdots + 1.134^2 - \frac{6.384^2}{6} \right) / (6 + 6 - 2)$$
$$= 0.002\ 373$$

$f = 6 + 6 - 2 = 10$　查表一　$t = 2.23$

$$S_M = \sqrt{0.002\ 373 \times \frac{6+6}{6 \times 6}} = 0.028\ 12$$

P_T 的 $FL = 10 \cdot \mathrm{antilg}(-0.036 \pm 2.23 \times 0.028\ 12)$
$$= 7.97 \sim 10.6(u/g)$$

P_T 的 $FL\% = \frac{10.6 - 7.97}{2 \times 9.20} \times 100\% = 14.3\%$

三、量反应平行线测定法

药物对生物体所引起的反应随着药物剂量的增加产生的量变可以测量者，称量反应。量反应检定用平行线测定法，要求在一定剂量范围内，S 和 T 的对数剂量 x 和反应或反应的特定函数 y 呈直线关系，当 S 和 T 的活

性组分基本相同时，两直线平行。量反应模型的原理见图 1。

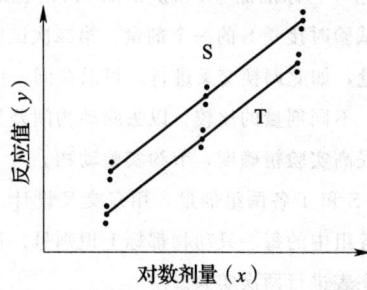

图 1　(3.3) 剂量组的平行线模型

本版药典量反应检定主要用(2.2)法、(3.3)法、(4.4)法或(2.2.2)法、(3.3.3)法、(4.4.4)法，即 S、T(或 U)各设 2 个、3 个或 4 个剂量组，统称(k・k)法或(k・k・k)法；如果 S 和 T 的剂量组数不相等，则称(k・k')法；前面的 k 代表 S 的剂量组数，后面的 k 或 k' 代表 T 的剂量组数。一般都是按(k・k)法实验设计，当 S 或 T 的端剂量所致的反应未达阈值，或趋于极限，去除此端剂量后，对数剂量和反应的直线关系成立，这就形成了(k・k')法。例如(3.3)法设计就可能形成(2.3)法或(3.2)法等。因此，(k・k')法中的 k 只可能比 k' 多一组或少一组剂量。(k・k')法的计算结果可供重复试验时调节剂量或调整供试品估计效价时参考。无论是(k・k)法、(k・k')法或(k・k・k)法，都以 K 代表 S 和 T 的剂量组数之和，故 $K = k + k$ 或 $K = k + k'$ 或 $K = k + k + k$。

本版药典平行线测定法的计算都用简算法，因此对各种 (k・k)法要求：

(1)S 和 T 相邻高低剂量组的比值(r)要相等，一般 r 用 (1:0.8)～(1:0.5)，设 lg r = I。

(2)各剂量组的反应个数(m)应相等。

1. 平行线测定的实验设计类型

根据不同的检定方法可以限制的因级数采用不同的实验设计类型。本版药典主要用下面三种实验设计类型。

(1)随机设计　剂量组内不加因级限制，有关因子的各级随机分配到各剂量组。本设计类型的实验结果只能分离不同剂量(剂间)所致变异，如绒促性素的生物检定。

(2)随机区组设计　将实验动物或实验对象分成区组，一个区组可以是一窝动物、一只双碟或一次实验。在剂量组内的各行间加以区组间(如窝间、碟间、实验次序间)的因级限制。随机区组设计要求每一区组的容量(如每一窝动物的受试动物只数、每一只双碟能容纳的小杯数等)必须和剂量组数相同，这样可以使每一窝动物或每一只双碟都能接受到各个不同的剂量。因此随机区组设计除了从总变异中分离剂间变异之外，还可以分离区组间变异，减小实验误差。例如抗生素杯碟法效价测定。

(3)交叉设计 同一动物或实验对象可以分两次进行实验者适合用交叉设计。交叉设计中,各组的受试动物或实验对象数量应相等。标准品(S)和供试品(T)对比时,一组动物在第一次试验时接受 S 的一个剂量,第二次试验时则接受 T 的一个剂量,如此调换交叉进行,可以在同一动物身上进行不同试品、不同剂量的比较,以去除动物间差异对实验误差的影响,提高实验精确度,节约实验动物。

(2.2)法 S 和 T 各两组剂量,用双交叉设计,将动物分成四组;对各组中的每一只动物都标上识别号。每一只动物都按给药次序表进行两次实验。

双交叉设计两次实验的给药次序表

	第一组	第二组	第三组	第四组
第一次实验	d_{S1}	d_{S2}	d_{T1}	d_{T2}
第二次实验	d_{T2}	d_{T1}	d_{S2}	d_{S1}

2. 平行线测定法的方差分析和可靠性测验

随机设计和随机区组设计的方差分析和可靠性测验

(1)将反应值或其规定的函数(y)按 S 和 T 的剂量分组列成方阵表 见表二。

表二 平行线模型中的剂量分组方阵表

		S 和 T 的剂量组					总和
		(1)	(2)	(3)	⋯	(k)	$\sum y_m$
行间(组内)	1	$y_{1(1)}$	$y_{1(2)}$	$y_{1(3)}$	⋯	$y_{1(k)}$	$\sum y_1$
	2	$y_{2(1)}$	$y_{2(2)}$	$y_{2(3)}$	⋯	$y_{2(k)}$	$\sum y_2$
	3	$y_{3(1)}$	$y_{3(2)}$	$y_{3(3)}$	⋯	$y_{3(k)}$	$\sum y_3$
	⋮	⋮	⋮	⋮	⋱	⋮	⋮
	m	$y_{m(1)}$	$y_{m(2)}$	$y_{m(3)}$	⋯	$y_{m(k)}$	$\sum y_m$
总和	$\sum y_{(k)}$	$\sum y_{(1)}$	$\sum y_{(2)}$	$\sum y_{(3)}$	⋯	$\sum y_{(k)}$	$\sum y$

方阵中,K 为 S 和 T 的剂量组数和,m 为各剂量组内 y 的个数,如为随机区组设计,m 为行间或组内所加的因级限制;n 为反应的总个数,$n = mK$。

(2)异常值剔除和缺项补足

异常值剔除 在同一剂量组内的各个反应值中,如出现特大或特小的反应值时,应进行异常值检验,以确定其是否应被剔除。检验异常值的方法很多,建议根据样本量大小选择使用狄克森(Dixon)检验法或格拉布斯(Grubbs)检验法。

方法 1 狄克森(Dixon)检验法

该法仅适于同组中反应值较少时,对其中可疑的异常反应值进行检验。该法假定在 99% 的置信水平下,一个有效的反应值被拒绝的概率仅有 1%(异常值出现在单侧)。

假定有同一组中 m 个观测反应值,按照由小到大的顺序进行排列,$y_1 \cdots y_m$。按表三中的公式对组内可疑的异常反应值计算 J 值。

表三 狄克森检验法异常值的 J_1、J_2 和 J_3 计算公式

样本量 (m)	当可疑异常值是最小值(y_1)	当可疑异常值是最大值(y_m)
3~7	$J_1 = (y_2 - y_1)/(y_m - y_1)$	$J_1 = (y_m - y_{m-1})/(y_m - y_1)$
8~10	$J_2 = (y_2 - y_1)/(y_{m-1} - y_1)$	$J_2 = (y_m - y_{m-1})/(y_m - y_2)$
11~13	$J_3 = (y_3 - y_1)/(y_{m-1} - y_1)$	$J_3 = (y_m - y_{m-2})/(y_m - y_2)$

如果 J_1、J_2 或 J_3 中的计算值超出表四中给出的标准值,则判断为异常值,可考虑剔除。当同一组中的观察反应值数目大于 13 个时,请选用方法 2。

对一个正态反应的样本,在 99% 置信水平下,差距不小于表四中 J_1、J_2 或 J_3 的值时,其异常值出现在任一侧的概率 $P = 0.01$。

表四 $P < 0.01$ 时狄克森检验法异常值判断标准

m	J_1	m	J_2	m	J_3
3	0.988	8	0.683	11	0.679
4	0.889	9	0.635	12	0.642
5	0.780	10	0.597	13	0.615
6	0.698				
7	0.637				

方法 2 格拉布斯(Grubbs)检验法

该法既可用于同组反应值中的异常值检验,也可用于具有方差同质时的模型(如直线性模型或非直线性模型)中的残差法检测异常值。本法的计算原理如下。

找出本组数据中离样本均值最大的值 y_i,计算其标准化偏离值 Z:

$$Z = (y_i - \bar{Y})/S \tag{10}$$

式中 $\bar{Y}$ 和 S 分别是该组数据的均值和标准差。对于使用平行线模型计算得到的残差,则 $\bar{Y} = 0$;S 是试验中的残差均值的平方根,即均方根误差。当 $|Z|$ 大于使用下列公式得到的 G 值时,则认为 y_i 值属于 99% 置信水平下的一个统计异常值。

$$G = \frac{(m-1)t_{m-2,p}}{\sqrt{m(m-2+t_{m-2,p}^2)}} \tag{11}$$

式中 m 为本组数据的样本量;

t 为在 $m-2$ 自由度水平下,具有 S 标准偏差的 t 分布中 $100p\%$ 的单侧值。

$$p = 1 - \frac{0.01}{2m} \tag{12}$$

缺项补足 因反应值被剔除或因故反应值缺失造成缺项,致 m 不等时,可根据实验设计类型做缺项补足,使各剂量组的反应个数 m 相等。

随机设计 对缺失数据的剂量组,以该组的反应均值补入,缺 1 个反应补 1 个均值,缺 2 个反应补 2 个均值。

随机区组设计 按(13)式计算的值,补足缺项。

$$缺项 y = \frac{KC + mR - G}{(K-1)(m-1)} \quad (13)$$

式中　C 为扣除缺项/异常值后所在列(剂量组)内的反应值总和；

　　　R 为扣除缺项/异常值后所在行(区组/动物数)内的反应值总和；

　　　G 为扣除缺项/异常值后所有反应值总和；

　　　K 为 S 和 T 的剂量组之和；

　　　m 为各剂量组内反应值数目或动物数。

如果缺 1 项以上，可以分别以 y_1、y_2、y_3 等代表各缺项，然后在计算其中之一时，把其他缺项 y 直接用符号 y_1、y_2 等当作未缺项代入(13)式，这样可得与缺项数相同的方程组，解方程组即得。

随机区组设计，当剂量组内安排的区组数较多时，也可将缺项所在的整个区组除去。

随机设计的实验结果中，如在个别剂量组多出 1~2 个反应值，可按严格的随机原则去除，使各剂量组的反应个数 m 相等。

不论哪种实验设计，每补足一个缺项，就需把 s^2 的自由度减去 1，缺项不得超过反应总个数的 5%。

(3)方差分析　方阵表(表二)的实验结果，按(14)~(21)式计算各项变异的差方和、自由度(f)及误差项的方差(s^2)。

随机设计　按(14)式、(15)式计算差方和$_{(总)}$、差方和$_{(剂间)}$。按(20)式计算差方和$_{(误差)}$。按(18)式或(21)式计算 s^2。

随机区组设计　按(14)~(17)式计算差方和$_{(总)}$、差方和$_{(剂间)}$、差方和$_{(区组间)}$、差方和$_{(误差)}$。按(18)式或(19)式计算 s^2。

$$差方和_{(总)} = \sum y^2 - \frac{(\sum y)^2}{mK} \quad (14)$$

$$f_{(总)} = mK - 1$$

$$差方和_{(剂间)} = \frac{\sum[\sum y_{(k)}]^2}{m} - \frac{(\sum y)^2}{mK} \quad (15)$$

$$f_{(剂间)} = K - 1$$

$$差方和_{(区组间)} = \frac{\sum(\sum y_m)^2}{K} - \frac{(\sum y)^2}{mK} \quad (16)$$

$$f_{(区组间)} = m - 1$$

$$差方和_{(误差)} = 差方和_{(总)} - 差方和_{(剂间)} - 差方和_{(区组间)} \quad (17)$$

$$f_{(误差)} = f_{(总)} - f_{(剂间)} - f_{(区组间)} = (K-1)(m-1)$$

$$各变异项方差 = \frac{各变异项差方和}{各变异项自由度} \quad (18)$$

$$误差项方差(s^2) = \frac{差方和_{(误差)}}{f_{(误差)}}$$

或

$$s^2 = \frac{mK\sum y^2 - K\cdot\sum[\sum y_{(k)}]^2 - m\cdot\sum(\sum y_m)^2 + (\sum y)^2}{mK(K-1)(m-1)} \quad (19)$$

$$f = (K-1)(m-1)$$

$$差方和_{(误差)} = 差方和_{(总)} - 差方和_{(剂间)} \quad (20)$$

$$f_{(误差)} = f_{(总)} - f_{(剂间)} = (m-1)K$$

$$s^2 = \frac{m\sum y^2 - \sum[\sum y_{(k)}]^2}{mK(m-1)} \quad (21)$$

$$f = (m-1)K$$

(4)可靠性测验　通过对剂间变异的分析，以测验 S 和 T 的对数剂量和反应的关系是否显著偏离平行直线。(2.2)法和(2.2.2)法的剂间变异分析为试品间、回归、偏离平行三项，其他($k\cdot k$)法还需再分析二次曲线、反向二次曲线等。

可靠性测验的剂间变异分析

($k\cdot k$)法、($k\cdot k'$)法按表五计算各变异项的 $m\cdot\sum C_i^2$ 及 $\sum[C_i\cdot\sum y_{(k)}]$，按(22)式计算各项变异的差方和。

$$各项变异的差方和 = \frac{\{\sum[C_i\cdot\sum y_{(k)}]\}^2}{m\cdot\sum C_i^2} \quad (22)$$

$$f = 1$$

($k\cdot k\cdot k$)法按(23)式、(24)式计算试品间差方和。

(2.2.2)法

$$差方和_{(试品间)} = \frac{(S_2+S_1)^2 + (T_2+T_1)^2 + (U_2+U_1)^2}{2m} - \frac{(\sum y)^2}{mK} \quad (23)$$

$$f = 2$$

(3.3.3)法

$$差方和_{(试品间)} = [(S_1+S_2+S_3)^2 + (T_1+T_2+T_3)^2 + (U_1+U_2+U_3)^2]/(3m) - (\sum y)^2/(mK) \quad (24)$$

$$f = 2$$

按表六计算回归、二次曲线、反向二次曲线各项变异的 $m\cdot\sum C_i^2$ 及 $\sum[C_i\cdot\sum y_{(k)}]$；按(22)式计算差方和$_{(回归)}$、差方和$_{(二次曲线)}$。

表五　($k\cdot k$)法、($k\cdot k'$)法可靠性测验正交多项系数表

方法	变异来源	$\sum y_{(k)}$ 的正交多项系数(C_i)								$m\cdot\sum C_i^2$	$\sum[C_i\cdot\sum y_{(k)}]$
		S_1	S_2	S_3	S_4	T_1	T_2	T_3	T_4		
(2.2)	试品间	-1	-1			1	1			$4m$	$T_2+T_1-S_2-S_1$
	回归	-1	1			-1	1			$4m$	$T_2-T_1+S_2-S_1$
	偏离平行	1	-1			-1	1			$4m$	$T_2-T_1-S_2+S_1$

续表

方法	变异来源	S_1	S_2	S_3	S_4	T_1	T_2	T_3	T_4	$m\cdot\sum C_i^2$	$\sum[C_i\cdot\sum y_{(k)}]$
(3.3)	试品间	-1	-1	-1		1	1	1		$6m$	$T_3+T_2+T_1-S_3-S_2-S_1$
	回归	-1	0	1		-1	0	1		$4m$	$T_3-T_1+S_3-S_1$
	偏离平行	1	0	-1		-1	0	1		$4m$	$T_3-T_1-S_3+S_1$
	二次曲线	1	-2	1		1	-2	1		$12m$	$T_3-2T_2+T_1+S_3-2S_2+S_1$
	反向二次曲线	-1	2	-1		1	-2	1		$12m$	$T_3-2T_2+T_1-S_3+2S_2-S_1$
(4.4)	试品间	-1	-1	-1	-1	1	1	1	1	$8m$	$T_4+T_3+T_2+T_1-S_4-S_3-S_2-S_1$
	回归	-3	-1	1	3	-3	-1	1	3	$40m$	$3T_4+T_3-T_2-3T_1+3S_4+S_3-S_2-3S_1$
	偏离平行	3	1	-1	-3	-3	-1	1	3	$40m$	$3T_4+T_3-T_2-3T_1-3S_4-S_3+S_2+3S_1$
	二次曲线	1	-1	-1	1	1	-1	-1	1	$8m$	$T_4-T_3-T_2+T_1+S_4-S_3-S_2+S_1$
	反向二次曲线	-1	1	1	-1	1	-1	-1	1	$8m$	$T_4-T_3-T_2+T_1-S_4+S_3+S_2-S_1$
(3.2)	试品间	-2	-2	-2		3	3			$30m$	$3(T_2+T_1)-2(S_3+S_2+S_1)$
	回归	-2	0	2		-1	1			$10m$	$T_2-T_1+2(S_3-S_1)$
	偏离平行	1	0	-1		-2	2			$10m$	$2(T_2-T_1)-S_3+S_1$
	二次曲线	1	-2	1		0	0			$6m$	$S_3-2S_2+S_1$
(4.3)	试品间	-3	-3	-3	-3	4	4	4		$84m$	$4(T_3+T_2+T_1)-3(S_4+S_3+S_2+S_1)$
	回归	-3	-1	1	3	-2	0	2		$28m$	$2(T_3-T_1)+3(S_4-S_1)-S_2+S_3$
	偏离平行	3	1	-1	-3	-5	0	5		$70m$	$5(T_3-T_1)-3(S_4-S_1)-S_3+S_2$
	二次曲线	3	-3	-3	3	2	-4	2		$60m$	$2(T_3+T_1)-4T_2+3(S_4-S_3-S_2+S_1)$
	反向二次曲线	-1	1	1	-1	1	-2	1		$10m$	$T_3-2T_2+T_1-S_4+S_3+S_2-S_1$

注：用(2.3)法及(3.4)法时，分别将(3.2)法及(4.3)法中 S 和 T 的正交多项系数互换即得。

表中 S_1、$S_2\cdots T_1$、$T_2\cdots$ 在量反应分别为标准品和供试品每一剂量组内的反应值或它们规定函数的总和[相当于表二的 $\sum y_{(k)}$ 各项]。所有脚序 1、2、3……都是顺次由小剂量到大剂量，C_i 是与之相应的正交多项系数。$m\cdot\sum C_i^2$ 是该项变异各正交多项系数的平方之和与 m 的乘积，$\sum[C_i\cdot\sum y_{(k)}]$ 为 S_1、$S_2\cdots T_1$、$T_2\cdots$ 分别与该项正交多项系数乘积之和。

表六　$(k\cdot k\cdot k)$ 法可靠性测验正交多项系数表

方法	变异来源	S_1	S_2	S_3	T_1	T_2	T_3	U_1	U_2	U_3	$m\cdot\sum C_i^2$	$\sum[C_i\cdot\sum y_{(k)}]$
(2.2.2)	回归	-1	1		-1	1		-1	1		$6m$	$S_2-S_1+T_2-T_1+U_2-U_1$
	偏离平行	1	-1		-1	1					$4m$	$T_2-T_1-S_2+S_1$
		1	-1					-1	1		$4m$	$U_2-U_1-S_2+S_1$
					1	-1		-1	1		$4m$	$U_2-U_1-T_2+T_1$
(3.3.3)	回归	-1	0	1	-1	0	1	-1	0	1	$6m$	$U_3-U_1+T_3-T_1+S_3-S_1$
	偏离平行	1	0	-1	-1	0	1				$4m$	$T_3-T_1-S_3+S_1$
		1	0	-1				-1	0	1	$4m$	$U_3-U_1-S_3+S_1$
					1	0	-1	-1	0	1	$4m$	$U_3-U_1-T_3+T_1$
	二次曲线	1	-2	1	1	-2	1	1	-2	1	$18m$	$U_3-2U_2+U_1+T_3-2T_2+T_1+S_3-2S_2+S_1$
	反向二次曲线	-1	2	-1	1	-2	1				$12m$	$T_3-2T_2+T_1-S_3+2S_2-S_1$
		-1	2	-1				1	-2	1	$12m$	$U_3-2U_2+U_1-S_3+2S_2-S_1$
					-1	2	-1	1	-2	1	$12m$	$U_3-2U_2+U_1-T_3+2T_2-T_1$

按(25)式计算差方和(偏离平行)及差方和(反向二次曲线)。

$$\text{差方和}_{(偏离平行)}、\text{差方和}_{(反向二次曲线)}=\frac{2\sum\{\sum[C_i\cdot\sum y_{(k)}]\}^2}{\sum(m\cdot\sum C_i^2)}\tag{25}$$

$$f=2$$

按(18)式计算各项变异的方差。

将方差分析结果列表进行可靠性测验。例如随机区组设计(3.3)法可靠性测验结果列表，见表七。

表七　随机区组设计(3.3)法可靠性测验结果

变异来源	f	差方和	方差	F	P
试品间	1	(22)式	差方和/f	方差/s^2	
回归	1	(22)式	差方和/f	方差/s^2	
偏离平行	1	(22)式	差方和/f	方差/s^2	
二次曲线	1	(22)式	差方和/f	方差/s^2	
反向二次曲线	1	(22)式	差方和/f	方差/s^2	
剂间	$K-1$	(15)式	差方和/f	方差/s^2	
区组间	$m-1$	(16)式	差方和/f	方差/s^2	
误差	$(K-1)(m-1)$	(17)式	差方和/$f(s^2)$		
总	$mK-1$	(14)式			

表七中概率 P 是以该变异项的自由度为分子，误差项（s^2）的自由度为分母，查 F 值表（表八），将查表所得 F 值与表七 F 项下的计算值比较而得。当 F 计算值大于 $P=0.05$ 或 $P=0.01$ 的查表值时，则 $P<0.05$ 或 $P<0.01$，即为在此概率水平下该项变异有显著意义。

随机设计没有区组间变异项。

可靠性测验结果判断

可靠性测验结果，回归项应非常显著（$P<0.01$）。

（2.2）法、（2.2.2）法偏离平行应不显著（$P>0.05$）。

其他（$k \cdot k$）法、（$k \cdot k \cdot k$）法偏离平行、二次曲线、反向二次曲线或偏离线性各项应均应不显著（$P>0.05$）。

试品间一项不作为可靠性测验的判断标准，试品间变异非常显著者，重复试验时，应参考所得结果重新估计 T 的效价或重新调整剂量试验。

双交叉设计的方差分析和可靠性测验

（1）双交叉设计实验结果的方阵表　将动物按体重随机分成四组，各组的动物数（m）相等，四组的动物总数为 $4m$。对四组中的每一只动物都加以识别标记，按双交叉设计给药次序表进行实验，各组的每一只动物都给药两次，共得 $2 \times 4m$ 个反应值。将 S、T 各两个剂量组两次实验所得反应值排列成表，见表九。

表八　F 值表

| | | f_1（分子的自由度） | | | | | | | | |
		1	2	3	4	6	12	20	40	∞
f_2（分母的自由度）	1	161	200	216	225	234	244	248	251	254
		4052	4999	5403	5625	5859	6106	6208	6286	6366
	2	18.51	19.00	19.16	19.25	19.33	19.41	19.44	19.47	19.50
		98.49	99.00	99.17	90.25	99.33	99.42	99.45	99.48	99.50
	3	10.13	9.55	9.28	9.12	8.94	8.74	8.66	8.60	8.53
		34.12	30.82	29.46	28.71	27.91	27.05	26.69	26.41	26.12
	4	7.71	6.94	6.59	6.39	6.16	5.91	5.80	5.71	5.63
		21.20	18.00	16.69	15.98	15.21	14.37	14.02	13.74	13.46
	5	6.61	5.79	5.41	5.19	4.95	4.68	4.56	4.46	4.36
		16.26	13.27	12.06	11.39	10.67	9.89	9.55	9.29	9.02
	6	5.99	5.14	4.76	4.53	4.28	4.00	3.87	3.77	3.67
		13.74	10.92	9.78	9.15	8.47	7.72	7.39	7.14	6.88
	7	5.59	4.74	4.35	4.12	3.87	3.57	3.44	3.34	3.23
		12.25	9.55	8.45	7.85	7.19	6.47	6.15	5.90	5.65
	8	5.32	4.46	4.07	3.84	3.58	3.28	3.15	3.05	2.93
		11.26	8.65	7.59	7.01	6.37	5.67	5.36	5.11	4.86
	9	5.12	4.26	3.86	3.63	3.37	3.07	2.93	2.82	2.71
		10.56	8.02	6.99	6.42	5.80	5.11	4.80	4.56	4.31
	10	4.96	4.10	3.71	3.48	3.22	2.91	2.77	2.67	2.54
		10.04	7.56	6.55	5.99	5.39	4.71	4.41	4.17	3.91
	15	4.54	3.68	3.29	3.06	2.79	2.48	2.33	2.21	2.07
		8.68	6.36	5.42	4.89	4.32	3.67	3.36	3.12	2.87
	20	4.35	3.49	3.10	2.87	2.60	2.28	2.12	1.99	1.84
		8.10	5.85	4.94	4.43	3.87	3.23	2.94	2.69	2.42
	30	4.17	3.32	2.92	2.69	2.42	2.09	1.93	1.79	1.62
		7.56	5.39	4.51	4.02	3.47	2.84	2.55	2.29	2.01
	40	4.08	3.23	2.84	2.61	2.34	2.00	1.84	1.69	1.51
		7.31	5.18	4.31	3.83	3.29	2.66	2.37	2.11	1.81
	60	4.00	3.15	2.76	2.52	2.25	1.92	1.75	1.59	1.39
		7.08	4.98	4.13	3.65	3.12	2.50	2.20	1.93	1.60
	∞	3.84	2.99	2.60	2.37	2.09	1.75	1.57	1.40	1.00
		6.64	4.60	3.78	3.32	2.80	2.18	1.87	1.59	1.00

注：上行，$P=0.05$；下行，$P=0.01$。

表九　双交叉实验结果

	第一组			第二组			第三组			第四组			
	第(1)次 d_{S_1}	第(2)次 d_{T_2}	两次反应和	第(1)次 d_{S_2}	第(2)次 d_{T_1}	两次反应和	第(1)次 d_{T_1}	第(2)次 d_{S_2}	两次反应和	第(1)次 d_{T_2}	第(2)次 d_{S_1}	两次反应和	
y	$y_{S_1(1)}$ ⋮	$y_{T_2(2)}$ ⋮	$y_{(1)}+y_{(2)}$ ⋮	$y_{S_2(1)}$ ⋮	$y_{T_1(2)}$ ⋮	$y_{(1)}+y_{(2)}$ ⋮	$y_{T_1(1)}$ ⋮	$y_{S_2(2)}$ ⋮	$y_{(1)}+y_{(2)}$ ⋮	$y_{T_2(1)}$ ⋮	$y_{S_1(2)}$ ⋮	$y_{(1)}+y_{(2)}$ ⋮	总和
Σ	$S_{1(1)}$	$T_{2(2)}$		$S_{2(1)}$	$T_{1(2)}$		$T_{1(1)}$	$S_{2(2)}$		$T_{2(1)}$	$S_{1(2)}$		S_1 S_2 T_1 T_2

(2)缺项补足　表九中如有个别组的1个反应值因故缺失,均作该只动物缺失处理,在组内形成两个缺项。此时,可分别用两次实验中该组动物其余各反应值的均值补入;也可在其余三组内用严格随机的方法各去除1只动物,使各组的动物数相等。每补足一个缺项,误差(Ⅰ)和误差(Ⅱ)的方差s_I^2和s_{II}^2的自由度都要减少1。缺项不得超过反应总个数的5%。同一组内缺失的动物不得超过1只。

(3)方差分析　双交叉设计的总变异中,包含有动物间变异和动物内变异。对表九的$2\times 4m$个反应值进行方差分析时,总变异的差方和$_{(总)}$按(26)式计算。

$$差方和_{(总)} = \sum y^2 - \frac{(\sum y)^2}{2\times 4m} \quad (26)$$

$$f_{(总)} = 2\times 4m -1$$

动物间变异是每一只动物两次实验所得反应值的和(表九每组动物的第三列)之间的变异,其差方和按(27)式计算。

$$差方和_{(动物间)} = \frac{\sum [y_{(1)}+y_{(2)}]^2}{2} - \frac{(\sum y)^2}{2\times 4m} \quad (27)$$

$$f_{(动物间)} = 4m-1$$

总变异中分除动物间变异,余下为动物内变异。

动物间变异和动物内变异的分析　将表九中S和T各剂量组第(1)次实验所得反应值之和$S_{1(1)}$、$S_{2(1)}$、$T_{1(1)}$、$T_{2(1)}$及第(2)次实验反应值之和$S_{1(2)}$、$S_{2(2)}$、$T_{1(2)}$、$T_{2(2)}$按表十双交叉设计正交系数表计算各项变异的$m\cdot\sum C_i^2$及$\sum(C_i\cdot\sum y)$,按(22)式计算各项变异的差方和。

总变异的差方和减去动物间变异的差方和,再减去动物内各项变异的差方和,余项为误差(Ⅰ)的差方和,按(28)式计算。

$$差方和_{(误差Ⅰ)}=差方和_{(总)}-差方和_{(动物间)}-差方和_{(试品间)}-差方和_{(回归)}-差方和_{(次间)}-差方和_{(次间\times偏离平行)} \quad (28)$$

$$f_{(误差Ⅰ)}=f_{(总)}-f_{(动物间)}-f_{(试品间)}-f_{(回归)}-f_{(次间)}-f_{(次间\times偏离平行)}=4(m-1)$$

误差(Ⅰ)的方差s^2,用以计算实验误差S_M、FL及进行动物内各项变异(表十中有 * 标记者)的F测验。

表十　双交叉设计正交系数表[注①]

变异来源	第(1)次实验				第(2)次实验				$m\cdot\sum C_i^2$	$\sum(C_i\cdot\sum y)$
	$S_{1(1)}$	$S_{2(1)}$	$T_{1(1)}$	$T_{2(1)}$	$S_{1(2)}$	$S_{2(2)}$	$T_{1(2)}$	$T_{2(2)}$		
	正交多项系数 C_i									
试品间*	−1	−1	1	1	−1	−1	1	1	$8m$	$T_{2(1)}+T_{1(1)}-S_{2(1)}-S_{1(1)}+T_{2(2)}+T_{1(2)}-S_{2(2)}-S_{1(2)}$
回归*	−1	1	−1	1	−1	1	−1	1	$8m$	$T_{2(1)}-T_{1(1)}+S_{2(1)}-S_{1(1)}+T_{2(2)}-T_{1(2)}+S_{2(2)}-S_{1(2)}$
偏离平行	1	−1	−1	1	1	−1	−1	1	$8m$	$T_{2(1)}-T_{1(1)}-S_{2(1)}+S_{1(1)}+T_{2(2)}-T_{1(2)}-S_{2(2)}+S_{1(2)}$
次间*	−1	−1	−1	−1	1	1	1	1	$8m$	$T_{2(2)}+T_{1(2)}+S_{2(2)}+S_{1(2)}-T_{2(1)}-T_{1(1)}-S_{2(1)}-S_{1(1)}$
次间×试品间	1	1	−1	−1	−1	−1	1	1	$8m$	$T_{2(2)}+T_{1(2)}-S_{2(2)}-S_{1(2)}-T_{2(1)}-T_{1(1)}+S_{2(1)}+S_{1(1)}$
次间×回归	1	−1	1	−1	−1	1	−1	1	$8m$	$T_{2(2)}-T_{1(2)}+S_{2(2)}-S_{1(2)}-T_{2(1)}+T_{1(1)}-S_{2(1)}+S_{1(1)}$
次间×偏离平行*	−1	1	1	−1	1	−1	−1	1	$8m$	$T_{2(2)}-T_{1(2)}-S_{2(2)}+S_{1(2)}-T_{2(1)}+T_{1(1)}+S_{2(1)}-S_{1(1)}$

注:①各项变异的自由度均为1。有 * 号标记的四项为动物内变异,其余三项为动物间变异。

误差(Ⅱ)的差方和为动物间变异的差方和减去表十中其余三项变异(表十中无 * 标记者)的差方和,按(29)式计算。

$$差方和_{(误差Ⅱ)}=差方和_{(动物间)}-差方和_{(偏离平行)}-差方和_{(次间\times试品间)}-差方和_{(次间\times回归)} \quad (29)$$

$$f_{(误差Ⅱ)}=f_{(动物间)}-f_{(偏离平行)}-f_{(次间\times试品间)}-f_{(次间\times回归)}=4(m-1)$$

误差(Ⅱ)的方差s_{II}^2用以进行上述三项变异的F测验。

(4)可靠性测验　将方差分析及F测验的结果列表,如表十一。

表十一中的概率P,计算同表七,但表的上半部分是以s_{II}^2的自由度为分母,表的下半部分以s^2的自由度为分母,查F值表(表八),将查表所得的F值与表十一F项下的计算值比较而得。

表十一　双交叉设计可靠性测验结果

变异来源	f	差方和	方差	F	P
偏离平行	1	(22)式	差方和/f	方差/s_{II}^2	
次间×试品间	1	(22)式	差方和/f	方差/s_{II}^2	
次间×回归	1	(22)式	差方和/f	方差/s_{II}^2	
误差（II）	$4(m-1)$	(29)式	差方和/$f(s_{II}^2)$		
动物间	$4m-1$	(27)式	差方和/f	方差/s^2	
试品间	1	(22)式	差方和/f	方差/s^2	
回归	1	(22)式	差方和/f	方差/s^2	
次间	1	(22)式	差方和/f	方差/s^2	
次间×偏离平行	1	(22)式	差方和/f	方差/s^2	
误差（I）	$4(m-1)$	(28)式	差方和/$f(s^2)$		
总	$2\times4m-1$	(26)式			

可靠性测验结果判断　回归、偏离平行、试品间三项的判断标准同(2.2)法。

次间×试品间、次间×回归、次间×偏离平行三项中，如有 F 测验非常显著者，说明该项变异在第一次和第二次实验的结果有非常显著的差别，对出现这种情况的检定结果，下结论时应慎重，最好复试。

3. 效价(P_T)及可信限(FL)计算

各种($k \cdot k$)法都按表十二计算 V、W、D、A、B、g 等数值，代入(30)～(33)式及(3)式、(8)式计算 R、P_T、S_M 以及 R、P_T 的 FL 和 FL% 等。

$$R = D \cdot \text{antilg}\frac{IV}{W} \tag{30}$$

$$S_M = \frac{I}{W^2(1-g)}\sqrt{ms^2[(1-g)AW^2+BV^2]} \tag{31}$$

$$R \text{ 的 FL} = \text{antilg}\left(\frac{\lg R}{1-g} \pm t \cdot S_M\right) \tag{32}$$

$$P_T \text{ 的 FL} = A_T \cdot \text{antilg}\left(\frac{\lg R}{1-g} \pm t \cdot S_M\right) \tag{33}$$

(2.2)法双交叉设计　计算方法同上述(2.2)法。双交叉设计各剂量组都进行两次试验，S 和 T 每一剂量组的反应值个数为组内动物数的两倍($2m$)。

(1)双交叉设计用 S 和 T 各组剂量两次试验所得各反应值之和(表九中的 S_1、S_2、T_1、T_2)按表十二(2.2)法公式计算 V、W、D 数值。

(2)参照(31)式计算 S_M，因每只动物进行两次实验，式中 m 用 $2m$ 代替，(2.2)法 $A=1$，$B=1$，S_M 的公式为：

$$S_M = \frac{I}{W^2(1-g)}\sqrt{2ms^2[(1-g)W^2+V^2]} \tag{34}$$

式中　s^2 为表十一中误差（I）的方差；

$$g = \frac{s^2 \cdot t^2 \cdot 2m}{W^2}$$

表十二　量反应平行线检定法的计算公式[①]

方法 ($k_1 \cdot k_2$)	S	T	效价计算用数值			S_M 计算用数值		
			V	W	D	A	B	g
2.2	$d_{S_1} d_{S_2}$	$d_{T_1} d_{T_2}$	$\frac{1}{2}(T_1+T_2-S_1-S_2)$	$\frac{1}{2}(T_2-T_1+S_2-S_1)$	$\frac{d_{S_2}}{d_{T_2}}$	1	1	$\frac{t^2 s^2 m}{W^2}$
3.3	$d_{S_1} d_{S_2} d_{S_3}$	$d_{T_1} d_{T_2} d_{T_3}$	$\frac{1}{3}(T_1+T_2+T_3-S_1-S_2-S_3)$	$\frac{1}{4}(T_3-T_1+S_3-S_1)$	$\frac{d_{S_3}}{d_{T_3}}$	$\frac{2}{3}$	$\frac{1}{4}$	$\frac{t^2 s^2 m}{4W^2}$
4.4	$d_{S_1} d_{S_2} d_{S_3} d_{S_4}$	$d_{T_1} d_{T_2} d_{T_3} d_{T_4}$	$\frac{1}{4}(T_1+T_2+T_3+T_4-S_1-S_2-S_3-S_4)$	$\frac{1}{20}[(T_3-T_2+S_3-S_2)+3(T_4-T_1+S_4-S_1)]$	$\frac{d_{S_4}}{d_{T_4}}$	$\frac{1}{2}$	$\frac{1}{10}$	$\frac{t^2 s^2 m}{10W^2}$
3.2	$d_{S_1} d_{S_2} d_{S_3}$	$d_{T_1} d_{T_2}$	$\frac{1}{2}(T_2+T_1)-\frac{1}{3}(S_1+S_2+S_3)$	$\frac{1}{5}[(T_2-T_1)+2(S_3-S_1)]$	$\frac{d_{S_3}}{d_{T_2}}\cdot\frac{1}{\sqrt{r}}$	$\frac{5}{6}$	$\frac{2}{5}$	$\frac{2t^2 s^2 m}{5W^2}$
2.3	$d_{S_1} d_{S_2}$	$d_{T_1} d_{T_2} d_{T_3}$	$\frac{1}{3}(T_1+T_2+T_3)-\frac{1}{2}(S_1+S_2)$	$\frac{1}{5}[2(T_3-T_1)+(S_2-S_1)]$	$\frac{d_{S_2}}{d_{T_3}}\cdot\sqrt{r}$			
4.3	$d_{S_1} d_{S_2} d_{S_3} d_{S_4}$	$d_{T_1} d_{T_2} d_{T_3}$	$\frac{1}{3}(T_1+T_2+T_3)-\frac{1}{4}(S_1+S_2+S_3+S_4)$	$\frac{1}{14}[2(T_3-T_1)+(S_3-S_2)+3(S_4-S_1)]$	$\frac{d_{S_4}}{d_{T_3}}\cdot\frac{1}{\sqrt{r}}$	$\frac{7}{12}$	$\frac{1}{7}$	$\frac{t^2 s^2 m}{7W^2}$
3.4	$d_{S_1} d_{S_2} d_{S_3}$	$d_{T_1} d_{T_2} d_{T_3} d_{T_4}$	$\frac{1}{4}(T_1+T_2+T_3+T_4)-\frac{1}{3}(S_1+S_2+S_3)$	$\frac{1}{14}[2(S_3-S_1)+(T_3-T_2)+3(T_4-T_1)]$	$\frac{d_{S_3}}{d_{T_4}}\cdot\sqrt{r}$			
2.2.2	$d_{S_1} d_{S_2}$	$d_{T_1} d_{T_2}$	$\frac{1}{2}(T_1+T_2-S_1-S_2)$	$\frac{1}{3}(T_2-T_1+U_2-U_1+S_2-S_1)$	$\frac{d_{S_2}}{d_{T_2}}$	1	$\frac{2}{3}$	$\frac{2t^2 s^2 m}{3W^2}$
		$d_{U_1} d_{U_2}$	$\frac{1}{2}(U_1+U_2-S_1-S_2)$		$\frac{d_{S_2}}{d_{U_2}}$			
3.3.3	$d_{S_1} d_{S_2} d_{S_3}$	$d_{T_1} d_{T_2} d_{T_3}$	$\frac{1}{3}(T_1+T_2+T_3-S_1-S_2-S_3)$	$\frac{1}{6}(T_3-T_1+U_3-U_1+S_3-S_1)$	$\frac{d_{S_3}}{d_{T_3}}$	$\frac{2}{3}$	$\frac{1}{6}$	$\frac{t^2 s^2 m}{6W^2}$
		$d_{U_1} d_{U_2} d_{U_3}$	$\frac{1}{3}(U_1+U_2+U_3-S_1-S_2-S_3)$		$\frac{d_{S_3}}{d_{U_3}}$			

注：①表中 d_S、d_T 分别为 S 和 T 的剂量，下角 1、2、3 是顺次由小剂量到大剂量。

4. 实例

例 2 量反应平行线测定随机设计(3.3.3)法

绒促性素(HCG)效价测定——小鼠子宫法

S 为绒促性素标准品

d_{S_1}：0.135u/鼠　　d_{S_2}：0.225u/鼠　　d_{S_3}：0.375u/鼠

T 为绒促性素　估计效价 A_T：2500u/mg

d_{T_1}：0.135u/鼠　　d_{T_2}：0.225u/鼠　　d_{T_3}：0.375u/鼠

U 为绒促性素粉针，标示量 A_U：500u/安瓿

d_{U_1}：0.144u/鼠　　d_{U_2}：0.240u/鼠　　d_{U_3}：0.400u/鼠

$r=1:0.6$　$I=0.222$

反应(y)：10g 体重的子宫重(mg)

测定结果见表 2-1。

(3.3.3)法，$K=9$；每组 15 只小鼠，$m=15$

(1)按(14)式、(15)式、(20)式计算各项的差方和

$$差方和_{(总)}=9.31^2+17.50^2+\cdots+23.80^2+21.80^2+$$
$$36.00^2-\frac{3795.35^2}{9\times15}=29\,868.26$$

$$f_{(总)}=9\times15-1=134$$

$$差方和_{(剂间)}=\frac{238.68^2+477.63^2+\cdots+582.10^2}{15}-\frac{3795.35^2}{9\times15}$$
$$=12\,336.55$$

$$f_{(剂间)}=9-1=8$$

$$差方和_{(误差)}=29\,868.26-12\,336.55=17\,531.71$$

$$f_{(误差)}=134-8=126$$

(2)剂间变异分析及可靠性测验　按(24)式及表六(3.3.3)法分析。

$$差方和_{(试品间)}=[(238.68+447.63+623.58)^2+$$
$$(208.74+395.10+526.00)^2+$$
$$(274.92+498.60+582.10)^2]/$$
$$(3\times15)-3795.35^2/(9\times15)$$
$$=633.23$$

$$f_{(试品间)}=2$$

各项分析结果见表 2-2、表 2-3。

结论：回归非常显著，偏离平行、二次曲线、反向二次曲线均不显著，实验结果成立。

表 2-1　HCG 效价测定结果

剂量(u/鼠)	d_{S_1} 0.135	d_{S_2} 0.225	d_{S_3} 0.375	d_{T_1} 0.135	d_{T_2} 0.225	d_{T_3} 0.375	d_{U_1} 0.144	d_{U_2} 0.240	d_{U_3} 0.400	
	9.31	33.70	15.10	20.80	25.70	35.60	26.20	10.00	55.00	
	17.50	56.80	47.20	16.40	6.37	48.40	10.00	40.20	41.70	
	21.90	44.60	51.80	5.66	38.30	41.90	19.22	22.30	15.40	
	14.60	32.30	47.30	9.50	46.80	44.70	22.00	40.50	53.60	
	8.20	16.70	49.90	9.27	43.40	29.80	20.70	50.90	53.70	
	11.00	6.17	47.20	7.56	27.80	38.80	23.20	23.50	33.00	
	24.40	41.50	47.10	15.40	26.00	37.40	18.70	19.60	44.30	
y	16.80	36.20	45.10	20.30	27.20	33.70	12.60	27.20	44.70	
	29.90	9.83	46.40	11.50	27.30	35.40	20.90	30.30	23.00	
	8.95	20.00	52.90	22.20	11.90	47.90	19.10	58.80	31.60	
	17.80	22.00	32.50	20.60	33.40	14.60	19.40	55.30	49.20	
	18.00	60.60	56.40	13.90	29.00	49.80	14.50	40.70	55.30	
	13.70	6.43	39.50	12.60	6.43	14.50	11.40	35.40	23.80	
	8.82	26.00	8.08	7.25	27.80	42.00	16.20	15.20	21.80	
	17.80	34.80	37.10	15.80	17.70	11.50	20.30	28.70	36.00	
$\sum y_{(k)}$	238.68	447.63	623.58	208.74	395.10	526.00	274.92	498.60	582.10	$\sum y$
	S_1	S_2	S_3	T_1	T_2	T_3	U_1	U_2	U_3	3795.35

表 2-2　HCG(3.3.3)法剂间变异分析

变异来源	S_1 238.68	S_2 447.63	S_3 623.58	T_1 208.74	T_2 395.10	T_3 526.00	U_1 274.92	U_2 498.60	U_3 582.10	分母 $m\cdot\sum C_i^2$	$\sum[C_i\cdot\sum y_{(k)}]$	$\dfrac{\{\sum[C_i\cdot\sum y_{(k)}]\}^2}{m\cdot\sum C_i^2}$	$\dfrac{2\sum\{\sum[C_i\cdot\sum y_{(k)}]\}^2}{\sum(m\cdot\sum C_i^2)}$
								正交多项系数 C_i					
回归	−1	0	1	−1	0	1	−1	0	1	15×6	1009.34	11 319.64	
偏离平行	1	0	−1	−1	0	1				15×4	−67.64		
	1	0	−1				−1	0	1	15×4	−77.72		119.08
				1	0	−1	−1	0	1	15×4	−10.08		
二次曲线	1	−2	1	1	−2	1	1	−2	1	15×18	−228.64	193.62	
反向二次曲线	−1	2	−1	1	−2	1				15×12	−22.46		
	−1	2	−1				1	−2	1	15×12	−107.18		71.0
				−1	2	−1	1	−2	1	15×12	−84.72		

表 2-3　HCG 效价测定(3.3.3)法可靠性测验结果

变异来源	f	差方和	方差	F	P
试品间	2	633.2	316.6	2.28	>0.05
回归	1	11 319.64	11 319.64	81.35	<0.01
偏离平行	2	119.08	59.54	<1	>0.05
二次曲线	1	193.62	193.62	1.39	>0.05
反向二次曲线	2	71.00	35.50	<1	>0.05
剂间	8	12 336.55	1542.07	11.08	<0.01
误差	126	17 531.71	139.14(s^2)		
总	134	29 868.26			

(3)效价(P_T、P_U)及可信限(FL)计算　　按表十二(3.3.3)法及(30)～(33)式、(3)式、(8)式计算。

$r = 1:0.6$　　　　$I = 0.222$　　　　$s^2 = 139.14$

$f = 126$　　　　$t = 1.98$

P_T 及其 FL 计算：

$$V = \frac{1}{3} \times (208.74 + 395.10 + 526.00 - 238.68 - 447.63 - 623.58) = -60.017$$

$$W = \frac{1}{6} \times (526.00 - 208.74 + 623.58 - 238.68 + 582.10 - 274.92) = 168.223$$

$$g = \frac{139.14 \times 1.98^2 \times 15}{6 \times 168.223^2} = 0.048$$

$$R_T = \frac{0.375}{0.375} \cdot \text{antilg}\left(\frac{-60.017}{168.223} \times 0.222\right) = 0.833$$

$$P_T = 2500 \times 0.833 = 2082.5 (\text{u/mg})$$

$$S_{M_T} = \frac{0.222}{168.223^2 \times (1-0.048)} \times$$
$$\sqrt{15 \times 139.14 \times \left[(1-0.048) \times \frac{2}{3} \times 168.223^2 + \frac{1}{6} \times (-60.017)^2\right]}$$
$$= 0.051\ 29$$

$$R_T \text{ 的 FL} = \text{antilg}\left(\frac{\lg 0.833}{1-0.048} \pm 1.98 \times 0.051\ 29\right)$$
$$= 0.653 \sim 1.043$$

$$P_T \text{ 的 FL} = 2500 \times (0.653 \sim 1.043)$$
$$= 1632.5 \sim 2607.5 (\text{u/mg})$$

$$P_T \text{ 的 FL}\% = \frac{2607.5 - 1632.5}{2 \times 2082.5} \times 100\% = 23.4\%$$

P_U 及其 FL 计算：

$$V = \frac{1}{3} \times (274.92 + 498.60 + 582.10 - 238.68 - 447.63 - 623.58) = 15.243$$

$$W = 168.223 \quad g = 0.048$$

$$R_U = \frac{0.375}{0.400} \cdot \text{antilg}\left(\frac{15.243}{168.223} \times 0.222\right) = 0.982$$

$$P_U = 500 \times 0.982 = 491.0 (\text{u/安瓿})$$

$$S_{M_U} = \frac{0.222}{168.223^2 \times (1-0.048)} \times$$
$$\sqrt{15 \times 139.14 \times \left[(1-0.048) \times \frac{2}{3} \times 168.223^2 + \frac{1}{6} \times 15.243^2\right]}$$
$$= 0.050\ 51$$

$$R_U \text{ 的 FL} = \text{antilg}\left(\frac{\lg 0.982}{1-0.048} \pm 1.98 \times 0.050\ 51\right)$$
$$= 0.779 \sim 1.235$$

$$P_U \text{ 的 FL} = 500 \times (0.779 \sim 1.235) = 389.5 \sim 617.5 (\text{u/安瓿})$$

$$P_U \text{ 的 FL}\% = \frac{617.5 - 389.5}{2 \times 491.0} \times 100\% = 23.2\%$$

按(21)式计算 s^2

$$s^2 = [15 \times (9.31^2 + 17.50^2 + \cdots + 21.80^2 + 36.00^2) - (238.68^2 + 447.63^2 + \cdots + 582.10^2)]/$$
$$[9 \times 15 \times (15-1)] = 139.14$$

与表 2-3 结果相同。

例 3　量反应平行线测定随机区组设计(3.3)法

新霉素效价测定——杯碟法

S 为新霉素标准品

稀释液 d_{S_1}: 8.0u/ml　d_{S_2}: 10.0u/ml　d_{S_3}: 12.5u/ml

T 为新霉素　标示量 A_T: 670u/mg

稀释液 d_{T_1}: 8.0u/ml　d_{T_2}: 10.0u/ml　d_{T_3}: 12.5u/ml

$r = 1:0.8$　$I = 0.0969$

反应(y)：抑菌圈直径(mm)

测定结果见表 3-1。

表 3-1　新霉素效价测定结果

剂量 (u/ml)	d_{S_1} 8.0	d_{S_2} 10.0	d_{S_3} 12.5	d_{T_1} 8.0	d_{T_2} 10.0	d_{T_3} 12.5	$\sum y_m$
	16.05	16.20	16.50	15.80	16.35	16.60	97.50
	16.20	16.45	16.65	16.20	16.45	16.70	98.65
	16.00	16.45	16.70	16.05	16.35	16.70	98.25
	15.95	16.35	16.60	16.00	16.25	16.60	97.75
y	15.70	16.25	16.60	15.85	16.25	16.60	97.25
	15.55	16.20	16.55	15.70	16.20	16.60	96.80
	15.65	16.20	16.40	15.80	16.15	16.40	96.60
	15.90	16.10	16.45	16.00	16.10	16.50	96.85
	15.60	16.00	16.30	15.70	15.95	16.30	95.85
$\sum y_{(k)}$	142.60 S_1	146.20 S_2	148.75 S_3	142.90 T_1	146.05 T_2	149.00 T_3	875.50

随机区组设计(3.3)法，$K=6$

不同双碟(碟间)是剂量组内所加的因级限制，共 9 个双碟，$m=9$。

(1)按(14)~(18)式计算各项差方和

$$差方和_{(总)}=16.05^2+16.20^2+\cdots+16.50^2+16.30^2-\frac{875.5^2}{9\times6}=5.4709$$

$$f=9\times6-1=53$$

$$差方和_{(剂间)}=(142.60^2+146.20^2+\cdots+146.05^2+149.00^2)\div9-875.5^2\div(9\times6)=4.1926$$

$$f=6-1=5$$

$$差方和_{(碟间)}=(97.50^2+98.65^2+\cdots+96.85^2+95.85^2)\div6-875.5^2\div(9\times6)=1.0018$$

$$f=9-1=8$$

$$差方和_{(误差)}=5.4709-4.1926-1.0018=0.2765$$

$$f=53-5-8=40$$

(2)剂间变异分析及可靠性测验　按表五(3.3)法计算，结果见表 3-2、表 3-3。

结论：回归非常显著($P<0.01$)，偏离平行、二次曲线、反向二次曲线均不显著($P>0.05$)，实验结果成立。组内(碟间)差异非常显著($P<0.01$)，分离碟间差异，可以减

小实验误差。

(3)效价(P_T)及可信限(FL)计算　按表十二(3.3)法及(30)~(33)式、(3)式、(8)式计算。

$$r=1:0.8 \quad I=0.0969 \quad s^2=0.006\,912 \quad f=40$$

$$t=2.02(P=0.95)$$

P_T 及其 FL 计算：

$$V=\frac{1}{3}\times(142.90+146.05+149.00-142.6-146.2-148.75)=0.1333$$

$$W=\frac{1}{4}\times(149.0-142.9+148.75-142.6)=3.0625$$

$$g=\frac{2.02^2\times0.006\,912\times9}{4\times3.0625^2}=0.007$$

$$R=\frac{12.5}{12.5}\cdot antilg\left(\frac{0.1333}{3.0625}\times0.0969\right)=1.01$$

$$P_T=670\times1.01=676.70(u/mg)$$

$$S_M=\frac{0.0969}{3.0625^2\times(1-0.007)}\times$$

$$\sqrt{9\times0.006\,912\times\left[(1-0.007)\times\frac{2}{3}\times3.0625^2+\frac{1}{4}\times0.1333^2\right]}$$

$$=0.006\,469$$

表 3-2　新霉素(3.3)法剂间变异分析

变异来源	$\sum y_{(k)}$						$m\cdot\sum C_i^2$	$\sum[C_i\cdot\sum y_{(k)}]$	差方和 $\dfrac{\{\sum[C_i\cdot\sum y_{(k)}]\}^2}{m\cdot\sum C_i^2}$
	S_1	S_2	S_3	T_1	T_2	T_3			
	142.60	146.20	148.75	142.90	146.05	149.00			
	正交多项系数(C_i)								
试品间	-1	-1	-1	$+1$	$+1$	$+1$	9×6	0.4000	0.002 963
回归	-1	0	$+1$	-1	0	$+1$	9×4	12.25	4.168
偏离平行	$+1$	0	-1	-1	0	$+1$	9×4	0.050 00	0.000 069 44
二次曲线	$+1$	-2	$+1$	$+1$	-2	$+1$	9×12	1.250	0.014 47
反向二次曲线	-1	$+2$	-1	$+1$	-2	$+1$	9×12	0.8500	0.006 690

表 3-3　新霉素效价测定(3.3)法可靠性测验结果

变异来源	f	差方和	方差	F	P
试品间	1	0.002 963	0.002 963	<1	>0.05
回归	1	4.168	4.168	602.9	<0.01
偏离平行	1	0.000 069 44	0.000 069 44	<1	>0.05
二次曲线	1	0.014 47	0.014 47	2.1	>0.05
反向二次曲线	1	0.006 690	0.006 690	<1	>0.05
剂间	5	4.1926	0.8385	121.3	<0.01
碟间	8	1.0018	0.1252	18.1	<0.01
误差	40	0.2765	0.006 912(s^2)		
总	53	5.4709			

$$R 的 FL=antlg\left(\frac{lg1.010}{1-0.007}\pm2.02\times0.006\,469\right)$$

$$=0.980\sim1.041$$

$$P_T 的 FL=670\times(0.980\sim1.041)$$

$$=656.60\sim697.47(u/mg)$$

$$P_T 的 FL\%=\frac{697.47-656.60}{2\times676.70}\times100\%=3.0\%$$

按(19)式计算 s^2

$$s^2=\frac{6\times9\times(16.05^2+16.20^2+\cdots+16.50^2+16.30^2)-}{6\times9\times(6-1)\times(9-1)}$$

$$\frac{6\times(142.6^2+\cdots+149.0^2)-9\times(97.5^2+\cdots+95.85^2)+875.5^2}{6\times9\times(6-1)\times(9-1)}$$

$$=0.006\,912$$

$$f=(6-1)\times(9-1)=40$$

与表 3-3 结果相同。

例 4 量反应平行线测定随机区组设计(2.2)法

缩宫素效价测定——大鼠离体子宫法

S 为缩宫素标准品

d_{S_1}: 0.0068u　d_{S_2}: 0.009u

T 为缩宫素注射液　标示量 A_T: 10u/ml

d_{T_1}: 0.008u　d_{T_2}: 0.0106u

$r = 1 : 0.75$　$I = 0.125$

反应(y)：子宫收缩高度(mm)

测定结果见表 4-1。

表 4-1　缩宫素效价测定结果

剂量 (u)	d_{S_1} 0.0068	d_{S_2} 0.0090	d_{T_1} 0.0080	d_{T_2} 0.0106	$\sum y_m$
	39.5	68.0	41.0	71.0	219.5
	37.0	62.5	36.0	53.0	188.5
y	35.0	63.0	37.0	62.0	197.0
	31.5	58.0	34.5 13.0	60.0	184.0
	30.0	50.0	35.0	60.0	175.0
$\sum y_{(k)}$	173.0 S_1	301.5 S_2	183.5 T_1	306.0 T_2	964.0

随机区组设计(2.2)法，$K = 4$。每组 4 个剂量为一区组，其给药次序为剂量组内所加因级限制。各剂量组均为 5 个反应，$m = 5$。

(1)特异反应处理　表 4-1 第三列第四行 d_{T_1} 的第 4 个数值特小，本例为随机区组设计按(10)式计算决定此值是否属特异值。

$m = 5$　$y_1 = 13$　$y_2 = 35$　$y_m = 41$

$$J_1 = \frac{y_2 - y_1}{y_m - y_1} = \frac{35 - 13}{41 - 13} = 0.786$$

查表四，$m = 5$ 时，$J_1 = 0.780$，小于计算值 0.786，故此值可以剔除。剔除后形成的缺项按(13)式补足。

$C = 41.0 + 36.0 + 37.0 + 35.0 = 149.0$

$R = 31.5 + 58.0 + 60.0 = 149.5$

$G = 173.0 + 301.5 + 149.0 + 306.0 = 929.5$

$K = 4$　$m = 5$

$$缺项补足值\ y = \frac{4 \times 149.0 + 5 \times 149.5 - 929.5}{(4-1) \times (5-1)} = 34.5$$

(2)按(14)～(18)式计算各项差方和　补足了一个缺项，误差项的自由度按(17)式再减 1。

$$差方和_{(总)} = 39.5^2 + 37.0^2 + \cdots + 60.0^2 + 60.0^2 - \frac{964.0^2}{5 \times 4}$$
$$= 3600.20$$
$$f = 5 \times 4 - 1 = 19$$

$$差方和_{(剂间)} = \frac{173.0^2 + 301.5^2 + 183.5^2 + 306.0^2}{5} - \frac{964.0^2}{5 \times 4}$$
$$= 3163.10$$
$$f = 4 - 1 = 3$$

$$差方和_{(区组间)} = \frac{219.5^2 + 188.5^2 + \cdots + 184.0^2 + 175.0^2}{4} - \frac{964.0^2}{5 \times 4}$$
$$= 285.82$$
$$f = 5 - 1 = 4$$

$$差方和_{(误差)} = 3600.20 - 3163.10 - 285.82 = 151.28$$
$$f = 19 - 3 - 4 - 1 = 11$$

(3)剂间变异分析及可靠性测验　按表五(2.2)法计算，结果见表 4-2、表 4-3。

表 4-2　缩宫素(2.2)法剂间变异分析

变异来源	$\sum y_{(k)}$				$m \cdot \sum C_i^2$	$\sum [C_i \cdot \sum y_{(k)}]$	$\dfrac{\{\sum [C_i \cdot \sum y_{(k)}]\}^2}{m \cdot \sum C_i^2}$
	S_1 173.0	S_2 301.5	T_1 183.5	T_2 306.0			
	正交多项系数(C_i)						
试品间	−1	−1	1	1	5×4	15.0	11.25
回归	−1	1	−1	1	5×4	251.0	3150.05
偏离平行	1	−1	−1	1	5×4	−6.00	1.80

表 4-3　缩宫素效价测定(2.2)法可靠性测验结果

变异来源	f	差方和	方差	F	P
试品间	1	11.25	11.25	<1	>0.05
回归	1	3150.05	3150.05	229.06	<0.01
偏离平行	1	1.80	1.80	<1	>0.05
剂间	3	3163.10	1054.37	76.67	<0.01
区组间	4	285.82	71.46	5.20	<0.05
误差	11	151.27	13.75(s^2)		
总	19	3600.20			

结论：回归非常显著($P < 0.01$)，偏离平行不显著($P > 0.05$)，实验结果成立。

区组间差异显著($P < 0.05$)，分离区组间变异，可以减小实验误差。

缩宫素离体子宫效价测定，如区组间变异不显著，也可以不分离区组间变异，用随机设计方差分析法计算。

(4)效价(P_T)及可信限(FL)计算　按表十二(2.2)法及(30)～(33)式、(3)式、(8)式计算。

$r = 1 : 0.75$　$I = 0.125$　$s^2 = 13.75$

$f = 11$　$t = 2.20$

P_T 及其 FL 计算：

$$V = \frac{1}{2} \times (183.5 + 306.0 - 173.0 - 301.5) = 7.5$$

$$W = \frac{1}{2} \times (306.0 - 183.5 + 301.5 - 173.0) = 125.5$$

$$g = \frac{13.75 \times 2.20^2 \times 5}{125.5^2} = 0.021$$

$$R = \frac{0.009}{0.0106} \cdot \text{antilg}\left(\frac{7.5}{125.5} \times 0.125\right) = 0.864$$

$$P_T = 10 \times 0.864 = 8.64 \text{(u/ml)}$$

$$S_M = \frac{0.125}{125.5^2 \times (1 - 0.021)} \times$$
$$\sqrt{5 \times 13.75 \times [(1 - 0.021) \times 125.5^2 + 7.5^2]}$$
$$= 0.008\ 362$$

$$R \text{ 的 FL} = \text{antilg}\left(\frac{\lg 0.864}{1 - 0.021} \pm 2.20 \times 0.008\ 362\right)$$
$$= 0.826 \sim 0.899$$

$$P_T \text{ 的 FL} = 10 \times (0.826 \sim 0.899) = 8.26 \sim 8.99 \text{(u/ml)}$$

$$P_T \text{ 的 FL\%} = \frac{8.99 - 8.26}{2 \times 8.64} \times 100\% = 4.2\%$$

例 5　量反应平行线测定(2.2)法双交叉设计

胰岛素效价测定——小鼠血糖法

S 为胰岛素标准品

d_{S1}: 25mu/ml, 0.25ml/鼠

d_{S2}: 50mu/ml, 0.25ml/鼠

T 为胰岛素　标示量 A_T:27u/mg

d_{T1}: 25mu/ml, 0.25ml/鼠

d_{T2}: 50mu/ml, 0.25ml/鼠

$r = 1 : 0.5$　$I = 0.301$

反应值y: 血糖值(mg%)

每组用鼠 10 只, $m = 10$

测定结果按表九排列,见表 5-1。

(1)方差分析　按(26)式、(27)式计算:

差方和$_{(总)} = 103.99^2 + 113.21^2 + \cdots + 89.58^2 +$
$$110.93^2 - \frac{7766.15^2}{2 \times 4 \times 10}$$
$$= 25\ 865.8223$$

$f_{(总)} = 2 \times 4 \times 10 - 1 = 79$

差方和$_{(动物间)} = \frac{191.00^2 + 217.82^2 + \cdots + 151.41^2 + 206.49^2}{2} -$
$$\frac{7766.15^2}{2 \times 4 \times 10} = 11\ 320.6387$$

$f_{(动物间)} = 4 \times 10 - 1 = 39$

(2)将表 5-1 中 S、T 各剂量组每一次反应值之和按表十及(22)式、(28)式、(29)式、(18)式计算各项变异的 $m \cdot \sum C_i^2$、$\sum (C_i \cdot \sum y)$ 及差方和、方差,并进行可靠性测验,结果见表 5-2、表 5-3。

表 5-1　胰岛素效价测定结果

		第一组			第二组			第三组			第四组		
		第(1)次	第(2)次	两次	第(1)次	第(2)次	两次	第(1)次	第(2)次	两次	第(1)次	第(2)次	两次
		d_{S1}	d_{T2}	反应和	d_{S2}	d_{T1}	反应和	d_{T1}	d_{S2}	反应和	d_{T2}	d_{S1}	反应和
		$y_{S1(1)}$	$y_{T2(2)}$	$y_{(1)}+y_{(2)}$	$y_{S2(1)}$	$y_{T1(2)}$	$y_{(1)}+y_{(2)}$	$y_{T1(1)}$	$y_{S2(2)}$	$y_{(1)}+y_{(2)}$	$y_{T2(1)}$	$y_{S1(2)}$	$y_{(1)}+y_{(2)}$
y		103.99	87.01	191.00	83.21	119.43	202.64	116.54	85.82	202.36	105.37	128.92	234.29
		113.21	104.61	217.82	61.05	76.53	137.58	94.19	77.72	171.91	73.40	126.95	200.35
		106.94	100.26	207.20	85.56	139.40	224.96	92.82	100.26	193.08	74.38	106.19	180.57
		94.19	96.10	190.29	76.54	126.95	203.49	103.99	79.89	183.88	72.42	100.26	172.68
		103.99	74.56	178.55	76.54	97.49	174.03	113.21	87.01	200.22	66.54	90.77	157.31
		92.82	82.27	175.09	78.70	130.90	209.60	101.05	100.26	201.31	106.94	109.35	216.29
		108.50	87.01	195.51	72.42	93.34	165.76	106.94	122.99	229.93	98.31	103.22	201.53
		89.09	84.64	173.73	77.52	121.08	198.60	92.82	82.27	175.09	113.21	132.88	246.09
		131.45	93.34	224.79	76.54	110.93	187.47	98.31	91.95	190.26	61.83	89.58	151.41
		111.64	88.20	199.84	64.58	94.72	159.30	127.53	106.19	233.72	95.56	110.93	206.49
													总和
$\sum$		1055.82 $S_{1(1)}$									1099.05 $S_{1(2)}$		S_1 2154.87
					752.66 $S_{2(1)}$				934.36 $S_{2(2)}$				S_2 1687.02
						1110.90 $T_{1(2)}$		1047.40 $T_{1(1)}$					T_1 2158.30
			898.00 $T_{2(2)}$								867.96 $T_{2(1)}$		T_2 1765.96
												$\sum y$	7766.15

按(28)式、(29)式计算:

差方和$_{(误差 I)} = 25\ 865.8223 - 11\ 320.6387 - 84.8102 -$
$$9249.0855 - 1267.7893 - 369.4991$$
$$= 3573.9995$$

$f_{(误差 I)} = 4 \times (10 - 1) = 36$

差方和$_{(误差 II)} = 11\ 320.6387 - 71.2720 - 215.7917 -$
$$137.8388$$
$$= 10\ 895.7362$$

$$f_{(误差Ⅱ)} = 4 \times (10-1) = 36$$

结论：回归非常显著，偏离平行不显著，实验结果成立。两次实验间的差异非常显著，用双交叉设计可以消除实验间变异对实验误差的影响，提高实验的精确度。

（3）效价（P_T）及可信限（FL）计算：

用表 5-1 的 S_1、S_2、T_1、T_2，按表十二（2.2）法及 (30) 式、(32)～(34) 式计算。

$r = 1 : 0.5 \quad I = 0.301$

$s^2 = 99.2778 \quad f = 36 \quad t = 2.03$

P_T 及其 FL 计算：

$$V = \frac{1}{2} \times (1765.96 + 2158.30 - 1687.02 - 2154.87)$$
$$= 41.185$$

$$W = \frac{1}{2} \times (1765.96 - 2158.30 + 1687.02 - 2154.87)$$
$$= -430.095$$

$$R = \frac{50}{50} \cdot antilg\left(\frac{41.185}{-430.095} \times 0.301\right) = 0.936$$

$$P_T = 27 \times 0.936 = 25.27 (u/mg)$$

$$g = \frac{99.2778 \times 2.03^2 \times 2 \times 10}{(-430.095)^2} = 0.044$$

$$S_M = \frac{0.301}{(-430.095)^2 \times (1-0.044)} \times$$

$$\sqrt{2 \times 10 \times 99.2778 \times [(1-0.044) \times (-430.095)^2 + 41.185^2]}$$

$$= 0.032\,04$$

$$R \text{ 的 FL} = antilg\left(\frac{lg0.936}{1-0.044} \pm 2.03 \times 0.032\,04\right)$$

$$= 0.803 \sim 1.084$$

$$P_T \text{ 的 FL} = 27 \times (0.803 \sim 1.084) = 21.68 \sim 29.27 (u/mg)$$

$$P_T \text{ 的 FL\%} = \frac{29.27 - 21.68}{2 \times 25.27} \times 100\% = 15.0\%$$

表 5-2　胰岛素双交叉法剂间变异分析

变异来源	第(1)次实验 $\sum y_{(1)}$				第(2)次实验 $\sum y_{(2)}$				$m \cdot \sum C_i^2$	$\sum(C_i \sum y)$	$\dfrac{[\sum(C_i \cdot \sum y)]^2}{m \cdot \sum C_i^2}$
	$S_{1(1)}$	$S_{2(1)}$	$T_{1(1)}$	$T_{2(1)}$	$S_{1(2)}$	$S_{2(2)}$	$T_{1(2)}$	$T_{2(2)}$			
	1055.82	752.66	1047.40	867.96	1099.05	934.36	1110.90	898.00			
	正交多项系数 C_i										
试品间	−1	−1	1	1	−1	−1	1	1	10×8	82.37	84.8102
回归	−1	1	−1	1	−1	1	−1	1	10×8	−860.19	9249.0855
偏离平行	1	−1	−1	1	1	−1	−1	1	10×8	75.51	71.2720
次间	−1	−1	−1	−1	1	1	1	1	10×8	318.47	1267.7893
次间×试品间	1	1	−1	−1	−1	−1	1	1	10×8	−131.39	215.7917
次间×回归	1	−1	1	−1	−1	1	−1	1	10×8	105.01	137.8388
次间×偏离平行	−1	1	1	−1	1	−1	−1	1	10×8	−171.93	369.4991

表 5-3　胰岛素双交叉法可靠性测验结果

变异来源	f	差方和	方差	F	P
偏离平行	1	71.2720	71.2720	<1	>0.05
次间×试品间	1	215.7917	215.7917	<1	>0.05
次间×回归	1	137.8388	137.8388	<1	>0.05
误差（Ⅱ）	36	10 895.7362	302.6593($s_Ⅱ^2$)		
动物间	39	11 320.6387	290.2728	2.92	
试品间	1	84.8102	84.8102	<1	>0.05
回归	1	9249.0855	9249.0855	93.16	<0.01
次间	1	1267.7893	1267.7893	12.77	<0.01
次间×偏离平行	1	369.4991	369.4991	3.72	>0.05
误差（Ⅰ）	36	3573.9995	99.2778(s^2)		
总	79	25 865.8223			

四、四参数回归计算法

四参数回归计算法系采用非线性模型进行量反应检定的一种统计分析方法。该法要求在一定剂量范围内，标准品（S）和供试品（T）的对数剂量 x 与反应值或反应值的特定函数 y 呈 "S" 或反 "S" 形关系，可拟合成四参数逻辑斯蒂（logistic）回归方程，拟合曲线对称于拐点，上下各有一渐进线。当 S 和 T 的活性组分基本相同时，两拟合曲线平行。S 形量反应四参数逻辑斯蒂（logistic）曲线模型图见图 2。

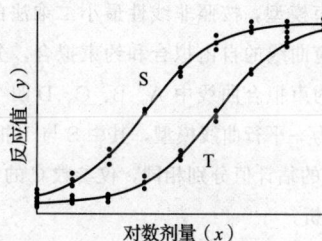

图 2　S 型量反应曲线的四参数逻辑斯蒂（logistic）模型

四参数逻辑斯蒂（logistic）曲线方程见 (35) 式：

$$y = D + \frac{A-D}{1 + \left(\dfrac{d}{C}\right)^B} \tag{35}$$

(36) 式为另一种等价的方程形式：

$$y = D + \frac{A-D}{1 + antilog[B(x - logC)]} \tag{36}$$

上述式中 y 为反应值或反应值的特定函数；

d 为标准品或供试品的各剂量；

x 为对数剂量，$x = \log d$；

A 为 $d \to 0$ 时的 y（S 形：下渐进线；反 S 形：上渐进线）；

D 为 $d \to \infty$ 时的 y（S 形：上渐进线；反 S 形：下渐进线）；

C 为 $y = \dfrac{A+D}{2}$ 时对应的 d，即 50% 效应浓度（EC_{50} 或 ED_{50}）；

B 为斜率因子（与 EC_{50} 或 ED_{50} 处曲线斜率相关）。

公式中对数的底数可取任一适用的底数，常以无理数 e 或 10 为底。A、B、C、D 即为拟合曲线的 4 个特征性参数。本法主要以基于细胞的生物学活性测定法为例阐述四参数回归计算法的实验设计及运算过程。

1. 实验设计

实验设计中要求 S 和 T 的剂量组数 (n) 应相等，每个剂量组反应值的个数 (m) 也应相等，且每个重复数应为独立重复。每组剂量间隔一般呈连续的等比稀释，也可采用非连续的独立稀释。实验过程中，应避免使用有严重位置效应的细胞孔，如会产生边缘效应的外周孔，S 和 T 加样位置应尽量遵循随机、均衡排列的原则，也可选用随机区组设计，以减少实验误差。

2. 异常值处理

获取并记录试验数据后，需采用一定的策略鉴别和处理异常值，应调查产生异常值的原因。对于技术性或物理性等明确原因导致的异常值可直接剔除，如细胞孔污染、加样错误等；而对没有查明原因的异常值原则上不应剔除，即使剔除也应采用合适的统计学方法。关于异常值剔除的统计学方法及其缺项补足，见本通则"三、量反应平行线测定法"中异常值剔除项。

3. 四参数逻辑斯蒂（logistic）模型拟合

一般采用适宜的计算机软件中四参数逻辑斯蒂（logistic）自由模型和约束模型，按照非线性最小二乘法的原则，进行 S 和 T 剂量反应曲线的自由拟合和约束拟合，分别获得 S 和 T 自由拟合及约束拟合曲线中 A、B、C、D 四个参数的估计值。约束模型为一平行曲线模型，其中 S 与 T 拟合方程的 A、B、D 三个参数的估计值分别相同，仅参数 C 的估计值不同。

4. 方差分析

按 (37)~(39) 式将约束模型总变异进行分解，采用适宜的计算机软件计算各项变异的差方和、自由度 (f)，按 (18) 式计算各变异项方差。

$$差方和_{总} = 差方和_{试品间} + 差方和_{回归} + 差方和_{残差 I} \quad (37)$$

$$差方和_{残差 I} = 差方和_{残差 II} + 差方和_{偏离平行} \quad (38)$$

$$差方和_{残差 II} = 差方和_{模型失拟} + 差方和_{误差} \quad (39)$$

上述式中 差方和$_{残差 I}$ 为标准品和供试品约束模型的残差平方和；

差方和$_{残差 II}$ 为标准品和供试品自由模型的残差平方和。

5. 可靠性测验

通过对剂间变异的分析，以测验 S 和 T 的对数剂量和反应的关系是否显著偏离平行曲线。剂间变异分析为试品间、回归、偏离平行和模型失拟四项；残差 II 的方差用以进行试品间、回归和偏离平行三项变异的 F 测验，误差项的方差用以进行模型失拟的 F 测验。由适宜的计算机软件计算获得各变异项的 P 值。当 $P < 0.05$ 或 $P < 0.01$，即认为在此检验水准下该项变异有显著意义。

可靠性测验结果判断 可靠性测验结果，回归项应非常显著（$P < 0.01$）；偏离平行和模型失拟均应不显著（$P \geqslant 0.05$）。个别情况下，当残差 II 或误差项的方差非常小时，偏离平行或模型失拟检验结果可能判为显著，建议此时以残差 II 或误差质控图中日常平均水平替代该次试验水平进行计算。

试品间一项不作为可靠性测验的判断标准。试品间变异非常显著者，重复试验时，应参考所得结果重新估计 T 的效价或重新调整剂量再进行试验。

满足上述条件，即可认为实验结果的可靠性成立。

6. 效价（P_T）及置信区间（CL）计算

对于可靠性成立的实验结果，方可按等反应剂量比的原则，采用约束模型中 S 和 T 拟合曲线 EC_{50} 的比值，计算供试品的相对效价 (R)。

$$R = \frac{标准品 EC_{50}}{供试品 EC_{50}} \times 100\% \quad (40)$$

再按下式计算供试品的效价 (P_T)

$$P_T = A_T \cdot R$$

采用经验证的适宜计算机软件计算 R 的置信区间，将 R 置信区间的高限和低限分别乘以 A_T 得 P_T 置信区间的高限和低限。对于多次实验结果的合并计算见本通则"六、实验结果的合并计算"部分。

在进行本法运算时，选择的计算机软件应能获得与本法实例一致的计算结果。

对符合 S 形量反应模型的供试品进行效价计算时，如果没有合适的计算机软件或统计专家的帮助，无法使用四参数回归计算法的情况下，也可选择剂量反应曲线中呈近似直线关系的一段剂量范围，将反应值进行适宜转换，按"三、量反应平行线测定法"估计效价。

7. 实例

例 6 四参数回归计算法

人粒细胞刺激因子（GCSF）生物学活性测定——NFS-60 细胞/MTT 比色法

测定方法见人粒细胞刺激因子生物学活性测定法（通则 3525），试验中将 S 和 T（标示量 A_T：$2.4 \times 10^7 IU/300 \mu g$）用基础培养液稀释至每 1ml 含 400IU，然后做 2 倍系列稀释，共 8 个稀释度，每个稀释度做 2 孔，酶标仪吸光度测定结果见表 6-1。以 $y_{i,j,k}$ 表示 S 或 T 每一剂量水平的反应值，其中 i

表示 S 或 T 处理组，$i=0$ 时为 S 处理组，$i=1$ 时为 T 处理组；j 表示第 j 个剂量组；k 表示每一剂量水平的第 k 个重复数。

(1)四参数逻辑斯蒂(logistic)模型拟合

采用适宜的计算机软件中四参数逻辑斯蒂(logistic)自由模型对表 6-1 中的数据进行 S 和 T 剂量反应曲线的拟合，其决定系数 R^2 分别为 0.997 和 0.999，S 和 T 自由模型拟合曲线中 A、B、C、D 四个参数的估计值见表 6-2。

表 6-1　GCSF 生物学活性(NFS-60 细胞/MTT 比色法)测定结果

终浓度	标准品 S		供试品 T	
(IU/ml)	反应值 1	反应值 2	反应值 1	反应值 2
200	1.420	1.370	1.425	1.415
100	1.408	1.338	1.395	1.364
50	1.202	1.185	1.220	1.197
25	0.840	0.843	0.863	0.862
12.5	0.562	0.560	0.577	0.557
6.25	0.423	0.391	0.413	0.404
3.125	0.335	0.333	0.345	0.343
1.5625	0.312	0.302	0.317	0.313

表 6-2　S 和 T 自由模型拟合曲线中各参数的估计值

	A	B	C	D
S	0.313	1.834	25.66	1.439
T	0.319	1.834	25.51	1.456

以 $\hat{y}_{i,i(fm)}$ 表示自由模型每一剂量水平的拟合值，则：

S 自由模型拟合方程：$\hat{y}_{i,j(fm)}=1.439+\dfrac{0.313-1.439}{1+\left(\dfrac{x_{i,j,k}}{25.66}\right)^{1.834}}$

T 自由模型拟合方程：$\hat{y}_{i,j(fm)}=1.456+\dfrac{0.319-1.456}{1+\left(\dfrac{x_{i,j,k}}{25.51}\right)^{1.834}}$

再采用适宜的计算机软件中四参数 logistic 约束模型对表 6-1 中的数据进行 S 和 T 剂量反应曲线的拟合，S 和 T 约束模型拟合曲线中 A、B、C、D 四个参数的估计值见表 6-3。

表 6-3　S 和 T 约束模型拟合曲线中各参数的估计值

	A	B	C	D
S	0.316	1.833	26.08	1.448
T	0.316	1.833	25.11	1.448

以 $\hat{y}_{i,j(cm)}$ 表示约束模型每一剂量水平的拟合值，则：

S 约束模型拟合方程：$\hat{y}_{i,j(cm)}=1.448+\dfrac{0.316-1.448}{1+\left(\dfrac{x_{i,j,k}}{26.08}\right)^{1.833}}$

T 约束模型拟合方程：$\hat{y}_{i,j(cm)}=1.448+\dfrac{0.316-1.448}{1+\left(\dfrac{x_{i,j,k}}{25.11}\right)^{1.833}}$

(2)方差分析

试验数据列表　根据表 6-1 计算 S 和 T 处理组所有反应值的平均值 $\bar{y}$、S 或 T 处理组所有反应值的平均值 $\bar{y}_i$、S 或 T 第 j 个剂量组内反应值的平均值 $\bar{y}_{i,j}$ 和每一剂量组反应值的相对标准偏差 RSD；按上述拟合方程分别计算自由模型中 S 和 T 每个剂量水平的拟合值 $\hat{y}_{i,j(fm)}$；约束模型中 S 和 T 每个剂量水平的拟合值 $\hat{y}_{i,j(cm)}$；将结果列入表 6-4。

表 6-4　S 和 T 试验数据列表

	(1)	(2)		(3)	(4)	(5)	(6)	(7)	(8)
	$x_{i,j,k}$	$y_{i,j,k}$		$\bar{y}_{i,j}$	RSD	$\hat{y}_{i,j(fm)}$	$\hat{y}_{i,j(cm)}$	$\bar{y}_i$	$\bar{y}$
S	200	1.420	1.370	1.395	2.5	1.414	1.422		
	100	1.408	1.338	1.373	3.6	1.353	1.359		
	50	1.202	1.185	1.194	1.0	1.183	1.185		
	25	0.840	0.843	0.842	0.3	0.863	0.860		
	12.5	0.562	0.560	0.561	0.3	0.551	0.549	0.802	
	6.25	0.423	0.391	0.407	5.6	0.392	0.393		
	3.125	0.335	0.333	0.334	0.3	0.336	0.339		
	1.5625	0.312	0.302	0.307	2.3	0.320	0.322		
									0.807
T	200	1.425	1.415	1.420	0.5	1.431	1.423		
	100	1.395	1.364	1.380	1.6	1.370	1.365		
	50	1.220	1.197	1.209	1.3	1.200	1.198		
	25	0.863	0.862	0.863	0.1	0.877	0.880		
	12.5	0.577	0.557	0.567	2.5	0.561	0.563	0.813	
	6.25	0.413	0.404	0.409	1.6	0.399	0.398		
	3.125	0.345	0.343	0.344	0.4	0.343	0.340		
	1.5625	0.317	0.313	0.315	0.9	0.326	0.323		

将总变异进行分解，计算各项变异的差方和与自由度(f)。

总变异

差方和$_总$=$(1.420-0.807)^2+\cdots+(0.302-0.807)^2+$

　　　　$(1.425-0.807)^2+\cdots+(0.313-0.807)^2$

$=6.108\ 58$

$f_总=2\times8\times2-1=31$

试品间变异

差方和$_{试品间}$=$2\times8\times\left[(0.802-0.807)^2+(0.813-0.807)^2\right]$

$=0.001\,08$

$$f_{试品间}=2-1=1$$

回归项变异

$$\begin{aligned}差方和_{回归}=&[(1.422-0.802)^2+\cdots+(0.322-0.802)^2+\\&(1.423-0.813)^2+\cdots+(0.323-\\&0.813)^2]\times 2\\=&6.097\,29\end{aligned}$$

$$f_{回归}=5-2=3$$

偏离平行项变异

$$\begin{aligned}差方和_{偏离平行}=&[(1.420-1.422)^2+\cdots+\\&(0.302-0.322)^2+(1.425-1.423)^2+\cdots+\\&(0.313-0.323)^2]-[(1.420-\\&1.414)^2+\cdots+(0.302-0.320)^2+\\&(1.425-1.431)^2+\cdots+(0.313-0.326)^2]\\=&4.468E-04\end{aligned}$$

$$f_{偏离平行}=8-5=3$$

残差Ⅱ变异

$$\begin{aligned}差方和_{残差Ⅱ}=&(1.420-1.414)^2+\cdots+(0.302-0.320)^2+\\&(1.425-1.431)^2+\cdots+(0.313-0.326)^2\\=&0.010\,52\end{aligned}$$

$$f_{残差Ⅱ}=2\times 8\times 2-8=24$$

①**失拟项变异**

$$\begin{aligned}差方和_{模型失拟}=&2\times[(1.395-1.414)^2+\cdots+(0.307-\\&0.320)^2+(1.420-1.431)^2+\cdots+\\&(0.315-0.326)^2]=0.005\,05\end{aligned}$$

$$f_{模型失拟}=2\times 8-8=8$$

标准品失拟项变异：

$$\begin{aligned}差方和_{标准品模型失拟}=&2\times[(1.395-1.414)^2+\cdots+\\&(0.307-0.320)^2]=0.003\,60\end{aligned}$$

$$f_{标准品模型失拟}=8-8/2=4$$

供试品失拟项变异：

$$\begin{aligned}差方和_{供试品模型失拟}=&2\times[(1.420-1.431)^2+\cdots+\\&(0.315-0.326)^2]=0.001\,45\end{aligned}$$

$$f_{供试品模型失拟}=8-8/2=4$$

②**误差项变异**

$$差方和_{误差}=0.010\,517-5.056E-03=0.005\,46$$

$$f_{误差}=2\times 8\times 2-2\times 8=16$$

(3)可靠性测验

按本通则"三、量反应平行线测定法"中(18)式计算各变异项方差,将方差分析结果列表进行 F 测验,见表6-5。

表 6-5　方差分析及 F 测验结果

变异来源	自由度	差方和	方差	F	P
试品间	1	0.001 08	0.001 08	2.467 42	0.129 32(>0.05)
回归	3	6.097 29	2.032 43	4638.5557	2.732×10^{-33}(<0.01)
偏离平行	3	4.468×10^{-4}	1.489×10^{-4}	0.339 89	0.796 66(>0.05)
残差	24	0.010 52	4.382×10^{-4}		
模型失拟	8	0.005 05	6.319×10^{-4}	1.851 25	0.140 13(>0.05)
标准品	4	0.003 60	9.000×10^{-4}	2.636 98	0.072 73(>0.05)
供试品	4	0.001 45	3.637×10^{-4}	1.065 53	0.405 57(>0.05)
误差	16	0.005 46	3.413×10^{-4}		
总变异	31	6.108 58	0.197 05		

注:表中残差为残差Ⅱ。

可靠性测验结果判断　根据历史数据设定 S 和 T 拟合曲线 R^2 应≥0.98,每一剂量组反应值的 RSD 应≤10%。可靠性测验结果判断如下:

①S 和 T 拟合曲线的 R^2 分别为 0.997 和 0.999,均符合规定。

②S 和 T 每一剂量组内反应值的 RSD 均<10%,均符合规定。

③回归项非常显著;偏离平行和失拟检验项均不显著。

结论:实验结果成立。

(4)效价(P_T)及置信区间计算

相对效价(R)按约束模型中 S 和 T 拟合曲线 EC_{50}(见表6-3中 C 值)的比值计算。

$$R=\frac{26.08}{25.11}\times 100\%=103.9\%$$

再按下式计算供试品效价:

$$P_T=A_T\cdot R=\frac{2.4\times 10^7}{300\times 10^{-3}}\times 103.9\%=8.3\times 10^7(IU/mg)$$

采用适宜的计算机软件,计算 R 的置信区间为 98.3%~109.7%,P_T 的置信区间为 $(7.9\sim 8.8)\times 10^7\,IU/mg$,$R$ 和 P_T 的相对置信区间均为 94.6%~105.6%。

五、质反应的生物实验数据分析

某些无法定量测量的检验,每个试验单位只有二分的测量结果,例如观察到动物的存活或死亡,细胞的响应超过或未超过预设的限度等。处理该类检验适用于质反应测定法。

质反应测定法与量反应测定法的区别在于，在每个剂量下的 n 次独立重复测量仅得到一个单一的值，即响应比例。将对数剂量对响应比例作图，通常将得到 S 形的剂量响应曲线。该曲线通常可以通过累积正态分布函数表示。使用累积正态分布函数的模型通常称为概率单位（probit）模型，使用逻辑斯蒂分布函数的模型通常称为 logit 模型，两者计算结果不存在有意义的差异，均可接受。常用 Bliss 迭代法计算模型参数。

1. 概率单位（probit）转换的平行线法

(1)将实验数据输入工作表 I （表十三），按工作表 I 和工作表 II 的循环迭代计算　首先将试验数据输入工作表 I 以下数字标识的各列。

列(1)为标准品或供试品的剂量。

列(2)为该剂量下的单位数 m。

列(3)为该剂量下产生阳性响应的单位数 r。

列(4)为对数剂量 x。

列(5)为每组阳性响应的比例 $p = r/m$。

从列(6)开始，循环迭代计算结果：

列(6)第一个循环时，列 Y 全部填写 0。

列(7)累积标准正态分布方程对应的值 $\Phi = \Phi(Y)$。

工作表 I 的列(8)到列(10)用以下公式计算。

列(8)
$$Z = \frac{e^{-Y^2/2}}{\sqrt{2\pi}} \tag{41}$$

列(9)
$$y = Y + \frac{p - \Phi}{Z} \tag{42}$$

列(10)
$$w = \frac{mZ^2}{\Phi - \Phi^2} \tag{43}$$

工作表 I 的列(11)到列(15)的 wx、wy、wx^2、wy^2 和 wxy 可以由该表的列(4)、(9)和(10)算得，对每供试品和标准品分别计算列(10)～(15)各列之和（Σ）。

将工作表 I 计算得到的求和转移至工作表 II （表十四）中的列(1)～(6)，通过以下公式计算工作表 II 列(7)～(11)。

列(7)
$$S_{xx} = \sum wx^2 - \frac{(\sum wx)^2}{\sum w} \tag{44}$$

列(8)
$$S_{xy} = \sum wxy - \frac{(\sum wx)(\sum wy)}{\sum w} \tag{45}$$

列(9)
$$S_{yy} = \sum wy^2 - \frac{(\sum wy)^2}{\sum w} \tag{46}$$

列(10)
$$\bar{x} = \frac{\sum wx}{\sum w} \tag{47}$$

列(11)
$$\bar{y} = \frac{\sum wy}{\sum w} \tag{48}$$

表十三　质反应模型的工作表 I 模板

	(1)	(2)	(3)	(4)	(5)	(6)	(7)	(8)	(9)	(10)	(11)	(12)	(13)	(14)	(15)
	剂量	m	r	x	p	Y	Φ	Z	y	w	wx	wy	wx^2	wy^2	wxy
S															
										$\Sigma=$	$\Sigma=$	$\Sigma=$	$\Sigma=$	$\Sigma=$	$\Sigma=$
T															
										$\Sigma=$	$\Sigma=$	$\Sigma=$	$\Sigma=$	$\Sigma=$	$\Sigma=$

表十四　质反应模型的工作表 II 模板

	(1)	(2)	(3)	(4)	(5)	(6)	(7)	(8)	(9)	(10)	(11)	(12)
	$\sum w$	$\sum wx$	$\sum wy$	$\sum wx^2$	$\sum wy^2$	$\sum wxy$	S_{xx}	S_{xy}	S_{yy}	$\bar{x}$	$\bar{y}$	a
S												
T												
		$\Sigma=$	$\Sigma=$									

供试品和标准品的共同斜率参数 b 以(49)式计算：
$$b = \frac{\sum S_{xy}}{\sum S_{xx}} \tag{49}$$

供试品和标准品的截距参数 a 以(50)式计算，并填入工作表 II 的列(12)：
$$a = \bar{y} - b\bar{x} \tag{50}$$

用 $\bar{y} = a + b\bar{x}$ 公式计算的结果替换工作表 I 中的列(6)，开始重复循环，直到两个循环计算出的 Y 值差异足够小后停止（例如，两个连续循环中算得的 Y 值差异小于 10^{-8}）。

(2)可靠性测验　通过对变异的分析，以测验 S 和 T 的对数剂量和反应的关系是否显著偏离线性和平行性。S 和 T 需至少涵盖 3 个剂量，偏离线性的程度可以通过以下方法测量。在工作表 II 中增加列(13)，由(51)式计算：
$$S_{yy} - \frac{S_{xy}^2}{S_{xx}} \tag{51}$$

对工作表 II 列(13)的计算结果求和得到 χ^2 值，以自由度 $f = K - 2h$ 查 χ^2 表（$K = dh$，d 为每个测试品的浓度值；h 为总的测试品数目，只有一个标准品和一个供试品，则 $h = 2$），可得到尾区概率 P。当 $P < 0.05$ 或 $P < 0.01$，即

为在此概率水平下对偏离线性有显著意义。

偏离平行性的程度可以通过以下方法测量。工作表Ⅱ中的数据通过（52）式计算得到 χ^2 值，以自由度 $f=h-1$ 查 χ^2 表，可得到尾区概率 P。当 $P<0.05$ 或 $P<0.01$，即为在此概率水平下对平行性的偏离有显著意义。

$$\chi^2 = \sum \frac{S_{xy}^2}{S_{xx}} - \frac{(\sum S_{xy})^2}{\sum S_{xx}} \qquad (52)$$

可靠性检验结果，偏离线性和平行性应不显著（$P>0.05$）。显著偏离线性应当复试。实验者在剂量设置时应当尽可能保证 S 和 T 的对数剂量均覆盖各自 S 形曲线半数反应量的两侧，即最低稀释度有半数以上的动物响应，最高稀释度有半数以下的动物响应。同时，S 和 T 曲线的水平距离应当尽可能小，以充分保证拟合的稳健性和检验结果的可靠性。

显著偏离线性应当复试，但如果有理由保留该检验，公式需要微调。（56）式中的 t 应当修正为偏离线性检验中相同自由度 $f=K-2h$ 对应的 $P=0.05$ 处的 t 值，s^2 应当修正为偏离线性检验中的 χ^2 值除以自由度 $f=K-2h$。

同时，平行性检验也需要微调。偏离平行性检验的 χ^2 值除以自由度 $f=h-1$ 后，再除以上述计算得到的 s^2，得到一个 F 比率值，分子和分母分别对应自由度 $f=h-1$ 和 $f=K-2h$，在 0.05 的显著水平上进行 F 检验以判断平行性。

(3)效价（P_T）及可信限（FL）计算　按工作表Ⅱ得到的 a_T、a_S、b、S_{xx}、$\bar{x}_S$、$\bar{x}_T$，代入（53）～（58）式，计算 M、R、P_T 和 FL 等。

$$M = \frac{a_T - a_S}{b} \qquad (53)$$

式中　a_T 为供试品的截距参数，a_S 为标准品的截距参数。

$$R = \text{antilg} M \qquad (54)$$

$$P_T = A_T \cdot R \qquad (55)$$

$$H = \frac{b^2 \sum S_{xx}}{b^2 \sum S_{xx} - s^2 t^2} (t=1.96，s=1) \qquad (56)$$

$$L = \frac{1}{\sum_S w} + \frac{1}{\sum_T w} \qquad (57)$$

$$P_T \text{ 的 FL} = A_T \cdot \text{antilg} \{ HM - (H-1)(\bar{x}_S - \bar{x}_T) \pm$$
$$\sqrt{(H-1)[L\sum S_{xx} + H(M - \bar{x}_S + \bar{x}_T)^2]} \} \qquad (58)$$

2. 半数反应量计算

半数反应量包括半数有效量（ED_{50} 或 IC_{50}）和半数致死量

（LD_{50}）等，是衡量药物有效性和安全性的常用指标，在质反应测定法中，表现为百分之五十单位响应时的剂量。供试品的半数反应量常用 probit 或 logit 模型计算，通过 Bliss 迭代法具体实现。

Bliss 迭代法按"五、质反应的生物实验数据分析"中的步骤开展，按其中的"1.（2）可靠性测验"进行线性检验，不需要进行平行性检验。

按表十四得到的 a、b、S_{xx}、$\bar{x}$，代入（59）～（63）式，计算 M、ED_{50} 和 FL 等。

$$M = \frac{-a}{b} \qquad (59)$$

$$ED_{50} = \text{antilg} M \qquad (60)$$

$$H = \frac{b^2 \sum S_{xx}}{b^2 \sum S_{xx} - s^2 t^2} (t=1.96，s=1) \qquad (61)$$

$$L = \frac{1}{\sum w} \qquad (62)$$

$$ED_{50} \text{ 的 FL} = \text{antilg} \{ HM - (H-1)\bar{x}_s \pm$$
$$\sqrt{(H-1)[L\sum S_{xx} + H(M - \bar{x})^2]} \} \qquad (63)$$

3. 实例

例 7　吸附白喉疫苗的效价测定——豚鼠毒素攻击法

白喉疫苗（估计效价为 140u/瓶）与标准品（标示效价 132u/瓶）对照检验。制备如表 7-1 所示的 1ml 针剂，注射经随机分组的豚鼠。一段时间后，向豚鼠注射白喉毒素，存活的豚鼠数在表 7-1 中记录。

表 7-1　吸附白喉疫苗效价测定的试验设计和原始数据

标准品（S）			供试品（T）		
标示效价 132u/瓶			估计效价 140u/瓶		
剂量 （u/ml）	注射 豚鼠数	存活 豚鼠数	剂量 （u/ml）	注射 豚鼠数	存活 豚鼠数
1.0	12	0	1.0	11	0
1.6	11	2	1.6	11	3
2.5	12	6	2.5	12	9
4.0	11	10	4.0	12	11

(1)输入实验数据，进行工作表Ⅰ和工作表Ⅱ的循环迭代　使用 probit 模型，通过 Bliss 迭代法计算出收敛后的工作表Ⅰ（表 7-2）和工作表Ⅱ（表 7-3）。

表 7-2　收敛后的工作表Ⅰ

疫苗	剂量 （u/ml）	m	r	x	p	Y	Φ	Z	y	w	wx	wy	wx^2	wy^2	wxy
S	1.0	12	0	0.000	0.000	−2.30	0.011	0.029	−2.676	0.91	0.00	−2.44	0.00	6.54	0.00
	1.6	11	2	0.470	0.182	−1.08	0.141	0.223	−0.893	4.54	2.13	−4.05	1.00	3.62	−1.90
	2.5	12	6	0.916	0.500	0.08	0.532	0.398	0.000	7.62	6.98	0.00	6.40	0.00	0.00
	4.0	11	10	1.386	0.909	1.30	0.903	0.171	1.334	3.69	5.12	4.93	7.10	6.58	6.83
T	1.0	11	0	0.000	0.000	−1.90	0.029	0.066	−2.337	1.70	0.00	−3.97	0.00	9.28	0.00
	1.6	11	3	0.470	0.273	−0.68	0.248	0.317	−0.603	5.91	2.78	−3.56	1.31	2.15	−1.67
	2.5	12	9	0.916	0.750	0.48	0.684	0.356	0.664	7.03	6.44	4.67	5.90	3.10	4.28
	4.0	12	11	1.386	0.917	1.70	0.955	0.094	1.289	2.50	3.47	3.22	4.80	4.16	4.47

表 7-3　收敛后的工作表Ⅱ

疫苗	Σw	Σwx	Σwy	Σwx^2	Σwy^2	Σwxy	S_{xx}	S_{xy}	S_{yy}	$\bar{x}$	$\bar{y}$	a
S	16.76	14.24	−1.57	14.50	16.73	4.93	2.41	6.26	16.58	0.85	−0.09	−2.30
T	17.13	12.68	0.36	12.01	18.69	7.07	2.62	6.81	18.68	0.74	0.02	−1.90

(2)可靠性测验　检验非线性：4 个自由度的 χ^2 值是 $0.340 + 1.022 = 1.361$，对应 $P = 0.851$，统计学不显著。

检验非平行性：1 个自由度的 χ^2 值是 $(16.25 + 17.66) - \dfrac{13.06^2}{5.03} = 0.001$，相应的 P 值是 0.974（此处 P 值使用修约后的 $\chi^2 = 0.001$ 计算），统计学不显著。

结论：偏离线性和平行性不显著，试验结果成立。

(3)效价(P_T)及可信限(FL)计算　效价(P_T)及可信限(FL)的计算，按(53)～(58)式计算。

$$M = \frac{a_T - a_S}{b} = \frac{-1.900 - (-2.297)}{2.595} = 0.153$$

$$R = \text{antilg} M = \text{antilg}(0.153) = 1.166$$

$$P_T = A_T \cdot R = 140\text{IU} \cdot 1.166 = 163.2\text{IU}/\text{瓶}$$

$$H = \frac{b^2 \sum S_{xx}}{b^2 \sum S_{xx} - s^2 t^2} = \frac{2.595^2 \times 5.034}{2.595^2 \times 5.034 - 1^2 \times 1.960^2}$$
$$= 1.128 (t = 1.96, s = 1)$$

$$L = \frac{1}{\sum_S w} + \frac{1}{\sum_T w} = \frac{1}{16.764} + \frac{1}{17.134} = 0.118$$

P_T 的 FL $= A_T \cdot \text{antilg}\{HM - (H-1)(\bar{x}_S - \bar{x}_T) \pm$
$\sqrt{(H-1)[L\sum S_{xx} + H(M - \bar{x}_S + \bar{x}_T)^2]}\}$
$= 140\text{IU} \cdot \text{antilg}[0.159 \pm$
$\sqrt{0.128 \times (0.594 + 1.128 \times 0.044^2)}]$
$= 124.5 \sim 216.3 (\text{IU}/\text{瓶})$

R 或 P_T 的相对置信区间为 $76.3\% \sim 132.5\%$。

例 8　肉豆蔻提取物(PDK)对癌细胞的半数抑制率(IC_{50})计算

采用 MTT 法，取对数生长期的 SGC-7901 细胞以 $100\mu l$/well 接种于培养板内，培养 12 小时。分别加入含不同浓度 PDK 的培养液 $100\mu l$/well，每个浓度 3 个复孔，同时设空白对照孔。受试物 6 个剂量终浓度分别为 $25\mu g/ml$、$50\mu g/ml$、$100\mu g/ml$、$200\mu g/ml$、$400\mu g/ml$、$800\mu g/ml$，将培养板孵育 4 小时后，各孔加入 MTT 溶液($5mg/ml$) $20\mu l$，同样条件继续孵育 4 小时后终止培养、处理后，在 570nm 处测各孔 OD 值，计算抑制率(%)，以 Bliss 法计算药物对肿瘤细胞体外增殖的 IC_{50}。试验设计和结果见表 8-1。

(1)输入实验数据，进行工作表Ⅰ和工作表Ⅱ的循环迭代　使用 probit 模型，通过 Bliss 迭代法计算出收敛后的工作表Ⅰ(表 8-2)和工作表Ⅱ(表 8-3)。

表 8-1　PDK 对 SGC-7901 细胞抑制试验设计和原始数据

受试物浓度 ($\mu g/ml$)	抑制率 (%)
25	8.2
50	24.9
100	41.0
200	58.8
400	70.0
800	80.5

表 8-2　收敛后的工作表Ⅰ

药品	受试物浓度 ($\mu g/ml$)	m	r	x	P	Y	Φ	Z	y	w	wx	wy	wx^2	wy^2	wxy
T	25	100	8.2	3.219	0.082	−1.161	0.1228	0.2033	−1.3618	38.367	123.50	−52.249	397.5	71.154	−168.2
	50	100	24.9	3.912	0.249	−0.734	0.2314	0.3047	−0.3765	52.186	204.19	−35.309	798.8	23.886	−138.1
	100	100	41.0	4.605	0.410	−0.307	0.3794	0.3806	−0.2267	61.512	283.27	−13.942	1304.5	3.160	−64.2
	200	100	58.8	5.298	0.588	0.120	0.5477	0.3961	0.2216	63.33	335.54	14.034	1777.8	3.110	74.4
	400	100	70.0	5.991	0.700	0.547	0.7078	0.3435	0.5243	57.054	341.84	29.911	2048.1	15.681	179.2
	800	100	80.5	6.685	0.805	0.708	0.8350	0.2482	0.8533	44.725	298.97	38.162	1998.5	32.562	255.1

表 8-3　收敛后的工作表Ⅱ

药品	Σw	Σwx	Σwy	Σwx^2	Σwy^2	Σwxy	S_{xx}	S_{xy}	S_{yy}	$\bar{x}$	$\bar{y}$	a	b
T	317.18	1587.3	−19.393	8325.3	149.55	138.15	381.73	235.2	148.37	5.0044	−0.061 14	−3.1445	0.616 142

(2)可靠性测验　检验非线性：4 个自由度的 χ^2 值是 3.452，对应 $P = 0.485$，统计学不显著。

结论：偏离线性不显著，试验结果成立。

(3)IC_{50} 及可信限(FL)计算　IC_{50} 及可信限(FL)的计算，按(59)～(63)式计算。

$$M = \frac{-a}{b} = \frac{3.1445}{0.616\,142} = 5.1035$$

$$IC_{50} = \text{antiln} M = \text{antiln}(5.1035) = 164.6(\mu g/ml)$$

$$H = \frac{b^2 \sum S_{xx}}{b^2 \sum S_{xx} - s^2 \cdot t^2} = \frac{0.616\,142^2 \times 381.73}{0.616\,142^2 \times 381.73 - 1^2 \times 1.960^2}$$

$$=1.027(t=1.96, s=1)$$

$$L = \frac{1}{\sum w} = \frac{1}{317.18} = 0.003\,153$$

ED_{50} 的 $FL = \mathrm{antiln}\{HM-(H-1)\bar{x}_s \pm$

$$\sqrt{(H-1)[L\sum S_{xx}+H(M-\bar{x})^2]}\}$$

$$=137.6 \sim 198.0(\mu g/ml)$$

六、实验结果的合并计算

同一批供试品重复 n 次测定，所得 n 个测定结果，可用合并计算的方法求其效价 P_T 的均值及其 FL。

参加合并计算的 n 个结果应该是：

(1)各个实验结果是独立的，完整的，是在生物来源、实验条件相同的情况下，与标准品同时比较所得的检定结果(P_T)；

(2)各次检定结果，经用标示量或估计效价(A_T)校正后，取其对数值($\lg P_T$)参加合并计算。

计算时，令 $\lg P_T = M$

n 次实验结果的合并计算可通过下列三种方式进行。

方式 1　几何均值法

假定 n 个独立测定结果的 M 值呈正态或近似正态分布，则可使用如下公式计算其均值、标准差和标准误。

$$\text{均值 } \bar{M} = \sum_{i=1}^{n} M_i / n \tag{64}$$

$$\text{标准差 } S = \sqrt{\frac{1}{n-1}\sum_{i=1}^{n}(M_i-\bar{M})^2} \tag{65}$$

$$\text{标准误 } S_{\bar{M}} = S/\sqrt{n} \tag{66}$$

均值在 $100(1-\alpha)\%$ 的置信区间为 $\bar{M} \pm t_{n-1,\alpha/2} S_{\bar{M}}$ (67)

这里，M_i 是第 i 次结果的对数效价值；$t_{n-1,\alpha/2}$ 是具有自由度 $n-1$ 的 t 分布的上 $\alpha/2$ 的 t 值(或双侧 α 的 t 值)。

方式 2　加权均值法

假定 n 个独立实验均给出了对数效价值和相应的 S_{M_i} 或置信上下限，以及自由度，n 次实验结果共 n 个 M 值，按(68)式进行 χ^2 测验。

$$\chi^2_M = \sum_{i=1}^{n} w_i(M_i-\bar{M})^2 = \sum_{i=1}^{n} w_i M_i^2 - \frac{\left(\sum_{i=1}^{n} w_i M_i\right)^2}{\sum_{i=1}^{n} w_i} \tag{68}$$

$$f = n-1$$

式中　w_i 为各次实验结果的权重，相当于各次实验 S_{M_i} 平方的倒数，即

$$w_i = \frac{1}{S_{M_i}^2} \tag{69}$$

$$w = \sum_{i=1}^{n} w_i \tag{70}$$

按(68)式的自由度(f)查 χ^2 值表(表十五)，得 $\chi^2_{(f)0.05}$ 查表值；当 χ^2 计算值小于 $\chi^2_{(f)0.05}$ 查表值时，认为 n 个实验结果均一，可按(71)式、(72)式、(73)式计算 n 个 M_i 的加权均值 $\bar{M}$、$S_{\bar{M}}$ 及其 FL。

表十五　χ^2 值表($P=0.05$)

f	χ^2	f	χ^2
1	3.84	16	26.3
2	5.99	17	27.6
3	7.82	18	28.9
4	9.49	19	30.1
5	11.1	20	31.4
6	12.6	21	32.7
7	14.1	22	33.9
8	15.5	23	35.2
9	16.9	24	36.4
10	18.3	25	37.6
11	19.7	26	38.9
12	21.0	27	40.1
13	22.4	28	41.3
14	23.7	29	42.6
15	25.0	30	43.8

$$\bar{M} = \frac{\sum_{i=1}^{n} w_i M_i}{\sum_{i=1}^{n} w_i} \tag{71}$$

$$S_{\bar{M}} = \sqrt{\frac{1}{\sum_{i=1}^{n} w_i}} \tag{72}$$

合并计算的自由度(f)是 n 个实验结果的 s^2 自由度之和，$f = \sum f_i$。按此 f 查表一得 t 值。

$$\bar{M} \text{ 的 FL} = \bar{M} \pm t \cdot S_{\bar{M}} \tag{73}$$

$\bar{P}_T$ 及其可信限按(74)式、(75)式计算：

$$\bar{P}_T = \mathrm{antilg}\bar{M} \tag{74}$$

$$\bar{P}_T \text{ 的 FL} = \mathrm{antilg}(\bar{M} \pm t \cdot S_{\bar{M}}) \tag{75}$$

FL% 按(8)式计算。

方式 3　校正加权均值法

当 χ^2 计算值大于 $\chi^2_{(f)0.05}$ 查表值时，认为 n 个实验结果不均一，可用下列方法进行合并计算。

(1)如为个别实验结果影响 n 次实验结果的均一性，可以剔除个别结果，将其余均一的结果按(71)~(75)式进行合并计算，但剔除个别结果应符合"异常值剔除"的要求。

(2)如果 n 次实验结果的不均一性并非个别实验结果的影响，则按(76)式、(77)式计算各次实验的校正权重 w'_i。用 w'_i 和 $\sum w'_i$ 代替(71)式、(72)式中 w_i 和 $\sum w_i$ 计算 $\bar{M}$、$S_{\bar{M}}$，再按(73)式、(74)式、(75)式计算 $\bar{M}$ 的 FL 及其 $\bar{P}_T$ 的 FL。

$$\text{各结果的校正权重 } w'_i = \frac{1}{S_{M_i}^2 + s_m^2} \tag{76}$$

式中　$S_{M_i}^2$ 为实验内变异；

s_m^2 为实验间变异，其计算公式为：

$$s_m^2 = \frac{\sum(M_i-\bar{M})^2}{n'-1} - \frac{\sum S_{M_i}^2}{n'} \tag{77}$$

此时，计算 $\bar{M}$ 的置信限时，t 值通常取 2 即可。

注：若 s_m^2 为负值，则用 0 替代。

例 9   肝素钠 5 次测定结果的合并计算

测定结果见表 9-1。

表 9-1   肝素钠的效价测定结果

P_T (u/mg)	$M(\lg P_T)$	S_M	$w_i\left(\dfrac{1}{S_M^2}\right)$	$w_i M$	$w_i M^2$
189.28	2.2771	0.0289	1197.30	2726.37	6208.22
180.13	2.2556	0.0144	4822.53	10 877.70	24 535.74
189.72	2.2781	0.0105	9070.29	20 663.03	47 072.44
185.27	2.2678	0.006 33	24 957.01	56 597.51	128 351.83
181.25	2.2583	0.0278	1293.93	2922.08	6598.94
Σ			41 341.06	93 786.69	212 767.17

按 (68) 式计算：

$$\chi^2 = 212\,767.17 - \frac{93\,786.69^2}{41\,341.06} = 1.86$$

$$f = 5 - 1 = 4$$

查表十五，$\chi^2_{(4)0.05} = 9.49$，$P > 0.05$

按 (71)～(75) 式计算：

$$\bar{M} = \frac{93\,786.69}{41\,341.06} = 2.2686$$

$$\bar{P}_T = \text{antilg} \, 2.2686 = 185.61 \, (\text{u/mg})$$

$$S_{\bar{M}} = \sqrt{\frac{1}{41\,341.06}} = 0.004\,92$$

5 次实验均用 (3.3) 法，随机设计，每剂 5 管，各次实验 s^2 的自由度 $f_i = 29 - 5 = 24$。

合并计算的自由度 $f = 5 \times 24 = 120$，$t = 1.98$。

$\bar{P}_T$ 的 FL $= \text{antilg}(2.2686 \pm 1.98 \times 0.004\,92)$

$$= 181.49 \sim 189.82 \, (\text{u/mg})$$

$$\text{FL\%} = \frac{189.82 - 181.49}{2 \times 185.61} \times 100\% = 2.2\%$$

例 10   胰岛素 6 次效价测定结果的合并计算

测定结果见表 10-1。

按 (68) 式计算：

$$\chi^2 = 57\,368.16 - \frac{41\,715.06^2}{30\,343.38} = 19.70$$

$f = 6 - 1 = 5$ 查表十五，$\chi^2_{(5)0.05} = 11.1$

χ^2 计算值 $19.70 > \chi^2_{(5)0.05}$ 查表值，6 次结果不均一，经异常值剔除，无个别删除结果。

按 (76) 式、(77) 式计算各次实验结果的校正权重 w_i'、$\Sigma w_i' M$，得表 10-1。

表 10-1   胰岛素效价测定结果不均一时计算表

P_T	S_{M_i}	$M_i = \lg(P_T)$	$S_{M_i}^2$	$w_i(1/S_{M_i}^2)$	$\dfrac{\Sigma(M_i - \bar{M})^2}{n'-1}$	s_m^2	$w_i'[1/(\max(0, s_m^2) + S_{M_i}^2)]$	$w_i' M_i$
25.91	0.096 03	1.4135	0.009 221 761	108.44	0.001 012 51	−0.003 397 317	108.43	153.2752
23.15	0.006 202	1.3646	$3.846\,48 \times 10^{-5}$	25 997.79	0.001 012 51	−0.003 397 317	25 997.79	35 475.3139
27.48	0.026 09	1.4390	0.000 680 688	1469.10	0.001 012 51	−0.003 397 317	1469.10	2114.0618
28.39	0.031 77	1.4532	0.001 009 333	990.75	0.001 012 51	−0.003 397 317	990.75	1439.7285
27.56	0.0356	1.4403	0.001 267 36	789.04	0.001 012 51	−0.003 397 317	789.04	1136.4405
25.79	0.031 81	1.4115	0.001 011 876	988.26	0.001 012 51	−0.003 397 317	988.26	1394.8855
Σ		8.5219					30 343.39	41 713.71

$$\bar{M} = \frac{41\,713.71}{30\,343.39} = 1.374\,7$$

$$S_{\bar{M}} = \sqrt{\frac{1}{\Sigma w_i'}} = \sqrt{\frac{1}{30\,343.39}} = 0.005\,74$$

$$P_T = \text{antilg} \, 1.3747 = 23.70 \, (\text{u/mg})$$

P_T 的 FL $= \text{antilg}(1.3747 \pm 2 \times 0.005\,74) = 23.08 \sim 24.33 \, (\text{u/mg})$

$$\text{FL\%} = \frac{24.33 - 23.08}{2 \times 23.70} \times 100\% = 2.64\%$$

七、符号

A 平行线模型中，S_M 计算公式中的数值；

四参数回归方程中剂量 →0 时的 y 值

A_T 供试品的标示量或估计效价

B 平行线模型中，S_M 计算公式中的数值；

四参数回归方程中半数反应量（EC_{50}）处的斜率因子；

回归线的斜率

C 平行线模型中，缺项所在列各反应值之和；

四参数回归方程中的半数反应量（EC_{50}），为 $y = (A+D)/2$ 时对应的剂量

C_i 平行线模型中，可靠性测验用正交多项系数

D 平行线模型中，效价计算用系数值，当标准品与待测品剂量数一致时，为 $d_{S高}/d_{T高}$；当标准品剂量数比待测品剂量数多时，为 $d_{S高}/d_{T高} \cdot (1/\sqrt{r})$；反之，则 $d_{S高}/d_{T高} \cdot \sqrt{r}$；四参数回归方程中剂量 →∞

时的 y 值

$d_{S_1}, d_{S_2} \cdots d_{S_d}$ 标准品的各剂量

$d_{T_1}, d_{T_2} \cdots d_{T_d}$ 供试品的各剂量

d 四参数回归方程中标准品或供试品的各剂量

EC_{50} 或 ED_{50} 半数反应量。在四参数量反应中指能引起 50% 反应强度的剂量，在质反应中指引起 50% 实验对象出现阳性反应时的剂量

F 两方差值之比，用于方差分析

FL 可信限

FL% 可信限率

f 自由度

G 缺项补足式中除缺项外各反应值之和

g 回归的显著性系数

H 95% 置信区间的调整参数（质反应资料计算的中间值，无实际意义）

I 平行线模型中，S 和 T 相邻高低剂量比值的对数，$I = \lg r$

$J_1, J_2 \cdots$ Dixon 异常值检验中异常值剔除用的 J 值（显著性判断标准）

K S 和 T 的剂量组数和

L 供试品和参照品的权重倒数和（质反应资料计算的中间值，无实际意义）

M S 和 T 的对数等反应剂量之差，即效价比值（R）的对数，$M = \lg R$。合并计算中 $M = \lg P_T$

m 平行线测定法或四参数回归计算法中各剂量组内反应值的个数或动物数

n S 和 T 反应个数之和，四参数回归计算法中 S 或 T 的剂量组数

n_S 最小效量法 S 反应的个数

n_T 最小效量法 T 反应的个数

P 概率

p 在质反应资料的 probit 计算中的 r/n 比值

P_T, P_U 供试品（T、U）的测得效价

R S 和 T 等反应剂量（效价）的比值；随机区组设计中计算缺项反应值公式中的缺项所在行反应值之和

R^2 拟合曲线决定系数

RSD 相对标准偏差

r 平行线模型中，S 或 T 相邻高低剂量的比值，即稀释剂间距的表达；质反应数据中处理组内出现阳性反应的样本数

S 标准品

$S_1, S_2 \cdots$ 平行线测定标准品（S）各剂量组反应值之和，等于 S 各剂量组的 $\sum y_{(k)}$

S_M M 的标准误

s^2 实验的误差项

S_M^2 合并计算中各次实验间的差方

s_m 合并计算中校正均值的标准误

T 供试品

$T_1, T_2 \cdots$ 平行线测定供试品（T）各剂量组反应值之和，相当于 T 各剂量组的 $\sum y_{(k)}$

t 可信限计算用 t 值，见表一

U 供试品的另一符号

$U_1, U_2 \cdots$ 平行线测定供试品（U）各剂量组反应值之和，相当于 U 各剂量组的 $\sum y_{(k)}$

u 供试品的效价单位

V 平行线测定效价计算用数值，见表十二

W 平行线测定效价计算用数值，见表十二

w_i 合并计算中加权均值的各次实验结果的权重

w_i' 合并计算中校正加权均值的各次实验结果的校正权重

W_c 权重系数

nW_c 权重

x 平行线模型中的对数剂量，$x = \lg d$；四参数模型的实际剂量（相当于 d）

x_S S 的对数剂量或 S 的对数最小效量

x_T T 的对数剂量或 T 的对数最小效量

$\bar{x}_S$ S 的对数剂量均值或 S 的对数最小剂量的均值

$\bar{x}_T$ T 的对数剂量均值或 T 的对数最小剂量的均值

y 反应值或其规定的函数

y_a, y_m 特异反应所在组的两极端值

$y_{i,j,k}$ 四参数回归计算法中标准品或供试品每个剂量水平的反应值；其中 i 表示 S 或 T 处理组，$i = 0$ 时为 S 处理组，$i = 1$ 时为 T 处理组；j 表示第 j 个剂量组；k 表示每一剂量水平的第 k 个重复数

$\hat{y}_{i,j(fm)}$ 四参数自由拟合方程每一剂量水平的拟合值

$\hat{y}_{i,j(cm)}$ 四参数约束拟合方程每一剂量水平的拟合值

$\bar{y}$ 四参数回归计算法中 S 和 T 处理组所有反应值的平均值

$\bar{y}_i$ 四参数回归计算法中 S 或 T 处理组所有反应值的平均值

$\bar{y}_{i,j}$ 四参数回归计算法中 S 或 T 第 j 个剂量组内反应值的平均值

Z 正态分布的临界值

$\sum$ 总和

$\sum y_{(k)}$ S 和 T 各剂量组反应值之和

$\sum y_{(m)}$ S 和 T 各剂量组内各区组反应值之和

χ^2 卡方

Φ 累积标准正态分布函数

2000　中药其他方法

2001　显微鉴别法

显微鉴别法系指用显微镜对药材(饮片)切片、粉末、解离组织或表面制片及含饮片粉末的制剂中饮片的组织、细胞或内含物等特征进行鉴别的一种方法。鉴别时选择具有代表性的供试品，根据各品种鉴别项的规定制片。制剂根据不同剂型适当处理后制片。

一、药材(饮片)显微制片

1. 横切片或纵切片制片　取供试品欲观察部位，经软化处理后，用徒手或滑走切片法，切成 $10\sim20\mu m$ 的薄片，必要时可包埋后切片。选取平整的薄片置载玻片上，根据观察对象不同，滴加甘油醋酸试液、水合氯醛试液或其他试液 $1\sim2$ 滴，盖上盖玻片。必要时滴加水合氯醛试液后，在酒精灯上加热透化，并滴加甘油乙醇试液或稀甘油，盖上盖玻片。

2. 粉末制片　供试品粉末过四或五号筛，挑取少许置载玻片上，滴加甘油醋酸试液、水合氯醛试液或其他适宜的试液，盖上盖玻片。必要时，按上法加热透化。

3. 表面制片　将供试品湿润软化后，剪取欲观察部位约 $4mm^2$，一正一反置载玻片上，或撕取表皮，加适宜的试液或加热透化后，盖上盖玻片。

4. 解离组织制片　将供试品切成长约 5mm、直径约 2mm 的段或厚约 1mm 的片，若供试品中薄壁组织占大部分，木化组织少或分散存在，采用氢氧化钾法。若供试品质地坚硬，木化组织较多或集成较大群束，采用硝铬酸法或氯酸钾法。

(1)氢氧化钾法　将供试品置试管中，加 5％氢氧化钾溶液适量，加热至用玻璃棒挤压能离散为止，倾去碱液，加水洗涤后，取少量置载玻片上，用解剖针撕开，滴加稀甘油，盖上盖玻片。

(2)硝铬酸法　将供试品置试管中，加硝铬酸试液适量，放置至用玻璃棒挤压能离散为止，倾去酸液，加水洗涤后，照上法装片。

(3)氯酸钾法　将供试品置试管中，加硝酸溶液(1→2)及氯酸钾少量，缓缓加热，待产生的气泡渐少时，再及时加入氯酸钾少量，以维持气泡稳定地产生，至用玻璃棒挤压能离散为止，倾去酸液，加水洗涤后，照上法装片。

5. 花粉粒与孢子制片　取花粉、花药(或小的花)、孢子或孢子囊群(干燥的供试品浸于冰醋酸中软化)，用玻璃棒研碎，经纱布过滤至离心管中，离心，取沉淀，加新配制的醋酐与硫酸(9：1)的混合液 $1\sim3ml$，置水浴上加热 $2\sim3$ 分钟，离心，取沉淀，用水洗涤 2 次，取沉淀少量，置载玻片上，滴加水合氯醛试液，盖上盖玻片，或加 50％甘油与 1％苯酚各 $1\sim2$ 滴，用品红甘油胶〔取明胶 1g，加水 6ml，浸泡至溶化，再加甘油 7ml，加热并轻轻搅拌至完全混匀，用纱布过滤至培养皿中，加碱性品红溶液(碱性品红 0.1g，加无水乙醇 600ml 及樟油 80ml，溶解)适量，混匀，凝固后即得〕封藏。

6. 磨片制片　坚硬的动物、矿物类药，可采用磨片法制片。选取厚度 $1\sim2mm$ 的供试材料，置粗磨石(或磨砂玻璃板)上，加适量水，用食指、中指夹住或压住材料，在磨石上往返磨砺，待两面磨平，且厚度数百微米时，将材料移置细磨石上，加水，用软木塞压在材料上，往返磨砺至透明，用水冲洗，再用乙醇处理和甘油乙醇试液装片。

二、含饮片粉末的制剂显微制片

按供试品不同剂型，散剂、胶囊剂(内容物为颗粒状，应研细)，可直接取适量粉末；片剂取 $2\sim3$ 片，水丸、糊丸、水蜜丸、锭剂等(包衣者除去包衣)，取数丸或 $1\sim2$ 锭，分别置乳钵中研成粉末，取适量粉末；蜜丸应将药丸切开，从切面由外至中央挑取适量样品或用水脱蜜后，吸取沉淀物少量。根据观察对象不同，分别按粉末制片法制片($1\sim5$ 片)。

三、细胞壁性质的鉴别

1. 木质化细胞壁　加间苯三酚试液 $1\sim2$ 滴，稍放置，加盐酸 1 滴，因木质化程度不同，显红色或紫红色。

2. 木栓化或角质化细胞壁　加苏丹Ⅲ试液，稍放置或微热，显橘红色至红色。

3. 纤维素细胞壁　加氯化锌碘试液，或先加碘试液湿润后，稍放置，再加硫酸溶液(33→50)，显蓝色或紫色。

4. 硅质化细胞壁　加硫酸无变化。

四、细胞内含物性质的鉴别

1. 淀粉粒

(1)加碘试液，显蓝色或紫色。

(2)用甘油醋酸试液装片，置偏光显微镜下观察，未糊化的淀粉粒显偏光现象；已糊化的无偏光现象。

2. 糊粉粒

(1)加碘试液，显棕色或黄棕色。

(2)加硝酸汞试液，显砖红色。材料中如含有多量脂肪油，应先用乙醚或石油醚脱脂后进行试验。

3. 脂肪油、挥发油、树脂

(1)加苏丹Ⅲ试液，显橘红色、红色或紫红色。

(2)加 90%乙醇，脂肪油和树脂不溶解(蓖麻油及巴豆油例外)，挥发油则溶解。

4. 菊糖 加 10%α-萘酚乙醇溶液，再加硫酸，显紫红色并溶解。

5. 黏液 加钌红试液，显红色。

6. 草酸钙结晶

(1)加稀醋酸不溶解，加稀盐酸溶解而无气泡产生。

(2)加硫酸溶液(1→2)逐渐溶解，片刻后析出针状硫酸钙结晶。

7. 碳酸钙结晶(钟乳体) 加稀盐酸溶解，同时有气泡产生。

8. 硅质 加硫酸不溶解。

五、显微测量

系指用目镜测微尺，在显微镜下测量细胞及细胞内含物等的大小。

1. 目镜测微尺 放在目镜筒内的一种标尺，为一个直径 18～20mm 的圆形玻璃片，中央刻有精确等距离的平行线刻度，常为 50 格或 100 格(图 1)。

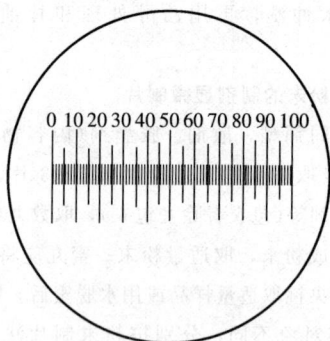

图 1 目镜测微尺

2. 载物台测微尺 在特制的载玻片中央粘贴一刻有精细尺度的圆形玻片。通常将长 1mm(或 2mm)精确等分成 100(或 200)小格，每 1 小格长为 10μm，用以标定目镜测微尺(图 2)。

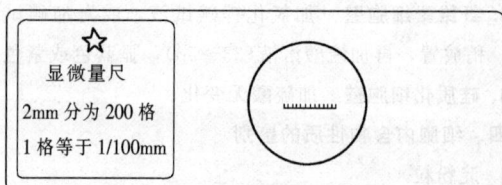

图 2 载物台测微尺

3. 目镜测微尺的标定 用以确定使用同一显微镜及特定倍数的物镜、目镜和镜筒长度时，目镜测微尺上每一格所代表的长度。

取载物台测微尺置显微镜载物台上，在高倍物镜(或低倍物镜)下，将测微尺刻度移至视野中央。将目镜测微尺(正面向上)放入目镜镜筒内，旋转目镜，并移动载物台测微尺，使目镜测微尺的"0"刻度线与载物台测微尺的某刻度线相重合，然后再找第二条重合刻度线，根据两条重合线间两种测微尺的小格数，计算出目镜测微尺每一小格在该物镜条件下相当的长度(μm)，如图 3 所示，目镜测微尺 77 个小格(0～77)与载物台测微尺的 30 个小格(0.7～1.0)相当，已知载物台测微尺每一小格的长度为 10μm。目镜测微尺每一小格长度为：10μm×30÷77=3.8μm。

当测定时要用不同的放大倍数时，应分别标定。

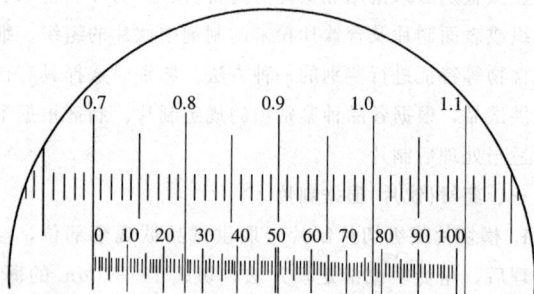

图 3 表示视野中目镜测微尺与载物台测微尺的重合线

4. 测量方法 将需测量的目的物显微制片置显微镜载物台上，用目镜测微尺测量目的物的小格数，乘以上述每一小格的微米数。通常是在高倍镜下测量，但欲测量较长的目的物，如纤维、导管、非腺毛等的长度时，需在低倍镜下测量。记录最大值与最小值(μm)，允许有少量数值略高或略低于规定。

2101 膨胀度测定法

膨胀度是药品膨胀性质的指标，系指每 1g 药品在水或其他规定的溶剂中，在一定的时间与温度条件下膨胀后所占有的体积(ml)。主要用于含黏液质、胶质和半纤维素类的天然药品。

测定法 按各该品种项下的规定量取样，必要时按规定粉碎。称定重量，置膨胀度测定管中(全长 160mm，内径 16mm，刻度部分长 125mm，分度 0.2ml)，在 20～25℃条件下，加水或规定的溶剂 25ml，密塞，振摇，静置。除另有规定外，开始 1 小时内每 10 分钟剧烈振摇一次，使供试品充分被溶剂浸润沉于测定管底部，并除去气泡，然后静置 4 小时，读取药物膨胀后的体积(ml)，再静置 1 小时，如上读数，至连续两次读数的差异不超过 0.1ml 为止。每一供试品同时测定 3 份，各取最后一次读取的数值按下式计算，求其平均数。除另有规定外，按干燥品计算供试品的膨胀度(准确至 0.1)。

$$S = \frac{V}{W}$$

式中 S 为膨胀度；

V 为药物膨胀后的体积，ml；

W 为供试品按干燥品计算的重量，g。

2102　膏药软化点测定法

本法系用于测定膏药在规定条件下受热软化时的温度情况，即指按照下述方法测定，膏药因受热下坠达 25mm 时的温度。用于检测膏药的老嫩程度，并可间接反映膏药的黏性。

仪器装置　如图 1 所示。A 为试样环，为倒圆锥形黄铜环，高 6.35mm，上口孔径 17.46mm，下口孔径 15.88mm；B 为钢球定位器，内径 20.60mm，使钢球定位于试样中央；C 为钢球，直径 9.53mm，质量为 3.50g±0.05g；D 为支架，上支撑板为具有两个水平圆环的扁平黄铜板，用于支撑两个试样环；下支撑板为扁平光滑的黄铜板。上支撑板上的倒圆锥形黄铜环底部与下支撑板上表面距离为 25mm，下支撑板下表面与烧杯底部距离为 16mm±3mm。

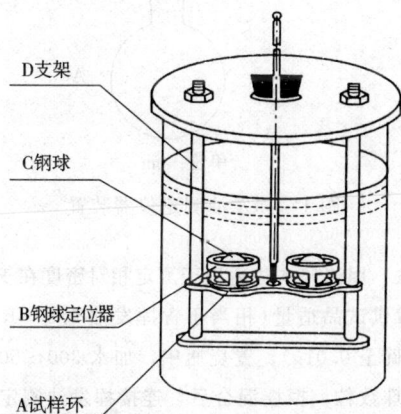

图 1　膏药软化点测定组合装置

测定法　取供试品，置烘箱中微热软化后，取出，刮下膏料，称取 2 份，各 1.8g，分别填充于两个试样环中，并将试样环上口朝下平放在表面涂有少量甘油并平铺于玻璃板上的铝箔纸上，置 75℃±2℃ 的恒温箱中加热熔化至表面平整，取出，室温放置 1 小时。将试样环移至上支撑板圆环内，装上钢球定位器，与钢球分别同置盛水的烧杯中，在 37℃±1℃ 的恒温水浴中，平衡 20 分钟后，按图 1 将钢球置于定位器中，自烧杯底部加热，控制每分钟升温 1.0～1.5℃。读取钢球刚触及下支撑板表面时的温度，取平均值作为供试品的软化点。两个测定温度的差值不得过 1.0℃。

2201　浸出物测定法

1. 水溶性浸出物测定法　测定用的供试品需粉碎，使能通过二号筛，并混合均匀。

冷浸法　取供试品约 4g，精密称定，置 250～300ml 的锥形瓶中，精密加水 100ml，密塞，冷浸，前 6 小时内时时振摇，再静置 18 小时，用干燥滤器迅速滤过，精密量取续滤液 20ml，置已干燥至恒重的蒸发皿中，在水浴上蒸干后，于 105℃ 干燥 3 小时，置干燥器中冷却 30 分钟，迅速精密称定重量。除另有规定外，以干燥品计算供试品中水溶性浸出物的含量（%）。

热浸法　取供试品约 2～4g，精密称定，置 100～250ml 的锥形瓶中，精密加水 50～100ml，密塞，称定重量，静置 1 小时后，连接回流冷凝管，加热至沸腾，并保持微沸 1 小时。放冷后，取下锥形瓶，密塞，再称定重量，用水补足减失的重量，摇匀，用干燥滤器滤过，精密量取滤液 25ml，置已干燥至恒重的蒸发皿中，在水浴上蒸干后，于 105℃ 干燥 3 小时，置干燥器中冷却 30 分钟，迅速精密称定重量。除另有规定外，以干燥品计算供试品中水溶性浸出物的含量（%）。

2. 醇溶性浸出物测定法　照水溶性浸出物测定法测定。除另有规定外，以各品种项下规定浓度的乙醇代替水为溶剂。

3. 挥发性醚浸出物测定法　取供试品（过四号筛）2～5g，精密称定，置五氧化二磷干燥器中干燥 12 小时，置索氏提取器中，加乙醚适量，除另有规定外，加热回流 8 小时，取乙醚液，置干燥至恒重的蒸发皿中，放置，挥去乙醚，残渣置五氧化二磷干燥器中干燥 18 小时，精密称定，缓缓加热至 105℃，并于 105℃ 干燥至恒重。其减失重量即为挥发性醚浸出物的重量。

2202　鞣质含量测定法

本法用于中药材和饮片中总鞣质的含量测定。实验应避光操作。

对照品溶液的制备　取没食子酸对照品约 50mg，精密称定，置 100ml 棕色量瓶中，加水溶解并稀释至刻度，精密量取 5ml，置 50ml 棕色量瓶中，用水稀释至刻度，摇匀，即得（每 1ml 中含没食子酸 0.05mg）。

标准曲线的制备　精密量取对照品溶液 0.5ml、1.0ml、2.0ml、3.0ml、4.0ml、5.0ml，分别置 25ml 棕色量瓶中，各加入磷钼钨酸试液 1ml，再分别加水 11.5ml、11ml、10ml、9ml、8ml、7ml，用 29% 碳酸钠溶液稀释至刻度，摇匀，放置 30 分钟。以相应的试剂为空白，照紫外-可见分光光度法（通则 0401），在 760nm 的波长处测定吸光度，以吸光度为纵坐标，浓度为横坐标，绘制标准曲线。

供试品溶液的制备　取药材粉末适量（按品种项下的规定），精密称定，置 250ml 棕色量瓶中，加水 150ml，放置过夜，超声处理 10 分钟，放冷，用水稀释至刻度，摇匀，静置（使固体物沉淀），滤过，弃去初滤液 50ml，精密量取续滤液 20ml，置 100ml 棕色量瓶中，用水稀释至刻度，摇匀，即得。

测定法　总酚　精密量取供试品溶液 2ml，置 25ml 棕色量瓶中，照标准曲线的制备项下的方法，自"加入磷钼钨酸试液 1ml"起，加水 10ml，依法测定吸光度，从标准曲线中读出供试品溶液中没食子酸的量（mg），计算，即得。

不被吸附的多酚　精密量取供试品溶液 25ml，加至已盛有干酪素 0.6g 的 100ml 具塞锥形瓶中，密塞，置 30℃ 水浴中保温 1 小时，时时振摇，取出，放冷，摇匀，滤过，弃去初滤液，精密量取续滤液 2ml，置 25ml 棕色量瓶中，照标准曲线的制备项下的方法，自"加入磷钼钨酸试液 1ml"起，加水 10ml，依法测定吸光度，从标准曲线中读出供试品溶液中没食子酸的量（mg），计算，即得。

按下式计算鞣质的含量：

鞣质含量＝总酚量－不被吸附的多酚量

【附注】测定时，同时进行干酪素吸附空白试验，计算扣除空白值。

2203　桉油精含量测定法

照气相色谱法（通则 0521）测定。

色谱条件与系统适用性试验　以聚乙二醇 20000（PEG-20M）和硅酮（OV-17）为固定液，涂布浓度分别为 10% 和 2%；涂布后的载体以 7：3 的比例（重量比）装入同一柱内（PEG 在进样口端）；柱温为 110℃；理论板数按桉油精峰计算应不低于 2500；桉油精与相邻杂质峰的分离度应符合要求。

校正因子的测定　取环己酮适量，精密称定，加正己烷溶解并稀释成每 1ml 含 50mg 的溶液，作为内标溶液。另取桉油精对照品约 100mg，精密称定，置 10ml 量瓶中，精密加入内标溶液 2ml，用正己烷稀释至刻度，摇匀，取 1μl 注入气相色谱仪，连续进样 3～5 次，测定峰面积，计算校正因子。

测定法　取供试品约 100mg，精密称定，置 10ml 量瓶中，精密加入内标溶液 2ml，用正己烷溶解并稀释至刻度，摇匀，作为供试品溶液。取 1μl 注入气相色谱仪，测定，即得。

2204　挥发油测定法

测定用的供试品，除另有规定外，须粉碎使能通过二号至三号筛，并混合均匀。

仪器装置　如图 1 所示。A 为 1000ml（或 500ml、2000ml）的硬质圆底烧瓶，上接挥发油测定器 B，B 的上端连接回流冷凝管 C。以上各部均用玻璃磨口连接。测定器 B 应具有 0.1ml 的刻度。全部仪器应充分洗净，并检查接合部分是否严密，以防挥发油逸出。

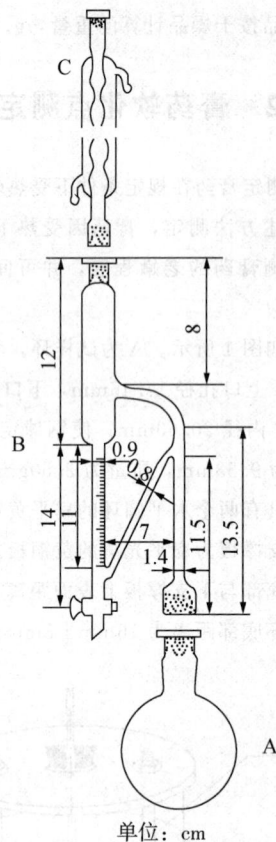

单位：cm

图 1　挥发油测定仪器装置

测定法　甲法　本法适用于测定相对密度在 1.0 以下的挥发油。取供试品适量（相当于含挥发油 0.5～1.0ml），称定重量（准确至 0.01g），置烧瓶中，加水 300～500ml（或适量）与玻璃珠数粒，振摇混合后，连接挥发油测定器与回流冷凝管。自冷凝管上端加水使充满挥发油测定器的刻度部分，并溢流入烧瓶时为止。置电热套中或用其他适宜方法缓缓加热至沸，并保持微沸约 5 小时，至测定器中油量不再增加，停止加热，放置片刻，开启测定器下端的活塞，将水缓缓放出，至油层上端到达刻度 0 线上面 5mm 处为止。放置 1 小时以上，再开启活塞使油层下降至其上端恰与刻度 0 线平齐，读取挥发油量，并计算供试品中挥发油的含量（%）。

乙法　本法适用于测定相对密度在 1.0 以上的挥发油。取水约 300ml 与玻璃珠数粒，置烧瓶中，连接挥发油测定器。自测定器上端加水使充满刻度部分，并溢流入烧瓶时为止，再用移液管加入二甲苯 1ml，然后连接回流冷凝管。将烧瓶内容物加热至沸腾，并继续蒸馏，其速度以保持冷凝管的中部呈冷却状态为度。30 分钟后，停止加热，放置 15 分钟以上，读取二甲苯的体积。然后照甲法自"取供试品适量"起，依法测定，自油层量中减去二甲苯量，即为挥发油量，再计算供试品中挥发油的含量（%）。

【附注】装置中挥发油测定器的支管分岔处应与基准线平行。

2301　杂质检查法

药材和饮片中混存的杂质系指下列各类物质：

1. 来源与规定相同，但其性状或药用部位与规定不符；

2. 来源与规定不同的物质；

3. 无机杂质，如砂石、泥块、尘土等。

检查方法　1. 取适量的供试品，摊开，用肉眼或借助放大镜(5~10 倍)观察，将杂质拣出；如其中有可以筛分的杂质，则通过适当的筛分，将杂质分出。

2. 将各类杂质分别称重，计算其在供试品中的含量(%)。

【附注】(1)药材或饮片中混存的杂质如与正品相似，难以从外观鉴别时，可称取适量，进行显微、化学或物理鉴别试验，证明其为杂质后，计入杂质重量中。

(2)个体大的药材或饮片，必要时可破开，检查有无虫蛀、霉烂或变质情况。

(3)杂质检查所用的供试品量，除另有规定外，按药材和饮片取样法称取。

2302　灰分测定法

1. 总灰分测定法　测定用的供试品须粉碎，使能通过二号筛，混合均匀后，取供试品 2~3g(如需测定酸不溶性灰分，可取供试品 3~5g)，置炽灼至恒重的坩埚中，称定重量(准确至 0.01g)，缓缓炽热(注意避免燃烧)至完全炭化时，逐渐升高温度至 500~600℃，使完全灰化并至恒重。根据残渣重量，计算供试品中总灰分的含量(%)。

如供试品不易灰化，可将坩埚放冷，加热水或 10% 硝酸铵溶液 2ml，使残渣湿润，然后置水浴上蒸干，残渣照前法炽灼，至坩埚内容物完全灰化。

2. 酸不溶性灰分测定法　取上项所得的灰分，在坩埚中小心加入稀盐酸约 10ml，用表面皿覆盖坩埚，置水浴上加热 10 分钟，表面皿用热水 5ml 冲洗，洗液并入坩埚中，用无灰滤纸滤过，坩埚内的残渣用水洗于滤纸上，并洗涤至洗液不显氯化物反应为止。滤渣连同滤纸移置同一坩埚中，干燥，炽灼至恒重。根据残渣重量，计算供试品中酸不溶性灰分的含量(%)。

2303　酸败度测定法

酸败是指油脂或含油脂的种子类药材和饮片，在贮藏过程中发生复杂的化学变化，生成游离脂肪酸、过氧化物和低分子醛类、酮类等产物，出现特异臭味，影响药材和饮片的感观和质量。

本方法通过测定酸值、羰基值和过氧化值，以检查药材和饮片中油脂的酸败度。

一、油脂提取

除另有规定外，取供试品 30~50g(根据供试品含油脂量而定)，研碎成粗粉，置索氏提取器中，加正己烷 100~150ml(根据供试品取样量而定)，置水浴上加热回流 2 小时，放冷，用 3 号垂熔玻璃漏斗滤过，滤液置水浴上减压回收溶剂至尽，所得残留物即为油脂。

二、酸败度测定

酸值测定　取油脂，照脂肪与脂肪油测定法(通则 0713)测定。

羰基值测定　羰基值系指每 1kg 油脂中含羰基化合物的毫摩尔数。

除另有规定外，取油脂 0.025~0.5g，精密称定，置 25ml 量瓶中，加甲苯适量溶解并稀释至刻度，摇匀。精密量取 5ml，置 25ml 具塞刻度试管中，加 4.3% 三氯醋酸的甲苯溶液 3ml 及 0.05% 2,4-二硝基苯肼的甲苯溶液 5ml，混匀，置 60℃水浴加热 30 分钟，取出冷却，沿管壁缓缓加入 4% 氢氧化钾的乙醇溶液 10ml，加乙醇至 25ml，密塞，剧烈振摇 1 分钟，放置 10 分钟，以相应试剂作空白，照紫外-可见分光光度法(通则 0401)在 453nm 波长处测定吸光度，按下式计算：

$$供试品的羰基值 = \frac{A \times 5}{854 \times W} \times 1000$$

式中　A 为吸光度；

W 为油脂的重量，g；

854 为各种羰基化合物的 2,4-二硝基苯肼衍生物的摩尔吸收系数平均值。

过氧化值测定　过氧化值系指油脂中过氧化物与碘化钾作用，生成游离碘的百分数。

除另有规定外，取油脂 2~3g，精密称定，置 250ml 的干燥碘瓶中，加三氯甲烷-冰醋酸(1:1)混合溶液 30ml，使溶解。精密加新制碘化钾饱和溶液 1ml，密塞，轻轻振摇半分钟，在暗处放置 3 分钟，加水 100ml，用硫代硫酸钠滴定液(0.01mol/L)滴定至溶液呈浅黄色时，加淀粉指示液 1ml，继续滴定至蓝色消失；同时做空白试验，照下式计算：

$$供试品的过氧化值 = \frac{(A - B) \times 0.001\,269}{W} \times 100$$

式中　A 为油脂消耗硫代硫酸钠滴定液的体积，ml；

B 为空白试验消耗硫代硫酸钠滴定液的体积，ml；

W 为油脂的重量，g；

0.001 269 为硫代硫酸钠滴定液(0.01mol/L)1ml 相当于碘的重量，g。

2321　铅、镉、砷、汞、铜测定法

一、原子吸收分光光度法

本法系采用原子吸收分光光度法(通则 0406)测定中药中的铅、镉、砷、汞、铜，所用仪器应符合使用要求。除另

有规定外，按下列方法测定。

1. 铅的测定(石墨炉法)

测定条件　参考条件：波长283.3nm，干燥温度100～120℃，持续20秒；灰化温度400～750℃，持续20～25秒；原子化温度1700～2100℃，持续4～5秒。

铅标准贮备液的制备　精密量取铅单元素标准溶液适量，用2%(V/V)硝酸溶液稀释，制成每1ml含铅(Pb)1μg的溶液，即得(0～5℃贮存)。

标准曲线的制备　分别精密量取铅标准贮备液适量，用2%(V/V)硝酸溶液制成每1ml分别含铅0ng、5ng、20ng、40ng、60ng、80ng的溶液。分别精密量取1ml，精密加含1%磷酸二氢铵和0.2%硝酸镁的溶液0.5ml，混匀，精密吸取20μl注入石墨炉原子化器，测定吸光度，以吸光度为纵坐标，浓度为横坐标，绘制标准曲线。

供试品溶液的制备　A法　取供试品粗粉0.5g，精密称定，置聚四氟乙烯消解罐内，加硝酸3～5ml，混匀，浸泡过夜，盖好内盖，旋紧外套，置适宜的微波消解炉内，进行消解(按仪器规定的消解程序操作)。消解完全后，取消解内罐置电热板上缓缓加热至红棕色蒸气挥尽，并继续缓缓浓缩至2～3ml，放冷，用水转入25ml量瓶中，并稀释至刻度，摇匀，即得。同法制备试剂空白溶液。

B法　取供试品粗粉1g，精密称定，置凯氏烧瓶中，加硝酸-高氯酸(4:1)混合溶液5～10ml，混匀，瓶口加一小漏斗，浸泡过夜。置电热板上加热消解，保持微沸，若变棕黑色，再加硝酸-高氯酸(4:1)混合溶液适量，持续加热至溶液澄明后升高温度，继续加热至冒浓烟，直至白烟散尽，消解液呈无色透明或略带黄色，放冷，转入50ml量瓶中，用2%(V/V)硝酸溶液洗涤容器，洗液合并于量瓶中，并稀释至刻度，摇匀，即得。同法制备试剂空白溶液。

C法　取供试品粗粉0.5g，精密称定，置瓷坩埚中，于电热板上先低温炭化至无烟，移入高温炉中，于500℃灰化5～6小时(若个别灰化不完全，加硝酸适量，置电热板上低温加热，反复多次直至灰化完全)，取出冷却，加10%(V/V)硝酸溶液5ml使溶解，转入25ml量瓶中，用水洗涤容器，洗液合并于量瓶中，并稀释至刻度，摇匀，即得。同法制备试剂空白溶液。

测定法　精密量取试剂空白溶液与供试品溶液各1ml，精密加含1%磷酸二氢铵和0.2%硝酸镁的溶液0.5ml，混匀，精密吸取10～20μl，照标准曲线的制备项下方法测定吸光度，从标准曲线上读出供试品溶液中相当于铅(Pb)的量，计算，即得。

2. 镉的测定(石墨炉法)

测定条件　参考条件：波长228.8nm，干燥温度100～120℃，持续20秒；灰化温度300～500℃，持续20～25秒；原子化温度1500～1900℃，持续4～5秒。

镉标准贮备液的制备　精密量取镉单元素标准溶液适量，用2%(V/V)硝酸溶液稀释，制成每1ml含镉(Cd)1μg的溶液，即得(0～5℃贮存)。

标准曲线的制备　分别精密量取镉标准贮备液适量，用2%(V/V)硝酸溶液稀释制成每1ml分别含镉0ng、0.8ng、2.0ng、4.0ng、6.0ng、8.0ng的溶液。分别精密吸取10μl，注入石墨炉原子化器，测定吸光度，以吸光度为纵坐标，浓度为横坐标，绘制标准曲线。

供试品溶液的制备　同铅测定项下供试品溶液的制备。

测定法　精密吸取试剂空白溶液与供试品溶液各10～20μl，照标准曲线的制备项下方法测定吸光度(若供试品有干扰，可分别精密量取标准溶液、试剂空白溶液和供试品溶液各1ml，精密加含1%磷酸二氢铵和0.2%硝酸镁的溶液0.5ml，混匀，依法测定)，从标准曲线上读出供试品溶液中相当于镉(Cd)的量，计算，即得。

3. 砷的测定(氢化物法)

测定条件　采用适宜的氢化物发生装置，以含1%硼氢化钠和0.3%氢氧化钠溶液(临用前配制)作为还原剂，盐酸溶液(1→100)为载液，氮气为载气，检测波长为193.7nm。

砷标准贮备液的制备　精密量取砷单元素标准溶液适量，用2%(V/V)硝酸溶液稀释，制成每1ml含砷(As)1μg的溶液，即得(0～5℃贮存)。

标准曲线的制备　分别精密量取砷标准贮备液适量，用2%(V/V)硝酸溶液稀释制成每1ml分别含砷0ng、5ng、10ng、20ng、30ng、40ng的溶液。分别精密量取10ml，置25ml量瓶中，加25%碘化钾溶液(临用前配制)1ml，摇匀，加10%抗坏血酸溶液(临用前配制)1ml，摇匀，用盐酸溶液(20→100)稀释至刻度，摇匀，密塞，置80℃水浴中加热3分钟，取出，放冷。取适量，吸入氢化物发生装置，测定吸收值，以峰面积(或吸光度)为纵坐标，浓度为横坐标，绘制标准曲线。

供试品溶液的制备　同铅测定项下供试品溶液的制备中的A法或B法制备。

测定法　精密吸取试剂空白溶液与供试品溶液各10ml，照标准曲线的制备项下，自"加25%碘化钾溶液(临用前配制)1ml"起，依法测定，从标准曲线上读出供试品溶液中相当于砷(As)的量，计算，即得。

4. 汞的测定(冷蒸气吸收法)

测定条件　采用适宜的氢化物发生装置，以含0.5%硼氢化钠和0.1%氢氧化钠的溶液(临用前配制)作为还原剂，盐酸溶液(1→100)为载液，氮气为载气，检测波长为253.6nm。

汞标准贮备液的制备　精密量取汞单元素标准溶液适量，用2%(V/V)硝酸溶液稀释，制成每1ml含汞(Hg)1μg的溶液，即得(0～5℃贮存)。

标准曲线的制备　分别精密量取汞标准贮备液0ml、0.1ml、0.3ml、0.5ml、0.7ml、0.9ml，置50ml量瓶中，加20%硫酸溶液10ml，5%高锰酸钾溶液0.5ml，摇匀，滴加5%盐酸羟胺溶液至紫红色恰消失，用水稀释至刻度，摇匀。取适量，吸入氢化物发生装置，测定吸收值，以峰面积（或吸光度）为纵坐标，浓度为横坐标，绘制标准曲线。

供试品溶液的制备　A 法　取供试品粗粉 0.5g，精密称定，置聚四氟乙烯消解罐内，加硝酸 3～5ml，混匀，浸泡过夜，盖好内盖，旋紧外套，置适宜的微波消解炉内进行消解（按仪器规定的消解程序操作）。消解完全后，取消解内罐置电热板上，于 120℃缓缓加热至红棕色蒸气挥尽，并继续浓缩至 2～3ml，放冷，加 20％硫酸溶液 2ml、5％高锰酸钾溶液 0.5ml，摇匀，滴加 5％盐酸羟胺溶液至紫红色恰消失，转入 10ml 量瓶中，用水洗涤容器，洗液合并于量瓶中，并稀释至刻度，摇匀，必要时离心，取上清液，即得。同法制备试剂空白溶液。

B 法　取供试品粗粉 1g，精密称定，置凯氏烧瓶中，加硝酸-高氯酸（4∶1）混合溶液 5～10ml，混匀，瓶口加一小漏斗，浸泡过夜，置电热板上，于 120～140℃加热消解 4～8 小时（必要时延长消解时间，至消解完全），放冷，加 20％硫酸溶液 5ml、5％高锰酸钾溶液 0.5ml，摇匀，滴加 5％盐酸羟胺溶液至紫红色恰消失，转入 25ml 量瓶中，用水洗涤容器，洗液合并于量瓶中，并稀释至刻度，摇匀，必要时离心，取上清液，即得。同法制备试剂空白溶液。

测定法　精密吸取试剂空白溶液与供试品溶液适量，照标准曲线制备项下的方法测定，从标准曲线上读出供试品溶液中相当于汞（Hg）的量，计算，即得。

5. 铜的测定（火焰法）

测定条件　检测波长为 324.7nm，采用空气-乙炔火焰，必要时进行背景校正。

铜标准贮备液的制备　精密量取铜单元素标准溶液适量，用 2％（V/V）硝酸溶液稀释，制成每 1ml 含铜（Cu）10μg 的溶液，即得（0～5℃贮存）。

标准曲线的制备　分别精密量取铜标准贮备液适量，用 2％（V/V）硝酸溶液制成每 1ml 分别含铜 0μg、0.05μg、0.2μg、0.4μg、0.6μg、0.8μg 的溶液。依次喷入火焰，测定吸光度，以吸光度为纵坐标，浓度为横坐标，绘制标准曲线。

供试品溶液的制备　同铅测定项下供试品溶液的制备。

测定法　精密吸取试剂空白溶液与供试品溶液适量，照标准曲线的制备项下的方法测定，从标准曲线上读出供试品溶液中相当于铜（Cu）的量，计算，即得。

【附注】根据仪器说明书的要求扣除空白干扰。

二、电感耦合等离子体质谱法

本法系采用电感耦合等离子体质谱法（通则 0412）测定中药中的铅、镉、砷、汞、铜，所用仪器应符合使用要求。

标准品贮备溶液的制备　分别精密量取铅、镉、砷、汞、铜单元素标准溶液适量，用 5％（V/V）硝酸溶液分别稀释制成每 1ml 含铅、镉、砷、汞 1μg，含铜 10μg 的溶液，即得。

标准品溶液的制备　精密量取铅、镉、砷、汞、铜标准品贮备液适量，置 50ml 量瓶中，用 5％（V/V）硝酸溶液稀

释制成每 1ml 含铅 0ng、5ng、10ng、20ng、50ng、100ng，含镉 0ng、1ng、2ng、4ng、10ng、20ng，含砷 0ng、2ng、4ng、8ng、20ng、40ng，含汞 0ng、0.2ng、0.4ng、0.8ng、2ng、4ng，含铜 0ng、20ng、40ng、80ng、200ng、400ng 的系列浓度混合溶液，本液应临用配制。或精密量取铅、砷、镉、铜标准品贮备液适量，用 5％（V/V）硝酸溶液稀释制成每 1ml 含铅 0ng、5ng、10ng、20ng、50ng、100ng，含镉 0ng、1ng、2ng、4ng、10ng、20ng，含砷 0ng、2ng、4ng、8ng、20ng、40ng，含铜 0ng、20ng、40ng、80ng、200ng、400ng 的系列浓度混合溶液，另精密量取汞标准品贮备液适量，用 5％（V/V）硝酸溶液稀释制成每 1ml 含汞 0ng、0.2ng、0.4ng、0.8ng、2ng、4ng 的溶液，本液应临用配制。

内标溶液的制备　精密量取锗、铟、铋单元素标准溶液适量，用水稀释制成每 1ml 各含 1μg 的混合溶液，即得。

供试品溶液的制备　取供试品粗粉 0.5g，精密称定，置耐压耐高温微波消解罐中，加硝酸 5～10ml（如果反应剧烈，放置至反应停止）。密闭并按各微波消解仪的相应要求及一定的消解程序进行消解。消解完全后，消解液冷却至 60℃以下，取出消解罐，放冷，将消解液转入 50ml 量瓶中，用少量水洗涤消解罐 3 次，洗液合并于量瓶中，加入金单元素标准溶液（1μg/ml）200μl，用水稀释至刻度，摇匀，即得（如有少量沉淀，必要时可离心分取上清液）。

除不加金单元素标准溶液外，余同法制备试剂空白溶液。

测定法　测定时选取的同位素为 ^{63}Cu、^{75}As、^{114}Cd、^{202}Hg 和 ^{208}Pb，其中 ^{63}Cu、^{75}As 以 ^{72}Ge 作为内标，^{114}Cd 以 ^{115}In 作为内标，^{202}Hg、^{208}Pb 以 ^{209}Bi 作为内标，并根据不同仪器的要求选用适宜校正方程对测定的元素进行校正。

仪器的内标进样管在仪器分析工作过程中始终插入内标溶液中，依次将仪器的样品管插入各个浓度的标准品溶液中进行测定（浓度依次递增），以测量值（3 次读数的平均值）为纵坐标，浓度为横坐标，绘制标准曲线。将仪器的样品管插入供试品溶液中，测定，取 3 次读数的平均值。从标准曲线上计算得相应的浓度。

在同样的分析条件下进行空白试验，根据仪器说明书的要求扣除空白干扰。

【附注】（1）内标溶液浓度可根据仪器设备具体情况适当调整。

（2）中药注射剂的取样量，应依据各品种具体使用剂量及残留量限度折算后进行取样。

（3）含汞的标准品溶液，应在配制完 2 小时内使用。

三、原子荧光光谱法

本法系采用原子荧光光谱法（通则 0408）测定中药中的砷、汞，所用仪器应符合使用要求。除另有规定外，按下列方法测定。

1. 砷的测定

测定条件　参考条件：根据各自仪器性能调至最佳状态。光电倍增管负高压：260V；砷空心阴极灯电流：30～

80mA；载气流速：每分钟 400ml；屏蔽气流速：每分钟 900ml。以含 0.5％氢氧化钾和 2％硼氢化钾的溶液（临用前配制）作为还原剂。

砷标准贮备液的制备   精密量取砷单元素标准溶液适量，用 10％(V/V)硝酸溶液稀释，制成每 1ml 含砷(As)1μg 的溶液。

标准曲线的制备   精密量取砷标准贮备液 0.20ml、0.40ml、0.80ml、2.00ml、4.00ml 分别置 50ml 量瓶中，各加硫酸溶液(1→10)12.5ml、硫脲-抗坏血酸溶液 2ml，再加水稀释至刻度，摇匀，制成每 1ml 分别含砷 4ng、8ng、16ng、40ng、80ng 的溶液。精密量取适量，吸入仪器，测定荧光强度，以荧光强度为纵坐标，浓度为横坐标，绘制标准曲线。

供试品溶液的制备   取供试品粗粉 0.5g，精密称定，置聚四氟乙烯消解罐内，加硝酸 5～10ml，混匀，盖好内盖，放置 1 小时或过夜，旋紧外套，置适宜的微波消解炉内，进行消解（按仪器规定的消解程序操作）。消解完全后，于 135～145℃赶酸至 2～3ml，放冷，用水转移至 25ml 量瓶中，加入硫脲-抗坏血酸溶液 2ml，加水稀释至刻度，摇匀，即得。同法制备试剂空白溶液。

测定法   精密量取试剂空白溶液与供试品溶液适量，分别吸入仪器，照标准曲线的制备项下方法测定，从标准曲线上读出供试品溶液中相当于砷(As)的量，计算，即得。

2. 汞的测定

测定条件   参考条件：根据各自仪器性能调至最佳状态。光电倍增管负高压：240V；汞空心阴极灯电流：30mA；载气流速：每分钟 400ml；屏蔽气流速：每分钟 900ml。以含 0.5％氢氧化钾和 2％硼氢化钾的溶液（临用前配制）作为还原剂。

汞标准贮备液的制备   精密量取汞单元素标准溶液适量，用 0.05％重铬酸钾硝酸溶液稀释，制成每 1ml 含汞(Hg)1μg 的溶液。

标准曲线的制备   精密量取汞标准贮备液 20μl、40μl、80μl、200μl、400μl 分别置 50ml 量瓶中，加 10％(V/V)硝酸溶液稀释至刻度，摇匀。制成每 1ml 分别含汞 0.4ng、0.8ng、1.6ng、4.0ng、8.0ng 的溶液（临用前配制）。精密量取适量吸入仪器，测定荧光强度，以荧光强度为纵坐标，浓度为横坐标，绘制标准曲线。

供试品溶液的制备   取供试品粗粉 0.5g，精密称定，置聚四氟乙烯消解罐内，加硝酸 5～10ml，混匀，盖好内盖，放置 1 小时或过夜，旋紧外套，置适宜的微波消解炉内，进行消解（按仪器规定的消解程序操作）。消解完全后，80℃下加热或超声脱气 3～6 分钟赶去棕色气体，放冷，用水转移至 25ml 量瓶中，用少量水洗涤消解罐，洗液合并于量瓶中并稀释至刻度，摇匀，即得。同法制备试剂空白溶液。

测定法   精密量取试剂空白溶液与供试品溶液适量，分别吸入仪器，照标准曲线的制备项下方法测定，从标准曲线上读出供试品溶液中相当于汞(Hg)的量，计算，即得。

【附注】（1）硫脲-抗坏血酸溶液：称取硫脲 10g，加水约

80ml，加热溶解，待冷却后加入抗坏血酸 10g，稀释至 100ml。临用前配制。

（2）0.05％重铬酸钾硝酸溶液：取重铬酸钾 0.5g，用 5％(V/V)硝酸溶液溶解并稀释至 1000ml，混匀。

（3）根据仪器说明书的要求扣除空白干扰。

2322   汞、砷元素形态及价态测定法

本法系采用高效液相色谱-电感耦合等离子体质谱法测定供试品中汞、砷元素形态及价态。

由于元素形态及价态分析的前处理方法与样品密切相关，供试品溶液的制备方法如有特殊要求应在品种项下另行规定。

一、汞元素形态及价态测定法

照高效液相色谱法（通则 0512）和电感耦合等离子体质谱法（通则 0412）测定。

色谱、质谱条件与系统适用性试验   以十八烷基硅烷键合硅胶为填充剂（4.6mm × 150mm，5μm）；以甲醇-0.01mol/L 乙酸铵溶液（含 0.12％ L-半胱氨酸，氨水调节 pH 值至 7.5）(8：92)为流动相；流速为 1.0ml/min。以具同轴雾化器和碰撞反应池的电感耦合等离子体质谱进行检测；测定时选取同位素为 ^{202}Hg，根据干扰情况选择正常模式或碰撞池反应模式。3 种不同形态汞及不同价态汞的分离度应大于 1.5（图 1）。

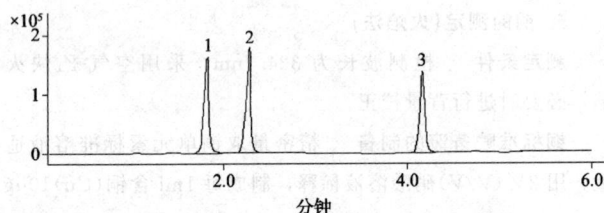

图 1   汞元素形态及价态测定图谱
1. 二氯化汞；2. 甲基汞；3. 乙基汞

对照品贮备溶液的制备   分别取甲基汞、乙基汞对照品适量，精密称定，再精密吸取汞元素标准溶液（1mg/ml，介质类型为硝酸）适量，加 8％甲醇制成每 1ml 各含 100ng（均以汞计）的溶液，即得。

标准曲线溶液的制备   精密吸取对照品贮备溶液适量，加 8％甲醇分别制成每 1ml 各含 0.5ng、1ng、5ng、10ng、20ng（均以汞计）系列浓度的溶液，即得。

供试品溶液的制备 （1）矿物药及其制剂：除另有规定外，取相当于含汞量 20～30mg 的供试品粉末（过四号筛），精密称定，精密加入人工胃液或人工肠液适量，置 37℃水浴中超声处理适当时间，摇匀，取适量，静置 20～36 小时，吸取中层溶液适量，用微孔滤膜(10μm)滤过，精密量取续滤液适量，用 0.125mol/L 盐酸溶液稀释至一定体积，摇匀，即得。同法制备试剂空白溶液。

（2）动、植物类中药（除甲类、毛发类）：除另有规定外，

取供试品粉末（过三号筛）0.2～0.5g，精密称定，加0.1mol/L硝酸银溶液200～600μl，精密加入硝酸人工胃液适量，置37～45℃水浴中加热20～24小时，取出，摇匀，室温放置 2 小时，取上清液，用一次性双层滤膜（10μm＋3μm）滤过，取续滤液，即得。同法制备试剂空白溶液。

测定法 分别吸取系列标准曲线溶液和供试品溶液各20～100μl，注入液相色谱仪，测定。以系列标准曲线溶液中不同形态汞或不同价态汞的峰面积为纵坐标，浓度为横坐标，绘制标准曲线，计算供试品溶液中不同形态或不同价态汞的含量，即得。

二、砷元素形态及价态测定法

照高效液相色谱法（通则 0512）和电感耦合等离子体质谱法（通则 0412）测定。

色谱、质谱条件与系统适用性试验 以聚苯乙烯-二乙烯基苯共聚物载体键合三甲基铵阴离子交换材料或相当的材料为填充剂（4.1mm×250mm，10μm）；以 0.025mol/L 磷酸二氢铵溶液（氨水调节 pH 值至 8.0）为流动相 A，以水为流动相 B，按下表进行梯度洗脱；流速为 1.0ml/min。以具同轴雾化器和碰撞反应池的电感耦合等离子体质谱进行检测；测定时选取同位素为 ^{75}As，选择碰撞池反应模式或根据不同仪器的要求选用适宜校正方程进行校正。

时间（分钟）	流动相 A（%）	流动相 B（%）
0～15	0→100	100→0
15～20	100→0	0→100
20～25	0	100

6 种不同形态砷的分离度应符合要求，砷胆碱、砷甜菜碱和亚砷酸的分离度应不小于 1.0（图 2）。

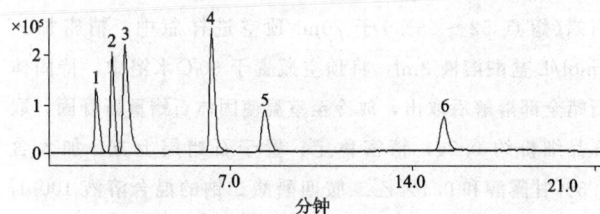

图 2 砷元素形态及价态测定图谱
1. 砷胆碱；2. 砷甜菜碱；3. 亚砷酸（三价砷）
4. 二甲基砷；5. 一甲基砷；6. 砷酸（五价砷）

对照品贮备溶液的制备 分别取亚砷酸、砷酸、一甲基砷、二甲基砷、砷胆碱、砷甜菜碱对照品适量，精密称定，加水制成每 1ml 各含 2.0μg（均以砷计）的对照品溶液，即得。

标准曲线溶液的制备 精密吸取对照品贮备溶液适量，加 0.02mol/L 乙二胺四醋酸二钠溶液制成每 1ml 各含 1ng、5ng、20ng、50ng、100ng、200ng、500ng（均以砷计）系列浓度的溶液，摇匀，即得。

供试品溶液的制备 （1）矿物药及其制剂：除另有规定外，取相当于含砷量 20～30mg 的供试品粉末（过四号筛），

精密称定，精密加入人工肠液适量，置 37℃ 水浴中超声处理适当时间，摇匀，取适量，静置 20～36 小时，吸取中层溶液适量，用微孔滤膜（10μm）滤过，精密量取续滤液适量，用 0.02mol/L 乙二胺四醋酸二钠溶液稀释至一定体积，摇匀，即得。同法制备试剂空白溶液。

（2）动、植物类中药（除甲类、毛发类）：除另有规定外，取供试品粉末（过三号筛）0.2～0.5g，精密称定，精密加入硝酸人工胃液适量，置 37～45℃ 水浴中加热 20～24 小时，取出，摇匀，放置 2 小时，取上清液，用一次性双层滤膜（10μm＋3μm）滤过，取续滤液，即得。同法制备试剂空白溶液。

测定法 分别吸取系列标准曲线溶液和供试品溶液各20～100μl，注入液相色谱仪，测定。以系列标准曲线溶液中不同形态砷或不同价态砷的峰面积为纵坐标，浓度为横坐标，绘制标准曲线，计算供试品溶液中不同形态或不同价态砷的含量，即得。

【附注】（1）所用玻璃仪器使用前均需以 20% 硝酸溶液（V/V）浸泡 24 小时或其他适宜方法进行处理，避免干扰。

（2）本法系汞和砷元素形态及价态的通用性测定方法，在满足系统适用性的条件下，并非每次测定均需配制 3 种汞或 6 种砷的形态及价态系列标准曲线溶液，可根据实际情况仅配制需要分析的汞或砷形态及价态的系列标准曲线溶液。

（3）进行汞元素形态及价态分析时，由于色谱柱中暴露的未完全封端硅羟基受 Hg^{2+} 的影响，导致色谱柱柱效损失较快。建议采用封端覆盖率较高的色谱柱，且必要时，在一定进样间隔，采用阀切换技术以高比例有机相冲洗色谱柱后再继续分析。

（4）硝酸人工胃液：取 32.8ml 稀硝酸，加水约 800ml 与人工胃蛋白酶 10g，摇匀后，加水稀释成 1000ml，即得。

（5）因中药成分复杂且砷、汞含量差异较大，故本法中称样量仅供参考。矿物药及其制剂的取样量一般应折算至含砷量或含汞量 20～30mg；动、植物类中药（除甲类、毛发类）的取样量应根据样品中砷或汞的含量来确定适宜的量，一般为 0.2～0.5g。

（6）本法中规定的供试品溶液制备方法系通用性的推荐方法，实践中可根据样品基质的不同而进行参数的适当调整，并在各品种项下另作详细规定，同时进行必要的方法学验证。

（7）供试品中汞、砷形态或价态的限量应符合各品种项下的规定。

2331 二氧化硫残留量测定法

本法系用酸碱滴定法、气相色谱法、离子色谱法分别作为第一法、第二法、第三法，测定经硫黄熏蒸处理过的药材或饮片中二氧化硫的残留量。可根据具体品种情况选择适宜方法进行二氧化硫残留量测定。

第一法（酸碱滴定法）

本法系将药材或饮片以蒸馏法进行处理，样品中的亚

硫酸盐系列物质加酸处理转化为二氧化硫后，随氮气流带入到含有 3% 过氧化氢溶液的吸收瓶中，过氧化氢将其氧化为硫酸根离子，采用酸碱滴定法测定，计算药材或饮片中的二氧化硫残留量。

仪器装置 如图 1 所示。A 为 1000ml 两颈圆底烧瓶；B 为竖式回流冷凝管；C 为（带刻度）分液漏斗；D 为连接氮气流入口；E 为二氧化硫气体导出口。另配磁力搅拌器、电热套、氮气源及气体流量计。

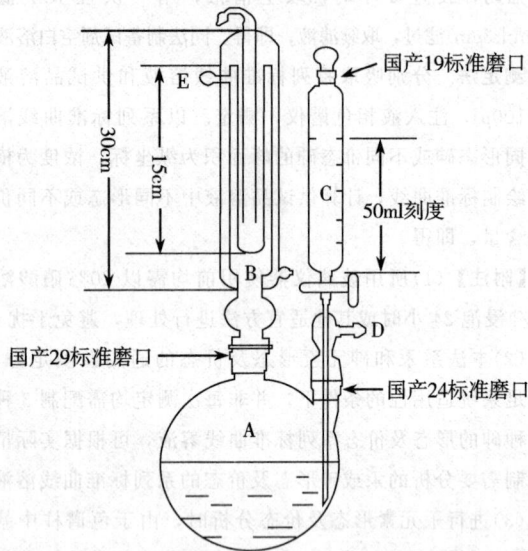

图 1 酸碱滴定法蒸馏仪器装置

测定法 取药材或饮片细粉约 10g（如二氧化硫残留量较高，超过 1000mg/kg，可适当减少取样量，但应不少于 5g），精密称定，置两颈圆底烧瓶中，加水 300～400ml。打开回流冷凝管开关给水，将冷凝管的上端 E 口处连接一橡胶导气管置于 100ml 锥形瓶底部。锥形瓶内加入 3% 过氧化氢溶液 50ml 作为吸收液（橡胶导气管的末端应在吸收液液面以下）。使用前，在吸收液中加入 3 滴甲基红乙醇溶液指示剂（2.5mg/ml），并用 0.01mol/L 氢氧化钠滴定液滴定至黄色（即终点；如果超过终点，则应舍弃该吸收溶液）。开通氮气，使用流量计调节气体流量至约 0.2L/min；打开分液漏斗 C 的活塞，使盐酸溶液（6mol/L）10ml 流入蒸馏瓶，立即加热两颈烧瓶内的溶液至沸，并保持微沸；烧瓶内的水沸腾 1.5 小时后，停止加热。吸收液放冷后，置于磁力搅拌器上不断搅拌，用氢氧化钠滴定液（0.01mol/L）滴定，至黄色持续时间 20 秒不褪，并将滴定的结果用空白试验校正。

照下式计算：

$$供试品中二氧化硫残留量(\mu g/g) = \frac{(A-B) \times c \times 0.032 \times 10^6}{W}$$

式中 A 为供试品溶液消耗氢氧化钠滴定液的体积，ml；

B 为空白消耗氢氧化钠滴定液的体积，ml；

c 为氢氧化钠滴定液摩尔浓度，mol/L；

0.032 为 1ml 氢氧化钠滴定液（1mol/L）相当的二氧化硫的质量，g；

W 为供试品的重量，g。

第二法（气相色谱法）

本法系用气相色谱法（通则 0521）测定药材或饮片中的二氧化硫残留量。

色谱条件与系统适用性试验 采用 GS-GasPro 键合硅胶多孔层开口管色谱柱（如 GS-GasPro，柱长 30m，柱内径 0.32mm）或等效柱，热导检测器，检测器温度为 250℃。程序升温：初始 50℃，保持 2 分钟，以每分钟 20℃升至 200℃，保持 2 分钟。进样口温度为 200℃，载气为氮气，流速为每分钟 2.0ml。采用气密针模式（气密针温度为 105℃）的顶空进样，顶空瓶的平衡温度为 80℃，平衡时间均为 10 分钟。系统适用性试验应符合气相色谱法要求。

对照品溶液的制备 精密称取亚硫酸钠对照品 500mg，置 10ml 量瓶中，加入含 0.5% 甘露醇和 0.1% 乙二胺四醋酸二钠的混合溶液溶解，并稀释至刻度，摇匀，制成每 1ml 含亚硫酸钠 50.0mg 的对照品贮备溶液。分别精密量取对照品贮备溶液 0.1ml、0.2ml、0.4ml、1ml、2ml，置 10ml 量瓶中，用含 0.5% 甘露醇和 0.1% 乙二胺四醋酸二钠的溶液分别稀释成每 1ml 含亚硫酸钠 0.5mg、1mg、2mg、5mg、10mg 的对照品溶液。

分别准确称取 1g 氯化钠和 1g 固体石蜡（熔点 52～56℃）于 20ml 顶空进样瓶中，精密加入 2mol/L 盐酸溶液 2ml，将顶空瓶置于 60℃ 水浴中，待固体石蜡全部溶解后取出，放冷至室温使固体石蜡凝固密封于酸液层之上（必要时用空气吹去瓶壁上冷凝的酸雾）；分别精密量取上述 0.5mg/ml、1mg/ml、2mg/ml、5mg/ml、10mg/ml 的对照品溶液各 100μl 置于石蜡层上方，密封，即得。

供试品溶液的制备 分别准确称取 1g 氯化钠和 1g 固体石蜡（熔点 52～56℃）于 20ml 顶空进样瓶中，精密加入 2mol/L 盐酸溶液 2ml，将顶空瓶置于 60℃ 水浴中，待固体石蜡全部溶解后取出，放冷至室温使固体石蜡重新凝固，取样品细粉约 0.2g，精密称定，置于石蜡层上方，加入含 0.5% 甘露醇和 0.1% 乙二胺四醋酸二钠的混合溶液 100μl，密封，即得。

测定法 分别精密吸取经平衡后的对照品溶液和供试品溶液顶空瓶气体 1ml，注入气相色谱仪，记录色谱图。按外标工作曲线法定量，计算样品中亚硫酸根含量，测得结果乘以 0.5079，即为二氧化硫含量。

第三法（离子色谱法）

本法系将药材或饮片以水蒸气蒸馏法进行处理，样品中的亚硫酸盐系列物质加酸处理后转化为二氧化硫，随水蒸气蒸馏，并被 3% 过氧化氢溶液吸收、氧化为硫酸根离子后，采用离子色谱法（通则 0513）检测，并计算药材或饮片中的二氧化硫残留量。

仪器装置 离子色谱法水蒸气蒸馏装置见图 2。蒸馏部分装置需订做，另配电热套。

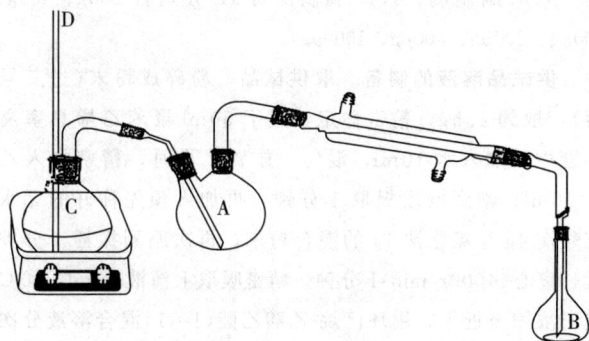

图 2　离子色谱法水蒸气蒸馏装置
A. 两颈烧瓶；B. 接收瓶；C. 圆底烧瓶；D. 直形长玻璃管

色谱条件与系统适用性试验　采用离子色谱法。色谱柱采用以烷醇季铵为功能基的乙基乙烯基苯-二乙烯基苯聚合物树脂作为填料的阴离子交换柱（如 AS 11-HC，4mm×250mm）或等效柱，保护柱使用相同填料的阴离子交换柱（如 AG 11-HC，4mm×50mm），洗脱液为 20mmol/L 氢氧化钾溶液（由自动洗脱液发生器产生）；若无自动洗脱液发生器，洗脱液采用终浓度为 3.2mmol/L Na_2CO_3，1.0mmol/L $NaHCO_3$ 的混合溶液；流速为 1ml/min，柱温为 30℃。阴离子抑制器和电导检测器。系统适用性试验应符合离子色谱法要求。

对照品溶液的制备　取硫酸根标准溶液，加水制成每 1ml 分别含硫酸根 1μg、5μg、20μg、50μg、100μg、200μg 的溶液，供绘制标准曲线用。

供试品溶液的制备　取供试品粗粉 5～10g（不少于 5g），精密称定，置瓶 A（两颈烧瓶）中，加水 50ml，振摇，使分散均匀，接通水蒸气蒸馏瓶 C。吸收瓶 B（100ml 纳氏比色管或量瓶）中加入 3% 过氧化氢溶液 20ml 作为吸收液，吸收管下端插入吸收液液面 5cm 以下。A 瓶中沿瓶壁加入 5ml 盐酸，迅速密塞，开始蒸馏，保持 C 瓶沸腾并调整蒸馏火力，使吸收管端馏出液的流出速率约为 2ml/min。蒸馏至瓶 B 中溶液总体积约为 95ml（时间 30～40 分钟），用水洗涤尾接管并将其转移至吸收瓶中，稀释至刻度，摇匀，放置 1 小时后，以微孔滤膜滤过，即得。

测定法　分别精密吸取相应的对照品溶液和供试品溶液各 10μl，进样，测定，以标准曲线法计算样品中硫酸根含量，按照（$SO_2/SO_4^{2-}=0.6669$）计算样品中二氧化硫的含量。

2341　农药残留量测定法

本方法系用气相色谱-串联质谱法和液相色谱-串联质谱法测定药材、饮片及制剂中部分农药残留量。除另有规定外，按下列方法测定。

第一法　有机氯类农药残留量测定法（色谱法）

1　9 种有机氯类农药残留量测定法

色谱条件与系统适用性试验　以（14%-氰丙基-苯基）甲基聚硅氧烷或（5%苯基）甲基聚硅氧烷为固定液的弹性石英毛细管柱（0.32mm×30m，0.25μm），^{63}Ni-ECD 电子捕获检测器。进样口温度 230℃，检测器温度 300℃，不分流进样。程序升温：初始 100℃，每分钟 10℃升至 220℃，每分钟 8℃升至 250℃，保持 10 分钟。理论板数按 α-BHC 峰计算应不低于 $1×10^6$，两个相邻色谱峰的分离度应大于 1.5。

对照品贮备溶液的制备　精密称取六六六（BHC）（α-BHC，β-BHC，γ-BHC，δ-BHC）、滴滴涕（DDT）（p, p'-DDE，p, p'-DDD，o, p'-DDT，p, p'-DDT）及五氯硝基苯（PCNB）农药对照品适量，用石油醚（60～90℃）分别制成每 1ml 含 4～5μg 的溶液，即得。

混合对照品贮备溶液的制备　精密量取上述各对照品贮备液 0.5ml，置 10ml 量瓶中，用石油醚（60～90℃）稀释至刻度，摇匀，即得。

混合对照品溶液的制备　精密量取上述混合对照品贮备液，用石油醚（60～90℃）制成每 1L 分别含 0、1μg、5μg、10μg、50μg、100μg、250μg 的溶液，即得。

供试品溶液的制备　药材或饮片　取供试品，粉碎成粉末（过三号筛），取约 2g，精密称定，置 100ml 具塞锥形瓶中，加水 20ml 浸泡过夜，精密加丙酮 40ml，称定重量，超声处理 30 分钟，放冷，再称定重量，用丙酮补足减失的重量，再加氯化钠约 6g，精密加二氯甲烷 30ml，称定重量，超声 15 分钟，再称定重量，用二氯甲烷补足减失的重量，静置（使分层），将有机相迅速移入装有适量无水硫酸钠的 100ml 具塞锥形瓶中，放置 4 小时。精密量取 35ml，于 40℃水浴上减压浓缩至近干，加少量石油醚（60～90℃）重复操作至二氯甲烷和丙酮除净，用石油醚（60～90℃）溶解并转移至 10ml 具塞刻度离心管中，加石油醚（60～90℃）精密稀释至 5ml，小心加入硫酸 1ml，振摇 1 分钟，离心（3000r/min）10 分钟，精密量取上清液 2ml，置具刻度的浓缩瓶（图 1）中，连接旋转蒸发器，40℃下（或用氮气）将溶液浓缩至适量，精密稀释至 1ml，即得。

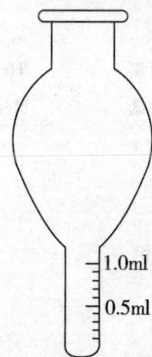

图 1　刻度浓缩瓶

制剂　取供试品，研成细粉（蜜丸切碎，液体直接量取），精密称取适量（相当于药材 2g），按上述供试品溶液制备法制备，即得供试品溶液。

测定法 分别精密吸取供试品溶液和与之相对应浓度的混合对照品溶液各 1μl，注入气相色谱仪，按外标法计算供试品中 9 种有机氯农药残留量。

2 22 种有机氯类农药残留量测定法

色谱条件及系统适用性试验 分析柱：以 50% 苯基-50% 二甲基聚硅氧烷为固定液的弹性石英毛细管柱（0.25mm×30m, 0.25μm），验证柱：以 100% 二甲基聚硅氧烷为固定液的弹性石英毛细管柱（0.25mm×30m, 0.25μm），^{63}Ni-ECD 电子捕获检测器。进样口温度 240℃，检测器温度 300℃，不分流进样，流速为恒压模式（初始流速为 1.3ml/min）。程序升温：初始 70℃，保持 1 分钟，每分钟 10℃ 升至 180℃，保持 5 分钟，再以每分钟 5℃ 升至 220℃，最后以每分钟 100℃ 升至 280℃，保持 8 分钟。理论板数按 α-BHC 计算应不低于 1×10^6，两个相邻色谱峰的分离度应大于 1.5。

对照品贮备溶液的制备 精密称取表 1 中农药对照品适量，用异辛烷分别制成如表 1 中浓度，即得。

混合对照品贮备溶液的制备 精密量取上述对照品贮备溶液各 1ml，置 100ml 量瓶中，用异辛烷稀释至刻度，摇匀，即得。

混合对照品溶液的制备 分别精密量取上述混合对照品贮备溶液，用异辛烷制成每 1L 分别含 10μg、20μg、50μg、100μg、200μg、500μg 的溶液，即得（其中 β-六六六、异狄氏剂、p,p'-滴滴滴、o,p'-滴滴涕每 1L 分别含 20μg、40μg、100μg、200μg、400μg、1000μg）。

供试品溶液的制备 取供试品，粉碎成粉末（过三号筛），取约 1.5g，精密称定，置于 50ml 聚苯乙烯具塞离心管中，加入水 10ml，混匀，放置 2 小时，精密加入乙腈 15ml，剧烈振摇提取 1 分钟，再加入预先称好的无水硫酸镁 4g 与氯化钠 1g 的混合粉末，再次剧烈振摇 1 分钟后，离心（4000r/min）1 分钟。精密吸取上清液 10ml，40℃ 减压浓缩至近干，用环己烷-乙酸乙酯（1:1）混合溶液分次转移至 10ml 量瓶中，加环己烷-乙酸乙酯（1:1）混合溶液至刻度，摇匀，转移至预先加入 1g 无水硫酸钠的离心管中，振摇，放置 1 小时，离心（必要时滤过），取上清液 5ml 过凝胶渗透色谱柱[400mm×25mm，内装 BIO-Beads S-X3 填料；以环己烷-乙酸乙酯（1:1）混合溶液为流动相；流速为每分钟 5.0ml] 净化，收集 18～30 分钟的洗脱液，于 40℃ 水浴减压浓缩至近干，加少量正己烷替换两次，加正己烷 1ml 使溶解，转移至弗罗里硅土固相萃取小柱[1000mg/6ml，用正己烷-丙酮（95:5）混合溶液 10ml 和正己烷 10ml 预洗]上，残渣用正己烷洗涤 3 次，每次 1ml，洗液转移至同一弗罗里硅土固相萃取小柱上，再用正己烷-丙酮（95:5）混合溶液 10ml 洗脱，收集全部洗脱液，置氮吹仪上吹至近干，加异辛烷定容至 1ml，涡旋使溶解，即得。

表 1 22 种有机氯类农药对照品贮备液浓度、相对保留时间及检出限参考值

序号	中文名	英文名	对照品贮备液(μg/ml)	相对保留时间(分析柱)	检出限(mg/kg)
1	六氯苯	Hexachlorobenzene	100	0.574	0.001
2	α-六六六	α-BHC	100	0.601	0.004
3	五氯硝基苯	Quintozene	100	0.645	0.007
4	γ-六六六	γ-BHC	100	0.667	0.003
5	β-六六六	β-BHC	200	0.705	0.008
6	七氯	Heptachlor	100	0.713	0.007
7	δ-六六六	δ-BHC	100	0.750	0.003
8	艾氏剂	Aldrin	100	0.760	0.006
9	氧化氯丹	oxy-Chlordane	100	0.816	0.007
10	顺式环氧七氯	Heptachlor-*exo*-epoxide	100	0.833	0.006
11	反式环氧七氯	Heptachlor-*endo*-epoxide	100	0.844	0.005
12	反式氯丹	*trans*-Chlordane	100	0.854	0.005
13	顺式氯丹	*cis*-Chlordane	100	0.867	0.008
14	α-硫丹	α-Endosulfan	100	0.872	0.01
15	p,p'-滴滴伊	p,p'-DDE	100	0.892	0.006
16	狄氏剂	Dieldrin	100	0.901	0.005
17	异狄氏剂	Endrin	200	0.932	0.005
18	o,p'-滴滴涕	o,p'-DDT	200	0.938	0.018
19	p,p'-滴滴滴	p,p'-DDD	200	0.944	0.008
20	β-硫丹	β-Endosulfan	100	0.956	0.003
21	p,p'-滴滴涕	p,p'-DDT	100	0.970	0.005
22	硫丹硫酸酯	Endosulfan sulfate	100	1.000	0.004

注：各对照品的相对保留时间以硫丹硫酸盐为参照峰计算。

测定法　分别精密吸取供试品溶液和混合对照品溶液各 1μl，注入气相色谱仪，按外标标准曲线法计算供试品中 22 种有机氯农药残留量。

【附注】（1）当供试品中有农药检出时，可在验证柱中确认检出的结果，再进行定量。必要时，可对检出的结果用气相色谱-串联质谱法进行确证。

（2）加样回收率应在 70％～120％之间。

第二法　有机磷类农药残留量测定法（色谱法）

色谱条件与系统适用性试验　以 50％苯基-50％二甲基聚硅氧烷或（5％苯基）甲基聚硅氧烷为固定液的弹性石英毛细管柱（0.25mm×30m，0.25μm），氮磷检测器（NPD）或火焰光度检测器（FPD）。进样口温度 220℃，检测器温度 300℃，不分流进样。程序升温：初始 120℃，每分钟 10℃升至 200℃；每分钟 5℃升至 240℃，保持 2 分钟；每分钟 20℃升至 270℃，保持 0.5 分钟。理论板数按敌敌畏峰计算应不低于 6000，两个相邻色谱峰的分离度应大于 1.5。

对照品贮备溶液的制备　精密称取对硫磷、甲基对硫磷、乐果、氧化乐果、甲胺磷、久效磷、二嗪磷、乙硫磷、马拉硫磷、杀扑磷、敌敌畏、乙酰甲胺磷农药对照品适量，用乙酸乙酯分别制成每 1ml 约含 100μg 的溶液，即得。

混合对照品贮备溶液的制备　分别精密量取上述各对照品贮备溶液 1ml，置 20ml 棕色量瓶中，加乙酸乙酯稀释至刻度，摇匀，即得。

混合对照品溶液的制备　精密量取上述混合对照品贮备溶液，用乙酸乙酯制成每 1ml 含 0.1μg、0.5μg、1μg、2μg、5μg 的浓度系列，即得。

供试品溶液的制备　药材或饮片　取供试品，粉碎成粉末（过三号筛），取约 5g，精密称定，加无水硫酸钠 5g，加入乙酸乙酯 50～100ml，冰浴超声处理 3 分钟，放置，取上层液滤过，药渣加入乙酸乙酯 30～50ml，冰浴超声处理 2 分钟，放置，滤过，合并两次滤液，用少量乙酸乙酯洗涤滤纸及残渣，与上述滤液合并。取滤液于 40℃以下减压浓缩至近干，用乙酸乙酯转移至 5ml 量瓶中，并稀释至刻度；精密吸取上述溶液 1ml，置石墨化炭小柱（250mg/3ml 用乙酸乙酯 5ml 预洗）上，用正己烷-乙酸乙酯（1∶1）混合溶液 5ml 洗脱，收集洗脱液，置氮吹仪上浓缩至近干，加乙酸乙酯定容至 1ml，涡漩使溶解，即得。

测定法　分别精密吸取供试品溶液和与之相对应浓度的混合对照品溶液各 1μl，注入气相色谱仪，按外标法计算供试品中 12 种有机磷农药残留量。

第三法　拟除虫菊酯类农药残留量测定法（色谱法）

色谱条件与系统适用性试验　以（5％苯基）甲基聚硅氧烷为固定液的弹性石英毛细管柱（0.32mm×30m，0.25μm），^{63}Ni-ECD 电子捕获检测器。进样口温度 270℃，检测器温度 330℃。不分流进样（或根据仪器设置最佳的分流比）。程序升温：初始 160℃，保持 1 分钟；每分钟 10℃升至 278℃，保持 0.5 分钟；每分钟 1℃升至 290℃，保持 5

分钟。理论板数按溴氰菊酯峰计算应不低于 10^5，两个相邻色谱峰的分离度应大于 1.5。

对照品贮备溶液的制备　精密称取氯氰菊酯、氰戊菊酯及溴氰菊酯农药对照品适量，用石油醚（60～90℃）分别制成每 1ml 含 20～25μg 的溶液，即得。

混合对照品贮备溶液的制备　精密量取上述各对照品贮备液 1ml，置 10ml 量瓶中，用石油醚（60～90℃）稀释至刻度，摇匀，即得。

混合对照品溶液的制备　精密量取上述混合对照品贮备液，用石油醚（60～90℃）制成每 1L 分别含 0、2μg、8μg、40μg、200μg 的溶液，即得。

供试品溶液的制备　药材或饮片　取供试品，粉碎成粉末（过三号筛），取 1～2g，精密称定，置 100ml 具塞锥形瓶中，加石油醚（60～90℃）-丙酮（4∶1）混合溶液 30ml，超声处理 15 分钟，滤过，药渣再重复上述操作 2 次后，合并滤液，滤液用适量无水硫酸钠脱水后，于 40～45℃减压浓缩至近干，用少量石油醚（60～90℃）反复操作至丙酮除净，残渣用适量石油醚（60～90℃）溶解，置混合小柱〔从上至下依次为无水硫酸钠 2g、弗罗里硅土 4g、微晶纤维素 1g、氧化铝 1g、无水硫酸钠 2g，用石油醚（60～90℃）-乙醚（4∶1）混合溶液 20ml 预洗〕上，用石油醚（60～90℃）-乙醚（4∶1）混合溶液 90ml 洗脱，收集洗脱液，于 40～45℃减压浓缩至近干，再用石油醚（60～90℃）3～4μl 重复操作至乙醚除净，用石油醚（60～90℃）溶解并转移至 5ml 量瓶中，并稀释至刻度，摇匀，即得。

测定法　分别精密吸取供试品溶液和与之相对应浓度的混合对照品溶液各 1μl，注入气相色谱仪，按外标法计算供试品中 3 种拟除虫菊酯农药残留量。

第四法　农药多残留量测定法（质谱法）

一、定性测定方法

本法系用气相色谱-串联质谱法与液相色谱-串联质谱法对中药中农药残留的快速定性筛查，发现残留农药，便于农药定量测定。实验室应建立必要的质控手段，保证定性结果准确。

1　气相色谱-串联质谱法

色谱条件　以（5％苯基）甲基聚硅氧烷为固定液的弹性石英毛细管柱（0.25mm×30m，0.25μm）。进样口温度 240℃，不分流进样。载气为高纯氦气（He）。进样口为恒压模式，柱前压力为 146kPa（可依据表 2 中农药保留时间调整柱前压力）。程序升温：初始温度 70℃，保持 2 分钟，先以每分钟 25℃升至 150℃，再以每分钟 3℃升至 200℃，最后以每分钟 8℃升至 280℃，保持 10 分钟。

质谱条件　以三重四极杆串联质谱仪检测；离子源为电子轰击源（EI），离子源温度 280℃。碰撞气为氮气或氩气，流速 1.5ml/min。质谱传输接口温度 280℃。质谱监测模式为多反应监测（MRM），各化合物参考保留时间、监测离子对、碰撞电压（CE）与检出限参考值见表 2。为提高检测灵敏度，可根据保留时间分段监测各农药。

表 2 91 种农药及内标对照品的保留时间、监测离子对、碰撞电压(CE)与检出限参考值

编号	中文名	英文名	保留时间(min)	母离子(m/z)	子离子(m/z)	CE(V)	检出限(mg/kg)
1	氟丙菊酯	Acrinathrin	30.4	207.8	181.1	10	0.005
				181.0	152.0	30	
2	艾氏剂	Aldrin	18.5	262.9	192.9	35	0.01
				254.9	220.0	20	
				264.9	192.9	35	
				262.9	190.9	35	
3	氘代莠去津	Atrazine-d5(ethyl-d5)	13.1	205.0	127.0	10	—
				205.0	105.0	15	
4	α-六六六	α-BHC	12.1	216.9	181.1	5	0.005
				181.1	145.1	15	
5	β-六六六	β-BHC	13.2	219.0	183.0	5	0.005
				216.9	181.1	5	
				181.0	145.0	15	
6	γ-六六六	γ-BHC(Lindane)	13.4	219.0	183.0	5	0.005
				216.9	181.1	5	
				181.1	145.1	15	
7	δ-六六六	δ-BHC	14.6	216.9	181.1	5	0.005
				181.1	145.1	15	
				219.0	183.0	5	
				217.0	145.0	20	
				219.0	147.0	15	
8	联苯菊酯	Bifenthrin	28.9	181.0	166.0	20	0.005
				181.0	165.0	25	
9	乙基溴硫磷	Bromophos-ethyl	22.6	358.7	302.8	15	0.005
				302.8	284.7	15	
10	溴硫磷	Bromophos-methyl	20.1	330.8	315.8	15	0.005
				328.8	313.8	15	
11	溴螨酯	Bromopropylate	28.6	341.0	185.0	30	0.005
				341.0	183.0	15	
12	#仲丁灵	#Butralin	20.2	266.0	220.2	10	0.05
				266.0	174.2	15	
13	顺式氯丹	cis-Chlordane	22.8	271.9	236.9	15	0.005
				372.9	265.9	20	
14	氧化氯丹	oxy-Chlordane	20.7	386.7	262.7	15	0.005
				184.9	85.0	30	
15	反式氯丹	trans-Chlordane	22.0	372.8	265.8	15	0.005
				374.8	265.8	15	
16	杀虫脒	Chlordimeform	11.2	195.9	181.0	5	0.025
				151.9	117.1	10	
				180.9	140.0	15	
				195.9	152.0	15	
17	溴虫腈	Chlorfenapyr	25.3	246.9	227.0	15	0.01
				327.8	246.8	15	
18	百菌清	Chlorothalonil	14.8	263.8	229.0	20	0.025
				263.8	168.0	25	
19	毒死蜱	Chlorpyrifos	19.3	313.8	285.8	5	0.005
				313.8	257.8	15	
20	#甲基毒死蜱	#Chlorpyrifos-methyl	16.7	286.0	271.0	15	0.005
				286.0	93.0	20	

续表

编号	中文名	英文名	保留时间(min)	母离子(m/z)	子离子(m/z)	CE(V)	检出限(mg/kg)
21	氯酞酸二甲酯	Chlorthal-dimethyl	19.4	300.9 298.9	223.0 221.0	25 25	0.005
22	氟氯氰菊酯	Cyfluthrin	32.3 32.4	163.0 226.0	127.0 206.0	5 12	0.025
23	氯氟氰菊酯	Cyhalothrin	30.4	208.0 197.0	181.0 141.0	5 10	0.005
24	氯氰菊酯	Cypermethrin	32.7 32.9	181.0 181.0	152.0 127.0	10 30	0.025
25	o,p′-滴滴滴	o,p′-DDD	24.4	237.0 235.0	165.2 165.2	20 20	0.005
26	p,p′-滴滴滴	p,p′-DDD	25.7	237.0 235.0 234.9 199.0	165.2 165.2 199.1 163.1	20 20 15 30	0.005
27	o,p′-滴滴伊	o,p′-DDE	22.5	248.0 246.0	176.2 176.2	30 30	0.005
28	p,p′-滴滴伊	p,p′-DDE	24.0	246.1 315.8 317.8 317.8	176.2 246.0 248.0 246.0	30 15 15 15	0.005
29	o,p′-滴滴涕	o,p′-DDT	25.8	237.0 235.0 237.0 235.0 199.0	165.2 165.2 199.1 199.1 163.1	20 20 15 15 35	0.005
30	p,p′-滴滴涕	p,p′-DDT	27.0	237.0 235.0	165.2 165.2	20 20	0.005
31	溴氰菊酯	Deltamethrin	36.0	181.0 252.7	152.1 174.0	25 8	0.025
32	氘代二嗪磷	Diazinon-d10(diethyl-d10)	14.3	314.9 183.8	184.2 168.9	15 20	—
33	苯氟磺胺	Dichlofluanid	18.4	223.9 123.0	123.1 77.1	10 20	0.01
34	敌敌畏	Dichlorvos	5.9	184.9 109.0	93.0 79.0	10 5	0.005
35	氯硝胺	Dicloran	12.6	206.1 206.0	176.0 148.0	10 20	0.005
36	三氯杀螨醇 (o,p′-,p,p′-)	Dicofol(o,p′-,p,p′-)	17.6 19.2	139.0 251.0 250.0	111.0 139.0 215.0	15 10 3	0.01
37	狄氏剂	Dieldrin	23.9	277.0 262.9 345.0	241.0 193.0 262.7	5 35 5	0.01
38	#苯醚甲环唑	#Difenoconazole	35.3	322.8 264.9	264.8 202.0	15 20	0.005
39	哌草丹	Dimepiperate	21.6	144.9 144.9	112.1 69.1	5 15	0.01
40	二苯胺	Diphenylamine	10.5	169.0 169.0	168.2 140.0	15 35	0.005

续表

编号	中文名	英文名	保留时间(min)	母离子(m/z)	子离子(m/z)	CE(V)	检出限(mg/kg)
				194.9	159.0	5	
				276.7	241.9	15	
41	α-硫丹	α-Endosulfan	22.6	236.8	118.9	25	0.01
				194.9	125.0	20	
				262.8	192.9	30	
				236.8	142.9	30	
				206.9	172.0	15	
				267.0	196.0	14	
42	β-硫丹	β-Endosulfan	25.2	236.8	118.8	30	0.01
				194.9	158.9	10	
				276.7	240.9	5	
				271.9	237.0	15	
43	硫丹硫酸酯	Endosulfan sulfate	26.8	387.0	289.0	4	0.01
				273.8	238.9	15	
44	异狄氏剂	Endrin	24.7	262.8	193.0	35	0.01
				244.8	173.0	30	
45	#皮蝇磷	#Fenchlorphos	17.4	286.0	271.0	15	0.005
				285.0	269.9	15	
46	#氧皮蝇磷	#Fenchlorphos oxon	15.8	268.9	254.0	15	0.01
				270.9	256.0	15	
47	杀螟硫磷	Fenitrothion	18.2	277.0	109.0	15	0.01
				260.0	125.0	10	
48	甲氰菊酯	Fenpropathrin	29.0	265.0	210.0	8	0.005
				208.0	181.0	5	
49	氘代倍硫磷	Fenthion-d6(O,O-dimethyl-d6)	19.0	284.0	169.0	15	—
				284.0	115.0	20	
50	氰戊菊酯	Fenvalerate	34.3	167.0	125.1	5	0.025
			34.7	225.0	119.0	18	
				366.8	212.8	35	
51	#氟虫腈	#Fipronil	21.9	350.8	254.8	15	0.005
				368.8	214.8	25	
				254.9	228.0	15	
52	#氟甲腈	#Fipronil desulfinyl	17.4	388.0	332.9	20	0.005
				388.0	281.0	32	
				351.0	254.9	20	
53	#氟虫腈硫醚	#Fipronil sulfide	21.4	420.0	350.9	10	0.005
				254.9	227.9	15	
				351.0	227.9	35	
54	#氟虫腈砜	#Fipronil sulfone	24.8	384.8	256.8	20	0.01
				382.8	254.9	20	
55	氟氰戊菊酯	Flucythrinate	33.1	198.9	157.0	10	0.025
			33.4	156.9	107.1	15	
56	氟节胺	Flumetralin	23.3	143.0	117.0	20	0.005
				143.0	107.1	20	
				136.9	109.0	5	
57	#地虫硫磷	#Fonofos	13.9	108.9	80.9	15	0.005
				245.9	109.0	15	
				245.9	137.0	5	
58	七氯	Heptachlor	16.8	273.7	238.9	15	0.005
				271.7	236.9	15	

编号	中文名	英文名	保留时间(min)	母离子(*m/z*)	子离子(*m/z*)	CE(V)	检出限(mg/kg)
59	反式环氧七氯	Heptachlor-*endo*-epoxide	21.0	354.8 352.8	264.9 262.9	15 15	0.005
60	顺式环氧七氯	Heptachlor-*exo*-epoxide	20.7	354.8 352.8	264.9 262.9	15 15	0.005
61	六氯苯	Hexachlorobenzene	12.4	283.8 283.8	248.8 213.9	15 30	0.005
62	#氯唑磷	#Isazofos	15.1	256.9 256.9 207.9 161.0 161.0	162.0 118.9 165.9 146.0 119.1	5 15 10 5 5	0.005
63	**#水胺硫磷**	**#Isocarbophos**	**19.6**	**120.0** **135.9** **229.9**	**92.0** **108.0** **212.0**	**10** **15** **10**	**0.01**
64	甲氧滴滴涕	Methoxychlor	28.9	227.0 227.0	212.0 169.0	18 25	0.005
65	甲基五氯苯硫醚	Methyl-pentachlorophenyl sulfide	18.0	296.0 296.0	281.0 263.0	20 15	0.005
66	灭蚁灵	Mirex	29.8	273.8 271.8	238.8 236.8	15 15	0.005
67	除草醚	Nitrofen	24.9	202.0 282.9 282.9 282.9 282.9	139.1 253.0 245.9 202.0 161.9	20 10 10 10 20	0.01
68	八氯二丙醚	Octachlorodipropyl ether(S421)	17.3	129.9 108.9	94.9 83.0	20 10	0.005
69	对硫磷	Parathion-ethyl	19.4	290.9 290.9 186.0 138.9	109.0 80.9 140.0 109.0	10 25 25 5	0.01
70	甲基对硫磷	Parathion-methyl	16.8	262.9 262.9 232.9 125.0	109.0 79.0 109.0 47.0	10 30 10 10	0.01
71	二甲戊乐灵	Pendimethalin	21.0	251.8 251.8	162.2 161.1	10 15	0.01
72	五氯苯胺	Pentachloraniline	15.5	265.0 265.0	230.0 194.0	15 15	0.005
73	五氯甲氧基苯	Pentachloranisole	12.6	280.0 280.0	265.0 237.0	12 22	0.005
74	氯菊酯	Permethrin	31.4 31.6	183.1 183.1	168.1 165.1	10 10	0.005
75	苯醚菊酯	Phenothrin	29.4 29.6	183.0 183.0	168.0 153.0	12 12	0.005
76	#甲拌磷	#Phorate	11.9	121.0 121.0 260.0 230.9 230.9	65.0 47.0 75.0 128.9 174.8	10 30 5 25 10	0.005

续表

编号	中文名	英文名	保留时间(min)	母离子(m/z)	子离子(m/z)	CE(V)	检出限(mg/kg)
77	#氧甲拌磷砜	#Phorate oxon sulfone	16.5	108.9	80.9	10	0.01
				108.9	91.0	5	
				183.0	110.9	10	
78	#甲拌磷砜	#Phorate sulfone	18.9	153.0	97.0	10	0.01
				124.9	96.9	5	
				199.0	143.0	10	
				199.0	96.9	15	
79	#甲拌磷亚砜	#Phorate sulfoxide	18.4	153.0	96.9	10	0.01
				96.9	64.9	20	
				96.9	78.9	15	
				121.0	64.9	10	
80	腐霉利	Procymidone	22.0	282.8	96.0	10	0.01
				284.8	96.0	10	
81	五氯硝基苯	Quintozene	13.7	295.0	237.0	18	0.005
				237.0	143.0	30	
82	喹禾灵	Quizalofop-ethyl	33.0	163.0	136.0	10	0.01
				371.8	298.9	10	
83	四氯硝基苯	Tecnazene(TCNB)	10.3	260.9	203.0	10	0.005
				214.9	179.0	10	
84	七氟菊酯	Tefluthrin	15.1	197.0	141.1	10	0.005
				177.1	127.1	15	
85	#特丁硫磷	#Terbufos	13.8	230.9	175.0	10	0.005
				230.9	129.0	20	
				230.9	185.0	5	
				186.0	109.0	10	
86	#特丁硫磷砜	#Terbufos sulfone	21.0	152.9	96.9	10	0.01
				198.9	143.0	10	
				263.8	96.9	25	
				124.9	96.9	5	
				263.8	171.0	5	
				198.9	143.0	10	
87	#特丁硫磷亚砜	#Terbufos sulfoxide	6.7	186.0	97.0	20	0.1
				186.0	109.0	15	
				186.0	124.9	10	
				214.0	186.0	5	
88	三唑酮	Triadimefon	19.4	208.0	181.1	5	0.01
				208.0	111.0	20	
89	三唑醇	Triadimenol	21.7	128.0	65.0	25	0.01
				168.0	70.0	10	
90	氟乐灵	Trifluralin	11.6	305.9	264.0	5	0.005
				264.0	160.1	15	
91	乙烯菌核利	Vinclozolin	16.6	212.0	145.0	30	0.005
				212.0	109.0	40	

注：1. 表中化合物 3、32 与 49 为内标。

2. 部分化合物含有多个异构体，表中提供了多个异构体峰的参考保留时间。

3. 鉴于中药材基质的复杂性，为便于方法使用，部分化合物提供了多个监测离子对。依情况选择 2 个监测离子对用于测定。

4. 标记 "#" 的化合物为气相色谱-串联质谱法与液相色谱-串联质谱法均有定性定量方法的化合物，一般情况下优先选择在表 2 或表 4 中字体被加粗的化合物所对应的测定方法，测定存在干扰时可选用另一测定方法。

定性用混合对照品溶液的制备　取本法"二、定量测定方法"中的基质混合对照品溶液作为定性用混合对照品溶液，即得。

供试品溶液的制备　取本法"二、定量测定方法"中的供试品溶液，即得。

测定法　分别精密吸取供试品溶液和定性用混合对照溶液各 1μl，注入气相色谱-串联质谱仪，按保留时间与定性离子相对丰度比对 88 种农药进行定性测定。

结果判断　供试品色谱中如检出与对照品保留时间相同的色谱峰，并且在扣除背景后的质谱图中，所选择的 2 对监测离子对均出现，供试品溶液的监测离子对峰面积比与浓度相当的对照品溶液的监测离子对峰面积比进行比较时，相对偏差不超过下列规定的范围，则可判定样品中存在该农药：相对比例＞50％，允许±20％偏差；相对比例 20％～50％，允许±25％偏差；相对比例 10％～20％，允许±30％偏差；相对比例＜10％，允许±50％偏差。

2　液相色谱-串联质谱法

色谱条件　以十八烷基硅烷键合核壳硅胶为填充剂（3mm×150mm，2.7μm）；以 0.05％甲酸溶液（含 10mmol/L 甲酸铵）为流动相 A，以 0.05％甲酸的甲醇溶液（含 10mmol/L 甲酸铵）为流动相 B，按表 3 进行梯度洗脱；柱温为 35℃，流速为 0.4ml/min。

表 3　流动相梯度

时间（分钟）	流动相 A（%）	流动相 B（%）
0～1	95	5
1～4	95→40	5→60
4～8	40→36	60→64
8～8.5	36→32	64→68
8.5～9	32→25	68→75
9～16	25→5	75→95
16～20	5	95
20～20.1	5→95	95→5
20.1～25	95	5

质谱条件　以三重四极杆串联质谱仪检测；离子源为电喷雾（ESI）离子源，依据表 4 选择正离子或负离子扫描模式。监测模式为多反应监测（MRM），各化合物保留时间、监测离子对、碰撞电压（CE）和检出限的参考值见表 4。为提高检测灵敏度，可根据保留时间分段监测各农药。

表 4　526 种农药及内标对照品的保留时间、监测离子对、碰撞电压(CE)与检出限参考值

编号	中文名	英文名	保留时间(min)	母离子(m/z)	子离子(m/z)	CE(V)	检出限(mg/kg)
1	乙酰甲胺磷	Acephate	4.2	184.0	143.0	13	0.05
				184.0	125.0	24	
2	啶虫脒	Acetamiprid	5.8	223.5	126.0	17	0.005
				223.5	90.0	43	
3	乙草胺	Acetochlor	11.7	270.1	224.1	14	0.005
				270.1	148.1	30	
4	活化酯	Acibenzolar-S-methyl	10.7	211.0	136.0	42	0.005
				211.0	139.9	33	
5	苯草醚	Aclonifen	12.4	265.0	248.0	22	0.005
				265.0	182.1	39	
6	解草达	AD 67	9.1	252.0	154.0	15	0.005
				252.0	82.9	49	
7	硫虫畏	Akton	15.1	375.0	153.0	18	0.005
				375.0	346.8	15	
8	甲草胺	Alachlor	12.0	270.1	238.1	15	0.005
				270.1	162.1	26	
9	涕灭威	Aldicarb	6.6	208.1	116.1	10	0.005
				208.1	89.0	22	
10	涕灭威砜	Aldicarb-sulfone	4.8	223.1	166.1	8	0.005
				223.1	148.0	11	
11	涕灭威亚砜	Aldicarb-sulfoxide	4.6	207.1	132.0	9	0.05
				207.1	89.0	20	

续表

编号	中文名	英文名	保留时间(min)	母离子(m/z)	子离子(m/z)	CE(V)	检出限(mg/kg)
12	丙烯菊酯	Allethrin	15.0	303.2 303.2	135.0 169.0	15 12	0.25
13	*辛唑嘧菌胺	*Ametoctradin	13.7	276.2 276.2	176.0 149.0	48 48	0.005
14	莠灭净	Ametryn	9.7	228.1 228.1	186.1 96.1	26 34	0.005
15	酰嘧磺隆	Amidosulfuron	7.5	370.1 370.1	261.0 218.3	18 29	0.005
16	灭害威	Aminocarb	4.5	209.1 209.1	152.1 137.1	17 30	0.005
17	唑磺菌胺	Amisulbrom	14.1	466.0 466.0	227.0 385.9	26 14	0.005
18	环丙嘧啶醇	Ancymidol	7.2	257.2 257.2	135.0 81.1	30 29	0.005
19	莎稗磷	Anilofos	12.5	368.1 368.1	199.1 125.0	19 43	0.005
20	莠去通	Atratone	7.4	212.1 212.1	127.9 141.7	32 36	0.005
21	莠去津	Atrazine	8.9	216.1 216.1	174.1 104.0	23 38	0.005
22	氘代莠去津	Atrazine-d5(ethyl-d5)	8.8	221.0 221.0	178.8 101.1	35 35	—
23	脱乙基阿特拉津	Atrazine-desethyl	6.1	188.1 188.1	145.9 110.0	23 28	0.005
24	脱异丙基莠去津	Atrazine-desisopropyl	5.5	174.1 174.1	131.9 103.9	24 32	0.005
25	氧环唑	Azaconazole	8.0 9.1	300.1 300.1	158.8 231.1	34 22	0.005
26	甲基吡噁磷	Azamethiphos	6.8	325.0 325.0	183.1 139.0	21 32	0.005
27	益棉磷	Azinphos-ethyl	11.7	346.0 346.0	289.0 261.0	8 11	0.05
28	保棉磷	Azinphos-methyl	9.7	318.0 318.0	160.1 132.0	9 20	0.05
29	叠氮津	Aziprotryne	11.1	226.1 226.1	198.0 124.7	13 18	0.005
30	嘧菌酯	Azoxystrobin	10.3	404.1 404.1	372.1 344.1	18 32	0.005
31	氟丁酰草胺	Beflubutamid	12.2	356.1 356.1	177.1 162.1	24 33	0.005
32	苯霜灵	Benalaxyl	12.9	326.2 326.2	294.2 208.1	14 21	0.005

编号	中文名	英文名	保留时间(min)	母离子(m/z)	子离子(m/z)	CE(V)	检出限(mg/kg)
33	草除灵	Benazolin-ethyl	10.2	272.1	198.0	22	0.005
				272.1	170.0	31	
34	噁虫威	Bendiocarb	7.0	224.2	108.9	23	0.005
				224.2	167.0	11	
35	麦锈灵	Benodanil	8.3	323.9	230.9	30	0.005
				323.9	105.0	27	
36	解草嗪	Benoxacor	9.8	260.0	149.1	24	0.005
				260.0	134.1	39	
37	地散磷	Bensulide	12.1	398.1	313.9	14	0.005
				398.1	218.0	22	
38	苯噻菌胺酯	Benthiavalicarb-isopropyl	10.9	382.4	196.8	26	0.005
				382.4	115.9	27	
39	苯螨特	Benzoximate	13.3	364.3	105.0	36	0.005
				364.3	198.6	13	
40	新燕灵	Benzoylprop-ethyl	12.7	366.1	104.9	22	0.005
				366.1	320.0	11	
41	*苄腺嘌呤	*Benzyladenine	6.6	226.1	90.5	50	0.005
				226.1	148.1	25	
42	联苯肼酯	Bifenazate	11.5	301.1	170.1	29	0.005
				301.1	198.1	15	
43	联苯三唑醇	Bitertanol	13.4	338.2	269.2	10	0.05
				338.2	99.1	18	
44	啶酰菌胺	Boscalid	11.0	343.0	307.1	26	0.005
				343.0	140.0	25	
45	除草定	Bromacil	7.2	261.1	204.9	19	0.005
				261.1	187.9	37	
46	甲基溴苯烯磷	Bromfenvinphos-methyl	11.5	375.0	126.8	19	0.005
				375.0	170.0	51	
47	溴丁酰草胺	Bromobutide	11.6	312.2	194.1	18	0.005
				312.2	119.0	28	
48	糠菌唑	Bromuconazole	11.3	376.0	173.0	38	0.005
			12.3	376.0	159.0	37	
49	乙嘧酚磺酸酯	Bupirimate	11.9	317.1	272.1	25	0.005
				317.1	166.1	30	
50	噻嗪酮	Buprofezin	14.8	306.2	201.1	15	0.005
				306.2	116.1	20	
51	丁草胺	Butachlor	15.1	312.0	238.1	17	0.005
				312.0	162.2	33	
52	氟丙嘧草酯	Butafenacil	11.3	492.1	349.0	18	0.005
				492.1	331.0	31	

续表

编号	中文名	英文名	保留时间(min)	母离子(m/z)	子离子(m/z)	CE(V)	检出限(mg/kg)
53	抑草磷	Butamifos	13.0	333.1	179.9	15	0.005
				333.1	152.0	24	
54	丁酮威	Butocarboxim	4.6	213.1	156.1	15	0.005
				213.1	75.0	22	
55	丁酮砜威	Butoxycarboxim	4.6	223.0	105.9	13	0.005
				223.0	165.9	11	
56	**#仲丁灵**	**#Butralin**	**16.3**	**296.2**	**240.1**	**17**	**0.05**
				296.2	**222.1**	**28**	
57	炔草隆	Buturon	8.8	237.1	126.9	37	0.005
				237.1	98.8	58	
58	丁草敌	Butylate	14.2	218.2	156.1	14	0.005
				218.2	162.1	17	
59	硫线磷	Cadusafos	13.7	271.0	159.0	21	0.005
				271.0	97.0	51	
60	唑草胺	Cafenstrole	11.2	351.2	100.1	17	0.005
				351.2	72.0	42	
61	甲萘威	Carbaryl	7.8	202.1	145.1	13	0.005
				202.1	127.1	39	
62	多菌灵	Carbendazim	9.0	192.1	160.1	21	0.005
				192.1	132.1	40	
63	双酰草胺	Carbetamide	6.7	237.1	192.1	10	0.005
				237.1	118.1	16	
64	克百威	Carbofuran	7.3	222.1	165.1	16	0.005
				222.1	123.0	27	
65	3-羟基克百威	Carbofuran-3-hydroxy	5.8	238.1	181.1	14	0.005
				238.1	163.1	23	
66	丁硫克百威	Carbosulfan	17.5	381.2	118.1	26	0.005
				381.2	160.1	18	
67	萎锈灵	Carboxin	7.5	236.1	143.0	21	0.005
				236.1	87.0	32	
68	唑草酯	Carfentrazone-ethyl	12.3	412.1	345.9	31	0.005
				412.1	366.1	23	
69	环丙酰菌胺	Carpropamid	12.6	334.1	139.1	32	0.005
				334.1	195.9	16	
70	灭螨猛	Chinomethionat	15.0	235.0	207.0	25	0.05
				235.0	163.0	38	
71	氯虫酰胺	Chlorantraniliprole	9.7	483.9	453.0	25	0.005
				483.9	286.0	24	
72	氯溴隆	Chlorbromuron	10.8	293.3	203.9	25	0.005
				293.3	182.1	21	
73	氯炔灵	Chlorbufam	10.5	224.0	172.0	11	0.01
				224.0	154.0	22	
74	毒虫畏	Chlorfenvinphos	12.9	359.0	155.0	16	0.005
				359.0	127.0	22	

续表

编号	中文名	英文名	保留时间(min)	母离子(m/z)	子离子(m/z)	CE(V)	检出限(mg/kg)
75	*氟啶脲	*Chlorfluazuron	16.1	540.1	382.9	33	0.005
				540.1	158.0	24	
76	氯草敏	Chloridazon	5.9	222.0	104.0	30	0.005
				222.0	146.0	36	
77	绿麦隆	Chlorotoluron	8.3	213.1	72.0	51	0.005
				213.1	139.9	33	
78	枯草隆	Chloroxuron	11.4	291.1	72.1	61	0.005
				291.1	72.1	61	
79	氯辛硫磷	Chlorphoxim	13.0	333.1	180.0	13	0.005
				333.1	152.0	24	
80	氯苯胺灵	Chlorpropham	11.1	214.2	172.0	13	0.01
				214.2	154.0	23	
81	#甲基毒死蜱	#Chlorpyrifos-methyl	13.6	321.9	125.0	27	0.005
				321.9	289.9	20	
82	氧毒死蜱	Chlorpyrifos-oxon	12.0	334.0	277.9	30	0.005
				334.0	306.0	16	
83	氯磺隆	Chlorsulfuron	7.5	358.0	167.0	22	0.005
				358.0	141.0	24	
84	环虫酰肼	Chromafenozide	11.4	395.2	175.1	23	0.005
				395.2	339.2	9	
85	*吲哚酮草酯	*Cinidon-ethyl	14.7	394.1	348.0	23	0.005
				394.1	366.0	17	
86	醚磺隆	Cinosulfuron	6.4	414.4	182.6	26	0.005
				414.4	215.0	21	
87	烯草酮	Clethodim	11.3	360.1	268.1	14	0.005
			14.2	360.1	164.1	23	
88	炔草酯	Clodinafop-propargyl	12.2	349.8	265.7	25	0.005
				349.8	90.9	37	
89	四螨嗪	Clofentezine	13.2	303.0	138.0	21	0.005
				303.0	102.0	49	
90	异噁草酮	Clomazone	9.8	240.2	125.0	27	0.005
				240.2	99.0	68	
91	*解毒酯	*Cloquintocet-mexyl	14.8	336.1	238.0	22	0.005
				336.1	192.0	40	
92	氯酯磺草胺	Cloransulam-methyl	7.2	430.0	398.0	17	0.005
				430.0	370.0	27	
93	噻虫胺	Clothianidin	5.5	250.0	169.1	17	0.005
				250.0	132.0	20	
94	蝇毒磷	Coumaphos	12.9	363.0	307.0	22	0.05
				363.0	227.0	35	
				363.1	335.0	20	
				363.1	288.9	33	

续表

编号	中文名	英文名	保留时间(min)	母离子(m/z)	子离子(m/z)	CE(V)	检出限(mg/kg)
95	杀鼠醚	Coumatetralyl	11.3	292.7	175.0	32	0.005
				292.7	131.3	28	
96	鼠立死	Crimidine	6.3	172.0	135.9	36	0.005
				172.0	106.6	35	
97	育畜磷	Crufomate	12.1	292.1	236.0	25	0.005
				292.1	108.0	35	
98	苄草隆	Cumyluron	11.2	303.2	184.7	25	0.005
				303.2	119.0	33	
99	氰草津	Cyanazine	6.6	241.1	214.0	22	0.005
				241.1	214.1	17	
100	苯腈磷	Cyanofenphos	12.5	304.1	276.0	18	0.005
				304.1	157.0	31	
101	杀螟腈	Cyanophos	8.5	244.1	212.0	22	0.005
				244.1	125.0	24	
102	氰霜唑	Cyazofamid	11.8	325.0	107.8	29	0.005
				325.0	260.9	15	
103	环草敌	Cycloate	13.7	216.1	82.9	21	0.005
				216.1	154.0	16	
104	噻草酮	Cycloxydim	14.1	326.2	280.1	18	0.05
				326.2	180.1	28	
105	环锈隆	Cycluron	9.2	198.8	88.9	21	0.005
				198.8	71.9	37	
106	氰氟草酯	Cyhalofop-butyl	13.8	375.2	358.1	10	0.05
				375.2	256.1	22	
107	螨蜱胺	Cymiazole	5.8	219.1	203.0	39	0.005
				219.1	170.9	48	
108	霜脲氰	Cymoxanil	6.0	199.1	110.9	22	0.005
				199.1	128.0	13	
109	苯醚氰菊酯	Cyphenothrin	16.3	376.3	151.2	15	0.005
			16.6	376.3	123.0	28	
110	环丙津	Cyprazine	8.7	228.1	186.0	24	0.005
				228.1	108.1	32	
111	环唑醇	Cyproconazole	11.1	292.1	125.0	42	0.005
			11.4	292.1	70.0	50	
112	嘧菌环胺	Cyprodinil	12.5	226.1	108.1	35	0.005
				226.1	93.1	44	
113	酯菌胺	Cyprofuram	7.6	280.1	252.2	14	0.005
				280.1	183.8	23	
114	环丙磺酰胺	Cyprosulfamide	6.5	375.1	254.1	17	0.005
				375.1	135.0	28	
115	杀草隆	Daimuron	11.1	269.2	151.0	17	0.005
				269.2	119.3	26	

续表

编号	中文名	英文名	保留时间(min)	母离子(m/z)	子离子(m/z)	CE(V)	检出限(mg/kg)
116	内吸磷(O+S)	Demeton(O+S)	10.3	259.0	88.9	20	0.005
			12.4	259.0	60.9	50	
117	甲基内吸磷	Demeton-S-methyl	7.2	231.2	89.0	12	0.005
				231.2	60.8	41	
118	砜吸磷	Demeton-S-methyl-sulfoxide	4.8	247.0	168.9	18	0.005
				247.0	104.9	17	
119	磺吸磷	Demeton-S-methylsulphon	5.0	263.0	169.0	21	0.005
				263.0	109.0	38	
120	敌草净	Desmetryn	8.1	214.1	90.9	45	0.005
				214.1	124.0	45	
121	丁醚脲	Diafenthiuron	16.0	385.2	328.9	28	0.005
				385.2	278.2	41	
122	氯亚胺硫磷	Dialifos	13.3	394.0	208.0	24	0.005
				394.0	187.0	9	
123	燕麦敌	Diallate	13.9	270.0	128.1	16	0.005
				270.0	228.0	17	
124	二嗪磷	Diazinon	13.0	305.1	277.1	19	0.005
				305.1	169.1	29	
125	氘代二嗪磷	Diazinon-d10(diethyl-d10)	12.9	315.6	169.9	47	—
				315.6	154.0	47	
126	除线磷	Dichlofenthion	11.4	314.9	258.9	23	0.05
			15.3	314.9	286.9	17	
127	烯丙酰草胺	Dichlormid	7.3	208.1	139.9	17	0.005
				208.1	98.1	19	
128	苄氯三唑醇	Diclobutrazol	12.4	328.1	159.0	50	0.005
				328.1	198.9	29	
129	双氯氰菌胺	Diclocymet	11.7	313.1	172.6	20	0.005
			12.1	313.1	137.3	47	
130	禾草灵	Diclofop-methyl	14.6	341.2	281.0	17	0.05
				341.2	281.0	17	
131	双氯磺草胺	Diclosulam	7.6	406.0	161.0	35	0.005
				406.0	378.0	22	
132	百治磷	Dicrotophos	5.4	238.1	112.1	19	0.005
				238.1	193.0	15	
133	乙霉威	Diethofencarb	10.2	268.1	226.1	14	0.005
				268.1	180.1	25	
134	**#苯醚甲环唑**	**#Difenoconazole**	**13.7**	**406.1**	**337.0**	**24**	**0.005**
				406.1	**251.0**	**36**	
135	枯莠隆	Difenoxuron	8.8	287.1	122.9	27	0.005
				287.1	214.0	32	
136	野燕枯硫酸二甲酯	Difenzoquat-methyl-sulfate	5.7	250.2	194.2	38	0.005
				250.2	234.1	45	

编号	中文名	英文名	保留时间(min)	母离子(m/z)	子离子(m/z)	CE(V)	检出限(mg/kg)
137	除虫脲	Diflubenzuron	12.3	311.0	158.0	21	0.005
				311.0	141.0	45	
138	噁唑隆	Dimefuron	9.6	338.7	166.9	28	0.005
				338.7	256.1	21	
139	二甲草胺	Dimethachlor	9.3	256.1	224.1	21	0.005
				256.1	148.1	34	
140	异戊乙净	Dimethametryn	12.1	256.1	186.1	28	0.005
				256.1	138.1	37	
141	二甲吩草胺	Dimethenamid	10.9	276.1	244.1	20	0.005
				276.1	168.1	33	
142	乐果	Dimethoate	5.9	230.0	199.0	13	0.005
				230.0	125.0	29	
143	烯酰吗啉	Dimethomorph	10.4	388.1	301.1	29	0.005
			10.9	388.1	165.1	42	
144	甲基毒虫畏	Dimethylvinphos	11.3	331.0	127.0	16	0.005
				331.0	204.9	23	
145	醚菌胺	Dimoxystrobin	12.3	327.2	205.1	15	0.005
				327.2	116.0	32	
146	烯唑醇	Diniconazole	13.7	326.1	159.0	42	0.05
				326.1	70.0	53	
147	氨氟灵	Dinitramine	13.1	323.1	305.1	20	0.005
				323.1	247.0	24	
148	呋虫胺	Dinotefuran	4.5	203.1	129.1	16	0.005
				203.1	157.1	11	
149	蔬果磷	Dioxabenzofos(Salithion)	8.6	217.0	107.2	28	0.005
				217.0	123.0	24	
150	二氧威	Dioxacarb	5.8	224.1	167.1	9	0.005
				224.1	123.2	20	
151	双苯酰草胺	Diphenamid	9.2	239.9	167.1	29	0.005
				239.9	133.6	35	
152	异丙净	Dipropetryn	12.2	256.2	214.0	27	0.005
				256.2	143.9	39	
153	乙拌磷	Disulfoton	17.1	275.0	89.0	18	0.1
				275.0	61.0	49	
154	乙拌磷砜	Disulfoton sulfone	8.6	307.0	261.0	14	0.1
				307.0	153.0	17	
155	乙拌磷亚砜	Disulfoton sulfoxide	8.3	291.0	213.0	13	0.005
				291.0	185.0	20	
156	灭菌磷	Ditalimfos	11.5	299.9	148.0	26	0.005
				299.9	243.9	16	
157	氟硫草定	Dithiopyr	13.8	402.1	354.0	22	0.005
				402.1	271.9	37	

续表

编号	中文名	英文名	保留时间(min)	母离子(m/z)	子离子(m/z)	CE(V)	检出限(mg/kg)
158	敌草隆	Diuron	9.2	233.0 233.0	160.0 72.0	36 24	0.005
159	N,N-二甲基氨基-N-甲苯	DMST	7.3	215.1 215.1	106.0 151.0	20 11	0.005
160	十二环吗啉	Dodemorph	9.2	282.2 282.2	116.5 115.6	34 39	0.005
161	多拉菌素	Doramectin	17.9	916.6 916.6	331.2 593.2	35 21	0.005
162	敌瘟磷	Edifenphos	12.7	311.0 311.0	172.9 282.9	25 16	0.005
163	*甲氨基阿维菌素苯甲酸盐	*Emamectin-benzoate	14.9 15.4	886.3 886.3	157.8 302.1	51 38	0.005
164	苯硫磷	EPN[O-ethyl O-(4-nitrophenyl) phenylphosphonothioate]	13.9	324.1 324.1	296.0 157.0	18 30	0.005
165	氟环唑	Epoxiconazole	11.7	330.1 330.1	121.0 123.0	27 24	0.005
166	依普菌素	Eprinomectin	16.8	914.5 914.5	186.0 330.2	22 18	0.005
167	丙草丹	EPTC	12.3	190.1 190.1	128.1 86.1	15 18	0.005
168	戊草丹	Esprocarb	14.6	266.1 266.1	70.9 90.5	19 28	0.005
169	乙环唑	Etaconazole	11.7	328.1 328.1	158.9 204.9	34 23	0.005
170	胺苯磺隆	Ethametsulfuron-methyl	7.5	411.1 411.1	196.1 168.1	23 39	0.005
171	磺噻隆	Ethidimuron	5.5	264.7 264.7	207.9 114.1	19 25	0.005
172	乙硫苯威	Ethiofencarb	8.2	226.1 226.1	106.9 164.1	21 11	0.005
173	乙硫苯威砜	Ethiofencarb-sulfone	5.3	258.0 258.0	201.1 107.0	9 21	0.005
174	硫草敌	Ethiolate	9.3	162.0 162.0	71.9 99.9	22 15	0.005
175	乙硫磷	Ethion	15.1	385.0 385.0	199.0 142.9	14 36	0.005
176	乙虫腈	Ethiprole	10.6	397.1 397.1	350.9 255.0	27 47	0.005
177	*乙嘧酚	*Ethirimol	7.2	210.2 210.2	182.1 140.1	28 30	0.005
178	乙氧呋草黄	Ethofumesate	10.3	287.1 287.1	259.1 121.1	14 24	0.005

续表

编号	中文名	英文名	保留时间(min)	母离子(m/z)	子离子(m/z)	CE(V)	检出限(mg/kg)
				243.1	215.0	17	
				243.1	130.9	29	
179	灭线磷	Ethoprophos	11.9	243.1	173.0	22	0.005
				243.1	201.0	15	
				243.1	96.9	39	
180	* 乙氧磺隆	* Ethoxysulfuron	11.0	399.1	261.1	22	0.005
				399.1	218.1	34	
181	醚菊酯	Etofenprox	18.0	394.2	359.2	15	0.05
				394.2	177.1	21	
182	乙螨唑	Etoxazole	15.6	360.2	141.0	40	0.005
				360.2	304.1	26	
183	乙嘧硫磷	Etrimfos	12.8	293.1	265.0	24	0.005
				293.1	125.0	42	
184	噁唑菌酮	Famoxadone	12.7	392.2	331.1	13	0.005
				392.2	238.1	24	
185	伐灭磷	Famphur	8.0	326.0	217.0	27	0.005
				326.0	280.9	19	
186	咪唑菌酮	Fenamidone	10.5	312.1	236.1	21	0.005
				312.1	264.1	15	
				304.1	276.1	19	
187	苯线磷	Fenamiphos	12.2	304.1	217.0	31	0.005
				304.1	234.0	23	
188	苯线磷砜	Fenamiphos sulfone	7.3	336.1	308.1	21	0.005
				336.1	266.0	28	
189	苯线磷亚砜	Fenamiphos sulfoxide	7.1	320.1	292.1	21	0.05
				320.1	233.0	34	
190	氯苯嘧啶醇	Fenarimol	11.8	331.0	268.1	32	0.005
				331.0	139.0	48	
191	喹螨醚	Fenazaquin	16.9	307.2	161.1	23	0.005
				307.2	147.1	26	
192	腈苯唑	Fenbuconazole	12.1	337.1	125.0	38	0.005
				337.1	70.0	24	
193	**# 皮蝇磷**	**# Fenchlorphos**	**15.3**	**320.9**	**125.0**	**25**	**0.01**
				320.9	**288.8**	**23**	
194	**# 氧皮蝇磷**	**# Fenchlorphos oxon**	**11.9**	**304.9**	**272.9**	**30**	**0.05**
				304.9	**109.0**	**31**	
195	甲呋酰胺	Fenfuram	7.7	202.1	108.6	35	0.005
				202.1	119.9	21	
196	环酰菌胺	Fenhexamid	11.5	302.1	97.1	31	0.01
				302.1	143.0	43	
197	仲丁威	Fenobucarb	10.2	208.2	94.6	23	0.005
				208.2	152.1	10	
198	苯硫威	Fenothiocarb	12.2	254.1	160.0	13	0.005
				254.1	71.7	50	

编号	中文名	英文名	保留时间(min)	母离子(m/z)	子离子(m/z)	CE(V)	检出限(mg/kg)
199	噁唑禾草灵	Fenoxaprop-ethyl	14.4	362.1	288.0	23	0.005
				362.1	121.1	34	
200	苯氧威	Fenoxycarb	12.1	302.1	116.1	16	0.005
				302.1	256.1	19	
201	拌种咯	Fenpiclonil	9.7	237.1	202.0	27	0.005
				237.1	139.9	47	
202	苯锈啶	Fenpropidin	9.5	274.3	86.1	28	0.005
				274.3	147.1	28	
203	丁苯吗啉	Fenpropimorph	10.5	304.3	130.1	29	0.005
				304.3	116.1	31	
204	唑螨酯	Fenpyroximate	16.2	422.2	366.1	24	0.005
				422.2	215.1	35	
205	丰索磷	Fensulfothion	8.9	309.0	281.0	20	0.005
				309.0	253.0	25	
206	氧丰索磷	Fensulfothion-oxon	6.2	293.1	265.0	20	0.005
				293.1	237.0	21	
207	氧丰索磷砜	Fensulfothion-oxon-sulfone	8.9	309.1	281.0	15	0.005
				309.1	253.0	23	
208	丰索磷砜	Fensulfothion-sulfone	9.3	325.0	297.0	16	0.05
				325.0	269.0	23	
209	倍硫磷	Fenthion	12.8	279.0	247.0	18	0.05
				279.0	169.0	24	
210	氘代倍硫磷	Fenthion-d6 (O,O-dimethyl-d6)	12.6	285.4	249.9	18	—
				285.4	168.9	24	
211	氧倍硫磷	Fenthion-oxon	10.0	263.1	231.0	22	0.05
				263.1	216.0	32	
212	氧倍硫磷砜	Fenthion-oxon-sulfone	5.8	295.0	217.1	26	0.1
				295.0	104.1	34	
213	氧倍硫磷亚砜	Fenthion-oxon-sulfoxide	5.7	279.0	264.0	26	0.005
				279.0	247.0	36	
214	倍硫磷砜	Fenthion-sulfone	7.7	311.0	279.0	25	0.1
				311.0	125.0	28	
215	倍硫磷亚砜	Fenthion-sulfoxide	7.4	295.0	280.0	26	0.05
				295.0	109.0	40	
216	非草隆	Fenuron	5.7	165.0	72.4	23	0.005
				165.0	91.9	29	
217	嘧菌腙	Ferimzone	10.3	255.1	116.6	38	0.005
				255.1	131.7	38	
218	**#氟虫腈**	**# Fipronil**	**12.3**	**434.9**	**329.8**	**−15**	**0.005**
				434.9	**249.8**	**−30**	
219	**#氟甲腈**	**# Fipronil desulfinyl**	**12.0**	**386.9**	**350.8**	**−10**	**0.005**
				386.9	**281.8**	**−35**	

续表

编号	中文名	英文名	保留时间(min)	母离子(m/z)	子离子(m/z)	CE(V)	检出限(mg/kg)
220	#氟虫腈砜	#Fipronil sulfone	**12.8**	**450.9**	**281.8**	**−30**	**0.005**
				450.9	**243.8**	**−66**	
221	#氟虫腈硫醚	#Fipronil sulfide	**12.4**	**418.9**	**382.8**	**−30**	**0.005**
				418.9	**261.8**	**−30**	
222	麦草氟异丙酯	Flamprop-isopropyl	12.5	364.1	104.9	23	0.005
				364.1	304.1	13	
223	麦草氟甲酯	Flamprop-methyl	11.1	336.2	303.9	12	0.005
				336.2	303.9	12	
224	啶嘧磺隆	Flazasulfuron	9.4	408.0	182.1	24	0.005
				408.0	301.1	20	
225	氟啶虫酰胺	Flonicamid	5.0	230.1	202.8	26	0.005
				230.1	174.0	27	
226	双氟磺草胺	Florasulam	6.0	360.0	129.0	30	0.005
				360.0	192.0	30	
227	精吡氟禾草灵	Fluazifop-P-butyl	14.5	384.1	328.1	24	0.005
				384.1	282.1	29	
228	啶蜱脲	Fluazuron	15.2	506.0	348.9	26	0.005
				506.0	158.0	26	
229	氟酮磺隆	Flucarbazone	5.8	397.2	129.8	18	0.005
				397.2	114.9	64	
230	咯菌腈	Fludioxonil	10.7	266.0	228.9	25	0.005
				266.0	185.3	31	
231	氟噻草胺	Flufenacet	11.5	364.1	194.1	16	0.005
				364.1	152.1	28	
232	氟虫脲	Flufenoxuron	15.6	489.1	158.1	25	0.005
				489.1	141.1	69	
233	氟哒嗪草酯	Flufenpyr-ethyl	12.0	409.1	335.0	29	0.005
				409.1	307.0	40	
234	唑嘧磺草胺	Flumetsulam	5.5	326.1	129.0	32	0.005
				326.1	262.1	27	
235	氟烯草酸	Flumiclorac-pentyl	14.4	441.2	354.1	20	0.005
				441.2	308.0	32	
236	丙炔氟草胺	Flumioxazin	9.5	355.2	327.1	25	0.005
				355.2	299.1	35	
237	氟草隆	Fluometuron	8.0	233.1	188.1	28	0.005
				233.1	160.1	37	
238	氟吡菌胺	Fluopicolide	10.9	383.0	173.0	32	0.005
				383.0	145.0	70	
239	氟吡菌酰胺	Fluopyram	11.3	396.6	207.9	41	0.005
				396.6	173.0	54	
240	乙羧氟草醚	Fluoroglycofen-ethyl	13.7	448.1	343.9	15	0.05
				448.1	222.9	40	
241	氟嘧菌酯	Fluoxastrobin	11.3	459.1	427.1	25	0.005
				459.1	188.0	46	

续表

编号	中文名	英文名	保留时间(min)	母离子(*m/z*)	子离子(*m/z*)	CE(V)	检出限(mg/kg)
242	氟啶嘧磺隆	Flupyrsulfuron-methyl-sodium	10.4	488.0	178.0	28	0.005
				488.0	333.1	27	
243	氟喹唑	Fluquinconazole	11.4	376.1	306.9	37	0.005
				376.1	348.8	27	
244	氟啶草酮	Fluridone	9.7	330.0	308.8	56	0.005
				330.0	290.1	43	
245	氟咯草酮	Flurochloridone	11.2	312.0	292.0	31	0.005
				312.0	212.1	42	
246	氟草烟-1-甲庚酯	Fluroxypyr-1-methylheptylester	15.5	367.0	254.8	14	0.005
				367.0	208.9	33	
247	呋嘧醇	Flurprimidol	10.9	313.1	270.1	34	0.005
				313.1	269.1	47	
248	呋草酮	Flurtamone	10.3	334.1	247.1	37	0.005
				334.1	178.1	58	
249	氟硅唑	Flusilazole	12.2	316.1	247.1	25	0.005
				316.1	165.1	37	
250	嗪草酸甲酯	Fluthiacet-methyl	12.4	404.0	344.0	32	0.005
				404.0	274.0	39	
251	氟酰胺	Flutolanil	11.1	324.1	262.1	26	0.005
				324.1	242.1	35	
252	粉唑醇	Flutriafol	8.3	302.1	123.0	43	0.005
				302.1	233.1	21	
253	氟唑菌酰胺	Fluxapyroxad	10.9	382.1	362.1	18	0.005
				382.1	342.1	27	
254	**#地虫硫磷**	**#Fonofos**	**13.0**	**247.0**	**137.0**	**15**	**0.005**
				247.0	**109.0**	**25**	
				247.0	**63.1**	**53**	
				247.0	**80.9**	**40**	
255	甲酰氨基嘧磺隆	Foramsulfuron	7.4	453.2	182.0	29	0.005
				453.2	272.1	19	
256	安硫磷	Formothion	6.5	258.1	198.9	11	0.01
				258.1	170.8	19	
257	噻唑磷	Fosthiazate	8.1	284.1	228.0	14	0.005
				284.1	104.0	32	
258	麦穗宁	Fuberidazole	6.1	185.1	157.1	31	0.005
				185.1	156.1	39	
259	呋霜灵	Furalaxyl	10.1	302.1	242.1	20	0.005
				302.1	95.1	35	
260	呋线威	Furathiocarb	14.6	383.2	252.1	17	0.005
				383.2	195.0	25	
261	拌种胺	Furmecyclox	12.6	252.1	170.0	19	0.005
				252.1	138.0	20	
262	灰黄霉素	Griseofulvin	8.1	353.0	165.0	25	0.005
				353.0	214.9	25	
263	氯虫酰肼	Halofenozide	10.6	331.1	275.1	7	0.005
				331.1	104.9	23	

续表

编号	中文名	英文名	保留时间(min)	母离子(m/z)	子离子(m/z)	CE(V)	检出限(mg/kg)
264	氯吡嘧磺隆	Halosulfuron-methyl	11.7	435.0	181.9	25	0.005
				435.0	138.9	64	
265	氟吡甲禾灵	Haloxyfop-methyl	13.8	376.1	316.0	25	0.005
				376.1	288.0	35	
266	庚烯磷	Heptenophos	8.9	251.0	126.9	17	0.005
				251.0	125.1	19	
267	己唑醇	Hexaconazole	13.3	314.1	185.0	30	0.05
				314.1	159.0	41	
268	氟铃脲	Hexaflumuron	13.7	461.2	157.9	22	0.005
				461.2	141.1	63	
269	环嗪酮	Hexazinone	7.4	253.0	171.1	25	0.005
				253.0	71.1	45	
270	噻螨酮	Hexythiazox	15.3	353.1	228.0	22	0.005
				353.1	168.1	35	
271	烯虫乙酯	Hydroprene	19.4	267.2	108.9	23	0.005
				267.2	123.0	20	
272	抑霉唑	Imazalil	8.2	297.1	255.0	25	0.005
				297.1	159.0	30	
273	咪草酸	Imazamethabenz-methyl	7.1	288.8	257.1	26	0.005
				288.8	215.0	32	
274	*咪唑喹啉酸	*Imazaquin	6.8	312.1	267.1	30	0.005
				312.1	199.1	39	
275	*咪唑乙烟酸	*Imazethapyr	6.4	290.1	245.1	29	0.005
				290.1	177.1	37	
276	唑吡嘧磺隆	Imazosulfuron	10.7	413.0	153.0	17	0.005
				413.0	257.8	37	
277	*亚胺唑	*Imibenconazole	14.8	411.1	124.9	33	0.005
				411.1	341.8	21	
278	吡虫啉	Imidacloprid	5.6	256.0	209.1	23	0.005
				256.0	175.1	28	
279	*抗倒胺	*Inabenfide	10.5	339.1	321.1	25	0.005
				339.1	214.0	37	
280	茚草酮	Indanofan	11.8	341.2	175.0	19	0.005
				341.2	187.1	18	
281	茚虫威	Indoxacarb	13.7	528.1	293.0	19	0.005
				528.1	249.0	23	
282	种菌唑	Ipconazole	13.7	334.1	125.0	60	0.005
			13.9	334.1	70.0	60	
283	异稻瘟净	Iprobenfos	12.2	289.1	205.1	15	0.005
				289.1	90.8	26	
284	异菌脲	Iprodione	12.3	330.0	244.9	20	0.005
				332.0	247.0	20	

续表

编号	中文名	英文名	保留时间(min)	母离子(m/z)	子离子(m/z)	CE(V)	检出限(mg/kg)
285	缬霉威	Iprovalicarb	11.3	321.2	119.1	20	0.005
				321.2	203.1	12	
286	**#氯唑磷**	**# Isazofos**	**11.4**	**313.8**	**162.2**	**24**	**0.005**
				313.8	**97.0**	**45**	
				313.8	**120.2**	**34**	
287	丁咪酰胺	Isocarbamid	6.1	186.1	87.1	21	0.005
				186.1	130.1	15	
288	#水胺硫磷	# Isocarbophos	8.8	290.1	231.1	15	0.005
				290.1	121.0	37	
289	异柳磷	Isofenphos	13.3	346.1	287.1	8	0.005
				346.1	245.0	19	
290	甲基异柳磷	Isofenphos-methyl	12.5	332.0	273.0	10	0.005
				332.0	231.0	30	
291	丁嗪草酮	Isomethiozin	12.8	269.1	199.9	27	0.005
				269.1	172.0	30	
292	异丙威	Isoprocarb	8.8	194.0	152.0	11	0.005
				194.0	137.0	13	
293	异丙乐灵	Isopropalin	16.3	310.2	226.0	26	0.005
				310.2	206.1	24	
294	稻瘟灵	Isoprothiolane	11.1	290.9	188.9	30	0.005
				290.9	231.0	15	
295	异丙隆	Isoproturon	8.8	207.1	72.0	24	0.005
				207.1	165.1	20	
296	异恶隆	Isouron	7.4	212.0	169.9	24	0.005
				212.0	114.1	31	
297	异恶酰草胺	Isoxaben	10.8	333.2	165.1	27	0.005
				333.2	150.0	55	
298	双苯恶唑酸	Isoxadifen-ethyl	12.2	296.2	232.1	24	0.005
				296.2	263.2	15	
299	异恶唑草酮	Isoxaflutole	8.6	360.1	251.0	25	0.005
				360.1	220.0	54	
300	恶唑磷	Isoxathion	13.1	314.2	105.0	20	0.005
				314.2	296.2	13	
301	伊维菌素	Ivermectin	18.7	892.5	569.5	22	0.05
				892.5	307.4	34	
302	噻嗯菊酯	Kadethrin	13.8	397.1	170.9	17	0.005
			15.2	397.1	379.2	10	
303	特胺灵	Karbutilate	6.9	280.2	180.6	20	0.005
				280.2	224.0	14	
304	醚菌酯	Kresoxim-methyl	12.3	314.1	267.1	10	0.005
				314.1	116.0	20	
305	乳氟禾草灵	Lactofen	14.4	479.1	344.0	21	0.005
				479.1	223.0	48	

续表

编号	中文名	英文名	保留时间(min)	母离子(m/z)	子离子(m/z)	CE(V)	检出限(mg/kg)
306	环草定	Lenacil	8.7	235.1	153.1	23	0.005
				235.1	136.0	45	
307	*溴苯磷	*Leptophos	17.1	411.0	171.0	28	0.005
				411.0	379.0	24	
308	利谷隆	Linuron	10.5	249.0	182.0	22	0.005
				249.0	160.0	25	
309	氯芬奴隆	Lufenuron	14.8	511.0	158.3	25	0.005
				511.0	141.0	71	
310	马拉氧磷	Malaoxon	7.2	315.1	269.0	11	0.005
				315.1	127.0	17	
311	马拉硫磷	Malathion	11.1	331.0	285.0	10	0.005
				331.0	127.0	17	
312	双炔酰菌胺	Mandipropamid	10.7	412.1	328.1	20	0.005
				412.1	356.1	14	
313	灭蚜磷	Mecarbam	11.8	330.1	227.0	12	0.005
				330.1	199.0	21	
314	苯噻酰草胺	Mefenacet	11.2	299.1	147.6	19	0.005
				299.1	120.0	44	
315	吡唑解草酯	Mefenpyr-diethyl	12.9	373.1	327.0	18	0.005
				373.1	299.0	35	
316	地胺磷	Mephospholan	6.8	270.0	196.0	19	0.005
				270.0	139.6	42	
317	灭锈胺	Mepronil	11.2	270.1	228.1	20	0.005
				270.1	119.0	32	
318	甲基二磺隆	Mesosulfuron-methyl	8.1	504.1	182.1	31	0.005
				504.1	139.1	75	
319	*甲基磺草酮	*Mesotrione	5.7	340.1	228.0	30	0.005
				340.1	104.1	30	
320	*氰氟虫腙	*Metaflumizone	14.4	507.1	286.8	40	0.005
				507.1	178.0	33	
321	甲霜灵	Metalaxyl	9.0	280.2	248.1	14	0.05
				280.2	220.1	19	
				280.2	192.1	25	
322	苯嗪草酮	Metamitron	5.8	203.1	175.1	23	0.05
				203.1	145.0	23	
323	吡唑草胺	Metazachlor	8.5	278.1	210.1	15	0.005
				278.1	134.1	33	
324	叶菌唑	Metconazole	13.1	320.2	70.0	58	0.005
				320.2	125.0	55	
325	甲基苯噻隆	Methabenzthiazuron	8.6	222.1	165.0	22	0.005
				222.1	150.0	44	
326	虫螨畏	Methacrifos	9.8	241.0	209.0	12	0.1
				241.0	125.0	26	

续表

编号	中文名	英文名	保留时间（min）	母离子（m/z）	子离子（m/z）	CE(V)	检出限（mg/kg）
327	甲胺磷	Methamidophos	3.8	142.0	125.0	19	0.005
				142.0	94.0	21	
				142.0	79.0	28	
				142.0	64.0	32	
328	敌枯双	Methanediamine	3.8	215.0	102.0	13	0.05
			4.3	215.0	114.0	25	
329	呋菌胺	Methfuroxam	9.6	230.1	136.9	30	0.005
				230.1	110.9	21	
330	杀扑磷	Methidathion	15.0	303.0	145.0	13	0.05
				303.0	85.0	30	
331	甲硫威	Methiocarb	10.9	226.1	169.1	14	0.005
				226.1	121.1	26	
332	灭多威	Methomyl	5.1	163.1	106.0	13	0.005
				163.1	88.0	12	
333	盖草津	Methoprotryne	9.8	272.1	240.2	26	0.005
				272.1	198.1	26	
334	甲氧虫酰肼	Methoxyfenozide	11.1	369.2	313.2	10	0.005
				369.2	149.1	24	
335	溴谷隆	Metobromuron	8.4	259.0	169.9	24	0.005
				259.0	148.1	19	
336	异丙甲草胺	Metolachlor	12.0	284.2	252.0	22	0.005
				284.2	176.2	36	
337	速灭威	Metolcarb	6.9	166.0	109.1	17	0.05
				166.0	94.0	43	
338	磺草唑胺	Metosulam	7.0	418.0	175.0	38	0.005
				418.0	140.0	70	
339	甲氧隆	Metoxuron	6.3	229.1	156.2	30	0.005
				229.1	192.1	15	
340	苯菌酮	Metrafenone	13.3	409.1	209.1	20	0.005
				409.1	227.0	29	
341	嗪草酮	Metribuzin	7.5	215.1	187.1	25	0.005
				215.1	84.1	28	
342	甲磺隆	Metsulfuron-methyl	6.7	382.1	167.1	30	0.005
				382.1	141.0	30	
				382.1	199.0	28	
343	速灭磷	Mevinphos	5.8	225.1	193.0	11	0.005
			6.2	225.1	127.0	22	
344	禾草敌	Molinate	11.5	188.1	126.1	19	0.05
				188.1	55.1	34	
345	庚酰草胺	Monalide	11.9	240.1	85.0	25	0.005
				240.1	92.8	48	
346	久效磷	Monocrotophos	5.3	224.1	193.0	11	0.005
				224.1	127.0	22	

编号	中文名	英文名	保留时间(min)	母离子(m/z)	子离子(m/z)	CE(V)	检出限(mg/kg)
347	绿谷隆	Monolinuron	7.9	215.1	148.1	25	0.005
				215.1	126.0	25	
348	灭草隆	Monuron	7.0	199.1	72.0	21	0.005
				199.1	126.0	34	
349	莫西维素	Moxidectin	17.9	640.4	528.3	11	0.005
				640.4	498.2	16	
350	腈菌唑	Myclobutanil	11.3	289.1	125.0	50	0.005
				289.1	70.0	24	
351	二溴磷	Naled	9.1	378.8	127.0	19	0.005
				378.8	109.0	54	
352	萘乙酰胺	1-Naphthyl-acetamide	6.7	186.1	141.1	26	0.005
				186.1	115.1	45	
353	敌草胺	Napropamide	11.9	272.2	199.1	26	0.005
				272.2	171.1	26	
354	N-去乙基甲基嘧啶磷	N-desethyl-pimiphos-methyl	13.4	278.0	245.8	24	0.005
				278.0	249.8	24	
355	草不隆	Neburon	12.3	275.1	114.0	20	0.005
				275.1	160.0	40	
356	烟嘧磺隆	Nicosulfuron	6.8	411.0	181.9	35	0.005
				411.0	213.1	25	
357	烯啶虫胺	Nitenpyram	4.8	271.1	225.0	16	0.005
				271.1	189.1	17	
358	甲磺乐灵	Nitralin	12.1	346.1	304.1	19	0.005
				346.1	262.0	26	
359	氟草敏	Norflurazon	9.1	304.0	284.0	33	0.005
				304.0	160.0	40	
360	氟酰脲	Novaluron	13.8	493.1	158.0	25	0.005
				493.1	141.0	71	
361	氟苯嘧啶醇	Nuarimol	10.4	315.1	252.1	29	0.005
				315.1	243.0	32	
362	辛噻酮	Octhilinone	11.6	214.1	101.6	21	0.005
				214.1	83.8	53	
363	呋酰胺	Ofurace	7.0	282.0	254.1	17	0.05
				282.0	160.0	37	
364	氧乐果	Omethoate	4.4	214.0	183.0	15	0.05
				214.0	155.0	21	
365	坪草丹	Orbencarb	13.1	258.0	124.7	31	0.005
				258.0	100.0	18	
366	磺酰脲	Orthosulfamuron	8.6	425.2	227.0	19	0.005
				425.2	182.0	34	
367	解草腈	Oxabetrinil	10.1	233.2	146.9	13	0.05
				233.2	189.1	11	

续表

编号	中文名	英文名	保留时间(min)	母离子(m/z)	子离子(m/z)	CE(V)	检出限(mg/kg)
368	丙炔噁草酮	Oxadiargyl	12.9	341.0	223.0	23	0.005
				341.0	230.0	21	
369	噁草酮	Oxadiazon	15.1	345.1	303.0	19	0.05
				345.1	220.0	28	
370	噁霜灵	Oxadixyl	6.6	279.1	219.1	16	0.005
				279.1	132.1	43	
371	杀线威	Oxamyl	4.8	237.1	220.1	7	0.05
				237.1	90.1	12	
372	环氧嘧磺隆	Oxasulfuron	6.5	407.0	150.1	27	0.005
				407.0	210.0	34	
373	氧化萎锈灵	Oxycarboxin	6.2	268.1	175.0	21	0.005
				268.1	147.0	32	
374	乙氧氟草醚	Oxyfluorfen	14.4	362.0	316.0	20	0.005
				362.0	237.0	34	
375	多效唑	Paclobutrazol	11.1	294.1	165.0	31	0.05
				294.1	125.0	52	
376	乙基对氧磷	Paraoxon-ethyl	8.5	276.0	248.0	14	0.05
				276.0	220.0	22	
377	甲基对氧磷	Paraoxon-methyl	6.6	248.0	231.0	24	0.05
				248.0	202.0	27	
378	克草敌	Pebulate	13.5	204.0	127.9	22	0.005
				204.0	176.1	24	
379	戊菌唑	Penconazole	12.5	284.1	159.0	42	0.005
				284.1	173.0	26	
380	戊菌隆	Pencycuron	13.3	329.1	218.1	22	0.005
				329.1	125.0	35	
381	五氟磺草胺	Penoxsulam	7.3	484.1	444.1	34	0.005
				484.1	195.1	38	
382	甲氯酰草胺	Pentanochlor	12.2	240.2	141.9	25	0.005
				240.2	106.9	39	
383	烯草胺	Pethoxamid	11.6	296.1	131.1	28	0.005
				296.1	250.1	17	
384	甜菜宁	Phenmedipham	9.5	318.1	168.1	19	0.005
				318.1	136.0	34	
385	稻丰散	Phenthoate	12.4	321.0	275.0	8	0.005
				321.0	247.0	14	
386	**# 甲拌磷**	**# Phorate**	**13.4**	**261.0**	**75.0**	**19**	**0.005**
				261.0	**47.0**	**49**	
				261.0	**198.9**	**10**	
				261.0	**215.1**	**9**	
387	氧甲拌磷	Phorate oxon	9.7	245.0	245.0	5	0.005
				245.0	75.0	10	

续表

编号	中文名	英文名	保留时间(min)	母离子(m/z)	子离子(m/z)	CE(V)	检出限(mg/kg)
388	#氧甲拌磷砜	#Phorate oxon sulfone	**6.0**	277.0	249.0	14	**0.005**
				277.0	183.0	16	
389	#甲拌磷砜	#Phorate sulfone	**8.7**	293.0	247.0	9	**0.1**
				293.0	171.0	16	
				293.0	142.9	24	
				293.0	114.9	32	
				293.0	124.9	23	
390	#甲拌磷亚砜	#Phorate sulfoxide	**8.4**	277.0	199.1	15	**0.005**
				277.0	96.9	44	
				277.0	142.9	5	
				277.0	171.1	19	
				277.0	124.9	27	
391	伏杀硫磷	Phosalone	13.3	368.0	322.0	14	0.05
				368.0	182.0	23	
392	硫环磷	Phosfolan	6.2	256.1	139.9	34	0.005
				256.1	167.9	22	
393	甲基硫环磷	Phosfolan-methyl	5.3	228.0	168.1	19	0.005
				228.0	108.9	33	
394	亚胺硫磷	Phosmet	10.1	318.0	160.0	24	0.05
				318.0	133.0	51	
395	磷胺	Phosphamidon	6.5	300.1	227.0	19	0.005
				300.1	174.1	19	
				300.1	127.0	30	
396	辛硫磷	Phoxim	13.1	299.1	153.1	11	0.05
				299.1	129.0	16	
397	氟吡酰草胺	Picolinafen	14.6	377.1	359.1	28	0.05
				377.1	238.0	41	
398	啶氧菌酯	Picoxystrobin	12.0	368.1	205.1	13	0.005
				368.1	145.1	30	
399	杀鼠酮	Pindone	13.9	231.2	213.1	19	0.05
				231.2	185.1	21	
400	唑啉草酯	Pinoxaden	13.0	401.2	317.2	31	0.005
				401.2	289.2	49	
401	*哌丙灵	*Piperalin	7.7	330.1	230.5	36	0.005
				330.1	139.7	37	
402	增效醚	Piperonyl butoxide	15.1	356.2	177.1	15	0.005
				356.2	119.1	49	
403	哌草磷	Piperophos	13.6	354.1	255.0	18	0.005
				354.1	170.8	36	
404	抗蚜威	Pirimicarb	7.3	239.1	182.1	22	0.05
				239.1	137.1	32	
405	嘧啶磷	Pirimiphos-ethyl	14.9	334.1	306.1	23	0.005
				334.1	198.1	21	

续表

编号	中文名	英文名	保留时间(min)	母离子(m/z)	子离子(m/z)	CE(V)	检出限(mg/kg)
406	甲基嘧啶磷	Pirimiphos-methyl	13.4	306.1	164.1	30	0.005
				306.1	108.1	39	
407	右旋炔丙菊酯	Prallethrin	13.6	301.1	104.8	27	0.005
				301.1	132.9	16	
408	丙草胺	Pretilachlor	14.2	312.0	252.1	23	0.005
				312.0	132.1	63	
409	氟嘧磺隆	Primisulfuron-methyl	10.9	491.0	264.1	25	0.005
				491.0	250.0	25	
410	咪鲜胺	Prochloraz	13.2	376.0	308.0	17	0.005
				376.0	70.0	45	
411	氨氟乐灵	Prodiamine	14.8	351.1	267.0	24	0.005
				351.1	291.1	21	
412	丙溴磷	Profenofos	10.3	372.9	344.9	18	0.005
				372.9	302.9	26	
413	猛杀威	Promecarb	11.1	208.1	109.0	23	0.005
				208.1	151.0	13	
414	扑灭通	Prometon	8.9	226.1	184.1	36	0.005
				226.1	142.3	46	
415	毒草胺	Propachlor	8.7	212.1	170.0	18	0.005
				212.1	94.1	36	
416	敌稗	Propanil	10.9	218.1	162.1	21	0.005
				218.1	127.1	33	
417	丙虫磷	Propaphos	12.4	305.1	220.8	21	0.005
				305.1	202.9	32	
418	噁草酸	Propaquizafop	14.6	444.1	371.1	22	0.005
				444.1	299.1	32	
419	炔螨特	Propargite	15.8	368.2	231.2	14	0.005
				368.2	175.1	23	
420	胺丙畏	Propetamphos	11.4	282.0	138.0	25	0.005
				282.0	156.0	19	
421	丙环唑	Propiconazole	13.0	342.1	205.0	25	0.05
				342.1	159.0	35	
422	异丙草胺	Propisochlor	12.6	284.1	224.1	14	0.005
				284.1	148.1	29	
423	残杀威	Propoxur	7.2	210.1	168.1	11	0.005
				210.1	111.0	19	
424	*丙苯磺隆	*Propoxycarbazone-sodium	6.5	421.1	180.1	19	0.005
				421.1	138.1	38	
425	炔苯酰草胺	Propyzamide	11.1	256.0	190.0	21	0.005
				256.0	173.0	32	
426	*丙氧喹啉	*Proquinazid	16.5	373.0	331.0	20	0.005
				373.0	288.9	33	

续表

编号	中文名	英文名	保留时间(min)	母离子(m/z)	子离子(m/z)	CE(V)	检出限(mg/kg)
427	苄草丹	Prosulfocarb	14.1	252.1	128.1	18	0.005
				252.1	91.1	30	
428	*丙硫菌唑	*Prothioconazole	13.0	344.0	326.0	16	0.05
				344.0	189.0	28	
429	丙硫磷	Prothiophos	17.1	344.8	241.0	27	0.1
				344.8	132.9	69	
430	吡喃灵	Pyracarbolid	7.4	218.1	96.9	36	0.005
				218.1	106.9	35	
431	吡唑硫磷	Pyraclofos	13.0	361.0	257.0	30	0.005
				361.0	333.0	22	
432	吡唑醚菌酯	Pyraclostrobin	13.1	388.1	296.1	19	0.005
				388.1	194.1	17	
433	吡草醚	Pyraflufen-ethyl	12.5	413.0	339.0	28	0.005
				413.0	289.0	40	
434	吡菌磷	Pyrazophos	13.2	374.1	222.1	29	0.005
				374.1	194.1	44	
435	吡嘧磺隆	Pyrazosulfuron-ethyl	11.4	415.1	182.0	28	0.005
				415.1	369.2	17	
436	除虫菊素	Pyrethrin	13.6	373.3	160.9	32	0.005
				373.3	133.0	17	
437	哒螨灵	Pyridaben	16.8	365.0	147.0	31	0.005
				365.0	309.0	19	
438	哒嗪硫磷	Pyridaphenthion	11.1	341.1	189.0	29	0.005
				341.1	205.0	29	
439	哒草特	Pyridate	17.3	379.1	207.0	24	0.005
				379.1	351.1	14	
440	啶斑肟	Pyrifenox	11.2	295.0	263.0	23	0.005
			11.7	295.0	92.4	32	
441	环酯草醚	Pyriftalid	9.8	318.9	139.1	36	0.005
				318.9	179.2	41	
442	嘧霉胺	Pyrimethanil	10.4	200.1	107.1	33	0.005
				200.1	183.1	33	
443	吡丙醚	Pyriproxyfen	15.3	322.1	227.1	21	0.005
				322.1	185.1	32	
444	*嘧草硫醚	*Pyrithiobac	9.4	327.1	309.0	20	0.005
				327.1	139.0	36	
445	咯喹酮	Pyroquilon	6.9	174.1	132.0	31	0.005
				174.1	117.0	43	
446	啶磺草胺	Pyroxsulam	6.7	435.1	195.1	37	0.005
				435.1	166.1	47	
447	喹硫磷	Quinalphos	12.5	299.1	271.0	19	0.005
				299.1	163.0	33	

编号	中文名	英文名	保留时间(min)	母离子(m/z)	子离子(m/z)	CE(V)	检出限(mg/kg)
448	*二氯喹啉酸	* Quinclorac	5.9	242.1	223.9	9	0.005
				242.1	161.1	51	
449	灭藻醌	Quinoclamine	6.8	208.2	105.0	33	0.05
				208.2	128.2	32	
450	苯氧喹啉	Quinoxyfen	15.3	308.0	197.0	44	0.005
				308.0	214.0	47	
451	吡咪唑	Rabenzazole	8.7	213.1	172.0	32	0.005
				213.1	145.1	38	
452	苄呋菊酯	Resmethrin	17.0	339.2	171.0	19	0.005
				339.2	143.0	32	
453	抑食肼	RH5849	8.1	297.0	241.0	8	0.005
				297.0	105.0	25	
454	鱼藤酮	Rotenone	12.0	395.1	213.1	32	0.005
				395.1	203.1	34	
455	嘧啶肟草醚	Saflufenacil	9.6	501.2	348.9	37	0.005
				501.2	459.0	18	
456	另丁津	Sebuthylazine	10.3	230.1	174.0	16	0.005
				230.1	146.0	31	
457	脱乙基另丁津	Sebuthylazine-desethyl	6.9	202.1	146.0	20	0.005
				202.1	103.9	37	
458	密草通	Secbumeton	8.8	226.1	169.8	25	0.005
				226.1	113.9	31	
459	烯禾啶	Sethoxydim	10.8	328.2	178.1	27	0.005
			14.6	328.2	282.2	16	
460	环草隆	Siduron	10.5	233.1	93.6	34	0.005
			10.7	233.1	136.7	28	
461	硅噻菌胺	Silthiofam	12.2	268.1	252.1	14	0.01
				268.1	139.0	27	
462	西玛津	Simazine	7.2	202.1	132.0	26	0.005
				202.1	104.0	32	
463	硅氟唑	Simeconazole	10.6	294.1	134.9	26	0.005
			11.6	294.1	209.0	19	
464	西玛通	Simeton	6.4	198.2	128.2	31	0.005
				198.2	124.0	38	
465	西草净	Simetryn	8.1	214.0	166.0	29	0.005
				213.9	123.9	37	
466	*多杀霉素 A/D	* Spinosad A/D	13.0	732.5	189.1	40	0.005
				732.5	449.2	35	
467	螺螨酯	Spirodiclofen	16.0	411.1	313.0	17	0.005
				411.1	295.0	35	
468	丙甲螨酯	Spiromesifen	15.4	371.2	273.1	17	0.005
				371.2	255.1	32	

续表

编号	中文名	英文名	保留时间(min)	母离子(m/z)	子离子(m/z)	CE(V)	检出限(mg/kg)
469	螺虫乙酯	Spirotetramat	11.4	374.2 374.2	302.2 330.2	24 21	0.005
470	螺环菌胺	Spiroxamine	10.5 10.7	298.3 298.3	144.1 100.1	18 31	0.005
471	菜草畏	Sulfallate	12.5	224.0 224.0	116.0 87.9	14 26	0.005
472	甲磺草胺	Sulfentrazone	7.3	387.0 387.0	307.0 273.0	29 40	0.005
473	甲嘧磺隆	Sulfometuron-methyl	6.9	365.1 365.1	149.8 199.0	28 29	0.005
474	磺酰磺隆	Sulfosulfuron	10.2	471.1 471.1	211.1 261.0	16 24	0.005
475	治螟磷	Sulfotep	12.6	323.0 323.0	295.0 170.9	14 20	0.005
476	氟啶虫胺腈	Sulfoxaflor	5.8	277.9 277.9	173.9 104.9	11 13	0.005
477	硫丙磷	Sulprofos	15.4	323.0 323.0	218.9 247.0	22 16	0.005
478	氟胺氰菊酯	Tau-Fluvalinate	17.0	520.1 520.1	208.1 181.1	23 35	0.25
479	苯噻硫氰	TCMTB	10.4	239.1 239.1	180.0 136.0	19 37	0.005
480	戊唑醇	Tebuconazole	12.8	308.1 308.1	125.0 70.0	55 27	0.005
481	虫酰肼	Tebufenozide	12.2	353.2 353.2	297.2 133.1	11 25	0.05
482	吡螨胺	Tebufenpyrad	14.5	334.2 334.2	171.0 147.1	32 35	0.005
483	丁基嘧啶磷	Tebupirimfos	14.7	319.1 319.1	248.9 231.0	35 44	0.005
484	牧草胺	Tebutam	11.8	234.1 234.1	192.0 90.5	20 49	0.005
485	丁噻隆	Tebuthiuron	7.4	229.0 229.0	115.6 157.0	45 35	0.005
486	环磺酮	Tembotrione	8.9	441.1 441.1	341.1 304.9	12 25	0.005
487	双硫磷	Temephos	13.0 14.6	467.0 467.0	419.0 341.0	26 39	0.005
488	**#特丁硫磷**	**#Terbufos**	**15.0**	**289.1 289.1**	**57.0 103.0**	**31 13**	**0.01**

续表

编号	中文名	英文名	保留时间(min)	母离子(m/z)	子离子(m/z)	CE(V)	检出限(mg/kg)
				321.0	96.9	55	
				321.0	143.0	27	
489	#特丁硫磷砜	#Terbufos sulfone	15.7	321.0	171.0	20	0.01
				321.0	275.0	9	
				321.0	264.9	11	
				305.0	187.0	14	
490	#特丁硫磷亚砜	#Terbufos sulfoxide	10.5	305.0	131.0	37	0.005
				305.0	96.9	53	
				305.0	243.2	9	
491	特丁通	Terbumeton	8.7	226.1	170.0	38	0.005
				226.1	114.0	36	
492	去乙基特丁津	Terbuthylazine-desethyl	7.5	202.1	145.5	25	0.005
				202.1	110.0	31	
493	特丁净	Terbutryn	11.4	242.1	137.9	35	0.005
				242.2	158.0	33	
494	杀虫畏	Tetrachlorvinphos	12.2	366.9	126.7	18	0.005
				366.9	240.9	27	
495	四氟醚唑	Tetraconazole	11.5	372.0	159.0	39	0.005
				372.0	70.0	27	
496	胺菊酯	Tetramethrin	14.3	332.0	314.0	12	0.05
			14.7	332.0	286.0	13	
497	噻菌灵	Thiabendazole	5.8	202.0	175.0	35	0.005
				202.0	131.1	45	
498	噻虫啉	Thiacloprid	6.1	253.0	186.0	20	0.05
				253.0	126.0	30	
499	噻虫嗪	Thiamethoxam	5.2	292.0	211.1	18	0.005
				292.0	181.1	31	
500	噻唑烟酸	Thiazopyr	12.3	397.2	377.1	36	0.005
				397.2	335.0	40	
501	噻酮磺隆	Thiencarbazone-methyl	6.1	391.0	359.0	16	0.005
				391.0	229.8	27	
502	禾草丹	Thiobencarb	13.3	258.1	125.0	21	0.005
				258.1	89.0	68	
503	硫双威	Thiodicarb	7.5	355.1	108.0	22	0.005
				355.1	193.0	13	
504	甲基托布津	Thiophanate-methyl	7.0	343.0	151.0	29	0.005
				343.0	268.0	15	
505	甲基立枯磷	Tolclofos-methyl	13.4	301.0	269.0	23	0.05
				301.0	175.0	35	
506	唑虫酰胺	Tolfenpyrad	14.7	384.2	197.0	34	0.005
				384.2	171.1	32	
507	甲苯氟磺胺	Tolylfluanid	12.6	364.0	238.0	21	0.005
				364.0	137.0	38	

续表

编号	中文名	英文名	保留时间(min)	母离子(*m/z*)	子离子(*m/z*)	CE(V)	检出限(mg/kg)
508	三甲苯草酮	Tralkoxydim	15.3	330.2	284.2	18	0.005
				330.2	138.1	27	
509	野麦畏	Tri-allate	15.4	304.0	86.1	22	0.005
				304.0	142.9	36	
510	三唑磷	Triazophos	11.5	314.1	178.0	29	0.005
				314.1	162.1	25	
511	脱叶磷	Tribufos	16.6	315.1	169.0	21	0.005
				315.1	225.1	16	
512	敌百虫	Trichlorfon	5.8	256.9	109.0	25	0.05
				256.9	221.0	15	
513	三环唑	Tricyclazole	6.3	190.0	163.0	28	0.005
				190.0	136.0	34	
514	草达津	Trietazine	11.6	230.0	202.0	31	0.005
				230.0	124.0	32	
515	肟菌酯	Trifloxystrobin	13.8	409.1	206.1	19	0.005
				409.1	186.1	18	
516	氟菌唑	Triflumizole	13.8	346.1	278.1	14	0.005
				346.1	73.1	22	
517	杀铃脲	Triflumuron	13.0	359.0	156.0	23	0.005
				359.0	139.0	46	
518	氟胺磺隆	Triflusulfuron-methyl	10.7	493.2	264.0	27	0.005
				493.2	461.0	18	
519	嗪氨灵	Triforine	9.5	435.2	390.1	14	0.05
			10.0	435.2	214.9	38	
520	抗倒酯	Trinexapac-ethyl	9.1	253.2	207.0	16	0.005
				253.2	185.0	15	
521	灭菌唑	Triticonazole	10.1	318.1	125.0	44	0.005
			11.6	318.1	191.2	28	
522	烯效唑	Uniconazole	12.1	292.0	69.9	37	0.005
				292.0	124.8	39	
523	缬菌胺	Valifenalate	10.9	399.1	214.1	16	0.005
			11.2	399.1	144.0	20	
524	蚜灭磷	Vamidothion	5.6	288.0	146.1	17	0.005
				288.0	118.0	33	
525	灭草敌	Vernolate	13.4	204.2	128.1	15	0.005
				204.2	85.9	19	
526	苯酰菌胺	Zoxamide	12.9	336.0	204.0	24	0.005
				336.0	159.0	56	

注：1. 表中化合物 22、125 与 210 为内标。

2. 部分化合物含有多个异构体，表中提供了多个异构体峰的参考保留时间。

3. 表中 218～221 化合物使用负离子扫描模式测定，其余化合物采用正离子扫描模式测定。

4. 鉴于中药材基质的复杂性，为便于方法使用，部分化合物提供了多个监测离子对。依情况选择 2 个监测离子对用于测定。

5. 标记"＊"的化合物使用本法定量测定时回收率低于 60％，适用于该化合物定性测定或依【附注】（3）推荐的方法定量测定。

6. 标记"＃"的化合物为气相色谱-串联质谱法与液相色谱-串联质谱法均有定性定量方法的化合物。一般情况下优先选择在表 2 或表 4 中字体被加粗的化合物所对应的测定方法，测定存在干扰时可选用另一测定方法。

定性用混合对照品溶液的制备与供试品溶液的制备 均同本法"一、定性测定方法"中气相色谱-串联质谱法项下。

测定法 分别精密吸取供试品溶液和定性用混合对照品溶液各 1～10μl（根据检测要求与仪器灵敏度可适当调整进样量），注入高效液相色谱-串联质谱仪，按保留时间与定性离子相对丰度比对 523 种农药残留量进行定性测定。

结果判断 供试品色谱中如检出与对照品保留时间相同的色谱峰，并且在扣除背景后的质谱图中，所选择的 2 对监测离子对均出现，供试品溶液的监测离子对峰面积比与浓度相当的对照品溶液的监测离子对峰面积比进行比较时，相对偏差不超过下列规定的范围，则可判定样品中存在该农药：相对比例＞50%，允许±20%偏差；相对比例 20%～50%，允许±25%偏差；相对比例 10%～20%，允许±30%偏差；相对比例＜10%，允许±50%偏差。

二、定量测定方法

本法系用气相色谱-串联质谱法与液相色谱-串联质谱法对中药中农药残留的定量测定方法。实验室应建立必要的质控手段，保证定量结果准确。

1 气相色谱-串联质谱法

色谱条件与质谱条件 均同本法"一、定性测定方法"中气相色谱-串联质谱法项下。

对照品贮备溶液的制备 精密称取表 2 与表 4 中农药对照品适量，根据各农药溶解性加乙腈或甲苯分别制成每 1ml 含 1000μg 的溶液，即得（可根据具体农药的灵敏度适当调整贮备液配制的浓度）。

内标贮备溶液的制备 取氘代莠去津、氘代二嗪农和氘代倍硫磷对照品适量，精密称定，加乙腈溶解并制成每 1ml 各含 1000μg 的混合溶液，即得。

混合对照品溶液的制备 精密量取上述各对照品贮备液适量，用含 0.05% 醋酸的乙腈分别制成每 1L 含 100μg 和 1000μg 的两种溶液，即得。

内标溶液的制备 精密量取内标贮备溶液适量，加乙腈制成每 1ml 含 6μg 的溶液，即得。

基质混合对照品工作溶液的制备 取空白基质样品 3g，一式 6 份，同供试品溶液的制备方法处理至"置氮吹仪上于 40℃ 水浴浓缩至约 0.4ml"，分别加入混合对照品溶液（100μg/L）50μl、100μl，混合对照品溶液（1000μg/L）50μl、100μl、200μl、400μl，加乙腈定容至 1ml，涡旋混匀，用微孔滤膜滤过（0.22μm），取续滤液，即得浓度分别为 5μg/L、10μg/L、50μg/L、100μg/L、200μg/L 与 400μg/L 的系列基质混合对照品溶液。

供试品溶液的制备 **药材或饮片** 取供试品，粉碎成粉末（过三号筛），取约 3g，精密称定，置 50ml 聚苯乙烯具塞离心管中，加入 1% 冰醋酸溶液 15ml，涡旋使粉末充分浸润，放置 30 分钟，精密加入乙腈 15ml 与内标溶液 100μl，涡旋使混匀，置振荡器上剧烈振荡（500 次/分）5 分钟，加入无水硫酸镁与无水乙酸钠的混合粉末（4∶1）7.5g，立即摇散，再置振荡器上剧烈振荡（500 次/分）3 分钟，于冰浴中冷却 10 分钟，离心（4000r/min）5 分钟，取上清液 9ml，置已预先装有净化材料的分散固相萃取净化管［无水硫酸镁

900mg，N-丙基乙二胺（PSA）300mg，十八烷基硅烷键合硅胶 300mg，硅胶 300mg，石墨化炭黑 90mg］中，涡旋使充分混匀，再置振荡器上剧烈振荡（500 次/分）5 分钟使净化完全，离心（4000r/min）5 分钟，精密吸取上清液 5ml，置氮吹仪上于 40℃ 水浴浓缩至约 0.4ml，加乙腈定容至 1ml，涡旋混匀，用微孔滤膜（0.22μm）滤过，取续滤液，即得。

测定法 分别精密吸取供试品溶液和基质混合对照品溶液各 1μl，注入气相色谱-串联质谱仪，按内标标准曲线法计算供试品中 88 种农药残留量。

2 液相色谱-串联质谱法

色谱条件、质谱条件 均同本法"一、定性测定方法"中液相色谱-串联质谱法项下。

对照品贮备溶液的制备、内标贮备溶液的制备、混合对照品溶液的制备、内标溶液的制备、基质混合对照品工作溶液的制备与供试品溶液的制备 均同本法"二、定量测定方法"中气相色谱-串联质谱法项下。

测定法 分别精密吸取供试品溶液和基质混合对照品溶液各 1～10μl（根据检测要求与仪器灵敏度可适当调整进样量），注入高效液相色谱-串联质谱仪，按内标标准曲线法计算供试品中 523 种农药残留量。

【附注】（1）依据各品种项下规定的监测农药种类并参考相关农药限量规定配制对照品溶液。

（2）本法使用基质匹配标准曲线法定量，空白基质样品为经检测不含待测农药残留的同品种样品。特殊情况下，可用标准加入法对检出的农药定量。

（3）加样回收率应在 70%～120% 之间。在满足重复性的情况下，部分农药回收率可放宽至 60%～130%。特殊情况下，可用标准加入法对回收率超出规定范围的农药定量，或在重复性满足的情况下使用回收率校正定量结果。

（4）进行样品测定时，如果检出色谱峰的保留时间与对照品一致，并且在扣除背景后的质谱图中，所选择的 2 对监测离子对均出现，而且所选择的监测离子对峰面积比与对照品的监测离子对峰面积比一致（相对比例＞50%，允许±20%偏差；相对比例 20%～50%，允许±25%偏差；相对比例 10%～20%，允许±30%偏差；相对比例＜10%，允许±50%偏差），则可判断样品中存在该农药。如果不能确证，选用其他监测离子对重新进样确证或选用其他检测方式的分析仪器来确证，如选用高分辨率质谱等确证手段。

（5）使用本法测定时，气相色谱-串联质谱法测定的农药，推荐选择氘代倍硫磷作为内标；液相色谱-串联质谱法测定的农药，推荐选择氘代莠去津作为内标。特殊情况下，也可选用本法推荐的其他内标。

（6）本法提供的监测离子对测定条件为推荐条件，各实验室可根据所配置仪器的具体情况作适当调整；在样品基质有测定干扰的情况下，可选用其他监测离子对测定。

（7）对于特定农药或供试品，分散固相萃取净化管中净化材料的比例可作适当调整（如对含色素较少的药材或饮片，可降低分散固相萃取净化管中石墨化炭黑的用量；测定极性

较大的农药时，可降低分散固相萃取净化管中硅胶的用量），但须做加样回收试验等必要的方法学考察以确保结果准确。

（8）依据各品种项下规定的农药限量要求，在检测灵敏度满足的情况下，可对供试品溶液进行合理稀释。如省去本法氮吹浓缩步骤，取分散固相萃取净化管上清液直接测定。

（9）部分药材性质特殊，使用本法时，供试品取样量可适当调整，但一般不低于 0.5g。

（10）在进行气相色谱-串联质谱法测定时，为进一步优化方法效能，供试品溶液最终定容的溶剂可由乙腈经溶剂替换为甲苯（经氮吹至近干，加入甲苯 1ml 溶解即可）；在进行液相色谱-串联质谱法测定时，为进一步优化方法效能或部分农药色谱峰峰形，供试品溶液最终定容的溶剂可由乙腈替换为与初始流动相匹配的含水溶液。

（11）对于中成药农药残留量测定而言，可参照本法依样品的具体情况与检测要求经方法验证后取样测定。

第五法　药材及饮片(植物类)中禁用农药多残留测定法

1　气相色谱-串联质谱法

色谱条件　用(50%苯基)甲基聚硅氧烷为固定液的弹性石英毛细管柱(柱长为 30m，柱内径为 0.25mm，膜厚度为 0.25μm)。进样口温度 250℃，不分流进样。载气为高纯氦气(He)。程序升温：初始温度 60℃，保持 1 分钟，以每分钟 30℃升至 170℃，再以每分钟 2℃升至 230℃，最后以每分钟 15℃升至 300℃，保持 6 分钟。

质谱条件　以三重四极杆串联质谱仪检测；离子源为电子轰击源(EI)，离子源温度 250℃。碰撞气为氮气或氩气。质谱传输接口温度 250℃。质谱监测模式为多反应监测(MRM)，各化合物参考保留时间、监测离子对、碰撞电压(CE)见表 5。为提高检测灵敏度，可根据保留时间分段监测各农药。

2　高效液相色谱-串联质谱法

色谱条件　以十八烷基硅烷键合硅胶为填充剂(2.1mm×100mm，1.8μm)；以 0.1%甲酸溶液(含 5mmol/L 甲酸铵)为流动相 A，以甲醇-0.1%甲酸溶液(含 5mmol/L 甲酸铵)(95∶5)为流动相 B，按表 6 进行梯度洗脱；流速为每分钟 0.3ml，柱温为 40℃。

质谱条件　以三重四极杆串联质谱仪检测；离子源为电喷雾(ESI)离子源，正、负离子扫描模式。监测模式为多反应监测(MRM)，各化合物参考保留时间、监测离子对、碰撞电压(CE)见表 7。为提高检测灵敏度，可根据保留时间分段监测各农药。

表 5　各农药及相关化学品、内标化合物保留时间、监测离子对及碰撞电压(CE)参考值(GC-MS/MS 部分)

编号	中文名	英文名	保留时间 (min)	母离子 (m/z)	子离子 (m/z)	CE (V)
1	灭线磷	Ethoprophos	9.8	199.7	157.8	5
				199.7	114.0	5
				157.8	97.0	20
				157.8	113.8	15
2	杀虫脒	Chlordimeform	10.4	152.0	117.0	15
				196.0	181.0	5
				181.0	140.0	15
3	六氯苯	Hexachlorobenzene	11.0	283.8	248.8	24
				283.8	213.8	28
				283.8	176.9	38
4	治螟磷	Sulfotep	11.1	322.0	202.0	20
				322.0	174.0	15
				322.0	294.0	10
5	甲拌磷	Phorate	11.1	260.0	75.0	5
				230.8	175.0	10
				230.8	128.6	25
6	六六六	α-BHC	11.8	181.0	145.0	15
		γ-BHC	13.9	218.9	182.9	5
		β-BHC	15.4	218.9	147.0	10
		δ-BHC	17.2	218.9	111.0	10
7	氧乐果	Omethoate	12.0	156.0	111.0	8
				110.0	79.0	10
				156.0	79.0	22
8	特丁硫磷	Terbufos	12.4	230.8	129.0	25
				230.9	203.0	5
				230.8	175.0	13

续表

编号	中文名	英文名	保留时间 (min)	母离子 (m/z)	子离子 (m/z)	CE (V)
9	地虫硫磷	Fonofos	14.3	246.0	137.1	6
				246.0	109.1	18
10	氟甲腈	Fipronil-desulfinyl	14.9	388.0	333.0	20
				388.0	281.0	35
11	乐果	Dimethoate	15.7	125.0	47.0	14
				125.0	79.0	8
				143.0	111.0	12
12	七氯	Heptachlor	15.5	271.8	236.9	16
				271.8	141.0	32
				273.8	238.9	15
				372.0	264.2	22
13	氯唑磷	Isazophos	15.5	257.0	162.0	8
				257.0	119.0	18
				285.0	161.0	12
14	2,4-滴丁酯	2,4-D-butylate	15.6	276.0	185.0	10
				276.0	57.0	20
				185.0	155.0	20
15	八氯二丙醚	Octachlorodipropyl ether	16.0	129.9	94.9	20
				108.9	83.0	10
				262.7	192.7	30
16	艾氏剂	Aldrin	17.4	255.0	220.0	20
				262.7	202.7	20
17	久效磷	Monocrotophos	14.3	127.0	109.0	12
				127.0	95.0	16
				127.0	79.0	20
18	甲基对硫磷	Parathion-methyl	18.6	263.1	109.0	13
				263.1	79.0	35
				263.1	136.0	5
19	三氯杀螨醇	o,p'-Dicofol	19.5	125.0	47.0	12
				250.0	139.0	15
		p,p'-Dicofol	21.3	250.0	215.0	5
				139.0	111.0	15
20	氟虫腈硫醚	Fipronil sulfide	20.0	420.0	351.0	12
				420.0	255.0	20
21	氟虫腈	Fipronil	20.2	367.0	213.0	35
				367.0	255.0	25
				367.0	332.0	15
22	氧化氯丹	oxy-Chlordane	20.5	185.0	121.0	12
				184.9	85.0	26
				386.8	253.0	32
23	对硫磷	Parathion	20.6	291.0	109.0	25
				291.0	81.0	30
				139.0	109.0	10
24	顺式环氧七氯	Heptachlor-exo-epoxide	21.6	352.8	262.9	14
				352.8	281.9	12
				352.8	316.9	10
				135.0	99.0	15

续表

编号	中文名	英文名	保留时间 (min)	母离子 (m/z)	子离子 (m/z)	CE (V)
25	甲基异柳磷	Isofenphos-methyl	21.9	241.0	199.0	5
				241.0	166.7	10
				241.0	120.8	20
26	反式环氧七氯	Heptachlor-endo-epoxide	22.3	252.9	182.9	32
				288.9	219.0	25
				352.8	262.9	15
27	反式氯丹	trans-Chlordane	23.1	372.8	265.8	15
				372.8	263.9	28
				372.8	336.8	10
28	水胺硫磷	Isocarbophos	23.1	135.7	108.0	15
				120.7	65.0	20
				229.7	211.7	10
29	顺式氯丹	cis-Chlordane	24.0	372.8	265.8	20
				372.8	336.8	10
				372.8	263.9	28
30	α-硫丹	α-Endosulfan	24.3	240.8	205.6	15
				240.8	170.0	25
				194.8	159.0	10
31	氟虫腈砜	Fipronil-sulfone	25.5	383.0	255.0	20
				383.0	213.0	32
				452.0	383.0	8
32	p,p'-滴滴伊	p,p'-DDE	26.5	246.0	176.0	30
				316.0	246.0	25
				246.0	210.0	28
33	狄氏剂	Dieldrin	26.7	276.8	240.7	10
				276.8	169.7	35
				276.8	172.0	35
34	苯线磷	Fenamiphos	28.6	303.1	122.0	25
				303.1	195.0	30
				303.1	154.0	20
35	杀扑磷	Methidathion	28.8	145.0	85.0	8
				145.0	58.0	14
				125.0	47.0	15
36	甲基硫环磷	Phosfolan-methyl	29.0	227.0	92.0	10
				168.0	109.0	15
				227.0	167.8	10
37	乙酯杀螨醇	Chlorobenzilate	29.4	139.1	111.0	10
				251.1	139.1	15
				251.1	111.1	28
38	异狄氏剂	Endrin	29.4	262.8	193.0	35
				244.8	173.0	30
39	o,p'-滴滴涕	o,p'-DDT	30.7	235.0	165.0	25
				235.0	199.0	15
				237.0	165.0	25
40	除草醚	Nitrofen	30.7	201.8	138.7	28
				282.8	201.8	15
				282.8	253.0	10

续表

编号	中文名	英文名	保留时间 (min)	母离子 (m/z)	子离子 (m/z)	CE (V)
41	p,p'-滴滴滴	p,p'-DDD	31.6	235.0	165.0	25
				237.0	165.0	25
				235.0	199.0	18
42	β-硫丹	β-Endosulfan	31.8	194.8	159.0	10
				194.8	124.7	30
				206.8	171.8	15
43	p,p'-滴滴涕	p,p'-DDT	33.8	235.0	165.0	25
				237.0	165.0	25
				235.0	199.0	18
44	硫丹硫酸酯	Endosulfan sulfate	36.1	271.8	236.8	15
				273.8	238.9	15
				271.8	141.0	40
45	磷酸三苯酯	Triphenyl phosphate	37.5	326.0	233.0	10
				326.0	215.0	25
				326.0	169.0	30
46	灭蚁灵	Mirex	37.9	271.8	236.8	15
				273.8	238.8	15
				236.9	142.9	20
47	蝇毒磷	Coumaphos	40.5	361.8	109.0	16
				361.8	225.8	14
				361.8	81.0	32

表 6　流动相梯度

时间(分钟)	流动相 A(%)	流动相 B(%)
0～1	70	30
1～12	70→0	30→100
12～14	0	100

表 7　各农药及相关化学品保留时间、监测离子对及碰撞电压(CE)参考值(LC-MS/MS 部分)

编号	中文名	英文名	保留时间 (min)	母离子 (m/z)	子离子 (m/z)	CE (V)
1	甲胺磷	Methamidophos	0.9	142.0	94.0	15
				142.0	125.0	17
				142.0	64.0	20
2	乙酰甲胺磷	Acephate	0.9	184.0	143.0	8
				184.0	95.0	23
				184.0	125.0	18
3	涕灭威亚砜	Aldicarb-sulfoxide	1.0	207.1	89.0	17
				207.1	132.0	10
				224.0	132.0	5
4	氧乐果	Omethoate	1.0	214.0	125.0	20
				214.0	183.0	12
				214.0	155.0	20
5	涕灭威砜	Aldicarb-sulfone	1.0	223.1	86.1	18
				240.0	86.1	15
				240.0	223.1	10
				223.1	148.0	10

编号	中文名	英文名	保留时间 (min)	母离子 (m/z)	子离子 (m/z)	CE (V)
6	灭多威	Methomyl	1.5	163.0	88.0	10
				163.0	106.0	10
7	久效磷	Monocrotophos	1.7	224.1	193.1	15
				224.1	127.1	17
				224.1	98.1	13
8	杀虫脒	Chlordimeform	2.3	197.1	46.2	20
				197.1	117.1	30
				197.1	152.0	20
9	甲基硫环磷	Phosfolan-methyl	2.3	228.0	168.0	26
				228.0	109.0	15
10	3-羟基克百威	Carbofuran-3-hydroxy	3.6	220.0	163.1	15
				238.1	220.0	8
				238.1	181.1	15
11	乐果	Dimethoate	3.7	230.0	199.0	10
				230.0	125.0	20
12	硫环磷	Phosfolan	5.1	256.0	140.0	25
				256.0	168.0	15
13	涕灭威	Aldicarb	5.3	213.1	89.0	19
				208.1	89.0	15
				213.1	116.1	15
				208.1	116.1	15
14	磷胺	Phosphamidon	5.9	300.1	174.1	15
				300.1	127.0	25
				300.1	227.0	15
15	克百威	Carbofuran	6.6	222.1	165.1	13
				222.1	123.0	21
16	甲磺隆	Metsulfuron-methyl	6.7	382.1	167.1	18
				382.1	199.0	22
17	苯线磷亚砜	Fenamiphos-sulfoxide	6.8	320.0	233.0	30
				320.0	171.0	30
				320.0	292.1	15
18	苯线磷砜	Fenamiphos-sulfone	7.0	336.1	266.0	20
				336.1	188.0	28
19	氯磺隆	Chlorsulfuron	7.2	358.0	141.1	20
				358.0	167.1	20
20	胺苯磺隆	Ethametsulfuron-methyl	7.5	411.1	196.1	18
				411.1	168.1	30
21	甲拌磷亚砜	Phorate-sulfoxide	7.6	277.0	97.0	35
				277.0	171.0	16
				277.0	143.0	20
				277.0	199.0	15
22	甲拌磷砜	Phorate-sulfone	7.8	293.0	171.0	15
				293.0	247.0	10
				293.0	115.0	25

续表

编号	中文名	英文名	保留时间 (min)	母离子 (m/z)	子离子 (m/z)	CE (V)
23	水胺硫磷	Isocarbophos	8.2	312.0 312.0 291.0 273.1	270.0 236.0 231.0 231.0	13 17 15 15
24	杀扑磷	Methidathion	8.5	303.0 303.0	145.0 85.0	10 20
25	内吸磷	Demeton	8.7	259.0 259.0	89.0 61.0	12 33
26	特丁硫磷亚砜	Terbufos-sulfoxide	8.9	305.1 305.1	187.2 97.0	12 43
27	特丁硫磷砜	Terbufos-sulfone	8.9	321.0 321.0	171.0 97.0	12 41
28	氯唑磷	Isazafos	9.8	314.0 316.0 314.0	162.0 122.0 120.0	20 20 30
29	灭线磷	Ethoprophos	10.0	243.1 243.1	97.0 131.0	33 20
30	苯线磷	Fenamiphos	10.4	304.1 304.1 304.1	217.0 202.0 234.0	24 36 28
31	甲基异柳磷	Isofenphos-methyl	10.6	332.1 332.1	273.0 231.0	15 15
32	治螟磷	Sulfotep	10.7	323.0 323.0 323.0	97.0 171.0 115.0	35 15 28
33	对硫磷	Parathion	10.7	292.0 292.0	264.0 236.0	10 15
34	蝇毒磷	Coumaphos	10.9	363.0 363.0	227.0 307.0	26 18
35	地虫硫磷	Fonofos	10.9	247.0 247.0	109.0 137.0	21 12
36	甲拌磷	Phorate	11.2	261.0 261.0	75.0 47.0	12 32
37	硫线磷	Cadusafos	11.4	271.1 271.1 271.1	131.0 159.0 97.0	22 17 40
38	*氟虫腈	* Fipronil	10.3	434.9 434.9 434.9	330.0 250.0 278.0	16 26 28
39	*氟甲腈	* Fipronil-desulfinyl	10.1	387.0 387.0	351.0 282.0	17 17
40	*氟虫腈硫醚	* Fipronil sulfide	10.5	419.0 419.0	262.0 383.0	29 13
41	*氟虫腈砜	* Fipronil-sulfone	10.7	450.9 450.9 450.9	282.0 415.0 243.9	27 17 60
42	*氟虫胺	* Sulfluramid	12.6	526.0 526.0	169.0 219.0	27 25

注：* 表中化合物 38～42 使用负离子模式测定，其余化合物采用正离子模式测定。

3　对照溶液的制备

3.1　混合对照品溶液的制备　精密量取禁用农药混合对照品溶液(已标示各相关农药品种的浓度)1ml,置 20ml 量瓶中,用乙腈稀释至刻度,摇匀,即得。

3.2　气相色谱-串联质谱法分析用内标溶液的制备　取磷酸三苯酯对照品适量,精密称定,加乙腈溶解并制成每 1ml 含 1.0mg 的溶液,即得。精密量取适量,加乙腈制成每 1ml 含 0.1μg 的溶液。

3.3　空白基质溶液的制备　取空白基质样品,同供试品溶液相应的制备方法处理制成空白基质溶液。

3.4　基质混合对照溶液的制备　分别精密量取空白基质溶液 1.0ml(6 份),置氮吹仪上,40℃水浴浓缩至约 0.6ml,分别精密加入混合对照品溶液 5μl、10μl、20μl、50μl、100μl、200μl,加乙腈稀释至 1ml,涡旋混匀,即得。

4　供试品溶液的制备

4.1　直接提取法　取供试品粉末(过三号筛)5g,精密称定,置 100ml 具塞离心管中,加氯化钠 1g,立即摇散,再加入乙腈 50ml,匀浆处理 2 分钟(转速不低于每分钟 12 000 转),离心(每分钟 4000 转),分取上清液,沉淀再加乙腈 50ml,匀浆处理 1 分钟,离心,合并两次提取的上清液,减压浓缩至约 5～10ml,放冷,用乙腈稀释至 25ml,摇匀,即得。

4.2　快速样品处理法(QuEChERS)法　取供试品粉末(过三号筛)3g,精密称定,置 50ml 具塞离心管中,加入 1%冰醋酸溶液 15ml,涡旋使药粉充分浸润,放置 30 分钟,精密加入乙腈 15ml,涡旋使混匀,置振荡器上剧烈振荡(每分钟 500 次)5 分钟,加入无水硫酸镁与无水乙酸钠的混合粉末(4∶1)7.5g,立即摇散,再置振荡器上剧烈振荡(每分钟 500 次)3 分钟,置冰浴中冷却 10 分钟,离心(每分钟 4000 转)5 分钟,作为提取溶液。精密量取提取溶液 9ml,置预先装有净化材料的分散固相萃取净化管(无水硫酸镁 900mg,N-丙基乙二胺 300mg,十八烷基硅烷键合硅胶 300mg,硅胶 300mg,石墨化炭黑 90mg)中,涡旋使充分混匀,置振荡器上剧烈振荡(每分钟 500 次)5 分钟使净化完全,离心(每分钟 4000 转)5 分钟,取上清液,即得。

4.3　固相萃取法　固相萃取净化方式包括以下三种。

方式一:　精密量取直接提取法制备的供试品溶液或 QuEChERS 法提取溶液 3～5ml,置于装有分散型净化材料的净化管(无水硫酸镁 1200mg,N-丙基乙二胺 300mg,十八烷基硅烷键合硅胶 100mg)中,涡旋使充分混匀,再置振荡器上剧烈振荡(每分钟 500 次)5 分钟使净化完全,离心,取上清液,即得。

方式二:　精密量取直接提取法制备的供试品溶液或 QuEChERS 法提取溶液 3～5ml,通过亲水亲油平衡材料(HLB SPE)固相萃取柱(200mg,6ml)净化,收集全部净化液,混匀,即得。

方式三:　精密量取直接提取法制备的供试品溶液或

QuEChERS 法提取溶液 2ml,加在装有石墨化炭黑氨基复合固相萃取小柱(500mg/500mg,6ml)[临用前用乙腈-甲苯混合溶液(3∶1)10ml 预洗],用乙腈-甲苯混合溶液(3∶1)20ml 洗脱,收集洗脱液,减压浓缩至近干,用乙腈转移并稀释至 2.0ml,混匀,即得。

5　测定法

气相色谱-串联质谱法　分别精密吸取上述的基质混合对照溶液和供试品溶液各 1ml,精密加入内标溶液 0.1ml,混匀,滤过,取续滤液。分别精密吸取上述两种溶液各 1μl,注入气相色谱-串联质谱仪,按内标标准曲线法计算,即得。

高效液相色谱-串联质谱法　分别精密吸取上述的基质混合对照溶液和供试品溶液各 1ml,精密加入水 0.3ml,混匀,滤过,取续滤液。分别精密吸取上述两种溶液各 1～5μl,注入高效液相色谱-串联质谱仪,按外标标准曲线法计算,即得。

【附注】(1)根据待测样品基质特点和方法确认结果,选择一种最适宜的供试品溶液制备方法。对于特定农药或供试品,分散固相萃取净化管中净化材料的比例可作适当调整,但需要结合加样回收实验等必要的方法学考察以确保结果的准确性。根据规定的待测农药限量要求,在检测灵敏度满足的情况下,可以适当调整供试品溶液最终稀释倍数。供试品溶液中若检出待测农药,测定含量时,其浓度应在标准曲线的线性范围以内,且基质混合对照溶液中的基质浓度应与供试品溶液基质浓度保持一致。

(2)本法使用基质匹配标准曲线法定量,空白基质样品为经检测不含待测农药残留的同品种样品。当无法获得适宜的空白基质,或者空白基质与待测样品基质效应出现明显差异的情况下,可采用标准加入法进行定量。

(3)本法提供的监测离子对测定条件为推荐条件,各实验室可根据样品基质干扰情况和所配置仪器的具体情况作适当调整,并确定定量离子对。每个监测指标选择不少于 2 个监测离子对。

(4)进行样品测定时,如果检出色谱峰的保留时间与对照品一致,并且在扣除背景后的质谱图中,所选择的 2 个监测离子对均出现,而且所选择的监测离子对峰面积比与对照品的监测离子对峰面积比一致(相对比例>50%,允许 ±20%偏差;相对比例 20%～50%,允许 ±25%偏差;相对比例 10%～20%,允许 ±30%偏差;相对比例<10%,允许 ±50%偏差),则可判断样品中检出该农药。如果不能确证,选用其他监测离子对重新进样确证或选用其他检测方式的分析仪器来确证,如选用高分辨率质谱等确证手段。

(5)加样回收率应在 70%～120%之间。在满足重复性要求且待测指标未检出的情况下,部分农药回收率可放宽至 50%～140%。

第六法　相关药材及饮片品种中农药多残留测定法

1　气相色谱-串联质谱法

色谱条件　用(50%苯基)甲基聚硅氧烷为固定液的弹性石英毛细管柱(柱长为 30m，柱内径为 0.25mm，膜厚度为 0.25μm)。进样口温度 250℃，不分流进样。载气为高纯氦气(He)。程序升温：初始温度 60℃，保持 1 分钟，以每分钟 30℃升至 170℃，再以每分钟 2℃升至 230℃，最后以每分钟 15℃升至 300℃，保持 6 分钟。

质谱条件　以三重四极杆串联质谱仪检测；离子源为电子轰击源(EI)，离子源温度 250℃。碰撞气为氮气或氩气。质谱传输接口温度 250℃。质谱监测模式为多反应监测(MRM)，各化合物参考保留时间、监测离子对、碰撞电压(CE)见表 8。为提高检测灵敏度，可根据保留时间分段监测各农药。

表 8　各农药及相关化学品保留时间、监测离子对及碰撞电压(CE)参考值(GC-MS/MS 部分)

编号	中文名	英文名	保留时间(min)	母离子(m/z)	子离子(m/z)	CE(V)
				198.0	183.1	15
1	嘧霉胺	Pyrimethanil	14.1	198.0	118.1	35
				198.0	158.1	20
				265.9	168.0	22
2	百菌清	Chlorothalonil	16.9	265.9	230.8	14
				265.9	133.0	35
				224.1	208.1	16
3	嘧菌环胺	Cyprodinil	22.4	224.1	197.1	22
				224.1	131.1	14
				236.0	125.0	9
4	多效唑	Paclobutrazol	24.0	236.0	167.1	9
				236.0	132.1	18
				125.0	89.0	15
5	戊唑醇	Tebuconazole	34.7	250.0	125.0	20
				125.0	99.0	20
				326.0	233.0	12
6	磷酸三苯酯	Triphenyl phosphate	36.8	326.0	215.0	21
		Cyhalothrin 1	37.1	208.0	181.0	5
7	氯氟氰菊酯	Cyhalothrin 2	37.5	197.0	161.0	8
				197.0	141.0	12
		Cypermethrin 1	40.2	163.1	127.0	8
8	氯氰菊酯	Cypermethrin 2	40.2	163.1	128.1	8
		Cypermethrin 3	40.3	163.1	91.0	15
		Fenvalerate 1	41.1	419.1	225.1	6
9	氰戊菊酯	Fenvalerate 2	41.3	419.1	167.1	12
				419.1	125.0	26
				323.0	265.0	14
10	苯醚甲环唑	Difenoconazole	42.4	323.0	202.0	28
				323.0	209.0	28

注：部分化合物含有多个异构体，表中提供了多个异构体峰的保留时间。

2　高效液相色谱-串联质谱法

色谱条件　以十八烷基硅烷键合硅胶为填充剂(2.1mm × 100mm，1.8μm)；以 0.1% 甲酸溶液(含 5mmol/L 甲酸铵)为流动相 A，以甲醇-0.1% 甲酸溶液(含 5mmol/L 甲酸铵)(95 : 5)为流动相 B，按表 9 进行梯度洗脱；流速为每分钟 0.3ml，柱温为 40℃。

质谱条件　以三重四极杆串联质谱仪检测；离子源为电喷雾(ESI)离子源，正离子或负离子扫描模式。监测模式为多反应监测(MRM)，各化合物参考保留时间、监测离子对、碰撞电压(CE)见表 10。为提高检测灵敏度，可根据保留时间分段监测各农药。

表 9　流动相梯度

时间(分钟)	流动相 A(%)	流动相 B(%)
0~1	70	30
1~12	70→0	30→100
12~14	0	100

表 10　各农药及相关化学品保留时间、监测离子对及碰撞电压(CE)参考值(LC-MS/MS 部分)

编号	中文名	英文名	保留时间 (min)	母离子 (m/z)	子离子 (m/z)	CE (V)
1	吡蚜酮	Pymetrozine	1.0	218.0 218.0	105.0 78.0	22 44
2	霜霉威	Propamocarb	1.1	188.7 188.7 188.7	102.1 144.2 74.0	26 18 36
3	多菌灵	Carbendazime	2.0	192.1 192.1	160.1 132.1	21 40
4	吡虫啉	Imidacloprid	2.7	256.0 256.0	209.0 175.0	18 20
5	啶虫脒	Acetamiprid	3.4	223.5 223.5	126.0 90.0	17 30
6	嘧霉胺	Pyrimethanil	6.9	200.1 200.1	107.1 183.1	33 33
7	甲霜灵	Metalaxyl	6.9	280.2 280.2	248.1 220.1	14 19
8	啶酰菌胺	Boscalid	8.0	343.0 343.0	307.1 140.0	20 20
9	咯菌腈	Fludioxonil	8.2	266.0 266.0	228.9 185.3	25 31
10	烯酰吗啉	Dimethomorph	7.9 8.2	388.1 388.1	301.1 165.1	29 42
11	嘧菌环胺	Cyprodinil	8.5	226.1 226.1	108.1 93.1	35 44
12	氟环唑	Epoxiconazole	8.8	330.1 330.1	121.2 141.1	21 18
13	噻呋酰胺	Thifluzamide	8.8	526.9 526.9	486.8 407.8	35 42
14	氟硅唑	Flusilazole	8.9	316.1 316.1	247.1 165.1	25 37
15	虫酰肼	Tebufenozide	9.0	353.2 353.2	133.1 297.1	20 8
16	醚菌酯	Kresoxim-methyl	9.0	314.1 314.1	267.1 116.0	10 20
17	戊唑醇	Tebuconazole	9.2	308.1 308.1	125.0 70.0	55 27
18	二嗪磷	Diazinon	9.4	305.1 305.1	169.0 96.9	19 29
19	丙环唑	Propiconazole	9.4	342.1 342.1	159.0 205.0	35 25
20	己唑醇	Hexaconazole	9.4	314.1 314.1	70.1 159.1	18 30
21	吡唑醚菌酯	Pyraclostrobin	9.5	388.1 388.1	296.1 194.1	19 17
22	十三吗啉	Tridemorph	9.5	298.0 298.0	130.0 98.0	28 32
23	苯醚甲环唑	Difenoconazole	9.9	406.1 406.1	251.0 337.0	36 24
24	除虫菊素 II	Pyrethrins II	10.2	373.3 373.3	160.9 133.0	15 22

续表

编号	中文名	英文名	保留时间 (min)	母离子 (m/z)	子离子 (m/z)	CE (V)
25	*氟啶胺	*Fluazinam	10.7	463.0 463.0	415.9 397.9	28 24
26	毒死蜱	Chlorpyrifos	10.8	350.0 350.0	198.0 97.0	18 30
27	甲氨基阿维菌素苯甲酸盐	Emamectin benzoate	10.8	886.3 886.3	157.8 302.1	30 25
28	除虫菊素 I	Pyrethrins I	11.2	329.2 329.2	161.1 133.1	13 22
29	唑螨酯	Fenpyroximate	10.6	422.2 422.2	366.1 135.0	23 43
30	哒螨灵	Pyridaben	11.5	365.2 365.2	309.1 147.0	12 23
31	阿维菌素	Abamectin	11.8	890.6 890.6 895.5 895.5	567.4 305.2 751.3 448.8	13 25 64 72

注：1. 部分化合物含有多个异构体，表中提供了多个异构体峰的保留时间。

2. 标记"*"的农药氟啶胺采用负离子扫描模式，其他农药均为正离子扫描模式。

3 对照溶液的制备

3.1 混合对照品溶液的制备　分别精密量取各相关农药对照品溶液适量，置 20ml 量瓶中，用乙腈稀释至刻度，摇匀，即得。

3.2 气相色谱-串联质谱法分析用内标溶液的制备　取磷酸三苯酯对照品适量，精密称定，加乙腈溶解并制成每 1ml 含 1.0mg 的溶液，即得。精密量取适量，加乙腈制成每 1ml 含 0.1μg 的溶液，即得。

3.3 空白基质溶液的制备　取空白基质样品，同供试品溶液相应的制备方法处理制成空白基质溶液。

3.4 基质混合对照溶液的制备　分别精密量取空白基质溶液 1.0ml（7 份），置氮吹仪上，40℃水浴浓缩至约 0.4ml，分别精密加入混合对照品溶液 5μl、10μl、25μl、50μl、100μl、250μl、500μl，加乙腈稀释至 1ml，涡旋混匀，即得。

4 供试品溶液的制备

人参、延胡索、金银花、菊花、铁皮石斛　取供试品粉末（过三号筛）5g，精密称定，置 100ml 具塞离心管中，加水 10ml，摇匀，放置 30 分钟，加氯化钠 5g，立刻摇散，再加入乙腈 40ml，匀浆处理 2 分钟（转速不低于每分钟 12 000 转），离心（每分钟 4000 转）5 分钟（铁皮石斛：静置），分取上清液，沉淀再加乙腈 50ml，匀浆处理 1 分钟，离心（每分钟 4000 转）5 分钟，合并两次提取的上清液，用乙腈稀释至 100ml，摇匀，即得。

枸杞子、百合、麦冬　取供试品粉末（过三号筛，其中枸杞子需取供试品，冷冻，迅速粉碎）3g，精密称定，置 50ml 具塞离心管中，加入 1% 冰醋酸溶液 15ml，涡旋使分散均匀，放置 30 分钟，精密加入乙腈 15ml，涡旋使混匀，置振荡器上剧烈振荡（每分钟 500 次）5 分钟，置冰浴中放置 20 分钟，加入无水硫酸镁与无水乙酸钠的混合粉末（4:1）

7.5g，立即摇散，再置振荡器上剧烈振荡 3 分钟，离心（每分钟 4000 转）5 分钟，精密吸取上清液 5ml，用乙腈稀释至 20ml（百合、麦冬用乙腈稀释至 10ml），摇匀，即得。

三七、浙贝母、川贝母、湖北贝母、伊贝母、平贝母、白术　取供试品粉末（过三号筛）3g，精密称定，置 50ml 具塞离心管中，加入 1% 冰醋酸溶液 15ml，涡旋使分散均匀，放置 30 分钟，精密加入乙腈 15ml，涡旋使混匀，置振荡器上剧烈振荡（每分钟 500 次）5 分钟，置冰浴中放置 20 分钟，加入无水硫酸镁与无水乙酸钠的混合粉末（4:1）7.5g，立即摇散，再置振荡器上剧烈振荡 3 分钟，离心（每分钟 4000 转）5 分钟。精密量取上清液 9ml，置预先装有净化材料的分散固相萃取净化管（无水硫酸镁 900mg，N-丙基乙二胺 300mg，十八烷基硅烷键合硅胶 300mg，硅胶 100mg，石墨化炭黑 45mg）中，涡旋使充分混匀，置振荡器上剧烈振荡（每分钟 500 次）5 分钟使净化完全，离心（每分钟 4000 转）5 分钟，精密吸取上清液 5ml，用乙腈稀释至 20ml，摇匀，即得。

5 测定法

气相色谱-串联质谱法　分别精密吸取上述的基质混合对照溶液和供试品溶液各 1ml，精密加入内标溶液 0.1ml，混匀，滤过，取续滤液。分别精密吸取上述两种溶液各 1μl，注入气相色谱-串联质谱仪，按内标标准曲线法计算，即得。

高效液相色谱-串联质谱法　分别精密吸取上述基质混合对照溶液和供试品溶液各 1ml，精密加水 0.3ml，混匀，滤过，取续滤液。分别精密吸取上述两种溶液各 1～5μl，注入高效液相色谱-串联质谱仪，按外标标准曲线法计算，即得。

【附注】（1）根据规定的待测农药限量要求，在检测灵敏度满足的情况下，可以适当调整供试品溶液最终稀释倍数。供试品溶液中若检出待测农药，测定含量时，其浓度应在标准曲线的线性范围以内。

（2）本法使用基质匹配标准曲线法定量，空白基质样品为经检测不含待测农药残留的同品种样品。当无法获得适宜的空白基质，或者空白基质与待测样品基质效应出现明显差异的情况下，可采用标准加入法进行定量。

（3）本法提供的监测离子对测定条件为推荐条件，各实验室可根据样品基质干扰情况和所配置仪器的具体情况作适当调整，并确定定量离子对。每个监测化合物选择不少于 2 个监测离子对。

（4）进行样品测定时，如果检出色谱峰的保留时间与对照品一致，并且在扣除背景后的质谱图中，所选择的 2 个监测离子对均出现，而且所选择的监测离子对峰面积比与对照品的监测离子对峰面积比一致（相对比例＞50％，允许±20％偏差；相对比例 20％～50％，允许±25％偏差；相对比例 10％～20％，允许±30％偏差；相对比例＜10％，允许±50％偏差），则可判断样品中检出该农药。如果不能确证，选用其他监测离子对重新进样确证或选用其他检测方式的分析仪器来确证，如选用高分辨率质谱等确证手段。

（5）加样回收率应在 70％～120％之间。在满足重复性要求且待测农药未检出的情况下，部分农药回收率可放宽至 50％～140％。

第七法　药材及饮片中二硫代氨基甲酸盐类农药残留量测定法

色谱、质谱条件　以 6％氰丙基苯基-94％二甲基聚硅氧烷为固定液的弹性石英毛细管柱（柱长为 30m，柱内径为 0.25mm，膜厚度为 1.4μm），载气为高纯氦气，柱流速 1.5ml/min；进样口温度为 180℃，分流进样，分流比 5∶1。程序升温：初始温度 40℃，保持 6 分钟，以 30℃/min 升至 250℃，保持 2 分钟。

以三重四极杆串联质谱仪检测；离子源为电子轰击源（EI），离子源温度 250℃。碰撞气为氮气或氩气。质谱传输接口温度 250℃。监测模式为多反应监测（MRM），监测离子对（碰撞电压 CE）为 76.0→32.0（27V），76.0→44.0（32V）。

系列对照品溶液的制备　取二硫化碳对照品，精密称定，用异辛烷分别稀释制成每 1ml 含 0.05μg、0.1μg、0.2μg、0.5μg、1.0μg、2.0μg 的溶液，作为系列浓度对照品溶液（临用新制）。

供试品溶液的制备　取供试品粉末（过三号筛）1g，精密称定，置顶空瓶中，精密加入异辛烷 3ml，加盐酸-氯化亚锡溶液（取二水合氯化亚锡 7.5g，加盐酸 215ml 使溶解，加水至 500ml，摇匀）5ml，立即密封，振摇，使分散。置 80℃水浴中 1 小时，时时振摇。取出，冷却，摇匀，离心（每分钟 5000 转）3 分钟，取上层有机相，即得。

测定法　分别精密吸取上述系列对照品溶液 1μl，注入气相色谱-串联质谱仪，测定，以峰面积为纵坐标，进样浓度为横坐标，绘制标准曲线。另精密吸取供试品溶液 1μl，注入气相色谱-串联质谱仪，测定，按外标标准曲线法计算二硫化碳（CS₂）的含量，即得。

2342　植物生长调节剂残留量测定法

本方法系用液相色谱-串联质谱法测定药材及饮片或制剂中部分植物生长调节剂残留量。除另有规定外，按下列方法测定。

第一法　59 种植物生长调节剂残留量测定法

色谱条件　以十八烷基硅烷键合核壳硅胶为填充剂（3mm×150mm，2.7μm；或等柱效）；以 0.05％甲酸溶液（含 10mmol/L 甲酸铵）为流动相 A，以 0.05％甲酸的甲醇溶液（含 10mmol/L 甲酸铵）为流动相 B，按表 1 规定进行梯度洗脱；流速为每分钟 0.4 ml，柱温为 35℃。

表 1　流动相梯度

时间（分钟）	流动相 A(％)	流动相 B(％)
0～1	95	5
1～4	95→40	5→60
4～8	40→36	60→64
8～8.5	36→32	64→68
8.5～9	32→25	68→75
9～16	25→5	75→95
16～20	5	95

质谱条件　以三重四极杆串联质谱仪检测；离子源为电喷雾（ESI）离子源，依据表 2 选择正离子或负离子扫描模式。监测模式为多反应监测（MRM），各化合物的离子扫描模式、参考保留时间、监测离子对、碰撞电压（CE）和检出限的参考值见表 2。为提高检测灵敏度，可根据保留时间分段监测各检测成分。

表 2　59 种植物生长调节剂及内标对照品的离子扫描模式、保留时间、监测离子对、碰撞电压(CE)与检出限参考值

编号	中文名	英文名	扫描模式	保留时间(min)	母离子(m/z)	子离子(m/z)	CE(V)	检出限(mg/kg)
					216.3	173.9	25	
					216.3	146.0	31	
1	莠去津	Atrazine	正	10.0	216.3	131.9	32	0.01
					216.3	104.0	36	
					216.3	96.0	32	

续表

编号	中文名	英文名	扫描模式	保留时间（min）	母离子（m/z）	子离子（m/z）	CE（V）	检出限（mg/kg）
2	氘代莠去津	Atrazine-d5(ethyl-d5)	正	9.9	221.0	178.8	35	—
					221.0	101.0	35	
3	芸苔素内酯	Brassinolide	正	14.1	481.3	445.4	17	0.02
					481.3	315.0	21	
					481.3	427.4	19	
4	24-表芸苔素内酯	24-Epibrassinolide	正	14.1	481.3	427.0	23	0.02
					481.3	444.9	23	
					481.3	409.0	23	
					481.3	315.0	21	
					481.3	445.4	17	
					481.3	349.4	20	
					481.3	427.4	19	
5	丙酰芸苔素内酯	Propionyl brassinolide	正	19.3	589.4	459.4	17	0.05
					589.4	441.4	19	
					589.4	515.1	16	
					589.4	533.4	18	
6	28-表高芸苔素内酯	28-Epihomobrassinolide	正	15.0	495.5	361.0	17	0.01
					495.5	459.5	9	
					495.5	315.2	14	
7	仲丁灵	Butralin	正	17.3	296.0	240.1	20	0.01
					296.0	222.0	30	
8	矮壮素 *	Chlormequat chloride	正	1.8	122.3	58.2	42	0.01
					122.3	62.8	29	
9	坐果安	2-(3-Chlorophenoxy)propionic acid	正	8.5	200.0	154.9	18	0.02
					200.0	127.0	27	
					200.0	71.9	20	
10	氯苯胺灵	Chlorpropham	正	12.4	214.0	171.9	12	0.1
					214.0	154.2	22	
11	增产胺 *	2-(3,4-Dichlorophenoxy)-triethylamine (DCPTA)	正	7.7	262.1	100.1	24	0.01
					262.1	57.9	25	
					262.1	73.1	24	
					262.1	189.1	23	
12	胺鲜酯	2-Diethylaminoethyl hexanoate	正	6.9	216.0	143.1	26	0.01
					216.0	100.2	26	
13	调呋酸	Dikegulac	正	7.2	275.2	159.0	17	0.1
					275.2	114.9	28	
					275.2	96.9	24	
14	1,3-二苯基脲	1,3-Diphenylurea	正	9.8	213.2	94.0	34	0.01
					213.2	76.9	66	
					213.2	120.1	25	
15	吲熟酯	Ethychlozate	正	11.3	239.1	164.9	23	0.01
					239.1	193.1	19	
16	氟节胺	Flumetralin	正	17.0	422.1	143.0	19	0.01
					422.1	107.0	100	
17	呋嘧醇	Flurprimidol	正	12.2	313.1	270.1	34	0.01
					313.1	269.1	47	

续表

编号	中文名	英文名	扫描模式	保留时间 (min)	母离子 (m/z)	子离子 (m/z)	CE (V)	检出限 (mg/kg)
18	糠氨基嘌呤*	6-Furfurylaminopurine (Kinetin)	正	6.7	216.0 216.0 216.0 216.0	80.7 147.9 188.0 172.9	34 19 23 26	0.01
19	抗倒胺	Inabenfide	正	11.7	339.2 339.2 339.2 339.2	321.2 79.9 214.0 52.1	23 36 36 108	0.01
20	3-吲哚乙酸	Indol-3-ylacetic acid	正	7.2	176.2 176.2 176.2	130.3 103.2 158.2	20 46 16	0.05
21	3-吲哚丁酸	4-Indol-3-ylbutyric acid	正	8.7	204.1 204.1 204.1 204.1	186.2 144.2 168.1 130.4	15 30 21 30	0.01
22	3-吲哚丙酸	3-Indolepropionic acid	正	7.9	190.1 190.1 190.1	130.0 172.1 55.0	28 16 30	0.05
23	甲哌鎓*	Mepiquat chloride	正	2.0	114.1 114.1 114.1	98.1 58.2 84.0	35 32 36	0.01
24	茉莉酸甲酯	Methyl jasmonate	正	11.6	225.0 225.0 225.0 225.0 225.0	151.1 147.2 133.0 175.2 193.3	17 19 22 15 12	0.02
25	烯腺嘌呤*	N6-(delta 2-Isopentenyl)-adenine	正	7.6	204.0 204.0 204.0	136.0 148.1 69.0	24 20 27	0.01
26	萘乙酸乙酯	1-Naphthyl acetic acid-ethyl ester	正	13.0	215.2 215.2	141.0 169.1	18 10	0.05
27	萘乙酸甲酯	1-Naphthyl acetic acid-methyl ester	正	11.9	201.1 201.1	141.0 115.1	17 60	0.1
28	萘乙酰胺	1-Naphthylac etamide	正	7.9	186.1 186.1 186.1 186.1	140.8 115.0 89.0 62.0	26 53 74 95	0.02
29	多效唑	Paclobutrazol	正	12.1	294.2 294.2 294.2	70.1 125.0 165.2	52 52 32	0.01
30	调环酸	Prohexadione	正	7.5	213.1 213.1	157.0 139.1	13 14	0.1
31	茉莉酮	Jasmone	正	14.7	255.2 255.2 255.2 255.2	195.2 177.0 153.1 237.2	15 16 21 10	0.05

续表

编号	中文名	英文名	扫描模式	保留时间 (min)	母离子 (m/z)	子离子 (m/z)	CE (V)	检出限 (mg/kg)
32	吡啶醇*	Pyripropanol	正	2.1	137.9	120.1	21	0.05
					137.9	92.0	31	
					137.9	78.0	40	
33	反式玉米素（羟烯腺嘌呤）*	trans-Zeatin (Oxyenadenine)	正	5.7	220.1	136.0	25	0.01
					220.1	147.9	21	
					220.1	184.9	23	
					220.1	202.3	18	
34	抑芽唑	Triapenthenol	正	13.5	264.2	69.7	30	0.01
					264.2	109.0	29	
					264.2	67.1	50	
					264.2	120.7	29	
35	脱叶磷	Tribufos	正	18.0	315.1	169.0	21	0.01
					315.1	225.1	16	
36	抗倒酯	Trinexapac-ethyl	正	10.6	253.2	207.1	17	0.01
					253.2	69.0	25	
					253.2	164.9	24	
					253.2	185.1	17	
					253.2	139.0	26	
37	烯效唑	Uniconazole	正	13.3	292.0	69.9	37	0.01
					292.0	124.8	39	
					292.0	170.2	38	
38	脱落酸	Abscisic acid	负	7.8	262.8	153.1	16	0.01
					262.8	204.1	24	
					262.8	201.1	23	
39	6-苄氨基嘌呤*	6-Benzylaminopurine	负	7.6	224.2	133.0	31	0.01
					224.2	106.0	46	
					224.2	117.0	47	
40	4-溴苯氧乙酸	4-Bromophenoxyacetic acid	负	8.2	228.9	170.9	19	0.01
					230.9	172.9	19	
41	4-氯苯氧乙酸	4-Chlorophenoxyacetic acid	负	7.8	184.9	126.7	18	0.02
					184.9	110.7	19	
42	调果酸	Cloprop	负	9.0	199.0	126.8	20	0.05
					199.0	70.9	15	
43	坐果酸	Cloxyfonac	负	7.0	215.3	156.8	18	0.01
					215.3	126.9	37	
					215.3	154.6	30	
44	氯氨环丙酸	Cyclanilide	负	12.2	271.9	159.9	25	0.01
					271.9	227.8	16	
					271.9	192.2	19	
45	2,4-二氯苯氧乙酸	2,4-Dichlorophenoxyacetic acid	负	9.2	218.9	161.0	20	0.01
					218.9	125.1	37	
					218.9	89.1	47	
46	2,4-滴丙酸	Dichlorprop	负	11.1	232.9	161.0	25	0.01
					232.9	124.8	40	
					232.9	89.2	49	

续表

编号	中文名	英文名	扫描模式	保留时间（min）	母离子（m/z）	子离子（m/z）	CE（V）	检出限（mg/kg）
					239.0	193.0	34	
					239.0	162.9	43	
47	地乐酚	Dinoseb	负	13.5	239.0	208.9	34	0.01
					239.0	175.9	38	
					239.0	134.1	59	
					169.1	110.9	21	
48	4-氟苯氧乙酸	4-Fluorophen-oxyacetic acid	负	6.9	169.1	124.9	14	0.02
					169.1	94.9	19	
49	氯吡脲	Forchlorfenuron	负	10.2	245.9	126.6	11	0.01
					245.9	90.9	37	
					344.8	239.0	20	
50	赤霉酸	Gibberellic acid(GA3)	负	6.6	344.8	143.0	35	0.05
					344.8	221.1	32	
					344.8	227.1	40	
					328.8	223.0	25	
51	赤霉素 7	Gibberellin A7	负	10.8	328.8	254.9	29	0.02
					328.8	285.1	23	
					328.8	241.0	28	
					481.1	387.4	46	
52	14-羟基芸苔素甾醇	14-Hydroxylated brassinosteroid	负	7.5	527.0	481.1	25	0.2
					527.0	347.0	39	
53	4-碘苯氧乙酸	4-Iodophenoxyacetic acid	负	8.8	276.7	218.9	20	0.01
					276.7	126.8	40	
54	5-硝基邻甲氧基苯酚钠	2-Methoxy-5-nitro-phenol sodium salt	负	7.2	167.9	153.0	18	0.05
					167.9	122.8	26	
55	萘乙酸	1-Naphthyl acetic acid	负	9.5	231.0	141.0	23	0.1
					185.0	141.0	10	
					201.0	143.2	21	
56	2-萘氧乙酸	2-Naphthoxyacetic acid	负	8.7	201.0	157.0	14	0.02
					201.0	126.7	21	
					137.9	107.8	23	
57	对硝基苯酚钠	Sodium 4-nitrophen-oxide	负	7.3	137.9	91.7	30	0.01
					137.9	46.0	56	
					218.9	99.9	16	
58	噻苯隆	Thidiazuron	负	8.3	218.9	70.7	45	0.01
					218.9	91.9	49	
59	2,4,5-三氯苯氧乙酸	2,4,5-Trichlorophen-oxyacetic acid	负	11.0	252.9	194.7	17	0.01
					252.9	158.6	38	
60	2,3,5-三碘苯甲酸	2,3,5-Triiodobenzoic acid	负	11.0	498.8	454.5	13	0.1
					498.8	126.9	26	

注：1. 表中化合物 2 为内标。

2. 鉴于中药材基质的复杂性，为便于方法使用，部分化合物提供了多个监测离子对。依情况选择 2 个监测离子对用于测定。

3. 标记"＊"的化合物使用本方法测定时回收率低于 70%，适用于该化合物的定性测定或依【附注】（3）推荐的方法定量测定。

对照品贮备溶液的制备 精密称取表 2 中对照品适量,加乙腈溶解分别制成每 1ml 含 1000μg 的溶液,即得(可根据具体化合物的灵敏度适当调整贮备液配制的浓度)。

内标贮备溶液的制备 取氘代莠去津对照品适量,精密称定,加乙腈溶解并制成每 1ml 含 1000μg 的溶液,即得。

混合对照品溶液的制备 精密量取上述各对照品贮备液适量,用乙腈分别制成每 1L 含 100μg 和 1000μg 的两种溶液,即得。

内标溶液的制备 精密量取内标贮备溶液适量,加乙腈制成每 1ml 含 6μg 的溶液,即得。

基质混合对照品工作溶液的制备 取空白基质样品 3g,一式 6 份,同供试品溶液的制备方法处理至"置氮吹仪上于 40℃水浴浓缩至约 0.4ml",每份中分别加入混合对照品溶液(100μg/L)50μl、100μl,混合对照品溶液(1000μg/L)20μl、50μl、100μl、200μl,加乙腈稀释至 1ml,涡旋混匀,用微孔滤膜(0.22μm)滤过,取续滤液,即得浓度分别为 5μg/L、10μg/L、20μg/L、50μg/L、100μg/L 与 200μg/L 的系列基质混合对照品工作溶液。

供试品溶液的制备 药材或饮片 取供试品,粉碎成粉末(过三号筛),取约 3g,精密称定,置 50ml 聚苯乙烯具塞离心管中,精密加水 10ml,涡旋使药粉充分浸润,放置 30 分钟,精密加入乙腈 15ml 与内标溶液 100μl,涡旋使混匀,置振荡器上剧烈振荡(每分钟 500 次)5 分钟,加入无水硫酸镁、氯化钠、枸橼酸三钠和枸橼酸氢二钠的混合粉末(4∶1∶1∶0.5)6.5g,立即摇散,再置振荡器上剧烈振荡(每分钟 500 次)3 分钟,于冰浴中冷却 10 分钟,离心(每分钟 4000 转)5 分钟,精密吸取上清液 9ml,置已预先装有净化材料的分散固相萃取净化管〔无水硫酸镁 900mg、十八烷基硅烷键合硅胶(C18,粒径 40～60μm)450mg 和硅胶(Silica,粒径 40～60μm)100mg;对于含色素多或测定干扰大的供试品,可另外加入石墨化炭黑(GCB,粒径 40～120μm)45mg〕中,涡旋使充分混匀,再置振荡器上剧烈振荡(每分钟 500 次)5 分钟使净化完全,离心(每分钟 4000 转)5 分钟,精密吸取上清液 5ml,置氮吹仪上于 40℃水浴浓缩至约 0.4ml,加乙腈稀释至 1ml,涡旋混匀,用微孔滤膜(0.22μm)滤过,取续滤液,即得。

测定法 分别精密吸取供试品溶液和基质混合对照品工作溶液各 1～10μl(根据检测要求与仪器灵敏度可适当调整进样量),注入液相色谱-串联质谱仪,按内标标准曲线法计算,即得。

【附注】(1)根据具体品种中植物生长调节剂的检出情况,可调整对照品溶液的浓度。必要时,为定量准确,可依据检出植物生长调节剂的具体品种单独配制对照品溶液进行定量。

(2)本法使用基质匹配标准曲线法定量,空白基质样品为经检测不含待测植物生长调节剂残留的同品种样品。空白基质样品无法获取的情况下,可用标准加入法对检出的植物

生长调节剂定量。

(3)加样回收率应在 70%～120%之间。在满足重复性的情况下,部分植物生长调节剂回收可放宽至 60%～130%。特殊情况下,可用标准加入法对回收率超出规定范围的植物生长调节剂定量,或在重复性满足的情况下使用回收率校正定量结果。

(4)进行样品测定时,如果检出色谱峰的保留时间与对照品一致,并且在扣除背景后的质谱图中,所选择的 2 对监测离子对均出现,而且所选择的监测离子对峰面积比与对照品的监测离子对峰面积比一致(相对比例＞50%,允许±20%偏差;相对比例 20%～50%,允许±25%偏差;相对比例 10%～20%,允许±30%偏差;相对比例＜10%,允许±50%偏差),则可判断样品中存在该植物生长调节剂。如果不能确证,选用其他监测离子对重新进样确证或选用其他检测方式的分析仪器确证。

(5)本法提供的监测离子对测定条件为推荐条件,各实验室可根据所配置仪器的具体情况作适当调整;在样品基质有测定干扰的情况下,可选用其他监测离子对测定。

(6)对于特定植物生长调节剂或供试品,分散固相萃取净化管中净化材料的比例可作适当调整(测定极性较大的植物生长调节剂时,如矮壮素、甲哌鎓等,固相萃取净化管中硅胶的用量可降低或不使用;分析反式玉米素或含色素较少的药材或饮片时,固相萃取净化管中石墨化炭黑的用量可降低或不使用),但须做加样回收试验等必要的方法学考察以确保结果准确。

(7)依据各品种项下规定的植物生长调节剂限量要求,在检测灵敏度满足的情况下,可适当调整供试品溶液的稀释倍数。如省去本法氮吹浓缩步骤,取分散固相萃取净化的上清液直接测定等。

(8)部分药材性质特殊,使用本法时,供试品取样量可适当调整,一般不低于 0.5g。

(9)对于中成药中的植物生长调节剂残留量测定,可参照本法依样品的具体情况与检测要求,经方法验证后测定。

第二法 9 种水溶性植物生长调节剂残留量测定法

色谱条件 以酰胺基键合硅胶为填充剂(3mm×100mm,2.5μm;或等柱效);以 50mmol/L 甲酸铵溶液(用甲酸调 pH 值至 3)为流动相 A,以乙腈为流动相 B,按表 3 规定进行梯度洗脱;流速为每分钟 0.4ml,柱温为 35℃。

表 3 流动相梯度

时间(分钟)	流动相 A(%)	流动相 B(%)
0～0.5	3	97
0.5～4	3→30	97→70
4～5	30→50	70→50
5～6	50	50

质谱条件　以三重四极杆串联质谱仪检测；电喷雾(ESI)离子源，依据表 4 选择正离子或负离子扫描模式。监测模式为多反应监测(MRM)，各化合物的离子扫描模式、参考保留时间、监测离子对、碰撞电压(CE)和检出限的参考值见表 4。为提高检测灵敏度，可根据保留时间分段监测各检测成分。

对照品贮备溶液的制备　精密称取表 4 中对照品适量，加甲醇溶解分别制成每 1ml 含 1000μg 的溶液，即得(可根据具体化合物的灵敏度适当调整贮备液配制的浓度)。

内标贮备溶液的制备　取氘代矮壮素对照品适量，精密称定，加甲醇溶解并制成每 1ml 含 1000μg 的溶液，

即得。

混合对照品溶液的制备　精密量取上述各对照品贮备液适量，用甲醇分别制成每 1L 含 100μg 和 1000μg 的两种溶液，即得。

内标溶液的制备　精密量取内标贮备溶液适量，加甲醇制成每 1ml 含 10μg 的溶液，即得。

基质混合对照品工作溶液的制备　取空白基质样品 3g，同供试品溶液的制备方法处理至"离心(每分钟 4000 转)5 分钟，上清液用微孔滤膜(0.22μm)滤过"，取续滤液 800μl，一式 7 份，分别加入混合对照品溶液(100μg/L)10μl、20μl、50μl、100μl，混合对照品溶液(1000μg/L)20μl、

表 4　9 种植物生长调节剂及内标对照品的离子扫描模式、保留时间、监测离子对、碰撞电压(CE)与检出限参考值

编号	中文名	英文名	扫描模式	保留时间(min)	母离子(m/z)	子离子(m/z)	CE(V)	检出限(mg/kg)
1	苯并咪唑	Benzimidazole	正	2.2	118.7	92.0	33	0.02
					118.7	65.1	40	
					118.7	77.0	40	
2	矮壮素	Chlormequat chloride	正	5.1	122.3	58.2	42	0.02
					122.3	62.8	29	
3	氘代矮壮素	Chlormequat chioride-d4	正	5.1	126.0	58.1	42	—
					126.0	59.0	40	
					126.0	110.1	27	
					126.0	93.9	24	
					126.0	67.1	27	
4	丁酰肼	Daminozide	正	4.5	160.9	143.0	16	0.02
					160.9	114.9	23	
					160.9	100.9	21	
5	双氰胺	Dicyandiamide	正	3.1	85.0	67.9	31	0.4
					85.0	42.9	24	
6	调节膦	Fosamine ammonium	负	6.6	151.9	108.9	11	0.1
					151.9	62.8	27	
					151.9	80.1	22	
7	抑芽丹	Maleic hydrazide	正	4.8	112.7	67.0	27	0.1
					112.7	53.1	30	
					112.7	85.0	25	
					112.7	39.9	43	
8	甲哌鎓	Mepiquat chloride	正	5.3	114.1	98.1	35	0.02
					114.1	58.2	32	
					114.1	84.0	36	
9	吡啶醇	Pyripropanol	正	2.3	137.9	120.1	21	0.02
					137.9	92.0	31	
					137.9	78.0	40	
10	反式玉米素(羟烯腺嘌呤)	trans-Zeatin (Oxyenadenine)	正	4.9	220.1	136.0	25	0.02
					220.1	147.9	21	
					220.1	202.3	18	
					220.1	184.9	23	

注：1. 表中化合物 3 为内标。

2. 鉴于中药材基质的复杂性，为便于方法使用，部分化合物提供了多个监测离子对。依情况选择 2 个监测离子对用于测定。

50μl 和 100μl，分别加乙腈-1%甲酸甲醇溶液-水(2∶1∶1)混合溶液稀释至 1ml，涡旋混匀，用微孔滤膜(0.22μm)滤过，取续滤液，即得浓度分别为 1μg/L、2μg/L、5μg/L、10μg/L、20μg/L、50μg/L 与 100μg/L 的系列基质混合对照品工作溶液。

供试品溶液的制备　药材或饮片　取供试品，粉碎成粉末(过三号筛)，取约 3g，精密称定，置 50ml 聚苯乙烯具塞离心管中，精密加水 15ml，涡旋使药粉充分浸润，精密加入 1%甲酸甲醇溶液 15ml 与内标溶液 300μl，涡旋使混匀，置振荡器上剧烈振荡(每分钟 500 次)15 分钟，置 -18℃冷冻 90 分钟或 -80℃冷冻 30 分钟，立即离心(-10℃，每分钟 4000 转)3 分钟，精密吸取上清液 2ml，精密加入乙腈 2ml，摇匀，放置 10 分钟，离心(每分钟 4000 转)5 分钟，取上清液置已预先装有净化材料的分散固相萃取净化管[每 1ml 上清液使用十八烷基硅烷键合硅胶(C18，粒径 40~60μm)50mg 和硅胶(Silica，粒径 40~60μm)25mg；对于含色素多或测定干扰大的供试品，可另外加入石墨化炭黑(GCB，粒径 40~120μm)5mg]中，涡旋使充分混匀，再置振荡器上剧烈振荡(每分钟 500 次)5 分钟使净化完全，离心(每分钟 4000 转)5 分钟，上清液用微孔滤膜(0.22μm)滤过，取续滤液，即得。

测定法　分别精密吸取供试品溶液和基质混合对照品工作溶液各 1~10μl(根据检测要求与仪器灵敏度可适当调整进样量)，注入液相色谱-串联质谱仪，按内标标准曲线法计算，即得。

【附注】(1)对于被第一法同时收载的植物生长调节剂品种，优先使用本法定量测定。

(2)根据具体品种中植物生长调节剂的检出情况，可调整对照品溶液的浓度；可根据检出植物生长调节剂的残留量情况，配制不少于 5 个对照品溶液用于定量测定。

(3)本法使用基质匹配标准曲线法定量，空白基质样品为经检测不含待测植物生长调节剂残留的同品种样品；空白基质样品无法获取的情况下，可用标准加入法对检出的植物生长调节剂定量。

(4)加样回收率应在 70%~120%之间。在满足重复性的情况下，部分植物生长调节剂回收率可放宽至 60%~130%。特殊情况下，可用标准加入法对回收率超出规定范围的植物生长调节剂定量，或在重复性满足的情况下使用回收率校正定量结果。

(5)进行样品测定时，如果检出色谱峰的保留时间与对照品一致，并且在扣除背景后的质谱图中，所选择的 2 对监测离子对均出现，而且所选择的监测离子对峰面积比与对照品的监测离子对峰面积比一致(相对比例>50%，允许±20%偏差；相对比例 20%~50%，允许±25%偏差；相对比例 10%~20%，允许±30%偏差；相对比例<10%，允许±50%偏差)，则可判断样品中存在该植物生长调节剂。如果不能确证，选用其他监测离子对重新进样确证或选用其他检测方式的分析仪器确证。

(6)本法提供的监测离子对测定条件为推荐条件，各实验室可根据所配置仪器的具体情况作适当调整；在样品基质有测定干扰的情况下，可选用其他监测离子对测定。

(7)对于特定植物生长调节剂或供试品，分散固相萃取净化管中净化材料的比例可作适当调整。

(8)部分药材性质特殊，使用本法时，取样量可适当调整，一般不低于 0.5g。

(9)对于中成药中植物生长调节剂残留的测定，可参照本法依样品的具体情况与检测要求，经方法验证后测定。

第三法　乙烯利残留量测定法

色谱条件　以二乙胺键合硅胶为填充剂(2.1mm×100mm，5μm；或等柱效)；以 1.2%甲酸溶液为流动相 A，以 0.5%甲酸乙腈溶液为流动相 B，按表 5 规定进行梯度洗脱；流速为每分钟 0.5ml，柱温为 50℃。

表 5　流动相梯度

时间(分钟)	流动相 A(%)	流动相 B(%)
0~0.5	10	90
0.5~1.5	10→80	90→20
1.5~4.5	80→90	20→10
4.5~10.5	90	10

质谱条件　以三重四极杆串联质谱仪检测；离子源为电喷雾(ESI)离子源，选择负离子扫描模式。监测模式为多反应监测(MRM)，各化合物参考保留时间、监测离子对、碰撞电压(CE)和检出限的参考值见表 6。

表 6　乙烯利及内标对照品的保留时间、监测离子对、碰撞电压(CE)与检出限参考值

编号	中文名	英文名	保留时间 (min)	母离子 (m/z)	子离子 (m/z)	CE (V)	检出限 (mg/kg)
1	乙烯利	Ethephon	5.7	143.0	107.0	9	0.05
				145.0	107.0	11	
2	2-溴乙烷膦酸	2-Bromoethylphosphonic acid	6.2	187.0	79.0	24	—
				189.0	80.6	30	

注：表中化合物 2 为内标。

对照品贮备溶液的制备　精密称取乙烯利对照品适量，加 1% 甲酸甲醇溶液溶解制成每 1ml 含 1000μg 的溶液，即得。

内标贮备溶液的制备　精密称取 2-溴乙烷膦酸对照品适量，精密称定，加 1% 甲酸甲醇溶液溶解并制成每 1ml 含 1000μg 的溶液，即得。

对照品溶液的制备　精密量取上述对照品贮备液适量，用甲醇分别制成每 1L 含 100μg 和 1000μg 的两种溶液，即得。

内标溶液的制备　精密量取内标贮备溶液适量，加甲醇制成每 1ml 含 10μg 的溶液，即得。

基质对照品工作溶液的制备　取空白基质样品 3g，同供试品溶液的制备方法处理至"离心（每分钟 4000 转）5 分钟，上清液用微孔滤膜（0.22μm）滤过"，取续滤液 800μl，一式 7 份，分别加入对照品溶液（100μg/L）10μl、20μl、50μl、100μl，对照品溶液（1000μg/L）20μl、50μl 和 100μl，分别加乙腈-1% 甲酸甲醇溶液-水（2∶1∶1）混合溶液稀释至 1ml，涡旋混匀，用微孔滤膜（0.22μm）滤过，取续滤液，即得浓度分别为 1μg/L、2μg/L、5μg/L、10μg/L、20μg/L、50μg/L 与 100μg/L 的系列基质对照品工作溶液。

供试品溶液的制备　药材或饮品　取供试品，粉碎成粉末（过三号筛），取约 3g，精密称定，置 50ml 聚苯乙烯具塞离心管中，精密加水 15ml，涡旋使药粉充分浸润，精密加入 1% 甲酸甲醇溶液 15ml 与内标溶液 300μl，涡旋使混匀，置振荡器上剧烈振荡（每分钟 500 次）15 分钟，−18℃冷冻 90 分钟或−80℃冷冻 30 分钟，立即离心（−10℃，每分钟 4000 转）3 分钟，精密吸取上清液 2ml，精密加入乙腈 2ml，摇匀，放置 10 分钟，离心（每分钟 4000 转）5 分钟，取上清液置已预先装有净化材料的分散固相萃取净化管［每 1ml 上清液使用十八烷基硅烷键合硅胶（C18，粒径 40～60μm）50mg、硅胶（Silica，粒径 40～60μm）20mg 和石墨化炭黑（GCB，粒径 40～120μm）5mg］中，涡旋使充分混匀，再置振荡器上剧烈振荡（每分钟 500 次）5 分钟使净化完全，离心（每分钟 4000 转）5 分钟，上清液用微孔滤膜（0.22μm）滤过，取续滤液，即得。

测定法　分别精密吸取供供试品溶液和基质对照品工作溶液各 1～10μl（根据检测要求与仪器灵敏度可适当调整进样量），注入液相色谱-串联质谱仪，按内标标准曲线法计算，即得。

【附注】（1）可根据样品中乙烯利的检出情况调整对照品溶液的浓度。乙烯利接触玻璃器皿易降解，本方法推荐使用聚苯乙烯材质的实验器皿。实验室应注意乙烯利对照品溶液的稳定性对定量结果的影响。

（2）本法使用基质匹配标准曲线法定量，可根据乙烯利的检出量，配制不少于 5 个对照品溶液用于定量测定；空白基质样品为经检测不含乙烯利的同品种样品。当空白基质无法获得时，可用标准加入法对乙烯利进行定量。

（3）加样回收率应在 70%～120% 之间。特殊情况下，可用标准加入法对回收率超出规定范围的样品定量，或在重复性满足的情况下使用回收率校正定量结果。

（4）进行样品测定时，如果检出色谱峰的保留时间与对照品一致，并且在扣除背景后的质谱图中，所选择的 2 对监测离子对均出现，而且所选择的监测离子对峰面积比与对照品的监测离子对峰面积比一致（相对比例＞50%，允许 ±20% 偏差；相对比例 20%～50%，允许 ±25% 偏差；相对比例 10%～20%，允许 ±30% 偏差；相对比例＜10%，允许 ±50% 偏差），则可判断样品中检出乙烯利。如果不能确证，选用其他监测离子对重新进样确证或选用其他检测方式的分析仪器确证。

（5）本法提供的监测离子对测定条件为推荐条件，各实验室可根据所配置仪器的具体情况作适当调整；在样品基质有测定干扰的情况下，可选用其他监测离子对测定。

（6）乙烯利检出残留量较低时，为定量准确，需进行试剂空白试验，进样分析以校正分析过程中的空白试样干扰。

（7）对于特定供试品，分散固相萃取净化管中净化材料的比例可作适当调整（如对含色素较多的药材或饮片，可增加分散固相萃取净化管中石墨化炭黑的用量），但须做加样回收试验等必要的方法学考察以确保结果准确。

（8）依据各品种项下规定的限量要求，在检测灵敏度满足的情况下，可适当调整供试品溶液的稀释倍数，以降低基质效应。在对照品溶液基质效应影响较小、加样回收率满足【附注】（3）要求的情况下，可使用溶剂对照品溶液进行定量分析。

（9）部分药材性质特殊，使用本法时，在满足取样代表性的前提下，取样量可适当调整，一般不低于 0.5g。

（10）对于中成药中乙烯利残留量测定，可参照本法依样品的具体情况与检测要求，经方法验证后测定。

（11）本法所使用的色谱柱为基于亲水作用色谱/弱阴离子条件下针对乙烯利等水溶性化合物的高选择性色谱柱，也可选择以酰胺基键合硅胶为填充剂的效能相当的色谱柱。

2351　真菌毒素测定法

本法适用于药材、饮片及中药制剂中黄曲霉毒素 B_1、B_2、G_1、G_2、赭曲霉毒素 A、呕吐毒素、玉米赤霉烯酮、展青霉素、伏马毒素 B_1、B_2 及 T-2 毒素的测定。除另有规定外，按下列方法测定。

一、黄曲霉毒素测定法

本法系用液相色谱法和液相色谱-串联质谱法测定药材、饮片及中药制剂中的黄曲霉毒素（以黄曲霉毒素 B_1、黄曲霉毒素 B_2、黄曲霉毒素 G_1 和黄曲霉毒素 G_2 总量计）。

第一法（液相色谱法）

色谱条件与系统适用性试验　以十八烷基硅烷键合硅胶

为填充剂；以甲醇-乙腈-水(40∶18∶42)为流动相；采用柱后衍生法检测，①碘衍生法：衍生溶液为 0.05％的碘溶液(取碘 0.5g，加入甲醇 100ml 使溶解，用水稀释至 1000ml 制成)，衍生化泵流速每分钟 0.3ml，衍生化温度 70℃；②光化学衍生法：光化学衍生器(254nm)；以荧光检测器检测，激发波长 $\lambda_{ex}=360nm$(或 365nm)，发射波长 $\lambda_{em}=450nm$。两个相邻色谱峰的分离度应大于 1.5。

混合对照品溶液的制备　精密量取黄曲霉毒素混合对照品溶液(黄曲霉毒素 B_1、黄曲霉毒素 B_2、黄曲霉毒素 G_1 和黄曲霉毒素 G_2 标示浓度分别为 $1.0\mu g/ml$、$0.3\mu g/ml$、$1.0\mu g/ml$、$0.3\mu g/ml$)0.5ml，置 10ml 量瓶中，用甲醇稀释至刻度，作为贮备溶液。精密量取贮备溶液 1ml，置 25ml 量瓶中，用 70％甲醇稀释至刻度，即得。

供试品溶液的制备　取供试品粉末约 15g(过二号筛)，精密称定，置于均质瓶中，加入氯化钠 3g，精密加入 70％甲醇溶液 75ml，高速搅拌 2 分钟(搅拌速度大于 11 000r/min)，离心 5 分钟(离心速度 4000r/min)，精密量取上清液 15ml，置 50ml 量瓶中，用水稀释至刻度，摇匀，离心 10 分钟(离心速度 4000r/min)，精密量取上清液 20ml，通过免疫亲和柱，流速每分钟 3ml，用水 20ml 洗脱(必要时可以先用淋洗缓冲液 10ml 洗脱，再用水 10ml 洗脱)，弃去洗脱液，使空气进入柱子，将水挤出柱子，再用 1.5ml 甲醇洗脱，收集洗脱液，置 2ml 量瓶中，加水稀释至刻度，摇匀，用微孔滤膜(0.22μm)滤过，取续滤液，即得。

测定法　分别精密吸取上述混合对照品溶液 5μl、10μl、15μl、20μl、25μl，注入液相色谱仪，测定峰面积，以峰面积为纵坐标，进样量为横坐标，绘制标准曲线。另精密吸取上述供试品溶液 20~50μl，注入液相色谱仪，测定峰面积，从标准曲线上读出供试品中相当于黄曲霉毒素 B_1、黄曲霉毒素 B_2、黄曲霉毒素 G_1 和黄曲霉毒素 G_2 的量，计算，即得。

【附注】(1)淋洗缓冲液的制备　称取 8.0g 氯化钠、1.2g 磷酸氢二钠、0.2g 磷酸二氢钾、0.2g 氯化钾，加水 990ml 使溶解，用盐酸调节 pH 值至 7.0，加水稀释至 1000ml，即可。

(2)黄曲霉毒素 B_1、G_1 检出限应为 $0.5\mu g/kg$，定量限应为 $1\mu g/kg$；黄曲霉毒素 B_2、G_2 检出限应为 $0.2\mu g/kg$，定量限应为 $0.4\mu g/kg$。

第二法(液相色谱-串联质谱法)

色谱、质谱条件与系统适用性试验　以十八烷基硅烷键合硅胶为填充剂；以 10mmol/L 醋酸铵溶液为流动相 A，以甲醇为流动相 B；柱温 25℃；流速每分钟 0.3ml；按表 1 中的规定进行梯度洗脱。

表 1　流动相梯度

时间(分钟)	流动相 A(%)	流动相 B(%)
0~4.5	65→15	35→85
4.5~6	15→0	85→100
6~6.5	0→65	100→35
6.5~10	65	35

以三重四极杆串联质谱仪检测；电喷雾离子源(ESI)，采集模式为正离子模式；各化合物监测离子对和碰撞电压(CE)见表 2。

系列混合对照品溶液的制备　精密量取黄曲霉毒素混合对照品溶液(黄曲霉毒素 B_1、黄曲霉毒素 B_2、黄曲霉毒素 G_1 和黄曲霉毒素 G_2 的标示浓度分别为 $1.0\mu g/ml$、$0.3\mu g/ml$、$1.0\mu g/ml$、$0.3\mu g/ml$)适量，用 70％甲醇稀释成含黄曲霉毒素 B_2、G_2 浓度为 0.04~3ng/ml，含黄曲霉毒素 B_1、G_1 浓度为 0.12~10ng/ml 的系列对照品溶液，即得(必要时可根据样品实际情况，制备系列基质对照品溶液)。

供试品溶液的制备　同第一法。

测定法　精密吸取上述系列对照品溶液各 5μl，注入高效液相色谱-串联质谱仪，测定峰面积，以峰面积为纵坐标，进样浓度为横坐标，绘制标准曲线。另精密吸取上述供试品溶液 5μl，注入高效液相色谱-串联质谱仪，测定峰面积，从标准曲线上读出供试品中相当于黄曲霉毒素 B_1、黄曲霉毒素 B_2、黄曲霉毒素 G_1 和黄曲霉毒素 G_2 的浓度，计算，即得。

第三法(酶联免疫法)

本法系用酶联免疫吸附法测定药材、饮片及制剂中黄曲霉毒素(以黄曲霉毒素 B_1，或黄曲霉毒素 B_1、黄曲霉毒素 B_2、黄曲霉毒素 G_1 和黄曲霉毒素 G_2 总量计)，除另有规定外，按下列方法测定。

试剂　(1)抗体　采用常规制备方法分别筛选黄曲霉毒素 B_1 和总量特异性单克隆抗体。

(2)酶标抗原　采用常规碳二亚胺法或其他适宜方法将

表 2　黄曲霉毒素 B_1、B_2、G_1、G_2 对照品的监测离子对、碰撞电压(CE)参考值

编号	中文名	英文名	母离子(m/z)	子离子(m/z)	CE(V)	检出限(μg/kg)	定量限(μg/kg)
1	黄曲霉毒素 G_2	Aflatoxin G_2	331.1	313.1	33	0.1	0.3
			331.1	245.1	40		
2	黄曲霉毒素 G_1	Aflatoxin G_1	329.1	243.1	35	0.1	0.3
			329.1	311.1	30		
3	黄曲霉毒素 B_2	Aflatoxin B_2	315.1	259.1	35	0.1	0.3
			315.1	287.1	40		
4	黄曲霉毒素 B_1	Aflatoxin B_1	313.1	241.0	50	0.1	0.3
			313.1	285.1	40		

黄曲霉毒素 B_1 衍生物与辣根过氧化物酶反应即得。

(3)磷酸盐缓冲液 称取磷酸二氢钾 0.2g、十二水合磷酸氢二钠 2.9g、氯化钠 8.0g、氯化钾 0.2g，加水溶解并稀释至 1000ml。

(4)酶标抗原稀释液 在(3)中加入 8mg 牛血清白蛋白，即得。

(5)洗涤工作液 在(3)中加入 0.5ml 聚山梨酯 20，即得。

(6)底物缓冲液 称取枸橼酸 21.0g，加水溶解并稀释至 1000ml，作为甲液；称取十二水合磷酸氢二钠 28.4g，加水溶解并稀释至 1000ml，作为乙液；量取甲液 24.3ml，乙液 25.7ml，加水稀释至 100ml。

(7)底物显色液 称取四甲基联苯胺 10mg 溶于 1ml 二甲基甲酰胺，量取 5μl，加入底物缓冲液 10ml、30%过氧化氢 10μl，混匀即得。

(8)终止液 量取 108.7ml 浓硫酸，缓慢加入水中，冷却至室温后，加水稀释至 1000ml。

标准品溶液的制备 精密量取黄曲霉毒素 B_1 标准品溶液，用磷酸盐缓冲液稀释成每 1L 含 0、0.05μg、0.15μg、0.45μg、1.35μg（测定黄曲霉毒素 B_1）或 0、0.025μg、0.075μg、0.225μg、0.675μg（测定黄曲霉毒素总量）的系列标准品溶液，即得。

供试品溶液的制备 称取供试品粉末约 2.0g 置 50ml 离心管中，加入 20ml 甲醇，振荡 5 分钟，室温（20～25℃）下以每分钟 3000 转离心 5 分钟，取 2ml 上清液置 10ml 干净离心管中，于 50～60℃ 水浴氮气流下吹干，加入 2ml 去离子水涡动 30 秒，再加入 6ml 三氯甲烷振荡 2 分钟，室温下以每分钟 3000 转离心 5 分钟，取下层三氯甲烷液 3ml 置 10ml 离心管中，置氮吹仪上于 50～60℃ 水浴浓缩至干，加入 1ml 正己烷涡旋 30 秒，再加入 2ml 磷酸盐缓冲液涡旋 1 分钟，室温下以每分钟 3000 转离心 5 分钟，取下层液，即得。

测定法 黄曲霉毒素 B_1 和黄曲霉毒素总量的测定：分别采用合适浓度的抗体包被微孔板孔，经封闭、干燥等处理后加入系列标准品溶液，再加入经酶标抗原稀释液稀释至合适工作浓度的酶标抗原，混匀，于 25℃ 反应 45 分钟，用洗涤工作液洗涤，每孔加入底物显色液 100μl，于 25℃ 反应 15 分钟，每孔加入终止液 50μl，采用酶标仪于 450nm 处，参比波长 630nm，测定每孔吸光度值，按下式计算百分吸光率：

$$百分吸光率 = \frac{B}{B_0} \times 100\%$$

式中 B 为标准品溶液的吸光度值；

B_0 为空白溶液的吸光度值。

以黄曲霉毒素 B_1 标准品溶液浓度的对数值（$\lg C$）为横坐标，标准品溶液的百分吸光率为纵坐标，分别绘制黄曲霉毒素 B_1 和黄曲霉毒素总量的标准曲线。另精密吸取上述供试品溶液，按上述方法测定吸光度值并计算百分吸光率，从标准曲线上分别读出供试品中所含的黄曲霉毒素 B_1 和黄曲霉毒素总量的浓度，计算，即得。

【附注】（1）测定前，可选择阴性样本进行添加回收试验，样本回收率应在 60%～120%。

（2）线性回归的相关系数应不低于 0.990。

（3）供试品溶液百分吸光率超出标准曲线范围时，须对已制备好的供试品溶液进行稀释，使其百分吸光率落入曲线范围后再检测。

（4）当测定结果超出限度时，采用第二法进行确认。

二、赭曲霉毒素 A 测定法

本法系用液相色谱法和液相色谱-串联质谱法测定药材、饮片及中药制剂中的赭曲霉毒素 A。

第一法（液相色谱法）

色谱条件与系统适用性试验 以十八烷基硅烷键合硅胶为填充剂；以乙腈-2%冰醋酸水溶液（49：51）为流动相；流速每分钟 1.0ml；以荧光检测器检测，激发波长 $\lambda_{ex}=333nm$，发射波长 $\lambda_{em}=477nm$。理论板数以赭曲霉毒素 A 计应不低于 4000。

对照品溶液的制备 精密称取赭曲霉毒素 A 对照品适量，用甲醇制成浓度为每 1ml 含 2.5ng 的溶液，即得。

供试品溶液的制备 取供试品粉末约 20g（过二号筛），精密称定，置于均质瓶中，加入氯化钠 4g，精密加入 80%甲醇溶液 100ml，高速搅拌 2 分钟（搅拌速度大于 11 000r/min），离心 10 分钟（离心速度 4000r/min），精密量取上清液 10ml，置 50ml 量瓶中，用水稀释至刻度，摇匀，离心 10 分钟（离心速度 4000r/min），精密量取上清液 10ml，通过免疫亲和柱，流速每分钟 3ml，用水 20ml 洗脱（必要时可以先用淋洗缓冲液 10ml 洗脱，再用水 10ml 洗脱），弃去洗脱液，使空气进入柱子，将水挤出柱子，再用适量甲醇洗脱，收集洗脱液，置 2ml 量瓶中，并用甲醇稀释至刻度，摇匀，用微孔滤膜（0.22μm）滤过，取续滤液，即得。

测定法 分别精密吸取上述对照品溶液 5μl、10μl、15μl、20μl、25μl，注入液相色谱仪，测定峰面积，以峰面积为纵坐标，进样量为横坐标，绘制标准曲线。另精密吸取上述供试品溶液 20～50μl，注入液相色谱仪，测定峰面积，从标准曲线上读出供试品中相当于赭曲霉毒素 A 的量，计算，即得。

【附注】（1）淋洗缓冲液的制备 称取 8.0g 氯化钠、1.2g 磷酸氢二钠、0.2g 磷酸二氢钾、0.2g 氯化钾，加水 990ml 使溶解，用盐酸调节 pH 值至 7.0，加水稀释至 1000ml，即得。

（2）赭曲霉毒素 A 检出限应为 1μg/kg，定量限应为 3μg/kg。

第二法（液相色谱-串联质谱法）

色谱、质谱条件与系统适用性试验 以十八烷基硅烷键合硅胶为填充剂；以 0.1%甲酸溶液为流动相 A，以甲醇为流动相 B，流速每分钟 0.3ml；按表 3 中的规定进行梯度洗脱。

表 3　流动相梯度

时间(分钟)	流动相 A(%)	流动相 B(%)
0～5	45→10	55→90
5～7	10	90
7～7.1	10→45	90→55
7.1～10	45	55

以三重四极杆质谱仪检测；电喷雾离子源(ESI)，采集模式为正离子模式；监测离子对和碰撞电压(CE)见表4。

表 4　赭曲霉毒素 A 对照品的监测离子对、碰撞电压(CE)参考值

中文名	英文名	母离子 (m/z)	子离子 (m/z)	CE (V)	检出限 (μg/kg)	定量限 (μg/kg)
赭曲霉	Ochratoxin A	404.1	239.0	34		
毒素 A		404.1	102.1	93	0.2	1

对照品溶液的制备　精密称取赭曲霉毒素 A 对照品适量，加甲醇制成每1ml含250ng的溶液，作为贮备溶液。精密量取贮备溶液，用甲醇稀释成浓度为0.2～10ng/ml的系列对照品溶液，即得(必要时可根据样品实际情况，制备系列基质对照品溶液)。

供试品溶液的制备　同第一法。

测定法　精密吸取上述系列对照品溶液各 5μl，注入高效液相色谱-串联质谱仪，测定峰面积，以峰面积为纵坐标，进样浓度为横坐标，绘制标准曲线。另精密吸取上述供试品溶液 5μl，注入高效液相色谱-串联质谱仪，测定峰面积，从标准曲线上读出供试品中相当于赭曲霉毒素 A 的浓度，计算，即得。

三、玉米赤霉烯酮测定法

本法系用液相色谱法和液相色谱-串联质谱法测定药材、饮片及中药制剂中的玉米赤霉烯酮。

第一法(液相色谱法)

色谱条件与系统适用性试验　以十八烷基硅烷键合硅胶为填充剂；以乙腈-水(50：50)为流动相；以荧光检测器检测，激发波长 $\lambda_{ex}=232nm$(或274nm)，发射波长 $\lambda_{em}=460nm$。理论板数按玉米赤霉烯酮峰计应不低于 10 000。

对照品溶液的制备　精密称取玉米赤霉烯酮对照品适量，加甲醇制成每1ml含1μg的溶液，作为贮备溶液。精密量取贮备溶液 1ml，置 10ml 量瓶中，加甲醇稀释至刻度，即得。

供试品溶液的制备　取供试品粉末约 20g(过二号筛)，精密称定，置于均质瓶中，加入氯化钠 4g，精密加入 90% 乙腈 100ml，高速搅拌 2 分钟(搅拌速度大于 11 000r/min)，离心 10 分钟(离心速度 4000r/min)，精密量取上清液 10ml，置 50ml 量瓶中，用水稀释至刻度，摇匀，离心 10 分钟(离心速度 4000r/min)，量取上清液 20.0ml，通过免疫亲和柱，流速每分钟 3ml，用水 10ml 洗脱(必要时可先用淋洗缓冲液 10ml 洗脱，再用水 10ml 洗脱)，弃去洗脱液，使空气进入柱子，将水挤出柱外，再用适量甲醇洗脱，收集洗脱液，置

2ml 量瓶中，并用甲醇稀释至刻度，摇匀，用微孔滤膜(0.22μm)滤过，取续滤液，即得。

测定法　分别精密吸取上述对照品溶液 5μl、10μl、15μl、20μl、25μl，注入液相色谱仪，测定峰面积，以峰面积为纵坐标，进样量为横坐标，绘制标准曲线。另精密吸取上述供试品溶液 20～50μl，注入液相色谱仪，测定峰面积，从标准曲线上读出供试品中相当于玉米赤霉烯酮的量，计算，即得。

【附注】(1)淋洗缓冲液的制备　称取 8.0g 氯化钠、1.2g 磷酸氢二钠、0.2g 磷酸二氢钾、0.2g 氯化钾，加水 990ml 使溶解，用盐酸调节 pH 值至 7.0，加水稀释至 1000ml，即得。

(2)玉米赤霉烯酮检出限应为 12μg/kg，定量限应为 30μg/kg。

第二法(液相色谱-串联质谱法)

色谱、质谱条件与系统适用性试验　以十八烷基硅烷键合硅胶为填充剂；以水为流动相 A，以甲醇为流动相 B，流速每分钟 0.3ml；按表 5 进行梯度洗脱。

表 5　流动相梯度

时间(分钟)	流动相 A(%)	流动相 B(%)
0～5	45→10	55→90
5～7	10	90
7～7.1	10→45	90→55
7.1～10	45	55

以三重四极杆质谱仪检测；电喷雾离子源(ESI)，采集模式为负离子模式；各化合物监测离子对和碰撞电压(CE)见表6。

表 6　玉米赤霉烯酮对照品的监测离子对、碰撞电压(CE)参考值

中文名	英文名	母离子 (m/z)	子离子 (m/z)	CE (V)	检出限 (μg/kg)	定量限 (μg/kg)
玉米赤	Zearalenone	317.1	174.9	-32		
霉烯酮		317.1	131.2	-39	1	4

对照品溶液的制备　精密称取玉米赤霉烯酮对照品适量，加甲醇制成每1ml含500ng的溶液，作为贮备溶液。精密量取贮备溶液，用甲醇稀释制成浓度为1.5～75ng/ml的系列对照品溶液，即得(必要时可根据样品实际情况，制备系列基质对照品溶液)。

供试品溶液的制备　同第一法。

测定法　精密吸取上述系列对照品溶液各 5μl，注入高效液相色谱-串联质谱仪，测定峰面积，以峰面积为纵坐标，进样浓度为横坐标，绘制标准曲线。另精密吸取上述供试品溶液 5μl，注入高效液相色谱-串联质谱仪，测定峰面积，从标准曲线上读出供试品中相当于玉米赤霉烯酮的浓度，计算，即得。

四、呕吐毒素测定法

本法系用液相色谱法和液相色谱-串联质谱法测定药材、饮片及中药制剂中的呕吐毒素。

第一法(液相色谱法)

色谱条件与系统适用性试验　以十八烷基硅烷键合硅胶

为填充剂；以甲醇-水（20∶80）为流动相；检测波长为 220nm。理论板数按呕吐毒素峰计应不低于 6000。

对照品溶液的制备　精密称取呕吐毒素对照品适量，加 50％甲醇制成每 1ml 含 5μg 的溶液，作为贮备溶液。精密量取贮备溶液 2ml，置 25ml 量瓶中，加 50％甲醇稀释至刻度，即得。

供试品溶液的制备　取供试品粉末约 20g（过二号筛），精密称定，置均质瓶中，加入聚乙二醇（相对分子质量 8000）5g，精密加入水 100ml，高速搅拌 2 分钟（搅拌速度大于 11 000r/min），离心 5 分钟（离心速度 4000r/min），滤过，精密量取续滤液 5ml，通过免疫亲和柱，流速每分钟 3ml，用水 10ml 洗脱，洗脱液弃去，使空气进入柱子，将水挤出柱子，再用 1ml 甲醇洗脱，收集洗脱液，置 2ml 量瓶中，并用水稀释至刻度，摇匀，用微孔滤膜（0.22μm）滤过，取续滤液，即得。

测定法　分别精密吸取上述对照品溶液 5μl、10μl、15μl、20μl、25μl，注入液相色谱仪，测定峰面积，以峰面积为纵坐标，进样量为横坐标，绘制标准曲线。另精密吸取上述供试品溶液 20～25μl，注入液相色谱仪，测定峰面积，从标准曲线上读出供试品中相当于呕吐毒素的量，计算，即得。

【附注】呕吐毒素检出限应为 80μg/kg，定量限应为 200μg/kg。

第二法（液相色谱-串联质谱法）

色谱、质谱条件与系统适用性试验　以十八烷基硅烷键合硅胶为填充剂；以水为流动相 A，以甲醇为流动相 B，流速每分钟 0.3ml；按表 7 进行梯度洗脱。

表 7　流动相梯度

时间（分钟）	流动相 A（％）	流动相 B（％）
0～5	90→60	10→40
5～6	60→10	40→90
6～7	10	90
7～7.1	10→90	90→10
7.1～10	90	10

以三重四极杆质谱仪检测；电喷雾离子源（ESI），采集模式为负离子模式；监测离子对和碰撞电压（CE）见表 8。

表 8　呕吐毒素对照品的监测离子对、碰撞电压（CE）参考值

中文名	英文名	母离子 (m/z)	子离子 (m/z)	CE (V)	检出限 (μg/kg)	定量限 (μg/kg)
呕吐毒素	Deoxynivalenol	295.0	265.1	−16	6	20
		295.0	138.0	−22		

对照品溶液的制备　精密称取呕吐毒素对照品适量，加 50％甲醇制成每 1ml 含 5μg 的溶液，作为贮备溶液。精密量取贮备溶液，用 50％甲醇稀释成浓度为 10～500ng/ml 的系列对照品溶液，即得（必要时可根据样品实际情况，制备系列基质对照品溶液）。

供试品溶液的制备　同第一法。

测定法　精密吸取上述对照品溶液各 5μl，注入高效液

相色谱-串联质谱仪，测定峰面积，以峰面积为纵坐标，进样浓度为横坐标，绘制标准曲线。另精密吸取上述供试品溶液 5μl，注入高效液相色谱-串联质谱仪，测定峰面积，从标准曲线上读出供试品中呕吐毒素的浓度，计算，即得。

五、展青霉素测定法

本法系用液相色谱-串联质谱法测定药材、饮片及中药制剂中的展青霉素。

液相色谱-串联质谱法

色谱、质谱条件与系统适用性试验　以十八烷基硅烷键合硅胶为填充剂；以水为流动相 A，以乙腈为流动相 B；柱温 25℃；流速每分钟 0.3ml；按表 9 中的规定进行梯度洗脱。

表 9　流动相梯度

时间（分钟）	流动相 A（％）	流动相 B（％）
0～4	97	3
4～4.2	97→60	3→40
4.2～9	60	40
9～9.5	60→97	40→3
9.5～15	97	3

以三重四极杆质谱仪检测；电喷雾离子源（ESI），采集模式为负离子模式；监测离子对和碰撞电压（CE）见表 10。

表 10　展青霉素对照品的监测离子对、碰撞电压（CE）参考值

中文名	英文名	母离子 (m/z)	子离子 (m/z)	CE (V)	检出限 (μg/kg)	定量限 (μg/kg)
展青霉素	Patulin	153.1	80.9	−15.4	12	35
		153.1	109.0	−11.0		

对照品溶液的制备　精密称取展青霉素对照品适量，加乙腈制成每 1ml 含 0.1mg 的溶液，作为贮备溶液。精密量取贮备溶液，用 2％乙腈（用乙酸调节 pH 值至 2）稀释成浓度为 20～500ng/ml 的系列对照品溶液，即得。

基质对照品溶液的制备　取空白基质样品 4g，一式多份，同供试品溶液的制备方法处理至"40℃条件下用氮气吹至近干"，分别精密加入上述系列对照品溶液 0.5ml，涡旋混匀，用微孔滤膜滤过（0.22μm）滤过，取续滤液，即得。

供试品溶液的制备　取供试品粉末约 4g（过二号筛），精密称定，置于均质瓶中，加水 20ml 和果胶酶（活性大于 1500IU/g）75μl，混匀，40℃下放置 2 小时，精密加入乙腈 60ml，高速搅拌 2 分钟（搅拌速度大于 11 000r/min），离心 10 分钟（离心速度 4000r/min），取上清液 20ml，加入无水硫酸镁-无水醋酸钠（4∶1）混合粉末 3g，充分振摇 2 分钟，离心 10 分钟（离心速度 4000r/min），取上清液 8ml，通过展青霉素固相净化柱，收集净化液，混匀，精密量取 5ml（相当于 0.3g 样品），置玻璃试管中，40℃条件下用氮气吹至近干，加 2％乙腈溶液（用醋酸调节 pH 值至 2）定容至 0.5ml，涡旋 2 分钟使混匀，用微孔滤膜（0.22μm）滤过，取续滤液，即得。

测定法　精密吸取上述系列对照品溶液各 5μl，注入高效液相色谱-串联质谱仪，测定峰面积，以峰面积为纵坐标，进样浓度为横坐标，绘制标准曲线。另精密吸取上述

供试品溶液 5μl，注入高效液相色谱-串联质谱仪，测定峰面积，从标准曲线上读出供试品中相当于展青霉素的浓度，计算，即得。

六、多种真菌毒素测定法

本法系用液相色谱-串联质谱法同时测定药材、饮片及中药制剂中的黄曲霉毒素 B_1、B_2、G_1、G_2，赭曲霉毒素 A，呕吐毒素，玉米赤霉烯酮，伏马毒素 B_1、B_2 及 T-2 毒素。

液相色谱-串联质谱法

色谱、质谱条件与系统适用性试验　以十八烷基硅烷键合硅胶为填充剂；以 0.01% 甲酸为流动相 A，以乙腈-甲醇(1:1)为流动相 B，流速 0.3ml/min；按表 11 进行梯度洗脱。

表 11　流动相梯度

时间(分钟)	流动相 A(%)	流动相 B(%)
0~2	95	5
2~2.1	95→60	5→40
2.1~7	60→45	40→55
7~10	45→10	55→90
10~10.5	10→95	90→5
10.5~13	95	5

以三重四极杆质谱仪检测；电喷雾离子源(ESI)，黄曲霉毒素 G_2、G_1、B_2、B_1，伏马毒素 B_1、B_2，T-2 毒素及呕吐毒素为正离子采集模式，赭曲霉毒素 A、玉米赤霉烯酮为负离子采集模式；各化合物监测离子对和碰撞电压(CE)见表 12。

对照品溶液的制备　精密称取黄曲霉毒素 B_1、黄曲霉毒素 B_2、黄曲霉毒素 G_1、黄曲霉毒素 G_2、赭曲霉毒素 A、玉

米赤霉烯酮、伏马毒素 B_1、伏马毒素 B_2 及 T-2 毒素对照品适量，加甲醇制成每 1ml 含 5μg 的溶液，分别作为单标贮备溶液；另精密称取呕吐毒素对照品适量，加甲醇制成每 1ml 含 500μg 的溶液，作为呕吐毒素贮备溶液。再用 50% 乙腈溶液稀释成表 13 所述浓度的系列混合对照品溶液(可根据样品实际情况，制备对照品溶液或基质混合对照品溶液)。

基质混合对照品溶液的制备　取空白基质样品 5g，同供试品溶液的制备方法处理至"于 40℃ 氮气缓慢吹至近干"，分别精密加入上述系列对照品溶液 1.0ml，涡旋混匀，用微孔滤膜(0.22μm)滤过，取续滤液，即得。

供试品溶液的制备　取供试品粉末约 5g(过二号筛)，精密称定，精密加入 70% 甲醇溶液 50ml，超声处理 30 分钟，离心，精密量取上清液 10ml，用水稀释至 20ml，摇匀。精密量取 3ml，缓慢通过已经处理好的 HLB 柱〔规格：3ml (60mg)，依次用甲醇和水各 3ml 洗脱〕，直至有适量空气通过，收集洗脱液；随后用 3ml 甲醇洗脱，收集洗脱液，合并两次洗脱液，于 40℃ 氮气缓慢吹至近干，加 50% 乙腈溶液定容至 1ml，用微孔滤膜(0.22μm)滤过，取续滤液，即得。

测定法　分别精密吸取上述系列混合对照品溶液各 5μl，注入高效液相色谱-串联质谱仪，测定峰面积，以峰面积为纵坐标，进样浓度为横坐标，绘制标准曲线。另精密吸取上述供试品溶液 5μl，注入高效液相色谱-串联质谱仪，测定峰面积，从标准曲线上读出供试品中相当于黄曲霉毒素 B_1、黄曲霉毒素 B_2、黄曲霉毒素 G_1、黄曲霉毒素 G_2、赭曲霉毒素 A、呕吐毒素、玉米赤霉烯酮、伏马毒素 B_1、伏马毒素 B_2 及 T-2 毒素的浓度，计算，即得。

表 12　真菌毒素对照品的监测离子对、碰撞电压(CE)参考值

编号	中文名	英文名	母离子(m/z)	子离子(m/z)	CE(V)	检出限(μg/kg)	定量限(μg/kg)
1	黄曲霉毒素 B_1	Aflatoxin B1	313.1	241.0	50	0.3	1
			313.1	285.1	40		
2	黄曲霉毒素 B_2	Aflatoxin B2	315.1	259.1	35	0.3	1
			315.1	287.1	40		
3	黄曲霉毒素 G_1	Aflatoxin G1	329.1	243.1	35	0.3	1
			329.1	311.1	30		
4	黄曲霉毒素 G_2	Aflatoxin G2	331.1	313.1	33	0.3	1
			331.1	245.1	40		
5	伏马毒素 B_1	Fumonisin B1	722.3	352.4	49	5	15
			722.3	334.4	53		
6	伏马毒素 B_2	Fumonisin B2	706.4	336.1	49	5	15
			706.4	318.4	52		
7	T-2 毒素	T-2 toxin	489.2	245.1	36	5	15
			489.2	387.2	29		
8	呕吐毒素	Deoxynivalenol	297.1	249.1	17	35	100
			297.1	231.1	18		
9	赭曲霉毒素 A	Ochratoxin A	402.1	358.1	−28	1	2
			402.1	211.0	−38		
10	玉米赤霉烯酮	Zearalenone	317.2	175.1	−32	2	5
			317.2	131.2	−38		

表 13 系列混合对照品溶液浓度表 单位：ng/ml

对照品	(1)	(2)	(3)	(4)	(5)
黄曲霉毒素 B$_1$	0.2	0.4	1	2	4
黄曲霉毒素 B$_2$	0.1	0.2	0.5	1	2
黄曲霉毒素 G$_1$	0.2	0.4	1	2	4
黄曲霉毒素 G$_2$	0.1	0.2	0.5	1	2
伏马毒素 B$_1$	2	4	10	20	40
伏马毒素 B$_2$	2	4	10	20	40
T-2 毒素	2	4	10	20	40
赭曲霉毒素 A	0.2	0.4	1	2	4
呕吐毒素	50	100	250	500	1000
玉米赤霉烯酮	0.5	1	2.5	5	10

【附注】(1)进行真菌毒素检测时，实验室应有相应的安全防护措施，并不得污染环境。残留有黄曲霉毒素的废液或废渣的玻璃器皿，应置于专用贮存容器(装有 10%次氯酸钠溶液)内，浸泡 24 小时以上，再用清水将玻璃器皿冲洗干净。

(2)各方法中如果采用第一法液相色谱法测定结果超出限度时，应采用收载的第二法液相色谱-串联质谱法进行确认。

(3)方法中提到的空白基质样品为经检测不含待测真菌毒素的同品种样品。

(4)方法中提供的质谱监测离子对测定条件为推荐条件，各实验室可根据所配置仪器的具体情况作适当调整；在样品基质有测定干扰的情况下，可选用其他监测离子对。

(5)进行黄曲霉毒素、赭曲霉毒素 A、玉米赤霉烯酮测定时，采用水淋洗免疫亲和柱时如加样回收率不符合要求，可改用淋洗缓冲液淋洗处理。

(6)对于性质特殊的供试品，可适当调整取样量，但黄曲霉毒素、赭曲霉毒素 A、玉米赤霉烯酮、呕吐毒素检测取样量一般应不低于 5g，或可加大提取液用水稀释的倍数及调整净化柱上样溶液的体积；采用"六、多种真菌毒素测定法"进行多种真菌毒素测定时，可对 HLB 柱上样溶液体积或洗脱溶剂浓度进行适当调整，或可依据检测需求及实验室仪器灵敏度情况，在固相萃取净化后直接将洗脱液测定或作进一步稀释测定，但需同步进行方法学考察以确保结果准确。

(7)对于采用质谱法测定有明显基质效应的供试品，应采用系列基质对照品溶液进行准确定量。基质对照品溶液的配制方法：取空白基质样品，按供试品溶液的制备方法处理至"收集洗脱液，置 2ml 量瓶中"，分别加入待测毒素对照品贮备液适量，加相应方法中规定溶剂定容稀释成系列基质对照品溶液，涡旋混匀，用微孔滤膜滤过(0.22μm)滤过，取续滤液，即得。

(8)采用质谱法测定时，如果样品检出色谱峰的保留时间与对照品一致，并且在扣除背景后的质谱图中，所选择的监测离子对均出现，而且所选择的监测离子对峰面积比与对照品的监测离子对峰面积比一致(相对比例＞50%，允许±20%偏差；相对比例 20%～50%，允许±25%偏差；相对比例 10%～20%，允许±30%偏差；相对比例＜10%，允许±50%偏差)，则可判定样品中存在该真菌毒素。

(9)"六、多种真菌毒素测定法"适用于样品中多种真

菌毒素的筛查测定，实际操作中如果遇到毒素有检出，但样品中监测离子对峰面积比与对照品的监测离子对峰面积比不一致时，建议选用其他监测离子对重新进样确证或选用其他检测方法进行判定。

2400 注射剂有关物质检查法

注射剂有关物质系指中药材经提取、纯化制成注射剂后，残留在注射剂中可能含有并需要控制的物质。除另有规定外，一般应检查蛋白质、鞣质、树脂等，静脉注射液还应检查草酸盐、钾离子等。其检查方法如下。

蛋白质 除另有规定外，取注射液 1ml，加新配制的 30%磺基水杨酸溶液 1ml，混匀，放置 5 分钟，不得出现浑浊。注射液中如含有遇酸能产生沉淀的成分，可改加鞣酸试液 1～3 滴，不得出现浑浊。

鞣质 除另有规定外，取注射液 1ml，加新配制的含 1%鸡蛋清的 0.9%氯化钠溶液 5ml [必要时，用微孔滤膜 (0.45μm)滤过]，放置 10 分钟，不得出现浑浊或沉淀。如出现浑浊或沉淀，取注射液 1ml，加稀醋酸 1 滴，再加氯化钠明胶试液 4～5 滴，不得出现浑浊或沉淀。

含有聚乙二醇、聚山梨酯等聚氧乙烯基物质的注射液，虽有鞣质也不产生沉淀，对这类注射液应取未加附加剂前的半成品检查。

树脂 除另有规定外，取注射液 5ml，加盐酸 1 滴，放置 30 分钟，不得出现沉淀。如出现沉淀，另取注射液 5ml，加三氯甲烷 10ml 振摇提取，分取三氯甲烷液，置水浴上蒸干，残渣加冰醋酸 2ml 使溶解，置具塞试管中，加水 3ml，混匀，放置 30 分钟，不得出现沉淀。

草酸盐 除另有规定外，取溶液型静脉注射液适量，用稀盐酸调节 pH 值至 1～2，滤过，取滤液 2ml，滤液调节 pH 值至 5～6，加 3%氯化钙溶液 2～3 滴，放置 10 分钟，不得出现浑浊或沉淀。

钾离子 除另有规定外，取静脉注射液 2ml，蒸干，先用小火炽灼至炭化，再在 500～600℃炽灼至完全灰化，加稀醋酸 2ml 使溶解，置 25ml 量瓶中，加水稀释至刻度，混匀，作为供试品溶液。取 10ml 纳氏比色管两支，甲管中精密加入标准钾离子溶液 0.8ml，加碱性甲醛溶液(取甲醛溶液，用 0.1mol/L 氢氧化钠溶液调节 pH 值至 8.0～9.0) 0.6ml、3%乙二胺四醋酸二钠溶液 2 滴、3%四苯硼钠溶液 0.5ml，加水稀释成 10ml，乙管中精密加入供试品溶液 1ml，与甲管同时依法操作，摇匀，甲、乙两管同置黑纸上，自上向下透视，乙管中显出的浊度与甲管比较，不得更浓。

【附注】标准钾离子溶液的配制

取硫酸钾适量，研细，于 110℃干燥至恒重，精密称取 2.23g，置 1000ml 量瓶中，加水适量使溶解并稀释至刻度，摇匀，作为贮备液。临用前，精密量取贮备液 10ml，置 100ml 量瓶中，加水稀释至刻度，摇匀，即得(每 1ml 相当于 100μg 的 K)。

3000　生物制品检测方法

3100　含量测定法

3101　固体总量测定法

本法系在一定温度下，使供试品的液体成分蒸发，用剩余的固体成分计算供试品的固体总量。

测定法

第一法　105℃干烤法

精密量取一定体积供试品于干燥至恒重的适宜玻璃称量瓶中，置干烤箱中于 105℃烘至恒重。

第二法　50℃干烤法

精密量取一定体积供试品于干燥至恒重的适宜玻璃称量瓶中，置干烤箱中于 50℃烘至恒重。

按下式计算：

$$c_X(\%,\ g/ml)=\frac{W}{V}\times100$$

式中　c_X 为供试品的固体总量，g/ml；

　　　W 为供试品恒重后的重量，g；

　　　V 为供试品的体积，ml。

3102　唾液酸测定法

第一法　间苯二酚显色法

本法系用酸水解方法将结合状态的唾液酸变成游离状态，游离状态的唾液酸与间苯二酚反应生成有色化合物，再用有机酸萃取后，测定唾液酸含量。

唾液酸对照品溶液（200μg/ml）的制备　精密称取唾液酸对照品 10.52mg（1μg 唾液酸相当于 3.24nmol），置 10ml 量瓶中，加水溶解并稀释至刻度，混匀，即为唾液酸贮备液（1mg/ml），按一次使用量分装，−70℃贮存，有效期 1 年。仅可冻融 1 次。4℃保存，使用期为 2 周。精密量取唾液酸贮备液 1ml，置 5ml 量瓶中，加水至刻度，即为每 1ml 含 200μg 的唾液酸对照品溶液，用前配制。

用于脑膜炎球菌多糖疫苗唾液酸含量测定时，同法制备浓度为 400μg/ml 的唾液酸对照品溶液贮备液（精密称取唾液酸 40mg，置 100ml 量瓶中，用纯化水溶解并定容至刻度，混匀，即得）。精密量取唾液酸贮备液 2.0ml，置 10ml 量瓶中，加水至刻度，即为每 1ml 含 80μg 的唾液酸对照品溶液，用前配制。

测定法　取供试品适量，加水稀释至蛋白质浓度为每 1ml 含 0.2～0.4mg，作为供试品溶液。按下表取唾液酸对照品溶液、水及供试品溶液于 10ml 玻璃试管中，混匀，每管再加入间苯二酚-盐酸溶液（分别量取 2% 间苯二酚溶液 2.5ml、0.1mol/L 硫酸铜溶液 62.5μl、25% 盐酸溶液 20ml，加水稀释至 25ml，混匀。试验前 4 小时内配制）1ml，加盖，沸水煮沸 30 分钟（水浴面高于液面约 2cm），取出置冰浴中 3 分钟（同时振摇）后，每管加乙酸丁酯-丁醇溶液（取 4 体积乙酸丁酯与 1 体积丁醇混匀，室温下保存，12 小时内使用）2ml，充分混匀，室温放置 10 分钟，照紫外-可见分光光度法（通则 0401），在波长 580nm 处测定吸光度。

	空白	2	4	5	6	8	供试品
唾液酸对照品溶液(μl)		10	20	25	30	40	
水(μl)	100	90	80	75	70	60	
供试品溶液(μl)							100

（表头「唾液酸含量(μg)」跨空白～8 各列）

脑膜炎球菌疫苗唾液酸含量测定：取含唾液酸约 40μg/ml 的供试品溶液和纯水对照各 2ml；另分别取唾液酸对照品（80μg/ml）0.1ml、0.2ml、0.4ml、0.8ml、1.6ml 于各管中，补水至 2.0ml 为标准曲线各点。各管加 2ml 显色剂（0.1mol/L 硫酸铜溶液 0.5ml、4% 间苯二酚溶液 5ml、浓盐酸 80ml，补水至 100ml 混匀。临用现配）摇匀，沸水浴 15 分钟后冰浴 5～10 分钟，每管加 4ml 有机相（正丁醇 15ml，加乙酸丁酯定容至 100ml），充分摇匀后置室温 10 分钟。以纯水对照为 0 点，于 585nm 测定吸光度，并作直线回归（可按比例缩小供试品及各试剂体积）。

以唾液酸对照品溶液的浓度对其相应的吸光度作直线回归（相关系数应不低于 0.99），由直线回归方程计算 5μg 唾液酸的吸光度值，再按下式计算供试品唾液酸含量。

$$促红素供试品唾液酸含量（mol/mol 蛋白质）=\frac{A_2\times5\times3.24\times W\times n}{A_1\times P\times100}$$

式中　A_1 为 5μg 唾液酸的吸光度；

　　　A_2 为供试品的吸光度；

　　　n 为供试品稀释倍数；

　　　P 为供试品蛋白质含量，μg/μl；

W 为 1nmol 促红素的量，相当于 30.6μg。

$$\text{脑膜炎球菌多糖疫苗供试品唾液酸含量}(\mu g/ml) = A \times n$$

式中　A 为供试品溶液吸光度相对于唾液酸对照品溶液的浓度，μg/ml；

　　　n 为供试品的稀释倍数。

第二法　超高效液相色谱法

本法系通过醋酸水解释放糖蛋白的唾液酸，再对释放的唾液酸进行标记，然后用超高效液相色谱(UPLC)对糖蛋白中的唾液酸进行测定。

照高效液相色谱法(通则0512)测定。

试剂　(1)醋酸溶液　取冰醋酸 12g，加水至 100ml，混匀。

(2)衍生溶液　避光操作。取水 1.5ml、冰醋酸 172μl 和2-巯基乙醇 112μl，混匀，加连二亚硫酸钠 4.9mg，使溶解；再加 4,5-亚甲二氧基-1,2-苯二胺二盐酸盐(DMB)3.5mg，加水 200μl 使充分溶解并混匀。

对照品溶液　取 N-乙酰神经氨酸(Neu5Ac)约 10mg，精密称定，置 10ml 量瓶中，加水溶解并稀释至刻度，作为贮备液(1)；取 N-羟乙酰神经氨酸(Neu5Gc)约 10mg，精密称定，置 250ml 量瓶中，加水溶解并稀释至刻度，作为贮备液(2)；精密量取贮备液(1)和贮备液(2)各 4ml，置 250ml 量瓶中，用醋酸溶液稀释至刻度，作为混合对照品贮备液。

精密量取混合对照品贮备液 0.4ml、0.8ml、2ml、4ml、8ml，分别置 10ml 量瓶中，用醋酸溶液稀释至刻度。精密量取以上溶液各 200μl，置 80℃孵育 2～2.5 小时，放冷。分别精密量取 5μl，精密加入衍生溶液 20μl，涡旋混匀，50℃避光孵育 3 小时，精密加水 475μl 终止反应，作为对照品溶液(1)～(5)。

供试品溶液　取供试品适量，置 10kD 超滤离心管中，不低于 13 500 转离心 10 分钟，弃去下层溶液。10kD 超滤离心管中加水 300μl，每分钟 13 500 转离心 10 分钟，弃去下层溶液，重复操作两次。取截留的上层溶液用适宜方法测定蛋白质含量，用醋酸溶液稀释至适宜浓度(含 Neu5Ac 约为 10～20μmol/L)，取 200μl 置 80℃孵育 2～2.5 小时，放冷，精密量取 5μl，加精密量取的衍生溶液 20μl，涡旋混匀，50℃避光孵育 3 小时，精密加水 475μl 终止反应并混匀。

空白溶液　精密量取醋酸溶液 200μl，自供试品溶液项下"置 80℃孵育 2～2.5 小时"起，同法制备。

色谱条件　用十八烷基硅烷键合硅胶色谱柱(2.1mm×100mm，1.7μm，或等效的色谱柱)，柱温为 30℃；以乙腈-甲醇-水(9:7:84)为流动相 A，以乙腈为流动相 B，按下表进行梯度洗脱，流速为每分钟 0.25ml；荧光检测器，激发波长为 373nm，发射波长为 448nm；样品室温度为 2～8℃，进样体积为 5μl。

时间(分钟)	流动相 A(%)	流动相 B(%)
0.0	100	0
8.0	100	0
8.1	40	60
12.0	40	60
12.1	100	0
18.0	100	0

系统适用性要求　空白溶液色谱图中应无干扰峰。

对照品溶液(3)色谱图中 Neu5Ac 峰和 Neu5Gc 峰之间的分离度应不小于 2.0，重复进样 Neu5Ac 和 Neu5Gc 峰面积的相对标准偏差(RSD)均应不大于 5%(n=6)；对照品溶液(1)色谱图中 Neu5Gc 峰的信噪比应不小于 10。

以对照品溶液(1)～(5)中 Neu5Ac 和 Neu5Gc 浓度分别对其对应的峰面积计算线性回归方程，相关系数(r)均应不小于 0.99。

测定法　精密量取空白溶液、对照品溶液(1)～(5)与供试品溶液，依序注入液相色谱仪，顺序为空白溶液(进样 1针)、对照品溶液(3)(进样6针)、对照品溶液(1)～(5)、供试品溶液(1)、供试品溶液(2)……对照品溶液(3)(各进样 1针)，记录色谱图。

以对照品溶液(1)～(5)中 Neu5Ac 和 Neu5Gc 的浓度为横坐标，以其对应的峰面积为纵坐标，作线性回归方程。根据测得的供试品溶液峰面积，从线性方程分别计算 Neu5Ac 和Neu5Gc 的浓度，按下式计算供试品中唾液酸(Neu5Ac 或Neu5Gc)含量。1mg Neu5Ac 相当于 3.24μmol，1mg Neu5Gc相当于 3.08μmol。

$$\text{唾液酸含量(mol/mol 蛋白质)} = \frac{A}{P/W} \times n \times 10^{-3}$$

式中　A 为供试品溶液中 Neu5Ac 或 Neu5Gc 的浓度，μmol/L；

　　　P 为供试品溶液中蛋白质含量，mg/ml；

　　　W 为每 1μmol 蛋白质的量，相当于重量，mg；

　　　n 为供试品稀释倍数。

注意事项　(1)荧光检测器的增益可进行调节，以获得合适的信号响应强度。

(2)可采用优级纯试剂制备衍生溶液以避免产生干扰。该溶液可在 -20℃条件暗处保存一年。衍生溶液也可采用经验证的商品化试剂盒。

(3)Neu5Ac 和 Neu5Gc 均在 0.04～40μmol/L 浓度范围内，分别与其相应的峰面积呈良好线性。在线性范围内，可根据供试品中 Neu5Ac 和 Neu5Gc 的含量制备适宜浓度的对照品溶液(1)～(5)。

(4)如供试品中唾液酸含量较低，加水超滤换液后也用 4mol/L 醋酸溶液进行稀释以保证供试品溶液中醋酸溶液的终浓度为 2mol/L。

(5)唾液酸除常见的 Neu5Ac 和 Neu5Gc 外，还包括 O-乙酰化的唾液酸(Neu5,7Ac₂、Neu5Gc,9Ac、Neu5,8Ac₂、Neu5,

9Ac₂、Neu5,x,xAc₃），详见图 1。本法可同时分离检测 7 种唾液酸结构，详见图 2。按面积归一化法，可计算供试品中各唾液酸占总唾液酸（7 种唾液酸）的含量。若需要检测去 O-乙酰化的 Neu5Ac 和 Neu5Gc 总量（包括 5 位氨基和 4、7、8、9 位的羟基发生取代），可在唾液酸释放之前进行去 O-乙酰化处理（在供试品中加入 10％体积的 1mol/L 氢氧化钠溶液，放置 30 分钟后，再加入 10％体积的 1mol/L 盐酸溶液终止反应）。

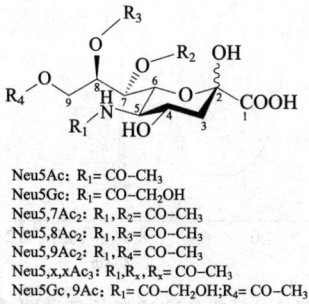

Neu5Ac: R₁= CO-CH₃
Neu5Gc: R₁= CO-CH₂OH
Neu5,7Ac₂: R₁,R₂= CO-CH₃
Neu5,8Ac₂: R₁,R₃= CO-CH₃
Neu5,9Ac₂: R₁,R₄= CO-CH₃
Neu5,x,xAc₃: R₁,Rₓ,Rₓ= CO-CH₃
Neu5Gc,9Ac: R₁= CO-CH₂OH;R₄= CO-CH₃

图 1　唾液酸结构图

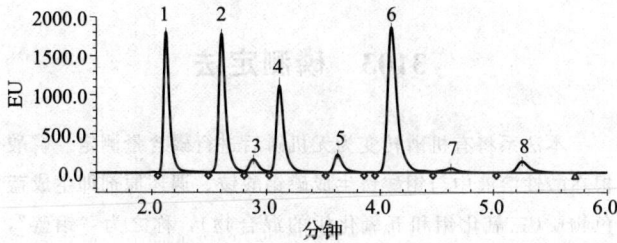

图 2　唾液酸混合对照品（包含 7 种唾液酸结构）液相图谱
1. Neu5Gc　2. Neu5Ac　3. Neu5,7Ac₂　4. Neu5Gc,9Ac
5. Neu5,8Ac　6. Neu5,9Ac₂　7. 溶剂　8. Neu5,x,xAc₃

第三法　高效液相色谱法

本法系通过醋酸水解释放糖蛋白的唾液酸，再对释放的唾液酸进行标记，然后用高效液相色谱（HPLC）对糖蛋白中的唾液酸进行测定。

照高效液相色谱法（通则0512）测定。

试剂、对照品溶液、供试品溶液、空白溶液、系统适用性要求、测定法和注意事项见第二法超高效液相色谱法。

色谱条件　用十八烷基硅烷键合硅胶色谱柱（4.6mm×150mm，3μm，或等效的色谱柱）；柱温为30℃；以乙腈-甲醇-水（9∶7∶84）为流动相 A，以乙腈为流动相 B，按下表进行梯度洗脱，流速为每分钟 0.5ml；荧光检测器，激发波长为 373nm，发射波长为 448nm；样品室温度为 2～8℃，进样体积为 25μl。

时间（分钟）	流动相 A（%）	流动相 B（%）
0.0	100	0
25.0	100	0
25.1	40	60
30.0	40	60
30.1	100	0
35.0	100	0

第四法　离子色谱法

本法系通过醋酸水解释放糖蛋白上的唾液酸，再采用离子交换色谱-脉冲安培检测器（HPAEC-PAD）对糖蛋白中的唾液酸进行测定。

照离子色谱法（通则0513）测定。

试剂　（1）样品缓冲液（20mmol/L 醋酸钠溶液）　取无水醋酸钠 164mg，加水 80ml 使溶解，用冰醋酸调节 pH 值至 5.2，用水稀释至 100ml，混匀。

（2）醋酸溶液　取冰醋酸 12g，加水至 100ml，混匀。

对照品溶液　取 N-乙酰神经氨酸（Neu5Ac）约 10mg，精密称定，置 10ml 量瓶中，加水溶解并稀释至刻度，作为贮备液（1）；取 N-羟乙酰神经氨酸（Neu5Gc）约 10mg，精密称定，置 250ml 量瓶中，加水溶解并稀释至刻度，作为贮备液（2）；精密量取贮备液（1）和贮备液（2）各 4ml，置 250ml 量瓶中，用水稀释至刻度，作为混合对照品贮备液。

精密量取混合对照品贮备液 5μl、10μl、25μl、50μl、100μl，分别置 1.5ml 离心管中，冷冻离心干燥，精密加入醋酸溶液 100μl，置 80℃ 孵育 2～2.5 小时，放冷，涡旋混匀，冷冻离心干燥，精密加入水 300μl 复溶，再加入精密量取的样品缓冲液 200μl，涡旋混匀，转移至 10kD 超滤离心管中，在 2～8℃ 条件下，每分钟 4000 转离心 15 分钟，取下层溶液，作为对照品溶液（1）～（5）。

供试品溶液　取供试品适量，用醋酸溶液稀释至适宜浓度（含 Neu5Ac 约为 10～20μmol/L），精密量取 100μl，置 80℃ 孵育 2～2.5 小时，放冷，涡旋混匀，冷冻离心干燥，精密加入水 300μl 复溶，再加入精密量取的样品缓冲液 200μl，涡旋混匀，转移至 10kD 超滤离心管中，在 2～8℃ 条件下，每分钟 4000 转离心 15 分钟，取下层溶液。

空白溶液　精密量取醋酸溶液 100μl，自供试品溶液项下"置 80℃ 孵育 2～2.5 小时"起，同法制备。

色谱条件　用糖分析柱（3mm×150mm，或等效的色谱柱），保护柱（3mm×30mm，或等效的色谱柱）；柱温为 30℃；以 0.1mol/L 氢氧化钠溶液为流动相 A，以含 1mol/L 醋酸钠和 0.1mol/L 氢氧化钠的水溶液为流动相 B，按下表进行梯度洗脱；流速为每分钟 0.5ml；样品室温度为 2～8℃；进样体积为 25μl。

时间（分钟）	流动相 A（%）	流动相 B（%）
0	98	2
2	98	2
9.5	82	18
11	82	18
11.5	98	2
17	98	2

检测器为脉冲安培检测器（PAD），Au 工作电极（推荐使用 1mm 直径）、Ag/AgCl 参比电极，四电位检测波形（电位见下表）进行检测。

时间(秒)	电位(V)	积分
0.00	+0.10	
0.20	+0.10	开始
0.40	+0.10	结束
0.41	-2.00	
0.42	-2.00	
0.43	+0.60	
0.44	-0.10	
0.50	-0.10	

系统适用性要求 空白溶液色谱图中应无干扰峰。

对照品溶液(3)色谱图中 Neu5Ac 峰和 Neu5Gc 峰之间的分离度应不小于 2.0,重复进样 Neu5Ac 和 Neu5Gc 峰面积的相对标准偏差(RSD)均应不大于 5%(n=6);对照品溶液(1)色谱图中 Neu5Gc 峰的信噪比应不小于 10。

以对照品溶液(1)~(5)中 Neu5Ac 和 Neu5Gc 浓度分别与其对应的峰面积计算线性回归方程,相关系数(r)均应不小于 0.99。

序列后对照品溶液(3)色谱图中 Neu5Ac 和 Neu5Gc 的峰面积,应为序列前对照品溶液(3)重复进样 6 针平均峰面积的 90%~110%。

测定法 精密量取空白溶液、对照品溶液(1)~(5)与供试品溶液,依序注入离子色谱仪,顺序为空白溶液(进样 1 针)、对照品溶液(3)(进样 6 针)、对照品溶液(1)~(5)、供试品溶液(1)、供试品溶液(2)……对照品溶液(3)(各进样 1 针),记录色谱图。

以对照品溶液(1)~(5)中 Neu5Ac 和 Neu5Gc 的浓度为横坐标,以其对应的峰面积为纵坐标,作线性回归方程。根据测得的供试品溶液峰面积,从线性方程分别计算 Neu5Ac 和 Neu5Gc 的浓度,再按下式计算供试品中唾液酸(Neu5Ac 或 Neu5Gc)含量。1mg Neu5Ac 相当于 3.24μmol,1mg Neu5Gc 相当于 3.08μmol。

$$唾液酸含量(mol/mol 蛋白质) = \frac{A}{P/W} \times n \times 10^{-3}$$

式中 A 为供试品溶液中 Neu5Ac 或 Neu5Gc 的浓度,μmol/L;

P 为供试品溶液中蛋白质含量,mg/ml;

W 为每 1μmol 蛋白质的量,相当于重量,mg;

n 为供试品稀释倍数。

注意事项 (1)样品中蛋白质的存在可能会降低 PAD 的响应,为保证检测结果的准确性,每进样 10 针供试品溶液后应进样 1 针对照品溶液(3)。

(2)为减小 PAD 响应降低的影响,可使用 3-脱氧-D-甘油-D-半乳壬酮糖(KDN)作为内标。具体操作为:取 0.1mmol/L KDN 溶液作为内标溶液,在对照品溶液(1)~(5)与供试品溶液制备的最后稀释步骤中,分别加内标溶液 15μl。以加内标的直线回归方程分别计算供试品溶液中 Neu5Ac 和 Neu5Gc 的含量。

(3)Neu5Ac 和 Neu5Gc 均在 0.01~10μmol/L 浓度范围内,分别与其相应的峰面积呈良好线性。在线性范围内,可根据供试品中 Neu5Ac 和 Neu5Gc 的含量制备适宜浓度的对照品溶液(1)~(5)。

(4)不同品牌检测器可能存在差异,可对检测器参数(电位电压等)进行适当调整,以获得合适的信号响应强度。

(5)离子色谱仪品牌不同,色谱柱的品牌/批号不同,对照品溶液的色谱图与参考图谱(图 3)在峰型上可能略有差异。可根据色谱柱说明书对色谱条件进行适当调整。

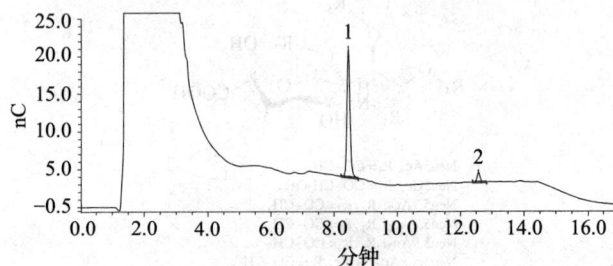

图 3 对照品溶液离子色谱图谱
1. Neu5Ac 2. Neu5Gc

3103 磷测定法

本法系将有机磷转变为无机磷后进行磷含量测定。磷酸根在酸性溶液中与钼酸铵生成磷钼酸铵,遇还原剂即生成蓝色物质(三氧化钼和五氧化钼的混合物),称之为"钼蓝",用比色法测定供试品中磷含量。

第一法 精密量取供试品适量(含磷 4~20μg)置试管中,加 4 滴硫酸(约 0.08ml)加热至炭化,再加 2 滴高氯酸(约 0.06ml)消化至无色澄清,消化完全后稍置片刻,立即加水 2ml,加 0.04mol/L 钼酸铵溶液(称取钼酸铵 5g,加水溶解并稀释至 100ml)0.4ml,混匀;加还原剂(称取亚硫酸氢钠 6g、亚硫酸钠 1.2g、1-氨基-2-萘酚-4-磺酸 0.1g,置棕色瓶中,加水至 50ml,1 周内使用)0.2ml,混匀;加水至 6ml,15~20 分钟后,照紫外-可见分光光度法(通则 0401),在波长 820nm 处测定吸光度。

精密量取标准磷溶液(精密称取干燥至恒重的磷酸二氢钾 439.3mg,置 100ml 量瓶中,加水溶解并稀释至刻度;再精密量取 2ml,置 100ml 量瓶中,加水稀释至刻度,即得每 1ml 含磷 20μg 的标准磷溶液)0.2ml、0.4ml、0.6ml、0.8ml、1.0ml,分别置试管中,各补加水至 1ml,自本法前述"加 4 滴硫酸"起,同法操作,测定各管的吸光度。

以标准磷溶液的系列浓度对其相应的吸光度作直线回归,然后将供试品溶液的吸光度代入直线回归方程,求出其相应体积(ml)。

$$磷含量(μg/ml) = \frac{V \times c_R}{V_X}$$

式中 V 为供试品溶液吸光度相对于标准磷溶液的体积,ml;

c_R 为标准磷溶液的浓度,μg/ml;

V_X 为供试品的体积，ml。

【附注】（1）加高氯酸消化时，必要时可加 1～2 滴 30% 过氧化氢，但最后必须将过氧化氢除尽。

（2）加高氯酸消化后，如在冷却后加水，须再加热。

（3）测定 A 群脑膜炎球菌多糖疫苗成品磷含量时，至少取 3 支安瓿溶解后混合备用。

第二法　精密量取供试品适量（含磷 0.4～4μg）置试管中，分别加入矿化试剂（硫酸与 70% 高氯酸等体积混合制得）0.15ml，加热消化至无色澄清。冷后加水 1.85ml，加 2.0ml 产色试剂（水、1.5mol/L 硫酸、2.65% 钼酸铵、10% 抗坏血酸，按 2∶1∶1∶1 体积比混合配制，临用现配），混匀后置 37℃ 水浴 2 小时，照紫外-可见分光光度法（通则 0401），在波长 825nm 处测定吸光度。

精密量取标准磷溶液（精密量取 20μg/ml 磷标准溶液 5ml，置 25ml 量瓶中，加水稀释至刻度，即得每 1ml 含磷 4μg 的标准磷溶液）0、0.1ml、0.2ml、0.4ml、0.6ml、0.8ml、1.0ml，分别置试管中，每管依次加水 1.95ml、1.85ml、1.75ml、1.55ml、1.35ml、1.15ml、0.95ml，每管分别加入矿化试剂 50μl，自本法前述"加 2.0ml 产色试剂"起，同法操作，测定各管的吸光度，以 0 号管作为空白对照。

以标准磷溶液的系列浓度对其相应的吸光度作直线回归，然后将供试品溶液的吸光度代入直线回归方程，求出其磷浓度。

3104　硫酸铵测定法

本法系依据硫酸铵被氢氧化钠分解释放出氨，并被硼酸吸收生成硼酸铵，用酸滴定液滴定。根据酸滴定液的消耗量可计算出供试品中硫酸铵含量。

供试品溶液的制备　除蛋白质方法同蛋白质含量测定法（通则 0731 第一法）。

测定法　精密量取除蛋白质滤液 10ml，置凯氏蒸馏器内，加 4% 氢氧化钠溶液 1ml，加少量水，照氮测定法（通则 0704）进行蒸馏、滴定，并将滴定的结果用空白试验校正。

按下式计算：

$$硫酸铵含量（\%）=\frac{(V_1-V_0)\times c\times 14.01\times 4.715\times 2}{1000}\times 100$$

式中　V_1 为供试品消耗硫酸滴定液的体积，ml；

V_0 为空白对照消耗硫酸滴定液的体积，ml；

c 为硫酸滴定液的浓度，mol/L；

4.715 为常数（1g 氮相当于 4.715g 硫酸铵）；

14.01 为氮的相对原子质量。

3105　亚硫酸氢钠测定法

本法系依据亚硫酸氢钠与过量的碘反应，用硫代硫酸钠滴定液滴定多余的碘。根据硫代硫酸钠滴定液的消耗量，可计算出供试品中亚硫酸氢钠的含量。

测定法　精密量取供试品适量（相当于含亚硫酸氢钠量 2.5mg），置具塞锥形瓶中，精密加入 0.05mol/L 碘溶液（称取碘 13.0g，加碘化钾 36g 与水 50ml 溶解后，加盐酸 3 滴与水适量使成 1000ml，摇匀，用垂熔玻璃滤器滤过）20ml，放置 5 分钟，沿瓶壁加入盐酸溶液（5→10）2.0ml，摇匀。用硫代硫酸钠滴定液（0.1mol/L）滴定至近终点时，加 0.5% 淀粉指示液约 0.5ml，继续滴定至蓝色消失，并将滴定的结果用空白试验校正。

按下式计算：

$$亚硫酸氢钠含量（\%）=\frac{(V_0-V_1)\times c\times 52.03}{V_2\times 1000}\times 100$$

式中　V_0 为空白试验消耗硫代硫酸钠滴定液的体积，ml；

V_1 为供试品消耗硫代硫酸钠滴定液的体积，ml；

V_2 为供试品的体积，ml；

c 为硫代硫酸钠滴定液的浓度，mol/L。

【附注】硫代硫酸钠滴定液（0.1mol/L）的制备及滴定　称取硫代硫酸钠 26g 与无水碳酸钠 0.20g，加新沸过的冷水适量，使溶解成 1000ml，摇匀，放置 1 个月后滤过。

精密称取在 120℃ 干燥至恒重的基准重铬酸钾 0.15g，置碘瓶中，加水 50ml 使溶解，加碘化钾 2.0g，轻轻振摇使溶解，加稀硫酸（5.7→100）40ml，摇匀，密塞，在暗处放置 10 分钟后，加水 250ml 稀释，用本液滴定至近终点时，加淀粉指示液（称取可溶性淀粉 0.5g，加水 5ml 搅匀后，缓缓倾入 100ml 沸水中，随加随搅拌，继续煮沸 2 分钟，冷却，倾取上层清液。本液应临用配制）3ml，继续滴定至蓝色消失而显亮绿色，并将滴定的结果用空白试验校正。每 1ml 硫代硫酸钠滴定液相当于 4.903mg 的重铬酸钾。根据本液的消耗量与重铬酸钾的取用量，计算出本液的浓度，即得。

3106　氢氧化铝（或磷酸铝）测定法

本法系依据过量的乙二胺四乙酸二钠与铝离子发生反应，再用锌滴定液滴定剩余的乙二胺四乙酸二钠。根据锌滴定液的消耗量，可计算出供试品中氢氧化铝（或磷酸铝）的含量。

测定法　精密量取供试品适量（相当于含铝 1～10mg），置 250ml 锥形瓶中，加磷酸溶液（6→100）1.5ml，使完全溶解。必要时于水浴中加温（难于溶解时尚可适当增加磷酸量）。精密加入乙二胺四乙酸二钠滴定液（0.05mol/L）10ml、醋酸-醋酸铵缓冲液（pH 4.5）（称取醋酸铵 7.7g，加水 50ml 溶解后，加冰醋酸 6ml 与适量的水稀释至 100ml）10ml，置沸水浴上加热 10 分钟，取出冷却至室温，加二甲酚橙指示液 1ml，用锌滴定液（0.025mol/L）进行滴定，当溶液由亮黄色变为橙色，即为终点，并将滴定的结果用空白试验校正。

按下式计算：

$$氢氧化铝含量（mg/ml）=\frac{(V_0-V_1)\times c\times 78.01}{V_2}$$

$$磷酸铝含量(mg/ml) = \frac{(V_0 - V_1) \times c \times 121.95}{V_2}$$

$$铝含量(mg/ml) = \frac{(V_0 - V_1) \times c \times 26.98}{V_2}$$

式中 V_0 为空白试验消耗锌滴定液的体积，ml；

V_1 为供试品消耗锌滴定液的体积，ml；

c 为锌滴定液的浓度，mol/L；

V_2 为供试品的体积，ml；

78.01、121.95、26.98 分别为氢氧化铝、磷酸铝、铝的分子量或相对原子质量。

【附注】(1)锌滴定液(0.05mol/L)的制备与滴定 称取硫酸锌15g(相当于锌约3.3g)，加稀盐酸(23.4→100)10ml，适量水溶解并稀释至1000ml，摇匀。精密量取本液25ml，加0.025%甲基红的乙醇溶液1滴，滴加氨试液至溶液显微黄色，加水25ml、氨-氯化铵缓冲液(pH 10.0)10ml与铬黑T指示剂少量，用乙二胺四乙酸二钠滴定液(0.05mol/L)滴定至溶液由紫色变为纯蓝色，并将滴定的结果用空白试验校正。根据乙二胺四乙酸二钠滴定液(0.05mol/L)的消耗量，计算出本液的浓度，即得。

(2)锌滴定液(0.025mol/L)的制备 精密量取锌滴定液(0.05mol/L)100ml，加水准确稀释至200ml，摇匀，即得。

(3)乙二胺四乙酸二钠滴定液(0.05mol/L)的制备与滴定 称取乙二胺四乙酸二钠19g，加适量的水溶解并稀释至1000ml，摇匀。取于约800℃灼烧至恒重的标准氧化锌0.12g，精密称定，加稀盐酸(23.4→100)3ml使溶解，加水25ml，加0.025%甲基红的乙醇溶液1滴，滴加氨试液至溶液显微黄色，加水25ml与氨-氯化铵缓冲液(pH 10.0)10ml，再加铬黑T指示剂少量，用本液滴定至溶液由紫色变为纯蓝色，并将滴定的结果用空白试验校正。每1ml乙二胺四乙酸二钠滴定液(0.05mol/L)相当于4.069mg的氧化锌。根据本液的消耗量与氧化锌的取用量，计算出本液的浓度，即得。

3107 氯化钠测定法

本法系用硝酸破坏供试品中的蛋白质后，再加入过量的硝酸银，使供试品中的氯离子与硝酸银完全反应，生成氯化银沉淀析出，过量的硝酸银用硫氰酸铵滴定液滴定。根据硫氰酸铵滴定液消耗的量，可计算出供试品中氯化钠的含量。

测定法 精密量取供试品1.0ml，精密加入0.1mol/L硝酸银溶液(称取硝酸银17.0g，加水溶解并稀释至1000ml)5ml(若蛋白质含量较高者，加2ml饱和高锰酸钾溶液)，混匀，加8.0mol/L硝酸溶液10ml，加热消化至溶液澄清，冷却，加水50ml、8%硫酸铁铵指示液1ml，用硫氰酸铵滴定液(0.05mol/L)滴定至溶液呈淡棕红色，振摇后仍不褪色，即为终点。将滴定的结果用空白试验(可不消化)校正。

按下式计算：

$$氯化钠含量(g/L) = (V_0 - V_x) \times c \times 58.45$$

式中 V_0 为空白试验消耗硫氰酸铵滴定液的体积，ml；

V_x 为供试品消耗硫氰酸铵滴定液的体积，ml；

c 为硫氰酸铵滴定液浓度，mol/L；

58.45 为氯化钠的分子量。

【附注】(1)硫氰酸铵滴定液(0.1mol/L)的制备及滴定 称取硫氰酸铵8.0g，加水溶解并稀释至1000ml，摇匀。精密量取硝酸银滴定液(0.1mol/L)25ml，加水50ml、硝酸2ml与8%硫酸铁铵指示液2ml，用本液滴定至溶液微显淡棕红色；经剧烈振摇后仍不褪色，即为终点。根据本液的消耗量，计算出本液的浓度。

(2)硫氰酸铵滴定液(0.05mol/L)制备 精密量取硫氰酸铵滴定液(0.1mol/L)100ml，加水准确稀释至200ml，摇匀。

3108 枸橼酸离子测定法

第一法 比色法

枸橼酸钠对照品溶液的制备 取经减压干燥至恒重的枸橼酸钠($C_6H_5Na_3O_7 \cdot 2H_2O$)0.6g，精密称定，置100ml量瓶中，加水溶解并稀释至刻度，摇匀，精密量取5ml，置50ml量瓶中，用5%三氯乙酸稀释至刻度，摇匀，即得。

供试品溶液的制备 精密量取供试品0.5ml与水4.5ml，加10%三氯乙酸溶液5ml，混匀，置60℃水浴加热5分钟，以每分钟4000转离心20分钟，取上清液备用。

测定法 精密量取供试品溶液1ml，置25ml具塞试管中，精密加吡啶1.3ml，混匀，再精密加醋酸酐5.7ml，立即混匀并置31℃±1℃的水浴中，准确放置35分钟后，照紫外-可见分光光度法(通则0401)，在波长425nm处测定吸光度。另精密量取枸橼酸钠对照品溶液0.25ml、0.50ml、0.75ml、1.0ml，分别置于具塞试管中，各精密加5%三氯乙酸溶液0.75ml、0.50ml、0.25ml、0(其相对应的枸橼酸离子含量为0.5mmol/L、1.0mmol/L、1.5mmol/L、2.0mmol/L)，自"精密加吡啶1.3ml"起，同法操作。

以对照品溶液枸橼酸离子浓度对其相应的吸光度作直线回归，求得直线回归方程。计算出供试品溶液中的枸橼酸离子含量(mmol/L)，再乘以供试品稀释倍数(20)，即为供试品枸橼酸离子含量(mmol/L)。

第二法 高效液相色谱法(一)

照高效液相色谱法(通则0512)测定。

色谱条件 用苯乙烯-二乙烯基苯共聚物为基质的阳离子交换色谱柱(H^+)，粒度$9\mu m$或$8\mu m$，内径7.8mm，柱长300mm；柱温50℃；流动相为0.004mol/L硫酸溶液，流速为每分钟0.8ml；示差折光检测器。

测定法 精密称取经减压干燥至恒重的枸橼酸钠($C_6H_5Na_3O_7 \cdot 2H_2O$)0.735g，置100ml量瓶中，用水溶解并稀释至刻度。精密量取 5.0ml、10.0ml、15.0ml，分别置 25ml 量瓶中，用水稀释至刻度，摇匀，即得相应的 5.0mmol/L、10.0mmol/L、15.0mmol/L 枸橼酸离子对照品溶液。分别精密量取 20μl，注入液相色谱仪，记录色谱图；另精密量取供试品溶液 1ml，置 15ml 离心管中，精密加 1.5%磺基水杨酸溶液 1ml，混匀，室温下以每分钟 2000 转离心 10 分钟，取上清液，同法测定。

以对照品溶液的枸橼酸离子浓度对其相应的峰面积作直线回归，求得直线回归方程。计算出供试品溶液枸橼酸钠含量(mmol/L)，再乘以供试品稀释倍数(2)，计算出供试品枸橼酸离子含量(mmol/L)。

【附注】(1)根据供试品枸橼酸离子含量，可适当调整枸橼酸离子对照品溶液浓度。

(2)直线回归相关系数应不低于 0.999。

(3)不同厂家的阳离子交换色谱柱(H⁺)的流速、流动相、柱温等会有所不同，可根据色谱柱说明书对色谱条件进行适当调整。

第三法 高效液相色谱法(二)

照高效液相色谱法(通则 0512)测定。

色谱条件与系统适用性试验 采用十八烷基硅烷键合硅胶填充色谱柱(4.6mm × 250mm，5μm)。流动相为 18.2mmol/L 磷酸盐缓冲液，0.1%异丙醇溶液(pH 2.0～2.5)；柱温 40℃；流速为每分钟 1.0ml；样品池温度为室温；运行时间 50 分钟；紫外检测器检测波长为 210nm。取 5.0mmol/L 枸橼酸离子溶液 20μl，注入色谱柱，记录色谱图，拖尾因子按枸橼酸离子色谱峰测定应为 0.95～1.40。

测定法 精密称取经减压干燥至恒重的枸橼酸钠 ($C_6H_5Na_3O_7 \cdot 2H_2O$) 0.735g，置 100ml 量瓶中，用水溶解并稀释至刻度。精密量取 5.0ml、10.0ml、15.0ml，分别置 25ml 量瓶中，用水稀释至刻度，摇匀，即得相应的 5.0mmol/L、10.0mmol/L、15.0mmol/L 枸橼酸离子对照品溶液。分别精密量取 20μl，注入液相色谱仪，记录色谱图；另精密量取供试品溶液 1ml，置 15ml 离心管中，精密加 1.5%磺基水杨酸 4ml，混匀，室温静置 2 小时以上，以每分钟 3000 转离心 10 分钟，取上清液，同法测定。

以对照品溶液的枸橼酸离子浓度对其相应的峰面积作直线回归，求得直线回归方程。计算供试品溶液枸橼酸离子含量(mmol/L)，再乘以相应的供试品稀释倍数(5)，即为供试品枸橼酸离子含量(mmol/L)。

【附注】(1)根据供试品枸橼酸离子含量，可适当调整枸橼酸离子对照品溶液浓度。

(2)根据供试品蛋白质浓度，可适当调整沉淀剂磺基水杨酸的加入量。

(3)直线回归相关系数应不低于 0.999。

3109 钾离子测定法

本法系用火焰光度法测定供试品中钾离子含量。

测定法 精密量取供试品 2ml，置 50ml 量瓶中，用水稀释至刻度，即为供试品溶液。照火焰光度法(通则 0407)测定，在波长 769nm 处测定供试品溶液的发光强度。另精密称取于 110℃干燥至恒重的氯化钾 56.0mg，置 500ml 量瓶中，用水溶解并稀释至刻度，再精密量取该溶液 1.0ml、2.0ml、3.0ml、4.0ml、5.0ml，分别置 50ml 量瓶中，用水稀释至刻度，制成 0.03mmol/L、0.06mmol/L、0.09mmol/L、0.12mmol/L、0.15mmol/L 的系列标准钾溶液，同法测定。

以系列标准钾溶液的浓度对其相应的发光强度作直线回归，将供试品溶液发光强度代入直线回归方程，求得供试品溶液钾离子浓度(mmol/L)，再乘以供试品稀释倍数(25)，计算出供试品钾离子含量(mmol/L)。

3110 钠离子测定法

本法系用火焰光度法测定供试品中钠离子含量。

测定法 精密量取供试品 0.5ml，置 50ml 量瓶中，用水稀释至刻度，即为供试品溶液。照火焰光度法(通则 0407)测定，在波长 589nm 处测定供试品溶液的发光强度。另精密称取于 110℃干燥至恒重的氯化钠 0.293g，置 100ml 量瓶中，用水稀释至刻度，再精密量取该溶液 0.9ml、1.1ml、1.3ml、1.5ml、1.7ml，分别置 50ml 量瓶中，用水稀释至刻度，制成 0.9mmol/L、1.1mmol/L、1.3mmol/L、1.5mmol/L、1.7mmol/L 的系列标准钠溶液，同法测定。

以系列标准钠溶液的浓度对其相应的发光强度作直线回归，将供试品溶液发光强度代入直线回归方程，求得供试品溶液钠离子浓度(mmol/L)，再乘以供试品稀释倍数(100)，计算出供试品钠离子含量(mmol/L)。

3111 辛酸钠测定法

本法系用气相色谱法测定供试品中辛酸钠含量。

照气相色谱法(通则 0521)测定。

色谱条件与系统适用性试验 用酸改性聚乙二醇(20M)毛细管柱，柱温 160℃，火焰离子化检测器，检测器温度 230℃，气化室温度 230℃，载气(氮气)流速为每分钟 35ml。辛酸峰与庚酸峰的分离度应大于 1.5，辛酸峰的拖尾因子应为 0.95～1.20，辛酸对照品溶液连续进样 5 次，所得辛酸峰与庚酸峰面积之比的相对标准偏差(RSD)应不大于 5%。

内标溶液的制备 取庚酸，加三氯甲烷制成每 1ml 中含 10mg 的溶液，即得。

测定法 取供试品，用水准确稀释成每升含蛋白质 40～50g 的溶液，即为供试品溶液。精密量取供试品溶液 0.5ml，加内标溶液 30μl 与 1.5mol/L 高氯酸溶液 0.2ml，于振荡器上混合 1 分钟，加三氯甲烷 4ml，加盖，于振荡器上剧烈混合 2 分钟，以每分钟 3000 转离心 20 分钟，除去上层水相，小心将三氯甲烷层倾入 10ml 试管中，将三氯甲烷挥发至干，再加三氯甲烷 100μl 溶解残渣，取 0.1μl 注入气相色谱仪。另取辛酸对照品约 0.15g，精密称定，置 10ml 量瓶中，用三氯甲烷溶解并稀释至刻度，即为辛酸对照品溶液。精密量取辛酸对照品溶液 10μl、20μl、30μl、40μl、50μl，各精密加内标溶液 30μl，于振荡器上混合 1 分钟，加三氯甲烷 4ml，将三氯甲烷挥发至干，再各加三氯甲烷 100μl 溶解残渣，同法操作。

以各辛酸对照品溶液峰面积与内标溶液峰面积比对各辛酸对照品溶液辛酸量(μg)作直线回归，求得直线回归方程，计算出供试品溶液辛酸绝对量(A)，再按下式计算供试品辛酸钠含量：

$$辛酸钠含量(mmol/g\ 蛋白质) = \frac{A \times n}{144.22 \times B \times c \times 1000}$$

式中　A 为供试品溶液辛酸绝对量，μg；

　　　B 为取样量，即为 0.5ml；

　　　n 为供试品稀释倍数；

　　　c 为供试品蛋白质含量，g/ml；

　　　144.22 为辛酸的分子量。

【附注】(1)1mmol 辛酸相当于 1mmol 辛酸钠。

(2)对照品溶液与供试品溶液的溶剂挥发速度应尽量保持一致。

(3)直线回归相关系数应不低于 0.99。

(4)根据不同厂家的仪器及毛细管柱，可适当调整柱温、检测器温度、气化室温度、载气流速、进样体积等。

3112　乙酰色氨酸测定法

本法系用紫外-可见分光光度法(通则 0401 吸收系数法)测定人血白蛋白供试品中的 N-乙酰-DL-色氨酸含量。

测定法　用 0.9% 氯化钠溶液将供试品蛋白质稀释至 5%，即为供试品溶液。量取供试品溶液 0.1ml，分别加入 0.9% 氯化钠溶液 0.3ml 和 0.3mol/L 高氯酸溶液 3.6ml，混匀；另取 0.9% 氯化钠溶液 0.4ml，加 0.3mol/L 高氯酸溶液 3.6ml，混匀，作为空白对照。室温放置 10 分钟，以每分钟 3500 转离心 20 分钟，取上清液在波长 280nm 处测定吸光度，用空白溶液调零点。按下式计算供试品中的 N-乙酰-DL-色氨酸含量：

$$供试品\ N-乙酰-DL-色氨酸含量(mmol/g) = \frac{(A_{280} \times n)/5.25}{P}$$

式中　n 为供试品的稀释系数；

　　　5.25 为 N-乙酰-DL-色氨酸的毫摩尔吸收系数；

　　　P 为供试品的蛋白质含量，g/L。

3113　苯酚测定法

本法系依据溴酸盐溶液与盐酸反应产生溴，遇苯酚生成三溴苯酚，过量的溴与碘化钾反应释出碘，析出的碘用硫代硫酸钠滴定液滴定。根据硫代硫酸钠滴定液的消耗量，可计算出供试品中苯酚的含量。

测定法　精密量取供试品 1ml，置具塞锥形瓶中，加水 50ml，精密加入 0.02mol/L 溴溶液(称取溴酸钾 0.56g，加溴化钾 3g，加水溶解并稀释至 1000ml)15～25ml(供试品含苯酚量 0.3%～0.5% 时加 25ml，小于 0.3% 则加 15ml)，沿瓶壁加入 6mol/L 盐酸溶液 10ml，摇匀，密塞，在暗处放置 30 分钟后，加 25% 碘化钾溶液 2ml 于具塞锥形瓶颈口，稍启瓶塞，使流下，密塞，摇匀。以少量水洗瓶颈，用硫代硫酸钠滴定液(0.02mol/L)滴定至近终点时，加淀粉指示液约 0.5ml，滴定至蓝色消失，并将滴定的结果用空白试验校正。

按下式计算：

$$苯酚含量(\%) = \frac{(V_0 - V_1) \times c \times 15.69}{1000} \times 100$$

式中　V_0 为空白试验消耗硫代硫酸钠滴定液的体积，ml；

　　　V_1 为供试品消耗硫代硫酸钠滴定液的体积，ml；

　　　c 为硫代硫酸钠滴定液的浓度，mol/L；

　　　15.69 为苯酚分子量的 1/6。

【附注】(1)硫代硫酸钠滴定液(0.1mol/L)的制备及标定　称取硫代硫酸钠 26g 与无水碳酸钠 0.20g，加新沸过的冷水适量溶解并稀释至 1000ml，摇匀，放置 1 个月后滤过。取在 120℃ 干燥至恒重的基准重铬酸钾 0.15g，精密称定，置碘瓶中，加水 50ml 溶解，加碘化钾 2.0g，轻轻振摇使溶解，加稀硫酸(5.7→100)40ml，摇匀，密塞；在暗处放置 10 分钟后，加水 250ml 稀释，用本液滴定至近终点时，加淀粉指示液(称取可溶性淀粉 0.5g，加水 5ml 混悬后缓缓倾入 100ml 沸水中，随加随搅拌，继续煮沸 2 分钟，冷却，倾取上层清液。本液应临用配制)3ml，继续滴定至蓝色消失而显亮绿色，并将滴定的结果用空白试验校正。每 1ml 硫代硫酸钠滴定液(0.1mol/L)相当于 4.903mg 重铬酸钾。根据本液的消耗量与重铬酸钾的取用量，计算出本液的浓度，即得。

(2)硫代硫酸钠滴定液(0.02mol/L)的制备　精密量取硫代硫酸钠滴定液(0.1mol/L)100ml，加水准确稀释至 500ml，摇匀。

(3)可做限度测定。

3114　间甲酚测定法

本法系依据 4-氨基安替比林、铁氰化钾在碱性条件下与间甲酚反应生成一种红色物质，用比色法测定供试品中间甲酚含量。

测定法　精密量取一定体积的供试品，置试管中，定量稀释 50 倍，即为供试品溶液。量取供试品溶液 1.0ml，加水 5.0ml，混匀，依次加 pH 9.8 缓冲液(称取无水碳酸钠 6.36g，碳酸氢钠 3.36g，加水溶解并稀释至 800ml，用 1mol/L 盐酸调节 pH 值至 9.8 后，再加水至 1000ml)、0.3% 4-氨基安替比林溶液、1.2%铁氰化钾溶液及 1mol/L 磷酸二氢钾溶液各 1.0ml，混匀，于室温避光放置 10 分钟，照紫外-可见分光光度法（通则 0401），在波长 510nm 处测定吸光度。

精密量取间甲酚对照品溶液（取间甲酚适量，精密称定，置量瓶中，加水溶解并稀释至每 1ml 含 10μg）1.0ml、2.0ml、3.0ml、4.0ml、5.0ml、6.0ml，分别置试管中，加水补至 6.0ml，自本法前述"依次加 pH 9.8 缓冲液"起，同法操作，测定各管的吸光度。

以间甲酚对照品溶液的系列浓度对其相应的吸光度作直线回归，将供试品溶液的吸光度代入直线回归方程，得供试品的间甲酚含量（mg/ml）。

3115　硫柳汞测定法

第一法　滴定法

本法系依据汞有机化合物经强酸消化成无机汞离子，与双硫腙溶液形成橙黄色化合物。根据双硫腙滴定液的消耗量，可计算出供试品中硫柳汞含量。

试剂　（1）双硫腙滴定液　精密称取双硫腙 50mg，置 100ml 量瓶中，加三氯甲烷溶解并稀释至刻度，摇匀，作为贮备液。

临用前，精密量取贮备液 2.5ml，置 100ml 量瓶中，加四氯化碳稀释至刻度，摇匀，即得双硫腙滴定液，保存于冷暗处。

（2）标准汞溶液　取置于硫酸干燥器中干燥至恒重的氯化高汞约 0.135g，精密称定，置 100ml 量瓶中，加 0.5mol/L 硫酸溶解并稀释至刻度，摇匀，即为标准汞贮备液。

临用前，精密量取标准汞贮备液适量，置 100ml 量瓶中，加 0.5mol/L 硫酸溶液稀释至刻度，摇匀，即为每 1ml 相当于 50μg 汞含量的标准汞溶液。

测定法　（1）消化　精密量取供试品适量（约相当于含汞量 50μg），置 150ml 圆底磨口烧瓶（附长 40cm 回流管）中，加硫酸 2ml、8.0mol/L 硝酸溶液 0.5ml 混匀后，置电炉上加热回流 15 分钟（或置于 3cm×24cm 试管中，加盖置 85～90℃水浴加热 1 小时），冷却后加水 40ml，加 20%盐酸羟胺溶液 5ml。

（2）滴定　用水 40ml 将上述消化后溶液分数次冲洗入 125ml 分液漏斗中，用双硫腙滴定液滴定，开始时每次可加入 2ml 左右，以后逐渐减少至每次 0.5ml，最后还可少至 0.2ml。每次加入滴定液后，振摇 10 秒钟，静置分层，弃去四氯化碳层，继续滴定，直至双硫腙滴定液的绿色不变，即为终点。

（3）双硫腙滴定液的标化　精密量取标准汞溶液 1ml，置 125ml 分液漏斗中，加硫酸 2ml、水 80ml 和 20%盐酸羟胺溶液 5ml，自"（2）滴定"中"用双硫腙滴定液滴定"起，同法操作。

按下式计算：

$$\text{硫柳汞含量}(\%) = \frac{V_1 \times 0.050 \times 2.02}{V_2 \times V_3 \times 1000} \times 100$$

式中　V_1 为供试品消耗双硫腙滴定液的体积，ml；

　　　V_2 为标准汞溶液消耗双硫腙滴定液的体积，ml；

　　　V_3 为供试品的体积，ml；

　　　0.050 为标准汞溶液的浓度，mg/ml；

　　　2.02 为常数（1g 汞相当于 2.02g 硫柳汞）。

【附注】（1）抗毒素及免疫球蛋白供试品用水浴消化法滴定时会出现少量絮状物，但不影响结果。

（2）可做限度测定。

第二法　原子吸收分光光度法

本法系依据有机汞在氧化条件下消化成无机汞离子，在氯化亚锡作用下将汞离子还原为汞原子，采用原子吸收分光光度法测定供试品中汞含量，从而计算出硫柳汞含量。

试剂　（1）20%氯化亚锡溶液　称取氯化亚锡 20g，加盐酸 20ml，微热溶解，冷却至室温后加水稀释至 100ml。临用时现配。

（2）稀硫酸　量取 15ml 硫酸（分析纯），加水 15ml，混匀。

（3）5%高锰酸钾溶液　称取 5.0g 高锰酸钾（分析纯），用水溶解并定容至 100ml。煮沸 10 分钟，静置过夜，过滤。

（4）5%过硫酸钾溶液　称取 5g 过硫酸钾，用水溶解并定容至 100ml。临用时现配。

（5）8%盐酸羟胺溶液　称取 8g 盐酸羟胺，用水溶解并定容至 100ml。

标准汞溶液的制备　取标准汞溶液用水精确稀释，配制成 5 个适宜浓度的标准汞溶液。

供试品溶液的制备　取供试品适量，用水稀释至所含汞浓度在标准曲线范围内。

测定法　精密量取适量供试品和标准汞溶液，加稀硫酸 4ml、硝酸 1ml 和 5%高锰酸钾溶液 4ml，混匀，放置 15 分钟后，加入 5%过硫酸钾溶液 2ml，置约 95℃加热 2 小时，冷却至室温后，加 8%盐酸羟胺溶液 2ml，加水至 50ml 后，取适量消化后供试品，并加入相应量的 20%氯化亚锡溶液，照原子吸收分光光度法（通则 0406），于室温在波长 253.7nm 处测定吸光度，同时用水作空白对照。

结果计算　以标准汞溶液的浓度对其相应的吸光度作直线回归，相关系数不低于 0.99，将供试品溶液的吸光度代入直线回归方程，即可得到供试品溶液汞含量。按下式计算供试品中的硫柳汞含量：

$$Y = \frac{c_{\text{Hg}} \times 2.02 \times n}{1000}$$

式中　Y 为供试品中的硫柳汞含量，μg/ml；

　　　c_{Hg} 为供试品溶液中的汞含量，ng/ml；

　　　2.02 为常数（1g 汞相当于 2.02g 硫柳汞）；

　　　n 为供试品稀释倍数。

3116 对羟基苯甲酸甲酯、对羟基苯甲酸丙酯含量测定法

本法系用气相色谱法测定供试品中对羟基苯甲酸甲酯及对羟基苯甲酸丙酯含量。

照气相色谱法(通则 0521)测定。

色谱条件与系统适用性试验 用涂布 100%聚二甲基硅氧烷石英毛细管柱,柱温 180℃,气化室温度 250℃;氢离子化火焰检测器,检测器温度 300℃。载气为氮气,流速为每分钟 20ml。进样方式采用分流进样,进样量为 1μl。内标物(对苯二酚)峰与对羟基苯甲酸甲酯及对羟基苯甲酸丙酯峰之间的分离度均应大于 1.5;对羟基苯甲酸甲酯及对羟基苯甲酸丙酯的对照品溶液连续进样 5 次,所得对羟基苯甲酸甲酯及对羟基苯甲酸丙酯峰面积与对苯二酚峰面积之比的相对标准偏差应不大于 5%。

内标溶液的制备 取对苯二酚 50mg,精密称定,用无水乙醇定容至 50ml,制成每 1ml 约含有 1mg 的内标溶液。

对照品溶液的制备 取对羟基苯甲酸甲酯 0.1g、对羟基苯甲酸丙酯 0.01g,精密称定,用无水乙醇定容至 10ml,即得约 1.00%对羟基苯甲酸甲酯的溶液、约 0.10%对羟基苯甲酸丙酯的溶液。

校正因子测定用对照溶液的制备 取对照品溶液 60μl、内标溶液 100μl,加纯化水 840μl,即得含内标物 100μg/ml、对羟基苯甲酸甲酯约 0.06%、对羟基苯甲酸丙酯约 0.006%的校正因子测定用对照溶液。

测定法 取供试品 840μl,加入内标溶液 100μl、无水乙醇 60μl,混匀,取 1μl 注入气相色谱仪;另取 1μl 校正因子测定用对照溶液,同法操作。按内标加校正因子测定法计算对羟基苯甲酸甲酯及对羟基苯甲酸丙酯含量。

3117 *O*-乙酰基测定法

试剂 (1)2mol/L 盐酸羟胺溶液 称取盐酸羟胺 13.9g,加水溶解并稀释至 100ml,冷处保存。

(2)3.5mol/L 氢氧化钠溶液 称取氢氧化钠 14.0g,加水使溶解并稀释至 100ml。

(3)4mol/L 盐酸溶液 量取盐酸 33.3ml,加水稀释至 100ml 的溶液。

(4)0.37mol/L 三氯化铁-盐酸溶液 称取三氯化铁($FeCl_3 \cdot 6H_2O$)10.0g,加 0.1mol/L 盐酸溶液溶解并稀释至 100ml。

(5)碱性羟胺溶液 量取等体积的盐酸羟胺溶液(2mol/L)与氢氧化钠溶液(3.5mol/L)混合。3 小时内使用。

对照品溶液的制备 精密称取已干燥至恒重的氯化乙酰胆碱 22.7mg(或溴化乙酰胆碱 28.3mg),置 50ml 量瓶中,加 0.001mol/L 醋酸钠溶液(pH 4.5)溶解并稀释至刻度,

摇匀。

供试品溶液的制备 取供试品,用水稀释成 *O*-乙酰基浓度为 0.5～2.5mmol/L 的溶液。

测定法 精密量取氯化乙酰胆碱(或溴化乙酰胆碱)对照品溶液 0.2ml、0.4ml、0.6ml、0.8ml、1.0ml,分别置试管中,补加水至 1ml,加新鲜配制的碱性羟胺溶液 2ml,摇匀,于室温放置 4 分钟,加 4mol/L 盐酸溶液 1ml,调节 pH 值至 1.2±0.2,摇匀,加 0.37mol/L 三氯化铁-盐酸溶液 1ml,摇匀,照紫外-可见分光光度法(通则 0401),在波长 540nm 处测定吸光度。另精密量取上述相应的系列对照品溶液,自"补加水至 1ml"起,除加酸与加碱性羟胺的次序颠倒外,同法操作,用作对照品溶液的空白对照。

精密量取供试品溶液 1ml 置试管中,自本法前述"加新鲜配制的碱性羟胺溶液 2ml"起,同法操作;另取供试品溶液 1ml,与对照品溶液的空白对照同法操作,用作供试品溶液的空白对照。

将标准管各吸光度分别减去相应空白对照管的吸光度,以标准管中所含对照品溶液的体积对其相应的吸光度作直线回归,将供试品的吸光度减去相应空白对照管的吸光度后代入直线回归方程,计算出每 1ml 供试品相当于对照品溶液的体积(V,ml)。按下式计算供试品中的 *O*-乙酰基含量:

$$供试品中 O\text{-}乙酰基含量(mmol/L) = V \times 2.5$$

式中 2.5 为对照品溶液中乙酰胆碱的含量(mmol/L)。

3118 己二酰肼含量测定法

本法系依据在四硼酸钠存在的条件下,己二酰肼(ADH)中的氨基基团能与三硝基苯磺酸(TNBS)发生显色反应,采用紫外-可见分光光度法(通则 0401)测定 b 型流感嗜血杆菌多糖衍生物中己二酰肼的含量。

试剂 (1)己二酰肼对照品贮备液(1mg/ml) 精密称定己二酰肼 0.100g,加水定容至 100ml,于-20℃保存。

(2)己二酰肼对照品工作液(20μg/ml) 精密量取己二酰肼对照品贮备液 0.2ml,加水定容至 10ml。

(3)5%四硼酸钠溶液 称取四硼酸钠($Na_2B_4O_7 \cdot 10H_2O$)47.35g,加水定容至 500ml,于室温保存。

(4)3%TNBS 溶液 配制 3%的 TNBS 溶液,于-20℃保存。

测定法 取 5%四硼酸钠溶液 1.0ml,加水 1ml,混匀,再加入 3%TNBS 溶液 0.3ml,混匀,于室温放置 15 分钟,在波长 500nm 处测定吸光度,作为空白对照。

先将供试品用水稀释至己二酰肼浓度不高于 20μg/ml,作为供试品溶液,然后取 1.0ml,加入 5%四硼酸钠溶液 1.0ml,自本法前述"加入 3%TNBS 溶液 0.3ml"起,同法操作。

分别取己二酰肼对照品工作液 0.2ml、0.4ml、0.6ml、0.8ml、1.0ml 于试管中,每管依次加水 0.8ml、0.6ml、

0.4ml、0.2ml、0.0ml，加入 5％四硼酸钠溶液 1.0ml，自本法前述"加入 3％ TNBS 溶液 0.3ml"起，同法操作。

结果计算　以己二酰肼对照品工作液的浓度对其相应的吸光度作直线回归，求得直线回归方程，将供试品溶液的吸光度代入直线回归方程，求出供试品溶液的己二酰肼含量，根据稀释倍数计算供试品的己二酰肼含量。

3119　高分子结合物含量测定法

本法系利用高分子结合物、低分子结合物及游离多糖在不同乙醇浓度下，沉淀分离，采用紫外-可见分光光度法（通则 0401）测定磷含量，计算高分子结合物的含量。

试剂　（1）5mol/L 氯化钠溶液　精密称定氯化钠 29.22g，加水溶解并稀释至 100ml，室温保存。

（2）1.5mol/L 硫酸　于 11 体积的水中加入 1 体积 98％的硫酸，混匀。

（3）2.5％钼酸铵　称取钼酸铵 2.65g，加水溶解并稀释至 100ml。

（4）10％抗坏血酸　称取抗坏血酸 10g，加水溶解并稀释至 100ml。

（5）矿化试剂　硫酸与 70％高氯酸等体积混合制得。

（6）产色试剂　水、1.5mol/L 硫酸、2.5％钼酸铵、10％抗坏血酸，按 2：1：1：1 体积比混合配制。

（7）80μg/ml 磷对照品贮备液　精密称定经 100℃干燥的磷酸氢二钠 0.3665g 或磷酸二氢钾 0.3509g，加水定容至 1000ml。临用时，将贮备液做 20 倍稀释，即为 4μg/ml 磷对照品工作液。

（8）1.0mol/L 氢氧化钠溶液　称取 4g 氢氧化钠，加水溶解并稀释至 100ml。

供试品溶液的制备　（1）分步沉淀　原液用 0.9％氯化钠溶液稀释至多糖含量 20～28μg/ml 或成品疫苗 3ml，加入 5mol/L 氯化钠溶液 0.75ml，混匀后加入无水乙醇 15ml，于 −20℃冰箱放置 72～96 小时，以每分钟 8000 转 4℃离心 90 分钟，吸取上清液为供试品溶液 2；于沉淀中加入 50％乙醇溶液 0.5ml，加玻璃珠，混合后室温放置 1 小时；再加入 50％乙醇溶液 1.5ml，混合后室温放置 2 小时，然后以每分钟 8000 转 8℃离心 1 小时，吸取 1.8ml 上清液为供试品溶液 3；沉淀再加入 1.0mol/L 氢氧化钠溶液 0.5ml，混合后室温放置 1 小时，加水 1.25ml，作为供试品溶液 4。

（2）供试品 1　取多糖含量 20～28μg/ml 的原液或成品疫苗 1.0ml 为供试品 1。

（3）供试品溶液的矿化　分别量取 1.0ml 供试品 1、1.5ml 供试品溶液 2、0.7ml 供试品溶液 3、0.5ml 供试品溶液 4 各 2 份；分别加入矿化试剂 0.15ml，置 150℃干燥 1 小时，然后升温至 180℃干燥 30 分钟，再升温至 250℃干燥 1 小时。

测定法　量取水 1.95ml，加矿化试剂 50μl 后加 2.0ml 产色试剂，混匀后置 37℃水浴 2 小时，在波长 825nm 处测定吸光度，作为空白对照。

于矿化好的供试品溶液中加水 1.85ml，加产色试剂 2.0ml，混匀后置 37℃水浴 2 小时，在波长 825nm 处测定吸光度。

分别量取磷对照品工作液 0.1ml、0.2ml、0.4ml、0.8ml、1.0ml 于试管中，每管依次加水 1.85ml、1.75ml、1.55ml、1.15ml、0.95ml；然后每管分别加入矿化试剂 50μl 后加 2.0ml 产色试剂，混匀后置 37℃水浴 2 小时，在波长 825nm 处测定吸光度。

结果计算　以磷对照品工作液的浓度对其相应的吸光度作直线回归，求得直线回归方程。将供试品溶液的吸光度代入直线回归方程，求出磷含量。

供试品磷含量（μg/ml）分别为：

$$P_1 = (A_1 \times 3)/1.0$$
$$P_2 = (A_2 \times 18.75)/1.5$$
$$P_3 = (A_3 \times 2.0)/0.7$$
$$P_4 = (A_4 \times 2.0)/0.5 - (P_3 \times 10)/100$$

试验有效性　$80\% \leqslant (P_2 + P_3 + P_4)/P_1 \leqslant 120\%$

供试品高分子结合物含量（%）$= P_4/(P_2 + P_3 + P_4) \times 100$

供试品游离多糖含量（%）$= [1 - P_4/(P_2 + P_3 + P_4)] \times 100$

式中，P_1、P_2、P_3、P_4 为供试品 1、供试品溶液 2、供试品溶液 3、供试品溶液 4 的磷含量；A_1、A_2、A_3、A_4 为供试品 1、供试品溶液 2、供试品溶液 3、供试品溶液 4 中取样矿化后的磷含量。

3120　人血液制品中糖及糖醇测定法

本法系用高效液相色谱法测定人血液制品中糖及糖醇含量。

照高效液相色谱法（通则 0512）测定。

色谱条件与系统适用性试验　用苯乙烯-二乙烯基苯共聚物为基质的阳离子交换色谱柱（H^+）（7.8mm×300mm，9μm 或 8μm）；柱温 50℃（测定蔗糖含量时，柱温为 20～30℃）；流动相为 0.004mol/L 硫酸溶液，流速为每分钟 0.8ml；示差折光检测器。取 2％麦芽糖 1ml 和 1.5％磺基水杨酸 1ml 的混合物 20μl，注入色谱柱，记录色谱图，麦芽糖与磺基水杨酸两峰间的分离度应大于 1.5，拖尾因子按麦芽糖峰计算应为 0.95～1.50。

对照品溶液的制备　（1）麦芽糖对照品溶液　分别取经减压干燥至恒重的麦芽糖对照品 1.0g、2.0g、3.0g，精密称定，各置 100ml 量瓶中，分别加水溶解并稀释至刻度，摇匀，即得。

（2）葡萄糖对照品溶液　分别取经减压干燥至恒重的葡萄糖对照品 0.5g、1.0g、1.5g，精密称定，各置 100ml 量瓶中，分别加水溶解并稀释至刻度，摇匀，即得。

（3）山梨醇对照品溶液　分别取经减压干燥至恒重的山

梨醇对照品 0.5g、1.0g、1.5g，精密称定，各置 100ml 量瓶中，分别加水溶解并稀释至刻度，摇匀，即得。

(4)蔗糖对照品溶液　分别取经减压干燥至恒重的蔗糖对照品 1.0g、2.0g、3.0g，精密称定，各置 100ml 量瓶中，分别加水溶解并稀释至刻度，摇匀，即得。

供试品溶液的制备　精密量取供试品 1ml，加 1.5%磺基水杨酸 4.0ml，混匀，室温放置至少 2 小时，以每分钟 3000 转离心 10 分钟，取上清液，即得。

测定法　精密量取对照品溶液与供试品溶液，分别注入色谱柱，记录色谱图；进样量为 20μl。

以各对照品溶液浓度(g/L)对其相应的峰面积作直线回归，求得直线回归方程，计算出供试品溶液中糖或糖醇含量(A)，再按下列公式计算：

$$供试品糖或糖醇含量(g/L)=A \times n$$

式中　A 为供试品溶液中糖或糖醇含量，g/L；

n 为供试品稀释倍数。

【附注】 (1)根据供试品的糖含量，对照品和供试品的取量可做适当调整。

(2)直线回归相关系数应不低于 0.999。

(3)不同厂家的阳离子交换色谱柱(H^+)的流速、流动相、柱温等会有所不同，可根据色谱柱说明书对色谱条件进行适当调整。

3121　人血白蛋白多聚体测定法

本法系用分子排阻色谱法测定人血白蛋白多聚体含量。

照分子排阻色谱法(通则 0514)测定。

色谱条件与系统适用性试验　用亲水硅胶高效体积排阻色谱柱(SEC，排阻极限 300kD，7.5mm×600mm，10μm)；以含 1%异丙醇的 pH 7.0、0.2mol/L 磷酸盐缓冲液(量取 0.5mol/L 磷酸二氢钠 200ml、0.5mol/L 磷酸氢二钠 420ml、异丙醇 15.5ml 及水 914.5ml，混匀)为流动相；检测波长为 280nm；流速为每分钟 0.6ml。取每 1ml 含蛋白质 12mg 的人血白蛋白溶液 20μl，注入色谱柱，记录色谱图，人血白蛋白单体峰与二聚体峰间的分离度应大于 1.5，拖尾因子按人血白蛋白单体峰计算应为 0.95～1.40。

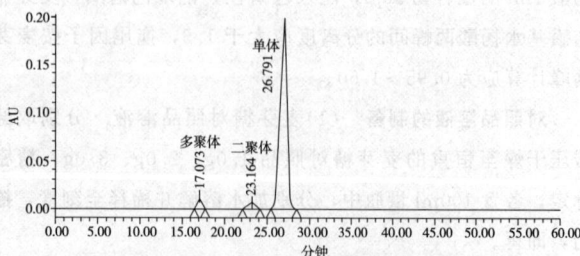

图 1　人血白蛋白标准图谱

测定法　取供试品适量，用流动相稀释成每 1ml 约含蛋白质 12mg 的溶液，取 20μl，注入色谱柱，记录色谱图 60

分钟。按面积归一化法计算，色谱图中未保留(全排阻)峰的含量(%)除以 2，即为人血白蛋白多聚体含量。

3122　人免疫球蛋白类制品 IgG 单体加二聚体测定法

本法系用分子排阻色谱法测定人免疫球蛋白类制品 IgG 单体加二聚体含量。

照分子排阻色谱法(通则 0514)测定。

色谱条件与系统适用性试验　用亲水硅胶高效体积排阻色谱柱(SEC，排阻极限 300kD，7.5mm×600mm，10μm)；以含 1%异丙醇的 pH 7.0、0.2mol/L 磷酸盐缓冲液(量取 0.5mol/L 磷酸二氢钠 200ml、0.5mol/L 磷酸氢二钠 420ml、异丙醇 15.5ml 及水 914.5ml，混匀)为流动相；检测波长为 280nm；流速为每分钟 0.6ml。分别取每 1ml 含蛋白质 12mg 的人免疫球蛋白、人血白蛋白溶液各 20μl，分别注入色谱柱，记录色谱图。人免疫球蛋白对照品单体峰与裂解体峰间的分离度应大于 1.5，人血白蛋白对照品单体峰与二聚体峰间的分离度应大于 1.5，拖尾因子按人血白蛋白单体峰计算应为 0.95～1.40。

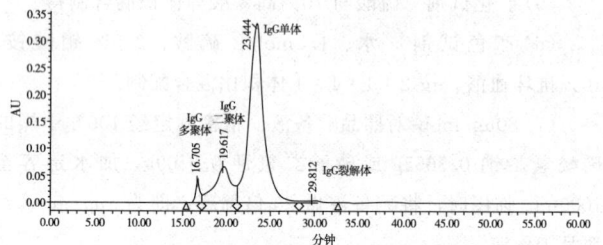

图 1　人免疫球蛋白 IgG 标准图谱

测定法　取供试品适量，用流动相稀释成每 1ml 约含蛋白质 12mg 的溶液，取 20μl，注入色谱柱，记录色谱图 60 分钟。按面积归一化法计算，色谱图中单体峰加二聚体峰的含量，即为 IgG 单体加二聚体含量。图谱各峰的界限为两峰间最低点到基线的垂直线。主峰为 IgG 单体；相对保留时间约 0.85 的峰为二聚体。

3123　人免疫球蛋白中 甘氨酸含量测定法

本法系依据过量的 6-氨基喹啉基-N-羟基琥珀酰亚胺基氨基甲酸酯(AQC)在一定条件下和氨基酸形成稳定的衍生产物(柱前衍生)，用高效液相色谱法测定衍生产物，根据衍生产物的含量计算人免疫球蛋白中甘氨酸含量。

照高效液相色谱法(通则 0512)测定。

色谱条件与系统适用性试验　用十八烷基硅烷键合硅胶为基质的 C_{18} 反相色谱柱 (3.9mm×150mm，4μm)；柱温 37℃；以 140mmol/L 醋酸钠、17mmol/L 三乙胺(pH 5.65)、

$1\mu g/ml$ 乙二胺四乙酸二钠为流动相 A 液，以 100％乙腈为流动相 B 液，以纯水为流动相 C 液，流速为每分钟 1.0ml，按下表进行梯度洗脱 32 分钟，检测波长为 248nm。甘氨酸与相邻色谱峰之间分离度应大于 1.5，拖尾因子（T）为 0.95～1.40（甘氨酸和 α-氨基丁酸峰）；RSD 应不大于 2.0％（甘氨酸对照品峰面积测量值）。

时间（分钟）	流速（ml/min）	流动相 A（％）	流动相 B（％）	流动相 C（％）	曲线
起始	1.0	100	0	0	
0.5	1.0	99.0	1.0	0	瞬时
18.00	1.0	95.0	5.0	0	线性
19.00	1.0	91.0	9.0	0	线性
22.00	1.0	83.0	17.0	0	线性
25.00	1.0	0	60.0	40.0	瞬时
28.00	1.0	100	0	0	瞬时
32.00	1.0	100	0	0	线性

内标溶液的制备　精密称取 α-氨基丁酸对照品 0.4g，加水定容至 100ml。

对照品溶液的制备　（1）精密称取甘氨酸对照品 2.5g，加水定容至 100ml。

（2）精密量取（1）项溶液 1.0ml，加 1.5％磺基水杨酸 9.0ml，混匀静置 2 小时以上，以每分钟 3000 转离心 10 分钟，留取上清液备用。

（3）精密量取（2）项上清液 0.4ml、0.8ml、1.0ml、1.2ml、1.6ml，分别置 10ml 量瓶中，用水定容。

（4）精密量取（3）项溶液各 0.1ml，加水 0.4ml 与内标溶液 0.02ml，混匀备用。

（5）精密量取（4）项溶液各 $10\mu l$ 放入衍生管中，加硼酸缓冲液（pH 8～10）$70\mu l$ 涡旋混合，并加入 $20\mu l$ AQC 衍生剂涡旋混合 15 秒，即为对照品溶液。

供试品溶液的制备　（1）精密量取供试品溶液 1.0ml，加 1.5％磺基水杨酸 9.0ml，混匀静置 2 小时以上，以每分钟 3000 转离心 10 分钟，留取上清液备用。

（2）精密量取（1）项上清液 1.0ml，置 10ml 量瓶中，用纯水定容。

（3）精密量取（2）项溶液 0.1ml，加 0.4ml 纯水与内标溶液 0.02ml，混匀后，精密量取 $10\mu l$ 放入衍生管中，加 $70\mu l$ 硼酸缓冲液涡旋混合，并加入 $20\mu l$ AQC 衍生剂涡旋混合 15 秒，即为供试品溶液。

测定法　精密量取对照品溶液与供试品溶液，分别注入液相色谱仪，记录色谱图 32 分钟。进样量为 $10\mu l$。按内标法计算。

【附注】（1）甘氨酸含量测定应采用柱前衍生及内标法，除本法要求外，衍生剂也可选用异硫氰酸苯酯、邻苯二甲醛；内标物也可选用正缬氨酸；C_{18} 反相色谱柱的粒度也可选用 $5\mu m$ 或亚 $2\mu m$。根据液相色谱系统、C_{18} 反相色谱柱规格、衍生剂及内标物的不同，可以调整相应的色谱条件。

（2）直线回归相关系数应不低于 0.999。

（3）系统适用性中重复性可用其他适宜方法。

（4）本法也适用于血液制品中组氨酸和精氨酸测定，仅对照品改为相应的组氨酸或精氨酸。

（5）根据供试品的甘氨酸含量，对照品和供试品的取量可做适当调整。

3124　人粒细胞刺激因子蛋白质含量测定法

本法采用高效液相色谱法测定供试品中人粒细胞刺激因子蛋白质含量。

照高效液相色谱法（通则 0512）测定。

色谱条件　色谱柱采用十八烷基硅烷键合硅胶为填充剂（4.6mm×250mm，$5\mu m$，孔径 30nm）；柱温为 30℃±5℃，供试品保存温度为 2～8℃；以 0.1％三氟乙酸的水溶液为流动相 A 液，以 0.1％三氟乙酸的乙腈溶液为流动相 B 液；流速为每分钟 1ml；检测波长 214nm；按下表进行梯度洗脱。

时间（分钟）	流动相 A（％）	流动相 B（％）
0	60	40
40	20	80
45	0	100
50	60	40
60	60	40

检查法　取 1 支标准品，按说明书复溶。用 20mmol/L 的醋酸-醋酸钠缓冲液（pH 4.0）将标准品及供试品调节至相同蛋白质浓度，将供试品溶液与标准品溶液以相同体积分别注入液相色谱仪（进样体积不小于 $10\mu l$，进样量 4～6μg），按本法上表进行梯度洗脱。标准品溶液、供试品溶液均进样 3 次，记录色谱图并计算峰面积。按下式计算人粒细胞刺激因子蛋白质含量（$\mu g/ml$）：

$$供试品蛋白质含量（\mu g/ml）= \frac{C_R \times A_X \times n_X}{A_R \times n_R}$$

式中　C_R 为复溶所得标准品溶液的蛋白质含量，$\mu g/ml$；

A_R 为标准品溶液的平均峰面积；

A_X 为供试品溶液的平均峰面积；

n_R 为标准品溶液的稀释倍数；

n_X 为供试品溶液的稀释倍数。

3125　组胺人免疫球蛋白中游离磷酸组胺测定法

本法系依据磷酸组胺与邻苯二甲醛在碱性条件下生成荧光衍生物，以此测定组胺人免疫球蛋白中游离磷酸组胺含量。

磷酸组胺对照品溶液的制备　取磷酸组胺对照品 7mg,精密称定,置 25ml 量瓶中,用 0.1mol/L 盐酸溶液溶解并稀释至刻度,摇匀,作为磷酸组胺贮备液,－20℃贮存备用。试验当天准确量取磷酸组胺贮备液 0.1ml,置 100ml 量瓶中,用 0.1mol/L 盐酸溶液稀释至刻度,即为磷酸组胺对照品溶液。

供试品溶液的制备　量取供试品 0.5ml,加水 1.2ml,混匀,加 25%三氯乙酸溶液 0.3ml,混匀,以每分钟 4000转离心 10 分钟,取上清液,即为供试品溶液。

测定法　量取供试品溶液 1.6ml 置试管中,加氯化钠 1.5g,再加正丁醇 4.0ml、2.5mol/L 氢氧化钠溶液 0.2ml,立即混匀 5 分钟,静置后,取出正丁醇相 3.6ml 加到已装有 0.1mol/L 盐酸溶液 1.2ml 和正庚烷 2.0ml 的试管内,振荡 5分钟,弃有机相,量取盐酸相 1.0ml,加入等体积水,再加 0.4mol/L 氢氧化钠溶液 0.5ml,混匀并迅速加入 0.1%邻苯二甲醛-甲醇溶液 0.1ml,立即混匀,置 21～22℃ 10 分钟,加 0.5mol/L 盐酸溶液 0.5ml 终止反应。取终止反应后的溶液 200μl,加入酶标板孔中,用荧光酶标仪,在激发波长 350nm 和发射波长 450nm 处测荧光强度。

准确量取磷酸组胺对照品溶液 1.0ml、0.8ml、0.6ml、0.4ml、0.2ml、0.1ml、0.05ml、0.025ml,分别置试管中,各以 0.1mol/L 盐酸溶液补足至 1.0ml;向各管中加水 0.5ml、25%三氯乙酸溶液 0.1ml,混匀,加氯化钠 1.5g,自本法前述"再加正丁醇 4.0ml"起,同法操作。

以磷酸组胺对照品溶液的浓度对其相应的荧光强度作直线回归,将供试品溶液的荧光强度代入直线回归方程,求出供试品溶液碱基含量(G),按下式计算:

$$供试品游离磷酸组胺含量(ng/ml)＝G×2.76×2.5$$

【附注】磷酸组胺分子量为 307.148,对照品溶液浓度按碱基计,碱基与磷酸组胺分子量比为 1：2.76。式中"2.5"为供试品稀释倍数。

3126　IgG 含量测定法
(紫外-可见分光光度法)

本法系依据免疫球蛋白 G(IgG)与相应的抗体特异性结合后,在适宜的电解质、温度、pH 值条件下,产生凝集反应,形成抗原-抗体复合物。根据供试品的吸光度,求出供试品中 IgG 的含量。

试剂　(1)缓冲液　称取三羟甲基氨基甲烷(Tris) 12.42g、氯化钠 9g、聚乙二醇 6000 50g、牛血清白蛋白(BSA)1g、叠氮化钠(NaN₃)1g,加水溶解,用 1.0mol/L 盐酸调节 pH 值至 7.4,加水稀释至 1000ml。

(2)抗人 IgG 血清　按说明书要求将冻干抗人 IgG 血清复溶,按标示效价取一定量抗人 IgG 血清,加缓冲液稀释

至抗体最终效价为 1：4(例如抗人 IgG 血清效价为 1：100,量取原液 2ml 加抗体缓冲液 48ml),充分混匀,0.45μm 膜过滤。4℃保存备用。

IgG 标准品溶液的制备　用 0.9%氯化钠溶液将 IgG 标准品在每 1ml 含 0.2～6.0mg 范围内做适当的系列稀释(通常做 5 个稀释度)。

供试品溶液的制备　用 0.9%氯化钠溶液将供试品稀释成高、中、低 3 个稀释度,其 IgG 含量均应在标准曲线范围内。

测定法　取供试品溶液 10μl,加入已预热至 37℃并经稀释的适宜浓度的抗人 IgG 血清 1ml,混匀,每个稀释度做 2 管,置 37℃水浴中保温 1 小时,充分混匀,照紫外-可见分光光度法(通则 0401),在波长 340nm 处分别测定吸光度。

用 IgG 标准品溶液 10μl 替代供试品溶液,同法操作。

计算标准品和供试品不同稀释度溶液的吸光度的均值。以标准品溶液的 IgG 含量的对数值对其相应吸光度的对数值作直线回归,求得直线回归方程,相关系数应不低于 0.99;然后将供试品溶液吸光度的对数值代入直线回归方程,求得该对数值的反对数,再乘以稀释倍数,求取每 1ml 供试品溶液 IgG 含量,再由供试品各稀释度 IgG 含量求平均值,即为供试品 IgG 含量(g/L)。

【附注】(1)全部反应管必须在 10 分钟内测量完毕。

(2)设置紫外分光光度计狭缝宽度(Slit Width)为 2nm。

(3)每次测定可根据供试品 IgG 含量,适当调整标准品溶液中 IgG 含量范围。

3127　单抗分子大小变异体
测定法

第一法　十二烷基硫酸钠毛细管电泳法(CE-SDS 法)

本法系采用十二烷基硫酸钠毛细管电泳(CE-SDS)紫外检测方法,在还原和非还原条件下,依据分子量大小,按毛细管电泳法(通则 0542),定量测定重组单克隆抗体产品的纯度。

毛细管电泳系统　(1)检测器　紫外或二极管阵列检测器。波长:214nm 或 220nm。

(2)毛细管　非涂层-熔融石英毛细管(内径 50μm),选择合适长度以满足系统适用性要求。

试剂　(1)SDS 样品缓冲液　含 1% SDS 的 0.04mol/L 磷酸盐溶液(pH 6.5)或等效缓冲液。

(2)SDS 凝胶分离缓冲液　含 0.2% SDS 的缓冲液(pH 8.0),含有适当的亲水性聚合物作为分子筛或等效缓冲液。

(3)0.1mol/L 或其他适宜浓度盐酸溶液。

(4)0.1mol/L 或其他适宜浓度氢氧化钠溶液。

(5)2-巯基乙醇。

(6)烷基化溶液　0.8mol/L 的碘乙酰胺水溶液,可称取约 74mg 碘乙酰胺,加入 500μl 水溶解,新鲜制备,避免

光照。

（7）系统适用性对照品溶液　终浓度 1mg/ml。

供试品制备　（1）供试品溶液制备　用 SDS 样品缓冲液将供试品稀释至 1mg/ml。样品缓冲液以相同稀释倍数稀释，为空白对照。

（2）非还原供试品溶液制备　取供试品溶液（1mg/ml）95μl，加入 0.8mol/L 碘乙酰胺水溶液 5μl，涡旋混匀。取空白对照 95μl，加入 0.8mol/L 碘乙酰胺水溶液 5μl，涡旋混匀，为非还原空白对照。

（3）还原供试品溶液制备　取供试品溶液（1mg/ml）95μl，加入 2-巯基乙醇 5μl，涡旋混匀。取空白对照 95μl，加入 2-巯基乙醇 5μl，涡旋混匀，为还原空白对照。

将供试品溶液和空白对照在 68～72℃ 孵育，非还原供试品溶液孵育 5 分钟，还原供试品溶液孵育 15 分钟。冷却至室温后每分钟 6000 转离心 1 分钟。从样品管中分别取出 75μl 至样品瓶中，立即进行分析。

系统适用性　（1）还原条件的系统适用性要求

电泳图谱：系统适用性对照品溶液的电泳图谱应与提供的典型电泳图谱相一致。

分离度：糖基化重链峰和非糖基化重链峰能够明显地分辨（分离度根据实际测定数据设定）。

系统适用性对照品非糖基化重链占总重链的百分比：以非糖基化重链的修正峰面积占总重链的修正峰面积的百分比计算。系统适用性对照品溶液中非糖基化重链占总重链的百分比应在指定范围内（见该批次对照品说明书）。

迁移时间：两针系统适用性对照品重链迁移时间差不大于 1.0 分钟。

空白：空白溶液中应无干扰峰。

（2）非还原条件的系统适用性要求

电泳图谱：系统适用性对照品溶液的电泳图谱应与提供的典型电泳图谱相一致。

分离度：IgG 主峰与片段峰的分离度根据实际测定数据设定。

系统适用性对照品主峰百分比：以主峰的修正峰面积占总修正峰面积的百分比计算。系统适用性溶液主峰的相对百分含量应在指定范围内（见该批次对照品说明书）。

迁移时间：两针系统适用性对照品主峰的迁移时间差不大于 1.0 分钟。

测定法　毛细管的预处理：0.1mol/L 氢氧化钠溶液在 60psi 压力下冲洗 3 分钟，然后用 0.1mol/L 盐酸溶液在 60psi 压力下冲洗 2 分钟，最后用纯水在 70psi 压力下冲洗 1 分钟，每次运行前应进行。

毛细管的预填充：SDS 凝胶分离缓冲液在 50psi 压力下冲洗 15 分钟，每次运行前应进行。

样品进样：10kV 反相极性电动进样。还原样品进样 30 秒，非还原样品进样 40 秒。

分离：15kV 下运行 40 分钟，反相极性。

样品室温度：18～22℃。

毛细管温度：18～22℃。

进样顺序：空白、系统适用性对照品、样品、系统适用性对照品、空白。

注：根据仪器的不同，可调节毛细管种类和测定法的条件，以满足系统适用性要求。

结果分析　（1）还原条件　按面积归一化法计算，以重链、非糖基化重链和轻链的修正峰面积分别占所有修正峰面积之和的百分比分别计算重链、非糖基化重链和轻链的纯度，三者之和即为产品纯度（图1）。（注：根据样品功能决定是否包含非糖基化重链纯度）

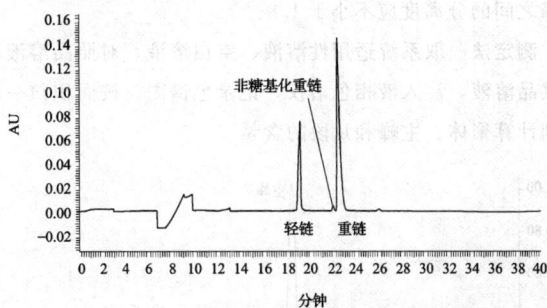

图 1　还原典型图谱

（2）非还原条件　按面积归一化法计算，以 IgG 主峰的修正峰面积占所有修正峰面积之和的百分比计算主峰的纯度（图2）。

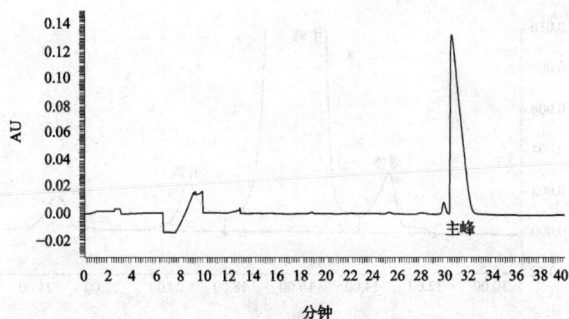

图 2　非还原典型图谱

第二法　分子排阻色谱法（SEC 法）

本法系采用分子排阻色谱法，利用凝胶色谱柱的分子筛机制分离单克隆抗体各分子大小变异体并测定其含量。

试剂　磷酸盐缓冲液　含 0.05mol/L 磷酸钾和 0.25mol/L 氯化钾的磷酸盐水溶液，可称取磷酸二氢钾 4.76g、磷酸氢二钾 2.61g 和氯化钾 18.64g，加水 900ml 使溶解，调 pH 值至 6.2，用水稀释至 1000ml。

空白溶液　按照制剂配方配制，但不含单抗的溶液。若研究表明制剂配方溶液图谱与水的图谱无明显差异，也可用水制备空白溶液。

系统适用性溶液　取系统适用性对照品，加流动相使溶解并稀释成每 1ml 含 10mg 的溶液。

对照品溶液　取供试品对应的单抗对照品，加流动相使溶解并稀释成每 1ml 含 10mg 的溶液。

供试品溶液 取供试品，加流动相使溶解并稀释成每 1ml 含 10mg 的溶液。

色谱条件 以适合分离 10～500kD 蛋白质的亲水改性硅胶为固定相（7.8mm×300mm，5μm，或等效色谱柱），柱温 25℃；以磷酸盐缓冲液为流动相，流速为每分钟 0.5ml；检测器波长 280nm；进样器温度 2～8℃；进样体积 20μl；运行时间 30 分钟。

系统适用性要求 系统适用性溶液图谱应与参考图谱基本一致（图 3、图 4）；空白溶液色谱图中应无干扰峰存在；理论板数按主峰计应不低于 4900，主峰的拖尾因子应不大于 1.4，聚体峰与主峰之间的分离度应不小于 2.0，主峰和片段峰之间的分离度应不小于 1.8。

测定法 取系统适用性溶液、空白溶液、对照品溶液和供试品溶液，注入液相色谱仪，记录色谱图。按面积归一法分别计算聚体、主峰和片段的含量。

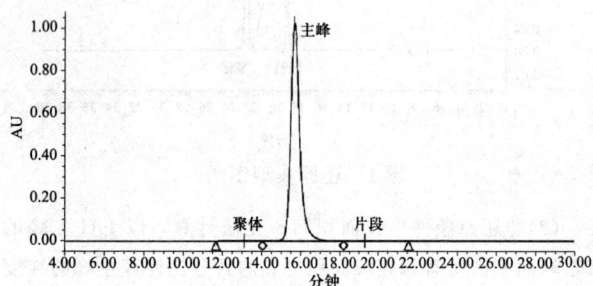

图 3 系统适用性对照品参考图谱

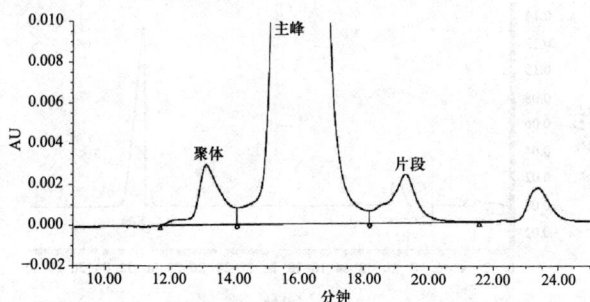

图 4 系统适用性对照品参考图谱局部放大图

3128 抗毒素/抗血清制品分子大小分布测定法

本法系用分子排阻色谱法测定抗毒素/抗血清制品中完整 IgG 和聚合物的相对含量。

照分子排阻色谱法（通则 0514）测定。

色谱条件与系统适用性试验 用亲水硅胶高效体积排阻色谱柱（SEC，排阻极限 500kD，7.8mm×300mm 粒度≤5μm）。以含 1% 异丙醇的 pH 7.0、0.2mol/L 磷酸盐缓冲液（量取 0.5mol/L 磷酸二氢钠溶液 200ml、0.5mol/L 磷酸氢二钠溶液 420ml、异丙醇 15.5ml 及水 914.5ml，混匀）为流动相，检测波长为 280nm，流速为每分钟 0.6ml。分别取每 1ml 含蛋白质 12mg 的人免疫球蛋白、人血白蛋白溶液各 20μl，

分别注入色谱柱，记录色谱图。人免疫球蛋白单体峰与裂解体峰的分离度应大于 1.5，人血白蛋白单体峰与二聚体峰的分离度应大于 1.5，拖尾因子按人血白蛋白单体峰计算应为 0.95～1.40。

测定法 取供试品适量，用流动相稀释成每 1ml 约含蛋白质 12mg 的溶液，取 20μl，注入色谱柱，记录色谱图 40 分钟（标准图谱见图 1、图 2）。按面积归一化法计算色谱图中 $F(ab')_2$、IgG 单体和聚合物的相对含量。图谱各峰的界限为两峰间最低点到基线的垂直线。主峰为 $F(ab')_2$，相对保留时间约 0.93 的峰为 IgG 单体，相对保留时间约 0.88 及之前的峰均为聚合物。

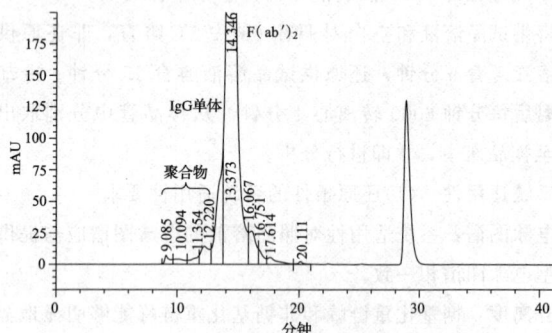

图 1 抗毒素/抗血清制品标准图谱（1）
（含 IgG 单体）

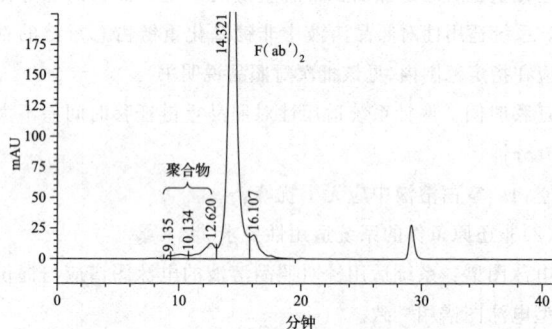

图 2 抗毒素/抗血清制品标准图谱（2）
（不含 IgG 单体）

3129 单抗电荷变异体测定法

本法系采用全柱成像毛细管等电聚焦电泳（icIEF）或毛细管等电聚焦电泳（cIEF），依据单抗不同电荷变异体的等电点（pI）特征，按毛细管电泳法（通则 0542）将其分离，测定单抗产品各电荷变异体的等电点并计算百分含量。

第一法 全柱成像毛细管等电聚焦电泳法

试剂 （1）水（电阻率不低于 18.2MΩ·cm）。

（2）1% 甲基纤维素溶液 取甲基纤维素 10g，加水溶解并稀释至 1000ml，0.22μm 滤膜过滤，2～8℃ 保存。

（3）0.1% 甲基纤维素溶液 取 1% 甲基纤维素溶液与水以 1：9 稀释，2～8℃ 保存。

（4）两性电解质（pH 3～10）。

（5）等电点标志物(pI Marker)　所选用的等电点标志物的等电点范围一般应涵盖供试品的等电点。

（6）含 80mmol/L 磷酸的 0.1% 甲基纤维素溶液。

（7）含 100mmol/L 氢氧化钠的 0.1% 甲基纤维素溶液。

（8）预混溶液（可根据比例一次性配制多个供试品使用的预混溶液）。

试剂	体积(μl)	终浓度(%)
两性电解质（pH 3～10）	8	4.0
等电点标志物 1	1	0.5
等电点标志物 2	1	0.5
1% 甲基纤维素溶液	70	35.0
水	80	/

注：系统适用性对照品溶液与预混溶液总体积为 200μl。

系统适用性溶液　取系统适用性对照品适量，用水稀释至 1mg/ml。取 40μl，加预混溶液 160μl，混匀，以每分钟 13 000 转离心 5 分钟，取上清液。

对照品溶液　对照品系经证明足够稳定可用于鉴别、理化分析的代表批次的产品。取对照品适量，照系统适用性溶液同法制备。可根据产品特征调整对照品预混溶液体系组分或比例、终浓度等。

供试品溶液　取供试品，照对照品溶液同法制备。

空白溶液　空白溶液系按照制剂配方配制，但不含有单抗的溶液。若研究表明制剂配方成分与水的图谱无显著差异，也可用水制备空白溶液。空白溶液照对照品溶液同法制备。

电泳条件　采用涂层石英毛细管和紫外检测器，检测波长为 280nm；毛细管温度（环境温度）为 18～25℃；样品室温度为 4～10℃；按所选设备进样时间等参数自动进样；以含 80mmol/L 磷酸的 0.1% 甲基纤维素溶液和含 100mmol/L 氢氧化钠的 0.1% 甲基纤维素溶液为阳极液和阴极液，1kV 或 1.5kV 低电压下预聚焦 1 分钟后，3kV 高电压下聚焦 4.5～15 分钟（系统适用性溶液 1kV 或 1.5kV 低电压下预聚焦 1 分钟后，3kV 高电压下聚焦 7.5 分钟）。

测定法　取系统适用性溶液、空白溶液、对照品溶液、供试品溶液依序进样：系统适用性溶液至少进样 2 针、空白溶液进样 1 针、对照品溶液进样 1 针，供试品溶液（1）、供试品溶液（2）……系统适用性溶液至少进样 1 针，记录图谱。

系统适用性要求　系统适用性溶液进样应不少于 3 针（序列起始至少 2 针，序列尾至少 1 针）且主峰 pI 的标准偏差、主峰百分含量、主峰百分含量的标准偏差及相对标准偏差应在规定范围内（见该批次系统适用性对照品的说明书）。系统适用性溶液的电泳图谱应与参考图谱相似。空白图谱中两个等电点标志物均被检出，且等电点标志物峰之间的供试品积分区域应无干扰积分的倒峰、尖峰等非蛋白峰。

结果计算　（1）等电点　以各等电点标志物的等电点

（pI）对其相应的像素值作线性回归，将电荷变异体的像素值代入线性回归方程，求出电荷变异体的等电点。

（2）百分含量　按峰面积归一化法计算，各电荷变异体的峰面积占所有蛋白峰面积之和的百分比即为该批次单抗电荷变异体的百分含量。

注意事项　（1）如供试品的盐浓度较高，需对其进行脱盐前处理。

（2）可根据产品特征调整聚焦电压、聚焦时间、样品室温度等。

（3）由于 icIEF 分析仪器品牌不同、毛细管品牌或者规格存在差异，系统适用性对照品的电泳图谱与参考图谱峰型相比，可略有差异。

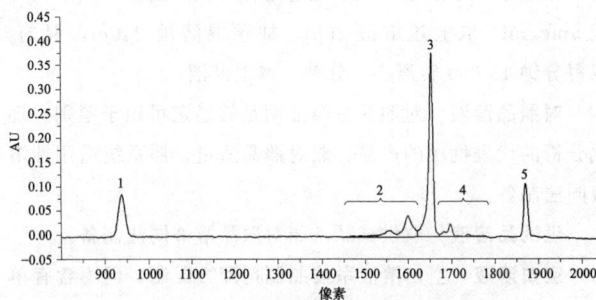

图 1　icIEF 系统适用性对照品参考图谱
1. 等电点标志物 1　2. 酸性峰　3. 主峰　4. 碱性峰
5. 等电点标志物 2

第二法　毛细管等电聚焦电泳法

试剂　（1）水（电阻率不低于 18.2MΩ·cm）。

（2）等电聚焦电泳用凝胶溶液　含有适当的亲水性聚合物作为分离介质或等效溶液。

（3）两性电解质(pH 3～10)。

（4）等电点标志物(pI Marker)　所选用等电点标志物的等电点范围一般应涵盖供试品的等电点。

（5）含尿素的等电聚焦电泳用凝胶溶液　取尿素 1.80g，加等电聚焦电泳用凝胶溶液约 7ml，涡旋混匀使溶解，用等电聚焦电泳用凝胶溶液稀释至 10ml。

（6）亚氨基二乙酸溶液　取亚氨基二乙酸 0.27g，加水 10ml 溶解，制成 200mmol/L 亚氨基二乙酸溶液作为阳极稳定剂。

（7）精氨酸溶液　取精氨酸 4.36g，加水 50ml 溶解，制成 500mmol/L 精氨酸溶液作为阴极稳定剂。

（8）磷酸溶液　取 85% 磷酸溶液 1.35ml，加水稀释至 100ml，制成 200mmol/L 磷酸溶液作为阳极液。

（9）氢氧化钠溶液　取氢氧化钠 1.2g，加水 100ml 溶解，制成 300mmol/L 氢氧化钠溶液作为阴极液。

（10）醋酸溶液　取冰醋酸 1ml，加水稀释至 50ml，制成 350mmol/L 醋酸溶液作为迁移液。

（11）尿素溶液　取尿素 10.8g，加水 30ml，涡旋混匀使溶解制成 4.3mol/L 尿素溶液。

（12）预混溶液（可根据比例一次性配制多个供试品使用的预混溶液）。

试剂	体积(μl)	终浓度（%）
两性电解质（pH 3～10）	12	4.8
等电点标志物1	1	0.4
等电点标志物2	1	0.4
含尿素的等电聚焦电泳用凝胶溶液	200	80.0
精氨酸溶液	20	8.0
亚氨基二乙酸溶液	2	0.8
水	4	/

注：系统适用性对照品溶液与预混溶液总体积为250μl。

系统适用性溶液　取系统适用性对照品适量，用水稀释至5mg/ml。取上述溶液10μl，加预混溶液240μl，混匀，以每分钟13 000转离心5分钟，取上清液。

对照品溶液　对照品系经证明足够稳定可用于鉴别、理化分析的代表批次的产品。取对照品适量，照系统适用性溶液同法制备。

供试品溶液　取供试品，照对照品溶液同法制备。

空白溶液　空白溶液系按照制剂配方配制，但不含有单抗的溶液。若研究表明制剂配方成分与水的图谱无明显差异，也可用水制备空白溶液。空白溶液照对照品溶液同法制备。

电泳条件　用涂层-熔融石英毛细管（内径50μm），切割至总长度30cm，有效长度20cm；毛细管温度为20℃；检测波长为280nm；样品室温度为4～15℃；每次运行前，依次用尿素溶液和水在50psi压力下冲洗毛细管3分钟和2分钟；进样端为正极，25psi压力下进样99秒；以磷酸溶液和氢氧化钠溶液为阳极液和阴极液，正相极性，25kV下聚焦15分钟；以醋酸溶液为迁移液替换阴极液，正相极性，30kV下迁移30分钟；每次运行后，用水在50psi压力下冲洗毛细管2分钟。

测定法　取系统适用性溶液、空白溶液、对照品溶液、供试品溶液依序进样：系统适用性溶液至少进样2针、空白溶液至少进样1针、对照品溶液进样1针，供试品溶液（1）、供试品溶液（2）……系统适用性溶液至少进样1针，记录图谱。

系统适用性要求　系统适用性溶液进样应不少于3针（序列起始至少2针，序列尾至少1针）且主峰pI的标准偏差、主峰百分含量、主峰百分含量的标准偏差及相对标准偏差应在规定范围内（见该批次系统适用性对照品的说明书）。系统适用性溶液的电泳图谱应与参考图谱相似。空白对照图谱中两个等电点标志物均被检出，且等电点标志物峰之间的供试品积分区域应无干扰积分的倒峰、尖峰等非蛋白峰。

结果计算　（1）等电点　以各等电点标志物的等电点（pI）对其相应的迁移时间作线性回归，将电荷变异体的迁移

时间代入线性回归方程，求出电荷变异体的等电点。

（2）百分含量　按峰面积归一化法计算，各电荷变异体的峰面积占所有蛋白峰面积之和的百分比即为该批次单抗电荷变异体的百分含量。

注意事项　（1）如供试品的盐浓度过高，需对其进行脱盐前处理。

（2）可根据仪器的不同，调整实验条件（涂层-熔融石英毛细管的总长度和有效长度、进样的压力和时间等）；可根据产品的特征，调整预混溶液体系组分的比例，调整电泳条件（聚焦的时间等）。

（3）由于cIEF分析仪器品牌不同、毛细管品牌或者规格存在差异，系统适用性对照品电泳图谱与参考图谱峰型相比，可略有差异。

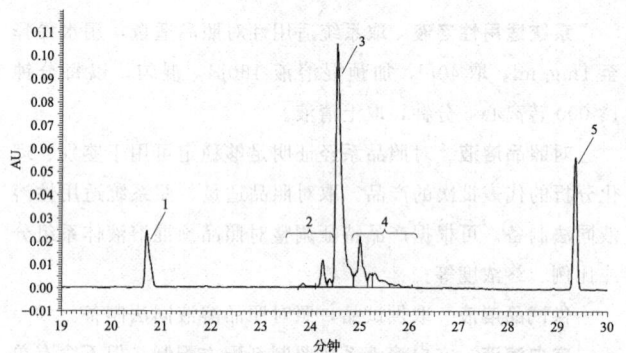

图2　cIEF系统适用性对照品参考图谱
1. 等电点标志物1　2. 碱性峰　3. 主峰　4. 酸性峰
5. 等电点标志物2

3130　N糖谱测定法

第一法　亲水相互作用色谱法

本法系通过N糖苷酶F（PNGase F）对单抗N糖进行酶切，再对经酶切的N糖进行标记衍生，然后用超高效液相色谱法对单抗N糖谱进行测定。

照高效液相色谱法（通则0512）测定。

试剂　（1）N糖苷酶F（PNGase F）。

（2）2-氨基苯甲酰胺（2-AB）标记溶液　取350μl二甲基亚砜（DMSO）和150μl乙酸，混匀。精密称取25mg 2-AB加入上述溶液中，充分溶解。精密称取30mg氰基硼氢化钠加入上述溶液中，充分溶解（可适当加热）。

（3）系统适用性对照品。

色谱条件　用酰胺基键合硅胶填充色谱柱（2.1mm×150mm，1.7μm，或等效色谱柱）；柱温为60℃；以50mmol/L的甲酸铵溶液（pH 4.5）为流动相A液、乙腈为流动相B液，按下表进行梯度洗脱；荧光检测器检测，激发波长330nm、发射波长420nm；样品盘温度2～8℃；进样体积5μl。

时间(分钟)	流速(ml/min)	流动相 A(%)	流动相 B(%)
起始	0.50	22.0	78.0
38.5	0.50	44.1	55.9
39.5	0.25	80.0	20.0
44.5	0.25	80.0	20.0
46.5	0.50	22.0	78.0
60.0	0.50	22.0	78.0

系统适用性对照品溶液　（1）N 糖的酶切　准备 30kD 的超滤离心管，加入 150μl 的水，不低于 13 500g 离心 5 分钟(舍弃残留有大体积液体的超滤管，并处理新的超滤管)。加入 200μl 10mg/ml 的系统适用性对照品至超滤管中，不低于 13 500g 离心 10 分钟，丢弃下层液体。向上层截留溶液中加入 400μl 10mmol/L 的磷酸盐缓冲溶液（PBS，pH 7.4），不低于 13 500g 离心 10 分钟，重复两次，吸取全部上层截留溶液转移至离心管中。吸取 150μl 10mmol/L 的 PBS 润洗上层超滤管，并转移至对应的离心管中(浓度约为 10mg/ml)。取 25μl 置换 PBS 后的溶液，加入 5μl PNGase F 和 70μl 10mmol/L 的 PBS，总体积为 100μl，混匀并短暂离心，37℃水浴下孵育 20 小时。

（2）蛋白去除和 N 糖的标记　向酶切完的溶液中加入三倍体积预冷的乙醇，涡旋混匀，−20℃放置 1 小时，沉淀蛋白。不低于 13 500g 离心 10 分钟。吸取适量(如 360μl)上清液至离心管中离心干燥。待完全干燥后，加入 10μl 2-AB 标记溶液，涡旋混匀并短暂离心，65℃下孵育 2～4 小时。

（3）已标记 N 糖的纯化　采用凝胶过滤或固相萃取，按照说明书进行操作，对标记的 N 糖进行纯化，以去除游离的 2-AB，离心干燥纯化的样品，用 100μl 70%乙腈溶液复溶。

供试品溶液　取供试品，照"系统适用性对照品溶液"同法制备。

空白对照溶液　空白对照系按照制剂配方配制，但不含有单抗的溶液。照"系统适用性对照品溶液"同法制备。

测定法　分别量取制备好的系统适用性对照品溶液、供试品溶液和空白对照溶液，注入色谱仪，记录色谱图。

进样顺序：空白对照溶液(进样 1 针)、系统适用性对照品溶液(至少进样 2 针)，供试品溶液 1、供试品溶液 2……系统适用性对照品溶液(至少进样 1 针)。

系统适用性要求　空白对照溶液应无干扰峰存在，系统适用性对照品溶液的色谱图应与参考图谱相似(图 1)。

系统适用性对照品溶液色谱图中，G1F(1,6)峰和 G1F(1,3)峰之间的分离度不低于 1.8，G0F 峰面积(%)应在规定范围内(见该批次对照品说明书)，G0F 峰保留时间的 RSD 应不高于 4%($n \geqslant 3$)。

结果分析　按峰面积归一化法计算，各 N 糖型峰面积占所有峰面积之和的百分比即为该 N 糖的相对百分含量。

注意事项　（1）不同品牌 PNGase F 的酶活性单位可能存在差异，可根据 PNGase F 是否能够完全酶切(如 CE-SDS

电泳)，调节加入的酶体积和缓冲液体系与孵育时间。

（2）本方法中描述的 N 糖酶切步骤适用于单抗 Fc 上的 N 糖酶切；对于在 Fab 上存在 N 糖修饰的单抗，可结合免疫球蛋白 G 降解酶（IdeS）酶切以及变性、还原等步骤进行处理。

（3）不同品牌荧光检测器的检测波长可能存在差异，可对检测波长进行调整(如激发波长 260nm、发射波长 430nm)。对于检测器增益可进行调节，以获得合适的信号响应强度。

（4）缓冲液置换、蛋白沉淀去除以及 N 糖的纯化等步骤，可采用其他系统进行(如固相萃取、凝胶过滤等)，以达到等效的缓冲液置换、去蛋白沉淀和纯化等目的。根据供试品的蛋白浓度和不同的缓冲液置换方式，可对本法"系统适用性对照品溶液的制备"步骤(1)中需要置换缓冲液的供试品体积/蛋白量进行调节。

（5）高效液相色谱仪品牌不同，色谱柱的品牌/批号不同，系统适用性对照品的色谱图与参考图谱在峰型上可能略有差异。可根据色谱柱说明书对色谱条件进行适当调整。

（6）经评价和验证，可采用市售的试剂盒进行供试品制备。

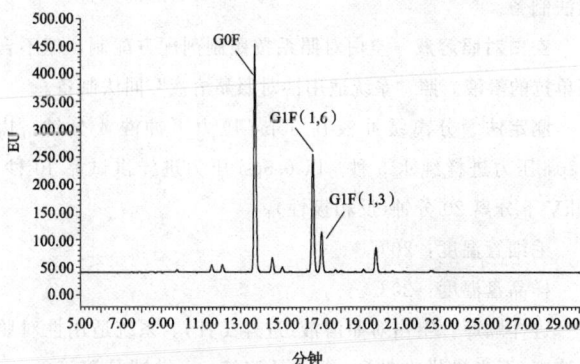

图 1　系统适用性对照品参考图谱

第二法　毛细管电泳法

本法系通过 N 糖苷酶 F(PNGase F)对单抗 N 糖进行酶切，再对经酶切的 N 糖进行标记衍生，然后用毛细管电泳法对单抗 N 糖谱进行测定。

照毛细管电泳法(通则 0542)测定。

毛细管电泳系统　（1）检测器　激光诱导荧光检测器。激发波长为 488nm，发射波长为 520nm。

（2）毛细管　涂层-熔融石英毛细管(内径 50μm)，切割至总长度 60cm，有效长度 50cm。

试剂　（1）N 糖苷酶 F(PNGase F)。

（2）8-氨基芘-1,3,6-三磺酸三钠盐(APTS)标记溶液　精密称取 5mg APTS，加入 100μl 15%的醋酸溶液溶解，避免光照。

（3）1mol/L 氰基硼氢化钠-四氢呋喃(THF)溶液。

（4）系统适用性对照品。

（5）分离缓冲液　含 40mmol/L 6-氨基己酸和 0.2%(W/V)羟丙基甲基纤维素的水溶液，pH 4.5。

系统适用性对照品溶液　(1)N糖的酶切　准备 30kD 的超滤离心管，加入 150μl 的水，不低于 13 500g 离心 5 分钟(舍弃残留有大体积液体的超滤管，并处理新的超滤管)。加入 200μl 10mg/ml 的系统适用性对照品至超滤管中，不低于 13 500g 离心 10 分钟，丢弃下层液体。向上层截留溶液中加入 400μl 10mmol/L 的 PBS(pH 7.4)缓冲液，不低于 13 500g 离心 10 分钟，重复两次，吸取全部上层截留溶液转移至离心管中。吸取 150μl 10mmol/L 的 PBS 润洗上层超滤管，并转移至对应的离心管中(浓度约为 10mg/ml)。取 25μl 置换 PBS 后的溶液，加入 5μl PNGase F 和 70μl 10mmol/L 的 PBS，总体积为 100μl，涡旋混匀并短暂离心，37℃水浴下孵育 20 小时。

(2)蛋白去除和 N 糖的标记　向酶切完的溶液中加入三倍体积预冷的乙醇，涡旋混匀，−20℃放置 1 小时，沉淀蛋白。不低于 13 500g 离心 10 分钟。吸取适量(如 360μl)上清液至离心管中离心干燥。待完全干燥后，加入 15μl APTS 标记溶液和 5μl 1mol/L 氰基硼氢化钠-THF，混匀并短暂离心，55℃下孵育 4 小时。加入 500μl 水淬灭标记反应并涡旋混匀，取出适量的溶液至样品管中进行分析。

供试品溶液　取供试品，照"系统适用性对照品溶液"同法制备。

空白对照溶液　空白对照系按照制剂配方配制，但不含有单抗的溶液。照"系统适用性对照品溶液"同法制备。

测定法　分离缓冲液在 50psi 压力下冲洗 4 分钟，以 0.2psi 压力进样纯水 5 秒，以 0.5psi 压力进样供试品 10 秒，29kV 下分离 20 分钟(反相极性)。

毛细管温度：20℃。

样品盘温度：20℃。

进样顺序：空白对照溶液(进样 1 针)、系统适用性对照品溶液(至少进样 2 针)，供试品溶液 1、供试品溶液 2……系统适用性对照品溶液(至少进样 1 针)。

系统适用性要求　空白对照应无干扰峰存在，系统适用性对照品的色谱图应与参考图谱相似(图2)。

系统适用性对照品 G1F(1,6)和 G1F(1,3)峰之间的分离度不低于 2.0。系统适用性对照品 G0F 修正峰面积(%)应在规定范围内(见该批次对照品说明书)。系统适用性对照品 G0F 峰保留时间的 RSD 应不高于 4%(n≥3)。

结果分析　按面积归一化法计算，各 N 糖型修正峰面积占所有修正峰面积之和的百分比即为该 N 糖的相对百分含量。

注意事项　(1)不同品牌 PNGase F 的酶活性单位可能存在差异，可根据 PNGase F 是否能够完全酶切(如 CE-SDS 电泳)，调节加入的酶体积和缓冲液体系与孵育时间。

(2)本方法中描述的 N 糖酶切步骤适用于单抗 Fc 上的 N 糖酶切；对于在 Fab 上存在 N 糖修饰的单抗，可结合免疫球蛋白 G 降解酶(IdeS)酶切以及变性、还原等步骤进行处理。

(3)缓冲液置换、蛋白沉淀去除等步骤，可采用其他系统进行(如固相萃取、凝胶过滤等)，以达到等效的缓冲液置换、去蛋白沉淀和纯化等目的。根据供试品的蛋白浓度和不同的缓冲液置换方式，可对本法"系统适用性对照品溶液的制备"步骤(1)中需要置换缓冲液的供试品体积/蛋白量进行调节。

(4)毛细管电泳仪品牌不同，毛细管的品牌/批号不同，系统适用性对照品的色谱图与参考图谱在峰型上可能略有差异。可对电泳条件进行适当调整。

(5)经评价和验证，可采用市售的试剂盒进行供试品制备。

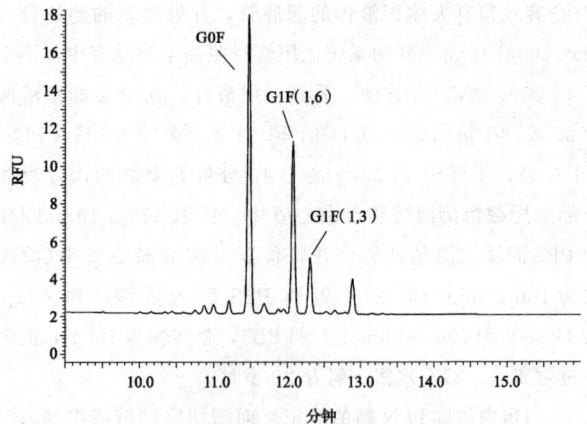

图 2　系统适用性对照品参考图谱

第三法　离子色谱法

本法系通过 N 糖苷酶 F(PNGase F)对单抗 N 糖进行酶切，然后用离子色谱法对单抗 N 糖谱进行测定。

照离子色谱法(通则 0513)测定。

试剂　(1)N 糖苷酶 F(PNGase F)。

(2)系统适用性对照品。

色谱条件　用固定相为键合季铵功能基的乙基乙烯基苯-二乙烯基苯共聚物(3mm×250mm，5.5μm，或等效色谱柱)；柱温为 30℃，供试品保存温度为 2～8℃；以 50mmol/L 的氢氧化钠(NaOH)溶液为流动相 A 液，以含 50mmol/L NaOH 和 250mmol/L 醋酸钠的水溶液为流动相 B 液，流速为每分钟 0.5ml，按下表进行梯度洗脱。

时间(分钟)	流动相 A(%)	流动相 B(%)
0	100	0
35	100	0
50	95	5
65	60	40
70	60	40
70.1	0	100
80	0	100
80.1	100	0
90	100	0

脉冲安培检测器，Au 工作电极(推荐使用 1mm 直径)、Ag/AgCl 参比电极、钛合金对电极，四电位检测波形(电位见下表)进行检测。

时间(秒)	电位(V)	积分
0.00	+0.10	
0.20	+0.10	开始
0.40	+0.10	结束
0.41	−2.00	
0.42	−2.00	
0.43	+0.60	
0.44	−0.10	
0.50	−0.10	

系统适用性对照品溶液　(1)N 糖的酶切　准备 30kD 的超滤离心管，加入 150μl 的水，不低于 13 500g 离心 5 分钟(舍弃残留有大体积液体的超滤管，并处理新的超滤管)。加入 200μl 10mg/ml 的系统适用性对照品溶液至超滤管中，不低于 13 500g 离心 10 分钟，丢弃下层液体。向上层截留溶液中加入 400μl 10mmol/L 的 PBS(pH 7.4)缓冲液，不低于 13 500g 离心 10 分钟，重复两次，吸取全部上层截留溶液转移至离心管中。吸取 150μl 10mmol/L 的 PBS 润洗上层超滤管，并转移至对应的离心管中(浓度约为 10mg/ml)。取 50μl 置换 PBS 后的溶液，加入 5μl PNGase F 和 45μl 10mmol/L 的 PBS，总体积为 100μl，混匀并短暂离心，37℃水浴下孵育 20 小时。

(2)蛋白去除　向酶切完的溶液中加入三倍体积预冷的乙醇，涡旋混匀，−20℃放置 1 小时，沉淀蛋白。不低于 13 500g 离心 10 分钟。吸取适量(如 360μl)上清液至离心管中离心干燥。待完全干燥后，用 100μl 0.1% 三氟乙酸溶液复溶干燥后的系统适用性对照品。

(3)N 糖纯化　采用凝胶过滤或固相萃取，按照说明书进行操作，对 N 糖进行纯化。离心干燥纯化的系统适用性对照品，用 1ml 水复溶。

供试品溶液　取供试品，照"系统适用性对照品溶液"同法制备。

空白对照溶液　空白对照系按照制剂配方配制，但不含有单抗的溶液。照"系统适用性对照品溶液"同法制备。

测定法　分别量取制备好的系统适用性对照品溶液、供试品溶液和空白对照溶液，注入色谱仪，记录色谱图。进样量为 50μl。

进样顺序：空白对照溶液(进样 1 针)、系统适用性对照品溶液(至少进样 2 针)、供试品溶液 1、供试品溶液 2……系统适用性对照品溶液(至少进样 1 针)。

系统适用性要求　空白对照应无干扰峰存在，系统适用性对照品的色谱图应与参考图谱相似(图 3)。

系统适用性对照品 G1F(1,6)和 G1F(1,3)峰之间的分离度不低于 1.0。系统适用性对照品 G0F 峰面积(%)应在规定范围内(见该批次对照品说明书)。系统适用性对照品 G0F 峰保留时间的 RSD 应不高于 4%(n≥3)。

结果分析　按峰面积归一化法计算，各 N 糖型峰面积占所有峰面积之和的百分比即为该 N 糖的相对百分含量。

注意事项　(1)不同品牌 PNGase F 的酶活性单位可能存

在差异，可根据 PNGase F 是否能够完全酶切(如 CE-SDS 电泳)，调节加入的酶体积和缓冲液体系与孵育时间。

(2)本方法中描述的 N 糖酶切步骤适用于单抗 Fc 上的 N 糖酶切；对于在 Fab 上存在 N 糖修饰的单抗，可结合免疫球蛋白 G 降解酶(IdeS)酶切以及变性、还原等步骤进行处理。

(3)不同品牌检测器可能存在差异，可对检测器参数(电位电压等)进行适当调整，以获得合适的信号响应强度。

(4)缓冲液置换、蛋白沉淀去除以及 N 糖的纯化等步骤，可采用其他系统进行(如固相萃取、凝胶过滤等)，以达到等效的缓冲液置换、去蛋白沉淀和纯化等目的。根据供试品的蛋白浓度和不同的缓冲液置换方式，可对本法"系统适用性对照品溶液的制备"步骤(1)中需要置换缓冲液的供试品体积/蛋白量进行调节。

(5)离子色谱仪品牌不同，色谱柱的品牌/批号不同，系统适用性对照品的色谱图与参考图谱在峰型上可能略有差异。可根据色谱柱说明书对色谱条件进行适当调整。

(6)经评价和验证，可采用市售的试剂盒进行供试品制备。

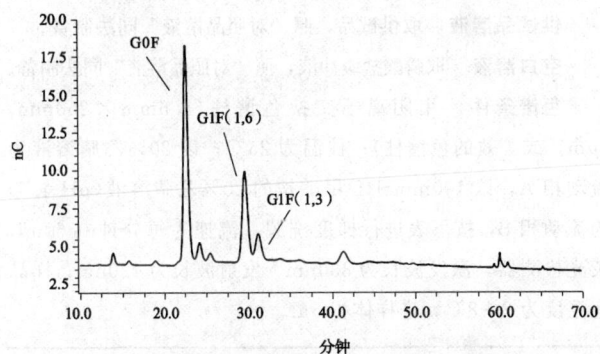

图 3　系统适用性对照品参考图谱

第四法　离子交换色谱法

本法系通过 N 糖苷酶 F(PNGase F)将 N 糖从糖蛋白上释放，再用 2-氨基苯甲酰胺对产生的寡糖进行衍生，然后用离子交换色谱法对 N 糖谱进行测定。

由于唾液酸带负电，带有不同唾液酸修饰程度的 N 糖可以根据唾液酸个数通过离子交换色谱柱实现分离，因此本法适用于含有高唾液酸 N 糖的测定。

照高效液相色谱法(通则0512)测定。

试剂　(1)磷酸盐缓冲液　取磷酸二氢钾 144mg、磷酸氢二钠 421mg 和氯化钠 9g，加水使溶解并稀释至 1000ml，摇匀。

(2)变性缓冲液　取十二烷基硫酸钠 0.5g 和二硫苏糖醇 0.62g，加水使溶解并稀释至 10ml，摇匀。

(3)乙基苯基聚乙二醇(NP-40)溶液　取 NP-40 1ml，用水稀释至 10ml，摇匀。

(4)酶切缓冲液　取磷酸钠 8.2g，加水使溶解并稀释至 100ml，用磷酸调节 pH 值至 7.5，摇匀。

(5)N 糖苷酶 F(PNGase F)。

(6)衍生溶液　取二甲基亚砜 350μl 和乙酸 150μl，混匀，加 2-氨基苯甲酰胺(2-AB)25mg，振摇使溶解，加氰基硼氢化钠 30mg，振摇使溶解(必要时可适当加热)。

对照品溶液　（1）N糖的酶切　取供试品对应的对照品适量（约相当于蛋白1000μg），置超滤管中，13 500g离心10分钟，弃下层液体。向上层截留样品中加磷酸盐缓冲液400μl，13 500g离心10分钟，重复两次，吸取全部上层截留样品（约50μl），置离心管中。取磷酸盐缓冲液50μl，润洗上层超滤管，洗液合并至离心管中。取合并后的样品50μl，加变性缓冲液25μl和水175μl，混匀，100℃反应10分钟，置冰浴冷却10秒，加NP-40溶液50μl、酶切缓冲液50μl、水150μl和PNGase F 5μl，涡旋混匀，37℃孵育16～20小时。

（2）N糖的标记　向酶切完的样品中加入3倍体积−20℃预冷的乙醇，涡旋混匀，−20℃放置1小时沉淀蛋白，13 500g离心10分钟，吸取上清液置离心管中，置真空离心浓缩仪中离心干燥。待完全干燥后，加衍生溶液10μl，涡旋混匀，65℃孵育2～4小时。

（3）已标记N糖的纯化　采用凝胶过滤或固相萃取，按说明书进行操作，对标记N糖进行纯化，以去除游离的2-AB。取离心干燥纯化后样品，用20%乙腈溶液100μl复溶。

供试品溶液　取供试品，照"对照品溶液"同法制备。

空白溶液　取磷酸盐缓冲液，照"对照品溶液"同法制备。

色谱条件　用阴离子交换色谱柱（4.6mm×250mm，5μm，或等效的色谱柱）；柱温为25℃；以20%乙腈溶液为流动相A，以100mmol/L甲酸铵的20%乙腈溶液（pH 4.5）为流动相B，按下表进行梯度洗脱，流速为每分钟0.60ml；荧光检测器，激发波长为330nm、发射波长为420nm；样品室温度为2～8℃，进样体积5μl。

时间（分钟）	流动相A（%）	流动相B（%）
0	100	0
5	100	0
50	0	100
55	0	100
56	100	0
75	100	0

测定法　精密量取供试品溶液、对照品溶液和空白溶液，分别注入液相色谱仪，依序进样，空白溶液（进样1针）、对照品溶液（至少进样1针）、供试品溶液1、供试品溶液2……对照品溶液（至少进样1针）。记录色谱图。

系统适用性要求　空白溶液色谱图中应无干扰峰存在；对照品溶液色谱图中，不带唾液酸N糖峰与2-AB峰之间的分离度应符合要求，对照品溶液图谱应与相应品种参考图谱相似，Z值应在规定范围内。

结果计算　按下式计算Z值。

$$Z = \sum_{i=0}^{n} (i \times 含i个唾液酸N糖峰面积比例)$$

式中　含i个唾液酸N糖峰的面积比例＝

$$\frac{含i个唾液酸N糖峰面积}{\sum_{i=0}^{n}(含i个唾液酸N糖峰面积)}$$

i为寡糖中唾液酸的个数。

注意事项　（1）不同品牌PNGase F的酶活性单位可能存在差异，可根据PNGase F是否能够完全酶切（如SDS-PAGE电泳），调节加入的酶量和缓冲液体系与孵育时间。

（2）缓冲液置换、蛋白沉淀去除等步骤，可采用其他经评价和验证的系统进行，以达到等效的缓冲液置换、去蛋白等目的。

（3）不同样品唾液酸含量不同，可根据供试品的实际情况对初始取样量、N糖标记的条件（如反应温度、时间等）进行调节。

（4）不同品牌荧光检测器的检测波长可能存在差异，可对检测波长进行调整（如激发波长260nm、发射波长430nm）。对于检测器增益可进行调节，以获得合适的信号响应强度。

（5）可采用经评价和验证的商品化试剂盒或快速试剂进行供试品制备。

（6）使用结果计算项下公式进行Z值计算时，需预先采用合适的技术手段确认色谱图中各峰所带的唾液酸个数i。

第五法　混合机理色谱法

本法系通过N糖苷酶F（PNGase F）将N糖从糖蛋白上释放，再用2-氨基苯甲酰胺对产生的寡糖进行衍生，然后用阴离子交换和亲水相互作用混合模式的液相色谱法对N糖谱进行测定。

由于唾液酸带负电，带有不同唾液酸修饰程度的N糖可以根据唾液酸个数通过混合模式色谱中的离子交换模式实现分离，含相同唾液酸个数的N糖可以通过混合模式色谱中其他分离机理分出更多的糖型峰，因此本法适用于含有高唾液酸N糖的测定。

照高效液相色谱法（通则0512）测定。

试剂、对照品溶液、供试品溶液、空白溶液、系统适用性要求、测定法、结果计算、注意事项见第四法。

色谱条件　用以阴离子交换和亲水相互作用混合模式填料为固定相的色谱柱（2.1mm×150mm，1.9μm，或等效的色谱柱）；柱温30℃；以100mmol/L甲酸铵溶液（pH 4.5）为流动相A，以70%乙腈溶液为流动相B，按下表进行梯度洗脱，流速为每分钟0.4ml；荧光检测器，激发波长为330nm，发射波长为420nm；样品室温度为2～8℃，进样体积2μl。

时间（分钟）	流动相A（%）	流动相B（%）
0	2	98
6	2	98
18	6	94
23	6	94
30	8	92
35	8	92
52	15	85
55	80	20
62	80	20
65	2	98
70	2	98

3200　化学残留物测定法

3201　乙醇残留量测定法
（康卫皿扩散法）

本法系依据乙醇在饱和碳酸钠溶液中加热逸出，被重铬酸钾-硫酸溶液吸收后呈黄绿色至绿色，用比色法测定血液制品中乙醇残留量。

测定法　在康卫皿（扩散皿）外圈的凸出部位均匀涂抹凡士林，准确量取重铬酸钾-硫酸溶液（称取重铬酸钾 3.7g，加水 150ml，充分溶解后缓慢加入硫酸 280ml，放冷，加水至 500ml，摇匀）2.0ml，加入内圈中；量取饱和碳酸钠溶液〔称取碳酸钠（$Na_2CO_3 \cdot 10H_2O$）适量，加等重量的水，充分摇匀，取上清液〕1.5ml 和精密量取的供试品溶液 1.5ml，加入外圈中。立即加盖玻璃板（粗糙面向下）密封扩散皿，摇匀，80℃反应 30 分钟后，取内圈溶液，照紫外-可见分光光度法（通则 0401），在波长 650nm 处测定吸光度（A_1）。精密量取无水乙醇适量，加水制成每 1ml 中含乙醇 0.25mg 的溶液，即为对照品溶液。精密量取对照品溶液 1.5ml 替代供试品溶液，同法操作，测定吸光度（A_2）。A_1 不得大于 A_2。

3202　聚乙二醇残留量测定法

本法系依据聚乙二醇与钡离子和碘离子形成复合物（1∶1），用比色法测定聚乙二醇含量。

测定法　取供试品适量，用水稀释，使蛋白质浓度不高于 1%，即为供试品溶液。精密量取供试品溶液 1.0ml，加入 0.5mol/L 高氯酸溶液 5.0ml，混匀，室温放置 15 分钟，以每分钟 4000 转离心 10 分钟。取上清液 4ml，加入氯化钡溶液（称取氯化钡 5g，加水溶解至 100ml）1.0ml 和 0.1mol/L 碘溶液（称取碘化钾 2.0g，加少量水溶解，然后加碘 1.3g，再加水至 50ml，摇匀）0.5ml，混匀，室温反应 15 分钟，照紫外-可见分光光度法（通则 0401），在波长 535nm 处测定吸光度；同时以 1ml 水替代供试品溶液，同法操作，即为空白对照。

另精密称取与供试品中聚乙二醇分子量相同的聚乙二醇对照品适量，加水溶解，并制成每 1ml 含聚乙二醇 100μg 的溶液，即为聚乙二醇对照品贮备液。

取按下表制备的每 1ml 含 10～50μg 的聚乙二醇对照品溶液 1.0ml，加入 0.5mol/L 高氯酸溶液 5.0ml，混匀，自本法前述"室温放置 15 分钟"起，同法操作。

聚乙二醇含量（μg/ml）	10	20	30	40	50
聚乙二醇对照品贮备液（ml）	0.2	0.4	0.6	0.8	1.0
约 1% 蛋白质溶液（ml）	0.2	0.2	0.2	0.2	0.2
水（ml）	1.6	1.4	1.2	1.0	0.8

以聚乙二醇对照品溶液的浓度（μg/ml）对其相应的吸光度作直线回归，将供试品溶液吸光度代入直线回归方程，计算出供试品溶液中聚乙二醇含量 F（μg/ml）。

按下式计算：
$$供试品聚乙二醇含量（g/L）= F \times n \times 10^{-3}$$

式中　F 为供试品溶液中聚乙二醇含量，μg/ml；
　　　n 为供试品稀释倍数。

【附注】（1）整个比色过程应在试剂加入后的 15～45 分钟内完成，否则将要影响结果。

（2）本法的灵敏度随被测聚乙二醇分子量的增加而提高。

（3）约 1% 蛋白质溶液系用不含聚乙二醇的蛋白质溶液配制。

3203　聚山梨酯 80 测定法

第一法　比色法

本法系依据聚山梨酯 80 中的聚乙氧基（Polyethoxylated）和铵钴硫氰酸盐反应形成蓝色复合物，可溶于二氯甲烷，用比色法测定聚山梨酯 80 含量。

测定法　量取供试品 1.0ml 于离心管中，加乙醇-氯化钠饱和溶液 5ml，摇匀，以每分钟 3000 转离心 10 分钟，取上清液，再用乙醇-氯化钠饱和溶液 1.0ml 小心冲洗管壁，洗液与上清液合并，以每分钟 3000 转离心 10 分钟，上清液置 55℃水浴中，用空气吹扫法将其浓缩至 0.1～0.5ml，加 1ml 水溶解。准确加入二氯甲烷 2.0ml、硫氰钴铵溶液（称取硝酸钴 6.0g，硫氰酸铵 40.0g，加水溶解并稀释至 200ml）3.0ml，加塞，混匀，室温放置 1.5 小时，每 15 分钟振荡 1 次，测定前静置半小时，弃上层液，照紫外-可见分光光度法（通则 0401），在波长 620nm 处测定下层二氯甲烷液的吸光度。用二氯甲烷作空白对照。

精密量取聚山梨酯 80 对照品溶液（取聚山梨酯 80 约 100mg，精密称定，加水溶解后置 100ml 量瓶中，加水稀释至刻度）0、10μl、25μl、50μl、75μl、100μl，加入预先加入

1ml 水的离心管中混匀，准确加入二氯甲烷 2.0ml、硫氰钴铵溶液 3.0ml，加塞，混匀，自本法前述"室温放置 1.5 小时"起，同法操作。

以上述聚山梨酯 80 对照品溶液系列浓度（μg/ml）对其相应的吸光度作直线回归，相关系数应不低于 0.98，将供试品溶液吸光度代入直线回归方程，求得供试品溶液中聚山梨酯 80 含量（μg/ml）。

第二法　荧光胶束法

本法系基于高效液相色谱系统和荧光染色法建立，用于测定聚山梨酯 80 的含量。其原理是聚山梨酯 80 在达到临界浓度后可形成具有疏水内核的胶束，（流动相中的）荧光染料苯基萘胺在水溶液中荧光信号较低，在疏水环境（如胶束核心）中荧光信号激增，其荧光强度在一定范围内与聚山梨酯 80 浓度呈线性关系，通过测定荧光强度值（峰面积）可计算供试品溶液中聚山梨酯 80 的浓度。

试液配制

苯基萘胺溶液　取 N-苯基-1-萘胺 0.11g，置 50ml 量瓶中，加乙腈适量使溶解并定容至刻度，摇匀。

聚氧乙烯（35）十二烷基醚溶液　取 30% 聚氧乙烯（35）十二烷基醚溶液 1.0ml，置 10ml 量瓶，用水稀释至刻度，摇匀。

三羟甲基氨基甲烷混合溶液　取氯化钠 8.75g 和三羟甲基氨基甲烷 6.05g，加水 800ml，搅拌使溶解，用盐酸调节 pH 值至 8.0，加乙腈 50ml，加水至 1L，摇匀，滤过，加苯基萘胺溶液和聚氧乙烯（35）十二烷基醚溶液各 0.5ml，摇匀。

供试品溶液　取供试品，必要时定量稀释至适宜浓度。

对照品贮备液　精密称取聚山梨酯 80 对照品约 0.25g，用水溶解并定容至 100ml，摇匀。

对照品溶液　临用新制。精密量取对照品贮备液适量，用水分别定量稀释制成每 1ml 中分别约含聚山梨酯 80 0.05mg、0.10mg、0.20mg、0.40mg 和 0.50mg 的溶液，摇匀。

系统适用性溶液　每 1ml 约含聚山梨酯 80 0.20mg 的对照品溶液。

试验条件　采用反应线圈（如 Knitted Reaction Coil，5m×0.50mm ID；或 REACTION COIL-750μl 或其他适宜反应线圈）；流动相为三羟甲基氨基甲烷混合溶液，流速 1.5ml/min；检测波长激发光 350nm、发射光 420nm，增益值 5；采集时间 2.5 分钟，压力上限 100bar，柱温 35℃，样品盘温度 2~8℃，进样量 10μl。

系统适用性要求　所有系统适用性溶液图谱中聚山梨酯 80 峰面积的相对标准偏差应不大于 10.0%，系统适用性溶液中聚山梨酯 80 的回收率（聚山梨酯 80 浓度的测定值与理论值的比值）应在 85%~115% 之间；线性回归方程的相关系数不小于 0.99。

测定法　取系统适用性溶液、对照品溶液和供试品溶液，分别注入液相色谱仪，记录色谱图。以对照品溶液浓度与相应峰面积计算线性回归方程，再根据供试品溶液图谱中聚山梨酯 80 的峰面积计算供试品溶液中聚山梨酯 80 的浓度。

注意事项　（1）流动相需临用新制，避光保存；对照品溶液浓度和试验条件可视实际情况调整。

（2）如供试品中的蛋白等组分在聚山梨酯 80 出峰位置存在明显干扰，可对供试品进行稀释或前处理（参照第一法）后再进行分析。

（3）供试品进样 6 针后，需进样系统适用性溶液以确定系统适用性。

3204　戊二醛残留量测定法

本法系依据戊二醛与 2,4-二硝基苯肼反应生成正戊醛二硝基苯肼，用高效液相色谱法，测定供试品中戊二醛含量。

照高效液相色谱法（通则 0512）测定。

色谱条件　用十八烷基硅烷键合硅胶填充剂（SG120，4.6mm×250mm，5μm）；以 70% 乙腈溶液为流动相；流速为每分钟 1.2ml；检测波长为 360nm；记录时间为 30 分钟。

测定法　取戊二醛对照品适量，精密称定，加水溶解并定量稀释成每 1ml 中约含 10μg 的溶液；精密量取该溶液 0.2ml、0.4ml、0.6ml、0.8ml、1.0ml，分别置试管中，各加水至 1.0ml，精密加流动相 1ml 与 2,4-二硝基苯肼溶液（称取 2,4-二硝基苯肼 2.4g，加 30% 高氯酸溶液，溶解成 100ml）0.1ml，立即于混合器上混匀，用 0.45μm 膜滤过。另取供试品适量，以每分钟 3000 转离心 10 分钟，精密量取上清液 1ml，自本段前述"精密加流动相 1ml"起，同法操作。分别精密量取对照品溶液与供试品溶液各 10μl，注入液相色谱仪，记录色谱图。

以戊二醛对照品溶液的浓度对其相应的峰面积作直线回归，求得直线回归方程，计算出供试品溶液中戊二醛含量（μg/ml）。

【附注】（1）配制戊二醛对照品溶液的戊二醛用量应为 0.1g（系经色谱纯度测定后折算其含量为 100%）。

（2）直线回归相关系数应不低于 0.99。

3205　磷酸三丁酯残留量测定法

本法系用气相色谱法测定供试品中磷酸三丁酯残留量。

照气相色谱法（通则 0521）测定。

色谱条件与系统适用性试验　用酸改性聚乙二醇（20M）毛细管柱，柱温 140℃，气化室温度 190℃，火焰离子化检测器或氮磷检测器，检测器温度 210℃，载气（氮气）流速为每分钟 60ml，或根据仪器选择检测条件。理论板数按磷酸三丁酯计算应不低于 5000，磷酸三丁酯峰与磷酸三丙酯峰之间的分离度应不小于 1.5，磷酸三丁酯对照品溶液连续进样 5 次，所得磷酸三丁酯峰与磷酸三丙酯峰面积之比的相对标准偏差（RSD）应不大于 5％。

内标溶液　取磷酸三丙酯适量，用正己烷溶解并定量稀释制成每 1ml 中约含 400μg 的溶液。

测定法　精密量取供试品 3ml，置具塞玻璃离心管中，精密加内标溶液 50μl 与 1.5mol/L 高氯酸溶液 0.75ml，振荡 1 分钟；置 37℃ 水浴保温 10 分钟后，再加正己烷 4ml，振荡 2 分钟；以每分钟 2000 转离心 20 分钟，小心吸取上层正己烷，用空气流将其浓缩至约 0.2ml（不能加热），取 0.1μl 注入气相色谱仪。另取磷酸三丁酯对照品适量，精密称定，加正己烷溶解并定量稀释制成每 1ml 中约含 600μg 的溶液；精密量取该溶液 10μl、20μl、40μl、60μl、80μl，分别置已精密加水 3ml 的具塞玻璃离心管中，再向各对照品管精密加内标溶液 50μl，自本段前述"振荡 1 分钟"起，同法操作。以各磷酸三丁酯对照品峰面积与内标峰面积的比值，对磷酸三丁酯对照品溶液浓度作直线回归，求得直线回归方程，计算出供试品中磷酸三丁酯含量（μg/ml）。

【附注】（1）对照品溶液与供试品溶液中溶剂挥发的速度应尽量保持一致；若离心后，乳化仍未完全破除，可在振荡器上稍微振摇一下，再离心 1 次。

（2）直线回归相关系数应不低于 0.99。

3206　碳二亚胺残留量测定法

本法系依据二甲基巴比妥酸试液与碳二亚胺（EDAC）反应形成紫红色络合物，采用紫外-可见分光光度法（通则 0401）测定碳二亚胺的含量。

试剂　（1）二甲基巴比妥酸试液　称取二甲基巴比妥酸 1g 于 16ml 吡啶中，并加水至 20ml，混匀。临用现配。

（2）醋酸吡啶溶液　将等体积的冰醋酸和吡啶混匀制成，临用现配。

（3）100μmol/L EDAC 对照品贮备液　称取 0.0192g EDAC，以水溶解并定容至 100ml，得 1mmol/L 溶液，量取 1mmol/L 溶液 1ml 于 10ml 量瓶，加水定容至刻度，即得 100μmol/L EDAC 对照品贮备液。临用现配。

（4）EDAC 对照品工作液　取 100μmol/L EDAC 对照品贮备液，用水分别稀释至 10μmol/L、20μmol/L、40μmol/L、60μmol/L、80μmol/L，即为 EDAC 对照品工作液。

测定法　取供试品溶液和 EDAC 对照品工作液各 0.2ml，分别加入二甲基巴比妥酸试液 1.8ml；另取水 0.2ml 作为空白对照，同法操作。混匀各管，室温暗处静置 30 分钟，分别加入醋酸吡啶溶液 2.0ml，混匀后在波长 599nm 处测定吸光度（如试验有干扰，在测吸光度前以每分钟 4000 转离心 5 分钟）。

结果计算　以 EDAC 对照品工作液的浓度对其相应的吸光度作直线回归，求得直线回归方程。将供试品溶液的吸光度代入直线回归方程，求出含量，取其平均值。

按下式计算：

供试品 EDAC 残留量（μmol/L）=供试品溶液 EDAC 的平均浓度×稀释倍数

3207　游离甲醛测定法

第一法　品红亚硫酸比色法

本法系依据品红亚硫酸在酸性溶液中能与甲醛生成紫色复合物，用比色法测定供试品中游离甲醛含量。

对照品溶液　精密量取已标定的甲醛溶液适量，置 500ml 量瓶中，用水稀释至刻度，摇匀，制成 0.05％甲醛对照品贮备液。

临用前，精密量取甲醛对照品贮备液 10ml，置 100ml 量瓶中，加水稀释至刻度，摇匀，作为甲醛对照品溶液。

测定法　精密量取供试品 1ml，用水稀释至甲醛含量约为 0.005％，即为供试品溶液。精密量取供试品溶液 1ml，置 50ml 具塞试管中，加水 4ml，加品红亚硫酸溶液 10ml、混合酸溶液（量取水 783ml，置烧杯内，缓缓注入盐酸 42ml、硫酸 175ml，混匀）10ml，摇匀，于 25℃ 放置 3 小时，照紫外-可见分光光度法（通则 0401），在波长 590nm 处测定吸光度。

精密量取 0.005％甲醛对照品溶液 0.5ml、1.0ml、1.5ml、2.0ml，分别置 50ml 具塞试管中，加水至 5ml，自本法前述"加品红亚硫酸溶液 10ml"起，同法操作。

以甲醛对照品溶液的浓度对其相应的吸光度作直线回归，将供试品溶液的吸光度代入直线回归方程，计算供试品中的游离甲醛含量。

【附注】（1）品红亚硫酸溶液的制备及二氧化硫含量的标定　称取碱性品红 4.5g，于 3000ml 锥形瓶中，加水 1500ml，振摇或加温使品红全部溶解，待冷后，加亚硫酸钠 10g，摇匀，静置 5～10 分钟，再加入 3mol/L 硫酸溶液 40ml，摇匀，以橡皮塞塞紧瓶口，放置过夜，如有颜色，加骨炭 5～10g 迅速摇匀，以布氏漏斗快速抽滤，即得品红亚硫酸溶液。品红亚硫酸溶液中的 SO_2 含量可控制在 28～48mmol/L（SO_2 含量过多可通空气驱除，过少可通入 SO_2）。

二氧化硫（SO_2）含量测定　量取品红亚硫酸溶液 10ml 于锥形瓶内，加水 20ml，淀粉指示液 5ml，用碘滴定液（0.05mol/L）滴定至呈浅蓝色。按下式计算 SO_2 的含量：

$$SO_2 的含量（mmol/L）=50×V×c$$

式中　V 为消耗碘滴定液（0.05mol/L）的体积，ml；

　　　c 为碘滴定液的浓度，mol/L。

（2）甲醛溶液的标定　取甲醛溶液约 1.5ml，精密称定，置锥形瓶中，加水 10ml、过氧化氢溶液 25ml 与溴麝香草酚蓝指示液 2 滴，滴加氢氧化钠滴定液（1mol/L）至溶液显蓝色；再精密加入氢氧化钠滴定液（1mol/L）25ml，瓶口置一玻璃小漏斗，置水浴中加热 15 分钟，不时振摇，冷却，用水洗涤漏斗，加溴麝香草酚蓝指示液 2 滴，用盐酸滴定液（1mol/L）滴定至溶液显黄色，并将滴定的结果用空白试验校正。每 1ml 氢氧化钠滴定液（1mol/L）相当于 30.03mg 的甲醛。

（3）对照品溶液和供试品溶液与品红亚硫酸溶液的显色时间有时不一致，测定时，显色慢者应酌情早加品红亚硫酸溶液。

（4）供试品中如含有酚红，标准管中应予以校正。

第二法　乙酰丙酮比色法

本法系用汉栖反应（Hantzsch Reaction）原理测定微量游离甲醛的含量。甲醛在接近中性的乙酰丙酮、铵盐混合溶液中，生成黄色的产物［3,5-二乙酰基-1,4-二氢二甲基吡啶（DDL）］，该产物在波长 412nm 处的吸光度与甲醛含量成正比，根据供试品的吸光度，计算供试品的游离甲醛含量。

试剂　乙酰丙酮显色液　称取乙酸铵 150g，加入适量水溶解，再加入乙酸 3ml、乙酰丙酮 2ml，摇匀，定容至 1000ml。室温避光贮存，在规定的时间内使用。

标准甲醛溶液　精密量取已标定的甲醛溶液适量，置 500ml 量瓶中，用水稀释至刻度，摇匀，制成 0.05%（W/V）甲醛标准溶液贮备液。临用前，精密量取贮备液 20ml，置 100ml 量瓶中，加水稀释至刻度，摇匀，即为每 1ml 含 100μg 的标准甲醛溶液。

测定法　精密量取一定体积供试品（含游离甲醛约 50μg）置试管中，加水至 5ml，加乙酰丙酮显色液 5ml，摇匀，40℃水浴放置 40 分钟后取出，降至室温（约 10 分钟），照紫外-可见分光光度法（通则 0401），在波长 412nm 处测定吸光度（显色后，若发现溶液浑浊，经每分钟 3000 转离心 15 分钟后，取上清液测定）。

取标准甲醛溶液分别稀释制成 0.25μg/ml、0.5μg/ml、1μg/ml、5μg/ml、25μg/ml、50μg/ml、75μg/ml、100μg/ml 标准品溶液，精密量取上述标准品溶液各 1ml，自本法前述"加水至 5ml"起，同法操作。

准确量取水 5ml，自本法前述"加乙酰丙酮显色液 5ml"起，同法操作，作为空白对照。

以标准品溶液的甲醛浓度对其吸光度作直线回归，求得直线回归方程；将供试品的吸光度代入直线回归方程，即得供试品的游离甲醛含量。

【附注】对具体品种，应按照定量加标的方法进行准确性、重复性验证，以确定供试品的干扰因素、方法的线性范围及其适用性。

3208　人血白蛋白铝残留量测定法

第一法　原子吸收分光光度法

本法系用原子吸收分光光度法（通则 0406）测定人血白蛋白制品中铝的残留量。

测定法　按表 1 精密量取供试品、100ng/ml 标准铝溶液（精密量取 100μg/ml 标准铝溶液 0.1ml，置 100ml 量瓶中，用 0.15mol/L 硝酸溶液稀释至刻度），分别制备空白对照溶液、供试品溶液和标准铝加供试品的混合溶液。照原子吸收分光光度法（通则 0406）测定，选择铝灯，测定波长为 309.3nm，狭缝为 0.7nm。按表 2 设置石墨炉的干燥、灰化、原子化等炉温程序，精密量取空白对照溶液、供试品溶液和标准铝加供试品的混合溶液各 30μl，分别注入仪器，读数。

按下式计算：

$$供试品铝含量（\mu g/L）=\frac{20\times(S_0-B)\times12.5}{S-S_0}$$

式中　B 为空白对照溶液读数；

　　　S_0 为供试品溶液读数；

　　　S 为标准铝加供试品的混合溶液读数；

　　　20 为标准铝加供试品的混合溶液中标准铝的含量，μg/L；

　　　12.5 为供试品稀释倍数。

表 1　空白对照、供试品及混合溶液的制备

	空白对照溶液	供试品溶液	混合溶液
供试品（ml）	—	0.2	0.2
标准铝溶液（ml）（100ng/ml）	—	—	0.5
0.15mol/L HNO$_3$（ml）	2.5	2.3	1.8

表 2　炉温控制程序

程度	步骤	温度（℃）	时间（秒）爬坡时间＋保持时间
1	预热	80	0＋10
2	干燥	220	120＋5
3	灰化	1200	10＋20
4	原子化	2600	0＋5
5	清除	2650	0＋5

【附注】（1）供试品和标准铝取量可根据仪器性能进行适当调整，使读数在所用仪器可准确读数范围内。

（2）表 2 列出的炉温控制程序可根据仪器性能做适当调整。

（3）尽量避免使用玻璃容器。

第二法　电感耦合等离子体质谱法

本法系用电感耦合等离子体质谱法测定人血白蛋白制品中铝的残留量。

照电感耦合等离子体质谱法（通则 0412）测定。

仪器参数的设置　应根据选用的电感耦合等离子体质谱仪型号的特点，合理设置仪器参数，并通过开启碰撞反应池等手段消除质谱型干扰。一般参考条件：射频功率为 1400～1600W，采样深度 6～10mm，雾化器/载气流速 0.65～1.30L/min，载气补偿气流速 0～0.65L/min，蠕动泵转速

0.1 转/秒，氢气模式，积分时间 0.3～1.5 秒，重复次数为 3 次。

试剂　5%(V/V)硝酸溶液　量取硝酸(65%～68%)25ml，用水稀释至 500ml，混匀，即得。

内标溶液　精密量取钪标准品适量，用 5%硝酸溶液稀释制成适宜的浓度，使进样浓度为 50μg/L。

标准品溶液　精密量取铝标准品适量，用 5%硝酸溶液稀释制成 1000μg/L 的溶液，作为铝标准品贮备液。精密量取铝标准品贮备液适量，用 5%硝酸溶液分别稀释制成 0、2.5μg/L、5μg/L、10μg/L、20μg/L、40μg/L 的溶液。

供试品溶液　精密量取供试品 1ml，加 5%硝酸溶液 9ml，涡旋混匀后静置 4 小时以上，以每分钟 4000 转离心 30 分钟，取上清液用 0.45μm 滤膜滤过，取续滤液作为供试品溶液。

测定法　分别取标准品溶液、供试品溶液和内标溶液注入电感耦合等离子体质谱仪，记录铝元素及内标元素的响应值。

以标准品溶液铝浓度为横坐标，对其相应铝元素与内标元素响应值的比值为纵坐标作直线回归，求得直线回归方程，直线回归相关系数应不低于 0.999；将测得的供试品溶液铝元素与内标元素响应值的比值代入直线回归方程，计算供试品溶液中铝残留量，再乘以稀释倍数，即为供试品中铝残留量。

【附注】(1)本测定法应避免接触玻璃器皿。

(2)接触的耗材在使用前应用水荡洗。

(3)尽量减少环境中带入铝污染。

(4)应尽量选择低本底的硝酸试剂。

(5)本法为在线添加内标。如采用手动添加内标溶液，应在标准品溶液和供试品溶液的制备过程中同时添加内标溶液，使内标溶液进样浓度为 50μg/L。

3209　羟胺残留量测定法

本法系依据在碱性条件下，羟胺与碘反应生成亚硝酸，然后与对氨基苯磺酸发生重氮化反应，再与 α-萘胺耦联形成有色的偶氮化合物，采用紫外-可见分光光度法(通则 0401)测定羟胺的含量。

试剂　(1)6%乙酸钠溶液　称取无水乙酸钠 6g，加适量水溶解并稀释至 100ml 混匀，即得。

(2)1%对氨基苯磺酸溶液　称取对氨基苯磺酸 0.50g，加适量 25%乙酸溶液溶解后稀释至 50ml，即得。

(3)1.3%碘溶液　称取碘 0.65g；溶于冰醋酸，稀释至 50ml，即得。于通风橱中配制和使用。

(4)0.4mol/L 硫代硫酸钠溶液　称取硫代硫酸钠 3.16g，溶于适量水中，稀释至 50ml，即得。

(5)0.6% α-萘胺溶液　称取 α-萘胺 0.3g，溶于 30%乙酸，稀释至 50ml，即得。于通风橱中配制和使用。

盐酸羟胺对照品溶液　用水将盐酸羟胺对照品定量稀释至每 1ml 含 1000nmol，作为贮备液。精密量取贮备液适量，用水定量稀释至每 1ml 含 150nmol、120nmol、90nmol、60nmol 和 30nmol，作为不同浓度的对照品溶液，用前配制。

测定法　精密量取供试品 0.3ml 置试管内，依次加 6%乙酸钠溶液 1.3ml、1%对氨基苯磺酸溶液 0.2ml 及 1.3%碘液 0.1ml，混匀，放置 10 分钟，加 0.4mol/L 硫代硫酸钠溶液 50μl，混匀脱色，加 0.6% α-萘胺溶液 40μl，混匀，室温放置 60 分钟，经每分钟 10 000 转离心 5 分钟后，取上清液，照紫外-可见分光光度法(通则 0401)，在波长 520nm 处测定吸光度。精密量取不同浓度的对照品溶液各 0.3ml，置试管中，自本段前述"依次加 6%乙酸钠溶液 1.3ml"起，同法操作。精密量取水 0.3ml 置试管中，自本段前述"依次加 6%乙酸钠溶液 1.3ml"起，同法操作，作为空白对照。以对照品溶液的羟胺浓度对相应吸光度作直线回归，求得直线回归方程；将测得的供试品的吸光度代入直线回归方程，即得供试品的残留羟胺浓度(nmol/ml)，再根据供试品的蛋白质含量按下式计算出羟胺残留量(nmol/mg 蛋白质)。

$$\frac{供试品羟胺残留量}{(nmol/mg 蛋白质)} = \frac{供试品的残留羟胺浓度(nmol/ml)}{供试品的蛋白质含量(mg/ml)}$$

3300　微生物检查法

3301　支原体检查法

主细胞库、工作细胞库、病毒种子批、对照细胞以及临床治疗用细胞进行支原体检查时，应同时进行培养法和指示细胞培养法(DNA 染色法)。病毒类疫苗的病毒收获液、原液采用培养法检查支原体；必要时，亦可采用指示细胞培养法筛选培养基。也可采用经国家药品检定机构认可的其他方法。

第一法　培养法

推荐培养基及其处方

(1)支原体液体培养基

①支原体肉汤培养基

猪胃消化液	500ml	氯化钠	2.5g

| 牛肉浸液(1:2) | 500ml | 葡萄糖 | 5.0g |
| 酵母浸粉 | 5.0g | 酚红 | 0.02g |

pH 7.6±0.2。于121℃灭菌15分钟。

②精氨酸支原体肉汤培养基

猪胃消化液	500ml	葡萄糖	1.0g
牛肉浸液(1:2)	500ml	L-精氨酸	2.0g
酵母浸粉	5.0g	酚红	0.02g
氯化钠	2.5g		

pH 7.1±0.2。于121℃灭菌15分钟。

(2)支原体半流体培养基 按(1)项处方配制,培养基中不加酚红,加入琼脂2.5~3.0g。

(3)支原体琼脂培养基 按(1)项处方配制,培养基中不加酚红,加入琼脂13.0~15.0g。

除上述推荐培养基外,亦可使用可支持支原体生长的其他培养基,但灵敏度必须符合要求。

培养基灵敏度检查(变色单位试验法) (1)菌种 肺炎支原体(ATCC 15531 株)、口腔支原体(ATCC 23714 株),由国家药品检定机构分发。

(2)操作 将菌种接种于适宜的支原体培养基中,经36℃±1℃培养至培养基变色,盲传两代后,将培养物接种至待检培养基中,做 10 倍系列稀释,肺炎支原体稀释至10^{-7}~10^{-9},接种在支原体肉汤培养基内;口腔支原体稀释至10^{-3}~10^{-5},接种在精氨酸支原体肉汤培养基内。每个稀释度接种 3 支试管,置36℃±1℃培养 7~14 天,观察培养基变色结果。

(3)结果判定 以接种后培养基管数的 2/3 以上呈现变色的最高稀释度为该培养基的灵敏度。

液体培养基的灵敏度:肺炎支原体(ATCC 15531 株)应达到10^{-8},口腔支原体(ATCC 23714 株)应达到10^{-4}。

检查法 (1)供试品如在分装后 24 小时以内进行支原体检查者可贮存于2~8℃;超过 24 小时应置−20℃以下贮存。

(2)检查支原体采用支原体液体培养基和支原体半流体培养基(或支原体琼脂培养基)。半流体培养基(或琼脂培养基)在使用前应煮沸 10~15 分钟,冷却至56℃左右,然后加入灭能小牛血清(培养基:血清为 8:2),并可酌情加入适量青霉素,充分摇匀。液体培养基除无需煮沸外,使用前亦应同样补加上述成分。

取每支装量为 10ml 的支原体液体培养基各 4 支、相应的支原体半流体培养基各 2 支(已冷却至36℃±1℃),每支培养基接种供试品 0.5~1.0ml,置36℃±1℃培养 21 天。于接种后的第 7 天从 4 支支原体液体培养基中各取 2 支进行次代培养,每支培养基分别转种至相应的支原体半流体培养基及支原体液体培养基各 2 支,置36℃±1℃培养 21 天,每隔 3 天观察 1 次。

(3)结果判定 培养结束时,如接种供试品的培养基均无支原体生长,则供试品判为合格。如疑有支原体生长,可取加倍量供试品复试,如无支原体生长,供试品判为合格;

如仍有支原体生长,则供试品判为不合格。

【附注】 质量检定部门应会同培养基制造部门定期抽检支原体培养基灵敏度。

第二法 指示细胞培养法(DNA 染色法)

将供试品接种于指示细胞(无污染的 Vero 细胞或经国家药品检定机构认可的其他细胞)中培养后,用特异荧光染料染色。如支原体污染供试品,在荧光显微镜下可见附在细胞表面的支原体 DNA 着色。

试剂 (1)二苯甲酰胺荧光染料(Hoechst 33258)浓缩液 称取二苯甲酰胺荧光染料 5mg,加入 100ml 不含酚红和碳酸氢钠的 Hank's 平衡盐溶液中,在室温用磁力搅拌 30~40 分钟,使完全溶解,−20℃避光保存。

(2)二苯甲酰胺荧光染料工作液 无酚红和碳酸氢钠的 Hank's 溶液 100ml 中加入二苯甲酰胺荧光染料浓缩液 1ml,混匀。

(3)固定液 醋酸-甲醇(1:3)混合溶液。

(4)封片液 量取 0.1mol/L 枸橼酸溶液 22.2ml、0.2mol/L 磷酸氢二钠溶液 27.8ml、甘油 50.0ml 混匀,调节 pH 值至 5.5。

培养基及指示细胞 (1)DMEM 完全培养基。

(2)DMEM 无抗生素培养基。

(3)指示细胞(已证明无支原体污染的 Vero 细胞或其他传代细胞) 取培养的 Vero 细胞经消化后,制成每 1ml 含10^5的细胞悬液,以每孔 0.5ml 接种 6 孔细胞培养板或其他容器,每孔再加无抗生素培养基 3ml,于 5% 二氧化碳孵箱36℃±1℃ 培养过夜,备用。

供试品处理 (1)细胞培养物 将供试品经无抗生素培养液至少传一代,然后取细胞已长满且 3 天未换液的细胞培养上清液待检。

(2)毒种悬液 如该毒种对指示细胞可形成病变并影响结果判定时,应用对支原体无抑制作用的特异抗血清中和病毒或用不产生细胞病变的另一种指示细胞进行检查。

(3)其他 供试品检查时所选用的指示细胞应为该供试品对其生长无影响的细胞。

测定法 于制备好的指示细胞培养板中加入供试品(细胞培养上清液)2ml(毒种或其他供试品至少 1ml),置 5% 二氧化碳孵箱36℃±1℃培养3~5 天。指示细胞培养物至少传代 1 次,末次传代培养用含盖玻片的 6 孔细胞培养板培养 3~5 天后,吸出培养孔中的培养液,加入固定液 5ml,放置 5 分钟,吸出固定液,再加 5ml 固定液固定 10 分钟,再次吸出固定液,使盖玻片在空气中干燥,加二苯甲酰胺荧光染料(或其他 DNA 染料)工作液 5ml,加盖,室温放置 30 分钟,吸出染液,每孔用水 5ml 洗 3 次,吸出水,盖玻片于空气中干燥,取洁净载玻片加封片液 1 滴,分别将盖玻片面向下盖在封片液上制成封片。用荧光显微镜观察。

用无抗生素培养基 2ml 替代供试品,同法操作,作为阴性对照。

用已知阳性的供试品标准菌株 2ml 替代供试品，同法操作，作为阳性对照。

结果判定　(1)阴性对照　仅见指示细胞的细胞核呈现黄绿色荧光。

(2)阳性对照　荧光显微镜下除细胞外，可见大小不等、不规则的荧光着色颗粒。

当阴性及阳性对照结果均成立时，试验有效。

如供试品结果为阴性，则供试品判为合格；如供试品结果为阳性或可疑时，应进行重试；如仍阳性时，供试品判为不合格。

3302　外源病毒因子检查法

病毒类制品在毒种选育和生产过程中，经常使用动物或细胞基质培养，因此，有可能受到外源因子的污染。为了保证制品质量，需要对毒种和对照细胞进行外源病毒因子的检测。

对病毒主种子批或工作种子批，应抽取足够检测试验需要量的供试品进行外源病毒因子检测。根据病毒的特性，有些检测需要在试验前中和病毒。病毒中和时尽可能不稀释，但当中和抗体不能有效中和病毒而需要稀释病毒时，应选择可被中和的最大病毒量，但不得超过生产接种时毒种的稀释倍数。为降低样品中可能存在的外源病毒被中和的可能性，进行病毒中和时，应采用非人源和非猴源(特殊情况除外)的特异性抗体中和本病毒，最好采用单克隆抗体，中和过程不应干扰外源病毒的检测。制备抗血清(或单克隆抗体)所用的免疫原应采用与生产疫苗(或制品)不同种而且无外源因子污染的细胞(或动物)制备。如果病毒曾在禽类组织或细胞中繁殖，则抗体不能用禽类来制备。若用鸡胚，应来自 SPF 鸡群。

病毒种子批外源因子检查

第一法　动物试验法

(1)小鼠试验法　取 15～20g 小鼠至少 10 只，取病毒种子批或经抗血清中和后的病毒悬液，每只脑内接种 0.03ml，同时腹腔接种 0.5ml，至少观察 21 天。解剖每只在试验 24 小时后死亡或有患病体征的小鼠，直接肉眼观察其病理改变，并将有病变的相应组织制成悬液，通过脑内和腹腔接种另外至少 5 只小鼠，并观察 21 天。接种 24 小时内小鼠死亡超过 20%，试验无效。在观察期内最初接种的小鼠以及每个盲传组的小鼠至少有 80%健存，且小鼠未出现与待测毒种无关的可传播性因子或其他病毒感染，为符合要求。

(2)乳鼠试验法　取出生后 24 小时内的乳鼠至少 20 只，取病毒种子批或经抗血清中和后的病毒悬液，每只脑内接种 0.01ml，同时腹腔接种至少 0.1ml，每天观察，至少观察 28 天。接种 24 小时内乳鼠死亡超过 20%，试验无效。在观察期内最初接种的乳鼠至少有 80%健存，且乳鼠未出现与待测毒种无关的可传播性因子或其他病毒感染，为符合要求。

第二法　细胞培养法

(1)非血吸附病毒检查　取病毒种子批或用抗血清中和后的病毒悬液，分别接种于人源、猴源和与生产用细胞同种细胞。除另有规定外，每种细胞至少接种 10ml 病毒悬液或取 10ml 病毒悬液用抗血清中和后接种。用人二倍体细胞或猴源细胞生产的，还应接种另外一株人二倍体细胞或猴源细胞。根据经验证的细胞培养容器和接种量接种每种细胞。每瓶病毒悬液接种量不少于每瓶培养液总量的 25%。于 36℃±1℃ 培养，观察 28 天。每种细胞均设置未接种病毒的阴性对照瓶及阳性病毒对照瓶。必要时可更换细胞培养液或传代，但传代时间距观察期末不得少于 7 天。阴性、阳性对照应成立，接种待测病毒样本的每种细胞培养物未见细胞病变，则判为阴性，符合要求。

(2)血吸附病毒检查　于接种后第 28 天，分别取上述接种病毒的每种细胞培养物 2 个细胞培养容器进行血吸附病毒检查。用 0.2%～0.5%鸡、豚鼠红细胞悬液或混合红细胞悬液覆盖于细胞表面，一瓶于 2～8℃ 放置 30 分钟，另一瓶于 20～25℃ 放置 30 分钟，吸弃多余红细胞后观察红细胞吸附情况。阴性、阳性对照应成立，接种待测病毒样本的细胞应均为阴性。

(3)血凝检查　对于悬浮或半悬浮细胞(比如昆虫细胞)，无法进行血吸附检查，可取细胞培养上清进行血凝集检查。阴性、阳性对照应成立，接种待测病毒样本的细胞培养上清应均为阴性。

第三法　鸡胚检查法

在禽类组织或细胞中繁殖过的病毒种子需用鸡胚检查禽类病毒的污染。

除另有规定外，取 10ml 病毒种子批或 10ml 病毒悬液用抗血清中和后接种，选用 9～11 日龄和 5～7 日龄的两组 SPF 鸡胚，每组至少 10 枚，分别于尿囊腔和卵黄囊接种，每胚 0.5ml。置于 35℃ 孵育 7 天后，观察鸡胚存活，并取尿囊液用 0.2%～0.5%鸡和豚鼠红细胞悬液或混合红细胞悬液做血细胞凝集试验。接种的每组鸡胚至少 80%存活 7 天，且尿囊液血凝试验为阴性，为符合要求。

生产用对照细胞外源病毒因子检查

第一法　非血吸附病毒检查

(1)细胞直接观察　每批生产用细胞应留取 5%或不少于 500ml 细胞悬液不接种病毒，作为对照细胞加入与疫苗生产相同的细胞维持液，置与疫苗生产相同的条件下培养至少 14 天或至病毒收获时(取时间较长者)，在显微镜下观察是否有细胞病变出现，无细胞病变出现者为阴性，符合要求。在观察期末至少有 80%的对照细胞培养物存活，试验才有效。

(2)细胞培养试验　上述试验观察期末，收取上清液混合后，取适量接种于猴源和人源的细胞培养物，如果疫苗病毒在非猴源或非人源的其他细胞系上生产，还应接种于同种不同批细胞。每种细胞至少接种 5ml 上清混合液，且接种量应不少于每瓶细胞培养液总量的 25%。置与生产相同的培养条件下至少培养 28 天。无细胞病变者为阴性，符合要求。

第二法　血吸附或血凝病毒检查

对上述"细胞直接观察"及"细胞培养试验"的细胞培养物，在观察期末取至少 25% 的细胞培养瓶进行血吸附病毒检查（方法同病毒种子批外源因子检查的血吸附病毒检查）。如对照细胞为悬浮或半悬浮细胞（如昆虫细胞），无法进行血吸附检查，可进行血凝集检查。

3303　鼠源性病毒检查法

第一法　细胞/动物/鸡胚感染试验法

鼠源性单克隆抗体制品具有潜在病毒污染，如出血热病毒、淋巴细胞脉络丛脑膜炎病毒、Ⅲ型呼肠孤病毒、仙台病毒、脱脚病病毒、小鼠腺病毒、小鼠肺炎病毒、逆转录病毒等。其中，前 4 种病毒属Ⅰ组，为能够感染人与灵长类动物的病毒；后 4 种属Ⅱ组，为目前尚无迹象表明感染人的病毒，但能在体外培养的人源、猿源和猴源性细胞中进行复制，对人类具有潜在危险性，这些病毒应作为重点进行检测。

本法用于杂交瘤细胞株及鼠源性单克隆抗体制品的鼠源性病毒检测。通过细胞试验、动物抗体产生试验、鸡胚感染试验等检测活病毒抗原及病毒抗体。

试剂　(1)0.01mol/L pH 7.4 PBS　称取磷酸氢二钠（$Na_2HPO_4 \cdot 12H_2O$）2.9g、磷酸二氢钠 0.2g、氯化钠 8.0g、氯化钾 0.2g，加水溶解并稀释至 1000ml。

(2)pH 9.6 包被缓冲液　称取碳酸钠 1.59g、碳酸氢钠 2.93g、叠氮钠 0.20g，加水溶解并稀释至 1000ml。

(3)0.01mol/L pH 7.4 PBS 洗液　称取磷酸氢二钠（$Na_2HPO_4 \cdot 12H_2O$）2.9g、磷酸二氢钠 0.295g、氯化钠 8.5g、聚山梨酯 80 5ml，加水溶解并稀释至 1000ml。

(4)底物缓冲液　称取磷酸氢二钠（$Na_2HPO_4 \cdot 12H_2O$）12.9g、枸橼酸 3.26g，加水溶解并稀释至 700ml。

(5)底物溶液　称取邻苯二胺 4mg，溶于底物缓冲液 10ml 中，再加入 30% 过氧化氢 4µl。

(6)终止液　1mol/L 硫酸溶液。

供试品的制备　供试品包括杂交瘤细胞株、腹水和单克隆抗体半成品或成品。杂交瘤细胞株应进行细胞试验、动物抗体产生试验和鸡胚感染试验；腹水和单克隆抗体半成品或成品应进行动物抗体产生试验和鸡胚感染试验。

(1)细胞试验用的供试品　取 3 瓶生长良好的杂交瘤细胞，于 −40℃ 反复冻融 3 次后，在无菌条件下合并分装小管，每管 3ml，换上胶塞，−40℃ 保存。

(2)动物抗体产生试验用的供试品　腹水、单克隆抗体半成品或成品，不需处理，−20℃ 保存。而杂交瘤细胞按下

述步骤进行处理后使用。

取 7 瓶生长良好的杂交瘤细胞，弃去培养液，用 PBS 轻轻将细胞吹打下来，移入小管，再用 PBS 冲洗细胞瓶，以收集残余的细胞，于小管中洗涤，以每分钟 1000 转离心 10 分钟，弃去上清液，用 PBS 重新悬浮细胞；以上步骤重复 2 次。细胞集中后，悬浮于 4ml PBS 中，冻融 3 次，超声处理。以每分钟 10 000 转离心 30 分钟，吸取上清液，以每分钟 40 000 转离心 4 小时，弃上清液，将沉淀溶于适量的 PBS 中，即为动物抗体产生试验用抗原，−40℃ 保存。

检查法　检查方法包括细胞试验、动物抗体产生试验、鸡胚感染试验等。

A. 细胞试验　用已知病毒抗体检查供试品中未知病毒抗原。

(1)细胞培养　根据被检的病毒，选择其敏感的细胞。每种细胞 6 瓶，细胞应生长良好。用 0.01mol/L pH 7.4 PBS 洗涤细胞 2 次。每瓶接种供试品 0.3ml，每批供试品接种 4 瓶，另外 2 瓶为对照。37℃ 吸附 1 小时，弃去吸附的供试品液体，加入细胞维持液。每天观察细胞形态，并记录结果。接种后每隔 3~4 天换 1 次液。第一代细胞应维持 10~14 天。冻融 3 次后，将对照组 2 瓶、供试品组 4 瓶分别合并。将收获的对照组和供试品组的细胞悬液分别接种同种细胞，接种后，每隔 3~4 天，换 1 次液。

(2)涂片　培养至 10~14 天，吸出维持液，再用 PBS 洗细胞 2 次，每瓶加消化液 0.15ml，使细胞分散、脱壁，吸出细胞悬液，再用 PBS 洗涤 2 次。用适量的 PBS 悬浮细胞，将对照组的正常细胞涂在抗原片的第一行，供试品组的细胞涂在第二行，吹干，丙酮固定，−40℃ 保存，即为供试品细胞涂片。

(3)间接免疫荧光法检测　制备已知病毒抗原片，将已知特异性阳性血清和阴性血清进行 1:(5~20) 的稀释；应用制备的已知病毒抗原片作为血清对照，检查供试品细胞涂片。将涂有供试品细胞的玻片，加经 PBS 10 倍稀释的已知阳性血清、阴性血清，置湿盒中，37℃ 放置 30 分钟后，用 PBS 洗涤 3 次，每次浸泡 5 分钟，待干燥后，滴加荧光抗体，37℃ 保温 30 分钟后，再用 PBS 洗涤 3 次，每次浸泡 5 分钟，再用水洗 1 次，待干燥后，加 50% 甘油，用盖玻片封好，镜检。

(4)结果判定　在已知病毒抗原片上，阴性对照血清与正常细胞孔、病毒细胞孔均无荧光，阳性对照血清与正常细胞孔无荧光而与病毒细胞孔有荧光反应；在供试品细胞涂片上，当阴性对照血清与正常细胞孔、供试品细胞孔无荧光，阳性对照血清与正常细胞孔无荧光时，试验成立。阴性对照血清与正常细胞孔和供试品细胞孔有荧光反应或阳性对照血清与正常细胞孔有荧光反应，试验不成立。供试品细胞涂片上，阳性对照血清与供试品细胞孔有荧光，判为阳性。

B. 动物抗体产生试验　(1)供试品抗体的制备　每批供试品按下表参数注射无特定病原体小鼠（BALB/c 或 KM）共 50 只。

动物	动物数（只）		注射途径	注射剂量（ml/只）	备注
	试验组	对照组			
乳鼠	10	—	肌内	0.03	观察 4 周，动物的存活率应不低于 80%
3～4 周龄小鼠	10	10	腹腔	0.03	观察 4 周，动物的存活率应不低于 80%
6～8 周龄小鼠	10	10	肌内和腹腔	0.10+0.20	10 天后重复注射 1 次，14 天后采血。对照组动物注射 PBS

（2）血清学检查　对经肌内注射和腹腔注射的供试品组和对照组小鼠分别采血，分离血清后用 ELISA 法检测抗体。包被病毒抗原和正常细胞抗原，每孔 0.1ml，置 37℃ 1 小时后，放 4℃ 过夜，用 ELISA 试剂盒的洗液充分洗涤，拍干。每份供试品分别加入病毒抗原孔和正常细胞抗原孔各 1 个，37℃培养 1 小时，用洗液充分洗涤，拍干。加酶结合物，37℃培养 1 小时，用洗液充分洗涤，拍干。每孔加入底物溶液 0.1ml，37℃培养 10～20 分钟，当阳性对照血清孔出现颜色、阴性对照血清孔无颜色时，每孔加入 1mol/L 硫酸溶液 0.1ml 终止反应，测吸光度。

（3）结果判定　P/N 值不小于 2.0 为阳性；P/N 值小于 2.0 为阴性。

P 为供试品免疫小鼠血清与病毒抗原的吸光度减去供试品免疫小鼠血清与正常细胞抗原的吸光度；

N 为对照组动物血清与病毒抗原的吸光度减去对照组动物血清与正常细胞抗原的吸光度。

C. 鸡胚感染试验　于接种前 24 小时观察鸡胚。活鸡胚具有清晰的血管和鸡胚暗影，较大鸡胚还可看到胚动。死胚血管暗昏模糊，没有胚动。接种前用检卵灯再次检查鸡胚活力，并标出气室和胚胎的位置。按无菌操作要求，以卵黄囊、尿囊腔和绒毛尿囊膜途径接种供试品。接种后，每日观察，培养 5 天。无菌操作收集卵黄囊、绒毛尿囊膜和尿囊液。卵黄囊和绒毛尿囊膜经研磨后，离心，取上清液，与尿囊液分别用豚鼠或鸡红细胞做血凝试验。

取每排 8 孔微量血凝反应板，从第 2 孔至第 8 孔每孔加 0.9% 氯化钠溶液 50μl。第 1、2 孔各加经上述处理的供试品 50μl，然后从第 2 孔吸取 50μl 至第 3 孔、第 3 孔吸取 50μl 至第 4 孔……（以此类推）进行倍比稀释，至第 7 孔时丢弃 50μl；第 8 孔为对照孔。第 1 孔至第 8 孔各加 1% 豚鼠红细胞悬液 50μl，混匀。做 2 块反应板，分别静置于 4℃ 和室温，至对照孔呈现明显阴性（－）时判定结果。

结果判定：

＋＋＋＋　红细胞均匀铺于孔底；

＋＋＋　红细胞均匀铺于孔底，但边缘不整齐，有下滑趋向；

＋＋　红细胞于孔底形成小环，但周围有小凝集块；

＋　红细胞于孔底形成小团，边缘可见少许凝集块；

－　红细胞集中在孔底中央，呈一边缘致密的红点。

以凝集反应出现"＋＋"或"＋＋"以上者判为阳性。

第二法　荧光定量 PCR 法

本法将提取的供试品 RNA 逆转录成 cDNA 后，或用提取的供试品 DNA，针对 8 种外源性鼠源性病毒设计特异性引物探针，进行荧光定量 PCR 检测特异性扩增信号，从而测定供试品中外源性鼠源性病毒核酸序列，以检查供试品的外源性鼠源性病毒污染。

试剂　（1）RNA/DNA 提取试剂　RNA/DNA 的提取可使用酚-三氯甲烷法、磁珠法、离心柱法等。提取试剂中应含裂解液、洗涤液、洗脱液等，按试剂说明书要求配制。

（2）逆转录试剂　含逆转录酶、RNA 酶抑制剂、dNTP 混合液、随机引物、逆转录反应缓冲液等，按试剂说明书要求配制。

（3）引物序列、探针序列　见下表。

8 种病毒引物序列及探针序列

病毒	引物、探针序列
淋巴细胞脉络丛脑膜炎病毒	上游引物：5'-CATCTGATGTAAAACCCTGCAACT-3' 下游引物：5'-TGCGCTTTTTATTTGGAAATTCA-3' 探针：5'-(FAM)-CCTCCTCAACGCCTGTGTCCACTGA-(TAMRA)-3'
出血热病毒	上游引物：5'-GTAGACTCCCTAAAGAGCTACTAT-3' 下游引物：5'-TTCATGGGCATTGATTTCCC-3' 探针：5'-(FAM)-CAACGATGGCAACTATGGAGGA-(TAMRA)-3'
脱脚病病毒	上游引物：5'-TGACTCATTCCTGTAATACCACTTCTAATAC-3' 下游引物：5'-ACTGCTACATTTGCCTCGACAA-3' 探针：5'-(FAM)-TCCATTCCTAATCATAGTCCCGCGTGTCT-(TAMRA)-3'
仙台病毒	上游引物：5'-GAAAGAGATGGCTACATTGTT-3' 下游引物：5'-AAACACATAACTCGCGTCT-3' 探针：5'-(FAM)-AGTCTTGGTGTAATCCAGTCTGCTC-(TAMRA)-3'
小鼠肺炎病毒	上游引物：5'-CAGAGAGGTGGCTTGATTTGCT-3' 下游引物：5'-TCATTGCAGATCCTGATGAAGTTC-3' 探针：5'-(FAM)-TTCCAGCCGAGCCTACAAAACATCACTAGA-(TAMRA)-3'
Ⅲ型呼肠孤病毒	上游引物：5'-CCGCTATAACGCCAACGAAT-3' 下游引物：5'-ACCGCACCCTTCACTGTCA-3' 探针：5'-(FAM)-ATGCCTTGCTGACGATGTCCCCACTAT-(TAMRA)-3'
小鼠腺病毒	上游引物：5'-ACTTCCATCGTGTAGATTCGC-3' 下游引物：5'-TTAGAGGGCAGCATTTG-3' 探针：5'-(FAM)-ACCGGTTAGGCGAGCACAATCCAG-(TAMRA)-3'
小鼠白血病病毒	上游引物：5'-AAGCCCTTCGAACTTTTTGTTG-3' 下游引物：5'-TGGGTCTAGCTTTTTGGACAGGTA-3' 探针：5'-(FAM)-ACGCCAAAGGTGTCCTAACGCAAAAAC-(TAMRA)-3'

(4)扩增缓冲液　每 20μl 反应体系中，含有上、下游引物各 5pmol，探针 2.5pmol 及适量荧光定量 PCR 混合液（Mix）。

(5)质粒标准品稀释液　为 DNA 稀释缓冲液或经无 RNA 酶水所稀释。

(6)对照溶液　以失活无感染性的鼠源性病毒为阳性对照。以无 RNA 酶水作为阴性对照。提取核酸和逆转录步骤同"(1)RNA/DNA 提取试剂"，置−70℃保存备用。

(7)质粒标准品溶液及灵敏度对照的制备　选择病毒目的核酸序列，人工合成 DNA，目的序列转入 pMD 19-T 质粒中，作为质粒标准品。测定质粒标准品的 DNA 核酸浓度后，对其进行 10 倍的倍比稀释，从（2×10^9）Copies/μl 稀释至（2×10^0）Copies/μl。

取（2×10^7）～（2×10^3）Copies/μl 质粒标准品溶液作标准曲线各点。（2×10^1）Copies/μl 稀释度作为灵敏度对照。置冰浴备用。

供试品的制备　参照第一法"供试品的制备"(1)和(2)。供试品用于核酸提取的模板量不少于 0.2ml。

检查法　(1)核酸提取及逆转录　取供试品和阴性、阳性对照，各 3 个重复，按照 DNA/RNA 试剂盒的使用说明书提取 DNA/RNA。

按照逆转录试剂盒的使用说明书将 RNA 逆转录为 cDNA。

(2)荧光定量 PCR 扩增　反应总体积为 20μl。取 DNA 或 cDNA 5μl 加至预先配制好的 15μl 荧光定量 PCR 扩增缓冲液中，使反应总体积为 20μl。各 3 个重复，混匀后，按下列条件进行扩增：50℃ 2 分钟；95℃ 10 分钟；95℃ 15 秒；60℃ 1 分钟……共 40 个循环。在 60℃采集信号。

结果判定　(1)灵敏度检查　分别检测（2×10^1）Copies/μl 和（2×10^0）Copies/μl 供试品，各 10 个重复。至少（2×10^1）Copies/μl 灵敏度对照应全部检出（10/10），则灵敏度检查合格。

(2)试验有效性　标准曲线相关系数（R^2）应不低于 0.990，阳性对照应为阳性，Ct 值应≤32，并呈明显的扩增曲线；灵敏度对照应为阳性，Ct 值应≤35；阴性对照应为阴性，Ct 值＞35，无明显的扩增曲线；则试验有效。

(3)供试品结果判定　如果供试品的 Ct 值≤35，同时拷贝数≥20，且有明显的扩增曲线，则判定供试品外源性鼠源性病毒为阳性。否则为阴性。供试品结果出现阳性时，需使用第一法仲裁。

注意事项　(1)质粒标准品稀释时，用新吸头吸取上一个稀释度样本加至下一个稀释管中，涡旋混匀；然后用新吸头进行下一个稀释。

(2)试验中所有吸头均需无菌，与供试品有关的操作建议使用带滤芯吸头。

(3)注意实验分区，定期对各区进行消毒。

3304　SV40 核酸序列检查法

本法系通过设计 2 对特异引物扩增 SV40 VP1 100bp（2220～2319）和大 T 抗原 C 端 451bp（2619～3070）2 个片段，采用 PCR 检查供试品中是否存在 SV40 核酸序列。

供试品溶液及对照溶液的制备　取供试品 400μl，加 2%蛋白酶 K 溶液 25μl、10% SDS 溶液 50μl、0.05mol/L 本 EDTA 溶液（pH 8.0）10μl，置 56℃培养 1 小时，用等体积的酚-三氯甲烷（1∶1）混合液抽提后，再用等体积的三氯甲烷抽提，加 2 倍体积的乙醇，−20℃放置 16 小时，以每分钟 10 000 转离心 15 分钟，沉淀用 75%乙醇溶液洗涤干燥，加无 DNA 酶和 RNA 酶的水 10μl，使溶解。阳性对照及阴性对照按上述方法与供试品同时处理。

引物

VP1 上游引物：2220 5′-ACA CAG CAA CCA CAG TGG TTC-3′ 2240

VP1 下游引物：2319 5′-GTA AAC AGC CCA CAA ATG TCA AC-3′ 2297

T 抗原 C 端上游引物：3070 5′-GAC CTG TGG CTG AGT TTG CTC A-3′ 3049

T 抗原 C 端下游引物：2619 5′-GCT TTA TTT GTA ACC ATT ATA AG-3′ 2641

检查法　(1)每个待扩增的供试品引物加量为 30×10^{-12}mol，DNA 模板加量为 1μl，总体积 50μl。在 PCR 仪上以 94℃先变性 3 分钟，然后 94℃变性 20 秒、50℃退火 20 秒、72℃延伸 40 秒，共进行 40 个循环；72℃延伸 3 分钟。

(2)扩增产物电泳检查　2%琼脂糖凝胶（每 1ml 含 1μg 溴化乙锭），缓冲液为 1×TAE，在 100V 条件下电泳 40 分钟，检查扩增片段。VP1 扩增片段为 100bp，大 T 抗原 C 端片段为 451bp。

(3)以同样模板重复扩增 VP1 片段，排除污染因素导致的非特异扩增；或将扩增产物及对照从胶上移至 Hybond N 尼龙膜上，与 VP1 探针进行免疫印迹试验，以证明所扩增片段确为 VP1 片段。

(4)以自动测序仪对供试品及阳性对照的大 T 抗原 C 端扩增产物进行序列测定。

结果判定　阳性对照应得到特异产物，阴性对照应无相应片段，则试验成立。

若未能扩增出 VP1 片段，则结果判定为未检出 SV40 核酸序列。

若扩增出 VP1 片段，可重复试验 1 次，未扩增出 VP1 片段者，判定为未检出 SV40 核酸序列。若重试仍能扩增出 VP1 片段，则应扩增大 T 抗原 C 端片段，如扩增出大 T 抗原 C 端片段，应将其扩增产物和阳性对照扩增产物进行测序并比较，核酸序列一致者，判定为检出 SV40 核酸序列；如未扩增出大 T 抗原 C 端片段，则可按上述"检查法"步骤(1)～(3)重复试验1次，如仍未扩增出大 T 抗原 C 端片段，则可判定为未检出 SV40 核酸序列。

3305　猴体神经毒力试验

本法用于脊髓灰质炎减毒活疫苗检定。

应使用体重 1.5kg 以上的健康猕猴，猕猴血清经 1：4 稀释后应证明不含同型别病毒中和抗体。试验用猕猴必须经选择和检疫，并未做过其他试验，其隔离检疫应不少于 6 周，应无结核、B 病毒感染及其他急性传染病，血清中无泡沫病毒。凡有严重化脓灶、赘生物以及明显的肝、肾病理改变者不得用于试验，可采用脊髓注射方法或脑内注射方法。

脊髓法　(1)猕猴的数量　猴体试验必须设立参考品。评价Ⅰ型、Ⅱ型供试品及其参考品最少应各使用 11 只有效猕猴，评价Ⅲ型供试品应至少使用 18 只有效猕猴。猕猴的大小和性别应随机分配到各试验组。同型参考品可用于测试 1 批以上疫苗。

有效猕猴系指脊髓灰质炎病毒引起中枢神经系统特异性神经元损伤的猕猴。

供试品组有效猕猴不足时，允许补足；但参考品组应同时补充相同数量的猕猴。如需补足参考品组有效猕猴，则供试品组也须同时补充相同数量猕猴。如试验需要 2 个工作日，则每一个工作日用供试品和同型参考品接种的猕猴只数应相等。为了保证有效猕猴只数，通常要相应地增加接种猕猴只数。

(2)供试品和参考品的病毒滴度　供试品和参考品的病毒含量应调整到尽可能接近，每只猕猴于腰髓第 1～2 椎间隙注射 0.1ml(病毒含量 6.5～7.5 lg CCID$_{50}$/ml)，仅用 1 个病毒浓度接种动物。

(3)检查法　全部猕猴应观察 17～22 天。在接种 24 小时后死亡猕猴应做尸体解剖，检查是否系因脊髓灰质炎引起的死亡。因其他原因死亡的猕猴在判定时可以剔除。在观察期内存活的猕猴数不低于 80% 时，试验成立。呈濒死状态或严重麻痹的猕猴应处死进行尸检。

每只猕猴取中枢神经系统切片进行组织学检查。切片厚度为 10～15μm，没食子蓝染色检查切片数如下：

①腰膨大 12 个切面；
②颈膨大 10 个切面；
③延髓 2 个切面；
④桥脑和小脑各 1 个切面；
⑤中脑 1 个切面；
⑥大脑皮层左、右侧和丘脑各 1 个切面。

应由同一人员统一采用 4 级计分法判断其病变严重程度：

1 级　仅有细胞浸润(这不足以认为是有效猕猴)；
2 级　细胞浸润伴有少量的神经元损害；
3 级　细胞浸润伴有广泛的神经元损害；

4 级　大量的神经元损害，伴有或无细胞浸润。

切片中有神经元损害，但未见针迹者应视为有效猕猴。切片中有外伤引起的损害，而又无特异的病理改变则不视为有效猕猴。

严重程度的分值由腰髓、颈髓和脑组织切片的整个切片的计分累计而成。每只有效猕猴的病变分值(LS)为：

$$\frac{\dfrac{\text{腰髓分值总和}}{\text{半个切片数}}+\dfrac{\text{颈髓分值总和}}{\text{半个切片数}}+\dfrac{\text{脑分值总和}}{\text{半个切片数}}}{3}$$

再计算每组有效猕猴的平均分值。

参考品组平均病变分值在上限与下限之间时，才能根据 C_1、C_2、C_3 值判定疫苗合格与否。判定标准如下：

供试品组平均病变分值($\overline{X}_{test}$)与参考品组平均病变分值($\overline{X}_{ref}$)相比较

合格　$\overline{X}_{test}-\overline{X}_{ref}<C_1$

不合格　$\overline{X}_{test}-\overline{X}_{ref}>C_2$

重试Ⅰ　$C_1<\overline{X}_{test}-\overline{X}_{ref}<C_2$(仅限 1 次)。

重试Ⅱ　同一次试验中，供试品组平均分值与参考品组平均分值之差小于 C_1 时，而供试品组中如单只猕猴最高分值等于或高于 2.5，并大于参考品组单只猕猴最高分值的 2 倍时，本批供试品应重试。

重试合格

$$[\overline{X}_{(test_1+test_2)}-\overline{X}_{(ref_1+ref_2)}]/2<C_3$$

重试不合格

$$[\overline{X}_{(test_1+test_2)}-\overline{X}_{(ref_1+ref_2)}]/2>C_3$$

脑内法　取健康猕猴 20 只。麻醉后在两侧视丘分别注入 0.5ml 供试品(应不低于 7.0 lg CCID$_{50}$/ml)及 10^{-1} 供试品各 10 只，观察 21 天，到期存活动物数应不低于 80%，有效猕猴数应不低于 16 只，试验有效，否则应补足。注射后 48 小时内死亡或出现非特异性麻痹症状者剔除不计，中途死亡及到期处死动物应做中枢神经系统病理组织学检查，判定标准如下。

(1)合格标准　凡符合下列情况之一者判为合格：
①中枢神经系统无脊髓灰质炎病理组织学改变；
②有 2 只猕猴发生轻度及其以下病变；
③1 只猕猴发生中度及其以下病变。

(2)不合格标准　凡符合下列情况之一者判为不合格：
①1 只猕猴有中度病变，同时 1 只猕猴有轻度以上病变；
②1 只猕猴有重度以上病变。

(3)重试标准　数个亚批疫苗供试品合并试验结果不合格者，可以分批重试，并按上述标准判定。

3306　血液制品生产用人血浆病毒核酸检测技术要求

本通则适用于血液制品生产用人血浆的乙型肝炎病毒(HBV-DNA)、丙型肝炎病毒(HCV-RNA)和Ⅰ型人类免疫缺陷病毒（HIV-1-RNA）的核酸检测。人细小病毒 B19（Human Parvovirus B19）核酸检测也可参考本技术要求。

本通则系采用核酸检测技术（Nucleic Acid Testing，NAT）直接检测病原体核酸。NAT 敏感性高，可检出标本中存在的微量核酸，相对于抗体和抗原酶联免疫检测方法，NAT 可以明显缩短病毒检出期限，降低血液传播病毒的风险。目前应用于血液筛查的 NAT 主要为 PCR 和转录介导的扩增系统（TMA）方法。

（1）PCR 方法　是一种体外模拟自然 DNA 复制过程的核酸扩增技术，具有高灵敏性、高特异性和快速简单等优势。其基本原理为：PCR 是 DNA 片段或 RNA 经逆转录成 cDNA 后的特异性体外扩增过程。反应体系以 DNA 或 cDNA 为模板，在 DNA 聚合酶的催化下，经高温变性、低温退火、适温延伸等 3 步反应循环进行，使目的 DNA 得以指数级扩增，其扩增产物可通过多种特异性和敏感性好的方法进行分析。通过技术改进，目前已派生出不同的 PCR 方法。

（2）逆转录依赖的扩增方法　包括 TMA 和核酸序列依赖性扩增系统（NASBA）。TMA 是一种利用逆转录酶、RNA 酶 H 和 RNA 聚合酶的共同作用，在等温条件下扩增 RNA 或 DNA 的反应体系。主要原理为：目标序列在逆转录酶作用下，以引物为引导进行逆转录，RNA 酶 H 将杂合链上的 RNA 降解后，形成转录复合体，并在 RNA 聚合酶作用下，转录形成大量目标 RNA 序列，且转录形成的 RNA 又可以作为下一个循环的模板。NASBA 与 TMA 原理相似，只是在核酸提取和扩增产物的检测方法上有所不同。

供试品　（1）供试品处理过程中应采取措施（如控制供试品处理时间和温度），确保核酸序列的稳定性。

（2）如使用抗凝剂，则应选择对反应体系无干扰的抗凝剂，并经评估后使用。肝素是 Taq DNA 聚合酶的强抑制剂，使用 PCR 方法时应不予采用，可考虑采用 EDTA 及枸橼酸钠等其他抗凝剂。

（3）应根据验证结果确定供试品的贮存和运输条件，以确保供试品中待检病毒核酸序列的稳定性。供试品若在 72 小时内进行检测，可存放于 2～8℃；72 小时以上，应保存于 -20℃ 及以下。

检测试剂　检测试剂应为经批准的用于混合血浆核酸检测用试剂。检测试剂的贮存、运输及使用应按试剂盒说明书进行。

测定法　（1）供试品混合　在确保检测试剂灵敏度的前提下，应按试剂盒使用说明书规定的供试品数量及相关要求，将多个供试品分别等量抽取再混合制备混合供试品。制备过程应确保每份供试品与混合供试品能够互相追溯。

进行供试品混合时应有预防交叉污染的措施，操作过程中尽可能减少气溶胶的形成，以避免供试品交叉污染而导致假阳性结果的出现。

（2）核酸提取、扩增及检测　按照核酸检测试剂盒说明书进行。

（3）对照设立　为保证实验结果可靠，应按照试剂盒说明书要求在核酸检测过程设置相应对照，一般包括内质控、阴性对照和阳性对照。

①内质控　除另有规定，内质控一般是指含有引物结合位点的特定核酸序列。内质控在供试品核酸提取前加入，与供试品一同提取、逆转录、扩增、检测，用以监测核酸提取、逆转录、扩增和检测的全过程。

②阴性对照　尽可能选择与待测供试品基质相同或相近、不含靶序列的阴性对照。

③阳性对照　尽可能选择与待测供试品基质相同或相近、含有适量靶序列的阳性对照。

上述对照应符合检测试剂盒规定的要求，检测结果方可视为有效。

结果判定　（1）应按照所用检测试剂说明书的要求对检测结果进行评价与判断。

（2）当混合供试品检测呈阴性反应时，则对应的单一供试品检测结果作阴性处理。

（3）当混合供试品检测呈阳性反应时，则按下述程序实施进一步检测。

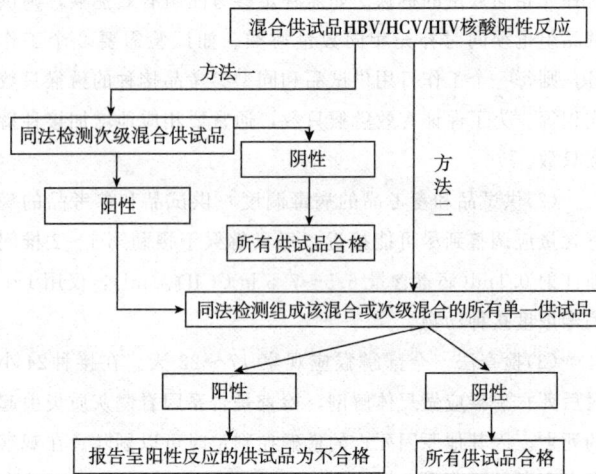

（4）如混合供试品进行定量 PCR 核酸检测（如 B19 检测），呈反应性且高于控制限时，可参照上述定性检测阳性程序或试剂盒说明书进行进一步检测。定量控制限应与实验方案同时确立。

质量控制　（1）人员要求　核酸检测人员需经上岗培训和在岗持续培训。上岗培训内容应至少包括：核酸检测技术及实验室管理要求，实验操作技能，质量控制，生物安全。要求掌握相关专业知识和技能，能独立熟练地操作，并经考核合格。在岗持续培训指在工作中根据需要接受培训，要求了解相关技术、质控及安全方面的新进展。实验室在使用新方法前，须对技术人员进行培训。

（2）实验室要求　为保证操作人员和环境的生物安全，避免供试品的交叉污染，病毒核酸检测实验室应符合国家生物实验管理的相关要求，同时还应满足以下要求。

①实验室分区应按照核酸检测设备的实际情况进行设置。一般而言，核酸扩增前区和核酸扩增后区应分开。核酸扩增前区包括试剂准备区和供试品处理区，设在不同房间或区域；核酸扩增后区包括扩增区和扩增产物分析区，亦须设在不同房间或区域。应根据分区的功能要求，合理设定工作程序和设施、设备安置。

②实验室应配备相应的检测设备、冷藏设施及生物安全防护设施等；各区域的设施和设备为该区域专用，不得交叉使用；计量器具和关键设备按规定检定、校准或验证。

③实验室核酸检测系统应经过有效性验证，验证包括实验仪器、设备和方法学验证。定性检测方法学验证应包括检测限、专属性等项目，定量检测方法学验证还应包括准确度、线性等项目。

④实验室生物安全和污染废弃物的处理应符合国家生物安全等相关要求。应定期对实验室环境进行监测，以确保检测实验室污染预防措施有效运行；应建立病毒污染的应急处理措施，一旦发生污染，应及时查找污染源并清除污染后方可重新启用实验室和相关设施、设备。

（3）实验室的质量控制　应定期开展实验室的质量评价，以保证检测体系的稳定和检测结果的准确可靠。

（4）数据管理　应记录并管理包括供试品采集、供试品混合、核酸提取、扩增反应、扩增产物分析及最终结果报告等相关的所有数据和信息。

3307　黄热减毒活疫苗猴体试验

本法用于黄热减毒活疫苗种子批毒种检定。猴体试验包括嗜内脏性试验、嗜神经性试验和免疫原性试验。

试验用动物为恒河猴，应为健康，无脑内或脊髓内接种史，经检测应无黄热病病毒抗体，且不得经其他途径接种如神经病毒或与黄热病病毒有关的抗原。分别设实验组和对照组，每组动物应不少于 10 只。实验组动物注射主种子批毒种，剂量为每侧丘脑 0.25ml(5000～50 000LD$_{50}$)；对照组动物注射参考病毒，供试品的病毒滴度和参考病毒的病毒滴度应尽可能接近。注射后应至少连续观察动物 30 天。

嗜内脏性试验　注射后第 2、4、6 天各采血 1 次并分离血清，将血清按 1∶10、1∶100 和 1∶1000 的稀释度进行接种，每个稀释度至少接种 4 个细胞培养容器，测定病毒滴度。血清中病毒含量应不超过 500(2.7 lg)IU/0.03ml，且最多有一份血清中病毒含量高于 100(2.0 lg)IU/0.03ml。

嗜神经性试验　实验组猴子应与 10 只注射了参考病毒的对照组猴子进行比较，观察脑炎的临床症状以及神经系统组织损害程度上的差异。注射供试品和参考病毒的猴子，其发热反应的发作和持续期应无差异。

（1）临床评价　由熟悉灵长类动物脑炎临床症状的实验人员每天检查猴子，连续检查 30 天（如需要，从笼中放出

猴子进行运动减弱征兆或痉挛状态检查）。如果注射种子批毒种的猴子其脑炎严重症状（如麻痹或受激时无法站立）的发生率或死亡率高于注射参考病毒的猴子，则该种子批毒种不可接受。采用分级方法对脑炎症状和其他症状（如轻瘫、共济失调、嗜睡、震颤或痉挛）评定严重程度的分值。根据下列量表每天给每只猴子进行临床评分：

1 级　皮毛粗糙，不进食；

2 级　声音尖锐、不活动、行动迟缓；

3 级　走路摇晃、震颤、共济失调、四肢无力；

4 级　无法站立、四肢瘫痪或死亡（死猴从死亡之日至第 30 天每天的评分为 4）。

每只猴子的临床评分为每天评分的平均值；一组猴子的临床评分为该组中每只猴子评分的算术平均值。如果接种种子批毒种的一组猴子其临床严重程度评分的平均值显著大于($P = 0.95$)注射参考病毒的一组猴子，则该种子批毒种不可接受。此外，在确定种子批毒种的可接受性时，还要特别注意每只动物是否出现严重征兆。

（2）组织学评价　对大脑进行 5 个平面的考察。

Ⅰ区　纹状体视交叉平面；

Ⅱ区　丘脑-乳头体平面；

Ⅲ区　中脑上丘平面；

Ⅳ区　脑桥和小脑上橄榄核体平面；

Ⅴ区　延髓下橄榄核体中部平面。

将脊髓颈膨大和腰膨大分别等分为 6 个部分；用石蜡包埋和榕花青染色组织块并制备 15μm 切片。给脊髓和大脑的每一个横断面组织学结构打分。损伤评分如下：

1 级——轻度　1～3 个炎性浸润小病灶；几个神经元变性或丢失；

2 级——中度　4 个及以上炎性浸润病灶；受累神经元变性或丢失不超过细胞总数的 1/3；

3 级——重度　中度病灶或弥散性炎性浸润；2/3 以上神经元变性或丢失；

4 级——最严重　可变但通常为重度的炎性反应；90%以上神经元变性或丢失。

通过计算每个横断面解剖结构中鉴别区域（与黄热病病毒复制相关的病变区域）和目标区域（与黄热病病毒复制不相关的病变区域）损伤分级的分值，确定种子批毒种的嗜神经性试验组织学评价是否符合要求。实验组猴子单独鉴别区域或鉴别区域加目标区域两组总平均分值显著大于($P = 0.95$)注射参考病毒的对照组猴子总平均分值，则该种子批毒种的嗜神经性试验组织学评价不可接受。

猴体临床评价和组织学评价均符合要求，毒种的嗜神经性试验判为合格。

免疫原性检查　猴子经注射后 3～4 周采血，分离血清测定中和抗体，10 只猴子中至少有 9 只猴子血清中和反应阳性（抗体效价＞1∶10 为阳性）。在 30 天的观察期中，发现

脑炎症状或因此而死亡的猴子不得超过 1 只，动物非特异性死亡应不超过 10%。

3308　禽源性病毒荧光定量 PCR(Q-PCR)检查法

本法适用于禽源性生物制品的检测，包括流感全病毒灭活疫苗、流感病毒裂解疫苗种子批毒种的外源性禽病毒检测。本法用提取的供试品 RNA 逆转录成 cDNA 后，或用提取的供试品 DNA，针对 3 种外源性禽病毒设计特异性引物探针，进行荧光定量 PCR 检测特异性扩增信号，从而测定供试品中外源性禽源病毒核酸序列，以检查供试品的外源性禽病毒污染。

要求检测的 3 种禽源性病毒：

(1)外源性禽腺病毒Ⅰ型(DNA病毒)；

(2)外源性禽腺病毒Ⅲ型(DNA病毒)；

(3)外源性禽白血病病毒(逆转录病毒)。

试剂　(1)RNA/DNA 提取试剂　RNA/DNA 的提取可使用酚-三氯甲烷法、磁珠法、离心柱法等。提取试剂中应含裂解液、洗涤液、洗脱液等，按试剂说明书要求配制。

(2)逆转录试剂　含逆转录酶、RNA 酶抑制剂、dNTP 混合液、随机引物、逆转录反应缓冲液等，按试剂说明书要求配制。

(3)引物序列及探针序列　见表 1。

表 1　引物序列及探针序列

病毒	引物、探针序列
外源性 禽腺病 毒Ⅰ型	上游引物：5′-CGCTTACTGCCGTTTAGCT-3′ 下游引物：5′-GGCATAGCTTGTCACTTGAATGGT-3′ 探针：5′-(FAM)-CCGCTGACCACGCCAC-(NFQ)-3′
外源性 禽腺病 毒Ⅲ型	上游引物：5′-TGTGTCACATTAATCCCTTTGAAGCT-3′ 下游引物：5′-GCAACAGATGAGGTTTGGAAGGATA-3′ 探针：5′-(FAM)-TACCTCCCCGGCTTTG-(NFQ)-3′
外源性 禽白血 病病毒	上游引物：5′-ATCGTGGTATGATCGTGCCTTATTAG-3′ 下游引物：5′-GAGTTCGTCCAATCCATGTCAGA-3′ 探针：5′-(FAM)-CCCGTCTGTTGCCTTC-(NFQ)-3′

(4)扩增缓冲液　每 20μl 反应体系中，含有上、下游引物各 5pmol，探针 2.5pmol 及适量荧光定量 PCR 混合液(Mix)。

(5)质粒标准品稀释液　为 DNA 稀释缓冲液或经无 RNA 酶水所稀释。

(6)对照溶液　以失活后无感染性的禽源性病毒为阳性对照。以无 RNA 酶水作为阴性对照。提取核酸和逆转

录步骤同 "(1)RNA/DNA 提取试剂"，置−70℃保存备用。

(7)质粒标准品溶液及灵敏度对照的制备　选择病毒目的核酸序列，人工合成 DNA，目的序列转入 pMD 19-T 质粒中，作为质粒标准品。测定质粒标准品的 DNA 核酸浓度后，对其进行 10 倍的倍比稀释，从 10^9 Copies/μl 稀释至 10^0 Copies/μl。

取 $10^7 \sim 10^3$ Copies/μl 质粒标准品溶液作标准曲线各点。10^1 Copies/μl 稀释度作为灵敏度对照。置冰浴备用。

供试品制备　供试品用于核酸提取的模板量不少于 0.2ml。

检查法　(1)核酸提取及逆转录　取供试品和阴性、阳性对照，各 3 个重复，按照 DNA/RNA 试剂盒的使用说明书提取 DNA/RNA。

按照逆转录试剂盒的使用说明书将 RNA 逆转录为 cDNA。

(2)荧光定量 PCR 扩增　取 DNA 或 cDNA 5μl 加至实时荧光定量 PCR 扩增缓冲液 15μl 中，反应总体积为 20μl。各 3 个重复，混匀后，按下列条件进行扩增：50℃ 2 分钟；95℃ 10 分钟；95℃ 15 秒；60℃ 1 分钟……共 40 个循环。在 60℃ 采集信号。

结果判定　(1)灵敏度检查　分别检测 10^1 Copies/μl 和 10^0 Copies/μl 供试品，各 10 个重复。至少 10^1 Copies/μl 灵敏度对照应全部检出(10/10)，则灵敏度检查合格。

(2)试验有效性　标准曲线相关系数 (R^2) 应不低于 0.990，阳性对照应为阳性，Ct 值应≤32，并呈明显的扩增曲线；灵敏度对照应为阳性，Ct 值应≤35；阴性对照应为阴性，Ct 值>35，无明显的扩增曲线；则试验有效。

(3)供试品结果判定　如果供试品的 Ct 值≤35，同时拷贝数≥10，且有明显的扩增曲线，则判定供试品外源性禽病毒为阳性。否则为阴性。供试品结果出现阳性时，需使用血清学方法仲裁。

注意事项　(1)质粒标准品稀释时，用新吸头吸取上一个稀释度样本加至下一个稀释管中，涡旋混匀；然后用新吸头进行下一个稀释。

(2)试验中所有吸头均需无菌，与供试品有关的操作建议使用带滤芯吸头。

(3)注意实验分区，定期对各区进行消毒。

3309　体外热原检查法(报告基因法)

本法系依据表达热原相关受体的转基因细胞受热原(如革兰阴性菌来源的内毒素，革兰阳性菌来源的脂壁酸，酵母来源的酵母多糖等)刺激后，产生的相关热原标志物的信号量与热原浓度呈一定的量效关系，通过检测并比较标准品与供试品作用于转基因细胞所产生的相关热原标志物

的信号量,定量或定性检测供试品中的热原含量。

本法可作为热原检查的补充方法,操作过程应防止微生物和热原的污染。本法不适用于本身能刺激或抑制热原标志物(如 NF-κB)活化的供试品。

实验材料

转基因细胞   可采用 THP-1/NF-κB、HL60/NF-κB 或其他适宜的转基因细胞。转基因细胞的构建及质量应符合基于基因修饰细胞系的生物检定法指导原则(指导原则9404)和生物制品检定用动物细胞质量控制(通则 0235)的要求。建立的转基因细胞其热原相关受体(如 Toll 样受体2,4,6)应表达丰富,且具有相应的稳定性。转基因细胞稳定性研究应至少包括细胞倍增时间、药物刺激后细胞产生的最大信号响应值、信噪比和受体(如 Toll 样受体2,4,6)表达情况等内容。

试剂   根据转基因细胞建立及验证的方法选择适宜的细胞培养液、维持培养液和显色剂。

试验所用的所有耗材均须无热原污染。耐热器皿常用干热灭菌法(250℃、30 分钟以上),也可采用其他确证不干扰热原检查的适宜方法去除热原。若使用塑料器具,如微孔板和与微量加样器配套的吸头等,应选用标明无热原并对试验无干扰的器具。

热原污染物限值的确定

供试品的热原污染物限值(contaminant limit concentration,CLC)可用内毒素量表示,按以下公式确定:

$$CLC = K/M$$

式中   CLC 为供试品的热原污染物限值,一般以 EU/ml、EU/mg 或 EU/U 表示;

    K 为人每千克体重每小时最大可接受的内毒素剂量,以 EU/(kg·h) 表示,注射剂 $K=5EU/(kg·h)$,放射性药品注射剂 $K=2.5EU/(kg·h)$,鞘内用注射剂 $K=0.2EU/(kg·h)$;

    M 为人用每千克体重每小时的最大供试品剂量,以 ml/(kg·h)、mg/(kg·h) 或 U/(kg·h) 表示,中国人均体重按 60kg 计算,人体表面积按 1.62m² 计算。注射时间若不足 1 小时,按 1 小时计算。

确定最大有效稀释倍数   最大有效稀释倍数(maximum validation dilution,MVD)是指在试验中供试品溶液被允许达到稀释的最大倍数,在不超过此稀释倍数的浓度下进行污染物限值的检测。用以下公式确定 MVD:

$$MVD = CLC \times C/LOD$$

式中   CLC 为供试品的热原污染物限值;

    C 为供试品溶液浓度,当 CLC 以 EU/ml 表示时,则 C 等于 1.0ml/ml,当 CLC 以 EU/mg 或 EU/U 表示时,C 的单位为 mg/ml 或 U/ml;

    LOD(limit of detection)为最低检测限,即所制备标准曲线的最低浓度,该检测限所致信号值应不小于

阈值(阴性对照的平均值加上其3倍的标准偏差);若小于阈值,则将阈值代入标准曲线中,获得的浓度值即为最低检测限。

溶液的配制   按表1制备标准品溶液、供试品溶液。取细菌内毒素标准品作为本法的标准品。将细菌内毒素标准品用细菌内毒素检查用水溶解,在旋涡混合器上混匀15分钟或参照标准品说明书中要求的混匀时间进行操作。然后用维持培养液制成所需内毒素浓度的标准品溶液,每稀释一步均应在旋涡混合器上混匀 30 秒,将此系列溶液作为标准品溶液。

表 1   体外热原检查法(报告基因法)溶液的制备

编号	溶液	内毒素含量 (EU/ml)	平行孔数 (n)
A	供试品溶液	无	4
B	供试品溶液/2	无	4
C	供试品溶液/4	无	4
D	供试品溶液	标准曲线的中点(或附近点)的浓度	4
E	供试品溶液/2	标准曲线的中点(或附近点)的浓度	4
F	供试品溶液/4	标准曲线的中点(或附近点)的浓度	4
R_0	维持培养液	无	4
$R_1 \sim R_n$	标准品溶液	不少于 4 个浓度的标准品溶液	4

注:A 为稀释倍数不超过最大有效稀释倍数(MVD)的供试品溶液(如内毒素回收率在50%～200%之间的最大浓度供试品溶液)。

B 为溶液 A 的 2 倍稀释液,不能超过供试品的 MVD。

C 为溶液 A 的 4 倍稀释液,不能超过供试品的 MVD。

D 为加入了标准曲线中点或靠近中点的一个已知浓度内毒素,且与溶液 A 有相同稀释倍数的供试品溶液。

E 为加入了标准曲线中点或靠近中点的一个已知浓度内毒素,且与溶液 B 有相同稀释倍数的供试品溶液。

F 为加入了标准曲线中点或靠近中点的一个已知浓度内毒素,且与溶液 C 有相同稀释倍数的供试品溶液。

R_0 为阴性对照。

$R_1 \sim R_n$ 为各浓度标准品溶液($n \geqslant 4$)。

供试品干扰试验   首次应用本法进行供试品热原检测时,须进行供试品干扰试验;当供试品的处方、生产工艺改变或试验环境中发生了任何有可能影响试验结果的变化时,须重新进行供试品干扰试验。

按上表 1 配制干扰试验供试品溶液(溶液 D～F),按检查法项下进行试验,将干扰试验供试品溶液(溶液 D～F)测得的内毒素浓度($C_{D \sim F}$)、供试品溶液(溶液 A～C)测得内毒素浓度($C_{A \sim C}$),带入下式,计算本试验条件下内毒素回收率(R)。

$$R=(C_{D\sim F}-C_{A\sim C})\div 加入的内毒素浓度 \times 100\%$$

当供试品在不大于 MVD 的至少一个稀释倍数下的回收率在 50％～200％之间，则认为此试验条件下供试品溶液不存在干扰作用。使用本法前，要求采用该品种至少 3 批供试品进行干扰试验。当该品种在不大于 MVD 的稀释倍数下不干扰时（包括采用某种方法能消除干扰），可采用本法进行热原测定。

检查法　因不同报告基因法的试验参数不同，应在试验前建立测定法并加以验证。转基因细胞用细胞培养液于 37℃、5％二氧化碳条件下培养，取生长状态良好的细胞用于试验。无菌条件下，用维持培养液制备适宜浓度的细胞悬液，接种于 96 孔板。加入不同浓度标准品溶液、供试品溶液，每个浓度均设 4 个复孔，阴性对照（至少设4个复孔）加入维持培养液，置 37℃、5％二氧化碳条件下培养适宜时间后，每孔加入显色剂。具体试验参数（如加入的细胞悬液、标准品或供试品溶液和显色剂的浓度、体积，标准品或供试品溶液作用转基因细胞的时间，加入显色剂显色的

时间等）均应根据所建立的方法确定。

以标准品溶液浓度为横坐标，相应的信号值为纵坐标，根据验证建立的方法，确定适宜的拟合模型拟合标准曲线。将供试品溶液测得的信号值带入标准曲线中，计算供试品溶液热原含量。

试验必须符合以下条件方为有效。

（1）标准曲线剂量与反应值（必要时可进行适当的数据转换）的回归应有显著差异（$P<0.01$）；对数剂量与反应值的回归不得显著偏离直线（$P>0.05$），若用四参数拟合，所得曲线不得显著偏离理论曲线。

（2）标准曲线决定系数（R^2）应不低于 0.95。

（3）检测限应不大于 0.5EU/ml。

（4）不大于 MVD 的至少一个稀释倍数下的供试品干扰试验热原回收率须在 50％～200％范围内。

结果判断　供试品溶液 A、B、C 的各平均内毒素浓度乘以相对应的稀释倍数后，均小于规定的限值（CLC），则判供试品符合规定，否则判供试品不符合规定。

3400　生物测定法

3401　免疫印迹法

本法系以供试品与特异性抗体结合后，抗体再与酶标抗体特异性结合，通过酶学反应的显色，对供试品的抗原特异性进行检查。

试剂　（1）TG 缓冲液　称取三羟甲基氨基甲烷 15.12g 与甘氨酸 72g，加水溶解并稀释至 500ml。4℃保存。

（2）EBM 缓冲液　量取 TG 缓冲液 20ml、甲醇 40ml，加水稀释至 200ml。4℃保存。

（3）TTBS 缓冲液　称取三羟甲基氨基甲烷 6.05g 与氯化钠 4.5g，量取聚山梨酯 80 0.55ml，加适量水溶解，用盐酸调 pH 值至 7.5，加水稀释至 500ml。4℃保存。

（4）底物缓冲液　称取 3,3'-二氨基联苯胺盐酸盐 15mg，加甲醇 5ml 与 30％过氧化氢 15μl，加 TTBS 缓冲液 25ml 使溶解，即得。临用现配。

检查法　照 SDS-聚丙烯酰胺凝胶电泳法（通则 0541 第五法），供试品与阳性对照品上样量应大于 100ng。取出凝胶，切去凝胶边缘，浸于 EBM 缓冲液中 30 分钟。另取与凝胶同样大小的厚滤纸 6 张、硝酸纤维素膜 1 张，用 EBM 缓冲液浸透。用半干胶转移仪进行转移：在电极板上依次放上湿滤纸 3 张、硝酸纤维素膜 1 张、电泳凝胶、湿滤纸 3 张，盖上电极板，按 0.8mA/cm² 硝酸纤维素膜恒电流转移

45 分钟。

取出硝酸纤维素膜浸入封闭液（10％新生牛血清的 TTBS 缓冲液，或其他适宜封闭液）封闭 60 分钟。弃去液体，加入 TTBS 缓冲液 10ml，摇动加入适量的供试品抗体（参考抗体使用说明书的稀释度稀释），室温过夜。硝酸纤维素膜用 TTBS 缓冲液淋洗 1 次，再用 TTBS 缓冲液浸洗 3 次，每次 8 分钟。弃去液体，再加入 TTBS 缓冲液 10ml，摇动加入适量的生物素标记的第二抗体，室温放置 40 分钟。硝酸纤维素膜用 TTBS 缓冲液淋洗 1 次，再用 TTBS 缓冲液浸洗 3 次，每次 8 分钟。弃去液体，更换 TTBS 缓冲液 10ml，摇动，加入适量的亲和素溶液和生物素标记的辣根过氧化物酶溶液，室温放置 60 分钟。硝酸纤维素膜用 TTBS 缓冲液淋洗 1 次，再用 TTBS 缓冲液浸洗 4 次，每次 8 分钟。弃去液体，加入适量底物缓冲液，置于室温避光条件下显色，显色程度适当时水洗终止反应。

结果判定　阳性结果应呈现明显色带。阴性结果不显色。

3402　免疫斑点法

本法系以供试品与特异性抗体结合后，抗体再与酶标抗体特异性结合，通过酶学反应的显色，对供试品的抗原特异性进行检查。

试剂 （1）TG 缓冲液　精密称取三羟甲基氨基甲烷 15.12g 与甘氨酸 72g，加水溶解并稀释至 500ml。4℃保存。

（2）EBM 缓冲液　量取 TG 缓冲液 20ml、甲醇 40ml，加水稀释至 200ml。4℃保存。

（3）TTBS 缓冲液　称取三羟甲基氨基甲烷 6.05g、氯化钠 4.5g，吸取聚山梨酯 80 0.55ml，加适量水溶解，用盐酸调 pH 值至 7.5，加水稀释至 500ml。4℃保存。

（4）底物缓冲液　称取 3,3′-二氨基联苯胺盐酸盐（DAB）15mg，取甲醇 5ml、30%过氧化氢 15μl，溶于 25ml TTBS 缓冲液中。用前配制。

检查法　取硝酸纤维素膜，用 EBM 缓冲液浸泡 15 分钟，将供试品、阴性对照品（可用等量的人白蛋白）及阳性对照品点在膜上，上样量应大于 10ng。室温干燥 60 分钟。取出硝酸纤维素膜，浸入封闭液（10%新生牛血清的 TTBS 缓冲液，或其他适宜的封闭液）封闭 60 分钟。弃去液体，加入 TTBS 缓冲液 10ml，摇动加入适量的供试品抗体（参考抗体使用说明书的稀释度稀释），室温过夜。硝酸纤维素膜用 TTBS 缓冲液淋洗 1 次，再用 TTBS 缓冲液浸洗 3 次，每次 8 分钟。弃去液体，更换 TTBS 缓冲液 10ml，摇动加入适量的生物素标记的第二抗体，室温放置 40 分钟。硝酸纤维素膜用 TTBS 缓冲液淋洗 1 次，再用 TTBS 缓冲液浸洗 3 次，每次 8 分钟。弃去液体，更换 TTBS 缓冲液 10ml，摇动加入适量的亲和素溶液和生物素标记的辣根过氧化物酶溶液，室温放置 60 分钟。硝酸纤维素膜用 TTBS 缓冲液淋洗 1 次，再用 TTBS 缓冲液浸洗 4 次，每次 8 分钟。弃去液体，加入适量底物缓冲液置于室温避光条件下显色，显色程度适当时水洗终止反应。

结果判定　阳性结果应呈现明显色带。阴性结果不显色。

3403　免疫双扩散法

本法系在琼脂糖凝胶板上按一定距离打数个小孔，在相邻的两孔内分别加入抗原与抗体，若抗原、抗体互相对应，浓度、比例适当，则一定时间后，在抗原与抗体孔之间形成免疫复合物的沉淀线，以此对供试品的特异性进行检查。

供试品溶液　用 0.9%氯化钠溶液将供试品的蛋白质浓度稀释至适当浓度。

试剂　（1）0.5%氨基黑染色剂　称取氨基黑 10B 0.5g，加甲醇 50ml、冰醋酸 10ml 与水 40ml 的混合液，溶解，即得。

（2）脱色液　量取乙醇 45ml、冰醋酸 5ml 与水 50ml 混合均匀，即得。

检查法　将完全溶胀的 1.5%琼脂糖溶液倾倒于水平玻板上（每平方厘米加 0.19ml 琼脂糖），凝固后，按图 1 打孔，直径 3mm，孔距 3mm（方阵型）。根据需要确定方阵型图数

量。中央孔加入抗血清，周边孔加入供试品溶液，并留 1 孔加入相应阳性对照血清。每孔加样 20μl，然后置水平湿盒中，37℃水平扩散 24 小时。用 0.9%氯化钠溶液充分浸泡琼脂糖凝胶板，以除去未结合蛋白质。将浸泡好的琼脂糖凝胶板放入 0.5%氨基黑溶液中染色。用脱色液脱色至背景无色，沉淀线呈清晰蓝色为止。用适当方法保存或复制图谱。

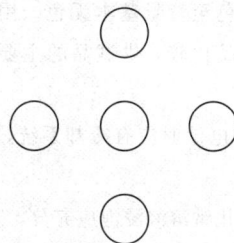

图 1　方阵型

结果判定　各阳性对照出现相应的沉淀线则试验成立，供试品与人血清（血浆）抗体之间应出现相应沉淀线，表示两者具有同源性。

3404　免疫电泳法

本法系将供试品通过电泳分离成区带的各抗原，然后与相应的抗体进行双相免疫扩散，当两者比例合适时形成可见的沉淀弧。将沉淀弧与已知标准抗原、抗体生成的沉淀弧的位置和形状进行比较，即可分析供试品中的成分及其性质。

试剂　（1）磷酸盐缓冲液（pH 8.6）　甲液：取磷酸氢二钠 35.8g，加水溶解，并稀释至 1000ml；乙液：取磷酸二氢钠 1.38g，加水溶解，并稀释至 100ml。取上述甲液 1000ml 与乙液 15ml，混匀，调节 pH 值至 8.6。

（2）0.5%氨基黑染色液　取氨基黑 10B 0.5g，加甲醇 50ml、冰醋酸 10ml 与水 40ml 使溶解，摇匀。

（3）琼脂糖溶液　取琼脂糖 1.5g，加水 50ml 与磷酸盐缓冲液（pH 8.6）50ml，加热使完全溶胀。

（4）脱色液　取乙醇 45ml、冰醋酸 5ml 与水 50ml，混匀。

（5）溴酚蓝指示液　取溴酚蓝 50mg，加水 100ml 使溶解。

对照品　正常人血清或其他适宜的对照品。

供试品溶液　取供试品适量，加 0.9%氯化钠溶液稀释制成蛋白质浓度约为 0.5%的溶液。

检查法　将琼脂糖溶液倾倒于大小适宜的水平玻板上，厚度约 3mm，静置，待凝固成无气泡的均匀薄层后，于琼脂糖凝胶板负极 1/3 处的上下各打 1 孔，孔径 3mm，孔距 10~15mm。测定孔加供试品溶液 10μl 和溴酚蓝指示液 1 滴，对照孔加正常人血清或人血浆 10μl 和溴酚蓝指示液 1

滴。用 3 层滤纸搭桥和磷酸盐缓冲液(pH 8.6)接触，80～100V 恒压电泳，当溴酚蓝指示液迁移至琼脂糖凝胶板前沿时，关闭电源。电泳结束后，在两孔之间距离两端 3～5mm 处挖宽 3mm 槽，向槽中加入血清抗体或人血浆抗体，槽满但不溢出。放湿盒中 37℃ 扩散 24 小时。扩散完毕后，用 0.9％氯化钠溶液充分浸泡琼脂糖凝胶板，以除去未结合蛋白质。将浸泡好的琼脂糖凝胶板放入氨基黑溶液染色，再用脱色液脱色至背景基本无色。用适当方法保存或复制图谱。与对照品比较，供试品的主要沉淀线应为待测蛋白质。

注意事项　(1)电泳时应有冷却系统，否则琼脂糖凝胶会出现干裂。

(2)用 0.9％氯化钠溶液浸泡应充分，否则背景不清晰。

(3)如采用凝胶电泳扫描仪，可不进行染色脱色，直接扫描保存图谱。

3405　肽图检查法

本法系采用特定的化学试剂或酶，特异性将蛋白质裂解为肽段，经可靠方法分离和鉴定后与经同法处理的对照品图谱进行对比并判定结果。本法适用于产品放行检验中的鉴别试验、评价生产工艺的批间一致性和生产用细胞基质表达的稳定性；也可用于蛋白变异体的定性分析、二硫键定位、糖基化位点分析、蛋白修饰位点确定等。本法是用于表征蛋白质结构的高特异性鉴别方法，涉及具体品种时应基于其独特的结构特性，建立相应的肽图检查法。

本通则是对肽图检查法建立的常规步骤(供试品预处理、蛋白质特异性裂解、肽段分离和检测、结果分析和判定)、重要参数和验证的基本要求，具体品种的特异性肽图检查法应符合各论的相关要求。

供试品预处理

供试品预处理是为了消除其有关成分(如载体蛋白、赋形剂、稳定剂等)的干扰作用，所进行的必要的浓缩、分离或纯化处理；对于复杂的大分子蛋白，必要时还需进行变性、二硫键还原、游离巯基烷基化保护、亚基分离、甚至去除糖侧链等处理，以消除其高级结构对裂解剂的阻碍作用，并在此基础上去除上述处理过程中引入的变性剂、还原剂、酰化剂等试剂。必要时还需验证经过预处理后待测蛋白质的完整性和(或)回收率。

蛋白质特异性裂解

1. 裂解剂的选择

根据供试品蛋白质的结构特性选择特定的裂解方法。常用化学或酶裂解剂及其特异性示例见表 1。根据具体品种的特定蛋白质结构特性，也可选择其他裂解剂，或联合使用两种以上裂解剂。

表 1　常用裂解剂示例

类型	试剂	特异性
蛋白酶	胰蛋白酶，EC 3.4.21.4	精氨酸、赖氨酸的 C-末端
	糜蛋白酶，EC 3.4.21.1	疏水性残基的 C-末端(例如亮氨酸、甲硫氨酸、丙氨酸、芳香族氨基酸)
	胃蛋白酶，EC 3.4.23.1 和 EC 3.4.23.2	非特异性酶切
	赖氨酰内肽酶，EC 3.4.21.50	赖氨酸的 C-末端
	谷氨酰内肽酶；(金黄色葡萄球菌菌株 V8)，EC 3.4.21.19	谷氨酸、门冬氨酸的 C-末端
	门冬氨酸-N 内肽酶，EC 3.4.24.33	门冬氨酸的 N-末端
	梭状芽孢杆菌，EC 3.4.22.8	精氨酸的 C-末端
化学试剂	溴化氰	甲硫氨酸的 C-末端
	2-硝基-5-硫氰苯甲酸	半胱氨酸的 N-末端
	邻碘苯甲酸	色氨酸、酪氨酸的 C-末端
	稀酸	门冬氨酸、脯氨酸
	BNPS-粪臭素	色氨酸

2. 最佳裂解反应条件的建立

对蛋白质裂解效率和重现性产生影响的因素，包括反应体系 pH、反应缓冲液、反应温度、反应时间和裂解剂与蛋白样品的比例等，具体如下。

pH 值：裂解反应的最适 pH 值通常由化学或酶裂解剂决定，如以溴化氰作为裂解剂时，需要高酸性环境(例如 pH 2 的甲酸溶液)，以胰蛋白酶作为裂解剂时，最佳 pH 值为微碱性(如 pH 8)。如供试品蛋白质不适于裂解剂的最佳 pH 值条件时，应进一步研究确定裂解反应体系的 pH 值。通常裂解反应的 pH 值在整个反应过程中不得改变。

温度：裂解反应的最适温度通常也取决于裂解剂，如大多数酶在 25～37℃ 之间活性最佳。但酶特异性和活性能够耐受一定程度的温度变化，因此必要时可依据供试品蛋白质的类型调整反应温度，使相关的化学副反应如脱氨、蛋白聚合、变性等最小化。

反应时间：足够的反应时间是获得稳定性高、重现性好的肽图谱的基本条件。如样品足够的条件下，应进行基于时间过程的动态裂解研究，以保证蛋白质特异性裂解完全，使裂解不完全产生的肽段含量降到最低，得到最佳反应时间。通常蛋白酶酶切反应时间在 2～30 小时，通过加入对肽图谱无干扰的酸或冷冻处理中止反应。

裂解剂用量：应使用足量的裂解剂，以得到在实际操作中比较理想的裂解时间(即 2～20 小时)；同时，应使裂解剂的用量最小化，以避免其对肽图谱产生影响。使用蛋白酶作为裂解剂时，蛋白质与蛋白酶的含量比通常在 20：1～200：1 之间。对于在裂解反应过程中自身不稳定的裂解剂，建议以少量多次的方式分阶段加入。将酶固定在固相支持物上，可提高局部酶浓度并减少蛋白酶自降解。

其他： 如蛋白质的最佳反应浓度，可根据实际经验或实验摸索。蛋白质浓度过高会造成蛋白聚集或裂解不完全，浓度过低可能会使后续分离方法不能检测到所有的肽段。裂解反应结束后，反应溶液不应有沉淀现象。

3. 肽段分离和检测

根据供试品蛋白质的特性以及后续表征研究目的，建立耐用性强、重现性高的分离方法来检测裂解所得的肽段。肽段分离可采用反相高效液相色谱（RP-HPLC）、离子交换高效液相色谱、疏水相互作用高效液相色谱、毛细管电泳等技术或方法，其中，RP-HPLC 法最为常用。

采用 RP-HPLC 肽图分析方法，应基于供试品蛋白质的特性，选择并确定适宜的色谱柱、溶剂和流动相、洗脱梯度、柱温、流速、进样量和检测波长等。

色谱柱的选择

通常选择孔径为 $100\sim300\text{Å}$、粒径为 $3\sim10\mu m$ 的辛烷基硅烷键合硅胶（C_8）或十八烷基硅烷键合硅胶（C_{18}）为填充剂的色谱柱，能够达到满意的分离效果。

流动相的选择

常用流动相为含乙腈的水溶液，根据需要也可采用甲醇或异丙醇代替乙腈作为有机改性试剂，一般选择浓度不超过 0.1% 的三氟乙酸（TFA）作为离子对试剂；可在流动相中加入酸、碱、盐缓冲液以提高肽段的色谱分离效果。含酸性残基如谷氨酸和门冬氨酸的多肽在 pH $3.0\sim5.0$ 范围内分离效果可增强，因此，使用含磷酸盐的缓冲流动相体系可增加 pH 条件选择性。缓冲液 pH 值在 $2\sim7$ 范围内的磷酸钠或磷酸钾、醋酸铵、磷酸溶液也可与乙腈一同使用进行梯度洗脱。肽图分离通常使用梯度洗脱体系，可根据需要选择适宜的梯度类型，对于难分离的复杂肽段混合物，可选择使用变化较缓和的梯度进行分离，方法开发中应优化梯度以获得理想的图谱。通常不建议使用等度洗脱体系，如需使用，应避免采用轻微改变组分比例或 pH 值就会显著影响肽段峰保留时间的流动相。流速范围通常为 $0.1\sim2.0\text{ml/min}$。同时，还应控制色谱柱温度，以保证良好的重现性，并提高分离度。

检测器的选择

肽图检查法用于常规鉴别试验，肽段通过色谱柱分离后，通常采用紫外（UV）检测器在波长 $200\sim230\text{nm}$ 范围内检测，最常用的检测波长是 214nm。由于通过紫外（UV）检测的方法不能获得肽段的结构信息，需要时，应采用适宜方法如质谱法对各色谱峰对应的肽段进行定性，确定特征肽段并在肽图谱中进行归属，以支持该方法的常规紫外鉴别应用。如肽图鉴别中规定使用质谱检测器进行肽段检测，流动相可采用挥发性酸或盐以提高与质谱检测器的相容性。TFA 对质谱检测器有离子抑制作用，从而降低糖基化肽段的离子化效率，可采用甲酸、乙酸代替或与之联合使用降

低离子抑制现象。

4. 结果分析和判定

对照品

肽图分析使用的对照品，应与供试品蛋白质经相同方法处理。对照品资料应提供典型肽图谱信息。

系统适用性要求

应建立系统适用性要求，可选择以下列举的参数或其他适宜的参数进行设定。

分离度要求： 可规定特征肽段之间的分离度要求。也可通过采用设置色谱峰参数要求的方式间接规定肽段分离度，如特征峰的最大峰宽、拖尾因子等。

特征肽段峰要求： 应规定一个或多个特征肽段峰面积占总峰面积的比例。

裂解反应效果： 色谱图中不得存在未酶切的完整蛋白色谱峰，或对未酶切的完整蛋白色谱峰峰面积比例进行规定。

混合样品肽图： 可将供试品蛋白质溶液与对照品溶液等体积混合后进行肽图裂解分析，将混合样品肽图谱中特征肽段峰与对照品肽图谱中相应肽段峰进行比较，对其保留时间、峰面积或对称性进行规定。

对照反应： 裂解反应应设立足够的对照进行平行反应，包括除供试品外，将加入的所有裂解反应试剂分别设立阴性对照，以及加入蛋白样品但不加裂解剂的对照等，以排除蛋白酶自身降解干扰以及确认蛋白质是否裂解完全。

结果判定： 供试品的肽图谱应与对照品图谱一致。

第一法　胰蛋白酶裂解-反相高效液相色谱法

照高效液相色谱法（通则 0512）测定。

色谱条件 以蛋白质与多肽分析用辛烷基硅烷键合硅胶或十八烷基硅烷键合硅胶为填充剂；柱温为 $30℃\pm5℃$，对照品与供试品保存温度为 $2\sim8℃$；以 0.1% 三氟乙酸的水溶液为流动相 A 液，以 0.1% 三氟乙酸的乙腈溶液为流动相 B 液，流速为每分钟 1ml，梯度洗脱 70 分钟（A 液从 100%～30%，B 液从 0～70%），检测波长为 214nm。

检查法 取供试品溶液及对照品溶液（均为每 1ml 中含 1mg 的溶液，如供试品和对照品浓度不够，则应浓缩至相应的浓度），分别用 1% 碳酸氢铵溶液充分透析，按 1∶50（mg/mg）加入胰蛋白酶溶液［取甲苯磺酰苯丙氨酰氯甲酮处理过的（或序列分析纯）胰蛋白酶适量，加 1% 碳酸氢铵溶液溶解，制成每 1ml 中含 0.1mg 的溶液］到供试品溶液与对照品溶液中，于 37℃ 保温 16～24 小时后，按 1∶10 加入 50% 醋酸溶液，以每分钟 10 000 转离心 5 分钟（或用 0.45μm 滤膜滤过），精密量取上清液 100μl，分别注入液相色谱仪，梯度洗脱，记录色谱图。将供试品溶液的图谱与对照品溶液的图谱进行比较，即得。

第二法　溴化氰裂解法

检查法 取供试品与对照品适量（约相当于蛋白质 50μg），用水透析 16 小时，冷冻干燥，加溴化氰裂解液［称

取溴化氰 0.3g，加甲酸(70→100)1ml 使溶解]20μl 溶解，室温放置 24 小时，裂解物加水 180μl，再冷冻干燥。冻干的裂解物用水复溶至适当浓度。照 SDS-聚丙烯酰胺凝胶电泳法(通则0541第五法)(胶浓度20％)进行电泳，用银染法染色。

将供试品图谱与对照品图谱进行比较，即得。

3406　质粒丢失率/保有率检查法

大肠埃希菌表达系统的工程菌含有表达目的蛋白的表达质粒，质粒上一般带有抗生素抗性基因便于筛选，在菌体传代过程中，在一定浓度的抗生素环境下(如种子培养液)，质粒丢失后菌体便不能存活，而在不含抗生素的发酵培养液中，随着传代代次的提高，可能有部分大肠埃希菌丢失了质粒，失去了抗生素抗性基因，也同时失去表达目的蛋白的能力。通过比较在含有和不含抗生素培养基的菌体存活数，可以检测质粒的丢失率或保有率，考查质粒稳定性。

实际操作中一般用模拟发酵或发酵过程实时收集的发酵液，包括最后阶段(传代最多代次)的收集液，经过适当稀释后涂布于不含抗生素的培养基上，置 37℃ 培养过夜；挑取不少于 100 个单菌落，分别接种到含抗生素和不含抗生素的培养皿中，置 37℃ 培养过夜。比较两者差异，一般应重复 2 次以上，按均值计算质粒丢失率或保有率。工艺验证中应规定质粒丢失率或保有率，并应在允许的范围内。

3407　外源性 DNA 残留量测定法

在进行外源性 DNA 残留量测定时，可根据供试品具体情况选择下列任何一种方法进行测定。

第一法　DNA 探针杂交法

供试品中的外源性 DNA 经变性为单链后吸附于固相膜上，在一定条件下可与相匹配的单链 DNA 复性而重新结合成为双链 DNA，称为杂交。将特异性单链 DNA 探针标记后，与吸附在固相膜上的供试品单链 DNA 杂交，并使用与标记物相应的显示系统显示杂交结果，与已知含量的阳性 DNA 对照比对后，可测定供试品中外源性 DNA 残留量。

试剂　(1)DNA 标记和检测试剂盒。

(2)DNA 杂交膜　尼龙膜或硝酸纤维素膜。

(3)2％蛋白酶 K 溶液　称取蛋白酶 K 0.20g，溶于灭菌水(电阻率大于 18.2MΩ·cm)10ml 中，分装后贮藏于 −20℃ 备用。

(4)3％牛血清白蛋白溶液　称取牛血清白蛋白 0.30g，溶于灭菌水(电阻率大于 18.2MΩ·cm)10ml 中。

(5)1mol/L 三羟甲基氨基甲烷(Tris)溶液(pH 8.0)　用适宜浓度盐酸溶液调 pH 值至 8.0。

(6)5.0mol/L 氯化钠溶液。

(7)0.5mol/L 乙二胺四乙酸二钠溶液(pH 8.0)　用

10mol/L 氢氧化钠溶液调 pH 值至 8.0。

(8)20％十二烷基硫酸钠(SDS)溶液　用盐酸调 pH 值至 7.2。

(9)蛋白酶缓冲液(pH 8.0)　量取 1mol/L Tris 溶液 1.0ml(pH 8.0)、5mol/L 氯化钠溶液 2.0ml、0.5mol/L 乙二胺四乙酸二钠溶液(pH 8.0)2.0ml、20％ SDS 溶液 2.5ml，加灭菌水(电阻率大于 18.2MΩ·cm)至 10ml。如供试品遇氯化钠溶液发生沉淀反应，可免加氯化钠。

(10)TE 缓冲液(pH 8.0)　量取 1mol/L Tris 溶液(pH 8.0)10ml、0.5mol/L 乙二胺四乙酸二钠溶液(pH 8.0)2ml，加灭菌水(电阻率大于 18.2MΩ·cm)至 1000ml。

(11)1％鱼精 DNA 溶液　精密称取鱼精 DNA 0.10g，置 10ml 量瓶中，用 TE 缓冲液溶解并稀释至刻度，摇匀，用 7 号针头反复抽打，以剪切 DNA 成为小分子，分装后贮藏于 −20℃ 备用。

(12)DNA 稀释液　取 1％鱼精 DNA 溶液 50μl，加 TE 缓冲液至 10ml。

用于探针标记和阳性对照的 DNA 制备　用于探针标记和阳性对照的 DNA，由生产供试品用的传代细胞、工程菌或杂交瘤细胞提取纯化获得，其提纯和鉴定可参考下述推荐方案进行，具体方法可参考《分子克隆实验指南》(〔美〕J.萨姆布鲁克等著，黄培堂等译，科学出版社，2002)或《精编分子生物学实验指南》(〔美〕F.奥斯伯等著，颜子颖、王海林译，科学出版社，1998)。

将待提取的细胞基质悬液的细胞浓度调整为每 1ml 约含 10^7 个细胞，如果为细菌，则将其浓度调整为每 1ml 约含 10^8 个细菌。量取悬液 1ml，离心，在沉淀中加裂解液 400μl 混匀，37℃ 作用 12～24 小时后，加入饱和苯酚溶液 450μl，剧烈振摇混匀，以每分钟 10 000 转离心 10 分钟，转移上层液体，以饱和苯酚溶液 450μl 重复抽提 1 次；转移上层液体，加入三氯甲烷 450μl，剧烈振摇混匀，以每分钟 10 000 转离心 10 分钟；转移上层液体，加入 pH 5.2 的 3mol/L 醋酸钠溶液 40μl，充分混合，再加入 −20℃ 以下的无水乙醇 1ml，充分混合，−20℃ 以下作用 2 小时，以每分钟 15 000 转离心 15 分钟；用适量 −20℃ 70％乙醇溶液洗涤沉淀 1 次，以每分钟 15 000 转离心 15 分钟，弃上清液，保留沉淀，吹至干燥后，加适量灭菌 TE 缓冲液溶解，RNase 酶切，苯酚-三氯甲烷抽提，分子筛纯化 DNA，即得。

用 1％琼脂糖凝胶电泳法和分光光度法鉴定阳性对照品的 DNA 纯度：应无 RNA 和寡核苷酸存在；A_{260}/A_{280} 比值应在 1.8～2.0 之间(测定时将供试品稀释至 A_{260} 为 0.2～1.0)。

用于阳性对照和标记探针的 DNA 在使用前应进行酶切或超声处理，使其片段大小适合于 DNA 杂交和探针标记。

阳性对照品的 DNA 浓度按下式计算：

$$DNA 浓度(\mu g/ml) = 50 \times A_{260}$$

阳性对照品可分装于适宜的小管中，−20℃ 以下保存，长期使用。

探针的标记　按试剂盒使用说明书进行。

测定法　（1）蛋白酶 K 预处理　按下表对供试品、阳性对照和阴性对照进行加样，混合后于 37℃ 保温 4 小时以上，以保证酶切反应完全。

	加样量	2%蛋白酶 K 溶液	蛋白酶缓冲液	3%牛血清白蛋白溶液	加水至终体积
供试品	100μl	1μl	20μl		200μl
D$_1$	100μl	1μl	20μl	适量	200μl
D$_2$	100μl	1μl	20μl	适量	200μl
D$_3$	100μl	1μl	20μl	适量	200μl
阴性对照	100μl	1μl	20μl	适量	200μl

注意事项　供试品的稀释。

根据成品最大使用剂量，用 DNA 稀释液将供试品（原液）稀释至每 100μl 含 1 人份剂量；如成品最大使用剂量较大，而供试品的蛋白质含量较低，可用 DNA 稀释液将供试品稀释至每 100μl 含 1/10 人份剂量或每 100μl 含 1/100 人份剂量。

D$_1$、D$_2$、D$_3$ 为稀释的阳性 DNA 对照。用 DNA 稀释液稀释至每 1ml 中含 DNA 1000ng，然后依次 10 倍稀释成 10ng/100μl（D$_1$）、1ng/100μl（D$_2$）、100pg/100μl（D$_3$）3 个稀释度；如成品使用剂量较大，而且 DNA 限量要求（100pg/剂量）较严格时，则需要提高 DNA 检测灵敏度，相应的阳性 DNA 对照应稀释成 100pg/100μl（D$_1$）、10pg/100μl（D$_2$）、1pg/100μl（D$_3$）3 个稀释度。阴性对照为 DNA 稀释液，空白对照为未进行蛋白酶 K 预处理的 TE 缓冲液。

当供试品 1/100 人份剂量大于 100μl 时，终体积也随之增大，一般终体积为供试品体积的 1 倍左右，供试品体积和终体积相差过小，可能会影响蛋白酶 K 的活性。

2%蛋白酶 K 溶液和蛋白酶缓冲液的比例为 1∶20，蛋白酶缓冲液和终体积的比例为 1∶10。

加入 3%牛血清白蛋白溶液适量，是为了使阳性对照和阴性对照中含有一定的蛋白质，与供试品（通常为蛋白质）的酶切条件保持一致；如供试品为其他物质，则应改用其他相应物质。

若预处理后的供试品溶液中的蛋白质干扰本试验，可用上述饱和苯酚溶液抽提法或其他适宜方法提取供试品 DNA（阳性对照、阴性对照也应再次提取 DNA，与供试品溶液平行）。

无论采用何种方式抽提，Vero 细胞 DNA 参考品至少应能达到 10pg 的检测限。

供试品为疫苗制品时，供试品和阳性对照均采用 TE 缓冲液进行稀释。阴性对照为 TE 缓冲液。

（2）点膜　用 TE 缓冲液浸润杂交膜后，将预处理的供试品、阳性对照、阴性对照与空白对照置 100℃ 水浴加热 10 分钟，迅速冰浴冷却，以每分钟 8000 转离心 5 秒。用抽滤加样器点样于杂交膜（因有蛋白质沉淀，故要视沉淀多少确定加样量，以避免加入蛋白质沉淀。所有供试品与阳性对照、阴性对照、空白对照加样体积应一致，或按同样比例加样）。晾干后可采用紫外交联法或置 80℃ 真空干烤 1 小时以上。

（3）杂交及显色　按试剂盒使用说明书进行。

结果判定　阳性对照应显色，其颜色深度与 DNA 含量相对应，呈一定的颜色梯度；阴性对照、空白对照应不显色，或显色深度小于阳性 DNA 对照 D$_3$，试验成立。将供试品与阳性对照进行比较，根据显色的深浅判定供试品中外源性 DNA 的含量。

第二法　荧光染色法

应用双链 DNA 荧光染料与双链 DNA 特异结合形成复合物，在波长 480nm 激发下产生超强荧光信号，可用荧光酶标仪在波长 520nm 处进行检测，在一定的 DNA 浓度范围内以及在该荧光染料过量的情况下，荧光强度与 DNA 浓度成正比，根据供试品的荧光强度，计算供试品中的 DNA 残留量。

试剂　（1）1mol/L 三羟甲基氨基甲烷（Tris）溶液（pH 7.5）　用盐酸调 pH 值至 7.5。

（2）0.5mol/L 乙二胺四乙酸二钠溶液（pH 7.5）　用 10mol/L 氢氧化钠溶液调 pH 值至 7.5。

（3）TE 缓冲液（pH 7.5）　量取 1mol/L Tris 溶液（pH 7.5）1.0ml、0.5mol/L 乙二胺四乙酸二钠溶液（pH 7.5）0.2ml，加灭菌注射用水至 100ml。

（4）双链 DNA 荧光染料　按试剂使用说明书配制。

（5）DNA 标准品　取 DNA 标准品适量溶于 TE 缓冲液中，制成 50μg/ml DNA 标准品，于 −20℃ 保存。

DNA 标准品浓度根据下式计算：

$$DNA\ 浓度（μg/ml）＝50×A_{260}$$

DNA 标准品溶液的制备　用 TE 缓冲液将 DNA 标准品配成 0、1.25ng/ml、2.5ng/ml、5.0ng/ml、10ng/ml、20ng/ml、40ng/ml、80ng/ml 的标准品溶液。

测定法　精密量取 DNA 标准品溶液和供试品溶液各 400μl 于 1.5ml 离心管中，分别加入新配制的双链 DNA 荧光染料 400μl，混匀后，避光室温放置 5 分钟。取 250μl 上述反应液于 96 孔黑色酶标板中，并做 3 个复孔。用荧光酶标仪在激发波长 480nm、发射波长 520nm 处测定荧光强度。以 TE 缓冲液测得的荧光强度为本底，测定和记录各测定孔的荧光值。以标准品溶液的浓度对其相应的荧光强度作直线回归，求得直线回归方程（相关系数应不低于 0.99），将供试品溶液的荧光强度代入直线回归方程，求出供试品中 DNA 残留量。

注意事项　（1）DNA 残留量在 1.25～80ng/ml 范围内，本法线性较好，因此供试品 DNA 残留量在该范围内可定量测定；当 DNA 残留量低于 1.25ng/ml 时应为限量测定，表示为小于 1.25ng/ml。

(2)供试品首次应用本法测定时需要进行方法学验证，验证内容至少包括精密度试验和回收率试验。若供试品干扰回收率和精密度，应采用适宜方法稀释或纯化 DNA（可参见本项目第一法）以排除干扰，直至精密度试验和回收率试验均符合要求。需要纯化 DNA 后再进行测定的供试品，每次测定均应从纯化步骤起增加回收率试验，并用回收率对测定结果进行校正。

第三法　定量 PCR 法

PCR 反应过程中可通过荧光标记的特异性探针或荧光染料掺入而检测 PCR 产物量，通过连续监测反应体系中荧光数值的变化，可即时反映特异性扩增产物量的变化。在反应过程中所释放的荧光强度达到预设的阈值时，体系的 PCR 循环数（Ct 值）与该体系所含的起始 DNA 模板量的对数值呈线性关系。采用已知浓度的 DNA 标准品，依据以上关系，构建标准曲线，对特定模板进行定量分析，测定供试品中的外源 DNA 残留量。

试剂　(1)PCR 反应预混液(2×)含 $MgCl_2$、扩增酶、dNTPs 等，按试剂使用说明书要求配制，或符合条件的其他配方预混液。

(2)TE 缓冲液(pH 8.0)　同本通则第一法。

(3)荧光标记探针　用 TE 缓冲液稀释至 $100\mu mol/L$，$-20℃$ 保存。

(4)正向和反向序列检测引物　用 TE 缓冲液稀释至 $100\mu mol/L$，$-20℃$ 保存。

(5)碘化钠溶液(6mol/L 碘化钠，15mmol/L EDTA，0.5% 月桂酰肌氨酸钠，25mmol/L Tris-HCl pH 8.0 以及 $35\mu g/ml$ 糖原)　配制 100ml 碘化钠储备液，先取干净的烧杯置于磁力搅拌器上，依次加入以下成分，同时用搅拌子不断搅拌混匀：50ml 无核酸酶水，3.0ml 0.5mol/L EDTA 溶液，2.5ml 1mol/L Tris-HCl pH 8.0，缓慢加入 89.93g 碘化钠，加入适量无核酸酶水至 100ml(可根据需要等比增加或减少)。用 $0.2\mu m$ 孔径的尼龙膜过滤溶液。避光 4℃ 储藏。使用前加入月桂酰肌氨酸钠及糖原。

(6)2% 蛋白酶 K 溶液　同本项目第一法。

(7)蛋白酶 K 缓冲液(10×)，同本项目第一法但不加氯化钠，或按蛋白酶 K 试剂说明书要求配制。

(8)推荐的检测探针及引物

CHO 细胞

　探针：5′ FAM-ACTCGCTCTGGAGACCAGGCTGGC-TAMRA 3′

　正向引物：5′-TGTGTAGCTTTGGAGCCTATCCT -3′

　反向引物：5′-CAGCACTCGGGAGGCAGA-3′

大肠埃希菌

　探针：5′ FAM-CGGTGCTGCGACGGCGGAGT-TAMRA 3′

　正向引物：5′-GAAAGTAACACCAGCGTGCG-3′

　反向引物：5′-CCAATGCATTAACGCTGGCA-3′

毕赤酵母

　探针：5′ FAM-TAACTACGGTTGATCGGACGGGAA A-TAMRA 3′

　正向引物：5′-ACACTACTCGGTCAGGCTCT-3′

　反向引物：5′-TTTCGGTTGCGGCCATATCT-3′

NS0 细胞

　探针：5′ FAM-AGGGCCCCCAATGGAGGAGCT-TAMRA 3′

　正向引物：5′-CCCCTTCAGCTCCTTGGGTA-3′

　反向引物：5′-GCCTGGCAAATACAGAAGTGG -3′

Vero 细胞

　探针：5′ FAM-CCTTCAAGAAGCCTTTCGCTAAG-TAMRA 3′

　正向引物：5′-GCTTTCTGAGAAACTGCTCTGTGT-3′

　反向引物：5′-GGAAGATATTTCCTTTTTCACCAT AGC-3′

(9)DNA 共沉淀染色剂。(可选)

(10)清洗液 A　按试剂(5)方法配制，含碘化钠 37.5g，1mol/L Tris 缓冲液(pH 8.4)2.0ml，0.5M EDTA 溶液(pH 8.4)2.0ml，异丙醇 50ml，N-月桂酰肌氨酸钠 0.5%(W/V)，加去离子水至总体积 100ml。

(11)清洗液 B　含有 $35\mu g/ml$ 糖原的乙醇(70%)水溶液。使用前，将糖原加入 20ml 乙醇(70%)水溶液中至浓度为 $35\mu g/ml$，混匀。

测定法

(1)供试品处理

可根据需要对供试品进行稀释，也可按碘化钠沉淀法或磁珠法等方法浓缩纯化 DNA。碘化钠沉淀法按如下操作进行。若采用商业化试剂盒，需经验证并参照使用说明书进行操作。

(2)DNA 标准品溶液的配制

用 TE 缓冲液将 DNA 标准品稀释成 $1000pg/\mu l$、$100pg/\mu l$、$10pg/\mu l$、$1pg/\mu l$、$0.1pg/\mu l$、$0.01pg/\mu l$、$0.001pg/\mu l$ 的系列浓度梯度，或其他适宜的浓度范围。DNA 标准品含量在 $0.01\sim100pg/\mu l$ 范围内本法线性较好。

(3)DNA 浓缩/纯化

取 2.0ml 的离心管三支，加入 $250\mu l$ 供试品溶液及 $12.5\mu l$ 无核酸酶水作为供试品组；加入 $250\mu l$ 供试品溶液及 $12.5\mu l$ DNA 标准品溶液作为加标组；另加入 $262.5\mu l$ 无核酸酶水作为阴性对照组。

向管中分别加入 $50\mu l$ 蛋白酶 K 溶液和 $50\mu l$ 10× 蛋白酶 K 缓冲液混匀，短暂离心确保所有溶液都在管底。在管中加入 $137.5\mu l$ TE 以调整体积为 $500\mu l$。将上述离心管放入 56℃ 酶解 30 分钟或适宜时间；加入 $500\mu l$ 碘化钠溶液(含糖原及月桂酰肌氨酸钠)，混匀后短暂离心，置于 40℃ 水浴中孵育 15 分钟；每个离心管加 DNA 共沉淀染色剂

1μl，混匀，再加入 900μl 异丙醇，再次混匀后，室温静置 15 分钟；13 000g，离心 30 分钟后弃去上清后将离心管倒置在吸水纸上，使管壁的液体流尽，各管中分别加入 800μl 清洗液 A，轻弹离心管底使沉淀从管壁上脱离，13 000g，离心 20 分钟弃去上清，每管加入 1500μl 清洗液 B，轻弹离心管底使沉淀从管壁上脱离，13 000g，离心 30 分钟；弃上清，晾干。每管加入 50μl TE 缓冲液，轻弹离心管底，40℃水浴静置 5～10 分钟以充分溶解 DNA。

(4)检测(定量 PCR 法)

配制 PCR 反应体系　引物和探针用 TE 缓冲液稀释至 10μmol/L，吸取 DNA 标准品溶液和抽提后的 DNA 样品溶液，配制 PCR 反应体系。

每个 25μl PCR 反应体系所需的成分如下(不同的反应体系可适当调整)。

PCR 反应预混液(2×)	12.5μl
正向引物(10μmol/L)	2.5μl
反向引物(10μmol/L)	2.5μl
探针*(10μmol/L)	2.5μl
DNA 模板(标准品或供试品溶液)	5μl
合计	25μl

注：* 对于大肠埃希菌和毕赤酵母，探针浓度使用 5μmol/L。

配制不含 DNA 模板的 PCR 反应混合液。于 96 孔反应板中分别加入 20μl PCR 混合液，再移取无核酸酶水、DNA 样品、稀释的 DNA 标准品各 5μl 至 96 孔反应板中，每个样品做 3 个复孔。另取无核酸酶水 25ml，做 3 个复孔为阴性对照。反应板覆盖光学盖膜后，离心去除气泡。将反应板放置在荧光定量 PCR 仪中运行反应，设定如下参数。

阶段 1：95℃，10 分钟；阶段 2：95℃，15 秒，60℃，1 分钟，重复 40 个循环；样品体积：25μl。

结果计算　取第 3 到 15 次循环的荧光强度均值加 10 倍标准差，或采用阴性对照荧光值的最高点作为荧光阈值。以至少 5 个连续标准品溶液浓度点生成标准曲线，R^2 值应≥0.98，斜率应在 −3.1 至 −3.8 范围内；标准品溶液浓度最低点的 Ct 值，不得高于 39。阴性对照组若有 Ct 值时，不得低于标准品溶液浓度最低点的 Ct 值；每组加标样品的回收率应在 50%～150% 之间，RSD≤30%。适当情况下，可剔除第一个或者第六个点，以连续 5 个标准品溶液浓度点生成标准曲线，系统适用性仍应满足以上条件。以标准品溶液浓度的对数值对其相应的 Ct 值作直线回归，求得直线回归方程，供试品溶液的 Ct 值代入直线回归方程，求出供试品中 DNA 残留量。

注意事项　(1)当 DNA 残留量低于标准曲线最低浓度点时，应为限量测定。

(2)供试品首次应用本法测定时需要进行方法学验证，具体要求参照本通则第二法。

(3)引物及探针设计　建议针对具有种属特异性的高度重复序列进行设计。设计的引物及探针应经过验证，其灵敏度、特异性、重复性、精确性能够达到要求。

(4)PCR 反应体系及反应条件可按照具体使用的仪器及试剂进行相应的调整，实验应在符合检测要求的洁净条件下进行，排除核酸和核酸酶的污染。

3408　抗生素残留量检查法(培养法)

本法系依据在琼脂培养基内抗生素对微生物的抑制作用，比较对照品与供试品对接种的试验菌产生的抑菌圈的大小，检查供试品中氨苄西林或四环素残留量。

磷酸盐缓冲液的制备　称取磷酸二氢钾 8.0g、磷酸氢二钾 2.0g，加水溶解并稀释至 1000ml，经 121℃灭菌 30 分钟(pH 6.0)。

抗生素 Ⅱ 号培养基的制备　称取胨 6g、牛肉提取粉 1.5g 和酵母浸出粉 6g，加适量水溶解后，加入琼脂 13～14g，加热使之溶胀，滤过，取上清液，加入葡萄糖 1g，振摇使溶解，加水至 1000ml，调 pH 值，使灭菌后 PH 值为 6.5～6.6；分装于玻璃管或锥形瓶中，经 115℃ 灭菌 30 分钟，4℃保存。

供试品溶液的制备　除另有规定外，液体供试品直接检测，冻干供试品按照标示量复溶后检测。

对照品溶液的制备　取氨苄西林对照品适量，用 0.01mol/L 盐酸溶解并制成每 1ml 中含氨苄西林 10.0mg 的溶液，精密量取适量，用磷酸盐缓冲液稀释成每 1ml 中含 1.0μg 的溶液。

取四环素对照品适量，用 0.9% 氯化钠溶液溶解并稀释成每 1ml 中含 0.125μg 的溶液(临用新制)。

菌悬液的制备　(1)金黄色葡萄球菌(*Staphylococcus aureus*)悬液　用于检测氨苄西林。取金黄色葡萄球菌[CMCC (B) 26003]营养琼脂斜面培养物，接种于营养琼脂斜面上，35～37℃培养 20～22 小时。临用时，用灭菌水或 0.9% 无菌氯化钠溶液将菌苔洗下，备用。

(2)藤黄微球菌(*Micrococcus luteus*)悬液　用于检测四环素。取藤黄微球菌[CMCC(B)28001]营养琼脂斜面培养物，接种于营养琼脂斜面上，置 26～27℃培养 24 小时。临用时，用 0.9% 无菌氯化钠溶液将菌苔洗下并调节菌悬液浓度，使 10 倍稀释后 600nm 吸光度值约为 0.3，备用。

检查法　取直径 8cm 或 10cm 的培养皿，注入融化的抗生素 Ⅱ 号培养基 15～20ml，使在碟底均匀摊布，置水平台上使凝固，作为底层。取抗生素 Ⅱ 号培养基 10～15ml 置于 1 支 50℃ 水浴预热的试管中，加入 0.5%～1.5%(ml/ml)的菌悬液 100～300μl 混匀，取适量注入已铺制底层的培养皿中，置水平台上，冷却后，在每个培养皿上等距离均匀放置钢管(内径 6～8mm、壁厚 1～2mm、管高 10～15mm 的不锈钢管，表面应光滑平整)，于钢管中依次滴加供试品溶液、阴性对照溶液(磷酸盐缓冲液)及对照品溶液。培养皿置 37℃培养 18～22 小时。

结果判定 对照品溶液应有抑菌圈，阴性对照溶液应无抑菌圈。供试品溶液抑菌圈的直径小于对照溶液抑菌圈的直径时判为阴性；否则判为阳性。

【附注】 本试验应在无菌条件下进行，使用的玻璃仪器、钢管等应无菌。供试品如存在干扰成分，则不宜采用此法，应建立其他适宜方法检测。

3409 激肽释放酶原激活剂测定法

本法系采用显色底物法(或显色基质法)测定供试品中激肽释放酶原激活剂(PKA)含量。

试剂 (1)0.05mol/L 三羟甲基氨基甲烷-盐酸(Tris-HCl)缓冲液(含 0.15mol/L 氯化钠溶液，简称 TNB) 称取 6.06g 三羟甲基氨基甲烷(Tris，分子量为 121.14)及 8.77g 氯化钠，加适量水溶解后，用 1mol/L 盐酸调 pH 值至 8.0，补加水至 1000ml。

(2)2mmol/L 激肽释放酶显色底物(S-2302)溶液 称取 S-2302 12.5mg，加 10ml 水溶解。

(3)前激肽释放酶(PK) 采用适宜方法提纯 PK，小体积分装，−30℃以下保存备用。

PKA 标准品溶液的制备 取 PKA 标准品适量，用 0.85% 氯化钠溶液分别稀释成每 1ml 含 10.0IU、20.0IU、30.0IU、40.0IU、50.0IU 的溶液。按每次用量，小体积分装，−30℃保存备用。用前融化(仅允许冻融 1 次)，并用 TNB 稀释 10 倍。

供试品溶液的制备 取供试品适量，用 TNB 稀释 10 倍。

测定法 取供试品溶液 20μl，加至 96 孔微量滴定板孔内，加 PK 20～50μl，同时开动秒表计时，向每孔加 PK 的时间间隔应相同，将微孔滴定板振荡 1 分钟；加盖，于 25～30℃放置 30 分钟后，按加 PK 的顺序和时间间隔向各反应孔加 2mmol/L S-2302 溶液 20μl，振荡 1 分钟；加盖，于 25～30℃放置 15 分钟后，再以同样的加液顺序和时间间隔加 50% 醋酸溶液 20μl，振荡 1 分钟后，照紫外-可见分光光度法(通则 0401)，在波长 405nm 处测定吸光度；同时以 TNB 20～50μl 代替 PK 20～50μl，同法操作，作为空白对照。用 PKA 标准品溶液的 20μl 替代供试品溶液，同法操作。以 PKA 标准品溶液的 PKA 活性的对数对其相应的吸光度对数作直线回归，求得直线回归方程，计算出供试品 PKA 活性。

【附注】 (1)每个 PKA 标准品溶液和供试品溶液做 3 孔，其中 2 个为测定孔、1 个为对照孔，2 个测定孔吸光度差值应小于 0.020。

(2)每次测定可根据供试品 PKA 含量，适当调整 PKA 标准品溶液的范围。

(3)线性回归的相关系数应不低于 0.99。

(4)加 PK、S-2302 及 50% 醋酸溶液时，各孔的间隔时间应相同，加液的顺序要一致，尽可能使各孔处于同一反应条件下。

(5)加 PK 和加 S-2302 溶液后的放置时间系从第一孔加液时算起。

(6)如放置温度低于 25℃，应分别在两次反应过程的限定时间内于 37℃放置 10 分钟。

3410 抗补体活性测定法

本法系采用免疫溶血反应作指示系统，根据供试品消耗补体所反映出的溶血率变化，测定供试品的抗补体活性。

试剂 (1)镁-钙贮备液 称取氯化钙 1.103g、氯化镁($MgCl_2 \cdot 6H_2O$)5.083g，加水溶解并稀释至 25ml。

(2)巴比妥缓冲液贮备液 称取氯化钠 41.5g、巴比妥钠 5.1g，加水 800ml 溶解。用 1mol/L 盐酸溶液调 pH 值至 7.3，加镁-钙贮备液 2.5ml，加水稀释至 1000ml，用 0.22μm 膜滤过，4℃保存备用。

(3)明胶巴比妥缓冲液(GVB) 称取明胶 0.625g，加水 30ml 煮沸使溶解，加巴比妥缓冲液贮备液 100ml，再加水稀释至 500ml，新鲜制备，当天使用。

(4)阿氏液(Alsever's 液) 称取枸橼酸 0.5g、枸橼酸钠 8.0g、葡萄糖 20.5g、氯化钠 4.2g，加水溶解并稀释至 1000ml(pH 6.2 左右)。根据一次采羊血需要量将该溶液分装于采血瓶中，116℃蒸汽灭菌 10 分钟(灭菌后，尽快释放蒸汽)。放冷后置 4℃冰箱保存备用。

(5)绵羊红细胞 由绵羊颈静脉无菌采集全血适量，与等体积的阿氏液混合，无菌分装，4℃保存 1 周后方可使用。

(6)溶血素 兔抗羊红细胞血清。

(7)豚鼠血清(补体) 取 10 只以上豚鼠血清，混合，4℃离心除去血细胞，分装，−70℃保存，也可冻干保存。豚鼠血清每 1ml 中的补体总活性应不低于 100CH₅₀。

5%羊红细胞悬液制备 取绵羊红细胞适量，用加明胶巴比妥缓冲液至少洗 3 次后，悬浮于适量明胶巴比妥缓冲液中。取 0.2ml 红细胞悬液，加至 2.8ml 水中，待红细胞完全溶解后照紫外-可见分光光度法(通则 0401)在波长 541nm 处测定吸光度，根据下列公式，将该溶液的吸光度调节至 0.62±0.01(每 1ml 红细胞悬液含红细胞 1×10^9 个)。

$$V_f = \frac{V_i \times A}{0.62}$$

式中 V_i 为稀释前红细胞悬液体积，ml；

A 为稀释前红细胞溶解液吸光度；

V_f 为稀释后红细胞悬液体积，ml。

溶血素滴定 按表 1 稀释溶血素。从 1:75 稀释的溶血素开始，1.0ml 不同稀释程度的溶血素分别与 5%羊红细胞悬液 1.0ml 混合，37℃放置 30 分钟后，取 0.2ml，加明胶巴比妥缓冲液 1.10ml，稀释的豚鼠补体溶液(如 150 倍稀释补体)0.2ml，37℃放置 60 分钟后，以每分钟 2000 转离心 5 分钟，吸取上清液，照紫外-可见分光光度法(通则 0401)在波长

541nm 处测定各管吸光度。每个稀释度做 2 管，同时再做 3 管未溶血对照管（明胶巴比妥缓冲液 1.4ml，加 5% 羊红细胞悬液 0.1ml），3 管全溶血管（水 1.4ml 加 5% 羊红细胞悬液 0.1ml），同法操作。按下式计算各管溶血率（Y），以 Y 值为纵坐标，以不同溶血素稀释度为横坐标作图，从而确定敏化羊红细胞所用的溶血素的稀释度。选择增加溶血素的量也不影响 Y 值的溶血素的稀释度，为每 1ml 含 1 个最小溶血单位（即每 1ml 含 1MHU）。最小溶血率应在 50%～70% 范围，否则试验不成立。

$$Y = \frac{各管吸光度 - 未溶血对照管吸光度}{全溶血管吸光度 - 未溶血对照管吸光度} \times 100\%$$

表 1　溶血素稀释

溶血素稀释度	制备			溶血素稀释度	制备		
	明胶巴比妥缓冲液/ml	溶血素			明胶巴比妥缓冲液/ml	溶血素	
		稀释度	ml			稀释度	ml
7.5	0.65	未稀释的	0.1	600	1.00	300	1.0
10	0.90	未稀释的	0.1	800	1.00	400	1.0
75	1.80	7.5	0.2	1200	1.00	600	1.0
100	1.80	10	0.2	1600	1.00	800	1.0
150	1.00	75	1.0	2400	1.00	1200	1.0
200	1.00	100	1.0	3200	1.00	1600	1.0
300	1.00	150	1.0	4800	1.00	2400	1.0
400	1.00	200	1.0				

最适敏化羊红细胞（EA）的制备　量取每 1ml 含 2MHU 的溶血素（A）适量，缓慢注入等体积的 5% 羊红细胞（E）悬液中，37℃ 放置 15 分钟后，2～8℃ 保存，6 小时内使用。

滴定豚鼠血清中补体活性　用明胶巴比妥缓冲液适当稀释豚鼠血清，然后按表 2 滴定补体。以补体用量的对数对 $Y/(1-Y)$ 的对数作直线回归，求出直线回归方程的截距（a）、斜率（b）和相关系数（r）。补体活性按下式计算：

$$补体活性（CH_{50}/ml） = \frac{1}{X} \times \frac{补体稀释倍数}{5}$$

式中　$1/X$ 为 a 值反对数的倒数。

表 2　补体滴定

	1	2	3	4	5	6	7
GVB/ml	1.2	1.1	1.0	0.9	0.8	0.7	0.6
适当稀释的补体/ml	0.1	0.2	0.3	0.4	0.5	0.6	0.7
EA/ml	0.2	0.2	0.2	0.2	0.2	0.2	0.2

	8	9	10	11	12	13	14
GVB/ml	0.5	0.4	0.3	0.2	0.1	1.3	1.3（水）
适当稀释的补体/ml	0.8	0.9	1.0	1.1	1.2	—	—
EA/ml	0.2	0.2	0.2	0.2	0.2	0.2	0.2

37℃ 培养 60 分钟→冰浴中冷却→每分钟 2000 转离心 5 分钟→取上清液测吸光度

抗补体活性测定　根据测得的豚鼠血清补体活性，用加明胶巴比妥缓冲液稀释成每 1ml 含 100CH_{50} 溶液，按表 3 制备培养混合物。表 3 中静注人免疫球蛋白（IVIG）是按每 1ml 含 50mg 浓度计算的。如果 IVIG 的浓度不是每 1ml 含 50mg 时，则按下式计算 IVIG 的加量（V），然后再根据 IVIG 的实际取量计算明胶巴比妥缓冲液的加入量；但要保持供试品加缓冲液的总量为 0.8ml。将此混合物于 37℃ 放置 60 分钟后，取 0.2ml 加 9.8ml 明胶巴比妥缓冲液（50 倍稀释），测定剩余补体活性。

$$V（ml） = \frac{10mg}{供试品每 1ml 中蛋白质含量（mg）}$$

表 3　供试品及补体对照管制备

	供试品管/ml	补体对照管/ml
供试品（50mg/ml）	0.2	—
明胶巴比妥缓冲液	0.6	0.8
补体（100CH_{50}/ml）	0.2	0.2

按下式计算供试品抗补体活性。D 为每 1ml 含 80～120CH_{50} 时，试验成立。

$$供试品抗补体活性（\%） = \frac{D-G}{D} \times 100$$

式中　D 为补体对照管剩余补体活性，CH_{50}/ml；

G 为供试品管剩余补体活性，CII_{50}/ml。

【附注】（1）洗红细胞时，务必将白细胞弃掉。

（2）敏化红细胞时一定要慢慢轻摇。

（3）仅允许使用澄清明胶溶液。

3411　牛血清白蛋白残留量测定法

本法系采用酶联免疫吸附法测定供试品中残余牛血清白蛋白（BSA）含量。

供试品溶液　供试品如为冻干剂型，检测前应按标示量复溶后混匀，室温静置 30 分钟，检测前应再次混匀。供试品如为液体剂型可直接用于检测。

干扰试验　首次采用该法检测的供试品应进行干扰试验。

制备溶液Ⅰ（供试品倍比稀释）、溶液Ⅱ（供试品和 30ng/ml 的内控标准品等量混合）和溶液Ⅲ（30ng/ml 的内控标准品倍比稀释）。当供试品溶液 BSA 含量高于试剂盒测定范围中点时，则 2 倍稀释后制备溶液Ⅰ和溶液Ⅱ。溶液Ⅰ、溶液Ⅱ可倍比稀释测定，溶液Ⅲ应多孔测定（至少 10 孔以上），并在试验间均匀添加。按测定法操作，分别测定溶液Ⅰ、溶液Ⅱ、溶液Ⅲ的 BSA 含量，溶液Ⅰ与溶液Ⅱ的含量之差应在溶液Ⅲ含量测定值的 95% 可信区间内，表明供试品不会对该检测法产生干扰作用。

测定法　按试剂盒说明书进行，并采用试剂盒提供的供试品稀释液稀释供试品，供试品应至少进行 2 个稀释度测定，每个稀释度做双孔平行测定。试剂盒标准品的吸光度、内控参考品测定值、标准品线性相关系数、双孔测定吸光度均应在试剂盒要求范围内，试验有效。以标准品溶液的浓度对其相应的吸光度作直线回归，将供试品的吸光度代入直线回归方程，再乘以稀释倍数，计算出供试品中 BSA 含量。

【附注】（1）当同一供试品的低稀释度吸光度明显低于高稀释度吸光度时，可能存在 HOOK 效应或操作失误，需重试或调整稀释倍数进行检测。

（2）测定 BSA 含量的容器具应专用，防止实验室中 BSA 污染。

3412　大肠埃希菌菌体蛋白质残留量测定法

本法系采用酶联免疫吸附法测定大肠埃希菌表达系统生产的重组制品中菌体蛋白质残留量。

试剂　（1）包被液（pH 9.6 碳酸盐缓冲液）　称取碳酸钠 0.32g、碳酸氢钠 0.586g，置 200ml 量瓶中，加水溶解并稀释至刻度。

（2）磷酸盐缓冲液（pH 7.4）　称取氯化钠 8g、氯化钾 0.2g、磷酸氢二钠 1.44g、磷酸二氢钾 0.24g，加水溶解并稀释至 500ml，121℃灭菌 15 分钟。

（3）洗涤液（pH 7.4）　量取聚山梨酯 20 0.5ml，加磷酸盐缓冲液至 500ml。

（4）稀释液（pH 7.4）　称取牛血清白蛋白 0.5g，加洗涤液溶解并稀释至 100ml。

（5）浓稀释液　称取牛血清白蛋白 1.0g，加洗涤液溶解并稀释至 100ml。

（6）底物缓冲液（pH 5.0 枸橼酸-磷酸盐缓冲液）　称取磷酸氢二钠（$Na_2HPO_4 \cdot 12H_2O$）1.84g、枸橼酸 0.51g，加水溶解并稀释至 100ml。

（7）底物液　取邻苯二胺 8mg、30% 过氧化氢 30μl，溶于底物缓冲液 20ml 中。临用时现配。

（8）终止液　1mol/L 硫酸溶液。

标准品溶液　按菌体蛋白质标准品说明书加水复溶，精密量取适量，用稀释液稀释成每 1ml 中含菌体蛋白质 500ng、250ng、125ng、62.5ng、31.25ng、15.625ng、7.8125ng 的溶液。

供试品溶液　取供试品适量，用稀释液稀释成每 1ml 中约含 250μg 的溶液。如供试品每 1ml 中含量小于 500μg 时，用浓稀释液稀释 1 倍。

测定法　取兔抗大肠埃希菌菌体蛋白质抗体适量，用包被液溶解并稀释成每 1ml 中含 10μg 的溶液，以 100μl/孔加至 96 孔酶标板内，4℃放置过夜（16～18 小时）。用洗涤液洗板 3 次；用洗涤液制备 1% 牛血清白蛋白溶液，以 200μl/孔加至酶标板内，37℃放置 2 小时；将封闭好的酶

标板用洗涤液洗板 3 次；以 100μl/孔加入标准品溶液和供试品溶液，每个稀释度做双孔，同时加入 2 孔空白对照（稀释液），37℃放置 2 小时；用稀释液稀释辣根过氧化物酶（HRP）标记的兔抗大肠埃希菌菌体蛋白质抗体1000 倍，以 100μl/孔加至酶标板内，37℃放置 1 小时；用洗涤液洗板 10 次，以 100μl/孔加入底物液，37℃避光放置 40 分钟，以 50μl/孔加入终止液终止反应。用酶标仪在波长 492nm 处测定吸光度，应用计算机分析软件进行读数和数据分析，也可使用手工作图法计算。

以标准品溶液吸光度对其相应的浓度作标准曲线，并以供试品溶液吸光度在标准曲线上得到相应菌体蛋白质含量，按以下公式计算：

$$供试品菌体蛋白质残留量（\%）=\frac{c \times n}{T \times 10^6} \times 100$$

式中　c 为供试品溶液中菌体蛋白质含量，ng/ml；

　　　n 为供试品稀释倍数；

　　　T 为供试品蛋白质含量，mg/ml。

注：也可采用经验证的酶联免疫试剂盒进行测定。

3413　假单胞菌菌体蛋白质残留量测定法

本法系采用酶联免疫吸附法测定假单胞菌表达系统生产的重组制品菌体蛋白质残留量。

试剂　（1）包被液（pH 9.6 碳酸盐缓冲液）　精密称取碳酸钠 0.32g、碳酸氢钠 0.586g，置 200ml 量瓶中，加水溶解并稀释至刻度。

（2）磷酸盐缓冲液　称取氯化钠 8.0g、氯化钾 0.20g、磷酸氢二钠 1.44g、磷酸二氢钾 0.24g，置 500ml 量瓶中，加水溶解并稀释至刻度，121℃灭菌 15 分钟。

（3）洗涤液　量取聚山梨酯 20 0.5ml，加磷酸盐缓冲液稀释至 500ml。

（4）浓稀释液　称取牛血清白蛋白 1.0g，加洗涤液溶解并稀释至 100ml。

（5）稀释液　浓稀释液与水等体积混合。

（6）底物缓冲液（0.005mol/L 醋酸钠-枸橼酸缓冲液）称取醋酸钠 0.68g、枸橼酸（$C_6H_8O_7 \cdot H_2O$）1.05g，加水溶解并稀释至 1000ml，调 pH 值至 3.6。

（7）底物液 A　称取 3,3′,5,5′-四甲基联苯胺（TMB）0.08g，加二甲基亚砜 40ml 溶解，加甲醇 60ml，混匀，加底物缓冲液 100ml，避光搅拌 2 小时至完全溶解，室温静置 4 小时。

（8）底物液 B　量取 1.5% 过氧化氢溶液 3.2ml，加底物缓冲液至 1000ml。

（9）底物液　临用前取底物液 A、B 等体积混匀。

（10）终止液　2mol/L 硫酸溶液。

标准品溶液　按试剂盒使用说明书用稀释液溶解菌体蛋

白质标准品，精密量取适量，用稀释液稀释成每 1ml 中含菌体蛋白质 20ng、10ng、5ng、2.5ng、1.2ng、0.6ng、0.3ng 的溶液。

供试品溶液　取供试品适量，用稀释液稀释成每 1ml 中约含蛋白质 100μg 的溶液。如供试品每 1ml 中含蛋白质量小于 200μg 时，用浓稀释液将供试品稀释 1 倍。

测定法　取包被抗体，用包被液稀释至适宜的浓度(稀释倍数参见试剂盒说明书)，以 100μl/孔加至 96 孔酶标板内，于 2～8℃放置 16～20 小时；用洗涤液洗板 3 次；用洗涤液制备 1％牛血清白蛋白溶液，以 200μl/孔加至酶标板内，置室温振荡(每分钟 200～300 转)1 小时，用洗涤液洗板 3 次；以 100μl/孔加入标准品溶液和供试品溶液，每个稀释度做双孔，同时加入 2 孔空白对照(稀释液)，置室温振荡(每分钟 200～300 转)1 小时；用洗涤液洗板 3 次；按试剂盒说明书用稀释液稀释一抗至适宜的浓度，以 100μl/孔加至酶标板内，置室温振荡(每分钟 200～300 转)1 小时；用洗涤液洗板 3 次；然后按试剂盒说明书用稀释液稀释辣根过氧化物酶(HRP)标记的二抗至适宜的浓度，以 100μl/孔加至酶标板内，置室温振荡(每分钟 200～300 转)30 分钟，用洗涤液洗板 8 次；以 100μl/孔加入底物液，置室温避光反应 10～15 分钟，以 100μl/孔加入终止液终止反应。用酶标仪在波长 450nm 处测定吸光度，应用计算机分析软件进行读数和数据分析，也可使用手工作图法计算。

以标准品溶液吸光度对其相应的浓度作标准曲线，并以供试品溶液吸光度在标准曲线上得到相应菌体蛋白质含量，按以下公式计算：

$$供试品菌体蛋白质残留量(\%) = \frac{c \times n}{T \times 10^6} \times 100$$

式中　c 为供试品溶液中菌体蛋白质含量，ng/ml；

n 为供试品稀释倍数；

T 为供试品蛋白质含量，mg/ml。

注：也可采用经验证的酶联免疫试剂盒进行测定。

3414　酵母工程菌菌体
蛋白质残留量测定法

本法系采用酶联免疫吸附法测定酵母表达系统生产的重组制品菌体蛋白质残留量。

试剂　(1)包被液(pH 9.6 碳酸盐缓冲液)　称取碳酸钠 0.32g、碳酸氢钠 0.586g，加水溶解并稀释至 200ml。

(2)PBS　称取氯化钠 8.0g、氯化钾 0.20g、磷酸氢二钠 1.44g、磷酸二氢钾 0.24g，加水溶解并稀释至 1000ml，调 pH 值至 7.4，121℃灭菌 15 分钟。

(3)洗涤液(PBS-Tween20)　量取 0.5ml 聚山梨酯 20，加 PBS 至 1000ml。

(4)稀释液　称取牛血清白蛋白 0.5g，加洗涤液溶解并稀释至 100ml。

(5)底物缓冲液(0.005mol/L 醋酸钠-枸橼酸缓冲液)　称取醋酸钠 0.68g，枸橼酸($C_6H_8O_7 \cdot H_2O$)1.05g，加水溶解并稀释至 1000ml，调 pH 值至 3.6。

(6)底物液 A　称取 3,3′,5,5′-四甲基联苯胺(TMB)0.08g，加二甲基亚砜 40ml 溶解，加甲醇 60ml，混匀，加底物缓冲液 100ml，避光搅拌 2 小时至完全溶解，室温静置 4 小时。

(7)底物液 B　量取 1.5％过氧化氢溶液 3.2ml，加底物缓冲液至 1000ml。

(8)底物液　临用前取底物液 A、底物液 B 等体积混匀。

(9)终止液　1mol/L 硫酸溶液。

标准品溶液　按试剂盒使用说明书加水复溶，精密量取适量，用稀释液稀释成每 1ml 中含菌体蛋白质 1000ng、500ng、250ng、125ng、62.5ng 的溶液。

供试品溶液　取供试品适量，用稀释液稀释成适当浓度。

测定法　取豚鼠抗酵母工程菌蛋白质抗体适量，用包被液稀释成适当浓度，以 100μl/孔加至酶标板内，用保鲜膜封好，于 4℃放置过夜；用洗涤液洗板 3 次，用洗涤液制备 1％牛血清白蛋白溶液，以 200μl/孔加至酶标板内，37℃放置 2 小时；将封闭好的酶标板用洗涤液洗板 3 次；以 100μl/孔加入标准品溶液及供试品溶液，每个稀释度做双孔，同时加入 2 孔空白对照(稀释液)，封板，37℃放置 1 小时；用洗涤液洗板 6 次；按试剂盒使用说明书取兔抗酵母工程菌蛋白质抗体适量，用稀释液稀释成适当浓度，以 100μl/孔加至酶标板内，封板，37℃放置 1 小时；用洗涤液洗板 6 次；用稀释液稀释辣根过氧化物酶标记的羊抗兔抗体溶液(IgG-HRP)至适当浓度，以 100μl/孔加至酶标板内，用保鲜膜封好，37℃放置 1 小时；用洗涤液洗板 6 次，以 100μl/孔加入底物液，室温避光放置 5～10 分钟；以 100μl/孔加入终止液终止反应。用酶标仪以 630nm 波长为参比波长，在波长 450nm 处测定吸光度，应用计算机分析软件进行读数和数据分析，也可使用手工作图法计算。

以标准品溶液吸光度对其相应的浓度作标准曲线，并以供试品溶液吸光度在标准曲线上得到相应菌体蛋白质含量，按以下公式计算：

$$供试品菌体蛋白质残留量(\%) = \frac{c \times n}{T \times 10^6} \times 100$$

式中　c 为供试品溶液中菌体蛋白质含量，ng/ml；

n 为供试品稀释倍数；

T 为供试品蛋白质含量，mg/ml。

注：也可采用经验证的酶联免疫试剂盒进行测定。

3415　类 A 血型物质测定法
(血凝抑制法)

本法系用标准类 A 血型物质和供试品分别与抗 A 血型

血清反应，通过比较血凝反应终点，测定供试品中类 A 血型物质含量。

1%A 型人红细胞悬液　将 6 人份 A 型血等量混合，加适量 0.9％氯化钠溶液混匀，以每分钟 2000 转离心 10 分钟，倾去上清液，用 0.9％氯化钠溶液洗 3 次，吸取沉积红细胞 1ml，加 0.9％氯化钠溶液 99ml，混匀，制成 1％A 型人红细胞悬液。

标准类 A 血型物质溶液的制备　将标准品制成每 1ml 中含 1mg 的标准溶液。取 1 组 10 支直径 9mm 的试管，将标准溶液用 0.9％氯化钠溶液做 2 倍系列稀释，体积为 0.1ml，由 1/100 稀释度（每 1ml 含 0.01mg）开始。

供试品溶液　取 1 组 10 支直径 9mm 的试管，将供试品用 0.9％氯化钠溶液做 2 倍系列稀释，体积为 0.1ml，由供试品开始。

抗 A 血型血清试验剂量的测定　取 1 组 10 支直径 9mm 的试管，将抗 A 血型血清用 0.9％氯化钠溶液做 2 倍系列稀释，体积为 0.1ml，由 1/2 稀释度开始，加 1％ A 型人红细胞悬液 0.1ml；同时取 0.9％氯化钠溶液 0.1ml 与 1％ A 型人红细胞 0.1ml 作为阴性对照。摇匀，室温放置 15 分钟，以每分钟 1500 转离心 1 分钟，根据细胞沉降压缩情况观察凝集程度。以呈现完全凝集（＋＋＋＋）的抗 A 血型血清的最高稀释度为 1 个抗体试验剂量。

测定法　在每稀释度供试品及标准类 A 血型物质溶液中分别加含 2 个抗体试验剂量的抗 A 血型血清 0.1ml。摇匀，36.5～37.5℃放置 10 分钟，再于上述各管中分别加入 1％ A 型人红细胞悬液 0.1ml，摇匀，36.5～37.5℃放置 15 分钟，以每分钟 1500 转离心 1 分钟，根据红细胞沉降压缩情况观察凝集程度。

结果判定　供试品呈现完全血凝抑制（终点）的最高稀释倍数乘以对照组呈现相似血凝抑制的最高倍稀释管的血型物质含量，即为每 1ml 供试品所含类 A 血型物质的质量（mg）。

3416　鼠 IgG 残留量测定法

本法系用酶联免疫吸附法测定经单克隆抗体亲和色谱方法纯化的重组制品中鼠 IgG 残留量。

试剂　（1）包被液（pH 9.6 碳酸盐缓冲液）　称取碳酸钠 0.32g、碳酸氢钠 0.586g，加水溶解并稀释至 200ml。

（2）PBS（pH 7.4）　称取氯化钠 8.0g、氯化钾 0.20g、磷酸氢二钠 1.44g、磷酸二氢钾 0.24g，加水溶解并稀释至 1000ml，121℃灭菌 15 分钟。

（3）洗涤液（PBS-Tween20）　量取聚山梨酯 20 0.5ml，加 PBS 稀释至 1000ml。

（4）稀释液　称取牛血清白蛋白 0.5g，加洗涤液溶解并稀释至 100ml。

（5）底物缓冲液（枸橼酸-PBS）　称取磷酸氢二钠（$Na_2HPO_4 \cdot 12H_2O$）1.84g、枸橼酸 0.51g，加水溶解并稀释至 100ml。

（6）底物液　取邻苯二胺 8mg、30％过氧化氢溶液 30μl，溶于底物缓冲液 20ml 中。临用前配制。

标准品溶液　按使用说明书用适量水复溶鼠 IgG 标准品。精密量取适量，用稀释液稀释成每 1ml 中含 100ng、50ng、25ng、12.5ng、6.25ng、3.13ng 的溶液。

供试品溶液　取供试品适量，用稀释液稀释成每 1ml 中含 1 个成品剂量（如未能确定制剂的规格，则按成品的最大剂量计算）的溶液。

测定法　取山羊抗鼠 IgG 抗体适量，用包被液稀释成每 1ml 含 10μg 的溶液；以 100μl/孔加至 96 孔酶标板内，4℃放置过夜（16～18 小时），用洗涤液洗板 3 次；用洗涤液制备 1％ 牛血清白蛋白溶液，以 200μl/孔加至酶标板内，37℃封闭 2 小时，将封闭好的酶标板用洗涤液洗 3 次，以 100μl/孔加标准品溶液和供试品溶液，37℃放置 1 小时，将封闭好的酶标板用洗涤液洗 3 次；按使用说明书用稀释液稀释辣根过氧化物酶标记的绵羊抗鼠 IgG 抗体，以 100μl/孔加至酶标板内，37℃放置 30 分钟，用洗涤液洗板 3 次；以 50μl/孔加入底物液，37℃避光放置 20 分钟，以 50μl/孔加入终止液（1mol/L 硫酸溶液）终止反应。用酶标仪在波长 492nm 处测定吸光度，应用计算机分析软件进行读数和数据分析，也可使用手工作图法计算。

以标准品溶液吸光度对其相应的浓度作标准曲线，线性回归的相关系数应大于 0.995。以供试品溶液吸光度在标准曲线上读出相应的鼠 IgG 残留量。

$$供试品的鼠 IgG 残留量（ng/剂量）= \frac{c \times n \times F}{T}$$

式中　c 为供试品溶液鼠 IgG 残留量，ng/ml；

　　　n 为供试品溶液的稀释倍数；

　　　F 为成品的剂量规格，IU/剂量或 μg/剂量；

　　　T 为供试品的效价或主成分蛋白质含量，IU/ml 或 μg/ml。

3417　无细胞百日咳疫苗鉴别试验（酶联免疫吸附法）

本法系采用酶联免疫吸附法测定无细胞百日咳疫苗有效组分百日咳毒素（PT）和丝状血凝素（FHA）。

试剂　（1）包被液（pH 9.6 碳酸盐缓冲液）　称取碳酸钠 1.59g、碳酸氢钠 2.93g，加水溶解，定容至 1000ml。

（2）磷酸盐缓冲液（pH 7.4）　称取氯化钠 8.0g、氯化钾 0.20g、磷酸氢二钠 1.44g、磷酸二氢钾 0.24g，加水溶解并稀释至 1000ml，121℃灭菌 15 分钟。

（3）洗涤液（PBS-Tween20）　量取聚山梨酯 20（Tween20）0.5ml，加磷酸盐缓冲液稀释至 1000ml。

（4）封闭液　称取牛血清白蛋白 1.0g，加洗涤液溶解并稀释至100ml。

（5）稀释液　称取牛血清白蛋白0.5g，加洗涤液溶解并稀释至100ml。

（6）底物缓冲液（0.005mol/L醋酸钠-枸橼酸缓冲液）　称取醋酸钠0.68g、枸橼酸（$C_6H_8O_7 \cdot H_2O$）1.05g，加水溶解并稀释至1000ml，调pH值至3.6。

（7）底物液A　称取3,3′,5,5′-四甲基联苯胺（TMB）0.08g，加二甲基亚砜40ml溶解，加甲醇60ml，混匀，加底物缓冲液100ml，避光搅拌2小时至完全溶解，室温静置4小时后使用。

（8）底物液B　量取1.5%过氧化氢溶液3.2ml，加底物缓冲液稀释至1000ml。

（9）底物液　取底物液A和底物液B等体积混匀，临用前配制。

（10）终止液　2mol/L硫酸溶液。

阳性对照的制备　用纯化的PT或FHA参考品作阳性对照（2～8μg/ml）。

阴性对照的制备　用PBS或其他适宜的对照品作阴性对照。

供试品溶液　取疫苗供试品适量，加枸橼酸钠或其他适宜的试剂进行疫苗解吸附处理。

测定法　分别取PT抗体或FHA抗体（2～5μg/ml）适量，以100μl/孔加至酶标板内，用封口膜封好，2～8℃放置16～20小时；用洗涤液洗板3次，以200μl/孔加封闭液至酶标板内，用封口膜封好，37℃放置1小时；将封闭好的酶标板用洗涤液洗板3次，以100μl/孔加入PT或FHA阳性对照和供试品溶液，37℃放置1小时；用洗涤液洗板6次，稀释辣根过氧化物酶标记的PT抗体或FHA抗体至适当浓度，以100μl/孔加至酶标板内，用封口膜封好，37℃放置1小时；用洗涤液洗板6次，以100μl/孔加入底物液，室温避光放置5～15分钟；以50μl/孔加入终止液终止反应。用酶标仪在适宜波长处测定吸光度。

结果判定　Cutoff值为阴性对照吸光度的2.1倍。阳性对照的吸光度应大于Cutoff值。

供试品溶液的吸光度大于Cutoff值者为阳性。

3418　抗毒素、抗血清制品鉴别试验（酶联免疫吸附法）

本法系采用酶联免疫吸附法检查抗毒素、抗血清制品的蛋白质成分。

试剂　（1）包被液（pH 9.6碳酸盐缓冲液）　称取碳酸钠0.32g、碳酸氢钠0.586g，加水溶解并稀释至200ml。

（2）磷酸盐缓冲液（pH 7.4）　称取氯化钠8.0g、氯化钾0.20g、无水磷酸氢二钠1.44g、磷酸二氢钾0.24g，加水溶解并稀释至1000ml，121℃灭菌15分钟。

（3）洗涤液（PBS-Tween20）　量取聚山梨酯20 0.5ml，

加磷酸盐缓冲液至1000ml。

（4）封闭液　称取牛血清白蛋白2.0g，加洗涤液溶解并稀释至100ml。

（5）稀释液　称取牛血清白蛋白0.5g，加洗涤液溶解并稀释至100ml。

（6）底物缓冲液（0.005mol/L醋酸钠-枸橼酸缓冲液）　称取醋酸钠0.68g、枸橼酸（$C_6H_8O_7 \cdot H_2O$）1.05g，加水溶解并稀释至1000ml，调pH值至3.6。

（7）底物液A　称取3,3′,5,5′-四甲基联苯胺0.08g，加二甲基亚砜40ml溶解，加甲醇60ml，混匀，加底物缓冲液100ml，避光搅拌2小时至完全溶解，避光室温静置4小时。

（8）底物液B　量取1.5%过氧化氢溶液3.2ml，加底物缓冲液稀释至1000ml。

（9）底物液　取底物液A、底物液B等体积混匀。临用前配制。

（10）终止液　2mol/L硫酸溶液。

阴性对照、阳性对照的制备　用马IgG作阳性对照，用人IgG、牛IgG、羊IgG、猪IgG作阴性对照，取阴性对照、阳性对照，用包被液稀释至适宜浓度。

供试品溶液　取供试品适量，用包被液稀释成5～10μg/ml。

测定法　取供试品溶液及对照溶液，分别以100μl/孔至酶标板内，供试品溶液及对照溶液均做双孔，用封口膜封好，2～8℃放置16～20小时；用洗涤液洗板3次，用封闭液以200μl/孔至酶标板内，用封口膜封好，37℃放置1小时；将封闭好的酶标板用洗涤液洗板3次，用稀释液按1:2000稀释辣根过氧化物酶标记的兔抗马IgG抗体，以100μl/孔加至酶标板内，用封口膜封好，37℃放置1小时；用洗涤液洗板6次，以100μl/孔加入底物液，室温避光放置5～15分钟；以100μl/孔加入终止液终止反应。用酶标仪在波长450nm处测定吸光度。

结果判定　取4种阴性对照中吸光度最高的计算Cutoff值，Cutoff值为阴性对照吸光度（2孔平均值）的2.1倍。阳性对照的吸光度大于Cutoff值则试验成立，供试品吸光度大于Cutoff值时为阳性，表示供试品与马IgG同源。

3419　A群脑膜炎球菌多糖分子大小测定法

第一法　测磷法（仲裁法）

本法用于测定细菌荚膜多糖在色谱柱中的分配系数（K_D）和多糖在规定K_D值以前的回收率。

试剂　（1）流动相　称取氯化钠11.7g，叠氮钠0.1g，加水使溶解成1000ml，混匀，用0.1mol/L氢氧化钠溶液调pH值至7.0。

（2）蓝色葡聚糖 2000 溶液　称取蓝色葡聚糖 2000 20mg，加流动相使溶解成 10ml。

（3）维生素 B_{12} 溶液　称取 10mg 维生素 B_{12}，加流动相使溶解成 10ml。

色谱柱的制备　取琼脂糖 4B 凝胶或琼脂糖 CL-4B 凝胶约 200ml，加流动相 400ml 充分搅拌，放置约 1 小时使其沉淀，倾去上层含悬浮颗粒的悬液。如此反复 3～5 次后，加流动相 200ml，混匀，抽去凝胶中的空气，装于 1.5cm × 90cm 色谱柱中，约 87cm 高，用流动相洗脱，流速为每小时 15～20ml，以 2～3 倍柱床体积的流动相洗脱（约 500ml），使柱床平衡。

色谱柱的标定　取蓝色葡聚糖 2000 溶液 1ml，加至已平衡的色谱柱中，以流动相洗脱，流速每小时 15～20ml，用组分收集器收集洗脱液，每管收集 3～5ml，照紫外-可见分光光度法（通则 0401），在波长 260nm 处测定各管洗脱液的吸光度，以吸光度为纵坐标，洗脱液体积（ml）为横坐标分别作图，波长 260nm 处的峰顶洗脱液体积为空流体积 V_o。

量取维生素 B_{12} 溶液 1ml，自“加至已平衡的色谱柱中”起，同法操作，370nm 波长处的峰顶洗脱液体积为柱床体积 V_i。

测定法　取供试品约 1ml（含多糖抗原 3～5mg，如为冻干制品可用流动相溶解），加至已标定的色谱柱中，用流动相洗脱，用组分收集器收集洗脱液，每管收集 5ml，照磷测定法（通则 3103）测定每管洗脱液的磷含量。以供试品每管洗脱液的磷含量为纵坐标，洗脱液体积（ml）为横坐标作图，主峰峰顶洗脱液体积为 V_e。

按下式计算：

$$K_D = \frac{V_e - V_o}{V_i - V_o}$$

式中　K_D 为供试品分配系数；

V_e 为供试品洗脱液体积，ml；

V_o 为空流体积，ml；

V_i 为柱床体积，ml。

计算供试品在 K_D 值<0.5 的多糖回收率：

$$R_x(\%) = \frac{A_x}{A_t} \times 100$$

式中　R_x 为 K_D 值<0.5 供试品的多糖回收率，%；

A_x 为供试品在 K_D 值<0.5 各管洗脱液的磷含量之和；

A_t 为供试品所有管洗脱液的磷含量之和。

第二法　仪器法

试剂与色谱柱的制备同第一法。

色谱柱的标定　量取蓝色葡聚糖 2000 溶液 1ml 与维生素 B_{12} 溶液 0.2ml，混匀后加至已平衡的色谱柱中，以流动相洗脱，流速每小时 15～20ml，检测波长 206nm，用组分收集器收集洗脱液，记录色谱图，色谱图中，第一峰为蓝色葡聚糖 2000 峰，峰顶的洗脱液体积为空流体积 V_o；第二峰

为维生素 B_{12} 峰，峰顶的洗脱液体积为柱床体积 V_i。

测定法　取供试品约 1ml（含多糖抗原 3～5mg，如为冻干制品可用流动相溶解），加至已标定的色谱柱中，用流动相洗脱，流速为每小时 15～20ml，检测波长 206nm，用组分收集器收集洗脱液，记录色谱图，即得。

按下式计算：

$$K_D = \frac{V_e - V_o}{V_i - V_o}$$

式中　K_D 为供试品分配系数；

V_e 为供试品洗脱液体积，ml；

V_o 为空流体积，ml；

V_i 为柱床体积，ml。

计算供试品在 K_D 值<0.5 的多糖回收率：

$$R_x(\%) = \frac{A_x}{A_t} \times 100$$

式中　R_x 为 K_D 值<0.5 供试品的多糖回收率，%；

A_x 为供试品在 K_D 值<0.5 的色谱图面积；

A_t 为供试品色谱图总面积。

【附注】 过柱操作在 10～20℃进行。

3420　伤寒 Vi 多糖分子大小测定法

本法用于测定细菌荚膜多糖在色谱柱中的分配系数（K_D）和多糖在规定 K_D 值以前的回收率。

试剂、色谱柱的制备与色谱柱标定　同通则 3419 第二法。

测定法　取供试品约 1ml（含多糖抗原 3～5mg），加至已标定的色谱柱中，用流动相洗脱，流速为每小时 15～20ml，用组分收集器收集洗脱液，每管 3～5ml。照 O-乙酰基测定法（通则 3117），测定每管洗脱液中 O-乙酰基的含量，求出 O-乙酰基含量最高时的洗脱体积，即为多糖主峰峰顶洗脱体积 V_e。

按下式计算：

$$K_D = \frac{V_e - V_o}{V_i - V_o}$$

式中　K_D 为供试品分配系数；

V_e 为供试品洗脱液体积，ml；

V_o 为空流体积，ml；

V_i 为柱床体积，ml。

计算供试品在 K_D 值≤0.25 的多糖回收率：

$$R_x(\%) = \frac{A_x}{A_t} \times 100$$

式中　R_x 为 K_D 值≤0.25 供试品的多糖回收率，%；

A_x 为供试品在 K_D 值≤0.25 各管洗脱液等体积合并液的 O-乙酰基含量；

A_t 为供试品所有管洗脱液等体积合并液的 O-乙酰基含量。

【附注】 过柱操作在 10～20℃进行。

3421　b 型流感嗜血杆菌结合疫苗多糖含量测定法

本法系依据可溶性糖经无机酸处理脱水产生糖醛（戊糖）或糖醛衍生物，生成物能与酚类化合物缩合生成有色物质，以此测定多糖的含量。

试剂　（1）0.1% 三氯化铁盐酸溶液　准确称取三氯化铁（$FeCl_3 \cdot 6H_2O$）0.1g，放入清洁的试剂瓶内，加盐酸 100ml，待溶解后置 2～8℃冰箱保存。

（2）地衣酚（3,5-二羟基甲苯）乙醇溶液　称取地衣酚 1g，放入 10ml 量瓶中，加 95% 乙醇至 10ml。临用前配制。

（3）25μg/ml 核糖对照品溶液。

测定法　量取 1ml 水，加入 5ml 0.1% 三氯化铁盐酸溶液，混匀后再加入 0.4ml 地衣酚乙醇溶液，混匀。水浴 5 分钟后置冰浴，在波长 670nm 处测定吸光度，作为空白对照。

先将供试品用水稀释至核糖含量不高于 25μg/ml，作为供试品溶液，量取 1.0ml 自"加入 5ml 0.1% 三氯化铁盐酸溶液"起，同法操作。

分别取核糖对照品溶液 0.1ml、0.2ml、0.4ml、0.6ml、0.8ml、1.0ml 于 10ml 试管中，每管依次加水 0.9ml、0.8ml、0.6ml、0.4ml、0.2ml、0，自"加入 5ml 0.1% 三氯化铁盐酸溶液"起，同法操作。

结果计算　以核糖对照品溶液的浓度对其相应的吸光度作直线回归，求得直线回归方程。将供试品溶液的吸光度代入直线回归方程，求出供试品溶液的核糖含量。

$$供试品多糖含量（μg/ml）= \frac{a \times n}{0.41}$$

式中　a 为供试品溶液的核糖含量，μg/ml；

　　　n 为供试品稀释倍数。

3422　人凝血酶活性检查法

本法系依据凝血酶能使人纤维蛋白原凝固的原理，将供试品和人纤维蛋白原混合，观察是否产生凝块，以此判定供试品是否具有凝血酶活性。

试剂　（1）0.5% 纤维蛋白原溶液　用 0.9% 氯化钠溶液将复溶的冻干人纤维蛋白原溶液稀释成每 1ml 含 5mg 的溶液。

（2）人凝血酶溶液　用 0.9% 氯化钠溶液将复溶的冻干人凝血酶稀释成每 1ml 中含 0.5IU 的溶液。

测定法　取供试品 0.2ml，加 0.5% 纤维蛋白原溶液 0.2ml，37℃放置 24 小时，观察有无凝块或纤维蛋白析出。放置期间至少观察 2 次，同时做阴性对照及阳性对照。

（1）阴性对照　用 0.2ml 0.9% 氯化钠溶液替代供试品，同法操作。

（2）阳性对照　用 0.2ml 凝血酶溶液（每 1ml 含 0.5IU）替代供试品，同法操作。

结果判定　阴性对照无任何凝块或纤维蛋白析出，阳性对照有凝块或纤维蛋白析出，则试验成立。肉眼观察供试品应无凝块或纤维蛋白析出。

【附注】含肝素的供试品应根据肝素含量，用适量的硫酸鱼精蛋白中和供试品内的肝素（按 10μg 硫酸鱼精蛋白中和 1IU 肝素进行），再取供试品照上述方法检查。

3423　活化的凝血因子活性检查法

本法系依据活化的凝血因子在脑磷脂存在下，使缺血小板人血浆发生凝固的原理，将供试品和缺血小板人血浆及脑磷脂混合，测定凝固时间，根据凝固时间判定供试品是否含有活化的凝血因子。

试剂　（1）缺血小板人血浆　无菌采集人全血于 3.8% 枸橼酸钠抗凝剂（体积比 9：1）中，混匀，以每分钟 1500 转 4℃离心 30 分钟，用塑料注射器取上层 2/3 的血浆，以每分钟 3500 转 4℃离心 30 分钟，取上层 2/3 血浆，分装于塑料管中，每支 3ml，保存于 −40℃备用。

（2）三羟甲基氨基甲烷（Tris）缓冲液（pH 7.5）　称取三羟甲基氨基甲烷 7.27g、氯化钠 5.27g，加水溶解并稀释至 1000ml（用盐酸调 pH 值至 7.5）。

（3）脑磷脂混悬液　冻干脑磷脂加水复溶，量取适量用 0.9% 氯化钠溶液稀释，稀释后的脑磷脂混悬液应使空白凝固时间在 200～300 秒。

（4）0.025mol/L 氯化钙溶液　称取氯化钙（$CaCl_2 \cdot 2H_2O$）147g 溶于 1000ml 水中，制成 1mol/L 氯化钙贮备液。临用时，用水将 1mol/L 氯化钙贮备液稀释 40 倍。

（5）硫酸鱼精蛋白溶液　称取硫酸鱼精蛋白适量，用 pH 7.5 的 Tris 缓冲液溶解并稀释成适宜浓度的溶液。

供试品溶液　取复溶后的供试品，根据肝素含量测定法（通则 3424）测得的肝素含量加硫酸鱼精蛋白溶液适量，中和供试品中的肝素（10μg 硫酸鱼精蛋白中和 1IU 肝素），再用 Tris 缓冲液（pH 7.5）稀释 10 倍和 100 倍。

测定法　取缺血小板人血浆 0.1ml，加脑磷脂混悬液 0.1ml，混匀，37℃放置 1 分钟，加供试品溶液（10 倍或 100 倍稀释液）0.1ml、已预热至 37℃的 0.025mol/L 氯化钙溶液 0.1ml，记录凝固时间。用 Tris 缓冲液（pH 7.5）0.1ml 替代供试品溶液，同法操作，作空白对照。

结果判定　空白对照凝固时间不低于 200 秒，试验成立。1：10 和 1：100 供试品稀释液凝固时间均应不低于 150 秒。

【附注】（1）直接与血和血浆接触的器具应为塑料制品或硅化的玻璃制品。从供试品稀释到测定完毕应在 30 分钟内完成。

（2）供试品每个稀释度做 2 管。

3424　肝素含量测定法(凝固法)

本法系依据硫酸鱼精蛋白能中和抗凝剂肝素,从而影响血浆凝固时间的原理,测定供试品中肝素含量。

试剂　(1)缺血小板人血浆　无菌采集人全血于 3.8% 枸橼酸钠抗凝剂(体积比 9:1)中,混匀,以每分钟 1500 转 4℃离心 30 分钟,用塑料注射器取上层 2/3 的血浆,以每分钟 3500 转 4℃离心 30 分钟,取上层 2/3 血浆,分装于塑料管中,每支 3ml,−40℃保存备用。

(2)三羟甲基氨基甲烷(Tris)缓冲液(pH 7.5)　称取三羟甲基氨基甲烷 7.27g、氯化钠 5.27g,加水溶解并稀释至 1000ml(用盐酸调 pH 值至 7.5)。

(3)脑磷脂混悬液　冻干脑磷脂加水复溶,取适量,用 0.9%氯化钠溶液稀释,稀释后的脑磷脂混悬液应使空白凝固时间在 200～300 秒。

(4)0.025mol/L 氯化钙溶液　称取氯化钙(CaCl$_2$·2H$_2$O)147g 溶于 1000ml 水中,制成 1mol/L 氯化钙贮备液。临用时,用水将 1mol/L 氯化钙贮备液稀释 40 倍。

(5)硫酸鱼精蛋白溶液　取硫酸鱼精蛋白适量,用 pH 7.5 Tris 缓冲液溶解并稀释成每 1ml 含 1～20mg 的溶液。

供试品溶液　于每支含不同浓度的硫酸鱼精蛋白溶液 10μl 的塑料管中,分别加入按标示量复溶后的供试品 0.5ml,混匀。

测定法　在已含有缺血小板人血浆 0.1ml 的塑料管中,加入脑磷脂混悬液 0.1ml,混匀,37℃放置 1 分钟,加供试品溶液 0.1ml、已预热至 37℃ 的 0.025mol/L 氯化钙溶液 0.1ml,记录凝固时间。用 Tris 缓冲液(pH 7.5)0.1ml 替代供试品溶液,同法操作,作空白对照。空白对照凝固时间不低于 200 秒,试验成立。取凝固时间最短的供试品管,作为硫酸鱼精蛋白中和 0.5ml 供试品中的肝素量。硫酸鱼精蛋白 10μg 中和 1IU 肝素。例如凝固时间最短的供试品管中含硫酸鱼精蛋白 30μg,则中和供试品 0.5ml 中的肝素量为 3IU,即供试品每 1ml 含 6IU 肝素。

【附注】(1)直接与血和血浆接触的器具应为塑料制品或硅化的玻璃制品。

(2)采用全自动凝血仪操作时,参考仪器使用说明书进行。

3425　抗 A、抗 B 血凝素测定法
(间接抗人球蛋白法)

本法系采用间接抗人球蛋白法(Coombs 试验),测定供试品中抗 A、抗 B 血凝素。

试剂　(1)红细胞悬液　取 A 型、B 型及 RhD 阳性的 O 型红细胞各 3 例,分别混合,用适量 0.9%氯化钠溶液洗涤

3 次,最后以每分钟 2000 转离心 5 分钟,吸取沉淀红细胞适量,用 0.9%氯化钠溶液分别制成 5%(ml/ml)红细胞悬液。自红细胞采集之日起 1 周内使用。

(2)抗人球蛋白血清　为多价抗人球蛋白血清,使用前需标定,选择适宜的稀释度用于试验,如生产厂商有说明,按说明书稀释后使用,也可按【附注】方法确定。

测定法　取供试品适量,用 0.9%氯化钠溶液做 2 倍系列稀释,每个稀释度的供试品使用 2 排管(75mm×12mm 小试管),每管分别加入供试品溶液 0.2ml,向第 1 排各管加 A 型 5%红细胞悬液 0.2ml,第 2 排各管加 B 型 5%红细胞悬液 0.2ml,混匀,置 37℃水浴 30 分钟,用适量的 0.9%氯化钠溶液洗涤 3 次,每次以每分钟 1000 转离心 1 分钟,每管加入抗人球蛋白血清 0.2ml,混匀,以每分钟 1000 转离心 1 分钟,肉眼观察结果。本试验同时设阴性对照、阳性对照及红细胞对照。

(1)阴性对照　取 AB 型人血清 0.2ml(双份),分别加入 5% A 型及 B 型红细胞悬液 0.2ml,混匀,自"置 37℃水浴 30 分钟"起,同法操作。

(2)阳性对照　取抗 RhD 血清(IgG 型)0.2ml,加入 5% RhD 阳性 O 型红细胞 0.2ml,混匀,自"置 37℃水浴 30 分钟"起,同法操作。

(3)红细胞对照　取 0.9%氯化钠溶液 0.2ml(双份),分别加入 5% A 型及 B 型红细胞悬液 0.2ml,混匀,自"置 37℃水浴 30 分钟"起,同法操作。

结果判定　阴性对照及红细胞对照结果均呈阴性,阳性对照结果不低于"+++",试验成立。

抗 A、抗 B 血凝素滴度以产生"+"凝集的供试品最高稀释倍数计算,不计红细胞悬液及抗人球蛋白血清的体积。

【附注】(1)供试品为凝血因子Ⅷ制剂时,需先用 0.9%氯化钠溶液预稀释成每 1ml 中含 4IU 后,再进行测定。

(2)抗人球蛋白血清的标定　将抗人球蛋白血清和抗 RhD 血清分别用 0.9%氯化钠溶液做 2 倍系列稀释,每管 0.2ml,于稀释的抗 RhD 血清管中加入 5% RhD 阳性的 O 型压积红细胞悬液 0.1ml,混匀后置 37℃水浴中 30 分钟,用 0.9%氯化钠溶液洗 3 次并配成 2%红细胞悬液,取每个稀释度致敏红细胞悬液 0.2ml,分别加入 1 排稀释的抗人球蛋白血清中,混匀,以每分钟 1000 转离心 1 分钟,判定结果。用等量未致敏人 RhD 阳性 O 型红细胞替代致敏红细胞,同法操作,作为阴性对照。阴性对照成立,以出现"+"血凝反应的抗 RhD 血清的最高稀释倍数所对应的抗人球蛋白血清的最高稀释倍数为最适稀释度。

(3)红细胞凝集判定标准如下:

＋＋＋＋　一个结实的凝集块;

＋＋＋　几个大的凝集块;

＋＋　中等大的凝集块,背景清晰;

＋　小凝集块,背景浑浊;

阴性　无凝集和溶血。

(4)阴性对照、阳性对照、红细胞对照与供试品试验应同步进行。

3426　人红细胞抗体测定法
（微量板法）

本法系依据红细胞与红细胞抗体结合后发生凝集的原理，通过比较血凝反应终点，测定供试品中人红细胞抗体效价。

试剂　1%O 型红细胞悬液　取 3 例或 3 例以上 O 型抗凝血混合，采血后 7 天内使用。用前以 0.9%氯化钠溶液洗涤 3 次，末次以每分钟 2000 转离心 10 分钟，取压积红细胞适量，用 0.9%氯化钠溶液制成 1%浓度备用。

测定法　在"V"形、底角呈 90°的 96 孔微量板上，用 0.9%氯化钠溶液将供试品做 2 倍系列稀释，每个供试品做 2 排，每孔加入 50μl。再向每孔加入 1%O 型红细胞悬液 50μl，轻拍微量板 30 秒混匀。室温静置 3 小时观察结果，同时用 0.9%氯化钠溶液替代供试品，同法操作，作阴性对照。

结果判定　将微量板置于白色背景之上，将供试品孔与阴性对照孔比较，红细胞沉于底部成一规则的圆点而孔壁未粘有红细胞判为阴性；孔壁卜均匀附着 1 层红细胞，或红细胞未全部沉于底部，部分附着于孔壁上均判为阳性。以供试品出现阳性的最高稀释倍数为其红细胞抗体的效价。如同批供试品前后排结果相差在 1 个以上稀释度时应重试。相差 1 个稀释度时，则以 2 排结果中出现阳性的最高稀释度为该供试品的红细胞抗体效价。

3427　人血小板抗体测定法

本法系采用血小板与血小板抗体结合后，使血小板发生凝集的原理，通过比较凝集反应终点测定供试品中人血小板抗体效价。

试剂　(1)5%乙二胺四乙酸二钠(EDTA)抗凝剂　称取磷酸氢二钠($Na_2HPO_4 \cdot 12H_2O$)0.365g、磷酸二氢钾 0.875g、氯化钠 2.125g、乙二胺四乙酸二钠(EDTA-$Na_2 \cdot 2H_2O$)12.5g，加水溶解并稀释至 250ml。

(2)0.33%EDTA 溶液　称取磷酸氢二钠($Na_2HPO_4 \cdot 12H_2O$)0.73g、磷酸二氢钾 1.75g、氯化钠 4.25g、乙二胺四乙酸二钠(EDTA-$Na_2 \cdot 2H_2O$)1.65g，加水溶解并稀释至 500ml。

(3)血小板稀释液　取 3 人份以上 AB 型血清混合，56℃灭能 30 分钟，按 AB 型血清每 100ml 加硫酸钡 50g 的比例加入硫酸钡，置 37℃吸附 1 小时，随时搅动，然后以每分钟 3000 转离心 30 分钟，弃去沉淀，吸上清液备用。

试验当天按 1 份血清加 3 份 0.9%氯化钠溶液配成血小板稀释液(注意 AB 型血清中不得混有红细胞及溶血)。

(4)血小板悬液的制备　采集人静脉血 20ml，按 5%EDTA 溶液与全血以 1:9(体积比)的比例混合，于 20℃以每分钟 800 转离心 15 分钟，取上层血浆加 0.33%EDTA 溶液至原全血体积，于 20℃以每分钟 1500 转离心 10 分钟，弃去上清液，如此再重复用 0.33% EDTA 洗涤 2 次，弃上清液，向沉淀中加血小板稀释液 0.5ml，混匀，计数并将血小板浓度调至 $2.5 \times 10^5 \sim 3.5 \times 10^5/mm^3$ 即可(注意：计数时血小板悬液应在计数板上静置 2~3 分钟，并在 10 分钟内计数完)。

供试品溶液　用 0.9%氯化钠溶液将供试品做 2 倍系列稀释至 1:16。

阳性对照溶液的制备　取经人血小板免疫的猪血浆(或兔血清)0.5ml，60℃灭能 10 分钟，用硫酸钡 0.05g 于 37℃吸附 15 分钟后，以每分钟 3000 转离心 20 分钟，取上清液备用。

阴性对照溶液的制备　0.9%氯化钠溶液及血小板稀释液。

测定法　量取不同稀释度供试品溶液各 0.1ml，分别加血小板悬液 0.1ml，于 37℃保温 30 分钟后，滴到计数板上，静置 2~3 分钟，在 20~40 倍显微镜下观察结果。本试验同时设阴性对照、阳性对照组。

(1)阳性对照　取阳性对照溶液 0.1ml，自"加血小板悬液 0.1ml"起，同法操作。

(2)阴性对照　取阴性对照溶液 0.1ml，自"加血小板悬液 0.1ml"起，同法操作。

结果判定　阳性对照为"＋＋"；阴性对照为"－"；试验成立。以"＋"为判定终点，即以供试品出现"＋"的最高稀释度为该供试品的血小板抗体效价。

【附注】(1)"－"无凝块或偶见 2~3 个血小板成串。

(2)"＋"小凝块，3~5 个血小板凝集，游离血小板少。

(3)"＋＋"大凝块，6 个以上血小板聚集，几乎无游离血小板。

3428　人免疫球蛋白类
制品 IgA 残留量测定法

本法用于测定人免疫球蛋白类制品中 IgA 残留量，包括紫外-可见分光光度法、酶联免疫吸附法和散射比浊法。首次采用本法检测供试品中 IgA 残留量时，应根据不同样品基质及 IgA 残留量的水平选择适宜的测定方法并做相应方法学验证。紫外-可见分光光度法和酶联免疫吸附法中 IgA 残留量的效价单位可根据标准品标签说明换算成质量单位。

第一法 紫外-可见分光光度法(仲裁法)

本法系依据免疫球蛋白 A(IgA)与相应的抗体特异性结合后,在适宜的电解质、温度、pH 条件下,产生凝集反应,形成抗原-抗体复合物,用比浊法测定供试品中 IgA 的残留量。

试剂 (1)缓冲液 称取三羟甲基氨基甲烷(Tris)12.42g、氯化钠 9g、聚乙二醇 6000 50g、牛血清白蛋白(BSA)1g、叠氮化钠(NaN₃)1g,加水适量使溶解,用 1mol/L 盐酸溶液调节 pH 值至 7.4,用水稀释至 1000ml。如缓冲液中不添加叠氮化钠,应临用新制。

(2)抗人 IgA 血清 取抗人 IgA 血清(应为全血清经过一定纯化技术分离制得的特异性抗体)适量,加缓冲液稀释至抗体最终效价为 1:4(例如抗人 IgA 血清效价为 1:100,量取原液 2ml 加抗体缓冲液 48ml),充分混匀,0.45μm 滤膜滤过,作为工作抗体液,4℃保存备用。

IgA 标准品溶液的制备 按 IgA 标准品使用说明书加水复溶,精密量取适量,用 0.9%氯化钠溶液定量稀释制成每 1ml 中含 IgA 25IU、12.5IU、6.25IU、3.125IU、1.5625IU 的溶液。

供试品溶液 取供试品原液或将供试品用 0.9%氯化钠溶液定量稀释制成适当浓度,作为供试品溶液,使其 IgA 残留量在标准曲线范围内。

测定法 分别取 IgA 标准品溶液和供试品溶液各 10μl,加入已预热至 37℃的工作抗体液 1ml,混匀,平行做 2 管,置 37℃水浴中保温 1 小时,放冷,充分混匀,照紫外-可见分光光度法(通则 0401),立即在波长 340nm 处分别测定吸光度(全部反应管自水浴中取出后必须在 10 分钟内测量完毕)。同时以 0.9%氯化钠溶液 10μl 替代供试品溶液,同法操作,作为空白对照。

计算标准品和供试品溶液吸光度的均值。以标准品溶液 IgA 含量的对数对其相应的吸光度的对数作直线回归,求得直线回归方程,相关系数应不低于 0.99;将供试品溶液吸光度的对数值代入直线回归方程,求得值的反对数,再乘以稀释倍数,即得供试品中 IgA 残留量。

第二法 酶联免疫吸附法

本法系采用酶联免疫吸附法测定供试品中 IgA 残留量。

试剂 按经验证的人 IgA 酶联免疫试剂盒说明书配制试剂。

标准品溶液 取 IgA 标准品,加适量水复溶,用试剂盒中稀释液将复溶后标准品在每 1ml 含 $0.625 \times 10^{-3} \sim 10 \times 10^{-3}$ IU 范围内做适当的系列稀释(通常做 5 个稀释度)。

供试品溶液 取供试品适量,用试剂盒中稀释液定量稀释制成适当浓度,使其 IgA 含量在标准曲线范围内。

测定法 按试剂盒说明书进行,分别设置 1 孔底物空白对照和稀释液对照,标准品溶液及供试品溶液均做双孔平行测定。试剂盒底物空白对照和稀释液对照的吸光度应在试剂盒要求范围内,试验有效。以标准品溶液的 IgA 含量的对数对其相应的吸光度的对数作直线回归,求得直线回归方程,相关系数应不低于 0.99;将供试品溶液的吸光度代入直线回归方程,求得值的反对数,再乘以稀释倍数,即得供试品中 IgA 含量。

【附注】(1)本法测定范围为 $0.4 \times 10^{-3} \sim 25 \times 10^{-3}$ IU/ml,每次测定可根据供试品中 IgA 含量,在测定范围内适当调整标准品溶液浓度。当标准品溶液配制浓度较高时,建议数据拟合模型选择半对数回归,即以标准品溶液的 IgA 含量的对数对其相应的吸光度作直线回归。

(2)试剂盒的验证应至少包括线性、回收率试验和精密度试验等内容。线性回归的相关系数应不低于 0.99;高、中、低浓度样品的平均回收率应在 80%~120%;试剂盒批内相对标准偏差(RSD)不得过 10%,批间相对标准偏差(RSD)不得过 15%。

第三法 散射比浊法

本法系依据免疫球蛋白 A(IgA)与包被着 IgA 特异性抗体的颗粒混合时,包被着抗体的颗粒会发生聚集。这些聚集体会使穿过供试品的光束发生散射,散射光的强度与供试品中 IgA 浓度成正比,与已知的 IgA 定标品浓度对比即可求出供试品中 IgA 含量。

本法主要采用经批准的全自动蛋白分析仪及仪器自带的试剂盒对供试品中 IgA 残留量进行测定。仪器自带的试剂盒通常包括 IgA 定标品、质控品、IgA 抗体试剂及辅助试剂等。

试剂、IgA 定标品和质控品溶液的制备 按试剂盒说明书操作。

供试品溶液 取供试品适量,用稀释液稀释至每 1L 中约含 IgA 1mg 的溶液,上机后不再进行稀释,直接测定。

测定法 按仪器使用说明书进行,供试品应平行测定双份。试剂盒标准曲线的拟合偏差和质控品测定值应在试剂盒要求范围内,试验有效。记录供试品溶液的报告值,再乘以稀释倍数,即得供试品中 IgA 残留量。

【附注】 供试品溶液也可以采用全自动蛋白分析仪自动稀释至要求的浓度,报告值即为供试品中 IgA 残留量。

3429 免疫化学法

免疫化学法是利用抗原、抗体在适宜条件下发生特异性、可逆性和非共价结合形成抗原-抗体复合物的原理,采用不同技术对抗原或抗体待测物进行定性、定量或定位检测的一种分析方法。该法可广泛用于生物原料药或制剂的鉴别试验、纯度与杂质分析、含量或生物活性/效价测定及稳定性等质量属性的监测。

根据对抗原或抗体是否进行标记,免疫化学法可分为标记免疫化学法和非标记免疫化学法。标记免疫化学法可采用酶、荧光基团、发光基团或放射性核素等作为标记物,常见方法有酶联免疫吸附法、免疫印迹法、免疫荧光分析法、发光免疫分析法、放射免疫分析法等。非标记免疫化学法常见方法有免疫沉淀法、免疫电泳法、凝集反应等。各类方法的优缺点和典型用途见附表。

在免疫化学法的方法开发阶段，可使用不同的实验设计（DOE）考察多种因素和各因素之间的相互作用对实验结果的影响，还可设定适宜的系统适用性要求以判定实验结果的有效性。免疫化学法开发时的主要问题为交叉反应，应通过严格筛选试剂来控制交叉反应，实验中使用的试剂一般有关键试剂和非关键试剂：关键试剂是特定免疫化学法中所特有和专用的，其成分或稳定性有细小变化即会影响实验结果；非关键试剂是指成分上有一定改变也不影响免疫化学法检测性能的试剂。免疫化学法的建立既可采用自制试剂，也可采用商品化的试剂盒。对于采用自制试剂的，抗体的选择至关重要，其决定了方法的特异性和灵敏度，应根据实验的预期用途来选择合适的抗体；另外还需关注自建方法的检测范围、定量区间、检测稀释液的选择、试剂不同批次间的差异性和标准化的操作等。对于采用商品化试剂盒的，需考察供试品的适用性，如用于供试品中低浓度杂质残留等检测时，尤其要关注高浓度制品本身的组分是否会对残留杂质的检测产生干扰；同时还需考察试剂盒推荐的数据拟合模型的适用性，并关注检测稀释液的适宜性和试剂盒不同批次间的一致性。

对新建立的免疫化学法进行验证时，应系统地拟定实验方案、分析步骤和可接受标准，还需对系统适用性要求进行进一步确认。分析方法的预期用途决定了其验证指标：定性的鉴别试验一般仅需验证专属性；而限度试验在验证专属性的基础上还需确定检测限；定量的杂质测定方法和含量测定方法则需参考相关的方法验证指导原则对专属性、准确度、精密度、线性和范围等指标进行验证。

标记免疫化学法

一、酶联免疫吸附法

酶联免疫吸附法（ELISA）系将固相载体上抗原-抗体的特异性反应与酶催化底物相结合而对供试品中待测物进行定性或定量分析的方法。根据检测目的和操作步骤不同，ELISA 一般可分为直接法、间接法、竞争法和夹心法，其中夹心法又可分为直接夹心法、间接夹心法和桥式法。本法主要适用于生物原料药或制剂的鉴别试验、纯度与杂质分析、含量或生物活性/效价测定等。

1. 对仪器的一般要求

若为全自动化检测，所用仪器为全自动酶免疫分析仪；若为半自动化检测，所用仪器主要有酶标仪、恒温箱或水浴箱、微孔振荡器、微量移液器等。

2. 对标记物的一般要求和常用标记方法

酶标抗原或酶标抗体为本法检测的基础。待标记抗原或抗体应经高度纯化，用于标记的酶一般需符合特异性强、活性高、可溶性好、来源方便、相应底物易于保存和制备等要求。常用的酶有辣根过氧化物酶（HRP）、碱性磷酸酶（ALP）、β-半乳糖苷酶（β-GAL）等，相应底物分别有四甲基联苯胺（TMB）、对硝基苯磷酸盐（pNPP）、4-甲基伞酮-β-半乳糖苷（4-MUG）等。

酶标抗原或酶标抗体常用的偶联方法有戊二醛交联法、过碘酸钠交联法、酶-抗酶免疫复合物法等。经标记的抗原或抗体一般可通过饱和硫酸铵沉淀法或柱色谱法等进行纯化，并采用适宜方法进行质量鉴定，包括酶结合量、酶活性和酶标记的灵敏性测定等。对制备好的酶标抗原或酶标抗体应置适宜温度保存，且宜小量分装，避免反复冻融。

3. 测定法

如使用商品化试剂盒，按试剂盒使用说明书操作；如使用自制试剂，按各品种或通则项下的规定操作，操作步骤一般如下。

(1) 包被　是指用适宜的缓冲液将抗原或抗体按适宜比例稀释，选择适宜的温度和时间吸附至固相载体上的过程。常用的包被缓冲液有碳酸盐缓冲液、Tris-HCl 缓冲液和磷酸盐缓冲液等；常用的固相载体有微孔板、管、磁颗粒、微珠、塑料珠等；固相载体原料一般有聚苯乙烯、尼龙、硝基纤维素、聚乙烯醇等。包被易受抗原/抗体浓度、固相载体原料、包被缓冲液、包被温度、包被时间等因素的影响，应评估确定适宜的包被条件。

(2) 洗涤　在 ELISA 实验过程中多个阶段会涉及洗涤步骤，在包被、封闭、供试品或酶标试剂加样孵育后均需洗涤。常用的洗涤液有磷酸盐缓冲液或咪唑缓冲液，缓冲液中一般添加有聚山梨酯 20。洗涤模式有手工洗涤及仪器洗涤，在方法开发时应评估不同洗涤模式的洗涤效果，并确定最佳模式。

(3) 封闭　在洗涤去除未结合的包被抗原或抗体后，加入封闭液可降低非特异性结合。常用的封闭液有牛血清白蛋白、脱脂奶粉、明胶、酪蛋白、马血清、牛血清、聚山梨酯 20等。封闭液的选择受抗原/抗体、固相载体、包被缓冲液、供试品稀释液等因素的影响，需根据具体的实验条件选择适宜的封闭液。

(4) 供试品前处理　试验过程中，必要时应通过供试品前处理去除其中的非特异性干扰物质，并评估前处理步骤是否会引起供试品本身变性或引入新的干扰物质。

(5) 加样　选择适宜量程的移液器将供试品、标准品和（或）酶标试剂按设定体积加入已包被的固相载体中。移液过程中应注意避免交叉污染、泡沫或气泡的产生。应根据加入液体的黏度选择适宜的吸头，避免非特异性吸附影响加液的准确性。

(6) 孵育　在加入样品或反应试剂后需进行孵育。在方法开发时，应确定各孵育步骤的最佳条件，包括干、湿孵育条件、孵育时间、温度和是否需要旋转或振摇等。

(7) 信号检测　根据使用的标记酶和底物不同，最终产生的检测信号不同，常见的有颜色反应、化学发光和荧光。

(8) 数据分析

定性分析　一般可通过设定临界值来判定供试品中待测物的存在与否，报告结果为"阴性"与"阳性"或"有反应"与"无反应"。设定临界值的一般方法有标准差比率法（SDR）、供试品对阴性比值法（TNR）、以阴性对照均值＋2SD 或 3SD 法、百分位数法、受试者工作特性（ROC）曲线法等。不同方法设定的临界值会存在一定差异，应根据具体的检测方法选择适宜的临界值，以确保检测方法具备合适的灵敏度和特异性。

定量分析 通常是将供试品结果代入同法试验的已知浓度标准品制备的标准曲线计算而得，报告结果为量值。数据处理可采用简单的线性模型，也可选择复杂的非线性模型，需视实验设计及预期用途而定。必要时，应报告测定结果的置信区间。

二、免疫印迹法

免疫印迹法系将膜固相载体上抗原-抗体的特异性反应与酶、荧光基团或放射性核素等标记技术相结合而对供试品中待测物进行定性或定量分析的方法。根据是否发生电泳分离，免疫印迹法可分为电泳免疫印迹法和非电泳免疫印迹法；根据蛋白质分离原理，电泳免疫印迹法又可分为单向电泳免疫印迹法和双向电泳免疫印迹法；非电泳免疫印迹法主要包括斑点免疫印迹法和狭缝免疫印迹法。本法常用于分析和鉴别混合物中蛋白质的特性、表达与分布，尤其适用于根据蛋白质分子量大小和电荷差异进行分离后的蛋白质分析。

1. 对仪器及材料的一般要求

电泳免疫印迹法中全自动化检测一般使用全自动免疫印迹仪；半自动化检测所用仪器主要包括各类电泳装置、蛋白质转印装置、检测装置等。非电泳免疫印迹法除了可能需要点样设备和检测装置外，一般不需其他特殊装置。

常用的膜固相载体有硝酸纤维素膜（NC）、尼龙膜和聚偏氟乙烯膜（PVDF），可根据蛋白质分子量、转移效率和使用的缓冲液等因素选择使用不同的膜。

2. 对标记物的一般要求和常用标记方法

本法常用的标记物有酶、荧光基团或放射性核素，相关要求分别见本通则酶联免疫吸附法、免疫荧光分析法和放射免疫分析法相应项下。

3. 测定法

若为全自动化检测，按仪器使用说明书操作；若为半自动化检测，按各品种或通则项下的规定操作，操作步骤一般如下。

(1)电泳免疫印迹法

①单向电泳免疫印迹法

SDS-PAGE 法 见电泳法（通则 0541 第五法）项下。

蛋白质转印 将通过 SDS-PAGE 法分离的蛋白质采用半干法或湿法转移到膜固相载体上。转印的效率受蛋白质大小、凝胶中丙烯酰胺的百分比、电场强度、转印时间和缓冲液 pH 值等多种因素的影响，可使用多层膜以防蛋白质转印的丢失。

封闭 常用的封闭试剂有牛血清白蛋白、脱脂奶粉和明胶等。应选择适宜的封闭试剂和封闭时间，以减少抗体孵育

的背景信号。

抗体孵育 一般包括一抗孵育和二抗孵育，参考抗体使用说明书采用封闭液将抗体进行适当稀释，加入抗体后应轻轻振摇固相膜，并选择较低的温度进行适宜时间的孵育，孵育过夜时常置 2～8℃。

信号检测 检测信号也取决于使用的标记物和底物，常见的有颜色反应、化学发光、荧光和放射活性。

数据分析

定性分析：通常是通过与阳性对照和阴性对照对比来判定结果是阳性或阴性。

定量分析：一般是通过与同步试验的特定标准蛋白的比较来量化结果。根据不同检测信号选择不同的定量方法：若为颜色反应，常用分光光度计进行吸光度检测；若为化学发光或荧光，常用含电荷耦合器（CCD）的成像系统软件包对膜固相载体上的条带进行光密度分析；若为放射活性，常用适宜的闪烁计数器进行放射活性测定。

②双向电泳免疫印迹法

本法除供试品制备和蛋白质分离过程外，其余同单向电泳免疫印迹法。

供试品制备 按各品种项下方法制备。常用的供试品缓冲液包含以下成分：尿素、二硫苏糖醇（DTT）或三丁基膦（TBP）、3-［3-（胆酰胺丙基）二甲氨基］丙磺酸内盐（CHAPS）、两性电解质和溴酚蓝。可通过调整两性电解质浓度使供试品在 pH 梯度范围内产生一致的电导率。

蛋白质分离 分为第一向等电聚焦分离和第二向 SDS-PAGE 分离两个阶段。

等电聚焦分离：按电泳法（通则 0541 第六法）试验；也可使用商品化的固定 pH 梯度（IPG）的预制胶条按厂家说明书进行上样和设置电泳条件，IPG 胶条的选择取决于目的蛋白的等电点（pI）。自制或商品化胶条尺寸的大小应与 SDS-PAGE 凝胶的大小相匹配。

SDS-PAGE 分离：在等电聚焦分离结束后，需使用 SDS-PAGE 缓冲液先平衡 IPG 胶条，再将 IPG 胶条置于 SDS-PAGE 凝胶顶部，并用 SDS-PAGE 缓冲液制备的琼脂糖凝胶覆盖 IPG 胶条。

(2)非电泳免疫印迹法 本法不需要进行蛋白质分离和转移，而是通过手工点样或真空设备点样将供试品直接固定于膜固相载体上，其余操作和注意事项同单向电泳免疫印迹法。

三、免疫荧光分析法

免疫荧光分析法系将抗原-抗体的特异性反应与荧光标记技术相结合而对供试品中待测物进行定性、定量或定位检测的方法。根据抗原-抗体反应的结合步骤不同，一般可分为直接染色法、间接染色法、补体荧光抗体法和特殊染色法等。本法多用于生物原料药或制剂的效价测定、细胞表面抗原和受体的检测等。

1. 对仪器的一般要求

所用仪器有荧光显微镜、激光共聚焦显微镜、荧光分光

光度计、荧光偏振光分析仪、时间分辨荧光计和流式细胞仪等，需根据供试品类型和待测物含量水平选用不同的检测仪器。

2. 对标记物的一般要求和常用标记方法

荧光标记抗原或抗体为本法检测的基础，以荧光标记抗体更为常用。待标记抗体一般多选用单克隆抗体，应特异性强、滴度高，并经适宜方法纯化。用于标记的荧光素需具备以下条件：具有共轭双键体系；标记后不影响自身和待标记物的生物学活性；荧光效率高；产生的荧光与本底对比明显。常用的荧光素包括异硫氰酸荧光素（FITC）、四乙基罗丹明（RB200）、四乙基异硫氰酸罗丹明（TRITC）和镧系螯合物等。另外，某些酶的底物本身无荧光效应，经酶作用后可分解形成具有强荧光的酶解产物，如 β-GAL 的底物 4-甲基伞酮-β-半乳糖苷等。

不同荧光素一般通过透析标记法对抗体进行标记，经标记的抗体可采用透析法、凝胶过滤层析法、离子交换色谱法、免疫吸附剂等进行纯化，并采用适宜方法进行质量鉴定，包括荧光素结合比率、抗体浓度和抗体特异性测定等。对制备好的荧光标记抗体应置适宜温度保存，也宜小量分装，避免反复冻融。

3. 测定法

按仪器使用说明书或各品种或通则项下的规定操作，操作步骤一般包括供试品前处理、封闭、染色（加荧光标记抗体）、洗涤、信号检测和数据分析。试验中应设置适宜的对照，并根据预实验结果选择最佳的染色条件，数据分析方法取决于所用的检测仪器。

四、发光免疫分析法

发光免疫分析法是将抗原-抗体的特异性反应与高灵敏度的发光分析技术相结合而对供试品中待测物进行定性或定量分析的方法。根据产生发光反应的体系不同，一般可分为生物发光法和化学发光法；根据所用标记物和发光原理不同，化学发光法又可分为直接法、酶促法和电化学法。本法常用于活细胞的各种生物学功能的检测如细胞增殖或凋亡以及蛋白质印迹等。

1. 仪器的一般要求

所用仪器大多为全自动免疫分析仪，主要由试剂区、供试品区、反应测试管加样区、反应废液区等组成；少数为半自动化的酶标仪。

2. 对标记物的一般要求和常用标记方法

发光标记物标记的抗原或抗体为本法检测的基础。待标记抗原或抗体应经高度纯化并保持免疫学稳定性。发光标记物可直接参与发光反应，也可是仅起催化作用或作为能量传递过程中的受体而不直接参与发光反应。抗原如常用于化学发光直接法的发光剂吖啶酯类化合物、鲁米诺及其衍生物等；抗体如常用于生物发光法的荧光素酶、化学发光酶促法的 HRP 及 ALP 等酶标记物和常用于化学发光电化学法的三联吡啶钌［Rb(bpy)3］$^{2+}$ 等非酶标记物。

常用的标记方法主要有生物标记法和化学标记法，其中化学标记法有碳二亚胺（EDAC）缩合法、过碘酸钠氧化法、重氮盐偶联法、N-羟基琥珀酰亚胺活化法等。不同的标记方法有各自不同的特点，应根据发光标记物和待标记抗原或抗体的结构特点来选择合适的标记方法。经标记的抗原或抗体可通过透析法、凝胶过滤法或盐析法进行纯化，并采用适宜方法进行质量鉴定，包括结合物含量、免疫学活性、发光率的测定等。应将制备好的结合物置适宜温度下保存。

3. 测定法

若为全自动化检测，按仪器和配套试剂盒使用说明书操作，应符合试剂盒说明书中的质量控制及方法适用性要求。数据处理按仪器内建的标准曲线进行分析。

若为半自动化检测，按各品种或通则项下的规定操作。根据具体检测方法选择适宜的数学模型，常用模型有四参数逻辑斯蒂（logistic）回归函数、半对数模型和双对数模型等。

五、流式细胞术

流式细胞术系将细胞或颗粒载体上的抗原-抗体特异性反应与荧光标记技术相结合而对供试品中待测物进行定性或定量分析的方法。本法属于免疫荧光分析法，主要用于药品鉴别试验、结合活性测定和细胞类产品的分析，包括细胞亚群比例测定、表型分析、细胞因子、细胞增殖、细胞凋亡及细胞周期等功能性检测。

1. 对仪器的一般要求

所用仪器通常为分析型流式细胞仪，其结构主要分为液流系统、光路系统和检测分析系统。

2. 对标记物的一般要求和常用标记方法

一般采用特定的荧光素偶联单克隆抗体的方式进行标记。本法中常用于标记的荧光素有异硫氰酸荧光素（FITC）、藻红蛋白（PE）、叶绿素蛋白（PerCP）、别藻蓝蛋白（APC）、绿色荧光蛋白（GFP）和碘化丙锭（PI）等。标记方法主要有直接标记法和间接标记法：一般若仅需分析单一的抗原，建议使用直接标记法；若需同时分析多种抗原，可使用多色免疫荧光直接标记法，但对于含量太低或无直接荧光标记抗体的抗原可考虑使用间接标记法。其余相关要求见本通则免疫荧光分析法相应项下。

3. 测定法

按仪器使用说明书或各品种或通则项下的规定操作，测定中应设置阴、阳性对照。操作步骤一般如下。

（1）**供试品制备** 采用适宜方法将供试品制备成单细胞悬液。

（2）**封闭** 由于抗体 Fc 段与细胞载体表面表达的 Fc 受体可发生非特异性结合而引起假阳性结果，因此，在往细胞载体中加入荧光标记抗体前应采用适宜方法对其进行封闭。一般选择的荧光标记抗体应与细胞载体的种属不同。

（3）**仪器设置与操作** 对激光器电流、电压和功率等参数进行设置和操作。还应进行补偿设置，以去除标记的荧光素在其主要发射波长信号接收通道以外的其他通道中产生的荧光信号。

(4) 信号检测 流式细胞仪接收到的信号主要有散射光信号和荧光信号两种。散射光信号为流式细胞术中细胞固有的参数值，包括前向角散射（FS）和侧向角散射（SS），其中 FS 值反映细胞的大小，而 SS 值反映细胞的颗粒度；荧光信号为流式细胞术重要的功能性参数，可根据检测系统是否接收到荧光信号及其相对强度，判断细胞是否表达相关分子和表达的多少。

(5) 数据分析 一般采用流式细胞仪分析软件中的流式图来分析处理细胞信号数据。最常用的流式图有直方图和散点图。直方图仅能表示一群细胞某一个参数的情况，而散点图可以表示一群细胞两个参数的情况。可通过设定噪音信号阈值和设门的方式以排除不需要或不相关的细胞信号。

六、放射免疫分析法

放射免疫分析法系将抗原-抗体的特异性反应与放射性核素标记相结合而对供试品中待测物进行定性或定量分析的方法。一般可分为竞争性结合分析和非竞争性结合分析，经典的标记抗原的放射免疫分析法（RIA）即属于前者，而标记抗体的免疫放射分析法（IRMA）则属于后者。根据操作步骤不同，IRMA 法又可分为直接法、间接法、双抗体夹心法及生物素-亲和素系统法。本法主要用于激素和各种蛋白质的测定等。

1. 对仪器的一般要求

所用仪器为放射免疫分析仪，一般包括晶体闪烁计数器和液体闪烁计数器。晶体闪烁计数器通常由 γ 射线探测头、信号处理电路和计算机系统组成，用于检测 ^{125}I 等发出的 γ 射线；液体闪烁计数器通常由 β 射线探测模块、测量模块和计算机系统组成，用于检测 ^3H、^{14}C 等发出的 β 射线。

2. 对标记物的一般要求及常用标记方法

放射性核素标记的抗原或抗体为本法检测的基础。待标记的抗原和抗体应高度纯化，并具有良好的免疫活性。用于标记的放射性核素应具备下列条件：半衰期长，易防护；与待标记物结合好，不影响其活性；计数效率较高，测定简单方便。常用的放射性核素有 ^{125}I、^3H、^{14}C、^{35}S、^{32}P 等，以 ^{125}I 最为常用。抗原和抗体的碘化标记法基本相同，一般有氯胺 T 法、乳过氧化物酶（LPO）法、氯甘脲法和连接标记法等。经标记的抗原或抗体应采用适宜的方法进行纯化和质量鉴定，包括放射性化学纯度、免疫学活性、放射性比活度的测定等。

3. 测定法

按仪器使用说明书或各品种或通则项下的规定操作，如使用放射免疫分析试剂盒，应符合试剂盒说明书中的质量控制及方法适用性要求。

(1) 定性分析 是将供试品检测结果与设定的临界值进行比较，判定供试品中待测物为阳性或阴性。临界值的设定方法见本通则酶联免疫吸附法相应项下。

(2) 定量分析 可根据具体检测方法选用适宜的数学模型。常用模型包括 logit-log 模型、双对数模型、半对数模型、四参数逻辑斯蒂（logistic）回归函数、二次多项式拟合法和折线拟合法等。RIA 通常首选 logit-log 模型；IRMA 一般

选用双对数模型（待测物在 ng～pg 级水平），也可选用半对数模型（待测物在 μg 级水平）。四参数逻辑斯蒂（logistic）回归函数为目前最符合免疫学规律而受到广泛推荐使用的数学模型，可用于 RIA 和 IRMA 两类分析方法，但需通过复杂的计算机程序实现。

非标记免疫化学法

一、免疫沉淀法

免疫沉淀法系指可溶性抗原（如血清、毒素等）与相应抗体，在适宜电解质存在的条件下发生结合，当比例适当时在澄清的溶液中形成肉眼可见的浑浊沉淀物的反应，主要用于抗原或抗体的定性或定量检测。根据反应介质和检测方法不同，免疫沉淀法可分为液体内沉淀反应和凝胶内沉淀反应；液体内沉淀反应主要有絮状沉淀反应、环状沉淀反应和免疫比浊法；凝胶内沉淀反应有单向免疫扩散法和双向免疫扩散法。

1. 对仪器及试剂的一般要求

定性分析方法一般不需特殊设备，仅需小试管、玻片、吸管等器具；而部分定量分析方法需要紫外-可见分光光度计、全自动蛋白分析仪或全自动生化分析仪等。

关键试剂一般包括标准品和特异性抗体，非关键试剂有供试品稀释液和反应缓冲液等。应尽可能选用单克隆抗体和高纯度抗原，并根据具体的实验体系选择适宜浓度及 pH 值的缓冲液。

2. 测定法

按各品种或通则项下的规定或仪器使用说明书操作。

(1) 絮状沉淀反应 试验中应设置阴、阳性对照。若为定性分析，出现絮状颗粒为阳性，反之为阴性；若为定量分析，需以标准品溶液的絮状反应为参照，求得供试品的絮状单位值。

(2) 环状沉淀反应 试验中也应设置阴、阳性对照，注意加入反应体系的抗原和抗体不能相混，且应避免气泡产生。若为定性分析，两液面交界处有白色沉淀环出现者为阳性，反之为阴性；若为定量分析，一般用于抗体效价滴定，以出现环状沉淀的最高稀释度为抗体效价。

(3) 免疫比浊法 包括透射比浊法和散射比浊法，一般为定量分析，可根据具体检测方法选用适宜的数学模型，常用模型有直线回归、双对数回归和 logit-log 回归等。

(4) 单向免疫扩散法 制板时要掌握好温度，避免过高或过低，且应注意勿产生气泡，加样量要准确。一般为定量分析，可以抗原参考品形成的沉淀环的直径对其相应抗原浓度作直线回归。若沉淀环直径与待测抗原含量呈非直线关系，也可采用其他适宜模型进行数据处理。

(5) 双向免疫扩散法 制板时应注意勿产生气泡。扩散时间要适当，时间过短，沉淀线不能出现；时间过长，会使已形成的沉淀线解离或散开而出现假阴性。若为定性分析，应同时设置阳性对照作为判断试验成立的条件，可根据沉淀线的有无和形式初步判定抗原成分或抗体种类。若为定量分析，一般也用于抗体效价滴定，以出现沉淀线的最高稀释度

为抗体效价。

二、免疫电泳法

免疫电泳法包括经典免疫电泳法、火箭免疫电泳法、对流免疫电泳法和交叉免疫电泳法。经典免疫电泳法系将琼脂糖凝胶电泳和免疫扩散相结合的实验方法：先采用琼脂糖凝胶电泳将供试品中的蛋白质按电泳迁移率的不同进行分离，然后通过免疫扩散与相应抗体形成沉淀线，并根据沉淀线的数量、位置、形态等特征分析供试品中各成分。其他三种免疫电泳法均由经典免疫电泳法衍生而来。

1. 对仪器及试剂的一般要求

一般包括电泳仪及直流电源，具体要求参见电泳法（通则 0541）。

关键试剂主要有标准品和特异性抗体，非关键试剂主要有电泳缓冲液和凝胶基质。抗原抗体的反应性、特异性程度、浓度比例、稀释度、用量及琼脂糖凝胶基质的电渗作用均会对实验结果造成影响，在建立免疫电泳法时应对上述影响因素加以重点考察。

2. 测定法

按各品种或通则项下的规定或仪器使用说明书操作。经典免疫电泳法操作步骤一般包括制板、加样、电泳、扩散和结果判定，而火箭免疫电泳法、对流免疫电泳法和交叉免疫电泳法不需扩散，其余步骤与经典免疫电泳法基本相同。

(1)经典免疫电泳法　沉淀线的清晰度跟抗原抗体特异性程度和比例有关。如抗体效价较低，则需适当考虑抗原孔与抗体槽的距离。电泳扩散后可直接观察，也可染色观察。一般为定性分析，可通过与阳性对照比较判定是否为待测蛋白。

(2)火箭免疫电泳法　可采用方阵滴定法确定抗原抗体的稀释度，以形成轮廓清晰，前段尖窄而闭合的峰的抗体最小用量为最适用量，峰的高度一般以 2～5cm 为宜。大多为定量分析，以标准品沉淀峰高度/面积对抗原量作直线回归，计算供试品中抗原的含量。

(3)对流免疫电泳法　需注意电泳时抗原抗体的电极方向一定不能放反，电流不宜过大，电渗适当；电泳结束后如沉淀线不清晰，可将琼脂板放入 37℃ 湿盒孵育数小时后再观察。一般为定性分析，可通过与阳性对照比较判定是否为待测蛋白。

(4)交叉免疫电泳法　试验中抗原抗体浓度需适当，如抗原太浓，沉淀峰可能呈弥散状而无法测量；而抗体太浓，可使沉淀峰过低。一般沉淀峰高度也以 2～5cm 为宜。可根据沉淀峰的位置及面积(或高度)对待测抗原进行定性或定量分析。

三、凝集反应

凝集反应系指颗粒性抗原(如红细胞、细菌或者吸附可溶性抗原的惰性颗粒等)与相应抗体，在适宜电解质存在的条件下发生特异性结合，当比例适当时形成肉眼可见的凝集块的现象。根据凝集反应的原理、方法及检测目的的不同，凝集反应一般分为直接凝集反应、间接凝集反应和 Coombs 试验：直接凝集反应又可分为玻片凝集试验和试管凝集试验；间接凝集反应又可分为正向间接凝集试验、反向间接凝集试验、间接凝集抑制试验和协同凝集试验；Coombs 试验又可分为直接 Coombs 试验和间接 Coombs 试验。

1. 对材料和试剂的一般要求

所用实验器材一般有玻片、试管、血凝板、滴管、稀释棒等，试验前必须保持清洁。

关键试剂主要包括特异性抗体，非关键试剂一般有反应缓冲液等。应注意检查试剂本身有无自凝颗粒，并将缓冲液的电解质浓度和 pH 值保持在适当范围内，以免造成非特异性凝集。

2. 测定法

按各品种或通则项下的规定操作。建立凝集试验方法时应设置阴阳性对照，以减少判断的主观性对实验结果造成影响；同时对凝集反应呈现较短暂的实验结果还应注意结果的判定时间。

一般为定性分析和半定量分析：定性分析是将供试品结果与阴阳性对照相比较而进行判定；而半定量分析一般是对定性结果进行进一步的分级，如通过凝集块大小的不同来判定凝集程度。

四、表面等离子共振法

表面等离子共振法(SPR)系一种通过实时测定液相和固相界面上抗原-抗体复合物形成时偏振光共振角的变化来定量供试品中待测物的方法。本法无需标记，常用于检测生物分子间相互作用的特异性和亲和力大小及定量检测供试品中待测物的浓度。

1. 对仪器的一般要求

所用仪器为表面等离子共振仪，主要由光路系统、光学检测器、液流系统、传感器芯片和含有仪器控制及数据收集处理软件的计算机系统组成。传感器芯片主要是作为固相界面偶联不同的多聚物以形成不同的表面环境，用于捕获液流系统中的待测物分子，可根据待测物分子的特性选择适宜的传感器芯片。传感器芯片表面可通过再生重复使用，若待测物或形成的复合物很容易被缓冲液洗去，则芯片表面不需进行再生，应根据芯片上生物分子与待测物分子结合反应的特性、实验的目的和表面等离子共振仪液流系统的材质等选择合适的再生缓冲液和再生条件。

2. 测定法

按各品种或通则项下的规定或仪器使用说明书操作，操作步骤一般如下。

(1)供试品溶液和缓冲液的制备　按各品种或通则项下的规定制备供试品溶液、流动缓冲液和再生缓冲液。供试品中的不溶性颗粒物可采用离心法或低蛋白吸附过滤法等去除。流动缓冲液使用前应滤过并脱气，可通过调整其 pH 值、离子强度或其他条件减少非特异性结合。再生缓冲液需根据表面等离子共振仪液流系统的材质来进行选择。

(2)传感器芯片表面的制备 传感器芯片表面的制备为 SPR 的核心步骤,通常是将特异性配体生物分子直接或间接地固定在传感器芯片表面的过程,使用的生物分子应具有较高的纯度。试验中既可使用预制的芯片表面,也可按仪器或芯片说明书自制芯片表面。

(3)信号检测 试验中应设置适宜的对照,并对基线、液流系统的流速和分析时间等测定参数进行设置和操作。

(4)数据分析 检测结束后,由计算机系统的分析软件获得不同溶液的传感图。供试品溶液的传感图应以流动缓冲液或对照的传感图为空白进行扣除,再将基线调零后进行分析。应根据不同检测目的选择适宜的数据分析方法。

附表 各类免疫化学方法优缺点及典型用途

方法分类	方法名称	优点	缺点	典型用途
标记免疫化学法	酶联免疫吸附法	• 灵敏度高 • 高通量 • 线性动力学范围宽	• 操作步骤繁琐 • 洗涤步骤耗时且会产生生物危险废弃物	• 复杂供试品中特定蛋白质浓度测定 • 蛋白质鉴别 • 纯度测定 • 免疫原性测定 • 效价测定
	免疫印迹法	• 分析待测蛋白质分子量大小或电荷信息 • 分离含有相同抗原表位的不同抗原、降解/聚合物 • 可测定复杂混合物	• 通常仅适用于线性表位 • 操作繁琐 • 低通量和低产出 • 结果判断相对主观 • 仅限于蛋白质检测	• 蛋白质纯度测定 • 蛋白质稳定性测定 • 蛋白质鉴别试验
	免疫荧光分析法	• 特异性高 • 直接法非特异性荧光少 • 间接法灵敏度高	• 直接法灵敏度偏低,每检测一种抗原就需要制备一种荧光抗体 • 间接法参加反应的因素多,受干扰的可能性大,操作繁琐,耗时长	• 细胞表面抗原和受体的检测 • 特异性抗原的鉴定 • 效价测定
	发光免疫分析法	• 灵敏度高 • 线性动力学范围宽 • 全自动化、高通量	• 仪器成本高 • 发光的发射强度依赖于各种环境因素	• 细胞增殖或凋亡等检测 • 蛋白质印迹
	流式细胞术	• 高通量 • 高度自动化	• 应用限于与磁珠相结合的细胞或颗粒性样品 • 对聚合体和样品基质敏感	• 效价测定 • 细胞治疗类产品的功能性检测
	放射免疫分析法	• 灵敏度高 • 特异性强 • 操作简便	• 需要放射性标记物,存在放射性辐射和污染 • 半衰期短的放射性核素需定期制备示踪剂	• 蛋白质鉴别 • 复杂供试品中特定蛋白质浓度测定 • 效价测定
非标记免疫化学法	免疫沉淀法	• 操作简便 • 多数方法仪器成本低 • 免疫比浊法可定量	• 非仪器法结果判断相对主观 • 多数方法灵敏度较低	• 疫苗鉴别试验 • 抗原或抗体的纯度测定 • 抗原含量或抗体效价测定
	免疫电泳法	• 操作简便 • 重复性好 • 过程及结果便于监测和测定 • 仪器成本低	• 分析速度较慢 • 灵敏度较低 • 较难精确定量	• 供试品各成分及其电泳迁移率的测定 • 抗原或抗体的纯度测定 • 蛋白质含量测定
	凝集反应	• 微量、快速、操作简便 • 应用范围广泛 • 仪器成本低	• 结果判断相对主观 • 对抗原纯度及血清效价要求较高	• 疫苗鉴别试验 • 菌种的诊断或分型 • 抗体效价测定
	表面等离子共振法	• 直接检测结合反应 • 可精密测定亲和力,包括结合/解离速率	• 芯片表面固定可影响结合 • 芯片表面再生可影响结合 • 低通量和低产出	• 免疫原性测定 • 结合活性测定 • 分子间亲和力测定 • 复杂样品中特定蛋白质浓度的测定

3430　细胞种属鉴别法

细胞种属鉴别是生物制品生产用细胞基质质量控制要求之一，也是保障生物制品生产使用正确细胞基质、防止细胞误用或交叉污染的重要措施。细胞种属鉴别是对细胞基质的物种来源进行鉴定，生物制品生产用细胞基质均应进行种属鉴别，可选择以下一种或两种方法进行。如已知供试品的细胞种属信息且在多重 PCR 法可检测的种属范围内，可选择多重 PCR 法进行鉴别并判定是否存在其他种属来源细胞的交叉污染；如供试品为未知样本，可选择 DNA 条形码法进行检测，根据序列比对结果确定细胞种属。

第一法　多重 PCR 法

多重 PCR 法系通过扩增动物细胞线粒体细胞色素 b、细胞色素氧化酶Ⅰ（COXⅠ）或细胞色素氧化酶Ⅱ（COXⅡ）基因，鉴别细胞种属来源。本法适用于猪、人、猫、中国仓鼠、恒河猴、非洲绿猴、大鼠、犬、小鼠和牛的细胞种属鉴别。

试剂　（1）PCR 反应预混液（2×）含 $MgCl_2$、扩增酶、dNTPs 等，按照试剂使用说明书配制，如需要可适当增加扩增酶用量。也可使用符合条件的其他配方预混液。

（2）推荐的检测引物

猪

正向引物：5′-CGGTGAATAGGAAGATGAAGCCC-AG-3′

反向引物：5′-TCTACTATCCCTGCCAGTTCTAGC-AGCTG-3′

人

正向引物：5′-TAGACATCGTACTACACGACACG-TACTACG-3′

反向引物：5′-CACTCCAGGTTTATGGAGGGTTC-TTCT-3′

猫

正向引物：5′-TATTGCCATTCCTACCGGGGTG-3′

反向引物：5′-GTGCTGAGGGAAGAACGTTATATT-GACTC-3′

中国仓鼠

正向引物：5′-ACTAACCCGCTTCTTCGCATTC-3′

反向引物：5′-GCGTAGGCGAACAGGAAGTATC-3′

恒河猴

正向引物：5′-CCCACCCAGTTCAACTAAGCCTAC-3′

反向引物：5′-GATGGTGAAGGATGGGTCATTGA-CTTC-3′

非洲绿猴

正向引物：5′-CCTGCTACTTATGGGATCAACCA-TAATCGA-3′

反向引物：5′-TAGGATTGCTGTGATTAGGACAG-

ATCAGAC-3′

大鼠

正向引物：5′-CTTCGGCCACCCAGAAGTGTAC-3′

反向引物：5′-AGGCTCGGGTGTCTACATCTAGG-3′

犬

正向引物：5′-GAACTAGGTCAGCCCGGTACTTT-ACT-3′

反向引物：5′-TTCGGGGGAATGCCATGTCC-3′

小鼠

正向引物：5′-ACAGCCGTACTGCTCCTATTATC-ACTAC-3′

反向引物：5′-CCCAAAGAATCAGAACAGATGCTG-GT-3′

牛

正向引物：5′-GCTATTCCAACCGGGGTAAAAGT-CTTC-3′

反向引物：5′-GCCTAGGGCTCACATTATAGCA-GG-3′

（3）引物贮备液　取各种属引物适量，加用焦碳酸二乙酯处理过的水（DEPC 水）分别配制成 $100\mu mol/L$ 的溶液，置 $-20℃$ 及以下保存备用。

（4）混合引物工作液　分别取各引物贮备液适量，用 DEPC 水稀释并制成，各引物终浓度分别为：猪 400nmol/L、人 100nmol/L、猫 100nmol/L、中国仓鼠 600nmol/L、恒河猴 70nmol/L、非洲绿猴 400nmol/L、大鼠 80nmol/L、犬 180nmol/L、小鼠 70nmol/L、牛 200nmol/L。充分混合，分装，置 $-20℃$ 及以下保存备用。

阳性质控品贮备液的制备　混合种属阳性质控品包含 10 个种属的细胞基因组 DNA，其中人、猫、非洲绿猴、大鼠、犬、小鼠和牛的细胞基因组 DNA 终浓度为 $1ng/\mu l$，猪细胞基因组 DNA 终浓度为 $4ng/\mu l$，中国仓鼠细胞基因组 DNA 终浓度为 $6ng/\mu l$，恒河猴细胞基因组 DNA 终浓度为 $0.5ng/\mu l$，充分混合，分装，置 $-20℃$ 及以下保存备用。亦可使用单一或部分种属阳性质控品，细胞基因组 DNA 的浓度按上述相应种属终浓度配制。

供试品的制备　可收集活细胞 $1×10^5 \sim 1×10^6$ 个，以每分钟 $250g$ 离心 5 分钟，弃去上清，取细胞沉淀。若不立即检测，可置 $-70℃$ 及以下保存不超过 6 个月。

检查法　（1）核酸提取　取供试品细胞沉淀样品管，用核酸提取试剂盒或细胞裂解液提取 DNA，作为供试品基因组 DNA 提取液，置 $-20℃$ 及以下保存备用。取空白管同法操作，作为阴性质控品（NCS）。

（2）PCR 反应液制备

阳性质控品工作液：取 DEPC 水 $18\mu l$，置 1.5ml 离心管中，加阳性质控品贮备液 $2\mu l$，混匀。

PCR 反应液：

PCR 反应液所需成分与体积如下表（不同的反应体系可

适当调整）。

PCR反应预混液（2×）	12.5μl
混合引物工作液	4.5μl
总体积	17μl

①反应孔数＝无模板对照1个＋阴性质控1个＋供试品数＋阳性质控1个。

②PCR反应液体积（预估1孔损失量）＝17μl×（反应孔数＋1）

③取各试剂置冰上或2～8℃融化后配制多重PCR反应液。混匀，按照每管17μl分装至8联管中备用。

④按下表在相应区间加入样品8μl，反应总体积为25μl。

无模板对照	DEPC水	阴性区间
阴性质控	阴性质控品	阴性区间
供试品	供试品基因组DNA提取液	阳性区间
阳性质控	阳性质控品工作液	阳性区间

（3）PCR扩增　在PCR仪器上设置反应程序，设定如下参数：

阶段1：95℃，5分钟；

阶段2：95℃，30秒，62℃，3分钟，68℃，30秒，重复25～30个循环(循环数可根据仪器及电泳结果调整)；

阶段3：68℃，30秒。

（4）琼脂糖凝胶电泳　取PCR产物及DNA分子量标准品(50bp DNA ladder或DL500 Marker)5～8μl，上样于2%～2.5%琼脂糖凝胶泳道（胶长至少60mm），照电泳法（通则0541第三法），80～110V恒压电泳，溴酚蓝条带接近凝胶边缘处时停止电泳。采用凝胶成像仪，以50bp DNA ladder(或DL500 Marker)为标记，分析电泳结果。

试验有效性判定　（1）无模板对照和阴性质控应无条带；

（2）阳性质控各条带应清晰可见。混合种属阳性质控应有10条扩增条带，且条带大小理论值分别为：猪464bp、人394bp、猫355bp、中国仓鼠315bp、恒河猴287bp、非洲绿猴256bp、大鼠200bp、犬172bp、小鼠147bp、牛93bp。单一或部分种属阳性质控扩增条带应与上述相应种属条带大小一致。

结果判定　通过比对供试品和阳性质控的扩增条带，判定供试品的种属。若供试品有两条及以上扩增条带，需与阳性质控的扩增条带进行比对，判断污染的细胞种属。

注意事项　（1）为避免污染，PCR反应液制备需对实验环境进行阳性区间和阴性区间的划分。在阳性区间制备阳性质控品工作液，在阴性区间制备PCR反应液。

（2）为便于结果判定，电泳时，建议将供试品与阳性质控选择在非边缘的邻近孔上样。

（3）本法也可采用核酸分析仪进行扩增产物分析。

（4）本法也可使用经验证后的商品化试剂盒进行核酸扩增，可根据试剂盒说明书操作。不同反应体系可适当调整引物浓度、样品浓度以及反应体系等参数。

第二法　DNA条形码法

DNA条形码法系采用PCR法扩增动物细胞线粒体细胞色素C氧化酶亚单位Ⅰ基因，通过序列比对分析鉴别细胞种属来源。本法适用于人、猴、小鼠、仓鼠、大鼠、犬、猪、兔、水貂、豚鼠、地鼠、土拨鼠、猫、牛、鸡、鸭及昆虫17个种属来源的细胞种属鉴别。

试剂　（1）核酸提取试剂　核酸提取可使用细胞基因组提取试剂盒或其他核酸提取试剂，实验选用的试剂需能够提取到满足后续实验要求的模板DNA。

（2）PCR扩增试剂　应使用合适的扩增酶或PCR反应预混液。实验选用的PCR扩增试剂应能够满足试验有效性要求。

（3）引物序列　见下表。

引物缩写	引物名称	引物序列
V引物	VF1	TGTAAAACGACGGCCAGTTCTCAAC-CAACCACAARGAYATYGG
	VR1	CAGGAAACAGCTATGACTAGACTTCT-GGGTGGCCRAARAAYCA
L引物	LepF	TGTAAAACGACGGCCAGTATTCAAC-CAATCATAAAGATATTGG
	LepR	CAGGAAACAGCTATGACTAAACTTCT-GGATGTCCAAAAAATCA

注：①下划线部分序列为M13通用引物序列。

②扩增引物选择：本法所列引物已验证可用于鉴别17个种属来源的细胞，包括人、猴、小鼠、仓鼠、大鼠、犬、猪、兔、水貂、豚鼠、地鼠、土拨鼠、猫、牛、鸡、鸭和昆虫来源的细胞。其他种属来源的细胞需验证后使用。可根据供试品可能的物种来源选择引物进行检测，如人、猴、小鼠、仓鼠、大鼠、犬、猪、兔及水貂来源细胞可选择V引物，豚鼠、地鼠、土拨鼠和昆虫来源细胞可选择L引物，猫、牛、鸡和鸭种属来源细胞选择V引物或L引物均可。

供试品的制备　可收集活细胞$1×10^5$～$1×10^6$个，以每分钟250g离心5分钟，弃去上清，取细胞沉淀。若不立即检测，可置-70℃及以下保存不超过6个月。

检查法　（1）核酸提取　取供试品细胞沉淀，用核酸提取试剂进行核酸提取。模板DNA纯度应满足A_{260}/A_{280}比值在1.8～2.0之间。

（2）PCR反应液制备　按照核酸扩增试剂说明书配制PCR反应液，PCR反应体系以50μl为参照，其中引物终浓度为0.2μmol/L，DNA模板加样量根据扩增试剂说明书要求范围添加，实验包括阴性对照（模板为水）、阳性对照（模板为种属来源正确的细胞提取的核酸)和待检细胞提取的核酸样本。

(3)PCR 扩增　在 PCR 仪器上设置反应程序,设定如下参数:

阶段 1:94℃,2 分钟,94℃,30 秒,50℃,40 秒,72℃,1 分钟,重复 5 个循环;

阶段 2:94℃,30 秒,54℃,40 秒,72℃,1 分钟,重复 35 个循环;

阶段 3:72℃,10 分钟。

(4)琼脂糖凝胶电泳　取 PCR 产物 5μl,上样于含核酸凝胶染色剂的 1.5% 琼脂糖凝胶泳道,照电泳法(通则0541第三法),100~150V 恒压电泳。不含上样缓冲液的供试品需与适量上样缓冲液混合后上样。在凝胶成像仪上检视,DNA 分子量标准品(100bp DNA ladder 或其他合适的 DNA ladder)与反应产物同时电泳作为标记,PCR 产物应在约750bp 的位置出现一条目的条带。

(5)序列测定　回收 750bp 位置的扩增产物,使用 M13通用引物对回收产物进行双向测序,获得目标核酸序列。测序模板制备和测序过程中应防止外源 DNA 污染,避免外部因素对测序模板的破坏和降解。测序完成后,需对核酸测序结果进行序列质量核查,并对合格的测序结果进行拼接。

(6)利用数据库进行比对及分析,根据序列比对分析结果确定细胞种属来源。

试验有效性判定　(1)阴性对照应无扩增条带。

(2)阳性对照应能在 750bp 左右检测到一条目的条带,且序列分析结果应与相应阳性对照细胞的种属一致。

结果判定　供试品在 750bp 左右有一条目的条带,且测序结果未出现套峰,根据序列比对结果,选择与数据库中同源性最高且满足同源性 95% 以上的物种判定为该细胞的种属。如测序结果出现套峰(排除测序异常),说明细胞存在不同种属细胞的交叉污染,需要结合其他方法对污染细胞的种属进行进一步鉴定。

注意事项　(1)试验操作应符合聚合酶链式反应法(通则1001)和 DNA 测序技术指导原则(指导原则9108)的相关要求。

(2)本法不适用于鉴别发生交叉污染的细胞种属。

(3)不同反应体系可适当调整引物浓度、反应体系等参数。

3431　质粒 DNA 构象测定法

本法系依据质粒 DNA 的大小及构象不同所带电荷密度的差异,在凝胶分子筛中所受阻力的不同而实现分离,用毛细管凝胶电泳荧光检测法(CGE-LIF)测定质粒 DNA 超螺旋、线性、开环三种构象的含量。

照毛细管电泳法(通则0542)测定。

试剂　(1)水　电阻率不低于 18.2MΩ·cm。

(2)EDTA 溶液　取乙二胺四乙酸二钠(EDTA-Na₂·2H₂O)186.1g,加水溶解并稀释至 900ml,用 10mol/L 氢氧化钠溶液调节 pH 值至 8.0,并用水稀释至 1000ml。

(3)Tris 溶液　取三羟甲基氨基甲烷(Tris)121.1g,加水溶解并稀释至 900ml,用盐酸溶液调节 pH 值至 8.0,并用水稀释至 1000ml。

(4)Tris-硼酸缓冲液(10×TBE)　取 Tris 108g 与硼酸55g,加 EDTA 溶液 40ml,用水稀释至 1000ml。使用时用水稀释 10 倍。

(5)TE 缓冲液　取 Tris 溶液 10ml 与 EDTA 溶液 2ml,用水稀释至 1000ml。

(6)DNA 染料　用二甲基亚砜溶解的 10 000×SYBR Gold 核酸染料,按试剂使用说明书配制。或符合系统适用性要求的其他适宜 DNA 染料。

(7)DNA 凝胶缓冲液　含硼酸、Tris 以及亲水性聚合物作为分子筛或等效的缓冲液。用 1×TBE 稀释到适宜浓度使用。或选择符合系统适用性要求的商品化 DNA 凝胶试剂。

系统适用性溶液　取系统适用性对照品溶液 1μl,与TE 缓冲液 9μl 混匀,加 TE 缓冲液 100μl 混匀。

供试品溶液　用 TE 缓冲液将供试品稀释成浓度为 4~8ng/μl。

空白溶液　TE 缓冲液。

电泳条件　(1)涂层熔融石英毛细管(内径100μm),切割至总长度约为 40cm,有效长度为 30cm,使用次数不超过 150 次,或选择适宜长度以满足系统适用性要求。(2)设置毛细管温度为20℃,样品室温度为 4~10℃。(3)激光诱导荧光检测器,激发波长 488nm,发射波长 520nm。(4)毛细管的预处理:在 20psi压力下,用 DNA 凝胶缓冲液冲洗 20 分钟,每次运行前进行。(5)毛细管的预填充:在 20psi 压力下,用 DNA 凝胶缓冲液冲洗2 分钟。(6)进样压力 0.2psi,进样时间 4 秒;分离电压 10kV,运行 25 分钟,反向极性。

测定法　分别取系统适用性溶液、空白溶液、供试品溶液、系统适用性溶液依序进样:系统适用性溶液(至少进样3针)、空白溶液进样 1 针、供试品溶液 1 进样 3 针、供试品溶液 2 进样 3 针……系统适用性溶液(至少进样1针),记录电泳图。按峰面积归一化法计算,供试品溶液峰 1、峰 2、峰 3 的校正峰面积占所有校正峰面积之和的百分比即为该种构象的含量。

系统适用性要求　系统适用性溶液的电泳图峰 1,峰 2,峰 3 应与参考图谱(图 1)基本一致;系统适用性溶液的电泳图中质粒 DNA 三种构象峰之间的分离度不低于 2;以各构象校正峰面积占所有峰校正峰面积之和的百分比计算,三种构象的相对百分含量应在规定范围内(见该批次系统适用性对照品说明书);系统适用性溶液相邻两针之间同一构象峰的迁移时间差应不高于 0.5 分钟,超螺旋构象迁移时间的RSD 应不大于 3%(n≥4);线性构象峰和开环构象峰的信噪比均应不小于 10。空白溶液电泳图中应无干扰峰。

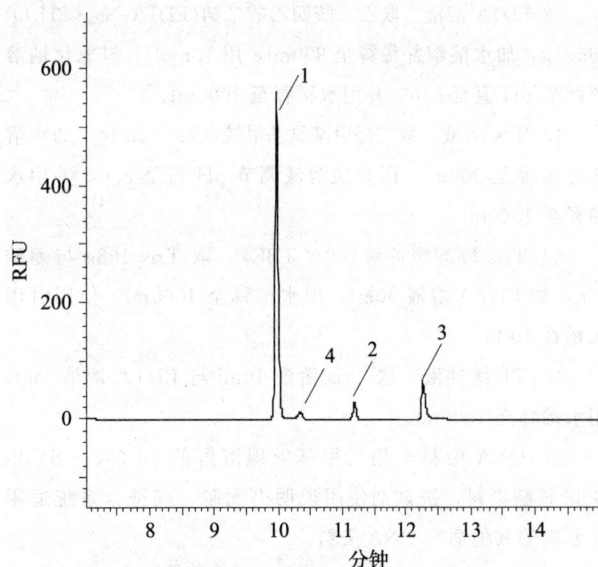

图1　系统适用性对照品溶液参考图谱
1. 超螺旋　2. 线性　3. 开环　4. 未知

3432　吸附无细胞百白破联合疫苗多重竞争抑制鉴别法

本法系采用抗原抗体竞争抑制法原理，使用多重液相芯片技术测定吸附无细胞百白破疫苗有效组分百日咳毒素（PT）、丝状血凝素（FHA）、白喉类毒素（DT）和破伤风类毒素（TT）等的生物测定法。

试剂　（1）磷酸盐缓冲液（pH 7.4）　称取氯化钠8.0g、氯化钾0.20g、磷酸氢二钠1.44g、磷酸二氢钾0.24g，加水溶解并稀释至1000ml，121℃灭菌15分钟。

（2）洗涤液（PBS-Tween20）　量取吐温20 0.5ml，加磷酸盐缓冲液（pH 7.4）稀释至1000ml。

（3）封闭液　称取牛血清白蛋白0.5g，加磷酸盐缓冲液（pH 7.4）溶解并稀释至100ml。

（4）稀释液　称取牛血清白蛋白0.1g，加洗涤液（PBS-Tween20）溶解并稀释至100ml。

（5）抗体显色液　选取藻红荧光蛋白标记对应种属的抗体，用稀释液稀释至适宜浓度。

（6）不同编号磁珠。

（7）磁珠包被试剂盒。

（8）PT、FHA、DT、TT纯化蛋白。

检测磁珠的制备　用磁珠包被试剂盒，分别在不同编号的磁珠上包被适宜浓度的PT、FHA、DT、TT纯化蛋白。

阳性对照的制备　取吸附无细胞百白破联合疫苗参考品（鉴别试验用），用稀释液稀释至低值阳性对照（PT、FHA 0.1μg/ml，DT、TT 0.1Lf/ml）和高值阳性对照（PT、FHA 1.0μg/ml，DT、TT 1.0Lf/ml）。

阴性对照的制备　用稀释液做阴性对照。

百白破多抗血清的制备　取人源百日咳抗血清国家参考品或鼠源百日咳抗血清国家参考品，用稀释液稀释至适宜的浓度。

供试品溶液　取疫苗供试品适量，加枸橼酸钠或其他适宜的试剂进行疫苗解析附处理。

测定法　取制备好的检测磁珠，混合后用封闭液稀释，以100μl/孔加至96孔平底板，每孔内每种抗原检测磁珠应为500～1000颗，以封闭磁珠及平底板，37℃振荡孵育1小时，用洗涤液（PBS-Tween20）洗板3次后拍干；分别取供试品溶液上清、阳性对照和阴性对照100μl加入96孔稀释板，取稀释至适宜浓度的百白破多抗血清100μl加入96孔稀释板对应孔混合，37℃恒温箱振荡孵育1小时；将96孔稀释板中液体全部转移至96孔平底板，另加一孔稀释液作空白对照，37℃恒温箱振荡孵育1小时，用洗涤液（PBS-Tween20）洗板3次，拍干；以100μl/孔加入抗体显色液，37℃恒温箱振荡孵育0.5小时，用洗涤液（PBS-Tween20）洗板3次，拍干；以50μl/孔加入洗涤液（PBS-Tween20）重悬磁珠，使用多重悬浮列阵荧光分析系统测定荧光值，按磁珠编号区分不同抗原结果。

适用性要求　各组分阳性对照荧光值应低于相应组分阴性对照荧光值，各组分高值阳性对照荧光值应低于相应组分低值阳性对照荧光值。

结果判定　供试品溶液各组分荧光值低于相应组分低值阳性对照荧光值者为阳性。

3500　生物活性/效价测定法

3501　重组乙型肝炎疫苗（酵母）体外相对效力检查法

本法系以酶联免疫吸附法测定供试品中的乙型肝炎病毒表面抗原（HBsAg）含量，并以疫苗参考品为标准，采用双平行线分析法计算供试品的相对效力。

试剂　（1）PBS（pH 7.2）　称取氯化钠8.850g、磷酸二氢钠（$NaH_2PO_4 \cdot 2H_2O$）0.226g和磷酸氢二钠（$Na_2HPO_4 \cdot 12H_2O$）1.698g，加适量水溶解，调pH值至7.2，加水稀释至1000ml。

（2）供试品处理液　量取20%二乙醇胺1.25ml和10%

Triton X-100 0.20ml，加 PBS 8.55ml，混匀备用。

（3）供试品稀释液 称取牛血清白蛋白 10.0g，加 PBS 溶解并稀释至 1000ml，备用。

疫苗参考品溶液及供试品溶液的制备 精密量取疫苗参考品及供试品各 0.1ml，分别加入 0.1ml 供试品处理液，加盖混匀，在 20～28℃静置 30～35 分钟。将处理后的参考品和供试品分别以供试品稀释液进行适当稀释，稀释后取 1：2000、1：4000、1：8000、1：16 000、1：32 000 及其他适宜稀释度进行测定，每个稀释度做双份测定。阴性对照为供试品稀释液（双份），阴性对照和阳性对照均不需稀释。

测定法 按试剂盒使用说明书进行。试剂盒阴性和阳性对照的吸光度均值应在试剂盒要求范围内，试验有效。3 次测定的数据均用生物检定统计法（通则 1431）中的量反应平行线测定法计算相对效力。以 3 次相对效力的几何均值为其体外相对效力。以疫苗参考品为标准，供试品相对效力应不小于 0.5，判为合格。

3502 甲型肝炎灭活疫苗体外相对效力检查法

本法系以酶联免疫吸附法测定供试品中的甲型肝炎病毒抗原含量，并以疫苗参考品为标准，计算供试品的相对效力。

疫苗参考品及供试品溶液制备 将疫苗参考品与供试品采用适宜方法进行解离后，用相应供试品稀释液进行倍比稀释，取 1：2、1：4、1：8、1：16、1：32 或其他适宜 5 个稀释度进行测定。

测定法 用纯化的甲肝病毒抗体包被酶标板，每孔 100μl，2～8℃放置过夜，然后洗板、拍干。用 10%牛血清 PBS 溶液进行封闭，每孔 200μl，37℃孵育 1 小时。

取已包被的酶标板，加入各稀释浓度的疫苗参考品和供试品，每个稀释度加 3 孔，每孔 100μl，37℃孵育 1 小时或 2～8℃过夜，洗板后加酶结合物，每孔加 100μl，37℃孵育 1 小时。

洗板后加显色液，每孔 100μl，37℃孵育 10～15 分钟，加终止剂 50μl，读取吸光度（A）。

结果计算 将测出的疫苗参考品及供试品的 A 均值乘以 1000 后记于下表。

稀释度	疫苗参考品 A 值×1000(S)	供试品 A 值×1000(T)
1：2	S_5	T_5
1：4	S_4	T_4
1：8	S_3	T_3
1：16	S_2	T_2
1：32	S_1	T_1

供试品抗原含量＝疫苗参考品抗原含量×antilg$\left(\dfrac{V}{W}×\lg2\right)$

$$V=0.2(T_1+T_2+T_3+T_4+T_5)$$
$$\quad-0.2(S_1+S_2+S_3+S_4+S_5)$$
$$W=0.1(T_5-T_1+S_5-S_1)+0.05(T_4-T_2+S_4-S_2)$$

$$体外相对效力＝\dfrac{供试品抗原含量}{疫苗参考品抗原含量}$$

3503 人用狂犬病疫苗效价测定法

第一法 NIH 法

本法系将不同稀释度的供试品和疫苗标准品分别免疫小鼠，通过比较免疫后的小鼠对致死性狂犬攻击病毒的保护剂量，确定供试品的效价。

试剂 稀释液（PBS） 量取 0.9%磷酸二氢钾溶液 75ml、2.4%磷酸氢二钠（$Na_2HPO_4·12H_2O$）溶液 425ml、8.5%氯化钠溶液 500ml，混合后加水至 5000ml，调 pH 值至 7.2～8.0。

攻击毒株 CVS 制备 启开毒种，稀释成 10^{-2} 悬液，接种 10～12g 小鼠，不少于 8 只，每只脑内接种 0.03ml，连续传 2～3 代，选择接种 4～5 天有典型狂犬病症状的小鼠脑组织，研磨后加入含 2%马血清或新生牛血清制成 20%悬液，经每分钟 1000 转离心 10 分钟，取上清液经病毒滴定（用 10 只 18～20g 小鼠滴定）及无菌检查符合规定后作攻击毒用。

疫苗标准品的稀释 疫苗标准品用 PBS 稀释成 1：25、1：125 和 1：625 等稀释度。

供试品溶液 供试品用 PBS 做 5 倍系列稀释。

测定法 用不同稀释度的供试品及疫苗标准品分别免疫 12～14g 小鼠 16 只，每只小鼠腹腔注射 0.5ml，间隔 1 周再免疫 1 次。

小鼠于第一次免疫后 14 天，用经预先测定的含 5～100LD$_{50}$ 的病毒量进行脑内攻击，每只 0.03ml；同时将攻击毒稀释成 10^0、10^{-1}、10^{-2} 和 10^{-3} 进行毒力滴定，每个稀释度均不少于 8 只小鼠。小鼠攻击后逐日观察 14 天，并记录死亡情况，统计第 5 天后死亡及呈典型狂犬病脑症状的小鼠。

计算供试品和疫苗标准品 ED$_{50}$ 值。

计算相对效力：

$$P=\frac{T}{S}×\frac{d_T}{d_S}×D$$

式中 P 为供试品效价，IU/ml；

T 为供试品 ED$_{50}$ 的倒数；

S 为疫苗标准品 ED$_{50}$ 的倒数；

d_T 为供试品的 1 次人用剂量，ml；

d_S 为疫苗标准品的 1 次人用剂量，ml；

D 为疫苗标准品的效价，IU/ml。

【附注】（1）动物免疫时应将疫苗保存于冰浴中。

（2）各组动物均应在同样条件下饲养。

（3）攻击毒原病毒液（10^0）注射的小鼠应 80%以上死亡。

第二法　改良 NIH 法

本法系在 NIH 法基础上，取单一稀释度的供试品及疫苗标准品免疫小鼠，通过小鼠脑内攻击狂犬病病毒所得小鼠保护力水平，比较供试品和疫苗标准品对小鼠的保护率判定供试品疫苗效价是否合格。改良 NIH 法为定性或半定量效价测定方法，采用该法应满足以下条件：

（1）采用该方法的实验室应为已建立稳定的 NIH 法且检定结果一致性好，对 NIH 法的变异控制在较好范围的实验室；

（2）用于具有连续 2 年及以上生产时间、糖蛋白抗原含量稳定、产品质量控制稳定、其连续批次效价均高于国家批准的放行标准的产品；

（3）实验室应通过充分验证证明改良 NIH 法与 NIH 法具有良好的一致性，并根据具体情况（如每年的生产批次或生产周期情况）定期对该方法进行评估，至少每 2 年应进行一次评估，以确保该方法的可靠性；

（4）采用改良 NIH 法测定效价不合格时，应以 NIH 法测定，并作为最终判定结果。

试剂　同 NIH 法。

攻击病毒 CVS 制备　同 NIH 法。

疫苗标准品的稀释　根据 NIH 法标定的疫苗标准品 ED_{50}，采用 NIH 法试剂项下 PBS 将疫苗标准品稀释至适宜的稀释度。

供试品溶液　根据疫苗的出厂效价标准、标示装量及疫苗标准品的效价，采用 NIH 法试剂项下 PBS 将供试品稀释至适宜的稀释度。

测定法　取单一稀释度的供试品及疫苗标准品分别免疫 12～14g 小鼠 10 只，每只小鼠腹腔注射 0.5ml，间隔一周再免疫一次。其余同 NIH 法。

结果判定　当供试品的小鼠保护率大于疫苗标准品时，供试品的效价判为合格。

【附注】除 NIH 法附注条件外，还应满足以下条件。

（1）疫苗标准品组及供试品组小鼠在攻击病毒后第 5 天，存活小鼠数应不少于 8 只。

（2）疫苗标准品保护率、攻击病毒的量应控制在一定范围内。

（3）疫苗标准品及供试品稀释度系依据疫苗标准品联合标定的 ED_{50} 及效价结果而确定，更换疫苗标准品批次时需重新计算并确定稀释倍数。

3504　吸附破伤风疫苗效价测定法

本法系用破伤风毒素攻击经供试品与标准品分别免疫后的小鼠（或豚鼠），比较其存活率，计算出供试品的效价。

标准品和供试品溶液　用 0.9％氯化钠溶液将吸附破伤风类毒素标准品和供试品以适当比例稀释成 3～5 个稀释度（居中的稀释度必须在攻毒后能保护约半数动物）。

测定法　用每一稀释度的破伤风类毒素标准品和供试品溶液分别免疫体重 14～16g 同性别或雌雄各半 NIH 小鼠至少 14 只（或 250～350g 豚鼠至少 10 只），每只小鼠皮下注射 0.5ml（或每只豚鼠皮下注射 1ml）。另外 10 只未注射的小鼠作为对照（或另外未注射的 5 只豚鼠作为对照）。攻击用破伤风毒素使用 0.2％明胶磷酸盐缓冲液稀释。免疫 4 周后，每只免疫小鼠皮下注射 0.5ml 浓度为 100LD$_{50}$/ml 的破伤风毒素（或每只免疫豚鼠皮下注射 1.0ml 浓度为 100LD$_{50}$/ml 的破伤风毒素）。对照组每只小鼠皮下注射 0.5ml 浓度为 2LD$_{50}$/ml 的破伤风毒素（或对照组每只豚鼠注射 1.0ml 浓度为 1LD$_{50}$/ml 的破伤风毒素）。攻击后观察 5 天，每日记录结果。根据第 5 天存活率的剂量反应曲线，用平行线法计算结果。95％可信限应在效价的 50％～200％，否则 95％可信限的低限应大于相应品种中要求的效价规格。

【附注】试验成立应具备的条件：

（1）供试品的最低稀释度能保护半数以上动物；

（2）供试品的最高稀释度能保护半数以下动物；

（3）供试品和标准品的剂量反应曲线在平行性及直线性上的差异无显著意义；

（4）对照组动物应部分死亡而不全部死亡。

3505　吸附白喉疫苗效价测定法

第一法　豚鼠毒素攻击法（仲裁法）

本法系用白喉毒素攻击经供试品与标准品分别免疫后的豚鼠，比较其存活率，计算出供试品的效价。

标准品和供试品溶液　将标准品和供试品用 0.9％氯化钠溶液按等比间隔稀释 3～5 个稀释度，使中间稀释度在攻毒后必须能保护约半数动物。

测定法　用稀释好的标准品和供试品溶液分别免疫 250～350g 同性别或雌、雄各半豚鼠，每个稀释度至少免疫 10 只。另取 5 只不免疫豚鼠同时饲养，作为对照。

免疫 4 周后，每只免疫豚鼠皮下注射 100LD$_{50}$ 白喉毒素 1.0ml。对照组豚鼠注射经 100 倍稀释之上述毒素，每只皮下注射 1.0ml。攻毒后观察 5 天，每日记录动物死亡情况。根据第 5 天存活率，以标准品的效价为标准，用平行线法计算供试品的效价。95％可信限应在效价的 50％～200％，否则 95％可信限的低限应大于相应品种中要求的效价规格。

【附注】试验成立的条件：

（1）供试品的最低稀释度能保护半数以上动物；

（2）供试品的最高稀释度能保护半数以下动物；

（3）对照组动物应部分死亡而不全部死亡；

（4）供试品和标准品的剂量反应曲线在平行性及直线性上的差异无显著意义。

第二法　小鼠-Vero 细胞法

本法系用 Vero 细胞法测定经供试品与标准品分别免疫后的小鼠血清中的白喉抗毒素水平，计算供试品的效价。

试剂　(1)适宜培养液　临用时于培养液中加入新生牛血清、3%谷氨酰胺、青霉素、链霉素适量，使其终浓度分别为 10%、0.03%、100IU/ml 和 100IU/ml。用 7% 碳酸氢钠溶液调 pH 值至 7.0～7.2。

(2)无 Ca^{2+}、Mg^{2+} 缓冲液　称取氯化钠 8.0g、氯化钾 0.2g、磷酸氢二钠 1.15g，加水溶解并稀释至 1000ml。

(3)0.25% 胰酶溶液　称取胰酶 2.5g，乙二胺四乙酸二钠 0.2g，用无 Ca^{2+}、Mg^{2+} 缓冲液溶解，并稀释至 1000ml，用 7% 碳酸氢钠溶液调 pH 值至 7.0。

Vero 细胞悬液　将 Vero 细胞培养于 150cm² 培养瓶中，待单层细胞长满至 80%～100% 时，弃去上层培养液，加入 0.25% 胰酶溶液 10ml，置 37℃ 消化数分钟，弃去胰酶，加入 10ml 培养液，分散细胞进行计数，用培养液调整细胞浓度至每 1ml 含 $2.5×10^5$ 个细胞。

标准品及供试品溶液　用 0.9% 氯化钠溶液将吸附白喉类毒素的标准品和供试品分别以 2 倍系列稀释法稀释成 3～5 个适当稀释度。

测定法　(1)免疫与采血　用吸附白喉类毒素标准品和供试品的每一稀释度分别免疫 10～14g 同性别 NIH 小鼠 8 只，每只小鼠皮下注射 0.5ml。免疫 5 周后，采血，分离血清，56℃、30 分钟灭能，于 -20℃ 保存。

(2)阳性对照小鼠血清　用含白喉类毒素成分的疫苗免疫 1 批小鼠，免疫 5 周后采血，分离血清，56℃、30 分钟灭能，分装小管，冷冻，于 -20℃ 保存。

(3)毒素试验量测定　Vero 细胞测定白喉抗体试验时毒素浓度采用 1/10 000Lcd。

在 96 孔培养板中用 MEM 培养液将毒素做 2 倍系列稀释，每孔 50μl，然后向各孔中加入标准白喉抗毒素(0.0001IU)50μl，加盖，室温放置 1 小时后，加入 Vero 细胞悬液 50μl，加盖，用封板膜封板，于 37℃ 二氧化碳孵箱培养 6～7 天后，观察结果，使细胞死亡的最大毒素稀释度(红色)即 1/10 000Lcd。

1/10 000Lcd 的毒素量相当于 $1×10^{-4}$ Lf 的毒素，适合本试验。

(4)抗体滴定　于 96 孔微量培养板中测定。

①向每孔加入 50μl 培养液，但 A_{11}、A_{12} 孔和 H_{11}、H_{12} 孔不加，而 G_{11}、G_{12} 孔加 100μl 培养液。

②取 8 份待检血清，分别加入 A_1 至 H_1 孔各 50μl，横向做 2 倍系列稀释，直至 A_{10} 和 H_{10} 孔。

③将标准白喉抗毒素稀释至每 1ml 含 0.008IU，加入 A_{11}、A_{12}、B_{11} 和 B_{12} 孔各 50μl，从 B_{11} 和 B_{12} 孔开始竖向做 2 倍稀释至 D_{11} 和 D_{12} 孔。

④H_{11} 和 H_{12} 孔加入阳性对照小鼠血清 50μl。

⑤除 G_{11} 和 G_{12} 孔外，向其余各孔中加入毒素(1/10 000Lcd)50μl，轻轻转动培养板，混匀，加盖后，置室温 1 小时。

⑥收集 Vero 细胞，进行计数，并稀释成每 1ml 含 $2.5×10^5$ 个细胞的悬液。

⑦室温放置 1 小时的培养板，每孔立即加入 50μl Vero 细胞悬液，加盖，用封板膜封板后，于 37℃ 二氧化碳孵箱培养 6～7 天。

⑧取出培养板，根据培养液颜色变化记录结果，黄色为(+)，红色(-)，颜色不明显者则可用显微镜观察，如单层细胞完整无损为(+)，否则记录(-)。最终结果用以 2 为底的指数表示，终点为变成黄色的最高稀释度孔的指数。例如变黄色的最后 1 孔稀释倍数是 256，即为 2^8，则结果记为 8。

用平行线分析法进行结果计算。供试品和标准品的剂量反应曲线在平行性及直线性上的差异无显著意义。95% 可信限应在效价的 50%～200%，否则 95% 可信限的低限应大于相应品种中要求的效价规格。

【附注】试验要求：

(1)E_{11}、E_{12}、F_{11} 和 F_{12} 孔代表毒素量和 Vero 细胞敏感度，应出现(-)，如果出现(+)，则毒素量和细胞敏感度都很低，应重试；

(2)细胞孔 G_{11}、G_{12} 和阳性对照孔 H_{11}、H_{12} 都必须是(+)，如出现(-)，应重试；

(3)如毒素用量准确(1/10 000Lcd)，则 A_{11}、A_{12} 和 B_{11}、B_{12} 孔均应为(+)，而 C_{11}、C_{12} 和 D_{11}、D_{12} 均应为(-)，否则应重试；

(4)细胞计数应准确。

3506　类毒素絮状单位测定法

本法系依据类毒素与相应抗毒素在适当的含量、比例、温度、反应时间等条件下，可在试管中发生抗原抗体结合，产生肉眼可见的絮状凝集反应。根据抗毒素絮状反应标准品可测定供试品的絮状单位值。

试剂　硼酸盐缓冲液　称取四硼酸钠($Na_2B_4O_7·10H_2O$)0.5g、硼酸 4.5g、氯化钠 8.5g，加水溶解并稀释至 1000ml。pH 值为 7.0～7.2。

标准品溶液　精密量取白喉或破伤风抗毒素絮状反应国家标准品，用硼酸盐缓冲液准确稀释至每 1ml 含 100Lf 的溶液。

供试品溶液　取供试品适量，加硼酸盐缓冲液稀释至适宜絮状单位。

测定法　精密量取每 1ml 含 100Lf 的抗毒素絮状反应标准品溶液 0.3ml、0.4ml、0.5ml、0.6ml、0.7ml，分别加入絮状反应管，精密量取供试品溶液 1ml，快速准确加入上述各絮状反应管内，摇匀，置 45～50℃ 水浴中，连续观察，并记录絮状出现次序和时间。再取 5 支絮状反应管，重复上述试验，将最先出现絮状之管放中间，前后各加两管不同量抗毒素絮状反应标准品溶液，每管间隔 0.05ml，再向各管中加入供试品 1ml，观察絮状出现情况。根据结果，再重复试验 1 次，将最先出现絮状之管放中间，前后各加两管不同量抗毒素絮状反应标准品溶液,每管间隔0.02ml,同上法观察并记录结果,以2~3次相同值为最终测定值。

按下式计算:

$$供试品絮状单位(Lf/ml) = V \times n \times 100$$

式中 V 为最先出现絮状时使用的每1ml含100Lf的抗毒素絮状反应标准品溶液的体积,ml;

n 为供试品稀释倍数。

3507 白喉抗毒素效价测定法 (家兔皮肤试验法)

本法系依据抗毒素能中和毒素的作用,将供试品与标准品进行对比试验,推算出每1ml供试品中所含抗毒素的国际单位数(IU/ml)。

试剂 稀释液(硼酸盐缓冲液) 称取氯化钠8.5g、硼酸4.5g、四硼酸钠(Na₂B₄O₇·10H₂O)0.5g,加水溶解并稀释至1000ml,过滤,灭菌后pH值为7.0~7.2。

白喉抗毒素标准品溶液 取白喉抗毒素标准品适量,稀释至每1ml含1/15IU,即与毒素等量混合后每0.1ml注射量中含1/300IU。白喉抗毒素标准品原倍溶液的一次吸取量应不低于0.5ml。

供试品溶液 将供试品稀释成数个稀释度,使每1ml含抗毒素约1/15 IU,其稀释度间隔为5%~10%。

测定法 将毒素稀释至每1ml含20个试验量(1/300Lr),即与抗毒素等量混合后每0.1ml注射量中含1个试验量(1/300Lr)。定量吸取稀释后的抗毒素标准品溶液及不同稀释度的供试品溶液分别加入小试管中,每管加入等量的稀释毒素溶液,混合均匀,加塞,37℃结合1小时后,立即注射。

选用体重2~3kg的健康白皮肤家兔,试验前1天用适宜方法进行背部脱毛,凡皮肤发炎或出现大量斑点现象者不应使用。每份供试品溶液注射2只家兔,每只家兔不能超过4份供试品溶液。每稀释度注射0.1ml于家兔皮内(应在近背脊两侧)。每只家兔至少应包括3个不同注射部位(前、中、后)的对照试验。标准品溶液与供试品溶液不得用同一支注射器注射。

结果判定 试验家兔于注射后48小时及72小时各观察1次,并测量反应面积。以48~72小时结果作最后判定。注射对照部位一般于48~72小时内轻度发红,其直径应为10~14mm。供试品的效价应以与多数对照的反应强度相同的最高稀释度判定之,但反应强度不得超过对照。有下列情况之一者应重试:

(1)对照反应不符合规定标准;

(2)供试品的稀释度过高或过低;

(3)反应不规则。

【附注】毒素由国家药品检定机构提供,亦可自行制备,但应选经保存1年以上、毒力适宜的毒素。试验用的毒素须以国家药品检定机构分发的标准抗毒素准确标

定其试验量(1/300Lr),并应每3个月复检1次。毒素应保存于2~8℃避光处,并加入甲苯或其他适宜抑菌剂。

3508 破伤风抗毒素效价 测定法(小鼠试验法)

本法系依据抗毒素能中和毒素的作用,将供试品与标准品进行对比试验,推算出每1ml供试品中所含抗毒素的国际单位数(IU/ml)。

试剂 硼酸盐缓冲盐水 称取氯化钠8.5g、硼酸4.5g、四硼酸钠(Na₂B₄O₇·10H₂O)0.5g,加水溶解并稀释至1000ml,过滤,灭菌后pH值为7.0~7.2。

破伤风抗毒素标准品溶液 (1)破伤风抗毒素标准品的稀释 抗毒素标准品用硼酸盐缓冲盐水稀释至每1ml含0.5IU,即与毒素等量混合后每0.4ml注射量中含1/10IU。抗毒素标准品原倍溶液的1次吸取量应不低于0.5ml。

(2)破伤风毒素的稀释 毒素用硼酸盐缓冲盐水稀释至每1ml含5个试验量(1/10L+),即与抗毒素等量混合后每0.4ml注射量中含1个试验量(1/10L+)。试验用的毒素须以国家药品检定机构颁发的抗毒素标准品准确标定其试验量(1/10L+),并须每3个月复检1次。

供试品溶液 用硼酸盐缓冲盐水将供试品稀释成数个稀释度,使每1ml含抗毒素约0.5IU,即与毒素等量混合后每0.4ml注射量中含抗毒素约1/10IU。稀释度的间隔约为5%。

测定法 定量吸取稀释后的抗毒素标准品溶液及不同稀释度的供试品溶液,分别加入小试管中,每管加入等量的稀释毒素溶液,混合均匀,加塞,37℃结合1小时后,立即注射。

于17~19g小鼠腹部或大腿根部皮下注射0.4ml,应注意勿使注射液流出,标准品及供试品的每个稀释度各注射小鼠至少3只。标准品溶液与供试品溶液不得用同一支注射器注射。同一供试品的不同稀释度溶液可用同一支注射器注射。由高稀释度向低稀释度依次注射。在更换稀释度时应用下一稀释度溶液洗2~3次。每日上、下午至少观察试验小鼠1次,连续5天,并记录其发病及死亡情况。

结果判定 对照小鼠应于72~120小时内全部死亡。

供试品的效价为与对照小鼠同时死亡或出现破伤风神经毒症状最重者的最高稀释度。

有下列情况之一者应重试:

(1)供试品的稀释度过高或过低;

(2)对照试验小鼠在72小时前或120小时后死亡;

(3)死亡不规则以及在同一稀释度的小鼠中有2只以上属非特异死亡。

【附注】使用干燥毒素时,须精密称定,每次称取量应不低于10mg。毒素溶解后应一次用完。剩余的干燥毒

素应封存于装有干燥剂的真空器皿中，亦可用干燥毒素制成液体毒素，即干燥毒素以 0.9％氯化钠溶液溶解，与中性甘油（经 116℃、10 分钟灭菌）等量混合，每 1ml 至少含 20 个试验量。毒素应保存于 2～8℃避光处。

3509　气性坏疽抗毒素效价测定法（小鼠试验法）

本法依据抗毒素能中和毒素的作用，将供试品与标准品做系列稀释，分别与相应毒素结合，注入小鼠体内，在规定的时间内，比较小鼠存活和死亡情况，以测定供试品效价。

试剂　（1）稀释液　称取氯化钠 8.5g、硼酸 4.5g、四硼酸钠（$Na_2B_4O_7 \cdot 10H_2O$）0.5g，用水溶解并稀释至 1000ml，过滤。灭菌后 pH 值应为 7.0～7.2。

（2）气性坏疽毒素溶液　由国家药品检定机构提供，亦可自备。试验用的气性坏疽毒素须以国家药品检定机构分发的气性坏疽抗毒素标准品准确标定其试验量（表1），并每 3 个月复检 1 次。使用前将毒素用稀释液稀释至每 1ml 含 5 个（水肿型为 20 个）毒素试验量。

气性坏疽抗毒素标准品溶液　气性坏疽（产气荚膜、水肿、败毒、溶组织）抗毒素标准品由国家药品检定机构提供，于 2～8℃处避光保存。使用时，将气性坏疽抗毒素标准品溶液用稀释液稀释至每 1ml 含测定参数表所示效价。气性坏疽抗毒素标准品原倍溶液的 1 次吸取量应不低于 0.5ml。

表 1　气性坏疽抗毒素效价测定参数表

抗毒素种类	毒素试验量	稀释		混合			注射				
		抗毒素/$IU \cdot ml^{-1}$	毒素试验量/ml	抗毒素/ml	毒素/ml	稀释液/ml	剂量/ml	抗毒素/IU	毒素试验量	动物/只	途径
产气荚膜	1/5L+	1.0	5	1.0	1.0	0.5	0.5	1/5	1	4	静脉
败毒	L+	5.0	5	1.0	1.0	0.5	0.5	1	1	4	静脉
溶组织	1/2L+	2.5	5	1.0	1.0	0.5	0.5	1/2	1	4	静脉
水肿	1/50L+	0.2	20	1.0	0.5	0.5	0.2	1/50	1	4	肌内

供试品溶液　将供试品用稀释液稀释成数个稀释度，使每 1ml 约含 5 个试验量（水肿型为 20 个试验量）。各稀释度之间的间隔为 5％～10％。

测定法　精密量取气性坏疽抗毒素标准品溶液 0.8ml、1.0ml、1.2ml 分别置小试管中，按管序分别补加稀释液 0.7ml、0.5ml、0.3ml。精密量取不同稀释度的供试品溶液各 1.0ml 分别加入小试管中，每管补加稀释液 0.5ml（可在抗毒素之前加入）。以上各管分别加入气性坏疽毒素溶液 1.0ml（水肿型为 0.5ml），混合均匀，加塞，20～25℃结合 1 个小时，按测定参数表所示剂量与途径，立即注射 17～19g 小鼠。每稀释度注射小鼠 4 只。

结果判定　每天上、下午各观察试验动物 1 次，并记录发病及死亡情况，连续 3 天。标准品组动物在 3 天内，注射气性坏疽抗毒素量最少（即 0.8ml）的 4 只动物中至少应有 2 只以上死亡。对比标准品组与供试品组动物死亡情况，推算供试品的效价。

有下列情况之一者应重试：

（1）标准品组动物在 3 天内全部死亡或者全无死亡，或者注射气性坏疽抗毒素量最少的 4 只动物死亡不足半数，注射气性坏疽抗毒素量最多的 4 只动物死亡超过半数；

（2）供试品组动物在 3 天内全部死亡或者全无死亡；

（3）动物死亡数极不规则，以致无法进行判定；

（4）每稀释度注射的动物中有 2 只以上属非特异死亡。

【附注】（1）自备气性坏疽毒素的制法（包括菌种、培养基、培养条件及干燥方法等）应与国家药品检定机构分发者相同。

（2）使用干燥气性坏疽毒素时，须精密称定，每次称取量应不低于 10mg，溶解后应 1 次用完。剩余的干燥毒素应封存于装有干燥剂的真空器皿中，亦可用干燥毒素制成液体毒素，即干燥毒素以 0.9％氯化钠溶液溶解，与中性甘油（经 116℃、10 分钟灭菌）等量混合，每 1ml 至少含 50 个试验量。毒素应保存于 2～8℃避光处。

3510　肉毒抗毒素效价测定法（小鼠试验法）

本法系依据抗毒素能中和毒素的作用，将供试品与标准品做系列稀释，分别与肉毒毒素结合后，注入小鼠体内，在规定时间内观察小鼠存活和死亡情况，以测定供试品效价。

试剂　稀释液　称取磷酸二氢钾 0.7g、磷酸氢二钠（$Na_2HPO_4 \cdot 12H_2O$）2.4g、氯化钠 6.8g，用注射用水溶解并稀释至 1000ml，加明胶 2.0g，溶解后过滤。灭菌后 pH 值应为 6.2～6.8。

肉毒抗毒素标准品溶液　将肉毒抗毒素标准品用生理氯化钠溶液溶解后，与中性甘油（经 116℃、10 分钟灭菌）等量混合，稀释至一定浓度，于 2～8℃避光处保存。使用前，将肉毒抗毒素标准品溶液用稀释液稀释至每 1ml 含效价如测定参数表所示。肉毒抗毒素标准品原倍溶液的 1 次吸取量应不低于 0.5ml。

肉毒毒素溶液　肉毒毒素由国家药品检定机构提供，亦可自备。试验用的肉毒毒素须以国家药品检定机构分发的肉毒抗毒素标准品准确标定其试验量(表1)，并每3个月复检1次。使用前，将肉毒毒素用稀释液稀释至每1ml含5个毒素试验量。

表 1　肉毒抗毒素效价测定参数表

抗毒素种类	毒素试验量	稀 释		混 合			注 射				
		抗毒素/ $IU \cdot ml^{-1}$	毒素试验量/ml	抗毒素/ml	试验毒素/ml	稀释液/ml	剂量/ml	抗毒素/IU	毒素试验量	动物/只	途径
A	1/5L+	1.0	5	1.0	1.0	0.5	0.5	1/5	1	4	腹腔
B	1/10L+	0.5	5	1.0	1.0	0.5	0.5	1/10	1	4	腹腔
C	L+	5.0	5	1.0	1.0	0.5	0.5	1	1	4	腹腔
D	L+	5.0	5	1.0	1.0	0.5	0.5	1	1	4	腹腔
E	1/50L+	0.1	5	1.0	1.0	0.5	0.5	1/50	1	4	腹腔
F	1/20L+	0.25	5	1.0	1.0	0.5	0.5	1/20	1	4	腹腔

供试品溶液　供试品用稀释液稀释成数个稀释度，使每1ml约含测定参数表所示单位。稀释度之间隔为 5%～10%。

测定法　精密量取肉毒抗毒素标准品溶液 0.8ml、1.0ml、1.2ml 分别加入小试管中，再依次分别补加稀释液 0.7ml、0.5ml、0.3ml。精密量取不同稀释度的供试品溶液各 1.0ml 分别加入小试管中，每管补加稀释液 0.5ml。以上各管分别加入肉毒毒素稀释液 1.0ml，混合均匀，加塞，37℃结合 45 分钟，按测定参数表所示剂量与途径，立即注射体重 14～16g 小鼠，每稀释度注射小鼠 4 只。

结果判定　注射后，每天上、下午各观察试验动物 1 次，并记录发病及死亡情况，连续 4 天。以标准品组动物 50% 死亡终点比较供试品组动物的 50% 保护终点，推算供试品的效价。

有下列情况之一者应重试：

(1)标准品组动物无死亡或全死亡，或死亡极不规律而无法计算 50% 死亡终点；

(2)供试品组动物无死亡或全死亡，或死亡极不规律而无法计算 50% 保护终点；

(3)每稀释度注射的动物中有 2 只以上属非特异死亡。

【附注】　(1)自备毒素的制法(包括菌种、培养基、培养条件及干燥方法等)应与国家药品检定机构分发者相同。

(2)使用干燥毒素时，须精密称定，每次称量应不低于 10mg，溶解后应 1 次用完。剩余的干燥毒素应封存于装有干燥剂的真空器皿中，亦可用干燥毒素制成液体毒素，即干燥毒素以 0.9% 氯化钠溶液溶解，与中性甘油(经 116℃、10 分钟灭菌)等量混合，每1ml 至少含 20 个试验量。毒素应保存于 2～8℃ 避光处。

3511　抗蛇毒血清效价测定法
（小鼠试验法）

本法系依据抗蛇毒血清能中和蛇毒的作用，将供试品与标准品做系列稀释，分别与定量蛇毒相混合，注射小鼠后，比较标准品组和供试品组的小鼠死亡时间和数量，计算出供试品的效价。

试剂　稀释液　称取氯化钠 8.5g、硼酸 4.5g、四硼酸钠 $(Na_2B_4O_7 \cdot 10H_2O)$ 0.5g，用注射用水溶解并稀释至 1000ml，过滤，灭菌后 pH 值应为 7.0～7.2。

抗蛇毒血清标准品溶液　将抗蛇毒血清标准品用稀释液稀释至每1ml 含 5U(抗银环蛇、抗蝮蛇毒血清)、5IU(抗眼镜蛇毒血清)或 10U(抗五步蛇毒血清)，即与 5 个相应蛇毒试验量混合后每 0.4ml 注射量分别含相应抗蛇毒血清效价 1U 或 2U。

蛇毒溶液　蛇毒须以国家药品检定机构分发的抗蛇毒血清标准品准确标定其试验量(蝮蛇、眼镜蛇及银环蛇 1 个 L+，五步蛇 2 个 L+)，将蛇毒稀释至其 5 个试验量不高于 0.8ml。即在与抗蛇毒血清混合后，补加稀释液至 2ml 时，每 0.4ml 注射量中含 1 个试验量。

供试品溶液　将供试品稀释成数个稀释度，使每1ml 含抗蝮蛇、抗眼镜蛇或抗银环蛇毒血清效价约 5U(IU)；抗五步蛇毒血清效价约 10U。各稀释度间隔 5%～10%。

测定法　量取不同稀释度供试品溶液各 1.0ml、抗蛇毒血清标准品溶液 1ml 作为对照①、抗蛇毒血清标准品溶液 1.2ml 作为对照②，将上述抗蛇毒血清分别置小试管中，每管加入 5 个试验量与供试品溶液相应的蛇毒溶液，补加稀释液至 2ml(即供试品每 0.4ml 注射量中含 1 个试验量或 2 个试验量)，混合均匀，加塞，置 37℃，结合 45 分钟后立即注射小鼠。

将每个稀释度的供试品溶液、对照①及对照②各注射体重 18～20g 小鼠 4 只，每只腹腔注射 0.4ml。

结果判定　每日观察 1 次试验小鼠，观察 48～72 小时，并记录发病及死亡情况。对照①小鼠死亡不低于 50%，对照②小鼠应比对照①死亡晚、死亡只数少或不死亡。供试品溶液之效价为与对照①小鼠死亡情况(时间、数量)相同之最高稀释度。

试验小鼠死亡情况发生倒置或对照不成立，应重试。

【附注】(1)注射动物要做到量准、部位准，同时要防止注射液流出。

(2)使用干燥毒素时，须精密称定，每次称量应不低于 5mg，溶解后应在 3 天内(保存于 2~8℃)用完。干燥毒素应封存于装有干燥剂的真空器皿中，亦可将冻干蛇毒配成液体蛇毒，即将蛇毒复溶后与中性甘油(116℃、10 分钟灭菌)等量混合。每 1ml 至少含 50 个试验量，保存于 2~8℃ 避光处。

3512   狂犬病免疫球蛋白效价测定法

第一法   小鼠中和试验法(仲裁法)

本法系依据供试品中狂犬病免疫球蛋白能中和狂犬病病毒的作用，将供试品和标准品做系列稀释，分别与狂犬病病毒悬液混合，小鼠脑内注射，在规定时间内观察小鼠存活和死亡情况，以测定供试品效价。

试剂   (1)磷酸盐缓冲液(PBS)   称取磷酸二氢钾 0.24g、磷酸氢二钠($Na_2HPO_4 \cdot 12H_2O$)1.44g、氯化钠 8.0g，加水溶解并稀释至 1000ml，用氢氧化钠调 pH 值至 7.2~8.0。

(2)2% 新生牛血清磷酸盐缓冲液   量取 PBS 98ml，加入 2ml 灭能新生牛血清。临用前配制。

(3)20% 新生牛血清磷酸盐缓冲液   量取 PBS 80ml，加入 20ml 灭能新生牛血清。临用前配制。

中和用病毒悬液   (1)病毒悬液的制备   取 CVS 毒种(一般为冻干毒种)制成 10^{-2} 悬液，制法见本法(2)项，脑内接种体重 10~12g 小鼠每只 0.03ml，待发病后取鼠脑再制成 10^{-2} 悬液，接种于小鼠脑内进行传代，一般传 2~3 代。选用第 5 天发病并麻痹的鼠脑以脱脂牛乳研磨稀释成 20% 的脑悬液，按 0.5ml 分装安瓿，冻干后真空封口，制成冻干中和用病毒，$-30℃$ 冻存待用；或用第 5 天发病并麻痹的鼠脑用 20% 新生牛血清磷酸盐缓冲液研磨稀释成 10^{-1} 悬液，以每分钟 2000 转离心 20 分钟，取上清液混匀后分装小管，$-70℃$ 冻存待用。

(2)病毒悬液毒力的预测

①冻干病毒的预测   取含 20% 脑悬液的冻干病毒，启开后加入 2% 新生牛血清磷酸盐缓冲液 1.0ml，吹打均匀后加入 4.0ml 2% 新生牛血清磷酸盐缓冲液与病毒液充分混匀，以每分钟 1500 转离心 10 分钟，取上清液与等量的 2% 新生牛血清磷酸盐缓冲液混合即为 10^{-2} 悬液，然后再稀释至 10^{-3}、10^{-4}、10^{-5}、10^{-6}，从 10^{-6}~10^{-2} 的稀释液中各取 0.5ml 置 5 个小管内，每管再加入 2% 新生牛血清磷酸盐缓冲液 0.5ml，置 37℃ 水浴 1 小时。用体重 10~12g 小鼠 30 只，分成 5 组，每组 6 只，用经 37℃ 作用的 10^{-6}~10^{-2} 病毒悬液接种小鼠，每个稀释度接种 6 只小鼠，每只小鼠脑内接种 0.03ml，每天观察小鼠发病死亡情况，观察 14 天，接种后 4 天内死亡的小鼠按非特异性死亡计。以接种 5 天后的发病死亡小鼠统计 LD_{50}。

②$-70℃$ 冻存病毒的预测   取含 10% 脑悬液的冰冻病毒，融化后即为 10^{-1} 悬液，然后再稀释至 10^{-2}~10^{-7}。从 10^{-7}~10^{-3} 各取 0.5ml 加至 5 个小管内，每管再加入 2% 新生牛血清磷酸盐缓冲液 0.5ml，置 37℃ 水浴 1 小时。用体重 10~12g 小鼠 30 只，分成 5 组，每组 6 只，用经 37℃ 作用的 10^{-7}~10^{-3} 病毒悬液接种小鼠，每个稀释度接种小鼠 6 只，每只小鼠脑内接种 0.03ml，每天观察小鼠发病死亡情况，观察 14 天。接种后 4 天内死亡的小鼠按非特异性死亡计。以接种 5 天后的发病死亡小鼠统计 LD_{50}。

(3)中和用病毒悬液的制备   按病毒悬液预测的 $100LD_{50}$ 的病毒稀释度作为中和用病毒悬液稀释倍数，用于小鼠中和试验。要求中和用病毒悬液经 37℃ 水浴作用 1 小时的病毒量在 32~320LD_{50} 之间。

狂犬病免疫球蛋白标准品溶液   配制方法按使用说明书进行。

供试品溶液   用 2% 新生牛血清磷酸盐缓冲液将供试品做 2 倍稀释，一般可采用 1:800、1:1600……1:102 400，但可根据供试品实际效价适当降低或提高最低稀释倍数，如采用上述 8 个稀释倍数，则按稀释液 2.7ml 加入供试品 0.3ml 作为 1:10 供试品溶液，然后再用稀释液 3.5ml 混匀的 1:10 的供试品溶液 0.5ml 作为 1:80 供试品溶液，再按稀释液 2.7ml 加入 1:80 的供试品溶液 0.3ml 作为 1:800 供试品溶液(1)。再按 0.5ml 加 0.5ml 做倍比稀释制备供试品溶液(2)~(8)，它们的稀释倍数依次为 1:1600、1:3200、1:6400、1:12 800、1:25 600、1:51 200 和 1:102 400。

测定法   取 8 个稀释度的供试品溶液(1)~(8)各 0.5ml 置 8 支小试管中，另取 8 个稀释度的标准品溶液各 0.5ml 置 8 支小试管中，共 16 支小试管，分别加入中和用病毒悬液 0.5ml，置 37℃ 水浴 1 小时，供注射小鼠用。另用相同体重的小鼠测定中和用病毒悬液的实际 LD_{50}，其方法可将中和用病毒悬液作为原倍再稀释 10^0、10^{-1}、10^{-2}、10^{-3} 共 4 个稀释度，以上 4 个稀释度各加入 0.5ml 于小管内，每管再加入 2% 新生牛血清磷酸盐缓冲液 0.5ml，同样置 37℃ 水浴 1 小时作为中和病毒对照。将已中和的供试品和标准品的不同稀释度的悬液以及病毒对照分别接种小鼠，供试品和标准品按从浓到稀的稀释度接种小鼠，而病毒对照则按从稀到浓的稀释度接种小鼠。小鼠体重 10~12g，每只小鼠脑内接种 0.03ml。每稀释度注射 6 只小鼠。

每天记录小鼠的发病死亡情况，共观察 14 天，接种后 4 天内死亡的小鼠作为非特异性死亡计。

$$供试品效价(IU/ml) = \frac{B_1}{B_2} \times D$$

式中 B_1 为供试品 ED_{50} 的倒数；

B_2 为标准品 ED_{50} 的倒数；

D 为标准品的国际单位，IU/ml。

第二法　快速荧光灶抑制试验法

本法系依据供试品中狂犬病免疫球蛋白能中和狂犬病病毒的作用，将供试品和标准品做系列稀释，分别与狂犬病病毒悬液混合，感染敏感细胞，在规定的时间内用荧光抗体染色并观察荧光灶减少的情况，以测定供试品效价。

试剂　(1)含 5% 新生牛血清的 DMEM 细胞培养基　取含 5% 新生牛血清的 DMEM 细胞培养基，加入抗生素，使其终浓度为 100U/ml 抗生素，并加入谷氨酰胺，使其终浓度为 0.03%，临用前配制并按 DMEM 说明书要求加入适量 $NaHCO_3$ 调 pH 值至 7.6。

(2)含 10% 新生牛血清的 DMEM 细胞培养基　取含 10% 新生牛血清的 DMEM 细胞培养基，加入抗生素，使其终浓度为 100U/ml 抗生素，并加入谷氨酰胺，使其终浓度为 0.03%，临用前配制并按 DMEM 说明书要求加入适量 $NaHCO_3$ 调 pH 值至 7.6。

(3)磷酸盐缓冲液(PBS)　称取磷酸二氢钾 0.24g，磷酸氢二钠($Na_2HPO_4 \cdot 12H_2O$)1.44g，氯化钠 8g，加水溶解并稀释至 1000ml，用氢氧化钠调 pH 值至 7.2。临用前配制。

(4)80% 冷丙酮　量取 80ml 丙酮，加入 0.1mol/L PBS(pH 7.6)20ml，混匀后密封，于 4℃ 保存。

(5)80% 甘油　量取 80ml 甘油，加入 20ml 水中，混匀，加盖后于 4℃ 保存。

(6)0.25% 胰蛋白酶-EDTA。

(7)FITC 标记的狂犬病病毒核蛋白抗体　按使用说明书要求稀释到工作浓度。

中和用病毒　(1)病毒悬液的制备　取 CVS-11 毒种(一般为冻干毒种)做适当稀释，以 0.1MOI 的感染量接种生长良好的 BSR 细胞，于 37℃、5% 二氧化碳条件下培养 1 天后转入 34℃ 继续培养，2 天后收集培养上清液，于 4℃ 以每分钟 4000 转离心 10 分钟去除细胞碎片，取上清液加入 10% 新生牛血清，混匀后分装小管，−70℃ 以下冻存备用。

病毒液的预滴定：取冻存的病毒悬液 1 支，经流水速融后，在 24 孔培养板上从 1:5 开始做 5 倍系列稀释，取 100μl 病毒液加入 400μl 含 10% 灭能新生牛血清的 DMEM 培养液中，充分混匀后，每个稀释度取 50μl 转移至 96 孔培养板，每个稀释度平行做 2 份，每孔再加入 $5 \times 10^6/ml$ 的 BSR 细胞悬液 50μl，于 37℃、5% 二氧化碳条件下培养 24 小时。培养结束后弃上清液，PBS 洗 1 遍，再加入 80% 冷丙酮，每孔 50μl，4℃ 固定 30 分钟，或 −30℃ 固定 10 分钟，弃丙酮，待挥发干燥后每孔加入 50μl 工作浓度的 FITC 标记的狂犬病病毒核蛋白抗体染色，于 37℃ 孵育 30 分钟，用 PBS 洗 3 遍，甩干，每孔加 80% 甘油 50μl，于荧光显微镜下观察；计数每孔中的荧光灶数，取每孔荧光灶数在 30 以

下的孔，记录相邻 4 孔荧光灶数，取其平均值，计算如下：

病毒滴度(FFU/ml) = (最高稀释倍数孔荧光灶平均值 × 5 + 相邻孔稀释倍数较低的荧光灶平均值)/2 × 稀释倍数较低孔病毒稀释倍数 × 20

(2)中和用病毒液的制备　取病毒悬液 1 支，按病毒液的预滴定同法操作。在荧光显微镜下计数每孔中的荧光灶比例，以 80%~95% 的细胞被病毒感染的病毒稀释度为中和试验用病毒稀释度。

取冻存的病毒悬液 1 支，经流水融化后，用含 5% 灭能新生牛血清的 DMEM 培养液将病毒稀释至中和试验用病毒稀释度，置冰浴备用。

狂犬病免疫球蛋白标准品溶液　狂犬病免疫球蛋白标准品由国家药品检定机构提供，或用经国家药品检定机构标定的工作用标准品。配制方法按使用说明书进行。用含 10% 灭能新生牛血清的 DMEM 培养液将狂犬病免疫球蛋白标准品做 3 倍系列稀释，即在 96 孔培养板中每孔预先加入 100μl 培养液，取 50μl 供试品加入其中，成为 1:3 稀释度，充分混合后，吸取 50μl 加入下一孔 100μl 培养液中，成为 1:9 稀释度，如此系列稀释若干孔至适宜稀释度。

供试品溶液　供试品(血清样品应预先经 56℃、30 分钟灭能)用含 10% 灭能新生牛血清的 DMEM 培养液做 3 倍系列稀释，即在 96 孔培养板中每孔预先加入 100μl 培养液，取 50μl 供试品加入其中，即为 1:3 稀释度，充分混合后，吸取 50μl 加入下一孔 100μl 培养液中，成为 1:9 稀释度，如此系列稀释若干孔至适宜稀释度，最后一孔中 50μl 弃去。

测定法　将稀释后的标准品及供试品各孔中加入中和用病毒，50μl/孔，同时设正常细胞对照孔(只加 100μl DMEM 于孔中)，以及中和用病毒对照孔(含 5% 灭能新生牛血清的 DMEM 100μl，加入中和用病毒 50μl)，混匀后置 37℃ 中和 1 小时，每孔加入每 1ml 含 1×10^6 个细胞的 BSR 细胞悬液 50μl，于 37℃、5% 二氧化碳条件下培养 24 小时。待培养结束吸干培养液，每孔中加入 PBS 100μl 清洗并吸干后，每孔加入预冷至 4℃ 的 80% 丙酮 50μl，4℃ 固定 30 分钟，或 −30℃ 固定 10 分钟，弃丙酮，待挥发干燥后加入工作浓度的荧光标记狂犬病病毒核蛋白抗体，每孔 50μl，37℃ 孵育 30 分钟，弃去液体，用 PBS 洗板 2~3 次，甩干，每孔加入 80% 甘油 50μl，荧光显微镜下观察。计算公式如下：

$$标准品 \lg ED_{50} = \lg\left(\frac{1}{A}\right) - \left(\frac{0.5 - B}{C - B}\right) \times \lg n_1$$

式中　A 为低于 50% 荧光灶比例的标准品稀释度；

B 为标准品低于 50% 荧光灶比例孔的荧光灶百分比；

C 为标准品高于 50% 荧光灶比例孔的荧光灶百分比；

n_1 为标准品稀释倍数。

$$供试品 \lg ED_{50} = \lg\left(\frac{1}{E}\right) - \left(\frac{0.5 - F}{G - F}\right) \times \lg n_2$$

式中　E 为低于 50% 荧光灶比例的供试品稀释度；

F 为供试品低于 50% 荧光灶比例孔的荧光灶百分比；

G 为供试品高于 50% 荧光灶比例孔的荧光灶百分比；

n_2 为供试品稀释倍数。

$$供试品效价(IU/ml)=10^{(J-K)}\times L$$

式中　J 为标准品 $\lg ED_{50}$；

　　　K 为供试品 $\lg ED_{50}$；

　　　L 为标准品的效价，IU/ml。

【附注】（1）中和用病毒滴度不得小于 10^6 FFU/ml。

（2）病毒稀释时，应尽可能在冰浴中进行。

（3）病毒对照孔应有 80%～95% 细胞被荧光着色，细胞对照孔应无荧光，试验方可成立。

3513　人免疫球蛋白中白喉抗体效价测定法

本法系依据绵羊红细胞经醛化和鞣酸化处理后，具有较强的吸附蛋白质的能力，能将白喉类毒素吸附于红细胞表面上，若遇到供试品中相应抗体，会发生抗原抗体结合，产生特异性凝集，通过比较凝集反应终点测定供试品中白喉抗体效价。

试剂　（1）1% 兔血清生理氯化钠溶液　无菌采集兔全血，分离血清，置 56℃、30 分钟灭能。取 0.5ml 兔血清加 49.5ml 生理氯化钠溶液，混匀。

（2）白喉抗体诊断红细胞悬液　用 1% 兔血清生理氯化钠溶液复溶冻干白喉抗体诊断红细胞至 5% 悬液。

白喉抗体标准品溶液　用 1% 兔血清生理氯化钠溶液将白喉抗体标准品稀释至每 1ml 含 0.2HAU。

供试品溶液　用 1% 兔血清生理氯化钠溶液将供试品稀释 4 倍。

测定法　在 UV 型血凝板上，用 1% 兔血清生理氯化钠溶液将供试品溶液做 2 倍系列稀释，每孔留 $25\mu l$，再向每孔加 $25\mu l$ 白喉抗体诊断红细胞悬液，置振荡器混匀 30～60 秒，放湿盒内 37℃ 结合 1 小时。

在 UV 型血凝板上，用 1% 兔血清生理氯化钠溶液将白喉抗体标准品溶液做 2 倍系列稀释，每孔留 $25\mu l$，自"再向每孔加 $25\mu l$ 白喉抗体诊断红细胞悬液"起，同法操作。

在 UV 型血凝板上，加 1% 兔血清生理氯化钠溶液 $25\mu l$，自"再向每孔加 $25\mu l$ 白喉抗体诊断红细胞悬液"起，同法操作，为阴性对照。

阴性对照孔呈典型的"－"，否则试验不成立，应重试。以出现"＋＋"为判定终点，按下式计算供试品白喉抗体效价：

$$供试品白喉抗体效价(HAU/g)=\frac{E\times n}{F}$$

式中　E 为出现"＋＋"的最高稀释倍数的标准品的白喉抗体效价，HAU/ml；

　　　n 为出现"＋＋"的供试品的最高稀释倍数；

　　　F 为静注人免疫球蛋白供试品蛋白质含量，g/ml；

或人免疫球蛋白供试品蛋白质含量，g/ml。

【附注】（1）判定标准：

"－"红细胞集中在孔底中央，呈一边缘光滑致密的小红点；

"＋"大部分红细胞沉于孔底中央，周围有少量的红细胞；

"＋＋"红细胞部分凝集，孔底中央有一疏松的小红圈；

"＋＋＋"大部分红细胞凝集呈均匀分布，孔底中央有很弱的小红圈；

"＋＋＋＋"红细胞凝集呈均匀分布。

（2）血凝板孔要保持清洁干净，避免表面磨损，否则红细胞不易下沉，易出现假阳性。

3514　人免疫球蛋白 Fc 段生物学活性测定法

本法系依据特异性抗体（免疫球蛋白）Fab 段与红细胞上已包被的相应抗原结合，抗体暴露出 Fc 段补体 C1q 的结合位点，从而激活后续的补体各成分，最终导致红细胞的细胞膜受到攻击、破裂，释放出血红蛋白。通过溶血反应动力学曲线，计算人免疫球蛋白激活补体活性的功能指数（I_{Fc}），以此测定供试品 Fc 段生物学活性。

试剂　（1）PBS（pH 7.2）　称取无水磷酸氢二钠 1.02g、无水磷酸二氢钠 0.34g、氯化钠 8.77g，加适量水溶解，用 1mol/L 氢氧化钠溶液或盐酸溶液调 pH 值至 7.2，再加水稀释至 1000ml。

（2）钙-镁贮备液　称取氯化钙 1.10g、氯化镁 5.08g，加水 25ml 使溶解。

（3）巴比妥-钙镁贮备液　称取氯化钠 51.85g、巴比妥钠 6.37g，加水 1000ml 使溶解，加入钙-镁贮备液 3.125ml，用 1mol/L 盐酸溶液调 pH 值至 7.3，再加水稀释至 1250ml。除菌过滤后 4℃ 保存备用。

（4）牛白蛋白-巴比妥缓冲液　称取牛血清白蛋白 0.15g 加入巴比妥-钙镁贮备液 20ml 中，加水溶解并稀释至 100ml。临用前配制。

（5）1.3mg/L 鞣酸 PBS（pH 7.2）溶液

A 液　称取鞣酸 1mg，加 PBS（pH 7.2）10ml，使溶解。

B 液　量取 A 液 0.1ml，加 PBS（pH 7.2）7.5ml，混匀，即得，临用前配制。

（6）10% 氯化铬溶液　称取氯化铬 5g，加 0.9% 氯化钠溶液 50ml 使溶解。4℃ 保存（可保存半年）。

（7）1% 氯化铬溶液　取 10% 氯化铬溶液 0.1ml，加 0.9% 氯化钠溶液 0.9ml，混匀。临用前配制。

敏化红细胞

A 液　取健康人抗凝的 O 型血 3 人份以上混合，用 PBS 洗涤 3 次，最后一次以每分钟 2000 转离心 10 分钟分离红细胞。取适量压积红细胞悬浮于 1.3mg/L 鞣酸 PBS

（1：40），置 37℃ 水浴中轻摇 30 分钟后再用 PBS 洗涤 3 次，最后用 PBS 制备成 2.5％ 红细胞悬浮液。

B 液　用 PBS 适当稀释的白喉类毒素或腮腺炎病毒与 1％ 氯化铬溶液 0.25ml 混合（10：1）后，置 37℃ 水浴中轻摇 15 分钟。

将 A 液、B 液按 1：4 混合，置 37℃ 水浴中轻摇 30 分钟。离心，去上清液，用 PBS 将沉淀（敏化红细胞）洗涤 3 次，用牛白蛋白-巴比妥缓冲液悬浮红细胞，调节至适宜浓度，使其在波长 541nm 处的吸光度为 1.0±0.1。

参考品溶液　用 1mol/L 氢氧化钠溶液将参考品 pH 值调至 6.8～7.0，再用牛白蛋白-巴比妥缓冲液将参考品 IgG 浓度稀释至每 1ml 含 40mg。

供试品溶液　用 1mol/L 氢氧化钠溶液将供试品 pH 值调至 6.8～7.0，再用牛白蛋白-巴比妥缓冲液将供试品 IgG 浓度稀释至每 1ml 含 40mg。

测定法　取供试品溶液 0.9ml，加敏化红细胞悬液 0.1ml，混匀，置 37℃ 水浴中轻摇 30 分钟。离心，去上清液，用牛白蛋白-巴比妥缓冲液 1ml 洗涤红细胞，共洗 3 次。末次离心后弃上清液 800μl，向沉淀中加入 600μl 预热到 37℃ 的牛白蛋白-巴比妥缓冲液，充分混匀，2 分钟后再加入已稀释至每 1ml 含 150 CH_{50} 的补体 200μl，混匀后立即用紫外-可见分光光度法（通则 0401）在波长 541nm 处测定起始吸光度（A_s），之后，每隔 1 分钟测定 1 次，即得供试品在波长 541nm 处的吸光度与时间的溶血反应动力学曲线。当吸光度越过了曲线的内曲点后即可停止测量。分别取参考品及阴性对照（牛白蛋白-巴比妥缓冲液）0.9ml，自"加敏化红细胞悬液 0.1ml"起，同法操作。按公式（1）分别计算出参考品、供试品和阴性对照曲线斜率。按公式（2）计算供试品激活补体的功能指数（I_{Fc}），应不低于国家参考品活性的 60％。

$$S' = \frac{S_{exp}}{A_s} \tag{1}$$

$$I_{Fc} = \frac{S_s - S_c'}{S_r' - S_c'} \times 100\% \tag{2}$$

式中　S' 为用 A_s 修正 S_{exp} 得到的曲线斜率；

A_s 分别为供试品、参考品、阴性对照在波长 541nm 处测定的起始吸光度；

S_{exp} 分别为根据供试品、参考品及阴性对照各自的溶血反应动力学曲线分别计算出的相邻 3 点间的曲线最大斜率；

I_{Fc} 为供试品激活补体的功能指数；

S_s' 为供试品曲线斜率；

S_r' 为参考品曲线斜率；

S_c' 为阴性对照曲线斜率。

3515　抗人 T 细胞免疫球蛋白效价测定法（E 玫瑰花环形成抑制试验）

本法系依据抗人 T 细胞免疫球蛋白与人淋巴细胞 E 受体结合后，可阻止绵羊红细胞与淋巴细胞 E 受体特异性结合，根据其结合抑制率测定供试品抗人 T 淋巴细胞免疫球蛋白效价。

试剂　（1）淋巴细胞分离液（Ficoll's 液）。

（2）Hank's 液。

（3）20％ 胎牛血清 Hank's 液　试验当天取适量灭菌的 Hank's 液，加入经 56℃、30 分钟灭能及羊红细胞吸收过的胎牛血清，配成 20％ 浓度。用 0.5mol/L 碳酸氢钠溶液或稀盐酸调 pH 值至 7.2～7.4。

（4）1％ 羊红细胞悬液　颈静脉采羊血于 Alsever's 液中，可保存 2 周。试验前取适量羊红细胞用 0.9％ 氯化钠溶液洗 3 次，用 20％ 胎牛血清 Hank's 液配成 1％ 羊红细胞悬液。

（5）淋巴细胞悬液　取肝素抗凝新鲜人静脉血加等量 0.9％ 氯化钠溶液混匀后，缓慢加至等量淋巴细胞分离液面上，以每分钟 2000 转离心 20 分钟，吸出淋巴细胞层细胞，加适量 0.9％ 氯化钠溶液清洗，以每分钟 1200 转离心 10 分钟，弃上清液，沉淀加入适量 20％ 胎牛血清 Hank's 液，摇匀，为淋巴细胞原液；用 1％ 醋酸蓝液将淋巴细胞原液稀释 20 倍，镜检计数淋巴细胞。根据计数结果，用 20％ 胎牛血清 Hank's 液将淋巴细胞原液稀释成每 1ml 含 5×10^6 个淋巴细胞，即为淋巴细胞悬液。

供试品溶液　根据供试品效价，用 20％ 胎牛血清 Hank's 液将供试品稀释至几个适宜浓度。

测定法　取供试品溶液 100μl，加入淋巴细胞悬液 100μl，摇匀，置 37℃ 水浴 30 分钟；加入 1％ 羊红细胞悬液 100μl，混匀，室温放置 15 分钟。以每分钟 500 转离心 5 分钟后置 2～8℃ 过夜，每稀释度供试品溶液做 2 管。次日取出各管，加入当天稀释的 0.2％ 台盼蓝溶液 100μl，轻轻摇匀，镜检计数 E 玫瑰花环形成率（％）。取 20％ 胎牛血清 Hank's 液 100μl，加入淋巴细胞悬液 100μl，自"摇匀，置 37℃ 水浴 30 分钟"起，同法操作，作对照组。计算 E 玫瑰花环抑制率（％），以 E 玫瑰花环抑制率在 25％ 以上的供试品的最高稀释倍数为 E 玫瑰花环抑制效价。

3516　抗人 T 细胞免疫球蛋白效价测定法（淋巴细胞毒试验）

本法系依据抗人 T 细胞免疫球蛋白与人淋巴细胞结合，在补体存在下破坏淋巴细胞，根据淋巴细胞死亡率测定供试品抗人 T 细胞免疫球蛋白效价。

试剂　（1）淋巴细胞分离液（Ficoll's 液）。

（2）Hank's 液。

（3）20％ 胎牛血清 Hank's 液　试验当天取适量经消毒保存的 Hank's 液，加入经 56℃、30 分钟灭能的胎牛血清，配成 20％ 浓度。用 0.5mol/L 碳酸氢钠溶液或稀盐酸调 pH 值至 7.2～7.4。

(4)淋巴细胞悬液 取肝素抗凝新鲜人静脉血加等量 0.9%氯化钠溶液混匀后,缓慢加至等量淋巴细胞分离液液面上,以每分钟 2000 转离心 20 分钟,吸出淋巴细胞层细胞,加适量 0.9%氯化钠溶液清洗,以每分钟 1200 转离心 10 分钟,弃上清液,沉淀加入适量 20%胎牛血清 Hank's 液,摇匀,为淋巴细胞原液;用 1%醋酸蓝液将淋巴细胞原液稀释 20 倍,镜检计数淋巴细胞。根据计数结果,用 20%胎牛血清 Hank's 液将淋巴细胞原液稀释成每 1ml 含 5×10^6 个淋巴细胞,即为淋巴细胞悬液。

(5)补体 采用正常家兔血清。作补体用的兔血清应对试验用的靶细胞无明显的毒性,因此家兔血清要预先进行选择,方法如下:取淋巴细胞悬液 0.05ml,加 1∶5 稀释的家兔血清 0.05ml,置 37℃、1 小时后,加 0.5%台盼蓝生理氯化钠溶液 0.05ml,置 37℃、5 分钟后镜检计数淋巴细胞,死亡细胞率在 10%以下者方可作补体用。

(6)0.5%台盼蓝生理氯化钠溶液。

(7)2.5%戊二醛溶液(用 Hank's 液稀释)。

供试品溶液 根据供试品效价,用 20%胎牛血清 Hank's 液将供试品稀释至几个适宜浓度。

阳性对照溶液 将经人 T 淋巴细胞免疫的猪血浆或兔血清在 60℃加热 10 分钟后,用 0.9%氯化钠溶液稀释 10 倍。

阴性对照溶液 将正常猪血浆或兔血清在 60℃加热 10 分钟后,用 0.9%氯化钠溶液稀释 10 倍。

测定法 取供试品溶液 0.05ml,加淋巴细胞悬液 0.05ml,置 37℃、1 小时,加 1∶5 稀释的家兔血清 0.05ml,置 37℃、30 分钟后加 0.5%台盼蓝生理氯化钠溶液 0.05ml,置 37℃、5 分钟,立即镜检计数淋巴细胞,计算死亡细胞率,一般数 100 个淋巴细胞。取阳性对照溶液 0.05ml,加淋巴细胞悬液 0.05ml,自"置 37℃、1 小时"起,同法操作,作阳性对照。取阴性对照溶液 0.05ml,加淋巴细胞悬液 0.05ml,自"置 37℃、1 小时"起,同法操作,作阴性对照。

结果判定 阳性对照组的死亡淋巴细胞率大于 20%,且阴性对照组的死亡淋巴细胞率小于 10%,试验成立。以(+)为判定终点,出现(+)供试品的最高稀释度为该供试品的淋巴细胞毒效价。

【附注】(1)试验组死亡淋巴细胞率

小于 10%(-)	41%~60%(++)
10%~20%(±)	61%~80%(+++)
21%~40%(+)	不低于 81%(++++)

(2)如供试品较多或来不及看结果时,为避免试验误差,可在抗原、抗体、补体作用后加 0.5%台盼蓝生理氯化钠溶液 0.05ml,置 37℃、5 分钟后,立即加 2.5%戊二醛溶液 0.05ml,留待适当时候镜检;或先加 2.5%戊二醛溶液 0.05ml,室温放置 10 分钟后,加入 0.5%台盼蓝生理氯化钠溶液 0.05ml,置 37℃、5 分钟后留待适当时候镜检。

3517 人凝血因子Ⅱ效价测定法(一期法)

本法系用人凝血因子Ⅱ缺乏血浆为基质血浆,采用一期法测定供试品人凝血因子Ⅱ效价。

试剂 (1)稀释液 称取巴比妥钠 11.75g、氯化钠 14.67g,溶于适量水中,用 1mol/L 盐酸溶液调 pH 值至 7.3,再加水稀释至 2000ml。临用前,加适量 20%人血白蛋白至终浓度为 1%。

(2)含钙促凝血酶原激酶(Thromboplastin)溶液。

(3)人凝血因子Ⅱ缺乏血浆 人凝血因子Ⅱ含量低于 1%的人血浆或人工基质血浆。

人凝血因子Ⅱ标准品溶液 用人凝血因子Ⅱ缺乏血浆或 0.9%氯化钠溶液将标准品稀释成每 1ml 含 1IU 凝血因子Ⅱ,再用稀释液分别做 10 倍、20 倍、40 倍和 80 倍稀释,置冰浴备用。

供试品溶液 用人凝血因子Ⅱ缺乏血浆或 0.9%氯化钠溶液将供试品稀释成每 1ml 约含 1IU 凝血因子Ⅱ,再用稀释液做 10 倍、20 倍或 40 倍稀释,置冰浴待用。

测定法 量取供试品溶液 0.1ml,加人凝血因子Ⅱ缺乏血浆 0.1ml,混匀,置 37℃水浴中保温一定时间(一般 3 分钟),然后加入已预热至 37℃的含钙促凝血酶原激酶溶液 0.2ml,记录凝固时间。

用不同稀释度的人凝血因子Ⅱ标准品溶液 0.1ml 替代供试品溶液,同法操作。

以人凝血因子Ⅱ标准品溶液效价(IU/ml)的对数对其相应的凝固时间(秒)的对数作直线回归,求得直线回归方程,计算供试品溶液人凝血因子Ⅱ效价,再乘以稀释倍数,即为供试品人凝血因子Ⅱ效价(IU/ml)。

【附注】(1)直线回归相关系数应不低于 0.98。

(2)测定时要求每个稀释度平行测定 2 管,2 管之差不得超过均值 10%,否则重测。

(3)直接与标准品、供试品和血浆接触的器皿应为塑料制品或硅化玻璃制品。

(4)采用全自动凝血仪操作,按仪器使用说明书进行。

3518 人凝血因子Ⅶ效价测定法(一期法)

本法系用人凝血因子Ⅶ缺乏血浆为基质血浆,采用一期法测定供试品人凝血因子Ⅶ效价。

试剂 (1)稀释液 称取巴比妥钠 11.75g、氯化钠 14.67g,溶于适量水中,用 1mol/L 盐酸溶液调 pH 值至 7.3,再加水至 2000ml。临用前加适量 20%人血白蛋白至终浓度为 1%。

(2)含钙促凝血酶原激酶(Thromboplastin)溶液。

(3)人凝血因子Ⅶ缺乏血浆　人凝血因子Ⅶ含量低于1%的人血浆或人工基质血浆。

人凝血因子Ⅶ标准品溶液　用人凝血因子Ⅶ缺乏血浆或0.9%氯化钠溶液将标准品稀释成每1ml含1IU凝血因子Ⅶ，再用稀释液分别做10倍、20倍、40倍和80倍稀释，置冰浴备用。

供试品溶液　用人凝血因子Ⅶ缺乏血浆或生理氯化钠溶液将供试品稀释成每1ml约含1IU凝血因子Ⅶ，再用稀释液做10倍、20倍或40倍稀释，置冰浴待用。

测定法　量取供试品溶液0.1ml，加人凝血因子Ⅶ缺乏血浆0.1ml，混匀，置37℃水浴保温一定时间(一般3分钟)，然后加入已预热至37℃的含钙促凝血酶原激酶溶液0.2ml，记录凝固时间。

用不同稀释度的人凝血因子Ⅶ标准品溶液0.1ml替代供试品溶液，同法操作。

以人凝血因子Ⅶ标准品溶液效价(IU/ml)的对数对其相应的凝固时间(秒)的对数作直线回归，求得直线回归方程，计算供试品溶液人凝血因子Ⅶ效价，再乘以稀释倍数，即为供试品人凝血因子Ⅶ效价(IU/ml)。

【附注】(1)直线回归相关系数应不低于0.98。

(2)测定时要求每个稀释度平行测定2管，2管之差不得超过均值10%，否则重测。

(3)直接与标准品、供试品和血浆接触的器皿应为塑料制品或硅化玻璃制品。

(4)采用全自动凝血仪操作，按仪器使用说明书进行。

3519　人凝血因子Ⅸ效价测定法

第一法　一期法

本法系依据人凝血因子Ⅸ能缩短人凝血因子Ⅸ缺乏血浆凝固时间的原理，以人凝血因子Ⅸ缺乏血浆为基质血浆，将含有人凝血因子Ⅸ的标准品或供试品及活化部分凝血活酶时间(activated partial thromboplastin time，APTT)试剂与其混合后，加入钙离子启动凝固反应，利用血浆凝固时间长短测定供试品中人凝血因子Ⅸ的效价。

试剂　(1)枸橼酸钠溶液　取枸橼酸钠10.83g，加水溶解并稀释至250ml。

(2)咪唑缓冲液　取咪唑0.68g和氯化钠1.17g，加水溶解并稀释至100ml，加0.1mol/L盐酸溶液42.2ml，用水稀释至200ml(pH 7.3)。

(3)稀释液　分别取枸橼酸钠溶液和咪唑缓冲液适量(1∶5，V/V)，混匀，加20%人血白蛋白溶液适量，制成1%人血白蛋白溶液。

(4)APTT试剂。

(5)人凝血因子Ⅸ缺乏血浆　人凝血因子Ⅸ含量低于1%的人血浆或人工基质血浆。

(6)氯化钙溶液　取氯化钙147g，加水溶解并稀释至1000ml。用前用水稀释20倍，制成0.05mol/L氯化钙溶液。

标准品溶液　临用新制。取人凝血酶原复合物标准品1支，照说明书复溶，用人凝血因子Ⅸ缺乏血浆或0.9%氯化钠溶液稀释制成每1ml含1IU人凝血因子Ⅸ的溶液，作为标准品贮备液。取标准品贮备液，用稀释液稀释制成3个不同浓度的标准品溶液，相邻两浓度之比值(r)应相等(如制成每1ml中含0.1IU、0.05IU和0.025IU的溶液)，置冰浴待用。

供试品溶液　临用新制。取供试品1瓶，照说明书复溶(若供试品中含有肝素，复溶后用硫酸鱼精蛋白中和)。用人凝血因子Ⅸ缺乏血浆或0.9%氯化钠溶液稀释制成每1ml约含1IU人凝血因子Ⅸ的溶液，作为供试品贮备液。取供试品贮备液，用稀释液稀释制成与标准品溶液3个浓度一致的供试品溶液，置冰浴待用。

测定法　取APTT试剂0.1ml，置37℃保温一定时间(一般4分钟)，加人凝血因子Ⅸ缺乏血浆0.1ml和标准品溶液0.1ml，混匀，置37℃保温一定时间(一般5分钟)，加入已预热至37℃的0.05mol/L氯化钙溶液0.1ml，记录凝固时间。

用不同浓度的供试品溶液0.1ml替代标准品溶液，同法操作。

以系列标准品溶液(或系列供试品溶液)效价(IU/ml)的对数对其相应的凝固时间(秒)的对数作线性回归，照生物检定统计法(通则1431)中的量反应平行线测定法(3.3)法计算供试品效价及95%置信区间，其95%置信区间应在测得效价的80%～125%。供试品溶液和标准品溶液的剂量反应曲线相关系数均应不低于0.98，回归项应非常显著($P<0.01$)，偏离平行和偏离线性均应不显著($P\geqslant0.01$)。

【附注】(1)自"用人凝血因子Ⅸ缺乏血浆或0.9%氯化钠溶液稀释制成每1ml含1IU人凝血因子Ⅸ的溶液"起，依法操作，独立制备2份系列标准品溶液和供试品溶液，平行测定。同一浓度的两份溶液凝固时间的相对偏差不得过10%，否则重测。

(2)直接与标准品、供试品和血浆接触的器皿应为塑料制品或硅化玻璃制品。

(3)如采用全自动凝血仪操作，按仪器使用说明书进行。

(4)偏离线性项变异的差方和与自由度(f)计算公式：

差方和(偏离线性)＝差方和(二次曲线)＋差方和(反向二次曲线)

$f_{(偏离线性)}＝f_{(二次曲线)}＋f_{(反向二次曲线)}$

第二法　生色底物法

本法系依据人凝血因子Ⅸ(FⅨ)经凝血因子Ⅺa等适宜试剂激活后，在钙离子和磷脂的存在下，辅助活化的凝血因子Ⅷ(FⅧa)激活凝血因子Ⅹ(FⅩ)使成为活化的凝血因子Ⅹa(FⅩa)，FⅩa可作用于生色底物使其释放对硝基苯胺。对硝基苯胺的生成量或生成速率的对数与FⅨ效价的对数在一定范围内存在线性关系，测定对硝基苯胺在 405nm 波长的吸光度值可计算供试品中 FⅨ 的效价。

试剂　采用经验证的人凝血因子Ⅸ检测试剂盒，并按试剂盒说明书配制试剂。

标准品溶液　临用新制。取人凝血酶原复合物标准品 1 支，照说明书复溶后，用稀释缓冲液稀释并制成每 1ml 中含人凝血因子Ⅸ 3 个不同浓度的标准品溶液，相邻两浓度之比值（r）应相等（如制成每 1ml 中含 0.003 125IU、0.001 562 5IU 和 0.000 781 25IU 的溶液）。

供试品溶液　临用新制。取供试品 1 瓶，照说明书复溶后。用人凝血因子Ⅸ缺乏血浆或 0.9％氯化钠溶液稀释制成每 1ml 约含 1IU 人凝血因子Ⅸ 的溶液，作为供试品贮备液。取供试品贮备液，用稀释缓冲液稀释并制成与标准品溶液 3 个浓度一致的供试品溶液。

测定法　在 96 孔板中分别精密加入上述不同浓度的标准品溶液或供试品溶液 50μl，置 37℃保温 3～4 分钟；精密加入已预热至 37℃的因子试剂溶液 50μl，混匀，置 37℃反应 2 分钟；再精密加入已预热至 37℃的活化试剂溶液 50μl，混匀，置 37℃反应 3 分钟；最后精密加入已预热至 37℃的生色底物溶液 50μl，置 37℃准确反应 2 分钟。用适宜设备（酶标仪或全自动血凝仪）在 405nm 的波长处记录线性反应阶段的吸光度值变化速率（动力学法，如 10～100 秒）；也可采用终点法，即准确反应 2 分钟后精密加入 2％枸橼酸溶液 50μl 终止反应，以稀释缓冲液 50μl 自"置 37℃保温 3～4 分钟"起，同法操作，作为空白，在 405nm 的波长处测定各孔吸光度值。

以系列标准品溶液（或系列供试品溶液）效价（IU/ml）的对数对其相应的吸光度值变化速率（动力学法）或吸光度值（终点法）的对数作线性回归，照生物检定统计法（通则1431）中的量反应平行线测定法（3.3）法计算供试品效价及 95％置信区间，其 95％置信区间应在测得效价的 80％～125％。供试品溶液和标准品溶液的剂量反应曲线相关系数均应不低于 0.98，回归项应非常显著（$P<0.01$），偏离平行和偏离线性均应不显著（$P\geqslant 0.01$）。

【附注】（1）自"用稀释缓冲液稀释并制成每 1ml 中含人凝血因子Ⅸ 3 个不同浓度的溶液"起，依法操作，独立制备 2 份系列标准品溶液和供试品溶液，平行测定。

（2）试剂预热时间不宜超过 15 分钟。

（3）本法中数据拟合模型也可选用半对数回归量反应平行线法（即响应值不作对数转换）或斜率比法。应根据选择的拟合模型，将标准品溶液和供试品溶液剂量范围经验证后作适当调整。

（4）本法也可使用其他经验证等效的生色底物法检测试剂盒。试剂盒的验证可参照生物制品生物活性/效价测定方法验证指导原则（指导原则9401），应至少包括相对准确度、精密度和范围等内容。相对准确度应满足相对偏倚在 ±10％范围内，线性回归方程的相关系数应不低于 0.98；精密度应满足几何变异系数（GCV）≤10％；相对准确度及精密度符合要求的效价水平范围应涵盖效价限度范围。

（5）如采用全自动凝血仪操作，按仪器使用说明书进行。

（6）偏离线性项变异的差方和与自由度（f）计算公式：同第一法【附注】（4）项下的公式。

（7）如采用终点法，以稀释缓冲液 50μl 替代标准品溶液或供试品溶液，自"置 37℃保温 3～4 分钟"起，同法操作，作为空白孔。

3520　人凝血因子Ⅹ效价测定法（一期法）

本法系用人凝血因子Ⅹ缺乏血浆为基质血浆，采用一期法测定供试品人凝血因子Ⅹ效价。

试剂　（1）稀释液　称取巴比妥钠 11.75g、氯化钠 14.67g，溶于适量水中，用 1mol/L 盐酸溶液调 pH 值至 7.3，再加水稀释至 2000ml。临用前加适量 20％人血白蛋白至终浓度为 1％。

（2）含钙促凝血酶原激酶（Thromboplastin）溶液。

（3）人凝血因子Ⅹ缺乏血浆　人凝血因子Ⅹ含量低于 1％的人血浆或人工基质血浆。

人凝血因子Ⅹ标准品溶液　用人凝血因子Ⅹ缺乏血浆或 0.9％氯化钠溶液将标准品稀释成每 1ml 含 1IU 凝血因子Ⅹ，再用稀释液分别做 10 倍、20 倍、40 倍和 80 倍稀释，置冰浴备用。

供试品溶液　用人凝血因子Ⅹ缺乏血浆或 0.9％氯化钠溶液将供试品稀释成每 1ml 约含 1IU 凝血因子Ⅹ，再用稀释液做 10 倍、20 倍或 40 倍稀释，置冰浴待用。

测定法　取供试品溶液 0.1ml，加人凝血因子Ⅹ缺乏血浆 0.1ml，混匀，置 37℃水浴中保温一定时间（一般 3 分钟），然后加入已预热至 37℃的含钙促凝血酶原激酶溶液 0.2ml，记录凝固时间。

用不同稀释度的人凝血因子Ⅹ标准品溶液 0.1ml 替代供试品溶液，同法操作。

以人凝血因子Ⅹ标准品溶液效价（IU/ml）的对数对其相应的凝固时间（秒）的对数作直线回归，求得直线回归方程，计算供试品溶液人凝血因子Ⅹ效价，再乘以稀释倍数，即为供试品人凝血因子Ⅹ效价（IU/ml）。

【附注】（1）直线回归相关系数应不低于 0.98。

（2）测定时要求每个稀释度平行测定 2 管，2 管之差不得超过均值 10％，否则重测。

（3）直接与标准品、供试品和血浆接触的器皿应为塑料制品或硅化玻璃制品。

（4）采用全自动凝血仪操作，按仪器使用说明书进行。

3521　人凝血因子Ⅷ效价测定法

第一法　一期法

本法系依据人凝血因子Ⅷ能缩短人凝血因子Ⅷ缺乏血浆凝固时间的原理，以人凝血因子Ⅷ缺乏血浆为基质血浆，将含有人凝血因子Ⅷ的标准品或供试品及活化部分凝血活酶时间(activated partial thromboplastin time，APTT)试剂与其混合后，加入钙离子启动凝固反应，利用血浆凝固时间长短测定供试品中人凝血因子Ⅷ的效价。

试剂 (1)枸橼酸钠溶液 取枸橼酸钠 10.83g，加水使溶解并稀释至 250ml。

(2)咪唑缓冲液 取咪唑 0.68g 和氯化钠 1.17g，加水使溶解并稀释至 100ml，加 0.1mol/L 盐酸溶液 42.2ml，用水稀释至 200ml(pH 7.3)。

(3)稀释液 分别取枸橼酸钠溶液和咪唑缓冲液适量(1:5，V/V)，混匀，加 20%人血白蛋白溶液适量，制成 1%人血白蛋白溶液。

(4)人凝血因子Ⅷ缺乏血浆 人凝血因子Ⅷ含量低于 1%的人血浆或人工基质血浆。

(5)APTT 试剂。

(6)氯化钙溶液 取氯化钙($CaCl_2 \cdot 2H_2O$)147g，加水使溶解并稀释至 1000ml。临用前用水稀释 20 倍，制成 0.05mol/L 氯化钙溶液。

标准品溶液 临用新制。取人凝血因子Ⅷ标准品 1 支，照说明书复溶，用人凝血因子Ⅷ缺乏血浆或 0.9%氯化钠溶液稀释制成每 1ml 含 1IU 人凝血因子Ⅷ的溶液，作为标准品贮备液。按生物检定统计法(通则1431)中的量反应平行线测定法(3.3)法进行试验，取标准品贮备液，用稀释液稀释制成 3 个不同浓度的标准品溶液，相邻两浓度之比值(r)应相等(如制成每 1ml 中含 0.1IU、0.05IU 和 0.025IU 的溶液)，置冰浴待用。

供试品溶液 临用新制。取供试品 1 瓶，照说明书复溶，用人凝血因子Ⅷ缺乏血浆或 0.9%氯化钠溶液稀释制成每 1ml 约含 1IU 人凝血因子Ⅷ的溶液，作为供试品贮备液。按生物检定统计法(通则1431)中的量反应平行线测定法(3.3)法进行试验，取供试品贮备液，用稀释液稀释制成 3 个不同浓度的供试品溶液，相邻两浓度之比值(r)应与标准品溶液比值相等(如制成每 1ml 中含 0.1IU、0.05IU 和 0.025IU 的溶液)，置冰浴待用。

测定法 取 APTT 试剂 0.1ml，置37℃保温一定时间(一般4分钟)，加凝血因子Ⅷ缺乏血浆 0.1ml 和标准品溶液 0.1ml，混匀，37℃保温一定时间(一般5分钟)，加入已预热至37℃的 0.05mol/L 氯化钙溶液 0.1ml，记录凝固时间。

用不同浓度的供试品溶液 0.1ml 替代标准品溶液，同法操作。

以系列标准品溶液(或系列供试品溶液)效价(IU/ml)的对数对其相应的凝固时间(秒)的对数作线性回归，照生物检定统计法(通则1431)中的量反应平行线测定法(3.3)法计算供试品效价及 95%置信区间，其 95%置信区间应在测得效价的 80%～120%。供试品溶液和标准品溶液的剂量反应曲线回归项应非常显著($P<0.01$)，偏离平行和偏离线性均应不显著($P\geqslant0.01$)。

【附注】(1)自"用人凝血因子Ⅷ缺乏血浆或 0.9%氯化钠溶液稀释制成每 1ml 含 1IU 人凝血因子Ⅷ的溶液"起，依法操作，独立制备 2 份系列标准品溶液和供试品溶液，平行测定。同一浓度的两份溶液凝固时间的相对偏差不得过 10%，否则应重测。

(2)直接与标准品、供试品和血浆接触的器皿应为塑料制品或硅化玻璃制品。

(3)如采用全自动凝血仪操作，按仪器使用说明书进行。

(4)偏离线性项变异的差方和与自由度(f)计算公式：

$$差方和_{(偏离线性)}=差方和_{(二次曲线)}+差方和_{(反向二次曲线)}$$

$$f_{(偏离线性)}=f_{(二次曲线)}+f_{(反向二次曲线)}$$

第二法 生色底物法

本法系依据人凝血因子Ⅷ(FⅧ)经凝血酶等适宜试剂激活后，在钙离子和磷脂的存在下，辅助活化的凝血因子Ⅸ(FⅨa)激活凝血因子Ⅹ(FⅩ)为活化的凝血因子Ⅹa(FⅩa)，FⅩa 可作用于发色底物使其释放对硝基苯胺，在 405nm 的波长下测定不同反应时间对硝基苯胺的吸光度或吸光度变化速率；采用 FⅧ效价与对硝基苯胺吸光度值变化速率(动力学法)或吸光度值(终点法)建立适宜的数学模型，计算供试品中 FⅧ 的效价。

试剂 采用经验证的人凝血因子Ⅷ检测试剂盒，并按试剂盒说明书配制试剂。

标准品溶液 临用新制。取人凝血因子Ⅷ标准品 1 支，照说明书复溶后，用试剂盒中稀释缓冲液稀释并制成每 1ml 含 1IU 人凝血因子Ⅷ的溶液，作为标准品贮备液。按生物检定统计法(通则1431)中的量反应平行线测定法(3.3)法进行试验，取标准品贮备液，用稀释缓冲液制成 3 个不同浓度的标准品溶液(S)，相邻两浓度之比值(r)应相等(如制成每 1ml 中含 0.0125IU、0.006 25IU 和 0.003 125IU 的溶液)。

供试品溶液 临用新制。取供试品 1 瓶，照说明书复溶后，用试剂盒中稀释缓冲液稀释并制成每 1ml 约含 1IU 人凝血因子Ⅷ的溶液，作为供试品贮备液。按生物检定统计法(通则1431)中的量反应平行线测定法(3.3)法进行试验，取供试品贮备液，用稀释缓冲液制成 3 个不同浓度的供试品溶液(T)，相邻两浓度溶液之比值(r)应与标准品溶液之比值相等(如制成每 1ml 中含 0.0125IU、0.006 25IU 和 0.003 125IU 的溶液)。

测定法 取不同浓度的标准品溶液(S)或供试品溶液(T)，按 S_1、S_2、S_3、T_1、T_2、T_3、T_1、T_2、T_3、S_1、S_2、S_3 的顺序依次向 96 孔板中分别精密加入上述溶液 50μl，以稀释缓冲液(B)50μl 作为空白，置37℃保温 3～4 分钟；精密加入已预热至37℃的因子试剂溶液 50μl，混匀，置37℃中准确反应 2 分钟；再精密加入已预热至37℃的生色底物溶液 50μl，准确反应 2 分钟。用适宜设备(酶标仪或全自动凝血仪)在405nm 的波长处记录反应30～120秒的吸光度值变化速率(动力学法)；也可采用终点法，即准确反应 2 分钟后精密加入 20%醋酸溶液 50μl 终止反应，在

405nm 的波长处测定各孔吸光度值。

以系列标准品溶液（或系列供试品溶液）效价（IU/ml）的对数对其相应的吸光度值变化速率（动力学法）或吸光度值（终点法）的对数作线性回归，照生物检定统计法（通则 1431）中的量反应平行线测定法（3.3）法计算效价及 95％置信区间，其 95％置信区间应在测得效价的 80％～120％。供试品溶液和标准品溶液的剂量反应曲线回归项应非常显著（$P < 0.01$），偏离平行和偏离线性均应不显著（$P \geqslant 0.01$）。

【附注】（1）自"用试剂盒中稀释缓冲液稀释并制成每 1ml 含 1IU 人凝血因子Ⅷ的溶液"起，依法操作，独立制备 2 份系列标准品溶液和供试品溶液，平行测定。

（2）空白孔应满足试剂盒的系统适用性要求。

（3）本法中数据拟合模型也可选用半对数回归量反应平行线法（即响应值不作对数转换）或斜率比法。应根据选择的拟合模型，将标准品溶液和供试品溶液剂量范围经验证后作适当调整。

（4）本法也可使用其他经验证等效的生色底物法检测试剂盒。试剂盒的验证可参照生物制品生物活性/效价测定方法验证指导原则（指导原则 9401），应至少包括相对准确度、精密度和范围等内容。相对准确度应满足相对偏倚在 ±10％范围内，线性回归方程的相关系数应不低于 0.98；精密度应满足几何变异系数（GCV）≤10％；相对准确度及精密度符合要求的效价水平范围应涵盖效价限度范围。

（5）如采用全自动凝血仪操作，按仪器使用说明书进行。

（6）偏离线性项变异的差方和与自由度（f）计算公式：同第一法【附注】（4）项下的公式。

3522　人促红素生物学活性测定法

第一法　网织红细胞法

本法系依据人促红素（EPO）可刺激网织红细胞生成的作用，给小鼠皮下注射 EPO 后，其网织红细胞数量随 EPO 注射剂量的增加而升高。利用网织红细胞数对红细胞数的比值变化，通过剂量反应平行线法检测 EPO 体内生物学活性。

试剂 （1）乙二胺四乙酸二钾抗凝剂　称取乙二胺四乙酸二钾 100mg，加 0.9％氯化钠溶液 10ml 溶解，混匀，使用时新鲜配制。

（2）稀释液　称取 0.1g 牛血清白蛋白，加 0.9％氯化钠溶液溶解并稀释至 100ml，即得。

标准品溶液 按标准品说明书，将 EPO 标准品复溶，用稀释液将 EPO 标准品稀释成高、中、低 3 个剂量 EPO 标准品溶液。

供试品溶液 用稀释液将供试品稀释成高、中、低 3 个剂量与 EPO 标准品溶液单位相近的供试品溶液。

测定法 按低、中、高（如 10IU/鼠、20IU/鼠、40IU/鼠）

3 个剂量组，分别给近交系 6～8 周龄小鼠（雌性 BALB/c 小鼠）或 B6D2F1 小鼠皮下注射 EPO 标准品及供试品溶液，每组至少 4 只，每鼠注射量为不大于 0.5ml。在注射后的第 4 天从小鼠眼眶采血 3～4 滴，置于预先加入 200μl 乙二胺四乙酸二钾抗凝剂的采血管中。取抗凝血，用全自动网织红细胞分析仪计数每只小鼠血液中的网织红细胞数对红细胞总数的比值（Ret％）。按注射剂量（IU）对 Ret％的量反应平行线测定法（通则 1431）计算供试品体内生物学活性。

第二法　报告基因法

本法采用基因修饰的报告基因细胞作为人促红素生物学活性测定用细胞。当人促红素与报告基因细胞相互作用，启动荧光素酶的表达，加入底物后可产生化学发光，并且产生的光强度与人促红素的生物学活性呈正相关。通过测定其发光强度，以此计算人促红素生物学活性。

试剂 （1）完全培养液　IMDM 培养液，含有 4mmol/L 的 L-谷氨酰胺，25mmol/L 羟乙基哌嗪乙硫磺酸（HEPES），300μg/ml 的潮霉素 B，10％的胎牛血清，1IU/ml EPO。4℃保存。

（2）工作培养液　无酚红 1640 培养液，10mmol/L HEPES，1％的胎牛血清。4℃保存。

（3）磷酸缓冲盐溶液（PBS）　取氯化钠 8.0g、氯化钾 0.20g、磷酸氢二钠 1.44g、磷酸二氢钾 0.24g，加水溶解并稀释至 1000ml，高压灭菌。

（4）荧光素酶报告基因检测试剂盒。

报告基因细胞 UT-7/SGG-Luc（人原巨核细胞型白血病细胞/促红素刺激反应元件-荧光素酶，系为促红素刺激核心反应元件和荧光素酶报告基因稳定转染入 UT-7 细胞）或其他适宜的报告基因细胞。报告基因细胞的构建及细胞库管理和质控应参照基于基因修饰细胞系的生物检定法指导原则（指导原则 9404）要求执行。

标准品溶液 取人促红素生物学活性测定国家标准品，按说明书复溶后，用工作培养液稀释至约 2IU/ml。在 96 孔细胞培养板中，做 2 倍系列稀释，共 8 个稀释度，每个稀释度做 2 孔。

供试品溶液 将供试品按标示量溶解后，用工作培养液稀释成约 2IU/ml。在 96 孔细胞培养板中，做 2 倍系列稀释，共 8 个稀释度，每个稀释度做 2 孔。

测定法 收集在完全培养液中培养的 UT-7/SGG-Luc 细胞，用 PBS 洗 2 次后，用工作培养液配制成每 1ml 含 $4 \times 10^5 \sim 5 \times 10^5$ 个细胞的细胞悬液，每孔 50μl 接种于白色 96 孔细胞培养板中，于 37℃、5％二氧化碳条件下培养 18～24 小时。

培养结束后，将制备的标准品溶液和供试品溶液分别加入上述细胞培养板中，50μl/孔，于 37℃、5％二氧化碳条件下再培养 5 小时左右。按荧光素酶报告基因检测试剂盒说明书，加入荧光素酶底物，用化学发光酶标仪测定发光强度，记录测定结果。

结果计算 试验数据采用计算机程序或四参数回归计算法进行处理，并按下式计算供试品生物学活性。

$$供试品生物学活性(IU/ml) = P_r \times \frac{D_s \times E_s}{D_r \times E_r}$$

式中 P_r 为标准品生物学活性，IU/ml；

D_s 为供试品预稀释倍数；

D_r 为标准品预稀释倍数；

E_s 为供试品相当于标准品半效量的稀释倍数；

E_r 为标准品半效量的稀释倍数。

注：本试验相关参数是根据报告基因细胞 UT-7/SGG-Luc 确定，如果采用其他适宜的报告基因细胞株，还需进一步确认试验参数。

3523 干扰素生物学活性测定法

第一法 细胞病变抑制法

本法系依据干扰素可以保护人羊膜细胞(WISH)免受水泡性口炎病毒(VSV)破坏的作用，用结晶紫对存活的 WISH 细胞染色，在波长 570nm 处测定其吸光度，可得到干扰素对 WISH 细胞的保护效应曲线，以此测定干扰素生物学活性。

试剂 （1）MEM 或 RPMI 1640 培养液 取 MEM 或 RPMI 1640 培养基粉末 1 袋（规格为 1L），加水溶解并稀释至 1000ml，加青霉素 10^5IU 和链霉素 10^5IU，再加碳酸氢钠 2.1g，溶解后，混匀，除菌过滤，4℃保存。

（2）完全培养液 量取新生牛血清 10ml，加 MEM 或 RPMI 1640 培养液 90ml。4℃保存。

（3）测定培养液 量取新生牛血清 7ml，加 MEM 或 RPMI 1640 培养液 93ml。4℃保存。

（4）攻毒培养液 量取新生牛血清 3ml，加 MEM 或 RPMI 1640 培养液 97ml。4℃保存。

（5）消化液 称取乙二胺四乙酸二钠 0.2g、氯化钠 8.0g、氯化钾 0.2g、磷酸氢二钠 1.152g、磷酸二氢钾 0.2g，加水溶解并稀释至 1000ml，经 121℃、15 分钟灭菌。

（6）染色液 称取结晶紫 50mg，加无水乙醇 20ml 溶解后，加水稀释至 100ml，即得。

（7）脱色液 量取无水乙醇 50ml、醋酸 0.1ml，加水稀释至 100ml。

（8）PBS 称取氯化钠 8.0g、氯化钾 0.20g、磷酸氢二钠 1.44g、磷酸二氢钾 0.24g，加水溶解并稀释至 1000ml，经 121℃、15 分钟灭菌。

标准品溶液 取人干扰素生物学活性测定的国家标准品，按说明书复溶后，用测定培养液稀释成每 1ml 含 1000IU。在 96 孔细胞培养板中，做 4 倍系列稀释，共 8 个稀释度，每个稀释度做 2 孔。在无菌条件下操作。

供试品溶液 将供试品按标示量溶解后，用测定培养液稀释成每 1ml 约含 1000IU。在 96 孔细胞培养板中，做 4 倍系列稀释，共 8 个稀释度，每个稀释度做 2 孔。在无菌条件下操作。

测定法 使 WISH 细胞在培养基中贴壁生长。按(1:2)～(1:4)传代，每周 2～3 次，于完全培养液中生长。取培养的细胞弃去培养液，用 PBS 洗 2 次后消化和收集细胞，用完全培养液配制成每 1ml 含 2.5×10^5～3.5×10^5 个细胞的细胞悬液，接种于 96 孔细胞培养板中，每孔 100μl，于 37℃、5%二氧化碳条件下培养 4～6 小时；将配制完成的标准品溶液和供试品溶液移入接种 WISH 细胞的培养板中，每孔加入 100μl，于 37℃、5%二氧化碳条件下培养 18～24 小时；弃去细胞培养板中的上清液，将保存的水泡性口炎病毒(VSV，−70℃保存)用攻毒培养液稀释至约 100CCID₅₀，每孔 100μl，于 37℃、5%二氧化碳条件下培养 24 小时(镜检标准品溶液的 50%病变点在 1IU/ml)；然后弃去细胞培养板中的上清液，每孔加入染色液 50μl，室温放置 30 分钟后，用流水小心冲去染色液，并吸干残留水分，每孔加入脱色液 100μl，室温放置 3～5 分钟。混匀后，用酶标仪以 630nm 为参比波长，在波长 570nm 处测定吸光度，记录测定结果。

试验数据采用计算机程序或四参数回归计算法进行处理，并按下式计算结果：

$$供试品生物学活性(IU/ml) = P_r \times \frac{D_s \times E_s}{D_r \times E_r}$$

式中 P_r 为标准品生物学活性，IU/ml；

D_s 为供试品预稀释倍数；

D_r 为标准品预稀释倍数；

E_s 为供试品相当于标准品半效量的稀释倍数；

E_r 为标准品半效量的稀释倍数。

注：显色方法也可采用经等效验证的其他显色方法。

第二法 报告基因法(适用于 I 型干扰素)

本法系将含有干扰素刺激反应元件和荧光素酶基因的质粒转染到 HEK293 细胞中，构建细胞系 HEK293puro ISRE-Luc，作为生物学活性测定细胞，当 I 型干扰素与细胞膜上的受体结合后，通过信号转导，激活干扰素刺激反应元件，启动荧光素酶的表达，表达量与干扰素的生物学活性成正相关，加入细胞裂解液和荧光素酶底物后，测定其发光强度，以此测定 I 型干扰素生物学活性。

试剂 （1）完全培养液 MEM 培养液，含有 2mmol/L 的 L-谷氨酰胺，1mmol/L 的丙酮酸钠，0.01mg/L 的非必需氨基酸，2μg/ml 的嘌呤霉素，100U/ml 的青霉素，100μg/ml 的链霉素，10%的胎牛血清。4℃保存。

（2）测定培养液 除不含嘌呤霉素外，其他成分与完全培养液相同。4℃保存。

（3）PBS 取氯化钠 8.0g、氯化钾 0.20g、磷酸氢二钠 1.44g、磷酸二氢钾 0.24g，加水溶解并稀释至 1000ml，经 121℃、15 分钟灭菌。

（4）消化液 称取乙二胺四乙酸二钠 0.2g、胰酶 2.5g，用 PBS 溶解并稀释至 1000ml，除菌过滤。4℃ 保存。

(5)荧光素酶报告基因检测试剂盒　包括细胞裂解液、荧光素酶底物等。

标准品溶液　取重组人干扰素生物学活性测定国家标准品，按说明书复溶后，用测定培养液稀释至每 1ml 约含 10 000IU。在 96 孔细胞培养板中，做 4 倍系列稀释，共 8 个稀释度，每个稀释度做 2 孔。在无菌条件下操作。

供试品溶液　将供试品按标示量溶解后，用测定培养液稀释成每 1ml 约含 10 000IU。在 96 孔细胞培养板中，做 4 倍系列稀释，共 8 个稀释度，每个稀释度做 2 孔。在无菌条件下操作。

测定法　使 HEK293puroISRE-Luc 细胞在完全培养液中贴壁生长。按 1∶4 传代，每周 2~3 次，于完全培养液中生长。取培养的细胞弃去培养液，用 PBS 洗 1 次后消化和收集细胞，用测定培养液配制成每 1ml 含 3.5×10^5~4.5×10^5 个细胞的细胞悬液。将配制完成的标准品溶液和供试品溶液移入可用于细胞培养和化学发光酶标仪测定的 96 孔细胞培养板中，每孔加入 100μl，然后将上述细胞悬液接种于同一 96 孔细胞培养板中，每孔 100μl。于 37℃、5% 二氧化碳条件下培养 18~24 小时。小心吸净 96 孔细胞培养板中的上清液，按荧光素酶报告基因检测试剂盒说明书加入细胞裂解液和荧光素酶底物，用化学发光酶标仪测定发光强度，记录测定结果。

试验数据采用计算机程序或四参数回归计算法进行处理，并按下式计算试验结果：

$$供试品生物学活性(IU/ml) = P_r \times \frac{D_s \times E_s}{D_r \times E_r}$$

式中　P_r 为标准品生物学活性，IU/ml；

D_s 为供试品预稀释倍数；

D_r 为标准品预稀释倍数；

E_s 为供试品相当于标准品半效量的稀释倍数；

E_r 为标准品半效量的稀释倍数。

3524　人白介素-2 生物学
活性测定法
(CTLL-2 细胞/MTT 比色法)

本法系依据在不同白介素-2(IL-2)的浓度下，其细胞依赖株 CTLL-2 细胞存活率不同，以此检测 IL-2 的生物学活性。

试剂　(1)RPMI 1640 培养液　取 RPMI 1640 培养基粉末 1 袋(规格为 1L)，加水溶解并稀释至 1000ml，加青霉素 10^5 IU 和链霉素 10^5 IU，再加碳酸氢钠 2.1g，溶解后，混匀，除菌过滤，4℃ 保存。

(2)基础培养液　量取新生牛血清(FBS)10ml，加 RPMI 1640 培养液 90ml。4℃ 保存。

(3)完全培养液　量取基础培养液 100ml，加人白介素-2

至终浓度为每 1ml 含 400~800IU。4℃ 保存。

(4)PBS　称取氯化钠 8.0g、氯化钾 0.20g、磷酸氢二钠 1.44g、磷酸二氢钾 0.24g，加水溶解并稀释至 1000ml，经 121℃、15 分钟灭菌。

(5)噻唑蓝(MTT)溶液　称取 MTT 0.1g，加 PBS 溶解并稀释至 20ml，经 0.22μm 滤膜过滤除菌。4℃ 避光保存。

(6)裂解液　15% 十二烷基硫酸钠溶液，使用期限不得超过 12 个月。

CTLL-2 细胞　应为偏酸性、略微浑浊液体，传代后 48~60 小时用于人白介素-2 生物学活性测定。

标准品溶液　取人白介素-2 生物学活性测定的国家标准品，按使用说明书复溶后，用基础培养液稀释至每 1ml 含 200IU。在 96 孔细胞培养板中，做 2 倍系列稀释，共 8 个稀释度，每个稀释度做 2 孔。每孔分别留 50μl 标准品溶液，弃去孔中多余溶液。以上操作在无菌条件下进行。

供试品溶液　将供试品按标示量复溶后，用基础培养液稀释成每 1ml 约含 200IU。在 96 孔细胞培养板中，做 2 倍系列稀释，共 8 个稀释度，每个稀释度做 2 孔。每孔分别留 50μl 供试品溶液，弃去孔中多余溶液。以上操作在无菌条件下进行。

测定法　CTLL-2 细胞用完全培养液于 37℃、5% 二氧化碳条件下培养至足够量，离心收集 CTLL-2 细胞，用 RPMI 1640 培养液洗涤 3 次，然后重悬于基础培养液中配制成每 1ml 含 6.0×10^5 个细胞的细胞悬液，于 37℃、5% 二氧化碳条件下备用。在加有标准品溶液和供试品溶液的 96 孔细胞培养板中，每孔加入细胞悬液 50μl，于 37℃、5% 二氧化碳条件下培养 18~24 小时；然后每孔加入 MTT 溶液 20μl，于 37℃、5% 二氧化碳条件下培养 4~6 小时后，每孔加入裂解液 150μl，于 37℃、5% 二氧化碳条件下保温 18~24 小时。以上操作均在无菌条件下进行。混匀细胞板中的液体，放入酶标仪，以 630nm 为参比波长，在波长 570nm 处测定吸光度，记录测定结果。

试验数据采用计算机程序或四参数回归计算法进行处理，并按下式计算结果：

$$供试品生物学活性(IU/ml) = P_r \times \frac{D_s \times E_s}{D_r \times E_r}$$

式中　P_r 为标准品生物学活性，IU/ml；

D_s 为供试品预稀释倍数；

D_r 为标准品预稀释倍数；

E_s 为供试品相当于标准品半效量的稀释倍数；

E_r 为标准品半效量的稀释倍数。

注：显色方法也可采用经等效验证的其他显色方法。

3525　人粒细胞刺激因子
生物学活性测定法
(NFS-60 细胞/MTT 比色法)

本法系依据人粒细胞刺激因子(G-CSF)可刺激小鼠骨髓

白血病细胞（NFS-60细胞）的增殖，通过比较 G-CSF 标准品与供试品对 NFS-60 细胞刺激增殖的作用，来测定供试品中 G-CSF 的生物学活性。

试剂 （1）RPMI 1640 培养液　取 RPMI 1640 培养基粉末 1 袋（规格为1L），加水溶解并稀释至 1000ml，加青霉素 10^5 IU 和链霉素 10^5 IU，再加碳酸氢钠 2.1g，溶解后，混匀，经 $0.22\mu m$ 滤膜滤过，即得，4℃保存。也可采用经验证的商品化试剂。

（2）基础培养液　取 RPMI 1640 培养液 900ml，加新生牛血清或胎牛血清 100ml，混匀，4℃保存。

（3）完全培养液　取基础培养液适量，加人粒细胞刺激因子制成每 1ml 中含人粒细胞刺激因子 10～20ng 的培养液。

（4）磷酸盐缓冲液（PBS）　取氯化钠 8g、氯化钾 0.2g、磷酸氢二钠 1.44g 与磷酸二氢钾 0.24g，加水溶解并稀释至 1000ml，经 121℃、15 分钟灭菌。

（5）噻唑蓝（MTT）溶液　取 MTT 0.10g，加 PBS 20ml 使溶解，经 $0.22\mu m$ 滤膜滤过，即得。4℃避光保存。

（6）裂解液　取盐酸 14ml、Triton X-100 50ml，加异丙醇稀释至 500ml。室温避光保存。也可采用其他经验证的裂解液。

标准品溶液　取人粒细胞刺激因子生物学活性测定标准品，按说明书复溶后，用基础培养液稀释至每 1ml 中约含 1200IU 或适宜浓度。在 96 孔细胞培养板中，做 4 倍系列稀释（系列稀释的稀释倍数可根据细胞状态进行适当调整），共 8 个稀释度，每个稀释度重复 3 孔，每孔分别留 $50\mu l$ 标准品溶液，弃去孔中多余溶液。以上操作在无菌条件下进行。

供试品溶液　取供试品，按标示量用基础培养液稀释至每 1ml 中约含 1200IU 或适宜浓度。在 96 孔细胞培养板中，做 4 倍系列稀释（必要时照标准品溶液项下适当调整），共 8 个稀释度，每个稀释度重复 3 孔，每孔分别留 $50\mu l$ 供试品溶液，弃去孔中多余溶液。以上操作在无菌条件下进行。

测定法　NFS-60 细胞株用完全培养液于 37℃、5%二氧化碳条件下按下表推荐方式进行培养。也可采用其他经验证的培养方式。

活细胞接种密度（个细胞/毫升）	传代或活性测定的时间（小时）
$1\times10^4\sim5\times10^4$	72～96
$5\times10^4\sim1\times10^5$	48～72
$1\times10^5\sim4\times10^5$	24～36

将试验所用溶液预热至 37℃。取足量 NFS-60 细胞培养物，离心收集 NFS-60 细胞，用 RPMI 1640 培养液洗涤 3 次，再用基础培养液重悬，制成每 1ml 中含 2.0×10^5 个细胞的细胞悬液，置 37℃备用。在加有标准品溶液和供试品溶液的 96 孔细胞培养板中每孔加入细胞悬液 $50\mu l$，于 37℃、5%二氧化碳条件下培养 40～48 小时。每孔加入 MTT 溶液 $20\mu l$，于 37℃、5%二氧化碳条件下培养 5 小时。

以上操作在无菌条件下进行。每孔加入裂解液 $100\mu l$，混匀后，用酶标仪在参比波长 630nm，检测波长 570nm 处测定吸光度。

以标准品或供试品溶液对数浓度为横坐标，吸光度值为纵坐标，照生物检定统计法（通则1431）中的四参数回归计算法进行试验数据处理，计算供试品生物学活性及 95%置信区间：

$$供试品生物学活性（IU/ml）=P_r\times\frac{D_s}{D_r}\times\frac{E_r}{E_s}$$

式中　P_r 为标准品生物学活性，IU/ml；

　　　D_s 为供试品预稀释倍数；

　　　D_r 为标准品预稀释倍数；

　　　E_r 为约束模型中标准品的 50%效应浓度；

　　　E_s 为约束模型中供试品的 50%效应浓度。

试验有效标准：标准品和供试品的四参数剂量反应曲线应当完整，上、下渐近线应各至少包含一个浓度点，线性部分应至少包含两个浓度点。标准品和供试品的剂量反应曲线的上下渐近线比值应不小于 3，决定系数（R^2）应不小于 0.98，可靠性测验中回归项应非常显著（$P<0.01$）、偏离平行项应不显著（$P\geqslant0.01$）。供试品生物学活性的 95%置信区间应在测得生物学活性的 74%～136%。

注：显色方法也可采用经等效验证的其他显色方法。

3526　人粒细胞巨噬细胞刺激因子生物学活性测定法（TF-1 细胞/MTT 比色法）

本法系依据人粒细胞巨噬细胞刺激因子（GM-CSF）可刺激人红细胞白血病细胞（简称 TF-1细胞）的增殖，通过比较 GM-CSF 标准品与供试品对 TF-1 细胞刺激增殖的作用，来测定供试品中 GM-CSF 的生物学活性。

试剂 （1）RPMI 1640 培养液　取 RPMI 1640 培养基粉末 1 袋（规格为1L），加水溶解并稀释至 1000ml，加青霉素 10^5 IU 和链霉素 10^5 IU，再加碳酸氢钠 2.1g，溶解后，混匀，经 $0.22\mu m$ 滤膜滤过，即得，4℃保存。也可采用经验证的商品化试剂。

（2）基础培养液　取 RPMI 1640 培养液 900ml，加新生牛血清或胎牛血清 100ml，混匀，4℃保存。

（3）完全培养液　取基础培养液适量，加人粒细胞巨噬细胞刺激因子制成每 1ml 中含 5.0ng 或每 1ml 中含 80IU 人粒细胞巨噬细胞刺激因子的培养液。

（4）磷酸盐缓冲液（PBS）　取氯化钠 8g、氯化钾 0.2g、磷酸氢二钠 1.44g 与磷酸二氢钾 0.24g，加水溶解并稀释至 1000ml，经 121℃、15 分钟灭菌。

（5）噻唑蓝（MTT）溶液　取 MTT 0.10g，加 PBS 20ml 使溶解，经 $0.22\mu m$ 滤膜滤过，即得。4℃避光保存。

（6）裂解液　取盐酸 14ml、Triton X-100 50ml，加异丙

醇稀释至 500ml。也可采用其他经验证的裂解液。

标准品溶液　取人粒细胞巨噬细胞刺激因子标准品，按说明书复溶后，用基础培养液稀释至每 1ml 约含 240IU 或适宜浓度。在 96 孔细胞培养板中，做 4 倍系列稀释（系列稀释的稀释倍数可根据细胞状态进行适当调整），共 8 个稀释度，每个稀释度重复 3 孔，每孔分别留 50μl 标准品溶液，弃去孔中多余溶液。以上操作在无菌条件下进行。

供试品溶液　取供试品，按标示量复溶后，用基础培养液稀释至每 1ml 约含 240IU 或适宜浓度。在 96 孔细胞培养板中，做 4 倍系列稀释（必要时照标准品溶液项下适当调整），共 8 个稀释度，每个稀释度重复 3 孔，每孔分别留 50μl 供试品溶液，弃去孔中多余溶液。以上操作在无菌条件下进行。

测定法　TF-1 细胞株用完全培养液于 37℃、5% 二氧化碳条件下按下表推荐方式进行培养。也可采用其他经验证的培养方式。

活细胞接种密度（个细胞/毫升）	传代或活性测定的时间（小时）
$1×10^4 \sim 4×10^4$	96
$5×10^4 \sim 1×10^5$	48～72
$1×10^5 \sim 2×10^5$	24～48
$2×10^5 \sim 7×10^5$	24～36

将试验所用溶液预热至 37℃。取足量 TF-1 细胞培养物，离心并收集 TF-1 细胞，用基础培养液洗涤 3 次，再用基础培养液重悬制成每 1ml 含 $4.0×10^5$ 个细胞的细胞悬液，置 37℃ 备用。向加有标准品溶液和供试品溶液的 96 孔细胞培养板中加入细胞悬液，每孔 50μl，于 37℃、5% 二氧化碳条件下培养 48～52 小时后，每孔加入 MTT 溶液 20μl，于 37℃、5% 二氧化碳条件下培养 5 小时，以上操作在无菌条件下进行。再向上述各孔加裂解液 100μl，混匀后，用酶标仪在参比波长 630nm，检测波长 570nm 处测定吸光度。

以标准品或供试品溶液对数浓度为横坐标，吸光度值为纵坐标，照生物检定统计法（通则 1431）中的四参数回归计算法进行试验数据处理，计算供试品生物学活性及 95% 置信区间：

$$供试品生物学活性（IU/ml）= P_r × \frac{D_s}{D_r} × \frac{E_r}{E_s}$$

式中　P_r 为标准品生物学活性，IU/ml；

　　　D_s 为供试品预稀释倍数；

　　　D_r 为标准品预稀释倍数；

　　　E_r 为约束模型中标准品的 50% 效应浓度；

　　　E_s 为约束模型中供试品的 50% 效应浓度。

试验有效标准：标准品和供试品的四参数剂量反应曲线应当完整，上、下渐近线应各至少包含一个浓度点，线性部分应至少包含两个浓度点。标准品和供试品的剂量反应曲线的上下渐近线比值应不小于 2，决定系数（R^2）应不小于 0.98，可靠性测验中回归项应非常显著（$P<0.01$）、偏离平行项不显著（$P≥0.01$）。供试品生物学活性的 95% 置信区

间应在测得生物学活性的 74%～136%。

注：显色方法也可采用经等效验证的其他显色方法。

3527　牛碱性成纤维细胞生长因子生物学活性测定法（细胞增殖法/MTT 比色法）

本法系依据牛碱性成纤维细胞生长因子对小鼠胚胎成纤维细胞（BALB/c 3T3 细胞）的生长具有刺激作用，BALB/c 3T3 细胞的生长状况因牛碱性成纤维细胞生长因子生物学活性的不同而不同，以此检测牛碱性成纤维细胞生长因子的生物学活性。

试剂　（1）RPMI 1640 培养液　取 RPMI 1640 培养基粉末 1 袋（规格为 1L），加水溶解并稀释至 1000ml，加青霉素 10^5 IU 和链霉素 10^5 IU，再加碳酸氢钠 2.1g，溶解后，混匀，除菌过滤，4℃ 保存。

（2）维持培养液　量取新生牛血清 4ml，加 RPMI 1640 培养液至 1000ml。

（3）完全培养液　量取新生牛血清 100ml，加 RPMI 1640 培养液至 1000ml。

（4）PBS　称取氯化钠 8g、氯化钾 0.2g、磷酸氢二钠 1.44g、磷酸二氢钾 0.24g，加水溶解并稀释至 1000ml，经 121℃、15 分钟灭菌。

（5）噻唑蓝（MTT）溶液　称取 MTT 粉末 0.10g，加 PBS 20ml 使溶解，经 0.22μm 滤膜过滤除菌。4℃ 避光保存。

标准品溶液　取牛碱性成纤维细胞生长因子标准品，按说明书复溶后，用维持培养液稀释至每 1ml 含 40IU。在 96 孔细胞培养板中，做 4 倍系列稀释，共 8 个稀释度，每个稀释度做 2 孔。以上操作在无菌条件下进行。

供试品溶液　将供试品按标示量复溶后，用维持培养液稀释成每 1ml 约含 40IU。在 96 孔细胞培养板中，做 4 倍系列稀释，共 8 个稀释度，每个稀释度做 2 孔。以上操作在无菌条件下进行。

测定法　BALB/c 3T3 细胞株用完全培养液于 37℃、5% 二氧化碳条件下培养，控制细胞浓度为每 1ml 含 $1.0×10^5 \sim 5.0×10^5$ 个细胞，传代后 24～36 小时用于生物学活性测定。弃去培养瓶中的培养液，消化并收集细胞，用完全培养液配成每 1ml 含 $5.0×10^4 \sim 1.0×10^5$ 个细胞的细胞悬液，接种于 96 孔细胞培养板中，每孔 100μl，于 37℃、5% 二氧化碳条件下培养。24 小时后换成维持培养液，于 37℃、5% 二氧化碳条件下培养 24 小时。制备的细胞培养板弃去维持液，加入标准品溶液和供试品溶液，每孔 100μl，于 37℃、5% 二氧化碳条件下培养 64～72 小时。每孔加入 MTT 溶液 20μl，于 37℃、5% 二氧化碳条件下培养 5 小时。以上步骤在无菌条件下进行。弃去培养板中的液体后，向每孔中加入二甲基亚砜 100μl，混匀后，放入酶标仪，以 630nm 为参比波长，在波长 570nm 处测定吸光度，记录测定结果。

试验数据采用计算机程序或四参数回归计算法进行处理，并按下式计算结果：

$$供试品生物学活性(IU/ml) = P_r \times \frac{D_s \times E_s}{D_r \times E_r}$$

式中　P_r 为标准品生物学活性，IU/ml；

　　　D_s 为供试品预稀释倍数；

　　　D_r 为标准品预稀释倍数；

　　　E_s 为供试品相当于标准品半效量的稀释倍数；

　　　E_r 为标准品半效量的稀释倍数。

注：显色方法也可采用经等效验证的其他显色方法。

3528　人表皮生长因子
生物学活性测定法

第一法　细胞增殖法/MTT比色法

本法系依据人表皮生长因子对小鼠胚胎成纤维细胞（BALB/c 3T3细胞）的生长具有刺激作用，BALB/c 3T3细胞的生长状况因人表皮生长因子生物学活性的不同而异，以此检测人表皮生长因子的生物学活性。

试剂　（1）RPMI 1640培养液　取RPMI 1640培养基粉末1袋（规格为1L），加水溶解并稀释至1000ml，加青霉素 10^5 IU和链霉素 10^5 IU，再加碳酸氢钠2.1g，溶解后，混匀，除菌过滤，4℃保存。

（2）维持培养液　量取新生牛血清4ml，加RPMI 1640培养液至1000ml。

（3）完全培养液　量取新生牛血清100ml，加RPMI 1640培养液至1000ml。

（4）磷酸缓冲盐溶液（PBS）　称取氯化钠8g、氯化钾0.2g、磷酸氢二钠1.44g、磷酸二氢钾0.24g，加水溶解并稀释至1000ml，经121℃、15分钟灭菌。

（5）噻唑蓝（MTT）溶液　称取MTT粉末0.10g，加PBS 20ml使溶解，经0.22μm滤膜过滤除菌。4℃避光保存。

标准品溶液　取人表皮生长因子标准品，按说明书复溶后，用维持培养液稀释至每1ml含50IU。在96孔细胞培养板中，做4倍系列稀释，共8个稀释度，每个浓度做2孔。以上操作在无菌条件下进行。

供试品溶液　将供试品按标示量复溶后，用维持培养液稀释成每1ml约含50IU。在96孔细胞培养板中，做4倍系列稀释，共8个稀释度，每个浓度做2孔。以上操作在无菌条件下进行。

测定法　BALB/c 3T3细胞株用完全培养液于37℃、5%二氧化碳条件下培养，控制细胞浓度为每1ml含 $1.0 \times 10^5 \sim 5.0 \times 10^5$ 个细胞，传代后24～36小时用于生物学活性测定。弃去培养瓶中的培养液，消化和收集细胞，用完全培养液配成每1ml含 $5.0 \times 10^4 \sim 8.0 \times 10^4$ 个细胞的细胞悬液，接种于96孔细胞培养板中，每孔100μl，于37℃、5%二氧化碳条件下培养。24小时后换成维持培养液，于37℃、5%二氧

化碳条件下培养24小时。制备的细胞培养板弃去维持液，加入标准品溶液和供试品溶液，每孔100μl，于37℃、5%二氧化碳条件下培养64～72小时。每孔加入MTT溶液20μl，于37℃、5%二氧化碳条件下培养5小时。以上操作在无菌条件下进行。弃去培养板中的液体后，向每孔中加入二甲基亚砜100μl，混匀后在酶标仪上，以630nm为参比波长，在波长570nm处测定吸光度，记录测定结果。

试验数据采用计算机程序或四参数回归计算法进行处理，并按下式计算结果：

$$供试品生物学活性(IU/ml) = P_r \times \frac{D_s \times E_s}{D_r \times E_r}$$

式中　P_r 为标准品生物学活性，IU/ml；

　　　D_s 为供试品预稀释倍数；

　　　D_r 为标准品预稀释倍数；

　　　E_s 为供试品相当于标准品半效量的稀释倍数；

　　　E_r 为标准品半效量的稀释倍数。

注：显色方法也可以采用经等效验证的其他显色方法。

第二法　报告基因法

本法采用基因修饰的报告基因细胞作为人表皮生长因子生物学活性测定用细胞。当人表皮生长因子与报告基因细胞相互作用后产生荧光素酶，加入底物后可产生化学发光，并且产生的光强度与人表皮生长因子的浓度呈正相关。通过测定发光强度，以此测定人表皮生长因子生物学活性。

试剂　（1）完全培养液　DMEM培养液，10%的胎牛血清，100μg/ml潮霉素。2～8℃保存。

（2）工作培养液　DMEM培养液，10%的胎牛血清。2～8℃保存。

（3）磷酸缓冲盐溶液（PBS）　取氯化钠8.0g、氯化钾0.20g、磷酸氢二钠1.44g、磷酸二氢钾0.24g，加水溶解并稀释至1000ml，高压灭菌。

（4）荧光素酶报告基因检测试剂盒。

报告基因细胞　HEK293-SREA2（系为表皮生长因子刺激核心反应元件和荧光素酶报告基因稳定转染入人胚肾293细胞）或其他适宜的报告基因细胞。报告基因细胞的构建及细胞库管理和质控应参照基于基因修饰细胞系的生物检定法指导原则（指导原则9404）要求执行。

标准品溶液　将人表皮生长因子标准品按说明书复溶后，用工作培养液将其稀释至约4IU/ml或适宜浓度。在白色96孔细胞培养板中做2倍系列稀释，共8个稀释度，每个稀释度做2孔，每孔50μl。

供试品溶液　将供试品按标示量复溶后，用工作培养液将其稀释成约4IU/ml或适宜浓度。在白色96孔细胞培养板中做2倍系列稀释，共8个稀释度，每个稀释度做2孔，每孔50μl。

测定法　收集在完全培养液中培养的HEK293-SREA2细胞，用工作培养液配制成每1ml约含 4.0×10^5 个细胞的细胞悬液。将细胞悬液加入之前制备好的标准品溶液和供试

品溶液，每孔 50μl，置 37℃、5％二氧化碳条件下培养 18 小时。按荧光素酶报告基因检测试剂盒说明书加入荧光素酶底物，用化学发光酶标仪测定发光强度，记录测定结果。

结果计算　试验数据采用计算机程序或四参数回归计算法进行处理，并按下式计算供试品生物学活性：

$$供试品生物学活性(IU/ml) = P_r \times \frac{D_s \times E_s}{D_r \times E_r}$$

式中　P_r 为标准品生物学活性，IU/ml；

　　　　D_s 为供试品预稀释倍数；

　　　　D_r 为标准品预稀释倍数；

　　　　E_s 为供试品相当于标准品半效量的稀释倍数；

　　　　E_r 为标准品半效量的稀释倍数。

注：本试验相关参数是根据报告基因细胞 HEK293-SREA2 确定，如果采用其他适宜的报告基因细胞株，还需进一步确认试验参数。

3530　鼠神经生长因子生物学活性测定法

第一法　鸡胚背根神经节培养法

试剂　(1)鼠尾胶　大鼠鼠尾用 75％乙醇消毒后，分离出尾腱，剪碎，浸泡于 0.1％冰醋酸溶液中溶解 48 小时，4℃、每分钟 4000 转离心 30 分钟，取上清液，−20℃保存。

(2)DMEM 培养液　取 DMEM 培养液，加入终浓度为 100IU/ml 青霉素、100IU/ml 链霉素和 2mmol/L L-谷氨酰胺，混匀。

(3)基础培养液　量取胎牛血清(FBS)10ml，加 DMEM 培养液 90ml。4℃保存。

标准品溶液和供试品溶液　取鼠神经生长因子生物学活性测定的国家标准品，用 DMEM 培养液做 3 倍系列稀释，共 5～6 个稀释度。取供试品做相同稀释。

测定法　取 7～9 天的鸡胚，洁净条件下取出背根神经节，分置于涂有鼠尾胶的培养瓶中，贴壁 1～2 小时后，加入不同稀释度的标准品溶液和供试品溶液，并设阴性对照瓶，于 37℃、含 5％二氧化碳、饱和湿度的培养箱中培养 24 小时，用倒置显微镜观察神经节轴突生长情况，以引起 ++++ 生长的最高稀释度为判定终点，按下式计算供试品的生物学活性单位：

$$供试品的活性单位(AU/ml) =$$
$$标准品生物学活性 \times \frac{供试品终点稀释倍数}{标准品终点稀释倍数}$$

【附注】　神经节轴突生长判定标准

"＃"：神经节生长过量抑制；

"++++"：神经节突起长满四周，又长又密，呈树权状；

"+++"：神经节突起长满 2/3 周，呈树权状；

"++"：神经节突起长满 1/2 周；

"+"：神经节突起只有几根；

"−"：无突起生长。

第二法　TF-1 细胞/MTS 比色法

本法系依据人红细胞白血病细胞(简称 TF-1 细胞)的生长状况因鼠神经生长因子(NGF)生物学活性的不同而不同，以此检测 NGF 的生物学活性。本法为仲裁法。

试剂　(1)RPMI 1640 培养液　取市售 RPMI 1640 培养液，加入终浓度为 100IU/ml 青霉素和 100IU/ml 链霉素。

(2)基础培养液　量取胎牛血清(FBS)100ml，加入 RPMI 1640 培养液 900ml 中。4℃保存。

(3)完全培养液　基础培养液添加鼠神经生长因子至终浓度为每 1ml 含 12U。

(4)MTS 溶液　取市售的 MTS 于 4℃融化，分装并避光保存于 −20℃。

(5)TF-1 细胞　TF-1 细胞株用完全培养基于 37℃、5％二氧化碳培养箱中培养，控制细胞浓度为每 1ml 含 $1.0 \times 10^5 \sim 5.0 \times 10^5$ 个细胞，传代后不少于 24 小时用于 NGF 生物学活性测定。

标准品溶液　取鼠神经生长因子生物学活性测定的国家标准品，按说明书复溶后，用基础培养液稀释至每 1ml 约含 100U 或适宜浓度(每步稀释不超过 10 倍)。在 96 孔细胞培养板中，做 3 倍系列稀释，共 8 个稀释度，每个稀释度不少于 2 孔，每孔分别留 100μl 标准品溶液，弃去孔中多余溶液。以上操作在无菌条件下进行。

供试品溶液　将供试品按标示量复溶后，用基础培养液稀释至每 1ml 约含 100U(每步稀释不超过 10 倍)。在 96 孔细胞培养板中，做 3 倍系列稀释，共 8 个稀释度，每个稀释度做 2 孔，每孔分别留 100μl 标准品溶液，弃去孔中多余溶液。以上操作在无菌条件下进行。

测定法　TF-1 细胞株用完全培养液于 37℃、5％二氧化碳条件下培养，控制细胞浓度为每 1ml 含 $1.0 \times 10^5 \sim 5.0 \times 10^5$ 个细胞，传代后不少于 24 小时用于生物学活性测定。将试验所用溶液预温至 37℃。取足量 TF-1 细胞培养物，离心收集 TF-1 细胞，用基础培养液洗涤 3 次，然后重悬于基础培养液配成每 1ml 含 6.0×10^4 个细胞的细胞悬液，置于 37℃、5％二氧化碳条件下备用。在加有标准品溶液和供试品溶液的 96 孔细胞培养板中每孔加入细胞悬液 100μl，于 37℃、5％二氧化碳条件下培养 66～72 小时。每孔加入 MTS 溶液 20μl，于 37℃、5％二氧化碳条件下培养 3 小时。以上操作在无菌条件下进行。放入酶标仪，以 650nm 为参比波长，在波长 490nm 处测定吸光度，记录测定结果。

试验数据采用计算机程序或四参数回归计算法进行处理，并按下式计算结果：

$$供试品生物学活性(U/ml) = P_r \times \frac{D_s \times E_s}{D_r \times E_r}$$

式中　P_r 为标准品生物学活性，U/ml；

　　　　D_s 为供试品预稀释倍数；

D_r 为标准品预稀释倍数；

E_s 为供试品相当于标准品半效量的稀释倍数；

E_r 为标准品半效量的稀释倍数。

注：显色方法也可采用经等效验证的其他方法。

3531　尼妥珠单抗生物学
活性测定法

一、H292 细胞增殖抑制法

本法系依据人肺癌淋巴结转移细胞（H292）在不同浓度尼妥珠单抗注射液作用下生长情况不同，检测尼妥珠单抗注射液的生物学活性。

试剂　（1）RPMI 1640 培养液　取 RPMI 1640 培养液粉末 1 袋（规格为 1L），加水溶解并稀释至 1000ml，加青霉素 10^5 IU 和链霉素 10^5 IU，加碳酸氢钠 2.1g，溶解后，混匀，除菌过滤，4℃保存。或用商品化的 RPMI1640 溶液。

（2）维持培养液　取胎牛血清（FBS）3ml，加 RPMI 1640 培养液 97ml。4℃保存。

（3）完全培养液　取胎牛血清（FBS）5ml，加 RPMI 1640 培养液 95ml。4℃保存。

（4）磷酸盐缓冲液（PBS）　称取氯化钠 8.0g，氯化钾 0.20g，磷酸氢二钠 1.44g，磷酸二氢钾 0.24g，加水溶解并稀释至 1000ml，经 121℃、15 分钟灭菌。或用商品化的 PBS 溶液。

（5）0.25%乙二胺四乙酸二钠（EDTA-Na₂）-胰酶　商品化 0.25%EDTA-Na₂-胰酶。

（6）显色液　取商品化细胞计数试剂盒（CCK-8）溶液 540μl，加维持培养液 810μl。

标准品溶液　无菌条件下，取尼妥珠单抗标准品，用维持培养液稀释至约 300μg/ml，用维持培养液做 4 倍稀释，共 8 个稀释度，每个稀释度做 2 孔。

供试品溶液　无菌条件下，用维持培养液将供试品按与尼妥珠单抗标准品相同的稀释比例稀释至 300μg/ml（若供试品溶液蛋白质浓度高于标准品时，以半成品配制用缓冲液预稀释至标准品的蛋白质浓度），用维持培养液做 4 倍稀释，共 8 个稀释度，每个稀释度做 2 孔。

测定法　H292 细胞用完全培养液于 37℃、5%二氧化碳条件下培养，控制细胞浓度为每 1ml 含 $1.0\times10^5\sim5.0\times10^5$ 个细胞。弃去培养瓶中的培养液，0.25%EDTA-Na₂-胰酶消化并收集细胞，用完全培养液配成每 1ml 含有 $6\times10^4\sim8\times10^4$ 个细胞的细胞悬液，接种于 96 孔细胞培养板中，每孔 100μl，于 37℃、5%二氧化碳条件下培养。18～20 小时后弃去细胞培养板中的完全培养液，再加入不同浓度标准品溶液或供试品溶液，每孔 200μl，于 37℃、5%二氧化碳条件下培养 68～72 小时。每孔加入显色液 30μl，混匀，于 37℃、5%二氧化碳条件下培养 4 小时后，放入酶标仪，以 630nm 作为参比波长，在波长 450nm 处测定吸光度，记

录实验结果。以细胞孔中加入 200μl 维持培养液作为细胞对照，无细胞孔内加入 200μl 维持培养液作为空白对照，同法测定，记录实验结果。

采用计算机程序或四参数回归计算法进行处理，以标准品或供试品浓度为横坐标，以平均吸光度值为纵坐标，计算供试品和标准品的半效浓度（EC_{50}），按下式计算结果：

$$供试品生物学活性（\%）=\frac{标准品\ EC_{50}}{供试品\ EC_{50}}\times100$$

试验有效标准：S 形曲线平行假设未被否决（$P>0.05$）且曲线决定系数（R^2）应大于 0.92。

二、相对结合活性测定法

本法系依据不同浓度尼妥珠单抗注射液与人肺癌 H125 细胞结合情况不同，用流式细胞术检测尼妥珠单抗注射液相对结合活性。

试剂　（1）RPMI 1640 培养液　取 RPMI 1640 培养液粉末 1 袋（规格为 1L），加水溶解并稀释至 1000ml，加青霉素 10^5 IU 和链霉素 10^5 IU，加碳酸氢钠 2.1g，溶解后，混匀，除菌过滤，4℃保存。或用商品化的 RPMI 1640 溶液。

（2）细胞培养液　取胎牛血清（FBS）10ml，加 RPMI 1640 培养液 90ml。4℃保存。

（3）10×磷酸盐缓冲液（PBS）　取三水合磷酸氢二钾 19.71g，二水合磷酸二氢钠 3.43g，氯化钠 14.4g，加水 200ml 溶解，经 121℃、15 分钟灭菌。

（4）PBS　取 10×PBS 100ml，用水稀释至 1000ml。

（5）0.25%乙二胺四乙酸二钠（EDTA-Na₂）-胰酶　商品化 0.25%EDTA-Na₂-胰酶。

（6）稀释液　取牛血清白蛋白 0.10g，10%叠氮钠 100μl，PBS 10ml，混匀。

（7）1%多聚甲醛溶液　取多聚甲醛 5g，1mol/L 氢氧化钠溶液 250μl，加 10×PBS 50ml，混匀，用水定容至 500ml。

（8）抗人异硫氰酸荧光素（FITC）稀释溶液　取抗人 FITC 抗体溶液适量，用稀释液进行 1:20～1:30 稀释。

标准品溶液　取尼妥珠单抗标准品，用稀释液稀释至 50、15、5.0、3.0、2.0、1.0、0.50、0.20 和 0.05μg/ml，每个稀释度做 2 孔。

供试品溶液　取供试品，用稀释液稀释至 50、15、5.0、3.0、2.0、1.0、0.50、0.20 和 0.05μg/ml，每个稀释度做 2 孔。

测定法　H125 细胞用完全培养液于 37℃、5%二氧化碳条件下培养，控制细胞浓度为每 1ml 含 $1.0\times10^5\sim5.0\times10^5$ 个细胞。弃去培养瓶中的培养液，0.25% EDTA-Na₂-胰酶消化后，于 4℃每分钟 1100 转离心 5 分钟，弃去上清液，收集细胞并计数，细胞活力（活细胞数占细胞总数的百分比）应不小于 80%。用 10ml PBS 洗涤细胞 2 次后，用 PBS 配成每 1ml 含有 1×10^7 个细胞的细胞悬液。取适宜规格离心管数支，向各离心管加入不同浓度标准品或供试品溶液 20μl，各个浓度做 2 个复孔，其中 2 管加入 20μl 稀释液作为空白

对照。向含有不同浓度的标准品溶液、供试品溶液和空白对照溶液的离心管中加入细胞悬液 25μl，混匀，4℃下保温 30 分钟。向每个离心管中加入 700μl PBS，于 4℃每分钟 1100 转离心 5 分钟。小心弃去上清液，在涡旋振荡器上轻轻振荡。向每个离心管中加入抗人 FITC 稀释溶液 20μl，混匀，4℃下保温 30 分钟。向每个离心管中加入 PBS 700μl，于 4℃每分钟 1100 转离心 5 分钟，小心弃去上清液，在旋涡振荡器上轻轻振荡。向每个管中加入 1%多聚甲醛溶液 500μl。用流式细胞仪读取细胞平均荧光强度，记录测定结果。

采用计算机程序或四参数回归计算法进行处理，以标准品或供试品浓度为横坐标，以平均荧光强度为纵坐标，计算供试品和标准品的半效浓度(EC_{50})，按下式计算结果：

$$供试品相对结合活性(\%)=\frac{标准品\ EC_{50}}{供试品\ EC_{50}}\times 100$$

试验有效标准：S 形曲线平行假设未被否决($P>0.05$)且曲线决定系数(R^2)应大于 0.97。

3532　人白介素-11 生物学活性测定法

(B9-11 细胞/MTT 比色法)

本法系根据源于小鼠 B9 杂交瘤的亚克隆细胞株(B9-11 细胞株)在不同人白介素-11(IL-11)的浓度下增殖速度的不同，检测人白介素-11 的生物学活性。

试剂　(1)RPMI 1640 培养液　取 RPMI 1640 培养基粉末 1 袋(规格为 1L)，加水溶解并稀释至 1000ml，再加碳酸氢钠 2.1g，溶解后，混匀，除菌过滤，4℃保存。

(2)完全培养液　取 RPMI 1640 细胞培养液 900ml，加入新生牛血清 100ml，加 rhIL-11 至终浓度每 1ml 含 50 单位，4℃保存。

(3)基础培养液　取 RPMI 1640 细胞培养液 950ml，加入胎牛血清 50ml。

(4)PBS　称取氯化钠 8.0g，氯化钾 0.2g，磷酸氢二钠 1.44g，磷酸二氢钾 0.24g，加水溶解至 1000ml，经 121℃、15 分钟灭菌。

(5)噻唑蓝(MTT)溶液　取 MTT 粉末 0.10g，溶于 PBS 20ml 中，配成每 1ml 含 5.0mg 的溶液，经 0.22μm 滤膜过滤除菌。4℃避光保存。

(6)裂解液　分析纯二甲基亚砜(DMSO)或含 0.01mol/L 盐酸的 10%SDS 水溶液。

标准品溶液　取人白介素-11 生物学活性测定标准品，按照说明书复溶后，用基础培养液稀释至每 1ml 含 1000 单位或适宜浓度。在 96 孔细胞培养板中，做 4 倍系列稀释，共 8 个稀释度，每个稀释度做 2 个孔，每孔分别留 50μl 标准品溶液，弃去孔中多余溶液。以上操作在无菌条件下进行。

供试品溶液　将供试品用基础培养液稀释成约每 1ml 含 1000 单位或适宜浓度。在 96 孔细胞培养板中，做 4 倍系列稀释，共 8 个稀释度，每个稀释度做 2 个孔，每孔分别留 50μl 供试品溶液，弃去孔中多余溶液。以上操作在无菌条件下进行。

测定法　B9-11 细胞株用完全培养液于 37℃、5%二氧化碳条件下培养，传代后 24～72 小时用于生物学活性测定。将试验所用溶液预温至 37℃。取足量 B9-11 细胞培养物，离心收集细胞，用 RPMI 1640 培养液洗涤 3 次，然后重悬于基础培养液，配成每 1ml 含 2.0×10^5～3.0×10^5 个细胞的细胞悬液(根据细胞状态可适当调整接种密度)，置 37℃备用。在加有标准品溶液和供试品溶液的 96 孔细胞培养板中每孔加入 50μl 细胞悬液，于 37℃、5%二氧化碳条件下培养 40～48 小时。每孔加入 MTT 溶液 20μl，于 37℃、5%二氧化碳条件下培养 4～5 小时。以上操作在无菌条件下进行。每孔加入裂解液 100μl，混匀(SDS 过夜)后(以 0.01mol/L 盐酸的 10% SDS 做裂解时，需放置适宜时间)，放入酶标仪，以 630nm 为参比波长，于波长 570nm 处测定吸光度，记录测定结果。

试验数据采用计算机程序或四参数回归计算法进行处理，并按下式计算结果：

$$供试品生物学活性(U/ml)=P_r\times\frac{D_s\times E_s}{D_r\times E_r}$$

式中　P_r 为标准品生物学活性，U/ml；

　　　D_s 为供试品预稀释倍数；

　　　D_r 为标准品预稀释倍数；

　　　E_s 为供试品相当于标准品半效量的稀释倍数；

　　　E_r 为标准品半效量的稀释倍数。

注：显色方法也可采用经等效验证的其他方法。

3533　A 型肉毒毒素效价测定法

(平行线法)

本法系依据 A 型肉毒毒素的肌肉麻痹效应对小鼠的致死作用，将供试品与参考品分别做系列稀释后注入小鼠体内，通过计算半数致死量(LD_{50})，并根据质反应平行线法对供试品的 LD_{50} 测定值进行校正，从而推算出每瓶供试品中所含 A 型肉毒毒素的小鼠 LD_{50} 总量(1LD_{50} 即为 1 个 A 型肉毒毒素效价单位)。

试剂稀释液　0.9%氯化钠溶液。

供试品和参考品溶液　取供试品和参考品各 10～20 瓶，分别用 2.5ml 0.9%氯化钠溶液复溶后，混合均匀，以此为母液，将供试品与参考品分别按相同的等比间隔稀释至不少于 5 个稀释度，使中间稀释度样品在注射后约能使半数动物死亡。

测定法　用稀释好的供试品和参考品溶液分别注射 26～30 日龄雌性昆明小鼠(SPF 级)，每个稀释度注射 10 只，每只腹腔注射 0.5ml。注射后连续观察 4 天，每日记录小鼠死亡结果，根据第 4 天动物存活率的剂量反应曲线，用平行线法计算结果，95%可信限应在效价的 50%～200%。

有下列情况应重试：

同一稀释度的小鼠中至少 2 只属非特异死亡。

试验成立应具备的条件：

（1）参考品和供试品的最低稀释度 70%以上动物应死亡；

（2）参考品和供试品的最高稀释度 70%以上动物应存活；

（3）每批供试品或参考品应至少含 4 个有效稀释度，并且除最低和最高稀释度外，还应至少含一个半数及以上动物死亡和半数及以下动物死亡的稀释度；

（4）供试品和参考品的剂量反应曲线在平行性及直线性上应无显著性差异。

3534 Sabin 株脊髓灰质炎
灭活疫苗效力试验（大鼠法）

本法系将供试品和疫苗参考品经系列稀释后分别免疫大鼠，测定大鼠血清中针对各型脊髓灰质炎病毒的中和抗体并分别计算其 ED_{50}，计算供试品各型的相对效力。

试剂 适宜稀释液，M199 培养液或 MEM 培养液。

Hep-2 细胞悬液 将长成单层状态良好的 Hep-2 细胞，弃去上层培养液，加入适量的细胞消化液，消化数分钟后弃去消化液，加入适量培养液，分散细胞进行计数，用培养液调整细胞浓度至每 1ml 含 $5 \times 10^4 \sim 10 \times 10^4$ 个细胞。

疫苗参考品和供试品溶液 将供试品和疫苗参考品用相应的稀释液进行 3 倍系列稀释，取原倍、3 倍、9 倍、27 倍和 81 倍至少四个稀释度进行试验。

测定法 用稀释好的供试品和疫苗参考品分别免疫175～250g 重量的 Wistar 大鼠，双后肢大腿肌内注射，每只共 0.5ml，每个稀释度至少免疫 10 只，同性别或雌、雄各半。另取 10 只大鼠接种稀释液 0.5ml 作为阴性对照。饲养 20～22 天后采血分离血清，56℃灭活 30 分钟，分别测定各型中和抗体。

在 96 孔培养板中将 1：4 稀释的血清进行 2 倍系列稀释，每孔 $50\mu l$，然后每孔加入 $100 CCID_{50}$ 相应型别 Sabin 株病毒悬液 $50\mu l$，置 35～37.5℃中和 2～3 小时，可再经 2～8℃放置过夜。加入 Hep-2 细胞于 36℃±1℃培养 7 天，显微镜下观察记录细胞病变情况。为保证中和试验有效性，同时设置病毒回滴对照和阳性质控血清对照。

以 50%细胞孔不产生病变的血清最高稀释度为终点，以稀释度的倒数作为中和抗体滴度。中和抗体滴度<4 为阴性，≥4 为阳性，计算供试品和疫苗参考品每个稀释度免疫后的阳性率。以统计软件如 CombiStats 或其他适宜软件，分析供试品与疫苗参考品的剂量反应关系，以稀释倍数分别计算供试品与疫苗参考品各型的 ED_{50}。

结果判定 在试验成立的前提下，供试品各型 ED_{50} 不显著低于疫苗参考品。

【附注】试验成立的条件：

（1）供试品和疫苗参考品的 ED_{50} 均位于最高和最低稀释倍数之间。

（2）剂量反应线性和平行性应满足统计学要求。

（3）相对效力值的 95%可信区间位于其 25%～400%范围内。

（4）病毒回滴对照和阳性质控血清对照结果应在规定的范围内。

（5）稀释液阴性对照免疫血清中和抗体滴度应<4。

3535 康柏西普生物学活性测定法

一、生物学活性测定法（报告基因法）

本法系使用稳定转染了血管内皮生长因子受体 2（VEGFR2）基因和荧光素酶报告基因 luc2P 的人胚肾细胞（HEK293），通过不同浓度康柏西普阻断血管内皮生长因子（VEGF）刺激细胞荧光素酶的表达情况不同，测定康柏西普的生物学活性。

试剂 （1）DMEM 测试培养基 量取胎牛血清 10ml，加 DMEM 培养液至 1000ml。2～8℃保存。

（2）磷酸盐缓冲液（PBS） 称取氯化钠 8.01g、氯化钾 0.20g、磷酸氢二钠（$Na_2HPO_4 \cdot 12H_2O$）3.58g、磷酸二氢钾 0.27g，溶解于 800ml 水中，调节 pH 值至 7.5±0.1，定容至 1L，0.22μm 滤膜过滤除菌后保存于无菌容器中。2～8℃保存。

（3）重组人血管内皮生长因子（$rhVEGF_{165}$）浓缩液 根据所需体积，取商品化 $rhVEGF_{165}$，用 PBS 稀释至终浓度为 $50\mu g/ml$。－30～－15℃保存。

（4）$rhVEGF_{165}$ 工作液-1 根据所需体积，取 $rhVEGF_{165}$ 浓缩液，用 DMEM 测试培养基稀释至终浓度为 100ng/ml。现配现用。

（5）$rhVEGF_{165}$ 工作液-2 根据所需体积，取 $rhVEGF_{165}$ 工作液-1，用 DMEM 测试培养基稀释至终浓度为 50ng/ml。现配现用。

（6）显色底物 商品化荧光素酶作用底物。

（7）标准品 康柏西普眼用注射液标准品。

标准品与 $rhVEGF_{165}$ 混合溶液 取康柏西普眼用注射液标准品，用 DMEM 测试培养基预稀释至 30 000ng/ml 后，再向下稀释至 1.21ng/ml，共计 11 个浓度梯度。将 11 个梯度标准品分别与 $rhVEGF_{165}$ 工作液-1 等体积混合，于 37℃±1℃、5%二氧化碳条件下孵育 20～40 分钟，每个梯度做 2 孔。

供试品与 $rhVEGF_{165}$ 混合溶液 用 DMEM 测试培养基将供试品预稀释至 30 000ng/ml，再用 DMEM 测试培养基按与康柏西普眼用注射液标准品相同的稀释梯度向下稀释共计 11 个浓度梯度，将 11 个梯度供试品分别与 $rhVEGF_{165}$ 工作液-1 等体积混合，于室温条件下孵育 20～40 分钟，每个梯度做 2 孔。

测定法 取 HEK293 细胞，用 DMEM 测试培养基配制成每 1ml 含 5×10^5 个细胞的细胞悬液后接种于白色不透明的 96 孔细胞培养板中,每孔接种 80μl。分别加入不同浓度标准品混合溶液或供试品混合溶液,每孔 20μl,于 37℃±1℃、5%二氧化碳条件下培养 5.8~6 小时。室温平衡 10~15 分钟,每孔加入显色底物 100μl,室温放置 3~5 分钟后,立即放入酶标仪,使用化学发光模块测定每孔的荧光响应值。以细胞孔中加入 rhVEGF$_{165}$ 工作液-2 作为阳性对照,细胞孔中加入 DMEM 测试培养基作为阴性对照,同法测定,记录实验结果。

采用计算机程序或四参数回归计算法进行处理,以供试品和标准品浓度为横坐标、以荧光响应平均值为纵坐标绘制四参数曲线,计算供试品和标准品的半数有效浓度(EC$_{50}$)。按下式计算供试品相对生物学效价:

$$供试品相对效价(\%) = \frac{标准品\ EC_{50}}{供试品\ EC_{50}} \times 100$$

试验有效标准:供试品和标准品四参数曲线均近似于 S 形,且出现明显上下平台,决定系数(R^2)大于 0.95;阳性对照与阴性对照荧光响应比值不小于 3。

结果判定 供试品生物学活性效价应为标准品的 60%~140%。

二、相对结合活性测定法

本法系使用酶联免疫吸附法(ELISA 法)检测不同浓度康柏西普在包被人血管内皮生长因子(VEGF)的酶标板上的吸附,测定康柏西普的相对结合活性。

试剂

(1)碳酸盐缓冲液 称取碳酸钠 1.59g、碳酸氢钠 2.93g,溶解于 1000ml 水中,使用前用 0.22μm 孔径滤器过滤。2~8℃保存。

(2)磷酸盐缓冲液(PBS) 称取氯化钠 8.01g、氯化钾 0.20g、磷酸氢二钠($Na_2HPO_4 \cdot 12H_2O$)3.58g、磷酸二氢钾 0.27g,溶解于 800ml 水中,调节 pH 值至 7.5±0.1,定容至 1L。2~8℃保存。

(3)rhVEGF$_{165}$ 储备浓缩液 取一支商品化的 rhVEGF$_{165}$,加入 PBS,制备终浓度为 50μg/ml 的 rhVEGF$_{165}$ 储备浓缩液。-15℃及以下保存。

(4)包被工作液 取 rhVEGF$_{165}$ 储备浓缩液加入碳酸盐缓冲液中混匀,终浓度为 0.125μg/ml。现配现用。

(5)洗液 根据所需体积,量取聚山梨酯 20 溶于 PBS,终浓度为 0.05%(V/V)。2~8℃保存。

(6)封闭液和样品稀释液 根据所需体积,称取牛血清白蛋白溶于 PBS,终浓度为 1%(W/W)。2~8℃保存。

(7)检测抗体 辣根过氧化物酶标记的人 IgG-Fc 抗体。2~8℃保存。

(8)显色液 四甲基联苯胺显色试剂。2~8℃保存。

(9)终止液 2mol/L 硫酸。常温保存。

(10)标准品 康柏西普眼用注射液标准品。

供试品和标准品溶液 取供试品和标准品,分别用样品稀释液预稀释至 1600ng/ml 后,再向下稀释至 0.005ng/ml,共计 11 个浓度梯度。

测定法 用包被工作液按每孔 100μl 包被酶标板,封板胶封板后室温静置 16~20 小时,之后弃去酶标板孔内液体。用洗液洗板 3 次。用封闭液按每孔 300μl 加入酶标板中,封板胶封板后 37℃±1℃孵育 2 小时,之后洗板 3 次。将供试品、标准品各浓度梯度分别按每孔 100μl 加入酶标板中,各两个复孔,封板胶封板后 37℃±1℃孵育 1 小时,之后洗板 3 次。将检测抗体用封闭液稀释至 50ng/ml,按每孔 100μl 加入酶标板中,封板胶封板后 37℃±1℃孵育 1 小时,之后洗板 3 次。将显色液按每孔 100μl 加入酶标板中,室温避光显色,之后将终止液按每孔 50μl 加入酶标板终止反应。用酶标仪在 450nm 处测定吸光度(A_{450})。

采用计算机程序或四参数回归计算法进行处理,以标准品和供试品浓度为横坐标、以 A_{450} 平均值为纵坐标,作四参数曲线并计算供试品和标准品的半数抑制浓度(EC$_{50}$),按下式计算供试品相对结合活性:

$$供试品相对结合活性(\%) = \frac{标准品\ EC_{50}}{供试品\ EC_{50}} \times 100$$

试验有效标准:供试品和标准品四参数曲线均近似于 S 形,且出现明显上下平台,决定系数(R^2)不低于 0.99;供试品和标准品最高 A 值(Mean Value)在 1.5~2.5 之间;标准品与供试品的上渐近线(四参数曲线的 D 值)比值为 0.80~1.25;标准品与供试品的下渐近线(四参数曲线的 A 值)比值为 0.60~1.67 之间;标准品与供试品斜率(四参数曲线的 B 值)的比值在 0.80~1.25 之间;前 7 个浓度点,两复孔 A 值的 CV%≤15%。

结果判定 供试品相对结合活性应为标准品的 60%~140%。

3536 人促卵泡激素生物学活性测定法

本法采用基因修饰的报告基因细胞作为人促卵泡激素生物学活性测定用细胞。当人促卵泡激素与报告基因细胞相互作用后产生荧光素酶,加入底物后可产生化学发光。通过测定发光强度,以测定人促卵泡激素的生物学活性。

试剂 (1)完全培养液 无酚红 DMEM/F12 培养液,含有 15mmol/L 的羟乙基哌嗪乙硫磺酸(HEPES)。100μg/ml 的潮霉素 B,100μg/ml 的遗传霉素,4%的胎牛血清。2~8℃保存。

(2)工作培养液 无酚红 DMEM/F12 培养液,含有 15mmol/L 的 HEPES。

(3)稀释用培养液 称取 0.1g 牛血清白蛋白,加入工作培养液溶解并稀释至 100ml。临用前配制。

(4)荧光素酶报告基因检测试剂盒。

报告基因细胞 CHO-K1-FSHR-CRE-Luc 细胞株(将含

有促卵泡激素刺激反应元件和荧光素酶基因的质粒转染到表达 FSH 受体的中国仓鼠卵巢细胞）或其他适宜的报告基因细胞。报告基因细胞的构建及细胞库管理和质控应参照基于基因修饰细胞系的生物检定法指导原则（指导原则 9404）要求执行。

工作标准品溶液　无菌条件下操作。取人促卵泡激素标准品适量，依法（通则 1216 第一法）对人促卵泡激素工作标准品赋值。取工作标准品适量，用稀释用培养液稀释成每 1ml 中约含 500ng 人促卵泡激素或适宜的浓度。在 96 孔细胞培养板中，做 3 倍系列稀释，即在 96 孔细胞培养板中预先加入工作培养液 200μl，取上述 500ng/ml 的工作标准品溶液 100μl 加入其中，充分混合后作为 3 倍稀释的起始浓度点，吸取该溶液 100μl 加入下一孔 200μl 工作培养液中，充分混匀作为第 2 个浓度点，如此系列稀释若干孔至可拟合出标准的四参数"S"形曲线，每个稀释度不少于 2 孔。

供试品溶液　无菌条件下操作。取供试品，用稀释用培养液稀释成每 1ml 中约含 500ng 或适宜的浓度。在 96 孔细胞培养板中，做 3 倍系列稀释，具体操作同工作标准品溶液制备，供试品溶液的起始浓度和稀释倍数应与工作标准品溶液一致，每个稀释度 2 孔。

测定法　收集在完全培养液中培养的 CHO-K1-FSHR-CRE-Luc 细胞（细胞存活率应高于 95%），用完全培养液配制成每 1ml 含 5×10^5 个细胞的细胞悬液（细胞密度可根据细胞状态进行适当调整）后接种至白色不透明的 96 孔细胞培养板中，每孔接种 100μl，于 37℃、5% 二氧化碳条件下培养 16～19 小时。分别加入不同浓度的工作标准品溶液和供试品溶液，每孔 100μl，于 37℃、5% 二氧化碳条件下培养 4 小时。取出培养板，每孔吸弃上清 100μl，加入显色底物 100μl，避光静置孵育 5 分钟，振荡混匀，用具有化学发光检测功能的酶标仪或化学发光检测仪测定每孔的化学发光值，记录测定结果。（注：本实验相关参数是根据报告基因细胞 CHO-K1-FSHR-CRE-Luc 细胞确定，如果采用其他适宜的报告基因细胞株，还需进一步确认实验参数。）

按生物检定统计法（通则 1431）中的四参数回归计算法处理数据，以供试品和工作标准品浓度为横坐标，以化学发光平均值为纵坐标绘制四参数曲线，计算供试品和工作标准品的半数有效浓度（EC_{50}）。按下式计算结果：

$$供试品生物学活性（\%） = \frac{工作标准品\ EC_{50}}{供试品\ EC_{50}} \times 100$$

试验有效标准：供试品和工作标准品四参数曲线均近似于 S 形，且出现明显上下平台，决定系数（R^2）不小于 0.98；供试品与工作标准品的斜率（四参数曲线的 B 值）的比值在 0.70～1.30 之间。

3537　人生长激素生物学活性测定法

本法系依据大鼠淋巴瘤细胞（Nb2-11 细胞）在不同效价人生长激素刺激下生长和增殖状况不同，且细胞数量与三磷酸腺苷（ATP）含量成正比关系，采用 ATP 生物发光法检测得到反应体系的荧光强度，从而测定人生长激素的生物学活性。

试剂　（1）完全培养液　取 Fischer's 培养液 395ml，灭能胎牛血清 50ml、灭能马血清 50ml、7.5% 碳酸氢钠溶液 5ml 和 55mmol/L β-巯基乙醇溶液 0.455ml，混匀。2～8℃保存。

（2）工作培养液　取 Fischer's 培养液 490ml，灭能马血清 5ml、7.5% 碳酸氢钠溶液 5ml 和 55mmol/L β-巯基乙醇溶液 0.455ml，混匀。2～8℃保存。

（3）磷酸盐缓冲液　取氯化钠 8.0g，氯化钾 0.20g，无水磷酸二氢钠 1.44g 和磷酸二氢钾 0.24g，加水使溶解并稀释至 1000ml，调 pH 值至 7.2，摇匀，121℃灭菌 15 分钟；或采用商品化的磷酸盐缓冲液。

（4）三磷酸腺苷生物发光法检测试剂盒　商品化试剂盒，一般包含提取液、检测试剂和稀释液等。

标准品溶液　在无菌条件下操作。取人生长激素标准品，加磷酸盐缓冲液溶解并制成每 1ml 含人生长激素 1mg 的溶液，用工作培养液稀释成每 1ml 含人生长激素 60ng 或适宜浓度。在 96 孔培养板中做 3 倍系列稀释（系列稀释的起始浓度与稀释倍数可根据细胞状态进行适当调整），共 10 个稀释度，每个稀释度做 3 个孔。

供试品溶液　在无菌条件下操作。取供试品，加磷酸盐缓冲液溶解并制成每 1ml 含人生长激素 1mg 的溶液（注射用人生长激素），或取供试品（人生长激素原液、人生长激素注射液），用工作培养液稀释成每 1ml 约含人生长激素 60ng 或与标准品溶液相当的适宜浓度。在 96 孔培养板中做 3 倍系列稀释，共 10 个稀释度，每个稀释度做 3 个孔。供试品溶液的起始浓度和稀释倍数应与标准品溶液一致。

测定法　取 Nb2-11 细胞，用完全培养液于 37℃、5% 二氧化碳条件下培养，传代接种细胞密度为每 1ml 含 1×10^5 个细胞，传代 48 小时；也可采用其他经验证的培养方式。取培养物，离心并收集 Nb2-11 细胞，用磷酸盐缓冲液洗 2 次，用工作培养液制成每 1ml 含 1.0×10^5 个细胞的混悬液（细胞密度可根据细胞状态进行适当调整）。

将上述细胞悬液接种于不透光的 96 孔板中，每孔 50μl；分别将标准品溶液和供试品溶液加入已接种细胞悬液的孔中，交叉上样，每孔 50μl，于 37℃、5% 二氧化碳条件下培养 30 小时 ± 2 小时。按三磷酸腺苷生物发光法检测试剂盒说明书操作，每孔均加入适量提取液使 ATP 充分释放，加适量按说明书配制的检测试液，混匀，放置适宜时间。用具有化学发光检测功能的酶标仪或化学发光检测仪分别测定标准品溶液和供试品溶液的荧光强度，记录测定结果。

以标准品溶液或供试品溶液浓度的对数为横坐标，以其相应的荧光强度为纵坐标，照生物检定统计法（通则 1431）中的四参数回归计算法处理实验数据，计算供试品相对效价及 95% 置信区间：

$$供试品相对效价(\%) = \frac{E_r}{E_s} \times 100$$

式中 E_r 为约束模型中标准品的 50% 效应浓度；

E_s 为约束模型中供试品的 50% 效应浓度。

试验有效标准：标准品和供试品的四参数剂量反应曲线应当完整，上、下渐近线应各至少包含一个浓度点，线性部分至少包含两个浓度点；标准品和供试品的剂量反应曲线的上下渐近线比值应不小于 3，决定系数 (R^2) 应不小于 0.98，每一剂量组的荧光强度的相对标准偏差均不得大于 20%；可靠性测验中回归项应非常显著 ($P<0.01$)，偏离平行应不显著 ($P \geqslant 0.01$)。供试品相对效价 95% 置信区间应为测定值的 75%~133%。

3538 曲妥珠单抗生物学活性测定法

本法系依据高表达人表皮生长因子受体-2 (HER2) 的人乳腺癌细胞 (BT-474) 在不同浓度曲妥珠单抗作用下增殖情况不同，检测曲妥珠单抗的生物学活性。

试剂 (1) 完全培养液 取 DMEM/F12 培养基 (或 RPMI 1640 培养基等其他适宜的培养基) 90ml，加胎牛血清 10ml，混匀。2~8℃ 保存。

(2) 磷酸盐缓冲液 (PBS) 取氯化钠 8.01g，氯化钾 0.20g，磷酸氢二钠 3.58g 与磷酸二氢钾 0.27g，加水 800ml 使溶解，用磷酸或氢氧化钠溶液调节 pH 值至 7.5，用水稀释至 1000ml，经 0.22μm 滤膜滤过。也可采用经验证的商品化试剂。

(3) 消化液 商品化 0.25% 胰蛋白酶溶液或其他适宜消化液。

(4) 显色液 商品化细胞计数试剂 (CCK-8) 溶液。

标准品溶液 取曲妥珠单抗活性测定标准品，用完全培养液稀释至每 1ml 约含 10μg 或适宜浓度。在 96 孔细胞培养板中，做 2 倍系列稀释，共 10 个稀释度，每个稀释度重复 2 孔。以上操作在无菌条件下进行。

供试品溶液 取本品，用完全培养液稀释至每 1ml 约含 10μg 或适宜浓度。在 96 孔细胞培养板中，做 2 倍系列稀释，共 10 个稀释度，每个稀释度重复 2 孔。以上操作在无菌条件下进行。

测定法 BT-474 细胞株用完全培养液于 37℃、5% 二氧化碳条件下培养。取处于对数生长期，生长状态良好的 BT-474 细胞，用适量消化液消化，弃去消化液并收集细胞，用完全培养液重悬，制成每 1ml 中含 1.0×10^5~1.5×10^5 个细胞的细胞悬液，接种于 96 孔细胞培养板中，每孔 100μl，于 37℃、5% 二氧化碳条件下培养 16~20 小时，加入标准品溶液或供试品溶液，每孔 50μl，于 37℃、5% 二氧化碳条件下培养 72~96 小时，以上操作在无菌条件下进行。再向上述各孔加入显色液 15μl，混匀，于 37℃、5% 二氧化碳条件下培养 2~4 小时。用酶标仪以 630nm 为比波长，

在检测波长 450nm 处测定吸光度。

以标准品溶液或供试品溶液浓度为横坐标、吸光度值为纵坐标，照生物检定统计法 (通则 1431) 中的四参数回归计算法进行试验数据处理，计算约束模型中标准品和供试品的 50% 效应浓度 (EC_{50})，按下式计算供试品生物学活性：

$$供试品生物学活性(\%) = \frac{标准品\ EC_{50}}{供试品\ EC_{50}} \times 100$$

试验有效标准：标准品和供试品的四参数剂量反应曲线应当完整，上、下渐近线应各至少包含一个浓度点，线性部分应至少包含两个浓度点；标准品和供试品的剂量反应曲线上下渐近线的差值应不小于 0.3，决定系数 (R^2) 应不小于 0.95，各浓度点复孔吸光度值的相对标准偏差应不大于 20%；可靠性测验中回归项应非常显著 ($P<0.01$)，偏离平行项应不显著 ($P \geqslant 0.01$)。

3539 英夫利西单抗生物学活性测定法

第一法 L929 法 (小鼠成纤维细胞测定法)

本法系依据不同浓度的英夫利西单抗中和肿瘤坏死因子-α (TNF-α) 对小鼠成纤维细胞 (L929) 的杀伤作用不同，检测英夫利西单抗的生物学活性。

试剂 (1) 基础培养液 取 RPMI 1640 干粉培养基 1 袋，加水 1000ml 溶解，加入碳酸氢钠 2g，溶解后，经除菌过滤。2~8℃ 保存。

(2) 完全培养液 取基础培养液 450ml，加胎牛血清 50ml，混匀。2~8℃ 保存。

(3) 磷酸盐缓冲液 (PBS) 商品化经无菌化处理的磷酸盐缓冲液。

(4) 消化液 商品化 0.25% 胰蛋白酶溶液。

(5) 放线菌素 D 贮备液 取放线菌素 D 50mg，加水 50ml 使溶解，经除菌过滤。−20℃ 及以下保存。

(6) 重组人 TNF-α 贮备液 取胎牛血清 2.1ml，磷酸盐缓冲液 1047.9ml，混匀，作为 TNF-α 稀释液；取 TNF-α 一瓶 (规格为 5μg)，加入 TNF-α 稀释液 1ml 使溶解，然后取 1ml 加至 499ml 的 TNF-α 稀释液中，混匀，即得浓度为 0.01μg/ml 的 TNF-α 贮备液。−70℃ 及以下保存。

(7) 显色液 商品化细胞计数试剂 (CCK-8) 溶液。

阳性对照溶液 取放线菌素 D 贮备液适量，用完全培养液稀释至 60μg/ml，混匀。

阴性对照溶液 取重组人 TNF-α 贮备液适量，用阳性对照溶液稀释至 2.5×10^{-4}μg/ml，混匀。

标准品溶液 取英夫利西单抗活性测定标准品，用阴性对照溶液稀释至 20μg/ml。在 96 孔细胞培养板中，依次做 4 倍稀释 2 次，3 倍稀释 5 次，4 倍稀释 3 次，共 11 个稀释度，每个稀释度重复 3 孔。以上操作在无菌条件下进行。

供试品溶液 取供试品，用阴性对照溶液稀释至 20μg/ml。

在 96 孔细胞培养板中，依次做 4 倍稀释 2 次，3 倍稀释 5 次，4 倍稀释 3 次，共 11 个稀释度，每个稀释度重复 3 孔。以上操作在无菌条件下进行。

测定法 L929 细胞株用完全培养液于 37℃、5％二氧化碳条件下培养。取处于对数生长期，生长状态良好的 L929 细胞，用适量 PBS 清洗细胞，然后用适量消化液消化并收集细胞，用完全培养液重悬，制成每 1ml 中含有 1.2×10^5 个细胞的细胞悬液，接种于 3 块 96 孔细胞培养板中，每孔 $100\mu l$，于 37℃、5％二氧化碳条件下培养 20～24 小时，加入标准品溶液、供试品溶液、阴性对照溶液和阳性对照溶液，每孔 $50\mu l$，于 37℃、5％二氧化碳条件下培养 16～18 小时，以上操作在无菌条件下进行。再向上述各孔中加入显色液 $10\mu l$，混匀，于 37℃、5％二氧化碳条件下孵育 2 小时。孵育结束后，振荡混匀，用酶标仪以 630nm 为参比波长，在检测波长 490nm 处测定吸光度。

以标准品溶液或供试品溶液浓度为横坐标，以吸光度均值为纵坐标，照生物检定统计法（通则 1431）中的四参数回归计算法进行试验数据处理，计算标准品和供试品的 50％效应浓度（EC_{50}），按下式计算供试品生物学活性：

$$供试品生物学活性（\%）=\frac{标准品\ EC_{50}}{供试品\ EC_{50}} \times 100$$

试验有效标准：供试品和标准品四参数剂量反应曲线的决定系数（R^2）应不小于 0.95；各浓度点三个复孔吸光度值的变异系数（CV）应不大于 20％；供试品和标准品 EC_{50} 的 CV 应不大于 20％。

第二法 WEHI 法（小鼠纤维肉瘤细胞测定法）

本法系依据不同浓度的英夫利西单抗中和肿瘤坏死因子-α（TNF-α）对小鼠纤维肉瘤细胞（WEHI-13VAR）的杀伤作用不同，检测英夫利西单抗的生物学活性。

试剂 （1）完全培养液 取 RPMI 1640 培养基 450ml，加胎牛血清 50ml、200mmol/L L-谷氨酰胺 5ml、100mmol/L 丙酮酸钠 5ml 和 100×非必需氨基酸溶液 5ml，混匀，经 $0.22\mu m$ 滤膜过滤。2～8℃保存。

（2）磷酸盐缓冲液（PBS） 商品化经无菌化处理的磷酸盐缓冲液。

（3）消化液 商品化 0.05％胰蛋白酶溶液。

（4）放线菌素 D 贮备液 取放线菌素 D-甘露醇/放线菌素 D（需用少量 DMSO 溶解）适量，用 PBS 溶解并稀释至 $200\mu g/ml$。2～8℃保存。

（5）重组人 TNF-α 贮备液 取 TNF-α 一瓶（规格为 $1\mu g$），加入完全培养液 2ml 使溶解，即得浓度为 500ng/ml 的 TNF-α 贮备液。-70℃及以下保存。

（6）显色液 商品化细胞增殖检测试剂（MTS/PES 或 MTS/PMS）溶液。

（7）终止液 商品化 10％十二烷基硫酸钠（10％SDS）溶液。

标准品溶液 取英夫利西单抗活性测定标准品，用完全培养液稀释至每 1ml 含 $1\mu g$ 英夫利西单抗。在 96 孔细胞培养板中，做 2 倍系列稀释，共 12 个稀释度，每个稀释度重复 2 孔。以上操作在无菌条件下进行。

供试品溶液 取供试品，用完全培养液稀释至每 1ml 含 $1\mu g$ 英夫利西单抗。在 96 孔细胞培养板中，做 2 倍系列稀释，共 12 个稀释度，每个稀释度重复 2 孔。以上操作在无菌条件下进行。

TNF-α 工作溶液 取 TNF-α 贮备液适量，用完全培养液稀释至 50ng/ml，作为 TNF-α 工作溶液 A。然后用完全培养液稀释至 400pg/ml，作为 TNF-α 工作溶液 B。以上操作在无菌条件下进行。

TNF-α 细胞毒曲线溶液 取 TNF-α 工作溶液 A，在 96 孔细胞培养板中，做 5 倍系列稀释，共 12 个稀释度，每个稀释度做 1 孔。以上操作在无菌条件下进行。

测定法 取 3 块 96 孔细胞培养板，于 A 行加入 TNF-α 细胞毒曲线溶液，每孔 $150\mu l$；于 B～G 行加入标准品和供试品溶液，每孔 $100\mu l$；于 H1～H6 孔中加入完全培养液，每孔 $150\mu l$；于 H7～H12 孔中加入完全培养液，每孔 $100\mu l$。向 B～G 行及 H7～H12 孔中加入 TNF-α 工作溶液 B，每孔 $50\mu l$，于 37℃、5％二氧化碳条件下孵育 1 小时。将 WEHI-13VAR 细胞株用完全培养液于 37℃、5％二氧化碳条件下培养，取处于对数生长期，生长状态良好的 WEHI-13VAR 细胞，用适量 PBS 清洗细胞，然后用适量消化液消化并收集细胞，用完全培养液重悬，制成每 1ml 中含有 1×10^6 个细胞的细胞悬液，加入放线菌素 D 贮备液适量使其终浓度为 $2～8\mu g/ml$。将含有放线菌素 D 的细胞悬液接种于上述 96 孔细胞培养板中，每孔 $50\mu l$，于 37℃、5％二氧化碳条件下培养 20～24 小时，以上操作均在无菌条件下进行。从细胞培养板的各孔中移去 $100\mu l$ 培养液，再向各孔中加入显色液 $20\mu l$，混匀，于 37℃、5％二氧化碳条件下孵育 2 小时。孵育结束后，向各孔中加入终止液 $100\mu l$，室温放置 10～30 分钟，混匀，用酶标仪在检测波长 490nm 处测定吸光度。

以标准品溶液或供试品溶液浓度为横坐标，以吸光度值为纵坐标，照生物检定统计法（通则 1431）中的四参数回归计算法进行试验数据处理，计算标准品和供试品的 50％效应浓度（EC_{50}），按下式计算供试品生物学活性：

$$供试品生物学活性（\%）=\frac{标准品\ EC_{50}}{供试品\ EC_{50}} \times 100$$

试验有效标准：TNF-α 细胞毒曲线的斜率应不大于 2.0，决定系数（R^2）应不小于 0.97；各个检测板的吸光度值范围［"仅细胞的吸光度均值（H1～H6）"－"细胞＋TNF-α 的吸光度均值（H7～H12）"］应不小于 0.5；供试品和标准品四参数剂量反应曲线应近似 S 形，斜率应在 0.7～3.5 范围内，决定系数（R^2）应不小于 0.97，EC_{50} 的变异系数（CV）应不大于 20％。

3540　阿达木单抗生物学活性测定法

本法系依据不同浓度阿达木单抗特异性阻断 TNF-α 与小鼠成纤维细胞(L929)表面 TNF 受体 p55 和 p75 结合的能力不同，故在放线菌素 D 协同作用下，TNF-α 对 L929 细胞的杀伤作用不同，进而可测定阿达木单抗的生物学活性。

试剂　(1)磷酸盐缓冲液　商品化经无菌化处理的磷酸盐缓冲液，pH 7.4。

(2)放线菌素 D 贮备液　取放线菌素 D 50mg，加水 50ml 使溶解(可用少量 DMSO 助溶)，0.22μm 滤膜过滤。−20℃及以下保存。

(3)人肿瘤坏死因子-α(TNF-α)贮备液　按照说明书要求溶解商品化的 TNF-α。−70℃及以下保存。

(4)完全培养液　取 DMEM 基础培养基 500ml，加 10%胎牛血清，加青霉素/链霉素适量制成每 1ml 中含青霉素 100U 和链霉素 100μg 的溶液。

(5)工作培养液　取 TNF-α 贮备液和放线菌素 D 贮备液适量，用完全培养液稀释制成每 1ml 中含 TNF-α 约为 4ng 和放线菌素 D 约为 1.6μg 或其他适宜浓度的溶液。(注：TNF-α 和放线菌素 D 的不同品牌和批号会影响试验结果。)

(6)消化液　商品化 0.25%胰蛋白酶溶液。

(7)显色液　商品化细胞计数试剂(CCK-8)溶液。

阳性对照液　在无菌条件下进行。取放线菌素 D 贮备液适量，用完全培养液稀释制成每 1ml 含放线菌素 D 0.8μg 的溶液。

阴性对照液　在无菌条件下进行。取 TNF-α 贮备液适量，用阳性对照液稀释制成每 1ml 含 TNF-α 2ng 的溶液。

标准品溶液　在无菌条件下进行。精密量取阿达木单抗活性测定标准品适量，用完全培养液定量稀释制成每 1ml 约含阿达木单抗 4μg 的溶液。在 96 孔细胞培养板中，做 2.5 倍稀释 9 次，共 10 个浓度点，即 4000ng/ml、1600ng/ml、640ng/ml、256ng/ml、102.4ng/ml、40.96ng/ml、16.384ng/ml、6.554ng/ml、2.621ng/ml、1.048ng/ml。每个稀释度溶液分别与工作培养液等量混合即为标准品溶液。

供试品溶液　在无菌条件下进行。精密量取供试品适量，照标准品溶液同法制备。

测定法　在无菌条件下进行。L929 细胞株用完全培养液于 37℃、5%二氧化碳条件下培养。取对数生长期生长状态良好的 L929 细胞适量，用磷酸盐缓冲液适量清洗，用消化液适量消化，离心并收集细胞，用完全培养液制成每 1ml 中含 $2×10^5$ 个细胞的细胞悬液，接种于 96 孔细胞培养板中，每孔 100μl，于 37℃、5%二氧化碳条件下培养 18~24 小时或其他适宜时间，分别加标准品溶液、供试品溶液、阴性对照液和阳性对照液，每孔 100μl，设 3 个复孔。此时，10 个浓度点终浓度分别为 1000ng/ml、400ng/ml、160ng/ml、64ng/ml、25.6ng/ml、10.24ng/ml、4.096ng/ml、1.638ng/ml、

0.655ng/ml、0.262ng/ml。于 37℃、5%二氧化碳条件下培养 18 小时。

分别向上述各孔中加显色液 20μl，混匀，于 37℃、5%二氧化碳条件下孵育 4 小时或其他适宜时间。取出培养板，混匀，置酶标仪中，以 620nm 为参比波长，在 450nm 的波长处分别测定吸光度。

以标准品溶液或供试品溶液浓度为横坐标，吸光度均值为纵坐标，照生物检定统计法(通则 1431)中的四参数回归计算法进行数据处理，计算标准品和供试品的 50%效应浓度(EC_{50})。按下式计算供试品生物学活性：

$$供试品生物学活性(\%) = \frac{标准品\ EC_{50}}{供试品\ EC_{50}} × 100$$

试验有效标准：(1)标准品和供试品的四参数剂量反应曲线应当完整且呈 S 形关系，上、下渐近线应各至少包含一个浓度点，线性部分应至少包含两个浓度点；(2)曲线的决定系数(R^2)不小于 0.97；(3)标准品和供试品各浓度点三个复孔吸光度的变异系数(CV)均应不大于 20%；(4)$D_{供试品}$ 与 $D_{标准品}$ 的比值应为 0.80~1.25；(5)$B_{供试品}$ 与 $B_{标准品}$ 的比值应为 0.80~1.25；(6)($D_{供试品}$−$A_{供试品}$)与($D_{标准品}$−$A_{标准品}$)的比值应为 0.80~1.25。

3541　贝伐珠单抗生物学活性测定法

第一法　人脐静脉内皮细胞增殖抑制法(HUVEC 增殖抑制法)

本法系依据不同浓度的贝伐珠单抗中和人表皮生长因子后对人脐静脉内皮细胞(HUVEC)的增殖抑制作用不同，检测贝伐珠单抗的生物学活性。

试剂　(1)工作培养基　取人内皮无血清基础培养基 500ml，加商品化的黏附因子 25ml 和 50mg/ml 硫酸庆大霉素溶液 0.5ml，摇匀。2~8℃保存。

(2)重组人血管内皮生长因子165(rhVEGF165)贮备液　商品化 rhVEGF165 试剂，按照说明书要求复溶。−70℃及以下保存。

(3)显色液　商品化阿尔玛蓝细胞活力检测试剂。

供试品溶液　取供试品，精密量取适量，用工作培养基定量稀释制成每 1ml 约含贝伐珠单抗 4μg 的溶液，精密量取适量，分别用工作培养基定量稀释制成每 1ml 约含贝伐珠单抗 2μg、1μg、0.500μg、0.400μg、0.360μg、0.320μg、0.200μg、0.115μg、0.040μg 的溶液，共 10 个浓度，每个浓度重复 2 孔。

标准品溶液　取贝伐珠单抗活性测定标准品，照供试品溶液同法制备。

测定法　取 rhVEGF165 贮备液适量，用工作培养基稀释至确定的浓度(rhVEGF165 标定曲线中最大增殖效力的最小浓度)，分别与标准品溶液和供试品溶液等体积混合，孵育 0.5~1.5 小时。

取处于对数生长期生长状态良好的 HUVEC 细胞，用

工作培养基配制成每 1ml 约含 $2×10^5$ 个细胞的细胞悬液。取透明 96 孔细胞培养板，每孔加细胞悬液 50μl 和工作培养基 100μl，再分别加上述标准品和供试品孵育溶液 50μl，混匀，于 37℃、5%二氧化碳条件下培养 90～98 小时，每孔加显色液 25μl，混匀，于 37℃、5%二氧化碳条件下继续培养 6～8 小时，混匀，置酶标仪中，以 530nm 为激发波长，590nm 为发射波长分别测定荧光强度。

以标准品溶液或供试品溶液浓度为横坐标，以荧光强度平均值为纵坐标，照生物检定统计法（通则 1431）中的四参数回归计算法进行试验数据处理，计算标准品和供试品的 50%效应浓度（EC_{50}）。按下式计算供试品生物学活性：

$$供试品生物学活性(\%) = \frac{标准品\ EC_{50}}{供试品\ EC_{50}} × 100$$

试验有效标准：各浓度点复孔吸光度值的变异系数应不大于 20%；采用非限制性四参数回归法分别计算标准品和供试品的剂量反应曲线，应均近似于 S 形，且出现明显上、下平台，决定系数（R^2）均应不小于 0.95；标准品与供试品曲线斜率（四参数曲线的 B 值）的比值应在 70%～130%范围内，标准品与供试品曲线上渐近线（四参数曲线的 A 值）的比值应在 80%～120%范围内。

第二法　报告基因法

本法系采用报告基因细胞作为贝伐珠单抗生物活性测定用细胞。通过不同浓度贝伐珠单抗阻断血管内皮生长因子（VEGF）刺激细胞荧光素酶的表达情况不同，测定贝伐珠单抗的生物学活性。

试剂　（1）生长培养基　取 DMEM 培养基 450ml，加胎牛血清 50ml，10mg/ml 的嘌呤霉素 25μl 及 50mg/ml 的潮霉素 B 250μl，混匀。2～8℃保存。

（2）工作培养基　取胎牛血清 50ml 和 DMEM 培养基 450ml，混匀。2～8℃保存。

（3）重组人血管内皮生长因子 165（rhVEGF165）溶液　取商品化 rhVEGF165 试剂，照说明书要求复溶（-70℃及以下保存）。取适量，用工作培养基稀释制成每 1ml 含 rhVEGF165 40ng 的溶液。

（4）荧光素酶报告基因检测试剂盒。

（5）消化液　商品化 0.25%胰蛋白酶溶液。

（6）磷酸盐缓冲液（PBS）（pH 7.2～7.4）　商品化经无菌化处理的磷酸盐缓冲液。

报告基因细胞　取已稳定转染血管内皮生长因子受体 2 基因和荧光素酶报告基因的人胚肾细胞（HEK293-VEGFR2 细胞），或其他适宜的报告基因细胞[报告基因细胞的构建及细胞库管理和质控应参照基于基因修饰细胞系的生物检定法指导原则（指导原则 9404）有关要求执行]适量，用生长培养基于 37℃、5%二氧化碳条件下培养。

供试品溶液　取供试品，精密量取适量，用 rhVEGF165 溶液定量稀释制成每 1ml 约含贝伐珠单抗 3μg 的溶液。精密

量取适量，用 rhVEGF165 溶液进行 2 倍梯度稀释，共得到 9 个稀释度，每个稀释度重复 3 孔。

标准品溶液　取贝伐珠单抗标准品，照供试品溶液同法制备。

阳性对照溶液　工作培养基。

阴性对照溶液　rhVEGF165 溶液。

测定法　取处于对数生长期生长状态良好的 HEK293-VEGFR2 细胞，用 PBS 适量清洗细胞，用消化液适量消化并收集细胞，用工作培养基制成每 1ml 中约含 $1.25×10^6$ 个细胞的细胞悬液，取白色 96 孔细胞培养板，每孔加细胞悬液 40μl。分别加标准品溶液、供试品溶液、阳性对照溶液和阴性对照溶液，每孔 40μl，于 37℃、5%二氧化碳条件下培养 5～6 个小时。培养结束后，室温条件下平衡 5～10 分钟，避光条件下每孔加平衡至室温的荧光素酶报告基因检测底物 40μl，于 30 分钟内置酶标仪中，以 Luminescence 模式、整合时间 500 毫秒分别测定相对光单位（RLU）。

以标准品溶液或供试品溶液浓度为横坐标，以相对光单位（RLU）平均值为纵坐标，照生物检定统计法（通则 1431）中的四参数回归计算法进行试验数据处理，计算供试品和对照品的 50%效应浓度（EC_{50}）。按下式计算供试品生物学活性：

$$供试品生物学活性(\%) = \frac{标准品\ EC_{50}}{供试品\ EC_{50}} × 100$$

试验有效标准：各浓度点标准品和供试品的 RLU 的变异系数（$n=3$）应不大于 20%；阴性对照 RLU 均值与阳性对照 RLU 均值的比值不小于 5.0。采用非限制性四参数回归法分别计算标准品和供试品的剂量反应曲线，应均近似于 S 形，且出现明显上、下平台，决定系数（R^2）应不小于 0.98；标准品与供试品曲线斜率（四参数曲线的 B 值）的比值应在 70%～130%范围内，标准品与供试品曲线的上渐近线（四参数曲线的 A 值）的比值应在 80%～120%范围内。

3542　利妥昔单抗生物学活性测定法

本法系依据利妥昔单抗能够结合淋巴细胞系 Raji 或 WIL2-S 表面的 CD20 抗原，在补体介导的细胞毒作用下杀伤细胞，通过比较细胞的存活率，测定利妥昔单抗生物学活性。

试剂　（1）RPMI 1640 基础培养基　商品化 RPMI 1640 培养基。

（2）生长培养基　分别取 RPMI 1640 培养基 89ml、胎牛血清 10ml 和 200mmol/L 谷氨酰胺溶液 1ml，混匀，2～8℃保存。

（3）补体　商品化的补体溶液。

（4）显色液　商品化细胞计数试剂（CCK-8）溶液。

标准品溶液　无菌条件下操作。取利妥昔单抗活性测定标准品，用生长培养基稀释制成每 1ml 约含利妥昔单抗

60μg 的溶液。用生长培养基进行 3 倍梯度稀释，两个复孔，共得到 10 个浓度点。

供试品溶液　无菌条件下操作。取本品，用生长培养基稀释制成每 1ml 约含利妥昔单抗 60μg 的溶液。用生长培养基进行 3 倍梯度稀释，两个复孔，共得到 10 个浓度点。

测定法　WIL2-S 或 Raji（不超过 30 代）细胞用生长培养基于 37℃、5％二氧化碳条件下培养。细胞浓度达到每 1ml 中含 $2.0 \times 10^5 \sim 8.0 \times 10^5$ 个细胞进行传代，用生长培养基制成每 1ml 中约含 2×10^6 个细胞的悬液。也可采用离心即用型冷冻细胞，每 1ml 中含有 2×10^6 个细胞悬液。取供试品溶液和标准品溶液，分别与细胞悬液等体积混合。

取 96 孔细胞培养板，每孔加上述混合物 100μl，每个浓度做两个复孔，于 37℃、5％二氧化碳条件下培养 30 分钟。用 RPMI 1640 基础培养基对倍稀释补体，加入上述 96 孔细胞培养板中，每孔加 10μl，混匀，于 37℃、5％二氧化碳条件下培养 1.5～2.5 小时。结束培养，每孔加 CCK-8 显色液 20μl，混匀，于 37℃、5％二氧化碳条件下培养 3 小时，置酶标仪中，分别在 450nm 的波长处测定吸光度。

以标准品溶液或供试品溶液浓度为横坐标、吸光度均值为纵坐标，照生物检定统计法（通则 1431）中的四参数回归计算法进行试验数据处理，计算自由模型中标准品和供试品的 50％效应浓度（EC_{50}），按下式计算供试品生物学活性：

$$供试品生物学活性（\%）= \frac{标准品\ EC_{50}}{供试品\ EC_{50}} \times 100$$

试验有效标准：各浓度点标准品溶液和供试品溶液吸光度的 CV 值应不大于 30％；标准品和供试品 B 值的比值应在 80％～125％之间；标准品和供试品的决定系数（R^2）应不小于 0.950。

3600　特定生物原材料/动物及辅料

3601　生物制品生产及检定用实验动物质量控制

本通则是对生物制品生产用和检定用实验动物的质量控制。生产用实验动物是指用于生物制品生产的实验动物，检定用动物则是用于生物制品检定的实验动物。

本通则是对生物制品生产用和检定用实验动物微生物与寄生虫的质量控制要求。实验动物的管理应符合国家相关要求。

一、实验动物微生物学等级分类

按照实验动物携带微生物与寄生虫情况进行等级分类，实验动物分为普通级、无特定病原体级和无菌级实验动物。

普通级实验动物［conventional（CV）animal］系指不携带所规定的对动物和（或）人健康造成严重危害的人兽共患病和动物烈性传染病病原体的实验动物。

无特定病原体级实验动物［specific pathogen free（SPF）animal］系指除普通级动物应排除的病原体外，不携带对动物健康危害大和（或）对科学研究干扰大的病原体的实验动物。

无菌级实验动物［germ free（GF）animal］系指动物体内无可检出任何生命体的实验动物。

SPF 鸡胚是指由 SPF 鸡所产的受精卵，在符合生物制品生产条件下，经孵化后所生成的鸡胚。

疫苗生产与检定应采用适宜级别的实验动物，具体应符合相关各论的要求。

二、检测要求

1. 外观要求　实验动物应外观健康、无异常。

2. 微生物与寄生虫检测项目　常用实验动物检测要求见表 1～表 8。必须检测项目，在日常检查时必须定期检测；必要时检测项目，在供应商评估或者怀疑有感染时或者特殊实验要求时进行检测。

3. 实验动物质量检测频率一般不少于每 3 个月 1 次，SPF 鸡检测频率为每 4～8 周 1 次。

表 1　生物制品生产用、检定用小鼠微生物与寄生虫检测项目

检测项目	检测要求
汉坦病毒 Hantavirus（HV）	○
小鼠肝炎病毒 Mouse Hepatitis Virus（MHV）	●
仙台病毒 Sendai Virus（SV）	●
小鼠肺炎病毒 Pneumonia Virus of Mice（PVM）	●
呼肠孤病毒Ⅲ型 Reovirus type 3（Reo-3）	●

续表

检测项目	检测要求
小鼠细小病毒 Minute Virus of Mice（MVM）	●
鼠痘病毒 Ectromelia Virus（Ect.）	○
淋巴细胞脉络丛脑膜炎病毒 Lymphocytic Choriomeningitis Virus（LCMV）	○
小鼠脑脊髓炎病毒 Theiler's Mouse Encephalomyelitis Virus（TMEV）	○
多瘤病毒 Polyoma Virus（POLY）	○
小鼠诺如病毒 Murine Norovirus（MNV）	◎
沙门菌 Salmonella spp.	●
支原体 Mycoplasma spp.	●
鼠棒状杆菌 Corynebacterium kutscheri	●
泰泽病原体 Tyzzer's organism	●
嗜肺巴斯德杆菌 Pasteurella pneumotropica	●
肺炎克雷伯杆菌 Klebsiella pneumoniae	●
铜绿假单胞菌 Pseudomonas aeruginosa	●
念珠状链球菌 Streptobacillus moniliformis	○
金黄色葡萄球菌 Staphylococcus aureus	○
肺炎链球菌 Streptococcus pneumoniae	○
乙型溶血性链球菌 β-hemolyticstreptococcus	○
啮齿柠檬酸杆菌 Citrobacter rodentium	○
肺孢子菌属 Pneumocystis spp.	○
牛棒状杆菌 Corynebacterium bovis	◎
体外寄生虫（节肢动物）Ectoparasites	●
弓形虫 Toxoplasma gondii	●
鞭毛虫 Flagellates	●
纤毛虫 Ciliates	●
全部蠕虫 All Helminths	●

注：●必须检测项目，要求阴性；○必要时检测项目，要求阴性；◎只检测免疫缺陷动物，要求阴性。

表 2 生物制品生产用地鼠微生物与寄生虫检测项目

检测项目	检测要求
小鼠肝炎病毒 Mouse Hepatitis Virus（MHV）	●
小鼠细小病毒 Minute Virus of Mice（MVM）	●
小鼠脊髓灰质炎病毒 Mouse Poliovirus（MPV）	●
仙台病毒 Sendai Virus（SV）	●
汉坦病毒 Hantavirus（HV）	●
淋巴细胞脉络丛脑膜炎病毒 Lymphocytic Choriomeningitis Virus（LCMV）	●
猴病毒 5 Simian Virus 5（SV5）	●
大鼠 K 病毒 Kilham Rat Virus（KRV）	●
吐兰病毒 Toolans H-a Virus（H-a V）	●
地鼠多瘤病毒 Hamster Polyoma Virus（HPV）	●

检测项目	检测要求
逆转录病毒 Retroviruses	○
呼肠孤病毒Ⅲ型 Reovirus type 3（Reo-3）	●
小鼠肺炎病毒 Pneumonia Virus of Mice（PVM）	●
沙门菌 *Salmonella* spp.	●
皮肤病原真菌 Pathogenic dermal fungi	●
多杀巴斯德杆菌 *Pasteurella multocida*	●
支气管鲍特杆菌 *Bordetella bronchiseptica*	●
泰泽病原体 Tyzzer's organism	●
嗜肺巴斯德杆菌 *Pasteurella pneumotropica*	●
肺炎克雷伯杆菌 *Klebsiella pneumoniae*	●
金黄色葡萄球菌 *Staphylococcus aureus*	○
铜绿假单胞菌 *Pseudomonas aeruginosa*	○
支原体 *Mycoplasmas* spp.	●
分枝杆菌 *Mycobacteria* spp.	○
体外寄生虫（节肢动物）Ectoparasites	●
弓形虫 *Toxoplasma gondii*	●
艾美耳球虫 *Eimeria* spp.	○
全部蠕虫 All Helminths	●
鞭毛虫 Flagellates	●

注：● 必须检测项目，要求阴性；○必要时检测项目，要求阴性。

表 3　生物制品生产用长爪沙鼠微生物与寄生虫检测项目

检测项目	检测要求
淋巴细胞脉络丛脑膜炎病毒 Lymphocytic Choriomeningitis Virus（LCMV）	●
汉坦病毒 Hantavirus（HV）	●
小鼠肝炎病毒 Mouse Hepatitis Virus（MHV）	●
仙台病毒 Sendai Virus（SV）	●
小鼠肺炎病毒 Pneumonia Virus of Mice（PVM）	●
呼肠孤病毒Ⅲ型 Reovirus type 3（Reo-3）	●
小鼠细小病毒 Minute Virus of Mice（MVM）	●
沙门菌 *Salmonella* spp.	●
皮肤病原真菌 Pathogenic dermal fungi	○
泰泽病原体 Tyzzer's organism	●
支原体 *Mycoplasma* spp.	●
多杀巴斯德杆菌 *Pasteurella multocida*	●
支气管鲍特杆菌 *Bordetella bronchiseptica*	●
啮齿柠檬酸杆菌 *Citrobacter rodentium*	○
嗜肺巴斯德杆菌 *Pasteurella pneumotropica*	●
肺炎克雷伯杆菌 *Klebsiella pneumoniae*	●
金黄色葡萄球菌 *Staphylococcus aureus*	○
鼠棒状杆菌 *Corynebacterium kutscheri*	○

续表

检测项目	检测要求
铜绿假单胞菌 Pseudomonas aeruginosa	●
肺炎链球菌 Streptococcus pneumoniae	○
乙型溶血性链球菌 β-hemolyticstreptococcus	○
产酸克雷伯杆菌 Klebsiella oxytoca	○
幽门螺杆菌 Helicobacter pylori	○
体外寄生虫（节肢动物）Ectoparasites	●
弓形虫 Toxoplasma gondii	●
全部蠕虫 All Helminths	●
鞭毛虫 Flagellates	●
纤毛虫 Ciliates	●

注：●必须检测项目，要求阴性；○必要时检测项目，要求阴性。

表 4　生物制品检定用家兔微生物与寄生虫检测项目

检测项目	普通级	SPF 级
兔出血症病毒 Rabbit Hemorrhagic Disease Virus（RHDV）	▲	●
轮状病毒 Rotavirus（RV）	—	●
沙门菌 Salmonella spp.	●	●
假结核耶尔森菌 Yersinia pseudotuberculosis	○	○
多杀巴斯德杆菌 Pasteurella multocida	—	●
泰泽病原体 Tyzzer's organism	—	●
嗜肺巴斯德杆菌 Pasteurella pneumotropica	—	●
肺炎克雷伯杆菌 Klebsiella pneumoniae	—	●
铜绿假单胞菌 Pseudomonas aeruginosa	—	●
金黄色葡萄球菌 Staphylococcus aureus	—	○
肺炎链球菌 Streptococcus pneumoniae	—	○
乙型溶血性链球菌 β-hemolyticstreptococcus	—	○
肺孢子菌属 Pneumocystis spp.	—	●
体外寄生虫（节肢动物）Ectoparasites	●	●
弓形虫 Toxoplasma gondii	●	●
艾美耳球虫 Eimeria spp.	—	○
全部蠕虫 All Helminths	—	●

注：●必须检测项目，要求阴性；○必要时检测项目，要求阴性；▲可以免疫；—不要求检测。

表 5　生物制品生产用、检定用猴微生物与寄生虫检测项目

检测项目	检定用	生产用	检测项目	检定用	生产用
猕猴疱疹病毒 1 型（B 病毒）Cercopithecine Herpesvirus type 1(BV)	●	●	沙门菌 Salmonella spp.	●	●
			皮肤病原真菌 Pathogenic dermal fungi	●	●
麻疹病毒 Measles Virus（MV）	—	○	志贺菌 Shigella spp.	●	●
猿猴空泡病毒 40 Simian Vacuolating Virus 40(SV40)	—	●	结核分枝杆菌 Mycobacterium tuberculosis	●	●
猴副流感病毒 5 型 Simian Parainfluenza Virus type 5(SV5)	—	○	体外寄生虫（节肢动物）Ectoparasites	●	●
			弓形虫 Toxoplasma gondii	●	●
猴泡沫病毒 Simian Foamy Virus（SFV）	—	●			

注：●必须检测项目，要求阴性；○必要时检测项目，要求阴性；—不要求检测。

表6 生物制品检定用豚鼠微生物与寄生虫检测项目

检测项目	普通级	SPF级
淋巴细胞脉络丛脑膜炎病毒 Lymphocytic Choriomeningitis Virus（LCMV）	●	●
仙台病毒 Sendai Virus（SV）	—	●
小鼠肺炎病毒 Pneumonia Virus of Mice（PVM）	—	●
呼肠孤病毒Ⅲ型 Reovirus type 3（Reo-3）	—	●
沙门菌 Salmonella spp.	●	●
多杀巴斯德杆菌 Pasteurella multocida	—	●
支气管鲍特杆菌 Bordetella bronchiseptica	—	●
泰泽病原体 Tyzzer's organism	—	●
嗜肺巴斯德杆菌 Pasteurella pneumotropica	—	●
肺炎克雷伯杆菌 Klebsiella pneumoniae	—	●
铜绿假单胞菌 Pseudomonas aeruginosa	—	●
金黄色葡萄球菌 Staphylococcus aureus	—	○
肺炎链球菌 Streptococcus pneumoniae	—	○
乙型溶血性链球菌 β-hemolyticstreptococcus	—	○
体外寄生虫（节肢动物）Ectoparasites	●	●
弓形虫 Toxoplasma gondii	●	●
全部蠕虫 All Helminths	—	●
鞭毛虫 Flagellates	—	●
纤毛虫 Ciliates	—	●

注：●必须检测项目，要求阴性；○必要时检测项目，要求阴性；—不要求检测。

表7 生物制品生产用马微生物检测项目

检测项目	检测要求	检测项目	检测要求
马传染性贫血病毒 Equine Infectious Anemia Virus	●	马流产沙门菌 Salmonella abortus equi	○
鼻疽杆菌 Pseudomonas mallei	●	马A型流感病毒 Equine Influenza Virus type A	●
布氏杆菌 Brucella	●	马疱疹病毒Ⅰ型 Equine Herpesvirus type Ⅰ	●

注：●必须检测项目，要求阴性；○必要时检测项目，要求阴性。

表8 生物制品生产用SPF鸡胚微生物学检测项目

检验项目	检测要求	检验项目	检测要求
鸡白痢沙门菌 Salmonella pullorum	●	鸡毒支原体 Mycoplasma gallisepticum	●
禽流感病毒A型 Avian Influenza Virus type A	●	滑液囊支原体 Mycoplasma synoviae	●
传染性支气管炎病毒 Infectious Bronchitis Virus	●	禽脑脊髓炎病毒 Avian Encephalomyelitis Virus	●
传染性法氏囊病病毒 Infectious Bursal Disease Virus	●	淋巴白血病病毒 Lymphoid Leukosis Virus（禽白血病病毒 Avian Leukosis Virus）	●
传染性喉气管炎病毒 Infectious Laryngotracheitis Virus	●		
新城疫病毒 Newcastle Disease Virus	●	网状内皮增生症病毒 Reticuloendotheliosis Virus	●
禽痘病毒 Fowl Pox Virus	●	禽呼肠孤病毒 Avian Reovirus	●
马立克病病毒 Marek's Disease Virus	●	禽腺病毒Ⅰ群 Avian Adenovirus group Ⅰ	●
副鸡嗜血杆菌 Haemophilus paragallinarum	●	鸡传染性贫血病毒 Chicken Infectious Anaemia Virus	●
多杀巴斯德杆菌 Pasteurella multocida	○	鸟分枝杆菌 Mycobacterium avium	○
禽腺病毒Ⅲ群（减蛋综合征病毒）Avian Adenovirus group Ⅲ（EDS）	●		

注：●必须检测项目，要求阴性；○必要时检测项目，要求阴性。

三、对实验动物供应商的要求

为了从源头对实验动物进行质量控制，应对供应商进行评估，选择符合要求的供应商，供应商应提供实验动物质量合格证明。

3603　重组胰蛋白酶

本品为生物制品生产过程中使用的原材料，系由高效表达胰蛋白酶基因的重组菌，经发酵、分离和纯化后获得的重组猪胰蛋白酶，含适宜稳定剂，不含抑菌剂。可为浓缩的酶溶液和冻干粉两种。

性状　溶液为无色至淡黄色澄清液体。冻干粉为白色或类白色结晶性粉末。

鉴别　取约 2mg 重组胰蛋白酶，置白色点滴板上，加对甲苯磺酰-L-精氨酸甲酯盐酸盐试液 0.2ml，搅匀，即显紫色。

蛋白质含量　依法测定（通则 0731 第六法）。

以 0.01mol/L 盐酸溶液、0.02mol/L 氯化钙溶液（pH 2.0±0.2）缓冲液为空白对照，将供试品用缓冲液溶解或稀释至约 0.5mg/ml，取光程为 1cm 的带盖石英比色杯，照紫外-可见分光光度法（通则 0401）在 280nm 的波长处测定吸光度值。

蛋白质浓度按下式计算：

$$蛋白质浓度(mg/ml) = df \times \frac{A_{280}}{1.36}$$

式中　df 为供试品稀释倍数；

1.36 为 1mg/ml 重组胰蛋白酶在该缓冲液中 280nm 下的吸收系数。来自于质量吸收系数 $E_{1cm}^{1\%}$，即质量百分含量为 1%（1g/100ml，即 10mg/ml）的重组胰蛋白酶在 280nm 下的吸光度值为 13.6；

A_{280} 为供试品溶液在 280nm 下扣除空白对照后的吸光度值。

重组胰蛋白酶活性　照二部"胰蛋白酶"效价测定项检测。

比活性　指每 1mg 质量的蛋白质中所含重组胰蛋白酶的活性，应不低于 3800U/mg 蛋白质。

$$比活性 = \frac{活性}{C}$$

式中　C 为重组胰蛋白酶的蛋白质浓度，mg/ml。

纯度　照高效液相色谱法（通则 0512）测定，按面积归一化法计算重组胰蛋白酶纯度，β-胰蛋白酶不低于 70%，α-胰蛋白酶不高于 20%。

色谱条件与系统适用性试验　用十八烷基硅烷键合多孔硅胶填充色谱柱（ODS柱，4.6mm×250mm，3μm，20Å），柱温 40℃。以 1ml 磷酸（85%）用水定容到 1000ml 为流动相 A，以 1ml 磷酸（85%）用乙腈定容到 1000ml 为流动相 B，

按下表进行梯度洗脱，流速为每分钟 1.0ml，检测波长为 280nm。重组胰蛋白酶标准品主峰的保留时间是 12～17 分钟，α-胰蛋白酶和 β-胰蛋白酶的分离度应不小于 1。

时间（分钟）	流动相 A（%）	流动相 B（%）
0	75	25
25	55	45
30	10	90
34	10	90
35	75	25
45	75	25

供试品溶液的制备　取适量重组胰蛋白酶，用 0.01mol/L 盐酸溶液、0.02mol/L 氯化钙溶液（pH 2.0±0.2）配制成 70mg/ml±10mg/ml，转移至 HPLC 进样瓶中。

标准品　取 100μl 重组胰蛋白酶标准品溶液，混匀，转移至 HPLC 进样瓶中。

测定法　取标准品溶液和供试品溶液各 1μl，分别注入高效液相色谱仪，记录色谱图。按面积归一化法计算胰蛋白酶纯度，积分时间为 25 分钟，扣除空白对照。α-胰蛋白酶如有前肩峰采用垂直积分，β-胰蛋白酶如有拖尾峰采用切线积分。

微生物限度　依法检查（通则 1105）重组胰蛋白酶，菌落总数不超过 100CFU/ml。

3604　新生牛血清

本品系从出生 14 小时内未进食的新生牛采血分离血清，经除菌过滤后制成。牛血清生产过程中不得任意添加其他物质成分。新生牛血清应进行以下检查，符合规定后方可使用。

如采用经过验证的病毒灭活工艺处理的牛血清，大肠埃希菌噬菌体及病毒检测必须在灭活前取样进行。

pH 值　应为 7.00～8.50。

蛋白质含量　采用双缩脲法（通则 0731 第三法）或其他适宜方法测定，应为 35～50g/L。

血红蛋白　用分光光度法或其他适宜的方法测定，应不高于 200mg/L。

以蒸馏水为空白对照，使用光程 1cm 的比色杯，直接测定新生牛血清血红蛋白标准品和供试品在 576nm、623nm 及 700nm 波长下的吸光度值，每个新生牛血清血红蛋白标准品和供试品至少测定 2 次，计算平均测定值。按照下式分别计算新生牛血清血红蛋白标准品和供试品中血红蛋白含量：

$$血红蛋白含量(mg/L) = [(A_{576} \times 115) - (A_{623} \times 102) - (A_{700} \times 39.1)] \times 10$$

式中，A_{576}、A_{623}、A_{700} 分别为新生牛血清血红蛋白标准品和供试品在 576nm、623nm 及 700nm 波长下的平均吸光度值。

如果新生牛血清血红蛋白标准品所测血红蛋白含量在量值规定范围内，则实验结果有效。

渗透压摩尔浓度 应为 250～330mOsmol/kg（通则 0632）。

细菌内毒素检查 应不高于 10EU/ml（通则 1143 凝胶限度法）。

支持细胞增殖检查 采用传代细胞（HFL1、Mv1 Lu、Vero 和 CHO）中的任意 1 种细胞及 Sp2/0-Ag14 细胞进行。细胞复苏后，用待测样品配制的培养液至少连续传 3 代后使用，取对数生长期的细胞用于试验。牛血清使用者可另选择产品适用的细胞进行试验。

(1)细胞生长曲线的测定 取供试品按 10% 浓度配制细胞培养液，Sp2/0-Ag14 按每 1ml 含 1×10^4 的细胞浓度，其他贴壁细胞按 2×10^4 的细胞浓度接种细胞，每天计数活细胞，连续观察 1 周，并绘制生长曲线。

(2)细胞倍增时间的测定 按生长曲线计算细胞的倍增时间。取细胞峰值前一天的细胞计数（Y）、接种细胞数（X）及生长时间（T）计算。

$$倍增时间=\frac{T}{A} \quad A=\log_2\frac{Y}{X}$$

Sp2/0-Ag14 细胞应不超过 20 小时；HFL1 细胞应不超过 22 小时；Mv1 Lu 细胞应不超过 24 小时；Vero 细胞应不超过 18 小时；CHO 细胞应不超过 22 小时。

(3)克隆率的测定 将细胞稀释至每 1ml 含 10 个活细胞的浓度，按每孔 1 个细胞接种于 96 孔细胞培养板，每板至少接种 60 孔，于 37℃、5% 二氧化碳培养，定期观察细胞克隆生长情况，培养 1 周后计数每孔中的细胞克隆数，并计算克隆率，应不低于 70%。

$$克隆率=\frac{A}{B}\times100\%$$

式中 A 为细胞克隆数；
 B 为接种细胞的总孔数。

无菌检查 依法检查（通则 1101），应符合规定。

支原体检查 依法检查（通则 3301），应符合规定。

大肠埃希菌噬菌体 采用噬斑法和增殖法检测。不得有噬菌体污染。

病毒检查 细胞培养法及荧光抗体检测。

(1)样品制备 取约 250ml 的新生牛血清供试品用于检测，将其配制成含 15% 供试品的培养液，用于检测全过程的细胞换液及传代。以检测合格的血清作为阴性对照血清。

(2)指示细胞制备 至少采用猴源（如 Vero 细胞）、2 种牛源细胞（BT 和 MDBK 细胞或无病毒污染的原代牛肾细胞）以及人二倍体细胞作为指示细胞。细胞复苏后至少传代 1 次后使用。根据所需量制备足够量的细胞。

(3)用含有供试品的培养液将 4 种指示细胞分别接种于 $75cm^2$ 细胞培养瓶中，接种量应使细胞在培养 7 天后可达到至少 80%～90% 汇合。同时制备阴性对照血清培养瓶。将培养瓶置 37℃、5% CO_2 培养箱中培养至少 7 天。可在第 5 天时换液一次。

(4)第 7 天进行第 1 次盲传，将接种供试品及阴性对照的每种指示细胞培养瓶分别传出至少 2 个 $75cm^2$ 培养瓶，继续培养至第 14 天，在第 12 天时可换液一次。

(5)在第 13 天时（或第 2 次传代前 1 天）或阴性对照瓶细胞达到至少 70% 汇合时，制备阳性对照用细胞。即取 1 个阴性对照细胞瓶分别传至 6 孔板或其他适宜的细胞板中用于细胞病变观察（CPE）、血吸附检查（HAd）及荧光抗体检测（IF），次日接种阳性对照病毒。

(6)第 14 天时进行第 2 次盲传。将第 1 次传代后的细胞培养物分别传至 6 孔板或其他适宜的细胞板中，进行细胞病变观察及 HAd 检查时，接种于每种指示细胞上的待测样本至少接种 3 孔；进行荧光抗体检测时，接种于每种指示细胞上的待测样本进行每种病毒检测时至少接种 2 孔。继续培养至少至第 21 天。剩余细胞样本 -60℃ 或以下保存备用。

(7)在第 14 天接种阳性对照病毒 取 (5) 制备的指示细胞接种适量阳性对照病毒，置 36℃±1℃、5% CO_2 培养箱吸附 2 小时，吸弃上清液，加入适量细胞维持液，置 36℃±1℃、5% CO_2 培养箱培养 7 天。对于 BT 细胞，BVDV 可作为病变阳性对照，BPI3 可作为 HAd 阳性对照，牛副流感病毒 3 型（BPI3）、牛腺病毒（BAV-3）、牛细小病毒（BPV）以及牛腹泻病毒（BVDV）可作为 IF 检测阳性对照；对于 MDBK 细胞，呼肠孤病毒 3 型（Reo-3）和 BPI3 可分别作为细胞病变及 HAd 检查阳性对照，BPI3、BAV-3、BVDV、Reo-3 为 IF 检测阳性对照；对于 Vero 细胞，BPI3 可作为细胞病变及 HAd 检查阳性对照，BPI3 及 Reo-3 作为 IF 检测阳性对照。可不设立狂犬病病毒（Rabies）阳性对照。所有 IF 检测阳性对照病毒应接种 100～300CCID$_{50}$。

(8)接种阴性对照及供试品的细胞培养物在接种后每天观察细胞病变情况，在接种至少 21 天或末次传代后至少 7 天时分别进行病变观察、HAd 检查及 IF 检测。阳性对照培养物在接种后第 7 天或 10% 细胞出现 CPE 时可进行 IF 检测。

进行血吸附检查时，用鸡与豚鼠血红细胞在 2～8℃ 及 20～25℃ 进行检测。

进行荧光抗体检测时，将细胞固定后采用直接或间接免疫荧光抗体检查法，至少应对 BVDV、BPI3、BAV-3、BPV、Reo-3 以及 Rabies 进行检查，结果均应为阴性。

(9)结果判定 阴性对照应无细胞病变，血吸附检查应为阴性，荧光抗体检测应为阴性；阳性对照应有明显的细胞病变，血吸附检查应为阳性，荧光抗体检测应为阳性，判为试验成立。供试品如无细胞病变，血吸附检查为阴性，且荧光抗体检测为阴性，判定为符合要求。待测样本如出现细胞病变，或血吸附检查为阳性，或任何一种荧光抗体为阳性，则判定为不符合要求。

经病毒灭活处理的牛血清，灭活前取样检测后若任何一项检测显示为阳性，不建议用于生产。除非可鉴别出污染的病毒，且病毒灭活工艺验证研究显示其污染量可被有效灭活时方可使用。如果灭活前 BVDV 病毒检测为阳性，灭活后还应取样采用敏感的方法检测 BVDV，结果阴性为符合要求。

未经病毒灭活处理的牛血清若任何一项检测显示为阳性，则不得用于生产。

不能用感染试验检测的牛源性病毒可采用核酸检测法，但应采用较大量的样品提取核酸（如 25～50ml 的血清样本），并计算合并血清的最低检出限。

3605　细菌生化反应培养基

下列各类培养基常用于测定细菌的糖类代谢试验、氨基酸和蛋白质代谢试验、碳源和氮源利用试验等生化反应。

1. 糖、醇发酵培养基

（1）成分

①基础液

蛋白胨	10g
氯化钠	5g
0.5％酸性品红指示液	10ml
（或 0.4％溴麝香草酚蓝指示液）	（6ml）
水	1000ml

②糖、醇类　　　　　每 100ml 基础液内各加 0.5g

（2）制法　取蛋白胨和氯化钠加入水中，微温使溶解，调 pH 值使灭菌后为 7.3±0.1，加入指示液混匀。每 100ml 分别加入 1 种糖、醇或糖苷，混匀后分装于小管中（若需观察产气反应，在小管内另放置杜汉小倒管）。于 116℃灭菌 15 分钟。

常用的糖、醇或糖苷：阿拉伯糖、木糖、鼠李糖、葡萄糖、果糖、甘露糖、半乳糖、麦芽糖、乳糖、蔗糖、蕈糖、纤维二糖、蜜二糖、棉子糖、松三糖、菊糖、糊精、淀粉、甘露醇、卫矛醇、山梨醇、肌醇、甘油、水杨素、七叶苷等。

（3）用途　鉴别各种细菌对糖类的发酵生化反应，发酵者产酸，培养基变色（加酸性品红者由无色至红色或再至黄色；加溴麝香草酚蓝者由蓝色至黄色）；产气时，小倒管内有小气泡。

2. 七叶苷培养基

（1）成分

蛋白胨	5g	七叶苷	3g
磷酸氢二钾	1g	水	1000ml
枸橼酸铁	0.5g		

（2）制法　除七叶苷外，取上述成分混合，微温使溶解，加入七叶苷混匀，调 pH 值使灭菌后为 7.3±0.1，分装于试管中，121℃灭菌 15 分钟。

（3）用途　用于鉴别细菌对七叶苷的水解试验，产生棕黑色沉淀为阳性反应。

3. 磷酸盐葡萄糖胨水培养基

（1）成分

蛋白胨	7g	葡萄糖	5g
磷酸氢二钾	3.8g	水	1000ml

（2）制法　取上述成分混合，微温使溶解，调 pH 值使灭菌后为 7.3±0.1，分装于小试管中，121℃灭菌 15 分钟。

（3）用途　用于鉴别细菌的甲基红试验（M-R 反应）和乙酰甲基甲醇试验（V-P 反应）。

①甲基红试验（M-R 反应）　取可疑菌落或斜面培养物，接种于磷酸盐葡萄糖胨水培养基中，置 35℃培养 2～5 天，于培养管内加入甲基红指示液（称取甲基红 0.1g，加 95％乙醇 300ml，使溶解后，加水至 500ml）数滴，立即观察，呈鲜红色或橘红色为阳性，呈黄色为阴性。

②乙酰甲基甲醇试验（V-P 反应）　取可疑菌落或斜面培养物，接种于磷酸盐葡萄糖胨水培养基中，置 35℃培养 48 小时，量取 2ml 培养液，加入 α-萘酚乙醇试液（称取 α-萘酚 5g，加无水乙醇溶解使成 100ml）1ml，混匀，再加 40％氢氧化钾溶液 0.4ml，充分振摇，立刻或数分钟内出现红色，即为阳性反应；无红色反应为阴性，如为阴性反应，置 35℃水浴 4 小时后再观察。

4. 蛋白胨水培养基

（1）成分

蛋白胨	10g	水	1000ml
氯化钠	5g		

（2）制法　取上述成分混合，微温使溶解，调 pH 值使灭菌后为 7.3±0.1，分装于小试管，121℃灭菌 15 分钟。

（3）用途　用于鉴别细菌能否分解色氨酸而产生靛基质的生化反应。

①靛基质试液　称取对二甲氨基苯甲醛 5g，加入戊醇（或异戊醇）75ml，充分振摇，使完全溶解后，再取盐酸 25ml 徐徐滴入，边加边振摇，以免骤热导致溶液色泽变深。或称取对二甲氨基苯甲醛 1g，加入 95％乙醇 95ml，充分振摇，使完全溶解后，再取盐酸 20ml 徐徐滴入。

②靛基质试验　取可疑菌落或斜面培养物，接种于蛋白胨水培养基中，置 35℃培养 24～48 小时，必要时培养 4～5 天，沿管壁加入靛基质试液数滴，液面呈玫瑰红色为阳性，呈试剂本色为阴性。

5. 三糖铁琼脂培养基

（1）成分

蛋白胨	20g	硫酸亚铁	0.2g
牛肉浸出粉	5g	硫代硫酸钠	0.2g

乳糖	10g	0.2%酚磺酞指示液	12.5ml
蔗糖	10g	琼脂	12～15g
葡萄糖	1g	水	1000ml
氯化钠	5g		

(2)制法　除乳糖、蔗糖、葡萄糖、指示液、琼脂外，取上述成分，混合，加热使溶解，调 pH 值使灭菌后为 7.3±0.1，加入琼脂，加热溶胀后，再加入其余成分，摇匀，分装，121℃灭菌 15 分钟，制成高底层(2～3cm)短斜面。

(3)用途　用于初步鉴别肠杆菌科细菌对糖类的发酵反应和产生硫化氢试验。

方法和结果观察：取可疑菌落或斜面培养物，做高层穿刺和斜面划线接种，置 35℃培养 24～48 小时，观察结果。培养基底层变黄色为葡萄糖发酵阳性，斜面层变黄色为乳糖、蔗糖发酵阳性；底层或整个培养基呈黑色表示产生硫化氢。

6. 克氏双糖铁琼脂培养基

(1)成分

蛋白胨	20g	枸橼酸铁	0.3g
牛肉浸出粉	3g	硫代硫酸钠	0.3g
酵母浸粉	3g	0.2%酚磺酞指示液	12.5ml
乳糖	10g	琼脂	12～15g
葡萄糖	1g	水	1000ml
氯化钠	5g		

(2)制法　除乳糖、葡萄糖、指示液、琼脂外，取上述成分，混合，加热使溶解，调 pH 值使灭菌后为 7.3±0.1，加入琼脂，加热溶胀后，再加入其余成分，摇匀，分装，121℃灭菌 15 分钟，制成高底层(2～3cm)短斜面。

(3)用途　用于初步鉴别肠杆菌科细菌对糖类的发酵反应和产生硫化氢试验。

方法和结果观察：取可疑菌落或斜面培养物，做高层穿刺和斜面划线接种，置 35℃培养 24～48 小时，观察结果。培养基底层变黄色为葡萄糖发酵阳性，斜面层呈黄色为乳糖发酵阳性，斜面层呈红色为乳糖发酵阴性；底层或整个培养基呈黑色表示产生硫化氢。

7. 脲(尿素)培养基

(1)成分

蛋白胨	1g	0.2%酚红溶液	6ml
葡萄糖	1g	20%无菌脲溶液	100ml
氯化钠	5g	水	1000ml
磷酸氢二钾	2g		

(2)制法　除脲溶液外，取上述成分，混合，调 pH 值使灭菌后为 6.9±0.1，混匀后，121℃灭菌 15 分钟，冷至 50～55℃，加入无菌脲溶液(经膜除菌过滤)，混匀，分装于灭菌试管中。

(3)用途　用于鉴别细菌的尿素酶反应。

方法和结果观察：取可疑菌落或少量斜面培养物接种于培养基内，置 35℃培养 24 小时，观察结果。培养基变为红色为尿素酶反应阳性；不变色为阴性，阴性者需延长观察至 1 周。

8. 苯丙氨酸琼脂培养基

(1)成分

磷酸氢二钠	1g	氯化钠	5g
酵母浸膏	3g	琼脂	12～15g
DL-苯丙氨酸(DL-phenylalanine)	2g	水	1000ml
(或 L-苯丙氨酸)	(1g)		

(2)制法　除琼脂外，取各成分溶于水，调 pH 值使灭菌后为 7.3±0.1，再加入琼脂，加热溶胀，分装试管，121℃灭菌 15 分钟，制成长斜面。

(3)用途　用于鉴别细菌的苯丙氨酸脱氨酶试验(也称苯丙酮酸试验)。

方法和结果观察：取斜面培养物，大量接种于苯丙氨酸琼脂斜面，置 35℃培养 4 小时或 18～24 小时，取 4～5 滴 10% 三氯化铁溶液试剂，由斜面上部流下，若出现墨绿色，即为苯丙氨酸脱氨酶试验阳性；倘若不变色则为阴性。

9. 氨基酸脱羧酶试验培养基

(1)成分

①基础液

蛋白胨	5g	1.6%溴甲酚紫指示液	1ml
酵母浸出粉	3g	水	1000ml
葡萄糖	1g		

②氨基酸

L-赖氨酸	0.5g	(需加碱溶液溶解)
L-乌氨酸	0.5g	(需加碱溶液溶解)
L-精氨酸	0.5g	(不需加碱溶液溶解)

(2)制法　先配制基础液备用；将溶解后的 3 种氨基酸，各分别加至 100ml 基础液(使氨基酸的终浓度为 0.5%)，混匀，调 pH 值使灭菌后为 6.8。分装于小试管中，每管 2.5ml 并滴加 1 层液状石蜡；同时分装一部分基础液于小试管，作为对照培养基，均置 116℃灭菌 10 分钟。

(3)用途　用于鉴别细菌的脱羧酶、双水解酶试验。

方法和结果观察：取疑似菌斜面培养物分别接种于上述 3 种培养基及基础液对照培养基，置 35℃培养 24～48 小时。在培养初期由于待检细菌发酵葡萄糖产酸，试验培养基和对照培养基应呈黄色，继续培养时，试验培养基如呈紫色或紫红色，即为阳性反应；如至培养末期，培养基仍同对照管呈黄色，则判为阴性反应。

10. 明胶培养基

(1)成分

蛋白胨	5g	明胶	120g
牛肉浸出粉	3g	水	1000ml

（2）制法　取上述成分加入水中，浸泡约 20 分钟，加热溶解，调 pH 值使灭菌后为 7.3±0.1，分装于小试管中，121℃灭菌 15 分钟。

（3）用途　用于细菌的明胶液化试验。

方法和结果观察：取少量待检菌斜面培养物穿刺接种于明胶培养基内，置 35℃培养 24 小时，取出置冰箱内 10～20 分钟。如培养基仍呈溶液状，则为阳性；培养基重新凝固，则为阴性。细菌液化明胶之作用有时甚为缓慢，如未见液化，需继续培养 1～2 周方可确定阴性。

11. 丙二酸钠培养基

（1）成分

酵母浸出粉	1g	磷酸二氢钾	0.4g
氯化钠	2g	丙二酸钠	3g
葡萄糖	0.25g	0.4％溴麝香草酚蓝指示液	6ml
硫酸铵	2g	水	1000ml
磷酸氢二钾	0.6g		

（2）制法　除指示液外，将上述成分溶解，调 pH 值使灭菌后为 6.8，再加入指示液。分装小管中，121℃灭菌15分钟。

（3）用途　用于鉴别细菌能否利用丙二酸钠作为碳源而生长繁殖。

方法和结果观察：取斜面或肉汤培养物接种于丙二酸钠培养基内，置 35℃培养 48 小时。于 24 小时和 48 小时后各观察 1 次结果。培养基颜色由绿色变成蓝色为阳性反应；无颜色变化，或由绿色变成黄色，则为阴性反应。

12. 枸橼酸盐培养基

（1）成分

氯化钠	5g	枸橼酸钠（无水）	2g
硫酸镁	0.2g	1.0％溴麝香草酚蓝指示液	10ml
磷酸氢二钾	1g	琼脂	14g
磷酸二氢铵	1g	水	1000ml

（2）制法　除指示液和琼脂外，取上述成分，混合，微温使溶解，调 pH 值使灭菌后为 6.9±0.1，加入琼脂，加热溶胀，然后加入指示液，混匀，分装于小试管中，121℃灭菌 15 分钟，制成斜面。

（3）用途　用于鉴别细菌能否利用枸橼酸盐作为碳源和氮源而生长繁殖。

方法和结果观察：取可疑菌落或斜面培养物，接种于枸橼酸盐培养基的斜面上，一般培养 48～72 小时，凡能在培养基斜面生长出菌落，培养基即由绿色变成蓝色者为阳性反应；无菌落生长，培养基仍绿色者为阴性反应，阴性反应者应继续培养观察至 7 天。

13. 硝酸盐胨水培养基

（1）成分

蛋白胨	10g	硝酸钾	2g
酵母浸出粉	3g	水	1000ml

（2）制法　取上述成分，加热溶解，调 pH 值使灭菌后为 7.3±0.1，分装于小试管中，121℃灭菌 15 分钟。

（3）用途　用于鉴别细菌能否还原硝酸盐成亚硝酸盐。

方法和结果观察：取待检菌培养物接种于硝酸盐胨水培养基中，置 35℃培养 24 小时。将下列甲液和乙液于用前等量混合，每个培养物加混合物 0.1ml，产生红色为阳性反应，不产生红色为阴性反应。

甲液：称取 α-萘胺 5g，溶解于 5mol/L 醋酸 1000ml 中。

乙液：称取磺胺酸（对氨基苯磺酸）8g，溶解于 5mol/L 醋酸 1000ml 中。

14. 石蕊牛奶培养基

（1）成分

脱脂奶粉	10g	水	100ml
10％石蕊溶液	0.65ml		

（2）制法　取上述成分混匀后，分装于小试管中，116℃灭菌 10 分钟。

（3）用途　用于检查细菌对牛奶的凝固和发酵作用。

15. 半固体营养琼脂培养基

（1）成分

蛋白胨	10g	琼脂	4g
牛肉浸出粉	3g	水	1000ml
氯化钠	5g		

（2）制法　除琼脂外，取上述成分，混合，微温使溶解，调 pH 值使灭菌后为 7.2±0.2，再加入琼脂，加热溶胀，分装于小管中，121℃灭菌 15 分钟后，直立放置。待凝固后备用。

（3）用途　用于观察细菌的动力，也可用于一般菌种的保存。

细菌动力检查：取疑似菌斜面培养物穿刺接种于半固体营养琼脂培养基中，置 35℃培养 24 小时，细菌沿穿刺外周扩散生长，为动力阳性；否则为阴性。阴性者，应再继续培养观察 2～3 天。

3650　氢氧化铝佐剂

本通则适用于疫苗佐剂氢氧化铝（包括原位吸附疫苗的铝稀释剂）的质量控制。

1. 基本要求

生产和检定用设施、原材料及辅料、水、器具、动物等应符合“凡例”的有关要求。

2. 制备

可采用以下两种方式制备，制备工艺应经批准。制备过程中，应控制反应温度、氢氧化钠（NaOH）溶液或氨水加入速度、搅拌速度、反应终点 pH 值等，以保证制得的氢氧化铝佐剂的理化性状稳定一致。

（1）氢氧化钠法 采用铝盐（三氯化铝或硫酸铝钾）加氢氧化钠制备 $[AlCl_3 + 3NaOH \rightleftharpoons Al(OH)_3\downarrow + 3NaCl]$ 或 $[2KAl(SO_4)_2 + 6NaOH \rightleftharpoons 2Al(OH)_3\downarrow + 3Na_2SO_4 + K_2SO_4]$。

（2）氨水法 采用铝盐（三氯化铝或硫酸铝钾）加氨水制备 $[AlCl_3 + 3NH_3 \cdot H_2O \rightleftharpoons Al(OH)_3\downarrow + 3NH_4Cl]$ 或 $[2KAl(SO_4)_2 + 6NH_3 \cdot H_2O \rightleftharpoons 2Al(OH)_3\downarrow + 3(NH_4)_2SO_4 + K_2SO_4]$，经透析去除氨根离子后制得。

以上方法制备的氢氧化铝可采用适宜的方法洗涤，以全程无菌操作或经高压灭菌或其他灭菌方式处理后保存备用。氢氧化铝经多次高压灭菌可能影响其对抗原的吸附效果，使用时应充分评估。

3. 检定

（1）外观 振摇后应为浅蓝色或乳白色的胶体悬液，无摇不散的凝块及异物。

（2）溶解性 取供试品1ml，加浓硫酸1ml，经沸水浴15分钟，溶液应澄清；取供试品1ml，加20%～40%氢氧化钠溶液1ml，经沸水浴15分钟，溶液应澄清。

（3）鉴别试验 按以下操作进行，应显示铝盐鉴别反应。

供试品溶液制备：取供试品适量（使加入的铝含量约为10mg），加入4ml浓盐酸，60℃水浴加热1小时，冷却，用水稀释至50ml，若外观浑浊，再经澄清过滤即得供试品溶液。

硫代乙酰胺试剂配制：量取水5ml、1mol/L氢氧化钠溶液15ml以及85%的甘油20ml，混合均匀。量取1ml上述混合液，加入40g/L硫代乙酰胺溶液0.2ml。98～100℃水浴加热20秒。临用前配制。

测定法：取供试品溶液10ml，加入73g/L稀盐酸溶液约0.5ml以及硫代乙酰胺试剂约0.5ml，应不产生沉淀。逐滴加入8.5%氢氧化钠溶液5ml，静置1小时，应产生凝胶状的白色沉淀。再加入8.5%氢氧化钠溶液5ml，沉淀应溶解。逐滴加入107g/L氯化铵溶液5ml并静置30分钟，凝胶状的白色沉淀再次生成。

（4）pH值 依法检查（通则0631），应符合批准的要求。

（5）铝含量 依法检查（通则3106）或采用其他适宜方法检查，应符合批准的要求。

（6）吸附率 以氢氧化铝对牛血清白蛋白的吸附作用计算吸附率。

供试品溶液制备：取供试品适量，用0.9%氯化钠溶液稀释至铝含量为1mg/ml，调节pH值至6.0～7.0，即为供试品溶液。同一种铝佐剂不同批次的pH值应调节为固定值，以保证不同批次检测的批间一致性。

牛血清白蛋白（简称牛白）溶液：取牛血清白蛋白适量，用0.9%氯化钠溶液配制成10mg/ml溶液，调节pH值与供试品溶液pH值一致。

测定法：取15ml离心管5支，分别加牛血清白蛋白溶液（10mg/ml）0.08ml、0.16ml、0.4ml、0.8ml、1.2ml，并补0.9%氯化钠溶液至4.0ml，混匀后，每管分别加入供试品溶液1.0ml，混匀，使各管牛血清白蛋白量分别为0.8mg、1.6mg、4mg、8mg、12mg，各管含铝为1mg。

将上述各管室温放置1小时（期间每隔10分钟用力振摇1次）后，5000g离心10分钟，收集上清液，采用Lowry法（通则0731第二法）或其他适宜方法测定各管上清液中游离牛血清白蛋白含量，记录各管吸光度值并计算蛋白质含量，以各管上清液游离的牛血清白蛋白含量对应其牛血清白蛋白总量计算各管吸附率（A）。上清液体积按5ml计算。

$$A(\%) = \frac{牛血清白蛋白总量 - 上清游离蛋白质含量}{牛血清白蛋白总量} \times 100$$

结果判定：牛白含量为0.8mg、1.6mg的2管上清蛋白质应为未检出，即吸附率应不低于90%；且牛白含量为4mg、8mg、12mg各管吸光度值应呈总体递增趋势（如吸光度值无法判定，需通过检测上清蛋白质含量判定其总体递增趋势），吸附率判为合格。

如供试品铝含量低于1mg/ml，可按适当比例调整上述各管铝含量和牛白含量后进行。结果判定以每1mg铝吸附1.6mg牛白的吸附率应不低于90%（即上清蛋白质未检出），且每1mg铝与更高浓度牛白吸附时，随牛白含量的递增各管吸光度值应呈总体递增趋势（如吸光度值无法判定，需通过检测上清蛋白质含量判定其呈总体递增趋势），吸附率判为合格。

（7）沉降率 用稀盐酸或氢氧化钠溶液将供试品pH值调至6.0～7.0，用水将供试品稀释至含铝5mg/ml，如供试品铝含量低于5mg/ml，调整pH值后用0.9%氯化钠溶液稀释至1mg/ml。如供试品铝含量低于1mg/ml，静置适宜时间，吸弃上清液使铝含量至1mg/ml。振摇至少30秒，取25ml溶液至量筒或刻度比色管，静置24小时，根据析出的上清液量，按照下列公式计算供试品的沉降率：

$$沉降率(\%) = \frac{上清液体积}{25} \times 100$$

供试品溶液的铝含量会显著影响静置后析出的上清液量，应根据铝佐剂生产工艺选择适宜铝含量进行测定。沉降率应符合批准的要求。

（8）氯化钠含量或氯化物检测

①氯化钠含量 无洗涤工艺的三氯化铝加氢氧化钠法制备的氢氧化铝应检测氯化钠含量。依法检查（通则3107），应符合批准的要求。

②氯化物检测 有洗涤工艺的三氯化铝加氨水法制备的氢氧化铝应检测氯化物。

供试品溶液制备：取供试品 0.5g，加入稀硝酸溶液（20→100）10ml 中，用水稀释至 500ml 即为供试品溶液。

对照溶液（0.005mg/ml）制备：取 0.1mg/ml 氯标准溶液 2.5ml 至 50ml 量瓶中，用水稀释至刻度，混匀。临用前配制。

取供试品溶液 15ml，加入 12.5%稀硝酸 1ml，混匀，另取 1 支试管加入 0.1mol/L 硝酸银滴定液（1.7→100）1ml，将供试品溶液管的混合物倾入硝酸银滴定液管中混匀。

取对照溶液 10ml，加入 5ml 水，与供试品管同法操作。

将以上反应管于避光处静置 5 分钟后，在黑色背景下观察各管浊度。供试品管的浊度不得比对照溶液管更浓。即供试品的氯化物含量应不高于 0.33%。

（9）硫酸盐　取供试品 0.25g，加 9.5～10.5g/L 盐酸 1ml，加热溶解后，放冷，用水稀释至 50ml 过滤。取滤液 20ml，依法检查（通则 0802），与标准硫酸钾溶液（SO_4^{2-} 100μg/ml）5.0ml 制成的对照溶液比较，应不高于 0.5%。

（10）硝酸盐　精密量取 0.1mg/ml 标准硝酸盐（NO_3^-）溶液 5ml，置 50ml 纳氏比色管甲中。取供试品 5g 置 50ml 纳氏比色管乙中。甲、乙两管分别于冰浴中冷却，加 10%氯化钾溶液（10→100）0.4ml 与 0.1%二苯胺硫酸溶液（0.1→100）0.1ml，摇匀，缓缓滴加浓硫酸 5ml，摇匀，将比色管于 50℃水浴中放置 15 分钟，取出比较颜色。乙管颜色不得深于甲管，即供试品硝酸盐含量应不高于 0.01%。

（11）铵盐　碱性碘化汞钾试液制备：取碘化钾 10g，加水 10ml 溶解后，缓缓加入二氯化汞的饱和水溶液，随加随搅拌，至生成的红色沉淀不再溶解，加氢氧化钾 30g，溶解后，再加二氯化汞的饱和水溶液 1ml 或 1ml 以上，补加纯化水至 200ml，静置，沉淀，即得。倾取上层的澄清液使用。

精密量取 0.1mg/ml 标准铵（NH_4^+）溶液 0.5ml 置 50ml 纳氏比色管甲中，加水 9.5ml。取供试品 1.0g 置 50ml 纳氏比色管乙中，加水至 10ml。甲、乙两管分别加碱性碘化汞钾试液 2ml，放置 15 分钟后观察。乙管颜色不得深于甲管，即供试品铵离子含量应不高于 0.005%。

也可采用其他适宜方法检查。

（12）砷盐　取供试品 2.0g，加 9.5%～10.5%硫酸 10ml，煮沸，冷却后，加入浓盐酸 5ml，补加水至 28ml，依法检查（通则 0822 第一法），应不高于 0.0001%。

（13）铁盐　取供试品 0.67g 至纳氏比色管甲中，加稀盐酸 2ml，可水浴溶解，放冷至室温，用水稀释至 10ml，量

取 0.002mg/ml 铁对照品溶液 5ml 至纳氏比色管乙中，加稀盐酸 2ml，加水 3ml。分别向纳氏比色管甲、乙中加入 2ml 200g/L 枸橼酸溶液（20→100）和 0.1ml 巯基乙酸。向每个纳氏比色管中加入 170～180g/L 氨溶液（67→100），使溶液呈碱性（用试纸检验溶液是否呈碱性）。每个纳氏比色管中各加水至 20ml。静置 5 分钟，观察溶液颜色。

甲管溶液中的粉红色不得深于乙管，即本品的铁盐含量应不高于 0.0015%。

（14）重金属　pH 3.5 醋酸盐缓冲溶液制备：取醋酸铵 25g 溶于 25ml 水中，加入 7mol/L 盐酸 38ml。用 2mol/L 盐酸溶液或 2mol/L 氨溶液调 pH 值至 3.5，然后用水稀释至 100ml，即得。

硫代乙酰胺试剂制备：量取氢氧化钠甘油混合溶液（量取 15ml 1mol/L 氢氧化钠溶液，加纯化水 5ml、甘油 20ml，混合均匀）5ml，加入 40g/L 硫代乙酰胺溶液（称取 1g 硫代乙酰胺用水溶解并稀释至 25ml。2～8℃可保存 2 个月）1ml，混匀，98～100℃水浴加热 20 秒。临用前配制。

对照溶液的制备：量取浓盐酸 2ml 于一蒸发皿中，至水浴上蒸发至干，加 pH 3.5 醋酸盐缓冲溶液 2ml，加水 15ml，微温溶解后过滤，滤液收集于纳氏比色管甲中，加 0.004mg/ml 铅工作溶液 5ml（量取 0.1mg/ml 铅标准溶液 2ml 至 50ml 量瓶中，用水稀释至刻度），补加纯化水至 25ml。

供试品溶液的制备：取供试品 1.0g 于一蒸发皿中，加浓盐酸 2ml，至水浴上蒸发至干，再加水 2ml，搅拌均匀，继续蒸发至近干时，搅拌使成干燥的粉末，加 pH 3.5 醋酸盐缓冲溶液 2ml，加水 10ml，微温溶解后过滤，滤液收集于纳氏比色管乙中，补加水至 25ml。

对照管的制备：同供试品溶液制备，滤液收集于纳氏比色管丙中，补加水至 20ml，加 0.004mg/ml 铅工作溶液 5ml。

甲、乙、丙各管分别加入硫代乙酰胺试剂 2ml，混合均匀，2 分钟后置于白纸上，自上向下透视检查各管。

丙管中的显色不得浅于甲管。乙管中显出的颜色不得深于甲管，即供试品重金属含量应不高于 0.002%。

（15）细菌内毒素检查　依法检查（通则 1143），每 1mg 铝应小于 5EU。

（16）无菌检查　依法检查（通则 1101），应符合规定。

4. 保存及有效期

2～30℃保存，不得冷冻。依据稳定性试验结果确定保存时间。

3800

3801 生物制品国家标准物质目录

名称	用途	名称	用途
卡介苗纯蛋白衍生物标准品	效力测定	狂犬病人免疫球蛋白标准品	抗体效价测定
结核菌素纯蛋白衍生物标准品	效力测定	白喉抗体国家标准品(人免疫球蛋白)	抗体效价测定
中国细菌浊度标准品	菌浓度测定	白喉抗毒素标准品(絮状反应)	效价测定
卡介苗菌浓度标准品	菌浓度测定	破伤风抗毒素国家标准品(絮状反应)	效价测定
卡介苗活菌数参考品	活菌数测定	A 型肉毒抗毒素标准品	抗体效价测定
皮上划痕用鼠疫、布氏、炭疽活疫苗菌浓度参考品	菌浓度测定	B 型肉毒抗毒素标准品	抗体效价测定
		E 型肉毒抗毒素标准品	抗体效价测定
白喉类毒素标准品	效价测定	F 型肉毒抗毒素标准品	抗体效价测定
破伤风类毒素标准品	效价测定	气性坏疽(威士)抗毒素标准品	抗体效价测定
百日咳疫苗标准品	效价测定	气性坏疽(水肿)抗毒素标准品	抗体效价测定
百日咳毒性标准品	特异性毒性检测	气性坏疽(溶组织)抗毒素标准品	抗体效价测定
吸附无细胞百白破联合疫苗参考品(鉴别试验用)	鉴别	气性坏疽(脓毒)抗毒素标准品	抗体效价测定
		抗眼镜蛇毒血清标准品	抗体效价测定
A 群脑膜炎奈瑟菌血清参考品	疫苗抗原性检测	抗五步蛇毒血清标准品	抗体效价测定
C 群脑膜炎奈瑟菌血清参考品	疫苗抗原性检测	抗蝮蛇毒血清标准品	抗体效价测定
Y 群脑膜炎奈瑟菌血清参考品	疫苗抗原性检测	抗银环蛇毒血清标准品	抗体效价测定
W135 群脑膜炎奈瑟菌血清参考品	疫苗抗原性检测	人凝血因子Ⅷ活性测定标准品	活性测定
伤寒 Vi 多糖含量测定参考品	含量测定	人凝血因子Ⅱ、Ⅶ、Ⅸ和Ⅹ活性测定标准品	活性测定
霍乱毒素 B 亚单位抗体参考品	疫苗鉴别及含量测定	人凝血酶标准品	活性测定
霍乱毒素 B 亚单位国家参考品	疫苗鉴别及含量测定	重组人白细胞介素-2 活性测定标准品	活性测定
甲型肝炎疫苗抗原含量测定标准品	抗原含量测定	重组人干扰素 α1b 活性测定标准品	活性测定
重组乙型肝炎疫苗(酵母)参考品	体外相对效力测定	重组人表皮生长因子活性测定标准品	活性测定
重组乙型肝炎疫苗(CHO 细胞)参考品(冻干)	效力测定	重组人粒细胞刺激因子活性测定标准品	活性测定
狂犬病疫苗标准品	效价测定	重组人粒细胞刺激因子蛋白含量测定标准品	含量测定
乙型脑炎灭活疫苗参考品	效价测定	重组粒细胞巨噬细胞刺激因子活性测定标准品	活性测定
乙型脑炎减毒活疫苗参考品	病毒滴定	重组牛碱性成纤维细胞生长因子标准品	活性测定
黄热疫苗标准品	病毒滴定	重组人干扰素 α2a 活性测定标准品	活性测定
脊髓灰质炎减毒活疫苗(Ⅰ型)参考品	病毒滴定	重组人促红素(CHO 细胞)活性测定标准品	活性测定
脊髓灰质炎减毒活疫苗(Ⅱ型)参考品	病毒滴定	重组人干扰素 α2b 活性测定标准品	活性测定
脊髓灰质炎减毒活疫苗(Ⅲ型)参考品	病毒滴定	曲妥珠单抗活性测定标准品	活性测定
Sabin 株脊髓灰质炎灭活疫苗 D 抗原标准品	体外效力测定	英夫利西单抗活性测定标准品	活性测定
麻疹减毒活疫苗参考品	病毒滴定	阿达木单抗活性测定标准品	活性测定
风疹减毒活疫苗参考品	病毒滴定	贝伐珠单抗活性测定标准品	活性测定
腮腺炎减毒活疫苗参考品	病毒滴定	利妥昔单抗活性测定标准品	活性测定
抗-HBs 国家标准品(血浆)	抗体效价测定	重组人胰岛素标准品	鉴别、含量及活性测定
抗-HBs 国家标准品(人免疫球蛋白)	抗体效价测定	重组人生长激素标准品	鉴别、含量及活性测定
人免疫球蛋白甲型肝炎抗体标准品	抗体效价测定	金培生长激素标准品	鉴别、含量及活性测定

续表

名称	用途	名称	用途
甘精胰岛素标准品	鉴别、含量及活性测定	CHO 细胞 DNA 含量测定标准品	DNA 残留量测定
门冬胰岛素标准品	鉴别、含量及活性测定	大肠杆菌 DNA 含量测定标准品	DNA 残留量测定
赖脯胰岛素标准品	鉴别、含量及活性测定	NS0 细胞 DNA 含量测定标准品	DNA 残留量测定
重组人促卵泡激素标准品	效价测定	抗 A 抗 B 血型定型试剂(单克隆抗体)参考品	试剂盒质量控制
蛋白质含量测定标准品(人白蛋白)	蛋白质含量测定	地鼠肾细胞人用狂犬病疫苗细胞蛋白含量测定参考品	地鼠肾细胞蛋白质残留量测定
前激肽释放酶激活剂(PKA)标准品	PKA 含量测定	乙型肝炎病毒表面抗原(HBsAg)参考品	试剂盒质量控制
大肠杆菌菌体蛋白含量测定参考品	菌体蛋白残留量测定	乙型肝炎病毒核酸检测试剂参考品	试剂盒质量控制
Vero 细胞人用狂犬病疫苗细胞基质蛋白含量测定参考品	细胞基质蛋白质残留量测定	丙型肝炎抗体检测试剂(EIA)参考品	试剂盒质量控制
人破伤风免疫球蛋白国家标准品	抗体效价测定	丙型肝炎病毒核酸检测试剂参考品	试剂盒质量控制
破伤风抗毒素国家标准品	抗体效价测定	艾滋病抗体检测试剂(EIA)参考品	试剂盒质量控制
Vero 细胞 DNA 含量测定标准品(限杂交法)	DNA 残留量测定(疫苗)	HIV-1 病毒 p24 抗原参考品	试剂盒质量控制
Vero 细胞人用狂犬病疫苗 DNA 含量测定标准品(限 qPCR 法)	DNA 残留量测定	HIV-1 病毒核酸检测试剂参考品	试剂盒质量控制
		梅毒诊断试剂参考品(特异性)	试剂盒质量控制

3900　物理检查法

3903　生物制品眼内注射剂不溶性微粒检查法

本法系用于检查生物制品眼内注射剂中的不溶性微粒的大小及数量。本法仅适用于注射部位为玻璃体内、前房内、视网膜下、脉络膜下、角膜内、巩膜内、脉络膜上腔等眼内组织的注射剂。

本法包括光阻法和显微镜法。当光阻法测定结果不符合规定或供试品不适于光阻法测定时，应采用显微计数法进行测定，并以显微计数法的测定结果作为判定依据。

本法所涉及对仪器的一般要求及仪器校准、试验环境及检测的方法同不溶性微粒检查法（通则 0903）相关内容。对于微粒检查用水（或其他适宜溶剂）的要求，在原规定基础上，增加了"不得含有 50μm 及 50μm 以上的微粒"的规定。

第一法　光阻法

(1)眼内注射液　在洁净工作台小心合并至少 4 个供试品的内容物至适宜体积，混匀，静置 2 分钟或适当时间脱气泡，置于取样器上，不加搅拌或转动，依法至少测定 4 次，每次进样体积不少于 1ml，弃第一次测定数据，取后续 3 次测定数据的平均值作为测定结果。

(2)眼内注射用无菌粉末　取供试品至少 4 个，用水将容器外壁洗净，小心开启瓶盖，精密加入适量微粒检查用水(或适宜的溶剂)，小心盖上瓶盖，缓缓振摇使内容物溶解，静止 2 分钟或适当时间脱气泡。参见(1)中操作进行后续测定。

结果判定

每 1ml 供试品中，含 10μm 及 10μm 以上的微粒数不得过 50 粒，含 25μm 及 25μm 以上的微粒数不得过 5 粒，含 50μm 及 50μm 以上的微粒数不得过 2 粒。

第二法　显微计数法

检查方法同不溶性微粒检查法（通则 0903）相关内容。

结果判定

每 1ml 供试品中，含 10μm 及 10μm 以上的微粒数不得过 50 粒，含 25μm 及 25μm 以上的微粒数不得过 5 粒，含 50μm 及 50μm 以上的微粒数不得过 2 粒。

4000　药包材检测方法

4002　药包材红外光谱测定法

红外光谱法又称红外分光光度法。药包材红外光谱测定法是指在一定波数范围内采集供试品的红外吸收光谱，主要用于药品包装材料的鉴别。

仪器及其校正　仪器及其校正照红外光谱法(通则 0402)要求。

测定法　常用方法有透射法、衰减全反射(attenuated total reflection, ATR)法和显微红外法等。

第一法　透射法

透射法是通过采集透过供试品前后的红外吸收光强度变化，得到红外吸收光谱。透射法光谱采集范围一般为4000～400cm^{-1}波数。根据供试品的制备方法不同，又分为热敷法、膜法、热裂解法等。

1. 热敷法

本法适用于塑料产品及粒料。将溴化钾片或其他适宜盐片加热后，趁热将供试品轻擦于热溴化钾片或其他适宜盐片上，以不冒烟为宜。

2. 膜法

本法适用于塑料产品及粒料。取供试品适量，制成厚度适宜均一的薄膜。常用的薄膜制备方式可采用热压成膜，或者加适宜溶剂高温回流使供试品溶解，趁热将回流液涂在溴化钾片或其他适宜盐片上，加热挥去溶剂等方式。

3. 热裂解法

本法适用于橡胶产品。取供试品切成小块，用适宜溶剂抽提后烘干，再取适量置于玻璃试管底部，置酒精灯上加热，当裂解产物冷凝在玻璃试管冷端时，用毛细管取裂解物涂在溴化钾片或其他适宜盐片上，立刻采集光谱。

经上述方法制备的供试品，均可采用透射法采集红外吸收光谱。

第二法　衰减全反射法(ATR 法)

衰减全反射法是红外光以一定的入射角度照射供试品表面，经过多次反射得到的供试品的反射红外吸收光谱，该法又分为单点衰减全反射法和平面衰减全反射法。衰减全反射法光谱采集范围一般为 4000～650cm^{-1}波数。

本法适用于塑料产品及粒料、橡胶产品。取表面清洁平整的供试品适量，与衰减全反射棱镜底面紧密接触，采用衰减全反射法采集光谱。

第三法　显微红外法

本法适用于多层膜、袋、硬片等产品。用切片器将供试品切成厚度小于 50μm 的薄片，置于显微红外仪上观察供试品横截面，选择每层材料，通常以透射法采集光谱。

谱图比对和结果判断

照红外光谱法(通则 0402)，对全谱区、特定谱区或特征波数进行比对。

【附注】(1)如对材料整体进行鉴别，可采用全谱区作为判定依据；如仅针对材料的主要组分，如聚合物、填充剂等的类别进行鉴别，可在特征区和指纹区内选择特定谱区或适宜数量的相对稳定的特征波数作为判定依据，必要时可明确相关特征波数的相对吸收强度。

(2)实测光谱中波数的误差，指纹区不超过规定值的±5cm^{-1}或0.5％，特征区不超过规定值的±10cm^{-1}。

(3)由于各种型号的仪器性能及测试方法不同，供试品制备时温度、压力、厚薄等原因，可能影响光谱的形状。因此，进行比对时，需考虑各种因素可能造成的影响，应采用相同方法制备的光谱图或特征波数进行比对。

4003　玻璃容器内应力测定法

内应力系指物件由于外因(受力或湿度、温度变化等)而变形时，在物件内各部分之间会产生相互作用的内力，以抵抗这种外因的作用，当外部载荷消除后，仍残存在物体内部的应力(也称永久应力)。它是由于材料内部宏观或微观的组织发生了不均匀的体积变化而产生的，如果玻璃容器中残存不均匀的内应力，将会降低玻璃的机械强度，在药品包装的生产、使用及储存中易出现破裂等问题。退火是消除或减少玻璃容器内应力的工艺过程，内应力的测定主要用于药品包装用玻璃容器退火质量的控制。

测定原理　通常玻璃为各向同性的均质体材料，当有内应力存在时，它会表现各向异性，产生光的双折射现象。本法使用偏光应力仪测量双折射光程差，并以单位厚度光程差数值 δ 来表示产品内应力大小。双折射光程差的测量原理，是由光源发出的白光通过起偏镜后成为直线偏振光，直线偏振光通过有双折射光程差的被测试样和四分之一波片后，其振动方向将旋转一个角度 θ，角度 θ 的数值(单位为度)与被测试样的双折射光程差 T 成正比，其关系式 $T = 565\theta/180 = 3.14\theta$，因此当被测玻璃样品存在内应力时，通过旋转检偏镜可以测得这个角度，即可测得被测试样的双折射光程差 T。

仪器装置　偏光应力仪应符合的技术要求：在使用偏振光元件和保护件进行观察时，光场边沿的亮度不小于120cd/m²，所采用的偏振光元件应保证亮场时任何一点偏振度都不小于99%；偏振场不小于 85mm；在起偏镜和检偏镜之间能分别置入 565nm 的全波片（灵敏色片）及四分之一波片，波片的慢轴与起偏镜的偏振平面成 90°；检偏镜应安装成能相对于起偏镜和全波片或四分之一波片旋转，并且有旋转角度的测量装置。

测定法 供试品应为退火后未经其他试验的产品，须预先在实验室内温度条件下放置 30 分钟以上，测定时应戴手套，避免用手直接接触供试品。

1. 无色供试品的测定

无色供试品底部的检验：将四分之一波片置入视场，调整偏光应力仪零点，使之呈暗视场。把供试品放入视场，从口部观察底部，这时视场中会出现暗十字，如果供试品应力小，则这个暗十字便会模糊不清。旋转检偏镜，使暗十字分离成两个沿相反方向移动的圆弧，随着暗区的外移，在圆弧的凹侧便出现蓝灰色，凸侧便出现褐色。如测定某选定点的应力值，则旋转检偏镜直至该点蓝灰色刚好被褐色取代为止。绕轴线旋转供试品，找出最大应力点，旋转检偏镜，直至蓝灰色被褐色取代，记录此时的检偏镜旋转角度或双折射光程差，并测量该点的厚度。

无色供试品侧壁的检验：将四分之一波片置入视场，调整偏光应力仪零点，使之呈暗视场。把供试品放入视场中，使供试品的轴线与偏振平面成 45°，这时侧壁上出现亮暗不同的区域。旋转检偏镜直至侧壁上暗区聚汇，刚好完全取代亮区为止。绕轴线旋转供试品，借以确定最大应力区。记录测得最大应力区的检偏镜旋转角度或双折射光程差，并分别测量两侧壁的厚度（记录两侧壁壁厚之和）。

2. 有色供试品的测定

检验步骤与无色供试品测定相同。当没有明显的蓝灰色和褐色以及玻璃透过率较低时，较难确定检偏镜的旋转终点，这时可以采用平均的方法来确定准确的终点。即以暗区取代亮区的旋转角度与再使亮区刚好重新出现的总旋转角度（或双折射光程差）之和的平均值表示。

结果计算

$$\delta = T/t = 3.14\theta/t$$

式中　δ 为单位厚度的光程差，nm/mm；（用于表征内应力的大小）

　　　　T 为供试品被测部位的光程差，nm；

　　　　t 为供试品被测部位通光处的总厚度，mm；

　　　　θ 为检偏镜旋转角度（在测得最大应力时）；

　　　　3.14 为采用白光光源（有效波长约为 565nm）时的常数，检偏镜每旋转 1° 约相当于光程差 3.14nm。

4004　塑料剥离强度测定法

对于黏合在一起的多层材料，采用测定从接触面进行剥离时产生的力，来反映材料的黏合强度。

剥离强度系指将规定宽度的试样，在一定速度下，进行 T 型剥离，测定所得的复合层与基材的平均剥离力。

本法适用于塑料复合在塑料或其他基材（如铝箔、纸等）上的各种软质、硬质复合塑料材料剥离强度的测定。

仪器装置 可使用材料试验机，或能满足本试验要求的其他装置。仪器的示值误差应在实际值的 ±1% 以内。

试验环境 样品应在温度 23℃±2℃、相对湿度 50%±5% 的环境中放置 4 小时以上，并在此条件下进行试验。

试样制备 取样品适量，均匀截取纵、横向宽度为 15.0mm±0.1mm，长度≥200mm 的试样各 5 条（当样品纵、横向任意一向实际长度不足 200mm 时，则该方向可不进行剥离强度的试验）。复合方向为纵向。

沿试样长度方向一端将复合层（复合层中的内层与次内层及以上为共挤或挤出工艺时，视为一层）与基材预先剥开长度≥50mm 备用，被剥开部分不得有明显损伤。若试样不易剥开，可将试样一端约 20mm 浸入适当的溶剂（常用乙酸乙酯、丙酮）中处理，待溶剂完全挥发后，再进行剥离强度的试验。

若复合层经上述方法的处理，仍不能与基材分离，则试验不可进行，判定为不能剥离。

测定法 将试样剥开部分的两端分别夹在试验机上下夹具中，使试样剥开部分的纵轴与上、下夹具中心连线重合，并松紧适宜。试验时，未剥开部分与拉伸方向呈 T 型，见图1，试验速度为 300mm/min±30mm/min，确保实际剥离（而非拉伸）距离不少于 100mm（取值若能在剥离曲线平稳的范围内，最低不能低于 50mm）。记录试样剥离过程中的剥离力曲线。

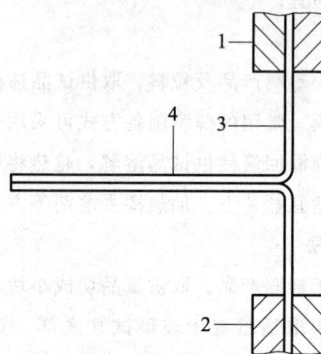

图 1　样品夹持示意图

1. 上夹具　2. 下夹具　3. 剥开部分　4. 未剥部分

结果判定 参照图2三种典型曲线采取其中相近的一种取值方法，算出每个试样平均剥离强度。每组试样分别计算其纵、横向剥离强度算术平均值为试验结果，取两位有效数字，单位以 N/15mm 表示。

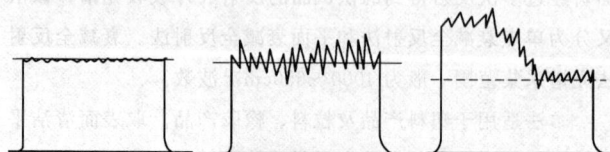

图 2　剥离力典型曲线的取值

（虚线示值为试样的平均值）

若复合层不能剥离或复合层断裂时，其剥离强度为合格。

4005　塑料拉伸性能测定法

对于塑性材料，抗拉应力表征了材料最大均匀塑性变形的力，拉伸试样在承受最大拉应力之前，变形是均匀一致的，但超出之后，对于没有（或很小）均匀塑性变形的脆性材料，反映了材料的断裂抗力。

拉伸强度系指在拉伸试验中，试验直至断裂为止，单位初始横截面上承受的最大拉伸负荷（抗拉应力）。断裂伸长率系指在拉伸试验中，试样断裂时，标线间距离的增加量与初始标距之比，以百分率表示。

本法适用于塑料薄膜和片材（厚度不大于 1mm）的拉伸强度和断裂伸长率的测定。

仪器装置　可使用材料试验机进行测定，或能满足本试验要求的其他装置。仪器的示值误差应在实际值的±1%以内。

仪器应有适当的夹具，夹具应使试样长轴与通过夹具中心线的拉伸方向重合，夹具应尽可能避免试样在夹具处断裂，并防止被夹持试样在夹具中滑动。

试验环境　样品应在 23℃±2℃、50%±5% 相对湿度的环境中放置 4 小时以上，并在此条件下进行以下试验。

试样形状及尺寸　本方法规定使用四种类型的试样，Ⅰ、Ⅱ、Ⅲ型为哑铃形试样。见图 1～图 3。Ⅳ型为长条形试样，宽度 10～25mm，总长度不小于 150mm，标距至少为 50mm。试样形状和尺寸根据各品种项下规定进行选择。

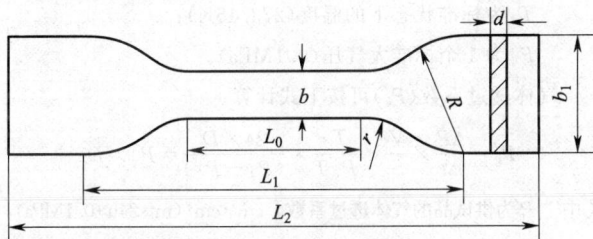

单位：mm

图 1　Ⅰ型试样

L_2. 总长 120　L_1. 夹具间初始距离 86±5

L_0. 标线间距离 40±0.5　d. 厚度

R. 大半径 25±2　r. 小半径 14±1

b. 平行部分宽度 10±0.5　b_1. 端部宽度 25±0.5

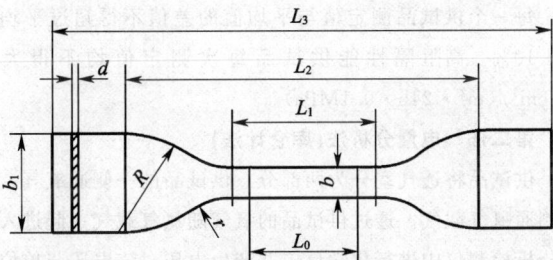

单位：mm

图 2　Ⅱ型试样

L_3. 总长 115　L_2. 夹具间初始距离 80±5

L_1. 平行部分长度 33±2　L_0. 标线间距离 25±0.25

b. 平行部分宽度 6±0.4　b_1. 端部宽度 25±1　d. 厚度

R. 大半径 25±2　r. 小半径 14±1

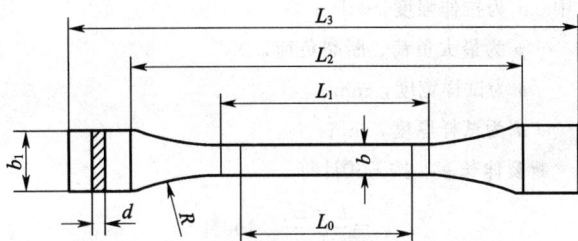

单位：mm

图 3　Ⅲ型试样

L_3. 总长 150　L_2. 夹具间初始距离 115±5

L_1. 平行部分长度 60±0.5　d. 厚度

L_0. 标线间距离 50±0.55　R. 半径 60

b. 平行部分宽度 10±0.5　b_1. 端部宽度 20±0.5

试样制备　试样应沿纵、横方向大约等间隔裁取。哑铃形及长条形试样可用冲刀冲制，长条形试样也可用在标准试片截取板上用裁刀截取。试样边缘必须平滑无缺口损伤，按试样尺寸要求准确打印或画出标线。此标线应对试样产品不产生任何影响。

试样按每个试验方向为一组，每组试样不少于 5 个。

试验速度（空载）

a. 1mm/min±0.2mm/min；

b. 2mm/min±0.4mm/min；或 2.5mm/min±0.5mm/min；

c. 5mm/min±1mm/min；

d. 10mm/min±2mm/min；

e. 30mm/min±3mm/min；或 25mm/min±2.5mm/min；

f. 50mm/min±5mm/min；

g. 100mm/min±10mm/min；

h. 200mm/min±20mm/min；或 250mm/min±25mm/min；

i. 500mm/min±50mm/min。

应按各品种项下规定的要求选择速度。如果没有规定速度，则硬质材料和半硬质材料选用较低的速度，软质材料选用较高的速度。

测定法

（1）用上、下两侧面为平面的精度为 0.001mm 的量具测量试样厚度，用精度为 0.1mm 的量具测量试样宽度。每个试样的厚度及宽度应在标距内测量三点，取算术平均值。长条形试样宽度和哑铃形试样中间平行部分宽度应用冲刀的相应部分的平均宽度。

（2）将试样置于试验机的两夹具中，使试样纵轴与上、下夹具中心线连线相重合，夹具松紧适宜，以防止试样滑脱或在夹具中断裂。

（3）按规定速度开动试验机进行试验。试样断裂后读取断裂时所需负荷以及相应的标线间伸长值。若试样断裂在标线外的部位时，此试样作废。另取试样重做。

结果的计算和表示

拉伸强度　按下式计算。

$$\sigma_t = \frac{p}{bd}$$

式中　σ_t 为拉伸强度，MPa；

　　　　p 为最大负荷、断裂负荷，N；

　　　　b 为试样宽度，mm；

　　　　d 为试样厚度，mm。

断裂伸长率　按下式计算。

$$\varepsilon_t = \frac{L - L_0}{L_0} \times 100\%$$

式中　ε_t 为断裂伸长率，%；

　　　　L_0 为试样原始标线距离，mm；

　　　　L 为试样断裂时标线间距离，mm。

分别计算纵、横向组试样的算术平均值为试验结果。

4007　药包材气体透过量测定法

本法用于测定药用包装材料或容器的气体透过量。本法包括压差法和电量分析法。压差法仅适用于检测药用薄膜或薄片，电量分析法仅适用于检测氧气透过量。

气体透过率系指在规定温湿度条件下，单位时间内稳定透过单位面积或单个容器供试品的气体体积，通常以标准温度和 1 个标准大气压下的体积值表示。药用薄膜或薄片气体透过率的常用单位为 cm³/(m²·24h)，容器气体透过率的常用单位为 cm³/24h。

气体透过量系指在规定温湿度条件下，在单位压力差下，单位时间内稳定透过单位面积或单个容器供试品的气体体积，通常以标准温度和 1 个标准大气压下的体积值表示。药用薄膜或薄片气体透过量的常用单位为 cm³/(m²·24h·0.1MPa)，容器气体透过量的常用单位为 cm³/(24h·0.1MPa)。

气体透过系数系指在规定温湿度条件下，在单位压力差下，单位面积和单位时间内稳定透过单位厚度供试品的气体体积，通常以标准温度和 1 个标准大气压下的体积值表示，常用单位为 cm³·cm/(m²·24h·0.1MPa)。

测试环境：温度 23℃±2℃。

第一法　压差法

药用薄膜或薄片将低压室和高压室分开，高压室充约 0.1MPa 的试验气体，低压室的体积已知。供试品密封后用真空泵将低压室内的空气抽到接近零值。用测压计测量低压室的压力增量 ΔP，可确定试验气体由高压室透过供试品到低压室的以时间为函数的气体量，但应排除气体透过速度随时间而变化的初始阶段。

仪器装置　压差法气体透过量测定仪，主要包括以下几部分。

透气室　由上、下两部分组成，当装入供试品时，上部为高压室，用于存放试验气体，装有气体进样管。下部为低压室，用于贮存透过的气体并测定透气过程中的前后压差。

测压装置　高、低压室应分别有一个测压装置，高压室的测压装置灵敏度应不低于 100Pa，低压室测压装置的灵敏度应不低于 5Pa。

真空泵　应能使低压室的压力不大于 10Pa。

试验气体　纯度应大于 99.5%。

测定法　选取厚度均匀、无褶皱、折痕、针孔及其他缺陷的适宜尺寸的供试品 3 片，在供试品朝向试验气体的一面做好标记，在 23℃±2℃ 环境下，置于干燥器中，放置 48 小时以上。置仪器上，进行试验。为剔除开始试验时的非线性阶段，应进行 10 分钟的预透气试验，继续试验直到在相同的时间间隔内压差的变化保持恒定，达到稳定透过。如需进行厚度测定，实验前采用适宜的量具分别测量供试品厚度，精确到 0.001mm，每片至少测量 5 个点，取算术平均值。

气体透过量(P_g)可按下式计算。

$$P_g = \frac{\Delta P}{\Delta t} \times \frac{V}{S} \times \frac{T_0}{P_0 T} \times \frac{24}{(P_1 - P_2)}$$

式中　P_g 为供试品的气体透过量，cm³/(m²·24h·0.1MPa)；

　　　　$\Delta P/\Delta t$ 为在稳定透过时，单位时间内低压室气体压力变化的算术平均值，Pa/h；

　　　　V 为低压室体积，cm³；

　　　　S 为供试品的试验面积，m²；

　　　　T 为试验温度，K；

　　　　$P_1 - P_2$ 为供试品两侧的压差，Pa；

　　　　T_0 为标准状态下的温度(273.15K)；

　　　　P_0 为 1 个标准大气压(0.1MPa)。

气体透过系数(P'_g)可按下式计算。

$$P'_g = \frac{\Delta P}{\Delta t} \times \frac{V}{S} \times \frac{T_0}{P_0 T} \times \frac{24 \times D}{(P_1 - P_2)} = P_g \times D$$

式中　P'_g 为供试品的气体透过系数，cm³·cm/(m²·24h·0.1MPa)；

　　　　$\Delta P/\Delta t$ 为在稳定透过时，单位时间内低压室气体压力变化的算术平均值，Pa/h；

　　　　T 为试验温度，K；

　　　　D 为供试品厚度，cm。

试验结果以三个供试品的算术平均值表示，除高阻隔性能供试品[气体透过量结果小于等于 0.5cm³/(m²·24h·0.1MPa)]外，每一个供试品测定值与平均值的差值不得超过平均值的 ±10%。高阻隔性能供试品每次测定值均不得大于 0.5cm³/(m²·24h·0.1MPa)。

第二法　电量分析法(库仑计法)

供试品将透气室分为两部分。供试品的一侧通氧气，另一侧通氮气载气。透过供试品的氧气随氮气载气一起进入电量分析检测仪中进行化学反应并产生电压，该电压与单位时间内通过电量分析检测仪的氧气量成正比。

仪器装置　电量分析法气体透过量测定仪，仪器主要包括以下几部分。

透气室　由两部分构成，应配有测温装置，还需装配适宜的密封件，供试品测试面积根据测试范围调整，通常应在

1～150cm² 之间。

载气　通常为氮气或者含一定比率的氢气的氮氢混合气。

试验气体　纯度应不低于 99.5%。

电量检测器(库仑计)　对氧气敏感,运行特性恒定,用来测量透过的氧气量。

测定法　选取厚度均匀、平整、无褶皱、折痕、针孔及其他缺陷的适宜尺寸的供试品 3 片,在供试品朝向试验气体的一面做好标记,在 23℃±2℃ 环境下,置于干燥器中,放置 48 小时以上。将供试品放入透气室,然后进行试验,当仪器显示的值已稳定一段时间后,测试结束。如需进行厚度测定,实验前采用适宜的量具分别测量供试品厚度,精确到 0.001mm,每片至少测量 5 个点,取算术平均值。

氧气透过率(O_2GTR)可按下式计算。

$$O_2GTR = \frac{(E_e - E_0) \times Q}{A \times R}$$

式中　O_2GTR 为氧气透过率,$cm^3/(m^2 \cdot 24h)$;

　　　E_e 为稳态时测试电压,mV;

　　　E_0 为试验前零电压,mV;

　　　A 为供试品面积,m^2;

　　　Q 为仪器校准常数,$cm^3 \cdot \Omega/(mV \cdot 24h)$;

　　　R 为负载电阻值,Ω。

氧气透过量(P_{O_2})可按下式进行计算。

$$P_{O_2} = \frac{O_2GTR}{P}$$

式中　P_{O_2} 为氧气透过量,$cm^3/(m^2 \cdot 24h \cdot 0.1MPa)$;

　　　O_2GTR 为氧气透过率,$cm^3/(m^2 \cdot 24h)$;

　　　P 为透气室中试验气体侧的氧气分压,单位为 MPa;即氧气的摩尔分数乘以总压力(通常为 1 个大气压)。载气侧的氧气分压视为零。

氧气透过系数(P'_{O_2})可按下式进行计算。

$$P'_{O_2} = P_{O_2} \times D$$

式中　P'_{O_2} 为氧气透过系数,$cm^3/(m \cdot 24h \cdot 0.1MPa)$;

　　　P_{O_2} 为氧气透过量,$cm^3/(m^2 \cdot 24h \cdot 0.1MPa)$;

　　　D 为供试品平均厚度,m。

试验结果以三个供试品的算术平均值表示,除高阻隔性能供试品[气体透过量结果小于等于 $0.5cm^3/(m^2 \cdot 24h \cdot 0.1MPa)$]外,每一个供试品测定值与平均值的差值不得超过平均值的±10%。高阻隔性能供试品每次测定值均不得大于 $0.5cm^3/(m^2 \cdot 24h \cdot 0.1MPa)$。

【附注】在受控温湿度条件下,配置有适宜包装容器试验支架的测试仪可扩展用于容器氧气透过量的测定,按照仪器规定方法进行。

4008　药包材热合强度测定法

对于热合在一起的材料,用从接触面进行分离时产生的力,反映材料的热合强度。

热合强度系指将规定宽度的试样,在一定速度下,进行 T 型分离或断裂时的最大载荷。

本法适用于塑料热合在塑料或其他基材(如铝箔等)上的热合强度及塑料复合袋的热合强度的测定。

仪器装置　可用材料试验机进行测定,或能满足本试验要求的其他装置。仪器的示值误差应在实际值的±1%以内。

材料

试验环境　应在温度 23℃±2℃,相对湿度 50%±5% 环境条件下进行以下试验。

试样制备　根据产品项下规定的热合条件,裁取合适大小的样品在热封仪上进行热合。从热合中间部位纵向、横向裁取 15.0mm±0.1mm 宽的试样各 5 条。试样应在温度 23℃±2℃,相对湿度 50%±5% 环境中放置 4 小时以上。

袋

试验环境　样品应在温度 23℃±2℃、相对湿度 50%±5% 的环境中放置 4 小时以上,并在此条件下进行以下试验。

试样制备　如图 1 所示,分别在袋的不同热合部位,裁取 15.0mm±0.1mm 宽的试样共 10 条,各部位取样条数相差不得超过 1 条。展开长度 100mm±1mm,若展开长度不足 100mm±1mm 时,可按图 2 所示,用胶黏带粘接与袋相同材料,使试样展开长度满足 100mm±1mm 要求。

测定法　取试样,以热合部位为中心,打开呈 180°,把试样的两端夹在试验机的两个夹具上,试样轴线应与上下夹具中心线相重合,并要求松紧适宜,以防止试验前试样滑脱或断裂在夹具内。夹具间距离为 50mm,试验速度为 300mm/min±30mm/min,读取试样分离或断裂时的最大载荷。

若试样断在夹具内,则此试样作废,另取试样重做。

结果判定　试验结果,材料以纵向、横向 10 个试样的算术平均值,袋以不同热合部位 10 个试样的平均值作为该样品的热合强度,单位以 N/15mm 表示。

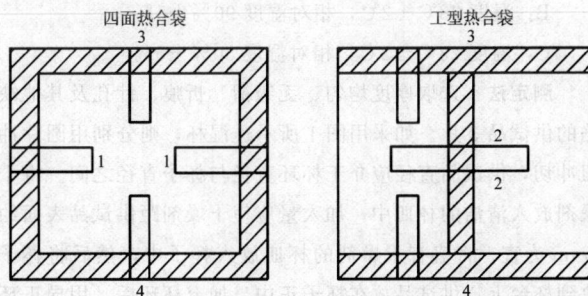

图 1　取样位置

1. 侧面热合　2. 背面热合　3. 顶部热合　4. 底部热合

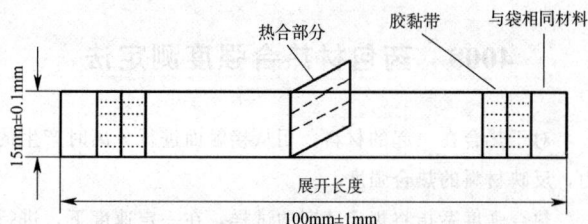

图 2　形状与尺寸

4010　药包材水蒸气透过量测定法

本法用于测定药用包装材料或容器的水蒸气透过量，包括但不限于药用薄膜或薄片及药用包装容器的水蒸气透过量测定。水蒸气透过量系指在规定的温度、相对湿度、一定的水蒸气压差下，供试品在一定时间内透过水蒸气的量。

本法包括重量法、电解分析法和红外检测器法。

第一法　重量法

本法主要有两种方法，采用基于干燥剂的增重和基于水溶液的减重的重量变化得到水蒸气透过量。

1. 增重法

测定在规定的温度、相对湿度环境下，材料或容器透入的水蒸气量，通常用干燥剂的重量增重来计算。增重法通常又可分为杯式法和容器法两种。

(1)杯式法　系指将供试品固定在特制的装有干燥剂的透湿杯上，通过透湿杯的重量增量来计算药用薄膜或薄片的水蒸气透过量。一般适用于水蒸气透过量不低于 $2g/(m^2 \cdot 24h)$ 的薄膜或薄片。

仪器装置

恒温恒湿箱　温度精度为 ±0.6℃；相对湿度精度为 ±2％；风速为 0.5～2.5m/s；恒温恒湿箱关闭后，15 分钟内应重新达到规定的温、湿度。

分析天平　灵敏度为 0.1mg。

透湿杯　应由质轻、耐腐蚀、不透水、不透气的材料制成；有效测定面积不得低于 $25cm^2$。可参考的透湿杯如图 1 所示，也可选用满足本试验要求的其他形状结构的透湿杯。

试验条件　包括但不限于以下常用试验条件：

A：温度 23℃±2℃，相对湿度 90％±5％

B：温度 38℃±2℃，相对湿度 90％±5％

C：温度 23℃±2℃，相对湿度 50％±5％

测定法　选取厚度均匀，无皱褶、折痕、针孔及其他缺陷的供试品 3 片。如采用图 1 所示透湿杯，则分别用圆片冲切刀冲切，供试品直径应介于杯环直径与杯子直径之间。将干燥剂放入清洁的杯皿中，加入量应使干燥剂距供试品表面约 3mm 为宜。将盛有干燥剂的杯皿放入杯子中，然后将杯子放到杯台上，供试品放在杯子正中，加上杯环后，用导正环固定好供试品的位置，再加上压盖。小心地取下导正环，将熔融的密封剂浇灌至杯子的凹槽中，密封剂凝固后不允许产生裂纹及气泡。待密封剂凝固后，取下压盖和杯台，并清除

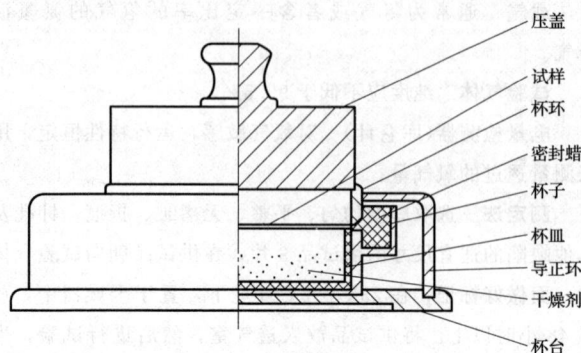

图 1　透湿杯组装图

粘在透湿杯边及底部的密封剂。如采用其他透湿杯，按产品相应使用说明进行封装。在 23℃±2℃ 环境中放置 30 分钟，称量封好的透湿杯。将透湿杯放入已调好温度、湿度的恒温恒湿箱中，16 小时后从箱中取出，放在处于 23℃±2℃ 环境中的干燥器中，平衡 30 分钟后进行称量，称量后将透湿杯重新放入恒温恒湿箱内，以后每两次称量的间隔时间为 24 小时、48 小时或 96 小时，称量前均应先放在处于 23℃±2℃ 环境中的干燥器中，平衡 30 分钟。直到前后两次质量增量相差不大于 5％时，方可结束试验。同时取一个供试品进行空白试验。按下式计算水蒸气透过量（WVT）：

$$WVT = \frac{24 \times (\Delta m_1 - \Delta m_2)}{A \times t}$$

式中　WVT 为供试品的水蒸气透过量，$g/(m^2 \cdot 24h)$；

　　　t 为质量增量稳定后的两次间隔时间，h；

　　　Δm_1 为 t 时间内的供试品试验质量增量，g；

　　　Δm_2 为 t 时间内的空白试验质量增量，g；

　　　A 为供试品透水蒸气的面积，m^2。

试验结果以三个供试品的算术平均值表示，每一个供试品测定值与平均值的差值不得超过平均值的 ±10％。

【附注】(1) 密封剂　密封剂应在温度 38℃、相对湿度 90％ 条件下暴露不会软化变形。若暴露表面积为 $50cm^2$，则在 24 小时内质量变化不能超过 1mg。例如：a)85％ 石蜡（熔点为 50～52℃）和 15％ 蜂蜡组成；b)80％ 石蜡（熔点为 50～52℃）和 20％ 黏稠聚异丁烯（低聚合度）组成。

(2) 干燥剂　无水氯化钙粒度直径为 0.60～2.36mm。使用前应在 200℃±2℃ 烘箱中，干燥 2 小时。如使用其他干燥剂，如硅胶、分子筛等，使用前应进行有效活化。

(3) 每次称量后应轻微晃动杯子中的干燥剂，使其上下混合。

(4) 试验结束后，干燥剂吸湿总增量应不得过 10％。

(5) 空白试验系指除杯中不加干燥剂外，其他试验步骤同供试品试验。

(6) 可采用具有温湿度控制及自动连续称量功能，经验证等效的仪器进行测定。

（2）**容器法**   系指在规定的温度、相对湿度环境下，包装容器内透入的水蒸气量。一般适用于口服固体制剂用包装容器，如固体瓶等。

仪器装置

恒温恒湿箱   温度精度为 ±0.6℃；相对湿度精度为 ±2%；风速为 0.5～2.5m/s。恒温恒湿箱关闭之后，15 分钟内应重新达到规定的温、湿度。

分析天平   灵敏度为 0.1mg（当称重量大于 200g 时，灵敏度可不大于 1mg；当称重量大于 1000g 时，灵敏度可不大于称重量的 0.01%）。

试验条件   包括但不限于以下常用试验条件：

A：温度 40℃±2℃，相对湿度 75%±5%

B：温度 30℃±2℃，相对湿度 65%±5%

C：温度 25℃±2℃，相对湿度 75%±5%

测定法   取试验容器适量，用干燥绸布擦净每个容器，将容器盖连续开、关 30 次后，在容器内加入干燥剂：20ml 或 20ml 以上的容器，加入干燥剂至距瓶口 13mm 处；小于 20ml 的容器，加入的干燥剂量为容积的 2/3，立即将盖盖紧。另取两个容器装入与干燥剂相等量的玻璃小球，作对照用。如有配套封口垫片，可采用适宜条件进行热封，并对热封效果进行确认，需要时可去除瓶盖和纸板以避免干扰。容器分别精密称定，然后将容器置于恒温恒湿箱中，按规定的时间放置后，取出，用干燥绸布擦干每个容器，室温放置 45 分钟，分别精密称定。按下式计算水蒸气透过量（WVT）：

$$\text{WVT} = \frac{1000}{nV} \left[(T_t - T_i) - (C_t - C_i) \right]$$

式中   WVT 为供试品的水蒸气透过量，mg/(24h·L)；

      V 为容器的容积，ml；

      T_i 为试验容器试验前的重量，mg；

      C_i 为对照容器试验前的平均重量，mg；

      T_t 为试验容器试验后的重量，mg；

      C_t 为对照容器试验后的平均重量，mg。

      n 为放置天数，天。

【附注】干燥剂   一般为无水氯化钙，粒度直径应为 2.36～4.75mm。使用前应在 200℃±2℃烘箱中，干燥 2 小时。如使用其他干燥剂，如硅胶、分子筛等，使用前应进行有效活化。

2. 减重法

本法系指在规定的温度、相对湿度环境下，一定时间内容器内水分损失的百分比。一般适用于口服、外用液体制剂用容器、输液容器等包装容器。

仪器装置

恒温恒湿箱   温度精度为 ±0.6℃；相对湿度精度为 ±2%；风速为 0.5～2.5m/s。恒温恒湿箱关闭之后，15 分钟内应重新达到规定的温、湿度。

分析天平   灵敏度为 0.1mg（当称重量大于 200g 时，灵

敏度可不大于 1mg；当称重量大于 1000g 时，灵敏度可不大于称重量的 0.01%）。

试验条件   包括但不限于以下常用试验条件：

A：温度 40℃±2℃，相对湿度 25%±5%

B：温度 25℃±2℃，相对湿度 40%±5%

C：温度 30℃±2℃，相对湿度 35%±5%

测定法   取试验容器适量，在容器中加入水至标示容量，旋紧瓶盖，如有配套封口垫片，可采用适宜条件进行热封，并对热封效果进行确认，需要时可去除瓶盖和纸板以避免干扰。精密称定。然后将容器置于恒温恒湿箱中，放置 14 天，取出后，室温放置 45 分钟后，精密称定，按下式计算水分损失百分率：

$$\text{水分损失百分率} = \frac{W_1 - W_2}{W_1 - W_0} \times 100\%$$

式中   水分损失百分率即为容器水蒸气透过量，%；

      W_1 为试验前容器及水溶液的重量，g；

      W_0 为空容器重量，g；

      W_2 为试验后容器及水溶液的重量，g。

如供试品为已灌装好液体并密封的包装（如输液、口服液体产品等）时，取供试品适量，精密称定，然后将供试品置于恒温恒湿箱中，放置 14 天，取出后，室温放置 45 分钟后，精密称定。可按下式计算水分损失百分率：

$$\text{水分损失百分率} = \frac{W_1 - W_2}{W_1} \times 100\%$$

式中   水分损失百分率即为容器水蒸气透过量，%；

      W_1 为试验前容器及水溶液的重量，g；

      W_2 为试验后容器及水溶液的重量，g。

第二法   电解分析法

本法系指水蒸气遇电极电解为氢气和氧气，通过电解电流的数值计算出一定时间内透过单位面积供试品的水蒸气透过总量的水蒸气透过量分析方法。

仪器装置   水蒸气透过量测定仪，仪器主要包括：

透湿室   上端测试皿为高湿腔，通常包含一个在饱和盐溶液中浸泡过的毛玻璃板，以保持供试品一端的恒定的湿度环境，下端与电解槽相通。

电解传感器   可定量测定在其中所携带的水蒸气。

试验条件   包括但不限于以下常用试验条件：

A：温度 23℃±0.5℃，相对湿度 85%±2%

B：温度 38℃±0.5℃，相对湿度 90%±2%

测定法   选取厚度均匀、无皱褶、折痕、针孔及其他缺陷的供试品 3 片，供试品应在 23℃±2℃，相对湿度 50%±10% 的条件下，进行供试品调节，调节时间至少 4 小时。按仪器使用说明书，进行试验操作，当显示的值稳定后，测试结束（一般来说，相邻 3 次电流采样值波动幅度相差不大于 5% 时，可视为达到稳定状态）。所需相对湿度可通过盐溶液调节。常用的温湿度配制方法见表 1。

表 1 相对湿度的配制

温度	相对湿度	溶液
23℃	85%	KCl 饱和溶液
38℃	90%	KNO₃饱和溶液

水蒸气透过量(WVT)也可由仪器所带的计算机分析软件进行直接计算得到,也可按下式进行计算:

$$WVT = 8.067 \times \frac{I}{S}$$

式中 WVT 为供试品的水蒸气透过量,g/(m²·24h);

S 为供试品的透过面积,m²;

I 为电解电流,A;

8.067 为常数,g/(A·24h)。

试验结果以三个供试品的算术平均值表示,除高阻隔性能供试品[水蒸气透过量结果小于等于 0.5g/(m²·24h)]外,每一个供试品测定值与平均值的差值不得超过平均值的±10%。高阻隔性能供试品每次测定值均不得大于0.5g/(m²·24h)。

第三法 红外检测器法

本法常用于药用薄膜或薄片等材料片材的水蒸气透过量的测定。当供试品置于测试腔时,供试品将测试腔隔为两腔。供试品一边为低湿腔,另一边为高湿腔,里面充满水蒸气且温度已知。由于存在一定的湿度差,水蒸气从高湿腔通过供试品渗透到低湿腔,由载气传送到红外检测器产生一定量的电信号,当试验达到稳定状态后,通过输出的电信号计算出供试品水蒸气透过率。

仪器装置 红外透湿仪(图 2),由湿度调节装置、测试腔、红外检测器、干燥管及流量表等组成。高湿腔的湿度调节可采用载气加湿的方式或饱和盐溶液的方式调节,红外检测器与低湿腔相连测定水蒸气浓度。红外传感器对水蒸气的灵敏度至少为 1μg/L 或 1mm³/dm³。

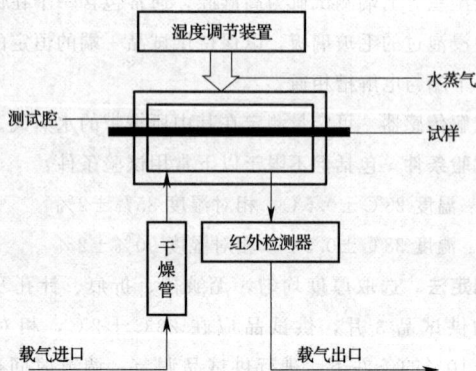

图 2 红外透湿仪示意图

试验条件 包括但不限于以下常用试验条件:

A:温度 25℃±0.5℃,相对湿度 90%±2%

B:温度 38℃±0.5℃,相对湿度 90%±2%

C:温度 40℃±0.5℃,相对湿度 90%±2%

D:温度 23℃±0.5℃,相对湿度 85%±2%

E:温度 25℃±0.5℃,相对湿度 75%±2%

测定法 选取具有代表性、厚度均匀、无皱褶、折痕、针孔及其他缺陷的适宜尺寸的供试品 3 片,供试品应在 23℃±2℃,相对湿度 50%±10%的条件下,进行供试品调节,调节时间至少 4 小时。然后进行试验,当仪器显示的值稳定后,测试结束(一般来说,输出的电压值或仪器显示的水蒸气透过率值前后两次变化相差不大于 5%时,可视为达到稳定状态。如果连续两次输出值变化未在 5%以内,应在报告里就试验终止情况加以说明)。

水蒸气透过量(WVT)也可由仪器所带的计算机分析软件进行直接计算得到,也可按下式计算:

$$WVT = \frac{S \times (E_S - E_0)}{(E_R - E_0)} \times \frac{A_R}{A_S}$$

式中 WVT 为供试品的水蒸气透过量,g/(m²·24h);

E₀ 为零点漂移值电压,V;

E_R 为参考膜测试稳定时电压,V;

S 为参考膜水蒸气透过率,g/(m²·24h);

E_S 为供试品测试稳定时电压,V;

A_R 为参考膜测试面积,m²;

A_S 为供试品测试面积,m²。

试验结果以三个供试品的算术平均值表示,除高阻隔性能供试品[水蒸气透过量结果小于等于 0.5g/(m²·24h)]外,每一个供试品测定值与平均值的差值不得超过平均值的±10%。高阻隔性能供试品每次测定值均不得大于0.5g/(m²·24h)。

【附注】(1)试验具体操作如零点漂移测定、载气流量调节等应根据所测材料阻隔性能的高低,按照仪器使用说明书的要求进行。

(2)在受控温湿度条件下,配置有适宜容器试验支架的测试仪可扩展用于容器水蒸气透过量的测定,按照仪器规定方法进行。

4012 药包材密度测定法

密度系指在规定温度下单位体积物质的质量。温度为 t℃时的密度用 ρ_t 表示,单位为 kg/m³、g/cm³。密度是药品包装材料的特性之一,可用于药品包装材料的鉴别。

药品包装材料的密度一般采用浸渍法测定。浸渍法系指供试品在规定温度的浸渍液中,所受到浮力的大小,可采用供试品排开浸渍液的体积与浸渍液密度的乘积表示。而浮力的大小可以通过测量供试品的质量与供试品在浸渍液中的质量之差求得。

本法适用于除泡沫塑料以外的塑料容器(材料)和硅橡胶密封件的密度测定。

仪器装置 精度为 0.1mg 的天平,附密度测定装置(温度计的最小分度值为 0.1℃）。

供试品的制备及测定　供试品应在 23℃±2℃，相对湿度 50%±5% 环境中放置 4 小时以上，然后在此条件下进行试验。供试品为除粉料以外的任何无气孔材料，表面应光滑平整、无凹陷，清洁，无裂缝，无气泡等缺陷。尺寸适宜，供试品质量不超过 2g。

浸渍液应选用新沸放冷水或其他适宜的液体（不会与供试品作用的液体）。在测试过程中供试品上端距浸渍液液面应不小于 10mm，供试品表面不能黏附空气泡，必要时可加入润湿剂，但应小于浸渍液总体积的 0.1%，以除去小气泡。浸渍液密度应小于供试品密度；当材料密度大于 1 时可选用水或者无水乙醇，当材料密度小于 1 时可选用无水乙醇。

取供试品适量，置于天平上，精密测定其在空气中的质量（a），然后将供试品置于盛有一定量已知密度（ρ_x）的浸渍液（水或无水乙醇）中，精密测定其质量（b），按下式计算容器（材料）的密度。

$$\rho_t = \frac{a \times \rho_x}{a - b}$$

式中　ρ_t 为温度为 t℃时供试品的密度，g/cm³；

　　　a 为供试品在空气中的质量，g；

　　　b 为供试品在浸渍液中的质量，g；

　　　ρ_x 为浸渍液的密度，g/cm³。

【附注】 水及无水乙醇在不同温度下的密度见表1、表2。

表 1　水在不同温度下的密度　　　　　　　　　　　单位：g/cm³

温度(℃)	0.0	0.1	0.2	0.3	0.4	0.5	0.6	0.7	0.8	0.9
18	0.998 62	0.998 60	0.998 59	0.998 57	0.998 55	0.998 53	0.998 51	0.998 49	0.998 47	0.998 45
19	0.998 43	0.998 41	0.998 39	0.998 37	0.998 35	0.998 33	0.998 31	0.998 29	0.998 27	0.998 25
20	0.998 23	0.998 21	0.998 19	0.998 17	0.998 15	0.998 13	0.998 11	0.998 08	0.998 06	0.998 04
21	0.998 02	0.998 00	0.997 98	0.997 95	0.997 93	0.997 91	0.997 89	0.997 86	0.997 84	0.997 82
22	0.997 80	0.997 77	0.997 75	0.997 73	0.997 71	0.997 68	0.997 66	0.997 61	0.997 59	
23	0.997 56	0.997 54	0.997 52	0.997 49	0.997 47	0.997 44	0.997 42	0.997 40	0.997 37	0.997 35
24	0.997 32	0.997 30	0.997 27	0.997 25	0.007 22	0.997 20	0.997 17	0.997 15	0.997 12	0.997 10
25	0.997 07	0.997 04	0.997 02	0.996 99	0.996 97	0.996 94	0.996 91	0.996 89	0.996 86	0.996 84

表 2　无水乙醇在不同温度下的密度　　　　　　　　　单位：g/cm³

温度(℃)	0.0	0.1	0.2	0.3	0.4	0.5	0.6	0.7	0.8	0.9
18	0.791 05	0.790 96	0.790 88	0.790 79	0.790 71	0.790 62	0.790 54	0.790 45	0.790 37	0.790 28
19	0.790 20	0.790 11	0.790 02	0.789 94	0.789 85	0.789 77	0.789 68	0.789 60	0.789 51	0.789 43
20	0.789 34	0.789 26	0.789 17	0.789 09	0.789 00	0.788 92	0.788 83	0.788 74	0.788 66	0.788 57
21	0.788 49	0.788 40	0.788 32	0.788 23	0.788 15	0.788 06	0.787 97	0.787 89	0.787 80	0.787 72
22	0.787 63	0.787 55	0.787 46	0.787 38	0.787 29	0.787 20	0.787 12	0.787 03	0.786 95	0.786 86
23	0.786 78	0.786 69	0.786 60	0.786 52	0.786 43	0.786 35	0.786 26	0.786 18	0.786 09	0.786 00
24	0.785 92	0.785 83	0.785 75	0.785 66	0.785 58	0.785 49	0.785 40	0.785 32	0.785 23	0.785 15
25	0.785 06	0.784 97	0.784 89	0.784 80	0.784 72	0.784 63	0.784 54	0.784 46	0.784 37	0.784 29

4015　注射剂包装用橡胶密封件穿刺力测定法

穿刺力是指在穿刺试验中，穿刺器刺透胶塞或垫片的最大力值，用牛顿（N）表示。本法适用于注射剂用胶塞、垫片穿刺力的测定。

第一法

仪器装置　材料试验机：该仪器能使穿刺器以 200mm/min±20mm/min 速度作垂直运动，运动期间穿刺器受到的反作用力能被记录，精度为±2N；轴向应有合适的位置放置注射剂瓶，以使注射剂瓶上的胶塞标记位置能被垂直穿刺。

注射剂瓶：与被测胶塞配套，装量 50ml 以上（含 50ml），10 个。

铝盖或铝塑组合盖：与被测胶塞配套，10 个。

封盖机：与被测胶塞配套。

穿刺器：标准金属穿刺器对照物质，2 个。

测定法 胶塞预处理：取 10 个与被测胶塞配套的注射剂瓶，每个瓶内加 1/2 公称容量的水，把被测胶塞分别装在配套注射剂瓶上。盖上铝盖或铝塑组合盖，用封盖机封口，放入高压蒸汽灭菌器中，在 30 分钟内升温至 121℃±2℃，保持 30 分钟，冷却，取出，备用。

用丙酮或其他适当的有机溶剂擦拭一个穿刺器尽可能不使其钝化，将其安装于材料试验机对应位置上。将上述 10 个预处理过的注射剂瓶分别放入穿刺装置中，打开铝盖或铝塑组合盖，露出胶塞标记部位，穿刺器以 200mm/min 的速度对胶塞标记位置进行垂直穿刺，记录刺透胶塞所施加的最大力值。重复上述步骤，穿刺接下来的 4 个注射剂瓶，每次穿刺前，都要用丙酮或其他适当的有机溶剂擦拭穿刺器，待 5 个注射剂瓶均被穿刺一次后，更换一个穿刺器，重复上述步骤穿刺剩下的 5 个注射剂瓶。

结果表示 以刺透胶塞所施加的最大力值表示，若 10 个瓶中任意 2 瓶之间穿刺力的差值大于 50N，则需重新试验，重新试验差值仍大于 50N，则更换两根穿刺器重新进行整个试验。在穿刺过程中，若有两个以上（含两个）胶塞在穿刺过程中被推入瓶中，则判该项不合格；若 10 个被测胶塞中有一个被推入瓶中，则需另取 10 个胶塞重新试验，不得有胶塞被推入瓶中。

第二法

仪器装置 材料试验机：该仪器能使穿刺针以 200mm/min±20mm/min 速度作垂直运动，运动期间穿刺针受到的反作用力能被记录，精度为±0.25N；轴向应有合适的位置放置注射剂瓶，以使注射剂瓶上的胶塞标记位置能被垂直穿刺。

注射剂瓶：与被测胶塞配套，装量 50ml 以下，10 个。

铝盖或铝塑组合盖：与被测胶塞配套，10 个。

封盖机：与被测胶塞配套。

穿刺针：金属穿刺针对照物质，外径 0.8mm，斜角型号 L 型（长型），斜角 12°±2°，10 个。使用前用丙酮或其他适当的有机溶剂擦拭。

测定法 胶塞预处理：估算 10 个被测胶塞总表面积 $A(cm^2)$，将胶塞置于合适的玻璃容器内，加二倍胶塞总表面积 $2A$ 的水(ml)，煮沸 5 分钟±15 秒，用冷水冲洗 5 次，将洗过的胶塞放入锥形瓶中，加二倍胶塞总表面积 $2A$ 的水(ml)，用铝箔或一个硅硼酸盐烧杯将锥形瓶瓶口盖住，放入高压蒸汽灭菌器中，在 30 分钟内升温至 121℃±2℃，保持 30 分钟，冷却，取出，在 60℃热空气中干燥 60 分钟，取出，将胶塞贮存于密封的玻璃容器中备用。

取 10 个配套的注射剂瓶，分别加入公称容量的水，装上预处理过的被测胶塞，加上铝盖或铝塑组合盖，用封盖机封口。将一支穿刺针置于材料试验机上固定，将注射剂瓶放入材料试验机中，打开铝盖或铝塑组合盖，露出胶塞标记部位，穿刺针以 200mm/min 的速度对胶塞标记位置进行垂直穿刺，记录刺透胶塞所施加的最大力值。更换一支穿刺针重

复上述步骤，直至所有胶塞被穿刺一次。

结果表示 以刺透胶塞所施加的最大力值表示。

第三法

仪器装置 材料试验机：该仪器能使穿刺器以 200mm/min±20mm/min 速度作垂直运动，运动期间穿刺器受到的反作用力能被记录，精度为±2N；轴向应有合适的位置放置垫片支撑装置，以使支撑装置上的垫片标记部位能被垂直穿刺。

垫片支撑装置：该装置为带有垫片夹持器的钢瓶，当用夹持器将垫片夹持在该装置顶部时，该装置能支撑、固定住垫片在被穿刺时不被刺入瓶内，瓶内容量 50ml 以上（含 50ml）；也可采用其他合适的垫片支撑装置进行本试验。垫片支撑装置如图 1 所示。

穿刺器：标准金属穿刺器对照物质和塑料穿刺器对照物质。

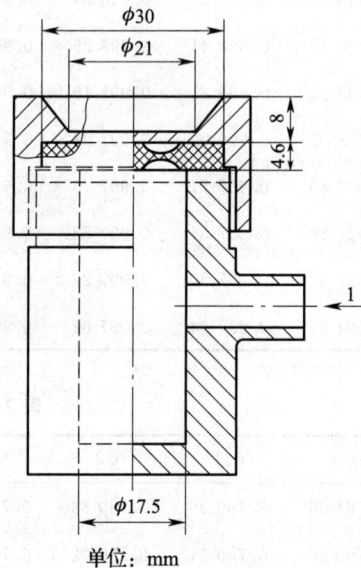

单位：mm

图 1　垫片支撑装置

1. 压缩气体进口

测定法 垫片预处理：取 10 个被测垫片置于合适的玻璃容器中，放入高压蒸汽灭菌器中，在 30 分钟内升温至 121℃±2℃，保持 30 分钟，冷却，取出，备用。如果用于大容量注射剂用塑料组合盖中的垫片不能在 121℃±2℃下保持 30 分钟，则以实际生产中采用的灭菌温度对垫片进行预处理。

取一个预处理过的垫片，置于支撑装置中，用丙酮或其他适当的有机溶剂擦拭一个穿刺器尽可能不使其钝化，将穿刺器置于材料试验机上固定，以 200mm/min 的速度对垫片标记部位进行垂直穿刺，记录刺透垫片所施加的最大力值。另取一个垫片重复上述步骤，直至 10 个垫片均被穿刺一次。穿刺器使用前，检查穿刺器的锋利度，穿刺器应保持其原始锋利度未遭破坏。

结果表示 以刺透垫片所施加的最大力值表示，并在结果中注明所用穿刺器类型。

4016　注射剂包装用橡胶密封件穿刺落屑测定法

穿刺落屑是指在穿刺试验中，穿刺器刺透胶塞或垫片所产生的，在没有放大工具帮助下观察到的可见落屑数，以落屑数量计。本法适用于注射剂用胶塞、垫片穿刺落屑的测定。

第一法

本法目的是测定不同注射液用胶塞或冻干胶塞穿刺落屑的相对趋势关系，其结果受多种因素的影响，如胶塞优化过程，封盖装置类型，密封阻力，穿刺器大小，其锋利程度，穿刺器上润滑剂的数量和操作者视力好坏等。

基于上述原因，为了得到可比较的结果，有必要控制以上影响结果的因素，为此被测胶塞必须和已知穿刺落屑数的阳性对照胶塞做同步比较试验。

仪器装置　注射剂瓶：与被测胶塞配套，装量 50ml 以上（含 50ml），20 个（包括对照试验）。

铝盖或铝塑组合盖：与被测胶塞配套，20 个。

封盖机：与被测胶塞配套。

穿刺器：标准金属穿刺器对照物质，1 个。

阳性对照胶塞：穿刺落屑用胶塞对照物质，若干。

测定法　胶塞预处理：选择 20 个注射剂瓶，每个瓶内加 1/2 公称容量的水。取 10 个被测胶塞和 10 个阳性对照胶塞分别装在注射剂瓶上，盖上铝盖或铝塑组合盖，用封盖机封口，放入高压蒸汽灭菌器中，在 121℃±2℃下保持 30 分钟，冷却，取出，分两排放置，第一排为被测胶塞，第二排为阳性对照胶塞。

用丙酮或其他适当的有机溶剂擦拭穿刺器，然后将其浸在水中，使用前，检查穿刺器的锋利度，穿刺器应保持其原始锋利度未遭破坏。手持穿刺器，垂直穿刺第一排第一个被测胶塞上的标记部位，刺入后，晃动注射剂瓶数秒后拔出穿刺器。接着按上述步骤穿刺第二排第一个已知穿刺落屑数的阳性对照胶塞。以此类推，按先被测胶塞后阳性对照胶塞的顺序，交替垂直穿刺胶塞上的标记部位，直至所有胶塞被穿刺一次。

将第一排注射剂瓶中的水全部通过一张滤纸过滤，确保瓶中不残留落屑。在人眼距离滤纸 25cm 的位置，用肉眼观察滤纸上的落屑数（相当于 $50\mu m$ 以上微粒）。必要时，可通过显微镜进一步证实落屑大小和数量。

对阳性对照胶塞同法计数。

结果表示　分别记录两排注射剂瓶的可见落屑总数（即每 10 针的落屑总数）。若阳性对照胶塞的结果与标示值具有一致性，则应判被测胶塞测得的结果有效。反之，则无效。在穿刺过程中，若有两个以上（含两个）胶塞在穿刺过程中被推入瓶中，则判该项不合格；若 10 个被测胶塞中有一个被推入瓶中，则需另取 10 个胶塞重新试验，不得有胶塞被推入瓶中。

第二法

与注射针配合使用胶塞，当用注射针穿透注射剂瓶上的胶塞时，可能会使胶塞产生落屑，其数量和大小会影响到瓶内药物质量，故需严格控制。

一般选用"直接法"进行试验。

(1)直接法

仪器装置　注射剂瓶：与被测胶塞配套，装量 50ml 以下，12 个。

铝盖或铝塑组合盖：与被测胶塞配套，12 个。

封盖机：与被测胶塞配套。

注射器：有 1ml 刻度的注射器，与穿刺针配套。

穿刺针：金属穿刺针对照物质，外径 0.8mm，斜角大小 L 型（长型）；针头斜角 12°±2°，12 个。

测定法　胶塞预处理：估算所需 12 个被测胶塞总表面积 $A(cm^2)$，将胶塞置于合适的玻璃容器内，加二倍胶塞总表面积 $2A$ 的水(ml)，煮沸 5 分钟±15 秒，用水冲洗 5 次，将洗过的胶塞放入广口锥形瓶中，加二倍胶塞总表面积 $2A$ 的水(ml)，用铝箔或一个硅硼酸盐烧杯将锥形瓶瓶口盖住，放入高压蒸汽灭菌器中加热，在 30 分钟内升温至 121℃±2℃，保持 30 分钟，冷却，取出，然后在 60℃ 热空气中干燥胶塞 60 分钟，取出，将胶塞贮存于密封的玻璃容器中备用。

用于水溶液制品的胶塞：向 12 个配套干净小瓶中分别加入公称容量减去 4ml 的水，盖上预处理过的胶塞，加上铝盖或铝塑组合盖，用封盖机封口，允许放置 16 小时；用于冻干剂的胶塞：向 12 个配套干净小瓶分别盖上预处理过的冻干胶塞，加上铝盖或铝塑组合盖，用封盖机封口。

打开铝盖或铝塑组合盖，露出胶塞标记部位。将注射器充水并除去穿刺针针头上的水，用丙酮或其他适当的有机溶剂擦拭穿刺针，垂直向第一个被测胶塞上的标记区域内穿刺，注入 1ml 水，并抽去 1ml 空气，拔出注射器，再在胶塞标记区域内另外三处不同位置同法进行穿刺。更换一个新的穿刺针和被测胶塞，按上述步骤进行穿刺，直至每个胶塞被穿刺 4 次。穿刺时，应检查穿刺针在试验时是否变钝，每一个胶塞用一个新针。

将瓶中的水全部通过一张滤纸过滤，确保瓶中不残留落屑。用肉眼观察滤纸上的落屑数（相当于 $50\mu m$ 以上微粒），必要时，可通过显微镜进一步证实落屑大小和数量。

结果表示　记录 12 个瓶的可见落屑总数（即每 48 针的落屑总数）。

(2)对照法　胶塞穿刺落屑结果受多种因素的影响，如胶塞优化过程，封盖装置类型，密封阻力，穿刺针大小，其锋利度，针上润滑剂的数量，注射器量程和操作者视力好坏等。

基于上述原因，为了得到可比较的结果，有必要控制以上影响结果的因素，为此应根据实际情况，适时选择已知穿刺落屑数的阳性对照胶塞，进行同步比较试验。

仪器装置　注射剂瓶：与被测胶塞配套，装量 50ml 以下，50 个（包括对照试验）。

铝盖或铝塑组合盖：与被测胶塞配套，50 个（包括对照试验）。

封盖机：与被测胶塞配套。

注射器：有 1ml 刻度的注射器，与穿刺针配套。

穿刺针：金属穿刺针对照物质，外径 0.8mm，斜角大小 L 型（长型），针头斜角 12°±2°，10 个。

测定法　胶塞预处理：取 25 个被测胶塞和 25 个阳性对照胶塞，按"直接法"对胶塞进行预处理。

选择 50 个与被测胶塞相配的注射剂瓶，每个瓶内加 1/2 公称容量的水。将预处理过的被测胶塞装在其中 25 个注射剂瓶上，将预处理过的阳性对照胶塞装在另外 25 个注射剂瓶上，加上铝盖或铝塑组合盖，用封盖机封口，分两排放置，第一排为被测胶塞，第二排为阳性对照胶塞。

打开铝盖或铝塑组合盖，露出胶塞标记部位。将注射器充水并除去穿刺针针头上的水，垂直向第一排第一个被测胶塞上的标记区域内穿刺，拔出注射器，再在胶塞标记区域内另外三处不同位置进行穿刺，最后一次拔出针头前，将 1ml 水注入瓶内。接着按上述步骤穿刺第二排第一个阳性对照胶塞。以此类推，按先被测胶塞后阳性对照胶塞的顺序，交替垂直穿刺胶塞上的标记部位，每针刺 20 次后，更换一个穿刺针，直至所有胶塞被穿刺四次。

将第一排瓶中的水全部通过一张滤纸过滤，确保瓶中不残留落屑。在人眼距离滤纸 25cm 的位置，用肉眼观察滤纸上的落屑数（相当于 50μm 以上微粒）。必要时，可通过显微镜进一步证实落屑大小和数量。

对阳性对照胶塞同法计数。

结果表示　分别记录两排注射剂瓶的可见落屑总数（即每 100 针的落屑总数）。如果阳性对照胶塞的结果与标示值具有一致性，则应判被测胶塞测得的结果有效。反之，则无效。

第三法

仪器装置　垫片支撑装置：该装置为带有垫片夹持器的钢瓶，当用夹持器将垫片夹持在该装置顶部时，该装置能支撑、固定住垫片在被穿刺时不被刺入瓶内；瓶内容量 50ml 以上（含 50ml），也可采用其他合适的垫片支撑装置进行本法。垫片支撑装置如图 1 所示。

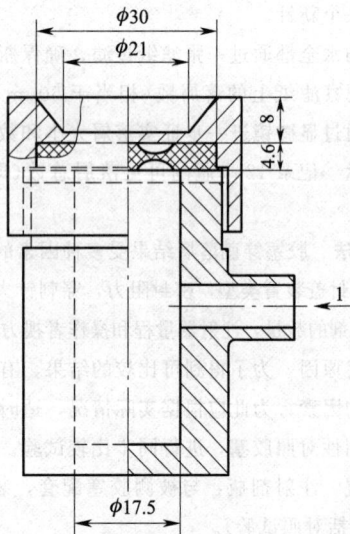

单位：mm

图 1　垫片支撑装置

1. 压缩气体进口

穿刺器：标准金属穿刺器对照物质和标准塑料穿刺器对照物质。

测定法　垫片预处理：取 10 个被测垫片，放入高压蒸汽灭菌器中，在 121℃±2℃ 下保持 30 分钟，冷却，取出，备用。如果用于大容量注射剂用塑料组合盖中的垫片不能在 121℃±2℃ 下保持 30 分钟，则以实际生产中采用的灭菌温度对垫片进行预处理。

向垫片支撑装置的瓶腔内加入一半容量的水，取一个预处理过的垫片，置于支撑装置中，用丙酮擦拭穿刺器，手持穿刺器，垂直穿刺垫片标记部位，刺入后，晃动支撑装置数秒后拔出穿刺器，打开支撑装置，取出垫片，将瓶中的水全部通过一张滤纸过滤，确保瓶中不残留落屑。在人眼距离滤纸 25cm 的位置，用肉眼观察滤纸上的落屑数。重复上述步骤，对余下的 9 个垫片进行试验。

结果表示　记录 10 个被测垫片的可见落屑总数（相当于 50μm 以上微粒），并在结果中注明所用穿刺器类型。

4017　玻璃容器耐内压力测定法

耐内压力是衡量玻璃容器承受内部压力（如液压）的能力。

本法用于玻璃容器耐内压力的测定。测定方法分为恒压法和恒速增压法两种。

第一法　恒压法

仪器装置　耐压机应符合的技术要求：能保证供试品在悬挂条件下进行试验，且瓶口很容易夹在试验仪器上；试验时为保证加压介质无泄漏，压头和瓶口封合面之间必须有弹性物质密封，接触面应有足够的压力以防止在加压过程中介质的泄漏；试验设备应具有 0.58MPa/s±0.10MPa/s 的速率使液体压力达到预定值，能在试验时维持压力的恒定并能保持预定加压时间的装置；仪器应能显示试验在任何情况下终止时的压力值。

测定法　供试品应为未经受其他性能（如机械、热性能等）测试的制品，在室温条件下静置 30 分钟，使用与室温相差不超过 5℃ 的水作为试验介质，以避免在试验前引入额外的压力。根据试验的类型选择下列任一种试验步骤。

通过性试验：使供试品内压力按照规定要求达到预定值后，并维持恒压 60 秒±2 秒的时间，观察供试品是否破裂；或保持不同的持续时间，但设备应可以校正压力值并获得相当于 60 秒恒压的试验结果。

递增性试验：继通过性试验后，以递增量为 0.1MPa 或 0.2MPa 的压力值增压，分别直至供试品破损率达 50% 或 100%。

结果表示

通过性试验：试验中使用的压力和容器破裂的数量。

递增性试验：首次破裂时的压力以及在此压力下破裂的供试品数量；达到预定百分数所需的压力，以最接近于

0.01MPa 表示；平均破裂压力和标准偏差。

第二法 恒速增压法

仪器装置 耐压机应符合的技术要求：能保证供试品在悬挂条件下进行试验，且瓶子很容易夹在试验仪器上；试验时为保证加压介质无泄漏，压头和瓶口封合面之间必须有弹性物质密封，接触面应有足够的压力以防止在加压过程中介质的泄漏；试验设备应具有 0.58MPa/s ± 0.10MPa/s 的速率增加液压的装置，直至达到预定值或容器破裂，增压速率的重复性应为 ±2%；能显示试验在任何情况下终止时的压力值和试验达到要求规定值的装置；仪器应具有一个显示恒速增压和固定时限持压之间关系的装置。

注：恒速增压过程实际压力值与固定时限（保持 60 秒）压力值之间关系如下。

$$P_R = 1.38P_{60} + K$$

式中 P_R 为实际压力值，MPa；

     P_{60} 为恒压保持 60 秒压力值，MPa。

     K=0.1783（注：当所测压力的单位为 bar 与 psi 时，则 K 值对应为 1.783 与 25.9）

测定法 与第一法的要求相同。根据试验的类型选择下列任一种试验步骤。

通过性试验：按 0.58MPa/s ± 0.10MPa/s 的速率增加试验压力，直至达到预定的压力值（P_R 即 P_{60} 对应的实际压力值）后，观察供试品是否破裂。

破坏性试验：按 0.58MPa/s ± 0.10MPa/s 的速率增加试验压力，直至容器破裂为止。

结果表示

通过性试验：试验中使用的压力和容器破裂的数量。

破坏性试验：首次破裂时的 60 秒压力以及在此压力下破裂的供试品数量；达到预定供试品百分比所需 60 秒压力，以最接近于 0.01MPa 表示；平均破裂压力和标准偏差。

4019   玻璃容器热冲击和热冲击强度测定法

热冲击（也称热震性）系指从供试品加热的温度（上限温度 t_1）到供试品所放入的冷水浴的温度（下限温度 t_2）之间的差。

热冲击强度系指玻璃容器在热冲击试验中，有 50% 的供试品出现破裂时的温差。

本法适用于测定药品包装用玻璃容器的热冲击及热冲击强度。

根据试验温差的不同，测定方法分为冷热水槽法和烘箱法两种。

第一法   冷热水槽法

本法适用于试验温差低于 100℃ 的各类药品包装用玻璃容器。

仪器装置 热水槽：容量至少是一次试验的供试品总体积的两倍，且不得少于 5L。水槽应包含水循环器、温度控制组件、温度调节控制加热器，以保持水温稳定在上限温度 $t_1 \pm 1℃$ 以内。

冷水槽：容量至少是一次试验的供试品总体积的五倍，水槽应包含水循环器、温度控制组件、恒温控制器，以保持水温稳定在下限温度 $t_2 \pm 1℃$ 以内。

网篮：网篮的材料（必要时涂层）要求在试验中不得划伤或擦伤供试品，网篮应能保持玻璃供试品直立且分开，并配有固定供试品的装置以防止受试供试品浸入时上浮。

测定法

(1) 供试品应为未经受其他性能（如机械、热性能等）测试的制品，试验前应先置于试验环境至少 30 分钟，以保证供试品与环境温度一致。

(2) 将两个水槽（冷、热水槽）充水，使其有足够的深度浸没容器顶部至少 50mm，然后分别将水温调节到 t_1 和 t_2，一般 t_2 的水温为 0～27℃，所选定的 t_1 应能得出所需要的热冲击 $t_1 - t_2$（℃）。在把已置于网篮中的供试品从热水槽转送到冷水槽的时间内，t_1 和 t_2 的温差值不得超过规定值的 ±1℃。

(3) 先将供试品置于网篮中，使其直立且分离，然后浸入温度为 t_1 的热水槽中，使供试品充满水并使其瓶口顶部低于水面至少 50mm，让其至少浸泡 15 分钟，以确保供试品和水之间达到温度平衡。

经验证明，达到温度平衡所需的时间取决于供试品的最大厚度，如果要确保供试品的壁两侧都受热，每毫米壁厚达到温度平衡至少需要 30 秒。

(4) 将热水槽网篮中装满水的供试品迅速转送到温度为 t_2 的冷水槽中，供试品的转送过程必须在 10 秒 ±2 秒的时间内完成。

(5) 供试品必须完全浸没在水槽中，保持 30 秒，然后将装有供试品的网篮从冷水槽中取出。从冷水槽中取出的供试品经立即检验，凡无破碎、无裂纹和无破损的供试品方可判定为合格品。

检验中没有破损的供试品不可再用于其他试验。当测定热冲击强度时，若热水槽温度已升到 95℃，而试验尚未结束，则可通过降低冷水槽的温度继续进行。

结果表示

热冲击：按规定的 t_1 和 t_2 温差进行热冲击试验后，破裂供试品的数量。

热冲击强度：按上述试验步骤，以每次 5～10℃ 的温差递增量进行重复试验，以供试品有 50% 破裂时的温差表示，其温差值可由供试品的累计破裂百分数与对应温差所绘制的曲线上取得。

第二法   烘箱法

本法适用于试验温差为 80℃ 或高于 80℃ 的各类药品包装用玻璃容器。

仪器装置 烘箱：温度至少可达 300℃，并装备空气搅拌器或循环器，以保证温度变化不超过±5℃，烘箱必须装备一个自动调温器，至 180℃能保持温度波动在±1℃以内，在 180～300℃能保持温度波动在±2℃以内。

冷水槽：与第一法所要求的冷水槽相同。

网篮：与第一法所要求的网篮相同。

夹钳：用隔热材料包头，使用时应保持干燥。

测定法

(1)供试品应为未经受其他性能（如机械、热性能等）测试的制品，试验前应先将供试品（或将供试品装入网篮中）放入预热至上限温度 t_1 的烘箱中，然后将供试品在该温度下保持至少 30 分钟，以保证供试品与烘箱温度达到平衡。

经验证明，达到温度平衡所需的时间取决于供试品的最大厚度，如果要确保供试品的壁两侧都受热，每毫米壁厚达到温度平衡至少需要 6 分钟。

(2)用带隔热包头的夹钳将供试品从烘箱中取出，如果同时试验两个或两个以上供试品时，从烘箱中取出装有供试品的网篮，并将供试品高度的一半（如果是带颈的瓶，是指不计算瓶颈部总高度的一半），也可连同网篮浸入冷水槽中，保持 30 秒，冷水槽应靠近烘箱，并保持在 0～27℃的下限温度 t_2。烘箱与冷水槽的温差值和将供试品送入冷水槽时所要求的温差不应大于±3℃。每个供试品的转送过程须在 5 秒±1 秒的时间内完成。

转送过程是指从打开烘箱开始，到供试品浸入冷水中为止。

(3)从冷水槽中取出的供试品经立即检验，凡无破碎、无裂纹和无破损的供试品方可判定为合格。

检验中没有破损的供试品不可再用于其他试验。

结果表示

热冲击：按规定的 t_1 和 t_2 温差进行热冲击试验后，破裂供试品的数量。

热冲击强度：按上述试验步骤，以每次 5～10℃的温差递增量进行重复试验，以供试品有 50%破裂时的温差表示，其温差值可由供试品的累计破裂百分数与对应温差所绘制的曲线上取得。

4020　玻璃容器垂直轴偏差和圆跳动测定法

垂直轴偏差是指瓶口的中心到通过瓶底中心垂直线的水平偏差，为玻璃瓶绕瓶底中心轴旋转一周时，瓶口的中心绕瓶底中心轴所作圆的直径的二分之一。圆跳动是指玻璃安瓿绕瓶底中心轴旋转一周时，丝外径的最大变化量。

本法适用于形状为圆形或瓶底轴线可固定的药用玻璃瓶的垂直轴偏差或玻璃安瓿圆跳动的测定。

仪器装置

垂直轴偏差仪或圆跳动仪应符合技术要求；应保证供试

品瓶底水平放置时，可测得供试品瓶口中心与瓶底中心垂直轴的水平距离。有固定瓶底或保证瓶底与水平面接触的方法或设备，可使瓶子旋转的底盘或可靠的旋转方法，保证瓶子在旋转过程中始终保持瓶底轴线的稳定。保证足够的高度且平行于瓶底轴线的立柱。立柱上可加装测量装置（如位移传感器、刻度尺、百分表或读数显微镜等）。测量装置与瓶口外沿接触，且有平行于瓶口外沿的接触平面，以保证在瓶口旋转过程中瓶口轴线变化有足够的接触。

测定法

将供试品瓶底夹持固定在水平板的旋转盘上，垂直轴偏差测定时，使瓶口与测量装置接触旋转 360°，读取最大值和最小值，或直接读取垂直轴偏差数值；圆跳动测定时，应将测量点与测量装置接触，旋转 360°读取最大值和最小值，或直接读取圆跳动数值。如使用"V"形座测量时，则将供试品紧靠在"V"槽内，测量时用手在与水平面成 45°的方向对供试品施加一个向侧下方的压力，并旋转瓶子 360°，读取最大值和最小值，或直接读取垂直轴偏差、圆跳动数值。

结果计算和表示

垂直轴偏差结果由上述测定法中读取的最大值与最小值之差的二分之一表示。

圆跳动结果由上述测定法中读取的最大值与最小值之差表示。

测量数值精确度应不低于 0.1mm。

4021　玻璃线热膨胀系数测定法

本法适用于测定玻璃材料与容器的线热膨胀系数。

测定原理　将玻璃标准物质与供试品叠烧在一起，拉成细丝，如果两种玻璃线热膨胀系数不同，细丝会出现弯曲，根据丝的弯曲方向和弯曲程度可测出供试品的线热膨胀系数。

仪器装置

加热装置：喷灯，以煤气、液化石油气或天然气为气源，用压缩空气或氧气助燃。

特制夹子：由铁或钢质材料等制成，推荐尺寸长 200mm、宽 20mm、厚 1mm。为防止烫手应在手柄端 100mm 处镶两片绝缘板，如图 1 所示。

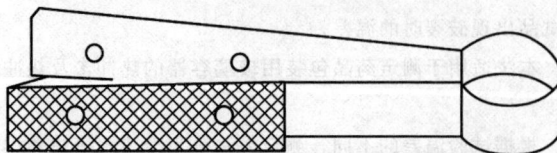

图 1　特制夹子

镊子：用于拉玻璃丝。

千分尺（精度不低于 0.01mm）及支座。

测量用标尺：由 250mm×300mm 大小的玻璃板和玻璃镜各一块组成，镜面上贴有经校准的坐标纸，标出横竖坐标轴线，在横向坐标线距中点相距 100mm 处的两个点周围各切除直径 3mm 的圆环，竖向坐标线两侧各切去长 60mm、宽 3mm 的坐标纸，露出镜面，如图 2 所示。

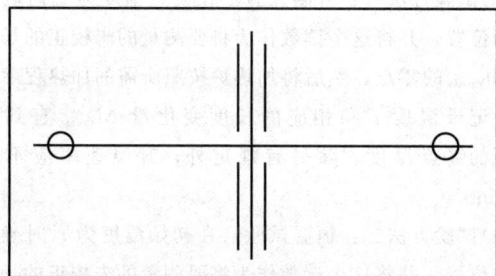

图 2　测量用标尺

测定法　将玻璃平均线热膨胀系数对照物质一端烧软，用特制夹子（图 1）夹扁；再烧软，拉长 20～30mm；再次烧软，拉（剪）去前面尖头，制成宽约 6mm、长约 20mm、厚约 1mm 的铲形。

取一小块的供试品（不应有影响测试结果的玻璃缺陷，如结石、结瘤、气泡等），粘于预先准备的玻璃棒上，按上法做成铲形，要求两个铲形宽度、厚度基本一致。将两个铲形重叠，烧在一起，不可有气泡等玻璃缺陷，把粘有供试品的棒端烧掉。

将烧在一起的铲形玻璃拉成直径 0.10～0.14mm，长度不短于 300mm 的丝，拉丝时两手平行，防止玻璃丝扭曲。玻璃丝冷却后截断，观察判断丝弯曲方向。每个铲形可拉制 5～6 条玻璃丝，供选择测试使用，拉丝步骤如图 3 所示。

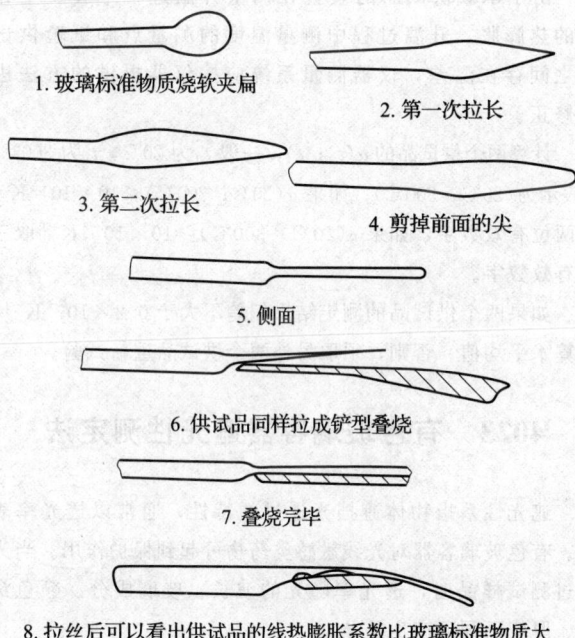

1. 玻璃标准物质烧软夹扁

2. 第一次拉长

3. 第二次拉长

4. 剪掉前面的尖

5. 侧面

6. 供试品同样拉成铲型叠烧

7. 叠烧完毕

8. 拉丝后可以看出供试品的线热膨胀系数比玻璃标准物质大

图 3　拉丝过程

玻璃丝冷却后，会向膨胀系数较大的一方弯曲，弯曲的程度与两玻璃膨胀系数之差值成正比。如向供试品方向弯，则玻璃标准物质的 α_0 加上 $\Delta\alpha$，反之则玻璃标准物质的 α_0 减去 $\Delta\alpha$，即为供试品的线热膨胀系数。用千分尺选测丝径在 0.10～0.14mm 的玻璃丝，截取 220～230mm 长，读出截取的长度内中点和两端的丝径，三个测量点的丝径差应不大于 0.02mm，取三个丝径的平均值为 d，以 mm 计。如玻璃丝弯曲程度大，截取长度应长些。把截好的玻璃丝呈自由状下落放在玻璃板上，移动玻璃板，使玻璃丝上两点正对镜面坐标纸上距离中点相距 100mm 处的两个点上，读出中间弯曲高度 h，以 mm 计，精确到小数点后 1 位。弯曲高度测 3 次，取平均值，如图 4 所示。

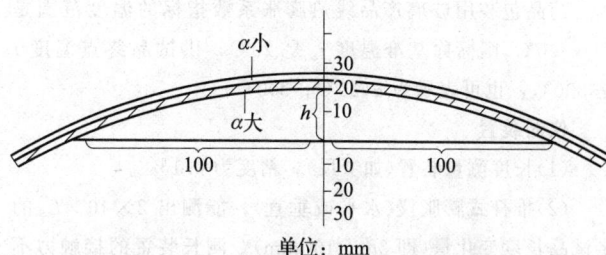

单位：mm

图 4　丝的弯度测量

线热膨胀系数 α 可按下式计算：

$$\alpha = \alpha_0 \pm \Delta\alpha$$

式中　α 为供试品的线热膨胀系数；

α_0 为玻璃标准物质的线热膨胀系数；

$\Delta\alpha$ 为玻璃标准物质与供试品的线热膨胀系数之差。

当 $h \leqslant 20$mm 时，玻璃标准物质与供试品的线热膨胀系数之差 $\Delta\alpha$ 可按下式计算：

$$\Delta\alpha = 0.14hd \times 10^{-6} \mathrm{K}^{-1}$$

式中　h 为弯曲高度，mm；

d 为丝的直径，mm。

当 $h > 20$mm 时，玻璃标准物质与供试品的线热膨胀系数之差 $\Delta\alpha$ 可按下式计算：

$$\Delta\alpha = \frac{0.14hd}{1 + h^2 \times 10^{-4}} \times 10^{-6} \mathrm{K}^{-1}$$

式中　h 为弯曲高度，mm；

d 为丝的直径，mm。

结果表示

以三根玻璃丝测量结果的算术平均值表示，三个数值极差应小于 $0.02 \times 10^{-6} \mathrm{K}^{-1}$。如果三根玻璃丝测量结果的极差不满足要求，则应重新试验。

4022　玻璃平均线热膨胀系数测定法

平均线热膨胀系数是玻璃重要的物理特性，系指玻璃在一定温度范围内，温度升高 1℃，单位长度上的伸长量。本法规定了远低于转变温度的弹性固体玻璃的平均线热膨胀系数的测定方法。本法适用于药品包装用玻璃平均线热膨胀系数的测定。

测定原理

本法是将一定长度的样品按规定的升温方式加热到一定温度，测定温度升高后样品的伸长量，计算出样品的平均线热膨胀系数。用式表示为：

$$\alpha(t_0; t) = \frac{1}{L_0} \times \frac{L - L_0}{t - t_0}$$

式中 $\alpha(t_0; t)$ 为平均线热膨胀系数；

t_0 为初始温度或基准温度，℃；

t 为供试品加热后的温度，℃；

L_0 为试验时玻璃供试品在温度 t_0 时的长度，mm；

L 为供试品在温度 t 时的长度，mm。

药品包装用玻璃产品线热膨胀系数指标的温度范围是 $20\sim300$℃，则标称基准温度 t_0 是 20℃，供试品终点温度 t 是 300℃，也可表示为 $\alpha(20℃; 300℃)$。

仪器装置

(1)长度测量装置(如卡尺)，精度为 0.1%。

(2)推杆式膨胀仪(水平或垂直)，能测出 $2 \times 10^{-5} L_0$ 的供试品长度变化量(即 $2\mu m/100mm$)。测长装置的接触力不应超过 1.0N。

承载供试品装置，应确保供试品安放在稳固的位置上，在整个试验过程中供试品要与推杆轴在同一轴线上，防止有任何微小改变。

(3)加热炉应与膨胀仪装置相匹配，其温度上限要比预期的转变温度至少高 50℃，加热炉相对于膨胀仪的工作位置在轴向和径向上应具有 0.5mm 以内的重现性。

在试验温度范围内(即终点温度比最高的预期的转变温度 t_g 低 150℃并至少为 300℃)，炉温应能恒定在 ±1℃之内。炉温控制装置应符合升温速率为 (5 ± 1)℃/min 控制要求。在 t_0 和 t 温度范围内，能准确测定供试品的温度，误差应在 ±1℃之内。

为了核对整个试验装置是否在正常的运行，应采用玻璃平均线热膨胀系数对照物质对仪器性能进行确认。

供试品的制备 选取外观无明显缺陷的供试品，用机械切割或其他加工的方法制成仪器所需的形状和尺寸(如供试品可以是直径为 $5\sim6mm$，长度为 $18\sim100mm$ 的圆棒，或满足仪器要求的其他形状尺寸)，长度 L_0 至少应为膨胀仪测长装置的分辨率的 5×10^4 倍。

供试品在试验前应退火：将供试品加热到比转变温度高大约 30℃，然后以 2℃/min 的速率将供试品冷却至比转变温度低大约 150℃，在无通风的条件下将供试品进一步冷却至室温。

测定法

(1)试验温度范围的选择 根据实际原因，标称基准温度一般为 $18℃ \leqslant t_0 \leqslant 28℃$，终点温度一般为 $290℃ \leqslant t \leqslant 310℃$。温度和温差读数精度均应为 ±1℃，虽然在结果表示的实际计算中应使用温度的实际测量值，但是试验范围用标称温度表示。对于用标称温度表示的给定系数 $\alpha(20℃; 300℃)$，

只要所选的实际温度在规定的限度内，系数所受影响可以小到忽略不计。

(2)基准长度的测定 在基准温度 t_0 时，测定退过火的供试品的基准长度 L_0，然后放供试品在膨胀仪内，稳定 5 分钟以上。

(3)试验方法一：升温试验 在初始温度为 t_0 时确定膨胀仪的位置，并将这个读数作为将要测量的未校正的长度变化量 ΔL_{meas} 的零点，然后将加热炉按照所需的加热程序开始升温。记录温度 t 和相应的长度变化量 ΔL_{meas} 直到达到所需要的终点温度。除另有规定外，升温速率应不超过 5℃/min。

(4)试验方法二：恒温试验 在初始温度为 t_0 时确定膨胀仪的位置，并将这个读数作为将要测量的未校正的长度变化量 ΔL_{meas} 的零点，然后加热使炉温达到所选择的终点温度 t，并保持炉温恒定到 $t\pm1$℃，20min 后从膨胀仪上读取 ΔL_{meas} 的值。

虽然升温试验能够在试验进行中测定各种温度 t 的系数 $\alpha(t_0; t)$，如果只要求一个终点温度 t 时，应优先采用恒温试验，因为这个试验能提供比较好的精度。

结果计算和表示

$$\alpha(t_0; t) = \frac{1}{L_0} \times \frac{\Delta L_{meas}}{t - t_0}$$

式中 $\alpha(t_0; t)$ 为供试品的平均线热膨胀系数，K^{-1}，结果表示为 $10^{-6} K^{-1}$。

t_0 为初始温度或基准温度，℃；

t 为供试品加热后的温度，℃；

L_0 为试验时玻璃供试品在温度 t_0 时的长度，mm；

ΔL_{meas} 为供试品在温度 t 时修正后的长度变化量，mm。

由于承载供试品的装置在测量升温过程中会发生相应的热膨胀，升温过程中测量温度的测量点和试验供试品之间存在温差，仪器测量系统应按仪器提供的方法进行修正。

计算两个供试品的 $\alpha(t_0; t)$，一般 t_0 为 20℃，t 为 300℃，α 表示为 $(20℃; 300℃)$；如果 $\alpha(20℃; 300℃) < 10 \times 10^{-6} K^{-1}$ 取两位有效数字，如果 $\alpha(20℃; 300℃) \geqslant 10 \times 10^{-6} K^{-1}$ 取三位有效数字。

如果两个供试品的测定结果偏差不大于 $0.2 \times 10^{-6} K^{-1}$，取算术平均值。否则，须取另外两个供试品重新试验。

4023 有色玻璃容器遮光性测定法

遮光性系指物体遮挡光透过的特性，通常以透光率表示。有色玻璃容器对光线敏感类药物可起到保护作用。当光穿过测试样品时，透光率随光的波长、玻璃成分、颜色深浅、厚度不同而产生差异。

本法适用于有色玻璃容器的遮光性测定。

测定原理 本法是将光源发出的光束通过单色器成为不

同波长的平行光束,垂直照射于测试样品,计算透过光强与入射光强的比值。

仪器装置　紫外-可见分光光度计,并装有能与积分球耦合的光电二极管检测器或光电倍增管。

壁厚测试仪,精度 0.01mm。

供试品的制备　取样品 5 支,制成长条状供试品。供试品应能固定在仪器比色托架上,长度方向与供试品的轴线方向平行。供试品的轴线方向长度应遮住仪器狭缝。

切割后的供试品用纯化水或无水乙醇清洗干净,用擦镜纸或脱脂棉擦净供试品表面,自然晾干,避免在表面留下指纹或其他污渍。在切割、清洗过程中,应避免产生裂纹或擦伤供试品表面。

测定法　将供试品置于紫外-可见分光光度计中,其圆柱轴平行于狭缝,确保光束垂直于供试品的表面,减小反射造成的损失。以空气为参比,测量供试品在 290~450nm 光谱区间,不大于 20nm 间隔的透光率。

如果关注有色玻璃材质本身的遮光性能,需要测量供试品的厚度:在供试品中间部位选取三个不同点,用壁厚测试仪测量厚度,结果取三个点厚度的平均值。

结果表示　有色玻璃容器遮光性能以波长范围内测得的最大透光率(%)表示。如果关注有色玻璃材质本身的遮光性能,则以波长范围内测得最大透光率(%)与供试品厚度(mm)的比值表示。

4024　玻璃容器容量测定法

药品包装用玻璃容器的容量可分为标线容量和满口容量。标线容量系指灌装水的液面与标线齐平时容器内水的体积,也称公称容量;满口容量系指灌装水的液面与瓶口顶部齐平时容器内水的体积。

测试环境:供试品和水均应在常温(10~30℃)放置 30 分钟以上。

第一法　间接法

本法用于玻璃容器的容量测定,通过测量玻璃容器灌装前、后的质量差值,计算玻璃容器的容量。

仪器装置　分析天平　灵敏度为 0.1g(当称重大于 10g 时,灵敏度不大于 0.25g;当称重大于 250g 时,灵敏度不大于 0.5g;当称重大于 1000g 时,灵敏度不大于称重量的 0.125%)。

测定法　取干燥洁净的供试品置于天平上称量,记下质量 m_1(g),然后将供试品置于水平工作台上加水至规定位置(测定标线容量时,加水至凹液面与供试品标线齐平;测定满口容量时,加水至液面与供试品瓶口齐平),注意应保持供试品外壁干燥。再将上述加水后的供试品置于天平上称量,记下质量 m_2(g)。

结果计算　供试品的容量(标线容量或满口容量)按下式计算。

$$V = (m_2 - m_1)/\rho$$

式中　V 为标线容量或满口容量,ml;

m_1 为供试品的质量,g;

m_2 为供试品与水的质量,g;

ρ 为水的密度(常温下为 1g/ml)。

第二法　直接法

测定法　取干燥洁净的供试品,加水至规定位置(测定标线容量时,加水至凹液面与供试品标线齐平;测定满口容量时,加水至液面与供试品瓶口齐平),将水转移至预经标化的干燥量入式量筒中(量具的大小应使待测体积至少占其额定体积的 40%),尽量倾净。读出每个供试品中水的体积,即为每个供试品的标线容量或满口容量。

4025　塑料包装系统抗跌落性能测定法

药品包装用塑料包装系统在承载药品包装、成型、储存、使用等功能时需具备一定的抗跌落性能。

抗跌落性能系指通过模拟药包材包装药品后,使其自一定的高度自由跌落的承受能力。

本法适用于注射液用塑料包装系统、口服液体药用塑料瓶系统、外用液体药用塑料瓶系统等产品的抗跌落性能检查。

供试品的预处理　根据样品的预期用途不同,按表 1 中预处理方法操作。

测定法　将预处理的供试品,按表 1 中的跌落高度,瓶口朝上(如为袋则平放),分别跌落于一硬质刚性的光滑表面,观察试样表面是否有泄漏或破裂情况。

表 1　供试品的预处理方法及跌落高度

药包材类型	供试品的预处理方法	标示装量(ml)	跌落高度(m)
注射液用塑料包装系统	取已灌封灭菌的试样数个(加经 0.45μm 孔径滤膜过滤的注射用水至标示装量,并封口,采用湿热灭菌法灭菌,或取已灌封药品并灭菌的试样数个,于 -25℃±2℃ 条件下,放置 24 小时,然后在 50℃±2℃ 条件下,继续放置 24 小时,再在 23℃±2℃ 条件下,放置 24 小时	50~749	1.00
		750~1000	0.75
口服、外用液体药用塑料瓶系统	取试样数个,加入水至标示装量,用测力扳手或测力装置,根据瓶盖尺寸和配合实际情况,在适当扭矩范围(参考值 25~180N·cm),将瓶与盖旋紧	<120	1.20
		≥120	1.00

【附注】（1）特殊规格（如＞1000ml等）的样品，如适用，可根据生产方和使用方对产品抗跌落性能的要求，参照本法中预处理方法，以适宜的跌落高度执行。

（2）表1中灭菌温度、时间应结合药品实际灭菌工艺制定。

4027　硬片加热伸缩率测定法

本法适用于硬片加热伸缩率的测定。

加热伸缩率指样品在一定时间内经历一定环境温度后尺寸的变化，以标点间距离的变化量与初始标点间距离之比的百分率表示。

仪器装置

加热装置：烘箱或环境试验箱，温度控制精度为±2℃。

测量用尺：测量精度至少为±0.2mm。

测定法

试验前，试样应在23℃±2℃，相对湿度50%±5%环境中状态调节4小时以上。

沿硬片纵向切取边长为120mm±1mm的正方形供试品2片（图1）。在中心点位置，用刀片切透，划出标点间距为100mm±1mm的两条互相垂直线纵向AB、横向CD，再分别在两条线的顶端划出刻痕，准确测定每片供试品上的线段长度后，对AB、CD线段分别取算术平均值（L_1）。

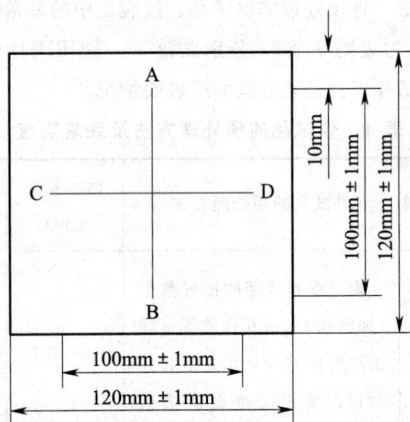

图1　供试品尺寸示意图

将供试品平放在玻璃或金属板上，不应影响供试品的自由变形，水平放置于100℃±2℃的加热装置内，保持10分钟，取出冷却，并在与试样状态调节相同的环境中保持至少30分钟，再次测量每片供试品上的线段长度，对AB、CD线段分别取算术平均值（L_2）。

结果表示

加热伸缩率（S）按下式计算：

$$S = \frac{L_2 - L_1}{L_1} \times 100\%$$

式中　L_1为加热前AB或CD标点间距离的算术平均值，mm；

L_2为加热后AB或CD标点间距离的算术平均值，mm。

4040　预灌封注射器鲁尔圆锥接头检查法

本法用于检查预灌封注射器上鲁尔圆锥接头的配合性。

标准测试接头

标准测试接头是在检查过程中与预灌封注射器鲁尔圆锥接头配合的标准接头。

测试玻璃预灌封注射器套筒的标准测试接头应用半刚性材料制造，测试塑料预灌封注射器套筒的标准测试接头应用耐腐蚀刚性材料制造，关键表面的表面粗糙度Ra值不超过0.8μm。半刚性材料是指弯曲弹性模量或拉伸弹性模量在700～3433MPa之间的材料，刚性材料指弯曲弹性模量或拉伸弹性模量大于3433MPa的材料。

测试鲁尔非锁定圆锥接头的泄漏、轴向负载分离、应力开裂性能选用图1规定的标准测试接头；测试鲁尔锁定圆锥接头的泄漏、旋开扭矩分离、应力开裂性能选用图2规定的标准测试接头；测试鲁尔锁定圆锥接头的轴向负载分离和抗过载（滑丝）性能选用图3规定的标准测试接头。

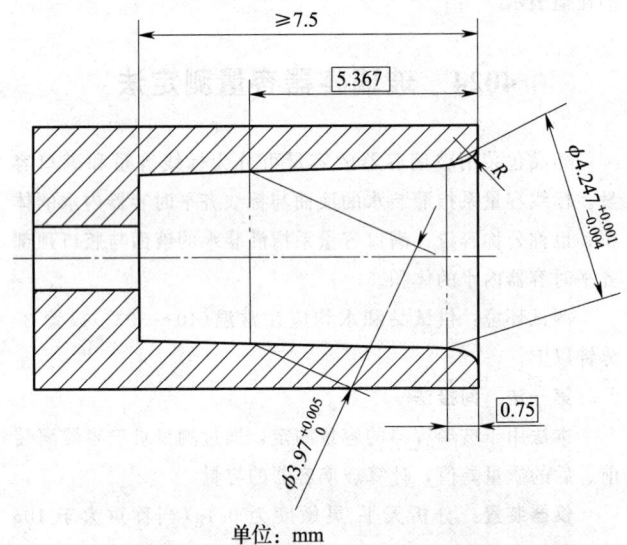

单位：mm

图1　鲁尔非锁定圆锥接头泄漏、轴向负载分离和
应力开裂试验用标准测试接头

注：R是不超过0.5mm的半径或倒角；圆锥锥度0.06：1。

试验的环境条件

在温度15～30℃和相对湿度25%～65%的条件下进行试验。

1. 正压液体泄漏试验

仪器装置

标准测试接头　见图1或图2。

装配装置　可同时施加轴向力和扭矩，使供试鲁尔圆锥接头与标准测试接头组装的装置。

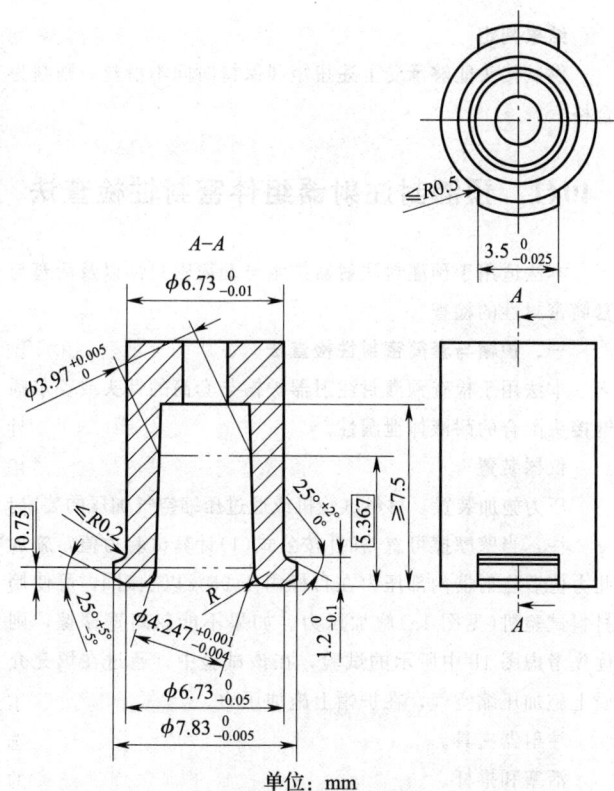

单位：mm

图 2   鲁尔锁定圆锥接头泄漏、旋开扭矩分离和
应力开裂试验用标准测试接头

注：所有凸耳或螺纹型的外边缘应有 0.15～0.20mm 的半径；
R 是不超过 0.5mm 的半径或倒角。

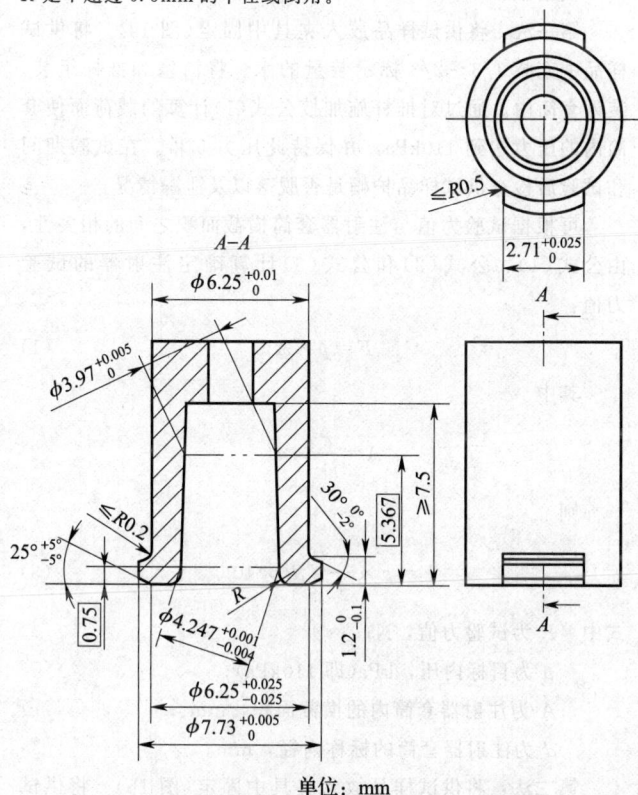

单位：mm

图 3   鲁尔锁定圆锥接头轴向负载分离和
抗过载(滑丝)试验用标准测试接头

注：所有凸耳或螺纹型的外边缘应有 0.15～0.20mm 的半径；
R 是不超过 0.5mm 的半径或倒角。

压力表   最低精度为 0.3％的测量施加压力的装置。

计时器   精度为 ±1 秒。

检查法

将预灌封注射器吸入约四分之一标示装量的水，排气后干燥接头外表面。

对鲁尔非锁定圆锥接头：通过施加 26.5～27.5N 的轴向力持续 5～6 秒，同时施加 0.08～0.10N·m 的扭矩旋转供试圆锥接头使之组装，或旋转角度不超过 90°。

对鲁尔锁定圆锥接头：通过施加 26.5～27.5N 的轴向力持续 5～6 秒，同时施加 0.08～0.12N·m 的扭矩旋转供试圆锥接头使之组装。

使组装后的连接件轴线处于水平位置，通过推杆固定活塞的位置，避免因加压而使活塞移动。

通过标准测试接头的小孔对组装件施加 300～330kPa 的水压，并保持 30～35 秒的时间。目视检查连接。

结果判定

如无水滴下，则判为合格。

2. 应力开裂试验

仪器装置

标准测试接头   见图 1 或图 2。

装配装置   可同时施加轴向力和扭矩，使供试鲁尔圆锥接头与标准测试接头组装的装置。

压力表   最低精度为 0.3％的测量施加压力的装置。

计时器   精度为 ±1 秒。

检查法

干燥供试接头和标准测试接头。

对鲁尔非锁定圆锥接头：通过施加 26.5～27.5N 的轴向力持续 5～6 秒，同时施加 0.08～0.10N·m 的扭矩旋转供试圆锥接头使之组装，或旋转角度不超过 90°。

对鲁尔锁定圆锥接头：通过施加 26.5～27.5N 的轴向力持续 5～6 秒，同时施加 0.08～0.12N·m 的扭矩旋转供试圆锥接头使之组装。

将供试圆锥接头与标准测试接头组装后放置至少 48 小时。目视检查，并进行正压液体泄漏试验。

结果判定

供试接头无可见开裂，且正压液体泄漏试验合格，则判为合格。

3. 抗轴向负载分离试验

仪器装置

标准测试接头   见图 1 或图 3。

装配装置   可同时施加轴向力和扭矩，使供试鲁尔圆锥接头与标准测试接头组装的装置。

计时器   精度为 ±1 秒。

加载装置   可施加至少 35N 轴向分离力的装置。

检查法

干燥供试接头和标准测试接头。

对鲁尔非锁定圆锥接头：通过施加 26.5～27.5N 的轴向力持续 5～6 秒，同时施加 0.08～0.10N·m 的扭矩旋转供试圆锥接头使之组装，或旋转角度不超过 90°。

对鲁尔锁定圆锥接头：通过施加 26.5～27.5N 的轴向力持续 5～6 秒，同时施加 0.08～0.12N·m 的扭矩旋转供试圆锥接头使之组装。

在试验夹具的分离方向上以约 10N/s 的速率，对鲁尔非锁定圆锥接头施加 23～25N 的轴向力，对鲁尔锁定圆锥接头施加 32～35N，保持 10～15 秒。不要在其他方向施加任何力。

检查供试圆锥接头与标准测试接头的接口处是否完全分离。

结果判定

供试圆锥接头与标准测试接头的接口处未完全分离，则判为合格。

4. 抗旋开扭矩分离试验 （仅适用于鲁尔锁定圆锥接头）

仪器装置

标准测试接头　见图 2。

装配装置　可同时施加轴向力和扭矩，使供试鲁尔圆锥接头与标准测试接头组装的装置。

计时器　精度为 ±1 秒。

加载装置　可施加 0.018～0.020N·m 扭矩的装置。

检查法

干燥供试接头和标准测试接头。

通过施加 26.5～27.5N 的轴向力持续 5～6 秒，同时施加 0.08～0.12N·m 的扭矩旋转供试圆锥接头使之组装。

对组装件施加 0.018～0.020N·m 的旋开扭矩并保持 10～15 秒的时间。

检查供试圆锥接头与标准测试接头的接口处是否完全分离。

结果判定

供试圆锥接头与标准测试接头的接口处未完全分离，则判为合格。

5. 抗过载（滑丝）试验 （仅适用于鲁尔锁定圆锥接头）

仪器装置

标准测试接头　见图 3。

装配装置　可同时施加轴向力和扭矩，使供试鲁尔圆锥接头与标准测试接头组装的装置。

计时器　精度为 ±1 秒。

加载装置　可施加 0.15～0.17N·m 扭矩的装置。

检查法

干燥供试接头和标准测试接头。

通过施加 26.5～27.5N 的轴向力持续 5～6 秒，同时施加 0.08～0.12N·m 的扭矩旋转供试圆锥接头使之组装。

向供试组装件沿旋紧方向施加 0.15～0.17N·m 的扭矩，保持 5～10 秒的时间。不要在其他方向施加任何力或扭矩。

检查供试接头是否能够承受上述扭矩和保持时间不滑丝。

结果判定

供试接头能够承受上述扭矩和保持时间不滑丝，则判为合格。

4041　预灌封注射器组件密封性检查法

本法适用于预灌封注射器护帽与套筒密封性以及活塞与套筒密封性的检查。

一、护帽与套筒密封性检查法

本法用于检查预灌封注射器护帽与套筒的针头或鲁尔圆锥接头配合的耐液体泄漏性。

仪器装置

压力施加装置　材料试验机或通过压缩空气加压的装置。

注：当壁摩擦可忽略时［按公式（1）计算试验力值，施加此力值后注射器内部压力在目标内压 95％ 以上时］，可使用材料试验机（见图 1a）施加压力。如果不能忽略壁摩擦，则优先考虑图 1b 中所示的试验，在该试验中，通过在填充介质上施加压缩空气，在护帽上施加压力。

注射器夹具。

活塞和推杆。

样品准备

试验应在护帽装配至少 12 小时后进行。试验前应注意不要损坏或松开护帽。

检查法

第一法：将供试样品放入夹具中固定（图 1a）。将供试样品中充装 1/3～2/3 标示装量的水。将活塞和推杆组装，装入套筒内。通过对推杆施加按公式（1）计算的载荷而使套筒内的压力达到 110kPa，并保持此压力 5 秒。在试验期间和试验后检查供试样品护帽是否脱落以及泄漏情况。

可根据试验力值与注射器套筒横截面积之间的相关性，由公式（1）、公式（2）和公式（3）计算确定注射器的试验力值：

$$F = p \times A \qquad (1)$$

其中

$$A = \frac{\pi}{4} \times d^2 \qquad (2)$$

则

$$F = p \times \frac{\pi}{4} \times d^2 \times 10^{-3} \qquad (3)$$

式中　F 为试验力值，N；

　　　p 为目标内压，kPa（即 110kPa）；

　　　A 为注射器套筒内的横截面积，mm^2；

　　　d 为注射器套筒的标称内径，mm。

第二法：将供试样品放入夹具中固定（图 1b）。将供试样品中充装 1/3～2/3 标示装量的水。封闭注射器末端，同时在末端留出加压气道。向注射器内施加 110kPa 的压力，并保持此压力 5 秒。在试验期间和试验后检查供试样品护帽是否脱落以及泄漏情况。

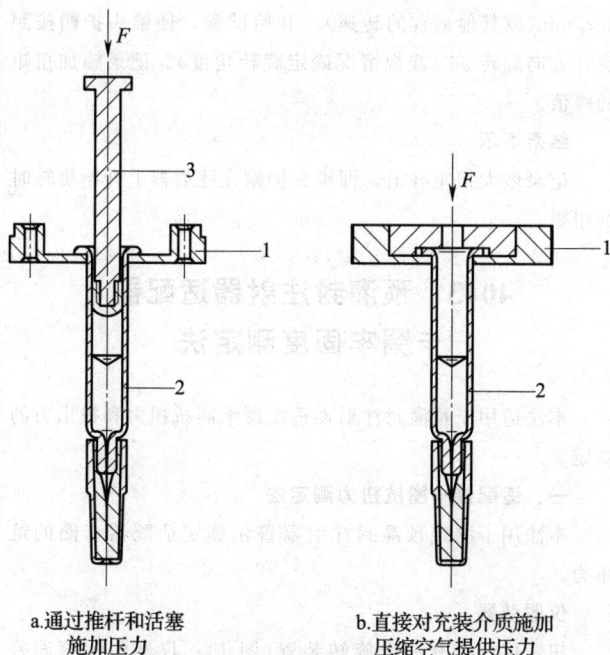

a.通过推杆和活塞　　　　　b.直接对充装介质施加
施加压力　　　　　　　　　压缩空气提供压力

图 1　用于检查护帽与套筒密封性的试验装置示例

1. 注射器夹具　2. 带护帽的注射器　3. 推杆和活塞

注：本图示使用一个带有针头护帽的注射器作为示例，该试验同样适用于带有锥头护帽的注射器。

二、活塞与套筒密封性检查法

本法用于检查预灌封注射器推杆受压时活塞处的耐液体泄漏性能。

仪器装置

施加侧向力于注射器推杆的装置　力值范围 0.25～3N。

施加轴向力于套筒和/或推杆的装置　可产生 200kPa 和 300kPa 的压力。

检查法

将超过预灌封注射器标示装量的水抽入注射器。排出空气并将注射器中的水量调节至标示装量处。将注射器套筒锥孔/针孔连接压力表并封堵。从垂直于推杆的角度向按手施加侧向力，力的大小应符合表 1 的规定，使推杆定位在与轴向活塞成最大偏转的位置。向注射器施加轴向力，通过活塞和套筒的相对运动产生表 1 所规定的压力。将此压力保持 (30^{+5}_{0}) 秒。检查注射器是否有通过活塞的液体泄漏，但允许密封圈之间出现液体。

表 1　注射器活塞与套筒密封性试验力值

注射器套筒的标示装量/ml	侧向力（±5%）/N	轴向压力（±5%）/kPa
$V<2$	0.25	300
$2 \leqslant V < 5$	1.0	300
$5 \leqslant V < 20$	2.0	300
$V \geqslant 20$	3.0	200

4042　预灌封注射器护帽
开启性能测定法

本法适用于预灌封注射器护帽拔出力和鲁尔锁定半刚性锥头护帽旋开扭矩的测定。

一、护帽拔出力测定法

本法用于测定预灌封注射器非锁定护帽的拔出力。

仪器装置

材料试验机或能满足本试验要求的其他装置　仪器的示值误差应在实际值的±1%以内。

注射器夹具/底板　用于固定注射器套筒法兰端，见图 1 和图 2。

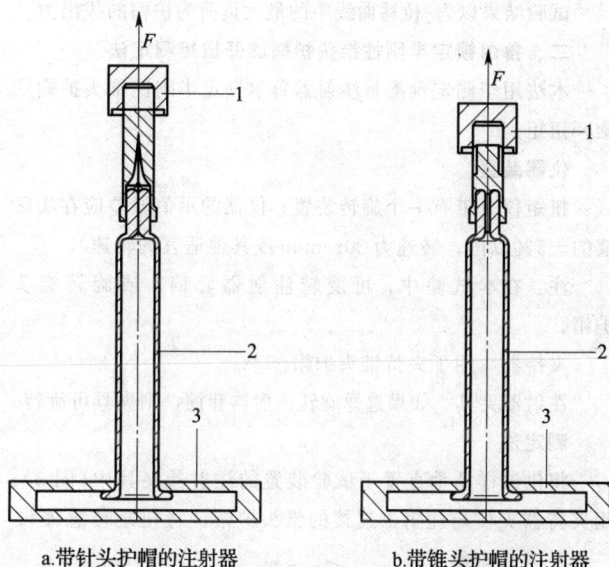

a.带针头护帽的注射器　　　　b.带锥头护帽的注射器

图 1　用于测定护帽拔出力的试验装置示例 1

1. 与材料试验机连接的夹持器　2. 带护帽的注射器
3. 注射器夹具/底板

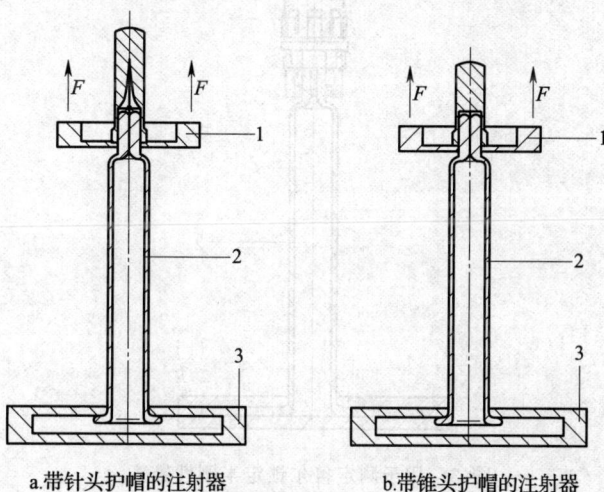

a.带针头护帽的注射器　　　　b.带锥头护帽的注射器

图 2　用于测定护帽拔出力的试验装置示例 2

1. 与材料试验机连接的拉拔装置　2. 带护帽的注射器
3. 注射器夹具/底板

护帽夹持器/拉拔装置　用于夹持/拉拔护帽，见图 1/图 2。

测定法

将供试样品垂直放置，使护帽朝上置于与材料试验机连接的夹持器（图 1）或拉拔装置（图 2）上。图 1 中夹持器对护帽施加夹持力，使护帽不会滑动，且尽可能不产生变形。图 2 拉拔装置应避免对套筒的锥头施力。在注射器未受限制的情况下，将力传感器载荷设置为"零"。将注射器法兰置于注射器夹具/底板中，使注射器在受到轴向拉力时被注射器夹具/底板限位。试验速率设置为 100mm/min（或其他适宜的速率），试验机应记录力和位移曲线。当护帽从注射器锥头完全拔出后，停止试验。

结果表示

试验结果以力-位移曲线中的最大负荷为护帽的拔出力。

二、鲁尔锁定半刚性锥头护帽旋开扭矩测定法

本法用于测定预灌封注射器鲁尔锁定半刚性锥头护帽的旋开扭矩。

仪器装置

扭矩仪　带有一个旋转装置；仪器的示值误差应在实际值的 ±5% 以内；转速为 20r/min（或其他适宜的转速）。

注：在本试验中，可旋转注射器套筒，或旋转锥头护帽。

夹持器　用于夹持锥头护帽。

注射器夹具　如果选择旋转注射器套筒，则夹具可旋转。

测定法

将供试样品垂直置于试验装置的注射器夹具中（图 3）。用夹持器夹住与注射器连接的锥头护帽。将扭矩传感器设

置为"零"。应注意勿施加显著的预扭矩。将转速设置为 20r/min（或其他适宜的转速）。开始试验，使锥头护帽按照旋开方向旋转 90°（或视情况确定旋转角度）。记录施加扭矩的峰值。

结果表示

记录最大扭矩峰值，即锥头护帽在注射器上开始旋转时的扭矩。

4043　预灌封注射器适配器卡圈牢固度测定法

本法适用于预灌封注射器适配器卡圈抗扭力和拔出力的测定。

一、适配器卡圈抗扭力测定法

本法用于测定预灌封注射器鲁尔锁定适配器卡圈的抗扭力。

仪器装置

扭矩仪　带有一个旋转装置（图 1）；仪器的示值误差应在实际值的 ±5% 以内；转速为 20r/min（或其他适宜的转速）。

注：在本试验中，旋转注射器套筒，或旋转适配器卡圈。

夹持器　用于夹持鲁尔锁定适配器卡圈。

注射器夹具　如果选择旋转注射器套筒，则夹具可旋转。

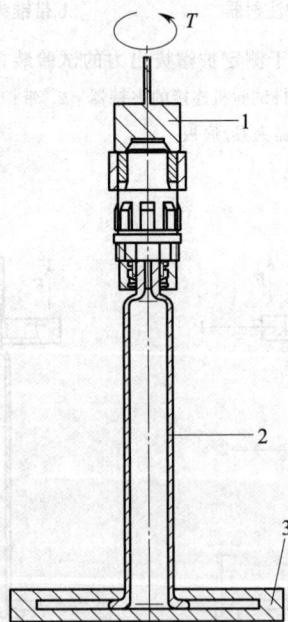

图 3　用于测定鲁尔锁定半刚性锥头
护帽旋开扭矩的试验装置示例

1. 含扭矩传感器的夹持器（可旋转）　2. 带锥头护帽的注射器

3. 注射器夹具

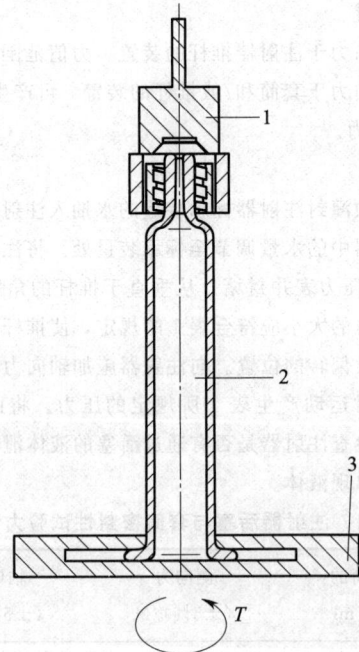

图 1　用于测定鲁尔锁定适配器卡圈抗扭力的试验装置示例

1. 含扭矩传感器的鲁尔锁定适配器夹持器

2. 带有鲁尔锁定适配器的注射器

3. 注射器夹具（可旋转）

测定法

将供试样品垂直置于试验装置的注射器夹具中，见图1。去除锥头护帽，用夹持器夹住鲁尔锁定适配器卡圈。将扭矩传感器设置为"零"。应注意勿施加显著的预扭矩。将转速设置为20r/min(或其他适宜的转速)。开始试验，使适配器卡圈顺时针旋转或逆时针旋转90°(或视情况确定旋转角度)。记录施加扭矩的峰值。

结果表示

记录最大扭矩峰值，即鲁尔锁定适配器卡圈在注射器上开始旋转时的扭矩。

二、适配器卡圈拔出力测定法

本法用于测定预灌封注射器的鲁尔锁定适配器卡圈的拔出力。

仪器装置

材料试验机或能满足本试验要求的其他装置　仪器的示值误差应在实际值的±1%以内。

注射器夹具/底板　用于固定注射器套筒法兰端，见图2。

拉拔装置　用于拉拔适配器卡圈，见图2。

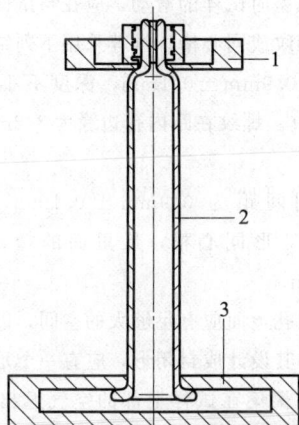

图 2　用于测定鲁尔锁定适配器卡圈拔出力的试验装置示例
1. 与材料试验机连接的拉拔装置　2. 带有适配器卡圈的注射器
3. 注射器夹具/底板

测定法

取下锥头护帽，将供试样品垂直放置，使适配器卡圈朝上置于与材料试验机连接的拉拔装置上，注射器法兰置于注射器夹具/底板中。试验装配完成后应确保注射器夹具/底板未对注射器法兰施力，且当适配器卡圈受到轴向拉力时注射器能够被注射器夹具/底板限位。将力传感器载荷设置为"零"。试验速率设置为20mm/min(或其他适宜的速率)，开始试验。记录力和位移曲线。在适配器卡圈从注射器锥头上明显脱出后，停止试验。

结果表示

试验结果以力-位移曲线中的峰值力为注射器适配器卡圈的拔出力。

4051　金属罐耐压性能测定法

本法适用于药品包装用吸入气雾剂、外用气雾剂等金属罐耐压性能的测定。

金属罐耐压性能是指测定金属罐所能承受压力的程度，是衡量金属罐承压能力的重要指标。特别是对于盛装药品有压力需求的产品需要关注金属罐的耐压性能。

仪器装置

金属罐气密性水浴试验仪、金属罐爆破压力测定仪(压力范围：0～6.0MPa)，或功能满足本方法要求的其他设备或装置。

测定法

气密性能测试：将样品置于金属罐气密性水浴试验仪上，浸入水中密封充气加压至0.8MPa，观察整个罐体1分钟内是否有气泡冒出。

变形压力和爆破压力测定：在样品罐内注满液压油或纯化水，插入密封头，旋(夹)紧，盖上保护罩后，将罐内加压逐渐升高至变形压力规定值，保持10秒，观察罐体有无永久性变形。继续升压至爆破压力规定值，保持10秒，观察罐体是否爆裂。耐压性能要求见表1。

表 1　耐压性能要求　　　　　　单位：MPa

项目	普通罐	压力罐
气密性能	0.8	—
变形压力	1.2	1.58
爆破压力	1.4	2.07

注：对金属罐耐压性能有特殊规定的，可在质量标准中另行要求。

4055　铝箔物理性能测定法

本法适用于药品包装用铝箔物理性能的测定。主要包含铝箔针孔度、黏合层热合强度、黏合剂涂布量差异、破裂强度的测定。

1. 针孔度

仪器装置

针孔检查台 800mm×600mm×300mm 或适当体积的木箱，木箱内安装30W日光灯，木箱上面放一块玻璃板，玻璃板衬黑纸并留有 400mm×250mm 空间以检查样品的针孔。

测定法

取长 400mm、宽 250mm(当宽小于 250mm 时，取卷幅宽)样品 10 片，逐张置于针孔检查台上，在暗处检查其针孔。

2. 黏合层热合强度

仪器装置

热封仪、材料试验机或能满足本试验要求的其他装置(仪器的示值误差应在±1%以内)。

测定法

取 100mm×100mm 样品 2 片，另取 100mm×100mm 的聚氯乙烯（PVC）固体药用硬片或聚氯乙烯/聚偏二氯乙烯（PVC/PVDC）固体药用复合硬片等成型材料，将样品的黏合层面向 PVC 面（或 PVC/PVDC 复合硬片的 PVDC 面）进行叠合，置于热封仪进行热合，热合条件为：温度 155℃±5℃、压力 0.2MPa、时间 1 秒，或根据产品、工艺、生产设备的特性自定热合条件。

照药包材热合强度测定法（通则 4008）测定，试验速度为 200mm/min±20mm/min。

3. 黏合剂涂布量差异

仪器装置

分析天平，灵敏度为 0.1mg。

测定法

取 100mm×100mm 样品 5 片，分别精密称定（m_1），用乙酸乙酯或其他溶剂擦去黏合剂，再精密称定（m_2），m_1 与 m_2 之差即为黏合剂的涂布量，同时计算 5 片涂布量的平均值。

计算各片涂布量与平均值之间的差异。

4. 破裂强度

破裂强度系指由液压系统施加压力，当弹性胶膜顶破试样圆形区域时的最大压力。

仪器装置

耐破度测试仪包括夹持系统、胶膜、液压系统和压力测量系统等。

夹持系统上下两夹盘应是两个彼此平行的环形平面，其环面应平整并带有沟纹。应安装夹盘压力指示装置，该装置能显示实际夹持压力而不是夹盘系统本身的压力。夹盘系统的尺寸如图 1 所示。

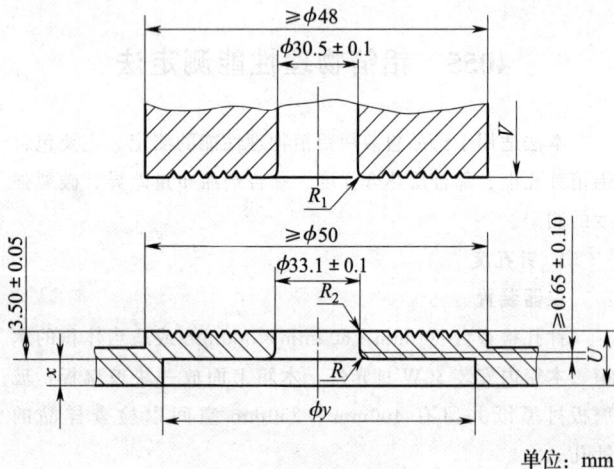

单位：mm

图 1　夹盘系统尺寸

注：R、R_1、R_2、U、V、x 和 y 已在本法中规定。

另一种可选择的下夹盘尺寸见图 2，当使用这种夹盘时，上夹盘 R 的曲率半径约为 0.4mm。

U 和 V 应有足够大的尺寸以保证在使用时夹盘不变形，上夹盘的厚度不小于 6.35mm 使用时较为理想。

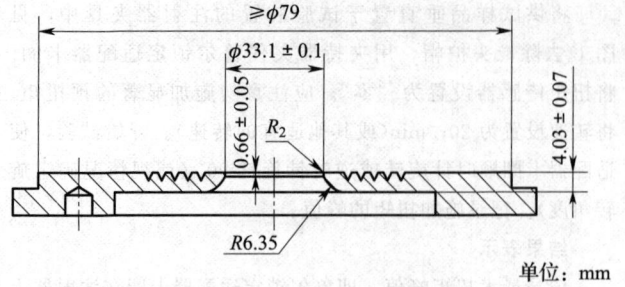

单位：mm

图 2　可选择的试样下夹盘

x 和 y 的尺寸取决于耐破度测试仪器的结构和胶膜的设计，应使胶膜被牢固地夹住。

半径 R 是由尺寸 3.50mm±0.05mm 和 0.65mm±0.10mm 来确定的。R 的圆弧应与内孔的垂直面以及下夹盘的底面相切，半径 R 应为 0.65～3mm。为了减少试验时胶膜的损伤，R_1 和 R_2 应稍加倒圆，但不应影响上夹盘的内径（建议 R_1 的曲率半径为 0.6mm，R_2 的曲率半径为 0.4mm）。

为了减少试验时试样的滑动，应在与试样相接触的上下夹盘表面刻有螺纹或同心槽。推荐采用下列结构。

（1）螺距为 0.9mm±0.1mm，深度不小于 0.25mm 的 60°V 形连续螺纹。螺纹在距内孔边缘为 3.2mm±0.1mm 处开始。

（2）一系列间距为 0.9mm±0.1mm，深度不小于 0.25mm 的 60°V 形同心槽，最里面的槽距内孔边缘为 3.2mm±0.1mm。

上夹盘的圆孔上面应有足够大的空间，以使试样能够自由凸出。如果将其设计成封闭形，应有一个足够大的小孔与大气相通，以使聚集在试样上部的空气逸出，小孔直径约为 4mm。

胶膜为圆形，由天然橡胶或合成橡胶制成，不应添加任何填料或添加剂，其厚度为 0.86mm±0.06mm，上表面被紧紧夹住。静态时其上表面应比下夹盘的顶面约低 3.5mm。胶膜材料和结构应保证当胶膜凸出下夹盘顶面 9.0mm±0.2mm 时，其压力为 30kPa±5kPa。胶膜在使用时应定期进行检查，如果胶膜阻力不符合要求应及时更换。

液压系统工作原理是由马达驱动活塞挤压适宜的液体（如化学纯甘油、含缓蚀剂的乙烯醇或低黏度硅油）在胶膜下产生持续增加的液压压力直至试样破裂。液压系统和使用的液体应无气泡，泵送量应为 95ml/min±5ml/min。

压力测量系统精度应相当于或高于 ±10kPa 或示值的 ±3%（两者的较大值）。

测定法

制备试样尺寸不小于 70mm×70mm 且不得有折痕、皱纹、可见裂痕或其他明显损伤。升起上夹盘，将试样平整放置于下夹盘且应覆盖整个夹盘面积，使试样黏合层作为测试面与弹性胶膜相接触。调整夹持系统，夹持压力应能够有效防止试样在试验过程中发生滑动，但不应超过 1200kPa。开启耐破度测试仪施加液压压力直至试样破裂，退回活塞使胶膜低于下夹盘平面，读取所施加的最大压力值即为试样的破裂强度，单位以 kPa 表示。

4058　金属内涂层连续性测定法

本法适用于有涂层的药品包装用金属罐及软膏管内涂层连续性的测定。

金属内涂层连续性测定法系指将样品开口端充满电解质溶液至固定液位。一个电极连接供试品，另一电极浸入溶液中。在固定时间内施加规定的电压，通过测定感应电流判断供试品内涂层的连续性和完整性。

仪器装置　如图 1 所示，或功能满足本试验要求的其他装置。

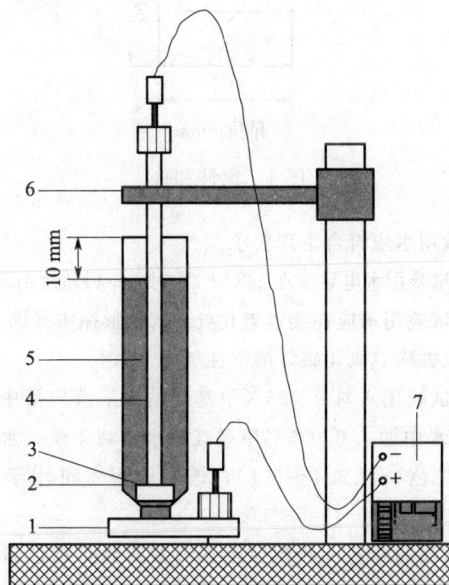

图 1　内涂层连续性试验装置

1. 电极（负极）　2. 样品　3. 绝缘垫片
4. 滑动电极（正极）　5. 电解液
6. 电极支架　7. 主机

测定法

采用图 1 所示内涂层连续性试验装置（或功能满足本试验要求的其他装置），使用前需要进行必要的调试和校准。将供试品放入电极，确保供试品与电极之间存在电路，将滑动电极插入管中心位置（滑动电极应与供试品保持同轴），使其接触到供试品（软膏管的管肩或金属罐的罐底），试验中应避免滑动电极与管壁接触。插入电极后，将电解液注入供试品至注入口约 10mm 处（有尾涂的药用金属软膏管电解液不应与尾涂胶接触），进行测试，读取以 mA 为单位的数据。电解液使用不超过 10 次，同一试样测定不可以重复（表 1）。

表 1　硫酸铜法的试验条件

参数	硫酸铜法
温度	23℃±2℃
电压、测量间隔	4500mV 直流、2.5 秒
电极要求	滑动电极为正极、材质为铜（在电极底部安装 5mm±2mm 的圆形垫片，避免电极与管肩直接接触） 电极材质为不锈钢；接口直径应配合适宜
电解液	硫酸铜溶液：称取硫酸铜 10g，丁二酸二辛酯磺酸钠 0.05g，溶解在去离子水中，加入冰醋酸 0.5ml，并用去离子水补充至 1000ml，电解液电导率应为 (4.75±0.25)mS/cm

4060　金属软膏管物理性能测定法

本法适用于药品包装用金属软膏管物理性能的测定。主要包含金属软膏管涂层黏附力、密封性、韧性的测定。

1. 涂层黏附力

仪器装置　如图 1 所示，或功能满足本试验要求的其他装置。

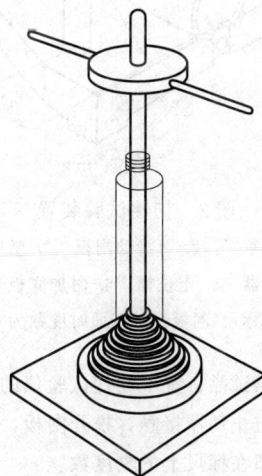

图 1　涂层黏附力试验装置

测定法　取样品适量，套在图 1 所示棒上，管子尾部套在与样品规格相应的一级阶梯上，棒从管嘴伸出，样品在整个试验过程中应与底座一直处于垂直状态，把顶部压板套在伸出的棒上并将其轻轻搁置在管嘴顶端上，在压板上施加均匀的压力，迅速向下挤压样品，样品应呈现均匀折叠的"手风琴"外表，把压过的样品从棒上取下，尽可能伸展到原来的长度，将其纵向剖开，观察内、外涂层是否有裂纹或脱落。

2. 密封性

仪器装置　密封性测定装置（仪器的示值误差应在 ±2.5% 以内）或能满足本试验要求的其他装置。

测定法　取样品适量，装好管帽，观察是否配合适宜。浸入 10～30℃ 的水中，管尾端距水面 10mm 左右，然后用锥形加注器在管尾的开口端施加 0.2MPa 的空气压力，浸入水中 5 秒，观察是否有气泡产生。

3. 韧性

仪器装置　如图 2 所示，或功能满足本试验要求的其他装置。

测量外径(ϕ)10～45mm，闸板重量 70g±1g，标尺精度 1mm。

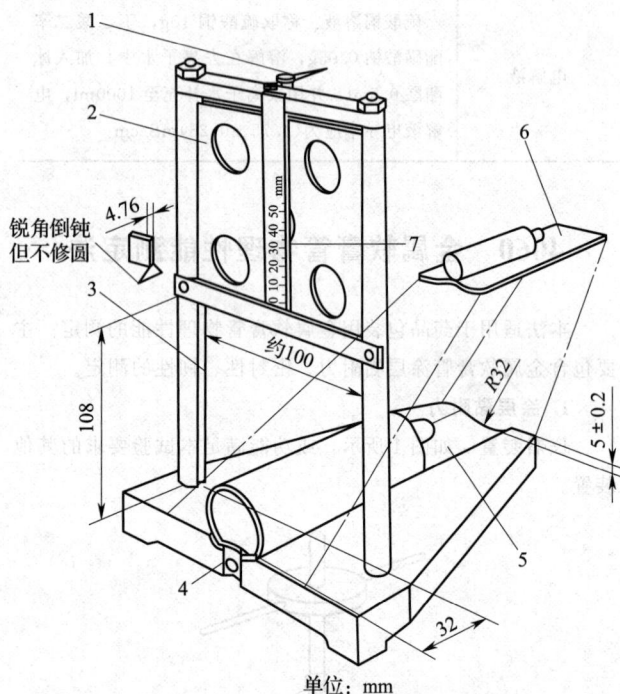

单位：mm

图 2　韧性试验装置

1. 闸板掣子　2. 可滑动闸板　3. 闸板滑槽
4. 止动器　5. 定位槽　6. 附加底板
7. 毫米标尺(闸板接触基面时度数为 0)

测定法　取供试品，置于韧性试验仪的定位槽中，使金属软膏管管尾端与止动器接触，松开闸板，让闸板落到管身上，读取闸板顶部在标尺上的刻度数。

【附注】金属软膏管如管身直径小于 16mm，则将其放在附加底板上。

4201　121℃玻璃颗粒耐水性测定法

121℃玻璃颗粒耐水性是玻璃材质耐受水浸蚀能力的一种表示方法。121℃玻璃颗粒耐水性测定法是指一定量规定尺寸的玻璃颗粒，在规定的容器内、规定的条件下，用规定量的水加热浸提后，通过滴定浸提液来测量玻璃颗粒受水浸蚀的程度。

为保证测定结果的准确性，可使用玻璃颗粒耐水性测定用对照物质作为随行参考物质。

仪器装置　压力蒸汽灭菌器、电子天平、滴定管、移液

管锥形瓶、烧杯(注：锥形瓶和烧杯须用平均线热膨胀系数约为 $3.3×10^{-6}K^{-1}$ 硼硅玻璃或石英玻璃制成，新的玻璃容器须经过老化处理，即将适量的水加入玻璃容器中，按测定法规定的热压条件反复处理，直到水对 0.025% 甲基红钠水溶液呈中性后方可使用)、烘箱、锤子、由淬火钢制成的碾钵和杵(图 1)、永久磁铁、一套不锈钢筛(含有 A 筛：孔径 425μm；B 筛：孔径 300μm；O 筛：孔径 600～1000μm)。

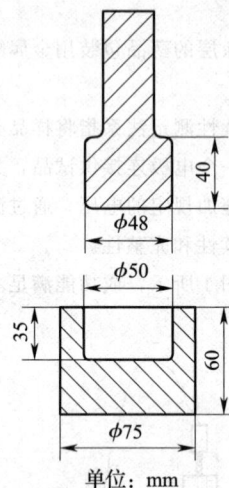

单位：mm

图 1　碾钵和杵

试验用水应符合下列要求。

(1)试验用水电导率在 25℃±1℃ 时，不得超过 1μS/cm。

(2)试验用水应在经过老化处理的锥形瓶中煮沸 15 分钟以上，以去除二氧化碳等溶解性气体。

(3)试验用水对 0.025% 甲基红钠水溶液应呈中性，即在 50ml 水中加入 0.025% 甲基红钠水溶液 4 滴，水的颜色变为橙红色(pH 5.4～5.6)，该试验用水可用于做空白试验。

供试品的制备　将供试品击打成碎块，取适量放入碾钵，插入杵，用锤子猛击杵，只准击一次，将碾钵中的玻璃转移到套筛上层的 O 筛上，重复上述操作过程。用振筛机振动套筛(或手工摇动套筛)5 分钟，将通过 A 筛但留在 B 筛上的玻璃颗粒转移到称量瓶内。每份玻璃颗粒以多于 10g 为准，共制备玻璃颗粒 3 份。

用永久磁铁将每份玻璃颗粒中的铁屑除去，移入 250ml 锥形瓶中，用无水乙醇或丙酮旋动洗涤玻璃颗粒至少 6 次，每次 30ml，至无水乙醇或丙酮清澈为止。每次洗涤后尽可能完全地倾去锥形瓶内的无水乙醇或丙酮。然后将装有玻璃颗粒的锥形瓶放在电热板或其他加热装置上加热，除去残留的无水乙醇或丙酮，转入烘箱中在 140℃ 保持 20 分钟烘干，取出，置干燥器中冷却。贮存时间不得过 24 小时。

测定法　分别取上述玻璃颗粒约 10g，精密称定，置 250ml 锥形瓶中，精密加入试验用水 50ml。用烧杯倒置在锥形瓶上，使烧杯内底正好与锥形瓶的口边贴合；或用其他适宜材料盖住口部。将锥形瓶放入压力蒸汽灭菌器，打开排

气阀，匀速加热，在 20～30 分钟之后使蒸汽大量从排气口逸出，并且持续逸出达 10 分钟，关闭排气阀，继续加热，以平均 1℃/min 的速率在 20～22 分钟内将温度升至 121℃±1℃，到达该温度时开始计时。在 121℃±1℃ 保持 30 分钟±1 分钟后，缓缓冷却和减压，在 40～44 分钟内将温度降至 100℃（防止形成真空）。当温度低于 95℃ 以下时，从压力蒸汽灭菌中取出，冷却至室温。取试验用水同法进行空白试验，并将滴定的结果进行空白试验校正。在从灭菌器取出样品后的 1 小时内完成滴定。

在每个锥形瓶中加入 0.025% 甲基红钠水溶液 4 滴，用盐酸滴定液（0.02mol/L）滴定至产生的颜色与空白试验一致。

结果表示 计算滴定结果的平均值，以每 1g 玻璃颗粒消耗盐酸滴定液（0.02mol/L）的体积（ml）表示。

如果三份供试品滴定的最高体积数与最低体积数的差值超出表 1 给出的容许范围，则应重新试验。

表 1 测得值的容许范围

每 1g 玻璃颗粒耗用盐酸滴定液 (0.02mol/L)的平均体积(ml)	测得值的容许范围
0.10 及 0.10 以下	平均值的 25%
0.10 以上至 0.20	平均值的 20%
0.20 以上	平均值的 10%

判定分级 玻璃颗粒的耐水性应根据盐酸滴定液（0.02 mol/L）的消耗量（ml）按表 2 进行分级。

表 2 玻璃颗粒试验的耐水性分级

玻璃耐水级别	每 1g 玻璃颗粒耗用盐酸滴定液(0.02mol/L)的体积(ml)
1 级	0.10 及 0.10 以下
2 级	0.10 以上至 0.85

4202 玻璃容器内表面耐水性测定法

玻璃容器内表面耐水性是玻璃容器内表面耐受水浸蚀能力的一种表示方法。玻璃容器内表面耐水性测定法是将试验用水注入供试容器到规定的容量，并在规定的条件下加热，通过滴定浸蚀液来测量玻璃容器内表面受水浸蚀的程度。

仪器装置 压力蒸汽灭菌器、电子天平、滴定管、移液管、量筒、烧杯、锥形瓶（注：烧杯和锥形瓶须用平均线热膨胀系数约为 $3.3\times10^{-6}K^{-1}$ 硼硅玻璃或石英玻璃制成，新的玻璃容器须经过老化处理，即将适量的水加入玻璃容器中，按测定法中的热压条件反复处理，直到水对 0.025% 甲基红钠水溶液呈中性后方可使用）。

试验用水应符合下列要求。

（1）试验用水电导率在 25℃±1℃ 时，不得超过 $1\mu S/cm$。

（2）试验用水应在经过老化处理的锥形瓶中煮沸 15 分钟以上，以去除二氧化碳等溶解性气体。

（3）试验用水对 0.025% 甲基红钠水溶液应呈中性，即在 50ml 水中加入 0.025% 甲基红钠水溶液 4 滴，水的颜色变为橙红色（pH 5.4～5.6）。该试验用水可用于做空白试验。

灌装体积的测定 照玻璃容器容量测定法（通则 4024 第一法）测定，对于玻璃注射剂瓶、玻璃输液瓶、玻璃药瓶、笔式注射器用玻璃套筒、预灌封注射器用玻璃针管，灌装体积是满口容量的 90%。容量大于 100ml 的容器为其 3 个供试品满口容量的平均值；容量 100ml 及以下的容器为其 6 个供试品满口容量的平均值，计算修约到一位小数。其中笔式注射器用玻璃套筒与预灌封注射器用玻璃针管应用惰性材料封其小口部位，再进行后续试验。

对于玻璃安瓿，灌装体积要达到瓶身缩肩部（图 1），其灌装体积为测定至少 6 个供试品的平均值，计算修约到一位小数。

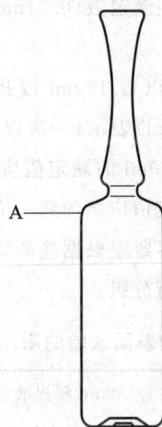

图 1 安瓿的灌装体积应达到 A 点位置

供试品的制备 供试品的数量取决于玻璃容器的容量、一次滴定所需浸提液的体积和所需的滴定结果的次数，可按表 1 计算。

表 1 滴定法测定耐水性时所需玻璃容器的数量

灌装体积 (ml)	一次滴定所需容器的最少数量(个)	一次滴定所需浸提液的体积(ml)	滴定次数
3 及 3 以下	10	25.0	1
3 以上至 30	5	50.0	2
30 以上至 100	3	100.0	2
100 以上	1	100.0	3

供试品的清洗过程应在 20～25 分钟内完成，清除其中的碎屑或污物。在环境温度下用纯化水彻底冲洗每个容器至少 2 次，灌满纯化水以备用。临用前倒空容器，再依次用纯化水和试验用水各冲洗 1 次，沥干水分。

测定法 取清洗干净的供试品，加试验用水至其灌装体积，用倒置的烧杯（经过老化处理的）或其他适宜的材料盖住口部。将供试品放入压力蒸汽灭菌器中，开放排气阀，匀速加热，在 20～30 分钟之后使蒸汽大量从排气口逸出，并且持续逸出达 10 分钟，关闭排气阀，继续加热，以平均 1℃/min 的速率在 20～22 分钟内将温度升至 121℃±1℃，到达该温度时开始计时。在 121℃±1℃保持 60 分钟±1 分钟后，缓缓冷却和减压，在 40～44 分钟内将温度降至 100℃（防止形成真空）。当温度低于 95℃以下时，从压力灭菌器中取出供试品，合并浸提液，冷却至室温。在从灭菌器取出样品后的 1 小时内完成滴定。

按表 1 规定，对灌装体积小于等于 100ml 的玻璃容器，将若干个容器中的浸提液合并在一个干燥的烧杯中，用移液管量取浸提液至锥形瓶中，同法制备相应的份数。

按表 1 规定，对灌装体积大于 100ml 的玻璃容器，用移液管量取容器中的 100ml 浸提液至锥形瓶中，同法制备 3 份。

取试验用水，进行空白校正。

每份浸提液，以每 25ml 为单位，加入 0.025％甲基红钠水溶液 2 滴，用盐酸滴定液（0.01mol/L）滴定至产生的颜色与空白试验一致。

结果表示 结果以每 100ml 浸提液消耗盐酸滴定液（0.01mol/L）的体积（ml）表示（一次以上的滴定，以结果的平均值表示）。小于 1.0ml 的滴定值应修约到二位小数，大于或等于 1.0ml 的滴定值应修约到一位小数。

判定分级 玻璃容器应根据盐酸滴定液（0.01mol/L）的消耗量（ml）按表 2 进行分级。

表 2　玻璃容器内表面试验的耐水性分级（滴定法）

灌装体积 （ml）	每 100ml 浸提液消耗盐酸滴定液 （0.01mol/L）的最大值（ml）		
	HC1 级或 HC2 级	HC3 级	HCB 级
0.5 以上至 1	2.0	20.0	4.0
1 以上至 2	1.8	17.6	3.6
2 以上至 3	1.6	16.1	3.2
3 以上至 5	1.3	13.2	2.6
5 以上至 10	1.0	10.2	2.0
10 以上至 20	0.80	8.1	1.6
20 以上至 50	0.60	6.1	1.2
50 以上至 100	0.50	4.8	1.0
100 以上至 200	0.40	3.8	0.80
200 以上至 500	0.30	2.9	0.60
500 以上	0.20	2.2	0.40

注：1. 灌装体积≤0.5ml 的样品应根据制剂的需求制定限度；2. HC2 级适用于内表面经过处理的玻璃容器分级，必要时需要通过表面侵蚀试验对内表面是否经过处理进行判断。表面侵蚀试验方法：将 40％氢氟酸溶液-2mol/L 盐酸溶液（1∶9）的混合溶液注入试样至满口容量，于室温放置 10 分钟，然后小心地倒出试样中的溶液。用纯化水冲洗试样 3 次，再用试验用水冲洗试样 2 次以上，然后按内表面耐水性测定法进行试验。如果试验结果高于原始内表面的试验结果 5 倍以上，则认为这些样品经过表面处理（注意：氢氟酸具有极强的腐蚀性，即使极少量也有可能导致危及生命的伤害）。

4203　玻璃三氧化二硼含量测定法

三氧化二硼是硼硅玻璃的主要成分之一，其含量可用于表征硼硅玻璃材质和配方稳定性。

本法适用于硼硅玻璃三氧化二硼含量的测定。

测定原理 将玻璃粉碎研磨至粉末，经碱熔融和酸反应后，再用碳酸钙使硼形成易溶于水的硼酸钙，并与其他元素分离；加入甘露醇使硼酸定量地转变为醇硼酸，用氢氧化钠滴定醇硼酸，根据消耗氢氧化钠滴定液的浓度和体积，计算玻璃样品中所含的三氧化二硼的量。

供试品的制备 取清洗干净的样品适量，将不带印字部位粉碎后研磨至细粉（颗粒度应小于 100μm），于 105～110℃烘干至少 1 小时，置干燥器中冷却至少 1 小时，备用。制备的样品在干燥器中存放超过 24 小时需要重新烘干。

测定法 取上述供试品约 0.5g，精密称定，置铂坩埚中，加入无水碳酸钠 4g，缓慢旋转坩埚，使样品与无水碳酸钠充分混合，盖上坩埚盖，使用火焰喷灯熔融约 5～15 分钟或在 850～900℃熔融约 15～30 分钟（或采用其他适当的加热方式，直到样品完全熔融）；或在镍坩埚或银坩埚中加入氢氧化钠 4g，加热至氢氧化钠熔融后冷却，取上述供试品约 0.5g，精密称定，置坩埚中盖上坩埚盖，使用火焰喷灯熔融约 5～15 分钟或在 400～450℃熔融约 15～30 分钟（或采用其他适当的加热方式，直到样品完全熔融），放冷（注：熔融过程中，应注意防止挥发；不同种类的玻璃样品熔融时间稍有不同）。用少量热水浸出熔块并转移至高型烧杯中，加盐酸 20ml 分散熔块；再用不超过 5ml 盐酸溶液（1→2）分次清洗坩埚和盖，洗液合并于烧杯中。待熔块完全溶解后用碳酸钙中和剩余的酸，并加入过量碳酸钙约 4g，将烧杯放在水浴中蒸煮约 30 分钟后，趁热用快速滤纸过滤，用热水分次洗涤烧杯及沉淀，滤液中加乙二胺四醋酸二钠少许（0.3～0.5g），煮沸。取下冷却至室温，加 0.1％甲基红乙醇溶液 2 滴，用 0.1mol/L 氢氧化钠溶液和 0.1mol/L 盐酸溶液将溶液调成中性（呈亮黄色），加 0.1％酚酞乙醇指示剂 1ml 和甘露醇 2～3g，用氢氧化钠滴定液（0.1mol/L）滴定至微红色，再次加入甘露醇约 1g，轻摇，如微红色褪去，再用氢氧化钠滴定液（0.1mol/L）滴定至微红色，如此反复直至加入甘露醇后微红色不褪为止，读取消耗的氢氧化钠滴定液（0.1mol/L）体积数。取相同材质坩埚同法进行空白试验，并将滴定的结果进行空白校正。每 1ml 氢氧化钠滴定液（0.1mol/L）相当于 3.481mg 的 B_2O_3。

4204　药包材溶出物测定法

药包材溶出物系指采用特定的浸提介质和浸提条件浸提药包材时，从药包材中释放的物质。溶出物的测定是药包材化学性能检验的重要内容，本法适用于药包材溶出物的化学分析。

一、溶出物试验总则

本法给出的分析方法大部分为非特异性分析方法，这些方法和指标一般用于产品质量控制，同时也可用于药包材化学危害的初步评估。

由于不同给药途径、不同性质药品的包装材料和容器的生物学风险程度存在差别，应根据所包装药品的风险程度，结合材质和加工工艺等，设定适合的溶出物试验项目及指标。

由于供试液长时间放置可能会影响部分试验项目的检验结果，如易氧化物、吸光度、电导率、总有机碳等，因此宜在供试液制备后 4 小时内试验。

二、塑料/橡胶溶出物的供试液制备

浸提容器　浸提应在洁净、化学惰性、密闭的容器（如硼硅酸盐玻璃容器）中进行，以确保浸提容器不干扰浸提液。

浸提介质　选择浸提介质时应充分考虑药包材的性质、使用以及所包装药品的成分特性。浸提介质的性质和种类应尽可能包括实际使用的所有状况。常用的浸提介质：①水；②65%乙醇；③正己烷。

浸提温度和时间　浸提温度和时间的选择一般应参考药包材的工艺条件，结合生产、运输、贮存和使用的最差条件，特别是灭菌工艺条件，同时要与浸提介质相适应。聚合物的浸提温度应在其玻璃化转变温度以下，如果玻璃化转变温度低于使用温度，浸提温度应低于熔融温度。常用的浸提温度和时间：①58℃±2℃，2 小时；②58℃±2℃，24 小时；③70℃±2℃，2 小时；④70℃±2℃，24 小时；⑤100℃±2℃，2 小时；⑥110℃±2℃，0.5 小时；⑦121℃±2℃，0.5 小时。

浸提比例　浸提比例的选取一般应考虑药包材的形态及用途，使试样所有被测表面都浸没在浸提介质中。浸提之前可将材料切成小块，表 1 中给出了推荐的切割尺寸。对于橡胶密封件、涂层材料、复合材料、多层材料等，考虑完整表面与切割表面存在潜在的溶出性能差异，应尽可能完整浸提。如需切割试样时，应考虑新暴露表面（如内腔或切面）的影响。一般按照表面积进行浸提，不规则形状的试样可按照质量进行浸提，对于某些袋、瓶等容器类药包材的浸提可采用标示装量。常用的浸提比例：①表面积/体积为 6cm²/ml；②表面积/体积为 3cm²/ml；③表面积/体积为 0.5cm²/ml；④质量/体积为 0.2g/ml。

常见塑料/橡胶溶出物的供试液制备方法见表 1。

表 1　塑料/橡胶溶出物的供试液制备方法

序号	供试液制备方法	适用的产品
一	取试样平整部分，切成约 5cm×0.5cm①，置于浸提容器中，按表面积/体积为 6cm²/ml 的比例加水，振摇洗涤，弃去水，重复操作两次。然后加同体积水，密闭，置高压蒸汽灭菌器中，在 121℃±2℃ 下浸提 0.5 小时（若加热至 121℃ 导致材料被破坏，则采用 100℃±2℃ 浸提 2 小时），取出放冷至室温，将试样与液体分离，作为供试液。另取同批水，同法操作，作为空白液	适用于规则的注射液用塑料包装系统及组件
二	取完整试样适量，置于浸提容器中，按表面积/体积为 0.5cm²/ml 的比例加水，煮沸 5 分钟，放冷，再用同体积水冲洗 5 次。移至浸提容器中，加同体积水，密闭，置高压蒸汽灭菌器中，在 121℃±2℃ 下浸提 0.5 小时，取出放冷至室温，将试样与液体分离，作为供试液。另取同批水，同法操作，作为空白液	适用于（卤化）丁基橡胶和聚异戊二烯橡胶密封件
三	取试样适量，切成适宜的尺寸，置于浸提容器中，按质量/体积为 0.2g/ml 的比例加水，振摇洗涤，弃去水，重复操作两次。然后加同体积水，密闭，置高压蒸汽灭菌器中，在 121℃±2℃ 下浸提 0.5 小时，取出放冷至室温，将试样与液体分离，作为供试液。另取同批水，同法操作，作为空白液	适用于不规则的注射液用塑料包装系统及组件
四	取试样平整部分，切成约 3cm×0.3cm①，置于浸提容器中，按表面积/体积为 6cm²/ml 的比例加水，振摇洗涤，弃去水，重复操作两次。然后加同体积水，密闭，在 70℃±2℃ 下浸提 24 小时，取出放冷至室温，将试样与液体分离，作为供试液。另取同批水，同法操作，作为空白液	适用于规则的滴眼剂用塑料瓶系统及组件
五	取试样适量，切成适宜的尺寸，置于浸提容器中，按质量/体积为 0.2g/ml 的比例加水，振摇洗涤，弃去水，重复操作两次。然后加同体积水，密闭，在 70℃±2℃ 下浸提 24 小时，取出放冷至室温，将试样与液体分离，作为供试液。另取同批水，同法操作，作为空白液	适用于不规则的滴眼剂用塑料瓶系统及组件
六②	取试样平整部分，切成约 5cm×0.3cm①，置于浸提容器中，按表面积/体积为 6cm²/ml 的比例分别加水，振摇洗涤，弃去水，重复操作两次。在 30～40℃ 下干燥后分别加同体积水、65%乙醇、50%乙醇和正己烷，密闭，称重。分别在 70℃±2℃、70℃±2℃、70℃±2℃ 和 58℃±2℃ 下浸提 24 小时，取出放冷至室温，必要时，用同批试验浸提介质补充至原有质量，将试样与液体分离，作为供试液。另取同批水、65%乙醇、50%乙醇和正己烷，同法操作，作为空白液	适用于规则的外用软膏剂用塑料复合管系统及组件、外用液体药用塑料瓶系统及组件、口服药用塑料瓶系统及组件

续表

序号	供试液制备方法	适用的产品
七②	取试样适量，切成适宜的尺寸，置于浸提容器中，按质量/体积为 0.2g/ml 的比例分别加水，振摇洗涤，弃去水，重复操作两次。在 30～40℃下干燥后分别加同体积水、65％乙醇、50％乙醇和正己烷，密闭，称重。分别在 70℃±2℃、70℃±2℃、70℃±2℃ 和 58℃±2℃ 下浸提 24 小时，取出放冷至室温，必要时，用同批试验用浸提介质补充至原有质量，将试样与液体分离，作为供试液。另取同批水、65％乙醇、50％乙醇和正己烷，同法操作，作为空白液	适用于不规则的外用软膏剂用塑料复合管系统及组件、外用液体药用塑料瓶系统及组件、口服药用塑料瓶系统及组件
八③	取试样平整部分，切成约 3cm×0.3cm①，置于浸提容器中，按表面积/体积为 6cm²/ml 的比例分别加水、65％乙醇和正己烷，密闭，称重。分别在 70℃±2℃、70℃±2℃ 和 58℃±2℃ 下浸提 2 小时，取出放冷至室温，必要时，用同批试验用浸提介质补充至原有质量，将试样与液体分离，作为供试液。另取同批水、65％乙醇和正己烷，同法操作，作为空白液	适用于口服药用复合膜及袋
九	取试样平整部分，切成约 3cm×0.3cm①，置于浸提容器中，按表面积/体积为 3cm²/ml 的比例分别加水、65％乙醇和正己烷，密闭，称重。分别在 70℃±2℃、70℃±2℃ 和 58℃±2℃ 下浸提 2 小时，取出放冷至室温，必要时，用同批试验用浸提介质补充至原有质量，将试样与液体分离，作为供试液。另取同批水、65％乙醇和正己烷，同法操作，作为空白液	适用于口服固体药用硬片
十	取完整试样适量，置于浸提容器中，按 0.05g/ml 的比例加水，加热回流 5 小时，放冷至室温，将试样与液体分离，作为供试液。另取同批水，同法操作，作为空白液	适用于硅橡胶密封件

注：①若样品尺寸不满足该要求，可切成更小的尺寸；②50％乙醇仅适用于外用液体药用塑料瓶系统及组件，另外，如果材料表面印刷对外用软膏用塑料复合管系统及组件的溶出物试验结果有影响，可按内表面积/体积为 3cm²/ml 的比例分别加入水、65％乙醇、正己烷，尽可能去除管内空气，将管尾热封，按照上述条件进行制备；③对于含纸类的复合膜，可制成内表面积（不含热封边）约 150cm² 的三边封袋适量（袋则按实际试样尺寸内表面积计），按内表面积/体积为 3cm²/ml 的比例，分别加入水、65％乙醇、正己烷，尽可能去除袋内空气，将第四边热合封口，按照上述条件进行制备。

三、金属溶出物的供试液制备

药用铝箔等条带状药品包装用金属材料：取完整样品适量，照表 2 按表面积 6cm²/ml 制备供试液和空白液。

金属容器类包装：取不少于 6 个干净、干燥的完整样品，照表 2 采用提取溶剂灌装至标示装量，制备供试液和空白液。

提取条件：金属溶出物制备方法见表 2，提取条件采取 70℃±2℃ 保持 24 小时（正己烷采取 50℃±2℃ 保持 72 小时）。

表 2　金属溶出物的供试液制备方法

品类	接触药物制剂形态	制剂类型	提取溶剂① 有机可提取物	提取溶剂① 可提取金属离子
金属材料和容器（无涂层）	液体-水相	吸入制剂	pH 3 酸提取液 pH 10 碱提取液	pH 3 酸提取液
金属材料和容器（无涂层）	液体-有机相	吸入制剂	乙醇提取液或正己烷提取液	pH 3 酸提取液
金属材料和容器（含涂层）	液体-水相	吸入制剂	pH 3 酸提取液 pH 10 碱提取液	pH 3 酸提取液
金属材料和容器（含涂层）	液体-有机相	吸入制剂	乙醇提取液或正己烷提取液	pH 3 酸提取液
金属材料和容器（含涂层）	半固体	透皮、外用、软膏、眼用、栓剂等	乙醇提取液或正己烷提取液	pH 3 酸提取液
金属材料和容器（含涂层）	固体	吸入粉末、外用粉末等	—	pH 3 酸提取液
金属材料和容器（含涂层）	固体	口服固体制剂	—	—

注：①提取溶剂的性质应该和药品的理化特性相匹配。

pH 3 酸提取液：将 14.9g 氯化钾溶解在 1L 水中，得到 0.2mol/L 氯化钾溶液。将 5.3ml 0.2mol/L 盐酸和 250ml 0.2mol/L 氯化钾溶液加入 1L 容量瓶中，用水稀释至 1L，必要时用 0.2mol/L 盐酸将 pH 值调至 3±0.1。如适用，也可选择其他合适的 pH 3 酸提取液。

pH 10 碱提取液：将 14.2g 磷酸氢二钠溶于约 950ml 水中，如有必要，用 0.1mol/L 盐酸或 0.1mol/L 氢氧化钠将 pH 值调至 10±0.1，并用水稀释至 1L。

四、溶出物分析方法

澄清度　取水供试液适量，照澄清度检查法（通则 0902）检查。

颜色　取水供试液适量，照溶液颜色检查法（通则 0901 第一法）检查。

pH 变化值　取水供试液和空白液各 20ml，加入氯化钾溶液（1→1000）1ml，照 pH 值测定法（通则 0631）测定，记录 pH 值或计算二者之差。

酸/碱度　取水供试液 20ml，加溴麝香草酚蓝溶液（取溴麝香草酚蓝 50mg，加 0.02mol/L 氢氧化钠溶液 4ml 和乙醇 20ml 的混合溶液，使溶解，再加水稀释至 100ml，即得）0.1ml，如溶液显黄色，用氢氧化钠滴定液（0.01mol/L）滴定至溶液显蓝色；如溶液显蓝色，用盐酸滴定液（0.01mol/L）滴定至溶液显黄色；如溶液显绿色，无需滴定。同法操作空白液校正。

吸光度　取供试液适量，必要时用孔径为 0.45μm 的滤膜过滤，照紫外-可见分光光度法（通则 0401）在规定的波长范围内测定。

易氧化物　精密量取水供试液 20ml，精密加入 0.002mol/L 高锰酸钾溶液 20ml 与稀硫酸 1ml，煮沸 3 分钟，迅速冷却至室温，加碘化钾 0.1g，在暗处放置 5 分钟，用硫代硫酸钠滴定液（0.01mol/L）滴定至淡黄色，再加入 5 滴淀粉指示液后滴定至无色。另取空白液同法操作。易氧化物含量以二者消耗硫代硫酸钠滴定液（0.01mol/L）的体积之差表示，按下式计算：

$$V = \frac{(V_0 - V_s)\, C_s}{0.01}$$

式中　V 为二者消耗硫代硫酸钠滴定液（0.01mol/L）的体积
　　　之差，ml；
　　　V_s 为供试液消耗硫代硫酸钠滴定液的体积，ml；
　　　V_0 为空白液消耗硫代硫酸钠滴定液的体积，ml；
　　　C_s 为硫代硫酸钠滴定液的实际浓度，mol/L。

不挥发物　量取供试液及空白液各 50ml，分别置于已恒重的蒸发皿中，水浴蒸干，在 105℃ 干燥至恒重或经过验证的干燥时间后称重，计算二者之差。

电导率　用水冲洗电导率仪的电极数次，取空白液冲洗电极至少 2 次，测定空白液的电导率，不得过 3.0μS/cm（20℃±1℃）；再用水供试液冲洗电极至少 2 次，测定水供试液的电导率。若测定不是在 20℃±1℃ 条件下进行，则应对温度进行校正。

铵离子　取 25ml 纳氏比色管一支，加入水供试液 10ml，另取一支，加入规定浓度的氯化铵标准溶液 10ml，再分别加入碱性碘化汞钾试液 2ml，放置 15 分钟，目测比较颜色深浅。

氯化铵标准贮备液：称取 0.297g 氯化铵，置 1000ml 量瓶中，加水适量溶解，并稀释至刻度（每 1ml 相当于 0.1mg 的 NH_4）。

氯化铵标准溶液：临用前精确量取氯化铵标准贮备液稀释至所需浓度。

总有机碳（TOC）　照制药用水中总有机碳测定法（通则0682）分别测定水性供试液和空白液的 TOC 含量，计算两者之差。

4205　塑料脱色检查法

本法适用于添加着色剂的药品包装用塑料组件。

供试液的制备　取试样，截取平整部分内表面积 50cm²（对于不规则试样，称取 10g）3 份，剪成约 2cm×0.3cm 或更小的尺寸，分别置于 3 个具塞玻璃锥形瓶中。向上述锥形瓶中分别加入 4% 醋酸溶液、65% 乙醇溶液和正己烷各 50ml，密闭，分别在 60℃±2℃、25℃±2℃ 和 25℃±2℃ 下浸提 2 小时，取出放冷至室温，将试样与液体分离，得供试液。

空白液的制备　用制备供试液的同批 4% 醋酸溶液、65% 乙醇溶液和正己烷，不加试样，同法制备空白液。

检查法　取 25ml 纳氏比色管两支，分别加入供试液和空白液各 10ml，同置白色背景下，比较颜色深浅。

4206　药包材不溶性微粒测定法

本法系用以测定药包材中不溶性微粒的大小和数量。本法适用于注射剂包装用橡胶密封件、注射液用塑料包装系统及组件、预灌封注射器用活塞和笔式注射器用活塞、半组装预灌封注射器、笔式注射器用卡式瓶系统、药品包装用金属容器等的不溶性微粒大小及数量的测定。

本法包括光阻法和显微计数法。

试验环境及检测，光阻法及显微计数法的测定原理、对仪器的一般要求、仪器的校准同不溶性微粒检查法（通则0903）中的要求。

第一法　光阻法

(1)注射剂包装用橡胶塞　取被测胶塞数个（总表面积约 100cm²），置 250ml 锥形瓶中，加入微粒检查用水适量（取用微粒检查用水的毫升数与被测胶塞总表面积的平方厘米数之比为 1∶1），用铝箔（或其他适宜的封口材料）盖住锥形瓶瓶口，置振荡器中（水平圆周转动，振荡直径 12mm±1mm，振荡频率 300 转/分±10 转/分）振荡 20 秒。小心移开铝箔（或其他适宜的封口材料），先倒出部分供试液冲洗开启口及取样杯后，将供试液倒入取样杯中，静置 15 分钟或适当时间，测试前缓慢转动取样杯，使微粒适当悬浮，依法测定至少 3 次，每次取样量应不少于 5ml，记录数据，弃去第一次数据，取后续测定数据的平均值作为测定结果。

(2)注射液用塑料容器　注射液用非吹灌封（BFS）塑料瓶、塑料袋：取被测样品适量，加入标示装量的微粒检查用水，按照生产工艺进行灌装、封口、灭菌，用水将容器外壁洗净；注射液用吹灌封（BFS）塑料瓶、塑料安瓿：取预灌装标示装量微粒检查用水的样品适量，用水将容器外壁洗净；小心翻转 20 次，使溶液混合均匀，立即小心开启容器，先倒出部分供试液冲洗开启口，再将供试液倒入取样杯中，静置 15 分钟或适当时间，测试前缓慢转动取样杯，使微粒适当悬浮，依法测定至少 3 次，每次取样应不少于 5ml，记录数据，弃去第一次数据，取后续测定数据的平均值作为测定结果。

注：如适用，可直接检测由供试品包装的成品制剂。

(3)注射液用塑料组件（内盖和接口）　取塑料输液容器用内盖或塑料输液容器用接口 5 个，置 500ml 锥形瓶或适当容器中，加入 250ml 微粒检查用水，用铝箔（或其他适宜的封口材料）盖住锥形瓶瓶口，置振荡器中（水平圆周转动，振荡直径 12mm±1mm，振荡频率 300 转/分±10 转/分）振荡 20 秒。小心移开铝箔（或其他适宜的封口材料），先倒出部分供试液冲洗开启口及取样杯后，将供试液倒入取样杯中，静置 15 分钟或适当时间，测试前缓慢转动取样杯，使微粒适当悬浮，依法测定至少 3 次，每次取样量应不少于 5ml，记录数据，弃去第一次数据，取后续测定数据的平均值作为测定结果。

(4)预灌封注射器用活塞和笔式注射器用活塞 取被测活塞数个(总表面积不少于 50cm²)，置 250ml 锥形瓶或其他适宜的容器中，加入微粒检查用水适量(取用微粒检查用水的毫升数与被测活塞总表面积的平方厘米数之比为 1:1)，用铝箔(或其他适宜的封口材料)盖住锥形瓶瓶口，置振荡器中(水平圆周转动，振荡直径 12mm±1mm，振荡频率 300 转/分±10 转/分)振荡 20 秒。小心移开铝箔(或其他适宜的封口材料)，先倒出部分供试液冲洗开启口及取样杯后，将供试液倒入取样杯中，静置 15 分钟或适当时间，测试前缓慢转动取样杯，使微粒适当悬浮，依法测定至少 3 次，每次取样量应不少于 5ml，记录数据，弃去第一次数据，取后续测定数据的平均值作为测定结果。

(5)半组装预灌封注射器 取灭菌后注射器适量，以标示装量的微粒检查用水充装注射器，并使用清洁活塞封闭，翻转注射器 20 次，翻转过程中可能需要振摇溶液，使微粒适当悬浮。取下锥头护帽/针头护帽，并用推杆下压活塞，将注射器内容物排至取样杯中，静置 15 分钟或适当时间，测试前缓慢转动取样杯，使微粒适当悬浮，依法测定至少 3 次，每次取样量应不少于 5ml，记录数据，弃去第一次数据，取后续测定数据的平均值作为测定结果。

(6)笔式注射器用卡式瓶系统 取灭菌后笔式注射器用卡式瓶系统适量，以标示装量的微粒检查用水充装套筒，如果是无菌套筒组件，则在充装前用清洁垫片或活塞密封套筒一端，充装后用清洁垫片或活塞密封套筒另一端；如果是预活塞的无菌套筒，则在充装后用清洁垫片密封套筒；如果是预轧盖的无菌套筒，则在充装后用清洁活塞密封套筒，翻转笔式注射器用卡式瓶系统 20 次，翻转过程中可能需要振摇溶液，使微粒适当悬浮。采用适宜的打开方式，减少交叉污染风险，将笔式注射器用卡式瓶系统的内容物排至取样杯中，静置 15 分钟或适当时间，测试前缓慢转动取样杯，使微粒适当悬浮，依法测定至少 3 次，每次取样量应不少于 5ml，记录数据，弃去第一次数据，取后续测定数据的平均值作为测定结果。

(7)药品包装用金属容器 取被测样品适量，使用微粒检查用水清洁样品的外表面，向样品中注入标示装量的微粒检查用水，用手缓慢转动样品，使溶液混合均匀，标示装量小于 25ml 的样品合并供试液，获得 3 份平行测试样品，标示装量大于 25ml 的样品，至少测试 3 个，静置 15 分钟或适当时间，可用超声或其他适当的措施消除气泡，依法测定至少 3 次，每次取样量应不少于 5ml，记录数据，弃去第一次数据，取后续测定数据的平均值作为测定结果。

第二法 显微计数法

(1)注射剂包装用橡胶塞

a. 取完整被测胶塞数个(总表面积约 100cm²)，置 250ml 锥形瓶中，加入微粒检查用水适量(取用微粒检查用水的毫升数与被测胶塞总表面积的平方厘米数之比为 1:1)，用铝箔(或其他适宜的材料封口)盖住锥形瓶瓶口，置振荡器中(水平圆周转动，振荡直径 12mm±1mm，振荡频率 300 转/分±10 转/分)振荡 20 秒。小心移开铝箔(或其他适宜的封口材料)，供试液供进一步测试。

b. 用适宜的转移容器抽取或量取适量(一般不少于 25ml)的供试液，沿滤器内壁缓慢注入经预处理的滤器中，缓慢抽滤至滤膜近干(如所取供试液的量大于过滤漏斗容积，则在抽滤时分批注入)。供试液全部抽滤后，再用转移容器抽取或量取微粒检查用水 25ml 沿壁洗涤过滤漏斗，并抽滤至滤膜近干，保持抽滤状态下，移去过滤漏斗，关掉真空泵，用平头镊子将滤膜移至平皿上(必要时，可涂抹极薄层的甘油使滤膜平整)，微启盖子使滤膜适当干燥后，将平皿闭合，置显微镜载物台上，调好入射光，放大 100 倍或适当的倍数进行显微测量，调节显微镜使滤膜格栅清晰可见后，移动坐标轴，分别测量有效过滤面积上最长粒径大于规定粒径的微粒数，共进行平行试验两份，计算两次测定结果的平均值。

(2)注射液用塑料容器 照光阻法(2)制备供试液，照上述(1)b 同法测定。

注：如适用，可直接检测由供试品包装的成品制剂。

(3)注射液用塑料组件(内盖和接口) 照光阻法(3)制备供试液，照上述(1)b 同法测定。

(4)预灌封注射器用活塞和笔式注射器用活塞 照光阻法(4)制备供试液，照上述(1)b 同法测定。

(5)半组装预灌封注射器 照光阻法(5)制备供试液，照上述(1)b 同法测定。

(6)笔式注射器用卡式瓶系统 照光阻法(6)制备供试液，照上述(1)b 同法测定。

(7)药品包装用金属容器 照光阻法(7)制备供试液，照上述(1)b 同法测定。

4207 药包材溶剂残留量测定法

本法适用于药品包装材料中溶剂残留量的测定。

本法参照残留溶剂(通则 0861)测定，以气-固平衡为基础，取一定面积的试样置于密封容器内，在一定的温度和时间条件下，试样中残留的有机溶剂受热挥发，达到平衡后，取顶空气体定量注入色谱仪中分析，以保留时间定性，峰面积定量。需要检测的溶剂种类，应根据产品配方工艺特点确定，必要时对产品中的残留溶剂种类进行筛查、验证。残留溶剂的限度应符合要求，其中苯及苯类每个溶剂的方法检出限应不得高于 0.01mg/m²，判定结果时，苯及苯类每个溶剂残留量小于 0.01mg/m² 时视为未检出。

色谱柱和系统适用性试验

参照残留溶剂(通则 0861)的规定选择色谱柱，并进行系统适用性试验，相邻色谱峰之间的分离度应符合要求。

供试品的制备

取内表面积为 0.02m² 的试样，剪成约 1cm×3cm 大小，置顶空瓶中，压盖，密封。平行制样不少于 2 份。

固体药用纸袋装硅胶干燥剂：取本品适量，除去干燥剂，取纸袋同法操作。

对照品溶液的制备

第一法(外标法)　分别取残留溶剂(供试品中含有的残留溶剂种类)对照品适量，加溶剂(该溶剂应不干扰所有组分的测定，推荐使用 N,N-二甲基甲酰胺或正己烷)稀释至合适浓度。取适量注入顶空瓶中迅速压盖密封。各对照品组分的质量应与供试品中残留溶剂的质量相近(对照品与供试品中对应的色谱峰面积比值通常应在 0.5～2 之间)。

第二法(标准曲线法)　分别取残留溶剂(供试品中含有的残留溶剂种类)对照品适量，加溶剂(该溶剂应不干扰所有组分的测定，推荐使用 N,N-二甲基甲酰胺或正己烷)逐级稀释成系列对照品溶液(应不少于 5 个浓度点)。取适量注入顶空瓶中迅速压盖密封。系列对照品溶液组分的质量范围应包含供试品中残留溶剂的质量。

测定法

色谱条件　一般使用以聚乙二醇为固定液的毛细管柱或极性相近的同类色谱柱，柱温起始温度一般为 50℃，保持 10 分钟，再以每分钟 10℃的速率升温至 150℃，保持 10 分钟；以氮气为载气，流速为 1ml/min；顶空温度为 100℃，顶空平衡时间为 60 分钟；进样口温度一般为 200℃；检测器(FID)温度为 290℃。

第一法　外标法

取供试品和对照品溶液，分别进样(对照品溶液连续进样 3 次，三次所得待测溶剂峰面积的 RSD 应不大于 10%)，测定待测溶剂的峰面积，按外标法以峰面积计算供试品中各溶剂的含量。

第二法　标准曲线法

取供试品和系列对照品溶液，分别进样(选取一个中间浓度的对照品溶液连续进样 3 次，所得待测溶剂峰面积的 RSD 应不大于 10%)，测定待测溶剂的峰面积，绘制对照品溶液浓度与相应峰面积的标准曲线，其相关系数(r)应不小于 0.995，并从标准曲线读取各待测溶剂的浓度，计算供试品中各溶剂的含量。

【附注】当第一法和第二法样品色谱图中溶剂存在与苯及苯类溶剂保留时间一致的色谱峰时，可参考下面的气相色谱-质谱联用法对苯及苯类溶剂进行定性验证。

推荐色谱条件　使用以聚乙二醇为固定液的毛细管柱或极性相近的同类色谱柱，柱温起始温度一般为 65℃，保持 10 分钟，以 10℃/min 升温至 150℃，保持 10 分钟；以高纯氮气为载气，流速为 1ml/min；顶空温度为 100℃，顶空平衡时间为 60 分钟；进样口温度一般为 260℃，检测器为质谱(MS)。

推荐质谱条件　离子源为电子轰击源(EI)，离子源温度

230℃，质谱传输接口温度 200℃，采用全扫描方式测定，扫描范围为 20～150m/z。

4208　塑料乙醛测定法

本法适用于药品包装用聚对苯二甲酸乙二醇酯(PET)产品中乙醛的测定。

本法以气-固平衡为基础，样品放置在密封容器内。一定温度下，乙醛向空间扩散，达到平衡后，取定量顶空气体注入气相色谱仪中测定，以保留时间定性，以峰面积定量。

照气相色谱法(通则 0521)测定。

系统适用性试验

乙醛色谱峰与其相邻色谱峰的分离度应符合要求。

供试品的制备

取试样平整部位，剪成长条状(0.5cm×3cm；若试样长度不足 3cm，按试样最大长度剪裁)。取 5.0g，精密称定，置于 20ml 顶空瓶中，迅速压盖密封。平行制样不少于 2 份。

对照品溶液的制备

第一法(外标法)　取 20ml 顶空瓶，精密量取乙醛溶液对照品数微升(相当于 1μg)，注入顶空瓶中，迅速压盖密封。

第二法(标准曲线法)　取 20ml 顶空瓶数个，分别精密量取乙醛溶液对照品数微升，迅速注入顶空瓶中，压盖密封，配成含乙醛 0.2～3.0μg 的系列对照品溶液(应不少于 5 个浓度点，必要时可根据供试品实际情况调整线性范围)。

测定法

色谱条件　固定相为(6%)氰丙基苯基-(94%)二甲基硅氧烷或极性相似的毛细管柱，柱温为 40℃，保持 10 分钟；进样口温度为 220℃；火焰离子化检测器温度为 250℃；载气流速为 1.5ml/min(推荐，可根据选择的色谱柱调整)。

第一法　外标法

取供试品和对照品溶液，分别置于 40℃±2℃的条件下，平衡 1 小时。分别进样(对照品溶液连续进样 3 次，三次所得乙醛峰面积的 RSD 应不大于 10%)，按外标法以峰面积计算供试品中乙醛的量。

第二法　标准曲线法

取供试品和对照品溶液，分别置于 40℃±2℃的条件下，平衡 1 小时。分别进样(选取一个中间浓度的对照品溶液连续进样 3 次，所得峰面积的 RSD 应不大于 10%)，测定乙醛的峰面积。绘制对照品溶液浓度与峰面积的标准曲线，其相关系数 r 应不小于 0.995。根据标准曲线计算供试品中乙醛的量。

【附注】(1)所用色谱条件应使试样中的杂质和乙醛完全分离，如乙醛与环氧乙烷。

(2)供试品制备后，应立即进样测定。

4209 药包材环氧乙烷测定法

本法适用于采用环氧乙烷灭菌的药包材中环氧乙烷残留量的测定。

本法在一定温度下，用水萃取试样中所含环氧乙烷，用顶空气相色谱法测定环氧乙烷的含量。

本法照气相色谱法(通则 0521)测定。

系统适用性试验

环氧乙烷峰与其相邻色谱峰之间的分离度应符合要求。

供试品溶液的制备

供试品溶液的制备应在取样后立即进行，平行制样不少于 2 份。供试品溶液的制备方法如下。

方法一(非容器类试样)：将试样截为不超过 5mm 的碎块，称取 1.0g 放入 20ml 顶空瓶中，然后精密加入水 5ml，立即密封。

方法二(容器类试样)：取试样，加入标示装量的水，密封，在 37℃±1℃ 条件下恒温 1 小时得到供试品溶液。精密量取供试品溶液 5ml，置 20ml 顶空瓶中，立即密封。

对照品溶液的制备

第一法(外标法) 取环氧乙烷溶液对照品适量，用水逐步稀释成所需浓度的对照品溶液。精密量取对照品溶液 5ml，置 20ml 顶空瓶中，迅速压盖密封。对照品溶液的浓度应与供试品溶液浓度相近(对照品溶液与供试品溶液中对应的色谱峰面积比值通常应在 0.5～2 之间)。

第二法(标准曲线法) 取环氧乙烷溶液对照品适量，用水逐步稀释成浓度为 0.4～20μg/ml 的系列对照品溶液(应不少于 5 个浓度点，必要时可根据供试品实际情况调整线性范围)，精密量取系列对照品溶液各 5ml，置 20ml 顶空瓶中，迅速压盖密封。系列对照品溶液的浓度范围应包含供试品中残留环氧乙烷的浓度。

测定法

色谱条件 固定液为(6%)氰丙基苯基-(94%)二甲基聚硅氧烷的毛细管柱或极性相近的其他等效色谱柱；柱温起始温度为 50℃，保持 10 分钟；进样口温度为 200℃；检测器 (FID)温度为 250℃；以高纯氮气或高纯氦气为载气，流速 1.5ml/min。

第一法 外标法

将对照品溶液和供试品溶液分别置于 60℃±1℃ 的条件下平衡 40 分钟，分别进样(对照品溶液应连续进样不少于 3 次，三次所得峰面积的 RSD 应不大于 10%)，测定环氧乙烷的峰面积。按外标法以峰面积计算供试品溶液中的环氧乙烷浓度，或按下式计算试样中的环氧乙烷残留量。

供试品溶液制备方法一可按下式计算：

$$X = \frac{5c}{m}$$

式中 X 为试样中的环氧乙烷残留量，μg/g；

5 为供试品溶液的体积，ml；

c 为供试品溶液中环氧乙烷的浓度，μg/ml；

m 为试样的质量，g。

供试品溶液制备方法二可按下式计算：

$$X = Vc$$

式中 X 为每件试样中的环氧乙烷残留量，μg；

c 为供试品溶液中环氧乙烷的浓度，μg/ml；

V 为试样的标示装量，ml。

第二法 标准曲线法

将系列对照品溶液和供试品溶液分别置于 60℃±1℃ 的条件下平衡 40 分钟。分别进样(选取一个中间浓度的对照品连续进样 3 次，所得峰面积的 RSD 应不大于 10%)，测定环氧乙烷的峰面积。绘制对照品溶液浓度与峰面积的标准曲线，其相关系数 r 应不小于 0.995。根据标准曲线计算供试品溶液中环氧乙烷的浓度，或按第一法中公式计算供试品中的环氧乙烷残留量。

【附注】 (1)供试品溶液制备时应优先取试样中环氧乙烷残留量较大的部分，如高分子材料。一般情况下，金属、玻璃等环氧乙烷残留量较小。

(2)测定法中如采用手动进样，进样器应预热至与对照品溶液和供试品溶液相同温度。

(3)所用色谱条件应使试样中的杂质和环氧乙烷完全分离，如环氧乙烷与乙醛。

(4)当第一法和第二法供试品溶液的色谱图中存在干扰峰或不能判定是否为目标物时，可参考下面的气相色谱-质谱联用法对环氧乙烷进行定性验证，必要时可适当加大试样取样量。

推荐色谱条件 固定液为(6%)氰丙基苯基-(94%)二甲基聚硅氧烷的毛细管柱或极性相近的其他等效色谱柱；起始柱温为 35℃，保持 10 分钟；以高纯氦气为载气，流速为 1.0ml/min；进样口温度为 200℃；检测器为质谱。

推荐质谱条件 离子源为电子轰击源(EI)；采用全扫描方式测定，扫描范围为 29～300m/z；溶剂切除时间为 5 分钟。

4210 塑料氯乙烯单体和偏二氯乙烯单体测定法

本法适用于药品包装用聚氯乙烯产品中残留氯乙烯单体和聚偏二氯乙烯产品中残留偏二氯乙烯单体的测定。

本法以气-液平衡为基础，试样在密封容器内，用合适的溶剂溶散或溶胀。在一定温度下，氯乙烯单体和偏二氯乙烯单体向空间扩散，达到平衡后，取定量顶空气体注入气相色谱仪中测定，以保留时间定性，以峰面积定量。

本法照气相色谱法(通则 0521)测定。

系统适用性试验

各成分峰之间的分离度均应符合要求。

供试品溶液的制备

将试样剪成约 0.3cm×0.3cm 的细小颗粒，取 1.0g，精密称定，置于 20ml 顶空瓶中，精密加入 3ml N,N-二甲基乙酰胺(DMAC)后，立即压盖密闭，振摇使之充分溶散或溶胀，即得。平行制样不少于 2 份。

对照品溶液的制备

第一法(外标法)　取 20ml 顶空瓶，预先精密加入 3ml 的 DMAC，分别精密量取氯乙烯溶液和偏二氯乙烯溶液对照品数微升，迅速注入顶空瓶中，压盖密封，振摇混匀，配成含氯乙烯单体 1.0μg 和偏二氯乙烯单体 3.0μg 的混合对照品溶液。

第二法(标准曲线法)　取 20ml 顶空瓶数个，预先各精密加入 3ml 的 DMAC，分别精密量取氯乙烯溶液和偏二氯乙烯溶液对照品数微升，迅速注入顶空瓶中，压盖密封，振摇混匀，配成含氯乙烯单体 0.5～4.0μg 和偏二氯乙烯单体 1.5～5.0μg 的系列混合对照品溶液(应不少于 5 个浓度点，必要时可根据供试品实际情况调整线性范围)。

测定法

色谱条件

(1)固定相为聚乙二醇或(6%)氰丙基苯基-(94%)二甲基硅氧烷或相似填料的毛细管柱；程序升温，起始温度 40℃保持 12 分钟，以 60℃/min 升至 200℃，维持 5 分钟；进样口温度为 190℃；火焰离子化检测器温度为 210℃；载气流速为 0.8ml/min(推荐，可根据选择的色谱柱调整)。

(2)固定相为聚苯乙烯-二乙烯苯(30m×0.53mm×40μm)或相似填料的毛细管柱；程序升温，起始温度 80℃保持 5 分钟，以 10℃/min 升至 170℃，维持 5 分钟；以 60℃/min 升至 240℃，维持 20 分钟；进样口温度为 190℃；火焰离子化检测器温度为 250℃；载气流速为 2.3ml/min(推荐，可根据选择的色谱柱调整)。

第一法　外标法

取供试品溶液和对照品溶液，分别置于 70℃±1℃的条件下，平衡 30 分钟。分别进样(对照品溶液应连续进样不少于 3 次，三次所得氯乙烯单体和偏二氯乙烯单体的峰面积 RSD 应不大于 10%)，测定峰面积。按外标法以峰面积计算供试品中氯乙烯单体和偏二氯乙烯单体的量。

第二法　标准曲线法

取供试品溶液和对照品溶液，分别置于 70℃±1℃的条件下，平衡 30 分钟。分别进样(选取一个中间浓度的对照品溶液连续进样 3 次，所得氯乙烯单体和偏二氯乙烯单体的峰面积 RSD 应不大于 10%)，测定峰面积。绘制对照品溶液浓度与峰面积的标准曲线，其相关系数 r 应不小于 0.995。根据标准曲线计算供试品中氯乙烯单体和偏二氯乙烯单体的量。

【附注】(1)如只需测定氯乙烯单体或者偏二氯乙烯单体的量，对照品溶液配制时选取一种即可，无需配制混合对照溶液。

(2)对照品溶液配制时需在通风柜中操作。

4211　防潮组合瓶盖干燥剂吸湿率测定法

本法适用于带有硅胶、大分子筛或混合干燥剂[如硅胶∶大分子筛(4∶6)]，以纸板为阻隔材料的防潮组合盖中干燥剂吸湿率的测定。

吸湿率　在一定温度、相对湿度条件下，一定量的干燥剂放置一定时间，吸附水蒸气的重量与未吸湿时干燥剂重量的百分比。

饱和吸湿率　干燥剂吸附水蒸气达到平衡后测得的吸湿率。

短期吸湿率　干燥剂在规定短时间内吸附水蒸气测得的吸湿率。

试验环境　应在温度 25℃±2℃下进行试验。

仪器装置　分析天平，精度为 0.1mg；恒温恒湿箱，能控制温度±2℃，相对湿度±5%。

干燥剂饱和吸湿率

供试品制备及测定　在相对湿度小于 75% 的环境中，从封闭的包装袋中取 5 个成品瓶盖，精密称定(W_0)，把瓶盖放入温度为 25℃±2℃，相对湿度为 75%±5% 的恒温恒湿箱中，每隔一定时间(24 小时或 24 小时倍数)取出快速精密称定(W_1)，直至连续两次称量重量差异不超过 3mg/g 时视为吸湿达到平衡，方可结束试验。用镊子辅助小心取下纸板，取出已吸潮的干燥剂，把纸板和瓶盖擦拭干净，合并精密称定(W_2)。按下式计算饱和吸湿率，平行测定两份取算术平均值。

$$饱和吸湿率 = \frac{W_1 - W_0}{W_0 - W_2} \times 100\%$$

干燥剂短期吸湿率

供试品制备及测定　在相对湿度小于 60% 的环境中，从封闭的包装袋中取 5 个成品瓶盖，精密称定(W_0)，把瓶盖放入温度为 25℃±2℃，相对湿度为 60%±5% 的恒温恒湿箱中，1 小时后取出，精密称定(W_1)，用镊子辅助小心取下纸板，取出已吸潮的干燥剂，把纸板和瓶盖擦拭干净，合并精密称定(W_2)。按下式计算短期吸湿率，平行测定两份取算术平均值。

$$短期吸湿率 = \frac{W_1 - W_0}{W_0 - W_2} \times 100\%$$

4212　塑料容器乙醇透过量测定法

本法适用于盛装含乙醇制剂的外用液体药用塑料瓶和外用软膏剂用塑料复合管乙醇透过量的测定。

供试品的制备　取试样适量，精密称重，向瓶(管)中加入 50% 乙醇至标示装量，旋紧瓶(管帽)盖[复合管将尾部热封(用热封仪热合，条件 140～170℃，压力 0.2～0.4MPa，时间 2 秒，或者根据产品、工艺、生产设备的特性自定热合条件和密封方式)]。

带螺旋盖的外用液体药用塑料瓶，以适当扭矩将瓶与盖旋紧（扭矩见表1）。对于外用软膏剂用塑料复合管，为保证管嘴处密封，必要时应根据复合管的形状、尺寸等因素以适当扭矩将管帽盖与管身旋紧。

表 1   瓶与盖的扭矩

盖直径（mm）	扭矩（N·cm）
15～20	25～110
21～30	25～145
31～40	25～180

测定法 将制备好的供试品精密称重。在温度40℃±2℃条件下，放置7天，取出后，冷却至室温，立即精密称重。按下式计算：

$$乙醇透过量 = \frac{W_1 - W_2}{W_1 - W_0} \times 100\%$$

式中 W_0 为空瓶（管）重量，g；

      W_1 为试验前瓶（管）及溶剂重量，g；

      W_2 为试验后瓶（管）及溶剂重量，g。

4213   塑料容器乙二醇测定法

本法适用于以聚对苯二甲酸乙二醇酯（PET）或聚对苯二甲酸乙二醇酯 G（PET G）为主要原料生产的塑料容器中乙二醇的测定。

试剂 （1）高碘酸溶液   称取高碘酸 125mg，将其溶解于 10ml 水中，即得。

（2）硫酸溶液   将 50ml 硫酸缓慢加入 50ml 水中，在加入过程中不断搅拌，并将其冷却至室温，即得。

（3）亚硫酸氢钠溶液   称取亚硫酸氢钠 100mg，将其溶解于 10ml 水中，即得。本溶液配制后 7 日内使用。

（4）变色酸钠溶液   称取变色酸二钠二水合物 100mg，将其溶解于 100ml 硫酸中，即得。本溶液应避光保存，并在配制后 7 日内使用。

对照品溶液的制备   取乙二醇对照品适量，精密称定，并用水溶解，再逐级稀释成浓度约为 1μg/ml 的对照品溶液。

供试液的制备   取试样适量，加入提取介质水至其标示装量的 90%，并使提取液总量不少于 30ml。将试样用防渗透密封装置，如铝箔和适用的盖，密封。然后在 49℃±2℃下放置 10 天，取出，并冷却至室温，作为供试液。

空白液的制备   另取洁净的玻璃容器，加入用于制备供试液的同批水，同法制备空白液。

测定法   取 10ml 容量瓶三只，分别精密加入对照品溶液、供试液和空白液各 1.0ml。向上述 3 个容量瓶中各分别加入高碘酸溶液 100μl，混匀后，静置 60 分钟。然后，向各容量瓶中分别加入亚硫酸氢钠溶液 1.0ml，混匀。再向各容量瓶中加入变色酸钠溶液 100μl，混匀。再向各容量瓶内小心加入硫酸溶液 6ml，混匀，并冷却至室温。

用硫酸溶液将各溶液稀释至刻度，并混匀。照紫外-可见分光光度法（通则 0401），采用 1cm 吸收池，以空白液所制溶液为对照，在波长 575nm 处分别测定对照品溶液和供试液的吸光度。

供试液的吸光度应不大于对照品溶液的吸光度（相当于乙二醇不得过 1μg/ml）。

【附注】 所有溶液宜在加入变色酸钠溶液后 1 小时内测定。

4214   药包材元素杂质测定法

本法适用于药品包装组件在生产加工过程中因原材料引入或工艺残留的元素杂质的检测。基于药包材的材质及生产工艺特点和所包装药品质量要求，参考元素杂质（通则 0862），适用时，对药包材元素杂质总量和/或元素杂质浸出量进行测定。

第一部分   供试液的制备

一、元素杂质总量

1   塑料类

主要包含与药品直接接触的塑料组件，如注射剂用塑料组件、吸入制剂用塑料瓶及组件、滴眼剂用塑料瓶及组件等。重点关注的元素杂质包括但不限于钡、铜、镉、铅、锡、铬。

1.1   炽灼残渣法

将供试品剪碎，取 5.0g，精密称定，置坩埚中，缓缓炽灼至完全炭化，放冷，在 500～600℃ 炽灼使完全灰化，冷却后取出，加盐酸溶液（1→2）5ml 溶解，低温加热至盐酸蒸气除尽后，加 2% 硝酸溶液使残渣溶解，分次将溶解液转移至 25ml 量瓶中，并用 2% 硝酸溶液稀释至刻度，摇匀，即得。必要时用 0.45μm 微孔滤膜过滤。同法制备空白液。

1.2   微波消解法

将供试品剪碎，取 0.2g，精密称定，置消解管中，加硝酸 6ml 和浓过氧化氢溶液（30%）2ml，旋紧消解管，静置至少 8 小时，置微波消解仪中，参照表 1 设置参数，进行微波消解（可根据实际情况调整参数设置）。

表 1   微波消解程序

步骤	功率（W）	设置温度（℃）	爬坡（min）	保持时间（min）
1	1600	120	5	3
2	1600	150	8	5
3	1600	190	10	30

消解完全后，消解液应澄清，将消解液赶酸至约 1ml。用 2% 硝酸溶液将消解液转移至 25ml 量瓶中，稀释至刻度，摇匀，即得。必要时用 0.45μm 微孔滤膜过滤。同法制备空白液。

2　含纸类

主要包含药用铝塑封口垫片的纸板。重点关注的元素杂质包括但不限于砷、铅。

2.1　炽灼残渣法

(1)砷

取经高温分离后的纸板(必要时剪碎),取 2.0g,精密称定,置坩埚中,加氧化镁 1g 及 15％硝酸镁溶液 10ml,混匀,浸泡 4 小时。置水浴锅上蒸干,缓缓炽灼至完全炭化,放冷,在 500～600℃炽灼使完全灰化,冷却后取出。加水 5ml 使润湿,用细玻棒搅拌,再用少量水洗涤玻棒上附着的灰分至坩埚内。置水浴蒸干后再于 500～600℃炽灼 2 小时,冷却后取出。加水 2ml 润湿,再缓慢加入盐酸溶液(1→2)5ml,将溶液移入检砷装置中,坩埚用盐酸溶液(1→2)洗涤 3 次,每次 2ml,再用水洗 3 次,每次 5ml,合并洗液并转移至检砷装置中。

(2)铅

取经高温分离后的纸板(必要时剪碎),取 1.0g,精密称定,置坩埚中,缓缓炽灼至完全炭化,放冷,在 500～600℃炽灼使完全灰化,冷却后取出。再加入硝酸-高氯酸溶液(4:1)1ml,小火加热,必要时反复处理,直至残渣中无炭粒,待坩埚稍冷,加 2％硝酸溶液溶解残渣后,将试液转移至 25ml 量瓶中,坩埚用少量水洗涤,洗液并入量瓶,用水稀释至刻度,作为供试液。必要时用 0.45μm 微孔滤膜过滤。同法制备空白液。

2.2　微波消解法

取经高温分离后的纸板,将供试品剪碎,取 0.2g,精密称定,置消解管中,加硝酸 6ml 和浓过氧化氢溶液(30％)2ml,旋紧消解管,100℃预消解 1 小时,置微波消解仪中,推荐参照表 2 参数设置升温程序,进行微波消解(可根据实际情况调整参数设置)。

表 2　微波消解程序

步骤	功率(W)	设置温度(℃)	爬坡(min)	保持时间(min)
1	1600	120	5	3
2	1600	150	8	5
3	1600	190	10	30

消解完全后,消解液应澄清,将消解液赶酸至约 1ml。用 2％硝酸溶液将消解液转移至 25ml 量瓶中,稀释至刻度,摇匀,即得。必要时用 0.45μm 微孔滤膜过滤。同法制备空白液。

二、元素杂质浸出量

1　塑料类及橡胶密封件类

主要包含与药品直接接触的塑料类及橡胶密封件类组件,如注射剂用塑料组件、注射剂用橡胶密封件、吸入制剂用塑料瓶及组件、眼用制剂用塑料瓶及组件、预灌封注射器等。重点关注的元素杂质包括但不限于钡、铜、镉、铅、锡、铬、铝。

照药包材溶出物测定法(通则 4204)项下或各品种项下溶出物试验的方法制备供试液及空白液进行测定。

2　玻璃类

2.1　玻璃容器

重点关注的元素杂质包括但不限于砷、锑、铅、镉。浸出量测定结果以 mg/L 表示。

供试品为容器时,按照表 3 的取样数量取样,将供试品清洗干净,并用 4％醋酸溶液灌装至满口容量的 90％,对于安瓿等容量较小的容器,则灌装至瓶身缩肩部,用倒置烧杯[用平均线热膨胀系数 α(20～300℃)约为 3.3×10^{-6} K^{-1} 的硼硅玻璃制成,新烧杯须经过老化处理]或其他惰性材料盖住口部。98℃±1℃蒸煮 2 小时。冷却后取出,溶液即为供试液。必要时用 0.45μm 微孔滤膜过滤。同法制备空白液。

表 3　玻璃容器容量与取样数量

容量(ml)	数量(支)
10 及 10 以下	30
10 以上至 50	10
50 以上至 250	2
250 以上	1

2.2　玻璃管

重点关注的元素杂质包括但不限于砷、锑、铅、镉。浸出量测定结果以 mg/dm^2 表示。

供试品为玻璃管时,取总表面积(包括每截管的内、外表面及两端的截面)约为 100cm^2 的玻璃管,两端截面细工研磨后清洗干净,置装有 4％醋酸溶液 200ml 的容器中(必要时取样面积与浸提液体积等比例放大),98℃±1℃蒸煮 2 小时,冷却后取出,溶液即为供试液。必要时用 0.45μm 微孔滤膜过滤。同法制备空白液。

2.3　预灌封玻璃组件

重点关注的元素杂质包括但不限于砷、锑、铅、镉。

(1)预灌封注射器用硼硅玻璃套筒:按 2.1 玻璃容器项下的方法制备供试液。

(2)笔式注射器用硼硅玻璃套筒:取供试品,选用适宜的瓶塞物(如硅橡胶),封住套筒的小口端,按 2.1 玻璃容器项下的方法制备供试液。

(3)笔式注射器用硼硅玻璃珠:取供试品,按每 5 粒玻璃珠加浸提液 2ml 的比例(建议浸提液总体积不少于 50ml),取玻璃珠适量,置装有 4％醋酸溶液适量的容器中,98℃±1℃保持 2 小时,制备供试液。必要时用 0.45μm 微孔滤膜过滤。同法制备空白液。

3　陶瓷类

重点关注的元素杂质包括但不限于铅、镉。

按表 4 的要求取供试品,清洗干净,用 4％醋酸溶液灌装至距容器溢出口 5mm 处,若内部有装饰颜色或容积小于 20ml,灌装至溢出口沿,必要时测定浸泡液的体积,准确到±2%。在22℃±2℃浸提24小时，用不含铅、镉的硼硅玻璃或惰性材料铝箔等盖住供试品口部，以防溶液蒸发。浸泡结束后，将浸提液搅拌均匀，立即移入聚乙烯或聚丙烯容器中，浸提液即为供试液。必要时用 0.45μm 微孔滤膜过滤。同法制备空白液。

表 4　药用陶瓷容器容量与取样数量

容量(ml)	数量(支)
10 及 10 以下	30
10 以上至 50	10
50 以上至 250	2
250 以上	1

4　金属类

主要包含直接接触药品的药品包装用金属材料和容器，重点关注的元素杂质包括但不限于砷、汞、铅、镉、钴、镍、钒、铬、铜、钼、铝。

4.1　铝箔等条带状药品包装用金属材料

参照药包材溶出物测定法(通则 4204)中表 2 制备供试液和空白液。必要时用 0.45μm 微孔滤膜过滤。

4.2　金属容器类包装

参照药包材溶出物测定法(通则 4204)中表 2 制备供试液和空白液。必要时用 0.45μm 微孔滤膜过滤。

4.3　预灌封注射器不锈钢针

将 25 支除去护帽和玻璃套筒的供试品，加水(或其他所需浸提溶液)250ml，在 37～40℃下浸提 1 小时，浸提液即为供试液。必要时用 0.45μm 微孔滤膜过滤。同法制备空白液。

第二部分　标准溶液的制备

各品种分别制备相应的标准溶液，标准溶液的介质和酸度应与供试液保持一致，可根据待测元素的含量调整系列标准溶液的浓度。

第三部分　测定法

第一法　电感耦合等离子体质谱法

照电感耦合等离子体质谱法(通则 0412)测定。

第二法　电感耦合等离子体原子发射光谱法

照电感耦合等离子体原子发射光谱法(通则 0411)测定。

第三法　原子吸收分光光度法

照原子吸收分光光度法(通则 0406)测定。

第四法　原子荧光光谱法

照原子荧光光谱法(通则 0408)测定。

第五法　砷盐检查法

本法适用于"2 含纸类 2.1 炽灼残渣法(1)砷"，照砷盐检查法(通则 0822 第一法)测定。

【附注】(1)注意实验器皿对测定结果的影响，所用器皿均应经 10%～20% 硝酸溶液浸泡至少 8 小时，再用去离子水洗净并晾干后使用。

(2)经陶瓷坩埚炽灼的样品不得用于铝元素的测定。

(3)根据可获得的试验条件，微波消解法可调整预消解过程。

4215　塑料容器总对苯二甲酰测定法

本法适用于以聚对苯二甲酸乙二醇酯(PET)或聚对苯二甲酸乙二醇酯 G(PET G)为主要原料生产的塑料容器中总对苯二甲酰的测定。

提取介质　50% 乙醇(PET 材质)或 25% 乙醇(PET G 材质)、正庚烷。

供试液的制备　取试样适量，分别加入上述各提取介质至其标示装量的 90%，并使每种介质的提取液总量不少于 30ml。将试样用防渗透密封装置，如铝箔和适用的盖，密封。然后在 49℃±2℃下放置 10 天，取出，并冷却至室温，作为供试液。

空白液的制备　另取洁净的玻璃容器，分别加入用于供试液制备的同批提取介质，同法制备相应的空白液。

测定法　照紫外-可见分光光度法(通则 0401)，采用 1cm 吸收池，以空白液为对照，在波长 244nm 处测定 50% 乙醇或 25% 乙醇供试液的吸光度。

照紫外-可见分光光度法(通则 0401)，采用 1cm 吸收池，以空白液为对照，在波长 240nm 处测定正庚烷供试液的吸光度。

50% 乙醇、25% 乙醇和正庚烷供试液的吸光度均不得过 0.150(相当于总对苯二甲酰不得过 1μg/ml)。

4219　橡胶密封件挥发性硫化物检查法

本法适用于橡胶密封件挥发性硫化物的检查。

橡胶材料常使用硫或含硫化合物作为交联剂，硫化过程中交联剂难以反应完全，过量的硫或含硫化合物会产生游离硫。将这种硫化的橡胶材料置于水溶液提取的介质中，在一定的酸度条件下，会形成挥发性硫化物，这种释放出来的硫化物可以通过与醋酸铅试纸反应生成硫斑，通过比较试纸上留下的硫斑目视测得。

标准硫化钠溶液的制备　临用新制。取硫化钠 1.0g，加水溶解并稀释至 200ml，摇匀。精密量取 50ml，置碘量瓶中，精密加碘滴定液(0.05mol/L)25ml 与盐酸 2ml，摇匀，用硫代硫酸钠滴定液(0.1mol/L)滴定，至近终点时，加淀粉指示液 1ml，继续滴定至蓝色消失，并将滴定的结果用空白试验校正。每 1ml 碘滴定液(0.05mol/L)相当于 1.603mg 的 S。根据上述测定结果，量取剩余的原溶液适量，用水精密稀释成每 1ml 含 S 20μg 的溶液，即得。

第一法

标准硫斑的制备　精密量取标准硫化钠溶液 1ml，加入锥形瓶(推荐使用口径：19/26)中，再加 2% 枸橼酸溶液

50ml，将一张醋酸铅试纸置于锥形瓶瓶口上，用烧杯反扣其上，置高压灭菌器内，121℃±2℃保持 30 分钟，取出醋酸铅试纸，即得。

测定法　取总表面积为 20cm²±2cm² 的供试品（如有必要可切割），置锥形瓶（推荐使用口径：19/26）中，加水 1ml，再加 2% 枸橼酸溶液 50ml，将一张醋酸铅试纸置于锥形瓶瓶口上，用烧杯反扣其上，置高压灭菌器内，121℃±2℃保持 30 分钟，取出醋酸铅试纸，将生成的硫斑与上述标准硫斑比较，颜色不得更深。

第二法

仪器装置　照砷盐检查法（通则 0822）第一法（古蔡氏法）的仪器装置，A 为 150～250ml 标准磨口锥形瓶（推荐使用口径：19/26），测试时，上连导气管 C（其中不装入醋酸铅棉花），旋塞 D 的顶端平面上放一片醋酸铅试纸。

标准硫斑的制备　精密量取标准硫化钠溶液适量，用水精密稀释成每 1ml 含 S 10μg 的溶液，精密量取该液 1ml，置 A 瓶中，加 2% 枸橼酸溶液 50ml，将黏合固定好醋酸铅试纸的导气管 C 密塞于 A 瓶上，置高压灭菌器内，121℃±2℃保持 30 分钟，取出醋酸铅试纸，即得。

测定法　取总表面积为 10cm²±1cm² 的供试品（如有必要可切割），置 A 瓶中，加水 1ml，再加 2% 枸橼酸溶液 50ml，将黏合固定好醋酸铅试纸的导气管 C 密塞于 A 瓶上，置高压灭菌器内，121℃±2℃保持 30 分钟，取出醋酸铅试纸，将生成的硫斑与上述标准硫斑比较，颜色不得更深。

【附注】也可采用九水硫化钠对照品制备成每 1ml 含 S 20μg 的标准硫化钠溶液。

4220　橡胶密封件灰分测定法

本法适用于橡胶密封件灰分的测定。

取供试品适量，剪成大小不超过 5mm×5mm×5mm 的颗粒，取 1.0g 或适宜的重量，置已炽灼至恒重的坩埚中，精密称定，缓缓炽灼至完全炭化（应防止试样产生明火），放冷；在 800℃±25℃炽灼 2 小时，移置干燥器中，放冷，精密称定，由残渣的重量和取样量计算灰分百分含量。

4221　橡胶密封件水分测定法

本法适用于橡胶密封件中水分含量的测定。

第一法　卡氏干燥炉-库仑滴定法

供试品的制备应在温度 23℃±2℃，相对湿度 50%±5% 条件下进行。

取供试品不少于 10 个，从每个供试品冠部垂直切取至少一块，每个切块长度为 4～7mm，取所有切块，精密称取适量（含水量为 0.5～5mg），置卡氏干燥炉中，于 140℃±2℃条件下测定，记录含水量随时间递增曲线直至曲线斜率趋近于常数。取曲线斜率趋近于常数的 5 个时间点（如 90 分钟、

85 分钟、80 分钟、75 分钟、70 分钟）的数据，以测试时间为 x 轴，含水量为 y 轴，绘制含水量曲线，截距即为供试品含水量；同时做空白试验。按下列公式计算：

$$供试品中水分含量 = \frac{m_1 - m_0}{m \times 1000} \times 100\%$$

式中　m 为供试品的重量，mg；

m_0 为测出的空白含水量，μg；

m_1 为测出的供试品含水量，μg。

第二法　烘干法

本法适用于不含或含少量挥发性成分的橡胶密封件。

取供试品不少于 10 个，分别从不同供试品冠部剪取适量，快速制成大小不超过 3mm×3mm×3mm 的颗粒，混匀，取 2～5g，平铺于干燥至恒重的扁形称量瓶中，厚度不超过 5mm，精密称定，在 110℃干燥 5 小时，取出，移置干燥器中，放冷，精密称定。根据减失的重量和取样量，计算供试品中水分含量（%）。

4222　橡胶密封件表面硅油量测定法

本法适用于橡胶密封件表面硅油量的测定。

橡胶密封件需要硅化处理以增加润滑性，使其在贮存及运输过程中减少因摩擦产生的微粒，便于分装与压塞。硅油是一种使用广泛、性能优良的橡胶密封件润滑剂，最常用的是二甲硅油。本方法采用红外光谱原理进行测定，二甲硅油在（1260±10）cm⁻¹ 波数具有明显的 Si—CH₃ 弯曲振动特征吸收峰，利用此特征波数的吸收峰高进行测定。

仪器装置　采用傅里叶变换红外光谱仪测定。仪器应符合红外光谱法（通则 0402）的要求，需配备相应的液体池附件。

对照品溶液的制备　取二甲硅油（推荐使用运动黏度 300～1000mm²/s）约 0.5g，精密称定，置 25ml 量瓶中，用环己烷溶解并稀释至刻度，摇匀，作为对照品贮备液。精密量取对照品贮备液适量，用环己烷定量稀释制成每 1ml 中分别约含 0.3mg、0.5mg、1.0mg、2.0mg、4.0mg 和 10.0mg 的溶液，作为对照品溶液。

供试品溶液的制备　取供试品（表面积不少于 200cm²），按表面积与异丙醇体积 2.5cm²/ml 的比例加入异丙醇，浸泡 5 分钟，振摇，将溶液转移至鸡心瓶中，橡胶密封件用异丙醇 20ml 荡洗，洗液合并至鸡心瓶中，于 65℃旋转蒸干，加环己烷适量溶解，转移至 5ml 量瓶中，用环己烷稀释至刻度，摇匀，作为供试品溶液。

测定法　照红外光谱法（通则 0402）中透射模式或反射模式进行测定，将对照品溶液及供试品溶液分别注入相应的液体池，密闭。以环己烷为背景进行扫描，在 4000～700cm⁻¹ 波数扫描对照品溶液及供试品溶液的红外光谱，计算在 1260cm⁻¹ 波数附近的吸光度（以峰高计），绘制标准曲线，按以下公式计算橡胶密封件表面硅油量。

$$X = \frac{c \times V}{n} \times 1000$$

式中　X 为供试品表面硅油量，$\mu g/$个；

$\quad c$ 为标准曲线求出的供试品溶液中硅油浓度，mg/ml；

$\quad V$ 为供试品溶液体积，ml；

$\quad n$ 为橡胶密封件取样量，个。

或

$$X = \frac{c \times V}{n \times S} \times 1000$$

式中　X 为供试品表面硅油量，$\mu g/cm^2$；

$\quad c$ 为标准曲线求出的供试品溶液中硅油浓度，mg/ml；

$\quad V$ 为供试品溶液体积，ml；

$\quad n$ 为橡胶密封件取样量，个；

$\quad S$ 为橡胶密封件表面积，$cm^2/$个。

4223　硅橡胶密封件特定残留物检查法

本法适用于硅橡胶密封件中配方和工艺引入的特定残留物的检查，主要包括含苯化合物、正己烷不挥发物、挥发性物质、矿物油、过氧化物等。

含苯化合物　取供试品 2.0g，精密称定，加正己烷 100ml，称重。加热回流 4 小时，冷却至室温，用正己烷补足减失重量。用 G3 或 G4 垂熔漏斗快速滤过，取续滤液作为供试液，同法制备空白液。

取上述两种溶液，照紫外-可见分光光度法（通则 0401），在 250～340nm 的波长处测定最大吸光度。

正己烷不挥发物　量取含苯化合物项下供试液及空白液各 25.0ml，分别置已恒重的蒸发皿中，水浴蒸干，再在 105℃ 干燥 1 小时后称重，计算供试液与空白液不挥发物重量之差。

挥发性物质　取经无水氯化钙干燥 48 小时后的供试品 5.0g，精密称定，置已恒重的称量瓶中，在 200℃ 干燥 4 小时，精密称定，计算供试品减失重量。

$$X = \frac{(m_0 + m_b) - m_1}{m_0} \times 100\%$$

式中　X 为减失重量的百分比，%；

$\quad m_0$ 为供试品初始重量，g；

$\quad m_b$ 为已恒重称量瓶重量，g；

$\quad m_1$ 为加热干燥后供试品和称量瓶总重量，g。

矿物油　取供试品 2.0g，置具塞锥形瓶中，加氨水-吡啶（5∶95）混合液 30ml，振摇 2 小时，滤过，取续滤液至纳氏比色管中，置 365nm 的紫外光灯下检查，观察是否呈荧光；若呈荧光，与每 1ml 含 10μg 硫酸奎宁的 0.005mol/L 的硫酸溶液比较。

过氧化物（适用于以过氧化物为催化剂的硅橡胶密封件）

取供试品 5.0g，加二氯甲烷 150ml，密闭，机械搅拌 16 小时，快速滤过，滤液收集在碘量瓶中。使瓶中充满氮气，加入 20% 碘化钠冰醋酸溶液（临用新配）1ml，加塞密闭，充分振摇，避光静置 30 分钟。加水 50ml，加淀粉指示液 0.25ml，立即用硫代硫酸钠滴定液（0.01mol/L）滴定至水层无色。同法做空白试验。计算供试品与空白消耗硫代硫酸钠滴定液（0.01mol/L）之差。

4225　口服固体药用干燥剂含水率和饱和吸湿率测定法

本法适用于硅胶、分子筛等干燥剂含水率和饱和吸湿率的测定。

含水率　已知质量的干燥剂在指定温度下干燥一定时间后，损失重量与初始干燥剂重量的百分比。

饱和吸湿率　干燥剂吸附水蒸气达到平衡后测得的吸湿率。

试验环境　应在温度 25℃±2℃ 下进行试验。

一、含水率

仪器装置　分析天平，精度为 0.1mg；烘箱，能控制温度在 180℃±5℃ 或 150℃±5℃；高温炉，能控制温度在 575℃±25℃ 或 950℃±25℃。

硅胶　去除固体药用干燥剂包装，取出干燥剂 3～5g，置于已恒重的称量瓶（W_0）中，精密称定（W_1），干燥剂在瓶内的厚度须均匀，且厚度不超过 10mm。置 180℃±5℃ 或 150℃±5℃ 的烘箱中加热干燥 4 小时，取出放置于干燥器内，冷却，精密称定（W_2），按下式计算含水率，平行测定两份取算术平均值。

分子筛　去除固体药用干燥剂包装，取出干燥剂 3～5g，置于已恒重的坩埚（W_0）中，精密称定（W_1）。置 575℃±25℃ 或 950℃±25℃ 的高温炉中，烘干 1 小时，取出，放入干燥器内，冷却，精密称定（W_2），按下式计算含水率，平行测定两份取算术平均值。

$$含水率 = \frac{W_1 - W_2}{W_1 - W_0} \times 100\%$$

二、饱和吸湿率

仪器装置　分析天平，精度为 0.1mg；恒温恒湿箱，温度精度为 0.6℃，相对湿度精度为 5%。

试验条件　参考（但不限于）的常用试验条件如下（可根据干燥剂实际使用的环境湿度范围，选择适宜的测定湿度）：

硅胶　温度：25℃±2℃，相对湿度：20%±5%
　　　　温度：25℃±2℃，相对湿度：50%±5%
　　　　温度：25℃±2℃，相对湿度：90%±5%

分子筛　温度：25℃±2℃，相对湿度：20%±5%
　　　　　温度：25℃±2℃，相对湿度：40%±5%
　　　　　温度：25℃±2℃，相对湿度：80%±5%

供试品制备及测定　去除固体药用干燥剂包装，取出干燥剂 3~5g，置于称量瓶(W_0)中，精密称定(W_1)，将该称量瓶放入恒温恒湿箱中，每隔一定时间(24 小时或 24 小时倍数)取出快速精密称定(W_2)，直至连续两次称量重量差异不超过 3mg/g 时视为吸湿达到平衡，方可结束试验。按下式计算饱和吸湿率，平行测定两份取算术平均值。

$$饱和吸湿率 = \frac{W_2 - W_1}{W_1 - W_0} \times 100\%$$

4226 预灌封注射器钨溶出量测定法

本法适用于玻璃预灌封注射器中钨溶出量的测定。

玻璃预灌封注射器通常由玻璃管通过热成型工艺生产，其中一个重要步骤是锥体通道的形成，通常使用一个由耐高温材料制成的细针打通，如钨针。在使用钨针的情况下，可能在玻璃套筒内表面造成钨残留，其存在形态主要有钨单质、氧化钨、钨酸盐等。考虑到预灌封注射器拟包装药品的多样性及残留钨形态的多样，本法给出了两种浸提方式，即使用两种浸提介质开展浸提。方法一仅适用于评价预灌封注射器中水溶性钨的溶出量；方法二适用于评价预灌封注射器中不同形态钨的溶出量，即测定预灌封注射器中钨的全部残留量，该浸提方式是一种加严的可接受替代方法。

本法照电感耦合等离子体原子发射光谱法(通则 0411)或电感耦合等离子体质谱法(通则 0412)测定。

仪器装置

电感耦合等离子体原子发射光谱仪(ICP-OES)，照电感耦合等离子体原子发射光谱法(通则 0411)要求。

电感耦合等离子体质谱仪(ICP-MS)，照电感耦合等离子体质谱法(通则 0412)要求。

超声波恒温清洗机。

供试品溶液的制备

第一法

用于玻璃预灌封注射器中水溶性钨溶出量的测定。

灌装 取 1 支预灌封注射器，并装配好配套的活塞和推杆，作为参比。精确量取一定体积(标示装量)的水至适宜容器中，通过针头或鲁尔通道将全部体积的水抽吸到注射器中，注意不要吸入空气。将注射器尖端朝上，小心地推动推杆，去除意外吸入的空气。然后加上配套的注入水的护帽，将注射器密闭，用永久性记号笔标记此时的灌装水平(基准线位置)。然后用合适的方法，如直尺等，将此灌装水平转移到待测注射器中，见图 1。

另取预灌封注射器 60 支，并装配好配套的活塞和推杆，分别吸取水，使液面紧贴标记下方，注意不要吸入空气。在护帽中注入水，用其将注射器密闭。用纸巾擦去多余的液体。

浸提 将灌装好的预灌封注射器竖直(尖端朝下)放在架子上，再置于预先加热至 75℃±5℃ 的超声波水浴中，在频率为 45kHz、功率至少为 16W/L 条件下，浸提 1 小时。然后取出架子，用纸巾轻轻擦拭每个注射器表面的液体。取出

注射器，将其护帽朝上。敲击护帽，使气泡流向锥体通道，将活塞上的推杆旋紧，向后拉动推杆，将锥体头/针头中的浸提液移出，然后取下护帽。将浸提液转移至样品管中。再在每个预灌封注射器中吸入水至标记处进行冲洗，合并冲洗液至同一样品管中，重复操作两次，完成第一次浸提。从"分别吸取水，使液面紧贴标记下方"起，重复操作，进行第二次浸提，合并浸提液至同一样品管中，即得供试品溶液。

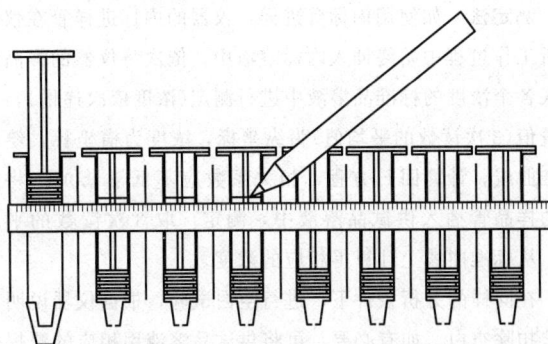

图 1 灌装水平转移示意图

第二法

用于玻璃预灌封注射器中不同形态钨溶出量的测定。

以"0.01mol/L 氢氧化钠溶液"作为浸提介质和冲洗液，照第一法操作进行两次浸提，制备供试品溶液。

钨标准贮备液的制备

精密量取钨单元素标准溶液适量，用相应浸提介质(水或 0.01mol/L 氢氧化钠溶液)稀释，制成每 1ml 含钨 $10\mu g$ 的溶液，即得。

钨的测定

1. 电感耦合等离子体原子发射光谱法

测定条件 仪器应符合使用要求，工作参数可根据具体情况进行优化。检测波长为 207.912nm 或 220.449nm。

标准曲线的制备 分别精密量取钨标准贮备液适量，用相应浸提介质(水或 0.01mol/L 氢氧化钠溶液)稀释，制成每 1ml 分别含钨 0、20ng、50ng、100ng、200ng、500ng 的溶液，本液应临用配制。

测定法 在选定的分析条件下，依次将仪器的样品管插入各个浓度的标准品溶液中进行测定(浓度依次递增)，以测量值(3 次读数的平均值)为纵坐标，浓度为横坐标，绘制标准曲线，计算回归方程，相关系数应不低于 0.99。将仪器的样品管插入供试品溶液中，测定，取 3 次读数的平均值。从标准曲线上计算得相应的浓度。

在同样的分析条件下，进行空白试验，根据仪器说明书要求扣除空白。如有必要，可将供试品溶液用相应的浸提介质进行适当稀释后测定。

2. 电感耦合等离子体质谱法

测定条件 仪器应符合使用要求，工作参数可根据具体情况进行优化。钨的质量数为 182、183 或 184。内标(如

Tl、Re、Ir)可以在每个供试品溶液和标准品溶液中分别直接加入，也可以通过内标进样管在线加入。对于直接加入，建议内标浓度为50ng/ml。对于在线加入，内标贮备液浓度应尽可能高，以便在雾化器系统中提供50ng/ml的浓度。

标准曲线的制备 分别精密量取钨标准贮备液适量，用相应浸提介质(水或0.01mol/L氢氧化钠溶液)稀释，制成每1ml分别含钨0、10ng、20ng、50ng、100ng、200ng、500ng的溶液，本液应临用配制。

测定法 如使用内标管进样，仪器的内标进样管在仪器分析工作过程中始终插入内标溶液中，依次将仪器的样品管插入各个浓度的标准品溶液中进行测定(浓度依次递增)，以测量值(3次读数的平均值)为纵坐标，浓度为横坐标，绘制标准曲线，计算回归方程，相关系数应不低于0.99。将仪器的样品管插入供试品溶液中，测定，取3次读数的平均值。从标准曲线上计算得相应的浓度。

在同样的分析条件下，进行空白试验，根据仪器说明书要求扣除空白。如有必要，可将供试品溶液用相应的浸提介质进行适当稀释后测定。

结果表示

根据测得的钨浓度(ng/ml)计算每支预灌封注射器钨溶出的绝对量，结果以每支预灌封注射器中的钨溶出量(ng/支注射器)表示。

【附注】实验过程中推荐使用硬质塑料容器，如聚四氟乙烯容器，如使用玻璃容器应注意使用的容器不应影响检测结果。

4227 预灌封注射器硅油量测定法

本法适用于预灌封注射器用套筒中硅油含量的测定。

硅油是对预灌封注射器用套筒内表面进行润滑处理时的常用润滑剂，其目的是改善滑动性能。

仪器装置 精度为0.1mg的电子天平，烘箱和水浴锅。

测定法 取样品32支(对于标示装量大于3ml的产品，可适当减少取样量)，分别加入硅溶剂(如乙酸乙酯，分析纯)至套筒卷边处，静置5分钟使硅油溶解后，倾取硅溶剂至已恒重的蒸发皿(m_{11})中，再向每支套筒中加入硅溶剂1ml，润洗套筒内表面，合并溶剂至前述蒸发皿中，作为供试液。然后置水浴上蒸干，移至烘箱中，在105℃下干燥至恒重(m_{12})。

取相同体积的同批硅溶剂，至已恒重的蒸发皿(m_{01})中，作为空白液。然后置水浴上蒸干，移至烘箱中，在105℃下干燥至恒重(m_{02})。

按下式计算每支预灌封注射器套筒的平均硅油量。

$$M = \frac{[(m_{12}-m_{11}) - (m_{02}-m_{01})]}{n} \times 1000$$

式中 M 为每支预灌封注射器套筒的平均硅油量，mg/支；

m_{11} 为未加入供试液的蒸发皿质量，g；

m_{12} 为加入供试液的蒸发皿质量，g；

m_{01} 为未加入空白液的蒸发皿质量，g；

m_{02} 为加入空白液的蒸发皿质量，g；

n 为供试品数量，支。

4228 药品包装用陶瓷吸水率测定法

本法适用于药品包装用陶瓷容器吸水率的测定。

测定原理 采用真空或煮沸的方法，将干燥的陶瓷试样置于水中吸水至饱和，所吸的水的质量与干燥陶瓷试样的质量之比为吸水率。

仪器装置

电子天平(精度为0.001g)、真空装置(真空度不低于0.095MPa)、烘箱(工作温度可达110℃，温差在±5℃之间)、煮沸装置、棉布巾一块。

供试品的制备 取试样3个，在每个样品的底部取重约10g试样两块，试样应无裂纹等表面缺陷。对不能取出2块试样的样品则需样品6个，每件样品可只取1块试样。磨去试样表面釉层，和尖锐的边角，各试样总表面积接近。磨后的试样质量不足10g的，应尽可能保持最大质量。将试样冲洗干净，作为供试品。对于难以磨去表面釉层的试样，可使用相同批次未施釉的素胚。

测定法

第一法　真空法

将供试品在110℃±5℃的烘箱中干燥至恒重，精密称量，记录质量(m_0)。将试样置于真空装置内，向真空容器注入水，直到水面高于试样最高处10mm为止，维持0.095MPa真空1小时。取出供试品，用已吸水饱和的布揩去试样表面附着水，迅速精密称量，记录质量(m_1)。

第二法　煮沸法

将供试品在110℃±5℃的烘箱中干燥至恒重，精密称量，记录质量(m_0)。

将供试品置于盛水的容器中(试样之间及试样与容器间要求相互隔开)，煮沸3小时，煮沸期间水面应保持高于试样10mm以上，停止加热并使试样浸泡在水中冷却至室温。取出供试品，用已吸水饱和的布揩去试样表面附着水，迅速精密称量，记录质量(m_1)。

结果表示与计算 按下式进行计算，结果以所测供试品吸水率的算术平均值表示。

$$w = \frac{m_1 - m_0}{m_0} \times 100\%$$

式中 w 为试样吸水率，%；

m_0 为干燥供试品的质量，g；

m_1 为吸水饱和供试品的质量，g。

4229 金属涂料涂层双酚 A 单体浸出量测定法

本法适用于药品包装用金属材料和容器内涂料涂层中的

双酚 A 单体浸出量的测定。

照高效液相色谱法（通则 0512）、质谱法（通则 0431）测定。

供试品溶液的制备 取样品不少于 2 个，分别加入乙醇至标示容量，用无涂层的惰性材料封口，密闭，在 70℃±2℃ 下浸提 24 小时，摇匀后立即倒出，合并，放冷至室温，必要时用乙醇补充至原体积，混匀，作为供试液。另取同批乙醇作为空白液。

对照品溶液的制备 精密称取双酚 A 对照品适量，用甲醇稀释制成每 1ml 含 0.01mg 双酚 A 的溶液，即得双酚 A 标准贮备液（0～5℃ 贮存）。精密量取双酚 A 标准贮备液适量，用乙醇定量稀释制成每 1ml 中分别约含 0.2μg、0.5μg、0.8μg、1.0μg 和 2.0μg 的溶液（高效液相色谱法），或 0.01μg、0.02μg、0.05μg、0.08μg 和 0.1μg 的溶液（液相色谱-串联质谱法），作为对照品溶液。

测定法

第一法 高效液相色谱法

色谱条件与系统适用性要求 用十八烷基硅烷键合硅胶为填充剂；以甲醇-水（70∶30）为流动相；检测波长为 280nm。精密量取双酚 A 标准贮备液适量，加供试品溶液稀释制成每 1ml 中约含 0.5μg 的溶液，作为系统适用性溶液，取 10μl 注入液相色谱仪，双酚 A 与相邻色谱峰的分离度应符合要求。

测定法 取对照品溶液、空白溶液和供试品溶液各 10μl，分别注入液相色谱仪，记录色谱图，测定峰面积，绘制标准曲线。从标准曲线上确定供试品溶液中双酚 A 的量，计算，即得。

第二法 液相色谱-串联质谱法

本方法采用液相色谱-质谱仪进行测定。采用多反应监测（MRM），以保留时间和碎片的丰度比定性，标准曲线法定量。

色谱、质谱条件与系统适用性试验 以十八烷基硅烷键合硅胶为填充剂；以甲醇-水-氨水（70∶30∶0.1）为流动相；柱温 30℃；流速每分钟 0.3ml。

以三重四级杆串联质谱仪检测；电喷雾离子源（ESI），采集模式为负离子模式，化合物监测离子对和碰撞电压（CE）见表 1。

表 1 双酚 A 的监测离子对和碰撞电压参考值

化合物	母离子 （m/z）	子离子 （m/z）	CE （eV）
双酚 A	227	211.9[1]	10
	227	132.8	20

注：1 为定量离子。对于不同的质谱仪器，碰撞电压可能存在差异，必要时进行优化。

测定法 取对照品溶液、空白溶液和供试品溶液各 3μl，分别注入液相色谱-串联质谱仪，记录色谱图，测定双酚 A 定量离子峰面积，绘制标准曲线。从标准曲线上确定供试品

溶液中双酚 A 的量，计算，即得。

【附注】 一般采用第一法。当供试品溶液的干扰峰与双酚 A 色谱峰不能分离，推荐用第二法进行定性及定量测定。

4401 药包材无菌和微生物限度检查法

本法包括药包材成品的无菌检查法和微生物限度检查法。本法是以培养为基础的经典微生物检查方法。随着微生物分析技术的迅速发展，一些快速或实时检测技术可引入到微生物质量控制中。在采用新检测技术时，应根据不同应用场景参考药品微生物检验替代方法验证指导原则（指导原则 9201）等国内外相关文件进行替代方法的验证。

1. 无菌检查法

药包材无菌检查法系用于检查药包材是否无菌的一种方法。若供试品符合无菌检查法的规定，仅表明供试品在该检验条件下未发现微生物污染。

药包材无菌检查的试验环境、培养基及其适用性检查、稀释液、冲洗液、方法适用性试验、培养条件、结果观察及判断等应按照无菌检查法（通则 1101）进行。

药包材无菌检查的检验数量一般参照无菌检查法（通则 1101）表1和表 2 中的"医疗器械"有关规定。

无菌药包材需要在洁净区内参与药品的无菌生产，一般需对供试品的内外表面进行无菌检查。鉴于药包材的形制等与药品不同，可按照如下方法或经验证的其他方法进行供试品处理及接种培养基，未列出的品种可参照进行。

预灌封注射器、滴眼剂瓶、软膏管、密封件等供试品 取规定数量供试品，必要时将其拆散或切碎，分别全量接种于足以浸没供试品的适量培养基中。

塑料瓶、软袋等供试品 取规定数量供试品，分别用冲洗液充分冲洗供试品内外表面，合并冲洗液，参照无菌检查法（通则 1101）"水溶性液体供试品"项下方法操作。

2. 微生物限度检查法

药包材微生物限度检查法包括微生物计数法及控制菌检查法。微生物计数法系用于能在有氧条件下生长的嗜温细菌和真菌的计数，包括需氧菌总数、霉菌和酵母菌总数测定。控制菌检查法系用于在规定的试验条件下，检查供试品中是否存在特定的微生物。

药包材微生物限度检查的试验环境、培养基及其适用性检查、稀释液、方法适用性试验、培养条件、结果判断等应按照非无菌产品微生物限度检查：微生物计数法（通则 1105）、非无菌产品微生物限度检查：控制菌检查法（通则 1106）进行。

容器类、实体类等药包材供试品的检验量一般不少于 5 个；片材类供试品的检验量一般不少于 500cm²（按单面计），取 5 等份，每份 100cm²。

以相当于 1 个或 100cm² 供试品的菌落数报告需氧菌总数、霉菌和酵母菌总数结果；以相当于 1 个或 100cm² 供试

品中是否检出控制菌报告控制菌检查结果。

鉴于药包材的形制等与药品不同，可按照如下方法或经验证的其他方法进行供试液制备，未列出的品种可参照进行。

容器类(瓶、管等)供试品 取规定数量供试品，采用冲洗法，每个供试品分别加入一定体积冲洗液，充分振摇(振摇前，采用将瓶盖旋紧、用夹子将管尾端密闭等适宜的方式将供试品密闭)冲洗供试品内腔，合并冲洗液，混匀，即得供试液。

实体类(密封件、垫片等)、片材类(铝箔、膜、硬片等)供试品 取规定数量供试品，必要时可预先剪碎处理，采用振摇法，置盛有一定体积冲洗液的无菌容器中，充分振摇荡洗供试品，即得供试液。视情况也可分别冲洗供试品，合并冲洗液，混匀，即得供试液。

4411 药包材细胞毒性试验方法

本法系将供试品或供试品溶液接触细胞，通过对细胞形态、增殖和抑制影响的观察，评价供试品在体外对细胞的毒性作用。

试验用细胞 推荐使用小鼠成纤维细胞 L-929。试验时采用传代 48~72 小时生长旺盛的细胞。

试验前的准备 与供试品、供试品溶液及细胞接触的所有器具均需无菌。必要时可采用湿热灭菌，如 115℃保持 30 分钟；干热灭菌，如 250℃保持 30 分钟或用 180℃保持 2 小时。

供试品溶液的制备 提取溶剂的选择宜反映出提取的目的，优先选用含血清哺乳动物细胞培养基作为提取溶剂，将供试品切成条或块状，如 0.5cm×2cm 条状，按表 1 选择提取比例，使供试品浸没在提取溶剂中。按表 2 选择提取条件(若采用含血清培养基，应用 37℃±1℃的条件)。如需对供试品进行灭菌，应考虑灭菌过程对供试品的影响。

表 1　供试品表面积或质量与提取溶剂体积的比例

厚度 (mm)	提取比例 (表面积或质量/体积)±10%
0.5 及 0.5 以下	6cm²/ml
0.5 以上至 1.0	3cm²/ml
1.0 以上	1.25cm²/ml
不规则形状	0.2g/ml

表 2　提取条件

提取温度(℃)	提取时间(小时)
37±1	24±2
37±1	72±2
50±2	72±2
70±2	24±2
121±2	1±0.1

第一法　相对增殖度法

阴性对照液制备 不加供试品的细胞培养液。

阳性对照液制备 取生物毒性阳性参比物质，照供试品溶液制备项下的规定进行，也可使用含有 6.3％苯酚的细胞培养液。

试验方法 取 33 个培养瓶，分别加入 $4×10^4$ 个/ml 浓度细胞悬液 1ml，细胞培养液 4ml，置 37℃±1℃，5％±1％CO₂ 的条件下培养 24 小时。培养 24 小时后弃去原培养液。

阴性对照组：取 13 个培养瓶加入 5ml 阴性对照液；

阳性对照组：取 10 个培养瓶加入 5ml 阳性对照液；

供试品组：取 10 个培养瓶加入 5ml 含 50％供试品溶液的细胞培养液。

以上各组置 37℃±1℃，5％±1％ CO₂ 的条件下继续培养 7 天。

细胞形态学观察和计数：在更换细胞培养液的当天，取 3 瓶阴性对照组，并在更换细胞培养液后第 2 天、第 4 天、第 7 天，每组各取 3 瓶进行细胞形态观察和细胞计数。

毒性评定 按表 3 分析细胞形态，按表 4 细胞相对增殖度进行分级。

表 3　细胞形态分析表

反应程度	细胞形态
无毒	细胞形态正常，贴壁生长良好，细胞呈棱形或不规则三角形
轻微毒	细胞贴壁生长好，但可见少数细胞圆缩，偶见悬浮死细胞
中度毒	细胞贴壁生长不佳，细胞圆缩较多，达 1/3 以上，见悬浮死细胞
重度毒	细胞基本不贴壁，90％以上呈悬浮死细胞

表 4　细胞相对增殖度分级表

分级	相对增殖度(%)
0	≥100
1	75~99
2	50~74
3	25~49
4	1~24
5	0

根据各组细胞浓度按下式计算细胞相对增殖度(RGR,%)。

$$RGR=\frac{供试品组（或阳性对照组）细胞浓度平均值}{阴性对照组细胞浓度平均值}×100\%$$

结果评价 供试品组相对增殖度(以第 7 天的细胞浓度计算)为 0 级或 1 级判为合格。供试品组相对增殖度为 2 级，应结合形态综合评价，轻微毒或无毒的判为合格。供试品组相对增殖度为 3~5 级判为不合格。

第二法　琼脂扩散法

本法适用于弹性体细胞毒性的测定。当聚合物样品中可提取的化学物质扩散时，琼脂层可起到隔垫的作用保护细胞免受机械损伤。材料中的提取物将通过一张滤纸(表面积不小于 100mm²）被进行试验。

阴性对照制备　取无生物毒性参比物质，例如高密度聚乙烯，按照供试品溶液制备项下的规定进行。

阳性对照制备　取生物毒性阳性参比物质，例如含有二乙基二硫代氨基甲酸锌的聚氨酯（ZDEC），按照供试品溶液制备项下的规定进行。可采用 10% 二甲基亚砜（DMSO）溶液，附着到生物惰性吸收性（例如超细硼硅玻璃纤维滤纸）的基质上。

试验方法　取细胞悬浮液（$1×10^5$ 个/ml）7ml，均匀分散至直径 60mm 的培养皿中。置于 $37℃±1℃$ 含 $5%±1%$ CO_2 气体的细胞培养箱中培养 24 小时至近汇合单层细胞，弃去培养皿中培养基，将溶化琼脂冷却至 48℃ 左右与含 20% 血清的 2 倍新鲜哺乳动物细胞培养基混合，使琼脂最终质量浓度不大于 2%，在每只培养皿内加入新制备的含琼脂培养基（要足够薄以利于可沥滤物的扩散）。

含琼脂培养基凝固后，可用适当的染色方法染色。将供试品、阴性对照、阳性对照小心地放在培养皿的固化琼脂层表面。

每个供试品、阴性对照、阳性对照试样间尽量保持合适的距离并远离培养皿壁，每一培养皿中放置不超过 3 个试样，每个试样至少设置 2 个平行。置 $37℃±1℃$，$5%±1%$ CO_2 的细胞培养箱中至少培养（24±2）小时。用显微镜观察每个供试品、阴性对照、阳性对照试样反应区域。用活体染料，如中性红可有助于检测细胞毒性。

结果评价　按表 5 进行细胞毒性评价和分级。如阴性对照为 0 级（无毒）、阳性对照不小于 3 级（中度毒），则细胞培养试验系统有效。

表 5　琼脂扩散试验的毒性分级

分级	毒性	毒性区域的描述
0	无毒	试样周围和试样下面无可见的毒性区域
1	轻微毒	试样下面有一些退化或畸变的细胞
2	轻度毒	毒性区域不超出试样边缘 0.45cm
3	中度毒	毒性区域超出试样边缘 0.45~1.0cm
4	重度毒	毒性区域超出试样边缘大于 1.0cm

供试品和/或供试品溶液细胞毒性分级不大于 2 级（轻度毒）时，则判为合格。

第三法　直接接触法

供试品制备　采用供试品的平整部分，表面积不小于 100mm²。

阴性对照制备　取高密度聚乙烯或无生物毒性参比物质，与供试品相同方式制备。

阳性对照制备　取生物毒性阳性参比物质，与供试品相同方式制备。

试验方法　取生长旺盛的细胞悬浮液（$1×10^5$ 个/ml）2ml，置直径 35mm 的平皿中培养单层细胞。置于细胞培养箱中培养 24 小时至近汇合单层细胞，吸去培养基，替换为 0.8ml 的新鲜培养基。

在每个培养皿中单独放置 1 个供试品、阳性对照或阴性

对照，每个试样至少设置 2 个平行。将所有的培养物置 $37℃±1℃$ 含 $5%±1%$ CO_2 的细胞培养箱中至少培养 24 小时，培养箱宜保持适当的湿度。显微镜下观察每个供试品、阴性对照、阳性对照周围，必要时应进行染色。

结果评价　按照琼脂扩散法结果评价项下的规定进行。若样品不超过 2 级（轻度毒），则供试品判为合格。若试验系统无效需重复试验过程。

第四法　浸提法

阴性对照制备　取高密度聚乙烯参比物质，照供试品溶液制备项下的规定进行。

阳性对照制备　取生物毒性阳性参比物质，照供试品溶液制备项下的规定进行。

试验方法　取生长旺盛的细胞悬浮液（$1×10^5$ 个/ml）2ml，置直径 35mm 的平皿中培养单层细胞。培养不少于 24 小时至细胞至少达到 80% 近汇合后，吸去培养基，替换为供试品溶液、阴性对照液或阳性对照液。含血清培养基提取液和不含血清培养基提取液无需稀释，至少设置平行试验 2 份。0.9% 氯化钠注射液为介质的提取液用含血清的细胞培养基稀释至提取液浓度为 25%，至少设置平行试验 2 份。所有的培养物在 $37℃±1℃$，含 $5%±1%$ CO_2 的培养箱中培养 48 小时。48 小时后，在显微镜下观察培养物，如有必要，进行染色。

结果评价　按表 6 进行毒性评价和分级。若试验系统不成立，重复试验。供试品不超过 2 级（轻度毒），则判为合格。如需进行剂量-反应程度评价，可通过定量稀释供试品溶液，重复试验。

表 6　浸提法毒性分级

分级	毒性	毒性区域的描述
0	无毒	胞内颗粒明显，无细胞溶解
1	轻微毒	圆缩、贴壁不佳及无胞内颗粒的细胞不超过 20%，偶见悬浮死细胞
2	轻度毒	圆缩细胞及胞内颗粒溶解的细胞不超过 50%，无严重的细胞溶解现象，细胞间无较大空隙
3	中度毒	圆缩或溶解的细胞不超过 70%
4	重度毒	几乎所有细胞坏死

4412　药包材皮肤致敏试验方法

本法系将供试品溶液与豚鼠皮肤接触，以检测供试品是否具有引起皮肤致敏反应的可能性。

试验用动物　使用健康、初成年的 Hartley 白化豚鼠作为皮肤致敏实验动物，试验开始时体重应为 300~500g，雌鼠应未产并无孕。对于一种提取介质，供试品组至少 10 只动物，阴性对照组至少 5 只动物；复试时供试品组至少 20 只动物，阴性对照组至少 10 只动物。试验开始之前剃除豚鼠肩背部 4cm×6cm 区域毛发。

供试品溶液的制备 制备过程应按无菌操作法进行。必要时，制备供试品溶液前先将供试品置高压灭菌器内 115℃保持 30 分钟，或根据实际情况进行灭菌处理。提取溶剂的示例如下：

a：0.9％氯化钠注射液；

b：新鲜精制植物油（如棉籽油或芝麻油）；

c：聚乙二醇 400（PEG 400）；

d：药品溶剂（适用时）。

提取前应对供试品进行分割，以使供试品能够放入容器并浸没在提取溶剂中，除另有规定外，切成 0.5cm×2cm 条状，不计算因分割而产生的表面积增加。由于完整表面与切割表面可能存在潜在的提取性能差异，必要时可保持供试品的完整性。照表 1 和表 2 方式制备供试品溶液。所用溶剂及提取条件应考虑该药包材的性质、拟包装制剂的处方工艺以及试验方法的适用性，且选择的提取条件不应该引起供试品物理形态的改变。聚乙二醇 400（PEG 400）供试品溶液及阴性对照液在使用前用 0.9％氯化钠注射液按照 1：7.4（V/V）稀释至终浓度 120mg/ml。

表 1 供试品表面积或质量与提取溶剂体积的比例

厚度 （mm）	提取比例 （表面积或质量/体积）±10％
0.5 及 0.5 以下	6cm²/ml
0.5 以上至 1.0	3cm²/ml
1.0 以上	1.25cm²/ml
不规则形状	0.2g/ml

表 2 提取条件

提取温度（℃）	提取时间（小时）
37±1	72±2
50±2	72±2
70±2	24±2
121±2	1±0.1

阴性对照液的制备 采用与供试品溶液制备同批号的提取溶剂（不含供试品），以相同的方式制备作为阴性对照液。

供试品溶液和阴性对照液应在制备后 24 小时内使用，在试验前应平衡至室温并确保可提取物充分混匀。

试验方法（豚鼠最大剂量法）

（1）皮内诱导：按图 1 所示（A、B 和 C），在每只动物去毛的肩胛骨内侧部位成对皮内注射 0.1ml。

部位 A：注射弗氏完全佐剂与提取溶剂以 1：1（体积比）比例混合的稳定乳化剂。

部位 B：注射供试品溶液；对照组动物仅注射阴性对照液。

部位 C：供试品溶液以 1：1 的体积比例与弗氏完全佐剂（50％）和提取溶剂（50％）配制成的乳化剂混合后进行皮内注射；对照组注射阴性对照液与弗氏完全佐剂以 1：1 的体积比混合的稳定乳化剂。

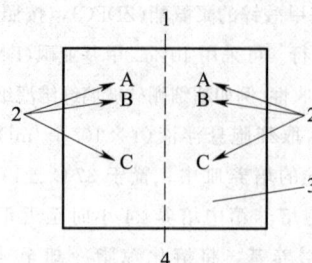

图 1 皮内注射点部位

1. 头部 2. 0.1ml 皮内注射点 3. 去毛的肩胛骨内侧部位 4. 尾部

（2）局部诱导：皮内诱导后（7±1）天，在注射部位再次剃毛，将 2cm×4cm 的敷贴片（滤纸或吸水性纱布块）置于供试品溶液或阴性对照液中浸透，局部贴敷于动物剃毛区，覆盖诱导注射点。在局部敷贴应用前（24±2）小时，如皮内诱导阶段部位 B 未产生刺激反应，试验区用 10％十二烷基硫酸钠进行预处理，按摩导入皮肤。用封闭式包扎带固定敷贴片，并于（48±2）小时后除去包扎带和敷贴片。对照组动物使用阴性对照液同法操作。

（3）激发：局部诱导后（14±1）天，在豚鼠左右腹侧未试验部位剃毛，将 2cm×2cm 的敷贴片置于供试品溶液或阴性对照液中浸透，局部贴敷于动物剃毛区。用封闭式包扎带固定，并于（24±2）小时后除去包扎带和敷贴片。

动物观察 除去敷贴片后（24±2）小时和（48±2）小时观察供试品组和对照组动物激发部位的红斑和水肿，按表 3 给出的 Magnusson 和 Kligman 分级标准评级。

表 3 Magnusson 和 Kligman 分级

红斑形成	分级
无红斑	0
散发性或斑点状红斑	1
中度融合红斑	2
重度红斑和/或水肿	3

结果判定 阴性对照组动物分级小于 1，而供试品组分级大于等于 1 时提示致敏。如阴性对照组动物分级大于等于 1 时，供试品组动物反应超过阴性对照组中最严重的反应则认为致敏。如为疑似反应，或供试品组出现反应的动物数量多于阴性对照组，但反应强度并不超过阴性对照组时，可在首次激发后 1～2 周进行再次激发，以明确反应。所用方法与首次激发相同，采用动物未试验的一侧部位。将出现致敏反应的动物数除以该组试验动物数，求得致敏反应率（％），按表 4 致敏反应率分级标准评定致敏反应发生程度。当 20 只动物/组时，致敏率应为 5％的倍数。

表 4 致敏反应率分级

致敏率（%）	分级	致敏性
0	0	无致敏性
<10	1	极轻微
10～30	2	轻微
31～60	3	中度
61～80	4	强烈
81～100	5	极强

为了确保试验的再现性和敏感性，应定期进行阳性对照试验。巯基苯并噻唑、己基肉桂醛和苯佐卡因是已知的致敏剂，也可采用中度致敏剂（如 5% 甲醛溶液）和强致敏剂（如二硝基氯苯，DNCB）。至少每 6 个月采用 10 只动物进行阳性对照试验。

4413 药包材刺激试验方法

本法系将供试品溶液接触动物的皮肤、皮内、黏膜、眼等部位，通过观察实验动物接触受试物后是否引起红肿、充血、渗出、变性或坏死等局部反应来评价供试品的刺激性。

供试品溶液的制备 制备过程应按无菌操作法进行。必要时，制备供试品溶液前先将供试品置高压灭菌器内 115℃ 保持 30 分钟，或根据实际情况进行灭菌处理。提取溶剂的示例如下：

a：0.9% 氯化钠注射液；

b：新鲜精制植物油（如棉籽油或芝麻油）；

c：药品溶剂（适用时）。

提取前应对供试品进行分割，以使供试品能够放入容器并浸没在提取溶剂中，除另有规定外，切成 0.5cm×2cm 条状，不计算因分割而产生的表面积增加。由于完整表面与切割表面可能存在潜在的提取性能差异，必要时可保持供试品的完整性。照表 1 和表 2 方式制备供试品溶液。所用溶剂及提取条件应考虑该药包材的性质、拟包装制剂的处方工艺以及试验方法的适用性，且选择的提取条件不应该引起供试品物理形态的改变。

表 1 供试品表面积或质量与提取溶剂体积的比例

厚度 （mm）	提取比例 （表面积或质量/体积）±10%
0.5 及 0.5 以下	6cm²/ml
0.5 以上至 1.0	3cm²/ml
1.0 以上	1.25cm²/ml
不规则形状	0.2g/ml

表 2 提取条件

提取温度（℃）	提取时间（小时）
37±1	72±2
50±2	72±2
70±2	24±2
121±2	1±0.1

对照液 提取溶剂（不含有供试品）以相同的方式制备作为对照液。

供试品溶液和对照液应在制备后 24 小时内使用，注射前溶液应平衡至室温，并确保可提取物充分混匀。

第一部分：药包材皮内反应试验方法

试验用动物 选择健康、初成年的白兔，同一品系，性别不限，雌性动物应未育并无孕，体重 2～3.5kg，无任何皮肤疾病或损伤，未做过任何试验。初试用兔 3 只，复试用兔 3 只。试验前至少 4 小时在兔脊柱两侧各剪剃 5cm×15cm 区域兔毛，作为试验和观察部位，除毛过程中应避免机械刺激或损伤皮肤。

试验方法 用 75% 乙醇轻轻擦拭家兔去毛区，晾干后进行皮内注射。在每只兔脊椎一侧去毛区的 5 个点，皮内注射 0.2ml 供试品溶液；另一侧的 5 个点，皮内注射相同提取介质的对照液 0.2ml（如图 1 所示）。

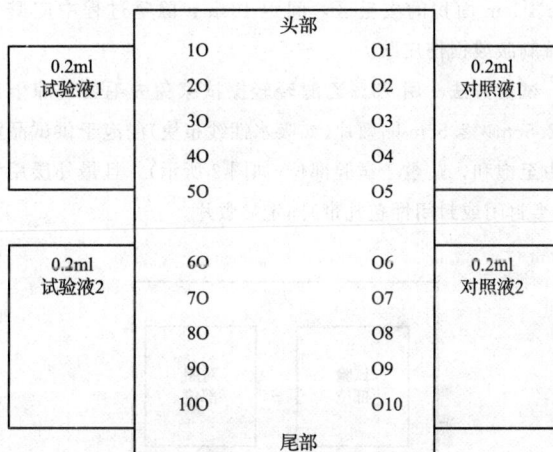

图 1 皮内反应试验注射点示例

注射后立即观察注射点即时反应，在注射后（24±2）小时、（48±2）小时、（72±2）小时观察每只动物注射局部及其周围皮肤的红斑和水肿反应，按照表 3 进行反应记分。

表 3 皮内/皮肤反应记分标准

红斑和焦痂形成	记分	水肿形成	记分
无红斑	0	无水肿	0
极轻微红斑（勉强可见）	1	极轻微水肿（勉强可见）	1
清晰红斑	2	清晰水肿（肿起，轮廓清楚）	2
中度红斑	3	中度水肿（肿起约 1mm）	3
重度红斑（紫红色至焦痂形成）	4	重度水肿（肿起超过 1mm，并超出接触区）	4

结果判断 在(72±2)小时评分后，分别将每只动物供试品或对照的(24±2)小时、(48±2)小时和(72±2)小时的全部红斑与水肿记分相加，再除以 15〔3(记分时间点)×5(供试品或对照注射点)〕，计算出每只动物供试品或对照的记分。3 只动物记分相加后除以 3 得出每一供试品和相应对照的总平均记分。供试品记分减去对照记分可得出供试品最终记分。如供试品最终记分不大于 1.0，即认为供试品对接触部位无刺激性。如果动物之间的结果不一致或对照组出现非预期表现，导致总体结果的解释存疑，则另取 3 只家兔复试，如供试品平均记分与对照平均记分之差不大于 1.0，即认为供试品对接触部位无刺激性。

第二部分：药包材皮肤刺激试验方法

试验用动物 选择健康、初成年的白兔，同一品系，性别不限，雌性动物应未育并无孕，体重 2～3.5kg，每组 3 只。试验前至少 4 小时彻底除去家兔被毛，脊柱两侧各选 3cm×3cm 面积的去毛区，间距 10cm，除毛过程中应避免机械刺激或损伤皮肤。

试验方法 用 75％乙醇轻轻擦拭家兔去毛区，晾干后用 2.5cm×2.5cm 贴敷片(如吸水性纱布块)浸泡于供试品溶液中至饱和，贴敷于试验部位(如图 2 所示)，且最外层用绷带(半封闭或封闭性包扎带)固定贴敷片。

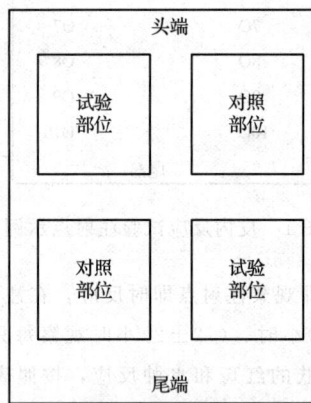

图 2 皮肤刺激试验接触点排列

贴敷固定 24 小时后，除去敷贴物，用温水清洁试验部位。在除去敷贴物(1±0.1)小时、(24±2)小时、(48±2)小时、(72±2)小时对试验部位进行观察后记分。应注意由于皮肤温度的改变或者皮肤破损造成的感染所引起的红斑和水肿与供试品所引起的刺激反应相区别。按照表 3 观察并记录每只动物试验部位红斑和水肿反应记分，计算每只动物每一评分时间点的红斑和水肿的平均记分。

结果判定 在(72±2)小时评分后，分别将每只动物试验部位(24±2)小时、(48±2)小时和(72±2)小时的全部红斑与水肿记分相加，再除以 6(即 2 个试验部位×3

个时间点)，计算出每只动物试验部位的平均记分；同法计算每只动物对照部位的平均记分。试验部位的平均记分减去对照部位的平均记分即为每只动物原发性刺激记分。将各受试动物的原发性刺激记分之和除以动物总数(3 只)得出原发性刺激指数(PII)，按表 4 进行皮肤反应评级。

表 4 皮肤反应分级标准

反应分级	原发性刺激指数(PII)
无	0.0～0.4
轻微	0.5～1.9
中度	2.0～4.9
重度	5.0～8.0

第三部分：药包材口腔黏膜刺激试验方法

试验用动物 检疫合格初成年的金黄色地鼠，同一品系，雌雄不限，雌性动物应未育并无孕，试验前检查动物颊囊表面有无充血、肿胀、糜烂以及溃疡等情况，若存在，应淘汰，试验时至少 3 只动物入组进行试验。

试验方法 用 0.9％氯化钠注射液冲洗颊囊后检查动物颊囊表面有无充血、肿胀、糜烂以及溃疡等情况，如需要可对动物进行麻醉。按表 5 进行记分。试验时用直径约 10mm 棉球浸透供试品溶液，放入动物的一侧颊囊内，共 4 次，每次接触时间不少于 5 分钟，每次间隔(1±0.1)小时，对侧颊囊同法接触对照液。

结果判断 每次试验接触前和末次接触(24±2)小时后，肉眼观察供试品溶液放置部位黏膜情况(如需要可对动物进行麻醉)，分别按表 5 进行记录并记分。每一观察记分相加后再除以观察总数得出每只动物平均记分(首次接触前的初始观察结果不包括在平均记分中)，并记录观察的红斑和或焦痂，有助于组织学评价。

表 5 口腔反应记分系统

反应(红斑和焦痂形成)	记分
无红斑	0
极轻微红斑(勉强可见)	1
清晰红斑	2
中度红斑	3
重度红斑(紫红色)至干扰红斑分级的焦痂形成	4

肉眼大体观察并记分后超剂量麻醉或其他无痛方法处死动物，取接触部位的颊囊组织，放入 10％福尔马林固定液中固定，石蜡包埋，切片后按照表 6 口腔组织反应显微镜检查记分系统进行组织病理学检查并记分。对照侧颊囊显微镜评价总分大于 9 时，需另取 3 只动物进行复试。

表 6　口腔组织反应显微镜检查记分系统

反应	记分
1. 上皮	
正常，完好无损	0
细胞变性或变扁平	1
组织变形	2
局部糜烂	3
广泛糜烂	4
2. 白细胞浸润（每个高倍视野）	
无	0
极少（不超过 25）	1
轻度（26～50）	2
中度（51～100）	3
重度（大于 100）	4
3. 血管充血	
无	0
极轻	1
轻度	2
中度	3
重度伴血管破裂	4
4. 水肿	
无	0
极轻	1
轻度	2
中度	3
重度	4

　　试验组动物显微镜评价记分相加后再除以观察总数得出试验组平均记分。对照组同法计算，试验组平均记分减去对照组平均记分得出刺激指数，刺激指数判定等级见表 7。

表 7　刺激指数

平均记分	反应程度
0	无
1～4	极轻
5～8	轻度
9～11	中度
12～16	重度

第四部分：药包材眼刺激试验方法

试验用动物　推荐使用健康、初成年且未做过眼刺激试验的白兔，体重为 2～3.5kg，同一品系，性别不限，雌性动物应未育并无孕。每组 3 只，试验前 24 小时内检查每只兔的双眼是否有异常现象，如发现异常应淘汰该兔。

试验方法　轻轻拉开下眼睑使之离开眼球形成一小窝，滴入约 0.1ml 空白溶液，合拢眼睑 10 秒；在另一只眼内滴入供试品溶液 0.1ml，合拢眼睑 10 秒。

动物观察　分别在滴注后（1±0.1）小时、（24±2）小时、（48±2）小时和（72±2）小时，可采用荧光素染色，并使用裂隙灯、检眼镜等辅助手段检查每只动物的双眼。按表 8 规定的眼损伤记分系统对观察到的反应记分并记录。

表 8　眼损伤记分系统

反应	记分（[a] 阳性结果）
1. 角膜	
混浊程度（最致密区域）：	
透明	0
云翳或弥散混浊区，虹膜清晰可见	1[a]
易识别的半透明区，虹膜清晰可见	2[a]
乳白色区，看不见虹膜，勉强可见瞳孔	3[a]
混浊，看不见虹膜	4[a]
角膜受累范围	
大于 0，小于或等于 1/4	0
大于 1/4，小于或等于 1/2	1
大于 1/2，小于或等于 3/4	2
大于 3/4 直至整个角膜区域	3
2. 虹膜	
正常	0
超出正常皱襞，充血水肿，角膜缘充血（其中一种或全部），仍有对光反应（反应迟钝为阳性）	1[a]
无对光反射，出血性严重结构破坏（其中一种或全部）	2[a]
3. 结膜	
充血（累及睑结膜和球结膜，不包括角膜和虹膜）	
血管正常	0
血管明显充血	1
弥散性充血，呈深红色，血管纹理不清	2[a]
弥散性充血，呈紫红色	3[a]
水肿	
无水肿	0
轻微水肿（包括瞬膜）	1
明显水肿伴部分睑外翻	2[a]
眼睑水肿使眼呈半闭合状	3[a]
眼睑水肿使眼呈半闭合乃至全闭合状	4[a]
分泌物	
无分泌物	0
超过正常分泌量（不包括正常动物眼内眦少量分泌物）	1
分泌物浸湿眼睑及眼睑邻近睫毛	2
分泌物浸湿眼睑、睫毛和眼周围区域	3

结果评价　如果 3 只动物试验眼均无阳性结果，即认为该供试品无眼刺激性，如果有 1 只以上动物试验眼在任何观察阶段呈现阳性结果，即认为该供试品具有眼刺激性。如 3 只动物试验眼中仅有 1 只呈疑似反应，则另取 3 只动物重复试验，如果任一复试动物呈现阳性结果，即认为该供试品具有眼刺激性。

4414　药包材溶血试验方法

本法系将供试品与血液接触，通过测定红细胞释放的血红蛋白量，以检测供试品体外溶血程度的一种方法。

试验前的准备　采集健康兔新鲜血液，制备成新鲜抗凝兔血。常见抗凝剂有 3.2% 枸橼酸钠，与血液的体积比为 1∶9；或 2% 草酸钾，与血液的体积比为 1∶20。取新鲜抗凝兔血 8ml，加入 0.9% 氯化钠注射液 10ml 稀释。

供试品制备　称取 3 份供试品，每份 5g，切成小块置于试管中，保证供试品与提取溶剂充分接触。由于完整表面与切割表面可能存在潜在的提取性能差异，必要时可保持供试品的完整性。每支试管加入 0.9% 氯化钠注射液 10ml。

阴性对照　不加供试品的 0.9% 氯化钠注射液 10ml，平行制备 3 管。

阳性对照　纯化水 10ml，平行制备 3 管。

试验方法　全部试管置于 37℃±1℃ 恒温水浴中孵育 30 分钟后，每支试管加入 0.2ml 稀释兔血轻轻混匀，置 37℃±1℃ 水浴中继续孵育 60 分钟。倒出管内液体离心 5 分钟（800g）。吸取上清液移入比色皿内使用分光光度计或移入酶标板内采用酶标仪，按照紫外-可见分光光度法（通则 0401），于 545nm 波长处测定吸光度。

结果计算　供试品组和对照组吸光度均取 3 支试管的平均值。阴性对照管的吸光度应不大于 0.03，阳性对照管的吸光度应为 0.8±0.3，否则重新试验。溶血率按下式计算：

$$溶血率 = \frac{供试品组吸光度 - 阴性对照组吸光度}{阳性对照组吸光度 - 阴性对照组吸光度} \times 100\%$$

结果判定　溶血率应小于 5%。

4415　药包材急性全身毒性试验方法

本法系将一定剂量的供试品溶液注入小鼠体内，在规定时间内观察小鼠有无毒性反应和死亡情况，以判定供试品是否具有急性全身毒性的一种方法。

试验用小鼠　试验用小鼠应健康合格。须在同一饲养条件下饲养，同一来源，同一品种，性别不限，体重 17～23g。雌性动物应未育并不孕。做过本试验的小鼠不得重复使用。将小鼠随机分为试验和对照两组，每组 5 只。复试时每组取 18～19g 的小鼠 10 只。

供试品溶液的制备　制作过程应按无菌操作法进行。必要时，制备供试品溶液前先将供试品置高压灭菌器内 115℃ 保持 30 分钟，或根据实际情况进行灭菌处理。提取溶剂的示例如下：

　　a：0.9% 氯化钠注射液；

　　b：新鲜精制植物油（如棉籽油或芝麻油）；

　　c：聚乙二醇 400（PEG 400）；

　　d：药品溶剂（适用时）。

提取前应对供试品进行分割，以使供试品能够放入容器并浸没在提取溶剂中，除另有规定外，切成 0.5cm×2cm 条状。不计算因分割而产生的表面积增加。由于完整表面与切割表面可能存在潜在的提取性能差异，必要时可保持供试品的完整性。照表 1 和表 2 方式制备供试品溶液。所用溶剂及提取条件应考虑该药包材的性质、拟包装制剂的处方工艺以及试验方法的适用性，且选择的提取条件不应该引起供试品物理形态的改变。聚乙二醇 400（PEG 400）供试品溶液及对照液在使用前用 0.9% 氯化钠注射液按照 1∶4.1（V/V）稀释至终浓度 200mg/ml。

表 1　供试品表面积或质量与提取溶剂体积的比例

厚度 （mm）	提取比例 （表面积或质量/体积）±10%
0.5 及 0.5 以下	6cm²/ml
0.5 以上至 1.0	3cm²/ml
1.0 以上	1.25cm²/ml
不规则形状	0.2g/ml

表 2　提取条件

提取温度（℃）	提取时间（小时）
37±1	72±2
50±2	72±2
70±2	24±2
121±2	1±0.1

对照液　提取溶剂（不含有供试品）以相同的方式制备作为对照液。

供试品溶液和对照液应在制备后 24 小时内使用，注射前溶液应平衡至室温，并确保可提取物充分混匀。

试验方法　按照表 3 规定各组 5 只小鼠分别注射供试品溶液或对照液，缓慢注射。注射后观察小鼠即时反应，于（4±0.1）小时、（24±2）小时、（48±2）小时、（72±2）小时观察和记录试验组和对照组小鼠的一般状态、毒性表现和死亡小鼠数，并在（72±2）小时时称量小鼠体重。小鼠反应观察判断按表 4 进行。

表 3　注射程序

供试品溶液或对照液	剂量	注射途径
0.9% 氯化钠注射液	50ml/kg	IV
PEG 400	10g/kg	IP
新鲜精制植物油（如棉籽油等）	50ml/kg	IP
药品溶剂（如适用）	50ml/kg	IP 或 IV

注：IV（静脉注射）；IP（腹腔注射）。

表 4　注射后小鼠反应观察指标

程度	症状
无	注射后未见毒性症状
轻	注射后有轻微症状但无运动减少，呼吸困难或腹部刺激症状
中	出现明显的腹部刺激症状，呼吸困难，运动减少，眼睑下垂，腹泻，体重下降，通常下降至 15～17g
重	衰竭，发绀，震颤，严重腹部刺激症状，眼睑下垂，呼吸困难，体重急剧下降，通常低于 15g
死亡	注射后死亡

结果判定　如果观察期内供试品组小鼠的毒性反应不大于对照组小鼠，则判定供试品合格。如果供试品组小鼠有 2 只或 2 只以上出现中度毒性症状或死亡，或有 3 只或 3 只以上小鼠体重下降大于 10％，则供试品不合格。如任何一供试品组小鼠显示有轻微的毒性反应，并且不超过 1 只小鼠显示有中度毒性反应的大体症状或死亡，则另取 10 只小鼠进行复试。在(72±2)小时观察期内，供试品组小鼠的反应不大于对照组小鼠，判定供试品合格。

8000　试剂与标准物质

8001　试药

试药系指在本版药典中供各项试验用的试剂，但不包括各种色谱用的吸附剂、载体与填充剂。一般化学试剂按产品用途分为基础无机化学试剂、基础有机化学试剂、高纯化学试剂、标准物质/标准样品和对照品(不包含生物化学标准物质/标准样品和对照品)、化学分析用化学试剂、仪器分析用化学试剂、生命科学用化学试剂(包含生物化学标准物质/标准样品和对照品)、同位素化学试剂、专用化学试剂和其他化学试剂十个大类。其中，基准试剂属于标准物质/标准样品和对照品大类；优级纯、分析纯与化学纯等通用分析试剂属于化学分析用化学试剂大类；光谱、色谱等分析用试剂属于仪器分析用化学试剂大类。选用时可参考下列原则。

(1)标定滴定液用基准试剂。

(2)制备滴定液可采用分析纯或化学纯试剂，但不经标定直接按称重计算浓度者，则应采用基准试剂。

(3)制备杂质限度检查用的标准溶液，采用优级纯或分析纯试剂。

(4)制备试液与缓冲液等可采用分析纯或化学纯试剂。

除另有规定外，试药及其制备的试液、试纸、缓冲液、指示剂与指示液及滴定液的包装与储存、使用及废弃处置一般应符合其化学品安全标签及化学品安全技术说明书的要求，应关注并保证其有效，必要且可行时，可通过制定有效期或采用灵敏度试验等方式予以保证。

一水合碳酸钠　Sodium Carbonate Monohydrate

〔$Na_2CO_3 \cdot H_2O$＝124.00〕　　　CAS：5968-11-6

本品为白色斜方晶体；有引湿性，加热至 100℃失水。在水中易溶，在乙醇中不溶。

一氧化铅　Lead Monoxide

〔PbO＝223.20〕　　　CAS：1317-36-8

本品为黄色至橙黄色粉末或结晶；加热至 300～500℃时变为四氧化三铅，温度再升高时又变为一氧化铅。在热的氢氧化钠溶液、醋酸或稀硝酸中溶解。

一氯化碘　Iodine Monochloride

〔ICl＝162.35〕　　　CAS：7790-99-0

本品为棕红色油状液体或暗红色结晶；具强烈刺激性，有氯和碘的臭气；有腐蚀性和氧化性。

乙二胺四醋酸二钠　Disodium Ethylenediaminetetraacetate

〔$C_{10}H_{14}N_2Na_2O_8 \cdot 2H_2O$＝372.24〕　　　CAS：6381-92-6

本品为白色结晶性粉末。在水中溶解，在乙醇中极微溶解。

乙二醇甲醚　Ethylene Glycol Monomethyl Ether

〔$C_3H_8O_2$＝76.10〕　　　CAS：109-86-4

本品为无色液体。有愉快气味，有毒。与水、醇、醚、甘油、丙酮和二甲基甲酰胺能混合。沸点为 124.3℃。

乙氧基黄叱精　Ethoxychrysoidine Hydrochloride

〔$C_{14}H_{16}N_4O \cdot HCl$＝292.77〕　　　CAS：2313-87-3

本品为深红棕色或黑褐色粉末。在水或乙醇中溶解。

N-乙基顺丁烯二酰亚胺　N-Ethylmaleimide

〔$C_6H_7NO_2$＝125.13〕　　　CAS：128-53-0

本品为白色结晶。在乙醇和乙醚中易溶，在水中微溶。

乙腈　Acetonitrile

〔CH_3CN＝41.05〕　　　CAS：75-05-8

本品为无色透明液体；微有醚样臭；易燃。与水或乙醇能任意混合。

供高效液相色谱流动相使用时需满足：

吸光度　取本品，以水为空白，照紫外-可见分光光度法（通则 0401）测定。在 200nm 的波长处，吸光度不得过 0.10，在 240～400nm 的范围内，吸光度不得过 0.01。

乙酰丙酮　Acetylacetone

〔$CH_3COCH_2COCH_3$＝100.12〕　　　CAS：123-54-6

本品为无色或淡黄色液体；微有丙酮和醋酸的臭气；易燃。与水、乙醇、乙醚或三氯甲烷能任意比例混合。

乙酰苯胺 Acetanilide

〔$C_8H_9NO=135.17$〕 CAS：103-84-4

本品为有光泽的鳞片结晶，有时呈白色粉末。微有灼烧味。约在 95℃ 挥发。在乙醇、三氯甲烷、乙醚、丙酮和热水中易溶，在水中微溶，在石油醚中几乎不溶。

乙酰氯 Acetyl Chloride

〔$CH_3COCl=78.50$〕 CAS：75-36-5

本品为无色液体；有刺激性臭；能发烟，易燃；对皮肤及黏膜有强刺激性；遇水或乙醇引起剧烈分解。在三氯甲烷、乙醚、苯、石油醚或冰醋酸中溶解。

N-乙酰-L-酪氨酸乙酯 N-Acetyl-L-Tyrosine Ethyl Ester

〔$C_{13}H_{17}NO_4=251.28$〕

本品为白色粉末。生化试剂，供糜蛋白酶效价测定用。

乙酸乙酯 Ethyl Acetate

〔$CH_3COOC_2H_5=88.11$〕 CAS：141-78-6

本品为无色透明液体。与丙酮、三氯甲烷或乙醚能任意混合，在水中溶解。

乙酸丁酯 Butyl Acetate

〔$CH_3COO(CH_2)_3CH_3=116.16$〕 CAS：123-86-4

本品为无色透明液体。与乙醇或乙醚能任意混合，在水中不溶。

乙酸戊酯 Amyl Acetate

〔$CH_3COOC_5H_{11}=130.19$〕 CAS：628-63-7

本品为无色透明液体；有水果香味；易燃。与乙醇或乙醚能任意混合，在水中微溶。

乙酸甲酯 Methyl Acetate

〔$CH_3COOCH_3=74.08$〕 CAS：79-20-9

本品为无色透明液体。与水、乙醇或乙醚能任意混合。

乙酸异丁酯 Isobutyl Acetate

〔$CH_3COOCH_2CH(CH_3)_2=116.16$〕 CAS：110-19-0

本品为无色液体；易燃。与乙醇或乙醚能任意混合，在水中不溶。

乙酸异戊酯 Isoamyl Acetate

〔$CH_3COOCH_2CH_2CH(CH_3)_2=130.19$〕 CAS：123-92-2

本品为无色透明液体，有香蕉样特臭。与乙酸乙酯、乙醇、戊醇、乙醚、苯或二硫化碳能任意混合，在水中极微溶解。

乙醇 Ethanol

〔$C_2H_5OH=46.07$〕 CAS：64-17-5

本品为无色透明液体；易挥发，易燃。与水、乙醚或苯能任意混合。

乙醛 Acetaldehyde

〔$CH_3CHO=44.05$〕 CAS：75-07-0

本品为无色液体；有窒息性臭；易挥发，易燃；易氧化成醋酸；久贮可聚合使液体产生浑浊或沉淀现象。与水、乙

醇、三氯甲烷或乙醚能任意混合。

乙醚 Ether

〔$C_2H_5OC_2H_5=74.12$〕 CAS：60-29-7

本品为无色透明液体；具有麻而甜涩的刺激味，易挥发，易燃；有麻醉性；遇光或久置空气中可被氧化成过氧化物。沸点为 34.6℃。

二乙胺 Diethylamine

〔$(C_2H_5)_2NH=73.14$〕 CAS：109-89-7

本品为无色液体；有氨样特臭；强碱性；具腐蚀性；易挥发，易燃。与水或乙醇能任意混合。

二乙基二硫代氨基甲酸钠 Sodium Diethyldithiocarbamate

〔$(C_2H_5)_2NCS_2Na \cdot 3H_2O=225.30$〕 CAS：20624-25-3

本品为白色结晶；溶液呈碱性并逐渐分解，遇酸能分解出二硫化碳而使溶液浑浊。在水中易溶，在乙醇中溶解。

二乙基二硫代氨基甲酸银 Silver Diethyldithiocarbamate

〔$(C_2H_5)_2NCS_2Ag=256.13$〕 CAS：1470-61-7

本品为淡黄色结晶。在吡啶中易溶，在三氯甲烷中溶解，在水、乙醇、丙酮或苯中不溶。

二甲苯 Xylene

〔$C_6H_4(CH_3)_2=106.17$〕 CAS：1330-20-7

本品为无色透明液体；为邻、间、对三种异构体的混合物；具特臭；易燃。与乙醇、三氯甲烷或乙醚能任意混合，在水中不溶。沸程为 137～140℃。

二甲苯蓝 FF(二甲苯青 FF) Xylene Cyanol FF

〔$C_{25}H_{27}N_2NaO_6S_2=538.61$〕 CAS：2650-17-1

本品为棕色或蓝黑色粉末。在乙醇中易溶，在水中溶解。

3,3′-二甲氧基联苯胺〔邻联二茴香胺、邻联(二)茴香胺〕 3,3′-Dimethoxybenzidine

〔$C_{14}H_{16}N_2O_2=244.29$〕 CAS：119-90-4

本品为白色至棕褐色结晶或粉末；在空气中带紫色光泽。在醇或醚中溶解，在水中不溶。熔点为 137～138℃。

二甲基乙酰胺 Dimethylacetamide

〔$C_4H_9NO=87.12$〕 CAS：127-19-5

本品为无色或几乎无色澄明液体。与水和多数有机溶剂能任意混合。

二甲基甲酰胺(N,N-二甲基甲酰胺) Dimethylformamide

〔$HCON(CH_3)_2=73.10$〕 CAS：68-12-2

本品为无色液体；微有氨臭。与水、乙醇、三氯甲烷或乙醚能任意混合。

供高效液相色谱流动相使用时需满足：

吸光度 取本品，以水为空白，照紫外-可见分光光度法(通则 0401)测定。在 270nm、280nm 及 300nm 的波长处，吸光度分别不得过 0.60、0.15、0.05。

二甲基亚砜 Dimethylsulfoxide

〔$(CH_3)_2SO=78.13$〕 CAS：67-68-5

本品为无色黏稠液体；微有苦味；有强引湿性。在室温

下遇氯能发生猛烈反应。在水、乙醇、丙酮、三氯甲烷、乙醚或苯中溶解。

二甲基黄　Dimethyl Yellow

〔$C_{14}H_{15}N_3=225.30$〕　　　CAS：60-11-7

本品为金黄色结晶性粉末。在乙醇、三氯甲烷、乙醚、苯、石油醚或硫酸中溶解，在水中不溶。

二甲酚橙　Xylenol Orange

〔$C_{31}H_{28}N_2Na_4O_{13}S=760.59$〕　CAS：3618-43-7

本品为红棕色结晶性粉末；易潮解。在水中易溶，在乙醇中不溶。

二苯胺　Diphenylamine

〔$(C_6H_5)_2NH=169.23$〕　　CAS：122-39-4

本品为白色结晶；有芳香臭；遇光逐渐变色。在乙醚、苯、冰醋酸或二硫化碳中溶解，在水中不溶。

二苯胺-4-磺酸钠（二苯胺磺酸钠）　Sodium Diphenylamine-4-Sulfonate（Sodium Diphenylamine Sulfonate）

〔$C_{12}H_{10}NNaO_3S=271.27$〕　　CAS：6152-67-6

本品为白色结晶性粉末。露置空气中变色，遇酸变蓝。在水或热乙醇中溶解，在醚、苯、甲苯或二硫化碳中不溶。

二苯偕肼　Diphenylcarbazide

〔$C_6H_5NHNHCONHNHC_6H_5=242.28$〕　CAS：140-22-7

本品为白色结晶性粉末；在空气中渐变红色。在热乙醇、丙酮或冰醋酸中溶解，在水中极微溶解。

2,6-二叔丁基对甲酚　Ditertbutyl-p-Cresol

〔$[(CH_3)_3C]_2C_6H_2(CH_3)OH=220.36$〕　CAS：128-37-0

见叔丁羟甲苯。

二盐酸 N,N-二甲基对苯二胺　N,N-Dimethyl-p-Phenylenediamine Dihydrochloride

〔$C_8H_{12}N_2\cdot2HCl=209.11$〕　　　CAS：536-46-9

本品为白色或灰白色结晶性粉末；置空气中色渐变暗；易吸湿。在水或乙醇中溶解。

二盐酸萘基乙二胺　N-Naphthylethylenediamine Dihydrochloride

〔$C_{12}H_{14}N_2\cdot2HCl=259.17$〕　　CAS：1465-25-4

见盐酸萘乙二胺。

二氧化钛　Titanium Dioxide

〔$TiO_2=79.87$〕　　　CAS：13463-67-7

本品为白色粉末。在氢氟酸或热浓硫酸中溶解，在水、盐酸、硝酸或稀硫酸中不溶。

二氧化铅　Lead Dioxide

〔$PbO_2=239.20$〕　　　CAS：1309-60-0

本品为深棕色粉末。

二氧化硅　Silicon Dioxide

〔$SiO_2=60.08$〕　　　CAS：7631-86-9

本品为无色透明结晶或无定形粉末。在过量氢氟酸中溶解，在水或酸中几乎不溶。

二氧化锰　Manganese Dioxide

〔$MnO_2=86.94$〕　　　CAS：1313-13-9

本品为黑色结晶或粉末；与有机物或其他还原性物质摩擦或共热能引起燃烧或爆炸。在水、硝酸或冷硫酸中不溶，有过氧化氢或草酸存在时，在硝酸或稀硫酸中溶解。

二氧六环　Dioxane

〔$C_4H_8O_2=88.11$〕　　　CAS：123-91-1

本品为无色液体；有醚样特臭；易燃；易吸收氧形成过氧化物。与水或多数有机溶剂能任意混合。沸程为100～103℃。

2,3-二氨基萘　2,3-Diaminonaphthalene

〔$C_{10}H_{10}N_2=158.20$〕　　CAS：771-97-1

本品为叶状结晶。在乙醇或乙醚中溶解。

3,5-二羟基甲苯　3,5-Dihydroxytoluene

〔$C_7H_8O_2\cdot H_2O=142.15$〕　　CAS：6153-39-5

本品为白色结晶；在空气中易氧化变红色，有不愉快气味，味甜。在水或乙醇中溶解；在苯、三氯甲烷或二硫化碳中微溶。

1,3-二羟基萘（1,3-萘二酚）　1,3-Dihydroxynaphthalene

〔$C_{10}H_8O_2=160.17$〕　　CAS：132-86-5

本品为粉红色片状结晶。在水、醇和醚中溶解。

2,7-二羟基萘　2,7-Dihydroxynaphthalene

〔$C_{10}H_8O_2=160.17$〕　　CAS：582-17-2

本品为白色针状或片状结晶。溶液颜色在空气中迅速变深。在热水、乙醇或乙醚中溶解，在三氯甲烷或苯中微溶。

3,5-二硝基苯甲酸　3,5-Dinitrobenzoic Acid

〔$C_7H_4N_2O_6=212.12$〕　　CAS：99-34-3

本品为白色或淡黄色结晶；能随水蒸气挥发。在乙醇或冰醋酸中易溶，在水、乙醚、苯或二硫化碳中微溶。

2,4-二硝基苯肼　2,4-Dinitrophenylhydrazine

〔$C_6H_6N_4O_4=198.14$〕　　CAS：119-26-6

本品为红色结晶性粉末；在酸性溶液中稳定，在碱性溶液中不稳定。在热乙醇、乙酸乙酯、苯胺或稀无机酸中溶解，在水或乙醇中微溶。

2,4-二硝基苯胺　2,4-Dinitroaniline

〔$C_6H_5N_3O_4=183.12$〕　　CAS：97-02-9

本品为黄色或黄绿色结晶。在三氯甲烷或乙醚中溶解，在乙醇中微溶，在水中不溶。

2,4-二硝基苯酚　2,4-Dinitrophenol

〔$C_6H_4N_2O_5=184.11$〕　　CAS：51-28-5

本品为黄色斜方结晶；加热易升华。在乙醇、乙醚、三氯甲烷或苯中溶解；在冷水中极微溶解。

2,4-二硝基氟苯　2,4-Dinitrofluorobenzene

〔$C_6H_3FN_2O_4=186.10$〕　　CAS：70-34-8

本品为淡黄色结晶或油状液体。久置遇光颜色变深。在乙醚中溶解，在水中不溶。熔点为26℃。

2,4-二硝基氯苯　2,4-Dinitrochlorobenzene

〔$C_6H_3ClN_2O_4=202.55$〕　　CAS：97-00-7

本品为黄色结晶；遇热至高温即爆炸。在热乙醇中易溶，在乙醚、苯或二硫化碳中溶解，在水中不溶。

二硫化碳 Carbon Disulfide

〔$CS_2 = 76.13$〕 CAS：75-15-0

本品为无色透明液体；纯品有醚臭，一般商品有恶臭；易燃；久置易分解。在乙醇或乙醚中易溶，在水中不溶。能溶解碘、溴、硫、脂肪、橡胶等。沸点为 46.5℃。

二氯化汞 Mercuric Dichloride

〔$HgCl_2 = 271.49$〕 CAS：7487-94-7

本品为白色结晶或结晶性粉末；常温下微量挥发；遇光分解成氯化亚汞。在水、乙醇、丙酮或乙醚中溶解。

二氯化氧锆（氯化锆酰） Zirconyl Dichloride

〔$ZrOCl_2 \cdot 8H_2O = 322.24$〕 CAS：13520-92-8

本品为白色或类白色结晶性粉末或结晶。在水或乙醇中易溶。

二氯甲烷 Dichloromethane

〔$CH_2Cl_2 = 84.93$〕 CAS：75-09-2

本品为无色液体；有醚样特臭。与乙醇、乙醚或二甲基甲酰胺能均匀混合，在水中略溶。沸程为 40～41℃。

二氯靛酚钠 2,6-Dichloroindophenol Sodium

〔$C_{12}H_6Cl_2NNaO_2 \cdot 2H_2O = 326.10$〕

CAS：1082681-24-0

本品为草绿色荧光结晶或深绿色粉末。在水或乙醇中易溶，在三氯甲烷或乙醚中不溶。

十二烷基硫酸钠 Sodium Laurylsulfate

〔$CH_3(CH_2)_{10}CH_2OSO_3Na = 288.38$〕 CAS：151-21-3

本品为白色或淡黄色结晶或粉末；有特臭；在湿热空气中分解；本品为含 85% 的十二烷基硫酸钠与其他同系的烷基硫酸钠的混合物。在水中易溶，其 10% 水溶液在低温时不透明，在热乙醇中溶解。

十四烷酸异丙酯 Isopropyl Myristate

〔$C_{17}H_{34}O_2 = 270.46$〕 CAS：110-27-0

本品为无色液体。溶于乙醇、乙醚、丙酮、三氯甲烷或甲苯，不溶于水、甘油或丙二醇。约 208℃ 分解。

2,3-丁二酮 2,3-Butanedione

〔$C_4H_6O_2 = 86.09$〕 CAS：431-03-8

本品为黄绿色液体；有特臭。与乙醇或乙醚能混匀；在水中溶解。

丁二酮肟 Dimethylglyoxime

〔$CH_3C(NOH)C(NOH)CH_3 = 116.12$〕 CAS：95-45-4

本品为白色粉末。在乙醇或乙醚中溶解，在水中不溶。

丁酮 Butanone

〔$CH_3COC_2H_5 = 72.11$〕 CAS：78-93-3

本品为无色液体；易挥发，易燃；与水能共沸；对鼻、眼黏膜有强烈的刺激性。与乙醇或乙醚能任意混合。

丁醇（正丁醇） Butanol(n-Butanol)

〔$CH_3(CH_2)_3OH = 74.12$〕 CAS：71-36-3

本品为无色透明液体；有特臭，易燃；具强折光性。与乙

醇、乙醚或苯能任意混合，在水中溶解。沸程为 117～118℃。

儿茶酚 Catechol

〔$C_6H_6O_2 = 110.11$〕 CAS：120-80-9

本品为无色或淡灰色结晶或结晶性粉末；能随水蒸气挥发。在水、乙醇或苯中易溶。

儿茶酚紫 Catechol Violet

〔$C_{19}H_{14}O_7S = 386.37$〕 CAS：115-41-3

本品为红棕色结晶性粉末，带金属光泽。在水或乙醇中易溶。

三乙二胺 Triethylenediamine

〔$C_6H_{12}N_2 = 112.17$〕

本品为白色或微黄色结晶；有特臭；有引湿性。在水、甲醇或乙醇中易溶。

三乙胺 Triethylamine

〔$(C_2H_5)_3N = 101.19$〕 CAS：121-44-8

本品为无色液体；有强烈氨臭。与乙醇或乙醚能任意混合，在水中微溶。沸点为 89.5℃。

三乙醇胺 Triethanolamine

〔$N(CH_2CH_2OH)_3 = 149.19$〕 CAS：102-71-6

本品为无色或淡黄色黏稠状液体；久置色变褐，露置空气中能吸收水分和二氧化碳；呈强碱性。与水或乙醇能任意混合。

三甲基戊烷（异辛烷） Trimethylpentane

〔$(CH_3)_3CCH_2CH(CH_3)_2 = 114.23$〕 CAS：540-84-1

本品为无色透明液体；与空气能形成爆炸性的混合物；易燃。在丙酮、三氯甲烷、乙醚或苯中溶解，在水中不溶。沸点为 99.2℃。

三氟醋酸 Trifluoroacetic Acid

〔$CF_3COOH = 114.02$〕 CAS：76-05-1

本品为无色发烟液体；有吸湿性；有强腐蚀性。在水、乙醇、丙酮或乙醚中易溶。

三氧化二砷 Arsenic Trioxide

〔$As_2O_3 = 197.84$〕 CAS：1327-53-3

本品为白色结晶性粉末；无臭，无味；徐徐加热能升华而不分解。在沸水、氢氧化钠或碳酸钠溶液中溶解，在水中微溶；在乙醇、三氯甲烷或乙醚中几乎不溶。

三氧化铬 Chromium Trioxide

〔$CrO_3 = 99.99$〕 CAS：1333-82-0

本品为暗红色结晶；有强氧化性与腐蚀性；有引湿性；与有机物接触能引起燃烧。在水中易溶，在硫酸中溶解。

三羟甲基氨基甲烷 Trometamol

〔$C_4H_{11}NO_3 = 121.14$〕 CAS：77-86-1

本品为白色结晶；具强碱性。在水中溶解，在乙醚中不溶。

三硝基苯酚 Trinitrophenol

〔$C_6H_3N_3O_7 = 229.10$〕 CAS：88-89-1

本品为淡黄色结晶；无臭，味苦；干燥时遇强热或撞击、摩擦易发生猛烈爆炸。在热水、乙醇或苯中溶解。

三氯化钛 Titanium Trichloride

〔TiCl₃＝154.22〕　　　　　　　　　CAS：7705-07-9

本品为暗红紫色结晶；易引湿；不稳定，干燥粉末在空气中易引火，在潮湿空气中极易反应很快解离。在醇中溶解，在醚中几乎不溶。

三氯化铁　Ferric Chloride

〔FeCl₃·6H₂O＝270.29〕　　　　　CAS：10025-77-1

本品为棕黄色或橙黄色结晶性块状物；极易引湿。在水、乙醇、丙酮、乙醚或甘油中易溶。

三氯化铝　Aluminium Trichloride

〔AlCl₃＝133.33〕　　　　　　　　CAS：7446-70-0

本品为白色或淡黄色结晶或结晶性粉末；具盐酸的特臭；在空气中发烟；遇水发热甚至爆炸；有引湿性；有腐蚀性。在水或乙醚中溶解。

三氯化锑　Antimony Trichloride

〔SbCl₃＝228.11〕　　　　　　　　CAS：10025-91-9

本品为白色结晶；在空气中发烟；有引湿性；有腐蚀性。在乙醇、丙酮、乙醚或苯中溶解。在水中溶解并分解为不溶的氢氧化锑。

三氯化碘　Iodine Trichloride

〔ICl₃＝233.25〕　　　　　　　　CAS：865-44-1

本品为黄色或淡棕色结晶；有强刺激臭；在室温中能挥发，遇水易分解；有引湿性；有腐蚀性。在水、乙醇、乙醚或苯中溶解。

三氯六氢合钴（Ⅲ）　Hexaamminecobalt(Ⅲ) Chloride

〔〔Co(NH₃)₆〕Cl₃＝267.47〕　　　CAS：10534-89-1

本品为黄色或橙黄色结晶。

三氯甲烷　Chloroform

〔CHCl₃＝119.37〕　　　　　　　　CAS：67-66-3

本品为无色透明液体；质重，有折光性，易挥发。与乙醇、乙醚、苯、石油醚能任意混合，在水中微溶。

三氯醋酸　Trichloroacetic Acid

〔CCl₃COOH＝163.38〕　　　　　　CAS：76-03-9

本品为无色结晶；有特臭；有引湿性；有腐蚀性；水溶液呈强酸性。在乙醇或乙醚中易溶，在水中溶解。

干酪素　Casein　　　　　　　　　　CAS：9000-71-9

本品为白色无定形粉末或颗粒；无臭，无味；有引湿性。溶于稀碱或浓酸中，不溶于水和有机溶剂。

大豆木瓜蛋白消化物　Papaic Digest of Soybean Meal

本品是从未熟的番木瓜中获得，可消化蛋白质的酶。为黄色或浅黄色粉末，在水中溶解。

己二酸聚乙二醇酯　Polyethylene Glycol Adipate

HO〔CH₂CH₂OCO(CH₂)₄COO〕ₙH

本品为白色粉末或结晶。在三氯甲烷中溶解，在水、乙醇或乙醚中不溶。

己烷磺酸钠　Sodium Hexanesulfonate

〔C₆H₁₃NaO₃S＝188.22〕　　　　　CAS：2832-45-3

本品为白色或类白色粉末。在水中溶解。含 C₆H₁₃NaO₃S

应不少于 98.0%。

己烷磺酸钠一水合物　Sodium Hexanesulfonate Monohydrate

〔C₆H₁₃NaO₃S·H₂O＝206.23〕　　CAS：207300-91-2

本品为白色或类白色粉末。在水中溶解。含 C₆H₁₃NaO₃S·H₂O 应不少于 98.0%。

刃天青　Resazurin

〔C₁₂H₇NO₄＝229.19〕　　　　　　CAS：550-82-3

本品为深红色结晶，有绿色光泽。在稀氢氧化钠溶液中溶解，在乙醇或冰醋酸中微溶，在水或乙醚中不溶。

马铃薯淀粉　Potato Starch

〔(C₆H₁₀O₅)ₙ〕

见淀粉。

无水乙醇　Ethanol, Absolute

〔C₂H₅OH＝46.07〕　　　　　　　CAS：64-17-5

本品为无色透明液体；有醇香味；易燃；有引湿性；含水不得过 0.3%。与水、丙酮或乙醚能任意混合。沸点为 78.5℃。

无水乙醚　Diethyl Ether, Anhydrous

〔(C₂H₅)₂O＝74.12〕　　　　　　　CAS：60-29-7

参见乙醚项，但水分含量较少。

无水甲酸　Formic Acid, Anhydrous

〔HCOOH＝46.03〕　　　　　　　CAS：64-18-6

本品为无色透明液体；有刺激性特臭；有强腐蚀性，呈强酸性。含 HCOOH 不少于 98%。与水、醇或乙醚能任意混合。

无水甲醇　Methanol, Anhydrous

〔CH₃OH＝32.04〕　　　　　　　CAS：67-56-1

本品为无色透明液体；易挥发；燃烧时无烟，有蓝色火焰；含水分不得过 0.05%。与水、乙醇或乙醚能任意混合。沸点为 64.7℃。

无水亚硫酸钠　Sodium Sulfite, Anhydrous

〔Na₂SO₃＝126.04〕　　　　　　　CAS：7757-83-7

本品为白色细小结晶或粉末。在水或甘油中溶解，在乙醇中极微溶解。

无水吗啡　Morphine, Anhydrous

〔C₁₇H₁₉NO₃＝285.34〕　　　　　CAS：57-27-2

本品为斜方晶型短柱状棱晶（苯甲醚中结晶）；加热至 254℃时分解。

无水吡啶　Pyridine, Anhydrous

〔C₅H₅N＝79.10〕　　　　　　　CAS：110-86-1

取吡啶 200ml，加苯 40ml，混合后在砂浴上加热蒸馏，收集 115～116℃的馏出物，密封，备用。

无水硫酸钠（硫酸钠）　Sodium Sulfate, Anhydrous

〔Na₂SO₄＝142.04〕　　　　　　　CAS：7757-82-6

本品为白色结晶性粉末；有引湿性。在水中溶解，在乙醇中不溶。

无水硫酸铜　Cupric Sulfate, Anhydrous

〔CuSO₄＝159.60〕　　　　　　　CAS：7758-98-7

本品为灰白色或绿白色结晶或无定形粉末；有引湿性。在水中溶解，在乙醇中几乎不溶。

无水氯化钙 Calcium Chloride, Anhydrous

〔$CaCl_2 = 110.98$〕   CAS：10043-52-4

本品为白色颗粒或熔融块状；有强引湿性。在水或乙醇中易溶，溶于水时放出大量热。

无水碳酸钠 Sodium Carbonate, Anhydrous

〔$Na_2CO_3 = 105.99$〕   CAS：497-19-8

本品为白色粉末或颗粒；在空气中能吸收 1 分子水。在水中溶解，水溶液呈强碱性。在乙醇中不溶。

无水碳酸钾 Potassium Carbonate, Anhydrous

〔$K_2CO_3 = 138.20$〕   CAS：584-08-7

本品为白色结晶或粉末，有引湿性。在水中溶解，水溶液呈强碱性。在乙醇中不溶。

无水醋酸钠 Sodium Acetate, Anhydrous

〔$NaC_2H_3O_2 = 82.03$〕   CAS：127-09-3

本品为白色粉末；有引湿性。在水中易溶，在乙醇中溶解。

无水磷酸氢二钠 Disodium Hydrogen Phosphate, Anhydrous

〔$Na_2HPO_4 = 141.96$〕   CAS：7558-79-4

本品为白色结晶性粉末；有引湿性，久置空气中能吸收 2～7 分子结晶水。在水中易溶，在乙醇中不溶。

无氨水 Purified Water, Ammonia Free

取纯化水 1000ml，加稀硫酸 1ml 与高锰酸钾试液 1ml，蒸馏，即得。

〔检查〕取本品 50ml，加碱性碘化汞钾试液 1ml，不得显色。

无硝酸盐与无亚硝酸盐的水 Water, Nitrate-Free and Nitrite-Free

取无氨水或去离子水，即得。

〔检查〕取本品，照纯化水项下硝酸盐与亚硝酸盐检查，不得显色。

无氮硫酸 Sulfuric Acid, Nitrogen Free

取硫酸适量，置瓷蒸发皿内，在砂浴上加热至出现三氧化硫蒸气（约需 2 小时），再继续加热 15 分钟，置空干燥器内放冷，即得。

无醇三氯甲烷 Chloroform, Ethanol Free

〔$CHCl_3 = 119.37$〕

取三氯甲烷 500ml，用水洗涤 3 次，每次 50ml，分取三氯甲烷层，用无水硫酸钠干燥 12 小时以上，用脱脂棉滤过，蒸馏，即得。临用新制。

无醛乙醇 Ethanol, Aldehyde Free

取醋酸铅 2.5g，置具塞锥形瓶中，加水 5ml 溶解后，加乙醇 1000ml，摇匀，缓缓加乙醇制氢氧化钾溶液（1→5）25ml，放置 1 小时，强力振摇后，静置 12 小时，倾取上清液，蒸馏即得。

〔检查〕取本品 25ml，置锥形瓶中，加二硝基苯肼试液

75ml，置水浴上加热回流 24 小时，蒸去乙醇，加 2%（ml/ml）硫酸溶液 200ml，放置 24 小时后，应无结晶析出。

五氧化二矾 Vanadium Pentoxide

〔$V_2O_5 = 181.88$〕   CAS：1314-62-1

本品为橙黄色结晶性粉末或红棕色针状结晶。在酸或碱溶液中溶解，在水中微溶，在乙醇中不溶。

五氧化二碘 Iodine Pentoxide

〔$I_2O_5 = 333.80$〕   CAS：12029-98-0

本品为白色结晶性粉末；遇光易分解；有引湿性。在水中易溶而形成碘酸，在无水乙醇、三氯甲烷、乙醚或二硫化碳中不溶。

五氧化二磷 Phosphorus Pentoxide

〔$P_2O_5 = 141.94$〕   CAS：1314-56-3

本品为白色粉末；有蒜样特臭；有腐蚀性；极易引湿。

太坦黄 Titan Yellow

〔$C_{28}H_{19}N_5Na_2O_6S_4 = 695.71$〕   CAS：1829-00-1

本品为淡黄色或棕色粉末。在水、乙醇、硫酸或氢氧化钠溶液中溶解。

中性乙醇 Ethanol, Neutral

取乙醇，加酚酞指示液 2～3 滴，用氢氧化钠滴定液（0.1mol/L）滴定至显粉红色，即得。

中性红 Neutral Red

〔$C_{15}H_{17}N_4Cl = 288.78$〕   CAS：553-24-2

本品为深绿色或棕黑色粉末。在水或乙醇中溶解。

水合氯醛 Chloral Hydrate

〔$C_2H_3Cl_3O_2 = 165.39$〕   CAS：302-17-0

本品为白色结晶；有刺激性特臭；对皮肤有刺激性；露置空气中逐渐挥发，放置时间稍久即转变为黄色。在乙醇、三氯甲烷或乙醚中溶解，在水中溶解并解离。

水杨酸 Salicylic Acid

〔$C_7H_6O_3 = 138.12$〕   CAS：69-72-7

本品为白色结晶或粉末；味甜后变辛辣；见光渐变色；76℃即升华。在乙醇或乙醚中溶解，在水中微溶。

水杨酸钠 Sodium Salicylate

〔$C_7H_5NaO_3 = 160.10$〕   CAS：54-21-7

本品为白色鳞片或粉末；无臭；久置光线下变为粉红色。在水或甘油中易溶，在乙醇中溶解，在三氯甲烷、乙醚或苯中几乎不溶。

水杨醛 Salicylaldehyde

〔$C_6H_4(OH)CHO = 122.12$〕   CAS：90-02-8

本品为无色或淡褐色油状液体；有杏仁味。在乙醇、乙醚或苯中溶解，在水中微溶。

牛肉浸出粉 Beef Extract Powder

本品为米黄色粉末，具吸湿性。在水中溶解。

牛肉浸膏 Beef Extract

本品为黄褐色至深褐色膏状物质；有肉香样特臭；味酸。在水中溶解。

〔检查〕氯化物　本品含氯化物以 NaCl 计算，不得过固性物的 6%。

硝酸盐　取本品的溶液（1→10），加活性炭煮沸脱色后，滤过，分取滤液 1 滴，加入二苯胺的硫酸溶液（1→100）3 滴中，不得显蓝色。

乙醇中不溶物　取本品的溶液（1→10）25ml，加乙醇 50ml，振摇混合后，滤过，滤渣用乙醇溶液（2→3）洗净，在 105℃ 干燥 2 小时，遗留残渣不得过固性物的 10%。

醇溶性氮　取乙醇中不溶物项下得到的滤液测定，含氮量不得少于醇溶物质的 6%。

固性物　取本品的溶液（1→10）10ml，加洁净砂粒或石棉混合后，在 105℃ 干燥 16 小时，遗留残渣不得少于 0.75g。

炽灼残渣　不得过固性物的 30%（通则 0841）。

牛血红蛋白　Beef Hemoglobin　　　　　CAS：9008-02-0

本品为深棕色结晶或结晶性粉末。在水或稀酸中溶解。

〔检查〕纯度　用醋酸纤维素薄膜电泳后，应得到一条电泳区带。

总氮量　含总氮量不得少于 16.0%（通则 0704 第一法）。

干燥失重　取本品，在 105℃ 干燥至恒重，减失重量不得过 10.5%（通则 0831）。

炽灼残渣　不得过 1.0%（通则 0841）。

牛胆盐　Ox Bile Salt

本品为白色或浅黄色粉末，味苦而甜，具吸湿性。在水或醇中易溶。

牛磺胆酸钠　Sodium Taurocholate

〔$C_{26}H_{44}NNaO_7S=537.69$〕　　　　CAS：145-42-6

本品为白色结晶，味先甜而后苦。在水中易溶，在乙醇中溶解。

乌洛托品　Urotropine

〔$C_6H_{12}N_4=140.19$〕　　　　　　　CAS：100-97-0

本品为白色结晶；无臭。在水、乙醇或三氯甲烷中溶解，在乙醚中微溶。

六水合氯化钆　Gadolinium Trichloride Hexahydrate

〔$GdCl_3 \cdot 6H_2O=371.69$〕　　　CAS：13450-84-5

本品为白色或无色结晶，具刺激性。

2,4,6,2′,4′,6′-六硝基二苯胺（二苦味酸基胺）
2,4,6,2′,4′,6′-Hexanitrodiphenylamine

〔$C_{12}H_5N_7O_{12}=439.21$〕　　　　　CAS：131-73-7

本品为黄色结晶；受热或强烈撞击能引起强烈爆炸。在硝酸中溶解，在丙酮中微溶，在水、乙醇、乙醚或三氯甲烷中不溶。

巴比妥　Barbital

〔$C_8H_{12}N_2O_3=184.20$〕　　　　　　CAS：57-44-3

本品为白色结晶或粉末；味微苦。在热水、乙醇、乙醚或碱性溶液中溶解。

巴比妥钠　Barbital Sodium

〔$C_8H_{11}N_2NaO_3=206.18$〕　　　　CAS：144-02-5

本品为白色结晶或粉末；味苦。在水中溶解，在乙醇中微溶，在乙醚中不溶。

双环己酮草酰二腙　Bis（cyclohexanone）oxalyldihydrazone

〔$C_{14}H_{22}N_4O_2=278.36$〕　　　　　CAS：370-81-0

本品为白色结晶。在热甲醇或乙醇中溶解，在水中不溶。

双硫腙（二苯硫代偕肼腙）　Dithizone

〔$C_{13}H_{12}N_4S=256.33$〕　　　　　　CAS：60-10-6

本品为蓝黑色结晶性粉末。在三氯甲烷或四氯化碳中溶解，在水中不溶。

孔雀绿　Malachite Green

〔$C_{52}H_{54}N_4O_{12}=927.02$〕

本品为绿色片状结晶；带金属光泽。在热水或乙醇中易溶，在水中极微溶解。

玉米淀粉　Maize Starch

本品以玉米为原料经湿磨法加工制成白色略带浅黄色粉末，具有光泽。白玉米淀粉洁白有光泽，黄玉米淀粉白色略带微黄色阴影。在冷水、乙醇中不溶。

正十四烷　n-Tetradecane

〔$CH_3(CH_2)_{12}CH_3=198.39$〕　　　CAS：629-59-4

本品为无色透明液体。与乙醇或乙醚能任意混合，在水中不溶。

正丁醇　见丁醇。　　　　　　　　　　CAS：71-36-3

正己烷　n-Hexane

〔$C_6H_{14}=86.18$〕　　　　　　　　　　CAS：110-54-3

本品为无色透明液体；微有特臭；极易挥发；对呼吸道有刺激性。与乙醇或乙醚能任意混合，在水中不溶。沸点为 69℃。

供高效液相色谱流动相使用时需满足：

吸光度　取本品，以水为空白，照紫外-可见分光光度法（通则 0401）测定。在 210nm 的波长处，吸光度不得过 0.3，在 260～400nm 的范围内，吸光度不得过 0.01。

正丙醇　见丙醇。　　　　　　　　　　CAS：71-23-8

正戊醇　见戊醇。　　　　　　　　　　CAS：71-41-0

正辛胺　n-Octylamine

〔$CH_3(CH_2)_7NH_2=129.25$〕　　　　CAS：111-86-4

本品为无色液体。有氨样臭。在乙醇或乙醚中易溶，在水中微溶。

正辛醇　n-Octanol

〔$C_8H_{17}OH=130.23$〕　　　　　　　CAS：111-87-5

本品为无色透明液体；有特殊芳香臭。与乙醇、乙醚或三氯甲烷能任意混合，在水中不溶。沸程为 194～195℃。

正庚烷　见庚烷。　　　　　　　　　　CAS：142-82-5

去氧胆酸钠　Sodium Deoxycholate

〔$C_{24}H_{39}NaO_4=414.56$〕　　　　　CAS：302-95-4

本品为白色结晶性粉末，味苦。易溶于水，微溶于醇，不溶于醚。

甘油　Glycerin

〔$C_3H_8O_3 = 92.09$〕　　　　　　　CAS：56-81-5

本品为无色澄明黏稠液体；无臭；味甜；有引湿性。与水或乙醇能任意混合。

甘氨酸　Glycine

〔$C_2H_5NO_2 = 75.07$〕　　　　　　　CAS：56-40-6

本品为白色结晶性粉末。在水与吡啶中溶解，在乙醇中微溶，在乙醚中几乎不溶。

甘露醇　Mannitol

〔$C_6H_{14}O_6 = 182.17$〕　　　　　　CAS：69-65-8

本品为白色结晶；无臭，味甜。在水中易溶，在乙醇中略溶，在乙醚中几乎不溶。

可溶性淀粉　Soluble Starch　　　CAS：9005-84-9

见淀粉。

丙二酸　Malonic Acid

〔$C_3H_4O_4 = 104.06$〕　　　　　　CAS：141-82-2

本品为白色透明结晶；有强刺激性。在水、甲醇、乙醇、乙醚或吡啶中溶解。

丙二醇　Propylene Glycol

〔$C_3H_8O_2 = 76.10$〕　　　　　　CAS：57-55-6

本品为无色黏稠液体；味微辛辣。与水、丙酮或三氯甲烷能任意混合。

丙烯酰胺　Acrylamide

〔$C_3H_5NO = 71.08$〕　　　　　　CAS：79-06-1

本品为白色薄片状结晶。在水、乙醇、乙醚、丙酮或三氯甲烷中溶解，在甲苯中微溶，在苯及正庚烷中不溶。

丙酮　Acetone

〔$CH_3COCH_3 = 58.08$〕　　　　　CAS：67-64-1

本品为无色透明液体；有特臭；易挥发；易燃。在水或乙醇中溶解。

丙醇（正丙醇）　Propanol（n-Propanol）

〔$CH_3CH_2CH_2OH = 60.10$〕　　　CAS：71-23-8

本品为无色透明液体；易燃。与水、乙醇或乙醚能任意混合。沸点为 97.2℃。

石油醚　Petroleum Ether

本品为无色透明液体；有特臭；易燃；低沸点规格品极易挥发。与无水乙醇、乙醚或苯任意混合，在水中不溶。沸程为 30～60℃；60～90℃；90～120℃。

石蕊　Litmus　　　　　　　　　　CAS：1393-92-6

本品为蓝色粉末或块状。在水或乙醇中能部分溶解。

戊二醛　Glutaradehyde

〔$C_5H_8O_2 = 100.12$〕　　　　　　CAS：111-30-8

本品为无色透明油状液体，在水、乙醇或乙醚中易溶。

戊烷磺酸钠　Sodium Pentanesulfonate

〔$C_5H_{11}NaO_3S = 174.19$〕　　　CAS：22767-49-3

本品为白色或类白色的结晶或结晶性粉末。在水中溶解。含 $C_5H_{11}NaO_3S$ 应不少于 98.0%。

戊烷磺酸钠一水合物　Sodium Pentanesulfonate Monohydrate

〔$C_5H_{11}NaO_3S \cdot H_2O = 192.20$〕　CAS：207605-40-1

本品为白色或类白色的结晶或结晶性粉末。在水中溶解。含 $C_5H_{11}NaO_3S \cdot H_2O$ 应不少于 98.0%。

戊醇（正戊醇）　1-Pentanol（n-Pentanol）

〔$C_5H_{12}O = 88.15$〕　　　　　　CAS：71-41-0

本品为无色透明液体；有刺激性特臭。其蒸气与空气能形成爆炸性的混合物。与乙醇或乙醚能任意混合，在水中微溶。沸点为 138.1℃。

甲苯　Toluene

〔$C_6H_5CH_3 = 92.14$〕　　　　　　CAS：108-88-3

本品为无色透明液体；有苯样特臭；易燃。与乙醇或乙醚能任意混合。沸点为 110.6℃。

甲苯胺蓝　Toluidine Blue

〔$C_{15}H_{16}ClN_3S = 305.82$〕　　　CAS：92-31-9

本品为深绿色粉末，具有古铜色光泽。在水中易溶，在乙醇中微溶，在三氯甲烷中极微溶解；在乙醚中几乎不溶。

4-甲基伞形酮葡糖苷酸　4-Methylumbelliferyl-β-D-Glucuronide，MUG

〔$C_{16}H_{16}O_9 = 352.30$〕

本品为白色针状结晶。在水、乙醇或乙醚中溶解。在稀氢氧化钠溶液中分解。

甲基异丁基酮（甲基异丁酮）　Methyl Isobutyl Ketone

〔$CH_3COCH_2CH(CH_3)_2 = 100.16$〕　CAS：108-10-1

本品为无色液体；易燃。与乙醇、乙醚或苯能任意混合，在水中微溶。

甲基红　Methyl Red

〔$C_{15}H_{15}N_3O_2 = 269.30$〕　　　CAS：493-52-7

本品为紫红色结晶。在乙醇或醋酸中溶解，在水中不溶。

甲基橙　Methyl Orange

〔$C_{14}H_{14}N_3NaO_3S = 327.33$〕　CAS：547-58-0

本品为橙黄色结晶或粉末。在热水中易溶，在乙醇中几乎不溶。

甲酚红　Cresol Red

〔$C_{21}H_{18}O_5S = 382.43$〕　　　CAS：1733-12-6

本品为深红色、红棕色或深绿色粉末。在乙醇或稀氢氧化钠溶液中易溶，在水中微溶。

甲酰胺　Formamide

〔$CH_3NO = 45.04$〕　　　　　　　CAS：75-12-7

本品为无色略带黏性的液体；微具氨臭；有引湿性；有刺激性。与水或乙醇能任意混合。

供水分检查使用时需满足：

水分　取本品，照水分测定法（通则 0832 第一法 2）测定，含水分不得过 0.1%。

甲酸　Formic Acid

〔$HCOOH = 46.03$〕　　　　　　　CAS：64-18-6

本品为无色透明液体；有刺激性特臭；对皮肤有腐蚀性。含 HCOOH 不少于 85%。与水、乙醇、乙醚或甘油能任意混合。

甲酸乙酯　Ethyl Formate

〔$HCOOC_2H_5=74.08$〕　　　　CAS：109-94-4

本品为低黏度液体；易燃；对皮肤及黏膜有刺激性，浓度高时有麻醉性。与乙醇或乙醚能任意混合，在 10 份水中溶解，同时逐渐分解出甲酸及乙醇。

甲酸钠　Sodium Formate

〔$HCOONa \cdot 2H_2O=104.04$〕

本品为白色结晶；微有甲酸臭气；有引湿性。在水或甘油中溶解，在乙醇中微溶。

甲酸铵　Ammonium Formate

〔$CH_5NO_2=63.06$〕　　　　CAS：540-69-2

本品为无色结晶或颗粒；易潮解。在水或乙醇中溶解。

甲醇　Methanol

〔$CH_3OH=32.04$〕　　　　CAS：67-56-1

本品为无色透明液体；具挥发性；易燃；含水分为 0.1%。与水、乙醇或乙醚能任意混合。沸程为 64~65℃。

供高效液相色谱流动相使用时需满足：

吸光度　取本品，以水为空白，照紫外-可见分光光度法（通则 0401）测定。在 210nm、220nm、230nm、240nm 及 250nm 的波长处，吸光度分别不得过 0.70、0.30、0.13、0.07、0.02，在 260~400nm 的范围内，吸光度不得过 0.01。

甲醛溶液　Formaldehyde Solution

〔$HCHO=30.03$〕　　　　CAS：50-00-0

本品为无色液体；遇冷聚合变浑浊；在空气中能缓慢氧化成甲酸；有刺激性。含 HCHO 约 37%。与水或乙醇能任意混合。

四丁基氢氧化铵溶液　见氢氧化四丁基铵溶液。

四丁基溴化铵（溴化四丁基铵）　Tetrabutylammonium Bromide

〔$(C_4H_9)_4NBr=322.38$〕　　　　CAS：1643-19-2

本品为白色结晶；有潮解性。在水、醇、醚或丙酮中易溶。含量应不少于 98.0%。

四甲基乙二胺　Tetramethylethylenediamine

〔$C_6H_{16}N_2=116.21$〕　　　　CAS：110-18-9

本品为无色透明液体。与水或乙醇能任意混合。

四苯硼钠　Sodium Tetraphenylboron

〔$(C_6H_5)_4BNa=342.22$〕　　　　CAS：143-66-8

本品为白色结晶；无臭。在水、甲醇、无水乙醇或丙酮中易溶。

四庚基溴化铵　Tetraheptylammonium Bromide

〔$(C_7H_{15})_4NBr=490.70$〕　　　　CAS：4368-51-8

色谱纯，熔点 89~91℃。

四氢呋喃　Tetrahydrofuran

〔$C_4H_8O=72.11$〕　　　　CAS：109-99-9

本品为无色液体；有醚样特臭；易燃；在贮存中易形成过氧化物。与水、乙醇、丙酮或乙醚能任意混合。沸点为 66℃。

供高效液相色谱流动相使用时需满足：

吸光度　取本品，以水为空白，照紫外-可见分光光度法（通则 0401）测定。在 240nm、254nm、280nm、290nm 波长处，吸光度分别不得过 0.35、0.20、0.05、0.02，在 300~400nm 的范围内，吸光度不得过 0.01。

稳定剂　应不添加稳定剂。

四氢硼钾　Potassium Tetrahydroborate

〔$KBH_4=53.94$〕　　　　CAS：13762-51-1

本品为白色结晶；在空气中稳定。在水中易溶。

四羟蒽醌（醌茜素）　Quinalizarin

〔$C_{14}H_8O_6=272.21$〕　　　　CAS：81-61-8

本品为红色或暗红色结晶或粉末；带绿色的金属光泽。在醋酸中溶解为黄色，在硫酸中溶解为蓝色，在碱性水溶液中呈红紫色，在水中不溶。

四氮唑蓝　Tetrazolium Blue

〔$C_{40}H_{32}Cl_2N_8O_2=727.65$〕　　　　CAS：1871-22-3

本品为无色或黄色结晶。在甲醇、乙醇或三氯甲烷中易溶，在水中微溶。

四氯化碳　Carbon Tetrachloride

〔$CCl_4=153.81$〕　　　　CAS：56-23-5

本品为无色透明液体；有特臭；质重。与乙醇、三氯甲烷、乙醚或苯能任意混合；在水中极微溶解。

四溴酚酞乙酯钾　Ethyl Tetrabromophenolphthalein Potassium

〔$C_{22}H_{13}Br_4KO_4=700.06$〕　　　　CAS：62637-91-6

本品为深绿色或紫蓝色结晶性粉末。在水、乙醇或乙醚中溶解。

司盘 80　见油酸山梨坦。　　　　CAS：1338-43-8

对二甲氨基苯甲醛　p-Dimethylaminobenzaldehyde

〔$C_9H_{11}NO=149.19$〕　　　　CAS：100-10-7

本品为白色或淡黄色结晶；有特臭；遇光渐变红。在乙醇、丙酮、三氯甲烷、乙醚或醋酸中溶解，在水中微溶。

α-对甲苯磺酰-L-精氨酸甲酯盐酸盐　p-Tosyl-L-Arginine Methyl Ester Hydrochloride

〔$C_{14}H_{22}N_4O_4S \cdot HCl=378.87$〕　　　　CAS：1784-03-8

本品为白色结晶。在水与甲醇中溶解。

对甲苯磺酸　p-Toluenesulfonic Acid

〔$CH_3C_6H_4SO_3H \cdot H_2O=190.21$〕　　　　CAS：6192-52-5

本品为白色结晶。在水中易溶，在乙醇和乙醚中溶解。

对甲氧基苯甲醛（茴香醛）　p-Methoxybenzaldehyde（Anisaldehyde）

〔$CH_3OC_6H_4CHO=136.15$〕　　　　CAS：123-11-5

本品为无色油状液体。与醇或醚能任意混合，在水中微溶。

对甲氨基苯酚硫酸盐 *p*-Methylaminophenol Sulfate

$[C_{14}H_{18}N_2O_2 \cdot H_2SO_4 = 344.38]$　　　CAS：55-55-0

本品为白色结晶；见光变灰色。在水中溶解，在乙醇或乙醚中不溶。

对苯二胺 *p*-Diaminobenzene

$[C_6H_4(NH_2)_2 = 108.14]$　　　CAS：106-50-3

本品为白色或淡红色结晶；露置空气中色变暗；受热易升华。在乙醇、三氯甲烷或乙醚中溶解，在水中微溶。

对苯二酚(氢醌) *p*-Dihydrocybezene（Hydroquinone）

$[C_6H_4(OH)_2 = 110.11]$　　　CAS：123-31-9

本品为白色或类白色结晶；见光易变色。在热水中易溶，在水、乙醇或乙醚中溶解。

对氨基苯甲酸 *p*-Aminobenzoic Acid

$[C_7H_7NO_2 = 137.14]$　　　CAS：150-13-0

本品为白色结晶，露置空气或光线中渐变为淡黄色。在沸水、乙醇、乙醚或醋酸中易溶，在水中极微溶解。

对氨基苯磺酸 Sulfanilic Acid

$[C_6H_7NO_3S = 173.19]$　　　CAS：121-57-3

本品为白色或类白色粉末；见光易变色。在氨溶液、氢氧化钠溶液或碳酸钠溶液中易溶，在热水中溶解，在水中微溶。

对氨基酚 *p*-Aminophenol

$[C_6H_7NO = 109.13]$　　　CAS：123-30-8

本品为白色或黄色结晶性粉末；露置空气中或光线中渐变色。在热水或乙醇中溶解。

α-对羟基苯甘氨酸 *p*-Hydroxyphenylglycine

$[C_8H_9NO_3 = 167.16]$　　　CAS：22818-40-2

本品为白色有光泽的薄片结晶。在盐酸溶液（1→5）中易溶，在酸或碱中溶解，在水、乙醇、乙醚、丙酮、三氯甲烷、苯、冰醋酸或乙酸乙酯中几乎不溶。

对羟基苯甲酸乙酯 Ethyl *p*-Hydroxybenzoate

$[C_9H_{10}O_3 = 166.18]$　　　CAS：120-47-8

本品为白色结晶；无臭，无味。在乙醇、乙醚中溶解，在水中微溶。

对羟基苯甲酸丙酯 Propyl *p*-Hydroxybenzoate

$[C_{10}H_{12}O_3 = 180.20]$　　　CAS：94-13-3

本品为白色结晶。在乙醇或乙醚中易溶，在沸水中微溶，在水中几乎不溶。

对羟基苯甲酸甲酯 Methyl *p*-Hydroxybenzoate

$[C_8H_8O_3 = 152.15]$　　　CAS：99-76-3

本品为无色结晶或白色结晶性粉末；无气味或微有刺激性气味。在乙醇、乙醚或丙酮中溶解，在苯或四氯化碳中微溶，在水中几乎不溶。

对羟基联苯 *p*-Hydroxydiphenyl

$[C_6H_5C_6H_4OH = 170.21]$　　　CAS：92-69-3

本品为类白色结晶。在乙醇或乙醚中易溶，在碱溶液中溶解，在水中不溶。

对硝基苯胺 *p*-Nitroaniline

$[C_6H_6N_2O_2 = 138.13]$　　　CAS：100-01-6

本品为黄色结晶或粉末。在甲醇中易溶，在乙醇或乙醚中溶解，在水中不溶。

对硝基苯偶氮间苯二酚 （*p*-Nitrophenyl-azo)-Resorcinol

$[C_{12}H_9N_3O_4 = 259.22]$　　　CAS：74-39-5

见偶氮紫。

对硝基苯磷酸二钠 *p*-Nitrophenylphosphate

$[C_6H_4NNa_2O_6P \cdot 6H_2O = 371.14]$

本品为白色或淡黄色结晶粉末，溶于水。

对硝基酚 *p*-Nitrophenol

$[C_6H_5NO_3 = 139.11]$　　　CAS：100-02-7

本品为白色或淡黄色结晶；能升华；易燃。在乙醇、三氯甲烷、乙醚或氢氧化钠溶液中易溶，在水中微溶。

对氯苯胺 *p*-Chloroaniline

$[C_6H_6ClN = 127.57]$　　　CAS：106-47-8

本品为白色或暗黄色结晶。在热水、乙醇、乙醚或丙酮中溶解。

对氯苯酚 *p*-Chlorophenol

$[C_6H_5ClO = 128.56]$　　　CAS：106-48-9

本品为白色结晶；有酚样特臭。在乙醇、乙醚中易溶，在水中微溶。

发色底物 S-2238 Chromogenic Substrate S-2238

$[H\text{-}D\text{-}Phe\text{-}Pip\text{-}Arg\text{-}pNA \cdot 2HCl = 625.6]$

　　　CAS：115388-96-0

本品为白色冻干块状物，为Ⅱa因子特异性发色底物。

发色底物 S-2765 Chromogenic Substrate S-2765

$[N\text{-}\alpha\text{-}Z\text{-}D\text{-}Arg\text{-}Gly\text{-}Arg\text{-}pNA \cdot 2HCl = 714.6]$

　　　CAS：113711-77-6

本品为白色冻干块状物，为Ⅹa因子特异性发色底物。

发烟硝酸 Nitric Acid，Fuming

$[HNO_3 = 63.01]$　　　CAS：7697-37-2

本品为无色或微黄棕色透明液体；有强氧化性和腐蚀性；能产生二氧化氮及四氧化二氮的红黄色烟雾。与水能任意比例混合。

考马斯亮蓝 G250 Coomassie Brilliant Blue G250

$[C_{47}H_{48}N_3NaO_7S_2 = 854.02]$　　　CAS：6104-58-1

本品为紫色结晶性粉末。在热水或乙醇中溶解，在水中微溶。

考马斯亮蓝 R250 Coomassie Brilliant Blue R250

$[C_{45}H_{44}N_3NaO_7S_2 = 825.97]$　　　CAS：6104-59-2

本品为紫色粉末。在热水或乙醇中微溶，在水中不溶。

亚甲蓝 Methylene Blue

$[C_{16}H_{18}ClN_3S \cdot 3H_2O = 373.90]$　　　CAS：7220-79-3

本品为鲜深绿色结晶或深褐色粉末；带青铜样金属光泽。在热水中易溶。

亚铁氰化钾 Potassium Ferrocyanide

〔$K_4Fe(CN)_6 \cdot 3H_2O = 422.39$〕 CAS：14459-95-1

本品为黄色结晶或颗粒；水溶液易变质。在水中溶解，在乙醇中不溶。

亚硒酸 Selenious Acid

〔$H_2SeO_3 = 128.98$〕 CAS：7783-00-8

本品为白色结晶；有引湿性；能被多数还原剂还原成硒。在水或乙醇中易溶，在氨溶液中不溶。

亚硒酸钠 Sodium Selenite

〔$Na_2SeO_3 = 172.95$〕 CAS：10102-18-8

本品为白色结晶或结晶性粉末；易风化；易被还原剂还原。在水中易溶，在乙醇中不溶。

1-亚硝基-2-萘酚-3,6-二磺酸钠 Sodium 1-Nitroso-2-Naphthol-3,6-Disulfonate

〔$C_{10}H_5NNa_2O_8S_2 = 377.25$〕 CAS：525-05-3

本品为金黄色结晶或结晶性粉末。在水中溶解，在乙醇中微溶。

亚硝基铁氰化钠 Sodium Nitroprusside

〔$Na_2Fe(NO)(CN)_5 \cdot 2H_2O = 297.95$〕 CAS：13755-38-9

本品为深红色透明结晶。水溶液渐分解变为绿色。在水中溶解，在乙醇中微溶。

亚硝酸钠 Sodium Nitrite

〔$NaNO_2 = 68.99$〕 CAS：7632-00-0

本品为白色或淡黄色结晶或颗粒；有引湿性；与有机物接触能燃烧和爆炸，并放出有毒和刺激性的过氧化氮和氧化氮气体。在水中溶解，在乙醇或乙醚中微溶。

亚硝酸钴钠 Sodium Cobaltinitrite

〔$Na_3Co(NO_2)_6 = 403.93$〕 CAS：13600-98-1

本品为黄色或黄棕色结晶性粉末；易分解。在水中极易溶解，在乙醇中微溶。

亚硫酸 Sulfurous Acid

〔$H_2SO_3 = 82.07$〕 CAS：7782-99-2

本品为无色透明液体；有二氧化硫样特臭；不稳定，易分解。与水能任意混合。

亚硫酸钠 Sodium Sulfite

〔$Na_2SO_3 \cdot 7H_2O = 252.14$〕 CAS：10102-15-5

本品为白色透明结晶；有亚硫酸样特臭；易风化；在空气中易氧化成硫酸钠。在水中溶解，在乙醇中极微溶解。

亚硫酸氢钠 Sodium Bisulfite

〔$NaHSO_3 = 104.05$〕 CAS：7631-90-5

本品为白色结晶性粉末；有二氧化硫样特臭；在空气中易被氧化成硫酸盐。在水中溶解，在乙醇中微溶。

亚碲酸钠 Sodium Tellurite

〔$Na_2TeO_3 = 221.58$〕 CAS：10102-20-2

本品为白色粉末。在热水中易溶，在水中微溶。

过氧化物酶 Peroxidase CAS：9003-99-0

本品来源于辣根，为棕褐色结晶状物质或冻干粉，溶于水。

过硫酸铵 Ammonium Persulfate

〔$(NH_4)_2S_2O_8 = 228.19$〕 CAS：7727-54-0

本品为白色透明结晶或粉末；无臭；有强氧化性。在水中易溶。

西黄蓍胶 Tragacanth CAS：9000-65-1

本品为白色或微黄色粉末；无臭。在碱溶液或过氧化氢溶液中溶解，在乙醇中不溶。

Ⅹa因子 Factor Ⅹa CAS：9002-05-5

本品为白色冻干块状物。由牛血浆提取纯化得到。

刚果红 Congo Red

〔$C_{32}H_{22}N_6Na_2O_6S_2 = 696.66$〕 CAS：573-58-0

本品为红棕色粉末。在水或乙醇中溶解。

冰醋酸 Acetic Acid Glacial

〔$CH_3COOH = 60.05$〕 CAS：64-19-7

本品为无色透明液体；有刺激性特臭；有腐蚀性；温度低于凝固点(16.7℃)时即凝固为冰状晶体。与水或乙醇能任意混合。

次甲基双丙烯酰胺 N,N'-Methylene Bisacrylamide

〔$C_7H_{10}N_2O_2 = 154.17$〕 CAS：110-26-9

本品为白色结晶性粉末；水溶液可因水解而形成丙烯酸和氨。在水中略溶。

次没食子酸铋 Bismuth Subgallate

〔$C_7H_5BiO_6 \cdot H_2O = 412.11$〕

本品为黄色粉末；无臭，无味。溶于稀矿酸或稀氢氧化碱溶液并分解，几乎不溶于水、乙醇、乙醚或三氯甲烷。

次氯酸钠溶液 Sodium Hypochlorite Solution

〔$NaOCl = 74.44$〕 CAS：7681-52-9

本品为淡黄绿色澄明液体；有腐蚀性；具强氧化性及强碱性。与水能任意比例混合。

次磷酸 Hypophosphorous Acid

〔$H_3PO_2 = 66.00$〕 CAS：6303-21-5

本品为白色透明结晶，过冷时形成无色油状液体；无臭；有引湿性；系强还原剂。在水、乙醇或乙醚中溶解。

异丁醇 Isobutanol

〔$(CH_3)_2CHCH_2OH = 74.12$〕 CAS：78-83-1

本品为无色透明液体；具强折光性；易燃。与水、乙醇或乙醚能任意比例混合。沸程为 107.3～108.3℃。

异丙醇 Isopropanol

〔$(CH_3)_2CHOH = 60.10$〕 CAS：67-63-0

本品为无色透明液体；有特臭；味微苦。与水、乙醇或乙醚能任意比例混合。沸程为 82.0～83.0℃。

供高效液相色谱流动相使用时需满足：

吸光度 取本品，以水为空白，照紫外-可见分光光度法（通则 0401）测定。在 230nm、250nm 波长处，吸光度分别不得过 0.2、0.03，在 280～400nm 的范围内，吸光度不得过 0.01。

异丙醚 Isopropyl Ether

〔$C_6H_{14}O=102.18$〕 CAS：108-20-3

本品为无色透明液体；易燃。与乙醇、三氯甲烷、乙醚或苯混溶；在水中微溶。

异戊醇 Isoamylol

〔$(CH_3)_2CHCH_2CH_2OH=88.15$〕 CAS：123-51-3

本品为无色液体；有特臭；易燃。与有机溶剂能任意比例混合，在水中微溶。沸点为 132℃。

异辛烷 见三甲基戊烷。 CAS：540-84-1

异烟肼 Isoniazide

〔$C_6H_7N_3O=137.14$〕 CAS：54-85-3

见本版药典（二部）正文异烟肼。

红碘化汞 Mercuric Iodide, Red

〔$HgI_2=454.40$〕 CAS：7774-29-0

本品为鲜红色粉末，质重；无臭。在乙醚、硫代硫酸钠或碘化钾溶液中溶解，在无水乙醇中微溶，在水中不溶。

麦芽糖 Maltose

〔$C_{12}H_{22}O_{11}=342.30$〕 CAS：69-79-4

本品为白色结晶（β 型）；味甜。在水中易溶，在乙醇中微溶，在乙醚中不溶。比旋度为＋125°至＋137°。

汞 Mercury

〔$Hg=200.59$〕 CAS：7439-97-6

本品为银白色有光泽的液态金属；质重；在常温下微量挥发；能与铁以外的金属形成汞齐。在稀硝酸中溶解，在水中不溶。

苏丹Ⅲ Sudan Ⅲ

〔$C_{22}H_{16}N_4O=352.40$〕 CAS：85-86-9

本品为红棕色粉末。在三氯甲烷或冰醋酸中溶解，在乙醇中微溶，在水中不溶。

苏丹Ⅳ Sudan Ⅳ

〔$C_{24}H_{20}N_4O=380.45$〕 CAS：85-83-6

本品为深褐色粉末。在乙醇、三氯甲烷、乙醚、苯或苯酚中溶解，在丙酮中微溶，在水中不溶。

抗坏血酸 Ascorbic Acid

〔$C_6H_8O_6=176.12$〕 CAS：50-81-7

见本版药典（二部）正文维生素 C。

抗凝血酶（ATⅢ） Antithrombin Ⅲ

本品为白色冻干块状物。由人血浆提取，并经亲和色谱纯化制得。

还原型辅酶Ⅰ β-Nicotinamide Adenine Dinucleotide, Reduced, Disodium Salt

〔$C_{21}H_{27}N_7Na_2O_{14}P_2=709.40$〕 CAS：606-68-8

本品为白色至微黄色粉末。在水中溶解。

连二亚硫酸钠 Sodium Hydrosulfite

〔$Na_2S_2O_4=174.10$〕 CAS：7775-14-6

本品为白色或类白色粉末；有特臭；有引湿性；受热和露置空气中能加速分解乃至燃烧。在水中易溶，在乙醇中不溶。

坚固蓝 BB 盐 Fast Blue BB Salt

〔$C_{17}H_{18}ClN_3O_3 \cdot 1/2ZnCl_2=415.94$〕

本品为浅米红色粉末。

吡啶 Pyridine

〔$C_5H_5N=79.10$〕 CAS：110-86-1

本品为无色透明液体；有恶臭；味辛辣；有引湿性，易燃。与水、乙醇、乙醚或石油醚能任意比例混合。

α,β-吲哚醌 Isatin

〔$C_8H_5NO_2=147.13$〕 CAS：91-56-5

本品为暗红色结晶或结晶性粉末；味苦；能升华。在乙醚或沸水中溶解，在沸醇中易溶，在冷水中几乎不溶。

钌红 Ruthenium Red

〔$Ru_2(OH)_2Cl_4 \cdot 7NH_3 \cdot 3H_2O=551.23$〕或

〔$(NH_3)_5RuO-Ru(NH_3)_4-O-Ru(NH_3)_5Cl_6=786.35$〕

CAS：11103-72-3

本品为棕红色粉末。在水中溶解，在乙醇或甘油中不溶。

谷氨酸脱氢酶 Glutamate Dehydrogenase

CAS：9029-12-3

本品为白色粉末。分子量为 260kDa（gel），活力大于 500units/mg 蛋白。

含氯石灰（漂白粉） Chlorinated Lime

本品为灰白色颗粒粉末；有氯臭；在空气中即吸收水分与二氧化碳而缓缓分解。在水或乙醇中部分溶解。

邻二氮菲 o-Phenanthroline

〔$C_{12}H_8N_2 \cdot H_2O=198.22$〕 CAS：5144-89-8

本品为白色或淡黄色结晶或结晶性粉末；久贮易变色。在乙醇或丙酮中溶解，在水中微溶，在乙醚中不溶。

邻甲基苯胺 o-Toluidine

〔$C_7H_9N=107.16$〕 CAS：95-53-4

本品为淡黄色液体；见光或露置空气中逐渐变为棕红色。在乙醇、乙醚或稀酸中溶解，在水中微溶。

邻甲酚 o-Cresol

〔$CH_3C_6H_4OH=108.14$〕 CAS：95-48-7

本品为无色液体或结晶；有酚臭；有腐蚀性，有毒；久置空气或见光即逐渐变为棕色。在乙醇、乙醚或三氯甲烷中溶解，在水中微溶。熔点为 30℃。

邻苯二甲酸二丁酯 Dibutyl Phthalate

〔$C_{16}H_{22}O_4=278.35$〕 CAS：84-74-2

本品为无色或淡黄色油状液体。在乙醇、丙酮、乙醚或苯中易溶，在水中几乎不溶。

邻苯二甲酸二辛酯 Dioctyl Phthalate

〔$C_{24}H_{38}O_4=390.56$〕 CAS：117-84-0

本品为无色或淡黄色油状液体；微有特臭。与有机溶剂能任意混合，在水中不溶。

邻苯二甲酸氢钾 Potassium Biphthalate

〔$KHC_6H_4(COO)_2=204.22$〕 CAS：877-24-7

本品为白色结晶性粉末。在水中溶解，在乙醇中微溶。

邻苯二甲酸酐 Phthalic Anhydride

〔$C_8H_4O_3=148.12$〕 CAS：85-44-9

本品为白色至类白色结晶或结晶性粉末。有刺激性气味，具腐蚀性。与空气混合可爆，遇明火、强氧化剂可燃。

邻苯二醛 *o*-Phthalaldehyde

$[C_8H_6O_2=134.13]$ CAS：643-79-8

本品为淡黄色针状结晶。在水、乙醇或乙醚中溶解，在石油醚中微溶。

邻联（二）茴香胺 *o*-Dianisidine

$[(CH_3OC_6H_3NH_2)_2=244.29]$ CAS：119-90-4

见 3,3'-二甲氧基联苯胺。

卵磷脂 L-α-Phosphatidyl Choline

本品为黄色至棕色蜡状物。在乙醇、乙醚、三氯甲烷、石油醚中溶解，在苯中微溶，不溶于丙酮、水和冷的植物油。在水中可溶胀成胶体液。

辛可宁 Cinchonine

$[C_{19}H_{22}N_2O=294.40]$ CAS：118-10-5

本品为白色结晶或粉末；味微苦；见光颜色变暗。在乙醇或三氯甲烷中溶解，在乙醚中微溶，在水中几乎不溶。

辛烷磺酸钠 Sodium Octanesulfonate

$[C_8H_{17}NaO_3S=216.27]$ CAS：5324-84-5

本品为白色或类白色结晶性粉末或粉末。含 $C_8H_{17}NaO_3S$ 不少于 98.0%，供高效液相色谱流动相使用时，含 $C_8H_{17}NaO_3S$ 不少于 99.0%。

辛烷磺酸钠一水合物 Sodium Octanesulfonate Monohydrate

$[C_8H_{17}NaO_3S \cdot H_2O=234.29]$ CAS：207596-29-0

本品为白色或类白色结晶性粉末或粉末。含 $C_8H_{17}NaO_3S \cdot H_2O$ 不少于 98.0%，供高效液相色谱流动相使用时，含 $C_8H_{17}NaO_3S \cdot H_2O$ 应不少于 99.0%。

间二硝基苯 *m*-Dinitrobenzene

$[C_6H_4(NO_2)_2=168.11]$ CAS：99-65-0

本品为淡黄色结晶；易燃。在三氯甲烷、乙酸乙酯或苯中易溶，在乙醇中溶解，在水中微溶。

间甲酚紫 *m*-Cresol Purple

$[C_{21}H_{18}O_5S=382.43]$ CAS：2303-01-7

本品为黄色至橄榄绿色或棕绿色粉末。在甲醇、乙醇或氢氧化钠溶液中易溶，在水中微溶。

间苯二酚 Resorcinol

$[C_6H_4(OH)_2=110.11]$ CAS：108-46-3

本品为白色透明结晶；遇光、空气或与铁接触即变为淡红色。在水、乙醇或乙醚中溶解。

间苯三酚 Phloroglucinol

$[C_6H_3(OH)_3 \cdot 2H_2O=162.14]$ CAS：6099-90-7

本品为白色或淡黄色结晶性粉末；味甜；见光易变为淡红色。在乙醇或乙醚中易溶，在水中微溶。

没食子酸（五倍子酸） Gallic Acid

$[C_7H_6O_5 \cdot H_2O=188.14]$ CAS：5995-86-8

本品为白色或淡褐色结晶或粉末。在热水、乙醇或乙醚

中溶解，在三氯甲烷或苯中不溶。

阿拉伯胶 Acacia   CAS：9000-01-5

本品为白色或微黄色颗粒或粉末。在水中易溶，形成黏性液体；在乙醇中不溶。

环己烷 Cyclohexane

$[C_6H_{12}=84.16]$ CAS：110-82-7

本品为无色透明液体；易燃。与甲醇、乙醇、丙酮、乙醚、苯或四氯化碳能任意混合，在水中几乎不溶。沸点为 80.7℃。

供紫外-可见分光光度法溶剂使用时需满足：

吸光度 取本品，以水为空白，照紫外-可见分光光度法（通则 0401）测定。在 220nm、235nm、240nm、250nm 的波长处，吸光度分别不得过 0.35、0.16、0.05、0.01。

环己酮 Cyclohexanone

$[C_6H_{10}O=98.14]$ CAS：108-94-1

本品为无色油状液体；有薄荷或丙酮臭气；其蒸气与空气能形成爆炸性混合物。与醇或醚能任意混合，在水中微溶。

玫瑰红钠（四氯四碘荧光素钠） Rose Bengal Sodium Salt

$[C_{20}H_2Cl_4I_4Na_2O_5=1017.6]$ CAS：632-69-9

本品为棕红色粉末。在水中溶解，溶液呈紫色，无荧光；在硫酸中溶解，溶液为棕色。

苦酮酸 Picrolonic Acid

$[C_{10}H_8N_4O_5=264.20]$ CAS：550-74-3

本品为黄色叶状结晶。在乙醇中溶解，在水中微溶。

苯 Benzene

$[C_6H_6=78.11]$ CAS：71-43-2

本品为无色透明液体；有特臭；易燃。与乙醇、乙醚、丙酮、四氯化碳、二硫化碳或醋酸能任意混合，在水中微溶。沸点为 80.1℃。

2-苯乙酰胺（苯乙酰胺） 2-Phenylacetamid

$[C_8H_9NO=135.17]$ CAS：103-81-1

本品为白色结晶。在热水或醇中溶解，在冷水或醚中微溶。熔点为 156～160℃。

苯甲酰氯（氯化苯甲酰） Benzoyl Chloride

$[C_6H_5COCl=140.57]$ CAS：98-88-4

本品为无色透明液体；有刺激性、腐蚀性；在潮湿空气中会发烟，蒸气有腐蚀性，能引起流泪。与乙醚或二硫化碳能任意混合，在水或乙醇中分解。

N-苯甲酰-L-精氨酸乙酯盐酸盐 N-Benzoyl-L-Arginine Ethyl Ester Hydrochloride

$[C_{15}H_{23}ClN_4O_3=342.82]$ CAS：2645-08-1

本品为白色或类白色结晶性粉末，在水或无水乙醇中极易溶解。

苯甲酸 Benzoic Acid

$[C_6H_5COOH=122.12]$ CAS：65-85-0

见本部药典正文苯甲酸。

苯肼 Phenylhydrazine

$[C_6H_8N_2=108.14]$ CAS：100-63-0

本品为黄色油状液体，在 23℃以下为片状结晶；露置空气中或见光易变为褐色；有腐蚀性；易燃。与乙醇、乙醚、三氯甲烷或苯能混溶；在稀酸中溶解，在水或石油醚中微溶。

苯胺　Aniline

〔$C_6H_5NH_2 = 93.13$〕　　　　　　　CAS：62-53-3

本品为无色或淡黄色透明油状液体；有特臭；露置空气中或见光渐变为棕色；易燃。与乙醇、乙醚或苯能任意混合，在水中微溶。

苯氧乙醇　Phenoxyethanol

〔$C_6H_5OCH_2CH_2OH = 138.17$〕　　　CAS：122-99-6

本品为无色透明液体；有芳香臭。在乙醇、乙醚或氢氧化钠溶液中易溶，在水中微溶。

苯酚　Phenol

〔$C_6H_5OH = 94.11$〕　　　　　　　　CAS：108-95-2

本品为无色或微红色的针状结晶或结晶性块状物；有特臭；有引湿性；对皮肤及黏膜有腐蚀性；遇光或在空气中色渐变深。在乙醇、三氯甲烷、乙醚、甘油、脂肪油或挥发油中易溶，在水中溶解，在液状石蜡中略溶。

苯替甘氨酸(α-苯甘氨酸)　Anilinoacetic Acid

〔$C_8H_9NO_2 = 151.16$〕　　　　　　　CAS：875-74-1

本品为白色或淡黄色结晶。在水中溶解，在乙醇或乙醚中微溶。

苯醌　Benzoquinone

〔$C_6H_4O_2 = 108.10$〕　　　　　　　CAS：106-51-4

本品为黄色结晶；有特臭；能升华。在乙醇或乙醚中溶解，在水中微溶。

茚三酮　Ninhydrine

〔$C_9H_6O_4 = 178.14$〕　　　　　　　CAS：485-47-2

本品为白色或淡黄色结晶性粉末；有引湿性；见光或露置空气中逐渐变色。在水或乙醇中溶解，在三氯甲烷或乙醚中微溶。

叔丁羟甲苯(2,6-二叔丁基对甲酚)　Butylated Hydroxytoluene

〔$C_{15}H_{24}O = 220.4$〕　　　　　　　CAS：128-37-0

本品为白色或浅黄色结晶或结晶性粉末。在水中不溶。熔点约为 70℃。

叔丁醇　*t*-Butanol

〔$(CH_3)_3COH = 74.12$〕　　　　　　CAS：75-65-0

本品为白色结晶，含少量水时为液体；似樟脑臭；有引湿性；易燃。与乙醇或乙醚能任意混合，在水中溶解。沸点为 82.4℃。

明胶　Gelatin　　　　　　　　　　CAS：9000-70-8

本品为淡黄色至黄色、半透明、微带光泽的粉粒或薄片；无臭；潮湿后，易为细菌分解；在水中久浸即吸水膨胀并软化，重量可增加 5～10 倍。在热水、醋酸或甘油与水的热混合液中溶解，在乙醇、三氯甲烷或乙醚中不溶。

呫吨氢醇　Xanthydrol

〔$C_{13}H_{10}O_2 = 198.22$〕　　　　　　CAS：90-46-0

本品为淡黄色结晶性粉末。在乙醇、三氯甲烷、乙醚中溶解，在水中不溶。

咖啡因　Caffeine

〔$C_8H_{10}N_4O_2 \cdot H_2O = 212.21$〕　　CAS：5743-12-4

本品为白色或带极微黄绿色、有丝光的针状结晶；无臭，味苦；有风化性。在热水或三氯甲烷中易溶，在水、乙醇或丙酮中略溶，在乙醚中极微溶解。

罗丹明 B　Rhodamine B

〔$C_{28}H_{31}ClN_2O_3 = 479.02$〕　　　CAS：81-88-9

本品为带绿色光泽的结晶或红紫色粉末。在水或乙醇中易溶，水溶液呈蓝红色，稀释后有强荧光；在盐酸或氢氧化钠溶液中微溶。

钍试剂　Thorin

〔$C_{16}H_{11}AsN_2Na_2O_{10}S_2 = 576.29$〕　CAS：3688-92-4

本品为红色结晶。在水中易溶，在有机溶剂中不溶。

钒酸铵　Ammonium Vanadate

〔$NH_4VO_3 = 116.98$〕　　　　　　　CAS：7803-55-6

本品为白色或微黄色结晶性粉末。在热水或稀氨溶液中易溶，在冷水中微溶，在乙醇中不溶。

金属钠　Sodium Metal

〔$Na = 22.99$〕　　　　　　　　　　　CAS：7440-23-5

本品为银白色金属，立方体结构。新切面有金属光泽，在空气中氧化转变为暗灰色。质软而轻，遇水分解，生成氢氧化钠和氢气并产生热量。能引起燃烧，燃烧时发亮黄色火焰。

乳酸　Lactic Acid

〔$CH_3CH(OH)COOH = 90.08$〕　　　CAS：50-21-5

见本版药典(二部)正文乳酸。

乳酸锂　Lithium Lactate

〔$LiC_3H_5O_3 = 96.01$〕　　　　　　　CAS：867-55-0

本品为白色粉末；无臭。在水中溶解。

乳糖　Lactose

〔$C_{12}H_{22}O_{11} \cdot H_2O = 360.31$〕　　CAS：5989-81-1

本品为白色的结晶性颗粒或粉末；无臭，味微甜。在水中易溶，在乙醇、三氯甲烷或乙醚中不溶。

变色酸　Chromotropic Acid

〔$C_{10}H_8O_8S_2 \cdot 2H_2O = 356.32$〕　　CAS：

本品为白色结晶。在水中溶解。

变色酸钠　Sodium Chromotropate

〔$C_{10}H_6Na_2O_8S_2 \cdot 2H_2O = 400.28$〕　CAS：5808-22-0

本品为白色或灰色粉末。在水中溶解，溶液呈浅褐色。

庚烷(正庚烷)　Heptane

〔$C_7H_{16} = 100.21$〕　　　　　　　　CAS：142-82-5

本品为无色透明液体；易燃。与乙醇、三氯甲烷或乙醚能混溶；在水中不溶。沸点为 98.4℃。

庚烷磺酸钠　Sodium Heptanesulfonate

〔$C_7H_{15}NaO_3S = 202.24$〕　　　　　CAS：22767-50-6

本品为白色或类白色结晶或结晶性粉末。含 $C_7H_{15}NaO_3S$ 应不少于 98.0%。

庚烷磺酸钠一水合物   Sodium Heptanesulfonate Monohydrate

〔$C_7H_{15}NaO_3S \cdot H_2O = 220.26$〕   CAS：207300-90-1

本品为白色或类白色结晶或结晶性粉末。含 $C_7H_{15}NaO_3S \cdot H_2O$ 应不少于 98.0%。

单硬脂酸甘油酯   Glycerol Monostearate

〔$C_{21}H_{42}O_4 = 358.56$〕   CAS：123-94-4

本品为白色或微黄色蜡状固体；有愉快的气味。在热有机溶剂，如醇、醚或丙酮中溶解，在水中不溶。熔点为56～58℃。

油酸山梨坦(司盘 80)   Sorbitan Monooleate（Span 80）

                        CAS：1338-43-8

本品为浅粉红色或红棕色油状液体。有特臭。在水中不溶，但在热水中分散后可即成乳状溶液。

玻璃酸钾   Potassium Hyaluronate   CAS：31799-91-4

本品为白色疏松絮状或片状物。在水中易溶。

〔检查〕**干燥失重**   取本品，置五氧化二磷干燥器中，减压干燥至恒重，减失重量不得过10%（通则0831）。

总氮量   按干燥品计算，含总氮量应为3%～4%（通则0704 第一法）。

炽灼残渣   遗留残渣按干燥品计算，应为14%～18%（通则0841）。

黏度   0.15%水溶液的运动黏度（通则0633 第一法）应为5～6mm²/s。

pH 值   0.15%水溶液的 pH 值（通则0631）应为6.0～7.0。

茜素氟蓝   Alizarin Fluoro-Blue

〔$C_{19}H_{15}NO_8 = 385.33$〕

本品为橙黄色粉末。在水、乙醇或乙醚中微溶。

茜素磺酸钠(茜红、茜素红)   Sodium Alizarinsulfonate （Alizarin Red）

〔$C_{14}H_7NaO_7S \cdot H_2O = 360.27$〕   CAS：130-22-3

本品为黄棕色或橙黄色粉末。在水中易溶，在乙醇中微溶，在苯或三氯甲烷中不溶。

草酸   Oxalic Acid

〔$H_2C_2O_4 \cdot 2H_2O = 126.06$〕   CAS：6153-56-6

本品为白色透明结晶或结晶性颗粒；易风化。在水或乙醇中易溶，在三氯甲烷或苯中不溶。

草酸三氢钾   Potassium Trihydrogen Oxalate

〔$KH_3(C_2O_4)_2 \cdot 2H_2O = 254.19$〕   CAS：6100-20-5

本品为白色结晶或结晶性粉末。在水中溶解，在乙醇中微溶。

草酸钠   Sodium Oxalate

〔$Na_2C_2O_4 = 134.00$〕   CAS：62-76-0

本品为白色结晶性粉末。在水中溶解，在乙醇中不溶。

草酸铵   Ammonium Oxalate

〔$(NH_4)_2C_2O_4 \cdot H_2O = 142.11$〕   CAS：6009-70-7

本品为白色结晶，加热易分解。在水中溶解，在乙醇中微溶。

茴香醛   见对甲氧基苯甲醛。   CAS：123-11-5

荧光母素   Fluorane

〔$C_{20}H_{12}O_3 = 300.31$〕

荧光黄(荧光素)   Fluorescein

〔$C_{20}H_{12}O_5 = 332.31$〕   CAS：2321-07-5

本品为橙黄色或红色粉末。在热乙醇、冰醋酸、碳酸钠溶液或氢氧化钠溶液中溶解，在水、三氯甲烷或苯中不溶。

枸橼酸(柠檬酸)   Citric Acid

〔$C_6H_8O_7 \cdot H_2O = 210.14$〕   CAS：5949-29-1

本品为白色结晶或颗粒，易风化，有引湿性。在水或乙醇中易溶。

枸橼酸钠   Sodium Citrate

〔$C_6H_5Na_3O_7 \cdot 2H_2O = 294.10$〕   CAS：6132-04-3

本品为白色结晶或粉末。在水中易溶，在乙醇中不溶。

枸橼酸氢二铵   Ammonium Citrate Dibasic

〔$(NH_4)_2HC_6H_5O_7 = 226.19$〕   CAS：3012-65-5

本品为无色细小结晶或白色颗粒。在水中溶解，在醇中微溶。

枸橼酸铁铵   Ammonium Ferric Citrate

〔$C_{12}H_{22}FeN_3O_{14} = 488.16$〕   CAS：1185-57-5

本品为棕红色或绿色鳞片或粉末，易潮解，见光易还原成亚铁。在水中溶解，在醇或醚中不溶。

枸橼酸铵   Ammonium Citrate, Tribasic

〔$C_6H_{17}N_3O_7 = 243.22$〕   CAS：3458-72-8

本品为白色粉末；易潮解。在水中易溶，在乙醇、丙酮或乙醚中不溶。

耐尔蓝(硫酸尼罗蓝)   Nile Blue A

〔$C_{40}H_{40}N_6O_6S = 732.86$〕   CAS：3625-57-8

本品为深蓝或深绿色至黑色粉末。

胃蛋白酶(猪)   Pepsin   CAS：9001-75-6

本品为白色或微黄色鳞片或颗粒；味微酸咸；有引湿性。在水中易溶，在乙醇、三氯甲烷或乙醚中几乎不溶。

胃酶消化物   Peptone from Poultry

本品为黄色或浅黄色粉末，溶于水。

咪唑   Imidazole

〔$C_3H_4N_2 = 68.08$〕   CAS：288-32-4

本品为白色半透明结晶。在水、乙醇、乙醚或吡啶中易溶，在苯中微溶，在石油醚中极微溶解。

钙黄绿素   Calcein

〔$C_{30}H_{24}N_2Na_2O_{13} = 666.50$〕

本品为鲜黄色粉末。在水中溶解，在无水乙醇或乙醚中不溶。

钙紫红素   Calcon

〔$C_{20}H_{13}N_2NaO_5S = 416.38$〕   CAS：2538-85-4

本品为棕色或棕黑色粉末。在水或乙醇中溶解。

钙-羧酸   Calcon Carboxylic Acid   CAS：3737-95-9

本品为棕色到黑色结晶或褐色粉末。易溶于碱液和浓氨溶液，微溶于水。

钠石灰 Soda Lime CAS：8006-28-8

本品为氢氧化钠与氧化钙的混合物，经用特殊指示剂着色后制成的粉红色小粒，吸收二氧化碳后颜色逐渐变淡。

钨酸钠 Sodium Wolframate

〔$Na_2WO_4 \cdot 2H_2O = 329.85$〕 CAS：10213-10-2

本品为白色结晶性粉末；易风化。在水中溶解，在乙醇中不溶。

氟化钙 Calcium Fluoride

〔$CaF_2 = 78.07$〕 CAS：7789-75-5

本品为白色粉末或立方体结晶；加热时发光。在浓无机酸中溶解，并分解放出氟化氢；在水中不溶。

氟化钠 Sodium Fluoride

〔$NaF = 41.99$〕 CAS：7681-49-4

本品为白色粉末或方形结晶。在水中溶解，水溶液有腐蚀性，能使玻璃发毛；在乙醇中不溶。

氟化钾 Potassium Fluoride

〔$KF = 58.10$〕 CAS：7789-23-3

本品为白色结晶；有引湿性。在水中易溶，在氢氟酸或浓氨溶液中溶解，在乙醇中不溶。

氢氟酸 Hydrofluoric Acid

〔$HF = 20.01$〕 CAS：7664-39-3

本品为无色发烟液体；有刺激臭，对金属和玻璃有强烈的腐蚀性。与水或乙醇能任意混合。

氢氧化四乙基铵 Tetraethylammonium Hydroxide

〔$(C_2H_5)_4NOH = 147.26$〕 CAS：77-98-5

本品游离碱仅存在于溶液中或以水合物的形式存在，一般制成 10%、25% 或 60% 的水溶液，水溶液无色；具强腐蚀性；具极强碱性，易吸收空气中的二氧化碳。

氢氧化四丁基铵溶液 Tetrabutylammonium Hydroxide Solution

〔$C_{16}H_{37}NO = 259.48$〕 CAS：2052-49-5

本品为无色澄清液体；有氨样臭，具强碱性，易吸收二氧化碳。通常制成 10% 和 20% 溶液。含量应为标示量的 90.0%～110.0%。

氢氧化四甲基铵溶液 Tetramethylammonium Hydroxide Solution

〔$(CH_3)_4NOH = 91.15$〕 CAS：75-59-2

本品为无色透明液体；易吸收二氧化碳；具腐蚀性。在水或乙醇中溶解。通常制成 10% 和 25% 的溶液。含量应不少于标示量的 98%。

氢氧化钙 Calcium Hydroxide

〔$Ca(OH)_2 = 74.09$〕 CAS：1305-62-0

本品为白色结晶性粉末；易吸收二氧化碳而生成碳酸钙。在水中微溶。

氢氧化钡 Barium Hydroxide

〔$Ba(OH)_2 \cdot 8H_2O = 315.46$〕 CAS：12230-71-6

本品为白色结晶；易吸收二氧化碳而生成碳酸钡。在水中易溶，在乙醇中微溶。

氢氧化钠 Sodium Hydroxide

〔$NaOH = 40.00$〕 CAS：1310-73-2

本品为白色颗粒或片状物；易吸收二氧化碳与水；有引湿性。在水、乙醇或甘油中易溶。

氢氧化钾 Potassium Hydroxide

〔$KOH = 56.11$〕 CAS：1310-58-3

本品为白色颗粒或棒状物；易吸收二氧化碳生成碳酸钾；有引湿性。在水或乙醇中溶解。

氢氧化铝 Aluminium Hydroxide

〔$Al(OH)_3 = 78.00$〕 CAS：21645-51-2

本品为白色粉末；无味。在盐酸、硫酸或氢氧化钠溶液中溶解，在水或乙醇中不溶。

氢氧化锂 Lithium Hydroxide

〔$LiOH \cdot H_2O = 41.96$〕 CAS：1310-66-3

本品为白色细小单斜结晶；有辣味。强碱性，在空气中能吸收二氧化碳与水分。在水中溶解，在醇中微溶。

氢氧化锶 Strontium Hydroxide

〔$Sr(OH)_2 \cdot 8H_2O = 265.75$〕

本品为无色结晶或白色结晶；易潮解；在空气中吸收二氧化碳生成碳酸盐；在干燥空气中能失去 7 分子结晶水。在热水或酸中溶解，在水中微溶。

氢碘酸 Hydroiodic Acid

〔$HI = 127.91$〕 CAS：10034-85-2

本品为碘化氢的水溶液。无色；见光或久置因析出碘变微黄色至棕色；有腐蚀性和强烈的刺激性气味。与水或醇能任意混合。

氢硼化钠 Sodium Borohydride

〔$NaBH_4 = 37.83$〕 CAS：16940-66-2

本品为白色结晶性粉末，有引湿性。在水、氨溶液、乙二胺或吡啶中溶解，在乙醚中不溶。

香草醛 Vanillin

〔$C_8H_8O_3 = 152.15$〕 CAS：121-33-5

本品为白色结晶；有愉快的香气。在乙醇、三氯甲烷、乙醚、冰醋酸或吡啶中易溶，在油类或氢氧化钠溶液中溶解。

重铬酸钾 Potassium Dichromate

〔$K_2Cr_2O_7 = 294.18$〕 CAS：7778-50-9

本品为橙红色结晶，有光泽；味苦；有强氧化性。在水中溶解，在乙醇中不溶。

胨 Peptone

本品为黄色或淡棕色粉末；无臭；味微苦。在水中溶解，在乙醇或乙醚中不溶。

胆甾醇 Cholesterol

〔$C_{27}H_{46}O = 386.66$〕 CAS：57-88-5

本品的一水合物为白色或淡黄色片状结晶；70～80℃ 时

成为无水物；在空气中能缓慢氧化变黄。在苯、石油醚或植物油中溶解，在乙醇中微溶，在水中几乎不溶。

亮绿 Brilliant Green

$[C_{27}H_{33}N_2 \cdot HSO_4 = 482.64]$ CAS：633-03-4

本品为金黄色结晶，有光泽。在水或乙醇中溶解，溶液呈绿色。

姜黄粉 Curcuma Powder

本品为姜科植物姜黄根茎的粉末，含有 5% 挥发油、黄色姜黄素、淀粉和树脂。

活性炭 Carbon Active

$[C = 12.01]$ CAS：7440-44-0

本品为黑色细微粉末，无臭，无味；具有高容量吸附有机色素及含氮碱的能力。在任何溶剂中不溶。

洋地黄皂苷 Digitonin

$[C_{56}H_{92}O_{29} = 1229.32]$ CAS：11024-24-1

本品为白色结晶。在无水乙醇中略溶，在乙醇中微溶，在水、三氯甲烷或乙醚中几乎不溶。

浓过氧化氢溶液(30%) Concentrated Hydrogen Peroxide Solution(30%)

$[H_2O_2 = 34.01]$ CAS：7722-84-1

本品为无色透明液体；有强氧化性及腐蚀性。与水或乙醇能任意混合。

浓氨溶液(浓氨水) Concentrated Ammonia Solution

$[NH_3 \cdot H_2O = 35.05]$ CAS：1336-21-6

本品为无色透明液体；有腐蚀性。含 NH_3 应为 25%～28%(g/g)。与乙醇或乙醚能任意混合。

结晶紫 Crystal Violet

$[C_{25}H_{30}ClN_3 = 407.99]$ CAS：548-62-9

本品为暗绿色粉末，有金属光泽。在水、乙醇或三氯甲烷中溶解，在乙醚中不溶。

盐酸 Hydrochloric Acid

$[HCl = 36.46]$ CAS：7647-01-0

本品为无色透明液体；有刺激性特臭；有腐蚀性；在空气中冒白烟。含 HCl 应为 36%～38%(g/g)。与水或乙醇能任意混合。

盐酸二氨基联苯胺 Diaminobenzidine Hydrochloride

$[C_{12}H_{14}N_4 \cdot 4HCl \cdot 2H_2O = 396.13]$ CAS：167684-17-5

本品为白色或灰色粉末。在水中溶解，溶液易氧化而变色。

盐酸甲胺 Methylamine Hydrochloride

$[CH_3NH_2 \cdot HCl = 67.52]$

本品为白色或类白色结晶；有引湿性。在水或无水乙醇中溶解。

盐酸半胱氨酸 Cysteine Hydrochloride

$[CH_2(SH)CH(NH_2)COOH \cdot HCl = 157.61]$

本品为白色结晶。在水或乙醇中溶解。

盐酸苯甲酰精氨酰萘胺 Benzoyl-DL-Arginyl-Naphthy-lamide Hydrochloride

$[C_{23}H_{25}N_5O_2 \cdot HCl = 439.94]$ CAS：913-04-2

本品为白色结晶。在水或乙醇中溶解。

盐酸苯肼 Phenylhydrazine Hydrochloride

$[C_6H_8N_2 \cdot HCl = 144.60]$ CAS：59-88-1

本品为白色或白色透明结晶；能升华。在水中易溶，在乙醇中溶解，在乙醚中几乎不溶。

盐酸氨基脲 Semicarbazide Hydrochloride

$[NH_2CONHNH_2 \cdot HCl = 111.53]$ CAS：563-41-7

本品为白色结晶。在水中易溶，在乙醇或乙醚中不溶。

盐酸萘乙二胺（二盐酸萘基乙二胺） N-Naphthylethyl-enediamine Dihydrochloride

$[C_{12}H_{14}N_2 \cdot 2HCl = 259.17]$ CAS：1465-25-4

本品为白色或白色微带红色或黄绿色结晶。在热水、乙醇或稀盐酸中易溶，在水、无水乙醇或丙酮中微溶。

盐酸 α-萘胺 α-Naphthylamine Hydrochloride

$[C_{10}H_9N \cdot HCl = 179.65]$ CAS：552-46-5

本品为白色结晶性粉末；置空气中变色。在水、乙醇或乙醚中溶解。

盐酸副品红 Pararosaniline Hydrochloride

$[C_{19}H_{18}ClN_3 = 323.8]$ CAS：569-61-9

本品为有绿色光泽的结晶或棕红色粉末。易溶于乙醇呈绯红色，溶于热水呈红色，微溶于冷水，不溶于乙醚。

盐酸羟胺 Hydroxylamine Hydrochloride

$[NH_2OH \cdot HCl = 69.49]$ CAS：5470-11-1

本品为白色结晶；吸湿后易分解；有腐蚀性。在水、乙醇或甘油中溶解。

盐酸普鲁卡因 Procaine Hydrochloride

$[C_{13}H_{20}N_2O_2 \cdot HCl = 272.77]$ CAS：51-05-8

见本版药典(二部)正文盐酸普鲁卡因。

原儿茶酸 Protocatechuic Acid

$[C_7H_6O_4 = 154.12]$ CAS：99-50-3

本品为白色或微带棕色的结晶，置空气中渐变色。在乙醇或乙醚中溶解，在水中微溶。

钼酸 Molybdic Acid

$[H_2MoO_4 = 161.96]$ CAS：7782-91-4

本品为白色或浅黄灰色结晶或粉末。工业品一般含有部分钼酸铵。溶于碱溶液、碱金属碳酸盐溶液。

钼酸钠 Sodium Molybdate

$[Na_2MoO_4 \cdot 2H_2O = 241.96]$ CAS：10102-40-6

本品为白色结晶性粉末；加热至 100℃失去结晶水。在水中溶解。

钼酸钾 Potassium Molybdate

$[K_2MoO_4 = 238.14]$ CAS：13446-49-6

本品为白色粉末或结晶。

钼酸铵 Ammonium Molybdate

$[(NH_4)_6Mo_7O_{24} \cdot 4H_2O = 1235.92]$ CAS：12054-85-2

本品为无色或淡黄绿色结晶。在水中溶解，在乙醇中不溶。

铁 Iron

〔Fe＝55.85〕 CAS：7439-89-6

本品为银灰色、丝状或灰黑色无定形粉末；露置潮湿空气中遇水易氧化。在稀酸中溶解，在浓酸、稀碱溶液中不溶。

铁氨氰化钠 Sodium Ferricyanide，Ammoniated

〔$Na_3[Fe(CN)_5NH_3]\cdot3H_2O＝325.98$〕

本品为黄色结晶。在水中溶解。

铁氰化钾 Potassium Ferricyanide

〔$K_3Fe(CN)_6＝329.25$〕 CAS：13746-66-2

本品为红色结晶；见光、受热或遇酸均易分解。在水中溶解，在乙醇中微溶。

氧化钬 Holmium Oxide

〔$Ho_2O_3＝377.86$〕 CAS：12055-62-8

本品为黄色固体；微有引湿性；溶于酸后生成黄色盐。在水中易溶。

氧化铝 Aluminium Oxide

〔$Al_2O_3＝101.96$〕 CAS：1344-28-1

本品为白色粉末；无味；有引湿性。在硫酸中溶解；在氢氧化钠溶液中能缓慢溶解而生成氢氧化物，在水、乙醇或乙醚中不溶。

氧化银 Silver Oxide

〔$Ag_2O＝231.74$〕 CAS：20667-12-3

本品为棕黑色粉末；质重；见光渐分解；易燃。在稀酸或氨溶液中易溶，在水或乙醇中几乎不溶。

氧化锌 Zinc Oxide

〔$ZnO＝81.38$〕 CAS：1314-13-2

本品为白色或淡黄色粉末。在稀酸、浓碱或浓氨溶液中溶解，在水或乙醇中不溶。

氧化镁 Magnesium Oxide

〔$MgO＝40.30$〕 CAS：1309-48-4

本品为白色极细粉末，无气味；暴露空气中易吸收水分和二氧化碳，与水结合生成氢氧化镁。在稀酸中溶解，在水中极微溶解，在醇中不溶。

氧化镧 Lanthanum Oxide

〔$La_2O_3＝325.81$〕 CAS：1312-81-8

本品为类白色的无定形粉末。在空气中能吸收二氧化碳。在稀矿酸中溶解而成盐，在水中不溶。

氨气 Ammonia

〔$NH_3＝17.03$〕

可取铵盐（氯化铵）与强碱（氢氧化钙）共热，或取浓氨溶液加热，放出的气体经过氧化钙干燥，即得。

本品为无色气体，具氨臭，－33℃时液化，－78℃时凝固成无色晶体。在水中极易溶解，溶解时放出大量热。

7-氨基去乙酰氧基头孢烷酸 7-Aminodesacetoxycepha-
losporanic Acid

〔$C_8H_{10}N_2O_3S＝214.24$〕 CAS：26395-99-3

本品为白色或微带黄色结晶性粉末。在水、乙醇或丙酮中不溶，在强酸或强碱溶液中溶解。

4-氨基安替比林 4-Aminoantipyrine

〔$C_{11}H_{13}N_3O＝203.24$〕 CAS：83-07-8

本品为淡黄色结晶。在水、乙醇或苯中溶解，在乙醚中微溶。

1-氨基-2-萘酚-4-磺酸 1-Amino-2-Naphthol-4-Sulfonic Acid

〔$C_{10}H_9NO_4S＝239.25$〕 CAS：116-63-2

本品为白色或灰色结晶；见光易变色；有引湿性。在热的亚硫酸氢钠或碱溶液中溶解，溶液易氧化；在水、乙醇或乙醚中不溶。

氨基黑 10B Amido Black 10B

〔$C_{22}H_{14}N_6Na_2O_9S_2＝616.49$〕 CAS：1064-48-8

本品为棕黑色粉末。在水、乙醇或乙醚中溶解，其溶液为蓝黑色；在硫酸中溶解，溶液为绿色；在丙酮中微溶。

氨基磺酸 Sulfamic Acid

〔$NH_2SO_3H＝97.09$〕 CAS：5329-14-6

本品为白色结晶。在水中溶解，溶液易水解生成硫酸氢铵；在甲醇或乙醇中微溶，在乙醚或丙酮中不溶。

氨基磺酸铵 Ammonium Sulfamate

〔$NH_2SO_3NH_4＝114.12$〕 CAS：7773-06-0

本品为白色结晶；有引湿性。在水中易溶，在乙醇中难溶。

胰蛋白胨 Tryptone

本品为米黄色粉末，极易潮解。在水中溶解，在乙醇、乙醚中不溶。

胰蛋白酶 Trypsin CAS：9002-07-7

本品为白色、类白色或淡黄色粉末。在水中溶解，在乙醇中不溶。

胰酶 Pancreatin CAS：8049-47-6

见本版药典（二部）正文胰酶。

L-胱氨酸 L-Cystine

〔$C_6H_{12}N_2O_4S_2＝240.29$〕 CAS：56-89-3

本品为白色结晶。在酸或碱溶液中溶解，在水或乙醇中几乎不溶。

高氯酸 Perchloric Acid

〔$HClO_4＝100.45$〕 CAS：7601-90-3

本品为无色透明液体，为强氧化剂，极易引湿；具挥发性及腐蚀性。与水能任意混合。

高氯酸钡 Barium Perchlorate

〔$Ba(ClO_4)_2\cdot3H_2O＝390.26$〕 CAS：10294-39-0

本品为无色晶体。有毒。在水或甲醇中溶解，在乙醇、乙酸乙酯或丙酮中微溶，在乙醚中几乎不溶。

高碘酸 Periodic Acid

〔$HIO_4\cdot2H_2O＝227.94$〕 CAS：10450-60-9

本品为无色单斜结晶；有引湿性，暴露空气中则变成淡黄色；有氧化性。在水中易溶，在乙醇中溶解，在乙醚中微溶。

高碘酸钠　Sodium Periodate

〔$NaIO_4 = 213.89$〕　　　　　CAS：7790-28-5

本品为白色结晶性粉末。在水、盐酸、硝酸、硫酸或醋酸中溶解；在乙醇中不溶。

高碘酸钾　Potassium Periodate

〔$KIO_4 = 230.00$〕　　　　　CAS：7790-21-8

本品为白色结晶性粉末。在热水中溶解，在水中微溶。

高锰酸钾　Potassium Permanganate

〔$KMnO_4 = 158.03$〕　　　　　CAS：7722-64-7

本品为深紫色结晶，有金属光泽；为强氧化剂。在乙醇、浓酸或其他有机溶剂中即分解而产生游离氧。在水中溶解。

烟酰酪氨酰肼　Nicotinyl-L-Tyrosyl-Hydrazide

〔$C_{15}H_{16}N_4O_3 = 300.32$〕

本品为白色结晶。在热乙醇中溶解。

酒石酸　Tartaric Acid

〔$H_2C_4H_4O_6 = 150.09$〕　　　　　CAS：87-69-4

本品为白色透明结晶或白色结晶性粉末。在水、甲醇、乙醇、丙醇或甘油中溶解，在乙醚中微溶，在三氯甲烷中不溶。

酒石酸氢钠　Sodium Bitartrate

〔$NaHC_4H_4O_6 \cdot H_2O = 190.08$〕　　　CAS：6131-98-2

本品为白色结晶性粉末；味酸。在热水中易溶，在水或乙醇中不溶。

酒石酸氢钾　Potassium Bitartrate

〔$KHC_4H_4O_6 = 188.18$〕　　　　　CAS：868-14-4

本品为白色透明结晶或结晶性粉末。在水中溶解，在乙醇中不溶。

酒石酸钾钠　Potassium Sodium Tartrate

〔$KNaC_4H_4O_6 \cdot 4H_2O = 282.22$〕　　　CAS：6381-59-5

本品为白色透明结晶或结晶性粉末。在水中溶解，在乙醇中不溶。

酒石酸锑钾　Antimony Potassium Tartrate

〔$C_4H_4KO_7Sb \cdot \frac{1}{2}H_2O = 333.93$〕　　CAS：16039-64-8

本品为无色透明结晶或白色粉末；无臭，味微甜；有风化性。在水中溶解，在乙醇中不溶。

桑色素　Morin

〔$C_{15}H_{10}O_7 = 302.24$〕　　　　　CAS：480-16-0

本品为淡黄色针状结晶；在空气中变为棕色，在醇中易溶，在碱溶液中溶解，在醋酸或乙醚中微溶。

黄色玉米粉　Corn Flour

本品为黄色玉米加工制成的黄色粉末，不溶于水。

黄氧化汞　Mercuric Oxide, Yellow

〔$HgO = 216.59$〕　　　　　CAS：21908-53-2

本品为黄色或橙黄色粉末；质重；见光渐变黑。在稀硫酸、稀盐酸、稀硝酸中易溶，在水、乙醇、丙酮或乙醚中不溶。

1,3-萘二酚　见 1,3-二羟基萘。　　　CAS：132-86-5

α-萘胺　α-Naphthylamine

〔$C_{10}H_7NH_2 = 143.19$〕　　　　　CAS：134-32-7

本品为白色针状结晶或粉末；有不愉快臭；露置空气中渐变淡红色；易升华。能随水蒸气挥发。在乙醇或乙醚中易溶，在水中微溶。

α-萘酚　α-Naphthol

〔$C_{10}H_7OH = 144.17$〕　　　　　CAS：90-15-3

本品为白色或略带粉红色的结晶或粉末；有苯酚样特臭；遇光渐变黑。在乙醇、三氯甲烷、乙醚、苯或碱溶液中易溶，在水中微溶。

β-萘酚　β-Naphthol

〔$C_{10}H_7OH = 144.17$〕　　　　　CAS：135-19-3

本品为白色或淡黄色结晶或粉末；有特臭；见光易变色。在乙醇、乙醚、甘油或氢氧化钠溶液中易溶，在热水中溶解，在水中微溶。

α-萘酚苯甲醇　α-Naphtholbenzein

〔$C_{27}H_{20}O_3 = 392.45$〕　　　　　CAS：6948-88-5

本品为红棕色粉末。在乙醇、乙醚、苯或冰醋酸中溶解，在水中不溶。

1,2-萘醌-4-磺酸钠　Sodium 1,2-Naphthoquinone-4-Sulfonate

〔$C_{10}H_5NaO_5S = 260.19$〕　　　　　CAS：521-24-4

本品为白色结晶。在水中易溶，在乙醇中难溶。

萘醌磺酸钾　Potassium Naphthoquinione Sulfonate

〔$C_{10}H_5KO_5S = 276.30$〕　　　　　CAS：34169-62-5

本品为金黄色结晶。在 50%乙醇中溶解，在水中微溶。

β-萘磺酸钠　Sodium β-Naphthalenesulfonate

〔$C_{10}H_7NaO_3S = 230.21$〕　　　　　CAS：532-02-5

本品为白色结晶或粉末。在水中溶解，在乙醇中不溶。

酞紫（金属酞）　Phthalein Purple (Metalphthalein)

〔$C_{32}H_{32}N_2O_{12} = 636.61$〕　　　　　CAS：2411-89-4

本品为淡黄色或淡棕色粉末。

〔检查〕灵敏度　取本品 10mg，加浓氨溶液 1ml，加水至 100ml，摇匀；取 5ml，加水 95ml、浓氨溶液 4ml、乙醇 50ml、0.1mol/L 氯化钡溶液 0.1ml，应显蓝紫色。加 0.1mol/L 乙二胺四醋酸二钠溶液 0.15ml，溶液应变色。

酚红（酚磺酞）　Phenol Red (Phenolsulfonphthalein)

〔$C_{19}H_{14}O_5S = 354.38$〕　　　　　CAS：143-74-8

本品为深红色结晶性粉末。在乙醇、氢氧化钠或碳酸钠溶液中溶解，在水、三氯甲烷或乙醚中不溶。

酚酞　Phenolphthalein

〔$C_{20}H_{14}O_4 = 318.33$〕　　　　　CAS：77-09-8

本品为白色粉末。在乙醇中溶解，在水中不溶。

硅钨酸　Silicowolframic Acid

〔$SiO_2 \cdot 12WO_3 \cdot 26H_2O = 3310.52$〕

本品为白色或淡黄色结晶；有引湿性。在水或乙醇中易溶。

硅胶 Silica Gel

〔$mSiO_2 \cdot nH_2O$〕　　　　CAS：112926-00-8

本品为白色半透明或乳白色颗粒或小球；有引湿性，一般含水 3%～7%。吸湿量可达 40% 左右。

硅藻土 Kieselguhr

本品为白色或类白色粉末；有强吸附力和良好的过滤性。在水、酸或碱溶液中均不溶解。

铝试剂(金精三羧酸铵) Ammonium Aurintricarboxylate

〔$C_{22}H_{23}N_3O_9 = 473.44$〕　　　　CAS：569-58-4

本品为棕黄色或暗红色的粉末或颗粒。在水或乙醇中溶解。

铜 Copper

〔$Cu = 63.55$〕　　　　CAS：7440-50-8

本品为红棕色片状、颗粒状、屑状或粉末，有光泽；在干燥空气中和常温下稳定，久置潮湿空气中则生成碱式盐。在热硫酸和硝酸中易溶，在浓氨溶液中溶解并生成络盐。

铬天青 S Chrome Azurol S

〔$C_{23}H_{13}Cl_2Na_3O_9S = 605.28$〕　　　　CAS：1667-99-8

本品为棕色粉末。在水中溶解，呈棕黄色溶液；在醇中溶解度较水中小，呈红棕色。

铬黑 T Eriochrome Black T

〔$C_{20}H_{12}N_3NaO_7S = 461.38$〕　　　　CAS：1787-61-7

本品为棕黑色粉末。在水或乙醇中溶解。

铬酸 Chromic Acid

〔$H_2CrO_4 = 118.01$〕

本品为三氧化铬的水溶液。

铬酸钾 Potassium Chromate

〔$K_2CrO_4 = 194.19$〕　　　　CAS：7789-00-6

本品为淡黄色结晶。在水中溶解，在乙醇中不溶。

偶氮紫(对硝基苯偶氮间苯二酚) Azo Violet

〔$C_{12}H_9N_3O_4 = 259.22$〕　　　　CAS：74-39-5

本品为红棕色粉末。在水中不溶，在稀碱溶液中溶解。

脲(尿素) Urea

〔$NH_2CONH_2 = 60.06$〕　　　　CAS：57-13-6

本品为白色结晶或粉末；有氨臭。在水、乙醇或苯中溶解，在三氯甲烷或乙醚中几乎不溶。

5-羟甲基糠醛 5-Hydroxymethyl Furfural

〔$C_6H_6O_3 = 126.11$〕　　　　CAS：67-47-0

本品为针状结晶。在甲醇、乙醇、丙酮、乙酸乙酯或水中易溶，在苯、三氯甲烷或乙醚中溶解，在石油醚中难溶。

羟基萘酚蓝 Hydroxynaphthol Blue, Sodium Salt

〔$C_{20}H_{11}N_2Na_3O_{11}S_3 = 620.46$〕　　　　CAS：63451-35-4

本品为绿黑色或深灰色至深绿色或黑色固体，无臭。

羟基萘酚蓝二钠盐 Hydroxynaphthol Blue, Disodium Salt

〔$C_{20}H_{12}N_2Na_2O_{11}S_3 = 598.48$〕　　　　CAS：165660-27-5

本品为暗蓝色或紫色至深紫色结晶性固体，无臭。

8-羟基喹啉 8-Hydroxyquinoline

〔$C_9H_7NO = 145.16$〕　　　　CAS：148-24-3

本品为白色或淡黄色结晶性粉末；有苯酚样特臭；见光易变黑。在乙醇、丙酮、三氯甲烷、苯或无机酸中易溶，在水中几乎不溶。

液化苯酚 Liquefied Phenol

取苯酚 90g，加水少量，置水浴上缓缓加热，液化后，放冷，添加适量的水使成 100ml，即得。

液体石蜡(液状石蜡) Paraffin Liquid

本品为无色油状液体；几乎无臭；无味。与多数脂肪油能任意混合，在醚或三氯甲烷中溶解，在水或醇中不溶。

淀粉 Starch

〔$(C_6H_{10}O_5)_n = (162.14)_n$〕

马铃薯淀粉 Potato Starch

本品为茄科植物马铃薯 *Solanum tuberosum* L. 块茎中得到的淀粉。

本品为白色无定形粉末；吸湿性强；在冷时与碘反应，溶液呈蓝紫色。在热水中形成微带蓝色的溶胶，浓度高时则成糊状，冷却后凝固成胶冻，在冷水、乙醇或乙醚中不溶。

可溶性淀粉 Soluble Starch　　　　CAS：9005-84-9

本品为白色或类白色粉末。在沸水中溶解，在冷水、乙醇或乙醚中不溶。

琥珀酸 Succinic Acid

〔$H_2C_4H_4O_4 = 118.09$〕　　　　CAS：110-15-6

本品为白色结晶。在热水中溶解，在乙醇、丙酮或乙醚中微溶，在苯、二硫化碳、四氯化碳或石油醚中不溶。

琼脂 Agar　　　　CAS：9002-18-0

见本部药典正文琼脂。

琼脂糖 Agarose　　　　CAS：9012-36-6

本品为白色或淡黄色颗粒或粉末；有吸湿性。在热水中溶解。

2,2′-联吡啶 2,2′-Dipyridyl

〔$C_5H_4NC_5H_4N = 156.19$〕　　　　CAS：366-18-7

本品为白色或淡红色结晶性粉末。在乙醇、三氯甲烷、乙醚、苯或石油醚中易溶，在水中微溶。

联苯胺 Benzidine

〔$H_2NC_6H_4C_6H_4NH_2 = 184.24$〕　　　　CAS：92-87-5

本品为白色或微淡红色结晶性粉末；遇空气和见光颜色变深。在沸乙醇中易溶，在乙醚中略溶，在沸水中微溶，在冷水中极微溶解。

葡萄糖 Glucose

〔$C_6H_{12}O_6 \cdot H_2O = 198.17$〕　　　　CAS：14431-43-7

见本版药典(二部)正文葡萄糖。

硝基甲烷 Nitromethane

〔$CH_3NO_2 = 61.04$〕　　　　CAS：75-52-5

本品为无色油状液体；易燃，其蒸气能与空气形成爆炸性混合物。与水、乙醇或碱溶液能任意混合。

硝基苯　Nitrobenzene

[$C_6H_5NO_2 = 123.11$]　　　　　　CAS：98-95-3

本品为无色或淡黄色的油状液体；有苦杏仁臭。在乙醇、乙醚、苯或油类中易溶，在水中极微溶解。

硝酸　Nitric Acid

[$HNO_3 = 63.01$]　　　　　　CAS：7697-37-2

本品为无色透明液体；在空气中冒烟，有窒息性刺激气味；遇光能产生四氧化二氮而变成棕色。含 HNO_3 应为 69%～71%（g/g）。与水能任意混合。

硝酸亚汞　Mercurous Nitrate

[$HgNO_3·H_2O = 280.61$]

本品为白色结晶；稍有硝酸臭。在水或稀硝酸中易溶；在大量水中分解为碱式盐而沉淀。

硝酸亚铈　Cerous Nitrate

[$Ce(NO_3)_3·6H_2O = 434.22$]　　　CAS：10294-41-4

本品为白色透明结晶。在水、乙醇或丙酮中溶解。

硝酸亚铊　Thallous Nitrate

[$TlNO_3 = 266.38$]　　　　　　CAS：10102-45-1

本品为白色或无色结晶。有毒。极易溶于热水，能溶于冷水，不溶于醇。约在 450℃分解。

硝酸汞　Mercuric Nitrate

[$Hg(NO_3)_2·H_2O = 342.62$]　　　CAS：7783-34-8

本品为白色或微黄色结晶性粉末；有硝酸气味，有引湿性。在水或稀硝酸中易溶；在大量水或沸水中生成碱式盐而沉淀。

硝酸钍　Thorium Nitrate

[$Th(NO_3)_4·4H_2O = 552.11$]　　　CAS：13470-07-0

本品为白色结晶或结晶性粉末；为强氧化剂；有放射性，水溶液呈酸性。在水与乙醇中易溶。

硝酸钙　Calcium Nitrate

[$Ca(NO_3)_2·4H_2O = 236.15$]　　　CAS：13477-34-4

本品为无色固体。在水、丙酮或乙醇中易溶。为强氧化剂。

硝酸钡　Barium Nitrate

[$Ba(NO_3)_2 = 261.34$]　　　　　CAS：10022-31-8

本品为白色结晶或结晶性粉末；与有机物接触、摩擦或撞击能引起燃烧和爆炸。在水中溶解，在乙醇中不溶。

硝酸钠　Sodium Nitrate

[$NaNO_3 = 84.99$]　　　　　　CAS：7631-99-4

本品为白色透明结晶或颗粒；与有机物接触、摩擦或撞击能引起燃烧和爆炸。在水中溶解，在乙醇中微溶。

硝酸钴　Cobaltous Nitrate

[$Co(NO_3)_2·6H_2O = 291.03$]　　　CAS：10026-22-9

本品为白色结晶或结晶性颗粒。在水或乙醇中易溶，在丙酮或氨溶液中微溶。

硝酸钾　Potassium Nitrate

[$KNO_3 = 101.10$]　　　　　　CAS：7757-79-1

本品为白色结晶或粉末；与有机物接触、摩擦或撞击能引起燃烧和爆炸。在水中溶解，在乙醇中微溶。

硝酸铁　Ferric Nitrate

[$Fe(NO_3)_3·9H_2O = 403.99$]　　　CAS：7782-61-8

本品为灰白色至浅紫色结晶；微有潮解性，100℃ 以下即开始分解。在水、醇或丙酮中易溶，在硝酸中微溶。

硝酸铅　Lead Nitrate

[$Pb(NO_3)_2 = 331.21$]　　　　　CAS：10099-74-8

本品为白色结晶；与有机物接触、摩擦或撞击能引起燃烧和爆炸。在水中溶解，在乙醇中微溶。

硝酸铈铵　Ammonium Ceric Nitrate

[$Ce(NO_3)_4·2NH_4NO_3 = 548.22$]　CAS：16774-21-3

本品为橙红色结晶，有强氧化性。在水或乙醇中溶解，在浓硝酸中不溶。

硝酸铝　Aluminum Nitrate

[$Al(NO_3)_3·9H_2O = 375.13$]　　　CAS：7784-27-2

本品为白色结晶；有引湿性；与有机物加热能引起燃烧和爆炸。在水或乙醇中易溶，在丙酮中极微溶解，在乙酸乙酯或吡啶中不溶。

硝酸铜　Cupric Nitrate

[$Cu(NO_3)_2·3H_2O = 241.60$]　　　CAS：10031-43-3

本品为蓝色柱状结晶，与炭末、硫黄或其他可燃性物质加热、摩擦或撞击，能引起燃烧和爆炸。在水或乙醇中溶解。

硝酸铵　Ammonium Nitrate

[$NH_4NO_3 = 80.04$]　　　　　　CAS：6484-52-2

本品为白色透明结晶或粉末。在水中易溶，在乙醇中微溶。

硝酸银　Silver Nitrate

[$AgNO_3 = 169.87$]　　　　　　CAS：7761-88-8

本品为白色透明片状结晶。在氨溶液中易溶，在水或乙醇中溶解，在醚或甘油中微溶。

硝酸锆　Zirconium Nitrate

[$Zr(NO_3)_4·5H_2O = 429.32$]　　　CAS：13986-27-1

本品为白色结晶；易吸潮；热至 100℃分解。在水中易溶，在乙醇中溶解。

硝酸镁　Magnesium Nitrate

[$Mg(NO_3)_2·6H_2O = 256.40$]　　　CAS：13446-18-9

本品为白色结晶。具潮解性。能溶于乙醇及氨溶液，溶于水，水溶液呈中性。于 330℃分解。与易燃的有机物混合能发热燃烧，有火灾及爆炸危险。

硝酸镉　Cadmium Nitrate

[$Cd(NO_3)_2·4H_2O = 308.48$]　　　CAS：10022-68-1

本品为白色针状或斜方形结晶。具潮解性。易溶于水，能溶于乙醇、丙酮和乙酸乙酯，几乎不溶于浓硝酸。与有机物混合时，发热自燃并爆炸。

硝酸镍　Nickelous Nitrate

〔$Ni(NO_3)_2 \cdot 6H_2O = 290.79$〕　　　　CAS：13478-00-7

本品为绿色结晶，水溶液呈酸性。在水中易溶，在乙醇或乙二醇中溶解，在丙酮中微溶。

硝酸镧　Lanthanum Nitrate

〔$La(NO_3)_3 \cdot 6H_2O = 433.01$〕　　　　CAS：10277-43-7

本品为白色结晶。在水、乙醇或丙酮中溶解。

硫乙醇酸（巯基乙酸）　Thioglycollic Acid

〔$CH_2(SH)COOH = 92.11$〕　　　　CAS：68-11-1

本品为无色透明液体；有刺激性臭气。与水、乙醇、乙醚或苯能混合。

硫乙醇酸钠（巯基乙酸钠）　Sodium Thioglycollate

〔$CH_2(SH)COONa = 114.09$〕　　　　CAS：367-51-1

本品为白色结晶或粉末；有微臭；有引湿性。在水中易溶，在乙醇中微溶。

硫化钠　Sodium Sulfide

〔$Na_2S \cdot 9H_2O = 240.17$〕　　　　CAS：1313-84-4

本品为白色结晶，水溶液呈碱性。在水中溶解，在乙醇中微溶，在乙醚中不溶。

硫代乙酰胺　Thioacetamide

〔$CH_3CSNH_2 = 75.13$〕　　　　CAS：62-55-5

本品为无色或白色片状结晶。在水、乙醇或苯中溶解；在乙醚中微溶。

硫代硫酸钠　Sodium Thiosulfate

〔$Na_2S_2O_3 \cdot 5H_2O = 248.17$〕　　　　CAS：10102-17-7

本品为白色透明结晶或白色颗粒。在水中溶解并吸热，在乙醇中微溶。

硫黄　Sulfur

〔$S = 32.06$〕　　　　CAS：7704-34-9

本品为硫的数种同素异构体，呈黄色细小粉末；易燃。在苯、甲苯、四氯化碳或二硫化碳中溶解，在乙醇或乙醚中微溶，在水中不溶。

硫脲　Thiourea

〔$NH_2CSNH_2 = 76.12$〕　　　　CAS：62-56-6

本品为白色斜方晶体或针状结晶；味苦。在水或乙醇中溶解，在乙醚中微溶。

硫氰酸钾　Potassium Thiocyanate

〔$KSCN = 97.18$〕　　　　CAS：333-20-0

本品为白色结晶。在水或乙醇中溶解。

硫氰酸铬铵（雷氏盐）　Ammonium Reineckate

〔$NH_4Cr(NH_3)_2(SCN)_4 \cdot H_2O = 354.42$〕

本品为红色至深红色结晶；在水中能分解游离出氢氰酸而呈蓝色。在热水或乙醇中溶解，在水中微溶。

硫氰酸铵　Ammonium Thiocyanate

〔$NH_4SCN = 76.12$〕　　　　CAS：1762-95-4

本品为白色结晶。在水或乙醇中易溶，在甲醇或丙酮中溶解，在三氯甲烷或乙酸乙酯中几乎不溶。

硫酸　Sulfuric Acid

〔$H_2SO_4 = 98.07$〕　　　　CAS：7664-93-9

本品为无色透明的黏稠状液体；与水或乙醇混合时大量放热。含 H_2SO_4 应为 95%～98%（g/g）。与水或乙醇能任意混合。相对密度约为 1.84。

硫酸亚铁　Ferrous Sulfate

〔$FeSO_4 \cdot 7H_2O = 278.01$〕　　　　CAS：7782-63-0

本品为淡蓝绿色结晶或颗粒。在水中溶解，在乙醇中不溶。

硫酸亚铁铵　Ammonium Ferrous Sulfate

〔$(NH_4)_2Fe(SO_4)_2 \cdot 6H_2O = 392.13$〕　　CAS：7783-85-9

本品为浅蓝绿色结晶，在空气中逐渐被氧化。在水中溶解，在乙醇中不溶。

硫酸汞　Mercuric Sulfate

〔$HgSO_4 = 296.65$〕　　　　CAS：7783-35-9

本品为白色颗粒或结晶性粉末；无臭；有毒。在盐酸、热稀硫酸或浓氯化钠溶液中溶解。

硫酸软骨素 ABC 酶（硫酸软骨素裂解酶 ABC）　Chondroitinase ABC　　　　CAS：9024-13-9

本品主要从普通变形杆菌中提取而得，可降解硫酸软骨素。为白色至褐色或淡橙色粉末，在水中溶解。

硫酸肼　Hydrazine Sulfate

〔$(NH_2)_2 \cdot H_2SO_4 = 130.12$〕　　　　CAS：10034-93-2

本品为白色结晶或粉末。在热水中易溶，在水或乙醇中微溶。

硫酸奎宁　Quinine Sulfate

〔$(C_{20}H_{24}N_2O_2)_2 \cdot H_2SO_4 \cdot 2H_2O = 782.95$〕

　　　　CAS：6119-70-6

本品为白色细微的针状结晶，无臭，味极苦，遇光渐变色；水溶液显中性反应。在三氯甲烷-无水乙醇（2：1）的混合液中易溶，在水、乙醇、三氯甲烷或乙醚中微溶。

硫酸钠　Sodium Sulfate

〔$Na_2SO_4 = 142.04$〕　　　　CAS：7757-82-6

见无水硫酸钠。

硫酸钙　Calcium Sulfate

〔$CaSO_4 \cdot 2H_2O = 172.16$〕　　　　CAS：10101-41-4

本品为白色结晶性粉末。在铵盐溶液、硫代硫酸钠溶液、氯化钠溶液或酸类中溶解，在水中微溶，在乙醇中不溶。

硫酸氢钾　Potassium Bisulfate

〔$KHSO_4 = 136.16$〕　　　　CAS：7646-93-7

本品为白色结晶。在水中溶解，水溶液呈强酸性。

硫酸钾　Potassium Sulfate

〔$K_2SO_4 = 174.25$〕　　　　CAS：7778-80-5

本品为白色结晶或结晶性粉末。在水或甘油中溶解，在乙醇中不溶。

硫酸铁铵　Ferric Ammonium Sulfate

〔$FeNH_4(SO_4)_2 \cdot 12H_2O = 482.18$〕　　CAS：7783-83-7

本品为白色至淡紫色结晶。在水中溶解，在乙醇中不溶。

硫酸铈　Ceric Sulfate

〔$Ce(SO_4)_2 = 332.23$〕　　CAS：13590-82-4

本品为深黄色结晶。在热的酸溶液中溶解；在水中微溶，并分解成碱式盐。

硫酸铈铵　Ammonium Ceric Sulfate

〔$Ce(SO_4)_2 \cdot 2(NH_4)_2SO_4 \cdot 4H_2O = 668.56$〕

CAS：18923-36-9

本品为黄色或橙黄色结晶性粉末。在酸溶液中溶解，在水中微溶，在醋酸中不溶。

硫酸铝　Aluminium Sulfate

〔$Al_2(SO_4)_3 \cdot 18H_2O = 666.40$〕　　CAS：7784-31-8

本品为白色结晶或结晶性粉末，有光泽。在水中溶解，在乙醇中不溶。

硫酸铝钾（明矾）　Potassium Aluminium Sulfate

〔$KAl(SO_4)_2 \cdot 12H_2O = 474.37$〕　　CAS：7784-24-9

本品为白色透明的结晶或粉末，无臭；味微甜而涩。在水或甘油中易溶，在乙醇或丙酮中不溶。

硫酸铜　Cupric Sulfate

〔$CuSO_4 \cdot 5H_2O = 249.68$〕　　CAS：7758-99-8

本品为蓝色结晶或结晶性粉末。在水中溶解，在乙醇中微溶。

硫酸铵　Ammonium Sulfate

〔$(NH_4)_2SO_4 = 132.13$〕　　CAS：7783-20-2

本品为白色结晶或颗粒。在水中溶解，在乙醇或丙酮中不溶。

硫酸锂　Lithium Sulfate

〔$Li_2SO_4 \cdot H_2O = 127.95$〕　　CAS：10102-25-7

本品为白色结晶。在水中溶解，在乙醇中几乎不溶。

硫酸锌　Zinc Sulfate

〔$ZnSO_4 \cdot 7H_2O = 287.54$〕　　CAS：7446-20-0

本品为白色结晶、颗粒或粉末。在水中易溶，在甘油中溶解，在乙醇中微溶。

硫酸锰　Manganese Sulfate

〔$MnSO_4 \cdot H_2O = 169.01$〕　　CAS：10034-96-5

本品为粉红色结晶。在水中溶解，在乙醇中不溶。

硫酸镁　Magnesium Sulfate

〔$MgSO_4 \cdot 7H_2O = 246.47$〕　　CAS：10034-99-8

本品为白色结晶或粉末，易风化。在水中易溶，在甘油中缓缓溶解，在乙醇中微溶。

硫酸镍　Nickelous Sulfate

〔$NiSO_4 \cdot 7H_2O = 280.85$〕　　CAS：10101-98-1

本品为绿色透明结晶。在水或乙醇中溶解。

硫酸镍铵　Ammonium Nickelous Sulfate

〔$NiSO_4 \cdot (NH_4)_2SO_4 \cdot 6H_2O = 394.97$〕　CAS：7785-20-8

本品为蓝绿色结晶。在水中溶解，在乙醇中不溶。

紫草　Radix Arnebiae, Radix Lithospermi

见本版药典（一部）正文紫草。

喹哪啶红　Quinaldine Red

〔$C_{21}H_{23}IN_2 = 430.33$〕　　CAS：117-92-0

本品为深红色粉末。在乙醇中溶解，在水中微溶。

锌　Zinc

〔$Zn = 65.38$〕　　CAS：7440-66-6

本品为灰白色颗粒，有金属光泽。在稀酸中溶解并放出氢，在氨溶液或氢氧化钠溶液中缓慢地溶解。

锌试剂　Zincon

〔$C_{20}H_{15}N_4NaO_6S = 462.41$〕　　CAS：62625-22-3

本品为棕色结晶性粉末。在乙醇或氢氧化钠溶液中溶解，在水中不溶。

链霉蛋白酶　Pronase E

分子量：15 000～27 000　　CAS：9036-06-0

本品为白色或微褐色粉末。为从灰色链霉菌（*Streptomyces griseus*）中分离出的一种非特异蛋白水解酶（Protease）的专有名称。分子量一般为 20 000。易溶于盐水和稀盐溶液，最适 pH 值为 7.8～8.0。

氰化钾　Potassium Cyanide

〔$KCN = 65.12$〕　　CAS：151-50-8

本品为白色颗粒或熔块。在水中溶解，在乙醇中微溶。

氰基乙酸乙酯　Ethyl Cyanoacetate

〔$CH_2(CN)COOC_2H_5 = 113.12$〕　　CAS：105-56-6

本品为无色液体，有酯样特臭；味微甜。与乙醇或乙醚能任意混合，在氨溶液或碱性溶液中溶解，在水中不溶。

氯　Chlorine

〔$Cl_2 = 70.90$〕　　CAS：7782-50-5

由盐酸和二氧化锰作用而制得。本品为黄绿色气体；有剧烈窒息性臭。在二硫化碳或四氯化碳中易溶，在水或碱溶液中溶解。

氯化二甲基苄基烃铵（苯扎氯铵）　Benzalkonium Chloride

本品为白色或微黄色粉末或胶状小片。在水、乙醇或丙酮中极易溶解，在苯中微溶，在乙醚中几乎不溶。

氯化三苯四氮唑　Triphenyltetrazolium Chloride

〔$C_{19}H_{15}ClN_4 = 334.81$〕　　CAS：298-96-4

本品为白色结晶，遇光色变暗。在水、乙醇或丙酮中溶解，在乙醚中不溶。

氯化亚铊　Thallous Chloride

〔$TlCl = 239.83$〕　　CAS：7791-12-0

本品为白色结晶性粉末。有毒。在空气及光线中变成紫色。能溶于沸水，溶于 260 份冷水，不溶于醇，盐酸能降低其在水中的溶解度。

氯化亚锡　Stannous Chloride

〔$SnCl_2 \cdot 2H_2O = 225.64$〕　　CAS：10025-69-1

本品为白色结晶。在水、乙醇或氢氧化钠溶液中溶解。

氯化钆　Gadolinium Trichloride

〔$GdCl_3 = 263.60$〕　　　　　　　CAS：10138-52-0

本品为白色至灰白色粉末，具刺激性。

氯化金　Auric Chloride

〔$HAuCl_4 \cdot 3H_2O = 393.82$〕　　　CAS：16961-25-4

本品为鲜黄色或橙黄色结晶。在水、乙醇或乙醚中溶解，在三氯甲烷中微溶。

氯化钙　Calcium Chloride

〔$CaCl_2 \cdot 2H_2O = 147.01$〕　　　CAS：10035-04-8

本品为白色颗粒或块状物；有引湿性。在水或乙醇中易溶。

氯化钡　Barium Chloride

〔$BaCl_2 \cdot 2H_2O = 244.26$〕　　　CAS：10326-27-9

本品为白色结晶或粒状粉末。在水或甲醇中易溶，在乙醇、丙酮或乙酸乙酯中几乎不溶。

氯化钠　Sodium Chloride

〔$NaCl = 58.44$〕　　　　　　　　CAS：7647-14-5

本品为白色结晶或结晶性粉末；有引湿性。在水或甘油中溶解，在乙醇或盐酸中极微溶解。

氯化钯　Palladium Chloride

〔$PdCl_2 = 177.32$〕　　　　　　　CAS：7647-10-1

本品为红色针状结晶，有引湿性。在水、乙醇、丙酮或氢溴酸中溶解。

氯化钴　Cobaltous Chloride

〔$CoCl_2 \cdot 6H_2O = 237.92$〕　　　CAS：7791-13-1

本品为红色或紫红色结晶。在水或乙醇中易溶，在丙酮中溶解，在乙醚中微溶。

氯化钾　Potassium Chloride

〔$KCl = 74.55$〕　　　　　　　　CAS：7447-40-7

本品为白色结晶或结晶性粉末。在水或甘油中易溶，在乙醇中难溶，在丙酮或乙醚中不溶。

供红外光谱法使用时需满足：

取本品，研细，过 200 目筛，在 120℃干燥 4 小时后分装并在干燥器中保存备用。若发现结块，则需重新干燥。照红外光谱法（通则 0402）测定，采用压片法，以空气为空白，在中红外区（$4000 \sim 400\,cm^{-1}$，$2.5 \sim 25\,\mu m$）绘制光谱图，基线的透光率应大于 75%，除在 $3440\,cm^{-1}$ 及 $1630\,cm^{-1}$ 附近因残留或附着水而呈现一定的吸收峰外，其他区域不应出现大于基线 3% 透光率的吸收谱带。

氯化铜　Cupric Chloride

〔$CuCl_2 \cdot 2H_2O = 170.48$〕　　　CAS：10125-13-0

本品为淡蓝绿色结晶。在水、乙醇或甲醇中溶解，在丙酮或乙酸乙酯中微溶。

氯化铯　Cesium Chloride

〔$CsCl = 168.36$〕　　　　　　　CAS：7647-17-8

本品为无色立方结晶或白色结晶性粉末；有潮解性。在水中易溶，在乙醇中微溶。

氯化铵　Ammonium Chloride

〔$NH_4Cl = 53.49$〕　　　　　　　CAS：12125-02-9

本品为白色结晶或结晶性粉末。在水或甘油中溶解，在乙醇中微溶。

氯化锂　Lithium Chloride

〔$LiCl = 42.39$〕　　　　　　　　CAS：7447-41-8

本品为白色结晶性粉末。在水、乙醇、丙酮、乙醚、异戊醇或氢氧化钠溶液中溶解。

氯化锆酰　Zirconyl Chloride

〔$ZrOCl_2 \cdot 8H_2O = 322.24$〕　　　CAS：13520-92-8

见二氯化氧锆。

氯化锌　Zinc Chloride

〔$ZnCl_2 = 136.28$〕　　　　　　　CAS：7646-85-7

本品为白色结晶性粉末或块状物。在水中易溶，在乙醇、丙酮或乙醚中溶解。

氯化锶　Strontium Chloride

〔$SrCl_2 \cdot 6H_2O = 266.61$〕　　　CAS：10025-70-4

本品为无色透明结晶或颗粒；无气味；在空气中风化；在湿空气中潮解。在水中易溶，在乙醇中溶解。

氯化镁　Magnesium Chloride

〔$MgCl_2 \cdot 6H_2O = 203.30$〕　　　CAS：7791-18-6

本品为白色透明结晶或粉末。在水或乙醇中溶解。

氯亚氨基-2,6-二氯醌　2,6-Dichloroquinone Chlorimide

〔$C_6H_2Cl_3NO = 210.44$〕　　　CAS：101-38-2

本品为灰黄色结晶性粉末。在三氯甲烷或乙醚中易溶，在热乙醇或稀氢氧化钠溶液中溶解，在水中不溶。

氯铂酸　Chloroplatinic Acid

〔$H_2PtCl_6 \cdot 6H_2O = 517.89$〕　　　CAS：18497-13-7

本品为橙红色结晶；易潮解。在水中易溶，在乙醇、丙酮或乙醚中溶解。

氯胺 T　Chloramine T

〔$C_7H_7ClNNaO_2S \cdot 3H_2O = 281.68$〕　　　CAS：7080-50-4

本品为白色结晶性粉末；微带氯臭。在水中溶解，在三氯甲烷、乙醚或苯中不溶。

氯酸钾　Potassium Chlorate

〔$KClO_3 = 122.55$〕　　　　　　　CAS：3811-04-9

本品为白色透明结晶或粉末。在沸水中易溶，在水或甘油中溶解，在乙醇中几乎不溶。

氯磺酸　Chlorosulfonic Acid

〔$SO_2ClOH = 116.52$〕　　　　　CAS：7790-94-5

本品为无色或微黄色液体；具腐蚀性和强刺激性；在空气中发烟；滴于水中能引起爆炸分解，也能被醇和酸分解，在水中分解成硫酸和盐酸。

焦亚硫酸钠　Sodium Pyrosulfite

〔$Na_2S_2O_5 = 190.09$〕　　　　　CAS：7681-57-4

本品为白色结晶或粉末；微有二氧化硫臭气；有引湿性。在水或甘油中溶解，在乙醇中微溶。

焦性没食子酸　Pyrogallic Acid

$[C_6H_3(OH)_3 = 126.11]$　　　　　　CAS：87-66-1

本品为白色结晶，有光泽。在水、乙醇或乙醚中溶解，在三氯甲烷、苯或二硫化碳中微溶。

焦锑酸钾　Potassium Pyroantimonate

$[K_2H_2Sb_2O_7 = 435.73]$

本品为白色颗粒或结晶性粉末。在热水中易溶，在冷水中难溶，在乙醇中不溶。

滑石粉　Talcum Powder

见本版药典(一部)正文滑石粉。

巯基乙酸　Mercaptoacetic Acid

$[C_2H_4O_2S = 92.11]$　　　　　　CAS：68-11-1

见硫乙醇酸。

巯基乙酸钠　Sodium Mercaptoacetate

$[C_2H_3NaO_2S = 114.09]$　　　　CAS：367-51-1

见硫乙醇酸钠。

蓝色葡聚糖 2000　Blue Dextran 2000　CAS：87915-38-6

本品系在葡聚糖 T2000（平均分子量 2 000 000）上引入多环生色团冷冻干燥而成。在水或电解质水溶液中易溶。

蒽酮　Anthrone

$[C_{14}H_{10}O = 194.23]$　　　　　　CAS：90-44-8

本品为白色结晶。在乙醇、苯或热氢氧化钠溶液中溶解，在水中不溶。

酪胨　Pancreatin Hydrolysate

本品为黄色颗粒，以干酪素为原料经胰酶水解、活性炭脱色处理、精制而成，用作细菌培养基，特别是作无菌检验培养基。

酪氨酸　Tyrosine

$[C_9H_{11}NO_3 = 181.19]$　　　　　CAS：60-18-4

本品为白色结晶。在水中溶解，在乙醇或乙醚中不溶。

酪蛋白　Casein　　　　　　　　　CAS：9000-71-9

本品为白色或淡黄色的颗粒状粉末，无臭。在水或其他中性溶剂中不溶，在氨溶液或氢氧化钠溶液中易溶。

〔检查〕碱度　取本品 1g，加水 20ml，振摇 10 分钟后滤过，滤液遇石蕊试纸不得显碱性反应。

含氮量　按干燥品计算，含氮量应为 15.2%～16.0%（通则 0704）。

脂肪　不得过 0.5%（通则 0713）。

水中溶解物　不得过 0.1%。

干燥失重　不得过 10.0%（通则 0831）。

炽灼残渣　不得过 1%（通则 0841）。

酪蛋白胰酶消化物(胰酪胨或酪胨)　Casein Tryptone

本品为浅黄色粉末。由酪蛋白经胰蛋白酶消化而得，易吸湿。在水中煮沸溶解。

碘　Iodine

$[I_2 = 253.81]$　　　　　　　　　CAS：7553-56-2

本品为紫黑色鳞片状结晶或块状物，具金属光泽。在乙醇、乙醚或碘化钾溶液中溶解，在水中极微溶解。

碘化四丁基铵　Tetrabutylammonium Iodide

$[(C_4H_9)_4NI = 369.38]$　　　　CAS：311-28-4

本品为白色或微黄色结晶。在乙醇中易溶，在水中溶解，在三氯甲烷中微溶。

碘化钠　Sodium Iodide

$[NaI = 149.89]$　　　　　　　　CAS：7681-82-5

本品为白色结晶或粉末。在水、乙醇或甘油中溶解。

碘化钾　Potassium Iodide

$[KI = 166.00]$　　　　　　　　　CAS：7681-11-0

本品为白色结晶或粉末。在水、乙醇、丙酮或甘油中溶解，在乙醚中不溶。

碘化镉　Cadmium Iodide

$[CdI_2 = 366.22]$　　　　　　　CAS：7790-80-9

本品为白色或淡黄色结晶或结晶性粉末。在水、乙醇、乙醚、氨溶液或酸中溶解。

碘酸钾　Potassium Iodate

$[KIO_3 = 214.00]$　　　　　　　CAS：7758-05-6

本品为白色结晶或结晶性粉末。在水或稀硫酸中溶解，在乙醇中不溶。

硼砂　Borax

$[Na_2B_4O_7 \cdot 10H_2O = 381.36]$　　CAS：1303-96-4

本品为白色结晶或颗粒，质坚硬。在水或甘油中溶解，在乙醇或酸中不溶。

硼酸　Boric Acid

$[H_3BO_3 = 61.83]$　　　　　　　CAS：10043-35-3

本品为白色透明结晶或结晶性粉末，有珍珠样光泽。在热水、热乙醇、热甘油中易溶，在水或乙醇中溶解，在丙酮或乙醚中微溶。

微晶纤维素　Microcrystalline Cellulose

$[C_{6n}H_{10n+2}O_{5n+1}]$　　　　　　CAS：9004-34-6

本品为白色或类白色粉末，无臭，无味。在水、乙醇、丙酮或甲苯中不溶。

羧甲纤维素钠　Sodium Carboxymethylcellulose

　　　　　　　　　　　　　　　　CAS：9004-32-4

本品为白色粉末或细粒，有引湿性。在热水或冷水中易分散、膨胀，1%溶液黏度为 0.005～2.0Pa·s。

溴　Bromine

$[Br_2 = 159.81]$　　　　　　　　CAS：7726-95-6

本品为深红色液体，有窒息性刺激臭；发烟，易挥发。与乙醇、三氯甲烷、乙醚、苯或二硫化碳能任意混合；在水中微溶。

溴化十六烷基三甲铵　Cetrimonium Bromide

$[C_{16}H_{33}N(CH_3)_3Br = 364.46]$　CAS：57-09-0

本品为白色结晶性粉末。在水中溶解，在乙醇中微溶，在乙醚中不溶。

溴化汞　Mercuric Bromide

$[HgBr_2 = 360.40]$　　　　　　　CAS：7789-47-1

本品为白色结晶或结晶性粉末。在热乙醇、盐酸、氢溴酸或溴化钾溶液中易溶，在三氯甲烷或乙醚中微溶。

溴化钠 Sodium Bromide

〔$NaBr = 102.89$〕　　　　　　　CAS：7647-15-6

本品为白色结晶或粉末。在水中溶解，在乙醇中微溶。

溴化钾 Potassium Bromide

〔$KBr = 119.00$〕　　　　　　　CAS：7758-02-3

本品为白色结晶或粉末。在水、沸乙醇或甘油中溶解，在乙醇中微溶。

供红外光谱法使用时需满足：

取本品，研细，过 200 目筛，在 120℃ 干燥 4 小时后分装并在干燥器中保存备用。若发现结块，则需重新干燥。照红外光谱法（通则 0402）测定，采用压片法，以空气为空白，在中红外区（$4000 \sim 400 cm^{-1}$，$2.5 \sim 25 \mu m$）绘制光谱图，基线的透光率应大于 75%，除在 $3440 cm^{-1}$ 及 $1630 cm^{-1}$ 附近因残留或附着水而呈现一定的吸收峰外，其他区域不应出现大于基线 3% 透光率的吸收谱带。

溴甲酚绿 Bromocresol Green

〔$C_{21}H_{14}Br_4O_5S = 698.01$〕　　　　CAS：76-60-8

本品为淡黄色或棕色粉末。在乙醇或稀碱溶液中溶解，在水中不溶。

溴甲酚紫 Bromocresol Purple

〔$C_{21}H_{14}Br_2O_5S = 540.22$〕　　　　CAS：115-40-2

本品为淡黄色或淡红色结晶性粉末。在乙醇或稀碱溶液中溶解，在水中不溶。

溴酚蓝 Bromophenol Blue

〔$C_{19}H_{10}Br_4O_5S = 669.96$〕　　　　CAS：115-39-9

本品为黄色粉末。在乙醇、乙醚、苯或稀碱溶液中溶解，在水中微溶。

溴酸钾 Potassium Bromate

〔$KBrO_3 = 167.00$〕　　　　　　CAS：7758-01-2

本品为白色结晶或粉末。在水中溶解，在乙醇中不溶。

溴麝香草酚蓝 Bromothymol Blue

〔$C_{27}H_{28}Br_2O_5S = 624.38$〕　　　　CAS：76-59-5

本品为白色或淡红色结晶性粉末。在乙醇、稀碱溶液或氨溶液中易溶，在水中微溶。

溶肉瘤素 Sarcolysin Melphalan

〔$C_{13}H_{18}Cl_2N_2O_2 = 305.20$〕　　　CAS：148-82-3

本品为针状结晶。在乙醇或乙二醇中溶解，在水中几乎不溶。

溶剂蓝 19 Solvent Blue 19

本品为 1-氨基-4-苯氨基蒽醌与 1-甲氨基-4-苯氨基蒽醌的混合物。

聚乙二醇 1500 Polyethylene Glycol 1500

本品为白色或乳白色蜡状固体；有轻微的特臭；遇热即熔化。在水或乙醇中溶解。

聚乙二醇 6000 Macrogol 6000

本品为白色蜡状固体薄片或颗粒状粉末；略有特臭；在水或乙醇中易溶，在乙醚中不溶。

聚乙二醇戊二酸酯

〔$HO(CH_2CH_2OCO(CH_2)_3COO)_nH = 600 \sim 800$〕

本品为棕黑色黏稠液体。在丙酮或三氯甲烷中溶解。

聚山梨酯 80（吐温 80） Polysorbate 80 CAS：9005-65-6

本品为淡黄色至橙黄色的黏稠液体；微有特臭。在水、乙醇、甲醇或乙酸乙酯中易溶，在矿物油中极微溶解。

蔗糖 Sucrose

〔$C_{12}H_{22}O_{11} = 342.30$〕　　　　CAS：57-50-1

本品为无色结晶或白色结晶性的松散粉末；无臭，味甜。在水中极易溶解，在乙醇中微溶，在三氯甲烷或乙醚中不溶。

酵母浸出粉 Yeast Extract Powder

酵母浸膏 Yeast Extract

本品为红黄色至棕色粉末；有特臭，但无腐败臭。在水中溶解，溶液显弱酸性。

〔检查〕**氯化物**　本品含氯化物以 NaCl 计算，不得过 5%（通则 0801）。

含氮量　按干燥品计算，含氮量应为 7.2% ～ 9.5%（通则 0704）。

可凝蛋白　取本品的水溶液（$1 \rightarrow 20$），滤过后煮沸，不得发生沉淀。

干燥失重　不得过 5.0%（通则 0831）。

炽灼残渣　不得过 15%（通则 0841）。

碱式硝酸铋 Bismuth Subnitrate　　CAS：1304-85-4

〔$4BiNO_3(OH)_2 BiO(OH)$ 或 $Bi_5O(OH)_9(NO_3)_4 = 1461.98$〕

本品为白色粉末，质重；无臭，无味；稍有引湿性。在盐酸、硝酸、稀硫酸或醋酸中溶解，在水或乙醇中几乎不溶。

碱性品红 Fuchsin Basic（Magenta）　　CAS：632-99-5

本品为深绿色结晶，有金属光泽。在水或乙醇中溶解，在乙醚中不溶。

碳酸钙 Calcium Carbonate

〔$CaCO_3 = 100.09$〕　　　　　　CAS：471-34-1

本品为白色结晶性粉末。在酸中溶解，在水或乙醇中不溶。

碳酸钠 Sodium Carbonate

〔$Na_2CO_3 \cdot 10H_2O = 286.14$〕　　　CAS：6132-02-1

本品为白色透明结晶。在水或甘油中溶解，在乙醇中不溶。

碳酸氢钠 Sodium Bicarbonate

〔$NaHCO_3 = 84.01$〕　　　　　　CAS：144-55-8

本品为白色结晶性粉末。在水中溶解，在乙醇中不溶。

碳酸钾 Potassium Carbonate

〔$K_2CO_3 \cdot 1\frac{1}{2}H_2O = 165.23$〕　　　CAS：6381-79-9

本品为白色结晶粉末或颗粒，有引湿性。在水中溶解，在乙醇中不溶。

碳酸铜（碱式） Cupric Carbonate（Basic）

〔$Cu_2(OH)_2CO_3$ 或 $CuCO_3 \cdot Cu(OH)_2 = 221.11$〕

CAS：12069-69-1

本品为绿色或蓝色无定形粉末或暗绿色结晶。有毒。在稀酸及氨溶液中溶解，在水和醇中不溶。

碳酸铵 Ammonium Carbonate

本品为碳酸氢铵与氨基甲酸铵的混合物，为白色半透明的硬块或粉末；有氨臭。在水中溶解，但在热水中分解。在乙醇或浓氨溶液中不溶。

碳酸锂 Lithium Carbonate

〔$Li_2CO_3 = 73.89$〕 CAS：554-13-2

本品为白色粉末或结晶；质轻。在稀酸中溶解，在水中微溶，在乙醇或丙酮中不溶。

镁粉 Magnesium

〔$Mg = 24.31$〕 CAS：7439-95-4

本品为带金属光泽的银白色粉末。在酸中溶解，在水中不溶。

精制煤油 Kerosene, Refined

本品为无色或淡黄色油状液体；有特臭。与三氯甲烷、苯或二硫化碳能混溶，在水或乙醇中不溶。

取市售煤油 300ml，置 500ml 分液漏斗中，加粗硫酸洗涤 4～5 次，每次 20ml，至酸层显浅黑色为止，分取煤油层，用水将酸洗尽，再用氢氧化钠溶液（1→5）20ml 洗涤，最后用水洗净并用无水氯化钙脱水后，倾入蒸馏瓶中，在砂浴上附空气冷凝管蒸馏，收集 160～250℃ 的馏出物，即得。

樟脑 Camphor

〔$C_{10}H_{16}O = 152.24$〕 CAS：76-22-2

本品为白色结晶性粉末或无色半透明的硬块，加少量的乙醇、三氯甲烷或乙醚，易研碎成细粉；有刺激性特臭，味初辛、后清凉；在室温下易挥发，燃烧时产生黑烟及有光的火焰。在三氯甲烷中极易溶解，在乙醇、乙醚、脂肪油或挥发油中易溶，在水中极微溶解。

樟脑油 Camphor Oil

本品为天然油类，具强烈樟脑臭。在乙醚或三氯甲烷中溶解，在乙醇中不溶。

D-樟脑磺酸 Camphor Sulfonic Acid

〔$C_{10}H_{16}O_4S = 232.29$〕 CAS：3144-16-9

本品为白色柱状结晶。在甘油、冰醋酸或乙酸乙酯中微溶，在乙醇中极微溶解，在乙醚中几乎不溶。

橄榄油 Olive Oil CAS：8001-25-0

本品为淡黄色或微带绿色的液体。与三氯甲烷、乙醚或二硫化碳能任意混合，在乙醇中微溶，在水中不溶。

醋酐 Acetic Anhydride

〔$(CH_3CO)_2O = 102.09$〕 CAS：108-24-7

本品为无色透明液体。与三氯甲烷、乙醚或冰醋酸能任意混合，与水混溶生成醋酸，与乙醇混溶生成乙酸乙酯。

醋酸 Acetic Acid

〔$C_2H_4O_2 = 60.05$〕 CAS：64-19-7

本品为无色透明液体。含 $C_2H_4O_2$ 应为 $36\% \sim 37\%$（g/g）。与水、乙醇与乙醚能任意混合，在二硫化碳中不溶。

醋酸汞 Mercuric Acetate

〔$Hg(C_2H_3O_2)_2 = 318.68$〕 CAS：1600-27-7

本品为白色结晶或粉末，有醋酸样特臭。在水或乙醇中溶解。

醋酸钠 Sodium Acetate

〔$NaC_2H_3O_2 \cdot 3H_2O = 136.08$〕 CAS：6131-90-4

本品为白色透明结晶或白色颗粒，易风化。在水中溶解。

醋酸钴 Cobaltous Acetate

〔$Co(C_2H_3O_2)_2 \cdot 4H_2O = 249.08$〕 CAS：6147-53-1

本品为紫红色结晶。在水、乙醇、稀酸或乙酸戊酯中溶解。

醋酸钾 Potassium Acetate

〔$KC_2H_3O_2 = 98.14$〕 CAS：127-08-2

本品为白色结晶或粉末，有引湿性。在水或乙醇中易溶。

醋酸铅 Lead Acetate

〔$Pb(C_2H_3O_2)_2 \cdot 3H_2O = 379.33$〕 CAS：6080-56-4

本品为白色结晶或粉末。在水或甘油中易溶，在乙醇中溶解。

醋酸氧铀 Uranyl Acetate

〔$UO_2(C_2H_3O_2)_2 \cdot 2H_2O = 424.14$〕 CAS：541-09-3

本品为黄色结晶性粉末。在水中溶解，在乙醇中微溶。

醋酸铜 Cupric Acetate

〔$Cu(C_2H_3O_2)_2 \cdot H_2O = 199.65$〕 CAS：6046-93-1

本品为暗绿色结晶。在水或乙醇中溶解，在乙醚或甘油中微溶。

醋酸铵 Ammonium Acetate

〔$NH_4C_2H_3O_2 = 77.08$〕 CAS：631-61-8

本品为白色颗粒或结晶，有引湿性。在水或乙醇中溶解，在丙酮中微溶。

醋酸联苯胺 Benzidine Acetate

〔$C_{14}H_{16}N_2O_2 = 244.29$〕

本品为白色或淡黄色结晶或粉末。在水、醋酸或盐酸中溶解，在乙醇中极微溶解。

醋酸锌 Zinc Acetate

〔$Zn(C_2H_3O_2)_2 \cdot 2H_2O = 219.50$〕 CAS：5970-45-6

本品为白色结晶。在水或沸乙醇中易溶，在乙醇中微溶。

醋酸镁 Magnesium Acetate

〔$Mg(C_2H_3O_2)_2 = 142.39$〕 CAS：142-72-3

本品为白色结晶，有引湿性。在水或乙醇中易溶。

醋酸镉 Cadmium Acetate

〔$Cd(C_2H_3O_2)_2 \cdot 2H_2O = 266.53$〕 CAS：5743-04-4

本品为白色结晶。在水中易溶，在乙醇中溶解，在乙醚中极微溶解。

镍铝合金 Aluminum Nickel Alloy

本品为灰色金属合金。在氢氧化钠溶液中铝被溶解放出氢气，所剩余的镍具有活性。

糊精　Dextrin　　　　　　　　　CAS：9004-53-9

见本部药典正文糊精。

缬氨酸　Valine

〔$C_5H_{11}NO_2 = 117.15$〕　　　　CAS：72-18-4

本品为白色片状结晶，能升华。在水中溶解，在乙醇或乙醚中不溶。

靛胭脂　Indigo Carmine

〔$C_{16}H_8N_2Na_2O_8S_2 = 466.35$〕　　CAS：860-22-0

本品为蓝色结晶或粉末，有金属光泽。在水中微溶，在乙醇中不溶。

橙黄 Ⅳ（金莲橙 OO）　Orange Ⅳ（Tropaeolin OO）

〔$C_{18}H_{14}N_3NaO_3S = 375.38$〕　　CAS：554-73-4

本品为黄色粉末。在水或乙醇中溶解。

磺胺　Sulfanilamide

〔$C_6H_8N_2O_2S = 172.20$〕　　　　CAS：63-74-1

本品为白色叶状或针状结晶或粉末。在沸水、乙醇、丙酮、甘油、盐酸或苛性碱溶液中溶解，在水中微溶，在三氯甲烷、乙醚或苯中不溶。

磺基丁二酸钠二辛酯　Dioctyl Sodium Sulfosuccinate

〔$C_{20}H_{37}NaO_7S = 444.56$〕　　CAS：577-11-7

本品为白色蜡样固体。在水、甲醇、丙酮、苯或四氯化碳中溶解，在碱性溶液中易水解。

磺基水杨酸　Sulfosalicylic Acid

〔$C_7H_6O_6S \cdot 2H_2O = 254.21$〕　　CAS：5965-83-3

本品为白色结晶或结晶性粉末；遇微量铁时即变粉红色，高温时分解成酚或水杨酸。在水或乙醇中易溶，在乙醚中溶解。

凝血酶（FⅡa）　Thrombin　　　　CAS：9002-04-4

本品为白色冻干块状物。由牛血浆或人血浆提取纯化得到。

磷钨酸　Phosphotungstic Acid

〔$P_2O_5 \cdot 20WO_3 \cdot 28H_2O = 5283.10$〕

本品为白色或淡黄色结晶。在水、乙醇或乙醚中溶解。

磷钼酸　Phosphomolybdic Acid

〔$P_2O_5 \cdot 20MoO_3 \cdot 51H_2O = 3939.49$〕

本品为鲜黄色结晶。在水、乙醇或乙醚中溶解。

磷酸　Phosphoric Acid

〔$H_3PO_4 = 97.99$〕　　　　　　　CAS：7664-38-2

本品为无色透明的黏稠液体，有腐蚀性。在水中溶解。

磷酸二氢钠　Sodium Dihydrogen Phosphate

〔$NaH_2PO_4 \cdot H_2O = 137.99$〕　　CAS：10049-21-5

本品为白色结晶或颗粒。在水中易溶，在乙醇中几乎不溶。

磷酸二氢钾　Potassium Dihydrogen Phosphate

〔$KH_2PO_4 = 136.08$〕　　　　　CAS：7778-77-0

本品为白色结晶或结晶性粉末。在水中溶解，在乙醇中不溶。

磷酸二氢铵　Ammonium Phosphate Monobasic

〔$NH_4H_2PO_4 = 115.02$〕　　　　CAS：7722-76-1

本品为无色结晶或白色结晶性粉末；无味。露置空气中能失去约 8% 的氨。在乙醇中微溶，在丙酮中不溶。

磷酸三辛酯　Trioctyl Phosphate

〔$(C_8H_{17})_3PO_4 = 434.64$〕　　　CAS：78-42-2

本品为无色或淡黄色油状液体。在乙醇、丙酮或乙醚中溶解。

磷酸三钙　Calcium Orthophosphate

〔$Ca_3(PO_4)_2 = 310.17$〕　　　　CAS：7758-87-4

本品为白色无定形粉末；无味；在空气中稳定，在热水中分解。在稀盐酸或硝酸中溶解，在水、乙醇或醋酸中几乎不溶。

磷酸钠　Sodium Phosphate

〔$Na_3PO_4 \cdot 12H_2O = 380.12$〕　　CAS：10101-89-0

本品为无色或白色颗粒。在水中易溶，在乙醇中微溶。

磷酸氢二钠　Disodium Hydrogen Phosphate

〔$Na_2HPO_4 \cdot 12H_2O = 358.14$〕　　CAS：10039-32-4

本品为白色结晶或颗粒状粉末，易风化。在水中溶解，在乙醇中不溶。

磷酸氢二钾　Dipotassium Hydrogen Phosphate

〔$K_2HPO_4 = 174.17$〕　　　　　CAS：7758-11-4

本品为白色颗粒或结晶性粉末。在水中易溶，在乙醇中微溶。

磷酸氢二铵　Diammonium Hydrogen Phosphate

〔$(NH_4)_2HPO_4 = 132.06$〕　　　CAS：7783-28-0

本品为白色结晶或结晶性粉末；露置空气中能失去氨而变成磷酸二氢铵。在水中溶解，在乙醇中不溶。

磷酸铵钠　Sodium Ammonium Phosphate

〔$Na(NH_4)_2PO_4 \cdot 4H_2O = 226.10$〕

本品为白色结晶或颗粒，易风化并失去部分氨。在水中溶解，在乙醇中不溶。

曙红钠　Eosin Sodium

〔$C_{20}H_6Br_4Na_2O_5 = 691.86$〕　　CAS：17372-87-1

本品为红色粉末。在水中易溶，水溶液呈红色荧光；在乙醇中微溶；在乙醚中不溶。

糠醛　Furfural

〔$C_5H_4O_2 = 96.09$〕　　　　　　CAS：98-01-1

本品为无色或淡黄色油状液体；置空气中或见光易变为棕色。与水、乙醇或乙醚能任意混合。

鞣酸　Tannic Acid

〔$C_{76}H_{52}O_{46} = 1701.21$〕　　　CAS：1401-55-4

本品为淡黄色或淡棕色粉末，质疏松；有特臭；置空气中或见光颜色逐渐变深。在水或乙醇中溶解。

麝香草酚　Thymol

〔$C_{10}H_{14}O = 150.22$〕　　　　　CAS：89-83-8

本品为白色结晶。在水中极微溶解。

麝香草酚酞 Thymolphthalein

〔$C_{28}H_{30}O_4 = 430.54$〕 CAS：125-20-2

本品为白色粉末。在乙醇中溶解，在水中不溶。

麝香草酚蓝 Thymol Blue

〔$C_{27}H_{30}O_5S = 466.59$〕 CAS：76-61-9

本品为棕绿色结晶性粉末。在乙醇中溶解，在水中不溶。

8002 试液

试液系指用规定溶剂配制的具有一定浓度，用于规定用途的溶液。

一氯化碘试液 取碘化钾 0.14g 与碘酸钾 90mg，加水 125ml 使溶解，再加盐酸 125ml，即得。本液应置玻璃瓶内，密闭，在阴凉处保存。

N-乙酰-L-酪氨酸乙酯试液 取 N-乙酰-L-酪氨酸乙酯 24.0mg，加乙醇 0.2ml 使溶解，加磷酸盐缓冲液（取 0.067mol/L 磷酸二氢钾溶液 38.9ml 与 0.067mol/L 磷酸氢二钠溶液 61.6ml，混合，pH 值为 7.0）2ml，加指示液（取等量的 0.1%甲基红的乙醇溶液与 0.05%亚甲蓝的乙醇溶液，混匀）1ml，用水稀释至 10ml，即得。

乙醇制对二甲氨基苯甲醛试液 取对二甲氨基苯甲醛 1g，加乙醇 9.0ml 与盐酸 2.3ml 使溶解，再加乙醇至 100ml，即得。

乙醇制氢氧化钾试液 可取用乙醇制氢氧化钾滴定液（0.5mol/L）。

乙醇制氨试液 取无水乙醇，加浓氨溶液使每 100ml 中含 NH_3 9~11g，即得。本液应置橡皮塞瓶中保存。

乙醇制硝酸银试液 取硝酸银 4g，加水 10ml 溶解后，加乙醇使成 100ml，即得。

乙醇制硫酸试液 取硫酸 57ml，加乙醇稀释，使成 1000ml，即得。本液含 H_2SO_4 应为 9.5%~10.5%。

乙醇制溴化汞试液 取溴化汞 2.5g，加乙醇 50ml，微热使溶解，即得。本液应置玻璃塞瓶内，在暗处保存。

二乙基二硫代氨基甲酸钠试液 取二乙基二硫代氨基甲酸钠 0.1g，加水 100ml 溶解后，滤过，即得。

二乙基二硫代氨基甲酸银试液 取二乙基二硫代氨基甲酸银 0.25g，加三氯甲烷适量与三乙胺 1.8ml，加三氯甲烷至 100ml，搅拌使溶解，放置过夜，用脱脂棉滤过，即得。本液应置棕色玻璃瓶内，密闭，置阴凉处保存。

二苯胺试液 取二苯胺 1g，加硫酸 100ml 使溶解，即得。

二盐酸二甲基对苯二胺试液 取二盐酸二甲基对苯二胺 0.1g，加水 10ml，即得。需新鲜少量配制，于冷处避光保存，如试液变成红褐色，不可使用。

二氨基萘试液 取 2,3-二氨基萘 0.1g 与盐酸羟胺 0.5g，加 0.1mol/L 盐酸溶液 100ml，必要时加热使溶解，放冷滤过，即得。本液应临用新配，避光保存。

二硝基苯试液 取间二硝基苯 2g，加乙醇使溶解成 100ml，即得。

二硝基苯甲酸试液 取 3,5-二硝基苯甲酸 1g，加乙醇使溶解成 100ml，即得。

二硝基苯肼试液 取 2,4-二硝基苯肼 1.5g，加硫酸溶液（1→2）20ml，溶解后，加水使成 100ml，滤过，即得。

二硝基苯肼乙醇试液 取 2,4-二硝基苯肼 1g，加乙醇 1000ml 使溶解，再缓缓加入盐酸 10ml，摇匀，即得。

稀二硝基苯肼试液 取 2,4-二硝基苯肼 0.15g，加含硫酸 0.15ml 的无醛乙醇 100ml 使溶解，即得。

二氯化汞试液 取二氯化汞 6.5g，加水使溶解成 100ml，即得。

二氯靛酚钠试液 取 2,6-二氯靛酚钠 0.1g，加水 100ml 溶解后，滤过，即得。

丁二酮肟试液 取丁二酮肟 1g，加乙醇 100ml 使溶解，即得。

三硝基苯酚试液 本液为三硝基苯酚的饱和水溶液。

三硝基苯酚锂试液 取碳酸锂 0.25g 与三硝基苯酚 0.5g，加沸水 80ml 使溶解，放冷，加水使成 100ml，即得。

三氯化铁试液 取三氯化铁 9g，加水使溶解成 100ml，即得。

三氯化铝试液 取三氯化铝 1g，加乙醇使溶解成 100ml，即得。

三氯化锑试液 本液为三氯化锑的饱和三氯甲烷溶液。

三氯醋酸试液 取三氯醋酸 6g，加三氯甲烷 25ml 溶解后，加浓过氧化氢溶液 0.5ml，摇匀，即得。

五氧化二钒试液 取五氧化二钒适量，加磷酸激烈振摇 2 小时后得其饱和溶液，用垂熔玻璃漏斗滤过，取滤液 1 份加水 3 份，混匀，即得。

水合氯醛试液 取水合氯醛 50g，加水 15ml 与甘油 10ml 使溶解，即得。

水杨酸铁试液 （1）取硫酸铁铵 0.1g，加稀硫酸 2ml 与水适量使成 100ml。

（2）取水杨酸钠 1.15g，加水使溶解成 100ml。

（3）取醋酸钠 13.6g，加水使溶解成 100ml。

（4）取上述硫酸铁铵溶液 1ml，水杨酸钠溶液 0.5ml，醋酸钠溶液 0.8ml 与稀醋酸 0.2ml，临用前混合，加水使成 5ml，摇匀，即得。

六氰络铁氢钾试液 取六氰络铁氢钾 5g，用少量水洗涤后，加水适量使溶解，用水稀释至 100ml，即得。本液应临用新制。

甘油乙醇试液 取甘油、稀乙醇各 1 份，混合，即得。

甘油淀粉润滑剂 取甘油 22g，加入可溶性淀粉 9g，加热至 140℃，保持 30 分钟并不断搅拌，放冷，即得。

甘油醋酸试液 取甘油、50%醋酸溶液与水各 1 份，混合，即得。

甲醛试液 可取用"甲醛溶液"。

甲醛硫酸试液 取硫酸 1ml，滴加甲醛试液 1 滴，摇匀，即得。本液应临用新制。

四苯硼钠试液 取四苯硼钠 0.1g，加水使溶解成 100ml，即得。

对二甲氨基苯甲醛试液 取对二甲氨基苯甲醛 0.125g，加无氨硫酸 65ml 与水 35ml 的冷混合液溶解后，加三氯化铁试液 0.05ml，摇匀，即得。本液配制后在 7 日内使用。

对甲苯磺酰-L-精氨酸甲酯盐酸盐试液 取对甲苯磺酰-L-精氨酸甲酯盐酸盐 98.5mg，加三羟甲基氨基甲烷缓冲液（pH 8.1）5ml 使溶解，加指示液（取等量 0.1% 甲基红的乙醇溶液与 0.05% 亚甲蓝的乙醇溶液，混匀）0.25ml，用水稀释至 25ml，即得。

对氨基苯磺酸-α-萘胺试液 取无水对氨基苯磺酸 0.5g，加醋酸 150ml 溶解后，另取盐酸-α-萘胺 0.1g，加醋酸 150ml 使溶解，将两液混合，即得。本液久置显粉红色，用时可加锌粉脱色。

对羟基联苯试液 取对羟基联苯 1.5g，加 5% 氢氧化钠溶液 10ml 与水少量溶解后，再加水稀释至 100ml，即得。本液贮存于棕色瓶中，可保存数月。

亚铁氰化钾试液 取亚铁氰化钾 1g，加水 10ml 使溶解，即得。本液应临用新制。

亚硝基铁氰化钠试液 取亚硝基铁氰化钠 1g，加水使溶解成 20ml，即得。本液应临用新制。

亚硝基铁氰化钠乙醛试液 取 1% 亚硝基铁氰化钠溶液 10ml，加乙醛 1ml，混匀，即得。

亚硝酸钠试液 取亚硝酸钠 1g，加水使溶解成 100ml，即得。

亚硝酸钠乙醇试液 取亚硝酸钠 5g，加 60% 乙醇使溶解成 1000ml，即得。

亚硝酸钴钠试液 取亚硝酸钴钠 10g，加水使溶解成 50ml，滤过，即得。

亚硫酸钠试液 取无水亚硫酸钠 20g，加水 100ml 使溶解，即得。本液应临用新制。

亚硫酸氢钠试液 取亚硫酸氢钠 10g，加水使溶解成 30ml，即得。本液应临用新制。

亚碲酸钠（钾）试液 取亚碲酸钠（钾）0.1g，加新鲜煮沸后冷至 50℃ 的水 10ml 使溶解，即得。

过氧化氢试液 取浓过氧化氢溶液（30%），加水稀释成 3% 的溶液。本液应临用新制。

血红蛋白试液 取牛血红蛋白 1g，加盐酸溶液（取 1mol/L 盐酸溶液 65ml，加水至 1000ml）使溶解成 100ml，即得。本液置冰箱中保存，2 日内使用。

多硫化铵试液 取硫化铵试液，加硫黄使饱和，即得。

次氯酸钠试液 取次氯酸钠溶液适量，加水制成含 NaClO 不少于 4% 的溶液，即得。本液应置棕色瓶内，在暗处保存。

次溴酸钠试液 取氢氧化钠 20g，加水 75ml 溶解后，加溴 5ml，再加水稀释至 100ml，即得。本液应临用新制。

异烟肼试液 取异烟肼 0.25g，加盐酸 0.31ml，加甲醇或无水乙醇使溶解成 500ml，即得。

苏丹Ⅲ试液 取苏丹Ⅲ 0.01g，加 90% 乙醇 5ml 溶解后，加甘油 5ml，摇匀，即得。本液应置棕色的玻璃瓶中保存，在 2 个月内使用。

吲哚醌试液 取 α,β-吲哚醌 0.1g，加丙酮 10ml 溶解后，加冰醋酸 1ml，摇匀，即得。

钌红试液 取 10% 醋酸钠溶液 1～2ml，加钌红适量使呈酒红色，即得。本液应临用新制。

含碘酒石酸铜试液 取硫酸铜 7.5g、酒石酸钾钠 25g、无水碳酸钠 25g、碳酸氢钠 20g 与碘化钾 5g，依次溶于 800ml 水中；另取碘酸钾 0.535g，加水适量溶解后，缓缓加入上述溶液中，再加水使成 1000ml，即得。

邻苯二醛试液 取邻苯二醛 1.0g，加甲醇 5ml 与 0.4mol/L 硼酸溶液（用 45% 氢氧化钠溶液调节 pH 值至 10.4）95ml，振摇使邻苯二醛溶解，加硫乙醇酸 2ml，用 45% 氢氧化钠溶液调节 pH 值至 10.4，即得。

间苯二酚试液 取间苯二酚 1g，加盐酸使溶解成 100ml，即得。

间苯三酚试液 取间苯三酚 0.5g，加乙醇使溶解成 25ml，即得。本液应置玻璃塞瓶内，在暗处保存。

间苯三酚盐酸试液 取间苯三酚 0.1g，加乙醇 1ml，再加盐酸 9ml，混匀。本液应临用新制。

玫瑰红钠试液 取玫瑰红钠 0.1g，加水使溶解成 75ml，即得。

苯酚二磺酸试液 取新蒸馏的苯酚 3g，加硫酸 20ml，置水浴上加热 6 小时，趁其尚未凝固时倾入玻璃塞瓶内，即得。用时可置水浴上微热使融化。

茚三酮试液 取茚三酮 2g，加乙醇使溶解成 100ml，即得。

呫吨氢醇甲醇试液 可取用 85% 呫吨氢醇的甲醇溶液。

钒酸铵试液 取钒酸铵 0.25g，加水使溶解成 100ml，即得。

变色酸试液 取变色酸钠 50mg，加硫酸与水的冷混合液（9∶4）100ml 使溶解，即得。本液应临用新制。

茜素氟蓝试液 取茜素氟蓝 0.19g，加氢氧化钠溶液（1.2→100）12.5ml，加水 800ml 与醋酸钠结晶 0.25g，用稀盐酸调节 pH 值约为 5.4，用水稀释至 1000ml，摇匀，即得。

茜素锆试液 取硝酸锆 5mg，加水 5ml 与盐酸 1ml；另取茜素磺酸钠 1mg，加水 5ml，将两液混合，即得。

草酸试液 取草酸 6.3g，加水使溶解成 100ml，即得。

草酸铵试液 取草酸铵 3.5g，加水使溶解成 100ml，即得。

茴香醛试液 取茴香醛 0.5ml，加醋酸 50ml 使溶解，加硫酸 1ml，摇匀，即得。本液应临用新制。

枸橼酸醋酐试液   取枸橼酸 2g,加醋酐 100ml 使溶解,即得。

品红亚硫酸试液   取碱性品红 0.2g,加热水 100ml 溶解后,放冷,加亚硫酸钠溶液(1→10)20ml、盐酸 2ml,用水稀释至 200ml,加活性炭 0.1g,搅拌并迅速滤过,放置 1 小时以上,即得。本液应临用新制。

品红焦性没食子酸试液   取碱性品红 0.1g,加新沸的热水 50ml 溶解后,冷却,加亚硫酸氢钠的饱和溶液 2ml,放置 3 小时后,加盐酸 0.9ml,放置过夜,加焦性没食子酸 0.1g,振摇使溶解,加水稀释至 100ml,即得。

钨酸钠试液   取钨酸钠 25g,加水 72ml 溶解后,加磷酸 2ml,摇匀,即得。

氟化钠试液   取氟化钠 0.5g,加 0.1mol/L 盐酸溶液使溶解成 100ml,即得。本液应临用新制。

氢氧化四甲基铵试液   取 10% 氢氧化四甲基铵溶液 1ml,加无水乙醇使成 10ml,即得。

氢氧化钙试液   取氢氧化钙 3g,置玻璃瓶中,加水 1000ml,密塞。时时猛力振摇,放置 1 小时,即得。用时倾取上清液。

氢氧化钠试液   取氢氧化钠 4.3g,加水使溶解成 100ml,即得。

氢氧化钡试液   取氢氧化钡,加新沸过的冷水使成饱和的溶液,即得。本液应临用新制。

氢氧化钾试液   取氢氧化钾 6.5g,加水使溶解成 100ml,即得。

香草醛试液   取香草醛 0.1g,加盐酸 10ml 使溶解,即得。

香草醛硫酸试液   取香草醛 0.2g,加硫酸 10ml 使溶解,即得。

重铬酸钾试液   取重铬酸钾 7.5g,加水使溶解成 100ml,即得。

重氮二硝基苯胺试液   取 2,4-二硝基苯胺 50mg,加盐酸 1.5ml 溶解后,加水 1.5ml,置冰浴中冷却,滴加 10% 亚硝酸钠溶液 5ml,随加随振摇,即得。

重氮对硝基苯胺试液   取对硝基苯胺 0.4g,加稀盐酸 20ml 与水 40ml 使溶解,冷却至 15℃,缓缓加入 10% 亚硝酸钠溶液,至取溶液 1 滴能使碘化钾淀粉试纸变为蓝色,即得。本液应临用新制。

重氮苯磺酸试液   取对氨基苯磺酸 1.57g,加水 80ml 与稀盐酸 10ml,在水浴上加热溶解后,放冷至 15℃,缓缓加入亚硝酸钠溶液(1→10)6.5ml,随加随搅拌,再加水稀释至 100ml,即得。本液应临用新制。

亮绿试液   取亮绿 0.1g,加水 100ml 使溶解,即得。

盐酸试液   取盐酸 8.4ml,加水使稀释成 100ml,即得。

盐酸氨基脲试液   取盐酸氨基脲 2.5g 与醋酸钠 3.3g,研磨均匀,用甲醇 30ml 转移至锥形瓶中,在 4℃ 以下放置 30 分钟,滤过,滤液加甲醇使成 100ml,即得。

盐酸羟胺试液   取盐酸羟胺 3.5g,加 60% 乙醇使溶解成 100ml,即得。

盐酸羟胺乙醇试液   取盐酸羟胺溶液(34.8→100)1 份,醋酸钠-氢氧化钠试液 1 份和乙醇 4 份,混合,即得。

盐酸羟胺醋酸钠试液   取盐酸羟胺与无水醋酸钠各 0.2g,加甲醇 100ml,即得。本液应临用新制。

钼硫酸试液   取钼酸铵 0.1g,加硫酸 10ml 使溶解,即得。

钼酸铵试液   取钼酸铵 10g,加水使溶解成 100ml,即得。

钼酸铵硫酸试液   取钼酸铵 2.5g,加硫酸 15ml,加水使溶解成 100ml,即得。本液配制后 2 周内使用。

铁氨氰化钠试液   取铁氨氰化钠 1g,加水使溶解成 100ml,即得。

铁氰化钾试液   取铁氰化钾 1g,加水 10ml 使溶解,即得。本液应临用新制。

稀铁氰化钾试液   取 1% 铁氰化钾溶液 10ml,加 5% 三氯化铁溶液 0.5ml 与水 40ml,摇匀,即得。本液应临用新制。

氨试液   取浓氨溶液 400ml,加水使成 1000ml,即得。

浓氨试液   可取浓氨溶液应用。

氨制硝酸银试液   取硝酸银 1g,加水 20ml 溶解后,滴加氨试液,随加随搅拌,至初起的沉淀将近全溶,滤过,即得。本液应置棕色瓶内,在暗处保存。

氨制硝酸镍试液   取硝酸镍 2.9g,加水 100ml 使溶解,再加氨试液 40ml,振摇,滤过,即得。

氨制氯化铜试液   取氯化铜 22.5g,加水 200ml 溶解后,加浓氨试液 100ml,摇匀,即得。

氨制氯化铵试液   取浓氨试液,加等量的水稀释后,加氯化铵使饱和,即得。

1-氨基-2-萘酚-4-磺酸试液   取无水亚硫酸钠 5g、亚硫酸氢钠 94.3g 与 1-氨基-2-萘酚-4-磺酸 0.7g,充分混匀;临用时取此混合物 1.5g,加水 10ml 使溶解,必要时滤过,即得。

高氯酸试液   取 70% 高氯酸 13ml,加水 500ml,用 70% 高氯酸精确调节 pH 值至 0.5,即得。

高氯酸铁试液   取 70% 高氯酸 10ml,缓缓分次加入铁粉 0.8g,微热使溶解,放冷,加无水乙醇稀释至 100ml,即得。用时取上液 20ml,加 70% 高氯酸 6ml,用无水乙醇稀释至 500ml。

高碘酸钠试液   取高碘酸钠 1.2g,加水 100ml 使溶解,即得。

高锰酸钾试液   可取用高锰酸钾滴定液(0.02mol/L)。

酒石酸氢钠试液   取酒石酸氢钠 1g,加水使溶解成 10ml,即得。本液应临用新制。

α-萘酚试液   取 15% 的 α-萘酚乙醇溶液 10.5ml,缓缓加硫酸 6.5ml,混匀后再加乙醇 40.5ml 及水 4ml,混匀,即得。

硅钨酸试液　取硅钨酸 10g，加水使溶解成 100ml，即得。

铜吡啶试液　取硫酸铜 4g，加水 90ml 溶解后，加吡啶 30ml，即得。本液应临用新制。

铬酸钾试液　取铬酸钾 5g，加水使溶解成 100ml，即得。

联吡啶试液　取 2,2′-联吡啶 0.2g、醋酸钠结晶 1g 与冰醋酸 5.5ml，加水适量使溶解成 100ml，即得。

硝铬酸试液　（1）取硝酸 10ml，加入 100ml 水中，混匀。

（2）取三氧化铬 10g，加水 100ml 使溶解。

用时将两液等量混合，即得。

硝酸亚汞试液　取硝酸亚汞 15g，加水 90ml 与稀硝酸 10ml 使溶解，即得。本液应置棕色瓶内，加汞 1 滴，密塞保存。

硝酸亚铈试液　取硝酸亚铈 0.22g，加水 50ml 使溶解，加硝酸 0.1ml 与盐酸羟胺 50mg，加水稀释至 1000ml，摇匀，即得。

硝酸汞试液　取黄氧化汞 40g，加硝酸 32ml 与水 15ml 使溶解，即得。本液应置玻璃塞瓶内，在暗处保存。

硝酸钡试液　取硝酸钡 6.5g，加水使溶解成 100ml，即得。

硝酸铈铵试液　取硝酸铈铵 25g，加稀硝酸使溶解成 100ml，即得。

硝酸银试液　可取用硝酸银滴定液（0.1mol/L）。

硫化钠试液　取硫化钠 1g，加水使溶解成 10ml，即得。本液应临用新制。

硫化氢试液　本液为硫化氢的饱和水溶液。

本液应置棕色瓶内，在暗处保存。本液如无明显的硫化氢臭，或与等容的三氯化铁试液混合时不能生成大量的硫沉淀，即不适用。

硫化铵试液　取氨试液 60ml，通硫化氢使饱和后，再加氨试液 40ml，即得。

本液应置棕色瓶内，在暗处保存，本液如发生大量的硫沉淀，即不适用。

硫代乙酰胺试液　取硫代乙酰胺 4g，加水使溶解成 100ml，置冰箱中保存。临用前取混合液（由 1mol/L 氢氧化钠溶液 15ml、水 5.0ml 及甘油 20ml 组成）5.0ml，加上述硫代乙酰胺溶液 1.0ml，置水浴上加热 20 秒，冷却，立即使用。

硫代硫酸钠试液　可取用硫代硫酸钠滴定液（0.1mol/L）。

硫脲试液　取硫脲 10g，加水使溶解成 100ml，即得。

硫氰酸汞铵试液　取硫氰酸铵 5g 与二氯化汞 4.5g，加水使溶解成 100ml，即得。

硫氰酸铬铵试液　取硫氰酸铬铵 0.5g，加水 20ml，振摇 1 小时后，滤过，即得。本液应临用新制。配成后 48 小时内使用。

硫氰酸铵试液　取硫氰酸铵 8g，加水使溶解成 100ml，即得。

硫酸亚铁试液　取硫酸亚铁结晶 8g，加新沸过的冷水 100ml 使溶解，即得。本液应临用新制。

硫酸汞试液　取黄氧化汞 5g，加水 40ml 后，缓缓加硫酸 20ml，随加随搅拌，再加水 40ml，搅拌使溶解，即得。

硫酸苯肼试液　取盐酸苯肼 60mg，加硫酸溶液（1→2）100ml 使溶解，即得。

硫酸钙试液　本液为硫酸钙的饱和水溶液。

硫酸钛试液　取二氧化钛 0.1g，加硫酸 100ml，加热使溶解，放冷，即得。

硫酸钾试液　取硫酸钾 1g，加水使溶解成 100ml，即得。

硫酸铁试液　称取硫酸铁 5g，加适量水溶解，加硫酸 20ml，摇匀，加水稀释至 100ml，即得。

硫酸铜试液　取硫酸铜 12.5g，加水使溶解成 100ml，即得。

硫酸铜铵试液　取硫酸铜试液适量，缓缓滴加氨试液，至初生的沉淀将近完全溶解，静置，倾取上层的清液，即得。本液应临用新制。

硫酸镁试液　取未风化的硫酸镁结晶 12g，加水使溶解成 100ml，即得。

稀硫酸镁试液　取硫酸镁 2.3g，加水使溶解成 100ml，即得。

紫草试液　取紫草粗粉 10g，加 90%乙醇 100ml，浸渍 24 小时后，滤过，滤液中加入等量的甘油，混合，放置 2 小时，滤过，即得。本液应置棕色玻璃瓶中，在 2 个月内使用。

氰化钾试液　取氰化钾 10g，加水使溶解成 100ml，即得。

氯试液　本液为氯的饱和水溶液。本液应临用新制。

氯化三苯四氮唑试液　取氯化三苯四氮唑 1g，加无水乙醇使溶解成 200ml，即得。

氯化亚锡试液　取氯化亚锡 1.5g，加水 10ml 与少量的盐酸使溶解，即得。本液应临用新制。

氯化金试液　取氯化金 1g，加水 35ml 使溶解，即得。

氯化钙试液　取氯化钙 7.5g，加水使溶解成 100ml，即得。

氯化钡试液　取氯化钡的细粉 5g，加水使溶解成 100ml，即得。

氯化钴试液　取氯化钴 2g，加盐酸 1ml，加水溶解并稀释至 100ml，即得。

氯化铵试液　取氯化铵 10.5g，加水使溶解成 100ml，即得。

氯化铵镁试液　取氯化镁 5.5g 与氯化铵 7g，加水 65ml 溶解后，加氨试液 35ml，置玻璃瓶内，放置数日后，滤过，即得。本液如显浑浊，应滤过后再用。

氯化锌碘试液 取氯化锌20g,加水10ml使溶解,加碘化钾2g溶解后,再加碘使饱和,即得。本液应置棕色玻璃瓶内保存。

氯亚氨基-2,6-二氯醌试液 取氯亚氨基-2,6-二氯醌1g,加乙醇200ml使溶解,即得。

氯铂酸试液 取氯铂酸2.6g,加水使溶解成20ml,即得。

氯酸钾试液 本液为氯酸钾的饱和硝酸溶液。

稀乙醇 取乙醇529ml,加水稀释至1000ml,即得。本液在20℃时含C_2H_5OH应为49.5%～50.5%(ml/ml)。

稀甘油 取甘油33ml,加水稀释使成100ml,再加樟脑一小块或液化苯酚1滴,即得。

稀盐酸 取盐酸234ml,加水稀释至1000ml,即得。本液含HCl应为9.5%～10.5%。

稀硝酸 取硝酸105ml,加水稀释至1000ml,即得。本液含HNO_3应为9.5%～10.5%。

稀硫酸 取硫酸57ml,加水稀释至1000ml,即得。本液含H_2SO_4应为9.5%～10.5%。

稀醋酸 取冰醋酸60ml,加水稀释至1000ml,即得。

焦锑酸钾试液 取焦锑酸钾2g,在85ml热水中溶解,迅速冷却,加入氢氧化钾溶液(3→20)10ml;放置24小时,滤过,加水稀释至100ml,即得。

蒽酮试液 取蒽酮0.7g,加硫酸50ml使溶解,再以硫酸溶液(70→100)稀释至500ml,即得。

碘试液 可取用碘滴定液(0.05mol/L)。

碘试液(用于微生物限度检查) 取碘6g与碘化钾5g,加水20ml使溶解,即得。

碘化汞钾试液 取二氯化汞1.36g,加水60ml使溶解,另取碘化钾5g,加水10ml使溶解,将两液混合,加水稀释至100ml,即得。

碘化钾试液 取碘化钾16.5g,加水使溶解成100ml,即得。本液应临用新制。

碘化钾碘试液 取碘0.5g与碘化钾1.5g,加水25ml使溶解,即得。

碘化铋钾试液 取次硝酸铋/碱式硝酸铋0.85g,加冰醋酸10ml与水40ml溶解后,加碘化钾溶液(4→10)20ml,摇匀,即得。

改良碘化铋钾试液 取碘化铋钾试液1ml,加0.6mol/L盐酸溶液2ml,加水至10ml,即得。

稀碘化铋钾试液 取次硝酸铋/碱式硝酸铋0.85g,加冰醋酸10ml与水40ml溶解后,即得。临用前取5ml,加碘化钾溶液(4→10)5ml,再加冰醋酸20ml,用水稀释至100ml,即得。

碘化镉试液 取碘化镉5g,加水使溶解成100ml,即得。

碘铂酸钾试液 取氯化铂20mg,加水2ml溶解后,加4%碘化钾溶液25ml,如发生沉淀,可振摇使溶解。加水使成50ml,摇匀,即得。

浓碘铂酸钾试液 取氯铂酸0.15g与碘化钾3g,加水使溶解成60ml,即得。

硼酸试液 本液为硼酸的饱和丙酮溶液。

溴试液 取溴2～3ml,置用凡士林涂塞的玻璃瓶中,加水100ml,振摇使成饱和的溶液,即得。本液应置暗处保存。

溴化钾溴试液 取溴30g与溴化钾30g,加水使溶解成100ml,即得。

溴化氰试液 取溴试液适量,滴加0.1mol/L硫氰酸铵溶液至溶液变为无色,即得。本液应临用新制,有毒。

溴百里香酚蓝试液 取溴百里香酚蓝0.3g,加1mol/L的氢氧化钠溶液5ml使溶解,加水稀释至1000ml,即得。

福林试液 取钨酸钠10g与钼酸钠2.5g,加水70ml、85%磷酸5ml与盐酸10ml,置200ml烧瓶中,缓缓加热回流10小时,放冷,再加硫酸锂15g、水5ml与溴滴定液1滴,煮沸约15分钟,至溴除尽,放冷至室温,加水使成100ml。滤过,滤液作为贮备液。置棕色瓶中,于冰箱中保存。临用前,取贮备液2.5ml,加水稀释至10ml,摇匀,即得。

福林酚试液 福林酚试液A 取4%碳酸钠溶液与0.2mol/L的氢氧化钠溶液等体积混合(溶液甲);取0.04mol/L硫酸铜溶液与2%酒石酸钠溶液等体积混合(溶液乙);用时将溶液甲、溶液乙两种溶液按50:1混合,即得。

福林酚试液B 取钨酸钠100g,钼酸钠25g,加水700ml、85%磷酸50ml与盐酸100ml,置磨口圆底烧瓶中,缓缓加热回流10小时,放冷,再加硫酸锂150g、水50ml和溴数滴,加热煮沸15分钟,冷却,加水稀释至1000ml,滤过,滤液作为贮备液,置棕色瓶中。临用前加水一倍,摇匀,即得。

酸性茜素锆试液 取茜素磺酸钠70mg,加水50ml溶解后,缓缓加入0.6%二氯化氧锆($ZrOCl_2 \cdot 8H_2O$)溶液50ml中,用混合酸溶液(每1000ml中含盐酸123ml与硫酸40ml)稀释至1000ml,放置1小时,即得。

酸性硫酸铁铵试液 取硫酸铁铵20g与硫酸9.4ml,加水至100ml,即得。

酸性氯化亚锡试液 取氯化亚锡20g,加盐酸使溶解成50ml,滤过,即得。本液应在3个月内使用。

碱式醋酸铅试液 取一氧化铅14g,加水10ml,研磨成糊状,用水10ml洗入玻璃瓶中,加含醋酸铅22g的水溶液70ml,用力振摇5分钟后,时时振摇,放置7日,滤过,加新沸过的冷水使成100ml。

稀碱式醋酸铅试液 取碱式醋酸铅试液4ml,加新沸过的冷水使成100ml,即得。

碱性三硝基苯酚试液 取1%三硝基苯酚溶液20ml,加5%氢氧化钠溶液10ml,加水稀释至100ml,即得。本液应临用新制。

碱性四氮唑蓝试液 取 0.2％四氮唑蓝的甲醇溶液 10ml 与 12％氢氧化钠的甲醇溶液 30ml，临用时混合，即得。

碱性亚硝基铁氰化钠试液 取亚硝基铁氰化钠与碳酸钠各 1g，加水使溶解成 100ml，即得。

碱性连二亚硫酸钠试液 取连二亚硫酸钠 50g，加水 250ml 使溶解，加含氢氧化钾 28.57g 的水溶液 40ml，混合，即得。本液应临用新制。

碱性枸橼酸铜试液 （1）取硫酸铜 17.3g 与枸橼酸 115.0g，加微温或温水使溶解成 200ml。

（2）取在 180℃干燥 2 小时的无水碳酸钠 185.3g，加水使溶解成 500ml。

临用前取（2）液 50ml，在不断振摇下，缓缓加入（1）液 20ml 内，冷却后，加水稀释至 100ml，即得。

碱性盐酸羟胺试液 （1）取氢氧化钠 12.5g，加无水甲醇使溶解成 100ml。

（2）取盐酸羟胺 12.5g，加无水甲醇 100ml，加热回流使溶解。

用时将两液等量混合，滤过，即得。本液应临用新制，配制后 4 小时内使用。

碱性酒石酸铜试液 （1）取硫酸铜结晶 6.93g，加水使溶解成 100ml。

（2）取酒石酸钾钠结晶 34.6g 与氢氧化钠 10g，加水使溶解成 100ml。

用时将两液等量混合，即得。

碱性β-萘酚试液 取 β-萘酚 0.25g，加氢氧化钠溶液（1→10）10ml 使溶解，即得。本液应临用新制。

碱性焦性没食子酸试液 取焦性没食子酸 0.5g，加水 2ml 溶解后，加氢氧化钾溶液（12→8）8ml，摇匀，即得。本液应临用新制。

碱性碘化汞钾试液 取碘化钾 10g，加水 10ml 溶解后，缓缓加入二氯化汞的饱和水溶液，随加随搅拌，至生成的红色沉淀不再溶解，加氢氧化钾 30g，溶解后，再加二氯化汞的饱和水溶液 1ml 或 1ml 以上，并用适量的水稀释使成 200ml，静置，使沉淀，即得。用时倾取上层的澄明液。

〔检查〕 取本液 2ml，加入含氨 0.05mg 的水 50ml 中，应即时显黄棕色。

碳酸钠试液 取一水合碳酸钠 12.5g 或无水碳酸钠 10.5g，加水使溶解成 100ml，即得。

碳酸氢钠试液 取碳酸氢钠 5g，加水使溶解成 100ml，即得。

碳酸钾试液 取无水碳酸钾 7g，加水使溶解成 100ml，即得。

碳酸铵试液 取碳酸铵 20g 与氨试液 20ml，加水使溶解成 100ml，即得。

缩二脲试液 取硫酸铜 1.5g 与酒石酸钾钠 6.0g，加水 500ml 使溶解，边搅拌边加入 10％氢氧化钠溶液 300ml，用水稀释至 1000ml，混匀，即得。

醋酸汞试液 取醋酸汞 5g，研细，加温热的冰醋酸使溶解成 100ml，即得。本液应置棕色瓶内，密闭保存。

醋酸钠试液 取醋酸钠结晶 13.6g，加水使溶解成 100ml，即得。

醋酸钠-氢氧化钠试液 取醋酸钠 10.3g，氢氧化钠 86.5g，加水溶解并稀释至 1000ml，即得。

醋酸钴试液 取醋酸钴 0.1g，加甲醇使溶解成 100ml，即得。

醋酸钾试液 取醋酸钾 10g，加水使溶解成 100ml，即得。

醋酸铅试液 取醋酸铅 10g，加新沸过的冷水溶解后，滴加醋酸使溶液澄清，再加新沸过的冷水使成 100ml，即得。

醋酸氧铀锌试液 取醋酸氧铀 10g，加冰醋酸 5ml 与水 50ml，微热使溶解，另取醋酸锌 30g，加冰醋酸 3ml 与水 30ml，微热使溶解，将两液混合，放冷，滤过，即得。

醋酸铜试液 取醋酸铜 0.1g，加水 5ml 与醋酸数滴溶解后，加水稀释至 100ml，滤过，即得。

浓醋酸铜试液 取醋酸铜 13.3g，加水 195ml 与醋酸 5ml 使溶解，即得。

醋酸铵试液 取醋酸铵 10g，加水使溶解成 100ml，即得。

靛胭脂试液 取靛胭脂，加硫酸 12ml 与水 80ml 的混合液，使溶解成每 100ml 中含 $C_{16}H_8N_2O_2(SO_3Na)_2$ 0.09～0.11g，即得。

靛基质试液 取对二甲氨基苯甲醛 5.0g，加入戊醇（或丁醇）75ml，充分振摇，使完全溶解后，再取浓盐酸 25ml 徐徐滴入，边加边振摇，以免骤热导致溶液色泽变深；或取对二甲氨基苯甲醛 1.0g，加入乙醇 95ml，充分振摇，使完全溶解后，取盐酸 20ml 徐徐滴入。

磺胺试液 取磺胺 50mg，加 2mol/L 盐酸溶液 10ml 使溶解，即得。

磺基丁二酸钠二辛酯试液 取磺基丁二酸钠二辛酯 0.9g，加水 50ml，微温使溶解，冷却至室温后，加水稀释至 200ml，即得。

磷试液 取对甲氨基苯酚硫酸盐 0.2g，加水 100ml 使溶解后，加焦亚硫酸钠 20g，溶解，即得。本液应置棕色具塞玻璃瓶中保存，在 2 周内使用。

磷钨酸试液 取磷钨酸 1g，加水使溶解成 100ml，即得。

磷钨酸钼试液 取钨酸钠 10g 与磷钼酸 2.4g，加水 70ml 与磷酸 5ml，回流煮沸 2 小时，放冷，加水稀释至 100ml，摇匀，即得。本液应置玻璃瓶内，在暗处保存。

磷钼钨酸试液 取钨酸钠 100g，钼酸钠 25g，加水 700ml 使溶解，加盐酸 100ml、磷酸 50ml，加热回流 10 小时，放冷，再加硫酸锂 150g、水 50ml 和溴 0.2ml，煮沸除去残留的溴（约 15 分钟），冷却，加水稀释至 1000ml，滤过，即得。本液不得显绿色（如放置后变为绿色，可加溴 0.2ml，煮沸除去多余的溴即可）。

磷钼酸试液 取磷钼酸 5g，加无水乙醇使溶解

100ml，即得。

磷酸氢二钠试液　取磷酸氢二钠结晶 12g，加水使溶解成 100ml，即得。

镧试液　取氧化镧（La_2O_3）5g，用水润湿，缓慢加盐酸 25ml 使溶解，并用水稀释成 100ml，静置过夜，即得。

糠醛试液　取糠醛 1ml，加水使溶解成 100ml，即得。本液应临用新制。

鞣酸试液　取鞣酸 1g，加乙醇 1ml，加水溶解并稀释至 100ml，即得。本液应临用时新制。

8003　试纸

试纸系指用特定溶液、试液或指示液浸渍过的、具有合适尺寸和级别的滤纸条，该特定溶液、试液或指示液应当是稳定的。

二氯化汞试纸　取滤纸条浸入二氯化汞的饱和溶液中，1 小时后取出，在暗处以 60℃ 干燥，即得。

三硝基苯酚试纸　取滤纸条浸入三硝基苯酚的饱和水溶液中，湿透后，取出，阴干，即得。临用时，浸入碳酸钠溶液（1→10）中，使均匀湿润。

刚果红试纸　取滤纸条浸入刚果红指示液中，湿透后，取出晾干，即得。

红色石蕊试纸　取滤纸条浸入石蕊指示液中，加极少量的盐酸使成红色，取出，干燥，即得。

〔检查〕**灵敏度**　取 0.1mol/L 氢氧化钠溶液 0.5ml，置烧杯中，加新沸过的冷水 100ml 混合后，投入 10～12mm 宽的红色石蕊试纸一条，不断搅拌，30 秒内，试纸应变色。

氢氧化镍试纸　取滤纸条浸入 30% 硫酸镍浓氨溶液中，取出，晾干；再浸入 1mol/L 氢氧化钠溶液中数分钟，使滤纸上布满均匀的氢氧化镍沉淀，取出滤纸用水洗涤（不可晾干），储藏在潮湿的棉绒上备用。

姜黄试纸　取滤纸条浸入姜黄指示液中，湿透后，置玻璃板上，在 100℃ 干燥，即得。

氨制硝酸银试纸　取滤纸条浸入氨制硝酸银试液中，湿透后，取出，即得。

硝酸汞试纸　取硝酸汞的饱和溶液 45ml，加硝酸 1ml，摇匀，将滤纸条浸入此溶液中，湿透后，取出晾干，即得。

蓝色石蕊试纸　取滤纸条浸入石蕊指示液中，湿透后，取出，干燥，即得。

〔检查〕**灵敏度**　取 0.1mol/L 盐酸溶液 0.5ml，置烧杯中，加新沸过的冷水 100ml，混合后，投入 10～12mm 宽的蓝色石蕊试纸一条，不断搅拌，45 秒内，试纸应变色。

碘化钾淀粉试纸　取滤纸条浸入含有碘化钾 0.5g 的新制的淀粉指示液 100ml 中，湿透后，取出干燥，即得。

溴化汞试纸　取滤纸条浸入乙醇制溴化汞试液中，1 小时后取出，在暗处干燥，即得。

醋酸铅试纸　取滤纸条浸入醋酸铅试液中，湿透后，取

出，在 100℃ 干燥，即得。

醋酸铜联苯胺试纸　取醋酸联苯胺的饱和溶液 9ml，加水 7ml 与 0.3% 醋酸铜溶液 16ml，将滤纸条浸入此溶液中，湿透后，取出晾干，即得。

醋酸镉试纸　取醋酸镉 3g，加乙醇 100ml 使溶解，加氨试液至生成的沉淀绝大部分溶解，滤过，将滤纸条浸入滤液中，临用时取出晾干，即得。

8004　缓冲液

缓冲液系指在加入可能改变离子活度的物质后，仍可阻止离子活度改变的溶液。缓冲液通常为能减缓因外加强酸或强碱以及稀释而引起的 pH 值急剧改变的溶液，一般是由浓度较大的弱酸及其共轭碱或弱碱及其共轭酸组成。

乙醇-醋酸铵缓冲液（pH 3.7）　取 5mol/L 醋酸溶液 15.0ml，加乙醇 60ml 和水 20ml，用 10mol/L 氢氧化铵溶液调节 pH 值至 3.7，用水稀释至 1000ml，即得。

0.5% 十二烷基硫酸钠的磷酸盐缓冲液　取磷酸二氢钠 6.9g、氢氧化钠 0.9g、十二烷基硫酸钠 5g，加水 800ml，超声 30 分钟，用 2mol/L 氢氧化钠溶液调节 pH 值至 6.8，用水稀释至 1000ml，即得。

三乙胺缓冲液（pH 3.2）　取磷酸 8ml，三乙胺 14ml，加水稀释至 1000ml，用三乙胺调节 pH 值至 3.2，加水 500ml，混匀，即得。

1mol/L 三羟甲基氨基甲烷缓冲液　称取三羟甲基氨基甲烷 121g，加水溶解并稀释至 900ml，用 25% 枸橼酸溶液调节 pH 值至 7.2，并用水稀释至 1000ml，即得。

三羟甲基氨基甲烷缓冲液（pH 8.0）　取三羟甲基氨基甲烷 12.14g，加水 800ml，搅拌溶解，并加水稀释至 1000ml，用 6mol/L 盐酸溶液调节 pH 值至 8.0，即得。

三羟甲基氨基甲烷缓冲液（pH 8.1）　取氯化钙 0.294g，加 0.2mol/L 三羟甲基氨基甲烷溶液 40ml 使溶解，用 1mol/L 盐酸溶液调节 pH 值至 8.1，加水稀释至 100ml，即得。

三羟甲基氨基甲烷缓冲液（pH 9.0）　取三羟甲基氨基甲烷 6.06g，加盐酸赖氨酸 3.65g、氯化钠 5.8g、乙二胺四醋酸二钠 0.37g，再加水溶解使成 1000ml，调节 pH 值至 9.0，即得。

乌洛托品缓冲液　取乌洛托品 75g，加水溶解后，加浓氨溶液 4.2ml，再用水稀释至 250ml，即得。

巴比妥缓冲液（pH 7.4）　取巴比妥钠 4.42g，加水使溶解并稀释至 400ml，用 2mol/L 盐酸溶液调节 pH 值至 7.4，滤过，即得。

巴比妥缓冲液（pH 8.6）　取巴比妥 5.52g 与巴比妥钠 30.9g，加水使溶解成 2000ml，即得。

巴比妥-氯化钠缓冲液（pH 7.8）　取巴比妥钠 5.05g，加氯化钠 3.7g 及水适量使溶解，另取明胶 0.5g，加水适量，加热溶解后并入上述溶液中。然后用 0.2mol/L 盐酸溶液调

节 pH 值至 7.8，再用水稀释至 500ml，即得。

甲酸钠缓冲液(pH 3.3)　取 2mol/L 甲酸溶液 25ml，加酚酞指示液 1 滴，用 2mol/L 氢氧化钠溶液中和，再加入 2mol/L 甲酸溶液 75ml，用水稀释至 200ml，调节 pH 值至 3.25～3.30，即得。

邻苯二甲酸氢钾-氢氧化钠缓冲液(pH 5.0)　取 0.2mol/L 的邻苯二甲酸氢钾 100ml，用 0.2mol/L 氢氧化钠溶液约 50ml 调节 pH 值至 5.0，即得。

邻苯二甲酸盐缓冲液(pH 5.6)　取邻苯二甲酸氢钾 10g，加水 900ml，搅拌使溶解，用氢氧化钠试液(必要时用稀盐酸)调节 pH 值至 5.6，加水稀释至 1000ml，混匀，即得。

枸橼酸盐缓冲液　取枸橼酸 4.2g，加 1mol/L 的 20％乙醇制氢氧化钠溶液 40ml 使溶解，再用 20％乙醇稀释至 100ml，即得。

枸橼酸盐缓冲液(pH 6.2)　取 2.1％枸橼酸水溶液，用 50％氢氧化钠溶液调节 pH 值至 6.2，即得。

枸橼酸-磷酸氢二钠缓冲液(pH 4.0)　甲液：取枸橼酸 21g 或无水枸橼酸 19.2g，加水使溶解成 1000ml，置冰箱内保存。乙液：取磷酸氢二钠 71.63g，加水使溶解成 1000ml。

取上述甲液 61.45ml 与乙液 38.55ml 混合，摇匀，即得。

枸橼酸-磷酸氢二钠缓冲液(pH 7.0)　甲液：取枸橼酸 21g 或无水枸橼酸 19.2g，加水使溶解成 1000ml，置冰箱中保存。乙液：取磷酸氢二钠 71.63g，加水使溶解成 1000ml。

取上述甲液 17.65ml 与乙液 82.35ml 混合，摇匀，即得。

盐酸三羟甲基氨基甲烷缓冲液(pH 7.2)　甲液：取盐酸三羟甲基氨基甲烷 15.8g，加细菌内毒素检查用水 100ml。乙液：取三羟甲基氨基甲烷 1.2g，加细菌内毒素检查用水 10ml。

取甲液 100ml 和乙液 10ml 加细菌内毒素检查用水至 550ml。用 0.1mol/L 盐酸溶液或 0.1mol/L 氢氧化钠溶液调节 pH 值至 7.2，用无热原的输液瓶分装，加塞压盖后 121℃灭菌 15 分钟。

2-氧代戊二酸缓冲液　取 2-氧代戊二酸 220mg，用盐酸三乙醇胺缓冲液(pH 8.0)(取三乙醇胺 1ml，加无氨水 60ml，用稀盐酸溶液调节 pH 值至 8.0)60ml 溶解，即得。

氨-氯化铵缓冲液(pH 8.0)　取氯化铵 1.07g，加水使溶解成 100ml，再加稀氨溶液(1→30)调节 pH 值至 8.0，即得。

氨-氯化铵缓冲液(pH 10.0)　取氯化铵 5.4g，加水 20ml 溶解后，加浓氨溶液 35ml，再用水稀释至 100ml，即得。

硼砂-氯化钙缓冲液(pH 8.0)　取硼砂 0.572g 与氯化钙 2.94g，加水约 800ml 溶解后，用 1mol/L 盐酸溶液约 2.5ml 调节 pH 值至 8.0，加水稀释至 1000ml，即得。

硼砂-碳酸钠缓冲液(pH 10.8～11.2)　取无水碳酸钠 5.30g，加水使溶解成 1000ml；另取硼砂 1.91g，加水使溶解成 100ml。临用前取碳酸钠溶液 973ml 与硼砂溶液 27ml，混匀，即得。

硼酸-氯化钾缓冲液(pH 9.0)　取硼酸 3.09g，加 0.1mol/L 氯化钾溶液 500ml 使溶解，再加 0.1mol/L 氢氧化钠溶液 210ml，即得。

硼酸氯化钾缓冲液(pH 9.6)　取硼酸氯化钾溶液(0.2mol/L，取硼酸 12.37g 与氯化钾 14.91g，加水使溶解至 1000ml)50ml，加氢氧化钾溶液(0.2mol/L)36.9ml，再用水稀释至 200ml，即得。

醋酸钠缓冲液　取醋酸-醋酸钠缓冲液(pH 3.6)4ml，加水稀释至 100ml，即得。

醋酸盐缓冲液(pH 3.5)　取醋酸铵 25g，加水 25ml 溶解后，加 7mol/L 盐酸溶液 38ml，用 2mol/L 盐酸溶液或 5mol/L 氨溶液准确调节 pH 值至 3.5(电位法指示)，用水稀释至 100ml，即得。

醋酸-锂盐缓冲液(pH 3.0)　取冰醋酸 50ml，加水 800ml 混合后，用氢氧化锂调节 pH 值至 3.0，再加水稀释至 1000ml，即得。

醋酸-醋酸钠缓冲液(pH 3.6)　取醋酸钠 5.1g，加冰醋酸 20ml，再加水稀释至 250ml，即得。

醋酸-醋酸钠缓冲液(pH 3.7)　取无水醋酸钠 20g，加水 300ml 溶解后，加溴酚蓝指示液 1ml 及冰醋酸 60～80ml，至溶液从蓝色转变为纯绿色，再加水稀释至 1000ml，即得。

醋酸-醋酸钠缓冲液(pH 3.8)　取 2mol/L 醋酸钠溶液 13ml 与 2mol/L 醋酸溶液 87ml，加每 1ml 含铜 1mg 的硫酸铜溶液 0.5ml，再加水稀释至 1000ml，即得。

醋酸-醋酸钠缓冲液(pH 4.5)　取醋酸钠 18g，加冰醋酸 9.8ml，再加水稀释至 1000ml，即得。

醋酸-醋酸钠缓冲液(pH 4.6)　取醋酸钠 5.4g，加水 50ml 使溶解，用冰醋酸调节 pH 值至 4.6，再加水稀释至 100ml，即得。

醋酸-醋酸钠缓冲液(pH 6.0)　取醋酸钠 54.6g，加 1mol/L 醋酸溶液 20ml 溶解后，加水稀释至 500ml，即得。

醋酸-醋酸钾缓冲液(pH 4.3)　取醋酸钾 14g，加冰醋酸 20.5ml，再加水稀释至 1000ml，即得。

醋酸-醋酸铵缓冲液(pH 4.5)　取醋酸铵 7.7g，加水 50ml 溶解后，加冰醋酸 6ml 与适量的水使成 100ml，即得。

醋酸-醋酸铵缓冲液(pH 4.8)　取醋酸铵 77g，加水约 200ml 使溶解，加冰醋酸 57ml，再加水至 1000ml，即得。

醋酸-醋酸铵缓冲液(pH 6.0)　取醋酸铵 100g，加水 300ml 使溶解，加冰醋酸 7ml，摇匀，即得。

磷酸-三乙胺缓冲液(pH 3.2)　取磷酸约 4ml 与三乙胺约 7ml，加 50％甲醇稀释至 1000ml，用磷酸调节 pH 值至 3.2，即得。

磷酸盐缓冲液　取磷酸二氢钠 38.0g，与磷酸氢二钠 5.04g，加水使成 1000ml，即得。

磷酸盐缓冲液(pH 2.0)　甲液：取磷酸 16.6ml，加水至 1000ml，摇匀。乙液：取磷酸氢二钠 71.63g，加水使溶解成 1000ml。

取上述甲液 72.5ml 与乙液 27.5ml 混合，摇匀，即得。

磷酸盐缓冲液(pH 2.5)　取磷酸二氢钾 100g，加水 800ml，用盐酸调节 pH 值至 2.5，用水稀释至 1000ml，即得。

磷酸盐缓冲液(pH 5.0)　取 0.2mol/L 磷酸二氢钠溶液一定量，用氢氧化钠试液调节 pH 值至 5.0，即得。

磷酸盐缓冲液(pH 5.8)　取磷酸二氢钾 8.34g 与磷酸氢二钾 0.87g，加水使溶解成 1000ml，即得。

磷酸盐缓冲液(pH 6.0)　取磷酸氢二钾 2g 与磷酸二氢钾 8g，加水使成 1000ml，即得。

磷酸盐缓冲液(pH 6.5)　取磷酸二氢钾 0.68g，加 0.1mol/L 氢氧化钠溶液 15.2ml，用水稀释至 100ml，即得。

磷酸盐缓冲液(pH 6.6)　取磷酸二氢钠 1.74g、磷酸氢二钠 2.7g 与氯化钠 1.7g，加水使溶解成 400ml，即得。

磷酸盐缓冲液(pH 6.8)　取 0.2mol/L 磷酸二氢钾溶液 250ml，加 0.2mol/L 氢氧化钠溶液 118ml，用水稀释至 1000ml，摇匀，即得。

磷酸盐缓冲液(含胰酶)(pH 6.8)　取磷酸二氢钾 6.8g，加水 500ml 使溶解，用 0.1mol/L 氢氧化钠溶液调节 pH 值至 6.8；另取胰酶 10g，加水适量使溶解，将两液混合后，加水稀释至 1000ml，即得。

磷酸盐缓冲液(pH 7.0)　取磷酸二氢钾 0.68g，加 0.1mol/L 氢氧化钠溶液 29.1ml，用水稀释至 100ml，即得。

磷酸盐缓冲液(pH 7.2)　取 0.2mol/L 磷酸二氢钾溶液 50ml 与 0.2mol/L 氢氧化钠溶液 35ml，加新沸过的冷水稀释至 200ml，摇匀，即得。

磷酸盐缓冲液(pH 7.3)　取磷酸氢二钠 1.9734g 与磷酸二氢钾 0.2245g，加水使溶解成 1000ml，调节 pH 值至 7.3，即得。

磷酸盐缓冲液(pH 7.4)　取磷酸二氢钾 1.36g，加 0.1mol/L 氢氧化钠溶液 79ml，用水稀释至 200ml，即得。

磷酸盐缓冲液(pH 7.6)　取磷酸二氢钾 27.22g，加水使溶解成 1000ml，取 50ml，加 0.2mol/L 氢氧化钠溶液 42.4ml，再加水稀释至 200ml，即得。

磷酸盐缓冲液(pH 7.8)　甲液：取磷酸氢二钠 35.9g，加水溶解，并稀释至 500ml。乙液：取磷酸二氢钠 2.76g，加水溶解，并稀释至 100ml。

取上述甲液 91.5ml 与乙液 8.5ml 混合，摇匀，即得。

磷酸盐缓冲液(pH 7.8~8.0)　取磷酸氢二钾 5.59g 与磷酸二氢钾 0.41g，加水使溶解成 1000ml，即得。

磷酸盐缓冲液(pH 11.0)　取 0.25mol/L 磷酸钠溶液 110ml 和 0.5mol/L 磷酸氢二钠溶液 220ml，用水稀释至 1000ml，摇匀，即得。

8005　指示剂与指示液

指示剂与指示液系指用于确定化学反应中指定终点的试剂，常用于滴定分析法的滴定终点确认，按反应原理指示剂一般分为酸碱指示剂、荧光指示剂、吸附指示剂、络合指示剂、氧化还原指示剂及非水滴定指示剂等。

乙氧基黄叱精指示液　取乙氧基黄叱精 0.1g，加乙醇

100ml 使溶解，即得。

变色范围　pH 3.5~5.5(红→黄)。

二甲基黄指示液　取二甲基黄 0.1g，加乙醇 100ml 使溶解，即得。

变色范围　pH 2.9~4.0(红→黄)。

二甲基黄-亚甲蓝混合指示液　取二甲基黄与亚甲蓝各 15mg，加三氯甲烷 100ml，振摇使溶解(必要时微温)，滤过，即得。

二甲基黄-溶剂蓝 19 混合指示液　取二甲基黄与溶剂蓝 19 各 15mg，加三氯甲烷 100ml 使溶解，即得。

二甲酚橙指示液　取二甲酚橙 0.2g，加水 100ml 使溶解，即得。本液应临用新制。

灵敏度试验：取二甲酚橙指示液 0.25ml、稀醋酸 1ml 及 33g/L 的硝酸铅溶液 0.05ml 至 50ml 水中，加乌洛托品适量，使溶液的颜色由黄色变为紫红色后，立即加入 0.1mol/L 的乙二胺四醋酸二钠溶液 0.1ml，溶液应呈黄色。

二苯胺磺酸钠指示液　取二苯胺磺酸钠 0.2g，加水 100ml 使溶解，即得。

二苯偕肼指示液　取二苯偕肼 1g，加乙醇 100ml 使溶解，即得。

儿茶酚紫指示液　取儿茶酚紫 0.1g，加水 100ml 使溶解，即得。

变色范围　pH 6.0~7.0~9.0(黄→紫→紫红)。

中性红指示液　取中性红 0.5g，加水使溶解成 100ml，滤过，即得。

变色范围　pH 6.8~8.0(红→黄)。

中性红指示液(用于微生物限度检查)　取中性红 1.0g，研细，加乙醇 60ml 使溶解，再加水至 100ml，即得。

变色范围　pH 6.8~8.0(红→黄)。

双硫腙指示液　取双硫腙 50mg，加乙醇 100ml 使溶解，即得。

孔雀绿指示液　取孔雀绿 0.3g，加冰醋酸 100ml 使溶解，即得。

变色范围　pH 0.0~2.0(黄→绿)；pH 11.0~13.5(绿→无色)。

石蕊指示液　取石蕊粉末 10g，加乙醇 40ml，回流煮沸 1 小时，静置，倾去上清液，再用同一方法处理 2 次，每次用乙醇 30ml，残渣用水 10ml 洗涤，倾去洗液，再加水 50ml 煮沸，放冷，滤过，即得。

变色范围　pH 4.5~8.0(红→蓝)。

甲基红指示液　取甲基红 0.1g，加 0.05mol/L 氢氧化钠溶液 7.4ml 使溶解，再加水稀释至 200ml，即得。

变色范围　pH 4.2~6.3(红→黄)。

甲基红混合指示液　0.1% 甲基红-0.05% 亚甲蓝乙醇溶液。

甲基红-亚甲蓝混合指示液　取 0.1% 甲基红的乙醇溶液 20ml，加 0.2% 亚甲蓝溶液 8ml，摇匀，即得。

甲基红-溴甲酚绿混合指示液　取 0.1％甲基红的乙醇溶液 20ml，加 0.2％溴甲酚绿的乙醇溶液 30ml，摇匀，即得。

甲基橙指示液　取甲基橙 0.1g，加水 100ml 使溶解，即得。

变色范围　pH 3.2～4.4（红→黄）。

甲基橙-二甲苯蓝 FF 混合指示液　取甲基橙与二甲苯蓝 FF 各 0.1g，加乙醇 100ml 使溶解，即得。

甲基橙-亚甲蓝混合指示液　取甲基橙指示液 20ml，加 0.2％亚甲蓝溶液 8ml，摇匀，即得。

甲酚红指示液　取甲酚红 0.1g，加 0.05mol/L 氢氧化钠溶液 5.3ml 使溶解，再加水稀释至 100ml，即得。

变色范围　pH 7.2～8.8（黄→红）。

甲酚红-麝香草酚蓝混合指示液　取甲酚红指示液 1 份与 0.1％麝香草酚蓝溶液 3 份，混合，即得。

四溴酚酞乙酯钾指示液　取四溴酚酞乙酯钾 0.1g，加冰醋酸 100ml，使溶解，即得。

对硝基酚指示液　取对硝基酚 0.25g，加水 100ml 使溶解，即得。

亚甲蓝指示液　取亚甲蓝 0.5g，加水使溶解成 100ml，即得。

刚果红指示液　取刚果红 0.5g，加 10％乙醇 100ml 使溶解，即得。

变色范围　pH 3.0～5.0（蓝→红）。

苏丹Ⅳ指示液　取苏丹Ⅳ 0.5g，加三氯甲烷 100ml 使溶解，即得。

含锌碘化钾淀粉指示液　取水 100ml，加碘化钾溶液（3→20）5ml 与氯化锌溶液（1→5）10ml，煮沸，加淀粉混悬液（取可溶性淀粉 5g，加水 30ml 搅匀制成），随加随搅拌，继续煮沸 2 分钟，放冷，即得。本液应在阴凉处密闭保存。

邻二氮菲指示液　取硫酸亚铁 0.5g，加水 100ml 使溶解，加硫酸 2 滴与邻二氮菲 0.5g，摇匀，即得。本液应临用新制。

间甲酚紫指示液　取间甲酚紫 0.1g，加 0.01mol/L 氢氧化钠溶液 10ml 使溶解，再加水稀释至 100ml，即得。

变色范围　pH 7.5～9.2（黄→紫）。

金属酞指示液（邻甲酚酞络合指示液）　取金属酞 1g，加水 100ml，加少量氨试液使溶解，即得。

茜素磺酸钠指示液　取茜素磺酸钠 0.1g，加水 100ml 使溶解，即得。

变色范围　pH 3.7～5.2（黄→紫）。

荧光黄指示液　取荧光黄 0.1g，加乙醇 100ml 使溶解，即得。

耐尔蓝指示液（硫酸尼罗蓝指示液）　取耐尔蓝（硫酸尼罗蓝）1g，加冰醋酸 100ml 使溶解，即得。

变色范围　pH 10.1～11.1（蓝→红）。

钙黄绿素指示剂　取钙黄绿素 0.1g，加氯化钾 10g，研磨均匀，即得。

钙紫红素指示剂　取钙紫红素 0.1g，加无水硫酸钠 10g，研磨均匀，即得。

亮绿指示液　取亮绿 0.5g，加冰醋酸 100ml 使溶解，即得。

变色范围　pH 0.0～2.6（黄→绿）。

姜黄指示液　取姜黄粉末 20g，用水浸渍 4 次，每次 100ml，除去水溶性物质后，残渣在 100℃干燥，加乙醇 100ml，浸渍数日，滤过，即得。

结晶紫指示液　取结晶紫 0.5g，加冰醋酸 100ml 使溶解，即得。

灵敏度试验：取冰醋酸 50ml 和结晶紫指示液 0.1ml，加 0.1mol/L 高氯酸 0.1ml，溶液应从蓝紫色变成蓝绿色。

萘酚苯甲醇指示液　取 α-萘酚苯甲醇 0.5g，加冰醋酸 100ml 使溶解，即得。

变色范围　pH 8.5～9.8（黄→绿）。

酞紫指示液　取水 10ml，用氨溶液调节 pH 值至 11 后，加入酞紫 10mg，溶解，即得。

酚红指示液　取酚红 100mg，加乙醇 100ml 溶解，即得（必要时滤过）。

酚酞指示液　取酚酞 1g，加乙醇 100ml 使溶解，即得。

变色范围　pH 8.3～10.0（无色→红）。

灵敏度试验：取酚酞指示液 0.1ml，加水 100ml，溶液应无色，加不超过 0.2ml 的 0.02mol/L 的氢氧化钠溶液，溶液应显粉红色。

酚磺酞指示液　取酚磺酞 0.1g，加 0.05mol/L 氢氧化钠溶液 5.7ml 使溶解，再加水稀释至 200ml，即得。

变色范围　pH 6.8～8.4（黄→红）。

酚磺酞指示液（用于微生物限度检查）　取酚磺酞 1.0g，加 1mol/L 氢氧化钠溶液 2.82ml 使溶解，再加水至 100ml，即得。

变色范围　pH 6.8～8.4（黄→红）。

铬黑 T 指示剂　取铬黑 T 0.1g，加氯化钠 10g，研磨均匀，即得。

铬酸钾指示液　取铬酸钾 10g，加水 100ml 使溶解，即得。

偶氮紫指示液　取偶氮紫 0.1g，加二甲基甲酰胺 100ml 使溶解，即得。

羟基萘酚蓝指示液　取羟基萘酚蓝 0.5g，加水 50ml 溶解，加 0.1mol/L 氢氧化钠溶液 2 滴，摇匀，即得。

淀粉指示液　取可溶性淀粉 0.5g，加水 5ml 搅匀后，缓缓倾入 100ml 沸水中，随加随搅拌，继续煮沸 2 分钟，放冷，倾取上层清液，即得。本液应临用新制。

硫酸铁铵指示液　取硫酸铁铵 8g，加水 100ml 使溶解，即得。

喹哪啶红指示液　取喹哪啶红 0.1g，加甲醇 100ml 使溶解，即得。

变色范围　pH 1.4～3.2（无色→红）。

喹哪啶红-亚甲蓝混合指示液　取喹哪啶红 0.3g 与亚甲

蓝 0.1g，加无水甲醇 100ml 使溶解，即得。

碘化钾淀粉指示液   取碘化钾 0.2g，加新制的淀粉指示液 100ml 使溶解，即得。

溴甲酚绿指示液   取溴甲酚绿 0.1g，加 0.05mol/L 氢氧化钠溶液 2.8ml 使溶解，再加水稀释至 200ml，即得。

变色范围   pH 3.6～5.2（黄→蓝）。

溴甲酚紫指示液   取溴甲酚紫 0.1g，加 0.02mol/L 氢氧化钠溶液 20ml 使溶解，再加水稀释至 100ml，即得。

变色范围   pH 5.2～6.8（黄→紫）。

溴甲酚紫指示液（用于微生物限度检查）   取溴甲酚紫 1.6g，加乙醇 100ml 使溶解，即得。

变色范围   pH 5.2～6.8（黄→紫）。

溴酚蓝指示液   取溴酚蓝 0.1g，加 0.05mol/L 氢氧化钠溶液 3.0ml 使溶解，再加水稀释至 200ml，即得。

变色范围   pH 2.8～4.6（黄→蓝绿）。

溴麝香草酚蓝指示液   取溴麝香草酚蓝 0.1g，加 0.05mol/L 氢氧化钠溶液 3.2ml 使溶解，再加水稀释至 200ml，即得。

变色范围   pH 6.0～7.6（黄→蓝）。

溶剂蓝 19 指示液   取 0.5g 溶剂蓝 19，加冰醋酸 100ml 使溶解，即得。

橙黄Ⅳ指示液   取橙黄Ⅳ 0.5g，加冰醋酸 100ml 使溶解，即得。

变色范围   pH 1.4～3.2（红→黄）。

曙红钠指示液   取曙红钠 0.5g，加水 100ml 使溶解，即得。

曙红钠指示液（用于微生物限度检查）   取曙红钠 2.0g，加水 100ml 使溶解，即得。

麝香草酚酞指示液   取麝香草酚酞 0.1g，加乙醇 100ml 使溶解，即得。

变色范围   pH 9.3～10.5（无色→蓝）。

麝香草酚蓝指示液   取麝香草酚蓝 0.1g，加 0.05mol/L 氢氧化钠溶液 4.3ml 使溶解，再加水稀释至 200ml，即得。

变色范围   pH 1.2～2.8（红→黄）；pH 8.0～9.6（黄→紫蓝）。

8006 滴定液

滴定液系指在容量分析中用于测定被测物质含量并具有准确浓度的标准溶液，在配制、标定后应按本通则项下规定的【贮藏】条件贮存。

乙二胺四醋酸二钠滴定液（0.05mol/L）

$C_{10}H_{14}N_2Na_2O_8 \cdot 2H_2O = 372.24$ 18.61g→1000ml

【配制】   取乙二胺四醋酸二钠 19g，加适量的水使溶解成 1000ml，摇匀。

【标定】   取于约 800℃ 灼烧至恒重的基准氧化锌 0.12g，精密称定，加稀盐酸 3ml 使溶解，加水 25ml，加 0.025% 甲基红的乙醇溶液 1 滴，滴加氨试液至溶液显微黄色，加水 25ml 与氨-氯化铵缓冲液（pH 10.0）10ml，再加铬黑 T 指示剂少量，用本液滴定至溶液由紫色变为纯蓝色，并将滴定的结果用空白试验校正。每 1ml 乙二胺四醋酸二钠滴定液（0.05mol/L）相当于 4.069mg 的氧化锌。根据本液的消耗量与氧化锌的取用量，算出本液的浓度，即得。

如需用乙二胺四醋酸二钠滴定液（0.025mol/L、0.01mol/L、0.005mol/L 或 0.001mol/L）时，可取乙二胺四醋酸二钠滴定液（0.05mol/L）加水稀释制成。必要时标定浓度。

【贮藏】   置玻璃塞瓶中，避免与橡皮塞、橡皮管等接触。

乙醇制氢氧化钠滴定液（0.1mol/L）

NaOH＝40.00   4.000g→1000ml

【配制】   取 50% 氢氧化钠溶液 2ml，加乙醇 250ml 摇匀。如溶液浑浊，配制后放置过夜，取上清液。

【标定】   取在五氧化二磷干燥器中减压干燥至恒重的基准苯甲酸约 0.2g，精密称定，加乙醇 10ml 与水 2ml 溶解，加酚酞指示液 2 滴，用本液滴定至溶液显持续浅粉红色。每 1ml 乙醇制氢氧化钠滴定液（0.1mol/L）相当于 12.21mg 的苯甲酸。根据本液的消耗量与苯甲酸的取用量，计算本液的浓度，即得。

本液临用前应标定浓度。

【贮藏】   置具橡皮塞的棕色玻瓶中，密闭保存。

乙醇制氢氧化钾滴定液（0.5mol/L 或 0.1mol/L）

KOH＝56.11   28.06g→1000ml；

                            5.611g→1000ml

【配制】   乙醇制氢氧化钾滴定液（0.5mol/L）   取氢氧化钾 35g，置锥形瓶中，加无醛乙醇适量使溶解并稀释成 1000ml，用橡皮塞密塞，静置 24 小时后，迅速倾取上清液，置具橡皮塞的棕色玻瓶中。

乙醇制氢氧化钾滴定液（0.1mol/L）   取氢氧化钾 7g，置锥形瓶中，加无醛乙醇适量使溶解并稀释成 1000ml，用橡皮塞密塞，静置 24 小时后，迅速倾取上清液，置具橡皮塞的棕色玻瓶中。

【标定】   乙醇制氢氧化钾滴定液（0.5mol/L）   精密量取盐酸滴定液（0.5mol/L）25ml，加水 50ml 稀释后，加酚酞指示液数滴，用本液滴定。根据本液的消耗量，算出本液的浓度，即得。

乙醇制氢氧化钾滴定液（0.1mol/L）   精密量取盐酸滴定液（0.1mol/L）25ml，加水 50ml 稀释后，加酚酞指示液数滴，用本液滴定。根据本液的消耗量，算出本液的浓度，即得。

本液临用前应标定浓度。

【贮藏】   置具橡皮塞的棕色玻瓶中，密闭保存。

四苯硼钠滴定液(0.02mol/L)

$(C_6H_5)_4BNa = 342.22$　　　　　6.844g→1000ml

【配制】　取四苯硼钠 7.0g，加水 50ml 振摇使溶解，加入新配制的氢氧化铝凝胶(取三氯化铝 1.0g，溶于 25ml 水中，在不断搅拌下缓缓滴加氢氧化钠试液至 pH 8～9)，加氯化钠 16.6g，充分搅匀，加水 250ml，振摇 15 分钟，静置 10 分钟，滤过，滤液中滴加氢氧化钠试液至 pH 8～9，再加水稀释至 1000ml，摇匀。

【标定】　精密量取本液 10ml，加醋酸-醋酸钠缓冲液(pH 3.7)10ml 与溴酚蓝指示液 0.5ml，用烃铵盐滴定液(0.01mol/L)滴定至蓝色，并将滴定的结果用空白试验校正。根据烃铵盐滴定液(0.01mol/L)的消耗量，算出本液的浓度，即得。

本液临用前应标定浓度。

如需用四苯硼钠滴定液(0.01mol/L)时，可取四苯硼钠滴定液(0.02mol/L)在临用前加水稀释制成。必要时标定浓度。

【贮藏】　置棕色玻瓶中，密闭保存。

甲醇制氢氧化钾滴定液(0.1mol/L)

$KOH = 56.11$　　　　　5.611g→1000ml

【配制】　取氢氧化钾 6.8g，加水 4ml 使溶解，加甲醇稀释成 1000ml，用橡皮塞密塞，静置 24 小时后，迅速倾取上清液，置具橡皮塞的棕色玻瓶中。

【标定】　同乙醇制氢氧化钾滴定液(0.5mol/L)的标定(通则 8006)。

【贮藏】　置具橡皮塞的棕色玻瓶中，密闭保存。

甲醇钠滴定液(0.1mol/L)

$CH_3ONa = 54.02$　　　　　5.402g→1000ml

【配制】　取无水甲醇(含水量 0.2% 以下)150ml，置于冰水冷却的容器中，分次加入新切的金属钠 2.5g，待完全溶解后，加无水苯(含水量 0.02% 以下)适量，使成 1000ml，摇匀。

【标定】　取在五氧化二磷干燥器中减压干燥至恒重的基准苯甲酸约 0.4g，精密称定，加无水甲醇 15ml 使溶解，加无水苯 5ml 与 1% 麝香草酚蓝的无水甲醇溶液 1 滴，用本液滴定至蓝色，并将滴定的结果用空白试验校正。每 1ml 的甲醇钠滴定液(0.1mol/L)相当于 12.21mg 的苯甲酸。根据本液的消耗量与苯甲酸的取用量，算出本液的浓度，即得。

本液标定时应注意防止二氧化碳的干扰和溶剂的挥发，每次临用前均应重新标定。

【贮藏】　置密闭的附有滴定装置的容器内，避免与空气中的二氧化碳及湿气接触。

甲醇锂滴定液(0.1mol/L)

$CH_3OLi = 37.97$　　　　　3.797g→1000ml

除取新切的金属锂 0.694g 外，该滴定液的配制、标定、

贮藏照甲醇钠滴定液(0.1mol/L)方法。

亚硝酸钠滴定液(0.1mol/L)

$NaNO_2 = 68.99$　　　　　6.899g→1000ml

【配制】　取亚硝酸钠 7.2g，加无水碳酸钠(Na_2CO_3)0.10g，加水适量使溶解成 1000ml，摇匀。

【标定】　取在 120℃ 干燥至恒重的基准对氨基苯磺酸约 0.5g，精密称定，加水 30ml 与浓氨试液 3ml，溶解后，加盐酸(1→2)20ml，搅拌，在 30℃ 以下用本液迅速滴定，滴定时将滴定管尖端插入液面下约 2/3 处，随滴随搅拌；至近终点时，将滴定管尖端提出液面，用少量水洗涤尖端，洗液并入溶液中，继续缓缓滴定，用永停滴定法(通则 0701)指示终点。每 1ml 亚硝酸钠滴定液(0.1mol/L)相当于 17.32mg 的对氨基苯磺酸。根据本液的消耗量与对氨基苯磺酸的取用量，算出本液浓度，即得。

如需用亚硝酸钠滴定液(0.05mol/L)时，可取亚硝酸钠滴定液(0.1mol/L)加水稀释制成。必要时标定浓度。

【贮藏】　置具玻璃塞的棕色玻瓶中，密闭保存。

草酸滴定液(0.05mol/L)

$C_2H_2O_4 \cdot 2H_2O = 126.06$　　　　　6.303g→1000ml

【配制】　取草酸 6.4g，加水适量使溶解成 1000ml，摇匀。

【标定】　精密量取本液 25ml，加水 200ml 与硫酸 10ml，用高锰酸钾滴定液(0.02mol/L)滴定，至近终点时，加热至 65℃，继续滴定至溶液显微红色，并保持 30 秒不褪；当滴定终了时，溶液温度应不低于 55℃。根据高锰酸钾滴定液(0.02mol/L)的消耗量，算出本液的浓度，即得。

如需用草酸滴定液(0.25mol/L)时，可取草酸约 32g，照上法配制与标定，但改用高锰酸钾滴定液(0.1mol/L)滴定。

【贮藏】　置具玻璃塞的棕色玻瓶中，密闭保存。

氢氧化四丁基铵滴定液(0.1mol/L)

$(C_4H_9)_4NOH = 259.48$　　　　　25.95g→1000ml

【配制】　取碘化四丁基铵 40g，置具塞锥形瓶中，加无水甲醇 90ml 使溶解，置冰浴中放冷，加氧化银细粉 20g，密闭，剧烈振摇 60 分钟；取此混合液数毫升，离心，取上清液检查碘化物，若显碘化物正反应，则在上述混合液中再加氧化银 2g，剧烈振摇 30 分钟后，再做碘化物试验，直至无碘化物反应为止。混合液用垂熔玻璃滤器滤过，容器和垂熔玻璃滤器用无水甲苯洗涤 3 次，每次 50ml；合并洗液和滤液，用无水甲苯-无水甲醇(3:1)稀释至 1000ml，摇匀，并通入不含二氧化碳的干燥氮气 10 分钟。若溶液不澄清，可再加少量无水甲醇。

【标定】　取在五氧化二磷干燥器中减压干燥至恒重的基准苯甲酸约 90mg，精密称定，加二甲基甲酰胺 10ml 使溶解，加 0.3% 麝香草酚蓝的无水甲醇溶液 3 滴，用本液滴定至蓝色(以电位法校对终点)，并将滴定的结果用空白试验校正。每 1ml 氢氧化四丁基铵滴定液(0.1mol/L)相当于 12.21mg 的苯甲酸。根

据本液的消耗量与苯甲酸的取用量，算出本液的浓度，即得。

【贮藏】　置密闭的容器内，避免与空气中的二氧化碳及湿气接触。

氢氧化四甲基铵滴定液(0.1mol/L)

$(CH_3)_4NOH=91.15$　　　　　　　$9.115\rightarrow1000ml$

【配制】　取氢氧化四甲基铵 9.115g，加水至 1000ml，摇匀。

【标定】　取经硅胶干燥 24 小时的苯甲酸 0.3g，精密称定，加二甲基甲酰胺 90ml 溶解，加 0.1% 麝香草酚蓝二甲基甲酰胺溶液 3 滴，用本液滴定至蓝色为终点。并将滴定结果用空白试验校正。每 1ml 氢氧化四甲基铵滴定液（0.1mol/L）相当于 12.21mg 的苯甲酸。根据本液的消耗量和苯甲酸的取用量，算出本液的浓度，即得。

【贮藏】　置密闭的容器内，避免与空气中的二氧化碳及湿气接触。

氢氧化钠滴定液(1mol/L、0.5mol/L 或 0.1mol/L)

$NaOH=40.00$　$40.00g\rightarrow1000ml$；$20.00g\rightarrow1000ml$；
　　　　　　　　　　　$4.000g\rightarrow1000ml$

【配制】　取氢氧化钠适量，加水振摇使溶解成饱和溶液，冷却后，置聚乙烯塑料瓶中，静置数日，澄清后备用。

氢氧化钠滴定液（1mol/L）　取澄清的氢氧化钠饱和溶液 56ml，加新沸过的冷水使成 1000ml，摇匀。

氢氧化钠滴定液（0.5mol/L）　取澄清的氢氧化钠饱和溶液 28ml，加新沸过的冷水使成 1000ml，摇匀。

氢氧化钠滴定液（0.1mol/L）　取澄清的氢氧化钠饱和溶液 5.6ml，加新沸过的冷水使成 1000ml，摇匀。

【标定】　氢氧化钠滴定液（1mol/L）　取在 105℃ 干燥至恒重的基准邻苯二甲酸氢钾约 6g，精密称定，加新沸过的冷水 50ml，振摇，使其尽量溶解；加酚酞指示液 2 滴，用本液滴定；在接近终点时，应使邻苯二甲酸氢钾完全溶解，滴定至溶液显粉红色。每 1ml 氢氧化钠滴定液（1mol/L）相当于 204.2mg 的邻苯二甲酸氢钾。根据本液的消耗量与邻苯二甲酸氢钾的取用量，算出本液的浓度，即得。

氢氧化钠滴定液（0.5mol/L）　取在 105℃ 干燥至恒重的基准邻苯二甲酸氢钾约 3g，照上法标定。每 1ml 氢氧化钠滴定液（0.5mol/L）相当于 102.1mg 的邻苯二甲酸氢钾。

氢氧化钠滴定液（0.1mol/L）　取在 105℃ 干燥至恒重的基准邻苯二甲酸氢钾约 0.6g，照上法标定。每 1ml 氢氧化钠滴定液（0.1mol/L）相当于 20.42mg 的邻苯二甲酸氢钾。

如需用氢氧化钠滴定液（0.05mol/L、0.02mol/L 或 0.01mol/L）时，可取氢氧化钠滴定液（0.1mol/L）加新沸过的冷水稀释制成。必要时，可用盐酸滴定液（0.05mol/L、0.02mol/L 或 0.01mol/L）标定浓度。

【贮藏】　置聚乙烯塑料瓶中，密封保存；塞中有 2 孔，孔内各插入玻璃管 1 支，一管与钠石灰管相连，一管供吸出本液使用。

重铬酸钾滴定液(0.016 67mol/L)

$K_2Cr_2O_7=294.18$　　　　　　　$4.904g\rightarrow1000ml$

【配制】　取基准重铬酸钾，在 120℃ 干燥至恒重后，称取 4.904g，置 1000ml 量瓶中，加水适量使溶解并稀释至刻度，摇匀，即得。

烃铵盐滴定液(0.01mol/L)

【配制】　取氯化二甲基苄基烃铵 3.8g，加水溶解后，加醋酸-醋酸钠缓冲液（pH 3.7）10ml，再加水稀释成 1000ml，摇匀。

【标定】　取在 150℃ 干燥 1 小时的分析纯氯化钾约 0.18g，精密称定，置 250ml 量瓶中，加醋酸-醋酸钠缓冲液（pH 3.7）使溶解并稀释至刻度，摇匀，精密量取 20ml，置 50ml 量瓶中，精密加入四苯硼钠滴定液（0.02mol/L）25ml，用水稀释至刻度，摇匀，经干燥滤纸滤过，精密量取续滤液 25ml，置 150ml 锥形瓶中，加溴酚蓝指示液 0.5ml，用本液滴定至蓝色，并将滴定的结果用空白试验校正。每 1ml 烃铵盐滴定液（0.01mol/L）相当于 0.7455mg 的氯化钾。

盐酸滴定液
(1mol/L、0.5mol/L、0.2mol/L 或 0.1mol/L)

$HCl=36.46$　$36.46g\rightarrow1000ml$；$18.23g\rightarrow1000ml$；
　　　　　　　$7.292g\rightarrow1000ml$；$3.646g\rightarrow1000ml$

【配制】　盐酸滴定液（1mol/L）　取盐酸 90ml，加水适量使成 1000ml，摇匀。

盐酸滴定液（0.5mol/L、0.2mol/L 或 0.1mol/L）　照上法配制，但盐酸的取用量分别为 45ml、18ml 或 9.0ml。

【标定】　盐酸滴定液（1mol/L）　取在 270～300℃ 干燥至恒重的基准无水碳酸钠约 1.5g，精密称定，加水 50ml 使溶解，加甲基红-溴甲酚绿混合指示液 10 滴，用本液滴定至溶液由绿色转变为紫红色时，煮沸 2 分钟，冷却至室温，继续滴定至溶液由绿色变为暗紫色。每 1ml 盐酸滴定液（1mol/L）相当于 53.00mg 的无水碳酸钠。根据本液的消耗量与无水碳酸钠的取用量，算出本液的浓度，即得。

盐酸滴定液（0.5mol/L）　照上法标定，但基准无水碳酸钠的取用量改为约 0.8g。每 1ml 盐酸滴定液（0.5mol/L）相当于 26.50mg 的无水碳酸钠。

盐酸滴定液（0.2mol/L）　照上法标定，但基准无水碳酸钠的取用量改为约 0.3g。每 1ml 盐酸滴定液（0.2mol/L）相当于 10.60mg 的无水碳酸钠。

盐酸滴定液（0.1mol/L）　照上法标定，但基准无水碳酸钠的取用量改为约 0.15g。每 1ml 盐酸滴定液（0.1mol/L）相当于 5.30mg 的无水碳酸钠。

如需用盐酸滴定液（0.05mol/L、0.02mol/L 或 0.01mol/L）时，可取盐酸滴定液（1mol/L 或 0.1mol/L）加水

稀释制成。必要时标定浓度。

高氯酸滴定液（0.1mol/L）

$HClO_4 = 100.45$ 10.04g→1000ml

【配制】 取无水冰醋酸（按含水量计算，每1g水加醋酐5.22ml）750ml，加入高氯酸（70%～72%）8.5ml，摇匀，在室温下缓缓滴加醋酐23ml，边加边摇，加完后再振摇均匀，放冷，加无水冰醋酸适量使成1000ml，摇匀，放置24小时。若所测供试品易乙酰化，则须用水分测定法（通则0832第一法1）测定本液的含水量，再用水和醋酐调节至本液的含水量为0.01%～0.2%。

【标定】 取在105℃干燥至恒重的基准邻苯二甲酸氢钾约0.16g，精密称定，加无水冰醋酸20ml使溶解，加结晶紫指示液1滴，用本液缓缓滴定至蓝色，并将滴定的结果用空白试验校正。每1ml高氯酸滴定液（0.1mol/L）相当于20.42mg的邻苯二甲酸氢钾。根据本液的消耗量与邻苯二甲酸氢钾的取用量，算出本液的浓度，即得。

如需用高氯酸滴定液（0.05mol/L或0.02mol/L）时，可取高氯酸滴定液（0.1mol/L）用无水冰醋酸稀释制成，并标定浓度。

本液也可用二氧六环配制：取高氯酸（70%～72%）8.5ml，加异丙醇100ml溶解后，再加二氧六环稀释至1000ml。标定时，取在105℃干燥至恒重的基准邻苯二甲酸氢钾约0.16g，精密称定，加丙二醇25ml与异丙醇5ml，加热使溶解，放冷，加二氧六环30ml与甲基橙-二甲苯蓝FF混合指示液数滴，用本液滴定至由绿色变为蓝灰色，并将滴定的结果用空白试验校正。即得。

【贮藏】 置棕色玻瓶中，密闭保存。

高氯酸钡滴定液（0.05mol/L）

$Ba(ClO_4)_2 \cdot 3H_2O = 390.26$ 19.51g→1000ml

【配制】 取氢氧化钡15.8g，加水75ml和高氯酸7.5ml，用高氯酸调节pH值至3.0，必要时过滤。加乙醇150ml，加水稀释至250ml，用醋酸-醋酸钠缓冲液（取无水醋酸钠10g，加水300ml使溶解，用冰醋酸调节pH值至3.7，用水稀释至1000ml）稀释至1000ml。

【标定】 精密量取硫酸滴定液（0.05mol/L）5ml，加水5ml与上述醋酸-醋酸钠缓冲液50ml、乙醇60ml，以0.1%茜素红溶液0.5ml为指示液，用本液滴定至橙红色。根据本液的消耗量，算出本液的浓度，即得。

高锰酸钾滴定液（0.02mol/L）

$KMnO_4 = 158.03$ 3.161g→1000ml

【配制】 取高锰酸钾3.2g，加水1000ml，煮沸15分钟，密塞，静置2日以上，用垂熔玻璃滤器滤过，摇匀。

【标定】 取在105℃干燥至恒重的基准草酸钠约0.2g，精密称定，加新沸过的冷水250ml与硫酸10ml，搅拌使溶

解，自滴定管中迅速加入本液约25ml（边加边振摇，以避免产生沉淀），待褪色后，加热至65℃，继续滴定至溶液显微红色并保持30秒不褪；当滴定终了时，溶液温度应不低于55℃，每1ml高锰酸钾滴定液（0.02mol/L）相当于6.70mg的草酸钠。根据本液的消耗量与草酸钠的取用量，算出本液的浓度，即得。

如需用高锰酸钾滴定液（0.002mol/L）时，可取高锰酸钾滴定液（0.02mol/L）加水稀释，煮沸，放冷，必要时滤过，再标定其浓度。

【贮藏】 置具玻璃塞的棕色玻瓶中，密闭保存。

硝酸汞滴定液（0.02mol/L或0.05mol/L）

$Hg(NO_3)_2 \cdot H_2O = 342.62$ 6.852g→1000ml；

17.13g→1000ml

【配制】 硝酸汞滴定液（0.02mol/L） 取硝酸汞6.85g，加1mol/L硝酸溶液20ml使溶解，用水稀释至1000ml，摇匀。

硝酸汞滴定液（0.05mol/L） 取硝酸汞17.2g，加水400ml与硝酸5ml溶解后，滤过，再加水适量使成1000ml，摇匀。

【标定】 硝酸汞滴定液（0.02mol/L） 取在110℃干燥至恒重的基准氯化钠约15mg，精密称定，加水50ml使溶解，照电位滴定法（通则0701），以铂电极作为指示电极，汞-硫酸亚汞电极作为参比电极，在不断搅拌下用本液滴定。每1ml硝酸汞滴定液（0.02mol/L）相当于2.338mg的氯化钠。根据本液的消耗量与氯化钠的取用量，算出本液的浓度，即得。

硝酸汞滴定液（0.05mol/L） 取在110℃干燥至恒重的基准氯化钠约0.15g，精密称定，加水100ml使溶解，加二苯偕肼指示液1ml，在剧烈振摇下用本液滴定至显淡玫瑰紫色。每1ml硝酸汞滴定液（0.05mol/L）相当于5.844mg的氯化钠。根据本液的消耗量与氯化钠的取用量，算出本液的浓度，即得。

硝酸钙滴定液（0.01mol/L）

$Ca(NO_3)_2 \cdot 4H_2O = 236.15$ 2.362g→1000ml

【配制】 取硝酸钙2.4g，加水适量使溶解并稀释至1000ml，摇匀。

【标定】 精密量取乙二胺四醋酸二钠滴定液（0.01mol/L）25ml，置碘瓶中，加30%三乙醇胺溶液与10%氢氧化钠溶液各25ml，加入羟基萘酚蓝二钠盐指示剂0.3g，用本液滴定至溶液显紫色，并将滴定的结果用空白试验校正。根据本液的消耗量，算出本液的浓度，即得。

硝酸铋滴定液（0.01mol/L）

$Bi(NO_3)_3 \cdot 5H_2O = 485.07$ 4.851g→1000ml

【配制】 取硝酸铋4.86g，加稀硝酸100ml使溶解，加水至1000ml，摇匀。

【标定】 精密量取本液25ml，加水50ml及二甲酚橙

指示剂 3 滴，用乙二胺四醋酸二钠滴定液(0.01mol/L)滴定至溶液颜色由红色变为黄色。根据乙二胺四醋酸二钠滴定液(0.01mol/L)的消耗量，算出本液的浓度，即得。

硝酸铅滴定液(0.05mol/L)

$Pb(NO_3)_2 = 331.21$　　　　　　　　16.56g→1000ml

【配制】　取硝酸铅约 17.5g，精密称定，置 1000ml 量瓶中，加水溶解并稀释至刻度，摇匀，即得。

【标定】　精密量取本液 25ml，加冰醋酸 3ml 与六亚甲基四胺 5g，加水 70ml 与二甲酚橙指示液 2 滴，用乙二胺四醋酸二钠滴定液(0.05mol/L)滴定至溶液显亮黄色。根据乙二胺四醋酸二钠滴定液(0.05mol/L)的消耗量，算出本液的浓度，即得。

如需用硝酸铅滴定液(0.001mol/L)时，可取硝酸铅滴定液(0.05mol/L)加水稀释制成，必要时标定浓度。

【贮藏】　置棕色玻璃瓶中，密闭保存。

硝酸银滴定液(0.1mol/L)

$AgNO_3 = 169.87$　　　　　　　　16.99g→1000ml

【配制】　取硝酸银 17.5g，加水适量使溶解成 1000ml，摇匀。

【标定】　取在 110℃ 干燥至恒重的基准氯化钠约 0.2g，精密称定，加水 50ml 使溶解，再加糊精溶液(1→50)5ml、碳酸钙 0.1g 与荧光黄指示液 8 滴，用本液滴定至浑浊液由黄绿色变为微红色。每 1ml 硝酸银滴定液(0.1mol/L)相当于 5.844mg 的氯化钠。根据本液的消耗量与氯化钠的取用量，算出本液的浓度，即得。

如需用硝酸银滴定液(0.01mol/L)时，可取硝酸银滴定液(0.1mol/L)在临用前加水稀释制成。

【贮藏】　置具玻璃塞的棕色玻瓶中，密闭保存。

硫代硫酸钠滴定液(0.1mol/L 或 0.05mol/L)

$Na_2S_2O_3 \cdot 5H_2O = 248.17$　　　24.82g→1000ml；
　　　　　　　　　　　　　　　　　　12.41g→1000ml

【配制】　硫代硫酸钠滴定液(0.1mol/L)　取硫代硫酸钠 26g 与无水碳酸钠 0.20g，加新沸过的冷水适量使溶解并稀释至 1000ml，摇匀，放置 1 个月后滤过。

硫代硫酸钠滴定液(0.05mol/L)　取硫代硫酸钠 13g 与无水碳酸钠 0.10g，加新沸过的冷水适量使溶解并稀释至 1000ml，摇匀，放置 1 个月后滤过。或取硫代硫酸钠滴定液(0.1mol/L)加新沸过的冷水稀释制成。

【标定】　硫代硫酸钠滴定液(0.1mol/L)　取在 120℃ 干燥至恒重的基准重铬酸钾 0.15g，精密称定，置碘瓶中，加水 50ml 使溶解，加碘化钾 2.0g，轻轻振摇使溶解，加稀硫酸 40ml，摇匀，密塞；在暗处放置 10 分钟后，加水 250ml 稀释，用本液滴定至近终点时，加淀粉指示液 3ml，继续滴定至蓝色消失而显亮绿色，并将滴定的结果用空白试

验校正。每 1ml 硫代硫酸钠滴定液(0.1mol/L)相当于 4.903mg 的重铬酸钾。根据本液的消耗量与重铬酸钾的取用量，算出本液的浓度，即得。

硫代硫酸钠滴定液(0.05mol/L)　照上法标定，但基准重铬酸钾的取用量改为约 75mg。每 1ml 硫代硫酸钠滴定液(0.05mol/L)相当于 2.452mg 的重铬酸钾。

室温在 25℃ 以上时，应将反应液及稀释用水降温至约 20℃。

如需用硫代硫酸钠滴定液(0.01mol/L 或 0.005mol/L)时，可取硫代硫酸钠滴定液(0.1mol/L 或 0.05mol/L)在临用前加新沸过的冷水稀释制成，必要时标定浓度。

硫氰酸铵滴定液(0.1mol/L)

$NH_4SCN = 76.12$　　　　　　　　7.612g→1000ml

【配制】　取硫氰酸铵 8.0g，加水使溶解成 1000ml，摇匀。

【标定】　精密量取硝酸银滴定液(0.1mol/L)25ml，加水 50ml、硝酸 2ml 与硫酸铁铵指示液 2ml，用本液滴定至溶液微显淡棕红色；经剧烈振摇后仍不褪色，即为终点。根据本液的消耗量算出本液的浓度，即得。

硫氰酸钠滴定液(0.1mol/L)或硫氰酸钾滴定液(0.1mol/L)均可作为本液的代用品。

硫酸滴定液

(0.5mol/L、0.25mol/L、0.1mol/L 或 0.05mol/L)

$H_2SO_4 = 98.07$　　49.04g→1000ml；24.52g→1000ml；
　　　　　　　　　9.81g→1000ml；4.904g→1000ml

【配制】　硫酸滴定液(0.5mol/L)　取硫酸 30ml，缓缓注入适量水中，冷却至室温，加水稀释至 1000ml，摇匀。

硫酸滴定液(0.25mol/L、0.1mol/L 或 0.05mol/L)　照上法配制，但硫酸的取用量分别为 15ml、6.0ml 或 3.0ml。

【标定】　照盐酸滴定液(1mol/L、0.5mol/L、0.2mol/L 或 0.1mol/L)项下的方法标定，即得。

如需用硫酸滴定液(0.01mol/L)时，可取硫酸滴定液(0.5mol/L、0.1mol/L 或 0.05mol/L)加水稀释制成，必要时标定浓度。

硫酸亚铁铵滴定液(0.1mol/L)

$Fe(NH_4)_2(SO_4)_2 \cdot 6H_2O = 392.13$　　39.21g→1000ml

【配制】　取硫酸亚铁铵 40g，溶于预先冷却的 40ml 硫酸和 200ml 水的混合液中，加水适量使成 1000ml，摇匀。

【标定】　精密量取本液 25ml，加邻二氮菲指示液 2 滴，用硫酸铈滴定液(0.1mol/L)滴定至溶液由浅红色转变为淡绿色。根据硫酸铈滴定液(0.1mol/L)的消耗量，算出本液的浓度，即得。

本液临用前应标定浓度。

硫酸铈滴定液（0.1mol/L）

$Ce(SO_4)_2 \cdot 4H_2O = 404.29$ $40.43g \rightarrow 1000ml$

【配制】 取四水合硫酸铈 42g（或硫酸铈铵 70g），加含有硫酸 28ml 的水 500ml，加热溶解后，放冷，加水适量使成 1000ml，摇匀。

【标定】 取在 105℃ 干燥至恒重的基准草酸钠约 0.2g，精密称定，加水 75ml 使溶解，加硫酸溶液（取硫酸 20ml 加入水 50ml 中混匀，放冷）6ml，边加边振摇，加盐酸 10ml，加热至 70～75℃，用本液滴定至溶液呈微黄色。每 1ml 硫酸铈滴定液（0.1mol/L）相当于 6.700mg 的草酸钠。根据本液的消耗量与草酸钠的取用量，算出本液的浓度，即得。

如需用硫酸铈滴定液（0.01mol/L）时，可精密量取硫酸铈滴定液（0.1mol/L），用每 100ml 中含硫酸 2.8ml 的水定量稀释制成。

锌滴定液（0.05mol/L）

$Zn = 65.38$ $3.269g \rightarrow 1000ml$

【配制】 取硫酸锌 15g（相当于锌约 3.3g），加稀盐酸 10ml 与水适量使溶解成 1000ml，摇匀。

【标定】 精密量取本液 25ml，加 0.025% 甲基红的乙醇溶液 1 滴，滴加氨试液至溶液显微黄色，加水 25ml、氨-氯化铵缓冲液（pH 10.0）10ml 与铬黑 T 指示剂少量，用乙二胺四醋酸二钠滴定液（0.05mol/L）滴定至溶液由紫色变为纯蓝色，并将滴定的结果用空白试验校正。根据乙二胺四醋酸二钠滴定液（0.05mol/L）的消耗量，算出本液的浓度，即得。

氯化钆滴定液（0.001mol/L 或 0.002mol/L）

$GdCl_3 = 263.60$ $0.2636g \rightarrow 1000ml$
                        $0.5272g \rightarrow 1000ml$

$GdCl_3 \cdot 6H_2O = 371.69$ $0.3717g \rightarrow 1000ml$
                        $0.7434g \rightarrow 1000ml$

【配制】 氯化钆滴定液（0.001mol/L） 取氯化钆 0.264g 或六水合氯化钆 0.372g，加水溶解并稀释至 1000ml，摇匀。

氯化钆滴定液（0.002mol/L） 取氯化钆 0.528g 或六水合氯化钆 0.744g，加水溶解并稀释至 1000ml，摇匀，即得。

【标定】 氯化钆滴定液（0.001mol/L） 精密量取本液 10ml，加醋酸盐缓冲液（pH 5.8）50ml 和 0.03% 二甲酚橙指示液[以醋酸盐缓冲液（pH 5.8）为溶剂]1ml，用乙二胺四醋酸二钠滴定液（0.001mol/L）滴定至溶液显黄色。根据乙二胺四醋酸二钠滴定液（0.001mol/L）的消耗量，算出本液的浓度，即得。

氯化钆滴定液（0.002mol/L） 精密量取本液 5ml，加醋酸盐缓冲液（pH 5.8）50ml 和 0.03% 二甲酚橙指示液[以醋酸盐缓冲液（pH5.8）为溶剂]1ml，用乙二胺四醋酸二钠滴定液（0.001mol/L）滴定至溶液显黄色。根据乙二胺四醋酸二

钠滴定液（0.001mol/L）的消耗量，算出本液的浓度，即得。

氯化钡滴定液（0.1mol/L）

$BaCl_2 \cdot 2H_2O = 244.26$ $24.43g \rightarrow 1000ml$

【配制】 取氯化钡 24.4g，加水适量使溶解成 1000ml，摇匀。

【标定】 精密量取本液 10ml，加水 60ml 和浓氨试液 3ml，加酞紫 0.5～1mg，用乙二胺四醋酸二钠滴定液（0.05mol/L）滴定至紫色开始消褪，加乙醇 50ml，继续滴定至紫蓝色消失，并将滴定的结果用空白试验校正。每 1ml 乙二胺四醋酸二钠滴定液（0.05mol/L）相当于 12.22mg 的氯化钡。根据乙二胺四醋酸二钠滴定液（0.05mol/L）的消耗量，算出本液的浓度，即得。

碘滴定液（0.05mol/L）

$I_2 = 253.81$ $12.69g \rightarrow 1000ml$

【配制】 取碘 13.0g，加碘化钾 36g 与水 50ml 溶解后，加盐酸 3 滴与水适量使成 1000ml，摇匀，用垂熔玻璃滤器滤过。

【标定】 精密量取本液 25ml，置碘瓶中，加水 100ml 与盐酸溶液（9→100）1ml，轻摇混匀，用硫代硫酸钠滴定液（0.1mol/L）滴定至近终点时，加淀粉指示液 2ml，继续滴定至蓝色消失。根据硫代硫酸钠滴定液（0.1mol/L）的消耗量，算出本液的浓度，即得。

如需用碘滴定液（0.025mol/L）时，可取碘滴定液（0.05mol/L）加水稀释制成。

【贮藏】 置具玻璃塞的棕色玻瓶中，密闭，在阴凉处保存。

碘酸钾滴定液（0.05mol/L 或 0.016 67mol/L）

$KIO_3 = 214.00$ $10.700g \rightarrow 1000ml$；
                        $3.5674g \rightarrow 1000ml$

【配制】 碘酸钾滴定液（0.05mol/L） 取基准碘酸钾，在 105℃ 干燥至恒重后，精密称取 10.700g，置 1000ml 量瓶中，加水适量使溶解并稀释至刻度，摇匀，即得。

碘酸钾滴定液（0.016 67mol/L） 取基准碘酸钾，在 105℃ 干燥至恒重后，精密称取 3.5674g，置 1000ml 量瓶中，加水适量使溶解并稀释至刻度，摇匀，即得。

溴滴定液（0.05mol/L）

$Br_2 = 159.81$ $7.990g \rightarrow 1000ml$

【配制】 取溴酸钾 3.0g 与溴化钾 15g，加水适量使溶解成 1000ml，摇匀。

【标定】 精密量取本液 25ml，置碘瓶中，加水 100ml 与碘化钾 2.0g，振摇使溶解，加盐酸 5ml，密塞，振摇，在暗处放置 5 分钟，用硫代硫酸钠滴定液（0.1mol/L）滴定至近终点时，加淀粉指示液 2ml，继续滴定至蓝色消失。根据硫代硫酸

钠滴定液（0.001mol/L）的消耗量，算出本液的浓度，即得。

钠滴定液(0.1mol/L)的消耗量，算出本液的浓度，即得。

室温在 25℃以上时，应将反应液降温至约 20℃。本液每次临用前均应标定浓度。

如需用溴滴定液（0.005mol/L）时，可取溴滴定液（0.05mol/L）加水稀释制成，并标定浓度。

【贮藏】 置具玻璃塞的棕色玻瓶中，密闭，在阴凉处保存。

溴酸钾滴定液(0.016 67mol/L)

$$KBrO_3 = 167.00 \qquad 2.784g \rightarrow 1000ml$$

【配制】 取溴酸钾 2.8g，加水适量使溶解成 1000ml，摇匀。

【标定】 精密量取本液 25ml，置碘瓶中，加碘化钾 2.0g 与稀硫酸 5ml，密塞，摇匀，在暗处放置 5 分钟后，加水 100ml 稀释，用硫代硫酸钠滴定液(0.1mol/L)滴定至近终点时，加淀粉指示液 2ml，继续滴定至蓝色消失。根据硫代硫酸钠滴定液(0.1mol/L)的消耗量，算出本液的浓度，即得。

室温在 25℃以上时，应将反应液及稀释用水降温至约 20℃。

醋酸钠滴定液(0.1mol/L)

$$C_2H_3NaO_2 = 82.03 \qquad 8.203g \rightarrow 1000ml$$

【配制】 取无水碳酸钠 5.3g，加无水冰醋酸(按含水量计算，每 1g 水加醋酐 5.22ml)100ml，加无水冰醋酸至 1000ml，摇匀。

【标定】 精密量取高氯酸滴定液(0.1mol/L)15ml，加结晶紫指示液数滴，用本液滴定至绿色。根据本液的消耗量，算出本液的浓度，即得。

8061 对照品 对照药材 对照提取物

对照品

1,3-O-二咖啡酰奎宁酸	1,3-O-Dicaffeoylquinic acid
1,4-二［4-(葡萄糖氧)苄基]-2-异丁基苹果酸酯	Militarine
1,8-二羟基蒽醌	1,8-Dihydroxyanthraquinone
1-甲基海因	1-Methyl hydantoin
2,3,5,4'-四羟基二苯乙烯-2-O-β-D-葡萄糖苷	2,3,5,4'-Tetrahydroxystilbene-2-O-β-D-glucoside
2-甲氨基苯甲酸甲酯	Methyl 2-methylaminobenzoate
3,5-二-O-咖啡酰奎宁酸	3,5-Dicaffeoylquinic acid
3',6-二芥子酰基蔗糖	3',6-Disinapoyl sucrose
3,29-二苯甲酰基栝楼仁三醇	3,29-Dibenzoylkarounitriol
3'-O-当归酰亥茅酚($C_{20}H_{22}O_6$)	3'-O-Angeloylhamaudol
3-羟基巴戟醌	3-Hydroxymorindone
4-甲氧基水杨醛	4-Methoxysalicylaldehyde
4-萜品醇	Terpinen-4-ol
4-羟基苯乙酸	4-Hydroxyphenylacetic acid
4,5-二-O-咖啡酰奎宁酸	4,5-Dicaffeoylquinic acid
5-O-甲基维斯阿米醇苷	4'-O-β-D-Glucosyl-5-O-methyl-visammioside
5-甲基蜂蜜曲霉素	5-Methyl mellein
5-羟甲基糠醛	5-Hydroxymethyl furfural
6-姜辣素	6-Gingerol
8-O-乙酰山栀苷甲酯	8-Acetylshanzhiside methyl ester
8-姜酚	8-Gingerol
10-姜酚	10-Gingerol
23-乙酰泽泻醇 B	23-Acetate alisol B
23-乙酰泽泻醇 C	23-Acetate alisol C
α-三联噻吩	α-Terthiophene
α-亚麻酸	α-Linolenic acid
α-松油醇(α-油松节醇)	α-Terpineol
α-香附酮	α-Cyperone
α-常春藤皂苷	α-Hederin
α-蒎烯	α-Pinene
β,β'-二甲基丙烯酰阿卡宁	β,β'-Dimethylacrylalkanin
β-丁香烯	β-Caryophyllene
β-谷甾醇	β-Sitosterol
β-蒎烯	β-Pinene
β-蜕皮甾酮	β-Ecdysterone
乙氧基白屈菜红碱	5-Ethoxychelerythrine
乙硫磷	Diethion
乙酰车叶草酸甲酯	Acetyl asperulosidic acid methyl ester
乙酰甲胺磷	Acephate
乙酰哈巴苷	Acetylharpagide
乙酸龙脑酯	Bornyl acetate
二氢欧山芹醇当归酸酯	Columbianadin
二氢辣椒素	Dihydrocapsaicin
二嗪农	Dimpylate
(一)-丁香树脂酚-4-O-β-D-呋喃芹糖基-(1→2)-β-D-吡喃葡萄糖苷	(一)-Syringaresinol-4-O-β-D-furanapiosyl-(1→2)-β-D-glucopyranoside
丁香酚	Eugenol
七叶皂苷钠	Sodium aescinate
人参二醇	Panaxadiol
人参三醇	Panaxatriol
人参皂苷 Rb$_1$	Ginsenoside Rb$_1$
人参皂苷 Rb$_3$	Ginsenoside Rb$_3$
人参皂苷 Rd	Ginsenoside Rd
人参皂苷 Re	Ginsenoside Re
人参皂苷 Rf	Ginsenoside Rf
人参皂苷 Rg$_1$	Ginsenoside Rg$_1$

人参皂苷 Ro	Ginsenoside Ro	五味子乙素	γ-Schisandrin
儿茶素	(+)-Catechin	五味子甲素	Deoxyschizandrin
九里香酮	Murrayone	五味子酯甲	Schisantherin A
三七皂苷 R₁	Notoginsenoside R₁	五味子醇甲	Schisandrin
三白草酮	Sauchinone	五氯硝基苯	Quintozene
士的宁	Strychnine	贝母辛	Peimisine
土大黄苷	Rhapontin	贝母素乙	Peiminine
土木香内酯	Alantolactone	贝母素甲	Peimine
土贝母苷甲	Tubemoside Ⅰ	牛血清白蛋白	Bovine serum albumin
土荆皮乙酸	Pseudolaric acid B	牛蒡苷	Arctiin
大车前苷	Plantamajoside	牛磺胆酸钠	Sodium taurocholate
大叶茜草素	Mollugin	牛磺猪去氧胆酸	Taurohyodeoxycholic acid
大豆苷	Daidzin	牛磺酸	Taurine
大豆苷元	Daidzein	牛磺熊去氧胆酸	Tauroursodeoxycholic acid
大黄素	Emodin	毛兰素	Erianin
大黄素甲醚	Physcion	毛两面针素	Toddaloactone
大黄酚	Chrysophanol	毛蕊花糖苷	Verbascoside
大黄酸	Rhein	升麻素苷	prim-O-Glucosylcimifugin
大戟二烯醇	Euphadienol	长梗冬青苷	Pedunculoside
大蒜素	Allicin	反式茴香脑	trans-Anethole
山麦冬皂苷 B	Spicatoside B	丹皮酚	Paeonol
山奈酚	Kaempferol	丹参素钠	Sodium Danshensu
山奈酚-3-O-芸香糖苷	Kaempferol-3-O-rutinoside	丹参酮Ⅰ	Tanshinone Ⅰ
山栀苷甲酯	Shanzhiside methyl ester	丹参酮ⅡA	Tanshinone ⅡA
山姜素	Alpinetin	丹酚酸 B	Salvianolic acid B
千金子甾醇	Euphobiasteroid	乌头碱	Aconitine
川陈皮素	Biletin	乌药醚内酯	Linderane
川续断皂苷Ⅵ（木通皂苷 D）	Asperosaponin Ⅵ（Akeboside D）	凤仙萜四醇皂苷 A	Hosenkoside A
川续断皂苷乙	Dipsacoside B	凤仙萜四醇皂苷 K	Hosenkoside K
川楝素	Toosendanin	六六六（BHC）〔α-BHC,β-	Benzene hexachloride（BHC）
久效磷	Monocrotophos	BHC,γ-BHC,δ-BHC〕	
广藿香酮	Pogostone	巴豆苷	Crotonoside
女贞苷	Ligustroflavone	双去甲氧基姜黄素	Bisdemethoxycurcumin
小豆蔻明	Cardamonin	水飞蓟宾	Silybin
马拉硫磷	Malathion	水杨酸	Salicylic acid
马钱子碱	Brucine	水杨酸甲酯	Methylsalicylate
马钱苷	Loganin	水晶兰苷	Monotropein
马兜铃酸	Aristolochic acid	去甲异波尔定	Norisoboldine
马鞭草苷	Cornin	去甲氧基姜黄素	Demethoxycurcumin
王不留行黄酮苷	Vaccarin	去氢二异丁香酚	Dehydrodiisoeugenol
天麻素	Gastrodin	去氢木香内酯	Dehydrocostuslactone
无水葡萄糖	Anhydrous glucose	去氧胆酸	Deoxycholic acid
木兰脂素	Magnolin	甘松新酮	Nardosinone
木香烃内酯	Costunolide	甘油三亚油酸酯	Glyceryl trilinoleate
木通苯乙醇苷 B	Calceolarioside B	甘油三油酸酯	Glyceryl trioleate
木犀草苷	Luteolin-7-O-glucoside	甘草次酸	Glycyrrhetinic acid
木犀草素	Luteolin	甘草苷	Liquiritin
木蝴蝶苷 B	Baicalein-7-O-diglucoside	甘草酸	Glycyrrhizic acid

甘草酸铵	Ammonium glycyrrhizinate	芝麻素	Sesamine
甘氨酸	Glycine	西贝母碱	Sipeimine
甘露醇	Mannitol	西贝母碱苷	Sipeimine-3-β-D-glucoside
古伦宾	Columbin	西红花苷-I	Crocin-I
丙氨酸	DL-Alanine	西红花苷-II	Crocin-II
左旋山莨菪碱	Anisodamine	西瑞香素	Daphnoretin
左旋紫草素	Shikonin	百秋李醇	Patchouli alcohol
石斛酚	Dendrophenol	灰毡毛忍冬皂苷乙	Macranthoidin B
石斛碱	Dendrobine	吗啡	Morphine
右旋龙脑	Borneol	肉桂酸	Cinnamic acid
龙血素 A	Loureirin A	肉桂酸-3-苯基丙酯	3-Phenylpropyl cinnamate
龙血素 B	Loureirin B	肉桂酸肉桂酯	Cinnamyl cinnamate
龙胆苦苷	Gentiopicrin	竹节参皂苷IVa	Chikusetsusaponin IVa
龙脑	Borneol	竹节香附素 A	Raddeanin A
平贝碱甲	Pingpeimine A	乔松素	Pinocembrin
东莨菪内酯（东莨菪素）	Scopoletin	延胡索乙素	Tetrahydropalmatine
东莨菪碱	Scopolamine	华蟾酥毒基	Cinobufagin
甲胺磷	Methamidophos	伪原薯蓣皂苷	Pseudoprotodioscin
甲基正壬酮	2-Undecanone	血竭素高氯酸盐	Dracohodin perochlorate
甲基对硫磷	Methyl parathion	杀扑磷	Methidathion
甲基莲心碱	Neferine	齐墩果酸	Oleanolic acid
仙茅苷	Curculigoside	关附甲素	Guan-fu base A
仙鹤草酚 B	Agrimol B	安五脂素	Anwuligan
白花前胡乙素	Praeruptorin B	次乌头碱	Hypaconitine
白花前胡甲素	Praeruptorin A	次野鸢尾黄素	Irisflorentin
白杨素	Chrysin	冰片	Borneol and Isoborneol
白果内酯	Bilobalide	异土木香内酯	Isoalantolactone
白果新酸	Ginkgoneolic acid	异贝壳杉烯酸	*ent*-Kaurenoic acid
白果酸	Ginkgolic acid	异龙脑	Isoborneol
瓜子金皂苷己	Polygalasaponin F	异补骨脂素	Isopsoralen
瓜氨酸	L-Citrulline	异阿魏酸	Isoferulic acid
瓜馥木碱甲	Fissistigine A	异欧前胡素	Isoimperatorin
冬凌草甲素	Oridonin	异型南五味子丁素	Heterclitin D
鸟苷	Guanosine	异钩藤碱	Isorhynchophylline
乐果	Dimethoate	异嗪皮啶	Isofraxidin
汉黄芩素	Wogonin	异鼠李素	Isorhamnetin
对甲氧基桂皮酸乙酯	Ethyl-*p*-methoxycinnamate	异鼠李素-3-*O*-新橙皮苷	Calendoflavoside (Isorhamne-tin-3-*O*-neohesperidoside)
对羟基苯乙酮	4'-Hydroxyacetophenone		
对羟基苯甲醇	4-Hydroxybenzyl alcohol	异槲皮苷	Isoquercitrin
对硫磷	Parathion	防己诺林碱	Fangchinoline
母丁香酚	Bancroftione	红景天苷	Salidroside
丝竹石皂苷元-3-*O*-β-D-葡萄糖醛酸甲酯	Gypsogenin-3-*O*-β-D-glucuronide	麦芽五糖	Maltopentose
		麦角甾醇	Ergosterol
吉马酮	Germacrone	远志皂苷元	Senegenin
地肤子皂苷 I$_c$	Kochioside I$_c$	远志酸	Polygalacic acid
地黄苷 D	Rehmannioside D	芫花素	Genkwanin
芍药苷	Paeoniflorin	花旗松素	Taxifolin
芒柄花素	Formononetin	芹菜素	Pigenin

芥子碱硫氰酸盐	Sinapine cyanide sulfonate	苯甲酸	Benzoic acid
苍术素	Atractylodin	杯苋甾酮	Cyasterone
芳樟醇	Linalool	松果菊苷	Echinacoside
芦丁	Rutin	松脂醇二葡萄糖苷	Pinoresinol diglucoside
芦西定	Lucidin	刺五加苷 E	Eleutheroside E
芦荟大黄素	Aloe -emodin	刺桐碱	Hypaphorine
芦荟苷	Aloin	奇壬醇	Kirenol
苏氨酸	Threonine	欧当归内酯 A	Levislolide A
杜鹃素	Farrerol	欧前胡素	Imperatorin
杨梅苷	Myricitrin	虎杖苷	Polydatin
连翘苷	Forsythin	果糖	Fructose
连翘酯苷 A	Forsythoside A	咖啡酸	Caffeic acid
连翘酯苷 B	Forsythoside B	咖啡酸乙酯	Caffeoyl acetate
拟人参皂苷 F$_{11}$	Pseudoginsenoside F$_{11}$	岩白菜素	Bergenin
旱莲苷 A	Ecliptasaponin A	罗汉果皂苷 V	Mogroside V
吴茱萸内酯	Evodine	知母皂苷 B II	Timosaponin B II
吴茱萸次碱	Rutaecarpine	和厚朴酚	Honokiol
吴茱萸碱	Evodiamine	金石蚕苷	Poliumoside
呋喃二烯	Furanodiene	金丝桃苷	Hyperoside
(R,S)-告依春	(R,S)-Epigoitrin	京尼平苷酸	Geniposidic acid
牡荆苷	Vitexin	油酸	Oleic acid
牡荆素葡萄糖苷	Glucosyl vitexin	组氨酸	Histidine
牡荆素鼠李糖苷	Vitexin-2$'$-O-rhamnoside	细叶远志皂苷	Tenuifolin
辛弗林	Synephrine	细辛脂素	Asarinin
羌活醇	Notopterol	茴香醛	4-Methoxybenzaldehyde
沙苑子苷 A	Complanatoside A		（p-Anisaldehyde）
沉香四醇	Agarotetrol	茴香醚	Methoxybenzene
没食子酸	Gallic acid	胡芦巴碱	Trigonelline
补骨脂素	Psoralen	胡黄连苷 I	Picroside I
尿苷	Uridine	胡黄连苷 II	Picroside II
阿多尼弗林碱	Adonifoline	胡椒碱	Piperine
阿魏酸	Ferulic acid	胡薄荷酮	Pulegone
环维黄杨星 D	Cyclovirobuxine D	荭草苷	Orientin
青葙苷 H	Celosin H	柚皮苷	Naringin
青葙苷 I	Celosin I	栀子苷	Geniposide
青蒿素	Artemisinin	枸橼酸	Citric acid
青藤碱	Sinomenine	柳穿鱼叶苷	Pectolinarin
表儿茶素	(－)-Epicatechin	柳穿鱼黄素	Pectolinarigenin
表儿茶素没食子酸酯	(－)-Epicatechin gallate	栎瘿酸	Roburic acid
表没食子儿茶素没食子酸酯	(－)-Epigallocatechin gallate	柠檬苦素	Obaculactone
苦玄参苷 I$_A$	Picfeltarraenin I$_A$	厚朴酚	Magnolol
苦杏仁苷	Amygdalin	耐斯糖	Nystose
苦参碱	Matrine	鸦胆苦醇	Brusatol
苦番红花素	Picrocrocin	哈巴苷	Harpagide
苦蒿素	Blinin	哈巴俄苷	Harpagoside
苯甲酰乌头原碱	Benzoylaconitine	氢氯噻嗪	Hydrochlorothiazide
苯甲酰次乌头原碱	Benzoylhypaconine	氢溴酸山莨菪碱	Anisodamine hydrobromide
苯甲酰新乌头原碱	Benzoylmesaconine	氢溴酸东莨菪碱	Scopolamine hydrobromide

氢溴酸槟榔碱	Arecoline hydrobromide	桉油精	Cineole
香荆芥酚	Carvacrol	夏佛塔苷	Schaftoside
香草酸	Vanillic acid	原儿茶酸	Protocatechuic acid
香蒲新苷	Typhaneoside	原儿茶醛	Protocatechuic aldehyde
重楼皂苷Ⅰ	Chonglou saponin Ⅰ	原阿片碱	Protopine
	（poly phyllin Ⅰ）	柴胡皂苷 a	Saikosaponin a
重楼皂苷Ⅱ	Chonglou saponin Ⅱ	柴胡皂苷 b₁	Saikosaponin b_1
	（poly phyllin Ⅱ）	柴胡皂苷 b₂	Saikosaponin b_2
重楼皂苷Ⅶ	Chonglou saponin Ⅶ	柴胡皂苷 d	Saikosaponin d
	（poly phyllin Ⅶ）	党参炔苷	Lobetyolin
鬼臼毒素	Podophyllotoxin	鸭脚树叶碱	Picrinine
胆红素	Bilirubin	氧化乐果	Folimat
胆酸	Cholic acid	氧化苦参碱	Oxymatrine
亮氨酸	L-Leucine	特女贞苷	Specnuezhenide
姜黄素	Curcumin	敌敌畏	Dimethyl-dichloro-vinyl
迷迭香酸	Rosmarinic acid		phosphate
染料木苷	Genistin	积雪草苷	Asiaticoside
穿心莲内酯	Andrographolide	积雪草苷 B	Asiaticoside B
祖师麻甲素	Daphnetin	射干苷	Belamcandin（Tectoridin）
络石苷	Tracheloside	脂蟾毒配基	Bufogenin
秦皮乙素	Aesculetin	高良姜素	Galangin
秦皮甲素	Aesculin	粉防己碱	Tetrandrine
秦皮素	Fraxetin	粉背蕨素 A	Aleuritopsin
盐酸小檗碱	Berberine hydrochloride	通关藤苷 H	Tenacissoside H
盐酸巴马汀	Palmatine hydrochloride	桑皮苷 A	Mulberroside A
盐酸水苏碱	Stachydrine hydrochloride	黄芩苷	Baicalin
盐酸吐根碱	Emetine hydrochloride	黄芩素	Baicalein
盐酸吐根酚碱	Cephaeline hydrochloride	黄芪甲苷	Astragaloside Ⅳ
盐酸吗啡	Morphine hydrochloride	黄杞苷	Engeletin
盐酸伪麻黄碱	Pseudoephedrine hydrochloride	黄柏酮	Obacunone
盐酸药根碱	Jatrorrhizine hydrochloride	菝葜皂苷元	Sarsasapogenin
盐酸氨基葡萄糖	Glucosamine hydrochloride	梣酮	Fraxinellon
盐酸益母草碱	Leonurine hydrochloride	梓醇	Catalpol
盐酸黄柏碱	Phellodendrine hydrochloride	雪上一枝蒿甲素	Bullatine A
盐酸麻黄碱	Ephedrin hydrochloride	常春藤皂苷元	Hederagenin
盐酸罂粟碱	Papaverine hydrochloride	野马追内酯 A	Eupalinolide A
莰烯	Camphene	野百合碱	Monocrotaline
莲心碱	Liensinine	野黄芩苷（灯盏花乙素）	Scutellarin
莲心碱高氯酸盐	Liensinine perchlorate	野漆树苷	Rhoifolin
莫诺苷	Morroniside	蛇床子素	Osthol
莪术二酮	Curdione	银杏内酯 A	Ginkgolide A
莪术醇	Curcumenol	银杏内酯 B	Ginkgolide B
荷叶碱	Nuciferine	银杏内酯 C	Ginkgolide C
莨菪碱	Hyoscyamine	甜菜碱	Betaine
桂皮醛	Cinnamaldehyde	甜菊苷	Stevioside
桔梗皂苷 D	Platycodin D	蚖牛儿酮	Germacrone
桤木酮	Alnustone	脯氨酸	Proline
格列风内酯	Griffonilide	L-脯氨酸	L-Proline

脱水穿心莲内酯	Dehydroandrographolide	蜕皮甾酮	Ecdysterone
猪去氧胆酸	Hyodeoxycholic acid	腺苷	Adenosine
商陆皂苷甲	Esculentoside A	腺嘌呤	Adenine
羟基红花黄色素 A	Hydroxysafflor yellow A	新乌头碱	Mesaconitine
羟基茜草素	Purpurin	新芒果苷	Neomangiferin
羟基积雪草苷	Madecassoside	新橙皮苷	Neohesperidin
羟脯氨酸	L-Hydroxyproline	溴氰菊酯	Deltamethrin
淫羊藿苷	Icariin	蔓荆子黄素	Vitexicarpin
隐丹参酮	Cryptotanshinone	槟榔碱	Arecoline
维生素 D$_2$	Vitamin D$_2$	酸枣仁皂苷 A	Jujuboside A
绿原酸	Chlorogenic acid	酸枣仁皂苷 B	Jujuboside B
琥珀酸	Butanedioic acid	酸浆苦味素 L	Physalin L
斑蝥素	Cantharidin	碳酸钙	Calcium carbonate
款冬酮	Tussilagone	獐牙菜苦苷	Swertiamarin
斯皮诺素	Spinosin	辣椒素	Capsaicine
葛根素	Puerarin	精氨酸	Arginine
落新妇苷	Astilbin	滴滴涕(DDT)〔p,p'-DDE,	Chlorophenothane(DDT)
戟叶马鞭草苷	Hastatoside	p,p'-DDD,o,p'-DDT,p,p'-DDT〕	
硫酸天仙子胺	Hyoscyamine sulfate	熊去氧胆酸	Ursodeoxycholic acid
硫酸亚铁	Ferrous sulfate	熊果苷	Arbutin
硫酸阿托品	Atropine sulfate	熊果酸	Ursolic acid
硫酸钠	Sodium sulphate	槲皮苷	Quercitroside
紫丁香苷	Syringoside	槲皮素	Quercetin
紫花前胡苷	Nodakenin	槲皮素-3-O-β-D-葡萄糖-7-	Quercetin-3-O-β-D-glucose-7-
紫苏烯	Perillene	O-β-D-龙胆双糖苷	O-β-D-gentiobioside
紫苏醛	Perillaldehyde	槲皮素-(6″-O-丙二酰基)-3-	Quercetin-3-O-(6″-O-malonyl)-
紫草氰苷	Lithospermoside	O-β-半乳糖苷	β-galactoside
紫堇灵	Corynoline	樟脑	Camphor
紫菀酮	Shionone	醉鱼草皂苷 IVb	Buddlejasaponin IVb
短叶老鹳草素 A	Brevelin A	蝙蝠葛苏林碱	Daurisoline
短葶山麦冬皂苷 C	Liriope muscari baily saponins C	蝙蝠葛碱	Dauricine
氰戊菊酯	Fenvalerate	缬草三酯	Valepotriate
氯化两面针碱	Nitidine chloride	缬氨酸	Valine
氯氰菊酯	Cypermethrin	靛玉红	Indirubin
鹅去氧胆酸	Chenodeoxycholic acid	靛蓝	Indigo
鲁斯可皂苷元	Ruscogenin	薯蓣皂苷	Dioscin
湖贝甲素	Hupehenine	薯蓣皂苷元	Diosgenin
蓖麻油酸甲酯	Ricinic acid methyl ester	薄荷油	Mentha arvensis oil
蓖麻酸	Ricinoleic acid	薄荷脑(醇)	Menthol
蒙花苷	Buddleoside	(-)-薄荷酮	(-)-Menthone
蒲公英萜酮	Taraxerone	橙皮苷	Hesperidin
椴树苷	Tiliroside	橙黄决明素	Aurantio-obtusin
槐角苷	Sophoricoside	橘红素	Tangeratin
槐果碱	Sophocarpine	藁本内酯	Ligustilide
槐定碱	Sophoridin	磷酸可待因	Codeine phosphate
赖氨酸	Lysine	穗花杉双黄酮	Amentoflavone
酪氨酸	Tyrosine	鞣花酸	Ellagic acid
路路通酸	Liquidambaric acid	蟛蜞菊内酯	Wedelolactone

麝香草酚	Thymol	川射干	Iridis Tectori Rhizoma
麝香酮	Muscone	川楝子	Toosendan Fructus
		广东紫珠	Callicarpae Caulis et Folium

对照药材

		广金钱草	Desmodii Styracifolii Herba
丁公藤	Erycibes Caulis	女贞子	Ligustri Lucidi Fructus
丁香	Caryophylli Flos	飞扬草	Euphorbiae Hirtae Herba
八角枫	Alangii Radix Gracilis	马兰草	Kalimeridis Herba
八角茴香	Anisi Stellati Fructus	马齿苋	Portulacae Herba
人工牛黄	Bovis Calculus Artifactus	马勃	Lasiosphaera
人参	Ginseng Radix et Rhizoma		Calvatia
人参茎叶	Ginseng Gaulis et Folium	马兜铃	Aristolochiae Fructus
儿茶	Catechu	马鞭草	Verbenae Herba
九香虫	Aspongopus	王不留行	Vaccariae Semen
了哥王	Wikstroemiae Indicae Radix et Rhizoma	天山雪莲	Saussureae Involucratae Herba
三七	Notoginseng Radix et Rhizoma	天名精	Carpesii Herba
三白草	Saururi Herba	天花粉	Trichosanthis Radix
三棱	Sparganii Rhizoma	天南星	Arisaematis Rhizoma
干姜	Zingiberis Rhizoma	天麻	Gastrodiae Rhizoma
土木香	Inulae Radix	木瓜	Chaenomelis Fructus
土牛膝	Achyranthis Asperae Radix et Rhizoma	木香	Aucklandiae Radix
土荆皮	Pseudolaricis Cortex	木棉花	Gossampini Flos
土鳖虫	Eupolyphaga	五味子	Schisandrae Chinensis Fructus
	Steleophaga	五味藤	Securidacae Herba
大叶紫珠	Callicarpae Macrophyllae Folium	五指毛桃	Fici Simplicissimae Radix
大血藤	Sargentodoxae Caulis	五倍子	Galla Chinensis
大皂角	Gleditsiae Sinensis Fructus	太子参	Pseudostellariae Radix
大青叶	Isatidis Folium	止泻木子	Holarrhenae Antidysentericae Semen
大枣	Jujubae Fructus	牛胆	Bos Taurus Domesticus Gmelin
大黄	Rhei Radix et Rhizoma		Bubalus Bubalis L.
大蓟	Cirsii Japonici Herba	牛胆粉	Bovis Fel
小叶榕	Fici Microcarpae Folium	牛蒡子	Arctii Fructus
小驳骨	Gendarussae Herba	牛膝	Achyranthis Bidentatae Radix
小蓟	Cirsii Herba	升麻	Cimicifugae Rhizoma
小檗皮	Berberidis Cortex	片姜黄	Wenyujin Rhizoma Concisum
山豆根	Sophorae Tonkinensis Radix et Rhizoma	化橘红	Citri Grandis Exocarpium
山茱萸	Corni Fructus	丹参	Salviae Miltiorrhizae Radix et Rhizoma
山药	Dioscoreae Rhizoma	乌药	Linderae Radix
山奈	Kaempferiae Rhizoma	乌梅	Mume Fructus
山香圆叶	Turpiniae Folium	凤尾草	Pteridis Multifidae Herba
山银花	Lonicerae Flos	火麻仁	Cannabis Semen
山绿茶	Ilicis Hainanensis Folium	巴豆	Crotonis Fructus
山楂	Crataegi Fructus	巴戟天	Morindae Officinalis Radix
千里光	Senecionis Scandentis Herba	水蛭	Hirudo
川木香	Vladimiriae Radix	玉竹	Polygonati Odorati Rhizoma
川贝母	Fritillariae Cirrhosae Bulbus	甘青青兰	Dracoephali Tangutici Herba
川牛膝	Cyathulae Radix	甘草	Glycyrrhizae Radix et Rhizoma
川芎	Chuanxiong Rhizoma	甘遂	Kansui Radix
川西獐牙菜	Swertiae Mussotii Herba	节裂角茴香	Hypecoi Leptocarpi Herba

石竹	Dianthi Chinensis Herba	合欢皮	Albiziae Cortex
石菖蒲	Acori Tatarinowii Rhizoma	合欢花	Albiziae Flos
石膏	Gypsum Fibrosum	羊开口	Melastomatis Normalis Radix
龙血竭	Dracaenae Combodianae Resina	羊胆	Capra Hircus L.
龙眼肉	Longan Arillus		Ovisaries L.
龙脷叶	Sauropi Folium	羊胆粉	Caprae Fel
平贝母	Fritillariae Ussuriensis Bulbus		Ovis Fel
北刘寄奴	Siphonostegiae Herba	关百附	Aconiti Coreani Radix
北豆根	Menispermi Rhizoma	灯心草	Medulla Junci
仙茅	Curculiginis Rhizoma	灯台叶	Alstoniae Scholaris Folium
白及	Bletillae Rhizoma	决明子	Cassiae Semen
白术	Atractylodis Macrocephalae Rhizoma	安息香	Benzoinum
白头翁	Pulsatillae Radix	防风	Saposhnikoviae Radix
白芍	Paeoniae Radix Alba	红大戟	Knoxiae Radix
白芷	Angelicae Dahuricae Radix	红花	Carthami Flos
白花前胡	Peucedani Radix	红芪	Hedysari Radix
白花蛇舌草	Hedyotidis Diffusae Herba	红豆蔻	Galangae Fructus
白芥子	Sinapis Semen	红参	Ginseng Radix et Rhizoma Rubra
白附子	Typhonii Rhizoma	麦冬	Ophiopogonis Radix
白茅根	Imperatae Rhizoma	麦芽	Hordei Fructus Germinatus
白蔹	Ampelopsis Radix	远志	Polygalae Radix
白鲜皮	Dictamni Cortex	赤芍	Paeoniae Radix Rubra
白薇	Cynanchi Atrati Radix et Rhizoma	芫花	Genkwa Flos
瓜蒌	Trichosanthis Fructus	花椒	Zanthoxyli Pericarpium
瓜蒌皮	Trichosanthis Pericarpium	苍术	Atractylodis Rhizoma
冬凌草	Rabdosiae Rubescentis Herba	苍耳子	Xanthii Fructus
玄参	Scrophulariae Radix	芡实	Euryales Semen
半边莲	Lobeliae Chinensis Herba	芦根	Phragmitis Rhizoma
半枝莲	Scutellariae Barbatae Herba	苏木	Sappan Lignum
半夏	Pinelliae Rhizoma	苏合香	Styrax
汉桃叶	Schefferae Kwangsiensis Caulis et Folium	杜仲	Eucommiae Cortex
地龙	Pheretima	杜仲叶	Eucommiae Folium
地骨皮	Lycii Cortex	两面针	Zanthoxyli Radix
地黄	Rehmanniae Radix	扶芳藤	Euonymi Herba
地锦草	Euphorbiae Humifusae Herba	连钱草	Glechomae Herba
地稔	Melastomatis Dodecandri Herba	连翘	Forsythiae Fructus
西红花	Croci Stigma	吴茱萸	Euodiae Fructus
西青果	Chebulae Fructus Immaturus	牡丹皮	Moutan Cortex
西河柳	Tamaricis Cacumen	牡荆叶	Viticis Negundo Folium
西洋参	Panacis Quinquefolii Radix	何首乌	Polygoni Multiflori Radix
百合	Lilii Bulbus	制何首乌	Polygoni Multiflori Radix Praeparata
当归	Angelicae Sinensis Radix	伸筋草	Lycopodii Herba
肉苁蓉	Cistanches Herba	皂角刺	Gleditsiae Spina
肉豆蔻	Myristicae Semen	佛手	Citri Sarcodactylis Fructus
肉桂	Cinnamoni Cortex	返魂草	Senecionis Cannabifolii Herba
延胡索	Corydalis Rhizoma	余甘子	Phyllanthi Fructus
伊贝母	Fritillariae Pallidiflorae Bulbus	谷精草	Eriocauli Flos
血竭	Draconis Sanguis	龟甲	Testudinis Carapax et Plastrum

辛夷	Magnoliae Flos	鱼腥草	Houttuyniae Herba
羌活	Notopterygii Rhizoma et Radix	京大戟	Euphorbiae Radix
沉香	Aquilariae Lignum Resinatum	闹羊花	Rhododendri Mollis Flos
沙苑子	Astragali Complanati Semen	卷柏	Selaginellae Herba
没药	Myrrha	油菜花粉	Brassicae Pollen
诃子	Chebulae Fructus	泽泻	Alismatis Rhizoma
补骨脂	Psoraleae Fructus	降香	Dalbergiae Odoriferae Lignum
灵芝	Ganoderma	细辛	Asari Radix et Rhizoma
陈皮	Citri Reticulatae Pericarpium	贯叶金丝桃	Hyperici Perforati Herba
忍冬藤	Lonicerae Japonicae Caulis	珍珠	Margarita
鸡血藤	Spatholobi Caulis	珊瑚姜	Zingiberis Rhizoma
鸡冠花	Celosiae Cristatae Flos	荆芥	Schizonepetae Herba
青叶胆	Swertiae Mileensis Herba	荆芥穗	Schizonepetae Spica
青皮	Citri Reticulatae Pericarpium Viride	茜草	Rubiae Radix et Rhizoma
青果	Canarii Fructus	荜茇	Piperis Longi Fructus
青葙子	Celosiae Semen	荜澄茄	Litseae Fructus
青蒿	Artemisiae Annuae Herba	茯苓	Poria
青黛	Indigo Naturalis	茶叶	Camelliae Sinensis Folium
苦木	Picrasmae Ramulus et Folium	胡芦巴	Trigonellae Semen
苦玄参	Picriae Herba	胡黄连	Picrorhizae Rhizoma
苦地丁	Corydalis Bungeanae Herba	胡椒	Piperis Fructus
苦楝皮	Meliae Cortex	南五味子	Schisandrae Sphenantherae Fructus
苘麻子	Abutili Semen	南沙参	Adenophorae Radix
枇杷叶	Eriobotryac Folium	南鹤虱	Carotae Fructus
板蓝根	Isatidis Radix	柘木	Cudraniae Radix et Caulis
松叶	Pini Massonianae Folium	枳壳	Aurantii Fructus
枫香脂	Liquidambaris Resina	枳实	Aurantii Fructus Immaturus
刺五加	Acanthopanacis Senticosi Radix et Rhizoma seu Caulis	栀子	Gardeniae Fructus
郁金	Curcumae Radix	枸杞子	Lycii Fructus
虎杖	Polygoni Cuspidati Rhizoma et Radix	枸骨叶	Ilicis Cornutae Folium
昆明山海棠	Tripterygii Hypoglauci Radix	柿叶	Faki Folium
明党参	Changii Radix	威灵仙	Clematidis Radix et Rhizoma
罗布麻叶	Apocyni Veneti Folium	砂仁	Amomi Fructus
罗汉果	Siraitiae Fructus	牵牛子	Pharbitidis Semen
垂盆草	Sedi Herba	鸦胆子	Bruceae Fructus
知母	Anemarrhenae Rhizoma	钩藤	Uncariae Ramulus Cum Uncis
委陵菜	Potentillae Chinensis Herba	香加皮	Periplocae Cortex
使君子	Quisqualis Fructus	香附	Cyperi Rhizoma
使君子仁	Quisqualis Semen	香橼	Citri Fructus
佩兰	Eupatorii Herba	重楼	Paridis Rhizoma
金沸草	Inulae Herba	独一味	Lamiophlomidis Herba
金荞麦	Fagopyri Dibotryis Rhizoma	独活	Angelicae Pubescentis Radix
金莲花	Trollii Chinensis Flos	急性子	Impatientis Semen
金铁锁	Psammosilenes Radix	姜黄	Curcumae Longae Rhizoma
金银花	Lonicerae Japonicae Flos	前胡	Peucedani Radix
金樱根	Rosae Lavigatae Radix	首乌藤	Polygoni Multiflori Caulis
肿节风	Sarcandrae Herba	穿山甲	Manis Squama
		穿心莲	Andrographis Herba

穿破石	Cudraniae Radix	菊花	Chrysanthemi Flos
祖师麻	Daphnes Cortex	野菊花	Chrysanthemi Indici Flos
络石藤	Trachelospermi Caulis et Folium	梅花	Prunus Mume
秦艽	Gentianae Macrophyllae Radix	雪上一枝蒿	Aconiti Brachypodi Radix
赶黄草	Penthori Chinensis Herba	常山	Dichroae Radix
莱菔子	Raphani Semen	悬钩子茎	Rubi Lignum Ramuli
莲子	Nelumbinis Semen	蛇床子	Cnidii Fructus
莪术	Curcumae Rhizoma	蛇胆汁	Serpentis Fel
桔梗	Platycodonis Radix	银杏叶	Ginkgo Folium
桃枝	Persicae Ramulus	甜叶菊	Stevlae Rebaudianae Folium
桃金娘根	Rhodomyrti Radix	猪牙皂	Gleditsiae Fructus Abnormalis
夏枯草	Prunellae Spica	猫爪草	Ranunculi Ternati Radix
柴胡	Bupleuri Radix	鹿茸	Cervi Cornu Pantotrichum
党参	Codonopsis Radix	鹿衔草	Pyrolae Herba
鸭跖草	Commelinae Herba	旋覆花	Inulae Flos
钻山风	Caulis Fissitigmae et Radix	羚羊角	Saigae Tataricae Cornu
铁皮石斛	Dendrobii Officinalis Caulis	淡豆豉	Sojae Semen Praeparatum
透骨香	Gaultheriae Yunnanensis Herba	密蒙花	Buddlejae Flos
射干	Belamcandae Rhizoma	续断	Dipsaci Radix
徐长卿	Cynanchi Paniculati Radix et Rhizoma	绵马贯众	Dryopteridis Crassirhizomatis Rhizoma
高山辣根菜	Pegaeophyti Radix et Rhizoma	绵茵陈	Artemisia Scoparia Herba
高良姜	Alpiniae Officinarum Rhizoma	绵革薢	Dioscoreae Spongiosae Rhizoma
凌霄花	Campsis Flos	款冬花	Farfarae Flos
拳参	Bistortae Rhizoma	葛根	Puerariae Lobatae Radix
粉草薢	Dioscoreae Hypoglaucae Rhizoma	葶苈子（独行菜）	Lepidii Semen
益母草	Leonuri Herba	葶苈子（播娘蒿）	Descurainiae Semen
益智	Alpiniae Oxyphyllae Fructus	紫花地丁	Violae Herba
浙贝母	Fritillariae Thunbergii Bulbus	紫苏子	Perillae Fructus
海风藤	Piperis Kadsurae Caulis	紫苏叶	Perillae Folium
海金沙	Lygodii Spora	紫苏梗	Perillae Caulis
浮萍	Spirodelae Herba	紫菀	Asteris Radix et Rhizoma
宽筋藤	Tinosporae Sinensis Caulis	蛤蚧	Gecko
桑叶	Mori Folium	黑豆	Sojae Semen Nigrum
桑白皮	Mori Cortex	黑种草子	Nigellae Semen
预知子	Akebiae Fructus	锁阳	Cynomorii Herba
黄毛耳草	Hedyotidis Chrysotrichae Herba	番泻叶	Sennae Folium
黄芩	Scutellariae Radix	猴头菌丝体	Hericium
黄芪	Astragali Radix	猴耳环	Archidendri Folium
黄连	Coptidis Rhizoma	湖北贝母	Fritillariae Hupehensis Bulbus
黄荆子	Viticis Negundinis Fructus	蓍草	Achilleae Herba
黄柏	Phellodendri Chinensis Cortex	蓖麻子	Ricinuscommunis
关黄柏	Phellodendri Amurensis Cortex	蒺藜	Tribuli Fructus
黄精	Polygonati Rhizoma	蒲公英	Taraxaci Herba
菥蓂	Thlaspi Herba	椿皮	Ailanthi Cortex
菝葜	Smilacis Chinae Rhizoma	槐米	Sophorae Flos Immaturus
菟丝子	Cuscutae Semen	槐花	Sophorae Flos
菊苣	Cichorii Herba	雷丸	Omphalia
	Cichorii Radix	锦灯笼	Physalis Calyx seu Fructus

满山红	Rhododendri Daurici Folium
滇鸡血藤	Kadsurae Caulis
裸花紫珠	Callicarpae Nudiflorae Folium
榧子	Torreyae Semen
槟榔	Arecae Semen
酸枣仁	Ziziphi Spinosae Semen
豨莶草	Siegesbeckiae Herba
罂粟壳	Papaveris Pericarpium
獐牙菜	Swertiae Bimaculatae Herba
漏芦	Rhapontici Radix
槲叶	Querci Dentatae Folium
槲寄生	Visci Herba
暴马子皮	Syringae Cortex
墨旱莲	Ecliptae Herba
箭根薯	Taccae Esquirolii Rhizoma
熟地黄	Rehmanniae Radix Praeparata
鹤虱	Carpesii Fructus
薤白	Allii Macrostemonis Bulbus
薏苡仁	Coicis Semen
橘叶	Citri Reticulatae Folium
霍山石斛	Dendrobii Huoshanensis Caulis
藏木香	Inulae Racfmosae Radix
藏菖蒲	Acori Calami Rhizoma
螃蟹甲	Phlomidis Younghusbandii Radix
藁本	Ligustici Rhizoma et Radix
檀香	Lignum Santali Albi
藕节	Nelumbinis Rhizomatis Nodus
藤苦参	Streptocauli Griffibhii Radix
瞿麦	Dianthi Herba
蟾皮	Bufonis Corium
蟾酥	Bufonis Venenum
貛油	Melis Adeps

对照提取物

八角茴香油	Star Anise Oil
人参茎叶总皂苷	Total Ginsenoside of Ginseng Stems and Leaves
三七总皂苷	Notoginseng Total Saponins
广陈皮提取物	Citrus Reticulata 'Chachi' Extract
广藿香油	Patchouli Oil
马钱子总生物碱	Strychni Alkaloids
云南白药提取物	Yunnan Baiyao Extract
木香挥发油	Costusroot Essential Oil
功劳木提取物	Chinese Mahonia Stem Extract
乌头双酯型生物碱	Aconite Diester Alkaloids
乌灵菌粉	Xylaria Powder
发酵虫草菌粉（C_s-C-Q80）	Fermented Cordyceps Powder
决明子提取物	Cassiae Semen Extract
牡荆油	Vitex Oil
松节油	Turpentine Oil
柏子仁提取物	Platycladi Semen Extract
穿龙薯蓣皂苷提取物	Dioscorea Nipponica Saponin Extract
总氨基酸	Total Amino Acids
总银杏酸	Total Ginkgolic Acids
黄山药皂苷提取物	Dioscorea Extract
银杏叶提取物	Ginkgo Leaves Extract
紫苏叶油	Perilla Leaf Oil
温莪术油	Curcuma Oil
酸枣仁提取物	Spine Date Seed Extract
薏苡仁油	Coix Seed Oil
薄荷素油	Peppermint Oil
檀香油	Sandal Wood Oil

8062　标准品与对照品

标　准　品

乙酰螺旋霉素	红霉素	卷曲霉素	葡萄糖酸锑钠
万古霉素	麦白霉素	毒毛花苷 G	链霉素
小诺霉素	杆菌肽	玻璃酸酶	赖氨酸升压素
巴龙霉素	低分子肝素	洋地黄	新霉素
矛头蝮蛇血凝酶	妥布霉素	核糖霉素	磺苄西林
吉他霉素	肝素	胰岛素	凝血酶
多黏菌素 B	尿激酶	胰激肽原酶	黏菌素
庆大霉素	奈替米星	替考拉宁	磷霉素
交沙霉素	垂体后叶		

对 照 品

一缩二乙二醇(二甘醇)
一缩二丙二醇
乙二胺
乙二醇
4-乙基邻苯二酚
1-乙基-6-氟-7-[(2-氨乙基)
　氨基]-4-氧代-1,4-二氢喹
　啉-3-羧酸
1-乙基-6-氟-7-氯-4-氧代-1,
　4-二氢喹啉-3-羧酸
N-乙烯-2-吡咯烷酮
N-乙烯吡咯烷酮
乙酰半胱氨酸
N-乙酰-半胱氨酸¹-鲑降
　钙素
乙酰谷酰胺
乙酰苯胺
乙酰唑胺
乙酰氨基酚
5-乙酰氨基-N,N'-双(2,3-
　二羟基丙基)-2,4,6-三
　碘-1,3-苯二甲酰胺
乙酸乙烯酯
乙酸龙脑酯
乙酸薄荷酯
乙醇
乙醇酸
乙醛
乙醛合氨三聚体
N,N-二乙基乙二胺
二乙醇胺
二十二碳六烯酸乙酯
二十二碳烯酸甲酯
二十二碳烷酸甲酯
二十三烷
二十四烷酸甲酯
二十碳五烯酸乙酯
二十碳烯酸甲酯
二十醇
2',3'-二去氧-2',3'-二去氢
　肌苷
二甘醇
二丙酸倍他米松
2,5-二甲苯酚
二甲氧苄啶

二甲基亚砜
3,7-二甲基-1,6-辛二烯-
　3-醇
N,N-二甲基苯胺
2,3-二甲基苯胺
2,6-二甲基苯胺
二甲基砜
二甲磺酸阿米三嗪
二苯基-(2-氯苯基)甲醇
(±)9,10-二氟-3-甲基-7-
　氧代-2,3-二氢-7H-吡啶
　并[1,2,3-de]-1,4-苯并噁
　唑-6-羧酸
二氟乙烯
二氟尼柳
1,1-二氟-2-氯乙烯
2,3-二氢-6-苯基咪唑[2,1-
　b]噻唑盐酸盐
二氧六环
2,6-二氨基吡啶
3,5-二氨基-6-氯吡嗪-2-羧
　酸甲酯
二羟丙茶碱
(±)3,4-二羟基-2'-甲氨基
　苯乙酮-3,4-二新戊酸酯
　高氯酸盐
2,3-二氮杂萘
二氯甲烷
2,2-二氯-1,1,1-三氟乙烷
二巯丁二酸
二缩三丙二醇
二磷酸腺苷二钠
十一烯酸
十一酸睾酮
十二烷酸甲酯
十二醇
十八醇
十五醇
十六醇
十四烷酸甲酯
十四醇
丁溴东莨菪碱
丁酸氢化可的松
七氟烷
七氟丙烷

1,1,1,2,3,4,4,4-八氟-2-
　丁烯(反)
1,1,1,2,3,4,4,4-八氟-2-
　丁烯(顺)
人生长激素单体-二聚体
人胰岛素单体-二聚体
三乙醇胺
三甘醇
3,4,5-三甲氧基苯甲酸
三杉尖宁碱
三苯甲醇
1,1,1-三氟乙烯
4-三氟甲基苯胺
三氟甲烷
1,1,1-三氟-2-氯乙烷
三唑仑
三羟甲基氨基甲烷
1,1,1-三氯乙烯
三氯甲烷
三氯叔丁醇
三磷酸腺苷二钠
土霉素
大豆油
大观霉素
1,4-山梨坦
山梨醇
山嵛酸甘油酯
山嵛酸甲酯
门冬氨酸
门冬氨酸鸟氨酸
门冬氨酸鸟氨酸杂质Ⅰ(3-
　氨基-2-哌啶酮)
门冬氨酸鸟氨酸杂质Ⅱ(门
　冬氨基缩合物)
门冬酰胺
门冬酰胺酶Ⅰ
门冬酰胺酶Ⅱ
己二酸
己内酰胺
己烯雌酚
己酮可可碱
己酸甲酯
己酸羟孕酮
马来酸
马来酸曲美布汀

马来酸伊索拉定
马来酸多潘立酮
马来酸麦角新碱
马来酸罗格列酮杂质Ⅰ 5-
　[4-[[2-[N-甲基-N-(2-
　吡啶基)氨基]乙氧]苯
　基]亚甲基]-2,4-噻唑烷
　二酮
马来酸罗格列酮杂质Ⅱ 3-
　[4-[2-[甲基(吡啶-2-基)
　氨基]乙氧基]苯基]丙
　酰胺
马来酸罗格列酮杂质Ⅲ 2-
　[(1-羧基-2-(4-(2-(甲基
　(吡啶-2-基)氨基)乙氧
　基)苯基)乙基)连硫烷
　基)-3-(4-(2-(甲基(吡
　啶-2-基)氨基)乙氧基)苯
　基)丙酸
马来酸罗格列酮杂质Ⅳ 5-
　[(4-(2-((吡啶-2-基)氨
　基)乙氧基)苯基)甲基]-
　2,4-噻唑烷二酮
马来酸罗格列酮杂质Ⅴ 2-
　(5-((4-(2-(甲基(吡啶-
　2-基)氨基)乙氧基)苯基)
　甲基)-2,4-二氧代-1,3-
　噻唑烷-3-基)琥珀酸
马来酸依那普利
马来酸咪达唑仑
马来酸氟伏沙明
马来酸氟伏沙明杂质Ⅰ 2-
　[[[(1Z)-5-甲氧基-1-[4-
　(三氟甲基)苯基]戊基亚
　基]氨基]氧基]乙胺
马来酸氟伏沙明杂质Ⅱ
　(2RS)-2-[[2-[[[(1E)-
　5-甲氧基-1-[4-(三氟
　苯基]戊基亚基]氨基]
　氧基]乙基]氨基]丁二酸
马来酸氟伏沙明杂质Ⅲ 5-
　甲氧基-1-[4-(三氟甲基)
　苯基]-1-戊酮
马来酸氯苯那敏
木糖

木糖醇
无水乙醇
无水 4-N-去甲基安乃近
无水葡萄糖
无味氯霉素（A 晶型）
无味氯霉素（B 晶型）
五氟乙烷
1,1,3,3,3-五氟-1-丙烯
1,2,3,3,3-五氟-1-丙烯（反）
1,2,3,3,3-五氟-1-丙烯（顺）
1,1,1,2,2-五氟丙烷
五氟利多
五氟氯乙烷
支链淀粉（分子量 6000）
支链淀粉（分子量 22000）
支链淀粉（分子量 110000）
厄贝沙坦
厄贝沙坦杂质 I 1-(戊酰氨基)-N-[[2'-(1H-四氮唑-5-基)联苯-4-基]甲基]环戊烷-1-甲酰胺
扎来普隆
比卡鲁胺
比卡鲁胺系统适用性对照品（含杂质 I、杂质 II、杂质 III、杂质 IV 及比卡鲁胺，比例约为 1∶1∶1∶1∶1000）
比伐芦定
比伐芦定杂质 III（[Asp⁹]-比伐芦定）
比伐芦定杂质 IV（[D-Phe¹²]-比伐芦定）
比伐芦定杂质 V（[环亚酰胺⁹]-比伐芦定）
比伐芦定杂质 VII（[Des-Pro⁴]-比伐芦定）
比伐芦定杂质 VIII（[Des-Gly⁵]-比伐芦定）
比伐芦定杂质 IX（[Plus-Gly⁵]-比伐芦定）
比沙可啶
贝诺酯
牛磺酸
壬苯醇醚

反式帕罗西汀
月桂酸甲酯
乌司他丁
乌苯美司
乌拉地尔
乌拉地尔杂质 I 1,3-二甲基-4-(γ-氯丙基氨基)尿嘧啶
α-六六六
六水哌嗪
六甲蜜胺
1,1,1,3,3,3-六氟丙烷
六氟丙烯
六氟异丙醇
巴马汀
巴柳氮钠
巴氯芬
巴氯芬杂质 I 4-(4-氯苯基)-2-吡咯烷酮
双环醇杂质 I 4,4'-二甲氧基-5,6,5',6'-双（亚甲二氧基）-2,2'-联苯二甲酸二甲酯
双环醇杂质 II 4,4'-二甲氧基-5,6,5',6'-双（亚甲二氧基）-2'-甲氧甲基联苯甲酸甲酯
双氢青蒿素
双氢苯甘氨酸
双羟萘酸　4,4'-亚甲基-双（3-羟基-2-萘甲酸）
双羟萘酸噻嘧啶
双氯芬酸钠
双氯芬酸钾
双嘧达莫
水苏糖
水杨酸
水杨酸甲酯
水杨酸镁
水杨醛吖嗪
去乙酰毛花苷
去乙酰毛花苷丙
1,4-去水山梨醇
去丙二醇基碘海醇
去甲万古霉素
4-去甲基-盐酸柔红霉素（1S,3S）-3-乙酰基-1,2,

3,4,6,11-六氢-3,5,10,12-四羟基-6,11-二氧-1-并四苯基-3-氨基-2,3,6-三脱氧-α-L-来苏-六吡喃糖苷盐酸盐
去氟帕罗西汀
2'-去氧肌苷
3'-去氧肌苷
去氧氟尿苷
去氨加压素杂质对照品
去羟肌苷
甘油
甘油三酸酯
甘草酸二钾
甘草酸单铵盐
甘草酸铵
甘氨双唑钠
甘氨酰谷氨酰胺
甘氨酰酪氨酸
甘氨酸
甘露醇
甘露糖
艾司唑仑
艾司奥美拉唑杂质 I 5-甲氧基-2-[[(4-甲氧基-3,5-二甲基-2-吡啶基）甲基]磺酰基]-1H-苯并咪唑
艾司奥美拉唑杂质 II 1,4-二氢-1-(5-甲氧基-1H-苯并咪唑-2-基)-3,5-二甲基-4-氧代-2-吡啶羧酸
艾司奥美拉唑杂质 III 5-甲氧基-2-[[(4-甲氧基-3,5-二甲基-2-吡啶基）甲基]亚硫酰基]-1-甲基苯并咪唑 与 6-甲氧基-2-[[(4-甲氧基-3,5-二甲基-2-吡啶基）甲基]亚硫酰基]-1-甲基苯并咪唑
艾司奥美拉唑杂质 IV 2-[[(5-甲氧基-1H-苯并咪唑-2-基）亚硫酰基]甲基]-3,5-二甲基-4(1H)-1-吡啶酮
艾司奥美拉唑杂质 V 2-巯基-5-甲氧基-1H-苯并咪

唑
本芴醇杂质 I (RS,Z)-2-二丁氨基-2-[2,7-二氯-9-(4-氯苯基亚甲基)-9H-芴-4-基]-1-乙醇
可可碱
可的松
可待因 17-甲基-3-甲氧基-4,5α-环氧-7,8-二脱氢吗啡喃-6α-醇
1,2-丙二醇
1,3-丙二醇
丙戊酸钠
丙戊酸镁
丙谷胺
丙泊酚
丙泊酚杂质 I 3,3',5,5'-四异丙基(1,1'-联苯)-4,4'-二醇
丙泊酚杂质 II 2,6-二异丙基-1,4-苯醌
D-丙氨酰-L-谷氨酰胺
丙氨酰谷氨酰胺
L-丙氨酰-L-谷氨酸
β-丙氨酸
丙烯酸
丙烯酸乙酯
丙硫异烟胺
丙硫氧嘧啶
丙酮
丙酮酸
丙酸倍氯米松
丙酸氟替卡松
丙酸氟替卡松杂质 I 6α,9α-二氟-11β-羟基-16α-甲基-17-[（甲硫基）甲酰基]雄甾-1,4-二烯-3-酮-17α-基丙酸酯
丙酸氯倍他索
丙酸睾酮
丙磺舒
左卡尼汀
左卡尼汀杂质 I (E)-4-(三甲基氨基)-2-丁烯酸内盐或(Z)-异构体
左甲状腺素
左甲状腺素钠

左炔诺孕酮

左氧氟沙星

左氧氟沙星杂质 A（3RS）-9,10-二氟-3-甲基-7-氧代-2,3-二氢-7H-吡啶并[1,2,3-de]-1,4-苯并噁嗪-6-羧酸

左氧氟沙星杂质 E（3RS）-9-氟-3-甲基-7-氧代-10-(1-哌嗪基)-2,3-二氢-7H-吡啶并[1,2,3-de]-1,4-苯并噁嗪-6-羧酸

左旋多巴

左羟丙哌嗪

左奥硝唑

左奥硝唑杂质Ⅱ 1-(2,3-环氧丙基)-2-甲基-5-硝基咪唑

左奥硝唑杂质Ⅲ 1-(2,3-二羟基丙基)-2-甲基-5-硝基咪唑

石杉碱甲

右布洛芬杂质Ⅰ α-甲基-4-丁基苯乙酸

右佐匹克隆

右佐匹克隆杂质Ⅰ 佐匹克隆氧化物,6-(5-氯-2-吡啶基)-7-[(4-甲基-4-氧化哌嗪-1-基)甲酰氧基]-5,6-二氢吡咯并[3,4-b]吡嗪-5-酮

右佐匹克隆杂质Ⅱ 光学异构体,左佐匹克隆,(一)-(7R)-6-(5-氯-2-吡啶基)-7-[(4-甲基哌嗪-1-基)甲酰氧基]-5,6-二氢吡咯并[3,4-b]吡嗪-5-酮

右旋盐酸罗哌卡因

右旋酮洛芬氨丁三醇

右旋糖酐

右羟丙哌嗪

布地奈德

布洛芬

戊二酸

扑米酮

卡马西平

卡巴胆碱

卡托普利

卡托普利二硫化物

卡那霉素

卡那霉素 B

卡前列甲酯

卡莫氟

卡铂

卡培他滨

卡培他滨杂质Ⅰ 5′-脱氧-5-氟胞苷

卡培他滨杂质Ⅱ 5′-脱氧-5-氟尿苷

卡培他滨杂质Ⅲ [5-氟-1-[(3aR,4R,6R,6aR)-6-甲基-2-氧代-四氢呋喃并[3,4-d][1,3]二氧戊环-4-基]-2-氧代-1,2-二氢嘧啶-4-基]氨基甲酸戊酯

卡维地洛

甲地高辛

甲芬那酸

甲苯咪唑

甲苯磺酰胺

甲泼尼龙

甲泼尼龙杂质Ⅰ 17α,21-二羟基-6α-甲基孕甾-1,4-二烯-3,11,20-三酮

甲砜霉素

甲钴胺

甲氧苄啶

10-甲氧基-4-(1-甲基-4-哌啶基)-4H-苯并[4,5]环庚[1,2-b]噻吩-4-醇

6-甲氧基-2-萘乙酮

甲氧氯普胺

甲氨蝶呤

3-甲基-N-[4-(三氟甲基)苯基]异噁唑-4-甲酰胺

16α-甲基-11β,17α,21-三羟基-9α-氟-1β-磺酸基孕甾-4-烯-3,20-二酮-21-磷酸酯二钠盐

甲基丙烯酸

甲基丙烯酸二甲氨基乙酯

甲基丙烯酸丁酯

甲基丙烯酸甲酯

甲基多巴

5-甲基-3-异噁唑甲酸甲酯

α-甲基吡啶

N-甲基帕罗西汀

N-甲基哌嗪

3-甲基黄酮-8-羧酸

1-甲基-5-巯基四氮唑

甲萘醌

甲硝唑

甲硫氨酸

甲硫酸新斯的明

甲巯咪唑

甲酰化重组人生长激素

3-甲酰利福霉素 SV

甲酸

甲磺酸二氢麦角碱

甲磺酸加贝酯

甲磺酸多沙唑嗪

甲磺酸酚妥拉明

甲磺酸瑞波西汀

甲磺酸瑞波西汀杂质Ⅰ 苏式异构体,(±)-(2RS)-2-[(SR)-(2-乙氧基苯氧基)苯甲基]吗啉

叶酸

1,1,1,2-四氟乙烷

1,1,2,2-四氟乙烷

1,1,2,2-四氟-1,2-二氯乙烷

1,1,1,2-四氟-2,2-二氯乙烷

1,1,1,2-四氟-1-氯乙烷

生长抑素

α-生育酚

他扎罗汀

他唑巴坦

鸟苷 2-氨基-9-[(2R,3R,4S,5R)-3,4-二羟基-5-羟甲基-四氢呋喃-2-基]-3H-嘌呤-6(9H)-酮

鸟嘌呤

兰索拉唑

半乳糖

半乳糖醛酸

半胱氨酸

头孢丙烯

头孢甲肟

头孢他啶

头孢尼西钠

头孢地尼

头孢地嗪钠

头孢西丁钠

头孢曲松

头孢曲松反式异构体

头孢米诺

头孢克肟

头孢克洛

头孢克洛 δ-3 异构体

头孢呋辛

头孢呋辛酯

头孢拉定

头孢泊肟酯

头孢孟多酯钠

头孢哌酮

头孢哌酮 S-异构体

头孢哌酮杂质 A

头孢哌酮杂质 C 1-甲基-5-巯基四氮唑

头孢美唑

头孢唑肟钠

头孢唑林

头孢唑林杂质 A

头孢唑林杂质 E

头孢氨苄

头孢羟氨苄

头孢替唑

头孢硫脒

头孢硫脒杂质 C 3-[(乙酰氧基)甲基]-7-溴乙酰氨基-8-氧代-5-硫杂-1-氮杂双环[4.2.0]辛-2-烯-2-羧酸

头孢噻吩

头孢噻吩 3-位异构体(6R,7R)-3-[(乙酰氧基)甲基]-7-[2-(3-噻吩基)乙酰氨基]-8-氧代-5-硫杂-1-氮杂双环[4.2.0]辛-2-烯-2-羧酸

头孢噻吩钠

头孢噻肟

头孢噻肟钠系统适用性试验对照品

司他夫定

司他夫定系统适用性试验混

合对照品

司坦唑醇

司帕沙星

尼尔雌醇

尼美舒利

尼莫地平

尼莫地平杂质Ⅰ 2,6-二甲基-4-(3-硝基苯基)-3,5-吡啶二甲酸-2-甲氧乙酯异丙酯

尼莫地平杂质Ⅱ 2,6-二甲基-4-(3-硝基苯基)-1,4-二氢吡啶-3,5-二甲酸二异丙酯

尼莫地平杂质Ⅲ 2,6-二甲基-4-(3-硝基苯基)-1,4-二氢吡啶-3,5-二甲酸二(2-甲氧基乙基)酯

尼索地平

尼索地平杂质Ⅰ 2,6-二甲基-4-(2-硝基苯基)-3,5-吡啶二羧酸甲酸甲酯异丁酯

尼索地平杂质Ⅱ 2,6-二甲基-4-(2-亚硝基苯基)-3,5-吡啶二羧酸甲酸甲酯异丁酯

尼群地平

尼群地平杂质Ⅰ 2,6-二甲基-4-(3-硝基苯基)-3,5-吡啶二甲酸甲酯乙酯

加巴喷丁杂质Ⅰ 2-氮杂螺[4.5]癸烷-3-酮

对乙酰氨基酚

对甲苯磺酰胺

对甲酚

对氨基水杨酸钠

对氨基苯甲酸

对氨基苯磺酸

对氨基酚

对羟基苯乙酰胺

α-对羟基苯甘氨酸

对羟基苯甲酸

对羟基苯甲酸乙酯

对氯苯乙酰胺

对氯苯胺

对氯苯酚

矛头蝮蛇血凝酶

丝氨酸

丝裂霉素

吉非罗齐

地西泮

地红霉素

地高辛

地氯雷他定

地奥司明

地蒽酚

地塞米松

地塞米松磷酸钠

地塞米松磷酸酯

共聚维酮

亚叶酸钙

亚油酸乙酯

亚油酸甲酯

亚氨基联苄 10,11-二氢-5H-二苯并[b,f]氮䓬

亚硒酸钠

亚麻酸甲酯

α-亚麻酸甲酯

γ-亚麻酸甲酯

亚硫酸氢钠

亚硫酸氢钠甲萘醌

亚磷酸

西尼地平

西尼地平杂质Ⅰ 2,6-二甲基-4-(3-硝基苯基)吡啶-3,5-二甲酸 3-(2-甲氧基)乙酯 5-(3-苯基)-2(E)-丙烯酯

西曲溴铵

西吡氯铵

西吡氯铵杂质Ⅰ 1-氯化十四烷基吡啶

西咪替丁

西洛他唑

西索米星

灰黄霉素

达那唑

达肝素钠

托拉塞米

托拉塞米杂质Ⅰ 4-[(3-甲基苯基)氨基]-3-吡啶磺酰胺

托吡卡胺

托品酸

过氧化苯甲酰

曲尼司特

曲安西龙

曲安奈德

曲克芦丁

曲克芦丁系统适用性对照品

吗啡 (4R,4aR,7S,7aR,12bS)-3-甲基-2,4,4a,7,7a,13-六氢-1H-4,12-甲基苯并呋喃并[3,2-e]异喹啉-7,9-二醇

吗替麦考酚酯

吗替麦考酚酯杂质A (4E)-6-(4,6-二羟基-7-甲基-3-氧代-1,3-二氢异苯并呋喃-5-基)-4-甲基-4-己烯酸-2-(吗啉-4-基)乙酯

吗替麦考酚酯杂质F (E)-6-(4-羟基-6-甲氧基-7-甲基-3-氧代-1,3-二氢异苯并呋喃-5-基)-4-甲基-4-己烯酸

吗替麦考酚酯杂质H 7-羟基-5-甲氧-4-甲基-6-[2-[(2RS)-2-甲基-5-氧代四氢呋喃-2-基]乙基]异苯并呋喃-1-(3H)-酮

吗氯贝铵

肉豆蔻酸

肉豆蔻酸甲酯

肉豆蔻酸异丙酯

钆贝葡胺

钆贝葡胺杂质Ⅰ (单葡甲胺盐)[[[N-[N'-2-(二羧甲基氨基)乙基]-N'-(羧甲基)氨基乙基]甘氨酸根(4-)]钆(1-)]单葡甲铵]

钆贝葡胺杂质Ⅱ 4-[2-[(二羧甲基)氨基]乙基]-2-氧代-1-哌嗪乙酸

钆喷酸葡甲胺

伏立康唑

伏立康唑右旋异构体

伏格列波糖

伏格列波糖杂质Ⅰ (1S,1'S,2S,2'S,3R,3'R,4S,4'S,

5S,5'S)-5,5'-[[(R)-3-羟基丙烷-1,2-二基]双(亚氨二基)]双[1-(羟甲基)-1,2,3,4-环己四醇]

伏格列波糖杂质Ⅱ (1S,1'S,2S,2'S,3R,3'R,4S,4'S,5S,5'S)-5,5'-[[(S)-3-羟基丙烷-1,2-二基]双(亚氨二基)]双[1-(羟甲基)-1,2,3,4-环己四醇]

伏格列波糖杂质Ⅲ (1S,2S,3R,4S,5S)-5-氨基-1-羟甲基-1,2,3,4-环己四醇(维列胺)

华法林钠

伊曲康唑

全氟丁烷

肌苷

肌酸

多西环素

β-多西环素

多索茶碱

多硫酸软骨素

色甘酸钠

色氨酸

庆大霉素 C_{1a}

交联聚维酮

齐多夫定

齐多夫定杂质Ⅰ 3'-氯-3'-脱氧胸苷

米力农

米力农杂质Ⅰ 1,6-二氢-2-甲基-6-氧代-(3,4'-二吡啶)-5-甲酰胺

米力农杂质Ⅱ 1,6-二氢-2-甲基-6-氧代-(3,4'-二吡啶)-5-甲酸甲酯

米格列奈钙

(2S)-2-苯甲基丁二酸

米诺地尔

米诺环素

米氮平

次黄嘌呤 3H-嘌呤-6(7H)-酮

安立生坦

安立生坦杂质Ⅰ 2-羟基-3-甲氧基-3,3-二苯基丙酸

阿魏酸

阿魏酸哌嗪

环己二胺二硝酸合铂

环己胺

环己烷

环丙沙星

环-(L-丙氨酰-L-谷氨酰胺)

环-(L-丙氨酰-L-谷氨酸)

1-环丙基-7-氯-6-[((2-氨乙基)氨基]-4-氧代-1,4-二氢-3-喹啉甲酸

环-(甘氨酰-谷氨酰胺)

环-(甘氨酰酪氨酸)

环戊噻嗪

环吡酮胺

环拉酸钠

环孢素

环孢素系统适用性试验对照品

环扁桃酯

环氧乙烷

环氧乙烷水溶液

环氧丙烷

(一)-4,5α-环氧基-3,14-二羟基吗啡喃-6-酮

环磷酰胺

环磷腺苷

青蒿素

青蒿素杂质Ⅰ（青蒿烯）(3R,5aS,6R,8aS,12S,12aR)-八氢-3,6-二甲基-9-亚甲基-3,12-氧桥-12H-吡喃并[4,3-j]-1,2-苯并二氧杂环庚熳-10(3H)-酮

青蒿琥酯

青霉素

青霉素 V

青霉素系统适用性试验对照品

青霉胺

7-表-10-去乙酰基紫杉醇

表柔比星

7-表紫杉醇

苯丁酸氮芥

苯扎贝特

苯扎氯铵

苯扎溴铵

苯巴比妥

α-苯甘氨酸

苯丙氨酯

苯丙氨酸

L-苯丙氨酸

苯丙酸诺龙

1-苯甲酰-3-甲基-5-氨基吡唑

苯甲酸

苯甲酸乙酯

苯甲酸利扎曲普坦

苯甲酸钠

苯甲酸雌二醇

苯甲醇

苯甲醛

苯妥英

苯妥英钠

苯唑西林

苯氧乙醇

苯胺

N-苯基-1-(2-苯乙基)哌啶-4-胺

N-苯基咔唑

苯基哌嗪

苯酚

苯溴马隆

苯磺顺阿曲库铵

苯磺酸阿曲库铵

苯磺酸氨氯地平

苯磺酸氨氯地平杂质Ⅰ 2-[(2-氨基乙氧基)甲基]-4-(2-氯苯基)-6-甲基-3,5-吡啶二羧酸-5-甲酯,3-乙酯

苯噻啶

DL-苹果酸

L-苹果酸

林可霉素

林旦

奈韦拉平

奈韦拉平杂质Ⅰ 4-甲基-5,11-二氢-6H-二吡啶并[3,2-b：2′,3′-e][1,4]二氮杂䓬-6-酮

奈韦拉平杂质Ⅱ 11-乙基-4-甲基-5,11-二氢-6H-二吡啶并[3,2-b：2′,3′-e][1,4]二氮杂䓬-6-酮

奈韦拉平杂质Ⅲ 4-甲基-11-丙基-5,11-二氢-6H-二吡啶并[3,2-b：2′,3′-e][1,4]二氮杂䓬-6-酮

奋乃静

拉西地平

拉西地平杂质Ⅰ (E)-4-[2-[3-(叔丁氧基)-3-氧代丙基-1-烯-1-基]苯基]-2,6-二甲基-1,4-二氢吡啶-3-甲酸乙酯-5-羧酸乙酯

拉西地平杂质Ⅱ (E)-4-[2-[3-(叔丁氧基)-3-氧代丙基-1-烯-1-基]苯基]-2,6-二甲基吡啶-3,5-二羧酸乙酯

拉米夫定

拉米夫定分离度混合物 A 含拉米夫定与拉米夫定对映体

拉米夫定分离度混合物 B 含拉米夫定与拉米夫定杂质Ⅱ

拉米夫定杂质Ⅰ 拉米夫定酸

拉米夫定杂质Ⅱ 拉米夫定非对映体,(±)-反式拉米夫定

拉米夫定杂质Ⅲ 1-[(2R,5S)-2-羟甲基-(1,3-氧硫杂环戊烷-5-基)]嘧啶-2,4(1H,3H)-酮

拉米夫定杂质混合对照品 含胞嘧啶、尿嘧啶、水杨酸、拉米夫定及拉米夫定杂质Ⅰ～Ⅴ

拉氧头孢钠

非那雄胺

非洛地平

非洛地平杂质Ⅰ 2,6-二甲基-4-(2,3-二氯苯基)-3,5-吡啶二甲酸甲酯乙酯

非诺贝特

非诺贝特杂质Ⅰ 4′-氯-4-羟基二苯甲酮

非诺贝特杂质Ⅱ 2-[4-(4-氯苯甲酰基)-苯氧基]-2-甲基丙酸

N-叔丁基-3-氧代-4-氮杂-5α-雄甾烷-17β-甲酰胺

2-叔丁基-4-羟基苯甲醚

3-叔丁基-4-羟基苯甲醚

肾上腺素

果糖

呫吨酮

呫吨酸

咖啡因

罗红霉素

罗库溴铵杂质Ⅰ 3α,17β-(二羟基)-2β-(吗啉-1-基)-16-(吡咯烷-1-基)-5α-雄甾-17-乙酸酯

罗库溴铵杂质Ⅱ 3α,17β-(二羟基)-2β-(吗啉-1-基)-16-(吡咯烷-1-基)-5α-雄甾烷

罗库溴铵杂质Ⅲ 溴化 1-烯丙基-1-[3α,17β-(二羟基)-2β-(吡咯烷基)-5β-雄甾-16β-基]吡咯烷鎓-3,17-二乙酸酯

罗库溴铵杂质Ⅳ 溴化 1-烯丙基-1-[3α,17β-(二羟基)-2β-(吗啉-1-基)-5α-雄甾-16β-基]吡咯烷鎓-3,17-二乙酸酯

罗库溴铵杂质Ⅴ 溴化 1-烯丙基-1-[3β,17β-(二羟基)-2β-(吗啉-1-基)-5α-雄甾-16β-基]吡咯烷鎓

罗通定

帕米膦酸二钠

依巴斯汀

依巴斯汀杂质Ⅰ 4-二苯甲基氧基哌啶

依巴斯汀杂质Ⅱ 4-(4-羟基哌啶-1-基)-1-(4-叔丁基苯基)-1-丁酮

依巴斯汀杂质Ⅲ 1,1,2,2-四苯乙烷

依西美坦

氢溴酸右美沙芬

氢溴酸东莨菪碱

氢溴酸加兰他敏

氢溴酸加兰他敏杂质Ⅰ（氢溴酸二氢加兰他敏） 11-甲基-3-甲氧基-4a,5,7,8,9,10,11,12-八氢-6H-苯并呋喃并[3a,3,2-ef][2]苯并氮杂䓬-6-醇氢溴酸盐

氢溴酸西酞普兰

氢溴酸后马托品

氢醌

香草醛

秋水仙碱

重组人生长激素

重组人胰岛素

重酒石酸去甲肾上腺素

顺式-盐酸曲马多

顺式-氨甲环酸

顺铂

胆石酸

胆固醇

胆甾醇

胆酸

胆影酸

5′-胞苷酸

胞嘧啶

胞磷胆碱钠

亮氨酸

度米芬

美他环素

美司钠

美司钠杂质Ⅰ（双硫化合物） 2-(2-磺乙基二硫基）乙磺酸

美沙拉嗪(5-氨基水杨酸)

美罗培南

美洛西林

美洛西林钠

美洛昔康

美雄诺龙

前列地尔

前列腺素 A₁

前列腺素 B₁

洛伐他汀

洛美沙星

洛莫司汀

洛铂

1,2-二氨甲基-环丁烷二草酸盐一水物

洛铂杂质Ⅱ 1,2-二氨甲基-环丁烷-二碘铂

洋地黄毒苷

癸氟奋乃静

癸酸甲酯

癸醇

柔红霉素

绒促性素

盐酸乙哌立松

盐酸乙胺丁醇

盐酸乙胺丁醇杂质Ⅰ （＋)2-氨基丁醇

盐酸乙胺丁醇杂质Ⅱ (2R,2′S)-2,2′(乙二基二亚氨基)-双-1-丁醇（内消旋-乙胺丁醇）

盐酸乙胺丁醇杂质Ⅲ (2R,2′R)-2,2′(乙二基亚氨基)-双-1-丁醇[(R,R)-乙胺丁醇]

盐酸乙胺丁醇系统适用性对照品

盐酸二甲弗林

盐酸二氢埃托啡

盐酸丁丙诺啡

盐酸丁卡因

盐酸丁卡因杂质Ⅰ 对氨基苯甲酸

盐酸丁卡因杂质Ⅱ 对丁氨基苯甲酸

盐酸丁螺环酮

盐酸三羟苄基苄丝肼

盐酸小檗碱

盐酸川芎嗪

盐酸川芎嗪杂质Ⅰ 邻苯二甲酸二甲酯

盐酸马普替林

盐酸文拉法辛

盐酸去甲丙米嗪 N,N-甲基-10,11-二氢-5H-二苯并[b,f]氮杂䓬-5-丙胺盐酸盐

盐酸去甲肾上腺酮

盐酸去氯羟嗪

盐酸艾司洛尔

盐酸艾司洛尔杂质Ⅰ 4-[2-羟基-3-(异丙氨基)丙氧基]苯基丙酸

盐酸可乐定

盐酸丙卡特罗

盐酸丙米嗪

盐酸丙帕他莫

盐酸左布比卡因

盐酸左布比卡因杂质Ⅰ 2,6-二甲苯胺

盐酸左布比卡因杂质Ⅱ 右布比卡因,(2R)-1-丁基-N-(2,6-二甲苯基)哌啶-2-甲酰胺

盐酸左旋咪唑

盐酸布比卡因

盐酸布替萘芬

盐酸平阳霉素

盐酸卡替洛尔

盐酸甲氧明

盐酸甲基安非他明

盐酸甲氯芬酯

盐酸四环素

盐酸半胱氨酸

盐酸头孢他美酯

盐酸头孢吡肟

盐酸头孢替安

盐酸头孢替安杂质Ⅰ 1-(2-二甲基氨基乙基)-1H-5-巯基四氮唑

盐酸尼卡地平

盐酸尼卡地平杂质Ⅰ 5-O-[2-[苄基(甲基)氨基]乙基]3-O-甲基 2,6-二甲基-4-(3-硝基苯基)-3,5-吡啶二羧酸酯

盐酸司来吉兰

盐酸丝肼

盐酸吉西他滨

盐酸吉西他滨 α-异构体

盐酸地匹福林

盐酸地尔硫䓬

盐酸地芬尼多

盐酸地芬诺酯

盐酸地芬诺酯杂质Ⅰ（地芬诺酸） 1-(3-氰基-3,3-二苯丙基)-4-苯基哌啶-4-羧酸

盐酸西替利嗪

盐酸曲马多

盐酸曲马多杂质Ⅰ （1RS,2SR)-2-[(N,N-二甲基氨基）亚甲基]-1-(3-甲氧基苯基)环己醇及其对映体

盐酸曲美他嗪

盐酸曲普利啶

盐酸曲普利啶顺势异构体 (Z)-2-[1-(4-甲苯基)-3-(1-吡咯烷基)-1-丙烯基]吡啶盐酸盐

盐酸吗啡

盐酸托烷司琼

盐酸托烷司琼杂质Ⅰ 吲哚-3-甲酸

盐酸托烷司琼杂质Ⅱ 吲哚-3-甲醛

盐酸托烷司琼杂质Ⅲ α-托品醇

盐酸托烷司琼杂质Ⅳ β-异构体

盐酸伐昔洛韦

盐酸伪麻黄碱

盐酸伊达比星

盐酸伊托必利

盐酸多巴胺

盐酸多巴酚丁胺

盐酸多沙普仑

盐酸多奈哌齐

盐酸多柔比星

盐酸多塞平

盐酸齐拉西酮

盐酸米托蒽醌

盐酸米多君

盐酸米多君杂质Ⅰ 1-(2,5-二甲氧基苯基)-2-氨基乙醇

盐酸安他唑啉

盐酸安非他酮杂质Ⅰ 3-氯苯丙酮

盐酸安非他酮杂质Ⅱ 1-(3-氯苯基)-1-羟基-2-丙酮

盐酸异丙肾上腺素

盐酸异丙嗪

盐酸芬氟拉明

盐酸苄丝肼

盐酸克仑特罗

盐酸吡格列酮杂质Ⅰ 5-[4-[2-(5-乙基-2-吡啶基)乙氧基]苯基亚甲基]-2,4-噻唑二酮

盐酸利多卡因

盐酸妥拉唑林

盐酸阿比多尔

盐酸阿米洛利

盐酸阿米替林

盐酸阿夫唑嗪

盐酸阿莫地喹

盐酸阿普林定

盐酸阿糖胞苷

盐酸纳美芬杂质Ⅰ 17-(环丙基甲基)-4,5α-环氧-3,14-二羟基吗啡喃-6-酮盐酸盐

盐酸纳美芬杂质Ⅱ 2,2′-双纳美芬

盐酸纳洛酮

盐酸纳洛酮杂质Ⅰ (一)-4,5α-环氧-3,14-二羟基吗啡喃-6-酮

盐酸纳洛酮杂质Ⅱ 2,2′-双纳洛酮

盐酸表柔比星

盐酸苯乙双胍

盐酸苯海拉明

盐酸苯海索

盐酸奈福泮

盐酸非那吡啶

盐酸昂丹司琼

盐酸罗哌卡因

盐酸罗格列酮杂质Ⅰ 5-[4-[2-(甲基-2-吡啶氨基)乙氧基]苯基亚甲基]-2,4-噻唑烷二酮

盐酸罗通定

盐酸帕罗西汀

盐酸帕罗西汀杂质Ⅰ 去氟帕罗西汀

盐酸帕罗西汀杂质Ⅱ N-甲基帕罗西汀

盐酸依米丁

盐酸舍曲林杂质Ⅰ (1R,4S)-4-(3,4-二氯苯基)-1,2,3,4-四氢-N-甲基-1-萘胺盐酸盐

盐酸舍曲林杂质Ⅱ (1R,4R)-4-(3,4-二氯苯基)-1,2,3,4-四氢-N-甲基-1-萘胺盐酸盐

盐酸舍曲林杂质Ⅲ (1S,4R)-4-(3,4-二氯苯基)-1,2,3,4-四氢-N-甲基-1-萘胺盐酸盐

盐酸金刚乙胺

盐酸金霉素

盐酸法舒地尔

盐酸屈嗪

盐酸组氨酸

盐酸哌唑嗪

盐酸哌替啶

盐酸氨基葡萄糖

盐酸氟西汀杂质Ⅲ N-甲基-3-苯基丙胺

盐酸氟西汀杂质Ⅳ N甲基-3-苯基-3-(3-三氟甲基苯氧基)丙胺

盐酸氟西泮

盐酸氟西泮杂质Ⅰ 7-氯-5-(2-氟苯基)-1,3-二氢-2H-1,4-苯并二氮杂䓬-2-酮

盐酸氟西泮杂质Ⅱ 5-氯-2-(2-二乙氨基乙氨基)-2′-氟二苯甲酮盐酸盐

盐酸氟奋乃静

盐酸氟桂利嗪

盐酸度洛西汀

盐酸度洛西汀杂质Ⅰ (1S)-3-(甲基氨基)-1-(2-噻吩基)丙醇

盐酸度洛西汀杂质Ⅱ 4-[3-(甲基氨基)-1-(2-噻吩基)丙基]萘酚

盐酸度洛西汀杂质Ⅲ α-萘酚

盐酸度洛西汀杂质Ⅳ 2-[3-(甲基氨基)-1-(2-噻吩基)丙基]萘酚

盐酸度洛西汀杂质Ⅴ 3-异构体，(3S)-N-甲基-3-(1-萘氧基)-3-(3-噻吩基)丙胺

盐酸度洛西汀杂质Ⅵ 1-氟萘

盐酸度洛西汀杂质Ⅶ 光学异构体，(3R)-N-甲基-3-(1-萘氧基)-3-(2-噻吩基)丙胺

盐酸美西律

盐酸美沙酮

盐酸洛非西定

盐酸洛哌丁胺

盐酸班布特罗

盐酸莫西沙星

盐酸莫西沙星杂质Ⅰ 1-环丙基-6,8-二氟-7-[(4aS,7aS)-八氢-6H-吡咯并[3,4-b]吡啶-6-基]-4-氧代-1,4-二氢喹啉-3-羧酸

盐酸莫西沙星杂质Ⅱ 1-环丙基-6,8-二甲氧基-7-[(4aS,7aS)-八氢-6H-吡咯并[3,4-b]吡啶-6-基]-4-氧代-1,4-二氢喹啉-3-羧酸

盐酸莫西沙星杂质Ⅲ 1-环丙基-6-氟-8-乙氧基-7-[(4aS,7aS)-八氢-6H-吡咯并[3,4-b]吡啶-6-基]-4-氧代-1,4-二氢喹啉-3-羧酸

盐酸莫西沙星杂质Ⅳ 1-环丙基-6-甲氧基-8-氟-7-[(4aS,7aS)-八氢-6H-吡咯并[3,4-b]吡啶-6-基]-4-氧代-1,4-二氢喹啉-3-羧酸

盐酸莫西沙星杂质Ⅴ 1-环丙基-6-氟-8-羟基-7-[(4aS,7aS)-八氢-6H-吡咯并[3,4-b]吡啶-6-基]-4-氧代-1,4-二氢喹啉-3-羧酸

盐酸莫西沙星杂质Ⅵ 1-环丙基-6-氟-8-甲氧基-7-[(4aS,7aS)-1-甲基八氢-6H-吡咯并[3,4-b]吡啶-6-基]-4-氧代-1,4-二氢喹啉-3-羧酸

盐酸莫西沙星对映异构体 1-环丙基-6-氟-8-甲氧基-7-[(4aR,7aR)-八氢-6H-吡咯并[3,4-b]吡啶-6-基]-4-氧代-1,4-二氢喹啉-3-羧酸

盐酸格拉司琼

盐酸索他洛尔

盐酸特比萘芬

盐酸特拉唑嗪

盐酸特拉唑嗪杂质Ⅰ 1-(4-氨基-6,7-二甲氧基-2-喹唑啉基)哌嗪二盐酸盐

盐酸特拉唑嗪杂质Ⅱ 2-氯-4-氨基-6,7-二甲氧基喹唑啉

盐酸特拉唑嗪杂质Ⅲ 1-(4-羟基-6,7-二甲氧基-2-喹唑啉基)-4-[(四氢呋喃基)碳酰基]-哌嗪

盐酸特拉唑嗪杂质Ⅳ 1,4-二-(4-氨基-6,7-二甲氧基-2-喹唑啉基)哌嗪二盐酸盐

盐酸特拉唑嗪杂质Ⅴ 1-[(四氢呋喃基)碳酰基]哌嗪

盐酸倍他司汀

盐酸胺碘酮

盐酸胺碘酮杂质Ⅰ 2-氯-N,N-二乙基乙胺

盐酸胺碘酮杂质Ⅱ (2-丁基苯并呋喃-3-基)(4-羟基-3,5-二碘苯基)-甲酮

盐酸黄酮哌酯

盐酸萘甲唑啉

盐酸萘甲唑啉杂质Ⅰ N-(2-氨基乙基)-2-(1-萘基)乙酰胺（萘乙酰乙二胺）

盐酸萘替芬

盐酸酚苄明

盐酸麻黄碱

盐酸羟甲唑啉

盐酸羟甲唑啉杂质Ⅰ N-(2-氨基乙基)-2-(4-叔丁基-3-羟基-2,6-二甲基苯基)乙酰胺

盐酸羟考酮

盐酸羟嗪

盐酸维拉帕米

盐酸替扎尼定

盐酸替扎尼定杂质Ⅰ 4-[(2-咪唑啉-2-基)氨基]-2,1,3-苯并噻二唑

盐酸替扎尼定杂质Ⅱ 5-氯-4-[(1-乙酰基-2-咪唑啉-2-基)氨基]-2,1,3-苯并噻二唑

盐酸硫必利

盐酸硫利达嗪

盐酸喹那普利

盐酸喹那普利杂质Ⅰ [3S-[2(R*),3α,11αβ]]-1,3,4,6,11,11α-六氢-3-甲基-1,4-二氧代-α-(2-苯乙基)-2H-吡嗪并[1,2-b]异喹啉-2-乙酸乙酯

盐酸氮䓬斯汀

盐酸氯丙那林

盐酸氯米帕明

盐酸氯胺酮

盐酸奥布卡因

盐酸奥布卡因杂质Ⅰ 4-氨基-3-丁氧基苯甲酸

盐酸奥昔布宁

盐酸奥洛他定

盐酸奥洛他定杂质Ⅰ 11-[(Z)-3-(二甲氨基)丙亚基]-6,11-二氢二苯并[b,e]氧杂环庚三烯-2-乙酸-氮氧化物

盐酸普罗帕酮

盐酸普萘洛尔

盐酸普鲁卡因

盐酸瑞芬太尼杂质Ⅱ 4-(甲氧甲酰基)-4-(N-苯基丙酰氨基)-1-哌啶

盐酸赖氨酸

盐酸雷尼替丁

盐酸雷尼替丁杂质Ⅰ N-[2-[[[5-[(二甲基氨基)甲基]呋喃-2-基]甲基]硫基]乙基]-2-硝基乙酰胺

盐酸雷洛昔芬

盐酸雷洛昔芬杂质Ⅰ [6-羟基-2-(4-羟基苯基)-7-[4-[2-(哌啶-1-基)乙氧基]苯甲酰基]-1-苯并噻吩-3-基][4-[2-(哌啶-1-基)乙氧基]苯基]甲酮

盐酸雷莫司琼

盐酸溴己新

盐酸溴己新杂质Ⅰ N-甲基-N-环己基-2-氨基-3-氯-5-溴苯甲胺

盐酸溴己新杂质Ⅱ N-甲基-N-环己基-2-氨基-5-氯-3-溴苯甲胺

盐酸罂粟碱

盐酸精氨酸

盐酸赛庚啶杂质Ⅰ 1-甲基-4-(5H-二苯并[a,d]环庚三烯-5-羟基)哌啶

盐酸赛洛唑啉

盐酸噻氯匹定

莪术醇

格列本脲杂质Ⅰ 4-[2-(5-氯-2-甲氧基苯甲酰胺)-乙基]-苯磺酰胺

格列本脲杂质Ⅱ 4-[2-(5-氯-2-甲氧基苯甲酰胺)-乙基]-苯磺酰胺基-甲酸乙酯

格列齐特

格列齐特杂质Ⅰ 1-(3-氮杂双环[3.3.0]辛基)-3-邻甲苯磺酰脲

格列吡嗪

格列吡嗪杂质Ⅰ 4-[2-(5-甲基吡嗪-2-甲酰氨基)乙基]苯磺酰胺

格列苯脲

格列美脲

格列美脲杂质Ⅰ N-[[4-[2-(3-乙基-4-甲基-2-氧代-3-吡咯啉-1-甲酰氨

基)乙基]苯基]磺酰基]氨基甲酸乙酯

格列美脲杂质Ⅱ 1-[[4-[2-(3-乙基-4-甲基-2-氧代-3-吡咯啉-1-甲酰氨基)乙基]苯基]磺酰基]氨基甲酸甲酯

格列美脲杂质Ⅲ 4-[2-(3-乙基-4-甲基-2-氧代-3-吡咯啉-1-甲酰氨基)乙基]苯磺酰胺

格列美脲杂质Ⅳ 1-[[3-[2-(3-乙基-4-甲基-2-氧代-3-吡咯啉-1-甲酰氨基)乙基]苯基]磺酰基]-3-(反式-4-甲基环己基)脲

格列美脲杂质Ⅴ 1-[[4-[2-(3-乙基-4-甲基-2-氧代-3-吡咯啉-1-甲酰氨基)乙基]苯基]磺酰基]-3-(顺式-4-甲基环己基)脲

格列喹酮

格隆溴铵

核黄素

桉油精

恩曲他滨

恩曲他滨杂质Ⅰ 5-氟胞嘧啶

恩曲他滨杂质Ⅱ 恩曲他滨氧化杂质

恩曲他滨杂质Ⅲ 拉米夫定

恩曲他滨杂质Ⅳ (2R,5S)-5-氟-1-[2-羟甲基-1,3-氧硫杂环戊烷-5-基]尿嘧啶

恩曲他滨杂质Ⅴ 5-(2R,5S)-5-[5-氟-4-氨基-2-氧代嘧啶-1(2H)-基]-1,3-氧硫杂环戊烷-2-羧酸薄荷醇酯

恩曲他滨异构体检查系统适用性试验混合对照品

恩氟烷

N-氧化利福平

氧化型谷胱甘肽

氧氟沙星

氧氟沙星杂质A (3RS)-9,

10-二氟-3-甲基-7-氧代-2,3-二氢-7H-吡啶并[1,2,3-de]-1,4-苯并噁嗪-6-羧酸

氧氟沙星杂质E (3RS)-9-氟-3-甲基-7-氧代-10-(1-哌嗪基)-2,3-二氢-7H-吡啶并[1,2,3-de]-1,4-苯并噁嗪-6-羧酸

12-氧硬脂酸

12-氧硬脂酸甲酯

氨力农

氨甲环酸

氨甲酰化氯雷他定

氨曲南

氨苄西林

氨苄西林系统适用性试验对照品

氨苯砜

氨苯碘胺

氨苯蝶啶

2-氨基-2′,5-二氢二苯甲酮

氨基丁三醇

4-氨基丁酸

(+)α-氨基丁醇

氨基三乙酸

6-氨基己酸

氨基己酸

5-氨基水杨酸

5-氨基-N,N′-双-(2,3-二羟丙基)-2,4,6-三碘-1,3-苯二甲酰胺

7-氨基去乙酰氧基头孢烷酸

4-氨基-6-1,3-苯并二硫酰胺

2-氨基-5-硝基二苯酮

2-氨基-5-氯二苯酮

2-氨基-2-氯-5-硝基二苯酮

2-氨基-2′-氯-5-硝基二苯酮

氨鲁米特

特非拉定

倍他米松

倍他环糊精

胰岛素

胰岛素单体-二聚体

胰蛋白酶

胰激肽原酶

胱氨酸

胸苷

胸腺五肽

胸腺法新

胸腺法新杂质I ［D-Ser¹]-胸腺法新

胸腺嘧啶

高三尖杉酯碱

烟酰胺

烟酸占替诺

L(＋)-酒石酸

酒石酸长春瑞滨

酒石酸双氢可待因

酒石酸布托啡诺

酒石酸布托啡诺(右旋异构体)(＋)-17-环丁基甲基-3,14-二羟基吗啡喃 D-(－)-酒石酸盐

酒石酸罗格列酮片杂质I 5-［4-[[2-[N-甲基-N-[2-吡啶]氨基]乙氧基]苯基]亚甲基]-2,4-噻唑烷二酮

酒石酸美托洛尔

酒石酸唑吡坦

消旋山莨菪碱

消旋山莨菪碱杂质I 6β-羟基-1αH,5αH-托品-3-醇阿托酸酯

消旋卡多曲

消旋盐酸司来吉兰

消旋瑞格列奈

诺氟沙星

培哚普利叔丁胺

培哚普利叔丁胺杂质I (2S,3aS,7aS)八氢-1H-吲哚-2-羧酸

培哚普利叔丁胺杂质Ⅲ 培哚普利拉

培哚普利叔丁胺杂质Ⅳ (2S,3aS,7aS)-1-[(S)-N-[(S)-1-甲基乙氧甲酰基丁基]丙氨酰]八氢-2-吲哚羧酸

培哚普利叔丁胺和(±)-1″-差向-培哚普利(杂质Ⅱ)的混合对照品(杂质Ⅱ含量不低于0.1%)

培氟沙星

黄凡士林

黄体酮

萘

萘丁美酮

萘哌地尔

2-萘酚

α-萘酚

萘普生

萘普生钠

萘磺酸右丙氧芬

萘磺酸右丙氧芬乙酰物

萘磺酸右丙氧芬氨基醇盐酸盐

萝巴新

酞丁安

酚磺乙胺

酚磺乙胺杂质I 对苯二酚

辅酶 Q₁₀

甜菊苷

甜菊素

脯氨酸

2′,3′-脱水肌苷

1,6-脱水衍生物相关对照品

1,6-脱水-D 葡萄糖

脱苏胺醇 8′奥曲肽

脱氢醋酸

N-脱烷基氟西泮

脲

羟甲香豆素

5-羟甲基糠醛

羟苯乙酯

羟苯丁酯

羟苯丙酯

羟苯甲酯

4-(4-羟苯基)-2-丁酮

羟苯磺酸钙

羟苯磺酸钙杂质I 氢醌

2-羟基-1,2-二苯基乙酮

1-(4-羟基-3-甲基苯基)-2-(叔丁氨基)乙醇

3-羟基-1-苄基吲唑

4-羟基间苯二甲酸

4-羟基苯甲酸

12-羟基硬脂酸

12-羟基硬脂酸甲酯

9-羟基溴丙胺太林

牻牛儿酮

烯化合物 1-(4,4-二苯基-3-丁烯基)哌啶

烯化合物(盐酸地芬尼多)

混合物(卡马西平与10,11-二氢卡马西平的混合物)

维 A 酸

维生素 A

维生素 B₂

维生素 B₆

维生素 B₁₂

维生素 C

维生素 C 钠

维生素 D₂

维生素 D₃

维生素 E

维生素 K₁

维库溴铵

琥乙红霉素

琥珀酸舒马普坦

替加氟

替米沙坦

替米沙坦杂质I 4′-溴甲基-联苯-2-甲酸甲酯

替考拉宁

替莫唑胺

替莫唑胺杂质I 4-氨基-5-氨基甲酰基咪唑一水合物

替硝唑

联苯内标溶液

联苯双酯

联苯苄唑

联苯苄醇

2-(4-联苯基)丙酸(氟比洛芬用)

葛根素

葡萄糖

葡萄糖二酸钙

葡萄糖酸钙

葡萄糖酸钠

蒂巴因

棓丙酯

棕榈油酸甲酯

棕榈酸

棕榈酸乙酯

棕榈酸甲酯

棕榈酸异丙酯

硬脂马来酸钠

硬脂富马酸钠

硬脂酸

硬脂酸乙酯

硬脂酸甲酯

硬脂酸聚烃氧(40)酯

硝西泮

硝苯地平

硝苯地平杂质I 2,6-二甲基-4-(2-硝基苯基)-3,5-吡啶二甲酸二甲酯

硝苯地平杂质Ⅱ 2,6-二甲基-4-(2-亚硝基苯基)-3,5-吡啶二甲酸二甲酯

5-硝基-N,N′-双-(2,3-二羟丙基)-1,3-苯二甲酰胺

5-硝基糠醛二乙酸酯

硝普钠

硝酸毛果芸香碱

硝酸甘油

硝酸异山梨酯

硝酸咪康唑

硝酸益康唑

硫鸟嘌呤

硫唑嘌呤

硫脲

硫喷妥

硫酸长春地辛

硫酸长春新碱

硫酸皮肤素

硫酸吗啡

硫酸沙丁胺醇

硫酸阿托品

硫酸茚地那韦

硫酸软骨素

硫酸软骨素钠

硫酸肼

硫酸氢氯吡格雷

硫酸特布他林

硫酸特布他林杂质I 2-(叔丁基氨基)-1-(3,5-二羟基苯基)乙-1-酮

硫酸普拉睾酮

紫杉醇

A 晶型为 10% 的甲苯咪唑喹那普利环合物

(2Z)-2-氰基-3-羟基-N-[4-(三氟甲基)苯基]丁-2-烯-

碘美普尔杂质Ⅰ N,N'-二-(2,3-二羟基丙基)-3,4-二氢-5,7-二碘-4-甲基-3-羰基-2H-1,4-苯并噁嗪-6,8-二酰胺

碘美普尔杂质Ⅱ N,N'-二-(2,3-二羟基丙基)-2,4,6-三碘-5-[2-甲氨基-2-羰基乙氧基]-1,3-苯二酰胺

碘美普尔杂质Ⅲ N,N'-二-(2,3-二羟基丙基)-2,4,6-三碘-5-甲氨基-1,3-苯二酰胺

碘海醇

碘海醇杂质Ⅰ

碘海醇杂质Ⅱ

碘海醇杂质Ⅲ

碘塞罗宁

碘塞罗宁钠 O-(4-羟基-3-碘苯基)-3,5-二碘-L-酪氨酸钠盐

雷贝拉唑钠

雷米普利

雷米普利杂质Ⅰ 雷米普利甲酯[(2S,3aS,6aS)-1-[(2S)-2-[[(2S)-1-甲氧基-1-氧代-4-苯基丁烷-2-基]氨基]丙酰基]-3,3a,4,5,6,6a-六氢-2H-环戊烷并[b]吡咯-2-甲酸]

雷米普利杂质Ⅱ 雷米普利异丙酯[(2S,3aS,6aS)-1-[(2S)-2-[[(2S)-1-异丙氧基-1-氧代-4-苯基丁烷-2-基]氨基]丙酰基]-3,3a,4,5,6,6a-六氢-2H-环戊烷并[b]吡咯-2-甲酸]

雷米普利杂质Ⅲ 环己基雷米普利[(2S,3aS,6aS)-1-[(2S)-2-[[(2S)-1-乙氧基-1-氧代-4-环己基丁烷-2-基]氨基]丙酰基]-3,3a,4,5,6,6a-六氢-2H-环戊烷并[b]吡咯-2-甲酸]

雷米普利杂质Ⅳ 雷米普利

二酮哌嗪[[(2S)-2-[(3S,5aS,8aS,9aS)-3-甲基-1,4-二氧代十氢-2H-环戊烷并[4,5]吡咯并[1,2-a]吡嗪-2-基]-4-苯基丁酸乙酯]

雷米普利杂质Ⅴ 雷米普利拉[(2S,3aS,6aS)-1-[(2S)-2-[[(2S)-4-苯基丁酸-2-基]氨基]丙酰基]-3,3a,4,5,6,6a-六氢-2H-环戊烷并[b]吡咯-2-甲酸]

雷米普利杂质Ⅵ 雷米普利二酮哌嗪酸[(2S)-2-[(3S,5aS,8aS,9aS)-3-甲基-1,4-二氧代十氢-2H-环戊烷并[4,5]吡咯并[1,2-a]吡嗪-2-基]-4-苯基丁酸]

鼠李糖

愈创甘油醚

腺苷

腺苷钴胺

腺嘌呤 9H-嘌呤-6-胺

新霉胺

羧甲司坦

溴丙胺太林

溴吡斯的明

溶肉瘤素

溶血磷脂酰乙醇胺

溶血磷脂酰胆碱

塞曲司特

塞克硝唑

福多司坦

福多司坦杂质Ⅰ(福多司坦亚砜) (一)-R-2-氨基-3-(3-羟丙亚磺酰基)丙酸

福多司坦杂质Ⅱ(胱氨酸) (2R,2'R)-3,3'-二硫叉基双(2-氨基丙酸)

福多司坦杂质Ⅲ (2R,2'R)-3,3'-(丙烷-1,3-二基双(硫叉基))双(2-氨基丙酸)

福多司坦杂质Ⅳ (2R)-2-氨基-3[(S)-1-羟基丙-2-

基]-硫叉基]丙酸

福多司坦杂质Ⅴ (2R)-2-氨基-3[[(R)-1-羟基丙-2-基]-硫叉基]丙酸

福多司坦杂质Ⅵ (2R,2'R)-3,3'-[[氧叉基双(丙-3,1-叉基)]双(硫叉基)]双(2-氨基丙酸)

福多司坦杂质Ⅶ (一)-(R)-2-氨基-3-((3-(3-羟丙氧基)丙基)硫代)丙酸

福多司坦杂质Ⅷ (福多司坦砜)(一)-(R)-2-氨基-3-(3-羟丙基磺酰基)丙酸

福多司坦右旋异构体 (S)-2-氨基-3-((3-羟丙基)硫基)丙酸

聚乙二醇 200

聚乙二醇 400

聚乙二醇 600

聚乙二醇 1000

聚乙二醇 4000

聚乙二醇 7000

聚乙二醇 10000

聚乙二醇 13000

聚葡萄糖

聚甲基丙烯酸铵酯(Ⅰ)

聚甲基丙烯酸铵酯(Ⅱ)

蔗糖

碳酸锂

雌二醇

鲑降钙素

精氨酸

熊去氧胆酸

缩二脲

缩三脲

缩水甘油

缩宫素

樟脑

醋氯芬酸

醋酸去氧皮质酮

醋酸去氨加压素

醋酸去氨加压素杂质Ⅰ 巯基丙酰-L-酪氨酰-L-苯丙氨酰-L-谷氨酰-L-天冬酰氨酰-L-半胱氨酰-L-脯氨

酰-D-精氨酰-L-甘氨酰胺醋酸盐(1→6-二硫环)

醋酸可的松

醋酸丙氨瑞林

醋酸甲地孕酮

醋酸甲萘氢醌

醋酸甲羟孕酮

醋酸地塞米松

醋酸曲安奈德

醋酸曲普瑞林

醋酸曲普瑞林杂质Ⅰ 曲普瑞林游离酸

醋酸纤维素

醋酸环丙孕酮

醋酸环丙孕酮杂质Ⅰ 3,6,20-三氧代-1β,2β-二氢-3'H-环丙熳并[1,2]孕甾-1,4-二烯-17-基醋酸酯

醋酸环丙孕酮杂质Ⅴ(醋酸地马孕酮) 6-氯-3,20-二氧孕甾-1,4,6-三烯-17-基醋酸酯

醋酸泼尼松

醋酸泼尼松龙

醋酸钠

醋酸氟轻松

醋酸氟氢可的松

醋酸氢化可的松

醋酸氯己定

醋酸氯地孕酮

醋酸赖氨酸

醌式利福平

镍标准溶液

缬沙坦

缬沙坦杂质Ⅰ N-丁酰基-N-[[2'-(1H-四氮唑-5-基)联苯-4-基]甲基]-L-缬氨酸

缬沙坦对映异构体

缬氨酸

鞘磷脂

薄荷脑

薄荷醇

橙皮苷

磺胺

磺胺二甲嘧啶

磺胺甲噁唑

磺胺吡啶

磺胺噁唑

磺胺嘧啶

磷脂酰乙醇胺

磷脂酰肌醇

磷脂酰胆碱

磷酸

磷酸二氢钾

磷酸川芎嗪

磷酸可待因

磷酸肌酸钠

磷酸伯氨喹杂质 I（喹西特）
8-[（4-氨基戊基）氨基]-6-
甲氧基喹啉

磷酸苯丙哌林

磷酸组胺

磷酸哌喹

磷酸哌喹杂质 I　7-氯-4-（1-
哌嗪基)喹啉

磷酸哌喹杂质 II　7-氯-4-羟
基喹啉

磷酸哌喹杂质 III　1,4-二（7-
氯喹啉-4-基）哌嗪

磷酸咯萘啶

磷酸氟达拉滨

磷酸氟达拉滨杂质 III　2-氟-
7H-嘌呤-6-胺

磷酸氯喹

磷酸奥司他韦

磷酸奥司他韦杂质 I　（3R，
4R,5S)-4-乙酰氨基-5-氨

基-3-（1-乙基丙氧基）-1-
环己烯-1-羧酸甲酯磷酸盐

磷酸奥司他韦杂质 II　3-羟
基-4-乙酰氨基苯甲酸乙酯

磷酸奥司他韦杂质 III
（3R，4R，5S)-4-乙酰氨
基-5-氨基-3-（1-乙基丙
氧基）-1-环己烯-1-羧酸
螺内酯

麝香草酚

指 导 原 则

9000　指导原则

9001　原料药物与制剂稳定性试验指导原则

稳定性试验的目的是考察原料药物或制剂在温度、湿度、光线的影响下随时间变化的规律，为药品的生产、包装、贮存、运输条件提供科学依据，同时通过试验建立药品的有效期。

稳定性试验的基本要求是：(1)稳定性试验包括影响因素试验、加速试验与长期试验。影响因素试验用 1 批原料药物或 1 批制剂进行；如果试验结果不明确，则应加试 2 个批次样品。生物制品应直接使用 3 个批次。加速试验与长期试验要求用 3 批供试品进行。(2)原料药物供试品应是一定规模生产的。供试品量相当于制剂稳定性试验所要求的批量，原料药物合成工艺路线、方法、步骤应与大生产一致。药物制剂供试品应是放大试验的产品，其处方与工艺应与大生产一致。每批放大试验的规模，至少是中试规模。大体积包装的制剂，如静脉输液等，每批放大规模的数量通常应为各项试验所需总量的 10 倍。特殊品种、特殊剂型所需数量，根据情况另定。(3)加速试验与长期试验所用供试品的包装应与拟上市产品一致。(4)研究药物稳定性，要采用专属性强、准确、精密、灵敏的药物分析方法与有关物质(含降解产物及其他变化所生成的产物)的检查方法，并对方法进行验证，以保证药物稳定性试验结果的可靠性。在稳定性试验中，应重视降解产物的检查。(5)若放大试验比规模生产的数量要小，申报者应承诺在获得批准后，从放大试验转入规模生产时，对最初通过生产验证的 3 批规模生产的产品进行加速试验与长期稳定性试验。(6)对包装在有通透性容器内的药物制剂应当考虑药物的湿敏感性或可能的溶剂损失。(7)制剂质量的"显著变化"通常定义为：①含量与初始值相差 5%；或采用生物或免疫法测定时效价不符合规定。②降解产物超过标准限度要求。③外观、物理常数、功能试验(如颜色、相分离、再分散性、粘结、硬度、每揿剂量)等不符合标准要求。④pH 值不符合规定。⑤12 个制剂单位的溶出度不符合标准的规定。

本指导原则分两部分，第一部分为原料药物，第二部分为药物制剂。

一、原料药物

原料药物要进行以下试验。

(一)影响因素试验

此项试验是在比加速试验更剧烈的条件下进行。其目的是探讨药物的固有稳定性、了解影响其稳定性的因素及可能的降解途径与降解产物，为制剂生产工艺、包装、贮存条件和建立降解产物分析方法提供科学依据。将供试品置适宜的开口容器中(如称量瓶或培养皿)，分散放置，厚度不超过 3mm(疏松原料药可略厚)。当试验结果发现降解产物有明显的变化，应考虑其潜在的危害性，必要时应对降解产物进行定性或定量分析。

(1)高温试验　供试品开口置适宜的恒温设备中，设置温度一般高于加速试验温度 10℃以上，考察时间点应基于原料药本身的稳定性及影响因素试验条件下稳定性的变化趋势设置。通常可设定为 0 天、5 天、10 天、30 天等取样，按稳定性重点考察项目进行检测。若供试品质量有明显变化，则适当降低温度试验。

(2)高湿试验　供试品开口置恒温恒湿箱或恒湿密闭容器中，在 25℃分别于相对湿度 90%±5%条件下放置 10 天，于第 5 天和第 10 天取样，按稳定性重点考察项目要求检测，同时准确称量试验前后供试品的重量，以考察供试品的吸湿潮解性能。若吸湿增重 5%以上，则在相对湿度 75%±5%条件下，同法进行试验；若吸湿增重 5%以下，其他考察项目符合要求，则不再进行此项试验。恒湿条件可在密闭容器，如干燥器下部放置饱和盐溶液，根据不同相对湿度的要求，可以选择 NaCl 饱和溶液(相对湿度 75%±1%，15.5～60℃)，KNO_3 饱和溶液(相对湿度 92.5%，25℃)。

(3)强光照射试验　供试品开口放在光照箱或其他适宜的光照装置内，可选择输出相似于 D65/ID65 发射标准的光源，或同时暴露于冷白荧光灯和近紫外灯下，在照度为 4500lx±500lx 的条件下，且光源总照度应不低于 $1.2\times10^6\,lx\cdot hr$、近紫外灯能量不低于 $200W\cdot hr/m^2$，于适宜时间取样，按稳定性重点考察项目进行检测，特别要注意供试品的外观变化。

关于光照装置，建议采用定型设备"可调光照箱"，也可用光栅，在箱中安装相应光源使达到规定照度。箱中供试品台高度可以调节，箱上方安装抽风机以排除可能产生的热量，箱上配有照度计，可随时监测箱内照度，光照箱应不受自然光的干扰，并保持照度恒定，同时防止尘埃进入光照箱内。

此外，根据药物的性质必要时可设计试验，原料药在溶液或混悬液状态时，或在较宽 pH 值范围探讨 pH 值与氧及其他条件应考察对药物稳定性的影响，并研究分解产物的分析方法。创新药物应对分解产物的性质进行必要的分析。冷冻保存的原料药物，应验证其在多次反复冻融条件下产品质量的变化情况。在加速或长期放置条件下已证明某些降解产物并不形成，则可不必再做降解产物检查。

（二）加速试验

此项试验是在加速条件下进行。其目的是通过加速药物的化学或物理变化，探讨药物的稳定性，为制剂设计、包装、运输、贮存提供必要的资料。供试品在温度 40℃±2℃、相对湿度 75%±5% 的条件下放置 6 个月。所用设备应能控制温度 ±2℃、相对湿度 ±5%，并能对真实温度与湿度进行监测。在至少包括初始和末次等的 3 个时间点（如 0 个月、3 个月、6 个月）取样，按稳定性重点考察项目检测。如在 25℃±2℃、相对湿度 60%±5% 条件下进行长期试验，当加速试验 6 个月中任何时间点的质量发生了显著变化，则应进行中间条件试验。中间条件为 30℃±2℃、相对湿度 65%±5%，建议的考察时间为 12 个月，应包括所有的稳定性重点考察项目，检测至少包括初始和末次等的 4 个时间点（如 0 个月、6 个月、9 个月、12 个月）。

对温度敏感，预计只能在冰箱中（5℃±3℃）保存的药物，此种药物的加速试验，可在温度 25℃±2℃、相对湿度 60%±5% 的条件下进行，时间为 6 个月。

对拟冷冻贮藏的药物，应对一批样品在 5℃±3℃ 或 25℃±2℃ 条件下放置适当的时间进行试验，以了解短期偏离标签贮藏条件（如运输或搬运时）对药物的影响。

（三）长期试验

长期试验是在接近药物的实际贮存条件下进行，其目的是为制定药物的有效期提供依据。供试品在温度 25℃±2℃、相对湿度 60%±5% 的条件下放置 12 个月，或在温度 30℃±2℃、相对湿度 65%±5% 的条件下放置 12 个月，这是从我国南方与北方气候的差异考虑的，至于上述两种条件选择哪一种由研究者确定。每 3 个月取样一次，分别于 0 个月、3 个月、6 个月、9 个月、12 个月取样，按稳定性重点考察项目进行检测。12 个月以后，仍需继续考察的，根据产品特性，分别于 18 个月、24 个月、36 个月等，取样进行检测。将结果与 0 个月比较，以确定药物的有效期。由于实验数据的分散性，一般应按 95% 可信限进行统计分析，得出合理的有效期。如 3 批统计分析结果差别较小，则取其平均值为有效期；若差别较大，则取其最短的为有效期。如果数据表明测定结果变化很小，说明药物是很稳定的，则不做统计分析。

对拟冷藏贮存的药物，长期试验可在温度 5℃±3℃ 的条件下放置 12 个月，按上述时间要求进行检测，12 个月以后，仍需按规定继续考察，制订在低温贮存条件下的有效期。

对拟冷冻贮藏的药物，长期试验可在温度 −20℃±5℃ 的条件下至少放置 12 个月进行考察。

长期试验采用的温度 25℃±2℃、相对湿度 60%±5%，

或温度 30℃±2℃、相对湿度 65%±5%，是根据国际气候带制定的。国际气候带见表 1。

表 1　国际气候带

气候带	计算数据			推算数据	
	温度① (℃)	MKT② (℃)	RH③ (%)	温度 (℃)	RH (%)
Ⅰ 温带	20.0	20.0	42	21	45
Ⅱ 地中海气候、亚热带	21.6	22.0	52	25	60
Ⅲ 干热带	26.4	27.9	35	30	35
Ⅳ 湿热带	26.7	27.4	76	30	70

① 记录温度。

② MKT 为平均动力学温度。

③ RH 为相对湿度。

温带主要有英国、北欧、加拿大、俄罗斯；亚热带有美国、日本、西欧（葡萄牙—希腊）；干热带有伊朗、伊拉克、苏丹；湿热带有巴西、加纳、印度尼西亚、尼加拉瓜、菲律宾。中国总体来说属亚热带，部分地区属湿热带，故长期试验采用温度 25℃±2℃、相对湿度 60%±5%，或温度 30℃±2℃、相对湿度 65%±5%，与国际协调委员会（ICH）采用条件基本是一致的。

原料药物进行加速试验与长期试验所用包装可采用模拟小桶，但所用材料与封装条件应与大桶一致。

二、药物制剂

药物制剂稳定性研究，首先应查阅原料药物稳定性有关资料，特别了解温度、湿度、光线对原料药物稳定性的影响，并在处方筛选与工艺设计过程中，根据主药与辅料性质，参考原料药物的试验方法，进行影响因素试验、加速试验与长期试验。

（一）影响因素试验

药物制剂进行此项试验的目的是考察制剂处方的合理性与生产工艺及包装条件。供试品用 1 批进行，将供试品如片剂、胶囊剂、注射剂（注射用无菌粉末如为西林瓶装，不能打开瓶盖，以保持严封的完整性），除去外包装，并根据试验目的和产品特性考虑是否除去内包装，置适宜的开口容器中，进行高温试验、高湿试验与强光照射试验，试验条件、方法、取样时间与原料药相同，重点考察项目见附表。

对于需冷冻保存的中间产物或药物制剂，应验证其在多次反复冻融条件下产品质量的变化情况。

（二）加速试验

此项试验是在加速条件下进行，其目的是通过加速药物制剂的化学或物理变化，探讨药物制剂的稳定性，为处方设计、工艺改进、质量研究、包装改进、运输、贮存提供必要的资料。供试品在温度 40℃±2℃、相对湿度 75%±5% 的条件下放置 6 个月。所用设备应能控制温度 ±2℃、相对湿度 ±5%，并能对真实温度与湿度进行监测。在至少包括初始和末次等的 3 个时间点（如 0 个月、3 个月、6 个月）取样，

按稳定性考察项目检测。如在 25℃±2℃、相对湿度 60%±5% 的条件下进行长期试验，当加速试验 6 个月中任何时间点的质量发生了显著变化，则应进行中间条件试验。中间条件为 30℃±2℃、相对湿度 65%±5%，建议的考察时间为 12 个月，应包括所有的稳定性重点考察项目，检测至少包括初始和末次等的 4 个时间点（如 0 个月、6 个月、9 个月、12 个月）。溶液剂、混悬剂、乳剂、注射液等含有水性介质的制剂可不要求相对湿度。试验所用设备与原料药物相同。

对温度敏感，预计只能在冰箱（5℃±3℃）内保存使用的药物制剂，此类药物制剂的加速试验，可在温度 25℃±2℃、相对湿度 60%±5% 的条件下进行，时间为 6 个月。

对拟冷冻贮藏的制剂，应对一批样品在 5℃±3℃ 或 25℃±2℃ 条件下放置适当的时间进行试验，以了解短期偏离标签贮藏条件（如运输或搬运时）对制剂的影响。

乳剂、混悬剂、软膏剂、乳膏剂、糊剂、凝胶剂、眼膏剂、栓剂、气雾剂、泡腾片及泡腾颗粒宜直接采用温度 30℃±2℃、相对湿度 65%±5% 的条件进行试验，其他要求与上述相同。

对于包装在半透性容器中的药物制剂，例如低密度聚乙烯制备的输液袋、塑料安瓿、眼用制剂容器等，则应在温度 40℃±2℃、相对湿度不超过 25%RH 条件下进行试验。

（三）长期试验

长期试验是在接近药品的实际贮存条件下进行，其目的是为制订药品的有效期提供依据。供试品在温度 25℃±2℃、相对湿度 60%±5% 的条件下放置 12 个月，或在温度 30℃±2℃、相对湿度 65%±5% 的条件下放置 12 个月。至于上述两种条件选择哪一种由研究者确定。每 3 个月取样一次，即分别于 0 个月、3 个月、6 个月、9 个月、12 个月取样，按稳定性重点考察项目进行检测。12 个月以后，仍需继续考察的，分别于 18 个月、24 个月、36 个月取样进行检测。将结果与 0 个月比较以确定药品的有效期。由于实测数据的分散性，一般应按 95% 可信限进行统计分析，得出合理的有效期。如 3 批统计分析结果差别较小，则取其平均值为有效期；若差别较大，则取其最短的为有效期。数据表明很稳定的药品，不做统计分析。

对拟冷藏贮存的药品，长期试验可在温度 5℃±3℃ 的条件下放置 12 个月，按上述时间要求进行检测，12 个月以后，仍需按规定继续考察，制订在低温贮存条件下的有效期。

对拟冷冻贮藏的制剂，长期试验可在温度 −20℃±5℃ 的条件下至少放置 12 个月，货架期应根据长期试验放置条件下实际时间的数据而定。

对于包装在半透性容器中的药物制剂，则应在温度 25℃±2℃、相对湿度 40%±5%，或 30℃±2℃、相对湿度 35%±5% 的条件进行试验，至于上述两种条件选择哪一种由研究者确定。

对于所有制剂，应充分考虑运输路线、交通工具、距离、时间、条件（温度、湿度、振动情况等）、产品包装（外包装、内包装等）、产品放置和温度监控情况（监控器的数量、位置等）等对产品质量的影响。

此外，有些药物制剂还应考察临用时配制和使用过程中的稳定性。例如，应对配制或稀释后使用、在特殊环境（如高原低压、海洋高盐雾等环境）使用的制剂开展相应的稳定性研究，同时还应对药物的配伍稳定性进行研究，为说明书/标签上的配制、贮藏条件和配制或稀释后的使用期限提供依据。

稳定性重点考察项目

原料药物及主要剂型的重点考察项目见附表，表中未列入的考察项目及剂型，可根据剂型及品种的特点制订。对于缓控释制剂、肠溶制剂等应考察释放度等，微粒制剂应考察粒径、或包封率、或泄漏率等。

附表　原料药物及制剂稳定性重点考察项目参考表

剂型	稳定性重点考察项目	剂型	稳定性重点考察项目
原料药	性状、熔点、含量、有关物质、吸湿性以及根据品种性质选定的考察项目	凝胶剂	性状、均匀性、含量、有关物质、粒度，乳胶剂应检查分层现象
片剂	性状、含量、有关物质、崩解时限或溶出度或释放度	眼用制剂	如为溶液，应考察性状、可见异物、含量、pH 值、有关物质；如为混悬液，还应考察粒度、再分散性；洗眼剂还应考察无菌；眼丸剂应考察粒度与无菌
胶囊剂	性状、含量、有关物质、崩解时限或溶出度或释放度、水分，软胶囊要检查内容物有无沉淀		
		丸剂	性状、含量、有关物质、溶散时限
注射剂	性状、含量、pH 值、可见异物、不溶性微粒、有关物质，应考察无菌	糖浆剂	性状、含量、澄清度、相对密度、有关物质、pH 值
		口服溶液剂	性状、含量、澄清度、有关物质
栓剂	性状、含量、融变时限、有关物质	口服乳剂	性状、含量、分层现象、有关物质
软膏剂	性状、均匀性、含量、粒度、有关物质	口服混悬剂	性状、含量、沉降体积比、有关物质、再分散性
乳膏剂	性状、均匀性、含量、粒度、有关物质、分层现象	散剂	性状、含量、粒度、有关物质、外观均匀度
糊剂	性状、均匀性、含量、粒度、有关物质	气雾剂（非定量）	不同放置方位（正、倒、水平）有关物质、撤射速率、撤出总量、泄漏率

续表

剂型	稳定性重点考察项目	剂型	稳定性重点考察项目
气雾剂(定量)	不同放置方位（正、倒、水平）有关物质、递送剂量均一性、泄漏率	颗粒剂	性状、含量、粒度、有关物质、溶化性或溶出度或释放度
喷雾剂	不同放置方位（正、水平）有关物质、每喷主药含量、递送剂量均一性（混悬型和乳液型定量鼻用喷雾剂）	贴剂(透皮贴剂)	性状、含量、有关物质、释放度、黏附力
吸入气雾剂	不同放置方位（正、倒、水平）有关物质、微细粒子剂量、递送剂量均一性、泄漏率	冲洗剂、洗剂、灌肠剂	性状、含量、有关物质、分层现象（乳状型）、分散性（混悬型），冲洗剂应考察无菌
吸入喷雾剂	不同放置方位（正、水平）有关物质、微细粒子剂量、递送剂量均一性、pH 值，应考察无菌	搽剂、涂剂、涂膜剂	性状、含量、有关物质、分层现象（乳状型）、分散性（混悬型），涂膜剂还应考察成膜性
吸入粉雾剂	有关物质、微细粒子剂量、递送剂量均一性、水分	耳用制剂	性状、含量、有关物质，耳用散剂、喷雾剂与半固体制剂分别按相关剂型要求检查
吸入液体制剂	有关物质、微细粒子剂量、递送速率及递送总量、pH 值、含量，应考察无菌	鼻用制剂	性状、pH 值、含量、有关物质，鼻用散剂、喷雾剂与半固体制剂分别按相关剂型要求检查

注：有关物质（含降解产物及其他变化所生成的产物）应说明其生成产物的数目及量的变化，如有可能应说明有关物质中何者为原料中的中间体，何者为降解产物，稳定性试验重点考察降解产物。

9013　缓释、控释和迟释制剂指导原则

一、概述

调释制剂，系指与普通制剂相比，通过技术手段调节药物的释放速率、释放部位或释放时间的一大类制剂。调释制剂可分为缓释、控释和迟释制剂等。其中，缓释、控释制剂与普通制剂比较，药物治疗作用更持久、毒副作用可能降低、用药次数减少，可提高患者用药依从性。迟释制剂可延迟释放药物，从而发挥肠溶、结肠定位或脉冲释放等功能。

本指导原则以口服缓释、控释和迟释制剂为重点，也可供其他给药途径的相关制剂参考。

缓释制剂，系指在规定的释放介质中，按要求缓慢地非恒速释放药物，与相应的普通制剂比较，给药频率减少一半或有所减少，且能显著增加患者用药依从性的制剂。

控释制剂，系指在规定的释放介质中，按要求缓慢地恒速释放药物，与相应的普通制剂比较，给药频率减少一半或有所减少，血药浓度比缓释制剂更加平稳，且能显著增加患者用药依从性的制剂。

迟释制剂，系指在给药后不立即释放药物的制剂，包括肠溶制剂、结肠定位制剂和脉冲制剂等。肠溶制剂，系指在规定的酸性介质（pH 1.0～3.0）中不释放或几乎不释放药物，而在要求的时间内，于 pH 6.8 磷酸盐缓冲液中大部分或全部释放药物的制剂。结肠定位制剂，系指在胃肠道上部基本不释放、在结肠内大部分或全部释放的制剂，即一定时间内在规定的酸性介质与 pH 6.8 磷酸盐缓冲液中不释放或几乎不释放，而在要求的时间内，于 pH 7.5～8.0 磷酸盐缓冲液中大部分或全部释放的制剂。脉冲制剂，系

指不立即释放药物，而在某种条件下（如在体液中经过一定时间或一定 pH 值或某些酶作用下）一次或多次突然释放药物的制剂。

缓释、控释和迟释制剂的处方工艺设计可能影响其质量和疗效等，因此必须对其进行全面深入研究，并结合实际生产的具体情况，筛选出适合工业化生产的处方工艺。缓释、控释和迟释制剂体外、体内的释放行为应符合临床需求，应建立能评估体内基本情况的体外释放度实验方法和控制指标，以有效控制制剂质量，保证制剂的安全性与有效性。

二、缓释、控释和迟释制剂的制备

1. 处方工艺研究

缓释、控释和迟释制剂研发应结合临床需求与药物特性进行可行性评价，并非所有的口服药物都适合制成缓控释制剂。设计缓释、控释和迟释制剂时应考虑的因素有：药物的理化性质、生物药剂学性质、药物动力学性质、药效学性质以及临床需求等。

缓释、控释和迟释制剂的设计要依据药物的溶解性、pH 值对溶解度的影响、稳定性、药物的吸收部位、吸收速率、首过效应、消除半衰期、药物的最小有效浓度、最佳治疗浓度、最低毒性浓度及个体差异等，根据临床需要以及预期制剂的体内性能进行可行性评估及处方设计。药物在胃肠道不同部位的吸收特性以及制剂在肠道的滞留时间是影响口服吸收的重要因素。胃肠道不同部位的 pH 值、表面积、膜通透性、分泌物、酶、水量等不同，在药物吸收过程中所起的作用可能有显著差异，因此，在研发前需充分了解药物在胃肠道的吸收部位或吸收窗，并在处方设计时考虑如何减小可能的个体差异。

口服缓释、控释和迟释制剂最常采用的剂型为片剂和胶囊(填充缓释小丸或颗粒)，其他有缓释颗粒、缓释混悬剂等；常用的调释技术包括膜包衣技术、骨架技术、渗透泵技术，以及胃内滞留技术、生物黏附技术、离子交换技术等。应根据药物的性质、临床用药特点、可采用的辅料、工艺设备等情况确定具体剂型，选择合适的调释技术和体外评价方法，进行处方与工艺的筛选与优化。

在处方工艺设计和研究中，需要充分了解原料药与所用辅料的性质及彼此的相容性。由于缓释、控释和迟释制剂的制备较普通制剂更加复杂，故需对制备工艺中可能影响产品质量的环节和工艺参数进行详细的考察，确定影响制剂质量的关键工艺因素以及关键工艺参数的范围。在小试和中试生产的过程中，根据各个环节对考察参数与质量的分析结果，进一步评价缓释、控释和迟释制剂的处方工艺是否适合大生产。对多批的小试、中试和工业生产规模的产品进行质量对比研究，验证工艺的可行性与合理性，保证在设定的条件下批间差异的可控。

缓释、控释和迟释制剂的释放行为应在一定 pH 值条件下保持稳定，符合临床需求，且不受或少受生理、饮食等因素及产品运输储存条件(温度、湿度)等各个环节的影响。良好的处方工艺及其制备过程应能保证产品的重现性和稳定性，可以通过严格的操作规程和中间控制手段，有效地解决大生产中批次间的重现性以及体内生物等效性等问题。

2. 质量控制研究

口服缓释、控释和迟释制剂的质量研究项目主要包括性状、鉴别、释放度、重(装)量差异、含量均匀度、有关物质、微生物限度、含量测定等。其中，释放度方法研究及其限度确定是口服缓释、控释和迟释制剂质量研究的重要内容。在建立释放度及其他检验项目的测定方法时，应符合分析方法验证指导原则(指导原则 9101)。

应考察至少 3 批产品批与批之间体外药物释放度的重现性，并考察同批产品体外药物释放度的均一性。缓释、控释和迟释制剂制备工艺中若用到需要控制的有机溶剂(如包衣工艺中采用的有机溶剂)，则应按残留溶剂(通则 0861)测定，并根据测定结果及数据积累结果确定是否纳入质量标准。

3. 稳定性研究

口服缓释、控释和迟释制剂的稳定性研究应按原料药与制剂稳定性试验指导原则(指导原则 9001)进行。在稳定性考察项目方面，除一般性项目外，还应重点考察释放度的变化，分析产生变化的原因及对体内释放行为的可能影响，必要时修改、完善处方工艺。

三、缓释、控释和迟释制剂的评价

1. 体外释放度试验

药物的体外释放行为受制剂本身因素和外界因素的影响。制剂本身因素包括主药的性质(如溶解度、晶型、粒度分布等)、制剂的处方与工艺等，外界因素包括释放度测定

的仪器装置、释放介质、转速等。体外释放度试验是在模拟体内消化道条件下(如温度、介质的 pH 值、搅拌速率等)，测定制剂的药物释放速率，并最后制订出合理的体外药物释放度标准，以监测产品的生产过程及对产品进行质量控制。结合体内外相关性研究，释放度可以在一定程度上预测产品的体内行为。对于释放度方法可靠性和限度合理性的评判，可结合体内研究数据进行综合分析。

(1)仪器装置　仪器装置的选择，应考虑具体的剂型及可能的释药机制。除另有规定外，缓释、控释和迟释制剂的体外药物释放度试验可采用溶出度测定仪进行。如采用其他特殊仪器装置，需提供充分的依据。贴剂可采用溶出度与释放度测定法(通则 0931)测定。

(2)温度　缓释、控释和迟释制剂的体外释放度试验应控制在 37℃±0.5℃，以模拟体温；而贴剂的体外释放度试验应控制在 32℃±0.5℃，以模拟表皮温度。

(3)释放介质　释放介质的选择依赖于药物的理化性质(如溶解性、稳定性、油水分配系数等)、生物药剂学性质以及吸收部位的生理环境(如胃、小肠、结肠等)。一般推荐选用水性介质，包括水、稀盐酸(0.001～0.1mol/L)或 pH 3～8 的醋酸盐或磷酸盐缓冲液等；对难溶性药物通常不宜采用有机溶剂，可加适量的表面活性剂(如十二烷基硫酸钠等)；必要时可考虑加入酶等添加物。

由于不同 pH 值条件下药物的溶解度、缓控释辅料的性质(如水化、溶胀、溶蚀速度等)可能不同，建议对不同 pH 值条件下的释放行为进行考察。

释放介质的体积一般应符合漏槽条件。

(4)取样时间点　除迟释制剂外，体外释放速率试验应能反映出受试制剂释药速率的变化特征，且能满足统计学处理的需要。释药全过程的时间不应低于给药的间隔时间，且累积释放百分率要求达到 90% 以上。除另有规定外，通常将释药全过程的数据作累积释放百分率-时间的释药曲线图，以制订出合理的释放度检查方法和限度。

缓释制剂从释药曲线图中至少选出 3 个取样时间点，第一点为开始 0.5～2 小时的取样时间点，用于考察药物是否有突释；第二点为中间的取样时间点，用于确定释药特性；最后的取样时间点，用于考察释药是否基本完全。控释制剂取样点不得少于 5 个。

迟释制剂可根据临床需求设计释放度的取样时间点。

(5)转速　缓释、控释和迟释制剂在不同转速下的释放行为可能不同，故应考察不同转速对其释放行为的影响。一般不推荐过高或过低转速。

(6)释药模型的拟合　缓释制剂的释药数据可用一级方程和 Higuchi 方程等拟合，即：

$$\ln\left(1-\frac{M_t}{M_\infty}\right)=-kt \text{(一级方程)}$$

$$\frac{M_t}{M_\infty}=kt^{1/2} \text{(Higuchi 方程)}$$

控释制剂的释药数据可用零级方程拟合，即：

$$\frac{M_t}{M_\infty}=kt（零级方程）$$

式中，M_t 为 t 时间的累积释放量；M_∞ 为 ∞ 时累积释放量；M_t/M_∞ 为 t 时累积释放百分率。拟合时以相关系数 (r) 最大而均方误差 (MSE) 最小为最佳拟合结果。

(7) 其他 多于一个活性成分的产品，要求对每一个活性成分均按以上要求进行释放度测定。如在同一种方法下不能有效测定每个成分的释放行为，则需针对不同成分，选择建立不同的测定方法。对于不同规格的产品，可以建立相同或不同的测定方法。

2. 体内试验

对缓释、控释和迟释制剂的安全性和有效性进行评价，应通过体内的药效学和药物动力学试验。首先对缓释、控释和迟释制剂中药物特性的物理化学性质应有充分了解，包括有关同质多晶、粒子大小及其分布、溶解性、溶出速率、稳定性以及制剂可能遇到的其他生理环境极端条件下控制药物释放的变量。制剂中药物因受处方和制备工艺等因素的影响，溶解度等物理化学特性会发生变化，应测定相关条件下的溶解特性。难溶性药物的制剂处方中含有表面活性剂 (如十二烷基硫酸钠) 时，需要了解其对药物溶解特性的影响。

关于药物的药物动力学性质，应进行单剂量和多剂量人体药代动力学试验，以证实制剂的缓控释特征符合设计要求。推荐采用药物的普通制剂 (静脉用或口服溶液，或经批准的其他普通制剂) 作为参考，对比其中药物释放、吸收情况，来评价缓释、控释和迟释制剂的释放、吸收情况。设计口服缓释、控释和迟释制剂时，测定药物在肠道各段的吸收是很有意义的。食物的影响也应考虑。

药物的药效学性质应反映出在足够广泛的剂量范围内药物浓度与临床响应值 (治疗效果或副作用) 之间的关系。此外，应对血药浓度和临床响应值之间的平衡时间特性进行研究。如果在药物或药物的代谢物与临床响应值之间已经有很确定的关系，缓释、控释和迟释制剂的临床表现可以由血药浓度-时间关系的数据进行预测。如无法得到这些数据，则应进行临床试验和药动学-药效学试验。

非口服的缓释、控释和迟释制剂还需对其作用部位的刺激性和/或过敏性等进行试验。

3. 体内-体外相关性

(1) 体内-体外相关性的评价方法 体内-体外相关性，指的是由制剂产生的生物学性质或由生物学性质衍生的参数 (如 t_{max}、C_{max} 或 AUC)，与同一制剂的物理化学性质 (如体外释放行为) 之间建立合理的定量关系。

缓释、控释和迟释制剂要求进行体内外相关性的试验，它应反映整个体外释放曲线与血药浓度-时间曲线之间的关系。只有当体内外具有相关性时，才能通过体外释放曲线预测体内情况。

体内外相关性可归纳为三种。① 体外释放曲线与体内吸收曲线 (即由血药浓度数据去卷积而得到的曲线) 上对应的各个时间点分别相关，这种相关简称点对点相关，表明两条曲线可以重合或者通过使用时间标度重合。② 应用统计矩分析原理建立体外释放的平均时间与体内平均滞留时间之间的相关性。由于能产生相似的平均滞留时间可有很多不同的体内曲线，因此体内平均滞留时间不能代表体内完整的血药浓度-时间曲线。③ 一个释放时间点 ($t_{50\%}$、$t_{90\%}$ 等) 与一个药物动力学参数 (如 AUC、C_{max} 或 t_{max}) 之间单点相关，它只说明部分相关。

(2) 本指导原则采用的方法 本指导原则中缓释、控释和迟释制剂的体内外相关性，系指体内吸收相的吸收曲线与体外释放曲线之间对应的各个时间点回归，得到直线回归方程的相关系数符合要求，即可认为具有相关性。

① 体内-体外相关性的建立

(a) 基于体外累积释放百分率-时间的体外释放曲线

如果缓释、控释和迟释制剂的释放行为随体外释放度试验条件 (如装置的类型，介质的种类和浓度等) 变化而变化，就应该另外再制备两种供试品 (一种比原制剂释放更慢，另一种更快)，研究影响其释放快慢的体外释放度试验条件，并按体外释放度试验的最佳条件，得到基于体外累积释放百分率-时间的体外释放曲线。

(b) 基于体内吸收百分率-时间的体内吸收曲线

根据单剂量交叉试验所得血药浓度-时间曲线的数据，对体内吸收符合单室模型的药物，可获得基于体内吸收百分率-时间的体内吸收曲线，体内任一时间药物的吸收百分率 (F_a) 可按以下 Wagner-Nelson 方程计算：

$$F_a=\frac{c_t+k\,\mathrm{AUC}_{0-t}}{k\,\mathrm{AUC}_{0-\infty}}\times100\%$$

式中 c_t 为 t 时间的血药浓度；

k 为由普通制剂求得的消除速率常数。

双室模型药物可用简化的 Loo-Riegelman 方程计算各时间点的吸收百分率。

可采用非模型依赖的反卷积法将血药浓度-时间曲线的数据换算为基于体内吸收百分率-时间的体内吸收曲线。

② 体内-体外相关性检验

当药物释放为体内药物吸收的限速因素时，可利用线性最小二乘法回归原理，将同批供试品体外释放曲线和体内吸收相吸收曲线上对应的各个时间点的释放百分率和吸收百分率进行回归，得直线回归方程。

如直线的相关系数大于临界相关系数 $(P<0.001)$，可确定体内外相关。

9014 微粒制剂指导原则

微粒制剂，也称微粒给药系统 (microparticle drug delivery system，MDDS)，系指药物或与适宜载体 (一般为生物可降解材料)，经过一定的分散包埋技术制得具有一定粒径(微米级或纳米级)的微粒组成的固态、液态、半固态或气态药物制剂,具有掩盖药物的不良气味与口味、液态药物固态化、减少复方药物的配伍变化、提高难溶性药物的溶解度,或提高药物的生物利用度,或改善药物的稳定性,或降低药物不良反应,或延缓药物释放、提高药物靶向性等作用。

根据药剂学分散系统分类原则,将直径在 $10^{-4}\sim10^{-9}$ m 范围内的分散相构成的分散体系称为微粒分散体系,其中,分散相粒径在 $1\sim500\mu m$ 范围内统称为微米分散体系,主要包括微囊、微球等;分散相粒径小于 1000nm 属于纳米分散体系,主要包括脂质体、纳米乳、纳米粒、聚合物胶束、亚微乳等。微囊、微球、亚微乳、脂质体、纳米乳、纳米粒、聚合物胶束等均可作为药物载体。

随着现代制剂技术的发展,微粒载体制剂已逐渐用于临床,其给药途径包括外用、口服与注射等。外用和口服微粒制剂一般将有利于药物对皮肤、黏膜等生物膜的渗透性,注射用微粒制剂一般具有缓释、控释或靶向作用。其中具有靶向作用的药物制剂通常称为靶向制剂。

靶向制剂系指采用载体将药物通过循环系统浓集于或接近靶器官、靶组织、靶细胞和细胞内特定结构的一类新制剂,可提高疗效、和/或降低对其他组织、器官及全身的毒副作用。靶向制剂可分为三类:①一级靶向制剂,系指进入特定组织或器官制剂;②二级靶向制剂,系指药物进入靶部位的特殊细胞(如肿瘤细胞)释药制剂;③三级靶向制剂,系指药物作用于细胞内的特定部位制剂。

一、药物载体的类型

(1)微囊　系指固态或液态药物被载体辅料包封成的微小胶囊。通常粒径在 $1\sim250\mu m$ 之间的称微囊,而粒径在 $0.1\sim1\mu m$ 之间的称亚微囊,粒径在 $10\sim100nm$ 之间的称纳米囊。

(2)微球　系指药物溶解或分散在载体辅料中形成的微小球状实体。通常粒径在 $1\sim250\mu m$ 之间的称微球,粒径在 $0.1\sim1\mu m$ 之间的称亚微球,粒径在 $10\sim100nm$ 之间的称纳米球。

(3)脂质体　系指药物被类脂双分子层包封成的微小囊泡。一般而言,水溶性药物常常包含在水性隔室中,亲脂性药物则包含在脂质体的脂质双分子层中。脂质体有单室与多室之分。小单室脂质体的粒径一般在 $20\sim80nm$ 之间,大单室脂质体的粒径在 $0.1\sim1\mu m$ 之间,多室脂质体的粒径在 $1\sim5\mu m$ 之间。通常小单室脂质体也可称为纳米脂质体。前体脂质体系指脂质体的前体形式,磷脂通常以薄膜形式吸附在骨架粒子表面形成的粉末或以分子状态分散在适宜溶剂中形成的溶液,应用前与稀释剂水合即可溶解或分散重组成脂质体。

(4)亚微乳　系指将药物溶于脂肪油/植物油中通常经磷脂乳化分散于水相中形成 $100\sim600nm$ 粒径的 O/W 型微粒载药分散体系,粒径在 $50\sim100nm$ 之间的称纳米乳。干乳剂系指亚微乳或纳米乳经冷冻干燥技术等制得的固态制剂,该类产品经适宜稀释剂水化或分散后可得到均匀的亚微乳或纳米乳。

(5)纳米粒　系指药物或与载体辅料经纳米化技术分散形成的粒径小于 500nm 的固体粒子。仅由药物分子组成的纳米粒称纳晶或纳米药物,以白蛋白作为药物载体形成的纳米粒称白蛋白纳米粒,以脂质材料作为药物载体形成的纳米粒称脂质纳米粒。

(6)聚合物胶束(亦称高分子胶束)系指由两亲性嵌段高分子载体辅料在水中自组装包埋难溶性药物形成的粒径小于 500nm 的胶束溶液,属于热力学稳定体系。

二、常用载体辅料

载体辅料通常可分为以下三类。

(1)天然材料　在体内生物相容和可生物降解的材料有明胶、蛋白质(如白蛋白)、淀粉、壳聚糖、海藻酸盐、磷脂、胆固醇、脂肪油、植物油等。天然来源的成分需关注动物蛋白、病毒、热原和细菌内毒素等带来的安全风险。

(2)半合成材料　分为在体内可生物降解与不可生物降解两类。在体内可生物降解的材料有氢化大豆磷脂、聚乙二醇-二硬脂酰磷脂酰乙醇胺等;不可生物降解的材料有甲基纤维素、乙基纤维素、羧甲纤维素盐、羟丙甲纤维素、邻苯二甲酸乙酸纤维素等。

(3)合成材料　分为在体内可生物降解与不可生物降解两类。可生物降解材料有聚乳酸、聚氨基酸、聚羟基丁酸酯、乙交酯-丙交酯共聚物等;不可生物降解的材料有聚酰胺、聚乙烯醇、丙烯酸树脂、硅橡胶等。

此外,在制备微粒制剂时,可加入适宜的润湿剂、乳化剂、抗氧剂或表面活性剂等。

对于微粒制剂,尤其是脂质体制剂中用到的磷脂,无论是天然、半合成或合成的,都应明确游离脂肪酸、过氧化物、溶血磷脂等关键质量属性。

三、生产工艺和过程控制

微粒制剂生产过程中应进行过程控制,以确保制剂的质量。并综合考虑已有知识、潜在风险评估技术等,以确定可能影响终产品质量的工艺条件或参数。尤其对于脂质体等微粒制剂应控制生产规模变更(批量大小改变)等工艺过程。

四、生产与贮藏期间应检查的项目

(一)有害有机溶剂的限度检查

在生产过程中引入有害有机溶剂时,应按残留溶剂(通则0861)测定;凡未规定限度者,可参考 ICH,否则应制定有害有机溶剂残留量的测定方法与限度。

(二)形态、粒径及其分布的检查

(1)形态观察　微粒制剂可采用光学显微镜、扫描或透射电子显微镜等观察,均应提供照片。

(2)粒径及其分布　应提供粒径的平均值及其分布的数据或图形。测定粒径有多种方法,如光学显微镜法、电感应法、光感应法或激光衍射法等。

微粒制剂粒径分布数据，常用各粒径范围内的粒子数或百分率表示；有时也可用跨距表示，跨距愈小分布愈窄，即粒子大小愈均匀。

$$跨距 = (D_{90} - D_{10})/D_{50}$$

式中　D_{10}、D_{50}、D_{90}分别指粒径累积分布图中10%、50%、90%处所对应的粒径。

如需作图，将所测得的粒径分布数据，以粒径为横坐标，以频率（每一粒径范围的粒子个数除以粒子总数所得的百分率）为纵坐标，即得粒径分布直方图；以各粒径范围的频率对各粒径范围的平均值可作粒径分布曲线。

（三）载药量和包封率的检查

微粒制剂应提供载药量和包封率的数据。

载药量是指微粒制剂中所含药物的重量百分率，即

$$载药量 = \frac{微粒制剂中所含药物重}{微粒制剂的总重} \times 100\%$$

包封率测定时，应通过适当方法（如凝胶柱色谱法、离心法或透析法）将游离药物与被包封药物进行分离，按下式计算包封率：

$$包封率 = \frac{微粒制剂中包封的药量}{微粒制剂中包封与未包封的总药量} \times 100\%$$
$$= \left(1 - \frac{液体介质中未包封的药量}{微粒制剂中包封与未包封的总药量}\right) \times 100\%$$

包封率一般不得低于80%。

（四）突释效应或渗漏率的检查

药物在微粒制剂中的情况一般有三种，即吸附、包入和嵌入。在体外释放试验时，表面吸附的药物会快速释放，称为突释效应。开始0.5小时内的释放量要求低于40%。

微粒制剂应检查渗漏率，可由下式计算

$$渗漏率 = \frac{产品在贮存一定时间后渗漏到介质中的药量}{产品在贮存前包封的药量} \times 100\%$$

（五）氧化程度的检查

含有磷脂、植物油等容易被氧化载体辅料的微粒制剂，需进行氧化程度的检查。在含有不饱和脂肪酸的脂质混合物中，磷脂的氧化分三个阶段：单个双键的耦合、氧化产物的形成、乙醛的形成及键断裂。因为各阶段产物不同，氧化程度很难用一种试验方法评价。

磷脂、植物油或其他易氧化载体辅料应采用适当的方法测定其氧化程度，并提出控制指标。

（六）其他规定

微粒制剂，除应符合本指导原则的要求外，还应分别符合有关制剂通则（如片剂、胶囊剂、注射剂、眼用制剂、鼻用制剂、贴剂、气雾剂等）的规定。

若微粒制剂制成缓释、控释、迟释制剂，则应符合缓释、控释和迟释制剂指导原则（指导原则9013）的要求。

（七）靶向性评价

具有靶向作用的微粒制剂应提供靶向性的数据，如药物体内分布数据及体内分布动力学数据等。

（八）稳定性

微粒制剂稳定性研究应包括药品物理和化学稳定性以及微粒完整性等，并应符合原料药物与制剂稳定性试验指导原则（指导原则9001）要求。对于脂质体制剂，除应符合上述指导原则的要求外，还应注意相变温度对药品状态的变化、不同内包装形式的脂质体药品的稳定性试验条件，以及标签和说明书上合理使用等内容。对于临床前需采用溶媒配制和/或稀释给药的纳米药物，应关注其在配制和使用条件下的配伍稳定性等。

9015　药品晶型研究及晶型质量控制指导原则

当固体药物存在多晶型现象，且不同晶型状态对药品的有效性、安全性或质量可能产生影响时，应对原料药物、固体制剂、半固体制剂、混悬剂等中的药用晶型物质状态进行定性或定量控制。药品的药用晶型应选择优势晶型，并保持制剂中晶型状态为优势晶型，以保证药品的有效性、安全性与质量可控。

优势晶型系指当药物存在多种晶型状态时，具有临床疗效佳、安全、稳定性高等优点，且适合药品开发的晶型。

由两种或两种以上的化学物质共同形成的晶态物质被称为共晶物，共晶物属晶型物质范畴。

1. 药物多晶型的基本概念

描述固体化学药物物质状态，可由一组参量（晶胞参数、分子对称性、分析排列规律、分子作用力、分子构象、结晶水或结晶溶剂等）组成。当这些参量中的一种或几种发生变化而使其存在有两种或两种以上的不同固体物质状态时，称为多晶型现象（polymorphism）或称同质异晶现象。通常，难溶性药物易存在多晶型现象。

固体物质是由分子堆积而成。由于分子堆积方式不同，在固体物质中包含有晶态物质状态（又称晶体）和非晶态物质状态（又称无定型态、玻璃体）。晶态物质中分子间堆积呈有序性、对称性与周期性；非晶态物质中分子间堆积呈无序性。晶型物质范畴涵盖了固体物质中的晶态物质状态（分子有序）和无定型态物质状态（分子无序）。

优势药物晶型物质状态可以是一种或多种，故可选择一种晶型作为药用晶型物质，亦可按一定比例选择两种或多种晶型物质的混合状态作为药用晶型物质使用。

2. 晶型样品的制备

采用化学或物理方法，通过改变结晶条件参数可获得不同的固体晶型样品。常用化学方法主要有重结晶法、快速溶剂去除法、沉淀法和种晶法等；常用物理方法主要有熔融结晶法、晶格物理破坏法和物理转晶法等。影响晶型物质形成的重要技术参数包括：溶剂（类型、组成、配比等）、浓度、成核速率、生长速率、温度、湿度、光度、压力和粒度等。由于各种药物的化学结构不同，采用的制备方法不同，形成各种晶型物质状态的技术参数（或条件）亦不

同，需要根据样品自身性质合理选择晶型样品的制备方法和条件。

3. 晶型物质状态的稳定性

自然界中的固体物质可处于稳定态、亚稳定态、不稳定态三种状态，晶型物质亦如此。化合物晶型物质状态会随着环境条件变化（如温度、湿度、光照、压力等）而从某种晶型物质状态转变为另外一种晶型物质状态，称为转晶现象。共晶物的转晶可以是由两种化学物质中的任意一种或两种发生固体物质状态的晶型转变。

由于药用晶型物质的稳定性会影响到药品的临床有效性与安全性，故需要对多晶型药物晶型物质状态的稳定性进行研究。研究内容包括：原料药成分的晶型物质状态的稳定性，原料药晶型物质与制剂处方中各种辅料的相容性，制剂的制粒、成型、干燥等工艺对原料药晶型物质状态的影响等。

通过晶型物质状态的稳定性研究，可为优势药物晶型物质状态选择、药物制剂处方、制备工艺过程控制、药品贮存条件等提供科学依据。

根据稳定性试验项下的影响因素试验方法和条件，考察晶型物质状态对高温、高湿和光照条件的稳定性；采用压力方法考察晶型物质状态对压力的稳定性，观察晶型物质状态是否发生转晶现象。

4. 晶型药物的生物学评价

需要采用符合晶型物质的生物学评价的科学方法。溶液状态下的体外细胞评价方法、已发生转晶的悬浮液体内给药等评价方法无法反映固体晶型物质真实的生物学活性特征。故应采用动物体内试验并使用固体给药方式，可获得晶型物质真实的生物学评价数据。

5. 晶型药物的溶解性或溶出度评价

本法为体外晶型物质评价的辅助方法。

当原料晶型物质状态不同时，晶型原料或固体制剂的溶解或溶出性质可能存在较大差异，所以需要进行晶型物质与溶解或溶出性质的关系研究。以溶解度或溶出度、溶解速率或溶出速率作为评价指标。原料药采用溶解曲线法，固体制剂采用溶出曲线法。

6. 药品晶型质量控制方法

不同药物的不同晶型物质状态对定性鉴别方法或成分含量定量分析方法的特异性可以相同或不同，方法包含绝对方法和相对方法，可选择有效的质量控制方法。

（1）晶型种类鉴别——定性方法

绝对鉴别方法　可独立完成晶型物质状态鉴别的方法。方法仅适用于晶型原料药。

单晶 X 射线衍射法（SXRD）　属绝对晶型鉴别方法，可通过供试品的成分组成（化合物、结晶水或溶剂）、晶胞参数（a，b，c，α，β，γ，V）、分子对称性（晶系，空间群）、分子键合方式（氢键、盐键、配位键）、分子构象等参量变化实现对固体晶型物质状态的鉴别。方法适用于晶态晶型物质的鉴别。

鉴别。

相对鉴别方法　为需要借助已知晶型信息完成晶型种类鉴别的方法，适用于不同晶型物质的图谱数据间存在差异的晶型种类鉴别。利用相对晶型鉴别方法确定供试品晶型需要与已知晶型样品的图谱数据进行比对。方法仅适用于晶型原料药。

共晶物的鉴别方法与晶型鉴别方法相同，但需对共晶物进行物质状态的鉴别，包括化学物质的结合方式、组成比例、固体晶型状态等参数。

方法 1　粉末 X 射线衍射法（PXRD）

晶态物质粉末 X 射线图谱呈锐峰，无定型态物质粉末 X 射线图谱呈弥散峰。晶型鉴别时利用供试品衍射峰的数量、位置（d 或 2θ）、强度（相对或绝对）、各峰强度之比等参量变化实现对晶型物质状态的鉴别。方法适用于晶态与晶态、晶态与无定型态、无定型态与无定型态等各种晶型物质的鉴别。若判断两个晶态样品的晶型物质状态一致时，应平行进行粉末 X 射线衍射试验，并满足衍射峰数量相同、二者 2θ 值衍射峰位置误差范围在±0.2°内、相同位置衍射峰的相对峰强度误差在±5%内，衍射峰的强弱顺序应一致；若判断两个无定型态样品的晶型物质状态一致时，应满足弥散衍射峰几何拓扑形状完全一致。

固体制剂中的原料药晶型状态鉴别，一般可使用与其制备工艺相同的不含原料药的处方制备获得空白固体制剂，精密称取药品制剂和空白制剂，通过定量扣除法获得制剂中原料药图谱，实现固体制剂中原料药晶型状态的定性鉴别目的。

方法 2　红外光谱法（IR）

利用供试品不同晶型物质分子在一定波数范围的红外光谱吸收峰的位置、强度、峰形几何拓扑等差异实现对晶型物质状态的鉴别。方法适用于药物晶型物质状态的鉴别，推荐采用衰减全反射法。如需制样时，应注意避免研磨、压片等可能造成的转晶现象。

方法 3　拉曼光谱法（RM）

利用供试品不同晶型物质在一定波数范围的拉曼散射峰的数量、位置、强度、峰形几何拓扑等差异实现对晶型物质状态的鉴别。拉曼光谱法用于晶型鉴别时，由于一般不需制样，可减少或避免研磨、压片等可能造成的转晶现象。波数低至太赫兹光区的特征光谱也可提供用于多晶型研究和晶型鉴别的重要信息。

方法 4　差示扫描量热法（DSC）

利用供试品不同晶型物质特有的热力学性质，通过供试品吸热峰或放热峰的数量、位置、形状、吸热量（或吸热焓）等参量变化实现对晶型物质状态的鉴别。方法适用于不同晶型物质的熔融吸热峰值存在较大差异或供试品中含有不同数量和种类结晶溶剂（或水）的晶型物质的鉴别。

方法 5　热重法（TG）

利用供试品不同晶型物质特有的质量-失重百分率与温度关系参量的变化实现对晶型物质状态的鉴别。方法适用于供试品中含有不同数量和种类结晶溶剂(或水)的晶型物质的鉴别。

利用热重与质谱联用技术(TG-MS),可实现对供试品在持续加热过程中的失重量与失重成分进行分析。本方法可用于供试品中结晶溶剂(含水)或其他可挥发性成分的定性、定量分析。

方法 6 毛细管熔点法(MP)

利用供试品不同晶型物质在加热时产生的相变过程、透光率等参量变化实现对晶型物质状态的鉴别。方法适用于熔点值差异大的晶型物质的鉴别。熔距可反映晶型纯度,熔距小于 1℃时表明供试品的晶型纯度较高。制样时应注意避免研磨可能造成的转晶现象。

方法 7 光学显微法(LM)

当供试品不同晶型具有不同的固体外形特征时,可通过不同晶型物质特有的固体外形实现对晶型物质状态的鉴别。

方法 8 偏光显微法(PM)

通过供试品呈晶态与无定型态时的偏光效应参量变化,实现晶型物质状态的鉴别。

方法 9 固体核磁共振波谱法(ssNMR)

利用供试品不同晶型物质的同一原子核局部的化学环境差异,引起相应原子核磁共振吸收峰的化学位移、耦合常数、积分值等差异实现对晶型物质状态的鉴别。

不同晶型判断

当供试品原料药化学物质确定且鉴别方法一致时,鉴别获得的图谱或数据若发生变化,说明样品中的晶型物质种类或成分发生了改变,可能由一种晶型变为另外一种晶型,或混晶物质种类或比例发生了改变。

(2)晶型含量分析——定量方法

晶型物质含量是表征供试品中所包含的某种特定晶型物质成分的量值,用百分数表示。晶型含量分析方法指进行供试品晶型成分的定量或限量分析。

晶型药品质量控制应优先选择定量分析方法。常用的定量分析方法有单晶 X 射线衍射法(SXRD)、粉末 X 射线衍射法(PXRD)、差示扫描量热法(DSC)、红外光谱法(IR)等。

方法学研究

采用的晶型定量或限量分析方法应参照分析方法验证指导原则(指导原则 9101)进行方法验证。

鉴于不同定量或限量分析技术和方法的基本原理不同,应选择能够表征晶型物质成分与含量呈线性关系的 1～3 个参数作为定量或限量分析的特征性参量。

晶型含量分析方法

方法 1 单晶 X 射线衍射法(SXRD)

SXRD 分析对象仅为一颗单晶体,原理是利用 X 射线对晶体产生的衍射效应,其分析数据代表了某种晶型纯品的结果。SXRD 法可以揭示供试晶型成因,给出晶型物质的晶体学各种定量数据。采用 SXRD 分析数据,通过理论计算获得 100% 晶型纯品的 PXRD 图谱和数据,作为晶型物质标准

图谱。

方法 2 粉末 X 射线衍射法(PXRD)

PXRD 是表征供试品对 X 射线的衍射效应,即衍射峰位置(d 或 2θ 值)与衍射强度关系的图谱。晶型供试品的衍射峰数量与对称性和周期性相关,各个衍射峰位置用 d(Å)或 2θ(°)表示;衍射峰强度可用峰高度或峰面积表示,其绝对强度值用每秒的计数点 CPS 表示,相对强度值=(其他峰绝对值÷最强峰绝对值)× 100%;衍射峰强比例表示了供试品中各衍射峰间的相对强度关系和衍射峰形几何拓扑变化。

(a)晶型原料药分析 为实现对原料药晶型物质的定量控制目的,需要:①通常选取能够反映原料药晶型物质含量变化的 1～3 个特征衍射峰,特征衍射峰的强度应与晶型含量(或晶型质量)呈线性关系;②建立混晶原料药样品标准曲线:通过配制两种或多种晶型比例的混晶样品,建立混晶样品中的各种晶型含量与特征峰衍射强度关系的标准曲线,可以实现对原料药的混晶晶型种类和比例的含量测定;③为保证不同时间点的晶型检测,可通过建立随行标准曲线法或标准曲线加外标法进行原料药晶型含量测定,以实现对不同时间点供试品的晶型成分含量测定。

(b)制剂中晶型原料药分析 为实现对制剂中晶型原料药的定量控制目的,需要:①固体制剂、晶型原料药、空白辅料;②选取能够反映固体制剂中晶型原料药成分含量变化特征的 1～3 个衍射峰,特征衍射峰的强度应与晶型含量呈线性关系;③建立制剂中原料药晶型含量标准曲线:利用空白辅料与晶型原料药配制成不同比例的混合样品,建立固体制剂中晶型原料药含量与特征峰衍射强度关系的标准曲线,利用标准曲线可实现对固体制剂中原料药晶型含量测定的目的;④为保证不同时间点的晶型检测,可采用随行标准曲线法或标准曲线加外标法对不同时间点供试品进行原料药晶型含量测定。

(c)方法说明 ①定量方法需要借助 SXRD 数据通过理论计算获得 100% 晶型纯品的 PXRD 图谱和数据作为晶型物质标准或使用晶型标准品获得标准图谱作为晶型物质标准;②实验用样品需经前处理步骤,一般有机供试品应过 100 目筛,无机供试品过 200 目筛;定量检测时应精密称定实验用样品量;③应注意固体制剂的晶型原料药含量应在标准曲线的线性范围内;④应使用外标标准物质 Al_2O_3 对仪器及数据进行校正。

方法 3 差示扫描量热法(DSC)

采用 DSC 定量分析的晶型物质一般应具有不同的熔融吸热峰值,且晶型样品质量与吸热量成正比关系。

(a)晶型原料药分析 精密称量不同质量晶型样品,建立质量与热量的热熔值的线性关系,绘制标准曲线,定量测定样品的晶型含量。

(b)混晶原料药分析 当不同晶型含量与热熔值呈正比关系,采用精密称量配制不同晶型含量的混晶样品,建立晶

型含量与热熔值的线性关系，绘制标准曲线，定量测定混晶样品中的晶型含量。

（c）方法说明　①仅适用于晶型原料药定量分析；②对熔融吸热峰值相差大的混晶原料供试品，建立标准曲线时线性范围较宽；熔融吸热峰值相差小的混晶样品，建立标准曲线时线性范围较窄；③有时 DSC 法仅能作为限量检测方法。

方法 4　红外光谱法（IR）

采用 IR 法可以对晶型原料药或固体制剂进行定量分析，常用的方法为相对峰强度法。

晶型特征峰选取原则：①分别选取 2 种晶型特有的红外光谱吸收峰作为特征峰；②2 种晶型的特征峰应独立而互不干扰；③特征峰强度应与晶型成分含量成对应线性关系。

对压力可致晶型状态发生转变的晶型供试品，制样时应避免压片法。

（a）晶型原料药分析　采用相对峰强度法时分别选择 2 种晶型成分的特征吸收峰位置 b_1 与 b_2，在同一红外光谱图上读取 2 种晶型成分的特征吸收峰的吸光度值 A_1 与 A_2，计算二者特征吸收峰的吸光度比值 r。通过配制一系列不同晶型比例的混晶样品，建立特征吸收峰的吸光度比值的对数值与晶型含量间的线性关系，绘制标准曲线，实现对混晶样品的晶型含量的定量分析。

（b）制剂中晶型原料药成分分析　采用相对峰强度法时分别选择晶型原料药特征吸收峰位置 b_1 与空白辅料的特征吸收峰位置 b_2，在同一红外光谱图上读取 2 种晶型成分的特征吸收峰的吸光度值 A_1 与 A_2，计算二者特征吸收峰的吸光度比值 r。通过配制一系列含有不同质量晶型原料与空白辅料比例混合样品，建立特征吸收峰的吸光度比值的对数值与晶型原料药含量间的线性关系，绘制标准曲线，实现对固体制剂中晶型原料药含量进行定量分析。

【附注】其他国际公认用于物相分析的方法也可对多晶型进行定性或定量分析。

9016　注射剂可见异物控制指导原则

注射剂中的可见异物系指在规定条件下目视可以观测到的不溶性物质，其粒径或长度通常大于 $50\mu m$。注射剂中的可见异物因其来源、物理化学性质以及给药途径、患者等的不同可能导致不同程度的安全风险，应对其进行科学有效的控制。

注射剂中可见异物的控制始于生产环境、原辅料和容器或包材，也涉及生产工艺及过程、检查程序及检查方法、产品储存、运输和临床使用等过程或环节。因此，应结合可见异物来源、预防、数据积累及趋势分析等，进行全生命周期的可见异物控制。

本指导原则主要适用于注射剂的可见异物控制，眼用液体制剂和无菌原料药中可见异物的控制也可参考本指导原则。

1　概述

由于可见异物的检出是一个概率事件，检出概率会因注射剂类型、产品配方、异物属性（大小、形状和材质等）、容器或包材、检查人员及检查条件等因素的不同而变化。无论是人工灯检法还是基于设备的自动检查方法，都难以达到对可见异物 100% 的检出。仅按照可见异物检查法（通则 0904）对注射剂成品进行检查难以满足控制要求，应注重预防可见异物的引入与产生。因此，除了通过检查剔除不合格产品和放行合格产品外，应当结合注射剂的产品特性，从源头把关，重视过程控制，优化检查方法等，开展可见异物的识别和来源鉴定，从而最大限度地预防可见异物的引入和产生，建立系统、科学、有针对性的可见异物控制体系。

2　基于产品全生命周期的可见异物控制

2.1　可见异物来源

可见异物分为外源性与内源性两类。外源性可见异物是与产品制造过程无关的异物，如毛发、与工艺无关的纤维、淀粉、矿物等，通常是一次性出现，并可能存在微生物污染的风险。内源性可见异物是与产品制造过程有关的异物，包括从生产设备、原辅料及直接接触药品的容器或包材中引入的玻璃、胶塞、硅油等，也包括注射剂在贮存或使用期间原料药结晶析出、蛋白聚集、微粒团聚或注射剂与容器或包材相互作用产生的不溶性物质等。

可见异物的物理化学性质表征对于可见异物的识别至关重要，应建立和优化可见异物的分离方法和分析技术。在产品研究过程中，应尽早对注射剂中可见异物的尺寸、形状、组成成分及数量等进行表征和识别，进而确定不同异物的潜在来源。结合异物的来源及属性、注射剂用药人群及临床应用方案，开展风险评估，优化检查方法，制定更加科学合理的放行标准。需要注意的是，某些注射剂中（如混悬剂、乳剂、脂质体、蛋白质和细胞类生物制剂等）存在固有的可见颗粒，会干扰可见异物的检查、识别和控制，应在检查中予以合理的区分，必要时应结合破坏性的检查方法或补充检查加以区分。虽然这些固有的可见颗粒是预期的、可接受的物质，但当发现这些颗粒的尺寸、数量等超过预期水平时，也应作为可见异物进行检查、处理和控制。

2.2　可见异物预防

应从注射剂的处方及工艺设计、生产环境及人员控制、生产设施/设备的清洗及维护、原辅料、容器或包材的选择和清洗、使用过程等方面预防可见异物的引入。

预防外源性可见异物的引入，首先应保证注射剂的生产环境、生产设施及设备、人员等符合 GMP 要求。应评估这些预防措施的总体有效性，并防止人员或环境对已经清洁设施/设备的污染。

对于在产品放行前引入的内源性可见异物，应从源头进行控制。如发现可见异物来源于直接接触的容器或包材，应结合产品特性慎重选择容器或包材，或制定更加严格的入厂标准，关注清洗工艺对异物的清除能力及工艺过程中容器或包材的使用及处理方式对可见异物引入的影响。

对于在产品货架期间产生的可见异物，应结合注射剂的类型、处方工艺、质量属性及包材等方面开展研究，阐明可见异物的产生原因。如果可见异物是由于注射剂产品设计的问题造成的，应优化产品设计。

2.3 数据积累及趋势分析

可见异物控制体系的建立需要一个相对长期的过程，应持续积累产品开发、生产、放行以及上市召回检验等过程中获得的可见异物数据，建立可见异物数据库，进行合理的可见异物分类和趋势分析，形成有效的数据反馈及响应机制。数据趋势分析可为可见异物控制提供依据。对于超出正常生产过程中可见异物的类型或限度的情况，应启动偏差调查。通过偏差调查识别出可见异物及其来源，提出有针对性的纠正、预防或改进措施。

3 检查程序和检查方法

注射剂可见异物的检查主要包括生产过程中的 100％检查、放行（或抽样）检查以及召回产品的检查等。根据检查结果、结合产品知识以及既往数据分析的情况，还可能开展复检或补充检查。

生产过程中的 100％检查可反映制剂处方工艺的波动水平，识别非典型批次。100％检查和放行（或抽样）检查均合格时，产品才被允许放行。当不合格率超过既定限度时，应对产品进行 100％复检，并启动偏差调查。基于调查的实际情况，可以通过优化检查条件加强复检对特定异物的检出能力，也可以采用更严格的验收标准。因可见异物召回的产品应对其可见异物进行充分的表征和识别，鉴定可能的来源，分析在之前的检查过程中没有被检测到的原因。当注射剂的处方工艺、原辅料、容器或包材、生产设施等发生变更等时，应评估原检查方案的适用性。

注射剂可见异物的检查方法及结果判定依据可见异物检查法（通则 0904）。当需要采用其他检查方法或检查条件（即替代方法）时，应进行替代方法的验证，确认对可见异物的检出效果不低于本版药典的方法。

乳状液型注射剂、混悬型注射剂、细胞制剂、有色溶液、注射用冻干制剂、不透明或有色容器包装的注射剂、预填充式注射剂、粉液双室袋、大容量或极小容量的注射剂等，在 100％检查和放行（或抽样）检查中，如需要，可以通过延长检查时间、增加光照强度、定向照明、使用放大镜等辅助设备，以期提高对可见异物的检出能力，也可以采用灵敏度更高的检查技术等使可见异物得到更好的识别。如果上述措施仍难以达到对可见异物稳定有效的检出，则需要增加破坏性补充检查。如将注射剂中目标可见异物通过膜过滤法收集后再检查、将混悬型注射剂完全溶解或过滤除去固有颗

粒后再检查、乳剂破乳后再检查、冻干剂或无菌粉针复溶后再检查、有色或不透明容器包装的产品转移至干净透明的容器中再检查等。

4 检查过程的确认

注射剂可见异物的检查应由经过专业培训并且通过考核的检查人员在规定的检查条件下完成，生产过程中 100％检查也可由检查性能已确证的设备完成。

应基于产品在研究阶段、生产过程或放行检查等过程中实际检出的不合格产品获得可见异物参照样品；也可以基于以上可见异物的属性和特定注射剂的剂型特征，人工制备可见异物标准粒子和参照样品。可见异物标准粒子应具有稳定的可见异物检出概率。一般将可见异物标准粒子制备成训练集或测试集后，用于人员的培训、检查资格确认或设备确证。训练集和测试集应包括在制剂及其生产工艺中可能出现的代表性微粒。随着生产检验过程中逐渐识别出新的可见异物，可不断补充。通过人机测试，保证设备对特定注射剂中可见异物的检出能力不低于人工检查。可见异物检查人员的检查资格和设备性能应周期性地再确认/确证。

基于可见异物来源的广泛性和检查的概率性，对可见异物的控制应持续贯穿整个产品的生命周期。在严格按照可见异物检查法（通则 0904）检查和放行的基础上，需结合产品特性、可见异物来源及属性，有针对性地建立并持续改进可见异物控制体系，预防外源性可见异物引入风险，降低或避免内源性可见异物形成。

9017 吸入和鼻用制剂喷雾 特性评价指导原则

吸入和鼻用制剂喷雾特性对评估药物沉积部位和有效剂量具有重要影响，是评价制剂质量和泵输送系统性能的重要参数。

本指导原则涉及：喷雾模式、喷雾形态和雾滴/颗粒粒度分布的测定方法、实验设计、结果分析和文件要求等内容，为吸入和鼻用制剂喷雾特性评价提供指导。适用于吸入和鼻用制剂的定量气雾剂、定量喷雾剂以及定量粉雾剂。

喷雾模式

喷雾模式是指垂直于喷雾轴线的气溶胶横截面。吸入气雾剂、鼻用喷雾剂和鼻用气雾剂的喷雾模式特征对于评估装置定量阀门和驱动器性能非常重要，在产品使用期的前期进行测试[1]。

测定方法

对喷射过程中或撞击在合适目标之后的喷雾进行表征，测定方式可分为非碰撞系统、碰撞系统或其他适宜方法。

---

❶ 产品使用期前期、中期和后期分别指代：启喷后的第一喷、50％标示喷次、标示喷次。

非碰撞系统　一般使用基于激光成像和高速数码相机组成的系统测定喷雾模式，能够得到垂直于喷雾轴线的可视化图像。

碰撞系统　可采用薄层色谱板进行测试，建议使用针对制剂中原料药的可视化试剂（若研究证明没有特异性显色剂，可使用非特异性显色剂），并调整显色剂用法用量以保证图像强度的质量。

实验设计

喷雾模式测定方法通常因药品不同而异。应采用经验证的实验方法并建立验收标准，包括驱动器喷孔与测量平面或采集面之间的距离、具代表性的喷雾模式的最小驱动次数、采集面相对于驱动器喷孔的方向以及详细的方法操作流程描述等。可以通过提高方法的灵敏度和对分析人员进行专业培训的措施减小检测偏差。

建议根据以下要求确定喷雾模式测试程序：

（1）非碰撞系统每个喷雾模式测试的喷雾次数为1次；碰撞系统优选为1次。

（2）选择两个测试距离（驱动器喷孔至采集面）进行相关参数测定，并证明测定结果具有区分性。其中鼻用喷雾剂应选择距离驱动器喷孔3～7cm之间的两个测试距离（间隔至少3cm）。

（3）使用自动触发方法进行测定。

结果分析

喷雾模式的可接受标准应包括图案形状（如相对密度均匀的椭圆）、图案大小（如椭圆率应在规定范围内）。可通过自动或手动图像分析方式进行表征和定量。

自动图像分析　可识别质量中心（COM）和重心（COG），可以在单次喷雾持续时间内使用时间-平均图像的自动分析来确定图像真实形状的边缘、边缘范围内的面积（如在测量时间内液滴强度＞95％的面积）、通过COM或COG并延伸到真实形状边缘的最大直径（D_{max}）及最小直径（D_{min}）。根据真实形状边缘范围内的椭圆率（D_{max}/D_{min}）和面积的测定进行两个测试距离下喷雾模式的定量分析。

手动图像分析　可识别近似COM，并通过COM绘制D_{max}和D_{min}。根据椭圆率和D_{max}的测定进行两个测试距离下的喷雾模式的定量分析。

上述情况适用于COM或COG落在实际喷雾模式图像内，且D_{max}轴不延伸到图像边缘之外的情况。对于喷雾模式测定结果为马蹄形或其他形状时（COM或COG落在实际喷雾模式图像之外，且D_{max}轴可能穿过图像边界），建议使用能够将真实喷雾模式图像进行几何形状拟合的系统自动分析，得到D_{max}和D_{min}。根据真实形状边缘范围内椭圆率和面积的测定结果进行两个测试距离下喷雾模式的定量分析。

如装置喷出药液与入厂检验的模拟介质具有相同的喷雾模式图像，喷雾泵入厂喷雾模式检测结果可以代替药品的喷雾模式放行测试。

文件要求

使用手动图像分析进行喷雾模式图像研究时（如薄层色谱板撞击法），建议提供两个测试距离具有代表性的喷雾模式图像的复印件，每个喷雾模式图像上应标记有可供目测分析的COM、D_{max}和D_{min}等参数，并提供椭圆率。

使用自动图像分析软件进行喷雾模式图像研究时，建议提供电子图像和电子文件（当自动分析软件不包括图像的自动定量功能时，应在电子图像上呈现定量参数）。同时提供一些屏幕图像的纸质副本作为参考样本。

提供文件内容应包括图像（显示COM或COG、真实形状的边缘、测量刻度）和定量报告。应提供占总测样品量20％以上的代表性数据作为支持数据。

喷雾形态

喷雾形态是指平行于喷雾轴线的气溶胶纵截面，又称喷雾几何学。吸入气雾剂、吸入喷雾剂、鼻用喷雾剂、鼻用气雾剂和鼻用粉雾剂的喷雾形态完整表征对于评估装置输送系统的性能非常重要。作为喷雾模式的一种补充，喷雾形态也应在产品使用期的前期进行测试。

测定方法

喷雾形态是对喷射后特定延迟时间下（喷雾全部喷出后仍与驱动器喷孔接触时）的喷雾几何形状进行表征。可采用时间序列声控闪光摄影方法、激光成像技术、高速数码摄像机或其他适宜的方法进行测定。

实验设计

喷雾形态测定方法通常因药品不同而异。应采用经验证的实验方法并建立验收标准，包括喷雾后的成像时间和测定方位，详细的方法操作流程描述等。可通过对分析人员进行专业培训从而减小检测偏差。

建议根据以下要求确定喷雾形态测试程序：

（1）从平行于喷雾轴线的1～2个方位进行测定。

（2）采用喷雾模式测定中两个距离的较大距离为喷雾形态测试距离。

（3）使用自动触发方式进行测定。

结果分析

喷雾形态应提供喷雾角度、宽度和高度（或长度）。可通过手动或自动图像分析方法定量。

相关参数测量结果建议以平均值、几何平均值和变异系数等形式展示。

文件要求

喷雾形态图像为单次特定延迟时间测得的照片。提供的材料应包括手动图像分析进行定量的照片，或通过自动图像分析进行定量的电子图像。图像应清楚显示喷雾角度、宽度、高度（或长度）等参数，并标记有用于测量的刻度。应证明喷雾在选定的延迟时间内完全形成。

应提供占总测样品量20％以上的代表性数据作为支持数据。

雾滴/颗粒粒度分布

吸入和鼻用喷雾剂、气雾剂、粉雾剂喷射后的雾滴/颗粒粒度分布是影响药物沉积的重要属性，应在产品使用期的前期和后期进行完整表征。可采用激光衍射法、级联撞击器法或其他经验证的方法进行测定。

1. 激光衍射法

由于溶液型和混悬型鼻用制剂产生的雾滴通常比级联撞击器的检测范围大，所以常用激光衍射法进行测定。吸入制剂在生产过程中可以采用激光衍射法进行测定。

原理

激光衍射法利用单色光束照射通过测量区的雾滴/颗粒产生的光散射图像，在迭代过程中形成基于雾滴/颗粒体积的尺寸分布。依据米氏散射理论或弗朗霍夫近似理论，即可计算出雾滴/颗粒的粒度分布。

实验设计

一般采用具有自动触发装置的开放式工作台结构系统，使用时需进行校准，检查喷雾装置与激光光束/测距透镜的对准情况，以及遮光度（光学浓度）上下限范围。选择适宜的理论光学模型（米氏散射理论或弗朗霍夫近似理论）。

分析方法应经过验证且详细描述有关仪器和配件信息、理论模型、软件版本、样品相对于激光衍射仪器光学工作台的放置方式、激光触发条件、测量范围、光束宽度、与测量序列启动和终止相关的激光触发条件、检测下限、遮光度上限（以雾滴/颗粒浓度表示的检测范围上限）等信息。

建议明确每个阶段连续测定的喷次、测试点（激光成像）与驱动器喷孔的距离、两个测试距离间隔。其中鼻用喷雾剂应选择距离驱动器喷孔 $2\sim7cm$ 之间的两个测试距离（间隔至少 3cm）。

结果分析

可以提供单次喷雾整个生命周期内的遮光度。在喷雾形成阶段，遮光度迅速增加，达到喷雾完全形成阶段（平台期）；在喷雾消散阶段，遮光度迅速减少。

雾滴/颗粒粒度分布数据常用 D_{10}、D_{50}、D_{90}、跨度 $[(D_{90}-D_{10})/D_{50}]$ 和粒径小于 $10\mu m$ 的雾滴/颗粒百分数来表示。

对于鼻用喷雾剂和鼻用气雾剂，D_{10}、D_{50}、D_{90} 的平均值可以通过单位包装使用期中明确连续测定喷次后进行数据计算。为了评估精确度，应报告单次喷雾的雾滴/颗粒粒度分布数据。

文件要求

提供单次喷雾整个生命周期内的遮光度和两个选定测试距离处的雾滴/颗粒粒度分布数据及分布图。建议在仪器的遮光度范围内进行操作，并在文件中说明。

提供占总测样品量20%以上的代表性数据作为支持数据。

2. 级联撞击器法

吸入气雾剂、吸入喷雾剂、吸入粉雾剂、鼻用气雾剂和鼻用粉雾剂的雾滴/颗粒粒度分布可采用级联撞击器法进行测定。

原理

通过级联撞击器一系列的采样层级分离并收集不同空气动气学粒径的雾滴/颗粒，确定喷雾中的液滴/颗粒的尺寸分布。

实验设计

吸入制剂产品的雾滴/颗粒粒度分布采用空气动力学直径分布表示，照吸入制剂微细粒子空气动力学特性测定法（通则 0951）检查。

对于鼻用气雾剂，建议使用吸入制剂微细粒子空气动力学特性测定法（通则 0951）中装置 2[ACI，气体流速 28.3L/min（±5%）]或装置 3[NGI，气体流速 30L/min（±5%）]的标准配置与测定法，搭配鼻适配器，进行雾滴粒度分布研究。

对于鼻用粉雾剂，建议在上述鼻用气雾剂使用装置的基础上搭配预分离器进行测定。

结果分析

根据溶液的分析结果，计算每揿（喷、吸）在吸嘴适配器或鼻适配器、L 型连接管、预分离器（如使用）及各层级的沉积量。从最后的收集部位（滤纸）开始，计算规定层级的累积质量。

9021　流变学指导原则

一、概述

流变学是为表示物质变形和流动现象而提出的概念。变形是指对某一物体施加外力时其内部各部分的形状和体积发生变化的过程，对物体施加外力则物体内部存在一种与外力相对抗的内力而使物体保持原状，此时在单位面积上存在的内力称为应力，物体在外力作用下产生变形称为应变，当解除外力后物体能够恢复到原来状态的性质称为弹性，若这种变形为可逆性变形则称为弹性变形，若为非可逆性变形则称为塑性变形。流动是液体的主要性质，流体在外力作用下质点间相对运动而产生的阻力称为黏性，流动的难易与物质本身的黏性性质有关，流动被视为一种非可逆性变形过程。

二、牛顿流体黏度测定

1. 牛顿流体概念

流体由许多极薄的液层组成，为使液层能维持一定的速度流动，必须施加一个与阻力相等的反向力，在单位液层面积（S）上沿切线方向所施加的这种力（F）称为剪切应力 σ 或 τ（单位：Pa, N/m^2），本指导原则统一用 σ。流体以一定速度流动，并能带动下液层流动，由于各层的速度不同便形成速度梯度，垂直方向上单位长度内各流体层面流动速度上的差异称为剪切速率 $\dot{\gamma}$ 或 $D(s^{-1})$，本指导原则统一用 $\dot{\gamma}$。剪切应力与剪切速率成正比称为牛顿黏性定律，将遵循牛顿黏性定律的流体称为牛顿流体。

$$\sigma = \eta \cdot \dot{\gamma} \tag{1}$$

式中　η 为绝对黏度或黏度系数（Pa·s）。

一般来说，低分子溶液或高分子的稀溶液都遵循牛顿定律，属于牛顿流体。

2. 黏度测定法

在测定温度恒定时，牛顿流体的黏度值为一恒定值，不随剪切速率的变化而变化。牛顿流体黏度的测定用黏度计，包括平氏毛细管黏度计、乌氏毛细管黏度计和旋转黏度计三种，具体测定方法可参照黏度测定法（通则 0633）。

三、非牛顿流体流动测定

1. 非牛顿流体概念

若流体的黏度值随剪切速率的变化而变化，不是一个常数，则称之为非牛顿流体。描述非牛顿流体的公式用下式 Herschel-Bulkley 方程表示：

$$\sigma = k \cdot \dot{\gamma}^n + \sigma_0 \tag{2}$$

式中　σ 为剪切应力（Pa）；

　　　k 为稠度系数；

　　　n 为流动指数；

　　　$\dot{\gamma}$ 为剪切速率（s^{-1}）；

　　　σ_0 为屈服应力（Pa）。

一般来说，高分子溶液、胶体、乳剂、混悬剂等均属于非牛顿流体。

2. 非牛顿流体分类和特征

以剪切应力对剪切速率作流动曲线，非牛顿流体可分为三种类型：假塑性流体、Bingham 塑性流体、胀性流体。图 1 中的非牛顿流体类型均可用（2）式表示。

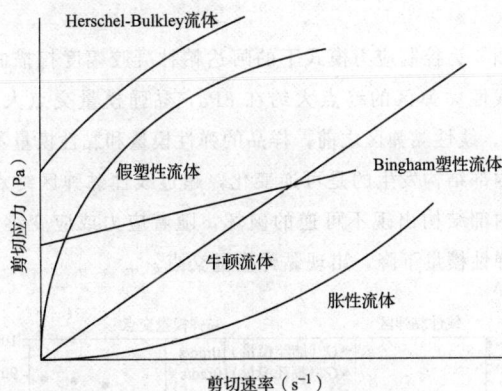

图 1　牛顿流体和非牛顿流体流动曲线

（1）假塑性流体

假塑性流体的主要特征是当流动很慢时，表观黏度保持为常数，随剪切速率或剪切应力的增大，表观黏度逐渐减小，无屈服应力。流动曲线、黏度曲线分别如图 1 和图 2 中的假塑性流体，大多数高分子溶液均属于假塑性流体。随着剪切速率的增大，表观黏度减小称为剪切变稀流动，流动曲线为凸向剪切应力轴的方向，在（2）式中流动指数 $0 < n < 1$。

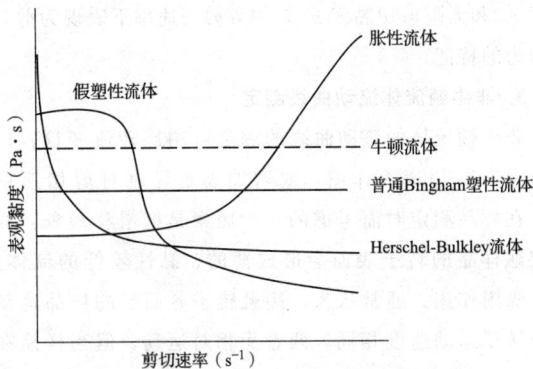

图 2　牛顿流体和非牛顿流体黏度曲线

（2）Bingham 塑性流体

Bingham 塑性流体的主要特征是存在屈服应力 σ_0，只有当外界施加在物体上的剪切应力超过屈服应力后才开始流动。这里有两类情形需要说明：①普通 Bingham 塑性流体，这一类塑性流体在外界应力超过屈服应力开始流动后，流动行为遵循牛顿黏性定律，即黏度与剪切速率无关，流动指数 n 等于 1，k 为表观黏度 η_a，此时流动方程为 $\sigma = \eta_a \cdot \dot{\gamma} + \sigma_0$。②Herschel-Bulkley 流体，这一类塑性流体在外界应力超过屈服应力开始流动后，流动行为不遵循牛顿黏性定律，流动规律遵从（2）式。

（3）胀性流体

胀性流体的表观黏度随着剪切速率的增大而增大，黏度曲线如图 2 中的胀性流体。流动曲线为凸向剪切速率轴的方向，也称为剪切增稠流动，在（2）式中流动指数 $1 < n < \infty$。

非牛顿流体的黏度随剪切速率或剪切应力的变化而变化，若测定单点剪切速率下的黏度值，黏度值表示的是某一特定温度、特定剪切速率下的表观黏度大小。若测定一定范围的剪切速率对应的表观黏度，并以剪切速率为横坐标、表观黏度为纵坐标绘制黏度曲线，较单点测试值更能全面反映非牛顿流体特性。图 3 描述了典型的胶体水溶液样品的表观黏度与剪切速率的关系，表观黏度从低剪切速率下的高值到高剪切速率下的低值，随着剪切速率的不同而发生变化。在

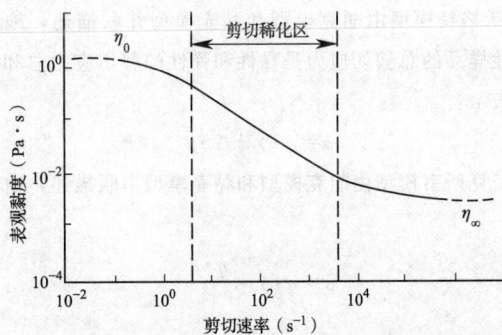

图 3　典型胶体水溶液的表观黏度与剪切速率的对数曲线

低剪切速率和高剪切速率下，曲线的渐近线分别对应零剪切黏度 η_0 和无限剪切黏度 η_∞，中等剪切速率下表现为剪切稀化行为的特征。

3. 非牛顿流体流动曲线测定

非牛顿流体的流动曲线的测定可用旋转流变仪，以剪切应力对剪切速率作图，或增加表观黏度对剪切速率作图。在样品测定时需考虑的一个因素是壁滑移现象：样品和接触样品的转子表面会形成薄的、黏性较低的流体层，由于黏附作用，通常认为，接触转子界面层的样品运动速度与转子运动速度相同，两者无相对运动，但当样品在某一应力下开始随转子运动时，紧贴转子的那层样品相对转子会产生相对滑动速度，则称这种现象为壁滑移。为降低测定过程中壁滑移的干扰，可将转子更换为具有更粗糙表面的转子。

四、黏弹性测定

1. 黏弹性

黏性是指流体抵抗在外力作用下产生相对运动的性质，弹性是指物体在外力作用下发生的变形，当外力解除后物体能恢复到原来状态的性质，黏弹性是指物体具有黏性与弹性的双重特性，具有黏弹性质的物体称为黏弹体。制剂中具有黏弹特性的为软膏剂、乳膏剂、凝胶剂等半固体制剂。用于量化半固体黏弹性特性的数学模型有：胡克模型、黏壶模型和黏弹性模型。

弹性样品通常被类比为弹簧。弹性样品受力之后，样品中的应力与应变（单位形变量）呈线性关系遵循胡克定律，称为胡克模型。

$$\sigma = G \cdot \gamma \qquad (3)$$

式中　σ 为施加单位面积上的剪切应力(Pa)；

　　　G 为剪切模量(Pa)；

　　　γ 为剪切应变（位移/厚度，无单位）。

黏性样品通常被类比为黏壶（充满牛顿流体的活塞）。黏性样品对施加的剪切应力所产生的形变反应满足式(1)，遵循牛顿黏性定律，称为黏壶模型。

黏弹体的力学性质，不像完全的弹性体仅用应力与应变的关系就可以表示，研究黏弹性引入开尔文-沃格特模型(Kelvin-Voigt Model)和麦克斯韦模型(Maxwell Model)。开尔文-沃格特模型由胡克模型和黏壶模型并联描述，施加到黏弹性样品的总剪切应力是黏性和弹性的剪切应力总和，由下式表示：

$$\sigma = \eta \cdot \dot{\gamma} + G \cdot \gamma \qquad (4)$$

麦克斯韦模型由胡克模型和黏壶模型串联描述，由下式表示：

$$\sigma = \eta \cdot \dot{\gamma} - \frac{\eta \cdot \dot{\sigma}}{G} \qquad (5)$$

式中　$\dot{\sigma} = \dfrac{d\sigma}{dt}$ 为应力对时间的导数。

模量检测用旋转流变仪时，振荡模式下仪器对样品施加

的为一个标准正弦应变变形。对于胡克弹性体，当受到正弦变化的应变 $\gamma(t) = \gamma_0 \sin(\omega t)$ 时（ω：旋转流变仪旋转时角位移对时间的变化率称为角频率，单位为 rad/s。γ_0 为最大应变，无单位），其应力响应也是正弦变化的 $\sigma(t) = G \cdot \gamma_0 \sin(\omega t)$，应力与应变之间有着相同的频率和相位角，响应是瞬时的。

对于黏性样品，当受到正弦变化的应变 $\gamma(t) = \gamma_0 \sin(\omega t)$ 时，其应变速率 $\dot{\gamma}(t) = \gamma_0 \omega \cos(\omega t) = \gamma_0 \omega \sin(\omega t + \pi/2)$，应力响应 $\sigma(t) = \eta \cdot \dot{\gamma} = \eta \cdot \gamma_0 \omega \sin(\omega t + \pi/2)$，应力与应变虽有着相同的频率响应，但应力相位角比应变领先了 $\pi/2$，即应变滞后于应力。

对于黏弹性样品应力响应 $\sigma(t) = \sigma_0 \sin(\omega t + \delta)$，具有相位差 δ（称为损耗角，$0° \leqslant \delta \leqslant 90°$），应力包含两个部分：和应变同相位的弹性部分以及领先应变 $\pi/2$ 的黏性部分。当外力撤去时，弹性部分的能量可以恢复如同胡克弹性体，其大小用储能模量 G' 度量，又称为弹性模量，黏性部分的能量则通过其他形式被耗散掉如同牛顿流体，其大小用损耗模量 G'' 度量，又称为黏性模量。δ 是损耗角，其正切值 $\tan\delta$ 表示黏性模量与弹性模量的比值。

2. 黏弹性参数测定

黏弹性样品测定首先进行振荡幅度扫描来确定样品线性黏弹区，所谓线性黏弹区是指施加的应力能产生成比例的应变，即应力增大一倍，应变也相应增大一倍，模量参数 G' 和 G'' 为恒定常数。样品的振荡幅度扫描试验通常选用 10 rad/s 作为默认频率，振荡幅度扫描使用控制应变或控制应力模式，振荡幅度从低到高（应变 0.01%～100% 或应力范围 1～1000 Pa）增加，结果以对数坐标作图呈现。

图 4 为控制应力模式下的阿达帕林凝胶幅度扫描曲线，图中线性黏弹区的终点大约在 8 Pa，黏弹模量交点大约在 150 Pa。线性黏弹区之前，样品的弹性模量和黏性模量不变，样品内部结构发生的是可逆变化，超过线性黏弹区终点后，样品内部结构出现不可逆的破坏，随着应力或应变继续增大，弹性模量下降，出现黏弹模量交点。

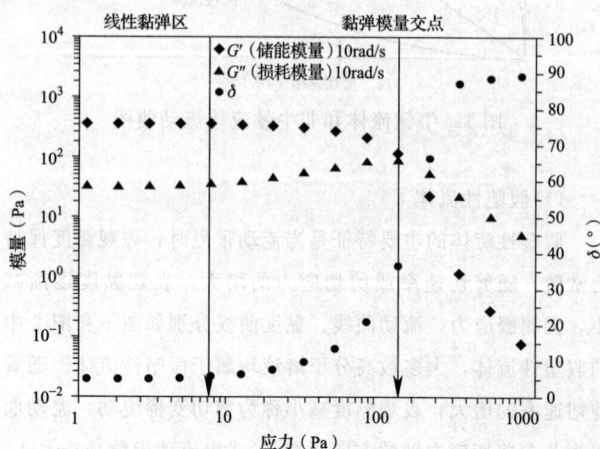

图 4　阿达帕林凝胶在 10 rad/s 下的幅度扫描

振幅扫描确定线性黏弹区后，选取线性黏弹区内一个固定应变或应力值（不宜过小低于仪器的测试能力，也不宜过大超过线性黏弹区范围）进行黏弹性样品频率扫描测定以评价样品黏弹性储能模量 G' 与损耗模量 G'' 随频率变化的趋势。频率范围根据测试目的进行选择，常用范围 0.1～100rad/s。图 5 为热熔压敏胶振荡频率扫描曲线。

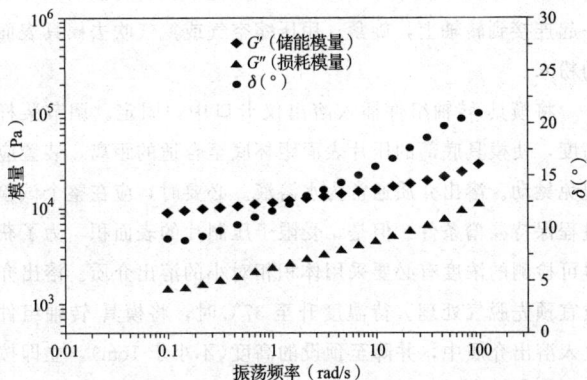

图 5　热熔压敏胶在固定应变 2% 下的振荡频率扫描

五、屈服应力测定

1. 屈服应力的定义

施力情况下，半固体黏弹性性质发生变化的应力称为屈服应力。在屈服应力之下，物体响应主要由弹性变形决定，在屈服应力之上，物体响应主要由黏性流动决定，物体开始流动时的最小应力为屈服应力。

2. 屈服应力的测定法

本指导原则介绍三种用旋转流变仪检测外用半固体制剂屈服应力的方法，三种方法测试屈服应力适用的样品类型需要根据样品的性质选择，且不同的方法测试得到的屈服应力与其测试条件相关，因此建议同一样品测定屈服应力时应固定具体测定方法。

方法 1　剪切速率扫描

以剪切速率为自变量，具有屈服应力的样品在剪切应力与剪切速率的对数图上显示一个平台，屈服应力对应于低剪切速率下的渐近值，通过数学模型拟合曲线（Bingham、Casson 或 Herschel-Bulkley 等模型）获取屈服应力。图 6 为喷昔洛韦乳膏的剪切速率扫描曲线，剪切速率从 0.01s⁻¹ 到 100s⁻¹ 之内，对数数据采集，每个数量级采集 5 个数据点，Herschel-Bulkley 方程（实线）拟合曲线得到屈服应力。

方法 2　恒定剪切速率扫描

设置一个恒定低剪切速率，转子在样品上以恒定的速率转动，在转动的初期样品仅发生弹性形变，此阶段样品表现为弹性体，应力与应变表现为线性相关。当应力增加到某一点后，样品结构达到弹性极限产生局部破坏，曲线开始弯曲，表现为黏弹性体。当达到曲线最高点时，样品结构完全破坏，最终剪切应力在最高处平稳或回落，剪切应力的最高点即为屈服点，对应的剪切应力为屈服应力。用可控制速度

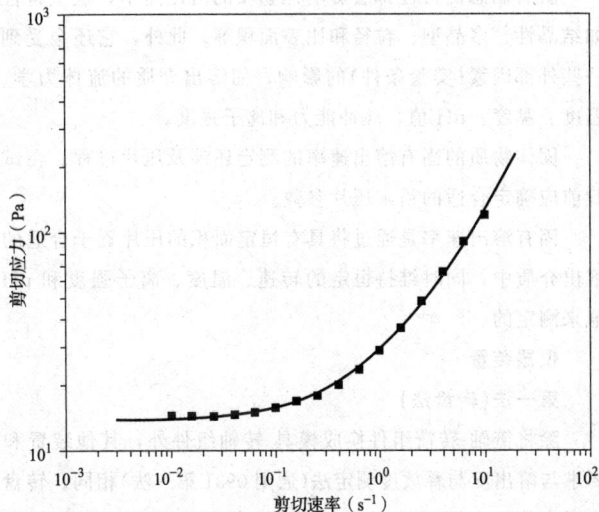

图 6　喷昔洛韦乳膏的剪切应力与剪切速率对数图

的仪器如旋转流变仪等进行测定，设定一个恒定低剪切速率，记录剪切应力随时间的变化趋势。图 7 为阿达帕林凝胶样品在 0.01s⁻¹ 剪切速率下，剪切应力随时间的变化趋势。

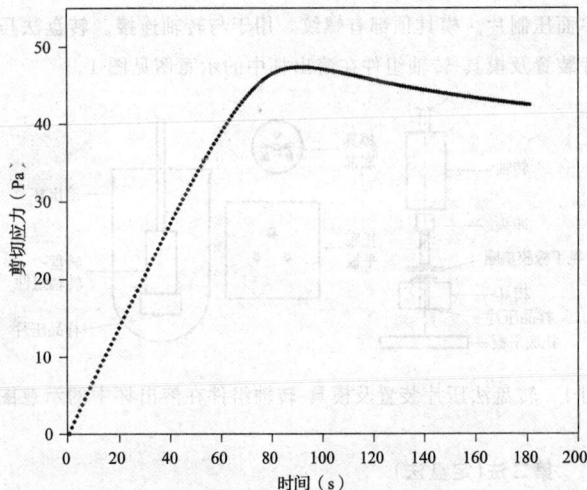

图 7　阿达帕林凝胶恒定剪切速率扫描（速率 0.01s⁻¹）

方法 3　振荡幅度扫描

采用旋转流变仪振荡模式扫描测定屈服应力：固定频率下，通过改变应力或应变进行振荡幅度扫描，图 4 为阿达帕林凝胶幅度扫描曲线，将线性黏弹区终点视为屈服点，屈服点对应的应力为屈服应力。线性黏弹区终点判定为模量曲线双切线交点，或恒定模量下降规定幅度点，样品评估时建议固定一种判定方法。

9022　固有溶出测定指导原则

本法用于测定固体纯物质压片的固有溶出速率。

固有溶出速率系指固体纯物质的压片在恒定表面积条件下的溶出速率，用单位时间单位面积溶出物质的量来表示，常用单位为毫克每分钟每平方厘米（$mg \cdot min^{-1} \cdot cm^{-2}$）。

所有固态的特性都会影响纯物质的溶出速率，这些特性如结晶性、多晶型、粒径和比表面积等。此外，它还会受到一些外部因素（实验条件）的影响，如溶出介质的流体力学、温度、黏度、pH 值、缓冲能力和离子强度。

固体物质的固有溶出速率的测定还涉及压片过程。在试验前应确定合适的粉末压片参数。

固有溶出速率是通过将具有恒定面积的压片置于合适的溶出介质中，同时维持恒定的转速、温度、离子强度和 pH 值来测定的。

仪器装置

第一法（转盘法）

除将篮轴-篮组件换成模具-转轴组件外，其他装置和要求与溶出度与释放度测定法（通则 0931 第一法）相同。转盘法压片装置由硬质钢制成的冲头和模具组成。模具底部有 3 个螺纹孔，用于连接抛光钢材制成的托底平板，使得压制片形成镜面状光滑表面。模具内含空腔（直径为 0.2～1.0cm），用于盛装已称重的待测样品。装样后，将冲头插入模具空腔内，压片。冲头上端有圆孔，方便在试验后插入圆棒从模具中取出冲头。最终可于模具底部制得一定表面积的单面压制片。模具顶部有螺纹，用于与转轴连接。转盘法压片装置及模具-转轴组件在溶出杯中的示意图见图 1。

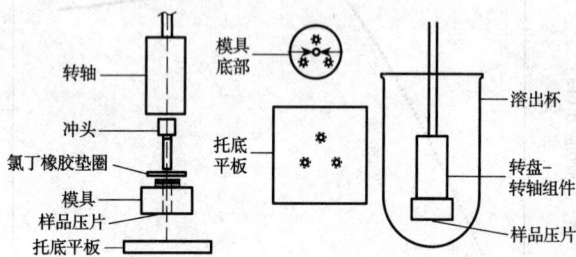

图 1　转盘法压片装置及模具-转轴组件在溶出杯中的示意图

第二法（定盘法）

溶出装置除溶出杯和定盘法测定装置外，其他装置和要求与溶出度与释放度测定法（通则 0931 第二法）相同。定盘法压片装置由硬质钢制成的冲头和模具组成。模具底部有 3 个螺纹孔，可与硬质钢制成的托底平板连接。将待测样品置于模具空腔内（直径为 0.2～1.0cm），插入冲头，压片。定盘法压片装置及定盘装置在溶出杯中的示意图见图 2。

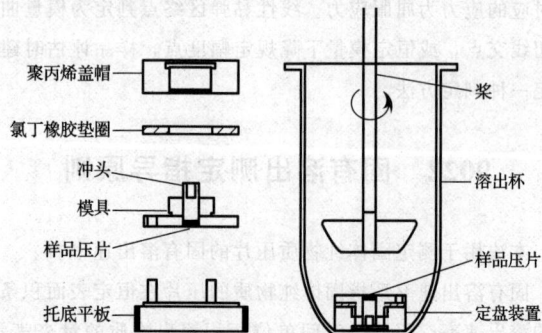

图 2　定盘法压片装置及定盘装置在溶出杯中的示意图

测定法

第一法

将托底平板连接至转盘法模具下部，并用 3 个螺钉固定。取供试品适量，精密称定，置模具空腔中。插入冲头，置台式液压机或其他适宜的压片装置中，用液压机在适当的压力下压制适宜的时间，以保证形成最小孔隙的稳定的压片，且表面应保持光滑平整。取下托底平板，将模具及冲头一起连接到转轴上，旋紧。用压缩空气或氮气吹去模具表面的粉末。

将模具-转轴组件插入溶出仪卡口中，固定。调节桨杆高度，使模具底部的压片表面距杯底至合适的距离，装置应避免晃动。溶出介质通常为水溶液。必要时，应在整个试验过程保持漏槽条件。但是，受限于压制片的表面积，为了获得可检测的浓度有必要采用体积相对小的溶出介质。溶出介质宜预先脱气处理。待温度升至 37℃ 时，将模具-转轴组件浸入溶出介质中，并降至预设的高度（不小于 1cm），立即按设定的转速启动仪器，计时。转速的选择应能保证至少覆盖 5 个取样点，但过快的转速可能会在压制片表面形成不同的剪切形式，产生非正常的结果。实验过程中，应避免压制片及附近产生气泡，或压制片发生崩解，从而导致溶出速率的改变。

在固定的时间间隔，采用适宜、准确的方法或原位检测的方法测定溶出量。

第二法

将托底平板连接至定盘法模具下部，并用 3 个螺钉固定。取供试品适量，精密称定，置模具空腔中，插入冲头，置台式液压机或其他适宜的压片装置中，用液压机在适当的压力下压制适宜的时间，以保证形成最小孔隙的稳定的压片。应尽可能地避免引起崩解。取下托底平板，在模具螺纹杆上加一垫片和聚丙烯盖帽，旋紧，组成定盘装置。用压缩空气或氮气吹去模具表面的粉末。溶出介质通常为水溶液。必要时，应在整个实验过程保持漏槽条件，但是，受限于压制片的表面积，为了获得可检测的浓度有必要采用体积相对小的溶出介质。溶出介质宜预先脱气处理。待温度升至 37℃ 时，将定盘装置放置在特制的平底溶出杯底部，调节搅拌装置（如桨），使其底部距压制片的表面至合适的距离（如 2.54cm）。立即按设定的转速启动仪器，计时。转速的选择应能保证至少覆盖 5 个取样点。实验过程中，应避免压制片及附近产生气泡，或压制片发生崩解，从而导致溶出速率的改变。

在固定的时间间隔，采用适宜、准确的方法或原位检测的方法测定溶出量。

数据分析与结果评估

如从溶出杯中取样测定，应对每个时间点的累积溶出量的数据进行校正，以补偿取样损失。取压片崩解前的合适的时间间隔，以压制片累积溶出量对时间作图，并进行线性回归，直线的斜率即为溶出速率。溶出速率除以压制片与溶出介质的接触面积之商，即为待测物的固有溶出速率，用毫克每分钟每平方厘米（$mg \cdot min^{-1} \cdot cm^{-2}$）表示。在报告固有溶出速率时，应一并报告精确的压片条件（压力、压片时长）和实验方法（仪器装置、溶出介质、介质的体积、搅拌速率、温度等）。

如累积溶出量对时间作图得到的曲线发生弯曲，则只有最初的线性部分可用于计算固有溶出速率。曲线向上弯曲（二阶导数为正值）通常是系统的问题，如压制片有裂缝、分层或崩解。曲线向下弯曲（二阶导数为负值）通常可能是在压制片表面发生了固体形态的转变，也可能是溶出介质饱和。

在压片过程中可能发生晶型改变，可采用粉末 X 射线衍射法或其他技术进行确证。

9023 溶解度测量指导原则

溶解是两种或两种以上物质混合形成均匀相的过程，通常是指溶质与溶剂混合形成溶液的过程。溶解度是药物的一种物理性质，指溶质均匀地溶解在溶剂中的程度，也反映溶剂溶解溶质的能力。溶解度可以用不同的浓度单位表示，如摩尔浓度、摩尔分数、摩尔比、质量/体积、质量/质量等。溶解度有以下三种表示方法。

平衡溶解度：也称为热力学溶解度，是指在热力学平衡状态下，存在未溶解固体时，溶质在溶剂中达到的极限浓度。在一定时间范围内，浓度数值不再发生显著变化，表明体系已达到平衡状态。

表观溶解度：是在溶剂体系未达到平衡状态或无法验证平衡时，根据经验确定的溶解度。在瞬时过饱和或由于时间不足以达到平衡而导致溶解不完全的情况下，表观溶解度可能高于或低于平衡溶解度。

特性溶解度：也称为固有溶解度，即不带电荷分子的溶解度，是指药物在溶剂中不发生解离或缔合，也不与溶剂中的其他物质发生相互作用时，所形成的饱和溶液的浓度。特性溶解度通常在不带电荷分子为主的 pH 值范围内测量。对于某些化合物，特性溶解度无法直接测量，需要通过将溶解度数据作为 pH 值的函数进行拟合，或者利用相溶原理图来确定。

溶解度可以通过绝对值和相对值两种方式来描述。在凡例中描述的是近似溶解度，这是一种以绝对值表示的方法，根据溶解程度的不同划分为不同级别，包括极易溶解、易溶、溶解、略溶、微溶、极微溶解、几乎不溶或不溶。生物药剂学分类系统（BCS）则采用相对溶解的概念，将药物分为高溶解性和低溶解性，这对于药物的剂型选择和制剂开发具有重要意义。

准确测量药物的溶解度对于理解药物制剂的质量控制和药物递送至关重要。药物的溶解度受到多种因素的影响，包括药物的理化性质（如表面积、颗粒大小、晶体形态）、溶解介质的性质（如 pH 值、极性、表面张力、添加的表面活性

剂、潜溶剂、盐），以及溶解度测量参数设置（如温度、时间、搅拌方法）。此外，表观溶解度可能包括不带电荷部分的特性溶解度、电离化合物的溶解度，以及增溶剂和不同晶型或盐型的作用下的溶解度。在溶解度测量过程中，控制这些实验因素是获得准确且可靠的溶解度数值的关键。

一、水中的溶解度估算方法

水中的溶解度是指溶质在以水为主要溶解介质中的溶解度，它可能受到潜溶剂、表面活性剂、络合剂、pH 值或其他共溶质的增溶作用的影响，因此水中的溶解度在很大程度上受溶解介质组成的影响。

一般溶解度方程可用于估算化合物在水中的特性溶解度，计算公式如下：

$$\lg S_0 = 0.5 - 0.01(MP - 25) - \lg K_{OW}$$

式中 S_0 为特性溶解度（即非离子化分子的溶解度）；

      MP 为结晶固体的熔点（单位：℃）；

      K_{OW} 为正辛醇-水分配系数，水温为 25℃。

上述方程表明，具有较高熔点和亲油性的化合物在水中的溶解度往往较低。正辛醇-水分配系数的对数反映了由于混合熔导致的理想溶液与水溶液之间的差异。如果化合物的 pK_a 值已知，一般溶解度方程还可以与亨德森-哈塞尔巴尔赫方程结合使用，以预测离子化合物的溶解度（见"二、1 pH 值的影响"）。

使用一般溶解度方程时需要测定化合物的熔点和分配系数，对于离子化合物还需测定 pK_a 值。目前，有几种计算机软件能够基于化合物的结构估算分配系数和 pK_a 值，但这些软件通常不适用于预测熔点。开发用于预测水中的溶解度计算方法通常依赖于分子训练集，以寻找与那些从结构上更容易预测的性质之间的相关性，例如分子量、溶剂可及表面积、可旋转键的数量等。尽管这些计算方法可以成功应用于与训练集相似的分子，在预筛选合成候选物方面有一定帮助，但它们的准确性有限，不能完全替代实验测定的溶解度。

二、影响溶解度和溶解度测量的因素

1 pH 值的影响

带电物质比中性物质对水有更高的亲和力，因此可电离酸或碱的溶解度具有 pH 值依赖性。可电离酸或碱的总溶解度是其特性溶解度与在该 pH 值下存在的电离溶质的量之和。亨德森-哈塞尔巴尔赫方程将溶液的 pH 值与可电离酸或碱的 pK_a 值联系起来，并描述了溶解度随 pH 值变化的关系。

对于弱酸，其总溶解度可按下式计算：

$$pH = pK_a + \lg \frac{[A^-]}{[HA]}; \quad S_{tot} = S_0[1 + 10^{(pH - pK_a)}]$$

式中 pK_a 为 $-\lg K_a$；

      K_a 为酸解离常数；

      $[A^-]$ 为酸的共轭碱的摩尔浓度；

      $[HA]$ 为未解离弱酸的摩尔浓度；

S_{tot}为弱酸的总溶解度；

S_0为不带电部分的特性溶解度。

对于弱碱，其总溶解度可按下式计算：

$$pH = pK_a + lg\frac{[B]}{[BH^+]}; \quad S_{tot} = S_0[1+10^{(pK_a-pH)}]$$

式中　pK_a为$-lgK_a$；

　　　K_a为碱解离常数；

　　　$[B]$为碱的共轭酸的摩尔浓度；

　　　$[BH^+]$为解离碱的摩尔浓度；

　　　S_{tot}为弱碱的总溶解度；

　　　S_0为不带电部分的特性溶解度。

亨德森-哈塞尔巴尔赫方程有助于解释在第一个 pK_a 值时溶解度的增加，但它不适用于模拟含有多个 pK_a 值的 pH 值范围内多元酸的行为。由于可电离分子在可电离基团的数量和类型上可能存在差异，因此研究在特定 pH 值范围内的溶解度变化是十分重要的。图 1 展示了一个具有两个 pK_a 值（5.6 和 11.7）的分子的溶解度如何随 pH 值的变化而变化。该分子在 pH 值低于 5.6 或高于 11.7 时带电，在这两个 pH 值之间则表现为中性。当分子处于中性状态时，其溶解度等于其特性溶解度。对于可电离分子，溶解度会随着 pH 值的变化而呈对数增长。盐的形成可能在低 pH 值或高 pH 值范围抑制溶解并降低溶解度（图 1）。如果用来调节 pH 值的酸为形成的盐提供了反离子，那么随着反离子浓度的增加，同离子效应可能会进一步降低溶解度（图 1 中 pH<2 的情况）。如果盐在较高的 pH 值下溶解，溶液可能最初会过饱和，但由于任何固体形态在该 pH 值下的溶解度都更低，最终会形成沉淀。

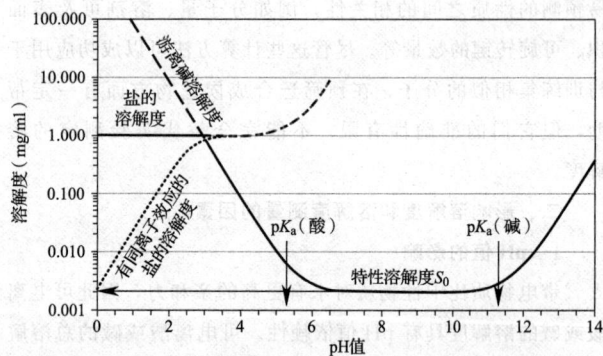

图 1　pH 值对可电离化合物溶解度的影响

2　盐和反离子的影响

可电离化合物可以与带相反电荷的反离子形成盐。在含有带电反离子的溶液中，溶度积（K_{sp}）描述了这种平衡反应，公式如下：

盐的溶解：$A_nB_m(s) \rightarrow nA^+(aq) + mB^-(aq)$

溶度积：$K_{sp} = [A^+]^n[B^-]^m$

盐在溶液中的最大溶解度如图 1 所示。由于盐的形成，带电分子的实际溶解度趋于稳定（本例中 pH 值低于药物的 pK_a 值），这与亨德森-哈塞尔巴尔赫方程预测的溶解度随

pH 值变化而持续增加的情况不同。K_{sp} 是一个常数，因此如果用来调节 pH 值的酸增加了带相反电荷的反离子的浓度，那么可电离部分的溶解度可能会进一步下降。随着反离子浓度的增加，带电分子的溶解度降低，这种现象被称为同离子效应。例如，在使用盐酸降低 pH 值时，由于氯离子浓度的增加，氯盐的溶解度会降低（比如 pH<2 时）。虽然图 1 没有明确指出，但盐也可能限制碱性一侧的溶解度（例如酸的钠盐），当用于调节 pH 值的化合物具有同离子（例如氢氧化钠）时，同离子效应也可能影响高 pH 值下的溶解度。

3　潜溶剂的影响

为了提高难溶性药物的溶解度，常使用两种或多种混合溶剂。在特定的混合比例下，药物的溶解度可能达到极大值，这种现象称为潜溶，这样的溶剂被称为潜溶剂。可与水混溶的潜溶剂有乙醇、丙二醇、聚乙二醇等。根据对数线性模型，溶质的溶解度对数通常可以在两种可混溶的潜溶剂之间进行线性插值（图 2）。当这个溶解度图转换至线性标尺时，明显地显示出，即使在潜溶剂混合物中只含有低浓度的不良溶剂（通常是水），也能显著降低溶质的溶解度。因此，由于溶解度的显著变化，稀释含有潜溶剂的溶液时溶质特别容易析出。

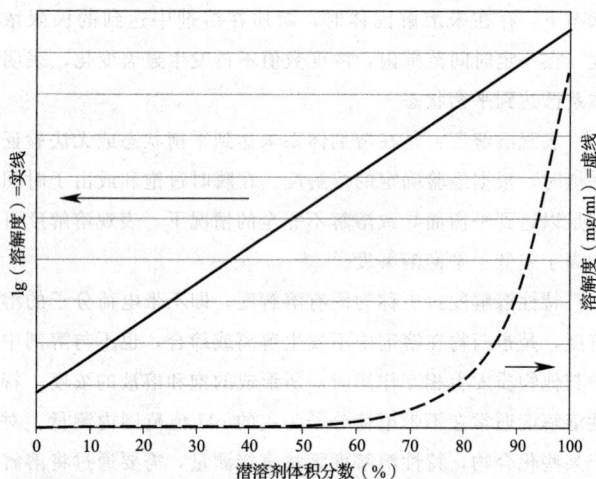

图 2　对数线性模型示意图

注：如图 2 所示，这个简单的模型假设当潜溶剂的比例达到 100％时，溶解度达到最大值，但并非所有潜溶剂体系都遵循这一假设。

4　表面活性剂的影响

表面活性剂是一种两亲性物质，具有极性和非极性基团。当置于水中时，表面活性剂倾向于驻留在空气-水界面，将极性基团朝向水，非极性基团朝向空气（即极性较小的区域）。当空气-水界面的表面活性剂吸附达到饱和后，额外的表面活性剂分子会聚集形成球形胶束，这些胶束内部是非极性疏水空间，由亲油基团排列而成；外部是亲水基团形成的极性区。胶束形成时的浓度称为临界胶束浓度（CMC），在

CMC 以上，溶液中的胶束数量随着表面活性剂浓度的增加而线性增加。如果药物分子能够进入胶束，其溶解度将随着胶束数量的增加而线性增加（图 3）。表面活性剂的 CMC 受温度、离子强度和 pH 值等因素的影响。例如，在 25℃纯水中，十二烷基硫酸钠的 CMC 约为 6mmol/L，而聚山梨酯 80 的 CMC 约为 0.012mmol/L。表面活性剂对药物分子的增溶作用可以通过两个参数来评估：摩尔增溶能力和胶束-水分配系数。胶束-水分配系数是在特定表面活性剂浓度下，胶束中药物浓度与水中药物浓度的比值。

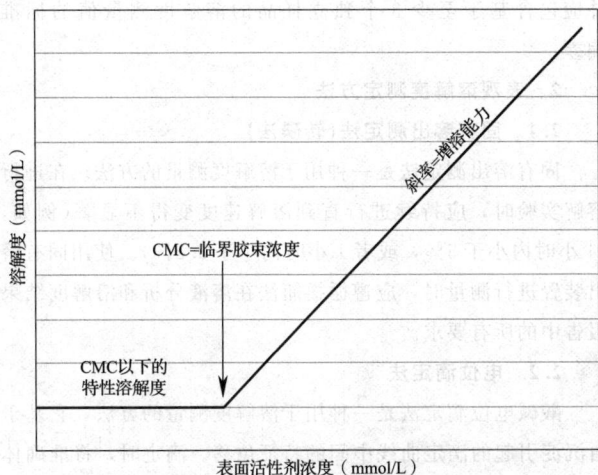

图 3　通过表面活性剂增加溶解度的示意图

如图 3 所示，表面活性剂通过形成胶束实现增溶作用。在 CMC 以下，加入的表面活性剂以单体形式溶解在溶剂中，此时药物的溶解度没有增加。然而一旦超过 CMC，药物的溶解度会随着表面活性剂浓度的增加而线性增长。这种线性增长的斜率反映了胶束的增溶能力。在表面活性剂存在的情况下，药物的溶解度是水相中直接溶解的药物量与胶束中溶解的药物量之和。由于胶束的体积比溶质大，它们在溶液中的扩散速度比溶质慢。存在胶束时的药物递送不仅依赖于溶液中游离药物的吸收，还包括胶束介导的递送过程。因此，表面活性剂的增溶作用可能不会使药物递送效率与水溶性的提高呈正比例增强。

5　络合剂的影响

络合剂能与难溶物质形成分子间络合物，提高难溶性药物在水中的溶解度。在络合剂的作用下，非极性分子与络合剂的非极性基团被隔离出水相，从而改善了非极性分子的水溶性，使水溶液能够容纳更多的非极性分子。溶解度会随络合剂浓度的增加而增加，这与表面活性剂的增溶作用类似，但络合作用不要求特定的最小浓度。具有高稳定常数的络合物可以与溶质紧密结合，增强水溶液的稳定性。环糊精是一种常用的络合剂，通过与原料药形成络合物提高其溶解度。

6　表面积的影响（溶解速度）

固体药物的溶解速度主要由扩散过程控制，这可以用 Noyes-Whitney 方程来描述，公式如下：

$$\mathrm{Rate} = \frac{\partial C}{\partial t} = \frac{DA(C_s - C)}{h}$$

式中　C 为在时间 t 时，溶质在溶剂中的浓度；

　　　　D 为溶质的扩散系数；

　　　　A 为溶质颗粒的表面积；

　　　　C_s 为溶质的饱和溶解度；

　　　　h 为扩散层的厚度。

在未搅拌的溶液中，h 可能较大，此时药物的溶解速度主要受到 D 的影响。搅拌可以显著减小 h 的值，从而加快溶解速度。扩散层厚度越大，溶解速度越慢；搅拌速度快时，扩散层变薄，溶解速度加快。对于在充分混合的溶液中的小颗粒，h 与颗粒半径的平方根成正比，这意味着颗粒越小，其表面积越大，溶解速度越快。为了尽快达到平衡溶解度，应尽可能增加溶质颗粒的表面积（即减小颗粒大小），并通过加强搅拌减小扩散层的厚度。虽然药物的溶解速度不会影响平衡溶解度，但会影响达到平衡所需的时间。

7　表面能的影响

颗粒的表面能可能影响溶解度。根据开尔文方程，表面能对体系的总吉布斯自由能有影响，使得小颗粒比大颗粒具有更高的溶解度。这种尺寸对溶解度的影响通常在颗粒直径小于 1μm 时才显著。开尔文方程的公式如下：

$$\ln \frac{S}{S_0} = \frac{4\gamma V_m}{RTd}$$

式中　S 为表观溶解度；

　　　　S_0 为无限大颗粒的溶解度；

　　　　γ 为溶质的表面能；

　　　　V_m 为溶质的摩尔体积；

　　　　R 为气体常数；

　　　　T 为温度；

　　　　d 为颗粒的直径。

小颗粒和大颗粒之间的溶解度差异会导致分散悬浮液中发生奥斯瓦尔德熟化现象。在这个过程中，小颗粒溶解，形成相对于大颗粒的溶解度而言的过饱和溶液，这促使大颗粒表面的再结晶。大颗粒尺寸增大，小颗粒溶解，最终导致悬浮液中的平均颗粒尺寸增加。

三、溶解度测量方法

1　平衡溶解度测定方法——摇瓶法

摇瓶法是一种基于 40 年前发展的相溶解度技术，至今仍被普遍认为是最可靠且广泛使用的溶解度测量方法。当需要测定平衡溶解度时，可采用摇瓶法。

在选择溶解介质进行溶解度测量时，应根据研究目的考虑以下因素：表面活性剂的类型和浓度、缓冲液的离子强度，以及缓冲液中存在的反离子类型。当目的是预测吸收或生物利用度时，建议使用生物相关介质。当目的是支持溶出度试验的开发时，建议使用溶出介质。当评估化合物的 pH 值依赖性时，建议使用能够在较宽 pH 值范围内控制离子强度和反离子类型的缓冲液。当目的是用于 BCS 分类时，建议使用本版药典推荐的缓冲液。

样品制备： 将过量固体原料药加入装有溶解介质的容器中，其中溶解介质的量无需精确测量。对于难溶性药物，建议在预估溶解度的基础上，每 1ml 溶解介质中额外加入 1～2mg 的原料药。可以通过在添加介质之前研磨样品或添加介质之后超声处理来增加原料药的表面积。[注意：这些方法可能会改变溶质的固体形态，使用时应谨慎。] 建议每个条件的样品制备一式三份，以便至少获得 3 个溶解度结果。

平衡溶液： 悬浮液应持续混合、搅拌或振荡促进固体溶解，一般而言，样品在 24 小时内可达到溶解平衡，但某些品种需要更长时间，因此须对平衡时间进行确认。溶解过程中需保持悬浮液的温度恒定（±0.5℃），取出溶液后应立即过滤、离心或沉淀来分离未溶解的固体样品。在取上清液时，应避免混入任何未溶解的固体，因为这会影响溶解度结果。如果必要，应立即进行稀释以避免溶质析出。在使用移液管之前，应使用样品溶液润洗以减少表面吸附的影响。过滤分离时，须选择适合的滤膜种类。对于极性或离子化物质，建议使用疏水型滤膜（如尼龙）；对于非离子化物质，建议使用亲水性滤膜[如聚偏二氟乙烯（PVDF）或聚醚砜（PES）]。搅拌后不宜直接过滤，应在沉淀后进行，并弃去初滤液。在沉淀和离心过程中，仍需保持悬浮液的温度恒定（±0.5℃）。

应在不同时间点取样并测定溶液浓度，当连续测定的结果之间不再有显著变化（例如，24 小时内的变化小于 5%，或 1 小时内的变化小于 0.2%），这表明溶液达到饱和（平衡）。为了确认所测得的表观溶解度确实为平衡溶解度，建议使用相同的程序对相同的悬浮液进行再次平衡（例如，再次混合 24 小时），然后重新测定以保证结果的一致性。

溶液分析： 定量分析溶质浓度的方法应满足测量溶解度数据的预期目的，通常需验证分析方法的性能特征，包括专属性和范围等。在进行分析之前，可能需要稀释上清液或滤液，以确保其浓度在分析方法的线性范围内，避免溶质析出。可以使用紫外-可见分光光度法或高效液相色谱法来测定浓度，推荐使用高效液相色谱法，因为它有助于评估和监测稳定性。

在溶解度测量结束后，建议分析悬浮液中的过量固体，以确认固体形态是否保持不变。如果固体形态发生了变化，那么新固体形态的溶解度可能低于初始固体形态，观察到的溶解度是由于新的低溶解度形态所致，但这需要根据具体情况进行评估。评估固体形态的方法包括粉末 X 射线衍射法、拉曼光谱法、近红外光谱法或差示扫描量热法等。化学或物理上不稳定的溶质在平衡过程中不适合用摇瓶法测量平衡溶解度，例如，那些可能转化为低溶解度盐或多晶型形态的无定型药物，应采用一种表观溶解度测定方法进行分析。

溶解度结果报告： 如果在溶解度测定中使用了非标准介质成分，应详细报告该成分。溶解度测定所用介质的离子强度应与溶解度结果一并计算和报告。取样分析时，应在溶解度测量的温度下记录上清液的 pH 值。当使用定义明确的标准介质时，建议不要调整介质的 pH 值以补偿溶质对 pH 值的影响；相反，应在平衡步骤结束时，在观察到的 pH 值和温度下报告溶解度。如果介质的 pH 值受到溶质的显著影响，并且需要获得特定 pH 值下的溶解度数据，建议在具有更高缓冲容量的介质中进行额外的溶解度测量。同时，应报告平衡过程中的平均温度和温度控制的精度。

报告的平衡溶解度的精密度应反映测量结果的一致性，并应包含基于至少 3 个独立样品的溶解度测量值的标准偏差。

2 表观溶解度测定方法

2.1 固有溶出测定法（转碟法）

固有溶出测定法是一种用于溶解度测量的方法。在进行溶解实验时，应持续进行直到溶解速度变得不显著（例如，24 小时内小于 5%，或者 1 小时内小于 0.2%）。使用固有溶出装置进行测量时，应遵循摇瓶法在溶液分析和溶解度结果报告中的所有要求。

2.2 电位滴定法

酸碱电位滴定法是一种用于溶解度测量的方法，它基于由沉淀引起的滴定曲线中间的特征位移。滴定时，将准确体积的标准酸或碱溶液加入含有可电离物质和盐的溶液中，例如，0.15mol/L 的氯化钾，以提高测量的准确性。为防止大气中的二氧化碳影响 pH 值，可以采用氩气喷射技术，这是一种将化学惰性气体（如氮气、氩气或氦气）通入液体的技术。在整个滴定过程中，使用玻璃电极连续监测 pH 值。通过绘制 pH 值与酸或碱消耗量的关系图，可以得到电位滴定曲线。

2.3 透射浊度法

透射浊度法是一种用于溶解度测量的方法。将化合物溶解在有机溶剂中，例如二甲基亚砜（DMSO），然后将溶液按一定间隔加入缓冲溶液中，以表征浊度的变化。首次通过光散射检测到浊度后，继续加入更多的溶液。并绘制体积与浊度的关系图。通过反向外推至沉淀开始点，可以估计溶解度。这种方法每天能够测量多达 50～300 个样品。然而使用 DMSO 等溶剂可能导致药物的溶解度在短时间内增加，从而测量的是动力学溶解度而非热力学溶解度，形成过饱和溶液，沉淀固体的晶体形态未知，除非将其从悬浮液中分离并进行表征。

2.4 物理评估法

对于溶解度极高的化合物，缺乏发色团的化合物或在溶液中难以定量的生物制剂和其他分子，物理评估法可用于评估表观溶解度。这种方法基于固体物质向溶液相转移的原理，通过监测重量损失和溶液物理性质（如折射率、密度、渗透压等）的变化来评估平衡状态。由于物理评估不涉及专属性和稳定性指示特性的检测，建议评价溶质的纯度和稳定性。此外，在采用这种方法进行溶解度测量时，应严格监测并控制溶剂的蒸发。

3. 生物相关介质中的溶解度测量

使用简单的水相缓冲液来评估药物的水溶解度作为 pH 值的函数可能会低估生物利用度。因此，可以使用生物相关介质来模拟人类、犬类和反刍动物（如牛）体液中的溶解度，从而更准确地评估生物利用度。表 1～表 10 是生物相关介质的示例。

表 1　模拟人体空腹状态胃液(FaSSGF) 的介质组成
(37℃ 时 pH 值为 1.6)

组分	浓度(mmol/L)	浓度(g/L)
盐酸	约 31.3 (调节 pH 值至 1.6)	约 1.14 (调节 pH 值至 1.6)
氯化钠	34.2	2.00
牛磺胆酸钠	0.08	0.047
卵磷脂	0.02	0.015
胃蛋白酶		0.1

表 2　模拟人体饱腹状态胃液(FeSSGF) 的介质组成
(37℃ 时 pH 值为 5.0)

组分	浓度(mmol/L)	浓度(g/L)
盐酸	调节 pH 值至 5.0	调节 pH 值至 5.0
氢氧化钠	调节 pH 值至 5.0	调节 pH 值至 5.0
氯化钠	237.0	13.85
醋酸钠	29.75	2.441
醋酸	17.12	1.028
全脂牛奶	1:1	1:1

制备缓冲液，然后与牛奶以 1:1 的比例混合。如有必要，调节 pH 值至 5.0。

表 3　模拟人体空腹状态肠液(FaSSIF-V2) 的介质组成
(37℃ 时 pH 值为 6.5)

组分	浓度(mmol/L)	浓度(g/L)
马来酸	19.12	2.219
氢氧化钠	34.8	1.392
氯化钠	68.62	4.010
牛磺胆酸钠	3.0	1.766
卵磷脂	0.2	0.165

表 4　模拟人体饱腹状态肠液(FeSSIF-V2) 的介质组成
(37℃ 时 pH 值为 5.8)

组分	浓度(mmol/L)	浓度(g/L)
马来酸	55.02	6.338
氢氧化钠	81.65	3.226
氯化钠	125.5	7.460
牛磺胆酸钠	10	5.89
卵磷脂	2.0	1.65
单硬脂酸甘油酯	5.0	1.79
油酸钠	0.8	0.24

表 5　模拟人体结肠液-近端结肠(SCoF2) 的介质组成
(37℃ 时 pH 值为 5.8)

组分	浓度(mmol/L)	浓度(g/L)
氢氧化钠	约 159 (调节 pH 值至 5.8)	约 5.4 (调节 pH 值至 5.8)
冰醋酸	170	10.2

表 6　模拟人体结肠液-远端结肠(SCoF1) 的介质组成
(37℃ 时 pH 值为 7.0)

组分	浓度(g/L)
氯化钾	0.2
氯化钠	8
磷酸二氢钾	0.24
磷酸氢二钠	1.44

表 7　模拟犬类空腹状态胃液(FaSSGFc pH 1.2～2.5)的介质组成(37℃ 时 pH 值为 1.2～2.5)

组分	浓度(mmol/L)	浓度(g/L)
盐酸	3.6～82.0 (调节 pH 值至 1.2～2.5)	0.13～3.00 (调节 pH 值至 1.2～2.5)
氯化钠	14.5	0.847
牛磺胆酸钠	0.10	0.055
牛磺脱氧胆酸钠	0.10	0.054
卵磷脂	0.025	0.019
溶血卵磷脂	0.025	0.012
油酸钠	0.025	0.0076

犬类胃的 pH 值可以有相当大的变化。由于不同研究中对犬类胃 pH 值的估计存在差异，因此应在 1.2～6.5 的范围内评估溶解度。可通过改变盐酸的用量来调节胃液的 pH 值，从而使 pH 值达到 1.2～2.5 的范围内。

表 8　模拟犬类空腹状态胃液(FaSSGFc pH 2.5～6.5)的介质组成(37℃ 时 pH 值为 2.5～6.5)

组分	浓度(mmol/L)	浓度(g/L)
马来酸	21.68	2.516
氢氧化钠	14.5～40 (调节 pH 值至 2.5～6.5)	0.58～1.6 (调节 pH 值至 2.5～6.5)
氯化钠	18.81	1.099
牛磺胆酸钠	0.10	0.055
牛磺脱氧胆酸钠	0.10	0.054
卵磷脂	0.025	0.019
溶血卵磷脂	0.025	0.012
油酸钠	0.025	0.0076

犬类胃的 pH 值可以有相当大的变化。由于不同研究中对犬类胃 pH 值的估计存在差异，因此应在 1.2～6.5 的范围内评估溶解度。可通过改变氢氧化钠的用量来调节胃液的 pH 值，从而使 pH 值达到 2.5～6.5 的范围。

表9 模拟犬类空腹状态肠液(FaSSIFc)的介质组成(37℃时 pH 值为 7.5)

组分	浓度(mmol/L)	浓度(g/L)
磷酸二氢钠一水合物	28.65	3.953
氢氧化钠	21.66	0.866
氯化钠	59.63	3.485
牛磺胆酸钠	5.0	2.8
牛磺脱氧胆酸钠	5.0	2.7
卵磷脂	1.25	0.96
溶血卵磷脂	1.25	0.62
油酸钠	1.25	0.38

表10 模拟牛类胃液的介质组成(介质温度应设置为 39℃)

组分	高谷物饲料模拟瘤胃	高纤维饲料模拟瘤胃
胰蛋白胨	2.5g/L	2.5g/L
碳酸氢钠	4.0g/L(47.6mmol/L)	8.75g/L(104mmol/L)
无水磷酸二氢钾	1.55g/L(11.4mmol/L)	1.55g/L(11.4mmol/L)
无水磷酸氢二钠	1.425g/L(10.0mmol/L)	1.425g/L(10.0mmol/L)
碳酸氢铵	1.0g/L(12.6mmol/L)	1.0g/L(12.6mmol/L)
七水硫酸镁	0.15g/L(0.6mmol/L)	0.15g/L(0.6mmol/L)
醋酸	2.40g/L(40mmol/L)	1.42g/L(24mmol/L)
丙酸	2.59g/L(35mmol/L)	—
丁酸	1.32g/L(15mmol/L)	—
三水醋酸钠	—	6.26g/L(46mmol/L)
丙酸钠	—	1.44g/L(15mmol/L)
丁酸钠	—	1.10g/L(10mmol/L)
微量矿物质储备溶液(表11)	125μl	125μl
pH 值	5.5	6.8
表面张力	约 50dynes/cm^2	约 50dynes/cm^2
离子强度	0.102mol/L	0.240mol/L
缓冲容量	47mmol/L/pH	49mmol/L/pH

这里定义的介质适用于牛类以及其他反刍动物种类。健康的网胃-瘤胃的正常 pH 值范围是 5.5～6.8。高谷物饲料通常会导致瘤胃的 pH 值较低(约为 5.5),而高纤维饲料会导致瘤胃的 pH 值较高(约为 6.8)。

在皱胃(真胃)中,pH 值为 2～3,与单胃动物和人类的情况相似。为了模拟皱胃,可以使用 0.01mol/L 盐酸(pH 2.0)、0.0033mol/L 盐酸(pH 2.5)或 0.001mol/L 盐酸(pH 3.0)。反刍动物的肠道 pH 值与单胃动物和人类的相似。幽门处的 pH 值约为 3.0,而回肠中增加到约 7.5。为了模拟牛的肠液,可以使用上述为人类或犬类定义的模拟肠液之一。

表11 微量矿物质储备溶液的组成

组分	微量矿物质储备溶液的浓度(g/100ml)
水	加至 100ml
二水氯化钙	13.2
四水氯化锰	10.0
六水氯化铁(Ⅲ)	8.00

在进行生物相关溶解度测量时,溶解介质的温度应控制在 ±0.5℃,并遵循摇瓶法的要求,包括在多个时间点进行溶解度测量以确认达到平衡。药物的盐形式添加到溶解介质中,可能会显著改变介质的组成(如离子强度、pH 值等)。因此,不应假定同一药物的盐形式和游离碱的溶解度相等,除非通过不同晶型固体独立测量来证实。

9024 蛋白质组学分析方法及应用指导原则

一、适用范围

本指导原则适用于蛋白质组学在蛋白质组成及其变化规律、蛋白质翻译后修饰以及蛋白质与蛋白质之间相互作用方面的分析研究,规范蛋白质组学分析方法的建立、分析过程的质量控制和数据分析,确保蛋白质组学分析结果的重复性与可靠性。

二、蛋白质组学的分析策略

蛋白质组学分析策略主要有三种,即自下而上(Bottom-Up)-肽段水平蛋白质组学、自上而下(Top-Down)-完整蛋白质组学以及自中而下(Middle-Down)-亚基水平蛋白质组学。Bottom-Up 策略目前应用最为广泛,Top-Down 和 Middle-Down 是 Bottom-Up 较好的分析策略补充。

1 自下而上(Bottom-Up)

胰蛋白酶(trypsin)等各种蛋白酶将蛋白质样品酶切成肽段,采用多种分离技术对肽段混合物进行分离,通过质谱技术检测肽段一级与二级谱图进行鉴定和定量分析,根据肽段和蛋白质之间的对应关系,经蛋白质数据库及相关软件分析得到蛋白质的定性和相对定量结果。

2 自上而下(Top-Down)

直接对整个蛋白质进行分析和鉴定,是全蛋白分子组成和形态的表征方法。Top-Down 策略可以较好地对不同的蛋白质存在形式(proteoforms)进行测定及区分,真实捕获蛋白质的信息。

3 自中而下(Middle-Down)

使用木瓜蛋白酶(papain)等适宜的蛋白酶将蛋白质酶切为分子量为 25～50kDa 的亚基片段,随后进行分离与分析,以获得蛋白质的相关信息。

三、蛋白质组学分析方法

蛋白质组学分析方法需要具备实用性强、肽段和蛋白质的检测特性好以及合适的质控过程，保证分析结果的可靠性，同时蛋白质组学在操作过程中能够处理大量样品。蛋白质组学分析基本流程主要包括：①蛋白质样品的提取、变性还原、酶切与肽段分离富集；②肽段的分析与鉴定；③数据分析。

1　蛋白质样品的提取与分离富集

根据使用的样本选择适宜方法进行蛋白质的提取，如采用化学裂解、蛋白质沉淀、细胞破碎仪等方法进行样本蛋白质提取。采用凝胶电泳或色谱技术等对蛋白质进行预分离以获得更高纯度的目标分析蛋白质，或不经分离将全部蛋白质进行后续分析。

1.1　蛋白质提取

蛋白质样品的提取操作过程对实验结果的影响较大，目前尚无通用方法能够实现针对所有生物样本中蛋白质的提取，因此需要对提取方法进行选择和优化，降低样品预处理差异对实验结果产生的影响。

从细胞、生物组织中提取蛋白质是一个重要步骤。细胞裂解步骤中，一些蛋白酶可能会从某些细胞器中释放出来，因此可加入酶活抑制剂避免蛋白质降解。

自然界可以预测到的大量蛋白质是疏水性的，对于疏水性较强的蛋白质通常需要加入强表面活性剂进行提取。

1.2　蛋白质分离与富集

1.2.1　凝胶电泳技术

常用的凝胶电泳分离与富集技术主要包括等电聚焦(isoelectric focusing，IEF)技术和二维聚丙烯酰胺凝胶电泳(2D-PAGE)技术等。IEF 技术是使用两性载体电解质，形成连续、稳定的线性 pH 梯度，基于此进行蛋白质的电泳分析，依据蛋白质分子的静电荷或等电点的不同进行分离。IEF 技术可以分辨等电点(pI)相差 0.01 pH 单位的蛋白质分子。2D-PAGE 技术的第一维一般根据不同蛋白质的等电点差异对蛋白质进行分离，第二维根据蛋白质间分子量的差异，采用十二烷基硫酸钠-聚丙烯酰胺凝胶电泳(SDS-PAGE)对蛋白质进行分离，从而实现复杂蛋白质混合物中的蛋白质在二维平面上的分离。2D-PAGE 技术可实现复杂样品中蛋白质的较好分离，为后续实验提供样本。此外，因其具有较高的灵敏度和分辨率，可以检测到低表达的蛋白质、蛋白质修饰和异构体等，但同时也存在难以分离分子量过大或过小的蛋白质，实验的重复性相对较差等。

1.2.2　色谱技术

蛋白质组学中常用的色谱分离技术主要包括反相液相色谱、离子交换色谱、分子排阻色谱、亲和色谱和多维液相色谱等，根据样品中蛋白质的不同性质，选择合适的固定相，利用不同的色谱分离机制实现对样品中蛋白质的分离。其中反相液相色谱是根据蛋白质与色谱固定相之间疏水作用的差异，将不同蛋白质在色谱柱中进行分离；离子交换色谱是根据蛋白质的带电性，选用适当离子型的填料，通过调节上样溶液或洗脱液的 pH 值或离子强度从而实现蛋白质样品的分

离；分子排阻色谱是使用适当孔径大小的填料，对具有不同分子量的蛋白质样品进行分离；亲和色谱是使用具有特定亲和配体的填料，利用蛋白质与特定配体(如受体、抗体等)的亲和作用进行分离；多维液相色谱是将样品通过不同的液相色谱柱，根据不同的分离原理实现蛋白质样品的多层次、高效分离。

2　蛋白质分析与鉴定

蛋白质的分析与鉴定技术包括质谱技术、双向电泳技术、X 射线技术、核磁共振技术和透射电子显微镜技术等。质谱技术最常用，能够分析复杂的蛋白质混合物以及纯化的蛋白质。双向电泳是最早用于蛋白质组学研究的分析技术，目前已经成为蛋白质组学样品处理的重要技术。X 射线技术、核磁共振技术和透射电子显微镜技术一般分析纯化后的蛋白质或者蛋白质复合物，主要用于蛋白质的结构分析。

2.1　质谱技术

蛋白质组样品经过提取、分离富集或者进一步变性还原、酶切、肽段分离富集处理后，选择适宜的分离系统导入离子源离子化，电离生成带电荷离子，离子通过碰撞诱导解离(collision induced dissociation，CID)、高能碰撞解离(high energy collision dissociation，HCD)、电子活化解离(electron activated dissociation，EAD)或其他适宜的解离技术进行碎片化。后在加速电场的作用下形成离子束进入质量分析器，通过质量分析器分离和过滤不同质荷比的离子，过滤后的离子最终经检测系统转换为可测量的信号，从而得到质谱图并获得蛋白质的相关信息。

通过质谱数据文件的数据库检索，对肽段碎片质谱图与数据库中的蛋白质计算模拟酶切的理论肽段碎片质谱图进行匹配，获得肽段序列；将单个肽段序列拼接在一起，重现完整的蛋白质序列。有时为了获得蛋白质一级序列的完整覆盖，需要使用多种不同裂解特异性的蛋白酶分别进行酶切，以获得重叠的序列覆盖。根据一级和二级质谱通过特征离子获得有关蛋白质一级氨基酸序列以及蛋白质修饰位点的信息，进而获得样品中蛋白质的分子量、序列、翻译后修饰等相关信息。

质谱技术具有分析范围广、分析用样量少、分析速度快、分析灵敏度和特异性高等特点，可用于大规模、高通量的蛋白质及其翻译后修饰鉴定、蛋白质的定量以及蛋白质-蛋白质相互作用分析等。多种类型的质谱仪或色谱质谱联用系统均可用于蛋白质组学的分析，高分辨质谱仪一般用于蛋白质的鉴定分析，也可进行蛋白质的验证和定量分析，低分辨串联质谱仪一般用于差异蛋白质的验证和绝对定量分析。

质谱的数据分析，首先将质谱仪产生的原始数据文件转换为开放格式，通常将原始数据转换为"mzXML"或"mzML"格式，用以用于第三方数据库检索，鉴定肽和蛋白质。

Bottom-Up 策略通过"数据库搜索"等过程，将实验质谱数据与理论肽段碎片质谱图进行匹配，从而产生肽段谱图匹配（peptide-spectrum matches，PSMs），并通过对比和打分，将得分最高的谱图分配给肽段。通常使用错误发现率（false discovery rate，FDR）评估 PSMs 为真的概率，其中较为常用的方法为目标-诱饵法（target-decoy），即通过某种方式（如软件生成）形成不包含真实序列的诱饵库，随后将目标库和诱饵库混合，并将其理论肽段碎片质谱图与实验质谱数据进行匹配。根据匹配到诱饵库中数目占总匹配数目的比例计算 FDR 值，随后可通过控制 FDR 值筛选 PSMs，从而依据实验数据获得肽段序列列表。理论上，可通过对应体系的蛋白质组和外加蛋白（如蛋白酶、内标蛋白等）的序列总和与采取的酶切方式，对上述鉴定出的肽段序列上的特征性（uniqueness）进行判断。一般而言，可以将序列专属于一个蛋白质或一组蛋白质（protein group）的肽段称为该蛋白质或该组蛋白质的特征肽段（unique peptide）。为了提高鉴定蛋白质的可信度，须将肽段的评分转换为蛋白质的评分，并进行结果可信度的评估。

Top-Down 策略的数据处理中解卷积和去同位素（deisotoping）十分重要，即需要将多电荷离子转化为不带电的组分峰，其质量数可反映该组分的单同位素分子量或平均分子量，然后进行数据处理，直接在蛋白质水平与库中蛋白质匹配。各个仪器公司的配套软件是数据处理的重要工具，用于 Top-Down 蛋白质组学数据处理的商品化软件可以与仪器配套软件相互补充进行数据分析。

与 Bottom-Up 策略相似，Middle-Down 策略将蛋白质酶切成比较大的亚基片段进行数据采集，数据处理主要依赖于数据库和搜索引擎，其中解卷积尤其重要，即需要对多电荷离子进行去电荷和去同位素（Bottom-Up 和 MALDI 实验中通常不需要）。此外，目前 Middle-Down 策略针对组蛋白的分析，已开发出多个针对性的商品化软件及算法。

肽和蛋白质鉴定之后是对肽和蛋白质进行定量，通过定量特征肽段然后将每种蛋白质的特征肽段的量反算为单个蛋白质的量进而实现蛋白质的定量，其中常用的有标记定量和非标记定量两种方法。最后，使用统计学指标（如 P 值）确定蛋白质的量在不同条件下变化的统计学显著程度以及通过差异倍数（fold change，FC）等评价差异程度等，比较不同样本中不同蛋白质的表达情况。鉴定到有统计学意义的差异蛋白质，可以进行功能注释和富集分析，找到差异蛋白质显著富集的生物学功能和信号通路。对差异蛋白质进行蛋白质-蛋白质相互作用分析，揭示差异蛋白质间的关联并寻找关键节点。综合生物信息和生物学等多方面的信息，对蛋白质的功能和生物活性进行研究。

2.2　二维凝胶电泳技术

蛋白质组样品经过提取，利用样本中蛋白质的等电点和分子量的差别，通过二维凝胶电泳的方法将各种蛋白质分离。第一维电泳按照等电点分离，第二维将第一维按照等电

点分离的蛋白质依据分子量进一步分离，采用染色的方式显色，获得蛋白质的谱图。

2.3　X 射线技术

制备蛋白质的晶体样品，通过冷冻技术将样品冷冻后，将样品置于 X 射线束中，利用蛋白质晶体对 X 射线的衍射现象进行分析，通过测量 X 射线的衍射图样，利用统计学进行模型构建和优化，解析蛋白质的三维结构。

2.4　核磁共振技术

从样本中提取目标蛋白质，纯化获得高纯度蛋白质，制备成蛋白质溶液，装入测试管中，通过给予一系列的脉冲序列激发原子核的共振信号，通过测量这些信号的频率和强度，可以获得蛋白质的二维或三维结构信息，可以研究蛋白质的构象动力学和相互作用。

2.5　透射电子显微镜技术

纯化后的蛋白质样品经过冷冻或固定在网格上，然后用电子束照射样品，再利用探测器和透镜系统记录散射信号成像，收集和处理图像，进行信号处理，可以得到蛋白质的三维结构，解析大分子复合物、蛋白质结构和相互作用。

四、蛋白质组学分析的质量控制

质量控制（quality control，QC）是蛋白质组学研究中不可或缺的组成部分，供试品分析通过单个蛋白质进行质量控制，蛋白质组学研究中一般使用质控（QC）样品对蛋白质组学研究各关键过程进行质量控制与评价。

1　质量控制样品的类型

1.1　简单的肽混合物（QC1）

一般为单一蛋白质酶切产物，如牛血清白蛋白（bovine serum albumin，BSA）、烯醇化酶或细胞色素 C 或含有几种蛋白质酶切产物的混合物。可通过比较多次 QC 样品的峰宽和保留时间等评价色谱分离的性能。

1.2　复杂的 QC 样本（QC2）

一般为全细胞裂解物如酵母裂解物、HeLa 细胞裂解物等。通常采用与样本相同的方法进行分析，主要用于评价质谱检测的性能，评价重复实验中检测蛋白质和肽段数目与强度变化，可用变异系数表示。

1.3　合成的肽混合物（QC3）

一般为人工修饰或同位素标记的方法合成的肽混合物。QC3 样本可以类似于 QC1 样本单独运行，进行质控评价；也可以添加到 QC2 样本甚至是真实的样品中，需要注意添加的 QC3 不应在被添加样本中存在；QC3 多被用于靶向蛋白质组学研究与目标蛋白质和肽的定量分析。

研究中可根据实际需求进行选择，也可以组合两种或多种不同的 QC 样本进行质量控制。

2　质量控制的评价指标与标准

目前常用的 QC 的评价指标（表1）主要包括鉴定的肽段和蛋白质，肽段谱图匹配（PSMs）数量，二级谱图的数量，肽段的平均丰度（基于母离子的离子信号强度），所鉴定的

肽段中 m/z 与理论值差距在 $\pm 0.003\text{Da}$ 内的肽段的比例，最大的进样时间内所获得的二级谱图的比例，选定的示踪肽段的保留时间。计算各个指标的 CV 值，并对各个指标的数据进行主成分分析（principal component analysis，PCA）与评价。此外还可以对肽段匹配误差分布、肽段数量分布、肽段长度分布、蛋白质分子质量分布等进行分析和评价。

表1　QC 评价指标

评价内容	QC 评价指标	描述
样本处理	酶切漏切比例	酶切位点漏切比例
	酶切位点特异性	位点特异性酶切所占比例
色谱分析	t_R	保留时间、相对保留时间
	峰宽和半峰宽	采集的色谱峰的峰宽和半峰宽
质谱分析	TIC 图	采集的总离子流图
	MS/MS 谱图	采集和鉴定的 MS/MS 谱图数目
	$\% \text{IT}_{max}$	在设定的最大进样时间获得的 MS/MS 谱图的百分比
鉴定与定量	蛋白质数目	鉴定的蛋白质数目
	肽段数目	鉴定的肽段数目
	肽段谱图匹配数目	与肽段匹配的谱图数目
	肽段的平均丰度	所有总结的肽段丰度的平均值
	$\%m/z$	肽段的 m/z 误差 $[\Delta(m/z)]$ 在 $\pm 0.003\text{Da}$ 之间的比例[a]

注：a 使用的检测仪器不同，精密度有差异，可酌情调整。

蛋白质组学分析研究中，在实际样品进样之前，首先执行 QC 样本的质量控制序列分析，对其原始文件进行数据库搜索，分别获得样品提取、色谱和质谱性能的评价指标并进行评估，只有在通过 QC 评估合格后，方可进行实际样品分析。

3　质量控制的数据处理

数据处理中通常会进行数据库搜索，采用不同的搜索引擎的不同方法，甚至同一个搜索引擎的不同版本和不同参数的设定均会对数据有所影响。一般以鉴定的肽段，鉴定的蛋白质，以及 PSM 等为指标进行评价。对于肽段和蛋白质的鉴定通常设定以下参数。

3.1　肽段的母离子和碎片信息搜索误差

建议结合仪器的性能设置质量误差，如将母离子质量误差设置为 10ppm，子离子质量误差设置为 0.02Da，也可将两个参数均设置为 20ppm。

3.2　肽段长度（peptide length）

Bottom-Up 策略中酶切后肽段的长度通常在 4~40 个氨基酸残基之间。较短的肽段（如 6~10 个氨基酸）在质谱中具有较高的响应强度，易产生丰富的碎片离子从而被准确鉴定。较长的肽段更容易在蛋白质组学分析中进行特异性鉴定，提供更多的序列信息。肽段水平通常允许的漏切最大位点数目为 2。

3.3　错误发现率（false discovery rate，FDR）

在蛋白质组学分析中，FDR 是一种通过特定匹配算法获得，与误报率相关的数值，其等于错误匹配结果占总匹配结果的比例。目标-诱饵法（target-decoy）是计算 FDR 的常用方法之一。常见的 FDR 阈值是 1%（PSM、肽以及蛋白质水平）。

3.4　肽段谱图匹配（peptide-spectrum matches，PSMs）

PSM 一般是指实验肽段谱图与理论数据库谱图的匹配。通常鉴定的肽段和蛋白质应具有多个可信的 PSM 数目，以增加鉴定的可靠性，PSM 至少为 1。

3.5　特征肽段（unique peptide）

特征肽段可应用于蛋白质的定性和定量分析中。对于定性的特征肽段检测到的越多，蛋白质的鉴定可信度越高。基于肽段鉴定的蛋白质需要标注其鉴定标准，如特征肽段数目、软件打分阈值等，如果所得到的生物学结论是基于单个肽段的鉴定结果，还需要在文中提供对应的谱图并进行标注。

3.6　蛋白质覆盖率（protein coverage）

蛋白质覆盖率是指被鉴定的肽段的氨基酸序列覆盖蛋白质氨基酸序列的百分比，70% 及以上的蛋白质覆盖率可提高鉴定结果的可信度和全面性。

4　重复实验及其评价标准

蛋白质组学研究中通常会进行生物学重复和技术重复实验，生物学重复主要用于评估不同生物样本之间的一致性和重复性，技术重复主要用于评估同一生物样本在同一实验条件下的一致性和可重复性。对于生物学研究的蛋白质组学，须进行生物学重复，且至少进行 3 次。简单的样本（如动物、植物）通常需要 5 个生物学重复。人的血液或组织样本等复杂的样本，由于个体特异性较高，建议每组 30 个以上的样本，以及 10 个生物学重复。样本组内数量较大时，可以将大量的生物学重复样本进行组内混合以降低生物个体多样性。技术重复目前尚缺乏明确的要求，在样品量足够的情况下，建议技术重复至少 3 次，可增加实验的严谨性，各实验结果之间的数据重复性也会更好，而生物学重复由于多种原因可能导致重复性较差。非标记（label-free）实验中通常会进行技术重复，这将有利于后续数据的分析，其他实验可以采用生物学重复或者技术重复。重复实验通常可以采用以下的指标进行评价。

相关性分析：通过计算重复样本之间的相关系数，如皮尔逊（Pearson）相关系数或斯皮尔曼（Spearman）相关系数，评估它们之间的一致性，高相关性表明重复之间具有较高的相似度。

主成分分析（PCA）：使用 PCA 分析重复样本之间的差异。重复样本紧密聚集在一起，表明它们之间的变异较小，结果更可信。

重复检测率或测量误差分析：通过计算技术重复样本之间的测量误差，如百分比变异系数（coefficient of variation，CV），评估它们之间的一致性。如计算每个样品中鉴定的肽段、蛋白质及 PSM 的数目得到 CV 值，进行评价。

具体判断标准根据实际研究的需求、样本特性和实验平台的性能等因素而有所不同。常见的一些标准参考包括：Pearson 相关系数通常要求在 0.8 以上，Spearman 相关系数通常要求在 0.7 以上。PCA 分析中重复样本紧密聚集在一起，方差贡献通常要求达到 70%～85% 或以上，表示较好的一致性。重复检测率或测量误差的 CV 值通常要求小于 20%，其可能会受到样本特性、检测灵敏度和数据分析方法等因素的影响，需要根据实际情况而定。

五、蛋白质组学的应用

蛋白质组学是指在大规模水平上以蛋白质的生物多样性为基础，研究细胞、组织或生物体蛋白质组成及其变化规律、蛋白质翻译后修饰以及蛋白质与蛋白质之间相互作用等，从而揭示疾病发生、发展和药物治疗相关的规律与机制。随着质谱技术以及色谱与质谱联用技术的快速发展，蛋白质组学分析技术在未知蛋白质的鉴定、蛋白质结构的解析、靶向蛋白质定量以及生物技术药物研发、质量控制和体内药代动力学研究方面应用越来越广泛。

蛋白质组学分析技术目前通常根据质谱分析和生物信息学原理的高通量分析方法，快速、高效地检测、鉴定和定量蛋白质样品中的成分、数量和相互作用等基本信息，进而揭示蛋白质在生命体内的功能和调节作用等生物学特性。采用质谱法的蛋白质组学分析技术，将完整蛋白质或酶切后肽段进行鉴定分析，开展细胞、组织或生物体蛋白质组成及其变化规律、蛋白质翻译后修饰以及蛋白质与蛋白质之间相互作用研究和应用具有重要意义。

借鉴蛋白质组学中使用的分析手段能够进行重组蛋白类药物的分子量测定、氨基酸序列、肽谱、二硫键、翻译后修饰（氧化、脱酰胺、琥珀酰亚胺化和糖化等）、糖基化（N/O糖基化位点、糖型）、杂质（截短体、突变体、异构体、聚集体、宿主细胞残留蛋白质）等的分析与鉴定。根据分析对象特点和仪器设备性能，可以选择自下而上（Bottom-Up）、自上而下（Top-Down）或自中而下（Middle-Down）三种策略之一或三种策略中的两种或三种组合方式开展研究和分析测试。组合方式可以对分析结果进行整合分析，多种策略优势互补，获得更加可靠和准确的分子量测定、氨基酸序列、肽谱、翻译后修饰或者杂质鉴定的信息。

目前蛋白质高级结构的解析即传统的结构生物学，也纳入蛋白质组学研究范围，主要采用 X 射线分析技术、核磁共振波谱分析技术和透射电子显微镜分析技术，进行蛋白质和蛋白质复合物的结构解析，蛋白质-蛋白质及蛋白质-活性分子相互作用等方面的研究。

9031　化学成像指导原则

化学成像（chemical imaging）结合具有空间分辨能力的传感技术与数据分析技术，利用主要获自样品表面的信息来表征样品的化学、物理性质，包括光谱成像、质谱成像、磁共振成像等。其中光谱成像是利用不同波长的光照射样品表面各个空间位点，收集所产生的反馈信号，构建反映样品表面化学和物理特性的图像，用于成分鉴别及浓度、晶型、空间排列、区域尺寸和颗粒大小分析等。

本指导原则主要适用于基于振动光谱（如近红外、中红外、远红外和拉曼光谱）的化学成像系统，也可适用于其他成像技术。

一、适用范围

化学成像特别适合分析固体、半固体和液体样品的物质属性，包括成分鉴别（活性成分、中间体、辅料）、含量分布评估、多态性及颗粒形态表征、尺寸及形貌测量等。因此，化学成像可用于化学药品、生物样品、包材和设备中的活性成分、中间体和辅料的鉴别和定量；还可用于评价样品的均匀性、检测样品内芯或包衣的裂纹等物理缺陷以及识别外来污染物；也可用于中药的成分鉴别与含量测定。此外，化学成像有助于理解、跟踪和评价工艺过程，还是快速鉴别假冒伪劣药品的工具。

化学成像通过可视化分析样品表面的分布特征，实现不同样品之间的快速和无损比较，可作为传统光谱分析方法的补充。在实际应用中，需根据检测目的和空间分辨率需求选择合适的化学成像方法。

二、成像特点

1. 成像模式

化学成像模式根据光谱分辨率主要分为：多光谱成像（multispectral imaging）、高光谱成像（hyperspectral imaging）和超光谱成像（ultraspectral imaging），对应的光谱分辨率分别约为 $10^{-1}\lambda$、$10^{-2}\lambda$ 和 $10^{-3}\lambda$（λ 为波长）。多光谱成像是一种多通道成像技术，采用两个或两个以上光谱波段，对样品进行二维空间信息和一维光谱信息的瞬时采集。由于所获取图像的光谱波段是离散、非连续的，因此多光谱成像检测时间及信息复杂程度远低于高光谱成像。高光谱成像通过测量接近连续的光谱波段，可记录每个像素点的完整光谱图，获得使用平均光谱通常无法获取的特征信息，并将单个位点光谱扩展为涵盖样品整个测量区域的二维投影。超光谱成像则在高光谱成像基础上获得更多波段的图像信息，也可辅助多光谱成像的波段选择。化学成像多是高光谱成像，其所得光谱质量可以与常规光谱法相当，但需要更长的测量时间、更大的数据量和更复杂的计算支持，可适当降低光谱质量以提升成像通量。

2. 数据立方体

化学成像是在多个离散或连续波长下扫描样品的每一

个空间位点所得，由二维空间$(x，y)$和一维波长(λ)组成三维的数据阵，称为数据立方体(datacube)或超立方阵(hypercube)。数据立方体由一系列空间分辨光谱(称为像素，pixel)或一系列光谱分辨图像(称为像平面，imaging plane)组成。选择一个独立像素就会得到样品某一特定空间点的连续光谱；选择一个像平面就会得到样品所有空间位点在某一特定波长下的强度响应(如光的吸收或透射强度)。

3. 多维化学成像

化学成像在数据立方体$(x，y，\lambda)$基础上，通过增加第三维空间$(z$ 方向)的光谱信息可拓展为四维$(x，y，z，\lambda)$成像；为获得三维空间的光谱信息，可用侵入式、破坏性的样品制备方式(例如对样品进行逐层切片处理)，按序采集并汇总每一层的二维光谱信息；也可以使用具有三维空间分辨率的技术(如远红外/太赫兹和时域太赫兹光谱、共聚焦拉曼光谱等断层扫描技术)非侵入式、非破坏性地直接进行成像。在$(x，y，z，\lambda)$基础上，如引入时间轴等维度，可实现更多维化学成像。

三、成像系统

化学成像系统具有多个特征参数，如仪器装置、空间和光谱分辨率、放大倍数、适用样品的类型及大小、样品制备和展示方式、样品可移动或固定、采集时间、测量次数、数据分析算法及软件等，需根据检测分析目的选择具体的成像系统。下面简要介绍基于振动光谱的化学成像系统类型。

1. 近红外光谱

近红外光谱主要由C—H，N—H，O—H和S—H等含氢基团基频振动的倍频和合频组成。电磁波范围通常为 $12\,800\sim4000\,cm^{-1}(0.78\sim2.5\mu m)$。其测量是非接触式的，通常采用漫反射模式，以表征样品的物理和化学信息。

2. 中红外光谱

中红外光谱主要用于研究物质的分子内振动，电磁波谱范围通常为 $4000\sim400\,cm^{-1}(2.5\sim25\mu m)$。中红外成像可用于描述混合成分中化学物质的特征，通常采用衰减全反射红外显微技术测量。对于含水量较大的样品，水的吸收干扰给测量带来较大困难。

3. 远红外/太赫兹光谱

远红外光谱的电磁波谱范围通常为 $400\sim10\,cm^{-1}(25\sim1000\mu m)$，包含分子间和晶格振动，可用于固体多态性和结晶度的表征。振荡频率为 $0.1\sim10\,THz$ 的电磁波被命名为太赫兹波，其光子能量低，不会对检测样品产生光致电离及破坏，且在非极性材料中具有良好的穿透能力，可透过塑料、橡胶、纸板等材料探测内部物质。

4. 拉曼光谱

拉曼光谱利用强单色光(通常为激光)照射样品，记录入射光与非弹性散射光的频率之差(拉曼位移)，对应于散射强度所得到的研究分子振动的光谱。拉曼光谱包含许多窄谱带，有利于化学成分和晶型的鉴别。水、空气和玻璃的拉曼散射信号较弱，因此水溶液样品的分析可在样品池等玻璃材质中于大气条件下进行。然而，要注意荧光对拉曼信号的干扰。

各种光谱方法的化学成像技术各有特点和适用性，例如，相对于拉曼成像，红外光谱成像空间分辨率较低，但成像速度更快，而拉曼光谱成像由于可以用很小的光束进行扫描成像，成像空间分辨率更高。

四、采集模式

数据采集模式主要分为扫描型(scanning)和快照式(snapshot)，其中扫描型又可分为摆扫式(whiskbroom)、推扫式(pushbroom)和凝视式(staring)。

1. 摆扫式

也称点扫描(point scanning)或点映射(point mapping)，通常采用矩形网格模式，沿 x 轴和 y 轴两个方向移动，同时获取单个像素点的所有光谱信息，完成二维空间成像。

2. 推扫式

也称线扫描(linear scanning)或线映射(line mapping)，同时获取样品一个空间轴(行)上每个像素点的所有光谱信息，通过平台沿轨道推扫实现另一空间轴(列)成像，采集整个样本区域的光谱信息，其扫描速度和灵活性使基于化学成像的在线分析成为可能。

3. 凝视式

也称焦平面扫描(focal plane scanning)或全局成像(global imaging)，同时记录各个像素点在不同波长处的光谱信息，由于检测器和样品的位置都是固定的，无需移动，所以被称为凝视采集。不同于映射(mapping)模式中样品需要平移，成像(imaging)模式中样品不需要平移，可通过滤波器或可调谐滤波器获取视场在某个波段下的光强度响应，进而将不同波段的二维图像重组为三维光谱图像。

4. 快照式

通过特定的成像及分光方式，可以一次性采集整个样本区域的光谱信息$(x，y，\lambda)$。相对于扫描型光谱成像技术，快照式光谱成像技术在动态场景探测中具有显著优势。

化学成像的像素点包含来自样品表面和次表面的大量化学和物理特征信息，成像质量与空间分辨率和光谱分辨率直接相关。空间分辨率是指图像中可识别的两个相邻点之间的最小距离，直接影响图像的处理和结果分析。例如，被测区域大小应与成像系统的空间分辨率相匹配，否则信息无法辨识。空间分辨率由仪器性能决定，包括激光光斑大小、衍射极限、检测器大小、放大倍数、数值孔径等，同时也受辐射光在样品表面的扩散影响，在样品表面以下发生的散射很可能会使图像失真而使空间分辨率受限。光谱分辨率影响图像的定性和定量分析，对成分识别等化学特征提取有一定影响。随成像技术的不同，光谱分辨率可受到激发波长、光栅、检测器和光谱仪焦距等不同因素的影响。通常推扫式扫描对空间干扰更敏感，而光谱分辨率在凝视式扫描中更为关键。

五、成像过程

1. 样品制备

样品制备应与所使用的成像技术相对应。对于不同仪器装置，样品表面的拓扑结构有时会影响成像性能。如用探头原位测量不需要样品制备，但拉曼散射等非接触聚焦则需要进行样品表面制备以获得一个平整的表面。如果是仪器无法补偿的形变，需要对样品表面进行机械性修饰，例如将片剂凹面压平；而通过自动重新对焦可以补偿成像过程中样品表面的轻微不均匀性问题。在衰减全反射红外成像中，由于镜片和样品之间需要接触，也必须进行样品表面制备。同时，样品需要根据成像设备及方法要求妥善放置于样品台，并尽可能减少镜面反射等干扰，探头或光束、样品和检测器之间的角度和距离应符合装置要求。

由于穿透深度和空间分辨率的限制，基于反射的化学成像从表面光谱信息得到的样品形态或颗粒分布情况可能并不能代表整个样品的成分分布，特别是内外分布不均一的样品。为确保所选择的样品表面检测区域具有代表性，必须评估样品均质性。此外，可以通过测量样品的多个横截面，以提升对整体样本评估的准确性；或利用具有更强穿透深度的成像设备，例如采用共聚焦成像获取近表面信息、利用断层扫描或透射成像收集样品整个基体的信息。

2. 仪器装置

必须对仪器性能和图像分析方法进行评价，避免错误解读和人为干扰。仪器性能确证包括周期性的性能确证和系统适用性试验。性能确证的周期间隔取决于仪器的技术特点、性能稳定性和实际使用情况。在测量之前进行系统适用性试验，确保成像系统能正常运行。在性能确证和系统适用性试验中，需要评估的参数及其可接受标准必须合理，以符合化学成像技术要求和分析目的。

（1）化学成像系统组件调整

典型的化学成像系统通常由辐射源、光学装置、样品台、检测器和数据采集与处理系统组成，成像系统及各个组件需符合方法需求。

光源、光学装置和检测器：在进行系统校准或测量样品之前，需要确认光源强度。任何一个像素点的光路、共聚焦、波长精度和能量输出都需符合技术指标。光学装置、样品和检测器的准直要符合距离、角度和偏振的测量要求，需注意它们可能会受温度及湿度影响。此外，样品或目标区域的光照条件必须尽可能均匀且可重现，且应控制如散射、背景、噪音、不良像素点、宇宙射线、实验室内的荧光灯和样品荧光等干扰以及由缺陷表面反射可能引起的杂散光、鬼线和鬼像等负面效应。

多波长和多光谱系统：多波长系统应在波长分布范围内，选用具有良好信噪比特性的参比物质的多个峰标定波长。多光谱系统应确认所有的信号源。

映射：准直来自多个仪器的图像时，需确认 x-y 刻度。

放大倍数：当化学成像系统允许不同放大倍数时，需优化光学或电子放大倍数。如放大倍数不足以分辨相关特征，成像分辨率可能会下降；如放大倍数偏高，成像视场就会偏小。

（2）仪器校准

光谱轴（spectral axis）：最佳的波长（或波数）精度至关重要，应达到与常规光谱仪相同的水平。光谱轴校准是将波长（或波数）和强度值分配给映射到样品表面的每个像素点。为明确它们的相关性，可以使用典型光源或参比物质（由仪器供应商或第三方提供的经认证/标准化的内标或外标）进行校准。此外，也需要关注技术方法和环境因素的影响。

空间轴（spatial axes）：空间轴校准会影响化学成像系统的真实视场和采样表面积，如像素位置，通过校准可修正由光学装置等引起的空间变形。例如，像素点的定位可能会受检测器中心到边缘光谱分辨率偏差的影响；相邻像素点的信号可能会发生重叠。这两种误差都会改变像素点光谱，并可能降低后续数据分析的准确性。另外，x 和 y 方向上的空间分辨率还受到移动平台或传送带的成像画面大小和步长等的限制。

方法：需要合适的数据处理方法和分析模型以输出成像中观察到的相关特征属性的信息。例如，在校准过程中需要根据分析目的来识别和估计样品的特性或形态特征。

3. 图像处理

图像处理目的是便于后续的图像呈现和特征评估，包括调整亮度和对比度、降噪、增强边缘、去除非特征信息等，以提高图像中与被测样品属性相关的光谱信息的提取效率。

（1）光谱选择

图像对比度高低取决于样品表面成分的光谱特征，包括特征峰强度和峰位、散射差异产生的基线变化以及经多变量分析计算所得数据。

（2）图像预处理

成像数据集的数据分析方法通常以与单点光谱相似的步骤开始。收集到的原始光谱数据容易受仪器噪音干扰的影响，通常采用预处理的方式来提高图像质量，从背景中分离得到样品的化学和物理特征，也可能需要消除或减少不相关信息的干扰（包括由于样品表面不均匀引起的光散射效应、来自外部光源的干扰、随机噪声等）。常用的预处理方法包括基线校正、求导数、平滑处理、小波滤波、标准正态变量变换（SNV）、多元散射校正（MSC）、归一化处理、截断和傅里叶变换。同时必须确认预处理过程不致引入伪影。

4. 图像分析

所得图像中的像素排列体现样品的化学或物理属性及特征的分布。根据分析目的，可以从中获取相应的光谱特征、空间特征或两者的结合。

（1）可视化探索和特征提取

图像预处理后，需要选择合适的分析方法获取样品的可视化图像。对于化学成像，光谱分析和空间分析同等重要，两者本质上具有迭代特性，在实际应用中，优先使用光谱信息还是空间信息，取决于对何者更感兴趣，其目的是降低数据维度，尽可能多地提取特征。

一般采用化学计量学方法，单变量分析方法或多变量分析方法，对化学成像数据立方体进行分析。样品中化学成分的光谱具有特征信号，即光谱信号并不完全重叠时，可采用单变量分析方法。但多数情况下样品组成复杂，光谱信号重叠显著，难以获取单一化学成分在特征波长处的光谱，需采用多变量分析方法。

(2)组分定量分析

定量模型可以通过使用平均光谱或合并样品表面感兴趣区域计算得到。当存在的成分对所使用的分析方法有不同响应时，可以根据已知组分浓度进行单一波长的峰面积积分或其他化学计量方法定量。

当单个像素光谱混合度增加时，可以选用与单点光谱法类似的方式进行化学计量学分析（通常为多变量数据分析）。例如，可从纯组分光谱入手评估组分的相对丰度。对照光谱数据库通常是单个纯组分样品光谱图的汇总，这些光谱既可用非成像型光谱仪采集，也可由纯组分的光谱成像获得，后者通过收集来自大量像素点的数据可提升所得谱图的耐用性。对照光谱和未知样本也可以在同一视场下同时测量，创建单一数据集。如果纯组分对照光谱可以直接从被测样品的某个区域分离得到，则无需另行采集用于校准的对照光谱。多变量模型的开发可以基于外部对照光谱，也可以基于自身图像分离得到的光谱。对于同时或分开获取的纯组分光谱，需要通过回归残差等方法来确认它们是否对当前分析具有代表性。

(3)图像特征的空间分析

图像特征的空间分析包括形状分布、特征区域大小和位置等，通常以带有强度标度的灰色或彩色图像来描述像素间待测成分的有无或含量。

(4)尺寸测量

图像分析可以获取样品面积、周长、长宽比和真圆度等信息。

(5)数学统计

像素的统计分析可有助于进一步解析图像。例如方差分析和箱形图方法对区域大小、形状分布和域间距的统计，能评估图像中的差异性。这些方法高度概括图像域之间关系，可简化图像分析，也可从中获得样品质量性能测评。

9032　分析用电子天平称量指导原则

称量是药品质量分析实验过程中最常用、最基本的操作步骤。天平是称量操作中关键的仪器设备。按照结构分类，天平可分为机械天平和电子天平。分析用电子天平是为分析实验提供称量应用的、用于确定物体质量并将其以数字指示输出结果的仪器。本指导原则适用于药品标准中使用分析用电子天平的称量操作。药品标准中规定需"精密称定"的操作，首先应满足凡例下精确度的相关要求。在此基础上可参考本指导原则中仪器确证项下"准确度"和"重复性"性能核查的要求，选择性能合适的电子天平进行"精密称定"操作。药品质量控制中的其他称量操作亦可参考本指导原则的相关内容。

分析用电子天平的仪器确证

电子天平性能的稳定性和可靠性是保证称量数据可靠性的基础，也是保证分析检测数据质量的基础。分析用电子天平原则上应参照分析仪器确证指导原则（指导原则 9094）进行仪器确证，保证仪器性能。本指导原则针对部分关键性能要求进行详细阐述。

1. 校准（calibration）

为保证称量结果的计量溯源性，电子天平可参考《电子天平校准规范》（JJF 1847）进行校准。电子天平可由使用者采用可溯源砝码自行校准，也可由具备校准资质的天平生产厂家或计量校准机构进行校准。校准结果应当包括测量不确定度。应根据实际使用需要并基于风险评估来规定电子天平的校准周期；当首次安装或者改变了当前的使用状态时（如移动导致使用环境发生重大变化或任何可能对天平称量性能产生显著影响的维修或维护等操作），应进行电子天平校准。

2. 校正（adjustment）

电子天平的校正是指通过给定质量值的外部或内部砝码赋予该电子天平相应示值的一系列操作。电子天平通常具备外校功能或者内校功能。外校功能是指采用外部标准砝码对天平进行校正；内校功能是指采用电子天平内置的砝码进行校正，触发方式可分为手动触发和自动触发。若通过内置砝码校正电子天平，可减少采用外部标准砝码进行日常灵敏度核查的频次，但仍应定期采用外部标准砝码进行灵敏度测试，以持续监控内置砝码的状态。具体的电子天平校正方法可参考电子天平厂家的说明书或建议的校正流程。建议在当日首次使用电子天平前执行校正操作。当实际使用过程中出现了数值漂移、异常偏差时，或在进行电子天平清洁或水平调整等操作后，需要执行电子天平的校正。

3. 性能核查（performance check）

性能核查用于评估电子天平的随机误差和系统误差，分别包括准确度和测量精密度（重复性）测试。若测试结果未超过预先设定的可接受标准，则认为电子天平符合药品标准中精密称定操作的使用要求。应根据电子天平实际使用需要和风险评估在相邻两次校准之间进行适当频率的性能核查。

(1)准确度（accuracy）　电子天平的准确度是指测试结果与真实值的接近程度，通常反映电子天平的系统误差。准确度主要受灵敏度、偏载误差和线性误差三个参数影响，其中灵敏度定义为电子天平的示值变化与引起该变化的载荷之比。通常偏载误差和线性误差对电子天平准确度的影响远小于灵敏度的影响，所以在实施周期校准的情况下，性能核查可以只考察灵敏度。灵敏度随称量载荷的增加近似线性增加,因此在电子天平的最大秤量附近更为显著。此外,由于在起始测量范围附近,电子天平性能主要受随机误差影响,因此使用质量低于电子天平最大秤量5%的载荷来评估灵敏度是没有意义的。推荐使用单个砝码进行灵敏度的评估,砝码质量可为电子天平最大秤量的5%~100%。将天平置零,砝码放置于天平称量盘上,待示值稳定后记录示值。按下述公式计算,如果公式成立则灵敏度满足要求:

$$\frac{|I-m|}{m}\times100\%\leqslant0.05\%$$

式中　m 为砝码的标称质量或砝码质量的校准结果;

　　　I 为电子天平的示值。

如果砝码的相对最大允许误差(即砝码的最大允许误差除以其标称质量)不超过灵敏度限度值(0.05%)的1/3,可直接使用其标称质量。如果无法获得砝码的相对最大允许误差,则必须使用砝码质量的校准结果进行评估,而且必须确保校准结果的不确定度与其标称质量的比值不大于限度值(0.05%)的1/3。

(2)重复性(repeatability)　日常使用中,待测物的净重通常远低于电子天平的最大秤量,此时电子天平性能主要受随机误差影响。可按以下方法测定重复称量时电子天平示值的标准偏差,并以此表示电子天平的重复性,用于评估随机误差。

使用单一砝码进行测试,砝码的标称质量通常应不大于电子天平最大秤量的5%,当该值小于100mg时,可使用100mg的砝码进行测试。将天平置零,砝码放置于天平称量盘中心位置,待示值稳定后记录示值,重复该步骤至少10次。先计算示值的标准偏差,然后按下述公式计算,如果公式成立则重复性满足要求:

$$\frac{2\times SD}{m_{snw}}\times100\%\leqslant0.10\%$$

式中　SD 为重复称量所得天平示值的标准偏差,当 SD $<0.41d$ 时按 $0.41d$ 计算(d 为天平的实际分度值,即可读性);

　　　m_{snw} 为最小样品量。

(3)最小准确称量值和最小样品量　最小准确称量值(m_{min})是满足电子天平的重复性测定标准前提下,可称量的最小样品净质量。电子天平的最小准确称量值可以通过以下公式进行计算:

$$m_{min}=\frac{k\times SD}{RWT}$$

式中　k 为包含因子(通常 $k\geqslant2$);

　　　SD 为重复性测定中重复称量所得天平示值的标准偏差,当 SD $<0.41d$ 时按 $0.41d$ 计算(d 为天平的分度值,即可读性);

　　　RWT 为准确度限度值。

对于精密称定操作,准确度限度值 RWT 为 0.10%;按95%的置信区间计算时($k=2$),该公式可简化为:

$$m_{min}=2000\times SD$$

当 SD $<0.41d$ 时,$m_{min}=820\times d$

应注意,最小准确称量值不应包含称量容器的皮重。电子天平的最小准确称量值(m_{min})是一个计算值,并非常量,会随着重复性测定中标准偏差(SD)的变化而变化。实际称量操作中,重复性除与仪器状态相关,还受当时的环境条件和操作人员等因素影响而波动。为了降低上述因素对精密称定操作造成的风险,实验室可以在最小准确称量值(m_{min})的基础上,引入安全系数(SF),规定实际使用中需要的最小样品量(m_{snw}),以提高称量结果的可靠性,表示如下:

$$m_{snw}=SF\times m_{min}$$

安全系数应大于1,建议结合实际风险制定合理的安全系数,因此实际称量的最小样品量(m_{snw})应不小于电子天平的最小准确称量值(m_{min})。

分析用电子天平的安装、使用和维护

为了保持良好的称量性能,保证称量结果的可靠性,电子天平应得到正确的安装、使用和维护。

1. 环境要求

电子天平应放置在温度和湿度受控的房间内,应具有稳定的电源且无气流。天平不得靠近烤箱、加热炉、空调管道、设备或计算机的冷却风扇。天平的位置应远离窗户,避免阳光直射。天平附近不应有电磁辐射源,如射频发生器、电机或手持通信设备。

在某些情况下,可能无法将天平放置在最佳环境中。潜在的环境影响包括以下内容。

(1)气流　实验室里可能存在的气流影响,在通风柜中进行称量时应有应对措施。

(2)温差　实验室中温度波动过大引起的影响,或阳光直射引起温度变化造成的影响。

(3)湿度　湿度过高或过低可能引起的称量样品吸水、失水或静电等现象(称量操作时,理想的相对湿度为40%~70%)。

(4)振动　相邻作业引起的振动。

(5)腐蚀　在天平附近使用腐蚀性材料或进行该类材料的称量。

(6)磁场　周围设备的磁场干扰。

(7)静电　湿度过低时通常会增加静电的积聚。

当电子天平放置环境存在上述可能造成影响的因素时,应评估其影响,必要时对电子天平的称量性能进行确证。

2. 电子天平的安装

电子天平的性能取决于天平的安装条件,安装天平之前应查阅制造商提供的信息。电子天平应安装在坚固、水平、无磁性的称量台上,以最大限度减少振动的传播。如果使用金属称量台,则应将表面接地,以防止静电积聚。

3. 电子天平的使用

根据被称量样品的最小样品量(净重)、天平的最大秤量

（毛重）和称量精度的要求，选择适宜的天平；在使用天平前，应检查天平是否处于正常可用状态，确保用于指示水平的水平泡位于圆圈中央。

电子天平投入使用后一般应常处于通电状态；如果断电，重新接通电源后应先预热稳定后再使用，预热时间可根据天平精度确定或参考制造商建议，一般不少于30分钟；天平预热后，根据实际需要选择外部砝码校正或内置砝码校正，校正完成后即可进行称量操作；称量完毕后应及时将被称物取出，将天平置零，避免称重感应零件疲劳。

4. 电子天平的维护

应保持天平清洁，必要时用软毛刷或绸布抹净或清洗剂擦净，可根据实际情况和天平制造商建议选择合适的清洗剂；如有必要，清洁前应关闭电源；使用电子天平过程中，若物品（特别是腐蚀性物质）不慎洒落应及时清洁；清洁后必须彻底干燥，以免未干燥的清洁剂滴入传感器影响天平性能。天平防风罩内不应放置与称量无关的物品，也不应放置会引起天平内外空气流动的物品（例如干燥剂等）。

称量规范

1. 称量容器

称量容器或密闭容器需要采用与样品相容的惰性材料制成。称量容器的尺寸不得破坏称量的准确度和重复性。较小的称量容器更易得到准确的称量结果。但在实际使用过程中，会使用更大一些的称量容器，例如，样品在称量之后需要稀释的，可使用量瓶以避免转移误差。

如有必要，可在天平性能核查中将称量容器作为皮重，以评估称量容器对称量准确度和重复性的影响。

应尽量采用不易产生静电或不具磁性的称量容器，以避免容器的静电或磁性引起的称量不稳定甚至干扰电子天平内部部件的情况。

常用称量容器包括称量瓶、纸、盘和舟，或可密封容器如西林瓶和量瓶等。

2. 称量操作方法

称量应在电子天平的称量范围内进行；称量中动作应轻缓，待测物应放在称量容器内称量；应戴手套后拿取称量容器，并尽可能将称量容器置于称量盘中心位置；称量过热或过冷的物品，应使待测物温度与天平室温度达到一致后再进行称量，如无法进行类似处理，则建议定义可接受的误差区间后进行快速称量。

应根据称量目的和待测物性质选择合适的称量操作方法。

（1）直接称重法　将待测物直接置于电子天平称量盘上称量物体的质量。

适用的样品：非活性且不具有粉末状表面的大块固体样品或称量容器，如恒重试验中称量瓶或坩埚的称量。

操作时注意事项：将待测物置于天平上时注意使其位于称量盘的中心。

（2）增量法　将称量容器置于电子天平称量盘上，记录读数为称量容器质量，将待测物加入称量容器中，记录读数为称量容器与待测物质量的和，扣除称量容器质量即为待测物质量。亦可将称量容器质量读数置零，加入待测物后，直接读得待测物质量。

适用的样品：挥发性不大、不易吸潮、在空气中能稳定存在的固体或液体样品。

操作时注意事项：在添加样品时尽量避免称量室微环境的影响，如温湿度、静电等，避免样品洒落、污染天平。

（3）减量法　以干净适宜的称量容器装载待测物，置于电子天平称量盘上，待天平显示稳定后记录读数或使读数置零；将所需量的待测物转移到另一个合适的容器中；然后将称量容器和剩余待测物（如有）放回天平称量盘相同位置记录读数。两次读数的差值等于被转移待测物的质量。

适用的样品：乳剂或软膏等黏性液体及易挥发、易吸潮、易氧化或易与二氧化碳等反应的样品。

操作时注意事项：称量易挥发、易吸潮、易氧化或易与二氧化碳等反应的样品应使用开口较小的密闭容器，操作应迅速。

3. 特殊样品的称量

（1）静电样品　干燥、细小的粉末状样品可能会带有静电，从而使粉末被称量容器或天平吸引或排斥，导致称量不准确和转移过程中的样品损失。使用塑料或硼硅玻璃制称量容器、称量环境湿度过低、操作人员穿戴服装及手套等因素均有可能产生静电。应采取适当措施减小静电对称量结果的影响，如使用内置或外置除静电装置、控制环境湿度不小于40%或使用抗静电称量容器等。

（2）引湿样品　引湿样品容易从空气或外界环境中吸收水分，如果暴露在外，重量会逐渐增加。称量时应注意控制环境湿度并选择合适的称量容器，减少样品直接接触空气或外界环境的机会，并在称量过程中对盛有样品的容器进行快速密闭，可选择小口容器或带有气密性塞子的容器等进行称量操作。

（3）挥发样品　称量低沸点液体等易挥发样品时，应选择合适的防挥发称量容器，并在称量过程中对盛有样品的容器进行快速密闭，如选择密闭容器、小口容器或带有气密性塞子的容器等。

（4）腐蚀性样品　称量盐类、酸类等具有腐蚀性的样品时，应选用合适的耐腐蚀称量容器，称量过程中小心操作，避免样品洒落导致腐蚀天平或影响称量环境。

4. 称量安全性

天平室内不宜放置与称量无关的设备与物品，如具挥发性或腐蚀性的液体与固体。无菌样品、危险样品或生物危害样品应当于保障样品不易受到外界污染及保护操作人员的环境下进行称量，操作人员应采取相应防护措施，如着防护服，佩戴口罩、防护镜、防护面罩及手套，避免吸入或皮肤接触样品。正确使用天平的防风罩，避免同时打开多个防风罩玻璃，减少气流扰动的影响。

9094　分析仪器确证指导原则

分析仪器确证(analytical instrument qualification, AIQ)是分析仪器全生命周期管理的重要组成部分,是对仪器设备整体性能的综合评价。实验室使用的分析仪器,从简单仪器到复杂仪器(通常是指由计算机化系统或依赖专用软件控制的仪器),其性能的稳定可靠是数据可靠的基础保证,是数据质量的重要组成部分。实验室通过分析仪器确证提供文件化证据,证明仪器在正常操作方法和使用条件下,符合预定要求,满足预期使用目的,且证明仪器持续稳定可靠,能够提供准确有效的数据。

本指导原则旨在为分析仪器确证活动提供科学的、基于风险管理和全生命周期管理的基本要求。

一、数据质量组成

为了得到可靠和稳定的分析测试数据,实验室需要考虑四个关键要素,即分析仪器确证、分析方法验证、系统适用性试验、质控样核查。这四个要素叠加构成数据质量金字塔(图1)。

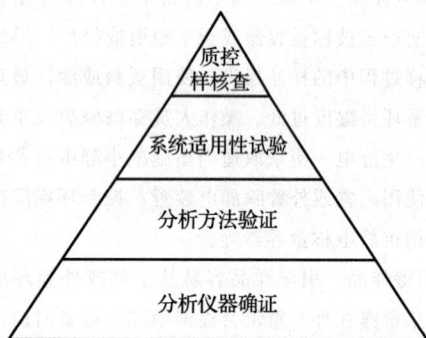

图1　数据质量金字塔

数据质量金字塔中的四个要素不是简单的叠加关系,而是有其内在联系。一般来说,分析仪器确证(AIQ)和分析方法验证有助于保障分析试验开始前的分析质量;系统适用性试验和质控样核查用于确保从供试品分析试验开始直至分析结束时的结果质量。分析仪器确证位于数据质量金字塔的底部,是产生数据质量的基础,是分析测试结果的保证。

二、分析仪器确证过程

分析仪器确证是贯穿于分析仪器全生命周期,从仪器的需求采购开始,经过安装、验收、运行、维护和维修、报废或退役等各个阶段,证明仪器满足预定结果的、相互关联的活动。仪器确证活动可分为四个阶段:设计确证(design qualification, DQ)、安装确证(installation qualification, IQ)、运行确证(operational qualification, OQ)和性能确证(performance qualification, PQ)。

通常情况下,用户需求说明书(user requirements speci-

fication, URS)定义实验室的使用需求以及要满足的技术和操作要求,是整个分析仪器确证活动的基准点。后续确证活动一般按上述四个阶段分段按序实施,如在其中任一阶段出现重要偏差或变更时,经风险评估或处置后可进入下一阶段。有些活动可能会跨越多个阶段,有时,将不同阶段的活动合并可能更合适(例如IQ和OQ)。如某一活动已在某个阶段实施,在其他阶段可视需求重复或不必重复(例如OQ中某一测试项引自IQ测试项下)。所有的分析仪器确证(AIQ)活动都应该是预定义的,有记录且归档。

每个阶段应由相关负责人对确证活动及其结果进行评价或确认,这种评价或确认既可以作为确证报告的一部分,也可以单独形成验收文件。当某个项目未达到预定义的可接受标准时,如通过适当评估能确定对下一阶段活动无显著影响,可有条件接受并进入下一阶段。

仪器经历重大的维修或改进时,应基于风险评估考虑启动变更控制。根据评估结果确定是否需要再确证及再确证的阶段和内容,可能需要重复IQ、OQ和/或PQ确证,以保证仪器整体性能可持续满足其预定用途。如果仪器发生位置变更(如移动到另一个地点),应进行评估,以确定再确证的阶段。

1. 设计确证(DQ)

设计确证(DQ)是确证仪器的功能和操作指标满足仪器的预定用途所必需的全部活动,以文件记录并归档。DQ包括的内容有:实验室提出用户需求说明书(URS);供应商或制造商针对性回复并提供相关技术指标和信息;实验室确认仪器的预定用途是否得到满足;实验室选择供应商。一般在市售非定制仪器出厂前,制造商已经完成设计和生产,因此此类仪器的DQ可以简化。

URS是仪器采购的技术文件,包括预期采购仪器的使用条件、技术参数及性能要求。实验室可据此核查仪器的技术参数、功能和操作指标是否满足仪器的预定用途,并以此作为选择仪器供应商的标准。在编制URS时,实验室应确认仪器功能、技术参数和相关指标信息的充分性和适用性,包括对仪器运行环境和条件的要求。必要时,实验室可增加软件系统功能、数据追溯、数据存储备份、确证服务等要求。在仪器整个生命周期中URS作为仪器确证的重要依据之一,应根据科学知识和管理经验进行适当的版本控制并及时更新。

供应商通常负责提供仪器的设计和维护文件,描述该仪器和相关控制软件如何制造(例如设计标准、功能需求和其他)和如何测试。供应商应按照预定的生命周期开发和测试软件,并提供测试结果总结。软件开发一般应在一定质量管理体系下进行。对于定制的仪器,在实验室技术人员监督下完成的相关测试,也称为工厂验收测试(factory acceptance test, FAT)。此外,实验室为确保仪器适用于其预定用途,应对供应商进行适当形式的评估或审计,包括核实其相应的质量体系(例如ISO 9000),确保其能提供可靠的仪器、软件和网络连接及安装支持、服务和培训的能力。

当仪器用途发生变更或需要进行重大升级时，有必要重新回顾和/或更新设计确证文件。

2. 安装确证（IQ）

安装确证（IQ）是证明仪器按设计和指定交付，在选定的实验室环境下正确安装，并且这种环境适合仪器运行和操作所必需的活动汇总，并以文件记录归档。IQ 适用于新仪器、重大维修后的仪器、新购旧仪器或已安装但未经确证过的仪器。经安装确证的仪器如搬迁到另一地点或由于其他原因重新安装时，按变更程序控制，必要时需要再确证。对已安装但未经过确证的仪器，应整理现有文件，进行风险评估后确定最佳的确证活动。一般不需要重新组装或安装，只需按安装确证内容进行确认即可。

安装确证包括以下内容。

仪器交付：根据 URS 及商业合同要求组织仪器开箱验收。确保仪器、软件、手册、组件、保修期内耗材及其他仪器配件按实验室指定方式送达，并且没有损坏。对于二手仪器或已有仪器，应获取包括但不限于手册和相关文件。

信息描述：记录仪器或仪器部件的安装情况，包括制造商、型号、序列号、软件版本和地点位置，适宜情况下也可以使用图表或流程图来说明。

安装条件（公用设施/场地/环境）：确认设施环境的准备工作，核实安装地点的环境条件满足制造商的规定，符合仪器使用要求，安装位置和空间满足仪器操作、维护的需要。

组装和安装：包括硬件和软件，组装和安装仪器实施初步诊断和测试。可以由制造商、供应商、专业工程师或实验室内部有资质的人员进行，应保证硬件及软件正常安装，系统正常配置。由制造商提供的安装测试和指南作为确证仪器满足可接受标准的最基本的参考依据。应收集组装和安装中相关的文件记录，期间观察到任何不正常的情况都应予以记录。实验室应审核 IQ 安装包，如有需要可以将实验室标准补充到安装包中。

网络和数据存储：有些分析系统要求实验室在安装现场提供网络连接和/或数据存储条件，如高效液相色谱仪（HPLC）。如有需求，应按要求连接至网络，核查其功能，并确保网络安全以及数据完整性。实验室计算机化系统的安装验证通常需要信息化技术工程师的参与。

安装确认：仪器安装后，按流程核查安装情况并进行初步诊断和调（测）试。核查和调（测）试内容包括硬件和软件。硬件核查测试内容包括仪器所有模块的核查和测试；软件核查和测试内容包括并不限于软件固定参数确认、运行仪器诊断测试，例如软件版本、安装位置核实确认。必要时，将仪器连接到网络，进一步核查和调（测）试。

3. 运行确证（OQ）

运行确证（OQ）是证明仪器在选定的实验室环境下按照其操作规范正常运行所必需的活动汇总，并以文件记录归档。通过 OQ 证明仪器适用于预定用途，同时可反馈用户需求。OQ 阶段的测试活动包括但不限于以下内容。

固定参数测试：测试分析仪器固定不变的参数，例如长度、高度、重量、电压输入、载荷等。如果制造商提供的参数指标满足用户需求，可不必另行测试。固定参数在仪器的生命周期内一般不发生变化，通常在 IQ 阶段测试后不需要再次测试。

软件功能：在适用的情况下，运行确证试验应包括已配置应用软件的关键参数，以显示整个系统可以按预期目的工作。测试参数包括数据捕获、分析的函数，以及安全性、访问控制和审计追踪，并应在实际使用条件下生成结果报告。实验室可以应用风险评估方法，对应用软件测试，重点关注验证活动。

数据存储/备份/归档：在适用的情况下，基于对操作系统和数据处理系统的需要，实验室现场应按规定的程序测试数据处理的安全性，如数据存储、备份、恢复、审计追踪和归档。系统生成的数据应当定期备份，备份与恢复流程必须经过验证，数据的备份与删除应有相应记录。

仪器功能测试：按 URS 中预定功能与技术指标测试仪器，特别是与质量控制和安全有关的功能。可利用供应商提供的信息识别测试参数的指标，设计试验来评价，由实验室实施，必要时可请第三方实施。对大型精密分析仪器（如后文的 C 类仪器），主要是确认仪器在不测试实际样品状态下，且在仪器设计的极限范围内或者实验室实际可能使用的极限范围内是否运行良好，也就是最小限和最大限试验的确认。对于从服务第三方或供应商购买的 OQ 服务包，实验室负责审核批准，确保仪器功能测试的科学性和合规性，并确保文件和数据的完整性和准确性。

OQ 测试的范围取决于其预定用途，本指导原则不涉及特定 OQ 测试参数。测试可以模块化测试，也可以整体测试。将仪器或系统的各个组件分模块进行模块化测试后，原则上不建议组件互换，以保持系统的完整性。确有需要的，应进行充分的风险评估以证明其合理性，必要时应重新确证。

软件配置和/或定制：仪器软件应尽可能在运行确证（OQ）测试之前完成配置或定制，并以文件记录归档。除特定的组件测试需要变更软件设置外，运行确证应使用日常分析的软件配置进行。

4. 性能确证（PQ）

性能确证（PQ）是证明在日常使用条件下仪器性能持续运行并满足预定用途所必需的活动汇总，并以文件记录归档。性能确证在安装确证（IQ）和运行确证（OQ）完成后进行，通过定期或不定期形式证明仪器对其预定用途的持续适用性。实验室制定 PQ 计划，计划包括性能测试程序、验收标准和测试频率，必要时建立日常使用、校验、预防性维护和修理、定期回顾和变更控制的操作规范。

性能确证主要内容是性能检查，还可能包括预防性维护和修理、定期回顾和变更控制。

　　性能检查：实施单一或系列性能测试活动，以证明仪器性能满足预定用途。性能测试通常以仪器的日常应用为基础，一般使用标准物质或质控样，按规定的分析方法开展，证明仪器性能良好。测试方案设计应科学合理，能反映出仪器是否满足日常预定用途。性能测试可以按模块化或整体实施。验收标准应证明仪器能正常可靠地用于预定用途，需要时，可以对仪器性能测试和功能测试结果设置不同的判定指标。性能检查频次取决于仪器的耐用性和测试方法的风险程度，可以按计划定期开展，也可以不定期开展（例如在每次使用仪器时进行），也可根据使用该仪器的经验确定检查频率。重复的仪器性能测试有助于积累该仪器性能的历史数据，反映该仪器的稳定性。此外，也可以将仪器并入整体支持系统统一考虑，确保仪器持续保持适用性。

　　预防性维护和修理：周期性的预防性维护保养适用于诸多仪器设备，实验室应根据仪器的使用特点，制定相应的预防性维护计划，可能包括校准或者期间核查。预防性维护和修理应由具备经验的供应商/外包第三方或实验室相关负责人实施。当需要利用期间核查确保仪器的持续性能，应按程序进行核查。是否需要期间核查取决于仪器的稳定性。当某仪器未能达到性能测试指标或发生故障，给出可疑结果、显示有缺陷或超出规定要求时，应停止使用，并采取措施将仪器予以隔离，或加贴标签/标记以清晰表明仪器状态，防止误用。实验室应调查仪器缺陷或偏离规定要求的影响，并启动相关管理程序。通过调查故障原因，确定仪器是否需要维护或修理，同时做好记录。仪器维护或修理后根据对仪器功能的影响程度进行评估，进行性能检查和/或仪器功能测试，确保仪器相关技术参数满足要求。

　　定期回顾和变更控制：重要、关键仪器应进行定期回顾，以确保系统处于受控状态。建立变更控制，以控制仪器配置的变更，包括硬件和软件。典型回顾内容包括确证/验证状态、用户程序的现行性、变更控制记录、系统生成记录的正确性和完整性、电子记录的备份和恢复、测试结果的复核和审批等。实验室负责定期回顾和变更控制，必要时可由其他人员或第三方实施。

三、分析仪器确证实施

1. 仪器分类

　　在风险评估的基础上，根据仪器复杂程度和预定用途，分析仪器通常可分为 A、B、C 三类。不同类别的仪器，确证所需的要求和范围不同；相同类型的仪器，用途不同时，也可属于一种或多种类别。实验室应根据仪器的具体用途来对仪器做出准确的分类。一般来说，仪器越复杂或测量的关键度越高，风险越大，确证工作量就越大。此外，必须注意确保数据的完整性和安全性。

　　A类仪器是指不具备测量能力的简单设备，不需要校准。此类仪器结构简单，可以将制造商提供的技术参数直接

作为实验室要求，通过观察确保功能正常，一般不需要实施进一步的确证活动。

　　B类仪器是指具有测量功能或测量条件（参数）可能会影响测量结果的仪器，其控制的物理参数（例如温度、压力、流量等）需要校准。通常，这类仪器可能有固件但没有软件，URS 一般与制造商的功能标准和操作限度相同。确保此类仪器的正常功能，一般需要常规校准、维护或性能检查，确证也可以简略实施，范围取决于应用的重要性。随着技术的进步，实验室应特别注意 B 类仪器的一些可配置能力的提升，以确保仪器的适用性。

　　C类仪器是指通过一个或多个组件联动，配合一个或多个软件，实现既定的组件控制、数据采集、报告、数据保存等需求的复杂仪器。此类仪器的确证活动需要考虑仪器硬件组件的复杂程度和集成度以及系统的功能基于系统硬件和软件的实现方式，结合 URS 的既定需求实施。实施包括并不限于相应的仪器硬件确证和软件系统验证，并通过可溯源的检定和/或校准等确保仪器性能。

2. 角色和责任

　　分析仪器确证涉及多个相关方，但确证职责应由实验室承担。实验室有责任指定分析需求，并确保选定的分析仪器满足预定用途，数据质量和完整性符合要求。实验室人员包括分析人员及其主管、仪器专家和实验室管理者。在仪器使用或确证方面，实验室各类人员应接受适当且充分的培训，并按要求记录并保存。

　　咨询师、制造商或供应商、仪器确证专家和质量人员可以提供必要的建议和协助，但仪器确证的最终责任人为其使用人员，应确保仪器持续保持在适用状态。

　　质量团队：在分析仪器确证中质量团队的作用与实验室其他质量活动相同。质量人员负责对确证过程实施监督，确保确证过程满足法规要求，确证活动被完整、有效记录。

　　其他角色：包括制造商、供应商、服务代理商和咨询师。制造商负责仪器的设计和制造，并确保仪器制造和装配过程的质量。为了帮助用户，供应商有责任为实验室提供与其需求相匹配的、技术参数合适的仪器。如果产品交付后发现硬件或软件缺陷，供应商应通知所有已知用户，并为实验室提供培训、服务、维修和安装支持，必要时可邀请用户进行审计。

　　实验室所在机构与提供检定、校准、维护或确证服务的制造商、供应商、服务代理商或咨询师之间应有相应的质量和技术协议，并且在协议中明确双方的工作范围和责任。

3. 确证实施程序

　　分析仪器确证一般可按（但不限于）以下程序实施。

　　（1）确定适当的组织机构，设立仪器确证负责部门或小组，明确负责人、成员及其相关权责。

　　（2）建立确证管理文件，包括各种程序文件和必要的作业指导文件。

　　（3）建立仪器清单，对所有仪器分别设定编号。根据仪

器的应用范围，评估确证需求，并进行分类。

（4）标识仪器状态，对所有需要校准、检定或具有规定有效期的仪器使用标签、编码或以其他方式标识，方便使用人识别仪器校准状态或有效期。

（5）根据程序文件要求和作业指导文件，制订各类仪器确证方案和确证计划，策划确证活动。仪器确证方案应包括但不限于方案制订者、审核者和批准人的信息，确证或验证操作方法和验收标准、记录和报告格式等。

（6）按确证方案实施，安排确证人员，准备确证所需设备、文件、标准物质、质控物质等，核查确证试验所需前处理、仪器设备等条件，记录确证过程和结果。

（7）某些仪器的确证技术性要求较高，可委托外部机构实施。获得的外部机构检定或校准证书作为确证活动的重要文件应以可查阅的方式保存。

（8）形成确证报告，评估并做出结论。分析仪器确证的要求与实验室活动的复杂程度、风险程度密切相关。实验室对数据质量的要求越高，对仪器确证的要求也越高，需要增加确证活动的深度和广度，对确证活动的文件化要求也更为严格。一般实验室，仪器确证活动可融于日常的仪器管理活动中，并以文件记录归档。

四、软件验证

现代分析仪器的硬件和软件越来越密不可分。在许多情况下，需要使用软件来确证仪器，同时也需要在确认软件时对于仪器的可操作性进行确证。软件验证可以基于风险评估和适当的风险控制措施，以证明应用程序的性能符合预定用途。因此，软件验证应包括在分析仪器确证范围内。为提高仪器确证和软件验证的效率，避免重叠和潜在的重复，可以整合两者的活动实施整体确证。仪器需使用软件时，应确定软件测试和软件开发生命周期，并记录其修订的历史，每个软件版本均应有相应的发布说明。

用于分析仪器的软件可分为四类：固件、仪器控制软件、数据采集软件和数据处理软件。

固件：计算机化的分析仪器包含带有低级软件（固件）的集成芯片。如果没有操作固件，这类仪器不能正常使用，实验室通常不能改变固件的设置和功能。固件被视为仪器本身的一部分；没有固件的运行，一般不可能实现硬件（分析仪器）确证。因此，该类仪器被确证时，其集成的固件也自然通过验证，不需要单独验证安装的固件。在任何有可能的情况下，固件版本应记录在安装确证（IQ）中，并通过分析仪器变更控制跟踪固件版本的更改。当集成的固件具备简单的自定义设置和功能时，例如自定义的工作流程或者计算，在确证阶段应核实并记录。

仪器控制、数据采集和数据处理软件：现今许多计算机化仪器的仪器控制、数据采集和数据处理软件都安装在与仪器相连的电脑上，通过软件控制仪器操作，只有很少的操作在仪器上完成。软件也被用于数据采集和采集后的计算。因此，无论软件和硬件，两者功能紧密相连，对于提供分析结果都是至关重要的。这类软件可以分为三类：①不可配置的软件，不能通过修改来改变业务流程；②可配置软件，包括供应商提供的修改业务流程的工具；③带有自定义添加的可配置软件（例如自定义软件或自动化业务流程的指令）。

五、变更控制

变更管理是一项重要的活动，对于维持仪器的正常运作和受控状态至关重要。变更包括硬件和软件变更。一般变更情况包括但不限于仪器经历重大维修和关键部件更换或改进；制造商增加仪器新功能或纠正已知缺陷，对合格仪器（包括软件）进行变更；仪器发生位置变更等。

无论发生什么类型的变更，实验室需制定变更控制程序，指导仪器变更过程中的评估、执行、记录和批准。变更控制适用于仪器确证的所有要素，遵循一般的确证流程。

有时，制造商出于增加仪器新功能或纠正已知缺陷的需要，希望对已确证的仪器（包括软件）进行变更。然而，这类变更可能并不总是对用户有利，实验室应评估变更的影响，选择他们认为有用或必要的变更。如果确实需要执行变更，实验室应考虑变更后仪器性能是否满足预定用途以及用户需求说明书（URS）是否需要变更；同时应评估现行版本的 OQ 和 PQ 确证内容是否需要修订、删除或添加。

变更实施后，执行必要的检查，以评估变更的影响。记录变更所有细节，包括变更说明和基本原理，并列出适当标识（例如新组件的部件和序列号，新软件或固件的版本）。

六、确证文件管理

在仪器的生命周期中，良好的文件和记录管理是非常重要的。通过仪器确证获得的文件和记录，应按文件和记录的管理要求进行管理和保存，确保可查阅追溯。对于多组件的仪器系统或多仪器的网络版仪器系统，所有仪器共用的文件和某一仪器特有的文件可分别储存。在变更控制期间获得的文件应及时保存，以满足文件保护和查阅要求。

9095　多变量统计过程控制技术指导原则

本指导原则介绍了基于多变量数据分析和统计建模的过程控制技术在药品制造过程监控中的应用，为药品生产质量管理的规范实践提供技术手段，也为制药行业中的多变量统计过程控制技术提供统一的方法和标准，确保药品生产过程可控和药品质量一致可靠。

1　概述

1.1　统计过程控制

统计过程控制（statistical process control，SPC）作为一种过程性能监控和异常诊断的技术工具，是运用数学统计分析技术监视和控制生产过程，从而保证产品质量的有效手段。SPC 通过统计分析生产过程中的变量，构建控制图，进而实现监测和控制生产过程的目的。SPC 在制药行业中越来越多地被应用于寻求质量管理体系的持续改进，通过监控过程变量来确保制药过程的稳定性。

1.2　多变量统计过程控制

多变量统计过程控制（multivariate statistical process control，MSPC）是一种多变量数据分析与统计建模技术，使用统计模型同时监测多个相互关联的变量，这些变量组合在一个测量向量中，变量之间可能高度相关（例如光谱图），也可能不相关。MSPC 结合多变量统计分析方法，实现原始高维数据空间向低维特征空间的投影，得到一组保留原始特征信息且摒弃了冗余信息的特征变量，是分析处理高维数据的有效工具。MSPC 的基本原理为采用偏最小二乘法（partial least squares，PLS）、主成分分析（principal component analysis，PCA）等统计分析方法进行数据降维，建立统计模型，通过模型计算得到过程轨迹，根据数据波动范围确定正常区间，将超出该区间的过程判定为异常过程，最终实现生产过程的监视和控制。药品制造中的许多过程都可能应用 MSPC，例如工艺开发、生产运营监控、流程优化、故障排除、故障检测等。

2　MSPC 的实施流程

2.1　数据采集

当开始对过程进行多变量统计过程分析时，变量分布是不明确的。因此，必须收集过程数据用以开发模型。多变量统计过程控制的实施需要一个能够反映各过程变量之间内在联系的监控模型，因此需要采集过程运行的历史数据来建立这个监控模型。如历史数据不包含异常数据，则应通过改变生产过程的工艺参数，获得存在质量缺陷的批次，从而获得异常数据。数据采集主要依靠过程分析技术，包括质控指标过程分析技术和工艺参数过程分析技术。前者以光谱技术为主，后者主要包括各类传感器，如温度传感器、压力传感器等，分别采集得到光谱数据和工艺数据。

2.1.1　光谱数据

拉曼光谱法（通则 0421）和近红外光谱法（通则 0403）属于非破坏性光谱学方法，常用于生产过程中样品光谱数据的采集和生产过程的在线监测。采集得到的光谱数据可参考化学计量学指导原则（指导原则 9096）进行预处理后再做后续的数据降维处理。

2.1.2　工艺数据

关键工艺参数（critical process parameter，CPP）是对关键质量属性有影响的过程参数，在生产过程中，应对其进行监测和控制以确保过程输出所要求的质量。关键工艺参数可以是工艺步骤或单元操作的输入运行参数（速度、流速等）或工艺状态变量（温度、压力等）。实际工作中可以通过对工艺参数的多变量分析来判断影响药品质量的关键因素。例如在中药材提取过程中，药材的粉碎程度、提取溶剂、提取温度、提取时间等因素都会对提取物的质量产生一定影响；片剂生产工艺中，碾压时的螺旋钻速度、压片时的压缩速度和强制进料器速度对片剂溶出率有显著影响；抗体药物细胞培养过程中，反应器的温度、二氧化碳浓度等，基础培养基的保存时间、最终 pH 值和渗透压等对目标产品质量也有一定影响。

2.2　数据处理

采集得到的数据通常是三维数据矩阵 $X(I \times J \times K)$：即 I 个正常操作批次（normal operation condition，NOC），在 J 个时间点采集了 K 个变量的数据。首先对此三维数据矩阵做降维处理，通常根据实际需求选择适宜的降维方式，按变量方向展开和按批次方向展开为常用的两种方式。若按变量方向展开，则得到二维矩阵 $X(JI \times K)$，即将批次和时间这两个维数组合成为矩阵的列，保留过程变量的维数成为矩阵的行。因此，这个二维矩阵的列包含相对应过程变量在所有批次和所有时间点上的测量数据，通常用于监控批次内运行情况并指示期间异常；同样地，若按批次方向展开，则生成二维矩阵 $X(I \times KJ)$，能够跟踪随时间变化的动态并监控过程参数和批次端点属性之间的协方差。

得到的二维数据矩阵需要在每一采样时刻对过程变量进行均值中心化以及方差归一化的标准化处理，以消除不同批次之间存在的大部分动态特性及非线性误差，也称为轨迹的同步化。例如对于矩阵 $X(JI \times K)$，计算公式如下：

$$\tilde{X}_{ji,k} = \frac{X_{ji,k} - \overline{X}_k}{SD_k}$$

其中，$\tilde{X}_{ji,k}$ 为矩阵 $X(JI \times K)$ 的第 $j \times i$ 行、第 k 列数据，$\overline{X}_k$ 为矩阵第 k 列的均值，SD_k 为矩阵第 k 列的标准偏差。

2.3　过程数据的主成分分析

在药物生产过程中可能有多个工艺参数和质量参数作为被测量的变量。然而，实际影响最终产品质量的关键参数可能仅是所有被测量参数中的少数几个。主成分分析（principal component analysis，PCA）可以将高维的多变量或者多元的数据样本，通过投影和线性组合的方式降维到由少数变量表示的低维空间，从大量数据中提取反应过程运行的有效信息，即可建立变量随时间有序变化的统计控制模型图。PCA 的作用是找出一组反映这些特征的新变量，后续针对这组变量进行的检验分析和控制工作可以大幅提高工作效率。这些新变量被称为主成分（principal components）或潜在变量（latent variables），它们是原始过程变量的线性组合，携带了原始变量的有效信息。

进行 MSPC 控制时，首先要建立 PCA 模型。该模型能够以低维的数据展示对过程影响主要的特征变量，从而反映过程的正常运行情况。建立 PCA 模型时，为了便于数据计算，消除数据量纲带来的潜在影响，需要进行标准化处理，即计算该变量中每个值减去均值后与该变量的标准偏差的比值。将正常生产过程中的运行数据定义为 $X \in R^{n \times m}$，对 X 按下式进行标准化：

$$\overline{X}_s = \left[X - (1,1,\ldots,1)^{\mathrm{T}} M\right] \mathrm{diag}\left(\frac{1}{s_1}, \frac{1}{s_2}, \cdots, \frac{1}{s_m}\right)$$

式中 $M = [m_1 \quad m_2 \quad \cdots \quad m_m]$ 代表 X 变量的平均值，$s = [s_1 \quad s_2 \quad \cdots \quad s_m]$ 为 X 变量的标准偏差。对 $\overline{X}_s$ 进行主成分分析，可得下方公式：

$$\overline{X}_s = t_1 p_1^T + t_2 p_2^T + \cdots + t_m p_m^T$$

依据交叉验证误差均方根确定最佳主成分个数 $k(k<m)$，可得主成分模型如下：

$$X = t_1 p_1^T + t_2 p_2^T + \cdots + t_k p_k^T + E = X_P + E$$

其中 E 为偏差，表示数据中的噪声和次要信息。

对过程数据进行主成分分析，基于前两个主成分(principal component，PC)构建得分散点图，可以反映过程数据 PC1、PC2 得分随时间变化的趋势，正常批次(NOC)的数据变化趋势应基本一致。

2.4　MSPC 模型的建立

在建立 MSPC 模型时，常采用过程数据的主成分得分(PC score)、Hotelling's T^2 和 DModX 等统计量对过程进行描述。基于正常批次的数据可以得到每种统计量的过程运行轨迹和控制限，进而构建过程控制图。以某提取过程 MSPC 模型为例，图 1 中 A、B、C 图分别为第一主成分得分(PC1 得分)、Hotelling's T^2 和 DModX 统计量控制图。实线代表控制限，虚线代表多批次该统计量的平均值。

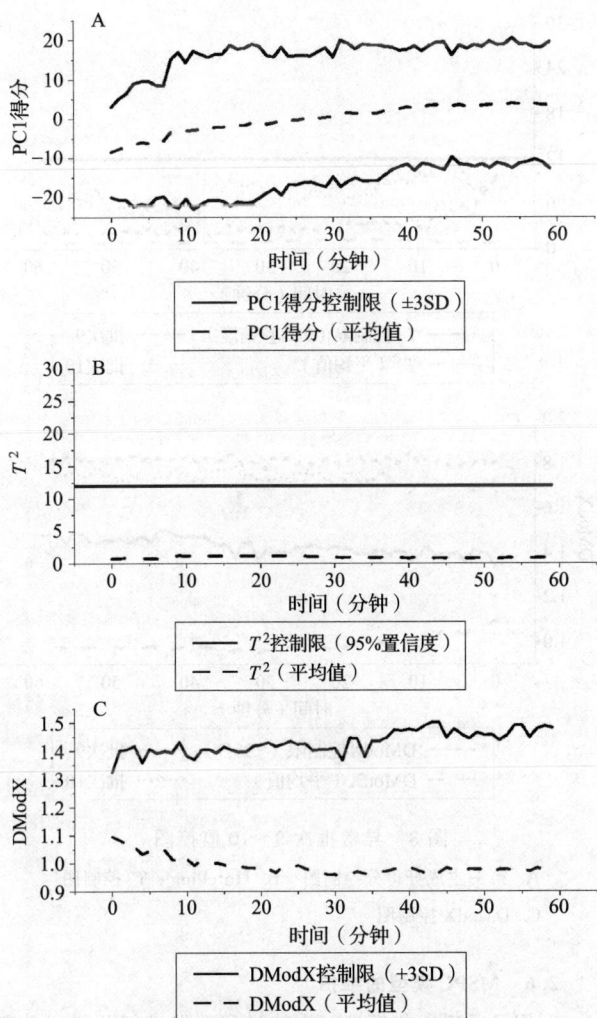

图 1　某提取过程 MSPC 模型

A. 第一主成分得分控制图　B. Hotelling's T^2 控制图
C. DModX 控制图

PC1 得分控制图采用 ±3SD 作为控制图的上下限；Hotelling's T^2 控制图采用 95% 置信区间的上限作为控制限；DModX 控制图采用 +3SD 作为控制限。多变量控制图可用于同时监控存在着关联关系的两个或多个质量特性，在实际运用过程中，往往需要综合分析两种或两种以上的控制图。多变量控制图的开发可以通过专业软件实现。

主成分得分轨迹反映的是各主成分随时间的变化趋势，可直观地表征过程变化趋势。实验过程中常利用第一主成分对过程进行监控；Hotelling's T^2 统计量表示每个观测值偏离主成分空间多元平均值的程度，代表偏差的大小，反映变量变化是否异常；DModX 表示采样数据在自变量 X 空间到主成分模型的距离，主要通过主成分模型外部残差矩阵来反映过程变化的情况，为模型的外部数据变化度量。相关统计量的具体描述如下。

2.4.1　Hotelling's T^2 统计量

Hotelling's T^2 统计量表征的是 PCA 模型内部的变换情况。某个批次在时间点 k 处的 T^2 值为得分向量 t_k 的标准平方和，计算公式如下：

$$T_k^2 = T_k \Lambda_R^{-1} T_k^T = \sum_{r=1}^{R} \frac{t_{kr}^2}{\lambda_r}$$

式中　T_k 为 k 时刻批次数据的得分向量；

Λ_R 为前 R 个主成分对应的特征值组成的对角矩阵；

R 为 PCA 模型的主成分数；

t_{kr}^2 为得分向量 T_k 在第 r 个主成分上的得分值；

λ_r 为对角矩阵 Λ_R 中第 r 个主成分对应的特征值。

Hotelling's T^2 控制限可以利用 F 分布来计算，公式如下：

$$T_{UCL}^2 = \frac{R(I-1)}{I-R} \cdot F_\alpha(R, I-R)$$

式中，R 为主成分个数，I 为训练集批次数，α 为置信度，$F_\alpha(R, I-R)$ 为置信度 α 下自由度为 $(R, I-R)$ 时 F 分布的临界值。若某生产批次在 k 时刻计算得到的 $T_k^2 \leqslant T_{UCL}^2$，说明该时刻过程处于正常状态。

2.4.2　DModX 统计量

X 区块模型距离(distance to the model X，DModX)表示样本数据在自变量 X 空间到主成分模型的距离，即采样点偏离模型的绝对距离，用以表征主成分模型不能解释的部分，反映的是主成分模型的外部数据变化的大小，主要用来监测输入的数据结构是否发生变化。某个批次在 k 时刻的 DModX 值计算公式如下：

$$DModX_k = \sqrt{\frac{\sum_{j=1}^{J} e_{kj}^2}{J-R}}$$

式中，J 为变量数；R 为主成分数；e_{kj} 为 k 时刻变量 j 的残差，计算公式如下：

$$e_{kj} = x_{kj} - \tilde{x}_{kj}$$

式中，x_{kj} 为 k 时刻变量 j 的原始值；$\tilde{x}_{kj}$ 为 k 时刻变量 j 的得分值。为了保证不同时间点样本间数据的可比性，需要对得到的 DModX 值进行如下标准化处理：

$$(\text{DModX}, N)_k = \frac{\text{DModX}_k}{\bar{D}_{\text{cal}}}$$

DModX 控制限的计算公式如下：

$$\text{DModX}_{\text{lim}} = \bar{D}_{\text{cal}} + 3\text{SD}$$

式中，$(\text{DModX}, N)_k$ 为 k 时刻样本 DModX 的标准化值，$\bar{D}_{\text{cal}}$ 为训练集的 DModX 均值，SD 为标准偏差。若 $(\text{DModX}, N)_k \leqslant \text{DModX}_{\text{lim}}$，表示此时刻的 DModX 统计量正常；反之，则说明当前时刻过程出现异常。

2.5　MSPC 模型的验证与应用

MSPC 模型的验证与应用，即测试批次的多变量控制图的开发。通常依次采用未参与构建模型的正常批次（NOC）和异常批次（AOC）数据对控制图进行验证，评价 MSPC 模型对工艺过程的监测能力，最终得到测试批次的多变量控制图。如图 2 所示，所建立的模型性能良好，无论是 PC1 得

分控制图还是 Hotelling's T^2、DModX 控制图，正常批次都能落在控制模型范围内，表明多批次过程整体运行正常，即所获得的批次质量在可接受的波动范围之内。如图 3 所示，异常批次则至少落在其中一种控制图的波动范围之外。在利用 MSPC 模型在线监控生产过程时，可联合使用主成分得分、Hotelling's T^2 和 DModX 统计量 3 种控制图。当 3 种统计量均在控制限以内时，则判断此批次处于受控状态；其余则认定为异常情况。

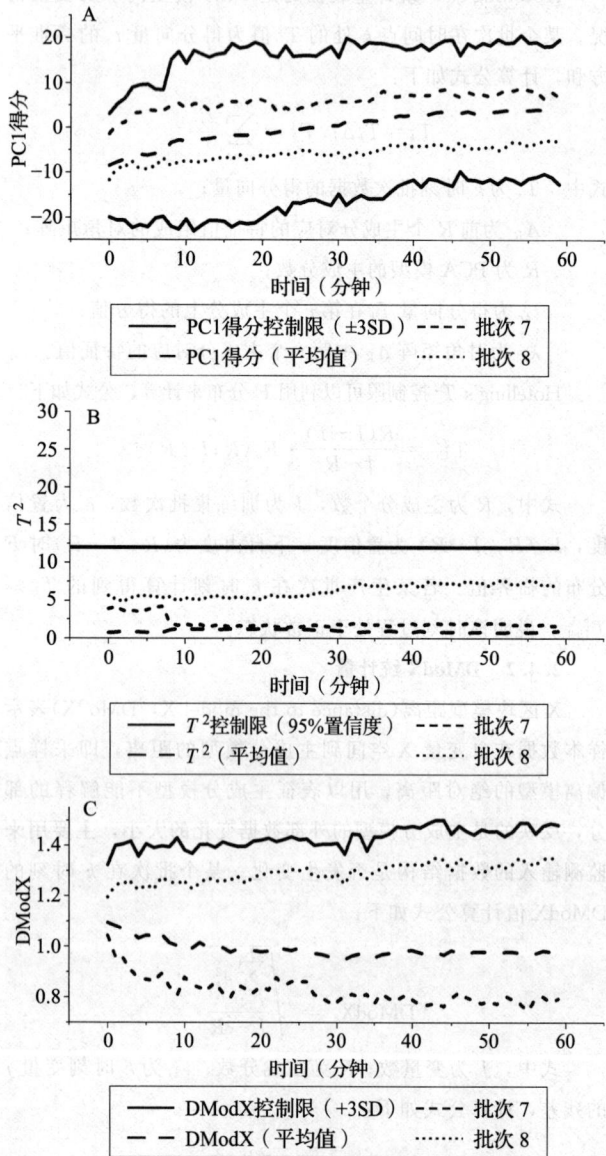

图 2　正常批次 7～8 监控图
A. 第一主成分得分控制图　B. Hotelling's T^2 控制图
C. DModX 控制图

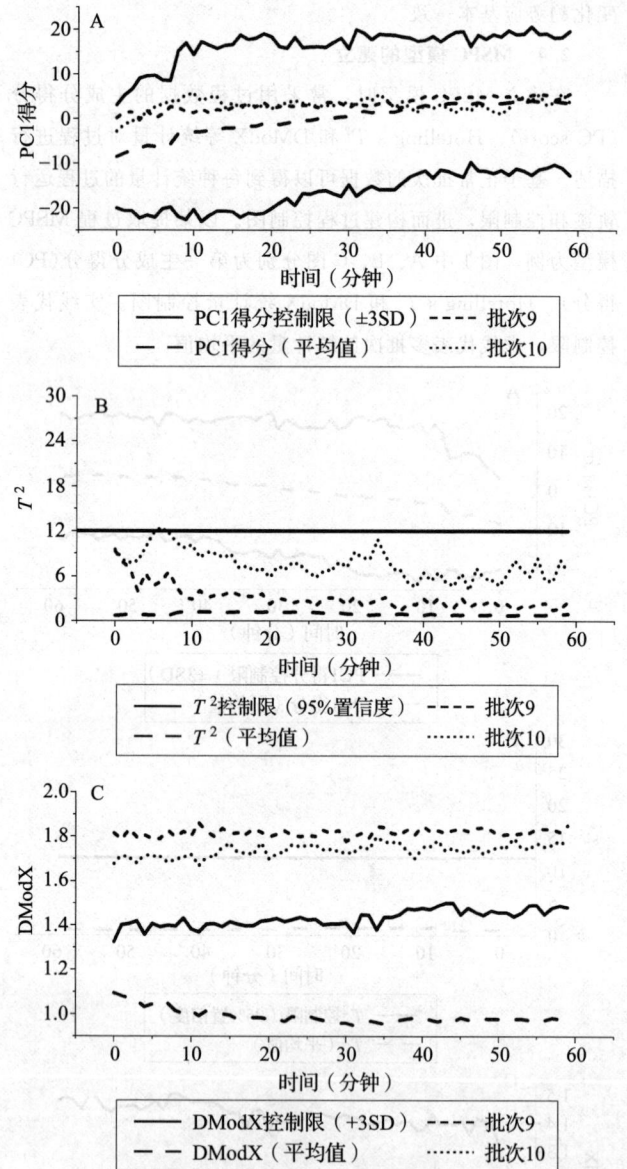

图 3　异常批次 9～10 监控图
A. 第一主成分得分控制图　B. Hotelling's T^2 控制图
C. DModX 控制图

2.6　MSPC 模型的维护

利用已经建立的模型对未知过程数据进行预测，考察 PC1 得分、Hotelling's T^2 及 DModX 控制图是否出现异常点，对异常产生原因进行判定。若异常点为缓慢逐渐出现的情况，需要更新模型及控制图。

9096　化学计量学指导原则

化学计量学是一门化学分支的交叉学科，它应用数学和统计学方法并借助计算机技术，设计和选择最优的测量方法和实验，通过解释分析数据，以最优的方式获取关于物质系统的有关信息。化学计量学方法具有通用性，已广泛应用于药物研发、药品质量控制、药品打假、中药材产地和属性的识别等领域。本指导原则介绍化学计量学方法在数据处理和分析中的应用，简化了化学计量学方法的原理与算法，着重阐述化学计量学方法的选择和使用；同时提供了化学计量学方法模型全生命周期管理的基本原则及关键内容。

化学计量学基于多变量数据对研究对象进行表征，建立数学模型，通过模型参数理解研究对象的特征，实现复杂信号的分辨、类属的判别以及定量信息的校正等，进而完成表征、鉴别或定量等分析任务。

化学计量学方法与基于单变量的传统数据分析方法的显著区别在于"多变量分析"。当传统数据分析方法不适用时，可尝试采用化学计量学方法获得解决方案。多变量数据 X 一般是指同时利用多个样品的多个测量属性或变量的数据，用 $m \times n$ 的数据表或矩阵表示（m 是样品数，n 是每个样品测量数据的变量数），如 X 是 m 个样品在 n 个波长（或波数）的近红外光谱数据。样品的性质参数（组分的含量、类别等）一般用向量表示，把某一性质按照样品的顺序排列，形成一个向量或 $m \times 1$ 的矩阵 y。化学计量学利用数学和统计学方法对 X 进行分析，或者建立 y 与 X 之间的定量关系，实现定性或定量分析。

化学计量学定性分析是通过多个变量的数学变换和统计分析得到样本的类别和特征，或者建立判别模型进行类别的判断和鉴别。化学计量学定性分析方法分为无监督方法和有监督方法。无监督方法在处理数据时无需样本性质参数 y，通过多变量数据 X 来衡量样本间的相似性从而对各样本进行类别划分，得到样品的类别信息和每类样本的特征信息。常用的无监督方法为聚类分析方法，如系统聚类法、k-均值算法等，能够识别不同样本之间的共性及差异，可应用于药物发现、质量控制等。有监督方法是利用一组已知样品性质信息的样本，建立多变量数据 X 和样本性质参数 y 之间的模型，最后将未知样品的多变量数据代入所建模型实现判别。常用的有监督方法为判别分析方法，如线性判别分析（LDA）、偏最小二乘-判别分析（PLS-DA）、支持向量机（SVM）等，可应用于产品的类别判定，如质量筛查、假药识别等。

化学计量学定量分析采用多元校正方法，同时使用多变量数据 X 中的多个自变量建立与性质参数 y 之间的数学关系，通过不同自变量以线性或非线性形式的组合实现对未知样品性质参数 y 的预测。化学计量学定量分析方法均为有监督方法，常用的多元校正方法包括多元线性回归（MLR）、偏最小二乘回归（PLSR）、支持向量回归（SVR）、人工神经网络（ANN）、深度学习（DL）等，可应用于日常检验或过程分析技术中特定组

分含量的快速预测，如药物活性成分、水分含量等。

无论是化学计量学定性分析方法还是定量分析方法，模型的建立与使用都需要遵照一定的流程和规范，即进行模型全生命周期管理，包括数据质量保证、建模方法、模型评估与验证、日常使用中的模型监控等。

一、化学计量学方法

1　数据预处理技术

原始测量数据往往包含噪声、背景等与样品性质无关的信息。采用数据预处理技术可有效地滤除噪声、扣除背景、校正光谱基线等，消除干扰并增强数据与样品性质的相关性。常用的数据处理技术包括尺度调整、平滑滤噪、背景扣除、散射校正、变量选择等。

尺度调整

包括中心化、标准化、归一化三种基本方法。在建立模型时，通常采用中心化增加样品光谱之间的差异，从而提高模型的预测能力（灵敏度）；采用标准化处理差异较大甚至具有不同量纲的数据，使自变量之间具有相同的权重；采用归一化消除变量之间的相对大小对后续分析带来的影响，如向量归一化、面积归一化、最大归一化、平均归一化等。尺度调整会损失一定程度的某些信息，如中心化会损失信号强度信息，标准化会损失部分差异信息。

平滑滤噪

平滑是指去除信号中无规律的随机干扰信号或周期性的高频干扰信号。滤噪是指去除与分析物无关或者不随分析物浓度改变而变化的信号。平滑和滤噪通常被联合使用，使用时不做区分。常用的平滑滤噪方法有移动窗口平均（MWA）法、Savitzky-Golay（SG）平滑和小波变换（WT）技术等。这些方法都需要对信号两端的数据点做特殊处理（如插值法），以消除边缘效应带来的计算失真。

背景扣除

背景是指与分析物无直接关系的响应信号。背景的扣除方法一般根据分析的原理、检测器的响应性能、样品的性质等确定。除采用空白实验外，还可根据响应曲线的形状估算信号中的背景成分，或对背景信号进行计算扣除，如在色谱分析中采用多项式拟合估计背景成分，在光谱分析中采用导数计算扣除光谱中的背景信息等。常用的导数计算方法包括直接差分法、傅里叶变换方法、SG 导数法和 WT 法等。

散射校正

漫反射和透反射光谱中由样品的颗粒度、厚度、装样量等因素导致的光谱背景畸变，即为散射效应，覆盖整个谱区且与波长相关，对化学计量学模型的影响较大。一般需对整体光谱进行散射校正。它仅对背景校正，不改变光谱形状。

多元散射校正（MSC）利用散射校正系数对光谱进行校正，适用于消除颗粒大小及分布不均匀产生的散射效应，广泛应用于固体的漫反射光谱和半固体、混悬液、乳浊液的透反射光谱。

标准正态变换（SNV）对每一条光谱独立地进行校正，适用于消除固体颗粒大小、表面散射以及光程变化对漫反射

光谱的影响，不需要使用平均光谱，计算过程更为简单。

变量选择

通过选择有信息的变量、消除无信息的变量，有效去除干扰，增强模型的稳健性和可解释性，达到精简模型和提高模型质量的目的。光谱分析方法的变量选择分为波长选择和波段选择。

波长选择是将光谱中的每一个波长变量作为基本单位，通过波长变量重要性判断选择相对重要的变量。通常首先采用不考虑波长变量之间的相互作用的变量选择方法，如根据所建立模型的质量评价波长变量的重要性，或利用模型参数判断各单波长对模型的贡献大小。常用方法包括相关系数法、模型系数法、迭代预测加权（IPW）法、变量重要性投影（VIP）法、竞争自适应加权重采样（CARS）法等。

当这些方法无法得到理想的结果时，应考虑变量之间的相互作用，可采用以下三类方法：①基于统计学参数的变量选择方法，包括无信息变量删除（UVE）法、蒙特卡洛-无信息变量删除（MC-UVE）法、随机检验（RT）法、C值法等；②基于变量响应值之间关系的变量选择方法，包括正交投影（SPA）算法、互信息（MI）算法等；③基于优化算法的变量选择方法，包括遗传算法（GA）、模拟退火算法（SA）、蚁群优化（CO）算法、粒子群优化（PSO）算法等，适用于变量排列组合的数目过于庞大的情况。

波段选择是将相邻的多个波长变量作为选择的基本单位，选出建模效果较好的波段组合。分为波段划分和波段优选两个步骤，先将整体光谱划分为几个波段，再优化波段的组合，常用方法有区间偏最小二乘（iPLS）法和移动窗口偏最小二乘回归（MWPLSR）法。

虽然好的变量选择可以精简模型，甚至能提升模型的预测能力，但通常由于波长变量较多且光谱变量之间具有相关性，变量选择具有一定难度，目前尚没有得到广泛共识的标准方法。不同变量选择方法所选出的波长（波段）可以不同，但模型预测结果的差异不应太大，否则应考虑样本量和样本代表性问题。当样本数足够多、代表性足够强时，变量选择对模型预测结果的影响会有所降低。强相关变量连续分布（相邻波长相关性较高）时，波段选择效果较好；而强相关变量分布较为分散（相邻波长相关性较低）时，波长选择效果较好。

2　多元统计方法

多元统计分析是研究多个变量（或多个因素）之间相互依赖关系的一种综合分析方法，它能够在多个对象和多个指标互相关联的情况下分析它们的统计规律。多元统计方法是化学计量学实现定性、判别、分类和定量分析的基础，最常用的主要包括相关分析、多元回归分析和主成分分析。

相关分析

用于研究两个或多个变量间相互变化关系，分为直接相关和间接相关。直接相关反映了变量之间真实的因果关系，间接相关则反映因受到其他因素的共同影响而呈现出对应的变化趋势。利用间接相关通过对趋势的研究获得有效信息更为常见。

应根据研究对象的统计学分布特点选择合适的相关分析方法。如果研究对象的分布服从正态分布，可用协方差或相关系数描述两个变量的线性相关关系，用偏相关系数或复相关系数描述多个变量之间的多元相关关系。如果研究对象的分布不服从正态分布，则应采用非参数方法，如适用于两个变量的 Spearman 秩相关系数或 Kendall 秩相关系数，适用于多元非正态分布的多元 Kendall 非参数方法等。除此之外，还可利用典型相关分析（CCA）研究两组变量间的相关关系。

多元回归分析

多元回归分析是将一个或多个因变量表述为多个自变量的函数，通过函数关系由已知自变量估计或预测因变量的方法，其中研究一个或多个因变量和多个自变量之间的线性关系的多元线性回归（MLR）最为常用。MLR 在制药领域主要应用于两个方面：①建立模型来解释多种因素对响应变量影响的重要性或大小，用于实验设计（DOE）筛选或响应分析；②建立预测模型来进行定量分析，通常用于过程分析。

MLR 的基本模型是 $y = Xb + e$，其中 y 是因变量（向量），由观测值构成，X 是自变量（矩阵），表示对应于每个观测值的影响因素，b 是回归系数，e 是预测值与观测值之间的残差。因此，MLR 模型描述了一个因变量（观测值）与多个自变量（影响因素）之间的相关关系。当有一组已知的 y 和 X 时，通过最小二乘等方法可以通过使残差 e 最小确定模型的回归系数 b；而模型系数 b 则定量地表达了因变量与自变量之间的相关关系。

MLR 可以扩展到多个因变量，即将一个因变量的 y 向量扩展到多个因变量的 Y 矩阵（每列表示一个因变量 y_i）。当 MLR 应用于具有多个响应的 DOE 数据时，可利用相同的 X 矩阵针对每个 y_i 变量建立独立的 MLR 模型。计算时，可以采用 $y_i = Xb_i + e$ 独立计算每一个模型，也可以采用 $Y = XB + E$ 同时计算多个模型，其中 B 为回归系数矩阵，E 为残差矩阵。一般来说，独立计算模型的结果较好。

在光谱等分析测试数据的定量分析中，用 X 表示光谱响应矩阵，Y 表示样品属性矩阵，当分析信号的基本模型是 $X = YB + E$，即光谱响应矩阵是多组分纯光谱按样品属性的加和，利用此基本模型求得各组分的纯光谱对未知混合物的各组分的浓度进行定量分析，称为 K 矩阵法；而利用 $Y = XB + E$ 作为基本模型进行计算时，即直接用样品属性矩阵作为预测目标，由多组分混合物光谱响应矩阵求得回归系数矩阵 B 的方法，则称为 P 矩阵法。

由于药品组分较多，药品质量的影响因素也较多。各组分的相互作用或影响因素之间的相互影响对建模的效果会有不同程度的影响，所以选择合适的变量是关键。例如，当 X 中各变量之间存在共线性时，这些变量的线性不具有独立性，则会影响 MLR 模型的稳健性，甚至导致无法建立有效的模型。因此，应尽量选择独立性较强的 X 变量进行建模，以避免变量共线性引起的 b 系数不可靠或模型不稳定。MLR 建模对样本数量（y 和 X 的行数）的要求为独立的样本数必须大于或等于变量的个数，否则无法求解模型的 b 系数，即无法得到有意义的模型。

主成分分析

主成分分析(PCA)是用于发现变量之间关系的多变量分析方法,通过数学变换,将由线性相关变量表示的多变量数据转化为少数几个线性无关的新变量(主成分),同时保证尽可能多地保留原变量的数据特征而不丢失信息,达到简化数据结构(数据降维)的目的。

在数学上,主成分分析可理解为一种数学变换或投影方法,通过寻找 x 坐标系到 x' 坐标系最小信息损失的变换或投影。如图 1,通过寻找解释最大方差的方向(x' 坐标轴)将原数据投影到新的空间,更高效地表达数据之间的相互关系。这个过程产生的正交向量(x' 坐标轴)称为载荷,原数据在新空间的投影称为得分。因此,主成分分析本质上是将相同的数据在一个新空间中显示,通过它们的投影来揭示样品之间的关系。

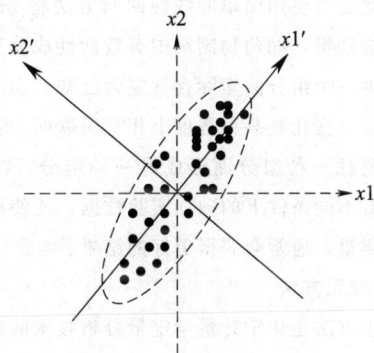

图 1   主成分分析

寻找新空间方向(坐标轴)可通过多种数学方法得以实现,其基本模型是 $X = TP^T + E$。式中,X 是 m 行(样品数)n 列(变量数)的原始数据矩阵,T 和 P^T 分别是得分和载荷矩阵,当有 p 个主成分时,T 和 P^T 分别是 n 行 p 列和 p 行 m 列的矩阵,E 表示残差,T 表示转置。主成分数(p)又称为因子数、潜变量数等。通过主成分分析,原始数据(X 矩阵)被转换成一个新的、重新排列的矩阵,新矩阵构成了原始数据的解释部分,残差则是原始数据中无法解释的部分。计算中,新空间的坐标轴由原数据确定,即原数据的线性组合,p 个方向相互正交且按照所解释方差的大小排列,因此,当原数据的变量数较多时,p 会远远小于 n,达到数据压缩或降维的目的。主成分分析的核心是用一个维数更少的矩阵替代复杂的原始数据矩阵,而信息量仍然与原始数据保持接近,并且从原始数据中提取特征信息,如样本之间的差异。从空间角度来看,一个样本的多个测量值(变量)定义了一个多维空间中的一个点,变量数即空间的维数。因此,相似样品将位于多维空间中的相同区域。通过使用主成分分析,可以在减少维数的同时使相似的样本彼此接近,不同的样本彼此分离。

从统计学的角度,主成分分析的原理是在数据空间中找到描述数据集最大变异的方向,即数据点相距最远的方向,

每个方向都是对样本间实际变异贡献最大的初始变量的线性组合。主成分是相互正交的,通过构建和排序,按包含的信息由多到少对主成分排序。因此应用中会优先对第一主成分进行解释,它包含最大的变异。通常,只有前几个主成分包含有效信息,其他主成分则可能是干扰信息。在实践中,应通过交叉验证或载荷评估等方法建立特定的判断准则来区分噪声和信息,以确定适用于分析的主成分数量。残差 E 保存了模型中没有包含的变异,可作为样本或变量与模型拟合程度的度量。主成分分析模型中最终保留的主成分数需综合考虑模型的精简程度、稳健性、拟合度以及性能等。

样本之间的关系可以在一个或几个得分图中显示(图 2),通常采用前两个主成分的得分,如图 2A。载荷是新空间的方向或坐标轴,通过载荷构成分析可以得到载荷与原变量

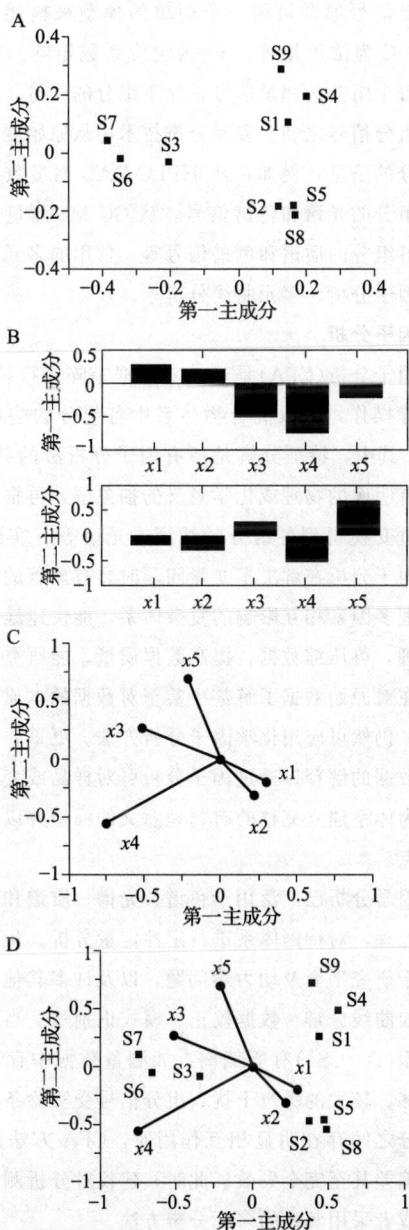

图 2   主成分分析(第一主成分和第二主成分)得分图(A)、载荷图构成图(B)、载荷关系图(C)和得分-载荷双重图(D)

之间的（线性组合）关系，如图 2B；而原变量之间的关系则可以通过载荷在不同主成分空间的关系得到展现，如图 2C。同时，通过得分-载荷双重图，如图 2D，还可以看出样品与原变量之间的关系，或者描述样品特征的主要变量。

主成分分析是一种无监督的方法，是探索性数据分析的有力工具。通过主成分分析可以显示不同样本的差异，各变量对差异的影响程度，变量之间的相互关系以及样品的特征变量等。值得注意的是，主成分分析捕捉的是数据集中的主要变化，而相对较小的变化可能无法区分。

3 多元分辨方法

多元分辨（MR）方法是用于处理仪器分析方法（如光谱、色谱、成像技术等）产生的多变量信号的有效工具。多组分体系的测量信号通常可用一个简单的模型来描述，即 $D=CS^T$，其中 C 为浓度矩阵，S^T 为响应系数矩阵。模型的基本假定是每个组分的测量信号正比于组分的含量，总体测量信号是各组分信号之和。多元分辨技术可从原始测量信号中提取单组分的信息，例如，从 HPLC-DAD 测量数据中提取混合物各组分的光谱和色谱信号，从 GC-MS 测量数据中提取混合物各组分的质谱和色谱信号等。常用的多元分辨方法包括化学因子分析、多元曲线分辨等。

化学因子分析

化学因子分析（CFA）是通过对数据矩阵进行特征分析、旋转变换等操作，获取混合物体系中各组分的响应信号的 MR 技术。其中，特征分解是所有因子分析法的共通步骤，得到不具有明确的物理或化学意义的抽象解，再根据数据的特点，通过变换得到各组分的浓度、光谱等有实际意义的解。化学因子分析在解决多变量问题时具有显著的优点。例如，可处理多因素相互影响的复杂体系，能快速地对大量数据进行处理，可压缩数据，提高数据质量，能研究多种类型的问题。在对原始数据了解甚少甚至对数据的本质一无所知的情况下，仍然可应用化学因子分析方法。更重要的是可获得对测量数据的解释。通过因子分析可对样品或变量进行分类，能够为体系建立完整的有物理意义的模型并以此来预测新的数据点。

化学因子分析已广泛用于色谱、光谱、质谱和化学成像等数据的处理，对待测体系进行定性定量分析。化学因子分析还可用于研究平衡及动力学问题，以及许多其他化学计量学问题，如曲线分辨、数据校正、模式识别等。当分析数据与理论模型（$D=CS^T$）有所偏离，如测量数据中存在较严重的基线漂移、较大的噪声干扰、组分信号受实验条件变动较大或者组分之间存在明显相互作用时，CFA 方法的计算结果会存在偏差甚至完全失效。此时，建议对分析测试方案进行调整，或者采用其他的多元分辨方法。

多元曲线分辨

多元曲线分辨（MCR）又称为自模型曲线分辨或端元提取，是一种基于测量数据基本模型进行重叠信号解析的多元

分辨技术。多元曲线分辨的求解常采用交替最小二乘（ALS）算法，从测量数据 D 得到具有化学意义的单个组分的信号 C 和 S^T，实现多元分辨，因此也称为 MCR-ALS 方法。与主成分分析寻找最大方差和相互正交的方向相比，多元曲线分辨的目标是发现组分的真实信号 C 和 S^T，分别被称为 MCR 得分和 MCR 载荷。

MCR-ALS 适用于具有良好的线性或可转变为线性的测量数据。当被分析组分的测量响应之间具有选择性时，该方法优势在于每个被分析组分只需要 1 个标准样的测量信号作为初始估值。而当测量数据的线性和被分析组分的选择性存在问题时，则每个被分析组分可能需要更多的标准样来校准。

通常，MCR-ALS 的计算结果存在不确定性，且只能得到 MCR 载荷的归一化结果，MCR 得分只是组分之间的相对大小。因此需要使用简单的线性回归方法将 MCR 得分转换为真实的物理量，如药物制剂中有效活性成分和辅料的含量，此时至少一个组分的实际含量应为已知。当两个或两个以上的化学成分变化在某种程度上相互关联时，会出现亏秩现象，例如消耗一种组分而形成另一种组分。在这种情况下，同时分析不同条件下的独立实验数据，或使用两种测量技术的联合测量，通常会获得更好的结果。

4 多元校正方法

多元校正方法是化学计量学定量分析技术的统称，目的是建立物质浓度（或其他物化性质）与分析数据之间的数学关系，即定量校正模型。对于复杂体系，无法获取与定量目标相关的选择性信号时，必须采用多元校正技术进行定量分析。常见的多元校正方法有多元线性回归、主成分回归、偏最小二乘回归、支持向量机、人工神经网络等，其中主成分回归和偏最小二乘回归是在多元线性回归的基础上发展而来的方法。

主成分回归

实际应用中，通常因变量数较多而达不到 MLR 模型"样品数必须大于变量数"的要求。主成分回归采用 PCA 对自变量矩阵 X 进行降维，利用主成分得分建立 MLR 模型，不仅保留了原数据中大部分的信息，也科学地解决了 MLR 模型对样品数的要求。

主成分回归建模的关键是选择合适的主成分数。尽管存在一些方法确定主成分数，主成分数的物理意义也很清楚，但数据中存在的噪声、背景、组分间的相互作用等干扰因素有时会给主成分数的确定带来困难。因此在实际应用中，一般通过观察残差 E 随主成分数的变化，将残差最小（或较小）时对应的主成分数确定为合适的主成分数。主成分数过低或者过高都会影响模型的准确性，主成分数不足时，模型的预测能力不够，主成分数过高会带来模型的过拟合现象。

主成分回归的缺点在于：①主成分回归只对于自变量矩阵 X 进行主成分分析，保留的信息并不一定与因变量 Y

具有较好的相关性；②主成分回归在主成分数的选择过程中，可能会忽略高阶主成分，导致有用信息的丢失。因此，在光谱分析中，主成分回归通常需比偏最小二乘回归使用更高的主成分数，一般不作为光谱数据定量建模的首选方法。

偏最小二乘回归

偏最小二乘回归（PLSR）是一种潜变量回归分析方法，基于 PCA 从测量数据（自变量 X）和预测目标（因变量 Y）中分别提取潜变量，并使之尽可能相互正交，从而克服了共线性问题，同时也保留了测量变量中的最大相关信息。偏最小二乘回归不仅对测量数据 X 矩阵进行正交分解，而且对因变量 Y 矩阵也进行正交分解，并且在分解因变量 Y 矩阵的同时也考虑了测量数据 X 矩阵的因素，从而加强了 X 和 Y 矩阵相关性，可以得到最佳的回归效果。通过建立 X 矩阵潜变量与 Y 矩阵潜变量之间的数学关系构建 PLSR 模型，用来描述 X 和 Y 矩阵之间的关系。

潜变量也称为因子。使用偏最小二乘回归的一个关键步骤是因子数的确定。因子数选择太小将不能充分分解释训练数据集的可变性，而因子数太大将导致过拟合和模型稳健性下降。因此，在模型的校准验证期间应进行因子数的评估。有多种方法可用于模型因子数的考察，最常用的简便方法是观察模型的验证误差随因子数的变化。验证误差是校正集或验证集的预测误差，其中校正集的预测误差又称为校准误差或自验证误差。模型因子数对模型性能的影响如图 3 所示，校准误差随因子数增加呈下降趋势（曲线 A），最佳因子数一般根据预测误差随因子数变化趋势选择：当预测误差随因子数增加呈先下降后上升趋势并出现最小值时（曲线 C），则最小预测误差对应的因子数为最佳因子数；而当预测误差随因子数增加而下降但无最小值时（曲线 B），可选择预测误差不显著降低时对应的因子数作为合适的因子数。

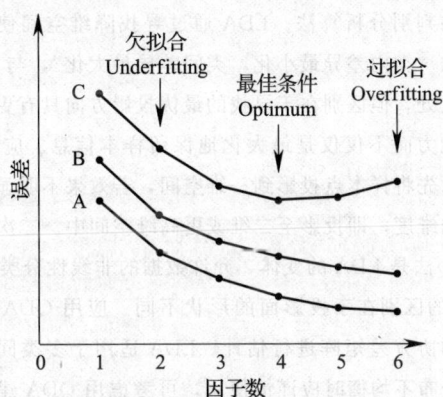

图 3　因子数量对模型性能的影响

A. 校准误差随因子数变化曲线
B. 预测误差随因子数变化曲线（无最小值）
C. 预测误差随因子数变化曲线（有最小值）

偏最小二乘回归相较于主成分回归，能够更好地描述因变量和测量数据变量的特征。这种方法建立的模型更简单，因子使用更少，还提供了更好的解释可能性和可视化诊断，以优化校准性能。此外，偏最小二乘回归可以消除因变量和测量变量数据中的噪声干扰，是光谱定量分析的主流方法。

5 聚类与判别方法

聚类和判别方法统称为模式识别，是化学计量学定性分析的常用方法。聚类分析（CA）是将一批样品或变量，按照其性质上亲疏远近的程度进行分类，性质相似的聚成一类，相异的聚为不同的类；判别分析是根据预先设定的分类用校正集数据建立判别函数或模型，待测数据代入判别函数或模型进行类别的判定。

分类的实质是寻找样本之间的差异或相互关系。样本的特征通常用一组能够描述其特征的指标变量表示，按尺度划分为间隔尺度、有序尺度、名义尺度，例如药片的有效成分含量、硬度为间隔尺度，风险的高中低为有序尺度，药物剂型为名义尺度等。分类问题一般通过距离和/或相似性这两个统计量描述指标变量之间的关系，"距离"越小、"相似系数"越大，样本之间越相似。

距离与相似性

用于估算样本之间距离和相似性的方法有很多。不同类型的指标变量在定义距离和相似系数时有很大差异，此处仅涉及间隔尺度的指标变量。常用的描述距离的统计量有欧氏距离、马氏距离，有时还会用到街区距离、明氏距离等。常用的描述相似性的统计量有夹角余弦、相关系数等。由于不同的方法各有侧重，不同方法的计算结果可能存在一定的差异，因此采用合适的方法至关重要。

欧氏距离：是最常用的距离，衡量多维空间中点与点之间的绝对距离。计算公式是：

$$ed_{i,j} = \sqrt{\sum_{k=1}^{m}(x_{i,k} - x_{j,k})^2} \tag{1}$$

数据点 i 与数据中心之间的欧氏距离 $ed_{i,c}$ 可用下式计算：

$$ed_{i,c} = \sqrt{(x_i - \mu)^{\mathrm{T}}(x_j - \mu)} \tag{2}$$

式中 μ 为样本指标参数（变量）的均值，T 表示转置。

马氏距离：也是一种常用的距离公式，可以看作是欧氏距离的一种修正，修正了欧氏距离中各个维度尺度不一致且具有相关性的问题。

单个数据点（x）的马氏距离（距中心点的距离）为：

$$\mathrm{DM}(x) = \sqrt{(x-\mu)^{\mathrm{T}}\sum{}^{-1}(x-\mu)} \tag{3}$$

数据点 x_i 和 x_j 之间的马氏距离为：

$$\mathrm{DM}(x_i, x_j) = \sqrt{(x_i - x_j)^{\mathrm{T}}\sum{}^{-1}(x_i - x_j)} \tag{4}$$

式中 Σ 是多维变量的协方差矩阵，μ 为样本均值，T 表示转置。如果协方差矩阵是单位阵，即各个样本间相互独立且同分布，马氏距离则变成了欧氏距离。

夹角余弦：是计算数据映射为空间中向量间的余弦值来衡量相似性。此方法在任何维度的向量空间中都适用，计算方法如下：

$$c = \frac{\sum_{i=1}^{n}(x_i \times y_i)}{\sqrt{\sum_{i=1}^{n}(x_i)^2} \times \sqrt{\sum_{i=1}^{n}(y_i)^2}} \quad (5)$$

相关系数：常见的相关系数为简单相关系数，反映的是两个变量之间变化趋势的方向及程度。计算公式为：

$$r(x,y) = \frac{cov(x,y)}{s_x s_y} = \frac{\sum_{i=1}^{n}(x_i-\bar{x})(y_i-\bar{y})}{\sqrt{\sum_{i=1}^{n}(x_i-\bar{x})^2}\sqrt{\sum_{i=1}^{n}(y_i-\bar{y})^2}} \quad (6)$$

欧氏距离只适用于表示变量不相关时数据点之间的相似性或差异性。当变量之间存在相关性，则数据空间的实际维数小于变量数，此时可计算马氏距离，但马氏距离要求样本数必须大于变量数。

在主成分空间里计算距离具有更高的效率。由于主成分的正交性，在主成分空间中可以使用少数几个变量表达高维原始数据中的信息，并且可以消除数据中非关键信息的干扰。当采用的主成分累计代表率足够高时，利用主成分得分计算的距离和用原始变量计算的距离几乎一致。因此，主成分分析并没有改变数据，只是在保持原数据信息的基础上提取了新的潜变量。由于主成分的正交性，马氏距离与采用归一化的得分计算的欧氏距离具有相同的含义，只是在数值上相差一个倍率。

聚类分析

聚类分析是研究类别关系的一种多变量分析方法，通过样本的分类指标把性质相近或相似的样本归为一类。聚类分析可根据距离或相似性将样本集划分成若干个不同的子集，这些子集称作类（或簇）。这些类（或簇）不是事先给定的，而是根据数据特点进行划分，使得同一簇中的样本彼此相似，不同簇中的样本彼此不同。聚类分析用于解释或验证分析实验数据、优化分析过程。

聚类分析是一种非常实用的探索性数据分析方法，它通过将具有相同特征的样本分组来帮助理解样本的构成，还能从大量原始数据中提取隐藏的信息，以寻找各变量之间的关联、趋势和关系。例如，应用聚类分析能够对中药材进行考察，以区分不同基原与混伪品、不同产地、不同药用部位、不同采收年限与时间等；对药品生产过程进行分析，以评价工艺合理性和产品一致性；对药品与生物体相互作用进行探索，以阐释药品有效性和作用机理。

最常用的聚类分析法是系统聚类分析（HC）法。系统聚类用树形结构来表示样本之间的关系，又称为层次聚类分析。系统聚类算法是一种无监督的学习方法，其算法是将 n 个样本各自看成一类，定义样品之间的距离和类与类之间的距离，将距离最近的两类合并成一个新类，重新计算新类与其他类的距离，再将距离最近的两类合并，如此每次减少一类，直至所有的样本成为一类。其中，类与类之间的聚类的定义通常有最短聚类法、最长距离法、中间距离法、重心法等。

聚类过程标示图称为聚类图，如图 4。系统聚类通过聚类树进行类别的确定，可以由下向上对小的类别进行聚合，即凝聚法；也可以由上向下把大的类别进行分割，即分裂法。

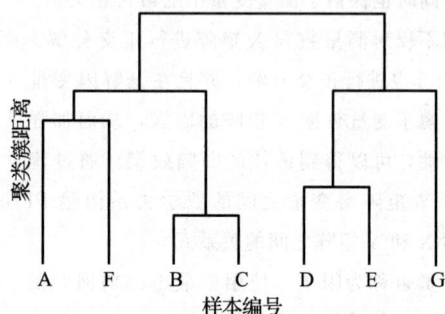

图 4　聚类树示意图

判别分析

判别分析是一种有监督的学习方法，是指根据多个因子（观测值或指标参数）对研究对象进行分类的一种多元统计分析方法。与聚类分析不同，判别分析分类的对象要求事先有明确的类别空间。其原理是按照一定的判别准则，使用已知类别研究对象的观测值或指标参数建立一个或多个判别函数或模型，根据未知类别样本的观测值或指标参数对样本的类属进行预测。例如，应用判别分析能够进行药品质量筛查，根据已有合格药品的特性建立判别准则，鉴别药品的真伪和/或药材的道地性，还可以根据药品与生物体相互作用，进行药品有效性和作用机理研究。

线性判别分析（LDA），又称为 Fisher 判别分析，是一种经典的判别分析算法。LDA 通过寻找降维空间使降维后各样本的"类内差异最小化，类间差异最大化"，与 PCA 具有相似之处，但区别在于寻找的最优投影方向具有更好的样本区分能力而不仅仅是最大化地保留样本信息。应用 LDA 时，可以先将样本点投影到一维空间，若效果不明显，可以考虑增加维度，即投影至二维或更高维空间中。二次判别分析（QDA）法是 LDA 的变体，允许数据的非线性分类。QDA 与 LDA 的区别在于投影面的形状不同。应用 QDA 时需对每个类的协方差矩阵进行估计。LDA 适用于多类问题，但是当类分布不均衡时应谨慎使用，可考虑用 QDA 建立非线性关系。

SIMCA 分类法是一种基于 PCA 的判别方法。其原理为利用先验分类知识对每一种类别建立一个主成分回归模型，用于判断未知样本的类别归属。由于 SIMCA 为基于 PCA 的判别法，其方法验证应遵循 PCA 法的准则。此外，应用

SIMCA 还应考虑不同类的重叠问题。SIMCA 比 PCA 更适用于难区分类别的判别，可用于近红外光谱、质谱等数据的分析，也可以用于色谱和化学成像等数据的分类。

偏最小二乘判别分析（PLS-DA），将多元校正模型中的因变量 y 表示类别即可建立预测类别的模型，使用中 y 有两种表示方法，一种是采用数字对样本的类别进行编码，另一种方式是用"0"或"1"表示对应样本的类别。预测时，根据模型的预测值进行类别的判定。

TQ 对数法是基于 PCA 和 SIMCA 方法发展起来的一种适用于近红外光谱进行药品一致性判别的方法。该方法的原理是：先对某已知类别样品的光谱进行主成分分析，得到各光谱的得分；再由得分计算 Hotelling's T^2 值，作为第一统计值 T^2；继而利用主成分分析模型计算每条光谱的残差，作为第二统计值 Q^2；最后对两个统计值进行对数变换后，计算置信椭圆作为模型。判别时，将未知类别样品的光谱投影到模型的主成分空间，通过计算得到该样品的两个对数判别值，再与置信椭圆进行比较，在置信椭圆以内即判别为具有"一致性"，否则，判别为"不一致"。在实际应用中，判别结果可以转化为一个判别参数，即距椭圆边缘的远近，如果某光谱在椭圆以内，判别参数小于 1，在椭圆上等于 1，在椭圆外大于 1，并且越远数值越大。通过赋予判别参数实际意义，如过程控制中的 CQA，则可实现在生产中异常批次判别。

6　模型转移

在模型应用过程中，样品、测试环境或仪器都可能发生改变，如样品温湿度变化、样品形态改变、仪器更换、老化和附件更新等，采集的光谱往往会随之变化，如吸收峰的偏移、展宽、吸收强度的非线性变化和波长的漂移等，导致原有的模型不再适用，预测结果发生偏差。在近红外光谱分析中，为解决此类问题，可通过建立不同条件下样本光谱的函数对光谱进行校正，或通过模型系数或预测结果的校正，使原来的模型具有适用性，此类方法称为模型转移，或模型传递、光谱标准化等，是化学计量学中的一个重要研究领域。

通常，将建立原有模型所使用光谱的测量仪器（或测量条件）称为主机，待转移光谱的测量仪器（或测量条件）称为子机或从机，对应的光谱称为主机光谱和子机光谱（或从机光谱）。子机可以有多台（或多种测量条件）。

基于光谱校正的模型转移是通过主机和子机光谱之间的联系拟合出对应的转移函数，以保证多台仪器预测结果的一致性和准确性。用来建立转移函数的光谱称为标准光谱，采集标准光谱所用的样品为标准样品。标准样品的选择、制备、运输、存储和采集均需按照一定的规范进行。

同一组样品在主机和子机上测量得到的光谱称为标准（样品）光谱。标准光谱是建立模型转移校正函数的重要依据。根据主机和子机标准光谱进行模型转移的方法称为有标（样）模型转移。在实际应用中，如无法获取标准样品或难以

在所有仪器上采集标准光谱，则可采用无标（样）模型转移方法。大部分模型转移算法为有标算法。

按照函数校正的对象，模型转移方法可分为三类：①光谱校正方法，如 Shenk's 算法、直接校正（DS）算法、分段直接校正（PDS）算法、光谱空间变换（SST）法、高阶数据分解和多级同时成分分析方法等，基于 WT 和正交信号校正（OSC）的信号分解算法也可用于光谱的校正；②模型系数校正方法，如两步偏最小二乘法、线性模型校正法等；③预测结果校正方法，如斜率/截距（S/B）算法、线性插值（LI）法、双模型法等。不同模型转移方法在原理上存在较大差异，在应用效果上也存在差异，在实际应用中，需针对具体情况选择合适的方法。

基于模型系数校正的模型转移方法一般是利用少量的子机光谱对原来的模型进行修正，常用于无标（样）模型转移。无标（样）模型转移方法的一般思路是建立广义的"通用模型"。利用小波变换、正交信号校正等信号处理方法可将主机和子机光谱的差异进行扣除，消除两台仪器的光谱差异。也可用双模型法实现无标（样）模型转移，一个模型用于主机光谱模型的建立，另一个模型用于校正光谱差异带来的偏差。

建立稳健的通用模型也是解决模型转移问题的策略之一。此类方法通常利用光谱预处理、变量选择和全局建模等方法建立起对所有仪器和条件都适用的稳健模型。其中，通过合理的光谱预处理结合合适的建模方法、多模型共识别等方法可达到稳健建模、减小仪器间预测误差的目的。全局建模是将所有包含差异因素的光谱都加入校正集中，建立一个统一的模型。全局模型能够有效改善不同条件下模型预测结果，但是准确性往往不如单独建立的模型。

二、化学计量学模型全生命周期管理

化学计量学模型全生命周期管理是建立模型、验证模型、使用模型和维护模型的全过程。首先要根据分析的目的和需要达到的目标设定预期目标，并按照一定的规范和流程进行。预期目标的设定可参考分析目标概要（ATP），对测量对象、方法设计、结果需达到的性能水平、风险评估、方法的验证与监控、方法的更新等进行描述。化学计量学模型的开发和使用是一个循环迭代过程，如图 5。在模型开发阶段，主要涉及样本和数据集的选择、建模方法及相关参数的优化、根据预期目标进行模型评估和模型验证以及模型更新和维护。而在模型的日常使用阶段，则需要不断监控并反馈模型性能。模型开发期间获得的任何知识及对性能指标的要求都可用于模型监控的性能评估，并用于制定模型的更新条件和维护方案。模型维护方案应在模型进入使用阶段之前确定，并预设模型更新的启动条件。一旦发生可能影响模型性能的情况，立即启动模型更新流程。当测量设备测试地点发生变更时，也应启动模型更新流程。模型更新后需进行再验证，验证内容根据模型更新的程度确定。

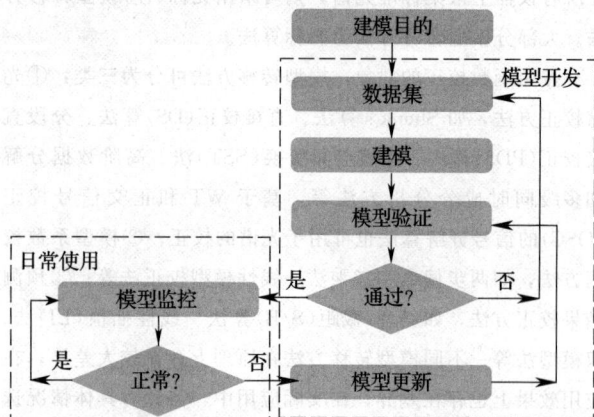

图 5   化学计量学模型的全生命周期管理

1 数据集的建立

在化学计量学模型的建立和分析中涉及多个数据集：校正集、验证集和预测集。校正集是指用于建立模型的数据集，也称为训练集。验证集是指用于模型验证的数据集，主要用于建模过程中的模型评价，目的是得到模型的最优参数。预测集是指模型建立以后用于模型验证的数据集，也称为测试集。校正集和验证集中的目标值（或分类）是已知的，通常由标准方法或参考方法获得，因此也称为参考值。理论上，预测集的目标值（或分类）是未知的，但在实际应用过程中一般也通过标准方法或者参考方法进行测量，用于模型预测准确性的评价。需要特别说明的是，预测集样本的选择和参考值的测量必须独立于校正集，因此预测集也被称为独立验证集。

数据的评估

在多变量数据分析之前，可使用统计工具评估数据的质量，建议使用统计图表对数据进行观察，评估数据的科学性和合理性。例如用直方图、箱线图评估数据分布，用散点图检测相关性等。描述性统计量（如均值、标准差、方差、中值、最小值、最大值和下/上四分位数）有助于在多变量分析之前对每个变量分别进行快速评估，并检测超出范围的值和异常值、异常分布或不对称性，揭示数据集中的异常情况；相关性检测可以揭示数据中变量之间的相关性。此外，对于大量多变量数据可以采用主成分分析进行降维后再对数据进行考察。

异常样本是指模型无法很好地进行描述的样本。异常样本可能源于原始数据中的意外干扰或测量误差，导致其自变量和/或因变量的参考值失真。模型预测的异常值除由测量仪器、测量条件或者样本之间的相互影响等干扰引起外，还可能由样本超出模型范围而产生。前者应对异常样本进行剔除，后者则为有价值的信息来源，经确认后用于进一步研究以确定现有模型是否需要更新。对于分类模型研究，应分别对每类样本数据进行异常值考察。

定量分析中，化学计量学模型是基于参考方法（如

HPLC 法、UV 法）提供的参考值的二次定量方法，误差可能来源于参考方法和/或样本本身。为了尽量减小数据的误差，建议严格按照标准操作规程（SOP）进行数据采集。数据的误差决定了模型的预测准确度和精密度。一般地，建模方法带来的误差往往并不显著，但不能据此评估模型的预测误差是否比参考方法的误差更显著。

建模数据集

数据通过评估后，需进一步进行样本的选择、测试数据的预处理，当测试数据变量较多时还需进行变量选择，以获得建模数据集。一定程度上建模数据集的质量直接决定了模型的质量。

校正集样本的选择是模型开发的关键，应科学合理地选择具有代表性的样本，同时需关注样本变量的类型、范围和样本量。选定样本的目标值范围应覆盖模型应用时可能的波动范围。预测值的波动范围可能受到如粒径、批次、人员、日间差异以及其他变化的影响。大批量生产时，校正集应包含不同规格的多批次样本，可考虑加入中试批次样品以扩大样本集范围。建议采用基于风险的方法来确定校正集样本中变量的影响因素。

选择校正集的样本量取决于样本的复杂性，即样本的变量类型和强度（如样本的组成、外观等），有时也取决于参考值的分析方法。一般地，样本量越大，在整个校准范围内获得正确结果的可能性越高。当获取新的建模样本困难时，DOE 和/或历史数据库方法可作为构建模型的替代方法。除校正集外，验证集和预测集也需要具有一定的代表性和样本量。

此外，样本选择时还应注意样本分布的均匀性，可以基于目标值的分布情况，选择目标值分布尽量均匀的样本，也可以根据测试数据，选择测试数据分布尽量均匀的样本。Kennard-Stone（KS）方法是最常用的方法之一。当测量数据变量数较多时，可在主成分空间中使用 KS 算法进行选择。

2 模型的建立

模型的建立是根据数据集的性质选择合适的建模方法并对模型参数进行优化的过程。模型优化是一个繁琐的反复过程，对需要优化的各种因素进行探索，并对模型进行验证，优选出最佳方法和最佳参数。模型优化时需要注意避免模型的过拟合。

化学计量学方法的选择

许多化学计量学方法均可用于模型的建立。由于不同化学计量学方法在原理上存在明显的区别，在具体应用中需根据具体的任务和数据集选择相对合适的方法。此外，样本的选择、数据预处理方法、变量的选择以及化学计量学方法的相关参数均会影响模型的性能。因此，方法的选择应综合考虑目标任务、可获得的软件以及对方法的熟悉程度等。但对于特定的数据集，通常很难提前预知哪种算法最为合适，需要进行探索。

采用化学计量学方法建立模型时需要注意的是，许多算法在使用中都具有一定的经验性，特别是在确定模型参数时，仍缺乏科学意义上的标准，需要借助经验进行判断。因此，无论采用什么建模方法，所建立的模型都需要进行严格的评估，以确保模型给出的结果具有正确性并且模型性能符合预设目标。一般需通过模型验证技术对模型进行评估，并最终由独立验证数据集进行验证。

模型的优化

模型的优化是建立化学计量学模型的必要步骤。建模数据集和方法确定后，仍需要进行数据预处理、选择合适的变量、确定合适的模型参数。尽管通过数据的评估已发现并剔除了数据集中的异常样本，但对建模过程中新发现的异常样本，也应判断是否需剔除。

通常，原始数据可能不是最佳的分析数据，通常需首先进行数据预处理，以突出感兴趣的变异并减少与目标值无关的变异。在实际应用中，数据预处理方法经常与样本选择、变量选择等方法一起交替使用，通过不断地循环得到最优的方法和参数。

当自变量数目较大时，一般采用变量选择技术选择对模型有较大贡献的变量。应谨慎使用预处理技术。任何数据处理技术都会使原始数据发生某方面的改变，甚至丢失部分信息。只有使用得当才可以产生数据增强的效果，反之则可能导致有用信息的丢失。

不同化学计量学方法模型参数的优化的方法各异，对于常用的 PLS 法，仅涉及一个参数（即因子数或潜变量数），而某些算法则涉及多个参数，如 SVM 法中的核函数类型和敏感因子，而卷积神经网络（CNN）等 DL 方法则涉及更多的参数。

模型的整体性能取决于各个环节的匹配，例如进行不同的数据预处理可能会导致模型最优参数和异常样本的差异。变量的选择对模型参数也有影响，选择变量数的差异会导致模型的最优参数的变化。为了得到各环节的最佳方法和参数，模型优化往往需要反复进行。若要得到最佳的方法和参数，则需对所涉及的方法和参数进行排列组合，逐一尝试。但通常经验也可以帮助获得相对优化的模型。例如，在药品 NIR 光谱的定量模型中，一般采用一阶或二阶导数消除变动的背景，使用 SNV 或 MSC 进行散射校正，采用 PLS 方法建模绝大多数情况下均可得到较满意的结果。

防止过拟合

过拟合是化学计量学建模分析中常见的问题之一，是指由于过度的优化使所建立的模型对校正集数据具有很好的拟合效果，但不能对预测集（独立验证集）样本进行较好的预测。避免过拟合十分重要。

过拟合产生的原因主要来自两个方面：①校正集样本的代表性，当校正集样本数量不足，尤其代表性无法全面涵盖预测样本时，容易建立过拟合的模型；②模型的过度优化，由于几乎所有的建模方法都是基于"最小二乘"的原理，过

度地拟合校正集数据形成过度优化的模型。过拟合会使模型失去推广应用价值，因此建模时，一方面要保证校正集样本的数量和代表性，另一方面要避免过度优化。

一般地，建模时，可通过比较模型校正集和验证集的预测误差判断模型是否过拟合：验证集的预测误差与校正集参考值的误差应处于同一水平；当验证集的预测误差显著大于校正集参考值的误差时，则模型过拟合。模型优化后，应进一步采用预测集进行验证，三者的预测误差应处于同一水平，否则该模型过拟合，应重新调整模型参数。

3 模型的验证

由于数据处理的特殊性，除对测量方法进行验证外，还须对化学计量学模型进行验证。但在 3Q 认证的保障下通常只需对化学计量模型进行验证。

模型验证的目的是评估模型并获得优化的模型。模型验证包括建模时的内部验证和模型优化时的外部验证。内部验证包括基于校正集的交叉验证和基于验证集的验证，用于模型参数的调整和优化；外部验证为基于独立验证集（预测集）的验证，用于模型性能的评价，亦称为独立验证。

验证数据集

验证数据集的设计与建模数据集相同，应遵循"代表性"原则，并保证验证数据的可靠性。当从同一数据集中划分验证集和校正集时，验证集数据大小至少应为校正集数据大小的 20%。独立验证集的设计与内部验证集（校正集和验证集）一致。一般地，当具有足够样本代表性时，验证集越大（>40%），模型验证结果越可靠。

交叉验证

交叉验证是按固定比例重复地将校正集数据划分为校正集和验证集，用校正集建立模型，用验证集验证获得预测值，并通过预测值和参考值的比较获得预测误差的内部验证方法。

交叉验证的实现形式，通常采用 k 折交叉验证法，即将校正集数据划分为 k 个大小相同（或相近）的子集进行交叉验证，在每一次的迭代计算中，一个子集用于模型验证，其余 $k-1$ 个子集用于建立模型；重复 k 次直到所有子集均作为验证集输出预测值。其中，数据划分可以随机分组，也可按照参考值的排序进行划分，还可以根据先验信息划分数据子集，例如将多批次样品的数据集按批次划分为不同子集。

最简单的 k 折交叉验证为留一交叉验证（LOOCV），即每次取出一个样本用于验证，其他样本用于建模；LOOCV 一般用于校正集样本数较少的情况，其结果易受异常值影响。交叉验证的常用方法是自举法，即蒙特卡洛交叉验证（MCCV），在每次迭代中随机从校正集中抽样一定比例的数据用于建立模型，而其余的数据用作预测集；经多次重复计算，通常为 100 次或更多，以获得较为稳定的预测误差；每次计算随机取样的比例可以控制在 50%~80%。

由于交叉验证中没有使用校正集以外的数据，为内部验证，主要用于模型参数的优化，只能表明模型对校正集数据

具有较好的拟合能力，不能保证模型的广泛适用性。特别是当校正集数据的代表性不足时，所建模型有过拟合的风险。

验证集验证

验证集验证是指利用固定的验证集进行模型验证。验证集一般是从校正集中抽取。样本抽取的原则是尽量使验证集具有代表性，应与剩余的校正集数据具有相同或相似的分布。尽管验证集验证时采用了固定的验证集，有利于模型优化误差大小的比较，其仍属于内部验证。

外部验证

外部验证又称为独立验证集（或预测集）验证，是采用独立准备的验证集进行验证的模型验证方法。用于外部验证的验证集应独立于校正集。外部验证的目的是验证模型是否具有实用性，即是否达到了建模的预期目标（ATP 的要求）。因此预测集中的样本应确保包含模型预期目标要求的使用范围内的所有变异。

独立验证集的"独立性"首先取决于建模的预期目标，特别是模型的使用范围，如某品种药品的活性药物成分（API）定量模型、某标示厂家药品各组分含量的定量模型、某品种某厂家某规格药品的质量一致性模型等。对于某品种药品的通用模型，变异因素应考虑到生产厂家、配方、规格、批次等，对于药品的质量一致性模型，只要考虑生产过程的工艺变动即可。其次，样本的来源应具有"独立性"。对于实验样本，要求独立验证集的样本不能来自同一组实验。尽管实验条件完全相同，独立验证集的实验（包括样品的制备和实验数据的测量）需独立于校正集。对于来源于生产批次的样本，独立验证集样本的批次不能与校正集样本相同，最佳的选择是使用模型建立后新生产批次的样本进行外部验证。

模型性能的评价指标

一般采用一组指标参数或统计图表对模型验证中模型的性能进行评价。指标参数可直接反映模型的预测性能，统计图表则可直观地对验证集样本的预测准确性进行评价。由于一个指标参数只能反映模型性能的某一方面，通常需通过多个指标参数对模型性能进行综合评价。此外，采用不同的作图方式还可以表征出模型对不同样本集预测性能的差异。

对于定量模型，误差是最常用的表征模型性能的指标。方法的预期目标决定了误差的性质，如定性方法的误分类率和定量方法的预测误差。在交叉验证过程中通常有两种指标用于描述验证的误差，即校准均方根误差（RMSEC）和交叉验证均方根误差（RMSECV）。RMSEC 又称为自验证误差，用于直接表征模型对所有校正集样本预测结果的评价；RMSECV 用于表征交叉验证中模型对所有校正集样本预测结果的评价。通过这两个误差值随某个模型参数的变化可以对模型的性能与参数之间的关系进行考察，例如对过拟合的判断。在验证集验证和外部验证中，通常使用预测均方根误差（RMSEP）对模型进行评价。

其中，均方根误差（RMSE）的计算公式为：

$$\text{RMSE} = \sqrt{\frac{\sum_{i=1}^{n}(\hat{y}_i - y_i)^2}{n}} \tag{7}$$

式中 n 为验证集样本数量，$\hat{y}_i$ 和 y_i 分别为第 i 个验证样本的预测值和参考值。交叉验证中，验证集为校正集。

误差的大小用于描述预测结果的准确性，误差越小说明预测结果与参考值越接近。此外，预测值与参考值之间的相关性也可以用于预测结果的评价，相关性越高表明预测结果越好。相关系数（r）可用于描述相关性。另一个描述相关性的参数是决定系数（R^2），定义为模型已解释变差（回归平方和，SSR）占总变差（总平方和，SST）的比重，公式为：

$$R^2 = \frac{S_{\text{SSR}}}{S_{\text{SST}}} = \frac{S_{\text{SST}} - S_{\text{SSE}}}{S_{\text{SST}}} = 1 - \frac{\sum_{i=1}^{n}(\hat{y}_i - y_i)^2}{\sum_{i=1}^{n}(y_i - \bar{y})^2} \tag{8}$$

式中 $S_{\text{SSR}} = \sum_{i=1}^{n}(\hat{y}_i - \bar{y})^2$，表示模型已解释离差平方和，$S_{\text{SST}} = \sum_{i=1}^{n}(y_i - \bar{y})^2$，表示参考值的总离差平方和，SST 中模型未解释变差为残差平方和（SSE），$S_{\text{SSE}} = \sum_{i=1}^{n}(\hat{y}_i - y_i)^2$，表示预测值与参考值差值（或预测残差）的平方和。

在数值上，R^2 是 r 的平方。由 R^2 定义可知，残差 S_{SSE} 越小，R^2 越大，模型预测结果与参考值越接近。S_{SSE} 趋近于 0 时，R^2 趋近于 1，S_{SSE} 与 S_{SST} 相等时，R^2 等于 0。

预测相对标准偏差（RPD）也常用于模型预测性能的评价，定义为参考值的平均标准偏差与预测均方根误差（RMSEP）的比值，公式为：

$$\text{RPD} = \frac{\sqrt{\sum_{i=1}^{n}(y_i - \bar{y})^2 / n}}{\sqrt{\sum_{i=1}^{n}(\hat{y}_i - y_i)^2 / n}} \tag{9}$$

式中的 n 有时用 $n-1$，即用自由度代替样本数。从公式可知，分子部分为 S_{SST} 的均方根，而分母部分为 S_{SSE} 的均方根，因此 RPD 表示总体偏差与预测偏差的比值。该比值越大则预测结果越好。实际应用中，定性模型的 RPD 值应大于 3，定量模型的 RPD 值应大于 5。

利用上述指标参数虽可对验证集的整体预测结果进行评价，但无法观察每个样本的预测结果。在模型评价时，建议采用预测值与参考值的关系图、误差分布图以及误差与参考值的关系图对模型性能进行考察（图6）。图6A 中增加整体预测结果的统计值及趋势线（实线）和对角线（虚线），能更直观地观察预测值与参考值的关系。更重要的是，图6 中三个图可以有效表征每个样本的预测效果，特别应注意误差较大的样本，可能为异常样本。例如，图6B 中，某些样品呈较大的正偏差或负偏差，可根据模型的预期目标增加允许的误差限，将超出允差的样本判别为异常样本；图6C 中显示的预测误差与参考值之间的关系，预测误差与参考值无明显的相关性，但在参考值 200 附近的样本误差分布较宽。当预测误差与参考值存在明显的相关性时，说明模型的拟合效果不好，其原因可能来自多个方面，常见原因之一是测量数据与参考值之间存在非线性关系。

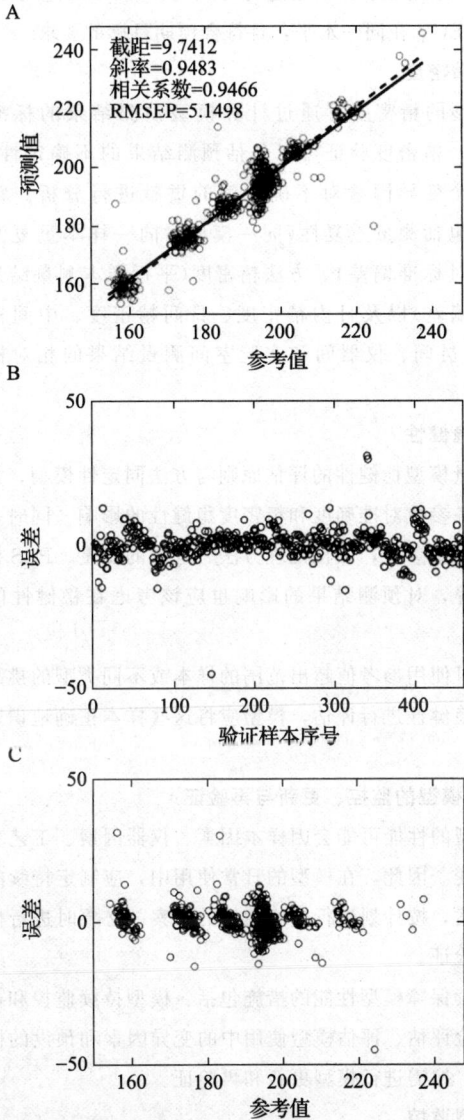

图 6   验证集样本预测值与参考值的关系图（A）、
       验证集样本预测结果的误差分布图（B）、
       验证集样本预测误差与参考值的关系图（C）

对于定性模型，一般采用真阳性率（TPR）和假阳性率（FPR）对预测误差进行评价，也可同时使用真阴性率（TNR）、假阴性率（FNR）和准确性（ACC）三个参数评价。上述参数公式如下：

$TPR = TP/P = TP/(TP + FN)$，真阳性样本数/阳性样本总数；

$FPR = FP/N = FP/(TN + FP)$，假阳性样本数/阴性样本总数；

$TNR = TN/N = TN/(TN + FP)$，真阴性样本数/阴性样本总数；

$FNR = FN/P = FN/(TP + FN)$，假阴性样本数/阳性样本总数；

$ACC = (TP + TN)/(P + N)$，（真阳性样本数＋真阴性样本数）/总样本数。

TPR 有时也称为灵敏度（SEN）、检出限（LOD）等，TNR 有时也称为专属性。

其中，P、N、TP、TN、FP、FN 分别表示阳性样本数、阴性样本数、阳性样本被正确识别的数量、阴性样本被正确识别的数量、误报的阳性样本数量（被模型预测为阳性的阴性样本）和误报的阴性样本数量（被模型预测为阴性的阳性样本）。受试者工作特征曲线（ROC）常用于对定性模型的综合评价。如图 7，ROC 曲线以 FPR 为横坐标，TPR 为纵坐标。横轴越接近零准确率越高，纵轴越大代表准确率越好。曲线越接近左上角（横越小，纵越大），预测准确率越高。曲线把整个图划分成两部分，曲线下方部分的面积被称为 AUC，用来表示预测准确性，AUC 值越高，即曲线下方面积越大，则预测准确率越高。当完全随机分类时，定性模型为无用决策过程，其 ROC 曲线为对角线，AUC 值为 0.5。

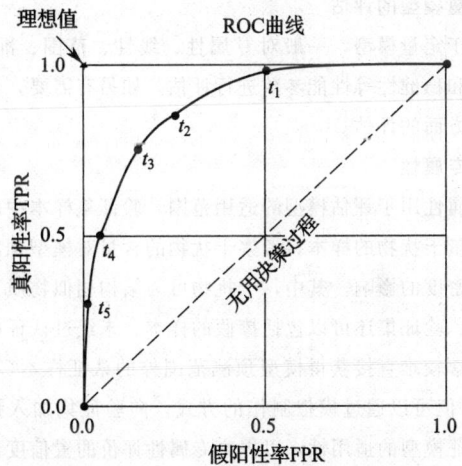

图 7   ROC 曲线

4   模型的评估

一般是指经过优化建立模型以后对模型性能进行的综合评价，即评估是否达到建模的预期目标，应使用独立验证集评估模型的性能。模型评估时建议重新对建模的方法和优化的参数进行科学性和合理性分析，包括建模算法、选择的变量、预处理方法及相关的参数等。除对模型本身的评估外，还应参考分析方法评估的相关内容。

定性模型的评估

对于定性模型，一般对专属性和稳健性两个关键的参数进行评估。

①专属性

指模型的辨别能力，通过正向验证和反向验证评估。验证集样本必须是代表样本典型差异的一组代表性样本，其中正向验证集样本除相同化学组成外，还应包括其他参数（如样本的多态性、粒度、水分等)的样本；反向验证集样本应包括模型识别对象(阳性样本)以外的各种可能的阴性样本，尤其是具有混淆风险的样本，如具有相似外观的样本、化学组成和结构相似的样本以及具有不同物理特性的样本。定性模型应具有辨别正向和反向验证集样本的能力。若模型的专属性不足，应继续优化模型参数并重新验证方法。

每当引入可能影响模型辨别能力的新影响因素时，应重新验证模型的专属性。重新验证可以仅限于新的影响因素，不一定对模型进行全面的重新验证。

建议使用ROC曲线评估专属性。

②稳健性

稳健性又称为粗放性。为了验证模型的稳健性，验证集设计时应综合考虑样本、仪器和测试方法等方面的因素，包括各方面的变动因素，并综合考虑关键的参数(如温度、湿度、分析设备的仪器性能)，通过改变这些参数来验证分析方法的适用性，可应用DOE进行各参数的设计。

同样建议使用ROC曲线评估稳健性。

此外，SEN或LOD也是反映分析方法和定性模型性能的参数，必要时也应进行评价。

定量模型的评估

对于定量模型，一般对专属性、线性、范围、准确度、精密度和稳健性等性能参数进行评估。如另有需要，也可进行其他方面的评估。

①专属性

专属性用于评估模型的适用范围。验证集样本中应包括不同含量干扰物的样本，考察干扰物的含量对模型预测准确性和精密度的影响。其中，干扰物可为结构相似物质、样本基质等。验证集还可以包括掺假的样本、未经过认证的样本等。通常较难直接获得模型预测范围外的认证样本(不合格样品)，但可以通过模拟制作的方式，向验证集加入该类样本，验证模型的适用性，以提高专属性评价的置信度。定量模型应包含排除模型不适用样本的判断标准。此外，专属性验证时还需要对异常样本进行判断，可参照"数据的评估"和"模型性能评价指标"中的方法，也可以使用其他识别异常样本的方法。

②线性

线性是指模型的预测结果与参考值之间的相关性评价，评价指标包括决定系数R^2、斜率、截距以及对角线的重合程度(图6)。线性验证的独立验证集应涵盖模型的整个范围。可使用交叉验证进行线性的验证，但不应取代使用独立验证集的评估。

③范围

范围是指模型的适用范围，包括测量方法和模型两个层面各自的检测限和定量限。验证集中应该包括低于检测限的样本，以确保此类样本首先被正确识别。在模型定量范围内的样本，预测结果应符合预期目标中确立的准确度和精密度要求。

④准确度

模型的准确性可用"模型性能的评价指标"中的误差进行评估。验证集的参考值应尽量覆盖模型整个范围。可使用交叉验证评估模型的准确性，但是不应取代使用独立验证集的评估。采用独立验证集进行评估时，RMSEP应与RMSEC和RMSECV在同一水平，且符合预期目标的要求。

⑤精密度

模型的精密度可通过计算模型预测结果的标准偏差来评估。精密度验证可以包括预测结果的不确定性分析，并对每个变异因素对不确定度的贡献进行分析。精密度评估应包括测量重复性(同一模型对同一样本重复测量结果的相对标准偏差)、方法精密度(平行样本测量结果的相对标准偏差)以及日内精密度、日间精密度、中间精密度(测试人员间、仪器间和实验室间测量结果的相对标准偏差)等。

⑥稳健性

定量模型稳健性的评估原则与方法同定性模型，但需谨慎对待各参数对准确度和精密度稳健性的影响。同时，建模方法与模型参数，如预处理方法、选择的变量、PLS模型的因子数等，对预测结果的影响也应该考虑在稳健性的评估范围。

也可使用参考值超出范围的样本或不同类型的挑战样本对模型稳健性进行评估，模型应将这些样本正确地识别为异常样本。

5　模型的监控、更新与再验证

模型的性能可能会因样本因素、仪器因素、工艺变更等发生改变。因此，在模型的日常使用中，应制定持续的模型监控方案，按计划进行模型性能的考察，必要时进行模型更新和再验证。

持续保障模型性能的措施包括：模型持续监控和模型审查、风险评估、评估模型使用中的变异因素和预设的模型维护方案、按需进行模型更新和再验证。

模型监控

应贯穿于模型全生命周期的管理，应制定和记录在模型开发和日常使用中检查模型性能的可控方案——明确模型持续监控及性能评价的必要因素，制定监控、分析和调整模型的计划，并设置执行次数，以识别模型的关键性能和相关的偏差。

模型维护可视为风险评估方案的一部分，并与其关键程度相匹配。如模型适用，且相关测试仪器与测试条件未发生变化，则应遵照模型持续验证方案进行模型监控。模型持续验证的触发条件为：①预设的时间间隔；②出现可能影响模型性能的事项，包括原材料或制造商的变更和/或上游工艺改变及引起的样本质量变化(如工艺设备或操作设置改变引起模型预测结果的偏离或超标)；③模型判别和相关操作规则发生改变。

模型诊断可以保障模型用于新样本预测时的有效性，不应出现离群值。注意：异常值不一定是不合格产品，通常为无效结果。多变量模型可能比单变量模型更容易受到异常数据的影响，应：①从统计上证明多变量模型诊断的合理性；②核实模型开发和方法验证过程中的数据；③将多变量模型诊断作为可控方案的一部分加以监控；④定期开展模型预测结果与参考方法结果的比较，作为触发事项日常审查的重要环节。

模型审查用于决定是否需要延长模型维护的周期，可根据风险评估的结果决定，也可根据预设的模型维护流程决定。模型维护主要包括重新界定模型的使用范围、调整校正集（添加、替换或移除样本）甚至重建模型等。模型维护及其理由须科学合理并记录存档。

模型监测通常需要一个或多个质控样品。质控样品应尽可能与校正样品相似，参考值的测定方法、测量条件均应与校正样品一致，测量数据应与模型相匹配，并在模型的范围之内。

模型更新

随着时间的推移，仪器的变化可能会使模型逐渐无法正常使用，而仪器维护或仪器更新往往会导致模型性能减退甚至失效。在这种情况下，需要更新模型或开发新的模型。模型更新的理由主要可以分为两类：一类是校正集需扩展，另一类是测量系统发生变化。前者由于校正空间的扩大，如新成分的添加或其他校正集中未包含的变异，使原始模型不再有效，需用新的样本补充新的变异，扩展校正空间。后者通常是由于测量仪器的老化、维护或更新，如更换光源、光学元件性能衰减、波长校正等。模型更新为模型验证的一部分，应在模型的开发和日常使用中记录其运行状况及更新的内容和理由。

实践中，有多种模型更新技术可用于模型更新。如何选择适当的模型更新技术需基于对潜在原因的充分理解。应优先采用更便捷的模型更新方法。最常用的模型更新技术是模型转移和拓展校正集。当模型转移和拓展校正集无法奏效时，则考虑重新建立模型。

在扩展校正集时，应考虑待添加的新样本数量及其对校正集整体构成的影响。必要时，可移除部分原校正集样本，或利用样本选择方法重新确定新的校正集样本。同时，拓展校正集后还需要对异常样本进行识别和剔除。如果新样本与原有校正集样本在空间形成异常的分布或聚类，则说明新样本不适用于更新原有模型，应使用新样本重新建模。

模型再验证

指模型更新后重新对模型进行验证的过程。模型再验证时对验证集样本的要求与原始模型验证时相同。作为分析方法验证的一部分，模型再验证应基于模型更新的理由和措施，并应根据合理的科学依据确定模型再验证的范围，从科学论证和实验方法等方面证明模型的有效性，以保障再验证后模型的性能。

9097　分析数据的解释与处理指导原则

药品质量的保证是通过一系列实践活动联合实现的，这些活动包括严格的工艺和处方设计、研发、验证以及执行稳健的控制策略，所有实践活动都依赖于可靠的检测数据及统计学分析方法。统计方法的选择应根据研究目的、实验设计和数据特点进行具体的选择。

可靠的检测数据依赖于规范的实验室活动。在此基础上，恰当地将统计分析方法应用在产品全生命周期的控制策略中，可进一步确保评价产品质量的结论可靠性。

本指导原则提供了对分析数据进行决策时的基本统计规范，包括对分析数据的描述性统计、推断性统计、基本统计原理及常用统计分析方法等，有助于科学规范地对分析数据进行处理、解释和科学呈现。

需要注意的是：①除本指导原则所述的统计学方法外，其他合理的统计学方法也可由使用者根据自己的判断去使用；②本指导原则所提供数据/表格没有规定单位，其量纲仅用于说明计算方法的通用性，不直接与具体产品或检测方法相关；③本指导原则所提供的计算方式得到的结果不与产品的安全性和有效性直接相关，还需要结合具体产品的药理毒理及临床监测信息一同做出判定。

1　描述性统计

描述性统计分为对总体数据和对样本数据的描述性统计。描述总体特征的称为参数，而描述样本特征的有统计量、统计表和统计图。本部分主要介绍样本数据的描述性统计内容。统计量分为集中趋势和离散程度统计量。统计表包括描述连续性数据的频数统计表、描述离散性数据的列联表和汇总统计表。统计图包括直方图、箱线图、Q-Q 图等。下面仅对药品领域最常使用的一些统计量、统计学图形进行介绍，其他内容可参考相关统计资料和工具。

1.1　统计量

统计量用于评估样本所代表总体的集中趋势或离散程度，包括均值、标准差以及从中衍生出的其他指标，例如变异系数，也称为相对标准偏差。统计量还可用于计算置信区间、预测区间和容忍区间等。

1.1.1　集中趋势统计量

（1）**算术均值（M 或 $\bar{x}$）**　算术均值是对观测值分布的中心性或集中趋势的度量。它最适用于对称分布观察值的描述，并受分布非对称性（形状）和极值的影响。算术均值等于 n 个样本观察值（x_1，$x_2 \cdots x_n$）之和除以样本数 n，公式为：

$$\bar{x} = \frac{\sum\limits_{i=1}^{n} x_i}{n} = \frac{x_1 + x_2 + \cdots + x_n}{n} \qquad (1)$$

（2）**几何均值（GM）**　几何均值是以对数转换方式获得

均值的反对数值，如生物反应的剂量值。详见"4.4.3.1 对数转换"。

(3)中位数或第 50 百分位数　中位数也是观测值的中心性或集中趋势度量，通常不受分布的极端影响。它是一个将样本数据分布划分为两个相等部分的值。对于连续分布，中位数的两侧各有 50% 的数据。要获得样本的第 50 百分位数，按递增的顺序排列样本的 n 个值。当 n 为奇数时，中位数是第 $(n+1)/2$ 个值；当 n 为偶数时，中位数位于第 $n/2$ 个和第 $(n/2)+1$ 个值之间，取这两个值的算术平均值。

与均值相比，中位数对观测值分布的集中趋势的度量更为稳健，特别是对于呈偏态分布的数据集。但中位数这一统计量较为粗糙，使用时会使数据失去较多信息。

1.1.2　离散程度统计量

(1)极差(R)　n 个观测值中最大和最小观测值之差值称为极差 R；用于描述样本变异的一种度量。公式为：

$$R = \max(x) - \min(x) \tag{2}$$

极差有助于评估样本的变异，具有易于计算和理解的优点。该统计量对样本量 $n = 2 \sim 12$ 时较为适用。当样本量从适中到较大时，需要谨慎使用，因为最小值和最大值均来自分布的尾部，通常具有较大的波动性。因此，样本极差直接受到极端值的影响。一般来说，样本的标准差比极差能更好地描述数据的离散程度。

极差在质量控制中非常重要。当有多个可用的样本极差，且所有样本极差都具有相同的样本量 n 时，取其平均极差除以常数 d_2 来估计标准差。d_2 是正态分布下样本量为 n 时，期望极差与标准差之比，其取值详见"4.1.1 单值控制图"中的表 9。

(2)方差(S^2)　样本的方差是观测值($x_1, x_2 \cdots x_n$)与其平均值($\bar{x}$)的差方和再除以自由度[观测值的数量(n)减去 1]；用以描述样本数据的变异度。公式为：

$$S^2 = \frac{\sum_{i=1}^{n}(x_i - \bar{x})^2}{n-1} \tag{3}$$

(3)标准差(S 或 SD)　也称标准偏差，是方差的正平方根，见公式（4）。对于样本量适中到较大且呈对称的钟形分布，如正态分布的数据，可以结合经验规则使用标准差。该分布下，大约 68% 的数据将落在均值 ±1 个标准差范围内；95% 的数据将落在均值 ±2 个标准差范围内；几乎所有(99.7%)数据将落在均值 ±3 个标准差范围内（表 1，图 4）。当样本量非常大或接近无限且分布为正态分布时，样本均值接近真值的程度会更高；该规则也适用于其他对称的钟形分布。

$$S = \sqrt{\frac{\sum_{i=1}^{n}(x_i - \bar{x})^2}{n-1}} \tag{4}$$

表 1　正态分布的曲线下面积

区间	曲线下面积	区间	曲线下面积
$\mu \pm 1\sigma$	0.682 70	$\mu \pm 0.674\sigma$	0.50
$\mu \pm 2\sigma$	0.954 50	$\mu \pm 1.645\sigma$	0.90
$\mu \pm 3\sigma$	0.997 30	$\mu \pm 1.960\sigma$	0.95
$\mu \pm 4\sigma$	0.999 94	$\mu \pm 2.576\sigma$	0.99

(4)标准误差(SE 或 se)　也称标准误，用于描述抽样统计量对总体参数间的偏离程度估计，即通过抽样计算得到统计量的准确性。当对同一总体进行多次重复抽样时，由于统计量是一个随机变量，每次重复抽样得到的观测值不同，必然导致计算的统计量不同。而标准误是描述重复抽样中样本统计量(如均值)的标准差，也是样本统计量的标准不确定度。公式为：

$$SE(\bar{x}) = \frac{S}{\sqrt{n}} = \sqrt{\frac{\sum_{i=1}^{n}(x_i - \bar{x})^2}{n(n-1)}} \tag{5}$$

式中，S 是样本标准差；n 是样本量。

(5)变异系数(CV)　变异系数也称相对标准差(RSD)，是标准差与均值的非负率值，通常以百分位数表示。应注意，当使用所测特性的绝对量值时，CV 才能恰当地度量变异度，如药品含量值。针对以对数转换方式获得的值(如生物反应的剂量值)，应使用几何变异系数(GCV)表达，详见"4.4.3.1 对数转换"。

(6)Z-分数(Z)　在包含 n 个不同观测值($x_1, x_2 \cdots x_n$)的样本中，每个观测值都有一个关联的 Z-分数。对于观测值 x_i，相关联的 Z-分数为观测值 x_i 偏离样本均值 $\bar{x}$ 的差值与标准差 S 的比值。Z-分数的计算公式为：

$$Z = \frac{(x_i - \bar{x})}{S} \tag{6}$$

Z-分数可用于识别一组数据是否存在异常值。特别是在正态分布中，偏离均值超过 3 倍标准差的值不常见(少于 0.3%)，因此利用这一性质可有效识别异常值。但使用此规则时应注意样本量适中且数据呈正态分布；对于偏态分布的数据，该方法可能不适用。

1.2　统计学图形

统计学图形是一种对数据直观描述的方式，其种类较多，此处简要介绍直方图、箱线图和残差图。

1.2.1　直方图

从一组变量数据的概率分布和描述性统计量中，可以构造出多种图形，从而更好地解释该数据集；其中最基本的图形是频率或相对频率直方图。直方图的绘制首先要将数据集分成一系列相等的间隔，通常以间隔的中点为中心，其每个间隔的柱高度等于数据集中落在该间隔的频率(或相对频率)。

绘制直方图的一个重要目的是能可视化地评估数据集分布的一般形状，见图 1。直方图可以直观地回答如数据是否来自对称分布、数据中是否存在异常值等问题。

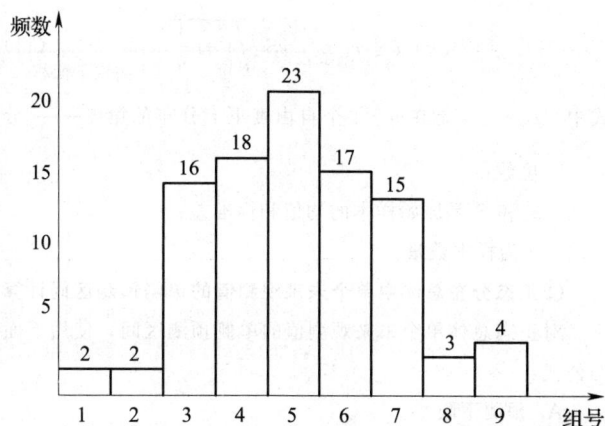

图1　直方图

1.2.2　箱线图

箱线图又称为盒须图，也是描述分布状态的较为直观的图形。为了构建箱线图，需要从样本中获得如下数值：最小值、最大值、第 25 和第 75 百分位数值。其中两个百分位数值将表示为第 1 和第 3 四分位数（Q_1 和 Q_3），两者之间的差值（$Q_3 - Q_1$）称为四分位间距（IQR），中位数（Q_2）和均值也可以在图上表示出来，见图2。

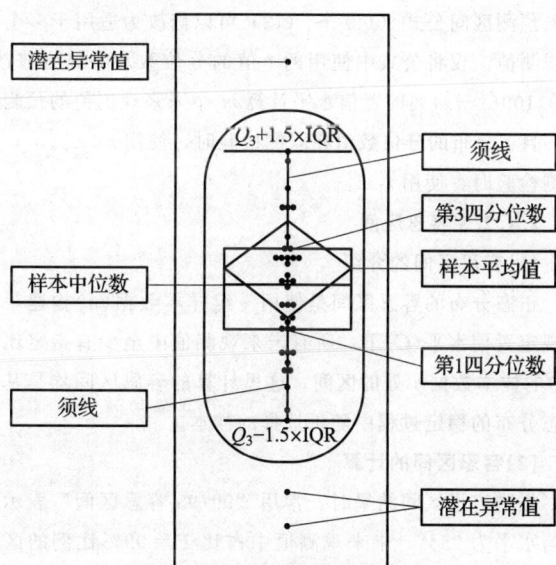

图2　箱线图图解

箱线图可以作为识别潜在异常值的图解方法。图2中超过任意一侧（从 Q_1 或 Q_3）1.5 倍四分位间距（IQR）距离的数据点，通常被认为是潜在的异常值。需要注意的是该方式是异常值识别的图示法，但不是异常值检验法，有关异常值检验可参考"4.4.5 异常值"和生物检定统计法（通则 1431）"三、2. 异常值剔除和缺项补足"部分。

1.2.3　残差图

残差是指观测值与理论值/期望值之差，其蕴含着有关统计模型基本假设的重要信息。残差图也称为残差分布图，是在垂直轴上绘制残差、在水平轴上绘制预测响应构成的图（图3），常应用于模型构建后对模型拟合优度的诊断。正常情况下，残差应是无规律的随机散布点，如图3中 A。残差的任何线性或非线性趋势都表明所用模型的方程可能不正确，或模型中缺少重要的处理因素。例如，弯曲的残差图可能表明模型中需要增加二次项，如图3中 B。此外，远离点集的残差可能是异常值，如图3中 C。当残差图中的观测值沿水平轴的展宽增加或减少时，表明违反了恒定方差的假设，如图3中 D。

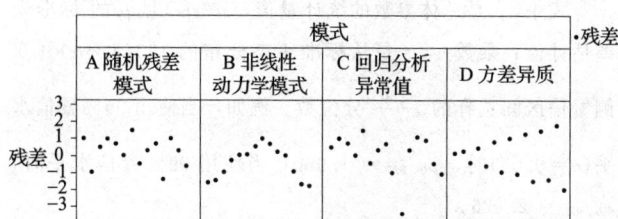

图3　残差模式分类图

2　推断性统计

统计推断是通过随机样本获取的信息来推断总体特征的过程。统计推断有三种方法，分别为频率推断法、贝叶斯推断法和可信推断法。这里主要介绍频率推断法。贝叶斯推断法将在"4.5 贝叶斯推断统计"中进行专门介绍，并与频率推断法进行比较。可信推断法目前已很少使用。

统计推断的基本问题可以分为两大类：一类是对总体的未知参数进行估计；另一类是关于参数的假设检验。

2.1　总体参数估计

2.1.1　值的估计

通过随机样本的测量估计值推断其真值，即总体参数。估计值的类型分为数值型和非数值型。以下重点介绍数值型估计值。

数值型估计值分为点估计值、区间估计值和分布估计值。点估计值是指"最佳"地表示总体参数的一个未知真值，其典型实例是从研究总体中抽取样本估计出的均值和标准差。这里所谓的"最佳"，表示估计值是相对接近未知参数值，尽管这些点估计值与参数值之间会因样本的不同而产生差异。

由于报告结果的点估计值不能反映与真值间差异的不确定度，故使用区间估计值来表达更具全面性。

2.1.2　区间估计

2.1.2.1　置信区间

（1）置信区间介绍

未知总体参数的置信区间可使用样本数据构建，并以概率的形式提供有关该参数估计的不确定性信息。置信区间表达总体参数在规定置信水平下可能出现的范围，它由置信下限（C_L）和置信上限（C_U）组成。其中置信水平 $100(1-\alpha)\%$ 反映了在相同条件下，一系列重复随机样本中置信区间 $[C_L, C_U]$ 包含或覆盖参数真值的占比，通常以百分比表示，最高不超过 100%，常用的置信水平为 90%、95% 和 99%。

置信限是由样本得出的统计量，故每次重复抽样时会有所不同。如果置信下限（C_L）和置信上限（C_U）落在真实参数值的两侧，则说明置信区间包含、覆盖或捕获了所考察的参数。

（2）置信区间的计算

①正态分布总体参数的近似置信区间计算

$$\hat{\mu} \pm z_{1-\frac{\alpha}{2}} \times se(\hat{\mu}) \tag{7}$$

式中，$\hat{\mu}$ 是总体参数的统计量值，$se(\hat{\mu})$ 是 $\hat{\mu}$ 的标准误差估计值；乘数 $z_{1-\frac{\alpha}{2}}$ 是从标准正态分布的 $100(1-\alpha)\%$ 双侧置信区间选择的 $1-\frac{\alpha}{2}$ 分位数。例如，当使用 95% 置信水平（$\alpha=0.05$）时，$z_{0.975}=1.960$；当使用 99% 置信水平时，$z_{0.995}=2.576$。

②正态分布样本参数的置信区间计算

$$\bar{x} \pm \frac{t_{1-\frac{\alpha}{2}, df} \times S}{\sqrt{n}} \tag{8}$$

式中，$t_{1-\frac{\alpha}{2}, df}$ 是当标准差 S 具有 df 自由度，且置信水平为 $1-\alpha$ 时的 t 分布的 $1-\frac{\alpha}{2}$ 分位数。

上述①和②两者的区别就是前者用标准正态分布的 Z 值，后者使用 t 分布值。一般在先验知识不足时，多使用后者进行双侧置信区间的计算。

③正态分布样本参数的单侧置信限计算

A. 置信下限：

$$C_L = \bar{x} - \frac{t_{1-\alpha, df} \times S}{\sqrt{n}} \tag{9}$$

B. 置信上限：

$$C_U = \bar{x} + \frac{t_{1-\alpha, df} \times S}{\sqrt{n}} \tag{10}$$

由于不同分布中统计量的置信区间计算方式各不相同，需要根据具体分布确定其公式。可参考相关资料进行计算。当参数不符合正态分布或找不到合适的分布时，也可以使用蒙特卡洛法计算各种分布的参数置信区间，该方法几乎适用于计算各种分布的参数置信区间。

2.1.2.2 预测区间

（1）预测区间的介绍

预测区间是根据在相同条件下测量的原始样本结果，预测一定数量的未来样本结果所处的范围。根据来自正态分布的 n 个观测值的样本构建一定置信水平下包含一个或多个未来观测值的区间，这样的区间称为预测区间。

（2）预测区间的计算

①正态分布总体中单个未来观测值的双侧预测区间计算

正态总体中单个未来观测值 y 的预测区间是使用正态分布中 n 个观测值的样本构建的，并提供未来值在一定置信水平下预计所处的范围。假设 y 是一个未来观测值，其双侧区间预测限为 $P_L \leqslant y \leqslant P_U$。预测区间的计算公式为：

$$y = \bar{x} \pm t_{1-\frac{\alpha}{2}, n-1} S \sqrt{1+\frac{1}{n}} \tag{11}$$

式中　$t_{1-\frac{\alpha}{2}, n-1}$ 是在 $n-1$ 个自由度下 t 分布的第 $1-\frac{\alpha}{2}$ 分位数；

$\bar{x}$ 和 S 是原始样本的均值和标准差；

n 为样本数量。

②正态分布总体中单个未来观测值的单侧预测区间计算

对正态总体单个未来观测值的单侧预测区间，使用下面的公式：

A. 预测下限：

$$P_L = \bar{x} - t_{1-\alpha, n-1} S \sqrt{1+\frac{1}{n}} \tag{12}$$

未来观测值 y 在置信度 $100(1-\alpha)\%$ 下应满足 $y \geqslant P_L$。$t_{1-\alpha, n-1}$ 是在 $n-1$ 个自由度下，t 分布的第 $1-\alpha$ 分位数。

B. 预测上限：

$$P_U = \bar{x} + t_{1-\alpha, n-1} S \sqrt{1+\frac{1}{n}} \tag{13}$$

未来观测值 y 在置信度 $100(1-\alpha)\%$ 下满足 $y \leqslant P_U$。$t_{1-\alpha, n-1}$ 是在 $n-1$ 个自由度下，t 分布的第 $1-\alpha$ 分位数。

③正态总体中多个未来观测值的预测区间计算

预测区间公式（11）～（13）可以修改为适用于多个未来观测值。仅将公式中使用的 t 值的分位数水平略有修改。当在 $100(1-\alpha)\%$ 的置信水平计算 m 个未来观测值的预测区间，且 t 分布的分位数值在双侧检验时，使用 $t_{1-\frac{\alpha}{2m}, n-1}$；在单侧检验时，使用 $t_{1-\frac{\alpha}{m}, n-1}$。

2.1.2.3 容忍区间

（1）容忍区间的介绍

正态分布的容忍区间是使用一组样本数据（n）构建一个在规定置信水平（C）下，所有未来观测值中至少有指定比例（P）的样本数据所处的区间。这里计算的容忍区间均是基于正态分布的稳定过程中随机选择的样本。

（2）容忍区间的计算

报告容忍区间结果时，常用"99/95 容忍区间"表示在置信水平为 95%，未来观测值中占比 $P=99\%$ 比例的区间大小。不同情形下的容忍区间计算公式如下。

①正态分布总体中的双侧容忍区间计算

$$\bar{x} \pm k_2 S \tag{14}$$

式中，$\bar{x}$ 是样本均值；S 是样本标准差；k_2 为双侧容忍区间的包含因子。

样本量为 n，因子 k_2 的精确估计是 n、P 和置信水平（$C=1-\alpha$）的函数，其中，n 是指用于计算均值的样本量，k_2 可通过公式（15）或查表 2 获得：

$$k_2 = \sqrt{\frac{Z_{\frac{1+P}{2}}^2 \times (n-1)}{\chi_{\alpha; n-1}^2} \times \left(1+\frac{1}{n}\right)} \tag{15}$$

式中，$\chi_{\alpha; n-1}^2$ 是卡方分布的左尾概率界值；$Z_{\frac{1+P}{2}}^2$ 是标准正态分布在 $(1+P)/2$ 面积左侧的百分位数的平方。

表 2　双侧正态包含因子 k_2 值表

n	C	P	k_2	n	C	P	k_2
10	0.90	0.950	3.021	10	0.95	0.950	3.382
10	0.90	0.990	3.970	10	0.95	0.990	4.445
10	0.90	0.9973	4.623	10	0.95	0.9973	5.176
20	0.90	0.950	2.565	20	0.95	0.950	2.752
20	0.90	0.990	3.3721	20	0.95	0.990	3.617
20	0.90	0.9973	3.926	20	0.95	0.9973	4.213
30	0.90	0.950	2.413	30	0.95	0.950	2.550
30	0.90	0.990	3.171	30	0.95	0.990	3.351
30	0.90	0.9973	3.694	30	0.95	0.9973	3.904
40	0.90	0.950	2.334	40	0.95	0.950	2.445
40	0.90	0.990	3.067	40	0.95	0.990	3.213
40	0.90	0.9973	5.372	40	0.95	0.9973	3.742
50	0.90	0.950	2.284	50	0.95	0.950	2.379
50	0.90	0.990	3.001	50	0.95	0.990	3.126
50	0.90	0.9973	3.495	50	0.95	0.9973	3.641

表 3　单侧正态包含因子 k_1 值表

n	C	P	k_1	n	C	P	k_1
10	0.90	0.950	2.568	10	0.95	0.950	2.911
10	0.90	0.990	3.532	10	0.95	0.990	3.981
10	0.90	0.998 65	4.498	10	0.95	0.998 65	5.058
20	0.90	0.950	2.208	20	0.95	0.950	2.396
20	0.90	0.990	3.052	20	0.95	0.990	3.295
20	0.90	0.998 65	3.895	20	0.95	0.998 65	4.197
30	0.90	0.950	2.080	30	0.95	0.950	2.220
30	0.90	0.990	2.884	30	0.95	0.990	3.064
30	0.90	0.998 65	3.686	30	0.95	0.998 65	3.909
40	0.90	0.950	2.010	40	0.95	0.950	2.125
40	0.90	0.990	2.793	40	0.95	0.990	2.941
40	0.90	0.998 65	3.574	40	0.95	0.998 65	3.756
50	0.90	0.950	1.965	50	0.95	0.950	2.065
50	0.90	0.990	2.735	50	0.95	0.990	2.862
50	0.90	0.998 65	3.502	50	0.95	0.998 65	3.659

②正态分布总体中的单侧容忍区间计算

$$(-\infty,\ \bar{x}+k_1S] \ 或 \ [\bar{x}-k_1S,\ +\infty) \tag{16}$$

公式(16)所使用的形式取决于是容忍下限还是容忍上限。其中 k_1 为单侧容忍区间的包含因子，可通过公式(17)或查表 3 得到：

$$k_1=\frac{t_{\alpha,\,n-1,\,\delta}}{\sqrt{n}}\quad 其中，\delta=z_P\sqrt{n} \tag{17}$$

式中　δ 是指 t 分布的非中心参数；

z_P 是标准正态分布在 P 面积左侧的百分位数。

区间上限 $(-\infty,\ \bar{x}+k_1S]$ 保证在置信水平 $C=1-\alpha$ 下，至少有总体中 P 比例的样本将小于 $\bar{x}+k_1S$ 限值。对应地，容忍区间下限 $[\bar{x}-k_1S,\ +\infty)$ 保证在置信水平 $C=1-\alpha$ 下，至少有总体中 P 比例的样本将大于 $\bar{x}-k_1S$ 限值。表 3 是正态分布下，通过所选 n、C 和 P 值，确定单侧容忍区间 k_1 值的基本表。

2.1.3　分布估计

若总体参数被视为随机变量，可使用贝叶斯分析的计算值来定义期望值；它利用先验信息和样本信息相结合形成的后验分布来确定未知参数落在给定范围内的概率。"4.5 贝叶斯推断统计"详细地描述了分布估计值的应用。

2.2　假设检验

假设检验是一个用于决定是否拒绝原假设的过程，也是该过程的决策标准。同义词包括统计学检验、统计学假设检验和显著性检验。

2.2.1　假设检验的要素

假设检验包含三个要素，即假设、检验统计量和显著性水平。具体含义如下。

假设(包括原假设和备择假设)：原假设(H_0)是关于概率分布参数或概率分布类型的陈述，在使用统计假设检验被拒绝之前暂定为真。备择假设(H_a)通常是与原假设不同的概率分布参数或概率分布类型。备择假设代表着研究目标，是一种希望用真实数据证明比原假设更可信的陈述。

检验统计量：从感兴趣变量的样本观测值中计算获得的一个量值，其概率分布在原假设下是已知的。在选择检验统计量时，要求偏向备择假设的方向相对灵敏，常见的检验统计量见表 4。

显著性水平：假设检验基于检验统计量的分布并假定原假设为真而否定原假设的概率，由假定原假设成立的数据分布计算得出。常用的显著性水平为 $\alpha=0.05$、0.01 和 0.001。许多统计表给出了在一定显著性水平下的临界值大小。

2.2.2　两类错误

I 型错误(type I error)：当原假设实际为真时，拒绝原假设的错误。发生 I 型错误的概念由显著性水平 α 控制，故也称 α 错误。

II 型错误(type II error)：当备择假设为真时，不拒绝原假设的错误。发生 II 型错误的概率指定为 β，故也称 β 错误。

在假设检验中，I 型错误(α)和 II 型错误(β)的关联见表 5 和表 6。

表 4　样本比较的假设检验常见检验统计量

假设		检验统计量	分布
一个正态均值 H_0：$\mu=\mu_0$	当已知标准差 σ 时	$Z=\dfrac{\bar{x}-\mu_0}{\sigma/\sqrt{n}}$	标准正态分布(0, 1)
	当未知标准差时	$t=\dfrac{\bar{x}-\mu_0}{s/\sqrt{n}}$	t 分布，$df=n-1$
两个均值的比较 H_0：$\mu_1=\mu_2$	配对观测值 $d_i=y_i-x_i$	$t=\dfrac{\bar{d}}{s_d/\sqrt{n}}$	t 分布，$df=n-1$
	两独立样本	$t=\dfrac{\bar{y}-\bar{x}}{S_p\cdot\sqrt{\dfrac{1}{n_1}+\dfrac{1}{n_2}}}$，其中 $S_p=\sqrt{\dfrac{(n_1-1)S_1^2+(n_2-1)S_2^2}{n_1+n_2-2}}$	t 分布，$df=n_1+n_2-2$
一个正态标准差 H_0：$\sigma=\sigma_0$		$\chi^2=\dfrac{(n-1)S^2}{\sigma_0^2}$	卡方分布，$df=n-1$
两独立样本的标准差 H_0：$\sigma_1=\sigma_2$		$F=\dfrac{S_1^2}{S_2^2}$	F 分布，$df_1=n_1-1$，$df_2=n_2-1$
一个二项分布比例 $p=p_0$		$x=$观测计数值	二项分布(P_0, n)
两个比值的比较 $p_1=p_2$		四格表(2×2)的卡方值 $\begin{array}{cc\|c} a & b & a+b \\ c & d & c+d \\ \hline a+c & b+d & a+b+c+d \end{array}$ 备注： $e_{11}=\dfrac{(a+b)(a+c)}{a+b+c+d}$ $e_{12}=\dfrac{(a+b)(b+d)}{a+b+c+d}$ $e_{21}=\dfrac{(c+d)(a+c)}{a+b+c+d}$ $e_{22}=\dfrac{(c+d)(b+d)}{a+b+c+d}$ $\chi^2=\dfrac{(a-e_{11})^2}{e_{11}}+\dfrac{(b-e_{12})^2}{e_{12}}+\dfrac{(c-e_{21})^2}{e_{21}}+\dfrac{(d-e_{22})^2}{e_{22}}$	卡方分布，$df=$(行数-1)×(列数-1) $=1$
一个泊松比 $\lambda=\lambda_0$		$x=$观测到的计数	泊松分布(λ_0)
两个泊松比的比较 $\lambda_1=\lambda_2$		$x_1=$根据比为 1 的计数，给出总计数	二项分布(1/2, x_1+x_2)

表 5　统计学检验中的结论

	若原假设为真	若原假设为假
拒绝原假设	错误结论（Ⅰ型错误）	正确结论
无法拒绝原假设	正确结论	错误结论（Ⅱ型错误）

表 6　错误结论的概率

误判类型	发生概率
Ⅰ型错误	α（显著性水平）
Ⅱ型错误	β（$1-\beta$ 为效能）

为了同时控制Ⅰ型错误（α）和Ⅱ型错误（β），确定所需的样本量非常重要。许多教科书和软件包中都有支持推断研究的样本量计算公式，这些公式依赖于（α）和（β）所选的值。当研究的设计中包含区组，如分析人员或检测日期等实验因素时，这些公式将变得更加复杂。这时，最好使用计算机模拟，并请教专业统计人员。

2.2.3　差异显著性假设检验步骤

差异显著性检验步骤包括：首先基于研究目的制定一个统计假设；其次，建立所检验统计量的分布，最后，比较其与其他相同或类似假设的检验性能。当一个统计量通过假设计算出观测结果的显著性水平小于规定的显著性水平（如 $\alpha = 0.05$）时，拒绝原假设。

(1)制定一个统计假设

差异显著性假设检验中原假设（H_0）和备择假设（H_a）均与未知总体参数相关。总体参数通常用 μ 表示。双侧差异显著性假设检验可以写为：

$$H_0: \mu = \mu_0$$
$$H_a: \mu \neq \mu_0 \quad (18)$$

其中 μ_0 表示 μ 的假定值。

一般备择假设代表着研究目标，所以有时也称它为研究假设。假定用一个线性模型的真实斜率代表某化合物的纯度随时间的平均变化。通常，斜率参数用 β 表示。研究人员打算确定是否有证据表明纯度的平均变化是时间的函数。也就是说，是否可以证明该线性模型斜率的真实值不为零。因此，公式（18）写为：

$$H_0: \beta = 0$$
$$H_a: \beta \neq 0 \quad (19)$$

由于研究目标是关注并找出差异的变化，并没有特别规定具体变化方向（可能为正向或负向），故称为双侧假设检验。

若研究的目标是单纯地证明该化合物的平均纯度随着时间的推移而下降，呈现负向变化，这时，需要使用单侧差异显著性假设检验。单侧假设陈述公式如下：

$$H_0: \beta \geq 0$$
$$H_a: \beta < 0 \quad (20)$$

在制定研究目标、进行设计和实施该研究之前，应先选定好是使用双侧还是单侧假设检验。选择的依据应基于研究的科学目标，而不是研究结果来决定。

如在比较新老两个方法时，原假设会假定两方法的总体均值相等，而备择假设则假定二者均值不等。表示为：

$$H_0: \mu_N = \mu_O$$
$$H_a: \mu_N \neq \mu_O \quad (21)$$

或等同地：

$$H_0: \mu_N - \mu_O = 0$$
$$H_a: \mu_N - \mu_O \neq 0 \quad (22)$$

其中 μ_N 和 μ_O 分别是新老方法的均值。

(2)选择检验统计量

统计假设检验的方法根据其研究目的、检验统计量等不同，而选择不同的统计检验方法。各种统计检验方法可在教科书和文献中找到，一般统计软件也提供必要的计算。表4给出了一些常用的假设检验统计量示例。

(3)显著性水平与统计量的概率值（p）

显著性水平（α）应根据试验背景结合风险大小事先在试验方案中确定。当原假设成立的数据（类似）分布统计表所对应统计量的概率值（p）确定后，即可将 p 值与 α 值进行比较，从而确定是否具有显著性。如，假定事先确定的显著性水平为 $\alpha = 0.05$，则当统计量的 p 值小于 0.05 时，说明该数据与原假设有显著性差异。

2.2.4 差异性假设检验的局限性

使用假设检验来确定一个因素是否有影响，可通过拒绝原假设方式实现。在差异显著性检验这一经典推断方法中，如果证据足以否定原假设，那么会接受备择假设。但当无法否定原假设时，只能证明两者无显著性差异，而不能错误地认为原假设成立。实际上，未能拒绝原假设可能是由于变异性很大，或用于检验推断的样本量过小（效能过低），导致无法检测到差异。

差异显著性检验也存在一定的误判风险。其常见的局限性如下。

（1）有效的统计推断需要在收集或分析数据之前，对所关注的总体进行定义。在数据收集之后，仅选择特定子集的数据进行分析，其结论会不可靠。

（2）为了足够全面地确定一个分布，统计假设通常会涉及不止一个特定参数。例如，对均值的 z 检验，不仅取决于标准差（σ）的值，还取决于总体是否服从正态分布，以及观测值之间是否相互独立。如果不满足这些辅助假设，会存在错误结论的风险。

（3）对一个数据集进行多重比较时，至少会有一次具有统计显著性的概率大于检验的名义显著性水平。所以在进行多重比较时，建议使用一种校正整体显著性水平的方法，如 Bonferroni 显著性水平校正法。

（4）观察研究和试验研究中的响应，可能比统计模型所能表达的更为复杂，如可能会包括霍桑效应和安慰剂效应。在这些研究中，除了具有所应用的任何治疗效果外，还会含有影响受试者的响应效果。

基于以上差异显著性检验的局限性，除了建议关注假设检验的结论在新的独立数据样本中应具有可重复性外，更建议考虑选择使用频率推断法的等效性检验。等效性检验是一种更适合药品领域的推断方法，可以更好地控制 Ⅰ 型错误和 Ⅱ 型错误；该内容详见"4.3 等效性与非劣效性检验"。

3 基本统计原理

3.1 正态分布

正态分布（normal distribution），又名高斯分布。正态分布的概率密度函数曲线呈钟形，两头低，中间高，左右对称；因其曲线呈钟形，经常称之为钟形曲线，如图4，其中，μ 为总体均值，σ 为总体标准差。

正态分布是很多连续型数据比较分析的前提，比如 t 检验、方差分析、相关分析以及线性回归等，均要求数据服从正态分布或近似正态分布。

正态分布的检验方法包括图示法（详见"1.2 统计学图形"）和非参数检验方法等。针对不满足正态分布的数据集，亦可采用数据转换（详见"4.4.3 数据转换"）的方式转化为

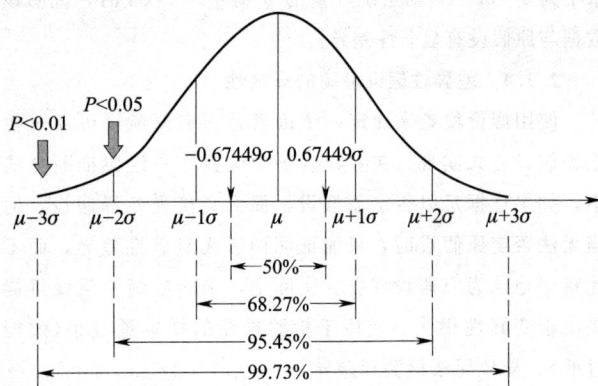

图 4 正态分布的概率密度函数曲线

(近似)正态分布。

3.2 自由度

统计学上的自由度是指当以样本的统计量估计总体的参数时,样本中独立或能自由变化的变量的个数,称为该统计量的自由度。

例如,n 个观测值 $(x_1, x_2 \cdots x_n)$ 与其样本平均值的差值之和为 0,即 $\sum_{i=1}^{n} (x_i - \bar{x}) = 0$。根据这个特性,在计算样本方差 $s^2 = \sum_{i=1}^{n} (x_i - \bar{x})^2 / (n-1)$ 时,由于要首先计算样本均值以替代未知的总体参数 μ,故要损失一个自由度,即 n 个样本值中只有 $n-1$ 个可以自由变化。一般来说,每估计一个参数,就需要消耗一个自由度。在简单线性回归中,有 n 对数据 (x_i, y_i),想要对 n 对数据拟合 $y = ax + b$ 形式的线性模型,这里有两个需要估计的参数(a 和 b),此时,实际上损失了 2 个自由度。该方式可进一步扩展到估计 k 个参数的多变量回归分析中,k 个参数,意味着损失 k 个自由度。

3.3 抽样与样本量

3.3.1 抽样

在实践中,有效避免引入系统误差或偏倚至关重要。为减小偏倚的影响,必须考虑抽样的有效性。如何抽取样本完全取决于数据要回答的问题,在可能的情况下,使用随机过程被认为是抽样最合适的方法。

最直接的随机抽样类型是简单随机抽样。但这种简单的随机抽样方式不能保证各研究因素具有同等代表性,故有时该方式无法达到预期目标。如生产企业在放行批次的研究设计中,可能包含所选时间、位置或平行的生产流水线(例如,多条灌装线)等影响因素;该情况下,可以使用分层抽样方式,即从每个因素中随机选择供试品。无论采用何种抽样方式,都应制定抽样计划以确保所抽样本能代表全部总体。

随机化不仅仅局限于抽样,在分析所研究的样本时,也应统筹使用随机化方式,同时使用区组设计来避免研究目标与其他相关分析因素的混淆。

恰当的抽样和分析检验策略取决于生产、测量方式以及研究相关过程的知识。在对某一生产批次的检测抽样中,可能会包括一些随机选择的基本要素,这时,应收集足够的样本用于原始分析、随后的验证分析和其他支持分析。如果要对更复杂的研究进行抽样,则应通过一些设计策略来解决样本代表性问题,建议技术人员和统计人员合作,以协助选出针对特定研究目标的最佳抽样计划和实验设计。

3.3.2 样本量

在制定各种研究计划时,需要考虑使用多大的样本量方可获得稳健的估计值。假定要获得总体均值,实验者从研究总体中随机抽取了 n 个样本,获得了样本均值的计算值,并使用该均值的置信区间半宽 $t_{1-\frac{\alpha}{2}, n-1} \times \frac{S}{\sqrt{n}}$($S$ 为样本标准差),表示该样本均值的(扩展)不确定度。可以定义其扩展不确定度范围不得大于最大允许值 H;选择置信水平 $100(1-\alpha)\%$,并对标准差(S)提供初步估计,即可使用式(23)求解所需的样本量大小:

$$t_{1-\frac{\alpha}{2}, n-1} \times \frac{S}{\sqrt{n}} \leqslant H$$

$$n \geqslant \frac{t_{1-\frac{\alpha}{2}, n-1}^2 \times S^2}{H^2} \tag{23}$$

由于 t 值的自由度是样本量 n 的函数,因此须通过迭代求解公式(23)。样本量的计算也可通过其对应的 z 值近似替换 t 值来获得。对标准差的初步估计值可使用类似研究设计,或通过相关专家的建议,在获得标准差的初步估计值或规定 H 值之前,应先确定数据的运算方式(例如,转换或原始数据)。关于数据转换的内容,可参考"4.4.3 数据转换"。

3.4 测量不确定度

测量不确定度用于表征合理地赋予被测量之值的离散性,它考虑并结合了与测量过程相关的系统误差和随机误差。评定测量不确定度的目的是增加对测量过程的理解,找出减小测量不确定度的策略以降低测量结果应用于决策的风险。在测量不确定度评定过程中,选择哪些因素作为测量不确定度的分量(即测量不确定度的潜在来源)是至关重要的。

测量不确定度有多种来源,包括仪器、数学算法和分析人员操作等引入的分量。表 7 列举了一些典型的不确定度来源。有关不确定度的更详细内容,见不确定度评定指导原则(指导原则9098)。

表 7 分析实验室测量不确定度分量来源的示例

	◆样品量或体积的影响
	◆被测值单元之间的变异
分析方法设计引入的	◆关键标准物质的纯度
	◆样品贮存条件的影响
	◆未能识别方法的耐用性因素

续表

测量过程中引入的	◆自动采样器的残留效应 ◆称量过程中的静电效应 ◆分析物回收不完全 ◆样品基质对校准斜率的影响 ◆样品温度对体积的影响 ◆空白校正的影响
分析人员引入的	◆手动峰积分的影响
算法引入的	◆线性校准强制过零点 ◆使用加权或未加权算法的线性拟合
样品引入的	◆从实验样品取样的影响

3.5　统计学分析基本假设

统计学假设应依据基础数据的生成过程加以论证，并使用适当的图形或统计工具加以验证。如果这些假设中有一个或多个假设不成立，则可能需要改用其他方式进行数据评估。本指导原则中引用的大多数统计量和假设检验均基于以下设定：测量结果所属总体符合正态分布、结果独立并且没有异常值（详见"4.4.5 异常值"）。有关统计假设的评估详见"4.4 模型和数据考量"。

4　常用统计方法

4.1　控制图

控制图是对总体过程进行研究的简便工具，它需要仔细地制定目标，策划设计、实施设计的计划，以及合理地分析等。控制图在制药行业中可用于监控生产过程和分析方法的性能等。

在产品或方法的整个生命周期中，可能会受到已知或无法预料的变异影响。对于产品生产过程，这种变异可能会影响产品质量或提示需要采取行动（提高警惕）措施。特别是常用于辅助决策的分析方法，这些变异可能会增加得出错误结论的风险。因此，不断地确认过程性能并持续保证其处于控制状态是很重要的。为此，需要收集并分析来自生产过程或分析方法的相关数据。对于生产过程，这些数据可能包括原料的过程参数和检测结果。对于分析方法，这些数据可包括质控样品分析结果，分析过程中使用的标准品结果以及系统适用性数据。

尽管存在各种趋势分析方法，但控制图是用于趋势分析的最简单、最有效的图形工具之一。控制图有很多类型，具体见表8。

典型的控制图由中心线、控制上限和下限组成。中心线代表过程中测得变量分布的中心。如果过程按预期执行，几乎所有结果都将落在两个确定的控制限之内。超出（控制）上下限的观察值或上下限内的非随机性的显示点表明存在潜在的系统性能问题。历史数据（"控制数据"）通常用于获取中心线以及控制上下限。控制图为识别潜在性能问题的漂移、趋势和变异性提供了一种可视化手段。

表 8　控制图的介绍

控制图名称	适用数据类型	应用场景
单值-移动极差图 （$I-MR$）	计量类数据	用于监测一段时间内，单个值及其移动极差的趋势变化
均值-极差图 （$\bar{X}-R$）	计量类数据	用于监测一段时间内，各子组样本量较少时的均值和极差随时间的趋势变化
均值-标准差图 （$\bar{X}-S$）	计量类数据	用于监测一段时间内，各子组样本量较多时的均值和标准差随时间的趋势变化
指数加权移动平均值图 （EWMA）	计量类数据	用于监测一段时间内过程均值稍有漂移的变化
累积和图 （CUSUM）	计量类数据	用于监测一段时间内每个样本值与目标值之间偏差

4.1.1　单值控制图

单值控制图（I-控制图）是针对单个观测结果制定的控制图，通常将上下控制限设置为：

$$过程平均值 \pm 3 \times 过程标准差 \tag{24}$$

上下控制限基于以下假设：总体过程数据大约99.7%处于均值的3倍标准差范围内（根据正态概率分布推定）。给定受控过程的样本观测值为 X_1，X_2，…，X_n，使用以下公式估算过程平均值：

$$\bar{X} = \frac{\sum\limits_{i=1}^{n} X_i}{n} \tag{25}$$

过程标准差（σ_{ST}）可以通过多种方式估算，但对于 I-控制图，最佳计算方式是基于移动极差（MR）统计，采用单值移动极差图（I-MR）。该计算方式考虑到过程的"短期"变异性，并防止数据中存在意外趋势的情况下产生过宽控制限。具体而言，MR 代表连续观测值的平均偏差，定义为：

$$\overline{MR} = \frac{\sum\limits_{i=2}^{n} |X_i - X_{i-1}|}{n-1} \tag{26}$$

而过程标准差的估计值是：

$$\sigma_{ST} = \frac{\overline{MR}}{d_2} \tag{27}$$

其中 d_2 是一个常数，取决于与移动极差计算相关的观察次数。极差基于两相邻的观测值。即 $n=2$ 时对应的 d_2 值为1.1280。

I-MR 图的控制上限（UCL）和控制下限（LCL）为：

$$LCL = \bar{X} - 3 \times \frac{\overline{MR}}{d_2} \tag{28}$$

$$UCL = \bar{X} + 3 \times \frac{\overline{MR}}{d_2} \tag{29}$$

在其他控制图制作过程中，如 X-R 控制图，会有不同 n，这时，其 d_2 值的大小请参见表9。

表 9 不同 n 下的 d_2 值

n	2	3	4	5	6	7	8	9	10	15	20
d_2	1.128	1.693	2.059	2.326	2.534	2.704	2.847	2.970	3.078	3.472	3.735

4.1.2 检测失控的结果

创建控制图后，可以使用 Nelson 规则检测失控结果。表 10 中提供了详细的 Nelson 规则。这些规则的相关性取决于控制图的类型。可以将所有 8 个规则应用于 I-控制图，并且特定规则的选择取决于控制过程的期望灵敏度。

表 10 用于检测失控结果的 Nelson 规则

规则	描述	图表中的指示
1	1 个点超出了 LCL 或 UCL	一个点失控
2	连续 9 个点在中心线同一侧	均值发生性能变化
3	连续 6 个点持续稳定增加或减少	存在趋势
4	连续 14 点上下交替	相邻点之间存在负相关
5	3 个点中的 2 个在均值的同一侧且距离均值大于 2 倍标准差的距离	分析变异性可能增加
6	5 个点中的 4 个点在平均值的同侧，且离平均值有 1 倍标准差的距离	分析变异性可能增加
7	连续 15 个点在平均值的 1 倍标准差内	分析变异性可能降低
8	连续 8 个点在均值两侧，且没有任何点在均值的 1 倍标准差范围内	非随机样本

4.2 过程能力分析

4.2.1 过程能力

过程能力是指过程满足产品质量属性的限度标准要求之程度，或指工艺在一定时间里，处于控制状态下的实际加工能力。而过程能力分析是将受控过程得到输出（结果）的分布与其质量标准的限度进行比较，从而判定其输出（结果）是否能保持与质量标准相符合的一种分析方法。进行过程能力分析的前提是需要确保过程稳定，可使用控制图（详见"4.1 控制图"）来确定过程是否稳定或可控。稳定的过程是可以预测的，它有助于对未来的过程性能做出判断并改进其能力。如果过程不稳定，那么评估过程能力没有意义。当评价产品是否满足质量限度标准要求或消费者期望时，常使用过程能力指数进行过程能力评估。

4.2.2 过程能力指数

过程能力指数（PCI）是衡量过程能否满足质量标准要求的能力评价指标。最常见的指标是用质量属性的限度范围与过程分布宽度的比值来进行评价。

过程能力指数的计算首先要满足两个基本条件：一个是过程处于受控状态；另一个是所需分析的变量数据符合正态分布。当数据符合对数正态时，应首先将数据进行对数转换，然后在对数形式下进行过程能力指数的计算。

过程能力指数的计算分两类情况。当仅强调使用过程内在固有的随机因素评价其能力时，所用的过程能力指数记为

C_p、C_{pk}、C_{pu}、C_{pl} 和 C_{pm}，这些指标被称为短期能力指数，这时，一般用 σ_{ST} 表示其标准差，其大小用控制图制作原理中的 $\bar{R}/d_2$（对于子组样本数大于 1 的过程）或 $\overline{MR}/d_2$（对于子组样本数等于 1 或不强调分组的过程）来估计。当从过程总波动的角度来考察过程能力时，其总波动需同时考虑随机因素和特殊因素两者的共同影响，其标准差一般记为 σ_{LT}，用样本标准差的统计学定义公式来估计。这时的过程能力指数改记为 P_p、P_{pk}、P_{pu}、P_{pl} 和 C_{pm}，也称长期能力指数。

下面首先以短期能力指数的计算为例，介绍正态分布下的过程能力指数计算过程。

(1)C_p 指数

C_p 指数是指过程满足技术标准的能力，用质量标准规定的限度范围的宽度（质量限度标准）与过程特征分布宽度之比计算。C_p 指数假设过程是居中的，它不包含平均值估计的过程中心相对于质量限的信息，因此 C_p 指数也被称之为潜在过程能力。公式如下：

$$C_p = \frac{USL - LSL}{6\,\sigma_{ST}} \tag{30}$$

其中，USL 为质量上限，LSL 为质量下限，σ_{ST} 为受控过程的内在固有标准差（$\bar{R}/d_2$ 或 $\overline{MR}/d_2$）（图 5）。当 $C_p<1$ 时，过程能力宽于质量限度标准的宽度，详见图 5-I；当 $C_p=1$ 时，过程能力等于质量限度标准的宽度，详见图 5-II；当 $C_p>1$ 时，过程能力窄于质量限度标准的宽度，详见图 5-III。

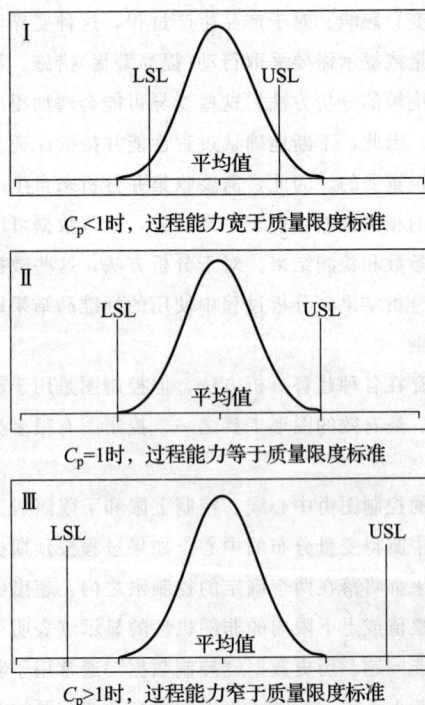

$C_p<1$ 时，过程能力宽于质量限度标准

$C_p=1$ 时，过程能力等于质量限度标准

$C_p>1$ 时，过程能力窄于质量限度标准

图 5 C_p 大小与规格限（质量标准）的比较

(2)C_{pk}指数

C_{pk}是考虑了过程均值与质量限度标准中心偏差的过程能力指数，即过程的最小能力指数，计算公式为：

$$C_{pk} = \min[C_{pl}, C_{pu}] \tag{31}$$

其中：

$$C_{pl} = \frac{\overline{X} - LSL}{3\sigma_{ST}} \tag{32}$$

$$C_{pu} = \frac{USL - \overline{X}}{3\sigma_{ST}} \tag{33}$$

C_{pl}和C_{pu}是单侧过程能力指数，适用于杂质检查和缺陷项比例等具有单侧限值的情形。C_{pl}用于评估过程符合限度下限的能力，C_{pu}用于评估过程符合限度上限的能力。

C_{pk}较C_p而言，增加对数据集中趋势这一因素影响的考虑。从公式上看是过程的均值，从实际意义上看，相当于是过程目标，C_{pk}与C_p之间的关联特性如表11所示。

表 11　C_p和C_{pk}之间的关联

关联	意　义
$C_p = C_{pk}$	说明过程以目标为中心（图6-Ⅰ）
$C_p > C_{pk}$	说明过程不以目标为中心（图6-Ⅱ）
$C_p > 1$ 且 $C_{pk} > 1$	说明该过程是有能力的并在质量限度范围内执行
$C_p > 1$ 且 $C_{pk} < 1$	说明过程是有能力的，但不是以质量限度标准的目标值为中心，也没有在质量标准内执行（图6-Ⅲ和图6-Ⅳ）
$C_p < 1$ 且 $C_{pk} < 1$	说明该过程是没有能力并超出质量范围内执行

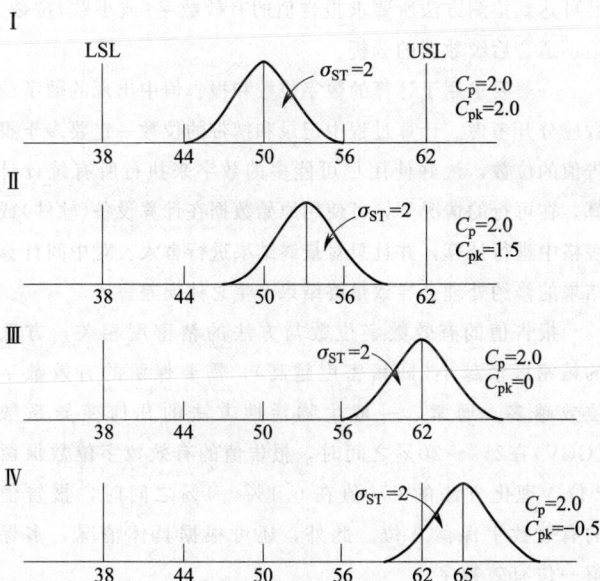

图 6　C_p 与 C_{pk} 大小的比较

一般当$C_{pk}=1$时，认为过程能力一般；$C_{pk} \geqslant 1.33$认为过程能力达到要求，这时有99.994%的概率大小满足质量限度标准要求。另外，从经济和质量两方面的要求来看，过程能力指数值并非越大越好，而应在一个适当的范围内取值。

(3)C_{pm}指数

当强调质量特性中心偏离目标值（T）所导致的质量损失（偏移或相对偏倚）时，可以使用C_{pm}指数对过程能力进行度量。C_{pm}指数计算如下：

$$C_{pm} = \frac{USL - LSL}{6\sqrt{\sigma_{ST}^2 + (\overline{X} - T)^2}} \tag{34}$$

式中　σ_{ST} 为受控过程的内在标准差；

　　　$\overline{X}$ 是过程均值；

　　　T 是目标值。

若过程均值等于目标值，那么$C_{pm} = C_p$。随着均值偏离目标值和/或标准差的增加，C_{pm}值将下降。

C_{pm}在实际应用中的价值更大，特别是在出现目标值与质量标准上下限不完全等距的情况，即质量标准的目标值（T）与过程输出数据的均值（$\overline{X}$）存在偏倚时（$T \neq \overline{X}$），会导致对过程质量损失的忽视。而C_{pm}可有效避免此类情况的发生，但计算C_{pm}时，要求准确给出目标值T。

上述是对短期过程能力指数的计算。在实际中，有时更强调从过程总波动的角度来考察过程能力，其过程标准差用σ_{LT}表示。其计算公式为：

$$\sigma_{LT} = \sqrt{\frac{\sum_{i=1}^{n}(x_i - \overline{x})^2}{n-1}} \tag{35}$$

这时的过程能力指数记为P_p、P_{pk}、P_{pu}、P_{pl}和C_{pm}，也称长期能力指数。

4.3　等效性与非劣效检验

4.3.1　等效性检验

在经典统计的假设检验中，有两个假设，即原假设和备择假设。当欲证明两个方法的均值等效时，就有必要把等效性的主张放在备择假设中。这种备择假设设定方式的统计学检验被称为等效性检验。需要理解"等效"并不意味着"相等"。等效应理解为所用新方法具有"充分相似性"。所谓"充分相似"是根据科学考量而先验决定的，并成为备择假设的基础。

假设先验知识认为两种方法的均值相差不超过某个正值d时，认定为等效（该值通常称为等效区间）。等效性检验的假设为：

$$H_0: |\mu_N - \mu_O| \geqslant d$$
$$H_a: |\mu_N - \mu_O| < d \tag{36}$$

备择假设实际上是两个单独的单侧假设：

$$H_{a1}: \mu_N - \mu_O < d \ \text{和}$$
$$H_{a2}: \mu_N - \mu_O > -d \tag{37}$$

此时，该检验方法被称为双单侧检验（TOST）。作为单侧检验，每侧具有α值（通常但不一定是0.05）的Ⅰ型错误率。如果 $100(1-2\alpha)\%$ 的双侧置信区间（通常但不一定是 90%）完全包含在范围 $(-d, +d)$ 内，则 TOST 拒绝原假设而支持备择假设。当原假设被拒绝时，得出两个方法在均值上是等效的结论。

4.3.2 非劣效性检验

实验室有时会想让新方法的变异度等效或优于原方法，这需要使用单侧检验。如果新方法的变异度较小，是可以接受的。需要确保的是新方法的变异度不显著大于原方法的变异度。此时，方法变异度的比较采用单侧非劣效性检验。

类似于均值的等效性检验，方法变异度的非劣效性检验也将所期望结果放在备择假设中（即将新方法的变异度非劣于原方法作为备择假设）。由于标准差的统计特性，对其比较的恰当参数是率值。

假定由先验知识确定出，新方法的标准差（σ_N）与原方法的标准差（σ_O）的率值不超过系数 $k(k \geqslant 1)$ 时，方法即可使用。这时，系数 k 称为非劣效性余量。与非劣效性检验相关的假设是：

$$H_0: \frac{\sigma_N}{\sigma_O} \geqslant k$$

$$H_a: \frac{\sigma_N}{\sigma_O} < k \tag{38}$$

与均值的等效性检验不同，非劣效性假设是一个可以用显著性水平（通常但不一定是 0.05）处理的单侧假设。在实施该检验过程中，如果最终获得 $\frac{\sigma_N}{\sigma_O}$ 的 $100(1-\alpha)\%$ 置信上限小于 k，则拒绝原假设，而接受备择假设。否定了原假设，即可得出新方法的变异度不劣于原方法变异度的结论。

方法可比性的统计学方法也可用于涉及两组比较的其他情况，例如，方法转移或替代比较中。把所期望得到支持的主张放到备择假设中，会得到一个恰当的统计结论。

在某些情况下，人们可能无法收集足够的样本量来提供建立等效性检验所需的效能。在这种情况下，使用差异显著性检验可能是唯一的选择；然而，需要注意的是，未能拒绝原假设（两方法相等）并不是证明两方法均值相同的证据。这时，仍应该报告置信区间，以表达两种方法均值间的差异。

4.4 模型和数据考量

统计分析包括模型及与数据拟合模型的可靠性相关的假设。模型可以是简单的，如仅与报告值相关的均值模型；也可以是一般的线性回归模型，如常见理化分析的直线回归等；也可以是复杂的，如在复杂的制药环境中常见的溶出实验和生物实验中的非线性混合效应模型。一般用模型拟合的残差来监控模型的假设是否成立，该类监控包括对残差的正态性，方差恒定性和独立性的分析。

4.4.1 模型

统计学中的模型是指可代表总体中某（些）属性的函数化描述。模型中的参数也称总体参数，是指该属性的真实但未知的值，这也是统计学所寻求的宗旨。

均值模型表征了单变量总体的中心，可以写成：

$$Y_i = \mu + E_i \tag{39}$$

式中，Y_i 是总体中大小为 n 的样本中的第 i 个测量值，μ 是代表总体平均值的模型参数，E_i 是误差。E_i 代表所有因素的影响，这些因素解释了为什么测量值并不总是等于 μ 的原因。这些因素通常包括产品批次之间的差异或分析方法的变异。均值模型是与总体均值相关的，通常以样本均值估计：

$$\bar{Y} = \frac{\sum_{i=1}^{n} Y_i}{n} \tag{40}$$

误差可由残差 $R_i = Y_i - \bar{Y}$ 计算。

另一熟悉的模型是简单的线性回归模型。该模型描述了带有一些协变量 X_i（例如时间或剂量）的总体均值的线性趋势，可以写成：

$$Y_i = aX_i + b + E_i \tag{41}$$

式中，(X_i, Y_i) 是来自双变量总体中样本大小为 n 的第 i 个观察值，参数 a 和 b 分别是斜率和截距，它们定义了函数关系，E_i 是误差。注意，公式（39）中 μ 已被替换为公式（41）中的 aX_i+b，即，将总体的平均值转换为 X_i 的函数。公式（41）中，参数 a 和 b 是由样本数据估计而来。

一些更复杂的模型如非线性模型，可以包括定性因素（例如，验证试验中的实验者）或随机协变量（例如，连同 X_i 的另一测量 Z_i），而不是固定值。

4.4.2 有效数字

在使用实验室信息管理系统（LIMS）存储的数据中，虽然可达到检测方法所要求报告值的有效数字（或小数）位数，但不适合后续数据的分析。

一般要求用于计算的数字位数和报告值中出现的数字位数应分开考虑。计算过程中记录和携带的位数一定要多于报告值的位数，最好使用尽可能多的数字来执行所有统计计算。在可行的情况下，可使用原始数据在计算设备（软件）或表格中进行计算，并且只对最终结果进行舍入。对中间计算结果的修约处理会导致最终结果产生总体误差。

报告值的有效数字位数与方法的精密度相关；方法的精密度值越小（即精密度越高），需要保留的有效数字位数越多。通常，一般生物活性方法的几何变异系数（GCV）在 $2\%\sim20\%$ 之间时，报告值的有效数字位数保留 2 位。理化方法的 CV 值在 $0.1\%\sim1\%$ 之间时，报告值的有效数字保留 3 位。此外，还可根据具体情况，多保留一位有效数字。

4.4.3 数据转换

数据转换是对测量（值）函数化的重新表达，是为更好地表达已知的科学关系或满足统计学模型的假设需求。数据是否需要转换或选择哪种转换方式，可根据一组数据使用残差图凭经验找出。对数转换方式是数据分析时较为常用的转换方式。

4.4.3.1 对数转换

许多反应系统(特别是生物活性反应系统)经常利用测量系统科学知识进行数据转换,尤其是当均值模型预测的响应值变异与响应值成比例时。对于这些测量系统,使用对数转换,不仅可将原始响应在整个响应范围内转换为具有几乎恒定的方差;还可将原本符合非线性函数形式的数据,转变为更简便的模型进行分析,如可以使用对数转换将非线性模型转换为线性模型。

在"1.1 统计量"中,描述了样本数据的集中和离散相关的统计量,包括样本均值、样本标准差等。这些参数只有当样本数据符合近似正态分布且没有异常值时,才有意义。如,图 7A 中的分布呈右偏态,右侧尾部的较大值会影响平均值的估计。图 7B 中的分布显示了响应值经对数转换后的分布,称之为对数正态分布,由于正态曲线的对称性,这时,所得样本均值和样本标准差作为转换后分布的集中和离散度才有代表意义。

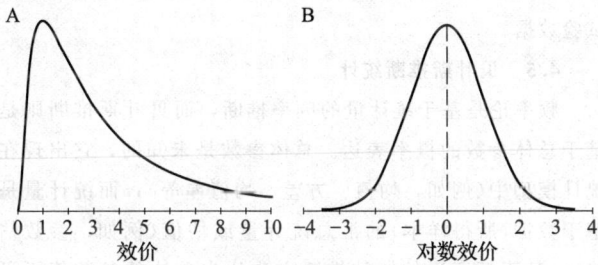

图 7 效价的偏态分布(A)和
效价对数转换后的正态分布(B)

对响应进行对数转换后,样本均值可以转换回原尺度。这种反转换产生了原尺度的几何均值(GM)。Y_i 表示原尺度,使用 T_i 作为对 Y_i 的对数转换值。则:

$$T_i = \ln(Y_i) \tag{42}$$

$$\overline{T} = \frac{\sum_{i=1}^{n} T_i}{n} \tag{43}$$

$$GM = \exp(\overline{T}) = (\prod_{i=1}^{n} Y_i)^{1/n} \tag{44}$$

响应的对数转换标准差(S_T)同样可以反转换为 $\exp(S_T)$。此术语称为几何标准差(GSD)。即:

$$GSD = \exp(S_T) \tag{45}$$

由于 S_T 为非负值,因此 $GSD \geqslant 1$,表示原响应尺度的倍数变化。在表达方面,使用响应值的算术运算中,响应值的汇总计算表示为 $T \pm S_T$,但对于几何运算下的响应值计算,可以将其汇总计算表示为 $GM \times / \div GSD$,或 GM / GSD 至 $GM \times GSD$。例如,$GSD = 1.25$,$GM = 1.0$,则变异范围可以汇总为 $1.0 / 1.25 = 0.80$ 到 $1.0 \times 1.25 = 1.25$。代表了 1 个标准差的波动范围。

几何变异系数表达为:

$$\%GCV = 100 \times (GSD - 1)\% \tag{46}$$

在对数正态分布状态下,通过计算该状态下的变异,可得到另一种计算原始数据状态下的 $\%CV$ 方法:

$$\%CV = \sqrt{\exp(S_T^2) - 1} \times 100\% \tag{47}$$

在数值上,当对数正态分布的 $\%GCV$ 和 $\%CV$ 均小于 20% 时,两者非常接近。在报告对数正态的数据变异度或区间量值时,应明确指定将它们与所对应的 GSD 一起使用。

根据"2.1.2.1 置信区间"中的式(8),在对数状态下,$100(1 - \alpha)\%$ 均值双侧置信区间转化为:

$$C_L(T) = \overline{T} - t_{1 - \frac{\alpha}{2}, n-1} \frac{S_T}{\sqrt{n}} \tag{48}$$

$$C_U(T) = \overline{T} + t_{1 - \frac{\alpha}{2}, n-1} \frac{S_T}{\sqrt{n}}$$

可获得原始数据状态下几何均值的置信区间为:

$$C_L(Y) = \exp[C_L(T)] \tag{49}$$

$$C_U(Y) = \exp[C_U(T)]$$

4.4.3.2 其他转换

对于其他类型的数据,可以考虑除对数以外的其他转换。例如,当所用响应值在 0~1 之间(或百分比在 0~100% 之间)时,可选用反正弦 arcsin 或 logit 转换。反正弦变换的公式为:

$$T = 2 \times \sin^{-1}(\sqrt{Y}) \tag{50}$$

logit 转换的公式为:

$$T = \ln\left(\frac{Y}{1 - Y}\right) \tag{51}$$

对于计数数据,转换方式可以选用平方根或计数数据的对数转换方式。

幂指数变换(最常见的是 Box-Cox 变换)也是一种常用的数据转换方式。该类转换的形式为:

$$T = \begin{cases} \dfrac{Y^{\lambda} - 1}{\lambda} & \lambda \neq 0 \\ \ln(Y) & \lambda = 0 \end{cases} \tag{52}$$

式中 λ 是将数据集转换为正态分布的最佳转换值。

无论进行何种转换,在转换状态下计算的汇总统计量和区间都可以反转换为原始状态下的量值。在任何情况下,都应检查数据以确定转换后的测量值是否显示出几乎均匀的变异性并呈近似正态分布。

4.4.4 评估模型充分性

所有模型都涉及数据生成和数据自身两方面的过程假设。除假定的函数形式外,公式(39)和公式(41)中残差项的分布也是非常重要的。典型的假设包括残差项独立、呈正态分布且在响应范围内具有恒定的方差。当这些假设满足(合理性)时,统计学模型通常易于解释且效能强大。尽管任何模型都具有其特性,但必须检查模型所依赖的假设情况是否符合要求。评估模型充分性就是验证假设的过程。

模型充分性的评估有图形方法和定量方法。在许多数据分析项目中，研究人员和专业统计人员在选定最终模型之前会进行多次讨论。讨论的主题包括数据的适当转换，所关注的处理和设计因素，潜在的候选模型以及模型拟合的评估。

用于评估模型拟合的工具包括带有原始残差和学生化残差的残差图，基于模型的异常值检测方法以及回归杠杆和影响度量指标。残差图有几种生成方式，最常见的方式是在垂直轴上绘制残差，在水平轴上绘制预测响应。当残差图上的观测值沿水平轴的展宽增加或减少时，表明违反了恒定方差的假设。残差的任何线性或非线性趋势都表明模型选用得不恰当，或模型中缺少关键的影响因素。例如，弯曲的残差图可能说明模型中需要增加二次项。另外，远离点集之外的残差可能表示异常值。

如果将模型用于预测未来行为，则残差项的正态性是特别重要的假设。可用于监控此假设的图形方法包括箱线图、Q-Q 图等。许多常见的统计软件中均能绘制这些图形。

当数据被特定"分组"时，通常会出现缺乏独立性的情况。例如，实验中从相同的培养板上获得的测量值比在其他板上记录的测量值更相似。这种所谓的组内相关性可以通过在模型中增加一个"分组"因子来说明相关性，从而更好地建模。

在评估模型假设时应注意统计检验易受到样本大小的影响。在样本量较小的情况下，统计检验可能对检测偏离模型假设的偏差不敏感。相反，对于大样本，即使目测评估表明假设是合理的，也可能检验到这种模型假设不成立。因此，评价模型是否适用需要：①对所得数据的测量过程有科学理解；②图形分析；③统计检验三者结合在一起的方式。

4.4.5 异常值

有时，观测到的分析结果与预期的分析结果有很大差异，这样的结果被称为异常值或离群值。对这类结果应进行记录、解释和处理。注意，有些异常结果虽然与预期结果有很大差异，但的确是对被测特性的合理测量。而有些结果虽然处于所测属性的期望值范围内，却仍可能是分析系统中的错误所致。防止存在离群分析结果的首要方式是采取合适的系统适用性和控制规则（见"4.1 控制图"）。

当存在异常值时，需进行系统的实验室和生产过程调查，以确定是否存在明确的异常原因。调查异常值时要考虑的因素包括人为错误、仪器错误、计算错误以及产品或组件缺陷。对其彻底调查时，应考虑：方法的准确度和精密度、内控参考品和对照品、过程和分析趋势以及质量限度标准等。如果确定是由分析方法所产生的异常值，则可以对同一样本（如果适用）或其他类似样本进行重新检测，此时异常数据可依据调查结果宣布无效，并在后续计算中剔除。

"异常值标注"是对异常值的非正式识别，其中，异常值标注最常用的方式是通过图形技术进行视觉判别，例如使用残差图、标准化残差图或箱线图。除了上述标注法外，还有很多异常值检验方法。其中常见的是狄克森（Dixon）检验法和格拉布斯（Grubb's）检验法，见生物检定统计法（通则 1431）中"三、2. 异常值剔除和缺项补足"部分。使用狄克森检验或格拉布斯检验也要求数据符合正态性假设，若实验样本量小，无法验证，则需要依靠历史测量结果来支持这一假设。

在识别异常值的过程中，通常需要找出导致出现该异常值的原因。在分析实验室中，所用异常值检验方法通常用于单变量。选择该类方法时，要考虑：①是否可以假定分布是正态分布，还是应用非正态分布的其他特定分布类型进行检验；②是否怀疑有多个异常值，以及哪些观测值应该被标记。异常值检验可以分类为参数（基于模型）或非参数检验。常见的参数检验如狄克森检验法和格拉布斯检验法。考虑是否存在一个或多个标记的异常值，以及其相对位置（如大于或小于大部分测量值）。如果怀疑有不止 1 个异常值，可能需要多次使用异常值检验方法。但一般不建议对同一数据集采用多次异常值检验方法，而应该查找试验原因，重新采集试验数据。

4.5 贝叶斯推断统计

频率论是基于统计量的频率推断，而贝叶斯推断则是基于总体参数的概率表达。总体参数是未知的，它出现在统计模型中（例如，均值、方差、均值差等）；而统计量是基于数据（所得样本）的汇总统计量或估值（例如，参数估值）。基于频率论的统计推断方法认为总体的参数值不可知但确定，而贝叶斯统计推断则认为总体参数具有不确定性，但可以通过概率分布进行估计，即利用该方法可以得出一个区间，该区间以 $100 \times (1-\alpha)\%$ 的概率包含总体均值的真值。贝叶斯统计为基于风险的决策研究提供了一种新的观点和工具。贝叶斯推断还可以将样本数据和总体参数的先验信息整合，进一步提升对总体参数的估计。当样本量较小或者研究本身不能很好量化某些影响因素时，贝叶斯统计通过整合有价值的先验知识，可更好地支持决策判断的正确性。

4.5.1 参数不确定性与抽样变异性

参数 是未知的假定值或总体量值，如总体的平均值、标准差，或方法间的均值差。尽管这些参数未知，但是可以估计。参数值及其固有不确定性是贝叶斯方法的基础。

统计量 是从所关注总体或过程获取的样本中得到的观测量值或观测量值的汇总量值。统计量有：分析的结果（测量值）、样本均值、样本标准差、方法间获得的均值差或其值的置信区间。当对总体进行重复抽样时，由于抽样变异性，统计量值会有所不同。

基于频率论的统计方法认为总体参数是不变的固定值。通过置信区间的计算就是确保在重复随机取样时，总体参数有 95% 的次数落入该区间。需要指出的是，这里的 95% 描述的是方法学的可靠性（如其覆盖范围），而不是总体参数被单个区间包含的概率。

贝叶斯统计学方法认为参数值是不确定的（不是固定值），并使用概率分布对其可能的水平进行建模。它进一步拓展经典的频率论统计学方法，用概率的思想同时对样本统计量的抽样误差和总体参数的不确定性进行研究。贝叶斯模型有时被称为"完整"的概率模型，因为它同时考虑样本统计量的抽样误差，相关先验信息和观测数据对参数不确定性的估计。在频率论统计方法中必须预先确定概率水平（例如 95%），并且所得区间是随机的；而贝叶斯方法则与频率论者的区间计算方法不同，它对参数事先确定区间，并估计参数值在该区间范围内有多大概率。该方式对于判断一个分析方法产生超出给定范围的结果的概率是非常重要的。

4.5.2　先验分布和后验分布

频率论和贝叶斯推断都使用概率分布来表征模型。两者都使用相同的似然（likelihood）模型来解释抽样变异性。贝叶斯方法在选择似然比模型时，其独特之处是根据有关统计变异性的先验知识来确定。

贝叶斯推断还要求在针对观察数据之前，先建立参数不确定性的概率模型，称为先验分布。如同似然比（模型）一样，先验分布是一项基于先验数据、可靠知识或常识的选择。贝叶斯方法要求确保所选的先验分布科学合理，并且不会过分影响推断。使用适当合理的先验分布知识可以有效地减少决策所需的样本量。但是，当没有足够的理论、历史数据或者专业知识的情况下，先验分布采取不倾向于任何取值的均匀分布，从而对后续的贝叶斯推断的影响也最小。这样的先验分布通常被称为"无信息"先验分布。当使用该类分布时，贝叶斯推断通常与频率推断相一致，因为这时两者均依赖于似然。

贝叶斯在方法学上将似然和先验分布模型与观测数据结合起来，以产生描述参数不确定性的更新分布模型，更新后的模型即称为后验分布。后验分布提供了总体参数值在其区间的概率；这种区间称为可信区间。当采用某些类别的非信息性先验分布时（例如，正态似然法中使用的 Jeffrey 先验），可以从后验分布中计算贝叶斯可信区间，并且有时在数值上等于传统频率论法相应的置信区间。但是，对于两种区间的解读是不同的。与可信区间相关联的概率，是给定现有观测数据情况下对总体参数不确定度的估计；而与置信区间相关联的概率，是多个样本的样本统计量对总体参数的覆盖概率。

从贝叶斯统计角度来看，有关目标总体参数的所有知识都基于后验分布。先前研究的后验分布可以为后续研究提供先验分布。随着新数据的获取，以这种方式更新先验分布，为知识构建提供了范例，从而为在药物开发过程中应用先验知识提供了统计基础。

参数的后验分布也可以与未来观察到的数据或统计量重

新组合，获得后验预测分布的似然比。与后验分布一样，贝叶斯的观点是将关于（参数）预测值的所有知识建立在该后验预测分布的基础之上，该后验分布可用于构造与概率分布类似的贝叶斯容忍区间和预测区间。但与概率分布的区间不同，贝叶斯区间不需要预先设定概率水平。例如，后验预测分布可用于估计未来超出质量限度标准的发生概率（OOS%）。

4.5.3　频率论和贝叶斯方法的比较

频率论和贝叶斯方法对统计推断都非常有价值。频率论方法应用广泛，操作简便，可提供在已知参数覆盖概率下的可靠性。贝叶斯方法可以量化参数的不确定度，从而支持基于定量风险的决策。虽然应用贝叶斯-蒙特卡洛模拟技术上更具挑战性，但它通常可以解决频率论分析法难以解决的问题。如果可以明确先验信息的合理性（正确性），那么与频率论方法相比，贝叶斯方法可使用更小的样本量来制定决策。表 12 提供了两者的特性比较。

表 12　频率推断和贝叶斯推断间的特性差异

特性	频率推断法	贝叶斯推断法
统计量	概率建模的抽样变异性	概率建模的抽样变异性
参数	视为固定和未知的	概率模型的不确定性
覆盖（包含）率	（通常）理论上已知	（通常）需要通过计算机模拟确定
先验信息	通过抽样变异性模型引入	通过抽样变异性模型和参数的先验分布引入
估值类型	点估计值和区间估计值	后验分布（可从中得出点和区间估计值）
观测值	视为假设的一系列重复样本的实现	当作推论依据的固定值
参数推断	参数值基于重复采样覆盖概率的固定概率	参数值由后验分布概率量化
统计学设计的影响	可能影响重复抽样的覆盖概率	不重要
多重比较	可能影响重复抽样的覆盖概率	不重要
风险评估	间接风险评估	适用于量化风险的估计概率
参数值的先验知识	从推断中排除	需要模型参数的先验分布
持续的知识构建	历史研究的非正式评估	历史研究的后验分布为今后研究提供了先验分布
未来观测值的预测	基于容忍或预测区间的间接推断	基于后验预测分布概率的直接推断
软件	日常中广泛可及	需要专业统计软件

9098　不确定度评定指导原则

本指导原则简述测量不确定度（measurement uncertainty）

评定的基本概念、适用范围、评定方法和程序，作为在药品质量控制中的应用指导。本指导原则并不旨在将测量不确定度的评定作为分析检测的常规任务和纯粹的数学工作。

1　基本概念

测量不确定度用于表征合理地赋予被测量值的分散性，是与测量结果相联系的非负参数。它是对被测量客观值在某一量值范围内的评估，是对测量结果质量的定量表征。

任何测量结果都是估计值，都有一定的不确定度。对测量不确定度进行评定的目的是增加对测量过程的理解，减小测量不确定度并降低测量结果应用于决策的风险。

2　适用范围

在开发、修改和应用分析方法时，除应按要求进行分析方法验证、确认和转移外，结合测量不确定度评定结果，考虑不确定度的允许量，可以更科学、客观地评价分析方法是否符合预期的目的，并为限度制订提供合理的依据。

判定测量结果与标准中规定限值的符合性时，特别是对限值边缘的检测结果进行符合性判定时，考虑一定置信水平下的扩展不确定度，有利于正确解释测量结果，减小误判的风险。同时，在合理评定测量不确定度的基础上，针对影响测量结果的主要因素采取改进措施，如增加重复试验次数，使用准确度更高的仪器和标准物质等，有助于提高检测结果的准确性。

在标准物质的标定、测量仪器的校准或检定时，或其他对检测或校准结果有特殊要求等情况下，如需要，可按相应要求评定和表示测量结果的不确定度。

3　评定方法和程序

实验室应制定与目的相适应的测量不确定度评定程序，对于不同的检测项目和检测对象，可以采用不同的评定方法。

当数学模型为线性时，测量结果不确定度评定的原理和方法基于不确定度传播律。当数学模型为明显非线性，泰勒级数近似中高阶项涉及的输入量不相互独立，且其概率密度函数（PDF）不为高斯分布时，用不确定度传播律可能得到不可靠的评定结果，这时可采用一些近似或假设的方法处理，或考虑采用蒙特卡洛法（MCM）或者用其他合适的替代方法评定测量不确定度。

由于某些检测方法的性质，决定了无法从计量学和统计学角度对测量不确定度进行有效而严格的评定，这时应基于对相关理论原理的理解或使用该检测方法实践经验进行分析，列出各主要的不确定度分量，并做出合理的评定。同时应确保测量结果的报告形式不会造成对所给测量不确定度的误解。如果检测结果不是用数值表示或者不是建立在数值基础上（如合格/不合格，阴性/阳性，或基于视觉和触觉等的定性检测），则宜采用其他方法评定测量不确定度，例如假阳性或假阴性的概率。

对于某些通用检测方法，如果该方法规定了测量不确定度主要来源的极限值和计算结果的表示形式时，实验室只要按照该检测方法的要求操作，出具测量结果报告，即被认为符合不确定度评定要求。

测量不确定度不仅和测量仪器、测量方法、测量条件、测量程序、数据处理过程以及操作人员的水平等因素有关，还和对测量过程的把握程度及对不确定度来源的识别和量化水平等因素有关。通过对测量过程的分析，充分识别各种影响因素，可以提高不确定度评定的可靠性。测量不确定度一般可按以下基本步骤进行评定。

3.1　识别不确定度来源

测量不确定度来源的识别应从分析测量过程入手，从影响测量结果的因素考虑，即对测量方法、测量系统和测量程序做详细研究，为此应尽可能画出测量系统原理或测量方法的不确定度来源因果图，例如鱼骨图（又称石川图）。

测量结果的不确定度有很多来源，包括仪器、方法和分析人员等可能引入的不确定度分量，通常有但不限于：被测量的定义不完善；被测量定义的重现性不理想；取样的代表性不够；对测量过程受环境影响的认识不足或对环境条件的测量与控制不完善；对模拟仪器的读数存在人为偏移；测量仪器的计量性能存在局限性（如分辨率或鉴别力不够）；计量标准或标准物质的量值不准确；引用的常数或其他参数值不准确；测量方法和测量程序中的近似和假设；在相同条件下，被测量重复观测值的变化。

3.2　建立被测量数学模型

规定被测量，如含量、浓度、相对密度等，明确被测量与其所依赖的输入量（例如被测数量、常数、校准标准值等）的关系，还应包括对已知系统影响量的修正，建立数学模型。

$$Y = f(X_1, X_2, \cdots, X_n)$$

式中，Y 为被测量（输出量）；X 为影响量（输入量）。

在建立模型时，有一些潜在的不确定度来源不能明显地呈现在上述函数关系中，它们对测量结果本身有影响，但由于缺乏必要的信息，无法写出它们与被测量的函数关系。因此，在具体测量时无法定量地计算出它们对测量结果影响的大小，在计算公式中只能将其忽略，而在模型中应包括这些来源。这些来源在数学模型中可以将其作为被测量与输入量之间函数关系的修正因子（其最佳值为 0），或修正系数（其最佳值为 1）处理。

此外，有些特殊不确定度来源，如取（抽）样、预处理、方法偏离、测试条件的变化以及样品类型的改变等也应考虑在模型中。

每一个来源的不确定度对合成不确定度的贡献量即为一个不确定度分量。在识别不确定度来源后，有必要对不确定度的各个分量进行预估算。对小于最大分量的三分之一的分量一般可以忽略（除非这种分量数目较多），通常只需对其估计一个上限即可。重点应识别并仔细评估那些重要的分量，特别是占支配地位的分量。对难以用数学模型表示的检测量，必要时，仍可对各个分量做出预估算。

3.3　评定标准不确定度

以标准偏差表示的测量结果 x_i 的不确定度为标准不确定度，标准不确定度 $u(x_i)$ 的评定可分为 A 类和 B 类。

为了简化评定过程，在样品量较大情况下，在逐项计算标准不确定度时，一般可忽略自由度；在样品量较小情况下，应根据具体情况考虑自由度。

3.3.1　A 类评定

A 类评定系指对在规定条件下测得的量值用统计分析方法进行测量不确定度分量的评定。

对被测量 X 进行 n 次独立的等精度测量，得到测量结果为 x_1，$x_2 \cdots x_n$。

被测量 X 的最佳估计值是 n 个独立测得值的算术平均值 $\bar{x}$：

$$\bar{x} = \frac{1}{n} \sum_{i=1}^{n} x_i$$

单次测量结果的实验标准差为：

$$u(x_i) = s(x_i) = \sqrt{\frac{\sum_{i=1}^{n} (x_i - \bar{x})^2}{n-1}}$$

观测列平均值即估计值的标准不确定度：

$$u(\bar{x}) = s(\bar{x}) = \frac{s(x_i)}{\sqrt{n}}$$

为了使 A 类不确定度评定结果可靠，要求重复测量次数足够多。另外，在 A 类评定时应尽可能考虑随机效应的来源，使其反映到被测量中。

对被测量 X_i 在重复条件或重现性条件下，均进行了 n 次独立测量，有 x_{i1}，$x_{i2} \cdots x_{in}$，其平均值为 $\bar{x}_i$，如有 m 组这样的被测量，则合并样本标准差为：

$$s_p = \sqrt{\frac{1}{m} \sum_{i=1}^{m} s_i^2} = \sqrt{\frac{1}{m(n-1)} \sum_{i=1}^{m} \sum_{j=1}^{n} (x_{ij} - \bar{x}_i)^2}$$

单次测量结果的标准不确定度为：

$$u(x_i) = \sqrt{\frac{\sum_{i=1}^{m} s_i^2}{m}}$$

n 次测量平均值的测量结果标准不确定度为：

$$u(\bar{x}) = \sqrt{\frac{\sum_{i=1}^{m} s_i^2}{nm}}$$

在重复性条件或重现性条件下，对 X 进行 n 次重复测量，计算结果中的最大值与最小值之差 R（称为极差）。在 X 可以估计接近正态分布的前提下，单次测量结果 x_i 的实验标准差 $s(x_i)$ 可以近似地评估：$s(x_i) = \dfrac{R}{C} = u(x_i)$，式中极差系数 C 由表 1 给出，其值与测量次数 n 有关。一般在测量次数较少时采用极差法。

3.3.2　B 类评定

B 类评定方法不同于 A 类评定，系指当被测量的估计值 x_i 不是由重复观测得到，其标准不确定度 $u(x_i)$ 可用 x_i 的可能变化的有关信息或经验来进行的一类评定。

表 1　极差系数 C

n	C	n	C
2	1.13	8	2.85
3	1.69	9	2.97
4	2.06	10	3.08
5	2.33	15	3.47
6	2.53	20	3.73
7	2.70		

常用检测项目及方法的 B 类不确定度主要包括：样品、对照品称量引入的分量；对照品纯度引入的分量；测试溶液制备所用的容量器具引入的分量；仪器性能引入的分量；测定方法的偏差等。评定 B 类标准不确定度时常用的概率分布有正态分布、矩形（均匀）分布及三角分布等（表 2）。

表 2　常用分布与 k、$u(x_i)$

分布类型	$p(\%)$	k	$u(x_i)$
正态	99.73	3	$a/3$
	95	1.96	$a/1.96$
矩形（均匀）	100	$\sqrt{3}$	$a/\sqrt{3}$
三角	100	$\sqrt{6}$	$a/\sqrt{6}$

注：a 为区间半宽度，k 为包含因子。

区间半宽度 a 一般根据以下信息确定：

a）先前测量的数据；

b）对有关技术资料和测量仪器特性的了解和经验；

c）生产厂商提供的技术说明书；

d）校准证书、检定证书或其他文件提供的数据；

e）手册或某些资料给出的参考数据；

f）检定规程、校准规范或测试标准中给出的数据；

g）其他有用的信息。

若已知置信水平 p 的区间半宽度（用 ±a 表示），则将 a 值除以该置信水平对应的包含因子 k_p，即可得到标准不确定度 $u(x) = \dfrac{a}{k_p}$。正态分布的置信水平 p 与包含因子 k_p 之间的关系见表 3。

表 3　正态分布情况下置信水平 p 与包含因子 k_p 间的关系

$p(\%)$	50	68.27	90	95	95.45	99	99.73
k_p	0.67	1	1.645	1.960	2	2.576	3

如果 a 值给出时没有给定置信水平，有理由认为可能是极限值，通常假定其为矩形分布，标准不确定度为 $u(x) = a/\sqrt{3}$；

如果 a 值给出时没有给定置信水平，但是有理由认为不可能是极限值，通常假定其为三角分布，标准不确定度为 $u(x) = a/\sqrt{6}$。

如估计值 x_i 来源于说明书、校准证书、手册或其他资料，其中同时还明确给出了扩展不确定度 $U(x_i)$ 和包含因子 k 的取值，则标准不确定度 $u(x_i)=\dfrac{U(x_i)}{k}$。

3.3.3 相对标准不确定度

标准不确定度 $u(x_i)$ 与测量结果 x_i 的比值 $u_{rep}(x_i)$ 为相对标准不确定度。

3.4 合成标准不确定度 $u_c(y)$

当测量结果是由若干个分量求得时，按各分量的方差和/或协方差算得的标准不确定度为合成标准不确定度。

$$u_c(y)=\sqrt{\sum_{i=1}^{N}c_i^2 u^2(x_i)+2\sum_{i=1}^{N-1}\sum_{j=i+1}^{N}u(x_i)u(x_j)r(x_i,\ x_j)}$$

式中，c_i 称为灵敏系数，可通过以各分量为变量求偏导数获得。

当各影响量 X_I 独立无关时，相关系数 $r(x_i,\ x_j)=0$，则

$$u_c(y)=\sqrt{\sum_{i=1}^{N}c_i^2 u^2(x_i)}$$

在实际工作中，只要无明显证据表明某几个分量有强相关时，均可按不相关近似处理。若发现分量间存在强相关，可采取措施降低其相关性，例如将采用相同仪器测量的分量，尽可能改用不同仪器分别测量。

实际工作中，为消除计量单位的影响，一般采用相对标准不确定度计算得到。

$$u_{c,rep}(y)=\sqrt{\sum_{i=1}^{N}u_{rep}^2(x_i)}$$

以合成相对标准不确定度乘以测量结果平均值 $\overline{Y}$，即得到合成标准不确定度，一个带有计量单位的量值。

$$u_c(y)=u_{c,rep}(y)\cdot\overline{Y}$$

3.5 计算扩展不确定度 U 或 U_p

扩展不确定度是一个区间，包含被测量值分散性的主要区域，根据输出量（被测量）的分布情况，求出所要求的置信水平 p 下的包含因子 k，则 $U_p=k_p u_c(y)$。

如果 Y 接近于正态分布，多数情况下取 $p=95\%$，此时，k_p 为 1.960（表 3），可近似取 $k_p=2$。若不能判断 Y 的分布，则取 $k=2$ 或 3（一般取 $k=2$），$U=k u_c(y)$。

3.6 报告测量不确定度

报告测量不确定度应使用扩展不确定度，同时给出特定的置信水平或包含因子。测量不确定度评定报告应尽可能详细，以便使用者可以正确地利用测量结果，可由以下内容组成：被测量的测量模型；不确定度来源；A 类和 B 类标准不确定度评定方法和评定过程；合成标准不确定度及其计算过程；扩展不确定度及包含因子；报告测量结果，包括被测量的估计值及其测量不确定度。

通常最终报告的扩展不确定度根据需要取一位或两位有效数字，一般采用常规的修约规则将数据修约到需要的有效

数字，也可将最末位后面的数字进位而不是舍去。

报告测量结果时，通常，在相同计量单位下，被测量的估计值应修约到其末位，与不确定度的末位一致。

9099　分析方法确认指导原则

分析方法确认（analytical method verification）是指首次使用法定分析方法时，由现有的分析人员或实验室对分析方法中关键的验证指标进行有选择性的考察，以证明方法对所分析样品的适用性，同时证明分析人员有能力使用该法定分析方法。分析方法验证指导原则（指导原则 9101）中提供了建立分析方法需要验证的指标，分析方法的确认并不是重复验证过程。本指导原则不涉及微生物分析方法的确认。

一、确认过程（verification process）

分析方法的确认过程，是指应用法定方法对药物及其制剂进行测定时，评价该方法能否达到预期的分析目的。

分析人员应具备一定的药物分析经验和知识，经培训后能够理解和执行法定方法。分析方法确认应当由上述分析人员开展，以确保法定方法能够按预期顺利实施。

如果法定方法确认失败，并且相关工作人员（或起草人员）未能协助解决失败的问题，也可能是该方法不适用于在该实验室测定待分析的样品。

二、确认要求（verification requirements）

1. 确认原则

分析方法确认一般无需对法定方法进行完整的再验证，但是需要将分析方法验证指导原则（指导原则 9101）表 1 中列出的分析方法验证的指标用于方法的确认。分析方法确认的范围和指标取决于实验人员的培训和经验水平、分析方法种类、相关设备或仪器、具体的操作步骤和分析对象等。分析方法确认的指标和检验项目（鉴别、杂质分析、含量测定等）有关，不同的检验项目，方法确认所需的指标也不同。

2. 考察指标

分析方法确认应包含对影响方法的必要因素的评估。对于化学药，方法确认应考虑原料药的合成路线和制剂的生产工艺等因素；对于中药，方法确认应考虑中药材种类、来源、饮片制法和制剂的生产工艺等因素，从而评价法定方法是否适用于原料药和制剂基质。

在原料药和制剂含量测定时，方法专属性是确认法定分析方法是否适用的关键指标。如：在色谱法中，可以用系统适用性的分离度要求进行专属性确认，但是，不同来源的原料药可能含有不同的杂质谱，同时，不同来源的制剂辅料的差异很大，可能会对分析方法产生干扰，也可能生成法定方法中尚未说明的杂质。此外，药物含有不同的辅料、容器组分，这些都可能会影响药物在基质中的回收率，对法定方法具有潜在的干扰。针对上述情况，可能需要更加全面的基质效应评估，以证明该方法对于特定药物及其制剂的适用性。其他分析方法确认的指标，如杂质分析的检测

限、定量限、精密度也有助于说明法定方法在实际使用条件下的适用性。

3. 确认豁免

如果没有特别说明，药典收载的通用检测方法无需确认。这些通用检测方法包括但不仅限于干燥失重、炽灼残渣、多种化学湿法和简单的仪器测试(如 pH 值测定法)。然而，首次将这些通用检测方法应用于各品种项下时，建议充分考虑不同的样品处理或溶液制备需求。

9100　分析方法转移指导原则

分析方法转移(analytical procedures transfer)，是一个文件记录和实验确认的过程，目的是证明一个实验室(方法接收实验室)在采用另一实验室(方法建立实验室)建立并经过验证的非法定分析方法检测样品时，该实验室有能力成功地操作该方法，检测结果与方法建立实验室检测结果一致。分析方法转移是保证不同实验室之间获得一致、可靠和准确检测结果的一个重要环节，同时也是对实验室检测能力的一个重要评估。

本指导原则总结了可能存在的分析方法转移的类型和转移方案的内容等。本指导原则不提供统计方法相关信息，也不包含微生物和生物检验方法的转移。

一、转移类型

分析方法转移可通过多种途径实现。最常用的方法是相同批次均一样品的比对试验或专门制备用于测试样品的检测结果的比对试验。其他方法包括：实验室间共同验证、接收方对分析方法进行完全或部分验证和合理的转移豁免。分析方法转移实验、转移范围和执行策略制订要依据接收方经验和知识、样品复杂性和特殊性、分析过程的风险评估。

1. 比对试验

比对试验是分析方法转移时最常用的方法，需要接收方和转移方共同对预先确定数量的同一批次样品进行分析。也可以采用其他方法，如：在样品中加某个杂质的回收率实验，接收方能够达到预先制定的可接受标准。分析时要依据已被批准的转移方案，此方案包括明确列出的细节、使用的样品、预先制定的验收标准和可允许的偏差。检测结果符合预先制订的可接受标准是确保接收方有资格运行该方法的必要条件。

2. 两个或多个实验室间共同验证

执行分析方法验证的实验室要具备运行该分析方法的资格。转移方可与接收方一起进行实验室间的共同验证工作，包括接收方可作为转移方分析方法验证团队的一部分，从而获得重现性评估数据。共同验证要按照预先批准的转移或验证方案进行，方案中需说明具体方法、所使用样品和预定的可接受标准。分析方法验证指导原则(指导原则 9101)对分析方法验证指标选择提供了指导意见。

3. 再验证

分析方法转移的可接受方法还包括再验证或部分验证。再验证时应对分析方法验证指导原则(指导原则 9101)中收载的可能在转移中受到影响的验证指标进行说明。

4. 转移豁免

在某些特定的情况下，常规的分析方法转移可豁免。此时，接收方使用转移方分析方法，不需要比对实验室间数据。转移豁免的情况如下。

(1)新的待测定样品的组成与已有样品的组成类似和/或活性组分的浓度与已有样品的浓度类似，并且接收方有使用该分析方法的经验。

(2)被转移的分析方法收载在药典中并无改变，此时应采用分析方法确认[见分析方法确认指导原则(指导原则 9099)]。

(3)被转移的分析方法与已使用方法相同或相似。

(4)转移方负责方法开发、验证或日常分析的人员调转到接收方。

如果符合转移豁免，接收方应根据豁免理由形成文件。

二、转移要素

本原则推荐了能够成功进行分析方法转移的一些要素，这些要素也可能存在关联性。实施分析方法转移前，转移方应对接收方进行培训，或者接收方需在转移方案批准前进行预实验以发现可能需要解决的问题。培训要有记录。

转移方，通常是方法开发方，负责提供分析方法过程、对照品、验证报告和必需文件，并在方法转移的过程中根据接收需要提供必要的培训和帮助。接收方可能是质量控制部门、公司内部的其他部门，或其他公司(如委托研发机构)。在方法转移前，接收方应提供有资质的人员或适当人员培训，确保设施和仪器根据需要被正确校正并符合要求，确认实验室体系与执行法规和实验室内部管理规程相一致。转移方和接收方应比较和讨论转移的实验数据以及转移过程的方案偏差。双方应充分讨论转移报告及分析方法中任何必要的更正或者更新，以便能够在接受方重现该方法。

方法转移可选择一个批次样品，因为转移目的与生产工艺无关，是为了评价接收方是否具备使用该方法的能力。

三、转移方案

分析方法转移前，双方通过讨论达成共识并制订文件形成转移方案。文件要表达双方的一致意愿与执行策略，并包含各方的要求和职责。建议方案要包含以下内容：转移的目的、范围、双方责任、使用的材料和仪器、分析方法、试验设计和在方法转移中使用的可接受标准。根据验证数据和验证过程知识，转移方案应明确需要评价的验证指标和用于评价可接受的转移结果的分析[见分析方法验证指导原则(指导原则 9101)和分析方法确认指导原则(指导原则 9099)]。

根据分析方法的类型和已获得的测定数据所建立的分析

方法转移可接受标准应包括所有研究地点的试验结果的比对标准。这些标准可以用统计学方法制定，其原则一般基于双方均值差异以及拟定的范围来计算，并应提供变异估计（如每个试验场所的相对标准偏差 RSD%），特别是接收方的中间精密度 RSD% 和/或用于对比含量和含量均匀度试验均值的统计学方法。在杂质检查时，精密度一般较差（如痕量杂质检查），可使用简便的描述性方法。溶出度可通过使用 f_2 因子或比较特定时间点的溶出数据进行评价。对于未评价的分析方法验证指标，双方实验室应说明原因。对所使用的材料、对照品、样品、仪器和仪器参数也要逐一说明。

应慎重选择并评估失效、久置或加标样品，从而明确采用不同设备制备样品的差异所导致的潜在问题，并评估对已上市产品的潜在异常结果的影响。转移方案的文件应包括报告的格式，以确保可持续记录检验结果，并提高实验室间的一致性。该部分还应包含实验结果的其他信息，如样品的色谱图和光谱图、误差的相关信息。方案中还应说明如何管理可接受标准的偏差。当转移失败，对转移方案发生的任何变更，须获得批准后才能收集新数据。

四、转移方法

应详细阐述分析方法的细节并进行明确的指导说明，以保证培训后的分析人员能够顺利实施该方法。方法转移前，为了说明并解决方法转移中的相关问题，转移方和接收方可以召开会议，讨论相关事宜。如果有完整验证或部分验证数据，应同实验实施技术细节一并提供给接收方。在某些情况下，转移现场有参与初始方法开发或验证的人员将有助于方法转移。使用液相色谱或气相色谱时，应明确规定重复次数和进样序列。在进行溶出度试验时，应明确规定每种剂量的试验次数。

五、转移报告

当分析方法转移成功后，接收方应起草方法转移报告，报告应提供与可接受标准相关的实验结果，确认接收方已具备使用所转移分析方法的资格。应对方案中的所有偏差进行完整记录并说明理由。如果实验结果符合制订的可接受标准，则分析方法转移成功，并且接收方具备了实施该方法的资质。否则不能认为分析方法转移已完成，此时应采取有效的补救措施使其符合可接受标准。通过调查研究，可以提供关于补救措施性质和范围的指导原则，依据不同的实验过程，补救措施可以是再培训，也可以是对复杂检测方法的清晰阐述。

9101　分析方法验证指导原则

分析方法验证（analytical procedures validation）是证明采用的分析方法适合于其预期的目的。分析方法验证是分析方法生命周期的一部分，在建立药品质量标准、变更药品生产工艺或配方、修订原分析方法或采用法定分析方法作为新开发药品的分析方法时，需对分析方法进行验证。本指导原则讨论符合药典要求的分析方法验证中需要考虑的要素，提供关于如何实施和评价分析方法各种验证试验的指导和建议，

适用于中药、化学药品和生物制品的原辅料及其制剂新建或修订的分析方法，也可适用于基于风险控制策略的其他分析方法。生物制品质量控制中采用的方法包括理化分析方法和生物学测定方法，相对于理化分析方法而言，生物学测定方法存在更多的影响因素，在依据本指导原则进行具体验证时，还需结合生物制品的特点考虑。本指导原则尽可能与ICH Q2 分析方法验证指导原则保持一致。

分析方法验证研究

需验证的待测量的质量属性有：鉴别试验、杂质（纯度）或其他定量测量（包括限度控制或定量测量）、含量/效价或其他定量测量（如药品溶出度、释放度和物理常数测定）等。

需验证的性能特征有：专属性/选择性、准确度、精密度和范围。由于待测量的质量属性具有各自的特点，随分析技术和分析对象的复杂与否而有不同的要求，应根据分析方法的预期用途和所采用的具体技术，选择一组适当的性能特征及其标准进行验证。推荐使用预定义的性能特征及其标准来证明分析方法对其预期用途的适用性。表 1 中列出了待测量的质量属性的典型性能特征和相应的验证试验，供选择。

表 1　待测量的质量属性的典型性能特征和相应的验证试验

	鉴别	杂质（纯度）其他定量测量（1）		含量/效价其他定量测量（1）
		定量测量	限度控制	
专属性（3）				
专属性试验	＋	＋	＋	＋
范围				
响应（校正模型）	－	＋	－	＋
范围下限	－	QL†	DL	－
准确度（4）				
准确度试验	－	＋	－	＋
精密度（4）				
重复性试验	－	＋	－	＋
中间精密度试验	－	＋（5）	－	＋（5）

注：－表示该性能特征通常不需被评估；

＋表示该性能特征通常应被评估；

†表示通常不需评估检测限，但在某些特别或复杂的情况下是被推荐的。

QL、DL：分别代表定量限、检测限。

（1）其他定量测量的范围限如接近技术的检测限或定量限，可遵循杂质检测方案，否则建议采用含量分析方案。

（2）在一些分析方法用于物理化学性质情况下，某些性能特征可以用技术固有合理性说明来代替验证试验。

（3）某一分析方法不够专属，应用一种或多种其他辅助分析方法予以补充，除非有合理的证明。

（4）准确度和精密度可以分别评估，也可以使用联合验证的方式评估。

（5）精密度包括重复性、中间精密度和重现性。如已有重现性试验数据，由重现性数据集可得出中间精密度，不需另行中间精密度独立研究。

在分析方法验证中，如需要，应使用标准物质或其他经适当表征符合预期目的的物质进行试验，这些物质均应有鉴别、纯度或任何其他必要特性的证明文件。标准物质所需的纯度取决于预期的用途。对标准物质的定义、标定、管理和使用均应符合国家相关规定。

分析方法验证不是一个孤立的过程，是与分析方法开发过程相联系的不可分割的一个整体。分析方法开发研究中获得的合适数据可作为替代的验证数据；当将一个已经验证的分析方法用于新目的，如果有科学依据，可简化验证试验。在实践中，为适当地评价验证试验结果，可以设计验证试验，以提供分析方法性能的完整信息，如专属性/选择性、范围、准确度和精密度等。在实施验证研究前，可将耐用性作为分析方法开发的一部分进行评估。除本指导原则所述的验证方法外，在有适当科学依据的情况下，其他方法也可适用并被接受。分析方法验证应选择与其产品质量属性相对应的最适宜的验证方法和方案。

在实施验证研究之前，应制定验证方案。方案应包括分析方法的预期目的、需要验证的性能特征及其标准、验证实验设计等相关信息。如使用不属于验证方案范围和利用先验知识(例如来源于开发或前期验证)的其他研究数据，应该提供充分的合理性证明。

验证研究的结果应全面总结并形成验证报告。方法验证的理由、过程、数据和图表等，包括那些支持验证结果而未列入验证方案的试验，均应文件化呈现。

验证研究的试验设计应反映常规分析中使用的平行试验次数以产生可报告结果。如合理，可使用不同的平行次数实施一些验证试验，或者根据验证期间生成的数据调整分析方法中的平行试验次数。

1 分析方法生命周期内验证

在分析方法整个生命周期内，随着对产品认知的深入、技术水平的发展和监管要求的提高，分析方法可能需要变更。变更后的分析方法可能需要部分或全部重新验证。已给定的性能特征是否需要重新验证，需应用科学和基于风险的评估原则予以证明；重新验证的程度取决于分析性能特征受变更影响的大小。

如适用，通过使用来自多个实验室的数据共同验证，可证明分析方法符合预定义的性能标准，并满足分析方法在不同实验室转移的要求。在符合分析方法生命周期变化的背景下，应考虑经验证的分析方法转移。当分析方法在不同实验室间转移时，通常会执行验证实验的子集。

2 可报告范围

可报告范围通常来自质量标准，并取决于方法的预期用途。通过证明分析方法提供的结果具有可接受的响应、准确度和精密度，来确认可报告范围。如适用，可报告范围应涵盖质量标准限度的上限和下限或报告限度。

表 2 举例说明了某些待测量的质量属性推荐的可报告范围。如合理，其他范围也可以接受，例如对于高纯化学原料

药，可报告范围的上下限可以更窄。在某些情况下，例如含量较低时，更宽的上限可能更为实际。

表 2 某些待测量的质量属性推荐的可报告范围

待测量的质量属性	可报告范围下限	可报告范围上限
原料药和制剂含量	标示量的 80% 或限度下限的 80%	标示量的 120% 或限度上限的 120%
效价	限度下限−20%	限度上限＋20%
含量均匀度	标示量的 70%	标示量的 130%
溶出试验 速释制剂 单点指标	Q 值−45%	最高规格标示量的 130%
多点指标	可报告范围下限(根据质量标准来论证)或 QL，如适用	
调释制剂	可报告范围下限(根据质量标准来论证)或 QL，如适用	
杂质检查（1）	报告阈值	限度的 120%
纯度检测（以面积%计）	限度下限的 80%	限度上限或 100%

注：(1)当含量和杂质检测采用同一试验且仅使用一个标准时，线性验证应考察杂质报告水平至含量指标可接受标准的 120%。

在中药分析中，可报告范围应根据分析方法的具体应用和校正关系、准确度、精密度结果及要求进行确定。对于有毒的、具特殊功效或药理作用的成分，其验证范围应大于被限定含量的区间。

3 稳定性指示特性的证明

如果一个经过验证的定量分析方法，可以检测原料药、辅料、制剂或其他药品在存储过程中的相关质量属性的变化，则被认为是一个稳定性指示特性方法。为了证明稳定性指示特性方法的专属性/选择性，应研究含有相关降解产物的样品，包括使用加标分析物和含所有已知干扰物的样品，已暴露于各种物理和化学强制降解条件下的样品，或为已过期或在强制条件下存储的实际样品。

4 多变量分析方法的考虑

多变量分析方法又称多元分析方法，通过使用多个输入变量(例如，具有多个波长变量的光谱)的多变量校正模型来确定结果。多变量校正模型将输入数据与所关注的属性值(即模型输出)联系起来。

多变量分析方法的成功验证应考虑校正、内部测试和验证；通常分开发和验证两个阶段进行。

第一阶段 模型开发包括校正和内部测试

校正数据用于创建校正模型，测试数据用于内部测试和模型优化。测试数据可以是一组单独的测试数据，也可以是校正数据集的一部分(例如，交叉验证方法)。内部测试步骤

用于获得对模型性能的评估和微调算法的参数［如偏最小二乘法（PLS）潜在变量数］，以在给定的数据集内选择合适的模型。

第二阶段　模型验证

使用独立样本组成的独立验证数据集对模型进行验证。对于鉴别库，验证包括分析库中未能代表的样本（即挑战样本），以证明库模型的判别能力。

每个用于验证定量或定性多变量方法的样品均需确定其量值或其类别，它们通常由经过验证的方法或药典中的参考方法获得。当使用参考分析方法时，其性能应达到或超过多变量分析方法的预期性能。为确保样品和测量的稳定性，应在合理的时间内尽可能用参考方法对同一样品进行分析和多变量数据收集。在某些情况下，可能需要相关性分析（correlation）或转换来提供相同的度量单位。任何假设或计算都应加以解释。

验证试验、方法学和评价

以下描述了评价分析方法性能的试验方法学，它们是根据分析方法设计所确定的主要性能特征进行分类的。然而，有关其他性能特征的信息可能来自同一数据集。如合理，可以使用不同方法来证明分析方法符合预期目的和相关的性能标准。

1　专属性/选择性

专属性（又称特异性）和选择性均用于描述在其他物质存在下分析方法测定某一物质不受干扰的程度。其他物质可能包括杂质、降解产物、有关物质、基质或操作环境中存在的其他组分。专属性方法是具有完全选择性的方法，通常用于描述最终状态，明确其可以对目标分析物进行检测。选择性是一个相对术语，用于描述混合物或基质中特定被分析物可被检测且不受具有类似行为的其他组分干扰的程度。无论采用何种分析方法，应用于何种待测量的质量属性，均应考察其专属性/选择性。当分析方法不具专属性时，可以证明其选择性。然而，在存在潜在干扰的情况下，应使鉴别或定量测试的干扰最小化，并证明该测试符合预期目的。某些分析方法专属性的缺乏可以由其他辅助分析方法来补充，如果一种方法不能提供足够的区分能力，建议采用两种或两种以上的分析方法，以达到必要的专属性/选择性。过高或过低地要求方法的专属性既不切实际也不科学。

分析方法的专属性或选择性可采用以下方法之一或它们的组合来证明，有些实验可与准确度研究相结合。

1.1　无干扰

专属性/选择性可通过分析物的鉴别和/或定量不受其他共存物质如杂质、降解产物、有关物质、基质或存在于操作环境中的其他成分的干扰影响来验证。如采用阴性试样（例如，除去含待测成分的药材或不含待测成分的模拟处方试样）试验，取不含被测成分的阴性试样与含被测成分的供试品在同一条件试验并比较，以确认是否存在干扰。

1.2　与正交方法比较

专属性/选择性可通过将拟采用方法的测量结果与另一个良好表征的分析方法的测量结果相比较来验证，理想情况下，另一个良好表征的分析方法应为基于不同测量原理的方法（即正交方法）。

1.3　技术固有合理性

某些情况下，分析技术的专属性可通过技术参数如质谱中同位素的分辨率、核磁共振信号的化学位移等来确保和预测，如果被证明是合理的，则不需要试验研究。

1.4　数据要求

1.4.1　鉴别

对于鉴别试验，关键是证明其基于分子结构特征和/或其他特性，能区分样品中所关注的成分与其他化合物的能力，该能力可通过与已知标准物质比较，从含有被分析物的样品中得到的阳性结果和从不含被分析物的样品中得到的阴性结果来证明。此外，鉴别试验可用于鉴别与分析物结构相似或密切相关的物质，以确认不致产生阳性结果。选择这些潜在干扰物质时，应基于科学判断并考虑到任何可能产生的干扰。

中药鉴别应考虑中药材及饮片近似品和混伪品的区别，以及复方制剂的组方药味间相互干扰等因素，要基于具体方法验证其专属性。理化鉴别专属性基本要求同化学药品；性状鉴别的专属性可通过对先验知识的合理性评价予以证明；显微鉴别应可观察到具有代表性和区分力的细胞或组织结构特征；如使用指纹图谱或特征图谱鉴别，应以能反映整体特征的相关参数及其可接受标准或通过与对照图谱、标准物质比对证明其专属性；如采用特征肽段鉴别，应选择专属的多肽序列，通过与多肽对照品比较及对蛋白数据库检索进行多肽或氨基酸序列匹配，评价序列准确性和专属性；中药复方制剂应尽量避免将共性成分作为鉴别指标，并需以相对应药味的阴性对照证明待测指标的专属性。

1.4.2　含量、纯度和杂质检测

应证明分析方法的专属性/选择性，以满足测定样品中分析物的含量或效价的准确度要求。

应使用代表性数据如色谱图、电泳图、光谱图、生物反应来证明专属性，如合适，图中的每个成分应适当加以标记。

对于分离技术，应在适当的水平研究合理的区分，例如，在色谱的关键分离中，专属性可用两个最接近的洗脱组分的分离度来证明，或者可通过比较不同组分的光谱来评估可能的干扰。

对于非分离技术，例如生物测定、ELISA 法、qPCR 法等，专属性可通过使用标准物质或其他适当表征的物质以确认对分析物无干扰来证明。如分析物是与某种工艺相关的杂质，还必须确认供试品及其他成分无干扰来证明专属性。

如某一方法不具专属性或没有充分的选择性，应使用其他方法来确保足够的区分。例如，在用滴定法测定原料药含

量时，可结合使用合适的杂质检查方法。

如杂质或有关物质可获得：

对于含量或效价测定，应证明分析物在杂质和/或辅料或其他成分存在时能被区分。实际操作中，可通过在原料药或制剂中加入适当水平的杂质和/或辅料，与未添加杂质或辅料的样品检测结果相比较，以证明分析物的检测结果不受共存物质的影响。或者，可通过设计的强制降解原料药或制剂样品制备含有适量杂质的样品。

对于纯度或杂质检测，可通过降解原料药或制剂，也可以在原料药或制剂中加入杂质以使杂质或有关物质达到适当的水平，并证明这些分析物在单独存在和/或与样品基质中的其他成分共存时均能被准确测量，以此来建立区分。

如杂质或有关物质不可获得：

如果杂质、有关物质或降解产物不能通过制备和分离获得，专属性可通过将含有典型杂质、有关物质或降解产物的样品的检测结果与另一种已被良好表征的方法（如药典方法或其他经过验证的正交分析方法）相比较来证明所采用的方法应是合理的。

化学药含量测定应比对两种方法的结果，杂质检查应比对检出的杂质个数，必要时可采用光电二极管阵列检测和/或质谱检测，进行峰纯度检查。

对于中药分析检测，专属性/选择性除可通过与另一方法的测定结果比较或用阴性试样试验来证明外，必要时，还应评价色谱相邻洗脱组分峰的分离度和峰纯度。

2　范围

分析方法的范围通常是指分析方法能达到适当水平的响应、精密度和准确度，具有良好校正关系的最高和最低结果的区间。范围可以使用适当的校正模型（如线性、非线性或多变量）通过对可报告结果的直接评估来验证。校正模型范围如线性范围应覆盖准确度和精密度的验证范围。

在某些情况下，根据样品制备（如稀释）和所选择的分析方法，可使用一个或多个适当的工作范围来确定可报告范围。

通常，工作范围对应于呈现在分析仪器上的最低和最高样品浓度或纯度水平，在该范围内，分析方法可提供可靠的结果。通常需要数学计算来生成可报告结果。可报告范围和工作范围可以相同。

如果无法获得足够纯（或含有相当量杂质）的物质来验证整个范围（例如，100%纯度），则可适当地外推可报告范围，并应提供合理性证明。

2.1　响应

2.1.1　线性响应

分析物浓度和响应之间的线性关系应在分析方法的整个范围内进行评估，以确认分析方法对预期用途的适用性。可采用拟定的方法，如用对照品或直接用原料药制成的标准贮备液经精密稀释，或分别精密称取对照品或精密

称取混合对照品，制备系列浓度溶液来证明测量响应与浓度呈线性关系。

以响应信号作为分析物浓度或含量的函数作图评价线性关系，并应证明分析方法在给定的范围内具备获得与真实样品值（已知值或理论量）成比例的数值的能力。应采用适当的统计方法（例如，用最小二乘法计算回归曲线）对试验结果进行评价。

由回归曲线得到的数据有助于提供线性关系的数学估计。应提供数据图、相关系数或其平方值、y 轴截距和回归曲线斜率。分析实测数据点与回归曲线的偏差可能有助于评价线性，例如，对于线性响应，应评估回归分析的残差图中任何非随机模式的影响。

为建立线性关系，建议至少设计 5 个浓度水平并适当地分布在范围内。

为获得线性关系，必要时可对测量响应数据进行数学转换，如使用对数函数等。若采用其他方法评价线性，应证明其合理性。

2.1.2　非线性响应

有些分析方法可能显示非线性响应。在这些情况下，有必要构建一个模型/函数来描述分析方法响应与活性/浓度之间的关系。应通过非线性回归分析（例如，判定系数）来评估模型的适用性。

例如，免疫分析或细胞分析可能显示 S-型响应。当浓度范围足够宽，响应受到上、下渐近线的约束时，就会出现 S-型试验曲线。在这种情况下使用的常见模型是四参数或五参数逻辑函数，不过也存在其他可接受的模型。对于这些分析方法，线性的评价与浓度-响应曲线形状的考虑是分开的。因此，浓度-响应的线性关系不是必需的，而应评价分析方法在给定范围内获得值与已知或理论的样品真值成比例关系的能力。

2.1.3　相对响应

色谱定量分析基于进入检测器中各组分的量与检测器的色谱响应成比例关系。同一色谱条件下，待测物质与参比物质可有不同的色谱响应，例如不同的紫外吸收系数。校正因子定义为单位质量参比物质（包括内标）的色谱响应与单位质量待测物的色谱响应的比值。校正因子法，通常以标准物质的色谱响应校正待测物质的色谱响应实现待测物质的定量分析，常用于化学药中有关物质、中药及其复方制剂中多指标成分的测定。在方法开发或方法验证期间，应确定使用适当的校正因子，并以文件化呈现。

校正因子用于有关物质检测时，通常以主成分为参比，也可以供试品中存在的已知有关物质或加入的另一成分为参比；当校正因子近似等于 1（待测物质与标准物质的相对响应因子为 0.8～1.2）或有关物质的量已被高估时，可不使用校正因子计算；否则，应使用校正因子计算。

2.1.4　多变量校正

用于构建多变量校正模型的算法可以是线性的，也可

以是非线性的，只要模型适合于建立分析信号与待测物的质量属性之间的关系。多变量方法的准确度取决于多种因素，如校正样品在校正范围内的分布和参考方法的误差等。

在多变量分析中，测量数据通常通过导数或归一化进行预处理。

除了对参考结果和预测结果进行比较外，线性评估还应包括方法误差（残差）在校正范围内如何变化的信息。残差分布图可用于评估整个工作范围内模型预测的残差。

2.2　范围下限的验证

如待测量的质量属性要求分析方法范围接近该方法的范围下限，使用以下方法估计检测限和定量限。检测限（detection limit，DL 或 limit of detection，LOD）系指试样中被测物能被检测出的最低量。药品的杂质检查方法，应通过测试来确定方法的检测限。检测限仅作为限度试验指标和定性鉴别的依据，没有定量意义。定量限（quantitation limit，QL 或 limit of quantitation，LOQ）系指试样中被测物能被定量测定的最低量，其确定结果应符合一定的准确度和精密度要求。对微量或痕量药物、药物杂质和降解产物进行定量测定时，应确定方法的定量限。

2.2.1　基于直观评价

直观评价既可用于非仪器分析方法，也可用于仪器分析方法。

通过分析含已知浓度待测物的样品，能被可靠地分辨、检出的待测物的最小量即为检测限，能以可接受的准确度和精密度定量检测的待测物的最小量即为定量限。

2.2.2　信噪比法

这种方法适用于具有基线噪音的分析方法。通过将已知浓度样品的测量信号与空白样品的测量信号比较来确定信噪比，或者可使用适当基线区域内的信号代替空白样品的信号，以建立分析物能被可靠检测或定量的最低浓度。对于检测限，信噪比为 3∶1 通常被认为是可以接受的；对于定量限，信噪比应不小于 10∶1。

信噪比应在一个预定义的区域内确定，如可能，应对称地分布于待测峰两侧。

2.2.3　基于线性响应的标准差和斜率

检测限（DL）可以表示为：

$$DL = \frac{3.3\sigma}{S}$$

定量限（QL）可以表示为：

$$QL = \frac{10\sigma}{S}$$

斜率 S 可以从分析物的标准曲线中估算出来。标准偏差 σ 的估算可以采用多种方法，例如：

(1) 根据空白的标准偏差　通过分析适当数量的空白样本的背景响应值的大小，计算其标准偏差。

(2) 根据标准曲线　使用含有分析物的样品，在 DL 和

QL 范围内评价特定的标准曲线。回归曲线的剩余标准差（即均方根误差/偏差）或回归曲线 y 轴截距的标准偏差可作为标准偏差。

2.2.4　基于范围下限的准确度和精密度

除使用上述方法估算外，定量限可通过准确度和精密度测量直接验证。

2.2.5　数据要求

(1) 检测限　应报告检测限和用于确定检测限的方法。如果 DL 是基于视觉评价或基于信噪比确定的，应呈现相关数据、图表和所用方法。在通过计算或外推获得 DL 估算值时，该估算值随之可通过分析浓度接近或等于检测限水平的适当数量的样品来验证。

应注意仪器检测限与方法检测限的区别，如所述的检测限是基于某种仪器的检测响应，应关注不同仪器检测限的差别，若将由一台仪器获得的仪器检测限作为方法检测限时应谨慎。

(2) 定量限　应报告定量限和用于确定定量限的方法。对于杂质和微量或痕量成分的检测，分析方法的定量限应不得高于报告阈值。

不论采用何种方法得到 QL 估算值，都应将其视为初始值，随之应通过分析浓度接近或等于定量限水平的适当数量的样品来验证。如 QL 远远低于报告限度（例如，QL 低于报告限度的 1/10 时），可合理地省略前述的确认验证。

3　准确度和精密度

准确度和精密度可以分别进行评价，它们各有预定义的可接受标准。将这两个性能特征联合验证是评价分析方法适用性的另一种方法。

3.1　准确度

准确度系指用所建立方法测量的结果与真实值或参考值接近的程度，一般用回收率（%）表示。准确度应在分析方法的可报告范围内建立，在常规测试条件下（如存在样品基质和使用描述的样品制备步骤）得到证明。

通常，准确度可通过下述的研究之一来确认。在某些情况下，如精密度、范围内的响应和专属性已经确定，可以推论方法的准确度。

3.1.1　与标准物质比较

用分析方法测定已知纯度的分析物如标准物质、良好表征的杂质或有关物质时，将测定结果与理论预期结果比较进行评价。

3.1.2　加样回收试验

在不含待测成分的所有基质中添加已知量的待测成分，如无法获得模拟所有样品成分的基质试样，可将已知量的待测成分添加入或富集在待测试样中；分别测定已添加或富集待测成分的试样和未添加待测成分的试样中的待测成分量，将两者的测定结果进行比较来评价回收。在加样回收试验中须注意添加的待测成分量与供试品中待测成分原含有量之和必须在校正模型范围之内；添加的量要适当，过

小则引起较大的相对误差，过大则干扰成分相对减少，真实性差。

3.1.3　与正交方法比较

将拟采用的分析方法的结果与基于不同测量原理的另一良好表征的方法（正交方法）的结果进行比较。应报告另一方法的准确度。在无法获得所有药品成分的样品来模拟加样回收研究所需的基质时，正交方法可与定量杂质测量一起用于确认主要（primary）的测量值。

3.1.4　数据要求

在可报告范围内，使用适当数量的平行样品，在适当的浓度水平评价准确度，如设计至少 3 种不同浓度，每种浓度分别制备至少 3 份供试品进行测定，用至少 9 份测定结果进行评价，且浓度的设定应考虑样品的浓度范围。

准确度试验结果应报告为在试样中已知添加量分析物的平均回收率，或报告为平均值与可接受真值之间的差值，同时提供合理的 $100(1-\alpha)\%$ 置信区间（或其他合理的统计区间）。除另有合理的证明，所提供的置信区间应与对应的准确度可接受标准相匹配。对于杂质检测，应描述与主成分对应的单个杂质或总杂质的测定方法（例如，重量/重量或与主成分面积百分比）。

对于多变量方法的定量应用，应使用合适的度量指标，如均方根预测误差（root mean-square error of prediction, RMSEP）。如果 RMSEP 与可接受的均方根校正误差（root mean-squared error of calibration, RMSEC）相当，则表明在使用独立的测试集进行测试时模型足够准确。对于分类等定性应用，可以使用误分类率或阳性预测率来表征方法的准确度。

3.2　精密度

精密度系指在规定的测定条件下，同一个均匀供试品，经多次取样测定所得结果之间的接近程度。

在相同条件下，由同一个分析人员测定所得结果的精密度称为重复性；在同一个实验室，不同时间由不同分析人员用不同设备测定结果之间的精密度，称为中间精密度；在不同实验室由不同分析人员测定结果之间的精密度，称为重现性。

含量测定、其他定量测定和杂质或纯度的定量测定应验证方法的精密度。

研究方法的精密度应使用均匀、真实的样品，或在无法获得这样的样品时，可使用人工制备的样品（例如，在基质混合物中或在不含待测成分的样品中添加相应数量的分析物）。

3.2.1　重复性

在可报告范围内，取同一浓度的供试品，用至少平行 6 份的测定结果进行评价；或设计至少 3 个不同浓度水平，每个浓度水平分别平行制备至少 3 份供试品溶液进行测定，用至少 9 个测定结果进行评价。评价重复性，浓度水平的选择和设计，应根据供试品中待测成分的含量或浓度可能的变化范围即可报告范围来确定，以保证重复性评价结果的可靠性。

3.2.2　中间精密度

中间精密度应达到的程度取决于所使用方法预期的目的，应确定随机事件对分析方法精密度的影响。应考察随机变动因素如不同日期、不同环境、不同分析人员、不同仪器对精密度的影响。理想情况下，选择的变动因素应基于并通过对分析方法开发和风险评估的理解予以证明，没有必要单独研究这些影响。鼓励使用实验设计研究中间精密度。

3.2.3　重现性

通过实验室间试验评估重现性。不是每一次申报都要求提供重现性资料，但在分析方法标准化的情况下应该考虑重现性。例如，拟在国家药品质量标准中收载的或将在多个实验室使用的分析方法，应通过在不同实验室的协同检验获得重现性试验结果，提交重现性试验资料。协同检验的目的、过程和重现性结果均应记载并作为附件提交。应注意重现性试验用样品质量的一致性和贮存运输中的环境对该一致性的影响，以免影响重现性结果。

3.2.4　数据要求

所有的精密度试验都应报告标准偏差、相对标准偏差（变异系数）和适当的 $100(1-\alpha)\%$ 置信区间或其他合理的统计区间。除另有合理的证明，置信区间应与对应的精密度可接受标准相匹配。

对于多变量分析方法，常规指标均方根预测误差（RMSEP）包含了准确度和精密度。

3.3　准确度和精密度的联合验证

评价准确度和精密度的可选方法是通过建立一个综合性能标准来考虑它们的总体影响。合并的标准可提供方法产生可接受的总体变化结果的更全面证明，也能反映已建立的准确度和精密度的各自标准。

在方法开发过程中生成的数据有助于确定最佳的方法，并完善与合并的准确度和精密度相比较的适当的性能标准。

可采用预测区间、容忍区间或置信区间来评价联合的准确度和精密度。也可采用其他合理的统计学方法。

3.3.1　数据要求

如果选择了综合性能标准，结果可作为综合值报告，以提供分析方法适用性的适当总体认知。如证明与分析方法适用性有相关性，准确度和精密度的各自结果应作为补充信息报告。应描述所使用的方法。

4　耐用性

分析方法的耐用性是指分析方法参数发生微小但刻意变化时，测量结果不受影响的能力，可用于说明方法正常使用时的可靠性，为所建立的方法用于常规检验提供依据。

传统上，耐用性并不是严格意义上需验证的性能特征。耐用性研究通常贯穿整个方法开发、验证过程，即方法全生命周期之中，属于风险评估的范畴。在方法开发阶段，就应考察其耐用性，根据所研究的方法类型对方法在预期操作环境中的适用性进行评价。

分析方法在开发过程中和验证前至少进行了部分优化，且进行了耐用性研究，通常，在分析方法验证中无需重复耐用性研究的试验过程。然而，耐用性试验有助于发现影响方法的变量，必要时，在方法验证中确认或完善耐用性评价仍是有意义的。耐用性评价资料应作为分析方法开发数据的一部分。

如果测试条件要求苛刻，则应在标准中列出的方法中写明，并注明可以接受变动的范围。可以先采用均匀设计确定主要影响因素，再通过单因素分析等确定变动范围；也可以采用试验设计（design of experiments，DOE）进行因素考察，尤其是存在多种因素可能有交互影响的情况下。

不同分析方法影响耐用性的变动因素可能不同，典型的变动因素有：被测溶液的稳定性、样品的提取次数、时间等。液相色谱法典型的变动因素有：流动相的组成和 pH 值、不同品牌或不同批号的同类型色谱柱、柱温和流速等。气相色谱法典型的变动因素有：不同品牌或批号的色谱柱、固定相、不同类型的担体、载气流速、柱温、进样口和检测器温度等。

5 系统适用性试验

系统适用性试验（system suitability test，SST）是分析方法的一个组成部分，被定义为对系统和方法性能特征的检查，通常在方法开发过程中设置，在方法验证中确认，在方法日常使用中用于确保其符合预期用途。

系统适用性试验的建立基于对方法开发数据、风险评估、耐用性以及先验知识等的理解，它是分析方法开发、验证，特别是耐用性试验的产物，是方法验证与方法应用相连接的桥梁。

作为重要的分离技术，色谱法有更多的变量，已有明确可设置的系统适用性试验参数。然而，如有必要且可能，其他分析方法也应设置系统适用性试验参数。设与不设，或设置何种特定的系统适用性试验参数取决于方法的类型和耐用性试验结果。方法越复杂、受影响的因素越多，需要设置的系统适用性试验参数越多，以保证在后续的方法转移和日常使用中，经过验证的分析方法始终具备通过验证时的性能。

系统适用性要求应在样品分析之前和/或期间得到满足。在方法运行时不符合系统适用性要求将导致所获得的结果不可信和不能用；在继续分析之前，对不符合系统适用性要求的原因进行分析或调查，必要时采取纠正措施。

6 统计学考虑

统计学方法是评价分析方法验证结果的有用工具，方法验证中涉及很多方面，其中准确度和精密度的评价是最为重要的内容之一。

有多种统计方法可用于评价准确度和精密度。对于定量分析方法，只有在真值或可接受的参比值已获得时才能评估

其准确度。在某些情况下，有必要评估其相对准确度。在许多分析方法中，即使不能直接评估准确度，也应评估精密度。

若高、中、低浓度水平的准确度所有可报告值是独立的，且在各浓度水平是相近的，可将各浓度水平的准确度所有报告值合并起来评价；如果上述条件不成立，就需要采用方差模型进行分析，分别验证每个浓度水平的准确度。若高、中、低浓度水平的标准差所有可报告值数据是独立的，且在各浓度水平是相近的，可将各浓度水平的标准差所有报告值合并起来评价；如果不满足上述条件，数据转换也许仍然允许合并所有数据；如果转换不成功，则分别验证每个浓度水平的精密度。

一种统计学方法不一定适用于所有情况。如不适用，其他统计学方法可用于方法验证结果的评价。

基于概率评价的统计学方法也有一定的风险。分析方法验证的另一目的是评估分析方法可能的风险点，是对由分析方法误差而导致试验结果判断错误的概率是否在允许范围之内进行的评价。

分析方法应具有确定的目标，评价分析方法准确度和/或精密度是否符合要求的最终标准是分析方法是否满足预期的目的，即分析方法是否满足质量控制目的。

9102 药品杂质分析指导原则

本原则用于指导化学合成原料药及其制剂的杂质分析，并供药品研究、生产、质量标准起草和修订参考。本原则不涵盖生物/生物技术制品、肽、寡聚核苷酸、放射性药品、发酵产品及其半合成产品、中药和来源于动植物的粗制品。

杂质是药品的关键质量属性，可影响产品的安全性和有效性。药品质量标准中的杂质系指在按照经国家药品监督管理部门依法审查批准的工艺和原辅料生产的药品中，由其生产工艺或原料带入的杂质，或在贮存过程中产生的杂质，不包括变更生产工艺或变更原辅料而产生的新杂质，也不包括掺入或污染的外来物质。若药品生产企业变更生产工艺或原辅料引入新的杂质，则需要对原质量标准进行修订，并依法向药品监督管理部门申报批准。药品中不得掺入其组分以外的物质或污染药品。对于假药和劣药，必要时应根据具体情况，采用合适的且经过验证的分析方法予以检测。

1. 杂质的分类

药品杂质通常分为：有机杂质、无机杂质、残留溶剂。有机杂质可在药品的生产或贮存中引入，也可由药物与辅料或包装材料的相互作用产生，这些杂质可能是已鉴定或者未鉴定的、挥发性的或非挥发性的，包括起始物、副产物、中间体、降解产物、试剂、配位体和催化剂；其中化学结构与活性成分类似或具渊源关系的有机杂质，通常称为有关物质。无机杂质可能来源于生产过程，如反应试剂、配位体、催化剂、元素杂质、无机盐和其他物质（例如：过滤介质、活性炭等），一般是已知和确定的。药品中的残留溶剂系指

原料药或辅料的生产中，以及制剂制备过程中使用的，但在工艺操作过程中未能完全去除的有机溶剂，一般具有已知的毒性。

由于杂质的种类较多，所以药品质量标准中检查项下杂质的项目名称，应根据国家药典委员会编写的《国家药品标准工作手册》的要求进行规范。如有机杂质的项目名称可参考下列原则选用。

(1)检查对象明确为某一物质时，以该杂质的化学名作为检查项目名称，如磷酸可待因中的"吗啡"、氯贝丁酯中的"对氯酚"、盐酸苯海索中的"哌啶苯丙酮"、盐酸林可霉素中的"林可霉素 B"和胰蛋白酶中的"糜蛋白酶"等。如果该杂质的化学名太长，又无通用的简称，可参考螺内酯项下的"巯基化合物"、肾上腺素中的"酮体"、盐酸地芬尼多中的"烯化合物"等，选用相宜的名称。在质量标准起草说明中应写明已明确杂质的结构式。

(2)检查对象不能明确为单一物质，而又仅知为某一类物质时，则其检查项目名称可采用"其他甾体""其他生物碱""其他氨基酸""还原糖""脂肪酸""芳香第一胺"等。

(3)未知杂质，可根据杂质性质选用检查项目名称，如"杂质吸光度""易氧化物""易炭化物""不挥发物""挥发性杂质"等。

2. 质量标准中杂质检查项目的确定

新原料药和新制剂中的杂质，应按我国新药申报有关要求和 ICH 新原料药中的杂质(Q3A)和新制剂中的杂质(Q3B)指导原则进行研究，必要时对杂质和降解产物进行安全性评价。对在合成、纯化和贮存中实际存在的杂质和潜在的杂质，新药研制部门应采用有效的分离分析方法进行检测。对于表观含量在鉴定阈值及以上的单个杂质和在鉴定阈值以下但具强烈生物作用的单个杂质或毒性杂质，予以定性或确证其结构。对在药品稳定性试验中出现的降解产物，也应按上述要求进行研究。新药质量标准中的杂质检查项目应包括经质量研究和稳定性考察检出的以及在批量生产中出现的杂质和降解产物，并需制定相应的检查限度。除降解产物和毒性杂质外，原料药中已控制的杂质，制剂中一般不再控制。原料药和制剂中的无机杂质，应根据其生产工艺和起始原料情况确定检查项目，但对于毒性无机杂质，应在质量标准中规定其检查项。药品杂质的报告、鉴定和质控阈值(表 1)参照 ICH 新原料药中的杂质(Q3A)和新制剂中的杂质(Q3B)指导原则。若制定的阈值高于表 1 阈值，则需进行科学评估；若杂质的毒性很大，应制定更低阈值。

在仿制药的研制和生产中，如发现其杂质谱与其原研药不同或与已有质量标准规定不同，需增加新的杂质检查项目时，也应按上述方法进行研究，申报新的质量标准或对原质量标准进行修订，并报药品监督管理部门审批。

多组分药物中共存的异构体一般不作为杂质检查项目，

必要时，在质量标准中规定其比例，以保证生产用与申报注册时的原料药一致性。但当共存物质具有毒性时，应作为毒性杂质进行检查。而在单一对映异构体药品中，可能共存的其他对映异构体和非对映异构体应作为杂质检查。

药品多晶型杂质，参照药品晶型研究及晶型质量控制指导原则(指导原则 9015)，确定检查项目。

具有遗传毒性的杂质(又称基因毒性杂质)，参照 ICH 评估和控制药品中 DNA 反应性(致突变)杂质以降低潜在致癌风险指导原则(M7)进行研究，并确定检查项目。

无机杂质，参照 ICH 元素杂质指导原则(Q3D)进行研究，并确定检查项目。

表 1　药品杂质的报告、鉴定和质控阈值

	最大日剂量	报告阈值	鉴定阈值	质控阈值
原料药	≤2g	0.05%	0.10%或 1.0mg TDI[a]	0.15%或 1.0mg TDI[a]
	>2g	0.03%	0.05%	0.05%
制剂	≤1g	0.1%		
	>1g	0.05%		
	<1mg		1.0%或 5μg TDI[a]	
	1～10mg		0.5%或 20μg TDI[a]	
	10mg～2g (不包括10mg)		0.2%或 2mg TDI[a]	
	>2g		0.10%	
	<10mg			1.0%或 50μg TDI[a]
	10～100mg			0.5%或 200μg TDI[a]
	100mg～2g (不包括100mg)			0.2%或 3mg TDI[a]
	>2g			0.15%

注：a 取限度低者。

报告阈值(reporting threshold)：超出此阈值的杂质均应在检测报告中报告具体的检测数据。鉴定阈值(identification threshold)：超出此阈值的杂质均应进行定性分析，确定其化学结构。质控阈值(qualification threshold)：超出此阈值的杂质均应基于其生物安全性评估数据，确定控制限度。TDI：药品杂质的每日总摄入量(total daily intake)。

残留溶剂，应根据生产工艺中所用有机溶剂及其残留情况，参照残留溶剂(通则 0861)和 ICH 残留溶剂指导原则(Q3C)，确定检查项目。

3. 杂质检查分析方法

杂质检查应尽量采用现代分离分析手段，用于杂质检测和定量测定的分析方法须按照分析方法验证指导原则(指导原则 9101)和 ICH 指导原则(Q2)进行验证。尤为重要的是，应能证明分析方法具有检测杂质的专属性。

　　研究时，应采用几种不同的分离分析方法或不同检测条件以便比对结果，选择较佳的方法作为列入质量标准的检查方法。杂质检查分析方法的建立，应考虑普遍适用性，所用的仪器和实验材料应容易获得。对于特殊实验材料，应在质量标准中写明。在杂质分析的研究阶段，将可能存在的杂质、强制降解产物，分别加入主成分中，配制供试溶液进行色谱分析，优化色谱条件，确定适用性要求，保证方法专属、灵敏。

　　杂质研究中，应进行杂质的分离纯化制备或合成制备，以供进行安全性和质量研究用。对确实无法获得的杂质，研制部门在药品质量研究资料和药品质量标准起草说明中应写明理由。

　　在采用现代色谱技术对杂质进行分离分析的情况下，对特定杂质中的已知杂质和毒性杂质，应使用杂质对照品进行定位；如无法获得杂质对照品时，可用相对保留值进行定位。杂质含量可按照色谱法等测定。

　　对于对映异构体杂质的检测多采用手性色谱法或其他立体选择性方法，应用最为广泛的是手性高效液相色谱法。对于对映异构体杂质检查方法的验证，立体选择性是实验考察的重点。当对映异构体杂质的出峰顺序在前，母体药品在

后，则有利于两者的分离和提高检测灵敏度。由于手性色谱法不能直接反映手性药品的光学活性，需要与旋光度或比旋度测定相互补充，以有效控制手性药品的质量。对消旋体药物的质量标准，必要时亦可以设旋光度检查项目。

　　由于采用色谱法进行杂质限度检查时，受色谱参数设置值的影响较大，有关操作注意事项应在起草说明中写明，必要时，可在质量标准中予以规定。

4. 杂质的限度

　　药品质量标准对毒性杂质和毒性残留有机溶剂应严格规定限度。杂质限度的制订可参考本部药典和 ICH 相关指导原则的要求，考虑如下因素：杂质及含一定限量杂质药品的毒理学和药效学研究数据、原料药的来源、给药途径、每日剂量、给药人群、治疗周期等。

　　原料药和制剂质量标准应包括：

　　(1)每种特定的已鉴定杂质；

　　(2)每种特定的未鉴定杂质；

　　(3)任何不超过鉴定阈值的非特定杂质；

　　(4)杂质总量(所有超过报告阈值的特定和非特定杂质或降解产物的总和)。

　　药品杂质鉴定与质控的决策树如图 1 所示。

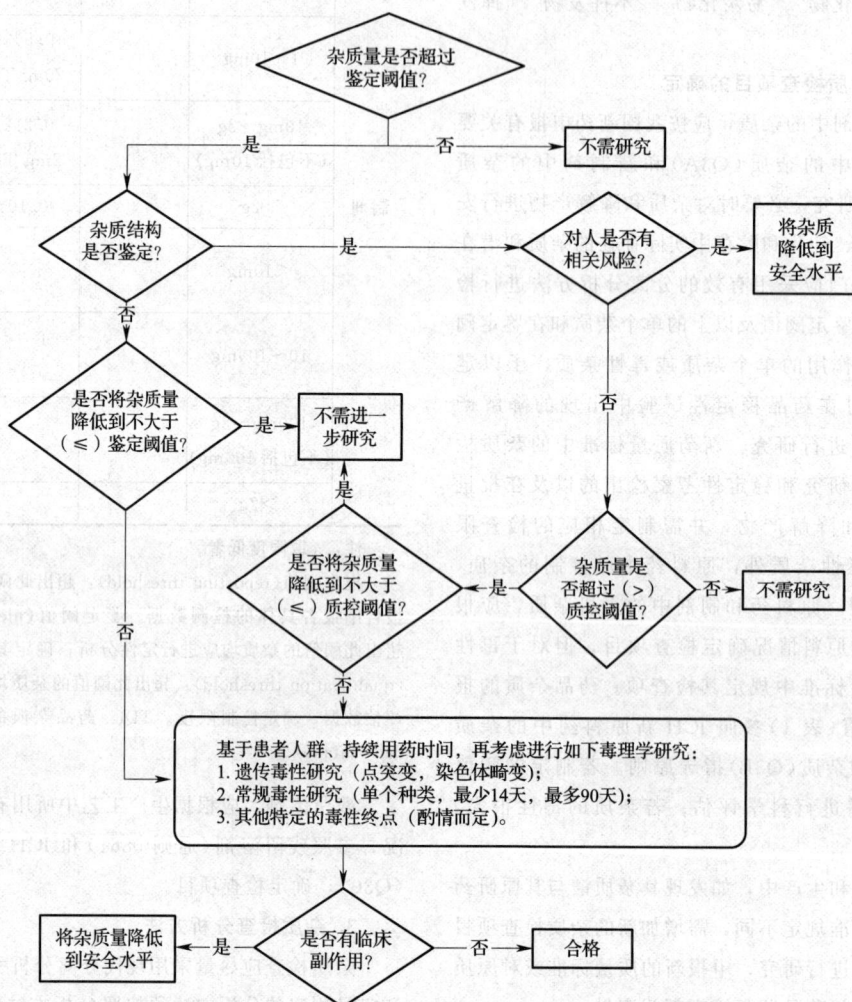

图 1　药品杂质鉴定与质控决策树

9103　引湿性试验指导原则

引湿性是指在一定温度及湿度条件下物质吸收水分能力或程度的特性。本指导原则适用于品种项下设有干燥失重和水分试验的原料、辅料及制剂，引湿性试验结果可为选择适宜的包装和贮存条件提供参考。

本指导原则提供了两种试验方法，不论选择何种试验方法，环境温度应不高于 30℃，应充分考虑引湿性强的样品对环境湿度的敏感性，在样品称量前使样品处于适宜的环境湿度，并与环境中水分达到平衡。

方法 1

1. 除另有规定外，取外径为 50mm、高为 15mm 的干燥具塞玻璃称量瓶，于试验前至少 24 小时置于适宜的 25℃±1℃ 恒温干燥器，下部放置氯化铵或硫酸铵饱和溶液，如采用人工气候箱，设定温度为 25℃±1℃，相对湿度为 80%±2%，精密称定重量（m_1）。

2. 取供试品适量，平铺于上述称量瓶中，供试品厚度一般约为 1mm，精密称定重量（m_2）。

3. 将称量瓶敞口，与瓶盖一同置于上述恒温恒湿条件下 24 小时。

4. 盖好称量瓶盖子，精密称定重量（m_3）。根据下式计算增重百分率：

$$增重百分率 = \frac{m_3 - m_2}{m_2 - m_1} \times 100\%$$

方法 2

本法采用动态控温测量装置［见动态蒸气吸附法（通则 0961）仪器装置］，在线检测引湿性。

1. 采用上述装置试验，取外径为 50mm、高为 15mm 的干燥玻璃称量瓶或惰性托盘，于试验前设置温度为 25℃±1℃，相对湿度为 80%±2%，在合适的载气流速条件下，放置 2 小时，使天平归零。

2. 照方法 1，取供试品适量，平铺于上述玻璃称量瓶或惰性托盘中，供试品厚度一般约为 1mm，记录重量（m_1）。

3. 设置试验时间为 24 小时，称量瓶或托盘敞口置于上述恒温恒湿条件下，自动记录供试品重量随时间的变化。

4. 试验结束后，可直接读取增重百分率，或者记录最后一个时间点供试品重量（m_2）。根据下式计算增重百分率：

$$增重百分率 = \frac{m_2 - m_1}{m_1} \times 100\%$$

当装置配有一个以上托盘时，允许一次进行多份（批）样品试验。

引湿性特征描述与引湿性增重的界定

潮解：吸收足量水分形成液体；

极具引湿性：引湿增重不小于 15%；

有引湿性：引湿增重小于 15% 但不小于 2%；

略有引湿性：引湿增重小于 2% 但不小于 0.2%；

无或几乎无引湿性：引湿增重小于 0.2%。

9105　中药生物活性测定指导原则

中药生物活性测定法是以药物的生物效应为基础，以生物统计为工具，运用特定的实验设计，测定药物有效性的一种方法，从而达到控制和评价药品质量的作用。其测定方法包括生物效价测定法和生物活性限值测定法。

中药的药材来源广泛、多变，制备工艺复杂，使得中药制剂的质量控制相对困难，此外，中药含有多种活性成分和具有多种药理作用，因此，仅控制少数成分不能完全控制其质量和反映临床疗效。为了使中药的质量标准能更好地保证每批药品的临床使用安全有效，有必要在现有含量测定的基础上增加生物活性测定，以综合评价其质量。

本指导原则的目的是规范中药生物活性测定研究，为该类研究的实验设计、方法学建立等过程和测定方法的适用范围提供指导性的原则要求。

基本原则

符合药理学研究基本原则　建立的生物活性测定方法应符合药理学研究的随机、对照、重复的基本原则；具备简单、精确的特点。

体现中医药特点　鼓励应用生物活性测定方法探索中药质量控制，拟建立方法的测定指标应与该中药的"功能与主治"相关。对拟研究的中药，应充分调研其功能与主治、用法用量，结合临床应用及现代药理研究进行综合分析，通过一个或多个指标来评价其作用。

品种选择合理　应选择药理作用清晰、功能与主治明确的中药材、饮片、提取物或成方制剂开展生物活性测定研究。对中药注射剂、急重症用药等应重点进行研究。

方法科学可靠　应可行、可重复，品种项下应制定明确的判定标准。应优先选用生物效价测定法，不能建立生物效价测定的品种可考虑采用生物活性限值测定法，待条件成熟后可进一步研究采用生物效价测定法。

基本内容

1. 实验条件

试验系选择　生物活性测定所用的试验系，包括整体动物、离体器官、组织、细胞、微生物和酶等。试验系的选择与实验原理和制定指标密切相关，应选择背景资料清楚、影响因素少、检测指标灵敏和成本低廉的试验系。应尽可能研究各种因素对试验系的影响，采取必要的措施对影响因素进行控制。

如采用实验动物，尽可能使用小鼠和大鼠等来源多、成本低的实验动物，并说明其种属、品系、性别和年龄。实验动物的使用，应遵循"优化、减少、替代"的"3R"原则。

供试品选择　应选择工艺稳定、质量合格的供试品。若为饮片，应基原清楚。应至少使用 3 批供试品。供试品制备应综合考虑试验系、工艺和临床应用的特点，以适宜的方式体现出中药的活性。

标准物质选择　如采用生物效价测定法，应有基本同质的标准物质以测定供试品的相对效价，一般首选中药标准物质，也可以考虑化学药品作为标准物质。如采用生物活性限值测定法，可采用中药成分或化学药品作为方法可靠性验证用标准/参考物质。选择的标准物质均应有理论依据和/或实验依据。

标准物质的效价赋值方式可采用标准物质与试验系反应生物效应的变化值或变化率作为确定效价单位（U）的依据，或采用其他适宜方式。

2. 实验设计

设计原理　测定方法的原理应明确，所选择的检测指标应客观、专属性强，能够体现供试品的功能与主治或药理作用，应充分说明指标选择的合理性。

设计类型　应在充分了解剂量-效应曲线特征的基础上选择设计类型。如采用生物效价测定法，应按生物检定统计法（通则 1431）的要求进行实验设计研究；如采用生物活性限值测定法，实验设计可考虑设供试品组、阴性对照组或阳性对照组，测定方法使用动物模型时，应考虑设置模型对照组。重现性好的试验，也可以不设或仅在复试时设阳性对照组。

剂量设置　如采用生物效价测定法，供试品和标准品均采用多剂量组试验，并按生物检定的要求进行合理的剂量设计，使不同剂量之间的生物效应有显著差异。如采用生物活性限值测定法，建议只设一个限值剂量，限值剂量应以产生生物效应为宜；但在方法学研究时，应采用多剂量试验，充分说明标准中设定限值剂量的依据。

3. 结果与统计

试验结果评价应符合生物检定统计要求。生物效价测定法应符合生物检定统计法（通则 1431）的要求，根据供试品测定结果的变异性决定效价范围和可信限率（FL%）限值；生物活性限值测定法，应对误差控制进行说明，明确试验成立的判定依据，对结果进行统计学分析，并说明具体的统计方法和选择依据。

4. 结果判定

生物效价测定，应按品种的效价范围和可信限率（FL%）进行结果判断。生物活性限值测定，应在规定的限值剂量下判定结果，结果有统计学意义者，可判定为符合规定。可根据品种和方法的不同规定初试、复试的实验条件和判定标准。

方法学验证

对不同的测定方法进行方法学验证时，可根据测定目的、方法的原理、方法的技术特点等设计具体的验证方案。

1. 测定方法影响因素考察

应考察测定方法的各种影响因素，通过考察确定最佳的试验条件，以保证试验方法的专属性和准确性。根据对影响因素

的考察结果，规定方法的误差控制限值或对统计有效性进行说明。离体试验，应适当进行体内外试验结果的相关性验证。

2. 精密度考察

应至少进行重复性、中间精密度、重现性考察。

重复性　按确定的测定方法，至少用 3 批供试品。可通过对 3 个浓度水平，且每个浓度进行 3 次独立测定，或在目标浓度下进行 6 次独立测定后对结果进行评价。

中间精密度　考察实验室内部条件改变（如不同人员、不同仪器、不同工作日和实验时间）对测定结果的影响，至少应对同实验室改变人员进行考察。

重现性　生物活性测定试验结果应在 3 家以上实验室能够重现。

3. 方法适用性考察

按拟采用的生物活性测定方法和剂量对 10 批以上该产品进行测定，以积累数据，考察质量标准中该测定方法的适用性。

9106　基于基因芯片的药物评价技术与方法指导原则

本指导原则规定了将基因芯片技术用于药物安全性和有效性评价的原理、定义、主要技术指标和待测样品的要求、样品图谱的制作及分析方法。目的是规范基于基因芯片技术的药物安全性、有效性评价研究，为该类研究的试验设计、方法学建立等过程和测定方法的适用范围提供指导性的原则要求。

一、定义及原理

药物基因组学（pharmacogenomics），又称基因组药物学或基因组药理学，是药理学的一个分支，定义为在基因组学的基础上，通过将基因表达或单核苷酸的多态性与药物的疗效或毒性联系起来，研究药物如何由于遗传变异而产生不同的作用。

毒理基因组学（toxicogenomics）是从多基因、全基因组水平研究毒物作用与基因表达的相互影响，其研究内容主要包括 3 个方面：促进环境应激原与疾病易感性关系的理解、阐明毒性分子机制、筛选和确认与疾病和毒物暴露相关的生物标志物（biomarkers）。

DNA 微阵列（DNA microarray）又称 DNA 阵列或 DNA 芯片，比较常用的名字是基因芯片（gene chip）。基因芯片是一块带有 DNA 微阵列的特殊玻璃片或硅芯片，在数平方厘米的面积上布放数千或数万个核酸探针；样品中的 DNA、cDNA、RNA 等与探针结合后，借由荧光或电流等方式检测每个探针分子的杂交信号强度，进而获取样品分子的数量和序列信息。经由一次测定，即可提供大量基因序列相关信息，以高通量、多因素、微型化和快速灵敏的特点而见长。

原理：利用生物分子相互间的特异识别作用进行生物信号处理。

根据检测样本的不同，基因芯片可分为表达谱芯片（cDNA 芯片）、单核苷酸多态性（single nucleotide polymorphism，SNP)芯片、miRNA 芯片、siRNA 芯片、染色质免疫共沉淀芯片(chromatin immunoprecipitation-chip, CHIP-chip)和 DNA 甲基化芯片(MeDIP-chip)等。

二、基本原则

基于基因组学技术的药物安全性、有效性评价方法应符合药物基因组学研究的随机、对照、重复的基本原则；具备简单、精确的特点；应有明确的判断标准。

三、基本内容

1. 生物样本的获取

试验系的选择　基于基因芯片技术的药物安全性、有效性评价方法中所用的试验系，包括整体动物、离体器官、血清、组织、细胞等。试验系的选择与试验原理和测定指标密切相关，应选择背景资料清楚、影响因素少、检测指标灵敏和成本低廉的试验系统。应尽可能研究各种因素对试验系的影响，采取必要的措施对影响因素进行控制。

如采用实验动物，尽可能使用大鼠和小鼠等来源多、成本低的实验动物，并说明其种属、品系、性别和周龄。实验动物的使用应遵循"优化、减少、替代"的"3R"原则。

供试品选择　应选择工艺稳定、质量合格的供试品。应至少使用 3 批供试品。若为饮片，应基原清楚。

标准品或对照品选择　采用标准品、对照品均应有理论依据和/或实验依据。国家标准中采用的标准品或对照品的使用应符合国家有关规定要求。

2. 生物实验设计

设计原理　所选实验方法的原理应明确，检测指标灵敏度高、客观、专属性强。

设计类型　试验设计可考虑设供试品组、阴性对照组或阳性对照组，使用动物模型应考虑设置模型对照组。对于重现性好的试验，可不设或仅在复试时设阳性对照组。

剂量设计　按照生物检定的要求，参照药物临床用药剂量进行合理的剂量设计，试验剂量的选择以产生采用基因芯片能检测到生物效应为宜；在制订质量标准研究中，应采取多剂量试验，并充分说明标准中设定限值剂量的依据。

给药途径　与临床用药途径一致。如采用不同的给药途径，应说明理由。

给药次数　根据药效学研究合理设计给药次数，可采用多次或单次给药，尽量与临床用药给药次数一致。

指标选择　应客观、明确、专属，与药物药效或安全性相关。

生物样本处理　应尽量使用无菌、一次性塑料制品，已标明不含有核糖核酸酶(RNase-free)且未开封过的塑料制品；在试剂中可适当加入一定量的 RNA 稳定剂；尽量确定每次处理样本的最大数量，减少处理过程对 RNA 整体性的影响；需要对影响 RNA 质量的多个因素进行评价：如样品量等。在收集到生物样本后，最好能即刻进行 RNA 制备工作，若需暂时储存，则应以液氮将生物样本急速冷冻后，储存于−80℃冰箱中。在制备 RNA 时，将储存于冷冻柜的材料取出，立即以加入液氮研磨的方式打破细胞。不可先行解冻，以避免核糖核酸酶(RNase)的作用。

3. 基因芯片技术

为了基因芯片分析数据的准确、稳定和可靠，应建立并严格执行基因芯片技术的标准操作规程。基于基因芯片技术的药物安全性、有效性评价方法主要包括：基因芯片制备、样本获取、总 RNA 提取(extraction)、体外扩增(amplification)、标记(labeling)、芯片杂交(hybridization)、洗涤(wash)、差异基因检测、分析及验证。

以下内容详细说明各流程中的主要原理及注意事项。

RNA 提取、分离和制备　RNA 的提取主要包括组织、细胞、全血或外周血单个核细胞(PBMCs)中 RNA 的提取，常见的 RNA 提取方法有 TRIzol 法、苯酚法和胍盐/β-巯基乙醇法等；提取的总 RNA 采用 RNA 纯化试剂盒纯化，纯化后不应存在对逆转录酶等有抑制作用的物质，排除有机溶剂和金属离子的污染，尽量避免蛋白质、多糖和脂类分子等污染。

基因芯片的制备　以玻璃片或硅片为载体，采用原位合成和微矩阵的方法将寡核苷酸片段或 cDNA 作为探针按顺序排列在载体上。

荧光标记　在基因组 DNA 扩增过程中，将带有 Cy3 或 Cy5 荧光素的 dUTP 或 dCTP 加入新合成的 DNA 链，使新合成的 DNA 链带有荧光标识。

杂交　使带有荧光标记 gDNA/cDNA 与基因芯片上的探针进行特异性互补结合的过程称为杂交。

基因芯片扫描(microarray scanning)　将杂交后的基因芯片置于芯片扫描仪内获得不同探针杂交信号强度的全貌图。

基因芯片数据分析　采用图像分析软件对芯片图像进行分析，将图像信号转化为数字信号，对芯片上的数据采用局部加权回归散点平滑法(locally weighted scatter plot smoothing, LOWESS 或 LOESS)进行归一化，根据 Cy3 或 Cy5 信号强度和比值判断差异基因。

采用实时荧光定量 PCR 对差异表达基因定量，验证差异表达基因。

4. 方法学验证

(1) 测定方法影响因素　应考察测定方法的各种影响因素，确定最佳的试验条件，以保证试验方法的专属性和准确性。根据对影响因素的考察结果，规定方法误差控制限值或对统计有效性进行说明。

(2) 精密度考察　应进行重复性、中间精密度、重现性考察。

重复性　按确定的测定方法，至少用 3 批供试品、每批 3 次或同批供试品进行 6 次测定试验后对结果进行评价。基因芯片测定试验结果应基本一致。

中间精密度　考察试验内部条件改变(如不同人员、不同仪器、不同工作日和实验时间)对测定结果的影响。

重现性　基因芯片测定试验结果必须在 3 个以上不同实验室能够重现。

(3)方法适用性考察　按拟采用的基因芯片测定方法和剂量对 10 批以上该产品进行测定，以积累数据，考察质量标准中该测定项目的适用性。

9107　中药材 DNA 条形码分子鉴定法指导原则

本法用于中药材（包括药材及部分饮片）及基原物种的鉴定。

DNA 条形码分子鉴定法是利用基因组中一段公认的、相对较短的 DNA 序列来进行物种鉴定的一种分子生物学技术，是传统形态鉴别方法的有效补充。由于不同物种的 DNA 序列是由腺嘌呤（A）、鸟嘌呤（G）、胞嘧啶（C）、胸腺嘧啶（T）四种碱基以不同顺序排列组成，因此对某一特定 DNA 片段序列进行分析即能够区分不同物种。

中药材 DNA 条形码分子鉴定通常是以核糖体 DNA 第二内部转录间隔区（ITS2）[1]为主体条形码序列鉴定中药材的方法体系，其中植物类中药材选用 ITS2/ITS 为主体序列，以叶绿体 psbA-trnH[2]为辅助序列，动物类中药材采用细胞色素 C 氧化酶亚基 I（COI）[3]为主体序列，ITS2 为辅助序列。

一、仪器的一般要求

所用仪器有电子天平、离心机、聚合酶链式反应（polymerase chain reaction，PCR）仪、电泳仪和测序仪。

DNA 序列测定用测序仪，是具有自动灌胶、自动进样、自动数据收集分析等全自动电脑控制的测定 DNA 片段中碱基顺序或大小，以及定量用精密仪器。测序方法主要采用双脱氧链终止法，又称 Sanger 法。4 种双脱氧核苷酸（ddNTP）的碱基分别用不同的荧光进行标记，在通过毛细管时，不同长度的 DNA 片段上的 4 种荧光基团被激光激发，发出不同颜色的荧光，被电荷耦合元件图像传感器（charge-coupled device，CCD）检测系统识别，并直接翻译成 DNA 序列，获得供试品的峰图文件和序列文件。

二、测定步骤

本法主要包括供试品处理、DNA 提取、DNA 条形码序列 PCR 扩增、电泳检测和序列测定、序列拼接及结果判定，主要步骤如下。

1. 供试品处理

按药材和饮片取样法（通则 0211）取样。为防止外源微生物污染，药材和饮片一般使用 75％乙醇擦拭表面后晾干，或采取其他有效去除微生物污染的方法处理。称取 10～100mg 备用。供试品具体取样部位根据不同药材特性作出相应规定。

2. DNA 提取

DNA 的提取包括使用研钵或研磨仪破碎细胞，粉碎成细粉，用试剂盒进行 DNA 的分离和纯化等步骤，目前常用试剂盒包括植物基因组 DNA 提取试剂盒和动物组织/细胞基因组 DNA 提取试剂盒，实验选用的试剂盒须能够提取到满足后续实验要求的模板 DNA。

由于植物类中药材种类繁多，可根据所鉴定的中药材的具体情况对提取方法加以改进。例如，植物细胞内含有大量多糖、多酚等次生代谢产物，这些物质在提取 DNA 的过程中与 DNA 共沉淀，形成黏稠的胶状物，难以溶解或氧化产生褐变，严重影响 DNA 提取的产量与质量，以及后续的 PCR 扩增实验。但如在提取 DNA 过程中加入抗氧化剂 β-巯基乙醇，则可抑制氧化反应，避免其褐变。再如：PVP（聚乙烯吡咯烷酮）是酚的络合物，能与多酚形成一种不溶的络合物质，有效去除多酚，减少 DNA 提取过程中酚的污染；同时它也能和多糖结合，有效去除多糖。因此若将 PVP 和 β-巯基乙醇配合使用，能够有效地防止 DNA 提取过程中多酚及多糖的污染。此外，乙二胺四乙酸（EDTA）能螯合 Mg^{2+} 或 Mn^{2+}，从而抑制 DNA 酶（DNase）活性，防止 DNA 被其降解；在天然状态下，DNA 与蛋白质以 DNA-蛋白质复合物（DNP）的形式存在，十六烷基三甲基溴化铵（CTAB）是一种阳离子去污剂，可溶解细胞膜，并与 DNA 形成复合物，使细胞中的 DNP 释放出来，该复合物在高盐溶液（＞0.7mol/L NaCl）中能充分溶解，存在于液相中，通过有机溶剂抽提，去除蛋白质、多糖、酚类等杂质后加入乙醇沉淀即可使 DNA 分离出来。三羟甲基氨基甲烷盐酸（Tris-HCl）（pH 8.0）溶液可提供一个缓冲环境，防止 DNA 被降解。

根、根茎、茎木类、皮类　通常根和根茎组织中多酚、多糖含量高，在研磨时多酚极易氧化成醌类，使 DNA 带有一定颜色，在纯化过程中很难去除，影响后续的 PCR 反应，所以在提取根及根茎类药材 DNA 时一定要注意多糖、多酚的去除。提取此类药材 DNA 时水浴时间一般为 90 分钟，

---

[1]　ITS2：ITS（internal transcribed spacer of nuclear ribosomal DNA）为内部转录间隔区，是核糖体 RNA（rRNA）基因非转录区的一部分。ITS 位于 18S rRNA 基因和 28S rRNA 基因之间，中部被 5.8S rRNA 基因一分为二，即 ITS1（the first internal transcribed spacer）区和 ITS2（the second internal transcribed spacer）区。5.8S、18S 和 28S 进化速率较慢，常用于探讨科级和科级以上等级的系统发育问题。而间隔区 ITS（包括 ITS1 和 ITS2）进化速率较快，一般用于研究属间、种间甚至居群间等较低分类等级的系统关系。

[2]　psbA-trnH：psbA-trnH 基因间区是位于叶绿体基因 psbA 基因和 trnH 基因之间的一段非编码区，该间区进化速率较快，常用于植物属间、种间的系统发育研究。

[3]　COI：COI 为线粒体基因组的蛋白质编码基因，全称为细胞色素 C 氧化酶亚基 I（cytochrome C oxidase subunit I），由于该基因进化速率较快，常用于分析亲缘关系密切的种、亚种及地理种群之间的系统关系。

对于质地坚硬的根、根茎类和茎木类药材，可以延长水浴时间并降低水浴温度，如 56℃水浴 8～12 小时，使得 DNA 充分释放到缓冲溶液中。此外，根茎类药材由于富含纤维和淀粉等贮藏物质，需加大样品量才能提取到足量 DNA，可用大体积离心管(5ml 或 15ml)抽提。皮类中药材组织中富含薄壁组织和纤维等，加液氮不易研磨成细粉，需适当增加样品量，同时应增加 β-巯基乙醇和 PVP 的使用量。

叶、花、全草类　该类药材采用试剂盒一般都能成功提取其 DNA，对于保存时间较久的叶、花、全草类药材可适当增加水浴时间，同时适当降低水浴温度，如 56℃水浴 8～12 小时。

果实、种子类　果实及种子类中药材中多富含油脂，研磨时易被氧化，且易黏着在研钵壁上，损失较大，提取时需增加样品量。另外，对研磨后的材料可用丙酮浸提，去除脂溶性酚类化合物。

动物药材　肌肉类动物药材如海龙、蛇类、蛤蚧等，需使用 75% 乙醇擦拭表面消除外源性污染，待乙醇挥发后进行充分磨碎。含有脂类较多的动物内脏器官如蛤蟆油，首先用不含蛋白酶 K 和十二烷基硫酸钠(SDS)的缓冲液浸泡药材，SDS 是一种阴离子表面活性剂，在 55～65℃条件下能裂解细胞，释放出核酸；然后在试剂盒消化缓冲液中增加 SDS 含量，有利于脱去脂类。角甲类药材如龟甲、鳖甲和鹿茸等，由于 DNA 含量较低，样品量要适当增大，也可用大体积离心管抽提。壳类药材如石决明、瓦楞子、蛤壳等，由于存在共生或寄生生物，提取前需进行去除。

3. PCR 扩增

植物类中药材及其基原物种扩增 *ITS2* 或 *psbA-trnH* 序列，动物类中药材及其基原物种扩增 *CO I* 序列，通用引物及扩增条件如下，特殊规定见各药材项下。

ITS2 序列扩增正向引物 ITS2F：5'-ATGCGATACTT-GGTGTGAAT-3'；反向引物 ITS3R：5'-GACGCTTCTC-CAGACTACAAT-3'。*psbA-trnH* 序列扩增正向引物 psbAF：5'-GTTATGCATGAACGTAATGCTC-3'；反向引物 trnHR：5'-CGCGCATGGTGGATTCACAATCC-3'。*CO I* 序列扩增反向引物 HCO2198：5'-TAAACTTCAGGGTGAC-CAAAAAATCA-3'；正向引物 LCO1490：5'-GGTCAACAAAT-CATAAAGATATTGG-3'。

PCR 反应体系以 25μl 为参照，包括：1×PCR 缓冲液(不含 MgCl₂)、2.0mmol/L MgCl₂、0.2mmol/L dNTP、0.1μmol/L 引物对，模板 DNA，1.0U Taq DNA 聚合酶，加灭菌双蒸水至 25μl。设置未加模板 DNA 的 PCR 反应为阴性对照。

ITS2 序列扩增程序：94℃ 5 分钟；94℃ 30 秒，56℃ 30 秒，72℃ 45 秒，35～40 个循环；72℃ 10 分钟。*psbA-trnH* 序列扩增程序：94℃ 5 分钟；94℃ 1 分钟，55℃ 1 分钟，72℃ 1.5 分钟，30 个循环；72℃ 7 分钟。*CO I* 序列扩增程序：94℃ 1 分钟；94℃ 1 分钟，45℃ 1.5 分钟，72℃ 1.5 分钟，5 个循环；94℃ 1 分钟，50℃ 1.5 分钟，72℃ 1 分钟，35 个循环；72℃ 5 分钟。

4. PCR 产物检测

采取琼脂糖凝胶电泳方法检测 PCR 产物。电泳后，PCR 产物应在相应的 DNA 条形码序列长度位置(具体见各药材项下)出现一条目的条带，阴性对照应无条带。

5. 测序

切取目的条带所在位置并在紫外灯下迅速凝胶，采用琼脂糖凝胶 DNA 回收试剂盒进行纯化。使用 DNA 测序仪对目的条带进行双向测序，PCR 扩增引物作为测序引物，测序原理同 Sanger 测序法。有目的条带的样品在测序仪上进行双向测序。

6. 中药材 DNA 条形码序列获得

(1)序列拼接　对双向测序峰图应用有序列拼接功能的专业软件进行序列拼接，去除引物区。

(2)序列质量与方向　为确保 DNA 条形码序列的可靠性，需去除测序结果两端信号弱或重叠峰区域，序列方向应与 PCR 扩增正向引物方向一致，获得相应的 DNA 序列。

7. 结果判定

将获得的序列与国家药品管理部门认可的中药材 DNA 条形码标准序列比对。

三、方法学验证

应符合分析方法验证指导原则(指导原则 9101)相关要求。

1. 影响因素考察

考察 DNA 条形码分子鉴定法的影响因素，包括 DNA 提取(样品量、水浴温度和水浴时间)、PCR 条件(变性时间、退火温度与时间及延伸时间)和产物纯化(考察不同纯化试剂盒)，保证实验方法的准确性。

2. 方法适用性考察

采用 DNA 条形码分子鉴定法对 20 批次以上药材或基原物种进行测定，积累数据，确定种内序列变异大小，保证该测定方法的适用性。

3. 基原物种对比验证

以分类学家确认的基原物种叶片为对象，采用该方法获得 DNA 条形码数据，与相应药材产生的 DNA 条形码数据进行对比，避免内生真菌等污染，保证结果准确性。

四、注意事项

(1)实验场所应具备分子生物学实验室的基本条件。

(2)本法暂不适用于混合物与炮制品的鉴定及硫黄熏蒸等造成不适用的情况。

(3)为防止外源微生物污染，实验前须将实验用具进行高压灭菌，并用 75% 乙醇擦拭药材表面。有些药材本身含有内生真菌，如果内生真菌存在于药材的外围组织，则选用内部组织进行实验。如果真菌遍布整个药材，植物类药材需选用 *psbA-trnH* 条形码(真菌内不含有该基因片段)，不能选用 *ITS2* 序列。为进一步确保实验结果不被真菌污染，实验者可在 GenBank 数据库应用 BLAST 方法对所获 *ITS2* 序列进行检验，以确保序列鉴定准确。

(4)本法用于鉴定药材的基原物种，不能确定药用部位。

（5）必要时结合其他鉴别方法综合判断。

（6）种内阈值的确定。同一物种的不同样品间存在一定的变异范围，即种内变异阈值。不同物种、不同条形码序列均会影响种内变异范围。各基原物种的种内变异范围（种内遗传距离阈值）应在药材品种项下具体明确。

9108 DNA 测序技术指导原则

本指导原则用于指导药品生产和检验过程中 DNA 序列的测定，可用于鉴定动植物类药材、动物源性原材料与辅料、微生物、生物制品生产检定用菌毒株、动物细胞基质等。

为规范 DNA 测序技术中涉及的模板制备、测序反应、产物纯化、测序和结果分析等，特制定本指导原则。

一、定义及要求

DNA 测序技术系指分析 DNA 碱基构成和碱基顺序的技术，即用于确定 DNA 片段中腺嘌呤（A）、胸腺嘧啶（T）、鸟嘌呤（G）、胞嘧啶（C）的构成和排列方式。一般采用双脱氧链终止法进行 DNA 测序。其原理是利用 $2',3'$-双脱氧核苷三磷酸（$2',3'$-ddNTP）作为链终止试剂，通过 DNA 聚合酶催化和引物延伸产生一系列长度相差一个碱基的寡核苷酸，进行电泳分离，通过放射自显影或荧光确定 DNA 的序列。除双脱氧链终止法外，DNA 测序技术还包括边合成边测序、单分子实时测序、纳米孔测序等技术。DNA 测序分析可分为手工测序和自动测序，当前以自动测序为主流。

DNA 测序实验室应具备分子生物学实验室的基本条件，避免外源污染对 DNA 测序结果的干扰。对生物制品生产检定用菌毒株和动物细胞基质进行 DNA 测序时，应符合相应级别的生物安全要求，严格遵守相关法律、法规。操作人员应具备相应的分子生物学实验技能，并能熟练使用 DNA 测序仪。

二、基本内容

（一）测序模板制备

测序模板应为单一来源 DNA，包含质粒 DNA、聚合酶链式反应（polymerase chain reaction，PCR）扩增产物回收的 DNA 等。测序模板制备过程中应防止外源 DNA 污染，避免外部因素对测序模板的破坏和降解。

1. 质粒 DNA 的制备

样品经平板培养挑取用质粒转化的单菌落接种到含有适当抗生素的培养基中，振荡培养获得细菌培养物，提取质粒 DNA 作为测序模板。

通常采用十二烷基硫酸钠（SDS）碱裂解法从细菌培养物中分离质粒 DNA。采用电泳或限制性核酸内切酶消化的方法对所获得的质粒 DNA 进行完整性鉴定，一般通过 260nm 波长处的吸光度值（A_{260}）、260nm 与 280nm 波长处的吸光度比值（A_{260}/A_{280}）分别检测质粒 DNA 的浓度和纯度。

2. PCR 扩增产物 DNA 的制备

样品经 DNA 提取、PCR 扩增和产物回收后，制备的目的 DNA 片段作为测序反应的模板。

在 DNA 提取前，动植物类中药材需采用适宜的方式去除外源污染；动物源性原材料与辅料的取样应有代表性，固体样品应研磨至细粉，液体样品应充分混匀；微生物、生物制品生产检定用菌毒株和动物细胞基质需获得纯培养株。在 DNA 提取过程中需针对不同样品采用相应的提取方法，所获得的 DNA 应具有合适的浓度、纯度和完整度。DNA 提取效果依据不同样品类型来确定，一般通过 A_{260}、A_{260}/A_{280} 分别检测 DNA 的浓度和纯度。

提取的 DNA 经 PCR 扩增达到指数级倍增，退火温度、最佳循环数可根据检测要求和检测对象确定。PCR 产物经琼脂糖凝胶电泳，在紫外灯或蓝光（一般用 470nm 波长）照射下迅速切取目的条带所在位置的凝胶块，采用 PCR 产物凝胶回收试剂盒进行回收。PCR 产物也可不经琼脂糖凝胶电泳，直接采用 PCR 产物纯化试剂盒进行回收。回收的 PCR 扩增产物 DNA 一般通过 A_{260}、A_{260}/A_{280} 对其浓度和纯度分别进行检测。

（二）DNA 测序

制备的测序模板经测序反应和产物纯化后获得不同长度的寡核苷酸，进行自动化测序。

1. 测序反应和产物纯化

测序反应为单链模板的线性扩增，即在测序反应体系中只加入一条测序引物。反应体系包含缓冲液、DNA 聚合酶、脱氧核糖核苷三磷酸（dNTP）、荧光标记的 ddNTP、测序引物、测序模板和灭菌的纯化水。测序引物由测序模板的来源信息确定。

根据目标序列的长度选择合适的测序反应程序，并采用适宜方法对测序反应的产物进行纯化，通常采用乙醇醋酸钠法，获得不同长度的荧光标记寡核苷酸。

2. 上机测序

将不同长度的荧光标记寡核苷酸加入上样板，根据所使用的荧光标记方法、毛细管长度和电泳胶的种类选择相应的运行和分析模式，不同长度的荧光标记寡核苷酸由小到大依次通过检测窗口，激光器发出激光并激发 ddNTP 上的荧光标记，电荷耦合元件图像传感器（charge-coupled device，CCD）记录荧光信号，根据荧光信号识别为对应的碱基和质量值（Q 值），获得 DNA 测序峰图（trace file）。

（三）结果分析

1. 测序峰图质量评估

基于碱基 Q 值对测序峰图的质量进行评估，依据供试品类型确定测序峰图的质量要求，对于质粒 DNA 测序峰图，去除引物后峰图的平均 Q 值需大于 30，Q 值小于 20 的碱基数占总碱基数的百分比需小于 1%；对于 PCR 产物测序峰图，除满足上述要求外，还需去除两端低质量序列，且剩余测序峰图的长度需大于 PCR 产物长度的 50%。不合格的测序峰图不能用于序列拼接和结果判定。

2. 序列拼接

双向测序峰图使用相应的软件进行序列拼接，正反向测序峰图的重叠区域(overlap)需大于目的 DNA 序列长度的 50%，不一致碱基(替代、插入或缺失)的确定依据 Q 值的高低，但占总碱基数的百分比需小于 1%。

3. 拼接结果质量评估

依据供试品的类型和结果判定标准，对拼接获得的一致性序列(consensus sequence)进行质量评估，一致性序列不合格的不能用于结果判定。

(四)结果判定

将获得的 DNA 序列与标准核酸序列数据库的标准核酸序列[标准核酸序列的建立参照标准核酸序列建立指导原则(指导原则 9109)]进行比对。判定标准为：对于动植物来源供试品，测序结果与标准核酸序列的差异应控制在物种的种内差异水平；对于微生物来源的供试品，测序结果与标准核酸序列的差异应控制在适宜的菌株鉴定水平；对于生物制品生产检定用菌毒株和动物细胞基质等供试品，其核心序列应与标准核酸序列完全一致或核心序列所编码的氨基酸序列应与标准核酸序列所编码的氨基酸序列完全一致。

三、方法学考察

除了考察 DNA 测序技术的各种影响因素，包括模板制备、测序反应、产物纯化、仪器配置等，还应进行常规的分析方法学验证，并按建立的 DNA 测序方法对至少 3 批供试品进行测定，考察 DNA 序列测定的准确性和重复性。

9109　标准核酸序列建立指导原则

标准核酸序列系指供药品标准中要求的种属源性鉴别或鉴定的核酸序列，其具有确定的碱基排列顺序，是实施核酸检测的基础，用于药品检验、药品质量控制中涉及的动物、植物、微生物以及重组生物制品的种属鉴别或鉴定。本指导原则用于规范标准核酸序列的建立，为执行与核酸检测相关的国家药品标准提供指导。

标准核酸序列应具备权威性、准确性、专属性和溯源性。标准核酸序列在分类、遴选、使用和维护等方面应符合下列有关规定。

一、标准核酸序列的分类

标准核酸序列可分为植物来源、动物来源、微生物来源及重组生物制品的鉴别或鉴定用标准核酸序列等。

1. 植物来源

植物来源的标准核酸序列系指用种属来源明确的植物样本按 DNA 测序技术指导原则测定得到的标准序列，可用于植物来源的物种如中药材、中药饮片或提取物等的原植物鉴别或鉴定。

2. 动物来源

动物来源的标准核酸序列系指用种属来源明确的动物样

本按 DNA 测序技术指导原则测定得到的标准序列，可用于动物来源的物种如中药材(含饮片)和动物来源的生化药、生物制品或药用辅料等的原物种鉴别或鉴定。

3. 微生物来源

微生物来源的标准核酸序列系指用种属来源明确的微生物样本按 DNA 测序技术指导原则测定得到的标准序列，以及《伯杰氏系统细菌学手册》收载的核酸序列，可用于生产、检定及质控用菌毒种、污染的外源微生物等的鉴定和溯源。

4. 重组生物制品

重组生物制品的标准核酸序列系指用种属来源明确的生产用的工程菌、毒种或生物技术产品等按 DNA 测序技术指导原则测定得到的标准序列，可用于生产或检定用菌毒株和动物细胞基质等的原物种鉴别或鉴定。

二、标准核酸序列的遴选

遴选标准核酸序列的工作流程包括：品种的确定、候选品种核酸物质原料的选择、候选标准核酸序列的建立和审核批准。

1. 品种的确定

除另有规定外，根据药品标准制修订中拟采用待测物核酸序列进行质量控制的需要，确定需制备的品种。药品标准中采用核酸序列进行鉴定的品种，都应建立标准核酸序列。

2. 候选品种核酸物质原料的选择

候选品种核酸物质原料的选择应符合候选标准物质原料的选择要求，可参照国家药品标准物质研制指导原则(指导原则 9901)中"二、候选国家药品标准物质原料的选择"；国家药品标准物质通则(通则 0291)中"二、国家药品标准物质的建立 2. 候选国家药品标准物质的获取"。

候选品种核酸物质原料应具有准确性和代表性。用作核酸物质原料的药用动植物应经过基原鉴定，用作核酸物质原料的细胞系或菌株需确认其遗传背景。

3. 候选品种标准核酸序列的建立

确定候选品种后，可按以下要求开展研究。

(1)标准核酸序列的准确性　根据候选品种标准核酸序列分类的不同，选择合理的测序和序列分析流程。测序流程中的样品前处理、引物选择、序列片段及长度等均需按一定规范进行。

(2)标准核酸序列的重复性　建立的标准核酸序列须经过至少 3 家具有资质的实验室共同验证，每个实验室重复验证次数应不少于两次。共同验证的实验室应建立统一的设计方案和方法，确保实验操作的规范性和结果的一致性。各实验室对同一样本的共同验证测序结果应一致。

(3)标准核酸序列的可追溯性　标准核酸序列所对应的实物物质原料(实物样本)应进行编码和保存。实物样本的保存单位应为国家药典委员会认可机构，并满足实物样本保存的基本要求，保存单位应同时负责相关资料的保管(普遍易得的物种除外)。实物样本应在规定条件(温度、湿度以及其他特殊条件等)下保存，以保证保存期内样本的质量与生物活性。如实物样本不可获取或难以保存，应确认样本来源、引物信息、测序过程及设备等信息。

(4)标准核酸序列的信息完整性　标准核酸序列应附详细说明，包括物种名称、编号、用途、样本来源、碱基序列和基于现有实物鉴定标准的相关描述(如测序原始峰图和提供单位等信息)。如同一物种对应多个核酸标准序列，说明中应加以标注。

4. 标准核酸序列的审核批准

标准核酸序列建立后，应提交至国家有关管理部门审核，经批准后方可纳入标准核酸序列数据库使用。

三、标准核酸序列的使用

将按 DNA 测序技术指导原则测定得到的供试品 DNA 序列与标准核酸序列进行计算比对，进而结合判定标准进行种属鉴别或鉴定。判定标准的制定应考虑不同物种的变异范围，并在相应通则或品种项下予以明确。核酸序列比对方法一般建议根据样品特点从以下三种方法中选择采用。

1. BLAST 法

将待测样品核酸序列与标准核酸序列数据库进行比对，根据匹配分值来确定样品对应的物种。

2. 遗传距离法

计算待测样品核酸序列与数据库序列之间的遗传距离，根据遗传距离值来确定样品对应的物种。

3. 系统发育树法

比对标准核酸序列数据库内多样本序列，计算物种种属内和种属间遗传距离，构建系统发育树，根据聚类情况确定样品对应的物种。

标准核酸序列应在规定的适用范围内使用。如果作为其他目的使用，其适用性由使用者自行决定。

四、标准核酸序列的维护

标准核酸序列的建立单位应建立常规的质量保障体系，对其发行的标准核酸序列进行定期监测，确保标准核酸序列的及时更新。

标准核酸序列的数据存储由国家药典委员会统一管理。存储的数据应包含样本来源、提供单位、引物信息、原始测序峰图文件、核酸序列等关键信息，以及可用于样本物种鉴别或鉴定的其他有用信息。

9110　微生物全基因组测序技术指导原则

本指导原则对全基因组测序技术用于药品微生物控制给予通用性技术规定，为药用原料、辅料、制药用水、中间产品、终产品、包装材料、环境、设备和人员等药品全生命周期质量控制中微生物精准鉴定、溯源分析和风险识别等提供指导。

微生物全基因组测序(microbial whole-genome sequencing)

是指利用高通量测序技术对微生物个体的整个基因组序列进行测定，获取遗传信息的过程。高通量测序技术主要包括：边合成边测序、半导体测序、DNA 纳米球测序、连接酶测序等第二代测序技术(又称下一代测序，next generation sequencing)和基于单分子测序(single molecule sequencing)的第三代测序技术。

第二代测序技术的基本原理主要是利用物理或酶切的方法将待测样本的基因组打断到 1kb 以内的 DNA 片段，在其两端连接特定接头序列后，固定于测序介质中，通过核酸扩增技术，如聚合酶链式反应、等温扩增技术等将待测样本放大收集成库，然后进行平行循环测序。

当需要获得微生物样本基因组精细图、完成图时，可采用能够实现大片段测序读长的第三代测序技术。第三代测序技术的基本原理主要有：采用荧光标记脱氧核糖核苷酸，用光学镜头实时记录 DNA 合成过程中新引入脱氧核糖核苷酸的荧光变化，通过不断地重复合成、成像、淬灭等过程进行单分子荧光测序；或采用电泳技术驱动单个分子逐一通过纳米孔，通过检测不同碱基的电信号，进行单分子纳米孔测序。

本指导原则以目前发展成熟、应用较为广泛的第二代测序技术为主要技术手段，对实验室的一般要求、全基因组测序的主要技术指标、技术流程、影响测序结果的主要因素和应用指导等方面进行通用性技术规定。

一、实验室的一般要求

1. 实验场地及人员

开展微生物全基因组测序的实验环境应具备分子生物学实验室的基本条件，可参考聚合酶链式反应法(通则 1001)相关要求，并符合相应级别的生物安全等级要求。实验区域一般可设置：试剂贮存和准备区、样本制备区、文库制备区、文库扩增与检测区、核酸测序及数据分析区，各个区域在物理空间上相互独立，并标识明确；另外，可根据使用高通量测序仪器平台的功能特点，对相关区域的设置进行优化调整。所有实验操作应在规定区域进行，严格按单向流进入各工作区域。实验区域应定期进行清洁消毒。实验人员应具备分子生物学和微生物学专业背景，或经过专业培训。

2. 实验仪器

实验室一般应具备高通量核酸测序仪、核酸扩增仪、片段分析仪、核酸定量仪、生物安全柜、混匀器、高速离心机、水浴或加热模块、冰箱、微量加样器等分子生物学检验常用仪器设备。影响测序质量的仪器设备应定期进行性能确认和维护，以保证仪器处于良好的运行状态。

3. 实验试剂

除另有规定外，所有实验使用的试剂均应不含 DNA 降解酶。在适用条件下，实验试剂宜大体积配制、小体积分装，避免微生物污染，必要时可采用高压灭菌或 $0.22\mu m$ 孔径滤膜过滤除菌。用于核酸扩增的相关试剂应避免反复冻融。

关键试剂应制定质量控制程序，以确保试剂质量。采用适宜的商品化试剂或试剂盒进行核酸提取、文库构建和核酸测序时，应按照说明书操作，并符合说明书中的质量控制要求。

二、全基因组测序的主要技术指标

1. 测序通量

测序通量是指单次测序可获得序列信息的基因片段数量或可测定的 DNA（以碱基表示）数量。核酸测序仪器的测序通量直接关系到测序输出的数据量。微生物的基因组 DNA 一般较小，但不同种属之间变化幅度较大，如：葡萄球菌属、埃希菌属、假单胞菌属、沙门菌属等常见细菌的基因组 DNA 大小为 3～6Mbp；酵母菌的基因组 DNA 大小为 12～16Mbp；典型致病霉菌的基因组 DNA 通常大于 30Mbp。

在进行微生物全基因组测序时，应根据待测样本基因组大小、样本数量等实际需求，选择适宜测序通量的测序仪器和配套试剂，保证测序通量充足和测序数据充分覆盖待测微生物基因组。

2. 碱基识别质量

碱基识别质量是衡量碱基正确识别的概率（通常以数值直接表示）。碱基识别质量与碱基识别错误率之间的关系为：$Q = -10\lg P$（Q 为碱基识别质量，P 为碱基识别错误率）。$Q=20$ 代表碱基识别正确率 $\geq 99\%$；$Q=30$ 代表碱基识别正确率 $\geq 99.9\%$。高通量测序仪器应能自动判读碱基识别质量。

三、技术流程

全基因组测序的一般流程包括：测序样本的获得、测序文库的构建、全基因组测序和数据分析等。

1. 测序样本的获得

全基因组测序主要用于待测微生物的核酸序列测定。待测微生物应进行分离纯化，以获得生长状态稳定的纯培养物，可参考微生物鉴定指导原则（指导原则 9204）。分离纯化后的纯培养物应采用适宜的方法，可参考细菌 DNA 特征序列鉴定法（通则 1021），获得浓度、纯度和完整性良好的基因组测序样本。

2. 测序文库的构建

测序文库是指将基因组样本随机打断后，在其两端加入特定接头序列（adapters），并经过大规模平行扩增，形成的 DNA 片段集合。测序文库中样本的核酸浓度、纯度、片段的大小分布等因素，都会影响测序输出的数据量和碱基识别质量。应对构建的测序文库进行纯化、定量、均一化处理，使文库中各待测样本的浓度保持均等；必要时，采用凝胶电泳或毛细管电泳等方法检测文库的质量。

3. 全基因组测序

将测序文库中的待测样本固定在测序介质中，通过特定接头序列，将测序引物与待测核酸序列进行结合。加入底物脱氧核糖核苷酸，在 DNA 聚合酶作用下，使结合在待测核酸序列上的测序引物进行延伸，并利用信号收集器采集信号，包括但不限于光信号、电信号或离子信号等，通过信号

分析软件对采集到的信号进行分析，获得待测样本的碱基序列信息，以及物理通量、有效通量、测序读长、测序深度、碱基识别质量等参数。

4. 数据分析

测序数据质量是影响数据分析的关键。对于测序下机原始数据应先进行质量控制，除去低质量序列，以达到数据分析的要求。采用经过性能确认的生物信息学分析方法或软件，对通过质控的数据进行序列分析和组装，获得待测微生物样本的全基因组序列，并满足基因组完整性 $\geq 90\%$、污染率 $\leq 5\%$ 的质量控制要求。基于全基因组序列的比对分析、变异检测或聚类分析，可实现待测微生物样品的鉴定分析。

四、影响测序结果的主要因素

1. 待测样本核酸质量

应采用适宜的方法提取待测样本的基因组 DNA，并保证提取的基因组 DNA 在适宜的浓度和纯度范围内，无蛋白质、多糖等污染。一般情况下，核酸浓度宜不低于 $10\text{ng}/\mu\text{l}$，A_{260}/A_{280} 比值宜在 $1.8～2.0$ 之间，或符合使用的商品化建库试剂盒要求。核酸浓度较低，或发生降解等导致质量不佳的情况，可导致基因组 DNA 片段化不完全，影响文库质量，进而影响测序深度和测序结果。

2. 测序文库质量

应对测序文库进行质量控制。当测序文库中包含多个待测样木时，不同样本的核酸浓度应基本一致，保证测序后的输出数据量均匀稳定。推荐采用荧光分析法定量检测不同样本的基因组 DNA 浓度，测序文库制备完成后，采用适宜的稀释倍数，确定上机测序文库的浓度。

3. 测序深度

测序深度是指待测样本中某个指定核苷酸被检测的次数。一般高通量测序仪器输出的测序深度指待测样本基因组序列中核苷酸被检测次数的平均值。测序深度与基因组覆盖率之间是正相关，测序深度越大，重复测序次数越多，待测样本基因组覆盖率越大，测序带来的错误率也会随着测序深度的提高而降低。一般而言，基因组测序深度应不少于50 倍；建立全基因组序列参考数据库时，测序深度应不少于 100 倍。

4. 碱基识别质量

碱基识别质量是评价测序结果准确率的重要因素。根据核酸测序仪器的正常运行参数，单个样本的核酸测序的结果应保证 $Q20 \geq 80\%$，$Q30 \geq 70\%$；也即测序数据中 80% 以上的碱基正确率大于 99%，70% 以上的碱基正确率大于 99.9%。

5. 测序及数据分析方法质量控制

应对微生物全基因组测序和生物信息学分析方法进行方法验证，确认其能够准确实现预期用途。建立微生物全基因组测序和数据分析质量控制相关要求或性能参数，确保实验的有效性、测序数据的准确度和重现性。此外，可在测序过

程中采用已知序列的质控品或标准物质，评估测序仪器性能，以保证全基因组测序结果的准确性和重现性。

五、应用指导

微生物全基因组序列能够提供全面丰富的遗传信息，通过全基因组序列的比对分析，可以实现待测微生物样本，包括标准菌株、模式菌株、质控菌株、生产检定用菌（毒）种、益生菌等，以及从药用原料、辅料、制药用水、中间产品、终产品、包装材料和环境等中检出污染微生物等的精准鉴定、溯源分析以及风险评估等。

精准鉴定

当基于常规生化筛选、表型和基因型鉴定方法无法获得待测微生物样本准确的鉴定信息时，可利用全基因组测序技术获得更加精准的鉴定结果或遗传变异信息等。全基因组序列分析还对研究微生物的系统进化具有重要价值，有助于新种或亚种的发现和遗传分类单元的系统发育解析，提高对新种或亚种的生物学认识。

溯源分析

当出现无菌试验结果阳性、培养基灌装等模拟工艺失败、生产过程严重异常事件时，如常规基因型鉴定方法无法提供足够的分辨力，可在获得菌种鉴定信息的基础上，采用全基因组测序技术对目标微生物以及相关环节中分离的同种微生物进行全基因组序列的同源性分析，结合污染调查信息，实现目标微生物的溯源分析。

风险评估

全基因组序列包含了微生物菌株全部的遗传信息，基于全基因组数据分析还能够用于毒力、耐药以及其他基因的功能分析与表型预测，为开展微生物的风险评估分析提供参考依据。

9120　氨基酸分析指导原则

氨基酸分析系指采用适宜的方法测定蛋白质、多肽或其他药物制剂中氨基酸组成和/或含量。蛋白质和多肽的氨基酸分析，需要将样品先水解成游离的氨基酸才能进行分析，游离氨基酸通常需要衍生化后才能测定。

游离氨基酸的测定方法主要有柱前衍生反相色谱法、柱后衍生离子交换色谱法、离子色谱-积分脉冲安培检测法、液相色谱-蒸发光散射检测法、柱前衍生气相色谱法、衍生化毛细管电泳法、液相色谱-质谱联用法、超临界流体色谱法等，其中柱前衍生反相色谱法和柱后衍生离子交换色谱法为药品中氨基酸测定常用方法。

本指导原则概述了药品中氨基酸分析的基本要求，介绍了蛋白质和多肽样品的水解方法、常用的衍生化氨基酸测定方法及有关数据处理等内容，为药品中氨基酸的分析提供指导。

1　基本要求

1.1　仪器

氨基酸分析使用的仪器通常是高效液相色谱仪或氨基酸

分析仪。柱前衍生的氨基酸通常使用高效液相色谱法分离检测；对于柱后衍生的氨基酸，由于离子交换分离过程的复杂性和对柱后衍生化反应装置的特殊要求等，一般使用商品化的氨基酸分析仪。

1.2　内标物

为了减少实验误差，氨基酸分析常采用内标法，所使用的内标物应是非天然存在的一级氨基酸，易于获取且价格便宜，在水解过程中保持稳定，其衍生物的色谱响应与浓度呈线性关系，且与待测氨基酸能有效分离。

常用的内标物包括正亮氨酸、α-氨基丁酸、正缬氨酸、肌氨酸和硝基酪氨酸等。内标物应在水解或衍生化反应前添加到氨基酸混合物中，以消除由于水解、衍生化、取样、进样、溶液稳定性和色谱条件变化等导致的差异。

1.3　方法验证

本指导原则中列出的氨基酸测定方法是指导性的方法，用户可以根据自己的实验室条件及分析品种的特点，参考本指导原则所列举的方法建立针对具体体品种的适宜的氨基酸测定方法，也可以建立本指导原则未列举的其他氨基酸测定方法。对建立的氨基酸测定方法，应根据分析方法验证指导原则（指导原则 9101）进行方法学验证，证明方法对所分析样品的适用性。

2　蛋白质和多肽样品的水解

蛋白质或多肽样品中的氨基酸是以结合形式存在，必须经过水解处理，形成游离氨基酸后才能进行氨基酸测定。

蛋白质或多肽的水解方法主要采用酸水解，同时辅以碱水解。其中，酸水解中使用最广泛的是盐酸水解，其产生的氨基酸不消旋，但该方法会使一些氨基酸被全部或部分破坏，如色氨酸被全部破坏，丝氨酸、苏氨酸和半胱氨酸被部分破坏，门冬酰胺和谷氨酰胺脱酰胺分别转化为门冬氨酸和谷氨酸。对于这些氨基酸可采用较特殊的处理方法或者使其转变为稳定的形式，然后再进行盐酸水解。

蛋白质或多肽样品的水解需在水解管或一次性使用的水解管中进行，常用的蛋白质和多肽的水解方法如下。

方法 1　盐酸水解法

盐酸水解法又可分为液态和气态两种方式。液态水解时样品溶于水解溶液。气态水解时样品不接触水解溶液，而以水解加热过程中产生的气态酸来水解干粉或干燥后的样品，这可将来自水解溶液的污染降低至最小程度，适用于仅有少量样品的微量分析。该水解方法不适用于蛋白质或多肽样品中色氨酸、含硫氨基酸（半胱氨酸、胱氨酸和甲硫氨酸）的定量。

在一定浓度的盐酸溶液中加入适量苯酚可用于防止酪氨酸的卤化。

水解溶液：6mol/L 盐酸溶液（含 0.1%～1.0% 苯酚）。

液态酸解：取干燥后的蛋白质或多肽样品约 3mg，置水解管中，加水解溶液 1ml，用氮气置换水解管中的空气，封管。110℃水解 24 小时或 150℃水解 1 小时，蒸干或减压干燥水解的样品，供分析测定用。

气态酸解：取干燥后的蛋白质或多肽样品约 1mg，置水解管中，将含有样品的水解管放入装有约 1ml 水解溶液的容器中，用氮气置换容器中的空气，密封容器。110℃水解 24 小时。取出水解管减压干燥水解后的样品，供分析测定用。

如果蛋白质在上述条件下水解不完全，可延长水解时间至 48 小时或 72 小时。

方法 2　氢氧化钠水解法

本方法仅适于蛋白质或多肽样品中色氨酸的测定。

水解溶液：5mol/L 氢氧化钠溶液。

水解方法：取干燥的蛋白质或多肽样品约 10mg，置聚四氟乙烯水解管中，准确加入 5mol/L 氢氧化钠溶液 4.0ml，用氮气置换水解管中的空气后，封管，110℃水解 20 小时，加入 6mol/L 盐酸 3.5ml 中和至中性，用水或适宜的稀释剂适当稀释，供分析测定用。

方法 3　过氧甲酸氧化酸水解法

在蛋白质或多肽水解之前，用过氧甲酸氧化样品中的半胱氨酸或胱氨酸和甲硫氨酸，使其转化为稳定的磺基丙氨酸和甲硫氨酸砜，防止半胱氨酸或胱氨酸和甲硫氨酸在水解过程中被破坏，得到的转化产物按方法 1 再进行盐酸水解。该水解方法不适用于蛋白质或多肽样品中色氨酸和酪氨酸的含量测定。

氧化溶液：无水甲酸-30% 过氧化氢（9∶1）溶液（临用前制备并在制备后放置 1 小时后使用）。

水解方法：取蛋白质或多肽约 500μg，置水解管中，减压干燥，加无水甲酸 20μl，50℃加热 5 分钟，放冷，加氧化溶液 100μl，混匀，放置 10～30 分钟。减压干燥去除样品中过量的试液，照方法 1 进行盐酸水解。

方法 4　二硫代二乙酸或二硫代二丙酸还原酸水解法

半胱氨酸或胱氨酸与二硫代二乙酸或二硫代二丙酸反应后，转化为稳定的 S-硫代乙酸-半胱氨酸或 S-硫代丙酸-半胱氨酸，可防止半胱氨酸或胱氨酸在水解过程中被破坏，得到的转化产物按方法 1 再进行盐酸水解。该水解方法不适用于蛋白质或多肽样品中色氨酸的含量测定。

还原溶液：取二硫代二乙酸（或二硫代二丙酸）适量，溶于 0.2mol/L 氢氧化钠溶液中，使成每 1ml 含二硫代二乙酸（或二硫代二丙酸）约 10mg 的溶液。

水解方法：取蛋白质或多肽约 20μg，置水解管中，减压干燥，加入还原溶液 5μl，加异丙醇 10μl，减压干燥除去所有液体，照方法 1 再进行盐酸水解。

方法 5　双(1,1-三氟乙酰氧基)碘苯还原酸水解法

在蛋白质或多肽水解之前，用双(1,1-三氟乙酰氧基)碘苯(BTI)还原样品中的门冬酰胺和谷氨酰胺残基，使其分别转化为二氨基丙酸和二氨基丁酸残基，得到的转化产物按方法 1 再进行盐酸水解。该水解法适用于在门冬氨酸和谷氨酸存在下，蛋白质或多肽样品中门冬酰胺和谷氨酰胺的定量。

在离子交换色谱分离中，α,β-二氨基丙酸和 α,γ-二氨基丁酸与赖氨酸间不能完全分离，因此本法测得的门冬酰胺和谷氨酰胺含量为未经 BTI 还原的样品与经 BTI 还原的样品水解后得到的门冬氨酸与谷氨酸含量之差。由于 BTI 还原反应影响苏氨酸、甲硫氨酸、半胱氨酸、酪氨酸的含量测定结果，如果要测定蛋白质或多肽中这些氨基酸组成，则必须通过水解未经 BTI 还原反应的样品来测定。

还原溶液：10mmol/L 三氟乙酸溶液（溶液 A）、5mol/L 盐酸胍-10mmol/L 三氟乙酸溶液（溶液 B）、含 36mg/ml BTI 的二甲基甲酰胺溶液（溶液 C，临用前制备）。

水解方法：取蛋白质或多肽约 200μg，置水解管中，减压干燥，加还原溶液 A 或溶液 B 2ml 和溶液 C 2ml，在减压状态下密封水解管，60℃避光加热 4 小时，溶液用水透析去除过量的试剂，再用相同体积的正丁酸乙酯提取 3 次，冻干，得到的冻干粉末按方法 1 再进行盐酸水解。

3　氨基酸测定法

除苯丙氨酸、酪氨酸和色氨酸等少数氨基酸外，大部分氨基酸无发色基团或发光基团，在紫外检测器（UV）或荧光检测器（FLD）无响应，需要在特定条件下与衍生剂经化学反应，生成发色基团或发光基团，用紫外检测器（UV）或荧光检测器（FLD）检测。衍生化反应可分为柱前衍生和柱后衍生：前者是先将氨基酸混合物衍生化，再用反相色谱法分离后检测；后者是先用离子交换色谱法将氨基酸混合物分离，再经在线衍生化后检测。

柱前衍生化通常每次分析需要的氨基酸总量为 0.5～1.0μg。

柱后衍生化通常每次分析需要的氨基酸总量为 5～10μg。

氨基酸测定方法的系统适用性要求，在各品种项下规定。常用的衍生化氨基酸测定方法如下。

方法一　柱前 PITC 衍生氨基酸测定法

原理　氨基酸与异硫氰酸苯酯(PITC)反应，生成有紫外吸收的苯氨基甲酰氨基酸衍生物(PTC-氨基酸)，PTC-氨基酸经反相液相色谱分离后用紫外检测器在 254nm 波长处检测，在一定的浓度范围内（1～1250pmol）其响应值与氨基酸浓度成正比。

特点　该法具有仪器配置要求不高、实验成本低、分离效果好等优点，适用于含氨基酸种类较多的样品分析。胱氨酸或半胱氨酸衍生物不稳定，无法定量；色氨酸与鸟氨酸的分离困难，不适合同时含有色氨酸和鸟氨酸样品的含量测定；除 PTC-胱氨酸不稳定外，其他 PTC-氨基酸衍生物溶液在室温条件下至少可稳定 24 小时。

色谱条件　用十八烷基硅烷键合硅胶为填充剂（4.6mm×250mm，5μm）；以乙腈-0.1mol/L 醋酸钠溶液（取醋酸钠 13.6g，加水 900ml 溶解，用醋酸调 pH 值至 6.5，加水至 1000ml）（7∶93）为流动相 A，以乙腈-水（80∶20）为流动相 B，按下表进行梯度洗脱，流速为每分钟 1ml；检测波长为 254nm；柱温 40℃。

时间（分钟）	流动相 A(%)	流动相 B(%)
0	100	0
14	85	15
29	66	34
30	0	100
37	0	100
37.1	100	0
45	100	0

测定法 视供试品中待测氨基酸种类及其含量，取供试品、对照品及内标物（如正亮氨酸）适量，用水或 0.1mol/L 盐酸溶液制成含总氨基酸浓度不大于 2.5mg/ml 的供试品溶液和与供试品溶液浓度相当的对照品溶液。精密量取供试品溶液 200μl，置离心管中，精密加入 1mol/L 三乙胺乙腈液 100μl，混匀，精密加入 0.1mol/L 异硫氰酸苯酯乙腈溶液 100μl，混匀，密封，放置 1 小时，加正己烷 0.8ml，充分振摇 20～30 秒，静置分层，精密量取下层溶液 2μl，注入液相色谱仪，记录色谱图；另精密量取对照品溶液 200μl，自"置离心管中"起同法测定。按内标法计算供试品溶液中各氨基酸的含量。

方法二　柱前 AQC 衍生氨基酸测定法

原理　氨基酸与 6-氨基喹啉-N-羟基琥珀酰亚胺基氨基甲酸酯（AQC）反应，生成有紫外吸收的不对称尿素衍生物（AQC-氨基酸），AQC-氨基酸经反相液相色谱分离后用紫外检测器在 248nm 波长处检测，在一定的浓度范围（2～100pmol）内其响应值与氨基酸浓度成正比。

特点　该法具有分离效果好、衍生物稳定等优点，适用于含氨基酸种类较多的样品分析。该法的衍生试剂价格高，AQC-氨基酸衍生物在室温下至少可稳定 1 周。

色谱条件　用十八烷基硅烷键合硅胶为填充剂（4.6mm×250mm，5μm）；以醋酸盐缓冲液（取醋酸铵 10.8g，加水 900ml 溶解，用磷酸调 pH 值至 5.0，加水至 1000ml）为流动相 A，以乙腈-水（60∶40）为流动相 B，按下表进行梯度洗脱，流速为每分钟 1.4ml；检测波长为 248nm；柱温 37℃。

时间（分钟）	流动相 A(%)	流动相 B(%)
0	88	12
14	88	12
17	80	20
34	59	41
37	59	41
38	88	12
46	88	12

测定法　视供试品中待测氨基酸种类及其含量，取供试品、对照品及内标物（如 γ-氨基丁酸）适量，用水或 0.1mol/L 盐酸溶液制成含总氨基酸浓度不大于 0.4mg/ml 的供试品溶液和与供试品溶液浓度相当的对照品溶液。精密量取供试品溶液 10μl，置一小试管中，精密加入 0.4mol/L pH 8.8 硼酸

盐缓冲液（取硼酸 12.36g，加水 400ml 溶解，用 40％氢氧化钠溶液调 pH 值至 8.8，然后加水稀释至 500ml）70μl，在涡旋状态下，精密加入 AQC 溶液（取 AQC 适量，加乙腈适量，55℃加热 10 分钟使溶解并稀释制成每 1ml 中含 1.6mg 的溶液）20μl，混匀，密封，55℃加热 10 分钟，放冷，精密量取 5μl，注入液相色谱仪，记录色谱图；另精密量取对照品溶液 10μl，自"置一小试管中"起同法测定。按内标法计算供试品溶液中各氨基酸的含量。

方法三　柱前 OPA 和 FMOC 衍生氨基酸测定法

原理　一级氨基酸（含伯氨基的氨基酸）在巯基试剂存在下，首先与邻苯二醛（OPA）反应，生成 OPA-氨基酸；反应完毕后，加入 9-芴甲基氯甲酸甲酯（FMOC），剩余的二级氨基酸（含仲氨基的氨基酸，如脯氨酸）与 FMOC 继续反应，生成 FMOC-氨基酸；两次反应生成的氨基酸衍生物经反相高效液相色谱分离后用紫外光检测器在 338nm 和 262nm 波长处分别检测，在一定的浓度范围（25～2500pmol）内，氨基酸衍生物的吸光度与氨基酸浓度成正比。

特点　该法具有可自动化柱前衍生、实验成本低、分离效果好等优点，适用于含氨基酸种类较多的样品分析。二级氨基酸的衍生重复性较差及色谱柱使用寿命较短；OPA-氨基酸衍生物不稳定，衍生反应结束后需立即进样分析；衍生化操作也可由具有自动衍生功能的进样器完成。

色谱条件　用十八烷基硅烷键合硅胶为填充剂（4.6mm×200mm，5μm）；以醋酸盐缓冲液（取醋酸钠 6.0g，加水 4000ml 溶解，加三乙胺 800μl，四氢呋喃 24ml，混匀，用 2％醋酸溶液调 pH 值至 7.2）为流动相 A，以醋酸盐缓冲液-乙腈-甲醇（4∶7∶9）（取醋酸钠 10.9g，加水 800ml 溶解，用 2％醋酸溶液调 pH 值至 7.2，加乙腈 1400ml，甲醇 1800ml，混匀）为流动相 B，按下表进行梯度洗脱；检测波长为 338nm（一级氨基酸）及 262nm（二级氨基酸）；柱温为 35℃。

时间（分钟）	流动相 A(%)	流动相 B(%)	流速(ml/min)
0.0	100	0	1.0
17.0	70	30	1.0
35.0	22	78	1.0
35.1	0	100	1.2
46.0	0	100	1.2
46.1	100	0	1.2
49.1	100	0	1.0

测定法　视供试品中待测氨基酸种类及其含量，取供试品、对照品及内标物（如正缬氨酸和肌氨酸）适量，用水或 0.1mol/L 盐酸溶液制成含总氨基酸浓度不大于 5mg/ml 的供试品溶液和与供试品溶液浓度相当的对照品溶液。精密量取供试品溶液 10μl，置 1.5ml 塑料离心管中，精密加入 0.4mol/L pH 10.2 硼酸盐缓冲液（取硼酸 24.7g，加水 800ml 溶解，用 40％氢氧化钠溶液调 pH 值至 10.2，然后加水稀释至

1000ml)50μl，混匀，精密加入 OPA 溶液（取 OPA 80mg，加 0.4mol/L pH 10.2 硼酸盐缓冲液 7ml，加乙腈 1ml，3-巯基丙酸 125μl，混匀）10μl，混匀，放置 30 秒，精密加入 FMOC 溶液（取 FMOC 40mg，加乙腈 8ml 溶解）10μl，混匀，放置 30 秒，加水 320μl，混匀，立即精密量取 40μl，注入液相色谱仪，记录色谱图；另精密量取对照品溶液 10μl，自"置 1.5ml 塑料离心管中"起同法测定。按内标法计算供试品溶液中各氨基酸的含量。

方法四　柱前 DNFB 衍生氨基酸测定法

原理　氨基酸与 2，4-二硝基氟苯（DNFB）反应，生成有紫外响应的二硝基苯-氨基酸（DNP-氨基酸）；DNP-氨基酸经反相高效液相色谱分离，用紫外检测器在 360nm 波长处检测，在一定的浓度范围（8～1000pmol）内，DNP-氨基酸吸光度与氨基酸浓度成正比。

特点　该法具有仪器配置要求不高、实验成本低的优点，但分离效果一般，适用于含氨基酸种类较少的样品分析。DNP-氨基酸衍生物溶液在室温下至少可稳定 24 小时；2，4-二硝基氟苯属易爆剧毒物质，有强致癌性，实验过程中应做好防护措施。

色谱条件　用十八烷基硅烷键合硅胶为填充剂（4.6mm×250mm，5μm）；以 0.05mol/L 醋酸钠溶液（取 6.8g 醋酸钠，加水 800ml 溶解，加二甲基甲酰胺 10ml，用醋酸调 pH 值至 6.4，用水稀释至 1000ml）为流动相 A，以乙腈-流动相 A（1：1）为流动相 B，按下表进行梯度洗脱，流速为每分钟 1ml；检测波长为 360nm；柱温为 40℃。

时间（分钟）	流动相 A（%）	流动相 B（%）
0	75	25
6	75	25
6.1	65	35
11	59	41
14	59	41
14.1	50	50
22	45	55
32	10	90
37	10	90
39	75	25
50	75	25

测定法　视供试品中待测氨基酸种类及其含量，取供试品、对照品适量，用水或 0.1mol/L 盐酸溶液制成含总氨基酸浓度不大于 2.5mg/ml 的供试品溶液和与供试品溶液浓度相当的对照品溶液。精密量取供试品溶液 2ml，置 50ml 量瓶中，加 0.5mol/L 碳酸氢钠溶液 2ml，加 2，4-二硝基氟苯溶液（取 2，4-二硝基氟苯 1ml，用乙腈稀释至 100ml）1ml，混匀，置 60℃水浴中反应 1 小时，用 pH 7.0 磷酸盐缓冲液稀释至刻度，摇匀，精密量取 20μl，注入液相色谱仪，记录色谱图；另精密量取对照品溶液 2ml，自"置 50ml 量瓶

中"起同法测定。按外标法计算供试品溶液中各氨基酸的含量。

方法五　柱后茚三酮衍生氨基酸锂离子交换系统测定法

原理　通过调节系统 pH 值及离子强度，采用锂离子交换系统，实现离子交换色谱柱对混合氨基酸的分离；经离子交换色谱分离的氨基酸与茚三酮反应，一级氨基酸生成紫色化合物，在 570nm 波长处有最大吸收。二级氨基酸（如脯氨酸）生成黄色化合物，在 440nm 波长处有最大吸收。在 440nm 和 570nm 波长处分别检测，在一定的浓度范围（20～500pmol）内，氨基酸衍生物的吸光度与氨基酸浓度成正比。

特点　该法使用氨基酸分析仪，具有自动化程度高、不易受基质干扰、重复性好等优点，适用于分析成分复杂样品。但色谱柱价格高、分析时间长、流动相制备复杂、部分氨基酸难于达到基线分离（如异亮氨酸和亮氨酸间的分离）；采用温度梯度可以改善分离效果；尽量使用稀释液作为最后一步制备供试品溶液和对照品溶液的溶剂。

溶液配制　流动相 A：取氢氧化锂 5.0g，枸橼酸 16.4g，加水 700ml 溶解，加盐酸 7.8ml，甲醇 50ml，辛酸 0.1ml，混匀，用盐酸或氢氧化锂溶液调节 pH 值至 2.90±0.03，用水稀释定容至 1L。流动相 B：取氢氧化锂 8.4g，氯化锂 4.2g，枸橼酸 16.4g，加水 700ml 溶解，加盐酸 8.6ml，辛酸 0.1ml，混匀，用盐酸或氢氧化锂溶液调节 pH 值至 4.20±0.05，用水稀释定容至 1L。流动相 C：取氢氧化锂 8.4g，氯化锂 4.2g，枸橼酸 10.9g，硼酸 10.0g，加水 700ml 溶解，加盐酸 3.3ml，辛酸 0.1ml，混匀，用盐酸或氢氧化锂溶液调节 pH 值至 8.00±0.05，用水稀释定容至 1L。再生液：取氢氧化锂 21.0g，乙二胺四乙酸二钠 0.2g，加水溶解，混匀，用水稀释定容至 1L。衍生溶液：取茚三酮 20g，加甲醇 600ml，苯酚 2g，搅拌使溶解，加入醋酸钾钠缓冲液（取醋酸钠 272.0g，醋酸钾 196.0g，加入水约 500ml，冰醋酸 200ml，溶解，混匀，用醋酸溶液调 pH 值至 5.55±0.05，用水稀释定容至 1000ml）400ml，混匀，加入 0.2g 抗坏血酸（用少量甲醇溶解后加入），摇匀，即得。稀释液：取氢氧化锂 5.04g，枸橼酸 17.5g，加水 700ml 溶解，加盐酸 8.6ml，辛酸 0.1ml，混匀，用盐酸或氢氧化锂溶液调节 pH 值至 2.20±0.05，用水稀释定容至 1L。

色谱条件　用锂离子型磺酸基强酸性阳离子交换树脂柱为填充剂（4.6mm×150mm）；流动相流速为每分钟 0.45ml，衍生溶液流速为每分钟 0.25ml，按下表进行梯度洗脱和程序升温，反应器温度为 130℃；检测波长为 570nm（一级氨基酸）和 440nm（二级氨基酸）。

测定法　视供试品中待测氨基酸种类及其含量，取供试品、对照品适量，用稀释液制成含总氨基酸浓度不大于 1.5mg/ml 的供试品溶液和与供试品溶液浓度相当的对照品溶液。精密量取氨基酸对照品溶液与供试品溶液 50μl，分别注入氨基酸分析仪，记录色谱图；按外标法计算供试品溶液中各氨基酸的含量。

时间 （分钟）	流动相 A （%）	流动相 B （%）	流动相 C （%）	再生液 （%）	柱温 （℃）
0.0	85	15	0	0	42
0.2	85	15	0	0	
1.2	79	21	0	0	
18.2	43	57	0	0	
22.2	43	57	0	0	
25					42
30.2	0	100	0	0	
36.2	0	0	100	0	
40.0					60
41.2	0	0	75	25	
46.0					74
56.0	0	0	75	25	
56.1	0	0	0	100	
61.1	0	0	0	100	
61.2	85	15	0	0	
62.0					74
68.0					42
74.5	85	15	0	0	

方法六 柱后茚三酮衍生氨基酸钠离子交换系统测定法

原理 通过调节系统 pH 值及离子强度，采用钠离子交换系统，实现离子交换色谱柱对混合氨基酸的分离，经离子交换色谱分离的氨基酸与茚三酮反应，一级氨基酸生成紫色化合物，在 570nm 波长处有最大吸收。二级氨基酸（如脯氨酸）生成黄色化合物，在 440nm 波长处有最大吸收。在 440nm 和 570nm 波长处分别检测，在一定的浓度范围（20～500pmol）内，氨基酸衍生物的吸光度与氨基酸浓度成正比。

特点 该法使用氨基酸分析仪，具有自动化程度高、不易受基质干扰、重复性好等优点，适用于分析比较简单的氨基酸混合物。

溶液配制 流动相 A：取枸橼酸钠 11.8g、枸橼酸 6.6g、苯酚 0.5g、甲醇 65ml、盐酸 5.6ml、辛酸 0.1ml，加水溶解并稀释至 1000ml，用 10%氢氧化钠溶液或盐酸调 pH 值至 3.45±0.03。**流动相 B：**取枸橼酸钠 19.6g、氢氧化钠 3.1g、硼酸 5.0g、辛酸 0.1ml，加水溶解并稀释至 1000ml，用 10%氢氧化钠溶液或盐酸调 pH 值至 10.86±0.05。**再生液：**取氢氧化钠 20.0g、乙二胺四乙酸二钠 0.2g，加水溶解并稀释至 1000ml。**稀释液：**取枸橼酸钠 11.8g、枸橼酸 6.6g、苯酚 2.0g、盐酸 10.4ml、辛酸 0.1ml，加水溶解并稀释至 1000ml，用 10%氢氧化钠溶液或盐酸调 pH 值至 2.20±0.05。**衍生溶液：**取茚三酮 20g，加甲醇 600ml、苯酚 2g，搅拌使溶解，加入醋酸钾钠缓冲液（取醋酸钠 272.0g，醋酸钾 196.0g，加入水约 500ml，冰醋酸 200ml，

使溶解，混匀，用醋酸溶液调 pH 值至 5.55±0.05，加水稀释至 1000ml）400ml，混匀，加入 0.2g 抗坏血酸（用少量甲醇溶解后加入），摇匀，即得。

色谱条件 用钠离子型磺酸基强酸性阳离子交换树脂为填充剂（4.6mm×150mm）；流动相流速为每分钟 0.45ml，衍生溶液流速为每分钟 0.25ml，按下表进行梯度洗脱和程序升温，反应器温度为 130℃；检测波长为 570nm（一级氨基酸）和 440nm（二级氨基酸）。

时间 （分钟）	流动相 A （%）	流动相 B （%）	再生液 （%）	柱温 （℃）
0.00	100	0	0	
3.50	100	0	0	
11.00	85	15	0	
17.00	80	20	0	
21.00				58
23.50	67	33	0	
26.00	20	80	0	58
28.00	20	80	0	
29.00	0	100	0	
42.00	0	100	0	
42.01	0	0	100	
45.00	0	0	100	
45.01	100	0	0	
46.00				74
50.00				58
57.10	100	0	0	58

测定法 视供试品中待测氨基酸种类及其含量，取供试品适量，用稀释液制成含总氨基酸浓度不大于 2.5mg/ml 的供试品溶液和与供试品溶液浓度相当的对照品溶液。精密量取氨基酸对照品溶液与供试品溶液 20μl，分别注入氨基酸分析仪，记录色谱图；按外标法计算供试品溶液中各氨基酸的含量。

4 数据处理

氨基酸分析的数据处理涉及氨基酸含量、蛋白质或多肽的氨基酸比值及含量的计算等。

4.1 氨基酸含量

采用适宜的氨基酸测定法测定，按外标法或内标法以峰面积计算样品中的各种氨基酸含量，如复方氨基酸注射液、药物制剂中游离的氨基酸等。

4.2 蛋白质或多肽含量及氨基酸比值

用氨基酸分析数据可测定已知分子量及氨基酸组成的蛋白质或多肽样品的含量。

在水解处理中稳定的氨基酸常被选择用于蛋白质或多肽的定量。在水解处理中稳定的氨基酸主要有门冬氨酸或门冬

酰胺、谷氨酸或谷氨酰胺、丙氨酸、亮氨酸、苯丙氨酸、赖氨酸和精氨酸。可以根据蛋白质或多肽样品的氨基酸序列及不同的氨基酸测定方法调整用于定量分析的氨基酸种类。

采用适宜的氨基酸测定法测定蛋白质或多肽中的各种水解氨基酸含量，通过将稳定的每种氨基酸含量（nmol）分别除以蛋白质或多肽中所含的该氨基酸残基的理论个数，即可获得该蛋白质或多肽的含量。

由每种稳定的氨基酸含量计算该蛋白质或多肽的平均含量。通常舍去与平均值偏差大于 5% 的蛋白质或多肽含量值，并重新计算剩余各值的平均值。

蛋白质或多肽样品的氨基酸比值：将每种氨基酸的含量除以蛋白质或多肽平均含量，即得。

4.3　蛋白质或多肽含量及氨基酸残基数的预测

利用氨基酸分析数据可评估未知蛋白质或多肽样品中的蛋白质或多肽的含量。按下式计算蛋白质或多肽经水解后得到的每种氨基酸的含量（μg）。

$$每种氨基酸含量 = mM_W/1000$$

式中　m 为样品中每种氨基酸的实测含量（nmol）；

M_W 为每一种氨基酸的分子量与水的分子量之差。

在对蛋白质或多肽水解过程中部分和完全被破坏的氨基酸进行适当校正后，根据测得的每种氨基酸含量的总和，即为所测蛋白质或多肽的估算含量。

如果能得到未知蛋白质或多肽的分子量，就可以预测未知蛋白质或多肽的氨基酸组成。按下式计算未知蛋白质或多肽中每种氨基酸残基的数量。

$$每种氨基酸残基个数 = m/(1000M/M_{WT})$$

式中　m 为样品中每种氨基酸的实测含量（nmol）；

M 为蛋白质总含量（μg）；

M_{WT} 是未知蛋白质或多肽的分子量。

9201　药品微生物检验替代方法验证指导原则

本指导原则为所采用的试验方法能否替代以培养为基础的经典微生物检验方法（简称经典方法）用于药品微生物检验提供指导。

随着微生物分析技术的迅速发展，为满足制药生产过程控制等的需要，制药领域不断引入了一些新的微生物检验技术。相较于传统的微生物检验方法，新技术通常具有快速、可实现实时或近实时监控等优势。这些新技术大体可分为三类：①检测微生物生长信息的技术，如生物发光技术、电化学技术、比浊法等；②直接测定活微生物的技术，如固相细胞计数法、流式细胞计数法等；③分析微生物细胞中特定成分的技术，如脂肪酸测定技术、核酸扩增检测技术、基因指纹分析技术等。

药品微生物检验替代方法（简称替代方法）可用于药品生产过程的质量控制和终产品放行的微生物检验。当替代方法用于药品生产过程的质量控制时，其结果与经典方法相比某些参数如准确度等可能存在差异，但二者应具有明确的相关性。在终产品放行过程中，当经典方法难以满足质量控制要求时，可结合风险评估结果，依据本指导原则建立替代方法，并经批准后方可使用。当替代方法用于代替药典方法进行终产品放行时，替代方法应不劣于药典方法，使用者可在一定时间内对一定数量的产品采用药典方法和替代方法进行平行试验，同时进行充分的风险评估，并对已放行的产品质量负责，必要时经相关监管部门批准后方可使用；对上市产品的评价需采用经注册或备案批准的质量标准中的方法进行检验，若标准中未明确方法，则应按药典方法进行检验。

微生物检验方法的类型及验证参数

药品微生物检验方法主要分三种类型：定性试验、定量试验和鉴定试验。定性试验是测定样品中是否存在活的微生物，如无菌检查及控制菌检查；定量试验是测定样品中存在的微生物数量，如微生物计数；鉴定试验是借助现有的分类系统，通过对未知微生物的特征测定，对其进行细菌、酵母菌和霉菌大类的区分，或属、种及菌株水平确认。鉴定试验的验证参见微生物鉴定指导原则（指导原则 9204）。

由于微生物试验的特殊性，如微生物检验方法中的抽样误差、稀释误差、操作误差、培养误差和计数误差等都会对检验结果造成影响，因此，分析方法验证指导原则（指导原则 9101）不适用于微生物替代方法的验证。在进行替代方法验证时，需根据实际应用目的、场景及具体方法，结合风险评估选择适宜的参数进行验证。不同微生物检验类型替代方法的验证参数见表 1。

表 1　不同微生物检验类型替代方法的验证参数

参数	定性试验		定量试验	
	过程控制	终产品放行	过程控制	终产品放行
准确度	—	—	+	+
精密度				
重复性	—	—	+	+
中间精密度	—	—	+	+
重现性	—	—	+	+
专属性	+	+	+	+
检测限	+	+	—	—
定量限	—	—	+	+
线性	—	—	+	+
范围	—	—	+	+
耐用性	—	+	—	+

进行药品生产过程中微生物检验定性试验（简称定性试验）替代方法验证，验证参数至少需包括专属性及检测限；微生物检验定量试验（简称定量试验）替代方法验证应结合微生物污染的警戒限度、纠偏限度或其他限度要求开展验证，

验证参数至少需包括准确度、精密度(重复性及中间精密度)、专属性、定量限、线性和范围。

进行终产品放行时的定性试验和定量试验替代方法验证时需根据表1要求对各参数进行逐一验证。某些特殊产品如短效期产品进行定性试验替代方法验证时,应结合产品的特性、生产工艺和无菌保障条件等方面的风险评估,至少对替代方法的专属性及检测限进行验证,并评估其耐用性和重现性。

替代方法验证的结果需采用适宜的统计学方法进行分析。当替代方法产生的结果不以菌落形成单位(cfu)表示时,应对结果进行评估和趋势分析,并采用适宜的统计学方法进行处理。进行方法验证时,若替代方法仅针对经典方法某一环节进行技术修改,只需验证该项替代环节而不是整个检验方法。

替代方法验证的一般要求

在开展替代方法验证前,需全面了解替代方法的检测原理、应用条件、仪器设备及预期信号等信息,并结合应用目的和场景等,对替代方法研发者提供的预处理方法、响应类型、准确度、精密度、专属性、检测限、定量限、线性、范围和耐用性等内容进行审查。

以仪器设备为主体的替代方法应对所使用的设备建立用户需求说明,并进行设计确认、安装确认、运行确认和性能确认等。性能确认时需进行参数验证,参数验证应根据方法的预期用途选择适宜的微生物,按表1规定的参数逐一进行验证,并按要求与经典方法进行比较。

替代方法验证时应充分考虑样品对方法的影响,选择适宜的微生物进行验证。进行方法验证时除应根据预期用途采用药典规定的标准菌株进行验证,还应选择对方法和样品具有挑战的微生物(如样品及环境分离微生物、受损或生长缓慢微生物和临床分离微生物等)进行验证。

样品中微生物检验定性试验方法的验证

1. 专属性

定性试验的专属性是指检测样品中可能存在的特定微生物种类的能力。当替代方法以微生物生长信号作为判断指标时,其专属性验证除应确认所用培养体系的促生长能力,还应考虑检测系统中的外来物质的存在对生长信号或微生物生长的影响。当替代方法不是以微生物生长信号作为判断指标时,其专属性验证应确认检测系统中的外来物质不会对结果产生干扰。

当采用替代方法进行控制菌检查或特定目标微生物检验时,应证明方法可检出目标微生物,且不受特性类似的非目标微生物干扰。

2. 检测限

定性试验的检测限是指在替代方法设定的检验条件下,样品中能被检出微生物的最低数量。由于微生物所具有的特殊性质,检测限是指在稀释或培养之前初始样品所含有的微生物数量,而不是指检验过程中某一环节的供试液中所含有的微生物数量。如口服固体制剂的控制菌检查中规定不得检出沙门菌,对检测限而言,是指每 10g 样品中能被检出的沙门菌的最低数量。

验证方法:在供试品中接种较低浓度(使同一平行试验中同时出现阴性和阳性结果的浓度)的试验菌,分别采用经典方法和替代方法对该试验菌进行检验。根据同时出现的阴性和阳性结果,采用适宜的统计学方法评估两种方法的检测限是否存在差异。例如,当采用单个较低浓度的微生物悬液进行试验时,可采用卡方检验(χ^2)评估两种方法的检测限是否存在差异;当使用一系列稀释浓度梯度的试验菌进行验证时,可采用最可能数法(MPN 法),评估两种方法的最可能数置信区间是否重叠。由于检测限验证通常采用低浓度的微生物,因此与其他验证参数相比,需要更多的重复次数以满足统计学要求。

3. 重现性

定性试验的重现性是指相同的样品在不同实验室所得检验结果的接近程度。重现性可视为微生物检验方法在检验结果上对操作和环境变化的抵抗能力。

验证方法:在供试品中接种一定数量的试验菌(接种量应在检测限以上),采用替代方法,分别在不同实验室进行试验,选择适宜的统计学方法如卡方检验(χ^2)对结果进行评估。替代方法的重现性评估不需要将其与经典方法进行比较。验证过程中,应关注样品的一致性。

4. 耐用性

定性试验的耐用性是指在测定条件有小的变动时,测定结果不受影响的承受程度,为所建立的方法用于常规检验提供依据。若替代方法有特殊条件要求,则应在方法中加以说明,以便使用者了解方法的关键操作点。

样品中微生物检验定量试验方法的验证

1. 准确度

定量试验的准确度是指替代方法的检验结果与经典方法检验结果的接近程度。准确度应在检测范围内进行验证,通常用微生物的回收率(%)来表示。

验证方法:制备试验菌的菌悬液,菌悬液浓度应选择能够准确计数的适宜浓度,并系列稀释至较低浓度(如小于 10cfu/ml)。如菌落计数平皿法的替代方法,在制备高浓度菌悬液时,其浓度可以是 10^3 cfu/ml,并系列稀释至 10^0 cfu/ml。每个试验菌通常应选择不少于 5 个浓度的菌悬液进行试验,应采用适宜的统计学方法证明替代方法的回收率与经典方法无显著性差异,如采用方差分析并结合 t 检验评估方法回收率之间的差异。当两种测定方法原理不同,无法用回收率进行准确度评估时,应证明两种方法具有明确的相关性。当替代方法的回收率高于经典方法时,有必要结合专属性项下的有关内容对准确度进行评估。

2. 精密度

定量试验的精密度是指在检测范围内，对同一份均匀供试品多次取样测定，其检测结果的接近程度，通常采用标准偏差、相对标准偏差或其他适宜的方式表示。

在相同条件下，由同一个实验人员测定所得结果的精密度称为重复性；在同一实验室内的条件改变，如不同时间、不同实验人员、不同仪器等测定结果之间的精密度，称为中间精密度；不同实验室测定结果之间的精密度，称为重现性，重现性可视为微生物检验方法在检验结果上对操作和环境变化的抵抗能力。

重复性验证方法：制备试验菌的菌悬液，菌悬液浓度应选择能够准确计数的适宜浓度，并系列稀释至较低浓度（如小于 10cfu/ml）。每个试验菌通常应选择不少于 5 个浓度的菌悬液进行试验。每个浓度通常应进行不少于 10 次重复试验，以便能够采用统计分析方法得到相对标准偏差（RSD）。

中间精密度或重现性验证方法：在供试品中接种一定数量的试验菌（接种量应在定量限以上），采用替代方法，在同一实验室内的条件改变（如不同时间、不同实验人员、不同仪器等）情况下或在不同实验室间进行试验，选择适宜的统计方法对结果进行评估，如采用 t 检验评估试验结果的差异性。替代方法的中间精密度及重现性评估不需要将其与经典方法进行比较。验证过程中，应关注样品的一致性。

3. 专属性

定量试验的专属性是指在非目标微生物和/或其他成分可能存在的情况下，采用的分析方法能正确测定目标微生物的能力。如菌落计数平皿法其设定目的在于检出一定数量的微生物，则其专属性验证应证明当样品中存在一定数量的试验菌时，通过平皿法检验，能够检出试验菌，且样品的存在不会对结果造成影响。

验证方法：应设计可能使替代方法出现假阳性的实验模型进行挑战试验，必要时可使用混合微生物，确认替代方法的专属性。当替代方法不以微生物生长信号进行定量时（如不需要增菌或在 1～50cfu 范围内就可直接测定菌数的定量方法），以上验证方式尤为重要。

4. 定量限

定量试验的定量限是指样品中能被准确定量测定的微生物最低数量。由于定量限验证时，菌悬液浓度较低会导致计数结果存在较大误差，因此替代方法的定量限仅需证实在相近的低限度下其灵敏度至少相当于经典方法，特殊情况时应至少满足检测要求。

验证方法：通常在检验范围的最低浓度附近选择不少于 5 个不同浓度的菌悬液进行试验，每个菌悬液分别用经典方法和替代方法进行不少于 5 次试验，采用统计方法比较替代方法的检验结果与经典方法结果在准确度和精密度上的差异，无显著性差异时的最低浓度即为方法的定量限。

5. 线性

定量试验的线性是指在一定范围内，试验结果与样品中微生物数量成比例关系的程度。

验证方法：必须覆盖能够准确测定的所有浓度范围。每株试验菌应选择不少于 5 个浓度的菌悬液进行试验，每个浓度通常至少测定 5 次。选取准确度及精密度符合要求的所有浓度梯度数据，以试验结果为因变量，样品中微生物的预期数量为自变量进行线性回归分析，计算决定系数 R^2。替代方法的决定系数不得低于 0.9。

6. 范围

定量试验的范围是指适用试验方法且准确度、精密度和线性符合一定要求的微生物高低限浓度或量的区间。

7. 耐用性

定量试验的耐用性是指在试验条件有小的变动时，试验结果不受影响的承受程度，为所建立的方法用于常规检验提供依据。若替代方法有特殊条件要求，则应在方法中加以说明，以便使用者了解方法的关键操作点。

9202　非无菌产品微生物限度检查指导原则

为更好应用非无菌产品微生物限度检查：微生物计数法（通则 1105）、非无菌产品微生物限度检查：控制菌检查法（通则 1106）及非无菌药品微生物限度标准（通则 1107），特制定本指导原则。

药品中污染的某些微生物可能导致药物活性降低，甚至使药品丧失疗效，从而对患者健康造成潜在的危害。因此，在药品生产、贮藏和流通各个环节中，药品生产企业应严格遵循 GMP 的要求，以降低产品受微生物污染程度。非无菌产品微生物计数法、控制菌检查法及非无菌药品微生物限度标准可用于判断非无菌药品及原料、辅料、中药饮片等是否符合药典的规定，也可用于指导非无菌药品及原料、辅料、中药饮片等的微生物检验质量标准的制定，及指导生产过程中间产品微生物质量的监控。本指导原则将对微生物限度检查方法和标准中的特定内容及应用做进一步的说明。

1. 非无菌产品微生物限度检查过程中，如使用表面活性剂、灭活剂及中和剂，在确定其能否适用于被检样品及其用量时，除应证明该试剂对被检样品的处理有效外，还须确认该试剂不影响样品中可能污染的微生物的检出（即无毒性），因此无毒性确认试验的菌株不能仅局限于方法适用性试验菌株，还应包括产品中可能污染的微生物。

2. 供试液制备方法、抑菌成分的消除方法及需氧菌总数、霉菌和酵母菌总数计数方法应尽量选择微生物计数方法中操作简便、快速的方法，同时应避免使用损失或损伤供试品中微生物的方法。如滤纸吸附、离心沉淀等供试品溶液前处理方法。当使用自然沉降法获得上清液作为供试品溶液时，需考察沉降时间对微生物回收的影响，必要时可在方法中明确自然沉降时间。对于抑菌作用较强的供试品，在供试品溶液性状允许的情况下，应尽量选用薄膜过滤法进行试验。

3. 对照培养基系指按培养基处方特别制备、质量优良的培养基，用于培养基适用性检查，以保证药品微生物检验用培养基的质量。对照培养基一般由中国食品药品检定研究院研制及分发，如需自行选择对照培养基，应进行充分的风险评估，确保其符合检查方法的要求及检验结果的一致性。

4. 进行微生物计数方法适用性试验时，若因没有适宜的方法消除供试品中的抑菌作用而导致微生物回收的失败，应采用能使微生物生长的更高稀释级供试液进行方法适用性试验。此时更高稀释级供试液的确认要从低往高的稀释级进行，最高稀释级供试液的选择根据供试品应符合的微生物限度标准和菌数报告规则而确定，如供试品应符合的微生物限度标准是1g供试品中需氧菌总数不得过 10^3 cfu，那么最高稀释级是 $1:10^3$。

若采用允许的最高稀释级供试液进行方法适用性试验还存在1株或多株试验菌的回收率达不到要求，则应选择回收率最接近要求的方法进行供试品的检测。如某种产品对某试验菌有较强的抑菌性，采用薄膜过滤法的回收率为40%，而采用培养基稀释法的回收率为30%，则应选择薄膜过滤法进行该供试品的检测，在此情况下，生产单位或研制单位应根据原辅料的微生物质量、生产工艺及产品特性等进行产品的风险评估，以保证检验方法的可靠性，从而保证产品质量。对于采用最高稀释级计数的微生物计数方法，建议通过增加接种量（试验平皿数）来降低检验误差，提高计数方法的准确度。

5. 控制菌检查法没有规定进一步确证疑似目标菌的方法。若供试品检出疑似目标菌，确证方法可参考微生物鉴定指导原则（指导原则9204）进行。

6. 当供试品微生物计数及控制菌检查不符合规定或检出其他不可接受微生物时，应启动微生物数据偏差（MDD）调查，一般包括实验室调查和生产调查两部分。实验室调查可参考药品微生物实验室质量管理指导原则（指导原则9203）的要求，包括样品、人员、耗材（包括培养基、菌种、试剂及稀释液等）、实验环境、设备设施、检验方法和操作等方面，以确定检验结果是否有效。如确定检验结果有效，生产单位应开展全面调查，包括人员、环境、设备设施、生产工艺过程、物料等方面，以确定污染的来源和超标发生的根本原因，并制定有效的纠正和预防措施。考虑到MDD调查的时限性，可在实验室调查完成之前启动生产调查。

7. 药品微生物检查过程中，如果药典规定的微生物计数方法不能对微生物在规定限度标准的水平上进行有效的计数，则应选择经方法适用性试验确认的且检测限尽可能接近其微生物限度标准的方法对样品进行检测。

8. 用于手术、严重烧伤及严重创伤的局部给药制剂应符合无菌检查法（通则1101）要求。对用于创伤程度难以判断的局部给药制剂，若没有证据证明药品不存在安全性风险，那么该药品应符合无菌检查法要求。

9. 非无菌药品微生物限度标准（通则1107）中，药用原料、辅料及中药提取物仅规定检查需氧菌总数、霉菌和酵母菌总数，对控制菌未做统一规定要求，因此，在制定其微生物限度标准时，应根据原辅料及中药提取物的微生物污染特性、用途、相应制剂的生产工艺及特性等因素，还需对控制菌及其他具有潜在危害的不可接受微生物进行控制；另该标准中仅规定直接口服及泡服中药饮片的微生物限度标准，但有些中药饮片，如外用的三七粉，还应根据微生物污染风险评估的结果，制定适宜的微生物限度标准。药品中如含有极少量未经提取的药材原粉或矿物质（如人工牛黄中的牛胆粉为未经提取的药材原粉，1000g小儿咽扁颗粒中仅含牛胆粉约0.065g），根据风险评估结果可考虑不按含有药材原粉的限度标准执行，同时可考虑不进行沙门菌的控制。

10. 非无菌化学原辅料微生物限度的控制应基于风险评估，风险评估方法可参考ICH Q9《质量风险管理》推荐的风险评估和管理工具，或其他合理的方法。风险评估需综合考虑非无菌化学原辅料的性质（包括起始物料、溶剂、试剂、催化剂等）、生产工艺、生产环境、设备清洁状态、人员素质、最差生产条件、历史数据及趋势等因素。在风险评估的基础上，做出微生物是否能在原辅料中生长或存活、原辅料生产及处理步骤是否会减少微生物的初步判定，从而确定微生物限度检查策略（定期抽检或逐批检查或可不考虑进行检查）及相应的微生物限度标准。具体可参考非无菌化学原辅料微生物限度检查决策树（图1），制定其微生物限度控制策略。

11. 对于制剂通则（通则0100）项下有微生物限度要求的制剂，微生物限度为必检项目；对于只有原则性要求的制剂（如部分化学药品的丸剂、口服片剂、胶囊剂、颗粒剂），应对其被微生物污染的风险进行评估。风险评估方法可参考ICH Q9《质量风险管理》推荐的风险评估和管理工具，或其他合理的方法。风险评估需综合考虑制剂特点、组成成分、生产工艺、生产环境、设备清洁状态、人员素质、最差生产条件、历史数据及趋势等因素。在风险评估的基础上，根据制剂中是否含有抑菌剂或药物本身是否具有抗微生物能力、是否为固体制剂及该固体制剂是否具有抑制微生物生长的特性等，确定微生物限度检查策略（定期抽检或逐批检查或可不考虑进行检查）及相应的微生物限度标准。具体可参考非无菌化学药品制剂微生物限度检查决策树（图2），制定其微生物限度控制策略。对于只有原则性要求的制剂，经过评估，累积数据表明每批均符合微生物限度标准的要求，则可不进行逐批检验。对于因制剂本身及工艺的原因导致产品易受微生物污染的固体制剂，应在品种项下列出微生物限度检查项及微生物限度标准。

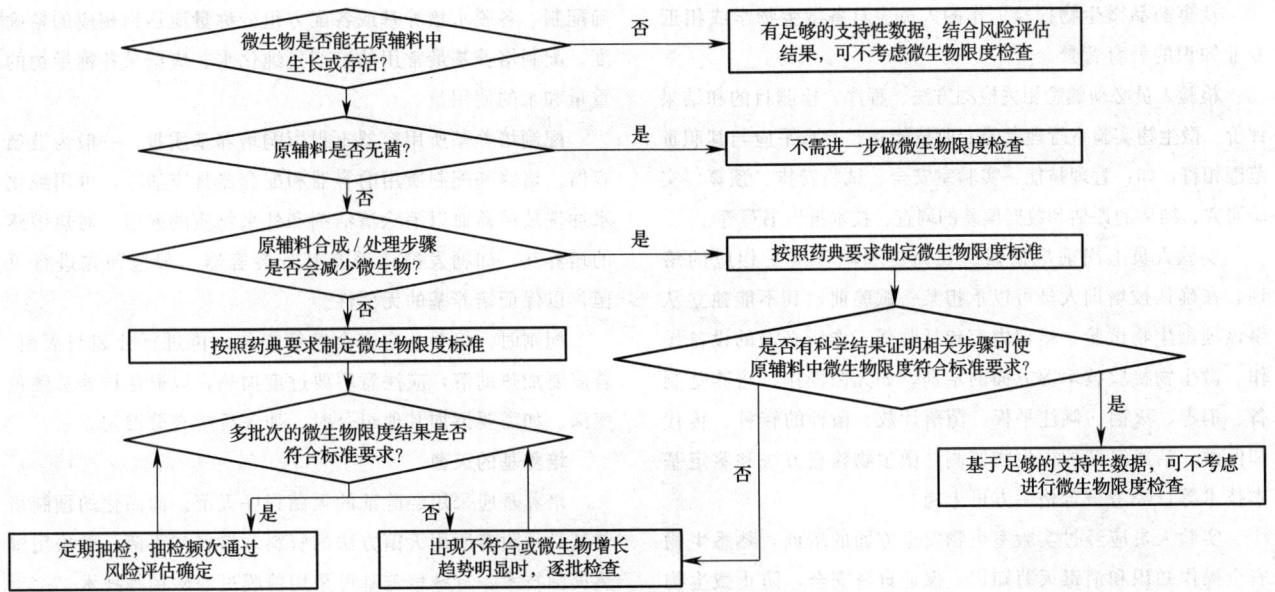

图 1　非无菌化学原辅料微生物限度检查决策树

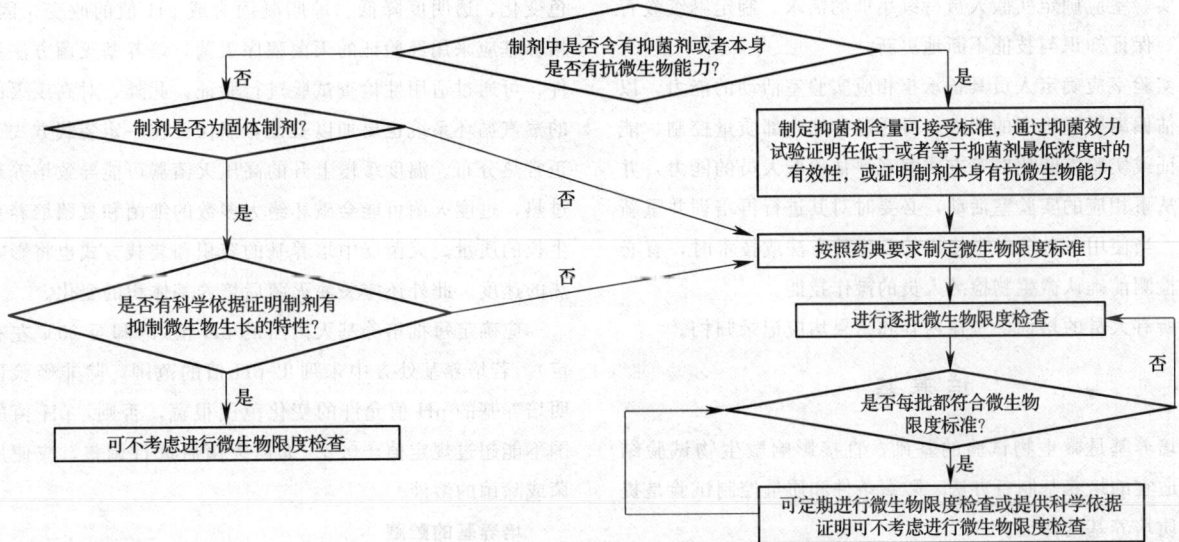

图 2　非无菌化学药品制剂微生物限度检查决策树

12. 制定药品的微生物限度标准时，除依据非无菌药品微生物限度标准（通则 1107）外，还应综合考虑原辅料来源、性质、生产工艺条件、给药途径及微生物污染对患者的潜在危险等因素，提出合理安全的微生物限度标准，如特殊品种以最小包装单位（如：以每贴等）规定限度标准。必要时，某些药品为保证其疗效、稳定性及避免对患者的潜在危害性，应制定更严格的微生物限度标准，并在品种项下规定。

9203　药品微生物实验室
质量管理指导原则

药品微生物实验室质量管理指导原则用于指导药品微生物检验实验室的质量控制。涉及生物安全的操作，应符合相应国家、行业、地方的标准和规定等。

药品微生物的检验结果受很多因素的影响，如样品中微生物可能分布不均匀、微生物检验方法的误差较大等。因此，在药品微生物检验中，为保证检验结果的可靠性，必须使用经验证的检测方法并严格按照药品微生物实验室质量管理指导原则要求进行检验。必要时，微生物实验室应开展微生物检测的测量不确定度评定；也应按质量风险管理要求开展风险评估，为微生物可能导致的质量问题提供有效信息与分析。

药品微生物实验室质量管理指导原则包括以下几个方面：人员、培养基、外部服务与供应品、菌种、设施和环境条件、设备、样品、检验方法、污染废弃物处理、检测结果有效性的保证、实验记录与数据、结果的判断和检测报告、文件等。

人　员

微生物实验室应设置质量负责人、技术管理者、检验人员、生物安全责任人、生物安全监督员、菌种管理员及相关设备和材料管理员等岗位，可通过一人多岗设置。

从事药品微生物检验工作的人员应具备微生物学或相近专业知识的教育背景。

检验人员必须熟悉相关检测方法、程序、检测目的和结果评价。微生物实验室管理者的专业技能和经验水平应与其职责范围相符，如：管理技能、实验室安全、试验安排、预算、实验研究、结果的评估和数据偏差的调查、技术报告书写等。

实验人员上岗前应依据所在岗位和职责接受相应的培训，在确认被培训人员可以承担某一试验前，其不能独立从事该项微生物试验。培训内容包括胜任工作所必需的设备操作、微生物检验技术等方面的培训，如无菌操作、培养基制备、消毒、灭菌、倾注平板、菌落计数、菌种的转种、传代和保藏、洁净区域的微生物监测、微生物检查方法和鉴定基本技术等，经考核合格后方可上岗。

实验人员应经过实验室生物安全方面的培训，熟悉生物安全操作知识和消毒灭菌知识，保证自身安全，防止微生物在实验室内部污染。

实验室应确定实验人员持续培训的需求，制定继续教育计划，保证知识与技能不断地更新。

实验室应确定人员具备承担相应实验室活动的能力，以及评估偏离影响程度的能力。可通过参加内部质量控制、能力验证或实验室间比对等方式客观评估检验人员的能力，并授权从事相应的实验室活动，必要时对其进行再培训并重新评估。当使用一种非经常使用的及新的方法或技术时，有必要在检测前确认微生物检测人员的操作技能。

所有人员的培训、考核内容和结果均应记录归档。

培　养　基

培养基是微生物试验的基础，直接影响微生物试验结果。适宜的培养基制备方法、贮藏条件和质量控制试验是提供优质培养基的保证。

微生物实验室使用的培养基可按培养基处方配制，也可使用按处方生产的符合规定的脱水培养基配制，或直接采用商品化的预制培养基。

商品化的脱水培养基或预制培养基应设立接收标准，并进行符合性验收，包括品名、批号、数量、生产单位、外观性状（瓶盖密封度、内容物有无结块霉变等）、处方和使用说明、有效期、贮藏条件、生产商提供的质控报告、有效期确定的资料和/或其他相关材料（如配方变更）。

培养基的配制

制备培养基时，应选择质量符合要求的脱水培养基或单独配方组分进行配制。不应使用结块、颜色发生变化或其他物理性状明显改变的脱水培养基。

脱水培养基或单独配方组分应在适当的条件下贮藏，如低温、干燥和避光，所有的容器应密封，尤其是盛放脱水培养基的容器。

为保证培养基质量的稳定可靠并符合要求，配制时，脱水培养基应按使用说明的要求操作，自制培养基应按配方准确配制。各脱水培养基或各配方组分称量应达到相应的精确度。配制培养基最常用的溶剂是纯化水。应记录各称量物的重量和水的使用量。

配制培养基所用容器不得影响培养基质量，一般为玻璃容器。培养基配制所用的容器和配套器具应洁净，可用纯化水冲洗玻璃器皿以消除清洁剂和外来物质的残留。对热敏感的培养基，如糖发酵培养基其分装容器一般应预先进行灭菌，以保证培养基的无菌性。

配制时，培养基应完全溶解混匀，再进行分装与灭菌。若需要加热助溶，应注意不要过度加热，以避免培养基颜色变深。如需要添加其他组分时，加入后应充分混匀。

培养基的灭菌

培养基应采用经验证的灭菌程序灭菌。商品化的预制培养基必须附有所用灭菌方法的资料。培养基灭菌一般采用湿热灭菌技术，特殊培养基可采用薄膜过滤除菌等技术。

培养基若采用不适当的加热和灭菌条件，有可能引起颜色变化、透明度降低、琼脂凝固力或 pH 值的改变。因此，培养基应采用经验证的灭菌程序灭菌，培养基灭菌方法和条件，可通过适用性检查试验进行验证。此外，对高压灭菌器的蒸汽循环系统也要加以验证，以保证在一定装载方式下的正常热分布。温度缓慢上升的高压灭菌器可能导致培养基的过热，过度灭菌可能会破坏绝大多数的细菌和真菌培养基促生长的质量。灭菌器中培养基的容积和装载方式也将影响加热的速度。此外还应关注灭菌后培养基体积的变化。

应确定每批培养基灭菌后的 pH 值（冷却至 25℃ 左右测定）。若培养基处方中未列出 pH 值的范围，除非经验证表明培养基的 pH 值允许的变化范围很宽，否则，pH 值的范围不能超过规定值 ± 0.2。如需灭菌后进行调整，应使用灭菌或除菌的溶液。

培养基的贮藏

自配的培养基应标记名称、批号、配制日期、制备人等信息，并在已验证的条件下贮藏。商品化的预制培养基应根据培养基使用说明书上的要求进行贮藏，所采用的贮藏和运输条件应使成品培养基最低限度地失去水分并提供机械保护。

培养基灭菌后不得贮藏在高压灭菌器中，琼脂培养基不得在 0℃ 或 0℃ 以下存放，因为冷冻可能破坏凝胶特性。培养基保存应防止水分流失，必要时避光保存。琼脂平板最好现配现用，如置冰箱保存，应密闭包装，保存期需经验证确定。

培养基的质量控制试验

实验室应制定试验用培养基的质量控制程序，确保所用培养基质量符合相关检查的需要。

实验室配制或商品化的成品培养基的质量依赖于其制备过程，采用不适宜方法制备的培养基将影响微生物的生长或复苏，从而影响试验结果的可靠性。

所有配制好的培养基均应进行质量控制试验。实验室配制的培养基的常规监控项目是 pH 值、适用性检查、定期的稳定性检查，以确定有效期。培养基在有效期内应依据适用性检查试验确定培养基质量是否符合要求。有效期的长短取决于在一定存放条件下（包括容器特性及密封性）的培养基其组成成分的稳定性。

除药典通则另有规定外，在实验室中，应采用已验证的配制和灭菌程序制备培养基；每批商品化的预制培养基、由脱水培养基或按处方配制的培养基均应符合培养基适用性检查的要求。试验用菌种可根据培养基的用途从相关通则中进行选择，也可增加生产环境及产品中常见的污染菌株。

培养基的质量控制试验若不符合规定，应寻找不符合的原因，以防止问题重复出现。任何不符合要求的培养基均不能使用。

固体培养基灭菌后的再融化只允许 1 次，以避免因过度受热造成培养基质量下降或微生物污染。培养基的再融化一般采用水浴或流通蒸汽加热，若采用其他融化方法，应对其进行评估，确认该融化方法不影响培养基质量。融化的培养基应置于 45～50℃的环境中，不得超过 8 小时。使用过的培养基（包括失效的培养基）应按照国家污染废物处理相关规定进行。

制成平板或分装于试管的培养基应进行下列检查：容器和盖子不得破裂，装量应相同，尽量避免形成气泡，固体培养基表面不得产生裂缝或涟漪，在冷藏温度下不得形成结晶，不得污染微生物等。

用于环境监测的培养基须特别防护，以防外来污染物的影响及避免出现假阳性结果。

实验室应有文件规定微生物试验用培养基、原材料及补充添加物的采购、验收、贮藏、制备、灭菌、质量检查与使用的全过程，并对培养基的验收、制备、灭菌、贮藏（包括灭菌后）、质量控制试验和使用情况等进行记录，包括培养基名称、制造商、批号、表观特性、配制日期和配制人的标识、称量、配制及分装的体积、pH 值、灭菌设备及程序等，按处方配制的培养基记录还应包括成分名称及用量。

外部服务与供应品

外部服务包括校准、检测、培训、能力验证提供、设施和设备维修维护服务等；供应品包括试剂、消耗材料等。实验室应保证影响实验室活动的外部服务和供应品的适宜性，并保存相关活动的记录。

采购文件中应包括对外部服务和供应品性能或质量的技术要求。应优先选择已经获得供应品认证和/或质量管理体系认证的供应商提供的供应品，也可通过调查或实地考察的方式进行合格供应商的评价，证明供应商的管理能力和技术能力。实验室应制定文件，验证所有环节包括试剂和软件等是否符合预期性能；尤其应对影响结果质量的重要供应品进行技术验收。如供应品中的试剂应有接收、检查和贮藏的文件，以确保所用试剂质量符合相关检查要求。试验用关键试剂，在使用和贮藏过程中，应对每批试剂的适用性进行验证确认。实验室应对试剂进行管理控制，保存和记录相关资料。实验室配制的所有试剂、试液及溶液应贴好标签，标明

名称、制备依据、适用性、浓度、贮藏条件、制备日期、有效期及制备人等信息。

菌　种

试验过程中，生物样本可能是最敏感的，因为它们的活性和特性依赖于合适的试验操作和贮藏条件。实验室菌种处理和保藏程序应标准化，使尽可能减少菌种污染和生长特性的改变。按统一操作程序制备的菌株是微生物试验结果一致性的重要保证。

药品微生物检验用的试验菌应为有明确来源的标准菌株，或使用与标准菌株所有相关特性等效的可溯源的商业派生菌株。

标准菌株应来自认可的国内或国外菌种保藏机构，其复苏、复壮或培养物的制备应按供应商提供的说明或按已验证的方法进行。从国内或国外菌种保藏机构获得的标准菌株经复苏并在适宜的培养基中生长后，即为标准储备菌株。标准储备菌株应进行纯度和特性确认。标准储备菌株保存时，可将培养物等份悬浮于抗冷冻的培养基中，并分装于小瓶中，建议采用低温冷冻干燥、液氮贮存、超低温冷冻（低于－30℃）等方法保存。低于－70℃或低温冷冻干燥方法可以延长菌种保存时间。标准储备菌株可用于制备每月或每周 1 次转种的工作菌株。冷冻菌种一旦解冻转种制备工作菌株后，不得重新冷冻和再次使用。

工作菌株的传代次数应严格控制，不得超过 5 代（从菌种保藏机构获得的标准菌株为第 0 代），以防止过度的传代增加菌种变异的风险。1 代是指将活的培养物接种到微生物生长的新鲜培养基中培养，任何形式的转种均被认为是传代 1 次。必要时，实验室应对工作菌株的特性和纯度进行确认。

工作菌株不可替代标准菌株，标准菌株的商业衍生物仅可用作工作菌株。标准菌株如经确认试验证明已老化、退化、变异、污染等或该菌株已无使用需要时，应及时灭菌销毁。

菌种必须定期转种传代，并做纯度、特性等实验室所需关键指标的确认，实验室应建立菌种管理（从标准菌株到工作菌株）的文件和记录，内容包括菌株的申购、进出、收集、贮藏、确认、转种、使用及销毁等全过程。每支菌种都应注明其名称、标准号、接种日期、传代数，并记录菌种生长的培养基和培养条件、菌种保藏的位置和条件等信息。

设施和环境条件

微生物实验室应具有进行微生物检测所需的适宜、充分的设施条件，试验环境应保证不影响检验结果的准确性。微生物实验室应专用，并与生产、办公等其他区域分开。

实验室的布局和运行

微生物实验室的布局与设计应充分考虑到试验设备安装、良好微生物实验室操作规范和实验室安全的要求。以能获得可靠的检测结果为重要依据，且符合所开展微生物检测活动生物安全等级的需要。实验室布局设计的基本原则是既

要最大可能防止微生物的污染，又要防止检验过程对人员和环境造成危害，同时还应考虑活动区域的合理规划及区分，避免混乱和污染，提高微生物实验室操作的可靠性。

微生物实验室的设计和建筑材料应考虑其适用性，以利清洁、消毒并减少污染的风险。洁净区域应配备独立的空气机组或空气净化系统，以满足相应的检验要求，包括温度和湿度的控制，压力、照度和噪声等都应符合工作要求。空气过滤系统应定期维护和更换，并保存相关记录。微生物实验室应包括相应的洁净区域和生物安全控制区域，同时应根据试验目的，在时间或空间上有效分隔不相容的试验活动，将交叉污染的风险降到最低。生物安全控制区域应配备满足要求的生物安全柜，以避免有危害性的生物因子对实验人员和环境造成危害。霉菌试验要有适当的措施防止孢子污染环境。对人或环境有危害的样品应采取相应的隔离防护措施。一般情况下，药品微生物检验的实验室应有符合无菌检查法（通则 1101）及非无菌产品微生物限度检查：微生物计数法（通则 1105）和控制菌检查法（通则 1106）要求的、用于开展无菌检查和微生物限度检查及无菌采样等检测活动的、独立设置的洁净室（区）或隔离系统，并配备相应的阳性菌实验室、培养室、试验结果观察区、培养基及试验用具准备（包括灭菌）区、样品接收和贮藏室（区）、标准菌株贮藏室（区）、污染物处理区和文档处理区等辅助区域。微生物基因扩增检测实验室原则上应设分隔开的工作区域以防止污染，包括（但不限于）试剂配制与贮存区、核酸提取区、核酸扩增区和扩增产物分析区。应对上述区域明确标识。

微生物试验的各项工作应在专属的区域进行，以降低交叉污染、假阳性结果和假阴性结果出现的风险。无菌检查应在隔离器系统或 B 级背景下的 A 级单向流洁净区域中进行，微生物限度检查应在不低于 D 级背景下的生物安全柜或 B 级洁净区域内进行。A 级和 B 级区域的空气供给应通过终端高效空气过滤器（HEPA）。

一些样品若需要证明微生物的生长或进一步分析培养物的特性，应在生物安全控制区域进行。任何出现微生物生长的培养物不得在实验室洁净区域内打开。对染菌的样品及培养物应有效隔离，以减少假阳性结果的出现。病原微生物的分离鉴定工作应在相应级别的生物安全实验室进行。

实验室应制定进出洁净区域人和物的控制程序和标准操作规程，对可能影响检验结果的工作（如洁净度验证及监测、消毒、清洁、维护等）或涉及生物安全的设施和环境条件的技术要求能够有效地控制、监测并记录，当条件满足检测方法要求方可进行样品检测工作。微生物实验室使用权限应限于经授权的工作人员，实验人员应了解洁净区域的正确进出程序，包括更衣流程，该洁净区域的预期用途、使用时的限制及限制原因，适当的洁净级别。

环境监测

微生物实验室应按相关国家标准制定完整的洁净室（区）和隔离系统的验证和环境监测标准操作规程，环境监测项目和监测频率及对超标结果的处理应有书面程序。监测项目应涵盖到位，包括对空气悬浮粒子、浮游菌、沉降菌、表面微生物及物理参数（温度、相对湿度、换气次数、空气流速、压差、噪声等）的有效控制和监测。环境监测按药品洁净实验室微生物监测和控制指导原则（指导原则 9205）进行。

清洁、消毒和卫生

微生物实验室应制定清洁、消毒和卫生的标准操作规程，规程中应涉及环境监测结果。

实验室在使用前和使用后应进行消毒，并定期监测消毒效果，要有足够的洗手和手消毒设施。实验室应有对有害微生物发生污染的处理规程。

所用的消毒剂种类应满足洁净实验室相关要求并定期更换。理想的消毒剂既能杀死广泛的微生物、对人体无毒害、不会腐蚀或污染设备，又有清洁剂的作用，性能稳定、作用快、残留少、价格合理。必要时对所用消毒剂和清洁剂的微生物污染状况应进行监测，并在确认的有效期内使用，A 级和 B 级洁净区应使用无菌的或经无菌处理的消毒剂和清洁剂。

设　备

微生物实验室应配备与检验能力和工作量相适应的仪器设备，其类型、测量范围和准确度等级应满足检验所采用标准的要求。设备的安装和布局应便于操作，易于维护、清洁和校准，并保持清洁和良好的工作状态。用于试验的每台仪器、设备应有唯一标识。

仪器设备应有合格证书，实验室在仪器设备完成相应的检定、校准、验证、确认其性能，并形成相应的操作、维护和保养的标准操作规程后方可正式使用，仪器设备使用和日常监控要有记录。

设备的维护

为保证仪器设备处于良好工作状态，应定期对其进行维护和性能验证，并保存相关记录。仪器设备若脱离实验室或被检修，恢复使用前应重新确认其性能符合要求。

重要的仪器设备，如培养箱、冰箱等，应由专人负责进行维护和保管，保证其运行状态正常和受控，还应有相应的备用设备以保证试验菌株和微生物培养的连续性；高压灭菌器、隔离器、生物安全柜等设备实验人员应经培训并确认其能力后上岗。对于培养箱、冰箱、高压灭菌器等影响试验准确性的关键设备应在其运行过程中对关键参数（如温度、压力）进行连续观测和记录，有条件的情况下尽量使用自动记录装置。如果发生偏差，应评估对以前的检测结果造成的影响并采取必要的纠正措施。

对于一些容易污染微生物的仪器设备，如水浴锅、培养箱、冰箱和生物安全柜等应定期进行清洁和消毒。

对试验用的无菌器具应实施正确的清洗、灭菌措施，并形成相应的标准操作规程，无菌器具应有明确标识并与非无菌器具加以区别。

实验室的某些设备（例如培养箱、高压灭菌器等）应专用，除非有特定预防措施，以防止交叉污染。

校准、性能验证和使用监测

微生物实验室所用仪器应根据日常使用情况进行定期校准，并记录。校准周期和校验内容根据仪器的类型和设备在实验室产生的数据的重要性不同而不同。仪器上应有标签说明校准日期和再校准日期。

温度测量装置　温度不但对试验结果有直接影响，还对仪器设备的正常运转和正确操作起关键作用。相关的温度测量装置如培养箱和高压灭菌器中的温度计、热电耦和铂电阻温度计，应具有可靠的质量并进行校准，以确保所需的精确度，温度设备的校准应遵循国家或国际标准。

温度测量装置可用来监控冰箱、超低温冰箱、培养箱、水浴锅等设备的温度，应在使用前验证此类装置的性能。

灭菌设备　灭菌设备的灭菌效果应满足使用要求。应使用多种传感器（如温度、压力等）监控灭菌过程。对实际应用的灭菌条件和装载状态需定期进行性能验证，经过维修或工艺变化等可能对灭菌效果产生影响时，应重新验证。应定期使用生物指示剂检查灭菌设备的效果并记录，指示剂应放在不易达到灭菌的部位。日常监控可采用物理或化学方式进行。

压力容器操作人员的操作证书应符合特种设备相关标准或法规要求。

生物安全柜、层流超净工作台、高效过滤器　应由有专业技能的人员进行生物安全柜、层流超净工作台及高效过滤器的安装与更换，应按确认的方法进行现场生物和物理的检测，并定期进行再验证。

实验室生物安全柜和层流超净工作台的通风应符合微生物风险级别及符合安全要求。其他设备的安装不应影响生物安全柜等安全隔离装置的气流。应定期对生物安全柜、层流超净工作台进行监测，以确保其性能符合相关要求，如生物安全柜维护检验时可包括下降气流、流入气流、气流模式和高效过滤器等性能指标。实验室应保存检查记录和性能测试结果。

其他设备　悬浮粒子计数器、浮游菌采样器应定期进行校准；pH 计、天平和其他类似仪器的性能应定期或在每次使用前确认；若湿度对试验结果有影响，湿度计应按国家或国际标准进行校准；当所测定的时间对检测结果有影响时，应使用校准过的计时仪或定时器；使用离心机时，应评估离心机每分钟的转数，若离心是关键因素，离心机应该进行校准。

样　品

样品采集

试验样品的采集，根据取样测试的目的不同，应分别基于随机原则和风险原则，由经过培训的人员在受控条件下进行，并防止污染。如需无菌抽样，应采用无菌操作技术，并在具有无菌条件的特定区域中进行。抽样环境应监测并记录，同时还需记录采样时间。抽样的任何消毒过程（如抽样点的消毒）不能影响样品中微生物的检出。

所抽样品应有清晰标识，避免样品混淆和误用。标识应包括样品名称、批号、抽样日期、采样容器、抽样人等信息，使标识安全可见并可追溯。

样品贮存和运输

待检样品应在合适的条件下贮藏并保证其完整性，尽量减少污染的微生物发生变化。样品在运输过程中，应保持原有（规定）的贮存条件或采取必要的措施（如冷藏或冷冻）。应明确规定和记录样品的贮藏和运输条件。

样品的确认和处理

实验室应有被检样品的传递、接收、贮存和识别管理程序。

实验室在收到样品后应根据有关规定尽快对样品进行检查，并记录被检样品所有相关信息，如接收日期、样品状况、采样信息（包括采样日期和采样条件等）、贮藏条件。

如果样品存在数量不足、包装破损、标签缺失、温度不适等，实验室应在决定是否检测或拒绝接受样品之前与相关人员沟通。样品的包装和标签有可能被严重污染，因此，搬运和贮存样品时应小心以避免污染的扩散，容器外部的消毒应不影响样品的完整性。样品的任何异常状况在检验报告中应有说明。

选择具有代表性的样品，根据有关的国家或国际标准，或使用经验证的方法，尽快进行检验。

实验室应按照书面管理程序对样品进行保留和处置。已知被污染的样品应经过无害化处理。

检验方法

检验方法选择

药品微生物检验时，应根据检验目的选择适宜的方法进行样品检验。

检验方法的确认

药典方法或其他相关标准中规定的方法是经过验证的，在引入检测之前，实验室应证实能够正确地运用这些方法。样品检验时所采用的方法应经确认。当发布机构修订了标准方法，实验室应评估修订内容，除文字修订外，还应在所需的程度上重新进行方法确认。

实验室对所用商业检测系统如试剂盒应保留确认数据，这些确认数据可由制造者提供或由第三方机构评估，必要时，实验室应对商业检测系统进行确认。

检验方法的验证

如果检验方法不是标准中规定的方法，使用前应进行方法的验证，对无参考方法的验证可采用自然污染或人工污染等方式，评估预先设定的指标；对有参考方法的验证可采用待验证方法与参考方法比较的方式，如替代方法的验证按药品微生物检验替代方法验证指导原则（指导原则 9201）进行。

检验方法的确认和验证按药品微生物分析方法验证、确认及转移指导原则（指导原则 9213）进行。

污染废弃物处理

实验室应有妥善处理废弃样品、过期（或失效）培养基和有害废弃物的设施和制度，旨在减少检查环境和材料的污染。污染废弃物管理应符合国家和地方法规的要求，并应交由当地环保部门资质认定的单位进行最终处置，由专人负责并书面记录和存档。

药品微生物实验室应制定针对所操作微生物危害的安全应急预案，规范生物安全事故发生时的操作流程和方法，避免和减少紧急事件对人员、设备和工作的伤害和影响，如活的培养物洒出必须就地处理，不得使培养物污染扩散。实验室还应配备消毒剂、化学和生物学的溢出处理盒等相关装备。

检测结果有效性的保证

内部质量控制

为评估实验室检测结果的持续有效，实验室应制订质量控制程序和计划，对内部质量控制活动的实施内容、方式、责任人及结果评价依据作出明确的规定。质量控制计划应尽可能覆盖实验室的所有检测人员和检测项目。

对于药品微生物检测项目，实验室可定期使用标准样品（如需氧菌总数标准样品等）、质控样品或用标准菌株人工污染的样品等开展内部质量控制，并根据工作量、人员水平、能力验证结果、外部评审等情况明确规定质控频次。

在实施人员比对、设备比对和方法比对时，要选取均匀性和稳定性符合要求的样品进行。

外部质量评估

实验室应参加与检测范围相关的能力验证或实验室之间的比对试验来评估检测能力水平，通过参加外部质量评估来评定检测结果的偏差。

实验室应对评估结果进行分析，适时改进。

实验记录和数据

试验结果的可靠性依赖于试验严格按照标准操作规程进行，而标准操作规程应指出如何进行正确的试验操作。实验记录和数据应是真实、准确、完整和可追溯的。实验记录应包含所有关键的细节，确保可重复该试验活动。

实验记录至少应包括以下内容：试验日期、检品名称、检验人员姓名、标准操作规程编号或方法、试验结果、偏差（存在时）、试验参数（如环境、设备、菌种、培养基和批号以及培养温度）、复核人签名等。

实验记录上还应显示检验标准的选择，如果使用的是药典标准，必须保证是现行有效的标准。

试验所用每一个关键的试验设备均应有记录，设备日志或表格应设计合理，以满足试验记录的追踪性，设备温度（水浴、培养箱、灭菌器）必须记录，且具有追溯性。

实验记录可以是纸质的，也可以是电子的，或纸质和电子记录并存。实验记录的修改应可追溯到前一个版本，并能保存原始及修改后的数据和文档，包括修改日期、修改内容和修改人员。

开展微生物试验时可选择适宜的方式保障微生物数据可靠性；如高分辨率拍照形成数字化图像的电子数据，微生物关键结果的观察宜采用第二人复核的方式确认。

归档的数据应确保安全。电子数据应定期备份，其备份及恢复流程必须经过验证。纸质数据应便于查阅。数据的保存期限应满足相应规范要求，并建立数据销毁规程，数据的销毁应经过审批。

结果的判断和检测报告

由于微生物试验的特殊性，在结果分析时，对结果应进行充分和全面的评价，所有影响结果观察的微生物条件和因素均应考虑，包括与规定的限度或标准有很大偏差的结果；微生物在原料、辅料或试验环境中存活的可能性；微生物的生长特性等。特别要了解结果与标准的差别是否有统计学意义。若发现结果不符合药典各品种项下要求或另外建立的质量标准，应进行原因调查。引起微生物污染结果不符合标准的原因主要有两个：试验操作错误或产生无效结果的试验条件；产品本身的微生物污染总数超过规定的限度或检出控制菌。

检验过程出现与微生物相关的不合规范的数据，均属于微生物数据偏差（microbial data deviation，MDD）。对实验室偏差数据的调查，有利于持续提高实验室数据的可靠性。MDD 调查主要分为两个阶段，第一阶段仅限于实验室内调查，焦点集中于试验是否有效；第二阶段是开展全面调查，确定异常结果的根本原因。一般先从微生物实验室开始进行偏差调查，根据调查的需要逐步延伸到其他相关部门；由于微生物调查的时限性，其他相关部门的调查也可以在微生物实验室调查完成前开始。

实验室调查时应考虑实验室环境、抽样区的防护条件、样品在该检验条件下以往检验的情况、样品本身具有使微生物存活或繁殖的特性等情况。此外，回顾试验过程也可评价该试验结果的可靠性及试验过程是否恰当。如果试验操作被确认是引起结果不符合的原因，则应制定纠正和预防措施，按照正确的操作方案进行试验，在这种情况下，对试验过程及试验操作应进行有效控制。

样品检验应有重试的程序，如果依据分析调查结果发现试验有错误而判试验结果无效，应进行重试。如果需要，可按相关规定重新抽样，但抽样方法不能影响不符合规定结果的分析调查。上述情况应保留相关记录。

微生物实验室检测报告应符合检测方法的要求。实验室应准确、清晰、明确和客观地报告每一项或每一份检测的结果。

检测报告的信息应该完整、可靠。

文　件

文件应当充分表明试验是在实验室内按可控的程序进行

的，一般包括以下方面：人员培训与资格确认；设备验收、验证、检定（或校准）、期间核查和维修；设备使用中的运行状态（设备的关键参数）；培养基制备、贮藏和质量控制；洁净室管理；菌种和生物安全管理；检验规程中的关键步骤；数据记录与结果计算的确认；质量责任人对试验报告的评估；数据偏离的调查。

所有程序和支持文件，应保持现行有效并易于人员取阅。涉及生物安全的操作现场应防止文件被污染，可采取必要的消毒、去除污染等控制措施。

9204　微生物鉴定指导原则

本指导原则为药物原料、辅料、制药用水、中间产品、终产品、环境、包装材料和容器等检出微生物的鉴定提供指导。当鉴定结果有争议时，以现行版《伯杰氏系统细菌学手册》（*Bergey's Manual of Systematic Bacteriology*）的鉴定结果为准。

微生物鉴定是指借助现有的分类系统，通过对未知微生物的特征测定，对其进行细菌、酵母菌和霉菌大类的区分，或属、种及菌株水平确定的过程。微生物鉴定是药品微生物检验中的重要环节，药典通用技术要求相应章节中对检出微生物的鉴定做了明确规定，如非无菌产品微生物限度检查：控制菌检查法（通则 1106）中选择培养基或指示培养基上发现的疑似菌落需进行鉴定；对无菌检查法（通则 1101）的阳性实验结果中分离的微生物进行鉴定，以判定试验是否重试；药品洁净实验室微生物监测和控制指导原则（指导原则 9205）中建议对洁净室及其他受控环境分离到的微生物进行鉴定，以掌握环境微生物污染情况，有助于污染调查。此外，在药品生产中，有时亦需对药物原料、辅料、制药用水、中间产品、终产品和环境等中检出的微生物进行适当水平的鉴定。

微生物鉴定需达到的水平视情况而定，包括种、属鉴定和菌株分型。大多数非无菌药品生产过程和部分无菌生产环境的风险评估中，对所检出微生物的常规特征包括菌落形态学、细胞形态学（杆状、球状、细胞群、孢子形成模式等）、革兰染色或其他染色特性，及某些能够给出鉴定结论的关键生化反应（如氧化酶、过氧化氢酶和凝固酶反应）进行分析，一般即可满足需要；非无菌产品的控制菌检查一般应达到药典规定的水平；无菌试验结果阳性、无菌生产模拟工艺（如培养基灌装）失败、环境严重异常事件时，对检出的微生物鉴定至少达到种水平，必要时需达到菌株水平。

微生物的鉴定程序

微生物鉴定的基本程序包括分离纯化和鉴定，鉴定时，一般先将待检菌进行初步的分类。鉴定的方法有表型微生物鉴定和基因型微生物鉴定，根据所需达到的鉴定水平选择合适的鉴定方法。微生物鉴定系统是基于不同的分析方法，其局限性与方法和数据库的鉴定能力息息相关，未知菌鉴定时通过与微生物鉴定系统中的参考微生物（模式菌株、标准菌株或经确认的菌株等）的特征（基因型和/或表型）相匹配来完成。如果数据库中没有对应的菌株信息，就无法获得正确的鉴定结果。在日常的微生物鉴定试验中，应明确所采用鉴定系统的局限性及所要达到的鉴定水平（属、种、菌株），选用最适合要求的鉴定技术，必要时采用多种鉴定方法确定。

待检菌的分离纯化

微生物鉴定的第一步是待检培养物的分离纯化，最常用的分离纯化方法是挑取待检菌在适宜的固体培养基上连续划线分离纯化，以获取待检菌的纯培养物（单个菌落），必要时可进一步进行纯培养，为表型鉴定和随后的鉴定程序提供足够量菌体。从药物原料、辅料、制药用水、中间产品、终产品、环境、包装材料和容器等样品中检出的受损微生物，经分离纯化程序使其由不利生存易产生变化的状态转变为在营养适宜和最佳培养温度条件下生存的稳定状态，以保证鉴定结果的准确性。

初筛试验

常规的微生物鉴定，一般先进行初筛试验确定待检菌的基本微生物特征，将待检菌做初步分类。常见的初筛试验包括形态观察、染色镜检（或氢氧化钾拉丝试验）、重要的生化反应等。

重要的生化筛选试验如下。

氧化酶试验　用于区分不发酵的革兰阴性杆菌（氧化酶阳性）和肠道菌（氧化酶阴性）；

过氧化氢酶试验　用于区分葡萄球菌（过氧化氢酶阳性）和链球菌（过氧化氢酶阴性）；

凝固酶试验　用于区分凝固酶阴性葡萄球菌（可推测为非致病性）和凝固酶阳性葡萄球菌（可能具有致病性）。

初筛试验可为评估提供有价值的信息。对于微生物鉴定方法来说，初筛试验是非常关键的一步，若给出了错误的结果，将影响后续试验，包括微生物鉴定试剂盒或相关引物等的选用。

表型微生物鉴定

表型微生物鉴定依据表型特征的表达来区分不同微生物间的差异，是经典的微生物分类鉴定法，以微生物细胞的形态和习性表型为主要指标，通过比较微生物的菌落形态、理化特征和特征化学成分与典型微生物的差异进行鉴别。微生物分类中常用的表型特征见表 1。

表 1　微生物分类中常用的表型特征

分　类	特　征
培养物	菌落形态（如菌落颜色、形状、大小等）、产色素
形态学	细胞形态（细胞大小、细胞形状、鞭毛类型等）、内容物、革兰染色、芽孢和抗酸染色、孢子形成模式
生理学	氧气耐受性、pH 值范围、最适温度和范围、耐盐性

续表

分　类	特　征
生化反应	碳源的利用、碳水化合物的氧化或发酵、酶的模式
抑制性	胆盐耐受性、抗生素敏感性、染料耐受性
血清学	凝集反应、荧光抗体
化学分类	脂肪酸构成、微生物毒素、全细胞组分
生态学	微生物来源

微生物细胞的大小和形态、芽孢、细胞成分、表面抗原、生化反应和对抗菌剂的敏感性等表型的表达，除受其遗传基因的控制外，还与微生物的分离环境、培养基和生长条件等因素有关。表型微生物鉴定通常需要大量的纯培养物，而微生物的恢复、增殖和鉴定易受培养时间影响，事实上许多环境微生物在普通的微生物增殖培养基中是无法恢复的，此外，一些从初始培养物中刚分离出的受损微生物还可能不能完整地表达其表型属性。因此，在表型鉴定时应注意采用的培养基、培养时间和传代次数对鉴定结果的影响。目前已有的基于化学分类的鉴定方法，如气相色谱法分析微生物的脂肪酸特征、基质辅助激光解吸电离飞行时间质谱法（MALDI-TOF）主要分析微生物的特征蛋白等微生物鉴定系统，在进行结果判断时需借助于系统自身的鉴定数据库，还依赖特定的培养基和培养方法以确保鉴定结果的一致性。

表型微生物鉴定方法已广泛应用于药品微生物实验室。根据微生物表型鉴定所提供的信息可以判断药品中污染的微生物种类，也可掌握环境微生物菌群的变化，并进行产品的风险评估。在许多质量控制调查中，表型鉴定结果能给出一定的信息帮助调查人员进行深入调查，并按需要制定适宜的纠正措施。

基因型微生物鉴定

与表型特征不同，微生物基因型通常不受生长培养基或分离物活性的影响，只需分离到纯菌落便可用于分析。由于大部分微生物种核酸序列是高度保守的，所以聚合酶链式反应（PCR）、DNA 探针、DNA-DNA 杂交，多位点序列分型、核糖体分型分析、16S 核糖体 RNA（16S ribosomal RNA）核酸测序、18S 核糖体 RNA（18S ribosomal RNA）核酸测序、内转录间隔区（internal transcribed spacer，ITS）核酸测序和全基因组核酸测序等基因型鉴定方法理论上更值得信赖。基因鉴定法通常在无菌检查试验结果阳性、非无菌药品控制菌检查中疑似菌的鉴定、环境监控异常、偏差调查、培养基模拟灌装失败等微生物调查中使用。

目前《伯杰氏系统细菌学手册》中对细菌分类的描述是通过遗传物质的分析比较来实现的。通过未知微生物的 DNA 与已知微生物的 DNA 比较，能够确定亲缘关系的远近。基因型的鉴定可通过 DNA 杂交、限制性酶切片段图谱的比较和/或 DNA 探针完成，如在图谱分析中，若 DNA-DNA 的杂交亲缘关系大于 70% 时，可判定相关微生物属于同一个种；表 2 系统发育典型的分析方法通过比较细菌 16S rRNA 基因、真菌 18S rRNA 基因、ITS 区域核酸序列

来实现，即经过 PCR 基因扩增、电泳分离扩增产物、核酸测序，然后与经验证的专业数据库或利用公共数据库进行比对鉴定分析。

表 2　微生物分类学的基因型/系统发育的特征

类　别	特　征
基因型	DNA-DNA 杂交、DNA 碱基比例（如 G＋C）、核酸序列、限制性酶切片段图谱和 DNA 探针
系统发育结构	16S rRNA 基因序列、18S rRNA 基因序列、26S rRNA 基因序列、ITS 序列、全基因组序列

基于核酸的方法可以用来筛选处于过渡期受损的微生物。将存在于过渡期与菌株生存能力相关的 rRNA，通过逆转录的方法转换为可用于 PCR 扩增的 DNA。解决了不可培养微生物细胞中 DNA 的扩增问题。该方法经过样品收集、核酸提取、目的片段扩增和检测等步骤，涉及了变异微生物的检测、检测限、基质效应、正向截点的核查、仪器设备和系统携带污染、分析的精确性和试验的重现性等内容。

rRNAs 记录了微生物的进化历史，对这些序列进行分析可对微生物进行系统分类和鉴定。

微生物鉴定方法的确认

微生物鉴定系统的确认试验按下述方法之一进行：①采用现有方法和待确认方法对日常检验中分离的微生物约50 株进行平行鉴定试验，鉴定结果的差异可使用仲裁方法判定。②使用 12～15 种已知的能代表常规分离到的微生物的储备菌种，共进行 50 次鉴定试验。③待确认方法对20～50 株微生物（包括 15～20 个不同的种）进行鉴定，结果应与参照实验室的鉴定结果一致。确认试验所用的菌株应包括鉴定方法供应商和药典推荐的适宜质控菌株。

对所用的微生物鉴定系统的鉴定结果应进行评估，同时还应考虑其一致性水平。合适的微生物鉴定系统中，试验菌株与参考微生物的一致性水平通常应大于 90%。若可能，微生物鉴定方法确认所用的挑战微生物应包括非发酵型细菌、棒状杆菌和凝固酶阴性的葡萄球菌等，但其一致性水平可能比较低。

微生物鉴定系统不能鉴定所有的微生物，因为数据库中未包含此微生物，或系统参数无法充分识别该微生物，或该微生物在系统中无反应，或该微生物尚未被分类描述等。错误鉴定结果的确认是比较难的，任何微生物鉴定都应从微生物形态学、生理要求和微生物来源等多方面判断鉴定结果是否合理。错误的鉴定会导致不恰当的纠正和预防措施及产品处置。

微生物鉴定方法的确认应包括准确度、专属性、重现性、灵敏度、阳性预测值、阴性预测值。

确认试验最重要的是准确度和重现性。这些测量值按下

述定义：

准确度＝(结果正确的数量/总的结果数量)×100%

重现性＝(结果正确且达到一致性的数量/总的结果数量)×100%

实验室应考虑鉴定方法的适用性，建立准确度和重现性的接受标准。

其他测定值，如灵敏度、专属性、阳性或阴性预测值。通过以下例子能很好地说明这些测定值。如，临床微生物实验室，分别用 DNA 杂交探针和传统培养方法处理了 100 个临床样本，前者阳性结果比后者高 10%，结果列于表 3。

表 3　DNA 杂交探针和培养方法的阴阳性结果分布对照

		培养方法结果	
		阳性	阴性
DNA 杂交	阳性	9	2
探针结果	阴性	1	88

准确度＝[(9+88)/100]×100%＝97%

灵敏度＝[9/(9+1)]×100%＝90%

专属性＝[88/(88+2)]×100%＝97.7%

阳性预测值(PPV)＝[9/(9+2)]×100%＝81.8%

阴性预测值(NPV)＝[88/(88+1)]×100%＝98.9%

应注意到试验的阳性预测值不是固定的，它取决于临床样本中微生物的普遍程度。阳性预测值与流行疾病和条件成正比。如果在一组人群试验中感染人数比例较高，则阳性预测值较高，阴性预测值较低。如果组中所有人都被感染，则阳性预测值为 100%，阴性预测值为 0%。这些函数引出的数字列于表 4 中。

表 4　培养方法和替代方法的鉴别结果比较表

		聚合酶链式反应		
		阳性	阴性	总数
培养方法	阳性	a 真阳性	b 假阴性	a+b
	阴性	c 假阳性	d 真阴性	c+d
总数		a+c	b+d	

灵敏度(%)＝[a/(a+b)]×100%

专属性(%)＝[d/(c+d)]×100%

阳性预测值(%)＝[a/(a+c)]×100%

阴性预测值(%)＝[d/(b+d)]×100%

分析准确度(%)＝[(a+d)/(a+b+c+d)]×100%

Kappa Index 系数＝$2(ad-bc)/[(a+c)×(c+d)+(a+b)×(b+d)]$

系统发育的相关内容

现行版《伯杰氏系统细菌学手册》内容是依据核糖体小亚基 16S rRNA 的核苷酸序列分析按照系统发育为框架编写的，而不是按照表型结构编写的。

系统发育树或树状图可显示遗传关系最接近的微生物，

这项技术的应用导致了分类的修正和一些已知微生物的重命名，如真菌黑曲霉 ATCC 16404 被重命名为巴西曲霉。系统进化分析中，一般而言，同源性小于或等于 97% 被认定为不同的属，同源性小于或等于 99% 被认定为不同的种，但是这种普遍性有很多的例外情况。

基因型鉴定与表型鉴定结果差异的情况相对比较少见，如，具有相同或非常相似基因型的微生物具有不同的表型、具有相似表型的却具有不同的基因型，以及基因型距离较远的微生物不能被归为同种或同属。多相分类学的概念是汇集和吸收了分子生物学、生理学、形态学、血清学或生态学等多层信息进行微生物分类，例如，微生物特征描述、表型和基因数据及微生物来源等，都可被应用于微生物鉴定中，以避免因使用单一鉴定方法得出错误的结论。

溯源分析

溯源分析是通过对目标微生物和相关环节监控发现的疑似微生物进行比对，以菌株之间同源性的差异程度为依据，确认目标微生物来源的过程。实现目标微生物有效的溯源调查分析，一般需采用较高分辨力的菌株分型和鉴定方法对相关微生物进行同源性分析。

菌株分型通常需在菌种鉴定基础上开展。常见的菌株分型方法包含限制性核酸内切酶 Southern 杂交方法、脉冲场凝胶电泳方法、多位点序列分型、全基因组测序方法等。限制性核酸内切酶进行酶解的 Southern 杂交根据菌株基因组 DNA 中的特定区域是否具有相似的酶切位点，是否可得到一致的酶切杂交谱带，进行菌株的鉴定和分类，适用于菌株之间的同源性分析。脉冲场凝胶电泳是根据菌株基因组 DNA 中限制性内切酶酶解后条带的数量和大小，进行菌株分型的技术手段，应用于菌株之间的同源性分析时，结果较限制性核酸内切酶酶解的方法更准确。全基因组核酸测序可以得到菌株核酸水平的全部遗传信息，通过核酸序列的比对分析，进行菌株的鉴定、分型与溯源，结果更加客观、准确，是溯源分析技术发展的主要趋势。

不同菌株分型方法原理和效果具有一定差异性，溯源调查时应根据菌株自身特点和应用场景选择适合的方法，采用基因型鉴定方法或多种方法联用，并结合菌株来源数据等信息进行综合判断，实现目标微生物的溯源调查分析。

高分辨力的菌株分型方法能够有效实现菌株水平的鉴定，这对于微生物污染调查分析非常重要，尤其适用于产品中微生物数量高于建议水平或标准限值时。菌株水平的鉴定在无菌保障中也很重要，在无菌试验结果阳性和培养基灌装等模拟工艺失败时，应对检出的微生物进行溯源调查及评估分析。其中无菌试验结果阳性，经溯源调查分析，确认污染归因于无菌试验中所使用的物品和/或无菌操作技术不当引起的，或无菌检查试验所用的设备及环境的微生物监控结果不符合无菌检查法的要求等因素，可判该试验结果无效。

对药物原料、辅料、制药用水、中间产品、终产品、环境、包装材料和容器等开展有效的监控分析，并对分离到的微生物进行适宜水平的鉴定，基于种群多样性趋势分析建立生产过程微生物分布地图，充分掌握药品及生产全过程微生物污染情况，有助于污染微生物的溯源调查。

为了确证微生物为同种中的两个相同株，需比对更多的基因序列和特征基因片段，甚至是全基因组序列的比对，实现既鉴定又溯源的目的，同时保证结果的准确性。此外，有些微生物的溯源还需结合表型特征鉴定，如沙门菌属的血清型鉴定。

9205 药品洁净实验室微生物监测和控制指导原则

本指导原则是用于指导药品微生物检验用洁净室等受控环境微生物污染情况的监测和控制。

药品洁净实验室是指用于药品无菌或微生物检验用洁净区域、隔离系统及其受控环境。药品洁净实验室的洁净级别按空气悬浮粒子大小和数量的不同参考现行版《药品生产质量管理规范》分为 A、B、C、D 4 个级别。为维持药品洁净实验室操作环境的稳定性、确保药品质量安全及检测结果的准确性，应对药品洁净实验室进行微生物监测和控制，使受控环境维持可接受的微生物污染风险水平。

本指导原则包括人员要求、初次使用的洁净实验室参数确认、监测方法、监测频次及监测项目、监测标准、警戒限度和纠偏限度、数据分析及偏差处理、微生物鉴定和微生物控制。

人 员

从事药品洁净实验室微生物监测和控制的人员应符合药品微生物实验室质量管理指导原则（指导原则 9203）中相关要求。

确 认

初次使用的洁净实验室应进行参数确认，确认参数包括物理参数、空气悬浮粒子和微生物。洁净实验室关键设备发生重大变化时应重新进行参数确认。

药品洁净实验室物理参数的测试应在微生物监测方案实施前进行，确保操作顺畅，保证设备系统的运行能力和可靠性。主要的物理参数包括高效空气过滤器完整性、气流组织、空气流速（平均风速），换气次数、压差、温度、相对湿度、照度及噪声等。测试应在模拟正常检测条件下进行。

各级别洁净环境物理参数建议标准及最长监测周期见表 1，必要时，各实验室应根据洁净实验室使用用途、检测药品的特性等制定适宜的参数标准。物理参数测试方法参照《洁净室施工及验收规范》现行国家标准中附录 D 高效空气过滤器现场扫描检漏方法、附录 E.12 气流的检测、附录 E.1 风量和风速的检测、附录 E.2 静压差的检测、附录 E.5 温湿度的检测、附录 E.7 照度的检测、附录 E.6 噪声的检测进行。

表 1　各级别洁净环境物理参数建议标准及最长监测周期

洁净度级别	物理参数								
	过滤器完整性	气流组织	空气流速（平均风速）	换气次数	压差	温度	相对湿度	照度	噪声
A 级		单向流 监测周期 24 个月	0.25～0.50m/s（设备） 0.36～0.54m/s（设施） 监测周期 12 个月	—	洁净区与非洁净区之间压差不小于10Pa 不同级别洁净区之间的压差不小于10Pa 监测周期 6 个月	18～26℃ 监测周期 6 个月	45%～65% 监测周期 6 个月	主要工作室不低于300lx 辅助室不低于 150lx 监测周期 12 个月	①单向流（空态）：不大于65dB(A) ②非单向流（空态）：不大于60dB(A)
B 级	检漏试验监测周期 24 个月	①单向流（静态）监测周期 24 个月 ②非单向流	①单向流（静态） 0.25～0.50m/s 监测周期 12 个月 ②非单向流	①单向流 ②非单向流 40～60h⁻¹ 监测周期 12 个月					
C 级		非单向流	—	20～40h⁻¹ 监测周期 12 个月					
D 级		非单向流	—	6～20h⁻¹ 监测周期 12 个月					

初次使用的洁净实验室其空气悬浮粒子和微生物的确认及监测照以下"监测"进行。

监　测

药品洁净实验室应进行日常监测和定期监测，日常监测一般包括压差、温度、相对湿度等；定期监测应在风险评估的基础上建立洁净环境监测计划，监测计划一般应包括取样位置的确定、监测项目、监测状态、监测频次、监测方法、培养基及培养条件、警戒限度、纠偏限度、数据趋势分析及偏差处理等内容。定期监测项目包括物理参数、非生物活性的空气悬浮粒子数和有生物活性的微生物监测，其中微生物监测包括浮游菌、沉降菌和关键的检测台面、人员操作服及 5 指手套等的表面微生物。

当洁净区有超净工作台、空气调节系统等关键设备发生重大改变时应重新进行确认。

悬浮粒子监测

1. 悬浮粒子监测方法

除取样点的选择和数量、取样量和取样时间外，药品洁净实验室悬浮粒子的监测参考《医药工业洁净室（区）悬浮粒子的测试方法》的现行国家标准进行。

取样点的选择和数量　取样点的选择应具有代表性，应考虑洁净室布局、设备配置和气流系统的特点，可根据风险情况在最少取样点数量基础上增加取样点。推荐最少取样点数量（N_L）见表 2。

表 2　推荐洁净室最少取样点数量（N_L）

洁净室面积（m²）小于或等于	最少取样点数量（N_L）
2	1
4	2
6	3
8	4
10	5
24	6
28	7
32	8
36	9
52	10
56	11
64	12
68	13
72	14
76	15
104	16
116	18
148	19
156	20

注：面积处于两数之间的，取两者之间的较大数值。

取样量和取样时间　各取样点的单次取样量公式如下：

$$V_s = \left(\frac{20}{C_{n,m}}\right) \times 1000$$

式中　V_s 代表取样点单次取样最低量，用升（L）表示；

$C_{n,m}$ 代表相关等级规定的最大被考虑粒径之等级限值（每立方米的粒子数量）；

20 代表当粒子浓度处于该等级限值时，可被检测到的粒子数。

每个取样点的取样量至少为 2L，取样时间最少为 1 分钟。各取样点的单次取样量应相同。

2. 悬浮粒子监测标准

各洁净级别空气悬浮粒子标准见表 3。

表 3　各洁净级别空气悬浮粒子标准

洁净度级别	悬浮粒子最大允许数/立方米			
	静态		动态	
	≥0.5μm	≥5.0μm	≥0.5μm	≥5.0μm
A 级	3520	20	3520	20
B 级	3520	29	352 000	2900
C 级	352 000	2900	3 520 000	29 000
D 级	3 520 000	29 000	不作规定	不作规定

3. 悬浮粒子监测结果的判定

每一采样位置测量的粒子浓度（粒子数/立方米）的平均值均不超过表 3 规定的浓度限值时，判定所监测洁净室或洁净区符合相应空气洁净度级别标准的要求。

微生物监测

1. 微生物监测方法

药品洁净实验室沉降菌的监测照《医药工业洁净室（区）沉降菌的测试方法》的现行国家标准进行；浮游菌的监测照《医药工业洁净室（区）浮游菌的测试方法》的现行国家标准进行，浮游菌采样器可选择撞击式采样器或过滤式采样器等。

表面微生物测定是对环境、设备和人员的表面微生物进行监测，方法包括接触碟法和擦拭法。接触碟法用于对规则表面或平面进行取样，置适宜的温度培养并计数，每碟取样面积约为 25cm²，微生物计数结果以 cfu/碟报告；擦拭法是接触碟法的补充，用于不规则表面的取样，特别是设备的不规则表面。擦拭法的擦拭面积应采用合适尺寸的无菌模板或标尺确定，取样后，将拭子置适宜的缓冲液或培养基中，充分振荡，采用适宜的方法计数，每个拭子取样面积约为 25cm²，微生物计数结果以 cfu/拭子报告。接触碟法和擦拭法采用的培养基、培养温度和时间同浮游菌或沉降菌监测。表面微生物测定应在实验结束后进行。

环境浮游菌、沉降菌及表面微生物监测用培养基一般采用胰酪大豆胨琼脂培养基（TSA），必要时可加入适宜的中和剂。培养温度一般为 20～35℃，可根据环境污染微生物的历史数据及种群特性选择特定的培养条件和培养时间。当环境微生物种群信息不确定时，可根据监测关注点的不同选择不同的培养条件，如先在 20～25℃培养 3～5 天后再转移至

30～35℃培养 2～3 天，或先在 30～35℃培养 2～3 天后再转移至 20～25℃培养 3～5 天。不同的培养方式均存在一定的监测盲点。当已知污染微生物生长缓慢时，应适当延长培养时间。当监测结果有疑似真菌或考虑季节因素影响时，可增加沙氏葡萄糖琼脂培养基（SDA），培养温度为 20～25℃，时间为 5～7 天。

2. 监测频次及项目

在药品洁净实验室监控中，监测频次及监测项目建议按表 4 进行。

表 4　推荐的药品洁净实验室的监测频次及监测项目

受控区域		采样频次	监测项目
无菌隔离系统		每次实验	空气悬浮粒子③、浮游菌③、沉降菌②、表面微生物（含手套）
微生物洁净实验室	A 级	每次实验	空气悬浮粒子③、浮游菌①、沉降菌②、表面微生物（含手套及操作服）
	B 级	每周一次	空气悬浮粒子④、浮游菌③、沉降菌、表面微生物（含手套及操作服）
	C 级	每季度一次	空气悬浮粒子④、浮游菌④、沉降菌、表面微生物
	D 级	每半年一次	空气悬浮粒子、浮游菌、沉降菌、表面微生物

注：①每月一次；②工作台面沉降菌的日常监测采样点数不少于 3 个，且每个采样点的平皿数应不少于 1 个；③每季度一次；④每半年一次。

如出现连续超过纠偏限度或警戒限度、关键区域内发现有污染微生物存在、空气净化系统进行任何重大的维修、消毒规程改变、设备有重大维修或增加、洁净室（区）结构或区域分布有重大变动、引起微生物污染的事故、日常操作记录反映出倾向性的数据时应重新评估监测程序的合理性。

3. 微生物监测标准

各洁净级别环境微生物监测的动态标准见表 5。

表 5　各洁净级别环境微生物监测的动态标准①

洁净度级别	浮游菌 cfu/m³	沉降菌（φ90mm）cfu/4 小时②	表面微生物	
			接触（φ55mm）cfu/碟	5 指手套 cfu/手套
A 级	<1	<1	<1	<1
B 级	10	5	5	5
C 级	100	50	25	—
D 级	200	100	50	—

注：①表中各数值均为各取样点的测定值；②单个沉降碟的暴露时间可以少于 4 小时，同一位置可使用多个沉降碟连续进行监测并累积计数。如果试验时间少于 4 小时，仍应使用表中的限度。

警戒限度和纠偏限度

药品洁净实验室应根据历史数据，结合不同洁净区域的标准，采用适宜的方法，制定适宜的微生物监测警戒限度和纠偏限度。限度确定后，应定期回顾评价，如历史数据表明环境有所改善，限度应作出相应调整以反映环境实际质量状况。洁净环境微生物警戒限度应小于纠偏限度，纠偏限度应小于等于动态标准。

数据分析及偏差处理

数据分析　应对日常环境监测的数据进行分析和回顾，通过对收集的数据和趋势分析，总结和评估洁净实验室是否受控，评估警戒限度和纠偏限度是否适合及所采取的纠偏措施是否恰当。

应正确评估微生物污染，不仅关注微生物数量和种类，更应关注微生物污染检出的频率（污染率），污染率＝发现微生物次数/监测次数，即同一洁净级别相似活动类型取样点有微生物生长的样本数与总样本数的比值，污染率的统计一般仅适用于 A/B 级洁净区。通常在一个采样周期内同一环境中多点发现微生物污染，可能预示着风险增加，应仔细评估。几个位点同时有污染的现象也可能由不规范的采样操作引起，所以在得出环境可能失控的结论前，应仔细回顾采样操作过程。在污染后的几天对环境进行重新采样，结果可能不具有可重复性。

偏差处理　当微生物监测结果达到或超出警戒限度时，应进行评估，如需要应进行偏差调查；当微生物监测结果达到或超出纠偏限度时，应按照偏差处理规程进行报告、记录、调查、处理及采取纠正措施，并对纠正措施的有效性进行评估。

微生物鉴定

建议对受控环境收集到的微生物进行适当水平的鉴定，微生物菌群信息有助于预期常见菌群，并有助于评估清洁或消毒规程、方法、清洁剂或消毒剂及微生物监测方法的有效性，尤其当超过监测限度时，微生物鉴定信息有助于污染源的调查。关键区域分离到的菌落应优先于非关键区域的菌落进行鉴定。微生物鉴定参照微生物鉴定指导原则（指导原则 9204）进行。

微生物控制

为保证药品洁净实验室环境维持适当的水平，应保持空调系统的良好运行状态，对设施进行良好维护，洁净室内人员应严格遵守良好的行为规范，并定期进行环境监控。微生物控制措施还包括良好的清洁和卫生处理，应定期对药品洁净实验室进行清洁和消毒，应监测消毒剂和清洁剂的微生物污染状况，并在规定的有效期内使用，A/B 级洁净区应使用无菌的或经无菌处理的消毒剂和清洁剂。所采用的化学消毒剂应经过验证或有证据表明其消毒效果，其种类应多于一种，并定期进行更换以防止产生耐受菌株。不得用紫外线消毒代替化学消毒。必要时，可采用气体、熏蒸等适宜的方法降低洁净区的卫生死角的微生物污染，并对消毒剂的残留水平进行验证。

9206　无菌检查用隔离系统验证和应用指导原则

本指导原则是为无菌检查用隔离系统的验证和应用提供指导。

无菌检查用隔离系统是提供产品无菌检查试验用受控洁净环境的一套集成化系统，其性能特点主要体现在密闭系统的完整性、表面除菌程序的有效性、无菌状态的维持能力等方面。

无菌检查试验应用隔离系统时，相关的风险管理应贯穿无菌检查用隔离系统的设计、制造、安装、调试、确认、使用、监测、维护和周期性回顾等工作流程中。

无菌检查用隔离系统的结构

无菌检查用隔离系统的内部舱体构成一个封闭的操作空间，与外界的空气交换均通过可截留微生物的高效空气过滤系统进行；并能采用经验证的方式对内部表面进行除菌处理；在表面除菌完成后，通过输入经过滤的洁净空气来维持内部的受控环境；同时，所集成的监测设备还可对表面除菌过程和受控环境进行监控。在试验过程中，封闭的隔离系统不直接与外界环境相连，可使用无菌接口、快速转移通道或者带有表面除菌功能的传递舱进行物料传递，物料经过表面除菌处理后，通过无菌传递进入操作舱体，传递过程中可保持内部空间和外部环境完全隔离，降低物流引入污染的风险。隔离系统通过舱体上的操作手套或半身操作服对舱内物品、仪器进行操作，从根本上避免了操作人员与试验物品的直接接触。因此，使用隔离系统进行无菌检查，可以避免实验用物品和辅助设备被污染，提高了无菌检查结果的准确性。

舱体

隔离系统的舱体按制造材质，可分为硬舱隔离系统和软舱隔离系统，硬舱隔离系统的舱体一般由不锈钢、玻璃或硬质塑料等制成，软舱隔离系统的舱体一般由软质塑料制成。

手套-袖套组件或半身操作服为安装在舱体上的部件，用于实现舱内的试验操作，半身服覆盖操作人员的躯干，并配有透明头盔和通风装置。

空气处理系统

无菌检查用隔离系统应配备可截留微生物的高效空气过滤系统（或更高级别的过滤系统）。隔离系统按内部气流组织区分，可分为单向流隔离系统和非单向流隔离系统。静态时内部环境的洁净度应达到 A 级空气洁净度的要求。无菌检查用隔离系统一般在正压下操作，内部应通过持续送风保持足够的正压来维持内部的无菌环境。

传递装置

灭菌后的培养基、稀释液和实验用品可以通过有表面除菌功能的传递舱直接无菌传递到操作舱内。此外，不同的隔离系统舱体也可以通过专门设计的快速传递门（rapid transfer ports，RTP）连接，以实现将实验物品在两个或多个舱体之间进行无菌传递。RTP 上未经除菌的表面通过互锁环或法兰互相叠合，并通过密封圈封闭，从而防止微生物进入隔离系统内。

表面除菌设备

隔离系统一般采用汽化的灭菌剂对内部环境进行表面除菌，目前较常用的灭菌剂包括汽化过氧化氢、过氧乙酸等。灭菌剂发生器可集成于隔离系统中，也可独立于隔离系统，独立设计的灭菌系统与隔离系统之间的气体管路连接，应确保其密封性。灭菌剂应通过有效过滤后进入隔离系统内，除菌结束后须对灭菌剂进行排空。

配套设备与辅助设施

监测设备　隔离系统应配置对内部洁净环境和系统运行状况进行监测、报警及记录的设备。监测设备应确保数据得到客观真实的记录，数据记录的可靠性应符合国家有关规定。

无菌检查设备和工具　隔离系统内部安装无菌检查使用的配套设备和辅助设施，如无菌检查过程中使用的蠕动泵、真空泵、物料装载支架、废弃物通道等。

隔离系统安装位置的选择

无菌检查用隔离系统建议安装在 D 级洁净度区域，如安装在受控非洁净区域，应进行相关的风险评估支持。安装房间应限制无关人员出入，安装地点应有足够的建筑承重，周围有足够的空间，以便于隔离器的移动、物品的输送和正常维护。

用户应充分考虑隔离系统与安装环境之间的相互影响及人员的安全性与舒适性，在设计中应采取措施降低运行风险。隔离系统应避免安装在房间通风口直吹的地方，否则可能导致隔离系统舱体部分区域被冷却，从而造成表面除菌过程中灭菌气体在舱体内壁局部过度冷凝。对于某些表面除菌技术，温湿度的控制是至关重要的。当采用对温度敏感的表面除菌方法时，隔离系统房间的温度应当是均一的。此外，灭菌剂排放的安全风险也应考虑。

隔离系统验证

隔离系统的首次验证通常包括设计确认、安装确认、运行确认和性能确认等环节，验证计划的范围与程度应当基于科学的风险评估。

隔离系统在用于无菌检查前，其性能应得到全面确认且具有书面记录。若隔离系统配置了物料进出的传递舱或快速传递门接口，亦需验证。

设计确认

在设计确认中，应关注隔离系统的关键性能，确认其满足法规的一般性要求并考虑用户的使用特点，例如：根据使用目的，确定隔离系统的总体布局、工作流程、主要功能实现方式；评估材质和结构设计与表面除菌过程的兼容性，防范除菌不彻底及灭菌剂腐蚀的风险；评估无菌环境的维持能力，防范内部设备运行和试验活动带来的不利影响，防范外界污染侵入的风险；评估报警功能设计的合理性，监测设备和记录功能的可靠性；评估环境和人员的安全要求等方面。

安装确认

安装确认是对隔离系统进行现场检查，确认设备及其配套部件的供应与合同一致，制造符合设计要求，并已按照要求进行正确安装。在安装确认中，对于因设备配置缺失、选材错误、安装不当等造成的风险应重点关注。

运行确认

运行确认一般包括以下内容。

(1)操作性能 证明所有报警功能均能按照设定的要求正常工作及隔离系统可按设定参数值运行。计算机化控制的隔离系统还应关注用户权限测试和数据记录功能测试。

(2)隔离系统完整性 隔离系统在正常运行条件下应能保持良好的完整性。完整性测试通常包括：已安装的高效空气过滤器的检漏、舱体的完整性、手套-袖套组件和半身服的完整性。

高效空气过滤器需确认其安装正确，过滤器及安装框架无缺陷和渗漏，应至少对安装于舱体的末端过滤器进行检漏，包括单向流系统的循环高效过滤器和非单向流系统的进风高效过滤器，测试方法可参考现行国家标准《洁净室及相关受控环境 第 3 部分：检测方法》中"附录 B.7 已装过滤系统泄漏检测"进行。此外，非单向流系统还需评估舱体排风高效过滤器的泄漏风险。

舱体完整性可通过压力变化法或恒压法验证设备是否达到设计要求。测试期间应维持背景环境的稳定，避免温度和压差的剧烈变化，建议测试起始压力不低于日常设定的工作压力的 2 倍。

手套-袖套组件和半身服完整性泄漏测试，在目视检查的基础上，手套-袖套组件采用手套检漏仪或其他经验证的方法进行物理检测，测试方法可参考现行国家标准《洁净室及相关受控环境 第 7 部分：隔离装置(洁净风罩、手套箱、隔离器、微环境)》中"附录 E.5 手套检漏实例"进行；半身服可采用充入示踪气体(例如氦气)的化学方法或其他适宜的方法进行检测。

(3)压差 应验证隔离系统在静态和动态条件下维持舱体正压差的能力。静态条件下压差范围通常为 20～50Pa，最高不超过 100Pa。动态条件下，可由实验人员在进行模拟无菌检查和空气采样操作的同时记录舱体压差，正常操作时应始终维持正压。

(4)气流 气流测试包括风速及换气次数测试，气流流型测试。

应确认设备在无菌检查状态下的风速和换气次数。单向流隔离系统应进行风速及均匀性确认，测试方法可参考现行国家标准《洁净室及相关受控环境 第 3 部分：检测方法》

中"附录 B.2 风速和风量检测"进行。单向流系统平均风速一般应符合药品洁净实验室微生物监测和控制指导原则(指导原则 9205)中 A 级区的标准，非单向流系统换气次数应进行风险评估，保证充分的自净能力。此外，在灭菌剂排出阶段，适当的风速和换气次数可改善排残效果。

气流流型测试可参照现行国家标准《洁净室及相关受控环境 第 3 部分：检测方法》中"附录 B.3 气流方向检测和可视化"进行，采用去离子水雾发生器或者烟雾笔发烟，确认舱体内部的气流流型。气流流型测试可用于确认灭菌剂的分布情况。

(5)表面除菌工艺确认 该过程的目的在于确认所执行的表面除菌程序各步骤正常，运行值和设定值相符。应针对制造商的操作要求选择适宜的表面除菌方法，并确定该方法的操作步骤。

灭菌剂分布的合理性可通过足够数量的化学指示剂或生物指示剂布点的方式确认。应在满载条件下确认灭菌剂的分布，物料和试验工具满载的模式图应当记录、确定。

在表面除菌完成后，应通入洁净气流将灭菌剂排出，在排出过程中可以采用催化分解装置，应注意评估灭菌剂排出过程的安全性。

性能确认

隔离系统性能确认一般包含以下内容。

(1)表面除菌效果确认 隔离系统舱体内表面、内部的设备及进入舱体的各种物料都应经过处理以降低微生物负载。用于隔离系统、试验物品的表面除菌方法应能达到使生物指示剂下降 3～6 个对数值的效果。可使用某种合适的、高抗性的生物指示剂来验证。使用充分数量的生物指示剂进行试验可以从统计学上证明表面除菌效果是可以再现以及灭菌剂的分布是否合适。尤其要注意那些灭菌剂浓度较低的地方。隔离系统内物品和设备满载时需要用更多的生物指示剂进行试验。

应根据工作流程设计和无菌维持情况，确定隔离系统表面再除菌的频率(参照隔离系统内部环境的无菌维持)。

(2)灭菌剂残留确认 用户应评估灭菌剂残留可能导致的假阴性风险。在表面除菌完成后，应通过能有效测定残留的低浓度量程检测器(或测试管)监测舱内灭菌剂的浓度，保证在无菌检查开始后，舱内的灭菌剂残留量不得影响无菌检查的结果。

环境中灭菌剂浓度应符合现行国家标准《工作场所有害因素职业接触限值 第 1 部分：化学有害因素》的规定。

(3)隔离系统内部洁净度确认 隔离系统舱体内部的洁净环境应进行确认，其悬浮粒子(静态的)、沉降菌、浮游菌和表面微生物按照药品洁净实验室微生物监测和控制指导原则(指导原则 9205)测定，应符合 A 级空气洁净度的要求。

离线灭菌的 RTP 传递容器，应当根据离线灭菌方式(如湿热灭菌、辐射灭菌等)进行灭菌效果确认，如为商品化的一次性产品，用户应要求制造商提供灭菌验证的证明，并在 RTP 传递容器与隔离系统对接后，对 RTP 接口两侧的灭菌面以及容器内部进行表面微生物采样。

隔离系统的再验证

为保障隔离系统在生命周期内的稳定运行，维持有效的验证状态，用户还应根据风险评估情况制定隔离系统的再验证计划。

重要仪器仪表，例如压差仪表、温湿度仪表、风速仪表、流量仪表、粒子计数器、灭菌剂浓度传感器、称量天平等应定期进行校验。

隔离系统的再验证一般包括年度验证和期间核查，用户应按照文件化的程序及规定的可接受标准实施再验证。再验证计划应围绕密闭系统的完整性、表面除菌程序的有效性、无菌状态的维持能力等关键性能进行评估。再验证的结果应形成记录并保存。

此外，用户在设备使用中，出现运行程序或参数变更、维护时更换重要配件、发生运行异常并完成维修后、安装场地变更以及长时间停用后的再启用等情况时，也应进行相应的再验证。

隔离系统的应用

用户完成隔离系统验证后，若将其用于无菌检查，应根据设备和自身无菌检查工作特点，确定相关的应用规范。

包装完整性验证

隔离系统常用的汽化灭菌剂在表面除菌循环过程中不会穿透螺旋盖试管和玻璃瓶、压塞玻璃瓶、西林瓶、安瓿等密封完好的容器，然而，灭菌剂对某些包装物会产生不利影响，可能抑制微生物生长。为避免假阴性风险，可采取适当的措施，如选用能够耐受灭菌剂渗透的包装材料或其他适宜的方法，以减少灭菌剂浸入包装容器内，但所采取的措施应避免造成表面除菌不彻底。在某种程度上，也可通过降低灭菌剂的浓度及缩短表面除菌周期，来降低灭菌剂的渗透风险，但相应的表面除菌工艺应进行充分验证。

在试验物品放入舱体之前，有时也会使用灭菌剂对物品包装表面进行预处理，以减少微生物负荷。无论是预处理还是表面除菌工艺过程，应通过验证试验证明暴露于这些过程中的供试品、无菌检查使用器材、稀释剂和培养基，不会由于灭菌剂的渗透而影响供试品中低水平微生物污染的检出。建议用化学和微生物挑战试验测试包装物对灭菌剂渗透的抵制能力。微生物试验时应使用至少经过一轮完整表面除菌工艺处理后的物品，验证其能符合相应微生物种类的回收试验的要求。

对于无法通过包装完整性验证的供试品，用户应考虑其在隔离系统中操作的风险。

隔离系统内部环境的无菌维持

隔离系统内部环境在操作周期内的无菌维持能力可通过执行微生物监测程序进行验证。在进行连续多天的无菌维持时，带传递舱的系统可每天进行采样，不带传递舱的系统可在表面除菌后的第一天和无菌维持期的最后一天进行采样，并对采样进行培养。通过周期性的采样分析，实现对舱内无菌维持情况的验证。因隔离系统出现故障或者由于偶然因素引起的微生物污染必须进行调查。

除浮游菌和沉降菌外，隔离系统内部表面可采用平面接触碟、不规则的表面可采用拭子擦拭进行微生物监控，由于培养基残留会使隔离系统产生染菌的风险，因此，最好在检验完成后进行微生物监测，如果在检验过程中进行采样，需及时清理培养基残留。

检验用具和供试品进入舱内的过程最可能造成微生物的污染，所以应确保进入隔离系统物品及传递过程的无菌性。

手套和半身服可能是另一个微生物污染源，尤其是用于处理无菌检验物品的手套，应当特别关注。试验用手套应保证其完整性，选择手套时应考虑其穿刺抗性和耐磨性，并有良好的触感。

舱体内部进行连续的悬浮粒子检测，可快速检测到过滤器的泄漏，也可使用便携式的悬浮粒子检测器进行周期检测，悬浮粒子和微生物采样不能对舱体内部的无菌环境产生影响。

日常使用规范

为保障设备性能处于受控状态，用户应制定日常使用规范，一般包括以下几个方面。

(1)完整性检测　在每次无菌检查开始前及结束后，建议对舱体和手套/袖套的完整性进行检测，检测频率也可根据风险评估确定。

手套完整性检测按运行确认中的隔离系统完整性项下方法进行，也可采用其他方法如微生物法作为补充，检测时将手套浸入适宜培养基或冲洗液中，然后将浸泡液直接培养或采用薄膜过滤处理后取滤膜培养，根据是否生长微生物判定手套的完整性，本法可以检测出其他方法检测不出的泄漏。

(2)监测和记录　每次试验时，为确保设备按经验证的设定参数运行，应对设备运行状态和内部环境指标进行监测和记录。

(3)日常清洁　无菌检查用隔离系统每次试验前后应进行清洁，对内部和物品包装表面的清洁程度以达到肉眼可见的干净、干燥为宜。

除菌程序开始前，对表面的预清洁有利于降低微生物负荷，保障表面除菌效果。试验后，应注意被检样品残留的清洁，特别是抗生素类产品，以避免影响后续被检样品中污染微生物的检出。选用的清洁剂应具有良好清洁效果，不腐蚀材质，残留对无菌检查无不利影响。清洁工具建议采用无尘材料，清洁方法、频度及清洁用设备和材料应予以规范。

(4)培训与安全　操作人员在使用隔离系统进行无菌检查前，应接受特定操作规程、日常维护及安全相关知识的培训，并经考核合格后上岗，按权限级别进行隔离系统的操作。培训内容及考核成绩应记录在个人培训记录中。

操作人员必须遵守化学灭菌剂贮存及使用的安全事项的规定，应在隔离系统安装地点的显著位置张贴化学灭菌剂的材料安全数据表（MSDS）。隔离系统使用前，需要对设备的安全性进行检查并做好使用记录；使用时还应注意电气安全，预防灭菌剂泄漏可能造成的电气事故。计算机化系统控制的设备，应考虑记录数据的安全保存。

（5）维护和周期性回顾　应根据使用特点和供应商建议制定预防性的设备维护和耗材更换计划，定期检查并根据使用情况及时更换，常用耗材包括手套、半身服、空气过滤器、密封垫圈、蠕动泵管、聚氯乙烯舱体等。

建议定期对隔离系统使用情况进行总结，内容可涵盖无菌检查结果回顾、环境数据统计和趋势分析、历次故障/偏离情况的调查、硬件和软件升级情况调查、操作规程修订回顾等。

无菌检查结果的解释

如果隔离系统处于良好的验证和维护状态，其系统的完整性经过确认，且内部空间及表面已经过除菌工艺处理，操作人员与无菌检查环境没有直接接触，那么在经过验证且功能正常的隔离系统内进行无菌检查，假阳性结果的概率很低。尽管如此，隔离系统也仅是个机械设备，操作人员仍需遵循无菌操作规范。当出现无菌检查试验结果阳性时，应按照无菌检查法（通则 1101）中结果判断的要求进行分析，并作出该试验结果是否有效的判定。

9207　灭菌用生物指示剂指导原则

生物指示剂是一种对特定灭菌程序有确定及稳定耐受性的特殊活微生物制成品，可用于灭菌设备的性能确认，特定物品的灭菌工艺研发、建立、验证，生产过程灭菌效果的监控，也可用于隔离系统和无菌洁净室除菌效果的验证评估等。

生物指示剂的分类

生物指示剂主要有以下三种类型，其特征需符合《医疗保健产品灭菌　生物指示物》（GB 18281）的要求。

（1）载体型生物指示剂　该类生物指示剂是由微生物芽孢和载体经包装而成，载体可以是碟形或条状的滤纸、玻璃、塑料或其他材料。

载体和内层包装不得含有物理、化学或微生物的污染物，避免影响生物指示剂的性能和稳定性；不得被特定的灭菌工艺降解；能被灭菌介质（蒸汽、射线、化学试剂等）穿透并使灭菌介质与生物指示剂能充分接触。载体和包装的设计应保证生物指示剂不受污染，并使其所含的微生物在贮存及运输中损失最小，且方便取样、转移和接种。

（2）芽孢悬液生物指示剂　该类生物指示剂是芽孢与特定液体的混悬液。若用于液体物品灭菌，必须测定生物指示

剂在灭菌液体物品中的芽孢数和 D 值。

（3）自含式生物指示剂　该类生物指示剂是由芽孢和能够恢复微生物生长的培养基组成的系统，其耐受性是针对整个系统而言。系统中的培养基用于培养灭菌后的生物指示剂，应制定程序确认该培养基能保证残存微生物的生长。

自含式生物指示剂系统所用的材料不应含有或在使用过程释放出抑制残存微生物生长的物质。该系统的设计应能够承受运输和使用过程中的影响，不发生破损，并使原始接种的微生物损失减少到最小。

生物指示剂用微生物的基本要求

生物指示剂含有对灭菌模式有明确耐受性的微生物。除了电离辐射外，微生物芽孢较菌体有更强的耐受性。一般认为含芽孢的细菌更适合用于制备生物指示剂。

不同灭菌工艺使用不同的生物指示剂，制备生物指示剂所选用的微生物应具备以下特性：

（1）菌种的耐受性应大于需灭菌物品中所有可能污染菌的耐受性。

（2）菌种应无致病性。

（3）菌株应稳定，存活期长，易于保存。

（4）易于培养。

（5）含芽孢生物指示剂的芽孢含量应在 90% 以上。

生物指示剂的制备

生物指示剂应按程序进行制备和质控。制备前，需先确定所使用微生物的特性。

制备生物指示剂时，将所用的微生物在适宜条件下进行大规模培养、收集和纯化，然后将休眠（未萌发状态）芽孢悬浮于无营养的液体中保存。生物指示剂应避免其他微生物的污染，制备后需进行各性能参数测定。应建立和保存相关的微生物鉴定和制备记录，包括菌株来源、鉴别、与生物指示剂直接相关的材料和成分的溯源记录、传代次数、培养基及其制备方法，以及热激活处理前后数据、芽孢的耐受性（D 值）等信息。

商品化的生物指示剂应具备详细的生物指示剂的性能特征和使用说明，包括明确其可用于何种灭菌程序、灭菌后的微生物培养条件和培养基、对灭菌程序的耐受性包括 D 值、D 值测定方法、效期内的微生物总数，以及贮存条件（包括温度、相对湿度和其他贮存要求）、有效期和使用后的废弃措施等信息。

用户亦可根据需求选择可作为生物指示剂的微生物自制供内部使用的生物指示剂。用户应确定自制生物指示剂的纯度、芽孢数、D 值等参数，并制定有效期，以保证灭菌验证和监控的有效性。

生物指示剂应在标示条件或验证条件下进行储存，避光，远离毒性物质，防止过热和潮湿。

生物指示剂的应用

生物指示剂的性能评估

在灭菌程序的验证中，生物指示剂的被杀灭程度是评价一个灭菌程序有效性最直观的指标。

用户应根据使用目的制定商品化生物指示剂的验收标准，以保证生物指示剂的性能符合相关要求。在生物指示剂验收前，可考虑对 D 值进行评估，必要时可进行 D 值测定，确认 D 值和微生物数量的稳定性对于长期存放的生物指示剂尤为重要。接收商品化生物指示剂时，应进行微生物纯度和形态的鉴定及测定微生物数量。生物指示剂应在有效期内使用，必要时应重新进行耐受性检查。

自制的生物指示剂其性能应满足应用的要求。

生物指示剂的选择

用户应根据被灭菌物品特定的灭菌工艺选择适宜的生物指示剂。采用生物指示剂对灭菌过程进行挑战时，生物指示剂的性能必须超出物品的微生物负荷量及耐受性，以保证灭菌程序有更大的安全性。

湿热灭菌法　湿热灭菌工艺常用的生物指示剂为嗜热脂肪地芽孢杆菌（Geobacillus stearothermophilus）。其他耐热芽孢菌，如生孢梭菌（Clostridium sporogenes），枯草芽孢杆菌（Bacillus subtilis）和凝结芽孢杆菌（Bacillus coagulans）的生物指示剂也被用于湿热灭菌工艺的建立和验证。

干热灭菌法　干热灭菌工艺，一般使用萎缩芽孢杆菌（Bacillus atrophaeus）生物指示剂进行验证，但更多则采用去热原方法加以验证，因为去热原所需的温度远高于灭菌温度。

辐射灭菌法　评价辐射灭菌工艺曾采用短小芽孢杆菌（Bacillus pumilus）生物指示剂，目前一般不采用生物指示剂进行微生物挑战试验。

环氧乙烷气体灭菌法　环氧乙烷气体灭菌工艺，最常使用萎缩芽孢杆菌（Bacillus atrophaeus）生物指示剂进行验证。

过氧化氢（VHP）汽相灭菌法　VHP 已被证明是一种有效的表面灭菌剂或消毒剂。生物指示剂可以用于验证表面灭菌效果，一般要求芽孢数下降 3～6 个 lg 值。

过氧化氢蒸汽灭菌工艺用生物指示剂一般选用嗜热脂肪地芽孢杆菌（Geobacillus stearothermophilus），也可用萎缩芽孢杆菌（Bacillus atrophaeus）、生孢梭菌（Clostridium sporogenes）或其他微生物。

过氧化氢蒸汽灭菌工艺用生物指示剂可以使用各种含有玻璃、金属或塑料的不透气载体系统。纤维基质或其他易于吸收 VHP 或水分的高吸附性表面可能降低 VHP 的浓度，对灭菌产生不利影响，因此，这类材料不适宜作为 VHP 生物指示剂的载体。

商品化生物指示剂的典型特征实例见表 1。

表 1　商业化生物指示剂的典型特征实例

灭菌方式	微生物	D 值（min）	存活时间（min）	杀灭时间（min）
干热灭菌① 160℃	萎缩芽孢杆菌 （Bacillus atrophaeus）	1.0～3.0	4.0～14.0	10.0～32.0
环氧乙烷灭菌② 600mg/L 54℃ 60%相对湿度	萎缩芽孢杆菌 （Bacillus atrophaeus）	2.0～5.8	8.0～33.0	25.0～68.0
湿热灭菌③ 121℃	嗜热脂肪地芽孢杆菌 （Geobacillus stearothermophilus）	1.5～3.0	4.5～14.0	13.5～32.0

注：①芽孢数范围在 $1.0 \times 10^6 \sim 5.0 \times 10^6$ cfu。

　　②芽孢数范围在 $1.0 \times 10^6 \sim 5.0 \times 10^7$ cfu。

　　③芽孢数范围在 $1.0 \times 10^5 \sim 5.0 \times 10^6$ cfu。

生物指示剂的应用

用户应合理地选择和使用生物指示剂。在灭菌程序的建立、确定、验证和日常监控中，需对灭菌产品（包括其材料和包装）进行全面了解，确保灭菌参数能达到所需的无菌保证水平。生物指示剂的初始微生物的数量、耐受性（菌体耐受性）和放置的位置、方式等情况都会影响其灭活效果。在湿热灭菌工艺中，使用生物指示剂通过生物学的方法来验证其灭菌效果，只要 D 值足够，即使初始微生物数量低于 10^6，仍然可以验证其灭菌效果。对湿热灭菌耐受性差的物品，其无菌保证应通过比较生物指示剂与物品灭菌前微生物的污染水平（耐受性及微生物污染数量）及灭菌程序验证所获得的数据进行评估。

9208　生物指示剂耐受性
检查法指导原则

生物指示剂的耐受性是指其所含的微生物能够耐受各种灭菌程序的能力。一般来说，生物指示剂的耐受性用 D 值来表示。D 值是指将试验微生物杀灭 90% 所需的灭菌时间或灭菌剂量。生物指示剂的主要质量参数包括总芽孢数、

D 值和存活时间、杀灭时间。

本指导原则用于指导生物指示剂的耐受性以及相关质量参数的测定，也可用于生产过程污染微生物的耐受性测定。

总芽孢计数

培养基

芽孢计数可用胰酪大豆胨琼脂培养基或其他适宜的培养基。胰酪大豆胨琼脂培养基照无菌检查法（通则 1101）制备，其他培养基照生物指示剂使用说明书进行制备。芽孢计数用培养基应进行培养基适用性检查。

稀释液

灭菌纯化水（或其他经过验证的无菌溶液）。

芽孢悬液制备

芽孢悬液制备方法如下，如果下列方法经确认不适用，应建立其他适宜的方法。

根据生物指示剂的载体和初级包装情况，采取适宜的制备方法将载体上的细菌芽孢充分洗脱并混悬于稀释液中。

液体芽孢悬液生物指示剂　将芽孢悬液生物指示剂样品充分混匀后，或经过超声处理后，取 1ml，用稀释液制成 1∶10 的供试液。

纸质载体生物指示剂或自含式生物指示剂　取不少于 4 个最小单位生物指示剂，将纸片载体从初级包装中取出，置适量的稀释液中，采用搅拌、涡旋或其他适当的方式，使容器里的纸片成纤维状（建议至少需要 15 分钟的浸泡和搅拌以使芽孢能充分分散），充分混合制成均一的混悬液。

非纸质载体的生物指示剂　取不少于 4 个最小单位的生物指示剂，将载体从初级包装中取出，置适量的稀释液中，可采用超声波（振荡器）反复振摇，或其他适宜的方法将载体上的芽孢充分分散于稀释液中。

热激活处理

取上述制备的芽孢悬液 10ml，置灭菌试管中，按照表 1 的要求进行热激活处理，时间达到后将芽孢悬液转移至 0～4℃的冰水浴中迅速冷却至室温。

培养和计数

取上述经热激活处理的芽孢悬液，用灭菌纯化水进行 10 倍系列稀释，采用倾注法或涂布法进行芽孢计数。

倾注法即取芽孢数在 30～300cfu/ml 稀释级的芽孢悬液 1ml，置直径 90mm 的无菌平皿中，注入 15～20ml 温度不超过 45℃融化的胰酪大豆胨琼脂培养基，混匀，凝固，倒置培养。涂布法即取适量（通常 15～20ml）温度不超过 45℃的胰酪大豆胨琼脂培养基，注入直径 90mm 的无菌平皿，凝固，制成平板，采用适宜的方法使培养基表面干燥，每一平皿表面接种芽孢数 30～300cfu（接种量不少于 0.1ml）。每稀释级至少制备 2 个平板。

按照表 1 推荐的培养温度和培养时间培养。逐日点计和记录各平板的菌落数，并计算每个最小单位生物指示剂的平均芽孢数。

结果判定

生物指示剂的总芽孢数一般为标示值的 50%～300%。

表 1　生物指示剂的芽孢计数的试验条件[*]

生物指示剂的种类		热激活处理参数		培养基	培养条件	
灭菌方式	所含菌种	温度（℃）	时间（min）		温度（℃）	时间（h）
湿热灭菌	嗜热脂肪地芽孢杆菌（Geobacillus stearothermophilus）	95～100	15	胰酪大豆胨琼脂培养基	55～60	24～48
	生孢梭菌（Clostridium sporogenes）	80～85	10	血琼脂平板	30～35	48～72（厌氧培养）
	枯草芽孢杆菌（Bacillus subtilis）	80～85	10	胰酪大豆胨琼脂培养基	30～35	48～72
	凝结芽孢杆菌（Bacillus coagulans）	80～85	10	胰酪大豆胨琼脂培养基	48～52	48～72
干热灭菌	萎缩芽孢杆菌（Bacillus atrophaeus）	80～85	10	胰酪大豆胨琼脂培养基	30～35	48～72
环氧乙烷灭菌	萎缩芽孢杆菌（Bacillus atrophaeus）	80～85	10	胰酪大豆胨琼脂培养基	30～35	48～72

注：[*] 芽孢计数亦可按照经验证的试验条件进行。

D 值测定

仪器

用于不同灭菌方法生物指示剂的 D 值测定一般采用不同的仪器或程序。湿热灭菌用生物指示剂的 D 值测定常用的设备有两种，一种是抗力仪（能够实现短时升温和降温的灭菌器），该设备适用于纸片式、自含式、芽孢悬液形式等的生物指示剂。另一种是油浴仪（能够设定到 100℃以上的恒温设备），该设备适用于芽孢悬液生物指示剂。为保证测定结果的准确性，抗力仪的各项参数应满足《医疗保健产品灭菌　生物与化学指示物　测试设备》(GB/T 24628)的要求。

测定方法

生物指示剂的 D 值测定可采用阴性分数法（常用 LHSKP 法）或残存曲线法，测定方法参见《医疗保健产品灭菌　生物指示物　第 1 部分：通则》(GB 18281.1)。

阴性分数法　取不少于 5 组生物指示剂，每组数量相同（一般不少于 20 支），将每组生物指示剂暴露于特定灭菌条件下，各组对应的灭菌时间（剂量）递增，其余灭菌工艺参数应保持一致。相邻 2 组灭菌时间（剂量）间隔相同，一般不大于标示 D 值的 75%。在不少于 5 组的生物指示剂中，至少 1 组在灭菌后培养各支均呈阳性；2 组在灭菌后培养部分呈阴性，部分呈阳性；2 组在灭菌后培养各支均呈阴性，详见表 2。生物指示剂灭菌后培养条件应与产品使用说明中的培养条件一致。根据各组的阴性与阳性结果来计算 D 值。

表 2　相同时间间隔和相同样品数量的 LHSKP 法计算所需的数据示例

灭菌时间（剂量）/分钟	每组样品数量 n	灭菌后培养为阴性结果数量 r_i
$t_1(U_1)$	n_1	$r_1(r=0)$
t_2	n_2	r_2
t_3	n_3	r_3
t_4	n_4	r_4
$t_5(U_{k-1})$	n_5	r_5
$t_6(U_k)$	n_6	$r_6(r=n)$
t_7	n_7	$r_7(r=n)$

计算公式：

(1)直至全部为阴性结果的平均灭菌时间（剂量）(U_{HSK})计算公式：

$$U_{HSK} = U_k - \frac{d}{2} - \frac{d}{n}\sum_{i=1}^{k-1} r_i$$

式中　U_k 为最初显示全部样品为阴性结果的灭菌时间（剂量）；

d 为相邻 2 组的灭菌时间（剂量）间隔；

n 为每组灭菌时的样品数量（每组的样品数量应相同，例如 20）；

r_i 为每组灭菌后培养为阴性结果的数量；

$\sum_{i=1}^{k-1} r_i$ 为在 U_2 和 U_{k-1} 之间所有灭菌后培养为阴性结果数量的总和。

(2)D 的平均值 $\bar{D}$ 的计算公式：

$$\bar{D} = \frac{U_{HSK}}{\lg N_0 + 0.2507}$$

式中　N_0 为总芽孢数。

(3)变量 V 和标准偏差（SD）的计算公式：

$$V = \frac{d^2}{n^2(n-1)} \times \sum_{i=1}^{k-1} r_i(n-r_i)$$

$$SD = \sqrt{V}$$

(4)$\bar{D}(P=0.05)$ 的 95% 置信区间 D_{calc}，及置信下限 D_{low} 和置信上限 D_{up} 的计算公式：

$$D_{calc} = \bar{D} \pm 2SD$$

$$D_{low} = \frac{U_{HSK} - 2SD}{\lg N_0 + 0.2507}$$

$$D_{up} = \frac{U_{HSK} + 2SD}{\lg N_0 + 0.2507}$$

残存曲线法　取不少于 5 组生物指示剂（每组不少于 4 支），其中有 1 组不经灭菌处理，其余每组暴露于特定灭菌条件下，至少有 1 组灭菌后芽孢数下降不少于 4 个 lg 值，其余 3 组的灭菌条件介于上述 2 组之间。将上述 5 组生物指示剂按照"总芽孢计数"的方法进行芽孢计数，以每组计数结果的平均值作为该组的芽孢数。以灭菌时间（剂量）作为横坐标，以芽孢数的对数值为纵坐标作图，并进行直线拟合（如用最小二乘法进行回归分析），进行直线拟合时剔除不合理的数据点（灭菌后芽孢数 lg 值下降未超过 0.5 的数据点），所得直线斜率的负倒数即为 D 值。

存活时间和杀灭时间的确认

生物指示剂的耐受性 D 值可以用存活时间和杀灭时间来确认。

仪器

见 D 值测定项下"仪器"。

存活时间

测定时，将生物指示剂暴露于灭菌条件下一定时间（尽可能长时间）后，使所有生物指示剂培养结果均为阳性。存活时间可以按下式计算：

$$存活时间 \geq D 值 \times (\lg N_0 - 2)$$

式中　N_0 为单位生物指示剂的初始芽孢数。

杀灭时间

测定时，将所有生物指示剂暴露于灭菌条件下一定时间（尽可能短时间）后，使所有生物指示剂培养结果均为阴性。杀灭时间可以按下式计算：

$$杀灭时间 \leq D 值 \times (\lg N_0 + 4)$$

式中　N_0 为单位生物指示剂的初始芽孢数。

存活时间和杀灭时间的确认

根据说明书中标示的或计算出的存活时间或杀灭时间，取两组生物指示剂（每组不少于 10 支），其中一组按照存活时间进行灭菌，另一组按照杀灭时间进行灭菌，灭菌后按照表 1 的条件或使用说明中的培养条件进行培养，并观察结果。

存活时间组的培养结果均应为阳性。杀灭时间组的培养结果均应为阴性。

9209 制药用水微生物监测和控制指导原则

本指导原则为药品生产企业加强制药用水全过程的微生物控制提供指导。

制药用水的质量和应用范围应满足制药用水(通则0261)的要求。药品生产企业应选择符合现行法规标准且质量稳定的原水,制药用水系统的设计、运行、消毒、监测和维护应能够防止微生物污染和繁殖,保证所使用的制药用水符合预期用途要求。

本指导原则的内容包括制药用水中微生物的特点、微生物监测及微生物控制与风险提示。

1 制药用水中微生物的特点

1.1 微生物的来源

制药用水中微生物的来源包括外源性污染和内源性污染。

外源性污染主要来自原水、设备、介质(填料、药剂)、维护和取样过程等,例如系统故障或防护缺失、消毒措施不当、活性炭、离子交换树脂的原始生物负载较高、取样和使用等操作技术不规范等。外源性污染可能不是常见的水系统微生物,而是土壤、空气甚至是人员来源的微生物。检出此类微生物更可能表明取样、检测过程存在污染或系统组件故障,应根据需要进行评估或调查,并依据评估或调查结果采取相应的措施。

内源性污染主要来自制备系统和分配系统本身。不恰当的设计和维护可能导致存在于原水中的微生物吸附在活性炭床、离子交换树脂、滤膜和其他制备单元表面并形成生物被膜,也可能吸附在悬浮颗粒上,例如活性炭床细颗粒或破裂的树脂颗粒。当生物被膜脱落或微生物呈浮游状态时,可能污染下游制备单元及分配系统。分配系统中的管道表面生成的红锈、粗糙的焊缝、排列不齐的法兰、阀门和管道死角处均可能发生微生物附着、繁殖并形成生物被膜,从而成为微生物污染的持续来源。

1.2 微生物的类群

药品中主要的污染微生物为细菌、霉菌和酵母菌。革兰阳性菌、霉菌和酵母菌通常不适合在水系统中生存和定殖,如果存在于原水中,可能影响制药用水制备系统的早期阶段。制药用水中检测到革兰阳性菌、霉菌或酵母菌,通常与取样或检测过程等外源性污染有关。

革兰阴性菌是水系统中存在的主要微生物,因其能够产生内毒素且可在水系统中繁殖,需要重点关注和控制。常见的革兰阴性菌包括假单胞菌属(*Pseudomonas*)、罗尔斯通菌属(*Ralstonia*)、伯克霍尔德菌属(*Burkholderia*)、窄食单胞菌属(*Stenotrophomonas*)、丛毛单胞菌属(*Comamonas*)、甲基杆菌属(*Methylobacterium*)、鞘氨醇单胞菌属(*Sphingomonas*)、莫拉菌属(*Moraxella*)和许多其他类似假单胞菌的微生物[假单胞菌科(*Pseudomonadaceae*)的成员]。这些细菌可在水制备系统和分配系统的表面定殖,如不加以控制,可能会影响制备单元的功能并扩散到下游,在分配系统表面(例如储罐、管道、阀门、软管和其他表面)形成生物被膜,或进入工艺用水和配制用水中。部分能够形成生物被膜的革兰阴性菌属于条件致病菌,可在寡营养的条件下生存和繁殖,且可能对药品生产中常用的防腐剂和消毒剂具有抗性。这些革兰阴性菌可能在某些药品或原辅料、中间产品中繁殖,增加产品质量风险,威胁患者健康。

埃希菌属(*Escherichia*)、沙门菌属(*Salmonella*)、志贺菌属(*Shigella*)、沙雷菌属(*Serratia*)、变形杆菌属(*Proteus*)、肠杆菌属(*Enterobacter*)和克雷伯菌属(*Klebsiella*)等肠道致病菌,可能会污染饮用水源。若当地的污水和水源控制不到位,必要时需对此类细菌进行控制,以使原水的质量符合要求。

人类致病病毒(例如粪便来源病毒)可能存在于水源中,一般可被一些特定的净化单元去除,如反渗透(RO)、一定强度的紫外灯等,且由于没有宿主细胞,通常人类致病病毒不太可能在制药用水系统中生存或定殖。

1.3 生物被膜

生物被膜是细菌分泌胞外聚合物(EPS)基质附着于物体表面而形成的一种由细菌群体组成的三维结构化群落。生物被膜形成和传播途径通常为黏附、表面聚集、增长、释放。在水系统中,生物被膜形成的场所包括各种接触水或潮湿的表面,常见于原水系统、热交换器、RO膜、离子交换树脂、流速慢或内壁粗糙的管道、O形圈、垫圈等。

定殖在水系统的生物被膜为群体内微生物获得营养物质提供了条件,也增强了微生物对外界不良因素的抵抗能力。生物被膜的检测和去除十分困难。生物被膜可通过结晶紫染色法、ATP荧光检测法、电子扫描显微镜或激光共聚焦显微镜等进行检测。对于生物被膜应进行有效的预防控制,结合生产过程进行风险评估并制定可行的控制方案。一旦发现生物被膜,除了对生物被膜中的微生物进行杀灭外,还应考虑有效去除生物被膜的碎片,因为这些脱落的碎片会导致水系统中细菌内毒素水平升高,并且成为水系统中微生物的营养来源。可选择适当的清洁剂(例如含氢氧化钠或氢氧化钾的复合配方清洁剂)进行管道清洁,增加水流速度,并配合适当的消毒剂去除生物被膜。必要时可考虑更换管道等部件。应基于安全和毒性数据来制定清洁剂和消毒剂的残留可接受标准,并考虑对应的残留检测方法和方法学验证。

1.4 细菌内毒素

细菌内毒素是革兰阴性菌细胞壁的组分之一,其主要化学成分是脂多糖(LPS),在细菌死亡后自溶或裂解时释放。因内毒素是热原,某些特定用途的制药用水需严格控制内毒素含量。

内毒素可能由原水引入,也可能由在水系统中的细菌释放,形成生物被膜的革兰阴性菌是制药用水中细菌内毒素的重要来源。由于细菌内毒素会在细菌死亡后释放，消毒后可能会出现内毒素的激增。

控制潜在革兰阴性菌污染以及水中的游离内毒素对于制药用水的内毒素控制至关重要。控制措施包括使用上游净化单元来降低进水的生物负载、工艺控制（例如，设备设计、热消毒、紫外线消毒、过滤器、材料表面粗糙度和流速）等，以尽量减少系统内表面生物被膜的形成和水系统中浮游微生物的产生。去除内毒素的方法主要包括活性炭、超滤、反渗透、离子交换、蒸馏等工艺。

2 微生物监测

现有的检测方法主要针对水系统中的浮游微生物，以浮游微生物的数量来反映水系统中微生物控制是否处于稳定和良好的状态。检测结果仅代表取样时水系统中浮游微生物的数量，并不能完全反映水系统中微生物的污染程度。因此，需要基于风险制定微生物监测方案，对水系统中的微生物数量和类群进行持续监测，根据趋势变化情况评估水系统的运行状态。

2.1 取样

建立适当的取样方案对于制药用水的质量控制十分关键。取样方案应经过验证。取样点应具有足够代表性，能够覆盖关键的控制点、所有的使用点以及潜在的最差情况。不同取样点的取样频率应基于风险评估和验证数据设定。一般来说，取样方案应覆盖所有分配系统的循环管路，关注循环管路中的代表点和风险点，如送水点和回水点。典型的取样方案是对各个水点进行轮流取样，尽可能达到时间和空间的平均分配。

制药用水的微生物监测可分为过程控制（process control）和质量控制（quality control）两种目的。过程控制监测的目的是确认制药用水的制备、分配系统运行是否稳定且处于受控状态，质量控制监测的目的是确认所使用的制药用水质量是否符合要求。过程控制监测取样时，取样点设置应尽可能覆盖整个系统，以反映系统的运行状态，并在出现问题时确定具体位置。过程控制监测取样可使用专用取样接口、取样前冲洗，避免操作、取样口引入的污染，尽可能反映管道内制药用水中浮游微生物的污染水平。质量控制监测取样则应尽量在使用点进行，取样过程尽可能与实际用水时保持一致，以获得实际用水时的真实微生物污染水平。

取样应有详细的操作规范，取样人员应经过培训和考核。取样应使用无菌容器，并注意取样后转运和保存过程中容器的密封性。如使用外接管取样，应在取样后立即拆除。取样时应记录取样人、取样时间、取样点、取样量等信息。取样量应能够满足检验需求。取样后应尽快进行检验（一般在2小时内），若不能立即检验，则应置于2～8℃保存，保存时间一般在12小时内，最多不超过24小时。不能满足上述条件时需要进行风险评估。

2.2 检测方法

水系统中能够存活的微生物主要以能够形成生物被膜的

革兰阴性菌为主，这类细菌对碳源利用广泛，对营养要求低，因此一般更适合在寡营养的培养基（例如R2A琼脂培养基）中生长，最适生长温度一般不超过35℃，部分微生物生长缓慢。因此，制药用水（通则0261）中推荐的微生物检测方法为经薄膜过滤法处理，采用R2A琼脂培养基，30～35℃培养不少于5天。

由于不同制药用水系统中的微生物类群存在差异，使用不同的计数方法、培养基、培养温度和培养时间可能会影响检出微生物数量和种类。例如，慢生根瘤菌（*Bradyrhizobium*）使用薄膜过滤法检测时，菌落较小不易观察，需培养7天或更长时间，如水系统中存在该菌，使用平皿法更有助于观察计数。因此，药品生产企业可根据自身水系统中微生物类群的特点在制药用水（通则0261）推荐检测方法的基础上进行适当调整。一般情况下，选择在较短时间内可检出较多微生物数量和种类的检测方法，并需要对所使用的方法进行验证，以证明所选用的方法优于或等同于药典推荐方法。

若日常监测结果均为小于1cfu或计数水平较低，可考虑增加检验量，以获取更多水系统中的微生物数量和种类信息，反映水系统中的微生物水平和变化趋势。

为更快速地获得检测结果，及时发现和处理不良趋势，药品生产企业可选择快速微生物检测方法进行制药用水的微生物监测，包括在线的微生物检测方法。

2.3 监测标准

药品生产企业应在满足制药用水（通则0261）中微生物限度标准的基础上，根据制备和分配系统特点、取样环节、水的预期用途及历史数据等设定合理的日常微生物监测标准，包括警戒限度和纠偏限度。

警戒限度是指微生物监测结果超出正常范围，但未达到纠偏限度，需要引起警觉，可能需要采取纠正措施的限度标准。纠偏限度是指微生物监测结果超出可接受标准，需要进行调查并采取纠正措施的限度标准。警戒限度、纠偏限度一般基于过去的趋势分析数据并经过合理的风险评估后选择适宜的方法（例如正态分布法、百分位数法、非参数公差限值法等）建立。不同方法计算得到的警戒限度、纠偏限度不同，可根据实际情况选择合适方法，并定期动态调整。除微生物数量超过设定好的纠偏限度外，以下情况也应引起关注并按需采取纠正措施：同一取样点连续多次超过警戒限度；不同取样点同时超过警戒限度；检出对工艺或产品具有潜在危害的微生物；历史数据均为零，但连续出现非零结果等。除采取必要的纠正措施和预防措施外，还需调查事件原因，并评估事件的影响，采取必要的补救措施。

一般来说，注射用水中应没有微生物存活，但考虑到取样过程中可能引入的微生物污染，制药用水（通则0261）中注射用水微生物限度标准为不大于10cfu/100ml。因此，注射用水系统中一旦检出微生物，即使没有超出警戒限度或纠偏限度，也应予以关注并进行评估或调查。

2.4 微生物鉴定

制药用水微生物监测除进行微生物计数外，还应关注某些可能对产品或生产工艺具有潜在危害的微生物。可定期对制药用水中分离微生物进行适当水平的鉴定，有助于掌握菌群结构和开展微生物污染溯源分析，评估水系统来源的微生物污染风险。注射用水检出微生物一般应进行鉴定。当制药用水微生物监测结果异常或出现新的菌落形态、其他微生物污染偏差有可能关联制药用水时，也建议对微生物展开鉴定。鉴定分离得到的微生物可用于培养基促生长能力试验及微生物方法适用性试验等。微生物鉴定参照微生物鉴定指导原则（指导原则9204）进行。

2.5 数据分析与偏差处理

应定期对制药用水微生物监测数据进行回顾和分析，通过对收集的数据开展趋势分析，总结和评估制药用水系统运行状态，有助于发现系统性问题。定期的趋势分析可用于制定合理的警戒限度、纠偏限度和监测方案，当出现异常趋势时能尽早采取纠正措施和预防措施。

日常微生物监测数据、异常监测结果以及实验室发生的偏差等均应进行趋势分析，趋势分析不局限于微生物监测结果的数据分析，还需要正确评估微生物污染风险，包括微生物污染数量、种类和特定微生物污染检出的频率，并结合实际情况，进行系统综合性评估，如系统确认和验证状态、预防性维护和相关变更等。

当微生物监测结果超出纠偏限度或出现异常情况时，应按照偏差管理程序文件在规定时间内进行记录、报告、调查、处理及采取纠正措施和预防措施，并对相关措施的有效性进行评估。

2.6 快速微生物检测方法

制药用水在药品生产过程中广泛使用，在制备系统、储罐及分配系统中以动态循环流动的形式存在。制药用水的微生物过程控制监测更适合使用快速微生物检测方法（RMM），尤其是在线、近在线的方法，从而更快速、更准确地监测水系统的运行状态，在出现异常情况时及时采取措施。

常见的制药用水快速微生物检测方法包括：ATP生物发光法、激光诱导荧光法、微菌落荧光染色法、固相细胞计数法、流式细胞分析方法、核酸扩增法等。企业可结合自身制药用水系统特点（微生物数量、类群等）及实际需求，选择适合的快速微生物检测方法。可参考药品微生物检验替代方法验证指导原则（指导原则9201），按照药品生产过程的质量控制要求对所使用的方法进行开发和验证。验证时可选取制药用水系统常见的生长缓慢微生物（如慢生根瘤菌）作为试验菌株，重点关注方法的灵敏度、水系统菌株的适用性及与传统方法的相关性。鼓励增加使用快速微生物检测方法与传统方法并行，在积累一定数据并经验证和风险评估后逐渐替代传统方法。

许多快速微生物检测方法，尤其是实时或近实时的检测

方法，所产生的信号单位不同于传统方法的菌落形成单位（cfu）。例如对微生物细胞进行直接检测的方法产生的信号是细胞数量，结果可能高于传统方法所产生的cfu结果。因此，当应用快速微生物检测方法时，其结果与传统方法相比某些参数如准确度等可能存在差异，但二者应有明确的相关性，关注对微生物监测数据的趋势分析，确保快速微生物检测方法对微生物污染风险的监测效果优于或等同于传统方法。

3 微生物控制与风险提示

制药用水的微生物控制应符合现行版《药品生产质量管理规范》及相关指南的要求，在制药用水系统的全生命周期予以考虑，并基于风险建立微生物污染控制策略，包括原水控制、系统设计、系统确认、系统持续监控和维护、其他微生物控制措施及风险提示等，并根据监测数据及运行情况，持续改进控制策略。

3.1 原水控制

用于制备制药用水的原水质量至关重要。原水的污染微生物有可能进入后续制备的制药用水中，因此，应根据制备工艺、预期用途制定合理的可接受标准（例如微生物指标、细菌内毒素等），对原水进行适当的检验以确认符合相应标准。根据原水的质量控制水平可采取一定的处理和控制措施，例如消毒、过滤、调整运行参数等，从而保证后续制药用水的质量符合要求。同时，应关注环境、季节和供应变化引起的原水质量变化。

3.2 系统设计

水系统的设计，应考虑生产所需水的质量要求、用水量、原水的供应和质量情况、预处理及纯化工艺、清洁、消毒或灭菌方式、取样点的设计以及能耗和厂房条件等。根据水的预期用途，选择适宜的工艺流程（包括预处理工艺和进一步的纯化工艺）。根据预估的用水量，选择合适的预处理和纯化设备、管道和储罐尺寸，保证一定的循环和置换次数。应考虑清洁、消毒或灭菌方式及其控制微生物的有效性，系统材料对清洁、消毒或灭菌方式的耐受性及消毒剂残留的去除。对取样点进行适当的设计，以避免污染和方便操作。

某些预处理单元（如多介质过滤器、保安过滤器、活性炭过滤器、软化器、陶瓷过滤器等）和分配系统管道可能发生微生物富集和增殖。应采取适当的化学或热消毒措施，并定期更换滤材。

3.3 系统确认

制药用水系统应进行确认以保证制备系统所生产、分配系统所供应的水的质量符合预期用途的要求。在水系统确认初期，应尽可能增加微生物监测的取样点和取样频次，随着系统稳定和数据积累，根据运行和使用情况逐步减少取样点和取样频次，形成日常运行时的取样方案。水系统确认还应包括微生物检测方法的研究，包括培养基、培养温度和时间、接种方式的选择等。应对系统确认期间检出的微生物进行适当的鉴定，建立水系统微生物分布数据库，便于后期的异常

情况调查。起草和制定清洁、消毒和维护程序，并进行验证。

3.4　系统持续监控和维护

经验证的制药用水系统应通过持续的监测、控制和维护保证水质稳定。随着系统验证完成以及系统的逐渐稳定，根据制水工艺、监控数据和运行状况，确定微生物取样方案、检测方法、微生物指标的警戒限度和纠偏限度、清洁消毒和维护程序等。在后续的运行和预防性维护过程中定期进行风险评估并采取改进措施。持续对运行过程进行监控，对监测数据定期进行回顾和分析，根据历史数据调整警戒限度和纠偏限度。按照程序采取控制微生物和防止微生物生长繁殖的措施，例如温度控制（高温或低温）、清洁、消毒或灭菌、定期更换滤材、正反冲洗及再生等。

对于异常结果（超趋势、超纠偏限度或发现新的微生物种属及对工艺或产品具有潜在危害的微生物等），应进行评估、调查和根本原因分析，根据需要采取纠正措施和预防措施。

制定系统回顾的周期。回顾系统运行以来的微生物监测方案的合理性（取样点的选择、取样频次的确定、取样方式的防污染措施等），微生物数量和种类变化情况，警戒限度和纠偏限度制定的合理性，异常结果的调查情况，清洁、消毒或灭菌程序的有效性，系统维护的执行情况，纠正措施和预防措施的有效性等。

3.5　其他微生物控制措施及风险提示

制药用水系统的设计、运行和维护的微生物控制措施还包括：保证管道内壁、连接处光滑，材质防腐蚀；与外界连通的阀门等处注意防污染设计；避免存在死角；预处理单元定期采用反冲、化学或热消毒、再生、更换滤材等；保证原水质量；保证一定的水流量，防止水流停滞；控制系统内温度；适当位置安装紫外灯消毒；定期进行热消毒或灭菌；进行适当的化学清洁和消毒；定期检查，维护，更换 O 形圈、垫圈等零部件等。

制药用水的微生物监测具有一定局限性。药品生产企业应对制药用水系统中存在的微生物类群特点、检测方法进行充分的研究和验证，同时考虑制药用水的类别、预期用途与可接受标准，基于风险确定微生物监测方案，配合合理的微生物污染控制措施，保证制备系统所生产、分配系统所供应的水的质量稳定且符合要求。另外，寡养型微生物一旦进入无菌产品，在无菌检查的培养体系中可能无法检出，存在漏检的可能，因此，无菌产品生产用水应关注这类微生物的监测和控制。

9210　药品微生物实验室消毒剂效力评估指导原则

消毒剂通常是指应用在物品表面去除或杀灭微生物的物理因子或化学试剂。本指导原则中消毒剂指化学消毒剂。本指导原则为制药环境、设施、设备及实验室用消毒剂的效力评估试验提供指导。

消毒剂生产规范、原料清单及禁限用物质、卫生要求、腐蚀性评价、安全性毒理学评价等均应符合现行国家标准，以确保消毒剂产品的安全可靠。当使用消毒剂控制微生物时，应证明其效力。消毒剂效力评估方式包括悬液法和载体法，悬液法可用于对消毒剂种类、浓度等进行快速初筛；载体法可用于验证消毒剂在实际物品表面消毒除菌的能力。应根据环境和微生物等实际情况开展试验，进行效力评估。

使用方应根据实际情况开展试验，制定适用于自身的消毒规范。

制药用水系统的消毒及相关生物被膜的去除不在本指导原则的讨论范围内。

一、消毒剂

用消毒剂擦拭、喷洒和浸泡，通常可去除和控制设备、地面、墙壁、需要带入洁净区和无菌操作区的物品（如环境监测培养基的包装材料）等局部表面微生物。可根据被消毒物体表面的性质、消毒剂对物体表面腐蚀性和物体表面污染情况（如被污染微生物的数量和类型）等综合考虑选择使用。常用消毒剂的类型、典型品种、典型浓度和作用机制见表 1。其他消毒剂或浓度，经确认安全有效也可使用。

表 1　消毒剂的类型、典型品种、典型浓度和作用机制

类型（物理化学性质）	典型品种	典型浓度	作用机制
氧化剂	过氧乙酸	0.3%	氧化作用
	过氧化氢	3%	
	次氯酸钠	0.02%～0.05%	
醇类	异丙醇	50%～70%	蛋白和核酸变性
	乙醇	75%	
酚类	苯酚	≤5%	损伤细胞膜功能，蛋白凝固/变性
表面活性剂	苯扎氯铵苯扎溴铵苄索氯铵	0.05%～0.2%	蛋白变性
	盐酸烷基二氨基乙基甘氨酸	0.05%～0.5%	损伤细胞膜功能，蛋白凝固/变性
双胍类	葡萄糖酸氯己定	0.05%～0.5%	干扰细菌酶或改变/破坏细胞质膜

消毒剂按杀菌谱范围或作用强度通常可分为杀孢子剂和非杀孢子剂，应分别选用与之相适应的菌株进行效力评估。

浓缩型消毒剂可用适宜的稀释剂稀释至实际使用浓度，但消毒剂过度稀释可能会造成消毒效力减弱或丧失。用于无菌操作流程的消毒剂一般用无菌稀释剂稀释，必要时需经过滤除菌去除潜在的微生物。稀释后的消毒剂效期及贮藏条件应验证。

消毒剂对微生物杀灭效力受消毒剂种类、浓度、使用温度、接触作用时间、被消毒物体性质及其表面污染微生物的种类及生长状态等情况的影响。具体可通过消毒剂效力评估试验进行确认，试验过程中除考虑以上影响因素外，载体法还应考虑载体种类、灭菌对载体的影响、载体表面孔径大小及均一性、干燥条件、湿度差异和菌体在载体上的损伤等因素。

为确保更安全、更适当地使用消毒剂，还必须考虑以下事项：消毒剂的杀菌谱、材料对消毒剂的兼容性、有机物（例如蛋白质等）存在时对消毒效力的影响、消毒剂的挥发、消毒剂对人体（安全）的影响、消毒剂轮换的必要性及其方法、废弃物处理便易性（中和、灭活）、废弃物对环境的影响等。

二、培养基

培养基的制备

胰酪大豆胨液体培养基、胰酪大豆胨琼脂培养基、沙氏葡萄糖液体培养基、沙氏葡萄糖琼脂培养基、马铃薯葡萄糖琼脂培养基按照无菌检查法（通则1101）制备。

培养基的适用性检查

消毒剂效力评估用培养基包括预制培养基、由脱水培养基或按处方配制的培养基均应进行培养基的适用性检查。

菌种 试验所用的菌株传代次数不得超过5代（从菌种保藏中心获得的标准菌株为第0代），并采用适宜的菌种保藏技术进行保存，以保证试验菌株的生物学特性。培养基适用性检查、中和剂验证、效力评估用试验菌及制备见表2。

表2 培养基适用性检查、中和剂验证、效力评估用试验菌及制备

分类	试验菌株	试验培养基	培养温度	培养时间
营养体	金黄色葡萄球菌（*Staphylococcus aureus*）〔CMCC(B)26 003〕	胰酪大豆胨琼脂培养基或胰酪大豆胨液体培养基	30～35℃	18～24 小时
	铜绿假单胞菌（*Pseudomonas aeruginosa*）〔CMCC(B)10 104〕	胰酪大豆胨琼脂培养基或胰酪大豆胨液体培养基	30～35℃	18～24 小时
	大肠埃希菌（*Escherichia coli*）〔CMCC(B)44 102〕	胰酪大豆胨琼脂培养基或胰酪大豆胨液体培养基	30～35℃	18～24 小时
	白色念珠菌（*Candida albicans*）〔CMCC(F)98 001〕	沙氏葡萄糖琼脂培养基或沙氏葡萄糖液体培养基	20～25℃	48 小时
细菌芽孢	枯草芽孢杆菌（*Bacillus subtilis*）〔CMCC(B)63 501〕	胰酪大豆胨琼脂培养基或胰酪大豆胨液体培养基	30～35℃	7 天
真菌孢子	黑曲霉（*Aspergillus niger*）〔CMCC(F)98 003〕	马铃薯葡萄糖琼脂培养基或沙氏葡萄糖琼脂培养基	20～25℃	6～10 天或直到获得丰富的孢子

菌液制备 取营养体的新鲜培养物，用0.9%无菌氯化钠溶液制成适宜浓度的新鲜营养体菌悬液。取细菌芽孢培养物，用0.9%无菌氯化钠溶液将芽孢进行洗脱，80℃水浴加热10分钟后用0.9%无菌氯化钠溶液制成适宜浓度的芽孢悬液。取真菌孢子培养物，用含0.05%(g/ml)聚山梨酯80的0.9%无菌氯化钠溶液，将孢子洗脱，采用适宜的方法吸出孢子悬液至无菌试管内，用含0.05%(g/ml)聚山梨酯80的0.9%无菌氯化钠溶液制成适宜浓度的孢子悬液。

新鲜营养体菌悬液制备后若在室温下放置，应在2小时内使用；若保存在2～8℃，可在24小时内使用。细菌芽孢悬液和真菌孢子悬液可保存在2～8℃，在验证过的贮存期内使用。

适用性检查 分别接种不大于100cfu的细菌营养体菌悬液、细菌芽孢悬液至胰酪大豆胨琼脂培养基，每株试验菌平行制备2个平板，混匀，凝固，置30～35℃培养不超过3天，计数；接种不大于100cfu的真菌营养体菌悬液至沙氏葡萄糖琼脂培养基，平行制备2个平板，混匀，凝固，置20～25℃培养不超过5天，计数；接种不大于100cfu的真菌孢子悬液至沙氏葡萄糖琼脂培养基，平行制备2个平板，混匀，凝固，置20～25℃培养不超过5天，计数；同时，用对应的对照培养基替代被检培养基进行上述试验。

结果判定 被检培养基上的菌落平均数与对照培养基菌落平均数的比值应在0.5～2范围内，且菌落形态大小与对照培养基上的菌落一致。

三、消毒剂效力评估

菌种　一般可参考表 3 选择标准菌株并结合 1~2 株典型环境分离菌株进行消毒剂效力评估试验，也可依据充分的环境微生物菌群信息，针对具体消毒剂类别及微生物控制目标选择类似菌株或适当增减消毒剂效力评估试验菌株数量。

表 3　消毒剂效力评估试验菌

	标准菌株	典型环境分离菌株举例
杀孢子剂	金黄色葡萄球菌〔CMCC(B)26 003〕 铜绿假单胞菌〔CMCC(B)10 104〕 白色念珠菌〔CMCC(F)98 001〕 黑曲霉〔CMCC(F)98 003〕 枯草芽孢杆菌〔CMCC(B)63 501〕	苏云金芽孢杆菌；球形芽孢杆菌；产黄青霉；适宜的霉菌
非杀孢子剂	金黄色葡萄球菌〔CMCC(B)26 003〕 铜绿假单胞菌〔CMCC(B)10 104〕 大肠埃希菌〔CMCC(B)44 102〕 白色念珠菌〔CMCC(F)98 001〕	藤黄微球菌；表皮葡萄球菌；假单胞菌

菌液制备　试验菌培养物制备见表 2。若为琼脂培养物，洗脱制备菌液。若为液体培养物，离心收集菌体，稀释制备菌液。

中和剂验证

消毒剂效力评估试验中，在达到设定消毒除菌作用时间后，应立即采用中和剂终止消毒进程以评估消毒除菌效果。常用的中和剂为卵磷脂、聚山梨酯 80 和/或硫代硫酸钠等溶液。中和剂的中和效果应进行验证，以保证中和剂的有效性和对微生物的无毒性。

中和剂的有效性：在中和步骤完成后加入待测微生物（1ml 溶液中接菌量为 $10^1 \sim 10^2$ cfu），照非无菌产品微生物限度检查：微生物计数法（通则 1105）进行菌落计数，试验组菌落数与菌液组菌落数的比值应在 0.5~2 范围内。

中和剂的无毒性：在中和剂中加入待测微生物（1ml 溶液中接菌量为 $10^1 \sim 10^2$ cfu），照非无菌产品微生物限度检查：微生物计数法（通则 1105）进行菌落计数，试验组菌落数与菌液组菌落数的比值应在 0.5~2 范围内。

效力评估试验方法

试验方法举例如下，也可使用其他经验证的适宜方法。

1. 悬液法

供试品接种　每 1ml 消毒剂接种不少于 10^5 cfu 的试验菌。

存活菌数测定　在达到设定除菌作用时间后采用适宜的方法（如加入经验证的中和剂或薄膜过滤）消除消毒剂的抑菌作用，照非无菌产品微生物限度检查：微生物计数法（通则 1105）分别测定接种微生物和消毒处理后的供试品中所含菌数，测定细菌用胰酪大豆胨琼脂培养基，测定真菌用沙氏葡萄糖琼脂培养基，或使用与方法验证相同的培养基。根据存活菌数测定结果计算每 1ml 供试品中各试验菌的含菌数，并换算成 lg 值。

2. 载体法

载体的准备：试验用载体应预先清洁处理。

供试品接种　在载体表面接种试验菌，菌液应在载体表面涂匀。干燥后使得每个载体染菌量不少于 10^5 cfu，滴加消毒剂覆盖染菌区。部分试验菌尤其是革兰阴性菌在制备成染菌载体过程中会死亡，可适当提高接菌量。

存活菌数测定　在达到设定除菌作用时间后，采用振摇法、擦拭法等方法收集载体上的试验菌，收集液采用适宜的方法（如加入经验证的中和剂或薄膜过滤）消除消毒剂的抑菌作用，照非无菌产品微生物限度检查：微生物计数法（通则 1105）分别测定接种微生物和消毒处理后的供试品中所含菌数，测定细菌用胰酪大豆胨琼脂培养基，测定真菌用沙氏葡萄糖琼脂培养基。根据存活菌数测定结果计算每 1ml 供试品中各试验菌的含菌数，并换算成 lg 值。

效力评估用不同载体材料参考表 4，可根据实际使用情况增加其他用于评价的材料。

表 4　载体材料举例

材质	应用举例
不锈钢	工作台、设备、容器
玻璃	窗户、屏幕、容器
聚碳酸酯（树脂）	屏幕、容器
环氧树脂涂层	地面
氯乙烯	地面、帘布、外包装材料、储液袋
丁腈橡胶	手套
彩钢板	墙面

四、结果判断

计算试验菌在消毒处理前后减少的 lg 值：细菌或真菌营养体减少的 lg 值不少于 3，细菌芽孢或真菌孢子减少的 lg 值不少于 2，表明消毒剂对试验菌有效。

必要时，可用验证过的对照消毒剂平行试验辅助待测消毒剂效力评估试验结果判断。

由于验证试验的菌株与实际环境中可能存在的低微量微生物的生长状态、对消毒剂的耐受能力等不一致，消毒剂效力评估确定的除菌效果可能与实际应用效果存在差异。对消毒剂效力评估结果的接受或应用应充分结合物理擦拭、清洁验证、风险管理需求等进行评估。

9211　非无菌药品微生物控制中水分活度应用指导原则

本指导原则为非无菌药品建立基于水分活度的微生物控制策略提供指导。非无菌药品的水分活度与潜在微生物生长繁殖密切相关，降低水分活度有利于防止微生物在药品中的生长繁殖。

非无菌药品在处方设计阶段，可通过优化处方获得较低水分活度，降低微生物繁殖风险；在生产过程中，低水分活度药品可通过评估后降低微生物限度检查频次，并为其他微生物污染分析评估提供参考。

1. 微生物生长所需水分活度

低水分活度可用于控制由微生物导致的药品变质。通过干燥或加入糖、盐及其他物质的方式均可降低水分活度，从而使药品具有一定的抑制微生物生长繁殖能力。药品的其他属性如较低或较高 pH 值、缺乏营养、含表面活性剂、含抑菌剂等因素均有助于抑制微生物生长繁殖。

一般情况下，不同种群微生物生长所需水分活度不同。可根据革兰阴性菌、革兰阳性菌、细菌芽孢、霉菌和酵母菌生长所需水分活度差异，建立合理的微生物限度检查和控制策略。如水分活度低于 0.95，铜绿假单胞菌、大肠埃希菌和沙门菌在药品中不适宜生长繁殖；水分活度低于 0.86，金黄色葡萄球菌在药品中不适宜生长繁殖；水分活度低于 0.77，黑曲霉在药品中不适宜生长繁殖；水分活度低于 0.60，耐高渗酵母和耐旱真菌在药品中不适宜生长繁殖。代表性微生物生长所需的最低水分活度参考值见表 1。

表 1 代表性微生物生长所需的最低水分活度参考值

细菌	水分活度	霉菌和酵母菌	水分活度
铜绿假单胞菌（*Pseudomonas aeruginosa*）	0.97	匍枝根霉（*Rhizopus stolonifer*）	0.93
蜡样芽孢杆菌（*Bacillus cereus*）	0.95	密丛毛霉（*Mucor plumbeus*）	0.92
A 型肉毒梭菌（*Clostridium botulinum*，Type A）	0.95	黏质红酵母（*Rhodotorula mucilaginosa*）	0.92
大肠埃希菌（*Escherichia coli*）	0.95	酿酒酵母（*Saccharomyces cerevisiae*）	0.90
产气荚膜梭菌（*Clostridium perfringens*）	0.95	白色念珠菌（*Candida albicans*）	0.87
乳酸杆菌（*Lactobacillus viridescens*）	0.95	拟青霉（*Paecilomyces variotti*）	0.84
沙门菌（*Salmonella* spp.）	0.95	产黄青霉（*Penicillium chrysogenum*）	0.83
洋葱伯克霍尔德菌（*Burkholderia cepacia*）	0.95	烟曲霉（*Aspergillus fumigatus*）	0.82
产气肠杆菌（*Enterobacter aerogenes*）	0.94	光孢青霉（*Penicillium glabrum*）	0.81
溶壁微球菌（*Micrococcus lysodekticus*）	0.93	黄曲霉（*Aspergillus flavus*）	0.78
生孢梭菌（*Clostridium sporogenes*）	0.92	黑曲霉（*Aspergillus niger*）	0.77
枯草芽孢杆菌（*Bacillus subtilis*）	0.90	鲁氏接合酵母（*Zygosacchharomyces rouxii*）	0.62
金黄色葡萄球菌（*Staphylococcus aureus*）	0.86	双孢菇耐旱霉菌（耐旱真菌）（*Xeromyces bisporus*）（xerophilic fungi）	0.61
盐生盐杆菌（嗜盐细菌）（*Halobacterium halobium*）（halophilic bacterium）	0.75		

对低水分活度耐受的微生物，如梭菌属和芽孢杆菌属的芽孢、沙门菌和丝状真菌等在低水分活度药品中不适宜生长繁殖，但可能会持续存活，应注意此类微生物对药品安全性的潜在风险。

2. 非无菌药品水分活度与微生物控制策略

不同剂型药品的水分活度分布范围不同，可依据药品水分活度建立药品微生物控制策略。表 2 是基于水分活度的部分非无菌化学药品制剂微生物限度检查推荐方案。在建立非无菌化学药品具体品种的常规微生物控制方案时，除应考虑水分活度外，还应考虑原辅料、生产环境、生产工艺、药品抑菌特性及微生物限度检查相关历史数据等因素的影响。表 2 所列为部分非无菌化学药品制剂代表性水分活度值，应用时还应测定药品的实际水分活度，在风险评估的基础上建立合理的微生物污染控制策略。

表 2 基于水分活度的部分非无菌化学药品制剂微生物限度检查推荐方案

非无菌化学药品制剂	代表性水分活度	高风险污染菌	微生物限度检查建议
凝胶剂	0.99	革兰阴性菌	需氧菌总数，霉菌和酵母菌总数，不得检出金黄色葡萄球菌和铜绿假单胞菌
洗剂	0.99	革兰阴性菌	需氧菌总数，霉菌和酵母菌总数，不得检出金黄色葡萄球菌、铜绿假单胞菌和白色念珠菌
喷雾剂	0.98	革兰阴性菌	需氧菌总数，霉菌和酵母菌总数，不得检出金黄色葡萄球菌和铜绿假单胞菌
口服液体制剂	0.96	革兰阴性菌	需氧菌总数，霉菌和酵母菌总数，不得检出大肠埃希菌和沙门菌

续表

非无菌化学药品制剂	代表性水分活度	高风险污染菌	微生物限度检查建议
乳膏剂	0.96	革兰阴性菌	需氧菌总数，霉菌和酵母菌总数，不得检出金黄色葡萄球菌和铜绿假单胞菌
糖浆剂	0.84	霉菌和酵母菌	需氧菌总数，霉菌和酵母菌总数
软膏剂	0.67	霉菌	霉菌和酵母菌总数
气雾剂	0.56	—	风险评估的基础上，设置合理的微生物限度检查频次
贴膏剂	0.55	—	风险评估的基础上，设置合理的微生物限度检查频次
胶囊剂	0.55	—	风险评估的基础上，设置合理的微生物限度检查频次
贴剂	0.50	—	风险评估的基础上，设置合理的微生物限度检查频次
栓剂	0.49	—	风险评估的基础上，设置合理的微生物限度检查频次
片剂	0.44	—	风险评估的基础上，设置合理的微生物限度检查频次
散剂	0.43	—	风险评估的基础上，设置合理的微生物限度检查频次
颗粒剂	0.39	—	风险评估的基础上，设置合理的微生物限度检查频次
丸剂	0.38	—	风险评估的基础上，设置合理的微生物限度检查频次

水分活度低于 0.60 的非无菌化学药品制剂，如片剂、胶囊剂、颗粒剂、丸剂等固体制剂和非水溶液型制剂，由于较低的水分活度限制了污染微生物的生长繁殖，可以根据微生物检验的历史数据，结合原辅料、水、生产过程、制剂和包装的微生物污染控制等因素合理设置微生物限度检查频次。

低水分活度的非无菌化学药品制剂可采用本指导原则设置合理的日常微生物污染控制方案。经全面的风险评估确定为低微生物污染风险的非无菌化学药品制剂，可适当减少微生物限度检查频次；高水分活度的非无菌水溶液型制剂，微生物污染和增殖风险较高，应评估潜在的高风险污染微生物，对微生物检查频次和内容进行严格控制，必要时需增加微生物限度检查频次。

水分活度还可用于某些剂型药品的处方优化。如非无菌液体制剂和外用制剂研发阶段的处方筛选，可通过调节水分活度提高处方体系的抑菌效力；多剂量包装药品可通过调节氯化钠、蔗糖、乙醇、丙二醇或甘油的处方用量降低药品水分活度，提高体系抑菌效力。

3. 水分活度测定

水分活度测定可采用物理或化学方法，常用的方法有仪器测定法和相对平衡湿度法。样品的处理方式会影响某些药品的测定结果，应根据测定目的选择适宜的仪器设备。使用仪器测定法进行水分活度测定时，应对仪器进行校准，评价仪器的适用性。表 3 列出了 25℃常用的标准饱和盐溶液的水分活度值，用于仪器校准。

表 3　用于校准水分活度测定仪器的
常用标准饱和盐溶液（25℃）

饱和盐溶液	溶解度（wt%）	相对平衡湿度（ERH%）	水分活度（a_w）
硫酸钾（K_2SO_4）	10.7	97.30	0.973 ± 0.005
氯化钾（KCl）	26.4	84.34	0.843 ± 0.003
氯化钠（NaCl）	26.5	75.29	0.753 ± 0.001
溴化钠（NaBr）	48.6	57.57	0.576 ± 0.004
硝酸镁［$Mg(NO_3)_2$］	41.6	52.89	0.529 ± 0.002
碳酸钾（K_2CO_3）	52.9	43.16	0.432 ± 0.004
氯化镁（$MgCl_2$）	26.2	32.78	0.328 ± 0.002
醋酸钾（$KC_2H_3O_2$）	72.9	22.51	0.225 ± 0.003
氯化锂（LiCl）	35.5	11.30	0.113 ± 0.003

注："wt%"为"质量百分比浓度"，用来表达单位质量的溶液中含有某物质的百分比。

附录：水分活度概念

水分活度（water activity，a_w），是相同温度下药品水蒸汽压（P）与纯水蒸汽压（P_0）的比值。它在数值上等于封闭系统中由药品产生的平衡相对湿度（ERH）的 1/100。平衡相对湿度可通过测量蒸汽压或露点的方法直接测定，也可通过传感器间接测定。

水分活度和平衡相对湿度之间的关系由以下等式表示：

$$a_w = P/P_0，\quad ERH(\%) = a_w \times 100$$

水分活度是物理化学术语，反映药品中水的能量状态，表示水与药品成分之间结合的紧密程度，数值介于 0～1。

水分活度与水分含量概念不同，水分活度与水分含量的关系可用吸附-解吸附等温线（moisture sorption-desorption isotherms）表示，它是指恒定温度下，非无菌制剂水分含量与水分活度的关系曲线。用于研究非无菌药品水分与固体之间相互作用关系，比较不同的非无菌制剂吸湿特性的差异，评价预测影响药品质量的水分活度。

9212　非无菌产品不可接受微生物风险评估与控制指导原则

不可接受微生物（objectionable microorganisms）是指能够在非无菌产品中生存或繁殖，对产品理化特性产生不利影响、破坏其功能及疗效，或经特定给药途径对患者健康造成损害的潜在危害微生物。本指导原则涉及的不可接受微生物，一般指药品中的细菌、真菌等微生物。

本指导原则从非无菌产品中常见的不可接受微生物及其风险识别策略、风险评估特征因素、风险控制要点和风险决策树等方面，为不可接受微生物的风险评估和控制提供指导，以降低或消除非无菌产品中不可接受微生物的污染风险。

一、常见的不可接受微生物

一种微生物在特定的非无菌产品中被判定为不可接受微

生物，但对于其他产品可能是可接受的。判定非无菌产品不可接受微生物时，需综合评估微生物自身特性、产品特征、给药途径、用药人群和生产工艺等相关因素。

动植物及矿物成分等天然来源原辅料，易被肠杆菌和芽孢杆菌污染，是非无菌产品不可接受微生物污染的主要来源。此外，水系统、生产设备、生产环境、生产人员、包装材料和容器等也会引入潜在危害微生物的污染，若生产过程微生物负载控制工艺存在缺陷或实施措施不当，易导致终产品污染不可接受微生物。比如，制药用水系统中常见的非发酵型革兰阴性菌，如洋葱伯克霍尔德菌群（*Burkholderia cepacia* complex）、罗尔斯通菌（*Ralstonia* spp.）、寡氧单胞菌（*Stenotrophomonas* spp.）、鞘氨醇单胞菌（*Sphingomonas* spp.）等，通常对水基质非无菌产品抑菌体系具有较强的耐受性，较易污染水基质产品而被判定为不可接受微生物。此外，褪色沙雷菌（*Serratia marcescens*）、肺炎克雷伯菌（*Klebsiella* *pneumoniae*）、蜡样芽孢杆菌（*Bacillus cereus*）、阴沟肠杆菌（*Enterobacter cloacae*）、不动杆菌（*Acinetobacter* spp.）以及某些丝状真菌（*Filamentous fungi*）等在特定的非无菌产品中也曾被报道为不可接受微生物，但具体产品的不可接受微生物应根据产品特点综合分析。

二、非无菌产品不可接受微生物风险识别策略

非无菌产品中检出微生物的鉴定分析是开展不可接受微生物风险评估的关键。在符合非无菌药品微生物限度标准（通则 1107）要求下，应进一步结合不同产品的处方、生产工艺、给药途径、用药人群及产品剂型等因素，采用适宜的风险评估方法，如：失效模型和影响分析（failure mode and effects analysis，FMEA）或风险决策矩阵等，判定是否需要对非无菌产品检出的微生物开展鉴定分析。表 1 列举了基于非无菌产品剂型和用药人群的风险决策矩阵方法，可参考该方法开展不同类型非无菌产品检出微生物的鉴定分析。

表 1　非无菌产品检出微生物鉴定分析风险决策矩阵

用药人群风险等级	非无菌产品剂型[a]		
	气雾剂、喷雾剂、鼻喷剂	阴道用栓剂、软膏剂和乳剂，局部用洗剂、软膏剂和乳剂，口服液（水溶液）	口服片剂、胶囊剂、口服液（非水溶液），直肠用栓剂或软膏剂
高风险（如免疫抑制、免疫力低下、侵入性治疗人群）	对微生物限度检查平板上所有菌落进行鉴定分析	对微生物限度检查平板上所有菌落进行鉴定分析	对选择性平板可疑菌落和超内控可接受限度计数平板典型特征菌落进行鉴定分析
中风险（通常为老人和儿童）	对微生物限度检查平板上所有菌落进行鉴定分析	对选择性平板可疑菌落[b]和计数平板上典型特征菌落[c]进行鉴定分析	对选择性平板可疑菌落和超内控可接受限度计数平板典型特征菌落进行鉴定分析
低风险（一般为成年人群）	对微生物限度检查平板上所有菌落进行鉴定分析	对选择性平板可疑菌落和超内控可接受限度计数平板典型特征菌落进行鉴定分析	对选择性平板可疑菌落进行鉴定分析

注：a 本表所列剂型未涵盖所有非无菌产品，应根据风险评估结果进行不可接受微生物的鉴定；
　　b 可疑菌落是指疑似控制菌或其他特征明确的危害微生物菌落；
　　c 典型特征菌落是指根据评估，平板上具有不同菌落形态特征的菌落。

非无菌产品中检出微生物的鉴定分析也可与微生物限度检测结果或历史数据趋势分析相结合。如，当微生物计数结果超过标准规定纠偏限或警戒限；控制菌检查选择性平板上检出可疑危害微生物；或基于微生物监测的历史数据分析趋势，如连续五个测试样本中有三个超过警戒限或其他异常趋势，需要对微生物限度检查平板上的微生物进行鉴定分析。

应制定非无菌产品潜在不可接受微生物鉴定分析策略。可参考微生物鉴定指导原则（指导原则 9204）分离培养可疑微生物，选择适宜的方法将待检微生物鉴定到适宜水平，以有效评估和发现潜在不可接受微生物。

三、不可接受微生物风险评估主要特征因素

非无菌产品中检出微生物进行鉴定分析后，应基于质量风险管理原则进行不可接受微生物的风险评估，以判定其是否属于不可接受微生物，考察因素包括但不限于微生物的潜在危害、药品特性、给药途径或预期用途、用药人群、生产工艺等多方面。

1. 微生物的潜在危害

可从国内外非无菌产品召回事件、警告信、临床及疾病暴发调查、权威专著或学术文献等来源获取微生物的潜在危害性。特别是在同类产品中曾被报道为不可接受微生物时，该微生物可能具有较高的风险。检出微生物在明确潜在危害特性后，可结合非无菌产品的微生物负载、药品特性、用药人群、给药途径等因素进一步开展评估。

2. 药品特性

检出微生物是否能在非无菌产品中生存或繁殖、产生有毒有害物质、破坏药品的理化性质及功能疗效也是判定不可接受微生物的关键因素。与不可接受微生物风险评估相关的产品特征因素主要包括水分活度、产品处方、包装形式等。

水分活度

水分活度与微生物生长繁殖密切相关。当产品中水分活度 a_w < 0.6 时，通常不支持大多数微生物的生长繁殖。液体制剂和半固体制剂，一般具有更高的水分活度，微生物能够生长繁殖的风险较高，如：溶液剂、混悬剂、洗剂、乳膏剂、软膏剂和凝胶剂等。固体制剂、非水性基质液体制剂等水分活度较低的非无菌产品，微生物通常不易生长繁殖，但应合理控制原辅料和生产过程的生物负载，关注储存条件、包装系统等对产品水分活度的影响。不同产品剂型的水分活度及微生物生长繁殖风险可参考非无菌药品微生物控制中水分活度应用指导原则（指导原则 9211）。

产品的处方

微生物可利用产品组分作为物质代谢的基础，产生有毒物质或导致产品物理、化学特征改变进而影响临床疗效和功能。在药品研发阶段应合理优化处方、pH 等特征参数，有效控制产品中污染微生物的生长繁殖。由于天然组分（如植物或动物来源成分）可能携带较高的生物负载，需要监测和控制生产过程的生物负载和特定风险微生物污染。产品能否有效抑制目标微生物的生长繁殖是判定不可接受微生物的重要特征因素。必要时，可选择检出的微生物，通过抑菌效力挑战试验评估产品抑菌性。

包装形式

应确保产品的包装能有效阻隔外源性微生物污染。多剂量、高水分活度的产品较易引入外源性微生物污染，而单剂量独立包装的形式通常具有较低的风险。

3. 给药途径或预期用途

应重点关注给药部位是否破损，如皮肤、呼吸道、胃肠道或泌尿道等。一般经口腔、直肠、未破损皮肤等给药途径的风险较低，经有损伤的皮肤、耳、鼻和呼吸道等给药途径则更易引起用药风险。当目标微生物的危害途径与产品给药途径一致时，则该微生物具有较高风险。非无菌产品不同给药途径的风险评估可参考表 2。

表 2　非无菌产品不同给药途径的风险等级分类

风险等级	给药途径
高风险	破损皮肤、鼻、呼吸道等
中风险	耳、阴道、透皮治疗等
低风险	口腔、直肠、未破损皮肤给药

4. 用药人群

不同用药人群发生药物不良反应和微生物致病的风险不同。对于外伤、手术、疾病或慢性病等导致的免疫力低下患者，以及婴儿和老人等特殊风险用药人群，使用被微生物污染的非无菌产品时一般具有较高的风险，应建立更严格的不可接受微生物风险控制要求。

5. 生产工艺

特定生产环节或工艺在有效控制生物负载方面有较大影响。对生产中存在微生物污染或生长繁殖风险较高的过程，如高水分活度（水系统、配液、制备包衣液等）、工艺操作和放置时间较长，应重点评估清洁、消毒、除菌、灭菌等生产工艺的有效性。若设备清洁工艺、环境及人员监控存在缺陷，可能导致微生物污染风险增加。

6. 其他因素

除上述关键风险特征因素外，非无菌产品中微生物污染率、耐药性、生物被膜形成能力、感染剂量、检测方法及产品摄入剂量等，也可作为不可接受微生物评估的风险特征因素。

四、不可接受微生物的风险控制

应对非无菌产品及其生产、储存、运输等全生命周期中的潜在危害微生物进行有效识别、监测、预防和控制，建立系统、清晰的不可接受微生物风险识别和控制策略。可根据非无菌产品制剂特征和生产工艺，制定包括不可接受微生物检查方法和控制措施在内的产品质量标准，实施全面的微生物质量风险管理，有效防范不可接受微生物的污染风险。

1. 建立非无菌产品全过程微生物负载控制措施

应建立涵盖非无菌制剂、原辅料、设备和设施、工艺设计、维护和清洁、生产和储存以及生产环境等非无菌产品全过程污染微生物控制措施和程序，加强生产过程微生物质量控制与监督，降低微生物污染风险。需特别关注易形成生物被膜的工艺步骤、关键控制点和趋势分析，如阀门和管道等不易清洁的位置及微生物检测结果的不良趋势。

2. 开展持续有效的制药用水微生物监控

制药用水系统是不可接受微生物的重要污染来源，可参考制药用水微生物监测和控制指导原则（指导原则 9209）设计、控制和维护稳健的制药用水系统。良好的水系统设计和控制、恰当的微生物警戒限和纠偏限及日常水质量检测对于有效控制潜在不可接受微生物污染至关重要。应对制药用水系统开展常规微生物计数和鉴定分析，确保和维持水系统持续可控。

3. 明确特定非无菌产品的不可接受微生物

建立特定非无菌产品污染微生物数据库，对有效开展不可接受微生物的风险识别和控制是有益的。风险较高的非无菌产品应通过有效的风险评估，明确特定非无菌产品和生产工艺风险控制要求的不可接受微生物，并根据污染微生物种群和生产工艺的变化适时调整。可靠和充分的历史数据分析可有效提高不可接受微生物的风险识别与调查效率。

4. 建立可靠的不可接受微生物检测策略和方法

建立科学合理的不可接受微生物检测策略，可确保能够有效控制药品原辅料和成品制剂中不可接受微生物的污染。根据特定非无菌产品不可接受微生物的特性，研究建立并验证相关不可接受微生物检测方法，确保方法的性能能够满足要求。如果非无菌产品存在不可接受微生物污染的风险，则应在每批产品放行前进行不可接受微生物检测，确保产品未被不可接受微生物污染。

5. 建立不可接受微生物风险评估和控制措施

除日常规定的非无菌产品微生物计数和控制菌检查标准外，生产企业应通过科学的风险分析及评估识别潜在的不可接受微生物风险，建立包含不可接受微生物检查标准、危害识别、风险分析、风险评估和风险控制在内的微生物污染控制书面程序和产品内控、放行标准，以主动发现可能影响非无菌产品质量安全的潜在风险微生物。若原辅料和生产过程中发现终产品已明确的不可接受微生物，则应采取有效措施消除污染风险。加强员工微生物知识和操作技能培训，提高员工对微生物污染风险的识别和控制能力。

6. 制定有效的不可接受微生物风险消除和回顾措施

应调查任何不符合非无菌产品微生物质量控制标准的情况，包括同一产品的其他批次及可能相关的其他生产环节、原辅料、人员等，根据检查结果有效识别风险来源，迅速实施适当的纠正和预防措施，有效降低或消除不可接受微生物污染风险，并将相关风险控制措施形成具体操作文件，定期回顾和落实，保障非无菌产品中不可接受微生物的风险可控。

五、不可接受微生物的风险判定决策树

应对非无菌产品不可接受微生物风险特征因素进行充分研究，积累足够的历史数据。参考ICH Q9《质量风险管理》推荐的风险评估工具或其他适宜的方法，对非无菌产品中潜在不可接受微生物进行风险评估。评估人员应经过微生物学和统计分析等方面的培训，充分了解产品工艺，确保评估准确性。本指导原则提供了用于非无菌产品不可接受微生物风险判定的决策树，见图1。决策树仅为评估不可接受微生物风险的一种方法，可能并不全面，可结合其他适宜的方法开展不可接受微生物风险评估。

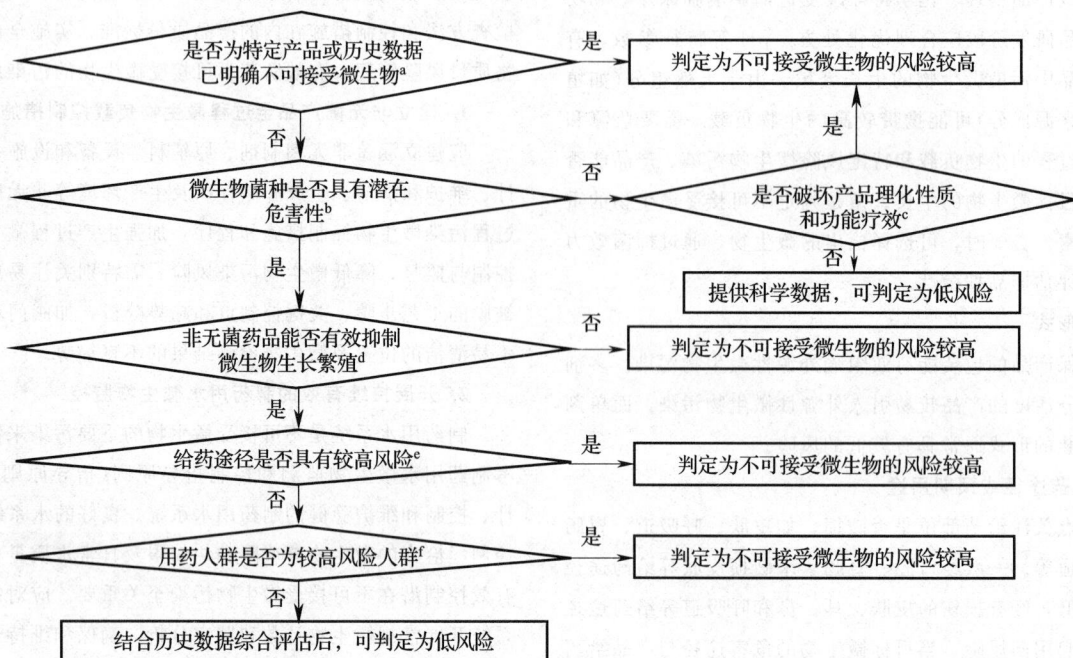

图 1　非无菌产品中不可接受微生物的风险决策树

注：a 与历史数据或已报道的不可接受微生物进行比对。

b 判定检出微生物是否具有潜在危害性。

c 提供科学数据评价污染微生物对产品理化性质和功能疗效的影响。

d 可通过挑战实验，提供科学数据评价产品是否能有效抑制目标微生物的生长繁殖。

e 结合不同药品的给药途径和危害微生物的传染途径判定潜在风险程度。

f 判定用药人群是否为免疫抑制、免疫力低下、侵入性治疗和儿童、老人等中高风险人群。

9213　药品微生物分析方法验证、确认及转移指导原则

本指导原则用于指导研究、生产及检测等机构在药品微生物分析方法全生命周期中的验证、确认及转移，涵盖分析方法的开发、验证及变更等过程。本指导原则针对药品微生物的特点，明确了方法学考察的参数及其可接受限度要求，主要分为药品微生物分析方法验证、药品微生物分析方法确认和药品微生物分析方法转移三个部分。

一、药品微生物分析方法验证 (validation)

(一) 总则

药品微生物分析方法验证的目的是证明建立的方法适合于相应检测要求。验证应尽可能全面，以满足预期用途或应用领域的需要。适用药品微生物分析方法验证的情境包括但不限于：

(1) 新方法的开发 (如开发基于培养原理的新的不可接受微生物检查法等)；

(2) 已有分析方法的修订 (修订内容对原方法的性能参数、测定结果等可能产生影响)；

(3)超出预定范围使用的法定方法。

对无参考方法的验证可采用自然污染或人工污染等方式，对预先设定的指标进行验证；对有参考方法（通常将法定方法或原方法作为参考方法）的验证可采用待验证方法与参考方法比较的方式进行。

（二）验证的一般要求

方法开发实验室选择适宜的性能参数开展验证。对可能在多个实验室中使用的方法，特别是制定法定方法时，应开展实验室间验证。

1. 验证参数的选择

药品微生物分析方法主要分三种类型：定性方法、定量方法和鉴定方法。定性方法是指测定样品中是否存在目标微生物的方法；定量方法是指测定样品中目标微生物数量或浓度的方法；鉴定方法是借助现有的分类系统，通过对微生物的特征测定，区分其是细菌、酵母菌或霉菌，或确认属、种及菌株水平的方法。

一般情况下，应验证新方法的全部性能参数。对于替代以培养为基础的经典微生物检验方法的验证，可参照药品微生物检验替代方法验证指导原则（指导原则 9201）实施。微生物鉴定方法的验证可参照微生物鉴定指导原则（指导原则 9204）实施。

如对已有分析方法的修订涉及样品前处理、改变培养条件等，或超出预定范围使用的法定方法，方法开发或使用者应综合考虑风险，评估技术可行性，根据预期用途选择适宜的性能参数进行验证。微生物分析方法验证参数的选择可参考表 1。一般定性方法至少选择检测限、定量方法至少选择准确度进行实验室间验证。

表 1　微生物分析方法验证参数

参数	定性方法	定量方法
专属性	＋	＋*
准确度	－	＋
精密度		
重复性	－	＋
中间精密度	－	＋*
重现性	＋	＋*
检测限	＋	－
定量限*	－	－
线性	－	＋
范围	－	＋
耐用性	＋	＋

　　注：＋表示需要验证的参数；－表示不需要验证的参数。
　　＊可根据用途和需要选做。

2. 样品

方法开发实验室应根据方法规定的预期用途，兼顾药品的剂型和给药途径选择适宜的样品。验证时优先选择自然污染的样品，如无法获得足够数量的自然污染样品，可使用人工污染的样品。制样时宜包含不同浓度的背景微生物。实验室间验证时应确保所用样品的一致性。

3. 数据处理

一般由方法开发实验室负责实验室内及实验室间数据的统计和分析。可采用格拉布斯（Grubbs）检验等统计学方法或经确认适宜的分析方法。定量数据可进行适当转换（如转换为常用对数值）后进行统计分析。

（三）验证内容

1. 专属性（specificity）

微生物定性分析方法的专属性是指检测样品中可能存在的特定微生物种类的能力。微生物定量分析方法的专属性是指在非目标微生物和/或其他成分可能存在的情况下，采用的分析方法能正确测定目标微生物的能力。当微生物分析方法以微生物生长信号判断微生物是否存在时，其专属性验证应确认所用培养体系的促生长能力，还应考虑检测系统中的外来物质对生长信号或微生物生长的影响。当微生物分析方法不以微生物生长信号作为判断指标时，其专属性验证应确认检测系统中外来物质不会对结果产生干扰。验证时，选择的菌株应能反映目标微生物和非目标微生物的多样性，如不同表型、基因型和/或血清型。

专属性验证包括包容性试验（inclusivity）和排他性试验（exclusivity）。包容性是指方法检出目标微生物的能力，排他性是指方法不受非目标微生物干扰的能力。包容性试验一般选择不少于 20 株目标微生物，排他性试验一般选择不少于 20 株非目标微生物。应选取代表性微生物，特别是样品中常见的微生物种群，并尽可能将其鉴定到种。试验时，每个测试中微生物的接种量宜控制在 $10^2 \sim 10^3$ cfu。

包容性试验结果应能检出全部目标微生物，排他性试验结果不应检出非目标微生物。

2. 准确度（accuracy）

微生物定量分析方法的准确度是指所建立方法的测定结果与样品接受参考值（无参考方法）或参考方法测定结果接近的程度。准确度通常用回收率（%）表示，计算方法可参考药品微生物检验替代方法验证指导原则（指导原则 9201）中定量方法的回收率。也可计算待验证方法的 β-期望容忍区间（β-ETI）的上下限，评价待验证方法是否符合要求。该统计方式计算的准确度是精密度、重复性等参数的集中体现。方法开发实验室亦可选择其他适宜的统计方式。

如采用 β-ETI 的统计方式，可选择低、中、高 3 个浓度水平，同时设置 1 个空白对照。实验室内验证时，每个浓度各取 2 个样品，每个样品一般重复测试不少于 5 次；实验室间验证时，每个浓度各取 1 个样品，每个样品一般重复测试不少于 2 次。准确度验证的接受限通常设定为 ± 0.5 个 lg，必要时可根据需要重新计算和设定新的接受限。如所有样品计算的 β-ETI 上限都不高于 0.5 个 lg，且下限都不低于 -0.5 个 lg，则待验证方法的准确度符合要求；如部分样品计算的 β-ETI 上限高于 0.5 个 lg 或下限低于 -0.5 个 lg，但均不超出新接受限，则待验证方法准确度符合要求；除上述情况外，待验证方法准确度不符合要求。

3. 精密度(precision)

精密度是指在规定条件下，对同一份均匀样品多次取样测定，其测定结果的接近程度。通常用偏差、标准偏差、相对标准偏差或置信区间等方式表示。在相同条件下，由同一个分析人员测定结果的精密度称为重复性；在同一个实验室内的条件改变，如不同时间、不同分析人员、不同设备等测定结果之间的精密度，称为中间精密度；不同实验室测定结果之间的精密度，称为重现性。已有重现性验证结果，则无需验证中间精密度。相关统计可参考药品微生物检验替代方法验证指导原则(指导原则9201)中定量方法的精密度。

如平板计数方法测定的菌落数服从泊松分布，随着菌落数的降低，计数误差显著增加，验证时可根据需要设定接受限度。

4. 检测限(limit of detection, LOD_x)

微生物定性分析方法的检测限是指在设定检验条件和特定检出概率(x)下，能检出样品中微生物的浓度。通常以LOD_{50}或相对检出限(RLOD)表示。RLOD是待验证方法与参考方法LOD_{50}之间的比值。也可采用药品微生物检验替代方法验证指导原则(指导原则9201)中的检测限、置信区间、POD(probability of detection)模型等适宜的统计方式进行分析。

实验室内验证时，一般测试20个平行样品。实验室间验证时，每个验证实验室一般测试8个平行样品。试验菌的接种量以出现部分阳性结果为宜，阳性结果数占测试总数的比例一般为25%～75%。同时分别设置空白对照和阳性对照(污染水平是检测限的10倍以上)各1个。

如验证时无参考方法，采用待验证方法进行测试，可根据式(1)计算LOD_{50}，单位为cfu/g或cfu/ml。

$$LOD_{50}=\frac{0.7\times d}{\ln[n/(n-y)]} \quad (1)$$

式中 d为样品接受参考值，单位为cfu/g或cfu/ml；

y为经验证的阳性结果数；

n为重复测试数。

如验证时有参考方法，同时采用参考方法和待验证方法进行测试，根据式(2)计算RLOD。

$$RLOD=\frac{\ln[n_{ref}/(n_{ref}-y_{ref})]}{\ln[n_{val}/(n_{val}-y_{val})]} \quad (2)$$

式中 y_{ref}为参考方法检测的阳性结果数；

n_{ref}为参考方法检测的重复测试数；

y_{val}为待验证方法检测的经确证的阳性结果数；

n_{val}为待验证方法检测的重复测试数。

两种定性方法同时检验某一样品时，若第一步增菌方法相同，可使用该样品的同一试样进行分析，称为"配对分析"，接受限一般设定为≤1.5；若第一步增菌方法不同，则

使用该样品的不同试样分别进行分析，称为"非配对分析"，接受限一般设定为≤2.5。

5. 定量限(limit of quantification, LOQ)

微生物定量分析方法的定量限是指样品中能被准确定量测定的微生物的最低数量。一般当待验证方法的检测原理不是基于对目标微生物的菌落进行计数时，才需验证定量限。如仪器测定微生物生长相关的荧光值等。验证时若无参考方法，可采用待验证方法测试空白样品，至少测试10份，结果用于估计基线或阈值的标准偏差。通常建议将仪器测试空白值加上10倍的重复性标准偏差作为分析方法的LOQ。如验证时有参考方法，可参考药品微生物检验替代方法验证指导原则(指导原则9201)中定量方法的定量限。

6. 线性(linearity)和范围(range)

微生物定量分析方法的线性是指在一定范围内，测定结果与样品中微生物数量成比例关系的程度。线性验证时必须覆盖能够准确测定的所有浓度范围。微生物定量分析方法的范围是指适用检验方法且准确度、精密度和线性符合一定要求的微生物高低限浓度或量的区间。可参考药品微生物检验替代方法验证指导原则(指导原则9201)中定量方法的线性和范围。

7. 耐用性(robustness)

耐用性是指在测定条件有小的刻意变化时，测定结果不受影响的承受程度，为所建立的方法用于常规检验提供依据。开始研究分析方法时，就应考虑其耐用性。如果测试条件要求苛刻，则应在方法中注明可接受变动的范围。典型的影响因素有样品制备方法、培养温度、培养时间等。

8. 相对正确度(relative trueness)

必要时可验证微生物定量分析方法的相对正确度。通常使用自然和/或人工污染样品。可使用Bland-Altman方法分析，计算待验证方法和样品接受参考值(无参考方法)或参考方法的平均值和差值，偏倚可用这两种方法测定结果的差值的平均值进行估计，平均值的变异情况用差值的标准差描述。一般95%的差值都应位于偏倚的95%置信区间内。

9. 不确定度(uncertainty)

一般情况下，实验室无需对微生物定性分析方法开展不确定度评定，但应尽可能了解试验结果的可变性。必要时，实验室应对微生物定量分析方法开展不确定度评定。微生物定量分析方法的不确定评定度主要来源包括样品因素(质量和体积等)和非样品因素(操作者、时间、设备、培养基和试剂等)。

二、药品微生物分析方法确认(verification)

(一)总则

药品微生物分析方法确认的目的是证实实验室具有使用法定方法的能力，同时证实该法定方法适用于被分析的样品。当实验室首次使用法定方法(含修订后的法定方法)时，

应进行方法确认。

首次使用法定方法时，应首先确保实验室的人员、仪器设备等满足药品微生物实验室质量管理指导原则（指导原则9203）的相关要求。实验室一般无需对法定方法进行完整的再验证，可根据评估结果参考表2进行确认。方法确认的范围和参数取决于实验人员的经验水平、分析方法种类、相关仪器设备、操作步骤和分析对象等。

对于修订后的法定方法，实验室应评估修订内容，除文字修订外，涉及培养基、培养温度、检测设备等对结果有影响的关键步骤的修订，应进行确认。

经评估实验室及分析人员有能力使用微生物法定分析方法后，采用该法定方法，如无菌或微生物限度检查法用于具体品种检验时，可按方法适用性试验进行确认，具体参考无菌检查法（通则1101）、非无菌产品微生物限度检查：微生物计数法（通则1105）、非无菌产品微生物限度检查：控制菌检查法（通则1106）及中药饮片微生物限度检查法（通则1108）等。

(二)确认要求

1. 确认参数

实验室内方法确认应根据使用情境和适用范围不同，选择适宜参数。推荐的确认参数见表2。鉴定方法的确认按微生物鉴定指导原则（指导原则9204）执行。

表2　微生物分析方法确认推荐参数

参数	定性方法	定量方法
专属性	+	+*
准确度	−	+
精密度	−	+
检测限	+	−

注：* 可根据用途和需要选做。

2. 样品

实验室应选择与实验目的相匹配的适宜样品。一般选择1~3批代表性样品开展试验。如对无菌检查法的确认应选择无菌制剂；非无菌制剂微生物限度检查，可综合考虑目标微生物种类、给药途径、产品剂型、样品性状、供试液制备方法、抑菌活性等选择合适的样品。

3. 确认内容

(1)专属性

确认法定方法时，通常在供试品中添加检测限10倍的目标微生物进行包容性测试，并至少选择1种与特定微生物具有类似特性的菌株进行排他性测试，一般非目标菌的接种量不低于目标微生物接种量的10倍。应根据分析方法检测目标确定排他性测试菌种。如方法检测到属，宜选择相同科内的不同属；如方法检测到种，宜选择相同属内的不同种。此外，如待确认方法以微生物生长信号判断微生物是否存在时，应确认所用培养体系的促生长能力符合规定。

包容性试验结果应能检出全部目标微生物；排他性试验结果不应检出非目标微生物。

(2)准确度

定量试验的准确度可采用回收率评估，回收率应在0.5~2.0之间。也可采用其他适宜的统计方法，待确认方法的准确度应满足相应要求。

(3)精密度

定量试验的精密度可通过考察中间精密度，用估计偏差或重复性标准偏差的方法确认。采用待确认方法，可由不同分析人员或不同试验日期等进行两次测定。每次测定可选择低、中、高3个浓度水平的样品，每个浓度一般测试不少于10次重复。

估计偏差：两次测定结果之间平均值的差值在0.5个lg以内。

重复性标准偏差（S_r）：该评估方法需已知方法的重现性标准偏差（S_R），S_R一般在方法验证时由实验室间验证获得。按照公式（3）计算，接受限不大于$2S_R$。

$$S_r = \sqrt{\frac{1}{2n}\sum_{i=1}^{n}(y_{iA}-y_{iB})^2} \qquad (3)$$

式中 i 是测试样品序号，$1 \leqslant i \leqslant n$，$n$ 为重复次数，y_{iA} 和 y_{iB} 是两次试验（A人员和B人员，或A日期和B日期等）测试数据的常用对数值。

(4)检测限

在供试品中添加与待确认定性方法的检测限浓度相当的目标微生物进行20次重复测试，同时分别设置空白对照和阳性对照各1组。其中阳性对照污染水平一般大于检测限的10倍。空白对照结果应为未检出，阳性对照结果应为检出，检测限测试组阳性检出比例一般为50%左右。实验室确认的方法检测限一般不超过该方法检测限的3倍；如方法检测限未知，则实验室确认的检测限一般不超过3cfu/测试单元。

4. 确认豁免

除另有规定外，经评估下列情况可确认豁免：

(1)法定方法的修订仅为文字修订等，对实验结果无实质性影响；

(2)对成分组成和/或浓度等类似的产品，可豁免部分产品的确认；

(3)参与法定方法验证的实验室。

三、药品微生物分析方法转移(transfer)

(一)总则

微生物分析方法转移是保证不同实验室之间获得一致、可靠和准确检测结果的重要环节，同时也是对实验室检测能力的重要评估。

当一个实验室（方法接收实验室）需采用另一实验室（方法转移实验室）建立并经过验证的非法定方法检测样品时，需进行方法转移。转移方通常是方法开发方，负责提供分析方法过程、试验菌株信息、验证报告和必需文件，并在方法转移过程中根据接收需要提供必要的培训和帮助，如企业研发实验室、研发外包实验室或集团实验室等。接收方可以是企业质控实验室、公司内部的其他部门或其他公司等。

微生物分析方法的转移可通过多种途径实现。

(1)比对试验

比对试验是分析方法转移最常用的方法。由于微生物存在的影响因素较多，为确保样品的一致性和稳定性，通常采用人工污染等方式制备样品进行比对试验。分析时要依据已被批准的转移方案，方案包括明确操作步骤、使用的样品信息、预先制定验收标准和可允许偏差等。检查结果符合预先制定的可接受标准是确保接收方有资格运行该方法的必要条件。

(2)两个或多个实验室间共同验证

执行分析方法验证的实验室要具备运行该分析方法的资格。转移方可与接收方共同开展实验室间验证，获得重现性评估数据。共同验证应按预先批准的转移或验证方案进行。方案中应明确具体方法、所用样品和可接受标准等。共同验证应满足实验室间验证的要求。

(3)再验证

方法接收实验室可对该方法进行再验证或部分验证，实现方法转移。再验证时应对药品微生物分析方法验证中收载的可能在转移过程中受影响的验证指标进行说明。

(二)转移步骤

分析方法转移前，转移方应提供完整的验证报告及技术细节，对接收方进行培训。接收方应安排有资质的技术人员参加培训，充分了解方法的基本原理、检测参数、数据分析方法等内容，提供满足要求的设施和设备。

转移的双方应对通过讨论达成共识并制定文件形成转移方案。建议方案可以包含以下内容：转移的目的、范围、双方责任、使用的微生物菌株及制备方法、样品处理方法、试剂和培养基、仪器设备、分析方法、试验设计、最差测试条件的考量和方法转移中使用的可接受标准。根据验证数据和验证过程知识，转移方案应明确需要评价的指标(可参考"一、微生物分析方法验证"部分表1)和用于评价可接受结果的分析。可接受标准不应低于中国药典要求，对于中国药典无明确要求的，双方应约定可接受标准。

完成分析方法转移后，接收方应起草方法转移报告，报告应提供与可接受标准相关的实验结果，确认接收方已具备使用该方法的能力。报告中应完整记录实施过程中的所有偏差并说明理由。如实验中发现重大偏差，接收实验室需及时通知转移实验室，必要时共同分析原因。

若实验结果符合指定的可接受标准，则分析方法转移成功。若结果不符合可接受标准，接收实验室应在转移方的协助下调查根本原因，采取有效的纠正措施，整改完成后再次测试，以达到可接受标准的要求。

(三)转移豁免

不同实验室很难制备完全相同的微生物样本，并完全重现微生物分析方法的结果。因此，应慎重评估微生物分析方法转移豁免的风险。如果符合转移豁免条件，接收方应根据豁免理由形成文件。

除另有规定外，经评估下列情况可转移豁免：

(1)新的待测定样品的组成与已有样品的组成类似和/或活性组分的浓度与已有样品的浓度类似，并且接收方有使用该分析方法的经验；

(2)被转移的分析方法与接收方已使用方法相同或相似；

(3)转移方负责方法开发、验证或日常分析的人员调转至接收方；

(4)参与共同验证的实验室。

9251 细菌内毒素检查法应用指导原则

本指导原则是对细菌内毒素检查法的内容及应用做进一步的说明。

1. 细菌内毒素限值的设定

产品的细菌内毒素限值一般是通过公式 $L = K/M$ 计算得到的。其中 M 为人用每千克体重每小时最大供试品剂量，可参考药品说明书或具有权威性资料的用法用量。

制定品种细菌内毒素限值时，应考虑以下情况。

(1)联合用药应考虑其他制剂可能引入的细菌内毒素；儿科用药、营养不良用药和恶病质用药等，应考虑细菌内毒素对体弱患者人群可能导致更严重的影响。因此，制定上述品种细菌内毒素限值时，可在计算值的基础上适当严格。

(2)100ml 及以上标示装量的注射液，其细菌内毒素限值一般不得超过 0.50EU/ml。

(3)制定具有多种规格注射剂的细菌内毒素限值时，限值的单位应与产品临床用法用量(M)的标示单位一致，如 EU/mg、EU/U 或 EU/ml。

(4)注射或植入眼内的药物产品，其细菌内毒素限值一般不得超过 2.0EU/剂。眼科冲洗产品的内毒素限值一般不得超过 0.50EU/ml。

(5)制定原辅料和药包材的细菌内毒素限值时，应根据制剂内毒素控制的要求，基于风险评估，采用具体问题具体分析的原则。应根据其在制剂中的用量，结合生产工艺，评估各组分对制剂引入细菌内毒素污染的潜在风险，合理分配并设定每一种成分和药包材的内毒素限值。对于在制剂处方中含量较高的药用辅料，生产时可以参考辅料中内毒素实际污染水平，以确保即使每种成分和药包材细菌内毒素污染达到其限值，按照批准的生产工艺生产的制剂细菌内毒素检查结果仍符合规定。

2. 细菌内毒素检查方法的选择

细菌内毒素检查法(通则1143)包括凝胶检测技术和光度检测技术共6种细菌内毒素检查方法。供试品检测时可以选用其中任何一种方法进行细菌内毒素检查。

(1)凝胶检测技术 凝胶检测技术的优点是操作简便，供试品在排除干扰作用后均可使用凝胶检测技术进行检验。

凝胶检测技术的干扰试验是确定供试品能否使用凝胶检测技术的决定因素。进行干扰试验时，应挑选与鲎试剂反应呈阴性的样品进行。

若样品稀释到 MVD 仍不能排除干扰作用，应进一步对供试品的前处理进行研究，再用干扰试验验证能否使用凝胶检测技术。

(2)光度检测技术 光度检测技术(包括浊度法和显色法)可定量检测内毒素的含量，能较为准确评估产品在生产过程中污染的相对风险，定量检测的数据不仅有利于追踪产品质量趋势，还能起到风险预警的作用，达到数据可靠性的要求。

供试品能否采用光度检测技术进行检测，须通过干扰试验确定。光度检测技术可通过回收率判断出干扰的趋势，尤其对于研究性质的样品(如新产品)更具有优势。

由于光度检测技术的检测范围比凝胶检测技术宽，使得有干扰的样品可以有更大的稀释倍数，对于部分使用凝胶检测技术无法排除干扰的样品，可以尝试使用光度检测技术建立细菌内毒素检测方法。

3. 供试品的前处理方法

除另有规定外，一般应使用内毒素检查用水(BET 水)溶解样品进行细菌内毒素检查。

难溶性或溶解度较低的样品可依据样品特性，选择适宜的方法进行前处理，前处理包括样品的溶解和干扰的排除。样品的溶解方法可采用调节 pH 值、加热、超声、添加助溶剂等方式溶解，也可采用有机溶剂溶解；溶解后干扰的排除方法可采用内毒素检查用水稀释、酸碱缓冲液稀释、超滤、萃取等方式。当采用上述方法进行供试品前处理时，应在供试品或供试品溶液中预先添加内毒素标准品，再与供试品同步处理后进行干扰试验来验证前处理方法不会对内毒素产生破坏或干扰作用。供试品前处理所用试剂的内毒素含量应对试验无影响。

采用包合技术的新型制剂如微球、脂质体等供试品，应采取适宜方法将包合体破坏，使包裹在内部的细菌内毒素完全释放，再进行检测。

对于容器类药包材一般采用加入标示容量的内毒素检查用水浸泡容器内腔的方法进行供试液制备；对于非容器类的药包材，应将药包材置于无热原玻璃器皿内，如采用其他器皿，应选用无热原并经验证对试验无干扰的器具，一般加入不超过 40ml 的细菌内毒素检查用水进行供试液制备，其中针对体积较大或者较小的药包材，可以相应地增加或者减少提取液的体积，同时在内毒素限量值方面做出相应的调整。对于无菌供应的药包材，应采用 37℃±1℃，提取时间不少于 1 小时的条件制备供试液。如采用其他方法制备供试液，需经过验证。对于非无菌供应的包装无菌药品的药包材，应按照所包装制剂推荐的灭菌条件进行供试液制备。

其他常见的干扰因素和排除干扰的前处理方法见表 1。

表 1 常见的干扰和排除措施

干扰因素	干扰机制	排除措施
pH 值	影响鲎试剂的酶活性	用含盐酸、氢氧化钠的 BET 水稀释或在 Tris 缓冲液中稀释来调节产品的 pH 值
渗透压	影响鲎试剂的酶活性	一般采用 BET 水稀释即可
螯合剂	影响鲎试剂的酶活性、LPS 聚集	用添加含镁离子的缓冲液的 BET 水稀释
β-葡聚糖	影响鲎试剂的酶活性	使用试剂生产商提供的 β-葡聚糖阻滞剂
非特异性蛋白质干扰（例如丝氨酸蛋白酶）	影响鲎试剂的酶活性	稀释并结合加热
重金属	影响鲎试剂的酶活性、LPS 聚集	用含 1mmol/L 螯合剂乙二胺四乙酸（EDTA）的水稀释
蛋白质	影响鲎试剂的酶活性、LPS 聚集	用 BET 水或 0.9% 氯化钠溶液稀释，或稀释结合加热
去污剂（表面活性剂）	影响鲎试剂的酶活性、LPS 聚集	用 BET 水稀释
钙阳离子	影响鲎试剂的酶活性	用含 1mmol/L 螯合剂 EDTA 的水稀释

4. 产品细菌内毒素检查法的建立

建立品种的细菌内毒素检查法时，为验证样品和不同生产厂家鲎试剂反应的一致性，应使用两个生产厂家的鲎试剂对至少三批样品进行干扰试验。

建立产品细菌内毒素检查法时，若无法排除供试品对细菌内毒素检查的干扰作用，或只能使用最高灵敏度鲎试剂(如凝胶检测技术为 0.03EU/ml，光度检测技术为 0.001EU/ml)才能排除干扰，则该品种不宜建立细菌内毒素检查项。

5. 其他

(1)当使用规格大于 0.1ml/支装量的鲎试剂时，为避免鲎试剂支间活性差异带来的影响，可将鲎试剂复溶后混合，再分装到反应容器中使用。凝胶检测技术常用的反应容器为适宜的玻璃小试管或空安瓿等，光度检测技术常用的反应容器为测定仪专用试管或酶标板。塑料材质可能会引起干扰，使用前应进行验证。

(2)采用凝胶检测技术检验时，如果计算出的 MVD 值不是整数，可以使用小于 MVD 的整数进行试验。当出现阳性结果时，为判断产品是否符合规定，需采用计算的 MVD 重新测试。当遇到不符合规定结果时，应进行全面的回顾调查，确定试验的有效性。为了获得超标供试品的细菌内毒素污染水平，凝胶检测和光度检测中均可以采用超过 MVD 的稀释倍数进行检验。

（3）供试品和鲎试剂的加样量一般为 0.1ml，也可采用其他加样量进行内毒素检查，如采用小于 0.1ml 加样量开展凝胶试验，或采用其他加样量进行动态显色法试验。动态显色法加样体积、预设 OD 值、所用微孔板等，应参照试剂生产商的相关说明使用。如采用的加样量较小时，试验的准确性更容易受试验操作、环境污染、试管孔径（如凝胶试验因所用的试管孔径较小而受表面张力影响，使鲎试剂与样品的反应混合物流动较慢，易被误判为凝胶形成，应注意观察）等外界条件的影响，因此对试验操作有较高要求。结果如有争议时，可采用加样量为 0.1ml 的凝胶限度试验进行仲裁。

（4）低内毒素回收，也称为内毒素掩蔽，是指无法使用细菌内毒素检查法正常检测到样品中的加标内毒素的现象。判断低内毒素回收的方法是将已知浓度的标准内毒素添加到未稀释的样品中，随着时间的推移，标准内毒素的回收率无法达到≥50%。低内毒素回收可能会导致样品中的内毒素污染水平被低估或未被检测出。该现象无法通过稀释来排除，需要时，应在建立样品（如蛋白类生物制品）内毒素检测方法时进行研究。

对于存在低内毒素回收现象的产品，可通过调整样品处理或试验方法来恢复对细菌内毒素的检测能力。缓解低内毒素回收的措施应结合产品本身特性，采用在样品中添加分散剂、添加过量的二价金属离子、使用有机溶剂增加样品的疏水性等方式。如无法缓解低内毒素回收现象，应采用热原检查法或其他替代方法。

（5）细菌内毒素检查法所用鲎试剂应符合相应质量要求。

（6）重组 C 因子法（见本指导原则"附：重组 C 因子法"）为细菌内毒素检查法的补充方法。当采用重组 C 因子法检测产品的细菌内毒素时，应符合"凡例"的相关规定。

附：重组 C 因子法

C 因子是鲎试剂中对细菌内毒素敏感的蛋白，能够选择性识别内毒素。重组 C 因子是一种人工合成的 C 因子，它被细菌内毒素活化后，可与荧光底物作用产生与内毒素浓度成比例的荧光信号。

本法系依据反应混合物中的内毒素浓度和其孵育终止时的荧光值之间存在量化关系来测定细菌内毒素的含量。本法为终点荧光法。依据检测原理，本法不存在 G 因子旁路干扰，具有较高的专属性，因此适合于含有 β-葡聚糖干扰的样品检测；本法所用试剂不含有 B 因子和凝固酶原、凝固蛋白原等，因此，含有对上述物质抑制或增强作用的样品适合使用重组 C 因子法。

重组 C 因子法试验需采用荧光酶标仪，其激发和发射波长等参数参照试剂的使用说明书，激发/发射波长一般为 380nm/440nm，检测温度一般为 37℃±1℃。

仪器灵敏度（增益值）调节、重组 C 因子试剂的配制方法、保温时间等，参照所用仪器和试剂的有关说明进行。

标准曲线的可靠性试验、干扰试验、检查法以及结果判断参照细菌内毒素检查法（通则 1143）中的光度检测技术。

9261 辐照中药光释光检测法指导原则

本方法适用于中药饮片、含生药原粉固体制剂是否经过 1kGy 或以上剂量电离辐射（辐照）的检测。

中药材通常含有或携带矿物质（无机物、硅酸盐等），当受到电离辐射（辐照）时，这些矿物质通过其结构空隙储存能量。当受到激发光刺激时，这些储存的能量会以光子的形式释放出来。光释光检测法是根据释放的光子数量来判定中药饮片及含生药原粉固体制剂是否经过电离辐射（辐照）的方法。

一、仪器与用具

1. 光刺激发光（PSL）系统

由脉冲激发光源（红外激发光源）、样品室、检测探头、光子计数系统及控制单元组成。

2. 样品皿

带盖皮氏皿（直径 50mm）。

3. 辐照源

X 射线辐照仪，用于校正 PSL 值测定前，对样品进行 1kGy 的辐照。如无 X 射线辐照仪，可选用 ^{60}Co 或电子加速器进行 1kGy 的辐照。

4. 阴性/阳性参照物的制备及使用

取未经辐照处理的辣椒磨成细粉，分别经 0kGy 与 8kGy ^{60}Co 或电子加速器辐照处理，制成阴性和阳性参照物，密闭避光常温保存，用于检查和校正仪器。

二、测定步骤

中药饮片、含生药原粉固体制剂的通用测定步骤如下。

1. 供试品处理（避光操作）

取本品，粉碎成细粉，混匀。取约 2g，称定，平铺于样品皿中，盖上盖子，以防灰尘，待测。

注：样品处理成细小颗粒时，矿物质可充分暴露，能够提高含有较少矿物质或对辐照处理灵敏度低的品种的检测灵敏度。对于难以磨成细粉的样品，应研究具体的处理方法。不同品种的取样量应以样品能完全覆盖于样品皿的底部、厚度 2~4mm 为宜。当取样量为 2g 时，基本可以使不同药用部位、不同质地的样品完全覆盖于样品皿的底部，从而接受相同表面积的光刺激。

2. 仪器校正

按以下顺序测定相应计数，以保证仪器状态正常。采集频率为 1.0 次/秒，采集时间为 60 秒。

暗计数   无光刺激时测得样品室的光子计数值（PSL 值），应小于 50。

空白样品皿计数   测定空白样品皿 PSL 值，应小于 700，从而保证容器无污染。

阴性参照物计数   称取未经辐照的辣椒粉参照物约 2g，称定，平铺于样品皿中，测定 PSL 值，应小于 700。

阳性参照物计数　称取经辐照的辣椒粉参照物约 2g，称定，平铺于样品皿中，测定 PSL 值，应大于 5000。

3. 供试品测定(避光操作)

筛查 PSL 值测定　取同一供试品 3 份，测定各自 PSL 值。

校正 PSL 值测定　将已测定筛查 PSL 值的供试品，盖上盖子以防样品损失或污染，置于 X 射线辐照仪内，经 1kGy 剂量辐照后，再次测定各自的 PSL 值。

F 值计算　计算校正 PSL 值与相应筛查 PSL 值的比值，得到 F 值。如果 3 份供试品 F 值中有小于 10 也有大于 10 的情形出现，则再称取供试品 3 份进行测定，以 6 份供试品 F 值的平均值进行结果判定，以排除假阳性结果。

$$F = \frac{\text{校正 PSL 值}}{\text{筛查 PSL 值}}$$

注：(1)每份供试品只允许测定一次，如果重测，需重新取样。

(2)1kGy 校正辐照剂量为辐照剂量率与辐照时间相乘的累计值，辐照处理时间与实施辐照设备实际的辐照剂量率有关。

(3)需定期对 X 射线辐照仪进行剂量校准，如采用 ^{60}Co 或电子加速器则需提供辐照剂量报告，以确保校正辐照剂量的准确。

4. 结果判定

按照筛查 PSL 值和 F 值判定样品是否经过辐照处理。表 1 列出结果判定标准。

表 1　判定标准

筛查 PSL 值平均值	F 值平均值	结果判定
<700	/	阴性
≥700	<10	阳性
	≥10	阴性

注：(1)"/"表示不需要测定校正 PSL 值。

(2)参考欧盟 EN 13751 标准中推荐草药和香料的阈值及根据大量中药材对不同辐照剂量敏感度的统计分析、稳定性考察结果等设定未辐照样品的阈值(信号强度小于 700 计数/60 秒)及 F 值(以 10 为界限区分未辐照样品与经辐照样品)。阈值及 F 值大小与仪器的灵敏度、样品接受光刺激的表面积(样品皿大小)、采集时间(60 秒)和校正辐照剂量(1kGy)具有相关性。

三、方法学验证

1. 方法适用性考察

采用辐照中药光释光检测法对不同产地或来源的 3 批以上药材及对应制备的经不同剂量(1kGy、3kGy、6kGy 和 10kGy)辐照处理的阳性样品进行测定，考察本检测法对该经辐照处理中药饮片是否适用、结果判定是否准确。含生药原粉固体制剂需在处方各味以原粉投料药材辐照检测方法适用性考察的基础上，选取辐照检测阴性药材按工艺制备样品，及制备经不同剂量(1kGy、3kGy、6kGy 和 10kGy)辐照处理的阳性样品，采用辐照中药光释光检测法进行测定，考察本检测法对该经辐照处理含生药原粉辐照固体制剂的适用性。

2. 影响因素考察

考察光释光检测法的影响因素，包括供试品处理(待测样品的预处理、取样量等)、测定条件(采集时间)、校正辐照剂量，保证方法的准确性。

3. 精密度考察

重复性　按建立的测定方法，分别考察至少 3 批未经辐照处理和 3 批经辐照处理的供试品，每批供试品各称取 6 份进行测定，分别依据每份测定结果进行判定。6 份的判定结果应一致。

重现性　辐照中药光释光检测法判定结果应在 2 家或以上实验室能够重现。

9301　注射剂安全性检查法应用指导原则

本指导原则为注射剂临床使用的安全性和制剂质量可控性而定。设立安全性检查项目是为了控制药品中杂质和/或有毒污染物的风险，应基于全生命周期的管理理念，并采用风险评估方法，综合考虑药品的特性、生产工艺和预定用途等因素，对可能产生的杂质和/或有毒污染物进行充分的识别和控制，确定是否设立相应的检查项目。

注射剂安全性检查一般包括异常毒性、细菌内毒素(或热原)、降压物质(包括组胺类物质)、过敏反应、溶血与凝聚等项。根据处方、工艺、用法及用量等设定相应的检查项目并进行适用性研究。其中，细菌内毒素检查与热原检查项目间、降压物质检查与组胺类物质检查项目间，可以根据适用性研究结果相互替代，一般选择两者之一作为检查项目。

一、注射剂安全性检查项目的设定

1. 静脉用注射剂

静脉用注射剂，应设立致热物质检查项目。检查法的选择应结合药品的特性与生产工艺，进行致热物质来源分析和风险评估。内毒素来源的致热物质可采用细菌内毒素检查法或热原检查法，非内毒素来源的致热物质可选择热原检查法。也可采用单核细胞活化反应测定(monocyte activation test，MAT)等替代方法。

所用原料系植物来源或微生物发酵液提取物时，组分结构不清晰或有可能污染毒性杂质且又缺乏有效的理化分析方法的静脉用注射剂，应考虑设立异常毒性检查项。在已有充分的安全性数据支持，且工艺稳健，实施有效的全面质量控制措施的前提下，证明产品异常毒性风险可控，或因药物本身毒性等因素不适合进行异常毒性检查的，可不设立该项检查。

所用原料系植物来源或微生物发酵液提取物时，组分结构不清晰且有可能污染异源蛋白或未知过敏反应物质的静脉用注射剂，如缺乏相关的理化分析方法且临床发现过敏反应，应考虑设立过敏反应检查项。

所用原料系植物来源或微生物发酵液提取物时，组分结构不清晰或有可能污染组胺、类组胺样降血压物质的静脉用注射剂，特别是中药注射剂，如缺乏相关的理化分析方法且临床发现类过敏反应，应考虑设立降压物质或组胺类物质检查项。检查项目一般首选降压物质检查项，但若降血压药理作用与该药具有的功能主治有关，或对猫的反应干扰血压检测，可选择组胺类物质检查项替代。

中药注射剂应考虑设溶血与凝聚检查项。

2. 肌内注射用注射剂

肌内注射用注射剂异常毒性检查项是否设立可参考静脉用注射剂的要求。

所用原料系动植物来源或微生物发酵液提取物时，组分结构不清晰或有可能污染异源蛋白或未知过敏反应物质的肌内注射用注射剂，如缺乏相关理化分析方法且临床发现过敏反应，应考虑设立过敏反应检查项。

临床用药剂量较大，生产工艺易污染细菌内毒素的肌内注射用注射剂，应考虑设细菌内毒素检查项。

3. 特殊途径的注射剂

椎管内、腹腔、眼内、皮下等特殊途径的注射剂，其安全性检查项目一般应符合静脉用注射剂的要求，必要时应增加其他安全性检查项目，如刺激性检查、细胞毒性检查。

4. 其他

根据注射剂生产工艺特点，必要时应增加特殊的安全性检查项目，如外源因子检测、细胞毒性检查等。

注射剂生产用原料、辅料和直接接触药品的包装材料和容器（简称药包材）应根据来源、性质、用途、用法用量，并考虑对制剂质量的影响，基于风险管理的理念，结合药品的生产工艺，采用具体问题具体分析的原则，配合理化分析方法，设立必要的安全性检查项目。

二、安全性检查方法和检查限值确定

检查方法和检查限值可按以下各项目内容要求进行研究。研究确定限值后，至少应进行 3 批供试品的验证。

1. 异常毒性检查

本法系将一定量的供试品溶液注入小鼠体内，规定时间内观察小鼠出现的死亡情况，以判定供试品是否符合规定。供试品的不合格表明药品中混有超过药物本身毒性的毒性杂质，临床用药将可能增加急性不良反应的风险。

检查方法　参照异常毒性检查法（通则 1141）。

设定限值前研究　参考文献数据并经单次静脉注射给药确定该注射剂的急性毒性数据（LD_{50} 或 LD_1 及其可信限）。有条件时，由多个实验室或多种来源动物试验求得 LD_{50} 和 LD_1 数据。注射速度 0.1ml/s，观察时间为 72 小时。如使用其他动物、改变给药途径和次数，或延长观察时间和增加观察指标，应进行相应动物、给药方法、观察指标、观察时间的急性毒性试验。对动物异常反应的判断，应排除药物本身对动物的毒性反应的影响，必要时可设置对照组。

设定限值　异常毒性检查的限值应低于该注射剂本身毒性的最低致死剂量，考虑到实验室间差异、动物反应差异和制剂的差异，建议限值至少应小于 LD_1 可信限下限的 1/3（建议采用 1/6～1/3）。如最低致死量难以计算，可采用小于 LD_{50} 可信限下限的 1/4（建议采用 1/8～1/4）。如半数致死量与临床体重剂量之比小于 20，可采用 LD_{50} 可信限下限的 1/4 或 LD_1 可信限下限的 1/3。

如对动物、给药途径和给药次数、观察指标和时间等方法和限值有特殊要求时应在品种项下另作规定。

2. 细菌内毒素或热原检查

本法系利用鲎试剂（或家兔）测定供试品所含的细菌内毒素（或热原）的限量是否符合规定。不合格供试品在临床应用时可能产生热原反应而造成严重的不良后果。

检查方法　参照细菌内毒素检查法（通则 1143）、热原检查法（通则 1142）、重组 C 因子法（指导原则 9251 附）或单核细胞活化反应测定法。

设定限值前研究　细菌内毒素检查应进行干扰试验，求得最大无干扰浓度；热原检查应做适用性研究，求得对家兔无毒性反应、不影响正常体温和无解热作用剂量。实验用家兔应定期采用抽样方式进行反应灵敏度测试，注射不同剂量的内毒素标准品应出现不同程度的升温反应。

设定限值　细菌内毒素和热原检查的限值根据临床 1 小时内最大用药剂量计算，细菌内毒素检查限值按规定要求计算，由于药物和适应症（如抗感染、抗肿瘤、心血管药等急重病症用药，儿童老人用药，复合用药，大输液等）的不同，限值可适当严格，至计算值的 1/3～1/2，以保证安全用药。热原检查限值可参照临床剂量计算，一般为人用每千克体重每小时最大供试品剂量的 2～5 倍（中药为 3～5 倍），供试品注射体积每千克体重一般不少于 0.5ml，不超过 10ml。

细菌内毒素测定浓度应无干扰反应，热原限值剂量应不影响家兔正常体温。如有干扰或影响，可在品种项下增加稀释浓度、调节 pH 值和渗透压或缓慢注射等排除干扰或影响的特殊规定。

3. 降压物质检查

本法系通过静脉注射限值剂量供试品，观察对麻醉猫的血压反应，以判定供试品中所含降压物质的限值是否符合规定。供试品的不合格表明药品中含有超过限值的影响血压反应的物质，临床用药时可能引起急性降压不良反应。

检查方法　参照降压物质检查法（通则 1145）。

设定限值前研究　供试品按一定注射速度静脉注射不同剂量后（供试品溶液与组胺对照品溶液的注射体积一般应相同，通常为 0.2～1ml/kg），观察供试品对猫血压的剂量反应关系，求得供试品降压物质检查符合规定的最大剂量（最大无降压反应剂量）。

设定限值　一般应不低于临床单次用药剂量。

特殊情况下，如供试品的药效试验有一定降血压作用，则可按猫最大无降压反应剂量的 1/4～1/2 作为限值剂量；

供试品原液静脉注射 1ml/kg 剂量未见降压反应，该剂量可作为给药限值。

4. 组胺类物质检查

本法系将一定浓度的供试品和组胺对照品依次注入离体豚鼠回肠浴槽内，分别观察出现的收缩反应幅度并加以比较，以判定供试品是否符合规定的一种方法。供试品不合格表明供试品中含有组胺和类组胺物质，在临床上可能引起血压下降和类过敏反应等严重的不良反应。

检查方法　参照组胺类物质检查法（通则 1146）。

设定限值前研究　在确定限值前，应考察供试品对组胺对照品引起的离体豚鼠回肠收缩反应的干扰（抑制或增强），求得最大无收缩干扰浓度。建立组胺类物质检查时，须进行方法适用性研究。若供试品的处方、生产工艺等任何有可能影响试验结果的条件发生变更时，需重新进行方法适用性研究。

确定最小有效稀释浓度（MVC）　最小有效稀释浓度是指在试验中供试品被允许达到最小稀释的浓度。

$$MVC = CSL/L$$

式中　CSL 为低剂量组胺溶液的浓度（μg/ml）；

L 为供试品组胺限值（μg/U）。

方法适用性研究　按组胺类物质检查法，依下列顺序准确注入供试品液加对照品稀释液低剂量、对照品稀释液低剂量、供试品加对照品稀释液高剂量、对照品稀释液高剂量（d_{S_1+T}、d_{S_1}、d_{S_2+T}、d_{S_2}），重复一次，如 d_{S_1+T} 及 d_{S_2+T} 所致的收缩反应值分别与对应组胺对照溶液，即 d_{S_1} 及 d_{S_2} 所致的反应值基本一致（反应值差异在 20% 以内），则认为供试品不干扰组胺类物质检查；否则认为对组胺类物质检查法有干扰，应将供试品溶液进行稀释，且不超过规定 MVC 进行重试，必要时应另取动物重试。如仍不能得到有效结果时，则认为该品种不适合设立组胺类物质检查项，建议设立降压物质检查项。

设定限值　除特殊要求外，采用下列计算公式确定检查限值（L）。

$$L = K/M$$

式中　K 值为人每千克体重可接受的组胺限量（0.1μg/kg）；

M 为人每千克体重每小时的最大供试品剂量，以 ml/(kg·h)、mg/(kg·h) 或 U/(kg·h) 表示，人均体重按 60kg 计算，人体表面积按 1.62m² 计算。

设定的限值一般应不低于临床单次最大用药剂量，如遇特殊情况，可根据生产和临床实际情况做必要调整，但需说明理由。

5. 过敏反应检查

本法系将一定量的供试品皮下或腹腔注射入豚鼠体内致敏，间隔一定时间后静脉注射供试品进行激发，观察豚鼠出现过敏反应的情况，以此判定供试品是否符合规定。供试品不合格表明注射剂含有过敏反应物质，临床用药时可能使患者致敏或产生过敏反应，引起严重不良反应。

检查方法　参照过敏反应检查法（通则 1147）。

设定限值前研究　测定供试品对豚鼠腹腔（或皮下）和静脉给药的无毒性反应剂量。必要时，可采用注射剂的半成品、原辅料、提取物进行致敏和激发研究，确定致敏方式和次数，在首次给药后 14、21、28 天中选择最佳激发时间。

设定限值　致敏和激发剂量应小于该给药途径的急性毒性反应剂量，适当参考临床剂量。一般激发剂量大于致敏剂量。常用腹腔或鼠鼷部皮下注射途径致敏，每次每只 0.5ml，静脉注射 1ml 激发。必要时，可在激发时设置空白对照动物同时给药，以排除药物本身对过敏反应结果判断的影响。如致敏剂量较小，可适当增加致敏次数，方法和限值的特殊要求应在品种项下规定。

6. 溶血与凝聚检查

本法系将一定量供试品与 2% 兔红细胞混悬液混合，温育一定时间后，观察其对红细胞的溶血与凝聚反应以判定供试品是否符合规定。

检查方法　参照溶血与凝聚检查法（通则 1148）。

设定限值前研究　对注射剂原液和稀释液进行溶血与凝聚实验研究，指标除目测外可增加比色法和显微镜下观察的方法，同时观察溶血和凝聚，确定无溶血和凝聚的最大浓度。

设定限值　以无溶血和凝聚最大浓度的 1/2 作为限值浓度，一般应不低于临床最大使用浓度，如注射剂原液无溶血和凝聚反应则以原液浓度为限值。

附：单核细胞活化反应测定法（monocyte activation test，MAT）

本法系利用单核细胞或单核细胞系模拟人体，以细菌内毒素标准品为基准，检测并比较由标准品与供试品分别作用于单核细胞或单核细胞系所产生的活化反应，以释放的促炎症细胞因子（如 IL-6、IL-1β、TNF-α）来量来评价供试品中热原污染情况。从细菌内毒素标准量效曲线得出的内毒素浓度可等效于热原污染物浓度。

本法不适用于本身能刺激或抑制单核细胞促炎症因子的释放以及对细胞增殖有明显影响的供试品。

本法操作过程应防止微生物和热原的污染。

1. 实验材料

单核细胞可来源于健康人体的全血（whole blood，WB）、人外周血单个核细胞（human peripheral blood monocytic cells，PBMC）和细胞系。可采用单人份来源或多人份等量混合的单核细胞。实验所用全血一般需用肝素抗凝（终浓度为 15IU/ml）。制备 PBMC 溶液所用的培养基应添加适量来自供体的血浆或 AB 血清，制备单核细胞系溶液所用的细胞培养基应添加适量灭活的胎牛血清。

试验所用的细胞应符合要求[生物制品生产用动物细胞基质制备及质量控制（通则 0234）和生物制品检定用动物细胞质量控制（通则 0235）]。

试验所用相关试剂盒（如 ELISA 试剂盒）需经过验证，可定量检测相关促炎症因子，并证明受试样品不含有试剂盒所测的促炎症细胞因子污染，以排除受试样品对试剂盒检测体系的干扰。试验所用材料需经处理，以去除可能存在的热原。耐热器皿去除热原常用干热灭菌法（250℃，至少 30 分钟），也可采用其他确证不干扰试验的适宜方法。若使用塑料材料，如微孔板和与微量加样器配套的吸头等，应选用标明无热原并对试验无干扰的材料。

2. 热原污染物限值的确定

供试品的热原污染物限值（contaminant limit concentration，CLC）可用内毒素量表示，按以下公式计算：

$$CLC = K/M$$

式中　CLC 为供试品的热原污染物限值，一般以 EU/ml、EU/mg 或 EU/U 表示；

K 为人每千克体重每小时最大可接受的内毒素剂量，以 EU/(kg·h) 表示，注射剂 $K = 5EU/(kg·h)$，放射性药品注射剂 $K = 2.5EU/(kg·h)$，鞘内用注射剂 $K = 0.2EU/(kg·h)$；

M 为人用每千克体重每小时的最大供试品剂量，以 ml/(kg·h)、mg/(kg·h) 或 U/(kg·h) 表示，中国人均体重按 60kg 计算，人体表面积按 $1.62m^2$ 计算。注射时间若不足 1 小时，按 1 小时计算。

3. 确定最大有效稀释倍数

最大有效稀释倍数（maximum validation dilution，MVD）是指在试验中供试品溶液被允许稀释的最大倍数，在不超过此稀释倍数的浓度下进行污染物限值的检测。用以下公式计算 MVD：

$$MVD = CLC \times c/LOD$$

式中　CLC 为供试品的热原污染物限值；

c 为供试品溶液浓度，当 CLC 以 EU/ml 表示时，则 c 等于 1.0ml/ml；当 CLC 以 EU/mg 或 EU/U 表示时，c 的单位为 mg/ml 或 U/ml；

LOD（limit of detection）为最低检测限，即所制备的细菌内毒素标准曲线（S 形四参数拟合曲线）的最低点浓度，该检测限所致单核细胞分泌的内热原量应不小于阈值（阴性对照的平均值加上其 3 倍的标准偏差）；若小于阈值，则将阈值代入上述四参数拟合曲线中，获得的浓度值即为最低检测限。

4. 标准曲线的可靠性试验

用不少于 4 个浓度的细菌内毒素标准品溶液制备标准曲线。阴性对照组（$R_0 = 0EU/ml$）测内热原含量应尽量低（如 IL-6 参考值为 <200pg/ml），该值可反映人体的健康状况。标准曲线相关系数 $r \geqslant 0.90$。

对数剂量与反应值（必要时可进行适当的数据转换）的回归应有显著差异（$P < 0.01$）；对数剂量与反应值的回归不得显著偏离直线（$P > 0.05$），若用四参数拟合，所得曲线不得显著偏离理论曲线。

5. 干扰试验

在建立一个品种的 MAT 法时，须先进行细菌内毒素加样回收干扰试验（所加浓度应接近标准曲线中点的细菌内毒

素浓度），当内毒素回收率在 50%～200% 之间，则认为此试验条件下供试品溶液不存在干扰作用。

按表 1 制备标准品与供试品溶液。将细菌内毒素标准品用细菌内毒素检查用水溶解，在旋涡混合器上混匀 15 分钟，然后用稀释剂制成所需浓度的内毒素标准溶液，每稀释一步均应在旋涡混合器上混匀 30 秒。实验若采用新鲜全血，一般使用 0.9% 氯化钠溶液作为标准品与供试品的稀释剂，若采用冻存血、单核细胞系或 PBMC，一般使用细胞培养基（如 IMDM、RPMI-1640 和 DMEM）作为标准品与供试品的稀释剂。

表 1　MAT 法干扰试验溶液的制备

编号	溶液	内毒素含量（EU/ml）	平行孔数（n）
A	供试品溶液	无	4
B	供试品溶液/2	无	4
C	供试品溶液/4	无	4
D	供试品溶液	标准曲线的中点（或附近点）的浓度	4
E	供试品溶液/2	标准曲线的中点（或附近点）的浓度	4
F	供试品溶液/4	标准曲线的中点（或附近点）的浓度	4
R_0	适宜稀释液	无	
$R_1 \sim R_n$	内毒素标准品溶液	不少于 4 个浓度的内毒素标准品溶液	4

注：A 为稀释倍数不超过 MVD 的供试品溶液（如内毒素回收率在 50%～200% 之间的最大浓度供试品溶液）；

B 为溶液 A 的 2 倍稀释液，不能超过供试品的 MVD；

C 为溶液 A 的 4 倍稀释液，不能超过供试品的 MVD；

D 为加入了标准曲线中点或靠近中点的一个已知浓度内毒素，且与溶液 A 有相同稀释倍数的供试品溶液；

E 为加入了标准曲线中点或靠近中点的一个已知浓度内毒素，且与溶液 B 有相同稀释倍数的供试品溶液；

F 为加入了标准曲线中点或靠近中点的一个已知浓度内毒素，且与溶液 C 有相同稀释倍数的供试品溶液；

R_0 为阴性对照；

$R_1 \sim R_n$ 为各浓度内毒素标准品溶液（$n \geqslant 4$）。

将表 1 制备的标准品与供试品溶液分别加入到单核细胞或单核细胞系中，置 CO_2 培养箱中孵育，孵育条件为 37℃±1℃，5%CO_2，新鲜全血（如 1000μl 0.9% 氯化钠溶液 + 100μl 血液 + 100μl 标准品/供试品溶液）、冻存全血（如 500μl 细胞培养基 + 50μl 血液 + 50μl 标准品/供试品溶液）、PBMC（如 125μl 细胞液 + 125μl 标准品/供试品溶液）孵育时间一般为 24 小时，单核细胞（如 200μl 细胞液 + 50μl 标准品/供试品溶液）为 24～48 小时。最终培养体系中单核细胞数为 0.1×10^6～$1.0 \times 10^6/ml$，血浆或血清含量约为 1%。从制备单核细胞或单核细胞系到加入供试品的时间应控制在 4 小时内。

孵育后，可采用免疫化学法（如 ELISA）检测孵育液中促炎细胞因子含量（如 PBMC—IL-6、全血—IL-6 或 IL-1β、人单核细胞系 HL-60—IL-6）；如孵育液不能立即用于检测，可将其冻存（如 −18℃，不超过 30 天）备用。

若使用 4 个不同个体来源的细胞进行 MAT，则每个个体的干扰试验均应符合要求。当使用单核细胞系或由多个（不少于 4 个）不同个体组成的混合细胞进行 MAT，则该混合细胞的干扰试验应符合要求。

结果判断　根据加入供试品中内毒素的回收率进行结果判断。

供试品的回收率＝$(C_{D-F}-C_{A-C})$/加入的内毒素浓度×100％

式中　C_{D-F}分别为溶液 D、E 和 F 的内毒素浓度；

C_{A-C}分别为溶液 A、B 和 C 的内毒素浓度。

当考察一个品种能否使用 MAT 法时，要求采用每个厂家至少 3 个批号的供试品进行干扰试验。该品种在不大于 MVD 的稀释倍数下不干扰时（包括采用某种方法能消除干扰），该品种可采用 MAT 法。

6. 检查法

按"干扰试验"中的操作步骤进行检测。然后用系列溶液 $R_1 \sim R_n$ 生成的标准曲线，计算供试品溶液 A、B、C 每一个平行孔的内毒素浓度及供试品溶液 A、B、C 的各平均内毒素浓度。

当试验的标准曲线达到要求，且供试品在不大于 MVD 的至少一个稀释倍数下的回收率在50％～200％之间，试验方为有效。

7. 结果判断

当使用 4 个不同个体来源的细胞进行 MAT 时，若在 4 个不同个体来源的 MAT 中，供试品溶液 A、B、C 的各平均内毒素浓度乘以相对应的稀释倍数后，各计算值均小于规定的限值（CLC），则判供试品符合规定；若在 2 个或 2 个以上个体来源的 MAT 中，供试品溶液 A、B、C 的各平均内毒素浓度乘以相对应的稀释倍数后，任意一个计算值大于或等于规定的限值，则判供试品不符合规定；若仅 1 个个体来源的 MAT 中，供试品溶液 A、B、C 的各平均内毒素浓度乘以相对应的稀释倍数后，任意一个计算值大于或等于规定的限值（CLC），则应另取 4 个不同个体来源的细胞进行复试，复试后，若在 7 个不同个体来源的 MAT 中，供试品溶液 A、B、C 的各平均内毒素浓度乘以相对应的稀释倍数后，均小于规定的限值（CLC），则判供试品符合规定，否则，判供试品不符合规定。

当使用单核细胞系或由多个（不少于 4 个）不同个体组成的混合细胞进行 MAT，如供试品溶液 A、B、C 的各平均内毒素浓度乘以相对应的稀释倍数后，均小于规定的限值（CLC），则判供试品符合规定，否则判供试品不符合规定。

9302　中药有害残留物限量 制定指导原则

本指导原则提供了中药中有害残留物最大限量制定的有关理论依据，最大限量理论值计算方法和有关影响限量制定的因素。主要适用于中药材及其饮片中有害残留物限量的制定，其他药品中有害残留物最大限量的制定可参考本指导原则。

本指导原则中的有害残留物系指：残留农药、重金属及有害元素、生物毒素等。

一、概述

中药品种的原材料大多数于自然环境下生长的植物、动物或矿物，其存在有害残留物质或污染物质的概率较高。中药中有害残留物或污染物的种类主要是残留农药、重金属及有害元素和生物毒素等。重金属及有害元素主要是指铅（Pb）、汞（Hg）、镉（Cd）、铜（Cu）、银（Ag）、铋（Bi）、锑（Ti）、锡（Sn）、砷（As）等。生物毒素主要指黄曲霉毒素（aflatoxin，AF）、赭曲霉毒素（ochratoxins）等，黄曲霉毒素是由真菌黄曲霉（*Aspergillus flavus*）和寄生曲霉（*Aspergillus parasiticus*）产生的一类代谢产物，广泛存在于自然界中。

有害残留物限量制定主要依赖于风险评估结果。风险评估是在有害残留物的毒理学、流行病学和其他相关数据的基础上，通过对污染物暴露情况和可能的膳食摄入量等信息进行综合分析评价，针对风险性质确定有害残留物人体暴露危害的一种方法。中药的风险评估有别于食品的风险评估，风险评估结果是有害残留物限量制定的重要依据。

无明显毒性作用剂量（no observed adverse effect level，NOAEL）是在规定的试验条件下，用现有的技术手段或检测指标未观察到任何与受试样品有关的毒性作用的最大剂量。NOAEL 是通过动物毒理学试验能够确定的一个重要参数，在制定化学物质的安全限量时起着重要作用。对于同一化学物质，在使用不同种属动物、暴露方法、接触时间和观察指标时，会得到不同的 NOAEL。因此，在表示这个毒性参数时应注明具体试验条件。随着检测手段的进步和更为敏感的观察指标的发现，NOAEL 也会不断更新。

每日允许摄入量（acceptable daily intake，ADI）是指人类终生每日摄入某种物质，而不产生可检测到的危害健康的估计量，以每千克体重可摄入的量表示（mg/kg bw）。ADI 是国际上通用的术语，已被很多国家和国际组织所使用。世界卫生组织/世界粮食及农业组织（World Health Organization/Food and Agriculture Organization of the United Nations，WHO/FAO）和/或其他国家或组织公布了绝大部分有关农药和重金属的 ADI 值，可供参考。ADI 一般来源于敏感动物长期毒性实验中获得的 NOAEL，NOAEL 除以适宜的安全因子即为 ADI，通常将安全因子设定为 10×10，即人和动物的种间差异为 10 倍，不同人体间的个体差异为 10 倍。选择安全因子时，除考虑种间差异和种内差异外，还要考虑有害残留物的毒性程度、暴露方式等因素，对安全因子进行适当的放大或缩小。相对于一般毒性污染物，具有遗传毒性、致癌性的有害残留物，安全因子也更大，可增加至 1000～10 000，限值的制定更为严格。

急性参考剂量（acute reference dose，ARfD）是指人类在 24 小时或更短时间内摄入某种物质，而不产生可检测到的危害健康的估计量，以每千克体重可摄入的量表示（mg/kg bw）。

二、最大限量理论值计算公式

有害残留物限量制定是以毒理学数据为基础，结合残留物的暴露情况和人类日常膳食摄入情况，进行分析评估的结果。有害残留物的毒性程度是限量控制考虑的首要因素。残留物的动物毒理学实验数据，中药使用剂量及频率，人类经膳食日常摄入量是推导有害残留物最大限量理论值计算公式的主要依据。通过以下公式计算得到的结果是基于毒理学评估的有害残留物最大限量的理论计算值，在有害残留物最大限量制定过程中，还应结合其他影响因素进行综合评价后，确定最终限量标准。

1. 农药残留量

建立农药残留量限量标准时，可按照下列公式计算其最大限量理论值。

$$L = \frac{A \times W}{M \times 100} \times \frac{AT}{EF \times ED} \times \frac{1}{t}$$

式中　　L 为最大限量理论值（mg/kg）；

A 为每日允许摄入量（mg/kg bw）；

W 为人体平均体重（kg），一般按 63kg 计；

M 为中药材（饮片）每日人均可服用的最大剂量（kg）；

AT 为平均寿命天数，一般为 365 天/年 × 70 年；

EF 为中药材或饮片服用频率（天/年）；

ED 为一生的服用中药的暴露年限；

t 为中药材及饮片经煎煮或提取后，农药的转移率（%）；

100 为安全因子，表示每日由中药材及其制品中摄取的农药残留量不大于日总暴露量（包括食物和饮用水）的 1%。

2. 重金属及有害元素

建立重金属及有害元素限量标准时，可按照下列公式计算其最大限量理论值：

$$L = \frac{A \times W}{M \times 10} \times \frac{AT}{EF \times ED} \times \frac{1}{t}$$

式中　　L 为最大限量理论值（mg/kg）；

A 为每日允许摄入量（mg/kg bw）；

W 为人体平均体重（kg），一般按 63kg 计；

M 为中药材（饮片）每日人均可服用的最大剂量（kg）；

AT 为平均寿命天数，一般为 365 天/年 × 70 年；

EF 为中药材或饮片服用频率（天/年）；

ED 为一生的服用中药的暴露年限；

t 为中药材及饮片经煎煮或提取后，重金属元素的转移率（%）；

10 为安全因子，表示每日由中药材及其制品中摄取的重金属量不大于日总暴露量（包括食物和饮用水）的 10%。

由于重金属在人体的半衰期较长，并且在长期的暴露过程中，每日摄入量或每周摄入量微小。因此，WHO 和 FAO 有时不设立 ADI，而以每周耐受摄入量（provisional tolerable weekly intake，PTWI）（单位：μg/kg bw）或每月耐受摄入量（provisional tolerable monthly intake，PTMI）（单位：μg/kg bw）代替。此时，ADI 可以通过 PTWI 或 PTMI 换算得到。ADI=PTWI/（7×1000）或 ADI=PTMI/（30×1000）。

3. 黄曲霉毒素

由于黄曲霉毒素毒性强，目前国际上不建议设定黄曲霉毒素的安全耐受量和无毒作用剂量，也无最大限量理论值计算公式，限量越低越好。黄曲霉毒素限量标准的制定，应根据具体品种和具体污染状况，参考相关品种国外药典和各国、各国际组织相关限量标准等规定，尽可能地将其限量控制在最低范围内，以降低安全风险。通常要求规定黄曲霉毒素 B_1 和黄曲霉毒素 B_1、黄曲霉毒素 B_2、黄曲霉毒素 G_1、黄曲霉毒素 G_2 总和的限量标准。

三、限量制定的影响因素

有害残留物的限量制定，除了应用上述计算公式得到最大限量理论值外，还应考虑其他影响因素，进行综合评价后，确定其标准限值。各国家和国际组织对于已经规定的农药、重金属等最大残留限量，也会定期根据影响因素进行调整。影响因素包括但不限于以下几方面。

1. 毒性程度的影响

残留物的毒性越大，其对人类的风险越高。因此，在最大限量理论值的计算中，毒性越大，设定的安全因子就会越大，限量的控制也更为严格。相对于一般毒性污染物，具有遗传毒性、致癌性的有害残留物，危害更大。对于具有遗传毒性或致癌性的物质，在理论上已逐渐趋向于不建议制定 ADI，即无论摄入量多少，都具有风险。但在实践中，很多情况下，又不可能实现这些毒性物质的零残留。因此，其限量值建议越小越好，限量值体现的是为保障作物作为生产供应而应达到的最小残留量，而不是安全剂量。

2. 暴露水平的影响

从毒理学角度考虑，暴露量越大、暴露时间越长、频次越高的有害残留物，带来的风险就越大，其最大残留量控制应越严格。中药材、饮片及制剂的服用量和日暴露量均存在差异，所以其最大残留限量控制会不同。此外，用药途径和适应症人群不同，也会影响限量的制定。直接进入体循环的药物，重症疾病或长期服用的药物，儿童、孕妇、老人使用的药物等，应严格控制残留物标准限值。

3. 残留水平的影响

有害残留物限值的规定应基于中药材良好种植规范（GAP）、良好加工规范和贮藏条件，或野生背景条件下的实际残留水平。农药残留应根据农药使用规范性残留试验结果，确定规范性残留试验中值和最高残留值，进而进行膳食摄入风险评估。重金属及有害元素多来源于生态环境，因此更应关注生物体的天然蓄积作用，在一定的安全水平范围内，科学地制定有害残留物限量标准。

4. 生产方式的影响

中药的质量受农业生产、中药材的炮制方法、制备工艺、储存等因素影响。可能会引入或消除一些有害残留物。

四、最大限量制定的一般步骤

1. 确定健康指导值

对于一个具体的有害残留物限量的确定，首先要获得有害残留物的动物长期毒性评价信息或人体流行病学信息，从动物长期毒性试验的数据中确立有害残留物的 NOAEL，然后，通过 NOAEL 推算 ADI。若该残留物的 ADI 值或 ARfD 值已经被有关国际组织或其他国家公布，则可直接参考其数值。

2. 计算最大限量的理论值

在确定的 ADI 值基础上，通过上述推荐的有关农药残留或重金属及有害元素最大限量理论值计算公式，计算出其最大限量理论值。不具有急性毒性，或短期仅带来微小的摄入风险时，可通过风险评估，豁免残留限量。针对短期或急症用药，可以使用 ARfD 值代替 ADI 值。

3. 制定最大残留限量

在拟定一个有害残留物的限量标准时，除参考理论值外，还应充分考虑残留物的毒性性质和毒性程度；中药制品的人体用药方式、用药剂量和疗程长短；残留物可能与中药材接触的方式；中药材污染水平；中药材后续加工方式；以及当前的检测技术水平等各方面的影响。综合分析并在风险评估的基础上修订理论值。

为满足风险控制的需要，可以将我国食品安全国家标准、国际食品法典或国外药典标准、其他具有权威性的国际标准相关残留限量转化为我国药品标准。其基本程序是将待转化标准按照中药使用特点和我国膳食结构直接进行评估，并根据我国农药登记情况，结合不少于 50 批次的中药品种市场监测数据进行科学性和适用性验证。

五、重金属及有害元素一致性限量指导值

药材及饮片（植物类）铅不得过 5mg/kg，镉不得过 1mg/kg，砷不得过 2mg/kg，汞不得过 0.2mg/kg，铜不得过 20mg/kg。

9303　色素检测法建立指导原则

色素包括有机色素和无机色素。有机色素按来源一般分为天然有机色素（如胡萝卜素、胭脂虫红等）和人工合成色素。人工合成色素按化学结构又可分为偶氮类（如酸性红 18、苏丹红Ⅱ等）、三芳基甲烷类（如新品红、孔雀石绿等）、氧杂蒽类（如赤藓红）、喹啉酮类（如喹啉黄）等。无机色素为天然矿石染料及其提纯加工品，多含金属元素，如氧化铁类、二氧化钛等。

药品生产中色素的使用应符合国家药品监督管理部门的有关规定。基于药品质量全过程控制的要求，中药材和中药饮片不应使用色素进行染色。本指导原则为药品中作为辅料合规使用色素的检测和可能出现的非法使用色素的检测提供方法指导。

基本原则

一、药用辅料色素检测应针对不同化学特性采用适宜的检测方法

药用辅料色素应符合药用辅料（通则 0251）要求，按照本版药典或国家食品标准等有关标准进行检测；如缺乏相关标准，可选择适宜的方法建立含量测定方法及杂质等限量检查方法。

天然有机色素可选用紫外-可见分光光度法或高效液相色谱法等建立含量测定方法；对干燥失重、总灰分或炽灼残渣、重金属及有害元素进行限量检查；根据色素来源对特定杂质进行控制，如易霉变植物来源控制真菌毒素残留量、动物来源控制蛋白质含量等；根据提取工艺进行其他必要的检查，如采用气相色谱法检测残留溶剂。

人工合成色素可根据化学结构特点选用重量法、容量法、紫外-可见分光光度法或高效液相色谱法等建立含量测定方法；对干燥失重、水不溶物、氯化物、硫酸盐等无机杂质、重金属及有害元素进行限量检查；根据合成工艺和风险程度采用薄层色谱法、紫外-可见分光光度法或高效液相色谱法对未反应完全的原料、中间体及副产物进行控制，特别是须对可能含有的致癌或毒性杂质严格控制，如偶氮类色素中可能含有的未磺化芳族伯胺。

无机色素可根据化合物性质选用容量法或光谱法（原子吸收分光光度法、电感耦合等离子体原子发射光谱法、电感耦合等离子体质谱法、X 射线荧光光谱法）建立含量测定方法；必要时选用 X 射线衍射法进行物相特征鉴别；对干燥失重、水溶解物、酸不溶物或溶解物、炽灼失重进行限量检查；采用专属性元素分析技术对原料中伴生元素、工艺过程引入的杂质元素、重金属及有害元素等进行控制；必要时可采用高效液相色谱-电感耦合等离子体质谱联用法进行有害元素形态及价态分析，如含铬色素中六价铬的检查。

二、制剂中色素检测应根据色素性质和基质干扰情况建立专属性检测方法

有机色素可按照溶解性分为水溶性酸性色素、水溶性碱性色素和脂溶性色素等。根据其溶解性建立专属性的前处理方法，如检测水溶性酸性色素，可采用水或醇溶液提取，必要时利用不同酸碱条件下色素的氢键吸附能力不同，采用聚酰胺固相萃取净化，以碱性溶剂洗脱；或利用不同酸碱条件下离子解离状态不同，以弱阴离子交换固相萃取柱净化富集。检测水溶性碱性色素，可采用水或醇溶液提取，必要时采用聚酰胺固相萃取净化，以酸性溶剂洗脱；或以弱阳离子交换固相萃取柱净化富集。检测脂溶性色素，可采用乙腈等有机溶剂提取，必要时采用适当方法净化。如检测色素的铝色淀，先以适当的酸性或碱性溶液将色素游离，再按上述方法进行处理。无机色素检测时应根据性质选择合适的消化方法。对于特殊基质如明胶空心胶囊，可用水将其溶散后，再加入适当的溶剂提取。

当制剂基质干扰小且检测的色素种类较少时，有机色素可采用薄层色谱法和高效液相色谱法等进行检测；当基质复杂且检测的色素种类较多时，建议采用高效液相色谱-质谱联用法进行检测。无机色素可采用光谱法（原子吸收分光光度法、电感耦合等离子体原子发射光谱法、电感耦合等离子体质谱法、X 射线荧光光谱法）检测，并综合考虑基质中该元素的本底含量。

三、特殊情况下色素检测方法应具有针对性

针对中药材和中药饮片中可能出现的非法使用色素的情

况，检测有机色素可先采用高效液相色谱-质谱联用法（包括高效液相色谱-高分辨质谱联用法、高效液相色谱-三重四极杆质谱联用法等）广谱筛查与其性状颜色相近的有机色素，检测无机色素可采用电感耦合等离子体质谱法筛查；再根据筛查情况进一步准确地定性、定量。

基本内容

色素检测应根据检测对象和检测目的，选择适宜的方法。以下以薄层色谱法、高效液相色谱法、高效液相色谱-质谱联用法为例，说明针对有机色素建立检测法的主要步骤和注意事项。提供的对照品和供试品溶液制备方法、色谱条件和质谱条件均为参考方法，建立方法时均应符合分析方法验证指导原则（通则 9101）。

一、薄层色谱法

1. 对照品溶液的制备

应根据色素的理化性质，以保持色素良好的溶解性和稳定性为原则，选择合适的溶剂并配制成合适的浓度。多种色素配制混合对照品溶液时，应注意合理分组，避免色素分解或相互发生反应。

如脂溶性色素可选用乙腈、甲醇等作为溶剂，水溶性色素可选用水作为溶剂。

2. 供试品溶液的制备

应考虑检测对象的基质情况和检测色素的理化特点，参考对照品溶液配制溶剂选用合适的溶剂，采用快速、简单、高效的前处理技术进行提取，必要时可进行净化处理，避免基质干扰。

检测脂溶性色素，可采用乙腈、甲醇等提取；检测水溶性碱性色素，可采用 0.1% 甲酸甲醇溶液提取；检测水溶性酸性色素，可采用甲醇-0.1% 甲酸溶液（3：2）混合溶液提取。通过超声处理 30 分钟，离心后的上清液作为供试品溶液。

3. 薄层板和展开剂

可根据检测色素的数量和展开后的色谱效果，选择普通或高效薄层板。应根据色素展开后，合理的 R_f 值和与相邻斑点的分离度，选择合适的展开剂。检测脂溶性色素可采用环己烷-乙酸乙酯-氨水（80：20：1）的上层溶液为展开剂；检测水溶性色素可采用以乙酸乙酯-乙醇-水-浓氨试液（6：4：2：0.5）的上层溶液为展开剂。

4. 检视方法

大多数色素可在日光下检视，必要时可在紫外光灯（254nm 或 365nm）下进行检视。

5. 定性结果判断

供试品色谱中，在与对照品色谱相应的位置上，显相同颜色的斑点或荧光斑点则可初步判断检出相应色素。在方法灵敏度要求较高时，应注意排除假阴性；在基质干扰较大时，应注意排除假阳性。可通过高效液相色谱法或高效液相色谱-质谱联用法进一步确认。

二、高效液相色谱法

1. 色谱条件与系统适用性试验

应根据色素的理化性质选择适宜的固定相和流动相，固定相常用十八烷基硅烷键合硅胶为填充剂，可根据情况选择小粒径或柱长较长的色谱柱以提高分离度，必要时在色谱柱前加预柱或保护柱。多种色素检测时可适当采用流动相梯度洗脱，达到良好分离效果。按高效液相色谱法（通则 0512）进行系统适用性试验，一般应符合分离度不小于 1.5。应尽量在每针进样后以高比例有机相冲洗色谱柱。

检测脂溶性色素时，以甲醇为流动相 A，0.1% 甲酸溶液为流动相 B，按表 1 进行梯度洗脱。

表 1 高效液相色谱法检测脂溶性色素流动相梯度

时间（分钟）	流动相 A（%）	流动相 B（%）
0～12	80→100	20→0
12～20	100	0

检测水溶性碱性色素时，以甲醇为流动相 A，0.1% 甲酸溶液为流动相 B，按表 2 进行梯度洗脱。

表 2 高效液相色谱法检测水溶性碱性色素流动相梯度

时间（分钟）	流动相 A（%）	流动相 B（%）
0～27	40→72	60→28
27～27.1	72→95	28→5
27.1～32	95	5

检测水溶性酸性色素时，以甲醇为流动相 A，20mmol/L 醋酸铵溶液为流动相 B，按表 3 进行梯度洗脱。

表 3 高效液相色谱法检测水溶性酸性色素流动相梯度

时间（分钟）	流动相 A（%）	流动相 B（%）
0～7	5→45	95→55
7～17	45→50	55→50
17～20	50→65	50→35
20～30	65→95	35→5
30～32	95	5

应根据各色素在紫外-可见光区的最大吸收波长选择适合的检测波长。如黄、橙、红、蓝绿色素系列建议分别选在 400nm、440nm、520nm、610nm 波长附近作为检测波长。

2. 对照品溶液的制备

应采用适宜的溶剂配制合适的浓度，注意色素的溶解性和稳定性。可参照"一、薄层色谱法"项下进行配制。

3. 供试品溶液的制备

应采用适宜的溶剂，采用快速、简单、高效的前处理技术进行提取；需尽量减少对色谱柱污染和复杂基质的影响，一般情况下需进一步净化，净化时应考虑合适的净化填料和洗脱流程，注意避免待测色素的损失。

检测脂溶性色素，可采用乙腈、甲醇等提取作为供试品溶液；检测水溶性碱性色素，可对供试品的 0.1% 甲酸甲醇溶液提取液，采用聚酰胺填料净化，收集甲醇-0.1% 甲酸溶液（3：2）混合溶液的洗脱液作为供试品溶液。检测水溶性酸性色素，可对供试品的甲醇-0.1% 甲酸溶液（3：2）混合溶液提取液，采用聚酰胺填料净化，收集甲醇-浓氨试液-水（7：2：1）洗脱液，调节 pH 值至弱酸性作为供试品溶液。

4. 定性结果判断

供试品色谱中，出现与相应对照品保留时间相同的色谱峰，并且其紫外-可见吸收光谱与对照品光谱相同时，可基本判断检出相应的色素。

如在本法检测时出现假阳性情况或色谱图有干扰时，可适当优化色谱条件或采用其他适宜的方法排除干扰，保证结果准确。另外，在进行中药非法染色检测时应注意假阴性情况，必要时应采用高效液相色谱-质谱联用法等更为灵敏和专属的方法进行检测。

5. 定量检测方法

在定性检测结果确认的前提下，可采用高效液相色谱法进行定量检测。应将对照品溶液配制至合适的浓度，并且与供试品溶液中待测色素的浓度相近；或配制不同浓度水平的对照品标准曲线工作溶液。供试品溶液的制备可采用适宜的提取手段多次提取以尽可能达到将色素提取完全，净化过程应注意避免色素损失；对中药取样时，应注意取样的均匀性和代表性，样品适当粉碎但不宜过细，以减少基质成分对检测的干扰。可根据情况采用外标法、标准曲线法、内标法等准确测定计算待测色素的含量。

三、高效液相色谱-质谱联用法

高效液相色谱-质谱联用法包括高效液相色谱-三重四极

杆质谱联用法、高效液相色谱-高分辨质谱联用法等，可根据不同检测目的选择合适质谱方法。

1. 色谱质谱条件与系统适用性试验

应根据色素的理化性质选择适宜的固定相和流动相，同时检测多种色素时，可采用适当的梯度洗脱程序，特别应注意具有相同子离子的同分异构体色素需达到良好分离效果。固定相常采用十八烷基硅烷键合硅胶为填充剂，流动相可为乙腈-10mmol/L 甲酸铵溶液系统（高效液相色谱-三重四极杆质谱联用法、高效液相色谱-高分辨质谱联用法负离子模式），或乙腈-0.1%甲酸溶液系统（高效液相色谱-高分辨质谱联用法正离子模式）。按高效液相色谱法（通则 0512）和质谱法（通则 0431）进行系统适用性试验，一般应符合分离度不小于 1.5。

应根据仪器的具体情况，选择各色素最佳的离子采集模式，并对色素的质谱检测参数进行优化达到最佳。离子源为电喷雾（ESI）离子源，选择母离子应注意双电荷、含溴同位素及源内裂解等特殊情况。部分常见色素的高效液相色谱-三重四极杆质谱联用法监测离子对和碰撞电压（CE）参考值见表 4，高效液相色谱-高分辨质谱联用法参考条件及主要碎片离子见表 5。

表 4　部分常见色素的高效液相色谱-三重四极杆质谱联用法监测离子对和碰撞电压（CE）参考值

组别	编号	色素名称	英文名称	C. I. 索引号	母离子(m/z)	子离子(m/z)	CE(V)	扫描模式
水溶性酸性色素	1	丽春红 SX	Ponceau SX	14700	435.0	170.1	38	—
						199.0	38	
	2	偶氮玉红	Azorubin	14720	457.0	377.1	22	—
						221.0	42	
	3	新红	New Red	—	271.0(双电荷)	291.0	14	—
						172.0	14	
	4	诱惑红	Allura Red	16035	225.0(双电荷)	213.9	18	—
						206.9	14	
	5	酸性红 13	Acid Red 13	16045	228.0(双电荷)	221.0	13	—
						207.0	13	
	6	丽春红 2R	Ponceau 2R	16150	435.0	301.9	30	—
						193.9	42	
	7	丽春红 3R	Ponceau 3R	16155	449.1	369.1	34	—
						302.1	42	
	8	苋菜红	Amaranth	16185	268.0(双电荷)	228.1	5	—
						220.8	0	
	9	酸性红 44	Acid Red 44	16250	457.0	301.9	21	—
						222.0	49	
	10	酸性红 18	Acid Red 18	16255	268.0(双电荷)	301.9	9	—
						206.0	13	
	11	酸性红 1	Acid Red 1	18050	464.0	359.0	26	—
						344.1	42	

续表

组别	编号	色素名称	英文名称	C.I. 索引号	母离子(m/z)	子离子(m/z)	CE(V)	扫描模式
	12	酸性红 73	Acid Red 73	27290	511.0	302.0	29	—
						158.0	57	
	13	酸性紫 49	Acid Violet 49	42640	712.0	526.2	60	+
						340.1	60	
	14	酸性紫 17	Acid Violet 17	42650	738.0	658.3	42	—
						170.1	74	
	15	磺酰罗丹明 B	Sulforhodamine B	45100	557.1	513.0	50	—
						477.2	42	
	16	曙红	Eosin	45380	646.6 (含溴同位素)	521.0	37	—
						443.0	37	
	17	荧光桃红 B	Phloxine B	45410	782.5 (含溴同位素)	702.6	29	—
						658.6	29	
	18	赤藓红 B	Erythrosin B	45430	834.2	662.7	42	—
						536.8	38	
	19	孟加拉红	Rose Bengal	45440	970.5	890.5	30	—
						672.8	34	
	20	酸性黄 36	Acid Yellow 36	13065	352.1	155.9	30	—
						80.0	57	
	21	金橙 I	Orange I	14600	327.0	247.1	18	—
						170.8	18	
水溶性酸性色素	22	金橙 II	Orange II	15510	327.0	156.0	34	—
						171.0	26	
	23	藏花橙 G	Crocein Orange G	15970	327.0	207.1	30	—
						141.8	70	
	24	日落黄	Sunset Yellow	15985	407.1 203.1(双电荷)	326.9	33	—
						206.9	10	
	25	酸性橙 10	Acid Orange 10	16230	407.0	301.9	18	—
						222.0	38	
	26	酸性黄 17	Acid Yellow 17	18965	505.0	304.5	29	—
						170.8	13	
	27	柠檬黄	Tartrazine	19140	233.0(双电荷)	210.9	5	—
						197.8	13	
	28	亮黄	Brilliant Yellow	24890	579.1	257.4	63	—
						457.7	41	
	29	喹啉黄	Quinoline Yellow	47005	351.9(源内裂解)	259.0	33	—
						244.0	41	
	30	酸性黑 I	Acid Black I	20470	571.0	507.1	30	—
						357.0	34	
	31	固绿	Solid Green	42053	381.0(双电荷)	497.3	22	—
						170.0	34	
	32	基尼绿 B	Guinea Green B	42085	667.0	587.2	38	—
						497.3	42	
	33	亮蓝	Brillinant Blue	42090	373.0(双电荷)	169.9	34	—
						333.2	18	
	34	亮绿	Light Green	42095	747.0 373.0(双电荷)	683.2	42	—
						341.1	14	

续表

组别	编号	色素名称	英文名称	C.I. 索引号	母离子(m/z)	子离子(m/z)	CE(V)	扫描模式
水溶性酸性色素	35	茜素绿	Alizarin Green	42100	703.0	517.0	57	+
						533.0	46	
	36	亮蓝 G	Brilliant Blue G	42655	830.3	644.2	54	—
						169.9	74	
	37	羊毛绿 S	Green S	44090	553.0	496.1	38	—
						511.1	34	
	38	活性蓝 19	Reactive Blue 19	61200	581.0	500.9	22	—
						392.0	58	
	39	酸性绿 25	Acid Green 25	61570	577.1	497.1	38	—
						300.1	66	
	40	溴百里酚蓝	Bromothymol Blue	—	621.0	542.1	30	—
						447.2	50	
水溶性碱性色素	41	红色基 B	Red B Base	37125	169.1	152.0	10	+
						122.0	26	
	42	碱性红 9	Basic Red 9	42500	288.2	195.1	38	+
						151.1	62	
	43	新品红	New Fuchsin	42520	330.2	300.2	42	+
						223.1	38	
	44	结晶紫	Crystal Violet	42555	372.0	356.1	50	+
						340.0	66	
	45	罗丹明 6G	Rhodamine 6G	45160	443.2	415.2	38	+
						341.2	58	
	46	罗丹明 B	Rhodamine B	45170	443.2	399.1	50	+
						355.1	74	
	47	金胺 O	Auramine O	41000	268.2	147.1	30	+
						252.2	34	
	48	碱性橙 21	Basic Orange 21	48035	315.2	300.1	26	+
						270.1	46	
	49	碱性橙 22	Basic Orange 22	48040	391.2	376.1	30	+
						284.1	50	
	50	孔雀石绿	Malachite Green	42000	329.2	313.2	46	+
						165.0	74	
脂溶性色素	51	苏丹红 II	Sudan Red II	12140	277.1	156.1	14	+
						121.1	34	
	52	苏丹红 G	Sudan Red G	12150	279.1	248.2	18	+
						123.0	22	
	53	苏丹红 7B	Sudan Red 7B	26050	380.2	183.1	14	+
						169.1	34	
	54	苏丹红 III	Sudan Red III	26100	353.1	196.2	26	+
						128.1	50	
	55	苏丹红 IV	Sudan Red IV	26105	381.2	128.1	54	+
						91.1	28	
	56	分散红 9	Disperse Red 9	60505	238.1	223.1	26	+
						139.0	66	
	57	808 猩红	808 Scarlet	—	368.1	275.0	22	+
						219.0	46	
	58	苏丹红 I	Sudan Red I	12055	249.1	232.0	10	+
						128.1	34	
	59	苏丹黄	Sudan Yellow	11020	226.1	133.1	38	+
						120.1	38	

注：C.I. 索引号为《染料索引》(Color Index)索引号。

表 5　部分常见色素的高分辨质谱参考条件及主要碎片离子

组别	编号	色素名称	英文名称	C.I.索引号	分子式	准分子离子(m/z)	扫描模式	CE(V)	主要碎片离子(m/z)
水溶性酸性色素	1	丽春红 SX	Ponceau SX	14700	$C_{18}H_{16}N_2O_7S_2$	435.0326	—	30	355.0756, 199.0304, 170.0248, 79.9575
	2	偶氮玉红	Azorubin	14720	$C_{20}H_{14}N_2O_7S_2$	457.0170	—	25	377.0599, 221.0154, 170.0248, 79.9575
	3	新红	New Red	—	$C_{18}H_{15}N_3O_{11}S_3$	543.9796	—	25	358.9777, 343.9549
	4	诱惑红	Allura Red	16035	$C_{18}H_{16}N_2O_8S_2$	451.0275	—	30	206.9999
	5	酸性红 13	Acid Red 13	16045	$C_{20}H_{14}N_2O_7S_2$	457.0170	—	25	206.9999, 180.9840, 143.0496, 79.9575
	6	丽春红 2R	Ponceau 2R	16150	$C_{18}H_{16}N_2O_7S_2$	435.0326	—	30	301.9556, 194.0039, 130.0424, 79.9573
	7	丽春红 3R	Ponceau 3R	16155	$C_{19}H_{18}N_2O_7S_2$	449.0483	—	30	369.0918, 301.9570, 221.9990
	8	苋菜红	Amaranth	16185	$C_{20}H_{14}N_2O_{10}S_3$	536.9738	—	30	316.9660, 237.0081, 194.0048
	9	酸性红 44	Acid Red 44	16250	$C_{20}H_{14}N_2O_7S_2$	457.0170	—	10	301.9574
	10	酸性红 18	Acid Red 18	16255	$C_{20}H_{14}N_2O_{10}S_3$	536.9738	—	30	349.0536, 301.9553, 221.9991, 158.0379, 79.9572
	11	酸性红 1	Acid Red 1	18050	$C_{18}H_{15}N_3O_8S_2$	464.0228	—	25	358.9770, 343.9542, 263.9976, 185.0352
	12	酸性红 73	Acid Red 73	27290	$C_{22}H_{16}N_4O_7S_2$	511.0388	—	10	301.9565
	13	酸性紫 49	Acid Violet 49	42640	$C_{39}H_{41}N_3O_6S_2$	710.2364	—	45	630.2786, 540.2321, 260.0515, 170.0044
	14	酸性紫 17	Acid Violet 17	42650	$C_{41}H_{45}N_3O_6S_2$	738.2677	—	45	658.3098, 568.2629, 260.0509, 170.0041
	15	磺酰罗丹明 B	Sulforhodamine B	45100	$C_{27}H_{30}N_2O_7S_2$	557.1422	—	45	513.0793, 79.9574
	16	曙红	Eosin	45380	$C_{20}H_8Br_4O_5$	646.6993（含溴同位素）	—	30	522.7834, 80.9168
	17	荧光桃红 B	Phloxine B	45410	$C_{20}H_4Br_4Cl_4O_5$	784.5406（含溴同位素）	—	30	740.5491, 704.5722, 660.6233
	18	赤藓红	Erythrosin B	45430	$C_{20}H_8I_4O_5$	834.6478	—	45	662.7455, 536.8492, 126.9054
	19	孟加拉红	Rose Bengal	45440	$C_{20}H_4Cl_4I_4O_5$	970.4919	—	30	890.5244, 672.6916
	20	酸性黄 36	Acid Yellow 36	13065	$C_{18}H_{15}N_3O_3S$	352.0761	—	25	155.9895
	21	金橙 I	Orange I	14600	$C_{16}H_{12}N_2O_4S$	327.0445	—	25	247.0884, 170.0998, 155.9889
	22	金橙 II	Orange II	15510	$C_{16}H_{12}N_2O_4S$	327.0445	—	25	171.0004, 79.9579
	23	藏花橙 G	Crocein Orange G	15970	$C_{16}H_{12}N_2O_4S$	327.0445	—	25	207.0001
	24	日落黄	Sunset Yellow	15985	$C_{16}H_{12}N_2O_7S_2$	407.0013	—	25	327.0450, 234.9953, 206.9996
	25	酸性橙 10	Acid Orange 10	16230	$C_{16}H_{12}N_2O_7S_2$	407.0013	—	25	301.9567, 221.9997, 158.0377, 79.9578
	26	酸性黄 17	Acid Yellow 17	18965	$C_{16}H_{12}Cl_2N_4O_7S_2$	251.9689（双电荷）	—	10	171.0000, 107.0373, 79.9576
	27	柠檬黄	Tartrazine	19140	$C_{16}H_{12}N_4O_9S_2$	466.9973	—	10	197.9876, 172.0078, 79.9578
	28	亮黄	Brilliant Yellow	24890	$C_{26}H_{20}N_4O_8S_2$	579.0650	—	45	458.0250, 337.9933, 170.0046, 79.9575
	29	喹啉黄	Quinoline Yellow	47005	$C_{18}H_{11}NO_8S_2$	431.9853	—	35	352.0281, 288.0671, 244.0768, 168.0460, 79.9576

续表

组别	编号	色素名称	英文名称	C.I. 索引号	分子式	准分子离子(m/z)	扫描模式	CE(V)	主要碎片离子(m/z)
水溶性酸性色素	30	酸性黑1	Acid Black 1	20470	$C_{22}H_{16}N_6O_9S_2$	571.0347	−	25	507.0731, 478.9548, 357.0433, 277.9884
	31	固绿	Solid Green	42053	$C_{37}H_{36}N_2O_{10}S_3$	763.1459	−	45	683.1889, 577.1111, 497.1516, 170.0046
	32	基尼绿B	Guinea Green B	42085	$C_{37}H_{36}N_2O_6S_2$	667.1942	−	45	497.1905, 260.0516, 170.0045
	33	亮蓝	Brilliant Blue	42090	$C_{37}H_{36}N_2O_9S_3$	747.1509	−	45	667.1927, 577.1462, 561.1154, 170.0047
	34	亮绿	Light Green	42095	$C_{37}H_{36}N_2O_9S_3$	747.1510	−	45	683.1891, 497.1545, 170.0045
	35	茜素绿	Alizarin Green	42100	$C_{37}H_{35}ClN_2O_6S_2$	701.1552	−	45	531.1501, 260.0510, 170.0042
	36	亮蓝G	Brilliant Blue G	42655	$C_{47}H_{49}N_3O_7S_2$	830.2971	−	45	644.2579, 170.0041
	37	羊毛绿	Green S	44090	$C_{27}H_{26}N_2O_7S_2$	553.1109	−	35	538.0862, 511.0759, 496.0539, 473.1531
	38	活性蓝19	Reactive Blue 19	61200	$C_{22}H_{18}N_2O_{11}S_3$	581.0000	−	25	501.0426, 392.0467
	39	酸性绿25	Acid Green 25	61570	$C_{28}H_{22}N_2O_8S_2$	577.0745	−	45	497.1162, 417.1598, 300.1023, 185.0155, 79.9576
	40	溴百里酚蓝	Bromothymol Blue	—	$C_{27}H_{28}Br_2O_5S$	620.9951	−	45	463.1578, 447.1262, 78.9190
水溶性碱性色素	41	红色基B	Red B Base	37125	$C_7H_8N_2O_3$	169.0608	+	10	154.0367, 123.0673
	42	碱性红9	Basic Red 9	42500	$C_{19}H_{17}N_3$	288.1495	+	25	195.0918
	43	新品红	New Fuchsin	42520	$C_{22}H_{23}N_3$	330.1965	+	45	300.1505, 223.1231, 208.0996
	44	结晶紫	Crystal Violet	42555	$C_{25}H_{29}N_3$	372.2434	+	45	356.2109
	45	罗丹明6G	Rhodamine 6G	45160	$C_{28}H_{30}N_2O_3$	443.2329	+	45	415.2017, 386.1624, 341.1646
	46	罗丹明B	Rhodamine B	45170	$C_{28}H_{30}N_2O_3$	443.2329	+	45	399.1702
	47	金胺O	Auramine O	41000	$C_{17}H_{21}N_3$	268.1808	+	25	147.0917, 122.0963
	48	碱性橙21	Basic Orange 21	48035	$C_{22}H_{22}N_2$	315.1856	+	30	300.1622
	49	碱性橙22	Basic Orange 22	48040	$C_{28}H_{26}N_2$	391.2169	+	25	376.1933
	50	孔雀石绿	Malachite Green	42000	$C_{23}H_{24}N_2$	329.2012	+	45	313.1701, 285.1493, 241.1008, 208.1119
脂溶性色素	51	苏丹红Ⅱ	Sudan Ⅱ	12140	$C_{18}H_{16}N_2O$	277.1335	+	10	260.1308, 156.0443, 121.0883
	52	苏丹红G	Sudan Red G	12150	$C_{17}H_{14}N_2O_2$	279.1128	+	10	123.0680, 108.0446
	53	苏丹红7B	Sudan Red 7B	26050	$C_{24}H_{21}N_5$	380.1870	+	10	183.0921, 169.0763, 142.0656, 115.0542
	54	苏丹红Ⅲ	Sudan Ⅲ	26100	$C_{22}H_{16}N_4O$	353.1397	+	25	197.0937, 156.0439, 120.0552, 77.0389
	55	苏丹红Ⅳ	Sudan Ⅳ	26105	$C_{24}H_{20}N_4O$	381.1710	+	10	195.1222, 133.0851
	56	分散红9	Disperse Red 9	60505	$C_{15}H_{11}NO_2$	238.0863	+	25	223.0635, 195.0682, 139.0548
	57	808猩红	808 Scarlet	—	$C_{23}H_{17}N_3O_2$	368.1394	+	10	219.0907, 142.0407, 128.0489, 77.0385
	58	苏丹红I	Sudan I	12055	$C_{16}H_{12}N_2O$	249.1022	+	10	232.0994, 156.0442, 128.0498
	59	苏丹黄	Sudan Yellow	11020	$C_{14}H_{15}N_3$	226.1339	+	25	77.0387

2. 对照品溶液的制备

可参考"二、高效液相色谱法"项下，适当稀释至合适浓度，作为对照品溶液。

3. 供试品溶液的制备

检测脂溶性色素，可采用乙腈、甲醇等提取液作为供试品溶液；检测水溶性色素，可采用甲醇提取液作为供试品溶液。如基质复杂，应对提取溶液净化处理，可参考"二、高效液相色谱法"项下，或根据待测基质和色素特点针对性建立离子交换等前处理方法，为避免因浓度过高对系统造成残留污染，可适当稀释至合适浓度后作为供试品溶液。

4. 定性结果判断

应按质谱法（通则 0431）规定进行结果判定。采用高效液相色谱-三重四极杆质谱联用法定性检测时，供试品色谱中如检出与对照品保留时间相同的色谱峰，并且所选择的多对子离子的质荷比一致，供试品溶液的定性离子相对丰度比与浓度相当对照品溶液的定性离子相对丰度比进行比较时，相对偏差不超过下列规定的范围，则可判定样品中存在该组分：相对比例＞50%，允许±20%偏差；相对比例 20%～50%，允许±25%偏差；相对比例 10%～20%，允许±30%偏差；相对比例≤10%，允许±50%偏差。

采用高效液相色谱-高分辨质谱联用法定性检测时，供试品色谱中如检出与对照品保留时间相同的色谱峰，并且与浓度相当的对照品溶液的母离子精确分子量误差不超过百万分之五，主要碎片离子精确分子量误差不超过百万分之五，则可判定样品中存在该组分。

5. 定量检测方法

对于基质复杂或多色素检测的情况，可采用高效液相色谱-三重四极杆质谱联用法作为定量检测方法。对照品溶液的制备、供试品溶液的制备、计算方法相关要求可参考"二、高效液相色谱法"项下的相应内容。如出现基质效应可采用空白基质溶液（即不含待测色素的同种样品按供试品溶液制备方法制得的溶液）配制标准曲线的方法予以消除。

9304　中药中铝、铬、铁、钡元素
测定指导原则

中药在种植、生产、加工等过程中可能会引入铝、铬、铁、钡等金属元素，其含量过高会带来潜在危害，本指导原则用于中药中铝、铬、铁、钡元素的测定。

基本原则

本指导原则适用于除矿物药或含矿物药的制剂以外的中药中铝、铬、铁、钡元素的测定，并可与铅、镉、砷、汞、铜测定法（通则 2321）联合应用。

基本方法

方法的选择　首选多元素同时测定的电感耦合等离子体

质谱法（通则 0412），也可采用与电感耦合等离子体质谱法灵敏度相当的其他方法。

仪器参数的设置　应根据选用的电感耦合等离子体质谱仪型号的特点，合理设置仪器参数，并采用干扰方程或开启碰撞反应池等手段消除质谱型干扰。仪器的一般参考条件：射频功率为 1250～1550W，采样深度为 6.0～10.0mm，载气流速为 0.65～1.20L/min，载气补偿气流速为 0～0.55L/min，样品提升速率为 0.1ml/min，积分时间为 0.3～3.0 秒，重复次数为 3 次。

分析方法的选择　为减少工作条件变化对分析结果的影响，提高定量分析的准确度，建议采用内标校正的标准曲线法进行分析。

目标同位素的选择　对于待测元素及内标元素，目标同位素一般应选择干扰少、丰度较高的同位素，也可采用多个同位素对测定结果进行验证和比较。一般情况下，铝、铬、铁、钡元素选择 ^{27}Al、^{53}Cr、^{57}Fe、^{137}Ba，内标同位素分别为 ^{6}Li、^{45}Sc、^{45}Sc、^{115}In。

标准品溶液的配制　在选定的仪器条件下，测定不少于 6 个不同浓度（含零点）的待测元素系列标准溶液，一般浓度范围为每 1ml 含待测元素 0～200.0μg。标准溶液的介质与酸度应与供试品溶液一致。可根据待测元素的含量合理调整系列标准溶液的浓度。除另有规定外，目标同位素峰的响应值与浓度所得回归方程的相关系数应不低于 0.99。

供试品溶液的制备　中药样品基质复杂，前处理方法会直接影响测定结果的精密度和准确度，目前元素分析的样品前处理方法一般可分为干法灰化、湿法消解与微波消解等。本指导原则样品前处理方法推荐微波消解法，以减少元素损失，应根据各微波消解仪的型号，合理设置微波消解程序，并选用适宜的消解试剂保证中药中有机基质被完全消解，一般选择硝酸或硝酸与盐酸的混合酸进行消解。

待消解后的溶液放冷后，应小心地开启消解罐，将消解后的溶液转移至 50ml 量瓶中，用水洗涤罐盖及罐壁数次，并将洗液合并入量瓶中，用水稀释至刻度，混匀，即得。同时取相同试剂，置耐压耐高温微波消解罐中，同供试品溶液制备方法制成试剂空白溶液。

注意事项　应注意试验环境、使用器皿、试剂等对待测元素的污染问题。应保证实验环境的洁净，采用高浓度酸液浸泡器皿并使用高纯度试剂。

当供试品溶液中某元素浓度过高时，应进行必要的稀释，以保证结果的准确，一般建议浓度应由低到高，防止仪器的污染。

每次试验中，应采用可溯源的标准物质或进行回收率试验，对测定结果进行验证，以保证结果的准确可靠。

9305　中药中真菌毒素测定指导原则

真菌毒素（mycotoxin）是真菌产生的毒性产物。黄曲霉毒素、赭曲霉毒素、杂色曲霉素主要由曲霉属真菌产生；伏马毒素、T-2 毒素、呕吐毒素(脱氧雪腐镰刀菌烯醇)、玉米赤霉烯酮主要由镰刀菌属真菌产生；展青霉素、桔青霉素、霉酚酸主要由青霉属真菌产生；田麦角碱、麦角生碱、麦角克碱等麦角碱类真菌毒素主要由麦角菌属真菌产生；链格孢酚、链格孢酚甲醚、腾毒素等链格孢霉类真菌毒素主要由链格孢属真菌产生。

此外，植物对真菌毒素进行糖苷结合等代谢产生隐蔽型真菌毒素。隐蔽型真菌毒素进入人体或动物体内后，经代谢生成原型真菌毒素，可产生同等或更高毒性，如玉米赤霉烯酮-14-葡萄糖苷和脱氧雪腐镰刀菌烯醇-3-葡萄糖苷。

由于中药材在种植、加工、贮存及流通等过程存在被真菌及其产生的毒素污染的风险，为实现对中药中真菌毒素的准确测定，制定本指导原则。

基本原则

一、识别中药中真菌毒素污染的风险并进行监控

由于各类真菌毒素产生的机理不同，易受真菌毒素污染的对象也有所不同。种子类、块茎类药材应注意黄曲霉毒素的监控，如柏子仁、莲子、延胡索等；养殖动物类药材应注意黄曲霉毒素、呕吐毒素、伏马毒素的监控，如土鳖虫、九香虫等；根及根茎类、香辛果实种子类药材应注意赭曲霉毒素、伏马毒素及链格孢霉类真菌毒素的监控，如黄芪、甘草、肉豆蔻等；与粮谷类基质相似的药材应注意呕吐毒素、玉米赤霉烯酮类、麦角碱类真菌毒素的监控，如麦芽、淡豆豉、薏苡仁等；酸性果实类药材应注意展青霉素的监控，如枸杞子、乌梅、山楂等。

使用发酵工艺生产加工的药材应注意开展相应真菌毒素的控制，如红曲应注意桔青霉素的监控。由易受真菌毒素污染药材品种加工的中药饮片、中药配方颗粒和提取物亦应注意相关真菌毒素的监控。处方中含有易受真菌毒素污染的药材或以生药粉投料的中成药品种应注意相关真菌毒素的监控，并关注贮存期间真菌毒素污染水平的动态变化。

二、根据不同测定需求采用适当的测定方法

真菌毒素的前处理方法包括液液萃取、固相萃取、免疫亲和净化等多种方式，可根据真菌毒素的理化性质、待测样品的基质类型特点等进行前处理方法的研究开发。

真菌毒素的测定方法主要有液相色谱法、液相色谱-质谱联用法(包括液相色谱-串联三重四极杆质谱法、液相色谱-串联高分辨质谱法等)、薄层色谱法、酶联免疫法、胶体金免疫色谱法等。

液相色谱法通常联合免疫亲和净化等样品前处理方法，准确度高、重现性好、灵敏度高、专属性强，可用于单个(类)真菌毒素的定量检测。液相色谱-质谱联用法可实现对多成分同时定性定量检测，灵敏度高、准确度高、专属性强，可用于多个(类)真菌毒素的定性定量检测和广谱筛查。薄层色谱法专属性相对较差，灵敏度较低，操作较为繁琐，可用于单个真菌毒素的初筛。酶联免疫法和胶体金免疫色谱

法均属于快速检测方法，灵敏度高，其中酶联免疫法具有批量分析优势，胶体金免疫色谱法操作简便快捷，但两种方法均存在一定的假阳性与假阴性概率，目前主要用于真菌毒素现场快筛。

在建立中药中真菌毒素的测定方法时，应符合分析方法验证指导原则(指导原则 9101)。

三、科学制定真菌毒素限量

黄曲霉毒素类真菌毒素的限量，可按照中药有害残留物限量制定指导原则(指导原则 9302)中相关规定进行制定。对于其他毒性较强毒素的限量制定，如赭曲霉毒素、呕吐毒素、伏马毒素、桔青霉素，可参照中药有害残留物限量制定指导原则(指导原则 9302)中相关规定，并参考《食品安全国家标准 食品中真菌毒素限量》(GB 2761)及各国药典等国内外相关限量标准，同时结合具体中药品种中真菌毒素检出情况，分别合理制定限量。具有同时污染特性的同类多种毒素，也可制定该类毒素的总和限量标准。

基本内容

一、单个(类)真菌毒素测定

包括单个真菌毒素的测定或单类真菌毒素中多个成分测定。

1. 测定方法

应选择准确、专属的方法，方法检测灵敏度应满足限量标准要求。首选液相色谱法或液相色谱-质谱联用法。

液相色谱法可采用荧光检测器或者紫外-可见分光检测器，应根据待测真菌毒素的理化性质选择适宜的固定相和流动相，多成分测定时可采用流动相梯度洗脱，以达到良好分离效果。固定相常用十八烷基硅烷键合硅胶为填充剂，可根据情况选择小粒径或较长的色谱柱以提高分离度。常用的流动相为不同比例的甲醇-水溶液和乙腈-水溶液。如桔青霉素可以乙腈-水(35∶65)(用磷酸调节 pH 值至 2.3)为流动相，荧光检测器(激发波长 331nm 或 350nm，发射波长 500nm)进行测定。

液相色谱-质谱联用法可采用液相色谱-串联三重四极杆质谱进行测定。应选择多对特征性的离子对通道，注意待测毒素在质谱中的采集模式，以提高离子化效率，并对质谱检测参数进行优化达到最佳。如桔青霉素可以含 0.4％甲酸和 2mmol/L 甲酸铵的甲醇为流动相 A，含 0.4％甲酸和 2mmol/L 甲酸铵水溶液为流动相 B，按下列梯度洗脱：0～2 分钟，20％A；2～12 分钟，20％→80％A；12～13 分钟，80％→20％A；电喷雾离子源(ESI)正离子模式下选择质荷比(m/z)251.2→233.1 作为定量离子对，(m/z)251.2→205.1 作为定性离子对进行检测。

2. 对照品溶液的制备

应根据各种真菌毒素的理化性质，以保证溶解性和稳定性为原则，选择合适的溶剂溶解并配制合适的浓度作为贮备液。贮备液通常于 −20℃以下保存，并定期考察稳定性。常用的溶剂为甲醇、乙腈。临用前需采用合适的溶剂将贮备液

稀释成适宜浓度的标准曲线对照品溶液，一般选用与供试品溶液中相似比例的有机溶剂进行配制，如桔青霉素可采用 70% 甲醇配制。

采用液相色谱-质谱联用法时，一般应采用空白基质溶液（即不含待测真菌毒素的同类型样品按供试品溶液制备方法制得的溶液）进行对照品溶液配制。若待测毒素基质效应在 ±20% 以内，可采用合适的溶剂配制对照品溶液。

3. 供试品溶液的制备

真菌毒素待测样品应置于阴凉干燥处保存，并尽快测定。真菌毒素在样品中的污染存在不均匀性，测定时按药材和饮片取样法（通则 0211）取样，并将样品全部粉碎后充分混匀。

应采用快速、简单、高效的提取方式进行待测真菌毒素的提取，常见的提取方式有振摇、超声以及高速匀浆等。提取液一般需进一步净化富集，如采用免疫亲和柱或者 HLB 固相萃取小柱对待测真菌毒素进行吸附与洗脱，其中免疫亲和柱可专属性吸附待测真菌毒素，净化效果较好，宜作为首选；HLB 固相萃取小柱需通过调整洗脱溶剂极性，分段进行待测物的洗脱与收集。其他类型净化柱可用于吸附样液中的脂类、蛋白类等杂质，操作简便，但净化效果相对较差，需进一步考察。如桔青霉素可采用 70% 甲醇进行提取，提取液再采用相应的免疫亲和柱进行净化。

4. 样品测定与结果判断

真菌毒素的测定一般采用标准曲线法，当供试品色谱中出现与对照品保留时间相同的色谱峰时（当采用二极管阵列检测器时，其紫外-可见吸收光谱与对照品光谱也应匹配），可基本判断检出相应的毒素，通过标准曲线计算相应的含量。

样品测定一般需同时进行准确度和灵敏度考察，其中加样回收率一般应在 70%～120% 之间，在满足重复性要求的情况下，部分真菌毒素回收率可放宽至 60%～130%，其他相关要求可参考分析方法验证指导原则（指导原则 9101）。如有可能，应使用有证标准物质进行质量控制。中药基质复杂，提取效率各不相同，必要时可选择同位素内标进行校正，同时应对内标物的浓度进行考察。

当液相色谱法、酶联免疫法等检测结果为阳性或可疑时，可采用液相色谱-质谱联用法进行确证。采用液相色谱-串联三重四极杆质谱法时，供试品色谱中如检出与对照品保

留时间相同的色谱峰，并且在扣除背景后的质谱图中，所选择的 2 对监测离子对均出现，供试品溶液的监测离子对峰面积比与浓度相当的对照品溶液的监测离子对峰面积比进行比较时，相对偏差不超过下列规定的范围，则可判定样品中存在该真菌毒素：相对比例 >50%，允许 ±20% 偏差；相对比例 20%～50%，允许 ±25% 偏差；相对比例 10%～20%，允许 ±30% 偏差；相对比例 ≤10%，允许 ±50% 偏差。

采用液相色谱-串联高分辨质谱法时，供试品色谱中如检出与对照品保留时间相同的色谱峰，并且与对照品母离子和碎片离子精确质荷比偏差不超过百万分之五（精确质荷比小于 200 的偏差小于 1mDa），则可判定样品中存在该真菌毒素。

二、高通量真菌毒素测定

包括不同种类真菌毒素的多成分测定或高通量筛查。

1. 检测方法

应选择可同时测定多种化学成分、灵敏、准确、专属的方法。首选液相色谱-质谱联用法，如液相色谱-串联三重四极杆质谱法或液相色谱-串联高分辨质谱法。

根据待测真菌毒素的离子化效率，选择合适的离子采集模式，可使用正负离子两种采集模式结合的方式。根据待测真菌毒素的理化性质，选择适宜的固定相、流动相及梯度，以保证良好的分离效果。为提高待测真菌毒素的响应强度，可添加甲酸、甲酸铵、乙酸、乙酸铵等促离子化试剂，但应对添加浓度进行优化。应对质谱检测参数进行优化达到最佳。

采用三重四极杆质谱仪作为检测器时，可选择多对特征性的离子对通道，经过多种中药基质考察后，选取干扰较少的离子对通道，并针对性优化设定最佳去簇电压和碰撞能量等重要质谱参数。采用高分辨质谱作为检测器时，应先建立待测真菌毒素的完整碎片信息的谱库。如进行真菌毒素高通量筛查时可以采用正负离子采集模式。正离子模式参考流动相及洗脱梯度：以 0.4% 甲酸溶液为流动相 A，以甲醇为流动相 B；按下列梯度洗脱：0～11 分钟，80%→45%A；11～15 分钟，45%→0A；15～21 分钟，0→80%A。负离子模式参考流动相及洗脱梯度：以水为流动相 A，乙腈为流动相 B，0～13 分钟，90%→40%A；13～15 分钟，40%→0A；15～18 分钟，0→90%A。部分真菌毒素的监测离子对、碰撞电压及检出限参考值见表 1。

表 1　部分真菌毒素的质谱监测离子对、碰撞电压及检出限参考值

编号	中文名	英文名	母离子(m/z)	子离子(m/z)	CE(V)	检出限参考值($\mu g/kg$)*
1	黄曲霉毒素 B$_1$	Aflatoxin B$_1$	313.1	241.0	50	0.5
			313.1	285.1	40	
2	黄曲霉毒素 B$_2$	Aflatoxin B$_2$	315.1	287.1	35	0.5
			315.1	259.1	40	
3	黄曲霉毒素 G$_1$	Aflatoxin G$_1$	329.1	243.1	35	0.5
			329.1	311.1	45	

续表

编号	中文名	英文名	母离子(m/z)	子离子(m/z)	CE(V)	检出限参考值(μg/kg)*
4	黄曲霉毒素 G_2	Aflatoxin G_2	331.1 331.1	245.1 313.1	40 38	0.5
5	黄曲霉毒素 M_1	Aflatoxin M_1	329.1 329.1	273.1 259.2	33 33	0.5
6	黄曲霉毒素 M_2	Aflatoxin M_2	331.1 331.1	273.1 259.3	47 47	3.1
7	赭曲霉毒素 A	Ochratoxin A	404.1 404.1	239.0 102.1	34 93	0.5
8	赭曲霉毒素 B	Ochratoxin B	370.0 370.0	205.2 324.4	47 18	0.5
9	赭曲霉毒素 C	Ochratoxin C	432.1 432.1	239.1 358.0	37 23	0.5
10	伏马毒素 B_1	Fumonisin B_1	722.4 722.4	334.3 352.3	55 49	3.1
11	伏马毒素 B_2	Fumonisin B_2	706.4 706.4	336.3 318.3	49 52	3.1
12	伏马毒素 B_3	Fumonisin B_3	706.6 706.6	336.3 688.5	47 47	12.5
13	去环氧-脱氧雪腐镰刀菌烯醇	Deepoxy-deoxynivalenol	281.1 281.1	215.1 233.1	18 16	12.5
14	脱氧雪腐镰刀菌烯醇	Deoxynivalenol	297.1 297.1	249.1 231.1	17 18	6.2
15	田麦角碱	Agroclavine	239.1 239.1	183.1 168.2	33 36	0.5
16	麦角克碱	Ergocristine	610.3 610.3	268.1 223.1	40 40	0.5
17	链格孢酚	Alternariol	259.0 259.0	213.0 185.2	36 45	3.1
18	链格孢酚甲醚	Alternariol-methylether	273.1 273.1	230.1 199.2	40 40	12.5
19	桔青霉素	Citrinin	251.2 251.2	233.1 205.1	25 35	0.5
20	黄绿青霉素	Citreoviridin	403.2 403.2	139.0 297.1	30 20	3.1
21	蛇形菌素	Diacetoxyscirpenol	384.2 384.2	307.3 229.1	15 20	0.5
22	镰刀菌烯酮	Fusarenon X	355.1 355.1	247.0 175.1	30 20	3.1
23	HT-2 毒素	HT-2 toxin	442.2 442.2	263.1 215.1	17 19	6.2
24	T-2 毒素	T-2 toxin	484.3 484.3	305.1 245.1	19 18	0.6
25	杂色曲霉素	Sterigmatocystin	325.1 325.1	281.1 310.1	48 35	0.5
26	霉酚酸	Mycophenolic Acid	321.3 321.3	207.1 302.9	25 12	0.5

续表

编号	中文名	英文名	母离子(m/z)	子离子(m/z)	CE(V)	检出限参考值(μg/kg)*
27	展青霉素	Patulin	153.0 153.0	109.0 81.0	−10 −18	12.5
28	α-玉米赤霉醇	α-zearalanol	321.1 321.1	277.1 303.4	−30 −28	1.2
29	α-玉米赤霉烯醇	α-zearalenol	319.1 319.1	173.8 160.2	−30 −46	0.5
30	β-玉米赤霉醇	β-zearalanol	321.1 321.1	303.4 259.1	−31 −34	1.2
31	β-玉米赤霉烯醇	β-zearalenol	319.1 319.1	275.1 160.1	−29 −40	0.5
32	玉米赤霉酮	Zearalanone	319.1 319.1	205.3 233.3	−29 −29	0.5
33	玉米赤霉烯酮	Zearalenone	317.1 317.1	174.9 131.2	−32 −38	0.5

注：* 不同基质、不同仪器的检出限有差异，表中所列检出限仅供参考。

2. 对照品溶液的制备

可参考"一、单个(类)真菌毒素测定"项下对照品溶液的制备方法配制单个真菌毒素对照品的贮备液，通常于−20℃以下保存，并定期考察稳定性。

混合对照品溶液一般应于临用前配制。

测定时可根据样品实际情况，采用空白基质溶液(即不含待测真菌毒素的同种样品按供试品溶液制备方法制得的溶液)配制对照品溶液。

3. 供试品溶液的制备

不同真菌毒素结构和理化性质各不相同，且污染量属于痕量范围，而中药材基质成分复杂，可能产生明显的基质效应影响筛查方法的准确度与灵敏度。应对提取和净化过程进行深入细致的研究。

提取方法应考虑到总体提取效率及提取溶剂对待测真菌毒素稳定性的影响；净化方法可选用固相萃取或分散固相萃取技术进行，可根据中药基质的特性采用不同净化填料。如可采用适当浓度的乙腈溶液或其他缓冲液体系进行提取，采用 N-丙基乙二胺、石墨炭黑、硅胶和 C18 等混合填料净化。

4. 内标物质的选择

由于中药基质复杂，不同基质样品提取效率各不相同，必要时可选择同位素内标对基质效应进行校正，同时应对内标物的浓度进行考察。

5. 样品测定与结果判断

参考"单个(类)真菌毒素测定"项下。液相色谱-串联三重四极杆质谱法或液相色谱-串联高分辨质谱法可作为阳性样品互相验证方法。

三、注意事项

采用液相色谱法检测过程中，可在色谱柱前加预柱，在每完成一次测定后以高比例有机相冲洗色谱柱，以延长色谱柱寿命。

液相色谱法测定时，出现基质干扰或含量较低难以采用液相色谱法准确测定时，应采用液相色谱-质谱联用法测定。在未检出真菌毒素的情况下，也应注意假阴性情况，结合方法检出限，综合判断，必要情况下应通过灵敏度更高的方法进行检测。

液相色谱-质谱联用法作为定性确证方法，可采用多种不同原理的质谱作为检测技术，但均应保证结果的准确可靠。

采用液相色谱-质谱联用法检测时，应注意真菌毒素的进样浓度，避免交叉污染或对系统造成残留污染，注意采用空白试剂、空白基质、有证标准物质等进行过程质量控制。

进行真菌毒素检测时，应注意人员的安全防护，并防止污染环境。

9306 遗传毒性杂质控制指导原则

遗传毒性杂质控制指导原则用于指导药物遗传毒性杂质的危害评估、分类和限值制定，以控制药物中遗传毒性杂质潜在的致癌风险。为药品标准制修订、上市药品安全性再评估提供参考。本指导原则主要来源于 ICH 相关指导原则，如 ICH 相关指导原则发生变更，其内容与本指导原则不一致时可参照 ICH 指导原则最新版执行。

一、总则

遗传毒性(genotoxcity)是指遗传物质中任何有害变化引起的毒性，而不考虑诱发该变化的机制，又称为基因毒性。遗传毒性杂质(genotoxic impurities, GTIs)是指能引起遗传毒性的杂质，包括致突变性杂质和其他类型的非致突变性遗传毒性杂质。其主要来源于原料药或制剂的生产过程，如起始原料、反应物、催化剂、试剂、溶剂、中间体、副产物、降解产物等。致突变性杂质(mutagenic impurities)指在较低水平时也有可能直接引起 DNA 损伤，导致 DNA 突变，从而可能引发癌症的遗传毒性杂质。

本指导原则主要关注致突变机制的遗传毒性杂质，非致突变机制的遗传毒性杂质以一般杂质水平存在时，通常可忽略其致癌风险。

药品生产、药品标准提高及上市药品再评价过程中，对于实际存在或可能出现在药品中的潜在杂质，在结构已知的情况下，可按本指导原则进行危害评估，确定其是否为致突变性杂质。

已上市药品中杂质一般在以下情形下需要进行评估：①由于生产工艺变更导致产生了新杂质或提高了已有杂质水平；②变更了适应症或给药方案，显著影响了可接受的致癌风险水平；③原有杂质获得了新的危害性数据(分为1类或2类)等。

如果一个杂质被鉴定为具有潜在的致癌风险，应制定相应的限值。在制定可忽略致癌风险的杂质限值时，应进一步分析生产工艺，兼顾安全性和质量风险管理两方面的因素，综合考虑制定合适的限值。确定遗传毒性杂质限值时，还应遵循具体问题具体分析的原则。

本指导原则包括危害评估方法、可接受摄入量计算方法和限值制定方法。

本指导原则中描述的对杂质潜在致突变性的评估方法不适用于以下类型的原料药和制剂：生物/生物技术制品、肽类、寡核苷酸、放射性药物、发酵产品、中药和动物或植物来源的粗制品。也不适用于已上市药物中使用的辅料、调味剂、着色剂和香料，以及与药物包材相关的可浸出物。但如有必要，可使用本指导原则中概述的限制潜在致癌风险的安全风险评估原则。

本指导原则中对杂质潜在致突变性的评估方法不适用于晚期癌症适应症的原料药和制剂，以及用于其他适应症但本身在治疗剂量下就具有遗传毒性，且预计可能与癌症风险增加有关的原料药。在这些情况下，致突变性杂质不会显著增加原料药的致癌风险。因此，杂质可以按非致突变性杂质的水平控制。

二、危害评估方法

致突变性杂质的危害评估主要是通过数据库、文献检索，(定量)构效关系[(quantitative) structure-activity relationships，(Q)SAR]评估以及遗传毒性试验等评估方法将杂质分类，参考国际相关分类方法，根据致突变和致癌风险危害程度可将杂质分为以下 5 类。

1 类杂质指已知有致突变性的致癌物质。

2 类杂质指致癌性未知的已知致突变性物质。

3 类杂质指含有警示结构，与原料药结构无关，无致突变性数据的物质。

4 类杂质指含有警示结构，与原料药或与原料药相关的物质具有相同的警示结构的物质，且原料药或与原料药相关的物质经测试为无致突变性的物质。

5 类杂质指无警示结构，或有充分的数据证明警示结构无致突变性或致癌性的物质。

1. 数据库、文献检索评估方法

已有资料显示杂质是有致突变性的致癌物质，则将其归为 1 类；已有资料显示杂质有致突变性，即细菌回复突变试验呈阳性，或有其他与 DNA 反应性相关的基因突变的阳性致突变性数据(例如，体内基因突变研究显示阳性)，但无啮齿动物致癌性数据的物质，则将其归为 2 类；已有资料显示无致突变性或致癌性潜在风险的物质，则将其归为 5 类。

2. (定量)构效关系[(Q)SAR]评估方法

(Q)SAR 评估方法是根据化合物现有资料、化学结构和对细菌回复突变试验的预测对化合物进行分类。根据现有资料可将化合物归为 1 类或 2 类；如果杂质含有与原料药结构无关的警示结构，但无致突变性数据，则可归为 3 类；如果杂质含有与原料药或与原料药相关的物质相同的警示结构(例如，工艺中间体)，且该原料药或与原料药相关的物质经测试为无致突变性，则可归为 4 类；如果杂质含有警示结构，但有充分的数据认为该警示结构无致突变性或致癌性，或者杂质不含有警示结构，则可归为 5 类。

应用(Q)SAR 方法进行计算机模拟，预测细菌回复突变试验的结果时，应采用两个互补的(Q)SAR 预测方法。一个方法基于专家规则，另一个方法基于统计学。如果两个互补的(Q)SAR 方法预测结果均没有警示结构，则可以认为该杂质没有致突变性，不建议做进一步的检测。此方法应采用经验证的软件，如有必要，预测结果可由专家评估，为最终预测结论的作出提供支持性证据。

3. 遗传毒性试验评估方法

对于应用(Q)SAR 方法评估归为 3 类的杂质，可以进一步开展细菌回复突变试验。如果试验结果为阳性，则该杂质归为 2 类；如果试验结果为阴性，则该杂质归为 5 类。对于长期给药时杂质日摄入量超出 1mg 时，按照本指导原则评价为阴性的杂质，仍应考虑按照 ICH Q3A、ICH Q3B 的要求对杂质进行潜在的遗传毒性评估。

对于致突变性(如细菌回复突变试验)结果为阳性的杂质，如果无法控制在可接受的摄入量，可以根据其作用机制和预期的靶器官(组织)分布，选择合适的体内遗传毒性试验，以明确其体内致突变风险，指导对其设定特定的限度。

三、可接受摄入量的计算方法

确定遗传毒性杂质限值时主要的参考依据是可接受摄入量(acceptable intake，AI)，可接受摄入量的计算方法包括：根据化合物特异性风险评估计算、根据毒理学关注阈值计算和根据给药周期调整计算等。

1. 根据化合物特异性风险评估计算的可接受摄入量

具有致癌性数据的致突变性杂质　如果杂质具备足够的

致癌性数据，但无毒理学阈值，则应采用化合物特异性风险评估方法来推导可接受摄入量，即根据导致 50% 肿瘤发生率的给药剂量（median toxic dose，TD_{50}）线性外推法来计算化合物特异性的可接受摄入量，或使用国内外权威机构已公布的可接受摄入量参考值。

TD_{50} 线性外推法，即通过啮齿类动物致癌性数据来计算杂质的可接受摄入量。如采用 TD_{50} 值的 1/50 000 作为摄入量，即相当于终生潜在发生肿瘤的风险为十万分之一。

$$可接受摄入量（AI）= TD_{50}/50\,000 \times 50kg$$

有实际阈值的致突变性杂质 一些杂质的毒性与剂量的反应呈非线性或有实际阈值，针对此类杂质可通过未观察到作用剂量（no-observed effect level，NOEL）或者观察到作用的最低水平（lowest-observed effect level，LOEL）和采用不确定性因子来计算每日允许暴露量（permitted daily exposure，PDE）。

$$PDE = \frac{NOEL（或 LOEL）\times 体重}{F1 \times F2 \times F3 \times F4 \times F5}$$

式中 体重以 50kg 计；

F1 为从不同物种外推到人的因子；

F2 为个体差异因子；

F3 为根据毒性暴露周期采用的可变因子；

F4 为根据毒性严重情况采用的可变因子；

F5 采用 NOEL 时一般为 1，采用 LOEL 时应根据毒性的严重程度确定，最高可为 10。

2. 根据毒理学关注阈值（threshold of toxicological concern，TTC）计算的可接受摄入量

单个杂质 对于长期治疗用（>10 年）药物中的 2 类、3 类杂质可采用 TTC 计算可接受摄入量，即一个杂质的可接受摄入量为 $1.5\mu g/d$。TTC 是从 TD_{50} 的剂量简单线性外推到十万分之一肿瘤发生率的剂量，且采用的 TD_{50} 数据来自最敏感物种和肿瘤发生的最敏感部位。在使用 TTC 评估原料药和制剂中致突变性杂质的可接受摄入量时，其对应的理论上终生患癌风险为十万分之一。TTC 可以通用于大部分药物杂质，作为可接受摄入量的默认值。

多个杂质 根据 TTC 计算的可接受摄入量是针对单个杂质制定的。如果有 2 个 2 类或 3 类杂质，应制定每个杂质可接受摄入量。对于临床研发和已上市的药品，如果原料药质量标准中有 3 个或更多的 2 类或 3 类杂质，则这些杂质的总可接受摄入量按表 1 来进行控制。1 类杂质应单独控制，不应计入 2 类和 3 类杂质的总可接受摄入量。另外，制剂中形成的降解产物应单独控制，不应计入总可接受摄入量。对于复方制剂杂质可接受摄入量制定，每种活性成分应单独规定。

3. 根据给药周期调整计算的可接受摄入量

已知致突变性致癌物的标准风险评估是假定致癌风险随着累积剂量的增加而增加，因此，终生以低剂量持续给药的致癌风险与相同的累积剂量平均分配在较短给药时长内的致癌风险等同。对于临床研发阶段和已上市药物已经可以预知该药物的给药时间，一般都是短于终生给药，所以可以调整上述计算的可接受摄入量，允许药物中致突变性杂质的日摄入量高于终生给药时的值。

根据给药周期调整 TTC 的值 $1.5\mu g/d$ 的摄入量一般用于终生长期治疗用（>10 年）药物中存在的且无致癌数据的致突变性杂质控制。短于终生给药的药品中致突变性杂质可接受摄入量可以调整为更高的剂量，可理解为终生长期治疗用（>10 年）药物中可接受的累积终生（以 70 年计）剂量（$1.5\mu g/d \times 25\,550$ 天 $= 38.3mg$）在短于终生给药期间平均分配在总给药天数中。

表 1 是从上述概念推导而得的数据，对于临床研发阶段和上市阶段药物，根据给药周期调整，给出了单个和多个杂质的可接受摄入量。因此，应根据药物的实际给药时间计算杂质的可接受摄入量。间歇给药时，可接受摄入量应根据给药总天数计算，而不是给药的时间间隔。例如，2 年期间每周服用一次的药物（即给药 104 天），其可接受摄入剂量为 $20\mu g/d$。

表 1 杂质的可接受摄入量

治疗期	≤1 个月	>1～12 个月	>1～10 年	>10 年到终生
单个杂质日摄入量（$\mu g/d$）	120	20	10	1.5
多个杂质日摄入总量（$\mu g/d$）	120	60	30	5

根据给药周期调整化合物特异性风险评估的值 根据化合物特异性风险评估方法所推导的可接受摄入量（AI）也可以按表 1 以相同比例进行调整，或是根据日最大给药剂量限制在不超过 0.5%，二者取较低者。例如，如果终生给药时根据化合物特异性风险评估方法所推导的可接受摄入量为 $15\mu g/d$，用药周期短于终生给药时的限值（按表 1 比例），则可增加至 $100\mu g/d$（治疗期 >1～10 年），$200\mu g/d$（治疗期 >1～12 个月）或 $1200\mu g/d$（治疗期 ≤1 个月）。但是，对于一个根据最大日服用剂量（例如，100mg）计算的药物，则小于等于 1 个月时长的可接受摄入量应限制在 0.5%（$500\mu g$），而不是 $1200\mu g$。采用每日允许暴露量（PDE）计算的杂质限度不适合采用表 1 比例进行调整，短期暴露时可以采用"具体问题具体分析"的原则接受较高杂质限度。

本指导原则中描述的杂质潜在致突变性的评估方法可用于所有给药途径。除非存在特定给药方式的问题，否则无需调整可接受摄入量。

四、限值制定方法

在药品生产、药品标准提高及上市药品再评估过程中发现杂质后，首先通过上述危害评估方法将杂质分为 1 类、2 类、3 类、4 类或 5 类。其次根据上述计算方法得到的杂质可接受摄入量，结合生产工艺、检测方法、临床使用情况等制定合适的限值，也可采用已获得公认的限值。对于高致癌性杂质(如黄曲霉毒素、N-亚硝基化合物、烷基-氧化偶氮结构类化合物)应采用更严格的限值控制。杂质限值一般按下式计算：

$$杂质限值 = \frac{杂质可接受摄入量}{药物每日最大用量}$$

式中，杂质可接受摄入量，即上文中 AI、PDE、TTC 等数值。

1 类杂质　由于具有阳性致癌数据，应根据化合物特异性风险评估方法来推导可接受摄入量，此摄入量是基于终生的暴露量，再结合使用期限和其他因素制定合适的限值。

例 1　TD_{50} 线性外推法

某 A 药中含 1 类杂质 a，A 药临床剂量为 80mg/d，根据临床疗效可增加至 160mg/d，最大剂量可为 320mg/d。杂质在 TOXNET 数据库查得致癌相关数据：大鼠 TD_{50} 为 0.0959mg/(kg·d)，小鼠 TD_{50} 为 0.189mg/(kg·d)，在计算限值时，采用 TD_{50} 较低即较为保守的值，即大鼠 TD_{50} 值进行计算。

根据 $AI = TD_{50}/50\,000 \times 50kg$，杂质 a 的每日最大摄入量为：

$$0.0959mg/(kg·d) \div 50\,000 \times 50kg = 0.0959\mu g/d$$

A 药的每日最大临床剂量为 320mg，则杂质 a 的限值为：

$$0.0959\mu g \div 320mg = 0.0003\mu g/mg = 0.3ppm$$

例 2　通过 NOEL 值计算 PDE

某 B 药中含 1 类杂质 b，B 药临床剂量为 300mg/d。杂质 b 的小鼠肿瘤发生的 NOEL 值为 15.7mg/(kg·d)，则根据公式计算如下：

$$PDE = \frac{15.7mg/(kg·d) \times 50kg}{12 \times 10 \times 5 \times 10 \times 1} = 0.131mg/d$$

在本例中：

F1=12，考虑从小鼠外推到人；

F2=10，考虑人的个体差异；

F3=5，考虑研究的持续时间只有 13 周；

F4=10，考虑发现严重毒性；

F5=1，考虑已测得无反应水平。

B 药的每日最大临床剂量为 300mg，则杂质 b 的限值为：

$$0.131mg/d \div 300mg/d \times 100\% = 0.044\%$$

2 类杂质　如果杂质有实际阈值，可通过计算 PDE 来得到限值。如果没有实际阈值，且药物用于长期治疗(>10 年)，则杂质按 TTC 的可接受摄入量计算限值。若药物用于短期治疗，则杂质的可接受摄入量参考表 1 进行调整，再结合其他因素制定合适的限值。

例 3　根据 TTC 可接受摄入量计算限值

某 C 药中含 2 类杂质 c，C 药临床用量为 1.5mg/d，每 3 天增加 0.5~1mg，成人最大给药剂量为 20mg/d，终生治疗

时间不超过 3~6 个月。参考表 1，C 药治疗期在 1~12 个月的范围内，杂质 c 最大可接受摄入量调整为 20μg/d。

C 药的每日最大临床剂量为 20mg，则杂质 c 的限值为：

$$20\mu g/d \div 20mg/d = 1\mu g/mg = 0.1\%$$

3 类杂质　经(Q)SAR 方法测试确定为 3 类的杂质，可进行细菌回复突变试验，若试验结果显示有致突变性，则杂质归为 2 类，按 2 类杂质制定限值。若试验结果显示无致突变性，则杂质归为 5 类，按 5 类杂质制定限值。如未进行细菌回复突变试验，则采用与 2 类杂质相同的计算方法制定限值。

4 类和 5 类杂质　按非致突变性杂质进行限值控制。

9307　生物活性测定方法设计、建立及验证指导原则

生物活性测定方法是利用生物受试体，包括整体动物、离体组织、器官、器官、细胞和微生物等，通过观察药物对这些受试体的影响来评估药物生物活性的一类方法。此类测定方法的研究对象多为生物制品、生化药品或中药等。本指导原则基于科学和风险管理的理念，为生物活性测定方法的设计、建立、验证等过程提供原则性要求，主要包括分析目标概况(analytical target profile，ATP)，方法的设计、建立、验证以及持续监测和改进等全生命周期管理的相关内容。

1　分析目标概况

建立生物活性测定方法首先要了解影响产品生物活性的关键质量属性(critical quality attributes，CQAs)，如工艺、安全性、有效性、稳定性等，结合预期用途制定分析目标概况。ATP 是生物活性测定方法建立的基础，它的基本内容包括：方法的预期用途，如用于测定生物效价、生物鉴别和生物限度等；与待分析产品的关键质量属性相关的信息；性能特征及相关性能标准。性能特征包括准确度、精密度、专属性和可报告范围，以及相应的接受标准和理论依据等。ATP 可包括单个或多个质量属性的测量要求。对具有多种生物活性的产品，其每一种关键生物活性应当分别进行研究，根据多种活性与临床疗效相关的程度确定权重系数，并设定标准。ATP 有助于分析方法的持续监测和改进，确保新建或修订的现行分析方法始终适用于预期用途，是方法生命周期管理的依据。

2　生物活性测定方法的设计

生物活性测定可用于原液/原料药和制剂的批放行检测、稳定性评价、标准物质和其他关键试剂的验证、中间体和制剂处方的控制、产品杂质和降解产物的控制、生产工艺变更支持等。对于每种不同预期用途，其分析方法的专属性(特异性)、准确度、精密度和耐用性的要求是不同的。必要时可开发一种或多种生物活性测定方法，对各阶段产品或终产品进行质量控制。对于方法适用性的判断要建立在科学性和

统计学的基础上，同时也需考虑可操作性和经济实用性。

2.1　生物活性测定方法分类

生物活性测定方法根据不同的实验系统可分为体内测定和体外测定。

2.1.1　体内生物活性测定方法

体内生物活性测定是指用实验动物来测定产品生物学反应的检测方法，一般通过将一系列标准物质和样品的稀释液给予实验动物体内，并建立药物浓度-剂量反应关系来估算生物活性。

2.1.2　体外生物活性测定方法

体外生物活性测定方法是指采用离体组织、器官、类器官、细胞、微生物、配体/受体结合或生化方法等评估产品的生物活性。

离体组织、器官生物活性测定是将人类或动物的组织、器官等在实验室中培养，通过考察其对样品的反应来估算生物活性。通常适用于样品对离体组织、器官等有明显活性，且量效关系显著的情况。涉及来自动物的活体组织或器官的生物活性测定需要类似于体内测定的过程。而细胞生物活性测定则是利用体外培养的细胞对样品的反应性来评估产品的生物活性。这些细胞可以是来源于肿瘤的细胞系，也可是转染受体的细胞系等。

2.2　生物活性测定方法的选择

生物活性测定方法的选择应按预先设定的 ATP，采用先进的、灵敏的方法进行相关研究。首先应考虑与产品临床适应症或药理机制相关的生物活性测定方法，如采用其他技术和方法应提供依据。

原则上，应尽可能减少体内测定法的使用。当体外活性与体内活性相关联时，可考虑使用经验证的体外测定方法。当体外试验不能很好地模拟体内试验，或存在很大差异时，仍需要用体内方法评估产品的生物活性。采用动物试验应遵循 3R 原则、相似性原则、选择性原则和易获得原则。

定量生物活性测定方法应选择背景较低，信噪比高的反应系统，以得到重复性较好的剂量反应曲线。如不能满足上述条件，可考虑生物限度方法。

2.3　实验设计的考虑要点

在生物活性测定方法设计、建立和验证过程中，需考虑相应的产品属性，选择适当的实验模型和统计方法开展研究，以对测定方法的性能特征进行评价，例如在可报告范围内的专属性、准确度、精密度（包括校准模型、范围上限和/或下限）和耐用性。采用风险评估和先验知识，以识别可能影响方法性能的方法参数，从而提高方法的成功率，减少试验结果偏差的风险。风险评估通常在测定方法早期阶段进行。

不同的生物活性测定方法可采用不同的实验设计类型。选择统计模型首先需要考虑的是评估试验的响应模式。模型的选择可以取决于分析测定数据的类型，如定量或定性。如采用生物效价测定法，应按照生物检定统计法（通则1431）的要求进行实验设计，根据样品测定结果的变异性确定样品生物效价范围和可信限或置信区间。如采用生物限值测定法（或生物鉴定），实验设计可考虑设样品组、阴性对照组或阳性对照组，测定方法采用体内测定法时，应考虑设模型对照组。

在生物活性测定方法开发建立阶段，实验设计类型可多样化，一般包括单因素设计（one factor at a time，OFAT）和多因素设计（design of experiments，DOE）的筛选设计（如：响应曲面设计、析因设计等），其目的是找出方法的最佳实验条件。在此阶段要使得方法的准确度尽可能达到最佳（偏倚达到最小），在保证准确度的基础上，提高精密度，从而保证方法能更好地满足其预期用途的要求。而在方法验证阶段，所采用的实验设计主要是选择混合效应模型的析因设计（正交或/和嵌套）。

在进行单因素或多因素实验和/或建模时，应探索已确定的测定方法参数的范围和相互作用。拟定生物活性测定方法控制策略，包括相关分析方法参数的设定值和/或范围。

2.3.1　试验系选择

试验系的选择与药物作用、实验原理和观察指标密切相关。具体试验系的选择详见"3.2 试验系的选择"。

2.3.2　标准物质的选择

标准物质的制备、标定和保存等过程应符合国家标准物质制备和标定的相关要求。标准物质的选择应考虑如下几个方面。

（1）原料的选择是制备标准物质的关键。标准物质的选择原则上应可溯源，选择已被证明足够稳定且适合临床试验的一个批次或多个批次，或用一个具有代表性的原料批次作为标准物质，并应经全面的质量验证。

（2）标准物质原则上应与产品同质，且具有相同或相似的生物效应。其选择一般应与产品（如原料/原液或制剂）的化学结构或组成及配比相似。

（3）通常新建或换批标准物质的标定需要超出常规检测的次数，且一般要求至少 3 个实验室进行协作标定，以确保新标准物质效价测量准确性。

（4）更换生物活性标准物质时，应进行标准物质原批次与替换批次的相关性研究，并对替换批次标准物质活性和含量进行标定，其理化特性和生物学活性指标相同或接近。原则上应溯源至上一级标准物质，以保证其赋值的可溯源性和准确性。

（5）应选择适当贮存条件以保证标准物质足够稳定，即标准物质的保存条件在其有效期内必须能够确保其生物活性。一般生物活性标准物质的贮存条件应比相应的药物原料和成品更加严格，因此标准物质贮存条件与药物原料和成品可能不同。例如生物制品标准物质往往采用-70℃以下条件进行保存。对新建标准物质应进行稳定性考察或质量监测，并进行趋势分析。可开展不同温度（如-20℃、4℃、25℃）等条件下的加速稳定性研究，用于评估标准物质的降解速率，以及描述其稳定性特征。

为了保证标准物质的稳定性，其配方与成品也可能不同（例如，冻干配方中加入特定的稳定剂）。应考虑不同标准物质生物活性反应一致性。如在临床前研究阶段与临床研究阶段，标准物质的配方可能不同，有必要验证其生物活性反应一致性。

2.3.3 样本代表性和样本量

在生物活性测定方法开发阶段，为了评价生物活性模型的专属性、准确度和耐用性。样品通常可采用实验室研发和中试规模产品，以提供足够的变异度，也可采用经酸碱破坏、高温、光照等影响因素处置的试验样品。建立生物活性定量分析模型所需的样本数量取决于样本基质的复杂性和/或基质对目标分析物信号的干扰，因此复杂的样本基质通常需要更多样本。足够的样本量有助于识别生物活性测定方法的变异度。

2.3.4 试验条件的优化

生物活性测定试验条件的优化目的是获得最佳检测方法，以便进行生物效价、生物限值计算时具有较好的准确度、精确度和耐用性。

优化试验通过控制实验变化因素的条件和水平得到相对可控的结果，利用统计学手段来确定可靠和稳定的实验变化因素。试验条件的优化一般有两种研究方法：单因素设计和多因素设计，前者通过逐一研究各因素而确定理想的试验条件，后者通过同时对多因素研究而确定理想的试验条件。通常使用多因素试验设计可更有效地进行试验条件的优化。相较于 OFAT，DOE 通常所需的实验量较少，且有助于深入了解生物活性测定性能因素间的相互作用，通常包括风险分析、筛选、响应优化、确认等步骤。详见"3.4.1 实验参数的确定"。

生物活性多因素模型的选择应基于测定方法要求和所选的测定技术。模型开发之前，基于先验知识，确定模型的性能因素，包括基础模型假设和期望的模型适用范围。初始风险评估有助于了解物料和工艺中可能影响模型性能的潜在变异来源，因此应在模型校正过程中予以考虑。常规分析通常应包括使用设定的控制策略如离群值判断等，对每次测定的适用性进行监测。如果确认测试或离群值判断未能满足预定义标准，或数据趋势表明模型、工艺或被测物料存在潜在不可接受的性能，则需考虑对模型重新进行评估。

2.3.5 统计分析方法的考虑

生物活性测定方法应采用适宜的统计模型对相应数据分析做出判断，包括进行数据转换和/或数据加权，以及建立试验系和样品的适用性标准。该数据分析应包括可用于异常检测和全模型拟合的设计因素，还应包括用于选择数据子集的计划。一般生物效价模型应考虑以下方面。

（1）选择适当的统计模型 在选择最合适的统计模型时需要考虑以下问题。首先，该模型应该适合测定终点类型如连续、计数或二分法。其次，该模型应该包括测定设计的结构。对于任何非完全随机设计，模型中应有用于影响试验系的因素。如细胞法的板内区组，动物设施内饲养笼

的位置，给药时间等。第三个考虑适用于连续节点，涉及是否使用回归模型或均值模型（方差模型拟合分析适合于各样品各稀释水平的单独平均测试），以及适当的误差项。均值模型可能是适合的，因为它不对浓度-响应曲线进行假设。

（2）假设 在不进行平行统计模型假设的情况下，将所选统计模型与数据进行拟合，然后再评估残差的分布，具体检查残差是否偏离正态和常数方差。根据需要转换数据，或者选择一个权重方案。尽可能使用来源于独立检测的实验数据，主要目的是解决测定中的正态偏离和浓度范围内的反应常数方差。转换和评估残差的分布可以交替进行。

（3）离群值的判断和剔除 在同一剂量组内的各个反应值中，如果出现特大或特小反应值时，最终导致残差不可用，在此情况下应进行离群值检验，以确定其是否应被剔除。离群值的检验方法很多，可参照生物检定统计法（通则 1431）异常值剔除和缺项补足相关内容进行。应该建立用于离群值检验的策略，包括建立离群值可接受的范围。

离群值检验需对每次测定的适当性进行监测。如果确认测试或离群值判断未能满足预定义标准，或数据趋势表明模型、工艺或被测物料存在潜在不可接受的性能，则需考虑对模型重新进行评估。

（4）模型建立和维护 模型假设应借助各种适宜的生物统计工具进行判断。常采用的统计学工具包括：残差检验，用于确定数据的未建模特征（例如 x-残差或 F-概率）；根据离群值检验，用于确定数据是否在模型构建的范围内。可采用经验证的软件包进行模型预测。

2.3.6 可靠性测验(适用性评价)

为确保生物活性测定方法的可靠性，应进行测定方法可靠性测验。可靠性测验要求在实验所用的剂量范围内，剂量或对数剂量的反应（或反应的函数）符合特定模型要求，且标准品与供试品的线性满足计算原理的要求，即满足系统适用性和样品适用性要求，方可按有关公式计算供试品的效价和可信限。

系统适用性参数可根据实验设计和统计模型选择，检测系统适用性的两个常用的方法是模型拟合优度和精密度，包括预先指定的接受标准，根据这些标准来评估一项测定（或多项测定）的有效性。系统适用性评价参数及其范围的设定，可以根据经验或通过参数变化对效能影响的模拟实验确定。

样品适用性检测，是使用预先设定的标准评价样品测试效价的可靠性，通常采用相似性评价方法。相似性评价可采用差异性或等效性检验统计分析方法，等效性可接受范围或限值应视具体情况制定。应在生物活性测定方法开发和验证之前建立系统和样品适用性标准。在早期开发阶段，适用性标准可根据生物活性测定经验的积累不断调整。

可靠性测验可参照生物检定统计法（通则 1431）有关模

型项下可靠性测验进行。

2.3.7 耐用性

生物活性测定方法的耐用性用于衡量正常使用期间满足预期性能标准的能力。耐用性通过有意改变分析方法参数来测试，如样品制备液、细胞代次、浓度、培养时间、药物浓度、关键试剂的稳定性等。在耐用性研究期间，先验知识和风险评估可为研究参数的选择提供参考。应研究那些在使用期间可能影响分析方法性能的参数。耐用性评价通常是在方法开发期间进行的。对于固有参数变异性较高的生物活性测定方法，耐用性研究期间可能需要研究更宽的参数范围。

3 生物活性测定方法的建立

生物活性测定方法通常会涉及生物受试体的使用，因此有别于理化分析方法，通常具有更大的变异性，且其测定结果很大程度上依赖于所采用的具体方法。因此，在生物活性测定方法的建立过程中需进行全面考量。

3.1 实验变异的控制

由于生物活性测定方法通常具有高变异性的特点，因此应尽可能采用适宜的实验设计来减小生物变异对实验结果的影响。在方法建立时，可根据其具体特点采用不同的方式控制生物变异大小，尽量识别或控制变异的来源。整体或离体组织、器官实验因涉及实验动物，应使用符合国家标准相关要求的实验动物：来源背景清楚，饲养环境（温湿度、光照、微生物等）、饲料、水源、运输等条件必须可控、稳定且可标准化。饲养环境的记录和检测结果的历史数据可用于分析干扰试验结果的影响因素。基于细胞水平的实验则应选择来源确定且标准化的细胞株。

根据不同的测定方法采用合适的试验设计类型也有助于控制实验变异，如浓度与响应符合量反应平行线测定模型时，实验设计类型可选择采用随机设计、随机区组设计、交叉设计、拉丁方设计等。对影响实验误差的条件和因素，在实验设计时应尽可能进行因级限制，将选择的因级随机分配至各剂量组。

3.2 试验系的选择

3.2.1 基于体内、离体组织和器官的生物活性测定方法

此类方法所用的试验系大多涉及实验动物的使用，其结果往往与临床效应更贴近。试验系的选择与实验原理和制定指标密切相关，应选择背景资料清楚、影响因素少、检测指标灵敏和成本低廉的试验系统。应尽可能研究各种因素对试验系的影响，采取必要的措施对影响因素进行控制。整体动物实验尽可能使用小鼠或大鼠等易于获取、成本较低的实验动物，并说明其种、属、品系、性别和年龄。体外实验则选择灵敏度高、稳定性好的离体组织、器官。离体组织、器官一般应来源于至少三个供体。

3.2.2 基于细胞的生物活性测定方法

基于细胞的生物活性测定方法建立时首先要选择适宜的

细胞系。细胞系既可来源于肿瘤组织，也可为因子依赖型的永生化细胞系，经修饰转染特定受体的细胞系或可连续传代的非转染细胞系。药物作用于细胞后产生的反应包括细胞增殖、细胞杀伤、抗病毒活性、细胞分化、细胞因子/介质分泌及酶激活等。一般应尽可能根据药物的作用机制来建立活性检测方法，且确保选择的细胞系在连续传代后的一定代次内测定结果应相当。此外，基于细胞内信号转导机制的快速反应目前也被广泛用于生物活性方法的开发，如第二信使、蛋白激酶的激活或报告基因的表达等。许多用于生物活性测定的细胞系可表达多种细胞因子和生长因子的受体，因此需特别关注所建立的生物活性检测方法的专属性。

在许多基于细胞的生物活性测定试验中，以下因素可能会影响生物活性的测定结果：细胞类型（贴壁或者不贴壁）；细胞复苏；细胞接种密度和融合度（贴壁细胞）；细胞培养器皿；细胞生长和检测培养基；培养用血清（来源、热灭活、γ射线辐照）；细胞培养条件（温度、CO_2、湿度、复苏后培养代数）；细胞收获的试剂和方法（贴壁细胞分离的方法）；细胞分类；细胞计数；细胞状态鉴定（生长速率、活力、产量）；细胞传代次数和传代时间；细胞系的稳定性（遗传性、受体、标记物、基因表达水平）；饥饿和刺激步骤。以上所列因素并未涵盖所有需考量的因素，在生物活性测定方法建立过程中需根据具体情况鉴别影响结果的关键因素，并制定控制策略。

3.3 实验剂量

建立生物活性测定方法时，应关注样品和标准物质的量效关系，并按要求进行合理的剂量设计，使不同剂量之间的生物效应有显著差异。对于动物体内试验，高剂量不应使生物活性反应达到极限，低剂量应与阴性对照组有较为明显的区别。限值剂量应以产生稳定的生物效应为宜；但在方法学研究时，应采用多剂量试验，充分说明标准中设定限值剂量的依据。

3.4 方法建立程序

3.4.1 实验参数的确定

通常生物活性测定方法属于多因素模型。应考虑各个因素和潜在变量对于直接测量变量的影响。对于变异较大的生物活性测定方法，耐用的多因素分析方法的建立对于生物活性测定方法尤为重要。对于生物活性测定方法建立和检测性能优化而言，DOE 是一种非常高效的统计策略，可有助于获得满足要求的测定系统。具体步骤如下。

风险分析 首先要对可能影响生物反应的测定因素进行系统检查和风险评估，采用因果图和鱼骨图等生物分析流程图有助于将实验影响因素可视化。以流程图作为指导，实验室可鉴别出可能影响检测性能的各种因素，如缓冲液 pH、培养温度、培养时间等。同时，可根据实验经验及科学判断来确定进一步需要评估的关键因素。可采用失效模式及影响分析判断哪些因素需要优先考虑，还需识别因素间潜在的相互作用。

筛选　一旦从风险分析中确定出潜在的关键因素，实验室可通过初步的筛选实验来探究所需控制的影响因素。常用析因设计和部分析因设计进行筛选实验。可选择专业的软件完成筛选设计和数据分析。

响应优化　筛选设计常用于发现重要的影响因素，而这些因素可采用响应优化设计进一步进行研究。响应优化设计，如中心复合设计可用于确定达到预期响应时测定因素的最佳组合条件。从响应优化中得到的信息可视作一个响应面，用来建立检测性能的可接受范围，并将其纳入生物活性测定方法中。在进行此步骤的实验设计时需注意，并不是所有的因素和随机因素水平均需包含在内。此外，考虑试验可能会受到随机因素的影响，因此可利用区组设计避免此类因素的干扰。

确认　可采用各因素的最佳组合条件进行多次独立试验来进行最终的确认。对于已进行充分研究的检测方法，可直接过渡到验证。是否进行进一步的确认或验证取决于整个研究过程中数据的积累程度。

3.4.2　标准物质和样品的稀释策略

试验中可通过不同稀释方式获得标准物质溶液和样品溶液。一种方式是系列稀释法，该稀释方法中每个稀释浓度均由上一级浓度溶液逐级稀释而来；另一种方式是每一浓度均分别独立制备。这两种稀释方式均能获得相同的标示浓度，但产生的误差大小不同。系列稀释法受稀释过程中的误差传递影响，稀释早期产生的误差将导致相关的、非独立的检测结果。多通道移液器的使用可能也会导致具有相关性的结果。而独立稀释法能帮助减轻源于稀释误差的偏倚。

3.4.3　方法建立中的数据分析

在生物活性测定方法建立时，对量效关系曲线特征的拟合，应找出样品浓度与指标测定值的最佳拟合曲线。将试验测定结果进行列表作图，以剂量为横坐标，以指标测定值为纵坐标，分析量效关系曲线的特征。必要时，可以对剂量进行转换，如对数浓度；或者对指标测定值进行转换，如对数测定值。

分析指标测定值出现显著差异的剂量范围可以通过方差分析或其他适用的统计方法，比较不同剂量之间的测定值之间是否存在显著差异，找出与相邻剂量的测定值存在显著差异的剂量。

分析指标测定值的误差来源的统计特征可以通过方差分析或其他统计方法获得。判断不同剂量之间的测定值是否存在方差齐性，在最佳拟合曲线下理论值与测定值差值是否符合正态分布，以更好了解测定值的误差来源。

4　生物活性测定方法的验证

方法验证需在方法建立完成后方可进行。在验证研究之前，应拟定验证方案，方案应包含分析方法的预期目的、待验证的指标特性和相关标准的信息，验证中获得具有统计学意义的结果是常用的作为评估是否达到可接受标准的验收准则。此外，验证方案亦需包括验证结果达不到其目标验收准则时的处理措施。

4.1　验证方案

验证方案应包括验证设计、验证指标、合理的可接受标准和数据分析计划等，同时还应对不满足可接受标准时需采取的措施加以规定。

验证设计主要涉及样品的选择（包括样品的数量和类型）、实验变异来源及重复策略等。应采用具有代表性的样品进行验证试验，验证过程中需综合考量试验内和试验间变异的来源，使用的重复策略应尽量反映影响效价测定结果的实验因素。

由于生物活性测定方法各具特点，因此需视具体方法拟订具体的验证指标，并根据测定方法特点和验证目的来确定各验证指标的可接受标准。同时还应分别建立试验有效性的可接受标准（系统适用性要求）和样品结果有效性的可接受标准（样品适用性要求），这些标准可根据方法开发的情况制定，但最终需根据验证的数据进行修正并在验证完成前确定。

验证方案中应列出明确的数据分析计划以对验证结果进行分析，包括对验证指标结果的绘图和统计学分析，以及判断它们是否符合可接受标准等。

生物活性测定方法验证方案中还需规定所需的样本重复量和重复策略。样本重复量是指使用同一样品进行方法验证的独立重复实验次数。其目的是获得有足够把握度的方法性能特征，以确保所得方法性能参数满足其预期用途的结论是可靠的。对于试验变异较大的生物活性测定方法，确定并使用合适的重复策略是方法验证中需要考虑的重要内容。如果所用的验证实验次数过少，会导致检验效能下降，得到的方法性能参数不稳健，最终导致所得方法满足预期用途的结论具有较大风险。方法验证所需的样本量及验证所需独立重复的实验次数，应根据方法的变异大小和设计方案确定。

4.2　各验证指标的验证策略

生物活性测定方法常见的验证指标包括专属性、相对准确度、精密度、线性和范围，后四个指标的验证通常可进行合并设计，具体参见生物制品生物活性/效价测定方法验证指导原则（指导原则9401）。

4.2.1　专属性

生物活性测定方法的专属性与产品成分密切相关，当采用确定的检测方法测定时应表现确定的阳性结果。对于含复杂基质的产品或中间产物，专属性指标可证明其活性不受基质成分和产品相关组分的干扰。专属性的测定方法是采用平行稀释标准样本，同时加入和不加入潜在的干扰物质进行回收率试验。如计算的效价符合期望值，则认为专属性满足要求。相对于化学药品分析方法的专属性而言，生物活性测定方法的专属性除考虑杂质、降解产物等对测定结果的干扰外，更应着重区分具有相关生物活性成分的能力。

4.2.2 准确度

准确度体现该方法测得值与标示值的接近程度，表示为（测得值/真实值）×100%。在生物效价的测定中，常用相对准确度反映相对效价实测值与相对效价已知值之间关系。在相对效价的生物活性测定方法中，最常见的确定相对准确度的途径是采用标准物质或已知效价样品的系列稀释来确定其效价。相对准确度采用每个效价水平点的相对偏倚和各效价水平相对偏倚的趋势来进行评价。

样品浓度或剂量的设置应结合方法的预期用途（质量标准的范围）来确定，对于生物效价测定至少设置5个浓度水平，且一般应涵盖质量标准规定的上/下限，以及目标值所对应的浓度。

4.2.3 精密度考察

应进行重复性、中间精密度、重现性考察。生物活性测定方法的精密度一般采用几何标准偏差或几何变异系数表示。

重复性 在相同条件下，由同一个分析人员测定所得结果的精密度。可通过对3个浓度水平，且每个浓度进行3次独立测定，或在目标浓度下进行6次独立测定来对结果进行评价。

中间精密度 考察实验室内部条件改变（如不同人员、不同仪器、不同工作日、关键试剂和实验时间）对测定结果的影响，至少应对同实验室改变人员进行考察。

重现性 必要时，生物活性测定试验结果需在3家及以上实验室重现。

4.2.4 线性

线性通常系指与相对准确度相关的稀释线性，是在设计的范围内，评估得的生物效价与真实值或参考值之间的线性关系。

4.2.5 范围

生物活性测定方法的测定范围是指在实验操作的相对准确度和精密度满足要求的前提下，所测定生物效价的高低限值之间的范围。该范围通常由稀释度线性研究得出，应至少完全涵盖产品质量标准所涉及的效价范围。为了检测产品的稳定性或为了尽量减少过高/过低效价的样品在实验中必要的稀释/浓缩，在进行方法验证研究时，应适当扩大验证范围。

4.3 验证结果的记录

验证结果应记录在验证报告中。验证报告可包含预验证的实验结果、正式验证的原始数据、中间结果及最终报告结果及结论等。若验证结果均符合可接受标准，从验证报告即可得出测定方法适用于其检测目的的结论；反之，当验证结果与验证方案规定的可接受标准有偏差时，应对验证失败的原因进行分析，并提出失败后的纠正措施，如优化方法的实验条件或视情况修正可接受标准等。

5 生物活性测定方法的持续确认和维护

经验证后开始常规使用的生物活性测定方法，仍需对其性能进行持续监控。常用的监控方法如统计过程控制（statistical process control，SPC）图法，可对适宜的参数如标准品的剂量反应曲线和质控品的效价测定值等进行持续监控，以识别测定方法早期的波动或漂移，若在SPC图中观察到任何变化趋势，即应对产生该趋势变化的原因进行调查。

将生物活性测定方法转移至不同实验室时，应进行部分或全部性能特征的再验证，也可采用代表性样品进行比较分析。

6 生物活性测定方法的变更

生物活性测定方法在整个产品生命周期内均有可能发生变更，可能涉及现有方法的修订或新技术的完全替代。引起变更的常见原因包括：工艺变更、关键试剂变更、试验系优化、根据持续确认和维护引起的变更等。方法性能特征和产品质量属性的重大变更可能导致对ATP的重新评价和/或建立新的方法。如新方法的原理发生改变，应按照生物活性测定方法开发和验证程序进行，并全面验证，同时考虑对代表性样品和标准物质进行对比分析和/或证明变更后优于或等同于变更前的分析方法。

9308 复方氨基酸类注射液中铝元素杂质测定指导原则

复方氨基酸类注射液在生产、贮存过程中可能会引入铝元素杂质，该类产品中的铝元素不仅不能为患者提供任何治疗作用，甚至还有一定的毒性，有必要作为杂质进行控制。本指导原则适用于复方氨基酸类注射液中铝元素的测定。

基本原则

该类产品中铝元素杂质的限度可结合毒性数据，参考国内外相关行业标准拟定。

基本内容

根据复方氨基酸类注射液的处方组成特点，建议选择电感耦合等离子体质谱法、电感耦合等离子体原子发射光谱法、高效液相色谱法或其他适宜的检测方法测定复方氨基酸类注射液中的铝元素杂质。各测定方法的具体操作可参考本版药典四部通则、相关指南和标准操作规范。采用任何一种测定方法，均需经过分析方法验证，以证明分析方法满足预期的质量控制目的。

1. 电感耦合等离子体质谱法

（1）仪器参数的设置 应根据选用的电感耦合等离子体质谱仪型号特点，合理设置仪器参数，并采用开启碰撞池等手段消除质谱型干扰。仪器的一般参考条件：射频功率为1400～1600W，采样深度6.0～10.0mm，雾化器/载气流速0.65～1.30L/min，载气补偿气流速0～0.65L/min，样品提升速率为0.1ml/min，积分时间为0.3～3.0秒，重复次数为 3 次。

（2）分析方法选择　为减少工作条件变化对分析结果的影响，提高定量分析的准确度，建议采用内标校正的方法进行分析，一般可采用标准曲线法或限度检查法。

（3）同位素的选择　对于待测铝元素及内标元素，一般应选择干扰少、丰度较高的同位素，也可采用多个同位素对测定结果进行验证和比较。一般情况下铝元素选择^{27}Al，内标同位素可选择^{45}Sc 或^{74}Ge 等。

（4）标准溶液的配制　在选定的仪器条件下，测定不少于 6 个不同浓度（含原点）的铝元素标准溶液，一般浓度范围为 0～100μg/L。可根据供试品溶液中铝元素的含量合理调整系列标准溶液的浓度。除另有规定外，目标同位素峰的响应值与浓度所得回归方程的相关系数应不低于 0.99。如采用限度检查法，可根据限度的规定配制适宜浓度的铝元素标准溶液。

（5）供试品溶液的制备　复方氨基酸类注射液处方组成中除含有多种氨基酸外，还可能含有葡萄糖和电解质等物质，如采用微波消解等样品前处理方法，加入的消解试剂可能引入大量的铝元素，直接影响测定结果的精密度和准确度。因此，样品一般不经前处理，可经适当的稀释（一般为 20%硝酸溶液），或不经稀释，直接进行测定。

（6）注意事项　注意试验环境、器皿、试剂等引入铝元素污染问题。应保证试验环境的洁净，试验中使用的试剂应为色谱纯或金属痕量级。应避免接触玻璃器皿，并采用高浓度酸液浸泡器皿。

复方氨基酸类注射液中成分较多，有的处方含盐量较高，雾化器顶部及矩管喷嘴容易堵塞，造成气溶胶通道不畅，从而影响测定。因此，大批量连续进样测定时，应注意经常清洗仪器管路。

为保证结果的准确性，防止仪器的管路产生残留（记忆效应），应由低浓度到高浓度进行测定。

2. 电感耦合等离子体原子发射光谱法

（1）仪器参数的设置　应根据选用的电感耦合等离子体原子发射光谱仪型号特点，合理设置仪器参数，一般参考条件：射频功率为 1400～1600W，采样深度 6.0～10.0mm，载气流速 0.65～1.30L/min，载气补偿气流速 0～0.65L/min，测定波长推荐 396.153nm 或 394.403nm。

（2）分析方法选择、同位素的选择、标准溶液的配制、供试品溶液的制备　可参考本指导原则电感耦合等离子体质谱法项下有关内容。

（3）注意事项　如果仪器无加氧装置，在每次测定前后检查雾化器、雾化室和矩管等部件，如有污染，应及时清洁，避免堵塞。

根据仪器特点及待测产品处方组成，可进一步优化测定波长。

3. 高效液相色谱法

（1）色谱条件与系统适用性试验　可根据待测产品的处方组成选择适宜的固定相和流动相，以达到良好分离效果。

固定相推荐使用苯乙基键合硅胶为填充剂，可根据情况选择适宜的粒径和柱长以满足分离需求。推荐使用的流动相为 8-羟基喹啉乙腈溶液（3g→1000ml）-0.2mol/L 醋酸铵溶液（45∶55），柱温为 30℃；流速为每分钟 1.0ml；进样体积为 100μl；以荧光检测器（激发波长为 380nm，发射波长为 520nm）进行测定。

铝荧光络合物峰的保留时间约为 8 分钟，与相邻峰（包括倒峰）之间的分离度应不小于 1.5。空白溶液连续测定 5 次，与铝荧光络合物峰保留时间一致的色谱峰峰面积的 RSD 应不大于 15%。

（2）分析方法选择　本法系依据复方氨基酸类注射液中游离态铝和 8-羟基喹啉形成铝离子荧光络合物，采用配有荧光检测器的高效液相色谱仪测定该荧光络合物的含量，一般可采用标准曲线法或限度检查法。

（3）衍生试剂配制　取流动相 30ml，加入 50%氢氧化钠溶液 180μl，混匀即得。该试剂需临用前新制。

（4）标准溶液的配制　测定不少于 6 个不同浓度（含原点）的铝元素标准溶液，一般浓度范围为 0～100μg/L。可根据供试品溶液中铝元素的含量合理调整系列标准溶液的浓度。除另有规定外，目标物质的响应值与浓度所得回归方程的相关系数应不低于 0.99。如采用限度检查法，可根据限度的规定配制适宜浓度的铝元素标准溶液。

（5）供试品溶液的制备　取注射液直接作为供试品溶液。

（6）空白溶液的制备　取配制标准溶液用水作为空白溶液。

（7）衍生化方法　取空白溶液、标准溶液、供试品溶液各 4.5ml，分别加入盐酸 0.5ml，并在 50℃水浴中水解 30 分钟后，精密量取水解液 0.1ml，精密加入衍生试剂 0.9ml，混匀。

如采用标准曲线法，可在样品测定的同时进行加标回收试验和灵敏度试验。

（8）注意事项　由于环境及试剂中存在铝元素，空白试验测定色谱图中也有铝与 8-羟基喹啉的荧光络合物色谱峰，应控制其峰面积小于浓度为 5μg/L 标准溶液峰面积的 80%，以避免本底过高引入试验误差。

流动相应在配制后当天使用。整个测定过程应在加入衍生试剂 2 小时以内完成，尽量避免环境中铝元素对测定结果的影响。

试验中使用的试剂应为色谱纯或金属痕量级，盐酸及 50%氢氧化钠溶液应采用塑料容器包装。除流动相外，避免使用玻璃容器。

9401　生物制品生物活性/效价测定方法验证指导原则

对药品质量控制分析方法进行验证的目的是证明采用的方法适合于相应检测要求。生物制品质量控制中生物活性/效价为反映生物制品有效性的关键质量属性,对相应的测定方法进行规范的验证是保障其适用性的前提。本指导原则从验证方案的制订、各验证指标的具体验证策略、验证结果的记录和方法的监控及再验证的角度阐述了生物活性/效价测定方法验证相关的要求,旨在对新建的或拟修订的生物制品生物活性/效价测定方法所开展的验证工作进行规范与指导。本指导原则中的生物活性/效价测定主要是指相对效价测定,该法系将供试品的生物反应与已知标准品产生的反应相比较,从而定量测定供试品相对于标准品的效价。

一、方法验证的基本要素

(一)验证方案

方法验证需根据验证方案来完成。验证方案不仅应包括验证设计、验证指标、合理的可接受标准和数据分析计划,还应涵盖不符合可接受标准时可采取的措施等。

1. 验证设计

验证设计主要涉及样品的选择、实验变异来源的考量及试验重复策略等。应采用具有代表性的样品进行验证试验,并在验证方案中注明所需样品的类型及数量。实验变异的来源主要包括样品的制备、试验内和试验间的影响因素。试验内变异可能受方法开发阶段所确定的实验条件(温度、pH值、孵育时间等)、实验设计(动物数量、稀释度组数、每个稀释组的重复数、稀释度间隔等)、试验过程、系统适用性和样品适用性要求、统计分析等因素的影响。而试验间变异主要受不同分析人员、不同试验时间、不同仪器设备和试剂批次等因素的影响。因此,一个设计良好的验证方案应综合考量试验内和试验间变异的来源。此外,每轮验证试验中标准品和供试品均应独立制备。验证中使用的重复策略应尽量反映影响效价测定结果的实验因素。

2. 验证指标与可接受标准

由于相对效价测定方法各具特点,并随分析对象而变化,因此需视具体方法拟订具体的验证指标,关于常见验证指标的具体讨论见本指导原则"一、(二)各验证指标的验证策略"项下。应根据测定方法特点和验证目的来确定各验证指标的可接受标准。在评估某些验证指标是否符合可接受标准时,除了判定验证结果是否符合预设标准外,还可通过等效性检验方法判定验证结果的置信区间是否也符合要求。同时还应分别建立试验有效性的可接受标准(系统适用性要求)和样品结果有效性的可接受标准(样品适用性要求),上述标准可根据方法开发的情况制定,但最终需根据验证的数据进行修正并在验证完成前确定。

3. 数据分析计划

应按照验证方案中列出的数据分析计划对验证结果进行分析,包括对验证指标结果的绘图和统计学分析,以及判断它们是否符合可接受标准等。常规的统计学方法一般要求数据之间相互独立,并呈近似正态分布和方差齐性。而测得的相对效价在多数情况下服从近似对数正态分布,因此,为满足上述统计学要求,通常采用相对效价的对数转换值进行数据分析,本指导原则中对数转换的底数可取任一适用的底数,一般以无理数 e 或 10 为底。当无法满足上述统计学要求时,也可考虑采用其他适宜的替代方法进行数据分析。可在测定方法开发阶段通过对适量历史数据的分析而获知测得的相对效价的分布情况,若确定测得的相对效价为正态分布,则可直接采用测得值按下述统计方法进行数据处理,此时精密度一般用标准偏差(SD)或相对标准偏差(RSD,%)表示。

(二)各验证指标的验证策略

常见的验证指标包括专属性、相对准确度、精密度、线性和范围,后 4 个指标的验证通常可进行合并设计。

1. 专属性

(1)定义 专属性系指在其他成分,如杂质、降解产物、基质等存在时,采用的测定方法不受这些成分的干扰能正确测定待测物的能力。专属性亦可指测定方法区分相关物质的能力,因此,对待测物中任何已存在的或新引入的相关物质均应加以研究。如方法专属性不强,应采用多种不同原理的方法予以补充。

(2)评价方法 在杂质、降解产物或基质可获得的情况下,往平行稀释的标准品溶液中加入潜在的干扰物,并与未加干扰物的标准品溶液比较测得的相对效价的结果,采用合适的等效性检验方法考察二者剂量-反应曲线的相似性和效价测得结果的一致性。也可取基质或与待测物结构相似的产品相关物质或非相关物质进行试验,基质、产品相关物质或非相关物质应均呈阴性反应。

在杂质、降解产物或基质不能获得的情况下,也可用强光照射、高温、高湿等方式对供试品进行加速破坏,以研究可能存在的降解产物和降解途径对相对效价测定的影响。

2. 相对准确度

(1)定义 系指在规定的范围内,测得的相对效价与真实值或参考值接近的程度,一般用相对偏倚(RB,%)或其他适宜指标表示。

(2)评价方法 在规定范围内,取标准品或已知效价的供试品稀释至不同的目标效价水平,一般至少需要评估 3 个效价水平,但为了获得更可靠的结果,推荐评估 5 个效价水平,每个效价水平分别至少独立测定 3 次。以效价理论值的对数(横坐标)对其相应的效价测定值的对数(纵坐标)作直线回归。采用每个效价水平测定值的相对偏倚和不同效价水平相对偏倚的变化趋势或其他适宜指标来评价相对准确度,其中相对偏倚的变化趋势可用直线回归方程的斜率进行评价。

相对偏倚计算公式如下:

$$RB(\%) = \left(\frac{效价测定值}{效价理论值} - 1\right) \times 100$$

在每个效价水平上,测得的相对效价的对数平均值的 $100(1-2\alpha)\%$(通常取 $\alpha = 0.05$,即 90%)置信区间(CI),可按下式计算：

$$CI = Average \pm t_{df} \cdot \frac{SD}{\sqrt{n}}$$

式中　Average 为每个效价水平效价测定值的对数平均值；

SD 为每个效价水平效价测定值的对数标准偏差；

n 为每个效价水平效价测定值的个数；

df 为自由度，等于每个效价水平测定值个数减 1；

t_{df} 为自由度为 df 时的 t 界值表查表值。

再按下式计算每个效价水平上相对偏倚的 $100(1-2\alpha)\%$（通常取 $\alpha=0.05$，即 90%）置信区间（CI_{RB}）。

$$CI_{RB} = \left\{ \left(\frac{antilog(LCI)}{效价理论值} - 1 \right) \times 100\%, \right.$$
$$\left. \left(\frac{antilog(UCI)}{效价理论值} - 1 \right) \times 100\% \right\}$$

式中　LCI 为每个效价水平效价测定值的对数平均值的 90% 置信下限；

UCI 为每个效价水平效价测定值的对数平均值的 90% 置信上限。

(3)数据要求　应报告每个效价水平效价测定值的相对偏倚、直线回归方程的斜率或其他适宜的评价指标，上述指标均应符合验证方案中预先设定的可接受标准。必要时还应报告相对偏倚或其他适宜指标的置信区间。

3. 精密度

(1)定义　精密度系指在规定的条件下，同一份均匀供试品，经多次取样测定所得结果之间的接近程度，包括重复性、中间精密度和重现性。由于相对效价测定方法的中间精密度包含重复性考察，因此，本指导原则中主要介绍中间精密度的评价方法，必要时还应进行不同实验室间的重现性考察。相对效价测定方法的精密度一般用几何标准偏差（GSD）或几何变异系数（GCV，%）表示，可采用下述方法或方差分析法（ANONA）进行评价。

(2)评价方法　在规定范围内，考察随机变动因素如不同日期、不同分析人员、不同仪器、不同关键试剂批次等对精密度的影响，实验设计同本指导原则"一、(二)2.相对准确度(2)评价方法"项。以每个效价水平测得的相对效价的几何标准偏差或几何变异系数来评价中间精密度。

在每个效价水平上，测得的相对效价的几何标准偏差计算公式如下：

$$GSD = antilog(SD)$$

式中　SD 为每个效价水平效价测定值的对数标准偏差。

在每个效价水平上，测得的相对效价的几何变异系数计算公式如下：

$$GCV(\%) = (GSD-1) \times 100$$

对于 SD，仅需关注其 $100(1-\alpha)\%$（通常取 $\alpha=0.05$，即 95%）的置信上限（CI_{SD}），其计算公式如下：

$$CI_{SD} = SD \sqrt{\frac{n-1}{\chi^2_{\alpha,n-1}}}$$

式中　n 为每个效价水平效价测定值的个数；

$\chi^2_{\alpha,n-1}$ 为自由度为 $n-1$ 时的 χ^2 界值表概率 $1-\alpha$ 所对应的查表值。

因此，在每个效价水平上 GSD 的 $100(1-\alpha)\%$（通常取 $\alpha=0.05$，即 95%）的置信上限（CI_{GSD}）计算公式为：

$$CI_{GSD} = antilog(CI_{SD})$$

在每个效价水平上 GCV 的 $100(1-\alpha)\%$（通常取 $\alpha=0.05$，即 95%）的置信上限（CI_{GCV}）计算公式为：

$$CI_{GCV}(\%) = (CI_{GSD}-1) \times 100$$

(3)数据要求　应报告每个效价水平效价测定值的几何标准偏差、几何变异系数或相应的置信区间，几何变异系数应符合验证方案中预先设定的可接受标准。采用方差分析法进行评价时，还可报告各效价水平合并计算后总的几何变异系数，并分析变异来源。

4. 线性

(1)定义　通常系指在设计的范围内，测得的相对效价与真实值或参考值之间的线性关系，为与相对准确度相关的稀释线性。

(2)评价方法　在规定范围内，取标准品稀释至不同的目标效价水平，通常至少制备 3 个效价水平的标准品溶液，但推荐评估 5 个效价水平。以效价理论值的对数（横坐标）对其相应的效价测定值的对数（纵坐标）作图，采用最小二乘法进行线性回归。

(3)数据要求　应列出线性图、直线回归方程、斜率、y 轴截距和相关系数。相关系数应符合验证方案中预先设定的可接受标准或直线回归方程的显著性检验应具有统计学意义。

5. 范围

(1)定义　系指测定方法能达到一定相对准确度、中间精密度和线性要求时的高低限相对效价水平或量的区间。

(2)评价方法　该范围通常来源于稀释线性研究，评估的效价水平应至少涵盖产品效价质量标准的范围。对于稳定性研究或其他特殊情况，可视具体情况适当扩大方法验证的范围。

(3)数据要求　应报告相对准确度、中间精密度和线性符合要求时的相对效价水平或量的范围。

6. 其他验证指标的考虑

由于分析方法验证指导原则（指导原则9101）介绍的其他验证指标如检测限和定量限与报告相对效价的生物检定方法无关，因此，上述指标在本指导原则均未涉及。此外，耐用性也未列入本指导原则的验证要求中，建议在测定方法开发阶段或预验证阶段进行该指标的考察，以确定测定方法的重要实验参数及相应的范围，并建立一系列的系统适用性要求。但对于一些关键因素如孵育时间、孵育温度、细胞代次和细胞数量等在验证时仍需进一步开展耐用性研究，尤其是当这些因素与验证中引入的其他因素有相互作用时。

(三)验证结果的记录

验证结果应记录在验证报告中。验证报告可包含原始数据和中间结果,一般应报告每个效价水平验证指标的测定值或各效价水平合并计算后的总体测定值。预验证的实验结果也可纳入验证报告中,这将有助于确定测定方法的最终实验条件。若验证结果均符合可接受标准,即可得出测定方法适用于其检测目的的结论;反之,当验证结果与验证方案规定的可接受标准有偏差时,应对验证失败的原因进行分析,并提出失败后的纠正措施,如优化方法的实验条件、修改方法的重复策略或视情况修正可接受标准等。

(四)方法的监控及再验证

相对效价测定方法经过验证后即可开始使用,但仍需对其性能进行持续的监控。最简单的监控方法即是对适宜的参数采用统计过程控制(SPC)图进行持续监控,如标准品的剂量-反应曲线和质控品的效价测定值等。这些 SPC 图可用于识别相对效价测定方法早期的波动或漂移,若在 SPC 图中观察到任何变化趋势,即应对产生该趋势变化的原因进行调查。

由于药品生产工艺变更、制剂的组分变更或其他原因需对测定方法进行较大改动时,应根据方法修订的程度确定再验证的范围。相对效价测定方法的再验证包括重新执行一次完整的验证或通过桥接实验来将原始测定方法过渡到修订方法。

二、方法验证实例

以下分别列举了一个基于细胞的体外生物学活性测定法和基于动物的体内生物学活性测定法的验证实例,以阐述不同生物活性测定方法的验证过程。需要说明的是,以下实例仅作为演示分析步骤和计算过程用,不同的测定方法可根据其具体特点选择与实例中不同的实验设计和制定不同的可接受标准。

(一)体外生物学活性测定法

1. 实验设计及测定结果

以人粒细胞刺激因子生物学活性测定法(NFS-60 细胞/MTT 比色法)(通则 3525)的验证为例,考察测定方法的相对准确度、中间精密度、线性和范围,4 项指标的验证采用合并设计。取重组人粒细胞刺激因子(GCSF)工作标准品,按说明书复溶后,用基础培养液稀释至每 1ml 中分别含 200IU 的标准品溶液及 128IU、160IU、200IU、250IU 和 312IU 的待测溶液,然后取标准品溶液和待测溶液在 96 孔细胞培养板中,做 2 倍系列稀释,共 8 个稀释度,每个稀释度做 2 孔,按通则 3525 进行试验。即 5 个待测溶液的相对效价水平分别为 64%、80%、100%、125% 和 156%,在对数尺度上呈均匀间隔。每个效价水平由两名分析人员在不同日期使用 4 个细胞代次进行相对效价测定,每次试验每个效价水平由每名分析人员采用每个细胞代次独立测定两份,每次以两份结果的几何均值作为报告值。测定结果见表 1。

2. 可接受标准及验证结果

(1)相对准确度

①可接受标准　每个效价水平相对效价测定值的相对偏倚应在 ±12% 范围内;以效价理论值的对数(横坐标)对其相应的效价测定值的对数(纵坐标)作直线回归,回归方程的斜率应在 0.80~1.25 范围内。

②验证结果　按"一、(二)各验证指标的验证策略 2. 相对准确度(2)评价方法"项下计算公式计算每个效价水平相对效价测定值的相对偏倚及其置信区间,结果见表 2。相对偏倚均在 ±12% 范围内。以效价理论值的对数(横坐标)对其相应的效价测定值的对数(纵坐标)作直线回归,回归方程为 $y = 1.0182x + 0.0385$。斜率 1.0182 在 0.8~1.25 之间。

表 1　GCSF 生物学活性测定法(NFS-60 细胞/MTT 比色法)测定结果

| 效价水平 | 时间 1 | | | | 时间 2 | | | |
| | 人员 1 | | 人员 2 | | 人员 1 | | 人员 2 | |
	代次 1	代次 2	代次 1	代次 2	代次 3	代次 4	代次 3	代次 4
64%	68.3%	72.0%	60.7%	64.1%	68.4%	75.2%	61.6%	66.1%
	68.5%	66.7%	64.7%	63.9%	71.3%	65.3%	65.3%	66.4%
80%	86.4%	93.6%	76.5%	80.4%	82.0%	85.4%	75.2%	87.5%
	85.3%	83.1%	81.5%	79.7%	87.0%	80.0%	83.2%	87.8%
100%	117.4%	109.2%	94.9%	95.1%	105.3%	107.9%	105.5%	91.3%
	101.7%	107.9%	95.4%	97.8%	99.5%	103.6%	102.8%	93.3%
125%	150.0%	143.2%	124.0%	122.6%	121.8%	123.3%	130.3%	120.9%
	134.2%	132.5%	120.8%	128.0%	122.4%	128.8%	135.1%	122.0%
156%	189.4%	184.7%	165.7%	157.6%	156.7%	174.5%	165.6%	161.4%
	173.5%	171.6%	160.2%	156.1%	162.7%	163.3%	167.0%	165.1%

表 2　GCSF 不同效价水平相对效价测定值的相对偏倚及置信区间

效价水平	试验次数	对数效价			效价			相对偏倚		
		平均值	置信下限	置信上限	平均值	置信下限	置信上限	平均值	置信下限	置信上限
64%	8	−0.4052	−0.4360	−0.3745	66.7%	64.7%	68.8%	4.2%	1.0%	7.4%
80%	8	−0.1828	−0.2129	−0.1528	83.3%	80.8%	85.8%	4.1%	1.0%	7.3%
100%	8	0.0155	−0.0269	0.0579	101.6%	97.3%	106.0%	1.6%	−2.7%	6.0%
125%	8	0.2507	0.2109	0.2905	128.5%	123.5%	133.7%	2.8%	−1.2%	7.0%
156%	8	0.5125	0.4786	0.5464	167.0%	161.4%	172.7%	7.0%	3.4%	10.7%

注：表中对数转换的底数取 e，计算 90% 置信区间时 $t_{0.05,7}=1.89$。

（2）中间精密度

①可接受标准　每个效价水平相对效价测定值的几何变异系数（GCV，%）应不大于 20%。

②验证结果　按"一、（二）各验证指标的验证策略 3. 精密度（2）评价方法"项下计算公式计算每个效价水平相对效价测定值的几何标准偏差、几何变异系数及其置信上限，结果见表 3。每个效价水平相对效价测定值的几何变异系数均小于 20%。

表 3　GCSF 不同效价水平相对效价测定值的几何标准偏差、几何变异系数及置信上限

效价水平	试验次数	GSD	CI_{GSD}	GCV	CI_{GCV}
64%	8	1.047	1.086	4.7%	8.6%
80%	8	1.046	1.084	4.6%	8.4%
100%	8	1.065	1.121	6.5%	12.1%
125%	8	1.061	1.113	6.1%	11.3%
156%	8	1.052	1.095	5.2%	9.5%

注：表中反对数转换的底数取 e，计算 95% 置信上限时 $\chi^2_{0.05,7}=2.17$。

（3）线性

①可接受标准　以效价理论值的对数（横坐标）对其相应的效价测定值的对数（纵坐标）作图，采用最小二乘法进行线性回归。直线回归方程的相关系数应不低于 0.98。

②验证结果　以效价理论值的对数（横坐标）对其相应的效价测定值的对数（纵坐标）作图，采用最小二乘法进行线性回归，结果如图 1 所示。拟合的直线回归方程为 $y=1.0182x+0.0385$，相关系数为 0.987。

（4）范围

①可接受标准　报告相对准确度、中间精密度和线性符合要求时的效价水平范围，该范围应至少涵盖相对效价的质量标准范围（80%～150%）。

②验证结果　本法中相对准确度、中间精密度和线性均符合要求的效价水平范围为 64%～156%，涵盖了其质量标准范围。

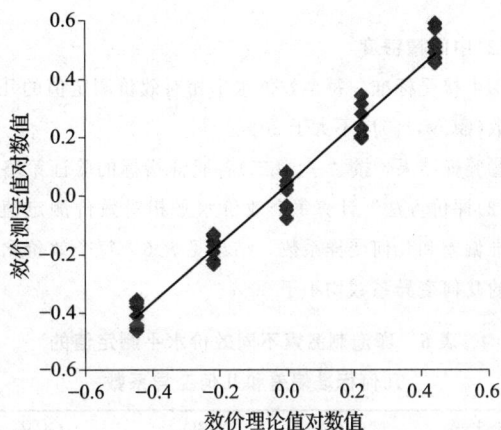

图 1　GCSF 效价理论值对数值与测定值对数值的直线回归方程

（二）体内生物学活性测定法

1. 实验设计及测定结果

以卵泡刺激素生物测定法（通则 1216）的验证为例，考察测定方法的相对准确度、中间精密度、线性和范围，四项指标的验证采用合并设计。取尿促性素国家标准品，用制备的溶剂配成每 1ml 中分别含 5.6IU 的标准品溶液高剂量组及 4.48IU、5.6IU 和 7IU 的待测溶液高剂量组，然后采用高剂量组溶液依次制备中剂量组和低剂量组溶液，相邻剂量组的浓度比值为 1：0.5，按通则 1216 进行试验。即 3 个待测溶液高剂量组的相对效价水平分别为 80%、100% 和 125%，在对数尺度上呈均匀间隔。每个效价水平在不同日期独立测定 3 次，测定结果见表 4。

表 4　卵泡刺激素生物测定法测定结果

效价水平	测定 1	测定 2	测定 3
80%	95.5%	92.6%	75.8%
100%	109.6%	106.0%	99.0%
125%	116.8%	108.5%	122.3%

2. 可接受标准及验证结果

（1）相对准确度

①可接受标准　每个效价水平相对效价测定值的相对偏

倚应在±20%范围内。

②验证结果　按"一、（二）各验证指标的验证策略2.相对准确度（2）评价方法"项下计算每个效价水平相对效价测定值的相对偏倚，结果见表5。相对偏倚均在±20%范围内。

表5　卵泡刺激素生物测定法不同效价水平测定值的相对偏倚

效价水平	试验次数	对数效价平均值	效价几何平均值	相对偏倚
80%	3	−0.1333	87.5%	9.4%
100%	3	0.0466	104.8%	4.8%
125%	3	0.1461	115.7%	−7.4%

（2）中间精密度

①可接受标准　每个效价水平相对效价测定值的几何变异系数（GCV，%）应不大于20%。

②验证结果　按"一、（二）各验证指标的验证策略3.精密度（2）评价方法"计算每个效价水平相对效价测定值的几何标准偏差和几何变异系数，结果见表6。每个效价水平测定值的几何变异系数均小于20%。

表6　卵泡刺激素不同效价水平测定值的几何标准偏差和几何变异系数

效价水平	试验次数	GSD	GCV
80%	3	1.134	13.4%
100%	3	1.053	5.3%
125%	3	1.062	6.2%

（3）线性

①可接受标准　以效价理论值的对数（横坐标）对其相应的效价测定值的对数（纵坐标）作图，采用最小二乘法进行线性回归。采用F检验进行直线回归方程的显著性检验，应具有统计学意义。

②验证结果　以效价理论值的对数（横坐标）对其相应的效价测定值的对数（纵坐标）作图，采用最小二乘法进行线性回归，结果如图2所示。拟合的直线回归方程为$y=0.6264x+0.0085$，相关系数为0.84，采用F检验进行回归方程的显著性检验，直线呈显著回归（$P=0.004$）。

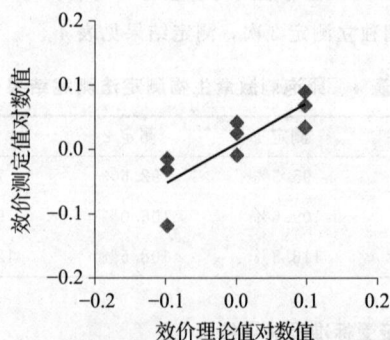

图2　卵泡刺激素效价理论值对数值与
测定值对数值的直线回归方程

（4）范围

①可接受标准　报告相对准确度、中间精密度和线性符合要求时的效价水平范围，该范围应至少涵盖相对效价的质量标准范围（80%～125%）。

②验证结果　本法中相对准确度、中间精密度和线性均符合要求的效价水平范围为80%～125%，涵盖了其质量标准范围。

三、统计学术语及名词解释

1. 系统适用性（System Suitability）指判断试验结果有效性的要求，考察试验体系是否能够按照试验方案的规定良好运行。

2. 样品适用性（Sample Suitability）指判断样品结果有效性的要求，主要通过供试品和标准品剂量-反应曲线的相似性来评价。

3. 等效性检验（Equivalence Test）系一种通过比较两个量值的差异是否在允许的区间范围内来判断两个量值是否等效的统计学方法。

4. 对数正态分布（Lognormal Distribution）指一个随机变量的对数服从正态分布，则该随机变量服从对数正态分布。

5. 相似性（Algebraic Similarity）指在供试品和标准品具有同质性的前提下，供试品和标准品的剂量-反应曲线在某种程度上呈代数相关，一般表现为剂量-反应曲线平行。

6. 置信区间（Confidence Interval，CI）指在给定的置信水平下，由统计学方法计算出的包含参数真值的随机区间。

7. 对数平均值（Log Mean Value）指将随机变量取对数后求其平均值所得的值。

8. 对数标准偏差（Log Standard Deviation）指将随机变量取对数后求其标准差所得的值。

9. 方差分析法（Analysis of Variance，ANOVA）指通过分析研究不同来源的变异对总变异的贡献大小，从而确定各种因素对实验结果影响的大小的统计方法。

10. 统计过程控制（Statistical Process Control，SPC）指用于监控过程中的漂移或变化趋势的一套统计方法。

9402　生物制品稳定性试验指导原则

稳定性试验是贯穿于整个药品研发、临床、上市及上市后质量研究的重要内容，是产品有效期制定的依据，为药品的生产工艺、制剂处方、包装材料、贮存、运输条件等方面提供依据，同时也是产品质量标准制定的基础。生物制品对温度、湿度、光照等环境因素影响更为敏感，为保证其安全有效，避免失活或降解，必须根据产品的特点开展相应的稳定性试验。

本指导原则适用于生物制品稳定性研究设计和结果分析等。对于一些特殊品种，如基因治疗和细胞治疗类产品等，还应根据产品的特点开展相应的研究。

本指导原则的目的是规范生物制品稳定性试验研究与评价，以便更加全面、科学、有效地开展相应工作。

1. 方案制订

稳定性试验应制订产品稳定性评价的详细方案。该方案能支持产品建议的贮存条件和有效期。方案应包含证明产品稳定性的试验类别、试验样品、试验项目、试验条件、试验时间和结果分析等内容。

2. 试验类别

稳定性试验主要包括影响因素试验、加速试验和长期试验等。

影响因素试验是考察各种极端因素（如高温、光照、反复冻融、振动、氧化、酸碱等相关条件）对产品的影响，目的是探讨药物的固有稳定性、了解影响其稳定性的因素及可能的降解途径与降解产物，为制剂生产工艺、包装、贮存条件和建立降解产物分析方法提供科学依据。加速试验是通过提高的温湿度探讨药物的稳定性，为制剂设计、包装、运输、贮存提供依据。长期试验是在设定的贮存条件范围内进行，其目的是为制定有效期提供依据。

3. 试验样品

可分为上市前和上市后试验样品，通常包括原液、成品及产品自带的稀释液或重悬液等。对需要保存一定时间的中间产品也应进行相应的稳定性研究。

上市前稳定性试验的样品至少应为三批，上市后稳定性试验的样品批数可根据产品特性、工艺、规模等因素确定。若发生会影响产品稳定性的变更应取三批样品进行稳定性试验。

原液或中间产物尽量采用与规模化生产时相同材质的容器和密闭系统；成品应采用与规模化生产时相同的包装容器与密闭系统。其中不同批次的成品应来自不同批次的原液。成品应尽量使用临近有效期的原液，模拟生产过程中的最长贮存条件。

原则上，不同规模生产、不同规格、不同包装容器或密闭系统的产品，均应分别开展稳定性试验。对于仅有装量不同的同一品种进行稳定性试验时，在充分论证样品代表性的前提下，可通过合理的实验设计选择适宜的规格开展稳定性研究。一般情况下最大装量与最小装量产品的稳定性试验结果可以代表其他规格产品的稳定性试验。

4. 试验项目

生物制品稳定性评价指标较为复杂，应根据不同品种的成分特性开展稳定性试验工作。通常情况下，生物活性/效价测定是稳定性试验的关键指标。在产品纯度允许、有效成分明确的情况下，应尽量使用适当的理化、免疫化学方法对生物制品的活性成分进行定量检测。降解产物的分析也是稳定性试验的重要组成部分。

对于生物制品，很难用单一的稳定性试验分析方法或

参数来反映生物制品稳定性特征的全貌。应根据产品的实际情况，设计一系列合理的稳定性试验项目，对产品的各个阶段进行稳定性试验，以确保能反映产品的稳定性特征。

(1)生物学活性/效价 生物学活性/效价是生物制品稳定性试验中的关键评价指标。它是通过与参比物质比较而获得的生物学活性单位。稳定性试验中使用的参比物质应该是经过标准化的参比物质。某些生物制品的活性成分需要与另一种物质结合之后才产生生物学活性，效价测定时，应测定其活性成分与结合物的解离程度。

(2)纯度 生物制品的纯度应采用多种原理的分析方法进行综合评估。在生物制品的稳定性试验中，纯度检测应侧重于检测产品的降解/聚合情况。降解/聚合产物的限度应根据临床前研究和临床研究所用各批样品分析结果的总体情况来制定。长期稳定性试验中，发现有该降解物出现或已知降解产物含量变化超出限度时，如可行，应对新的降解产物进行鉴定，同时开展安全性与有效性的评估。对于不能用适宜方法鉴定的物质或不能用常规分析方法检测纯度的样品，应提出替代试验方法，并证明其合理性。

(3)其他 其他一些检测项目也是生物制品稳定性试验中较为重要的方面，如含量、外观、可见异物、不溶性微粒、pH值、注射用无菌粉末的水分、无菌检查等。

添加剂（如稳定剂、防腐剂）或赋形剂在制剂的有效期内也可能降解，若有迹象表明这些物质的降解对药品质量有不良影响时，应在稳定性试验中加以监测。

稳定性试验中还应考虑到包装容器和密闭系统可能对样品具有潜在的不良影响，在试验设计过程中应关注此方面。

5. 试验条件

稳定性试验应根据产品的自身特性对试验条件进行摸索和优化。试验条件应该充分考虑到产品的贮存、运输以及使用过程中可能遇到的条件，根据对各种影响因素的初步试验，重点考察产品敏感的条件，制订影响因素、加速和长期稳定性试验方案。

(1)温度 影响因素试验中的温度应达到可以观察到样品失活、变性或发生降解并超出质量标准限度。加速稳定性试验的温度条件一般介于长期与影响因素试验之间，通常可以反映产品可能短期偏离于要求贮存条件的情况。长期稳定性试验的温度条件应与实际要求的贮存条件相一致。

应根据产品对温度的敏感程度选择合适的试验温度。拟常温贮存的产品，长期试验建议采用的温度为$25℃\pm2℃$或$30℃\pm2℃$，加速试验建议采用的温度为$40℃\pm2℃$；拟冷藏贮存的产品，长期试验建议采用的温度为$5℃\pm3℃$，加速试验建议采用的温度为$25℃\pm2℃$；拟冷冻贮存的产品，长期试验建议采用的温度为$-20℃\pm5℃$，加速试验建议采用的温度为$5℃\pm3℃$或$25℃\pm2℃$。需要存储在$-20℃$以下的产品，可根据其特点制定合适的试验温度。对有特殊温度要求的产品，可制定其他试验温度。

(2)湿度　如能证明包装容器与密闭系统具有良好的密封性能，则不同湿度条件下的稳定性试验可以省略；否则，应开展相关试验。

使用半渗透性容器包装的产品需要考虑不同容积的包装在不同湿度下对产品的影响。

(3)包装容器与密闭系统　生物制品可能会与密闭系统相互作用而发生变化。通常应考虑液体制剂与密闭系统的相互作用，应将样品以倒立放置或水平放置、正立放置两种情况进行稳定性试验，以确定密闭系统对产品的影响，原则上液体制剂与密闭系统应充分接触，不同密闭系统的产品应分别进行稳定性试验。

如果产品为多次使用的包装，应模拟实际使用情况对样品进行稳定性试验，确保多次使用后产品的稳定性仍符合标准。

(4)反复冻融　对于需要冷冻保存的原液、中间产物，应验证其在多次反复冻融条件下产品质量的变化情况。

(5)运输条件　生物制品通常要求冷链保存和运输，应对产品的运输条件进行相应的模拟试验。稳定性试验时，应充分地考虑运输路线、交通工具、运输距离、运输时间、装载模式、外界环境以及运输时可能遇到的最差条件。通过试验，应确认产品在运输过程中处于拟定的保存条件下可以保持产品的稳定性，并评估产品在短暂地脱离拟定保存条件下对产品质量的影响。对于需要冷链运输的产品，应尽可能对产品脱离冷链的温度、次数、总时间等制定相应的要求。

(6)其他　对于需要复溶、稀释的产品，应根据具体情况对使用过程中涉及的条件设计相应的稳定性试验，如某些情况下，根据产品特点设计对于光照、振动和氧化等条件的试验。

6. 试验时间

长期稳定性试验应设定合理的试验时间点。如果产品的预定有效期在 1 年或 1 年以内，稳定性试验原则上应在前 3 个月每月试验 1 次，以后每 3 个月试验 1 次。如果产品的预定有效期在 1 年以上，稳定性试验原则上应在第 1 年每 3 个月试验 1 次，第 2 年每 6 个月试验 1 次，以后每年试验 1 次。

在某些特殊的情况下，可灵活地调整试验时间，例如基于初步的稳定性试验结果，可有针对性地对产品变化剧烈的时间段进行更密集的检测。

原则上，长期稳定性试验应在 GMP 规定的存放时限内尽可能做到产品不合格为止。产品有效期的制定应参考长期稳定性试验结果。加速和影响因素试验应尽可能观察到产品不合格。

7. 结果分析

稳定性试验应建立合理的结果评判方法和可接受的验收标准，应对不同的考察项目分别进行分析，并对产品稳定性试验结果进行综合评估。

不同批次的相同项目稳定性研究结果，建议采用统计学

的方法对批间的一致性进行判断，应具有较好的一致性。同一批产品在不同时间点采集的稳定性数据应进行趋势分析。

稳定性试验过程中，若试验结果随着试验时间发生变化，则应进行合理的统计分析；若稳定性试验的数据表明产品质量变化非常小，从数据上可以明显看出有效期制定的合理性，则不必进行正式的统计分析，只要提供简略的理由即可。

对于变更产品，若变更有可能影响产品的稳定性，应进行稳定性试验，并与变更前规模生产样品稳定性历史数据进行比较。若可证明变更前后的稳定性试验具有可比性，可将稳定性试验数据进行桥接。

应通过稳定性研究结果的分析和综合评估，明确产品的敏感条件、降解途径、降解速率等信息，制定产品的贮存条件和有效期（保存期），并根据产品的特性制定各个指标可以接受的最大变化范围，以确保在整个有效期内产品的安全有效。

9403　人用疫苗杂质控制技术指导原则

疫苗杂质是指疫苗产品中的非目标成分，通常包括工艺相关杂质和产品相关物质/杂质。

工艺相关杂质包括来源于细胞基质、培养基成分、靶标合成以及灭活和提取、纯化等工艺过程中使用的生物、化学材料残留物等；产品相关物质/杂质包括与生产用菌毒种、抗原表达系统相关的除疫苗有效抗原成分以外的其他成分以及抗原成分的聚合或降解产物等。本指导原则是对人用疫苗产品杂质控制的基本考虑，旨在指导疫苗生产和研发过程中对杂质成分的分析、评估并制定相应的控制策略，以尽可能减少或消除杂质对疫苗安全性和有效性的影响，保证疫苗产品质量。本指导原则应基于具体疫苗品种的特点及相关知识参考使用。

一、疫苗杂质来源

（一）工艺相关杂质

工艺相关杂质主要来源于生产用物料，包括生产过程中使用的起始物料，生产过程中引入的原材料，制剂所用辅料以及直接接触药品的内包装材料的浸出物等。

1. 起始物料

疫苗生产使用的起始物料，主要包括生产用细胞基质（宿主细胞）和菌毒种。宿主细胞蛋白和核酸是疫苗工艺杂质的主要来源，对于其中可能涉及安全性风险的杂质成分应予以特别关注，包括连续传代细胞的宿主细胞 DNA 和宿主细胞蛋白残留物，同时，还应考虑残留宿主细胞蛋白的免疫原性和蛋白水解活性。此外，对于细菌亚单位疫苗，还应关注细菌菌体来源的残余内毒素杂质。

2. 工艺过程中所用原材料

工艺过程中引入的原材料包括细胞培养和细菌/病毒培

养、抗原提取和纯化过程中所用的生物或化学原材料，如细菌发酵或细胞、病毒增殖过程中使用的培养基、牛血清、抗生素、消泡剂、螯合剂，细胞消化使用的胰蛋白酶、水解乳蛋白，基因工程疫苗抗原表达使用的诱导剂，以及灭活疫苗或裂解病毒疫苗使用的灭活剂和裂解剂，多糖结合疫苗活化剂或催化剂，纯化工艺过程中使用的有机溶剂、缓冲液、超滤或密度梯度离心用介质，多糖纯化使用的有机溶剂等，这些生物或化学材料的残留物是疫苗工艺相关杂质的主要来源。

此外，还应关注疫苗制剂所用辅料自身所含杂质的引入，以及随着疫苗产品放置时间的延长，辅料本身可能发生氧化、降解或聚合等反应产生的相关杂质，引入疫苗产品中。

3. 直接接触药品的容器和包装系统

应关注直接接触药品的容器和包装系统与产品的相容性，避免容器内表面的浸(析)出物在疫苗产品中引入相应杂质。

(二)产品相关杂质

疫苗生产、贮存和运输过程中，可能因各种因素影响其有效成分的结构、分布、形式等，导致有效成分的降解、聚合等，使其失去活性。

二、疫苗杂质控制的原则及策略

疫苗杂质控制应基于"质量源于设计"的原则，在研发期间特别是工艺开发阶段，从杂质来源入手进行分析和验证，评估、预测产品中可能存在的或潜在的杂质概况，按照相关技术要求建立适宜的杂质分析方法，通过临床前和临床研究对杂质的安全性进行评估、判断，并在此基础上制定杂质控制的策略并对限度要求进行综合分析。

(一)风险评估

不同种类疫苗其起始物料、原材料和辅料、生产工艺、质控策略以及有效成分的特性均不相同；即使同一疫苗品种还可因不同的生产商在菌毒种、工艺路线、质量控制、原材料和辅料、内包装材料供应商选择的不同，导致杂质来源、组成不尽相同。因此，应根据产品的特点，基于临床前、临床研究和上市后生产工艺知识的积累，并结合疫苗的接种途径、目标人群及年龄分布等因素，综合评估疫苗杂质风险并制定相应的控制策略。一般而言，相对口服给药的疫苗而言，对注射用疫苗的杂质控制应有更高的要求。

(二)全过程控制

应充分考虑各生产步骤可能引入或产生的杂质，以及杂质在后续工艺步骤中可能发生的变化，同时，还应评估各工艺步骤以及总体杂质的去除能力。通常上游工艺引入或产生的杂质，可经后续的纯化工艺和(或)稀释过程被去除或降低浓度，而下游工艺如制剂和灌装过程引入或产生的杂质则难以被去除，因此，应关注对生产工艺终末阶段使用的物料(包括内包材)的质量控制。

建立杂质检测方法，应确保可对相关杂质进行准确测定并制定合理的杂质限度。应选择合适的工艺节点取样进行杂质检测，以避免样品组分对检测方法和结果的干扰；对于与疫苗产品关键质量属性相关的工艺杂质(如细胞基质残留蛋白质和细胞基质残留 DNA、核酸酶等)，如因产品特性无法在成品中检测时，应在适当的中间产物(如原液或半成品)取样检测，其检测结果应能准确反映每一成品剂量中的残留水平。

除影响疫苗产品关键质量属性相关的工艺杂质外，对于一般工艺杂质，如经充分验证证明生产工艺可对其有效、稳定地去除或控制，并持续达到可接受的水平或残留水平处于分析方法的检测限以下，相关残留物检测可不列入产品的常规放行检定项目中。

1. 生产用物料的控制

生产用物料包括起始原材料、工艺过程中所用原材料及辅料，应符合生物制品生产用原材料及辅料质量控制(通则0232)及相关技术要求。直接接触产品的包装材料(容器/内包材)，应符合国家 GMP 和药包材的相关要求，应充分评估容器/内包材浸(析)出物不会对疫苗安全性和有效性产生不良影响。此外，生产用物料供应商如发生变更，或相关物料生产工艺变更，应进一步评估对疫苗产品的风险。

2. 生产工艺控制

生产工艺过程应尽可能避免引入已知对人体有害或环境污染的物质，尤其是具有致瘤或遗传毒性的物质，有机溶剂的使用应符合残留溶剂(通则0861)的相关要求。纯化工艺的选择或优化通常是基于杂质的安全性风险，以获得最适(包括质量和收率)疫苗产品和最少杂质为目标设定工艺步骤和参数；优化上游工艺减少杂质引入/产生，可降低下游工艺对杂质去除的负载，必要时，需采用原理不同的纯化工艺步骤进行分步处理。应对纯化工艺进行验证，以确保工艺的稳健性。

产品相关杂质的产生通常与疫苗生产、储存和运输相关。应对疫苗生产工艺，储存和运输条件对产品相关杂质的影响进行充分研究，采用适宜的制备工艺、制剂配方和质量控制，保证产品相关杂质在整个效期内不会对疫苗安全性和有效性产生不良影响。

3. 杂质检测方法的建立

应采用或建立适宜的分析方法用于疫苗杂质检测，以保证测定结果的专属性与准确性。检测方法应参照分析方法验证指导原则(指导原则9101)及其他相关技术要求，结合检测实验方法的特点进行验证，应重点关注方法的专属性和灵敏度，并确保所用分析方法的检测限符合质量标准中对杂质限度的要求。如适用，应建立杂质检测涉及的标准物质，标准物质的建立可参照本版药典相关要求。

对于具有生物活性的杂质，应基于其残余生物学活性考虑其残余含量的检测和限度要求。以单一标记物检测代替含多成分的残留物时，应评估其他成分对于产品质量的影响以及该单一标记物的代表性，必要时，应考虑增加该残留物中其他成分的检测。

4. 杂质限度的设定原则

工艺相关杂质、产品相关杂质应分别制定可接受标准。杂质限度的可接受标准应基于临床前及临床研究批次的数据，并结合多批次的生产数据及分析方法变异度等综合考虑，并以连续生产批次的研究数据为基础，此外，还应结合原液和成品的稳定性研究数据综合考虑。

商业化规模生产的产品质量应与关键临床批次样品质量一致。产品上市后，可根据生产的多批次结果不断积累数据进一步优化杂质控制策略。

(三)全生命周期管理

疫苗产品上市后，可根据需要，利用产品商业化生产或其他相关平台技术积累的知识，定期对生产工艺性能和杂质控制策略进一步评估，以持续优化产品的杂质控制策略。如商业化生产的工艺改进和优化涉及的变更事项可能影响产品质量和杂质控制，应评估风险并制定相应的变更控制策略。

(四)不同类型疫苗杂质的控制要点

不同类别、剂型/接种途径的疫苗，对于接种者的风险可能存在差异，因此，对疫苗的杂质控制策略可有所不同。

采用人或动物细胞基质生产的病毒灭活疫苗，其工艺杂质控制应重点关注宿主细胞蛋白和核酸残留物，可参照本版药典"人用疫苗总论"的相关要求，选择疫苗生产用细胞基质，并基于风险效益综合评估。采用连续传代细胞系制备的疫苗，还应对宿主细胞 DNA 残留进行研究；若生产工艺中添加核酸酶对宿主细胞 DNA 进行降解处理的，应对核酸酶残留进行检测。此外，灭活/裂解剂、抗生素、牛血清等残留物也应作为重要的工艺杂质进行控制。

多糖疫苗和类毒素疫苗应关注并探索纯化工艺中使用的有机溶剂等残留杂质。基因工程重组蛋白疫苗应关注细菌/细胞发酵培养过程中使用的消泡剂、诱导剂等；纯化过程中使用的核酸酶、氧化还原试剂 DTT 以及甲醛等。此外，还应关注蛋白降解、多聚体以及化学修饰等产品相关杂质。

细菌多糖结合疫苗除重点关注菌体蛋白、C-多糖、核酸、内毒素等残留外，还应关注保护性抗原活化、载体蛋白结合过程中使用的化学试剂残留以及游离载体蛋白和游离多糖等。

减毒活疫苗大多无纯化工艺或纯化工艺较为简单，多数病毒减毒活疫苗生产过程中使用的培养液直接成为疫苗成分。因此，对所用培养基成分，应进行严格质量控制。此外，在生产和储存过程中，避免失活病毒或细菌的产生，必要时应对其进行质量控制。

联合疫苗除应对各单个抗原成分的杂质进行控制外，还应关注联合疫苗制剂生产过程中可能引入的相关杂质以及由于各抗原成分混合引起的特定杂质的叠加。

三、变更事项对疫苗杂质控制的影响

应定期评估上市疫苗的生产工艺性能和杂质控制策略的有效性，可利用产品商业化生产或平台技术积累的知识和数据，持续优化产品杂质控制策略。

已上市疫苗如涉及对疫苗杂质来源/分布、残留等情况产生影响或可能引入/产生新杂质等变更时，应参照相关要求，开展变更前后的可比性研究，评估变更对疫苗杂质控制的影响以及产品安全性风险，必要时，应制定相应的变更后杂质控制策略，以确保变更事项不会对疫苗质量产生不良影响；涉及杂质检测方法或关键试剂等变更时，应进一步确认方法的适用性。

9404　基于基因修饰细胞系的生物检定法指导原则

基于基因修饰细胞系的生物检定法系采用细胞与分子生物学技术，以药物的作用机制为基础，构建特定基因修饰细胞系，通过检测供试品作用于该细胞的反应信号或指示系统，用于相关产品生物检定的检测方法。本指导原则是对基于基因修饰细胞系的生物检定法的基本技术原则，用于指导具体方法的开发、验证以及数据分析等。

一、基因修饰细胞系的建立

基因修饰细胞系的建立包括细胞的构建、筛选及建库，应确保细胞库的遗传和功能稳定性。

(一)细胞的构建

1. 构建策略

应基于待测物的主要效应机制及临床相关性，确定其作用位点(如受体或配体)、胞内信号通路及效应分子，选择响应值高、易检测的信号分子或效应分子作为检测指示物，常见策略及实例如下。

(1)建立细胞反应性

当初始细胞(拟用于基因修饰的细胞)存在适宜的检测指示物，但细胞对待测物反应不敏感(作用位点缺失或表达不足)，可通过直接导入作用位点等方式建立其反应性，如，将脑利钠肽受体基因导入 HEK293 细胞，通过检测环鸟苷酸(cGMP)的含量，测定脑利钠肽生物学活性。

(2)导入检测指示物

当初始细胞缺少适宜的检测指示物，但待测物作用位点表达适量并存在特异性激活的转录因子时，可将相应的 DNA 反应元件与报告基因序列结合并导入初始细胞，建立反应性报告基因细胞系。通常选择导入的报告基因可表达易被检测的蛋白质或酶，如绿色荧光蛋白、荧光素酶等，作为检测指示物来反映待测物的活性。如，将干扰素刺激反应元件(ISRE)荧光素酶报告基因导入 HEK293 细胞，通过检测荧光素酶表达量，测定 I 型干扰素生物学活性。

（3）增强细胞反应性同时导入检测指示物

当初始细胞缺少适宜的检测指示物，且对待测物反应不敏感，但存在特异性激活的转录因子时，可同时将作用位点和相应的 DNA 反应元件报告基因导入初始细胞，建立反应性报告基因细胞系。如，将胰高血糖素样肽 1（GLP1）受体基因和 cAMP 反应元件（CRE）荧光素酶报告基因同时导入 CHO-K1 细胞，通过检测荧光素酶表达量来测定 GLP1 及其类似物的生物学活性。

当单一细胞无法满足检测需求，也可采用双细胞报告基因系统，例如抗体依赖的细胞介导的细胞毒作用（ADCC）活性检测。此外，也可根据待测物的作用特性，选用双报告基因、生物传感器、互补荧光素酶、基因编辑等其他构建策略。

2. 构建过程

（1）初始细胞的选择

初始细胞的选择通常基于待测物的作用机制，综合考虑细胞来源、遗传特性、培养特性及待测物作用位点/临床相关性等因素，优先选择遗传背景清晰，容易进行遗传改造；易培养（生长速度、营养需求等），可获得足够的检测所需细胞量；传代稳定，能保持遗传和功能稳定；待测物作用位点表达量高，且具有临床相关性的初始细胞。初始细胞的来源控制可参照生物制品检定用动物细胞质量控制（通则 0235）的相关要求。

（2）载体及导入方式的选择

应确定目的基因和载体的来源、核酸序列和功能特性等。常用的病毒载体主要有逆转录病毒、慢病毒和腺病毒等；非病毒载体通常采用磷酸钙共沉淀法、转染试剂法（脂质体和阳离子聚合物等）、电穿孔法、显微注射法等方式将目的基因导入细胞。可根据需求选择合适的载体（商品化或自行构建）/转染方式。载体上可包含适宜的筛选标记，如潮霉素、新霉素、嘌呤霉素等抗性蛋白的编码基因，以筛选稳定的基因修饰细胞。

（3）反应性检测

初始细胞中导入目的基因后（瞬时表达），可采用适宜方法检测拟修饰基因的表达情况，并经过初步实验条件探索（包括待测物的浓度范围、作用时间、分析培养基的成分及含量等），测试细胞的反应性，为保证结果真实可靠，应设置合理的空白对照、阴性对照、阳性对照等。如瞬时表达效率低，可通过加压筛选等方法提高目的基因阳性的细胞比例后再进行反应性检测。

（二）细胞的筛选

将携带目的基因的载体导入初始细胞，在适宜的筛选体系中连续培养以提高目的基因阳性细胞的比例，然后采用有限稀释或流式细胞仪分选等方法进行克隆化分离培养，并根据细胞对待测物的剂量效应曲线，综合比较灵敏度、反应性（如信噪比）、稳定性（如修饰基因、细胞基因型及表型的稳定性）等因素，筛选最佳细胞克隆，作为细胞种子用于建立

检测用细胞库。检定用基因修饰细胞系的名称应包括初始细胞、修饰基因等信息。

（三）细胞库的建立

细胞库的建立、管理和质量控制可参照生物制品检定用动物细胞质量控制（通则 0235）的相关内容。如必要，在生长培养基中加入维持剂量的筛选试剂，以保证基因修饰细胞的稳定性。应建立细胞库的质量控制，检测项目及方法可依据细胞的特性而定，如，可采用 PCR 的方法检测外源基因的拷贝数，采用免疫印迹、流式免疫荧光等方法检测目的蛋白的表达情况等。应根据基因修饰细胞的特性及传代稳定性，确定其允许使用的最高限定代次，以及该细胞用于检测最适宜的使用代次范围。

二、基于基因修饰细胞系的生物检定法

基于基因修饰细胞系的生物检定法主要用于生物学活性、效价测定，也可用于某些杂质的含量测定。根据预期目的进行合理的方法设计、建立及优化，以确保所建方法的专属性/选择性、准确度、精密度等性能参数符合预期要求。

（一）定量检测方法设计

基于基因修饰细胞系的生物检定法如用于定量检测，通常可基于方法特性，通过比较供试品和标准品所产生的细胞效应，对供试品中的活性成分进行定量测定。与常规细胞法类似，可根据供试品中待测物的作用机制，选择特异性好、易检测的指示物及相应的检测方法，一般可采用直接法或竞争抑制法进行测定。以最常用的报告基因法为例，直接法是待测物直接作用细胞后，经过一系列信号传导和级联反应，激活 DNA 反应元件，启动报告基因表达，通过检测报告基因表达量的变化来测定供试品的生物学活性，多用于细胞因子类药物；竞争抑制法是采用特定诱导物刺激细胞，激活报告基因表达，再加入待测物竞争性抑制报告基因的表达，多用于单抗类药物。

（二）方法建立

方法建立通常包括以下步骤：细胞制备、供试品和标准品的制备、加样并孵育、目标指示物的检测。

1. 细胞制备

检测用细胞的制备通常在细胞板上进行，可根据细胞和待测物的作用特性，选择在细胞板孔中先接种细胞后加待测物或两者同时进行。某些情况下为降低本底效应需对细胞进行饥饿处理，此外，还应通过合理布局尽可能减少位置效应。

2. 供试品和标准品的制备

供试品和标准品的制备应保证其稀释的浓度范围满足量-效反应曲线要求。可预先采用标准品或典型供试品找出其全反应域，然后调整所用剂量使之符合浓度分布点的最低要求。可采用系列稀释或独立稀释两种方式，每个浓度点至少设置两个复孔。

3. 加样并孵育

将制备好的供试品、标准品加入细胞板，在适宜条件

下孵育，使待测物与细胞充分作用。对于竞争抑制法，可根据具体情况提前或同时加入特定诱导物，某些情况下还需将诱导物与待测物孵育一段时间使其充分结合后再加入细胞板。

4. 目标指示物的检测

除少部分可直接检测的目标指示物（如荧光蛋白）外，间接检测的目标指示物通常需在细胞板中加入特定的染料或底物，必要时可同时加入裂解液，经充分反应后，进行信号采集，如吸光度（A）、化学发光或荧光信号。某些情况下，还需要采用酶联免疫吸附（ELISA）、PCR等更加复杂的方式检测目标指示物。

（三）方法优化

对方法参数进行优化，以达到预期性能要求，通常可采取两种策略：单因素轮换试验设计和多因素试验设计。前者是对每个试验参数进行独立优化；后者同时对多个试验参数进行优化，更加快速有效，首先通过流程分析、风险评估及初步试验筛选出关键试验参数，再采用合理的试验设计探索最佳试验参数组合及各实验参数可接受的波动范围。

（四）方法验证

优化后的方法应进行方法学验证，以证明所建方法适用于预期目的，具体原则可参照生物制品生物活性/效价测定方法验证指导原则（指导原则9401）、分析方法验证指导原则（指导原则9101）等。

三、数据分析

数据分析贯穿方法开发、验证和应用的全过程，应符合生物检定统计法（通则1431）相关要求。

（一）数据要求

数据应具有独立性，并满足相应数学模型的统计学要求。如达不到要求，可进行适当的数据转换（对数转换、平方根转换等）。

（二）数学模型

在所用剂量范围内，采用合适的数学模型对量效关系进行线性拟合，如对数剂量与反应（或反应的函数）呈直线关系，统计模型为线性模型；如呈S形曲线关系，常用的统计模型为四参数模型。

（三）适用性测试

1. 系统适用性

常用的两个指标是模型的拟合优度和数据的精密度。前者通常采用模型的决定系数（R^2）、失拟F检验等进行评价；后者用标准品模型拟合的均方误差，或标准品和供试品模型拟合的总均方误差进行评价。一般使用历史数据和灵敏度分析来设定可接受的阈值。

2. 样品适用性

生物检定的模型要求供试品和标准品中的活性成分必须性质相同才能计算其相对效价，即两者需具有相似性，一般通过量效曲线的平行性来评价，可采用差异性检验（如F检

验、卡方检验）或等效性检验（如双单侧t检验法）。此外，还应考虑样品基质是否对测试系统产生干扰。

（四）结果计算

根据数学模型采用合适的计算方式，通过比较供试品与标准品的量效关系计算供试品中待测物的生物学活性、效价或其他量值。

9405　糖蛋白的糖基化分析指导原则

糖蛋白的糖基化是通过糖基受体、糖基供体和糖基转移酶三类分子的协同作用将单糖或寡糖以糖苷键形式连接在蛋白质的氨基酸残基上，是蛋白质的一种翻译后修饰。糖蛋白的糖基化结构复杂，且在生物合成过程中可受多种因素影响产生异质性。糖基化对治疗类糖蛋白的功能、药代动力学、药效学、稳定性和免疫原性等可能具有显著的影响，因此，糖基化分析对于药物开发中活性成分鉴定及产品质量控制等具有重要意义。

本指导原则阐述了糖蛋白糖基化分析的理念、方法及应用和验证的相关要求，重点对治疗类糖蛋白的两种最常见的糖基化类型，即N-糖基化和O-糖基化分析方法进行阐述。本指导原则适用于糖蛋白产品结构与稳定性的表征、批次放行检测和过程控制检测以及产品间可比性评估等。

一、糖蛋白糖基化的类型、基本结构与异质性

（一）糖蛋白糖基化的类型与基本结构

糖基化修饰类型包括N-糖基化（寡糖与天冬酰胺末端酰胺基的氮原子连接）、O-糖基化（寡糖与丝氨酸、苏氨酸、羟脯氨酸或羟赖氨酸的羟基连接）、糖基磷脂酰肌醇（GPI）锚（糖脂与蛋白质羧基连接）以及C-糖基化（α-吡喃甘露糖与色氨酸吲哚环第二个碳原子连接）四种形式，以下重点阐述N-糖基化和O-糖基化两种类型。

1. N-糖基化

N-糖基化通常发生在保守序列天冬酰胺-氨基酸-苏氨酸/丝氨酸上，其中的氨基酸是除脯氨酸以外的任何氨基酸。N-糖基化所形成的糖链为N-连接寡糖，均含有一个共同的五糖核心结构。根据分支结构的不同，N-连接寡糖可分为高甘露糖型、杂合型和复杂型。在复杂型寡糖（包括双天线、三天线和四天线等类型）天线结构的末端通常带有唾液酸残基。唾液酸化对许多治疗类糖蛋白的药代动力学和药效学有很大影响，并且一些非人源唾液酸结构的出现还会产生免疫原性反应。

2. O-糖基化

O-糖基化大多发生在丝氨酸或苏氨酸的残基上。与N-连接寡糖相比，常见的O-连接寡糖尺寸更小，但其单糖的序列和连接更复杂。目前，已鉴定到的O-连接寡糖的核心结构有8种。半乳糖和乙酰葡糖胺以β-1,4-糖苷键结合而成的二糖单元是最常见的O-连接寡糖延伸模式。

(二)糖蛋白糖基化的异质性

糖基化异质性主要表现在糖基化位点的占有率(完全糖基化、部分糖基化、未糖基化)、糖基化类型(*N*-或*O*-糖基化)和寡糖的结构(延伸、分支和连接方式)三个方面的差异,这使得一个特定糖蛋白具有一系列寡糖、同一个糖基化位点上有不同的寡糖结构,或蛋白质含有一个或多个 *N*-糖基位点或 *O*-糖基位点。

复杂的生物合成过程是形成糖基化异质性的主要原因,而生产工艺、蛋白结构、宿主-载体表达体系和细胞培养条件变化会进一步影响糖基化的异质性。

二、糖基化分析的决策框架及流程

糖基化分析技术的选择与应用取决于糖蛋白的复杂性、与药物安全有效的相关性,以及生产过程控制策略的总体设计等。即使在糖基化对生物活性无影响的情况下,糖基化控制也可作为监控生产一致性的措施之一。糖基化分析方法应根据确保糖蛋白产品质量所需的信息水平(如糖基化分布、糖基化结构、糖基化位点信息等)来选择,糖基化分析的决策框架可在产品开发阶段参考图 1 进行设置。

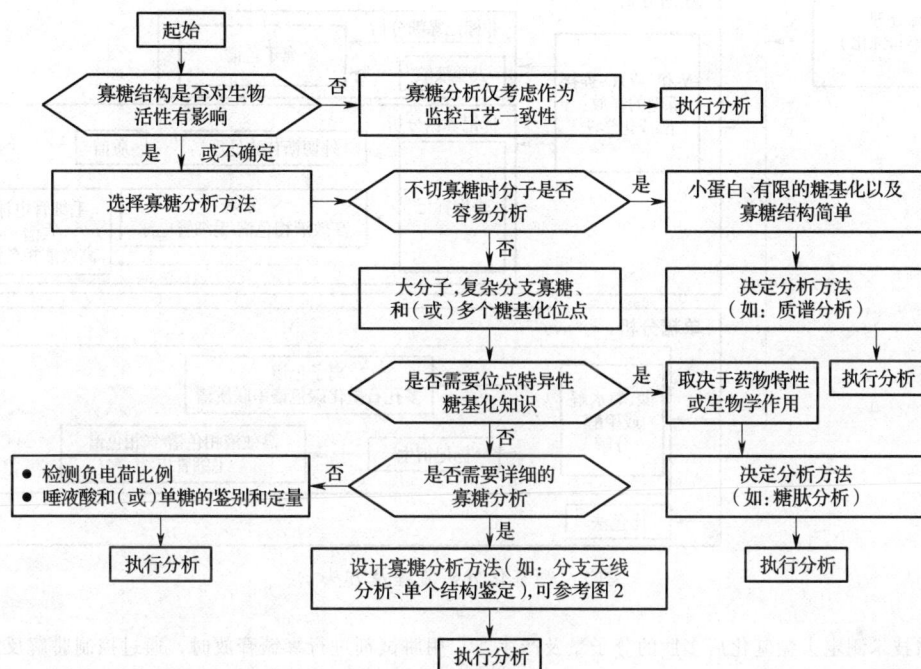

图 1　糖基化分析的决策框架图

糖基化分析流程通常为一个多步骤的过程,必要时,还需要进行前处理(糖蛋白分离和纯化)以去除干扰因素(如辅料、盐等)。按照完整糖蛋白分析、糖肽分析、寡糖分析、单糖分析等 4 种不同的互补分析方法,完成糖基化分析的全部流程。糖蛋白 *N*-糖基化和 *O*-糖基化分析流程可参见图 2。

三、几种糖蛋白分析流程的具体考量

(一)完整糖蛋白分析

完整糖蛋白分析可提供关于糖蛋白糖基化的分布等总体信息。但当蛋白分子较大并含有多个糖基化位点时,该方法提供的信息有限。

采用毛细管电泳法和质谱法等可以测定糖基化分布、分子量等信息。基于分子大小进行分离的分析技术,如聚丙烯酰胺凝胶电泳法和毛细管电泳法,可以提供蛋白质因糖基化发生分子量迁移的信息。将蛋白还原和酶解成蛋白片段后利用质谱进行分析,可获得比完整蛋白分析更多蛋白片段的糖基化修饰信息。在进行唾液酸修饰程度的分析时,可根据唾液酸带负电荷的特点,选择高效液相色谱法、离子色谱法、等电聚焦电泳法或毛细管电泳法等。

(二)糖肽分析

糖肽分析是将糖蛋白进行酶解产生糖肽或去糖基化肽段后进行分析,以提供特定糖基化位点的糖基化类型、占有率、寡糖结构信息。蛋白的特异性裂解方法可参考肽图检查法(通则3405)。糖肽分析更适合于连接寡糖不易释放且尺寸较小的 *O*-糖基化分析,可用于监测细胞培养工艺条件对特定位点上糖基化结构的影响。

可采用质谱直接分析糖肽,但由于糖肽占总肽混合物比例很小,且糖肽离子化效率比非糖肽低,因此应关注糖肽的质谱信号是否会被抑制。为提升分析效果,也可在质谱检测前对糖肽进行富集或分离,可采用高效液相色谱法(如,反相或亲水高效液相色谱)和毛细管电泳法等分离纯化手段。经串联质谱法获得的多肽质量及产生的碎片离子信息可鉴定糖基化位点及糖肽结构。

通过比较完整寡糖蛋白质的肽图与去糖基化[方法见"三、(三)1.寡糖的释放"]后的蛋白质肽图,可用于鉴定糖蛋白的不同糖基化位点。蛋白的特异性裂解可在去糖基化之前或之

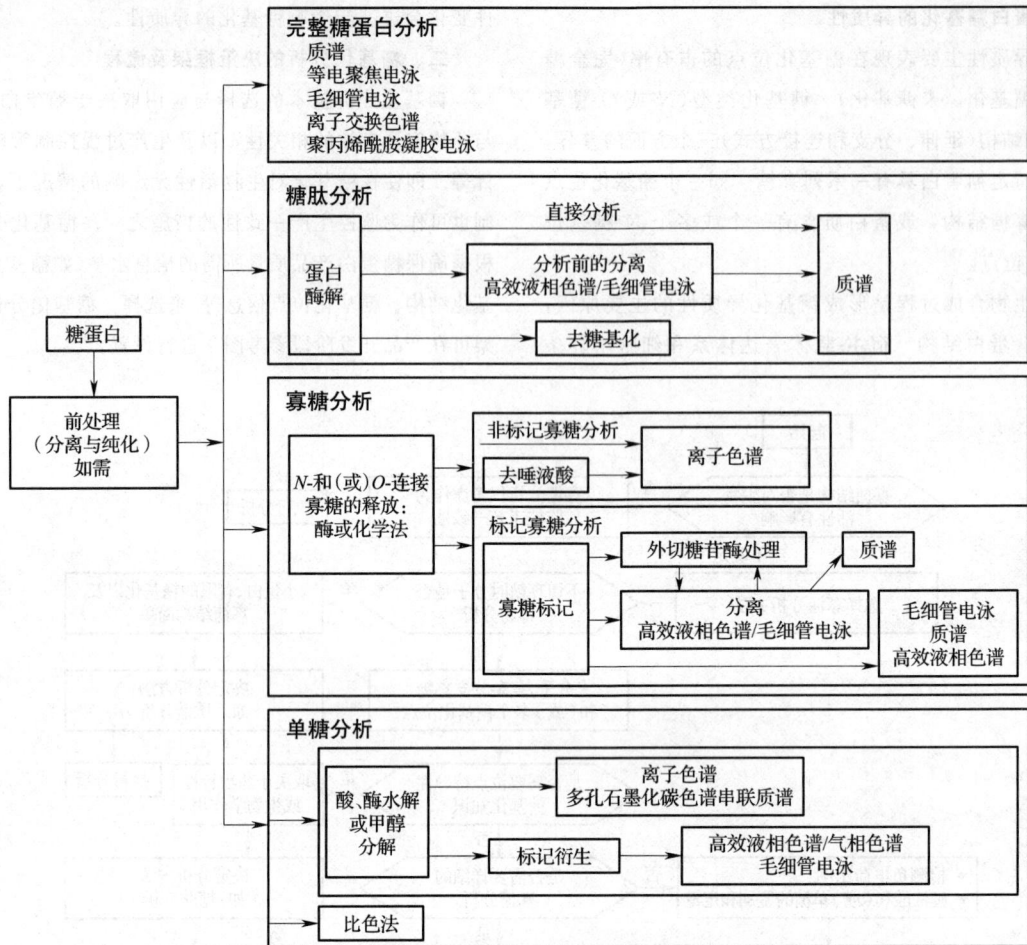

图 2 糖基化分析流程及方法

后进行。采用质谱技术测定去糖基化后多肽的分子量及产生的碎片离子可获得糖基化位点的信息，同时，还可通过计算完整糖肽和去糖基化糖肽分子量的差异获得寡糖分子量信息。比较糖基化肽与非糖基化肽信号进行位点占有率测定时，应考虑寡糖对蛋白剪切效率的影响。

（三）寡糖分析

寡糖分析是将寡糖从糖蛋白上释放，根据寡糖的性质和所需的信息水平来选择适合的分析方法，以获得多种寡糖类型的结构（如高甘露糖型、杂合型、复杂型、唾液酸化程度等）以及相对含量的信息，从而实现寡糖的鉴别与定量。由于分析技术的多样性，不同平台技术获得的结果可能存在差异。因此分析方法应经过良好的验证，保证结果可靠。

1. 寡糖的释放

寡糖释放的常用方法有酶切和化学剪切。一般应根据糖基化的类型和所需信息选择合适的释放方式。

可通过改变酶和蛋白浓度的比率、酶解反应温度、反应时间曲线、酶解前的蛋白变性条件等对寡糖释放方法进行优化，以保证所有类型的寡糖都能被定量检测，并确认释放方法的可重复性。此外，应尽可能不改变寡糖的组成，如尽量不破坏唾液酸残基。

化学剪切可采用肼解或碱性 β-消除反应释放寡糖。采

用肼试剂进行寡糖释放时，通过控制肼解反应条件，可选择性地释放 N-连接寡糖和（或）O-连接寡糖。应关注反应过程中可能发生的唾液酸丢失或 O-糖释放时还原末端发生的连续降解反应（即剥离反应）。碱性 β-消除反应主要用于 O-糖释放，采用碱性硼氢化物进行 β-消除反应释放 O-连接寡糖时，加入还原剂如四氢硼酸钠，可将 O-连接寡糖的还原端还原而避免发生剥离反应，但还原后无法再被衍生。

2. 寡糖的分离与检测

可采用色谱法、毛细管电泳法和质谱法或上述方法联用进行寡糖分析。寡糖可直接进行分析，或经衍生后再进行分离与检测。

（1）非衍生寡糖的分离与检测

非衍生寡糖可采用离子色谱法（通则3130第三法）、多孔石墨化碳色谱法和质谱法进行分析。采用离子色谱法可避免样品制备中可能的唾液酸和寡糖的损失，同时还可分离一些连接异构体，具有较高的分离度和灵敏度，因此常用来分析唾液酸化的寡糖。不同的寡糖结构在离子色谱测定中具有不同的信号响应因子。

多孔石墨化碳色谱法比常规的非极性色谱具有更高的选择性，与电喷雾离子化质谱法串联可用于寡糖的直接分析。在多孔石墨化碳色谱串联质谱分析前，可采用酶切等方法去

除唾液酸以提高寡糖的离子化效率。

（2）衍生寡糖的分离与检测

寡糖的衍生类型可分为荧光标记衍生、紫外标记衍生和全甲基化衍生。其中，荧光标记衍生和紫外标记衍生是一分子寡糖只标记一分子标记物，从而可实现摩尔定量。最常用的是荧光标记衍生，这类衍生是通过还原氨基化反应在寡糖还原末端标记荧光物质。

全甲基化衍生能够提高寡糖离子化效率、稳定寡糖中的唾液酸，从而分析中性和唾液酸化的寡糖。全甲基化寡糖可直接通过质谱检测。

可以通过优化衍生反应条件（包括标记试剂的用量、反应温度和时间等）来确保所有寡糖组分标记效率的可重复。

经衍生的寡糖可通过亲水相互作用色谱法（通则3130第一法）、毛细管电泳法（通则3130第二法）和质谱法等技术来进行分离与检测。

一些常用的色谱方法包括基于电荷分离的高效阴离子交换色谱法，基于亲水性分离的亲水作用色谱法以及基于疏水性分离的反相色谱法。基于寡糖的电荷、大小和形状进行分离的毛细管电泳方法也可用于衍生寡糖的分离。质谱法则通过测定寡糖分子量以及串联质谱中碎片离子分子量推导出寡糖结构。为了增加分离度和更好地区分寡糖结构，通常可将质谱法和色谱法或毛细管电泳法结合使用。这些串联技术可在一次分析中提供寡糖结构以及百分含量信息，还可与糖苷酶联合使用，进行寡糖连接方式的鉴定。多级串联质谱也常用于已知和全新寡糖结构的鉴定、确认和测序。需要注意的是，采用质谱法测定时寡糖末端的唾液酸有可能丢失，并在分析单糖连接方式、支链分支方面存在不确定性。

3. 寡糖数据的分析

（1）单一结构或者一类寡糖结构的鉴定

寡糖结构的鉴定是对一个特定的寡糖结构或者一类具有共同特征的寡糖家族（如含四唾液酸寡糖、三天线寡糖、含半乳糖的寡糖等）进行结构分析。单个寡糖结构的鉴定可使用高特异性外切糖苷酶或内切糖苷酶、酶切试剂、化学剪切等进行寡糖的释放，再采用分离技术和在线或离线检测方法进行分离与检测。其中通过高特异性外切糖苷酶或内切糖苷酶酶解，可以获得单糖组成、连接方式及类型的信息。由于质谱能够获得寡糖分子量、单糖组成等信息，因此通常使用合适的质谱来最终实现寡糖结构的鉴定。通过寡糖结构解析实现的寡糖鉴定通常在产品的开发阶段完成。

通过与系统适用性对照品的比较也可实现寡糖结构鉴定。系统适用性对照品的选择可参考"三、（三）5.对照品"中的要求，一般可通过以下比较的方式来进行结构鉴定：①当保留时间具有高度重现性和选择性时，可用寡糖的绝对保留时间鉴定；②在测试序列的开始和结束时分别进样寡糖对照品，检查保留时间的漂移情况，在符合一定保留时间漂移要求的情况下，可参考这些图谱来鉴定供试品的寡糖结构；③当采用对照品也无法确认供试品中所有寡糖色谱峰的

结构时，则可使用绝对保留时间或相对保留时间来监控和标记未知寡糖的色谱峰。

（2）供试品分析

可通过供试品与其同质对照品的平行测定数据对比和建立多种指标要求来实现供试品与对照品之间的比较，以证明供试品和对照品的图谱具有相似性，判断供试品测定结果是否符合质量标准。

寡糖图谱或者分布情况的定量分析可采用多种数据处理方式。如归一化方法，通过计算目标寡糖的响应值占总响应值的百分比来获得供试品中某一个寡糖的百分含量。在计算中应排除由溶剂峰或实验试剂引入的色谱峰，以及低于检测限的色谱峰造成的响应值。此外，也可通过以下公式计算 Z 值，用于反映供试品中带电荷寡糖的含量，该数值与所用方法和产品特异性有关。

$$Z = \sum_{i=1}^{n} (i \times 含\ i\ 个唾液酸的峰面积比例)$$

$$式中\quad 含\ i\ 个唾液酸的峰面积比例 = \frac{含\ i\ 个唾液酸峰面积}{\sum_{n=0}^{n} (含\ n\ 个唾液酸峰面积)}$$

$n = 1\sim 5$（参考供试品中唾液酸的个数）

4. 供试品的可接受标准

可通过比较供试品与对照品的寡糖图谱一致性判定其是否符合规定，或设定某种寡糖相对于总峰面积的比值或某种寡糖相对峰响应值的可接受范围。供试品的可接受标准应基于寡糖与糖蛋白制品有效性、安全性的相关性设置。

5. 对照品

对照品可用于验证系统的适用性和评估供试品是否符合规定要求。通常包括系统适用性对照品和空白对照品。

系统适用性对照品通常应为同质对照品、经充分表征的同质对照品释放的寡糖组分、由糖蛋白（如胎球蛋白、免疫球蛋白）中释放且经充分表征的寡糖组分或经鉴别和纯度检测的其他寡糖标志物等。空白对照品通常只含制剂缓冲液（不含供试品），可用于评估是否存在干扰峰。

对照品应经验证，在系统适用性参数的建立及分析方法的验证过程中，对照品的使用（如同质对照品，系统适用性寡糖标志物）是必不可少的。

6. 系统适用性试验

应根据寡糖测定的目的来建立系统适用性试验。寡糖系统适用性试验可接受标准包括：与供试品采用相同处理的对照品中某些特定峰是否出现；两个相近峰之间的分离度；可检测到的峰的个数，和（或）与对照品寡糖图谱的一致性；单个寡糖峰的保留时间和百分含量的相对标准偏差是否在可接受范围内，以及在一定的保留时间内空白对照品应不存在干扰峰等。

（四）单糖分析

单糖分析是将寡糖解离为单糖进行分析，可提供单糖鉴别、含量及单糖组成信息。相对于寡糖分析，用于单糖组成

分析的方法一般更简单，所获得的信息也相对较少。最常用的方法是唾液酸含量的测定。单糖分析主要包括单糖的释放和单糖的检测，单糖的检测包括比色法、色谱法和质谱法等。

1. 单糖的释放

酸水解是最常用的释放中性糖和氨基糖的方法。酸水解条件应根据单糖种类、差向异构和糖苷键的连接等进行优化，对不同的供试品应分别进行验证确定其水解条件。

位于寡糖末端的单糖可使用外切糖苷酶进行酶解释放。由于唾液酸酶具有广谱特异性，一般采用酶解法释放唾液酸，酶解条件可根据唾液酸的特性、连接方式、O-乙酰化以及其他因素进行优化。利用高特异性的外切糖苷酶可区分不同类型的单糖连接方式。

甲醇分解是将干燥的样品在盐酸甲醇溶液中加热，以甲基糖苷的形式释放单糖，但释放出的单糖降解比例较酸水解方式略低。

2. 单糖的定量分析

（1）比色法

比色法是基于化学显色反应的方法，对于不同种类的单糖，其专属性较差。目前常用的方法为间苯二酚显色法（通则3102第一法）。

（2）色谱法和质谱法

可采用离子色谱法和多孔石墨化碳色谱法串联质谱法，用于非衍生单糖（唾液酸、中性糖和糖醇）摩尔量的测定。由于单糖的酸解离常数（pK_a）大约为 $12\sim14$，使其可在高 pH 条件下（pH 12～13）电离，可采用季铵基团聚合物为固定相的强阴离子色谱柱系统进行分离。

可采用反相色谱法、离子交换色谱法、气相色谱法或毛细管电泳法用于衍生后单糖的分离与摩尔量测定。

通过酸水解产生的中性糖和氨基糖应先将酸去除，必要时进行 N-乙酰化后进行衍生。衍生后的单糖可用反相色谱法、毛细管电泳法或形成硼酸盐复合物用阴离子交换色谱法分离，并使用荧光或者紫外检测器进行检测。应关注试剂的纯度，避免衍生试剂引入的杂质可能对分析产生的干扰，同时，还应避免过量的衍生试剂影响检测结果，必要时可选择适合的方法对衍生后的单糖进行纯化，去除衍生试剂。

通过温和酸水解或唾液酸酶释放出的唾液酸可以在酸性条件下，与1,2-二胺-4,5-亚甲基二氧基苯或者1,2-苯二胺发生特异性的反应，进而实现衍生。衍生后的唾液酸可使用反相液相色谱及荧光检测器进行分离和检测。也可采用气相色谱法用于单糖检测。在检测前需要对单糖进行衍生，常用的衍生方法包括硅醚化法和糖醇乙酰酯法。应关注三甲基硅醚化衍生方法中 α 与 β-端基异构和同分异构会造成每个单糖对应多个色谱峰，导致图谱复杂。气相色谱法还可对甲基化单糖进行分析，获得单个单糖的结构以及糖苷键的连接方式信息。

3. 单糖数据的分析

（1）单糖结构鉴定

单糖（如唾液酸、岩藻糖）的鉴定可以通过分子结构验证

或与适当的对照品进行比对来实现。

（2）定量分析

对于唾液酸或其他单糖的测定，通常以单糖与糖蛋白的摩尔比值报告结果。通过供试品中单糖响应值与单糖标准曲线的比较，结合对照品的浓度、单糖分子量、供试品体积得出供试品单糖的摩尔量，再通过测定蛋白质的摩尔量（测定方法应经验证），最终计算摩尔比值。

4. 供试品可接受标准

设置可接受标准应考虑糖基化特性与产品活性和安全性之间的关系。可设定供试品单糖含量应在可接受的范围内等。

5. 对照品

对照品可采用等比例或接近供试品比例的单糖混合物，或稀释成一定浓度梯度的单糖对照品。

6. 系统适用性试验

系统适用性试验应采用单糖对照品配制的溶液进行。系统适用性试验可接受标准可包括但不限于两个目标单糖之间的分离度、单糖响应值的重复性、对照品标准曲线的相关系数及单糖色谱峰的塔板数等。由于单糖之间的性质很相似，很难将每一个单糖都分开。因此，应该合理地设置系统适用性试验要求。

9406　细胞类制品微生物检查指导原则

本指导原则适用于细胞类制品风险放行的快速微生物（细菌/真菌）检查。本原则所述细胞类制品主要指经过适当的体外操作（如分离、培养、扩增、基因修饰等）制备后回输人体，按药品批准上市的人体来源的活细胞制品。细胞类制品在无菌工艺下生产，生产过程中无法进行除菌和（或）灭菌，产品和工艺本身特性容易受到微生物污染。因此，微生物的污染检查是制品安全性质控的重要指标之一。

药品通常采用无菌检查法（通则1101）进行微生物污染的评价，需要至少14天的培养观察微生物生长培养信号。细胞类制品由于效期短，产量小，可供检验的数量有限，生产与临床需求结合更为紧密，采用无菌检查法可能无法保证在制品使用前完成放行检查，且取样方案受限。因此在风险评估的基础上，细胞类制品有条件地采用快速微生物检查法替代经典无菌检查法已成为安全性质控的必要手段。

随着微生物分析技术的发展，制药领域引入了多类快速微生物检测方法，如药品微生物检验替代方法验证指导原则（指导原则9201）中介绍的检测培养生长信号的技术（如呼吸信号技术等）、直接检测微生物的技术（如固相细胞术、核酸扩增等）、结合了预培养和直接检测的技术（如生物发光技术等）。与传统方法相比，快速方法在检测速度、自动化、实时监测、信息化方面具有一定的优势，不仅可用于生产过程中的质量控制，也可基于风险评估有条件地

应用于成品的放行检查。快速微生物检测方法在药品质量控制方面的应用历史较短，在检测的广谱性、灵敏度等方面积累的数据有限，因此应用前需进行充分的评估。

基本原则

采用快速微生物检查法进行细胞类制品的微生物放行检查，应在充分考虑产品生产工艺、无菌保障水平、微生物污染风险、使用者获益/风险、检测方法原理、同行评议经验等因素的基础上，经风险评估后有条件地施行。微生物质控项目的放行决策应基于产品工艺整体的防污染控制策略及其结果，而非仅依赖于成品的快速微生物方法检查结果。

快速微生物检查法应先按照药品微生物检验替代方法验证指导原则（指导原则9201）进行仪器的设计确认、安装确认、运行确认和性能确认，完成替代方法的方法学验证。如因产量、效期等因素限制，无法获得充分的细胞类制品用于方法学验证时，可在风险评估的基础上，采用不含制品成分的试验菌悬液，或者含有模拟基质的试验菌悬液进行方法学验证，并在应用于具体品种前，采用制品加标试验菌的方式进行方法适用性试验，用以考察方法是否适用于该制品的检查。采用本指导原则所述的呼吸信号法时，基于该方法在行业已开展的验证和应用实践情况，可在完成仪器确认后，直接进行方法适用性试验。

供试品应能代表产品的所有组分，并从最终成品中取样。如无法进行最终成品取样或最终成品取样存在局限时，需采用其他替代取样方案，应考虑工艺特点，充分评估取样点设计与产品质量控制之间的风险，并得到验证数据的支持。当采用本指导原则进行生产过程中间的质控时，应从相应质控点取样。

冷冻可能导致微生物活力受损，冷冻保存的细胞类制品建议在冷冻之前的最后工序后，完成取样和检验。

细胞类制品的微生物检查应在无菌条件下进行，检验的全过程应严格遵守无菌操作，防止微生物污染，防止污染的措施不得影响供试品中微生物的检出。试验环境应符合无菌检查法（通则1101）和药品微生物实验室质量管理指导原则（指导原则9203）的要求。

当制品检出污染菌时，应对污染菌进行鉴定，进一步评估其对产品质量的影响，鉴定方法可参考微生物鉴定指导原则（指导原则9204）。

当检查结果发生争议时，仲裁方法为无菌检查法（通则1101）。

推荐方法（呼吸信号法）

原理

本指导原则所述方法为快速微生物检查法，主要适用于效期短、批量小，采用现行无菌检查法（通则1101）无法保证在产品使用前完成放行检查的细胞类制品。此处列举目前行业较为普遍应用的呼吸信号法。

呼吸信号法系基于检测微生物生长信号的仪器方法，采用商品化全自动微生物培养系统，通过仪器实时监测微生物生长代谢产生的二氧化碳引起的培养瓶内反应底物的显色或荧光变化信号，或培养瓶顶空压力变化信号，结合目视观察，判定供试品中有无微生物生长。

呼吸信号法以往多应用于临床血液/体液标本的检测，系目前较为普遍应用于细胞类制品放行检验的一类快速微生物检查方法。

鉴于该方法使用仪器进行微生物培养和生长监测，为确保仪器的稳定可靠，应定期对其关键性能（例如培养箱的温控性能）进行验证；对关键传感器（例如温度探头、孔位传感器）的状态进行校准或确认。

培养基

本法所用培养基为商品化的仪器适配的培养基，应参照无菌检查法（通则1101）对每批培养基进行培养基适用性检查并符合产品相关规定。至少应有2种适宜培养基用于检测真菌、需氧细菌和厌氧细菌。培养基的适用性检查应包括无菌性检查和灵敏度检查。试验菌株的选择按照"方法适用性试验"项下的要求，检测真菌、需氧细菌和厌氧细菌的培养基应分别接种不大于100CFU的试验菌，置于系统确认的培养温度下培养。除痤疮丙酸杆菌外，接种细菌的培养基应在3天内生长良好，接种真菌的培养基应在5天内生长良好，接种痤疮丙酸杆菌的培养基应在7天内生长良好。

方法适用性试验

采用本法进行产品快速微生物检查时，应进行方法适用性试验，以确认所采用的方法适用于该产品。若检验程序或产品发生变化可能影响检验结果时，应重新进行方法适用性试验。

应采用至少2个批次的供试品进行方法适用性试验，每批供试品应至少平行进行3个重复的独立实验。

方法适用性试验按下列要求进行操作。对每一试验菌应逐一进行方法确认。

菌种及菌液制备　应至少包含表1中的试验菌种。必要时，根据产品的来源、特点及产品既往微生物污染情况，可增加相应的菌株。

金黄色葡萄球菌、大肠埃希菌、铜绿假单胞菌、生孢梭菌、枯草芽孢杆菌、白色念珠菌和黑曲霉的菌液制备方法见无菌检查法（通则1101）。接种酿脓链球菌的新鲜培养物至胰酪大豆胨液体培养基中，30～35℃培养2～3天；接种藤黄微球菌的新鲜培养物至胰酪大豆胨液体培养基，30～35℃培养3～4天；接种痤疮丙酸杆菌的新鲜培养物至硫乙醇酸盐流体培养基中，30～35℃培养6～7天，上述培养物用pH 7.0无菌氯化钠-蛋白胨缓冲液或0.9%无菌氯化钠溶液，制成适宜浓度的菌悬液。除痤疮丙酸杆菌外，细菌悬液的计数采用胰酪大豆胨琼脂培养基，痤疮丙酸杆菌悬液的计数采用血琼脂培养基；真菌悬液的计数采用沙氏葡萄糖琼脂培养基。

表 1　试验菌种

培养条件	菌种
需氧培养	金黄色葡萄球菌（*Staphylococcus aureus*），例如〔CMCC(B)26 003〕
	大肠埃希菌（*Escherichia coli*），例如〔CMCC(B)44 102〕
	铜绿假单胞菌（*Pseudomonas aeruginosa*），例如〔CMCC(B)10 104〕
	枯草芽孢杆菌（*Bacillus subtilis*），例如〔CMCC(B)63 501〕
	酿脓链球菌（*Streptococcus pyogenes*），例如〔CMCC(B)32 067〕
	微球菌（*Micrococcus* sp.），例如〔CMCC(B)28 020〕
	白色念珠菌（*Candida albicans*），例如〔CMCC(F)98 001〕
	黑曲霉（*Aspergillus niger*），例如〔CMCC(F)98 003〕
厌氧培养	生孢梭菌（*Clostridium sporogenes*），例如〔CMCC(B)64 941〕
	痤疮丙酸杆菌（*Cutibacterium acnes*），例如〔CMCC(B)65 111〕

接种及培养　取仪器适配的培养基 2 组，其中一组按照"供试品的快速微生物检查"项下的方法，每个培养管分别加入供试品，再分别接种不大于 100CFU 的各试验菌，另一组培养基，加入等量的各试验菌作为对照组。两组培养基均置于仪器内进行培养，除另有规定外，培养时间不得超过 7 天。

结果判断　与对照组相比，接种供试品和试验菌的培养基组在仪器内均应显示为阳性结果，且目视观察生长良好，不能出现因为生长微弱、缓慢而导致仪器报告阳性的时间明显滞后的现象。否则说明供试品存在抑菌作用，应采用适当方法消除供试品的抑菌作用，重新进行方法适用性试验。

供试品的快速微生物检查

取样及检验量　供试品取样按照基本原则的要求进行。

对于单个容器且总体积（V）在 1～1000ml 的单一批次细胞制剂，供试品的最少检验量不应低于表 2 中的体积要求；中间产品有多个容器时，每个容器应分别取样进行检测。取样后应尽快将供试品接种至培养基，如供试品需存放，应评估存放的潜在污染风险，以及存放对检出效果的影响。

表 2　供试品的最少检验量

细胞类制品总体积(ml)	总接种体积（分别接种至需氧培养基和厌氧培养基）
$10 \leqslant V \leqslant 1000$	总体积的 1%
$1 \leqslant V < 10$	100μl
$V < 1$	不适用

对于总量小于 1ml 的单一批次产品，上述取样方式不适用，可经评估后采用替代取样方案、过程检查或其他适宜方式。

供试品处理及接种培养基　用适宜的方法对供试品包装容器表面进行彻底消毒，在无菌条件下抽取规定量供试品，分别等量接种至仪器适配的每种培养基内，每个容器中接种的供试品体积、培养基的装量和高度同方法适用性试验。除另有规定外，每个容器接种的供试品与培养基体积的比例不应超过仪器说明书的规定。

阳性对照　应根据供试品特性和方法适用性试验的结果，选择至少一种阳性对照菌，并评估阳性对照瓶在仪器中培养后报告阳性结果的时间范围。应选择受供试品影响而导致仪器检出明显滞后的试验菌作为阳性对照菌，无抑菌现象的供试品以金黄色葡萄球菌作为阳性对照菌，阳性对照瓶加菌量不大于 100CFU，加入的供试品用量同供试品微生物检查时每份培养基接种的样品量。阳性对照瓶在经验证的时间期限内培养，应为阳性结果。

阴性对照　供试品快速微生物检查时，应取相应溶剂、稀释液或冲洗液同法操作，作为阴性对照。阴性对照应为阴性结果。

培养及观察　将供试品接种至培养基后，应按照仪器说明书的时间要求尽快置于仪器中培养。培养时间应不少于 7 天，根据方法适用性试验结果及特殊相关微生物的情况，可延长至 14 天。

仪器的培养温度应依据方法适用性试验结果而定，应能检测到尽可能多的微生物，培养温度范围通常为 30～37℃。根据产品的来源、特点、既往发生过的或与特定细胞类型相关的微生物污染情况具体考虑，对于存在较高环境污染风险的产品，可增加一个需氧条件的温度培养范围，如 20～25℃，以便能覆盖更多的微生物。

结果判断　在培养期间定期及结束培养时，按照说明书对仪器进行检查，并同时进行目视观察。

若仪器判定各供试品管均为阴性结果，且目视观察判断无微生物生长迹象，则供试品可判为符合规定。

若仪器判定有供试品管为阳性结果，且目视观察判断有微生物生长迹象，则供试品判为不符合规定。

若仪器判定供试品管为阴性结果，但目视观察疑似微生物生长现象，或仪器判断为阳性结果，但目视观察未发现微生物生长迹象，出现以上两种情况时，取该培养物不少于 1ml 转种至同种新鲜培养基中，将原始培养物和新接种的培养基继续培养不少于 4 天，观察接种的同种培养基是否再出现微生物生长迹象；或取培养液涂片，染色，镜检，判断是否存在微生物生长。如目视观察发现或涂片发现微生物生长迹象，判供试品不符合规定。

上述任何一种情况下如判供试品不符合规定，除非能充分证明试验结果无效，即生长的微生物非供试品所含，方可对供试品进行重试，重试时，应重新取同量供试品，依法检查，结果判定同上。

应至少符合下列条件之一，判为试验无效：

(1) 试验所用的设备及环境的微生物监控结果不符合无菌检查法的要求；

(2) 回顾试验过程，发现有可能引起微生物污染的因素；

(3) 在阴性对照中观察到微生物生长；

(4) 供试品管中生长的微生物经鉴定后，确证是因试验中所使用的物品和（或）无菌操作技术不当引起的。

9407　基于假病毒的中和抗体检测法指导原则

基于假病毒的中和抗体检测法，是指采用人工制备的含相应活病毒膜蛋白以及报告基因的复制缺陷型假病毒，模拟实测病毒感染过程，利用中和抗体对假病毒的阻断作用，通过检测假病毒所携带报告基因的表达情况，检测供试品的中和抗体滴度的方法。对已有活病毒检测方法的，其检测结果与基于活病毒的中和抗体检测方法的检测结果具有高度相关性。该法可避免直接使用活病毒，解决了中和抗体检测中部分活病毒不能培养和难于获取的问题，同时降低了实验操作环境的生物安全等级要求。

本指导原则是对基于假病毒的中和抗体检测法所用假病毒的构建、制备和质量控制，以及检测方法建立和验证的相关技术指导原则。可用于单抗、疫苗等生物制品质量控制和临床试验样本中和抗体检测等。

使用者应坚持分析方法质量源于设计的理念，进行科学合理的方法验证与设计，保证分析方法在整个生命周期中能始终符合预期目的。

一、假病毒的制备

(一)假病毒构建策略

1. 假病毒包装组件的选择

(1)质粒：对于包膜病毒，如新型冠状病毒、狂犬病毒、汉坦病毒等，常用水疱口炎病毒(Vesicular Stomatitis Virus, VSV)、人类免疫缺陷病毒(Human Immunodeficiency Virus, HIV)等包装体系。可根据需求，选择合适的假病毒骨架质粒，并选择与病毒感染相关的膜结构蛋白，如新型冠状病毒的刺突蛋白(spike, S)、狂犬病毒的糖蛋白(glycoprotein, G)等，其蛋白表达序列应具有代表性。为了提高假病毒的滴度，可通过密码子优化、构建胞内截短体等方式改造膜蛋白表达质粒，但应确保其中和抗体作用区域不发生改变。对每一批表达质粒需进行核苷酸序列测定，证实其与设计序列一致；测定质粒浓度、纯度等关键指标，以保障转染效率。

对于无包膜病毒，如：如人乳头瘤病毒(Human Papillomavirus, HPV)、手足口病毒(Enterovirus 71, EV71)等，通常利用病毒自身的结构蛋白构建假病毒。

(2)报告基因：可基于不同的检测仪器、检测信号的灵敏度、是否需要多种信号同时检测等，选择化学发光报告基因(如萤火虫荧光素酶)、荧光报告基因(如不同荧光蛋白)或其他检测信号。在进行多种中和抗体联合检测时，应选择抗原性无交叉的待测假病毒组合，且选择信号之间无交叉反应的检测报告基因。在多重信号检测方法开发时，应与单一信号检测方法进行比较验证。

(3)包装用细胞：应根据病毒及表达质粒的特性，选择适宜的细胞用于假病毒包装。如包装狂犬病毒假病毒通常采用293T细胞，HPV假病毒通常采用293FT或293TT细胞。

2. 包装方法优化

假病毒包装方法建立时，应设定合理的预设标准，进行风险评估，风险识别排序，可采用实验设计(design of experiment, DOE)，对包装用细胞、转染质粒剂量和比例、转染试剂、转染时间、假病毒收获时间等步骤进行优化和耐用性考察，从而获得滴度较高的假病毒，并确定方法可操作设计区域(method operable design region, MODR)。

(二)假病毒库的制备

1. 包装用细胞制备

应根据生产需求准备适量包装用细胞，并控制传代次数。进行质粒转染前，细胞状态良好、密度通常需达到70%～90%。

2. 质粒转染和骨架病毒感染

将膜蛋白表达质粒、骨架质粒/骨架病毒按照合适的比例进行转染/感染。常用的转染试剂包括脂质体2000/3000(lipofectamine 2000/3000)和聚醚酰亚胺(polyethyleneimine, PEI)等，具体可参考所选择转染试剂的使用说明操作。

3. 培养收获和储存

转染后培养适宜时间应更换新鲜培养基，并根据包装体系的不同选择合适的假病毒收获时间。采用VSV包装体系可在换液后1～2天收取含假病毒的上清液；采用HIV包装体系可在换液后2～3天收取含假病毒的上清液；HPV自组装假病毒可在换液后2～3天收获细胞，采用裂解液裂解细胞以释放HPV假病毒。含假病毒的上清经过滤或离心，分装并贮存于−70℃以下，避免反复冻融(参考验证结果)，必要时可采取冻干的方式。

(三)假病毒库的质控

为了保障检测结果的一致性和可比性，应以毒株为单位建立假病毒库。对一次实验制备的假病毒定义为一批假病毒库。如果使用不同批次假病毒，应采用检测固定样品(如标准品或质控品)，对假病毒批间差异进行评价，保障检测结果的一致性。

对假病毒库应设定适宜的质量标准进行控制，包括但不限于假病毒鉴别、滴度、外源污染检查(如假病毒感染后细胞的无菌、支原体检查)、标准血清或质控品检测等项目，并按照假病毒的稳定性实验结果，进行保存、定期监测。稳定性监测项目应至少包括假病毒滴度。

假病毒滴度测定时通常将假病毒按照一定比例系列稀释，选择合适的阴阳性临界值(Cut-off值)，判断各稀释度下病毒稀释孔的阴阳性。用Spearman Kaerber法、Reed-Muench法或其他适宜方法计算病毒滴度；或采用线性回归的方式，确立病毒稀释倍数与检测信号之间的关系，根据检测信号值的要求确定病毒的稀释倍数。

二、基于假病毒的中和抗体检测

基于假病毒的中和抗体检测方法的建立，应综合考虑所构建的假病毒、选用的细胞基质、检测体系及针对的供试品/检测目的等特点进行开发，合理设计和优化试验步骤和相关参数，并通过充分优化后使用。应根据样品、假病毒、检测用细胞等要求，在合适的生物安全实验室进行，对检测样品有更高生物安全要求的，按照样品的要求执行。方法学的建立和验证，应设置合适的预设标准，应至少包括专属性、准确度和精密度等指标。方法建立后，对方法持续监测，按实际情况及时进行分析方法变更。

(一)方法建立

应根据检测目的进行合理的实验方案设计，方法建立时，应对关键步骤进行优化，如中和抗体检测用细胞的选择、细胞加入量、细胞加入方式；供试品、对照品或质控品的准备；假病毒加入量和孵育时间；目标指示物的检测等。试验基本步骤、参数及风险评估要点如下。

1. 检测用细胞的准备

依据病毒的宿主嗜性及实验筛选选择检测用细胞。优化假病毒接种方式，如细胞板孔中先接种细胞，后加入供试品和假病毒；或先加入供试品和假病毒，后加入细胞。对于细胞培养时间较长的实验(2天以上)应考虑边缘孔的蒸发影响。可避免使用细胞板的边缘孔，并向其中加入无菌液体(如无菌水、磷酸盐缓冲液或培养基等)，以维持细胞培养环境的湿度。检测用细胞、细胞接种浓度范围均应在建立方法时进行风险评估、优化及验证。

2. 供试品、对照品和质控品的稀释

供试品若为人或动物血清，应预先进行 56℃，30 分钟处理，以消除血清中除抗体以外其他免疫因子的影响。通常每个供试品每一浓度点设置两个及以上复孔。每次试验均应设置细胞对照(仅加入细胞)和假病毒对照(加入细胞和假病毒)；同时采用国际/国家标准品，或经国际/国家标准品标定的工作标准品，或质控品进行监测，以确保试验结果的准确性。标准品和质控品通常应与供试品同质，特殊情况下如无同质标准品，可采用其他动物免疫后的阳性血清替代。

3. 假病毒加入和孵育

将一定稀释度的假病毒，加入稀释好的供试品、标准品或质控品，混合均匀后，与待检测细胞共培养。应根据假病毒的具体特性，选择细胞与假病毒的共培养时间，如 VSV 载体的假病毒中和实验一般为 24 小时，HIV 骨架的假病毒中和实验一般为 48~72 小时。合适的假病毒加入量及共孵育时间，应在方法建立时进行优化及验证。

4. 报告基因检测

若目标指示物为荧光蛋白，可应用酶联斑点计数仪直接进行计数分析。若目标指示物为荧光素酶报告基因，则需加

入特定的底物及裂解液，经充分反应后，在一定时间内采集化学发光信号。应设置合理检测条件和检测仪器参数，在同一个分析项目中，检测条件和检测仪器参数应保持一致。

(二)方法验证

优化后的方法应该进行专属性、相对准确度、精密度、线性和范围等方法学验证。具体可参照生物制品生物活性/效价测定方法验证指导原则(指导原则9401)。对重大新突发传染病如果缺乏临床样品，可以采用动物免疫血清进行验证，但应证明该方法对动物血清具有较好的专属性。对涉及临床样品的检测方法验证，应考虑样本稳定性。

(三)关键质控点

假病毒包装细胞和检测细胞应参考生物制品检定用动物细胞质量控制(通则 0235)的相关要求进行质控，应至少包括细胞遗传学检测(如细胞 STR 分型，short tandem repeat，STR)，无菌、支原体检查。应参考验证结果控制关键的试验步骤，形成 MODR，如检测时间、细胞代次等。应对关键试剂进行质量控制，如：假病毒、牛血清(灭能)、化学发光底物等。关键试剂换批时，应采用质控品进行评价，检测结果应在规定的范围内。

(四)实验成立条件及复测原则

为了保障实验结果的准确、可比，应确定实验成立标准，如病毒对照与细胞对照的信号比值、病毒对照信号值范围、阳性质控品的合格区间等。实验的复测原则可包括逆梯度(检测结果倒置，即同一样本高稀释度感染抑制率大于或等于 50%，而低稀释度感染抑制率小于 50%)、平行复孔间抑制率差异超过 30%、ID_{50} 结果超过最高稀释度或低于最低稀释度等。

三、数据分析

数据分析贯穿方法开发、验证和应用的全过程，应符合生物检定统计法(通则1431)相关要求。

应采用科学的、经过验证的方法进行中和抗体滴度计算，如四参数曲线拟合、Reed-Muench 法等，报告中和抗体的半数有效浓度 EC_{50} 或半数有效稀释倍数 ID_{50}。若实验加入国际标准品、国家标准品或者质控品，可计算相应的国家标准单位值(U 值)或国际标准单位值(IU 值)。

对需要判定 Cut-off 值的实验，应选择与供试品背景相近的阴性样品作为 Cut-off 值确定的阴性样本来源，采用适宜的方法确定 Cut-off 值。

四、应用

基于假病毒的中和抗体检测法主要用于检测单抗、疫苗等生物制品效力评价和临床试验的免疫原性评价，检测样本可以为单克隆抗体、人血清或者动物血清。

本原则为假病毒中和抗体检测方法的通用原则，应用时应考虑具体需要和产品的个性化要求。如应用于单抗制品和血清检测时应选择单抗或血清等同质质控品；应用于疫苗体内效力评价时可以选用疫苗参考品，计算疫苗体内相对效力，或采用系列稀释的疫苗免疫动物，计算 ED_{50}。

9501 正电子类放射性药品
质量控制指导原则

正电子类放射性药品系指含有发射正电子的放射性核素的药品。它一般由医疗机构或者正电子类放射性药品生产企业于临床使用前制备。发射正电子的放射性核素主要有两种来源：通过回旋加速器制备和发生器制备。本指导原则仅适用于回旋加速器制备的正电子类放射性药品的质量控制。发生器制备的正电子类放射性药品，参照锝$[^{99m}Tc]$放射性药品质量控制指导原则（指导原则 9502）进行质量控制。

为保证正电子类放射性药品用药安全有效，必须依据国家药品质量标准对制备的正电子类放射性药品进行质量控制。如果某种正电子类放射性药品尚未有国家标准，制备单位应起草该药品的质量标准，并经过中国食品药品检定研究院复核，在确认后方可用于该药品的质量控制。

正电子类放射性药品的制备和质量控制有以下特点。

（1）发射正电子的放射性核素物理半衰期一般很短，正电子类放射性药品的制备必须迅速。为保证操作人员免受过量的电离辐射，一般采用自动化合成系统。

（2）一般为临用前由医疗机械自行制备和合成。鉴于氟$[^{18}F]$的半衰期稍长，含氟$[^{18}F]$的放射性药品可由附近的具有正电子类放射性药品制备资格的医疗机构或生产企业制备和供应。

（3）正电子类放射性药品批量较少，一般每批仅为数剂。

（4）质量控制检验需快速可行。

鉴于正电子类放射性药品制备和质量控制的特点，临床使用前不可能对每一批正电子类放射性药品进行全项检验。为保证正电子类放射性药品的质量，确保用药安全有效，规范正电子类放射性药品的质量控制，根据《中华人民共和国药品管理法》和《放射性药品管理办法》，制订本指导原则。

一、放射性核素的半衰期大于 20 分钟的正电子类放射性药品（如含氟$[^{18}F]$的放射性药品）

每批药品在使用前，应对如下项目进行质量控制：

（1）性状检查；

（2）pH 值检查；

（3）放射化学纯度测定；

（4）放射性活度或浓度测定；

其他项目进行追溯性检验。

二、放射性核素的半衰期小于或等于 20 分钟的正电子类放射性药品（如含碳$[^{11}C]$、氮$[^{13}N]$、氧$[^{15}O]$的放射性药品）

将在同一天相同条件下制备的所有同品种制剂定义为一批，而在一天内每次制备的制剂称为亚批。将在相同条件下制备的第一个亚批用于质量控制，在制备其他亚批前，至少对如下项目进行质量检验：

（1）性状检查；

（2）pH 值检查；

（3）放射化学纯度测定；

（4）放射性活度或浓度测定。

其他项目进行追溯性检验。

三、追溯性检验

正电子类放射性药品的追溯性检验，应对在同一操作规范下制备的成品进行至少连续 6 批样品检验。如结果均符合规定的则可定期进行抽验，但至少 1 个月进行 1 次全检。

四、检验结果

上述检验，如有一项不符合标准规定的，应立即停止制备和使用。待查明原因、合理解决，并经过 3 批成品验证符合规定后，方可继续制备。已用于临床的，应对患者进行跟踪随访，采取必要的措施；如发生严重不良反应的按规定向当地药品监督管理部门和卫生行政部门报告。

五、质量保证措施

（1）制备正电子类放射性药品的生产企业和医疗机构，应具备与制备和检验正电子类放射性药品相适应的场所、仪器和设备。仪器设备应定期校验，确保状态正常，并有仪器设备操作和校验规程、使用和维修记录。

（2）制备和检验正电子类放射性药品的生产企业和医疗机构应具有相应专业技术人员，并经过培训。质量控制人员应经过中国食品药品检定研究院或国家药品监督管理局授权的机构有关放射性药品检验知识的培训，并取得培训合格证书。

（3）正电子类放射性药品制备和检验应制定相应的标准操作规程，并严格执行。应有制备和检验记录，记录至少保存 1 年。

（4）确保正电子类放射性药品制备和检验所用原料、物料和试剂符合相关规定的品质要求；并制定原料、物料和试剂的订购、贮存和使用管理规定。

（5）为保证自动化合成工艺的稳定，对计算机和相关自动化设备应予以控制，不得擅自改变参数。如需改变，必须经授权人员按规定进行，每次修改应予以记录和验证。

（6）应定期对操作规程和控制工艺流程的计算机软件进行验证，1 年至少验证 1 次。如变更操作规程或计算机软件，应进行重新验证，并对至少连续制备的 3 批成品进行检验，结果符合质量标准规定时，方可用于正电子类放射性药品的制备。

（7）应定期对正电子类放射性药品制备的净化间或超净台的净化性能进行验证，确保其符合要求。

（8）医疗机构首次制备的正电子类放射性药品用于临床前，需连续制备 3 批样品经过中国食品药品检定研究院或国家药品监督管理局授权的药品检验机构检验，检验结果符合规定后，方可进入临床应用。

9502　锝[^{99m}Tc]放射性药品质量控制指导原则

锝[^{99m}Tc]放射性药品系指含有放射性核素锝[^{99m}Tc]，用于临床诊断的药品。它包括从钼-锝发生器淋洗得到的高锝[^{99m}Tc]酸钠注射液及利用高锝[^{99m}Tc]酸钠注射液和注射用配套药盒制备得到的放射性药品。

锝[^{99m}Tc]放射性药品一般由即时标记放射性药品生产企业或具有第三类以上（包括第三类）《放射性药品使用许可证》的医疗机构，在无菌操作条件下，以高锝[^{99m}Tc]酸钠注射液和相应注射用配套药盒制备得到。锝[^{99m}Tc]放射性药品的制备涉及环节较多，除高锝[^{99m}Tc]酸钠注射液和注射用配套药盒必须符合相应的质量标准外，对最终的成品必须进行质量检验。由于锝[^{99m}Tc]的物理半衰期仅为 6.01 小时，为此，以其制备的药品必须在制备后数十分钟至数小时内使用，不可能在完成全部质量检验后才发货或使用。根据《放射性药品管理办法》第十四条规定，锝[^{99m}Tc]放射性药品可边检验边发货或使用。同时，一批锝[^{99m}Tc]放射性药品仅为 1 剂或数剂药品（一般体积仅为数毫升），对每一批锝[^{99m}Tc]放射性药品进行全部质量检验是不现实的。

鉴于锝[^{99m}Tc]放射性药品的特殊性，为了保证锝[^{99m}Tc]放射性药品质量及其用药安全有效，根据《药品管理法》和《放射性药品管理办法》，特制订本指导原则。本指导原则适用于即时标记放射性药品生产企业和自行制备锝[^{99m}Tc]放射性药品的医疗机构（具有第三类以上《放射性药品使用许可证》）对锝[^{99m}Tc]放射性药品的质量控制。

一、发货或使用前必须进行检验的质量控制项目

1. 性状　将锝[^{99m}Tc]放射性药品置于铅玻璃后通过肉眼观察，不得出现与其相应的质量标准有明显区别的性状（如规定为无色澄明液体，若发现颗粒状物质、出现浑浊或颜色变化，应停止发货和使用）。

2. pH 值　可用经过校正的精密 pH 试纸检查，其 pH 值应在相应标准规定的范围内。

3. 放射化学纯度　放射化学纯度应按相应的质量标准规定的方法进行测定。鉴于有些检验方法耗时较长，为适应快速质量控制的要求，企业或医疗机构可以采用经过验证的快速测定方法进行测定。快速测定方法必须经过测定本单位配制的 3 批以上样品，每批样品不少于 3 个时间点（即制备后即刻、有效期中间点和有效期末点）的严格验证，其限值不得低于标准中的限值。在日常使用过程中，应定期对该快速测定方法进行再验证（每年至少验证 1 次），确保其准确有效。

4. 放射性活度　放射性活度应参照放射性药品检定法（通则 1401）的相应规定进行测定。

5. 颗粒大小　凡标准中规定有颗粒大小检查项的锝[^{99m}Tc]放射性药品，在发货或使用前应按标准或放射性药品检定法（通则 1401）项下的"颗粒细度测定法"进行检查。颗粒大小应符合标准规定。

二、可以边检验边发货或使用的质量控制项目

1. 细菌内毒素　按标准方法或参照细菌内毒素检查法（通则 1143）进行检验。含细菌内毒素量应符合规定。

2. 无菌　按无菌检查法（通则 1101）进行检验。

3. 生物分布　凡标准中规定生物分布试验的锝[^{99m}Tc]放射性药品，应按规定进行生物分布试验。所使用的试验动物应符合有关规定。

4. 如果上述检验项目有不符合标准规定的结果时，应立即停止该批锝[^{99m}Tc]放射性药品的制备、发货或使用，并检查原因。对已用于临床的，应对患者进行跟踪随访，采取必要的预防措施，并向当地药品监督管理部门和卫生行政主管部门报告。

5. 如果有足够的数据（连续 6 批以上）说明产品细菌内毒素、无菌和生物分布试验结果均符合规定，则细菌内毒素、无菌和生物分布试验可定期检验。间隔时间应视检验结果规定。

三、相应的质量保证措施

1. 制备和检验锝[^{99m}Tc]放射性药品的生产企业和医疗机构，应具备相适应的环境、仪器和设备。仪器设备应定期校验，确保状态正常，并有仪器设备操作和校验规程、使用记录、维修记录。

2. 制备和检验含锝[^{99m}Tc]放射性药品的相关人员，应具备放射性药品有关知识，并经相应的培训。质量控制人员应经中国食品药品检定研究院或国家药品监督管理局授权的机构有关放射性药品检验知识的培训。

3. 应制定锝[^{99m}Tc]放射性药品制备和检验的标准操作规程，并严格按照操作规程实施各项操作。应有制备和检验记录，记录至少保存 1 年。

4. 确保制备和检验含锝[^{99m}Tc]放射性药品所用有关原料药和物料符合相关规定的品质要求，并制定原料药和物料的订购、贮存和使用管理规定。

5. 定期对用于含锝[^{99m}Tc]放射性药品制备的净化间或超净台的洁净性能进行验证，确保其洁净情况符合要求。

6. 对即时标记放射性药品生产企业，在购进新的钼-锝发生器，用于制备含锝[^{99m}Tc]放射性药品之前，应对从其淋洗得到的高锝[^{99m}Tc]酸钠注射液按标准进行全检（核纯度项可只检验含钼[^{99}Mo]量）。如果同一厂家生产的连续多批（6 批以上）钼-锝发生器淋洗得到的高锝[^{99m}Tc]酸钠注射液的细菌内毒素和无菌检验结果均符合规定，则从该厂家生产的钼-锝发生器淋洗所得高锝[^{99m}Tc]酸钠注射液的细菌内毒素和无菌检查可定期进行。但每月至少对高锝[^{99m}Tc]酸钠注射液进行 1 次全检。在注射用配套药盒批号

更换时，应对首批制备的锝[^{99m}Tc]放射性药品进行验证性全检。

9601　药用辅料功能性相关指标指导原则

药用辅料是药物制剂的重要组成部分，是保证药物制剂生产和使用的物质基础，决定药物制剂的性能及其安全性、有效性和稳定性。药物制剂中使用的药用辅料一般具有特定的功能性，归属不同功能类别，而对辅料功能性和制剂性能具有重要影响的理化性质，可称为药用辅料的功能性相关指标（functionality-related characteristics，FRCs）。因此，药用辅料功能性相关指标的确定及其范围控制对辅料规格/型号的划分、其在制剂中的作用及制剂产品质量的保证等均具有重要意义，也可作为制剂处方开发中辅料及其型号选择、上市制剂辅料变更时辅料对比研究、辅料一致性认定的重要参考依据。药用辅料功能性相关指标是基于质量源于设计（quality by design，QbD）理念，开展药物制剂处方筛选和工艺优化的重要基础。

本指导原则按药用辅料的功能类别介绍常用的功能性相关指标和研究方法。药用辅料的功能性不仅与其自身结构和其理化性质有关，有时还可能受药用辅料中其他组分（包括有关物质、水分、其他附加剂等）影响；药用辅料需在制剂中发挥其功能性，制剂的处方工艺均可能对药用辅料功能性的发挥产生明显影响；因此，药用辅料功能性相关指标的评价通常应针对特定的制剂及其处方工艺，必要时应采用多种研究方法进行研究。

本指导原则非强制执行，药用辅料供需双方应根据药用辅料本身特性及辅料可能对制剂性能的影响自行评估需要研究的功能性相关指标，并明确研究方法。同一药用辅料在同一制剂处方中可能发挥多种功能，应针对不同功能类别建立适宜的评价指标和研究方法。对于本指导原则中未包含的功能类别和功能性相关指标，研究时可自行设立；此外，同一功能性相关指标可采用不同检查法进行研究，不局限于本版药典中收载的方法，研究时可另行建立检查法。

一、稀释剂

稀释剂也称填充剂，指制剂中主要用来增加体积或重量的相对惰性的成分。在固体制剂中稀释剂通常占有很大比例，其作用不仅可保证制剂具有一定的体积大小，而且可减少主药成分的剂量偏差，改善药物的压缩成型性。

常见的稀释剂包括无机盐类、纤维素类、淀粉类、糖类、糖醇类等，多数稀释剂的化学性质稳定，但有些稀释剂（如淀粉等）在高温、高湿、酸碱环境中也会发生水解或氧化。稀释剂重要的化学性质包括酸碱度、解离度、氧化-还原性质等。

1. 理化性质　影响稀释剂功能性的理化性质主要包括：(1)酸碱度，在一定程度上决定制剂的制备工艺，同时可能影响药物的稳定性；(2)解离度，在一定程度上影响药物的溶出；(3)氧化还原性，与原料及辅料间相容性有关；(4)粒度和粒度分布，影响粉末的流动性、含量均匀度及溶出度等；(5)粒子形态，影响制剂压制后粒子间相互作用，进而影响药物溶出；(6)堆密度、振实密度、真密度，是评价辅料流动性、可压性的关键指标；(7)比表面积，在一定程度上体现辅料的粒度、形貌、多孔性等；(8)结晶性，影响稀释剂流动性及溶解性；(9)水分，可能影响片剂的硬度、崩解性、溶出度等；(10)流动性，对于直压型处方可能影响含量均匀性；(11)溶解度，在介质中的溶解度可能影响制剂的溶出度；(12)晶型，其转变可能影响稳定性；(13)可压性，影响片剂的硬度、脆碎度等。

2. 功能机制　稀释剂可影响制剂的成型性和制剂性能（如粉末流动性、片剂硬度、湿法制粒或干法制粒成型性、含量均匀度、崩解性、溶出度、制剂外观、硬度、脆碎度、物理和化学稳定性等）。一些稀释剂（如微晶纤维素）常被用作干黏合剂，因为它们在最终压片的时候能赋予片剂很高的强度。

3. 稀释剂的功能性相关指标及检查法　(1)结晶性（通则 0451、0981）；(2)水分（通则 0831、0832）；(3)粒度和粒度分布（通则 0982）；(4)粒子形态（通则 0982）；(5)比表面积（通则 0991）；(6)固体密度（通则 0992）；(7)堆密度和振实密度（通则 0993）；(8)引湿性（指导原则 9103）；(9)溶解度（凡例）；(10)粉体流动性（指导原则 9604）；(11)压缩性等。

二、黏合剂

黏合剂系指一类使无黏性或黏性不足的物料粉末聚集成颗粒、促进压缩成型的黏性固体粉末或溶液。黏合剂可改善颗粒性质，如流动性、强度、抗分离、压缩性、含尘量和溶出度等。黏合剂可分为湿黏合剂和干黏合剂。

黏合剂多为聚合物。聚合物单体的聚合顺序、功能基团、取代度和交联度等结构和化学属性，都将会影响物料间的相互作用强度，进而影响制粒效果；天然聚合物因来源和成分的不同也会导致黏合性质的差异。常用黏合剂包括淀粉浆、纤维素衍生物、聚维酮、明胶、蔗糖、麦芽糖、聚乙烯醇等。

1. 理化性质　影响黏合剂功能性的理化性质主要包括：(1)表面张力，影响润湿物料所需加入的黏合剂用量；(2)粒度和粒度分布，影响黏合剂与干混合物均匀混合；(3)溶解度，与润湿剂的选择有关；(4)黏度，与功能直接相关；(5)分子量和分子量分布，聚合物的分子量与黏度相关。

2. 功能机制　湿黏合剂在制粒溶剂中可完全或部分溶解，如天然淀粉在一定条件下可溶。被液体润湿后，黏合剂通过改变微粒内部的黏附力形成了湿颗粒。黏合剂可改变颗粒的界面性质、密度、可压性等。在干燥过程中，黏合剂通过形成固体桥以提高颗粒强度。

3. 黏合剂的功能性相关指标及检查法　(1)结晶性（通

则 0451、0981）；（2）分子量和分子量分布（通则 0514）；（3）黏度（通则 0633）；（4）水分（通则 0831、0832）；（5）粒度和粒度分布（通则 0982）；（6）比表面积（通则 0991）；（7）固体密度（通则 0992）；（8）堆密度和振实密度（通则 0993）；（9）溶解度（凡例）；（10）粉体流动性（指导原则 9604）；（11）表面张力等。

三、崩解剂

崩解剂是处方中促使制剂迅速崩解成小单元并使药物更快溶出的功能性成分。崩解剂包括天然、合成或化学改造的聚合物及小分子化合物。当崩解剂与水、胃液或肠液接触时，通过吸收液体膨胀溶解或形成凝胶，引起制剂结构的破坏和崩解，同时比表面积增大，促进药物的溶出。

常用崩解剂包括干淀粉、羧甲淀粉钠、低取代羟丙纤维素、交联羧甲纤维素钠、交联聚维酮、泡腾崩解剂等。崩解剂可为非解离型聚合物或阴离子型聚合物的盐（如钠盐、钙盐或钾盐）。非解离型聚合物是天然的或者物理修饰的多糖，如淀粉、纤维素、支链淀粉或交联聚维酮。阴离子型聚合物主要是淀粉、纤维素经过化学改性的产物或者低交联的聚丙烯酸酯。泡腾崩解剂主要是枸橼酸、酒石酸等有机酸和碳酸钠、碳酸氢钠等碱式碳酸盐组成的混合物。

1. 理化性质　离子型聚合物应关注其化学性质，胃肠道 pH 的改变或与解离型药物形成复合物都将会影响其崩解性能。影响崩解剂功能性的理化性质主要包括：（1）粒度和粒度分布，崩解力与崩解程度都与崩解剂的粒径有关；（2）吸水速率，崩解剂的水吸收速率越高崩解越快；（3）膨胀率或膨胀指数，能产生显著膨胀力的崩解剂一般更为有效；（4）接触液体后的形态，最终崩解剂是微粒态或是凝胶态均影响崩解效果；（5）水分，淀粉等作崩解剂时，水分对其崩解性能影响显著；（6）泡腾量，影响泡腾崩解剂的性质。

2. 功能机制　崩解剂应易与水发生相互作用。各崩解剂主要通过四种机制发挥作用：毛细管作用、膨胀作用、润湿作用和产气作用。在片剂中使用的崩解剂一般具有两种或两种以上上述机制。崩解剂的功能性取决于多个因素，如化学特性、粒度分布以及粒子形态，此外还受片剂的硬度、孔隙率等性质的影响。

崩解剂的毛细管作用是由于亲水性辅料在片剂中形成易于润湿的毛细管通道，如淀粉及其衍生物、纤维素衍生物等。当片剂置于水性介质中时，水分子能迅速通过崩解剂（如淀粉及其衍生物、纤维素衍生物等）的毛细管进入片剂内部，使整个片剂润湿而促使药物崩解。

崩解剂的膨胀作用是由于崩解剂自身遇水膨胀促使片剂崩解，如羧甲淀粉钠等。

崩解剂的润湿热可使片剂内部残存空气膨胀，加速片剂的崩解。

枸橼酸、酒石酸和碳酸钠、碳酸氢钠等产气或泡腾崩解

剂遇水后释出的二氧化碳产生的局部高压，使得片剂迅速崩解或快速溶解。湿法制粒时不要将酸性部分与碱性部分同时与含水黏合剂或润湿剂接触，避免因提前产气而失去功能。

3. 崩解剂的功能性相关指标及检查法　（1）水分（通则 0832）；（2）粒度和粒度分布（通则 0982）；（3）粒子形态（通则 0982）；（4）膨胀率或膨胀指数（通则 2101）；（5）水吸收速率；（6）粉体流动性（指导原则 9604）；（7）泡腾量；（8）浸润角/接触角等。

四、润滑剂

润滑剂是指固体制剂制备中起润滑作用的辅料，起润滑作用是通过减小颗粒间、颗粒和生产设备金属接触面之间（如压片机冲头和冲模）的摩擦力实现的。润滑剂可以分为界面润滑剂、流体薄膜润滑剂和液体润滑剂。在压片过程中，润滑剂往往具有抗黏着的作用，可降低颗粒与冲头的粘连，以防止压片物料黏着于冲头表面。液体润滑剂可用于减小金属与金属间的摩擦力。

界面润滑剂是具有极性头部和脂肪酸尾部的长链脂肪酸盐（如硬脂酸镁）或脂肪酸酯（如硬脂富马酸钠）。流体薄膜润滑剂为固体脂肪（如氢化植物油）、甘油酯（如山嵛酸甘油酯和二硬脂酸甘油酯）或脂肪酸（如硬脂酸），在压力作用下会熔化。液体润滑剂是在压力下可从颗粒中释放的液体物质。

常用的润滑剂包括：硬脂酸镁、二氧化硅、滑石粉、氢化植物油、聚乙二醇类、十二烷基硫酸钠等。

1. 理化性质　影响界面润滑剂功能性的理化性质主要包括：（1）粒度，粉体的基本特性；（2）比表面积，润滑剂的作用效果与其比表面积有关；（3）水合情况，如硬脂酸镁吸水后可生成多种水合物；（4）多晶型，界面润滑剂由晶体组成；（5）纯度，如硬脂酸镁的组成中硬脂酸盐与棕榈酸盐的比率；（6）水分，含水量会影响润滑作用。

影响流体薄膜润滑剂功能性的主要物理性质包括：（1）粒度，粉体学性质；（2）熔点，凝固与熔化的状态与润滑作用有关。

2. 功能机制　界面润滑剂通过附着在固体表面（颗粒和生产设备零件）以减小颗粒间或颗粒与金属接触面间的摩擦力而发挥作用；流体薄膜润滑剂在施加压力作用下熔化，并在颗粒和压片机的冲头周围形成薄膜，减小摩擦力，而压力移除后流体薄膜润滑剂将重新固化；液体润滑剂在压紧之前可以被颗粒吸收，在压力下会从颗粒中释放出来并形成流体薄膜，当压力移除时，润滑剂会在片剂基质间发生重吸收或再分配，而不会重新固化。

一些药物在压制过程中可能产生静电吸附，具有绝缘作用的流体薄膜可阻止静电荷的积聚，从而避免了黏冲或流动性降低的现象，起到润滑、助流、抗黏着作用。

3. 润滑剂的功能性相关指标及检查法　（1）结晶性（通则 0451、0981）；（2）熔点（通则 0612、0661）；（3）水分（通

则 0831、0832）；（4）粒度和粒度分布（通则 0982）；（5）粒子形态（通则 0982）；（6）比表面积（通则 0991）；（7）固体密度（通则 0992）；（8）堆密度和振实密度（通则 0993）；（9）纯度（如硬脂酸盐与棕榈酸盐比率）；（10）粉体流动性（指导原则 9604）等。

五、助流剂或抗结块剂

助流剂是增加颗粒或粉末流动性的辅料，而抗结块剂是可减少粉末聚集结块以及减少加工时颗粒或粉末形成漏斗桥的物质。大多数情况下，助流剂具有抗结块剂的功能，常用的有微粉硅胶和滑石粉。

助流剂和抗结块剂通常是难溶、不疏水的无机物质细粉，有些是复杂的水合物。

1. 理化性质　影响助流剂功能性的理化性质主要包括：（1）粒度和粒度分布；（2）比表面积，助流效果与其比表面积有关，粒度越细比表面积越大；（3）水分，它们可能具有轻微的引湿性。

2. 功能机制　可吸附在较大颗粒的表面，减小颗粒间黏着力和内聚力，使颗粒流动性好，防止结块。

3. 助流剂或抗结块剂的功能性相关指标及检查法
（1）水分（通则 0831、0832）；（2）粒度和粒度分布（通则 0982）；（3）粒子形态（通则 0982）；（4）比表面积（通则 0991）；（5）固体密度（通则 0992）；（6）堆密度和振实密度（通则 0993）；（7）粉体流动性（指导原则 9604）；（8）水吸收速率等。

六、包衣剂

包衣剂指涂覆或包覆在制剂表面的物质的总称，包括包衣成膜材料、增塑剂、遮光剂、色素、打光剂等。根据包衣材料不同，可分为糖衣（蔗糖、明胶、滑石粉、色素等）、半薄膜衣（糖衣和薄膜衣的结合）、薄膜衣（多以高分子材料为基础，羟丙甲纤维素、邻苯二甲酸醋酸纤维素、乙基纤维素等）及特殊材料包衣（如硬脂酸、石蜡、多聚糖等）；根据包衣目的不同，可分为水溶性包衣、胃溶性包衣、不溶性包衣、缓释包衣、肠溶包衣。包衣剂的作用包括：掩盖药物异味，改善口感和外观，保护药物不受外界环境影响，便于识别、克服配伍禁忌，控制药物释放部位，控制药物扩散、释放速度等。

包衣剂中可以加入填充材料（如糖醇、微晶纤维素、滑石粉、蔗糖、碳酸钙等），以在不增加黏度的情况下增加包衣剂的固体含量。可以添加着色剂（如二氧化钛和氧化铁）以改变外观。

1. 理化性质　包衣剂可以是天然、半合成或合成的材料，可单独或由各种不同的化学材料按一定比例混合组成，包衣剂的化学性质与包衣类型（糖衣、半薄膜衣、薄膜衣、肠溶衣、缓控释包衣）有关。影响包衣剂功能性的理化性质主要包括：（1）组成、结构和纯度；（2）分子量及其分布。

包衣剂可以是溶液、悬浮液或胶体溶液，可以是水溶液或非水溶液。任何溶解或悬浮物质以及胶体粒子的物理性质均会对包衣剂的物理性质产生重要的影响。对于无需溶剂、在熔融状态下进行包衣的包衣剂（如塑性聚合物、蜡类和脂

质包衣材料），应重点关注其熔距和熔融态黏度。包衣剂可以是预混辅料，通常为水分散体。影响成膜材料功能性的理化性质主要包括：（1）表观黏度；（2）影响表观黏度的分子量及分子量分布和玻璃化转变温度（T_g）等。影响水分散体功能性的理化性质主要包括：（1）黏度；（2）表面张力。

2. 功能机制　糖衣一般包括隔离层、粉衣层、糖衣层（有色糖衣层）和抛光层。薄膜包衣中的成膜材料和增塑剂配合可形成适宜的膜，通过加入着色剂、遮光剂或致孔剂可赋予其与糖衣相比更优的功能，如更好的掩味效果，易于吞咽，改善药物稳定性，调节释放速度；肠溶衣可防止药物在胃中破坏以及药物对胃的刺激性。薄膜的厚度可以因应用和包衣剂的性质而变化。塑料聚合物、蜡和脂基涂层可以在不含溶剂的情况下通过熔化和雾化来应用。

3. 包衣剂的功能性相关指标及检查法　（1）组成、结构和纯度（通则 0402、0421、0500）；（2）相对密度（通则 0601）；（3）熔点（通则 0621、0661）；（4）折光率（通则 0622）；（5）黏度（通则 0633）；（6）黏附力（通则 0952）；（7）玻璃化转变温度（通则 0661）；（8）脂肪与脂肪油（通则 0713）；（9）水分（通则 0831、0832）；（10）粒度和粒度分布（通则 0982）；（11）溶解度（凡例）；（12）成膜性；（13）相容性；（14）结晶性；（15）抗拉强度；（16）冲击强度（对外部冲击力的抵抗强度）；（17）被覆强度（对制剂内部压力的耐受强度）；（18）渗透性（光、水或空气）；（19）表面张力等。

七、增塑剂

增塑剂通常是可改变高分子膜材柔韧性和弹性的低分子量辅料。增塑剂主要用于包衣剂中，是决定片剂、薄膜、包衣和胶囊壳等聚合物药物体系物理性能的关键组分。传统增塑剂包括油脂类、糖类及其衍生物。常用增塑剂有：甘油、丙二醇、聚乙二醇、精制椰子油、蓖麻油、液状石蜡、枸橼酸酯、甘油单醋酸酯、甘油三醋酸酯、邻苯二甲酸酯、二丁基癸二酸酯等。

1. 理化性质　影响增塑剂功能性的理化性质主要包括：（1）溶解性，目前广泛使用的增塑剂可分为水溶性和脂溶性两大类：水溶性增塑剂主要是多元醇类化合物，脂溶性增塑剂主要是有机羧酸酯类化合物（如枸橼酸酯和邻苯二甲酸酯）。（2）熔点，增塑剂通常熔点较低（<100℃），并且在室温下可挥发（具有一定的蒸汽压）。加入增塑剂可以降低包衣剂的玻璃化转变温度（T_g）。为了实现目标辅料的可塑性，增塑剂固有的热性质是影响其作用发挥的重要因素。

2. 功能机制　增塑剂可以改变高分子材料的分子间和分子内的运动实现增塑作用，主要通过参与或影响成膜材料分子间和分子内键合机制来实现。良好的增塑剂可在较低浓度（<5％，g/g）时呈现较好的增塑性能。增塑剂通常添加到薄膜涂层（水性和非水性体系）和空心胶囊（硬胶囊和软胶囊）中，以改善其可加工性和机械强度，若不添加增塑剂，则易分离或破裂。增塑剂也常被添加到半固体药物制剂中，如乳

膏和软膏，以改善其流变性能。

3. 增塑剂的功能性相关指标及检查法 （1）组成、结构和纯度（通则 0402、0421、0500）；（2）残留溶剂（通则 0861）；（3）熔点（通则 0612）；（4）折光率（通则 0622）；（5）相对密度（通则 0601）；（6）水分（通则 0832）；（7）热分析（通则 0661）等。

八、表面活性剂

表面活性剂是少量存在时就能够明显降低系统表面或界面张力、改变系统界面状态的物质；表面活性剂分子是由疏水和亲水两部分组成的，在具有相界面的系统中，表面活性剂通过在相界面上定向排布改变界面性质，降低系统的自由能。

依据结构特征可分为离子型表面活性剂和非离子型表面活性剂；离子型表面活性剂又可分为阳离子型、阴离子型和两性表面活性剂，而非离子型表面活性剂又可分为多羟基型和聚氧乙烯型等。

表面活性剂是非常重要的功能性辅料，它可以调节活性物质的成药性、制剂的释放性质、药物的体内吸收等。表面活性剂通过降低界面张力提高制剂物理和化学稳定性，具有润湿、增溶、乳化、分散、助悬、絮凝、反絮凝、渗透、起泡、消泡、抑菌等作用，也可作为蛋白稳定剂。

1. 理化性质 表面活性剂结构中的疏水基团通常是含有 8～20 个碳原子的饱和或不饱和的烃链，或其他特定疏水基团；而亲水部分通常由可电离的基团或电负性较强的原子或原子团构成。如十二烷基硫酸钠中的十二烷基和硫酸根分别是表面活性剂的疏水和亲水部分。表面活性剂的性质是由其疏水和亲水部分的化学结构决定的。

影响表面活性剂功能性的理化性质主要包括：（1）表面张力，用于描述降低界面张力的能力；（2）临界胶束浓度（critical micelle concentration，CMC），是一定温度下表面活性剂在溶液中的一个特定浓度，在这个浓度的前后，溶液的表面张力、增溶能力、乳化能力、渗透压等均会发生突变；（3）润湿性，是用接触角度量的性质，用于评价液体对固体表面的润湿能力；（4）亲水亲油平衡值（hydrophilic-lipophilic balance，HLB），不同 HLB 值的表面活性剂有其各自独特的用途，可用于指导表面活性剂的选择；（5）昙点，当温度达到昙点时，非离子型表面活性剂与溶液间的氢键断裂，溶解性急剧下降并失去表面活性，应在昙点温度以下使用非离子型表面活性剂；（6）Krafft 点，当温度达到 Krafft 点时，离子型表面活性剂的溶解性急剧增加，增溶能力迅速下降。

2. 功能机制 物质间的相界面有气-液界面、气-固界面、液-固界面、液-液界面、固-固界面五种，在相界面上所发生的一切物理化学现象统称为界面现象，液-气和固-气相界面之间的现象又被称为表面现象。对于液-气界面，因表面层的分子受体相分子的引力远大于气相分子，这个力就是表面张力，在该力的驱动下表面层分子进入体相，通过表面积自发缩小降低表面能。不同系统降低表面能的方式也有差异。纯液体通过变成球形降低表面能；溶液则通过变成球形缩小表面积和表面吸附两种方式降低表面能；固体不能通过形变而只能通过吸附方式降低表面能。表面活性剂在相界面的定向排列吸附就是降低界面张力、改善润湿性、发挥乳化功能、形成胶束增溶、助磨分散的内在机制。若将液体或固体分散就必须对抗液相分子引力而做功，表面积增加致使系统能量升高，表面活性剂通过在相界面的定向排列吸附降低界面张力，发挥助溶、分散作用。

表面活性剂还可以通过预防空气-水界面的变性、减少制备和存储过程中固体-水界面对蛋白质的物理损伤和避免蛋白质分子间相互作用，起到稳定蛋白质的作用。

3. 表面活性剂的功能性相关指标及检查法 （1）组成、结构和纯度（通则 0402、0421、0500）；（2）分子量和分子量分布（通则 0514）；（3）相对密度（通则 0601）；（4）熔点（通则 0621、0661）；（5）pH 值（通则 0631）；（6）黏度（通则 0633）；（7）脂肪与脂肪油（通则 0713）；（8）粒度和粒度分布（通则 0982）；（9）溶解度（凡例）；（10）临界胶束浓度；（11）润湿角；（12）表面张力；（13）亲水亲油平衡值；（14）昙点；（15）Krafft 点；（16）抑菌效力（通则 1121）等。

九、栓剂基质

栓剂基质是栓剂的载体，是调节制剂在腔道温度下由固态实现熔融、溶蚀和溶解的辅料。直肠栓剂和阴道栓剂的基质通常在常温条件下是固体，在腔道温度下可融化/软化。常用脂溶性栓剂基质有可可脂、半合成椰油酯、半合成或全合成脂肪酸甘油酯等，水溶性基质有甘油明胶、聚乙二醇、泊洛沙姆等。

脂溶性栓剂基质通常具有高熔点，是半合成的长链脂肪酸甘油三酯的混合物，包括单甘油酯、双甘油酯，也可能存在已氧化脂肪酸。水溶性栓剂基质通常是亲水性半固体材料的混合物。通常相对于高熔点脂溶性基质，水溶性基质有更多羟基和其他亲水性基团。

1. 理化性质 影响栓剂基质功能性的理化性质主要包括：（1）熔点（熔距）和凝点，影响制剂的融变时限、药物的释放等，一般在 27～45℃；（2）羟值，决定基质的亲水性、塑性，同时影响药物的释放和稳定性；（3）黏度，影响药物的释放和吸收。

2. 功能机制 栓剂应在略低于体温（37℃）下熔化或溶解而释放药物，其释放机制为溶蚀或扩散。高熔点脂肪栓剂基质在体温条件下应熔化。水溶性基质应能够溶解或分散于水性介质中，药物释放机制是溶蚀和扩散机制。

3. 栓剂基质的功能性相关指标及检查法 （1）栓剂性能（通则 0107）；（2）熔点（通则 0612、0661）；（3）凝点（通则 0613）；（4）黏度（通则 0633）；（5）脂肪与脂肪油（通则 0713）；（6）溶解性（凡例）等。

十、助悬剂/增稠剂

助悬剂/增稠剂是制剂处方中能够减缓溶质或颗粒运动

的速率、降低液体制剂的流动性、稳定分散系统的辅料。

按分子大小可分为小分子和高分子助悬剂/增稠剂。经典的小分子助悬剂/增稠剂包括甘油、糖浆、鲸蜡醇和硬脂酸。高分子助悬剂/增稠剂包括：（1）亲水性碳水化合物，如阿拉伯胶、琼脂、海藻酸、羧甲纤维素、卡拉胶、糊精、结冷胶、瓜尔胶、羟乙纤维素、羟丙纤维素、羟丙甲纤维素、麦芽糊精、甲基纤维素、果胶、海藻酸丙二醇酯、海藻酸钠、淀粉、西黄蓍胶和黄原胶；（2）亲水性非碳水化合物，如明胶、聚维酮、卡波姆、聚氧乙烯和聚乙烯醇。此外，还有矿物质助悬剂/增稠剂，包括硅镁土、白陶土、硅酸镁铝、二氧化硅等。有些表面活性剂也具有助悬/增稠功能，如单硬脂酸铝和单棕榈酸铝，以及它们的混合物。

1. 理化性质　影响助悬剂/增稠剂功能性的理化性质主要包括：（1）分子量和分子量分布，增加系统黏度是高分子助悬剂/增稠剂发挥功能作用的主要途径，而系统黏度与高分子的分子量相关；（2）流变学性质，因助悬剂/增稠剂的分子量较大且在溶液中易形成氢键，使得系统表现出非牛顿流体特征；（3）黏弹性，在氢键等弱键力作用下系统可以出现立体网状结构，系统表现出一定的黏弹性。（4）黏度，助悬剂/增稠剂能增加分散介质的黏度，降低液体制剂的流动性。（5）粒度和粒度分布，吸附在颗粒表面的矿物质或高分子的粒度对其性质也有一定影响。

2. 功能机制　助悬剂/增稠剂稳定分散体系或增稠效应存在多种机制。常见的是高分子链或细黏土分子产生分子间氢键或缠绕，导致黏度增加，甚至形成网状结构，进而束缚溶剂和颗粒的运动。小分子助悬剂/增稠剂也是通过氢键作用增加溶液黏度的机制实现功能的。

3. 助悬剂/增稠剂的功能性相关指标及检查法　（1）分子量和分子量分布（通则 0514）；（2）黏度（通则 0633）；（3）粒度和粒度分布（通则 0982）；（4）溶解性（凡例）等。

十一、软膏基质

软膏基质是相对惰性的黏稠半固体物质。软膏基质可分为：（1）油性基质，其特点是不溶于水、无水、不吸收水、难以用水去除，其典型代表是凡士林；（2）吸收性软膏基质：无水，但能够吸收一定量的水，不溶于水而且不易用水去除，羊毛脂属于该类基质；（3）乳剂型基质：通常是水包油或油包水型基质，其中含水，能够吸收水分，在水中也不能溶解；（4）水溶性软膏基质：本身无水，可以吸水，能溶于水，可用水去除，如聚乙二醇等。

1. 理化性质　影响软膏基质功能性的理化性质主要包括：（1）熔点和凝点，影响软膏剂的稠度；（2）黏稠度和流变性，一般应符合非牛顿流体特征并具有触变性；（3）溶解度，决定软膏基质的类型并影响药物的释放。

2. 功能机制　软膏基质主要作用机制包括：（1）溶解性或分散性，药物可溶解或分散于软膏基质中；（2）流变性，易于涂布、在皮肤上可形成薄层，可作为润湿剂和皮

肤保护剂；（3）释放，药物应从基质中释放，必要时可透皮吸收。

3. 软膏基质的功能性相关指标及检查法　（1）熔点（通则 0612、0661）；（2）凝点（通则 0613）；（3）黏度（通则 0633）；（4）脂肪与脂肪油（通则 0713）；（5）溶解度（凡例）；（6）酸值；（7）皂化值等。

十二、络合剂

络合剂、螯合剂、包合剂统称为络合剂，是通过配位键或范德华力与药物或药物中的其他物质形成络合物的辅料，形成的络合物可改善药物的理化性质，如溶解度和稳定性。螯合剂是指一个分子含有的两个或两个以上配位体同时与金属离子发生反应而形成稳定的螯合物的物质，螯合物旨在掩蔽金属离子的催化性能，增加药物的稳定性。包合剂是一类特殊的络合物，包合剂（主体分子）是指具有空穴结构，可以和药物（客体分子）形成包合物的物质。

依地酸及其钠盐（如依地酸二钠和依地酸钙钠）是最为常用的螯合剂，二羧酸化合物（如酒石酸、枸橼酸）亦具有螯合金属离子的作用。包合剂可分成三类：（1）多分子包合剂（如尿素、硫脲、去氧胆酸等）；（2）单分子包合剂（如环糊精、石墨、蛋白质、纤维素等）；（3）大分子包合剂（如沸石、葡聚糖凝胶、硅胶等）。常用的包合剂主要有倍他环糊精、羟丙基倍他环糊精、磺丁基倍他环糊精钠等。

1. 理化性质　络合剂与药物形成络合物的能力通常取决于络合剂的分子量、化学结构等理化性质。影响螯合剂和包合剂功能性的理化性质还有纯度、组成、结构和取代情况（取代位点、取代度）。

影响络合剂功能性的理化性质主要包括：（1）pH 和 pK_a，体现化合物的离子化能力，影响与药物的相互作用；（2）溶解度，络合剂一般应用于水溶液中；（3）熔点和熔距，能够反映辅料纯度。

2. 功能机制　络合剂通常与药物分子或其他被络合物质形成可溶性络合物，作为助溶剂或稳定剂。螯合剂用于掩蔽溶液中的杂质金属离子，常被用作抗氧增效剂、抗菌增效剂和软水剂。包合剂通过将药物包合于空腔结构中发挥作用。

3. 络合剂的功能性相关指标及检查法　（1）组成、结构和纯度（通则 0402、0421、0500）；（2）熔点（通则 0612、0661）；（3）pH 值（通则 0631）；（4）重金属（通则 0821）；（5）水分（通则 0831、0832）；（6）粒度和粒度分布（通则 0982）；（7）溶解度（凡例）等。

十三、保湿剂

保湿剂是能在半固体制剂的基质中防止水分蒸发散失而保持其适宜的柔软性的辅料。乳膏剂、凝胶剂等半固体制剂中常需使用适量的保湿剂以防止其失水变性。

按作用机理，保湿剂可分为吸湿型保湿剂和封闭型保湿剂。吸湿型保湿剂的化学结构中通常含有易与水形成氢键的吸水基团，具有良好的吸水能力，通过吸收环境的水分进行

补水保湿。常用的吸湿型保湿剂有甘油、丙二醇、山梨醇、麦芽糖醇、玻璃酸及其钠盐、淀粉水解物、乳酸钠溶液、氢化羊毛脂等。吸湿型保湿剂常用于水包油基质或水溶性基质的半固体制剂。封闭型保湿剂是一类不溶于水的物质，通过封闭作用阻挡水分散失而达到保湿效果；常用的封闭型保湿剂有矿物来源的油类和蜡类（如石蜡和石蜡油）、硅油类（如环甲基硅酮）、动植物来源的脂类和蜡类（如羊毛脂和蜂蜡）、脂肪醇和脂肪酸（如羊毛脂醇和羊毛脂酸）、磷脂类（如卵磷脂）等。

1. 理化性质　不同保湿剂的吸水能力和锁水能力存在差异，是因为其对水分的作用力存在差异。影响保湿剂功能性的理化性质主要包括：（1）吸水基团与水形成氢键的能力，保湿剂的吸水能力是由吸水基团形成氢键的能力决定的；（2）黏度与分子量，封闭型保湿剂的锁水保湿能力与其黏度、分子量和其结构中疏水基团的量有关。

2. 功能机制　保湿剂的作用机制，可以包括吸湿型保湿和封闭型保湿两种。

3. 保湿剂的功能性相关指标及检查法　（1）组成、结构和纯度（通则 0400、0500）；（2）分子量和分子量分布（通则 0514）；（3）相对密度（通则 0601）；（4）熔点（通则 0612、0661）；（5）凝点（通则 0613）；（6）黏度（通则 0633）；（7）脂肪与脂肪油（通则 0713）；（8）水吸收速率；（9）保湿能力等。

十四、成膜剂

成膜剂是在颗粒或制剂表面交联成膜的聚合物材料，包括天然高分子聚合物成膜材料、半合成或合成高分子成膜材料。可用于片剂包衣、膜剂、眼用制剂、预制备的溶液及分散体等，用以改善外观、调控释放或者其他目的。

1. 理化性质　成膜剂的种类众多、性质差异大，常常可通过调控分子结构以控制物理性质，从而调节成膜能力。影响成膜剂功能性的理化性质主要包括：（1）分子结构，高分子聚合物成膜材料的聚合度、单体组成、碳链链长、侧链基团及取代度等均对成膜剂的性质有影响；（2）黏度，聚合物成膜剂通常根据黏度确定型号，如果成膜剂是预制备的溶液或分散体，则溶液或分散体的黏度也是关键物理性质；（3）玻璃化转变温度（T_g），影响成膜性及制备工艺；（4）分子量及分子量分布，影响黏度分级的重要因素；（5）黏弹性，如弹性模量、黏性模量、固有或复合黏度等是透皮给药制剂中成膜剂重要的物理性质；（6）溶解度，用于舌下黏膜给药的成膜剂，一般应具有良好的水溶性，而眼用制剂中的成膜剂至少要微溶于水；（7）凝胶性能，如眼用制剂中的成膜剂，当被加热至体温，或调节至一定 pH 值、溶质组成和离子强度，或制剂中水分蒸发时，应可显示黏度增加、成膜或形成凝胶等特性。

2. 功能机制　部分成膜剂在不使用其他附加剂的情况下即可用于薄膜的制备，另有部分成膜剂则需同增塑剂等其他附加剂配合使用，且本身在环境温度和湿度下必须是固体。通常情况下，含成膜剂的溶液（或分散体）在逐渐失去溶剂（或分散介质）的过程中形成薄膜。成膜剂的分子量及分子量分布、玻璃化转变温度、黏弹性、粒径等有关性质均会对所形成薄膜的机械强度等有影响，对含成膜剂溶液的黏度、pH 值等也会有所影响。

3. 成膜剂的功能性相关指标及检查法　（1）组成、结构和纯度（通则 0400、0500）；（2）黏附力（通则 0952）；（3）相对密度（通则 0601）；（4）熔点（通则 0612、0661）；（5）pH 值（通则 0631）；（6）黏度（通则 0633）；（7）脂肪与脂肪油（通则 0713）；（8）干燥失重（通则 0831）；（9）眼用制剂中的颗粒物（通则 0904）；（10）粒度和粒度分布（通则 0982）；（11）粒子形态（通则 0982）；（12）固体密度（通则 0992）；（13）堆密度和振实密度（通则 0993）；（14）溶解度（凡例）；（15）膜的机械强度；（16）粉体流动性（指导原则 9604）等。

十五、冻干保护剂

冻干保护剂是指在冻干过程中促使制剂成型或饱满的辅料。冻干保护剂可避免冻干块状物的收缩和塌陷，确保其完整性，使得冻干产品在给药前能快速复原；能防止在冷冻干燥过程中由于吹出而导致的产品损失，以促进有效的干燥；赋予制剂配方的物理和化学稳定性等。

常用的冻干保护剂包括糖类、糖醇、氨基酸或聚合物，也可以通过组合使用来改善性能，如甘露醇和聚合物的组合。

1. 理化性质　冻干保护剂的基本要求包括高纯度、低生物负载和无热原，其物理形态和粒子特性通常与冻干制剂的最终性质无关。加入挥发性助溶剂（如乙醇或叔丁醇）可促进溶解和干燥。

在冻干中和冻干后对产品性能至关重要的物理性质包括干燥前的冻结块的玻璃化转变温度（T_g'），干燥后冻干块的玻璃化转变温度（T_g），冻干保护剂与溶剂的共晶点。

冻干保护剂与其他制剂组分，特别是活性成分的反应性是关键。如还原糖与芳香族和脂肪族胺反应。乙二醇可能含有微量的过氧化物，可以引发氧化降解。糖和多元醇与生物大分子形成氢键可能起冻干保护作用。

2. 功能机制　在冻干过程中，易于结晶的冻干保护剂有助于保持初级干燥过程中形成的滤饼结构完整性，防止出现塌陷。冻干保护剂与溶剂也应具有较高的共晶点，可提高干燥效率、缩短冻干过程，并保证产品在使用时能够快速复溶。冻干保护剂发挥冻干保护作用通常是通过形成高黏性玻璃态来实现的，如生物大分子药物与低分子量无定形糖类（如蔗糖、海藻糖或某些氨基酸）配合使用。蛋白药物冻干制剂通常采用易结晶的糖醇和无定形稀释剂的混合物作为冻干保护剂。

3. 冻干保护剂的功能性相关指标及检查法　（1）组成、结构和纯度（通则 0400、0500）；（2）结晶性（通则 0451、0981）；（3）分子量和分子量分布（通则 0514）；（4）熔点（通则 0612、0661）；（5）旋光度（通则 0621）；（6）pH 值（通则 0631）；（7）玻璃化转变温度（通则 0661）；（8）溶解度（凡例）等。

十六、吸入粉雾剂载体

吸入粉雾剂载体是指吸入粉雾剂中辅助药物活性成分在肺部沉积的辅料，一般可以作为稀释剂以保证给药剂量准确。吸入粉雾剂载体必须具有相当的纯度、无外源性蛋白质且无微生物污染。

1. 理化性质 吸入粉雾剂载体应具有适宜的外观形态、水合状态、流动性、表面能、粒度和粒度分布等。

2. 功能机制 吸入粉雾剂载体材料用于促进药物在肺部沉积，以便在肺部合适位置更好地渗透或吸收，一般有两种载药形式：(1)药物疏松地吸附于载体(如粗乳糖)上，载体和药物在呼吸道上部分离，载体一般不进入呼吸道深处；(2)药物包载于载体(如富马酸二酮哌嗪)中，一并进入肺部深处后释放药物。此外，吸入粉雾剂载体材料还被用于稀释药物活性成分，有利于药物足量、均匀递送。

3. 吸入粉雾剂载体材料的功能性相关指标及检查法 (1)组成、结构和纯度(通则 0400、0500)；(2)结晶性(通则 0451、0981)；(3)氮(通则 0704)；(4)水分(通则 0831、0832)；(5)粒度和粒度分布(通则 0982)；(6)粒子形态(通则 0982)；(7)比表面积(通则 0991)；(8)固体密度(通则 0992)；(9)堆密度和振实密度(通则 0993)；(10)溶解度(凡例)；(11)粉体流动性(指导原则 9604)；(12)水吸收速率等。

十七、乳化剂

乳化剂是指乳剂处方中能促进分散相分散到不相溶分散介质中，并稳定乳剂的辅料。

乳化剂按来源分类可分为合成乳化剂和天然乳化剂。常用的合成乳化剂有蔗糖脂肪酸酯、油酸山梨坦、聚山梨酯80、十二烷基硫酸钠、聚氧乙烯蓖麻油、聚氧乙烯氢化蓖麻油、泊洛沙姆、脂肪酸甘油酯等；天然乳化剂包括阿拉伯胶、西黄蓍胶、明胶、磷脂等。还有一类固体乳化剂，由疏水性无机盐组成，如具有水包油(O/W)型乳化能力的氢氧化镁、氢氧化铝、二氧化硅、皂土等；以及具有油包水(W/O)型乳化能力的氢氧化钙、氢氧化锌等。辅助乳化剂可通过增加黏度提高乳剂的稳定性，如甲基纤维素、羧甲纤维素钠、羟丙纤维素、海藻酸钠、琼脂等可增加水相黏度，而鲸蜡醇、蜂蜡、单硬脂酸甘油酯、硬脂酸、硬脂醇等可增加油相黏度。

1. 理化性质 影响乳化剂功能性的理化性质主要包括：(1)HLB 值，绝大多数乳化剂具有表面活性，一般将 HLB 值为 3~8 的乳化剂称为 W/O 型乳化剂，而将 8~18 者称为 O/W 型乳化剂；(2)Zeta 电位，增加乳滴间的排斥力，减少聚集；(3)pH 值，亲水胶体乳剂不能明显降低界面张力，但可通过调节 pH，增加乳化剂的稠度，提高界面膜的机械强度，pH 在等电点左右时乳剂最稳定；(4)黏度，乳化剂黏度越大，则乳剂黏稠度越强，乳剂稳定性越好；(5)亲和力，固体粉末乳化剂和没有明确 HLB 值的乳化剂，其乳

类型则由与任一相的亲和力大小决定，应关注两相间界面张力和润湿角。

2. 功能机制 乳化剂的核心包括分散能力和乳剂的物理稳定性，主要表现为乳滴与分散介质的界面张力导致的乳滴的聚集和分层。表面活性剂可降低界面张力，定向排列的表面活性剂具有一定的机械强度，离子型表面活性剂可使乳滴带电，通过静电排斥作用减少聚集；凝胶型乳化剂则通过增加乳滴机械强度、增大稠度和提高乳滴的抗聚集性，同时通过增加系统黏度，减缓乳滴的运动速度，降低碰撞能量和减少碰撞几率，实现对乳剂的保护；而固态乳化剂的主要机制是吸附在乳滴外的固体颗粒具有很强的机械强度，同时也因荷电使粒子间产生静电斥力。

3. 乳化剂的功能性相关指标及检查法 (1)组成、结构和纯度(通则 0400、0500)；(2)pH 值(通则 0631)；(3)黏度(通则 0633)；(4)脂肪与脂肪油(通则 0713)；(5)粒度和粒度分布(通则 0982)；(6)HLB 值；(7)表面张力；(8)润湿角等。

十八、释放调节剂

释放调节剂是用于调控药物的释放速率或释放时间的辅料。主要用于肠溶制剂、结肠定位制剂和脉冲制剂等迟释制剂和缓释制剂以及控释制剂等调释制剂。

对于迟释制剂，常用的释放调节剂包括甲基丙烯酸共聚物和邻苯二甲酸乙酯纤维素等肠溶聚合物。对于缓释或控释制剂，亲水聚合物(如纤维素衍生物、羟丙纤维素、羟丙甲纤维素等)作为释放调节剂被广泛应用于亲水凝胶骨架缓释制剂中；水不溶性聚合物(如乙基纤维素)可与水溶性致孔剂一起作为释放调节剂用于延长释放；其他可与释放调节剂结合使用的成分，如增塑剂、表面活性剂、着色剂、填充剂等，分别在相应的功能类别中进行了讨论。

1. 理化性质 释放调节剂具有多种分类和来源，并且可以根据化学结构和性质的差异将其分成不同的等级。释放调节剂的主要化学性质包括：共聚物和纤维素衍生物的化学组成、离子化程度、分子量、交联度或者脂质聚合物的脂肪酸组成。

释放调节剂生产过程中的残留杂质(如单体、引发剂、猝灭剂、过氧化物和醛)可能影响原料药的稳定性，应予以监测。

释放调节剂通常为聚合物，它们在溶解度、溶蚀性、溶胀率或环境敏感性方面存在差异；有必要了解释放调节剂的作用机制，以确定潜在的重要理化性质。释放调节剂包括亲水性聚合物、疏水性聚合物、疏水性脂质材料和溶蚀性材料。

亲水性聚合物的物理特性包括凝胶点、凝胶强度和黏弹性特性。亲水性聚合物可与水性介质接触形成凝胶屏障而实现缓释，其可阻碍药物的扩散和抵抗胃肠道的机械作用力，因此应监测在释放介质中形成凝胶的动力学和黏弹性特性。疏水性聚合物的物理特性包括溶解度、成膜性等。疏水性脂质材料的物理特性包括溶解度、熔点等。

2. 功能机制 释放调节剂与水性介质接触后，可发生膨胀、凝胶化、溶解或溶蚀等物理变化，继而调节药物的释放速度。这些变化可遇水触发，同时也受 pH 值、渗透压等因素调节，胆汁或肠道内容物亦会对这些变化产生影响。除了物理变化之外，释放调节剂可能在酸、碱、酶、水、热等作用下发生降解。其控制药物从制剂中释放的机制，可能为上述机制任一种或全部。

亲水凝胶骨架制剂通过药物在凝胶层的扩散和凝胶层的溶蚀来控制药物释放，因此药物释放速率取决于亲水性聚合物的性质，以及影响药物溶解和扩散速率的凝胶连续相的性质。水不溶性骨架制剂中通常加入可溶性物质，药物可通过可溶性物质溶解后形成的孔隙释放。

膜控型制剂，主要包括包被聚合物涂层的片剂、胶囊和微球。膜控型制剂的药物释放以扩散为主，包衣膜可调节药物的释放速率；药物释放速率通常可通过增塑剂、表面活性剂或水溶性致孔剂来进一步调节。

渗透泵控释片是一种特殊的膜控型药物制剂，通常由含有药物和渗透压调节剂的片芯，以及片芯外带有释药孔的刚性半透膜组成。当渗透泵控释片置于水性介质中，水分通过半透膜进入片芯，使片芯内溶解或混悬的药物经释药孔被推出。控制药物释放速率的聚合物是水不溶的半透膜。渗透泵控释片的释放是由片芯组合物的渗透压及其所产生的溶液或悬浮液的黏度共同控制的。

迟释制剂的延迟释放可通过肠溶包衣实现，肠溶衣膜不溶于酸性介质，但在中性介质中易溶。这些 pH 敏感聚合物常带有酸性基团，在中性条件下可解离促使肠溶衣膜溶解实现药物释放。pH 敏感聚合物的触发值可通过改变酸性基团和疏水基团进行微调。

注射用调释制剂主要包括固体脂质纳米粒、白蛋白纳米粒、聚合物纳米胶束和脂质体，其释放机制通常涉及复杂的体内过程，例如通过网状内皮系统的清除、靶向递送和细胞摄取。

3. 释放调节剂的功能性相关指标及检查法 （1）结构、取代基和取代度（通则 0400、0500）；（2）结晶性（通则 0451、0981）；（3）熔点（通则 0612、0661）；（4）黏度测定法（通则 0633）；（5）脂肪与脂肪油（通则 0713）；（6）水分（通则 0831、0832）；（7）粒度和粒度分布（通则 0982）；（8）粒子形态（通则 0982）；（9）比表面积（通则 0991）；（10）溶解度（凡例）；（11）粉体流动性（指导原则 9604）；（12）膜的机械强度；（13）凝胶强度（通则 0634）等。

十九、压敏胶黏剂

压敏胶黏剂是一类对压力敏感的胶黏性辅料。经皮给药系统（如透皮贴剂）需要使用压敏胶黏剂来维持药物递送系统与皮肤之间的接触。压敏胶黏剂的常见用法有：（1）作为隔离层插入制剂基质和皮肤表面之间；（2）作为制剂基质本身的一部分；（3）应用于药物递送系统的外围。

在经皮给药系统中，应用最广泛的压敏胶黏剂是丙烯酸、橡胶和硅树脂。丙烯酸聚合物胶黏剂包括各种丙烯酸或甲基丙烯酸的酯类、丙烯酰胺、甲基丙烯酰胺、N-烷氧基烷基或 N-烷基丙烯酰胺。聚异丁烯和聚硅氧烷分别是最常见的橡胶基胶黏剂和硅基胶黏剂。

1. 理化性质 影响压敏胶黏剂功能性的理化性质主要包括：（1）压敏胶黏剂的黏性和黏弹性，影响制剂的初粘力、持粘力、剥离力等；（2）压敏胶黏剂聚合物的分子量及分子量分布，对每批压敏胶黏剂性能的重现性至关重要。

2. 功能机制 胶黏作用是一种或多种作用力共同作用的结果，促使不同表面之间产生相互胶黏的趋势。对于局部药物递送系统，胶黏作用涉及的作用力通常包括静电吸附和色散力（如范德华力、氢键）。此外，胶黏作用也可能通过微观上粗糙结构之间的互锁产生机械相互作用。

3. 压敏胶黏剂的功能性相关指标及检查法 （1）分子量和分子量分布（通则 0514）；（2）黏度（通则 0633）；（3）玻璃化转变温度（通则 0661）；（4）粒度和粒度分布（通则 0982）；（5）膜的机械强度；（6）透气性等。

二十、硬化剂

硬化剂是一种能够增加制剂（如软膏、乳膏）黏度或硬度的一种物质或多种物质的混合物，包括饱和脂肪酸的甘油酯、固体脂肪醇、饱和脂肪醇和饱和脂肪酸酯、饱和烃、脂肪醇和蜂山梨酯类、高分子量的聚乙二醇等。

一些可作为硬化剂的辅料能够增加软膏（如凡士林）的保湿能力或者作为乳膏中的共乳化剂（如硬脂醇、十六醇）。硬化剂还可用于栓剂，通过改善制剂硬度使之在贮藏和使用过程中不至软化变形。

1. 理化性质 熔点或熔距。通常，硬化剂的熔距包括 43～47℃（十六烷基酯蜡），53～57℃（二硬脂酸甘油酯），69～74℃（山嵛酸甘油酯）和 85～88℃（氢化蓖麻油）。

2. 功能机制 硬化剂通常具有高熔点，可提高软膏的熔点或增加乳膏的稠度或强度。硬化剂可分为疏水性硬化剂（如固体脂肪或石蜡）和亲水性硬化剂（如高分子量的聚乙二醇）。

3. 硬化剂的功能性相关指标及检查法 （1）分子量和分子量分布（通则 0514）；（2）熔点（通则 0612、0661）；（3）凝点（通则 0613）；（4）黏度（通则 0633）；（5）脂肪与脂肪油（通则 0713）等。

二十一、增溶剂

增溶剂是指制剂处方中能够通过形成胶束增加难溶物质在溶剂中的溶解度并形成澄明溶液的辅料，表面活性剂具有形成胶束的能力，是增溶剂的主体。

常用的增溶剂有固态、液态或蜡质。相较于离子型表面活性剂，非离子型表面活性剂的增溶能力更强，在制剂中使用更为广泛。

1. 理化性质 影响增溶剂功能性的理化性质主要包括：（1）CMC，溶液中的表面活性剂浓度超过 CMC 后才具有增溶能力，CMC 越小增溶能力越强；亲水基相同的同系列表面活性剂，亲油基团越大，CMC越小；增溶剂分子结构疏水链长、支链结构和亲水基团对CMC有显著影响；（2）昙点，当温度达到昙点后，聚氧乙烯类非离子型表面活性剂的溶解性急剧变大，使得原本具有增溶作用的胶束形式转变为分子形式的溶解状态，导致增溶能力的下降，因此，用非离子型表面活性剂增溶时，温度不能超过昙点；（3）Krafft值，当温度达到Krafft点时，离子型表面活性剂的溶解性急剧增加，增溶能力迅速下降；（4）HLB值，应选择较高HLB值的表面活性剂作为增溶剂。

此外，温度、溶液的pH等其他外在因素也会影响增溶剂的增溶效果。

2. 功能机制　当水中的增溶剂浓度达到CMC后，为降低系统的自由能，增溶剂分子的疏水基通过自组装形成疏水基向内、亲水基向外的球形、棒状或层状或块状胶束。胶束中形成的疏水空间可以装载大量的难溶性物质，以达到增溶的目的。难溶性物质通常可以通过溶解在胶束的疏水内核、镶嵌在表面活性剂胶束之间、吸附在表面活性剂胶束表面等方式提高溶解性，也可通过溶解在聚氧乙烯的链中实现增溶。难溶性物质进入胶束的方式和停留位置与增溶剂的种类、结构和难溶性物质自身的结构有关。

3. 增溶剂的功能性相关指标及检查法　（1）组成、结构和纯度（通则0400、0500）；（2）分子量和分子量分布（通则0514）；（3）相对密度（通则0601）；（4）熔点（通则0621、0661）；（5）pH值（通则0631）；（6）黏度（通则0633）；（7）脂肪与脂肪油（通则0713）；（8）溶解度（凡例）；（9）临界胶束浓度；（10）润湿角；（11）表面张力；（12）亲水亲油平衡值；（13）昙点；（14）Krafft点等。

二十二、抑菌剂

抑菌剂是指在药物制剂中用于杀死细菌、酵母菌和霉菌或抑制其生长的一类辅料。抑菌剂广泛应用于内服、外用的各种类型的液体制剂、某些注射剂、滴眼剂和半固体制剂中。单一抑菌剂无法达到理想效果时，可采用复合抑菌剂。

常见的抑菌剂主要分为酸性、中性和季铵化合物三类，包括部分阳离子表面活性剂和两性离子表面活性剂，具有抑菌作用的阳离子表面活性剂常是至少含有一个长碳链的季铵盐，其抑菌能力受碳链长度和结构影响。常用的抑菌剂有羟苯酯类、苯甲酸及苯甲酸钠、山梨酸、山梨酸钾、苯扎氯铵等；此外，20%以上乙醇溶液、30%以上甘油溶液、桉叶油、薄荷油等均具有抑菌作用。

抑菌剂必须与终产品的活性及非活性组分相容。一些不相容的情况包括：季铵盐与阴离子表面活性剂不相容；苄醇与氧化剂不相容；氯丁醇与一些非离子表面活性剂不相容。

1. 理化性质　影响抑菌剂功能性的理化性质主要包括：（1）溶解性，抑菌剂在制剂中始终保持适宜的浓度是保证抑菌效果的重要基础；（2）分配系数，影响抑菌剂在非均相体系中抑菌能力，一般随水相中的浓度降低而降低。

阳离子表面活性剂的抑菌作用受温度、pH以及制剂中其他阴离子物质的影响。

2. 功能机制　大部分抑菌剂通过引起细胞膜损伤及细胞穿孔来达到抑菌作用，亦有部分抑菌剂通过抑制转运、沉淀蛋白、质子传递偶联等机制起作用。季铵盐类表面活性剂可以通过电荷相互作用吸附于细菌细胞壁而破坏其生命功能；羟苯酯类抑菌剂也会破坏细胞膜的完整性；醇类（如氯丁醇、苄醇等）通过脂（膜）溶剂化和蛋白质变性发挥抑菌作用；山梨酸可减少蛋白质的巯基；次氯酸盐是一种强氧化剂，氯胺与蛋白质胺基团的反应会引起构象的改变，从而导致蛋白质活性的丧失。

3. 抑菌剂的功能性相关指标及检查法　（1）组成、结构和纯度（通则0400、0500）；（2）分子量和分子量分布（通则0514）；（3）相对密度（通则0601）；（4）熔点（通则0621、0661）；（5）pH值（通则0631）；（6）溶解度（凡例）；（7）油水分配系数；（8）抑菌效力（通则1121）等。

二十三、渗透压调节剂

制剂处方中用于调节溶液渗透压的物质称为渗透压调节剂。通常情况下，静脉输液、椎管注射用注射液、眼用/鼻用溶液等应保证其渗透压摩尔浓度与使用部位的人体组织相当，避免红细胞皱缩或溶血、减轻给药疼痛或不适。

渗透压调节剂包括离子型和非离子型。其中，离子型渗透压调节剂包括碱金属或碱土金属卤化物，如氯化钙、溴化钾、氯化钾、氯化锂、碘化钠、溴化钠、氯化钠、硫酸钠、硼酸等；非离子型渗透压调节剂包括甘油、山梨醇、甘露醇、丙二醇、葡萄糖。氯化钠、氯化钾和葡萄糖是常用的渗透压调节剂；0.9%氯化钠溶液、5%葡萄糖溶液的渗透压摩尔浓度与人体血液的渗透压相当，且为等张溶液。

1. 理化性质　一般情况下，溶液的渗透压取决于单位体积溶液中溶质粒子的数量。在相同摩尔浓度下，氯化钠溶液比葡萄糖溶液表现出更高的渗透压，这是由于氯化钠在水中可部分解离成Na^+和Cl^-，而葡萄糖始终以单分子形式存在。

2. 功能机制　溶液的渗透压通常以渗透压摩尔浓度（osmolality）表示，它反映的是溶液中各种溶质对溶液渗透压贡献的总和。需要注意的是，渗透压还与溶液中溶质粒子的膜透过性有关，在药物制剂中，仅不能透过生物膜的溶质粒子才能产生渗透压。例如，尿素可自由透过细胞膜，无法对膜产生作用力，因此其浓度对溶液是否等张没有影响；相反，氯化钠无法自由透过细胞膜，在临床上可用于等张溶液的配制。

3. 渗透压调节剂的功能性相关指标及检查法　（1）组成、结构和纯度（通则0400、0500）；（2）pH值（通则0631）；（3）溶解度（凡例）；（4）渗透压摩尔浓度（通则0632）等。

二十四、皮肤渗透促进剂

皮肤渗透促进剂是指能调节皮肤通透性，增加药物透皮速率或透皮量的一类辅料，也称经皮渗透促进剂。皮肤渗透促进剂通常应用于局部和透皮制剂。

常见的皮肤渗透促进剂包括：醇类化合物、氮酮类化合物、脂肪酸酯类化合物、吡咯酮衍生物、二甲基亚砜及其类似物、萜烯类化合物、表面活性剂（阳离子、阴离子和非离子）、尿素等。

1. 理化性质 影响皮肤渗透促进剂功能性的理化性质主要包括：（1）溶解性，皮肤渗透促进剂可通过溶解药物或细胞间脂质等促进药物转运；（2）油水分配系数，部分皮肤渗透促进剂可与药物形成复合物，改善药物皮肤透过性。

2. 功能机制 皮肤渗透促进剂促进药物加快渗透皮肤的机制，从物理化学的角度看，主要包括：增加药物在角质层的扩散系数；促进药物从角质层向活性组织的分配。实际上，这种理论不能包括所有促进剂，从生理效应上看促进剂的作用复杂得多，其促进药物加快渗透皮肤的机制主要包括：改变角质层的微结构，增加脂质流动性，以及作用于蛋白质改变其构象等。

表面活性剂自身可以渗入皮肤并可能与皮肤成分相互作用，改变其渗透性质。一般而言，阴离子表面活性剂较阳离子或非离子表面活性剂更有效，但均可因胶束形成而减少其渗透性。

二甲基亚砜及其类似物主要通过与角质层相互作用，同时也可以通过与水形成氢键增加药物的溶解性，具有较强的渗透性和运载能力。

吡咯酮衍生物具有较广泛的促渗作用，对极性、半极性化合物的透皮均有效果，在低浓度时可以选择性地分配进入角质蛋白，在高浓度时影响脂质流动性和促进药物分配。吡咯酮衍生物的 N-取代烃链的亲脂性有助于渗透。

氮酮类化合物主要作用于细胞间脂质双分子层，对生物膜类脂具有特异性的溶解和破坏，因而增加类脂膜的不连续性。对亲水药物的促渗作用强于亲脂类药物，且促渗效果具有浓度依赖性。

醇类化合物包括各种短链醇、脂肪醇和多元醇，结构中含 2～5 个碳原子的短链醇，如乙醇、丁醇等能溶胀和提取角质层中的类脂，且可增加药物的溶解性，从而提高极性和非极性药物的经皮渗透。

萜类化合物可以改变角质层的溶解性质，改变药物通过膜的扩散能力来缩短时滞。

氨基酸以及一些水溶性蛋白质能增加药物的皮肤渗透，促进作用受介质 pH 值影响，在等电点时有最佳效果。

尿素的渗透增强作用与角质层水化作用及其角质层分离活性强度有关。

3. 皮肤渗透促进剂的功能性相关指标及检查法 （1）组成、结构和纯度（通则 0400、0500）；（2）脂肪和脂肪油（通则 0713）；（3）pH 值（通则 0631）；（4）黏度（通则 0633）；（5）油水分配系数等。

二十五、冷冻剂

冷冻剂常用于生物样本的保存，一般是惰性气体的液态体，具有极低的温度。液氮是生物医药领域最常用的冷冻剂。

1. 理化性质 沸点极低（如液氮的沸点为−196℃），无色透明，无臭，无腐蚀性，不可燃，具有较高纯度。

2. 功能机制 惰性气体的液态体（如液氮）具有极低的温度，是活细胞等生物样本保存的优良冷冻剂。在极低的环境温度中，活细胞中的生物和化学反应均会大幅降低。

3. 冷冻剂的功能性相关指标及检查法 （1）纯度（通则 0521）；（2）水分（通则 0832）；（3）沸点等。

9602 动物来源药用辅料指导原则

动物来源药用辅料系指从动物组织、器官、腺体、血液、体液、分泌物、皮、骨、角、甲等分离提取的，并经充分安全评估，能够在药品制剂中添加使用的组分及其加工品。

按原材料来源分类，动物来源药用辅料可分为牛/羊来源和其他动物来源。按化学组成分类，动物来源药用辅料可分为结构明确的单一化合物（如乳糖）、多种结构明确的单一化合物所组成的混合物（如硬脂酸）、比例和/或结构不明确的多组分混合物（如明胶）等。按工艺制法分类，动物来源药用辅料可分为直接由动物来源原材料制得的分离提取物（如羊毛脂）、分离提取后经过再加工所得的衍生物（如氢化羊毛脂等）。

动物来源药用辅料通常具有一定的特殊性，如原材料易腐败、可能存在内源性残留物或外源性污染物（如蛋白、微生物、病毒、农药、兽药等）、组成成分和/或组成比例不明确、特有的对人体有害成分（如朊蛋白）等，从而可能影响辅料质量的批间一致性，甚至引发不可预测的药品不良反应。因此，在药品制剂中添加使用动物来源药用辅料时，应充分评估风险，明确合理性、必要性和可被替代性。

本指导原则仅适用于直接由动物来源原材料分离提取所得的药用辅料，以规范其原材料选择、生产工艺和过程控制、质量研究和稳定性研究、供应商审计等环节的质量控制，以便尽量降低可能存在的风险。本指导原则不涵盖非动物来源原材料制得的药用辅料、由动物来源原材料分离提取后经过再加工所得的药用辅料和人源性药用辅料。本指导原则非强制执行，企业应基于风险管理的理念，结合药用辅料本身特性及用途开展风险评估及风险防控。

一、原材料的一般要求

动物来源药用辅料的原材料应明确供体动物的入选标准（如健康状况、饲养条件等），一般应固定来源（如牧场、饲养地、屠宰场等）。若发生变更，应重新评估辅料质量及对下游产品的影响。

动物来源药用辅料的原材料一般应保证动物物种和/或种群的同源性，以及取材部位（主要指组织、器官）的一致性。原材料采集后应确定批号，并保证可追溯性。对于已确定批号的原材料，不得擅自增加批量，并避免交叉污染。

药用辅料生产企业应明确原材料供应商资质，并对原材料质量保证提出控制要求，包括动物脏器提取的操作过程、脏器筛选和收集、贮藏条件、运输条件等。

牛/羊源性原材料作为具有较高风险的原材料，在进行药用辅料生产和加工时，应提供 TSE/BSE[❶] 潜在风险声明。牛/羊的不同组织部位具有不同 TSE/BSE 感染性，根据风险等级，可分为：高感染性组织（如脑、脊髓、视网膜、视神经、脊神经节、三叉神经节、脑下垂体、硬脑膜等）、较低感染性组织（如外周神经、脾脏、淋巴结、食道、胎盘、卵巢、皮肤、肺、肝、肾、血液、奶、尿液等）和无（检出）感染性组织（如睾丸、骨、腱、气管、泪液等）。牛/羊源性原材料一般不得取自高感染性组织；若使用，应论证该原材料在辅料生产加工中或相关辅料在制剂生产中的不可替代性，同时原材料的来源地应符合相关部门的管理规定。

二、生产工艺和过程控制

动物来源药用辅料生产工艺和生产过程的微小变化可能导致辅料物质基础的变化，从而影响辅料本身及下游产品的质量，因此应严格动物来源药用辅料的变更管理。若生产工艺发生变更，应告知下游用户，并重新评估辅料质量及对下游产品的影响。

1. 生产工艺研究　动物来源药用辅料的生产工艺的开发，应考虑粉碎、提取、纯化、病毒灭活、灭菌等各环节，明确工艺过程的关键环节、控制方法和工艺参数，研究并确定参数范围，经充分验证后，制定操作规程并严格执行，以保证不同批次产品质量的一致性。对环境（如空气、温度等）较为敏感的动物来源药用辅料，生产过程应根据影响辅料质量的外界因素对生产工艺进行控制，如中间体保存条件、保存时间等。

2. 外源因子的灭活/去除　动物来源原材料的残留物及辅料生产过程中引入的污染物，如细菌、真菌、支原体、外源性病毒、农药残留、兽药残留、添加剂及抗生素类药物残留（如三聚氰胺、孔雀石绿）等，可能在辅料使用时引起直接的毒副作用、外源因子污染及有害的免疫应答，引发不良反应。因此，动物来源药用辅料的生产应尽可能采用灭活/去除外源因子的原材料，否则，应在辅料生产过程中增加能够有效灭活/去除外源因子的工艺步骤，明确工艺参数，并对其进行验证，以确保工艺的稳定性和所得终端产品质量的批间一致性，使灭活/去除的外源因子达到安全水平。

三、质量研究和稳定性研究

动物来源药用辅料的质量控制涉及原材料采集、运输、生产和终端产品贮藏、流通、使用等环节，一般应基于风险评估对原材料、中间体、终端产品进行必要的质量研究和稳定性研究，建立全过程质量可追溯体系。

1. 质量研究　质量研究通常可包括理化鉴别、特性分析、功能活性分析、配伍分析等，从而确定相关的分析方法和限度，并建立与制剂特性和给药途径等相匹配的质量标准。对生产过程中的关键中间体，应进行质量研究并建立质量标准。为保证动物来源药用辅料的安全，应对杂质进行深入分析和研究，包括潜在的生物活性杂质；应进行微生物限度检查、控制菌检查和病毒外源因子检查等；对生产过程中可能直接或间接引入的有机溶剂，应保证溶剂残留符合要求；金属元素应有相应控制措施；应确定关键质量属性及控制指标，以评估药用辅料的批间一致性。

2. 贮藏　动物来源药用辅料及其原材料均易受环境影响，一般应选择合适的包材，并进行全面的稳定性研究以确定贮藏条件和有效期/复验期。动物来源药用辅料包装完成后应立即置于规定的条件下贮藏。

四、供应商审计

供应商审计范围和内容应基于风险评估，一般包括对原材料采集和辅料生产、流通、制剂加工等全过程的审计，并保证相关记录可追溯。

对原材料的供应商审计应包括但不限于：动物种属；取材部位；饲养、宰杀、运输过程；贮藏条件；动物检验检疫；外源因子、农药、兽药残留的风险；供应能力等。

对辅料的供应商审计应包括但不限于：生产资质；生产工艺；工艺验证；质量控制；贮藏条件和运输过程等。

9603　预混与共处理药用辅料质量控制指导原则

本指导原则旨在规范和指导预混与共处理药用辅料的质量控制研究。本指导原则非强制执行，企业应基于风险管理的理念，结合药用辅料本身特性及用途开展风险评估和风险防控。

预混与共处理药用辅料系将两种或两种以上药用辅料按特定的配比和工艺制成具有一定功能的混合物，作为一个辅料整体在制剂中使用。既保持每种单一辅料的化学性质，又不改变其安全性。根据处理方式的不同，分为预混辅料与共处理辅料。

预混辅料（pre-mixed excipient）系指两种或两种以上药用辅料通过简单物理混合制成的、具有一定功能且表观均一的混合辅料。预混辅料中各组分仍保持独立的化学实体。

共处理辅料（co-processed excipient）系由两种或两种以上药用辅料经特定的物理加工工艺（如喷雾干燥、制粒等）处理制得，以达到特定功能的混合辅料。共处理辅料在加工过程中不应形成新的化学共价键。与预混辅料的区别在于，共处理辅料无法通过简单的物理混合方式制备。

预混与共处理药用辅料（以下简称产品）及其各组分应满足药用要求；产品生产应建立相应的质量管理体系，并满足制剂的要求；产品配方设计和工艺参数选择应满足产品的特点和预期功能。

---

❶　TSE 为 transmissible spongiform encephalopathy 的首字母缩写，即可传播性海绵体脑炎；BSE 为 bovine spongiform encephalopathy 的首字母缩写，即牛海绵状脑病。

预混辅料在生产过程中应对剪切速度或其他关键工艺参数进行充分验证，并按验证后的工艺参数生产，以确保产品的均一性，尤其应关注配方中较低组分的均一性。共处理辅料应充分评估配方的合理性和工艺条件的科学性，以达到预期功能，且在生产过程中不形成新的化学共价键；应基于单一组分的安全性，结合工艺过程，评估产品的安全性。

应根据配方组成、生产工艺、预期功能以及配方组分中各单一组分的特性等，建立反映产品安全性、功能性与质量均一性的检测项目，可参考以下内容开展质量控制研究。

（1）性状　从色泽、外观和溶解性等对产品的性状进行描述。

（2）鉴别　采用红外光谱、拉曼光谱、液相色谱等适宜的方法，对产品或产品配方中的关键组分进行鉴别。

（3）检查　应根据产品的配方和工艺，建立检查项目，如干燥失重、水分、残留溶剂、炽灼残渣（或灰分）、重金属（或元素杂质）与有关物质等。对于共处理辅料，若工艺处理后出现了配方中单一组分杂质谱以外的新杂质，应对其进行结构确证，并对其安全性进行充分评估，同时应关注生产过程中可能发生的晶型变化等问题。

（4）功能性指标　采用适宜的方法，有针对性地建立适合预期功能的关键功能性检查项目，如色差、肠溶崩解性能、黏度、粒度与粒度分布、流动性等。

（5）含量及功能有效性指标　对于共处理辅料中各组分，以及预混辅料中含量变化可显著影响产品功能性的组分，应尽可能建立有效的分析方法测定其含量或其他反映其功能有效性的指标。

（6）微生物限度　应符合药用辅料的要求，并满足所应用的制剂要求。

（7）稳定性研究　模拟市售包装，选择适宜的考察条件进行稳定性研究，考察内容除化学稳定性与物理稳定性外，应重点关注产品的功能性指标。共处理辅料还需关注晶型（如有）与杂质（包括单一成分控制的杂质及其之外的新杂质）等的变化情况。根据产品特点与稳定性考察结果，选择适宜的包装材料和贮藏条件，以确保产品质量稳定。

9604　粉体流动性指导原则

粉体流动性是制剂的重要特性，其测量方法有多种，而且影响因素较多，这对准确测量粉体流动性带来一定困难。常用于测量粉体流动性的方法有四种：休止角、压缩度和豪斯纳（Hausner）比、流出速度、剪切池法。每种方法都有多个变量，尽量使测量方法标准化是非常必要的。

一般而言，任何测量粉体流动性的方法都应具有实用性、可重现性、灵敏性，并能获得有意义的结果。需要说明的是，没有任何一种简单的粉体流动性测量方法能够充分而全面地测量制药工业中所涉及的所有粉体的流动性。应根据科学研究的需要，使用多种标准化的测量方法从不同的方面

来测量粉体的流动特性。本指导原则旨在提供上述测量方法的标准化建议。

1. 休止角

休止角已被广泛用于表征固体的流动特性，是与颗粒间摩擦力或颗粒间相对运动阻力相关的特性参数，是物料以圆锥体呈现时所形成的稳定的三维角（相对于水平基座）。虽然在锥体的形成过程中由于粉体的离析、聚结或粉体中空气的混入会增加试验的难度，但这种方法仍然在制药工业中广泛应用。

按圆锥体形成的方法可以分为：静态休止角、排出休止角和动态休止角。

（1）静态休止角　测量静态休止角最常用的方法可以基于以下两个重要的试验变量来分类：①粉体通过"漏斗"的高度相对于底盘而言是固定的，或者其高度可以随着锥体的形成而变化；②形成锥体的底盘直径是固定的，或者粉体圆锥体的直径可以随着锥体的形成而变化。

（2）排出休止角　将过量的待测粉体加入具有固定直径底盘的容器中，当粉体从容器底部的中心孔流出时，在容器内部底盘的孔口处形成粉体流出的滑动斜面（垂直剪切面为三角形），该滑动斜面与水平底面所形成的角度为排出休止角。

（3）动态休止角　将粉体装入滚筒（一端为透明的平盖）中，以一定速度旋转滚筒时，粉体向下滑动的斜面（相对于水平面）所形成的角度称为动态休止角。动态内摩擦角是从粉体顶层向下滑落的颗粒与随滚筒（表面粗糙）旋转的颗粒界面所形成的角。

尽管使用休止角对粉体流动的定性描述存在一些差异，但分类基本一致，如表1所示。研究表明，休止角在40°～45°范围内的处方，能够满足生产过程对粉体流动性的要求。当休止角超过45°时，粉体流动性难以满足生产需求。

表1　粉体的流动性和对应的休止角

流动性	休止角
非常好	25°～30°
好	31°～35°
较好-不需帮助	36°～40°
尚可-可能出现问题	41°～45°
差-必须搅动、振动	46°～55°
非常差	56°～65°
极差	>66°

休止角并不是粉体的固有属性，测量结果很大程度上取决于形成粉体圆锥的方法。主要影响因素包括如下。①粉体圆锥的锥尖会因为从上部流出粉体的冲击而变形。通过精心构建粉体圆锥，可以将由于冲击引起的粉体锥变形降到最小。②形成粉体圆锥的基底的性质影响休止角。建议在"被测粉体基底"上形成粉体圆锥，即在粉体底面上形成粉体圆锥体。这可以通过使用一个带有凸出边缘的、有固定直径的底盘，使底盘保留一层粉，在粉体层上

形成粉体圆锥来实现。③测量粉体流动性时,被测样品的状态会影响测量结果,对于引湿性强、粒径小、容易团聚的样品,在环境湿度过高时可能会对测量结果产生影响。因此,在样品测试中需观察样品状态,检测环境温湿度并在测试报告中加以说明。

推荐方法 建议仪器配置如图 1 所示。

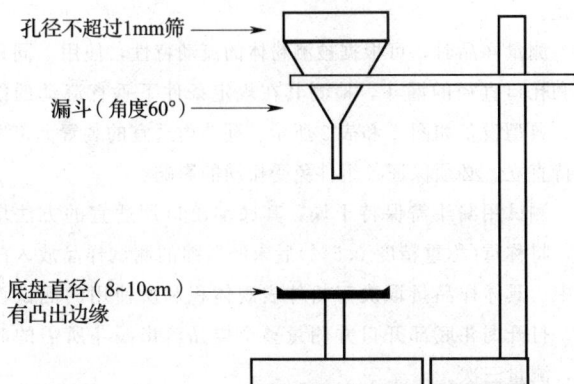

图 1 休止角测量装置示意图

孔径不超过1mm筛

漏斗(角度60°)

底盘直径(8~10cm)
有凸出边缘

为了避免粉体的不同状态对测量结果的影响,必要时将待测粉体预先通过筛孔孔径不超过 1.0mm(≤1.0mm)的筛网(颗粒除外)。

漏斗的角度会影响休止角的测量,建议所使用的漏斗角度为 60°,颈长为 1~4cm,漏斗口内径为 5~10mm。在不影响物料流出的前提下,尽量选择较小的漏斗口内径,更有利于得到对称性良好的粉体锥。建议所使用测试底盘的直径为 8~10cm,带有凸出边缘。当圆盘直径变小时,休止角有变大的倾向;当粉体从漏斗流下的高度变大,休止角有变小的倾向;漏斗孔内径变大,粉体流出速度会增加,容易使锥顶塌陷,从而使休止角变小。

建议使用具有凸出边缘的固定底盘接收待测粉体测量休止角,使底盘上能保留一层粉体。底盘应无振动。可通过调整漏斗的高度,小心形成一个对称的粉体圆锥。当漏斗移动时要防止振动。在锥体形成过程中,为了尽量减少粉体下落时对圆锥尖端的影响,漏斗底部的高度应保持在离粉体锥尖 2~4cm 的距离,必要时可通过调整漏斗的高度或颈长来实现。

如果不能成功或重复得到一个对称的粉体圆锥体,则不适宜测量休止角。

休止角 α 可通过测量粉体圆锥体的高度来计算,计算公式如下:

$$\tan\alpha = 圆锥高度/底盘半径$$

2. 压缩度和豪斯纳(Hausner)比

压缩度和与之密切相关的豪斯纳(Hausner)比也是一种预测粉体流动性的简便方法。由于粉体物料的堆密度、粒径、形状、表面积、水分和黏附性都会影响压缩度,压缩度一般作为衡量这些参数的间接指标。

压缩度和豪斯纳(Hausner)比可通过测定粉体松散状态

的表观体积(V_0)和振实体积(V_F)来计算,计算公式如下:

$$压缩度(\%) = 100 \times [(V_0 - V_F)/V_0]$$

$$Hausner 比 = V_0/V_F$$

也可通过堆密度(ρ_B)和振实密度(ρ_T)来计算,计算公式如下:

$$压缩度(\%) = 100 \times [(\rho_T - \rho_B)/\rho_T]$$

$$Hausner 比 = \rho_T/\rho_B$$

上述公式中的表观体积、振实体积、堆密度和振实密度照堆密度和振实密度(通则 0993)测量。

在这些方法的变量中,除了测量振实前后的体积变化外,有时还可以测量固结速率。

表 2 列出了目前普遍接受的压缩度和豪斯纳(Hausner)比所对应的流动性评价标准。

表 2 基于压缩度和 Hausner 比的流动性评价

压缩度	流动性	Hausner 比
≤10%	非常好	1.00~1.11
11%~15%	好	1.12~1.18
16%~20%	较好	1.19~1.25
21%~25%	尚可	1.26~1.34
26%~31%	差	1.35~1.45
32%~37%	非常差	1.46~1.59
>38%	极差	>1.60

压缩度和豪斯纳(Hausner)比不是粉体的固有属性,即它们取决于所使用的测量方法。影响松散状态的表观体积 V_0、最终振实体积 V_F、堆密度 ρ_B、振实密度 ρ_T 测量的因素如下,测试中需重点关注:所用带底座量筒的直径和质量、测量振实密度时粉体的振实次数、量筒振动高度、测试中所用物料的质量、振实过程中样品的旋转、物料的装填速度对表观体积 V_0 的影响,必要时待测粉体可先过筛[筛孔孔径不超过 1.0mm(≤1.0mm),颗粒除外]后再测量。

推荐方法 使用 250ml 的量筒,待测样品取样为 100g(装量应达到量筒体积的 60% 以上),装量体积达不到 60%时,可选用 100ml 的量筒。必要时可使用更小的测试样品量和量筒体积,但需在测试报告中加以说明。建议测量三次取平均值。

3. 流出速度(孔隙流速)

物料的流出速度取决于多种因素,与物料性质及试验操作过程有关。检测物料通过小孔的能力(通过评估"拱形直径",即物料开始架桥不能再流出的直径)和流出速度可用于测量粉体的流动性。需特别注意的是,测量时应保持物料的持续流动,因为即使是流动性很好的物料也会出现脉冲流动。容器排空时也会观察到流出速度的变化。流出速度与孔径、颗粒大小和颗粒密度之间的关系可用经验方程描述。通过小孔的流出速度只适用于流动性好的物料。

通过小孔的流出速度通常是以单位时间内从容器中流出的物料质量来评价。常用容器有圆筒、漏斗、料斗。流出速度的测量可以是离散增量，也可以是连续增量。

有多种方法可用于测量流出速度。基于三个重要的实验变量，通过小孔测量流出速度的方法归纳如下。①盛装粉体的容器的类型：常见的容器有圆筒、漏斗和生产设备上的料斗。②流出小孔的尺寸和形状：小孔的直径和形状是决定粉体流出速度的关键因素。③测量粉体流出速度的方法：可以使用带有某种记录装置（如条形图记录仪、计算机）的电子天平连续测量流出速度。也可以在离散的样品中进行测量（例如，测量 100g 粉体流出小孔所需的时间，精确到 0.1 秒；或是测量 10 秒内通过小孔的粉体量，精确到 0.1g）。

测量流出速度可以是质量流出速度或体积流出速度。质量流出速度的测量方法更简单，但其更适用于高密度的物料。由于模孔的充填是根据容积定量，因此测量体积流出速度为优选方法。有时需要连接一个振动装置以便于物料从容器中流出，但需要注意的是，振动的加入似乎会使结果的解释复杂化。为了更精确地模拟旋转压片机的工作条件，可以使用一系列具有不同孔径大小的可移动孔口装置，测量粉体可流出的最小孔径。为避免粉体的不同状态对测量结果的影响，建议测试粉体首先通过筛孔直径不超过 1.0mm（≤1.0mm）的筛网（颗粒除外）。

由于流出速度在很大程度上依赖于测量方法，目前没有通用的评价标准。

通过小孔的流出速度并不是粉体的固有属性，它很大程度上取决于所使用的测量方法。测量中需关注的几个重要参数包括：小孔的直径和形状、容器材料的种类（金属、玻璃、塑料）、容器中粉体床的直径和高度。

推荐方法　测量通过小孔的流出速度只适用于具有一定流动能力的物料，不适用于黏附性强的物料。如果粉体床的高度（粉体的"位头"）远大于小孔的直径，则流出速度实际上与粉体床高度无关。

建议使用圆筒作为容器，因为这种容器壁对粉体流动性的影响很小。使用圆筒容器测量的流出速度由粉体与粉体之间的相对移动决定，而不受粉体在容器壁表面移动的影响。当粉体柱的高度小于圆筒直径的两倍时，粉体流出速度往往会增加。孔口应为圆形，且圆筒应无振动。圆筒尺寸的常规要求如下：孔口直径＞粉体颗粒直径的 6 倍，圆筒直径＞孔口直径的 2 倍。

建议使用料斗作为盛装物料的容器，因为它能反映粉体在实际生产条件下的流动行为。不建议使用漏斗，特别是有长颈的漏斗，这是因为流出速度会受到漏斗颈的直径和长度以及漏斗颈与粉体间摩擦力的影响。为了减少颈部对流动性的影响，使用无颈漏斗（截锥体）可能更适宜，但其流动会受到粉体和容器壁摩擦系数的影响，因此选择适宜的容器材料是要考虑的重要因素。

对于圆筒的开口，应使用平面底板，选择可调节直径的小孔以提供更大的灵活性，并更好地确保粉体间的流动模式。流出速度的测量可以是离散的，也可以是连续的。在物料可自由流出的前提下，孔口直径越小，物料流出量与流出时间的线性关系越好，反之越差。因此，使用电子天平进行连续测量可更有效地检测在不同直径孔口下物料的瞬时流速变化。

测量样品时，可根据被测粉体的流动特性，使用不同角度和孔口直径的漏斗，检测其在规定条件下垂直流动的能力。典型设备如图 2 和表 3 所示。漏斗由适宜的装置固定以保持直立。必须保证各组件免受振动的影响。

测试用漏斗需保持干燥，其底部出口用适宜的方法堵住，将称重（称重精度 0.5%）后未经压缩的测试样品放入漏斗中。具体样品量取决于粉体表观体积和所使用的测试设备。打开漏斗底部开口并测量整个样品流出漏斗所需的时间，测量三次。

对于 100g 的样品，其流动性可用秒和十分之一秒来表示。

结果取决于待测粉体的储存条件。

结果表示方法如下：①如果单个值与平均值的偏差均不超过 10%，结果表示为测量的平均值；②如果单个值与平均值的偏差超过 10%，结果表示为测量的范围；③结果表示为流出时间与流出量的关系图；④如果整个样品未能流出，可用无穷时间表示。

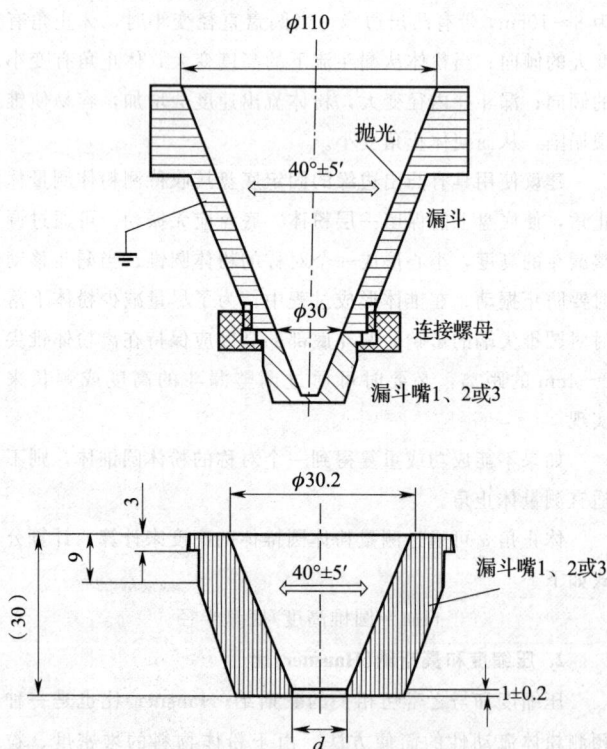

图 2　漏斗和漏斗嘴尺寸标准示意图

漏斗嘴为不锈钢、耐酸钢（V4A、CrNi）（尺寸以 mm 为单位）

表3　用于流出速度评价的漏斗嘴孔口直径

漏斗嘴	孔口直径(d)(mm)
1	10 ± 0.01
2	15 ± 0.01
3	25 ± 0.01

4. 剪切池法

为了使粉体流动性的研究和物料的料斗设计有更好的理论基础,已有不同种类的粉体剪切测试仪和方法,可对粉体的流动性进行更全面精确的评估。剪切池法已被广泛用于药用原辅料及中间物料的研究中。应用剪切池法可以得到粉体的各种参数,包括表示剪切应力-剪切应变关系的屈服轨迹、内摩擦角、无约束屈服强度、抗张强度以及各种导出的参数,如流动因子以及其他流动性指数等。由于能够更精确地控制实验参数,粉体流动性的测量也可以用来考察固结荷载、放置时间和其他环境条件对粉体性质的影响。该方法已成功用于确定物料料斗和料仓的临界尺寸。

包括平移剪切池法和旋转剪切池法。

平移剪切池法是剪切测试的一种基本方法,它可将粉体柱水平切割,并在剪切单元环的下部固定底座和上部活动部分之间形成一个剪切平面。使用特定程序将剪切池中的待测粉体固结后,移动上部活动部分测量水平剪切粉体层所需的力。

旋转剪切池法包括圆柱形剪切池法和环形剪切池法,相比于平移剪切池法,这种方法的优势在于待测粉体的使用量较少。但这种方法的缺点是会造成旋转剪切池外部比内部的粉体剪切距离更长,从而使粉体层剪切不均匀。

不同的剪切池测试方法都有各自的优缺点。相对于粉体流动性的其他测量方法,剪切池法的试验条件更易于控制。

大量数据表明,现有的剪切池装置和测试方法大都可以很好地测量粉体的流动性,可为料斗和料仓等设备的设计提供帮助。由于有多种可用的装置和测试方法,本指导原则没有给出关于测试方法的具体建议。在采用剪切池法测量粉体流动性时,建议在结果中详细说明所使用的设备和测试方法。

可以用流动因子(FF)判定粉体的流动性,判定标准见表4。

表4　剪切池法对应的粉体流动性评价

流动因子(FF)	流动性
<2	具有较强黏着力,不流动
2~4	黏着,流动性差
4~10	易流动
>10	自由流动

9605　溶剂型丙烯酸酯压敏胶质量控制指导原则

压敏胶是对压力敏感的胶黏剂,是一类无需借助溶剂、热或其他手段,只需施加轻度指压,即可与被粘物牢固粘合的胶黏剂。压敏胶作为经皮给药贴剂中的胶黏层基质是贴剂剂型的关键辅料之一,作为药用辅料的压敏胶应具有良好的生物相容性,表现为对皮肤无刺激性,不引起过敏反应,具有足够的黏附力和内聚强度,化学稳定性良好,在一定的温度和湿度下稳定。经皮给药贴剂常用的压敏胶种类有丙烯酸酯压敏胶、热熔压敏胶、有机硅酮压敏胶、聚异丁烯压敏胶、水凝胶型压敏胶等。

本指导原则仅适用于溶剂型丙烯酸酯压敏胶。溶剂型丙烯酸酯压敏胶为适宜溶剂溶解的丙烯酸酯压敏胶,外观呈现可流动的黏稠液态状,是由丙烯酸酯、丙烯酸和/或其他功能性单体聚合制得,合成用单体分为三类:软单体(玻璃化转变温度较低)、硬单体(玻璃化转变温度较高)和功能单体,一般组合为软单体-硬单体,软单体-功能单体以及软单体-硬单体-功能单体,有部分溶剂型丙烯酸酯压敏胶添加交联剂来增加胶的内聚力。

本指导原则非强制执行,旨在规范溶剂型丙烯酸酯压敏胶的质量控制研究,应根据产品配方组成、生产工艺、预期用途等,建立反映产品质量均一性、功能性、安全性的检测项目,质量控制研究项目可参考以下内容开展。

一、理化研究项目

1. 性状　室温下对胶液颜色、状态、均匀性等进行描述。溶剂型丙烯酸酯压敏胶颜色应均匀、不含凝结物。

2. 固含量　固含量是指溶剂型丙烯酸酯压敏胶中非挥发性物质的质量分数。测定采用烘箱干燥法,取适量样品在一定温度下加热干燥一定时间,以干燥后样品质量与干燥前样品质量的百分比值表示。干燥温度因溶剂的沸点不同而异,比溶剂沸点稍高一些,干燥时间为非挥发性物质质量干燥至恒重的时间,一般溶剂型丙烯酸酯压敏胶的固含量在30%以上。

3. 鉴别　溶剂型丙烯酸酯压敏胶合成单体种类不同,其官能基团不同,常采用红外光谱方法,根据不同官能基团红外光谱吸收峰的位置、强度差异可对溶剂型丙烯酸酯压敏胶关键组分进行定性鉴别。

4. 胶液黏度　是指溶剂型压敏胶胶液的黏度。黏度大小直接影响涂布和干燥工艺,黏度过大涂胶困难,黏度过小为保证胶层厚度会相应增加涂胶的次数。

黏度测定参照黏度测定法(通则0633)"第三法旋转黏度计测定法(3)转子型旋转黏度计(相对黏度计)",黏度测定结果与所用的转子号数和转速大小相关,且对温度变化较灵敏,温度变动范围不宜超过±1.0℃,高黏度胶液样品检测时易产生气泡,应避免气泡干扰。

5. 黏弹性　黏弹性是指对外界压力敏感的黏合特性，是溶剂型丙烯酸酯压敏胶产生皮肤粘接性的基础。黏弹特性常用以下流变学参数进行描述：储能模量（G'）反映溶剂型丙烯酸酯压敏胶的弹性形变和固体性质，损耗模量（G''）反映溶剂型丙烯酸酯压敏胶的黏性形变和流动性质，$\tan\delta = G''/G'$ 称为损耗角正切，表示损耗模量对储能模量的比值。黏弹性流变学参数测定对象为溶剂型丙烯酸酯压敏胶干燥至恒重后厚度在合适范围内的压敏胶胶层，样品制备是将溶剂型丙烯酸酯压敏胶用涂布机均匀涂于防黏层上，充分干燥后裁切成适用于检测转子型号的大小和检测厚度。采用旋转流变仪在设定的温度下，采用振荡模式进行频率扫描（0.01～100rad/s），测定丙烯酸酯压敏胶某一频率下的 G'、G'' 与 $\tan\delta$ 值或一定频率范围内的 G'、G'' 与 $\tan\delta$ 变化趋势以评价黏弹性以及随频率变化趋势。

6. 胶粘接性能　溶剂型丙烯酸酯压敏胶承担贴剂应用中皮肤黏附功能，黏附性能包括初黏力、持黏力和剥离强度，检测样品制备是将压敏胶用涂布机均匀涂于基材上，充分干燥后裁切成一定大小和厚度的贴片。

初黏力测定用滚球法，将一钢球滚过平放在倾斜板上的贴片黏性面，根据规定长度的黏性面能够粘住的最大钢球尺寸评价其初黏的大小或将一规定大小的钢球滚过倾斜槽，测量其在黏性面上滚动的距离来评价其初黏性的大小。

剥离强度测定为180°剥离强度，是将贴片以一定滚压速率粘在不锈钢板上，不锈钢板固定在拉力试验机的一个夹具上，试验机的另一夹具夹住贴片的自由端与不锈钢板呈180°角，按一定速率拉开贴片，从不锈钢板上剥离贴片所需的力为剥离力，转换为剥离强度。

持黏力测定为静态持黏力，将贴片以一定滚压速率粘在不锈钢板，钢板垂直安装，在贴片自由端悬挂一个标准质量砝码测定贴片粘合失效的时间评价其持黏性的大小。

黏附性能测定结果均与贴片涂布量、基材材料及测试条件相关。

7. 分子量及分布　溶剂型丙烯酸酯聚合物的分子量及分子量分布显著影响胶粘接性能，可采用凝胶渗透色谱法选择合适标准物质，用示差折光检测器评价相对分子量及分布或示差-激光-黏度三检测器联用评价绝对分子量及分布，或参照黏度测定法（通则0633）第二法乌式毛细管黏度计测定法通过测定相对黏度间接评价分子量。

8. 炽灼残渣　炽灼残渣检查用于控制生产工艺过程可能引入的无机杂质，检查用样品为挥干溶剂后的胶膜，参照炽灼残渣检查法（通则0841）进行测定。

9. 元素杂质　部分溶剂型丙烯酸酯压敏胶以金属类物质为交联剂，如铝类交联剂、钛类交联剂、锆类交联剂。可参照ICH Q3D元素杂质指导原则对其进行评估控制。

10. 残留物　残留物为溶剂型丙烯酸酯压敏胶生产过程中引入，包括单体残留，引发剂或引发剂分解物残留（引发剂在合成反应中一般会发生分解）。从药用辅料的安全性考

虑，应严格检查并控制其限度，特别是丙烯酸2-乙基己酯、甲基丙烯酸2-乙基己酯、甲基丙烯酸十二酯三种残留单体，药用辅料生产商应对残留单体设置合理限度。残留物的测定对象为溶剂型丙烯酸酯压敏胶胶液，一般采用高效液相色谱或气相色谱方法进行检测。

11. 冷流　溶剂型丙烯酸酯压敏胶在应用于贴剂存储过程中，在背衬层边缘或离型膜缝隙产生蠕变渗出，这种现象称为冷流。发生的原因是压敏胶自身内聚力不足，可采用定量和定性相结合的方法来对其进行评估。

12. 稳定性　选择适宜的考察条件进行市售包装稳定性研究，考察内容包括物理化学稳定性与胶粘接功能性。根据样品特点与稳定性考察结果，确定适宜的包装材料和贮藏条件，以确保产品质量稳定。

二、安全性研究项目

安全性研究项目评价包括皮肤刺激性试验、Buehler皮肤过敏性试验和体外细胞毒性试验，所采用样品是将压敏胶均匀涂布基材上，充分干燥后裁切成一定大小和厚度的胶贴片。皮肤刺激性和Buehler皮肤过敏性试验按《化学药物刺激性、过敏性和溶血性研究技术指导原则》的要求进行，体外细胞毒性可采用GB/T 16886.5—2017进行定性或定量方法评价。

定性评价：采用测试样品为胶贴片的培养基浸提液，结果按浸提液细胞毒性形态学定性分级（表1）进行定性评价。分级大于2时被认为有细胞毒性作用。

表1　浸提液细胞毒性形态学定性分级

级别	反应程度	全部培养细胞观察
0	无	胞浆内有离散颗粒，无细胞溶解，无细胞增殖下降情况
1	轻微	不超过20%的细胞呈圆缩，疏松贴壁、无胞浆内颗粒或显示形态学方面的改变；偶见细胞溶解，仅观察到轻微的细胞生长抑制现象
2	轻度	不超过50%的细胞呈圆缩，无胞浆内颗粒，无大范围细胞溶解；可观察到不超过50%的细胞生长抑制现象
3	中度	不超过70%的细胞层包含圆缩细胞或溶解细胞；细胞层未完全破坏，但可观察到超过50%的细胞生长抑制现象
4	重度	细胞层几乎完全或完全破坏

定量评价：采用测试样品为胶贴片的培养基浸提液测定细胞死亡、细胞生长抑制、细胞增殖或集落形成。常用方法有中性红摄取（NRU）细胞毒性试验、集落形成细胞毒性试验、MTT细胞毒性试验、XTT细胞毒性试验。细胞活性下降大于30%被认为有细胞毒性反应，其他判定标准，对于替代细胞系或多层组织结构，应对包括不同的分界点或可接受的试验与对照结果的比例进行论证，并对判定标准进行论证。

9621　药包材通用要求指导原则

药包材是药品重要的组成部分，其自身的质量对药品质量有着十分重要的影响。药包材主要是指直接接触药品的包装材料和容器，应具有良好的保护性、相容性、安全性、功能性及自身稳定性，在药品的包装、贮存、运输和使用过程中起到保证药品安全有效和质量，实现给药目的的作用。

药包材按材质可分为玻璃类、橡胶类、塑料类、金属类、陶瓷类和其他类（如纸、干燥剂），也可以由两种或两种以上的材料复合或组合而成（如复合膜、铝塑组合盖等）。按用途和形制可分为输液瓶（袋、膜及配件）、安瓿（注射剂、口服或者外用剂型）、瓶（管、盖）、胶塞、预灌封注射器、滴眼（鼻、耳）剂瓶、硬片（膜）、铝箔、软膏管（盒）、喷（气）雾剂泵（阀门、罐、筒）、干燥剂等。这些不同用途和形制的材料和容器/组件通过组装、焊接等方式形成药品包装系统。

药包材的命名应符合国家相关法律、法规、规章、规范性文件的规定；应科学、简明、易懂，语言规范；不应含有未经科学证明或者假设的概念性名称及有关规定禁止的其他内容。

药包材应符合药用要求，适合预期用途。可从保护性、相容性、安全性和功能性四个方面，针对药包材是否适用于预期用途开展测试和研究。塑料和橡胶等高分子材料药包材还应考虑自身稳定性研究。

药包材应为药品提供充分的保护，防止光照、溶剂损失、接触活性气体（如氧气）、吸收水蒸气、微生物污染等因素对药品质量产生影响，以确保药品在有效期内的质量。药包材的保护性应充分考虑材料及包装系统的避光性能、阻隔性能、机械性能、密封性等因素。

药包材与药物的相容性研究是选择药包材的基础，药包材应与药物制剂具有良好的相容性，不与药物制剂发生吸附和影响药物质量的相互作用，同时，包装的药物也不应对药包材的保护性、功能性等带来不利影响，以确保所包装药物有效期内的质量。药包材与药物制剂的相容性研究应考虑剂型、给药途径以及药物制剂与药包材相互作用的可能性。应按照有关法规和技术指导原则的要求进行相容性研究。

药包材不应浸出对人体有害或风险水平不可接受的物质，以确保药品的安全性。药包材的安全性评价应按照有关法规和技术指导原则进行风险评估、质量控制和生物学评价。

药包材的功能性是指药包材按照设计发挥作用的能力，包括容纳药品、改善患者的依从性、减少药品浪费、方便使用以及能够按照说明书的要求准确递送药品等。药包材功能性相关检测项目和限度应与拟包装的药品、给药途径、药品运输贮存等要求相匹配。

应确保从药包材生产日期到药品有效期内，药包材的性能保持稳定，贮存条件不会对药包材的质量产生不利影响。应按照有关法规和技术指导原则的要求进行研究，并明确药包材贮存要求及使用期限。

药包材的生产、使用、包装、贴签、运输和贮存应符合国家药品监督管理部门的有关规定以及《药品生产质量管理规范》（含药包材附录等）的规定。

在确定药包材符合预期用途的基础上，应根据药包材全生命周期风险管理的要求，通过必要的研究和评估，确定药包材的关键质量属性，参照药包材相关指导原则，拟定质量标准，进行质量控制。质量控制通常包括但不限于：物理性能，主要指药包材的关键物理特性（如密度、玻璃线热膨胀系数）、保护性（如密封性、阻隔性能）、功能性（如穿刺力、预灌封注射器活塞滑动性）等能够影响药品质量和使用的药包材物理参数；化学特性，主要指药包材的化学质量属性，可通过鉴别（如红外光谱、灰分）、溶出物试验（如易氧化物、紫外吸光度）、残留物测定（如溶剂残留、单体残留）等项目的考察进行控制；可见异物、不溶性微粒；微生物限度、无菌、细菌内毒素等。

应根据药包材全生命周期质量管理和风险管理理念，利用统计学工具或者参考相关标准，确定适宜的检验类型、检验规则等，使其能满足质量控制要求，并兼顾检验的实效性。

9622　药品包装用玻璃材料和容器指导原则

本指导原则适用于直接接触药品的包装用玻璃材料和容器的生产、使用和质量控制。

常用的药品包装用玻璃材料有硼硅玻璃和钠钙硅玻璃（后者亦简称为钠钙玻璃）两大类。根据耐水性能或其他特征可分为不同级别的耐水玻璃，如Ⅰ类玻璃、Ⅱ类玻璃和Ⅲ类玻璃。硼硅玻璃还可根据配方中硼含量、线热膨胀系数、耐水性能等细分为高硼硅玻璃、中硼硅玻璃和低硼硅玻璃。

药品包装用玻璃容器主要有玻璃输液瓶、玻璃安瓿、玻璃注射剂瓶、预灌封注射器用玻璃套筒、笔式注射器用玻璃组件和玻璃药瓶等产品。

药品包装用玻璃材料和容器的组成成分应满足产品性能的要求，生产中应严格控制玻璃的配方比例、配合料混合的均匀性及熔化质量，保证玻璃成分的均匀和稳定。药品包装用玻璃材料和容器的生产工艺应稳定，确保批内的均一性和批间的一致性。玻璃容器内表面进行处理的，处理后的表面不得影响药品质量。用于生产管制容器的玻璃管应符合本指导原则的相应规定，并满足药品包装用玻璃容器产品质量要求和加工要求。

药品应根据其特性、生产工艺特点及相容性研究结果，选择适宜的材质和工艺制成的玻璃容器，保证药品的安全、有效和质量可控。应选用外观、规格尺寸符合要求的玻璃容器。有遮光要求的，可选择具有遮光性能的有色玻璃容器（如棕色玻璃容器）。应关注玻璃容器的密封性、玻璃容器与密封件之间的配合性，以及玻璃容器的临床使用性能（如玻璃安瓿的易折性）。应考虑药品的无菌灌装、冷冻干燥、终端灭菌等工艺要求，以及药品的贮藏条件和有效期等因素选择适宜的玻璃材质和容器。根据风险评估，确定相容性研究内容。对金属离子敏感的药品，应关注玻璃成分和元素杂质的浸出风险，参照元素杂质（通则 0862）进行风险评估。对于离子强度高、含络合剂、偏酸偏碱的药品，应关注玻璃容器内表面化学耐受性和脱片风险。

在确定药品包装用玻璃材料和容器符合预期用途的基础上，应根据全生命周期风险管理的要求，通过必要的研究和评估，确定药品包装用玻璃材料和容器的关键质量属性，参照本指导原则（包含但不限于），拟定质量标准，进行质量控制。

线热膨胀系数用于表征玻璃材质和配方稳定性。参照玻璃平均线热膨胀系数测定法（通则 4022）或玻璃线热膨胀系数测定法（通则 4021）测定，线热膨胀系数应符合要求，并应关注其波动范围。

三氧化二硼含量用于表征硼硅玻璃的材质和配方稳定性。硼硅玻璃中三氧化二硼的含量一般在 5% 以上。参照玻璃三氧化二硼含量测定法（通则 4203）测定，三氧化二硼含量应符合要求，并应关注其波动范围。

121℃玻璃颗粒耐水性是用玻璃颗粒耐水侵蚀的程度表征玻璃材质的化学稳定性，可用于玻璃材质的分级，也可用于评估同类材质玻璃的耐水性水平。参照 121℃玻璃颗粒耐水性测定法（通则 4201）测定，硼硅玻璃应符合 1 级，钠钙硅玻璃应符合 2 级。

内表面耐水性是用玻璃容器内表面耐水侵蚀的程度表征玻璃容器内表面的化学稳定性。参照玻璃容器内表面耐水性测定法（通则 4202）测定，不同类型的玻璃容器内表面耐水性能应符合表 1 规定。

表 1　内表面耐水性能要求

玻璃容器类型		耐水级别
钠钙硅玻璃容器	未经中性化处理*	HC3 级
	经中性化处理	HC2 级
硼硅玻璃容器**		HC1 级或 HCB 级

注：* 中性化处理是用化学物质对玻璃容器内表面进行处理，以去除表面碱性，使其表面碱金属离子或碱土金属离子释放显著降低的一种内表面处理工艺。** 硼硅玻璃容器的内表面耐水性一般应符合 HC1 级的要求，在符合药品适用性的情况下，也可符合 HCB 级。

砷、锑、铅、镉浸出量用于控制玻璃材料的安全性，参照药包材元素杂质测定法（通则 4214）测定。

遮光性适用于具有遮光要求的有色玻璃，用于控制玻璃容器对特定波长光的遮挡能力，参照有色玻璃容器遮光性测定法（通则 4023）测定。

外观用于控制玻璃容器的外观质量，应在自然光线明亮处，正视目测。

耐热冲击用于控制玻璃容器的热稳定性，防止使用中由于冷热冲击导致产品破碎。参照玻璃容器热冲击和热冲击强度测定法（通则 4019）测定。

耐内压力用于控制玻璃容器耐受内压力的性能。防止玻璃容器在生产和使用过程中因内部压力的升高导致破碎。参照玻璃容器耐内压力测定法（通则 4017）测定。

内应力用于控制玻璃容器退火后残余的内应力，减少内应力对产品机械强度的影响。参照玻璃容器内应力测定法（通则 4003）测定。

各类药品包装用玻璃材料和容器的质量控制项目参见表 2。

表 2　各类药品包装用玻璃材料和容器的质量控制项目

质量控制项目		玻璃输液瓶	玻璃安瓿	玻璃注射剂瓶		预灌封注射器用玻璃套筒	笔式注射器用玻璃组件		玻璃药瓶	
				管制	模制		玻璃套筒	玻璃珠	管制	模制
材质性能	线热膨胀系数	+	+	+	+	+	+	+	+	+
	三氧化二硼含量*	±	±	±	±	±	±	±	±	±
	121℃玻璃颗粒耐水性	+	+	+	+	+	+	+	+	+
	砷、锑、铅、镉浸出量	+	+	+	+	+	+	+	+	+
	遮光性**	±	±	±	±	±	±	−	±	±
使用性能	外观	+	+	+	+	+	+	+	+	+
	内表面耐水性	+	+	+	+	+	+	+	+	+
	耐热冲击	+	+	+	+	+	+	+	+	+
	耐内压力	+		+	+	+			+	
	内应力	+	+	+	+	+	+	+	+	+

注：＋ 需控制的项目；− 无需控制的项目；± 根据不同材质和用途选择控制的项目（* 三氧化二硼含量，硼硅玻璃需要控制，钠钙硅玻璃不需要控制；** 遮光性，有遮光要求的有色玻璃需要控制，无遮光要求的无色玻璃不需要控制）。

9623　药品包装用橡胶密封件指导原则

本指导原则适用于直接接触药品的包装用橡胶密封件的生产、使用和质量控制。

药品包装用橡胶密封件(以下称橡胶密封件)由一种或多种基体材料,如常用的(卤化)丁基橡胶、聚异戊二烯橡胶、硅橡胶和其他橡胶,以及填充剂和交联剂等必要添加剂,经交联(如硫化)制得,通常以不同结构和形制,与其他包装组件配合使用,从而起到密封作用,满足不同药品的生产、储运及临床使用需求。部分品种还可能采用表面成膜或预处理工艺,以进一步满足特定药品的适用性要求。

橡胶密封件在进行配方设计和研究开发时,应确认相关材料及组分的合规性和安全性,避免使用影响药品质量的原辅料及加工助剂,应加强对有毒有害杂质的识别和控制,应关注橡胶密封件有机小分子残留、金属元素或其他相关可提取物。橡胶密封件的配方和生产工艺应经过充分验证,进行有效控制,以确保质量均一性。具膜橡胶密封件如采用阻隔性膜材,应加强对膜材完整性、均一性和厚度的控制。橡胶密封件应进行适宜的清洗和干燥,并根据预期用途要求,对清洗工艺进行清洗效果验证;如进行硅化,应使用符合药品质量控制要求的二甲硅油,并加强对二甲硅油用量和硅化均匀性的控制。如需灭菌处理,应进行灭菌效果验证,并就灭菌工艺对橡胶密封件性能的影响进行充分评估。橡胶密封件的生产、包装、贮存、运输过程应关注所包装药品质量管理的相关要求。橡胶密封件的清洗、灭菌(适用时)和包装工艺应在受控生产环境中进行,适用时应明确所包装药品的生产洁净度要求,并确定橡胶密封件包装的保护性及有效期。

橡胶密封件使用时,应根据需要进行生物学评价及相容性研究,参照元素杂质(通则 0862)对元素杂质进行风险评估。应评估并确认药品包装阶段的加工配合性能,药品全生命周期的保护性,以及药品临床使用阶段的功能性。应关注橡胶密封件结构及规格尺寸与其他组件的配合性,具膜橡胶密封件还应关注膜材的覆盖范围及密封性能,避免由于不同材料的性质差异,导致膜材部分脱落或对密封性能产生不利影响。

在确定符合预期用途的基础上,应根据全生命周期风险管理的要求,通过必要的研究和评估,确定橡胶密封件的关键质量属性,参照本指导原则(包含但不限于),拟定质量标准,进行质量控制。

鉴别　红外光谱可用于橡胶密封件基体材料和膜材的鉴别。橡胶密封件基体材料,取样品切开,截面部位参照药包材红外光谱测定法(通则 4002 第二法)测定;如橡胶材料(含较多炭黑)无法反射红外光,参照药包材红外光谱测定法(通则 4002 第一法 3)测定。具膜橡胶密封件的膜材,用适宜的溶剂适量擦拭膜材部位,挥干后,取擦拭部位参照药包材红外光谱测定法(通则 4002 第二法)测定。

灰分可用于含无机填充剂的橡胶密封件的鉴别,参照橡胶密封件灰分测定法(通则 4220)测定。

密度可用于硅橡胶密封件的鉴别,参照药包材密度测定法(通则 4012)测定。

理化性能　一般包括水溶出物和特定残留物检查,如橡胶密封件用于包装含非水溶液的制剂,应评估非水溶液的可能影响。

(1)水溶出物用于需耐受湿热灭菌的橡胶密封件,参照药包材溶出物测定法(通则 4204)进行以下相应检查。如采用其他灭菌工艺,如环氧乙烷灭菌、辐照灭菌等,应评估灭菌工艺的可能影响。

(卤化)丁基橡胶和聚异戊二烯橡胶密封件,参照药包材溶出物测定法(通则 4204)表 1 方法二制备供试液和空白液。硅橡胶密封件,参照药包材溶出物测定法(通则 4204)表 1 方法十制备供试液和空白液。

水溶出物检查项目一般包括澄清度与颜色、pH 变化值或酸/碱度检查、吸光度(供试液 220～360nm 波长范围内的最大吸光度)、易氧化物、不挥发物、铵离子等,并根据橡胶密封件中可能的有害元素和配方元素种类,参照药包材元素杂质测定法(通则 4214)对金属离子进行测定。如 pH 变化值符合规定,一般不再进行酸/碱度检查。注射剂包装用橡胶密封件应进行电导率测定。

(2)橡胶密封件的配方和工艺可能产生不同种类和含量的特定残留物。硅橡胶密封件参照硅橡胶密封件特定残留物检查法(通则 4223)进行含苯化合物、正己烷不挥发物、挥发性物质、矿物油等检查,过氧化物交联的硅橡胶密封件还应进行过氧化物检查。使用硫或含硫化合物的橡胶密封件,参照橡胶密封件挥发性硫化物检查法(通则 4219)检查。

下列品类除符合上述要求外,还应符合各自项下要求。

注射剂包装用橡胶密封件

用于冻干制剂的橡胶密封件,应关注结构设计,如定位体的位置和尺寸等,不得对橡胶密封件的密封性能产生不良影响;应关注橡胶密封件的水分,评估配方和工艺对其影响,并根据制剂稳定性需求,制订适宜的水分控制策略。预灌封注射器用橡胶密封件和笔式注射器用橡胶密封件的设计应考虑手动或自动给药功能的不同要求。

直接接触橡胶密封件的包装材料应符合药品包装的相关要求,橡胶密封件包装(适用时)应耐受灭菌工艺,不得对灭菌效果产生不利影响,应满足药品生产质量管理要求及使用需求。包装应密封完整,内外包装整体应满足运输和贮存过程的保护性能要求。

注射剂包装用橡胶密封件,必要时,参照药包材不溶性微粒测定法(通则 4206)测定,参照细菌内毒素检查法应用指导原则(指导原则 9251)进行内毒素检查,或参照热原检查法(通则 1142)检查。用于无菌生产工艺的注射剂包装用橡胶密封件,必要时参照药包材无菌和微生物限度检查法(通则 4401)进行无菌检查。

冻干制剂包装用橡胶密封件，必要时参照橡胶密封件水分测定法（通则 4221）测定。注射剂包装用橡胶密封件，必要时参照橡胶密封件表面硅油量测定法（通则 4222）测定。

使用性能 涉及注射针和输液器穿刺的橡胶密封件，参照注射针穿刺橡胶密封件和输液器穿刺橡胶密封件的要求分别进行相应检查。

（1）玻璃输液瓶和玻璃注射剂瓶用橡胶塞进行以下检查。冻干制剂包装用橡胶塞，按照质量标准要求的条件进行冷冻预处理后，进行以下检查。

输液器穿刺橡胶塞，需关注临床使用性能的相关要求，除考察密封性与穿刺器保持性外，参照注射剂包装用橡胶密封件穿刺落屑测定法（通则 4016 第一法）测定，参照注射剂包装用橡胶密封件穿刺力测定法（通则 4015 第一法）测定。

注射针穿刺橡胶塞，参照注射剂包装用橡胶密封件穿刺落屑测定法（通则 4016 第二法）测定，参照注射剂包装用橡胶密封件穿刺力测定法（通则 4015 第二法）测定。注射针多次穿刺的橡胶塞与其他配套组件组装后进行自密封性检查。注射针单次穿刺的橡胶塞与其他配套组件组装后进行密封与容器密封性检查。凡规定检查自密封性的橡胶塞，一般无需进行密封件与容器密封性检查。

（2）塑料输液容器组合盖用橡胶垫片应与其他配套组件组装后进行密封性与穿刺器保持性检查，参照注射剂包装用橡胶密封件穿刺落屑测定法（通则 4016 第三法）测定，参照注射剂包装用橡胶密封件穿刺力测定法（通则 4015 第三法）测定。

其他塑料输液容器及组件用橡胶密封件应结合包装系统特点及临床使用方式，符合质量标准中相关临床使用性能项目的要求。

（3）预灌封注射器及笔式注射器用橡胶密封件，应结合临床使用安全、便利需求，与其他配套组件半组装或组装后进行检查。

口服制剂包装用橡胶密封件

口服制剂包装用橡胶密封件的设计需考虑配方和工艺对嗅觉和味觉的可能影响。

口服制剂包装用橡胶密封件，必要时参照药包材无菌和微生物限度检查法（通则 4401）进行微生物限度检查。

与起紧固作用的组件配套使用的口服制剂包装用橡胶密封件与其他配套组件组装后进行密封件与容器密封性检查。

9624 药品包装用塑料材料和
容器指导原则

本指导原则适用于直接接触药品的包装用塑料材料和容器（含包装系统及组件）的生产、使用和质量控制。不与药品直接接触但提供额外保护的塑料组件可参照本指导原则。

药品包装用塑料组件常用材质有聚乙烯（PE）、聚丙烯（PP）、聚对苯二甲酸乙二醇酯（PET）、聚碳酸酯（PC）、环状聚烯烃（COC、COP 等）、聚（乙烯-醋酸乙烯酯）（EVA）、聚酰胺（PA）、聚甲醛（POM）等，以及由上述材料等通过共挤、粘合等方式形成的复合材料。选择塑料粒料时需评估所用粒料、添加剂的安全风险，如添加剂种类及最大使用量、单体残留量、元素杂质残留量和相关可提取物检测结果。对复合材料的黏合剂、油墨、溶剂的种类及残留量应进行严格控制，不得使用含苯及苯类溶剂。药品包装用塑料包装系统可由组件组成，也可采用吹灌封技术（简称 BFS 技术）直接生产。BFS 技术是指通过一体化设备将塑料粒料加热挤出、吹塑成型、药品灌装及容器封口的自动化生产技术，主要用于注射剂、吸入制剂、滴眼剂、冲洗剂包装系统的制造。用于 BFS 技术的塑料粒料应与药品包装容器的种类和给药途径相匹配，并适用于 BFS 设备的挤出加工。

药品与其选择的塑料包装系统及组件应有良好的相容性，不得影响药品质量。不同的塑料包装材料及包装系统需根据所包装药品的质量要求，结合不同材质、加工工艺、材料厚度及包装规格、有效期，以及内容物的特性等对阻隔性能进行考察，评估其阻隔性能是否满足药品需求。应关注工艺对材料的影响，如采用化学灭菌法灭菌应控制灭菌剂、降解物残留等。包装系统中各塑料组件或与其他材料的组件配套使用时，应控制组件间的密封性，如瓶身瓶盖的滑牙等，各组件的配合不得影响包装系统的密封性，必要时根据药品风险评估开展包装系统密封性评价。对某些遇热易软化，过冷易脆化，在某些制剂配方中的溶媒作用下会发生溶胀、易变形的塑料包装系统，应根据预期用途和存储条件，在使用时关注材料变化对包装系统密封性等的影响。不同材质及用途的药品包装用塑料材料和容器使用时，应根据需要进行生物学评价。应基于风险建立微生物污染控制策略，关注药包材生产工艺、环境、设备设施等对药包材和所包装药物的微生物影响。不同供应形式的药品包装用塑料组件可参照药包材无菌和微生物限度检查法（通则 4401）进行无菌或微生物限度检查，参照细菌内毒素检查法应用指导原则（指导原则 9251）进行细菌内毒素检查。

在确定药品包装用塑料材料和容器符合预期用途的基础上，应根据全生命周期风险管理的要求，通过必要的研究和评估，确定药品包装用塑料材料和容器的关键质量属性，参照本指导原则的规定（包含但不限于），拟定质量标准，进行质量控制。

鉴别 一般参照药包材红外光谱测定法（通则 4002）和/或药包材密度测定法（通则 4012）测定，必要时也可采用差示扫描量热法（DSC）等其他适宜方法。

理化性能 （1）溶出物试验用于药品包装用塑料材料和容器的总可提取物和特定可提取物的评价，可用于产品的初步风险评估以及监控产品质量的稳定性，控制其可能对药品质量产生的影响。产品应结合不同材质、形制、加工工艺、预期包装药品的特性及风险程度，参照药包材溶出物测定法(通则 4204)选择适宜的供试液制备方法和溶出物试验项目进行控制。如注射液用塑料包装系统及组件应控制澄清度、颜色、pH 值、吸光度、易氧化物、不挥发物；外用软膏剂用塑料复合管系统及组件应控制吸光度、易氧化物、不挥发物；滴眼剂、外用液体及口服液体药用塑料瓶系统及组件应控制澄清度、pH 变化值、吸光度、易氧化物、不挥发物；口服固体药用塑料瓶系统及组件、口服固体药用复合膜及袋、口服固体药用硬片应控制易氧化物、不挥发物。

(2)不同产品应根据其材料及生产工艺，识别已知或潜在元素杂质，结合药品质量要求，参照元素杂质(通则 0862)进行评估，适用时，参照药包材元素杂质测定法(通则 4214)测定。

溶剂残留量　药用复合膜及袋、复合工艺生产的外用软膏剂用塑料复合管、复合硬片等，应参照药包材溶剂残留量测定法(通则 4207)测定。

阻隔性能　应参照药包材水蒸气透过量测定法(通则 4010)、药包材气体透过量测定法(通则 4007)测定。

下列品类除符合上述要求外，还应符合各自项下要求。

注射液用塑料包装系统及组件

适用于以塑料粒料为主要原料，采用塑料成型工艺生产的用于盛装注射液、注射用浓溶液等的塑料包装系统和组件，如塑料安瓿、塑料瓶、塑料袋、密封盖、接口等。冲洗剂用包装系统可参照执行。多腔室注射液用包装系统除符合本指导原则要求外，还应结合产品特点进行质量控制。

注射液用塑料包装属于高风险制剂用包装，其使用环节按风险评估原则应进一步开展相关评价和控制。①包装系统密封性评估，包括各组件连接方式以及密封质量对包装系统密封性的影响，运输、贮存过程对注射液包装系统密封性的影响。②规格、形状对保护性能和使用性能产生影响的评价，必要时应以示意图方式细化控制要求。包装系统若包含提高保护性能或使用功能的功能组件，应设立相关性能控制项目和要求。③制剂有特殊要求及配方和工艺需要添加其他易挥发成分时，除控制注射液塑料包装系统阻隔性能外，必要时可使用具备高阻隔性能的次级包装。应当结合制剂配方及工艺特性，考察次级包装的氧气透过量、氮气透过量或二氧化碳透过量等。④根据可提取物的研究结果，需要时，对可能影响药品质量的特定提取物进行控制。⑤为保障临床使用安全，结合包装系统产品的特性、结构形式和说明书中的用法设定相关控制项目。

理化性能方面，应关注产品的透光率、机械性能等项目。

使用性能方面，根据输液袋、瓶的临床使用方式，应关注临床使用性能项目，如穿刺力、穿刺落屑、穿刺器保持性

和插入点不渗透性、注药点密封性、悬挂力(具有悬挂功能时)、抗跌落、开启力。塑料安瓿应设立开启力项目。采用次级包装应关注水蒸气透过量、透光率等控制。对于有特殊使用要求(如密闭输注)的包装系统，适用时，应关注残留体积、排空时间等可能影响临床使用的项目。对于多剂量包装系统，应关注多次使用密封性、剂量准确性等可能影响临床使用的项目。

根据产品质量控制要求，参照药包材不溶性微粒测定法(通则 4206)测定不溶性微粒。

滴眼剂用塑料瓶系统及组件

适用于以低密度聚乙烯或聚丙烯为主要原料，采用塑料成型工艺生产的用于盛装滴眼剂的塑料瓶系统。

滴眼剂用塑料瓶系统各组件的外观、透光率、炽灼残渣、微生物限度(或无菌)、多剂量滴眼剂用塑料瓶的滴出量，可根据产品质量的要求以及风险评估结果进行控制。

带附加功能的瓶盖，如阻菌盖、防篡改盖等，需对瓶盖的附加功能进行考察。着色瓶应参照塑料脱色检查法(通则 4205)检查脱色。滴眼剂用塑料瓶系统一般应控制可见异物(不适用的除外)，参照可见异物检查法(通则 0904)检查。经环氧乙烷灭菌处理的组件，参照药包材环氧乙烷测定法(通则 4209)测定环氧乙烷残留量。

外用软膏剂用塑料复合管系统及组件

适用于盛装外用软膏剂的塑料复合管系统。其组件包括管身、管肩和管帽盖等。管身一般为复合材料，管肩、管帽盖以聚丙烯、聚乙烯等为主要原料。涉及的外用软膏剂是指制剂通则(通则 0100)中的软膏剂。包装乳膏剂、凝胶剂等的复合管可参照执行。

采用封口膜的外用软膏剂用塑料复合管系统，需结合用途、封口膜材质以及封口方式等，控制封口膜质量以及配合性能。

外用软膏剂用塑料复合管系统各组件外观、管身热合强度、管尾热合强度、内层与次内层剥离强度、拉伸强度、耐压强度、焊缝裸铝(适用于含铝的复合材料)、微生物限度(或无菌)可根据产品质量的要求以及风险评估结果进行控制，必要时应关注制剂特性带来的风险。

盛装含乙醇溶剂的软膏剂的复合管，应控制乙醇透过量，参照塑料容器乙醇透过量测定法(通则 4212)测定。

外用液体药用塑料瓶系统及组件

适用于以聚酯、聚乙烯(低密度聚乙烯仅适用于特殊药品)、聚丙烯等为主要原料的瓶，以聚乙烯、聚丙烯等为主要原料的瓶盖(可添加遮光剂、着色剂等)，采用塑料成型工艺生产、用于包装外用液体制剂的塑料瓶系统。涉及的外用液体制剂是指制剂通则(通则 0100)中的搽剂、涂剂、涂膜剂及部分配方的凝胶剂、酊剂和洗剂。

瓶盖有附加功能的，如防止儿童开启、方便老人开启、防篡改等，应对附加功能进行考察。

外用液体药用塑料瓶系统各组件的外观、炽灼残渣、透油性、微生物限度（或无菌）可根据产品质量的要求以及风险评估结果进行控制。

聚酯材料的瓶/瓶盖应控制乙醛、乙二醇、总对苯二甲酰，分别参照塑料乙醛测定法（通则 4208）、塑料容器乙二醇测定法（通则 4213）和塑料容器总对苯二甲酰测定法（通则 4215）测定。着色瓶应参照塑料脱色检查法（通则 4205）检查脱色。盛装含有乙醇溶剂的液体制剂的瓶，应控制乙醇透过量，参照塑料容器乙醇透过量测定法（通则 4212）测定。外用液体药用塑料瓶系统还应参照塑料包装系统抗跌落性能测定法（通则 4025）检查抗跌落。

口服液体药用塑料瓶系统及组件

适用于以聚酯、高密度聚乙烯、聚丙烯等为主要原料的瓶，以聚乙烯、聚丙烯等为主要原料的瓶盖（可添加遮光剂、着色剂等），采用塑料成型工艺生产，用于包装多剂量口服液体制剂的塑料瓶系统。

瓶盖有附加功能的，如防止儿童开启、方便老人开启、防篡改等，应对附加功能进行考察。

口服液体药用塑料瓶系统各组件的外观、炽灼残渣、微生物限度可根据产品质量的要求以及风险评估结果进行控制。

聚酯材料的瓶/瓶盖应控制乙醛、乙二醇、总对苯二甲酰、脱色试验、抗跌落，参照"外用液体药用塑料瓶系统及组件"的方法检测。

口服固体药用塑料瓶系统及组件

适用于以高密度聚乙烯、聚丙烯、聚酯等为主要原料的瓶，以聚乙烯、聚丙烯等为主要原料的瓶盖（可添加遮光剂、着色剂等），采用塑料成型工艺生产，用于包装多剂量口服固体制剂的塑料瓶系统。

瓶盖可带封口垫片，也可以带干燥剂，具有多种结构及功能。

带热合封口垫片的产品，封口垫片由铝塑复合膜加纸板组成。纸板应检查纸板荧光。热合封口垫片用铝塑复合膜应符合"口服固体药用复合膜及袋"的相关规定。垫片封口方式主要有热合、压缩、粘合。应根据封口方式关注开启性能，包含且不限于开启力、宣称功能等的考察（如热合封口方式关注垫片封口的高温分离性能及热封强度），应结合制剂稳定性（产品的包装形式和说明书中的用法、用量，开展使用中产品稳定性考察），控制其再保护功能，不限于开启前水蒸气透过量考察。

瓶盖有附加功能的，如防止儿童开启、方便老人开启、防篡改等，应对附加功能进行考察。采用具有防潮功能的盖时，应结合盖的结构组成以及干燥剂的品种等，对干燥剂的含水率、纸板含水率等进行控制。对吸湿率的控制，可参照防潮组合瓶盖干燥剂吸湿率测定法（通则 4211）测定饱和吸湿率和短期吸湿率。

瓶与瓶盖具有不同的组合方式如螺旋式和揿压式，其瓶

口形状、结构对固体制剂的保护性能和使用性能可能会产生不同影响，应进行评价，必要时以示意图方式细化控制要求。

口服固体药用塑料瓶系统各组件的外观、炽灼残渣、微生物限度可根据产品质量的要求以及风险评估结果进行控制。

聚酯材料的瓶/瓶盖应控制乙醛，参照塑料乙醛测定法（通则 4208）测定。

口服固体药用复合膜及袋

适用于不同基材采用复合成型工艺生产、用于包装口服固体制剂的复合膜及通过热合方式加工制成的袋，其厚度一般不超过 0.25mm。复合膜主要由基材（塑料薄膜、镀铝塑料薄膜、镀氧化物膜、铝箔、纸等）、油墨、胶黏剂等组成。

口服固体药用复合膜及袋不同的材料及结构组成会影响药品的安全性和对药品的保护功能，应结合使用需求对复合膜材料、结构进行选择和评价。

口服固体药用复合膜及袋的外观、微生物限度，可根据产品质量的要求以及风险评估结果进行控制。

内层与次内层采用黏合剂复合工艺的产品应控制剥离强度，参照塑料剥离强度测定法（通则 4004）测定。热合强度参照药包材热合强度测定法（通则 4008）测定。

口服固体药用硬片

适用于口服固体制剂泡罩包装用的硬片。

硬片可由单层或多层材料构成，根据泡罩的形成工艺可分为热成型和冷成型。

口服固体药用硬片在加工成型的过程中，会由于拉伸变形而使阻隔性能、机械性能等发生变化，其变化的趋势与所成型泡罩的形状和大小相关。应根据制剂的特点对变化带来的风险进行充分的评估，必要时进行验证和控制。

口服固体药用硬片的外观、微生物限度可根据产品质量的要求以及风险评估结果进行控制。

口服固体药用硬片的拉伸强度参照塑料拉伸性能测定法（通则 4005）测定。热合强度参照药包材热合强度测定法（通则 4008）测定。加热伸缩率（冷冲压成型硬片不适用）参照硬片加热伸缩率测定法（通则 4027）测定。聚偏二氯乙烯（PVDC）涂布的产品应控制聚偏二氯乙烯（PVDC）涂布量。含铝的冷成型硬片应控制铝层与塑料层间的剥离强度，参照塑料剥离强度测定法（通则 4004）测定。含有聚氯乙烯（PVC）和/或聚偏二氯乙烯（PVDC）的硬片，应控制氯乙烯单体和/或偏二氯乙烯单体，参照塑料氯乙烯单体和偏二氯乙烯单体测定法（通则 4210）测定。

9625 药品包装用金属材料和容器指导原则

本指导原则适用于药品包装用金属材料和容器的生产、使用和质量控制。

药品包装用金属材料和容器由金属或合金原材料经锻造、拉伸、压延等工艺制成，包含通过各种金属表面处理工艺在金属基材表面上形成的金属或含有金属成分的覆盖层（如镀锡层、阳极氧化膜层等）和涂覆在内、外表面上的涂料及其经固化等工艺形成的涂层/膜。

金属材料和容器使用的金属基材、金属镀层、涂层不应对人体健康造成危害，应对金属材料的元素组成进行有效控制，对金属表面处理（如酸洗、氧化、磷化、抛光、防锈涂油等）过程中使用物质的残留量进行控制，以确保其符合安全性的要求。其生产、包装、贮存、运输过程应关注所包装药品质量管理的相关要求，应考虑所包装药品的生产洁净度需求，应符合相关生产质量管理规范，配方（包括涂层涂料）、生产工艺等应经过充分评估验证并有效控制。

药品应根据相容性、安全性、保护性研究结果选择适宜的金属材料和容器。与玻璃、塑料、胶塞等组件配合使用的金属材料和容器还应关注功能性等。药品包装用金属材料和容器使用前应进行适用性评价，使用的铝、不锈钢等基材合金元素成分应明确，元素组成应有效控制。其涂层涂料和镀层在使用时与药品直接接触的，应关注其安全性。应关注涂层涂料可提取物和金属材料可提取元素杂质的风险评估、药品可能对金属材料和容器的腐蚀、涂层降解对药品稳定性的影响、涂层在包装药品期间的完整性等问题。应关注吸入气雾剂用金属罐罐口规格尺寸、重量等的偏差对吸入气雾剂包装系统的功能性等影响。必要时参照药包材无菌和微生物限度检查法（通则 4401）进行无菌或微生物限度检查，参照元素杂质（通则 0862）对元素杂质进行评估；必要时应进行生物学评价。

在确定药品包装用金属材料和容器符合预期用途的基础上，应根据全生命周期风险管理的要求，通过必要的研究和评估，确定药品包装用金属材料和容器的关键质量属性，参照本指导原则（包含但不限于），拟定质量标准，进行质量控制。

直接接触药品的金属材料和容器所用金属基材和镀层等材料中合金元素应与产品所定义或标识成分、牌号的相应成分一致，必要时进行质量控制。

理化性能 应评估药品包装用金属材料和容器直接接触药品的接触面溶出物对药品质量产生的影响。关注可提取物的特性和浓度，并对其进行表征，确定可能造成的风险在可接受范围内。对于使用有机涂层涂料的金属材料和容器，可根据所包装药品的风险程度，结合不同材质、加工工艺，制定适宜的涂层质量控制（如内涂层连续性等）和涂料单体可提取物试验的项目及指标。同时应评估直接接触药品的金属材料和容器产生的颗粒物（如不溶性微粒、可见异物等）对所包装药品的影响。

应根据拟包装药品的理化特性，制备溶出物的供试液。不挥发物表征金属包装材料与容器溶出到提取液中的不挥发性化合物的量，总有机碳表征金属包装材料与容器溶出到提取液中的有机物的量，参照药包材溶出物测定法（通则 4204）测定。金属离子表征金属包装材料与容器溶出到提取液中的金属离子的量，参照药包材元素杂质测定法（通则 4214）对相应的金属离子进行测定。对于使用涂层的吸入和外用粉末制剂用金属包装材料与容器，参照残留溶剂（通则 0861）进行测定。

下列品类除符合上述要求外，还应符合各自项下要求。

金属软膏管 其涂层黏附力用于表征软膏管涂层与软膏管内壁之间的附着能力，密封性用于表征软膏管包装的密封性能，韧性主要用于表征软膏管在受到外力作用时（如挤压、弯曲等）的变形和恢复能力，参照金属软膏管物理性能测定法（通则 4060）测定；内涂层连续性用于表征软膏管内部药品接触面的涂层的连续性，对于使用内涂层的金属软膏管，参照金属内涂层连续性测定法（通则 4058）或其他经验证的适宜方法进行测定。

气雾剂/喷雾剂用金属罐 其内涂层连续性用于表征金属罐内部与药品接触面的涂层连续性，对于使用内涂层和阳极氧化镀层的吸入气雾剂用金属罐、使用内涂层的外用气雾剂用金属罐、使用内涂层的外用喷雾剂用金属罐，参照金属内涂层连续性测定法（通则 4058）或其他经验证的适宜方法测定电流；其耐压性能用于表征金属罐耐受压力的程度，对于预期使用抛射剂的吸入气雾剂用金属罐和外用气雾剂用金属罐，参照金属罐耐压性能测定法（通则 4051）测定。

铝箔 其针孔度用于表征铝箔的防护功能及其穿透性缺陷程度，黏合层热合强度用于表征铝箔的热封质量，黏合剂涂布量差异用于表征铝箔黏合剂涂布的质量，破裂强度用于表征铝箔受到外界压力或冲击力时的抗破裂能力，参照铝箔物理性能测定法（通则 4055）测定。

9901 国家药品标准物质研制指导原则

本指导原则用于规范和指导国家药品标准物质的研制，保证国家药品标准的执行。

一、国家药品标准物质研制品种的确定

根据国家药品标准制定及修订的需要，确定国家药品标准物质的研制品种。

二、候选国家药品标准物质原料的选择

1. 原料的选择应满足适用性、代表性及可获得性的原则。

2. 原料的性质应符合使用要求。

3. 原料的均匀性、稳定性及相应特性、量值范围应适合该标准物质的用途。

4. 对照药材或对照提取物原料的基原、药用部位、采收加工、饮片炮制应符合相应药品标准规定。

三、候选国家药品标准物质的制备

1. 根据候选药品标准物质的理化性质，选择合理的制备方法和工艺流程，防止相应特性、量值的变化，并避免被污染。

2. 对不易均匀的候选药品标准物质，在制备过程中除采取必要的均匀措施外，还应进行均匀性初检。

3. 对相应特性、量值不稳定的候选药品标准物质，在制备过程中应评估影响稳定性的因素，采取必要的措施保证其稳定性，并选择合适的储存条件。

4. 当候选药品标准物质制备量大时，为便于保存可采取分级分装。

5. 中药对照提取物的制备应充分保留主要有效成分或指标性成分，含量测定用中药对照提取物主要有效成分或指标性成分的含量应不低于 60%。

6. 候选药品标准物质供应者须具备良好的实验条件和能力，并应提供以下资料：

(1)试验方法、量值、试验重复次数、必要的波谱及色谱等资料；

(2)符合稳定性要求的储存条件(温度、湿度和光照等)；

(3)候选药品标准物质引湿性研究结果及说明；

(4)加速稳定性研究结果；

(5)有关物质的鉴别及百分比，国家药品标准中主组分的相对响应因子等具体资料；

(6)涉及危害健康的最新的安全性资料。

四、候选国家药品标准物质的标定

国家药品标准物质的标定由国家药品检定机构负责。候选国家药品标准物质按以下要求进行标定，必要时应与国际标准物质进行比对。

1. 定性分析

(1)验证已知结构的化合物需要提供必要的理化参数及波谱数据，并提供相关文献及对比数据。如无文献记载，应提供完整的结构解析过程。

(2)对于不能用现代理化方法确定结构的药品标准物质，应选用适当的方法对其组分进行确证。

(3)候选对照药材应采用性状、显微等形态学方法以及薄层色谱法等方法进行鉴定，必要时采用分子生物学等技术，保证基原准确。

(4)候选中药对照提取物可采用化学法或色谱法进行鉴定。在标准规定色谱条件下，候选中药对照提取物的指纹图谱或特征图谱应满足其指定色谱峰与对照图谱的一致性及相似度的相关要求。候选中药对照提取物的指纹图谱与对照指纹图谱相比较，其相似度应不低于 0.98。

2. 理化性质分析

应根据药品标准物质的特性和具体情况确定理化性质分析项目，如性状、熔点、比旋度、晶型以及干燥失重、引湿性等。

3. 纯度及有关物质检查

应根据药品标准物质的使用要求确定纯度及有关物质的检查项，如反应中间体、副产物及相关杂质等。

4. 水分测定

应根据药品标准物质的特性和使用目的，采用干燥失重法或水分测定法等对水分含量进行测定。

5. 定值

符合上述要求后，方可进行定值。

定值的测量方法应经方法学考察证明准确可靠。应先研究测量方法、测量过程和样品处理过程所固有的系统误差和随机误差，如溶解、分离等过程中被测样品的污染和损失；对测量仪器要定期进行校准，选用具有可溯源的基准物；要有可行的质量保证体系，以保证测量结果的溯源性。

(1)定值原则　在测定一个候选化学标准品/对照品含量时，水分、有机溶剂、无机杂质和有机成分测定结果的总和应为 100%。对照药材及中药对照提取物采用中药化学对照品量值传递定值。

(2)选用下列方式对候选药品标准物质定值

①绝对定值法：即采用高准确度的绝对或权威测量方法定值。测量时，要求两个以上分析者在不同的实验装置上独立地进行操作。

②不同原理定值法：即采用两种及两种以上不同原理的已知准确度的可靠方法定值。研究不同原理的测量方法的精密度，对方法的系统误差进行估计，采取必要的手段对方法的准确度进行验证。

③协作定值法：即多个实验室协作定值。参加协作标定的实验室应具有候选药品标准物质定值的必备条件及相关实验室资质。每个实验室应采用规定的测量方法。协作实验室的数目或独立定值组数应符合统计学的要求。

五、候选国家药品标准物质的均匀性评估

凡成批制备并分装成最小包装单元的候选药品标准物质，必须采用适宜的方法进行均匀性评估。对于分级分装的候选药品标准物质，凡由大包装分装成最小包装单元时，均应进行均匀性评估。均匀性评估可包括实验性研究和对有关材料均匀性的先验性证据(包括以往的实验证据)的使用，或两者结合。

六、候选国家药品标准物质的稳定性评估

1. 候选国家药品标准物质应在规定的储存或使用条件下，定期进行相应特性、量值的稳定性评估。

2. 稳定性评估的时间间隔可以依据先密后疏的原则。在评估期间内应有多个时间间隔的监测数据。

(1)当候选药品标准物质有多个特性、量值时，应选择易变的和有代表性的特性、量值进行稳定性评估。

(2)选择不低于定值方法精密度和具有足够灵敏度的测量方法进行稳定性评估。

(3)评估稳定性所用样品应从总样品中随机抽取，抽取的样品数对于总体样品有足够的代表性。

(4)按时间顺序进行的测量结果应在测量方法的随机不确定度范围内波动。

原子量表

（录自 2021 年国际原子量表）

原子序数	元素符号	元素名称	原子量	备注	原子序数	元素符号	元素名称	原子量	备注
1	H	氢	1.008	3, 5	36	Kr	氪	83.798(2)	1, 3
2	He	氦	4.002 602(2)	1, 2	37	Rb	铷	85.4678(3)	1
3	Li	锂	6.94	3, 5	38	Sr	锶	87.62(1)	1, 2
4	Be	铍	9.012 183 1(5)		39	Y	钇	88.905 838(2)	
5	B	硼	10.81	3, 5	40	Zr	锆	91.224(2)	1
6	C	碳	12.011	5	41	Nb	铌	92.906 37(1)	
7	N	氮	14.007	5	42	Mo	钼	95.95(1)	1
8	O	氧	15.999	5	43	Tc	锝	[97]	4
9	F	氟	18.998 403 163(5)		44	Ru	钌	101.07(2)	1
10	Ne	氖	20.1797(6)	1, 3	45	Rh	铑	102.905 49(2)	
11	Na	钠	22.989 769 28(2)		46	Pd	钯	106.42(1)	1
12	Mg	镁	24.305	5	47	Ag	银	107.8682(2)	1
13	Al	铝	26.981 538 4(3)		48	Cd	镉	112.414(4)	1
14	Si	硅	28.085	5	49	In	铟	114.818(1)	
15	P	磷	30.973 761 998(5)		50	Sn	锡	118.710(7)	1
16	S	硫	32.06	5	51	Sb	锑	121.760(1)	1
17	Cl	氯	35.45	3, 5	52	Te	碲	127.60(3)	1
18	Ar	氩	39.95	1, 2, 5	53	I	碘	126.904 47(3)	
19	K	钾	39.0983(1)		54	Xe	氙	131.293(6)	1, 3
20	Ca	钙	40.078(4)		55	Cs	铯	132.905 451 96(6)	
21	Sc	钪	44.955 907(4)		56	Ba	钡	137.327(7)	
22	Ti	钛	47.867(1)		57	La	镧	138.905 47(7)	1
23	V	钒	50.9415(1)		58	Ce	铈	140.116(1)	1
24	Cr	铬	51.9961(6)		59	Pr	镨	140.907 66(1)	
25	Mn	锰	54.938 043(2)		60	Nd	钕	144.242(3)	1
26	Fe	铁	55.845(2)		61	Pm	钷	[145]	
27	Co	钴	58.933 194(3)		62	Sm	钐	150.36(2)	1
28	Ni	镍	58.6934(4)	2	63	Eu	铕	151.964(1)	1
29	Cu	铜	63.546(3)	2	64	Gd	钆	157.25(3)	1
30	Zn	锌	65.38(2)	2	65	Tb	铽	158.925 354(7)	
31	Ga	镓	69.723(1)		66	Dy	镝	162.500(1)	1
32	Ge	锗	72.630(8)		67	Ho	钬	164.930 329(5)	
33	As	砷	74.921 595(6)		68	Er	铒	167.259(3)	1
34	Se	硒	78.971(8)		69	Tm	铥	168.934 219(5)	
35	Br	溴	79.904	5	70	Yb	镱	173.045(10)	1

续表

原子序数	元素符号	元素名称	原子量	备注	原子序数	元素符号	元素名称	原子量	备注
71	Lu	镥	174.9668(1)	1	95	Am	镅	[243]	4
72	Hf	铪	178.486(6)		96	Cm	锔	[247]	4
73	Ta	钽	180.947 88(2)		97	Bk	锫	[247]	4
74	W	钨	183.84(1)		98	Cf	锎	[251]	4
75	Re	铼	186.207(1)		99	Es	锿	[252]	4
76	Os	锇	190.23(3)	1	100	Fm	镄	[257]	4
77	Ir	铱	192.217(2)		101	Md	钔	[258]	4
78	Pt	铂	195.084(9)		102	No	锘	[259]	4
79	Au	金	196.966 570(4)		103	Lr	铹	[262]	4
80	Hg	汞	200.592(3)		104	Rf	𬬻	[267]	4
81	Tl	铊	204.38	5	105	Db	𬭊	[270]	4
82	Pb	铅	207.2(1)	1, 2, 5	106	Sg	𬭳	[269]	4
83	Bi	铋	208.980 40(1)		107	Bh	𬭛	[270]	4
84	Po	钋	[209]	4	108	Hs	𬭶	[270]	4
85	At	砹	[210]	4	109	Mt	鿏	[278]	4
86	Rn	氡	[222]	4	110	Ds	𫟼	[281]	4
87	Fr	钫	[223]	4	111	Rg	𬬭	[281]	4
88	Ra	镭	[226]	4	112	Cn	鿔	[285]	4
89	Ac	锕	[227]	4	113	Nh	鉨	[286]	4
90	Th	钍	232.0377(4)	1, 4	114	Fl	𫓧	[289]	4
91	Pa	镤	231.035 88(1)	4	115	Mc	镆	[289]	4
92	U	铀	238.028 91(3)	1, 3, 4	116	Lv	𫟷	[293]	4
93	Np	镎	[237]	4	117	Ts	鿬	[293]	4
94	Pu	钚	[244]	4	118	Og	鿫	[294]	4

说明：

一、此表录自国际纯粹与应用化学联合会（IUPAC）发布的 2021 年版原子量表（https://iupac.qmul.ac.uk/AtWt/），将随 IUPAC 发布新版而适时变更。

二、原子量列中，小括号内的数字表示该原子量的不确定度，中括号内的数字表示放射性元素半衰期最长的同位素的质量数。

三、备注列中：

1. 这类元素在已知地质样本中存在超出正常物质限度的同位素组成。这些样本中元素的原子量与表中给出的原子量之间的差异可能超过给出的不确定度。

2. 无法从常见地球物质中的同位素组成范围获得更精确的原子量值；表中所列原子量值可适用于任何常见物质。

3. 市售材料可能经过未公开或无意的同位素分离而使该元素的同位素组成发生变化，其原子量可能与表中给出的原子量产生实质性偏差。

4. 这类元素没有稳定的核素。括号中的值，例如 [209]，表示其半衰期最长的同位素的质量数。然而，钍 Th、镤 Pa 和铀 U 却具有典型的地球同位素组成，表中列出了这三种元素的原子量。

5. 14 种元素具有两种或两种以上稳定同位素，其标准原子量在天然地球物质中具有可变性。这些元素的标准原子量表示为区间值，见附表。

附表　原子量为区间值的元素

原子序数	元素符号	元素名称	原子量最小值	原子量最大值	原子序数	元素符号	元素名称	原子量最小值	原子量最大值
1	H	氢	1.007 84	1.008 11	14	Si	硅	28.084	28.086
3	Li	锂	6.938	6.997	16	S	硫	32.059	32.076
5	B	硼	10.806	10.821	17	Cl	氯	35.446	35.457
6	C	碳	12.0096	12.0116	18	Ar	氩	39.792	39.963
7	N	氮	14.006 43	14.007 28	35	Br	溴	79.901	79.907
8	O	氧	15.999 03	15.999 77	81	Tl	铊	204.382	204.385
12	Mg	镁	24.304	24.307	82	Pb	铅	206.14	207.94

成方制剂中本版药典未收载的药材和饮片等

一枝蒿　本品为菊科植物一枝蒿 *Artemisia rupestris* L. 的干燥全草。

一点红　为菊科植物一点红 *Emilia sonchifolia*（L.）DC. 的干燥全草。

丁茄根　为茄科植物刺天茄 *Solanum indicum* L.、牛茄子 *Solanum surattense* Burm. f.、水茄 *Solanum torvum* Swartz. 或黄果茄 *Solanum xanthocarpum* Schrad. et Wendl. 的干燥根及老茎。

丁香叶　为木犀科植物洋丁香 *Syringa vulgaris* L.、朝鲜丁香 *Syringa dilatata* Nakai 或紫丁香 *Syringa oblata* Lindl. 的干燥叶。

八角枫　为八角枫科植物八角枫 *Alangium chinense*（Lour.）Harms 的干燥细根及须根。

人工天竺黄　为硅酸盐凝胶体，含有少量的钠、钾、钙、铝、铁等金属离子并吸附有鲜竹沥。

九节菖蒲　为毛茛科植物阿尔泰银莲花 *Anemone altaica* Fisch. ex C. A. Mey. 的干燥根茎。

九龙川　为大戟科植物巴豆 *Croton tiglium* L. 的干燥茎和根。

了哥王　为瑞香科植物了哥王 *Wikstroemia indica* G. A. Mey. 的干燥根或根茎。

三叉苦　为芸香科植物三叉苦 *Melicope pteleifolia*（Champ. ex Benth.）T. G. Hartlry 的干燥茎及带叶嫩枝。

三颗针皮　为小檗科植物拟獴猪刺 *Berberis soulieana* Schneid. 等同属数种植物的干燥根皮。

干蟾　为蟾蜍科动物中华大蟾蜍 *Bufo bufo gargarizans* Cantor 或黑眶蟾蜍 *Bufo melanostictus* Schneider 的干燥体。

土牛膝　为苋科植物粗毛牛膝 *Achyranthes aspera* L. 的干燥根及根茎。

土槿皮　为桃金娘科植物水翁 *Cleistocalyx operculatus*（Roxb.）Merr. et Perry 的干燥树皮。

大风子仁　为大风子科植物大风子 *Hydnocarpus anthelmintica* Pierre 的干燥种仁。

大半边莲　为秋海棠科植物粗喙秋海棠 *Begonia crassirostris* Irmsch.、裂叶秋海棠 *Begonia palmata* D. Don 或掌裂叶秋海棠 *Begonia pedatifida* Lévl. 的干燥根茎。

大红袍　为豆科植物毛杭子梢 *Campylotropis hirtella*（Ftanch.）Schindl. 的干燥根。

大麦　为禾本科植物大麦 *Hordeum vulgare* L. 的干燥果实。

大果木姜子　为樟科植物米槁 *Cinnamomum migao* H. W. Li 的干燥果实。

大罗伞　即玉郎伞。为蝶形花科植物疏叶崖豆 *Millettia pulchra* Kurz var. *laxior*（Dunn）Z. Wei 的干燥块根。

川西獐牙菜　为龙胆科植物川西獐牙菜 *Swertia mussotii* Franch. 的干燥全草。

山白芷　为菊科植物羊耳菊 *Inula cappa*（Buch. Ham.）DC. 的干燥根及根茎。

山羊角　为牛科动物家山羊 *Capra hircus* Linnaeus 的角。

山沉香　为木犀科植物羽叶丁香 *Syringa pinnatifolia* Hemsl. 的干燥根。

山香　为唇形科植物山香 *Hyptis suaveolens*（L.）Poit. 的干燥全草。

山姜　为姜科植物山姜 *Alpinia japonica*（Thunb.）Miq. 的干燥根及根茎。

山桔叶　为芸香科植物小花小山橘 *Glycosmis parviflora*（Sims）Kurz 的干燥叶。

山绿茶　为冬青科植物海南冬青 *Ilex hainanensis* Merr. 的干燥叶。全年可采，经加工炮制而成。

山楂核精　为蔷薇科植物山里红 *Crataegus pinnatifida* Bge. var. *major* N. E. Br. 的核经干馏和精馏分离而得。

千斤拔　为豆科植物蔓性千斤拔 *Moghania philippinensis*（Merr. et Rolfe）Li.、大叶千斤拔 *Moghania macrophylla*（Willd.）O. Kuntze 或绣毛千斤拔 *Moghania ferruginea*（Wall. ex Benth.）Li. 的干燥根。

广山楂　为蔷薇科植物台湾林檎 *Malus doumeri*（Bois）Chev. 的干燥成熟果实。

广东土牛膝　为菊科植物华泽兰 *Eupatorium chinense* L. 的干燥根。

广东王不留行　为桑科植物薜荔 *Ficus pumila* L. 的干燥隐头花序托。

广东神曲　为前胡、甘草、大黄等六十二味药经加工制成的长方形块状物。

广西海风藤　为木兰科植物异型南五味子 *Kadsura heteroclita*（Roxb.）Craib. 的干燥藤茎。

小叶黄杨　为黄杨科植物小叶黄杨 *Buxus sinica*（Rehd. et Wils.）Cheng 及其同属植物的枝叶。

小百部　为百合科植物小天门冬 *Asparagus pseudofilicinus* Wang et Tang 的干燥根。

小麦　为禾本科植物小麦 *Triticum aestivum* L. 的干燥成熟果实。

小槐花　为豆科植物小槐花 *Desmodium Caudatum*

（Thunb）DC. 的干燥地上部分。

马兰草　为菊科植物马兰 *Kalimeris indica*（L.）Sch.-Bip. 的干燥全草。

马尾连　为毛茛科植物金丝马尾连 *Thalictrum glandulosissimum*（Fin. et Gagn.）W. T. Wang et S. H. Wang、高原唐松草 *Thalictrum cultratum* Wall、多叶唐松草 *Thalictrum foliolosum* DC. 或唐松草 *Thalictrum aguilegilolium* L. var. *sibiricum* Regel. et Tiling 的根及根茎。

马槟榔　为白花菜科植物马槟榔 *Capparis masaikai* Lévl. 的干燥种子。

丰城鸡血藤　为豆科植物丰城崖豆藤 *Millettia nitida* Benth. var. *hirsutissima* Z. Wei 的干燥藤茎。

天名精　为菊科植物天名精 *Carpesium abrotanoides* L. 的干燥全草。

无患子果　为无患子科植物无患子 *Sapindus mukorossi* Gaertn. 的干燥成熟果实。

木藤蓼　为蓼科植物木藤蓼 *Polygonum aubertii* Henry 的干燥茎。

五灵脂　为松鼠科动物复齿鼯鼠 *Trogopterus xanthipes* Milne-Edwards 的干燥粪便。

五味藤　为远志科植物蝉翼藤 *Securidaca inappendiculata* Hassk. 的干燥全株。

五指毛桃　为桑科植物五指毛桃 *Ficus simplicissima* Lour. 的干燥全草。全年均可采挖，除去须根，洗净，切片，晒干，或为桑科植物粗叶榕 *Ficus hirta* Vahl 的干燥根。

牛心　为牛科动物牛 *Bos taurus domesticus* Gmelin 或水牛 *Bubalus bubalis* Linnaeus 的心。

牛白藤　为茜草科植物牛白藤 *Hedyotis hedyotidea* DC. 的干燥全草。

牛至　为唇形科植物牛至 *Origanum vulgare* L. 的干燥全草。夏、秋二季花开时采收，除去杂质，晒干。

牛角尖粉　为牛科动物水牛 *Bubalus bubalis* Linnaeus 的除去角塞的干燥角，锯取角尖实芯部分，刨片，粉碎而成的细粉。

牛尾菜　为菝葜科植物牛尾菜 *Smilax riparia* A. DC. 的全株。

牛乳　为牛科动物牛 *Bos taurus domesticus* Gmelin 或水牛 *Bubalus bubalis* Linnaeus 的乳汁。

牛胆汁　为牛科动物牛 *Bos taurus domesticus* Gmelin 的胆汁。

牛髓　为牛科动物牛 *Bos taurus domesticus* Gmelin 或水牛 *Bubalus bubalis* Linnaeus 的骨髓。

手参　本品为兰科植物手参 *Gymnadenia conopsea*（L.）R. Br. 的干燥块茎。

毛巴豆根、茎、叶　为大戟科植物毛叶巴豆 *Croton caudatus* Geisel. var. *tomentosa* Hook. 的干燥根、茎、叶。

毛冬青　为冬青科植物毛冬青 *Ilex pubescens* Hook. et Arn. 的干燥根。

凤尾草　为凤尾蕨科植物井栏边草 *Pteris multifida* Poir. ex Lam. 的干燥全草。

凤凰衣　为雉科动物家鸡 *Gallus gallus domesticus* Brisson 蛋壳内的干燥卵膜。

乌灵菌粉　本品系炭棒菌科炭棒菌属（*Xylaria* sp.）真菌，经深层发酵而得到的菌丝体干燥品。

乌鸡　为雉科动物家鸡 *Gallus gallus domesticus* Brisson 具有乌骨特征者除去毛、内脏及皮下脂肪的新鲜全体。宰杀后，用开水略烫，除去羽毛，洗净，剖开腹部，除去内脏及皮下脂肪，再洗净。鲜用或冷藏备用。

六神曲　为辣蓼、青蒿、杏仁等药加入面粉混合后经发酵而成的曲剂。

六神曲（炒）　取六神曲，切成小块，照清炒法（通则0213）炒至表面焦黄色。

方海（螃蟹）　为弓蟹科动物中华绒螯蟹 *Eriocheir sinensis* H. Miline-Edwards、溪蟹科动物锯齿华溪蟹 *Sinopotamon denticulatum*（H. Miline-Edwards）或云南溪蟹 *Potamiscus yunnanensis*（Kemp）的干燥体。

水半夏　为天南星科植物鞭檐犁头尖 *Typhonium flagelliforme*（Lodd.）Blume 的干燥块茎。

水线草　为茜草科植物水线草 *Hedyotis corymbosa*（L.）Lam. 的干燥全草。夏、秋二季采收，除去杂质，晒干。

玉米须　为禾本科植物玉蜀黍 *Zea mays* L. 的干燥花柱和柱头。

甘青青兰　为唇形科植物甘青青兰 *Dracocephalum tanguticum* Maxim. 的干燥地上部分。

节裂角茴香　为罂粟科植物节裂角茴香 *Hypecoum leptocarpum* Hook. f. et Thoms. 的干燥全草。

石上柏　为卷柏科卷柏属植物深绿卷柏 *Selaginella doedeleinii* Hieron 的全草。

石灰华　为一种主含碳酸钙的粉状块。

石榴子　为石榴科植物石榴 *Punica granatum* L. 的干燥果实、种子。

石燕　为石燕科动物中华弓石燕 *Cyrtospirifer sinensis*（Graban）或弓石燕 *Cyrtospirifer* sp. 的化石。

龙血竭　为龙舌兰科植物柬埔寨龙血树 *Dracaena combodiana* Pierre ex Gagn 的干燥树脂。

龙齿　为古代哺乳动物如三趾马、犀类、牛类、鹿类、象类等的牙齿化石。

龙骨　为古代哺乳动物如三趾马、犀类、鹿类、牛类、象类等的骨骼化石或象类门齿的化石。

龙葵　为茄科植物龙葵 *Solanum nigrum* L. 的干燥地上部分。

北败酱　为菊科植物苣荬菜 *Sonchus arvensis* L. 的干燥全草。

北寒水石　为硫酸盐类矿物硬石膏族红石膏，主含含水硫酸钙($CaSO_4 \cdot 2H_2O$)。

四块瓦　为金粟兰科植物宽叶金粟兰 *Chloranthus henryi* Hemsl. 或多穗金粟兰 *Chloranthus multistachys* Pei. 的干燥根及根茎。

生关白附　关白附为毛茛科植物黄花乌头 *Aconitum coreanum*(Lévl.)Rapaics. 干燥块根。

白花蛇舌草　为茜草科植物白花蛇舌草 *Oldenlandia diffusa*(Willd.)Roxb. 的干燥全草。

白英　为茄科植物白英 *Solanum lyratum* Thunb. 的干燥全草。夏、秋二季采收，洗净，晒干。

白背叶根　为大戟科植物白背叶 *Mallotus apelta*(Lour.)Muell-Arg. 的干燥根及根茎。

白葡萄干　为葡萄科植物葡萄 *Vitis vinifera* L. 的干燥果实。

冬瓜子　为葫芦科植物冬瓜 *Benincasa hispida*(Thunb.)Cogn. 的干燥成熟种子。

玄精石　为年久所结的小型片状硫酸盐类矿物石膏，主含含水硫酸钙。

半夏曲　为清半夏、生姜汁、白矾、六神曲、白面等制成的加工品。

头花蓼　为蓼科植物头花蓼 *Polygonum capitatum* Buch.-Ham. ex D. Don 的干燥全草或地上部分。

汉桃叶　为五加科植物广西鹅掌柴 *Schefflera kwangsiensis* Merr. ex Li. 的干燥带叶茎枝。

发酵冬虫夏草菌粉　为发酵冬虫夏草菌粉［Cs-C-Q80 中华被毛孢 *Hirsntella sinensis* Lin，Gao，Yu et Zeng(1989)经液体深层发酵所得菌丝体的干燥粉末］。

发酵虫草菌粉(Cs-4)　本品系从新鲜冬虫夏草 *Cordyceps sinensis*(Berk)Sacc 中分离所得的虫草菌-蝙蝠蛾拟青霉（*Paecilomyces hepiali* Chen）Cs-4 经深层发酵培养，将发酵产物过滤，干燥制成。

圣地红景天　为景天科红景天属植物圣地红景天 *Rhodiola sacra*(Prain ex Hamet)S. H. Fu 的干燥根及根茎。

地耳草　为藤黄科植物地耳草 *Hypericum japonicum* Thunb. 的干燥全草。

地胆草　为菊科植物地胆草 *Elephantopus scaber* L. 的干燥全草。夏、秋间花期前采挖，洗净，晒干。

地桃花　为锦葵科植物肖梵天花 *Urena lobata* L. 的干燥地上部分。

地稔　为野牡丹科植物地稔 *Melastoma dodecandrum* Lour. 的干燥全草。

百草霜　为杂草(柴禾)经燃烧后，附于锅底、灶突或烟囱内的烟灰；轻轻刮下，用细筛筛去杂质即得。

百药煎　为五倍子与茶叶等经发酵制成的加工品。

过岗龙(过江龙)　为豆科植物榼藤 *Entada phaseoloides*(L.)Merr. 的干燥藤茎。

当归尾　为伞形科植物当归 *Angelica sinensis*(Oliv.)

Diets的干燥支根。

丢了棒　为大戟科植物白桐树 *Claoxylon polot*(Burm.)Merr. 的干燥带叶嫩枝。

竹心　为禾本科植物粉单竹 *Lingnania chungii* McClure 或撑篙竹 *Barmbusa pervariabilis* McClure 的卷而未放的干燥幼叶。

竹叶柴胡　为伞形科植物竹叶柴胡 *Bupleurum marginatum* Wall. ex DC. 的干燥根。

伏龙肝　别名灶心土，为土灶灶底中心的焦土。

全鹿干　为鹿科动物梅花鹿 *Cervus nippon* Temminck 的全体加工品。

多叶棘豆　为豆科植物狐尾藻棘豆 *Oxytropis myriophylla*(Pall.)DC. 的干燥全草。

刘寄奴　为菊科植物奇蒿 *Artemisia anomala* S. Moore 或白苞蒿 *Artemisia lactiflora* Wall. ex DC. 的干燥地上部分。

光石韦　为水龙骨科植物光石韦 *Pyrrosia calvata*(Bak.)Ching 的干燥叶。

安痛藤　为葡萄科植物毛叶白粉藤 *Cissus assamica*(Laws.)Craib 的干燥藤茎。

羊开口　为野牡丹科植物展毛野牡丹 *Melastoma normale* D. Don 的干燥根。

羊耳菊　为菊科植物羊耳菊 *Inula cappa*(Buch.-Ham.)DC. 的干燥全株。

羊耳菊根　为菊科植物羊耳菊 *Inula cappa*(Buch.-Ham.)DC. 的干燥根。

羊红膻　为伞形科植物茴芹属缺刻叶茴芹 *Pimpinella thellungiana* Wolff 的干燥全草。

羊骨　为牛科动物家山羊 *Capra hircus* Linnaeus 或绵羊 *Ovis aries* Linnaeus 的去其头后干燥骨骼。

羊肉、羊胆、鲜羊肝　为牛科动物家山羊 *Capra hircus* Linnaeus 或绵羊 *Ovis aries* Linnaeus 的肉、胆、肝。

买麻藤　为买麻藤科植物买麻藤 *Gnetum montanum* Markgr. 或小叶买麻藤 *Gnetum parvifolium*（Warb.）C. Y. Cheng ex Chun 的干燥藤茎。

红曲　为曲霉科真菌紫色红曲霉 *Monascus purpureus* Went 的菌丝体及孢子，经人工培养，使菌丝在粳米内部生长，使整个米粒变为红色。

红杜仲　为夹竹桃科植物红杜仲藤 *Parabarium chunianum* Tsiang、毛杜仲藤 *Parabarium huaitingii* Chun et Tsiang、杜仲藤 *Parabarium micranthun*（A. DC.）Pierre 或花皮胶藤 *Ecdysanthera utilis* Hay. et Kaw. 的干燥树皮。

红茴香根　为木兰科植物莽草 *Illicium lanceolatum* A. C. Smith 的干燥根。

志达萨增　为蔷薇科植物东方草莓 *Fragaria orientalis* Lozinsk 及同属多种植物的干燥全草。

块根糙苏　为唇形科植物块根糙苏 *Phlomis kawaguchii*

Murata 的干燥块根。

花生衣　为豆科植物落花生 *Arachis hypogaea* L. 的成熟种子的种皮。

苎麻根　为荨麻科植物苎麻 *Boehmeria nivea*（L.）Gaud. 的干燥根茎及根。

豆豉姜　为樟科植物山鸡椒 *Litsea cubeba*（Lour.）Pers. 的干燥根和根茎。

扶芳藤　为卫矛科植物爬行卫矛 *Euonymus fortunei*（Turcz.）Hand.-Mazz.、冬青卫矛 *Euonymus japonicus* L. 或无柄卫矛 *Euonymus subsessilis* Sprague 干燥的地上部分。

岗梅　为冬青科植物岗梅 *Ilex asprella*（Hook. et Arn.）Champ. ex Benth. 的干燥根。

肖梵天花　为锦葵科植物肖梵天花 *Urena lobata* L. 的干燥全草。

皂角子　本品为豆科植物皂荚 *Gleditsia sinensis* Lam. 的干燥成熟种子。

沙棘膏　取沙棘成熟果实，去其杂质，用水冲洗，根据设备容量，将药物置于铜锅或铝罐内，加水约高出药面 6～10cm，以蒸汽或直火加热，在沸腾状态，保持 1～2 小时，倾出煮液，残渣再照上法浸煮，残渣弃出，煮液合并，静置 12 小时，使杂质沉淀，倾出上清液，底部浑液过滤，放入锅内，徐徐蒸发浓缩；若用直火，开始可用高温，后随稠度逐步增大相应将温度降低，保持微沸，不断搅拌，防止焦化。溶液浓缩到挑起成丝或不渗纸为度。

返魂草　为菊科千里光属植物 *Senecio cannabifolius* Less. 的干燥地上部分。包括单叶返魂草［*Senecio cannahifolius* Less. var. *integrifolius*（Koidz.）Kitag.］和宽叶返魂草（别名麻叶千里光，*Senecio cannabifolius* Less.）。

鸡矢藤　为茜草科植物鸡矢藤 *Paederia scandens*（Lour.）Merr. 的干燥地上部分。

鸡骨　为雉科动物家鸡 *Gallus gallus domesticus* Brisson 的骨骼。

鸡骨香　为大戟科植物鸡骨香 *Croton crassifolius* Geisel. 的干燥根。秋冬季采挖，洗净，干燥。

鸡蛋壳（炒）　为雉科动物家鸡 *Gallus gallus domesticus* Brisson 的卵壳。

阳起石　为硅酸盐类矿物角闪石族透闪石，主含含水硅酸钙［$Ca_2 Mg_5 (Si_4 O_{11})_2 (OH)_2$］。

直立紫堇　为罂粟科植物直立紫堇 *Corydalis stricta* Steph. 的干燥全草。

苦冬瓜　为葫芦科植物冬瓜 *Benincasa hispida*（Thunb.）Cogn. 的干燥果实。

苦菜　为菊科植物苦菜 *Ixeris chinensis*（Thunb.）Nakai 的干燥全草。

板栗壳　为壳斗科植物板栗 *Castanea mollisslma* Bl. 的干燥总苞。

枫香树叶　为金缕梅科植物风香 *Liquidambar taiwaniana*

Hance 的干燥叶。夏季采收，洗净，晒干或鲜用。

枫荷桂　为桑科植物二色桂木 *Artocarpus styracifolius* Pierre 的干燥根。

茅莓根　别名蛇泡勒，为蔷薇科悬钩子属植物茅莓 *Rubus parvifolius* Linn. 的干燥根。

茅膏菜　为茅膏菜科植物茅膏菜 *Drosera peltata* Smith var. *mulpisepala* Y. Z. Ruan 的干燥全草。

茄根　为茄科植物茄 *Solanum melongena* L. 的根和茎。

昆明山海棠　为卫矛科植物昆明山海棠 *Tripterygium hypoglaucum*（Lévl.）Hutch. 的干燥根。

败酱　为败酱科植物黄花败酱 *Patrinia scabiosaefolia* Fisch. 的干燥全草。

败酱草　为败酱科植物黄花败酱 *Patrinia scabiosaefolia* Fisch. 或白花败酱 *Patrinia villosa* Juss. 的干燥全草。

刺玫果　为蔷薇科植物山刺玫 *Rosa davuiica* Pall. 的干燥成熟果实。

刺猬皮　为刺猬科动物刺猬 *Erinaceus europaeus* Linnaeus 或达乌尔猬 *Mesechinus dauuricus*（Sundevall）的干燥外皮。

狗骨　为犬科动物狗 *Canis lupus familiaris* Linnaeus 的骨骼。

狗鞭　为犬科动物狗 *Canis lupus familiaris* Linnaeus 的干燥阴茎和睾丸。

金牛草　为蕨科植物银粉背蕨 *Aleuritopteris argentea*（Gmel.）Fee. 的干燥全草。

金毛耳草　为茜草科植物金毛耳草 *Hedyotis chrysotricha*（Palib.）Merr. 的干燥全草。

金沙藤　为海金沙科植物海金沙 *Lygodium japonicum*（Thunb.）Sw.、小叶海金沙 *Lygodium microphyllum*（Cav.）R. Br. 或曲轴海金沙 *Lygodium fiexuosum*（L.）Sw. 的干燥地上部分。

金莲花　为毛茛科植物金莲花 *Trollius chinensis* Bge. 的干燥花。

金樱根　为蔷薇科植物金樱子 *Rosa laevigata* Michx.、小果蔷薇 *Rosa cymosa* Tratt. 或粉团蔷薇 *Rosa multiflora* Thunb. var. *cathayensis* Rehd. et Wils. 的干燥根。

单面针　为芸香科植物单面针 *Zanthoxylum dissitum* Hemsl. 的干燥根和茎。

油菜花粉　为蜜蜂科昆虫东方蜜蜂 *Apis cerana* Fabricius 等工蜂所采集的十字花科植物油菜 *Brassica campestis* Linn. 的干燥花粉。

波棱瓜子　为葫芦科植物波棱瓜 *Herpetospermum caudigerum* Wall. 的干燥种子。

迭达　为虎耳草科植物唐古特虎耳草 *Saxifraga tangutica* Engl. 的干燥全草。

建曲　为蓼子草、苍耳草等二十三味的加工品。

细叶白前子　为萝藦科植物地梢瓜 *Cynanchum*

thesioides（Freyn）K. Schum. 的干燥种子。

细梗胡枝子　为豆科植物细梗胡枝子 *Lespedeza virgata*（Thunb.）DC. 的干燥全草。

玳瑁　为海龟科动物玳瑁 *Eretmochelys imbricata*（Linnaeus）的背甲。

珍珠层粉　为珍珠壳内层部分加工而成的粉末。

珍珠杆　为蔷薇科植物绒毛悬钩子 *Rubus idaeus* L. 的干燥茎。

珍珠透骨草　为大戟科植物地构叶 *Speranskia tuberculata*（Bge.）Baill. 的全草。夏秋两季采割，除去杂质，干燥。

珊瑚姜　为姜科植物珊瑚姜 *Zingiber corallinum* Hance 的新鲜或干燥根茎。

草乌芽　为毛茛科植物北乌头 *Aconitum kusnezoffii* Reichb. 的干燥幼苗。

茯神　为多孔菌科真菌茯苓 *Poria cocos*（Schw.）Wolf 的干燥菌核中间抱有松枝或松根的白色部分。

茶叶　为山茶科植物茶 *Camellia sinensis*（L.）O. Ktze 的嫩叶或嫩芽经加工制成的干燥品。

胡蜂　为胡蜂科昆虫金环胡蜂 *Vespa mandarinia* Smith 的干燥虫体。

胡颓子叶　为胡颓子科植物胡颓子 *Elaeagnus pungens* Tbunb. 的干燥叶。

柘木　为桑科植物柘树 *Cudrania tricuspidata*（Carr.）Bur. 的干燥根及茎枝。

柿叶　为柿科植物柿 *Diospyros kaki* Thunb. 的干燥叶。秋季采收，除去杂质，晒干。

柿霜　为柿树科植物柿 *Diospyros kaki* Thunb. 的成熟果实，在加工"柿饼"时渗出果实表面的糖霜，或经加热熔化后加工成的饼状柿霜，晾干。

南山楂（炒）　为蔷薇科植物野山楂 *Crataegus cuneata* Sieb. et Zucc. 的干燥成熟果实。

南天仙子　为爵床科植物水蓑衣 *Hygrophila salicifolia*（Vahl.）Nees 的干燥成熟种子。

南寒水石　为碳酸盐类矿物方解石族方解石，主含碳酸钙。

虻虫　为虻科昆虫骚扰黄虻 *Atylotus bivittateinus*（Szilády）等的雌虫体。

香旱芹　为伞形科植物香旱芹 *Cuminum cyminum* L. 的干燥成熟果实。

香茶菜　为唇形科植物香茶菜 *Rabdosia amethystoides*（Benth）Hara、大萼香茶菜 *Babdosia macrocalyx*（Dunn）Hara 及同属数种植物的干燥地上部分或根茎。

香排草　为唇形科植物香排草 *Anisochilus carnosus*（L.）Wall. 的干燥带老茎的根茎及根。

香樟　为樟科植物黄樟 *Cinnamomum parthenoxylum*（Iack.）Nees 或樟 *Cinnamomum camphora*（L.）Presl 的干燥根和根茎。

香墨　为松烟、胶汁、冰片和香料等经加工制成的墨。

胆巴　以地下黄卤制取食盐后的母液为原料，经蒸发浓缩的制得品。含 $CaCl_2 \cdot 2H_2O$ 不得低于 70.0%。

胆矾　为胆矾的矿石，主含含水硫酸铜。

鬼画符　为大戟科植物黑面神 *Breynia fruticosa*（L.）Hook. f. 的干燥全株。

鬼箭羽　为卫矛科植物卫矛 *Euonymus alatus*（Thunb.）Sieb. 的干燥茎的翅状物。

穿破石　为桑科植物构棘 *Cudrania cochinchensis*（Lour.）Kudo. et Masam. 或柘树 *Cudrania tricuspidata*（Carr.）Bur. 的干燥根。

穿壁风　为胡椒科植物石南藤 *Piper wallichii*（Miq.）Hand.-Mazz. 或毛蒟 *Piper puberulum*（Benth.）Maxim. 的干燥带叶茎枝。

洋葱　为百合科植物洋葱 *Allium cepa* L. 的新鲜鳞茎。

祖师麻　为瑞香科植物黄瑞香 *Daphne giraldii* Nitsche 的干燥茎皮及根皮。

神曲茶　为六神曲（炒）、麦芽、山楂（炒）等十七味药经加工制成的长方形块。

绞股蓝　为葫芦科植物绞股蓝 *Gynostemma pentaphyllum*（Thunb.）Mak. 的干燥地上部分，秋季采割，除去杂质，晒干。

蚕沙　为蚕蛾科昆虫家蚕 *Bombyx mori* Linnaeus 的干燥粪便。

荸荠粉　为莎草科植物荸荠 *Eleocharis tuberosa*（Roxb.）Roem. et Schult. 的干燥球茎淀粉。

莪大夏　为豆科植物轮叶棘豆 *Oxytropis chiliophylla* Royle 或镰形棘豆 *Oxytropis falcata* Bge. 的干燥全草。

桃仁霜　取桃仁，研成糊状，用吸水纸包裹，压榨，间隔一日剥去纸，研散，如此反复多次，至油几尽、质地松散时，研成细粉。

桃金娘根　为桃金娘科植物桃金娘 *Rhodomyrtus tomentosa*（Ait.）Hassk. 的干燥根。

钻山风　为番荔枝科植物瓜馥木 *Fissistigma oldhamii*（Hemsl.）Merr. 的干燥根及藤茎。

铁丝威灵仙　为百合科植物短梗菝葜 *Smilax scobinicaulis* C. H. Wright、鞘柄菝葜 *Smilax stans* Maxim. 或华东菝葜 *Smilax sieboldii* Miq. 的干燥根及根茎。

铁丝威灵仙（酒炙）　为百合科植物翘柄菝葜 *Smilax stans* Maxim 的干燥根及根茎。

铁苋菜　本品为大戟科植物铁苋菜 *Acalypha australis* L. 的干燥地上部分。

铁屑（诃子制）　取西河柳 130g，加水 100ml，煮沸 3 小时，滤过，滤液中加入细铁屑 500g，加水适量使浸没，煮沸 3 小时，倾出水液，用水洗涤 3 次后，即加食盐 50g 与水 1000ml，煮沸 2 小时，倾出水液，再用水洗涤 4 次，加诃子肉细粉 2500g，混匀，加热开水 1800ml，搅拌，放置 3 天，每天搅拌 3 次，第四天倒出，摊开阴干，用吸铁石吸去未作用的铁屑，研细，过筛。本品不宜夏季制备。

透骨草 为豆科植物山野豌豆 *Vicia amoena* Fisch、广布野豌豆 *Vicia cracca* L.、假香野豌豆 *Vicia pseudo-orobus* Fisch. et Mey、毛山野豌豆 *Vicia amoena* Fisch. var. *sericea* Kitag. 或狭山野豌豆 *Vicia amoena* Fisch. var. *angusta* Freyn. 的干燥地上部分。

透骨香 为杜鹃花科植物滇白珠 *Gaultheria yunnanensis*（Franch.）Rehd. 的干燥全株。

唐古特乌头 为毛茛科植物唐古特乌头 *Aconitum tanguticum*（Maxim.）Stapf 和船盔乌头 *Aconitum naviculare*（Bruhl.）Stapf 的干燥全草。

酒曲 为大麦、豌豆等发酵而成的曲剂。

海星 为海盘车科多棘海盘车 *Asterias amurensis* Lütken 或罗氏海盘车 *Asterias rollestoni* Bell 的干燥全体。

熟酒曲 为酒曲的炮制品。

海金沙藤 为海金沙科植物海金沙 *Lygodium japonicum*（Thunb.）Sw. 的干燥地上部分。

海桐皮 为豆科植物刺桐 *Erythrina variegata* L. var. *orientalis*（L.）Merr. 或乔木刺桐 *Erythrina arborescens* Roxb. 的干燥树皮。

浮小麦 为禾本科植物小麦 *Triticum aestivum* L. 的干燥轻浮瘪瘦的果实。

浮海石 为胞孔科动物脊突苔虫 *Turbicellepora aculeata*（Canu et Bassler）的干燥骨骼。

宽筋藤 为防己科植物宽筋藤 *Tinospora sinensis*（Lour.）Merr. 或防己科植物心叶宽筋藤 *Tinospora cordifolia*（Willd.）Miers 的干燥茎。

接骨木 为忍冬科植物接骨木 *Sambucus racemosa* L. 的干燥带叶茎枝。

菱角 为菱科植物菱 *Trapa bispinosa* Roxb. 或细果野菱 *Trapa maximowiczii* Korsch. 的干燥果实。

黄瓜子 为葫芦科植物黄瓜 *Cucumis sativus* L. 的干燥成熟果实。

黄连须 为毛茛科植物黄连 *Coptis chinensis* Franch.、三角叶黄连 *Coptis deltoidea* C. Y. Cheng et Hsiao 或云连 *Coptis teeta* Wall. 的干燥须根。

黄荆子 为马鞭草科植物黄荆 *Vitex negundo* Linnaeus 或牡荆 *Vitex negundo* var. *cannabifolia*（Siebold&Zuccarini）Handel-Mazzetti 的干燥成熟果实。

黄药子 为薯蓣科植物黄独 *Dioscorea bulbifera* L. 的干燥块茎。

黄鳝藤 为鼠李科植物多花勾儿茶 *Berchemia floribunda* Brongn. 的干燥全株。

雪上一枝蒿 为毛茛科植物短柄乌头 *Aconitum brachypodum* Diels 的干燥块根。

硇砂 为紫色石盐矿石，主含氯化铵。

雀脑 为雀科动物麻雀 *Passer montanus saturatus* Stejneger 的脑髓。

野姜 为姜科植物短蕊姜花 *Hedychium venustum* Wight 的根茎。

蛇肉 为眼镜蛇科动物银环蛇 *Bungarus multicinctus* Blyth、蝰科动物高原蝮 *Gloydius strauchi*（Bedriaga）或游蛇科动物翠青蛇 *Cyclophiops major*（Günther）除去头尾及皮的干燥体。

蛇莓 为蔷薇科植物蛇莓 *Duchesnea indica*（Andr.）Focke 的干燥全草。夏、秋二季采收，洗净，晒干。

蛇胆汁 为眼镜蛇科、游蛇科或蝰科动物多种蛇的胆汁。将蛇处死后，取出蛇胆，保存于含醇量为 50％以上白酒中，蛇胆与酒的比例为 1∶1（g/g），用时除去胆衣，以净蛇胆汁投料，连同等量酒液使用。

悬钩子木 为蔷薇科植物库叶悬钩子 *Rubus sachalinensis* Leveille 的干燥茎枝。

悬钩子茎 为蔷薇科植物悬钩子 *Rubus* sp. 的枝的木质部。

甜叶菊 为菊科植物甜叶菊 *Stevia rebaudiana*（Bertoni）Hemsl. 的干燥叶。

甜地丁 为豆科植物米口袋 *Gueldenstaedtia verna*（Georgi）A. Bor. 的干燥全草。

铜石龙子 为石龙子科动物中国石龙子 *Plestiodon chinensis*（Gray）的干燥体。

铜绿 为铜表面经二氧化碳或醋酸作用后生成的绿色锈衣制成，主含碱式碳酸铜。

假蒟 为胡椒科植物假蒟 *Piper sarmentosum* Roxb. 的干燥地上部分。

猪骨 为猪科动物猪 *Sus scrofa domesticus* Brisson 的干燥骨骼。

猪胆汁 为猪科动物猪 *Sus scrofa domesticus* Brisson 的胆汁。

猪胆膏 为猪科动物猪 *Sus scrofa domesticus* Brisson 胆汁的浓缩品。

猪脊髓 为猪科动物猪 *Sus scrofa domesticus* Brisson 的脊髓。取健康活体猪，杀死后，剖取脊髓柱骨，取其新鲜脊髓。

猪脑粉 为猪科动物猪 *Sus scrofa domesticus* Brisson 的脑髓干燥粉。

猪蹄甲 为猪科动物猪 *Sus scrofa domesticus* Brisson 的蹄爪甲壳，取甲后，漂洗，干燥。

麻花秦艽花 为龙胆科植物麻花秦艽 *Gentiana straminia* Maxim. 的干燥花。

麻雀 为雀科动物麻雀 *Passer montanus saturatus* Stejneger 的干燥体。全年均可捕捉，除去毛及内脏，拭净，干燥。

鹿心粉 为鹿科动物梅花鹿 *Cervus nippon* Temminck 或马鹿 *Cervus elaphus* Linnaeus 的新鲜心脏。全年可采收，屠宰时，取健康的鹿心，烘干，粉碎。

鹿血　为鹿科动物梅花鹿 *Cervus nippon* Temminck 或马鹿 *Cervus elaphus* Linnaeus 血的干燥品。

鹿茸草　为玄参科植物绵毛鹿茸草 *Monochasma savatieri* Franch. ex Maxim. 的干燥地上部分。

绿豆　为豆科植物绿豆 *Phaseolus radiatus* L. 的干燥种子。

琥珀　为古松科松属植物的树脂埋藏地下经年久转化而成。

椒目　为芸香科植物花椒 *Zanthoxylum bungeanum* Maxim. 或青椒 *Zanthoxylum schinifoliam* Sieb. et Zucc. 的干燥种子。

硝石　为天然硝酸钾经加工而成的结晶体。

葎草　为桑科植物葎草 *Humulus scandens*（Lour.）Merr. 的干燥地上部分。

酢浆草　为酢浆草科酢浆草 *Oxalis corniculata* L. 的干燥全草。

紫荆皮　为千屈菜科紫薇属植物紫薇 *Lagerstroemia indica* L. 的干燥树皮。

紫檀香　为豆科植物紫檀 *Pterocarpus santalinus* L. 的木部。

黑木耳　为木耳科植物木耳 *Auricularia auricular*（L. ex Hook）Underw 的干燥子实体。

黑老虎根　为木兰科植物厚叶五味子 *Kadsura coccinea*（Lem.）A. C. Smith 的干燥根或异型南五味子 *Kadsura heteroclite*（Roxb.）Craib. 的干燥藤茎。

黑草乌　为毛茛科植物藏草乌 *Aconitum balfourii* Stapf 或铁棒锤 *Aconitum szechenyianum* Gay. 的干燥根。

黑草乌叶　为毛茛科植物铁棒锤 *Aconitum szechenyianum* Gay. 的干燥叶。

黑香种草子　为毛茛科植物黑香种草 *Nigella sativa* L. 的干燥种子。

蛴螬　为金龟科昆虫东北大黑鳃金龟 *Holotrichia diomphalia*（Bates）等同属近缘昆虫的干燥幼虫。

鹅胆粉　为鸭科动物鹅 *Anser cygnoides domestica* Brisson 的胆汁干燥品。

傣百部　为百合科植物滇南天门冬 *Asparagus subscandens* F. T. Wang et S. C. Chen 的干燥块根。

猴头菌　为齿菌科真菌猴头菌 *Hericium erinaceus*（Bull. ex Fr.）Pers 的菌丝体与其附生的固体培养基的干燥混合体。

寒水石（平制）　取净寒水石，照煅淬法（通则 0213）煅至白色，投入"拉达"（脱脂牛奶）中淬酥，取出，粉碎。

寒水石（奶制）　取净寒水石 1000g，砸碎，加硝石 10g 与水适量，煮沸 3 小时，倾去水液，用水反复洗涤 10～15 次，至洗液澄清为止，晾干，粉碎成细粉，加牛奶适量，搅成面团状，做成直径约 10cm、厚 3cm 以下的圆饼，阴干。

普洱茶　为山茶科植物普洱茶 *Camellia sinensis* O. Ktze. var. *assamica* Kitamura 的叶。

滇柴胡　为伞形科植物竹叶柴胡 *Bupleurum marginatum* Wall. ex DC. 的干燥全草。

滇紫草　为紫草科植物滇紫草 *Onosma paniculatum* Bur. et Franch. 的干燥根部栓皮。

溪黄草　为唇形科植物线纹香茶菜 *Isodon striatus*（Benth.）Kudo 或溪黄草 *Isodon sorra*（Maxim.）Kudo 的干燥地上部分。

槐枝　为豆科植物槐 *Sophora japonica* L. 的干燥嫩枝。

硼砂　为天然产硼砂经精制而成的结晶。

碎骨木　为铁青树科植物华南青皮木 *Schoepfia chinensis* Gardn. et Champ. 或青皮木 *Schoepfia jasminodora* Sieb. et Zucc. 的干燥全株。

零陵香　为报春花科植物灵香草 *Lysimachia foenumgraecum* Hance 的干燥全草。

蜣螂　为金龟科昆虫蜣螂 *Catharsius molossus*（Linnaeus）的干燥全体。

鼠妇虫　为卷甲虫科昆虫平甲虫 *Armadillidium vulgare*（Latreille）的干燥全体。

粳米　为禾本科植物稻 *Oryza sativa* L. 的干燥种子。

煅白石脂　取白石脂细粉，用醋拌匀，搓条，切长段，干燥，照明煅法（通则 0213）煅至红透。用时捣碎或碾成细粉。每 100kg 白石脂，用醋 25kg。

榜嘎　为毛茛科植物船形乌头 *Aconitum naviculare* Stapf 或甘青乌头 *Aconitum tanguticum*（Maxim.）Stapf 的干燥全草。

蔓荆叶　为马鞭草科植物蔓荆 *Vitex trifolia* L. 的干燥叶。

蔓荆子根　为马鞭草科植物单叶蔓荆 *Vitex trifolia* L. var. *simplicifolia* Cham. 或蔓荆 *Vitex trifolia* L. 的干燥根。

碱花　为咸水湖边一种主含碳酸钠的分枝状结晶。

雌黄　为硫化物类雌黄族矿物雌黄矿石，主要成分是三硫化二砷。

鲜牛蒡草　为菊科植物牛蒡 *Arctium lappa* L. 的全草。

鲜凤仙透骨草　为凤仙花科植物凤仙花 *Impatiens balsamina* L. 的茎。

鲜竹沥　为禾本科植物净竹 *Phyllostachys nuda* McClure 及同属数种植物的鲜杆中的液体。

鲜松叶　为松科植物马尾松 *Pinus massoniana* Lamb. 的鲜叶。

熊胆粉　为熊科动物亚洲黑熊 *Ursus thibetanus* G. Cuvier 经胆囊手术引流胆汁而得的干燥品。

横经席　为山竹子科植物薄叶胡桐 *Calophyllum membranaceum* Gardn. et Champ. 的干燥全株。

槲叶　为壳斗科植物槲树 *Quercus dentata* Thunb. 的干燥叶。

樟油　为樟科植物樟 *Cinnamomum camphora*（L.）Presl 新鲜的嫩枝及叶经水蒸气蒸馏提取后的挥发油。

樟脑　为樟科植物樟 *Cinnamomum camphora*（L.）Presl

的干枝、叶及根部经加工提取制得的结晶。

樟树根 为樟科植物樟 *Cinnamomum camphora*（L.） Presl 的干燥根。

墨旱莲草汁 为菊科植物墨旱莲草的鲜茎加水少许，压榨滤过取汁。

箭根薯 为箭根薯科植物箭根薯 *Tacca esquirolii* （Lévl.）Rehd. 的干燥根茎。

螃蟹甲 为唇形科植物螃蟹甲 *Phlomis younghusbandii* Mukerjee 的干燥块根。

藏木香 为菊科植物总状青木香 *Inula racemosa* Hook. f. 的干燥根。

藤合欢 为卫矛科植物南蛇藤 *Celastrus articulatus* Thunb. 的干燥果实。

藤苦参 为萝藦科植物马莲鞍 *Streptocaulon griffithii* Hook. f. 的干燥根。

鹰不扑 为五加科植物虎刺楤木 *Aralia armata*（Wall.） Seem. 或黄毛楤木 *Aralia decaisneana* Hance 的干燥根。

藿香 为唇形科植物藿香 *Agastache rugosa*（Fisch. et Mey.）O. Ktze. 的干燥地上部分。

蟾皮 为蟾蜍科动物中华大蟾蜍 *Bufo bufo gargarizans* Cantor 或黑眶蟾蜍 *Bufo melanostictus* Schneider 的干燥皮。

鳖甲胶 为鳖甲经煎煮、浓缩制成的固体胶。

生物制品术语

生物制品（Biological Products） 指以微生物、细胞、动物或人源组织和体液等为起始原材料，用生物学技术制成，用于预防、治疗和诊断人类疾病的制剂，如疫苗、血液制品、生物技术药物、微生态制剂、免疫调节剂、诊断制品等。

联合疫苗（Combined Vaccines） 指两种或两种以上不同病原的抗原按特定比例混合，制成预防多种疾病的疫苗，如吸附百白破联合疫苗、麻腮风联合减毒活疫苗等。

双价疫苗及多价疫苗（Divalent Vaccines，Polyvalent Vaccines） 指由同种病原体的两个或两个以上群或型别的抗原成分组成的疫苗，分别称为双价疫苗或多价疫苗，如双价肾综合征出血热灭活疫苗、23 价肺炎球菌多糖疫苗等。

重组 DNA 蛋白制品（Recombinant DNA Protein Products，rDNA Protein Products） 系采用遗传修饰，将所需制品的编码 DNA 通过一种质粒或病毒载体，引入适宜的宿主细胞表达的蛋白质，再经提取和纯化制得。

血液制品（Blood Products） 指源自人类血液或血浆的治疗产品，如人血白蛋白、人免疫球蛋白、人凝血因子等。

生物制品标准物质（Standard Substances of Biologics） 指用于生物制品效价、活性、含量测定或特性鉴别、检查的生物标准品和生物参考品。

原材料（Raw Materials，Source Materials） 指生物制品生产过程中使用的所有生物材料和化学材料，不包括辅料。

辅料（Excipients） 指生物制品在配制过程中所使用的辅助材料，如佐剂、稳定剂、赋形剂等。

包装材料（Packaging Materials） 指成品内、外包装的物料，标签，防伪标志和药品说明书。

血液（或称全血）（Blood，Whole Blood） 指采集于含有抗凝剂溶液中的血液。抗凝溶液中可含或不含营养物，如葡萄糖或腺嘌呤等。

血浆（Plasma） 指血液采集于含有抗凝剂的接收容器中，分离血细胞后保留的液体部分；或在单采血浆过程中抗凝血液经连续过滤或离心分离后的液体部分。

单采血浆术（Plasmapheresis） 指用物理学方法由全血分离出血浆，并将其余组分回输给献血浆者的操作技术。

载体蛋白（Carrier Protein） 指用化学方法与细菌多糖抗原共价结合后，以增强抗原 T 细胞依赖性免疫应答的蛋白质，如破伤风类毒素、白喉类毒素等。

载体（Vector） 系一种 DNA 片段，它可在宿主细胞内指导自主复制，其他 DNA 分子可与之连接从而获得扩增。很多载体是细菌质粒，在某些情况下，一种载体在导入细胞后可与宿主细胞染色体整合，并在宿主细胞生长和繁殖过程中保持其整合模式。

质粒（Plasmid） 系一种能自主复制的环状额外染色体 DNA 元件。它通常携带一定数量的基因，其中有些基因可对不同抗生素产生抗性，该抗性常作为依据，以辨别是否含有此种质粒而识别生物体。

减毒株（Attenuated Strains） 系一种细菌或病毒，其对特定宿主的毒力已被适当减弱或已消失。

种子批系统（Seed Lot System） 系指特定菌株、病毒或表达目标产物的工程细胞的贮存物，通常包括原始种子/细胞种子、主种子批/主细胞库和工作种子批/工作细胞库，建立种子批系统旨在保证制品生产的一致性。

原始种子（Original Seed） 系指细菌、病毒分离株经适应性培养、传代后，经生物学特性、免疫原性和遗传稳定性等特性研究鉴定，可用于生物制品生产的种子。原始种子用于主种子批的制备。

主种子批（Master Seed Lot） 系由原始种子传代扩增至特定代次，并经一次制备获得的同质和均一的悬液分装于容器制备而成。主种子批用于制备工作种子批。

工作种子批（Working Seed Lot） 系由主种子批传代扩增至特定代次，并经一次制备获得的同质和均一的悬液分装于容器制备而成。

细胞基质（Cell Substrates） 指用于生物制品生产的细胞。

原代细胞培养物（Primary Cell Culture） 指直接取自一个或多个动物个体的组织或器官制备的细胞培养物。

细胞系（Cell Line） 系由原代细胞群经系列传代培养获得的细胞群。该细胞群通常是非均质的，且具有明确的特性，可供建库用。

连续传代细胞系（Continuous Cell Lines，CCL） 系在体外能无限倍增的细胞群，但不具有来源组织的细胞核型特征和细胞接触抑制特性。

二倍体细胞株（Diploid Cell Strains）　　系在体外具有有限生命周期的细胞群，在培养一定代次后细胞会进入衰老期；其染色体具有二倍性，且具有与来源物种一致的染色体核型特征，生长具有接触抑制性。

细胞库系统（Cell Bank System）　　系通过培养细胞用以连续生产多批制品的细胞系统，这些细胞来源于经充分鉴定并证明无外源因子的一个细胞种子和（或）一个主细胞库。从主细胞库中取一定数量容器的细胞制备工作细胞库。

细胞种子（Cell Seed）　　指来源于人或动物的单一组织或均一细胞以及基因工程构建的均一细胞、经过充分鉴定的一定数量的细胞。这些细胞是由一个原始细胞群体发展成传代稳定的细胞群体，或经过克隆培养以及基因工程构建的均一细胞群体，通过检定证明适用于生物制品生产或检定。细胞种子用于主细胞库的制备。

主细胞库（Master Cell Bank，MCB）　　系由细胞种子培养至特定倍增水平或传代水平，并经一次制备获得的同质和均一的悬液分装于容器制备而成。主细胞库用于工作细胞库的制备。

工作细胞库（Working Cell Bank，WCB）　　系由主细胞库的细胞经培养至特定倍增水平或传代水平，并经一次制备获得的同质和均一的悬液分装于容器制备而成。

成瘤性（Tumorigenicity）　　系指细胞接种动物后在注射部位和（或）转移部位由接种细胞本身形成肿瘤的能力。

致瘤性（Oncogenicity）　　系指细胞裂解物中的化学物质、病毒、病毒核酸或基因以及细胞成分接种动物后，导致被接种动物的正常细胞形成肿瘤的能力。

外源因子（Adventitious Agents）　　系经无意中引入于接种物、细胞基质和（或）生产制品所用的原材料及制品中的、可复制或增殖的污染物，包括细菌、真菌、支原体和病毒等。

封闭群动物（Closed Colony Animals）　　也称远交群动物（Outbred Stock Animals），系以非近亲交配方式进行繁殖生产的一个实验动物种群，在不从外部引入新个体的条件下，至少连续繁殖 4 代以上的群体。

单次收获物（Single Harvest）　　指在单一轮疫苗生产或一个连续生产时段中，用同一病毒株或细菌株接种于基质（一组动物或一组鸡胚或一批细胞或一批培养基）并一起培养和收获的一定量病毒或细菌悬液。

原液（Bulk）　　指用于制造最终配制物（Final Formulation）或半成品（Final Bulk）的均一物质。

半成品（Final Bulk）　　指由原液经稀释和（或）配制成均一的用于分装至终容器的中间产物。

成品（Final Products）　　指半成品分装（或经冻干）、以适宜方式封闭于最终容器后，再经目检、贴签、包装后的制品。

批（Batch）　　指在同一生产周期中，用同一批原料、同一方法生产所得的一定数量、均一的一批制品。

亚批（Sub Lot）　　指一批均一的半成品分装于若干个中间容器中或通过多个分装机进行分装或使用不同的冻干机进行冻干，即形成为不同亚批。亚批是批的一部分。

规格（Strength）　　指每一支（瓶）或片中主要有效成分的效价（或含量及效价）或含量及装量（或冻干制剂复溶时加入溶剂的体积）。

有效期（Validity Period）　　指由国家药品监督管理部门许可用以签发制品供临床使用的最大有效期限（天数、月数或年数）。该有效期是根据在产品开发过程中进行稳定性研究获得的贮存寿命而确定。

抗原性（Antigenicity）　　指在免疫学反应中抗原与特异性抗体或 T 淋巴细胞受体结合的能力。

免疫原性（Immunogenicity）　　指抗原诱导机体产生体液免疫和（或）细胞免疫应答的能力。疫苗生产用菌毒种免疫原性特指其诱导机体产生体液免疫和（或）细胞免疫应答使机体免受相应传染源感染的能力。

均一性（Homogeneity）　　指具有相同或相似的质量属性。

效价（效力）（Potency）　　指用适当的定量生物测定法确定的生物活性的量度。该生物量度是基于产品相关的生物学属性。

药品生产质量管理规范（Good Manufacture Practices，GMP）　　系质量管理体系的一部分，是药品生产管理和质量控制的基本要求，旨在最大限度地降低药品生产过程中污染、交叉污染以及混淆、差错等风险，确保持续稳定地生产出符合预定用途和注册要求的药品。

细胞消化批（Cell Dissociation Batch）　　指在用于疫苗生产的原代细胞制备过程中，使用一只或同一批动物/胚蛋来源的组织或器官，收集至单一的适宜容器中采用适宜的分散细胞方法制成的一瓶细胞悬液。

细胞批（Production Cell Batch）　　指取自用于疫苗生产的同一工作细胞库的一支或多支细胞，经适宜的代数扩增至一定数量的细胞培养物；也指采用同一天、同一批动物来源制成的多个消化批细胞合并后再分装至一定数量细胞培养容器的一批细胞。

对照细胞（Vaccine Production Control Cell）　　指取用于疫苗生产的同一细胞批的细胞，按一定比例留取样品，不接种目标病毒，与接种目标病毒的其他细胞采用相同的培养基成分，并在同一培养温度和培养场地下，平行培养至规定的时间。采用规定的方法，通过对对照细胞系外源因子检测情况的判定，评估该细胞批的外源因子污染情况。

近交系（Inbred Strain）　　指任何个体基因组中 99% 以上的等位位点为纯合的动物群体。

第二部分

药 用 辅 料

药用辅料品名目次

品种正文

药
用
辅
料

药用辅料

十二画

琥琼葡葵椰棕硬硝硫紫黑氮氯稀焦普滑富

十三画

蓖酪硼微腺羧

药用辅料

药 用 辅 料

品 种 正 文

药用辅料

乙 二 胺

Yi'er'an

Ethylenediamine

$$H_2N\diagdown\diagup NH_2$$

$C_2H_8N_2$　60.10

[107-15-3]

本品为 1,2-乙二胺。含 $C_2H_8N_2$ 应为 98.0%～100.5%。

【性状】本品为无色至微黄色澄清液体。

　　相对密度　本品的相对密度（通则 0601）为 0.895～0.905。

【鉴别】(1)取本品 1ml，置试管中，缓缓加热，产生的气体能使湿润的红色石蕊试纸变蓝。

　　(2)取本品 1ml，加水 5ml 混匀，取该溶液 0.2ml，加 1％硫酸铜溶液 2ml，溶液显紫蓝色。

　　(3)本品的红外光吸收图谱应与对照品的图谱一致（通则 0402）。

【检查】溶液的澄清度与颜色　取本品 10ml，依法检查（通则 0901 与通则 0902），应澄清无色；如显色，与黄色 3 号标准比色液（通则 0901 第一法）比较，不得更深。

　　氯化物　取本品 5.0g，加水溶解并稀释至 50ml，取 5.0ml，依法检查（通则 0801），与标准氯化钠溶液 5.0ml 制成的对照液比较，不得更浓(0.01％)。

　　碳酸盐　取本品 5.0g，加新沸放冷的水溶解并稀释至 50ml，取 4.0ml，加氢氧化钙试液 6ml，混匀，与 2 号浊度标准液（通则 0902 第一法）比较，不得更浓。

　　不挥发物　取本品 5.0g，置 105℃恒重的蒸发皿中，在水浴上蒸干后，再在 105℃干燥 1 小时，遗留残渣不得过 5mg。

　　氨与其他碱　取本品 1.2g，精密称定，置预先加有乙醇 20ml 的容器中，于冰浴中，在搅拌下逐滴加入盐酸 4.5ml，水浴蒸干后，用玻璃棒搅碎结块，在 105℃干燥 1 小时，精密称定，每 1g 残渣相当于 0.4518g 的乙二胺（$C_2H_8N_2$)，按下式计算，含氨与其他碱应不得过 0.5％。

$$氨与其他碱 = \omega - \frac{W_2 \times 0.4518}{W_1} \times 100\%$$

式中　ω 为含量测定项下测得的乙二胺（$C_2H_8N_2$)的含量(%)；

　　　　W_1 为供试品的取样量(g)；

　　　　W_2 为残渣的重量(g)。

　　铁盐　取本品 5.0g，置水浴上蒸干，加盐酸 1ml 和硝酸 0.5ml，再蒸干，残渣加温水 20ml 溶解后，用水稀释至 50ml，取 10.0ml，依法检查（通则 0807），与标准铁溶液 1.0ml 制成的对照液比较，不得更深(0.001％)。

　　重金属　取铁盐项下的溶液 10.0ml，加醋酸盐缓冲液

（pH 3.5)2ml 与水适量使成 25ml，依法检查（通则 0821 第一法），含重金属不得过百万分之十。

　　细菌内毒素（供注射用）　取本品，依法检查（通则 1143），每 1g 乙二胺中含内毒素的量应小于 20EU。

【含量测定】取本品约 0.6g，精密称定，置预先加有水约 20ml 的碘量瓶中，用水稀释至 60ml，加甲基红-溴甲酚绿混合指示液 10 滴，用盐酸滴定液(1mol/L)滴定至溶液由绿色变为紫红色，并将滴定的结果用空白试验校正。每 1ml 盐酸滴定液(1mol/L)相当于 30.05mg 的 $C_2H_8N_2$。

【类别】pH 调节剂和助溶剂等。

【贮藏】遮光，密封保存。

　　注：①本品有氨的刺激性臭味，易燃，具有腐蚀性，能吸收水分和二氧化碳，遇空气产生大量白烟；闪点低且易挥发。

②储存温度不宜超过 30℃。

乙基纤维素

Yiji Xianweisu

Ethylcellulose

[9004-57-3]

本品为乙基醚纤维素。按干燥品计算，含乙氧基（—OC_2H_5)应为 44.0％～51.0％。

【性状】本品为白色或类白色的颗粒或粉末。

　　本品在二氯甲烷中溶解，在乙酸乙酯中略溶，在水、丙三醇或丙二醇中不溶。

【鉴别】本品的红外光吸收图谱应与对照品的图谱一致（通则 0402）。

【检查】黏度　取本品 5.0g（按干燥品计），精密称定，置具塞锥形瓶中，精密加乙醇-甲苯(1：4，g/g)溶液 95g，振摇至完全溶解，调节温度至 25℃±0.1℃，测定动力黏度（通则 0633 第一法，选择不同内径的毛细管，使得流出时间大于 200 秒）。标示黏度大于 6mPa·s 者，黏度应为标示黏度的 80％～120％；标示黏度小于或等于 6mPa·s 者，黏度应为标示黏度的 75％～140％。

　　酸碱度　取本品 0.50g，加水 25.0ml，振摇 15 分钟，溶解后用 3 号垂熔漏斗滤过，取滤液 10.0ml，加入酚酞指示液 0.1ml 与氢氧化钠滴定液(0.01mol/L)0.5ml，溶液应显粉红色；另取滤液 10.0ml，加入甲基红指示液 0.1ml 与盐酸滴定液(0.01mol/L)0.5ml，溶液应显红色。

　　氯化物　取本品 0.25g，加水 40ml，煮沸，放冷，加水至 50ml，摇匀，滤过；弃去初滤液 10ml，取续滤液 10.0ml，依法检查（通则 0801），与标准氯化钠溶液 5.0ml 制成的对照液比较，不得更浓(0.1％)。

　　乙醛　取本品 3.0g，置 250ml 具塞锥形瓶中，加水 10ml，密塞，搅拌 1 小时。静置 24 小时后，滤过，用水稀

药用辅料

释至 100ml，摇匀，精密量取 5ml，置 25ml 量瓶中，加
0.05% 甲基苯并噻唑酮腙盐酸盐溶液 5ml，置 60℃ 水浴加热
5 分钟，加三氯化铁-氨基磺酸溶液（取三氯化铁与氨基磺酸
各 1g，加水 100ml 溶解，即得）2ml，60℃ 水浴继续加热
5 分钟，冷却，用水稀释至刻度，摇匀，作为供试品溶液；
另精密量取乙醛对照品溶液（精密称取乙醛 1.0g，加水稀释
至 100ml，摇匀，精密量取 5ml，置 500ml 量瓶中，用水稀
释至刻度，摇匀，精密量取 3ml，置 100ml 量瓶中，用水稀
释至刻度，摇匀，即得。临用新制）5.0ml，同法操作。如
显色，供试品溶液所显颜色不得深于对照品溶液（0.01%）。

干燥失重　取本品，在 105℃ 干燥 2 小时，减失重量不
得过 3.0%（通则 0831）。

炽灼残渣　取本品 1.0g，依法检查（通则 0841），遗留
残渣不得过 0.4%。

重金属　取炽灼残渣项下遗留的残渣，依法检查（通则
0821 第二法），含重金属不得过百万分之十。

砷盐　取本品 0.67g，加氢氧化钙 1.0g，混合，加水搅
拌均匀，干燥后，先用小火灼烧使炭化，再在 500～600℃
炽灼使完全灰化，放冷，加盐酸 8ml 与水 23ml，依法检查
（通则 0822 第一法），应符合规定（0.0003%）。

【含量测定】 取本品，照甲氧基、乙氧基与羟丙氧基测
定法（通则 0712）测定。如采用第一法（气相色谱法），取本品
约 40mg，精密称定，在 140℃±2℃ 加热 30 分钟后，剧烈振
摇 5 分钟，继续在 140℃±2℃ 加热 30 分钟，其余同法操作。
如采用第二法（容量法），取本品适量（相当于乙氧基 10mg），
精密称定，按甲氧基测定法，将油液温度控制在 150～
160℃，加热时间延长至 1～2 小时，其余同法操作。每 1ml
硫代硫酸钠滴定液（0.1mol/L）相当于 0.7510mg 的乙氧基。

【类别】 包衣剂和释放调节剂等。

【贮藏】 密闭保存。

【标示】 以 mPa·s 或 Pa·s 为单位标明黏度。

乙基纤维素水分散体

Yiji Xianweisu Shuifensanti

Ethylcellulose Aqueous Dispersion

本品含乙基纤维素应为标示量的 90.0%～110.0%。

本品含适量的十六醇和十二烷基硫酸钠作为分散剂和稳
定剂。

【性状】 本品为乳白色混悬液。

【鉴别】（1）取本品，置培养皿中，均匀铺开，在 60℃
烘箱内干燥，应形成透明或半透明的薄膜。

（2）取本品 1ml，加水 9ml，加亚甲蓝溶液（取硫酸
0.7ml 和无水硫酸钠 5g，置烧杯中，缓慢加水 90ml，再加
0.3% 亚甲蓝溶液至 100ml，混匀，即得）25ml，混匀，再加

三氯甲烷 15ml，剧烈振摇，静置分层，下层应为蓝色。

（3）取鉴别（1）项下的薄膜 0.2g，加三氯甲烷 20ml 使溶
解，滤过，取续滤液作为供试品溶液；取十六醇对照品适
量，加三氯甲烷溶解并制成每 1ml 中约含 1mg 的溶液，作
为对照品溶液。照气相色谱法（通则 0521），用聚二甲基硅
氧烷为固定液（或极性相近）的毛细管色谱柱，柱温为 50℃，
维持 5 分钟，以每分钟 20℃ 升至 220℃，维持 2 分钟；进
样口温度为 250℃，检测器温度为 250℃；取供试品溶液和
对照品溶液各 1μl，进样，记录色谱图。供试品溶液色谱图
中应呈现十六醇对照品溶液主峰相同保留时间的色谱峰。

（4）取鉴别（1）项下的薄膜少许，照红外光谱法（通则
0402，溴化钾压片法），应在 3600～2600cm^{-1} 和 1500～
800cm^{-1} 区间有最大吸收，且与乙基纤维素对照品图谱一致。

【检查】 黏度　取本品，采用 NDJ-79 型旋转黏度计，
选用合适的转子，调节温度为 25℃±0.1℃，测定动力黏度
（通则 0633 第三法）。读数应在仪器测定量程的 10%～90%
范围内，分别记录在 60、90、120 秒时读数，三次的平均值
即为黏度值，不得大于 150mPa·s。

pH 值　应为 4.0～7.0（通则 0631）。

二氯甲烷（生产工艺中使用二氯甲烷时测定）　取本品摇
匀，取适量，精密称定，用二甲基亚砜溶解并稀释制成每
1ml 中约含 75mg 的溶液，滤过，取续滤液作为供试品溶液。

另精密称取二氯甲烷适量，加二甲基亚砜溶解并稀释制
成每 1ml 中约含 45μg 的溶液，作为对照溶液。

分别精密量取供试品溶液与对照溶液各 5ml，置顶空瓶
中，密封。

照气相色谱法（通则 0521）测定，用以 6% 氰丙基苯基-
94% 二甲基硅氧烷（或极性相近）为固定液的毛细管柱为色谱
柱；柱温为 50℃，维持 4 分钟，以每分钟 30℃ 升温至 200℃，
维持 2 分钟；进样口温度为 250℃，检测器温度为 250℃；顶
空瓶温度为 80℃，平衡时间为 20 分钟。分别取供试品溶液和
对照溶液顶空进样，记录色谱图，按外标法以峰面积计算，
应不得过 0.06%。

干燥失重　取本品 5ml，加已恒重的 20～30 目砂 10g，
搅匀，精密称定，在 60℃ 干燥至恒重，减失重量不得过
71.0%（通则 0831）。

重金属　取本品 1.0g，依法检查（通则 0821 第二法），
含重金属不得过百万分之十。

【含量测定】 照高效液相色谱法（通则 0512）测定。

色谱条件与系统适用性试验　用苯乙烯二乙烯基苯共聚
物为填充剂；以四氢呋喃为流动相，流速为每分钟 0.5ml；
柱温为 45℃；示差折光检测器，检测器温度为 45℃。理论
板数按乙基纤维素峰计算不低于 3000，乙基纤维素峰与相邻
色谱峰的分离度应符合规定，拖尾因子应不大于 2.0。

测定法　取本品，摇匀，称取约 1g，精密称定，置
50ml 量瓶中，加四氢呋喃 30ml，振摇 15 分钟，用四氢呋喃
稀释至刻度，摇匀，滤过，取续滤液作为供试品溶液，精密

量取 10μl 注入液相色谱仪,记录色谱图;另取乙基纤维素对照品适量,加四氢呋喃溶解并稀释制成每 1ml 中约含 5.5mg 的溶液,同法测定,按外标法以峰面积计算,即得。

【类别】 包衣剂。

【贮藏】 密闭,避免冻结。

【标示】 ①应标明本品中乙基纤维素的百分含量,消泡剂、抑菌剂、增塑剂的名称。②应标明黏度的标示值。

乙基纤维素水分散体(B 型)
Yiji Xianweisu Shuifensanti(B Xing)
Ethylcellulose Aqueous Dispersion Type B

本品为稳定的乙基纤维素水分散体。含乙基纤维素应为标示量的 90.0%~110.0%。

本品可加入适量的增塑剂、稳定剂和助流剂。

【性状】 本品为乳白色混悬液。

【鉴别】 (1)取本品,置培养皿中,均匀铺开,在 60℃烘箱内干燥至少 60 分钟,应形成透明的薄膜或半透明的薄膜。

(2)在含量测定项下记录的色谱图中,供试品溶液主峰的保留时间应与乙基纤维素对照品溶液主峰的保留时间一致。

(3)取鉴别(1)项下的薄膜少许,照红外光谱法(通则 0402,溴化钾压片法),在 3600~2600cm⁻¹ 和 1500~800cm⁻¹ 区间应有最大吸收,且与乙基纤维素对照品图谱一致。

【检查】 **黏度** 取本品,采用 Brookfield DV-S 型旋转黏度计,2 号转子,每分钟 20 转,调节温度为 25℃±0.1℃,测定动力黏度(通则 0633 第三法)。黏度值应为 400~1500mPa·s。

pH 值 应为 9.5~11.5(通则 0631)。

癸二酸二丁酯与油酸(注明含该成分时测定) 取本品,摇匀,称取约 1g,精密称定,置 50ml 量瓶中,加四氢呋喃 25ml,振摇 15 分钟,用四氢呋喃稀释至刻度,摇匀,滤过,取续滤液作为供试品溶液。

另精密称取癸二酸二丁酯对照品与油酸对照品适量,用四氢呋喃溶解并稀释成每 1ml 中分别约含 0.74mg 和 0.48mg 的溶液,作为对照品溶液。

照气相色谱法(通则 0521)测定,用以聚乙二醇-20M-TPA 修饰(或极性相近)为固定液的毛细管柱为色谱柱;起始温度为 150℃,维持 2 分钟,再以每分钟 10℃的速率升温至 250℃,维持 10 分钟;进样口温度为 280℃,检测器温度为 280℃。

精密量取对照品溶液 0.5μl,注入气相色谱仪,记录色谱图,癸二酸二丁酯峰与油酸峰的分离度应不小于 2.0,连续进样 6 次,癸二酸二丁酯与油酸峰面积的 RSD 均应不大于 5.0%。

再精密量取供试品溶液和对照品溶液各 0.5μl,注入气相色谱仪,记录色谱图,按外标法以峰面积计算。

含癸二酸二丁酯与油酸均应符合标示规定,且癸二酸二丁酯和油酸与乙基纤维素含量比值应分别小于 0.25 和 0.15。

正丁醇(注明含丁基酯时测定) 取本品,摇匀,称取约 2g,精密称定,置 25ml 量瓶中,加甲醇 15ml,振摇 15 分钟,用甲醇稀释至刻度,摇匀,滤过,取续滤液作为供试品溶液。

另精密量取正丁醇适量,用甲醇溶解并稀释制成每 1ml 中约含 0.16mg 的溶液,作为对照溶液。

照气相色谱法(通则 0521)测定,用以 6%氰丙基苯基-94%二甲基硅氧烷(或极性相近)为固定液的毛细管柱为色谱柱;起始温度为 55℃,维持 10 分钟,再以每分钟 30℃的速率升温至 220℃,维持 10 分钟;进样口温度为 250℃,检测器温度为 250℃。

精密量取对照溶液 1μl,注入气相色谱仪,记录色谱图,正丁醇峰理论板数应不小于 6000,拖尾因子应不大于 1.5。

再精密量取供试品溶液和对照溶液各 1μl 分别进样,记录色谱图。

按外标法以峰面积计算,含正丁醇不得过 0.2%。

甘油(注明含甘油酯时测定) 取本品,摇匀,称取约 2g,精密称定,置 25ml 量瓶中,加甲醇 15ml,振摇 15 分钟,用甲醇稀释至刻度,摇匀,滤过,取续滤液作为供试品溶液。

另精密称取甘油对照品适量,用甲醇溶解并稀释制成每 1ml 中约含 0.48mg 的溶液,作为对照品溶液。

照气相色谱法(通则 0521)测定,用以 6%氰丙基苯基-94%二甲基聚硅氧烷(或极性相近)为固定液的毛细管柱为色谱柱;起始温度为 120℃,维持 2 分钟,再以每分钟 10℃的速率升温至 240℃,维持 10 分钟;进样口温度为 280℃,检测器温度为 280℃。

精密量取对照品溶液 1μl,注入气相色谱仪,记录色谱图,甘油峰拖尾因子应不大于 2.5。

再精密量取供试品溶液和对照品溶液各 1μl 分别进样,记录色谱图。

按外标法以峰面积计算,含甘油不得过 0.6%。

二氯甲烷(生产工艺中使用二氯甲烷时测定) 取本品,摇匀,精密称取 1.9g,置 25ml 量瓶中,用二甲基亚砜溶解并稀释至刻度,摇匀,滤过,取续滤液作为供试品溶液。

另精密量取二氯甲烷适量,用二甲基亚砜溶解并稀释制成每 1ml 中约含 45μg 的溶液,作为对照溶液。

分别精密量取供试品溶液与对照溶液各 5ml,置顶空瓶中,密封。

照气相色谱法(通则 0521)测定,用以 6%氰丙基苯基-94%二甲基硅氧烷(或极性相近)为固定液的毛细管柱为色谱柱;柱温为 50℃,维持 4 分钟,以每分钟 30℃升温至 200℃,维持 2 分钟;进样口温度为 250℃,检测器温度为 250℃;顶空瓶温度为 80℃,平衡时间为 20 分钟,进样体积 1.0ml。

分别取供试品溶液和对照溶液顶空进样,记录色谱图。

按外标法以峰面积计算,不得过 0.06%。

中链甘油三酸酯(注明含中链甘油三酸酯时测定) 取含量测定项下的供试品溶液作为供试品溶液。

另精密称取三辛酸甘油酯对照品适量,用四氢呋喃溶解

药用辅料

并稀释制成每 1ml 中含 0.6mg 的溶液，作为对照品溶液。

照含量测定项下的色谱条件，精密量取对照品溶液和供试品溶液各 20μl，分别注入液相色谱仪，记录色谱图。

按外标法以峰面积计算，含中链甘油三酸酯应符合标示规定，且中链甘油三酸酯与乙基纤维素含量比值应小于 0.25。

总固体　取本品约 1g，精密称定，在 105℃ 干燥至恒重，遗留残渣应为 23.0%～26.0%。

炽灼残渣（含无机不挥发物时检查）　取本品，依法检查（通则 0841），遗留残渣不得过 1.95%。

重金属　取本品 1.0g（若需检查炽灼残渣，则取该项下遗留的残渣），依法检查（通则 0821 第二法），含重金属不得过百万分之十。

【含量测定】照高效液相色谱法（通则 0512）测定。

色谱条件与系统适用性试验　用苯乙烯二乙烯基苯共聚物为填充剂；以四氢呋喃为流动相，流速为每分钟 0.5ml；柱温为 45℃；示差折光检测器，检测器温度为 45℃。

取乙基纤维素对照品、三辛酸甘油酯对照品与油酸对照品适量，用四氢呋喃溶解并稀释制成每 1ml 中分别约含 3.75mg、0.6mg 和 0.4mg 的溶液，作为系统适用性溶液，量取 10μl 注入液相色谱仪，记录色谱图，理论板数按乙基纤维素峰计算不低于 3000，三辛酸甘油酯峰与乙基纤维素峰的分离度应不小于 2.0，三辛酸甘油酯峰与油酸峰的分离度应不小于 1.2，乙基纤维素峰的拖尾因子应不大于 2.0。

测定法　取本品，摇匀，称取约 1g，精密称定，置 50ml 量瓶中，加四氢呋喃 30ml，振摇 15 分钟，用四氢呋喃稀释至刻度，摇匀，滤过，精密量取续滤液 10μl 注入液相色谱仪，记录色谱图；另精密称取乙基纤维素对照品适量，用四氢呋喃溶解并稀释制成每 1ml 中约含 3.75mg 的溶液，同法测定，按外标法以峰面积计算，即得。

【类别】包衣剂和释放调节剂等。

【贮藏】25℃ 以下密闭保存，避免冻结。

【标示】①应标明本品中乙基纤维素的百分含量，消泡剂、抑菌剂、增塑剂的名称。②应标明黏度的标示值。

乙 酸 乙 酯

Yisuanyizhi

Ethyl Acetate

$$C_4H_8O_2 \quad 88.11$$

[141-78-6]

本品按无水物计算，含 $C_4H_8O_2$ 不得少于 99.5%(g/g)。

【性状】本品为无色澄清的液体。

本品在水中溶解。

相对密度　本品的相对密度（通则 0601）为 0.898～0.902。

折光率　本品的折光率（通则 0622）为 1.370～1.373。

【鉴别】（1）本品燃烧时产生黄色火焰和醋酸味。

（2）本品的红外光吸收图谱应与对照品的图谱一致（通则 0402）。

【检查】溶液的澄清度与颜色　取本品 1.0ml，加水 15ml，混匀，依法检查（通则 0901 与通则 0902），溶液应澄清无色。

酸度　取本品 2.0ml，置锥形瓶中，加中性乙醇 10ml 与酚酞指示液 2 滴，摇匀，滴加氢氧化钠滴定液（0.1mol/L）至显粉红色。消耗氢氧化钠滴定液（0.1mol/L）的体积不得过 0.10ml。

易炭化物　取本品 2.0ml，置 25ml 具塞比色管中，加硫酸 10ml，密塞振摇，静置 15 分钟，不得显色。

不挥发物　取本品 20.0ml，置已恒重的蒸发皿中，于水浴上蒸干后，在 105℃ 干燥 1 小时，遗留残渣不得过 0.6mg。

有关物质　取本品作为供试品溶液。

照气相色谱法（通则 0521）测定，用 6% 氰丙基苯基-94% 二甲基硅氧烷为固定液（或极性相近）的毛细管柱，起始温度为 90℃，维持 5 分钟，以每分钟 28℃ 的速率升温至 240℃，维持 2 分钟；进样口温度为 260℃，检测器温度为 280℃。

取三氯甲烷、乙酸乙酯、乙酸异丁酯和乙酸丁酯（3∶1∶1∶1）混合溶液作为系统适用性溶液，取 1μl 注入气相色谱仪，记录色谱图，乙酸乙酯峰拖尾因子应不大于 1.5，且各峰的分离度应符合要求。

取供试品溶液 1μl 注入气相色谱仪，记录色谱图。按面积归一化法计算，各杂质峰面积的总和不得大于主峰面积的 0.2%。

水分　不得过 0.1%（通则 0832 第一法 2）。

【含量测定】取本品约 1.5g，精密称定，置 250ml 锥形瓶中，精密加氢氧化钠滴定液（0.5mol/L）50ml，加热回流 1 小时，放冷，加酚酞指示液 1 滴，用盐酸滴定液（0.5mol/L）滴定至无色，并将滴定的结果用空白试验校正。每 1ml 氢氧化钠滴定液（0.5mol/L）相当于 44.05mg 的 $C_4H_8O_2$。

【类别】溶剂。

【贮藏】密闭保存。

注：①本品具挥发性，易燃烧。②本品有水果香味。

乙 醇

Yichun

Ethanol

$$C_2H_6O \quad 46.07$$

[64-17-5]

【性状】本品为无色澄清液体。

相对密度　本品的相对密度（通则 0601）不大于 0.8129，相当于含 C_2H_6O 不少于 95.0%(ml/ml)。

【鉴别】(1)取本品 1ml，加水 5ml 与氢氧化钠试液 1ml 后，缓缓滴加碘试液 2ml，即发生碘仿的臭气，并生成黄色沉淀。

(2)本品的红外光吸收图谱应与对照图谱（附图）一致（通则 0402）。

【检查】**酸碱度**　取本品 20ml，加水 20ml，摇匀，滴加酚酞指示液 0.1ml，溶液应为无色；再加氢氧化钠滴定液（0.01mol/L）1.0ml，溶液应显粉红色。

溶液的澄清度与颜色　本品应澄清无色（通则 0901 与通则 0902）。取本品适量，与同体积的水混合后，溶液应澄清；在 10℃ 放置 30 分钟，溶液仍应澄清。

吸光度　取本品，以水为空白，照紫外-可见分光光度法（通则 0401）测定吸光度，在 240nm 波长处不得过 0.08，250～260nm 波长范围内不得过 0.06，270～340nm 波长范围内不得过 0.02。

挥发性杂质　取本品作为供试品溶液(a)；精密量取 4-甲基-2-戊醇 150μl，置 20ml 量瓶中，用本品稀释至刻度，摇匀，精密量取 1ml，置 25ml 量瓶中，用本品稀释至刻度，摇匀，作为供试品溶液(b)。

另精密量取无水甲醇 100μl，置 50ml 量瓶中，用本品稀释至刻度，摇匀，精密量取 5ml，置 50ml 量瓶中，用本品稀释至刻度，摇匀，作为对照溶液(a)。

精密量取无水甲醇 1ml 与乙醛 1ml，置 100ml 量瓶中，用本品稀释至刻度，摇匀，精密量取 100μl，置 100ml 量瓶中，用本品稀释至刻度，摇匀，作为对照溶液(b)。

精密量取乙缩醛 150μl，置 50ml 量瓶中，用本品稀释至刻度，摇匀，精密量取 100μl，置 10ml 量瓶中，用本品稀释至刻度，摇匀，作为对照溶液(c)。

精密量取苯 50μl，置 50ml 量瓶中，用本品稀释至刻度，摇匀，精密量取 50μl，置 25ml 量瓶中，用本品稀释至刻度，摇匀，作为对照溶液(d)。

照气相色谱法（通则 0521）测定，以 6%氰丙基苯基-94%二甲基聚硅氧烷（或极性相近）为固定液的毛细管色谱柱；起始温度为 40℃，维持 12 分钟，以每分钟 10℃ 的速率升温至 240℃，维持 10 分钟；进样口温度为 200℃，检测器温度为 280℃；载气为氦气或氮气。取对照溶液(b)1μl 注入气相色谱仪，记录色谱图，乙醛峰与甲醇峰的分离度应符合要求。

精密量取对照溶液(a)、(b)、(c)、(d)和供试品溶液(a)、(b)各 1μl，分别注入气相色谱仪，记录色谱图。供试品溶液(a)色谱图中如有杂质峰，甲醇峰面积不得大于对照溶液(a)中甲醇峰面积的 0.5 倍(0.02%)；含乙醛和乙缩醛的总量按公式(1)计算，总量不得过 0.001%（以乙醛计）；含苯按公式(2)计算，不得过 0.0002%。供试品溶液(b)色谱图中其他各杂质峰面积的总和不得大于 4-甲基-2-戊醇的峰面积(0.03%，以 4-甲基-2-戊醇计)。

$$乙醛和乙缩醛的总含量（\%）=$$
$$\frac{0.001\% \times A_E}{A_T - A_E} + \frac{0.003\% \times C_E}{C_T - C_E} \times \frac{M_{r1}}{M_{r2}} \qquad (1)$$

式中　A_E 为供试品溶液(a)中乙醛的峰面积；

A_T 为对照溶液(b)中乙醛的峰面积；

C_E 为供试品溶液(a)中乙缩醛的峰面积；

C_T 为对照溶液(c)中乙缩醛的峰面积；

M_{r1} 为乙醛的分子量，44.05；

M_{r2} 为乙缩醛的分子量，118.2。

$$苯含量（\%）=\frac{0.0002\% \times B_E}{B_T - B_E} \qquad (2)$$

式中　B_E 为供试品溶液(a)中苯的峰面积；

B_T 为对照溶液(d)中苯的峰面积。

不挥发物　精密量取本品 40ml，置 105℃ 恒重的蒸发皿中，于水浴上蒸干后，在 105℃ 干燥 2 小时，遗留残渣不得过 1mg。

【类别】溶剂。

【贮藏】遮光，密封保存。

附：

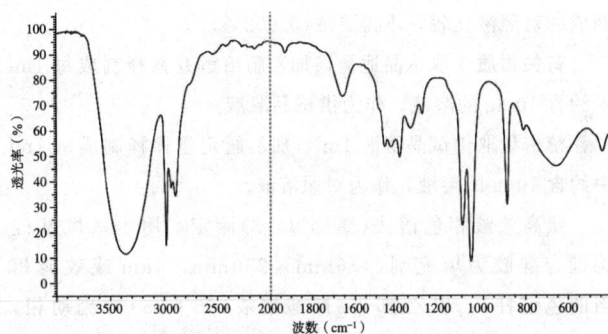

图　药用辅料乙醇红外光吸收对照图谱

（试样制备：膜法）

注：本品微有特臭，加热至约 78℃ 即沸腾，易挥发，易燃烧，燃烧时显淡蓝色火焰。

二丁基羟基甲苯

Erdingjiqiangjijiaben

Butylated Hydroxytoluene

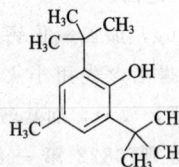

$C_{15}H_{24}O$　220.36

[128-37-0]

本品为 2,6-二特丁基(1,1-二甲基乙基)-4-甲基苯酚，含 $C_{15}H_{24}O$ 不得少于 99.0%。

【性状】本品为无色、白色或类白色结晶或结晶性粉末。

本品在丙酮中极易溶解，在乙醇、甲醇和乙腈中易溶，在水和丙二醇中不溶。

凝点　本品的凝点（通则 0613）为 69～70℃。

药用辅料

吸收系数 取本品，精密称定，加乙醇溶解并定量稀释制成每 1ml 中约含 50μg 的溶液，照紫外-可见分光光度法（通则 0401），在 278nm 的波长处测定吸光度，吸收系数（$E_{1cm}^{1\%}$）为 80.0～90.0。

【鉴别】（1）在含量测定项下记录的色谱图中，供试品溶液主峰的保留时间应与对照品溶液主峰的保留时间一致。

（2）本品的红外光吸收图谱应与对照品的图谱一致（通则 0402）。

【检查】甲醇溶液的澄清度与颜色 取本品 1.0g，加甲醇 10ml 溶解后，依法检查（通则 0901 与通则 0902），溶液应澄清无色；如显色，与黄色 3 号标准比色液（通则 0901 第一法）比较，不得更深。

硫酸盐 取本品 10.0g，加水约 40ml，充分振摇，滤过，取滤液依法检查（通则 0802），与标准硫酸钾溶液 2.0ml 制成的对照液比较，不得更浓（0.002%）。

有关物质 取本品适量，加乙腈溶解并稀释制成每 1ml 中约含 10mg 的溶液，作为供试品溶液。

精密量取供试品溶液 1ml，加乙腈定量稀释制成每 1ml 中约含 10μg 的溶液，作为对照溶液。

照高效液相色谱法（通则 0512）测定，用十八烷基硅烷键合硅胶为填充剂（4.6mm×250mm，5μm 或效能相当的色谱柱）；以乙腈-5% 醋酸溶液（65：35）为流动相，检测波长为 278nm。取对照溶液 20μl 注入液相色谱仪，记录色谱图，理论板数按二丁基羟基甲苯峰计算应不低于 3000。

精密量取供试品溶液和对照溶液各 20μl，分别注入液相色谱仪，记录色谱图至主成分峰保留时间的 2 倍。供试品溶液色谱图中如显杂质峰，单个杂质的峰面积不得大于对照溶液主峰面积（0.1%），各杂质峰面积之和不得大于对照溶液主峰面积的 7 倍（0.7%）。

炽灼残渣 取本品 1.0g，依法检查（通则 0841），遗留残渣不得过 0.1%。

重金属 取本品 2.5g，依法检查（通则 0821 第二法），含重金属不得过百万分之四。

砷盐 取本品 2.0g，加氢氧化钙 2.0g，混合，加水少量，搅拌均匀，干燥后，先用小火烧灼使炭化，再在 600℃炽灼使完全灰化，放冷，加盐酸 10ml 与水 23ml 使溶解，依法检查（通则 0822 第一法），应符合规定（0.0001%）。

【含量测定】 照高效液相色谱法（通则 0512）测定。

色谱条件与系统适用性试验 用十八烷基硅烷键合硅胶为填充剂；以甲醇-水（9：1）为流动相，检测波长为 278nm。理论板数按二丁基羟基甲苯峰计算不低于 3000。

测定法 取本品约 20mg，精密称定，置 100ml 量瓶中，加甲醇适量使溶解并稀释至刻度，摇匀，精密量取 10μl 注入液相色谱仪，记录色谱图；另取二丁基羟基甲苯对照品，同法测

定。按外标法以峰面积计算，即得。

【类别】 抗氧剂。

【贮藏】 密封，在阴凉干燥处保存。

二甲基亚砜

Erjiajiyafeng

Dimethyl Sulfoxide

$$H_3C-\overset{\overset{\displaystyle O}{\|}}{S}-CH_3$$

C_2H_6OS 78.13

[67-68-5]

本品可由二甲硫醚在氧化氮存在下通过空气氧化制得；也可以从制造纸浆的副产物中得到。

本品按无水物计算，含 C_2H_6OS 应不得少于 99.5%。

【性状】 本品为无色液体。

折光率 本品的折光率（通则 0622）为 1.478～1.480。

相对密度 本品的相对密度（通则 0601）为 1.095～1.104。

【鉴别】（1）取本品 5ml，置试管中，加氯化镍 50mg，振摇使溶解，溶液呈黄绿色，置 50℃水浴中加热，溶液呈绿色或蓝绿色，放冷，溶液呈黄绿色。

（2）本品的红外光吸收图谱应与对照品的图谱一致（通则 0402）。

【检查】酸度 取本品 50.0g，加水 100ml 溶解后，加酚酞指示液 0.1ml，用氢氧化钠滴定液（0.01mol/L）滴定至溶液显粉红色，消耗氢氧化钠滴定液（0.01mol/L）的体积不得过 5.0ml。

吸光度 取本品适量，通入干燥氮气 15 分钟，以水为空白，照紫外-可见分光光度法（通则 0401），立即测定，在 275nm 波长处的吸光度不得大于 0.30；在 285nm 与 295nm 波长处的吸光度不得大于 0.20；在 285nm 与 295nm 波长处的吸光度与 275nm 波长处的吸光度的比值，分别不得过 0.65 与 0.45；在 270～350nm 的波长范围内，不得有最大吸收峰。

水分 取本品，照水分测定法（通则 0832 第一法 1）测定，含水分不得过 0.2%。

有关物质 取本品 5.0g，精密称定，置 10ml 量瓶中，用丙酮稀释至刻度，摇匀，作为供试品溶液。

另取本品和二甲基砜对照品各约 50mg，精密称定，置 100ml 量瓶中，用丙酮稀释至刻度，摇匀，作为对照溶液。

照含量测定项下的色谱条件。精密量取对照溶液 1μl 注入气相色谱仪，记录色谱图，对照溶液色谱图中，二甲基亚砜峰和二甲基砜峰之间的分离度应不低于 5。

精密量取供试品溶液 1μl 注入气相色谱仪，记录色谱

图，供试品溶液的色谱图中如显杂质峰，按面积归一化法计算，二甲基砜不得过 0.1%，各杂质总和不得过 0.1%。

不挥发残留物　取本品 100g，精密称定，置 105℃已干燥至恒重的蒸发皿中，在通风橱内置电热板上缓缓蒸发至干（不发生沸腾），置 105℃ 干燥 3 小时。残留物不得过 0.01%。

细菌内毒素（供注射用）　取本品，依法检查（通则 1143），每 1ml 二甲基亚砜中含内毒素的量应小于标示值。

【含量测定】 照气相色谱法（通则 0521）测定。

色谱条件与系统适用性试验　以聚乙二醇 20M（或极性相似）为固定液的毛细管柱为色谱柱，程序升温：起始温度为 120℃，维持 8 分钟，以每分钟 25℃ 的速率升温至 200℃，维持 6 分钟；进样口温度为 230℃，检测器温度为 250℃，进样量为 1μl，分流比为 20：1。

测定法　取本品 5.0g，精密称定，加丙酮溶解并稀释制成每 1ml 中含 0.5mg 的溶液，精密量取 1μl 注入气相色谱仪，记录色谱图；另取二甲基亚砜对照品适量，同法测定。按外标法以峰面积计算，即得。

【类别】 溶剂等。

【贮藏】 密封，避光保存。

【标示】 应标明凝点和每 1ml 本品中含内毒素的量应小于的标示值。

注：本品极具引湿性。

二甲硅油

Erjiaguiyou

Dimethicone

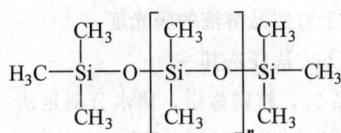

[9006-65-9]

本品为二甲基硅氧烷的线性聚合物，含聚合二甲基硅氧烷为 97.0%～103.0%。因聚合度不同而有不同黏度。按运动黏度的不同，本品分为 20、50、100、200、350、500、750、1000、12 500、30 000 十个型号。

【性状】 本品为无色澄清的油状液体。

本品在乙酸乙酯或甲基乙基酮中极易溶解，在水或乙醇中不溶。

相对密度　本品的相对密度（通则 0601）在 25℃ 时应符合附表的规定。

折光率　本品的折光率（通则 0622）在 25℃ 时应符合附表的规定。

黏度　本品在 25℃ 时的运动黏度（通则 0633 第一法，毛细管内径为 2mm；黏度为 1000mm²/s 及以上时采用第三法）应符合附表的规定。

【鉴别】 (1) 取本品 0.5g，加硫酸 0.5ml 与硝酸 0.5ml，缓缓灼烧，即形成白色纤维状物，最后遗留白色残渣。

(2) 取本品 0.5g，置试管中，小火加热直至出现白烟。将试管倒置在另一含有 0.1% 变色酸钠硫酸溶液 1ml 的试管上，使白烟接触到溶液。振摇第二支试管 10 秒，水浴加热 5 分钟，溶液显紫色。

(3) 本品的红外光吸收图谱应与对照图谱（附图）一致（通则 0402）。

【检查】 酸碱度　取乙醇与三氯甲烷各 5ml，摇匀，加酚酞指示液 1 滴，滴加氢氧化钠滴定液（0.02mol/L）至微显粉红色，加入本品 1.0g，摇匀；如无色，加氢氧化钠滴定液（0.02mol/L）0.15ml，应显粉红色；如显粉红色，加硫酸滴定液（0.01mol/L）0.15ml，粉红色应消失。

矿物油　取本品，与对照溶液（取硫酸奎宁适量，用 0.005mol/L 硫酸溶液溶解并稀释制成每 1ml 中含 0.1μg 的溶液）在紫外光灯（365nm）下比较荧光强度，不得更深。

苯基化合物　取本品 5.0g，置具塞试管中，精密加环己烷 10ml，振摇使溶解，照紫外-可见分光光度法（通则 0401），在 250～270nm 的波长范围内测定吸光度，不得过 0.2。

干燥失重　取本品置于金属皿中，在 150℃ 干燥 2 小时，减失重量不得超过附表规定的限度（通则 0831）。

重金属　取本品 1.0g，置比色管中，加三氯甲烷溶解并稀释至 20ml，加临用新制的 0.002% 双硫腙三氯甲烷溶液 1.0ml、水 0.5ml 与氨试液-0.2% 盐酸羟胺溶液（1：9）的混合溶液 0.5ml，作为供试品溶液。另取三氯甲烷 20ml 置比色管中，加临用新制的 0.002% 双硫腙三氯甲烷溶液 1.0ml、标准铅溶液 0.5ml 与氨试液-0.2% 盐酸羟胺溶液（1：9）的混合溶液 0.5ml，作为对照溶液。立即强力振摇供试品溶液和对照溶液 1 分钟，照紫外-可见分光光度法（通则 0401），在 523nm 处测定吸光度，供试品溶液的吸光度不得大于对照溶液的吸光度（0.0005%）。

砷盐　取本品 1.0g，加氢氧化钙 1.0g，混合，加水少量，搅拌均匀，干燥后，先用小火灼烧使炭化，再在 500～600℃ 炽灼使完全灰化，放冷，加盐酸 5ml 与水 23ml 使溶解，依法检查（通则 0822 第一法），应符合规定（0.0002%）。

【含量测定】 按衰减全反射红外光谱法（通则 0402），在 4000～700cm⁻¹ 波数扫描样品与二甲硅油对照品的红外光谱，计算在 1259cm⁻¹ 波数附近的吸收度（以峰高计），按照以下公式计算二甲硅油中的聚二甲基硅氧烷的含量：

$$聚二甲基硅氧烷的含量 = \frac{A_u}{A_s} \times \frac{D_s}{D_u} \times 100\%$$

式中　A_u 为样品的吸收度；

　　　A_s 为对照品的吸收度；

　　　D_u 为样品在 25℃ 时的相对密度；

D_s 为对照品在 25℃时的相对密度。

【类别】 消泡剂和润滑剂等。

【贮藏】 密封保存。

附：

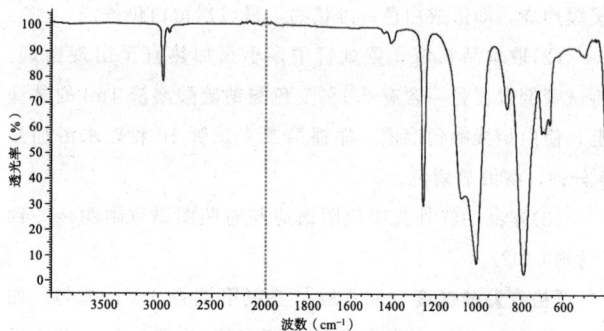

图　药用辅料二甲硅油红外光吸收对照图谱

（试样制备：ATR 法）

表　相对密度、折光率、黏度、干燥失重的限度值

标示黏度 （mm²/s）	黏度 （mm²/s）	相对密度	折光率	干燥失重 （%）
20	18～22	0.946～0.954	1.3980～1.4020	20.0
50	47.5～52.5	0.955～0.965	1.4005～1.4045	2.0
100	95～105	0.962～0.970	1.4005～1.4045	0.3
200	190～220	0.964～0.972	1.4013～1.4053	0.3
350	332.5～367.5	0.965～0.973	1.4013～1.4053	0.3
500	475～525	0.967～0.975	1.4013～1.4053	0.3
750	712.5～787.5	0.967～0.975	1.4013～1.4053	0.3
1000	950～1050	0.967～0.975	1.4013～1.4053	0.3
12 500	11 875～13 125	0.968～0.976	1.4015～1.4055	2.0
30 000	27 000～33 000	0.969～0.977	1.4010～1.4100	2.0

二 甲 醚

Erjiami

Dimethyl Ether

$$H_3C-O-CH_3$$

C_2H_6O　46.07

[115-10-6]

本品含二甲醚（C_2H_6O）不得少于 99.5%（ml/ml）。

【性状】 本品为无色气体。

【鉴别】 本品的红外光吸收图谱应在 2872cm⁻¹±10cm⁻¹、1450cm⁻¹±20cm⁻¹ 及 1210～1015cm⁻¹ 波数处有特征吸收（通则 0402）。

【检查】 酸碱度　取甲基红指示液与溴麝香草酚蓝指示液各 0.3ml，加水 400ml，煮沸 5 分钟，放冷，分别各取 100ml，置甲、乙、丙 3 支比色管中，乙管中加盐酸滴定液（0.01mol/L）0.20ml，丙管中加盐酸滴定液（0.01mol/L）0.40ml；再在乙管中通入本品 2000ml（速度为每分钟 50ml）。乙管显出的颜色不得较丙管的紫红色或甲管的黄色更深。

硫酸盐　取 50ml 比色管两支，每支加水 40ml，稀盐酸 2ml，25% 氯化钡溶液 5ml，摇匀。甲管通入本品 1000ml（速度为每分钟 50ml），乙管加入标准硫酸钾溶液 1.0ml，均用水稀释至刻度，小心摇匀，放置 10 分钟，甲管所显浊度与乙管比较，不得更浓。

二氧化碳　取甲、乙两支比色管，分别加澄清的氢氧化钡试液 50ml，甲管通入本品 1000ml（速度为每分钟 50ml），乙管加入碳酸氢钠溶液［称取碳酸氢钠 0.191g，置 1000ml 量瓶中，加水适量使溶解并稀释至刻度，摇匀，即得（每 1ml 相当于 100μg 的 CO_2）］1.0ml，甲管所显浊度与乙管比较，不得更浓。

易还原物　取甲、乙两支比色管，分别加新制的碘化钾淀粉指示液 15ml 后，加冰醋酸 1 滴使成酸性，甲管中通入本品 2000ml（速度为每分钟 100ml），甲管的颜色与乙管比较，不得更深。

易氧化物　取甲、乙两支比色管，分别加水 50ml、5% 硫酸溶液 3ml 与高锰酸钾滴定液（0.02mol/L）0.05ml，摇匀，甲管中通入本品 2000ml（速度为每分钟 100ml），甲管的颜色与乙管比较，不得更浅。

甲醛　取水 45ml 置 50ml 比色管中，通入本品 1000ml（速度为每分钟 50ml），加水至刻度，小心摇匀，精密量取 2ml 置 25ml 比色管中，加入硫酸 5.0ml，1% 变色酸水溶液 0.5ml，置水浴中加热 20 分钟，冷却至室温，另取甲醛对照品溶液（每 1ml 中含 2μg 甲醛）2ml 和水 2ml，分别同法操作，以水为空白，在 575nm 的波长处测定吸光度，本品的吸光度不得大于对照品溶液的吸光度。

水分　以下方法任选其一。

（1）取本品 2g，精密称定，照水分测定法（通则 0832 第一法 2）测定，含水分不得过 0.1%。

（2）取本品，照气体水分测定-露点法（通则 0834 第二法）测定，含水分不得过 0.1%。

甲醇　在含量测定项下记录的色谱图中，供试品中甲醇的峰面积不得大于标准气中甲醇的峰面积（0.01%）。

【含量测定】 照气相色谱法（通则 0521）测定。

色谱条件与系统适用性试验　用聚苯乙烯-二乙烯基苯为固定相（PLOT Q 型或极性相近）的毛细管柱；氢气为载气；柱温 90℃；进样口温度为 130℃；检测器为热导检测器，温度为 130℃。取含有甲醇（0.01%）和二甲醚的混合标准气，由气体进样阀注入气相色谱仪，记录色谱图。理论板数按二甲醚峰计算应不低于 1500，二甲醚峰与甲醇峰的分离度应符合要求。

测定法　取本品，连接减压阀，用铜管将减压阀和气体进样阀相连接，打开钢瓶减压阀，冲洗连接管道与各阀，调节流速使进样阀后的气流以能在水中连续冒出气泡为宜，设置气体自动进样阀 0.01 分钟时打开，1 分钟时关闭，记录色谱图。按面积归一化法计算，即得。

检查或测定前，应先将供试品钢瓶在实验室温度下放置 6 小时以上。

【类别】　抛射剂。

【贮藏】　置耐压钢瓶中保存。

注：本品易燃。

二氧化钛

Eryanghuatai

Titanium Dioxide

$$TiO_2 \quad 79.87$$
$$[13463-67-7]$$

本品按干燥品计算，含 TiO_2 应为 98.0%～100.5%。

【性状】　本品为白色粉末。

本品在水、盐酸、硝酸或稀硫酸中不溶。

【鉴别】　(1)取含量测定项下的供试品溶液 25ml，加浓过氧化氢溶液 0.1ml，即显橙红色。

(2)取含量测定项下的供试品溶液 25ml，加锌粉 0.5g，放置 45 分钟后，溶液显紫蓝色。

【检查】　**酸碱度**　取本品 5.0g，加水 50.0ml，振摇 5 分钟，离心至澄清(以每分钟 5000 转离心 30 分钟或其他等效条件)，取上清液，滤过，使得到澄清液体，精密量取续滤液 10ml，加溴麝香草酚蓝指示液 0.1ml；如显蓝色，加盐酸滴定液(0.01mol/L)1.0ml，应变为黄色；如显黄色，加氢氧化钠滴定液(0.01mol/L)1.0ml，应变为蓝色。

水中溶解物　取本品 10.0g，加硫酸铵 0.5g，加水 150ml，加热煮沸 5 分钟，冷却，定量转移至 200ml 量瓶中，用水稀释至刻度，摇匀，离心至澄清(以每分钟 3000 转离心 15 分钟或其他等效条件)，取上清液，滤膜滤过，使得到澄清液体，精密量取续滤液 100ml，置于已恒重的坩埚中，蒸干，700～800℃ 炽灼至恒重。遗留残渣不得过 12.5mg(0.25%)。

酸中溶解物　取本品 5.0g，加 0.5mol/L 盐酸溶液 100ml，置水浴中加热 30 分钟，并不时搅拌，离心至澄清(以每分钟 3000 转离心 15 分钟或其他等效条件)，取上清液，滤膜滤过，使得到澄清液体，用 0.5mol/L 盐酸溶液洗涤滤膜 3 次，每次 10ml。合并滤液与洗液，置于已恒重的坩埚中，蒸干，700～800℃ 炽灼至恒重，遗留残渣不得过 25mg(0.5%)。

氯化物　取含量测定项下的供试品溶液 20ml，依法检查(通则 0801)，与标准氯化钠溶液 2.0ml 制成的对照液比较，不得更浓 (0.1%)。

硫酸盐　取本品 20.0g，精密称定，加盐酸 30ml，振摇 1 分钟，加水 100ml，加热煮沸 15 分钟，离心至澄清(以每分钟 3000 转离心 15 分钟或其他等效条件)，取上清液，滤过，用水 60ml 分次洗涤滤器，合并滤液与洗液，用水稀释至 200.0ml，摇匀，作为供试品溶液。取供试品溶液 2.0ml，依法检查(通则 0802)，与标准硫酸钾溶液 2.0ml 制成的对照液比较，不得更浓(0.1%)。

铁盐　取含量测定项下供试品溶液 25ml，依法检查(通则 0807)，与标准铁溶液 0.5ml 制成的对照液比较，不得更深(0.02%)。

铅盐　取本品 5.0g，加盐酸 7.5ml，振摇 1 分钟，加水 25ml，加热煮沸，趁热离心，向上清液中滴加浓氨溶液至对酚酞指示液显中性，滤过，使得到澄清液体，用适量水洗涤滤渣和滤器，合并滤液与洗液，置 50ml 量瓶中，放冷，用水稀释至刻度，摇匀，精密量取 20ml，再加稀醋酸 2ml，用水稀释至 25ml，依法检查(通则 0821 第一法)，含铅不得过 0.0005%。

干燥失重　取本品，在 105℃ 干燥 3 小时，减失重量不得过 0.5%(通则 0831)。

炽灼失重　取干燥品约 2g，精密称定，在约 800℃ 炽灼至恒重，减失重量不得过 0.5%。

砷盐　取本品 0.4g，加盐酸 5ml 与水 21ml，混匀，依法检查(通则 0822 第一法)，应符合规定(0.0005%)。

【含量测定】　取本品 0.25g，精密称定，置 250ml 烧杯中，加硫酸铵 7.5g，硫酸 20ml，混匀，小火缓慢加热，直至产生强烈白烟，再大火加热直至溶解完全，冷却，小心加入水 100ml，搅匀，放冷，定量转移至 250ml 量瓶中（必要时可水浴加热至澄清），用水稀释至刻度，摇匀，作为供试品溶液。

精密量取 50ml，置 500ml 锥形瓶中，加水 200ml 与浓过氧化氢溶液 4ml，混匀，精密加入乙二胺四醋酸二钠滴定液(0.05mol/L)25ml，放置 5 分钟，用 40% 氢氧化钠溶液与稀硫酸将 pH 值调至 5～6，加乌洛托品-盐酸缓冲液(取乌洛托品 20g，加盐酸 4ml，加水溶解使成 100ml，调节 pH 值至 5.5，即得)20ml，加二甲酚橙指示液 1ml，用锌滴定液(0.05mol/L)滴定至溶液由黄色转为橙红色，并将滴定的结果用空白试验校正。每 1ml 锌滴定液(0.05mol/L)相当于 3.995mg 的 TiO_2。

【类别】　遮光剂、着色剂和包衣剂等。

【贮藏】　密闭，在干燥处保存。

【标示】　应标明本品粒度的标示值和粒度分布的标示范围。

注：为满足制剂安全性和有效性要求，必要时，可对本品中的元素杂质钡和锑进行控制。

二氧化硅

Eryanghuagui

Silicon Dioxide

$$SiO_2 \cdot x\,H_2O$$

[112926-00-8]

本品系将硅酸钠与酸(如盐酸、硫酸、磷酸等)反应或与盐(如氯化铵、硫酸铵、碳酸氢铵等)反应,经沉淀法或凝胶法产生硅酸沉淀(即水合二氧化硅),经水洗涤、除去杂质后干燥而制得。按炽灼品计算,含 SiO_2 不得少于 99.0%。

【性状】 本品为白色粉末。

本品在水或稀盐酸中不溶。

【鉴别】 取本品约 5mg,置铂坩埚中,加碳酸钾 200mg,混匀,在 600~700℃炽灼 10 分钟,冷却,加水 2ml 微热使溶解,缓缓加入钼酸铵溶液(取钼酸 6.5g,加水 14ml 与浓氨溶液 14.5ml,振摇使溶解,冷却,在搅拌下缓缓加入已冷却的硝酸 32ml 与水 40ml 的混合液中,静置 48 小时,滤过,取滤液,即得)2ml,溶液显深黄色。

【检查】 酸碱度 取本品 1g,加水 20ml,振摇使混悬均匀,依法测定(通则 0631),pH 值应为 4.0~8.0。

酸中溶解物 取本品 2.5g,精密称定,加盐酸 50ml,混匀,水浴加热 30 分钟,水浴过程中不断搅拌并适量添加盐酸以保持体积。将供试品蒸发至干,残渣中加入盐酸溶液(6→100)32ml,加热至沸,趁热用 G4 垂熔玻璃漏斗减压过滤,用热的盐酸溶液(6→100)12ml 清洗残渣,再用少量水清洗,合并滤液与清洗液,并用水定量稀释至 50.0ml。取溶液 10.0ml 至已恒重铂坩埚中,蒸干,在 105℃干燥至恒重。遗留残渣不得过 10mg(2.0%)。

氯化物 取本品 0.5g,加水 50ml,称重,加热回流 2 小时,放冷,再称重,加水补足减失的重量,摇匀,滤过(必要时采用慢速滤纸或 0.45μm 微孔滤膜过滤),取续滤液 10ml,依法检查(通则 0801),与标准氯化钠溶液 10.0ml 制成的对照液比较,不得更浓(0.1%)。

硫酸盐 取氯化物项下的续滤液 10ml,依法检查(通则 0802),与标准硫酸钾溶液 5.0ml 制成的对照液比较,不得更浓(0.5%)。

干燥失重 取本品,在 145℃干燥 2 小时,减失重量不得过 5.0%(通则 0831)。

炽灼失重 取干燥失重项下遗留的供试品 1.0g,精密称定,在 1000℃炽灼 1 小时,减失重量不得过干燥品重量的 8.5%。

铁盐 取本品 0.2g,加水 25ml,盐酸 2ml 与硝酸 5 滴,煮沸 5 分钟,放冷,滤过(必要时采用慢速滤纸或 0.45μm

微孔滤膜滤过),用少量水洗涤滤器,合并滤液与洗液,加过硫酸铵 50mg,用水稀释至 35ml,依法检查(通则 0807),与标准铁溶液 3.0ml 制成的对照液比较,不得更深(0.015%)。

重金属 取本品 3.3g,加水 40ml 与盐酸 5ml,缓缓加热煮沸 15 分钟,放冷,滤过(必要时采用慢速滤纸或 0.45μm 微孔滤膜滤过),滤液置 100ml 量瓶中,用适量水洗涤滤器,洗液并入量瓶中,用水稀释至刻度,摇匀,取 20ml,加酚酞指示液 1 滴,滴加氨试液(必要时滴加浓氨试液)至淡红色,加醋酸盐缓冲液(pH 3.5)2ml 与水适量使成 25ml,依法检查(通则 0821 第一法),含重金属不得过百万分之三十。

砷盐 取重金属项下溶液 20ml,加盐酸 5ml,依法检查(通则 0822 第一法),应符合规定(0.0003%)。

【含量测定】 取本品 1g,置已在 1000℃下炽灼至恒重的铂坩埚中,在 1000℃下炽灼 1 小时,取出,放冷,精密称定,将残渣用水润湿,滴加氢氟酸 10ml,置水浴上蒸干,放冷,继续加入氢氟酸 10ml 和硫酸 0.5ml,置水浴上蒸发至近干,移至电炉上缓缓加热至酸蒸气除尽,在 1000℃下炽灼至恒重,放冷,精密称定,减失的重量即为供试品中含有 SiO_2 的重量。

【类别】 助流剂和助悬剂等。

【贮藏】 密封保存。

【标示】 应标明制法(凝胶法/沉淀法),凝胶法制备的产品应标明比表面积、粒度与粒度分布,沉淀法制备的产品应标明粒度与粒度分布。

注:本品因比表面积大小的不同,具有不同程度的引湿性。

二氧化碳

Eryanghuatan

Carbon Dioxide

CO_2 44.01

[124-38-9]

本品含 CO_2 不得少于 99.5%(ml/ml)。

【性状】 本品为无色气体。

【鉴别】 (1)取本品,通入氢氧化钡试液中,即生成白色沉淀;沉淀能在醋酸中溶解并发生泡沸。

(2)本品能使火焰熄灭。

(3)本品的红外光吸收图谱应与对照图谱(附图 1)一致(通则 0402)。

【检查】 酸度 取水 100ml,加甲基橙指示液 0.2ml,混匀,分取 50ml,置甲、乙两支比色管中,于乙管中,加盐酸滴定液(0.01mol/L)1.0ml,摇匀;于甲管中,通入本品 1000ml(流速为每小时 4000ml)后，显出的红色不得较乙管更深。

一氧化碳 取本品，照气体杂质测定-气体检测管法(通则 0837)测定，含一氧化碳不得过 0.001%(ml/ml)。

一氧化氮和二氧化氮 取本品，照气体杂质测定-气体检测管法(通则 0837)测定，含一氧化氮和二氧化氮总量不得过 0.0002%(ml/ml)。

二氧化硫 取本品，照气体杂质测定-气体检测管法(通则 0837)测定，含二氧化硫不得过 0.0002%(ml/ml)。

磷化氢 取本品，照气体杂质测定-气体检测管法(通则 0837)测定，含磷化氢不得过 0.00003%(ml/ml)。

硫化氢 取本品，照气体杂质测定-气体检测管法(通则 0837)测定，含硫化氢不得过 0.0001%(ml/ml)。

氨 取本品，照气体杂质测定-气体检测管法(通则 0837)测定，含氨不得过 0.0025%(ml/ml)。

碳氢化合物 取本品作为供试品；取甲烷含量为 0.0020% 的气体(以氮气为稀释剂)作为对照气体，照气相色谱法(通则 0521)测定，用玻璃球为填料的色谱柱(0.8m×4mm，80 目)；柱温为 110℃；检测器温度为 250℃。量取供试品气体与对照气体，注入气相色谱仪，在净化温度为 360℃(脱烃)时测得的峰面积为相应空白值；量取供试品气体与对照气体，注入气相色谱仪，测定峰面积，减去相应空白值后的峰面积为校正峰面积。按外标法以校正峰面积计算，含碳氢化合物(以甲烷计)不得过 0.0020%。

【含量测定】 取 L 型二氧化碳测定仪(附图 2)，打开两通旋塞 C 和 D，用橡胶管将供试品钢瓶减压阀出口与 C 处的玻璃管相连接，用本品(大于被置换容积的 10 倍量)充分置换测定仪及其连接管道中的空气，关闭旋塞 D，再关闭底部旋塞 C，取下橡胶管，迅速旋转 D 数次，使仪器内的压力与大气压平衡。向滴液漏斗中注入 30% 氢氧化钾溶液 105ml，缓慢开启旋塞 D，让 30% 氢氧化钾溶液流入水平吸收器 A，当二氧化碳吸收完全(即 30% 氢氧化钾溶液不再流入吸收器 A，剩余的气体体积恒定时)，关闭旋塞 D。读取吸收器 A 刻度，先从球面尺度上读出气泡直径，查对给出的"纯度-气泡直径对照表"，得出供试品的含量；当气泡超出球面刻度时，将测定仪旋转 90°，使气泡上升到吸收器 A 细管顶端，读取吸收器 A 量气管液面所指刻度值，即为供试品的含量。

注：检查与测定前，应先将供试品钢瓶在实验室温度下放置 6 小时以上。

【类别】 空气置换剂和 pH 调节剂。

【贮藏】 置耐压容器内保存。

附：

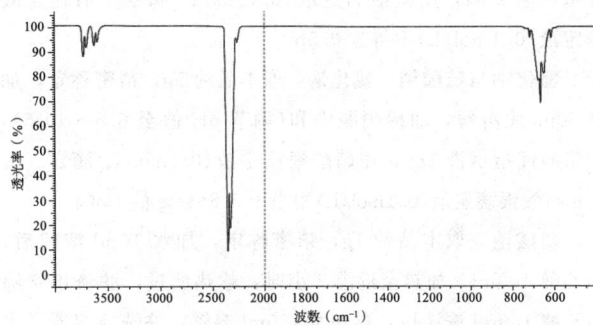

图 1   药用辅料二氧化碳红外光吸收对照图谱
(试样制备：气体池法)

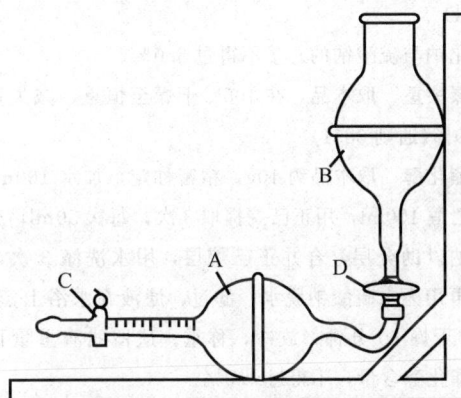

图 2   L 型二氧化碳测定仪

A：吸收器(容量：100ml±0.5ml，其中 99~100ml 处的最小分度值为 0.05ml)；

B：滴液漏斗(容量：120ml，在 105ml 处有一刻度线)；

C、D：两通旋塞。

十二烷基硫酸钠

Shi'er Wanji Liusuanna

Sodium Lauryl Sulfate

[151-21-3]

本品为以十二烷基硫酸钠($C_{12}H_{25}NaO_4S$)为主的烷基硫酸钠混合物。

【性状】 本品为白色至淡黄色结晶或粉末。

本品在水中易溶。

【鉴别】 (1)本品的水溶液(1→10)显钠盐的鉴别反应(通则 0301)。

(2)本品的水溶液(1→10)加盐酸酸化，缓缓加热沸腾 20 分钟，溶液显硫酸盐的鉴别反应(通则 0301)。

(3)本品的红外光吸收图谱应与对照图谱(附图)一致(通则 0402)。

【检查】**碱度** 取本品 1.0g，加水 100ml 溶解后，加酚红指示液 2 滴，用盐酸滴定液（0.1mol/L）滴定。消耗盐酸滴定液（0.1mol/L）不得过 0.5ml。

氯化钠与硫酸钠 氯化钠 取本品约 5g，精密称定，加水 50ml 使溶解，加稀硝酸中和（调节 pH 值至 6.5~10.5），加铬酸钾指示液 2ml，用硝酸银滴定液（0.1mol/L）滴定。每 1ml 硝酸银滴定液（0.1mol/L）相当于 5.844mg 的 NaCl。

硫酸钠 取本品约 1g，精密称定，加水 10ml 溶解后，加乙醇 100ml，加热至近沸 2 小时，趁热滤过，滤渣用煮沸的乙醇 100ml 洗涤后，再加水 150ml 溶解，并洗涤容器，水溶液加盐酸 10ml 加热至沸，加 25%氯化钡溶液 10ml，放置过夜，滤过，滤渣用水洗至不再显氯化物的反应，并在 500~600℃炽灼至恒重，每 1mg 残渣相当于 0.6086mg 的 Na₂SO₄。

氯化钠与硫酸钠的总量不得过 8.0%。

干燥失重 取本品，在 105℃干燥至恒重，减失重量不得过 5.0%（通则 0831）。

未酯化醇 取本品约 10g，精密称定，加水 100ml 溶解后，加乙醇 100ml，用正己烷提取 3 次，每次 50ml，必要时加氯化钠以助分层，合并正己烷层，用水洗涤 3 次，每次 50ml，再用无水硫酸钠脱水，滤过，滤液在水浴上蒸干后，在 105℃干燥 30 分钟，放冷，称重。遗留残渣重量百分比即为未酯化醇含量，不得过 4.0%。

脂肪醇组成 取本品 1.0g，置 250ml 圆底烧瓶中，加水 30ml 溶解后，加盐酸 10ml，缓缓加热回流 90 分钟，放冷，用少量乙醚润洗冷凝管，溶液用乙醚提取 2 次，每次 25ml，合并乙醚层至 100ml 量瓶中，用无水乙醇稀释至刻度，摇匀，精密量取 5ml，置 50ml 量瓶中，用无水乙醇稀释至刻度，摇匀，作为供试品溶液。

照气相色谱法（通则 0521）测定，以 5%二苯基-95%二甲基聚硅氧烷（或极性相近）为固定液的毛细管柱为色谱柱，起始温度为 80℃，维持 5 分钟，以每分钟 10℃的速率升温至 180℃，维持 6 分钟，再以每分钟 10℃的速率升温至 280℃，维持 5 分钟，进样口温度为 270℃，检测器温度为 300℃。

分别精密称取癸醇、十二醇与十四醇适量，加无水乙醇溶解并稀释制成每 1ml 中各约含 20μg 的混合溶液作为系统适用性溶液，取 1μl 注入气相色谱仪，记录色谱图，各色谱峰的理论板数均不低于 20 000，分离度均应符合要求。

取供试品溶液 1μl 注入气相色谱仪，记录色谱图，按峰面积归一化法计算，含十二醇不得少于 70%，十二醇与十四醇的总量不得少于 95%。

【类别】湿润剂和乳化剂等。

【贮藏】密封保存。

【标示】应标明十二醇的标示值，以及十二醇与十四醇的含量之和的标示值。

附：

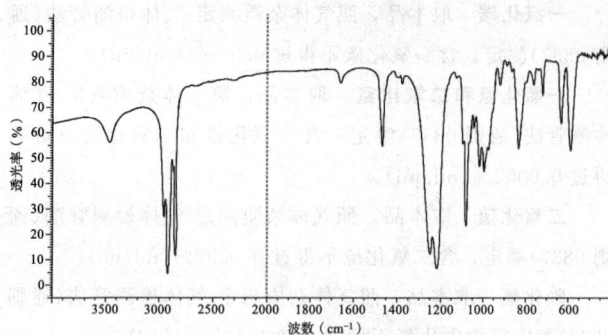

图　药用辅料十二烷基硫酸钠红外光吸收对照图谱
（试样制备：KBr 压片法）

注：为满足制剂安全性和有效性要求，必要时，可对本品中的元素杂质铅进行控制。

十 八 醇

Shibachun

Stearyl Alcohol

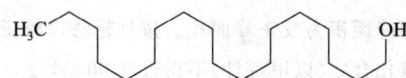

C₁₈H₃₈O　270.50

[112-92-5]

本品为以十八醇为主的固体醇混合物。含 C₁₈H₃₈O 不得少于 95.0%。

【性状】本品为白色粉末、颗粒、片状或块状物；熔化后为透明的油状液体。

本品在乙醇中溶解，在水中几乎不溶。

熔点 本品的熔点（通则 0612）为 57~60℃。

酸值 本品的酸值（通则 0713）应不大于 1.0。

羟值 本品的羟值（通则 0713）应为 197~217。

碘值 取本品 2.0g，精密称定，加三氯甲烷 25ml，振摇使溶解，依法检查（通则 0713），应不大于 2.0。

皂化值 取本品 10.0g，精密称定，依法检查（通则 0713），应不大于 1.0。

【鉴别】在含量测定项下记录的色谱图中，供试品溶液主峰的保留时间应与对照品溶液主峰的保留时间一致。

【检查】**碱度** 取本品 3.0g，加无水乙醇 25ml，加热使溶解，放冷，加酚酞指示液 2 滴，溶液不得显红色。

乙醇溶液的澄清度与颜色 取本品 0.50g，加乙醇 20ml，加热使溶解，放冷，依法检查（通则 0901 与通则 0902），溶液应澄清无色；如显浑浊，与 1 号浊度标准液（通则 0902 第一法）比较，不得更浓。

有关物质 取本品 100mg，精密称定，置 100ml 量瓶中，用无水乙醇溶解并稀释至刻度，摇匀，作为供试品溶液。

取十二醇、十四醇、十五醇、十六醇、十八醇、油醇与二十醇适量,用无水乙醇溶解并稀释制成每 1ml 中含十二醇、十四醇、十五醇、十六醇、十八醇、油醇与二十醇各约 1mg 的溶液,取 0.5ml,置 10ml 量瓶中,用无水乙醇稀释至刻度,作为系统适用性溶液。

照气相色谱法(通则 0521)测定,用 50％氰丙基苯基-50％二甲基聚硅氧烷为固定液的毛细管柱,起始温度为 60℃,以每分钟 20℃的速率升温至 180℃,再以每分钟 10℃的速率升温至 220℃,维持 5 分钟;进样口温度为 270℃,检测器温度为 280℃。

取系统适用性溶液 1μl,注入气相色谱仪,记录色谱图,各组分色谱峰的分离度均不小于 2.0。取供试品溶液 1μl,注入气相色谱仪,记录色谱图,按面积归一化法以峰面积计算,未知杂质总量不得过 1.0％;其他脂肪醇和未知杂质总量不得过 5.0％。

炽灼残渣 取本品 2.0g,依法检查(通则 0841),遗留残渣不得过 0.05％。

重金属 取炽灼残渣项下遗留的残渣,依法检查(通则 0821 第二法),含重金属不得过百万分之十。

【含量测定】照气相色谱法(通则 0521)测定。

色谱条件与系统适用性试验 以 100%-聚二甲基硅氧烷为固定液的毛细管柱为色谱柱;柱温 205℃,进样口温度 250℃,检测器温度 250℃;理论板数按十八醇峰计算不低于 10 000,十八醇峰与相邻色谱峰的分离度应符合要求。

测定法 取本品 100mg,精密称定,置 100ml 量瓶中,用无水乙醇溶解并稀释至刻度,摇匀,精密量取 1μl 注入气相色谱仪,记录色谱图;另精密称取十八醇对照品适量,用无水乙醇溶解制成每 1ml 中含 1.0mg 的溶液,摇匀,同法操作,按外标法以峰面积计算十八醇的含量,即得。

【类别】释放调节剂和基质等。

【贮藏】密闭保存。

十六十八醇

Shiliushibachun

Cetostearyl Alcohol

[67762-27-0]

本品为以十六醇与十八醇为主的固体醇混合物。含 $C_{18}H_{38}O$ 不得少于 40.0％,$C_{16}H_{34}O$ 与 $C_{18}H_{38}O$ 的含量之和不得少于 90.0％。

【性状】本品为白色粉末、颗粒、片状或块状物;熔化后为透明的油状液体。

本品在乙醇中易溶,在水中几乎不溶。

熔点 本品的熔点(通则 0612)为 49～56℃。

酸值 本品的酸值(通则 0713)应不大于 1.0。

羟值 本品的羟值(通则 0713)应为 208～228。

碘值 取本品 2.0g,精密称定,加三氯甲烷 25ml,振摇使溶解,依法检查(通则 0713),应不大于 2.0。

皂化值 取本品 10.0g,精密称定,依法检查(通则 0713),应不大于 1.0。

【鉴别】在含量测定项下记录的色谱图中,供试品溶液主峰的保留时间应与对照品溶液主峰的保留时间一致。

【检查】**碱度** 取本品 3.0g,加无水乙醇 25ml,加热使溶解,放冷,加酚酞指示液 2 滴,溶液不得显红色。

乙醇溶液的澄清度与颜色 取本品 0.50g,加乙醇 20ml,加热使溶解,放冷,依法检查(通则 0901 与通则 0902),溶液应澄清无色;如显浑浊,与 1 号浊度标准液(通则 0902 第一法)比较,不得更浓。

有关物质 取本品 100mg,精密称定,置 100ml 量瓶中,用无水乙醇溶解并稀释至刻度,摇匀,作为供试品溶液。

取十二醇、十四醇、十五醇、十六醇、十八醇、油醇与二十醇适量,用无水乙醇溶解并稀释制成每 1ml 中含十二醇、十四醇、十五醇、十六醇、十八醇、油醇与二十醇各约 1mg 的溶液,取 0.5ml,置 10ml 量瓶中,用无水乙醇稀释至刻度,作为系统适用性溶液。

照气相色谱法(通则 0521)测定,用 50％氰丙基苯基-50％二甲基聚硅氧烷为固定液的毛细管柱,起始温度为 60℃,以每分钟 20℃的速率升温至 180℃,再以每分钟 10℃的速率升温至 220℃,维持 5 分钟;进样口温度为 270℃,检测器温度为 280℃。

取系统适用性溶液 1μl,注入气相色谱仪,记录色谱图,各组分色谱峰的分离度均不小于 2.0。取供试品溶液 1μl,注入气相色谱仪,记录色谱图,按面积归一化法以峰面积计算,未知杂质总量不得过 1.0％;其他脂肪醇和未知杂质总量不得过 10.0％。

炽灼残渣 取本品 2.0g,依法检查(通则 0841),遗留残渣不得过 0.1％。

重金属 取炽灼残渣项下遗留的残渣,依法检查(通则 0821 第二法),含重金属不得过百万分之十。

【含量测定】照气相色谱法(通则 0521)测定。

色谱条件与系统适用性试验 以 100%-聚二甲基硅氧烷为固定液的毛细管柱为色谱柱;柱温 205℃,进样口温度 250℃,检测器温度 250℃;理论板数按十六醇峰计算不低于 10 000,十六醇与十八醇峰的分离度应符合要求。

测定法 取本品 100mg,精密称定,置 100ml 量瓶中,用无水乙醇溶解并稀释至刻度,摇匀,精密量取 1μl 注入气相色谱仪,记录色谱图;另精密称取十六醇对照品、十八醇对照品各适量,用无水乙醇溶解制成每 1ml 中各含 0.5mg 的混合溶液,摇匀,同法操作,按外标法以峰面积计算十八醇的含量及十六醇与十八醇含量之和,即得。

【类别】 释放调节剂和基质等。

【贮藏】 密闭保存。

十 六 醇

Shiliuchun

Cetyl Alcohol

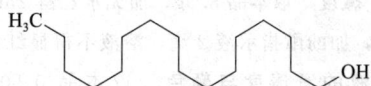

$C_{16}H_{34}O$ 242.45

[36653-82-4]

本品为以十六醇为主的固体醇混合物。含 $C_{16}H_{34}O$ 不得少于 95.0%。

【性状】 本品为白色粉末、颗粒、片状或块状物；熔化后为透明的油状液体。

本品在乙醇中易溶，在水中几乎不溶。

熔点 本品的熔点(通则 0612)为 46～52℃。

酸值 本品的酸值(通则 0713)应不大于 1.0。

羟值 本品的羟值(通则 0713)应为 220～240。

碘值 取本品 2.0g，精密称定，加三氯甲烷 25ml，振摇使溶解，依法检查(通则 0713)，应不大于 1.5。

皂化值 取本品 10.0g，精密称定，依法检查(通则 0713)，应不大于 1.0。

【鉴别】 在含量测定项下记录的色谱图中，供试品溶液主峰的保留时间应与对照品溶液主峰的保留时间一致。

【检查】 碱度 取本品 3.0g，加无水乙醇 25ml，加热使溶解，放冷，加酚酞指示液 2 滴，溶液不得显红色。

乙醇溶液的澄清度与颜色 取本品 0.50g，加乙醇 20ml，加热使溶解，放冷，依法检查(通则 0901 与通则 0902)，溶液应澄清无色；如显浑浊，与 1 号浊度标准液(通则 0902 第一法)比较，不得更浓。

有关物质 取本品 100mg，精密称定，置 100ml 量瓶中，用无水乙醇溶解并稀释至刻度，摇匀，作为供试品溶液。

取十二醇、十四醇、十五醇、十六醇、十八醇、油醇与二十醇适量，用无水乙醇溶解并稀释制成每 1ml 中含十二醇、十四醇、十五醇、十六醇、十八醇、油醇与二十醇各约 1mg 的溶液，取 0.5ml，置 10ml 量瓶中，用无水乙醇稀释至刻度，作为系统适用性溶液。

照气相色谱法(通则 0521)测定，用 50%氰丙苯基-50%二甲基聚硅氧烷为固定液的毛细管柱，起始温度为 60℃，以每分钟 20℃的速率升温至 180℃，再以每分钟 10℃的速率升温至 220℃，维持 5 分钟；进样口温度为 270℃，检测器温度为 280℃。

取系统适用性溶液 1μl，注入气相色谱仪，记录色谱图，

各组分色谱峰的分离度均不小于 2.0。取供试品溶液 1μl，注入气相色谱仪，记录色谱图，按面积归一化法以峰面积计算，未知杂质总量不得过 1.0%；其他脂肪醇和未知杂质总量不得过 5.0%。

炽灼残渣 取本品 2.0g，依法检查(通则 0841)，遗留残渣不得过 0.1%。

重金属 取炽灼残渣项下遗留的残渣，依法检查(通则 0821 第二法)，含重金属不得过百万分之十。

【含量测定】 照气相色谱法(通则 0521)测定。

色谱条件与系统适用性试验 以 100%-聚二甲基硅氧烷为固定液的毛细管柱为色谱柱；柱温 205℃，进样口温度 250℃，检测器温度 250℃；理论板数按十六醇峰计算不低于 10 000，十六醇峰与相邻色谱峰的分离度应符合要求。

测定法 取本品 100mg，精密称定，置 100ml 量瓶中，用无水乙醇溶解并稀释至刻度，摇匀，精密量取 1μl 注入气相色谱仪，记录色谱图；另精密称取十六醇对照品适量，用无水乙醇溶解制成每 1ml 中含 1.0mg 的溶液，摇匀，同法操作，按外标法以峰面积计算十六醇的含量，即得。

【类别】 释放调节剂和基质等。

【贮藏】 密闭保存。

十 四 醇

Shisichun

Myristyl Alcohol

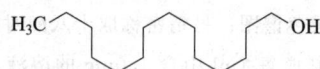

$C_{14}H_{30}O$ 214.39

[112-72-1]

本品系由含十四醇酯的植物油脂在催化条件下加氢还原制得，按无水物计算，含 $C_{14}H_{30}O$ 应为 90.0%～102.0%。

【性状】 本品为白色结晶的蜡状固体。

本品在乙醇中易溶，在水中不溶。

酸值 本品的酸值(通则 0713)应不大于 2.0。

羟值 取本品 1.0g，精密称定，置 250ml 回流瓶中，精密加入酰化剂(取醋酐 25.0ml，加无水吡啶稀释至 100ml，临用新制)5.0ml，水浴加热回流 1 小时后，加入水 10ml 继续水浴加热回流 10 分钟，放冷，用中性丁醇(用 0.5mol/L 氢氧化钾乙醇溶液中和至对酚酞指示液显中性) 25ml 冲洗冷凝器和回流瓶的内壁，加酚酞指示液 1ml，用乙醇制氢氧化钾滴定液(0.5mol/L)滴定至溶液显粉红色，同时做空白试验。照下式计算，羟值应为 250～267。

$$羟值 = \frac{(B-A) \times N \times 56.11}{W} + D$$

式中 A 为供试品消耗乙醇制氢氧化钾滴定液(0.5mol/L)

的体积，ml；

B 为空白试验消耗乙醇制氢氧化钾滴定液(0.5mol/L)的体积，ml；

N 为乙醇制氢氧化钾滴定液的浓度，mol/L；

W 为供试品的重量，g；

D 为供试品的酸值。

碘值 取本品 3.0g，精密称定，置 250ml 的干燥碘量瓶中，加三氯甲烷 10ml，依法检查(通则 0713)，应不大于 1.0。

皂化值 取本品 10.0g，精密称定，依法检查(通则 0713)，应不大于 1.0。

【鉴别】 在含量测定项下记录的色谱图中，供试品溶液主峰的保留时间应与对照品溶液主峰的保留时间一致。

【检查】 **碱度** 取本品 3.0g，加无水乙醇 25ml，加热使溶解，放冷，加酚酞指示液 2 滴，溶液不得显红色。

乙醇溶液的澄清度与颜色 取本品 0.50g，加乙醇 20ml，加热使溶解，放冷，依法检查(通则 0901 与通则 0902)，溶液应澄清无色；如显浑浊，与 1 号浊度标准液(通则 0902 第一法)比较，不得更浓。

有关物质 取本品适量，精密称定，加无水乙醇溶解并定量稀释制成每 1ml 中约含 1mg 的溶液，作为供试品溶液。

取十二醇、十四醇、十五醇、十六醇、十八醇与油醇适量，加无水乙醇适量，于 50℃水浴加热使溶解，冷却至室温，用无水乙醇定量稀释制成每 1ml 中各约含 1mg 的混合溶液，分别精密量取适量，用无水乙醇定量稀释制成每 1ml 中各约含 50μg 和 3μg 的混合溶液，作为系统适用性溶液与灵敏度溶液。

除分流比为 5：1 外，其余照含量测定项下的色谱条件，取系统适用性溶液 1μl 注入气相色谱仪，记录色谱图，十四醇和十五醇的分离度应不小于 10，十六醇与十八醇的分离度应不小于 20，十八醇与油醇的分离度应不小于 2.0。取灵敏度溶液 1μl 注入气相色谱仪，记录色谱图，各脂肪醇色谱峰的信噪比均应不低于 10。取供试品溶液 1μl 注入气相色谱仪，记录色谱图。按峰面积归一化法计算，含未知杂质总量不得过 1.0%，相关脂肪醇和未知杂质总量不得过 10.0%。

水分 取本品，照水分测定法(通则 0832 第一法 1)测定，含水分不得过 0.5%。

炽灼残渣 取本品 2.0g，依法检查(通则 0841)，遗留残渣不得过 0.1%。

【含量测定】 照气相色谱法(通则 0521)测定。

色谱条件与系统适用性试验 用聚乙二醇(或极性相近)为固定液的毛细管柱为色谱柱(0.25mm×30m，0.25μm 或效能相当的色谱柱)，起始温度为 90℃，以每分钟 5℃的速率升温至 180℃，维持 25 分钟；进样口温度为 270℃，检测器温度为 280℃；分流比为 100：1。取十六醇、十八醇与油

醇适量，加内标溶液(取十五醇适量，加无水乙醇溶解并定量稀释制成每 1ml 约含 1mg 的溶液)适量，于 50℃水浴加热使溶解，冷却至室温，用内标溶液定量稀释制成每 1ml 中各约含 1mg 的混合溶液，作为系统适用性溶液，量取 1μl 注入气相色谱仪，记录色谱图，十六醇与十八醇的分离度应不小于 20，十八醇与油醇的分离度应不小于 2.0。量取对照品溶液 1μl 注入气相色谱仪记录色谱图，十四醇与十五醇的拖尾因子应为 0.8～1.8。

测定法 取本品适量，精密称定，加内标溶液溶解并定量稀释制成每 1ml 中约含 1mg 的溶液，作为供试品溶液，精密量取 1μl 注入气相色谱仪，记录色谱图；另取十四醇对照品适量，精密称定，加内标溶液溶解并定量稀释制成每 1ml 约含 1mg 的溶液，作为对照品溶液，同法测定。按内标法以峰面积计算，即得。

【类别】 柔软剂和稳定剂等。

【贮藏】 密闭保存。

注：本品别名肉豆蔻醇。

丁香茎叶油

Dingxiangjingye You

Clove Leaf Oil

本品为桃金娘科植物丁香 *Eugenia cayophyllata* Thunb. 的茎、叶经水蒸气蒸馏提取的挥发油。含 β-丁香烯 $(C_{15}H_{24})$ 应为 5.0%～14.0%，含丁香酚 $(C_{10}H_{12}O_2)$ 应为 80.0%～92.0%。

【性状】 本品为微黄色至黄色的透明液体。

本品在乙醇、冰醋酸中极易溶解，在水中几乎不溶。

相对密度 本品的相对密度(通则 0601)为 1.038～1.060。

旋光度 取本品，依法测定(通则 0621)，旋光度为 0° 至 -2.0°。

折光率 本品的折光率(通则 0622)为 1.528～1.537。

【鉴别】(1)取本品约 80mg，加甲苯 2ml 使溶解，作为供试品溶液；另取丁香酚和乙酸丁香酚酯对照品适量，加甲苯溶解并稀释制成每 1ml 中各含 25mg 的混合溶液，作为对照品溶液。照薄层色谱法(通则 0502)试验，吸取上述两种溶液各 2μl，分别点于同一硅胶 GF$_{254}$ 薄层板上，以甲苯为展开剂，展开，取出，放置 5 分钟后进行二次展开，取出，晾干，在紫外光灯(254nm)下检视，对照品溶液应显示两个清晰分离的斑点(斑点从上至下分别为丁香酚和乙酸丁香酚酯)，供试品溶液所显主斑点的位置与颜色应与对照品溶液中丁香酚斑点相同。再喷以茴香醛溶液(取茴香醛 0.5ml，加冰醋酸 10ml 使溶解，加甲醇 85ml 和硫酸 5ml，摇匀，即得。临用新制)，在 105℃加热 5～10 分钟，供试品溶液所显丁香酚斑点的位置与颜色应与对照品溶液中丁香酚斑点相

同，在溶剂前沿与乙酸丁香酚酯斑点下方，应各显示一个红色斑点，溶剂前沿斑点为 β -丁香烯。

（2）在含量测定项下记录的色谱图中，供试品溶液主峰的保留时间应与对照品溶液中 β -丁香烯峰和丁香酚峰的保留时间一致。

以上（1）、（2）两项可选做一项。

【检查】溶液的澄清度　取本品 1ml，加 70%乙醇 2ml 溶解后，依法检查（通则 0902），溶液应澄清。

水溶性酚类　取本品 1ml，加热水 20ml，振摇，放冷，用水湿润的滤纸滤过，滤液中加三氯化铁试液 1 滴，除显易消失的灰绿色外，不得显蓝色或紫色。

脂肪油和树脂化精油　取本品 1 滴滴于滤纸上，24 小时内油滴应完全挥发，不得留下半透明或油性斑点。

重金属　取本品 1.0g，依法测定（通则 0821 第二法），含重金属不得过百万分之十。

【含量测定】照气相色谱法（通则 0521）测定。

色谱条件与系统适用性试验　用以聚乙二醇（或极性相近）为固定液的毛细管柱为色谱柱，起始温度为 80℃，维持 1 分钟，以每分钟 3℃的速率升温至 180℃，维持 2 分钟；进样口温度为 250℃，检测器温度为 250℃。取对照品溶液 1μl，注入气相色谱仪，β -丁香烯峰和丁香酚峰的分离度应符合要求。

内标溶液的制备　取水杨酸乙酯适量，加正己烷溶解并稀释制成每 1ml 中约含 9mg 的溶液，即得。

测定法　取本品约 0.1g，精密称定，置 10ml 量瓶中，加内标溶液溶解并稀释至刻度，摇匀，作为供试品溶液，精密量取 1μl 注入气相色谱仪，记录色谱图；另取 β -丁香烯与丁香酚对照品适量，精密称定，加内标溶液溶解并定量稀释制成每 1ml 中约含 1.0mg 和 8.8mg 的混合溶液，同法测定。按内标法以峰面积计算，即得。

【类别】芳香剂和矫味剂等。

【贮藏】密封，在凉暗处保存。

注：本品有丁香的香气，在空气中露置易变质。

丁 香 油

Dingxiang You

Clove Oil

[8000-34-8]

本品为桃金娘科植物丁香 Eugenia cayophyllata Thunb. 的干燥花蕾经水蒸气蒸馏提取的挥发油。含 β -丁香烯（$C_{15}H_{24}$）应为 5.0%～14.0%，含丁香酚（$C_{10}H_{12}O_2$）应为 75.0%～88.0%，含乙酸丁香酚酯（$C_{12}H_{14}O_3$）应为 4.0%～15.0%。

【性状】本品为微黄色至黄色的透明液体。

本品在乙醇、冰醋酸中极易溶解，在水中几乎不溶。

相对密度　本品的相对密度（通则 0601）为 1.038～1.060。

旋光度　取本品，依法测定（通则 0621），旋光度为 0°至−2.0°。

折光率　本品的折光率（通则 0622）为 1.528～1.537。

【鉴别】（1）取本品约 80mg，加甲苯 2ml 使溶解，作为供试品溶液；另取丁香酚和乙酸丁香酚酯对照品适量，加甲苯制成每 1ml 中各含 25mg 的混合溶液，作为对照品溶液。照薄层色谱法（通则 0502）试验，吸取上述两种溶液各 2μl，分别点于同一硅胶 GF_{254} 薄层板上，以甲苯为展开剂，展开，取出，放置 5 分钟后进行二次展开，取出，晾干，在紫外光灯（254nm）下检视，对照品溶液应显示两个清晰分离的斑点（斑点从上至下分别为丁香酚和乙酸丁香酚酯），供试品溶液所显主斑点的位置与颜色应与对照品溶液中丁香酚和乙酸丁香酚酯的斑点相同。再喷以茴香醛溶液（取茴香醛 0.5ml，加冰醋酸 10ml 使溶解，加甲醇 85ml 和硫酸 5ml，摇匀，即得。临用新制），在 105℃加热 5～10 分钟，供试品溶液所显丁香酚和乙酸丁香酚酯斑点的位置与颜色应与对照品溶液中丁香酚和乙酸丁香酚酯的斑点相同，在溶剂前沿与乙酸丁香酚酯斑点下方，应各显示一个红色斑点，溶剂前沿斑点为 β -丁香烯。

（2）在含量测定项下记录的色谱图中，供试品溶液主峰的保留时间应与对照品溶液中 β -丁香烯峰、丁香酚和乙酸丁香酚酯峰的保留时间一致。

以上（1）、（2）两项可选做一项。

【检查】溶液的澄清度　取本品 1ml，加 70%乙醇 2ml 溶解后，依法检查（通则 0902），溶液应澄清。

水溶性酚类　取本品 1ml，加热水 20ml，振摇，放冷，用水湿润的滤纸滤过，滤液中加三氯化铁试液 1 滴，除显易消失的灰绿色外，不得显蓝色或紫色。

脂肪油和树脂化精油　取本品 1 滴滴于滤纸上，24 小时内油滴应完全挥发，不得留下半透明或油性斑点。

重金属　取本品 1.0g，依法测定（通则 0821 第二法），含重金属不得过百万分之十。

【含量测定】照气相色谱法（通则 0521）测定。

色谱条件与系统适用性试验　用以聚乙二醇（或极性相近）为固定液的毛细管柱为色谱柱，起始温度为 80℃，维持 1 分钟，以每分钟 3℃的速率升温至 180℃，维持 2 分钟；进样口温度为 250℃，检测器温度为 250℃。取对照品溶液 1μl，注入气相色谱仪，各组分的出峰顺序依次为 β -丁香烯、丁香酚、乙酸丁香酚酯。

内标溶液的制备　取水杨酸乙酯适量，加正己烷溶解并稀释制成每 1ml 中约含 9mg 的溶液，即得。

测定法　取本品约 0.1g，精密称定，置 10ml 量瓶中，加内标溶液溶解并稀释至刻度，摇匀，作为供试品溶液，精密量取 1μl 注入气相色谱仪，记录色谱图；另取 β -丁香烯、丁香酚与乙酸丁香酚酯对照品适量，精密称定，加内标溶液溶解并定量稀释制成每 1ml 中约含 1.0mg、8.8mg 与 1.0mg 的混合溶液，同法测定。按内标法以峰面积计算，即得。

【类别】芳香剂和矫味剂等。

【贮藏】密封，在凉暗处保存。

注：本品有丁香的香气，在空气中露置易变质。

丁　香　酚

Dingxiangfen

Eugenol

OH
OCH₃
H₂C

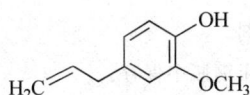

$C_{10}H_{12}O_2$　164.20

本品为 4-烯丙基-2-甲氧基苯酚。从丁香油、丁香茎叶油或其他含丁香酚的芳香油蒸馏分离而得。含 $C_{10}H_{12}O_2$ 应为 98.0%～102.0%。

【性状】本品为无色至淡黄色的透明液体。

本品在乙醇中溶解，在水中极微溶解。

相对密度　本品的相对密度（通则 0601 韦氏比重秤法）在 25℃时为 1.060～1.068。

馏程　取本品，照馏程测定法（通则 0611）测定，在 252～255℃馏出的量不得少于 90.0%（ml/ml）。

折光率　本品的折光率（通则 0622）应为 1.538～1.542。

【鉴别】（1）取本品约 0.05ml，加乙醇 2ml 使溶解，加三氯化铁试液 0.1ml，振摇，溶液显暗绿色，放置，渐显黄绿色。

（2）取本品适量，加乙醇制成每 1ml 中含 2mg 的溶液，作为供试品溶液；另取丁香酚对照品适量，加乙醇制成每 1ml 中含 2mg 的溶液，作为对照品溶液。照薄层色谱法（通则 0502）试验，吸取上述两种溶液各 5μl，分别点于同一硅胶 GF_{254} 薄层板上，以乙酸乙酯-甲苯（10∶90）为展开剂，展开，取出，晾干，置紫外光灯（254nm）下检视。供试品溶液所显主斑点的位置与颜色应与对照品溶液主斑点的颜色和位置相同；喷以茴香醛试液，在 105℃加热 10 分钟，供试品溶液所显主斑点的位置与颜色应与对照品溶液主斑点的位置和颜色相同。

（3）在含量测定项下记录色谱图中，供试品溶液主峰的保留时间应与对照品溶液主峰的保留时间一致。

（4）本品的红外光吸收图谱应与对照图谱（附图）一致（通则 0402）。

以上（2）、（3）两项可选做一项。

【检查】**碳氢化合物**　取本品 1ml，置 50ml 具塞量筒中，加 8.5%氢氧化钠溶液 5ml，加水 30ml，摇匀，应为黄色的澄清溶液。

水溶性酚类　取本品 1ml，加热水 20ml，振摇，放冷，用水湿润的滤纸滤过，滤液中加三氯化铁试液 1 滴，除显易消失的灰绿色外，不得显蓝色或紫色。

二聚物和低聚物　取本品 0.150g，加无水乙醇稀释至 100ml，照紫外-可见分光光度法（通则 0401），在 330nm 的波长处测定吸光度，不得过 0.25。

有关物质　取本品约 2g，置 10ml 量瓶中，加无水乙醇溶解并稀释至刻度，摇匀，作为供试品溶液。

精密量取 1ml，置 100ml 量瓶中，用无水乙醇稀释至刻度，摇匀，作为对照溶液。

另取丁香酚和香草醛对照品各适量，加无水乙醇溶解并稀释制成每 1ml 中约含丁香酚 40mg、香草醛 10mg 的混合溶液，作为系统适用性溶液。

照气相色谱法（通则 0521）测定，用 5%苯基-95%甲基聚硅氧烷（或极性相近）为固定液的毛细管柱为色谱柱；起始温度为 80℃，维持 2 分钟，以每分钟 8℃的速率升温至 280℃，维持 20 分钟；进样口温度为 250℃；检测器温度为 280℃。

取系统适用性溶液 1μl 注入气相色谱仪，香草醛峰相对丁香酚峰的保留时间约为 1.1，丁香酚峰与香草醛峰的分离度应符合要求。

精密量取供试品溶液与对照溶液各 1μl，分别注入气相色谱仪，记录色谱图。

供试品溶液的色谱图中如有杂质峰，单个杂质峰面积不得大于对照溶液主峰面积的 0.5 倍（0.5%），各杂质峰面积的和不得大于对照溶液主峰面积的 2 倍（2.0%）。供试品溶液色谱图中小于对照溶液主峰面积 0.05 倍的峰可忽略不计。

炽灼残渣　取本品 1.0g，依法检查（通则 0841），遗留残渣不得过 0.1%。

重金属　取炽灼残渣项下遗留的残渣，依法检查（通则 0821 第二法），含重金属不得过百万分之二十。

【含量测定】照气相色谱法（通则 0521）测定。

色谱条件与系统适用性试验　用以硝基对苯二甲酸改性的聚乙二醇（或极性相近）为固定液的毛细管柱为色谱柱（FFAP，0.32mm×30m，0.25μm）；起始温度为 80℃，维持 1 分钟，以每分钟 5℃的速率升温至 200℃，维持 15 分钟；进样口温度为 230℃；检测器温度为 250℃。丁香酚峰与水杨酸甲酯峰的分离度应大于 2.5。

内标溶液的制备　取水杨酸甲酯适量，加无水乙醇溶解并稀释制成每 1ml 含 1mg 的溶液，即得。

测定法　取本品 50mg，精密称定，置 50ml 量瓶中，加入内标溶液溶解并稀释至刻度，摇匀，作为供试品溶液，精密量取 0.5μl 注入气相色谱仪，记录色谱图。

另取丁香酚对照品 50mg，同法测定。按内标法以峰面积计算，即得。

【类别】矫味剂。

【贮藏】遮光，密封，置阴凉处。

附：

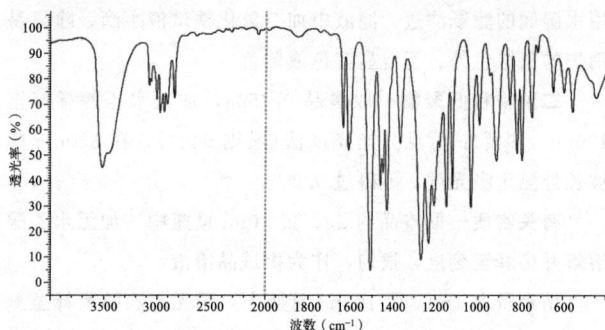

图　药用辅料丁香酚红外光吸收对照图谱

（试样制备：膜法）

注：本品有丁香的香气，露置空气中或贮存日久，渐变质。

丁　烷

Dingwan

Butane

$$CH_2\ CH_3$$
$$CH_3\ CH_2$$

C₄H₁₀　58.12

[106-97-8]

本品含丁烷 C₄H₁₀ 不得少于 97.0%（ml/ml）。

【性状】　本品为无色气体。

【鉴别】　本品的红外光吸收图谱应在 2962cm⁻¹±10cm⁻¹、1465cm⁻¹±10cm⁻¹、1380cm⁻¹±10cm⁻¹ 及 960cm⁻¹±10cm⁻¹ 波数处有特征吸收（通则 0402）。

【检查】　高沸点残留物　取 1000ml 规格的不锈钢液化石油气采样器（推荐双阀型，附图），用本品适量润洗两次，小心充满供试品，慢慢打开阀门，使其挥干，用正己烷洗涤采样器两次，每次 50ml，将洗液合并至已恒重的蒸发皿中，水浴蒸干；另取正己烷 100ml 至另一已恒重的蒸发皿中，水浴蒸干。将两蒸发皿于 100℃ 干燥至恒重，两蒸发皿中残留物重量的差值为高沸点残留物。本品每 1ml 含高沸点残留物不得过 5μg。

残留物酸度　用水 10ml 将上述高沸点残留物转移至具塞试管中，振摇 30 秒，加甲基橙指示液 2 滴，剧烈振摇，水层应不呈现红色。

硫化物　本品应不使湿润的醋酸铅试纸显黑色。

水分　以下方法任选其一。

(1)取本品 100g，精密称定，照水分测定法（通则 0832 第一法 2)测定，含水分不得过 0.001%。

(2)取本品，照气体水分测定-露点法（通则 0834 第二法）测定，含水分不得过 0.001%。

【含量测定】　照气相色谱法（通则 0521）测定。

色谱条件与系统适用性试验　用氧化铝为固定相（PLOT-Al₂O₃ S 型或极性相近）的毛细管柱；初始温度为 80℃，维持 2 分钟，以每分钟 5℃ 的速率升温至 140℃；维持 5 分钟；进样口温度为 250℃；检测器温度为 250℃。取本品由气体进样阀注入气相色谱仪，记录色谱图，3 次测定结果的相对标准偏差应不大于 1%。

测定法　取装有本品的石油气钢瓶，接一石油气减压阀，用铜管将减压阀和气体自动进样阀相连接，打开石油气钢瓶，冲洗连接管道与各阀，调节流速使进样阀后的气流以能在水中连续冒出气泡为宜，设置气体自动进样阀 0.01 分钟时打开，1 分钟时关闭，记录色谱图。按面积归一化法计算，即得。

检查或测定前，应先将供试品钢瓶在实验室温度下放置 6 小时以上。

【类别】　抛射剂。

【贮藏】　置耐压钢瓶中保存。

附：

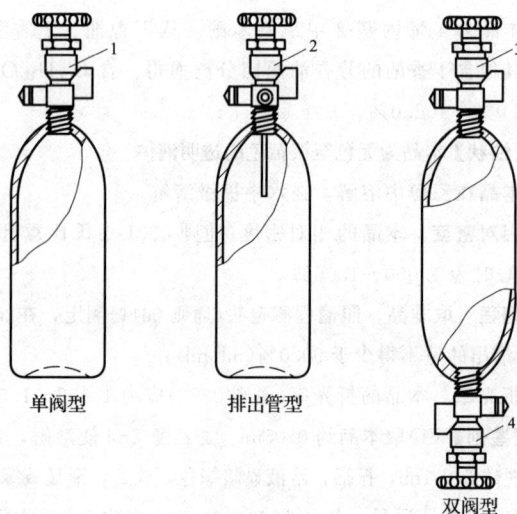

单阀型　　　排出管型　　　双阀型

图　采样器

1、2、4. 入口阀　3. 出口阀

注：本品极易燃、易爆。

丁基羟基苯甲醚

Dingjiqiangjibenjiami

Butylated Hydroxyanisole

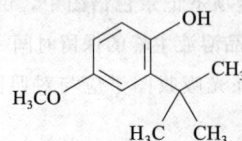

C₁₁H₁₆O₂　180.25

[25013-16-5]

本品为 2-叔丁基-4-羟基苯甲醚与 3-叔丁基-4-羟基苯甲醚的混合物，含 C₁₁H₁₆O₂ 不得少于 98.5%，其中含 2-叔丁基-4-羟基苯甲醚不得过 10.0%。

【性状】本品为白色至微黄色或粉红色的结晶性粉末或蜡状固体。

本品在二氯甲烷、乙醇中极易溶解，在水中几乎不溶或不溶。

【鉴别】(1)取本品约 0.5mg，加 70%乙醇 5ml 使溶解，加 2%硼砂溶液 2ml 与 0.01%氯亚氨基-2,6-二氯醌无水乙醇溶液 1ml，摇匀后，溶液显蓝色。

(2)取本品约 10mg，加乙醇 2ml 使溶解，加 0.1%丙酸睾酮乙醇溶液 1ml 与 8.5%氢氧化钠溶液 2ml，80℃水浴加热 10 分钟，放冷，溶液显红色。

(3)在含量测定项下记录的色谱图中，供试品溶液主峰的保留时间应与对照品溶液主峰的保留时间一致。

【检查】有关物质 取本品约 50mg，精密称定，置 100ml 量瓶中，加流动相溶解并稀释至刻度，摇匀，作为供试品溶液。

精密量取供试品溶液 1ml，置 200ml 量瓶中，用流动相稀释至刻度，作为对照溶液。

照含量测定项下的色谱条件试验，精密量取供试品溶液与对照溶液各 20μl，分别注入液相色谱仪，记录色谱图至主成分峰保留时间的 4 倍，供试品溶液的色谱图中如有杂质峰，单个杂质峰面积不得大于对照溶液主峰面积的 0.4 倍(0.2%)，各杂质峰面积的和不得大于对照溶液峰面积(0.5%)。

炽灼残渣 取本品 1.0g，依法检查(通则 0841)，遗留残渣不得过 0.1%。

重金属 取炽灼残渣项下遗留的残渣，依法检查(通则 0821 第二法)，含重金属不得过百万分之十。

【含量测定】照高效液相色谱法(通则 0512)测定。

色谱条件与系统适用性试验 用十八烷基硅烷键合硅胶为填充剂，以 5%冰醋酸溶液(取冰醋酸 50ml 加水 1000ml，混匀)-乙腈(40：60)为流动相；检测波长为 290nm。取 2-叔丁基-4-羟基苯甲醚与 3-叔丁基-4-羟基苯甲醚对照品适量，加流动相稀释制成每 1ml 中约含 10μg 与 100μg 的混合溶液，取 20μl 注入液相色谱仪，记录色谱图，2-叔丁基-4-羟基苯甲醚与 3-叔丁基-4-羟基苯甲醚的分离度应符合要求。

测定法 取本品约 10mg，精密称定，置 100ml 量瓶中，加流动相溶解并稀释至刻度，摇匀，作为供试品溶液，精密量取 20μl 注入液相色谱仪，记录色谱图；另取 2-叔丁基-4-羟基苯甲醚与 3-叔丁基-4-羟基苯甲醚对照品适量，分别用流动相稀释制成每 1ml 中各含 10μg 与 100μg 的溶液，作为对照品溶液，同法测定，按外标法以峰面积分别计算 2-叔丁基-4-羟基苯甲醚和 3-叔丁基-4-羟基苯甲醚的含量，并计算总和，即得。

【类别】抗氧剂。

【贮藏】遮光，密封，置阴凉处保存。

注：本品具有特异性气味。

七氟丙烷
(供外用气雾剂用)
Qifubingwan
(Gongwaiyongqiwujiyong)
Heptafluoropropane
(For Topical Aerosol)

$$F_3C - \overset{\overset{\displaystyle H}{|}}{\underset{\underset{\displaystyle F}{|}}{C}} - CF_3$$

C$_3$HF$_7$ 170.03

[431-89-0]

本品为 1,1,1,2,3,3,3-七氟丙烷，系由六氟丙烯和氟化氢在催化剂的作用下加成制得。含 C$_3$HF$_7$ 不得少于 99.95%。

【性状】本品为无色气体；在加压下呈液态。

【鉴别】(1)取本品与七氟丙烷对照品各 1ml，照有关物质项下色谱条件试验，供试品主峰的保留时间应与对照品主峰的保留时间一致。

(2)取本品适量，注入红外气体池，依法测定(通则 0402)，本品的红外光吸收图谱应与对照图谱(附图 1)一致。

【检查】酸度 取本品约 100g，依次通过用导管串联的三个多孔式气体洗瓶(洗瓶中预先加有无二氧化碳的水 100ml，在第三个洗瓶中加入溴甲酚绿指示液 3 滴)后，如指示液未变色(如变色需重新实验)，合并前两个洗瓶的吸收液，移入锥形瓶中，加入溴甲酚绿指示液 3 滴，用氢氧化钠滴定液(0.01mol/L)滴定，消耗滴定液的体积应不得过 0.28ml(以 HCl 计，0.0001%)。

高沸点残留物 取本品约 200g，通入称量管已于 105℃恒重的蒸发器中，室温挥发至干，用二氯甲烷 10ml 洗涤蒸发器内壁，置 90℃水浴蒸干，取下称量管于 105℃干燥至恒重，遗留残渣应不得过 10mg(0.0050%)。

氯化物 取本品约 40g，以每分钟约 3g 的速率通入加有硝酸 6 滴和饱和硝酸银溶液 18 滴的无水甲醇 30ml 中，应不得发生浑浊。

气相中不凝性气体 取本品，用导管(聚乙烯软管或金属管)连接钢瓶气相出口，缓慢开启阀门，待气流流出时，用进样针或直接与气相色谱仪的进样阀连接，用本品(大于被置换容积的 10 倍量)反复置换和清洗进样针或进样系统，以排出系统中多余空气后作为供试品。

另取 1.5%标准空气对照品同法处理后，作为对照品。

照气相色谱法(通则 0521)测定，用粒径为 0.18～0.25mm 的二乙烯苯-乙基乙烯苯型高分子多孔小球为固定相的填充柱，柱温 100℃；进样口温度为 150℃；检测器为热导检测器，温度为150℃。

精密量取供试品与对照品各1ml，分别注入气相色谱仪，记录色谱图。按外标法以峰面积计算供试品中不凝性气体含量（W_1），按下式计算25℃时气相中不凝性气体含量（W），应不得过1.5%（V/V）。

$$W = \frac{W_1 \times P \times 298.15}{(T+273.15)P_{25}} \times 100\%$$

式中　P 为供试品测定温度 T（℃）时的饱和蒸汽压值（附表）；

P_{25} 为供试品 25℃时的饱和蒸汽压值（附表）。

有关物质　取液态本品至真空气体取样袋中，使其自然蒸发成气态后，用气态本品反复置换气密进样针或进样系统，以排出系统中多余空气后作为供试品。

照气相色谱法（通则0521）测定，用14% 氰丙基苯基-86%甲基聚硅氧烷（0.25mm×120m，1.0μm）和6%氰丙基苯基-94%甲基聚硅氧烷（0.25mm×60m，1.0μm）为固定液的毛细管柱串联使用；初始温度为−20℃，维持20分钟，以

表　相对校正因子

序号	中文名称	结构式	别名	CAS号	相对保留时间	相对校正因子*
1	甲烷	CH_4	—	74-82-8	0	—
2	全氟丁烷	$CF_3CF_2CF_2CF_3$	R3110	355-25-9	0.07	3.86
3	六氟丙烯	$CF_3CF=CF_2$	R1216	116-15-4	0.18	0.72
4	1,1,1,2,3,4,4,4-八氟-2-丁烯(反)	$CF_3CF=CFCF_3$(反)	FC1318my/t	1516-64-9	0.27	0.78
5	1,1,1,2,3,4,4,4-八氟-2-丁烯(顺)	$CF_3CF=CFCF_3$(顺)	FC1318my/c	1516-65-0	0.32	0.78
6	2-氯-七氟丙烷	$CF_3CFClCF_3$	R217ba	76-18-6	0.40	1.13
7	1,1,1,2,2-五氟丙烷	$CF_3CF_2CH_3$	R245cb	1814-88-6	0.55	0.63
8	1,1,3,3,3-五氟-1-丙烯	$CF_3CH=CF_2$	R1225zc	690-27-7	0.58	0.59
9	1,2,3,3,3-五氟-1-丙烯(反)	$CF_3CF=CHF$(反)	HFC1225ye/t	2252-83-7	0.85	0.59
10	七氟丙烷	CF_3CHFCF_3	HFC-227ea	431-89-0	1.0	1.0
11	1,2,3,3,3-五氟-1-丙烯(顺)	$CF_3CF=CHF$(顺)	HFC1225ye/c	5528-43-8	1.12	0.59
12	1,1,1,3,3,3-六氟丙烷	$CF_3CH_2CF_3$	R236fa	690-39-1	1.50	0.69
13	2-氯-1,1,1,2-四氟乙烷	CF_3CHFCl	R124	2837-89-0	2.42	0.96

* 相对校正因子计算：

1. 校准用标准样品的配制

称量装有七氟丙烷本底样品的取样钢瓶。将气体取样袋与取样钢瓶连接，打开阀门，让适量的液体样品完全气化到气体取样袋中，再次称量取样钢瓶。两次称量之差即为加入的本底样品七氟丙烷的质量 m。

2. 根据待测样品实际情况，用注射器逐一加入一定体积的各杂质组分气体到气体取样袋中。平衡20～30分钟，使各组分完全混合均匀，计算加入的各杂质组分的质量。

3. 气体杂质组分 i 的质量 m_i，数值以克（g）表示，按公式（1）计算：

$$m_i = \frac{M_i V_i}{24\,450} \tag{1}$$

式中　V_i 为加入的气体杂质组分 i 的体积，ml；

M_i 为加入的气体杂质组分 i 的摩尔质量，g/mol；

24 450 为在 25℃、101.3kPa 下，1mol 气体的体积，ml/mol。

4. 校准用标准样品有效期为 3～4 天。

5. 校准用标准样品中各杂质组分含量的计算

校准用标准样品中各杂质组分 i 的质量分数 ω_i，数值以%表示，按公式（2）计算：

$$\omega_i = \frac{m_i}{m + \sum m_i} \times 100\% \tag{2}$$

式中　m_i 为校准用标准样品中各杂质组分 i 的质量，g；

m 为校准用标准样品中本底样品七氟丙烷的质量，g。

6. 相对质量校正因子的测定

以校准用标准样品的本底样品七氟丙烷为参照物 R，以七氟丙烷相对质量校正因子为1计，杂质组分 i 的相对质量校正因子 f_i，按公式（3）计算：

$$f_i = \frac{\omega_i A_R}{A_i \omega_R} \tag{3}$$

式中　ω_i 为校准用标准样品中各杂质组分 i 的质量分数，%；

A_i 为杂质组分 i 的峰面积；

ω_R 为参照物 R 的质量分数，%；

A_R 为参照物 R 的峰面积。

7. 未知组分的相对质量校正因子 f_i 采用各杂质组分中最大的相对质量校正因子。

每分钟 2℃的速率升温至 40℃，维持 5 分钟；进样口温度为 80℃；检测器为火焰离子化检测器，温度为 180℃；进样体积约 0.8ml；分流比为 30∶1。取供试品注入气相色谱仪，记录色谱图，七氟丙烷峰保留时间约为 27 分钟，理论板数按七氟丙烷峰计不低于 200 000。本品色谱图中如有杂质峰，以甲烷的保留时间作为死时间，计算各组分峰的相对保留时间(附图 2，必要时可采用质谱法或相应对照品确证)，相对校正因子见下表，按校正后的峰面积归一化法计算。含 1,1,3,3,3-五氟-1-丙烯应不得过 0.0020%，含六氟丙烯应不得过 0.0020%，总不饱和烃应不得过 0.0050%；总杂质应不得过 0.05%。

水分　取本品约 10g，照水分测定法(通则 0832 第一法 2)测定，含水分不得过 0.001%。

【含量测定】取本品，照有关物质项下测定杂质总量，并以 100.0%减去杂质总量，即得。

【类别】抛射剂。

【贮藏】置耐压容器中，通风、避光保存。

附：

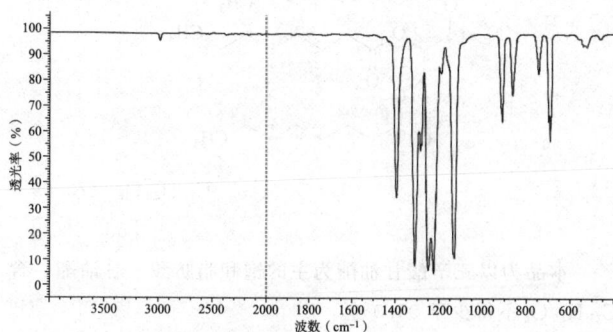

图 1　药用辅料七氟丙烷（供外用气雾剂用）红外光吸收对照图谱
（试样制备：气体池法）

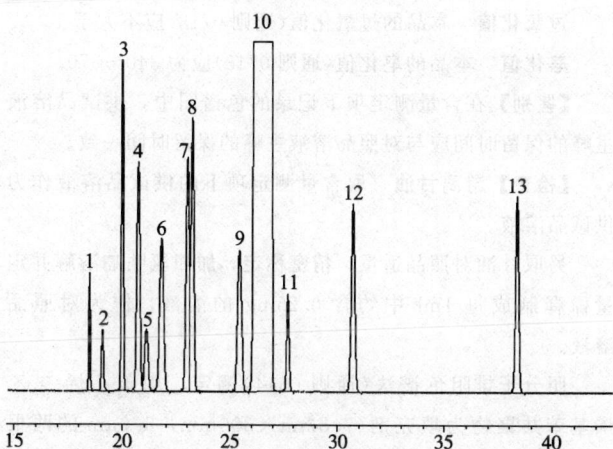

图 2　七氟丙烷含量和有关物质测定典型色谱图

1. CH_4；2. $CF_3CF_2CF_2CF_3$；3. $CF_3CF=CF_2$；4. $CF_3CF=CFCF_3$(反)；5. $CF_3CF=CFCF_3$(顺)；6. $CF_3CFClCF_3$；7. $CF_3CF_2CH_3$；8. $CF_3CH=CF_2$；9. $CF_3CF=CHF$(反)；10. HFC-227ea；11. $CF_3CF=CHF$(顺)；12. $CF_3CH_2CF_3$；13. CF_3CHFCl

表　七氟丙烷不同温度下的饱和蒸汽压

温度 (℃)	饱和蒸汽压 (MPa)	温度 (℃)	饱和蒸汽压 (MPa)	温度 (℃)	饱和蒸汽压 (MPa)
−60.0	0.008 20	3.0	0.2158	30.0	0.5299
−50.0	0.016 19	4.0	0.2240	31.0	0.5459
−40.0	0.029 66	5.0	0.2323	32.0	0.5622
−30.0	0.050 99	6.0	0.2410	33.0	0.5788
−20.0	0.083 03	7.0	0.2498	34.0	0.5958
−19.0	0.086 95	8.0	0.2589	35.0	0.6132
−18.0	0.091 01	9.0	0.2683	36.0	0.6310
−17.0	0.095 21	10.0	0.2779	37.0	0.6491
−16.0	0.099 57	11.0	0.2877	38.0	0.6676
−15.0	0.1041	12.0	0.2979	39.0	0.6865
−14.0	0.1087	13.0	0.3083	40.0	0.7058
−13.0	0.1136	14.0	0.3189	41.0	0.7255
−12.0	0.1186	15.0	0.3299	42.0	0.7456
−11.0	0.1237	16.0	0.3411	43.0	0.7661
−10.0	0.1291	17.0	0.3526	44.0	0.7870
−9.0	0.1346	18.0	0.3644	45.0	0.8084
−8.0	0.1403	19.0	0.3764	46.0	0.8301
−7.0	0.1461	20.0	0.3888	47.0	0.8523
−6.0	0.1522	21.0	0.4015	48.0	0.8749
−5.0	0.1584	22.0	0.4145	49.0	0.8980
−4.0	0.1649	23.0	0.4278	50.0	0.9215
−3.0	0.1715	24.0	0.4414	60.0	1.1820
−2.0	0.1784	25.0	0.4553	70.0	1.4940
−1.0	0.1854	26.0	0.4696	80.0	1.8630
0.0	0.1927	27.0	0.4841	90.0	2.2980
1.0	0.2002	28.0	0.4991	100.0	2.8140
2.0	0.2079	29.0	0.5143		

注：本品具有轻微的醚样气味。

三乙醇胺

Sanyichun'an

Trolamine

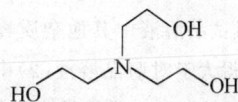

$C_6H_{15}NO_3$　149.19

[102-71-6]

本品为 2,2',2″-氮川三乙醇，由环氧乙烷氨解并经分离纯化制得。按无水物计算，含总碱以 $C_6H_{15}NO_3$ 计应为 99.0%～103.0%。

【性状】本品为无色至微黄色的黏稠澄清液体。

本品在水或乙醇中极易溶解，在二氯甲烷中溶解。

相对密度　本品的相对密度(通则 0601)为 1.120～1.130。

折光率 本品的折光率(通则 0622)为 1.482～1.485。

【鉴别】(1)取本品 1ml,加硫酸铜试液 0.3ml,显蓝色。再加氢氧化钠试液 2.5ml,加热至沸,蓝色仍不消失。

(2)取本品 1ml 置试管中,缓缓加热,产生的气体能使湿润的红色石蕊试纸变蓝。

(3)精密量取有关物质项下供试品溶液 1ml,置 200ml 量瓶中,用水稀释至刻度,摇匀,作为供试品溶液。精密量取有关物质项下对照品溶液(1)1ml,置 200ml 量瓶中,加水稀释至刻度,摇匀,作为对照品溶液。照有关物质项下的色谱条件试验,供试品溶液主峰的保留时间应与对照品溶液主峰的保留时间一致。

【检查】**溶液的澄清度与颜色** 取本品 12g,置 20ml 量瓶中,加水稀释至刻度,依法检查(通则 0901 与通则 0902),溶液应澄清无色;如显色,与橙黄色 1 号标准比色液(通则 0901)比较,不得更深。

有关物质 取本品约 10g,精密称定,置 100ml 量瓶中,精密加内标溶液(取 3-氨基丙醇约 5g,置 100ml 量瓶中,加水溶解并稀释至刻度,摇匀)1ml,加水溶解并稀释至刻度,摇匀,作为供试品溶液。

取三乙醇胺对照品约 1.0g,精密称定,置 10ml 量瓶中,加水溶解并稀释至刻度,摇匀,作为对照品溶液(1);另取单乙醇胺约 1.0g、二乙醇胺约 5.0g 与三乙醇胺对照品约 1.0g,各精密称定,置 100ml 量瓶中,加水溶解并稀释至刻度,摇匀,精密量取 1ml,置 100ml 量瓶中,精密加内标溶液 1ml,用水稀释至刻度,摇匀,作为对照品溶液(2)。

照气相色谱法(通则 0521)测定,以 5%二甲基-95%聚二甲基硅氧烷为固定相;起始温度为 60℃,以每分钟 30℃ 的速率升温至 230℃,维持 10 分钟;进样口温度为 260℃,检测器温度为 290℃。单乙醇胺峰与内标峰的分离度应大于 2.0。

精密量取供试品溶液与对照品溶液(2)各 1μl,分别注入气相色谱仪,记录色谱图;按内标法以峰面积比值计算,供试品溶液中单乙醇胺峰面积与内标峰面积的比值不得大于对照品溶液(2)中单乙醇胺峰面积与内标峰面积的比值(0.1%),供试品溶液中二乙醇胺峰面积与内标峰面积的比值不得大于对照品溶液(2)中二乙醇胺峰面积与内标峰面积的比值(0.5%),供试品溶液中其他杂质峰面积的总和与内标峰面积的比值不得大于对照品溶液(2)中主峰面积与内标峰面积的比值 10 倍(1.0%),供试品溶液色谱图中任何小于对照品溶液(2)中三乙醇胺主峰面积 0.5 倍的杂质峰可忽略不计。

水分 取本品约 1g,照水分测定法(通则 0832 第一法 1)测定,含水分不得过 0.5%。

炽灼残渣 取本品,依法检查(通则 0841),遗留残渣不得过 0.05%。

重金属 取本品 1.0g,加水 20ml 使溶解,依法检查(通则 0821 第一法),含重金属不得过百万分之十。

【含量测定】取本品约 1.2g,精密称定,置 250ml 锥形瓶中,加新沸放冷的水 75ml,加甲基红指示液 0.3ml,用盐酸滴定液(1mol/L)滴定至溶液显微红色并保持 30 秒不褪色。每 1ml 盐酸滴定液(1mol/L)相当于 149.2mg 的 $C_6H_{15}NO_3$。

【类别】乳化剂和 pH 调节剂等。

【贮藏】遮光,密封保存。

注:①本品在低于室温环境下,可能凝固,外观为白色至淡黄色固体。②为满足制剂安全性和有效性要求,必要时,可对三乙醇胺中 N-亚硝基二乙醇胺进行控制。

三辛酸甘油酯

Sanxinsuan Ganyouzhi

Glyceryl Tricaprylate

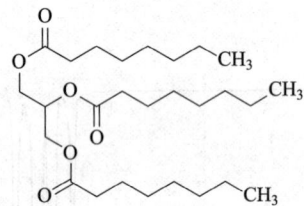

$C_{27}H_{50}O_6$ 470.69

[538-23-8]

本品为以三辛酸甘油酯为主的饱和脂肪酸三甘油酯。含 $C_{27}H_{50}O_6$ 不得少于 90.0%。

【性状】本品为无色至淡黄色的澄清液体。

酸值 本品的酸值(通则 0713)应不大于 0.2。

羟值 本品的羟值(通则 0713)应不大于 10.0。

过氧化值 本品的过氧化值(通则 0713)应不大于 1。

皂化值 本品的皂化值(通则 0713)应为 340～370。

【鉴别】在含量测定项下记录的色谱图中,供试品溶液主峰的保留时间应与对照品溶液主峰的保留时间一致。

【检查】**游离甘油** 取含量测定项下的供试品溶液作为供试品溶液。

另取甘油对照品适量,精密称定,加四氢呋喃溶解并定量稀释制成每 1ml 中约含 0.25mg 的溶液,作为对照品溶液。

照分子排阻色谱法(通则 0514)测定,用苯乙烯-二乙烯基苯共聚物为填充剂(7.8mm×300mm,5.0μm 的两根色谱柱串联或效能相当的色谱柱);以四氢呋喃为流动相;示差折光检测器。

精密量取供试品溶液与对照品溶液各 20μl,分别注入液相色谱仪,记录色谱图。按外标法以峰面积计算,含游离甘油不得过 0.5%。

碱性杂质 取本品 2.0g,加乙醇 15ml,乙醚 30ml 温热使溶解，加溴酚蓝指示液 0.05ml，用盐酸滴定液（0.01mol/L）滴定至上层液显黄色，消耗盐酸滴定液（0.01mol/L）的体积不得过 0.4ml。

水分　取本品，照水分测定法（通则 0832 第一法 2）测定，含水分不得过 0.2%。

炽灼残渣　取本品 1.0g，依法检查（通则 0841），遗留残渣不得过 0.1%。

脂肪酸组成　取本品约 0.1g，置 50ml 回流瓶中，加 0.5mol/L 氢氧化钠甲醇溶液 2ml，在水浴中加热回流 30 分钟，放冷，加 14% 三氟化硼甲醇溶液 2ml，在水浴中继续加热回流 30 分钟，放冷，加正庚烷 4ml，继续加热回流 5 分钟后，放冷，加饱和氯化钠溶液 10ml，摇匀，静置使分层，取上层液，用水洗涤 3 次，每次 2ml，上层液经无水硫酸钠干燥，作为供试品溶液。

分别取己酸甲酯、辛酸甲酯、癸酸甲酯与月桂酸甲酯对照品适量，加正庚烷溶解并稀释制成每 1ml 中约含己酸甲酯 0.1mg、辛酸甲酯 9.0mg、癸酸甲酯 0.5mg、月桂酸甲酯 0.1mg 的溶液，作为对照品溶液。

照气相色谱法（通则 0521）测定，以键合聚乙二醇（或极性相近）为固定液的毛细管柱为色谱柱，起始温度为 50℃，以每分钟 20℃ 的速率升温至 180℃，再以每分钟 9℃ 的速率升温至 240℃，维持 12 分钟；进样口温度为 250℃，检测器温度为 250℃。取对照品溶液 2μl 注入气相色谱仪，记录色谱图，辛酸甲酯峰与癸酸甲酯峰的分离度应不小于 4.0。取供试品溶液 2μl 注入气相色谱仪，记录色谱图，按面积归一化法计算，含辛酸不得少于 90.0%，己酸不得过 1.0%，癸酸不得过 5.0%，月桂酸不得过 1.0%。

细菌内毒素（供注射用）　取本品，依法检查（通则 1143），每 1ml 三辛酸甘油酯中含内毒素的量应小于标示量。

【含量测定】照气相色谱法（通则 0521）测定。

色谱条件与系统适用性试验　用 5% 苯基-95% 甲基聚硅氧烷（或极性相近）为固定液的毛细管柱为色谱柱（0.32mm×15m，0.1μm 或效能相当的色谱柱），起始温度为 60℃，维持 3 分钟，以每分钟 8℃ 的速率升温至 340℃，维持 12 分钟；进样口温度为 350℃，检测器温度为 370℃。取单辛酸甘油酯与单癸酸甘油酯对照品各适量，加四氢呋喃溶解并稀释制成每 1ml 中各约含 20mg 的混合溶液，作为系统适用性溶液，精密量取 1μl 注入气相色谱仪，记录色谱图，单辛酸甘油酯峰与单癸酸甘油酯峰的分离度应不小于 5.0。

测定法　取本品适量，精密称定，加四氢呋喃溶解并定量稀释制成每 1ml 中约含 50mg 的溶液，作为供试品溶液，精密量取 1μl 注入气相色谱仪，记录色谱图；另取三辛酸甘油酯对照品，同法测定，按下式计算三辛酸甘油酯的含量，供试品溶液色谱图中小于单辛酸甘油酯峰保留时间的溶剂峰和游离脂肪酸峰忽略不计。

$$游离脂肪酸(\%)=\frac{酸值 \times 144.21 \times 100}{56.11 \times 1000}$$

$$三辛酸甘油酯(\%)=\frac{r_U}{r_T} \times (100-A-B-C)$$

式中　144.21 为辛酸分子量；

56.11 为氢氧化钾分子量；

A 为游离甘油项下测定结果，%；

B 为水分项下测定结果，%；

C 为游离脂肪酸计算结果，%；

r_U 为三辛酸甘油酯的峰面积；

r_T 为除溶剂峰和游离脂肪酸峰外所有色谱峰的峰面积。

【类别】润滑剂、乳化剂和载体等。

【贮藏】遮光，密封，室温保存。

【标示】①应标明本品每 1ml 中含内毒素的量应小于的标示量。②如有特殊贮藏条件，应标明。

三油酸山梨坦

Sanyousuan Shanlitan

Sorbitan Trioleate

[26266-58-0]

本品为山梨坦与三分子油酸形成酯的混合物，系山梨醇脱水，在碱性催化下，与三分子油酸酯化而制得。或者由山梨醇与三分子油酸在 180～280℃ 下直接酯化而制得。

【性状】本品为淡黄色至黄色油状液体。

本品在乙醇中微溶，在水中不溶。

酸值　本品的酸值（通则 0713）应不大于 17。

羟值　本品的羟值（通则 0713）应为 50～75。

碘值　本品的碘值（通则 0713）应为 77～85。

过氧化值　本品的过氧化值（通则 0713）应不大于 10。

皂化值　本品的皂化值（通则 0713）应为 169～183。

【鉴别】照脂肪酸组成试验应符合规定。

【检查】**脂肪酸组成**　取本品 0.1g，置 50ml 圆底烧瓶中，加 0.5mol/L 氢氧化钾甲醇溶液 4ml，在 65℃ 水浴中加热回流 10 分钟，放冷，加 14% 三氟化硼甲醇溶液 5ml，在 65℃ 水浴中加热回流 2 分钟，放冷，加正己烷 5ml，继续在 65℃ 水浴中加热回流 1 分钟，放冷，加饱和氯化钠溶液 10ml，摇匀，静置使分层，取上层液，经无水硫酸钠干燥，作为供试品溶液。

照气相色谱法（通则 0521）测定。以聚乙二醇为固定液的毛细管柱为色谱柱，起始温度为 150℃，维持 3 分钟，以每分钟 5℃ 的速率升温至 220℃，维持 10 分钟；进样口温度 240℃，检测器温度 280℃。分别取十四烷酸甲酯、棕榈酸甲酯、棕榈油酸甲酯、硬脂酸甲酯、油酸甲酯、亚油酸甲酯、亚麻酸甲酯对照品适量，加正己烷溶解并稀释制成每 1ml 中各约含 1mg 的溶液，取 1μl 注入气相色谱仪，记录色谱图，理论板数按油酸甲酯峰计算不低于 20 000，各色谱峰的分离度应符合要求。取供试品溶液 1μl 注入气相色谱仪，按面积归一化法以峰面积计算，含十四烷酸不得过 5.0%，棕榈酸不得过 16.0%，棕榈油酸不得过 8.0%，硬脂酸不得过 6.0%，油酸应为 65.0%～88.0%，亚油酸不得过 18.0%，亚麻酸不得过 4.0%，其他脂肪酸不得过 4.0%。

水分 取本品，以无水甲醇-二氯甲烷(1∶1)为溶剂，照水分测定法(通则 0832 第一法 1)测定，含水分不得过 0.7%。

炽灼残渣 取本品 1.0g，依法检查(通则 0841)，遗留残渣不得过 0.25%。

重金属 取炽灼残渣项下遗留的残渣，依法检查(通则 0821 第二法)，含重金属不得过百万分之十。

【类别】 乳化剂和消泡剂等。

【贮藏】 密封，在干燥处保存。

三 硅 酸 镁

Sanguisuanmei

Magnesium Trisilicate

[14987-04-3]

本品为组成不定的硅酸镁水合物($Mg_2Si_3O_8 \cdot nH_2O$)。含 MgO 不得少于 20.0%，SiO_2 不得少于 45.0%，SiO_2 与 MgO 含量的比值应为 2.1～2.3。

【性状】 本片为白色或类白色粉末。

本品在水或乙醇中不溶。

【鉴别】 (1)取本品 0.25g，置铂坩埚中，加等量铜粉和氟化钠约 10mg，小心滴加数滴硫酸，使润湿，迅速将滴有水滴的塑料透明片盖于坩埚上，使水滴悬挂于坩埚内，水滴周围迅速出现白色环状析出物。

(2)取本品约 0.5g，加稀盐酸 10ml，混合，滤过，滤液用氨试液中和后，显镁盐鉴别(2)的反应(通则 0301)。

【检查】粒度和粒度分布 (作为助流剂使用时检查)取本品，照粒度和粒度分布测定法(通则 0982 第三法)测定，用激光散射粒度分布仪测定，以水为分散剂，采用湿法测定。粒径大于 250μm 的颗粒不得过 6%。

游离碱 取本品 4.0g，加水 60ml，煮沸 15 分钟，用 2～3 层滤纸滤过，滤渣用水分次洗涤，合并洗液与滤液，置 100ml 量瓶中，用水稀释至刻度，摇匀；精密量取 25ml，加酚酞指示液 2 滴，如显淡红色，加盐酸滴定液(0.1mol/L) 1.0ml，淡红色应消失。

氯化物 取本品 1.0g，加硝酸 4ml 与水 4ml，加热煮沸，时时振摇，加水 20ml，摇匀，放冷，滤过，滤渣用少量水分次洗涤，合并洗液与滤液，置 50ml 量瓶中，用水稀释至刻度，摇匀，作为供试品溶液。精密量取 5ml，依法检查(通则 0801)，与标准氯化钠溶液 5.0ml 制成的对照液比

较，不得更浓(0.05%)。

硫酸盐 精密量取氯化物项下的供试品溶液 5ml，加水 30ml，依法检查(通则 0802)，与标准硫酸钾溶液 5.0ml 制成的对照液比较，不得更浓(0.5%)。

可溶性盐类 精密量取上述游离碱项下剩余的滤液 25ml，蒸干，炽灼至恒重，遗留残渣不得过 15mg。

炽灼失重 取本品约 0.5g，精密称定，在 700～800℃ 炽灼至恒重，减失重量不得过 30.0%。

重金属 取本品 2.5g，加盐酸 4.2ml 与水 40ml，回流 20 分钟，放冷，加酚酞指示液 2 滴，加浓氨试液至溶液显粉红色，再加 0.1mol/L 盐酸溶液 1ml，滤过，滤渣分次用水少量洗涤，合并洗液与滤液，滴加氨试液至溶液显粉红色，加 0.1mol/L 盐酸溶液 8ml 与水适量使成 50ml，摇匀，分取 20ml，加水稀释成 25ml，依法检查(通则 0821 第一法)，含重金属不得过百万分之二十。

汞盐 取本品 1.0g 两份，分别置 25ml 量瓶中，一份加盐酸 6ml，振摇使氧化镁溶解，再缓慢用水稀释至刻度，摇匀，滤过，残渣用少量盐酸溶液(6→25)分次洗涤，合并滤液与洗液，置 50ml 量瓶中，加 5% 高锰酸钾溶液 0.5ml，摇匀，滴加 5% 盐酸羟胺溶液至紫色恰好消失，用盐酸溶液(6→25)稀释至刻度，作为供试品溶液；另一份精密加汞标准溶液(精密量取汞元素标准溶液适量，用水定量稀释制成每 1ml 中含汞 0.1μg 的溶液)5ml，同法操作，作为对照品溶液。照原子吸收分光光度法(通则 0406 第二法)，在 253.6nm 的波长处分别测定供试品溶液与对照品溶液，应符合规定(0.000 05%)。

砷盐 取本品 0.4g，加盐酸 5ml 与水 5ml，加热至沸，时时振摇，放冷滤过。滤渣用 10ml 水分次洗涤，合并洗液和滤液，加盐酸 5ml 与水 3ml，依法检查(通则 0822 第一法)，应符合规定(0.0005%)。

【含量测定】氧化镁 取本品 1.5g，精密称定，精密加硫酸滴定液(0.5mol/L)50ml，置水浴上加热 15 分钟，放冷，加甲基橙指示液 1 滴，用氢氧化钠滴定液(1mol/L)滴定。每 1ml 硫酸滴定液(0.5mol/L)相当于 20.15mg 的 MgO。

二氧化硅 取本品 0.4g，精密称定，置瓷皿中，加硫酸 3ml 与硝酸 5ml 的混合液，待作用完全，置砂浴上蒸干，放冷，加稀盐酸 10ml 与水 100ml，煮沸使镁盐溶解，上层液经无灰滤纸滤过，残渣以热水洗涤 3 次，洗液一并滤过，最后将残渣移置滤纸上，用热水洗涤，将残渣连同滤纸置铂坩埚中，干燥，炽灼灰化后，再炽灼 30 分钟，放冷，精密称定。再将残渣用水润湿，加氢氟酸 3ml 与硫酸 3 滴，蒸干，炽灼 5 分钟，放冷，精密称定，减失的重量即为供试品中 SiO_2 的重量。

【类别】 助流剂、抗黏着剂、助悬剂、吸附剂和助滤剂等。

【贮藏】 密封保存。

注：本品微有引湿性。

三氯叔丁醇

Sanlüshudingchun

Chlorobutanol

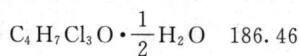

$$C_4H_7Cl_3O \cdot \frac{1}{2}H_2O \quad 186.46$$

[6001-64-5]

本品为 2-甲基-1,1,1-三氯-2-丙醇半水合物。按无水物计，含 $C_4H_7Cl_3O$ 不得少于 98.0%。

【性状】 本品为白色结晶。

本品在乙醇中易溶，在水中微溶。

熔点 取本品，不经干燥，依法测定（通则 0612），熔点不低于 77℃。

【鉴别】（1）在含量测定项下记录的色谱图中，供试品溶液主峰的保留时间应与对照品溶液主峰的保留时间一致。

（2）本品的红外光吸收图谱应与对照品的图谱一致（通则 0402）。

【检查】 **酸度** 取本品 5.0g，加乙醇 10ml，振摇使溶解，取 4ml，加乙醇 15ml 与溴麝香草酚蓝指示剂 0.1ml，摇匀，其颜色与对照液（取 0.01mol/L 氢氧化钠溶液 1.0ml，加乙醇 18ml 与溴麝香草酚蓝指示剂 0.1ml，摇匀）所显的蓝色比较，不得更深。

溶液的澄清度与颜色 取本品 5.0g，加乙醇 10ml 使溶解，依法检查（通则 0901 与通则 0902），溶液应澄清无色；如显浑浊，与 2 号浊度标准液（通则 0902）比较，不得更浓；如显色，与黄色 1 号标准比色液（通则 0901 第一法）比较，不得更深。

丙酮 取本品 40mg，精密称定，置顶空瓶中，精密加水-N,N-二甲基甲酰胺（40∶60）溶液 2ml 溶解，密封，作为供试品溶液。

另精密称取丙酮适量，用水-N,N-二甲基甲酰胺（40∶60）溶液定量稀释制成每 1ml 中约含丙酮 0.02mg 的溶液，精密量取 2ml 置顶空瓶中，作为对照品溶液。

照含量测定项下的色谱条件，分流比为 3∶1，90℃ 平衡 20 分钟，顶空进样。

供试品溶液色谱图中如有与丙酮保留时间一致的色谱峰，按外标法以峰面积计算，含丙酮不得过 0.10%。

三氯甲烷 取本品适量，精密称定，加正己烷定量稀释制成每 1ml 中约含三氯叔丁醇 1mg 的溶液作为供试品溶液。

另精密称取三氯甲烷适量，用正己烷定量稀释制成每 1ml 中约含三氯甲烷 0.06μg 的溶液，作为对照品溶液。

除检测器为电子捕获检测器外，照含量测定项下的色谱

条件，精密量取供试品溶液与对照品溶液各 1μl，分别注入气相色谱仪。

供试品溶液色谱图中如有与三氯甲烷保留时间一致的色谱峰，按外标法以峰面积计算，含三氯甲烷不得过 0.006%。

氯化物 取本品 0.50g，加稀乙醇 25ml，振摇溶解后，加硝酸 1.0ml 与稀乙醇适量使成 50ml，再加硝酸银试液 1.0ml，摇匀，在暗处放置 5 分钟，与对照液（取标准氯化钠溶液 5.0ml 加硝酸 1.0ml 与稀乙醇适量使成 50ml，再加硝酸银试液 1.0ml 制成）比较，不得更浓（0.01%）。

水分 取本品，照水分测定法（通则 0832 第一法 1）测定，含水分应为 4.5%～5.5%。

炽灼残渣 不得过 0.1%（通则 0841）。

【含量测定】 照气相色谱法（通则 0521）测定。

色谱条件与系统适用性试验 以聚乙二醇（PEG-20M）（或极性相近）为固定液的毛细管柱为色谱柱；起始温度为 35℃，维持 5 分钟，以每分钟 20℃ 的速率升温至 135℃，维持 10 分钟；进样口温度为 260℃；检测器温度为 280℃；分流比为 10∶1。三氯叔丁醇峰与内标物质峰的分离度应大于 5。

内标溶液的制备 取 2,2,2-三氯乙醇适量，加正己烷溶解并稀释制成每 1ml 中约含 15mg 的溶液，即得。

测定法 取本品约 100mg，精密称定，置 10ml 量瓶中，用内标溶液溶解并稀释至刻度，摇匀，取 1μl，注入气相色谱仪，记录色谱图；另取三氯叔丁醇对照品约 100mg，精密称定，置 10ml 量瓶中，用内标溶液溶解并稀释至刻度，摇匀，同法测定，按内标法以峰面积计算，即得。

【类别】 抑菌剂和增塑剂等。

【贮藏】 密封保存。

注：①本品易升华。②本品有微似樟脑的特臭。

三 氯 蔗 糖

Sanlüzhetang

Sucralose

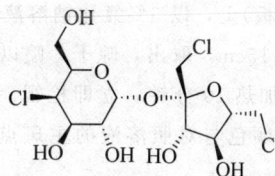

$$C_{12}H_{19}Cl_3O_8 \quad 397.63$$

[56038-13-2]

本品为 1,6-二氯-1,6-二脱氧-β-D-呋喃果糖基-4-氯-4-脱氧-α-D-吡喃半乳糖苷。按无水物计算，含 $C_{12}H_{19}Cl_3O_8$ 应为 98.0%～102.0%。

【性状】 本品为白色或类白色结晶性粉末。

本品在水中易溶，在无水乙醇中溶解，在乙酸乙酯中微溶。

比旋度 取本品 1.0g，精密称定，置 100ml 量瓶中，加水溶解并稀释至刻度，摇匀，依法测定（通则 0621），比旋度为 +84.0° 至 +87.5°。

【鉴别】 （1）取本品 0.1g，加甲醇溶解并稀释制成每 1ml 中含 10mg 的溶液，作为供试品溶液；另取三氯蔗糖对照品适量，加甲醇溶解并稀释制成每 1ml 中含 10mg 的溶液，作为对照品溶液。照有关物质检查项下的色谱条件试验，供试品溶液所显主斑点的位置与颜色应与对照品溶液的主斑点相同。

（2）在含量测定项下记录的色谱图中，供试品溶液主峰的保留时间应与对照品溶液主峰的保留时间一致。

（3）本品的红外光吸收图谱应与对照品的图谱一致（通则 0402）。

以上（1）、（2）两项可选做一项。

【检查】 水解产物 取本品 2.5g，置 10ml 量瓶中，加甲醇溶解并稀释至刻度，摇匀，作为供试品溶液；取甘露醇对照品适量，加水溶解并定量稀释制成每 1ml 中含 0.1g 的溶液，作为对照品溶液（1）；另取甘露醇和果糖对照品适量，加水溶解并定量稀释制成每 1ml 中含 0.1g 和 0.4mg 的混合溶液，作为对照品溶液（2）。分别吸取对照品溶液（1）、（2）和供试品溶液各 5μl，分别点于同一硅胶 G 薄层板上，每次点样要待干燥后再继续点，每个点的面积要基本相同，点样完毕后用显色剂（取对茴香胺 1.23g 和邻苯二甲酸 1.66g，加甲醇 100ml 溶解，溶液存放在暗处并冷藏，如溶液褪色则失效）喷雾后，在 100℃±2℃ 加热 15 分钟，立即在阴暗背景下检视。供试品溶液的斑点不得深于对照品溶液（2）的斑点；对照品溶液（1）应显白色斑点，如果斑点变黑，即薄层板加热时间过长，需重试。

有关物质 取本品适量，精密称定，加甲醇溶解并定量稀释制成每 1ml 中含 0.1g 的溶液，作为供试品溶液；精密量取供试品溶液 1ml，置 200ml 量瓶中，用甲醇稀释至刻度，作为对照溶液。照薄层色谱法（通则 0502）试验，分别吸取供试品溶液和对照溶液各 5μl，分别点于同一十八烷基硅烷键合硅胶薄层板（Whatman Partisil LKC$_{18}$F 板或效能相当的薄层板）上，以 5% 氯化钠溶液-乙腈（70：30）为展开剂，展距 15cm，取出，晾干，喷以 15% 硫酸甲醇溶液，在 125℃ 加热 10 分钟，立即检视。供试品溶液如显杂质斑点，其颜色与对照溶液的主斑点比较，不得更深（0.5%）。

甲醇 取本品约 0.4g，精密称定，置顶空瓶中，精密加水 2ml 溶解，精密加内标溶液（取异丙醇适量，精密称定，用水稀释制成每 1ml 中含 0.1mg 的溶液）2ml，密封，摇匀，作为供试品溶液。

另取甲醇适量，精密称定，用水稀释制成每 1ml 中含

0.2mg 的溶液，精密量取 2ml，置顶空瓶中，精密加内标溶液 2ml，密封，摇匀，作为对照品溶液。

照气相色谱法（通则 0521）测定，以 6% 氰丙基苯基-94% 二甲基聚硅氧烷为固定液的毛细管柱为色谱柱；起始温度为 35℃，维持 5 分钟，以每分钟 50℃ 的速率升温至 200℃，维持 5 分钟；进样口温度为 220℃；检测器温度为 250℃；顶空瓶平衡温度为 80℃，平衡时间为 30 分钟。

取对照品溶液与供试品溶液分别顶空进样，记录色谱图，按内标法以峰面积计算，含甲醇不得过 0.1%。

水分 取本品 0.5g，照水分测定法（通则 0832 第一法 1）测定，含水分不得过 2.0%。

炽灼残渣 取本品 1.0g，依法检查（通则 0841），遗留残渣不得过 0.7%。

重金属 取炽灼残渣项下遗留的残渣，依法检查（通则 0821 第二法），含重金属不得过百万分之十。

【含量测定】 照高效液相色谱法（通则 0512）测定。

色谱条件与系统适用性试验 用十八烷基硅烷键合硅胶为填充剂，以水-乙腈（85：15）为流动相，示差折光检测器，流速为每分钟 1.0ml。理论板数按三氯蔗糖峰计算不低于 2000。

测定法 取本品适量，精密称定，加流动相溶解并定量稀释制成每 1ml 中含 10mg 的溶液，作为供试品溶液，精密量取 20μl 注入液相色谱仪，记录色谱图；另取三氯蔗糖对照品，同法测定。按外标法以峰面积计算，即得。

【类别】 矫味剂和甜味剂等。

【贮藏】 遮光，密封保存，温度不超过 25℃。

注：本品遇光和热颜色易变深。

大 豆 油

Dadouyou

Soybean Oil

[8001-22-7]

本品系由豆科植物大豆 *Glycine max*（L.）Merr. 的种子提炼制成的脂肪油。

【性状】 本品为淡黄色的澄清液体。

本品在乙醇中极微溶解，在水中几乎不溶。

相对密度 本品的相对密度（通则 0601）为 0.919～0.925。

折光率 本品的折光率（通则 0622）为 1.472～1.476。

酸值 本品的酸值（通则 0713）应不大于 0.2。

碘值 本品的碘值（通则 0713）应为 126～140。

过氧化值 取本品 10.0g，依法测定（通则 0713），过氧化值应不大于 10.0。

皂化值 本品的皂化值（通则 0713）应为 188～195。

【鉴别】 在脂肪酸组成项下记录的色谱图中，供试品溶

液中棕榈酸甲酯峰、硬脂酸甲酯峰、油酸甲酯峰、亚油酸甲酯峰、亚麻酸甲酯峰的保留时间应分别与对照品溶液中相应峰的保留时间一致。

【检查】不皂化物　取本品 5.0g,依法测定(通则 0713),不皂化物不得过 1.0%。

水分　取本品,以无水甲醇-癸醇(1∶1)为溶剂,照水分测定法(通则 0832 第一法 1)测定,含水分不得过 0.1%。

脂肪酸组成　取本品 0.1g,依法测定(通则 0713)。以 2-硝基对苯二酸改性的聚乙二醇(FFAP)为固定液的毛细管柱为色谱柱(0.25mm×30m,0.25μm 或效能相当的色谱柱)。

分别取十四烷酸甲酯、棕榈酸甲酯、棕榈油酸甲酯、硬脂酸甲酯、油酸甲酯、亚油酸甲酯、亚麻酸甲酯、花生酸甲酯、二十碳烯酸甲酯、山嵛酸甲酯、芥酸甲酯与二十四烷酸甲酯对照品,加正庚烷溶解并稀释制成每 1ml 中各约含 0.1mg 的溶液,作为对照品溶液。对照品溶液依各组分描述顺序依次出峰。

按面积归一化法计算,含小于十四碳的饱和脂肪酸不得过 0.1%,十四烷酸不得过 0.2%,棕榈酸应为 9.0%～13.0%,棕榈油酸不得过 0.3%,硬脂酸应为 2.5%～5.0%,油酸应为 17.0%～30.0%,亚油酸应为 48.0%～58.0%,亚麻酸应为 5.0%～11.0%,花生酸不得过 1.0%,二十碳烯酸不得过 1.0%,山嵛酸不得过 1.0%,芥酸不得过 0.3%,二十四烷酸不得过 0.5%。

【类别】　溶剂和分散剂等。

【贮藏】　遮光,密封,在凉暗处保存。

【标示】　如加抗氧剂,应标明抗氧剂名称与用量。

大豆油(供注射用)

Dadouyou(Gongzhusheyong)

Soybean Oil(For Injection)

[8001-22-7]

本品系由豆科植物大豆 *Glycine max* (L.)Merr.的种子提炼制成的脂肪油。

【性状】本品为淡黄色的澄清液体。

本品在乙醇中极微溶解,在水中几乎不溶。

相对密度　本品的相对密度(通则 0601)为 0.919～0.925。

折光率　本品的折光率(通则 0622)为 1.472～1.476。

酸值　本品的酸值(通则 0713)应不大于 0.1。

碘值　本品的碘值(通则 0713)应为 126～140。

过氧化值　取本品 10.0g,依法测定(通则 0713),过氧化值应不大于 3.0。

皂化值　本品的皂化值(通则 0713)应为 188～195。

【鉴别】在脂肪酸组成项下记录的色谱图中,供试品溶液中棕榈酸甲酯峰、硬脂酸甲酯峰、油酸甲酯峰、亚油酸甲酯峰、亚麻酸甲酯峰的保留时间应分别与对照品溶液中相应峰的保留时间一致。

【检查】吸光度　取本品,照紫外-可见分光光度法(通则 0401)测定,以水为空白,在 450nm 波长处的吸光度不得过 0.045。

不皂化物　取本品 5.0g,依法测定(通则 0713),不皂化物不得过 1.0%。

甾醇组成　取不皂化物项下经乙醇制氢氧化钠滴定液(0.1mol/L)滴定至终点且满足要求的溶液,依法测定(通则 0713),按面积归一化法计算,供试品中含菜籽甾醇不得过 0.3%。

碱性杂质　取本品,依法测定(通则 0713),消耗盐酸滴定液(0.01mol/L)的体积不得过 0.1ml。

甲氧基苯胺值　取本品 2.5g,依法测定(通则 0713),甲氧基苯胺值应不大于 5.0。

水分　取本品,以无水甲醇-癸醇(1∶1)为溶剂,照水分测定法(通则 0832 第一法 1)测定,含水分不得过 0.1%。

脂肪酸组成　取本品 0.1g,依法测定(通则 0713)。以 2-硝基对苯二酸改性的聚乙二醇(FFAP)为固定液的毛细管柱为色谱柱(0.25mm×30m,0.25μm 或效能相当的色谱柱)。

分别取十四烷酸甲酯、棕榈酸甲酯、棕榈油酸甲酯、硬脂酸甲酯、油酸甲酯、亚油酸甲酯、亚麻酸甲酯、花生酸甲酯、二十碳烯酸甲酯、山嵛酸甲酯、芥酸甲酯与二十四烷酸甲酯对照品,加正庚烷溶解并稀释制成每 1ml 中各约含 0.1mg 的溶液,作为对照品溶液。对照品溶液依各组分描述顺序依次出峰。

按面积归一化法计算,含小于十四碳的饱和脂肪酸不得过 0.1%,十四烷酸不得过 0.2%,棕榈酸应为 9.0%～13.0%,棕榈油酸不得过 0.3%,硬脂酸应为 2.5%～5.0%,油酸应为 17.0%～30.0%,亚油酸应为 48.0%～58.0%,亚麻酸应为 5.0%～11.0%,花生酸不得过 1.0%,二十碳烯酸不得过 1.0%,山嵛酸不得过 1.0%,芥酸不得过 0.3%,二十四烷酸不得过 0.5%。

细菌内毒素　取本品,依法检查(通则 1143),每 1ml 大豆油(供注射用)中含内毒素的量应小于标示量。

微生物限度　取本品,依法检查(通则 1105 与通则 1106 与通则 1107),应符合规定。

【类别】　溶剂和分散剂等。

【贮藏】　遮光,密封,在凉暗处保存。

【标示】①应标明本品的反式脂肪酸总量(可按通则 0713 中的反式脂肪酸方法测定)。②应标明每 1ml 本品中含内毒素的量应小于的标示量。③如加抗氧剂,应标明抗氧剂名称与用量。

大豆磷脂

Dadou Linzhi

Soybean Phospholipids

[8030-76-0]

大豆磷脂系从大豆中提取精制而得的磷脂混合物。按无水物计算，大豆磷脂酰胆碱不得少于 45.0%，大豆磷脂酰乙醇胺不得过 30.0%，大豆磷脂酰胆碱和大豆磷脂酰乙醇胺总量不得少于 70.0%。

【性状】 本品为黄色至棕色的半固体、块状体。

本品在乙醇中易溶，在丙酮中不溶。

酸值 本品的酸值(通则 0713)应不大于 30。

碘值 本品的碘值(通则 0713)应不小于 75。

过氧化值 本品的过氧化值(通则 0713)应不大于 3.0。

【鉴别】 (1)在含量测定项下记录的色谱图中，供试品溶液中大豆磷脂酰胆碱色谱峰的保留时间应与对照品溶液中对应色谱峰的保留时间一致。

(2)照脂肪与脂肪油测定法(通则 0713)测定本品的脂肪酸组成，含棕榈酸应为 6.0%～25.0%，硬脂酸应为 2.0%～5.0%，油酸应为 6.0%～15.0%，亚油酸应为 49.0%～74.0%，亚麻酸应为 4.0%～9.0%。

【检查】 **溶液的颜色** 取本品适量，加乙醇制成每 1ml 中含 6mg 的溶液，照紫外-可见分光光度法(通则 0401)，在 350nm 的波长处测定吸光度，不得过 0.8。

非磷脂脂质 取本品 500mg，加入 50ml 乙醚溶解，作为供试品溶液。称取 1000g 粒径 50～200μm 的硅胶，加蒸馏水 150ml，摇匀，密封，静置 24 小时备用。取上述硅胶 15g，加乙醚 50ml，填装入直径 1～2cm 的色谱柱中，排出多余乙醚至液面高于硅胶层上表面约 1cm。将供试品溶液倒入色谱柱中，用乙醚洗涤 2 遍，每次 15ml(保证前一次冲洗的溶剂完全流出后再加入)，再用 105ml 乙醚洗脱。收集乙醚洗脱液，转移至已称重(W_0)的圆底烧瓶中，置旋转蒸发仪中蒸发干燥，并用氮气吹干，圆底烧瓶在 105℃下干燥 20 分钟，在干燥器中冷却至室温，称重(W_1)，按下式计算，应不得过 4.0%。

$$非磷脂脂质 = \frac{W_1 - W_0}{称样量} \times 100\%$$

水分 取本品，照水分测定法(通则 0832 第一法)测定，含水分不得过 1.5%。

重金属 取本品 1.0g，依法检查(通则 0821 第二法)，含重金属不得过百万分之二十。

微生物限度 取本品，依法检查(通则 1105 与通则 1106)，每 1g 供试品中需氧菌总数不得过 10^2 cfu，霉菌和酵母菌总数不得过 10^2 cfu，不得检出大肠埃希菌；每 10g 供试品中不得检出沙门菌。

【含量测定】 照高效液相色谱法(通则 0512)测定。

色谱条件与系统适用性试验 用硅胶为填充剂(4.6mm×250mm，5μm 或效能相当的色谱柱)，柱温为 40℃；以甲醇-水-冰醋酸-三乙胺(85∶15∶0.45∶0.05)为流动相 A，以正己烷-异丙醇-流动相 A(20∶48∶32)为流动相 B；流速为每分钟 1.0ml；按下表进行梯度洗脱；检测器为蒸发光散射检测器(参考条件：漂移管温度为 72℃；载气流量为每分钟 2.0L)。

时间(分钟)	流动相 A(%)	流动相 B(%)
0	10	90
20	30	70
35	95	5
36	10	90
41	10	90

取大豆磷脂酰乙醇胺、磷脂酰肌醇、溶血磷脂酰乙醇胺、大豆磷脂酰胆碱、溶血磷脂酰胆碱对照品各适量，用二氯甲烷-甲醇(2∶1)溶解并稀释制成每 1ml 中含上述对照品分别为 50μg、100μg、100μg、200μg、200μg 的混合溶液，取 20μl 注入液相色谱仪，各成分按上述顺序依次洗脱，各成分分离度应符合要求，理论板数按大豆磷脂酰胆碱峰、大豆磷脂酰乙醇胺峰与磷脂酰肌醇峰计算均不低于 1500。

测定法 取大豆磷脂酰乙醇胺和大豆磷脂酰胆碱对照品各适量，精密称定，加二氯甲烷-甲醇(2∶1)溶解并定量稀释制成每 1ml 中含大豆磷脂酰胆碱分别为 50μg、100μg、150μg、200μg、300μg、400μg，含大豆磷脂酰乙醇胺分别为 5μg、10μg、25μg、50μg、100μg、150μg 的溶液，作为对照品溶液。精密量取上述对照品溶液各 20μl 注入液相色谱仪中，记录色谱图，以对照品溶液浓度的对数值与相应的峰面积对数值计算回归方程；另称取本品约 15mg，精密称定，置 50ml 量瓶中，加二氯甲烷-甲醇(2∶1)溶解并稀释至刻度，摇匀，作为供试品溶液。精密量取供试品溶液 20μl 注入液相色谱仪中，记录色谱图。由回归方程计算大豆磷脂酰胆碱、大豆磷脂酰乙醇胺的含量，即得。

【类别】 乳化剂、增溶剂和脂质体膜材等。

【贮藏】 密封、避光，低温(-18℃以下)保存。

注：本品触摸时有轻微滑腻感。

大豆磷脂(供注射用)

Dadou Linzhi(Gongzhusheyong)

Soybean Phospholipids(For Injection)

[8030-76-0]

大豆磷脂系从大豆中提取精制而得的磷脂混合物。按无水物计算，大豆磷脂酰胆碱不得少于 45.0%，大豆磷脂酰乙醇胺不得过 30.0%，大豆磷脂酰胆碱和大豆磷脂酰乙醇胺总量不得少于 70.0%。

【性状】　本品为黄色至棕色的半固体、块状体。

本品在乙醇中易溶，在丙酮中不溶。

酸值　本品的酸值（通则 0713）应不大于 30。

碘值　本品的碘值（通则 0713）应不小于 75。

过氧化值　本品的过氧化值（通则 0713）应不大于 3.0。

【鉴别】　(1) 在含量测定项下记录的色谱图中，供试品溶液中大豆磷脂酰胆碱色谱峰的保留时间应与对照品溶液中对应色谱峰的保留时间一致。

(2) 照脂肪与脂肪油测定法（通则 0713）测定本品的脂肪酸组成，含棕榈酸应为 6.0%～25.0%，硬脂酸应为 2.0%～5.0%，油酸应为 6.0%～15.0%，亚油酸应为 49.0%～74.0%，亚麻酸应为 4.0%～9.0%。

【检查】　**溶液的颜色**　取本品适量，加乙醇制成每 1ml 中含 6mg 的溶液，照紫外-可见分光光度法（通则 0401），在 350nm 处的波长处测定吸光度，不得过 0.8。

有关物质　取本品约 125mg，精密称定，置 25ml 量瓶中，加二氯甲烷-甲醇（2：1）溶解并稀释至刻度，摇匀，作为供试品溶液。

另取溶血磷脂酰乙醇胺、溶血磷脂酰胆碱与磷脂酰肌醇对照品各适量，精密称定，加二氯甲烷-甲醇（2：1）溶解并定量稀释制成每 1ml 中含溶血磷脂酰乙醇胺分别为 10μg、20μg、40μg、60μg、80μg、100μg，含溶血磷脂酰胆碱分别为 50μg、100μg、200μg、300μg、400μg、500μg 的溶液，含磷脂酰肌醇分别为 5μg、50μg、100μg、200μg、300μg、400μg 的溶液，作为对照品溶液。

照含量测定项下的色谱条件，精密量取各对照品溶液 20μl 注入液相色谱仪，以对照品溶液浓度的对数值为横坐标，峰面积的对数值为纵坐标计算回归方程。精密量取供试品溶液 20μl 注入液相色谱仪，记录峰面积，由回归方程计算溶血磷脂酰乙醇胺、溶血磷脂酰胆碱、磷脂酰肌醇的含量。含溶血磷脂酰乙醇胺不得过 1.0%，溶血磷脂酰胆碱不得过 3.5%，溶血磷脂酰乙醇胺和溶血磷脂酰胆碱总量不得过 4.0%，磷脂酰肌醇不得过 5.0%，总有关物质不得过 8.0%。

非磷脂脂质　取本品 500mg，加入 50ml 乙醚溶解，作为供试品溶液。称取 1000g 粒径 50～200μm 的硅胶，加蒸馏水 150ml，摇匀，密封，静置 24 小时备用。取上述硅胶 15g，加乙醚 50ml，填装入直径 1～2cm 的色谱柱中，排出多余乙醚至液面高于硅胶层上表面约 1cm。将供试品溶液倒入色谱柱中，用乙醚洗涤 2 遍，每次 15ml（保证前一次冲洗的溶剂完全流出后再加入），再用 105ml 乙醚洗脱。收集乙醚洗脱液，转移至已称重（W_0）的圆底烧瓶中，置旋转蒸发仪中蒸干，并用氮气吹干，圆底烧瓶在 105℃下干燥 20 分钟，在干燥器中冷却至室温，称重（W_1），按下式计算，应不得过 4.0%。

$$非磷脂脂质 = \frac{W_1 - W_0}{称样量} \times 100\%$$

水分　取本品，照水分测定法（通则 0832 第一法）测定，含水分不得过 1.5%。

蛋白质　取本品 1.0g，加正己烷 10ml，微温使溶解，溶液应澄明；如有不溶物，以每分钟 3000 转的速度离心 5 分钟，弃去上清液，残留物加正己烷 5ml，搅拌使溶解，同法操作 2 次，残留物经减压干燥除去正己烷后，加水 1ml，振摇使溶解，加缩二脲试液（取硫酸铜 1.5g 和酒石酸钾钠 6.0g，加水 500ml 使溶解，边搅拌边加入 10% 氢氧化钠溶液 300ml，用水稀释至 1000ml，混匀）4ml，放置 30 分钟，溶液应不呈蓝紫色或红紫色。

重金属　取本品 1.0g，依法检查（通则 0821 第二法），含重金属不得过百万分之五。

细菌内毒素　取本品，用助溶剂（按聚山梨酯 80 2.5g 与无水乙醇 2.7ml 的配比，充分混合后制备得到）溶解并制成 0.1g/ml 的溶液，再用内毒素检查用水至少稀释 20 倍后，依法检查（通则 1143），每 1g 大豆磷脂（供注射用）中含内毒素的量应小于标示值。

微生物限度　取本品，依法检查（通则 1105 与通则 1106），每 1g 供试品中需氧菌总数不得过 10^2 cfu，霉菌和酵母菌总数不得过 10^2 cfu，不得检出大肠埃希菌；每 10g 供试品中不得检出沙门菌。

【含量测定】　照高效液相色谱法（通则 0512）测定。

色谱条件与系统适用性试验　用硅胶为填充剂（4.6mm×250mm，5μm 或效能相当的色谱柱），柱温为 40℃；以甲醇-水-冰醋酸-三乙胺（85：15：0.45：0.05）为流动相 A，以正己烷-异丙醇-流动相 A（20：48：32）为流动相 B；流速为每分钟 1.0ml；按下表进行梯度洗脱；检测器为蒸发光散射检测器（参考条件：漂移管温度为 72℃；载气流量为每分钟 2.0L）。

时间（分钟）	流动相 A（%）	流动相 B（%）
0	10	90
20	30	70
35	95	5
36	10	90
41	10	90

取大豆磷脂酰乙醇胺、磷脂酰肌醇、溶血磷脂酰乙醇胺、大豆磷脂酰胆碱、溶血磷脂酰胆碱对照品各适量，用二氯甲烷-甲醇（2：1）溶解并稀释制成每 1ml 中含上述对照品分别为 50μg、100μg、100μg、200μg、200μg 的混合溶液，取 20μl 注入液相色谱仪，各成分按上述顺序依次洗脱，各成分分离度应符合要求，理论板数按大豆磷脂酰胆碱峰、大豆磷脂酰乙醇胺峰与磷脂酰肌醇峰计算均不低于 1500。

测定法　取大豆磷脂酰乙醇胺和大豆磷脂酰胆碱对照品各适量，精密称定，加二氯甲烷-甲醇（2：1）溶解并定量稀释制成每 1ml 中含大豆磷脂酰胆碱分别为 50μg、100μg、150μg、200μg、300μg、400μg，含大豆磷脂酰乙醇胺分别为 5μg、10μg、25μg、50μg、100μg、150μg 的溶液，作为对照品溶液。精密量取上述对照品溶液各 20μl 注入液相色谱仪中，记录色谱图，以对照品溶液浓度的对数值与相应的峰面积对数值计算回归方程；另称取本品约 15mg，精密称定，置 50ml 量瓶中，加二氯甲烷-甲醇（2：1）溶解并稀释至刻度，摇匀，作为供试品溶液。精密量取供试品溶液 20μl 注入液相色谱仪中，记录色谱图。由回归方程计算大豆磷脂酰胆碱、大豆磷脂酰乙醇胺的含量，即得。

【类别】乳化剂、增溶剂和脂质体膜材等。

【贮藏】密封、避光，低温（-18℃以下）保存。

【标示】应标明每 1g 本品中含内毒素的量应小于的标示值。

注：本品触摸时有轻微滑腻感。

小麦淀粉
Xiaomai Dianfen
Wheat Starch

本品系自禾本科植物小麦 Triticum aestivum L. 的颖果中制得。

【性状】本品为白色或类白色粉末。

本品在水或乙醇中不溶。

【鉴别】（1）取本品，用甘油醋酸试液装片（通则 2001），在显微镜下观察。小麦淀粉多为单粒，呈现出大或者小颗粒，中等大小的颗粒很少。从正面看，大颗粒的直径一般为 10～60μm，一般为平圆形的，也有很少是椭圆形的，中心脐点或者条纹不可见，或者几乎不可见，小麦淀粉颗粒的边缘有时会出现裂纹；从侧面看，颗粒呈椭圆形或者梭形，并且脐点在中心轴线上；小颗粒呈圆形或者多边形，直径为 2～10μm。在偏光显微镜下观察，呈现偏光十字，十字交叉位于颗粒脐点处。

（2）取本品约 1g，加水 15ml，煮沸后继续加热 1 分钟，放冷，即成类白色半透明的凝胶状物。

（3）取鉴别（2）项下凝胶状物约 1g，加碘试液 1 滴，即显蓝色或蓝黑色，加热后逐渐褪色。

【检查】酸度 取本品 5.0g，加水 25ml，缓缓搅拌 1 分钟，使混匀，静置 15 分钟，依法测定（通则 0631），pH 值应为 4.5～7.0。

外来物质 取本品适量，用甘油醋酸试液装片（通则 2001），在显微镜下观察，不得有非淀粉颗粒，也不得有其他品种的淀粉颗粒。

二氧化硫 取本品适量，依法检查（通则 2331 第一法），含二氧化硫不得过 0.005%。

氧化性物质 取本品 4.0g，置具塞锥形瓶中，加水 50.0ml，密塞，振摇 5 分钟，转入具塞离心管中，离心至澄清，取上清液 30.0ml，置碘量瓶中，加冰醋酸 1ml 与碘化钾 1.0g，密塞，摇匀，置暗处放置 30 分钟，加淀粉指示液 1ml，用硫代硫酸钠滴定液（0.002mol/L）滴定至蓝色消失，并将滴定的结果用空白试验校正。每 1ml 硫代硫酸钠滴定液（0.002mol/L）相

当于 34μg 的氧化性物质（以过氧化氢 H_2O_2 计），消耗的硫代硫酸钠滴定液（0.002mol/L）体积不得过 1.4ml（0.002%）。

总蛋白 取本品约 6g（含氮约 2mg），精密称定，置凯氏烧瓶或消化管中，依法检查（通则 0704 第二法或第三法，为使消解完全进行，操作中可适量增加硫酸用量，增加 40% 氢氧化钠溶液至 50ml），得供试品的含氮量，再计算总蛋白，不得过 0.3%（相当于 0.048% 的氮，折算系数为 6.25）。

干燥失重 取本品，在 130℃ 干燥 90 分钟，减失重量不得过 15.0%（通则 0831）。

炽灼残渣 取本品 1.0g，依法检查（通则 0841），遗留残渣不得过 0.6%。

铁盐 取本品 1.50g，加 2mol/L 盐酸溶液 15.0ml，振摇 5 分钟，滤过，取滤液 10.0ml 置 50ml 纳氏比色管中，加过硫酸铵 50mg，用水稀释成 35ml 后，依法检查（通则 0807），与标准铁溶液 1.0ml 制成的对照液比较，不得更深（0.001%）。

重金属 取炽灼残渣项下遗留的残渣，依法检查（通则 0821 第二法），含重金属不得过百万分之二十。

微生物限度 取本品，依法检查（通则 1105 与通则 1106），每 1g 供试品中需氧菌总数不得过 10^3 cfu，霉菌和酵母菌总数不得过 10^2 cfu，不得检出大肠埃希菌。

【类别】填充剂和崩解剂等。

【贮藏】密封保存。

山 梨 酸
Shanlisuan
Sorbic Acid

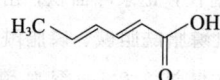

$C_6H_8O_2$ 112.13
[110-44-1]、[22500-92-1]

本品为（E,E）-2,4-己二烯酸。按无水物计算，含 $C_6H_8O_2$ 应为 98.0%～102.0%。

【性状】本品为白色或类白色结晶性粉末。

本品在乙醇中易溶，在水中极微溶解。

熔点 本品的熔点（通则 0612）为 132～136℃。

【鉴别】（1）取本品约 0.2g，加乙醇 2ml 溶解后，加溴试液数滴，溴的颜色即消褪。

（2）取本品 25mg，置 100ml 量瓶中，加 0.1mol/L 盐酸溶液溶解并稀释至刻度，摇匀，精密量取 1ml，置 100ml 量瓶中，用 0.1mol/L 盐酸溶液稀释至刻度，摇匀。照紫外-可见分光光度法（通则 0401）测定，在 264nm 的波长处有最大吸收。

（3）本品的红外光吸收图谱应与对照图谱（附图）一致（通则 0402）。

（4）在含量测定项下记录的色谱图中，供试品溶液主峰

的保留时间应与对照品溶液主峰的保留时间一致。

【检查】乙醇溶液的澄清度与颜色　取本品 1.0g，加乙醇 50ml 使溶解，依法检查（通则 0901 与通则 0902），溶液应澄清无色。

醛　取本品 1.0g，加水 30ml 与异丙醇 50ml 使溶解，用 0.1mol/L 氢氧化钠溶液调节 pH 值至 4.0，加水稀释至 100ml，摇匀，取 10ml，加无色品红溶液（取碱性品红 0.1g，加水 60ml，加 10%无水亚硫酸钠溶液 10ml，摇匀，边搅拌边滴加盐酸 2ml，加水至 100ml。避光放置 12 小时以上，加足量活性炭，振摇，滤过，直至得到无色溶液，避光保存。如溶液浑浊，使用前需滤过）1ml，摇匀，放置 15 分钟，与标准乙醛溶液（取乙醛适量，加异丙醇稀释制成每 1ml 中含乙醛 0.1mg 的溶液）1.5ml，加水 4.5ml 与异丙醇 4ml，摇匀，自"加无色品红溶液 1ml"起，同法操作所得的对照液比较，不得更深（0.15%）。

有关物质　避光操作。取本品适量，精密称定，加溶剂（50%甲醇）溶解并定量稀释制成每 1ml 中约含 0.5mg 的溶液，作为供试品溶液。

精密量取供试品溶液适量，用溶剂定量稀释制成每 1ml 中约含 1μg 的溶液，作为对照溶液。

精密量取对照溶液，用溶剂定量稀释制成每 1ml 中约含 0.1μg 的溶液，作为灵敏度溶液。

精密量取灵敏度溶液 10μl，照含量测定项下的色谱条件，注入液相色谱仪，主成分峰高的信噪比应大于 5。

另精密量取供试品溶液与对照溶液各 10μl，照含量测定项下的色谱条件，分别注入液相色谱仪，记录色谱图。

供试品溶液色谱图中如有杂质峰，单个杂质峰面积不得大于对照溶液主峰面积的 0.5 倍（0.1%），各杂质峰面积之和不得大于对照溶液主峰面积的 2.5 倍（0.5%）。

水分　取本品，照水分测定法（通则 0832 第一法 1）测定，含水分不得过 0.5%。

炽灼残渣　取本品 1.0g，精密称定，加硫酸 1ml 使湿润，依法检查（通则 0841），遗留残渣不得过 0.1%。

重金属　取炽灼残渣项下遗留的残渣，依法检查（通则 0821 第二法），含重金属不得过百万分之十。

【含量测定】照高效液相色谱法（通则 0512）测定。

色谱条件与系统适用性试验　用十八烷基硅烷键合硅胶为填充剂（4.6mm×150mm，3.5μm 或效能相当的色谱柱）；以 0.1%的三氟乙酸水溶液为流动相 A，0.1%的三氟乙酸甲醇溶液为流动相 B，按下表进行梯度洗脱，流速为每分钟 1.0ml；柱温为 40℃；检测波长为 264nm。

取山梨酸对照品适量，加溶剂溶解并定量稀释制成每 1ml 中约含 0.1mg 的溶液，置紫外光灯下照射至产生约 1%的降解（按峰面积比），作为系统适用性溶液〔紫外照射参考条件：光照波长 254nm 和 365nm，在 18W 下照约 2 小时。若照射后能产生约 1%的降解（按峰面积比），其他等效紫外条件也适用〕。

取系统适用性溶液 10μl，注入液相色谱仪，记录色谱图，系统适用性溶液色谱图中，山梨酸钾的保留时间约为 15 分钟，山梨酸主峰前应检出 3 个降解产物峰，主成分峰前相邻降解产物峰（相对保留时间约为 0.92）与主成分峰的分离度应符合要求。

时间（分钟）	流动相 A（%）	流动相 B（%）
0	75	25
17.0	75	25
18.0	5	95
23.0	5	95
23.1	75	25
30.0	75	25

测定法　取本品适量，精密称定，加溶剂（50%甲醇）溶解并定量稀释制成每 1ml 中约含 0.1mg 的溶液，作为供试品溶液，精密量取 10μl，注入液相色谱仪，记录色谱图。

另取山梨酸对照品适量，精密称定，加溶剂溶解并定量稀释制成每 1ml 中约含 0.1mg 的溶液，作为对照品溶液，同法测定。

按外标法以峰面积计算，即得。

【类别】抑菌剂。

【贮藏】遮光，密封，在阴凉处保存。

附：

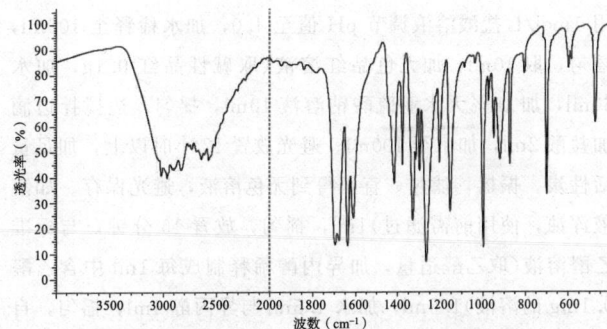

图　药用辅料山梨酸红外光吸收对照图谱

（试样制备：KBr 压片法）

山梨酸钾

Shanlisuanjia

Potassium Sorbate

$C_6H_7KO_2$　150.22

[24634-61-5]，[509-00-01]

本品为 (E,E)-2,4-己二烯酸钾盐。由山梨酸与碳酸钾或氢氧化钾反应制得。按干燥品计算，含 $C_6H_7KO_2$ 应为 98.0%～102.0%。

【性状】本品为白色或类白色鳞片状或颗粒状结晶或结

晶性粉末。

本品在水中易溶，在乙醇中微溶。

【鉴别】(1)在含量测定项下记录的色谱图中，供试品溶液主峰的保留时间应与对照品溶液主峰的保留时间一致。

(2)本品的红外光吸收图谱应与对照图谱(附图)一致。

(3)本品的水溶液显钾盐鉴别(1)的反应(通则 0301)。

【检查】酸碱度 取本品 1.0g，加水 20ml 溶解后，加酚酞指示液 2 滴，如显淡红色，加盐酸滴定液(0.1mol/L)0.25ml，淡红色应消失；如无色，加氢氧化钠滴定液(0.1mol/L)0.25ml，应显淡红色。

溶液的澄清度与颜色 取本品 0.20g，加水 5ml 溶解后，依法检查(通则 0901 与通则 0902)，溶液应澄清无色；如显色，与黄色 3 号标准比色液(通则 0901 第一法)比较，不得更深。

氯化物 取本品 0.40g，加水 15ml 使溶解，边搅拌边加稀硝酸 10ml，滤过，用水 10ml 分次洗涤残渣，合并滤液和洗液，加水使成约 40ml，依法检查(通则 0801)，与标准氯化钠溶液 7.0ml 制成的对照液比较，不得更浓(0.018%)。

硫酸盐 取本品 1.05g，加水 30ml 使溶解，边搅拌边加稀盐酸 2ml，滤过，用水 8ml 分次洗涤，合并滤液和洗液，加水使成约 40ml，依法检查(通则 0802)，与标准硫酸钾溶液 4.0ml 制成的对照液比较，不得更浓(0.038%)。

醛 取本品 1.0g，加水 30ml 与异丙醇 50ml 使溶解，用 1mol/L 盐酸溶液调节 pH 值至 4.0，加水稀释至 100ml，摇匀，取 10ml，加无色品红溶液(取碱性品红 0.1g，加水 60ml，加 10%无水亚硫酸钠溶液 10ml，摇匀，边搅拌边滴加盐酸 2ml，加水至 100ml。避光放置 12 小时以上，加足量活性炭，振摇，滤过，直至得到无色溶液，避光保存。如溶液浑浊，使用前需滤过)1ml，摇匀，放置 15 分钟，与标准乙醛溶液(取乙醛适量，加异丙醇稀释制成每 1ml 中含乙醛 0.1mg 的溶液)1.5ml，加水 4.5ml 与异丙醇 4ml，摇匀，自"加无色品红溶液 1ml"起，同法操作所得的对照液比较，不得更深(0.15%)。

有关物质 避光操作。取本品适量，精密称定，加溶剂(50%甲醇)溶解并定量稀释制成每 1ml 中约含 0.5mg 的溶液，作为供试品溶液。

精密量取供试品溶液适量，用溶剂定量稀释制成每 1ml 中约含 1μg 的溶液，作为对照溶液。

精密量取对照溶液，用溶剂定量稀释制成每 1ml 中约含 0.1μg 的溶液，作为灵敏度溶液。

精密量取灵敏度溶液 10μl，照含量测定项下的色谱条件，注入液相色谱仪，主成分峰高的信噪比应大于 5。

另精密量取供试品溶液与对照溶液各 10μl，照含量测定项下的色谱条件，分别注入液相色谱仪，记录色谱图。供试品溶液色谱图中如有杂质峰，各杂质峰面积之和不得大于对照溶液主峰面积的 2.5 倍(0.5%)。

干燥失重 取本品，在 105℃干燥至恒重，减失重量不

得过 1.0%(通则 0831)。

重金属 取本品 2.0g，置坩埚中，加氧化镁 0.5g，缓缓加热使成白色或灰白色。再在 800℃炽灼 1 小时。用盐酸溶液(1→2)10ml 分 2 次溶解残渣，滴加浓氨溶液至对酚酞指示液显中性，放冷，加冰醋酸使红色消失，再加冰醋酸 0.5ml 与醋酸盐缓冲液(pH 3.5)2ml，移置纳氏比色管中，加水稀释成 25ml；另取标准铅溶液 2.0ml，加氧化镁 0.5g，同上法操作，依法检查(通则 0821 第一法)，含重金属不得过百万分之十。

钾 取本品适量，加水溶解并定量稀释制成每 1ml 中约含 0.46mg 的溶液。精密量取上述溶液 1ml，置 100ml 量瓶中，加入氯化钠溶液(含 0.2g/ml 氯化钠的 1%盐酸溶液)2.0ml，用 1%盐酸溶液稀释至刻度，摇匀，作为供试品溶液。

取氯化钾对照品适量，精密称定，用水溶解并定量稀释制成每 1ml 中约含 57.21μg 的溶液(含钾约 30μg/ml)作为对照品贮备液。

分别量取对照品贮备液 2.0ml、4.0ml 和 6.0ml 置 100ml 量瓶中，分别加入氯化钠溶液 2.0ml，用溶剂稀释至刻度，摇匀，得到每 1ml 中约含钾为 0.6μg、1.2μg、1.8μg 的溶液，作为对照品溶液。

以含 4mg/ml 氯化钠的 1%盐酸溶液，作为空白溶液。

照原子吸收分光光度法(通则 0406 第一法)，在 766.5nm 的波长处测定。含钾(K)应为 24.5%～27.6%。

【含量测定】照高效液相色谱法(通则 0512)测定。

色谱条件与系统适用性试验 用十八烷基硅烷键合硅胶为填充剂(4.6mm×150mm，3.5μm 或效能相当的色谱柱)；以 0.1%的三氟乙酸水溶液为流动相 A，0.1%的三氟乙酸甲醇溶液为流动相 B，按下表进行梯度洗脱，流速为每分钟 1.0ml；柱温为 40℃；检测波长为 264nm。

取山梨酸钾对照品适量，加 50%甲醇溶解并定量稀释制成每 1ml 中约含 0.1mg 的溶液，置紫外光灯下照射至产生约 1%的降解(按峰面积比)，作为系统适用性溶液[紫外照射参考条件：光照波长 254nm 和 365nm，在 18W 下照射约 2 小时。若照射后能产生约 1%的降解(按峰面积比)，其他等效紫外条件也适用]。

取系统适用性溶液 10μl，注入液相色谱仪，记录色谱图，系统适用性溶液色谱图中，山梨酸钾峰的保留时间约为 15 分钟，山梨酸钾主峰前应检出 3 个降解产物峰，主成分峰前相邻降解产物峰(相对保留时间约为 0.92)与主成分峰的分离度应符合要求。

时间(分钟)	流动相 A(%)	流动相 B(%)
0	75	25
17.0	75	25
18.0	5	95
23.0	5	95
23.1	75	25
30.0	75	25

测定法　取本品适量，精密称定，加溶剂(50%甲醇)溶解并定量稀释制成每 1ml 中约含 0.1mg 的溶液，作为供试品溶液，精密量取 10μl，注入液相色谱仪，记录色谱图。

另取山梨酸钾对照品适量，精密称定，加溶剂溶解并定量稀释制成每 1ml 中约含 0.1mg 的溶液，作为对照品溶液，同法测定。

按外标法以峰面积计算。

【类别】 抑菌剂。

【贮藏】 遮光，密封保存。

附：

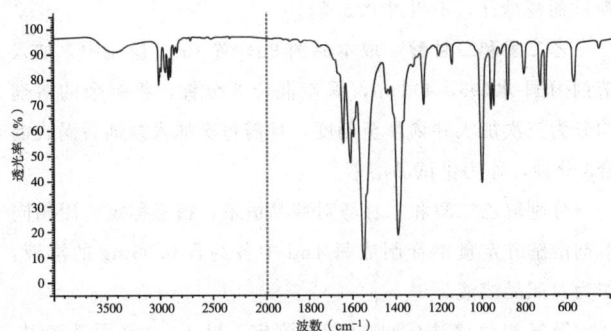

图　药用辅料山梨酸钾红外光吸收对照图谱
（试样制备：KBr 压片法）

山 梨 醇

Shanlichun

Sorbitol

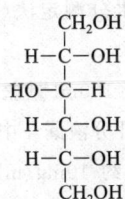

C₆H₁₄O₆　182.17
[50-70-4]

本品为 D-山梨糖醇。按干燥品计算，含 $C_6H_{14}O_6$ 不得少于 98.0%。

【性状】 本品为白色结晶性粉末。

本品在水中易溶，在乙醇中微溶，在乙醚中不溶。

比旋度　取本品约 5g，精密称定，置 50ml 量瓶中，加硼砂 6.4g 与水适量，振摇使完全溶解，用水稀释至刻度（如溶液不澄清，应滤过），依法测定（通则 0621），比旋度应为 +4.0° 至 +7.0°。

【鉴别】（1）取本品约 50mg，加水 3ml 溶解后，加新制的 10% 儿茶酚溶液 3ml，摇匀，加硫酸 6ml，摇匀，即显粉红色。

（2）本品的红外光吸收图谱应与对照图谱（附图）一致（通则 0402）。

【检查】 **酸度**　取本品 5.0g，加新沸放冷的水 50ml 溶解后，加酚酞指示液 3 滴与氢氧化钠滴定液(0.02mol/L) 0.30ml，应显淡红色。

溶液的澄清度与颜色　取本品 3.0g，加水 20ml 溶解后，依法检查（通则 0901 与通则 0902），溶液应澄清无色。

氯化物　取本品 1.4g，依法检查（通则 0801），与标准氯化钠溶液 7.0ml 制成的对照液比较，不得更浓(0.005%)。

硫酸盐　取本品 2.0g，依法检查（通则 0802），与标准硫酸钾溶液 2.0ml 制成的对照液比较，不得更浓(0.01%)。

还原糖　取本品 10.0g，置 400ml 烧杯中，加水 35ml 使溶解，加碱性酒石酸铜试液 50ml，加盖玻璃皿，加热使在 4～6 分钟内沸腾，继续煮沸 2 分钟，立即加新沸放冷的水 100ml，用 105℃恒重的垂熔玻璃坩埚滤过，用热水 30ml 分次洗涤容器与沉淀，再依次用乙醇与乙醚各 10ml 洗涤沉淀，于 105℃干燥至恒重，所得氧化亚铜重量不得过 67mg。

总糖　取本品 2.1g，置 250ml 磨口烧瓶中，加盐酸溶液(9→1000)约 40ml，加热回流 4 小时，放冷，将回流后的盐酸溶液移入 400ml 烧杯中，用水 10ml 洗涤容器并转入烧杯中，用 24% 氢氧化钠溶液中和，照还原糖项下自“加碱性酒石酸铜试液 50ml”起依法操作，所得氧化亚铜重量不得过 50mg。

有关物质　取本品约 0.5g，置 10ml 量瓶中，加水溶解并稀释至刻度，摇匀，作为供试品溶液。

精密量取供试品溶液 2ml，置 100ml 量瓶中，用水稀释至刻度，摇匀，作为对照溶液。

分别取甘露醇对照品与山梨醇对照品各约 0.5g，置 10ml 量瓶中，加水溶解并稀释至刻度，摇匀，作为系统适用性溶液。

照高效液相色谱法（通则 0512）测定，用磺化交联的苯乙烯二乙烯基苯共聚物为填充剂的强阳离子钙型交换柱（或分离效能相当的色谱柱）；以水为流动相；流速为每分钟 0.5ml，柱温 72～85℃，示差折光检测器。

取系统适用性溶液 20μl 注入液相色谱仪，甘露醇峰与山梨醇峰的分离度应大于 2.0。

精密量取对照溶液与供试品溶液各 20μl 分别注入液相色谱仪，记录色谱图至主成分峰保留时间的 3 倍。

供试品溶液色谱图中如有杂质峰，单个杂质峰面积不得大于对照溶液主峰面积(2.0%)，各杂质峰面积的和不得大于对照溶液主峰面积的 1.5 倍(3.0%)。

干燥失重　取本品，以五氧化二磷为干燥剂，在 60℃减压干燥至恒重，减失重量不得过 1.0%（通则 0831）。

炽灼残渣　不得过 0.1%（通则 0841）。

重金属　取本品 2.0g，加醋酸盐缓冲液(pH 3.5)2ml 与水适量，使溶解成 25ml，依法检查（通则 0821 第一法），含重金属不得过百万分之十。

砷盐　取本品 1.0g，加水 10ml 溶解后，加稀硫酸 5ml 与溴化钾溴试液 0.5ml，置水浴上加热 20 分钟，使保持稍过量的溴存在（必要时，可滴加溴化钾溴试液），并随时补充蒸发的水分，放冷，加盐酸 5ml 与水适量使成 28ml，依法检查（通则 0822 第一法），应符合规定(0.0002%)。

【含量测定】 取本品约 0.2g，精密称定，置 250ml 量瓶中，加水使溶解并稀释至刻度，摇匀；精密量取 10ml，置碘瓶中，精密加高碘酸钠（钾）溶液［取硫酸溶液（1→20）90ml 与高碘酸钠（钾）溶液（2.3→1000）110ml 混合制成］50ml，置水浴上加热 15 分钟，放冷，加碘化钾试液 10ml，密塞，放置 5 分钟，用硫代硫酸钠滴定液（0.05mol/L）滴定，至近终点时，加淀粉指示液 1ml，继续滴定至蓝色消失，并将滴定的结果用空白试验校正。每 1ml 硫代硫酸钠滴定液（0.05mol/L）相当于 0.9109mg 的 $C_6H_{14}O_6$。

【类别】溶剂和稳定剂等。

【贮藏】遮光，密封保存。

附：

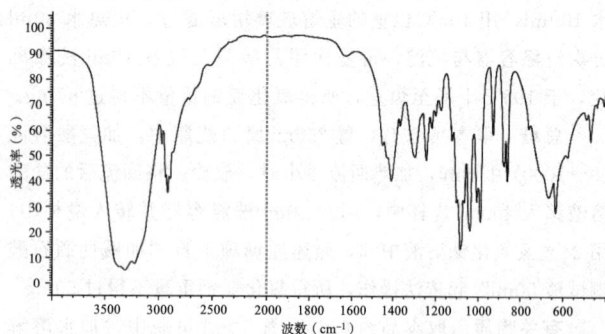

图　药用辅料山梨醇红外光吸收对照图谱

（试样制备：KBr 压片法）

注：本品有引湿性。

山梨醇山梨坦溶液

Shanlichun Shanlitan Rongye

Sorbitol Sorbitan Solution

本品为酸催化的部分内部脱水的山梨醇溶液，其中无水物不少于 68.0%（g/g）且不大于 85.0%（g/g），无水物主要包括 D-山梨醇和 1,4-山梨坦，以及甘露醇，氢化低聚糖和二糖，脱水山梨糖醇。本品按无水物计算，含 D-山梨醇（$C_6H_{14}O_6$）不得少于 25.0%（g/g），1,4-山梨坦（$C_6H_{12}O_5$）不得少于 15.0%（g/g）；含 D-山梨醇（$C_6H_{14}O_6$）和 1,4-山梨坦（$C_6H_{12}O_5$）应为标示值的 95%～105%。

【性状】本品为无色的澄清糖浆状液体。

【鉴别】（1）取本品 1.4g，加水 75ml 使溶解，作为供试品溶液；取上述溶液 3ml 至试管中，加入新制的 10%邻苯二酚溶液 3ml，摇匀，加硫酸 6ml，摇匀，加热 30 秒，即显深粉色或酒红色。

（2）在含量测定项下记录的色谱图中，供试品溶液主峰的保留时间应与对照品溶液主峰的保留时间一致。

【检查】酸度　取本品 1.4g，加水至 10ml，依法测定（通则 0631），pH 值应为 4.0～7.0。

溶液的澄清度与颜色　取本品适量，加新沸放冷的水稀释制成含 50%（g/g）无水物的溶液，依法检查（通则 0901 与通则 0902），溶液应澄清无色。

还原糖　取本品适量（约相当于无水物 3.3g），置锥形瓶中，加水 3ml 使溶解，加碱性枸橼酸铜试液 20ml，加玻璃珠或沸石数粒，加热使在 4～6 分钟内沸腾，保持沸腾 3 分钟。迅速冷却，加冰醋酸溶液（2.4→100）100ml，精密加入碘滴定液（0.025mol/L）20.0ml，摇匀，加盐酸溶液（1→6）25ml，沉淀应完全溶解（如有沉淀，继续加该盐酸溶液至沉淀完全溶解），用硫代硫酸钠滴定液（0.05mol/L）滴定，近终点时加淀粉指示液 2ml，继续滴定至蓝色消失。消耗硫代硫酸钠滴定液（0.05mol/L）的体积不得小于 12.8ml（含还原糖以葡萄糖计，不得过 0.3%）。

乙二醇和二甘醇　取本品约 2g，置 25ml 量瓶中，加入溶剂丙酮-水（96∶4）1ml，涡旋混合 3 分钟，将剩余的溶剂均分为三次加入并稀释至刻度，且需每次加入溶剂后涡旋混合 3 分钟，作为供试品溶液。

分别取乙二醇和二甘醇对照品适量，精密称定，用相同溶剂溶解并定量稀释制成每 1ml 中各约含 0.08mg 的溶液，作为对照品溶液。

照气相色谱法（通则 0521）测定，以 14% 氰丙基苯基-86% 二甲基聚硅氧烷为固定液的毛细管柱为色谱柱，起始温度为 70℃，维持 2 分钟，以每分钟 50℃的速率升温至 270℃，维持 5 分钟；进样口温度为 240℃；检测器温度为 300℃。

取对照品溶液 1μl 注入气相色谱仪，乙二醇峰和二甘醇峰的分离度应符合要求。分别取供试品溶液和对照品溶液各 1μl，注入气相色谱仪，记录色谱图，按外标法以峰面积计算，乙二醇峰面积不得大于对照品溶液中乙二醇峰面积（0.1%），二甘醇峰面积不得大于对照品溶液中二甘醇峰面积（0.1%）。

水分　取本品，照水分测定法（通则 0832 第一法 1）测定，含水分不得过 31.5%。

镍　取本品 20g，置 100ml 量瓶中，用稀醋酸溶解并稀释至刻度，转移至 250ml 分液漏斗中，依次加饱和吡咯烷二硫代氨基甲酸铵溶液（约 10mg/ml）2ml、甲基异丁基酮 10ml，避光条件下，振摇 30 秒，避光静置使分层，取甲基异丁基酮层作为供试品溶液。

取本品三份，每份 20g，置 100ml 量瓶中，用稀醋酸溶解并稀释至刻度，转移至 250ml 分液漏斗中，分别加入镍标准溶液（10μg/ml）0.5ml、1.0ml、1.5ml，加饱和吡咯烷二硫代氨基甲酸铵溶液（约 10mg/ml）2ml、甲基异丁基酮 10ml，避光条件下，振摇 30 秒，避光静置使分层，取甲基异丁基酮层分别作为对照品溶液（1）、对照品溶液（2）、对照品溶液（3）。

同法不加样品制备空白溶液，照原子吸收分光光度法（通则 0406 第二法），在 232.0nm 波长处测定，绘制标准曲线，计算供试品溶液中镍的含量。

按无水物计算，含镍量不得过 0.0001%。

重金属　取本品 2.0g，加醋酸盐缓冲液（pH 3.5）2ml 与水适量，使溶解成 25ml，依法检查（通则 0821 第一法），含重金属不得过百万分之十。

微生物限度　取本品，依法检查（通则 1105 与通则 1106），每 1ml 供试品中需氧菌总数不得过 10^3 cfu，霉菌和酵母菌总数不得过 10^2 cfu，不得检出大肠埃希菌。

【含量测定】照高效液相色谱法（通则 0512）测定。

色谱条件与系统适用性试验　用磺化交联的苯乙烯-二乙烯基苯共聚物为填充剂的强阳离子钙型交换柱（或效能相当的色谱柱）；以水为流动相；流速为每分钟 0.5ml，柱温为 72～85℃；示差折光检测器，检测器温度为 35℃。取山梨醇和甘露醇适量，加水溶解并稀释制成每 1ml 中各约含 10mg 的溶液，作为系统适用性溶液，取 40μl 注入液相色谱仪，甘露醇峰与山梨醇峰的分离度应大于 2。

测定法　取本品适量，精密称定，加水溶解并定量稀释制成每 1ml 中约含 20mg 的溶液，作为供试品溶液，精密量取 40μl 注入液相色谱仪，记录色谱图；另取 D-山梨醇和 1,4-山梨坦对照品适量，精密称定，加水溶解并定量稀释制成每 1ml 中约含 D-山梨醇 10mg 和 1,4-山梨坦 4mg 的溶液，作为对照品溶液，同法测定。按外标法以峰面积计算，即得。

【类别】保湿剂和增塑剂等。

【贮藏】密封保存。

【标示】应标明 D-山梨醇和 1,4-山梨坦的标示值。

山梨醇溶液

Shanlichun Rongye

Sorbitol Solution

本品为山梨醇、少量的单糖、多糖及其他麦芽糖醇、甘露醇等的混合物，系部分水解淀粉经氢化制得。

本品含 D-山梨糖醇（$C_6H_{14}O_6$）不得少于 45.0%（g/g）（非结晶山梨醇溶液）；含 D-山梨糖醇（$C_6H_{14}O_6$）不得少于 64.0%（g/g）（结晶山梨醇溶液）。

【性状】本品为澄清、无色糖浆状液体。

旋光度　取本品约 7.0g，精密称定，置 50ml 量瓶中，加硼砂 6.4g 与水适量。静置 1 小时，偶尔摇动，用水稀释至刻度。如溶液不澄清，应滤过。依法测定（通则 0621），非结晶山梨醇溶液的旋光度应为 +1.5° 至 +3.5°；结晶山梨醇溶液的旋光度应为 0° 至 +1.5°。

【鉴别】（1）取本品约 1.4g，加水 75ml 使溶解，作为供试品溶液；取上述溶液 3ml，加新制的 10% 邻苯二酚溶液 3ml，摇匀，加硫酸 6ml，摇匀，加热 30 秒，即显深粉色或酒红色。

（2）在含量测定项下记录的色谱中，供试品溶液主峰的保留时间应与对照品溶液主峰的保留时间一致。

【检查】酸碱度　取本品 1.4g，加水至 10ml，依法测定（通则 0631），pH 值应为 5.0～7.5。

溶液的澄清度与颜色　取本品 7.0g，置 50ml 量瓶中，用水稀释至刻度，混匀，依法检查（通则 0901 与通则 0902），溶液应澄清无色。

电导率　取本品，作为供试品溶液；另取新沸放冷的水 100ml 作为空白溶液。将供试品溶液与空白溶液置 25℃ ± 1℃ 的水浴中保温 1 小时后，缓缓搅拌，用电导率仪测定，以铂黑电极作为测定电极，先用空白溶液冲洗电极 3 次后，测定空白溶液的电导率，其电导率应不得过 5.0μS/cm。取出电极，再用供试品溶液冲洗电极 3 次后，测定供试品溶液的电导率，经空白校正后，不得过 10μS/cm。

还原糖　取本品适量（相当于无水物 3.3g），置锥形瓶中，加水 3ml 使溶解，加碱性枸橼酸铜试液 20ml，加玻璃珠或沸石数粒，加热使在 4～6 分钟内沸腾，保持沸腾 3 分钟。迅速冷却，加冰醋酸溶液（2.4→100）100ml，精密加入碘滴定液（0.025mol/L）20.0ml，摇匀，加盐酸溶液（1→6）25ml（沉淀应完全溶解，如有沉淀，继续加该盐酸溶液至沉淀完全溶解），用硫代硫酸钠滴定液（0.05mol/L）滴定，近终点时加淀粉指示液 2ml，继续滴定至蓝色消失。消耗硫代硫酸钠滴定液（0.05mol/L）的量不得少于 12.8ml（含还原糖以葡萄糖计，不得过 0.3%）。

总糖　取本品 6.0g（非结晶山梨醇溶液），置 250ml 磨口烧瓶中，加水 35ml 与 1.0mol/L 盐酸溶液约 40ml，加玻璃珠或沸石数粒，加热回流 4 小时，放冷，加溴麝香草酚蓝试液 0.2ml 作为指示剂，用适当浓度的氢氧化钠溶液中和，冷却，并用水稀释至 100ml。取 3.0ml，置锥形瓶中，加水 5ml、碱性枸橼酸铜试液 20ml，加玻璃珠或沸石数粒，加热使在 4～6 分钟内沸腾，保持沸腾 3 分钟。迅速冷却，加冰醋酸溶液（2.4→100）100ml，精密加入碘滴定液（0.025mol/L）20.0ml，摇匀，加盐酸溶液（1→6）25ml（沉淀应完全溶解，如有沉淀，继续加该盐酸溶液至沉淀完全溶解），用硫代硫酸钠滴定液（0.05mol/L）滴定，近终点时加淀粉指示液 1ml，继续滴定至蓝色消失。消耗硫代硫酸钠滴定液（0.05mol/L）的量不得少于 8.0ml（含总糖以葡萄糖计，不得过 9.3%）。

乙二醇和二甘醇　取本品 2g，精密称定，置 25ml 量瓶中，加入溶剂丙酮-水（96:4）1ml，涡旋混合 3 分钟，将剩余的溶剂均分为三次加入，且需每次加入溶剂后涡旋混合 3 分钟，取上层液滤过，弃去初滤液 2ml，取续滤液作为供试品溶液。

分别取乙二醇对照品和二甘醇对照品适量，用上述溶剂稀释制成每 1ml 中各含 0.08mg 的混合对照品溶液。

照气相色谱法（通则 0521）测定，以 14% 氰丙基苯基-86% 二甲基聚硅氧烷为固定液的毛细管柱为色谱柱；起始温度为 70℃，维持 2 分钟，以每分钟 50℃ 的速率升温至 270℃，维持 5 分钟；进样口温度为 240℃，检测器温度为 300℃；分流比为 10:1。取混合对照品溶液 1μl，注入气相色谱仪，乙二醇峰和二甘醇峰的分离度应符合要求。

精密量取供试品溶液和混合对照品溶液各 1μl，注入气相色谱仪，记录色谱图，按外标法以峰面积计算，含乙二醇和二甘醇均不得过 0.1%。

水分 取本品，照水分测定法（通则 0832 第一法 1）测定，含水分为 28.5%～31.5%。

铅 取本品 20g，精密称定，置 100ml 量瓶中，用同体积的稀醋酸和水制得的溶剂溶解并稀释至刻度。转移至 250ml 分液漏斗中，依次精密加和吡咯烷二硫代氨基甲酸铵溶液（约 10mg/ml）2ml、甲基异丁基酮 10ml，避光条件下，振摇 30 秒，避光静置使分层，分取甲基异丁基酮层作为供试品溶液。

取本品 20g，精密称定，置 100ml 量瓶中，用同体积的稀醋酸和水制得的溶剂溶解并稀释至刻度。转移至 250ml 分液漏斗中，分别精密加入标准铅溶液（每 1ml 中含铅 10μg）0.5ml、1.0ml、1.5ml，精密加饱和吡咯烷二硫代氨基甲酸铵溶液（约 10mg/ml）2ml、甲基异丁基酮 10ml，避光条件下，振摇 30 秒，避光静置使分层，分取甲基异丁基酮层分别作为对照品溶液（1）、对照品溶液（2）、对照品溶液（3）。

同法不加供试品制备空白溶液，照原子吸收分光光度法（通则 0406 第二法），在 283.3nm 波长处测定，绘制标准曲线，计算供试品溶液中铅的含量。以无水物计，含铅不得过千万分之五。

镍 取本品 20g，精密称定，置 100ml 量瓶中，用稀醋酸溶解并稀释至刻度。转移至 250ml 分液漏斗中，依次精密加饱和吡咯烷二硫代氨基甲酸铵溶液（约 10mg/ml）2ml、甲基异丁基酮 10ml，避光条件下，振摇 30 秒，避光静置使分层，分取甲基异丁基酮层作为供试品溶液。

取本品 20g，精密称定，置 100ml 量瓶中，加稀醋酸溶解并稀释至刻度。转移至 250ml 分液漏斗中，分别精密加入镍标准溶液（每 1ml 中含镍 10μg）0.5ml、1.0ml、1.5ml，精密加入饱和吡咯烷二硫代氨基甲酸铵溶液（约 10mg/ml）2ml、甲基异丁基酮 10ml，避光条件下，振摇 30 秒，避光静置使分层，分取甲基异丁基酮层分别作为对照品溶液（1）、对照品溶液（2）、对照品溶液（3）。

同法不加供试品制备空白溶液，照原子吸收分光光度法（通则 0406 第二法），在 232.0nm 波长处测定，绘制标准曲线，计算供试品溶液中镍的含量。以无水物计，含镍不得过百万分之一。

微生物限度 取本品，依法检查（通则 1105 与通则 1106），每 1ml 供试品中需氧菌总数不得过 10^3 cfu，霉菌和酵母菌总数不得过 10^2 cfu，不得检出大肠埃希菌。

【含量测定】 照高效液相色谱法（通则 0512）测定。

色谱条件与系统适用性试验 用磺化交联的苯乙烯-二乙烯基苯共聚物为填充剂的强阳离子钙型交换柱（或效能相当的色谱柱）；以水为流动相；流速为每分钟 0.5ml；柱温为 72～85℃；示差折光检测器，检测器温度为 35℃。取甘露醇和山梨醇各约 55mg，置同一 5ml 量瓶中，加水溶解并稀释至刻度，摇匀，作为系统适用性溶液（适用于非结晶山梨醇溶液）；或取甘露醇和山梨醇各约 65mg，置同一 5ml 量瓶中，加水溶解并稀释至刻度，摇匀，作为系统适用性溶液（适用于结晶山梨醇溶液）。取系统适用性溶液 20μl，注入液相色谱仪，甘露醇峰与山梨醇峰的分离度应不小于 2。

测定法 取本品约 1g，精密称定，置 50ml 量瓶中，加水溶解并稀释至刻度，摇匀，作为供试品溶液，精密量取 20μl，注入液相色谱仪，记录色谱图；另取山梨醇对照品约 55mg，精密称定，置 5ml 量瓶中，加水溶解并稀释至刻度，摇匀，作为对照品溶液（适用于非结晶山梨醇溶液）；或另取山梨醇对照品约 65mg，精密称定，置 5ml 量瓶中，加水溶解并稀释至刻度，摇匀，作为对照品溶液（适用于结晶山梨醇溶液）；同法测定，按外标法以峰面积计算，即得。

【类别】 甜味剂。

【贮藏】 密封保存。

山嵛酸甘油酯

Shanyusuan Ganyouzhi

Glyceryl Dibehenate

本品为单、二、三甘油酯的混合物，主要含二山嵛酸甘油酯。由山嵛酸与甘油经酯化制得。含单甘油酯应为 15.0%～23.0%，二甘油酯应为 40.0%～60.0%，三甘油酯应为 21.0%～35.0%。

【性状】 本品为白色或类白色粉末或硬蜡块。

本品在水或乙醇中几乎不溶。

熔点 本品的熔点（通则 0612）为 65～77℃。

酸值 本品的酸值（通则 0713）应不大于 4.0。

碘值 取本品 3.0g，依法测定（通则 0713），碘值应不大于 3.0。

过氧化值 本品的过氧化值（通则 0713）应不大于 6。

皂化值 本品的皂化值（通则 0713）应为 145～165。

【鉴别】 （1）在含量测定项下记录的色谱图中，供试品溶液三主峰的保留时间应与对照品溶液相应三主峰的保留时间一致。

（2）在脂肪酸组成项下记录的色谱图中，供试品溶液主峰的保留时间应与对照品溶液中山嵛酸甲酯峰的保留时间一致。

【检查】 游离甘油 取含量测定项下的供试品溶液作为供试品溶液。

另取甘油对照品 0.1g，精密称定，置 25ml 量瓶中，用四氢呋喃溶解并稀释至刻度，摇匀，精密量取 0.25ml、0.5ml、1.0ml 与 2.5ml，分别置已称重的 25ml 量瓶中，各量瓶中加四氢呋喃 5.0ml，摇匀，称重，分别计算各量瓶每 1g 溶液中甘油的毫克数，作为不同浓度的标准曲线溶液。

照含量测定项下的色谱条件，精密量取标准曲线溶液各 40μl，分别注入液相色谱仪，记录色谱图，以峰面积与相应浓度计算直线回归方程，相关系数（r）应不小于 0.995。精密量取供试品溶液 40μl，注入液相色谱仪，记录色谱图，由直线回归方程计算供试品溶液中的甘油含量，含游离甘油不得过 1.0%。

水分　取本品适量，以吡啶为溶剂，照水分测定法（通则 0832 第一法 1)）测定，含水分不得过 1.0%。

炽灼残渣　取本品 1.0g，依法检查（通则 0841)，遗留残渣不得过 0.1%。

镍　对照品溶液的制备　精密量取镍单元素标准溶液（1.000g/L)1ml，置 200ml 量瓶中，用水稀释至刻度，摇匀，精密量取 5ml，置 100ml 量瓶中，用水稀释至刻度，摇匀，精密量取 0.5ml、1.0ml、1.5ml 与 2.0ml，分别置 25ml 量瓶中，分别加 1%硝酸镁溶液 0.5ml、10%磷酸二氢铵溶液 0.5ml 和硝酸 6ml，用水稀释至刻度，摇匀，即得。

供试品溶液的制备　取本品 0.25g，精密称定，置聚四氟乙烯消解罐内，加硝酸 6ml 与浓过氧化氢溶液（30%)2ml，混匀，盖上内盖，旋紧外套，置适宜的微波消解炉内进行消解，结束后取出消解罐，放冷，再加浓过氧化氢溶液（30%)2ml，重复上述消解步骤。消解完全后，取消解内罐置电热板上缓缓加热至红棕色蒸气挥尽，放冷，用水将内容物定量转移至 25ml 量瓶中，加 1%硝酸镁溶液和 10%磷酸二氢铵溶液各 0.5ml，用水稀释至刻度，摇匀，即得；同法制备试剂空白溶液。

测定法　取试剂空白溶液、供试品溶液与对照品溶液，以石墨炉为原子化器，照原子吸收分光光度法（通则 0406 第一法），在 232.0nm 的波长处测定，计算，即得。含镍不得过 0.0001%。

重金属　取炽灼残渣项下遗留的残渣，依法检查（通则 0821 第二法），含重金属不得过百万分之十。

砷盐　取本品 1.0g，加氢氧化钙 1.0g，混合，加水搅拌均匀，干燥后，先用小火灼烧使炭化，再在 500～600℃炽灼使完全灰化，放冷，加盐酸 5ml 与水 23ml，依法检查（通则 0822 第一法），应符合规定（0.0002%）。

脂肪酸组成　取本品 0.1g，依法测定（通则 0713)；分别取棕榈酸甲酯、硬脂酸甲酯、花生酸甲酯、山嵛酸甲酯、芥酸甲酯、二十四烷酸甲酯对照品适量，加正庚烷制成每 1ml 中各约含 0.1mg 的溶液，作为对照品溶液。

按面积归一化法计算，含棕榈酸不得过 3.0%，硬脂酸不得过 5.0%，花生酸不得过 10.0%，山嵛酸不得少于 83.0%，芥酸不得过 3.0%，二十四烷酸不得过 3.0%。

【含量测定】照分子排阻色谱（通则 0514)测定。

色谱条件与系统适用性试验　用苯乙烯-二乙烯基苯共聚物为填充剂（7.8mm×30cm，5μm，两根色谱柱串联或效能相当的色谱柱）；以四氢呋喃为流动相；示差折光检测器；柱温为 35℃，检测器温度为 35℃，进样器温度为 35℃（需保持供试品溶液温度在 35℃以避免样品沉淀析出）。三甘油酯、二甘油酯、单甘油酯与甘油依次出峰（参考色谱图见附图），二甘油酯峰与单甘油酯峰的分离度应符合要求，二甘

油酯峰与三甘油酯峰的分离度不得小于 1.0。

测定法　取本品 0.2g，精密称定，置已称重的 25ml 量瓶中，加四氢呋喃 5.0ml，在 35℃水浴中微热，振摇使溶解，取出，称重，作为供试品溶液，精密量取 40μl 注入液相色谱仪，记录色谱图；另取山嵛酸甘油酯对照品适量，精密称定，加四氢呋喃溶解并定量稀释制成每 1ml 中约含 40mg 的溶液，同法测定。按下列公式分别计算供试品溶液中游离甘油、单甘油酯、二甘油酯与三甘油酯的含量。

$$游离脂肪酸(\%)=\frac{酸值\times340.58}{56.11\times1000}\times100$$

$$单甘油酯(\%)=\left[\frac{X}{X+Y+Z}(100-A-B)\right]-C$$

$$二甘油酯(\%)=\frac{Y}{X+Y+Z}(100-A-B)$$

$$三甘油酯(\%)=\frac{Z}{X+Y+Z}(100-A-B)$$

式中　A 为游离甘油项下测定结果，%；

B 为水分项下测定结果，%；

C 为游离脂肪酸计算结果，%；

340.58 为山嵛酸分子量；

56.11 为氢氧化钾分子量；

X 为供试品溶液中单甘油酯与游离脂肪酸峰面积之和；

Y 为供试品溶液中二甘油酯峰面积；

Z 为供试品溶液中三甘油酯峰面积。

【类别】润滑剂和释放调节剂等。

【贮藏】密闭保存。

附：

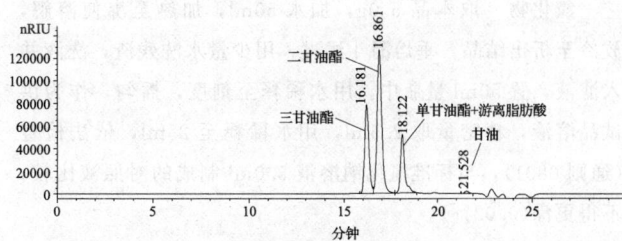

图　山嵛酸甘油酯组分参考色谱图

门 冬 氨 酸

Mendong'ansuan

Aspartic Acid

见二部品种正文。

【类别】增溶剂和冻干保护剂等。

门冬酰胺

Mendongxian'an

Asparagine

见二部品种正文。

【类别】增溶剂和冻干保护剂等。

己 二 酸

Ji'ersuan

Adipic Acid

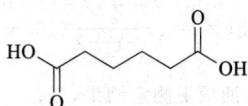

C₆H₁₀O₄   146.14

[124-04-9]

本品为己二酸。按干燥品计算，含 $C_6H_{10}O_4$ 不得少于 99.0%。

【性状】本品为白色结晶或结晶性粉末。

本品在乙醇中易溶，在丙酮中溶解，在水中略溶。

熔点 本品的熔点（通则 0612 第一法）为 151～154℃。

【鉴别】本品的红外光吸收图谱应与对照品的图谱一致（通则 0402）。

【检查】溶液的澄清度与颜色 取本品 1.0g，加甲醇 20ml 溶解，依法检查（通则 0901 第一法与通则 0902 第一法），应澄清无色。

氯化物 取本品 5.0g，加水 50ml，加热至沸使溶解，放冷至析出结晶，垂熔漏斗滤过，用少量水洗残渣，洗液并入滤液，置 50ml 量瓶中，用水稀释至刻度，摇匀，作为供试品溶液，精密量取 2.5ml，用水稀释至 25ml，依法检查（通则 0801），与标准氯化钠溶液 5.0ml 制成的对照液比较，不得更深（0.02%）。

硫酸盐 取上述氯化物项下供试品溶液 3ml，依法检查（通则 0802），与标准硫酸钾溶液 1.5ml 制成的对照液比较，不得更深（0.05%）。

硝酸盐 取上述氯化物项下供试品溶液 1ml，置 10ml 量瓶中，加水稀释至刻度，摇匀，精密量取 3ml，于冰浴中冷却，加 10%氯化钾溶液 0.4ml 与 0.1%二苯胺硫酸溶液 0.1ml，摇匀，缓缓滴加硫酸 5ml，摇匀，将试管于 50℃水浴中放置 15 分钟，溶液产生的蓝色与标准硝酸盐［取硝酸钾 0.163g，加水溶解并稀释至 100ml，摇匀，精密量取 1ml，加水稀释制成 100ml，再精密量取 10ml，加水稀释成 100ml，摇匀，即得（每 1ml 相当于 1μg 的 NO₃）］0.9ml，

加水 2.1ml，与用同一方法处理后的颜色比较，不得更深；同时取水 3ml，同法做空白试验，其颜色应明显浅于对照管颜色，否则试验无效（0.003%）。

铁盐 取上述氯化物项下供试品溶液 10ml，依法检查（通则 0807），与标准铁溶液 1.0ml 制成的对照液比较，不得更深（0.001%）。

有关物质 取本品 0.2g，精密称定，置 10ml 量瓶中，加流动相超声溶解并稀释至刻度，摇匀，作为供试品溶液。

精密量取供试品溶液 1ml，置 100ml 量瓶中，用流动相稀释至刻度，摇匀，再精密量取 1ml，置 10ml 量瓶中，用流动相稀释至刻度，摇匀，作为对照溶液。

照高效液相色谱法（通则 0512）测定。用十八烷基硅烷键合硅胶为填充剂；以稀磷酸溶液（取磷酸 115g，加水 885ml，摇匀，量取 23.5ml，置 1000ml 量瓶中，加水稀释至刻度，摇匀）-乙腈（940：60）为流动相；检测波长为 209nm；柱温为 30℃。另精密称取戊二酸 20mg，置 10ml 量瓶中，精密加入供试品溶液 1ml，加流动相溶解并稀释至刻度，摇匀，作为系统适用性溶液，精密量取 20μl 注入液相色谱仪，记录色谱图，戊二酸峰与己二酸峰的分离度应大于 9.0。

精密量取供试品溶液和对照溶液各 20μl，分别注入液相色谱仪，记录色谱图至主峰保留时间的 4 倍。供试品溶液的色谱图中如显杂质峰，单个杂质不得过对照溶液主峰面积（0.1%），杂质总量不得过对照溶液主峰面积的 5 倍（0.5%）（峰面积小于对照溶液主峰面积 0.25 倍的杂质峰忽略不计）。

干燥失重 取本品，在 105℃干燥至恒重，减失重量不得过 0.2%（通则 0831）。

炽灼残渣 取本品，依法检查（通则 0841），遗留残渣不得过 0.1%。

【含量测定】取本品约 0.06g，精密称定，加新沸放冷的水 50ml 溶解后，加酚酞指示液 0.2ml，用氢氧化钠滴定液（0.1mol/L）滴定至溶液显粉红色，即得。每 1ml 氢氧化钠滴定液（0.1mol/L）相当于 7.307mg 的 $C_6H_{10}O_4$。

【类别】pH 调节剂。

【贮藏】遮光，密封，在干燥处保存。

马 来 酸

Malaisuan

Maleic Acid

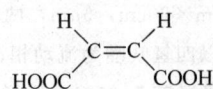

C₄H₄O₄   116.07

[110-16-7]

本品为顺丁烯二酸。按无水物计算，含 $C_4H_4O_4$ 不得少

于 99.0%。

【性状】本品为白色或类白色结晶性粉末，有特臭。

本品在水或丙酮中易溶。

熔点 本品的熔点（通则 0612）为 133.0～137.0℃。

【鉴别】（1）取本品 0.1g，加水 10ml 使溶解，混匀，作为供试品溶液。取供试品溶液 0.3ml，加间苯二酚硫酸溶液（1→300）3ml，水浴加热 15 分钟，溶液应无色。取供试品溶液 3ml，加溴试液 1ml，水浴加热 15 分钟，溴试液颜色消失，放冷，量取 0.2ml，加间苯二酚硫酸溶液（1→300）3ml，置水浴加热 15 分钟，溶液应呈紫红色。

（2）取本品和马来酸对照品各适量，分别加富马酸与其他有关物质项下的流动相溶解并稀释制成每 1ml 中约含 10μg 的溶液，作为供试品溶液和对照品溶液。照富马酸与其他有关物质项下的色谱条件测定，取供试品溶液和对照品溶液各 10μl，分别注入液相色谱仪，供试品溶液主峰的保留时间应与对照品溶液主峰的保留时间一致。

（3）本品的红外光吸收图谱应与对照品的图谱一致（通则 0402）。

【检查】酸度 取本品 0.5g，加水 10ml，振摇使溶解，依法测定（通则 0631），pH 值不得过 2.0。

溶液的澄清度与颜色 取本品 1.0g，加水 10ml 溶解后，依法检查（通则 0901 与通则 0902），溶液应澄清无色；如显色，与黄色 1 号标准比色液（通则 0901 第一法）比较，不得更深。

富马酸与其他有关物质 取本品适量，精密称定，加流动相溶解并定量稀释制成每 1ml 中约含 1mg 的溶液，作为供试品溶液。

另取马来酸和富马酸对照品各适量，精密称定，加流动相溶解并定量稀释制成每 1ml 中各含 1μg 和 5μg 的溶液，作为对照品溶液。

照高效液相色谱法（通则 0512）测定，用十八烷基硅烷键合硅胶为填充剂；以水（用磷酸调节 pH 值至 3.0）-乙腈（85：15）为流动相；检测波长 210nm。取对照品溶液 10μl，注入液相色谱仪，富马酸峰与马来酸峰的分离度应大于 2.5。

再精密量取供试品溶液和对照品溶液各 10μl，分别注入液相色谱仪，记录色谱图至马来酸峰保留时间的 2 倍。供试品溶液色谱图中如有与富马酸峰保留时间一致的色谱峰，按外标法以峰面积计算，含富马酸不得过 0.5%，其他单个杂质按对照品溶液中马来酸峰面积计算不得过 0.1%，杂质总量不得过 1.0%。

水分 取本品，照水分测定法（通则 0832 第一法 1）测定，含水分不得过 2.0%。

炽灼残渣 取本品 1.0g，依法检查（通则 0841），遗留残渣不得过 0.1%。

铁盐 取本品 1.0g，加水 25ml，依法检查（通则 0807），与标准铁溶液 0.5ml 制成的对照液比较，不得更深（0.0005%）。

重金属 取炽灼残渣项下遗留的残渣，依法检查（通则 0821 第二法），含重金属不得过百万分之十。

【含量测定】取本品约 1.0g，精密称定，加水 100ml 使溶解，加酚酞指示液数滴，用氢氧化钠滴定液（1mol/L）滴定。每 1ml 氢氧化钠滴定液（1mol/L）相当于 58.04mg 的 $C_4H_4O_4$。

【类别】pH 调节剂。

【贮藏】密闭保存。

马铃薯淀粉

Malingshu Dianfen

Potato Starch

本品系自茄科植物马铃薯 *Solanum tuberosum* L. 的块茎中制得。

【性状】本品为白色或类白色粉末。

本品在水或乙醇中不溶。

【鉴别】（1）取本品，用甘油醋酸试液装片（通则 2001），在显微镜下观察。淀粉均为单粒，呈卵圆形或梨形，直径为 30～100μm，偶见超过 100μm；或圆形，大小为 10～35μm；偶见具有 2～4 个淀粉粒组成的复合颗粒。呈卵圆形或梨形的颗粒，脐点偏心；呈圆形的颗粒，脐点无中心或略带不规则的脐点。在偏光显微镜下，十字交叉位于颗粒脐点处。

（2）取本品 1g，加水 15ml，煮沸后继续加热 1 分钟，放冷，即成黏稠的类白色半透明的凝胶状物。

（3）取鉴别（2）项下凝胶状物约 1g，加碘试液 1 滴，即显蓝色或蓝黑色，加热后逐渐褪色。

【检查】酸碱度 取本品 5.0g，加水 25ml，磁搅拌 1 分钟，静置 15 分钟，依法测定（通则 0631），pH 值应为 5.0～8.0。

外来物质 取本品，用甘油醋酸试液装片（通则 2001），在显微镜下观察，不得有非淀粉颗粒，也不得有其他品种的淀粉颗粒。

二氧化硫 取本品适量，依法检查（通则 2331 第一法），含二氧化硫不得过 0.005%。

氧化性物质 取本品 4.0g，置具塞锥形瓶中，加水 50.0ml，密塞，振摇 5 分钟，转入具塞离心管中，离心至澄清，取上清液 30.0ml，置碘量瓶中，加冰醋酸 1ml 与碘化钾 1.0g，密塞，摇匀，置暗处放置 30 分钟，加淀粉指示液 1ml，用硫代硫酸钠滴定液（0.002mol/L）滴定至蓝色消失，并将滴定的结果用空白试验校正。每 1ml 硫代硫酸钠滴定液（0.002mol/L）相当于 34μg 的氧化性物质（以过氧化氢 H_2O_2 计），消耗硫代硫酸钠滴定液（0.002mol/L）不得过 1.4ml（0.002%）。

干燥失重 取本品，在 130℃ 干燥 1.5 小时，减失的重量不得过 20.0%(通则 0831)。

炽灼残渣 取本品 1.0g,依法检查(通则 0841),遗留残渣不得过 0.6%。

铁盐 取本品 1.50g,加 2mol/L 盐酸溶液 15.0ml,振摇 5 分钟,滤过,取滤液 10.0ml 置 50ml 纳氏比色管中,加过硫酸铵 50mg,用水稀释成 35ml,依法检查(通则 0807),与标准铁溶液 1.0ml 制成的对照液比较,不得更深(0.001%)。

重金属 取炽灼残渣项下遗留的残渣,依法检查(通则 0821 第二法),含重金属不得过百万分之二十。

微生物限度 取本品,依法检查(通则 1105 与通则 1106),每 1g 供试品中需氧菌总数不得过 10^3cfu,霉菌和酵母菌总数不得过 10^2cfu,不得检出大肠埃希菌。

【类别】稀释剂和黏合剂等。

【贮藏】密闭保存。

无 水 乙 醇

Wushui Yichun

Anhydrous Ethanol

H_3C ——— OH

C₂H₆O 46.07

[64-17-5]

【性状】本品为无色澄清的液体。

相对密度 本品的相对密度(通则 0601)为 0.790～0.793,相当于含 C₂H₆O 不少于 99.5%(ml/ml)。

【鉴别】(1)取本品 1ml,加水 5ml 与氢氧化钠试液 1ml 后,缓缓滴加碘试液 2ml,即发生碘仿的臭气,并生成黄色沉淀。

(2)除 1650cm⁻¹ 处外,本品的红外光吸收图谱应与对照图谱(附图)一致(通则 0402)。

【检查】**酸碱度** 取本品 20ml,加入新沸放冷的水 20ml,摇匀,加酚酞指示液 0.1ml,溶液应为无色;再加氢氧化钠滴定液(0.01mol/L)1.0ml,溶液应显粉红色。

溶液的澄清度与颜色 本品应澄清无色(通则 0901 与通则 0902)。取本品适量,与同体积的水混合后,溶液应澄清;在 10℃放置 30 分钟,溶液仍应澄清。

吸光度 取本品,以水为空白,照紫外-可见分光光度法(通则 0401)测定吸光度,在 240nm 吸光度不得过 0.08,250～260nm 吸光度不得过 0.06,270～340nm 吸光度不得过 0.02。

挥发性杂质 取本品作为供试品溶液(a);精密量取 4-甲基-2-戊醇 150μl,置 20ml 量瓶中,用本品稀释至刻度,摇匀,精密量取 1ml,置 25ml 量瓶中,用本品稀释至刻度,摇匀,作为供试品溶液(b)。

另精密量取无水甲醇 100μl,置 50ml 量瓶中,用本品稀释至刻度,摇匀,精密量取 5ml,置 50ml 量瓶中,用本

品稀释至刻度,摇匀,作为对照溶液(a);精密量取无水甲醇 1ml 与乙醛 1ml,置 100ml 量瓶中,用本品稀释至刻度,摇匀,精密量取 100μl,置 100ml 量瓶中,用本品稀释至刻度,摇匀,作为对照溶液(b);精密量取乙缩醛 150μl,置 50ml 量瓶中,用本品稀释至刻度,摇匀,精密量取 100μl,置 10ml 量瓶中,用本品稀释至刻度,摇匀,作为对照溶液(c);精密量取苯 50μl,置 50ml 量瓶中,用本品稀释至刻度,摇匀,精密量取 50μl,置 25ml 量瓶中,用本品稀释至刻度,摇匀,作为对照溶液(d);精密量取环己烷 500μl,置 50ml 量瓶中,用本品稀释至刻度,摇匀,作为对照溶液(e)。

照气相色谱法(通则 0521)测定,以 6%氰丙基苯基-94%二甲基聚硅氧烷(或极性相近)为固定液的毛细管色谱柱;起始温度为 40℃,维持 12 分钟,以每分钟 10℃的速率升温至 240℃,维持 10 分钟;进样口温度为 200℃,检测器温度为 280℃;载气为氦气或氮气。取对照溶液(b)1μl 注入气相色谱仪,记录色谱图,乙醛峰与甲醇峰的分离度应符合要求。

精密量取对照溶液(a)、(b)、(c)、(d)、(e)和供试品溶液(a)、(b)各 1μl,分别注入气相色谱仪,记录色谱图。供试品溶液(a)色谱图中如有杂质峰,甲醇峰面积不得大于对照溶液(a)中甲醇峰面积的 0.5 倍(0.02%);含乙醛和乙缩醛的总量按公式(1)计算,总量不得过 0.001%(以乙醛计);含苯按公式(2)计算,不得过 0.0002%;含环己烷按公式(3)计算,不得过 0.388%。供试品溶液(b)色谱图中其他各杂质峰面积的总和不得大于 4-甲基-2-戊醇的峰面积(0.03%,以 4-甲基-2-戊醇计)。

$$乙醛和乙缩醛的总含量(\%)=$$
$$\frac{0.001\% \times A_E}{A_T - A_E} + \frac{0.003\% \times C_E}{C_T - C_E} \times \frac{M_{r1}}{M_{r2}} \quad (1)$$

式中 A_E 为供试品溶液(a)中乙醛的峰面积;

A_T 为对照溶液(b)中乙醛的峰面积;

C_E 为供试品溶液(a)中乙缩醛的峰面积;

C_T 为对照溶液(c)中乙缩醛的峰面积;

M_{r1} 为乙醛的分子量,44.05;

M_{r2} 为乙缩醛的分子量,118.2。

$$苯含量(\%)=(0.0002\% \times B_E)/(B_T - B_E) \quad (2)$$

式中 B_E 为供试品溶液(a)中苯的峰面积;

B_T 为对照溶液(d)中苯的峰面积。

$$环己烷含量(\%)=1\% \times D_E/(D_T - D_E) \quad (3)$$

式中 D_E 为供试品溶液(a)中环己烷的峰面积;

D_T 为对照溶液(e)中环己烷的峰面积。

不挥发物 精密量取本品 40ml,置 105℃恒重的蒸发皿中,于水浴上蒸干后,在 105℃干燥 2 小时,遗留残渣不得过 1mg。

【类别】溶剂。

【贮藏】遮光,密封保存。

附：

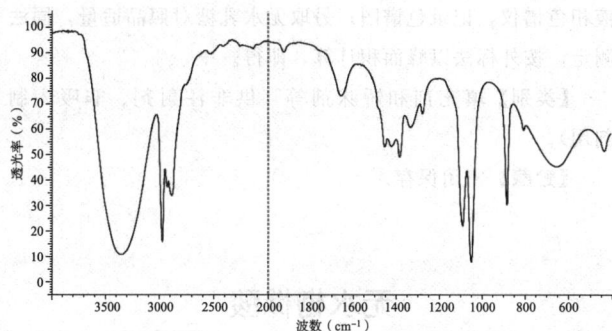

图　药用辅料无水乙醇红外光吸收对照图谱

（试样制备：膜法）

注：本品微有特臭，加热至约 78℃ 即沸腾，易挥发，易燃烧，燃烧时显淡蓝色火焰。

无水亚硫酸钠

Wushui Yaliusuanna

Anhydrous Sodium Sulfite

$$Na_2SO_3 \quad 126.04$$

[7757-83-7]

本品含 Na_2SO_3 应为 $97.0\% \sim 100.5\%$。

【性状】本品为白色结晶或粉末。

本品在水中易溶，在乙醇中极微溶解。

【鉴别】（1）本品的水溶液（1→10）显碱性，溶液显亚硫酸盐的鉴别反应（通则 0301）。

（2）本品的水溶液显钠盐鉴别（1）的反应（通则 0301）。

【检查】溶液的澄清度与颜色　取本品 1.0g，加水 20ml 使溶解，依法检查（通则 0901 与通则 0902），溶液应澄清无色。

硫代硫酸盐　取本品 2.0g，加水 100ml，振摇使溶解，加甲醛溶液 10ml 与醋酸 10ml，摇匀，静置 5 分钟，取水 100ml，自"加甲醛溶液"起同法操作，作为空白。加淀粉指示液 0.5ml，用碘滴定液（0.05mol/L）滴定，并将滴定的结果用空白试验校正。消耗碘滴定液（0.05mol/L）的体积不得过 0.15ml。

铁盐　取本品 1.0g，加盐酸 2ml，置水浴上蒸干，加水适量溶解，依法检查（通则 0807），与标准铁溶液 1.0ml 制成的对照液比较，不得更深（0.001%）。

锌　取本品约 10.0g，精密称定，置 250ml 锥形瓶中，加水 25ml，振摇使大部分溶解，缓缓加入盐酸 15ml，加热至沸腾，冷却，用水定量转移至 100ml 量瓶中，并稀释至刻度，摇匀，精密量取适量，用水定量稀释制成每 1ml 中约含 20mg 的溶液，作为供试品溶液。

精密量取锌单元素标准溶液（每 1ml 中含 Zn 1000μg）

5ml，置 200ml 量瓶中，用水稀释至刻度，摇匀，精密量取 2ml，置 100ml 量瓶中，加盐酸 3ml，用水稀释至刻度，摇匀，作为对照品溶液。

分别取供试品溶液和对照品溶液，照原子吸收分光光度法（通则 0406），在 213.9nm 的波长处分别测定，供试品溶液的吸光度不得大于对照品溶液的吸光度（0.0025%）。

重金属　取本品 1.0g，依法检查（通则 0821 第一法），含重金属不得过百万分之十。

硒　取本品 3.0g，加甲醛溶液 10ml，缓缓加入盐酸 2ml，水浴加热 20 分钟，溶液显粉红色。与另取本品 1.0g，精密加硒标准溶液（精密称取硒 0.100g，加硝酸 2ml，蒸干，残渣加水 2ml 使溶解，蒸干，重复操作 3 次，残渣用稀盐酸溶解并定量转移至 1000ml 量瓶中，用稀盐酸稀释至刻度，摇匀，即得）0.2ml，自"加甲醛溶液 10ml"起同法操作制成的对照液比较，不得更深（0.001%）。

【含量测定】取本品约 0.20g，精密称定，精密加碘滴定液（0.05mol/L）50ml，密塞，在暗处放置 5 分钟，用硫代硫酸钠滴定液（0.1mol/L）滴定，至近终点时，加淀粉指示液 1ml，继续滴定至蓝色消失，并将滴定的结果用空白试验校正。每 1ml 碘滴定液（0.05mol/L）相当于 6.302mg 的 Na_2SO_3。

【类别】抗氧剂。

【贮藏】密封保存。

无水乳糖

Wushui Rutang

Anhydrous Lactose

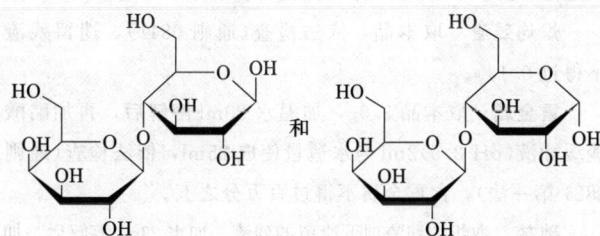

$$C_{12}H_{22}O_{11} \quad 342.30$$

[63-42-3]

本品为 4-O-β-D-吡喃半乳糖基 β-D-葡萄糖，或 4-O-β-D-吡喃半乳糖基 α-D-葡萄糖和 4-O-β-D-吡喃半乳糖基 β-D-葡萄糖的混合物。含 $C_{12}H_{22}O_{11}$ 应为 $98.0\% \sim 102.0\%$。

【性状】本品为白色至类白色的结晶性颗粒或粉末。

本品在水中易溶，在乙醇或乙醚中不溶。

比旋度　取本品 10g，精密称定，用 80ml 的水溶解并加热至 50℃，冷却后，加氨试液 0.2ml，静置 30 分钟，用水稀释至 100ml，依法测定（通则 0621）。按无水物计算，比旋度应为 +54.4° 至 +55.9°。

【鉴别】（1）在含量测定项下记录的色谱图中，供试品溶液主峰的保留时间应与对照品溶液主峰的保留时间一致。

(2)本品的红外光吸收图谱应与对照品的图谱一致(通则0402)。

【检查】酸碱度 取本品 6.0g,加新沸放冷的水 25ml 溶解,加入酚酞指示液 0.3ml,溶液应无色,用氢氧化钠滴定液(0.1mol/L)滴定,至溶液显粉红色,消耗的氢氧化钠滴定液(0.1mol/L)应不得过 0.4ml。

溶液澄清度 取本品 1.0g,加沸水 10ml 溶解后,依法检查(通则0902),溶液应澄清,如显浑浊,与 1 号浊度标准液比较,不得更浓。

有关物质 取本品适量,加水溶解并定量稀释制成每 1ml 含 100mg 的溶液,作为供试品溶液。

精密量取 1ml,置 100ml 量瓶中,加水稀释至刻度,摇匀,作为对照溶液。

照含量测定项下的色谱条件试验,记录色谱图至主成分峰保留时间的 2 倍。供试品溶液的色谱图中除溶剂峰以外,如显杂质峰,各杂质峰面积之和不得大于对照溶液主峰面积的 0.5 倍(0.5%)。

蛋白质与杂质吸光度 取本品,精密称定,加温水溶解并定量稀释制成每 1ml 中含 100mg 的溶液,照紫外-可见分光光度法(通则0401)测定,在 400nm 的波长处测定吸光度,不得过 0.04。再精密量取上述溶液 1ml,置 10ml 量瓶中,加水稀释至刻度,照紫外-可见分光光度法(通则0401)检测,在 210~220nm 的波长范围内测定吸光度,不得过 0.25;在 270~300nm 的波长范围内测定吸光度,不得过 0.07。

干燥失重 取本品,在 80℃ 干燥 2 小时,减失重量不得过 0.5%(通则0831)。

水分 取本品,以甲醇-甲酰胺(2∶1)为溶剂,照水分测定法(通则0832 第一法 1)测定,含水分不得过 1.0%。

炽灼残渣 取本品,依法检查(通则0841),遗留残渣不得过 0.1%。

重金属 取本品 3.0g,加温水 20ml 溶解后,再加醋酸盐缓冲液(pH 3.5)2ml 与水适量使成 25ml,依法检查(通则0821 第一法),含重金属不得过百万分之五。

砷盐 取炽灼残渣项下遗留的残渣,加水 23ml 溶解后,加盐酸 5ml,依法检查(通则0822 第一法),应符合规定(0.0002%)。

微生物限度 取本品,依法检查(通则1105 与通则1106),每 1g 供试品中需氧菌总数不得过 10^3 cfu,霉菌和酵母菌总数不得过 10^2 cfu,不得检出大肠埃希菌。

【含量测定】照高效液相色谱法(通则0512)测定。

色谱条件与系统适用性试验 用氨基键合硅胶(或氨基键合聚合物)为填充剂;以乙腈-水(70∶30)为流动相;示差折光检测器;参考条件(柱温为 30℃,检测器温度为 30℃)。取无水乳糖对照品与蔗糖对照品各适量,精密称定,加水溶解并稀释制成每 1ml 中各含 5mg 的溶液,取 10μl,注入液相色谱仪,乳糖峰与蔗糖峰的分离度应符合要求。

测定法 取本品适量,精密称定,加水溶解并定量稀释

制成每 1ml 中约含乳糖 5mg 的溶液,精密量取 10μl,注入液相色谱仪,记录色谱图;另取无水乳糖对照品适量,同法测定,按外标法以峰面积计算,即得。

【类别】填充剂和矫味剂等(供非注射剂、非吸入制剂用)。

【贮藏】密闭保存。

无水枸橼酸

Wushui Juyuansuan

Anhydrous Citric Acid

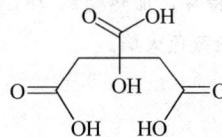

$C_6H_8O_7$ 192.12

[77-92-9]

本品为 2-羟基丙烷-1,2,3-三羧酸。按无水物计算,含 $C_6H_8O_7$ 应在 99.5%~100.5%。

【性状】本品为无色的半透明结晶、白色颗粒或白色结晶性粉末。

本品在水中极易溶解,在乙醇中易溶。

【鉴别】(1)本品在 105℃ 干燥 2 小时,其红外光吸收图谱应与对照图谱(附图)一致(通则0402)。

(2)本品显枸橼酸盐(2)的鉴别反应(通则0301)。

【检查】溶液的澄清度与颜色 取本品 2.0g,加水 10ml 使溶解后,依法检查(通则0901 与通则0902 第一法),溶液应澄清无色;如显色,与黄色 2 号或黄绿色 2 号标准比色液(通则0901 第一法)比较,不得更深。

氯化物 取本品 10.0g,依法检查(通则0801),与标准氯化钠溶液 5.0ml 制成的对照液比较,不得更浓(0.0005%)。

硫酸盐 取本品 1.0g,依法检查(通则0802),与标准硫酸钾溶液 1.5ml 制成的对照液比较,不得更浓(0.015%)。

草酸盐 取本品 1.0g,加水 10ml 溶解后,加氨试液中和,加氯化钙试液 2ml,在室温放置 30 分钟,不得产生浑浊。

易炭化物 取本品 1.0g,置比色管中,加硫酸 10ml,在 90℃±1℃ 加热 1 小时,立即放冷,如显色,与对照液(取比色用氯化钴液 0.9ml、比色用重铬酸钾液 8.9ml 与比色用硫酸铜液 0.2ml 混匀)比较,不得更深。

铝(此项适用于在透析用药品中使用时测定) 取本品约 1.0g,精密称定,置 15ml 离心管中,精密加入硝酸溶液(1→100)10ml,溶解并摇匀,作为供试品溶液。

精密量取铝单元素标准溶液适量,用硝酸溶液(1→100)制成每 1ml 中含铝 5~35ng 的对照品溶液。

取对照品溶液与供试品溶液各 10μl,用 0.1% 的硝酸镁溶液 2μl 作为基体改进剂,以石墨炉为原子化器,照原子吸

收分光光度法(通则 0406 第一法),在 309.3nm 的波长处测定,计算,即得。

本品含铝不得过千万分之二。

水分　取本品,照水分测定法(通则 0832 第一法 1)测定,含水分不得过 0.5%。

炽灼残渣　不得过 0.1%(通则 0841)。

钙盐　取本品 1.0g,加水 10ml 溶解后,加氨试液中和,加草酸铵试液数滴,不得产生浑浊。

重金属　取本品 4.0g,加水 10ml 溶解后,加酚酞指示液 1 滴,滴加氨试液适量至溶液显粉红色,加醋酸盐缓冲液(pH 3.5)2ml 与水适量使成 25ml,依法检查(通则 0821 第一法),含重金属不得过百万分之五。

砷盐　取本品 2.0g,加水 23ml 溶解后,加盐酸 5ml,依法检查(通则 0822 第一法),应符合规定(0.0001%)。

【含量测定】取本品约 1.5g,精密称定,加新沸放冷的水 40ml 溶解后,加酚酞指示液 3 滴,用氢氧化钠滴定液(1mol/L)滴定。每 1ml 氢氧化钠滴定液(1mol/L)相当于 64.04mg 的 $C_6H_8O_7$。

【类别】pH 调节剂、稳定剂和酸化剂等。

【贮藏】密封保存。

附:

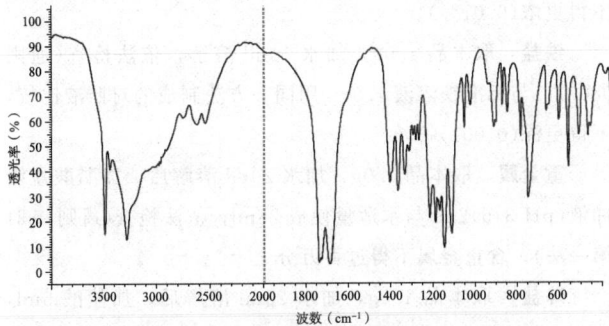

图　药用辅料无水枸橼酸红外光吸收对照图谱
(试样制备:KBr 压片法)

注:本品在干燥空气中微有风化性,水溶液显酸性反应。

无水脱氢醋酸钠

Wushui Tuoqingcusuanna

Anhydrous Sodium Dehydroacetate

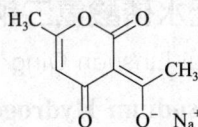

$C_8H_7NaO_4$　190.13

[4418-26-2]

本品为 3-(1-羟基亚乙基)-6-甲基-2H-吡喃-2,4(3H)-二酮单钠盐,按无水物计算,含 $C_8H_7NaO_4$ 应为 98.0%~100.5%。

【性状】本品为白色或类白色粉末。

【鉴别】(1)取本品 1.5g,加水 10ml 使溶解,加 3mol/L 盐酸溶液 5ml,有沉淀生成,抽滤除去沉淀中的水分,并加水 10ml 洗涤,取沉淀在 80℃干燥 4 小时后测定熔点(通则 0612),应为 109~111℃。

(2)本品的水溶液(1→20)显钠盐的鉴别反应(通则 0301)。

【检查】**水分**　取本品适量,照水分测定法(通则 0832 第一法 1)测定,含水分不得过 0.5%。

重金属　取本品,依法检查(通则 0821 第二法),含重金属不得过百万分之十。

【含量测定】取本品约 0.15g,精密称定,置 150ml 锥形瓶中,加冰醋酸 25ml 溶解后,加 α-萘酚苯甲醇指示液(精密称取 α-萘酚苯甲醇 0.25g,加冰醋酸 100ml 使溶解,即得)5 滴,用高氯酸滴定液(0.1mol/L)滴定至溶液显绿色,并将滴定的结果用空白试验校正。每 1ml 高氯酸滴定液(0.1mol/L)相当于 19.01mg 的 $C_8H_7NaO_4$。

【类别】抑菌剂和增塑剂。

【贮藏】密封保存。

无水碳酸钠

Wushui Tansuanna

Anhydrous Sodium Carbonate

Na_2CO_3　105.99

[497-19-8]

按干燥品计算,含 Na_2CO_3 应为 99.5%~100.5%。

【性状】本品为白色或类白色结晶性粉末。

本品在水中易溶,在乙醇中几乎不溶。

【鉴别】本品显钠盐和碳酸盐的鉴别反应(通则 0301)。

【检查】**溶液的澄清度与颜色**　取本品 2.0g,加水 10ml 溶解后,依法检查(通则 0901 与通则 0902),溶液应澄清无色;如显浑浊,与 1 号浊度标准液(通则 0902 第一法)比较,不得更浓;如显色,与黄色 1 号标准比色液(通则 0901 第一法)比较,不得更深。

氯化物　取本品 0.4g,依法检查(通则 0801),与标准氯化钠溶液 5.0ml 制成的对照液比较,不得更浓(0.0125%)。

硫酸盐　取本品 1.0g,依法检查(通则 0802),与标准硫酸钾溶液 2.5ml 制成的对照液比较,不得更浓(0.025%)。

铵盐(生产工艺产生时测定)　取本品 1.0g,加氢氧化钠试液 10ml,加热,发生的蒸气遇湿润的红色石蕊试纸不得变蓝色。

碳酸氢钠　取本品 0.4g,加水 20ml 溶解后,加入氯化钡试液 20ml,滤过,取续滤液 10ml,加入酚酞指示液 0.1ml,溶液不得变红;剩余续滤液煮沸 2 分钟,溶液仍应澄清。

干燥失重　取本品,在 105℃干燥 4 小时,减失重量不得过 0.5%(通则 0831)。

铁盐　取本品 1.0g,加水适量溶解后,加稀盐酸使成微酸性,煮沸除尽二氧化碳气体,放冷,用水稀释至 25ml,依法检查(通则 0807),与标准铁溶液 5.0ml 制成的对照液比较,不得更深(0.005%)。

重金属　取本品 1.0g,加稀盐酸 7.5ml 与水 10ml 使溶解,煮沸除尽二氧化碳气体,放冷,加酚酞指示液 1 滴与氨试液适量,至溶液显淡红色,加醋酸盐缓冲液(pH 3.5)2ml,加水稀释成 25ml,依法检查(通则0821 第一法),含重金属不得过百万分之二十。

砷盐　取本品 1.0g,加水 20ml 使溶解,加盐酸 7ml,依法检查(通则 0822 第一法),应符合规定(0.0002%)。

【含量测定】取本品约 1.5g,精密称定,加水 50ml 使溶解,加甲基红-溴甲酚绿混合指示液 10 滴,用盐酸滴定液(1.0mol/L)滴定至溶液由绿色转变为紫红色,煮沸 2 分钟,冷却至室温,继续滴定至溶液由绿色转变为暗紫色,并将滴定的结果用空白试验校正。每 1ml 盐酸滴定液(1.0mol/L)相当于 53.00mg 的 Na_2CO_3。

【类别】pH 调节剂。

【贮藏】密封保存。

注:本品有引湿性。

无水磷酸二氢钠
Wushui Linsuan Erqingna
Anhydrous Sodium Dihydrogen Phosphate

NaH_2PO_4　119.98

[7558-80-7]

本品按干燥品计算,含 NaH_2PO_4 不得少于 98.0%。

【性状】本品为白色结晶性粉末或颗粒。

本品在水中易溶,在乙醇中几乎不溶。

【鉴别】(1)本品的水溶液加碳酸钠即泡沸。

(2)本品显钠盐与磷酸盐的鉴别反应(通则 0301)。

【检查】酸度　取本品 2.0g,加水 40ml 溶解后,依法测定(通则 0631),pH 值应为 4.1~4.7。

溶液的澄清度与颜色　取本品 1.0g,加水 10ml,充分振摇使溶解,依法测定(通则 0901 第一法与通则 0902 第一法),溶液应澄清无色。

氯化物　取本品 0.50g,依法检查(通则 0801),与标准氯化钠溶液 5.0ml 制成的对照液比较,不得更浓(0.01%)。

硫酸盐　取本品 1.0g,依法检查(通则 0802),与标准硫酸钾溶液 5.0ml 制成的对照液比较,不得更浓(0.05%)。

干燥失重　取本品,先在 60℃干燥 2 小时,再在 105℃干燥至恒重,减失重量不得过 2.0%(通则 0831)。

水中不溶物　取本品 10.0g,加热水 100ml 使溶解,用

经 105℃干燥至恒重的 G4 垂熔坩埚滤过,沉淀用热水 200ml 分 10 次洗涤,在 105℃干燥 2 小时,遗留残渣不得过 20mg(0.2%)。

还原性物质　取本品 5.0g,加新沸放冷的水溶解并稀释至 50ml,量取 5.0ml,加稀硫酸 5ml 与高锰酸钾滴定液(0.02mol/L)0.25ml,水浴加热 5 分钟,溶液的紫红色不消失。

铝盐　取本品 0.50g,加水适量溶解后,加醋酸-醋酸铵缓冲液(pH 4.5)5ml,再加水至 25ml,加 0.1%铝试剂溶液1ml,摇匀,如显红色,与标准铝溶液[精密称取硫酸铝钾 $[AlK(SO_4)_2 \cdot 12H_2O]$ 1.76g,置 1000ml 量瓶中,加水适量使溶解并稀释至刻度,摇匀;临用前,精密量取 10ml,置100ml 量瓶中,用水稀释至刻度,摇匀,每 1ml 相当于10μg 的 Al] 5.0ml 制成的对照液比较,不得更深(0.01%)。

钙盐　取本品 0.50g,加水适量溶解后,加草酸铵试液1ml,放置 1 分钟后,加稀醋酸 2ml、乙醇 5ml,再加水至25ml,摇匀,如显浑浊,与标准钙溶液(精密称取在 105℃干燥至恒重的碳酸钙 0.125g,置 500ml 量瓶中,加水 5ml与盐酸 0.5ml 的混合液使溶解,用水稀释至刻度,摇匀;临用前,精密量取 10ml,置 100ml 量瓶中,用水稀释至刻度,摇匀,每 1ml 相当于 10μg 的 Ca)5.0ml 制成的对照液比较,不得更浓(0.01%)。

铁盐　取本品 1.0g,加水 10ml 溶解,依法检查(通则0807),与标准铁溶液 1.0ml 用同一方法制成的对照液比较,不得更深(0.001%)。

重金属　取本品 1.0g,加水 20ml 溶解后,加醋酸盐缓冲液(pH 3.5)2ml 与水适量使成 25ml,依法检查(通则 0821第一法),含重金属不得过百万分之十。

砷盐　取本品 1.0g,加水 23ml 溶解,加盐酸 5ml,依法检查(通则 0822 第一法),应符合规定(0.0002%)。

【含量测定】取本品 2.0g,精密称定,加水 10ml 溶解后,加氯化钠饱和溶液 20ml 与酚酞指示液 2~3 滴,用氢氧化钠滴定液(1mol/L)滴定。每 1ml 氢氧化钠滴定液(1mol/L)相当于 120.0mg 的 NaH_2PO_4。

【类别】pH 调节剂和缓冲剂等。

【贮藏】密封保存。

注:本品极具引湿性。

无水磷酸氢二钠
Wushui Linsuan Qing'erna
Anhydrous Disodium Hydrogen Phosphate

Na_2HPO_4　141.96

[7558-79-4]

本品按干燥品计算,含 Na_2HPO_4 不得少于 99.0%。

【性状】本品为白色或类白色粉末。

本品在水中易溶，在乙醇中几乎不溶。

【鉴别】本品显钠盐与磷酸盐的鉴别反应（通则 0301）。

【检查】碱度　取本品 1.0g，加水 20ml 溶解后，依法测定（通则 0631），pH 值应为 9.0～9.4。

溶液的澄清度与颜色　取本品 1.0g，加水 10ml，充分振摇使溶解，依法检查（通则 0901 与通则 0902），溶液应澄清无色。

氯化物　取本品 5.0g，加水溶解使成 25ml，滴加硝酸使溶液的 pH 值为 4，再加稀硝酸 10ml；置 50ml 纳氏比色管中，加水使成约 40ml，摇匀，即得供试品溶液。依法检查（通则 0801），与标准氯化钠溶液 5.0ml 制成的对照液比较，不得更浓（0.001%）。

硫酸盐　取本品 2.0g，加水溶解使成约 40ml，滴加盐酸使溶液的 pH 值为 4，置 50ml 纳氏比色管中，加稀盐酸 2ml，摇匀，即得供试品溶液。依法检查（通则 0802），与标准硫酸钾溶液 2.0ml 制成的对照液比较，不得更浓（0.01%）。

碳酸盐　取本品 2.0g，加水 10ml，煮沸，冷却后，加盐酸 2ml，应无气泡产生。

水中不溶物　取本品 20.0g，加热水 100ml 使溶解，用经 105℃ 干燥至恒重的 4 号垂熔坩埚滤过，沉淀用热水 200ml 分 10 次洗涤，在 105℃ 干燥 2 小时，遗留残渣不得过 10mg（0.05%）。

还原性物质　取本品 5.0g，加新沸放冷的水溶解并稀释至 50ml，摇匀，量取 5.0ml，加稀硫酸 5ml 与高锰酸钾滴定液（0.02mol/L）0.25ml，在水浴中加热 5 分钟，溶液的紫红色不得消失。

磷酸二氢钠　取含量测定项下测定结果并按下式计算，含磷酸二氢钠应不得过 2.5%。

$$磷酸二氢钠含量 = \frac{N_2 - N_3}{N_3 - N_1} \times 100\%$$

干燥失重　取本品，在 130℃ 干燥至恒重，减失重量不得过 1.0%（通则 0831）。

铁盐　取本品 0.50g，加水 20ml 使溶解，加盐酸溶液（1→2）1ml 与 10% 磺基水杨酸溶液 2ml，摇匀，加氨试液 5ml，摇匀，如显色，与标准铁溶液（通则 0807）1.0ml 用同一方法制成的对照液比较，不得更深（0.002%）。

重金属　取本品 2.0g，加水 15ml 溶解后，加盐酸适量调节溶液 pH 值约为 4，加醋酸盐缓冲液（pH 3.5）2ml 与水适量使成 25ml，依法检查（通则 0821 第一法），含重金属不得过百万分之十。

【含量测定】取本品约 2.5g，精密称定，加新沸放冷的水 25ml 溶解后，精密加入盐酸滴定液（1mol/L）25ml，照电位滴定法（通则 0701），用氢氧化钠滴定液（1mol/L）滴定，记录第一突跃点消耗氢氧化钠滴定液体积 N_1 与第二突跃点

消耗氢氧化钠滴定液总体积 N_2，以第一个突跃点消耗的氢氧化钠滴定液体积计算含量，并将滴定的结果用空白试验校正 N_3。每 1ml 盐酸滴定液（1mol/L）相当于 142.0mg 的 Na_2HPO_4。

【类别】pH 调节剂和缓冲剂等。

【贮藏】密封保存。

注：①本品具引湿性。②为满足制剂安全性和有效性要求，必要时，可对本品中的元素杂质镍进行控制。

无水磷酸氢钙

Wushui Linsuanqinggai

Anhydrous Calcium Hydrogen Phosphate

$CaHPO_4$　136.06

[7757-93-9]

本品含 $CaHPO_4$ 应为 97.5%～102.5%。

【性状】本品为白色或类白色结晶性粉末或颗粒。

本品在水或乙醇中几乎不溶；在稀盐酸或稀硝酸中易溶。

【鉴别】本品的酸性溶液显钙盐与磷酸盐鉴别（2）和（3）的反应（通则 0301）。

【检查】氯化物　取本品 0.20g，加水 10ml 与硝酸 2ml，使溶解（必要时加热），放冷，用水稀释至 100ml，取 10ml，依法检查（通则 0801），与标准氯化钠溶液 5.0ml 制成的对照液比较，不得更浓（0.25%）。

硫酸盐　取本品 1.0g，加少量稀盐酸，使溶解（必要时加热），放冷，用水稀释至 100ml，取 10ml，依法检查（通则 0802），与标准硫酸钾溶液 5.0ml 制成的对照液比较，不得更浓（0.5%）。

碳酸盐　取本品 1.0g，加新沸放冷的水 5ml，混匀，加盐酸 2ml，不得泡沸。

氟化物　操作时使用塑料器皿。精密称取经 105℃ 干燥 4 小时的氟化钠 221mg，置 100ml 塑料量瓶中，加水适量使溶解，加缓冲液（取枸橼酸钠 73.5g，加水 250ml 使溶解，即得）50ml，加水稀释至刻度，摇匀，即得氟标准贮备液（每 1ml 相当于 1mg 的氟）。或采用市售的氟离子标准溶液作为氟标准贮备液（1mg/ml）。

分别精密量取氟标准贮备液 60μl、200μl、300μl、400μl、600μl，置 100ml 量瓶中，加入缓冲液 50ml，用水稀释制成每 1ml 中含氟 0.6μg、2.0μg、3.0μg、4.0μg、6.0μg 的标准溶液。

以氟离子选择电极为指示电极，银-氯化银电极（以 3mol/L 氯化钾溶液为盐桥溶液）为参比电极，分别测量上述标准溶液的电位响应值（mV）。以氟离子浓度（μg/ml）的对数值（lgC）为 x 轴，以电位响应值为 y 轴，绘制标准曲线，

计算斜率 S。

取本品 5.0g，置 250ml 量瓶中，加水 50ml 与盐酸 8ml，超声使溶解，加缓冲液 125ml，用水稀释至刻度，作为供试品溶液(临用新制)，同法制备空白溶液。

精密量取供试品溶液 100ml，置塑料量杯中，将指示电极和参比电极插入液面，搅拌，测定电位响应值 E_T。再加入至少 3 次氟标准贮备液(约每隔 1 分钟)，每次 200μl，分别读取每次的电位响应值 E_S，计算 $\Delta E = E_S - E_T$。

以 $10^{\frac{\Delta E}{S}}$ 为 y 轴，V_S(氟标准贮备液的加入量，ml)为 x 轴，绘制标准曲线并计算回归方程，计算标准曲线在 x 轴上的截距 V_x，再根据以下公式计算 C_T。

$$C_T = -\frac{C_S V_x}{V_T}$$

式中　V_T 为待测溶液的体积，100ml；

C_T 为待测溶液的氟离子浓度，μg/ml；

C_S 为贮备液的氟离子浓度，μg/ml。

精密量取空白溶液 100ml，自"置塑料量杯中"起同法测定。根据以下公式计算供试品中氟元素含量。

$$氟元素含量 = 250 \times \frac{(C_{T_1} - C_{T_0}) \times 10^{-6}}{W} \times 100\%$$

式中　W 为供试品的取样量，g；

C_{T_1} 为供试品溶液的氟离子浓度，μg/ml；

C_{T_0} 为空白溶液的氟离子浓度，μg/ml。

本品含氟化物不得过 0.01%。

酸中不溶物　取本品约 5.0g，精密称定，加盐酸 10ml 与水 40ml，加热溶解后，用水稀释至 100ml，放冷，用干燥至恒重的 4 号垂熔坩埚滤过，滤渣用水洗净，至洗液不显氯化物的反应，在 105℃ 干燥 1 小时，遗留残渣不得过 10mg(0.2%)。

炽灼失重　取本品约 1.0g，精密称定，在 800℃ 炽灼至恒重，减失重量应为 6.6%~8.5%。

钡盐　取本品 0.50g，加水 10ml，加热，滴加盐酸，随滴随搅拌，使溶解，如有必要，滤过，滤液中加硫酸钾试液 2ml，10 分钟内不得发生浑浊。

铅　取本品约 0.2g，精密称定，置 50ml 量瓶中，用硝酸溶液(1→100)溶解并稀释至刻度，摇匀，作为供试品溶液。

另取标准铅溶液(每 1ml 中相当于 10μg 的 Pb)适量，用硝酸溶液(1→100)定量稀释制成每 1ml 中含 0、10ng、20ng、30ng、40ng、50ng 的溶液，作为对照品溶液。

取供试品溶液和对照品溶液，照原子吸收分光光度法(通则 0406 第一法)，以石墨炉为原子化器，在 283.3nm 的波长处分别测定，计算，即得。含铅不得过 0.0005%。

铁盐　取本品 2.5g，加稀盐酸 20ml，使溶解(必要时加热)，用水稀释至 50ml，取 1.0ml，依法检查(通则 0807)，与标准铁溶液 2.0ml 制成的对照液比较，不得更深

(0.04%)。

砷盐　取本品 1.0g，加盐酸 5ml 与水 23ml 溶解后，依法检查(通则 0822 第一法)，应符合规定(0.0002%)。

【含量测定】　取本品约 0.6g，精密称定，加稀盐酸 10ml，使溶解(必要时加热)，放冷，定量转移至 100ml 量瓶中，用水稀释至刻度，摇匀；精密量取 10ml，加水 50ml，用氨试液调节至中性后，精密加乙二胺四醋酸二钠滴定液(0.05mol/L)25ml，加热数分钟，放冷，加氨-氯化铵缓冲液(pH 10.0)10ml 与铬黑 T 指示剂少许，用锌滴定液(0.05mol/L)滴定至溶液显紫红色，并将滴定的结果用空白试验校正。每 1ml 乙二胺四醋酸二钠滴定液(0.05mol/L)相当于 6.803mg 的 $CaHPO_4$。

【类别】　稀释剂。

【贮藏】　密封保存。

【标示】　应标明粒度或粒度分布、堆密度、振实密度的标示值。

木薯淀粉

Mushu Dianfen

Tapioca Starch

本品系自大戟科植物木薯 *Manihot utilissima* Pohl. 的块根中制得。

【性状】　本品为白色或类白色粉末。

本品在水或乙醇中不溶。

【鉴别】　(1)取本品适量，用甘油醋酸试液装片(通则 2001)，在显微镜下观察：多为单粒，圆形或椭圆形，直径为 5~35μm，旁边有一凹处；脐点中心性，呈圆点状或线状，层纹不明显。在偏光显微镜下观察，呈现偏光十字，十字交叉位于颗粒脐点处。

(2)取本品约 1g，加水 15ml，煮沸后继续加热 1 分钟，放冷，即成类白色半透明的凝胶状物。

(3)取鉴别(2)项下凝胶状物约 1g，加碘试液 1 滴，即显蓝色或蓝黑色，加热后逐渐褪色，放冷，蓝色复现。

【检查】　**酸度**　取本品 5.0g，加水 25ml，振摇 5 分钟，使混匀，静置 15 分钟，依法测定(通则 0631)，pH 值应为 4.5~7.0。

外来物质　取本品适量，用甘油醋酸试液装片(通则 2001)，在显微镜下观察，不得有非淀粉颗粒，也不得有其他品种的淀粉颗粒。

二氧化硫　取本品适量，依法检查(通则 2331 第一法)，含二氧化硫不得过 0.004%。

氧化性物质　取本品 4.0g，置具塞锥形瓶中，加水 50.0ml，密塞，振摇 5 分钟，转入具塞离心管中，离心至澄清，取上清液 30.0ml，置碘量瓶中，加冰醋酸 1ml 与碘化

钾 1.0g，密塞，摇匀，置暗处放置 30 分钟，加淀粉指示液 1ml，用硫代硫酸钠滴定液（0.002mol/L）滴定至蓝色消失，并将滴定的结果用空白试验校正。每 1ml 硫代硫酸钠滴定液（0.002mol/L）相当于 34μg 的氧化性物质（以过氧化氢 H_2O_2 计），消耗硫代硫酸钠滴定液（0.002mol/L）不得过 1.4ml（0.002%）。

干燥失重 取本品，在 130℃干燥 1.5 小时，减失重量不得过 16.0%（通则 0831）。

炽灼残渣 取本品 1.0g，依法检查（通则 0841），遗留残渣不得过 0.6%。

铁盐 取本品 1.50g，加 2mol/L 盐酸溶液 15.0ml，振摇 5 分钟，滤过，取滤液 10.0ml 置 50ml 纳氏比色管中，加过硫酸铵 50mg，用水稀释成 35ml 后，依法检查（通则 0807），与标准铁溶液 2.0ml 制成的对照液比较，不得更深（0.002%）。

重金属 取炽灼残渣项下遗留的残渣，依法检查（通则 0821 第二法），含重金属不得过百万分之二十。

微生物限度 取本品，依法检查（通则 1105 与通则 1106），每 1g 供试品中需氧菌总数不得过 10^3 cfu，霉菌和酵母菌总数不得过 10^2 cfu，不得检出大肠埃希菌。

【类别】填充剂和崩解剂等。

【贮藏】密封保存。

D-木糖

D-Mutang

Xylose

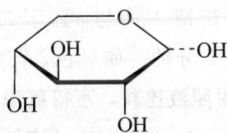

C_5H_10O_5   150.13

[58-86-6]

本品按干燥品计算，含 $C_5H_{10}O_5$ 应为 98.0%～102.0%。

【性状】本品为白色或类白色晶体，或无色针状物。

本品在水中易溶，在乙醇中微溶。

比旋度 取本品约 10g，精密称定，置 100ml 量瓶中，加水 80ml 与氨试液 1ml 溶解，用水稀释至刻度，摇匀，放置 30 分钟，依法测定（通则 0621），比旋度为 +18.5°～+19.5°。

【鉴别】(1)取本品 0.1g，加水 10ml 溶解后，加碱性酒石酸铜试液 3ml，加热，即产生红色沉淀。

(2)在含量测定项下记录的色谱图中，供试品溶液主峰的保留时间应与对照品溶液主峰的保留时间一致。

(3)本品的红外光吸收图谱应与对照品的图谱一致（通则 0402）。

【检查】**酸度** 取本品 5.0g，加水 25ml 使溶解，依法测定（通则 0631），pH 值为 5.0～7.0。

溶液的澄清度与颜色 取本品 1.0g，加水 10ml 溶解后，依法检查（通则 0901 与通则 0902），溶液应澄清无色。

氯化物 取本品 1.0g，依法检查（通则 0801），与标准氯化钠溶液 5.0ml 制成的对照液比较，不得更浓（0.005%）。

硫酸盐 取本品 2.0g，依法检查（通则 0802），与标准硫酸钾溶液 1.0ml 制成的对照液比较，不得更浓（0.005%）。

有关物质 取本品适量，精密称定，加流动相溶解并稀释制成每 1ml 中约含 5mg 的溶液，作为供试品溶液。

精密量取 1ml，置 100ml 量瓶中，用流动相稀释至刻度，摇匀，作为对照溶液。

照含量测定项下的色谱条件，取对照溶液 20μl 注入液相色谱仪，主成分峰的信噪比应不低于 40。

精密量取供试品溶液和对照溶液各 20μl，分别注入液相色谱仪，记录色谱图至主成分峰保留时间的 3 倍。供试品溶液色谱图中如有杂质峰，单个杂质峰面积不得大于对照溶液主峰面积（1.0%），各杂质峰面积的和不得大于对照溶液主峰面积的 2 倍（2.0%）。

干燥失重 取本品 1.0g，在 105℃干燥至恒重（通则 0831），减失重量不得过 0.3%。

炽灼残渣 取本品 1.0g，依法检查（通则 0841），遗留残渣不得过 0.1%。

铁盐 取本品 2.0g，依法检查（通则 0807），与标准铁溶液 1.0ml 制成的对照溶液比较，不得更深（0.0005%）。

重金属 取本品 2.0g，加水 20ml 溶解后，加醋酸盐缓冲液（pH 3.5）2ml，依法检查（通则 0821 第一法），含重金属不得过百万分之十。

【含量测定】照高效液相色谱法（通则 0512）测定。

色谱条件与系统适用性试验 以氨基键合硅胶为填充剂；以乙腈-水（65：35）为流动相；示差检测器，检测器温度为 40℃；柱温为 45℃。取 D-木糖与果糖对照品，加流动相溶解并定量稀释制成每 1ml 中约含 D-木糖与果糖为 1mg 与 0.2mg 的系统适用性溶液，取 20μl 注入液相色谱仪，记录色谱图。D-木糖峰与果糖峰的分离度应符合要求。

测定法 取本品适量，精密称定，加流动相溶解并定量稀释制成每 1ml 中约含 1mg 的溶液，作为供试品溶液，精密量取 20μl 注入液相色谱仪，记录色谱图；另取 D-木糖对照品，同法测定。按外标法以峰面积计算，即得。

【类别】甜味剂和稀释剂等。

【贮藏】密闭，在阴凉干燥处保存。

木 糖 醇

Mutangchun

Xylitol

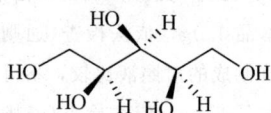

C₅H₁₂O₅   152.15

[87-99-0]

本品为 1,2,3,4,5-戊五醇。按干燥品计算，含 $C_5H_{12}O_5$ 不得少于 98.0%。

【性状】 本品为白色结晶或结晶性粉末。

本品在水中极易溶解，在乙醇中微溶。

熔点 本品的熔点（通则 0612）为 91.0～94.5℃。

【鉴别】（1）取本品 0.5g，加盐酸 0.5ml 与二氧化铅 0.1g，置水浴上加热，溶液即显黄绿色。

（2）在有关物质项下记录的色谱图中，供试品溶液主峰的保留时间应与木糖醇对照品溶液主峰的保留时间一致。

（3）本品的红外光吸收图谱应与对照图谱（附图）一致（通则 0402）。

【检查】酸度 取本品 5.0g，加水 10ml 使溶解，依法测定（通则 0631），pH 值应为 5.0～7.0。

溶液的澄清度与颜色 取本品 1.0g，加水 10ml 使溶解，依法检查（通则 0901 与通则 0902），溶液应澄清无色。

氯化物 取本品 1.0g，依法检查（通则 0801），与标准氯化钠溶液 5.0ml 制成的对照液比较，不得更浓（0.005%）。

硫酸盐 取本品 5.0g，依法检查（通则 0802），与标准硫酸钾溶液 3.0ml 制成的对照液比较，不得更浓（0.006%）。

电导率 取本品 20.0g，置 100ml 量瓶中，加水溶解并稀释至刻度，依法测定（通则 0681），不得过 20μS/cm。

还原糖 取本品 0.50g，置具塞比色管中，加水 2.0ml 使溶解，加入碱性酒石酸铜试液 1.0ml，密塞，水浴加热 5 分钟，放冷，溶液的浊度与用每 1ml 含 0.5mg 葡萄糖溶液 2.0ml 同法制得的对照溶液比较，不得更浓（含还原糖以葡萄糖计，不得过 0.2%）。

总糖 取本品 1.0g，加水 15ml 溶解后，加稀盐酸 4ml，置水浴上加热回流 3 小时，放冷，滴加氢氧化钠试液，调节 pH 值至约为 5，用水适量转移至 100ml 量瓶中，加水稀释至刻度，摇匀，精密量取 4.0ml，加水 1.0ml，摇匀，作为供试品溶液。

另取在 105℃ 干燥至恒重的葡萄糖适量，精密称定，加水溶解并定量稀释制成每 1ml 中约含 0.2mg 的溶液，取 1.0ml，加水至 5.0ml，作为对照品溶液。

取上述两种溶液，分别加铜溶液 2.5ml，摇匀，置水

浴中煮沸 5 分钟，放冷，分别加磷钼酸溶液 2.5ml，立即摇匀。

供试品溶液如显色，与对照品溶液比较，不得更深（含总糖以葡萄糖计算，不得过 0.5%）。

有关物质 取本品约 5.0g，精密称定，置 100ml 量瓶中，用水溶解并稀释至刻度，摇匀，精密量取 1ml，置 100ml 圆底烧瓶中，精密加入内标溶液（精密称取赤藓糖醇 5mg，置 25ml 量瓶中，加水溶解并稀释至刻度，摇匀）1ml，置 60℃ 水浴上旋转蒸发至干后，精密加入无水吡啶 1ml 与醋酐 1ml，回流煮沸 1 小时至完全乙酰化，作为供试品溶液。

另分别取 L-阿拉伯糖醇、半乳糖醇、甘露醇、山梨醇与木糖醇对照品约 5mg，精密称定，置 20ml 量瓶中，加水溶解并稀释至刻度，摇匀，精密量取 1ml，置 100ml 圆底烧瓶中，同法操作，得到的乙酰化溶液作为对照品溶液。

照气相色谱法（通则 0521）测定，用 14% 氰丙基苯基-86% 二甲基聚硅氧烷为固定液的毛细管柱为色谱柱，起始温度为 170℃，维持 1 分钟，以每分钟 10℃ 的速率升温至 230℃，维持 30 分钟；分流比为 20:1，进样口温度及检测器温度均为 250℃。

精密量取对照品溶液 1μl 注入气相色谱仪，记录色谱图，半乳糖醇峰与山梨醇峰的分离度应大于 2.0。

再精密量取供试品溶液 1μl 注入气相色谱仪，记录色谱图至主峰保留时间的 2 倍，供试品溶液的色谱图中，如有上述杂质对照品峰，按内标法以峰面积计算，杂质总量不得过 2.0%。

干燥失重 取本品 1.0g，以五氧化二磷为干燥剂，减压干燥 24 小时，减失重量不得过 1.0%（通则 0831）。

炽灼残渣 取本品 1.0g，依法检查（通则 0841），遗留残渣不得过 0.1%。

镍盐 取本品 0.5g，加水 5ml 溶解后，加溴试液 1 滴，振摇 1 分钟，加氨试液 1 滴与 1% 丁二酮肟的乙醇溶液 0.5ml，摇匀，放置 5 分钟，如显色，与镍对照溶液 1.0ml 用同一方法制成的对照液比较，不得更深（0.0002%）。

重金属 取本品 4.0g，加水 23ml 溶解后，加稀醋酸 2ml，依法检查（通则 0821 第一法），含重金属不得过百万分之五。

砷盐 取本品 2.0g，加水 23ml 溶解后，加盐酸 5ml，依法检查（通则 0822 第一法），应符合规定（0.0001%）。

细菌内毒素（供注射用） 取本品，依法检查（通则 1143），每 1g 木糖醇中含内毒素的量应小于 2.5EU。

【含量测定】 取本品约 0.2g，精密称定，置 100ml 量瓶中，加水溶解并稀释至刻度，摇匀，精密量取 5ml，置碘瓶中，精密加高碘酸钾溶液（称取高碘酸钾 2.3g，加 1mol/L 硫酸溶液 16.3ml 与水适量使溶解，用水稀释至 500ml）15ml 与 0.5mol/L 硫酸溶液 10ml，置水浴上加热 30 分钟，放冷，加碘化钾 1.5g，密塞，轻轻振摇使溶解，暗处放置 5 分钟，用硫代硫酸钠滴定液（0.1mol/L）滴定，至近终点时，加淀粉指示液 2ml，继续滴定至蓝色消失，并将滴定的结果用空白试验校正。每 1ml 硫代硫酸钠滴定液（0.1mol/L）相当于

1.902mg 的 $C_5H_{12}O_5$。

【类别】甜味剂。

【贮藏】密闭，在阴凉干燥处保存。

附：

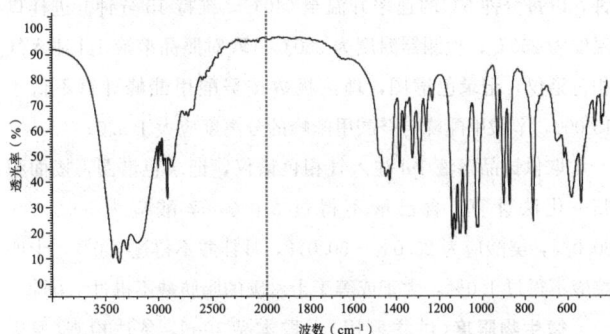

图 药用辅料木糖醇红外光吸收对照图谱

（试样制备：KBr 压片法）

(1)铜溶液的制备 取无水碳酸钠 4g，加水 40ml 使溶解，加酒石酸 0.75g，振摇使溶解；另取硫酸铜（$CuSO_4 \cdot 5H_2O$）0.45g，加水 10ml 使溶解，与上述溶液混合，加水至 100ml，摇匀，即得。

(2)磷钼酸溶液的制备 取钼酸 3.5g，钨酸钠 0.5g，加 5%氢氧化钠溶液 40ml，煮沸 20 分钟，放冷，加磷酸 12.5ml，加水稀释至 50ml，摇匀，即得。

(3)镍对照溶液的制备 精密称取硫酸镍铵 0.673g，置 1000ml 量瓶中，加水溶解并稀释至刻度，摇匀，作为镍贮备液（每 1ml 相当于 0.1mg 的 Ni），精密量取镍贮备液 1ml，置 100ml 量瓶中，用水稀释至刻度，摇匀，即得（每 1ml 相当于 1μg 的 Ni）。

中链甘油三酸酯

Zhonglian Ganyousansuanzhi

Medium-Chain Triglycerides

本品系由椰子 Cocos nucifera L. 胚乳的坚硬干燥部分或油棕 Elaeis guineensis Jacq 胚乳的干燥部分提取的脂肪油分离出的辛酸（$C_8H_{16}O_2$）、癸酸（$C_{10}H_{20}O_2$）等饱和脂肪酸，与甘油酯化而得的甘油三酯混合物。含辛酸（$C_8H_{16}O_2$）与癸酸（$C_{10}H_{20}O_2$）的总量不得少于 95.0%。

【性状】本品为无色至微黄色的澄清油状液体。

本品在甲醇中易溶，在水中几乎不溶。

相对密度 本品的相对密度（通则 0601）为 0.93～0.96。

折光率 本品的折光率（通则 0622）为 1.440～1.452。

黏度 本品的动力黏度（通则 0633 第一法）在 20℃ 时为 25～33mPa·s。

酸值 本品的酸值（通则 0713）应不大于 0.2。

羟值 本品的羟值（通则 0713）应不大于 10。

碘值 本品的碘值（通则 0713）应不大于 1.0。

过氧化值 本品的过氧化值（通则 0713）应不大于 1.0。

皂化值 本品的皂化值（通则 0713）应为 310～360。

【鉴别】在脂肪酸组成项下记录的色谱图中，供试品溶液中辛酸甲酯峰、癸酸甲酯峰的保留时间应分别与对照品溶液中相应峰的保留时间一致。

【检查】**澄清度与颜色** 本品应澄清无色；如显色，与黄色 3 号标准比色液（通则 0901 第一法）比较，不得更深。

不皂化物 取本品 5.0g，依法测定（通则 0713），不皂化物不得过 0.5%。

碱性杂质 取本品 2.0g，加乙醇 1.5ml 与乙醚 3.0ml 使溶解，加溴酚蓝指示液（取溴酚蓝 50mg，加 0.1mol/L 氢氧化钠溶液 0.75ml 与乙醇 10ml 使溶解，用水稀释至 50ml）1 滴，用盐酸滴定液（0.01mol/L）滴定至溶液变为黄色，消耗盐酸滴定液（0.01mol/L）的体积不得过 0.15ml。

水分 取本品约 10.0g，精密称定，照水分测定法（通则 0832 第一法 1)测定，含水分不得过 0.2%。

炽灼残渣 取本品 2.0g，依法检查（通则 0841），遗留残渣不得过 0.1%。

金属元素（供注射用）

第一法（电感耦合等离子体质谱法）

取本品 0.1g，置聚四氟乙烯消解罐内，加入硝酸 8ml 和浓过氧化氢溶液（30%）2ml，混匀，盖上内塞，静置过夜，于 100℃预消解 2 小时后，拧紧外盖，置适宜的微波消解仪内，进行消解。消解完全后，取消解内罐置电热板上，缓缓加热至红棕色蒸气挥尽并近干，用去离子水转移至 10ml 量瓶中，稀释至刻度，摇匀，作为供试品溶液；同法制备空白溶液。另分别精密量取铜、铅、铬、镍、锡元素标准溶液适量，用硝酸溶液（1→100）定量稀释制成每 1ml 中含铜、铅、铬、镍、锡浓度分别为 0～30ng 的系列对照品溶液。

照电感耦合等离子体质谱法（通则 0412）测定。含铬不得过 0.000 005%，铜不得过 0.000 01%，铅不得过 0.000 01%，镍不得过 0.000 01%，锡不得过 0.000 01%。

第二法（原子吸收分光光度法）

铬 取本品 2.0g，置 10ml 量瓶中，加甲基异丁基酮溶解并稀释至刻度，摇匀，作为供试品溶液。

另取铬标准溶液（每 1ml 中相当于 1.0mg 的 Cr）适量，用甲基异丁基酮定量稀释制成每 1ml 中约含 0.1μg 的溶液，作为对照品贮备液，取本品 3 份，每份 2.0g，置三个 10ml 量瓶中，分别精密加入对照品贮备液 0.5ml、1.0ml 与 2.0ml，加甲基异丁基酮溶解并稀释至刻度，摇匀，作为对照品溶液。

照原子吸收分光光度法（通则 0406 第二法），采用石墨炉原子化器，在 357.8nm 的波长处测定，计算。含铬不得过 0.000 005%。

铜 取本品 2.0g，置 10ml 量瓶中，加甲基异丁基酮溶解并稀释至刻度，摇匀，作为供试品溶液。

另取铜标准溶液（每 1ml 中相当于 1.0mg 的 Cu）适量，用甲基异丁基酮定量稀释制成每 1ml 中约含 0.1μg 的溶液,作为对照品贮备液,取本品 3 份,每份 2.0g,置三个 10ml 量瓶中,分别精密加入对照品贮备液 1.0ml、2.0ml 与 4.0ml,加甲基异丁基酮溶解并稀释至刻度,摇匀,作为对照品溶液。

照原子吸收分光光度法(通则 0406 第二法),采用石墨炉原子化器,在 324.7nm 的波长处测定,计算。含铜不得过 0.000 01%。

铅 取本品 2.0g,置 10ml 量瓶中,加甲基异丁基酮溶解并稀释至刻度,摇匀,作为供试品溶液。

另取铅标准溶液(每 1ml 中相当于 1.0mg 的 Pb)适量,用甲基异丁基酮定量稀释制成每 1ml 中约含 0.1μg 的溶液,作为对照品贮备液,取本品 3 份,每份 2.0g,置三个 10ml 量瓶中,分别精密加入对照品贮备液 1.0ml、2.0ml 与 4.0ml,加甲基异丁基酮溶解并稀释至刻度,摇匀,作为对照品溶液。

照原子吸收分光光度法(通则 0406 第二法),采用石墨炉原子化器,以钯为基体改进剂,在 283.3nm 的波长处测定,计算。含铅不得过 0.000 01%。

镍 取本品 2.0g,置 10ml 量瓶中,加甲基异丁基酮溶解并稀释至刻度,摇匀,作为供试品溶液。

另取镍标准溶液(每 1ml 中相当于 1.0mg 的 Ni)适量,用甲基异丁基酮定量稀释制成每 1ml 中约含 0.1μg 的溶液,作为对照品贮备液,取本品 3 份,每份 2.0g,置三个 10ml 量瓶中,分别精密加入对照品贮备液 1.0ml、2.0ml 与 4.0ml,加甲基异丁基酮溶解并稀释至刻度,摇匀,作为对照品溶液。

照原子吸收分光光度法(通则 0406 第二法),采用石墨炉原子化器,在 232.0nm 的波长处测定,计算。含镍不得过 0.000 01%。

锡 取本品 2.0g,置 10ml 量瓶中,加甲基异丁基酮溶解并稀释至刻度,摇匀,作为供试品溶液。

另取锡标准溶液(每 1ml 中相当于 1.0mg 的 Sn)适量,用甲基异丁基酮定量稀释制成每 1ml 中约含 0.1μg 的溶液,作为对照品贮备液,取本品 3 份,每份 2.0g,置三个 10ml 量瓶中,分别精密加入对照品贮备液 1.0ml、2.0ml 与 4.0ml,加甲基异丁基酮溶解并稀释至刻度,作为对照品溶液。

照原子吸收分光光度法(通则 0406 第二法),采用石墨炉原子化器,以钯为基体改进剂,在 286.3nm 的波长处测定,计算。含锡不得过 0.000 01%。

以上两个方法可选做一个。

脂肪酸组成 取本品 4.0g,置 100ml 回流瓶中,加甲醇 40ml 与 6%氢氧化钾甲醇溶液 0.5ml,水浴加热回流 15 分钟使溶液澄清,放冷,移至分液漏斗中,用正庚烷 20ml 洗涤回流瓶,洗液并入分液漏斗中,加水 40ml,用力振摇提取,静置分层,水层再用正庚烷 20ml 提取一次,合并正庚烷层,用水洗涤两次,每次 20ml,取正庚烷层,经无水硫酸钠干燥,作为供试品溶液。

分别取己酸甲酯、辛酸甲酯、癸酸甲酯、月桂酸甲酯与十四烷酸甲酯对照品适量,加正庚烷溶解并稀释制成每 1ml

中分别含 1mg、1mg、2mg、2mg、4mg 的溶液,作为对照品溶液。

照气相色谱法(通则 0521)测定,以聚乙二醇(或极性相近)为固定液的毛细管柱为色谱柱,起始柱温为 70℃,维持 1 分钟,以每分钟 5℃的速率升温至 240℃,维持 15 分钟。进样口温度为 250℃;检测器温度为 250℃。取对照品溶液 1μl 注入气相色谱仪,记录色谱图,理论板数按癸酸甲酯峰计算不低于 15 000,辛酸甲酯峰与癸酸甲酯峰的分离度应大于 4.0。

取供试品溶液 1μl 注入气相色谱仪,记录色谱图,按面积归一化法计算,含己酸不得过 2.0%,辛酸应为 50.0%～80.0%,癸酸应为 20.0%～50.0%,月桂酸不得过 3.0%,十四烷酸不得过 1.0%,大于或等于十六碳的脂肪酸不得过 1.0%。

微生物限度(供注射用) 取本品 10ml,依法检查(通则 1105 与通则 1106),加 45℃含 10%聚山梨酯 80 的胰酪大豆胨液体培养基 90ml,使分散均匀,制成 1:10 供试液。取 1:10 供试液 10ml 按薄膜过滤法(滤膜膜面直径 75mm),加入 45℃含 0.1%聚山梨酯 80 的 pH 7.0 无菌氯化钠-蛋白胨缓冲液冲洗 2 次(100ml/次),测定需氧菌总数、霉菌和酵母菌总数;取 1:10 供试液 10ml 至 100ml 胰酪大豆胨液体培养基检查大肠埃希菌;取本品 10ml,加 45℃含 10%聚山梨酯 80 的胰酪大豆胨液体培养基 100ml 检查沙门菌,依法测定。每 1ml 供试品中需氧菌总数不得过 10^2 cfu,霉菌和酵母菌总数不得过 10^1 cfu,不得检出大肠埃希菌;每 10ml 供试品中不得检出沙门菌。

【类别】溶剂。

【贮藏】遮光,密闭保存。

水杨酸甲酯

Shuiyangsuanjiazhi

Methyl Salicylate

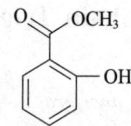

$C_8H_8O_3$ 152.15

[119-36-8]

本品为 2-羟基苯甲酸甲酯,系由水杨酸与甲醇在硫酸催化下酯化反应合成制得。含 $C_8H_8O_3$ 应为 98.0%～102.0%(g/g)。

【性状】本品为无色至淡黄色的液体。

本品在水中极微溶解。

相对密度 本品的相对密度(通则 0601)在 25℃时为 1.180～1.185。

折光率 本品的折光率(通则 0622)为 1.536～1.538。

【鉴别】(1)取本品 1 滴,加水 5ml,振摇后,加三氯化铁试液 1 滴，即显紫色。

（2）在含量测定项下记录的色谱图中，供试品溶液主峰的保留时间应与对照品溶液主峰的保留时间一致。

【检查】**酸度** 取本品 5ml，加新沸放冷的水 25ml，振摇，静置，分取水层，加酚磺酞指示液数滴；如显黄色，加氢氧化钠滴定液（0.1mol/L）0.25ml，应变为紫红色。

有关物质 取本品适量，精密称定，加甲醇溶解并定量稀释制成每 1ml 中约含 10mg 的溶液，作为供试品溶液。

精密量取供试品溶液适量，加甲醇稀释制成每 1ml 中约含 10μg 的溶液，作为对照溶液。

取 4-羟基间苯二甲酸二甲酯对照品适量，精密称定，加甲醇溶解并定量稀释制成每 1ml 中约含 50μg 的溶液，作为对照品溶液。

照含量测定项下的色谱条件，其中检测波长为 300nm。

精密量取供试品溶液、对照溶液与对照品溶液各 20μl，分别注入液相色谱仪，记录色谱图至主成分峰保留时间的 2 倍。供试品溶液色谱图中如有与 4-羟基间苯二甲酸二甲酯保留时间一致的色谱峰，按外标法以峰面积计算，不得过 0.5%，其他各杂质峰面积的和不得大于对照溶液主峰面积（0.1%）。

苯酚 取苯酚对照品适量，精密称定，加甲醇溶解并定量稀释制成每 1ml 中约含 2μg 的溶液，作为对照品溶液。

照含量测定项下的色谱条件，其中检测波长为 270nm。

精密量取有关物质项下供试品溶液与苯酚对照品溶液各 20μl，分别注入液相色谱仪，记录色谱图。供试品溶液色谱图中如有与苯酚峰保留时间一致的色谱峰，按外标法以峰面积计算，含苯酚不得过 0.02%。

重金属 取本品 1ml，依法检查（通则 0821 第二法），含重金属不得过百万分之二十。

【含量测定】照高效液相色谱法（通则 0512）测定。

色谱条件与系统适用性试验 用十八烷基硅烷键合硅胶为填充剂；以甲醇-0.1%磷酸溶液（55：45）为流动相，检测波长为 237nm。取水杨酸甲酯和 4-羟基间苯二甲酸二甲酯对照品适量，加甲醇溶解并稀释制成每 1ml 中分别约含水杨酸甲酯 10μg 与 4-羟基间苯二甲酸二甲酯 50μg 的混合溶液，作为系统适用性溶液，取 20μl 注入液相色谱仪，记录色谱图，理论板数按水杨酸甲酯峰计算不低于 5000，水杨酸甲酯峰和 4-羟基间苯二甲酸二甲酯峰的分离度应大于 3.0。

测定法 取本品适量，精密称定，加甲醇溶解并定量稀释制成每 1ml 中约含 0.15mg 的溶液，作为供试品溶液，精密量取 20μl，注入液相色谱仪，记录色谱图；另取水杨酸甲酯对照品适量，同法测定。按外标法以峰面积计算，即得。

【类别】芳香剂。

【贮藏】密封保存。

注：①本品在空气中露置易变质，遇铁会变色。②本品有特殊的香气。

牛 磺 酸
Niuhuangsuan
Taurine

见二部品种正文。

【类别】增溶剂。

月桂山梨坦
Yuegui Shanlitan
Sorbitan Laurate

［1338-39-2］

本品为山梨坦与单月桂酸形成酯的混合物，系山梨醇脱水，在碱性催化剂下，与月桂酸酯化而制得；或由山梨醇与月桂酸在 180～280℃下直接酯化而制得。

【性状】本品为淡黄色至黄色油状液体。

本品在乙酸乙酯中微溶，在水中不溶。

酸值 本品的酸值（通则 0713）应不大于 8。

羟值 本品的羟值（通则 0713）应为 330～358。

碘值 本品的碘值（通则 0713）应不大于 10。

过氧化值 本品的过氧化值（通则 0713）应不大于 5。

皂化值 本品的皂化值（通则 0713）应为 158～170（皂化时间 1 小时）。

【鉴别】照脂肪酸组成试验应符合规定。

【检查】**脂肪酸组成** 取本品 0.1g，置 25ml 锥形瓶中，加入 0.5mol/L 氢氧化钠甲醇溶液 2ml，振摇至溶解，加热回流 30 分钟，沿冷凝管加 14% 三氟化硼甲醇溶液 2ml，加热回流 30 分钟，沿冷凝管加正庚烷 4ml，加热回流 5 分钟，放冷，加饱和氯化钠溶液 10ml，振摇 15 秒，加饱和氯化钠溶液至瓶颈部，混匀，静置分层，取上层液 2ml，用水洗涤 3 次，每次 2ml，取上层液经无水硫酸钠干燥，作为供试品溶液。

分别精密称取下列各脂肪酸甲酯对照品适量，用正庚烷溶解并稀释制成每 1ml 中含己酸甲酯 0.1mg、辛酸甲酯 0.7mg、癸酸甲酯 0.5mg、月桂酸甲酯 4.0mg、十四烷酸甲酯 2.0mg、棕榈酸甲酯 1.0mg、硬脂酸甲酯 0.5mg、油酸甲酯 1.0mg、亚油酸甲酯 0.2mg 的混合对照品溶液（1）；精密量取 1.0ml，置 10ml 量瓶中，加正庚烷稀释至刻度，摇匀，作为混合对照品溶液（2）。

照气相色谱法（通则 0521）测定，以聚乙二醇为固定液的毛细管柱为色谱柱，起始温度为 170℃，以每分钟 2℃ 的速率升温至 230℃，维持 10 分钟，进样口温度 250℃，检测器温度 250℃，取混合对照品溶液（1）、（2）各 1μl，分别注入气相色谱仪，记录色谱图，混合对照品溶液(1)中各组分脂肪酸甲酯峰间的分离度应不小于 1.8，理论板数按己酸甲酯峰计算不低于30 000，混合对照品溶液(2)中最小脂肪酸甲酯峰的信噪比应大于 5。

取供试品溶液 1μl，注入气相色谱仪，按面积归一化法以峰面积计算，含己酸不得过 1.0%，辛酸不得过 10.0%，癸酸不得过 10.0%，月桂酸为 40.0%～60.0%，十四烷酸为 14.0%～25.0%，棕榈酸为 7.0%～15.0%，硬脂酸不得过 7.0%，油酸不得过 11.0%，亚油酸不得过 3.0%。

水分　取本品，照水分测定法(通则 0832 第一法 1)测定，含水分不得过 1.5%。

炽灼残渣　取本品 1.0g，依法检查(通则 0841)，遗留残渣不得过 0.5%。

重金属　取炽灼残渣项下遗留的残渣，依法检查(通则 0821 第二法)，含重金属不得过百万分之十。

【类别】　乳化剂和消泡剂等。

【贮藏】　密闭保存。

月桂氮䓬酮

Yuegui Danzhuotong

Laurocapram

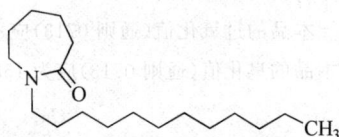

$C_{18}H_{35}NO$　281.48

[59227-89-3]

本品为 1-十二烷基-六氢-2H-氮杂䓬-2-酮。含 $C_{18}H_{35}NO$ 应为 97.0%～102.0%。

【性状】　本品为无色透明的黏稠液体。

本品在无水乙醇、乙酸乙酯或环己烷中极易溶解，在水中不溶。

相对密度　本品的相对密度(通则 0601)为0.906～0.926。

折光率　本品的折光率(通则 0622)为 1.470～1.473。

黏度　本品的运动黏度(通则 0633 第一法)，毛细管内径 1.2mm±0.05mm，在 25℃时为 32～34mm²/s。

【鉴别】　(1)取本品 2ml，加甲醇 2ml，加 1mol/L 盐酸羟胺溶液(临用新制)1ml，加氢氧化钾 1 粒，置水浴上加热，放冷，加三氯化铁试液 1 滴，摇匀，再置水浴上加热，溶液显棕紫色。

(2)本品的红外光吸收图谱应与对照图谱(附图)一致(通则 0402)。

【检查】酸碱度　取本品 5ml，加中性乙醇 5ml，温热使溶解，放冷，溶液遇石蕊试纸应显中性反应。

己内酰胺与有关物质　取本品约 0.5g，置 10ml 量瓶中，加甲醇适量，振摇使溶解并稀释至刻度，摇匀，作为供试品溶液。

另取己内酰胺对照品适量，精密称定，加甲醇溶解并定量稀释制成每 1ml 中含 0.05mg 的溶液，作为对照品溶液。

照气相色谱法(通则 0521)测定，用 100%二甲基聚硅氧烷(或极性相近)为固定液的毛细管柱为色谱柱，起始温度为 100℃，维持 1 分钟，以每分钟 15℃的速率升温至 240℃，维持至主峰保留时间的 2 倍；检测器温度为 300℃；进样口温度为 250℃。

取对照品溶液 1μl 注入气相色谱仪，调节检测灵敏度，使主成分色谱峰的峰高约为满量程的 25%，再精密量取供试品溶液和对照品溶液各 1μl，分别注入气相色谱仪，记录色谱图。

供试品溶液的色谱图中如有杂质峰，与己内酰胺保留时间一致的杂质峰的峰面积不得大于对照品溶液主峰面积 (0.1%)，其他杂质峰按面积归一化法计算，单个杂质不得过 1.5%，总杂质不得过 3.0%。

溴化物　取本品 1.0g，加水 10ml，充分振摇，加盐酸 3 滴与三氯甲烷 1ml，边振摇边滴加 2%氯胺 T 溶液(临用新配)3 滴，三氯甲烷层如显色，与标准溴化钾溶液(精密称取在 105℃ 干燥至恒重的溴化钾 0.1489g，加水使溶解成 100ml，摇匀)1.0ml，用同一方法制成的对照液比较，不得更深(0.1%)。

炽灼残渣　取本品 2.0g，依法检查(通则 0841)，遗留残渣不得过 0.1%。

重金属　取炽灼残渣项下遗留的残渣，依法检查(通则 0821 第二法)，含重金属不得过百万分之十。

【含量测定】　照气相色谱法(通则 0521)测定。

色谱条件与系统适用性试验　用 100%二甲基聚硅氧烷(或极性相近)为固定液的毛细管柱为色谱柱，起始温度为 100℃，维持 1 分钟，以每分钟 15℃的速率升温至 240℃，维持 45 分钟；检测器温度为 300℃；进样口温度为 250℃。理论板数按月桂氮䓬酮峰计算不低于 10 000，月桂氮䓬酮峰与内标物质峰的分离度应符合要求。

测定法　取本品约 20mg，精密称定，置 10ml 量瓶中，加内标溶液(取廿四烷适量，加正己烷溶解并稀释成每 1ml 中含 2mg 的溶液，作为内标溶液)溶解并定量稀释至刻度，摇匀，作为供试品溶液。

精密量取 1μl 注入气相色谱仪，记录色谱图；另取月桂氮䓬酮对照品，同法测定。按内标法以峰面积计算，即得。

【类别】　皮肤渗透促进剂。

【贮藏】　遮光，密封保存。

附：

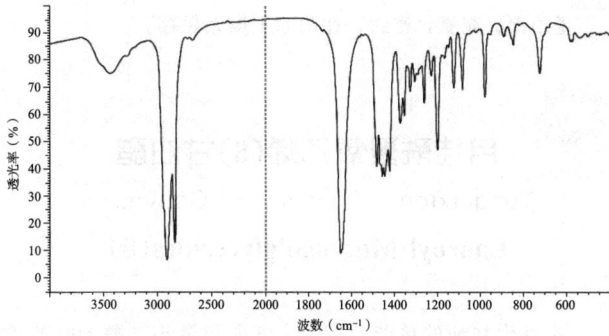

图　药用辅料月桂氮䓬酮红外光吸收对照图谱

（试样制备：膜法）

月桂酰聚氧乙烯(6)甘油酯

Yueguixian Juyangyixi(6) Ganyouzhi

Lauroyl Macrogolglycerides(6)

本品为甘油的单酯、二酯、三酯和聚乙二醇 300 的单酯、二酯的混合物。由饱和油脂加聚乙二醇部分醇解；或通过甘油和聚乙二醇 300 与脂肪酸酯化；或将甘油酯和脂肪酸聚氧乙烯酯混合得到。

【性状】本品为淡黄色蜡状固体。

本品在二氯甲烷中易溶。

酸值　本品的酸值（通则 0713）应不大于 2。

羟值　本品的羟值（通则 0713）应为 65～85。

碘值　本品的碘值（通则 0713）应不大于 2。

过氧化值　本品的过氧化值（通则 0713）应不大于 6。

皂化值　本品的皂化值（通则 0713）应为 190～204。

【鉴别】（1）取本品和月桂酰聚氧乙烯(6)甘油酯对照品各适量，分别加二氯甲烷溶解并稀释制成每 1ml 中含 50mg 的溶液，作为供试品溶液和对照品溶液。照薄层色谱法（通则 0502）试验，取上述两种溶液各 10μl，点于同一硅胶 G 薄层板，以乙醚-正己烷(7∶3)为展开剂，展开，取出，晾干，置碘蒸气中显色至斑点清晰。供试品与对照品溶液均至少应显 5 个完全分离的清晰斑点，供试品溶液所显斑点的位置与颜色应与对照品溶液中各主斑点相同。

（2）本品的红外光吸收图谱应与对照品的图谱一致（通则 0402）。

【检查】**碱性杂质**　取本品 5.0g，分别加水 0.3ml、乙醇 10ml 和 0.4g/L 的中性溴酚蓝乙醇溶液 2 滴，混匀，用盐酸滴定液(0.01mol/L)滴定至上层溶液颜色变为黄色，消耗盐酸滴定液(0.01mol/L)的体积不得过 1.0ml。

游离甘油　取本品 1.2g，加二氯甲烷 25ml 使溶解，必要时加热，放冷后，加水 100ml，边振摇边加入高碘酸钠醋酸溶液（称取高碘酸钠 0.446g 置 100ml 量瓶中，用 25% 硫酸溶液 2.5ml 溶解后，再用冰醋酸稀释至刻度，即得）25ml，静置 30 分钟。加入 75g/L 碘化钾溶液 40ml，静置 1 分钟，加入淀粉指示液 1ml，用硫代硫酸钠滴定液(0.1mol/L)滴定，同时做空白试验校正。每 1ml 硫代硫酸钠滴定液(0.1mol/L) 相当于 2.3mg 的甘油。含游离甘油不得过 3.0%。

环氧乙烷和二氧六环　取本品 1g，精密称定，置顶空瓶中，精密加入 N,N-二甲基乙酰胺 1.0ml 和水 0.2ml，密封，摇匀，作为供试品溶液。

另取聚乙二醇 400（以 60℃，1.5～2.5kPa 旋转蒸发 6 小时，除去挥发成分）99.75g，置 100ml 西林瓶（或其他合适的容器）中，精密称定，密封，再用预先冷冻至约－10℃的玻璃注射器穿刺注入环氧乙烷约 300μl（相当于环氧乙烷 0.25g），精密称定，摇匀，作为环氧乙烷对照品贮备液（临用新配或临用前标定），精密称取冷却的环氧乙烷对照品贮备液 1g，置含 49g 经处理的冷聚乙二醇 400 的西林瓶中，密封，摇匀，精密称取 10g，置含水 30ml 的 50ml 量瓶中，用水稀释至刻度，作为环氧乙烷对照品溶液（10μg/ml）；取二氧六环适量，精密称定，用水制成每 1ml 中含 0.5mg 的溶液，作为二氧六环对照品溶液。

取本品 1g，精密称定，置顶空瓶中，精密加入 N,N-二甲基乙酰胺 1.0ml，环氧乙烷对照品溶液 0.1ml 与二氧六环对照品溶液 0.1ml，密封，摇匀，作为对照品溶液。

量取环氧乙烷对照品溶液 0.1ml 置顶空瓶中，加新配制的 0.001% 乙醛溶液 0.1ml 与二氧六环对照品溶液 0.1ml，密封，摇匀，作为系统适用性溶液。

照气相色谱法（通则 0521）测定，以聚二甲基硅氧烷为固定液，起始温度为 50℃，维持 5 分钟，以每分钟 5℃ 的速率升温至 180℃，再以每分钟 30℃ 的速率升温至 230℃，维持 5 分钟（可根据具体情况调整）。进样口温度为 150℃，检测器为氢火焰离子化检测器，温度为 250℃。顶空平衡温度为 70℃，平衡时间 45 分钟，取系统适用性溶液顶空进样，记录色谱图，乙醛峰和环氧乙烷峰的分离度应不小于 2.0，二氧六环峰高应为基线噪音的 5 倍以上。顶空平衡温度为 90℃，平衡时间 45 分钟，分别取供试品溶液及对照品溶液顶空进样，重复进样至少 3 次。环氧乙烷峰面积的相对标准偏差不得过 15%，二氧六环峰面积的相对标准偏差不得过 10%。按标准加入法计算，环氧乙烷不得过 0.0001%，二氧六环不得过 0.001%。

环氧乙烷对照品贮备液的标定　取 50% 氯化镁的无水乙醇混悬液 10ml，精密加入乙醇制盐酸滴定液(0.1mol/L) 20ml，混匀，放置过夜，取环氧乙烷对照品贮备液 5g，精密称定，置上述溶液中混匀，放置 30 分钟，照电位滴定法（通则 0701）用氢氧化钾乙醇滴定液(0.1mol/L)滴定，用聚乙二醇 400 作为空白校正，每 1ml 氢氧化钾乙醇滴定液 (0.1mol/L)相当于 4.404mg 的环氧乙烷，计算，即得。

乙二醇、二甘醇和三甘醇　取本品 4g，精密称定，置 100ml 量瓶中，取 1,3-丁二醇 0.004g，精密称定，置同一量瓶中，加乙醇使溶解并稀释至刻度，作为供试品溶液。

另取乙二醇对照品 0.0025g，二甘醇对照品 0.004g，三甘醇对照品 0.004g，精密称定，置同一 100ml 量瓶中，取 1,3-丁二醇 0.004g，置该量瓶中，加乙醇使溶解并稀释至刻度，作为对照品溶液。

照气相色谱法(通则 0521)测定，以 50％苯基-50％甲基聚硅氧烷为固定液(液膜厚度 1.0μm)的毛细管柱，起始温度为 60℃，维持 5 分钟，以每分钟 2℃ 的速率升温至 170℃，再以每分钟 15℃ 的速率升温至 280℃，维持 50 分钟(可根据具体情况调整)。检测器温度 290℃，进样口温度为 270℃。取对照品溶液作为系统适用性溶液，流速为每分钟 4.0ml，分流比 2∶1，进样体积 1.0μl。乙二醇峰、二甘醇峰和三甘醇峰与内标 1,3-丁二醇峰的分离度均不得小于 2.0，各峰间的拖尾因子应符合规定，乙二醇、二甘醇和三甘醇峰面积相对于内标 1,3-丁二醇的峰面积，相对标准偏差不得过 5.0％。按内标法计算，含乙二醇、二甘醇和三甘醇均不得过 0.1％。

水分 取本品，以甲醇-二氯甲烷(3∶7)为溶剂，照水分测定法(通则 0832 第一法 1)测定，含水分不得过 1.0％。

炽灼残渣 取本品 1.0g，依法检查(通则 0841)，遗留残渣不得过 0.1％。

重金属 取炽灼残渣项下遗留残渣，依法检查(通则 0821 第二法)，含重金属不得过百万分之十。

脂肪酸组成 取本品约 1.0g，置于 25ml 圆底两口烧瓶中，加无水甲醇 10ml，60g/L 氢氧化钾甲醇溶液 0.2ml，振摇使溶解，通氮气(速度参考值为每分钟 50ml)，加热至沸腾，当溶液变透明后(约 10 分钟)，继续加热 5 分钟，用水冷却烧瓶，再转移至分液漏斗中。用正庚烷 5ml 洗涤烧瓶，再将该液体加入分液漏斗并摇匀。加入 200g/L 氯化钠溶液 10ml，振摇，静置分层，取有机层，经无水硫酸钠干燥，过滤，作为供试品溶液。

分别精密称取下列各脂肪酸甲酯对照品适量，用正庚烷溶解并稀释制成每 1ml 中含辛酸甲酯 1.0mg、癸酸甲酯 1.0mg、月桂酸甲酯 3.0mg、十四烷酸甲酯 1.5mg、棕榈酸甲酯 1.5mg、硬脂酸甲酯 2.0mg 的混合对照品溶液(1)；精密量取 1.0ml，置 10ml 量瓶中，用正庚烷稀释至刻度，摇匀，作为混合对照品溶液(2)。

照气相色谱法(通则 0521)测定，以聚乙二醇为固定液的毛细管柱为色谱柱，初始温度 170℃，以每分钟 2℃ 的速率升温至 230℃，维持 10 分钟。进样口温度 250℃，检测器温度 250℃。

取混合对照品溶液(1)、混合对照品溶液(2)各 1μl，分别注入气相色谱仪，记录色谱图，混合对照品溶液(1)中各相邻脂肪酸甲酯峰间的分离度应不小于 1.8，理论板数按辛酸甲酯计算不低于 30 000；混合对照品溶液(2)中脂肪酸甲酯的最小峰高不得低于基线噪音的 5 倍。

另取供试品溶液 1μl，注入气相色谱仪，按面积归一化法计算，含辛酸不得过 15.0％，癸酸不得过 12.0％，月桂酸应为 30.0％～50.0％，十四烷酸应为 5.0％～25.0％，棕榈酸应为 4.0％～25.0％，硬脂酸应为 5.0％～35.0％。

【类别】 增溶剂和乳化剂。

【贮藏】 充氮，密封，在阴凉干燥处保存。

月桂酰聚氧乙烯(8)甘油酯

Yueguixian Juyangyixi(8) Ganyouzhi

Lauroyl Macrogolglycerides(8)

本品为甘油的单酯、二酯、三酯和聚乙二醇 400 的单酯、二酯的混合物。由饱和油脂加聚乙二醇部分醇解；或通过甘油和聚乙二醇 400 与脂肪酸酯化；或将甘油酯和脂肪酸聚氧乙烯酯混合得到。

【性状】 本品为淡黄色蜡状固体。

本品在二氯甲烷中易溶。

酸值 本品的酸值(通则 0713)应不大于 2。

羟值 本品的羟值(通则 0713)应为 60～80。

碘值 本品的碘值(通则 0713)应不大于 2。

过氧化值 本品的过氧化值(通则 0713)应不大于 6。

皂化值 本品的皂化值(通则 0713)应为 170～190。

【鉴别】 (1)取本品和月桂酰聚氧乙烯(8)甘油酯对照品各适量，分别加二氯甲烷制成每 1ml 中含 50mg 的溶液，作为供试品溶液和对照品溶液。照薄层色谱法(通则 0502)试验，取上述两种溶液各 10μl，点于同一硅胶 G 薄层板，以乙醚-正己烷(7∶3)为展开剂，展开，取出，晾干，置碘蒸气中显色至斑点清晰。供试品与对照品溶液均至少应显 5 个完全分离的清晰斑点，供试品溶液所显斑点的位置与颜色应与对照品溶液中各主斑点相同。

(2)本品的红外光吸收图谱应与对照品的图谱一致(通则 0402)。

【检查】 **碱性杂质** 取本品 5.0g，分别加水 0.3ml、乙醇 10ml 和 0.4g/L 的中性溴酚蓝乙醇溶液 2 滴，混匀，用盐酸滴定液(0.01mol/L)滴定至上层溶液颜色变为黄色，消耗盐酸滴定液(0.01mol/L)的体积不得过 1.0ml。

游离甘油 取本品 1.2g，加二氯甲烷 25ml 使溶解，必要时加热，放冷后，加水 100ml，边振摇边加入高碘酸钠醋酸溶液(称取高碘酸钠 0.446g 置 100ml 量瓶中，用 25％硫酸溶液 2.5ml 溶解后，再用冰醋酸稀释至刻度，即得)25ml，静置 30 分钟。加入 75g/L 碘化钾溶液 40ml，静置 1 分钟，加入淀粉指示液 1ml，用硫代硫酸钠滴定液(0.1mol/L)滴定，同时做空白试验。每 1ml 硫代硫酸钠滴定液(0.1mol/L)相当于 2.3mg 的甘油。含游离甘油不得过 3.0％。

环氧乙烷和二氧六环 取本品 1g，精密称定，置顶空瓶中，精密加入 N,N-二甲基乙酰胺 1.0ml 和水 0.2ml，密封，摇匀，作为供试品溶液。

另取聚乙二醇 400(以 60℃，1.5～2.5kPa 旋转蒸发 6 小时，除去挥发成分)99.75g，置 100ml 西林瓶(或其他合适的容器)中,精密称定,密封,再用预先冷冻至约−10℃的玻璃注射器穿刺注入环氧乙烷约 300μl(相当于环氧乙烷 0.25g),精密称定,摇匀,作为环氧乙烷对照品贮备液(临用新配或临用前标定),精密称取冷却的环氧乙烷对照品贮备液 1g,置含 49g 经处理的冷聚乙二醇 400 的西林瓶中,密封,摇匀,精密称取 10g,置含水 30ml 的 50ml 量瓶中,用水稀释至刻度,作为环氧乙烷对照品溶液(10μg/ml);取二氧六环适量,精密称定,用水制成每 1ml 含 0.5mg 的溶液,作为二氧六环对照品溶液。

取本品 1g,精密称定,置顶空瓶中,精密加入 N,N-二甲基乙酰胺 1.0ml,环氧乙烷对照品溶液 0.1ml 与二氧六环对照品溶液 0.1ml,密封,摇匀,作为对照品溶液。

量取环氧乙烷对照品溶液 0.1ml 置顶空瓶中,加新配制的 0.001% 乙醛溶液 0.1ml 与二氧六环对照品溶液 0.1ml,密封,摇匀,作为系统适用性溶液。

照气相色谱法(通则 0521)测定,以聚二甲基硅氧烷为固定液,起始温度为 50℃,维持 5 分钟,以每分钟 5℃的速率升温至 180℃,再以每分钟 30℃的速率升温至 230℃,维持 5 分钟(可根据具体情况调整)。进样口温度为 150℃,检测器为氢火焰离子化检测器,温度为 250℃。顶空平衡温度为 70℃,平衡时间 45 分钟,取系统适用性溶液顶空进样,记录色谱图,乙醛峰和环氧乙烷峰的分离度应不小于 2.0,二氧六环峰高应为基线噪音的 5 倍以上。顶空平衡温度为 90℃,平衡时间 45 分钟,分别取供试品溶液及对照品溶液顶空进样,重复进样至少 3 次。环氧乙烷峰面积的相对标准偏差不得过 15%,二氧六环峰面积的相对标准偏差不得过 10%。按标准加入法计算,环氧乙烷不得过 0.0001%,二氧六环不得过 0.001%。

环氧乙烷对照品贮备液的标定　取 50% 氯化镁的无水乙醇混悬液 10ml,精密加入乙醇制盐酸滴定液(0.1mol/L)20ml,混匀,放置过夜,取环氧乙烷对照品贮备液 5g,精密称定,置上述溶液中混匀,放置 30 分钟,照电位滴定法(通则 0701)用氢氧化钾乙醇滴定液(0.1mol/L)滴定,用聚乙二醇 400 作为空白校正,每 1ml 氢氧化钾乙醇滴定液(0.1mol/L)相当于 4.404mg 的环氧乙烷,计算,即得。

乙二醇、二甘醇和三甘醇　取本品 4g,精密称定,置 100ml 量瓶中,取 1,3-丁二醇 0.004g,精密称定,置同一量瓶中,加乙醇使溶解并稀释至刻度,作为供试品溶液。

另取乙二醇对照品 0.0025g,二甘醇对照品 0.004g,三甘醇对照品 0.004g,精密称定,置同一 100ml 量瓶中,取 1,3-丁二醇 0.004g,置该量瓶中,加乙醇使溶解并稀释至刻度,作为对照品溶液。

照气相色谱法(通则 0521)测定,以 50% 苯基-50% 甲基聚硅氧烷为固定液(液膜厚度 1.0μm)的毛细管柱,起始温度为 60℃,维持 5 分钟,以每分钟 2℃的速率升温至 170℃,再以每分钟 15℃的速率升温至 280℃,维持 50 分钟(可根据具体情况调整)。检测器为氢火焰离子化检测器。检测器温度 290℃,进样口温度为 270℃。取对照品溶液作为系统适用性

溶液,载气为氮气,流速为每分钟 4.0ml,分流比 2:1,进样体积 1.0μl。乙二醇峰、二甘醇峰和三甘醇峰与内标 1,3-丁二醇峰的分离度均不得小于 2.0,各峰间的拖尾因子应符合规定,乙二醇、二甘醇和三甘醇峰面积相对于内标 1,3-丁二醇的峰面积,相对标准偏差不得过 5.0%。按内标法计算,含乙二醇、二甘醇和三甘醇均不得过 0.1%。

水分　取本品,以甲醇-二氯甲烷(3:7)为溶剂,照水分测定法(通则 0832 第一法 1)测定,含水分不得过 1.0%。

炽灼残渣　取本品 1.0g,依法检查(通则 0841),遗留残渣不得过 0.1%。

重金属　取炽灼残渣项下遗留残渣,依法检查(通则 0821 第二法),含重金属不得过百万分之十。

脂肪酸组成　取本品约 1.0g,置于 25ml 圆底两口烧瓶中,加无水甲醇 10ml,60g/L 氢氧化钾甲醇溶液 0.2ml,振摇使溶解,通氮气(速度参考值为每分钟 50ml),加热至沸腾,当溶液变透明后(约 10 分钟),继续加热 5 分钟,用水冷却烧瓶,再转移至分液漏斗中。用正庚烷 5ml 洗涤烧瓶,再将该液体加入分液漏斗并摇匀。加入 200g/L 氯化钠溶液 10ml,振摇,静置分层,取有机层,经无水硫酸钠干燥,过滤,作为供试品溶液。

分别精密称取下列各脂肪酸甲酯对照品适量,用正庚烷溶解并稀释制成每 1ml 中含辛酸甲酯 1.0mg、癸酸甲酯 1.0mg、月桂酸甲酯 3.0mg、十四烷酸甲酯 1.5mg、棕榈酸甲酯 1.5mg、硬脂酸甲酯 2.0mg 的混合对照品溶液(1);精密量取 1.0ml,置 10ml 量瓶中,用正庚烷稀释至刻度,摇匀,作为混合对照品溶液(2)。

照气相色谱法(通则 0521)测定,以聚乙二醇为固定液的毛细管柱为色谱柱,初始温度 170℃,以每分钟 2℃的速率升温至 230℃,维持 10 分钟。进样口温度 250℃,检测器温度 250℃。

取混合对照品溶液(1)、混合对照品溶液(2)各 1μl,分别注入气相色谱仪,记录色谱图,混合对照品溶液(1)中各相邻脂肪酸甲酯峰间的分离度应不小于 1.8,理论板数按辛酸甲酯计算不低于 30 000;混合对照品溶液(2)中脂肪酸甲酯的最小峰高不得低于基线噪音的 5 倍。

另取供试品溶液 1μl,注入气相色谱仪,按面积归一化法计算,含辛酸不得过 15.0%,癸酸不得过 12.0%,月桂酸应为 30.0%~50.0%,十四烷酸应为 5.0%~25.0%,棕榈酸应为 4.0%~25.0%,硬脂酸应为 5.0%~35.0%。

【类别】增溶剂和乳化剂。

【贮藏】充氮,密封,在阴凉干燥处保存。

月桂酰聚氧乙烯(12)甘油酯

Yueguixian Juyangyixi(12) Ganyouzhi

Lauroyl Macrogolglycerides(12)

本品为甘油的单酯、二酯、三酯和聚乙二醇 600 的单

酯、二酯的混合物。由饱和油脂加聚乙二醇部分醇解；或通过甘油和聚乙二醇 600 与脂肪酸酯化；或将甘油酯和脂肪酸聚氧乙烯酯混合得到。

【性状】 本品为淡黄色蜡状固体。

本品在二氯甲烷中易溶。

酸值 本品的酸值(通则 0713)应不大于 2。

羟值 本品的羟值(通则 0713)应为 50～70。

碘值 本品的碘值(通则 0713)应不大于 2。

过氧化值 本品的过氧化值(通则 0713)应不大于 6。

皂化值 本品的皂化值(通则 0713)应为 150～170。

【鉴别】 (1)取本品和月桂酰聚氧乙烯(12)甘油酯对照品各适量，分别加二氯甲烷制成每 1ml 含 50mg 的溶液，作为供试品溶液和对照品溶液。照薄层色谱法(通则 0502)试验，取上述两种溶液各 10μl，点于同一硅胶 G 薄层板上，以乙醚-正己烷(7：3)为展开剂，展开，取出，晾干，置碘蒸气中显色至斑点清晰。供试品与对照品溶液均至少应显 5 个完全分离的清晰斑点，供试品溶液所显斑点的位置与颜色应与对照品溶液中各主斑点相同。

(2)本品的红外光吸收图谱应与对照品的图谱一致(通则 0402)。

【检查】碱性杂质 取本品 5.0g，分别加水 0.3ml、乙醇 10ml 和 0.4g/L 的中性溴酚蓝乙醇溶液 2 滴，混匀，用盐酸滴定液(0.01mol/L)滴定至上层溶液颜色变为黄色，消耗盐酸滴定液(0.01mol/L)的体积不得过 1.0ml。

游离甘油 取本品 1.2g，加二氯甲烷 25ml 使溶解，必要时加热，放冷后，加水 100ml，边振摇边加入高碘酸钠醋酸溶液(称取高碘酸钠 0.446g 置 100ml 量瓶中，用 25%硫酸溶液 2.5ml 溶解后，再用冰醋酸稀释至刻度，即得)25ml，静置 30 分钟。加入 75g/L 碘化钾溶液 40ml，静置 1 分钟，加入淀粉指示液 1ml，用硫代硫酸钠滴定液(0.1mol/L)滴定，同时做空白试验。每 1ml 硫代硫酸钠滴定液(0.1mol/L)相当于 2.3mg 的甘油。含游离甘油不得过 3.0%。

环氧乙烷和二氧六环 取本品 1g，精密称定，置顶空瓶中，精密加入 N,N-二甲基乙酰胺 1.0ml 和水 0.2ml，密封，摇匀，作为供试品溶液。

另取聚乙二醇 400(以 60℃，1.5～2.5kPa 旋转蒸发 6 小时，除去挥发成分)99.75g，置 100ml 西林瓶(或其他合适的容器)中，精密称定，密封，再用预先冷冻至约－10℃的玻璃注射器穿刺注入环氧乙烷约 300μl(相当于环氧乙烷 0.25g)，精密称定，摇匀，作为环氧乙烷对照品贮备液(临用新配或临用前标定)，精密称取冷却的环氧乙烷对照品贮备液 1g，置含 49g 经处理的冷聚乙二醇 400 的西林瓶中，密封，摇匀，精密称取 10g，置含水 30ml 的 50ml 量瓶中，用水稀释至刻度，作为环氧乙烷对照品溶液(10μg/ml)；取二氧六环适量，精密称定，用水制成每 1ml 含 0.5mg 的溶液，作为二氧六环对照品溶液。

取本品 1g，精密称定，置顶空瓶中，精密加入 N,N-二

甲基乙酰胺 1.0ml，环氧乙烷对照品溶液 0.1ml 与二氧六环对照品溶液 0.1ml，密封，摇匀，作为对照品溶液。

量取环氧乙烷对照品溶液 0.1ml 置顶空瓶中，加新配制的 0.001%乙醛溶液 0.1ml 与二氧六环对照品溶液 0.1ml，密封，摇匀，作为系统适用性溶液。

照气相色谱法(通则 0521)测定，以聚二甲基硅氧烷为固定液，起始温度为 50℃，维持 5 分钟，以每分钟 5℃的速率升温至 180℃，再以每分钟 30℃的速率升温至 230℃，维持 5 分钟(可根据具体情况调整)。进样口温度为 150℃，检测器为氢火焰离子化检测器，温度为 250℃。顶空平衡温度为 70℃，平衡时间 45 分钟，取系统适用性溶液顶空进样，记录色谱图，乙醛峰和环氧乙烷峰的分离度应不小于 2.0，二氧六环峰高应为基线噪音的 5 倍以上。顶空平衡温度为 90℃，平衡时间 45 分钟，分别取供试品溶液及对照品溶液顶空进样，重复进样至少 3 次。环氧乙烷峰面积的相对标准偏差不得过 15%，二氧六环峰面积的相对标准偏差不得过 10%。按标准加入法计算，环氧乙烷不得过 0.0001%，二氧六环不得过 0.001%。

环氧乙烷对照品贮备液的标定 取 50%氯化镁的无水乙醇混悬液 10ml，精密加入乙醇制盐酸滴定液(0.1mol/L) 20ml，混匀，放置过夜，取环氧乙烷对照品贮备液 5g，精密称定，置上述溶液中混匀，放置 30 分钟，照电位滴定法(通则 0701)用氢氧化钾乙醇滴定液(0.1mol/L)滴定，用聚乙二醇 400 作为空白校正，每 1ml 氢氧化钾乙醇滴定液(0.1mol/L)相当于 4.404mg 的环氧乙烷，计算，即得。

乙二醇、二甘醇和三甘醇 取本品 4g，精密称定，置 100ml 量瓶中，取 1,3-丁二醇 0.004g，精密称定，置同一量瓶中，加乙醇使溶解并稀释至刻度，作为供试品溶液。

另取乙二醇对照品 0.0025g，二甘醇对照品 0.004g，三甘醇对照品 0.004g，精密称定，置同一 100ml 量瓶中，取 1,3-丁二醇 0.004g，置该量瓶中，加乙醇使溶解并稀释至刻度，作为对照品溶液。

照气相色谱法(通则 0521)测定，以 50%苯基-50%甲基聚硅氧烷为固定液(液膜厚度 1.0μm)的毛细管柱，起始温度为 60℃，维持 5 分钟，以每分钟 2℃的速率升温至 170℃，再以每分钟 15℃的速率升温至 280℃，维持 50 分钟(可根据具体情况调整)。检测器为氢火焰离子化检测器。检测器温度 290℃，进样口温度为 270℃。取对照品溶液作为系统适用性溶液，载气为氮气，流速为每分钟 4.0ml，分流比 2：1，进样体积 1.0μl。乙二醇峰、二甘醇峰和三甘醇峰与内标 1,3-丁二醇峰的分离度均不得小于 2.0，各峰间的拖尾因子应符合规定，乙二醇、二甘醇和三甘醇峰面积相对于内标 1,3-丁二醇的峰面积，相对标准偏差不得过 5.0%。按内标法计算，含乙二醇、二甘醇和三甘醇均不得过 0.1%。

水分 取本品，以甲醇-二氯甲烷(3：7)为溶剂，照水分测定法(通则 0832 第一法 1)测定，含水分不得过 1.0%。

炽灼残渣　取本品 2.0g，依法检查(通则 0841)，遗留残渣不得过 0.1%。

重金属　取炽灼残渣项下遗留残渣，依法检查(通则 0821 第二法)，含重金属不得过百万分之十。

脂肪酸组成　取本品约 1.0g，置于 25ml 圆底两口烧瓶中，加无水甲醇 10ml，60g/L 氢氧化钾甲醇溶液 0.2ml，振摇使溶解，通氮气(速度参考值为每分钟 50ml)，加热至沸腾，当溶液变透明后(约 10 分钟)，继续加热 5 分钟，用水冷却烧瓶，再转移至分液漏斗中。用正庚烷 5ml 洗涤烧瓶，再将该液体加入分液漏斗并摇匀。加入 200g/L 氯化钠溶液 10ml，振摇，静置分层，取有机层，经无水硫酸钠干燥，过滤，作为供试品溶液。

分别精密称取下列各脂肪酸甲酯对照品适量，用正庚烷溶解并稀释制成每 1ml 中含辛酸甲酯 1.0mg、癸酸甲酯 1.0mg、月桂酸甲酯 3.0mg、十四烷酸甲酯 1.5mg、棕榈酸甲酯 1.5mg、硬脂酸甲酯 2.0mg 的混合对照品溶液(1)；精密量取 1.0ml，置 10ml 量瓶中，用正庚烷稀释至刻度，摇匀，作为混合对照品溶液(2)。

照气相色谱法(通则 0521)测定，以聚乙二醇为固定液的毛细管柱为色谱柱，初始温度 170℃，以每分钟 2℃的速率升温至 230℃，维持 10 分钟。进样口温度 250℃，检测器温度 250℃。

取混合对照品溶液(1)、混合对照品溶液(2)各 1μl，分别注入气相色谱仪，记录色谱图，混合对照品溶液(1)中各相邻脂肪酸甲酯峰间的分离度应不小于 1.8，理论板数按辛酸甲酯计算不低于 30 000；混合对照品溶液(2)中脂肪酸甲酯的最小峰高不得低于基线噪音的 5 倍。

另取供试品溶液 1μl，注入气相色谱仪，按面积归一化法计算，含辛酸不得过 15.0%，癸酸不得过 12.0%，月桂酸应为 30.0%～50.0%，十四烷酸应为 5.0%～25.0%，棕榈酸应为 4.0%～25.0%，硬脂酸应为 5.0%～35.0%。

【类别】　增溶剂和乳化剂。

【贮藏】　充氮，密封，在阴凉干燥处保存。

月桂酰聚氧乙烯(32)甘油酯

Yueguixian Juyangyixi(32) Ganyouzhi

Lauroyl Macrogolglycerides(32)

本品为甘油的单酯、二酯、三酯和聚乙二醇 1500 的单酯、二酯的混合物。由饱和油脂加聚乙二醇部分醇解；或通过甘油和聚乙二醇 1500 与脂肪酸酯化；或将甘油酯和脂肪酸聚氧乙烯酯混合得到。

【性状】　本品为淡黄色蜡状固体。

本品在二氯甲烷中易溶。

酸值　本品的酸值(通则 0713)应不大于 2。

羟值　本品的羟值(通则 0713)应为 36～56。

碘值　本品的碘值(通则 0713)应不大于 2。

过氧化值　本品的过氧化值(通则 0713)应不大于 6。

皂化值　本品的皂化值(通则 0713)应为 79～93。

【鉴别】　(1)取本品和月桂酰聚氧乙烯(32)甘油酯对照品各适量，分别加二氯甲烷制成每 1ml 中含 50mg 的溶液，作为供试品溶液和对照品溶液。照薄层色谱法(通则 0502)试验，取上述两种溶液各 10μl，点于同一硅胶 G 薄层板，以乙醚-正己烷(7：3)为展开剂，展开，取出，晾干，置碘蒸气中显色至斑点清晰。供试品与对照品溶液均至少应显 5 个完全分离的清晰斑点，供试品溶液所显斑点的位置与颜色应与对照品溶液中各主斑点相同。

(2)本品的红外光吸收图谱应与对照品的图谱一致(通则 0402)。

【检查】碱性杂质　取本品 5.0g，分别加水 0.3ml、乙醇 10ml 和 0.4g/L 的中性溴酚蓝乙醇溶液 2 滴，混匀，用盐酸滴定液(0.01mol/L)滴定至上层溶液颜色变为黄色，消耗盐酸滴定液(0.01mol/L)的体积不得过 1.0ml。

游离甘油　取本品 1.2g，加二氯甲烷 25ml 使溶解，必要时加热，放冷后，加水 100ml，边振摇边加入高碘酸钠醋酸溶液(称取高碘酸钠 0.446g 置 100ml 量瓶中，用 25%硫酸溶液 2.5ml 溶解后，再用冰醋酸稀释至刻度，即得)25ml，静置 30 分钟。加入 75g/L 碘化钾溶液 40ml，静置 1 分钟，加入淀粉指示液 1ml，用硫代硫酸钠滴定液(0.1mol/L)滴定，同时做空白试验。每 1ml 硫代硫酸钠滴定液(0.1mol/L)相当于 2.3mg 的甘油。含游离甘油不得过 3.0%。

环氧乙烷和二氧六环　取本品 1g，精密称定，置顶空瓶中，精密加入 N,N-二甲基乙酰胺 1.0ml 和水 0.2ml，密封，摇匀，作为供试品溶液。

另取聚乙二醇 400(以 60℃，1.5～2.5kPa 旋转蒸发 6 小时，除去挥发成分)99.75g，置 100ml 西林瓶(或其他合适的容器)中，精密称定，密封，再用预先冷冻至约－10℃的玻璃注射器穿刺注入环氧乙烷约 300μl(相当于环氧乙烷 0.25g)，精密称定，摇匀，作为环氧乙烷对照品贮备液(临用新配或临用前标定)，精密称取冷却的环氧乙烷对照品贮备液 1g，置含 49g 经处理的冷聚乙二醇 400 的西林瓶中，密封，摇匀，精密称取 10g，置含水 30ml 的 50ml 量瓶中，用水稀释至刻度，作为环氧乙烷对照品溶液(10μg/ml)；取二氧六环适量，精密称定，用水制成每 1ml 中含 0.5mg 的溶液，作为二氧六环对照品溶液。

取本品 1g，精密称定，置顶空瓶中，精密加入 N,N-二甲基乙酰胺 1.0ml，环氧乙烷对照品溶液 0.1ml 与二氧六环对照品溶液 0.1ml，密封，摇匀，作为对照品溶液。

量取环氧乙烷对照品溶液 0.1ml 置顶空瓶中，加新配制的 0.001%乙醛溶液 0.1ml 与二氧六环对照品溶液 0.1ml，密封，摇匀，作为系统适用性溶液。

照气相色谱法(通则 0521)测定，以聚二甲基硅氧烷为固定液，起始温度为 50℃，维持 5 分钟，以每分钟 5℃的速率升温至 180℃，再以每分钟 30℃的速率升温至 230℃，维持 5 分钟（可根据具体情况调整）。进样口温度为 150℃，检测器为氢火焰离子化检测器，温度为 250℃。顶空平衡温度为 70℃，平衡时间 45 分钟，取系统适用性溶液顶空进样，记录色谱图，乙醛峰和环氧乙烷峰的分离度应不小于 2.0，二氧六环峰高应为基线噪音的 5 倍以上。顶空平衡温度为 90℃，平衡时间 45 分钟，分别取供试品溶液及对照品溶液顶空进样，重复进样至少 3 次。环氧乙烷峰面积的相对标准偏差不得过 15%，二氧六环峰面积的相对标准偏差不得过 10%。按标准加入法计算，环氧乙烷不得过 0.0001%，二氧六环不得过 0.001%。

环氧乙烷对照品贮备液的标定　取 50%氯化镁的无水乙醇混悬液 10ml，精密加入乙醇制盐酸滴定液（0.1mol/L）20ml，混匀，放置过夜，取环氧乙烷对照品贮备液 5g，精密称定，置上述溶液中混匀，放置 30 分钟，照电位滴定法（通则 0701）用氢氧化钾乙醇滴定液（0.1mol/L）滴定，用聚乙二醇 400 作为空白校正，每 1ml 氢氧化钾乙醇滴定液（0.1mol/L）相当于 4.404mg 的环氧乙烷，计算，即得。

乙二醇、二甘醇和三甘醇　取本品 4g，精密称定，置 100ml 量瓶中，取 1,3-丁二醇 0.004g，精密称定，置同一量瓶中，加乙醇使溶解并稀释至刻度，作为供试品溶液。

另取乙二醇对照品 0.0025g，二甘醇对照品 0.004g，三甘醇对照品 0.004g，精密称定，置同一 100ml 量瓶中，取 1,3-丁二醇 0.004g，置该量瓶中，加乙醇使溶解并稀释至刻度，作为对照品溶液。

照气相色谱法（通则 0521）测定，以 50%苯基-50%甲基聚硅氧烷为固定液（液膜厚度 1.0μm）的毛细管柱，起始温度为 60℃，维持 5 分钟，以每分钟 2℃的速率升温至 170℃，再以每分钟 15℃的速率升温至 280℃，维持 50 分钟（可根据具体情况调整）。检测器为氢火焰离子化检测器。检测器温度 290℃，进样口温度为 270℃。取对照品溶液作为系统适用性溶液，载气为氮气，流速为每分钟 4.0ml，分流比 2∶1，进样体积 1.0μl。乙二醇峰、二甘醇峰和三甘醇峰与内标 1,3-丁二醇峰的分离度均不得小于 2.0，各峰间的拖尾因子应符合规定，乙二醇、二甘醇和三甘醇峰面积相对于内标 1,3-丁二醇的峰面积，相对标准偏差不得过 5.0%。按内标法计算，含乙二醇、二甘醇和三甘醇均不得过 0.1%。

水分　取本品，以甲醇-二氯甲烷（3∶7）为溶剂，照水分测定法（通则 0832 第一法 1）测定，含水分不得过 1.0%。

炽灼残渣　取本品 1.0g，依法检查（通则 0841），遗留残渣不得过 0.1%。

重金属　取炽灼残渣项下遗留残渣，依法检查（通则 0821 第二法），含重金属不得过百万分之十。

脂肪酸组成　取本品约 1.0g，置于 25ml 圆底两口烧瓶中，加无水甲醇 10ml，60g/L 氢氧化钾甲醇溶液 0.2ml，

振摇使溶解，通氮气（速度参考值为每分钟 50ml），加热至沸腾，当溶液变透明后（约 10 分钟），继续加热 5 分钟，用水冷却烧瓶，再转移至分液漏斗中。用正庚烷 5ml 洗涤烧瓶，再将该液体加入分液漏斗并摇匀。加入 200g/L 氯化钠溶液 10ml，振摇，静置分层，取有机层，经无水硫酸钠干燥，过滤，作为供试品溶液。

分别精密称取下列各脂肪酸甲酯对照品适量，用正庚烷溶解并稀释制成每 1ml 中含辛酸甲酯 1.0mg、癸酸甲酯 1.0mg、月桂酸甲酯 3.0mg、十四烷酸甲酯 1.5mg、棕榈酸甲酯 1.5mg、硬脂酸甲酯 2.0mg 的混合对照品溶液（1）；精密量取 1.0ml，置 10ml 量瓶中，用正庚烷稀释至刻度，摇匀，作为混合对照品溶液（2）。

照气相色谱法（通则 0521）测定，以聚乙二醇为固定液的毛细管柱为色谱柱，初始温度 170℃，以每分钟 2℃的速率升温至 230℃，维持 10 分钟。进样口温度 250℃，检测器温度 250℃。

取混合对照品溶液（1）、混合对照品溶液（2）各 1μl，分别注入气相色谱仪，记录色谱图，混合对照品溶液（1）中各相邻脂肪酸甲酯峰间的分离度应不小于 1.8，理论板数按辛酸甲酯计算不低于 30 000；混合对照品溶液（2）中脂肪酸甲酯的最小峰高不得低于基线噪音的 5 倍。

另取供试品溶液 1μl，注入气相色谱仪，按面积归一化法计算，含辛酸不得过 15.0%，癸酸不得过 12.0%，月桂酸应为 30.0%～50.0%，十四烷酸应为 5.0%～25.0%，棕榈酸应为 4.0%～25.0%，硬脂酸应为 5.0%～35.0%。

【类别】增溶剂和乳化剂。

【贮藏】充氮，密封，在阴凉干燥处保存。

巴西棕榈蜡
Baxi Zonglüla
Carnauba Wax

[8015-86-9]

本品系从 *Copernicia cerifera* Mart. 叶子中提取纯化而制得的蜡。

【性状】本品为淡黄色或黄色粉末、薄片或块状物。

本品在水或乙醇中几乎不溶。

熔点　本品的熔点（通则 0612 第二法）为 80～86℃。

酸值　取本品约 5g，精密称定，置 250ml 锥形瓶中，加二甲苯 100ml，加热至完全溶解，加乙醇 50ml 和溴麝香草酚蓝指示液 2.5ml，加热使澄清后，趁热用乙醇制氢氧化钾滴定液（0.1mol/L）滴至溶液显绿色，并将滴定结果用空白试验校正。酸值（通则 0713）应为 2～7。

碘值　取本品约 1.8g，精密称定，置 500ml 干燥碘瓶中，加三氯甲烷 30ml，在 80℃±1℃水浴中加热溶解后，依

法测定(通则 0713)，碘值应为 5～14。

皂化值　取本品约 3g，精密称定，置 500ml 锥形瓶中，加异丙醇-甲苯(5∶4)混合液 50ml，精密加 0.5mol/L 氢氧化钾乙醇溶液 15ml，加热回流 3 小时，加酚酞指示液 1ml，趁热用盐酸滴定液(0.5mol/L)滴定，至溶液粉红色刚好褪去，加热至沸，如溶液又出现粉红色，再滴定至粉红色刚好褪去，并将滴定的结果用空白试验校正。皂化值(通则 0713)应为 78～95。

【鉴别】　取本品约 0.1g，加三氯甲烷 5ml，加热溶解，作为供试品溶液(趁热点样)；另取薄荷醇、麝香草酚各约 10mg 与乙酸薄荷酯 10μl，置同一 20ml 量瓶中，加甲苯稀释至刻度，摇匀，作为对照品溶液。照薄层色谱法(通则 0502)试验，吸取供试品溶液 6μl 与对照品溶液 2μl，分别点于同一硅胶 G 薄层板上，以乙酸乙酯-三氯甲烷(2∶98)为展开剂，展开，取出，晾干，喷以新制的 20％磷钼酸乙醇溶液，在 105℃加热 10～15 分钟至斑点清晰，立即检视。对照品溶液显示的斑点由低至高依次为深蓝色的薄荷醇、红色的麝香草酚和深蓝色的乙酸薄荷酯。供试品溶液应在薄荷醇与麝香草酚相应的位置之间显示一个大的斑点(三十烷烃)，其下方可见多个微小斑点，在麝香草酚与乙酸薄荷酯相应的位置之间显示多个蓝色斑点，在上述斑点之上还应显示其他斑点，比移值(R_f)最大的斑点应清晰，原点应显蓝色。

【检查】溶液的澄清度与颜色　取本品 0.1g，加三氯甲烷 10ml，加热使溶解，依法检查(通则 0901 与通则 0902)，溶液应澄清无色；如显色，与同体积的对照液(取比色用重铬酸钾液 1.0ml，加水 15ml，摇匀，即得)比较，不得更深。

炽灼残渣　取本品 1.0g，依法测定(通则 0841)，遗留残渣不得过 0.25％。

重金属　取炽灼残渣项下遗留的残渣，依法检查(通则 0821)，含重金属不得过百万分之二十。

【类别】　包衣剂和释放调节剂等。

【贮藏】　密封保存。

玉 米 朊

Yumiruan

Zein

[9010-66-6]

本品系从玉米麸质中提取所得的醇溶性蛋白。按干燥品计算，含氮(N)量应为 13.1％～17.0％。

【性状】　本品为黄色或淡黄色薄片，一面具有一定的光泽；或为黄色或淡黄色粉末。

本品在水或无水乙醇中不溶。

【鉴别】　(1)取本品约 0.1g，加 0.1mol/L 氢氧化钠溶液

10ml 和硫酸铜试液数滴，置水浴中加热，即变为紫色。

(2)取本品约 25mg，滴加硝酸 1ml，用力振摇，溶液变成亮黄色，再加 6mol/L 氨水 10ml，溶液即变为橙黄色。

(3)取本品 10mg，置 10ml 离心管中，加溶剂(取异丙醇 55ml，β-巯基乙醇 2ml，加水至 100ml)10ml，用涡旋混合器混合振荡使样品完全溶解，再以每分钟 11 000 转的转速离心 10 分钟，取上清液作为供试品贮备液。

取供试品贮备液与缓冲液(取三羟甲基氨基甲烷 6.0g，加水 70ml，用盐酸调节 pH 值至 6.8，加丙三醇 20ml，十二烷基硫酸钠 4.0g，溴酚蓝 0.005g，加水至 100ml)(1∶1)混合，将混合溶液置于密封的微量离心管中 95℃放置 10 分钟，再置冰浴中冷却，作为供试品溶液。

取合适的含有 10～190kD 或 10～100kD 蛋白条带的分子量标记物(蛋白标准品可商业购买)与缓冲液(1∶1)混合，将混合溶液置于密封的微量离心管中 95℃放置 10 分钟，再置冰浴中冷却，作为标准蛋白溶液。

分别取标准蛋白溶液与供试品溶液各 10μl(上样量约为 5μg)，照电泳法(通则 0541 第五法)测定，分离胶溶液为 30％丙烯酰胺溶液(取丙烯酰胺 60g 与亚甲基双丙烯酰胺 1.6g，加水至 200ml，滤纸滤过，避光保存)-分离胶缓冲液(取三羟甲基氨基甲烷 36.3g，加适量水溶解，用盐酸调节 pH 值至 8.8，加水稀释至 100ml)-20％十二烷基硫酸钠溶液-10％过硫酸铵溶液(临用新配)-四甲基乙二胺-水(3.5∶1.5∶0.08∶0.1∶0.01∶5.3)，电压为 100V，运行时间为 2.5 小时或前沿到达凝胶顶部。以标准蛋白分子量的对数为纵坐标，相对迁移率为横坐标，计算回归方程，供试品在 19～26kD 应含有两个主要的蛋白质带。

【检查】己烷可溶物　取本品 1g(按干燥品计)，精密称定，置 100ml 烧杯中，加入 85％乙醇 50ml，用磁力搅拌器搅拌，并加热至 30℃，使样品完全溶解。将供试品溶液转移至 250ml 分液漏斗中，加入正己烷 100ml，缓慢振摇混合后静置使分层，将上层(正己烷层)转移至已在 80℃干燥至恒重的烧杯中，将下层(乙醇层)倾出置另一分液漏斗中，再加入正己烷 100ml 提取，重复该提取过程 6 次。将正己烷提取液合并蒸干，80℃干燥至恒重，遗留残渣不得过 12.5％。

干燥失重　取本品，在 105℃干燥至恒重，减失重量不得过 8.0％(通则 0831)。

炽灼残渣　取本品 1.0g，依法检查(通则 0841)，遗留残渣不得过 0.3％。

重金属　取炽灼残渣项下遗留的残渣，依法检查(通则 0821 第二法)，含重金属不得过百万分之二十。

微生物限度　取本品，依法检查(通则 1105 与通则 1106)，每 1g 供试品中需氧菌总数不得过 10^3 cfu，霉菌和酵母菌总数不得过 10^2 cfu，不得检出大肠埃希菌。

【含量测定】　取本品 0.2g，精密称定，照氮测定法(通则 0704 第一法)测定，计算，即得。

【类别】　包衣剂和释放调节剂等。

【贮藏】密闭保存。

玉 米 油
Yumiyou
Corn Oil

本品系由植物玉蜀黍种子的胚芽，用热压法制成的脂肪油。

【性状】本品为淡黄色的澄明油状液体。

本品在乙醇中微溶。

相对密度　本品的相对密度（通则 0601）为 0.915～0.923。

折光率　本品的折光率（通则 0622）为 1.472～1.475。

酸值　本品的酸值（通则 0713）应不大于 0.6 或 0.2（供注射用）。

碘值　本品的碘值（通则 0713）应为 108～128。

过氧化值　本品的过氧化值（通则 0713）应不大于 10.0 或 5.0（供注射用）。

皂化值　本品的皂化值（通则 0713）应为 187～195。

【鉴别】在脂肪酸组成检查项下记录的色谱图中，供试品溶液中棕榈酸甲酯峰、硬脂酸甲酯峰、油酸甲酯峰、亚油酸甲酯峰的保留时间应分别与对照品溶液中相应峰的保留时间一致。

【检查】不皂化物　取本品 5.0g，依法测定（通则 0713），不皂化物不得过 1.5%。

甾醇组成（供注射用）　取不皂化物项下经乙醇制氢氧化钠滴定液（0.1mol/L）滴定至终点且满足要求的溶液，依法测定（通则 0713），按面积归一化法计算，供试品中含菜籽甾醇不得过 0.3%。

碱性杂质　取本品，依法测定（通则 0713），消耗盐酸滴定液（0.01mol/L）的体积不得过 0.1ml。

甲氧基苯胺值（供注射用）　取本品 2.0g，依法测定（通则 0713），甲氧基苯胺值应不大于 8.0。

水分　不得过 0.1%（通则 0832 第一法 2）。

重金属　取本品 1.0g，依法检查（通则 0821 第二法），含重金属不得过百万分之十。

脂肪酸组成　取供试品 0.1g，依法测定（通则 0713）；分别取十四烷酸甲酯、棕榈酸甲酯、棕榈油酸甲酯、硬脂酸甲酯、油酸甲酯、亚油酸甲酯、亚麻酸甲酯、花生酸甲酯、二十碳烯酸甲酯、山嵛酸甲酯、二十二碳烯酸甲酯、二十四烷酸甲酯适量，加正庚烷溶解并稀释制成每 1ml 中各约含 0.1mg 的溶液，作为对照品溶液。按面积归一化法计算，含小于十四碳的饱和脂肪酸不得过 0.1%，十四烷酸不得过 0.1%，棕榈酸应为 8.6%～16.5%，棕榈油酸不得过 0.5%，硬脂酸应为 1.0%～3.3%，油酸应为 20.0%～42.0%，亚油酸应为 39.4%～62.0%，亚麻酸应为 0.5%～1.5%，花生酸不得过 0.8%，二十碳烯酸不得过 0.5%，山嵛酸不得过 0.3%，二十二碳

烯酸不得过 0.1%，二十四烷酸不得过 0.4%。

微生物限度　取本品，依法检查（通则 1105 与通则 1106），每 1ml 供试品中需氧菌总数不得过 10^2 cfu，霉菌和酵母菌总数不得过 10^2 cfu，不得检出大肠埃希菌。

【类别】溶剂和分散剂等。

【贮藏】遮光，密封，在阴凉处保存。

注：本品微有特殊臭。

玉 米 淀 粉
Yumi Dianfen
Maize Starch

本品系自禾本科植物玉蜀黍 Zea mays L. 的颖果制得。

【性状】本品为白色或类白色粉末。

本品在水或乙醇中不溶。

【鉴别】（1）取本品适量，用甘油醋酸试液装片（通则 2001），置显微镜下观察，淀粉均为单粒，多角形颗粒，或呈圆形或椭圆形颗粒，直径为 2～35μm；脐点中心性，呈圆点状或星状；层纹不明显。在偏光显微镜下观察，呈现偏光十字，十字交叉位于颗粒脐点处。

（2）取本品约 1g，加水 15ml，煮沸后继续加热 1 分钟，放冷，即成类白色半透明的凝胶状物。

（3）取鉴别（2）项下凝胶状物约 1g，加碘试液 1 滴，即显蓝黑色或紫黑色，加热后逐渐褪色。

【检查】酸度　取本品 5.0g，加水 25ml，搅拌 1 分钟，静置 15 分钟，依法测定（通则 0631），pH 值应为 4.5～7.0。

外来物质　取鉴别（1）项下装片，在显微镜下观察，不得有非淀粉颗粒，也不得有其他品种的淀粉颗粒。

二氧化硫　取本品适量，依法检查（通则 2331 第一法），含二氧化硫不得过 0.004%。

氧化性物质　取本品 4.0g，置具塞锥形瓶中，加水 50.0ml，密塞，振摇 5 分钟，转入具塞离心管中，离心至澄清，取上清液 30.0ml，置碘瓶中，加冰醋酸 1ml 与碘化钾 1.0g，密塞，摇匀，置暗处放置 30 分钟，加淀粉指示液 1ml，用硫代硫酸钠滴定液（0.002mol/L）滴定至蓝色消失，并将滴定的结果用空白试验校正。每 1ml 硫代硫酸钠滴定液（0.002mol/L）相当于 34μg 的氧化性物质（以过氧化氢 H_2O_2 计）消耗硫代硫酸钠滴定液（0.002mol/L）不得 1.4ml（0.002%）。

干燥失重　取本品，在 130℃干燥 90 分钟，减失重量不得过 14.0%（通则 0831）。

炽灼残渣　取本品 1.0g，依法检查（通则 0841），遗留残渣不得过 0.6%。

铁盐　取本品 1.0g，置于具塞锥形瓶中，加稀盐酸 4ml 与水 16ml，强力振摇 5 分钟，滤过，用适量水洗涤，合并滤液与洗液置 50ml 纳氏比色管中，加过硫酸铵 50mg，用水

稀释成 35ml 后，依法检查（通则 0807），与标准铁溶液 1.0ml 制成的对照液比较，不得更深（0.001%）。

重金属　取炽灼残渣项下遗留的残渣，依法检查（通则 0821 第二法），含重金属不得过百万分之二十。

微生物限度　取本品，依法检查（通则 1105 与通则 1106），每 1g 供试品中需氧菌总数不得过 10^3 cfu，霉菌和酵母菌数不得过 10^2 cfu，不得检出大肠埃希菌。

【类别】填充剂和崩解剂等。

【贮藏】密闭保存。

正 丁 醇

Zhengdingchun

Butyl Alcohol

H_3C——OH

$C_4H_{10}O$　74.12

[71-36-3]

本品为 1-丁醇，可由羰基合成法或乙醛合成法制得，亦可用发酵法制得。

【性状】本品为无色澄清的液体。

相对密度　本品的相对密度（通则 0601）在 25℃ 时为 0.807～0.809。

馏程　本品的馏程（通则 0611）为 116～119℃，沸距不大于 1.5℃。

【鉴别】本品的红外光吸收图谱应与对照品的图谱一致（通则 0402）。

【检查】**酸度**　取本品 74ml，加酚酞指示液 2 滴，溶液应为无色，用乙醇制氢氧化钾滴定液（0.02mol/L）滴定至显粉红色 15 秒内不褪色，消耗乙醇制氢氧化钾滴定液（0.02mol/L）的体积不得过 2.5ml。

醛化合物　取本品 10.0ml，加氨制硝酸银试液 10ml，密塞，混匀，避光静置 30 分钟，溶液应不显色。

不挥发物　取本品 100ml，置经 105℃ 恒重的蒸发皿中，于水浴上蒸干后，在 105℃ 干燥 30 分钟，遗留残渣不得过 4mg。

二丁醚与有关物质　取本品作为供试品溶液。

照气相色谱法（通则 0521）测定，用聚乙二醇 20M（或极性相近）为固定液的毛细管柱，柱温为 75℃，进样口温度为 260℃，检测器温度为 280℃。

取二丁醚、2-丁醇、异丁醇和正丁醇的等体积混合溶液作为系统适用性溶液，取 1μl 注入气相色谱仪，记录色谱图，各峰的分离度应符合要求。

取供试品溶液 1μl 注入气相色谱仪，记录色谱图。按面积归一化法计算，含二丁醚不得过 0.2%，且各杂质峰面积的总和不得大于总峰面积的 0.5%。

水分　不得过 0.1%（通则 0832 第一法 2）。

【类别】溶剂和消泡剂等。

【贮藏】密闭，贮存在远离火种和热源的凉暗处。

注：本品具特殊刺鼻的酒味。

甘 油

Ganyou

Glycerol

HO————OH（结构式，含 OH）

$C_3H_8O_3$　92.09

[56-81-5]

本品为 1,2,3-丙三醇。按无水物计算，含 $C_3H_8O_3$ 不得少于 98.0%。

【性状】本品为无色、澄清的黏稠液体。

本品在丙酮中微溶。

相对密度　本品的相对密度（通则 0601）为 1.258～1.268。

折光率　本品的折光率（通则 0622）应为 1.470～1.475。

【鉴别】除 1650cm^{-1} 处外，本品的红外光吸收图谱应与对照图谱（附图）一致（通则 0402）。

【检查】**酸碱度**　取本品 25.0g，加水稀释成 50ml，混匀，加酚酞指示液 0.5ml，溶液应无色，加 0.1mol/L 氢氧化钠溶液 0.2ml，溶液应显粉红色。

颜色　取本品 50ml，置 50ml 纳氏比色管中，与对照液（取比色用重铬酸钾溶液 0.2ml，加水稀释至 50ml 制成）比较，不得更深。

氯化物　取本品 5.0g，依法检查（通则 0801），与标准氯化钠溶液 5.0ml 制成的对照液比较，不得更浓（0.001%）。

硫酸盐　取本品 10.0g，依法检查（通则 0802），与标准硫酸钾溶液 2.0ml 制成的对照液比较，不得更浓（0.002%）。

醛与还原性物质　取本品 1.0g，置 50ml 量瓶中，加水 25ml 溶解，加入 0.4% 盐酸甲基苯并噻唑酮腙溶液（用 0.02mol/L 氢氧化钠溶液调节 pH 值至 4.0。临用新制）5ml，静置 30 分钟，加新配制的 0.5% 三氯化铁溶液 5ml，摇匀，静置 5 分钟，加甲醇稀释至刻度，摇匀。照紫外-可见分光光度法（通则 0401），在 655nm 的波长处测定吸光度，供试品溶液的吸光度不得大于对照品溶液［每 1ml 含甲醛（CH_2O）5.0μg］2.0ml 同法处理后的吸光度。

糖　取本品 5.0g，加水 5ml，混匀，加稀硫酸 1ml，置水浴上加热 5 分钟，加不含碳酸盐的 2mol/L 氢氧化钠溶液（取氢氧化钠适量，加水振摇使溶解成饱和溶液，冷却后，置聚乙烯塑料瓶中，密闭静置数日后，取上清液 5.6ml，加新沸放冷的水使成 50ml，摇匀，即得）3ml，滴加硫酸铜试液 1ml，混匀，应为蓝色澄清溶液，继续在水浴上加热 5 分钟，溶液应仍为蓝色，无沉淀产生。

脂肪酸与脂类　取本品 40.0g，加新沸放冷的水 40ml，再精密加氢氧化钠滴定液（0.1mol/L）10ml，摇匀后，煮沸 5 分钟，放冷，加酚酞指示液数滴，用盐酸滴定液（0.1mol/L）滴定至红色消失，并将滴定的结果用空白试验校正。消耗的氢氧化钠滴定液（0.1mol/L）不得过 4.0ml。

易炭化物　取本品 4.0g，在振摇下逐滴加入硫酸 5ml，过程中控制温度不得超过 20℃，静置 1 小时后，如显色，与同体积对照溶液（取比色用氯化钴溶液 0.2ml，比色用重铬酸钾溶液 1.6ml 与水 8.2ml 制成）比较，不得更深。

氯代化物　取本品 5.0g，加水 10ml 和 2mol/L 氢氧化钠溶液 1ml，混匀，回流 30 分钟，冷却至室温后，将溶液转移至 50ml 纳氏比色管中，加硝酸 0.5ml，混匀，再加入硝酸银试液 0.5ml，加水至刻度，摇匀。与标准氯化钠溶液 15ml 制成的对照液比较，不得更深（0.003%）。

有关物质　取本品约 1g，精密称定，置 20ml 量瓶中，精密加入内标溶液（每 1ml 含 0.5mg 正己醇的甲醇溶液）0.5ml，用甲醇溶解并稀释至刻度，作为供试品溶液。

取二甘醇、乙二醇与 1,2-丙二醇适量，精密称定，用甲醇溶解并稀释制成每 1ml 中含二甘醇、乙二醇与 1,2-丙二醇各 0.5mg 的溶液，精密量取 0.5ml，置 20ml 量瓶中，精密加入内标溶液 0.5ml，用甲醇稀释至刻度，作为对照品溶液。

另取二甘醇、乙二醇、1,2-丙二醇、正己醇与甘油适量，精密称定，用甲醇溶解并稀释制成每 1ml 中含甘油 50mg，二甘醇、乙二醇、1,2-丙二醇与正己醇各 0.0125mg 的溶液，作为系统适用性溶液。

照气相色谱法（通则 0521）测定，用 6% 氰丙基苯基-94% 二甲基聚硅氧烷（或极性相近）为固定液的毛细管柱（0.53mm×30m，3μm），程序升温，起始温度为 100℃，维持 4 分钟，以每分钟 7.5℃ 的速率升温至 220℃，维持 4 分钟；进样口温度为 220℃，检测器温度为 250℃，分流比为 10:1，色谱图记录时间至少为主峰保留时间的 2 倍。

取系统适用性溶液 1μl，注入气相色谱仪，记录色谱图，各组分色谱峰的分离度应符合要求。取对照品溶液重复进样，二甘醇、乙二醇和 1,2-丙二醇峰面积与内标峰面积比值的相对标准偏差均不得大于 5%。

精密量取供试品溶液和对照品溶液各 1μl，注入气相色谱仪，记录色谱图，按内标法以峰面积计算，供试品中含二甘醇、乙二醇均不得过 0.025%；含 1,2-丙二醇不得过 0.1%；如有其他杂质峰，扣除内标峰按面积归一化法计算，单个未知杂质不得过 0.1%；杂质总量（包含二甘醇、乙二醇和 1,2-丙二醇）不得过 1.0%。

水分　取本品，照水分测定法（通则 0832 第一法 1）测定，含水分不得过 2.0%。

炽灼残渣　取本品 20.0g，加热至自燃，停止加热，待燃烧完毕，放冷，依法检查（通则 0841），遗留残渣不得过 2mg。

铵盐　取本品 4.0g，加 10% 氢氧化钾溶液 5ml，混匀，在 60℃ 放置 5 分钟，不得发生氨臭。

铁盐　取本品 10.0g，依法检查（通则 0807）与标准铁溶液 1.0ml 制成的对照液比较，不得更深（0.0001%）。

钙盐　取本品 2.5g，加水 8ml，摇匀，加入草酸铵试液 5～6 滴，放置 15 分钟，溶液应澄清。

重金属　取本品 5.0g，依法检查（通则 0821 第一法），含重金属不得过百万分之二。

【含量测定】　取本品 0.20g，精密称定，加水 90ml，混匀，精密加入 2.14% 高碘酸钠溶液 50ml，摇匀，暗处放置 15 分钟后，加 50%（g/ml）乙二醇溶液 10ml，摇匀，暗处放置 20 分钟，加酚酞指示液 0.5ml，用氢氧化钠滴定液（0.1mol/L）滴定至红色，30 秒内不褪色，并将滴定的结果用空白试验校正。每 1ml 氢氧化钠滴定液（0.1mol/L）相当于 9.21mg 的 $C_3H_8O_3$。

【类别】　溶剂、保湿剂和助悬剂等。

【贮藏】　密封，在干燥处保存。

附：

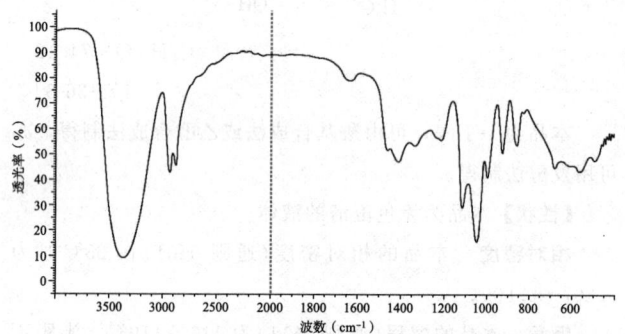

图　药用辅料甘油红外光吸收对照图谱

（试样制备：膜法）

注：本品有引湿性，可与硼酸形成复合物，过热会分解出有毒的丙烯醛；与强氧化剂共研可能爆炸，受光照或与碱式硝酸铋、氧化剂接触会变黑。

甘油（供注射用）

Ganyou（Gongzhusheyong）

Glycerol（For Injection）

$C_3H_8O_3$　92.09

[56-81-5]

本品为 1,2,3-丙三醇。按无水物计算，含 $C_3H_8O_3$ 不得少于 98.0%。

【性状】　本品为无色、澄清的黏稠液体。

本品在丙酮中微溶。

相对密度　本品的相对密度（通则 0601）为 1.258～1.268。

折光率　本品的折光率（通则 0622）应为 1.470～1.475。

【鉴别】除 1650cm^{-1} 处外，本品的红外光吸收图谱应与对照图谱（附图）一致（通则 0402）。

【检查】酸碱度 取本品 25.0g，加水稀释成 50ml，混匀，加酚酞指示液 0.5ml，溶液应无色，加 0.1mol/L 氢氧化钠溶液 0.2ml，溶液应显粉红色。

颜色 取本品 50ml，置 50ml 纳氏比色管中，与对照液（取比色用重铬酸钾溶液 0.2ml，加水稀释至 50ml 制成）比较，不得更深。

氯化物 取本品 5.0g，依法检查（通则 0801），与标准氯化钠溶液 3.0ml 制成的对照液比较，不得更浓（0.0006%）。

硫酸盐 取本品 10.0g，依法检查（通则 0802），与标准硫酸钾溶液 2.0ml 制成的对照液比较，不得更浓（0.002%）。

醛与还原性物质 取本品 1.0g，置 50ml 量瓶中，加水 25ml 溶解，加入 0.4%盐酸甲基苯并噻唑酮腙溶液（用 0.02mol/L 氢氧化钠溶液调节 pH 值至 4.0。临用新制）5ml，静置 30 分钟。加新配制的 0.5%三氯化铁溶液 5ml，摇匀，静置 5 分钟，用甲醇稀释至刻度，摇匀。照紫外-可见分光光度法（通则 0401），在 655nm 的波长处测定吸光度，供试品溶液的吸光度不得大于对照品溶液［每 1ml 含甲醛（CH$_2$O）5.0μg］2.0ml 同法处理后的吸光度。

糖 取本品 5.0g，加水 5ml，混匀，加稀硫酸 1ml，置水浴上加热 5 分钟，加不含碳酸盐的 2mol/L 氢氧化钠溶液（取氢氧化钠适量，加水振摇使溶解成饱和溶液，冷却后，置聚乙烯塑料瓶中，密闭静置数日后，取上清液 5.6ml，加新沸放冷的水使成 50ml，摇匀，即得）3ml，滴加硫酸铜试液 1ml，混匀，应为蓝色澄清溶液，继续在水浴上加热 5 分钟，溶液应仍为蓝色，无沉淀产生。

脂肪酸与脂类 取本品 40.0g，加新沸放冷的水 40ml，再精密加氢氧化钠滴定液（0.1mol/L）10ml，摇匀，煮沸 5 分钟，放冷，加酚酞指示液数滴，用盐酸滴定液（0.1mol/L）滴定至红色消失，并将滴定的结果用空白试验校正。消耗的氢氧化钠滴定液（0.1mol/L）不得过 2.0ml。

易炭化物 取本品 8.0g，在振摇下逐滴加入硫酸 5ml，过程中控制温度不得超过 20℃，静置 1 小时后，如显色，与同体积对照溶液（取比色用氯化钴溶液 0.2ml，比色用重铬酸钾溶液 1.6ml 与水 8.2ml 制成）比较，不得更深。

氯代化物 取本品 5.0g，加水 10ml 和 2mol/L 氢氧化钠溶液 1ml，混匀，回流 30 分钟，冷却至室温后，将溶液转移至 50ml 纳氏比色管中，加硝酸 0.5ml，混匀，再加入硝酸银试液 0.5ml，加水至刻度，摇匀。与标准氯化钠溶液 15ml 制成的对照液比较，不得更深（0.003%）。

有关物质 取本品约 1g，精密称定，置 20ml 量瓶中，精密加入内标溶液（每 1ml 中含 0.5mg 正己醇的甲醇溶液）0.5ml，用甲醇溶解并稀释至刻度，作为供试品溶液。

取二甘醇、乙二醇与 1,2-丙二醇适量，精密称定，用甲醇溶解并稀释制成每 1ml 中含二甘醇、乙二醇与 1,2-丙二醇各 0.5mg 的溶液，精密量取 0.5ml，置 20ml 量瓶中，精密加入内标溶液 0.5ml，用甲醇稀释至刻度，作为对照品溶液。

另取二甘醇、乙二醇、1,2-丙二醇、正己醇与甘油适量，精密称定，用甲醇溶解并稀释制成每 1ml 中含甘油 50mg，二甘醇、乙二醇、1,2-丙二醇与正己醇各 0.0125mg 的溶液，作为系统适用性溶液。

照气相色谱法（通则 0521）测定，用 6%氰丙基苯基-94%二甲基聚硅氧烷（或极性相近）为固定液的毛细管柱（0.53mm×30m，3μm），程序升温，起始温度为 100℃，维持 4 分钟，以每分钟 7.5℃ 的速率升温至 220℃，维持 4 分钟；进样口温度为 220℃，检测器温度为 250℃，分流比为 10:1，色谱图记录时间至少为主峰保留时间的 2 倍。

取系统适用性溶液 1μl，注入气相色谱仪，记录色谱图，各组分色谱峰的分离度应符合要求。取对照品溶液重复进样，二甘醇、乙二醇和 1,2-丙二醇峰面积与内标峰面积比值的相对标准偏差均不得大于 5%。

精密量取供试品溶液和对照品溶液各 1μl，注入气相色谱仪，记录色谱图，按内标法以峰面积计算，供试品中含二甘醇、乙二醇均不得过 0.025%；含 1,2-丙二醇不得过 0.1%；如有其他杂质峰，扣除内标峰按面积归一化法计算，单个未知杂质不得过 0.1%；杂质总量（包含二甘醇、乙二醇和 1,2-丙二醇）不得过 1.0%。

水分 取本品，照水分测定法（通则 0832 第一法 1）测定，含水分不得过 2.0%。

炽灼残渣 取本品 20.0g，加热至自燃，停止加热，待燃烧完毕，放冷，依法检查（通则 0841），遗留残渣不得过 2mg。

铵盐 取本品 4.0g，加 10%氢氧化钾溶液 5ml，混匀，在 60℃ 放置 5 分钟，不得发生氨臭。

铁盐 取本品 20.0g，依法检查（通则 0807）与标准铁溶液 1.0ml 制成的对照液比较，不得更深（0.00005%）。

钙盐 取本品 2.5g，加水 8ml，摇匀，加入草酸铵试液 5~6 滴，放置 15 分钟，溶液应澄清。

重金属 取本品 5.0g，依法检查（通则 0821 第一法），含重金属不得过百万分之二。

微生物限度 取本品，依法检查（通则 1105 与通则 1106），每 1g 供试品中需氧菌总数不得过 10^3 cfu，霉菌和酵母菌总数不得过 10^2 cfu，不得检出大肠埃希菌。

细菌内毒素 取本品，依法检查（通则 1143），每 1g 甘油（供注射用）中含细菌内毒素的量应小于 10EU。

【含量测定】取本品 0.20g，精密称定，加水 90ml，混匀，精密加入 2.14%高碘酸钠溶液 50ml，摇匀，暗处放置 15 分钟后，加 50%（g/ml）乙二醇溶液 10ml，摇匀，暗处放置 20 分钟，加酚酞指示液 0.5ml，用氢氧化钠滴定液（0.1mol/L）滴定至红色，30 秒内不褪色，并将滴定的结果用空白试验校正。每 1ml 氢氧化钠滴定液（0.1mol/L）相当于 9.21mg 的 C$_3$H$_8$O$_3$。

【类别】溶剂和助悬剂等。

【贮藏】密封，在干燥处保存。

附：

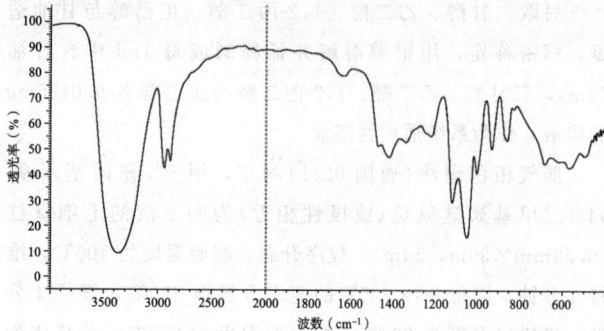

图　药用辅料甘油（供注射用）红外光吸收对照图谱
（试样制备：膜法）

注：本品有引湿性，可与硼酸形成复合物，过热会分解出有毒的丙烯醛；与强氧化剂共研可能爆炸，受光照或与碱式硝酸铋、氧化剂接触会变黑。

甘油三乙酯

Ganyousanyizhi

Triacetin

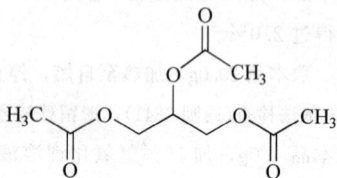

C$_9$H$_{14}$O$_6$　218.21

[102-76-1]

本品按无水物计算，含 C$_9$H$_{14}$O$_6$ 应为 97.0%～102.0%。

【性状】 本品为无色澄清稍具黏性的油状液体。

本品在水中易溶。

相对密度 本品的相对密度（通则 0601）在 25℃时为 1.152～1.158。

折光率 本品的折光率（通则 0622）为 1.429～1.432。

【鉴别】（1）在含量测定项下记录的色谱图中，供试品溶液主峰的保留时间应与对照品溶液主峰的保留时间一致。

（2）本品的红外光吸收图谱应与对照图谱（附图）一致（通则 0402）。

【检查】 酸度 取本品 5g，加中性乙醇（对酚酞指示液显中性）50ml 使溶解，加酚酞指示液 5 滴，用氢氧化钠滴定液（0.020mol/L）滴定至粉红色，15 秒内不褪色，消耗氢氧化钠滴定液（0.020mol/L）的体积不得过 1.0ml。

颜色 本品应无色；如显色，与黄色 1 号标准比色液（通则 0901 第一法）比较，不得更深。

有关物质 取本品 1.0g，精密称定，置 50ml 量瓶中，加内标溶液（取苯甲醇适量，精密称定，加异丙醇溶解并定量稀释制成每 1ml 中含 0.02mg 的溶液）溶解并稀释至刻度，摇匀，作为供试品溶液。

另精密量取供试品溶液 1ml，置 100ml 量瓶中，加内标溶液稀释至刻度，摇匀，作为对照溶液。

精密量取对照溶液 5ml，置 50ml 量瓶中，加内标溶液稀释至刻度，摇匀，作为灵敏度溶液。

另分别称取 1,2-二乙酸甘油酯、1,3-二乙酸甘油酯适量，用内标溶液稀释制成每 1ml 中各约含 0.02mg 的溶液，作为系统适用性溶液。

照气相色谱法（通则 0521）测定，以 14%氰丙基苯基-86%二甲基聚硅氧烷（或极性相近）为固定液的毛细管柱为色谱柱；起始温度为 50℃，维持 4 分钟，以每分钟 30℃的速率升温至 140℃，维持 13 分钟，再以每分钟 10℃的速率升温至 200℃，维持 5 分钟，再以每分钟 30℃的速率升温至 230℃，维持 10 分钟；进样口温度为 200℃；检测器温度为 250℃，流速为每分钟 1.5ml。

精密量取灵敏度溶液和系统适用性溶液各 1μl，分别注入气相色谱仪，记录色谱图，灵敏度溶液色谱图中甘油三乙酯峰的信噪比应大于 10，系统适用性溶液色谱图中 1,2-二乙酸甘油酯峰与 1,3-二乙酸甘油酯峰的分离度应不小于 1.3。

精密量取供试品溶液与对照溶液各 1μl，分别注入气相色谱仪，记录色谱图，按内标法以峰面积比值计算。

供试品溶液色谱图中如有杂质峰，单个杂质峰面积与内标峰面积比值不得大于对照溶液色谱图中主峰面积与内标峰面积比值的 0.1 倍（0.1%），各杂质峰面积之和与内标峰面积的比值不得大于对照溶液色谱图中主峰面积与内标峰面积比值的 0.2 倍（0.2%），供试品溶液色谱图中小于对照溶液主峰面积 0.01 倍的杂质峰忽略不计。

水分 取本品，照水分测定法（通则 0832 第一法 1）测定，含水分不得过 0.2%。

重金属 取本品 5.0g，小火灼烧使炭化（放置石棉网），放冷，加硫酸 0.5ml 再小火使炭化完全，放冷，加硝酸 0.5ml 置水浴上蒸干，以 350～400℃炽灼使完全灰化，依法检查（通则 0821 第二法），含重金属不得过百万分之五。

【含量测定】 照气相色谱法（通则 0521）测定。

色谱条件与系统适用性试验 以 14%氰丙基苯基-86%二甲基聚硅氧烷（或极性相近）为固定液的毛细管柱为色谱柱；起始温度为 100℃，维持 1 分钟，以每分钟 30℃的速率升温至 230℃，维持 1 分钟；进样口温度为 200℃；检测器温度为 250℃；流速为每分钟 1.5ml。理论板数按甘油三乙酯峰计算不低于 5000，甘油三乙酯峰与内标峰的分离度应符合要求。

内标溶液的制备 取苯甲醇适量，加异丙醇溶解并定量稀释制成每 1ml 中约含 0.1mg 的溶液，即得。

测定法 取本品约 25mg，精密称定，置 100ml 量瓶中，加内标溶液溶解并稀释至刻度，摇匀，作为供试品溶液，精密量取 1μl 注入气相色谱仪，记录色谱图；另取甘油三乙酯对照品，同法测定。按内标法以峰面积计算，即得。

【类别】 溶剂、增塑剂和保湿剂等。

【贮藏】 密闭，干燥处保存。

【标示】 应标明黏度的标示值(可按下述测定方法测定)。

取本品,照黏度测定法(通则 0633 第一法,毛细管内径为 1.0mm 或适合的毛细管内径)测定。

附:

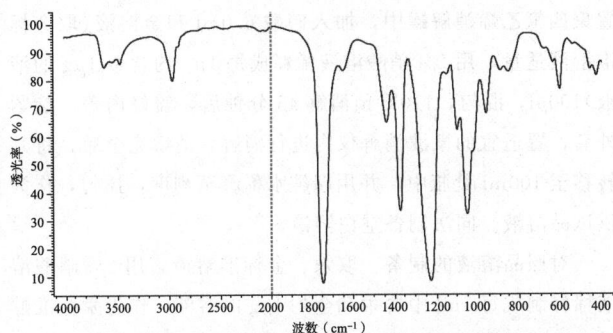

图　药用辅料甘油三乙酯红外光吸收对照图谱

(试样制备:膜法)

甘油磷酸钙

Ganyoulinsuangai

Calcium Glycerophosphate

$C_3H_7CaO_6P$ 210.13

[27214-00-2]

本品是由甘油和磷酸共热,再加石灰乳中和,用乙醇沉淀,收集沉淀,经洗涤、干燥而制得。为 β-,D-和 L-α-甘油磷酸钙的混合物。按干燥品计算,含钙(Ca)应为 18.6%~19.4%。

【性状】 本品为白色至微黄色粉末。

本品在水中微溶,在乙醇中几乎不溶。

【鉴别】 (1)取本品约 0.1g,加水和稀硝酸各 10ml 溶解后,加钼酸铵试液 5ml,煮沸,即发生黄色沉淀。

(2)本品显钙盐的火焰反应(通则 0301)。

【检查】 酸碱度　取本品 1.0g,加水 100ml 溶解,加酚酞指示液 2 滴,用氢氧化钠滴定液(0.1mol/L)或盐酸滴定液(0.1mol/L)滴定,消耗氢氧化钠滴定液(0.1mol/L)或盐酸滴定液(0.1mol/L)的体积不得过 1.7ml。

溶液的澄清度与颜色　取本品 1.0g,加水 100ml 溶解,依法检查(通则 0901 与通则 0902),溶液应澄清无色,如显浑浊,与 3 号浊度标准液(通则 0902 第一法)比较,不得更浓。

氯化物　取本品 0.25g,依法检查(通则 0801),与标准氯化钠溶液 5.0ml 制成的对照溶液比较,不得更浓(0.02%)。

硫酸盐　取本品 0.25g,依法检查(通则 0802),与标准硫酸钾溶液 5.0ml 制成的对照溶液比较,不得更浓(0.2%)。

磷酸盐　取本品 1.0g,置 25ml 纳氏比色管中,加稀硝酸 10ml 溶解,加钼酸铵试液 10ml,摇匀,静置 10 分钟,如显色,与磷酸盐标准溶液(精密称取磷酸二氢钾 0.192g,置 100ml 量瓶中,加水溶解并稀释至刻度,摇匀,精密量取 3ml,置 100ml 量瓶中,用稀硝酸稀释至刻度,摇匀)10ml 制成的对照液比较,不得更浓(0.04%)。

构橼酸盐　取本品 5g 置烧杯中,加新沸放冷的水 20ml,溶解后滤过,滤液加硫酸 0.15ml,振摇,滤过,滤液中加硫酸汞试液 5ml,加热至沸腾,再加高锰酸钾溶液 0.5ml,再次加热至沸腾,应无沉淀产生。

游离甘油与醇中可溶物　取本品 1g,加无水乙醇 25ml,振摇 2 分钟,滤过,滤渣用无水乙醇 5ml 洗涤,合并滤液与洗液,置经 70℃ 干燥至恒重的蒸发皿中,置水浴上蒸干,在 70℃ 干燥 1 小时,遗留残渣不得过 5mg(0.5%)。

干燥失重　取本品,在 150℃ 干燥 4 小时,减失重量不得过 12.0%(通则 0831)。

铁盐　取本品 1.0g,加稀盐酸 2ml 与水 23ml 溶解后,依法检查(通则 0807),与标准铁溶液 2.0ml 制成的对照液比较,不得更深(0.002%)。

重金属　取本品 1.0g,加醋酸盐缓冲液(pH 3.5)2ml 与水适量使成 25ml,依法检查(通则 0821 第一法),含重金属不得过百万分之二十。

砷盐　取本品 0.67g,加水 23ml 和盐酸 5ml,溶解后,依法检查(通则 0822 第一法),应符合规定(0.0003%)。

【含量测定】 取本品 0.2g,精密称定,加水 300ml 振摇使溶解,加 10mol/L 氢氧化钠溶液 6.0ml 与钙羧酸指示剂 15mg,用乙二胺四醋酸二钠滴定液(0.05mol/L)滴定至溶液由紫色变为蓝色。每 1ml 乙二胺四醋酸二钠滴定液(0.05mol/L)相当于 2.004mg 的 Ca。

【类别】 稀释剂和吸湿剂等。

【贮藏】 密封,在干燥处保存。

注:本品略有引湿性。

甘 氨 酸

Gan'ansuan

Glycine

见二部品种正文。

【类别】 助溶剂和抗氧增效剂等。

甘 羟 铝

Ganqianglü

Dihydroxyaluminum Aminoacetate

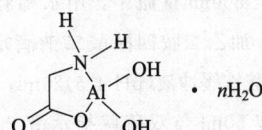

$C_2H_6AlNO_4$

[13682-92-3]

$C_2H_6AlNO_4 \cdot nH_2O$

[41354-48-7]

本品为二羟基氨基乙酸铝。按干燥品计算，含 $C_2H_6AlNO_4$ 应为 94.0%～102.0%。

【性状】本品为白色粉末。

【鉴别】取本品约 1g，加水 25ml，混匀，缓慢滴加盐酸振摇至溶液澄清，照下述方法试验。

(1)取溶液 2ml，加液体苯酚 1 滴，振摇后，加次氯酸钠试液 10ml，即显蓝色。

(2)取溶液 2ml，滴加氢氧化钠试液，即生成白色胶状沉淀；继续滴加，沉淀能在过量的氢氧化钠试液中溶解。

【检查】酸碱度 取本品 1.0g，加水 25ml，搅拌均匀，悬浮液 pH 值应为 6.5～7.5。

氯化物 取本品 0.1g，加稀硝酸 6ml，微热溶解后，放冷，加水稀释成 20ml，滤过。分取滤液 5ml，依法检查(通则 0801)，如发生浑浊，与标准氯化钠溶液 5.0ml 制成的对照液比较，不得更浓(0.2%)。

氮 取干燥的本品约 0.025g，精密称定，置于干燥的 250ml 凯氏烧瓶中，加入硫酸钾(或无水硫酸钠)和硫酸铜的粉末混合物(10∶1)1g，再沿瓶壁缓缓加硫酸 7ml，并加入浓过氧化氢溶液(30%)1ml；在凯氏烧瓶口放一小漏斗并使凯氏烧瓶成 45°斜置，用直火缓缓加热，使溶液的温度保持在沸点以上，等泡沸停止，强热至沸腾，待溶液成澄明的绿色后，继续加热 30 分钟，放冷。沿瓶壁缓缓加水 70ml，振摇使混合，放冷后，再缓缓加 40%氢氧化钠溶液 30ml，注意使沿瓶壁流至瓶底，自成一液层。用水 10ml 冲洗漏斗，并立即开始蒸馏。另取 4%硼酸溶液 15ml，加甲基红-亚甲基蓝混合指示液 3 滴，将冷凝管的下端插入硼酸溶液的液面下，至馏出液体积为 80～100ml 时，将冷凝管尖端提出液面，用水淋洗尖端后停止蒸馏；馏出液用硫酸滴定液(0.05mol/L)滴定至溶液由蓝绿色变为灰紫色，并将滴定的结果用空白试验校正。每 1ml 硫酸滴定液(0.05mol/L)相当于 1.401mg 的 N。含氮量应为 9.90%～10.60%。

异丙醇 取本品 5g，置装有冷凝回流的烧瓶中，加入高锰酸钾溶液(取高锰酸钾 1g，加水 300ml 使溶解)100ml 和硫酸 10ml，加热回流 30 分钟，蒸馏，并收集蒸馏物 10ml，取 1ml，加入亚硝基铁氰化钠试液 5 滴和 1mol/L 氢氧化钠溶液 2ml，然后加入略过量的 6mol/L 醋酸溶液；不产生红色。

干燥失重 取本品，在 130℃干燥至恒重，减失重量不得过 14.5%(通则 0831)。

【含量测定】取本品约 2.5g，精密称定，加入盐酸 15ml，微热使溶解，移至 500ml 量瓶中，用水稀释至刻度，摇匀；精密量取 20.0ml，加乙二胺四醋酸二钠滴定液(0.05mol/L) 25.0ml 与醋酸-醋酸铵缓冲液(pH 4.5)20ml，摇匀，煮沸 5 分钟，冷却，加乙醇 50ml 与双硫腙指示液 2ml，用锌滴定液 (0.05mol/L)滴定至溶液由紫绿色变为玫瑰红色，并将滴定的结果用空白试验校正，即得。每 1ml 的乙二胺四醋酸二钠滴定液(0.05mol/L)相当于 6.753mg 的 $C_2H_6AlNO_4$。

【类别】压敏胶黏剂。

【贮藏】密闭，在阴凉干燥处保存。

注：为满足制剂安全性和有效性要求，必要时，可对本品中的元素杂质汞进行控制。(可按下述测定方法测定)

汞 供试品溶液的制备 取本品约 0.1g，精密称定，置聚四氟乙烯消解罐中，加入硝酸 6.0ml 和金溶液(取金标准溶液适量，用 2%硝酸溶液稀释成每 1ml 约含金 1μg 的溶液)100μl，混匀，110℃预消解 45 分钟后，盖好内盖，旋紧外套，置适宜的微波消解仪内进行消解。消解完全后，将其转移至 100ml 量瓶中，并用超纯水稀释至刻度，摇匀，作为供试品溶液。同法制备空白液。

对照品溶液的制备 取汞、金标准溶液，用 2%硝酸溶液稀释制成每 1ml 中含汞和金均 1μg 的溶液，作为汞标准贮备液。分别精密量取适量，用 2%硝酸溶液制成每 1ml 中含汞 0～2ng 的对照品溶液。

内标溶液的制备 精密量取铋标准溶液适量，用 2%硝酸溶液稀释制成每 1ml 中约含 10ng 的溶液。

取空白液、供试品溶液和对照品溶液各适量，照电感耦合等离子体质谱法(通则 0412)测定，采用在线内标加入法，含汞不得过 0.0001%。

甘 露 醇

Ganluchun

Mannitol

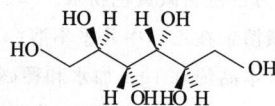

$C_6H_{14}O_6$ 182.17
[69-65-8]

本品为 D-甘露糖醇。按干燥品计算，含 $C_6H_{14}O_6$ 应为 97.0%～102.0%。

【性状】本品为白色结晶或结晶性粉末。

本品在水中易溶，在乙醇中几乎不溶或不溶。

熔点 本品的熔点(通则 0612)为 165～170℃。

比旋度 取本品约 1g，精密称定，置 100ml 量瓶中，加钼酸铵溶液(1→10)40ml，振摇使溶解，加 0.5mol/L 硫酸溶液 20ml，用水稀释至刻度，摇匀，在 25℃时依法测定(通则 0621)，比旋度为+137°至+145°。

【鉴别】(1)取本品的饱和水溶液 1ml，加三氯化铁试液与氢氧化钠试液各 0.5ml，即生成棕黄色沉淀，振摇不消失；滴加过量的氢氧化钠试液，即溶解成棕色溶液。

(2)本品的红外光吸收图谱应与对照图谱(附图)一致(通则 0402)。如不一致，取供试品与甘露醇对照品各约 25mg，分别加水约 0.25ml 使溶解，100℃加热 1 小时，再减压干燥后测定，供试品的红外光吸收图谱应与对照品的图谱一致。

【检查】酸度　取本品 5.0g，加水 50ml 溶解后，加酚酞指示液 3 滴与氢氧化钠滴定液（0.02mol/L）0.30ml，应显粉红色。

溶液的澄清度与颜色　取本品 1.5g，加水 10ml 溶解，依法检查（通则 0901 与通则 0902），溶液应澄清无色；如显浑浊，与 1 号浊度标准液（通则 0902 第一法）比较，不得更浓。

电导率　精密称取本品 20.0g，置 100ml 量瓶中，加新沸放冷的水适量，振摇使溶解，用相同溶剂稀释至刻度，摇匀，在 25℃ 依法测定（通则 0681），电导率不得过 20μS/cm。

有关物质　取本品，精密称定，加水溶解并定量稀释制成每 1ml 中含 50mg 的溶液，作为供试品溶液。

精密量取供试品溶液 2ml，置 100ml 量瓶中，用水稀释至刻度，作为对照溶液。

另分别取甘露醇与山梨醇对照品适量，精密称定，加水溶解并定量稀释制成每 1ml 中甘露醇与山梨醇各约 25mg 的溶液，作为系统适用性溶液（1）。

分别取麦芽糖醇和异麦芽酮糖醇对照品适量，精密称定，用水溶解并定量稀释制成每 1ml 中含麦芽糖醇和异麦芽酮糖醇各约 1.0mg 的溶液，作为系统适用性溶液（2）。

量取对照溶液 0.5ml，置 20ml 量瓶中，用水稀释至刻度，作为系统适用性溶液（3）。

照含量测定项下的色谱条件，取系统适用性溶液（1）、系统适用性溶液（2）、系统适用性溶液（3）各 20μl，分别注入液相色谱仪，山梨醇峰、麦芽糖醇峰和异麦芽酮糖醇峰与甘露醇峰的相对保留时间见下表，系统适用性溶液（1）色谱图中，甘露醇峰与山梨醇峰的分离度应大于 2.0；系统适用性溶液（2）色谱图中，麦芽糖醇和异麦芽酮糖醇第一个色谱峰的分离度应符合要求，其中麦芽糖醇和异麦芽酮糖醇的第二个色谱峰可能会重合在一起。

再精密量取供试品溶液与对照溶液各 20μl，分别注入液相色谱仪，记录色谱图至主成分峰保留时间的 2 倍。供试品溶液色谱图中如有杂质峰，山梨醇峰面积不得大于对照溶液主峰面积（2.0%）；麦芽糖醇和异麦芽酮糖醇峰面积之和不得大于对照溶液主峰面积（2.0%）；其他单个未知杂质峰面积不得大于系统适用性溶液（3）主峰面积的 2 倍（0.10%）；各杂质峰面积的和不得大于对照溶液主峰面积（2.0%）。供试品溶液色谱图中小于系统适用性溶液（3）主峰面积的色谱峰忽略不计。

名称	相对保留时间
异麦芽酮糖醇（第一个峰）	0.60
麦芽糖醇	0.69
异麦芽酮糖醇（第二个峰）	0.73
甘露醇	1.0
山梨醇	1.2

还原糖　取本品 5.0g，置锥形瓶中，加水 25ml 使溶解，加枸橼酸铜溶液（取硫酸铜 25g、枸橼酸 50g 和无水碳酸钠 144g，加水 1000ml 使溶解，即得）20ml，加热至沸腾，保持沸腾 3 分钟，迅速冷却，加冰醋酸溶液（2.4→100）100ml 和碘滴定液（0.025mol/L）20.0ml，摇匀，加盐酸溶液（6→100）25ml（沉淀应完全溶解。如有沉淀，继续加该盐酸溶液至沉淀完全溶解），用硫代硫酸钠滴定液（0.05mol/L）滴定，近终点时加淀粉指示液 1ml，继续滴定至蓝色消失。记录供试品消耗硫代硫酸钠滴定液（0.05mol/L）的体积 V_1；另取水 25ml，置锥形瓶中，自“加枸橼酸铜溶液”起，同法操作进行空白试验，记录空白溶液消耗硫代硫酸钠滴定液（0.05mol/L）的体积 V_2，(V_2-V_1) 不得过 7.2ml。

干燥失重　取本品，在 105℃ 干燥 4 小时，减失重量不得过 0.5%（通则 0831）。

炽灼残渣　不得过 0.1%（通则 0841）。

微生物限度　取本品 10g，加 pH 7.0 无菌氯化钠-蛋白胨缓冲液至 100ml，摇匀，作为 1：10 的供试液。

需氧菌总数、霉菌和酵母菌总数：取 1：10 的供试液，依法检查（通则 1105）。

大肠埃希菌：取 1：10 的供试液 10ml，接种至不少于 100ml 胰酪大豆胨液体培养基中，依法检查（通则 1106）。

每 1g 供试品中需氧菌总数不得过 10^3 cfu，霉菌和酵母菌总数不得过 10^2 cfu，不得检出大肠埃希菌（非注射用）。

每 1g 供试品中需氧菌总数、霉菌和酵母菌总数不得过 10^2 cfu（供注射用）。

细菌内毒素（供注射用）　取本品，依法检查（通则 1143），每 1g 甘露醇中含内毒素的量应小于标示值。

【含量测定】照高效液相色谱法（通则 0512）测定。

色谱条件与系统适用性试验　以磺化交联的苯乙烯二乙烯基苯共聚物为填充剂的强阳离子钙型交换柱（推荐规格：7.8mm×300mm，或分离效能相当的色谱柱），以水为流动相，流速为每分钟 0.5ml；示差折光检测器，检测器温度为 40～55℃；柱温为 80℃。

分别取甘露醇与山梨醇对照品适量，精密称定，加水溶解并定量稀释制成每 1ml 中含甘露醇与山梨醇各约 50mg 的溶液，作为系统适用性溶液，取系统适用性溶液 20μl 注入液相色谱仪，记录色谱图。甘露醇峰与山梨醇峰的分离度应大于 2.0。

测定法　取本品适量，精密称定，用水溶解并稀释制成每 1ml 约含 50mg 的溶液，作为供试品溶液，精密量取 20μl 注入液相色谱仪，记录色谱图；另取甘露醇对照品，同法测定。按外标法以峰面积计算，即得。

【类别】填充剂、矫味剂和冻干保护剂等。

【贮藏】遮光，密封保存。

【标示】①应标明本品使用途径，供注射用时，应标明每 1g 甘露醇中含细菌内毒素的量应小于的标示值。②应标明粒度的标示值。

附:

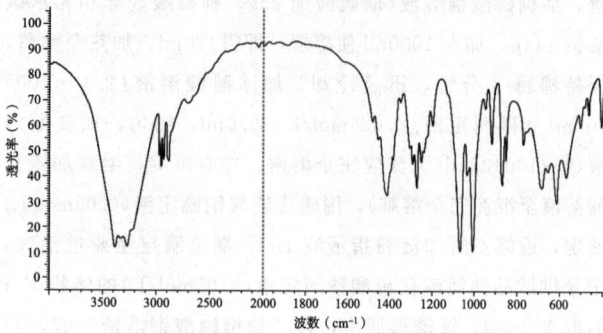

图　药用辅料甘露醇红外光吸收对照图谱
（试样制备：KBr 压片法）

注：为满足制剂安全性和有效性要求，必要时，可对本品中的元素杂质镍进行控制。（可按下述测定方法测定）

镍　取本品 0.5g，精密称定，置四氟乙烯消解罐内，加硝酸 5ml，30％过氧化氢溶液 3ml，混匀，盖上内塞，于 100℃预消解 2 小时，拧紧外盖，置适宜的微波消解炉内，进行消解。消解完全后，取消解内罐置电热板上缓缓加热至红棕色蒸气挥尽，并继续缓缓浓缩至 2～3ml，放冷，用硝酸溶液（3→100）转入 50ml 量瓶中，稀释至刻度，摇匀，作为供试品溶液。

同法制备空白溶液。

精密量取镍标准溶液适量，用硝酸溶液（3→100）稀释制成每 1ml 中分别含 0～40ng 的系列对照品溶液；取空白溶液、供试品溶液和对照品溶液，照原子吸收分光光度法（通则 0406 第一法），采用石墨炉原子化器，在 232.0nm 的波长处测定，计算，即得。

可 可 脂

Kekezhi

Cocoa Butter

本品系由梧桐科 Fam. Sterculiaceae 可可属 *Theobroma cacao* L. 植物的种子提炼制成的固体脂肪。

【性状】本品为淡黄白色固体，25℃以下通常微具脆性，熔化后的色泽呈明亮的柠檬黄至淡金黄色。

本品在乙醇中几乎不溶。

相对密度　本品的相对密度（通则 0601）在 40℃时相对于水在 20℃时为 0.895～0.904。

熔点　取本品 30g，置 55～60℃烘箱中融化，将供试品温度控制在 53～60℃时滤过，放冷至 32～34℃（偶尔搅拌），持续机械搅拌至溶液发暗，继续用手搅拌至生成糊状物，立刻将溶液转移至预先在 15～22℃保温的熔点管中，并在此温度下静置 24 小时后，依法测定（通则 0612 第二法），熔点为 31～34℃。

折光率　本品的折光率（通则 0622）在 40℃时为 1.456～1.458。

酸值　本品的酸值（通则 0713）应不大于 2.8。

碘值　本品的碘值（通则 0713）应为 35～40。

皂化值　本品的皂化值（通则 0713）应为 188～195。

【鉴别】在脂肪酸组成项下记录的色谱图中，供试品溶液中棕榈酸甲酯峰、硬脂酸甲酯峰、油酸甲酯峰、亚油酸甲酯峰的保留时间应分别与对照品溶液中相应峰的保留时间一致。

【检查】脂肪酸组成　取本品约 0.10～0.15g，置 50ml 回流瓶中，加 0.5mol/L 氢氧化钠甲醇溶液 4ml，在水浴中加热回流至供试品融化，加 14％三氟化硼甲醇溶液 5ml，在水浴中加热回流 2 分钟，再加正庚烷 2～5ml，继续在水浴中加热回流 1 分钟后，放冷，加饱和氯化钠溶液 10ml，摇匀，静置使分层，取上层液，经无水硫酸钠干燥，作为供试品溶液。

分别取棕榈酸甲酯、硬脂酸甲酯、油酸甲酯、亚油酸甲酯、亚麻酸甲酯、花生酸甲酯对照品，加正庚烷溶解并稀释制成每 1ml 中含上述对照品各 0.1mg 的溶液，作为对照品溶液。

照气相色谱法（通则 0521）测定，以 25％苯基-25％氰丙基苯基-50％甲基聚硅氧烷为固定液；起始温度为 120℃，以每分钟 10℃的速率升温至 240℃，维持 5 分钟（注：在 240℃的维持时间可根据样品中最后一个色谱峰的出峰时间进行适当的调整），进样口温度为 250℃，检测器温度为 250℃。

取对照品溶液 1μl 注入气相色谱仪，记录色谱图，各色谱峰的分离度应符合要求。取供试品溶液 1μl，注入气相色谱仪，记录色谱图，按面积归一化法计算，含棕榈酸应为 23％～30％，硬脂酸应为 31％～37％，油酸应为 31％～38％，亚油酸应为 1.6％～4.8％，亚麻酸和花生酸均不得过 1.5％。

【类别】润滑剂和栓剂基质等。

【贮藏】密闭保存。

注：本品有轻微的可可香味（压榨品）或味平淡（溶剂提取品）。

可压性蔗糖

Keyaxing Zhetang

Compressible Sugar

本品系由蔗糖与其他辅料，如麦芽糊精共结晶制得；也可用干法制粒工艺制得。按干燥品计算，含蔗糖（$C_{12}H_{22}O_{11}$）应为 95.0％～98.0％。

本品可含有淀粉、麦芽糊精、转化糖以及适当的助流剂。

【性状】 本品为白色或类白色结晶性粉末或微小颗粒。

本品在水中极易溶解。

【鉴别】 (1)在含量测定项下,非转化溶液的比旋度不小于+62.6°,酸转化溶液为左旋。

(2)本品红外光吸收图谱应与对照品的图谱一致(通则0402)。

【检查】 氯化物 取本品0.20g,加水溶解使成25ml,依法检查(通则0801),与标准氯化钠溶液2.5ml制成的对照液比较,不得更浓(0.0125%)。

硫酸盐 取本品1.0g,依法检查(通则0802),与标准硫酸钾溶液1.0ml制成的对照液比较,不得更浓(0.01%)。

干燥失重 取本品,在105℃干燥4小时,减失重量不得过1.0%(通则0831)。

炽灼残渣 取本品,依法检查(通则0841),遗留残渣不得过0.1%。

钙盐 取本品1.0g,加水5ml溶解,加草酸铵试液1ml,1分钟内溶液应保持澄清。

重金属 取本品4.0g,加水20ml溶解,加0.1mol/L盐酸溶液1ml与水适量使成25ml,依法检查(通则0821第一法),含重金属不得过百万分之五。

【含量测定】 取在105℃干燥4小时的本品约26g,精密称定,置100ml量瓶中,加饱和醋酸铅溶液0.3ml和水90ml,振摇使溶解,用水稀释至刻度,摇匀,用滤板上平铺硅藻土8g的布氏漏斗,减压抽滤,弃去初滤液20ml,精密量取续滤液25ml两份,分别置两个50ml量瓶中,取其中一瓶,缓缓加入盐酸溶液(1→2)6ml,充分摇匀,再加水10ml,摇匀后置60℃水浴,持续振摇3分钟,并继续加热7分钟,立即冷却至20℃,用水稀释至刻度,混匀;将另一瓶冷却至20℃,用水稀释至刻度,摇匀。将两个量瓶于20℃保持30分钟后,依法测定比旋度(通则0621),按下式计算:

$$蔗糖含量 = \frac{(\alpha_o - \alpha_i)}{88.3} \times 100\%$$

式中 α_o 和 α_i 分别为非转化和酸转化溶液的比旋度。

【类别】 稀释剂和甜味剂。

【贮藏】 密封保存。

可溶性淀粉

Kerongxing Dianfen

Soluble Starch

[9005-84-9]

本品系淀粉通过酸水解等方法加工,改善其在水中溶解度而制得。

【性状】 本品为白色或类白色粉末。

本品在沸水中溶解,在水或乙醇中不溶。

【鉴别】 (1)取本品适量,用甘油-水(1∶1)装片(通则2001),置显微镜下观察,玉米来源可溶性淀粉为单粒、多角形颗粒、圆形或椭圆形颗粒,直径为2~35μm;脐点中心性,呈圆点状或星状;层纹不明显;在偏光显微镜下观察,呈现偏光十字,十字交叉位于颗粒脐点处。木薯来源可溶性淀粉多为单粒,圆形或椭圆形,直径为5~35μm,旁边有一凹处;脐点中心性,呈圆点状或线状,层纹不明显;在偏光显微镜下观察,呈现偏光十字,十字交叉位于颗粒脐点处。马铃薯来源可溶性淀粉为单粒,呈卵圆形或梨形,直径在30~100μm,偶见超过100μm;或圆形,大小为10~35μm;偶见有2~4个淀粉粒组成的复合颗粒;呈卵圆形或梨形的颗粒,脐点偏心;呈圆形的颗粒脐点无中心或略带不规则脐点;在偏光显微镜下观察,十字交叉位于颗粒脐点处。

(2)取本品约1g,加水15ml,煮沸,放冷,加碘试液3滴,即显蓝黑色、蓝色、蓝紫色、紫红色或红色。

【检查】 对碘灵敏度 取澄清度检查项下的供试品溶液2.5ml,加水97.5ml,加碘滴定液(0.005mol/L)0.50ml,摇匀,溶液应呈纯蓝色或紫红色,加硫代硫酸钠滴定液(0.01mol/L)0.50ml后,溶液颜色应消失。

酸碱度 取澄清度检查项下放冷后的供试品溶液,依法测定(通则0631),pH值应为6.0~7.5。

溶液的澄清度 马铃薯或木薯淀粉来源:取本品1.0g,加水5ml,搅拌均匀,加热水95ml,煮沸2分钟,立即依法检查,溶液应澄清;如显浑浊,立即与3号浊度标准液(通则0902)比较,不得更浓。

玉米淀粉来源:取本品0.5g,加水5ml,搅拌均匀,加热水95ml,煮沸2分钟,立即与4号浊度标准液(通则0902)比较,不得更浓。

还原糖 取本品10.0g,加水100.0ml,振摇15分钟,放置12小时,用G4玻璃垂熔坩埚滤过,取续滤液50.0ml,加碱性酒石酸铜试液50ml,煮沸2分钟,用105℃恒重的G4玻璃垂熔坩埚滤过,沉淀物用水洗涤直至洗液呈中性,再分别用乙醇和乙醚各60ml洗涤,在105℃干燥至恒重。马铃薯淀粉来源:遗留残渣不得过0.15g;其他淀粉来源:遗留残渣不得过0.25g。

氯化物 取本品1.0g,置100ml量瓶中,加水约50ml,振摇10分钟,用水稀释至刻度,摇匀,滤过,取续滤液5.0ml,依法检查(通则0801),与标准氯化钠溶液10.0ml制成的对照液比较,不得更浓(0.2%)。

硫酸盐 取氯化物项下的续滤液20.0ml,依法检查(通则0802),与标准硫酸钾溶液2.0ml制成的对照液比较,不得更浓(0.1%)。

氧化性物质 取本品4.0g,置具塞锥形瓶中,加水50.0ml,密塞,振摇5分钟,转入50ml具塞离心管中,离心至澄清,取上清液30.0ml,置碘量瓶中,加冰醋酸1ml与碘化钾 1.0g，密塞，摇匀，置暗处放置 30 分钟，用硫代硫酸钠滴定液（0.002mol/L）滴定至蓝色或紫红色消失，并将滴定的结果用空白试验校正（空白试验应在放置 30 分钟后，加淀粉指示液 1ml 后测定）。每 1ml 硫代硫酸钠滴定液（0.002mol/L）相当于 34μg 的氧化性物质（以过氧化氢 H_2O_2 计），消耗的硫代硫酸钠滴定液（0.002mol/L）不得过 1.4ml（0.002%）。

干燥失重　取本品，在 130℃ 干燥 90 分钟，减失重量不得过 13.0%（通则 0831）。

炽灼残渣　取本品 1.0g，依法检查（通则 0841），遗留残渣不得过 0.5%。

铁盐　取本品 1.0g，置于具塞锥形瓶中，加稀盐酸 4ml 与水 16ml，强力振摇 5 分钟，滤过，用适量水洗涤，合并滤液与洗液至 50ml 纳氏比色管中，加过硫酸铵 50mg，用水稀释成 35ml 后，依法检查（通则 0807），与标准铁溶液 1.0ml 制成的对照液比较，不得更深（0.001%）。

重金属　取炽灼残渣项下遗留的残渣，依法检查（通则 0821 第二法），含重金属不得过百万分之二十。

微生物限度　取本品，依法检查（通则 1105 与通则 1106），每 1g 供试品中需氧菌总数不得过 10^3 cfu，霉菌和酵母菌总数不得过 10^2 cfu，不得检出大肠埃希菌。

【类别】　稀释剂和黏合剂等。

【贮藏】　密封保存。

【标示】　应标明产品的淀粉来源。

注：①本品有引湿性。②为满足制剂安全性和有效性要求，必要时，可对本品中的元素杂质铅进行控制。

丙 二 醇
Bing'erchun
Propylene Glycol

$$H_3C\underset{OH}{\overset{}{\diagup}}OH$$

$C_3H_8O_2$　76.10

[57-55-6]

本品为 1,2-丙二醇。含 $C_3H_8O_2$ 不得少于 98.5%。

【性状】　本品为无色澄清的黏稠液体。

相对密度　本品的相对密度（通则 0601）在 25℃ 时为 1.035～1.037。

折光率　本品的折光率（通则 0622）为 1.431～1.433。

【鉴别】　(1) 在含量测定项下记录的色谱图中，供试品溶液主峰的保留时间应与对照品溶液主峰的保留时间一致。

(2) 除波数 1650cm⁻¹ 处外，本品的红外光吸收图谱应与对照图谱（附图）一致（通则 0402）。

【检查】 **酸度**　取本品 10.0ml，加新沸放冷的水 50ml 溶解后，加溴麝香草酚蓝指示液 3 滴，用氢氧化钠滴定液（0.01mol/L）滴定至溶液显蓝色，消耗氢氧化钠滴定液（0.01mol/L）的体积不得过 0.5ml。

氯化物　取本品 1.0ml，依法检查（通则 0801），与标准氯化钠溶液 7.0ml 制成的对照液比较，不得更浓（0.007%）。

硫酸盐　取本品 5.0ml，依法检查（通则 0802），与标准硫酸钾溶液 3.0ml 制成的对照液比较，不得更浓（0.006%）。

有关物质　取本品适量，精密称定，用无水乙醇定量稀释制成每 1ml 中约含 0.5g 的溶液，作为供试品溶液。

另取一缩二乙二醇（二甘醇）、一缩二丙二醇、二缩三丙二醇与环氧丙烷对照品，精密称定，用无水乙醇稀释制成每 1ml 中各含 5μg、500μg、150μg 与 5μg 的混合溶液，作为对照品溶液。

照气相色谱法（通则 0521）测定，以聚乙二醇 20M（或极性相近）为固定液的毛细管柱为色谱柱，起始温度为 80℃，维持 3 分钟，以每分钟 15℃ 的速率升温至 220℃，维持 4 分钟；进样口温度为 230℃；检测器温度为 250℃。各组分峰的分离度应符合要求。精密量取供试品溶液与对照品溶液各 1μl，分别注入气相色谱仪，按外标法以峰面积计算。含一缩二乙二醇（二甘醇）不得过 0.001%，一缩二丙二醇不得过 0.1%，二缩三丙二醇不得过 0.03%，环氧丙烷不得过 0.001%。

氧化性物质　取本品 10ml，置碘量瓶中，加水 5ml、碘化钾试液 2ml 与稀硫酸 2ml，密塞，在暗处放置 15 分钟，加淀粉指示液 2ml，用硫代硫酸钠滴定液（0.05mol/L）滴定至无色，并将滴定的结果用空白试验校正，消耗硫代硫酸钠滴定液（0.05mol/L）的体积不得过 0.2ml。

还原性物质　取本品 1.0ml，加氨试液 1ml，在 60℃ 水浴中加热 5 分钟，溶液应不显黄色；迅速加硝酸银试液 0.15ml，摇匀，放置 5 分钟，溶液应无变化。

水分　取本品，照水分测定法（通则 0832 第一法 1）测定，含水分不得过 0.2%。

炽灼残渣　取本品 50g，加热至燃烧，即停止加热，使自然燃烧至干（如不能燃烧，则加热至蒸气除尽后），在 700～800℃ 炽灼至恒重，遗留残渣不得过 2.5mg。

重金属　取本品 4.0ml，加水 19ml 与醋酸盐缓冲液（pH 3.5）2ml，依法检查（通则 0821 第一法），含重金属不得过百万分之五。

砷盐　取本品 1.0g，加盐酸 5ml 与水 23ml，依法检查（通则 0822），应符合规定（0.0002%）。

【含量测定】　照气相色谱法（通则 0521）测定。

色谱条件与系统适用性试验　以聚乙二醇 20M（或极性相近）为固定液的毛细管柱为色谱柱；起始温度为 130℃，维持 1 分钟，以每分钟 10℃ 的速率升温至 240℃，维持 3 分钟；进样口温度为 230℃；检测器温度为 250℃。理论板数按丙二醇峰计算不低于 10 000。

测定法　取本品约 100mg，精密称定，置 100ml 量瓶中，精密加入内标溶液（每 1ml 中约含 1,3-丁二醇 10mg 的无水乙醇溶液）10ml，用无水乙醇稀释至刻度，摇匀，作为供试品溶液，精密量取 1μl 注入气相色谱仪，记录色谱图；另取丙二醇对照品，同法测定。按内标法以峰面积计算，即得。

【类别】 溶剂和增塑剂等。

【贮藏】 密封，在干燥处避光保存。

附：

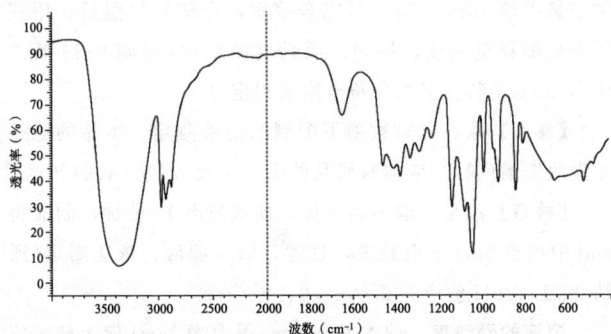

图　药用辅料丙二醇红外光吸收对照图谱

（试样制备：膜法）

注：本品有引湿性。

丙二醇（供注射用）

Bing'erchun（Gongzhusheyong）

Propylene Glycol（For Injection）

$$C_3H_8O_2 \quad 76.10$$

[57-55-6]

本品为 1,2-丙二醇。含 $C_3H_8O_2$ 不得少于 99.0%。

【性状】 本品为无色澄清的黏稠液体。

相对密度 本品的相对密度（通则 0601）在 25℃ 时为 1.035～1.037。

折光率 本品的折光率（通则 0622）为 1.431～1.433。

【鉴别】（1）在含量测定项下记录的色谱图中，供试品溶液主峰的保留时间应与对照品溶液主峰的保留时间一致。

（2）除波数 1650cm⁻¹ 处外，本品的红外光吸收图谱应与对照图谱（附图）一致（通则 0402）。

【检查】酸度 取本品 10.0ml，加新沸放冷的水 50ml 溶解后，加溴麝香草酚蓝指示液 3 滴，用氢氧化钠滴定液（0.01mol/L）滴定至溶液显蓝色，消耗氢氧化钠滴定液（0.01mol/L）的体积不得过 0.5ml。

氯化物 取本品 1.0ml，依法检查（通则 0801），与标准氯化钠溶液 7.0ml 制成的对照液比较，不得更浓（0.007%）。

硫酸盐 取本品 5.0ml，依法检查（通则 0802），与标准硫酸钾溶液 3.0ml 制成的对照液比较，不得更浓（0.006%）。

有关物质 取本品适量，精密称定，用无水乙醇定量稀释制成每 1ml 中约含 0.5g 的溶液，作为供试品溶液。

另取一缩二乙二醇（二甘醇）、一缩二丙二醇、二缩三丙二醇与环氧丙烷对照品，精密称定，用无水乙醇稀释制成每 1ml 中各约含 5μg、500μg、150μg 与 5μg 的混合溶液，作为对照品溶液。

照气相色谱法（通则 0521）测定，以聚乙二醇 20M（或极性相近）为固定液的毛细管柱为色谱柱，起始温度为 80℃，维持 3 分钟，以每分钟 15℃ 的速率升温至 220℃，维持 4 分钟；进样口温度为 230℃；检测器温度为 250℃。各组分峰的分离度应符合要求。精密量取供试品溶液与对照品溶液各 1μl，分别注入气相色谱仪，按外标法以峰面积计算。含一缩二乙二醇（二甘醇）不得过 0.001%，一缩二丙二醇不得过 0.1%，二缩三丙二醇不得过 0.03%，环氧丙烷不得过 0.001%。

乙二醇 取本品 1g，精密称定，置 10ml 量瓶中，用乙腈溶解并稀释至刻度，摇匀，作为供试品溶液。

另取乙二醇对照品 0.2g，精密称定，置 100ml 量瓶中，用乙腈溶解并稀释至刻度，摇匀，精密量取 1ml，置 100ml 量瓶中，用乙腈稀释至刻度，摇匀，作为对照品溶液。

照气相色谱法（通则 0521）测定，以 6% 氰丙基苯基-94% 二甲基聚硅氧烷（或极性相近）为固定液的毛细管柱为色谱柱，起始温度为 120℃，维持 4 分钟，以每分钟 8℃ 的速率升温至 140℃，维持 10 分钟，再以每分钟 8℃ 的速率升温至 220℃，维持 5 分钟；进样口温度为 230℃；检测器温度为 250℃。各色谱峰的分离度应大于 2.0，理论板数按乙二醇峰计算不低于 10 000，乙二醇峰的拖尾因子不得大于 2.0。精密量取供试品溶液与对照品溶液各 1μl，分别注入气相色谱仪，记录色谱图，按下式计算，含乙二醇不得过 0.02%。

$$乙二醇 = \frac{A_T \times M_R}{1000 A_R \times M_T} \times 100\%$$

式中　A_T 为供试品溶液色谱图中乙二醇的峰面积；

A_R 为对照品溶液色谱图中乙二醇的峰面积；

M_T 为供试品取样量，g；

M_R 为对照品取样量，g。

氧化性物质 取本品 10ml，置碘量瓶中，加水 5ml、碘化钾试液 2ml 与稀硫酸 2ml，密塞，在暗处放置 15 分钟，加淀粉指示液 2ml，用硫代硫酸钠滴定液（0.05mol/L）滴定至无色，并将滴定的结果用空白试验校正，消耗硫代硫酸钠滴定液（0.05mol/L）的体积不得过 0.2ml。

还原性物质 取本品 1.0ml，加氨试液 1ml，在 60℃ 水浴中加热 5 分钟，溶液应不显黄色；迅速加硝酸银试液 0.15ml，摇匀，放置 5 分钟，溶液应无变化。

水分 取本品，照水分测定法（通则 0832 第一法 1）测定，含水分不得过 0.2%。

炽灼残渣 取本品 50g，加热至燃烧，即停止加热，使自然燃烧至干（如不能燃烧，则加热至蒸气除尽后），在 700～800℃ 炽灼至恒重，遗留残渣不得过 2.5mg。

重金属 取本品 4.0ml，加水 19ml 与醋酸盐缓冲液（pH3.5）2ml，依法检查（通则 0821 第一法），含重金属不得过百万分之五。

砷盐 取本品 1.0g，加盐酸 5ml 与水 23ml，依法检查（通则 0822），应符合规定（0.0002%）。

细菌内毒素 取本品，依法检查（通则 1143），每 1mg 丙二醇中含内毒素的量应小于 0.012EU。

【含量测定】 照气相色谱法（通则 0521）测定。

色谱条件与系统适用性试验 以聚乙二醇 20M（或极性相近）为固定液的毛细管柱为色谱柱；起始温度为 130℃，维持 1 分钟，以每分钟 10℃ 的速率升温至 240℃，维持 3 分钟；进样口温度为 230℃；检测器温度为 250℃。理论板数按丙二醇峰计算不低于 10 000。

测定法 取本品约 100mg，精密称定，置 100ml 量瓶中，精密加入内标溶液（每 1ml 中约含 1,3-丁二醇 10mg 的无水乙醇溶液）10ml，用无水乙醇稀释至刻度，摇匀，作为供试品溶液，精密量取 1μl 注入气相色谱仪，记录色谱图；另取丙二醇对照品，同法测定。按内标法以峰面积计算，即得。

【类别】 溶剂。

【贮藏】 密封，在干燥处避光保存。

附：

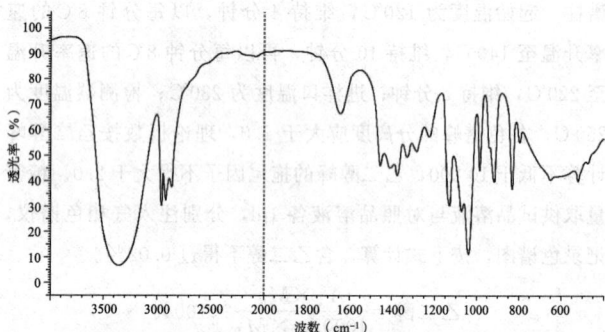

图　药用辅料丙二醇（供注射用）红外光吸收对照图谱
（试样制备：膜法）

注：本品有引湿性。

丙交酯乙交酯共聚物(5050)
（供注射用）

Bingjiaozhiyijiaozhi Gongjuwu(5050)(Gongzhusheyong)

Poly(lactide-co-glycolide)(5050)(For Injection)

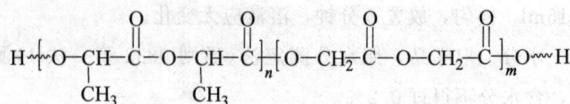

$$H(C_6H_8O_4)_n(C_4H_4O_4)_m OH$$

[26780-50-7]

本品为丙交酯、乙交酯的环状二聚合物在亲核引发剂催化作用下的开环聚合物。丙交酯和乙交酯摩尔百分比为 50：50，特性黏数应符合附表规定。

【性状】 本品为白色至淡黄色粉末、颗粒或透明块状物。

本品在丙酮、二甲基甲酰胺或乙酸乙酯中易溶，在水或乙醇中不溶。

特性黏数 取本品 0.5g，精密称定，置 100ml 量瓶中，加三氯甲烷 70ml，超声至完全溶解，冷却至室温后，用三氯甲烷稀释至刻度，摇匀。照黏度测定法（通则 0633 第二法），25℃ 下特性黏数应符合附表规定。

【鉴别】 取特性黏数项下配制的溶液测定，本品的红外光吸收图谱（膜法）应与对照品的图谱一致（通则 0402）。

【检查】 **酸度** 取本品适量，加水超声 10 分钟，制成每 1ml 中约含 2mg 的混悬液，过滤，取续滤液，依法测定（通则 0631），pH 值应为 5.0～7.0。

溶液的澄清度 取本品 0.5g，用丙酮 25ml 使溶解，依法检查（通则 0902），溶液应澄清。

丙交酯乙交酯摩尔含量 取本品 10～20mg，用含有四甲基硅烷(TMS)的氘代三氯甲烷 0.6～0.8ml 溶解。照核磁共振波谱法（通则 0441）测定。记录乙交酯单元中的亚甲基质子（4.4ppm～5.0ppm）及丙交酯单元中次甲基质子（5.1ppm～5.5ppm）的积分面积，计算丙交酯和乙交酯的摩尔百分含量，应为 45%～55% 和 45%～55%。

丙交酯和乙交酯 取乙酸丁酯适量，精密称定，用二氯甲烷溶解，并制成每 1ml 约含 0.125mg 的溶液，作为内标溶液。

取本品约 0.1g，精密称定，置 10ml 量瓶中，加内标溶液 2ml，用二氯甲烷溶解，并稀释至刻度，摇匀，作为供试品溶液。

另分别取丙交酯、乙交酯适量，精密加入内标溶液适量，用二氯甲烷溶解并制成每 1ml 中约含丙交酯 100μg、乙交酯 50μg、乙酸丁酯 25μg 的溶液，作为对照品溶液。

照气相色谱法（通则 0521）测定。以 5% 苯基-甲基聚硅氧烷（或极性相近）为固定液的毛细管柱为色谱柱，柱温为 135℃，进样口温度为 250℃，检测器温度为 300℃。取供试品溶液与对照品溶液各 3μl，分别注入气相色谱仪，按内标法以峰面积计算，含丙交酯不得过 1.5%，乙交酯不得过 0.5%。

甲醇、丙酮、二氯甲烷和甲苯（生产工艺中使用时测定）

取本品约 0.1g，精密称定，置 10ml 量瓶中，用二甲基甲酰胺溶解，并稀释至刻度，作为供试品溶液。

另取甲醇、丙酮、二氯甲烷和甲苯适量，精密称定，用二甲基甲酰胺溶解并定量稀释制成每 1ml 中含甲醇 30μg、丙酮 50μg、二氯甲烷 6μg、甲苯 8.9μg 的混合溶液，作为对照溶液。

照气相色谱法（通则 0521）测定。以 6% 氰丙基苯-94% 甲基聚硅氧（或极性相近）为固定液的毛细管柱为色谱柱；起始温度为 40℃，维持 8 分钟，以每分钟 10℃ 的速率升温至 200℃；进样口温度为 180℃；检测器温度为 250℃。精密量取供试品溶液和对照溶液各 3μl，注入气相色谱仪。按外标法以峰面积计算，含甲醇不得过 0.3%，丙酮不得过 0.5%，二氯甲烷不得过 0.05%，甲苯不得过 0.05%。

水分　取本品适量，以三氯甲烷-甲醇(2:1)作溶剂，照水分测定法(通则 0832 第一法 1)测定，含水分不得过 1.0%。

炽灼残渣　取本品 1.0g，依法检查(通则 0841)，遗留残渣不得过 0.2%。

重金属　取炽灼残渣项下遗留的残渣，依法检查(通则 0821 第二法)，含重金属不得过百万分之十。

锡　取本品 0.25g，置聚四氟乙烯消解罐中，加硝酸 6.0ml 和浓过氧化氢溶液 2.0ml，盖上内盖，旋紧外套，置微波消解仪中消解。消解完全后取消解内罐置电热板上缓缓加热至红棕色气体挥尽，用超纯水将罐内消解溶液小心转移至 100ml 量瓶并稀释至刻度，摇匀，作为供试品溶液。同法制备试剂空白溶液。照电感耦合等离子体原子发射光谱法(通则 0411)测定，计算，含锡不得过 0.015%。

砷盐　取本品 1.0g，加氢氧化钙 1.0g，混合，加水搅拌均匀，干燥后，先用小火灼烧使炭化，再在 500～600℃炽灼使完全灰化，放冷，加盐酸 5ml 与水 23ml，依法检查(通则 0822 第一法)，应符合规定(0.0002%)。

微生物限度　取本品，依法检查(通则 1105 与通则 1106)，每 1g 供试品需氧菌总数不得过 10^2 cfu，不得检出大肠埃希菌；每 10g 不得检出沙门菌。

细菌内毒素　取本品适量，以二甲基亚砜充分溶解，进一步使用细菌内毒素检查用水稀释至实验所需浓度(该溶液中二甲基亚砜浓度应小于 0.1%)，依法检查(通则 1143)，每 1mg 丙交酯乙交酯共聚物中含内毒素的量应小于 0.9EU。

【类别】　缓释材料。

【贮藏】　密封，冷藏或者冷冻(−20～8℃)，在开封前使产品接近室温以尽量减少由于水分冷凝引起的降解。

附：

表　特性黏数的限度值

标示特性黏数(ml/g)	特性黏数范围(ml/g)
10	5～15
15	10～20
20	15～25
25	20～30
30	25～35
35	30～40
40	35～45
45	40～50
50	45～55
60	50～70
70	60～80
80	70～90
90	80～100
≥100	标示值±10%

丙交酯乙交酯共聚物(7525)
(供注射用)

Bingjiaozhiyijiaozhi Gongjuwu(7525)(Gongzhusheyong)

Poly(lactide-co-glycolide)(7525)(For Injection)

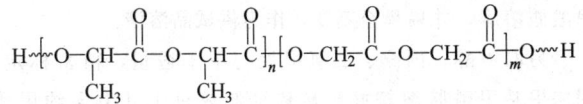

$$H(C_6H_8O_4)_n(C_4H_4O_4)_m OH$$

[26780-50-7]

本品为丙交酯、乙交酯的环状二聚物在亲核引发剂催化作用下的开环聚合物或者由 DL-乳酸、乙醇酸缩聚而成的开环聚合物。丙交酯和乙交酯摩尔百分比为 75:25，特性黏数应符合附表规定。

【性状】　本品为白色至淡黄色粉末、颗粒或透明块状物。

本品在丙酮、二甲基甲酰胺或乙酸乙酯中易溶，在水或乙醇中不溶。

特性黏数　取本品 0.5g，精密称定，置 100ml 量瓶中，加三氯甲烷 70ml，超声至完全溶解，冷却至室温后，用三氯甲烷稀释至刻度，摇匀。照黏度测定法(通则 0633 第二法)，25℃下特性黏数应符合附表规定。

【鉴别】　取特性黏数项下配制的溶液测定，本品的红外光吸收图谱(膜法)应与对照品的图谱一致(通则 0402)。

【检查】　**酸度**　取本品适量，加水超声 10 分钟，制成每 1ml 中约含 2mg 的混悬液，过滤，取续滤液，依法测定(通则 0631)，pH 值应为 5.0～7.0。

溶液的澄清度　取本品 0.5g，用丙酮 25ml 使溶解，依法检查(通则 0902)，溶液应澄清。

丙交酯乙交酯摩尔含量　取本品 10～20mg，用含有四甲基硅烷(TMS)的氘代三氯甲烷 0.6～0.8ml 中，溶解。照核磁共振波谱法(通则 0441)测定。记录乙交酯单元中的亚甲基质子(4.4ppm～5.0ppm)及丙交酯单元中次甲基质子(5.1ppm～5.5ppm)的积分面积，计算丙交酯和乙交酯的摩尔百分含量，应为 70%～80% 和 20%～30%。

丙交酯和乙交酯　取乙酸丁酯适量，精密称定，用二氯甲烷溶解，并制成每 1ml 约含 0.125mg 的溶液，作为内标溶液。

取本品约 0.1g，精密称定，置 10ml 量瓶中，加内标溶液 2ml，用二氯甲烷溶解，并稀释至刻度，摇匀，作为供试品溶液。

另取丙交酯、乙交酯适量，精密加入内标溶液适量，用二氯甲烷溶解并制成每 1ml 中约含丙交酯 100μg、乙交酯 50μg、乙酸丁酯 25μg 的溶液，作为对照品溶液。

照气相色谱法(通则 0521)测定，以 5%苯基-95%甲基硅氧烷(或极性相近)为固定液的毛细管柱为色谱柱，柱温为 135℃，进样口温度为 250℃，检测器温度为 300℃。取供试品溶液和对照品溶液各 3μl，分别注入气相色谱仪，按内标法以峰面积计算，含丙交酯不得过 2.0%，乙交酯不得过 0.5%。

甲醇、丙酮、二氯甲烷与甲苯(生产工艺中使用时测定)

取本品约 0.1g，精密称定，置 10ml 量瓶中，加二甲基甲酰胺溶解，并稀释至刻度，作为供试品溶液。

另取甲醇、丙酮、二氯甲烷与甲苯适量，精密称定，用二甲基甲酰胺溶解并定量稀释制成每 1ml 中含约甲醇 30μg、丙酮 50μg、二氯甲烷 6μg、甲苯 8.9μg 的溶液，作为对照溶液。

照气相色谱法(通则 0521)测定。以 6%氰丙基苯-94%甲基聚硅氧(或极性相近)为固定液的毛细管柱为色谱柱；起始温度为 40℃，维持 8 分钟，以每分钟 10℃的速率升温至 200℃；进样口温度为 180℃；检测器温度为 250℃。精密量取供试品溶液与对照溶液各 3μl，分别注入气相色谱仪，按外标法以峰面积计算，含甲醇不得过 0.3%，丙酮不得过 0.5%，二氯甲烷不得过 0.05%，甲苯不得过 0.05%。

水分　取本品适量，以三氯甲烷-甲醇 (2：1) 作溶剂，照水分测定法(通则 0832 第一法 1)测定，含水分不得过 1.0%。

炽灼残渣　取本品 1.0g，依法检查(通则 0841)，遗留残渣不得过 0.2%。

重金属　取炽灼残渣项下遗留的残渣，依法检查(通则 0821 第二法)，含重金属不得过百万分之十。

锡　取本品 0.25g，置聚四氟乙烯消解罐中，加硝酸 6.0ml 和浓过氧化氢溶液 2.0ml，盖上内盖，旋紧外套，置适宜的微波消解仪中消解。消解完全后取消解内罐置电热板上缓缓加热至红棕色气体挥尽，用超纯水将罐内消解溶液小心转移至 100ml 量瓶中并稀释至刻度，摇匀，作为供试品溶液。同法制备试剂空白溶液。照电感耦合等离子体原子发射光谱法(通则 0411)测定，计算，含锡不得过 0.015%。

砷盐　取本品 1.0g，加氢氧化钙 1.0g，混合，加水搅拌均匀，干燥后，先用小火灼烧使炭化，再在 500～600℃炽灼使完全灰化，放冷，加盐酸 5ml 与水 23ml，依法检查(通则 0822 第一法)，应符合规定(0.0002%)。

微生物限度　取本品 10g，依法检查(通则 1105 与通则 1106)，每 1g 供试品需氧菌总数不得过 10² cfu，不得检出大肠埃希菌；每 10g 不得检出沙门菌。

细菌内毒素　取本品适量，以二甲基亚砜充分溶解，进一步使用细菌内毒素检查用水稀释至实验所需浓度(该溶液中二甲基亚砜浓度应小于 0.1%)，依法检查(通则 1143)，每 1mg 丙交酯乙交酯共聚物中含内毒素的量应小于 0.9EU。

【类别】　缓释材料。

【贮藏】　密封，冷藏或者冷冻(−20～8℃)，在开封前使产品接近室温以尽量减少由于水分冷凝引起的降解。

附：

表　特性黏数的限度值

标示特性黏数(ml/g)	特性黏数范围(ml/g)
10	5～15
15	10～20
20	15～25
25	20～30
30	25～35
35	30～40
40	35～45
45	40～50
50	45～55
60	50～70
70	60～80
80	70～90
90	80～100
≥100	标示值±10%

丙交酯乙交酯共聚物(8515)

(供注射用)

Bingjiaozhiyijiaozhi Gongjuwu(8515)(Gongzhusheyong)

Poly(lactide-co-glycolide)(8515)(For Injection)

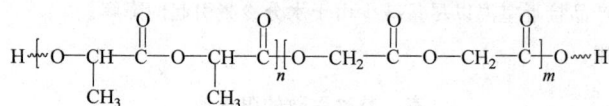

$$H(C_6H_8O_4)_n(C_4H_4O_4)_mOH$$

[26780-50-7]

本品为丙交酯、乙交酯的环状二聚合物在亲核引发剂催化作用下的开环聚合物。丙交酯和乙交酯摩尔百分比为 85：15，特性黏数应符合附表规定。

【性状】　本品为白色至淡黄色粉末、颗粒或透明块状物。

本品在丙酮、二甲基甲酰胺或乙酸乙酯中易溶，在水或乙醇中不溶。

特性黏数　取本品 0.5g，精密称定，置 100ml 量瓶中，用三氯甲烷 70ml，超声至完全溶解，冷却至室温后，加三氯甲烷稀释至刻度，摇匀。照黏度测定法(通则 0633 第二法)，25℃下特性黏数应符合附表规定。

【鉴别】　取特性黏数项下配制的溶液测定，本品的红外光吸收图谱(膜法)应与对照品的图谱一致(通则 0402)。

【检查】酸度　取本品适量，加水超声10分钟，制成每1ml中约含2mg的混悬液，过滤，取续滤液，依法测定（通则0631），pH值应为5.0～7.0。

溶液的澄清度　取本品0.5g，用丙酮25ml使溶解，依法检查（通则0902），溶液应澄清。

丙交酯乙交酯摩尔含量　取本品10～20mg，用含有四甲基硅烷（TMS）的氘代三氯甲烷0.6～0.8ml，溶解。照核磁共振波谱法（通则0441）测定。记录乙交酯单元中的亚甲基质子（4.4ppm～5.0ppm）及丙交酯单元中次甲基质子（5.1ppm～5.5ppm）的积分面积，计算丙交酯和乙交酯的摩尔百分含量，应为80%～90%和10%～20%。

丙交酯和乙交酯　取乙酸丁酯适量，精密称定，用二氯甲烷溶解，并制成每1ml含0.125mg的溶液，作为内标溶液。

取本品约0.1g，精密称定，置10ml量瓶中，加内标溶液2ml，用二氯甲烷溶解，并稀释至刻度，摇匀，作为供试品溶液。

另取丙交酯、乙交酯适量，精密加入内标溶液适量，用二氯甲烷溶解并制成每1ml中约含丙交酯100μg、乙交酯50μg、乙酸丁酯25μg的溶液，作为对照品溶液。

照气相色谱法（通则0521）测定。以5%苯基-95%甲基聚硅氧烷（或极性相近）为固定液的毛细管柱为色谱柱，柱温为135℃，进样口温度为250℃，检测器温度为300℃。取供试品溶液与对照品溶液各3μl，分别注入气相色谱仪，按内标法以峰面积计算，含丙交酯不得过1.5%，乙交酯不得过0.5%。

甲醇、丙酮、二氯甲烷与甲苯（生产工艺中使用时测定）取本品约0.1g，精密称定，置10ml量瓶中，加二甲基甲酰胺溶解，并稀释至刻度，作为供试品溶液。

另取甲醇、丙酮、二氯甲烷和甲苯适量，精密称定，用二甲基甲酰胺溶解并定量稀释制成每1ml含30μg、50μg、6μg和8.9μg的溶液，作为对照溶液。

照气相色谱法（通则0521）测定。以6%氰丙基苯-94%甲基聚硅氧（或极性相近）为固定液的毛细管柱为色谱柱，起始温度为40℃，维持8分钟，以每分钟10℃的速率升温至200℃；进样口温度为180℃；检测器温度为250℃。精密量取供试品溶液与对照溶液各3μl，分别注入气相色谱仪，按外标法以峰面积计算，含甲醇不得过0.3%，丙酮不得过0.5%，二氯甲烷不得过0.05%，甲苯不得过0.05%。

水分　取本品适量，以三氯甲烷-甲醇（2：1）作溶剂，照水分测定法（通则0832第一法1）测定，含水分不得过1.0%。

炽灼残渣　取本品1.0g，依法检查（通则0841），遗留残渣不得过0.2%。

重金属　取炽灼残渣项下遗留的残渣，依法检查（通则0821第二法），含重金属不得过百万分之十。

锡　取本品0.25g，置聚四氟乙烯消解罐中，加硝酸6.0ml和浓过氧化氢溶液2.0ml，盖上内盖，旋紧外套，置微波消解仪中消解。消解完全后取消解内罐置电热板上缓缓加热至红棕色气体挥尽，用超纯水将罐内消解溶液小心转移至100ml量瓶中稀释至刻度，摇匀，作为供试品溶液。同法制备试剂空白溶液。照电感耦合等离子体原子发射光谱法（通则0411）测定，计算，含锡应不得过0.015%。

砷盐　取本品1.0g，加氢氧化钙1.0g，混合，加水搅拌均匀，干燥后，先用小火灼烧使炭化，再在500～600℃炽灼使完全灰化，放冷，加盐酸5ml与水23ml，依法检查（通则0822第一法），应符合规定（0.0002%）。

微生物限度　取本品10g，依法检查（通则1105与通则1106），每1g供试品需氧菌总数不得过10^2cfu，不得检出大肠埃希菌；每10g不得检出沙门菌。

细菌内毒素　取本品适量，以二甲基亚砜充分溶解，进一步使用细菌内毒素检查用水稀释至实验所需浓度（该溶液中二甲基亚砜浓度应小于0.1%），依法检查（通则1143），每1mg丙交酯乙交酯共聚物中含内毒素的量应小于0.9EU。

【类别】　缓释材料。

【贮藏】　密封，冷藏或者冷冻（－20～8℃），在开封前使产品接近室温以尽量减少由于水分冷凝引起的降解。

附：

表　特性黏数的限度值

标示特性黏数（ml/g）	特性黏数范围（ml/g）
10	5～15
15	10～20
20	15～25
25	20～30
30	25～35
35	30～40
40	35～45
45	40～50
50	45～55
60	50～70
70	60～80
80	70～90
90	80～100
≥100	标示值±10%

丙　氨　酸

Bing'ansuan

Alanine

见二部品种正文。

【类别】　pH调节剂和冻干保护剂等。

丙烯酸乙酯-甲基丙烯酸甲酯
共聚物水分散体

Bingxisuanyizhi-jiajibingxisuanjiazhi

Gongjuwu Shuifensanti

Ethyl Acrylate and Methyl Methacrylate
Copolymer Dispersion

本品为平均分子量约为 800 000 的丙烯酸乙酯-甲基丙烯酸甲酯中性共聚物的 30% 水分散体。本品可含乳化剂。

【性状】 本品为乳白色液体。

本品与乙醇、丙酮或异丙醇（1∶5）混合，开始会有沉淀析出，加过量溶剂后溶解成透明或略微浑浊的黏性液体；与 1mol/L 氢氧化钠溶液按 1∶2 混合时，分散体不溶解且依然呈乳白色。

相对密度　本品的相对密度（通则 0601）为 1.037～1.047。

黏度　取本品，依法测定（通则 0633 第三法），用旋转式黏度计 0 号转子，每分钟 30 转，在 20℃时的动力黏度不得过 50mPa·s。

【鉴别】（1）取本品，倒在玻璃板上，待挥发至干后，应形成一透明的膜。

（2）取本品约 0.1ml，置蒸发皿中，在水浴上蒸干，残渣加丙酮数滴使溶解，滴于溴化钾片上，置红外灯下干燥，依法测定（通则 0402），本品的红外光吸收图谱应与对照图谱（附图）一致。

【检查】pH 值　应为 5.5～8.6（通则 0631）。

凝固物　取本品 100.0g，用经 105℃干燥 5 小时后称重的 7 号筛滤过，残渣用水洗涤至洗出液澄清，于 105℃干燥 5 小时后称重，遗留残渣不得过 1%。

残留单体　照高效液相色谱法（通则 0512）测定。

对照品溶液　取丙烯酸乙酯对照品和甲基丙烯酸甲酯对照品适量，用四氢呋喃制成每 1ml 中均含 2μg 的溶液，作为对照品贮备溶液。精密量取 10ml，精密滴加高氯酸钠溶液[取高氯酸钠（NaClO₄·H₂O）3.5g，加水溶解并稀释至 100ml]5ml，摇匀。精密量取 5ml，置 10ml 量瓶中，用水稀释至刻度，摇匀。

供试品溶液　取本品约 1g，精密称定，置 50ml 量瓶中，用四氢呋喃溶解并稀释至刻度，摇匀。精密量取 10ml，精密滴加高氯酸钠溶液 5ml，边加边搅拌，离心除去沉淀物，精密量取续滤液 5ml，置 10ml 量瓶中，用水稀释至刻度，摇匀。

色谱条件与系统适用性试验　用十八烷基硅烷键合硅胶为填充剂；以乙腈-水（15∶85）为流动相；检测波长为 205nm。丙烯酸乙酯与甲基丙烯酸甲酯两峰的分离度应符合要求。

测定法　精密量取供试品溶液与对照品溶液各 20μl，分别

注入液相色谱仪，记录色谱图，按外标法以峰面积计算。

限度　甲基丙烯酸甲酯单体和丙烯酸乙酯单体的总量不得过 0.01%。

干燥失重　取本品 1g，精密称定，置水浴上蒸发至干，再在 110℃干燥 3 小时，减失重量应为 68.5%～71.5%（通则 0831）。

炽灼残渣　取本品 1.0g，依法检查（通则 0841），遗留残渣不得过 0.4%。

微生物限度　取本品，依法检查（通则 1105 与通则 1106），每 1g 供试品中需氧菌总数不得过 10³cfu，霉菌和酵母菌总数不得过 10²cfu，不得检出大肠埃希菌。

【类别】 缓释包衣剂、黏合剂和释放调节剂等。

【贮藏】 密闭，于 5～25℃保存。

【标示】 如加乳化剂，应标明乳化剂名称及含量。

附：

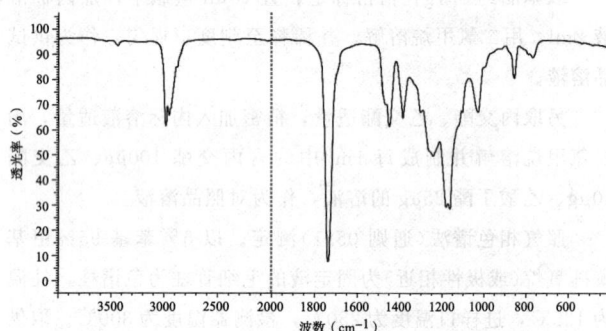

图　药用辅料丙烯酸乙酯-甲基丙烯酸甲酯共聚物
水分散体红外光吸收对照图谱

（试样制备：膜法）

注：①本品具有微弱的特殊气味。②本品应防止冰冻。

丙　酸

Bingsuan

Propionic Acid

C₃H₆O₂　74.08

[79-09-4]

本品含 C₃H₆O₂不得少于 99.5%。

【性状】 本品为无色至微黄色油状液体。

相对密度　本品的相对密度（通则 0601）为 0.993～0.997。

馏程　本品的馏程（通则 0611）为 138.5～142.5℃。

【鉴别】 取本品 1ml，加硫酸 3 滴和乙醇 1ml，加热，即发生酯的香气。

【检查】不挥发物　取本品 20.0g，置经 105℃恒重的蒸发皿中，蒸干，在 105℃干燥至恒重，遗留残渣不得过 2.0mg。

醛　取本品 10.0ml，置盛有水 50ml、1.25％亚硫酸氢钠溶液 10.00ml 碘瓶中，密塞，强烈振摇；放置 30 分钟后，用碘滴定液（0.05mol/L）滴定至棕黄色，同时做空白试验。空白与供试品所消耗碘滴定液（0.05mol/L）的体积之差不得大于 1.75ml。

易氧化物　取氢氧化钠 15g，加水 50ml 溶解，冷却，加溴 6ml，充分搅拌使完全溶解，加水稀释至 2000ml，摇匀。精密量取 25ml，置盛有水 100ml 的碘瓶中，加 20％醋酸钠溶液 10ml，加本品 10.0ml，摇匀，放置 15 分钟，加 25％碘化钾溶液 5ml，加盐酸 10ml，用硫代硫酸钠滴定液（0.1mol/L）滴定至棕黄色消失，同时做空白试验。空白与供试品所消耗硫代硫酸钠滴定液（0.1mol/L）的体积之差不得大于 2.2ml。

水分　取本品，照水分测定法（通则 0832 第一法 1）测定，含水分不得过 0.15％。

重金属　取不挥发物项下的遗留残渣，加 0.1mol/L 盐酸 8ml，微热溶解后，加水稀释至 100ml，摇匀，取 10.0ml，依法检查（通则 0821 第一法），含重金属不得过百万分之十。

砷盐　取本品 5.0g 于瓷坩埚中，加 15％硝酸镁溶液 10ml，加氧化镁粉末 1g，混匀，浸泡 4 小时，于低温或水浴上蒸干，先用小火加热至炭化完全，再在 550℃ 炽灼使灰化完全，放冷至室温，加水适量使湿润，加酚酞指示液 1 滴，缓缓加入盐酸溶液（1→2）至酚酞的红色褪去，滤过，滤液置 50ml 量瓶中，用少量水洗涤坩埚 3 次，洗液并入量瓶中，加水稀释至刻度，摇匀，取 6.67ml，加水 16.3ml，加盐酸 5ml，依法检查（通则 0822 第一法），应符合规定（0.0003％）。

【含量测定】　取本品约 0.8g，精密称定，加新沸放冷的水 100ml 使溶解，加酚酞指示液 2 滴，用氢氧化钠滴定液（0.5mol/L）滴定至溶液显粉红色，并保持 30 秒不褪。每 1ml 的氢氧化钠滴定液（0.5mol/L）相当于 37.04mg 的 $C_3H_6O_2$。

【类别】　pH 调节剂、助溶剂和抑菌剂等。

【贮藏】　遮光，密封保存。

注：本品有刺激性及油脂酸败臭气味。

石　蜡
Shila
Paraffin

本品系自石油或页岩油中得到的各种固形烃的混合物。

【性状】　本品为无色或白色半透明的块状物，常显结晶状的构造。

本品在水或乙醇中几乎不溶。

熔点　本品的熔点（通则 0612 第二法）为 50～65℃。

【鉴别】　（1）取本品，加强热，即燃烧发生光亮的火焰，并遗留炭化的残渣。

（2）取本品，置于溴化钾片上，加热至完全熔化（避免出现双峰），均匀涂布于溴化钾片上，立即依法测定，本品的红外光吸收图谱应与对照图谱（附图）一致（通则 0402）。

【检查】酸碱度　取本品 15g，于 65～70℃ 水浴中熔化后，加沸水 30ml，剧烈振摇 1 分钟。冷却分离出水层，取水层滤液 10ml，加酚酞指示剂 2 滴，溶液应无色；用氢氧化钠滴定液（0.01mol/L）滴定至溶液显粉红色时，消耗氢氧化钠滴定液（0.01mol/L）的体积不得过 1.0ml。取上述水层滤液 10ml，加 0.1ml 甲基红指示液，溶液应显黄色；用盐酸滴定液（0.01mol/L）滴定至红色，消耗盐酸滴定液（0.01mol/L）的体积不得过 0.5ml。

易炭化物　取本品 4.0g，置比色管中，于 65～70℃ 水浴中熔化后，加硫酸［含 H_2SO_4 94.5％～95.5％（g/g）］5ml，并保持此温度 10 分钟，每隔 1 分钟强力振摇数秒，10 分钟时取出，不得显色；硫酸层如显色，与对照液（取比色用氯化钴液 0.8ml、比色用硫酸铜液 0.3ml、比色用重铬酸钾液 1.0ml 与水 2.9ml 混合制成）比较，不得更深。

硫化物　取本品 4.0g，加饱和氧化铅的氢氧化钠溶液（1→5）2 滴，加乙醇 2ml，摇匀，在 70℃ 水浴中加热 10 分钟，同时振摇，放冷后，不得显黑棕色。

稠环芳烃　取本品 0.5g，精密称定，置分液漏斗中，加正己烷 25ml 振摇使溶解，再精密加入二甲基亚砜 5ml，剧烈振摇 2 分钟，静置使分层，将二甲基亚砜层移至另一分液漏斗中，加正己烷 2ml 振摇洗涤后，静置使分层（必要时离心），取二甲基亚砜层作为供试品溶液。

另取正己烷 25ml，置分液漏斗中，精密加入二甲基亚砜 5ml，剧烈振摇 2 分钟，静置使分层，取二甲基亚砜层作为空白溶液。

照紫外-可见分光光度法（通则 0401），在 260～350nm 波长范围内测定吸光度，其最大吸光度不得过 0.10。

【类别】　软膏基质和包衣剂等。

【贮藏】　密闭保存。

附：

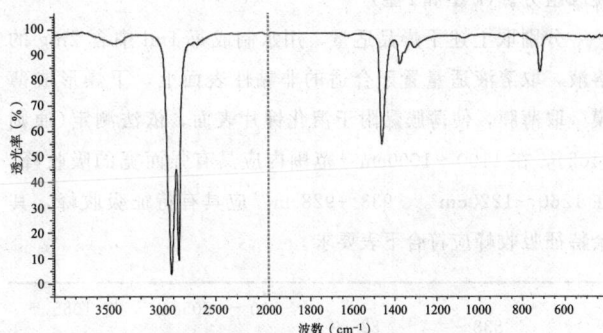

图　药用辅料石蜡红外光吸收对照图谱

（试样制备：膜法。分辨率 4cm⁻¹，
扫描次数 8 次，扫描频率 30kHz）

注：手指接触有滑腻感。

卡 拉 胶

Kalajiao

Carrageenan

本品是以红藻（*Rhodophyceae*）类植物为原料，经热水或碱液提取，并通过醇沉（甲醇、乙醇或异丙醇）、氯化钾沉淀、凝胶压制、滚筒干燥或冷冻等方式分离纯化加工而成，其主要成分为 D-半乳糖硫酸酯和 3,6-脱水-D-半乳糖共聚物的钾、钠、钙或镁盐，根据共聚物的生物来源，其比例可能存在差异。主要的共聚物类型有 κ 型、ι 型和 λ 型。

【性状】 本品为白色至灰白色或淡黄色至褐色粉末。

【鉴别】（1）取本品约 2g，置烧杯中，加水 100ml，在 80℃ 水浴中加热使溶解，取出，放冷，冷却后溶液变得黏稠，或形成凝胶。

（2）取鉴别（1）中的溶液 10ml，趁热加 10％氯化钾溶液 4 滴，混合，冷却后，形成脆性凝胶（主要型号为 κ 型）；形成弹性凝胶（主要型号为 ι 型）；不能形成凝胶（主要型号为 λ 型）。

（3）取鉴别（1）中的溶液适量，加入 4 倍量的水，混匀，加入亚甲基蓝指示液 3 滴，形成蓝色的黏性沉淀。

（4）取本品约 2g，加入 2.5％氯化钾溶液 200ml，搅拌 1 小时，放置 18 小时后再搅拌 1 小时，转移至离心管中，离心 15 分钟。取上清液，残渣中加 2.5％氯化钾溶液 200ml，混匀，再次离心 15 分钟，合并上清液，加 90％乙醇 800ml，混匀，滤过，残渣用 90％乙醇 250ml 洗涤，挤压残渣使排出多余的液体，残渣在 60℃ 下干燥 2 小时，即得非胶体的组分。（λ 型）

取上述离心后的残渣，加水 250ml，混匀，在 90℃ 水浴加热 10 分钟，取出，放冷至 60℃，离心，上清液加 90％乙醇 800ml，混匀，滤过，残渣用 90％乙醇 250ml 洗涤，挤压残渣使排出多余的液体，残渣于 60℃ 下干燥 2 小时，即得凝胶组分。（κ 型和 ι 型）

分别取上述干燥品适量，用水制成每 1ml 含 2mg 的溶液，取溶液适量置于合适的非黏性表面上，干燥形成薄膜，取薄膜，使薄膜黏附于溴化钾片表面，依法测定（通则 0402），在 1100～1000cm^{-1} 范围内应具有强而宽的吸收峰，在 1260～1220cm^{-1}、933～928cm^{-1} 应具有特征吸收峰，其余特征吸收峰应符合下表要求。

型号	838～850cm^{-1}	825～830cm^{-1}	800～805cm^{-1} 与 1065～1075cm^{-1} 的最大吸收峰的吸收强度比
κ	+	−	≥0.1
ι	+	+	<0.1
λ	−	+	−

注："+" 为应检出，"−" 为应不得检出。

【检查】黏度 取本品 3.75g，置烧杯中，加水 200ml，搅拌 15 分钟，加水至重量为 250g，于水浴中加热至 80℃，连续搅拌，并补足失去的水分，搅匀，作为供试品溶液。取供试品溶液适量，依法测定（通则 0633 第三法 1），在剪切速率为 1s^{-1}，75℃时测定动力黏度，应为标示值的±20％。

酸中不溶物 取本品约 2g，精密称定，置锥形瓶中，加入硫酸溶液（1→100）150ml，混匀，置水浴中回流加热 6 小时，放冷，精密加入经 105℃ 干燥至恒重的硅藻土约 500mg，搅匀，用经 105℃ 干燥至恒重的 3 号垂熔坩埚滤过，残渣用热水洗涤，于 105℃ 干燥至恒重，遗留残渣不得过 2.0％。

干燥失重 取本品，在 70℃ 减压干燥 18 小时，减失重量不得过 12.5％（通则 0831）。

总灰分 不得过 40.0％（通则 2302）。

酸不溶性灰分 不得过 1.0％（通则 2302）。

镉 取本品 0.5g，精密称定，置聚四氟乙烯消解罐中，加硝酸 6ml，盖好内盖，旋紧外套，置适宜的微波消解炉内进行消解。消解完全后，在 105℃ 下蒸发酸至近干，用硝酸溶液（2→100）洗涤消解罐，并转移溶液至 50ml 量瓶中，用硝酸溶液（2→100）稀释至刻度，摇匀，作为供试品贮备液。

精密量取供试品贮备液 10ml，置 50ml 量瓶中，用硝酸溶液（2→100）稀释至刻度，作为供试品溶液。

同法制备试剂空白溶液。

另取镉单元素标准溶液适量，用硝酸溶液（2→100）定量稀释制成每 1ml 中含镉 0～8ng 的系列对照品溶液。

分别精密量取试剂空白溶液、供试品溶液和对照品溶液各 1ml，精密加含 1％磷酸二氢铵和 0.2％硝酸镁的溶液 0.5ml（也可通过仪器在线加入），混匀，采用石墨炉原子化器，照原子吸收分光光度法（通则 0406 第一法），在 228.8nm 波长处分别测定，计算，即得。含镉不得过 0.0002％。

铅 取镉项下的供试品贮备液作为供试品溶液。

同法制备试剂空白溶液。

另取铅单元素标准溶液适量，用硝酸溶液（2→100）定量稀释制成每 1ml 中含铅 0～80ng 的系列对照品溶液。

分别精密量取试剂空白溶液、供试品溶液和对照品溶液各 1ml，精密加含 1％磷酸二氢铵和 0.2％硝酸镁的溶液 0.5ml（也可通过仪器在线加入），混匀，采用石墨炉原子化器，照原子吸收分光光度法（通则 0406 第一法），在 283.3nm 波长处分别测定，计算，即得。含铅不得过 0.0005％。

砷盐 取本品约 0.67g，加氢氧化钙 1.0g，混合，加水适量，搅拌均匀，干燥后，以小火灼烧使炭化，再在 500～600℃ 炽灼使完全灰化，放冷，加盐酸 8ml 与水 23ml，依法检查（通则 0822 第一法），应符合规定（0.0003％）。

硫酸酯 取本品约 5g，置 250ml 烧杯中，加 60％异丙醇溶液 160ml，搅拌 4 小时后，过滤，用 60％异丙醇溶液洗涤滤渣 2 次，每次 50ml，取滤渣置 105℃ 干燥至恒重。精密称取滤渣 1.0g，加 0.2mol/L 盐酸溶液 50ml，加热回流 1 小时后，加入过氧化氢溶液（1→10）25ml，回流 5 小时至溶液澄清。转移溶液至 600ml 烧杯中，加热至沸，边搅拌边滴加 10%氯化钡溶液 10ml，盖上表面皿，保持微沸状态约 2 小时，使沉淀，用定量滤纸滤过，并用热水洗涤至滤液不显氯化物的反应，将沉淀连同滤纸放入经 800℃炽灼至恒重的坩埚中，干燥后置于 800℃下炽灼至恒重，按下式计算硫酸酯的含量。含硫酸酯（以 SO_4^{2-} 计）应为 15%～40%。

$$硫酸酯（以 SO_4^{2-} 计）= \frac{(m_1 - m_2) \times 0.4116}{W} \times 100\%$$

式中　m_1：炽灼至恒重后的坩埚与残渣的质量，g；

　　　m_2：炽灼至恒重后的坩埚的质量，g；

　　　W：供试品取样量，g；

　　　0.4116：硫酸钡折算成硫酸根（SO_4^{2-}）的系数。

微生物限度　取本品，依法检查（通则 1105 与通则 1106），每 1g 供试品中需氧菌总数不得过 10^3 cfu，霉菌和酵母菌数不得过 10^2 cfu，不得检出大肠埃希菌；每 10g 供试品中不得检出沙门菌。

【贮藏】　密封，阴凉处保存。

【类别】　助悬剂、增黏剂和释放调节剂等。

【标示】　①应标明本品的型号。②应标明本品黏度的标示值。③如为 κ 型卡拉胶应标明凝胶强度的标示值。④应标明醇提工艺中使用的溶剂。（凝胶强度可按下述测定方法测定）

凝胶强度（仅限 κ 型）　照凝胶强度测定法（通则 0634 第一法）试验。取黏度项下的供试品溶液，置样品瓶 A 中（尽量避免气泡产生），用橡胶塞密塞，放冷，并于 10℃±0.1℃中放置过夜；打开样品瓶的橡胶塞，采用直径为 12.7mm 的探头，以每秒 0.5mm 的下行速度，读取探头下压至凝胶表面下凹 4mm 处所产生的读数，即得。

卡波姆共聚物
Kabomu Gongjuwu
Carbomer Copolymer

本品系以非苯溶剂为聚合溶剂的丙烯酸键合多元醇烷基醚的长链烷基甲基丙烯酸酯高分子共聚物。按干燥品计，含羧酸基（—COOH）应为 52.0%～62.0%。

【性状】　本品为白色疏松粉末。

【鉴别】　(1)取本品约 5g，加水 500ml，搅拌，应形成分散液并出现泡沫层，室温静置 1 小时，泡沫层不消失。

　　(2)本品的红外光吸收图谱（通则 0402）应在波数为 $1710cm^{-1}\pm 5cm^{-1}$、$1454cm^{-1}\pm 5cm^{-1}$、$1414cm^{-1}\pm 5cm^{-1}$、$1245cm^{-1}\pm 5cm^{-1}$、$1172cm^{-1}\pm 5cm^{-1}$、$1115cm^{-1}\pm 5cm^{-1}$ 和 $801cm^{-1}\pm 5cm^{-1}$ 处有特征吸收，其中 $1710cm^{-1}$ 处有最强吸收。

【检查】　酸度　取本品 0.1g，加水 10ml 使溶胀均匀分散，依法检查（通则 0631），pH 值应为 2.5～3.5。

黏度　取预先经 80℃减压干燥 1 小时的本品 5.0g，边搅拌边加水 500ml，使分散均匀，用 15%氢氧化钠溶液调节 pH 值至 7.3～7.8，混匀（避免产生气泡），在 25℃水浴中静置 1 小时，pH 值应不得过 7.8，若 pH 值低于 7.3，以氢氧化钠溶液调节至 7.3～7.8。按下表选择合适的转子和转速，依法测定动力黏度（通则 0633 第三法转子型旋转黏度计），A 型应为 4.5～13.5Pa·s，B 型应为 10～29Pa·s，C 型应为 25～45Pa·s。

黏度范围 （mPa·s）	转子 型号	转速 （r/min）	系数
100～400	1	20	5
400～1600	2	20	20
1000～4000	3	20	50
2000～8000	4	20	100
4000～16 000	5	20	200
10 000～40 000	6	20	500
40 000～160 000	7	20	2000

乙酸乙酯与环己烷（生产工艺中使用时测定）　取本品约 0.2g，精密称定，置顶空瓶中，精密加入二甲基亚砜 5ml，密封，作为供试品溶液。

分别取乙酸乙酯与环己烷适量，精密称定，用二甲基亚砜定量稀释成每 1ml 中含乙酸乙酯 0.2mg 与环己烷 0.12mg 的混合溶液，精密量取 5ml，置顶空瓶中，密封，作为对照品溶液。

照气相色谱法（通则 0521）测定，用 100%二甲基聚硅氧烷（或极性相近）为固定液的毛细管柱，程序升温，起始温度为 40℃，维持 3 分钟，以每分钟 5℃的速率升温至 120℃，维持 20 分钟，再以每分钟 20℃的速率升温至 220℃，维持 3 分钟，再以每分钟 20℃的速率升温至 240℃，维持 8 分钟；进样口温度 260℃；检测器温度 260℃；顶空瓶平衡温度为 85℃，平衡时间为 90 分钟。取对照品溶液与供试品溶液分别顶空进样。按外标法以峰面积计算，含乙酸乙酯不得过 0.5%，环己烷不得过 0.3%。

苯　取苯适量，精密称定，用二甲基亚砜定量稀释制成每 1ml 中含苯 1.0mg 的溶液，精密量取适量，用水定量稀释制成每 1ml 中含苯 0.5μg 的溶液，作为苯贮备液。

取本品约 250mg，精密称定，置顶空瓶中，精密加入 2%氯化钠溶液 10.0ml，机械混合均匀（约 30 分钟），密封，作为供试品溶液，此溶液应在配制后 3 小时内进样。

取本品约 250mg，精密称定，置顶空瓶中，精密加入 2%氯化钠溶液 9.0ml，机械混合均匀（约 30 分钟），精密加入苯贮备液 1ml，机械混合均匀（约 1 分钟），密封，作为对照品溶液。

照气相色谱法（通则 0521）测定，用 6%氰丙基苯基-94%二甲基聚硅氧烷为固定液的毛细管柱，程序升温，起始温度为 40℃，维持 20 分钟，以每分钟 10℃的速率升温至

240℃，维持 20 分钟；进样口温度 140℃，检测器为氢火焰离子化检测器，温度 250℃；顶空瓶平衡温度为 80℃，平衡时间为 60 分钟，顶空进样。以对照品溶液作为系统适用性溶液，苯的色谱峰高应为基线噪音的 10 倍以上，连续进样三次，苯的峰面积相对标准偏差不得过 15%。取对照品溶液与供试品溶液分别顶空进样，供试品溶液中苯的峰面积不得大于对照品溶液中苯峰面积的一半（0.0002%）。

丙烯酸 取本品约 0.1g，精密称定，置具塞离心管中，加水 9ml，振摇 2 小时，加 50% 氢氧化钠溶液 2 滴，振摇，加 10% 氯化钙溶液 1.0ml，振摇至凝胶崩散，离心，取上清液滤过，滤液作为供试品溶液。

取丙烯酸适量，精密称定，用水溶解并定量稀释成每 1ml 中含 25μg 的溶液，作为对照品溶液。

照高效液相色谱法（通则 0512）测定，用十八烷基硅烷键合硅胶为填充剂；以磷酸二氢钾溶液（取磷酸二氢钾 1.36g，加水 1000ml 使溶解，用磷酸调节 pH 值至 3.0±0.1）-甲醇（80：20）为流动相；检测波长 200nm。

精密量取对照品溶液与供试品溶液各 10μl，注入液相色谱仪，按外标法以峰面积计算，不得过 0.25%。

干燥失重 取本品，在 80℃ 减压干燥 1 小时，减失重量不得过 2.0%（通则 0831）。

炽灼残渣 取本品 1.0g，依法检查（通则 0841），遗留残渣不得过 2.0%。

重金属 取炽灼残渣项下遗留的残渣，依法检查（通则 0821 第二法），含重金属不得过百万分之二十。

【含量测定】 取预先经 80℃ 减压干燥 1 小时的本品约 0.4g，精密称定，加水 400ml，搅拌使溶解，加入氯化钾 2g，照电位滴定法（通则 0701），用氢氧化钠滴定液（0.25mol/L）滴定（近终点时，每次滴入后搅拌至少 2 分钟）。每 1ml 氢氧化钠滴定液（0.25mol/L）相当于 11.25mg 的—COOH。

【类别】 软膏基质和释放调节剂等。

【贮藏】 密闭保存。

【标示】 应标示本品所属的黏度类型（A 型、B 型或 C 型）、黏度值、测量用的仪器和参数。

注：本品极具引湿性。

卡波姆均聚物

Kabomu Junjuwu

Carbomer Homopolymer

本品系以非苯溶剂为聚合溶剂的丙烯酸键合烯丙基蔗糖或季戊四醇烯丙醚的高分子聚合物。按干燥品计，含羧酸基（—COOH）应为 56.0%～68.0%。

【性状】 本品为白色疏松粉末。

【鉴别】 （1）取本品 0.1g，加水 20ml 和 10% 氢氧化钠溶液 0.4ml，即成凝胶状。

（2）取本品 0.1g，加水 10ml，用 1mol/L 氢氧化钠溶液调节 pH 值至 7.5，边搅拌边加 10% 氯化钙溶液 2ml，立即产生白色沉淀。

（3）本品的红外光吸收图谱（通则 0402）应在波数为 1710cm^{-1}±5cm^{-1}、1454cm^{-1}±5cm^{-1}、1414cm^{-1}±5cm^{-1}、1245cm^{-1}±5cm^{-1}、1172cm^{-1}±5cm^{-1}、1115cm^{-1}±5cm^{-1} 和 801cm^{-1}±5cm^{-1} 处有特征吸收，其中 1710cm^{-1} 处有最强吸收。

【检查】 **酸度** 取本品 0.1g，加水 10ml 使溶胀均匀分散，依法检查（通则 0631），pH 值应为 2.5～3.5。

黏度 取预先经 80℃ 减压干燥 1 小时的本品 2.5g，边搅拌边加水 500ml，以每分钟 800 转的转速持续搅拌至分散均匀，将搅拌速度降低至每分钟 600 转，继续搅拌 20 分钟后，降低搅拌速度至每分钟 300 转，用 18% 氢氧化钠溶液调节 pH 至 7.3～7.8，在 25℃ 水浴中静置 1 小时，以每分钟 3000 转的速度离心 4 分钟（可适当增长离心时间以去除气泡），按下表选择合适的转子和转速，依法测定动力黏度（通则 0633 第三法转子型旋转黏度计）。A 型应为 4～11Pa·s，B 型应为 25～45Pa·s，C 型应为 40～60Pa·s。

黏度范围 (mPa·s)	转子型号	转速 (r/min)	系数
100～400	1	20	5
400～1600	2	20	20
1000～4000	3	20	50
2000～8000	4	20	100
4000～16 000	5	20	200
10 000～40 000	6	20	500
40 000～160 000	7	20	2000

乙酸乙酯与环己烷（生产工艺中使用时测定） 取本品约 0.2g，精密称定，置顶空瓶中，精密加入二甲基亚砜 5ml，密封，作为供试品溶液。

分别取乙酸乙酯与环己烷适量，精密称定，用二甲基亚砜定量稀释成每 1ml 中含乙酸乙酯 0.2mg 与环己烷 0.12mg 的混合溶液，精密量取 5ml，置顶空瓶中，密封，作为对照品溶液。

照气相色谱法（通则 0521）测定，用 100% 二甲基聚硅氧烷（或极性相近）为固定液的毛细管柱，程序升温，起始温度为 40℃，维持 3 分钟，以每分钟 5℃ 的速率升温至 120℃，维持 20 分钟，再以每分钟 20℃ 的速率升温至 220℃，维持 3 分钟，再以每分钟 20℃ 的速率升温至 240℃，维持 8 分钟；进样口温度 260℃；检测器温度 260℃；顶空瓶平衡温度为 85℃，平衡时间为 90 分钟。

取对照品溶液与供试品溶液分别顶空进样。按外标法以峰面积计算，含乙酸乙酯不得过 0.5%，环己烷不得过 0.3%。

苯 取苯适量，精密称定，用二甲基亚砜定量稀释制成每 1ml 中含苯 1.0mg 的溶液，精密量取适量，用水定量稀释制成每 1ml 中含苯 0.5μg 的溶液，作为苯贮备液。

取本品约 250mg，精密称定，置顶空瓶中，精密加入 2% 氯化钠溶液 10.0ml，机械混合均匀（约 30 分钟），密封，作为供试品溶液，此溶液应在配制后 3 小时内进样。

取本品约 250mg，精密称定，置顶空瓶中，精密加入 2% 氯化钠溶液 9.0ml，机械混合均匀（约 30 分钟），精密加入苯贮备液 1ml，机械混合均匀（约 1 分钟），密封，作为对照品溶液。

照气相色谱法（通则 0521）测定，用 6% 氰丙基苯基-94% 二甲基聚硅氧烷为固定液的毛细管柱，程序升温，起始温度为 40℃，维持 20 分钟，以每分钟 10℃ 的速率升温至 240℃，维持 20 分钟；进样口温度 140℃，检测器为氢火焰离子化检测器，温度 250℃；顶空瓶平衡温度为 80℃，平衡时间为 60 分钟，顶空进样。以对照品溶液作为系统适用性溶液，苯的色谱峰高应为基线噪音的 10 倍以上，连续进样三次，苯的峰面积相对标准偏差不得过 15%。取对照品溶液与供试品溶液分别顶空进样，供试品溶液中苯的峰面积不得大于对照品溶液中苯的峰面积的一半（0.0002%）。

丙烯酸　取本品约 50mg，精密称定，置具塞离心管中，精密加 2.5% 硫酸铝钾溶液 5ml，封盖，在 50℃ 下，以每分钟 250 转的转速振摇 1 小时，以每分钟 10 000 转的转速离心 10 分钟，滤过，滤液作为供试品溶液。

取丙烯酸适量，精密称定，用 2.5% 硫酸铝钾溶液溶解并定量稀释成每 1ml 含 25μg 的溶液，作为对照品溶液。

照高效液相色谱法（通则 0512）测定，用十八烷基硅烷键合硅胶为填充剂；以磷酸二氢钾溶液（取磷酸二氢钾 1.36g，加水 1000ml 使溶解，用磷酸调节 pH 值至 3.0±0.1)-甲醇（80∶20）为流动相；检测波长 200nm。

精密量取对照品溶液和供试品溶液各 10μl，注入液相色谱仪，按外标法以峰面积计算，不得过 0.25%。

干燥失重　取本品，在 80℃ 减压干燥 1 小时，减失重量不得过 2.0%（通则 0831）。

炽灼残渣　取本品 1.0g，依法检查（通则 0841），遗留残渣不得过 2.0%。

重金属　取炽灼残渣项下遗留的残渣，依法检查（通则 0821 第二法），含重金属不得过百万分之二十。

【含量测定】　取预先经 80℃ 减压干燥 1 小时的本品约 0.4g，精密称定，加水 400ml，搅拌使溶解，加氯化钾 2g，照电位滴定法（通则 0701），用氢氧化钠滴定液（0.25mol/L）滴定（近终点时，每次滴入后搅拌至少 2 分钟）。每 1ml 氢氧化钠滴定液（0.25mol/L）相当于 11.25mg 的—COOH。

【类别】　软膏基质和释放调节剂等。

【贮藏】　密闭保存。

【标示】　应标示本品所属的黏度类型（A 型、B 型或 C 型）、黏度值、测量用的仪器和参数。

注：本品极具引湿性。

卡波姆间聚物

Kabomu Jianjuwu

Carbomer Interpolymer

本品系指以非苯溶剂为聚合溶剂的含有聚乙二醇和长链烷基酸酯嵌段共聚物的卡波姆均聚物或共聚物。按干燥品计算，含羧酸基（—COOH）应为 52.0%～62.0%。

【性状】　本品为白色疏松粉末。

【鉴别】　（1）取本品 2.5g，加至贮有水约 500ml 的烧杯中，静置，应在 60 分钟内完全润湿。

（2）取本品 0.5g，加水 50ml，充分溶胀，加 1mol/L 氢氧化钠调节 pH 值至 7.5，应形成黏性凝胶。

（3）本品的红外光吸收图谱（通则 0402）应在波数 1710cm^{-1}±5cm^{-1}、1454cm^{-1}±5cm^{-1}、1414cm^{-1}±5cm^{-1}、1245cm^{-1}±5cm^{-1}、1172cm^{-1}±5cm^{-1}、1115cm^{-1}±5cm^{-1} 和 801cm^{-1}±5cm^{-1} 处有特征吸收，其中 1710cm^{-1}±5cm^{-1} 处有最强吸收。

【检查】　酸度　取本品 0.1g，加水 10ml 使溶胀均匀分散，依法检查（通则 0631），pH 值应为 2.5～3.5。

黏度　A 型　取预先经 80℃ 减压干燥 1 小时的本品 2.5g，加至贮有水 500ml 的 1000ml 烧杯中，以每分钟 1000 转的转速搅拌至分散均匀，再以每分钟 600 转的转速搅拌 20 分钟，在 25℃ 水浴中静置 30 分钟。再以每分钟 300 转的转速搅拌，用 15% 氢氧化钠溶液调节 pH 值至 7.3～7.8，搅拌 2～3 分钟，在 25℃ 水浴中静置 1 小时（调整氢氧化钠溶液加入量，使供试品溶液 pH 值在测定前保持在 7.3～7.8）。按下表选择合适的转子和转速，依法测定动力黏度（通则 0633 第三法　转子型旋转黏度计），应为 45 000～65 000mPa·s。

B 型　取预先经 80℃ 减压干燥 1 小时的本品 5.0g，同 A 型操作，其中分散体系的 pH 值调节至 5.8～6.3，动力黏度应为 47 000～77 000mPa·s。

黏度范围 （mPa·s）	转子 型号	转速 （r/min）	系数
100～400	1	20	5
400～1600	2	20	20
1000～4000	3	20	50
2000～8000	4	20	100
4000～16 000	5	20	200
10 000～40 000	6	20	500
40 000～160 000	7	20	2000

乙酸乙酯与环己烷（生产工艺中使用时测定）　取本品约 0.2g，精密称定，置顶空瓶中，精密加入二甲基亚砜

5.0ml，密封，作为供试品溶液。

分别取乙酸乙酯与环己烷适量，精密称定，用二甲基亚砜定量稀释成每 1ml 中含乙酸乙酯 0.2mg 与环己烷 0.12mg 的混合溶液，精密量取 5ml，置顶空瓶中，密封，作为对照品溶液。

照气相色谱法（通则 0521）测定，用 100% 二甲基聚硅氧烷（或极性相近）为固定液的毛细管柱，程序升温，起始温度为 40℃，维持 3 分钟，以每分钟 5℃ 的速率升温至 120℃，维持 20 分钟，再以每分钟 20℃ 的速率升温至 220℃，维持 3 分钟，再以每分钟 20℃ 的速率升温至 240℃，维持 8 分钟；进样口温度 260℃，检测器温度 260℃；顶空瓶平衡温度为 85℃，平衡时间为 90 分钟。

取对照品溶液与供试品溶液分别顶空进样。按外标法以峰面积计算，含乙酸乙酯不得过 0.5%，环己烷不得过 0.3%。

苯　取苯适量，精密称定，用二甲基亚砜定量稀释制成每 1ml 中含苯 1.0mg 的溶液，精密量取适量，用水定量稀释制成每 1ml 中含苯 0.5μg 的溶液，作为苯贮备液。

取本品约 250mg，精密称定，置顶空瓶中，精密加入 2% 氯化钠溶液 10.0ml，机械混合均匀（约 30 分钟），密封，作为供试品溶液，此溶液应在配制后 3 小时内进样。

取本品约 250mg，精密称定，置顶空瓶中，精密加入 2% 氯化钠溶液 9.0ml，机械混合均匀（约 30 分钟），精密加入苯贮备液 1ml，机械混合均匀（约 1 分钟），密封，作为对照品溶液。

照气相色谱法（通则 0521）测定，用 6% 氰丙基苯基-94% 二甲基聚硅氧烷为固定液的毛细管柱，程序升温，起始温度为 40℃，维持 20 分钟，以每分钟 10℃ 的速率升温至 240℃，维持 20 分钟；进样口温度 140℃，检测器为氢火焰离子化检测器，温度 250℃；顶空瓶平衡温度为 80℃，平衡时间为 60 分钟，顶空进样。以对照品溶液作为系统适用性溶液，苯的色谱峰高应为基线噪音的 10 倍以上，连续进样三次，苯的峰面积相对标准偏差不得过 15%。取对照品溶液与供试品溶液分别顶空进样，供试品溶液中苯的峰面积不得大于对照品溶液中苯的峰面积的一半（0.0002%）。

丙烯酸　取本品约 0.1g，精密称定，置具塞离心管中，加水 9.0ml，振摇 2 小时，使充分溶胀，滴加 50% 氢氧化钠溶液 2 滴，振摇，精密加 10% 氯化钙溶液 1.0ml，振摇至凝胶崩散，离心，取上清液滤过，滤液作为供试品溶液。

取丙烯酸适量，精密称定，用水溶解并定量稀释成每 1ml 中含 25μg 的溶液，作为对照品溶液。

照高效液相色谱法（通则 0512）测定，用十八烷基硅烷键合硅胶为填充剂；以磷酸二氢钾溶液（取磷酸二氢钾 1.36g，加水 1000ml 使溶解，用磷酸调节 pH 值至 3.0±0.1）-甲醇（80：20）为流动相；检测波长为 200nm。

精密量取对照品溶液与供试品溶液各 10μl，注入液相色谱仪，按外标法以峰面积计算，不得过 0.25%。

干燥失重　取本品 1.0g，在 80℃ 减压干燥 1 小时，减

失重量不得过 2.0%（通则 0831）。

炽灼残渣　取本品 1.0g，依法检查（通则 0841），遗留残渣不得过 2.0%。

重金属　取炽灼残渣项下遗留的残渣，依法检查（通则 0821 第二法），含重金属不得过百万分之二十。

【含量测定】　取预先经 80℃ 减压干燥 1 小时的本品约 0.4g，精密称定，加水 400ml，搅拌使溶解，加氯化钾 2g，照电位滴定法（通则 0701），搅拌下用氢氧化钠滴定液（0.25mol/L）滴定（近终点时，每次滴入后搅拌至少 2 分钟）。每 1ml 氢氧化钠滴定液（0.25mol/L）相当于 11.25mg 的—COOH。

【类别】　软膏基质和释放调节剂等。

【贮藏】　密闭保存。

【标示】　应标示本品所属黏度类型（A 型或 B 型）、黏度值、测量用的仪器和参数。

注：本品极具引湿性。

甲基丙烯酸-丙烯酸乙酯共聚物
Jiajibingxisuan-Bingxisuanyizhi Gongjuwu
Methacrylic Acid-Ethyl Acrylate Copolymer

本品为甲基丙烯酸与丙烯酸乙酯以 1：1 的比例共聚而得。按干燥品计算，含甲基丙烯酸（$C_4H_6O_2$）单元应为 46.0%～50.6%。本品可含表面活性剂。

【性状】　本品应为白色或类白色粉末。

本品在无水乙醇或 1mol/L 氢氧化钠溶液中易溶，在水或乙酸乙酯中不溶。

【鉴别】　本品的红外光吸收图谱应与对照图谱（附图）一致（通则 0402）。

【检查】黏度　取本品 37.5g，加异丙醇 254.6g 和水 7.9g，搅拌使溶解，采用旋转黏度计，每分钟 30 转，依法测定（通则 0633 第三法），在 20℃ 时的动力黏度应为 100～200mPa·s。

残留单体　取本品约 3.0g，精密称定，置 50ml 量瓶中，加甲醇溶解并稀释至刻度，摇匀，精密量取 5ml，精密加高氯酸钠溶液［取高氯酸钠（$NaClO_4·H_2O$）3.5g，加水溶解并稀释至 100ml］5ml，边滴加边搅拌，离心，取上清液作为供试品溶液。临用新制。

取丙烯酸乙酯和甲基丙烯酸对照品各 50mg，精密称定，置同一 50ml 量瓶中，加入丁醇 5ml，加甲醇溶解并稀释至刻度，摇匀。精密量取 1ml，置 100ml 量瓶中，用甲醇稀释至刻度，摇匀。再精密量取 2ml，置 10ml 量瓶，用甲醇稀释至刻度，摇匀。精密量取 5ml，精密加高氯酸钠溶液 5ml，边滴加边搅拌，离心，取上清液作为对照品溶液。临用新制。

照高效液相色谱法(通则 0512)测定,用十八烷基硅烷键合硅胶为填充剂;以水(用磷酸调节 pH 值至 2.0)-甲醇(80∶20)为流动相;检测波长为 202nm。丙烯酸乙酯峰与甲基丙烯酸峰的分离度应符合要求。

精密量取供试品溶液与对照品溶液各 20μl,分别注入液相色谱仪,记录色谱图。按外标法以峰面积计算,丙烯酸乙酯与甲基丙烯酸的含量之和不得过 0.01%。

干燥失重　取本品,在 110℃干燥 6 小时,减失重量不得过 5.0%(通则 0831)。

炽灼残渣　取本品 1.0g,依法检查(通则 0841),遗留残渣不得过 0.4%。

【含量测定】取本品约 0.5g,精密称定,加异丙醇-水(6∶4)40ml,置 50℃水浴中加热振摇使溶解,放冷,照电位滴定法(通则 0701),用氢氧化钠滴定液(0.5mol/L)滴定,并将滴定结果用空白试验校正。每 1ml 氢氧化钠滴定液(0.5mol/L)相当于 43.04mg 的甲基丙烯酸($C_4H_6O_2$)单元。

【类别】包衣剂、黏合剂和稀释剂等。

【贮藏】密闭,室温保存。

【标示】如加表面活性剂,应标明表面活性剂的名称及含量。

附:

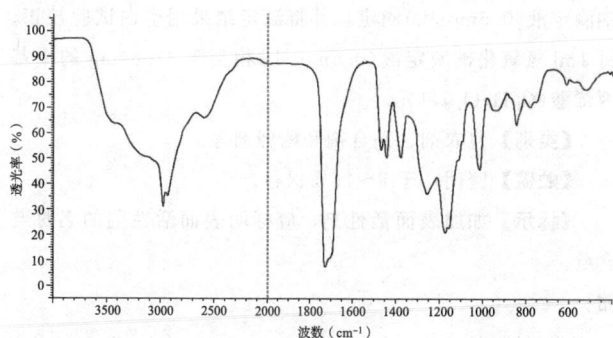

图　药用辅料甲基丙烯酸-丙烯酸乙酯共聚物
红外光吸收对照图谱
(试样制备:KBr 压片法)

甲基丙烯酸-丙烯酸乙酯共聚物
(部分中和)

Jiajibingxisuan-Bingxisuanyizhi Gongjuwu
(Bufenzhonghe)

Partially-Neutralized Methacrylic Acid and Ethyl Acrylate Copolymer

本品由甲基丙烯酸与丙烯酸乙酯共聚而得,其中部分甲基丙烯酸单体被氢氧化钠中和。按干燥品计算,未被中和的甲基丙烯酸($C_4H_6O_2$)单元应为 43.2%~47.6%。本品可含乳化剂。

【性状】本品为白色或类白色粉末,在水中可形成分散体。

本品在无水乙醇或 1mol/L 氢氧化钠溶液中易溶,在乙酸乙酯中几乎不溶。

【鉴别】取本品,用甲醇制成 10%的溶液,涂于溴化钾片上。置红外光灯下干燥,依法测定(通则 0402),本品的红外光吸收图谱应与对照图谱(附图)一致。

【检查】**黏度**　取水 320g,置烧杯中,取本品 80g(按干燥品计),缓慢转移至烧杯的水中,边加边搅拌以防止其形成团块。务必在起始时充分搅拌并保证加入的粉末能够缓慢浸润,至粉末分散且无团块,室温下搅拌 3 小时,至形成胶态分散体(乳白色液体),搅拌过程中应避免混入过多空气。静置 1 小时,调节温度至 23℃±0.1℃,除去空气。采用旋转黏度计,选用适当的转子,转速为每分钟 50 转,依法测定(通则 0633 第三法),在 23℃±0.1℃时的动力黏度不得过 100mPa·s。

残留单体　精密称取本品 3g,加甲醇溶解并稀释至 50ml,摇匀。精密量取 5ml,精密加高氯酸钠溶液[取高氯酸钠($NaClO_4·H_2O$)3.5g,加水溶解并稀释至 100ml]5ml,边滴加边搅拌,离心,取上清液作为供试品溶液。临用新制。

取甲基丙烯酸和丙烯酸乙酯对照品各约 12mg,精密称定,置同一 50ml 量瓶中,加甲醇溶解并稀释至刻度,摇匀。精密量取 1ml,置 100ml 量瓶中,用甲醇稀释至刻度,摇匀。精密量取 50ml,再精密加水 25ml,摇匀,作为对照品溶液。临用新制。

照高效液相色谱法(通则 0512)测定,用十八烷基硅烷键合硅胶为填充剂;以磷酸盐缓冲液(取含十二个结晶水的磷酸氢二钠 8.953g,磷酸二氢钾 3.400g,加水溶解并稀释至 1000ml,用稀磷酸调节 pH 值至 2.0)-甲醇(7∶3)为流动相;检测波长为 205nm。甲基丙烯酸峰与丙烯酸乙酯峰的分离度应大于 2.0。

精密量取供试品溶液与对照品溶液各 20μl,分别注入液相色谱仪,记录色谱图。按外标法以峰面积计算,甲基丙烯酸与丙烯酸乙酯的含量之和不得过 0.01%。

干燥失重　取本品适量,在 110℃干燥 6 小时,减失重量不得过 5.0%(通则 0831)。

炽灼残渣　取本品 1.0g,依法检查(通则 0841),遗留残渣应为 0.5%~3.5%。

【含量测定】取本品约 1g,精密称定,加异丙醇-水(6∶4)40ml,置 50℃水浴中加热振摇使溶解,放冷,照电位滴定法(通则 0701),用氢氧化钠滴定液(0.5mol/L)滴定,并将滴定结果用空白试验校正。每 1ml 氢氧化钠滴定液(0.5mol/L)相当于 43.04mg 的甲基丙烯酸($C_4H_6O_2$)单元。

【类别】包衣剂和释放调节剂等。

【贮藏】密封,室温保存。

【标示】如加乳化剂,应标明乳化剂的名称与含量。

附：

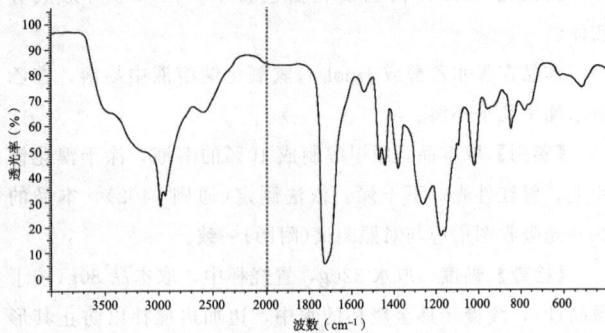

图　药用辅料甲基丙烯酸-丙烯酸乙酯共聚物

（部分中和）红外光吸收对照图谱

（试样制备：膜法）

甲基丙烯酸-丙烯酸乙酯
共聚物水分散体

Jiajibingxisuan-Bingxisuanyizhi

Gongjuwu Shuifensanti

Methacrylic Acid-Ethyl Acrylate
Copolymer Dispersion

本品为甲基丙烯酸与丙烯酸乙酯以 1∶1 的比例共聚而得的 30% 水分散体。按干燥品计算，含甲基丙烯酸（$C_4H_6O_2$）单元应为 46.0%～50.6%。本品可含表面活性剂。

【性状】　本品为白色或类白色不透明的低黏度液体。

【鉴别】　取本品约 0.1ml，置蒸发皿中，在水浴上蒸干，残渣加甲醇 1ml 使溶解，滴于溴化钾窗片上，置红外光灯下干燥，依法测定（通则 0402），本品的红外光吸收图谱应与对照图谱（附图）一致。

【检查】　黏度　取本品，采用旋转黏度计，每分钟 30 转，依法测定（通则 0633 第三法），在 20℃时的动力黏度应为 2～15mPa·s。

酸度　取本品，依法测定（通则 0631），pH 值应为 2.0～3.0。

凝固物　取本品 100.0g，用经 105℃干燥 5 小时后称重的 8 号筛滤过，残渣用水洗涤至洗出液澄清，残留物于 105℃干燥 5 小时后称重，遗留残渣不得过 1.0g（1%）。

残留单体　取本品约 10g，精密称定，置 50ml 量瓶中，加甲醇溶解并稀释至刻度，摇匀。精密量取 10ml，精密加高氯酸钠溶液［取高氯酸钠（$NaClO_4·H_2O$）3.5g，加水溶解并稀释至 100ml］5ml，边滴加边搅拌，离心，取上清液作为供试品溶液。临用新制。

取丙烯酸乙酯和甲基丙烯酸对照品各约 50mg，精密称

定，置同一 50ml 量瓶中，加入丁醇 5ml，加甲醇溶解并稀释至刻度，摇匀。精密量取 1ml，置 100ml 量瓶中，用甲醇稀释至刻度，摇匀。再精密量取 2ml，置 10ml 量瓶中，用甲醇稀释至刻度，摇匀。精密量取 10ml，精密加高氯酸钠溶液 5ml，边滴加边搅拌，离心，取上清液作为对照品溶液。临用新制。

照高效液相色谱法（通则 0512）测定，用十八烷基硅烷键合硅胶为填充剂；以水（用磷酸调节 pH 值至 2.0）-甲醇（80∶20）为流动相；检测波长为 202nm。丙烯酸乙酯峰与甲基丙烯酸峰的分离度应符合要求。

精密量取供试品溶液与对照品溶液各 20μl，分别注入液相色谱仪，记录色谱图。按外标法以峰面积计算，丙烯酸乙酯与甲基丙烯酸的含量之和不得过 0.01%。

干燥失重　取本品，在 110℃干燥 6 小时，减失重量应为 68.5%～71.5%（通则 0831）。

炽灼残渣　取本品 1.0g，依法检查（通则 0841），遗留残渣不得过 0.2%。

微生物限度　取本品，依法检查（通则 1105 与通则 1106），每 1g 供试品中需氧菌总数不得过 10^3 cfu，霉菌和酵母菌总数不得过 10^2 cfu。

【含量测定】　取本品约 0.8g，精密称定，加异丙醇-水（6∶4）100ml，混匀，照电位滴定法（通则 0701），用氢氧化钠滴定液（0.5mol/L）滴定，并将滴定结果用空白试验校正。每 1ml 氢氧化钠滴定液（0.5mol/L）相当于 43.04mg 的甲基丙烯酸（$C_4H_6O_2$）单元。

【类别】　包衣剂、黏合剂和稀释剂等。

【贮藏】　密闭，于 5～25℃保存。

【标示】　如加表面活性剂，应标明表面活性剂的名称与含量。

附：

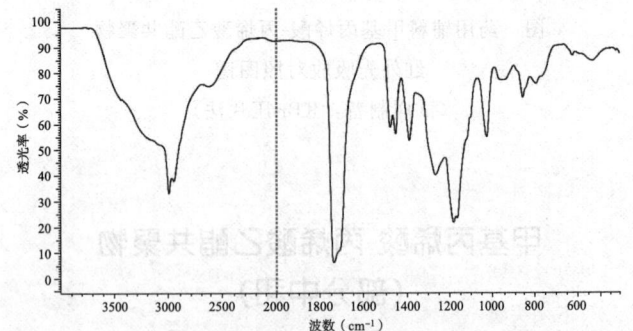

图　药用辅料甲基丙烯酸-丙烯酸乙酯共聚物

水分散体红外光吸收对照图谱

（试样制备：膜法）

注：本品应防止冰冻。

甲基丙烯酸-甲基丙烯酸
甲酯共聚物(1∶1)

Jiajibingxisuan-Jiajibingxisuanjiazhi

Gongjuwu(1∶1)

Methacrylic Acid-Methyl Methacrylate
Copolymer(1∶1)

本品由甲基丙烯酸和甲基丙烯酸甲酯以 1∶1 单体随机聚合而得。按干燥品计算，含甲基丙烯酸($C_4H_6O_2$)单元应为 46.0%～50.6%。本品可含表面活性剂。

【性状】本品为白色粉末。

本品在乙醇、异丙醇或丙酮中易溶，在水中不溶。

【鉴别】本品的红外光吸收图谱应与对照图谱(附图)一致(通则 0402)。

【检查】**黏度**　取本品 37.5g(按干燥品计)，缓缓加入含异丙醇 254.6g 和水 7.9g 的烧杯中，边加边搅拌，直至聚合物溶解完全，采用旋转黏度计，每分钟 30 转，依法测定(通则 0633 第三法)，在 20℃时的动力黏度应为 50～200mPa·s。

残留单体　取本品约 0.5g，精密称定，加甲醇溶解并稀释至 50ml，摇匀，精密量取 3ml，置 10ml 量瓶中，用磷酸盐缓冲液(配制含有无水磷酸氢二钠 17.8g/L 和磷酸二氢钾 17.0g/L 的水溶液，用磷酸调节 pH 值至 2.0)稀释至刻度，以每分钟 12 000 转的转速离心 10 分钟，取上清液滤过，取续滤液作为供试品溶液。临用新制。

取甲基丙烯酸和甲基丙烯酸甲酯对照品适量，精密称定，加甲醇溶解并定量稀释制成每 1ml 中各约含 2.5μg 的溶液，精密量取 3ml，置 10ml 量瓶中，用上述磷酸盐缓冲液稀释至刻度，摇匀，作为对照品溶液。临用新制。

照高效液相色谱法(通则 0512)测定，用十八烷基硅烷键合硅胶为填充剂，以水(用磷酸调节 pH 值至 2.0)-甲醇(80∶20)为流动相，检测波长为 202nm。甲基丙烯酸峰和甲基丙烯酸甲酯峰与相邻杂质峰之间的分离度应符合要求。

精密量取供试品溶液与对照品溶液各 20μl，分别注入液相色谱仪，记录色谱图。按外标法以峰面积计算，甲基丙烯酸与甲基丙烯酸甲酯的含量之和不得过 0.05%。

干燥失重　取本品，在 110℃干燥 6 小时，减失重量不得过 5.0%(通则 0831)。

炽灼残渣　取本品 1.0g，依法检查(通则 0841)，遗留残渣不得过 0.1%。

【含量测定】取本品约 1.0g，精密称定，用异丙醇-水(3∶2)100ml 使溶解后，加酚酞指示液数滴，用氢氧化钠滴定液(0.5mol/L)缓慢滴定，并将滴定的结果用空白试验校正。每 1ml 氢氧化钠滴定液(0.5mol/L)相当于 43.04mg 的甲基丙烯酸($C_4H_6O_2$)单元。

【类别】包衣剂和释放调节剂等。

【贮藏】密封，室温保存。

【标示】如加表面活性剂，应标明表面活性剂的名称与用量。

附：

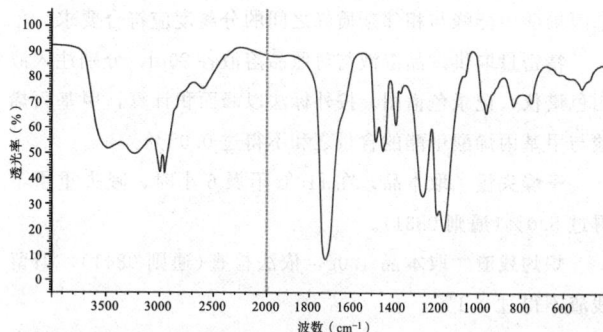

图　药用辅料甲基丙烯酸-甲基丙烯酸甲酯共聚物(1∶1)
红外光吸收对照图谱

(试样制备：KBr 压片法)

注：本品具有微弱的特殊气味。

甲基丙烯酸-甲基丙烯酸
甲酯共聚物(1∶2)

Jiajibingxisuan-Jiajibingxisuanjiazhi

Gongjuwu(1∶2)

Methacrylic Acid-Methyl Methacrylate
Copolymer(1∶2)

本品由甲基丙烯酸和甲基丙烯酸甲酯以 1∶2 单体随机聚合而得。按干燥品计算，含甲基丙烯酸($C_4H_6O_2$)单元应为 27.6%～30.7%。本品可含表面活性剂。

【性状】本品为白色粉末。

本品在乙醇、异丙醇或丙酮中易溶，在水中不溶。

【鉴别】本品的红外光吸收图谱应与对照图谱(附图)一致(通则 0402)。

【检查】**黏度**　取本品 37.5 g(按干燥品计)，缓缓加入含异丙醇 254.6g 和水 7.9g 的烧杯中，边加边搅拌，至聚合物溶解完全。采用旋转黏度计，每分钟 30 转，依法测定(通则 0633 第三法)，在 20℃时的动力黏度应为 50～200mPa·s。

残留单体　取本品约 0.5g，精密称定，加甲醇溶解并稀释至 50ml，摇匀，精密量取 3ml，置 10ml 量瓶中，用磷酸盐缓冲液(配制含有无水磷酸氢二钠 17.8g/L 和磷酸二氢钾 17.0g/L 的水溶液，用磷酸调节 pH 值至 2.0)稀释至刻度，以每分钟 12 000 转的转速离心 10 分钟，取上清液滤过，取续滤液作为供试品溶液。临用新制。

取甲基丙烯酸和甲基丙烯酸甲酯对照品适量，精密称定，加甲醇溶解并定量稀释制成每 1ml 中各约含 2.5μg 的溶液，精密量取 3ml，置 10ml 量瓶中，用上述磷酸盐缓冲液稀释至刻度，摇匀，作为对照品溶液。临用新制。

照高效液相色谱法（通则 0512）测定，用十八烷基硅烷键合硅胶为填充剂，以水（用磷酸调节 pH 值至 2.0)-甲醇（80：20）为流动相，检测波长为 202nm。甲基丙烯酸峰和甲基丙烯酸甲酯峰与相邻杂质峰之间的分离度应符合要求。

精密量取供试品溶液与对照品溶液各 20μl，分别注入液相色谱仪，记录色谱图。按外标法以峰面积计算，甲基丙烯酸与甲基丙烯酸甲酯的含量之和不得过 0.05%。

干燥失重 取本品，在 110℃ 干燥 6 小时，减失重量不得过 5.0%（通则 0831）。

炽灼残渣 取本品 1.0g，依法检查（通则 0841），遗留残渣不得过 0.1%。

【含量测定】 取本品约 1.0g，精密称定，加异丙醇-水（3：2）100ml 使溶解，加酚酞指示液数滴，用氢氧化钠滴定液（0.5mol/L）缓慢滴定，并将滴定的结果用空白试验校正。每 1ml 氢氧化钠滴定液（0.5mol/L）相当于 43.04mg 的甲基丙烯酸（$C_4H_6O_2$）单元。

【类别】 包衣剂和释放调节剂等。

【贮藏】 密封，室温保存。

【标示】 如加表面活性剂，应标明表面活性剂的名称与用量。

附：

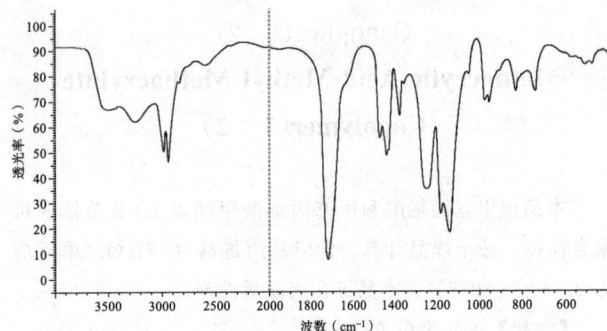

图 药用辅料甲基丙烯酸-甲基丙烯酸甲酯共聚物（1：2）
红外光吸收对照图谱
（试样制备：KBr 压片法）

注：本品具有微弱的特殊气味。

甲基丙烯酸胺烷酯共聚物

Jiajibingxisuan'anwanzhi Gongjuwu

Amino Methacrylate Copolymer

本品为甲基丙烯酸二甲氨基乙酯、甲基丙烯酸甲酯、甲基丙烯酸丁酯（2：1：1）的共聚物。按干燥品计算，含二甲氨基乙基基团（$C_4H_{10}N$）应为 20.8%～25.5%。

【性状】 本品为无色至淡黄色颗粒或白色、类白色粉末。

本品在温乙醇中溶解，在盐酸溶液（9→1000）中（1 小时内）略溶，在水中不溶。

【鉴别】 取黏度项下的溶液约 10μl，涂布于直径 13mm 的溴化钾压制空白片上，置红外光灯下干燥，依法测定（通则 0402），本品的红外光吸收图谱应与对照图谱（附图）一致。

【检查】 **黏度** 取本品 12.5g，溶解在丙酮 35.0g 和 52.5g 异丙醇的混合溶液中。取上述溶液适量，采用旋转黏度计，每分钟 30 转，依法测定（通则 0633 第三法），在 20℃ 时的动力黏度应为 3～6mPa·s。

溶液的颜色 取黏度项下的溶液，照紫外-可见分光光度法（通则 0401）测定，以水为空白，在 420nm 波长处的吸光度不得过 0.300。

残留单体 （1）甲基丙烯酸甲酯和甲基丙烯酸丁酯 取本品约 1.0g，精密称定，置 50ml 量瓶中，加混合溶剂 [磷酸盐缓冲液（取无水磷酸氢二钠 8.9g 和磷酸二氢钾 8.5g，加水溶解成 1000ml，用磷酸调节 pH 值至 2.0)-乙腈（60：40）] 溶解并稀释至刻度，摇匀，作为供试品溶液。

取甲基丙烯酸甲酯和甲基丙烯酸丁酯对照品各 20mg，精密称定，置同一 100ml 量瓶中，加上述混合溶剂溶解并稀释至刻度，摇匀，精密量取 5ml，置 50ml 量瓶中，用上述混合溶剂稀释至刻度，摇匀，作为对照品溶液。

照高效液相色谱法（通则 0512）测定，用十八烷基硅烷键合硅胶为填充剂；以磷酸盐缓冲液-甲醇（50：50）为流动相；检测波长为 205nm；甲基丙烯酸甲酯峰和甲基丙烯酸丁酯峰与相邻杂质峰之间的分离度应符合要求。

精密量取供试品溶液与对照品溶液各 20μl，分别注入液相色谱仪，记录色谱图。按外标法以峰面积计算，甲基丙烯酸甲酯和甲基丙烯酸丁酯均不得过 0.1%。

（2）甲基丙烯酸二甲氨基乙酯 取本品约 1.0g，精密称定，置 50ml 量瓶中，加四氢呋喃溶解并稀释至刻度，摇匀，作为供试品溶液。

取甲基丙烯酸二甲氨基乙酯对照品适量，精密称定，加四氢呋喃溶解并定量稀释制成每 1ml 中约含 20μg 的溶液，作为对照品溶液。

照高效液相色谱法（通则 0512）测定，用氨丙基键合硅胶为填充剂（4.6mm×150mm，5μm 或效能相当的色谱柱）；以 0.025mol/L 磷酸二氢钾溶液-四氢呋喃（35：65）为流动相；检测波长为 215nm。甲基丙烯酸二甲氨基乙酯峰与相邻杂质峰之间的分离度应符合要求。

精密量取供试品溶液与对照品溶液各 50μl，分别注入液相色谱仪，记录色谱图。按外标法以峰面积计算，甲基丙烯酸二甲氨基乙酯不得过 0.1%。

干燥失重 取本品，在 110℃ 干燥 3 小时，减失重量不得过 2.0%（通则 0831）。

炽灼残渣 取本品 1.0g，依法检查（通则 0841），遗留残渣不得过 0.1%。

【含量测定】取本品 0.2g，精密称定，加 96％冰醋酸溶液 100ml，振摇使溶解，照电位滴定法（通则 0701），用高氯酸滴定液（0.1mol/L）滴定，并将滴定结果用空白试验校正。每 1ml 高氯酸滴定液（0.1mol/L）相当于 7.21mg 的二甲氨基乙基（$C_4H_{10}N$）单元。

【类别】包衣剂和释放调节剂等。

【贮藏】密封，常温保存。

附：

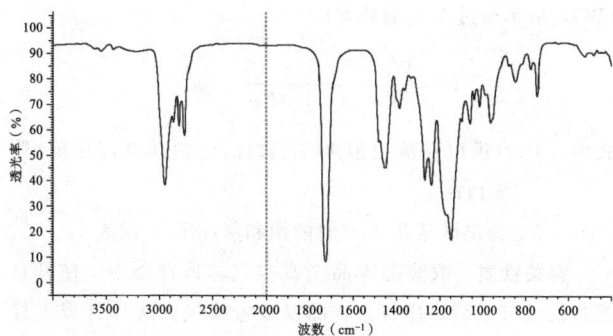

图　药用辅料甲基丙烯酸胺烷酯共聚物
红外光吸收对照图谱
（试样制备：膜法）

甲基纤维素

Jiaji Xianweisu

Methylcellulose

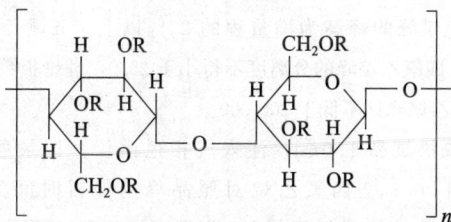

R＝H 或—CH₃

[9004-67-5]

本品为甲基醚纤维素。按干燥品计算，含甲氧基（—OCH₃）应为 27.0％～32.0％。

【性状】本品为白色或类白色纤维状或颗粒状粉末。

本品在无水乙醇中不溶。

【鉴别】（1）取本品 1g，加沸水 100ml，搅拌均匀，置冰浴中冷却至形成均匀澄清或微浑浊的溶液，取该溶液适量，置试管中，沿试管壁缓缓加 0.035％蒽酮的硫酸溶液 2ml，放置，在两液界面处显蓝绿色环。

（2）取鉴别（1）项下的溶液适量，加热，溶液产生雾状或片状沉淀，冷却后，沉淀溶解。

（3）取鉴别（1）项下的溶液适量，倾倒在玻璃板上，待水分蒸发后，形成一层有韧性的膜。

（4）取鉴别（1）项下的溶液 0.1ml，加硫酸溶液（9→10）

9ml，振摇，置沸水浴中加热 3 分钟，迅速置冰浴中冷却，加 0.2％茚三酮溶液 0.6ml，在 25℃放置，溶液呈红色，100 分钟内不变紫色。

（5）取鉴别（1）项下的溶液 50ml，置盛有水 50ml 的烧杯中，将温度计浸入溶液，搅拌并以每分钟 2～5℃速度加热升温，溶液出现浑浊的温度不得低于 50℃。

【检查】黏度　对于标示黏度低于 600mPa·s 的供试品，取本品 4.0g（按干燥品计），加 90℃的水 196g，充分搅拌约 10 分钟，置冰浴中冷却，冷却过程中继续搅拌，再保持 40 分钟，加冷水至总重为 200g，搅拌均匀，调节温度至 20℃±0.1℃，如有必要可用减压法或离心除去溶液中的气泡，选择适合毛细管内径的平式黏度计，依法测定（通则 0633 第一法），黏度应为标示黏度的 80％～120％；对于标示黏度不低于 600mPa·s 的供试品，取本品 10.0g（按干燥品计），加 90℃的水 490g，充分搅拌约 10 分钟，置冰浴中冷却，冷却过程中继续搅拌，再保持 40 分钟，加冷水至总重为 500g，搅拌均匀，调节温度至 20℃±0.1℃，用适宜的单柱型旋转黏度计，按下表选择合适的转子和转速，依法测定（通则 0633 第三法），旋转后 2 分钟读数，停止 2 分钟，再重复实验 2 次，取 3 次实验的平均值；若测量标示黏度≥9500mPa·s 的供试品，则于黏度计开启旋转后 5 分钟再读数，停止 2 分钟，再重复实验 2 次，取 3 次实验的平均值。黏度应为标示黏度的 75％～140％。

标示黏度 （mPa·s）	转子型号	转速 （r/min）	系数
600≤标示黏度<1400	3	60	20
1400≤标示黏度<3500	3	12	100
3500≤标示黏度<9500	4	60	100
9500≤标示黏度	4	6	1000

酸碱度　取黏度项下溶液，依法测定（通则 0631），电极浸没时间为 5 分钟±0.5 分钟，pH 值应为 5.0～8.0。

溶液的澄清度与颜色　取本品 1.0g，加 90℃的水 50ml，搅拌均匀，放冷，加水至总重 100g，搅拌使全溶，于 2～8℃放置 1 小时后，如显浑浊，与 3 号浊度标准液（通则 0902 第一法）比较，不得更浓；如显色，与黄色 2 号标准比色液（通则 0901 第一法）比较，不得更深。

干燥失重　取本品，在 105℃干燥 1 小时，减失重量不得过 5.0％（通则 0831）。

炽灼残渣　取本品 1.0g，依法检查（通则 0841），遗留残渣不得过 1.0％。

重金属　取炽灼残渣项下遗留的残渣，依法检查（通则 0821 第二法），含重金属不得过百万分之二十。

砷盐　取本品 1.0g，加氢氧化钙 1.0g，混合，加水搅拌均匀，干燥后，先用小火灼烧使炭化，再在 500～600℃炽灼使完全灰化，放冷，加盐酸 8ml 与水 23ml，依法检查（通则 0822 第一法），应符合规定（0.0002％）。

【含量测定】甲氧基　取本品,精密称定,照甲氧基、乙氧基与羟丙氧基测定法(通则 0712)测定,如采用第一法(气相色谱法),供试品的制备温度应为 140℃±2℃,其余同法操作。

【类别】黏合剂和助悬剂等。

【贮藏】密闭保存。

【标示】以 mPa·s 或 Pa·s 为单位标明黏度。

四氟乙烷(供外用气雾剂用)

Sifuyiwan(Gongwaiyongqiwujiyong)

Tetrafluoroethane(For Topical Aerosol)

$$\begin{array}{c} F\ \ F \\ | \ \ \ | \\ F-C-C-H \\ | \ \ \ | \\ F\ \ H \end{array}$$

$C_2H_2F_4$　102.03

[811-97-2]

本品为 1,1,1,2-四氟乙烷。含 $C_2H_2F_4$ 不得少于 99.95%。

【性状】本品为无色气体;在加压下呈液态。

【鉴别】(1)取本品与 1,1,1,2-四氟乙烷对照品各 1ml,照有关物质项下色谱条件试验,供试品主峰的保留时间应与对照品主峰的保留时间一致。

(2)取本品适量,注入红外气体池,依法测定,本品的红外光吸收图谱应与对照图谱(附图 1)一致(通则 0402)。

【检查】酸度　取溴麝香草酚蓝乙醇指示液 6 滴,置 50ml 水中,摇匀。如溶液显黄色,滴加 0.01mol/L 氢氧化钠溶液使呈绿色;如溶液显绿色,滴加 0.01mol/L 盐酸溶液使呈黄色,再滴加 0.01mol/L 氢氧化钠溶液使呈绿色。取甲、乙、丙 3 支比色管,分别加入上述溶液各 10ml,乙管中加盐酸滴定液(0.0001mol/L)1.4ml,丙管中通入本品 50g(控制流速每分钟不得过 1.5g),如丙管与甲管比显黄色,与乙管比应不得更深(以 HCl 计,0.00001%)。

高沸点残留物　取本品约 400g,通入称量管已于 105℃恒重的蒸发器中,室温挥发至干,用二氯甲烷 10ml 洗涤蒸发器内壁,置 90℃水浴蒸干,取下称量管于 105℃干燥至恒重,遗留残渣应不得过 40mg(0.01%)。

氯化物　取本品约 37g,以每分钟约 3g 的速率通入加有硝酸 6 滴和饱和硝酸银 18 滴的无水甲醇 30ml 中,应不得发生浑浊。

气相中不凝性气体　取本品,用导管(聚乙烯软管或金属管)连接钢瓶气相出口,缓慢开启阀门,待气流流出时,用进样针或直接与气相色谱仪的进样阀连接,用本品(大于被置换容积的 10 倍量)反复置换和清洗进样针或进样系统,以排出系统中多余空气后作为供试品。

另取 1.5%标准空气对照品同法处理后,作为对照品。

照气相色谱法(通则 0521)测定,用粒径为 0.18～0.25mm 的二乙烯苯-乙基乙烯苯型高分子多孔小球为固定相的填充柱,柱温为 100℃;进样口温度为 150℃;检测器为热导检测器,温度为 150℃。

精密量取供试品与对照品各 1ml,分别注入气相色谱仪,记录色谱图。按外标法以峰面积计算供试品中不凝性气体含量(W_1),按下式计算 25℃时气相中不凝性气体含量(W),应不得过 1.5%(V/V)。

$$W=\frac{W_1\times P\times 298.15}{(T+273.15)P_{25}}\times 100\%$$

式中　P 为供试品测定温度 T(℃)时的饱和蒸汽压值(附表 1);

P_{25} 为供试品在 25℃时的饱和蒸汽压值(附表 1)。

有关物质　取液态本品至真空气体取样袋中,使其自然蒸发成气态后,用气态本品反复置换气密进样针或进样系统,以排出系统中多余空气后作为供试品。

照气相色谱法(通则 0521)测定,用氧化铝为固定相(PLOT Al_2O_3 S 型或极性相近)的石英毛细管柱(0.53mm×50m,15μm);初始温度为 50℃,维持 5 分钟,以每分钟 2℃ 的速率升温至 100℃,再以每分钟 10℃ 的速率升温至 150℃,维持 15 分钟;进样口温度 170℃;检测器为火焰离子化检测器,温度为 250℃;分流比为 5∶1。

在恒温环境下,另取 1,1,1,2-四氟乙烷对照品和五氟乙烷对照品适量,用氮气逐级稀释至约 0.05%,量取 1.0ml 注入气相色谱仪,调节仪器灵敏度,使 1,1,1,2-四氟乙烷主成分色谱峰的峰高为满量程的 20%以上,五氟乙烷峰和 1,1,1,2-四氟乙烷峰的分离度不得小于 25.0,理论板数按 1,1,1,2-四氟乙烷峰计不低于 200 000。

量取供试品 1.0ml,注入气相色谱仪,记录色谱图。以上述 1,1,1,2-四氟乙烷对照品峰的保留时间为 1.0,计算各组分的相对保留时间(附图 2,必要时可采用质谱法或相应对照品确证),相对校正因子见附表 2,按校正后的面积归一化法计算。含二氟乙烯应不得过 0.0005%,含 1,1-二氟-2-氯乙烯应不得过 0.0005%,总不饱和烃应不得过 0.0005%;含五氟乙烷应不得过 0.0005%,含 1,1,1-三氟乙烷应不得过 0.01%,含 1,1,1,2-四氟-1-氯乙烷应不得过 0.01%,含 1,1,2,2-四氟乙烷应不得过 0.05%;未知杂质总量应不得过 0.001%;杂质总量应不得过 0.05%。

水分　取本品约 10g,照水分测定法(通则 0832 第一法 2)测定,含水分应不得过 0.001%。

【含量测定】取本品,照有关物质项下测定杂质总量,并以 100.0%减去杂质总量,即得。

【类别】抛射剂。

【贮藏】置耐压容器中,通风、避光保存。

附：

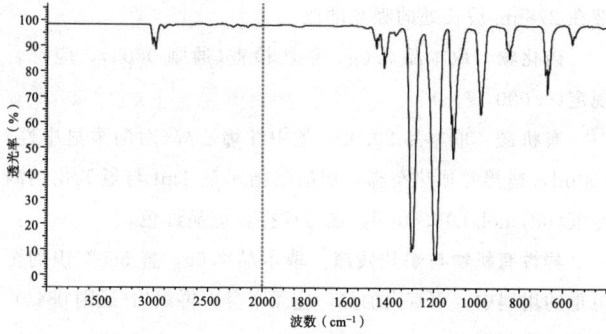

图 1　药用辅料四氟乙烷(供外用气雾剂用)

红外光吸收对照图谱

(试样制备：气体池法)

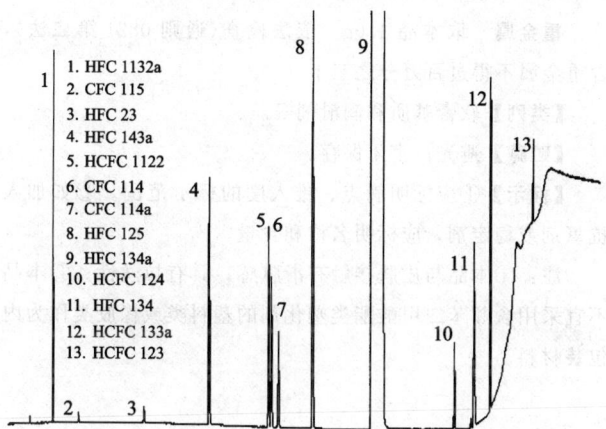

1. HFC 1132a
2. CFC 115
3. HFC 23
4. HFC 143a
5. HCFC 1122
6. CFC 114
7. CFC 114a
8. HFC 125
9. HFC 134a
10. HCFC 124
11. HFC 134
12. HCFC 133a
13. HCFC 123

图 2　四氟乙烷和已知杂质典型色谱图

表 1　四氟乙烷不同温度下的饱和蒸汽压

温度 (℃)	蒸汽压 (kPa)	温度 (℃)	蒸汽压 (kPa)	温度 (℃)	蒸汽压 (kPa)
−30	84.74	−5	243.42	20	571.61
−29	88.82	−4	252.74	21	589.49
−28	93.05	−3	262.33	22	607.79
−27	97.44	−2	272.21	23	626.51
−26	101.99	−1	282.37	24	645.67
−25	106.71	0	292.82	25	665.27
−24	111.60	1	303.57	26	685.31
−23	116.67	2	314.62	27	705.80
−22	121.93	3	325.98	28	726.76
−21	127.36	4	337.65	29	748.17
−20	132.99	5	349.64	30	770.07
−19	138.81	6	361.95	31	792.43
−18	144.83	7	374.59	32	815.29
−17	151.05	8	387.57	33	838.63
−16	157.49	9	400.89	34	862.48
−15	164.13	10	414.55	35	886.83
−14	171.00	11	428.57	36	911.69
−13	178.08	12	442.95	37	937.08
−12	185.40	13	457.68	38	962.99
−11	192.95	14	472.80	39	989.43
−10	200.73	15	488.29	40	1016.41
−9	208.76	16	504.16	41	1043.95
−8	217.04	17	520.43	42	1072.04
−7	225.57	18	537.08	43	1100.69
−6	234.36	19	554.14	44	1129.91

表 2　相对校正因子

序号	中文名称	结构式	别名	CAS 号	相对保留时间	相对校正因子*
1	二氟乙烯	$CH_2=CF_2$	HFC 1132a	75-38-7	0.15	0.524
2	五氟氯乙烷	$CClF_2-CF_3$	CFC 115	76-15-3	0.22	3.318
3	三氟甲烷	CHF_3	HFC 23	75-46-7	0.35	7.163
4	1,1,1-三氟乙烷	CH_3-CF_3	HFC 143a	420-46-2	0.49	0.649
5	1,1-二氟-2-氯乙烯	$CHCl=CF_2$	HCFC 1122	359-10-4	0.68	0.912
6	1,1,2,2-四氟-1,2-二氯乙烷	$CClF_2-CClF_2$	CFC 114	76-14-2	0.70	2.676
7	1,1,1,2-四氟-2,2-二氯乙烷	CCl_2F-CF_3	CFC 114a	374-07-2	0.79	2.379
8	五氟乙烷	CHF_2-CF_3	HFC 125	354-33-6	0.80	2.487
9	1,1,1,2-四氟乙烷	CH_2F-CF_3	HFC 134a	811-97-2	1.00	1.000
10	1,1,1,2-四氟-1-氯乙烷	$CHClF-CF_3$	HCFC 124	2837-89-0	1.12	1.674
11	1,1,2,2-四氟乙烷	CHF_2-CHF_2	HFC 134	359-35-3	1.13	1.037
12	1,1,1-三氟-2-氯乙烷	CH_2Cl-CF_3	HCFC 133a	75-88-7	1.14	1.001
13	2,2-二氯-1,1,1-三氟乙烷	$CHCl_2-CF_3$	HCFC 123	306-83-2	1.18	1.414

注：* 相对校正因子计算，用 1,1,1,2-四氟乙烷为参考峰，以有效碳原子数法计算其他杂质相对于 1,1,1,2-四氟乙烷的校正因子。

计算公式如下：

$$RRF_i/RRF_{134a}=(ECN_{134a}/ECN_i)\times(M_i/M_{134a})$$

式中　RRF_i 为组分 i 相对于四氟乙烷的校正因子；

　　　M_i 为组分 i 的分子量；

　　　M_{134a} 为四氟乙烷的分子量；

　　　RRF_{134a} 为 1.0；

　　　ECN 为有效碳原子数。

白凡士林

Bai Fanshilin

White Vaselin

本品系从石油中得到的经脱色处理的多种烃的半固体混合物。

【性状】本品为白色至微黄色均匀的软膏状物半固体。

本品在乙醇或水中几乎不溶。

相对密度 本品的相对密度(通则 0601)在 60℃时为 0.815~0.880。

滴点 取本品适量,加热至 120℃±2℃,搅拌均匀,然后冷却至 105℃±2℃;在烘箱中加热金属脂杯至 105℃±2℃,取出后放在洁净的平板或瓷砖上,迅速倒入足量已熔化的试样,使其完全充满金属脂杯;将金属脂杯在平板上冷却 30 分钟,然后置于 25℃恒温 4 小时以上,取出,用刀片向一个方向把试样表面削平,将金属脂杯推进滴点计中测定(通则 0614)。测定值应在标示范围内。

锥入度 取本品适量,在 85℃±2℃熔融,照锥入度测定法(通则 0983)测定。测定值应在标示范围内。

【鉴别】(1)取本品 2.0g,熔融,加水 2ml 和 0.05mol/L 的碘溶液 0.2ml,振摇,冷却,上层应为紫粉色或棕色。

(2)本品的红外光吸收图谱(膜法)应与对照品的图谱一致(通则 0402)。

【检查】酸碱度 取本品 35.0g,置 250ml 烧杯中,加水 100ml,加热至微沸,搅拌 5 分钟,静置放冷,分取水层,加酚酞指示液 1 滴,应无色;再加甲基橙指示液 0.10ml,不得显粉红色。

颜色 取本品 10.0g,置烧杯中,在水浴上加热使熔融,移入比色管中,与同体积的对照液(取比色用硫酸铜液 0.2ml 与比色用重铬酸钾液 7.8ml,混匀,取混合液 2.5ml,加水至 25ml)比较,不得更深。

杂质吸光度 取本品,加三甲基戊烷制成每 1ml 中含 0.50mg 的溶液,照紫外-可见分光光度法(通则 0401),在 290nm 的波长处测定,吸光度不得过 0.50。

多环芳香烃 取本品 1.0g,置分液漏斗中,加正己烷 50ml 溶解,加二甲基亚砜振摇提取 2 次,每次 20ml,合并下层液,加正己烷 20ml,振摇 1 分钟,取下层液,置 50ml 量瓶中,加二甲基亚砜稀释至刻度,摇匀,作为供试品溶液。

取二甲基亚砜 10ml 与正己烷 25ml,振摇,分层,取下层液作为空白溶液。

另取萘对照品适量,用空白溶液制成每 1ml 中含 6μg 的溶液作为对照品溶液。

照紫外-可见分光光度法(通则 0401),取供试品溶液在 260~420nm 范围内测定吸光度,其最大值不得过对照品溶液在 278nm 波长处的吸光度值。

硫化物 取本品 3.0g,依法检查(通则 0803),应符合规定(0.000 17%)。

有机酸 取本品 20.0g,加中性稀乙醇(对酚酞显中性) 100ml,搅拌并加热至沸,加酚酞指示液 1ml 与氢氧化钠滴定液(0.1mol/L)0.40ml,强力搅拌,应显红色。

异性有机物与炽灼残渣 取本品 2.0g,置 550℃炽灼至恒重的坩埚中,用直火加热,应无辛臭;再炽灼(通则 0841),遗留残渣不得过 1mg(0.05%)。

固定油、脂肪和松香 取本品 10g,加入 5mol/L 的氢氧化钠溶液 50ml,在水浴中放置 30 分钟,分离水层,用 2.5mol/L 的硫酸溶液酸化,不得生成油或固体物质。

重金属 取本品 1.0g,依法检查(通则 0821 第二法),含重金属不得过百万分之三十。

【类别】软膏基质和润滑剂等。

【贮藏】避光,密闭保存。

【标示】①应标明滴点、锥入度的标示范围。②如加入抗氧剂或稳定剂,应标明名称和含量。

注:①本品与皮肤接触有滑腻感;具有拉丝性。②本品不宜采用含邻苯二甲酸酯类塑化剂的塑料类或橡胶类作为内包装材料。

白 陶 土

Baitaotu

Kaolin

[68515-07-1]

本品系取天然的含水硅酸铝,用水淘洗去砂,经稀酸处理并用水反复冲洗,除去杂质制成。

【性状】本品为类白色细粉;加水湿润后,有类似黏土的气味,颜色加深。

本品在水、稀盐酸或氢氧化钠溶液中几乎不溶。

【鉴别】取本品约 1g,置瓷蒸发皿中,加水 10ml 与硫酸 5ml,加热至产生白烟,冷却,缓缓加水 20ml,煮沸 2~3 分钟,滤过,滤渣为灰色。滤液显铝盐的鉴别反应(通则 0301)。

【检查】吸着力 取本品 1.0g,置具塞试管中,加 0.37%亚甲蓝溶液 10ml,振摇 2 分钟,使沉降,离心,取上清液 1ml,用水稀释至 100ml,溶液颜色与 0.003%亚甲蓝溶液比较,不得更深。

膨胀力 取本品 2g,加水 2ml,研磨,混合物无流动性。

酸碱度 取本品 1.0g,加水 20ml,振摇 2 分钟,滤过,取滤液 10ml,加酚酞指示液 0.1ml,溶液应无色;用氢氧化钠滴定液(0.02mol/L)滴定至溶液显粉红色时,消耗氢氧化钠滴定液(0.02mol/L)不得过 0.25ml。

氯化物 取本品 0.20g,加水 25ml 与硝酸 1 滴,煮沸 5 分钟,滤过,滤液依法检查(通则 0801),与标准氯化钠溶液 6.0ml 制成的对照液比较,不得更浓(0.03%)。

硫酸盐 取本品 0.30g,加水 40ml 与稀盐酸 2ml,加热煮沸 5 分钟,放冷,滤过,滤液依法检查(通则 0802),与标准硫酸钾溶液 3.0ml 制成的对照液比较,不得更浓(0.1%)。

碳酸盐 取本品 1.0g,加水 10ml 与硫酸 5ml,混匀,不得有气泡产生。

酸中溶解物 取本品 1.0g,加盐酸溶液(18→1000)50ml,煮沸 5 分钟,滤过,滤液蒸干,在 500～550℃炽灼至恒重,遗留残渣不得过 10mg。

炽灼失重 取本品 1.0g,在 550～600℃炽灼至恒重,减失重量不得过 15.0%。

砂粒 取本品 2g,置烧杯中,加水 50ml,搅拌均匀,倾入已用水湿润的七号药筛上,烧杯反复用水冲洗至全部供试品移至药筛上,并用水冲洗药筛,使残留物集中,用手在筛网上抚摸,不得有砂粒感。

铁盐 取本品 0.42g,加稀盐酸 25ml 与水 25ml,煮沸 2 分钟,放冷,滤过,滤液加水使成 100ml,摇匀;分取 20ml,加过硫酸铵 50mg,用水稀释成 35ml 后,依法检查(通则 0807),与标准铁溶液 5.0ml 制成的对照液比较,不得更深(0.06%)。

重金属 取本品 4.0g,加醋酸盐缓冲液(pH 3.5)4ml 与水 46ml,煮沸,放冷,滤过,滤液加水使成 50ml,摇匀,分取 25ml,依法检查(通则 0821 第一法),含重金属不得过百万分之十。

砷盐 取本品 1.0g,加盐酸 5ml 与水 23ml,依法检查(通则 0822 第一法),应符合规定(0.0002%)。

微生物限度 取本品,依法检查(通则 1105 与通则 1106),不得检出大肠埃希菌。

【类别】 吸附剂和助悬剂等。

【贮藏】 密闭保存。

白 蜂 蜡
Bai Fengla
White Beeswax

[8012-89-3]

本品系由蜂蜡(蜜蜂分泌物的蜡)经漂白精制而得。因蜜蜂的种类不同,由中华蜜蜂分泌的蜂蜡俗称中蜂蜡(酸值为 5.0～8.0),由西方蜂种(主要指意蜂)分泌的蜂蜡俗称西蜂蜡(酸值为 16.0～23.0)。

【性状】 本品为白色或淡黄色固体,无光泽,无结晶。

本品在水或无水乙醇中几乎不溶。

相对密度 取本品,制成长、宽、高各为 1cm 的块状物,置 500ml 量杯中,加乙醇溶液(1→3)约 400ml(20℃),如果蜡块下沉,可加入蒸馏水;如蜡块上浮,则可加入乙醇,至蜡块可停在溶液中任意一点,即得相对密度测试液。取测试液,照相对密度测定法(通则 0601)测定,本品的相对密度为 0.954～0.964。

熔点 本品的熔点(通则 0612 第二法)为 62～67℃。

酸值 本品的酸值(通则 0713)应为 5.0～8.0(中蜂蜡)或 16.0～23.0(西蜂蜡)。

碘值 本品的碘值(通则 0713)应为 8.0～13.0。

过氧化值 本品的过氧化值(通则 0713)应不大于 5.0。

皂化值 本品的皂化值(通则 0713)应为 85～100(建议选用蛇形冷凝管回流 1 小时)。

【检查】 **地蜡、石蜡与其他蜡类物质** 取本品 3.0g,置 100ml 具塞圆底烧瓶中,加 4% 氢氧化钾乙醇溶液 30ml,加热回流 2 小时,取出,插入温度计,立即将烧瓶置于 80℃热水中。在水温下降过程中不断旋转烧瓶,观察烧瓶中溶液的状态,当溶液温度降至 65℃时,不得出现大量浑浊或液滴。

脂肪、脂肪油、日本蜡与松香 取本品 1.0g,置 100ml 烧瓶中,加 3.5mol/L 氢氧化钠溶液 35ml,加热回流 30 分钟,取出,放冷至蜡分层,溶液应澄清或为半透明状;取上述溶液滤过,滤液用盐酸酸化,溶液应澄清,不得出现大量浑浊或沉淀。

丙三醇与其他多元醇 取本品 0.20g,加氢氧化钾乙醇溶液(取氢氧化钾 3g,加水 5ml 使溶解,加乙醇至 100ml,摇匀,即得)10ml,加热回流 30 分钟,取出,加稀硫酸 50ml,放冷,滤过,用稀硫酸洗涤容器和残渣,合并洗液和滤液,置同一 100ml 量瓶中,用稀硫酸稀释至刻度,摇匀,作为供试品溶液。取 10ml 纳氏比色管两支,甲管中精密加入供试品溶液 1ml,加 0.05mol/L 高碘酸钠溶液 0.5ml,混匀,放置 5 分钟,再加品红亚硫酸试液 1ml(如溶液显棕色,继续滴加品红亚硫酸试液直至棕色褪去),混匀,不得出现沉淀;然后将试管置 40℃温水中,在水温下降过程中不断旋转试管,观察 10～15 分钟;乙管中精密加入 0.001% 丙三醇的稀硫酸溶液 1ml,与甲管同时依法操作,甲管中所显的颜色与乙管比较,不得更深(以丙三醇计,不得过 0.5%)。

重金属 取本品 1.0g,依法检查(通则 0821 第二法),含重金属不得过百万分之二十。

砷盐 取本品 1.0g,置凯氏烧瓶中,加硫酸 5ml,小火加热至完全炭化后(必要时可添加硫酸,总量不超过 10ml),小心逐滴加入浓过氧化氢溶液,待反应停止,继续加热,并滴加浓过氧化氢溶液至溶液无色,放冷,加水 10ml,蒸发至浓烟发生以除尽过氧化氢,加盐酸 5ml 与水适量,依法检查(通则 0822 第一法)，应符合规定(不得过 0.0002%)。

【类别】软膏基质和释放调节剂等。

【贮藏】避光，密闭保存。

注：本品具特异性气味。

瓜 尔 胶

Gua'erjiao

Guar Gum

[9000-30-0]

本品系以豆科植物瓜尔豆 *Cyamopsis tetragonolobus* (L.)Taub. 的种子为原料，去除表皮及胚芽后，将胚乳加工精制得到的粉末，其主要成分为半乳甘露聚糖。含半乳甘露聚糖不得少于 66.0%，甘露糖与半乳糖的比例应为 1.4~2.2。

【性状】本品为白色或类白色粉末。

本品在乙醇中不溶。

【鉴别】(1)取本品适量，加碘试液，置显微镜下检视，多数细胞呈圆形、梨形或多面体形，其胞内物呈黄色至棕色。

(2)取本品 2g，加水 45ml，剧烈振摇 30 秒，室温放置 10 分钟，即形成凝胶或半凝胶状物。

(3)取本品 1g，加水 100ml 溶解，加 1% 四硼酸钠溶液 10ml，即形成半透明有弹性的凝胶状物。

【检查】酸中不溶物　取本品约 0.5g，精密称定，加水 50ml 与硫酸 0.5ml，混匀，在烧杯上盖一表面皿，水浴加热 6 小时，加水补充蒸发的水分。精密加入经 105℃ 干燥至恒重的硅藻土 0.5g，用已恒重的 4 号垂熔坩埚滤过，用热水反复冲洗滤器后，在 105℃ 干燥 3 小时，遗留残渣不得过 7.0%。

淀粉　取本品 1.0g，加水 100ml 溶解后，加入碘试液，不得有蓝色出现。

蛋白质　取本品约 0.17g，精密称定，照氮测定法(通则 0704 第二法)测定，将结果乘以 6.25，即得。按干燥品计算，含蛋白质不得过 10.0%。

硼酸盐　取本品 1.0g，加水 100ml 溶解后，加盐酸溶液(10→100)10ml，摇匀，取 1 滴加于姜黄试纸上，不得出现褐红色，干后颜色不得加深，当用氨试液浸湿后不得变成墨绿色。

干燥失重　取本品，在 105℃ 干燥 5 小时，减失重量不得过 12.0%(通则 0831)。

炽灼残渣　取本品 1.0g，依法检查(通则 0841)，遗留残渣不得过 1.5%。

重金属　取炽灼残渣项下遗留的残渣，依法检查(通则 0821 第二法)，含重金属不得过百万分之二十。

砷盐　取本品 0.67g，置凯氏烧瓶中，加硫酸 5ml，用小

火使炭化(控制温度不超过 120℃，必要时可添加硫酸，总量不超过 10ml)，小心逐滴加入浓过氧化氢溶液，待反应停止，继续加热，并滴加浓过氧化氢溶液至溶液无色，冷却，加水 10ml，蒸发至浓烟发生使除尽过氧化氢，加盐酸 5ml 与水适量，依法检查(通则 0822 第二法)，应符合规定(0.0003%)。

微生物限度　取本品，依法检查(通则 1105 与通则 1106)，每 1g 供试品中需氧菌总数不得过 10^3 cfu，霉菌和酵母菌总数不得过 10^2 cfu，不得检出沙门菌和大肠埃希菌。

【含量测定】照高效液相色谱法(通则 0512)测定。

色谱条件与系统适用性试验　用多孔聚苯乙烯凝胶和磺酸基组成的阳离子交换树脂为填充剂(8.0mm×300mm，7μm 或性能相当的色谱柱)；以水为流动相；用示差折光检测器检测，检测器温度为 55℃，柱温为 80℃，流速为每分钟 0.75ml，运行时间 17 分钟。

取半乳糖、甘露糖、木糖与葡萄糖适量，加流动相溶解并稀释制成每 1ml 中各约含 5mg 的混合溶液，作为系统适用性溶液，取 10μl 注入液相色谱仪，葡萄糖、木糖、半乳糖与甘露糖的相对保留时间分别为 0.88、0.94、1.00、1.10，葡萄糖峰与木糖峰的分离度应不小于 0.9，木糖峰与半乳糖峰的分离度应不小于 1.0，半乳糖峰与甘露糖峰的分离度应符合要求。在对照品溶液色谱图中，半乳糖与甘露糖的拖尾因子应在 0.8~1.8 之间，半乳糖峰面积与甘露糖峰面积相对标准偏差不得过 2.0%。

测定法　取本品约 100mg，精密称定，置玻璃试管中，加水 2.0ml 和 1mol/L 三氯乙酸溶液 2.0ml，涡旋 30 秒混匀。在 105℃ 油浴加热 6 小时，期间在加热 15 分钟后涡旋 30 秒混匀，加热 30 分钟后涡旋 30 秒混匀。进样前涡旋 30 秒，用 0.45μm 滤膜过滤，作为供试品溶液 A。

取本品，加流动相溶解并稀释制成每 1ml 中约含 5mg 的溶液，作为供试品溶液 B。

另取半乳糖与甘露糖对照品，精密称定，加流动相溶解并定量稀释制成每 1ml 中各约含 10mg 的混合溶液，作为对照品溶液。

精密量取对照品溶液、供试品溶液 A 与供试品溶液 B 各 10μl，分别注入液相色谱仪，记录色谱图，供试品溶液 B 的色谱图中应无半乳糖峰和甘露糖峰出现。

半乳糖(C_G)和甘露糖(C_M)在瓜尔胶中的组成按下式计算：

$$C_G(\text{或}\ C_M)=\frac{r_u}{r_s}\times\frac{C_S}{C_U}\times100\%$$

式中　r_u 为供试品溶液 A 中半乳糖或甘露糖的峰面积；

r_s 为对照品溶液中半乳糖或甘露糖的峰面积；

C_S 为对照品溶液中半乳糖或甘露糖的浓度，mg/ml；

C_U 为供试品溶液 A 的浓度，mg/ml。

半乳甘露聚糖(%)$=C_M+C_G$

甘露糖与半乳糖的比例$=\dfrac{C_M}{C_G}$

【类别】增稠剂和助悬剂等。

【贮藏】密封保存。

【标示】应标明本品粒度和黏度的标示值。

对 氯 苯 酚

Duilübenfen

Parachlorophenol

C_6H_5ClO　128.56

[106-48-9]

本品为 4-氯苯酚。含 C_6H_5ClO 应为 99.0%～100.5%。

【性状】本品为无色至淡粉色结晶。

凝点　本品的凝点（通则 0613）为 42～44℃。

【鉴别】（1）取本品的水溶液（1→100）5ml，滴加溴试液，即生成瞬即溶解的白色沉淀，继续滴加溴试液至过量，即生成持久的白色沉淀。

（2）取本品的水溶液（1→100）5ml，加三氯化铁试液 1 滴，即显蓝紫色。

（3）取铜丝，蘸取本品，在无色火焰中燃烧，火焰显绿色。

【检查】**酸度**　取溶液澄清度项下的溶液 5ml，加石蕊指示液 2 滴，应显红色。

溶液的澄清度　取本品 1g，加水 100ml 溶解后，依法检查（通则 0902 第一法），溶液应澄清。

氯化物　取本品水溶液（1→100）10ml，用 2mol/L 硝酸溶液酸化后，加硝酸银试液数滴，溶液应不出现浑浊。

不挥发物　取本品 1g，置 105℃恒重的坩埚中，在水浴上加热至完全挥发，并在 105℃干燥至恒重，遗留残渣不得过 0.1%。

炽灼残渣　取本品 1.0g，依法检查（通则 0841），遗留残渣不得过 0.1%。

重金属　取炽灼残渣项下遗留的残渣，依法检查（通则 0821 第二法），含重金属不得过百万分之十。

【含量测定】取本品约 1g，精密称定，置 500ml 量瓶中，加水适量使溶解并稀释至刻度，摇匀；精密量取 25ml，置碘瓶中，冰浴中冷却，精密加入溴滴定液（0.05mol/L）20ml，再加盐酸 5ml，立即密塞，冰浴中放置 30 分钟，并时时振摇，静置 15 分钟后，注意微开瓶塞，加碘化钾溶液（1→5）5ml，立即密塞，充分振摇后，用少量水冲洗瓶塞和瓶颈合并洗液，用硫代硫酸钠滴定液（0.1mol/L）滴定，至近终点时加淀粉指示液 3ml，继续滴定至蓝色消失，并将滴定的结果用空白试验校正。每 1ml 溴滴定液（0.05mol/L）相当于 3.214mg 的 C_6H_5ClO。

【类别】抑菌剂。

【贮藏】避光，密封保存。

共 聚 维 酮

Gongjuweitong

Copovidone

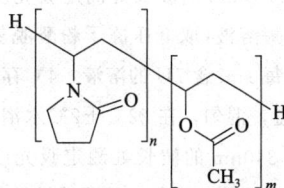

$(C_6H_9NO)_n+(C_4H_6O_2)_m$　$(111.1)_n+(86.1)_m$

[25086-89-9]

本品为 1-乙烯基-2-吡咯烷酮与乙酸乙烯酯以质量比 3:2 的比例共聚而得。按干燥品计算，含氮（N）量应为 7.0%～8.0%；含共聚物乙酸乙烯酯（$C_4H_6O_2$）应为 35.3%～41.4%。

【性状】本品为白色或黄白色粉末或片状固体。

本品在水、乙醇或二氯甲烷中易溶。

【鉴别】（1）取本品水溶液（1→50）5ml，加碘试液 1～2 滴，即显棕红色。

（2）取本品 0.1g，加盐酸羟胺溶液（取盐酸羟胺 0.7g，加甲醇溶解并稀释至 10ml，加 1mol/L 氢氧化钠溶液 20ml，摇匀，必要时滤过）5ml，加热煮沸 2 分钟，放冷至室温，取 50μl 置滤纸上，加三氯化铁溶液（10.5% 的三氯化铁溶液与盐酸等体积混合）0.1ml，即显紫色。

（3）本品的红外光吸收图谱应与对照品的图谱一致（通则 0402）。

【检查】**溶液的澄清度与颜色**　取本品 1.0g，加水 10ml 溶解后，溶液应澄清无色，如显浑浊，与 3 号浊度标准液（通则 0902）比较，不得更浓；如显色，与黄色 2 号或棕红色 3 号标准比色液（通则 0901）比较，不得更深。

K 值　取本品 1.00g（按干燥品计算），精密称定，置 100ml 量瓶中，加水适量使溶解，并稀释至刻度，摇匀，在 25℃±0.2℃恒温水浴中放置 1 小时后，依法检查（通则 0633 第二法），测得相对黏度 η_r，按下式计算 K 值，应为标示量的 90.0%～110.0%。

$$K=\frac{\sqrt{300\times W\times \lg\eta_r+(W+1.5\times W\times \lg\eta_r)^2}+1.5\times W\times \lg\eta_r-W}{0.15\times W+0.003\times W^2}$$

式中　W 为供试品的重量（按干燥品计算），g。

醛　取本品 1.0g，精密称定，置 100ml 量瓶中，加磷酸盐缓冲液（取磷酸二氢钾 1.74g，加水 80ml 溶解后，用 1mol/L 氢氧化钾溶液调节 pH 值至 9.0，再加水稀释至 100ml，即得）溶解并稀释至刻度，摇匀，密塞，在 60℃恒温水浴中放置 1 小时后，放冷，作为供试品溶液。另取乙醛合氨三聚体 0.140g，置 200ml 量瓶中，加水溶解并稀释至刻度，摇匀，精密量取 1ml，置 100ml 量瓶中，用磷酸盐缓冲液稀释至刻度，摇匀，作为对照品溶液。精密量取供试品溶液 0.5ml，置比色皿中，依次加磷酸盐缓冲液 2.5ml，烟酰胺腺嘌呤二核苷酸溶液(取 β-烟酰胺腺嘌呤二核苷酸适量，加磷酸盐缓冲液溶解并稀释制成每 1ml 含 4mg 的溶液，4℃存放，4 周内稳定)0.2ml，加盖，混匀，在 22℃±2℃水浴中放置 2~3 分钟，以水为参比，照紫外-可见分光光度法(通则 0401)，在 340nm 的波长处测定吸光度；再在同一比色皿中加醛脱氢酶溶液(取低压冻干粉醛脱氢酶适量，加水溶解并稀释制成每 1ml 含 7U 的溶液，4℃存放，8 小时内稳定)0.05ml，加盖，混匀，在 22℃±2℃水浴中放置 5 分钟，以水为参比，在 340nm 的波长处测定吸光度。另取空白溶液(水)、对照品溶液同法操作。按下式计算醛含量，以乙醛计，不得过 0.05%。

$$醛含量=\frac{(A_{t2}-A_{t1})-(A_{b2}-A_{b1})}{(A_{s2}-A_{s1})-(A_{b2}-A_{b1})}\times\frac{C}{m\times10}\times100\%$$

式中 A_{t1} 为加醛脱氢酶前供试品溶液吸光度；

A_{t2} 为加醛脱氢酶后供试品溶液吸光度；

A_{s1} 为加醛脱氢酶前对照品溶液吸光度；

A_{s2} 为加醛脱氢酶后对照品溶液吸光度；

A_{b1} 为加醛脱氢酶前空白液吸光度；

A_{b2} 为加醛脱氢酶后空白液吸光度；

C 为对照品溶液浓度，mg/ml(乙醛合氢三聚体折算为乙醛的系数为 0.72)；

m 为取样量(按干燥品计算)，g。

单体(N-乙烯-2-吡咯烷酮、乙酸乙烯酯与 2-吡咯烷酮) 取本品约 0.5g，精密称定，置 10ml 量瓶中，加甲醇 2ml 使溶解，用水稀释至刻度，摇匀，作为供试品溶液。另取 N-乙烯-2-吡咯烷酮、乙酸乙烯酯与 2-吡咯烷酮对照品适量，精密称定，用甲醇溶解并稀释制成每 1ml 中约含 N-乙烯-2-吡咯烷酮、乙酸乙烯酯各 10μg，含 2-吡咯烷酮 5.0mg 的溶液，精密量取 5ml，置 100ml 量瓶中，加流动相 A 稀释至刻度，摇匀，作为对照品溶液。照高效液相色谱法(通则 0512)测定，用十八烷基硅烷键合硅胶为填充剂(推荐选用 250mm 色谱柱，使用十八烷基硅烷键合硅胶为填充剂的保护柱)，以水-乙腈-甲醇(90∶5∶5)为流动相 A，以水-乙腈-甲醇(50∶45∶5)为流动相 B；柱温为 30℃；按下表进行梯度洗脱；2-吡咯烷酮与乙酸乙烯酯的检测波长为 205nm，N-乙烯-2-吡咯烷酮的检测波长为 235nm。

时间(分钟)	流动相 A(%)	流动相 B(%)
0	100	0
2	100	0
26	80	20
27	0	100
36	0	100
38	100	0

取对照品溶液 20μl，注入液相色谱仪，2-吡咯烷酮峰、N-乙烯-2-吡咯烷酮峰与乙酸乙烯酯峰各峰之间的分离度均应大于 2.0。精密量取供试品溶液与对照品溶液各 20μl，分别注入液相色谱仪，记录色谱图，按外标法以峰面积计算，N-乙烯-2-吡咯烷酮、乙酸乙烯酯均不得过 0.001%，2-吡咯烷酮不得过 0.5%。

过氧化物 取本品 4.0g(按干燥品计算)，精密称定，置 100ml 量瓶中，加水溶解并稀释至刻度，摇匀，作为贮备液。精密量取 25ml，加三氯化钛-硫酸溶液 2.0ml，摇匀，放置 30 分钟，作为供试品溶液。另精密量取贮备液 25ml，加 13%硫酸溶液 2.0ml，摇匀，放置 30 分钟，作为空白溶液，照紫外-可见分光光度法(通则 0401)，在 405nm 的波长处测定吸光度，不得过 0.35(相当于 0.04%的 H_2O_2)。

肼 取本品 2.5g，精密称定，置 50ml 离心管中，加水 25ml 使溶解，加 5%水杨醛甲醇溶液 0.5ml，摇匀，置 60℃的水浴中加热 15 分钟，放冷，加二甲苯 2.0ml，密塞，剧烈振摇 2 分钟，离心，取二甲苯层的上清液作为供试品溶液。另精密称取水杨醛吖嗪对照品适量，加二甲苯溶解并稀释制成每 1ml 含 9μg 的溶液，作为对照品溶液。照薄层色谱法(通则 0502)试验，精密吸取上述两种溶液各 10μl，分别点于同一二甲基硅烷化硅胶薄层板，以甲醇-水(80∶20)为展开剂，展开，取出，晾干，置紫外光灯(365nm)下检视，供试品溶液如显与对照品溶液相应的荧光斑点，其荧光强度与对照品溶液的斑点比较，不得更强(0.0001%)。

干燥失重 取本品，在 105℃干燥至恒重(通则 0831)，减失重量不得过 5.0%。

炽灼残渣 取本品 1.0g，依法检查(通则 0841)，遗留残渣不得过 0.1%。

重金属 取炽灼残渣项下遗留的残渣，依法检查(通则 0821 第二法)，含重金属不得过百万分之二十。

【含量测定】 共聚物乙酸乙烯酯 取本品，依法测定皂化值(通则 0713)，按下式计算样品中被聚合的乙酸乙烯酯的含量。

$$结果=0.001\times(M_{r_1}/M_{r_2})\times S\times100\%$$

式中 M_{r_1} 为乙酸乙烯酯分子量，86.09；

M_{r_2} 为氢氧化钾分子量，56.11；

S 为皂化值。

含氮量 取本品约 0.35g，精密称定，照氮测定法(通则 0704 第一法或第三法)测定，计算，即得。

【类别】 成膜剂和黏合剂等。

【贮藏】 密封保存。

【标示】 应标明本品的 K 值。

附：三氯化钛-硫酸溶液的配制 量取 15%三氯化钛溶液(取 15g 三氯化钛溶于稀盐酸 100ml 中)20ml，在冰浴下与硫酸 13ml 小心混合均匀，加适量浓过氧化氢溶液至出现黄色，加热至冒白烟，放冷，反复用水稀释并蒸发至溶液近无色，加水得无色溶液，并加水至 100ml，摇匀，即得。

注：本品极具引湿性。

亚硫酸氢钠

Yaliusuanqingna

Sodium Bisulfite

NaHSO₃　104.05

[7631-90-5]

本品为亚硫酸氢钠与焦亚硫酸钠的混合物，焦亚硫酸钠为亚硫酸氢钠放置过程中可能产生的转换物。按二氧化硫（SO_2）计算，应为 61.5%～67.4%。

【性状】 本品为白色颗粒或结晶性粉末。

本品在水中易溶，在乙醇中几乎不溶。

【鉴别】（1）本品的水溶液（1→20）呈酸性，显亚硫酸氢盐的鉴别反应（通则 0301）。

（2）本品的水溶液显钠盐的鉴别反应（通则 0301）。

【检查】 溶液的澄清度与颜色 取本品 1.0g，加水 10ml 使溶解，依法检查（通则 0901 与通则 0902），溶液应澄清无色。

硫酸盐 取本品 50mg，置坩埚中，加盐酸 2ml，置水浴上蒸干，用适量水溶解并稀释至 10.0ml，摇匀，量取 2.0ml，置 50ml 纳氏比色管中，依法检查（通则 0802），与标准硫酸钾溶液 4.0ml 制成的对照液比较，不得更浓 （4.0%）。

铁盐 取本品 1.0g，加盐酸 2ml，置水浴上蒸干，加水适量使溶解，依法检查（通则 0807），与标准铁溶液 1.0ml 制成的对照液比较，不得更深（0.001%）。

重金属 取本品 1.0g，加水 10ml 溶解后，加盐酸 5ml，置水浴上蒸干，加水 10ml 使溶解，加酚酞指示液 1 滴，滴加氨试液适量至溶液显粉红色，加醋酸盐缓冲液（pH 3.5）2ml 与水适量使成 25ml，依法检查（通则 0821 第一法），含重金属不得过百万分之十。

【含量测定】 取本品约 0.15g，精密称定，精密加碘滴定液（0.05mol/L）50ml，密塞，振摇使溶解，在暗处放置 5 分钟，用硫代硫酸钠滴定液（0.1mol/L）滴定，至近终点时，加淀粉指示液 1ml，继续滴定至蓝色消失，并将滴定的结果用空白试验校正。每 1ml 碘滴定液（0.05mol/L）相当于 3.203mg 的 SO_2。

【类别】 抗氧剂。

【贮藏】 密封，在干燥处保存。

芝 麻 油

Zhimayou

Sesame Oil

本品为脂麻科植物脂麻 *Sesamun indicum* L. 的成熟种子经榨取并精制得到的脂肪油。

【性状】 本品为几乎无色至淡黄色的澄清液体。

相对密度 本品的相对密度（通则 0601）为 0.917～0.923。

折光率 本品的折光率（通则 0622）为 1.471～1.475。

脂肪酸凝点 本品的脂肪酸凝点（通则 0713）为 20～25℃。

酸值 本品的酸值（通则 0713）应不大于 0.2。

碘值 本品的碘值（通则 0713）应为 103～116。

过氧化值 本品的过氧化值（通则 0713）应不大于 5.0。

皂化值 本品的皂化值（通则 0713）应为 188～195。

【鉴别】 取本品 1ml 和蔗糖 0.1g，加至浓盐酸 10ml 中，摇 30 秒，酸层即显浅红色，静置后显红色。

【检查】 不皂化物 取本品 5.0g，依法测定（通则 0713），不皂化物不得过 1.5%。

碱性杂质 取本品，依法测定（通则 0713），消耗盐酸滴定液（0.01mol/L）的体积不得过 0.1ml。

甲氧基苯胺值（供注射用） 取本品 2.0g，依法测定（通则 0713），甲氧基苯胺值应不大于 5.0。

水分 取本品，照水分测定法（通则 0832 第一法 2）测定，含水分不得过 0.1%。

甘油三酯组成 取本品适量，精密称定，加丙酮-二氯甲烷（1:1）溶解并定量稀释制成每 1ml 中约含 5mg 的溶液，作为供试品溶液。

取三油酸甘油酯（OOO）对照品适量，精密称定，加丙酮-二氯甲烷（1:1）溶解并分别定量稀释制成每 1ml 中约含 0.0256mg、0.16mg、0.32mg、0.80mg、1.6mg 的溶液，作为对照品溶液。

照高效液相色谱法（通则 0512）测定，用十八烷基硅烷键合硅胶为填充剂（4mm×250mm，4μm 或 4.6mm×250mm，5μm，两根相同型号的色谱柱串联或效能相当的色谱柱）；以丙酮-二氯甲烷-乙腈（5:15:80）为流动相 A，以丙酮-二氯甲烷-乙腈（20:60:20）为流动相 B，按下表进行梯度洗脱；流速为每分钟 1.0ml；柱温为 35℃；检测器为蒸发光散射检测器（参考条件：漂移管温度为 85℃；载气流量为每分钟 1.5L）。

时间（分钟）	流动相 A（%）	流动相 B（%）
0	100	0
15	75	25
25	75	25
70	0	100
75	100	0
80	0	100

精密量取上述对照品溶液各 20μl，分别注入液相色谱仪中，记录色谱图，以对照品溶液浓度的对数值与相应峰面积的对数值计算直线回归方程，相关系数（r）应不小于 0.990。

精密量取供试品溶液 20μl 注入液相色谱仪中，记录色谱图，参考附图中各甘油三酯的定位信息，确定供试品中各甘油三酯峰的保留时间，三油酸甘油酯（OOO）峰与 1-亚油酸-2-

油酸-3-硬脂酸甘油酯(SOL)峰的分离度应符合要求。供试品溶液色谱图中任何峰面积占比 0.5% 以下的峰可忽略不计,将各甘油酯峰面积代入直线回归方程计算相应浓度,以算得的各甘油酯浓度的总和作为总甘油酯。以总甘油酯浓度为 100% 计算下列甘油酯占总甘油酯百分比,应符合规定:

甘油三酯	含量百分比(%)
LLL	7.0～19.0
OLL	13.0～30.0
PLL	5.0～9.0
OOL	12.0～23.0
POL	6.0～14.0
OOO	5.0～16.0
SOL	2.0～8.0
POO	2.0～10.0

微生物限度(供注射用)　取本品,用含 0.1% 聚山梨酯 80 的 pH 7.0 氯化钠-蛋白胨缓冲液稀释,依法检查(通则 1105 与通则 1106),每 1ml 供试品中需氧菌总数不得过 10^3 cfu,霉菌和酵母菌总数不得过 10^2 cfu,不得检出大肠埃希菌。

细菌内毒素(供注射用)　取本品,加入细菌内毒素检查用水将供试品制成所需浓度的溶液,涡旋混合 3 分钟,离心,取水层,依法检查(通则 1143),每 1mg 芝麻油(供注射用)中含内毒素的量应小于标示值。

【类别】 溶剂和分散剂等。

【贮藏】 遮光,密封保存。

【标示】 ①应标明每 1mg 芝麻油(供注射用)中含内毒素的量应小于的标示值。②如加抗氧剂,应标明抗氧剂名称与用量。③如充入惰性气体,应标明惰性气体种类。

附:

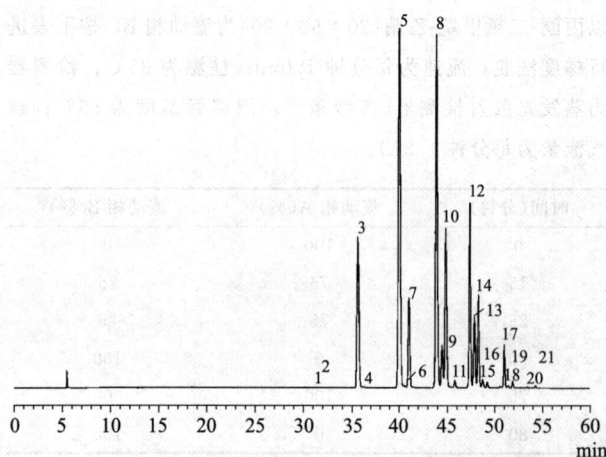

图　芝麻油甘油三酯组成参考色谱图

1. LLLn;2. OLnLn;3. LLL;4. OLLn;5. OLL;
6. OOLn;7. PLL;8. OOL;9. SLL;10. POL;
11. PPL;12. OOO;13. SOL;14. POO;15. PSL;
16. PPO;17. SOO;18. PSO;19. SSL;20. PPS;
21. SSO

1,2-二亚油酸-3-亚麻酸甘油酯(LLLn);1,2-二亚麻酸-

3-油酸甘油酯(OLnLn);三亚油酸甘油酯(LLL);1-油酸-2-亚油酸-3-亚麻酸甘油酯(OLLn);1,2-二亚油酸-3-油酸甘油酯(OLL);1,2-二油酸-3-亚麻酸甘油酯(OOLn);1,2-二亚油酸-3-棕榈酸甘油酯(PLL);1,2-二油酸-3-亚油酸甘油酯(OOL);1,2-二亚油酸-3-硬脂酸甘油酯(SLL);1-棕榈酸-2-油酸-3-亚麻酸甘油酯(POL);1,2-二棕榈酸-3-油酸甘油酯(PPL);三油酸甘油酯(OOO);1-亚油酸-2-油酸-3-硬脂酸甘油酯(SOL);1,2-油酸-3-棕榈酸甘油酯(POO);1-棕榈酸-2-硬脂酸-3-亚油酸甘油酯(PSL);1,2-二油酸-3-棕榈酸甘油酯(PPO);1,2-二油酸-3-硬脂酸甘油酯(SOO);1-棕榈酸-2-硬脂酸-3-油酸甘油酯(PSO);1,2-二硬脂酸-3-亚油酸甘油酯(SSL);1,2-二棕榈酸-3-硬脂酸甘油酯(PPS);1,2-二硬脂酸-3-油酸甘油酯(SSO)

备注:亚油酸(L),油酸(O),棕榈酸(P),硬脂酸(S),亚麻酸(Ln)。

注:①本品别名精制芝麻油。②本品在 -5～0℃ 凝固。

西曲溴铵

Xiquxiu'an

Cetrimonium Bromide

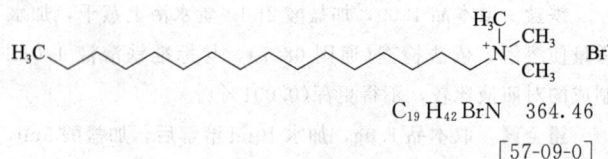

$C_{19}H_{42}BrN$　364.46

[57-09-0]

本品为十六烷基三甲基溴化铵。按干燥品计算,含 $C_{19}H_{42}BrN$ 应为 96.0%～101.0%。

【性状】 本品为白色或类白色结晶性粉末。

本品在乙醇中易溶,在水中微溶。

【鉴别】 (1)取本品 2.0g,加新沸放冷的水 100ml 溶解后,振摇有泡沫产生。

(2)取本品与西曲溴铵对照品,分别加水溶解并稀释制成每 1ml 中约含 20mg 的溶液,作为供试品溶液与对照品溶液。照薄层色谱法(通则 0502)试验,吸取上述两种溶液各 10μl,分别点于同一硅胶 G 薄层板上,以丙酮-27% 醋酸钠溶液-甲醇(20:35:45)为展开剂,展开,晾干,置碘蒸气中显色,供试品溶液所显主斑点的位置和颜色应与对照品溶液的主斑点相同。

(3)本品的水溶液显溴化物的鉴别反应(通则 0301)。

【检查】 **酸碱度**　取本品 1.0g,加新沸放冷的水 50ml 使溶解,加溴甲酚紫指示液 0.1ml,用氢氧化钠滴定液(0.1mol/L)或盐酸滴定液(0.1mol/L)滴定,消耗滴定液不得过 0.1ml。

溶液的澄清度和颜色　取本品 2.0g,加水 100ml 使溶解,依法检查(通则 0901 第一法与通则 0902 第一法),溶液应澄清无色。

干燥失重　取本品 1.0g，在 105℃干燥 2 小时，减失重量不得过 2.0%（通则 0831）。

炽灼残渣　取本品 1.0g，依法检查（通则 0841），遗留残渣不得过 0.5%。

氨化合物　取本品 0.1g，加水 5ml 溶解后，加氢氧化钠试液 3ml，加热煮沸，不得发生氨臭。

【含量测定】　取本品 2.0g，精密称定，置 100ml 量瓶中，用水溶解并稀释至刻度，摇匀。精密量取 25ml，置分液漏斗中，加 0.1mol/L 氢氧化钠溶液 10ml 与三氯甲烷 25ml，精密加新制的 5%碘化钾溶液 10ml，振摇，静置使分层，水层用三氯甲烷提取 3 次，每次 10ml，弃去三氯甲烷层，水层移入 250ml 具塞锥形瓶中，加盐酸 40ml，放冷，用碘酸钾滴定液（0.05mol/L）滴定至深棕色几乎消失，加三氯甲烷 2ml，继续滴定并剧烈振摇至三氯甲烷层颜色不再改变，空白溶液为新制的 5%碘化钾溶液 10ml、水 20ml 和盐酸 40ml 的混合溶液，将滴定的结果用空白试验校正。每 1ml 碘酸钾滴定液（0.05mol/L）相当于 36.45mg 的 $C_{19}H_{42}BrN$。

【类别】　抑菌剂。

【贮藏】　密闭保存。

西黄蓍胶

Xihuangshijiao

Tragacanth

[9000-65-1]

本品系豆科植物西黄蓍胶树 *Astragalus gummifer* Labill. 或同属近似树种提取的黏液经干燥制得。

【性状】　本品为白色或类白色半透明扁平而弯曲的带状薄片，表面具平行细条纹，质硬平坦光滑；或为白色或类白色粉末。遇水溶胀成胶体黏液。

【鉴别】（1）取本品适量，用 50%甘油溶液装片（通则 2001），滴加碘试液 1 滴，置显微镜下观察，可见圆形或椭圆形淀粉颗粒，直径为 4～10μm，偶见 20μm，大多为单粒，偶见聚合颗粒。

（2）取本品约 0.1g，置顶空瓶中，加三氟醋酸溶液（6.7→100）2ml，密封，置 120℃烘箱中放置 1 小时，置通风橱中开盖，放冷，加无水甲醇 2ml，振摇使溶解，摇匀，滤过，取续滤液作为供试品溶液。

取阿拉伯糖、木糖、半乳糖各 10mg，加 90%甲醇溶液 5ml 使溶解，摇匀，作为对照品溶液。

照薄层色谱法（通则 0502）试验，吸取供试品溶液和对照品溶液各 5μl，分别点于同一硅胶 G 薄层板上，以 1.6%磷酸二氢钠溶液-丁醇-丙酮（10：40：50）为展开剂，二次展开，第一次展开距离约 10cm，第二次展开距离约 15cm，取出，晾干，喷以对甲氧基苯甲醛溶液（取对甲氧基苯甲醛 0.5ml、冰醋酸 10ml、甲醇 85ml 与硫酸 5ml 混合，即得）至恰好湿润，110℃加热至斑点显示清晰，立即检视。

供试品溶液在对照品溶液中半乳糖、阿拉伯糖、木糖相应位置上显相同颜色的斑点。

（3）取本品约 0.5g，加乙醇 1ml 浸湿，分次加水 50ml，边加边振摇，形成均匀的黏液。取黏液 5ml，加水 5ml 和 4.5%氢氧化钡溶液 2ml，摇匀，生成白色絮状沉淀，加热，溶液和沉淀物逐渐显黄色。

【检查】黏度　取水 150ml，置烧杯中，调节搅拌器的转速为每分钟 300 转，边搅拌边缓慢加入本品 9.0g，加氯化钾 3.0g，转数随着样品溶液黏度的增加进行调整，再加水 150ml，转数可调整至每分钟 1000 转或更大，直至得到完全均匀分散和湿润的胶体溶液，依法测定（通则 0633 第三法），在 20℃±0.1℃，选用适宜的单柱型旋转黏度计（Brookfield RV 型或性能相当的黏度计），5 号转子，每分钟 60 转，黏度应为标示黏度的 80%～120%。

外来物质　取本品 2.0g，置 250ml 圆底烧瓶中，加甲醇 95ml 涡旋以湿润样品，加盐酸溶液（25→100）60ml，加玻璃珠数粒，置水浴加热回流 3 小时，将样品溶液趁热用已恒重的 G0 垂熔漏斗减压滤过，用少量水冲洗圆底烧瓶和玻璃珠，滤过，再用甲醇 40ml 分次洗涤残渣，在 110℃干燥至恒重，遗留残渣不得过 1.0%。

灰分　取本品 1.0g，依法检查（通则 2302），遗留残渣不得过 4.0%。

微生物限度　取本品，依法检查（通则 1105 与通则 1106），每 1g 供试品中需氧菌总数不得过 10^3 cfu，霉菌和酵母菌总数不得过 10^2 cfu，不得检出大肠埃希菌。

【类别】　黏合剂、助悬剂和乳化剂等。

【贮藏】　密闭，在干燥处保存。

【标示】　应标明本品黏度的标示值及测定条件。

注：为满足制剂安全性和有效性要求，必要时，可对本品中的元素杂质铅进行控制。

肉豆蔻酸

Roudoukousuan

Myristic Acid

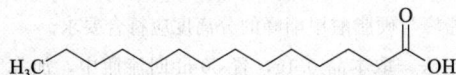

$C_{14}H_{28}O_2$　228.38

[544-63-8]

本品系从椰子油和其他油脂中得到的固体脂肪酸，含 $C_{14}H_{28}O_2$ 不得少于 97.0%。

【性状】　本品为白色或淡黄色坚硬、有光泽的结晶性固体，或为白色或黄白色粉末。

本品在乙醇中易溶，在水中几乎不溶。

凝点　本品的凝点(通则 0613)为 48~55.5℃。

酸值　本品的酸值(通则 0713)应为 242~249。

碘值　取本品 5.0g，依法测定(通则 0713)，碘值应不大于 1.0。

过氧化值　本品的过氧化值(通则 0713)应不大于 10.0。

【鉴别】(1)本品的红外光吸收图谱应与对照品的图谱一致(通则 0402)。

(2)在含量测定项下记录的色谱图中，供试品溶液主峰的保留时间应与对照品溶液主峰的保留时间一致。

【检查】不皂化物　取本品 5.0g，依法测定(通则 0713)，不皂化物不得过 1%。

水溶性酸　取本品 5.0g，加热熔化，加等容新沸热水，振摇 2 分钟，放冷，滤过，滤液中加甲基橙指示液 1 滴，不得显红色。

水分　不得过 0.2%(通则 0832 第一法 1)。

炽灼残渣　不得过 0.1%(通则 0841)。

铅　对照品溶液的制备　精密量取水中铅标准物质(1.000g/L)1ml，置 20ml 量瓶中，用水稀释至刻度，摇匀；精密量取 1ml、2ml 和 5ml，分别置 50ml 量瓶中，用水稀释至刻度，摇匀，即得。

供试品溶液的制备　取本品 5g，精密称定，置坩埚中，取 25%硫酸溶液 5ml，均匀加在供试品上，置水浴上蒸去大部分水分，用小火缓缓加热，再剧烈炽灼至无烟并完全炭化，置 525℃炽灼至无黑色炭粒，放冷，加 1mol/L 盐酸溶液 5ml，置水浴上蒸干，加 3mol/L 盐酸溶液 1ml 和水 5ml，置水浴上加热使残渣溶解，转移至 10ml 量瓶中，用水稀释至刻度，摇匀，即得；同法制备空白溶液。

测定法　取对照品溶液、空白溶液与供试品溶液，照原子吸收分光光度法(通则 0406 第一法)，在 283.3nm 的波长处分别测定吸光度，计算，即得。本品含铅不得过 0.0002%。

【含量测定】照气相色谱法(通则 0521)测定。

色谱条件与系统适用性试验　用聚乙二醇(或极性相近)为固定液的毛细管柱为色谱柱(如 DBWAX 色谱柱，0.53mm×30m，1μm 或效能相当的色谱柱)；起始温度为 70℃，维持 2 分钟，以每分钟 5℃的速率升温至 240℃，维持 5 分钟；进样口温度为 220℃；检测器温度为 260℃。分别取棕榈酸甲酯与硬脂酸甲酯适量，加正庚烷溶解并稀释制成每 1ml 中分别含 0.1mg 的溶液，取 1μl 注入气相色谱仪，记录色谱图，棕榈酸甲酯峰与硬脂酸甲酯峰的分离度应符合要求。

测定法　取本品 0.1g，置 50ml 回流瓶中，加 0.5mol/L 氢氧化钠甲醇溶液 4ml，在水浴中加热回流 10 分钟，放冷，加 14%三氟化硼甲醇溶液 5ml，在水浴中加热回流 2 分钟，放冷，加正庚烷 4ml，继续在水浴中加热回流 1 分钟后，放冷，加饱和氯化钠溶液 10ml，摇匀，静置使分层，取上层液，经无水硫酸钠干燥，作为供试品溶液。精密量取 1μl 注

入气相色谱仪，记录色谱图。

另取十四烷酸甲酯对照品适量，加正庚烷溶解并稀释制成每 1ml 中约含 5mg 的溶液作为定位用对照品溶液。

按面积归一化法计算，即得。

【类别】消泡剂和软膏基质等。

【贮藏】密闭保存。

肉豆蔻酸异丙酯

Roudoukousuan Yibingzhi

Isopropyl Myristate

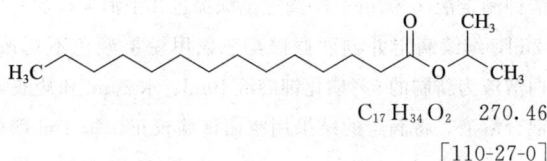

$$H_3C \diagdown\!\diagup\!\diagdown\!\diagup\!\diagdown\!\diagup\!\diagdown \overset{\displaystyle O}{\overset{\|}{C}} \diagup O \diagup \underset{CH_3}{\overset{CH_3}{CH}}$$

$C_{17}H_{34}O_2$　　270.46

[110-27-0]

本品系由异丙醇与饱和高分子量脂肪酸(主要是肉豆蔻酸)酯化而得。含 $C_{17}H_{34}O_2$ 不得少于 90.0%。

【性状】本品为无色的澄清油状液体。

本品在水中不溶。

相对密度　本品的相对密度(通则 0601)为 0.849~0.857。

折光率　本品的折光率(通则 0622)为 1.432~1.436。

黏度　本品的动力黏度(通则 0633 第一法)为 5.0~6.0mPa·s。

酸值　本品的酸值(通则 0713)应不大于 1.0。

碘值　取本品 3.0g，精密称定，置 250ml 的干燥碘量瓶中，加三氯甲烷 10ml，依法测定(通则 0713)，碘值应不大于 1.0。

皂化值　本品的皂化值(通则 0713)应为 202~212。

【鉴别】(1)取本品，加乙醇溶解并制成每 1ml 中约含 1mg 的溶液，取 2ml，缓缓加入新鲜配制的 1%二甲氨基苯甲醛硫酸溶液 2ml，放置 2 分钟，两溶液界面显黄红色，并逐渐变为红色。

(2)在含量测定项下记录的色谱图中，供试品溶液主峰的保留时间应与对照品溶液主峰的保留时间一致。

【检查】溶液的澄清度与颜色　取本品 2.0g，加甲醇溶解并稀释至 20ml，溶液应澄清无色；如显色，与黄色 1 号标准比色液(通则 0901 第一法)比较，不得更深。

水分　取本品约 5.0g，精密称定，照水分测定法(通则 0832 第一法 1)测定，含水分不得过 0.1%。

炽灼残渣　取本品 1.0g，依法检查(通则 0841)，遗留残渣不得过 0.1%。

【含量测定】照气相色谱法(通则 0521)测定。

色谱条件与系统适用性试验　用聚乙二醇(或极性相近)为固定液的毛细管柱为色谱柱(如：0.53mm×30m，1μm 或效能相当的色谱柱)；起始温度为 125℃，以每分钟 10℃的速率升温至 185℃，维持 10 分钟；进样口温度为 250℃，检测器温度为 250℃。

内标溶液的制备 取二十三烷适量，精密称定，加正庚烷制成每 1ml 中约含 0.2mg 的溶液。

测定法 取本品约 20mg，精密称定，置 100ml 量瓶中，加内标溶液溶解并稀释至刻度，摇匀，精密量取 2μl 注入气相色谱仪，记录色谱图；另取肉豆蔻酸异丙酯对照品适量，同法测定。按内标法以峰面积计算，即得。

【类别】溶剂和润滑剂等。

【贮藏】遮光，密封保存。

多库酯钠

Duokuzhina

Docusate Sodium

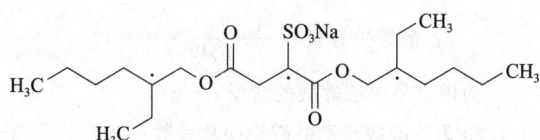

C$_{20}$H$_{37}$NaO$_7$S   444.56

[577-11-7]

本品为磺基琥珀酸 1,4-二(2-乙基己基)酯钠盐。按无水物计算，含多库酯钠(C$_{20}$H$_{37}$NaO$_7$S)不得少于 98.0%。

【性状】本品为白色或类白色蜡状固体。

本品在二氯甲烷中极易溶解，在水中微溶。

【鉴别】(1)取本品适量，加丙酮溶解并稀释成每 1ml 中约含 60mg 的溶液，作为供试品溶液。取供试品溶液 1 滴，置溴化钾片上，待丙酮挥发后，立即测定，供试品的红外光吸收图谱应与对照品的图谱一致(通则 0402)。

(2)取炽灼残渣项下的残渣，加水 5ml 使溶解，滤过，滤液显钠盐的鉴别反应(通则 0301)。

【检查】**碱度** 取样品 1.0g，精密称定，加 50%甲醇溶液(甲基红指示液呈中性)100ml 溶解，加入甲基红指示液 0.1ml，用盐酸滴定液(0.1mol/L)滴定至溶液显红色。消耗盐酸滴定液(0.1mol/L)的体积不得过 0.2ml。

乙醇溶液的澄清度 取本品 25.0g，加乙醇 100ml 使溶解，静置 24 小时，供试品溶液应澄清。

氯化物 取本品 5.0g，精密称定，加 50%乙醇溶液 50ml 使溶解，照电位滴定法(通则 0701)，用硝酸银滴定液(0.01mol/L)滴定，并将滴定的结果用空白试验校正。每 1ml 硝酸银滴定液(0.01mol/L)相当于 0.3545mg 的 Cl，含氯化物以氯(Cl)计不得过 0.035%。

硫酸盐 取本品 0.25g，加 80%异丙醇溶液 40ml，用高氯酸溶液(1→10)调 pH 值至 2.5～4.0，加入 0.058%吐啉溶液 0.4ml 和 0.0125%亚甲蓝溶液 0.1ml，摇匀，用高氯酸钡滴定液(0.05mol/L)滴定至溶液颜色由黄绿色变为黄粉色，消耗高氯酸钡滴定液(0.05mol/L)的体积不得过 0.75ml

(2.0%)。

有关物质 取本品 0.2g，精密称定，置 10ml 量瓶中，加无水乙醇溶解并稀释至刻度，摇匀，作为供试品溶液。

取马来酸二乙基己酯适量，精密称定，加无水乙醇溶解并定量稀释制成每 1ml 中约含 80μg 的溶液，作为对照品溶液。

照高效液相色谱法(通则 0512)测定，用十八烷基硅烷键合硅胶为填充剂；以乙醇-水(78:22)为流动相，检测波长为 210nm。精密量取供试品溶液与对照品溶液各 10μl，分别注入液相色谱仪，记录色谱图至主成分保留时间的 3 倍。

供试品溶液色谱图中如有与马来酸二乙基己酯保留时间一致的色谱峰，按外标法以峰面积计算，含马来酸二乙基己酯不得过 0.4%，其他单个杂质峰面积不得大于对照品溶液主峰面积(0.4%)。与马来酸二乙基己酯相对保留时间为 0.5 前的峰忽略不计。

水分 取本品 0.25g，照水分测定法(通则 0832 第一法 1)测定，含水分不得过 3.0%。

炽灼残渣 取本品 1.0g，依法检查(通则 0841)，按无水物计算，遗留残渣应为 15.5%～16.5%。

【含量测定】取本品 1.0g，精密称定，置 250ml 锥形瓶中，精密加入乙醇制氢氧化钾滴定液(0.5mol/L)25ml，水浴加热回流 45 分钟，放冷，加酚酞指示液 0.25ml，用盐酸滴定液(0.5mol/L)滴定至红色消失，并将滴定的结果用空白试验校正。每 1ml 乙醇制氢氧化钾滴定液(0.5mol/L)相当于 0.1112g 的 C$_{20}$H$_{37}$NaO$_7$S。

【类别】润湿剂、增溶剂和表面活性剂等。

【贮藏】密封保存。

注：①本品有引湿性。②本品有特殊气味。

色 氨 酸

Se'ansuan

Tryptophan

见二部品种正文。

【类别】增溶剂和冻干保护剂等。

交联羧甲纤维素钠

Jiaolian Suojia Xianweisuna

Croscarmellose Sodium

[74811-65-7]

本品为交联的、部分羧甲化的纤维素钠盐。

【性状】本品为白色或类白色粉末。

本品在无水乙醇或丙酮中不溶。

【鉴别】(1)取本品 1g，加 0.0004％亚甲蓝溶液 100ml，搅拌，放置，生成蓝色沉淀。

(2)取本品 1g，加水 50ml，混匀，取 1ml 置试管中，加水 1ml 与 α-萘酚甲醇溶液(取 α-萘酚 1g，加无水甲醇 25ml，搅拌溶解，即得，临用新制)5 滴，沿倾斜的试管壁，缓缓加硫酸 2ml，在液面交界处显紫红色。

(3)取鉴别(2)项下的溶液，显钠盐的火焰反应(通则 0301)。

【检查】**沉降体积**　取 100ml 具塞量筒，加水 75ml，取本品 1.5g，分三次加入量筒，每次 0.5g，每次加样后剧烈振摇，最终加水至 100ml，继续振摇至供试品在溶液中均匀分散，放置 4 小时，沉降体积应为 10.0～30.0ml。

酸度　取本品 1g，加水 100ml，振摇 5 分钟后，依法测定(通则 0631)，pH 值应为 5.0～7.0。

取代度　取本品约 1.0g，精密称定，置 500ml 具塞锥形瓶中，加 10％氯化钠溶液 300ml，精密加氢氧化钠滴定液(0.1mol/L)25ml，密塞，放置 5 分钟，并时时振摇，加盐酸滴定液(0.1mol/L)15ml 和间甲酚紫指示液(取间甲酚紫 0.1g，加 0.01mol/L 氢氧化钠溶液 13ml 溶解，加水稀释至 100ml，即得)5 滴，密塞后振摇。如果溶液显紫色，继续加盐酸滴定液(0.1mol/L)，每次 1.0ml，直至溶液变为黄色。用氢氧化钠滴定液(0.1mol/L)滴定至紫色。

照下式计算羧甲基酸取代度(A)：

$$A = \frac{1150M}{(7102 - 412M - 80C)}$$

式中　M 为中和 1g 供试品(按干燥品计算)所需氢氧化钠的毫摩尔数；

　　　C 为供试品在炽灼残渣项下得到的炽灼残渣百分数。

照下式计算羧甲基钠取代度(S)：

$$S = \frac{(162 + 58A) \times C}{(7102 - 80C)}$$

按干燥品计算，羧甲基酸与羧甲基钠的取代度(A+S)应为 0.60～0.85。

氯化钠与乙醇酸钠　氯化钠　取本品约 5.0g，精密称定，置 250ml 烧杯中，加水 50ml 和 30％过氧化氢溶液 5ml，置水浴上加热 20 分钟并不断搅拌。放冷，加水 100ml 与硝酸 10ml，在不断搅拌条件下，用硝酸银滴定液(0.05mol/L)滴定，银电极电位法指示滴定终点。每 1ml 硝酸银滴定液(0.05mol/L)相当于 2.922mg 的 NaCl。

乙醇酸钠　避光操作。取本品约 0.5g，精密称定，置 100ml 烧杯中，加冰醋酸与水各 5ml，搅拌 15 分钟。相继缓慢加入丙酮 50ml 和氯化钠 1g 后，搅拌数分钟；滤过，并用丙酮完全定量转移至 100ml 量瓶中，用丙酮稀释至刻度，摇匀，作为供试品溶液。

另取室温减压干燥 12 小时的乙醇酸对照品约 0.1g，精密称定，置 100ml 量瓶中，加水溶解并稀释至刻度，摇匀，分别精密量取 1.0ml、2.0ml、3.0ml 与 4.0ml，置 100ml 量瓶中，分别加水至 5ml，加冰醋酸 5ml，用丙酮稀释至刻度，作为系列浓度的对照品溶液。

取供试品溶液与上述对照品溶液各 2.0ml，分别置 25ml 量瓶中，置水浴中加热 20 分钟，挥去丙酮，取出，冷却后加入 2,7-二羟基萘溶液(取 2,7-二羟基萘 10mg，加硫酸 100ml 溶解后，放置至溶液的颜色褪去，2 天内使用)5.0ml，混匀后，再加入 2,7-二羟基萘溶液 15.0ml，混匀，用铝箔盖住量瓶口，置水浴中加热 20 分钟，冷却，加硫酸稀释至刻度，混匀。

同时取含 5％水与 5％冰醋酸的丙酮溶液 2.0ml 作为空白溶液，同法操作。

照紫外-可见分光光度法(通则 0401)，在 540nm 的波长处测定吸光度。

绘制标准曲线，计算供试品中乙醇酸的含量，照下式计算供试品中乙醇酸钠含量：

$$乙醇酸钠含量 = \frac{1.29w}{(1-b)W} \times 100\%$$

式中　w 为供试品中乙醇酸的含量，mg；

　　　1.29 为乙醇酸与乙醇酸钠换算系数；

　　　b 为供试品的干燥失重；

　　　W 为供试品的取样量，mg。

按干燥品计算，氯化钠与乙醇酸钠总量不得过 0.5％。

水中可溶物　取本品约 10g，精密称定，加水 800ml，并在 30 分钟内每 10 分钟搅拌 1 分钟，放置 1 小时后，取上层液(必要时离心)200ml 经快速滤纸减压滤过，取续滤液 150ml 置预先恒重的 250ml 烧杯中，精密称定滤液的重量，加热浓缩至干，在 105℃干燥 4 小时，精密称定，计算残渣的重量，照下式计算水中可溶物的含量：

$$水中可溶物含量 = \frac{W_1(800 + W_2)}{W_2 W_3 (1-b)} \times 100\%$$

式中　W_1 为残渣的重量，g；

　　　W_2 为供试品的取样量，g；

　　　W_3 为滤液的重量，g；

　　　b 为供试品的干燥失重。

按干燥品计算，水中可溶物不得过 10.0％。

干燥失重　取本品，在 105℃干燥 6 小时，减失重量不得过 10.0％(通则 0831)。

炽灼残渣　取本品 1.0g，依法检查(通则 0841)。按干燥品计算，遗留残渣应为 14.0％～28.0％。

重金属　取炽灼残渣项下遗留的残渣，依法检查(通则 0821 第二法)，含重金属不得过百万分之十。

【类别】崩解剂和填充剂等。

【贮藏】密封保存。

【标示】应标明粒度分布的标示值。

注：本品极具引湿性。

交联聚维酮

Jiaolian Juweitong

Crospovidone

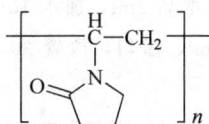

[9003-39-8]

本品为 N-乙烯-2-吡咯烷酮合成交联的不溶于水的均聚物。分子式为$(C_6H_9NO)_n$，其中 n 代表1-乙烯基-2-吡咯烷酮链节的平均数。按无水物计算，含氮(N)应为 11.0%～12.8%。

【性状】本品为白色或类白色粉末。

本品在水或乙醇中不溶。

【鉴别】(1)取本品 1g，加水 10ml 振摇使分散成混悬液，加碘试液 0.1ml，振摇 30 秒，加淀粉指示液 1ml，振摇，应无蓝色产生。

(2)本品的红外光吸收图谱应与对照品的图谱一致(通则 0402)。

【检查】**酸碱度** 取本品 1.0g，加水 100ml 搅拌使成均匀混悬液，依法测定(通则 0631)，pH 值应为 5.0～8.0。

水中可溶物 取本品 25.0g，置烧杯中，加水 200ml，搅拌 1 小时，用水定量转移至 250ml 量瓶中，用水稀释至刻度，摇匀，静置(一般不超过 24 小时)，取上层溶液，离心 30 分钟(每分钟 3500 转)，取上清液经 0.45μm 滤膜滤过，精密量取续滤液 50ml，置已在 105℃干燥 3 小时并称重的烧杯中，蒸发至干，在 105℃干燥 3 小时，遗留残渣不得过 50mg(1.0%)。

N-乙烯-2-吡咯烷酮 取本品约 1.25g，精密称定，精密加水 50ml，振摇使分散，密塞，振荡 1 小时，静置后，取上清液滤过，续滤液作为供试品溶液。

另取 N-乙烯-2-吡咯烷酮对照品适量，精密称定，用流动相溶解并稀释制成每 1ml 约含 0.25μg 的溶液，作为对照品溶液。

另取 N-乙烯-2-吡咯烷酮对照品和乙酸乙烯酯适量，用甲醇溶解并制成每 1ml 中含 N-乙烯-2-吡咯烷酮 1μg 与乙酸乙烯酯 50μg 的溶液，作为系统适用性溶液。

照高效液相色谱法(通则 0512)测定，用十八烷基硅烷键合硅胶为填充剂，以乙腈-水(8：92)为流动相，检测波长为 235nm。取系统适用性溶液 20μl，注入液相色谱仪，记录色谱图，N-乙烯-2-吡咯烷酮峰与乙酸乙烯酯峰的分离度应符合规定。精密量取供试品溶液与对照品溶液各 20μl，注入液相色谱仪，记录色谱图，按外标法以峰面积计算，不得过 0.001%。

过氧化物 取本品 4.0g(按无水物计算)，加水 100ml

搅拌使成均匀混悬液，作为贮备液。精密量取贮备液 25ml，加三氯化钛-硫酸溶液 2.0ml，摇匀，放置 30 分钟，作为供试品溶液；另精密量取贮备液 25ml，加硫酸溶液(13→100) 2.0ml，摇匀，放置 30 分钟，作为空白溶液。照紫外-可见分光光度法(通则 0401)，在 405nm 的波长处测定吸光度，不得过 0.35(相当于 0.04%的 H_2O_2)。

水分 取本品，照水分测定法(通则 0832 第一法)测定，含水分不得过 5.0%。

炽灼残渣 取本品 2.0g，依法检查(通则 0841)，遗留残渣不得过 0.1%。

重金属 取炽灼残渣项下遗留的残渣，依法检查(通则 0821 第二法)，含重金属不得过百万分之十。

砷盐 取本品 1.0g，置凯氏烧瓶中，加硫酸 5ml，小火加热至完全炭化后(必要时可添加硫酸，总量不超过 10ml)，缓缓滴加浓过氧化氢溶液，待反应停止，继续加热，并滴加浓过氧化氢溶液至溶液无色，放冷，加水 10ml，蒸发除尽过氧化氢，加盐酸 5ml 与水适量，依法检查(通则 0822)，应符合规定(不得过 0.0002%)。

【含量测定】取本品约 0.2g，精密称定，照氮测定法(通则 0704 第一法或第三法)测定，计算，即得。

【类别】崩解剂和填充剂等。

【贮藏】避光，密封保存。

【标示】应标明本品粒度分布的标示范围。

附：**三氯化钛-硫酸溶液的配制** 量取 15%三氯化钛溶液(取 15g 三氯化钛溶于 100ml 稀盐酸中) 20ml，在冰浴下与硫酸 13ml 小心混合均匀，加适量浓过氧化氢溶液至出现黄色，加热至冒白烟，放冷，反复用水稀释并蒸发至溶液近无色，加水得无色溶液，并加水至 100ml，摇匀，即得。

注：本品极具引湿性。

羊 毛 脂

Yangmaozhi

Lanolin

[8006-54-0]

本品系采用羊毛经加工精制而得。

【性状】本品为淡黄色至棕黄色的蜡状物；有黏性而滑腻。

本品在乙醇中极微溶解，在水中不溶。

熔点 本品的熔点(通则 0612 第二法)为 36～42℃。

酸值 本品的酸值(通则 0713)应不大于 1.5。

碘值 本品的碘值(通则 0713)应为 18～35(测定时在暗处放置时间为 4 小时)。

皂化值 本品的皂化值(通则 0713)应为 92～106(测定

时加热回流时间为 2 小时）。

【鉴别】取本品 0.5g，加三氯甲烷 5ml 溶解后，加醋酐 1ml 与硫酸 2 滴，即显深绿色。

【检查】酸碱度 取本品 10g，加水 50ml，置水浴上加热熔融，不断搅拌，放冷，除去脂肪，溶液应澄清，取 10ml，加酚酞指示液 1 滴，不得显红色；另取 10ml，加甲基红指示液 1 滴，不得显红色。

氯化物 取本品 0.20g，置锥形瓶中，加乙醇 27ml，加热回流数分钟，放冷，加硝酸 0.5ml，滤过，滤液中加硝酸银的乙醇溶液（1→50）5 滴，如发生浑浊，与对照液〔取乙醇 20ml，加标准氯化钠溶液 7.0ml、硝酸 0.5ml 与硝酸银的乙醇溶液（1→50）5 滴制成〕比较，不得更浓（0.035%）。

易氧化物 取上述酸碱度项下遗留的溶液 10ml，加高锰酸钾滴定液（0.02mol/L）1 滴，5 分钟内红色不得完全消失。

乙醇中不溶物 取本品 0.50g，加无水乙醇 40ml，煮沸，溶液应澄清或显极微的浑浊。

干燥失重 取本品，在 105℃ 干燥至恒重，时加搅拌，减失重量不得过 0.5%（通则 0831）。

炽灼残渣 不得过 0.15%（通则 0841）。

【类别】软膏基质和乳化剂等。

【贮藏】密封，在阴凉处保存。

冰 醋 酸
Bingcusuan
Glacial Acetic Acid

$C_2H_4O_2$　60.05

[64-19-7]

本品含 $C_2H_4O_2$ 不得少于 99.0%（g/g）。

【性状】本品为无色透明液体或无色的结晶块。

凝点 本品的凝点（通则 0613）不低于 14.5℃。

【鉴别】（1）取本品 1ml，加水 1ml，用氢氧化钠试液中和，加三氯化铁试液，即显深红色；煮沸，即生成红棕色的沉淀；再加盐酸，即溶解成黄色溶液。

（2）取本品少许，加硫酸与少量的乙醇，加热，即发生乙酸乙酯的香气。

【检查】氯化物 取本品 10ml，加水 20ml，依法检查（通则 0801），与标准氯化钠溶液 4.0ml 制成的对照液比较，不得更浓（0.0004%）。

硫酸盐 取本品 20ml，加 1% 无水碳酸钠溶液 1ml，置水浴上蒸干，依法检查（通则 0802），与标准硫酸钾溶液 1.0ml 制成的对照液比较，不得更浓（0.0005%）。

甲酸与易氧化物 取本品 5ml，加水 10ml 稀释后，分取 5ml，加重铬酸钾滴定液（0.016 67mol/L）2.5ml 与硫酸 6ml，放置 1 分钟，再加水 20ml，冷却至 15℃，加碘化钾试液 1ml，应显深黄色或棕色。

还原性物质 取本品 2ml，加水 10ml 与高锰酸钾滴定液（0.02mol/L）0.10ml，摇匀，放置 30 分钟，粉红色不得完全消失。

乙醛 取本品 1.8ml，精密称定，置 10ml 量瓶中，加水稀释至刻度，摇匀，取 2.5ml，置顶空瓶中，加 3.2mol/L 氢氧化钠溶液 2.5ml，立即密封，摇匀，作为供试品溶液。

精密量取乙醛溶液对照品适量，加 1.6mol/L 醋酸钠溶液溶解并定量稀释制成每 1ml 中约含 0.01mg 的溶液，精密量取 5ml，置顶空瓶中，密封，作为对照品溶液。

照气相色谱法（通则 0521）测定，以聚乙二醇（或极性相近）为固定液的毛细管柱为色谱柱；柱温 35℃，维持 5 分钟，以每分钟 30℃ 的速率升温至 120℃，维持 2 分钟；进样口温度 200℃；检测器温度 250℃；顶空平衡温度为 80℃，平衡时间为 30 分钟。取供试品溶液和对照品溶液分别顶空进样，记录色谱图，按外标法以峰面积计算，含乙醛不得过 0.01%。

不挥发物 取本品 20ml，置 105℃ 恒重的蒸发皿中，在水浴上蒸干后，在 105℃ 干燥至恒重，遗留残渣不得过 1mg。

铁盐 取本品 2.0ml，置水浴上蒸干，加水 15ml，微温溶解后，加水适量使成 25ml，依法检查（通则 0807），与标准铁溶液 1.0ml 制成的对照液比较，不得更深（0.0005%）。

重金属 取本品 10ml，置水浴上蒸干，加醋酸盐缓冲液（pH 3.5）2ml 与水 15ml，微温溶解后，加水适量使成 25ml，依法检查（通则 0821 第一法），含重金属不得过百万分之二。

【含量测定】取本品约 2ml，置贮有新沸冷水约 20ml 并已精密称定重量的具塞锥形瓶中，精密称定，加新沸冷水 20ml 与酚酞指示液 3 滴，用氢氧化钠滴定液（1mol/L）滴定。每 1ml 氢氧化钠滴定液（1mol/L）相当于 60.05mg 的 $C_2H_4O_2$。

【类别】pH 调节剂和溶剂。

【贮藏】密封保存。

异 丙 醇

Yibingchun

Isopropyl Alcohol

OH
|
H₃C　CH₃

C_3H_8O　60.10

[67-63-0]

本品为 2-丙醇。

【性状】 本品为无色澄清的液体。

相对密度 本品的相对密度(通则 0601)为 0.785~0.788。

折光率 本品的折光率(通则 0622)为 1.376~1.379。

【鉴别】 (1)取本品 1ml,加碘试液 2ml 与氢氧化钠试液 2ml,振摇,即产生黄色沉淀。

(2)本品的红外光吸收图谱应与对照品的图谱一致(通则 0402)。

【检查】酸度 取本品 50.0ml,加水 100ml,加酚酞指示液 2 滴,用氢氧化钠滴定液(0.01mol/L)滴至粉红色 30 秒不褪色,消耗氢氧化钠滴定液(0.01mol/L)的体积不得过 1.4ml。

溶液的澄清度与颜色 取本品 2.0ml,加水 8ml,混匀,静置 5 分钟后,依法检查(通则 0901 与通则 0902),溶液应澄清无色。

吸光度 取本品,以水为空白,照紫外-可见分光光度法(通则 0401)测定,在 230nm、250nm、270nm、290nm 与 310nm 波长处的吸光度分别不得过 0.30、0.10、0.03、0.02 与 0.01。

不挥发物 取本品 50.0ml,置 105℃恒重的蒸发皿中,在水浴上蒸干后,再在 105℃干燥 1 小时,遗留残渣不得过 1.0mg[0.002%(g/ml)]。

易氧化物 取本品 10.0ml,置比色管中,调节温度至 15℃,加高锰酸钾滴定液(0.02mol/L)0.50ml,密塞,摇匀,在 15℃静置 15 分钟,溶液所呈粉红色不得完全消失。

水分 取本品,照水分测定法(通则 0832 第一法 1)测定,含水分不得过 0.2%。

挥发性杂质 取本品作为供试品溶液。

精密量取甲醇、乙醇、丙酮、2-丁醇、正丙醇、异丙醚适量,用本品稀释制成每 ml 中含甲醇 0.2μl,含乙醇、丙酮、2-丁醇、正丙醇与异丙醚各 1μl 的混合溶液,作为对照溶液(a);精密量取苯 100μl,置 100ml 量瓶中,用本品稀释至刻度,摇匀,精密量取 0.2ml,置 100ml 量瓶中,用本品稀释至刻度,摇匀,作为对照溶液(b)。

照气相色谱法测定(通则 0521)测定,用 6%氰丙基苯基-94%二甲基硅氧烷(或极性相近)为固定液的毛细管柱,程序升温,起始温度为 40℃,维持 12 分钟,以每分钟 10℃的速率升

温至 240℃,维持 10 分钟;进样口温度为 250℃,检测器温度为 250℃。精密量取对照溶液(a)、(b)和供试品溶液各 1μl,分别注入气相色谱仪,记录色谱图。对照溶液(a)色谱图中出峰顺序依次为甲醇、乙醇、丙酮、异丙醇、异丙醚、正丙醇、2-丁醇,各相邻峰之间分离度应满足要求。供试品溶液色谱图中如含杂质峰,按下列公式进行计算。

$$甲醇含量(\%) = \frac{0.02\% \times M_E}{M_T - M_E}$$

式中　M_E 为供试品溶液中甲醇的峰面积;

　　　M_T 为对照溶液(a)中甲醇的峰面积。

已知单个杂质(乙醇、丙酮、异丙醚、正丙醇、2-丁醇)含量(%)

$$= \frac{0.1\% \times A_E}{A_T - A_E}$$

式中　A_E 为供试品溶液中已知单个杂质(乙醇、丙酮、异丙醚、正丙醇、2-丁醇)的峰面积;

　　　A_T 为对照溶液(a)中已知单个杂质(乙醇、丙酮、异丙醚、正丙醇、2-丁醇)的峰面积。

$$苯含量(\%) = \frac{0.0002\% \times B_E}{B_T - B_E}$$

式中　B_E 为供试品溶液中苯的峰面积;

　　　B_T 为对照溶液(b)中苯的峰面积。

$$总杂质 = \frac{R_T - R_U}{R_T} \times 100\%$$

式中　R_U 为供试品溶液中异丙醇的峰面积;

　　　R_T 为供试品溶液的总峰面积。

各杂质限度见下表。

杂质	限度(%)
甲醇	不得过 0.02
已知单个杂质(乙醇、丙酮、异丙醚、正丙醇、2-丁醇)	不得过 0.1
苯	不得过 0.0002
总杂质	不得过 0.3

【类别】 溶剂。

【贮藏】 遮光,密闭保存。

注:本品具挥发性,易燃烧。

红 氧 化 铁

Hong Yanghuatie

Red Ferric Oxide

Fe_2O_3　159.69

[1309-37-1]

本品按炽灼至恒重后计算,含 Fe_2O_3 不得少于 98.0%。

【性状】 本品为暗红色粉末。

本品在水中不溶。

【鉴别】 取本品约 0.1g,加稀盐酸 5ml,煮沸冷却后,溶液显铁盐的鉴别反应(通则 0301)。

【检查】水中可溶物 取本品 2.0g，加水 100ml，置水浴上加热回流 2 小时，滤过，滤渣用少量水洗涤，合并滤液与洗液，置经 105℃恒重的蒸发皿中，蒸干，在 105℃干燥至恒重，遗留残渣不得过 10mg(0.5%)。

酸中不溶物 取本品 2.0g，加盐酸 25ml，置水浴中加热使溶解，加水 100ml，用经 105℃恒重的 4 号垂熔坩埚滤过，滤渣用盐酸溶液(1→100)洗涤至洗液无色，再用水洗涤至洗液不显氯化物的反应，在 105℃干燥至恒重，遗留残渣不得过 6mg(0.3%)。

炽灼失重 取本品约 1.0g，精密称定，在 800℃炽灼至恒重，减失重量不得过 4.0%。

钡盐 取本品 0.2g，加盐酸 5ml，加热使溶解，滴加过氧化氢试液 1 滴，再加 10%氢氧化钠溶液 20ml，滤过，滤渣用水 10ml 洗涤，合并滤液与洗液，加硫酸溶液(2→10)10ml，不得显浑浊。

铅 取本品 2.5g，置 100ml 具塞锥形瓶中，加 0.1mol/L 盐酸溶液 35ml，搅拌 1 小时，滤过，滤渣用 0.1mol/L 盐酸溶液洗涤，合并滤液与洗液置 50ml 量瓶中，加 0.1mol/L 盐酸溶液稀释至刻度，摇匀，作为供试品溶液；另取标准铅溶液 2.5ml，置 50ml 量瓶中，加 1mol/L 盐酸溶液 5ml，用水稀释至刻度，摇匀，作为对照品溶液。照原子吸收分光光度法(通则 0406)，在 217.0nm 的波长处分别测定，供试品溶液的吸光度不得大于对照品溶液(0.001%)。

砷盐 取本品 0.67g，加盐酸 7ml，加热使溶解，加水 21ml，滴加酸性氯化亚锡试液使黄色褪去，依法检查(通则 0822 第一法)，应符合规定(0.0003%)。

【含量测定】 取经 800℃炽灼至恒重的本品约 0.15g，精密称定，置具塞锥形瓶中，加盐酸 5ml，置水浴上加热使溶解，加过氧化氢试液 2ml，加热至沸数分钟，加水 25ml，放冷，加碘化钾 1.5g 与盐酸 2.5ml，密塞，摇匀，在暗处静置 15 分钟，用硫代硫酸钠滴定液(0.1mol/L)滴定，至近终点时加淀粉指示液 2.5ml，继续滴定至蓝色消失。每 1ml 硫代硫酸钠滴定液(0.1mol/L)相当于 7.985mg 的 Fe_2O_3。

【类别】 着色剂和包衣剂等。

【贮藏】 密封保存。

纤维醋法酯

Xianwei Cufazhi

Cellacefate

[9004-38-0]

本品为部分乙酰化的纤维素与苯二甲酸酐缩合制得。按无游离酸和无水物计算，含苯甲酸甲酰基($C_8H_5O_3$)应为 30.0%~36.0%，乙酰基(C_2H_3O)应为 21.5%~26.0%。

【性状】 本品为白色或类白色的无定形纤维状、细条状、片状、颗粒或粉末。

本品在水或乙醇中不溶；在丙酮中溶胀成澄清或微浑浊的胶体溶液。

【鉴别】 取本品，用粉碎机或研磨机粉碎后，取粉末，用溴化钾压片法测定，其红外光吸收图谱应与对照品的图谱一致(通则 0402)。

【检查】黏度 精密称取取本品 15g(按无水物计)，置具塞锥形瓶中，精密加丙酮-水(249：1)85g，振摇至完全溶解，依法测定动力黏度(通则 0633 第一法)，选择不同内径的毛细管，使得流出时间大于 200 秒。黏度应为 45~90mPa·s。

水分 取本品约 0.5g，精密称定，以无水乙醇-二氯甲烷(3：2)为溶剂(如供试品溶解困难，用脱水乙醇代替无水乙醇)，照水分测定法(通则 0832 第一法 1)测定，含水分不得过 5.0%。

游离酸 取本品约 3.0g，精密称定，置碘量瓶中，加甲醇溶液(1→2)100ml，密塞，振摇 2 小时；滤过，用甲醇溶液(1→2)洗涤碘量瓶和残渣 2 次，每次 10ml，合并洗液和滤液，加酚酞指示液 3 滴，用氢氧化钠滴定液(0.1mol/L)滴定，并将滴定的结果用空白试验校正。每 1ml 氢氧化钠滴定液(0.1mol/L)相当于 8.306mg 的 $C_8H_6O_4$。按无水物计算，含游离酸以邻苯二甲酸($C_8H_6O_4$)计，不得过 3.0%。

炽灼残渣 取本品 2.0g，依法检查(通则 0841)，遗留残渣不得过 0.1%。

重金属 取炽灼残渣项下遗留的残渣，依法检查(通则 0821 第二法)，含重金属不得过百万分之十。

【含量测定】苯甲酸甲酰基 取本品约 1g，精密称定，置锥形瓶中，加乙醇-丙酮(3：2)50ml，振摇使溶解，加酚酞指示液 2 滴，用氢氧化钠滴定液(0.1mol/L)滴定，并将滴定的结果用空白试验校正。每 1ml 氢氧化钠滴定液(0.1mol/L)相当于 14.91mg 的 $C_8H_5O_3$。按下式计算苯甲酸甲酰基的百分含量：

$$苯甲酸甲酰基含量(\%) = \frac{14.91(V-V_0)}{[1000(100\%-\alpha)(100\%-S)W]} - \frac{1.795S}{(100\%-S)}$$

式中 W 为供试品的取样量，g；

V 为消耗氢氧化钠滴定液(0.1mol/L)的体积，ml；

V_0 为空白消耗氢氧化钠滴定液(0.1mol/L)的体积，ml；

α 为水分含量；

S 为游离酸含量。

乙酰基 取本品约 0.1g，精密称定，置磨口烧瓶中，精密加入氢氧化钠滴定液(0.1mol/L)25ml，加热回流 30 分钟，放冷，加酚酞指示液 5 滴，用盐酸滴定液(0.1mol/L)滴定，并将滴定的结果用空白试验校正。每 1ml 氢氧化钠滴定液(0.1mol/L)相当于 4.304mg 的 C_2H_3O。按下式计算乙酰基的百分含量：

$$乙酰基含量(\%) = \frac{4.304(V_0-V)}{[1000(100\%-\alpha)(100\%-S)W]} - \frac{0.5182S}{(100\%-S)} - 0.5773P$$

式中　W 为供试品的取样量，g；

　　　V 为消耗盐酸滴定液(0.1mol/L)的体积，ml；

　　　V_0 为空白消耗盐酸滴定液(0.1mol/L)的体积，ml；

　　　α 为水分含量；

　　　S 为游离酸含量；

　　　P 为苯甲酸甲酰基含量。

【类别】　包衣剂和释放调节剂等。

【贮藏】　遮光，密闭保存。

附：脱水乙醇的制备　在 500ml 的圆底烧瓶中，放置干燥纯净的镁条 1.2g，加无水乙醇 20ml，装上回流冷凝管，并在冷凝管上附加一只无水氯化钙干燥管。用电热套直接加热使微沸，移去电热套，立刻加入几粒碘片(此时注意不要振荡)，顷刻即在碘粒附近发生作用。待作用完毕后，加入无水乙醇 200ml 和几粒沸石，回流 1 小时。改成蒸馏装置。蒸去前馏分后，用干燥的蒸馏瓶做接收器，其支管接一无水氯化钙干燥管，使与大气相通，用电热套直接加热，蒸馏产物收存于玻璃瓶中，密封保存。

检查脱水乙醇和脱水乙醇-二氯甲烷混合溶液(3：2)的水分　取 10ml，照水分测定法(通则 0832 第一法 1)测定，脱水乙醇和脱水乙醇-二氯甲烷混合溶液(3：2)含水分均不得过 0.05%。

麦 芽 酚

Maiyafen

Maltol

$C_6H_6O_3$　126.11

[118-71-8]

本品为 3-羟基-2-甲基-4-吡喃酮。按无水物计算，含 $C_6H_6O_3$ 不得少于 99.0%。

【性状】　本品为白色结晶性粉末。

本品在乙醇或丙二醇中溶解，在水或甘油中略溶。

熔点　本品的熔点(通则 0612)为 160~164℃。

【鉴别】　(1)取含量测定项下的溶液，照紫外-可见分光光度法(通则 0401)测定，在 274nm 的波长处有最大吸收。

(2)本品的红外光吸收图谱应与对照品的图谱一致(通则 0402)。

【检查】**水分**　取本品，照水分测定法(通则 0832 第一法 1)测定，含水分不得过 0.5%。

炽灼残渣　取本品 1.0g，依法检查(通则 0841)，遗留残渣不得过 0.2%。

铅　照铅、镉、砷、汞、铜测定法(通则 2321)测定，含铅不得过百万分之十。

重金属　取炽灼残渣项下遗留的残渣，依法检查(通则 0821 第二法)，含重金属不得过百万分之二十。

砷盐　取本品 0.67g，于 450~500℃ 炽灼使完全灰化后，取残渣，依法检查(通则 0822 第一法)，应符合规定(0.0003%)。

【含量测定】　取本品约 50mg，精密称定，置 250ml 量瓶中，用 0.1mol/L 盐酸溶液溶解并稀释至刻度，摇匀，精密量取 5ml，置 100ml 量瓶中，用 0.1mol/L 盐酸溶液稀释至刻度，摇匀，照紫外-可见分光光度法(通则 0401)，在 274nm 的波长处测定吸光度；另取麦芽酚对照品，同法测定，即得。

【类别】　矫味剂和芳香剂等。

【贮藏】　密闭，避光保存。

麦 芽 糊 精

Maiya Hujing

Maltodextrin

[9050-36-6]

本品系淀粉经酶法水解后精制而得。

【性状】　本品为白色或类白色的粉末或颗粒。

本品在水中易溶，在无水乙醇中几乎不溶。

【鉴别】　取本品约 1g，加水 10ml 溶解后，缓缓滴入碱性酒石酸铜试液中，加热，即生成红色沉淀。

【检查】**酸度**　取本品 2.0g，加水 10ml 溶解后，依法测定(通则 0631)，pH 值应为 4.5~6.5。

水中不溶物　取本品 5.0g(按干燥品计)，置烧杯中，加 35~40℃ 水 50ml 溶解后，趁热用经 105℃ 干燥至恒重的 3 号垂熔坩埚滤过，烧杯用 35~40℃ 水 50ml 分次洗涤，滤过，滤渣在 105℃ 干燥至恒重，遗留残渣不得过 1.0%。

蛋白质　取本品约 1g，精密称定，置凯式烧瓶中，加硫酸钾 1.5g 和硫酸铜 0.15g，缓缓加硫酸 5ml(必要时，适当补充硫酸至消解完全)，照氮测定法(通则 0704 第二法或第三法)测定含氮量，再乘以 6.25 的系数即得。含蛋白质不得过 0.1%。

二氧化硫　取本品 5g，精密称定，置 250ml 碘量瓶中，加水 100ml 使溶解，加盐酸 5ml 与淀粉指示液 1ml，立即用碘滴定液(0.01mol/L)滴定至溶液由淡黄色变为淡蓝色至紫红色，并将滴定的结果用空白试验校正。每 1ml 碘滴定液(0.01mol/L)相当于 0.6406mg 的 SO_2，含二氧化硫不得过 0.004%。

干燥失重　取本品，在 105℃ 干燥至恒重，减失重量不得过 6.0%(通则 0831)。

炽灼残渣　取本品 2.0g，依法检查(通则 0841)，遗留残渣不得过 0.5%。

重金属　取炽灼残渣项下遗留的残渣，依法检查(通则 0821 第二法)，含重金属不得过百万分之五。

DE 值　取无水葡萄糖对照品 0.5g，精密称定，置 250ml 量瓶中，加水溶解并稀释至刻度，摇匀，作为葡萄糖对照品溶液。预滴定时，精密量取碱性酒石酸铜试液 10ml，置锥形瓶中，加水 20ml，加玻璃珠 3 粒，用 50ml 滴定管加入葡萄糖对照品溶液 24ml，摇匀，置于电炉上加热至沸腾，并保持微沸，加 1％亚甲蓝溶液 2 滴，继续用葡萄糖对照品溶液滴定，直至蓝色刚好消失（整个滴定过程在 3 分钟内完成）；正式滴定时，预先加入比预滴定葡萄糖对照品溶液少 0.5ml 的对照品溶液。操作同预滴定，并做平行试验。

另取本品适量（附表），精密称定，置 250ml 量瓶中，加热水溶解后，放冷，用水稀释至刻度，摇匀，作为供试品溶液。预滴定时，精密量取碱性酒石酸铜试液 10ml，置锥形瓶中，加水 20ml，加玻璃珠 3 粒，用 50ml 滴定管加入一定量的供试品溶液，按葡萄糖对照品溶液同法操作。正式滴定时，预先加入比预滴定少 0.5ml 的供试品溶液，操作方法同预滴定，并做平行试验。按下式计算本品相当于葡萄糖的量；按干燥品计算，含葡萄糖当量值（DE 值）不得过 20。

$$X = \frac{C_1 V_1}{C_2 V_2} \times 100$$

式中　X 为 DE 值［样品葡萄糖当量值（样品中还原糖占干物质的百分数）］；

　　　C_1 为葡萄糖对照品溶液浓度，mg/ml；

　　　V_1 为消耗葡萄糖对照品溶液的总体积，ml；

　　　C_2 为供试品溶液浓度（按干燥品计），mg/ml；

　　　V_2 为消耗供试品溶液的总体积，ml。

微生物限度　取本品，依法检查（通则 1105 与通则 1106），每 1g 供试品中需氧菌总数不得过 10^3 cfu，霉菌和酵母菌总数不得过 10^2 cfu，不得检出大肠埃希菌。

【类别】　包衣剂、稀释剂、黏合剂和增稠剂等。

【贮藏】　密封，干燥处保存。

附：

表　DE 值项目中样品取样量参考表

DE 值	1	6	9	12	15	19
取样量(g)	20.0	10.0	5.0	4.5	3.5	3.0

不同 DE 值的样品的取样量可参考上表，配制成一定浓度的供试品溶液，先进行预滴定试验。

注：本品有引湿性。

麦　芽　糖
Maiyatang
Maltose

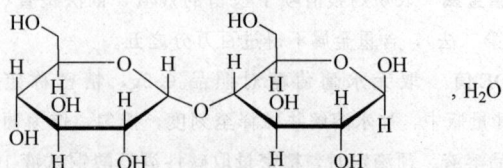

, H₂O

或

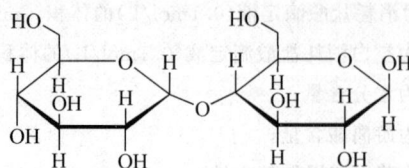

$C_{12}H_{22}O_{11} \cdot H_2O$　360.31

[6363-53-7]

$C_{12}H_{22}O_{11}$　342.30

[69-79-4]

本品为 4-O-α-D-吡喃葡萄糖基-β-吡喃葡萄糖，含一个结晶水或为无水物。按无水物计算，含 $C_{12}H_{22}O_{11}$ 不得少于 98.0％。

【性状】　本品为白色晶体或结晶性粉末。

本品在水中易溶，在甲醇中微溶，在乙醇中极微溶。

比旋度　取本品置 80℃ 干燥 4 小时，取约 10g，精密称定，置 100ml 量瓶中，加氨试液 0.2ml，用水稀释至刻度，摇匀，依法测定（通则 0621），比旋度为 +126° 至 +131°。

【鉴别】　(1) 取本品 0.5g，加水 5ml 溶解后，加氨试液 5ml，在水浴中加热 5 分钟，溶液即显橙色。

(2) 取本品溶液（1→20）2～3 滴加至热的碱性酒石酸铜试液 5ml 中，生成红色的沉淀。

(3) 在含量测定项下记录的色谱图中，供试品溶液主峰的保留时间应与对照品溶液主峰的保留时间一致。

【检查】　**酸度**　取本品 1.0g，加水至 10ml，依法测定（通则 0631），pH 值应为 4.5～6.5。

氯化物　取本品 0.40g，依法检查（通则 0801），与标准氯化钠溶液 7.2ml 制成的对照液比较，不得更浓（0.018％）。

硫酸盐　取本品 1.0g，依法检查（通则 0802），与标准硫酸钾溶液 2.4ml 制成的对照液比较，不得更浓（0.024％）。

糊精、可溶性淀粉和亚硫酸盐　取本品 1.0g，加水 10ml 溶解后，加碘试液 1 滴，溶液显黄色，再加淀粉指示剂 1 滴，溶液显蓝色。

有关物质　取本品适量，精密称定，加水溶解并定量稀释制成每 1ml 中含 50mg 的溶液，作为供试品溶液。

精密量取供试品溶液 1ml，置 100ml 量瓶中，用水稀释至刻度，摇匀，作为对照溶液。

照含量测定项下的色谱条件，取对照溶液 20μl 注入液相色谱仪，调节检测灵敏度，使主成分色谱峰的峰高为满量程的 15％～25％。

精密量取供试品溶液与对照溶液各 20μl，分别注入液相色谱仪，记录色谱图至主成分峰保留时间的 2.5 倍。

供试品溶液色谱图中，除溶剂峰外，主成分峰之前的杂质峰面积之和不得大于对照溶液主峰面积的 1.5 倍（1.5％），主成分峰之后的杂质峰面积之和不得大于对照溶液主峰面积的 0.5 倍（0.5％）。

水分 取本品，照水分测定法（通则 0832 第一法 1）测定，无水物含水分不得过 1.5%，一水合物含水分为 4.5%～6.5%。

炽灼残渣 取本品 1.0g，依法检查（通则 0841），遗留残渣不得过 0.05%。

重金属 取本品 5.0g，加水 23ml 溶解后，加醋酸盐缓冲液（pH 3.5）2ml，依法检查（通则 0821 第一法），含重金属不得过百万分之四。

砷盐 取本品 1.5g，加水 5ml，加稀硫酸 5ml 与溴试液 1ml，置水浴上加热 5 分钟，再加热浓缩至 5ml，放冷，加盐酸 5ml 与水 23ml 使溶解，依法检查（通则 0822），应符合规定（0.000 13%）。

微生物限度 取本品，依法检查（通则 1105 与通则 1106），每 1g 供试品中需氧菌总数不得过 10^3 cfu，霉菌和酵母菌总数不得过 10^2 cfu，不得检出大肠埃希菌。

【含量测定】 照高效液相色谱法（通则 0512）测定。

色谱条件与系统适用性试验 用氨基键合硅胶为填充剂；以乙腈-水（70∶30）为流动相；柱温为 35℃；示差折光检测器。

取麦芽糖、葡萄糖与麦芽三糖对照品各适量，加水溶解并稀释制成每 1ml 中各含 10mg 的溶液，取 20μl 注入液相色谱仪，记录色谱图，麦芽糖峰、葡萄糖峰和麦芽三糖峰的分离度均应符合要求。

测定法 取本品适量，精密称定，加水溶解并定量稀释制成每 1ml 中约含 10mg 的溶液，作为供试品溶液，精密量取 20μl 注入液相色谱仪，记录色谱图；另取麦芽糖对照品适量，同法测定。按外标法以峰面积计算，即得。

【类别】 保护剂、稳定剂和填充剂等。

【贮藏】 密闭保存。

注：本标准不适用于麦芽糖含量少于 98.0% 的麦芽糖型号。

麦 芽 糖 醇

Maiyatangchun

Maltitol

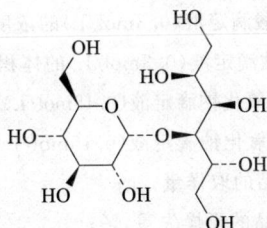

$C_{12}H_{24}O_{11}$ 344.31

[585-88-6]

本品为 4-O-α-D-吡喃葡萄糖基-D-葡萄糖醇，按无水物计算，含 $C_{12}H_{24}O_{11}$ 不得少于 98.0%。

【性状】 本品为白色或类白色的结晶性粉末。

本品在水中易溶，在无水乙醇中几乎不溶。

比旋度 取本品，精密称定，加水溶解并定量稀释制成每 1ml 中约含 50mg 的溶液，依法测定（通则 0621），比旋度应为 +105.5° 至 +108.5°。

熔点 本品的熔点（通则 0612）为 148～151℃。

【鉴别】（1）取本品 1g，加水 75ml 使溶解，取溶液 3ml 至试管中，加新制的邻苯二酚溶液（1→10）3ml，混匀，再加硫酸 6ml，混匀，溶液应呈深粉红色或酒红色。

（2）在含量测定项下记录的色谱图中，供试品溶液主峰的保留时间应与对照品溶液主峰的保留时间一致。

（3）本品的红外光吸收图谱应与对照品的图谱一致（通则 0402）。

【检查】电导率 取本品适量，加新沸冷水溶解并稀释成每 1ml 含 0.2g 的溶液，20℃时测定电导率（通则 0681），不得过 20μS/cm。

溶液的澄清度与颜色 取本品 5.0g，置纳氏比色管中，加水 40ml，置 60℃水浴中加热溶解，放冷，加水至 50ml，摇匀，依法检查（通则 0901 第一法与通则 0902 第一法），溶液应澄清无色；如显色，与对照溶液（取比色用氯化钴液 1.0ml、比色用重铬酸钾液 2.0ml 与比色用硫酸铜液 2.0ml，加水稀释至 10.0ml，分取溶液 1.0ml，加水稀释至 50ml，即得）比较，不得更深。

氯化物 取本品 1.0g，依法检查（通则 0801），与标准氯化钠溶液 5.0ml 制成的对照液比较，不得更浓（0.005%）。

硫酸盐 取本品 1.0g，依法检查（通则 0802），与标准硫酸钾溶液 1.0ml 制成的对照液比较，不得更浓（0.01%）。

还原糖 取本品 5.0g，加温水 6ml 使溶解，放冷，精密加碱性枸橼酸铜试液 20.0ml 和玻璃珠数粒，在 4 分钟内加热至沸，再保持煮沸 3 分钟，迅速冷却后，加入 24% 的冰醋酸溶液 100ml，精密加入 0.025mol/L 的碘滴定液 20.0ml，边振摇边加入盐酸溶液（6→100）25ml，当沉淀溶解时，用硫代硫酸钠滴定液（0.05mol/L）滴定多余的碘液，至近终点时，加入淀粉指示液 2ml，继续滴定至蓝色消失。所消耗的硫代硫酸钠滴定液（0.05mol/L）的体积不得少于 12.8ml。

有关物质 取本品适量，加水溶解并稀释制成每 1ml 中含 50mg 的溶液，作为供试品溶液。

精密量取 1ml，置 100ml 量瓶中，加水稀释至刻度，摇匀，作为对照溶液。

照含量测定项下的色谱条件，精密量取供试品溶液和对照溶液各 20μl，分别注入液相色谱仪，记录色谱图至主成分峰保留时间的 3 倍。供试品溶液色谱图中，如显杂质峰，所显杂质峰的峰面积均不得大于对照溶液的主峰面积（1.0%），杂质峰总峰面积不得大于对照溶液主峰面积的 2 倍（2.0%）。

水分 取本品适量，照水分测定法（通则 0832 第一法

1)测定,含水分不得过 1.0%。

炽灼残渣 取本品 1.0g,依法检查(通则 0841),遗留残渣不得过 0.1%。

镍 取本品 0.5g,精密称定,置聚四氟乙烯塑料罐内,加硝酸 5ml,放置过夜,再加过氧化氢 7ml,盖上内盖,放入微波消解仪中,在 120℃恒温 2 小时,至消解完全后,取下内罐置电热板上加热至红棕色气体挥尽,并继续浓缩至 2～3ml,放冷,用水定量转移至 25ml 量瓶中,并稀释至刻度,摇匀,作为供试品溶液;精密量取镍单元素标准溶液适量,用 2% 硝酸溶液稀释制成每 1ml 中含镍 0ng、5ng、10ng、20ng、30ng、40ng 的溶液,作为对照品溶液。照原子吸收分光光度法(通则 0406 第一法),在 232.0nm 的波长处测定吸光度,计算含镍不得过百万分之一。

铅 取本品 1.0g,精密称定,置聚四氟乙烯塑料罐内,加硝酸 4ml,放置过夜,再加过氧化氢 3ml,盖上内盖,放入微波消解仪中,在 140℃恒温 3 小时,至消解完全后,取下内罐置电热板上加热至红棕色气体挥尽,并继续浓缩至 2～3ml,放冷,用水定量转移至 25ml 量瓶中,并稀释至刻度,摇匀,作为供试品溶液。精密量取铅单元素标准溶液适量,用 2% 硝酸溶液稀释制成每 1ml 中含铅 0ng、5ng、10ng、20ng、30ng、40ng 的溶液,作为对照品溶液。照原子吸收分光光度法(通则 0406 第一法),在 283.3nm 的波长处测定吸光度,计算含铅不得过千万分之五。

砷 取本品 0.67g,依法检查(通则 0822 第一法),应符合规定(0.0003%)。

微生物限度 取本品,依法检查(通则 1105 与通则 1106)。每 1g 供试品中需氧菌总数不得过 10^3 cfu,霉菌和酵母菌总数不得过 10^2 cfu,不得检出大肠埃希菌。

【含量测定】 照高效液相色谱法(通则 0512)测定。

色谱条件与系统适用性试验 用钙型强酸性阳离子交换树脂为填充剂;以水为流动相;柱温 75℃±2℃;流速为每分钟 0.5ml;示差折光检测器;分别取麦芽糖醇对照品与山梨醇对照品各适量,加水溶解并稀释制成每 1ml 各含 5mg 的溶液,作为系统适用性溶液,精密量取 20μl,注入液相色谱仪,记录色谱图,麦芽糖醇和山梨醇色谱峰的分离度应大于 2。

测定法 取本品适量,精密称定,加水溶解并稀释制成每 1ml 中约含麦芽糖醇 10mg 的溶液,精密量取 20μl,注入液相色谱仪,记录色谱图;取麦芽糖醇对照品适量,同法测定,按外标法以峰面积计算,即得。

【类别】 包衣剂和甜味剂等。

【贮藏】 密闭保存。

壳 聚 糖

Kejutang

Chitosan

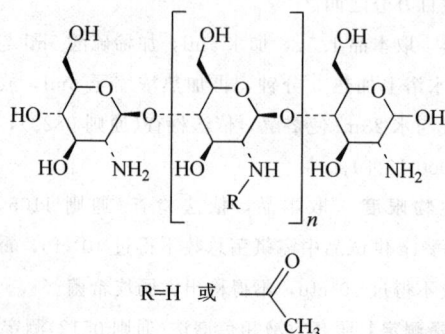

R=H 或

[9012-76-4]

本品为 N-乙酰-D-氨基葡萄糖和 D-氨基葡萄糖组成的无分支二元多聚糖。

【性状】 本品为类白色粉末。

本品在水中微溶,在乙醇中几乎不溶。

黏度 取本品 1.0g,精密称定,加 1% 冰醋酸溶液 100ml,搅拌使完全溶解,用 NDJ-1 型旋转式黏度计,依法检查(通则 0633 第三法),在 20℃时的动力黏度应为标示量的 80%～120%。

【鉴别】 (1)本品的红外光吸收图谱应与对照品的图谱一致(通则 0402)。

(2)取本品 0.2g,加水 80ml,搅拌使分散,加羟基乙酸溶液(0.1→20)20ml,室温下缓慢搅拌使溶液澄清(搅拌约 30～60 分钟),加 0.5% 十二烷基硫酸钠溶液 5ml,生成凝胶状团块。

【检查】 脱乙酰度 取本品约 0.5g,精密称定,精密加入盐酸滴定液(0.3mol/L)18ml,室温下搅拌 2 小时使溶解,加 1% 甲基橙指示剂 3 滴,用氢氧化钠滴定液(0.15mol/L)滴定至变为橙色。按下式计算,脱乙酰度应大于 70%。

$$D.D. = \frac{(N_{HCl} \times V_{HCl} - N_{NaOH} \times V_{NaOH}) \times 0.016}{G \times (1-W) \times 9.94\%} \times 100\%$$

式中 D.D. 为脱乙酰度,%;

N_{HCl} 为盐酸滴定液(0.3mol/L)的浓度,mol/L;

V_{HCl} 为盐酸滴定液(0.3mol/L)的体积,ml;

N_{NaOH} 为氢氧化钠滴定液(0.15mol/L)的浓度,mol/L;

V_{NaOH} 为氢氧化钠滴定液(0.15mol/L)的体积,ml;

G 为供试品的取样量,g;

W 为供试品的干燥失重,%;

0.016 为与 1mol/L 盐酸相当的氨基量,g;

9.94% 为理论氨基含量。

酸碱度 取本品 0.50g,加水 50ml,搅拌 30 分钟,静置 30 分钟,依法测定(通则 0631),pH 值应为 6.5～8.5。

蛋白质　取本品 0.1g，置 10ml 量瓶中，加 1%冰醋酸溶液溶解并稀释至刻度，摇匀，精密量取适量，依法测定（通则 0731 第五法），蛋白质不得过 0.2%。

干燥失重　取本品 1.0g，在 105℃干燥至恒重，减失重量不得过 10%（通则 0831）。

炽灼残渣　取本品 1.0g，依法检查（通则 0841），遗留残渣不得过 1.0%。

重金属　取炽灼残渣项下的残渣，依法检查（通则 0821 第二法），含重金属不得过百万分之十。

砷盐　取本品 2.0g，加氢氧化钙 1.0g，混合，加水 2ml，搅拌均匀，置水浴上蒸干，以小火烧灼使炭化，再以 500～600℃炽灼使完全灰化，放冷，加盐酸 5ml，加水 23ml，依法检查（通则 0822 第一法），应符合规定 （0.0001%）。

【类别】　崩解剂和增稠剂等。

【贮藏】　密闭、凉暗处干燥保存。

【标示】　以 mPa·s 或 Pa·s 为单位标明黏度。

花 生 油

Huashengyou

Peanut Oil

[8002-03-7]

本品系由豆科植物落花生 *Arachis hypogaea* L. 或其变种植物的成熟种子中提炼精制而成的脂肪油。

【性状】　本品为无色或淡黄色的澄清油状液体。

本品在乙醇中极微溶解。

相对密度　本品的相对密度（通则 0601）为 0.914～0.917。

折光率　本品 40℃时的折光率（通则 0622）为 1.462～1.464。

酸值　本品的酸值（通则 0713）应不大于 0.5 或 0.2（供注射用）。

碘值　本品的碘值（通则 0713）应为 84～103。

过氧化值　本品的过氧化值（通则 0713）应不大于 5.0。

皂化值　本品的皂化值（通则 0713）应为 188～196。

【鉴别】　在脂肪酸组成项下记录的色谱图中，供试品溶液中棕榈酸甲酯峰、硬脂酸甲酯峰、油酸甲酯峰、亚油酸甲酯峰、花生酸甲酯峰、二十碳烯酸甲酯峰、山嵛酸甲酯峰、二十四烷酸甲酯峰的保留时间应分别与对照品溶液中相应峰的保留时间一致。

【检查】**酸败度**　取本品的乙醚溶液（1→10）1ml，加盐酸 1ml，加间苯三酚乙醚溶液（1→1000）1ml，振摇，酸液层应不出现红色或粉红色。

不皂化物　取本品 5.0g，依法测定（通则 0713），不皂化物不得过 1.0%。

杂质　取本品约 20g，使用 3 号或 4 号垂熔玻璃坩埚，依法测定（通则 0713），遗留残渣不得过 0.05%。

碱性杂质　取本品，依法测定（通则 0713），消耗盐酸滴定液（0.01mol/L）的体积不得过 0.1ml。

甲氧基苯胺值（供注射用）　取本品 2.0g，依法测定（通则 0713），甲氧基苯胺值应不大于 7.0。

水分　不得过 0.1%（通则 0832 第一法 2）。

重金属　取本品 4.0g，置 50ml 瓷蒸发皿中，加硫酸 4ml，混匀，缓缓加热至硫酸除尽后，加硝酸 2ml 与硫酸 5 滴，小火加热至氧化氮气除尽后，在 500～600℃炽灼使完全灰化，放冷，依法检查（通则 0821 第二法），含重金属不得过百万分之十。

脂肪酸组成　取本品 0.1g，依法测定（通则 0713）；分别取十四烷酸甲酯、棕榈酸甲酯、棕榈油酸甲酯、硬脂酸甲酯、油酸甲酯、亚油酸甲酯、亚麻酸甲酯、花生酸甲酯、二十碳烯酸甲酯、山嵛酸甲酯、二十二碳烯酸甲酯、二十四烷酸甲酯适量，加正庚烷溶解并稀释制成每 1ml 中各含 0.1mg 的溶液，作为对照品溶液。

按面积归一化法以峰面积计算，含小于十四碳的饱和脂肪酸不得过 0.1%，十四烷酸不得过 0.2%，棕榈酸应为 7.0%～16.0%，棕榈油酸不得过 1.0%，硬脂酸应为 1.3%～6.5%，油酸应为 35.0%～72.0%，亚油酸应为 13.0%～43.0%，亚麻酸不得过 0.6%，花生酸应为 0.5%～3.0%，二十碳烯酸应为 0.5%～2.1%，山嵛酸应为 1.0%～5.0%，二十二碳烯酸不得过 0.5%，二十四烷酸应为 0.5%～3.0%。

【类别】　溶剂和分散剂等。

【贮藏】　遮光，密封，在凉暗处保存。

【标示】　如加抗氧剂，应标明抗氧剂名称与用量。

抗坏血酸棕榈酸酯

Kanghuaixuesuan Zonglüsuanzhi

Ascorbyl Palmitate

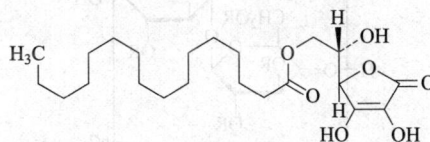

$C_{22}H_{38}O_7$　　414.54

[137-66-6]

本品系由棕榈酸与 L-抗坏血酸酯化而得。按干燥品计算，含 $C_{22}H_{38}O_7$ 应为 95.0%～100.5%。

【性状】　本品为白色至黄白色粉末。

比旋度　取本品，精密称定，加甲醇溶解并定量稀释制成每 1ml 中约含 100mg 的溶液，依法测定（通则 0621），比旋度为＋21°至＋24°。

【鉴别】（1）取本品约 10mg，加甲醇 5ml 溶解，该溶液使二氯靛酚钠试液褪色。

（2）本品的红外光吸收图谱应与对照品的图谱一致（通则 0402）。

【检查】**溶液澄清度与颜色**　取本品 2.5g，加甲醇 25ml 溶解后，依法检查（通则 0902），溶液应澄清；如显色，与黄色 4 号标准比色液（通则 0901 第一法）比较，不得更深。

干燥失重　取本品，在 60℃下减压干燥 5 小时，减失重量不得过 1.0%（通则 0831）。

炽灼残渣　取本品 1.0g，依法检查（通则 0841），遗留残渣不得过 0.1%。

【含量测定】照高效液相色谱法（通则 0512）测定。

色谱条件与系统适用性试验　用辛烷基硅烷键合硅胶为填充剂；以乙腈-甲醇-0.01mol/L 高氯酸溶液（10∶65∶25）为流动相，流速为每分钟 1.0ml；柱温为 25℃；检测波长为 245nm。取抗坏血酸棕榈酸酯对照品适量，加甲醇溶解并稀释制成每 1ml 中约含 0.5mg 的溶液，作为系统适用性溶液，取 10μl 注入液相色谱仪，记录色谱图，抗坏血酸棕榈酸酯色谱峰拖尾因子应在 0.8~2.0 之间，主峰面积的相对标准偏差不得过 1.0%。

测定法　取本品适量，精密称定，加甲醇溶解并定量稀释制成每 1ml 中约含 0.5mg 的溶液，滤过，取续滤液作为供试品溶液，精密量取 10μl 注入液相色谱仪，记录色谱图；另取抗坏血酸棕榈酸酯对照品适量，同法测定。按外标法以峰面积计算，即得。

【类别】抗氧剂。

【贮藏】密封保存，避光。

低取代羟丙纤维素

Diqudai Qiangbingxianweisu

Low-Substituted Hydroxypropyl Cellulose

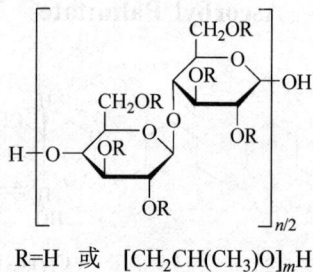

R=H 或　[CH$_2$CH(CH$_3$)O]$_m$H

[9004-64-2]

本品为低取代 2-羟丙基醚纤维素。为纤维素碱化后与环氧丙烷在高温条件下发生醚化反应，然后经中和、重结晶、洗涤、干燥、粉碎和筛分制得。按干燥品计算，含羟丙氧基（—OCH$_2$CHOHCH$_3$）应为 5.0%~16.0%。

【性状】本品为白色或类白色粉末。

本品在乙醇或丙酮中不溶。

【鉴别】（1）取本品约 40mg，置试管中，加水 2ml，振摇使成混悬液，沿管壁缓缓加 0.035% 蒽酮硫酸溶液 1ml，

在两液界面处显蓝绿色环。

（2）取本品约 50mg，加水 5ml，充分振摇，加氢氧化钠 0.5g，振摇混匀，加丙酮-甲醇（4∶1）混合溶液 10ml，振摇，即生成白色絮状沉淀。

【检查】**酸碱度**　取本品 0.10g，加水 10ml，振摇，制成混悬液，依法测定（通则 0631），pH 值应为 5.0~7.5。

氯化物　取本品 0.10g，加热水 30ml，在水浴中加热 10 分钟，趁热滤过，残渣用热水洗涤 4 次，每次 15ml，合并滤液与洗液于 100ml 量瓶中，放冷，加水稀释至刻度，摇匀；取 10ml，依法检查（通则 0801），与标准氯化钠溶液 2.0ml 制成的对照液比较，不得更浓（0.20%）。

干燥失重　取本品，在 105℃ 干燥 1 小时，减失重量不得过 5.0%（通则 0831）。

炽灼残渣　取本品 1.0g，依法检查（通则 0841），遗留残渣不得过 1.0%。

重金属　取炽灼残渣项下遗留的残渣，依法检查（通则 0821 第二法），含重金属不得过百万分之十。

砷盐　取本品 1.0g，加氢氧化钙 1.0g，混合，加水少量，搅拌均匀，干燥后，缓缓加热至炭化，再在 500~600℃ 炽灼使完全灰化，放冷，加盐酸 8ml 与水 23ml，依法检查（通则 0822 第一法），应符合规定（0.0002%）。

【含量测定】**羟丙氧基**　取本品，照甲氧基、乙氧基与羟丙氧基测定法（通则 0712）测定。如采用第二法（容量法），取本品约 0.1g，精密称定，依法测定，即得。

【类别】崩解剂和填充剂等。

【贮藏】密闭保存。

伽马环糊精

Gama Huanhujing

Gamma Cyclodextrin

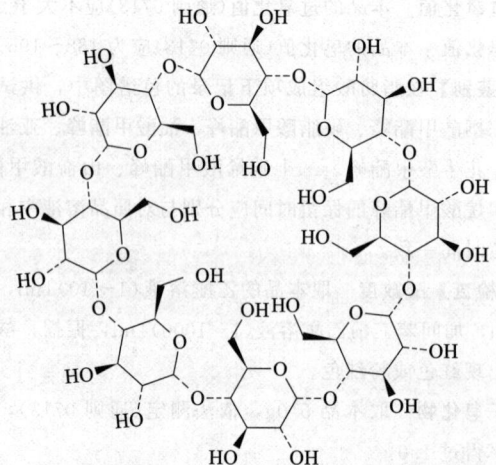

(C$_6$H$_{10}$O$_5$)$_8$　　1297.13

[17465-86-0]

本品为环状糊精葡萄糖基转移酶作用于淀粉而生成的 8 个葡萄糖以 α-1,4-糖苷键结合的环状低聚糖。按干燥品计算，含 $(C_6H_{10}O_5)_8$ 应为 98.0%～102.0%。

【性状】 本品为白色或类白色结晶性粉末。

本品在水中易溶，在乙醇中几乎不溶。

比旋度　取本品，精密称定，加水溶解并定量稀释制成每 1ml 中约含 10mg 的溶液，依法测定（通则 0621），比旋度为 +174°至 +180°。

【鉴别】 (1) 在含量测定项下记录的色谱图中，供试品溶液主峰的保留时间应与对照品溶液主峰的保留时间一致。

(2) 本品的红外光吸收图谱应与对照品的图谱一致（通则 0402）。

【检查】酸碱度　取本品 0.20g，加水 20ml 溶解后，加饱和氯化钾溶液 0.2ml，依法测定（通则 0631），pH 值应为 5.0～8.0。

溶液的澄清度与颜色　取本品 0.25g，加水 25ml 使溶解，依法检查（通则 0901 与通则 0902），溶液应澄清无色；如显浑浊，与 2 号浊度标准液（通则 0902 第一法）比较，不得更浓。

杂质吸光度　取本品约 1g，精密称定，加水 100ml 溶解，照紫外-可见分光光度法（通则 0401）测定，在 230～350nm 波长范围内的吸光度不得过 0.10，在 350～750nm 波长范围内的吸光度不得过 0.05。

还原糖　取本品 1.0g，精密称定，加水 25ml 使溶解，加碱性酒石酸铜试液 40ml，缓缓煮沸 3 分钟，室温放置过夜，用 4 号垂熔漏斗滤过，沉淀用温水洗至洗液呈中性，弃去滤液和洗液，沉淀用热硫酸铁试液 20ml 溶解，滤过，滤器用水 100ml 洗涤，合并滤液与洗液，加热至 60℃，趁热用高锰酸钾滴定液（0.02mol/L）滴定。按干燥品计算，每 1g 消耗高锰酸钾滴定液（0.02mol/L）不得过 1.6ml。

有关物质　取含量测定项下的供试品贮备液，作为供试品溶液。

精密量取含量测定项下的系统适用性溶液 5ml，置 50ml 量瓶中，用水稀释至刻度，摇匀，作为对照品溶液。

照含量测定项下的色谱条件，精密量取供试品溶液与对照品溶液各 50μl，分别注入液相色谱仪，记录色谱图至主成分峰保留时间的 4 倍。供试品溶液色谱图中，阿尔法环糊精或者倍他环糊精的峰面积不得大于对照品溶液中相应峰的峰面积（0.5%），除阿尔法环糊精、倍他环糊精的峰、溶剂峰以外，如显杂质峰，各杂质峰面积的和不得大于对照品溶液中伽马环糊精的峰面积（0.5%）。

干燥失重　取本品，在 105℃干燥至恒重，减失重量不得过 11.0%（通则 0831）。

炽灼残渣　取本品 1.0g，依法检查（通则 0841），遗留残渣不得过 0.1%。

重金属　取炽灼残渣项下遗留的残渣，依法检查（通则 0821 第二法），含重金属不得过百万分之十。

微生物限度　取本品，依法检查（通则 1105 与通则 1106），每 1g 供试品中需氧菌总数不得过 10^3 cfu，霉菌及酵母菌总数不得过 10^2 cfu，不得检出大肠埃希菌。

【含量测定】 照高效液相色谱法（通则 0512）测定。

色谱条件与系统适用性试验　用十八烷基硅烷键合硅胶为填充剂；以水-甲醇（93：7）为流动相；以示差折光检测器测定，检测器温度 40℃。分别取阿尔法环糊精对照品、倍他环糊精对照品、伽马环糊精对照品各约 25mg，精密称定，置 50ml 量瓶中，加水溶解并稀释至刻度，摇匀，作为系统适用性溶液，取 50μl 注入液相色谱仪，记录色谱图，理论板数按伽马环糊精峰计算应不低于 1500，伽马环糊精和阿尔法环糊精的分离度应不低于 1.5。

测定法　取本品约 250mg，精密称定，置 25ml 量瓶中，加水溶解并稀释至刻度，摇匀，作为供试品贮备液，精密量取 5ml，置 50ml 量瓶中，用水稀释至刻度，摇匀，作为供试品溶液，精密量取 50μl，注入液相色谱仪，记录色谱图；另取伽马环糊精对照品 25mg，精密称定，置 25ml 量瓶中，加水使溶解并稀释至刻度，摇匀，作为对照品溶液，同法测定。按外标法以峰面积计算，即得。

【类别】 包合剂、螯合剂、乳化剂和增溶剂等。

【贮藏】 密闭，在干燥处保存。

谷氨酸钠

Gu'ansuanna

Sodium Glutamate

见二部品种正文。

【类别】 矫味剂和助溶剂等。

邻苯二甲酸羟丙甲纤维素酯

Linben'erjiasuan Qiangbingjia Xianweisuzhi

Hypromellose Phthalate

[9050-31-1]

本品为羟丙甲纤维素与邻苯二甲酸的单酯化物，含甲氧基（—OCH₃）、2-羟丙氧基（—OCH₂CHOHCH₃）和邻苯二甲酰基（—C₈H₅O₃）。按干燥品计算，含邻苯二甲酰基应为 21.0%～35.0%。

型号	邻苯二甲酰基（%）	
	最小值	最大值
200731	27.0	35.0
220824	21.0	27.0

【性状】 本品为白色或类白色的粉末或颗粒。

本品在甲醇-丙酮(1∶1)或甲醇-二氯甲烷(1∶1)中溶解，在丙酮中极微溶解，在水或无水乙醇中几乎不溶。

黏度　取本品 10g，105℃干燥 1 小时，加甲醇-二氯甲烷(1∶1)(W/W)混合溶液 90g 使溶解，在 20℃±0.1℃，依法测定(通则 0633 第二法)，黏度为标示值的 80%～120%。

【鉴别】本品的红外光吸收图谱应与对照品的图谱一致(通则 0402)。

【检查】氯化物　取本品 0.1g，加 0.2mol/L 氢氧化钠溶液 40ml 使溶解，加酚酞指示液 1 滴，滴加稀硝酸至红色消失，再加入稀硝酸 5ml，加热至沸，使产生胶状沉淀，冷却，过滤，用少量蒸馏水洗涤沉淀多次，合并滤液，摇匀，置于 50ml 纳氏比色管中，作为供试品溶液。依法检查(通则 0801)，与标准氯化钠溶液 7.0ml 制成的对照液比较，不得更浓(0.07%)。

游离邻苯二甲酸　取本品 0.2g，精密称定，置 100ml 量瓶中，加乙腈约 50ml，超声使部分溶解，再加水 10ml，超声使完全溶解，用乙腈稀释至刻度，摇匀，作为供试品溶液。

精密称取邻苯二甲酸对照品约 10mg，置 50ml 量瓶中，加乙腈溶解并稀释至刻度，摇匀，精密量取 5ml，置 50ml 量瓶中，加水 5ml，用乙腈稀释至刻度，摇匀，作为对照品溶液。

照高效液相色谱法(通则 0512)测定，用十八烷基硅烷键合硅胶为填充剂；以乙腈-0.1%三氟乙酸(1∶9)为流动相；流速为每分钟 2.0ml；检测波长为 235nm。取对照品溶液 10μl 注入液相色谱仪，连续进样 6 次，峰面积的相对标准偏差应不大于 1.0%。精密量取供试品溶液与对照品溶液各 10μl，分别注入液相色谱仪，记录色谱图。供试品溶液的色谱图中如有与邻苯二甲酸保留时间一致的色谱峰，按外标法以峰面积计算，不得过 1.0%。

水分　取本品，照水分测定法(通则 0832 第一法 1)测定，含水分不得过 5.0%。

炽灼残渣　取本品 1.0g，依法检查(通则 0841)，遗留残渣不得过 0.2%。

重金属　取炽灼残渣项下遗留的残渣，依法检查(通则 0821 第二法)，含重金属不得过百万分之十。

砷盐　取本品 1.0g，加氢氧化钙 1.0g，混合，加水搅拌均匀，干燥后，先用小火灼烧使炭化，再在 600℃炽灼使全部灰化，放冷，加盐酸 5ml 与水 23ml 使溶解，依法检查(通则 0822 第一法)，应符合规定(0.0002%)。

溶解性　取本品 0.2g，加入 0.1mol/L 盐酸溶液 100ml，搅拌，不能溶解；取本品 0.2g，加磷酸盐缓冲液(pH 6.8)(将 7.15%磷酸氢二钠溶液 77.3ml 与 2.1%的枸橼酸溶液 22.7ml 混合)100ml，搅拌，应能完全溶解。

【含量测定】取本品约 1.0g，精密称定，加乙醇-丙酮-水(2∶2∶1)的混合溶液 50ml 使溶解，加酚酞指示液 2 滴，

用氢氧化钠滴定液(0.1mol/L)滴定，并将滴定结果用空白试验校正。按下式计算邻苯二甲酰基含量：

$$邻苯二甲酰基含量(\%) = \frac{0.01 \times V \times F \times 149.1}{(1-\alpha)W} - 2 \times \frac{149.1}{166.1} \times S$$

式中　149.1 为邻苯二甲酰基的分子量；

166.1 为邻苯二甲酸的分子量；

W 为供试品的取样量，g；

F 为氢氧化钠滴定液(0.1mol/L)的浓度校正因子；

V 为氢氧化钠滴定液(0.1mol/L)消耗的体积，ml；

α 为供试品的水分，%；

S 为供试品中游离邻苯二甲酸含量。

【类别】包衣剂。

【贮藏】密封保存。

【标示】应标明产品型号，并以 mPa·s 或 Pa·s 为单位标明黏度标示值。

肠溶明胶空心胶囊

Changrong Mingjiao Kongxin Jiaonang

Enterosoluble Vacant Gelatin Capsules

本品系用胶囊用明胶加辅料和适宜的肠溶材料制成的空心硬胶囊，分为肠溶胶囊和结肠肠溶胶囊两种。

【性状】本品呈圆筒状，系由可套合和锁合的帽和体两节组成的质硬且有弹性的空囊。囊体应光洁、色泽均匀、切口平整、无变形，如有印字，字迹应清晰可见。本品分为透明(两节均不含遮光剂)、半透明(仅一节含遮光剂)、不透明(两节均含遮光剂)三种。

【鉴别】取本品约 1.0g，置烧杯中，加新沸放冷的水 100ml，在 55℃水浴中使明胶溶解(若胶囊颜色存在干扰，可加入活性炭 3g，或根据颜色干扰程度适当调整活性炭用量，混匀)，滤过，取续滤液 2ml，加 12.5%五水硫酸铜溶液 0.05ml，混匀，再加入 8.5%氢氧化钠溶液 0.5ml，溶液应显蓝紫色。

【检查】脆碎度　取本品 50 粒，置表面皿中，放入盛有硝酸镁饱和溶液的干燥器内，置 25℃±1℃恒温 24 小时，取出，立即分别逐粒放入直立于木板(厚度 2cm)上的透明管(内径为 24mm，长为 200mm；若胶囊无法平躺在上述管中，可更换为内径 30mm，长为 200mm 的透明管)内。将圆柱形砝码(材质为聚四氟乙烯，直径为 22mm，重 20g±0.1g)从玻璃管口处自由落下，视胶囊是否破裂，如有破裂，不得超过 5 粒。

崩解时限　肠溶胶囊　取本品 6 粒，装满内容物(可选择乳糖、滑石粉、微晶纤维素或者淀粉，以不影响终点判断为选择内容物的依据)，照崩解时限检查法(通则 0921)肠溶胶囊剂项下的方法检查，应符合规定。

结肠肠溶胶囊　取本品 6 粒，装满内容物(可选择乳糖、

滑石粉、微晶纤维素或者淀粉，以不影响终点判断为选择内容物的依据），照崩解时限检查法（通则 0921）结肠肠溶胶囊项下的方法检查，应符合规定。

干燥失重 取本品 1.0g，将帽、体分开，在 105℃ 干燥 6 小时，减失重量应为 10.0%～16.0%（通则 0831）。

环氧乙烷和氯乙醇（此项适用于环氧乙烷灭菌的工艺）照气相色谱法（通则 0521）测定。

供试品溶液 取本品 2.0g，精密称定，置 20ml 顶空瓶中，精密加水 8.5ml，压盖密封，置 60℃ 水浴中，不断振摇使明胶溶解。

对照品溶液 取环氧乙烷和氯乙醇适量，精密称定，用水定量稀释制成每 1ml 中约含环氧乙烷和氯乙醇分别约为 0.2μg 和 4.0μg 的混合对照溶液，精密量取混合溶液 10ml，置 20ml 顶空瓶中，压盖密封。

色谱条件 用 6% 氰丙基苯基-94% 聚二甲基硅氧烷（0.53mm×30m 或 60m，3μm），或与之性能相当的毛细管柱为色谱柱；起始柱温 35℃，维持 10 分钟，以每分钟 20℃ 的速率升温至 230℃，维持 5 分钟（可根据具体情况调整）；检测器温度 250℃；柱流速每分钟 1.8ml（可根据选择的色谱柱调整，建议 60m 柱子选择每分钟 3.0ml）；顶空瓶平衡温度为 80℃，平衡时间为 30 分钟。

系统适用性要求 对照品溶液色谱图中，各成分峰之间的分离度均应符合要求。

测定法 取供试品溶液与对照品溶液分别顶空进样，记录色谱图。

限度 按外标法以峰面积计算，环氧乙烷不得过 0.0001%，氯乙醇不得过 0.002%。

松紧度、羟苯酯类、炽灼残渣、铬、重金属与微生物限度 照明胶空心胶囊项下的方法检查，均应符合规定。

【类别】 载体（用于迟释胶囊剂的制备）。

【贮藏】 密闭，在温度 10～25℃、相对湿度 35%～65% 条件下保存。

【标示】 应标明使用的抑菌剂名称，是否采用环氧乙烷灭菌。

角 鲨 烯
Jiaoshaxi
Squalene

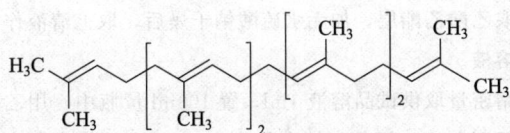

C₃₀H₅₀   410.73
[111-02-4]

本品为 2,6,10,15,19,23-六甲基-2,6,10,14,18,22-二十四碳六烯构成的不饱和烃，系由鲨鱼肝油经精制而得。按无水物计算，含 $C_{30}H_{50}$ 应为 97.0%～103.0%。

【性状】 本品为无色至微黄色的油状液体。

相对密度 本品的相对密度（通则 0601）为 0.854～0.862。

折光率 本品的折光率（通则 0622）为 1.491～1.499。

酸值 本品的酸值（通则 0713）应不大于 1.0。

碘值 取本品 0.06g，精密称定，置 250ml 的干燥碘瓶中，加环己烷-冰醋酸（1:1）15ml，溶解后，精密加入氯化碘溶液（取氯化碘 1.4g，加冰醋酸溶解并稀释至 100ml，即得。本液应置具塞玻璃瓶内，密塞，在暗处保存）20ml，密塞，摇匀，在暗处放置 30 分钟，并时时振摇，依法测定（通则 0713），碘值应为 350～450。

过氧化值 本品的过氧化值（通则 0713）应不大于 5.0。

皂化值 取本品 2.0g，依法测定（通则 0713），皂化值应不大于 5.0。

【鉴别】 本品的红外光吸收图谱应与对照品图谱一致（通则 0402）。

【检查】 **溶液的澄清度与颜色** 取本品，依法检查（通则 0901 与通则 0902），应澄清无色；如显色，与黄色 1 号标准比色液（通则 0901 第一法）比较，不得更深。

水分 取本品 2g，照水分测定法（通则 0832 第一法 1）测定，含水分不得过 0.2%。

细菌内毒素（供注射用） 取本品，用含 0.25% 聚山梨酯 80(Ⅱ) 的检查用水将供试品制成试验所需浓度的溶液，依法检查（通则 1143），每 1g 角鲨烯中含内毒素的量应小于标示值。

【含量测定】 照气相色谱法（通则 0521）测定。

色谱条件与系统适用性试验 以甲基聚硅氧烷为固定液的毛细管柱为色谱柱，柱温为 290℃，进样口温度为 275℃，检测器温度为 300℃。取角鲨烯对照品和二十四烷酸甲酯对照品适量，精密称定，加正庚烷溶解并定量稀释制成每 1ml 中约含角鲨烯 1mg、二十四烷酸甲酯 1mg 的溶液，作为系统适用性溶液，取 1μl 注入气相色谱仪，记录色谱图，二十四烷酸甲酯峰与角鲨烯峰的分离度应大于 5.0，理论板数按角鲨烯峰计算不低于 10 000。

测定法 取本品适量，精密称定，加正庚烷溶解并定量稀释制成每 1ml 中约含 1mg 的溶液，作为供试品溶液，精密量取 1μl 注入气相色谱仪，记录色谱图。另取角鲨烯对照品适量，精密称定，加正庚烷溶解并定量稀释制成每 1ml 中约含 1mg 的溶液，同法测定。按外标法以无水物计算，即得。

【类别】 分散剂和溶剂等。

【贮藏】 遮光，密封保存。

【标示】 应标明每 1g 角鲨烯中含内毒素的量应小于的标示值。

辛　酸

Xinsuan

Caprylic Acid

$$H_3C\diagdown\diagup\diagdown\diagup\diagdown\diagup COOH$$

$C_8H_{16}O_2$　144.21

[124-07-2]

本品为八个碳的直链羧酸。按无水物计算，含 $C_8H_{16}O_2$ 不得少于 99.0%。

【性状】本品为无色至微黄色的透明油状液体。

本品在乙醇或丙酮中极易溶解，在水中极微溶解。

相对密度　本品的相对密度（通则 0601）为 0.909～0.912。

【鉴别】在有关物质项下记录的色谱图中，供试品溶液主峰的保留时间应与对照品溶液主峰的保留时间一致。

【检查】**澄清度与颜色**　取本品，依法检查（通则 0901 与通则 0902），应澄清无色；如显色，与黄色 3 号标准比色液（通则 0901 第一法）比较，不得更深。

有关物质　取本品约 0.1g，加乙酸乙酯溶解并稀释至 10ml，作为供试品溶液。

精密量取适量，用乙酸乙酯定量稀释制成每 1ml 中约含 10μg 的溶液，作为对照溶液。

另取辛酸对照品适量，加乙酸乙酯溶解并稀释制成每 1ml 中约含 10mg 的溶液，作为对照品溶液。

照气相色谱法（通则 0521）测定，以 2-硝基对苯二酸改性的聚乙二醇 20M（或极性相近）为固定液的毛细管柱为色谱柱（0.25mm×30m，0.25μm 或效能相当的色谱柱）；起始温度为 100℃，维持 1 分钟，以每分钟 5℃ 的速率升温至 220℃，维持 20 分钟；进样口温度为 250℃；检测器温度为 250℃；取供试品溶液、对照溶液与对照品溶液各 1μl，分别注入气相色谱仪，记录色谱图。对照溶液的信噪比应不小于 5。

供试品溶液色谱图中如有杂质峰，按面积归一化法计算，单个杂质不得过 0.3%，总杂质不得过 0.5%，供试品溶液色谱图中任何小于对照溶液中辛酸主峰面积 0.5 倍的色谱峰忽略不计。

水分　取本品，照水分测定法（通则 0832 第一法 1）测定，含水分不得过 0.7%。

炽灼残渣　取本品 1.0g，依法检查（通则 0841），遗留残渣不得过 0.1%。

重金属　取本品约 1.2g，加乙醇溶解并稀释至 25ml，依法检查（通则 0821 第一法），含重金属不得过百万分之十。

【含量测定】取本品约 0.125g，精密称定，加乙醇 25ml 使溶解，照电位滴定法（通则 0701），用氢氧化钠滴定液（0.1mol/L）滴定，并将滴定的结果用空白试验校正。

每 1ml 氢氧化钠滴定液（0.1mol/L）相当于 14.42mg 的 $C_8H_{16}O_2$。

【类别】稳定剂和抑菌剂等。

【贮藏】密闭，凉暗处保存。

辛　酸　钠

Xinsuanna

Sodium Caprylate

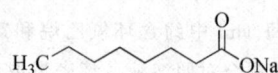

$$H_3C\diagdown\diagup\diagdown\diagup\diagdown\diagup\overset{\displaystyle O}{\overset{\|}{C}}ONa$$

$C_8H_{15}NaO_2$　166.20

[1984-06-1]

本品按无水物计算，含 $C_8H_{15}NaO_2$ 不得少于 99.0%。

【性状】本品为白色或类白色结晶性粉末。

本品在水或冰醋酸中易溶，在乙醇中略溶，在丙酮中几乎不溶。

【鉴别】（1）取本品约 20mg，加水 0.5ml 溶解后，加甲氧基苯乙酸试液（取甲氧基苯乙酸 2.7g，加 10% 氢氧化四甲铵的甲醇溶液 6ml 溶解后，加乙醇 20ml，摇匀，贮存于聚乙烯容器中）1.5ml，于冰浴中冷却 30 分钟，生成大量白色结晶性沉淀；置 20℃ 的水浴中，搅拌 5 分钟，沉淀不消失；加氨试液 1ml，沉淀完全溶解；再加 16% 碳酸铵溶液 1ml，没有沉淀生成。

（2）在有关物质项下记录的色谱图中，供试品溶液主峰的保留时间应与对照品溶液主峰的保留时间一致。

【检查】**碱度**　取本品 2.5g，加水 25ml 溶解后，依法测定（通则 0631），pH 值应为 8.0～10.5。

溶液的澄清度与颜色　取本品 2.5g，加水 25ml 溶解后，依法检查（通则 0901 与通则 0902），溶液应澄清无色；如显色，与橙黄色 1 号标准比色液（通则 0901 第一法）比较，不得更深。

水分　取本品，照水分测定法（通则 0832 第一法 1）测定，含水分不得过 3.0%。

重金属　取本品 2.0g，加冰醋酸-水-乙醇（5∶10∶85）溶解并稀释至 25ml，依法检查（通则 0821 第一法），含重金属不得过百万分之五。

有关物质　取本品约 0.12g，加水 5ml 溶解后，加稀硫酸 1ml，摇匀，加乙酸乙酯 10ml，振摇提取后，静置使分层，取乙酸乙酯层，加无水硫酸钠干燥后，取上清液作为供试品溶液。

精密量取供试品溶液 1ml，置 100ml 量瓶中，用乙酸乙酯稀释至刻度，摇匀，精密量取 5ml，置 50ml 量瓶中，用乙酸乙酯稀释至刻度，摇匀，作为对照溶液。

另取辛酸对照品约 10mg，精密称定，加乙酸乙酯 10ml

使溶解，作为对照品溶液。

照气相色谱法（通则 0521）测定，以 2-硝基对苯二酸改性的聚乙二醇 20M（或极性相近）为固定液的毛细管柱为色谱柱（0.25mm×30m，0.25μm 或效能相当的色谱柱）；起始温度为 100℃，维持 1 分钟，以每分钟 5℃ 的速率升温至 220℃，维持 20 分钟；进样口温度为 250℃；检测器温度为 250℃。取对照溶液 1μl 注入气相色谱仪，主成分色谱峰的信噪比应不少于 5。取供试品溶液 1μl 注入气相色谱仪，记录色谱图，按面积归一化法计算。供试品溶液色谱图中如有杂质峰，单个杂质不得过 0.3%，总杂质不得过 0.5%。供试品溶液色谱图中任何小于对照溶液中主峰面积 0.5 倍的峰忽略不计。

细菌内毒素（供注射用）　取本品，依法检查（通则 1143），每 1mg 辛酸钠中含内毒素的量应小于 0.3EU。

【含量测定】 取本品约 0.15g，精密称定，加冰醋酸 50ml 使溶解，照电位滴定法（通则 0701），用高氯酸滴定液（0.1mol/L）滴定，并将滴定的结果用空白试验校正。每 1ml 高氯酸滴定液（0.1mol/L）相当于 16.62mg 的 $C_8H_{15}NaO_2$。

【类别】 稳定剂和抑菌剂等。

【贮藏】 密闭，凉暗处保存。

注：甲氧基苯乙酸（α-甲氧基苯乙酸），CAS 号：[7021-09-2]。

辛酸癸酸聚乙二醇甘油酯

Xinsuan Guisuan Juyi'erchun Ganyouzhi

Caprylocaproyl Polyoxylglycerides

本品为甘油单酯、二酯、三酯和聚乙二醇单酯、二酯的混合物，可能含游离聚乙二醇（其中聚乙二醇平均分子量为 200～400）。本品由中链甘油三酸酯和聚乙二醇部分醇解，或由甘油和聚乙二醇与辛酸、癸酸酯化，或由甘油酯和环氧乙烷与辛酸、癸酸缩聚制得的混合物。

【性状】 本品为无色或淡黄色油状液体。

本品在二氯甲烷中易溶。

相对密度　本品的相对密度（通则 0601）为 1.060～1.070。

折光率　本品的折光率（通则 0622）为 1.450 至 1.470。

黏度　取本品在 20℃±0.5℃ 条件下依法测定（通则 0633 第二法），其黏度范围应符合下表的规定。

每分子环氧乙烷数	聚乙二醇分子量	黏度（mPa·s）
4	200	30～50
6	300	60～80
8	400	80～110

酸值　取本品 2.0g，依法测定（通则 0713），酸值应不大于 2.0。

羟值　取本品 1.0g，依法测定（通则 0713），羟值应符合下表的规定。

每分子环氧乙烷数	聚乙二醇分子量	羟值
4	200	80～120
6	300	140～180
8	400	170～205

碘值　取本品 2.0g，依法测定（通则 0713），碘值应不大于 2.0。

过氧化值　取本品 2.0g，依法测定（通则 0713），过氧化值应不大于 6.0。

皂化值　取本品 2.0g，依法测定（通则 0713），皂化值应符合下表的规定。

每分子环氧乙烷数	聚乙二醇分子量	皂化值
4	200	265～285
6	300	170～190
8	400	85～105

【鉴别】 在脂肪酸组成项下记录的色谱图中，供试品溶液中辛酸甲酯峰、癸酸甲酯峰的保留时间应分别与对照品溶液中相应峰的保留时间一致。

【检查】 **碱性杂质**　取本品 5.0g，加乙醇 10ml 和溴酚蓝试液 0.05ml，混匀，用盐酸滴定液（0.01mol/L）滴定至溶液显黄色，消耗盐酸滴定液（0.01mol/L）不得过 1.0ml。

游离甘油　取本品 1.2g，加二氯甲烷 25ml 使溶解，必要时可加热，冷却后，加水 100ml，边振摇边加入高碘酸钠醋酸溶液（称取高碘酸钠 0.446g 置 100ml 量瓶中，用 25% 硫酸溶液 2.5ml 溶解后，再用冰醋酸稀释至刻度，即得）25ml，静置 30 分钟。加入 75g/L 碘化钾溶液 40ml，静置 1 分钟。加入淀粉指示液 1ml，用硫代硫酸钠滴定液（0.1mol/L）滴定，并将滴定的结果用空白试验校正。每 1ml 硫代硫酸钠滴定液（0.1mol/L）相当于 2.3mg 的 $C_3H_8O_3$。含游离甘油不得过 5%。

环氧乙烷和二氧六环　取本品 2.0g，精密称定，置顶空瓶中，精密加入水 2.0ml，密封，摇匀，作为供试品溶液。

精密量取环氧乙烷水溶液对照品适量，用水定量稀释制成每 1ml 中约含 0.002mg 的溶液，作为环氧乙烷对照品溶液。

取二氧六环适量，精密称定，加水定量稀释制成每 1ml 中约含 0.02mg 的溶液，作为二氧六环对照品溶液。

取本品 2g，精密称定，置顶空瓶中，精密加入环氧乙烷对照品溶液与二氧六环对照品溶液各 1ml，密封，摇匀，作为对照品溶液。

取环氧乙烷对照品溶液 1.0ml 置顶空瓶中，加新配制的 0.001% 乙醛溶液 0.2ml 及二氧六环对照品溶液 1.0ml，密封，摇匀，作为系统适用性试验溶液。

照气相色谱法（通则 0521）测定，以聚二甲基硅氧烷（或极性相近）为固定液的毛细管柱为色谱柱（0.32mm×30m，5μm 或效能相当的色谱柱），起始温度为 50℃，维持 5 分钟，以每分钟 5℃的速率升温至 180℃，再以每分钟 30℃的速率升温至 230℃，维持 5 分钟（可根据具体情况调整）；进样口温度为 150℃，检测器温度为 250℃；顶空平衡温度为 70℃，平衡时间为 45 分钟。取系统适用性试验溶液顶空进样，乙醛峰和环氧乙烷峰的分离度应不小于 2.0，二氧六环峰高的信噪比应大于 5。分别取供试品溶液与对照品溶液顶空进样，重复进样至少 3 次。环氧乙烷峰面积的相对标准偏差不得过 15%，二氧六环峰面积的相对标准偏差不得过 10%。按标准加入法计算，环氧乙烷不得过 0.0001%，二氧六环不得过 0.001%。

水分　取本品，以无水甲醇-二氯甲烷（3∶7）作为溶剂，照水分测定法（通则 0832 第一法 1）测定，含水分不得过 1.0%。

灰分　取本品 2.0g，依法检查（通则 2302），遗留残渣不得过 0.1%。

重金属　取本品 2.0g，依法检查（通则 0821 第二法），含重金属不得过百万分之十。

脂肪酸组成　取本品约 0.1g，置 25ml 回流瓶中，加 0.5mol/L 氢氧化钠甲醇溶液 2ml，在水浴中加热回流 30 分钟，通过冷凝器加 14% 三氟化硼甲醇溶液 2ml，在水浴中继续加热回流 30 分钟，放冷，加正庚烷 5ml，继续在水浴中加热回流 5 分钟，放冷，加饱和氯化钠溶液 10ml，振摇，静置使分层，取上层液 2ml，用水洗涤 3 次，每次 2ml，经无水硫酸钠干燥后，作为供试品溶液。

分别取己酸甲酯、辛酸甲酯、癸酸甲酯、月桂酸甲酯、十四烷酸甲酯对照品适量，加正庚烷溶解并稀释成每 1ml 中各约含 1.0mg 的溶液，作为对照品溶液（1），精密量取对照品溶液（1）1.0ml，置 10ml 量瓶中，用正庚烷稀释至刻度，作为对照品溶液（2）。

照气相色谱法（通则 0521）测定，以聚乙二醇 20M（或极性相近）为固定液的毛细管柱为色谱柱（0.53mm×30m，1.0μm 或效能相当的色谱柱），起始温度为 70℃，维持 2 分钟，以每分钟 5℃的速率升温至 230℃，维持 5 分钟，进样口温度为 250℃，检测器温度为 250℃，分流比为 5∶1。取对照品溶液（1）与对照品溶液（2）各 1μl，分别注入气相色谱仪，记录色谱图，对照品溶液（1）的色谱图中，辛酸甲酯峰和癸酸甲酯峰的分离度应不小于 4.0，理论板数按癸酸甲酯峰计算不低于 15 000。对照品溶液（2）的色谱图中，己酸甲酯峰高的信噪比应大于 5。取供试品溶液 1μl 注入气相色谱仪，记录色谱图，按面积归一化法计算，含己酸不得过 2.0%，辛酸应为 50.0%～80.0%，癸酸应为 20.0%～50.0%，月桂酸不得过 3.0%，十四烷酸不得过 1.0%。

【类别】　软膏基质和增溶剂等。

【贮藏】　遮光，密闭保存。

【标示】　应标示聚乙二醇分子量。

间 甲 酚

Jianjiafen

Metacresol

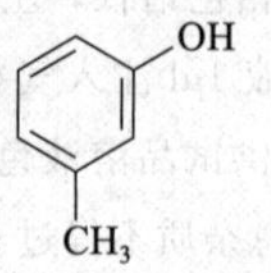

C_7H_8O　108.14

[108-39-4]

本品为由合成法制得的 3-甲基苯酚。含 C_7H_8O 应为 98.0%～102.0%。

【性状】　本品为无色或微黄色液体；有刺激性臭味。

本品在乙醇或二氯甲烷中易溶，在水中略溶。

【鉴别】　（1）在含量测定项下记录的色谱图中，供试品溶液主峰的保留时间应与对照品溶液主峰的保留时间一致。

（2）本品的红外光吸收图谱应与对照品的图谱一致（通则 0402）。

【检查】 **酸度**　取本品 1.5ml，置 100ml 量瓶中，用水溶解并稀释至刻度，摇匀，作为供试品溶液；精密量取 25ml，加甲基红指示液 0.15ml，用氢氧化钠滴定液（0.01mol/L）滴定至溶液显黄色，消耗氢氧化钠滴定液（0.01mol/L）不得过 0.50ml。

溶液的澄清度与颜色　取酸度检查项下的供试品溶液，依法检查（通则 0901），溶液应无色；如显浑浊，与 3 号浊度标准液（通则 0902 第一法）比较，不得更浓。

有关物质　取本品适量，精密称定，用甲醇定量稀释制成每 1ml 中约含 10mg 的溶液，作为供试品溶液。

精密量取供试品溶液适量，用甲醇定量稀释制成每 1ml 中约含间甲酚 5μg 与 50μg 的溶液，摇匀，作为灵敏度溶液与自身对照溶液。

另取甲苯适量，精密称定，用甲醇定量稀释制成每 1ml 中约含甲苯 8.9μg 的对照品溶液。

照含量测定项下的色谱条件，取灵敏度溶液 1μl，注入气相色谱仪，记录色谱图，间甲酚峰信噪比应不小于 10；精密量取对照品溶液、自身对照溶液与供试品溶液各 1μl，注入气相色谱仪，记录色谱图，按外标法以峰面积计算，甲苯不得过 0.089%；按自身对照法以间甲酚面积计算，邻甲酚与对甲酚均不得过 0.5%，单个杂质不得过 0.10%，总杂质不得过 1.0%。

不挥发物　取本品 2.0g，置已恒重的蒸发皿中，于水浴上蒸干后，在 105℃干燥 1 小时，遗留残渣不得过 2mg（0.1%）。

【含量测定】　照气相色谱法（通则 0521）测定。

色谱条件与系统适用性试验　用以环糊精键合二甲聚硅

氧烷为固定液的毛细管柱，起始温度为 60℃，以每分钟 10℃ 的速率升至 160℃，维持 10 分钟，进样口温度为 250℃，检测器温度为 250℃。取间甲酚、邻甲酚与对甲酚对照品适量，用甲醇定量稀释制成每 1ml 中各约含 5mg 的混合溶液，作为系统适用性溶液，取 1μl，注入气相色谱仪，记录色谱图，各成分分离度应符合要求。

内标溶液的制备　取苯酚适量，加甲醇溶解并定量稀释制成每 1ml 中约含 1mg 的溶液，即得。

测定法　取本品约 0.1g，精密称定，置 100ml 量瓶中，用内标溶液定量稀释至刻度，摇匀，作为供试品溶液。另取间甲酚对照品约 50mg，精密称定，置 50ml 量瓶中，用内标溶液溶解并定量稀释至刻度，摇匀，作为对照品溶液。取对照品溶液与供试品溶液各 1μl，分别注入气相色谱仪，记录色谱图，按内标法以峰面积计算，即得。

【类别】抑菌剂和抗氧剂等。

【贮藏】遮光，密封保存。

没 食 子 酸
Moshizisuan
Gallic Acid

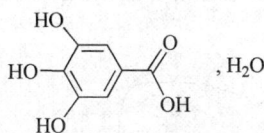

$C_7H_6O_5 \cdot H_2O$　188.14

[5995-86-8]

本品为 3,4,5-三羟基苯甲酸一水合物。按干燥品计算，含 $C_7H_6O_5$ 应为 98.0%～102.0%。

【性状】本品为白色或淡黄色结晶或结晶性粉末。

本品在甲醇、乙醇或丙酮中易溶，在水中微溶。

【鉴别】(1)取本品 0.10g，加水 100ml 溶解后，取 2ml，滴加三氯化铁试液 1 滴，即显蓝黑色。

(2)在含量测定项下记录的色谱图中，供试品溶液主峰的保留时间应与对照品溶液主峰的保留时间一致。

(3)本品的红外光吸收图谱应与对照品的图谱一致(通则 0402)。

【检查】**酸度**　取本品 0.10g，加水 100ml 溶解后，依法测定(通则 0631)，pH 值应为 3.0～3.8。

溶液的澄清度与颜色　取本品 1.0g，加无水乙醇 20ml 溶解后，依法检查(通则 0901 与通则 0902)，溶液应澄清无色；如显色，与黄色 3 号标准比色液(通则 0901 第一法)比较，不得更深。

水溶解试验　取本品 1.0g，加高于 80℃ 的水 20ml 溶解后，立即观察，溶液应澄清。

单宁酸　取本品 1.0g，加热水 20ml 溶解后，置冰箱(0～5℃)中冷却至没食子酸结晶析出后，立即过滤，滤液加 1% 明胶氯化钠溶液(临用新制。取明胶 0.5g 与氯化钠 5g，加温度不超过 60℃ 的水 50ml 使溶解，即得)5～6 滴，溶液应澄清。

氯化物　取本品 2.0g，置 100ml 量瓶中，加热水 90ml 溶解后，放冷至室温，用水稀释至刻度，摇匀，置冰箱(0～5℃)中冷却至没食子酸结晶析出，立即过滤，取续滤液 25.0ml，依法检查(通则 0801)，与标准氯化钠溶液 5.0ml 用同一方法制成的对照液比较，不得更浓(0.01%)。

硫酸盐　取氯化物检查项下的续滤液 25.0ml，置 50ml 纳氏比色管中，加盐酸溶液(2→3)0.3ml、乙醇 3ml 与 10% 氯化钡溶液 1ml，摇匀，放置 10 分钟，依法检查(通则 0802)，与标准硫酸钾溶液(称取硫酸钾 0.181g，置 1000ml 量瓶中，加水适量使溶解并稀释至刻度，摇匀，取 1ml 用水稀释至 10ml，制成每 1ml 相当于 10μg 的 SO_4 的溶液)2.5ml 用同一方法制备的对照液比较，不得更深(0.005%)。

干燥失重　取本品，在 105℃ 干燥至恒重，减失重量不得过 10.0%(通则 0831)。

炽灼残渣　取本品 2.0g，在 550～600℃ 炽灼至恒重(通则 0841)，遗留残渣不得过 0.1%。

铁盐　取本品 2.0g，置坩埚中，缓缓灼烧至完全炭化，放冷，加硫酸 0.5ml 使残渣湿润，低温加热至硫酸蒸气除尽后，在 500～550℃ 炽灼使完全灰化，放冷，残渣加稀盐酸 5ml 与水 10ml，水浴加热使溶解，放冷，滤过，用适量水洗涤坩埚和滤器，合并滤液和洗液，置 50ml 纳氏比色管中，用水稀释至 35ml 后，加过硫酸铵 50mg，依法检查(通则 0807)，与标准铁溶液 2.0ml 用同一方法制成的对照液比较，不得更深(0.001%)。

重金属　取炽灼残渣项下遗留的残渣，依法检查(通则 0821 第二法)，含重金属不得过百万分之十。

【含量测定】照高效液相色谱法(通则 0512)测定。

色谱条件与系统适用性试验　用十八烷基硅烷键合硅胶为填充剂；以 0.05% 磷酸溶液-甲醇(93：7)为流动相；检测波长为 271nm。理论板数按没食子酸峰计算不低于 4000。

测定法　取本品约 0.1g，精密称定，置 100ml 量瓶中，加流动相溶解并稀释至刻度，摇匀，精密量取适量，用流动相定量稀释制成每 1ml 中约含 20μg 的溶液，用孔径为 0.45μm 的滤膜滤过，弃去初滤液 5ml，取续滤液作为供试品溶液，精密量取 20μl 注入液相色谱仪，记录色谱图；另取没食子酸对照品适量，精密称定，加流动相溶解并定量稀释制成每 1ml 中约含 20μg 的溶液，同法测定。按外标法以峰面积计算，即得。

【类别】螯合剂和抗氧剂。

【贮藏】密封，在干燥处保存。

没食子酸丙酯

Moshizisuanbingzhi

Propyl Gallate

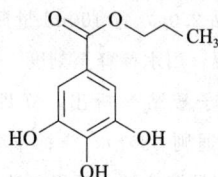

$C_{10}H_{12}O_5$　212.20

[121-79-9]

本品为 3,4,5-三羟基苯甲酸丙酯。按干燥品计算，含 $C_{10}H_{12}O_5$ 不得少于 98.0%。

【性状】 本品为白色或类白色结晶性粉末。

本品在乙醇中易溶，在水中微溶。

熔点 本品的熔点（通则 0612）为 146~150℃。

【鉴别】 （1）取本品少量，加水溶解后，加三氯化铁溶液 1 滴，即显蓝色。

（2）在含量测定项下记录的色谱图中，供试品溶液主峰的保留时间应与对照品溶液主峰的保留时间一致。

（3）本品的红外光吸收图谱应与对照图谱（附图）一致（通则 0402）。

【检查】 **乙醇溶液的澄清度与颜色** 取本品 1.0g，加乙醇 20ml 溶解后，依法检查（通则 0901 与通则 0902），溶液应澄清无色；如显色，与黄色或黄绿色 1 号标准比色液（通则 0901 第一法）比较，不得更深。

氯化物 取本品 2.5g，加水 50ml，振摇 5 分钟，滤过，取续滤液 10ml，依法检查（通则 0801），与标准氯化钠溶液 5.0ml 制成的对照液比较，不得更浓（0.01%）。

硫酸盐 取氯化物项下的续滤液 10ml，依法检查（通则 0802），与标准硫酸钾溶液 1.0ml 制成的对照液比较，不得更浓（0.02%）。

有关物质 取本品适量，精密称定，加流动相溶解并定量稀释制成每 1ml 中约含 0.50mg 的溶液，作为供试品溶液。

另取没食子酸对照品适量，精密称定，加流动相溶解并定量稀释制成每 1ml 中约含 0.10mg 的溶液，作为对照品溶液。

精密量取供试品溶液与对照品溶液各 1ml，置 200ml 量瓶中，用流动相稀释至刻度，摇匀，作为对照溶液。

照含量测定项下的色谱条件，精密量取供试品溶液与对照溶液各 20μl，分别注入液相色谱仪，记录色谱图至主成分峰保留时间的 3 倍。

供试品溶液色谱图中如有与没食子酸峰保留时间一致的色谱峰，按外标法以峰面积计算，不得过 0.1%，其他各杂质峰面积的和不得大于对照溶液主峰面积（0.5%）。

干燥失重 取本品，在 105℃ 干燥至恒重，减失重量不

得过 0.5%（通则 0831）。

炽灼残渣 取本品 1.0g，依法检查（通则 0841），遗留残渣不得过 0.1%。

重金属 取炽灼残渣项下遗留的残渣，依法检查（通则 0821 第二法），含重金属不得过百万分之十。

砷盐 取本品 0.67g，加无水碳酸钠 1g，加水少量，搅拌均匀，干燥后，先用小火灼烧使炭化，再在 500~600℃ 炽灼使完全灰化，放冷，加盐酸 5ml 与水 23ml 使溶解，依法检查（通则 0822），应符合规定（0.0003%）。

【含量测定】 照高效液相色谱法（通则 0512）测定。

色谱条件与系统适用性试验 用十八烷基硅烷键合硅胶为填充剂；以甲醇-水（45：55）（用磷酸调节 pH 值至 3.0）为流动相；检测波长为 272nm。

取没食子酸丙酯与没食子酸对照品各适量，加流动相溶解并稀释制成每 1ml 中约含没食子酸丙酯 0.25mg 与没食子酸 1.25μg 的混合溶液，作为系统适用性溶液，取 20μl 注入液相色谱仪，记录色谱图，没食子酸丙酯峰与没食子酸峰的分离度应大于 10。

测定法 取本品，精密称定，加流动相溶解并定量稀释制成每 1ml 中约含 25μg 的溶液，作为供试品溶液。

精密量取 20μl 注入液相色谱仪，记录色谱图；另取没食子酸丙酯对照品，精密称定，同法测定。按外标法以峰面积计算，即得。

【类别】 抗氧剂。

【贮藏】 严封，在凉暗干燥处保存。

附：

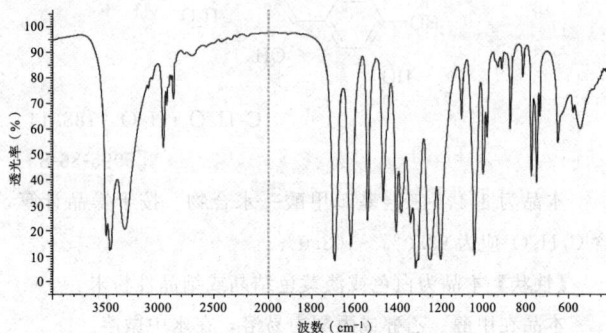

图　药用辅料没食子酸丙酯红外光吸收对照图谱
（试样制备：KBr 压片法）

尿　素

Niaosu

Urea

CH_4N_2O　60.06

[57-13-6]

本品按干燥品计算，含 CH_4N_2O 应为 98.0%~102.0%。

【性状】 本品为无色棱柱状结晶或白色结晶性粉末。

本品在水中极易溶解，在乙醇中溶解。

熔点 本品的熔点（通则 0612）为 132～135℃。

【鉴别】 (1)在含量测定项下记录的色谱图中，供试品溶液主峰的保留时间应与对照品溶液主峰的保留时间一致。

(2)本品的红外光吸收图谱应与对照图谱（附图）一致（通则 0402）。

【检查】 **溶液的澄清度与颜色** 取本品 1.0g，加水 20ml 使溶解，摇匀，依法检查（通则 0901 第一法与通则 0902 第一法），溶液应澄清无色。

氯化物 取本品 1.0g，依法检查（通则 0801），与标准氯化钠溶液 7.0ml 制成的对照液比较，不得更浓 （0.007%）。

硫酸盐 取本品 4.0g，依法检查（通则 0802），与标准硫酸钾溶液 4.0ml 制成的对照液比较，不得更浓 （0.010%）。

有关物质 取本品适量，精密称定，加 75% 乙腈溶解并定量稀释制成每 1ml 中约含 5mg 的溶液，作为供试品溶液。

精密量取供试品溶液适量，用 75% 乙腈稀释制成每 1ml 中约含 50μg 的溶液，作为对照溶液。

精密量取对照溶液适量，用 75% 乙腈稀释制成每 1ml 中约含 5μg 的溶液，作为灵敏度溶液。

另分别取缩二脲、缩三脲对照品适量，精密称定，加 75% 乙腈溶解并定量稀释制成每 1ml 中约含缩二脲与缩三脲各 5μg 的混合溶液，作为对照品溶液。

照含量测定项下的色谱条件，取灵敏度溶液 10μl 注入液相色谱仪，记录色谱图，尿素峰的信噪比应大于 10；再精密量取供试品溶液、对照溶液和对照品溶液各 10μl，分别注入液相色谱仪，记录色谱图至主成分峰保留时间的 3 倍。

供试品溶液的色谱图中如有杂质峰，缩二脲和缩三脲按外标法以峰面积计算，均不得过 0.1%，其他单个杂质峰面积不得大于对照溶液主峰面积的 0.2 倍（0.2%），各杂质总和不得过 2.0%。

干燥失重 取本品 1.0g，在 105℃干燥 1 小时，减失重量不得过 1.0%（通则 0831）。

乙醇中不溶物 取本品 5.0g，加热乙醇 50ml，如有不溶物，用 105℃恒重的 G4 垂熔坩埚滤过，滤渣用热乙醇 20ml 洗涤，并在 105℃干燥至恒重，遗留残渣不得过 2mg(0.04%)。

炽灼残渣 不得过 0.1% （通则 0841）。

重金属 取本品 1.0g，加水 20ml 溶解后，加 0.1mol/L 盐酸溶液 5ml，依法检查（通则 0821 第一法），含重金属不得过百万分之十。

【含量测定】 照高效液相色谱法（通则 0512）测定。

色谱条件与系统适用性试验 用酰胺基键合的硅胶为填充剂（Waters XBridge Amide，4.6mm×250mm，3.5μm 或效能相当的色谱柱）；以水-乙腈（6：94）为流动相；流速为每分钟 1.0ml；检测波长为 195nm。精密称取尿素、缩二脲、缩三脲对照品适量，加 75% 乙腈溶解并定量稀释制成

每 1ml 约含尿素 5mg、缩二脲 5μg 和缩三脲 5μg 的混合溶液，作为系统适用性溶液，取 10μl 注入液相色谱仪，记录色谱图，各峰之间的分离度均应符合要求。

测定法 取本品适量，精密称定，加 75% 乙腈溶解并定量稀释制成每 1ml 中约含 0.2mg 的溶液，精密量取 10μl，注入液相色谱仪，记录色谱图；另取尿素对照品适量，同法测定。按外标法以峰面积计算，即得。

【类别】 皮肤渗透促进剂和助溶剂。

【贮藏】 密封保存。

附：

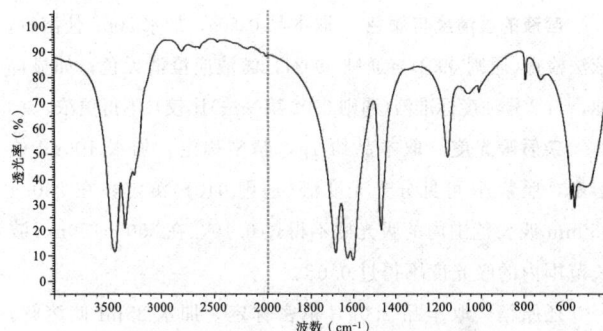

图　药用辅料尿素红外光吸收对照图谱

（试样制备：KBr 压片法）

注：本品放置较久后，渐渐发生微弱的氨臭。

阿尔法环糊精

A'erfa Huanhujing

Alpha Cyclodextrin

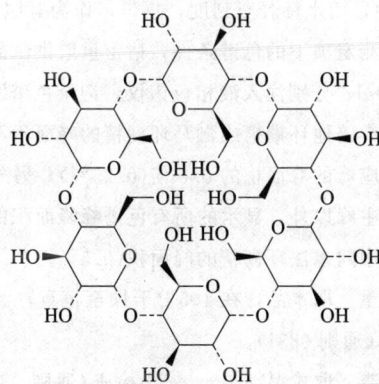

$(C_6H_{10}O_5)_6$　972.85

[10016-20-3]

本品为环状糊精葡萄糖基转移酶作用于淀粉而生成的 6 个葡萄糖以 α-1,4-糖苷键结合的环状低聚糖。按干燥品计算，含 $(C_6H_{10}O_5)_6$ 应为 98.0%～102.0%。

【性状】 本品为白色或类白色无定型或结晶性粉末。

本品在水或丙二醇中易溶，在无水乙醇或二氯甲烷中几乎不溶。

比旋度 取本品，精密称定，加水溶解并定量稀释制成

每 1ml 中约含 10mg 的溶液，依法测定（通则 0621），比旋度为 +147°至 +152°。

【鉴别】（1）取本品约 0.2g，加碘试液 2ml，在水浴中加热使溶解，放冷，产生黄褐色沉淀。

（2）在含量测定项下记录的色谱图中，供试品溶液主峰的保留时间应与对照品溶液主峰的保留时间一致。

（3）本品的红外光吸收图谱应与对照品的图谱一致（通则 0402）。

【检查】酸碱度　取本品 0.30g，加水 30ml 溶解后，加饱和氯化钾溶液 1ml，依法测定（通则 0631），pH 值应为 5.0～8.0。

溶液的澄清度与颜色　取本品 0.50g，加水 50ml 使溶解，依法检查（通则 0901 与通则 0902），溶液应澄清无色；如显浑浊，与 2 号浊度标准液（通则 0902 第一法）比较，不得更浓。

杂质吸光度　取本品约 1g，精密称定，加水 100ml 使溶解，照紫外-可见分光光度法（通则 0401）测定，在 230～350nm 波长范围内的吸光度不得过 0.10，在 350～750nm 波长范围内的吸光度不得过 0.05。

还原糖　取本品 2.0g，精密称定，加水 25ml 使溶解，加碱性酒石酸铜试液 40ml，缓缓煮沸 3 分钟，室温放置过夜，用 4 号垂熔漏斗滤过，沉淀用温水洗至洗液呈中性，弃去滤液和洗液，沉淀用热硫酸铁试液 20ml 溶解，滤过，滤器用水 100ml 洗涤，合并滤液与洗液，加热至 60℃，趁热用高锰酸钾滴定液（0.02mol/L）滴定。按干燥品计算，每 2g 消耗高锰酸钾滴定液（0.02mol/L）不得过 3.2ml（0.5%）。

有关物质　取本品适量，精密称定，加水溶解并定量稀释制成每 1ml 中约含 10mg 的溶液，作为供试品溶液。

精密量取含量测定项下的系统适用性溶液 5ml，置 50ml 量瓶中，用水稀释至刻度，摇匀，作为对照溶液。

照含量测定项下的色谱条件，精密量取供试品溶液和对照溶液各 50μl，分别注入液相色谱仪，记录色谱图。供试品溶液色谱图中倍他环糊精或伽马环糊精的峰面积不得大于对照溶液中相应峰的峰面积的 0.5 倍（0.25%），另外，供试品溶液中除了主峰以外，显示的所有色谱峰峰面积的和不得大于对照溶液中阿尔法环糊精的峰面积（0.5%）。

干燥失重　取本品，在 105℃ 干燥至恒重，减失重量不得过 11.0%（通则 0831）。

炽灼残渣　取本品 1.0g，依法检查（通则 0841），遗留残渣不得过 0.1%。

重金属　取炽灼残渣项下遗留的残渣，依法检查（通则 0821 第二法），含重金属不得过百万分之二十。

微生物限度　取本品，依法检查（通则 1105 与通则 1106），每 1g 供试品中需氧菌总数不得过 10^3 cfu，霉菌和酵母菌总数不得过 10^2 cfu，不得检出大肠埃希菌。

【含量测定】照高效液相色谱法（通则 0512）测定。

色谱条件与系统适用性试验　用十八烷基硅烷键合硅胶为填充剂；以水-甲醇（93：7）为流动相；以示差折光检测器

测定，检测器温度 40℃。取阿尔法环糊精对照品、倍他环糊精对照品与伽马环糊精对照品适量，精密称定，用水溶解并定量稀释制成每 1ml 各含 0.5mg 的混合溶液，作为系统适用性溶液。精密量取 50μl 注入液相色谱仪，记录色谱图，伽马环糊精和阿尔法环糊精的分离度应不低于 1.5；理论板数按阿尔法环糊精、倍他环糊精、伽马环糊精计算均不低于 1500。

测定法　取本品约 250mg，精密称定，置 25ml 量瓶中，加水适量使溶解并稀释至刻度，摇匀，精密量取 5ml，置 50ml 量瓶中，稀释至刻度，摇匀。精密量取 50μl 注入液相色谱仪，记录色谱图；另取阿尔法环糊精对照品约 25mg，精密称定，置 25ml 量瓶中，加水适量使溶解并稀释至刻度，摇匀，作为对照品溶液，同法测定。按外标法以峰面积计算，即得。

【类别】包合剂和稳定剂等。

【贮藏】密闭，在干燥处保存。

阿 司 帕 坦

Asipatan

Aspartame

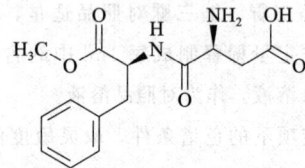

C₁₄H₁₈N₂O₅　294.31
[22839-47-0]

本品为 N-L-α-天冬氨酰-L-苯丙氨酸-1-甲酯。按干燥品计算，含 $C_{14}H_{18}N_2O_5$ 应为 98.0%～102.0%。

【性状】本品为白色结晶性粉末。

本品在水中极微溶解，在乙醇、正己烷或二氯甲烷中不溶。

比旋度　取本品，精密称定，加 15mol/L 甲酸溶液溶解并定量稀释制成每 1ml 中约含 40mg 的溶液，立即依法测定（通则 0621），比旋度为 +14.5°至 +16.5°。

【鉴别】（1）本品的红外光吸收图谱应与对照图谱（附图）一致（通则 0402）。

（2）取本品 0.1g，置 100ml 量瓶中，用乙醇超声溶解并稀释至刻度，照紫外-可见分光光度法（通则 0401）在 230～300nm 波长范围内测定，在 247nm、252nm、258nm 与 264nm 的波长处有最大吸收。

【检查】酸度　取本品 1.0g，加水 125ml 溶解后，依法测定（通则 0631），pH 值应为 4.5～6.0。

溶液的颜色　取本品 0.8g，加新沸放冷的水 100ml，超声使溶解，取 10ml，依法检查，与黄绿色 1 号标准比色液（通则 0901 第一法）比较，不得更深。

吸光度　取本品，精密称定，用 2mol/L 盐酸溶液溶解并定量稀释制成每 1ml 含 10mg 的溶液，照紫外-可见分光光度法

（通则0401），在430nm的波长处测定吸光度，应不大于0.022。

有关物质 取本品，精密称定，加稀释液［水-甲醇（8：2）］超声溶解并制成每1ml中约含5mg的溶液，作为供试品溶液，临用新制。

精密量取供试品溶液1ml置100ml量瓶中，加稀释液稀释至刻度，摇匀，作为对照溶液。

另取5-苄基-3,6-二氧-2-哌嗪乙酸对照品适量，加稀释液溶解并制成每1ml中含50μg的溶液作为对照品溶液。

照高效液相色谱法（通则0512）测定，用十八烷基硅烷键合硅胶为填充剂；取5.6g磷酸二氢钾，加820ml水溶解，用磷酸调节pH值至4.3，加甲醇稀释至1000ml，作为流动相；检测波长为210nm，流速为每分钟2ml，柱温40℃。取苯丙氨酸与5-苄基-3,6-二氧-2-哌嗪乙酸对照品各适量，用上述稀释液溶解并稀释制成每1ml中各约含0.1mg的溶液作为系统适用性溶液，取系统适用性溶液20μl注入液相色谱仪，记录色谱图，苯丙氨酸峰与5-苄基-3,6-二氧-2-哌嗪乙酸峰的分离度不小于8。

精密量取对照溶液、对照品溶液与供试品溶液各20μl，分别注入液相色谱仪，记录色谱图至主成分峰保留时间的2倍。按外标法以对照品溶液主峰面积计算，含5-苄基-3,6-二氧-2-哌嗪乙酸不得过1.0%；除5-苄基-3,6-二氧-2-哌嗪乙酸和阿司帕坦外，供试品溶液中所有峰面积的和，不得大于对照溶液主峰面积的1.5倍（1.5%）。

电导率 取本品0.8g，精密称定，置100ml量瓶中，加新沸放冷的水，超声使溶解并稀释至刻度，摇匀，作为供试品溶液。

另取新沸放冷的水100ml作为空白溶液。

将供试品溶液与空白溶液置25℃的水浴中保温1小时后，缓缓搅拌，用电导率仪分别测定供试品溶液电导率C_1，空白溶液电导率C_2。按照下式计算电导率：$C_1-0.992C_2$。不得过30μS/cm。

干燥失重 取本品，在105℃干燥4小时，减失重量不得过4.5%（通则0831）。

炽灼残渣 取本品1.0g，依法检查（通则0841），遗留残渣不得过0.2%。

重金属 取炽灼残渣项下遗留的残渣，依法检查（通则0821第二法），含重金属不得过百万分之十。

砷盐 取本品0.67g，加氢氧化钙1.0g，混合，加水2ml，搅拌均匀，在40℃烘干，缓缓灼烧使炭化，再以500～600℃炽灼使完全灰化，放冷，加盐酸8ml与水23ml，依法检查（通则0822第一法），应符合规定（0.0003%）。

【含量测定】 取本品约0.25g，精密称定，加甲酸3ml与冰醋酸50ml，溶解后，照电位滴定法（通则0701），用高氯酸滴定液（0.1mol/L）滴定，并将滴定的结果用空白试验校正。每1ml高氯酸滴定液（0.1mol/L）相当于29.43mg的$C_{14}H_{18}N_2O_5$。

【类别】 甜味剂和矫味剂等。

【贮藏】 密封，在干燥处保存。

附：

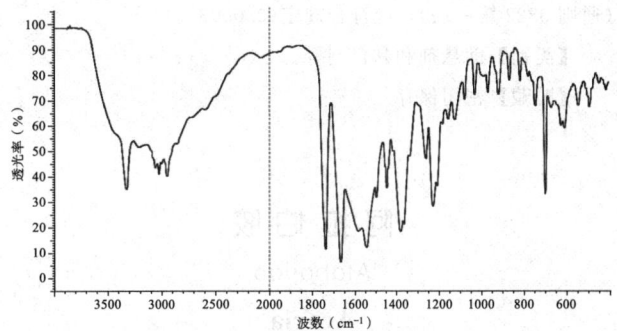

图　药用辅料阿司帕坦红外光吸收对照图谱
（试样制备：KBr压片法）

阿拉伯半乳聚糖

Alabobanrujutang

Arabino Galactan

［9036-66-2］

本品系由松科落叶松 *Larix gmelinii* 木质部提取的水溶性多糖。

【性状】 本品为白色至淡黄色粉末。

本品在水中易溶，在乙醇中不溶。

【鉴别】 （1）取本品约6g，加水10ml，搅拌，形成黏液，应呈琥珀色。

（2）取本品0.1g，置顶空瓶中，加三氟醋酸溶液（6.7→100）2ml，摇匀，密封，120℃放置1小时，置通风橱中开盖，放冷，加无水甲醇2ml，振摇使溶解，滤过，取续滤液作为供试品溶液。

取阿拉伯糖、半乳糖对照品各10mg，加90%甲醇5ml使溶解，摇匀，作为混合对照品溶液。

照薄层色谱法（通则0502）试验，吸取供试品溶液5μl和混合对照品溶液10μl，分别点于同一硅胶G薄层板（推荐MERCK板）上，以1.6%磷酸二氢钠溶液-丁醇-丙酮（10：40：50）为展开剂，二次展开，第一次展开距离约为10cm，取出，晾干或吹干，第二次展开距离约15cm（无需更换展开剂），取出，晾干，喷以对甲氧基苯甲醛溶液（取对甲氧基苯甲醛0.5ml、冰醋酸10ml、甲醇85ml与硫酸5ml混合），110℃加热至斑点显示清晰。

供试品溶液所显示半乳糖、阿拉伯糖斑点的位置和颜色应与对照品溶液的主斑点相同。

【检查】 **干燥失重** 取本品1.0g，在105℃干燥5小时，减失重量不得过12.0%（通则0831）。

灰分 取本品1.0g，依法检查（通则2302），遗留残渣不得过4.0%。

重金属 取灰分项下遗留的残渣，依法检查（通则0821第二法），含重金属不得过百万分之二十。

砷盐 取本品 0.67g，加盐酸 5ml 和水 23ml，依法检查（通则 0822 第一法），应符合规定（0.0003%）。

【类别】 助悬剂和黏合剂等。

【贮藏】 密闭保存。

阿 拉 伯 胶
Alabojiao
Acacia

[9000-01-5]

本品为自豆科金合欢属 Acacia senegal（Linne）Willdenow 或同属近似树种的枝干得到的干燥胶状渗出物。

【性状】 本品为白色至棕黄色的半透明或不透明的球形或不规则的颗粒、碎片或粉末。

【鉴别】 (1) 取本品 1.0g，加水 2ml，放置 2 小时并时时搅拌使溶解，加乙醇 2ml，振摇，生成白色凝胶状沉淀，加水 10ml，沉淀溶解。

(2) 本品的 20% 水溶液对蓝色石蕊试纸显弱酸性反应。

(3) 在葡萄糖和果糖检查项下记录的色谱中，供试品溶液所显斑点的位置与颜色应与半乳糖、阿拉伯糖和鼠李糖对照品溶液的斑点相同。

(4) 取本品适量，研细后用液体石蜡装片（通则 2001），置显微镜下观察，可见角状或不规则无色透明碎片；或偶见少量的淀粉和植物组织。

【检查】 **不溶性物质** 取本品 5.0g，加水 100ml 使溶解，加 3mol/L 盐酸溶液 10ml，缓慢煮沸 15 分钟，用经 105℃ 干燥至恒重的 G4 垂熔坩埚滤过，反复用热水洗涤滤器后，在 105℃ 干燥至恒重，遗留残渣不得过 0.5%。

淀粉或糊精 取本品水溶液（1→50）煮沸，放冷，滴加碘试液数滴，溶液不得显蓝色或红色。

含鞣酸的树胶 取本品水溶液（1→50）10ml，加三氯化铁试液 0.1ml，溶液不得显黑色或不得产生黑色沉淀。

刺梧桐胶 取本品 0.2g，置一具有分度值 0.1ml 的平底带塞玻璃量筒中，加 60% 乙醇 10ml，密塞振摇，产生的胶体不得过 1.5ml。

葡萄糖和果糖 取本品 0.1g，置顶空瓶中，加三氟醋酸溶液（6.7→100）2ml，强力振摇使溶解，密封，120℃ 放置 1 小时，置通风橱中开盖，放冷，加无水甲醇 2ml，振摇使溶解，滤过，取续滤液作为供试品溶液。

分别取阿拉伯糖、半乳糖、葡萄糖、鼠李糖及木糖对照品各 10mg，加水 1ml 和适量甲醇使溶解，并用甲醇稀释至 10ml，摇匀，作为对照品溶液。

照薄层色谱法（通则 0502）试验，吸取供试品溶液 2～10μl，对照品溶液 10～30μl（点样量以斑点清晰不超载为宜），分别点于同一硅胶 G 薄层板上，以 1.6% 磷酸二氢钠溶液-正丁醇-丙酮（10：40：50）为展开剂，二次展开，第一次展开距离约为 10cm，取出，晾干或吹干，第二次展开距离约 15cm（无需更换展开剂），取出，晾干，喷以对甲氧基苯甲醛溶液（取对甲氧基苯甲醛 0.5ml，加冰醋酸 10ml，甲醇 85ml，硫酸 5ml，摇匀，即得）至恰好湿润，立即在 110℃ 加热 10 分钟，放冷，立即检视，对照品溶液应显示的 5 个清晰分离的斑点，从下到上的顺序依次为半乳糖（灰绿色或绿色）、葡萄糖（灰色）、阿拉伯糖（黄绿色）、木糖（绿灰色或黄灰色）、鼠李糖（黄绿色）。

供试品色谱中，在半乳糖和阿拉伯糖对照品色谱相应的位置之间，不得显灰色或灰绿色斑点。

黄蓍胶 在葡萄糖和果糖检查项下记录的色谱中，供试品溶液在与木糖对照品色谱相应的位置上不得显绿灰色或黄灰色斑点。

干燥失重 取本品，在 105℃ 干燥 5 小时，减失重量不得过 15.0%（通则 0831）。

总灰分 不得过 4.0%（通则 2302）。

酸不溶性灰分 不得过 0.5%（通则 2302）。

重金属 取本品 1.0g，依法检查（通则 0821 第二法），含重金属不得过百万分之二十。

砷盐 取本品 0.67g，加氢氧化钙 1.0g，加水 2ml，混匀，100℃ 烘干，小火缓缓灼烧使炭化，再以 480℃ 炽灼使完全灰化，放冷，加盐酸 5ml 与水 21ml，依法检查（通则 0822 第一法），应符合规定（0.0003%）。

微生物限度 取本品，依法检查（通则 1105 与通则 1106），每 1g 供试品中需氧菌总数不得过 10^3 cfu，霉菌和酵母菌总数不得过 10^2 cfu，不得检出大肠埃希菌；每 10g 供试品中不得检出沙门菌。

【类别】 助悬剂、增稠剂和乳化剂等。

【贮藏】 密封，置干燥处保存。

【标示】 应标明黏度的标示值。

注：为满足制剂安全性和有效性要求，必要时，可对本品中的元素杂质钴进行控制。

阿拉伯胶喷干粉
Alabojiao Penganfen
Spray-dried Acacia

[9000-01-5]

本品为自豆科金合欢属 Acacia senegal（Linne）Willdenow 或同属近似树种的枝干得到的干燥胶状渗出物，经喷雾干燥后制得的粉末。

【性状】 本品为白色至类白色粉末。

【鉴别】 (1) 取本品 1.0g，加水 2ml，放置 2 小时并时时搅拌使溶解，加乙醇 2ml，振摇，生成白色凝胶状沉淀，加水 10ml，沉淀溶解。

（2）本品的 20％水溶液对蓝色石蕊试纸显弱酸性反应。

（3）在葡萄糖和果糖检查项下记录的色谱中，供试品溶液所显斑点的位置与颜色应与半乳糖、阿拉伯糖和鼠李糖对照品溶液的斑点相同。

（4）取本品适量，用液体石蜡装片（通则 2001），置显微镜下观察，可见一个或几个气泡组成的球状中心腔；或偶见部分无色透明碎片；不可见植物组织。

【检查】淀粉或糊精　取本品水溶液（1→50）煮沸，放冷，滴加碘试液数滴，溶液不得显蓝色或红色。

含鞣酸的树胶　取本品水溶液（1→50）10ml，加三氯化铁试液 0.1ml，溶液不得显黑色或不得产生黑色沉淀。

刺梧桐胶　取本品 0.2g，置一具有分度值 0.1ml 的平底带塞玻璃量筒中，加 60％乙醇 10ml，密塞振摇，产生的胶体不得过 1.5ml。

葡萄糖和果糖　取本品 0.1g，置顶空瓶中，加三氟醋酸溶液（6.7→100）2ml，强力振摇使溶解，密封，120℃放置 1 小时，置通风橱中开盖，放冷，加无水甲醇 2ml，振摇使溶解，滤过，取续滤液作为供试品溶液。

分别取阿拉伯糖、半乳糖、葡萄糖、鼠李糖及木糖对照品各 10mg，加水 1ml 和适量甲醇使溶解，并用甲醇稀释至 10ml，摇匀，作为对照品溶液。

照薄层色谱法（通则 0502）试验，吸取供试品溶液 2～10μl，对照品溶液 10～30μl（点样量以斑点清晰不超载为宜），分别点于同一硅胶 G 薄层板上，以 1.6％磷酸二氢钠溶液-正丁醇-丙酮（10∶40∶50）为展开剂，二次展开，第一次展开距离约为 10cm，取出，晾干或吹干，第二次展开距离约 15cm（无需更换展开剂），取出，晾干，喷以对甲氧基苯甲醛溶液（取对甲氧基苯甲醛 0.5ml，加冰醋酸 10ml，甲醇 85ml，硫酸 5ml，摇匀，即得）至恰好湿润，立即在 110℃加热 10 分钟，放冷，立即检视，对照品溶液应显示的 5 个清晰分离的斑点，从下到上的顺序依次为半乳糖（灰绿色或绿色）、葡萄糖（灰色）、阿拉伯糖（黄绿色）、木糖（绿灰色或黄灰色）、鼠李糖（黄绿色）。

供试品色谱中，在半乳糖和阿拉伯糖对照品色谱相应的位置之间，不得显灰色或灰绿色斑点。

黄蓍胶　在葡萄糖和果糖检查项下记录的色谱中，供试品溶液在与木糖对照品色谱相应的位置上不得显绿灰色或黄灰色斑点。

干燥失重　取本品，在 105℃干燥 5 小时，减失重量不得过 10.0％（通则 0831）。

总灰分　不得过 4.0％（通则 2302）。

酸不溶性灰分　不得过 0.5％（通则 2302）。

重金属　取本品 1.0g，依法检查（通则 0821 第二法），含重金属不得过百万分之二十。

砷盐　取本品 0.67g，加氢氧化钙 1.0g，加水 2ml，混匀，100℃烘干，小火缓缓灼烧使炭化，再以 480℃炽灼使完全灰化，放冷，加盐酸 5ml 与水 21ml，依法检查（通则

0822 第一法），应符合规定（0.0003％）。

微生物限度　取本品，依法检查（通则 1105 与通则 1106），每 1g 供试品中需氧菌总数不得过 10^3 cfu，霉菌和酵母菌总数不得过 10^2 cfu，不得检出大肠埃希菌；每 10g 供试品中不得检出沙门菌。

【类别】　助悬剂、增稠剂和乳化剂等。

【贮藏】　密封，置干燥处保存。

【标示】　应标明黏度的标示值。

纯 化 水
Chunhuashui
Purified Water

本品为饮用水经蒸馏法、离子交换法、反渗透法或其他适宜的方法制备所得，不含任何附加剂。

【性状】　本品为无色的澄清液体；无臭。

【检查】　依法检查（通则 0261 附 1）。

【类别】　溶剂和稀释剂。

【贮藏】　密闭保存。

注：基于风险评估，必要时，可按下述方法测定本品的不挥发物：取本品 100ml，置 105℃恒重的蒸发皿中，在水浴上蒸干，并在 105℃干燥至恒重，遗留残渣不得过 1mg。

环甲基硅酮
Huanjiajiguitong
Cyclomethicone

$$[H_3C\ CH_3\ SiO]_n$$

$(C_2H_6OSi)_n$　　$n=4\sim6$

[69430-24-6]

本品为全甲基化的、含有重复单元 $[—(CH_3)_2SiO—]_n$ 的环硅氧烷，其中 n 为 4、5 或 6，或为上述的混合物。$(C_2H_6OSi)_n$ 含量按环甲基硅酮 4、环甲基硅酮 5、环甲基硅酮 6 的总量计不得少于 98.0％；含环甲基硅酮单元应为标示值的 95.0％～105.0％。

【性状】　本品为无色透明的油状液体。

【鉴别】　（1）在含量测定项下记录的色谱图中，供试品溶液各主峰的保留时间与相应对照品溶液主峰的保留时间一致。

（2）本品的红外光吸收图谱在 4000～1000cm^{-1} 区间内与对照品的图谱一致（通则 0402）。

【检查】含酸量　取本品约 30g，精密称定，加入新沸

放冷的水 60ml，回流 30 分钟，放冷至室温，用少量新沸放冷的水冲洗冷凝管内壁，置分液漏斗中，静置使分层，分取水层，加酚酞指示液 3 滴，用氢氧化钠滴定液（0.01mol/L）滴定，每 1ml 氢氧化钠滴定液（0.01mol/L）相当于 0.365mg 的盐酸。本品含酸量以盐酸（HCl）计不得过 0.001%。

不挥发物 取本品 2.0g，置 150℃ 干燥 2 小时的蒸发皿中，精密称定，水浴蒸干后置 150℃ 干燥 2 小时，遗留残渣不得过 3.0mg（0.15%）。

【含量测定】 照气相色谱法（通则 0521）测定。

色谱条件与系统适用性试验 用二甲基聚硅氧烷为固定液的毛细管柱为色谱柱，起始温度为 120℃，维持 2 分钟，以每分钟 10℃ 的速率升温至 190℃；进样口温度为 260℃；检测器温度为 280℃。

测定法 取本品适量，精密称定，加无水乙醇溶解并定量稀释制成每 1ml 中含 1mg 的溶液，作为供试品溶液，精密量取 1μl 注入气相色谱仪，记录色谱图；另取环甲基硅酮 4、环甲基硅酮 5、环甲基硅酮 6 对照品，同法测定。按外标法以峰面积计算，即得。

【类别】 防水剂和软膏基质。

【贮藏】 密闭保存。

【标示】 应标明本品环甲基硅酮单元的标示值。

环 拉 酸 钠

Huanlasuanna

Sodium Cyclamate

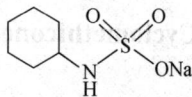

C$_6$H$_{12}$NNaO$_3$S　201.22

[139-05-9]

本品为环己氨基磺酸钠盐。按干燥品计算，含 C$_6$H$_{12}$NNaO$_3$S 不得少于 98.0%。

【性状】 本品为白色结晶性粉末。

本品在水中易溶，在乙醇中极微溶。

【鉴别】（1）取本品约 0.1g，加水 10ml 使溶解，加盐酸 1ml 与氯化钡溶液（1→10）1ml，溶液应澄清；再加亚硝酸钠溶液（1→10）1ml，即产生白色沉淀。

（2）本品的红外光吸收图谱应与对照品的图谱一致（通则 0402）。

（3）本品显钠盐的鉴别反应（通则 0301）。

【检查】 **吸光度** 取本品 1.0g，加水 10ml 使溶解，照紫外-可见分光光度法（通则 0401），在 270nm 的波长处测定吸光度，不得过 0.10。

酸碱度 取本品 1.0g，加水 10ml 使溶解，依法测定

（通则 0631），pH 值应为 5.5～7.5。

溶液的澄清度与颜色 取酸碱度项下的溶液，依法检查（通则 0901 与通则 0902），应澄清无色。

硫酸盐 取本品 0.50g，依法检查（通则 0802），与标准硫酸钾溶液 1.2ml 制成的对照液比较，不得更浓（0.024%）。

环己胺 取本品 10g，精密称定，置 100ml 量瓶中，加水溶解并稀释至刻度，摇匀，作为供试品溶液；另取环己胺对照品 0.1g，精密称定，置 100ml 量瓶中，迅速加盐酸溶液（1→100）50ml 使溶解，并用水稀释至刻度，摇匀，精密量取适量，用水定量稀释制成每 1ml 中含环己胺 2.5μg 的溶液，作为对照品溶液。精密量取供试品溶液与对照品溶液各 10ml，分别置 60ml 分液漏斗中，加碱性乙二胺四醋酸二钠溶液（取乙二胺四醋酸二钠 10g 与氢氧化钠 3.4g，加水溶解并稀释至 100ml，摇匀，即得）3.0ml 与三氯甲烷-正丁醇（20∶1）15.0ml，振摇 2 分钟，静置，取三氯甲烷层，精密量取 10ml，置另一分液漏斗中，加甲基橙硼酸溶液（取甲基橙 200mg 与硼酸 3.5g，加水 100ml，置水浴上加热使溶解，静置 24 小时以上，临用前滤过，取续滤液，即得）2.0ml，振摇 2 分钟，静置，取三氯甲烷层，加无水硫酸钠 1g，振摇，静置；精密量取三氯甲烷层溶液 5ml，置比色管中，加甲醇-硫酸（50∶1）0.5ml，摇匀，供试品溶液的颜色不得深于对照品溶液；或照紫外-可见分光光度法（通则 0401），在 520nm 波长处测定吸光度，供试品溶液的吸光度不得大于对照品溶液的吸光度（0.0025%）。

干燥失重 取本品，在 105℃ 干燥至恒重，减失重量不得过 1.0%（通则 0831）。

重金属 取本品 1.0g，加水 23ml 溶解后，加醋酸盐缓冲液（pH 3.5）2ml，依法检查（通则 0821 第一法），含重金属不得过百万分之十。

砷盐 取本品 2.0g，加水 22ml 溶解后，加盐酸 5ml，依法检查（通则 0822 第一法），应符合规定（0.0001%）。

【含量测定】 取本品约 0.16g，精密称定，加冰醋酸 40ml，微温溶解后，放冷，加结晶紫指示液 2 滴，用高氯酸滴定液（0.1mol/L）滴定至溶液显绿色，并将滴定的结果用空白试验校正。每 1ml 高氯酸滴定液（0.1mol/L）相当于 20.12mg 的 C$_6$H$_{12}$NNaO$_3$S。

【类别】 甜味剂和矫味剂。

【贮藏】 密封保存。

苯 扎 氯 铵

Benzhalü'an

Benzalkonium Chloride

本品为氯化二甲基苄基烃铵的混合物，化学通式为 [C$_6$H$_5$CH$_2$N(CH$_3$)$_2$R]Cl，其中 R 为 n-C$_8$H$_{17}$ 以上的正烷烃基，主要为 n-C$_{12}$H$_{25}$、n-C$_{14}$H$_{29}$ 和 n-C$_{16}$H$_{33}$。按无水物计算，

含 $[C_6H_5CH_2N(CH_3)_2R]Cl$ 应为 95.0%～105.0%。

【性状】 本品为白色至淡黄白色粉末、蜡状固体或无色至淡黄色胶状体。

本品在水或乙醇中极易溶解。

【鉴别】（1）取本品约 0.2g，加硫酸 1ml 使溶解，加硝酸钠 0.1g，置水浴上加热 5 分钟，放冷，加水 10ml 与锌粉 0.5g，置水浴上微温 5 分钟，取上清液 2ml，加 5% 亚硝酸钠溶液 1ml，置冰水浴中冷却，再加碱性 β-萘酚试液 3ml，即显猩红色。

（2）取本品 1% 水溶液 10ml，加稀硝酸 0.5ml，即发生白色沉淀，离心或静置使分层，下层沉淀物加入乙醇适量，即溶解，上清液显氯化物的鉴别（1）反应（通则 0301）。

（3）取本品，加水溶解并稀释制成每 1ml 中约含 0.5mg 的溶液，照紫外-可见分光光度法（通则 0401）测定，在 257nm、262nm 与 269nm 的波长处有最大吸收。

（4）在烷基组成比例项下记录的色谱图中，供试品溶液中 n-$C_{12}H_{25}$、n-$C_{14}H_{29}$ 峰与对照品溶液中 n-$C_{12}H_{25}$、n-$C_{14}H_{29}$ 峰保留时间一致。

【检查】酸碱度 取本品 0.50g，加水 50ml 使溶解，加溴甲酚紫溶液（取溴甲酚紫 50mg，加 0.1mol/L 氢氧化钠溶液 0.92ml 与乙醇 20ml 使溶解，加水稀释至 100ml）0.1ml，若溶液显黄色，用氢氧化钠滴定液（0.1mol/L）滴定；若溶液显蓝紫色，用盐酸滴定液（0.1mol/L）滴定，消耗的滴定液均不得过 0.1ml。

溶液的澄清度与颜色 取本品 1.0g，加新沸放冷的水 100ml 使溶解，依法检查（通则 0901 与通则 0902），溶液应澄清无色；如显浑浊，与 1 号浊度标准液（通则 0902 第一法）比较，不得更浓；如显色，与黄色 2 号标准比色液（通则 0901 第一法）比较，不得更深。

水不溶物 取本品 1.0g，加水 10ml 溶解后，不得显浑浊，不得有不溶物。

胺及胺盐 取本品 5.0g，加混合溶液[甲醇-盐酸滴定液（1mol/L）（97：3）]20ml，水浴小心加热使溶解（注意不得超过该溶液沸点）。加异丙醇 100ml，缓缓向溶液中通氮气，逐渐加入四丁基氢氧化铵滴定液（0.1mol/L）12.0ml，记录电位滴定曲线。若曲线显示两个突跃点，两突跃点间的滴定体积不超过 5.0ml，则胺及胺盐不超过 0.1mmol/g，样品符合规定。若曲线不显示突跃点，则样品不符合规定。若曲线显示一个突跃点，滴定前，加 25.0mg/ml 的二甲基癸胺溶液 3.0ml 于异丙醇中，然后按以上操作，若滴定体积 12.0ml 前，曲线仍仅显示一个突跃点，则样品不符合规定。

烷基组成比例 取本品适量，精密称定，用流动相溶解并定量稀释制成每 1ml 为 4mg 的供试品溶液。

取十二烷基二甲基苄基氯化铵、十四烷基二甲基苄基氯化铵、十六烷基二甲基苄基氯化铵（以下分别简称：n-C_{12}、n-C_{14}、n-C_{16}）对照品适量，精密称定，用流动相溶解并定量稀释制成每 1ml 中分别约含 4mg、2mg、0.4mg 的对照品溶液。

照高效液相色谱法（通则 0512）测定，用多孔硅胶微球键合氰基为填充剂（4.6mm×250mm，5μm 或效能相当的色谱柱），以 0.1mol/L 醋酸钠溶液（用醋酸调节 pH 值至 5.0）-乙腈（60：40）为流动相；流速每分钟 2.0ml，检测波长为 254nm。

精密量取对照品溶液 20μl 注入液相色谱仪，记录色谱图，各成分的出峰顺序依次为 n-C_{12}、n-C_{14} 和 n-C_{16}，n-C_{12} 与 n-C_{14} 的分离度应不小于 1.5，连续进样 5 次，n-C_{12} 峰面积的相对标准偏差应不大于 2.0%。

精密量取供试品溶液 20μl 注入液相色谱仪，记录色谱图，参照对照品溶液中各同系物的位置确定各色谱峰，按下式计算各组分的含量。

$$含量 = \frac{r_u \times M_r}{\sum\limits_i (r_u \times M_r)} \times 100\%$$

式中 r_u 为样品溶液的某一组成的峰面积；

M_r 为某一组成的分子质量，n-C_{12}、n-C_{14}、n-C_{16} 的分子质量分别为 340、368、396。

按无水物计算，n-C_{12} 不得少于 40.0%，n-C_{14} 不得少于 20.0%，二者总量不得少于 70.0%。

苯甲醇、苯甲醛与氯化苄 临用新制。取本品适量，精密称定，加甲醇溶解并定量稀释制成每 1ml 中约含 50mg 的溶液，作为供试品溶液。

分别取苯甲醇对照品、苯甲醛对照品、氯化苄溶液对照品适量，精密称定，加甲醇溶解并定量稀释制成每 1ml 中分别约含苯甲醇 0.25mg 的对照品溶液 A、苯甲醛 0.075mg 的对照品溶液 B、氯化苄 0.025mg 的对照品溶液 C。

精密量取对照品溶液 A 1.0ml，置 10ml 量瓶中，用甲醇稀释制成每 1ml 中约含苯甲醇为 0.025mg 的溶液，作为灵敏度溶液。

照高效液相色谱法（通则 0512）测定，用十八烷基硅烷键合硅胶为填充剂，以己烷磺酸钠磷酸盐溶液（己烷磺酸钠 1.09g 与磷酸二氢钠 6.9g 加水稀释至 1000ml，摇匀，用磷酸调节 pH 值至 3.5）为流动相 A，甲醇为流动相 B；柱温为 40℃；流速为每分钟 1.0ml。按下表进行梯度洗脱，苯甲醇及氯化苄的检测波长为 210nm，苯甲醛的检测波长为 257nm。

时间（分钟）	流动相 A（%）	流动相 B（%）
0	80	20
10	80	20
14	50	50
35	50	50
36	20	80
55	20	80
56	80	20
65	80	20

取对照品溶液 A 和灵敏度溶液各 20μl，分别注入液相色谱仪，其中对照品溶液 A 连续进样 5 针，峰面积的相对标准偏差应不大于 5.0%；灵敏度溶液色谱图中，主峰信噪比应大于 10。

精密量取供试品溶液及对照品溶液 A、对照品溶液 B、对照品溶液 C 各 20μl，分别注入液相色谱仪，记录色谱图。

按外标法以峰面积计算，含苯甲醇不得过 0.5%；含苯甲醛不得过 0.15%；含氯化苄不得过 0.05%。

水分 取本品，照水分测定法（通则 0832 第一法 1）测定，含水分不得过 10.0%。

炽灼残渣 取本品 1.0g，依法检查（通则 0841），遗留残渣不得过 0.1%。

【含量测定】 取本品约 0.15g，精密称定，置烧杯中，加水 75ml 使溶解，用盐酸溶液（1→2）调节 pH 值至 2.6～3.4，加甲基橙指示液 1 滴，用四苯硼钠滴定液（0.02mol/L）滴定至溶液显红色，即得。每 1ml 四苯硼钠滴定液（0.02mol/L）相当于 x/50mg 的苯扎氯铵。其中 x 为样品的平均分子量，计算公式如下：

$$x = \sum_i \left[(r_u/r_t) \times M_r \right]$$

式中 r_u 为烷基组成比例项中各组分的峰面积；

r_t 为烷基组成比例项中各组分的总峰面积；

M_r 为某一组成的分子质量，n-C_{12}、n-C_{14}、n-C_{16} 的分子质量分别为 340、368、396。

【类别】 抑菌剂。

【贮藏】 遮光，密封保存。

注：本品有引湿性。

苯扎溴铵

Benzhaxiu'an

Benzalkonium Bromide

本品为溴化二甲基苄基烃铵的混合物。按无水物计算，含烃铵盐（$C_{22}H_{40}BrN$）应为 95.0%～105.0%。

【性状】 本品为黄色胶状体或白色至黄色蜡状固体。

本品在水或乙醇中易溶。

【鉴别】 （1）取本品约 0.2g，加硫酸 1ml 使溶解，加硝酸钠 0.1g，置水浴上加热 5 分钟，放冷，加水 10ml 与锌粉 0.5g，置水浴上微温 5 分钟，取上清液 2ml，加 5% 亚硝酸钠溶液 1ml，置冰水浴中冷却，再加碱性 β-萘酚试液 3ml，即显猩红色。

（2）取本品 1% 水溶液 10ml，加稀硝酸 0.5ml，即发生白色沉淀，离心或静置使分层，下层沉淀物加入乙醇适量，即溶解，上清液显溴化物的鉴别（1）反应（通则 0301）。

（3）取本品，加水溶解并稀释制成每 1ml 中约含 0.5mg 的溶液，照紫外-可见分光光度法（通则 0401）测定，在 257nm、262nm 与 269nm 的波长处有最大吸收。

【检查】酸碱度 取本品 0.50g，加水 50ml 使溶解，加溴甲酚紫溶液（取溴甲酚紫 50mg，加 0.1mol/L 氢氧化钠溶液 0.92ml 与乙醇 20ml 使溶解，加水稀释至 100ml）0.1ml，若溶液显黄色，用氢氧化钠滴定液（0.1mol/L）滴定；若溶液显蓝紫色，用盐酸滴定液（0.1mol/L）滴定，消耗的滴定液均不得过 0.1ml。

溶液的澄清度与颜色 取本品 1.0g，加新沸放冷的水 100ml 使溶解，依法检查（通则 0901 与通则 0902），溶液应澄清无色；如显浑浊，与 1 号浊度标准液（通则 0902 第一法）比较，不得更浓；如显色，与黄色 2 号标准比色液（通则 0901 第一法）比较，不得更深。

水不溶物 取本品 1.0g，加水 10ml 溶解后，不得显浑浊，不得有不溶物。

胺及胺盐 取本品 5.0g，加混合溶液［甲醇-盐酸滴定液（1mol/L）（97：3）］20ml，水浴小心加热使溶解（注意不得超过该溶液沸点）。加异丙醇 100ml，缓缓向溶液中通氮气不少于 30 秒。逐渐加入四丁基氢氧化铵滴定液（0.1mol/L）12.0ml，记录电位滴定曲线。若曲线显示两个突跃点，两突跃点间的滴定体积不超过 5.0ml，则胺及胺盐不超过 0.1mmol/g，样品符合规定。若曲线不显示突跃点，则样品不符合规定。若曲线显示一个突跃点，滴定前，加 25.0mg/ml 的二甲基癸胺溶液 3.0ml 于异丙醇中，然后按以上操作，若滴定体积 12.0ml 前，曲线仍仅显示一个突跃点，则样品不符合规定。

苯甲醇、苯甲醛与氯化苄 临用新制。取本品适量，精密称定，加甲醇溶解并定量稀释制成每 1ml 中约含 50mg 的溶液，作为供试品溶液。

分别取苯甲醇对照品、苯甲醛对照品、氯化苄溶液对照品适量，精密称定，加甲醇溶解并定量稀释制成每 1ml 中分别约含苯甲醇 0.25mg 的对照品溶液 A、苯甲醛 0.075mg 的对照品溶液 B、氯化苄 0.025mg 的对照品溶液 C。

精密量取对照品溶液 A 1.0ml，置 10ml 量瓶中，用甲醇稀释制成每 1ml 中约含苯甲醇为 0.025mg 的溶液，作为灵敏度溶液。

照高效液相色谱法（通则 0512）测定，用十八烷基硅烷键合硅胶为填充剂，以己烷磺酸钠磷酸盐溶液（己烷磺酸钠 1.09g 与磷酸二氢钠 6.9g 加水稀释至 1000ml，摇匀，用磷酸调节 pH 值至 3.5）为流动相 A，甲醇为流动相 B；柱温为 40℃；流速为每分钟 1.0ml。按下表进行梯度洗脱，苯甲醇及氯化苄的检测波长为 210nm，苯甲醛的检测波长为 257nm。

时间（分钟）	流动相 A（%）	流动相 B（%）
0	80	20
10	80	20
14	50	50
35	50	50
36	20	80
55	20	80
56	80	20
65	80	20

取对照品溶液 A 和灵敏度溶液各 20μl，分别注入液相色谱仪，其中对照品溶液 A 连续进样 5 针，峰面积的相对标准偏差应不大于 5.0%；灵敏度溶液色谱图中，主峰信噪比应大于 10。

精密量取供试品溶液及对照品溶液 A、对照品溶液 B、对照品溶液 C 各 20μl，分别注入液相色谱仪，记录色谱图。按外标法以峰面积计算，含苯甲醇不得过 0.5%；含苯甲醛不得过 0.15%；含氯化苄不得过 0.05%。

水分 取本品，照水分测定法（通则 0832 第一法 1）测定，含水分不得过 10.0%。

炽灼残渣 取本品 1.0g，依法检查（通则 0841），遗留残渣不得过 0.1%。

【含量测定】 取本品约 0.15g，精密称定，置烧杯中，加水 75ml 使溶解，用盐酸溶液（1→2）调节 pH 值至 2.6～3.4，加甲基橙指示液 1 滴，用四苯硼钠滴定液（0.02mol/L）滴定至溶液显红色，即得。每 1ml 四苯硼钠滴定液（0.02mol/L）相当于 7.969mg 的 $C_{22}H_{40}BrN$。

【类别】 抑菌剂。

【贮藏】 遮光，密封保存。

注：本品有引湿性。

苯 甲 酸
Benjiasuan

Benzoic Acid

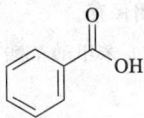

$C_7H_6O_2$　122.12

[65-85-0]

本品含 $C_7H_6O_2$ 不得少于 99.0%。

【性状】 本品为白色有丝光的鳞片或针状结晶或结晶性粉末。本品在乙醇中易溶，在水中微溶。

熔点 本品的熔点（通则 0612）为 121～124.5℃。

【鉴别】（1）取本品约 0.2g，加 0.4% 氢氧化钠溶液 15ml，振摇，滤过，滤液中加三氯化铁试液 2 滴，即生成赭色沉淀。

（2）本品的红外光吸收图谱应与对照图谱（附图）一致（通则 0402）。

【检查】乙醇溶液的澄清度与颜色 取本品 5.0g，用乙醇溶解并稀释至 100ml，依法检查（通则 0901 与通则 0902），溶液应澄清无色。

卤化物和卤素 取本品 6.7g，精密称定，置 100ml 量瓶中，加 1mol/L 氢氧化钠溶液 40ml 与乙醇 50ml 使溶解，用水稀释至刻度，摇匀。取上述溶液 10ml，加 2mol/L 氢氧化钠溶液 7.5ml 与镍铝合金 0.125g，置水浴上加热 10 分钟，放冷，滤过，滤液置 25ml 量瓶中，滤渣用乙醇洗涤 3 次，每次 2ml，洗液并入滤液中，用水稀释至刻度，作为溶液 A。

同法制备空白溶液作为溶液 B。

取溶液 A、溶液 B、标准氯化物溶液（精密量取 0.132% 氯化钠溶液 1ml 置 100ml 量瓶中，用水稀释至刻度，临用新制）和水各 10ml，分别置 25ml 量瓶中，各加硫酸铁铵溶液（取硫酸铁铵 30g，加硝酸 40ml，振摇，用水稀释至 100ml，

滤过，即得。本液应避光保存）5ml，摇匀，滴加硝酸 2ml（边加边振摇），再加硫氰酸汞溶液（取硫氰酸汞 0.3g，加无水乙醇使溶解成 100ml，即得。本液配制后在 7 日内使用）5ml，振摇，用水稀释至刻度，在 20℃ 水浴中放置 15 分钟。

照紫外-可见分光光度法（通则 0401），在 460nm 的波长处分别测定溶液 A（以溶液 B 为空白）和标准氯化物溶液（以水为空白）的吸光度，溶液 A 的吸光度不得大于标准氯化物溶液的吸光度（0.03%）。

易氧化物 取水 100ml，加硫酸 1.5ml，煮沸后，滴加高锰酸钾滴定液（0.02mol/L）适量，至显出的粉红色持续 30 秒不消失，趁热加本品 1.0g，溶解后，加高锰酸钾滴定液（0.02mol/L）0.25ml，应显粉红色，并在 15 秒内不消失。

易炭化物 取本品 0.5g，加硫酸 5ml 振摇，放置 5 分钟，与黄色 2 号标准比色液比较，不得更深。

炽灼残渣 不得过 0.1%（通则 0841）。

重金属 取本品 1.0g，加乙醇 22ml 溶解后，加醋酸盐缓冲液（pH 3.5）2ml 与水适量，使成 25ml，依法检查（通则 0821 第一法），含重金属不得过百万分之十。

【含量测定】 取本品约 0.25g，精密称定，加中性稀乙醇（对酚酞指示液显中性）25ml 溶解后，加酚酞指示液 3 滴，用氢氧化钠滴定液（0.1mol/L）滴定。每 1ml 氢氧化钠滴定液（0.1mol/L）相当于 12.21mg 的 $C_7H_6O_2$。

【类别】 抑菌剂。

【贮藏】 密封保存。

附：

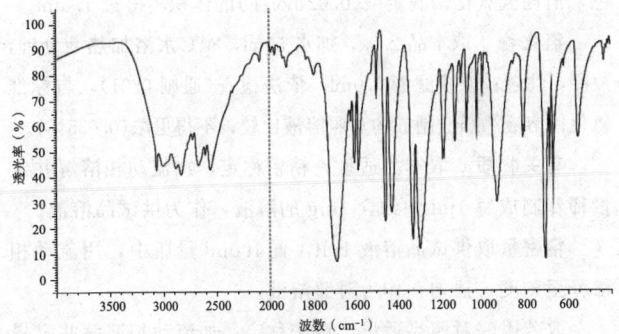

图 药用辅料苯甲酸红外光吸收对照图谱

（试样制备：KBr 压片法）

苯甲酸苄酯
Benjiasuanbianzhi

Benzyl Benzoate

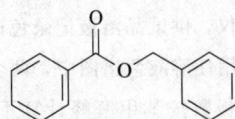

$C_{14}H_{12}O_2$　212.25

[120-51-4]

本品为苯甲酸苯甲酯。按无水物计算，含 $C_{14}H_{12}O_2$ 应为 98.0%～102.0%。

【性状】本品为无色或几乎无色的油状液体。

相对密度　本品的相对密度（通则 0601）在 25℃ 时为 1.116～1.120。

折光率　本品的折光率（通则 0622）为 1.568～1.570。

凝点　取本品 15ml 置内管中，加入少量母晶，使迅速冷却，并测定近似凝点。再将内管置约高于近似凝点 10℃ 的水浴中，使凝结物仅剩极微量未熔融，依法测定（通则 0613），在烧杯中加入约低于供试品近似凝点 5℃ 的水或其他适宜的冷却液，用搅拌器不断搅拌，每隔 30 秒观察温度 1 次，至液体温度下降至恒定或开始上升时停止搅拌，并每隔 5～10 秒观察温度 1 次，至温度计汞柱在一点停留约 1 分钟不变，或微上升至最高温度后停留约 1 分钟不变，记录温度。连续读数次数应不少于 4 次，且各次读数相差应小于 0.2℃，将平均值作为供试品的凝点，应不低于 18.0℃。

【鉴别】（1）在含量测定项下记录的色谱图中，供试品溶液主峰的保留时间应与对照品溶液主峰的保留时间一致。

（2）取本品，加乙醇溶解并稀释制成每 1ml 中约含 5μg 的溶液，照紫外-可见分光光度法（通则 0401）测定，在 230nm 波长处有最大吸收。

（3）本品的红外光吸收图谱应与对照品的图谱一致（通则 0402）。

【检查】酸度　取本品 5.0g，置锥形瓶中，加中性乙醇 25ml 使溶解，摇匀，用氢氧化钠滴定液（0.02mol/L）滴定至显粉红色，消耗氢氧化钠滴定液（0.02mol/L）的体积不得过 1.5ml。

氯化物　取本品 2.0g，加水 50ml，80℃水浴加热 5 分钟，放冷，滤过；取续滤液 5.0ml，依法检查（通则 0801），与标准氯化钠溶液 7.0ml 制成的对照溶液比较，不得更浓（0.035%）。

有关物质　取本品适量，精密称定，加流动相溶解并定量稀释制成每 1ml 中约含 1mg 的溶液，作为供试品溶液。

精密量取供试品溶液 1ml，置 100ml 量瓶中，用流动相稀释至刻度，摇匀，作为对照溶液。

取苯甲醛对照品适量，精密称定，加流动相溶解并定量稀释制成每 1ml 中约含 0.5μg 的溶液，作为对照品溶液。

称取苯甲醇与苯甲醛对照品各适量，加流动相溶解并稀释制成每 1ml 中约含苯甲醇 1μg、苯甲醛 0.5μg 的混合溶液，作为系统适用性溶液。

精密量取对照溶液 1ml，置 50ml 量瓶中，用流动相稀释至刻度，摇匀，作为灵敏度溶液。

照含量测定项下色谱条件，精密量取系统适用性溶液、灵敏度溶液、供试品溶液、对照品溶液与对照溶液各 20μl，分别注入液相色谱仪，供试品溶液记录色谱图至主峰保留时间的两倍。系统适用性溶液色谱图中，两个主峰间的分离度应符合要求，理论板数按苯甲醛峰计算不低于 3000。灵敏度溶液色谱图中，主成分峰的信噪比应大于 10。

供试品溶液色谱图中如有与苯甲醛峰保留时间一致的色

谱峰，按外标法以峰面积计算，不得过 0.05%；如有其他杂质，不得大于对照溶液主峰面积的 0.1 倍（0.1%），其他各杂质峰面积的和不得大于对照溶液主峰面积（1.0%），小于灵敏度溶液主峰面积的峰忽略不计。

水分　取本品 2.0g，照水分测定法（通则 0832 第一法 1）测定，含水分不得过 0.3%。

炽灼残渣　取本品 1.0g，依法检查（通则 0841），遗留残渣不得过 0.05%。

细菌内毒素（供注射用）　取本品，加内毒素检查用水稀释至所需浓度，涡旋混合 3 分钟，离心，取水层，依法检查（通则 1143），每 1g 苯甲酸苄酯中含内毒素的量应小于标示值。

【含量测定】照高效液相色谱法（通则 0512）测定。

色谱条件与系统适用性试验　用苯基硅烷键合硅胶为填充剂，以乙腈-水（60：40）为流动相，检测波长为 254nm。

测定法　取本品适量，精密称定，加流动相溶解并定量稀释制成每 1ml 中约含 0.2mg 的溶液，作为供试品溶液，精密量取 20μl 注入液相色谱仪，记录色谱图；另取苯甲酸苄酯对照品适量，同法测定。按外标法以峰面积计算，即得。

【类别】增溶剂和溶剂等。

【贮藏】遮光，密闭保存。

【标示】应标明每 1g 苯甲酸苄酯（供注射用）中含内毒素的量应小于的标示值。

苯 甲 酸 钠

Benjiasuanna

Sodium Benzoate

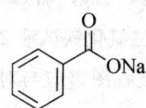

$C_7H_5NaO_2$　144.10

[532-32-1]

本品按干燥品计算，含 $C_7H_5NaO_2$ 应为 98.0%～102.0%。

【性状】本品为白色颗粒、粉末或结晶性粉末。

本品在水中易溶，在乙醇中微溶。

【鉴别】（1）取本品约 0.5g，用水 10ml 溶解后，溶液显钠盐鉴别（1）的反应与苯甲酸盐的鉴别反应（通则 0301）。

（2）在含量测定项下记录的色谱图中，供试品溶液主峰的保留时间应与对照品溶液主峰的保留时间一致。

（3）本品的红外光吸收图谱应与对照图谱（附图）一致（通则 0402）。

【检查】酸碱度　取本品 1.0g，用水 20ml 溶解后，加酚酞指示液 2 滴；如显淡红色，加硫酸滴定液（0.05mol/L）0.25ml，淡红色应消失；如无色，加氢氧化钠滴定液

(0.1mol/L)0.25ml，应显淡红色。

溶液的澄清度与颜色 取本品 1.0g，加水 10ml 使溶解，依法检查（通则 0901 与通则 0902），溶液应澄清无色。

氯化物 取本品 0.20g，加水溶解使成 25ml，加稀硝酸 10ml，摇匀，待沉淀完全后滤过，用少量水分次洗涤滤器，合并洗液与滤液，依法检查（通则 0801）与标准氯化钠溶液 6.0ml 制成的对照液比较，不得更浓（0.03%）。

硫酸盐 取本品 0.40g，用水 40ml 溶解，边搅拌边慢慢加入稀盐酸 4ml，静置 5 分钟，滤过，取续滤液 20ml 置 50ml 纳氏比色管中，加水至刻度，摇匀，作为供试品溶液；量取标准硫酸钾溶液 2.4ml，置 50ml 纳氏比色管中，加稀盐酸 2ml，加水至刻度，摇匀，作为对照液。在两溶液中各加氯化钡溶液 5ml，摇匀，供试品溶液的浊度应浅于对照液的浊度（0.12%）。

干燥失重 取本品，在 105℃ 干燥至恒重，减失重量不得过 1.5%（通则 0831）。

重金属 取本品 2.0g，加水 45ml，不断搅拌，滴加稀盐酸 5ml，滤过，分取滤液 25ml，依法检查（通则 0821 第一法），含重金属不得过百万分之十。

砷盐 取无水碳酸钠 2.5g，铺于坩埚底部与四周，再取本品 1.0g，置无水碳酸钠上，用少量水湿润，干燥后，先用小火灼烧使炭化，再在 500~600℃ 炽灼使完全灰化，放冷，加盐酸 5ml 与水 23ml 使溶解，依法检查（通则 0822 第一法），应符合规定（0.0002%）。

【含量测定】 照高效液相色谱法（通则 0512）测定。

色谱条件与系统适用性试验 用十八烷基硅烷键合硅胶为填充剂；以乙腈-0.02%甲酸（用氨水调至 pH 值 4.0）(30:70) 为流动相；检测波长为 230nm。理论板数按苯甲酸钠峰计算不低于 2000。

测定法 取本品适量，精密称定，用流动相溶解并定量稀释制成每 1ml 中含苯甲酸钠 0.1mg 的溶液，精密量取 20μl，注入液相色谱仪，记录色谱图；另取苯甲酸钠对照品，同法测定。按外标法以峰面积计算，即得。

【类别】 抑菌剂。

【贮藏】 密封保存。

附：

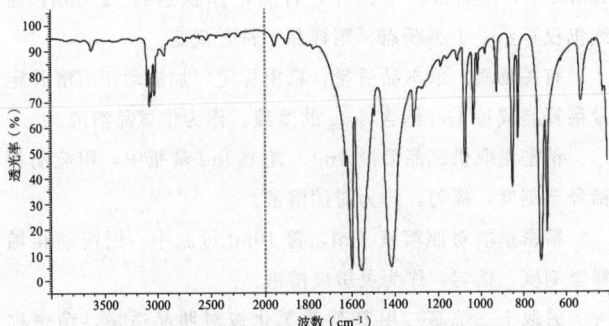

图 药用辅料苯甲酸钠红外光吸收对照图谱

（试样制备：KBr 压片法）

注：本品有引湿性。

苯 甲 醇

Benjiachun

Benzyl Alcohol

C_7H_8O　108.14

[100-51-6]

本品按无水物计算，含 C_7H_8O 不得少于 98.0%。

【性状】 本品为无色液体。

本品在水中溶解。

相对密度 本品的相对密度（通则 0601）为 1.043~1.049。

折光率 本品的折光率（通则 0622）为 1.538~1.541。

过氧化值 本品的过氧化值（通则 0713）不得过 5。

【鉴别】 本品的红外光吸收图谱应与对照图谱（附图）一致（通则 0402）。

【检查】 酸度 取本品 10ml，加入乙醇 10ml 和酚酞指示液 1ml，用氢氧化钠滴定液（0.1mol/L）滴定至溶液显粉红色，消耗的氢氧化钠滴定液（0.1mol/L）不得过 0.2ml。

溶液的澄清度与颜色 取本品 2ml，加水 58ml，振摇，依法检查（通则 0901 与通则 0902），溶液应澄清无色。

氯化物 取本品 1g，依法检查（通则 0801），与标准氯化钠溶液 3.0ml 制成的对照液比较，不得更深（0.003%）。

有关物质 取本品作为供试品溶液。

另取苯甲醛对照品适量，精密称定，加丙酮溶解并稀释制成每 1ml 中含苯甲醛 0.5mg 的溶液作为对照品溶液。

照气相色谱法（通则 0521）测定，以聚乙二醇 20M 为固定液的毛细管柱为色谱柱；分流进样，分流比 20:1；起始温度为 50℃，以每分钟 5℃ 的速率升温至 220℃，维持 35 分钟；进样口温度为 200℃；检测器温度为 310℃。

精密量取供试品溶液与对照品溶液各 1μl 注入气相色谱仪，记录色谱图，供试品溶液色谱图中任何小于主峰面积 0.0001% 的峰可忽略不计。

按外标法以峰面积计算，含苯甲醛不得过 0.1%，如有其他杂质峰，按面积归一化法计算，单个未知杂质不得过 0.02%，其他杂质总量不得过 0.1%；供注射用时，按外标法以峰面积计算，含苯甲醛不得过 0.05%，如有其他杂质峰，按面积归一化法计算，单个未知杂质不得过 0.01%，其他杂质总量不得过 0.05%。

水分 取本品，照水分测定法（通则 0832 第一法 2）测定，含水分不得过 0.5%。

　　蒸发残渣(确认样品符合过氧化值要求后进行此项测定)　取本品 10.0g，置已恒重的坩埚中，在不超过 200℃ 的电热板上蒸发至干，注意避免沸腾，残渣再在电热板上干燥 1 小时，将坩埚移置干燥器内放冷，遗留残渣不得过 5mg（0.05%）。

　　细菌内毒素(供注射用)　取本品，依法检查(通则 1143)，每 1mg 苯甲醇中含内毒素的量应小于 0.1EU。

　　【含量测定】照气相色谱法(通则 0521)测定。

　　色谱条件与系统适用性试验　以聚乙二醇 20M 为固定液的毛细管柱为色谱柱；进样口温度为 200℃，检测器温度为 250℃，柱温为 130℃。

　　测定法　取本品，精密称定，用甲醇稀释制成每 1ml 中约含 1mg 的溶液，精密量取 1μl 注入气相色谱仪，记录色谱图；另取苯甲醇对照品，同法测定，按外标法以峰面积计算，即得。

　　【类别】抑菌剂。

　　【贮藏】遮光，密封保存。

附：

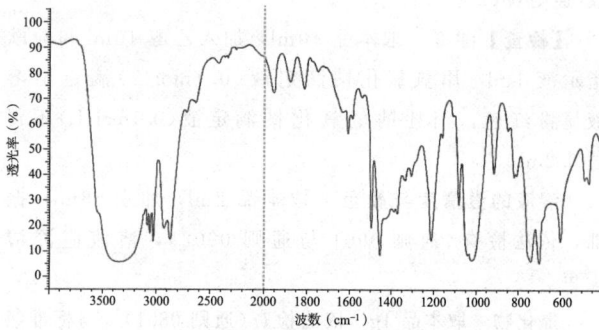

图　药用辅料苯甲醇红外光吸收对照图谱

（试样制备：膜法）

注：本品有引湿性。

苯 度 氯 铵

Bendulü'an

Benzododecinium Chloride

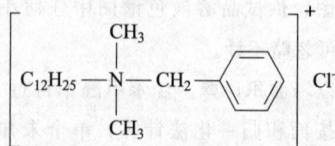

C$_{21}$H$_{38}$ClN　339.99

[139-07-1]

　　本品为氯化二甲基苄基烷铵盐，烷烃链长为 C$_{12}$。按无水物计算，含 C$_{21}$H$_{38}$ClN 应为 96.0%～102.0%。

　　【性状】本品为白色至淡黄白色粉末、蜡状固体或无色至淡黄色胶状体。

　　【鉴别】(1)取本品约 0.2g，加硫酸 1ml 使溶解，加硝酸钠 0.1g，置水浴上加热 5 分钟，放冷，加水 10ml 与锌粉 0.5g，置水浴上微温 5 分钟，取上清液 2ml，加 5% 亚硝酸钠溶液 1ml，置冰水中冷却，再加碱性 β-萘酚试液 3ml，即显猩红色。

　　(2)在有关物质项下记录的色谱图中，对照溶液主峰的保留时间应与十二烷基二甲基苄基氯化铵对照品溶液主峰的保留时间一致。

　　(3)取本品，加水溶解并稀释制成每 1ml 中约含 0.5mg 的溶液，照紫外-可见分光光度法(通则 0401)测定，在 257nm、262nm 与 269nm 的波长处有最大吸收。

　　(4)取本品 1% 溶液 10ml，加稀硝酸 0.5ml，即发生白色沉淀，离心或静置使分层，下层沉淀物加入乙醇适量，即溶解，上清液显氯化物鉴别(1)的反应(通则 0301)。

　　【检查】**酸碱度**　取本品 0.50g，加水 50ml 使溶解，加溴甲酚紫溶液(取溴甲酚紫 50mg，加 0.1mol/L 氢氧化钠溶液 0.92ml 与乙醇 20ml 使溶解，加水稀释至 100ml)0.1ml，若溶液显黄色，用氢氧化钠滴定液（0.1mol/L）滴定；若溶液显蓝紫色，用盐酸滴定液（0.1mol/L）滴定。消耗的滴定液均不得过 0.1ml。

　　溶液的澄清度与颜色　取本品 1.0g，加水 100ml 使溶解，依法检查(通则 0901 与通则 0902)，溶液应澄清无色；如显浑浊，与 1 号浊度标准液(通则 0902 第一法)比较，不得更浓；如显色，与黄色 2 号标准比色液(通则 0901 第一法)比较，不得更深。

　　水不溶物　取本品 1.0g，加水 10ml 溶解后，不得显浑浊，不得有不溶物。

　　胺及胺盐　取本品 5.0g，加混合溶液[甲醇-盐酸滴定液(1mol/L)（97∶3）]20ml，水浴小心加热使溶解（防止沸腾）。加异丙醇 100ml，缓缓向溶液中通氮气，逐渐加入氢氧化四丁基铵滴定液（0.1mol/L）12.0ml，记录电位滴定曲线。若曲线显示两个突跃点，两突跃点间的滴定体积不超过 5.0ml，则胺及胺盐不超过 0.1mmol/g，样品符合规定。若曲线不显示突跃点，则样品不符合规定。若曲线显示一个突跃点，滴定前，加 2.5% 的二甲基癸胺溶液 3.0ml 于异丙醇 100ml 中，然后按以上操作，若滴定体积达到 12.0ml，曲线仍仅显示一个突跃点，则样品不符合规定。

　　有关物质　取本品适量，精密称定，加流动相溶解并定量稀释制成每 1ml 约含 4mg 的溶液，作为供试品溶液。

　　精密量取供试品溶液 1ml，置 100ml 量瓶中，用流动相稀释至刻度，摇匀，作为对照溶液。

　　精密量取对照溶液 1ml，置 10ml 量瓶中，用流动相稀释至刻度，摇匀，作为灵敏度溶液。

　　另取十二烷基二甲基苄基氯化铵对照品适量，精密称定，加流动相溶解并稀释制成每 1ml 中约含 40μg 的溶液，作为对照品溶液。

　　照高效液相色谱法(通则 0512)测定，用多孔硅胶微球键合氰基为填充剂(4.6mm×250mm，5μm 或效能相当的色谱柱)，以 0.1mol/L 醋酸钠溶液(用醋酸调节 pH 值至 5.0)-乙腈(60：40)为流动相；流速为每分钟 2.0ml，检测波长为 254nm。

精密量取灵敏度溶液、供试品溶液、对照溶液和对照品溶液各 20μl，分别注入液相色谱仪，记录色谱图至主成分峰保留时间的 3 倍。灵敏度溶液色谱图中，主成分峰高的信噪比应大于 10；供试品溶液色谱图中主成分峰与相邻色谱峰之间分离度应符合要求。

供试品溶液色谱图中如有杂质峰，单个杂质峰面积不得大于对照溶液主峰面积的 0.5 倍(0.5%)，各杂质峰面积的和不得大于对照溶液主峰面积(1.0%)。

苯甲醇、苯甲醛与氯化苄 临用新制。取本品适量，精密称定，加甲醇溶解并定量稀释制成每 1ml 中约含 50mg 的溶液，作为供试品溶液。

分别取苯甲醇对照品、苯甲醛对照品、氯化苄对照品适量，精密称定，加甲醇溶解并定量稀释制成每 1ml 中分别约含苯甲醇 0.25mg 的对照品溶液 A、苯甲醛 0.075mg 的对照品溶液 B、氯化苄 0.025mg 的对照品溶液 C。

精密量取对照品溶液 A 1.0ml，置 10ml 量瓶中，用甲醇稀释制成每 1ml 中约含苯甲醇为 0.025mg 的溶液，作为灵敏度溶液。

照高效液相色谱法(通则 0512)测定，用十八烷基硅烷键合硅胶为填充剂，流动相 A 为己烷磺酸钠磷酸盐溶液(己烷磺酸钠 1.09g 与磷酸二氢钠 6.9g 加水稀释至 1000ml，摇匀，用磷酸调节 pH 值至 3.5)，流动相 B 为甲醇，按下表进行梯度洗脱；柱温为 40℃；流速为每分钟 1.0ml。苯甲醇及氯化苄的检测波长为 210nm，苯甲醛的检测波长为 257nm。

时间(分钟)	流动相 A(%)	流动相 B(%)
0	80	20
10	80	20
14	50	50
35	50	50
36	20	80
55	20	80
56	80	20
65	80	20

取对照品溶液 A 和灵敏度溶液各 20μl，分别注入液相色谱仪，对照品溶液 A 连续进样 5 针，峰面积的相对标准偏差应不大于 5.0%；灵敏度溶液的色谱图中，主成分峰高的信噪比应大于 10。

精密量取供试品溶液及对照品溶液 A、对照品溶液 B、对照品溶液 C 各 20μl，分别注入液相色谱仪，记录色谱图。

按外标法以峰面积计算，含苯甲醇不得过 0.5%；含苯甲醛不得过 0.15%；含氯化苄不得过 0.05%。

水分 取本品，照水分测定法(通则 0832 第一法 1)测定，含水分不得过 10.0%。

炽灼残渣 取本品 1.0g，依法检查(通则 0841)，遗留残渣不得过 0.1%。

【含量测定】 取本品约 0.15g，精密称定，置烧杯中，加水 75ml 使溶解，用盐酸溶液(1→2)调节 pH 值至 2.6～3.4，加甲基橙指示液 1 滴，用四苯硼钠滴定液(0.02mol/L)滴定至溶液显红色，即得。每 1ml 四苯硼钠滴定液(0.02mol/L)相当于 6.800mg 的 $C_{21}H_{38}ClN$。

【类别】 抑菌剂。

【贮藏】 遮光，密封保存。

注：①本品别名十二烷基二甲基苄基氯化铵。②本品有引湿性。

苯 氧 乙 醇

Benyangyichun

Phenoxyethanol

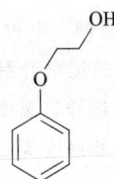

$C_8H_{10}O_2$ 138.17

[122-99-6]

本品为 2-苯氧基乙醇。含 $C_8H_{10}O_2$ 应为 98.0%～102.0%。

【性状】 本品为无色微黏稠的液体。

本品与丙酮、乙醇或甘油能任意混溶，在水中微溶。

相对密度 本品的相对密度(通则 0601)为 1.105～1.110。

折光率 本品的折光率(通则 0622)为 1.537～1.539。

【鉴别】 (1)在含量测定项下记录的色谱图中，供试品溶液主峰的保留时间应与对照品溶液主峰的保留时间一致。

(2)取本品，精密称定，加水溶解并定量稀释制成每 1ml 中约含 80μg 的溶液，照紫外-可见分光光度法(通则 0401)测定，在 269nm 与 275nm 波长处有最大吸收。在 269nm 波长处的吸收系数为 95～105，在 275nm 波长处的吸收系数为 75～85。

(3)本品的红外光吸收图谱应与对照品的图谱一致(通则 0402)。

【检查】 **有关物质** 取本品适量，精密称定，加无水乙醇溶解并定量稀释制成每 1ml 中含 250mg 的溶液，摇匀，作为供试品溶液。

精密量取供试品溶液适量，用无水乙醇稀释制成每 1ml 中约含 0.25mg 的溶液，作为对照溶液。

照含量测定项下的色谱条件，精密量取供试品溶液与对照溶液各 1μl，分别注入气相色谱仪，记录色谱图。供试品溶液的色谱图中如有杂质峰，单个杂质峰面积不得大于对照溶液中主峰的峰面积(0.10%)；各杂质峰面积的和不得大于对照溶液中主峰面积的 3 倍(0.3%)。供试品溶液色谱图中小于对照溶液主峰面积 0.5 倍(0.05%)的色谱峰忽略不计。

环氧乙烷和二氧六环 取本品 1g，精密称定，置顶空瓶中，精密加入 N,N-二甲基乙酰胺 1.0ml 与水 0.2ml，密封，摇匀，作为供试品溶液。

精密量取环氧乙烷水溶液对照品适量，用水稀释制成每 1ml 中约含 10μg 的溶液，作为环氧乙烷对照品溶液；取二氧六环适量，精密称定，加水定量稀释制成每 1ml 中含 0.5mg 的溶液，作为二氧六环对照品溶液。

取本品 1g，精密称定，置顶空瓶中，精密加入 N,N-二甲基乙酰胺 1.0ml，环氧乙烷对照品溶液 0.1ml 与二氧六环对照品溶液 0.1ml，密封，摇匀，作为对照品溶液。

量取环氧乙烷对照品溶液 0.1ml，置顶空瓶中，加入新鲜配制的 0.001% 乙醛溶液 0.1ml 及二氧六环对照品溶液 0.1ml，密封，摇匀，作为系统适用性溶液。

照气相色谱法(通则 0521)测定，用 5%二苯基-95%二甲基硅氧烷(或极性相近)为固定液的毛细管柱为色谱柱，起始温度为 32℃，维持 5 分钟，以每分钟 5℃的速率升温至 180℃，再以每分钟 30℃的速率升温至 230℃，维持 5 分钟(可根据具体情况调整)。进样口温度为 150℃，检测器为氢火焰离子化检测器，检测器温度为 250℃，顶空瓶平衡温度为 70℃，平衡时间为 45 分钟。

取系统适用性溶液顶空进样，乙醛峰和环氧乙烷峰之间的分离度应不小于 2.0，二氧六环峰高应为基线噪音的 5 倍以上。重复进样至少 3 次，环氧乙烷峰面积的相对标准偏差不得过 15%，二氧六环峰面积的相对标准偏差不得过 10%。

分别取供试品溶液与对照品溶液顶空进样，按标准加入法计算，环氧乙烷不得过 0.0001%，二氧六环不得过 0.001%。

【含量测定】 照气相色谱法(通则 0521)测定。

色谱条件与系统适用性试验 以聚乙二醇 20M(或极性相近)为固定液的石英毛细管柱为色谱柱，起始柱温为 90℃，以每分钟 10℃的速率升温至 220℃，维持 10 分钟，进样口温度为 250℃，检测器温度为 270℃，分流比为 1：100。取本品与苯酚适量，加无水乙醇溶解并稀释制成每 1ml 中各约含 0.25mg 的溶液，取 1μl 注入气相色谱仪，记录色谱图，苯酚峰和苯氧乙醇峰的分离度应不小于 15.0。

测定法 取本品适量，精密称定，加无水乙醇溶解并定量稀释制成每 1ml 中含 5mg 的溶液，作为供试品溶液，精密量取 1μl 注入气相色谱仪，记录色谱图；另取苯氧乙醇对照品，精密称定，同法测定。按外标法以峰面积计算，即得。

【类别】 抑菌剂。

【贮藏】 避光，密闭保存。

苯　酚
Benfen
Phenol

OH

C_6H_6O　94.11
[108-95-2]

本品为异丙基苯与氧气反应后裂解生成，精制纯化而得。按无水物计算，含 C_6H_6O 不得少于 99.0%。

【性状】 本品为无色至微红色的针状结晶或结晶性块。

凝点 本品的凝点(通则 0613)不低于 40℃。

【鉴别】 (1)取本品 0.1g，加水 10ml 溶解后，作为供试品溶液。取 5ml，加三氯化铁试液 1 滴，即显蓝紫色。

(2)取鉴别(1)项下的供试品溶液 5ml，加溴试液，即生成瞬即溶解的白色沉淀，但溴试液过量时，即生成持久的沉淀。

(3)本品的红外光吸收图谱应与对照图谱(附图)一致(通则 0402)。

【检查】 **酸度** 取本品 1.0g，加水 15ml 使溶解，摇匀，作为供试品溶液。取 2ml，加甲基橙试液 0.05ml，显黄色。

溶液的澄清度与颜色 取酸度检查项下的供试品溶液，依法检查(通则 0901 与通则 0902)，溶液应澄清无色；如显色，与棕红色 0.5 号标准比色液(通则 0901 第一法)比较，不得更深。

水分 取本品，照水分测定法(通则 0832 第一法 1)测定，含水分不得过 0.5%。

不挥发物 取本品 5.0g，置经 105℃恒重的蒸发皿中，于水浴蒸发挥散后，在 105℃干燥至恒重，遗留残渣不得过 2.5mg(0.05%)。

【含量测定】 取本品约 0.15g，精密称定，置 100ml 量瓶中，加水溶解并稀释至刻度，摇匀；精密量取 25ml，置碘瓶中，精密加溴滴定液(0.05mol/L)30ml，再加盐酸 5ml，立即密塞，振摇 30 分钟，静置 15 分钟后，注意微开瓶塞，加碘化钾试液 6ml，立即密塞，充分振摇后，加三氯甲烷 1ml，摇匀，用硫代硫酸钠滴定液(0.1mol/L)滴定，至近终点时，加淀粉指示液，继续滴定至蓝色消失，并将滴定结果用空白试验校正。每 1ml 溴滴定液(0.05mol/L)相当于 1.569mg 的 C_6H_6O。

【类别】 抑菌剂和抗氧剂等。

【贮藏】 遮光，密封保存。

附：

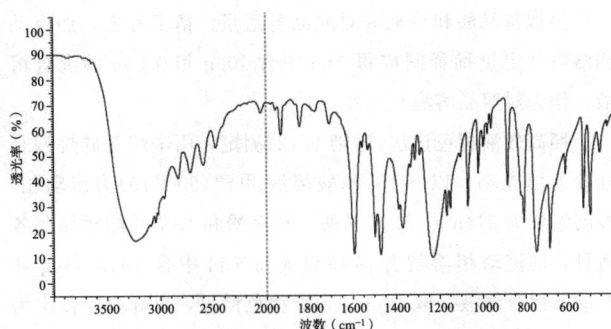

图　药用辅料苯酚红外光吸收对照图谱

（试样制备：KBr 压片法）

注：①本品有引湿性。②本品遇光或在空气中色渐变深。

DL-苹果酸

DL-Pingguosuan

DL-Malic Acid

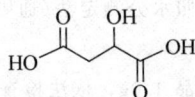

C₄H₆O₅　134.09

[617-48-1]

本品为 (RS)-(±)-羟基丁二酸。按无水物计算，含 $C_4H_6O_5$ 不得少于 99.0%。

【性状】本品为白色结晶性粉末。

本品在水或乙醇中易溶，在丙酮中微溶。

熔点　本品的熔点（通则 0612）为 128～132℃。

比旋度　取本品，精密称定，加水溶解并定量稀释制成每 1ml 中约含 0.2g 的溶液，依法测定（通则 0621），比旋度为 −0.10° 至 +0.10°。

【鉴别】（1）取本品约 0.5g，加水 10ml 使溶解，用浓氨溶液调节 pH 值至中性，加 1% 对氨基苯磺酸溶液 1ml，在沸水浴中加热 5 分钟，加 20% 亚硝酸钠溶液 5ml，置水浴中加热 3 分钟，加 4% 氢氧化钠溶液 5ml，溶液即呈红色。

（2）本品的红外光吸收图谱应与对照品的图谱一致（通则 0402）。

【检查】**溶液的澄清度与颜色**　取本品 10.0g，加水 100ml 溶解后，依法检查（通则 0901 与通则 0902），溶液应澄清无色；如显浑浊，与 1 号浊度标准液（通则 0902 第一法）比较，不得更浓。

易氧化物　取本品 0.10g，置 100ml 烧杯中，加水 25ml 与硫酸溶液（1→20）25ml 使溶解，摇匀，置 20℃±1℃ 水浴中冷却，加 0.02mol/L 高锰酸钾溶液 5ml，溶液的颜色应在 3 分钟内不消失。

氯化物　取本品 1.0g，依法检查（通则 0801），与标准氯化钠溶液 5.0ml 制成的对照液比较，不得更浓（0.005%）。

硫酸盐　取本品 1.0g，依法检查（通则 0802），与标准硫酸钾溶液 3.0ml 制成的对照液比较，不得更浓（0.03%）。

水中不溶物　取本品 25.0g，加水 100ml 使溶解，用经 100℃ 恒重的 G4 垂熔玻璃坩埚滤过，滤渣用热水冲洗后，在 100℃ 干燥至恒重，遗留残渣不得过 0.1%。

有关物质　取本品，精密称定，加流动相溶解并定量稀释制成每 1ml 中含 1mg 的溶液，作为供试品溶液。

另取富马酸和马来酸对照品各适量，精密称定，加流动相溶解并定量稀释制成每 1ml 中含 10μg 和 0.5μg 的混合溶液，作为对照品溶液。

照高效液相色谱法（通则 0512）测定，用辛烷基硅烷键合硅胶为填充剂，以 0.1% 磷酸溶液-甲醇（90：10）为流动相，检测波长为 214nm。取富马酸、马来酸和 DL-苹果酸对照品各适量，加流动相溶解并稀释制成每 1ml 中约含 10μg、4μg 和 1mg 的混合溶液，取 10μl 注入液相色谱仪，出峰顺序依次为 DL-苹果酸、马来酸和富马酸，理论板数按 DL-苹果酸峰计算不低于 2000，DL-苹果酸峰、马来酸峰和富马酸峰的分离度均应符合要求。取对照品溶液 10μl，注入液相色谱仪，调节检测灵敏度，使马来酸峰峰高约为满量程的 10%。再精密量取供试品溶液与对照品溶液各 10μl，分别注入液相色谱仪，记录色谱图至主峰保留时间的 3 倍。供试品溶液色谱图中如显杂质峰，按外标法以峰面积计算，含富马酸和马来酸不得过 1.0% 和 0.05%；其他单个杂质峰面积不得大于对照品溶液中马来酸峰面积的 2 倍（0.1%），其他杂质峰面积的和不得大于对照品溶液中马来酸峰面积的 10 倍（0.5%）。

水分　取本品，照水分测定法（通则 0832 第一法 1）测定，含水分不得过 2.0%。

炽灼残渣　取本品 1.0g，依法检查（通则 0841），遗留残渣不得过 0.1%。

钙盐　取本品 1.0g，加水 10ml 使溶解，加 5% 醋酸钠溶液 20ml，摇匀，取 15ml，加 2mol/L 醋酸溶液 1ml，摇匀，作为供试品溶液；另取标准钙溶液（精密称取碳酸钙 2.50g，置 1000ml 量瓶中，加 5mol/L 醋酸溶液 12ml，加水适量使溶解并稀释至刻度，摇匀，作为钙贮备溶液。临用前，精密量取钙贮备溶液 1ml，置 100ml 量瓶中，用水稀释至刻度，摇匀，每 1ml 中含 Ca 10μg）10.0ml，加 2mol/L 醋酸溶液 1ml 与水 5ml，摇匀，作为对照品溶液。取醇制标准钙溶液（临用前，精密量取钙溶液贮备液 10ml，置 100ml 量瓶中，用乙醇稀释至刻度，摇匀，每 1ml 中含 Ca 0.1mg）0.2ml，置纳氏比色管中，加 4% 草酸铵溶液 1ml，1 分钟后，加入供试品溶液，摇匀，放置 15 分钟后，与同法制成的对照液比较，不得更浓（0.02%）。

重金属　取炽灼残渣项下遗留的残渣，依法检查（通则 0821 第二法），含重金属不得过百万分之二十。

砷盐　取本品 1.0g，加盐酸 5ml 与水 23ml，依法检查（通则 0822 第一法），应符合规定（0.0002%）。

【含量测定】取本品约 1.0g，精密称定，置 250ml 量瓶中，加水溶解并稀释至刻度，摇匀，精密量取 25ml，置锥形瓶中，加酚酞指示液 2 滴，用氢氧化钠滴定液（0.1mol/L）滴定至显微红色并保持 30 秒内不褪色。每 1ml 氢氧化钠滴定液（0.1mol/L）相当于 6.704mg 的 $C_4H_6O_5$。

【类别】pH 调节剂和抗氧剂等。

【贮藏】遮光，密封保存。

L-苹果酸

L-Pingguosuan

L-Malic Acid

$C_4H_6O_5$ 134.09

[97-67-6]

本品为 L-羟基丁二酸，由酶工程法或发酵法反应并经分离纯化制得。按无水物计算，含 $C_4H_6O_5$ 不得少于 99.0%。

【性状】本品为白色晶体或结晶性粉末。

本品在水或乙醇中易溶，在丙酮中微溶。

比旋度 取本品，精密称定，加水溶解并定量稀释制成每 1ml 中约含 85mg 的溶液，依法测定（通则 0621），比旋度为 −1.6° 至 −2.6°。

【鉴别】（1）取本品约 0.5g，加水 10ml 使溶解，用浓氨溶液调节 pH 值至中性，加 1% 对氨基苯磺酸溶液 1ml，在沸水浴中加热 5 分钟，加 20% 亚硝酸钠溶液 5ml，置水浴中加热 3 分钟，加 4% 氢氧化钠溶液 5ml，溶液即显红色。

（2）本品的红外光吸收图谱应与对照品的图谱一致（通则 0402）。

【检查】**溶液的澄清度与颜色** 取本品 10.0g，用水 100ml 溶解后，依法检查（通则 0901 与通则 0902），溶液应澄清无色；如显浑浊，与 1 号浊度标准液（通则 0902 第一法）比较，不得更浓。

易氧化物 取本品 0.10g，置 100ml 烧杯中，加水 25ml 与硫酸溶液（1→20）25ml 使溶解，摇匀，置 20℃±1℃ 水浴中冷却，加 0.02mol/L 高锰酸钾溶液 5ml，溶液的颜色应在 3 分钟内不消失。

氯化物 取本品 1.0g，依法检查（通则 0801），与标准氯化钠溶液 5.0ml 制成的对照液比较，不得更浓（0.005%）。

硫酸盐 取本品 1.0g，依法检查（通则 0802），与标准硫酸钾溶液 3.0ml 制成的对照液比较，不得更浓（0.03%）。

水中不溶物 取本品 25.0g，加水 100ml 使溶解，用经100℃恒重的 G4 垂熔玻璃坩埚滤过，滤渣用热水冲洗后，在 100℃ 干燥至恒重，遗留残渣不得过 0.1%。

有关物质 取本品，精密称定，加流动相溶解并定量稀释制成每 1ml 中含 1mg 的溶液，作为供试品溶液。

另取富马酸和马来酸对照品各适量，精密称定，加流动相溶解并定量稀释制成每 1ml 中含 10μg 和 0.5μg 的混合溶液，作为对照品溶液。

照高效液相色谱法（通则 0512）测定，用辛烷基硅烷键合硅胶为填充剂，以 0.1% 磷酸溶液-甲醇（90：10）为流动相，检测波长为 214nm。取富马酸、马来酸和 L-苹果酸对照品各适量，加流动相溶解并稀释制成每 1ml 中含 10μg、4μg 和 1mg 的混合溶液，取 10μl 注入液相色谱仪，出峰顺序依次为 L-苹果酸、马来酸和富马酸，理论板数按 L-苹果酸峰计算不低于 2000，L-苹果酸峰、马来酸峰和富马酸峰的分离度均应符合要求。取对照品溶液 10μl 注入液相色谱仪，调节检测灵敏度，使马来酸峰的峰高约为满量程的 10%。再精密量取供试品溶液与对照品溶液各 10μl，分别注入液相色谱仪，记录色谱图至主峰保留时间的 3 倍。供试品溶液色谱图中如显杂质峰，按外标法以峰面积计算，含富马酸和马来酸不得过 1.0% 和 0.05%；其他单个杂质峰面积不得大于对照品溶液中马来酸峰面积的 2 倍（0.1%），其他杂质峰面积的和不得大于对照品溶液中马来酸峰面积的 10 倍（0.5%）。

水分 取本品，照水分测定法（通则 0832 第一法1）测定，含水分不得过 2.0%。

炽灼残渣 取本品 1.0g，依法检查（通则 0841），遗留残渣不得过 0.1%。

钙盐 取本品 1.0g，加水 10ml 使溶解，加 5% 醋酸钠溶液 20ml，摇匀，取 15ml，加 2mol/L 醋酸溶液 1ml，摇匀，作为供试品溶液；另取标准钙溶液（精密称取碳酸钙2.50g，置 1000ml 量瓶中，加 5mol/L 醋酸溶液 12ml，加水适量使溶解并稀释至刻度，摇匀，作为钙贮备溶液。临用前，精密量取钙溶液贮备液 1ml，置 100ml 量瓶中，加水稀释至刻度，摇匀，每 1ml 中含 Ca 10μg）10.0ml，加 2mol/L 醋酸溶液 1ml 与水 5ml，摇匀，作为对照品溶液。取醇制标准钙溶液（临用前，精密量取钙溶液贮备液 10ml，置 100ml 量瓶中，用乙醇稀释至刻度，摇匀。每 1ml 中含 Ca 0.1mg）0.2ml，置纳氏比色管中，加 4% 草酸铵溶液 1ml，1 分钟后，加入供试品溶液，摇匀，放置 15 分钟后，与同法制成的对照液比较，不得更浓（0.02%）。

重金属 取炽灼残渣项下遗留的残渣，依法检查（通则 0821 第二法），含重金属不得过百万分之二十。

砷盐 取本品 1.0g，加盐酸 5ml 与水 23ml，依法检查（通则 0822 第一法），应符合规定（0.0002%）。

【含量测定】取本品约 1.0g，精密称定，置 250ml 量瓶中，加水溶解并稀释至刻度，摇匀，精密量取 25ml，置锥形瓶中，加酚酞指示液 2 滴，用氢氧化钠滴定液（0.1mol/L）滴定至显微红色并保持 30 秒内不褪色。每 1ml 氢氧化钠滴定液（0.1mol/L）相当于 6.704mg 的 $C_4H_6O_5$。

【类别】pH 调节剂和抗氧剂等。

【贮藏】遮光，密封，在阴凉处保存。

松　香
Songxiang
Rosin

[8050-09-7]

本品系由松科松属植物 *Pinaceae* 的树干中取得的油树脂，经蒸馏除去松节油后制得。

【性状】本品为淡黄色至淡棕色不规则块状，断面呈壳状，有玻璃样光泽，质脆，易碎。

本品在乙醇或冰醋酸中易溶。

酸值　本品的酸值(通则 0713)应为 150～177。

【检查】**软化点**　取本品适量，依法检查(通则 2102)，升温速率约为每分钟 5.0℃±0.5℃，软化点应不低于 76.0℃。

乙醇不溶物　取本品约 20g，精密称定，加乙醇 75ml，置水浴中加热使溶解，趁热用在 105℃恒重的 4 号垂熔玻璃坩埚滤过，滤渣用热乙醇洗涤至残渣和坩埚壁无色，在 105℃干燥至恒重，遗留残渣不得过 0.030%。

不皂化物　取本品约 5.0g，精密称定，置锥形瓶中，加入 10%氢氧化钾乙醇溶液 20ml，加热回流 1.5 小时，并时时振摇。取出，放冷，转移至分液漏斗中，用水洗涤锥形瓶 2 次，每次 25ml，洗液并入分液漏斗中。用乙醚提取 3 次，每次 40ml，合并乙醚提取液，再用水洗涤乙醚提取液 3 次，每次 30ml。取乙醚提取液，置已恒重的蒸发皿中，用乙醚 15ml 洗涤分液漏斗，洗液并入蒸发皿中，置 50℃水浴上蒸去乙醚，在 110℃干燥 1 小时，放冷，称定重量。用中性异丙醇(对酚酞指示液显中性)15ml 溶解残渣，加酚酞指示液 2～3 滴，用氢氧化钠滴定液(0.05mol/L)滴定至微红色持续 30 秒不褪色。按下式计算，含不皂化物不得过 5.0%。

$$不皂化物 = \frac{(m_2 - m_1) - (V/1000) \times 0.05 \times F \times 302.45}{m} \times 100\%$$

式中　m_1 为蒸发皿的质量，g；

　　　m_2 为蒸发皿与残渣的质量，g；

　　　m 为供试品取样量，g；

　　　V 为消耗氢氧化钠滴定液的体积，ml；

　　　F 为滴定液的校正因子；

　　　302.45 为一元树脂酸的摩尔质量的数值，g/mol。

炽灼残渣　取本品 1.0g，依法检查(通则 0841)，遗留残渣不得过 0.1%。

重金属　取炽灼残渣项下遗留的残渣，依法检查(通则 0821 第二法)，含重金属不得过百万分之二十。

【类别】压敏胶黏剂和黏合剂等。

【贮藏】密封保存。

注：本品燃烧时产生浅黄色至棕色烟雾。

果　胶
Guojiao
Pectin

本品系从柑橘皮、苹果渣或向日葵盘中提取得到的碳水化合物。按干燥品计算，含半乳糖醛酸($C_6H_{10}O_7$)不得少于 74.0%。

【性状】本品为白色至浅棕色的颗粒或粉末。

【鉴别】(1)取本品 1%水溶液适量，加等量的乙醇，即形成一种半透明的凝胶状沉淀；另取本品 1%水溶液 5ml，加 2mol/L 氢氧化钠溶液 1ml，室温放置 15 分钟，即形成凝胶或半凝胶状物。

(2)取本品 0.1g，加 0.05mol/L 硫酸溶液 2ml，煮沸后，用 0.1mol/L 氢氧化钠溶液 2ml 中和，再加碱性酒石酸铜试液，加热即生成氧化亚铜的红色沉淀。

(3)取本品约 0.1g，置顶空瓶中，加入三氟醋酸溶液(6.7→100)2ml，密塞，置 120℃烘箱中放置 1 小时，取出，置通风橱中开盖，放冷，加无水甲醇 2ml，摇匀，滤过，取续滤液作为供试品溶液。

取半乳糖醛酸 10mg，加 90%甲醇溶液 5ml 使溶解，摇匀，作为对照品溶液。

照薄层色谱法(通则 0502)试验，吸取供试品溶液和对照品溶液各 1μl，分别点于同一硅胶 G 薄层板上，以乙酸乙酯-冰醋酸-水(2：1：1)为展开剂，二次展开，第一次展开距离为 15cm，取出，晾干或吹干，第二次展开距离为 15cm(无需更换展开剂)，取出，晾干，喷以对甲氧基苯甲醛溶液(取对甲氧基苯甲醛 0.5ml、冰醋酸 10ml、甲醇 85ml 与硫酸 5ml 混合)，110℃加热至斑点显示清晰。供试品溶液在与对照品溶液相应的位置上，显相同颜色的斑点。

【检查】**糖类与有机酸**　取本品 1.0g，置 500ml 烧瓶中，加乙醇 3～5ml 润湿，立即加水 100.0ml，振摇至完全溶解，加盐酸乙醇溶液 100.0ml(取盐酸 0.3ml，加乙醇 100ml，即得)混匀，立即滤过，精密量取续滤液 25ml 置已干燥至恒重的蒸发皿中，水浴蒸干，取残渣在 50℃减压干燥 2 小时，遗留的残渣不得过 20mg。

二氧化硫　取本品约 20.0g，置烧杯中，加水 200ml，搅拌至完全溶胀，转移至 1000ml 两颈圆底烧瓶中，并用 150ml 水洗涤烧杯，合并洗涤液至两颈圆底烧瓶，摇匀。通过分液漏斗 C 加入 6mol/L 盐酸溶液 20ml，依法检查(通则 2331 第一法)，含二氧化硫不得过 0.005%。

干燥失重　取本品，在 105℃下干燥 3 小时，减失重量不得过 10.0%(通则 0831)。

铅　取本品 0.5g，精密称定，置聚四氟乙烯消解罐中，加硝酸 6ml，盖好内盖，旋紧外套，置适宜的微波消解炉内进行消解。消解完全后，在 120℃下蒸发酸至近干，用硝酸溶液(2→100)洗涤消解罐,并转移溶液至 50ml 量瓶中,用硝酸溶液(2→100)稀释至刻度,摇匀,作为供试品溶液。

同法制备试剂空白溶液。

另取铅单元素标准溶液适量,用硝酸溶液(2→100)定量稀释制成每 1ml 中含铅 0~80ng 的系列对照品溶液。

分别精密量取供试品溶液和对照品溶液各 1ml,精密加含 1%磷酸二氢铵和 0.2%硝酸镁的溶液 0.5ml,混匀,采用石墨炉原子化器(1%磷酸二氢铵和 0.2%硝酸镁的溶液可通过仪器在线加入),照原子吸收分光光度法(通则 0406 第一法),在 283.3nm 波长处分别测定,计算,即得。含铅不得过 0.0005%。

微生物限度 取本品,依法检查(通则 1105 与通则 1106),每 1g 供试品中需氧菌总数不得过 10^3 cfu,霉菌和酵母菌总数不得过 10^2 cfu,不得检出大肠埃希菌。

【含量测定】甲氧基 取本品约 5.0g,精密称定,置烧杯中,加 60%乙醇-盐酸(20:1)150ml,搅拌 10 分钟,用经 105℃干燥至恒重的 3 号垂熔玻璃坩埚滤过,用上述溶液洗涤 6 次,每次 15ml,继续用 60%乙醇洗至滤液不显氯化物反应,再用乙醇 20ml 洗涤,残渣在 105℃干燥 1 小时,放冷,称重。精密称取干燥残渣的 1/10 重量,置 250ml 锥形瓶中,加乙醇 2ml 润湿,加新沸放冷的水 100ml,振摇至全部溶解,加酚酞指示液 5 滴,用氢氧化钠滴定液(0.1mol/L)滴定,消耗滴定液体积为 V_1;再加氢氧化钠滴定液(0.5mol/L)20ml,剧烈振摇,放置 15 分钟,加盐酸滴定液(0.5mol/L)20ml,振摇至粉红色消失,加酚酞指示液,用氢氧化钠滴定液(0.1mol/L)滴定至溶液微显粉红色,记录体积为 V_2。另取新沸放冷的水 100ml,乙醇 2ml,置 250ml 锥形瓶,加酚酞指示液 5 滴,用氢氧化钠滴定液(0.1mol/L)滴定,消耗滴定液体积为 V_{01};再加氢氧化钠滴定液(0.5mol/L)20ml,剧烈振摇,放置 15 分钟,加盐酸滴定液(0.5mol/L)20ml,振摇至粉红色消失,加酚酞指示液,用氢氧化钠滴定液(0.1mol/L)滴定至溶液微显粉红色,记录体积为 V_{02}。将滴定结果用空白 V_{01}、V_{02} 校正。每 1ml 的氢氧化钠滴定液(0.1mol/L)(即第二次消耗滴定液的体积 V_2)相当于 3.104mg 的-OCH_3。

计算公式:

$$m = W \times \frac{W_1}{W_2} \times (1-a)$$

$$X_1 = \frac{T_1 \times (V_2 - V_{02})}{m \times 1000} \times 100\%$$

半乳糖醛酸 每 1ml 的氢氧化钠滴定液(0.1mol/L)(即总消耗滴定液的体积,$V_{总} = V_1 + V_2 - V_{01} - V_{02}$)相当于 19.41mg 的 $C_6H_{10}O_7$。

半乳糖醛酸的量按下式计算:

$$X_2 = \frac{T_2 \times (V_1 + V_2 - V_{01} - V_{02})}{m \times 1000} \times 100\%$$

酯化度 本品的酯化度按下式计算:

$$酯化度 = \frac{V_2 - V_{02}}{(V_1 + V_2 - V_{01} - V_{02})} \times 100\%$$

式中 X_1 为供试品甲氧基的含量,%;

X_2 为供试品半乳糖醛酸的含量,%;

T_1 为每 1ml 氢氧化钠滴定液(0.1mol/L)相当于 3.104mg 的-OCH_3;

T_2 为每 1ml 氢氧化钠滴定液(0.1mol/L)相当于 19.41mg 的 $C_6H_{10}O_7$;

V_1 为供试品初始滴定体积,ml;

V_2 为供试品皂化滴定体积,ml;

V_{01} 为空白初始滴定体积,ml;

V_{02} 为空白皂化滴定体积,ml;

W_1 为样品处理前称样量,g;

W_2 为样品经处理后称样量,g;

W 为样品经处理后 1/10 的称样量,g;

a 为样品干燥失重减失百分含量,%。

【类别】增稠剂、释放调节剂和胶凝剂等。

【贮藏】密封保存。

【标示】①应标明来源、甲氧基含量和酯化度的标示范围。②应标明工艺中使用或产生的溶剂名称及限度。(甲醇、乙醇与异丙醇可按下述测定方法测定)

甲醇、乙醇与异丙醇 取本品约 1.0g,精密称定,置 100ml 量瓶中,加蔗糖 5g,精密加入内标溶液(每 1ml 中含仲丁醇 5mg 的溶液)1ml,加水适量使溶胀,加水稀释至刻度,用磁力搅拌器使溶液混合均匀,并继续搅拌使果胶完全溶解,精密称取 2.0g 溶液,置于顶空瓶中,密封,作为供试品溶液。

精密称取甲醇、乙醇与异丙醇适量,用水稀释制成每 1ml 中约含甲醇 3mg、乙醇 5mg 和异丙醇 5mg 的溶液,作为对照品贮备液。

精密量取对照品贮备液与内标溶液各 1ml,置 100ml 量瓶中,用水稀释至刻度,摇匀,精密称取 2.0g 溶液,置于顶空瓶中,密封,作为对照品溶液。

照气相色谱法(通则 0521)测定,以 6%氰丙基苯基-94%二甲基硅氧烷(或极性相近)为固定液的毛细管柱为色谱柱;柱温为 70℃,进样口温度为 200℃,检测器温度为 280℃;顶空瓶平衡温度为 70℃,平衡时间为 10 分钟,取对照品溶液顶空进样,各峰间的分离度应符合要求。取供试品溶液与对照品溶液分别顶空进样,记录色谱图,按内标法以峰面积计算,即得。

果 糖

Guotang

Fructose

见二部品种正文。

【类别】矫味剂和填充剂等。

明　胶

Mingjiao

Gelatin

本品为动物结缔组织中胶原蛋白经酸、碱、酶、热等一种或几种方法适度水解并纯化后得到的蛋白质。本品分为凝冻型和非凝冻型。

【性状】凝冻型明胶为浅黄色至黄棕色、透明或半透明微带光泽的薄片、颗粒或粉末。

非凝冻型明胶为白色至浅黄色的粉末。

【鉴别】(1)取本品 0.5g，置于玻璃试管中，加水 10ml，放置 10 分钟，60℃水浴 15 分钟，使之完全溶解后，在 2～8℃放置 6 小时。非凝冻型明胶：倾斜试管其内容物应立即流出；凝冻型明胶：倾斜试管其内容物则不能流出。

(2)取本品 20mg，加水 2ml，在 55℃水浴中使溶解，加 12.5%硫酸铜溶液 0.05ml，混匀，再加 2mol/L 氢氧化钠溶液 0.5ml，溶液即显蓝紫色。

(3)取本品 40mg，置顶空瓶中，加 3mol/L 硫酸溶液 2.5ml，压盖，于 150℃放置 1 小时，放冷，加 3mol/L 氢氧化钠溶液 5ml，混匀，加入 1.41%氯胺 T 溶液（临用新制）2ml，混匀，室温静置 20 分钟，加入显色剂（取对二甲氨基苯甲醛 10.0g，加 60%高氯酸 35ml，缓缓加入异丙醇 65ml，混匀，临用新制）2ml，混匀，放置于 60℃水浴 15 分钟，溶液应显红色至紫红色。

【检查】**凝冻强度**(仅限凝冻型明胶)　照凝胶强度测定法(通则 0634 第一法)试验。取本品两份各 7.50g，分别置样品瓶中，加水 105g，用橡胶塞密封，在室温下放置 1～4 小时，使供试品充分吸水膨胀，在 65℃±2℃的水浴中搅拌加热 15 分钟使溶散均匀，取样品瓶置磁力搅拌器上，打开瓶塞，加磁力搅拌子，再盖上橡胶塞，磁力搅拌 5 分钟，使溶液分散均匀，并使凝结在样品瓶内壁的水混合到溶液中，制成 6.67%的供试胶液。在室温条件下放置，使瓶内的胶液温度降至约 30℃后；再将样品瓶放入已调节水平的恒温水浴箱中，在 10℃±0.1℃中保温 16～18 小时后，迅速取出样品瓶，擦干外壁水珠，打开样品瓶的橡胶塞，采用直径为 12.7mm 的探头，以每秒 0.5mm 的下行速度，读取探头下压至凝胶表面下凹 4mm 所产生的读数即得。凝冻强度应在标示值的±20%以内，两份供试品测量值的绝对差值不得过 10Bloom g。

酸碱度　取本品 1.0g，加水 99.0g，加盖，放置 1～4 小时后，在 65℃±2℃的水浴中加热 15 分钟，充分搅拌使供试品溶散均匀，放冷至 35℃，依法测定(通则 0631)，pH 值应为 3.8～7.6。

透光率　取本品 7.5g，加水 105g，加盖，放置 1～4 小时，在 65℃±2℃的水浴中加热 15 分钟，充分搅拌使供试品溶散均匀，制成 6.67%的溶液，冷却至 45℃，照紫外-可见分光光度法(通则 0401)，分别在 450nm 和 620nm 的波长处测定透光率，不得低于 50%(450nm)和 70%(620nm)。

电导率　取本品 1.0g，加水 99.0g，加盖，放置 1～4 小时后，在 65℃±2℃的水浴中加热 15 分钟，充分搅拌使供试品溶散均匀，制成 1.0%的溶液，作为供试品溶液。

另取水 100ml 作为空白溶液。

将供试品溶液与空白溶液置 30℃±1℃的水浴中保温 1 小时后，依法测定(通则 0681)，先用空白溶液冲洗电极 3 次后，测定空白溶液的电导率，其电导率值应不得过 5.0μS/cm。取出电极，再用供试品溶液冲洗电极 3 次后，测定供试品溶液的电导率，不得过 1mS/cm。

亚硫酸盐　在烧瓶(A)中加入 150ml 水，并在整个系统中通入二氧化碳气体(纯度不低于 99%)，持续 15 分钟，流速为每分钟 100ml。在 3%过氧化氢溶液 10ml 中加 1g/L 溴酚蓝-乙醇溶液〔取溴酚蓝 1g，加 20%(ml/ml)乙醇溶液 1000ml 使溶解〕0.15ml，用氢氧化钠滴定液(0.01mol/L)滴定直至出现蓝紫色，不得过量，并将此溶液加入到试管中(D)。在不影响二氧化碳气流的情况下取下分液漏斗(B)，往烧瓶中加入本品 25.0g 和水 100ml。关闭分液漏斗阀，向漏斗中倒入 2mol/L 盐酸溶液 80ml，打开分液漏斗阀，让盐酸溶液流入烧瓶中。在最后几毫升盐酸溶液完全流入烧瓶之前，关闭漏斗阀，确保没有二氧化硫逸出。煮沸 1 小时。打开分液漏斗活塞，停止通入二氧化碳气体，并停止加热，关闭冷凝水。在试管中加入少量水，并将试管内溶液移至 200ml 的广口锥形烧瓶中，然后将其在 60～70℃水浴中加热 15 分钟，冷却。加入溴酚蓝-乙醇溶液 0.1ml，然后用氢氧化钠滴定液(0.01mol/L)滴定，直至颜色由黄色变为蓝紫色(消耗体积为 V_1)。进行一次空白滴定(消耗体积为 V_0)。亚硫酸盐测定装置见下图。

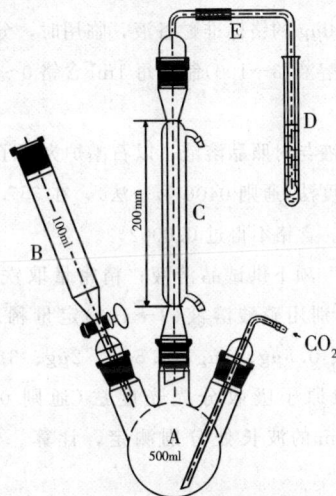

图　亚硫酸盐测定装置
A.圆底烧瓶　B.分液漏斗
C.冷凝管　D.试管　E.导管

按下式计算供试品中亚硫酸盐的含量：

$$w = 64.060 \times 10^{-3} \times 0.5 \times (V_1 - V_0) \times \frac{c}{m} \times 100\%$$

式中　w 为亚硫酸盐含量的质量分数，%；

　　　V_1 为消耗氢氧化钠滴定液的体积，ml；

　　　V_0 为空白消耗氢氧化钠滴定液的体积，ml；

　　　c 为氢氧化钠滴定液的实际浓度，mol/L；

　　　m 为供试品的质量，g；

　　　64.060 为二氧化硫（SO_2）的摩尔质量，g/mol；

　　　10^{-3} 为换算系数；

　　　0.5 为换算系数。

计算结果取整数。取平行测定结果的算术平均值为测定结果。含亚硫酸盐不得过 0.005%。

过氧化物　取本品 10g，置 250ml 具塞烧瓶中，加水 140ml，放置 2 小时，在 50℃ 的水浴中加热迅速溶解，立即冷却，加硫酸溶液（1→5）6ml，碘化钾 0.2g，1% 淀粉液 2ml 与 0.5% 钼酸铵溶液 1ml，密塞，摇匀，置暗处放置 10 分钟，溶液不得显蓝色。另取水 140ml，同法操作，溶液不得显蓝色。

干燥失重　取本品，在 105℃ 干燥 15 小时，减失重量不得过 15.0%（通则 0831）。

炽灼残渣　取本品 1.0g，依法检查（通则 0841），遗留残渣不得过 2.0%。

铬　取本品 0.5g，精密称定，置聚四氟乙烯消解罐内，加硝酸 5~10ml，混匀，100℃ 预消解 2 小时后，盖好内盖，旋紧外套，置适宜的微波消解炉内，进行消解。消解完全后，取消解内罐置电热板上缓缓加热至红棕色蒸气挥尽近干，用硝酸溶液（3→100）转入 50ml 聚四氟乙烯量瓶中，并稀释至刻度，摇匀，作为供试品溶液。

同法制备空白溶液。

另取铬单元素标准溶液，用硝酸溶液（3→100）稀释制成每 1ml 中含铬 1.0μg 的铬标准贮备液，临用时，分别精密量取适量，用硝酸溶液（3→100）制成每 1ml 含铬 0~80ng 的对照品溶液。

取供试品溶液与对照品溶液，以石墨炉为原子化器，照原子吸收分光光度法（通则 0406 第一法），在 357.9nm 的波长处测定，计算。含铬不得过 0.0002%。

铁　取“铬”项下供试品溶液；精密量取铁单元素标准溶液适量，分别用硝酸溶液（3→100）定量稀释制成每 1ml 中含 Fe 元素 0.5μg、1μg、1.5μg、2μg、3μg 的系列对照品溶液。照原子吸收分光光度法（通则 0406 第一法），在 248.3nm 的波长处分别测定，计算。含铁不得过 0.003%。

锌　取“铬”项下供试品溶液；精密量取锌单元素标准溶液适量，分别用硝酸溶液（3→100）定量稀释制成每 1ml 中含 Zn 元素 0.5μg、1μg、1.5μg、2μg、3μg 的系列对照品溶液。照原子吸收分光光度法（通则 0406 第一法），在 213.9nm 的波长处分别测定，计算。含锌不得过 0.003%。

微生物限度　取本品 10g，加入 pH 7.0 无菌氯化钠-蛋白胨缓冲液至 100ml，在室温溶胀 1~2 小时，然后在 42℃±2℃ 水浴中溶解（一般不超过 1 小时），混匀制成 1：10 供试液，依法进行需氧菌总数、霉菌和酵母菌总数、大肠埃希菌检查（通则 1105 与通则 1106）。

取本品 10g，加入胰酪大豆胨液体培养基至 100ml，在室温溶胀 1~2 小时，然后在 42℃±2℃ 水浴中溶解（一般不超过 1 小时），混匀，依法进行沙门菌检查（通则 1106）。

每 1g 供试品中需氧菌总数不得过 10^3 cfu，霉菌和酵母菌总数不得过 10^2 cfu，不得检出大肠埃希菌；每 10g 供试品中不得检出沙门菌。

细菌内毒素（供注射用）　取本品 0.15g，先加内毒素检查用水 3ml，封口，室温放置 30 分钟后，置于 80℃±2℃ 水浴中约 10 分钟，然后旋涡混合器中混旋 3 分钟，充分溶解后用内毒素检查用水稀释至所需浓度，依法检查（通则 1143），每 1g 样品中含内毒素的量应小于标示值。

【类别】　助悬剂、成膜剂和黏合剂等。

【贮藏】　密封，在干燥处保存。

【标示】　①应标明使用的抑菌剂名称或灭菌方式。②应标明凝冻型明胶或非凝冻型明胶；凝冻型明胶还应标明本品的凝冻强度，非凝冻型明胶应标明本品的分子量。③应标明运动黏度（按所附测定方法之一测定）。④供注射用明胶应标明本品每 1g 中含内毒素的量应小于的标示值。

黏度测定法 1　取本品 4.50~9.00g，置已称定重量的烧杯中，加温水 20~40ml，置 60℃ 水浴中搅拌使供试品均匀溶散；取出烧杯，擦干外壁，加水使胶液总重量达到下列计算式的重量（含干燥品 15%），在 40℃±0.1℃ 时，照黏度测定法（通则 0633 第一法，毛细管内径为 2.0mm）测定。每次测定值与平均值的差值不得超过平均值的 ±1.0%。

$$胶液总重量(g) = \frac{(1 - 干燥失重) \times 称样量(g) \times 100}{15.0}$$

黏度测定法 2　取本品 7.5g，置锥型瓶中，加水 105g，加盖，室温放置 1~4 小时，在 65℃±2℃ 的水浴中加热 15 分钟，充分搅拌使供试品溶散均匀制成 6.67% 的胶液，冷却至 61℃；开启恒温器，使流过黏度计夹套中水的温度为 60℃±0.1℃，用手指顶住黏度计毛细管末端，同时避免空气和泡沫进入，迅速将胶液倒入黏度计里，直到超过上刻度线 2~3cm。将温度计插入黏度计内，当温度稳定在 60℃±0.1℃ 时，将手指移开毛细管末端，用秒表准确记录液面自上刻度线下降至下刻度线的流出时间，精确到 0.1 秒。黏度计毛细管尺寸见下图（单位：mm）。

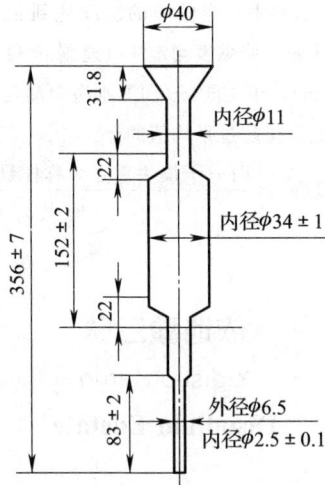

按下式计算黏度：

$$\eta = 1.005 \times A \times t - \frac{1.005 \times B}{t}$$

式中　　η 为供试品的勃氏黏度，mPa·s；

1.005 为 6.67% 明胶溶液在 60℃ 时的密度，g/ml；

t 为流出时间，s；

A，B 为黏度计常数，通过校正测定。

计算结果精确到小数点后一位。重复测定两次结果的绝对差值不得过 0.1mPa·s。

明胶空心胶囊

Mingjiao Kongxin Jiaonang

Vacant Gelatin Capsules

本品系由胶囊用明胶加辅料制成的空心硬胶囊。

【性状】本品呈圆筒状，系由可套合和锁合的帽和体两节组成的质硬且有弹性的空囊。囊体应光洁、色泽均匀、切口平整、无变形，如有印字，字迹应清晰可见。本品分为透明（两节均不含遮光剂）、半透明（仅一节含遮光剂）、不透明（两节均含遮光剂）三种。

【鉴别】取本品约 1.0g，置烧杯中，加新沸放冷的水 100ml，在 55℃ 水浴中使溶解（若胶囊颜色存在干扰，可加入活性炭 3g，或根据颜色干扰程度适当调整活性炭用量，混匀），滤过，取续滤液 2ml，加 12.5% 五水硫酸铜溶液 0.05ml，混匀，再加入 8.5% 氢氧化钠溶液 0.5ml，溶液应显蓝紫色。

【检查】**松紧度**　取本品 10 粒，用拇指与食指轻捏胶囊两端，旋转拔开，不得有粘结、变形或破裂，然后装满滑石粉，将帽、体套合并锁合，逐粒于 1m 的高度处直坠于厚度为 2cm 的木板上，应不漏粉；如有少量漏粉，不得超过 1 粒。如超过，应另取 10 粒复试，均应符合规定。

脆碎度　取本品 50 粒，置表面皿中，放入盛有硝酸镁饱和溶液的干燥器内，置 25℃±1℃ 恒温 24 小时，取出，立即分别逐粒放入直立在木板（厚度 2cm）上的透明管（内径为

24mm，长为 200mm；若胶囊无法平躺在上述管中，可更换为内径 30mm，长为 200mm 的透明管）内。将圆柱形砝码（材质为聚四氟乙烯，直径为 22mm，重 20g±0.1g）从玻璃管口处自由落下，视胶囊是否破裂，如有破裂，不得超过 2 粒。

崩解时限　取本品 6 粒，装满内容物（可选择乳糖、滑石粉、微晶纤维素或者淀粉，以不影响终点判断为选择内容物的依据），照崩解时限检查法（通则 0921）胶囊剂项下的方法，加挡板进行检查，各粒均应在 10 分钟内崩解，除破碎的囊壳外，应全部通过筛网。如有胶囊壳碎片不能通过筛网，但已软化、黏附在筛网及挡板上，可作符合规定论。如有 1 粒不符合规定，应另取 6 粒复试，均应符合规定。

羟苯酯类（此项适用于以羟苯酯类作为抑菌剂的工艺）照高效液相色谱法（通则 0512）测定。

供试品溶液　取本品约 0.5g，精密称定，置已加热水 30ml 的分液漏斗中，振摇使溶解，放冷，精密加乙醚 50ml，小心振摇，静置分层，精密量取乙醚层 25ml，置蒸发皿中，蒸干乙醚，用流动相转移至 5ml 量瓶中并稀释至刻度，摇匀。

对照品溶液　精密称取羟苯甲酯、羟苯乙酯、羟苯丙酯、羟苯丁酯对照品各 25mg，置同一 250ml 量瓶中，加流动相溶解并稀释至刻度，摇匀，精密量取 5ml 置 25ml 量瓶中，用流动相稀释至刻度，摇匀。

色谱条件　用十八烷基硅烷键合硅胶为填充剂；以甲醇-0.02mol/L 醋酸铵溶液（58：42）为流动相；检测波长为 254nm。

系统适用性要求　对照品溶液色谱图中，各成分峰之间的分离度均应符合要求。

测定法　精密量取供试品溶液与对照品溶液各 10μl，分别注入液相色谱仪，记录色谱图。

限度　按外标法以峰面积计算，含羟苯甲酯、羟苯乙酯、羟苯丙酯与羟苯丁酯的总量不得过 0.05%。

环氧乙烷和氯乙醇（此项适用于环氧乙烷灭菌的工艺）　照气相色谱法（通则 0521）测定。

供试品溶液　取本品 2.0g，精密称定，置 20ml 顶空瓶中，精密加水 8.5ml，压盖密封，置 60℃ 水浴中，不断振摇使溶解。

对照品溶液　取环氧乙烷和氯乙醇适量，精密称定，用水定量稀释制成每 1ml 中约含环氧乙烷和氯乙醇分别为 0.2μg 和 4.0μg 的混合对照溶液，精密量取混合溶液 10ml，置 20ml 顶空瓶中，压盖密封。

色谱条件　用固定相为 5% 甲基聚硅氧烷（0.53mm×30m，2.65μm），或 6% 氰丙基苯基-94% 聚二甲基硅氧烷（0.53mm×30m，3μm），或效能相当的毛细管柱为色谱柱；起始柱温 35℃，维持 10 分钟，以每分钟 20℃ 的速率升温至 230℃，维持 5 分钟（可根据具体情况调整）；检测器温度 250℃；柱流速为每分钟 1.8ml（推荐，可根据选择的色谱柱调整）；顶空瓶平衡温度为 80℃，平衡时间为 30 分钟。

系统适用性要求　对照品溶液色谱图中，各成分峰之间

的分离度均应符合要求。

测定法 取供试品溶液与对照品溶液分别顶空进样，记录色谱图。

限度 按外标法以峰面积计算，环氧乙烷不得过 0.0001%，氯乙醇不得过 0.002%。

干燥失重 取本品 1.0g，将帽、体分开，在 105℃ 干燥 6 小时，减失重量应为 12.5%～17.5%(通则 0831)。

炽灼残渣 取本品 1.0g，依法检查(通则 0841)，遗留残渣分别不得过 2.0%(透明)、3.0%(半透明)与 5.0%(不透明)。

铬 取本品 0.5g，精密称定，置聚四氟乙烯消解罐内，加硝酸 5～10ml，混匀，100℃ 预消解 2 小时后，盖上内盖，旋紧外套，置适宜的微波消解炉内，进行消解。消解完全后，取消解内罐置电热板上缓缓加热至红棕色蒸气挥尽并近干，用 2% 硝酸转移至 50ml 量瓶中，并用 2% 硝酸稀释至刻度，摇匀，作为供试品溶液(如胶囊中含有钛白粉，在消解后将供试液定容后离心或过滤，取上清液或续滤液作为供试品溶液，或消解前加入 1ml 氢氟酸进行消解)。

同法制备试剂空白溶液。

另取铬单元素标准溶液，用 2% 硝酸稀释制成每 1ml 含铬 1.0μg 的铬标准贮备液，临用时，分别精密量取铬标准贮备液适量，用 2% 硝酸溶液稀释制成每 1ml 含铬 0～80ng 的对照品溶液。

取供试品溶液与对照品溶液，照电感耦合等离子体质谱法(通则 0412 第一法)测定(此为第一法)，或以石墨炉为原子化器，照原子吸收分光光度法(通则 0406 第一法)，在 357.9nm 的波长处测定(此为第二法)，两种测定方法可选做一项，计算，即得。含铬不得过 0.0002%。

重金属 取炽灼残渣项下遗留的残渣，加硝酸 0.5ml 蒸干，至氧化氮蒸气除尽后，放冷，加盐酸 2ml，置水浴上蒸干后加水 5ml，微热溶解，滤过(透明空心胶囊不需滤过)，滤渣用 15ml 水洗涤，合并滤液和洗液至乙管中，依法检查(通则 0821 第二法)。如空心胶囊中含有氧化铁色素对结果有干扰，在操作步骤"……移至纳氏比色管中，加水稀释成 25ml"后按第一法操作。含重金属不得过百万分之二十。

微生物限度 取本品，依法检查(通则 1105 与通则 1106)，每 1g 供试品中需氧菌总数不得过 10^3 cfu，霉菌和酵母菌总数不得过 10^2 cfu，不得检出大肠埃希菌；每 10g 供试品中不得检出沙门菌。

【类别】 载体(用于胶囊剂的制备)。

【贮藏】 密闭，在温度 10～25℃，相对湿度 35%～65% 条件下保存。

【标示】 ①应标明使用的抑菌剂名称，是否采用环氧乙烷灭菌。②应标明本品运动黏度的标示值及范围。(可按下述测定方法测定)

黏度 取本品 4.50～9.00g，置已称定重量的烧杯中，加温水 20～40ml，置 60℃ 水浴中搅拌使溶化；取出烧杯，擦干外壁，加水使胶液总重量达到下列计算式的重量(含干燥品 15.0%)，将胶液搅匀后倒入干燥的具塞锥形瓶中，密塞，

置 40℃±0.1℃ 水浴中，当胶液的温度达到 40℃±0.1℃ 后，移至平氏黏度计内，照黏度测定法(通则 0633 第一法，毛细管内径为 2.0mm)，于 40℃±0.1℃ 水浴中测定。每次测定值与平均值的差值不得超过平均值的 ±1.0%。

$$胶囊液总重量(g) = \frac{(1-干燥失重) \times 称样量\ (g) \times 100}{15.0}$$

依地酸二钠

Yidisuan'erna

Disodium Edetate

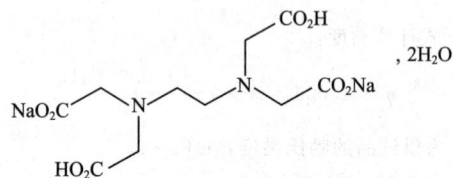

$C_{10}H_{14}N_2Na_2O_8 \cdot 2H_2O$　372.24

[6381-92-6]

本品为乙二胺四醋酸二钠盐二水合物。按干燥品计算，含 $C_{10}H_{14}N_2Na_2O_8$ 不得少于 99.0%。

【性状】 本品为白色或类白色结晶性粉末。

本品在水中溶解，在甲醇或乙醇中几乎不溶。

【鉴别】 (1)取本品，在 50℃ 减压干燥 4 小时，其红外光吸收图谱应与对照图谱(附图)一致(通则 0402)。

(2)本品显钠盐的鉴别反应(通则 0301)。

【检查】 **酸度** 取本品 0.50g，加水 10ml 溶解后，依法测定(通则 0631)，pH 值应为 4.0～5.0。

溶液的澄清度与颜色 取本品 0.50g，加水 10ml 溶解后，依法检查(通则 0901 与通则 0902)，溶液应澄清无色。

氯化物 取本品 1.0g，加水 25ml 溶解，加稀硝酸 10ml，摇匀，放置至少 12 小时，待沉淀生成完全后，滤过，用少量水分次洗涤滤器，合并洗液与滤液，依法检查(通则 0801)，与标准氯化钠溶液 4.0ml 制成的对照液比较，不得更浓(0.004%)。

干燥失重 取本品 1.0g，在 150℃ 干燥 6 小时，减失重量应为 8.7%～11.4%(通则 0831)。

氨基三乙酸 取本品 1.0g，精密称定，置 100ml 量瓶中，用 1% 硝酸铜溶液溶解并稀释至刻度，摇匀，作为供试品溶液。

取氨基三乙酸对照品 100mg，精密称定，置 100ml 量瓶中，加浓氨溶液 0.5ml 溶解，用水稀释至刻度，摇匀，作为对照品贮备液。

取供试品溶液 1ml，置 100ml 量瓶中，加对照品贮备液 1ml，用 1% 硝酸铜溶液稀释至刻度，摇匀，作为系统适用性溶液。

取本品 1.0g，精密称定，置 100ml 量瓶中，精密加对照品贮备液 1ml，用 1% 硝酸铜溶液溶解并稀释至刻度，摇匀，作为对照品溶液。

照高效液相色谱法（通则 0512）测定，用辛烷基硅烷键合硅胶为填充剂；以 0.01mol/L 氢氧化四丁基铵溶液（用磷酸调节 pH 值至 7.5±0.1)-甲醇（90：10）为流动相；检测波长为 254nm；流速为每分钟 1.5ml。取系统适用性溶液 50μl，注入液相色谱仪，氨基三乙酸峰与硝酸铜峰之间的分离度应不小于 3.0。精密量取对照品溶液与供试品溶液各 50μl，分别注入液相色谱仪，记录色谱图。

供试品溶液色谱图中如有与氨基三乙酸保留时间一致的色谱峰，其峰面积不得大于对照品溶液与供试品溶液中氨基三乙酸峰面积的差值（0.1%）。

铁盐　取本品 0.50g，加水适量使溶解，置 50ml 纳氏比色管中，加 20%枸橼酸溶液 2ml 与氯化钙 0.5g，振摇溶解后，加巯基乙酸 0.1ml，摇匀，用氨试液调节至石蕊试纸显碱性，用水稀释至 50ml，摇匀，静置 5 分钟，与标准铁溶液（通则 0807）1.0ml 用同一方法制成的对照液比较，不得更深（0.002%）。

【含量测定】　取本品约 0.4g，精密称定，加水 40ml 使溶解，加氨-氯化铵缓冲液（pH 10.0）10ml，以锌滴定液（0.05mol/L）滴定，近终点时加少量铬黑 T 指示剂，继续滴定至溶液由蓝色变成紫红色。每 1ml 锌滴定液（0.05mol/L）相当于 16.81mg 的 $C_{10}H_{14}N_2Na_2O_8$。

【类别】　螯合剂。

【贮藏】　密闭，在干燥处保存。

附：

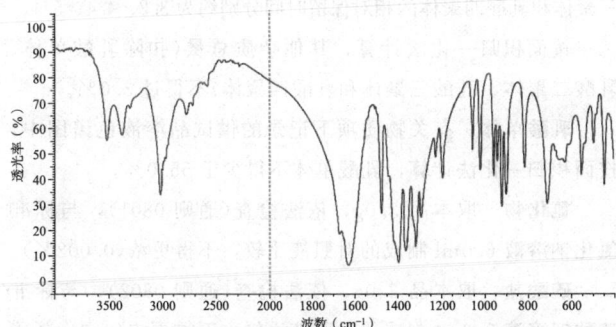

图　药用辅料依地酸二钠红外光吸收对照图谱
（试样制备：KBr 压片法）

依地酸钙钠
Yidisuan Gaina

Calcium Disodium Edetate

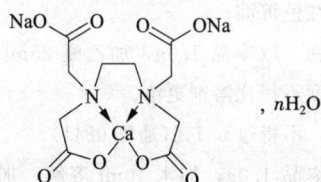

$C_{10}H_{12}CaN_2Na_2O_8 \cdot nH_2O$　374.27（无水物）

[62-33-9]

本品为乙二胺四醋酸钙二钠水合物。按无水物计算，含 $C_{10}H_{12}CaN_2Na_2O_8$ 应为 98.0%～102.0%。

【性状】　本品为白色结晶性或颗粒性粉末。

本品在水中易溶，在乙醇中不溶。

【鉴别】　（1）取本品约 1g，加水 5ml 使溶解，加 3%硝酸铅溶液 3ml，振摇，加碘化钾试液 1ml，不产生黄色沉淀。用氨试液调节至碱性，再加草酸铵试液 1ml，即生成白色沉淀。

（2）取本品，在 105℃减压干燥 6 小时，其红外光吸收图谱应与对照图谱（附图）一致（通则 0402）。

（3）本品显钠盐的鉴别（1）反应（通则 0301）。

【检查】　酸碱度　取本品 5.0g，加水 25ml 使溶解，摇匀，依法测定（通则 0631），pH 值应为 6.5～8.0。

溶液的澄清度与颜色　取本品 5.0g，加水 100ml 溶解后，依法检查（通则 0901 与通则 0902），溶液应澄清无色。

氯化物　取本品 0.10g，加水 25ml，再加稀硝酸 10ml，放置 30 分钟，滤过，取滤液，依法测定（通则 0801），如发生浑浊，与标准氯化钠溶液 7.0ml 制成的对照液比较，不得更浓（0.07%）。

硫酸盐　取本品 0.50g，依法测定（通则 0802），如发生浑浊，与标准硫酸钾溶液 5.0ml 制成的对照液比较，不得更浓（0.1%）。

依地酸二钠　取本品 5.0g，精密称定，置锥形瓶中，加水 250ml 溶解，加氨-氯化铵缓冲液（pH 10.0）5ml，加铬黑 T 指示剂少许。用锌滴定液（0.05mol/L）滴定，至溶液由纯蓝色变成紫色。消耗锌滴定液（0.05mol/L）不得过 3.0ml（1.0%）。

氨基三乙酸　取本品 1.0g，精密称定，置 100ml 量瓶中，用 1%硝酸铜溶液溶解并稀释至刻度，摇匀，作为供试品溶液。

取氨基三乙酸对照品 100mg，精密称定，置 100ml 量瓶中，加浓氨溶液 0.5ml 溶解，用水稀释至刻度，摇匀，作为对照品贮备液。

取供试品溶液 1ml，置 100ml 量瓶中，加对照品贮备液 1ml，用 1%硝酸铜溶液稀释至刻度，摇匀，作为系统适用性溶液。

取本品 1.0g，精密称定，置 100ml 量瓶中，精密加对照品贮备液 1ml，用 1%硝酸铜溶液溶解并稀释至刻度，摇匀，作为对照品溶液。

照高效液相色谱法（通则 0512）测定，用辛烷基硅烷键合硅胶为填充剂；以 0.01mol/L 氢氧化四丁基铵溶液（用磷酸调节 pH 值至 7.5±0.1)-甲醇（90：10）为流动相；检测波长为 254nm；流速为每分钟 1.5ml。取系统适用性溶液 50μl，注入液相色谱仪，氨基三乙酸峰与硝酸铜峰的分离度应不小于 3.0。精密量取对照品溶液与供试品溶液各 50μl，分别注入液相色谱仪，记录色谱图。

供试品溶液色谱图中如有与氨基三乙酸保留时间一致的色谱峰，其峰面积不得大于对照品溶液与供试品溶液中氨基三乙酸峰面积的差值（0.1%）。

水分　取本品，照水分测定法（通则 0832 第一法 1）测定，含水分应为5.0%～25.0%。

铁盐 取本品0.10g，炽灼使炭化，放冷，加水25ml，滤过，依法检查（通则0807），如显色，与标准铁溶液4.0ml制成的对照液比较，不得更深（0.04%）。

【含量测定】 取本品约50mg，精密称定，置锥形瓶中，加水100ml使溶解，加二甲酚橙指示液3滴，用硝酸铋滴定液（0.01mol/L）滴定至溶液由黄色变为红色。每1ml硝酸铋滴定液（0.01mol/L）相当于3.743mg的$C_{10}H_{12}CaN_2Na_2O_8$。

【类别】 螯合剂。

【贮藏】 密封保存。

附：

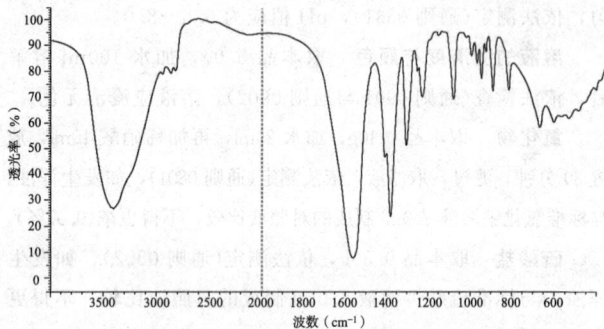

图　药用辅料依地酸钙钠红外光吸收对照图谱

（试样制备：KBr压片法）

注：本品易潮解。

L-乳酸

L-Rusuan

L-Lactic Acid

$C_3H_6O_3$　90.08

[79-33-4]

本品为L-2-羟基丙酸及其缩合物的混合物，可通过糖发酵制得。含乳酸以$C_3H_6O_3$计算，应为85.0%～92.0%（g/g）。

【性状】 本品为无色或几乎无色的透明黏稠液体。

相对密度 本品的相对密度（通则0601）为1.20～1.21。

比旋度 取本品约2.0g（以$C_3H_6O_3$计），精密称定，置100ml锥形瓶中，加1mol/L氢氧化钠溶液25ml，盖上表面皿，在水浴上加热15分钟，放冷，用1mol/L盐酸溶液调节pH值约为7，加四水合钼酸铵5.0g，超声使溶解，转移至50ml量瓶中，加水稀释至刻度，摇匀，依法测定（通则0621），比旋度为−46°至−52°。

【鉴别】 （1）本品的水溶液显乳酸盐的鉴别反应（通则0301）。

（2）本品的红外光吸收图谱应与对照图谱（附图1）一致（通则0402）。

【检查】颜色 取本品，与黄色1号标准比色液（通则0901第一法）比较，不得更深。

有关物质 取本品约0.5g，精密称定，置100ml量瓶中，加水稀释至刻度，摇匀，滤过，取续滤液作为供试品溶液。

精密量取1ml，置200ml量瓶中，用水稀释至刻度，摇匀，作为灵敏度溶液。

照高效液相色谱法（通则0512）测定，用十八烷基硅烷键合硅胶为填充剂；流动相A为0.1%磷酸溶液，流动相B为乙腈，按下表进行梯度洗脱；流速为每分钟1.0ml，检测波长为210nm。

时间(分钟)	流动相A(%)	流动相B(%)
0	98	2
5	98	2
25	65	35
30	65	35
31	98	2
40	98	2

精密量取灵敏度溶液20μl注入液相色谱仪，记录色谱图，乳酸单体峰的信噪比应大于10。

再精密量取供试品溶液20μl注入液相色谱仪，记录色谱图（附图2）。乳酸单体保留时间约为4.8分钟，乳酸二聚体、乳酸三聚体和乳酸四聚体的相对保留时间分别约为3.2、4.4、5.4。

按面积归一化法计算，其他杂质总量（扣除乳酸单体、乳酸二聚体、乳酸三聚体和乳酸四聚体）不得过3.0%。

乳酸单体 有关物质项下记录的供试品溶液色谱图中，按面积归一化法计算，乳酸单体不得少于55.0%。

氯化物 取本品3.0g，依法检查（通则0801），与标准氯化钠溶液6.0ml制成的对照液比较，不得更浓（0.002%）。

硫酸盐 取本品2.0g，依法检查（通则0802），与标准硫酸钾溶液2.0ml制成的对照液比较，不得更浓（0.010%）。

枸橼酸、草酸、磷酸或酒石酸 取本品0.5g，加水适量使成5ml，混匀，用氨试液调至微碱性，加氯化钙试液1ml，置水浴中加热5分钟，不得产生浑浊。

易炭化物 取硫酸5ml，置试管中，沿管壁加本品5ml，使成两液层，在15℃静置15分钟。界面如显色，与黄色1号标准比色液（通则0901第一法）比较，不得更深。

还原糖 取本品0.5g，加水10ml混匀，用20%氢氧化钠溶液调至中性，加碱性酒石酸铜试液6ml，加热煮沸2分钟，不得生成红色沉淀。

乙醚不溶物 取本品1.0g，加乙醚25ml，摇匀，供试品溶液所显浊度不得比溶剂更浓。

炽灼残渣 不得过0.1%（通则0841）。

钙盐 取本品1.0g，加水10ml溶解，加氨试液中和，加草酸铵试液数滴，不得产生浑浊。

铁盐 取本品1.0g，依法检查（通则0807），与标准铁溶液 1.0ml 制成的对照液比较，不得更深(0.001%)。

【含量测定】 取本品约 1g，精密称定，加水 50ml，精密加氢氧化钠滴定液(1mol/L)25ml，煮沸 5 分钟，加酚酞指示液 2 滴，趁热用硫酸滴定液(0.5mol/L)滴定，并将滴定的结果用空白试验校正，即得。每 1ml 氢氧化钠滴定液(1mol/L)相当于 90.08mg 的 $C_3H_6O_3$。

【类别】 pH 调节剂和助溶剂等。

【贮藏】 密封保存。

附:

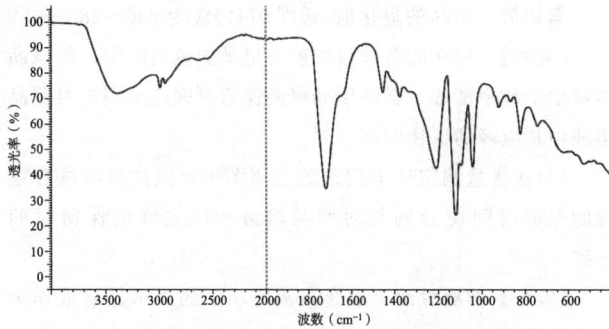

图 1　药用辅料 L-乳酸红外光吸收对照图谱
（试样制备：ATR 法）

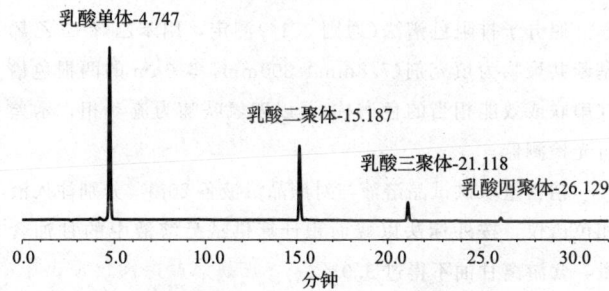

图 2　有关物质乳酸单体及聚合体定位参考色谱图

注：①本品别名(S)-乳酸、(＋)-乳酸。②本品有引湿性。

乳　糖

Rutang

Lactose Monohydrate

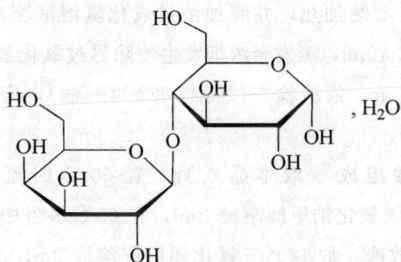

$C_{12}H_{22}O_{11} \cdot H_2O$　360.31

[5989-81-1]

本品为 4-O-β-D-吡喃半乳糖基-D-葡萄糖一水合物。按无水物计算，含 $C_{12}H_{22}O_{11}$ 应为 98.0%～102.0%。

【性状】 本品为白色至类白色的结晶性颗粒或粉末。

本品在水中易溶，在乙醇中不溶。

比旋度　取本品 10g，精密称定，用 80ml 的水溶解并加热至 50℃，冷却后，加氨试液 0.2ml，静置 30 分钟，用水稀释至 100ml，依法测定(通则 0621)。按无水物计算，比旋度应为＋54.4°至＋55.9°。

【鉴别】 (1)在含量测定项下记录的色谱图中，供试品溶液主峰的保留时间应与对照品溶液主峰的保留时间一致。

(2)本品的红外光吸收图谱应与对照图谱(附图)一致(通则 0402)。

【检查】酸碱度　取本品 6.0g，加新沸放冷的水 25ml 溶解，加入酚酞指示液 0.3ml，溶液应无色，用氢氧化钠滴定液(0.1mol/L)滴定，至溶液显粉红色，消耗的氢氧化钠滴定液(0.1mol/L)应不得过 0.4ml。

溶液的澄清度　取本品 1.0g，加沸水 10ml 溶解后，依法检查(通则 0902)，溶液应澄清，如显浑浊，与 1 号浊度标准液比较，不得更浓。

有关物质　取本品适量，加水溶解并定量稀释制成每 1ml 含 100mg 的溶液，作为供试品溶液。

精密量取 1ml，置 100ml 量瓶中，加水稀释至刻度，摇匀，作为对照溶液。

照含量测定项下的方法试验，记录色谱图至主成分峰保留时间的 2 倍。

供试品溶液的色谱图中除溶剂峰以外，如显杂质峰，各杂质峰面积之和不得大于对照溶液主峰面积的 0.5 倍(0.5%)。

蛋白质与杂质吸光度　取本品，精密称定，加温水溶解并定量稀释成每 1ml 中含 100mg 的溶液，照紫外-可见分光光度法(通则 0401)检测，在 400nm 的波长处测定吸光度，不得过 0.04。再精密吸取上述溶液 1ml，置 10ml 量瓶中，加水稀释至刻度，照紫外-可见分光光度法(通则 0401)检测，在 210～220nm 的波长范围内测定吸光度，不得过 0.25；在 270～300nm 的波长范围内测定吸光度，不得过 0.07。

干燥失重　取本品，在 80℃干燥 2 小时，减失重量不得过 1.0%(通则 0831)。

水分　取本品，以甲醇-甲酰胺(2：1)为溶剂，照水分测定法(通则 0832 第一法 1)测定，含水分应为 4.5%～5.5%。

炽灼残渣　取本品 1.0g，依法检查(通则 0841)，遗留残渣不得过 0.1%。

重金属　取本品 3.0g，加温水 20ml 溶解后，再加醋酸盐缓冲液(pH 3.5)2ml 与水适量使成 25ml，依法检查(通则 0821 第一法)，含重金属不得过百万分之五。

砷盐　取炽灼残渣项下残留物，加水 23ml 溶解后，加盐酸 5ml，依法检查(通则 0822 第一法)，应符合规定(0.0002%)。

微生物限度　取本品，依法检查(通则 1105 与通则 1106)，每 1g 供试品中需氧菌总数不得过 10^3cfu，霉菌和酵

母菌总数不得过 10^2 cfu，不得检出大肠埃希菌。

【含量测定】 照高效液相色谱法（通则 0512）测定。

色谱条件与系统适用性试验 用氨基键合硅胶（或氨基键合聚合物）为填充剂；以乙腈-水（70∶30）为流动相；示差折光检测器；参考条件（柱温为 30℃，检测器温度为 30℃）。取乳糖对照品与蔗糖对照品各适量，精密称定，加水溶解并稀释制成每 1ml 各含 5mg 的溶液，取 10μl，注入液相色谱仪，乳糖峰与蔗糖峰的分离度应符合要求。

测定法 取本品适量，精密称定，加水溶解并定量稀释制成每 1ml 约含乳糖 5mg 的溶液，精密量取 10μl，注入液相色谱仪，记录色谱图。

另取乳糖对照品适量，同法测定，按外标法以峰面积计算，即得。

【类别】 填充剂和矫味剂等（供非注射剂、非吸入制剂用）。

【贮藏】 密闭保存。

附：

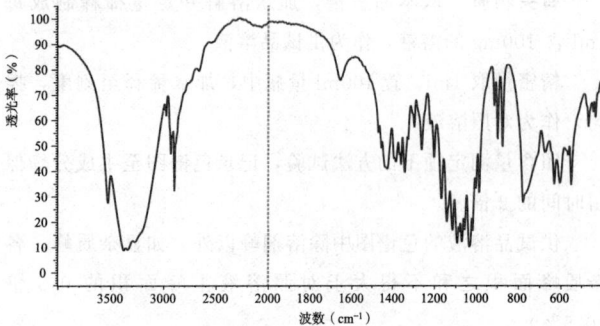

图 药用辅料乳糖红外光吸收对照图谱

（试样制备：KBr 压片法）

单双辛酸癸酸甘油酯

Danshuang Xinsuan Guisuan Ganyouzhi

Glyceryl Mono and Dicaprylocaprate

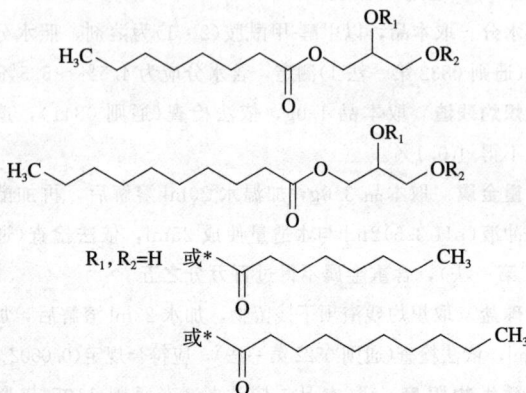

本品系主要通过辛酸和癸酸与甘油直接酯化，然后通过蒸馏制得，主要由单-O-辛酸甘油酯和单-O-癸酸甘油酯按不同比例组成，并含有一定量的二甘油酯和三甘油酯。含单甘油酯应为 45.0%～75.0%，二甘油酯应为 20.0%～50.0%，三甘油酯应不大于 10.0%。

【性状】 本品为无色或微黄色油性液体或软固体。

本品在乙醇中极易溶解，在水中几乎不溶。

酸值 本品的酸值（通则 0713）应不大于 3.0。

过氧化值 本品的过氧化值（通则 0713）应不大于 1。

皂化值 本品的皂化值（通则 0713）应为 250～280。

【鉴别】（1）在脂肪酸组成项下记录的色谱图中，供试品溶液中辛酸甲酯峰、癸酸甲酯峰的保留时间应分别与对照品溶液中相应峰的保留时间一致。

（2）在含量测定项下记录的色谱图中，供试品溶液各主峰的保留时间应分别与对照品溶液相应主峰的保留时间一致。

【检查】游离甘油 取含量测定项下的供试品溶液作为供试品溶液。

取甘油对照品适量，精密称定，加四氢呋喃溶解并定量稀释制成每 1ml 中约含 1.5mg 的溶液，作为对照品溶液。

照分子排阻色谱法（通则 0514）测定，用苯乙烯-二乙烯基苯共聚物为填充剂（7.8mm×300mm，5.0μm 的两根色谱柱串联或效能相当的色谱柱），以四氢呋喃为流动相，示差折光检测器。

精密量取供试品溶液与对照品溶液各 20μl，分别注入液相色谱仪，按外标法以峰面积计算供试品溶液中的甘油含量，含游离甘油不得过 3.0%。

水分 取本品，照水分测定法（通则 0832 第一法 1）测定，含水分不得过 0.5%。

炽灼残渣 取本品 1.0g，依法检查（通则 0841），遗留残渣不得过 0.5%。

重金属 取炽灼残渣项下遗留的残渣，依法检查（通则 0821 第二法），含重金属不得过百万分之十。

砷盐 取本品 1.0g，置凯氏烧瓶中，加硫酸 5ml，用小火加热至完全炭化，控制温度不超过 120℃（必要时可添加硫酸，总量不超过 10ml），小心逐滴加入浓过氧化氢溶液，待反应停止，继续加热，并滴加浓过氧化氢溶液至溶液无色，放冷，加水 10ml，蒸发至浓烟发生使除尽过氧化氢，加盐酸 5ml 与水适量，依法检查（通则 0822 第一法），应符合规定（0.0002%）。

脂肪酸组成 取本品 0.1g，置 50ml 回流瓶中，加 0.5mol/L 氢氧化钠甲醇溶液 2ml，在 65℃ 水浴中加热回流 30 分钟，放冷，加 14% 三氟化硼甲醇溶液 2ml，再在 65℃ 水浴中加热回流 30 分钟，放冷，加正庚烷 4ml，继续在 65℃ 水浴中加热回流 5 分钟后，放冷，加饱和氯化钠溶液 10ml，振摇，静置使分层，取上层液，用水洗涤 3 次，每次 2ml，并用无水硫酸钠干燥，作为供试品溶液。

分别取己酸甲酯、辛酸甲酯、癸酸甲酯、月桂酸甲酯和十四烷酸甲酯对照品适量,加正庚烷溶解并稀释制成每1ml中各约含0.1mg的溶液,作为对照品溶液。

照气相色谱法(通则0521)测定,以聚乙二醇(或极性相近)为固定液的毛细管柱为色谱柱,起始温度为90℃,以每分钟10℃的速率升温至160℃,维持1分钟,再以每分钟10℃的速率升温至250℃,维持10分钟;进样口温度为260℃,检测器温度为270℃。

取对照品溶液1μl注入气相色谱仪,记录色谱图,各色谱峰的分离度应符合要求。取供试品溶液1μl注入气相色谱仪,记录色谱图,按面积归一化法计算,含己酸不得过3.0%,辛酸应为50.0%～90.0%,癸酸应为10.0%～50.0%,月桂酸不得过3.0%,十四烷酸不得过1.0%。

【含量测定】照气相色谱法(通则0521)测定。

色谱条件与系统适用性试验 用聚二甲基硅氧烷为固定液(或极性相近)的毛细管柱为色谱柱(0.32mm×15m,0.1μm或效能相当的色谱柱),起始温度为60℃,维持3分钟,以每分钟8℃的速率升温至340℃,维持12分钟;进样口温度为350℃,检测器温度为370℃。取单辛酸甘油酯与单癸酸甘油酯对照品各50mg,加四氢呋喃2.5ml,振摇使溶解,作为系统适用性溶液,精密量取1μl注入气相色谱仪,记录色谱图,单辛酸甘油酯峰与单癸酸甘油酯峰的分离度不得小于5。

测定法 取本品适量,精密称定,加四氢呋喃溶解并定量稀释制成每1ml中约含50mg的溶液,滤过,取续滤液作为供试品溶液,精密量取1μl注入气相色谱仪,记录色谱图(附图);另取单双辛酸癸酸甘油酯对照品,同法测定,用于对供试品溶液中单甘油酯、二甘油酯和三甘油酯进行定位,按照以下公式计算单甘油酯、二甘油酯和三甘油酯的含量,供试品溶液色谱图中小于单甘油酯峰保留时间的色谱峰忽略不计。

$$游离脂肪酸(\%) = \frac{I_A \times 144}{561.1}$$

$$单甘油酯(\%) = \frac{X \times (100 - A - B - C)}{X + Y + Z}$$

$$二甘油酯(\%) = \frac{Y \times (100 - A - B - C)}{X + Y + Z}$$

$$三甘油酯(\%) = \frac{Z \times (100 - A - B - C)}{X + Y + Z}$$

式中 I_A 为酸值项下的测定结果;
A 为游离甘油项下的测定结果,%;
B 为水分项下的测定结果,%;
C 为游离脂肪酸计算结果,%;
X 为供试品溶液中单甘油酯的峰面积;
Y 为供试品溶液中二甘油酯的峰面积;
Z 为供试品溶液中三甘油酯的峰面积。

【类别】乳化剂、溶剂和助溶剂等。

【贮藏】密封,在干燥处保存。

附:

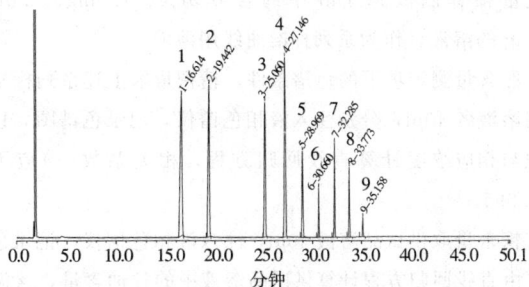

图 单双辛酸癸酸甘油酯组分参考色谱图
峰1～2:单甘油酯 峰3～5:二甘油酯 峰6～9:三甘油酯

单双硬脂酸甘油酯

Danshuang Yingzhisuan Ganyouzhi

Glyceryl Mono and Distearate

本品为单、二、三硬脂酸和棕榈酸混合甘油酯。由硬脂酸与过量甘油通过酯化反应制得,或由氢化植物油与甘油在催化剂的作用下,经过醇解反应制得。含单甘油酯应为40.0%～55.0%,二甘油酯应为30.0%～45.0%,三甘油酯应为5.0%～15.0%。

【性状】本品为白色或类白色的蜡状颗粒或薄片。

本品在水中几乎不溶。

熔点 本品的熔点(通则0612第二法)为54～66℃。

酸值 取本品4.0g,精密称定,加乙醇-乙醚(1:1)混合液50ml,缓慢加热回流使溶解,依法测定(通则0713),酸值应不大于3.0。

碘值 取本品1.0g,精密称定,加三氯甲烷15ml,振摇使溶解,依法测定(通则0713),碘值应不大于3.0。

皂化值 取本品2.0g,精密称定,依法测定(通则0713),皂化值应为158～177。

【鉴别】(1)取本品和单双硬脂酸甘油酯对照品,分别加三氯甲烷制成每1ml中约含50mg的溶液,作为供试品溶液和对照品溶液。

照薄层色谱法(通则0502)试验,吸取上述两种溶液各10μl,分别点于同一硅胶G薄层板上,以正己烷-乙醚(30:70)为展开剂,展开,晾干,喷以罗丹明B的乙醇溶液(1→10 000),置紫外光灯(365nm)下检视。

对照品溶液应显四个完全分离的清晰斑点,供试品溶液所显的斑点的位置与颜色应与对照品溶液的四个斑点一致。

(2)在脂肪酸组成项下记录的色谱图中,供试品溶液中棕榈酸甲酯峰、硬脂酸甲酯峰的保留时间应分别与对照品溶液中相应峰的保留时间一致。

【检查】**游离甘油** 取含量测定项下的供试品溶液作为供试品溶液。

另取甘油对照品适量，精密称定，加四氢呋喃溶解并分别定量稀释制成每 1ml 中约含 0.5mg、1.0mg、2.0mg、4.0mg 的溶液，作为系列标准曲线用溶液。

照含量测定项下的色谱条件，精密量取上述系列标准曲线用溶液各 40μl，分别注入液相色谱仪，记录色谱图，以峰面积与相应浓度计算直线回归方程，相关系数（r）应不小于 0.995。

精密量取供试品溶液 40μl，注入液相色谱仪，记录色谱图，由直线回归方程计算供试品溶液中的甘油含量，含游离甘油不得过 6.0%。

水分 取本品，研细，以三氯甲烷-无水甲醇（1:1）为溶剂，照水分测定法（通则 0832 第一法 1）测定，含水分不得过 1.0%。

炽灼残渣 取本品 1.0g，依法检查（通则 0841），遗留残渣不得过 0.1%。

重金属 取炽灼残渣项下遗留的残渣，依法检查（通则 0821 第二法），含重金属不得过百万分之十。

镍 对照品溶液的制备 精密量取镍标准溶液（1.000g/L）1ml，置 200ml 量瓶中，用水稀释至刻度，摇匀，精密量取 5ml，置 50ml 量瓶中，用水稀释至刻度，摇匀，精密量取 0.2ml、0.5ml、1ml、1.5ml 与 2ml，分别置 50ml 量瓶中，分别加硝酸 12ml，用水稀释至刻度，摇匀，即得；另取硝酸 12ml，用水稀释至 50ml，摇匀，作为对照品空白溶液。

供试品溶液的制备 取本品约 0.25g，精密称定，置消解罐中，加硝酸 6ml 与浓过氧化氢溶液（30%）2ml，置微波消解仪中进行消解处理，结束后取出消解罐，放冷，补加浓过氧化氢溶液（30%）1～2ml，再次进行微波消解，结束后取出消解罐，放冷，用水将内容物定量转移至 25ml 量瓶中，用水稀释至刻度，摇匀，即得；同法制备供试品空白溶液。

测定法 取对照品空白溶液、对照品溶液、供试品空白溶液与供试品溶液，以石墨炉为原子化器，照原子吸收分光光度法（通则 0406 第一法）在 232.0nm 波长处测定，含镍量不得过 0.0001%。

脂肪酸组成 取本品 0.1g，依法测定（通则 0713）；分别取棕榈酸甲酯、硬脂酸甲酯和油酸甲酯适量，加正庚烷溶解并稀释制成每 1ml 中各含 0.1mg 的溶液，作为对照品溶液。

按面积归一化法计算，含硬脂酸不得少于 40.0%，棕榈酸和硬脂酸总量不得少于 90.0%。

【含量测定】 照分子排阻色谱法（通则 0514）测定。

色谱条件与系统适用性试验 用苯乙烯-二乙烯基苯共聚物为填充剂（7.8mm×300mm，5μm 的两根色谱柱串联或效能相当的色谱柱）；以四氢呋喃为流动相；示差折光检测器。三甘油酯、二甘油酯、单甘油酯与甘油依次出峰（参考色谱图见附图）。二甘油酯峰与单甘油酯峰的分离度应符合要求，二甘油酯峰与三甘油酯峰的分离度不得小于 1.0。

测定法 取本品适量，精密称定，加流动相溶解并定量稀释制成每 1ml 中约含 40mg 的溶液（如浑浊，滤过后取续滤液），精密量取 40μl 注入液相色谱仪，记录色谱图（附图），

按下列公式分别计算单甘油酯、二甘油酯与三甘油酯的含量。

$$游离脂肪酸(\%) = \frac{酸值 \times 270}{561.1}$$

$$单甘油酯(\%) = \left[\frac{X}{X+Y+Z}(100-A-B)\right] - C$$

$$二甘油酯(\%) = \frac{Y}{X+Y+Z}(100-A-B)$$

$$三甘油酯(\%) = \frac{Z}{X+Y+Z}(100-A-B)$$

式中 A 为游离甘油项下测定结果，%；

B 为水分项下测定结果，%；

C 为游离脂肪酸计算结果，%；

X 为单甘油酯和游离脂肪酸峰面积之和；

Y 为二甘油酯峰面积；

Z 为三甘油酯峰面积。

【类别】 乳化剂和增稠剂等。

【贮藏】 遮光，密封保存。

附:

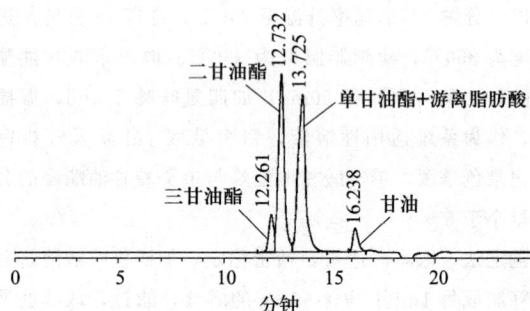

图 单双硬脂酸甘油酯组分参考色谱图

单亚油酸甘油酯
Danyayousuan Ganyouzhi
Glyceryl Monolinoleate

本品为单甘油酯（主要为单油酸甘油酯和单亚油酸甘油酯），以及多种二甘油酯和三甘油酯的混合物。由主要含三亚油酸甘油酯的植物油部分甘油醇解制得。含单甘油酯应为 32.0%～52.0%，二甘油酯应为 40.0%～55.0%，三甘油酯应为 5.0%～20.0%。

【性状】 本品为黄色或淡黄色油状液体，在室温下可部分固化。

本品在二氯甲烷中易溶，在四氢呋喃中溶解，在水中几乎不溶。

酸值 本品的酸值（通则 0713）应不大于 6.0。

碘值 本品的碘值（通则 0713）应为 100～140。

过氧化值 本品的过氧化值（通则 0713）应不大于 12.0。

皂化值 本品的皂化值（通则 0713）应为 160～180。

【鉴别】 (1)取本品和单亚油酸甘油酯对照品适量，分别

加二氯甲烷制成每 1ml 中含约 50mg 的溶液，作为供试品溶液和对照品溶液。照薄层色谱法（通则 0502）试验，吸取上述两种溶液各 10μl，分别点于同一硅胶 G 薄层板上，以乙醚-正己烷（70∶30）为展开剂，展开，取出，晾干，喷以罗丹明 B 的乙醇溶液（1→10 000），置紫外光灯（365nm）下检视，供试品溶液所显的主斑点的位置与颜色应与对照品溶液的主斑点相同。

（2）取本品和单亚油酸甘油酯对照品适量，分别加四氢呋喃溶解并定量稀释制成每 1ml 中约含 40mg 的溶液，作为供试品溶液和对照品溶液。照含量测定项下的色谱条件试验，供试品溶液各主峰的保留时间应与对照品溶液各主峰的保留时间一致。

以上（1）、（2）两项可选做一项。

【检查】游离甘油　取含量测定项下的供试品溶液作为供试品溶液。

另取甘油对照品适量，精密称定，加四氢呋喃溶解并分别定量稀释制成每 1ml 中约含 0.1mg、0.2mg、0.4mg、0.8mg、2.0mg、4.0mg 的溶液，作为系列标准曲线用溶液。

照含量测定项下的色谱条件，精密量取上述系列标准曲线用溶液各 40μl，分别注入液相色谱仪，记录色谱图，以峰面积与相应浓度计算直线回归方程，相关系数（r）应不小于 0.995。精密量取供试品溶液 40μl，注入液相色谱仪，记录色谱图，用直线回归方程计算，含游离甘油不得过 6.0%。

水分　取本品，以无水甲醇-二氯甲烷（1∶1）为溶剂，照水分测定法（通则 0832 第一法 1）测定，含水分不得过 1.0%。

灰分　取本品 1.0g，依法检查（通则 2302），遗留残渣不得过 0.1%。

重金属　取灰分下的遗留残渣，依法检查（通则 0821 第二法），含重金属不得过百万分之十。

脂肪酸组成　取本品 0.1g，置 25ml 圆底烧瓶中，加 0.5mol/L 氢氧化钠甲醇溶液 2ml，振摇使溶解，在 65℃ 水浴中加热回流 30 分钟，放冷，加 14% 三氟化硼甲醇溶液 2ml，在 65℃ 水浴中加热回流 30 分钟，放冷，加正庚烷 4ml，继续在 65℃ 水浴中加热回流 5 分钟后，放冷，加饱和氯化钠溶液 10ml，摇匀，静置使分层，取上层液，用水洗涤 3 次，经无水硫酸钠干燥，作为供试品溶液。

分别取棕榈酸甲酯、硬脂酸甲酯、油酸甲酯、亚油酸甲酯、亚麻酸甲酯、花生酸甲酯、二十碳烯酸甲酯对照品适量，精密称定，加正庚烷溶解并定量稀释制成每 1ml 中各约含 0.1mg 的溶液，作为对照品溶液。

照气相色谱法（通则 0521）测定，以聚乙二醇（或极性相近）为固定液的毛细管柱为色谱柱，起始温度为 170℃，维持 2 分钟，以每分钟 2℃ 的速率升温至 230℃，维持 10 分钟；进样口温度为 250℃；检测器温度为 250℃。

取对照品溶液 1μl 注入气相色谱仪，记录色谱图，理论塔板数按油酸甲酯计算不得低于 30 000，各色谱峰的分离度应不小于 1.8 且信噪比应大于 5。取供试品溶液 1μl 注入气

相色谱仪，记录色谱图，按面积归一化法计算，含亚油酸不得少于 50.0%，棕榈酸应为 4.0%～20.0%，油酸应为 10.0%～35.0%，硬脂酸不得过 6.0%，亚麻酸不得过 2.0%，花生酸与二十碳烯酸均不得过 1.0%。

【含量测定】照分子排阻色谱法（通则 0514）测定。

色谱条件与系统适用性试验　以苯乙烯-二乙烯基苯共聚物为填充剂（7.8mm×300mm，5μm 的两根色谱柱串联或效能相当的色谱柱）；以四氢呋喃为流动相，流速为每分钟 1.0ml；示差折光检测器，检测器温度为 40℃。三甘油酯峰、二甘油酯峰、单甘油酯峰相对于甘油的保留时间分别约为 0.76、0.80 和 0.86，二甘油酯峰与单甘油酯峰的分离度不得小于 1.0，供试品溶液连续进样的单甘油酯峰面积的相对标准偏差不得过 2.0%。

测定法　取本品适量，精密称定，加四氢呋喃溶解并定量稀释制成每 1ml 中约含 40mg 的溶液，滤过，取续滤液作为供试品溶液，精密量取 40μl 注入液相色谱仪，记录色谱图，按下式计算单甘油酯、二甘油酯和三甘油酯的含量。

$$单甘油酯、二甘油酯或三甘油酯 = (R_U/R_T) \times 100\%$$

式中　R_U 为单甘油酯、二甘油酯或三甘油酯的峰面积；

　　　R_T 为所有甘油酯峰面积之和。

【类别】油脂性载体。

【贮藏】置干燥处密封保存。

【标示】如加抗氧剂，应标明抗氧剂名称与用量。

单油酸甘油酯

Danyousuan Ganyouzhi

Glyceryl Monooleate

本品为单甘油酯（主要为单油酸甘油酯），以及多种二甘油酯和三甘油酯的混合物。由主要含三油酸甘油酯的植物油部分甘油醇解制得，或由植物或动物来源的油酸与甘油酯化反应制得。本品按单甘油酯的标示百分含量分为 40、60 与 90 三个规格，应分别符合下表中的规定。

	40	60	90
单甘油酯(%)	32.0～52.0	55.0～65.0	90.0～101.0
二甘油酯(%)	30.0～50.0	15.0～35.0	<10.0
三甘油酯(%)	5.0～20.0	2.0～10.0	<2.0

【性状】本品为黄色或淡黄色油状液体，在室温下可部分固化。

本品在二氯甲烷中易溶，在四氢呋喃中溶解，在水中几乎不溶。

酸值　本品的酸值（通则 0713）应不大于 6.0。

碘值　本品的碘值（通则 0713）应为 65～95。

过氧化值　本品的过氧化值（通则 0713）应不大于 12.0。

皂化值　本品的皂化值（通则 0713）应为 150～175。

【鉴别】（1）取本品和相同规格的单油酸甘油酯对照品适量，分别加二氯甲烷制成每 1ml 中含约 50mg 的溶液，作为供试品溶液和对照品溶液。照薄层色谱法（通则 0502）试验，吸取上述两种溶液各 10μl，分别点于同一硅胶 G 薄层板上，以乙醚-正己烷（70∶30）为展开剂，展开，取出，晾干，喷以罗丹明 B 的乙醇溶液（1→10 000），置紫外光灯（365nm）下检视，供试品溶液所显的主斑点的位置与颜色应与对照品溶液的主斑点相同。

（2）取本品和相同规格的单油酸甘油酯对照品适量，分别加四氢呋喃溶解并定量稀释制成每 1ml 中约含 40mg 的溶液，作为供试品溶液和对照品溶液。照含量测定项下的色谱条件试验，供试品溶液各主峰的保留时间应与对照品溶液各主峰的保留时间一致。

以上（1）、（2）两项可选做一项。

【检查】**游离甘油**　取含量测定项下的供试品溶液作为供试品溶液。

另取甘油对照品适量，精密称定，加四氢呋喃溶解并分别定量稀释制成每 1ml 中约含 0.1mg、0.2mg、0.4mg、0.8mg、2.0mg、4.0mg 的溶液，作为系列标准曲线用溶液。

照含量测定项下的色谱条件，精密量取上述系列标准曲线用溶液各 40μl，分别注入液相色谱仪，记录色谱图，以峰面积与相应浓度计算直线回归方程，相关系数（r）应不小于 0.995。精密量取供试品溶液 40μl，注入液相色谱仪，记录色谱图，用直线回归方程计算，含游离甘油不得过 6.0%。

水分　取本品，以无水甲醇-二氯甲烷（1∶1）为溶剂，照水分测定法（通则 0832 第一法 1）测定，含水分不得过 1.0%。

灰分　取本品 1.0g，依法检查（通则 2302），遗留残渣不得过 0.1%。

重金属　取灰分下的遗留残渣，依法检查（通则 0821 第二法），含重金属不得过百万分之十。

脂肪酸组成　取本品 0.1g，置 25ml 圆底烧瓶中，加 0.5mol/L 氢氧化钠甲醇溶液 2ml，振摇使溶解，在 65℃ 水浴中加热回流 30 分钟，放冷，加 14% 三氟化硼甲醇溶液 2ml，在 65℃ 水浴中加热回流 30 分钟，放冷，加正庚烷 4ml，继续在 65℃ 水浴中加热回流 5 分钟后，放冷，加饱和氯化钠溶液 10ml，摇匀，静置使分层，取上层液，用水洗涤 3 次，经无水硫酸钠干燥，作为供试品溶液。

分别取棕榈酸甲酯、硬脂酸甲酯、油酸甲酯、亚油酸甲酯、亚麻酸甲酯、花生酸甲酯、二十碳烯酸甲酯对照品适量，精密称定，加正庚烷溶解并定量稀释制成每 1ml 中各约含 0.1mg 的溶液，作为对照品溶液。

照气相色谱法（通则 0521）测定，以聚乙二醇（或极性相近）为固定液的毛细管柱为色谱柱，起始温度为 170℃，维持 2 分钟，以每分钟 2℃ 的速率升温至 230℃，维持 10 分钟；进样口温度为 250℃；检测器温度为 250℃。

取对照品溶液 1μl 注入气相色谱仪，记录色谱图，理论板

数按油酸甲酯计算不低于 30 000，各色谱峰的分离度应不小于 1.8 且信噪比应大于 5。取供试品溶液 1μl 注入气相色谱仪，记录色谱图，按面积归一化法计算，含油酸不得少于 60.0%，棕榈酸不得过 12.0%，硬脂酸不得过 6.0%，亚油酸不得过 35.0%，亚麻酸、花生酸与二十碳烯酸均不得过 2.0%。

【含量测定】照分子排阻色谱法（通则 0514）测定。

色谱条件与系统适用性试验　以苯乙烯-二乙烯基苯共聚物为填充剂（7.8mm×300mm，5μm 的两根色谱柱串联或效能相当的色谱柱）；以四氢呋喃为流动相，流速为每分钟 1.0ml；示差折光检测器，检测器温度为 40℃。三甘油酯峰、二甘油酯峰、单甘油酯峰相对于甘油峰的保留时间分别约为 0.76、0.79 和 0.85，二甘油酯峰与单甘油酯峰的分离度不得小于 1.0，供试品溶液连续进样的单甘油酯峰面积的相对标准偏差不得过 2.0%。

测定法　取本品适量，精密称定，加四氢呋喃溶解并定量稀释制成每 1ml 中约含 40mg 的溶液，滤过，取续滤液作为供试品溶液，精密量取 40μl 注入液相色谱仪，记录色谱图，按下式计算单甘油酯、二甘油酯和三甘油酯的含量。

$$单甘油酯、二甘油酯或三甘油酯 = (R_U/R_T) \times 100\%$$

式中　R_U 为单甘油酯、二甘油酯或三甘油酯的峰面积；

　　　R_T 为所有甘油酯峰面积之和。

【类别】油脂性载体。

【贮藏】置干燥处密封保存。

【标示】如加抗氧剂，应标明抗氧剂名称与用量。

单硬脂酸乙二醇酯

Danyingzhisuanyi'erchunzhi

Ethylene Glycol Stearates

本品为硬脂酸和棕榈酸的乙二醇单酯或二酯混合物。含由植物或动物来源的硬脂酸和乙二醇反应所得的单酯不得少于 50.0%。

【性状】本品为白色或类白色蜡状固体。

本品在水中几乎不溶。

熔点　本品的熔点（通则 0612 第二法）为 54～60℃。

酸值　取本品 5g，精密称定，置 250ml 锥形瓶中，加三氯甲烷-乙醇（2∶1）混合液［临用前加酚酞指示液 1.0ml，用氢氧化钠滴定液（0.1mol/L）调至微显粉红色］50ml，振摇使完全溶解，依法测定（通则 0713），酸值应不大于 3.0。

碘值　本品的碘值（通则 0713）应不大于 3.0。

皂化值　本品的皂化值（通则 0713）应为 170～195。

【鉴别】（1）在脂肪酸组成项下记录的色谱图中，供试品溶液中棕榈酸甲酯峰、硬脂酸甲酯峰的保留时间应分别与对照品溶液中相应峰的保留时间一致。

（2）取本品和单硬脂酸乙二醇酯对照品适量，分别加四

氢呋喃溶解并定量稀释制成每 1ml 中约含 40mg 的溶液,作为供试品溶液和对照品溶液。照含量测定项下的色谱条件试验,供试品溶液各主峰的保留时间应与对照品溶液各主峰的保留时间一致。

【检查】游离乙二醇　取含量测定项下的供试品溶液作为供试品溶液。

另取乙二醇对照品适量,精密称定,加四氢呋喃溶解并分别定量稀释制成每 1ml 中约含 0.2mg、0.4mg、1.0mg、2.0mg、4.0mg 的溶液,作为系列标准曲线用溶液。

照含量测定项下的色谱条件,精密量取上述系列标准曲线用溶液各 40μl,分别注入液相色谱仪,记录色谱图,以峰面积与相应浓度计算直线回归方程,相关系数(r)应不小于 0.995。精密量取供试品溶液 40μl,注入液相色谱仪,记录色谱图,用直线回归方程计算,含游离乙二醇不得过 5.0%。

灰分　取本品 1.0g,依法检查(通则 2302),遗留残渣不得过 0.1%。

脂肪酸组成　取本品 0.1g,置 50ml 圆底烧瓶中,加 0.5mol/L 氢氧化钠甲醇溶液 2ml,在水浴中加热回流 30 分钟,加 14% 三氟化硼甲醇溶液 2ml,在水浴中加热回流 30 分钟,加正庚烷 4ml,继续在水浴中加热回流 5 分钟,放冷,加饱和氯化钠溶液 10ml,摇匀,静置使分层,取上层液,用水洗涤 3 次,并用无水硫酸钠干燥,作为供试品溶液。

分别取硬脂酸甲酯与棕榈酸甲酯对照品适量,加正庚烷溶解并定量稀释制成每 1ml 中各约含 0.1mg 的溶液,作为对照品溶液。

照气相色谱法(通则 0521)测定,以聚乙二醇(或极性相近)为固定液的毛细管柱为色谱柱,起始温度为 170℃,维持 2 分钟,以每分钟 2℃的速率升温至 230℃,维持 20 分钟;进样口温度为 250℃;检测器温度为 250℃。

取对照品溶液 1μl 注入气相色谱仪,记录色谱图,理论板数按硬脂酸甲酯峰计算不低于 15 000,各色谱峰的分离度应符合要求。取供试品溶液 1μl 注入气相色谱仪,记录色谱图,按面积归一化法计算,含硬脂酸应为 40.0%～60.0%,硬脂酸和棕榈酸总量不得少于 90.0%。

【含量测定】照分子排阻色谱法(通则 0514)测定。

色谱条件与系统适用性试验　用苯乙烯-二乙烯基苯共聚物为填充剂(7.8mm×300mm,5μm 的两根色谱柱串联或效能相当的色谱柱);以四氢呋喃为流动相,流速为每分钟 1.0ml;柱温为 40℃;示差折光检测器,检测器温度为 40℃。二酯峰和单酯峰相对于乙二醇峰的保留时间分别约为 0.76、0.83,二酯峰、单酯峰与乙二醇峰的分离度应符合要求,供试品溶液连续进样的单酯峰面积的相对标准偏差不得过 2.0%。

测定法　取本品适量,精密称定,加四氢呋喃溶解并定量稀释制成每 1ml 中约含 40mg 的溶液,滤过,取续滤液作为供试品溶液,精密量取 40μl 注入液相色谱仪,记录色谱图,按下式计算单硬脂酸乙二醇酯中单酯的含量。

$$游离脂肪酸(\%)=\frac{酸值\times270}{561.1}$$

$$单酯(\%)=[r_M/(r_M+r_D)](100-D-E)$$

式中　r_M 为单酯峰面积;

$\qquad r_D$ 为二酯峰面积;

$\qquad D$ 为游离乙二醇项下测定结果,%;

$\qquad E$ 为游离脂肪酸计算结果,%。

【类别】油脂性载体。

【贮藏】遮光,密封保存。

单　糖　浆
Dantangjiang
Simple Syrup

本品为蔗糖的近饱和水溶液。

【处方】

蔗糖	850g
水	适量
全量	1000ml

【制法】取水 450ml,煮沸,加蔗糖,搅拌使溶解;继续加热至 100℃,用脱脂棉滤过,自滤器上添加适量的热水,使其冷至室温时为 1000ml,搅匀,即得。

【性状】本品为无色至淡黄白色的浓稠液体。

【鉴别】取本品 5ml,加 0.05mol/L 硫酸溶液 5ml,煮沸后,用 0.1mol/L 氢氧化钠溶液中和,再加碱性酒石酸铜试液,加热即生成氧化亚铜的红色沉淀。

【检查】相对密度　本品的相对密度(通则 0601)为 1.310～1.325。

旋光度　取本品,依法测定(通则 0621),旋光度应为 +54°至+58°。

【类别】矫味剂和黏合剂等。

【贮藏】遮光,密封,在 30℃以下保存。

注:本品遇热易发酸变质。

油酰聚氧乙烯甘油酯
Youxianjuyangyixiganyouzhi
Oleoyl Macrogolglycerides

本品为甘油单酯、二酯、三酯和聚乙二醇的单酯、二酯的混合物,系由不饱和油脂与聚乙二醇部分醇解,或由甘油和聚乙二醇与脂肪酸酯化,或由甘油酯与脂肪酸聚氧乙烯酯混合制得。可含游离的聚乙二醇。聚乙二醇的平均分子量为 300～400。

【性状】 本品为淡黄色油状液体。

本品在二氯甲烷中极易溶解，在水中几乎不溶。

相对密度 本品的相对密度(通则 0601)为 0.925～0.955。

折光率 本品的折光率(通则 0622)为 1.465～1.475。

黏度 本品的运动黏度(通则 0633 第一法)，在 40℃时(毛细管内径为 1.2mm 或适合的毛细管内径)为 30～45mm²/s。

酸值 本品的酸值(通则 0713)应不大于 2。

羟值 本品的羟值(通则 0713)为 45～65。

碘值 本品的碘值(通则 0713)应为 75～95。

过氧化值 本品的过氧化值(通则 0713)应不大于 12。

皂化值 本品的皂化值(通则 0713)应为 150～170。

【鉴别】 (1)取本品适量，加二氯甲烷制成每 1ml 中含 50mg 的溶液，作为供试品溶液。照薄层色谱法(通则 0502)试验，取上述溶液 10μl，点于硅胶 G 薄层板上，以乙醚-正己烷(7:3)为展开剂，展开，取出，晾干，置碘蒸气中显色至斑点清晰。供试品溶液至少应显 5 个完全分离的清晰斑点，甘油三酯斑点的比移值(R_f)约为 0.9，1,3-甘油二酯、1,2-甘油二酯、甘油单酯、聚乙二醇酯化物与甘油三酯斑点的相对比移值(R'_f)分别为 0.7、0.6、0.1、0。

(2)本品的红外光吸收图谱应与对照品的图谱一致(通则 0402)。

【检查】 碱性杂质 取本品 5.0g，精密称定，置试管中，加入乙醇 30ml，加热溶解，照电位滴定法(通则 0701)，用盐酸滴定液(0.01mol/L)滴定，以消耗盐酸滴定液(0.01mol/L)体积为 V(ml)，样品重量为 W(g)，按下式计算，含碱性杂质不得过 0.008%。

$$碱性杂质 = \frac{40 \times 10 \times V \times 10^{-6}}{W} \times 100\%$$

游离甘油 取本品 1.2g，加二氯甲烷 25ml 溶解，必要时微温，放冷后加水 100ml，边振摇边加高碘酸钠醋酸溶液(称取高碘酸钠 0.446g 至 100ml 量瓶中，用 25%硫酸溶液 2.5ml 溶解后，再用冰醋酸稀释至刻度，摇匀，即得)25ml，静置 30 分钟，加入 75g/L 碘化钾溶液 40ml，静置 1 分钟，加入淀粉指示液 1ml，用硫代硫酸钠滴定液(0.1mol/L)滴定，同时用空白试验校正。每 1ml 硫代硫酸钠(0.1mol/L)相当于 2.3mg 的甘油。含游离甘油不得过 3.0%。

环氧乙烷和二氧六环 取本品 1g，精密称定，置顶空瓶中，精密加入 N,N-二甲基乙酰胺 1.0ml 和水 0.2ml，密封，摇匀，作为供试品溶液。

另取聚乙二醇 400(以 60℃，1.5～2.5kPa 旋转蒸发 6 小时，除去挥发成分)99.75g，置 100ml 西林瓶(或其他合适的容器)中，精密称定，密封，再用预先冷冻至约-10℃的玻璃注射器穿刺注入环氧乙烷约 300μl(相当于环氧乙烷 0.25g)，精密称定，摇匀，作为环氧乙烷对照品贮备液(临用新配或临用前标定)，精密称取冷却的环氧乙烷对照品贮备液 1g，置另一经预冷的含上述聚乙二醇 400 49g 的西林瓶中，密封，摇匀，精密称取 10g，置含水 30ml 的 50ml 量瓶中，用水稀释至刻度，摇匀，作为环氧乙烷对照品溶液；取二氧六环适量，精密称定，用水制成每 1ml 含 0.1mg 的溶液，作为二氧六环对照品溶液。

取本品 1g，精密称定，置顶空瓶中，精密加入 N,N-二甲基乙酰胺 1.0ml，环氧乙烷对照品溶液 0.1ml 与二氧六环对照品溶液 0.1ml，密封，摇匀，作为对照品溶液。

量取环氧乙烷对照品溶液 0.1ml 置顶空瓶中，加新配制的 0.001%乙醛溶液 0.1ml 与二氧六环对照品溶液 0.1ml，密封，摇匀，作为系统适用性溶液。

照气相色谱法(通则 0521)测定，以聚二甲基硅氧烷为固定液，起始温度为 50℃，维持 5 分钟，以每分钟 5℃速率升温至 180℃，再以每分钟 30℃的速率升温至 230℃，维持 5 分钟(可根据具体情况调整)。进样口温度为 150℃，检测器为氢火焰离子化检测器，温度为 250℃。顶空平衡温度为 70℃，平衡时间为 45 分钟，取系统适用性溶液顶空进样，记录色谱图，乙醛峰和环氧乙烷峰的分离度应不小于 2.0，二氧六环峰高应为基线噪音 5 倍以上。顶空平衡温度为 90℃，平衡时间 45 分钟，分别取供试品溶液及对照品溶液顶空进样，重复进样至少 3 次。环氧乙烷峰面积的相对标准偏差不得过 15%，二氧六环峰面积的相对标准偏差不得过 10%。按标准加入法计算，环氧乙烷不得过 0.0001%，二氧六环不得过 0.001%。

环氧乙烷对照品贮备液的标定 取 50%氯化镁的无水乙醇混悬液 10ml，精密加入乙醇制盐酸滴定液(0.1mol/L) 20ml，混匀，放置过夜，取环氧乙烷对照品贮备液 5g，精密称定，置上述溶液中混匀，放置 30 分钟，照电位滴定法(通则 0701)用氢氧化钾乙醇滴定液(0.1mol/L)滴定，用聚乙二醇 400 作为空白校正，每 1ml 氢氧化钾乙醇滴定液(0.1mol/L)相当于 4.404mg 的环氧乙烷，计算，即得。

水分 取本品，照水分测定法(通则 0832 第一法 1)测定，以甲醇-二氯甲烷(3:7)为溶剂，含水分不得过 1.0%。

炽灼残渣 取本品 1.0g，依法检查(通则 0841)，遗留残渣不得过 0.1%。

重金属 取炽灼残渣项下遗留残渣，依法检查(通则 0821 第二法)，含重金属不得过百万分之十。

脂肪酸组成 取本品 1.0g，置于 25ml 圆底两口烧瓶中，加无水甲醇 10ml 与 60g/L 氢氧化钾乙醇溶液 0.2ml，振摇使溶解，通氮气(速度参考值每分钟 50ml)，加热至沸腾，当溶液变透明后(约 10 分钟)，继续加热 5 分钟，用水冷却烧瓶，再转移至分液漏斗中。用正庚烷 5ml 洗涤烧瓶，再将该液体加入分液漏斗并摇匀。加入 200g/L 氯化钠溶液 10ml，振摇，静置分层，取有机层，经无水硫酸钠干燥，过滤，作为供试品溶液。

分别精密称取下列各脂肪酸甲酯对照品适量，用正庚烷溶解并定量稀释制成每 1ml 中含棕榈酸甲酯 0.8mg、硬脂酸甲酯 0.6mg、油酸甲酯 5.0mg、亚油酸甲酯 3.0mg、亚麻酸甲酯 0.2mg、花生酸甲酯 0.2mg、花生烯酸甲酯 0.2mg 的混合对照品溶液(1);精密量取 1.0ml,置 10ml 量瓶中,用正庚烷稀释至刻度,摇匀,作为混合对照品溶液(2)。

照气相色谱法(通则 0521)测定,以聚乙二醇为固定液的毛细管柱为色谱柱,初始温度为 170℃,以每分钟 2℃的速率升温至 230℃,维持 10 分钟。进样口温度 250℃,检测器温度 250℃。

取混合对照品溶液(1)、混合对照品溶液(2)各 1μl,分别注入气相色谱仪,记录色谱图,混合对照品溶液(1)中各相邻脂肪酸甲酯峰间的分离度应不小于 1.8,理论板数按油酸甲酯计算不低于 30 000;混合对照品溶液(2)中脂肪酸甲酯的最小峰高不得低于基线噪音的 5 倍。

取供试品溶液 1μl,注入气相色谱仪,按面积归一化法计算,含棕榈酸应为 4.0%~9.0%,硬脂酸不得过 6.0%,油酸应为 58.0%~80.0%,亚油酸应为 15.0%~35.0%,亚麻酸不得过 2.0%,花生酸不得过 2.0%,花生烯酸不得过 2.0%。

【类别】增溶剂和乳化剂等。

【贮藏】充氮,密封,在阴凉干燥处保存。

油　酸
Yousuan
Oleic Acid

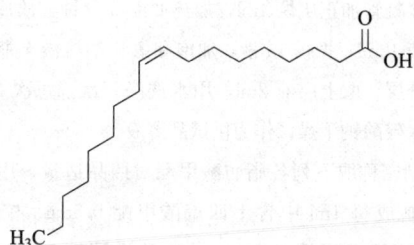

C$_{18}$H$_{34}$O$_2$　282.47

[112-80-1]

本品系由植物油脂中制得,由不同含量的饱和脂肪酸和不饱和脂肪酸组成,主要成分为油酸(顺-9-十八烯酸)。含油酸(C$_{18}$H$_{34}$O$_2$)不得少于 65.0%且不得少于标示百分含量。

【性状】本品为无色至淡黄色或淡黄绿色澄清油状液体。

相对密度　本品的相对密度(通则 0601)为 0.889~0.895。

凝点　本品的凝点(通则 0613)不大于 16℃。

酸值　本品的酸值(通则 0713)应为 195~204。

碘值　本品的碘值(通则 0713)应为 85~105。

过氧化值　本品的过氧化值(通则 0713)应不大于 10.0。

【鉴别】(1)取本品 1ml,加乙醇 1ml,混匀,溶液应澄清;加甲基红指示液 0.1ml,溶液显红色或橙色。

(2)取硝酸和水各 1ml 置试管中,摇匀,加本品 1ml,再加铜丝 0.5g 置下层溶液中,放置 4 小时,上层溶液固化。

(3)在含量测定项下记录的色谱图中,供试品溶液主峰的保留时间应与对照品溶液主峰的保留时间一致。

【检查】澄清度与颜色　取本品,依法检查(通则 0901 与通则 0902),本品应澄清无色;如显色,与黄色 7 号或黄绿色 7 号标准比色液比较,不得更深。

水溶性酸　取本品 5ml,加水 5ml,振摇,静置分层,用湿润的滤纸滤过,滤液中加甲基橙指示液 1 滴,不得显红色。

水分　取本品,照水分测定法(通则 0832 第一法 1)测定,含水分不得过 0.4%。

炽灼残渣　取本品 2.0g,依法检查(通则 0841),遗留残渣不得过 0.1%。

脂肪酸组成　取本品 0.1g,依法测定(通则 0713);分别取十四烷酸甲酯、棕榈酸甲酯、棕榈油酸甲酯、十七烷酸甲酯、硬脂酸甲酯、油酸甲酯、亚油酸甲酯、α-亚麻酸甲酯适量,加正庚烷溶解并稀释制成每 1ml 中各约含 0.1mg 的溶液,作为对照品溶液。按面积归一化法计算。

油酸标示量大于或等于 95.0%的,含十四烷酸不得过 0.5%,棕榈酸不得过 1.0%,棕榈油酸不得过 0.5%,十七烷酸不得过 0.2%,硬脂酸不得过 0.5%,油酸不得少于标示百分含量,亚油酸不得过 2.0%,α-亚麻酸不得过 0.5%,其他脂肪酸总量不得过 1.0%。

油酸标示量小于 95.0%的,含十四烷酸不得过 5.0%,棕榈酸不得过 16.0%,棕榈油酸不得过 8.0%,十七烷酸不得过 0.2%,硬脂酸不得过 6.0%,油酸不得少于 65.0%且不得少于标示百分含量,亚油酸不得过 18.0%,α-亚麻酸不得过 4.0%,其他脂肪酸总量不得过 4.0%。

细菌内毒素(供注射用)　取本品,依法检查(通则 1143),每 1mg 中含内毒素的量应小于标示值。

【含量测定】照气相色谱法(通则 0521)测定。

色谱条件与系统适用性试验　采用以 2-硝基对苯二酸改性的聚乙二醇(FFAP)为固定液的毛细管柱为色谱柱;起始温度为 120℃,维持 5 分钟,以每分钟 10℃的速率升温至 250℃,维持 20 分钟;进样口温度为 230℃;检测器温度为 250℃。取硬脂酸与油酸各适量,加四氢呋喃溶解并稀释制成每 1ml 中分别约含硬脂酸 0.2mg 与油酸 1.7mg 的混合溶液,作为系统适用性溶液,精密量取 1μl 注入气相色谱仪,记录色谱图,硬脂酸峰和油酸峰之间的分离度应大于 2.0。

测定法　取本品适量,精密称定,加四氢呋喃溶解并定量稀释制成每 1ml 中约含 1.7mg 的溶液,作为供试品溶液。精密量取 1μl 注入气相色谱仪,记录色谱图;另取油酸对照品适量,同法测定。按外标法以峰面积计算,即得。

【类别】乳化剂。

【贮藏】遮光、密封保存。

【标示】①应标明本品中油酸百分含量的标示值。②如加抗氧剂,应标明抗氧剂名称与用量。③如供注射用,应标明供注射用及每 1mg 中内毒素的量应小于标示值或每 1mg 中含内毒素的量。④如有特殊贮藏条件,应标明。

注：本品具特异性气味，久置空气或遇光颜色变深、气味加重。

油 酸 乙 酯
Yousuanyizhi
Ethyl Oleate

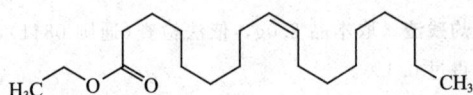

$C_{20}H_{38}O_2$　　310.52

本品为脂肪酸乙酯的混合物，主要成分为油酸乙酯。

【性状】 本品为无色至淡黄色澄清液体。

本品在水中几乎不溶。

相对密度 本品的相对密度(通则 0601)为 0.866～0.874。

折光率 本品的折光率(通则 0622)在 25℃时为 1.443～1.450。

酸值 本品的酸值(通则 0713)应不大于 0.5。

碘值 本品的碘值(通则 0713)应为 75～85。

过氧化值 本品的过氧化值(通则 0713)应不大于 10.0。

皂化值 本品的皂化值(通则 0713)应为 177～188。

【鉴别】 在脂肪酸组成项下记录的色谱图中，供试品溶液主峰的保留时间应与对照品溶液中油酸乙酯峰的保留时间一致。

【检查】澄清度与颜色 取本品，依法检查(通则 0901 与通则 0902)，溶液应澄清无色；如显色，与黄色 3 号标准比色液(通则 0901 第一法)比较，不得更深。

水分 取本品，照水分测定法(通则 0832 第一法 1)测定，含水分不得过 1.0%。

炽灼残渣 取本品 1.0g，依法检查(通则 0841)，遗留残渣不得过 0.1%。

脂肪酸组成 取本品适量，精密称定，加正己烷溶解并定量稀释制成每 1ml 中约含 5mg 的溶液，作为供试品溶液。

另取油酸乙酯、棕榈酸乙酯、亚油酸乙酯与硬脂酸乙酯对照品各适量，加正己烷溶解并稀释制成每 1ml 中分别约含 5mg、1.2mg、1.2mg 与 0.5mg 的混合溶液，作为对照品溶液。

照气相色谱法(通则 0521)测定，以聚乙二醇(或极性相近)为固定液的毛细管柱为色谱柱，起始温度为 178℃，维持 2 分钟，以每分钟 3.3℃的速率升温至 240℃，维持 2.5 分钟；进样口温度为 250℃；检测器温度为 270℃。取对照品溶液 1μl 注入气相色谱仪，记录色谱图，硬脂酸乙酯峰与油酸乙酯峰的分离度应不小于 2.0。

取供试品溶液 1μl 注入气相色谱仪，记录色谱图。按面积归一化法计算(溶剂峰与峰面积小于 0.05%的色谱峰忽略不计)，含棕榈酸乙酯不得过 16.0%，硬脂酸乙酯不得过 6.0%，油酸乙酯不得少于 65.0%，亚油酸乙酯不得过 18.0%。

【类别】 增塑剂和软膏基质等。

【贮藏】 遮光，密闭保存。

油酸山梨坦
Yousuan Shanlitan
Sorbitan Oleate

[1338-43-8]

本品为山梨坦与油酸形成酯的混合物，系山梨醇脱水，在碱性催化剂下，与油酸酯化而制得；或由山梨醇与油酸在 180～280℃下直接酯化而制得。

【性状】 本品为淡黄色至黄色油状液体。

本品在水或丙二醇中不溶。

酸值 本品的酸值(通则 0713)应不大于 8。

羟值 本品的羟值(通则 0713)应为 190～215。

碘值 本品的碘值(通则 0713)应为 62～76。

过氧化值 本品的过氧化值(通则 0713)应不大于 10。

皂化值 本品的皂化值(通则 0713)应为 145～160(皂化时间 1 小时)。

【鉴别】 照脂肪酸组成试验应符合规定。

【检查】脂肪酸组成 取本品 0.1g，置 25ml 锥形瓶中，加入 0.5mol/L 的氢氧化钠甲醇溶液 2ml，振摇至溶解，加热回流 30 分钟，沿冷凝管加 14%的三氟化硼甲醇溶液 2ml，加热回流 30 分钟，沿冷凝管加正庚烷 4ml，加热回流 5 分钟，放冷，加饱和氯化钠溶液 10ml，振摇 15 秒，加饱和氯化钠溶液至瓶颈部，混匀，静置分层，取上层液 2ml，用水洗涤三次，每次 2ml，取上层液经无水硫酸钠干燥，作为供试品溶液。

分别精密称取下列各脂肪酸甲酯对照品适量，用正庚烷溶解并稀释制成每 1ml 中含十四烷酸甲酯 0.5mg、棕榈酸甲酯 1.0mg、棕榈油酸甲酯 0.5mg、硬脂酸甲酯 0.5mg、油酸甲酯 6.0mg、亚油酸甲酯 1.0mg、亚麻酸甲酯 0.5mg 的混合对照品溶液(1)，取 1.0ml，置 10ml 量瓶中，用正庚烷稀释至刻度，摇匀，作为混合对照品溶液(2)。

照气相色谱法(通则 0521)测定，以聚乙二醇为固定液的毛细管柱为色谱柱，初始温度 170℃，以每分钟 2℃的速率升温至 230℃，维持 10 分钟，进样口温度 250℃，检测器温度 250℃，取混合对照品溶液(1)、(2)各 1μl，分别注入气相色谱仪，记录色谱图，混合对照品溶液(1)中各组分脂肪酸甲酯峰间的分离度不小于 1.8，理论板数按油酸甲酯峰计算不得低于 30 000，混合对照品溶液(2)中最小脂肪酸甲酯峰的信噪比应大于 5。

取供试品溶液 1μl，注入气相色谱仪，按峰面积归一化法以峰面积计算，含十四烷酸不大于 5.0%，棕榈酸不大于 16.0%，棕榈油酸不大于 8.0%，硬脂酸不大于 6.0%，油酸为 65.0%～88.0%，亚油酸不大于 18.0%，亚麻酸不大于 4.0%，其他脂肪酸不大于 4.0%。

水分　取本品，照水分测定法（通则 0832 第一法 1）测定，含水分不得过 1.0%。

炽灼残渣　取本品 1.0g，依法检查（通则 0841），遗留残渣不得过 0.5%。

重金属　取炽灼残渣项下遗留的残渣，依法检查（通则 0821 第二法），含重金属不得过百万分之十。

【类别】乳化剂和消泡剂等。

【贮藏】密封，在干燥处保存。

油 酸 钠

Yousuanna

Sodium Oleate

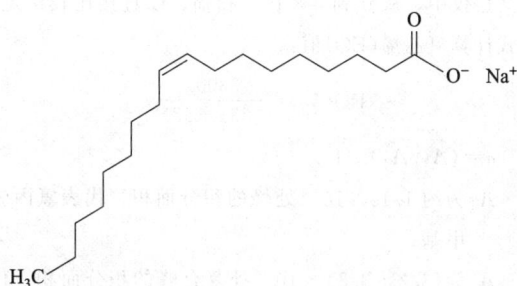

C$_{18}$H$_{33}$NaO$_2$　304.45

[143-19-1]

本品系由植物油脂中制得，主要为油酸等长链脂肪酸的钠盐。本品分为两种型号，应分别符合下表中的规定。

型号	油酸钠(C$_{18}$H$_{33}$NaO$_2$)(%)	钠(Na)(%)
油酸钠 60	50.0～85.0	6.5～8.5
油酸钠 95	92.0～102.0	6.8～8.5

【性状】本品为白色至微黄色粉末状和块状物。

本品在 90% 乙醇中略溶。

碘值　本品的碘值（通则 0713）应不小于 60。

过氧化值　本品的过氧化值（通则 0713）应不大于 10。

【鉴别】(1)在含量测定项下记录的色谱图中，供试品溶液主峰的保留时间应与对照品溶液主峰的保留时间一致。

(2)取本品，加 5% 聚山梨酯 80 溶液溶解并稀释制成每 1ml 中含 10mg 的溶液，取 2ml 置 10ml 试管中，加 15% 碳酸钾溶液 2ml，加热至沸，放冷至室温，不得有沉淀生成；然后自"加焦锑酸钾试液 4ml"起，依法操作，应显钠盐鉴别(2)的反应（通则 0301）。

【检查】**碱度**　取本品，加水制成每 1ml 中含 10mg 的溶液，依法测定（通则 0631），pH 值应为 9.0～11.0。

溶液的颜色　取本品，加水制成每 1ml 中含 10mg 的溶液，与黄色 2 号标准比色液（通则 0901 第一法）比较，不得更深。

游离脂肪酸　取本品 0.25g，精密称定，置锥形瓶中。加乙醇-乙醚（1∶1）（临用前加酚酞指示液 0.1ml，用 0.1mol/L 氢氧化钠溶液滴定至微显粉红色）100ml，振摇使溶解，用氢氧化钠滴定液（0.01mol/L）滴定至溶液显红色，消耗氢氧化钠滴定液（0.01mol/L）的体积不得过 2.0ml。

干燥失重　取本品约 2.0g，精密称定，在 105℃ 干燥 1 小时，减失重量不得过 2.0%（通则 0831）。

重金属　取本品 1.0g，依法检查（通则 0821 第二法），含重金属不得过百万分之十。

脂肪酸组成　取本品约 0.1g，精密称定，置 25ml 回流瓶中，加 14% 三氟化硼甲醇溶液 2ml，回流 30 分钟，加正庚烷 4ml，继续回流 5 分钟，放冷，加饱和氯化钠溶液 10ml，摇匀，静置使分层，取上层液，用水洗 3 次，每次 2ml，取上层液经无水硫酸钠干燥，作为供试品溶液。

分别取辛酸甲酯、癸酸甲酯、月桂酸甲酯、十四烷酸甲酯、棕榈酸甲酯、棕榈油酸甲酯、十七烷酸甲酯、硬脂酸甲酯、油酸甲酯、亚油酸甲酯、α-亚麻酸甲酯、花生酸甲酯、二十碳烯酸甲酯、山嵛酸甲酯、芥酸甲酯与二十四碳烯酸甲酯对照品各适量，加正庚烷溶解并稀释制成每 1ml 中各约含 0.1mg 的溶液，作为对照品溶液。

照气相色谱法（通则 0521）测定，以聚乙二醇（或极性相近）为固定液的毛细管柱为色谱柱（0.25mm×30m，0.25μm 或效能相当的色谱柱）；起始温度为 170℃，以每分钟 1℃ 的速率升温至 225℃；进样口温度为 235℃；检测器温度为 280℃；载气为氢气。取对照品溶液 1μl 注入气相色谱仪，记录色谱图，硬脂酸甲酯峰与油酸甲酯峰、花生酸甲酯峰与二十碳烯酸甲酯峰的分离度均应符合要求。

取供试品溶液 1μl 注入气相色谱仪，记录色谱图，按面积归一化法计算。

油酸钠 60 应符合以下规定：含辛酸不得过 1.0%，癸酸不得过 1.0%，月桂酸不得过 5.0%，十四烷酸不得过 20.0%，棕榈酸不得过 20.0%，棕榈油酸不得过 0.5%，十七烷酸不得过 1.0%，硬脂酸不得过 20.0%，油酸不得少于 50.0%，亚油酸不得过 15.0%，α-亚麻酸不得过 1.0%，二十四碳烯酸不得过 1.0%，花生酸与山嵛酸总量不得过 1.0%，二十碳烯酸与芥酸总量不得过 1.0%；

油酸钠 95 应符合以下规定：含棕榈酸不得过 3.0%，棕榈油酸不得过 0.5%，油酸不得少于 92.0%；亚油酸不得过 2.5%，花生酸与山嵛酸总量不得过 0.5%，二十碳烯酸与芥酸总量不得过 0.5%。

微生物限度　取本品 10g，加预热（温度不超过 45℃）的含 3% 聚山梨酯 80 的 pH 7.0 无菌氯化钠-蛋白胨缓冲液至 200ml，匀浆，制成 1∶20 的供试液。取供试液 20ml，加入预热（温度不超过 45℃）的含 0.5% 聚山梨酯 80 的 pH 7.0 无菌氯化钠-蛋白胨缓冲液 100ml 中，按薄膜过滤法滤过，滤膜用该缓冲液冲洗三次，每次 100ml，再用预热（温度不超过 45℃）的 pH 7.0 无菌氯化钠-蛋白胨缓冲液冲洗两次，每次 100ml，取膜，贴膜培养检查需氧菌总数；另取 1：20 的供试液 2ml 采用平皿法检查霉菌和酵母菌总数；另取 1：20 的供试液 20ml 检查大肠埃希菌，依法检查（通则 1105 与通则 1106），每 1g 供试品中需氧菌总数、霉菌和酵母菌总数均不得过 10^2 cfu，不得检出大肠埃希菌。

【含量测定】　油酸钠　照高效液相色谱法（通则 0512）测定。

色谱条件与系统适用性试验　用十八烷基硅烷键合硅胶为填充剂（4.6mm×150mm，2.7μm 或效能相当的色谱柱）；以 0.1％的磷酸溶液为流动相 A，以乙腈为流动相 B，按下表进行梯度洗脱；流速为每分钟 1.0ml；检测波长为 205nm；柱温为 40℃。取十四烷酸与亚麻酸各适量，加甲醇溶解并稀释制成每 1ml 中分别约含十四烷酸 5.0mg 与亚麻酸 0.2mg 的混合溶液，作为系统适用性溶液，精密量取 10μl 注入液相色谱仪，记录色谱图，十四烷酸峰与亚麻酸峰的分离度应符合要求。

时间（分钟）	流动相 A（％）	流动相 B（％）
0.0	50	50
20.0	15	85
30.0	15	85
31.0	50	50
35.0	50	50

测定法　取本品适量，精密称定，加甲醇溶解并定量稀释制成每 1ml 中约含 1.0mg 的溶液，作为供试品溶液，精密量取 10μl 注入液相色谱仪，记录色谱图；另取油酸对照品适量，同法测定，按外标法以峰面积计算，并将结果乘以 1.0778，即得。

钠　取本品约 0.25g，精密称定，加冰醋酸 70ml 使溶解，照电位滴定法（通则 0701），用高氯酸滴定液（0.1mol/L）滴定，并将滴定的结果用空白试验校正。每 1ml 高氯酸滴定液（0.1mol/L）相当于 2.299mg 的 Na。

【类别】　起泡剂和稳定剂等。

【贮藏】　避光，密封，在 −20℃±5℃ 保存。

【标示】　①应标明本品型号及油酸钠百分含量的标示值。②如加抗氧剂，应标明抗氧剂名称与用量。

注：如供注射用，应按通则 0251 要求对细菌内毒素或热原进行控制。

泊洛沙姆 188

Poluoshamu 188

Poloxamer 188

$$H(C_2H_4O)_a(C_3H_6O)_b(C_2H_4O)_aOH$$

本品为 α-氢-ω-羟基聚（氧乙烯）$_a$-聚（氧丙烯）$_b$-聚（氧乙烯）$_a$ 嵌段共聚物。由环氧丙烷和丙二醇反应，形成聚氧丙

烯二醇，然后加入环氧乙烷形成嵌段共聚物。在共聚物中氧乙烯单元（a）为 75～85，氧丙烯单元（b）为 25～30，氧乙烯（EO）含量为 79.9％～83.7％，平均分子量为 7680～9510。

【性状】　本品为白色或类白色蜡状固体。

本品在水或乙醇中易溶，在无水乙醇或乙酸乙酯中溶解。

【鉴别】　本品的红外光吸收图谱应与对照图谱（附图）一致（通则 0402）。

【检查】　酸碱度　取本品 1.0g，加水 10ml 溶解后，依法测定（通则 0631），pH 值应为 5.0～7.5。

溶液的澄清度与颜色　取酸碱度项下的溶液，依法检查（通则 0901 与通则 0902），应澄清无色。

氧乙烯　取本品 0.1～0.2g，用含 1％ 4,4-二甲基-4-杂戊磺酸钠的氘代水 1ml 或者含四甲基硅烷的氘代三氯甲烷 1ml 溶解；将样品溶液装入核磁共振管中，如果是以含四甲基硅烷的氘代三氯甲烷为溶剂，加氘代水 1 滴，振摇，在核磁共振仪中，从 0 到 $5×10^{-6}$ 扫描，以直接比较法定量，按下式计算氧乙烯（EO）值：

$$EO(\%) = \frac{3300\alpha}{(33\alpha+58)}$$

式中　$\alpha = (A_2/A_1)-1$

A_1 为约 $1.15×10^{-6}$ 处峰的积分面积，代表氧丙烯的甲基；

A_2 为 $(3.2～3.8)×10^{-6}$ 处复合峰的积分面积，代表氧丙烯、氧乙烯的 CH_2O 和氧丙烯的 CHO；

EO 为氧乙烯在整个分子组成中所占的比例，应为 79.9％～83.7％。

不饱和度　称取研细后的本品约 15.0g，精密加醋酸汞溶液 50ml，在磁力搅拌下使完全溶解，静置 30 分钟，间断振摇，加溴化钠结晶 10g，在磁力搅拌下混合 2 分钟，立即加酚酞指示液 1ml，用甲醇制氢氧化钾滴定液（0.1mol/L）滴定，以空白试验和初始酸度校正［取泊洛沙姆 15.0g，加中性甲醇（对酚酞指示液显中性）75ml 溶解后，用甲醇制氢氧化钾滴定液（0.1mol/L）中和至对酚酞指示液显中性］。用下式计算不饱和度（mmol/g），不得过 0.034mmol/g。

$$不饱和度 = \frac{(V_供 - V_{空白} - V_{初始})×N}{W}$$

式中　V 为供试品、空白和初始酸度消耗的甲醇制氢氧化钾滴定液（0.1mol/L）的体积，ml；

N 为甲醇制氢氧化钾滴定液的浓度，mol/L；

W 为供试品重量，g。

平均分子量　取本品适量（约相当于分子量×0.002g），精密称定，精密加邻苯二甲酸酐-吡啶溶液 25ml，再加少许沸石，加热回流 1 小时，放冷，用吡啶冲洗冷凝器两次，每次 10ml，加水 10ml，混匀，加塞放置 10 分钟，精密加 0.66mol/L 氢氧化钠溶液 50ml，再加酚酞-吡啶溶液（1→100）0.5ml，用氢氧化钠滴定液（0.5mol/L）滴定，显微粉红色，持续 15 秒不褪色，并将滴定的结果用空白试验校正，即得。按

下式计算供试品的平均分子量，应为 7680～9510。

$$平均分子量=\frac{2000W}{(B-S)\times N}$$

式中　W 为供试品重量，g；

　　　B 为空白消耗氢氧化钠滴定液（0.5mol/L）的体积，ml；

　　　S 为供试品消耗氢氧化钠滴定液（0.5mol/L）的体积，ml；

　　　N 为氢氧化钠滴定液的浓度，mol/L。

环氧乙烷、环氧丙烷与 1,4-二氧六环　取本品 1g，精密称定，置顶空瓶中，精密加水 5ml，密封，作为供试品溶液。

另取环氧乙烷、环氧丙烷与 1,4-二氧六环适量，用水溶解并定量稀释制成每 1ml 中含 0.2μg、1μg 与 1μg 的混合溶液，精密量取 5ml，置顶空瓶中，密封，作为对照品溶液。

照气相色谱法（通则 0521）测定，用 6％氰丙基苯基-94％二甲基聚硅氧烷（或极性相近）为固定液的毛细管柱为色谱柱（0.25mm×30m，1.40μm），起始温度为 35℃，维持 5 分钟，以每分钟 5℃的速率升温至 120℃，维持 5 分钟，再以每分钟 35℃的速率升温至 220℃，维持 5 分钟；进样口温度为 250℃；检测器温度为 280℃；顶空瓶平衡温度为 80℃，平衡时间为 30 分钟。取对照品溶液顶空进样，环氧乙烷峰、环氧丙烷峰与 1,4-二氧六环峰之间的分离度应符合要求。再取供试品溶液与对照品溶液分别顶空进样，记录色谱图。按外标法以峰面积计算，含环氧乙烷不得过 0.0001％，环氧丙烷不得过 0.0005％，1,4-二氧六环不得过 0.0005％。

乙二醇、二甘醇与三甘醇　取本品 1.0g，精密称定，置 10ml 量瓶中，精密加内标溶液（取 1,3-丁二醇适量，精密称定，加乙醇溶解并定量稀释制成每 1ml 中含 0.1mg 的溶液）1ml，用乙醇稀释至刻度，摇匀，作为供试品溶液。

另取乙二醇、二甘醇与三甘醇对照品适量，精密称定，用乙醇溶解并定量稀释制成每 1ml 中各含 0.1mg 的混合溶液，精密量取 1ml，置 10ml 量瓶中，精密加内标溶液 1ml，用乙醇稀释至刻度，摇匀，作为对照品溶液。

照气相色谱法（通则 0521）测定，用 50％苯基-50％二甲基聚硅氧烷（或极性相近）为固定液的毛细管柱为色谱柱（0.53mm×30m，1.0μm），起始温度为 60℃，维持 5 分钟，以每分钟 10℃的速率升温至 100℃，再以每分钟 4℃的速率升温至 170℃，最后以每分钟 30℃的速率升温至 290℃，维持 30 分钟；进样口温度为 270℃；检测器温度为 290℃。

精密量取供试品溶液和对照品溶液各 1μl，分别注入气相色谱仪，记录色谱图。按内标法以峰面积计算，含乙二醇、二甘醇与三甘醇均不得过 0.01％。

二丁基羟基甲苯（标示含二丁基羟基甲苯时测定）　取本品适量，精密称定，加乙醇溶解并定量稀释制成每 1ml 中含 50mg 的溶液，作为供试品溶液。

另取二丁基羟基甲苯对照品适量，精密称定，加乙醇溶解并定量稀释制成每 1ml 中含 10μg 的溶液，作为对照品溶液。

照气相色谱法（通则 0521）测定，以 50％苯基-50％二甲基聚硅氧烷（或极性相近）为固定液的毛细管柱为色谱柱（0.53mm×30m，1.0μm），起始温度为 60℃，维持 5 分钟，以每分钟 10℃的速率升温至 100℃，再以每分钟 4℃的速率升温至 180℃，最后以每分钟 30℃的速率升温至 290℃，维持 30 分钟；进样口温度为 270℃；检测器温度为 290℃。

精密量取供试品溶液与对照品溶液各 2μl，分别注入气相色谱仪，记录色谱图。按外标法以峰面积计算，含二丁基羟基甲苯不得过 0.02％。

水分　取本品，照水分测定法（通则 0832 第一法 1）测定，含水分不得过 1.0％。

炽灼残渣　取本品 1.0g，依法检查（通则 0841），遗留残渣不得过 0.4％。

重金属　取炽灼残渣项下遗留的残渣，依法检查（通则 0821 第二法），含重金属不得过百万分之二十。

砷盐　取本品 1.0g，加盐酸 5ml 与水 23ml，振摇使溶解，依法检查（通则 0822 第一法），应符合规定（0.0002％）。

细菌内毒素（供注射用）　取本品，依法检查（通则 1143），每 1mg 中含内毒素的量应小于 0.012EU。

【**类别**】增溶剂和乳化剂等。

【**贮藏**】遮光，密闭保存。

【**标示**】如加抗氧剂，应标明抗氧剂名称与用量。

附：

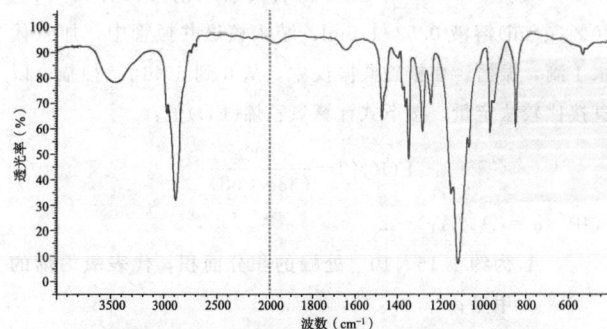

图　药用辅料泊洛沙姆 188 红外光吸收对照图谱
（试样制备：KBr 压片法）

醋酸汞溶液的配制　取醋酸汞 50g，用加有冰醋酸 0.5ml 的甲醇 900ml 溶解，加甲醇稀释到 1000ml，摇匀，如显黄色不能使用；如显浑浊，应滤过，如滤后仍浑浊或呈黄色则不能用。本品宜临用时新制。贮于棕色瓶中，在暗处保存。

邻苯二甲酸酐-吡啶溶液的配制与标定　取吡啶 500ml（吡啶含水量应小于 0.1％；或取吡啶 500ml，加邻苯二甲酸酐 30g，溶解后，进行蒸馏，取其中间馏分应用），加邻苯二甲酸酐 72g，剧烈振摇至完全溶解或在 40℃水浴上加热使其完全溶解，避光，放置过夜，即得。

精密量取上述溶液 10ml，加吡啶 25ml 与水 50ml，混匀，放置 15 分钟，加酚酞-吡啶溶液（1→100）0.5ml，用氢氧化钠滴定液（0.5mol/L）滴定，消耗滴定液的量应为 37.6～40.0ml。

泊洛沙姆 407

Poluoshamu 407

Poloxamer 407

$$H(C_2H_4O)_a(C_3H_6O)_b(C_2H_4O)_aOH$$

本品为 α-氢-ω-羟基聚（氧乙烯）$_a$-聚（氧丙烯）$_b$-聚（氧乙烯）$_a$ 嵌段共聚物。由环氧丙烷和丙二醇反应，形成聚氧丙烯二醇，然后加入环氧乙烷形成嵌段共聚物。在共聚物中氧乙烯单元（a）为 95～105，氧丙烯单元（b）为 54～60，氧乙烯（EO）含量为 71.5%～74.9%，平均分子量为 9840～14 600。

【性状】 本品为白色或类白色蜡状固体。

本品在水或乙醇中易溶，在无水乙醇或乙酸乙酯中溶解。

【鉴别】 本品的红外光吸收图谱应与对照图谱（附图）一致（通则 0402）。

【检查】 **酸碱度** 取本品 1.0g，加水 10ml 溶解后，依法测定（通则 0631），pH 值应为 5.0～7.5。

溶液的澄清度与颜色 取酸碱度项下的溶液，依法检查（通则 0901 与通则 0902），应澄清无色，如显色，与黄色 1 号标准比色液（通则 0901 第一法）比较，不得更深。

氧乙烯 取本品的含四甲基硅烷的氘代三氯甲烷（或氘代水，用 1% 4,4-二甲基-4-硅杂戊磺酸钠为内标）10%～20%（g/ml）溶液 0.5～1.0ml，装入核磁共振管中，加氘代水 1 滴，振摇，在核磁共振仪中，从 0 到 5×10^{-6} 扫描，以直接比较法定量，按下式计算氧乙烯（EO）值：

$$EO(\%)=\frac{3300a}{(33a+58)}$$

式中 $a=(A_2/A_1)-1$

A_1 为约 1.15×10^{-6} 处峰的积分面积，代表氧丙烯的甲基；

A_2 为 $(3.2\sim3.8)\times10^{-6}$ 处复合峰的积分面积，代表氧丙烯、氧乙烯的 CH_2O 和氧丙烯的 CHO；

EO 为氧乙烯在整个分子组成中所占的比例，应为 71.5%～74.9%。

不饱和度 称取研细后的本品约 15.0g，精密加醋酸汞溶液 50ml，在磁力搅拌下使完全溶解，静置 30 分钟，间断振摇，加溴化钠结晶 10g，在磁力搅拌下混合 2 分钟，立即加酚酞指示液 1ml，用甲醇制氢氧化钾滴定液（0.1mol/L）滴定，以空白试验和初始酸度校正［取泊洛沙姆 15.0g，加中性甲醇（对酚酞指示液显中性）75ml 溶解后，用甲醇制氢氧化钾滴定液（0.1mol/L）中和至对酚酞指示液显中性］。用下式计算不饱和度（mmol/g），不得过 0.065mmol/g。

$$不饱和度=\frac{(V_{供}-V_{空白}-V_{初始})\times N}{W}$$

式中 V 为供试品、空白和初始酸度消耗的甲醇制氢氧化钾滴定液（0.1mol/L）的体积，ml；

N 为甲醇制氢氧化钾滴定液的浓度，mol/L；

W 为供试品重量，g。

平均分子量 取本品适量（约相当于分子量×0.002g），精密称定，精密加邻苯二甲酸酐-吡啶溶液 25ml，再加少许沸石，加热回流 1 小时，放冷，用吡啶冲洗冷凝器两次，每次 10ml，加水 10ml，混匀，加塞放置 10 分钟，精密加 0.66mol/L 氢氧化钠溶液 50ml，再加酚酞-吡啶溶液（1→100）0.5ml，用氢氧化钠滴定液（0.5mol/L）滴定，显微粉红色，持续 15 秒不褪色，并将滴定的结果用空白试验校正，即得。按下式计算供试品的平均分子量，应为 9840～14 600。

$$平均分子量=\frac{2000W}{(B-S)\times N}$$

式中 W 为供试品重量，g；

B 为空白消耗氢氧化钠滴定液（0.5mol/L）的体积，ml；

S 为供试品消耗氢氧化钠滴定液（0.5mol/L）的体积，ml；

N 为氢氧化钠滴定液的浓度，mol/L。

环氧乙烷、环氧丙烷与 1,4-二氧六环 取本品 1g，精密称定，置顶空瓶中，精密加水 5ml，密封，作为供试品溶液。

另取环氧乙烷、环氧丙烷与 1,4-二氧六环适量，用水溶解并定量稀释制成每 1ml 中含 $0.2\mu g$、$1\mu g$ 与 $1\mu g$ 的混合溶液，精密量取 5ml，置顶空瓶中，密封，作为对照品溶液。

照气相色谱法（通则 0521）测定，用 6% 氰丙基苯基-94% 二甲基聚硅氧烷（或极性相近）为固定液的毛细管柱为色谱柱（0.25mm×30m，$1.40\mu m$），起始温度为 35℃，维持 5 分钟，以每分钟 5℃的速率升温至 120℃，维持 5 分钟，再以每分钟 35℃的速率升温至 220℃，维持 5 分钟；进样口温度为 250℃；检测器温度为 280℃；顶空瓶平衡温度为 80℃，平衡时间为 30 分钟。取对照品溶液顶空进样，环氧乙烷峰、环氧丙烷峰与 1,4-二氧六环峰之间的分离度应符合要求。再取供试品溶液与对照品溶液分别顶空进样，记录色谱图。按外标法以峰面积计算，含环氧乙烷不得过 0.0001%，环氧丙烷不得过 0.0005%，1,4-二氧六环不得过 0.0005%。

乙二醇、二甘醇与三甘醇 取本品 1.0g，精密称定，置 10ml 量瓶中，精密加内标溶液（取 1,3-丁二醇适量，精密称定，加乙醇溶解并定量稀释制成每 1ml 中含 0.1mg 的溶液）1ml，用乙醇稀释至刻度，摇匀，作为供试品溶液。

另取乙二醇、二甘醇与三甘醇对照品适量，精密称定，用乙醇溶解并定量稀释制成每 1ml 中各含 0.1mg 的混合溶液，精密量取 1ml，置 10ml 量瓶中，精密加内标溶液 1ml，用乙醇稀释至刻度，摇匀，作为对照品溶液。

照气相色谱法（通则 0521）测定，用 50% 苯基-50% 二甲基聚硅氧烷（或极性相近）为固定液的毛细管柱为色谱柱（0.53mm×30m，$1.0\mu m$），起始温度为 60℃，维持 5 分钟，以每分钟 10℃的速率升温至 100℃，再以每分钟 4℃的速率升温至 170℃，最后以每分钟 30℃的速率升温至 290℃，维持 30 分钟；进样口温度为 270℃；检测器温度为 290℃。

精密量取供试品溶液和对照品溶液各 1μl，分别注入气相色谱仪，记录色谱图。按内标法以峰面积计算，含乙二醇、二甘醇与三甘醇均不得过 0.01%。

二丁基羟基甲苯(标示含二丁基羟基甲苯时测定) 取本品适量，精密称定，加乙醇溶解并定量稀释制成每 1ml 中含 50mg 的溶液，作为供试品溶液。

另取二丁基羟基甲苯对照品适量，精密称定，加乙醇溶解并定量稀释制成每 1ml 中含 10μg 的溶液，作为对照品溶液。

照气相色谱法(通则 0521)测定，以 50%苯基-50%二甲基聚硅氧烷(或极性相近)为固定液的毛细管柱为色谱柱(0.53mm×30m，1.0μm)，起始温度为 60℃，维持 5 分钟，以每分钟 10℃的速率升温至 100℃，再以每分钟 4℃的速率升温至 180℃，最后以每分钟 30℃的速率升温至 290℃，维持 30 分钟；进样口温度为 270℃；检测器温度为 290℃。

精密量取供试品溶液与对照品溶液各 2μl，分别注入气相色谱仪，记录色谱图。按外标法以峰面积计算，含二丁基羟基甲苯不得过 0.02%。

水分 取本品，照水分测定法(通则 0832 第一法 1)测定，含水分不得过 1.0%。

炽灼残渣 取本品 1.0g，依法检查(通则 0841)，遗留残渣不得过 0.4%。

重金属 依法检查(通则 0821 第二法)，含重金属不得过百万分之二十。

砷盐 取本品 1.0g，加盐酸 5ml 与水 23ml，振摇使溶解，依法检查(通则 0822 第一法)，应符合规定(0.0002%)。

【类别】 增溶剂和乳化剂等。

【贮藏】 遮光，密闭保存。

【标示】 如加抗氧剂，应标明抗氧剂名称与用量。

附：

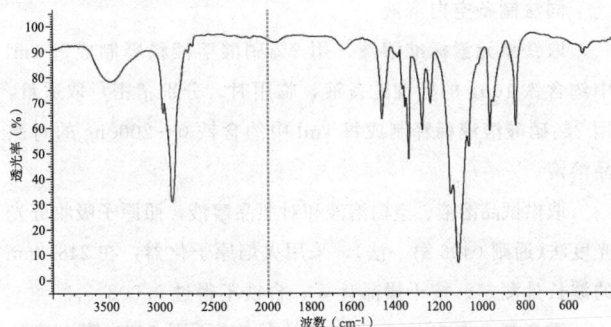

图 药用辅料泊洛沙姆 407 红外光吸收对照图谱
(试样制备：KBr 压片法)

醋酸汞溶液的配制 取醋酸汞 50g，用加有冰醋酸 0.5ml 的甲醇 900ml 溶解，加甲醇稀释到 1000ml，摇匀，如显黄色不能使用；如显浑浊，应滤过，如滤后仍浑浊或呈黄色则不能用。本品宜临用时新制。贮于棕色瓶中，在暗处保存。

邻苯二甲酸酐-吡啶溶液的配制与标定 取吡啶 500ml(吡啶含水量应小于 0.1%；或取吡啶 500ml，加邻苯二甲酸酐 30g，溶解后，进行蒸馏，取其中间馏分应用)，加邻苯二甲酸酐 72g，剧烈振摇至完全溶解或在 40℃水浴上加热使其完全溶解，避光，放置过夜，即得。

精密量取上述溶液 10ml，加吡啶 25ml 与水 50ml，混匀，放置 15 分钟，加酚酞-吡啶溶液(1→100)0.5ml，用氢氧化钠滴定液(0.5mol/L)滴定，消耗滴定液的量应为 37.6~40.0ml。

注射用水

Zhusheyong Shui

Water for Injection

本品为纯化水经蒸馏所得，或为通过一个等同于蒸馏的纯化工艺制备所得，不含任何附加剂。

【性状】 本品为无色的澄明液体，无臭。

【检查】 依法检查(通则 0261 附 2)。

【类别】 溶剂。

【贮藏】 密闭保存。

注：基于风险评估，必要时，可按下述方法测定本品的不挥发物：取本品 100ml，置 105℃恒重的蒸发皿中，在水浴上蒸干，并在 105℃干燥至恒重，遗留残渣不得过 1mg。

组 氨 酸

Zu'ansuan

Histidine

见二部品种正文。

【类别】 增溶剂和冻干保护剂等。

玻 璃 酸 钠

Bolisuanna

Sodium Hyaluronate

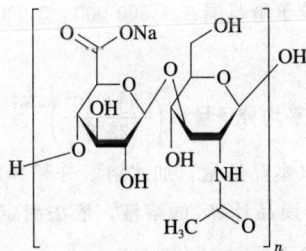

$(C_{14}H_{20}NNaO_{11})_n$

[9067-32-7]

本品系鸡冠或微生物(马疫链球菌)发酵液中提取的酸性

黏多糖,由 D-葡萄糖醛酸和 N-乙酰基-D-氨基葡萄糖双糖单位构成的糖胺聚糖的钠盐。由鸡冠提取制得的制品,应去除或灭活病毒和传染因子;由发酵法制备的制品,应控制有害的链球菌分泌物。按干燥品计算,含 $(C_{14}H_{20}NNaO_{11})_n$ 应为 90.0%～110.0%。

【性状】 本品为白色或类白色粉末、颗粒或纤维状物。

本品在乙醇或丙酮中不溶。

【鉴别】 (1)本品的红外光吸收图谱应与对照图谱(光谱集 1173 图)一致。

(2)本品的水溶液显钠盐的鉴别反应(通则 0301)。

【检查】 **特性黏数** 本品极具引湿性,称量过程中注意防潮。

取本品适量,精密称定,置 200ml 量瓶中,加 0.2mol/L 氯化钠溶液适量使溶解,仔细观察待溶液中无气泡,用 0.2mol/L 氯化钠溶液稀释至刻度,作为供试品溶液(1)。

取供试品溶液(1)分别用 0.2mol/L 氯化钠溶液稀释至 0.8 倍、0.6 倍和 0.4 倍,作为供试品溶液(2)、供试品溶液(3)和供试品溶液(4),必要时经 3 号垂熔玻璃漏斗滤过后使用。

照黏度测定法(通则 0633 第二法),在 30℃±0.1℃下测定 0.2mol/L 氯化钠溶液的流出时间 t_0 与四个供试品溶液的流出时间 t_1、t_2、t_3、t_4;选用合适内径的乌氏黏度计,使 0.2mol/L 氯化钠溶液流出时间为 200～300 秒,调整供试品溶液(1)称样量,使其流出时间为 0.2mol/L 氯化钠溶液流出时间的 2.0～2.4 倍。所有测试采用同一黏度计,不重装试样,依法重复测定 3 次,3 次测定值与平均值的差值不得超过平均值的±0.35%。采用四点法,最小二乘法线性回归计算特性黏数$[\eta]$,以比浓黏度$[\eta_{sp}/C$,即$(\eta_r-1)/C]$对浓度 $C(g/L)$作线性回归,当浓度趋近于 0 时,线性回归方程的截距即为特性黏数,线性回归系数应不小于 0.95,单位为 L/g。

按干燥品计算,特性黏数应在 1.00～2.49L/g 之间或 2.50～5.50L/g 之间。

平均分子量 根据本品的特性黏数$[\eta]$计算平均分子量,计算结果应在标示平均分子量范围内。

标示平均分子量范围在 500 000～1 490 000,按下式计算平均分子量:

$$平均分子量 = \left(\frac{[\eta] \times 10^6}{36}\right)^{\frac{1}{0.78}}$$

标示平均分子量范围在 1 500 000～3 900 000,按下式计算平均分子量:

$$平均分子量 = \left(\frac{[\eta] \times 10^6}{22.8}\right)^{\frac{1}{0.816}}$$

酸碱度 取本品适量,加水溶解并稀释制成每 1ml 中约含 5mg(按干燥品计算)的溶液,依法测定(通则 0631),pH 值应为 5.0～8.5。

溶液的澄清度与颜色 取本品 0.10g(按干燥品计算),加 0.9%氯化钠溶液 30ml,振摇使其混匀并溶解,溶液应澄清(通则 0902 第一法);照紫外-可见分光光度法(通则

0401),在 600nm 的波长处测定,吸光度不得过 0.01。

氯化物 取本品约 10mg,依法检查(通则 0801),与标准氯化钠溶液 5.0ml 制成的对照液比较,不得更浓(0.5%)。

硫酸盐(适用于鸡冠提取来源产品) 取本品约 10mg,加水 2ml 溶解,加盐酸 2ml 置沸水浴中水解 6 小时,取出放冷后,加氯化钡试液 5 滴,不得立即产生沉淀。

蛋白质 取本品适量,精密称定,加 0.1mol/L 氢氧化钠溶液溶解并定量稀释制成每 1ml 中约含 20mg(按干燥品计算)的溶液,作为供试品溶液。

取牛血清白蛋白对照品适量,加 0.1mol/L 氢氧化钠溶液溶解并定量稀释制成每 1ml 中约含 10μg 的溶液,作为对照品溶液。

精密量取供试品溶液、对照品溶液和空白溶液各 1.0ml,分别加碱性酒石酸铜溶液(取无水碳酸钠 20g,加 0.1mol/L 氢氧化钠溶液溶解成 1000ml,摇匀,作为 A 液;取硫酸铜 0.5g,加 1%酒石酸钾钠溶液溶解成 100ml,作为 B 液。临用前,取 A 液与 B 液按 50:1 混合,摇匀)5ml,混匀,室温放置 10 分钟,再加福林试液 1ml,混匀,室温放置 30 分钟,照紫外-可见分光光度法(通则 0401),在 750nm 的波长处测定吸光度。供试品溶液的吸光度不得大于对照品溶液的吸光度(0.05%)。

核酸 取本品适量,加水溶解并定量稀释制成每 1ml 中约含 2mg(按干燥品计算)的溶液,照紫外-可见分光光度法(通则 0401),在 260nm 的波长处测定,吸光度不得过 0.1。

干燥失重 取本品 0.5g,以五氧化二磷为干燥剂,在 60℃减压干燥 6 小时,减失重量不得过 15.0%(通则 0831)。

铁 取供试品约 0.5g,精密称定,置聚四氟乙烯消解罐内,加硝酸 10ml,置微波消解炉内,进行消解。消解完全后,取消解内罐缓缓加热至红棕色蒸气挥尽并近干,放冷,用 2%硝酸溶液转移至 25ml 量瓶中,并用 2%硝酸溶液稀释至刻度,摇匀,作为供试品溶液。

同法制备空白溶液。

取铁单元素标准溶液,用 2%硝酸溶液稀释制成每 1ml 中约含铁 10μg 的标准贮备液,临用时,分别精密量取适量,用 2%硝酸溶液稀释制成每 1ml 中约含铁 0～2000ng 的对照品溶液。

取供试品溶液、空白溶液和对照品溶液,照原子吸收分光光度法(通则 0406 第一法),采用火焰原子化器,在 248.3nm 的波长处测定。按干燥品计算,含铁不得过 0.008%。

重金属 取本品 0.5g,依法检查(通则 0821 第二法),含重金属不得过百万分之二十。

砷盐 取本品 1.0g,置坩埚中,加 2%硝酸镁乙醇溶液 10ml,将坩埚内的液体引燃,待火焰熄灭后,先用小火炭化,至内容物变成近白色的物质;再在 500～600℃炽灼使完全灰化,放冷,加盐酸 5ml 与水 23ml,水浴加热使溶解,依法检查(通则 0822 第一法),应符合规定(0.0002%)。

溶血性链球菌(适用于微生物发酵来源产品) 取本品 0.5g,置 150ml 锥形瓶中,加 0.9%无菌氯化钠溶液 100ml,

振荡使溶解，作为供试品溶液。分别取供试品溶液 0.5ml 涂血琼脂平板 2 块，置 37℃ 培养箱培养 48 小时。应无溶血性菌群出现或显微镜下未观察到溶血性链球菌。

溶血（适用于微生物发酵来源产品）　取本品 0.4g，置 150ml 锥形瓶中，加 0.9％ 无菌氯化钠溶液 100ml，振荡使溶解，分别取 0.5ml 加至 2 个试管中，再分别加入 1％ 血液混悬液 0.5ml，混匀，作为供试品溶液。

各取 0.9％ 无菌氯化钠溶液 0.5ml，分别置 2 个试管中，再分别加入 1％ 血液混悬液 0.5ml，混匀，作为空白对照溶液。

取灭菌纯化水 0.5ml，同空白对照溶液同法操作，作为阳性对照溶液。

取供试品溶液、空白对照溶液和阳性对照溶液置 37℃ 培养箱培养 2 小时，观察结果。

结果判断：阳性对照管浑浊，空白对照管与供试品管中的红细胞沉淀且上清液均为澄清透明，判为阴性；如果空白对照管上清液为澄清透明，而供试品管的上清液为浑浊，判为阳性。

微生物限度　取本品 5.0g，加入含玻璃酸酶 45 000 单位的无菌磷酸盐缓冲液（pH 7.2）100ml，4℃ 放置 4 小时后，取出，放至室温，42℃ 振摇 30 分钟，制得 1：20 的溶液作为供试品溶液，依法检查（通则 1105 与通则 1106）。每 1g 供试品中需氧菌总数不得过 10^2 cfu，霉菌和酵母菌总数不得过 20cfu，不得检出金黄色葡萄球菌、铜绿假单胞菌和大肠埃希菌。鸡冠提取来源产品，每 10g 供试品中不得检出沙门菌。

【含量测定】取本品，精密称定，加水溶解并定量稀释制成每 1ml 中约含 80μg 的溶液，摇匀，作为供试品溶液。

取葡萄糖醛酸对照品适量，精密称定，加水溶解并定量稀释制成每 1ml 中约含 60μg 的溶液，摇匀，作为对照品溶液。

精密量取对照品溶液 0、0.2ml、0.4ml、0.6ml、0.8ml、1.0ml，分别置 25ml 具塞试管中，依次分别加水至 1.0ml，振摇，冰浴中冷却，并在不断振摇下缓缓滴加 0.025mol/L 硼砂硫酸溶液 5.0ml，密塞，沸水浴中加热 10 分钟，迅速冷却，精密加入 0.125％ 咔唑无水乙醇溶液 0.2ml，摇匀，沸水浴中加热 15 分钟，冷却至室温。照紫外-可见分光光度法（通则 0401），以 0 管为空白，在 530nm 的波长处测定吸光度，以葡萄糖醛酸的含量（μg）对相应的吸光度计算回归方程。

精密称取供试品溶液 1g（1g 相当于 1ml），置 25ml 具塞试管中，自"冰浴中冷却"起照标准曲线制备项下的方法测定，由回归方程计算葡萄糖醛酸的含量，乘以 2.0675，即得。

【类别】增稠剂、润滑剂和润湿剂等。

【贮藏】避光，密封，在冷处保存。

【标示】①应标明样品来源。②应标明特性黏数、平均分子量的标示量。③细菌内毒素如需控制，应标明限值。

注：本品极具引湿性。

枸　橼　酸

Juyuansuan

Citric Acid

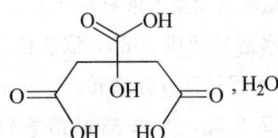

$C_6H_8O_7 \cdot H_2O$　210.14

[5949-29-1]

本品为 2-羟基丙烷-1,2,3-三羧酸一水合物。按无水物计算，含 $C_6H_8O_7$ 应为 99.5％～100.5％。

【性状】本品为无色的半透明结晶、白色颗粒或白色结晶性粉末。

本品在水中极易溶解，在乙醇中易溶，在乙醚中略溶。

【鉴别】（1）本品在 105℃ 干燥 2 小时，其红外光吸收图谱应与对照图谱（附图）一致（通则 0402）。

（2）本品显枸橼酸盐（2）的鉴别反应（通则 0301）。

【检查】溶液的澄清度与颜色　取本品 2.0g，加水 10ml 使溶解后，依法检查（通则 0901 与通则 0902 第一法），溶液应澄清无色；如显色，与黄色 2 号或黄绿色 2 号标准比色液（通则 0901 第一法）比较，不得更深。

氯化物　取本品 10.0g，依法检查（通则 0801），与标准氯化钠溶液 5.0ml 制成的对照液比较，不得更浓（0.0005％）。

硫酸盐　取本品 1.0g，依法检查（通则 0802），与标准硫酸钾溶液 1.5ml 制成的对照液比较，不得更浓（0.015％）。

草酸盐　取本品 1.0g，加水 10ml 溶解后，加氨试液中和，加氯化钙试液 2ml，在室温放置 30 分钟，不得产生浑浊。

易炭化物　取本品 1.0g，置比色管中，加硫酸 10ml，在 90℃±1℃ 加热 1 小时，立即放冷，如显色，与对照液（取比色用氯化钴液 0.9ml、比色用重铬酸钾液 8.9ml 与比色用硫酸铜液 0.2ml 混匀）比较，不得更深。

铝（此项适用于在透析用药品中使用时测定）　取本品约 1.0g，精密称定，置 15ml 离心管中，精密加入硝酸溶液（1→100）10ml，溶解并摇匀，作为供试品溶液。

精密量取铝单元素标准溶液适量，用硝酸溶液（1→100）制成每 1ml 中含铝 5～35ng 的对照品溶液。

取对照品溶液与供试品溶液各 10μl，用 0.1％ 的硝酸镁溶液 2μl 作为基体改进剂，以石墨炉为原子化器。

照原子吸收分光光度法（通则 0406 第一法），在 309.3nm 的波长处测定，计算，即得。

本品含铝不得过千万分之二。

水分　取本品，照水分测定法（通则 0832 第一法 1）测定，含水分为 7.5％～9.0％。

炽灼残渣　不得过 0.1％（通则 0841）。

钙盐 取本品 1.0g，加水 10ml 溶解后，加氨试液中和，加草酸铵试液数滴，不得产生浑浊。

铁盐 取本品 1.0g，依法检查（通则 0807），加正丁醇提取后，与标准铁溶液 1.0ml 用同一方法制成的对照液比较，不得更深（0.001%）。

重金属 取本品 4.0g，加水 10ml 溶解后，加酚酞指示液 1 滴，滴加氨试液适量至溶液显粉红色，加醋酸盐缓冲液（pH 3.5）2ml 与水适量使成 25ml，依法检查（通则 0821 第一法），含重金属不得过百万分之五。

砷盐 取本品 2.0g，加水 23ml 溶解后，加盐酸 5ml，依法检查（通则 0822 第一法），应符合规定（0.0001%）。

【含量测定】 取本品约 1.5g，精密称定，加水 40ml 溶解后，加酚酞指示液 3 滴，用氢氧化钠滴定液（1mol/L）滴定。每 1ml 氢氧化钠滴定液（1mol/L）相当于 64.04mg 的 $C_6H_8O_7$。

【类别】 pH 调节剂、稳定剂和酸化剂等。

【贮藏】 密封保存。

附：

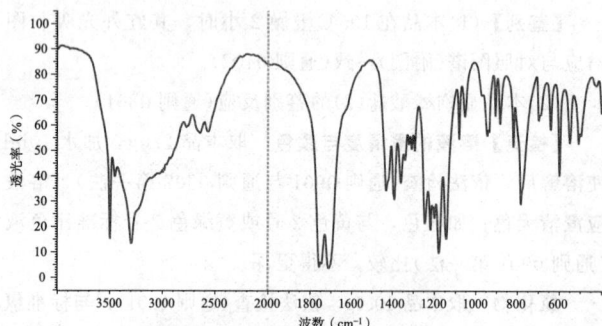

图　药用辅料枸橼酸红外光吸收对照图谱

（试样制备：KBr 压片法）

注：本品在干燥空气中微有风化性。

枸橼酸三乙酯

Juyuansuan Sanyizhi

Triethyl Citrate

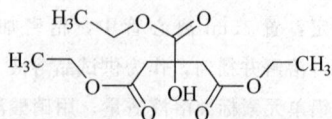

$C_{12}H_{20}O_7$　276.29

[77-93-0]

本品为 2-羟基丙烷-1,2,3-三羧酸三乙酯。由枸橼酸与乙醇在催化剂作用下酯化制得，然后经脱酯、中和、水洗精制。按无水物计算，含 $C_{12}H_{20}O_7$ 不得少于 99.0%。

【性状】 本品为无色澄清的油状液体。

本品在乙醇、异丙醇或丙酮中易溶，在水中溶解。

相对密度 本品的相对密度（通则 0601）在 25℃时为 1.135～1.139。

折光率 本品的折光率（通则 0622）在 25℃时为 1.439～1.441。

【鉴别】 本品的红外光吸收图谱应与对照品的图谱一致（通则 0402）。

【检查】 **酸度** 取本品 16.0g，加对溴麝香草酚蓝指示液显中性的乙醇 16ml，混匀，立即加溴麝香草酚蓝指示液（0.1% 的乙醇溶液）数滴，用氢氧化钠滴定液（0.1mol/L）滴定至溶液显蓝色，消耗氢氧化钠滴定液（0.1mol/L）的体积不得过 0.5ml。

有关物质 取本品，精密称定，加 N,N-二甲基甲酰胺溶解并定量稀释制成每 1ml 中约含 30mg 的溶液，作为供试品溶液。

精密量取 1ml，置 100ml 量瓶中，用 N,N-二甲基甲酰胺稀释至刻度，摇匀，作为对照溶液。

另取枸橼酸三乙酯和乙酰枸橼酸三乙酯对照品适量，加 N,N-二甲基甲酰胺溶解并稀释制成每 1ml 中各约含 30mg 的溶液，作为系统适用性溶液。

照含量测定项下的色谱条件，取系统适用性溶液 1μl 注入气相色谱仪，枸橼酸三乙酯峰与乙酰枸橼酸三乙酯峰的分离度应符合要求。精密量取供试品溶液与对照溶液各 1μl，分别注入气相色谱仪，记录色谱图。供试品溶液色谱图中如有杂质峰，单个杂质峰面积不得大于对照溶液的 0.2 倍（0.2%），各杂质峰面积的和不得大于对照溶液的 0.5 倍（0.5%）。

水分 取本品，照水分测定法（通则 0832 第一法 1）测定，含水分不得过 0.25%。

炽灼残渣 取本品 1.0g，依法检查（通则 0841），遗留残渣不得过 0.1%。

重金属 取炽灼残渣项下遗留的残渣，依法检查（通则 0821 第二法），含重金属不得过百万分之十。

砷盐 取本品 0.67g，加水 23ml 使溶解，加盐酸 5ml，依法检查（通则 0822 第一法），应符合规定（0.0003%）。

【含量测定】 照气相色谱法（通则 0521）测定。

色谱条件与系统适用性试验 以 35% 苯基-65% 甲基聚硅氧烷（或极性相近）为固定液的毛细管柱为色谱柱，起始温度为 170℃，维持 18 分钟，以每分钟 20℃ 的速率升温至 230℃，维持 10 分钟，再以每分钟 100℃ 的速率升温至 298℃，维持 6 分钟；进样口温度为 300℃；检测器温度为 320℃。分别取枸橼酸三乙酯和乙酰枸橼酸三乙酯对照品适量，加内标溶液溶解并稀释制成每 1ml 中各约含 3mg 的溶液，取 1μl 注入气相色谱仪，枸橼酸三乙酯峰、乙酰枸橼酸三乙酯峰与内标峰间的分离度均应符合要求。

测定法 取本品约 0.3g，精密称定，置 100ml 量瓶中，加内标溶液（取羟苯乙酯适量，精密称定，加 N,N-二甲基甲酰胺溶解并定量稀释制成每 1ml 中约含 2mg 的溶液）溶解并稀释至刻度，摇匀，作为供试品溶液，精密量取 1μl 注入气相色谱仪，记录色谱图；另取枸橼酸三乙酯对照品，同法测定。按内标法以峰面积计算，即得。

【类别】 增塑剂。

【贮藏】 密封保存。

枸橼酸三正丁酯

Juyuansuan Sanzhengdingzhi

Tributyl Citrate

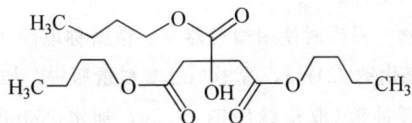

$C_{18}H_{32}O_7$ 360.45

[77-94-1]

本品为 2-羟基丙烷-1,2,3-三羧酸三正丁酯。由枸橼酸与正丁醇在催化剂作用下酯化制得，然后经脱酯、中和、水洗精制。按无水物计算，含 $C_{18}H_{32}O_7$ 不得少于 99.0%。

【性状】 本品为无色澄清的油状液体。

本品在乙醇、异丙醇或丙酮中易溶，在水中几乎不溶。

相对密度　本品的相对密度(通则 0601)在 25℃时为 1.037～1.045。

折光率　本品的折光率(通则 0622)在 25℃时为 1.443～1.445。

【鉴别】 (1)在含量测定项下记录的色谱图中，供试品溶液主峰的保留时间应与对照品溶液主峰的保留时间一致。

(2)本品的红外光吸收图谱应与对照品的图谱一致(通则 0402)。

【检查】**酸度**　取本品 16.0g，加对溴麝香草酚蓝指示液显中性的乙醇 16ml，混匀，立即加溴麝香草酚蓝指示液(0.1%的乙醇溶液)数滴，用氢氧化钠滴定液(0.1mol/L)滴定至溶液显蓝色，消耗氢氧化钠滴定液(0.1mol/L)的体积不得过 0.5ml。

有关物质　取本品，加二氯甲烷溶解并稀释制成每 1ml 中含 30mg 的溶液，作为供试品溶液。

精密量取 1ml，置 100ml 量瓶中，用二氯甲烷稀释至刻度，摇匀，作为对照溶液。

照含量测定项下的色谱条件测定，供试品溶液色谱图中如有杂质峰，单个杂质峰面积不得大于对照溶液的 0.5 倍(0.5%)，各杂质峰面积的和不得大于对照溶液的 1.5 倍(1.5%)。

水分　取本品，照水分测定法(通则 0832 第一法 1)测定，含水分不得过 0.2%。

炽灼残渣　取本品 1.0g，依法检查(通则 0841)，遗留残渣不得过 0.1%。

重金属　取炽灼残渣项下遗留残渣，依法检查(通则 0821 第二法)，含重金属不得过百万分之十。

砷盐　取本品 0.67g，加氢氧化钙 1.0g，混合，加水搅拌均匀，干燥后，先用小火灼烧使炭化，再在 500～600℃炽灼使完全灰化，放冷，加盐酸 5ml 与水 23ml 使溶解，依法检查(通则 0822 第一法)，应符合规定(0.0003%)。

【含量测定】照气相色谱法(通则 0521)测定。

色谱条件与系统适用性试验　用 35%苯基-65%甲基聚硅氧烷为固定液（或极性相近）的毛细管柱（0.32mm×30m，0.5μm）为色谱柱，起始温度为 80℃，维持 0.5 分钟，以每分钟 20℃的速率升温至 220℃，维持 30 分钟；检测器温度 275℃，进样口温度 225℃。分别取枸橼酸三正丁酯和乙酰枸橼酸三丁酯对照品适量，加二氯甲烷溶解并制成每 1ml 各含 30mg 的溶液，取 1μl 注入气相色谱仪，枸橼酸三正丁酯相对保留时间 0.9，乙酰枸橼酸三丁酯相对保留时间 1.0，枸橼酸三正丁酯峰与乙酰枸橼酸三丁酯峰的分离度应符合要求；重复进样，枸橼酸三正丁酯峰面积的相对标准偏差不得过 2.0%。

测定法　取本品约 300mg，精密称定，加二氯甲烷溶解并稀释制成每 1ml 中含 30mg 的溶液，精密量取 1μl 注入气相色谱仪，记录色谱图；另取枸橼酸三正丁酯对照品适量，同法测定。按外标法以峰面积计算，即得。

【类别】增塑剂。

【贮藏】密封保存。

枸 橼 酸 钠

Juyuansuanna

Sodium Citrate

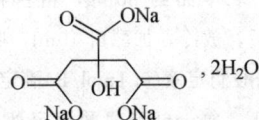

$C_6H_5Na_3O_7 \cdot 2H_2O$ 294.10

[6132-04-3]

本品为 2-羟基丙烷-1,2,3-三羧酸钠二水合物。按干燥品计算，含 $C_6H_5Na_3O_7$ 不得少于 99.0%。

【性状】 本品为无色结晶或白色结晶性粉末。

本品在水中易溶，在乙醇中不溶。

【鉴别】本品的水溶液显钠盐与枸橼酸盐(2)的鉴别反应(通则 0301)。

【检查】**碱度**　取本品 1.0g，加水 20ml 溶解后，加酚酞指示液 1 滴与硫酸滴定液(0.05mol/L)0.10ml，不得显红色。

溶液的澄清度与颜色　取本品 2.5g，加水 10ml 溶解后，依法检查(通则 0901 与通则 0902)，溶液应澄清无色。

氯化物　取本品 0.60g，依法检查(通则 0801)，与标准氯化钠溶液 3.0ml 制成的对照液比较，不得更浓(0.005%)。

硫酸盐　取本品 1.00g，加水使成 40ml，振摇，加稀盐酸 2.5ml，充分振摇溶解，依法检查(通则 0802)，与标准硫酸钾溶液 1.5ml 制成的对照液比较，不得更浓(0.015%)。

酒石酸盐　取本品 1g，置试管中，加水 2ml 溶解后，加醋酸钾试液与醋酸各 1ml，用玻璃棒摩擦管壁，不得析出结晶性沉淀。

易炭化物 取本品 0.40g，加硫酸 [含 H_2SO_4 94.5%～95.5%(g/g)] 5ml，在 90℃±1℃ 加热 1 小时，立即放冷，依法检查（通则 0842），与黄色或黄绿色 8 号标准比色液比较，不得更深。

干燥失重 取本品，在 180℃ 干燥至恒重，减失重量应为 10.0%～13.0%（通则 0831）。

钙盐或草酸盐 取本品 2.0g，加新沸放冷的水 20ml 溶解后，加氨试液 0.4ml 与草酸铵试液 2ml，摇匀，放置 1 小时，如发生浑浊，与标准钙溶液 [精密称取碳酸钙 0.125g，置 500ml 量瓶中，加水 5ml 与盐酸 0.5ml 的混合液使溶解，并用水稀释至刻度，摇匀，每 1ml 中含钙（Ca）0.10mg] 1.0ml 制成的对照液比较，不得更浓（0.005%）。

在上述检查中，如不发生浑浊，应另取本品 1.0g，加水 1ml 与稀盐酸 3ml 的混合液使溶解，加 90% 乙醇溶液 4ml 与氯化钙试液 4 滴，静置 1 小时，不得发生浑浊。

铁盐 取本品 1.0g，依法检查（通则 0807），加正丁醇提取后，与标准铁溶液 1.0ml 用同一方法制成的对照液比较，不得更深（0.001%）。

重金属 取本品 2.0g，加水 10ml 溶解后，加稀醋酸 10ml 与水适量使成 25ml，依法检查（通则 0821 第一法），含重金属不得过百万分之五。

砷盐 取本品 2.0g，加水 23ml 溶解后，加盐酸 5ml，依法检查（通则 0822 第一法），应符合规定（0.0001%）。

【含量测定】 取本品约 80mg，精密称定，加冰醋酸 30ml，加热溶解后，放冷，加醋酐 10ml，照电位滴定法（通则 0701），用高氯酸滴定液（0.1mol/L）滴定，并将滴定的结果用空白试验校正。每 1ml 高氯酸滴定液（0.1mol/L）相当于 8.602mg 的 $C_6H_5Na_3O_7$。

【类别】 缓冲剂、螯合剂和抗氧增效剂等。

【贮藏】 密封保存。

注：本品在湿空气中微有潮解性，在热空气中有风化性。

轻质氧化镁

Qingzhi Yanghuamei

Light Magnesium Oxide

MgO 40.30

[1309-48-4]

本品按炽灼至恒重后计算，含 MgO 不得少于 96.5%。

【性状】 本品为白色或类白色粉末。

本品在水或乙醇中几乎不溶或不溶；在稀盐酸或稀醋酸中溶解。

【鉴别】 本品的稀盐酸溶液显镁盐的鉴别反应（通则 0301）。

【检查】 **堆密度** 取本品适量，依法检查（通则 0993 1 第一法），应不得大于 0.15g/ml。

碱度 取本品 1.0g，加水 50ml，煮沸 5 分钟，趁热滤过，滤渣用水适量洗涤，洗液并入滤液中，加甲基红指示液数滴与硫酸滴定液（0.05mol/L）2.0ml，溶液应由黄色变为红色。

溶液的颜色 取本品 1.0g，加醋酸 15ml 与水 5ml，煮沸 2 分钟，放冷，加水至 20ml，如浑浊可滤过，溶液应无色；如显色，与黄绿色 2 号标准比色液（通则 0901 第一法）比较，不得更深。

氟化物 操作时使用塑料器皿。精密称取经 105℃ 干燥 4 小时的氟化钠 221mg，置 100ml 塑料量瓶中，加水适量使溶解，加缓冲液（取枸橼酸钠 73.5g，加水 250ml 使溶解，即得）50ml，加水稀释至刻度线，摇匀，作为氟标准贮备液（每 1ml 相当于 1mg 的氟）。

分别精密量取氟标准贮备液 60μl、200μl、300μl、400μl、600μl 置 100ml 量瓶中，加入缓冲液 50ml，用水稀释制成每 1ml 中含氟 0.6μg、2.0μg、3.0μg、4.0μg、6.0μg 的标准溶液。

以氟离子选择电极为指示电极，银-氯化银电极（以 3mol/L 氯化钾溶液为盐桥溶液）为参比电极，分别测量上述标准溶液的电位响应值（mV）。以氟离子浓度（μg/ml）的对数值（lgC）为 x 轴，以电位响应值为 y 轴，绘制标准曲线，计算斜率 S。

取本品 0.63g，置 250ml 量瓶中，加水 50ml 与盐酸 4ml，超声使溶解，加缓冲液 125ml，用水稀释至刻度线，作为供试品溶液，同法制备空白溶液。

精密量取供试品溶液 100ml，置塑料量杯中，将指示电极和参比电极插入液面，搅拌，测定电位响应值 E_T。再加入至少 3 次氟标准贮备液（约每隔 1 分钟），每次 200μl，分别读取每次的电位响应值 E_S，计算 $\Delta E = E_S - E_T$。

以 $10^{\frac{\Delta E}{S}}$ 为 y 轴，V_S（氟标准贮备液的加入量，ml）为 x 轴，绘制标准曲线并计算回归方程，计算标准曲线在 x 轴上的截距 V_x，再根据以下公式计算 C_T。

$$C_T = -\frac{C_S V_x}{V_T}$$

式中 V_T 为待测溶液的体积，100ml；

C_T 为待测溶液的氟离子浓度，μg/ml；

C_S 为氟标准贮备液的氟离子浓度，μg/ml。

精密量取空白溶液 100ml，自"置塑料量杯中"起同法测定。

根据以下公式计算供试品中氟元素含量。

$$氟元素含量 = 250 \times \frac{(C_{T_1} - C_{T_0}) \times 10^{-6}}{W} \times 100\%$$

式中 W 为供试品的称量（g）；

C_{T_1} 为供试品溶液的氟离子浓度，μg/ml；

C_{T_0} 为空白溶液的氟离子浓度，μg/ml。

本品含氟化物不得过 0.08%。

氯化物 取炽灼失重项下新制的本品 5.0g，加水 30ml 与醋酸 70ml 使溶解，煮沸 2 分钟，放冷，滤过，滤渣用稀醋酸洗涤，合并滤液与洗液，置 100ml 量瓶中，用稀醋酸稀释至刻度，摇匀，作为供试品贮备溶液。精密量取 1.0ml，用水稀释至 25ml，依法检查（通则 0801），与标准氯化钠溶液 5.0ml 制成的对照液比较，不得更浓(0.1%)。

硫酸盐 取氯化物项下的供试品贮备溶液 2.0ml，用水稀释至 20ml，依法检查(通则 0802)，与标准硫酸钾溶液 3.0ml 制成的对照液比较，不得更浓(0.3%)。

碳酸盐 取本品 0.10g，加水 5ml，煮沸，放冷，加醋酸 5ml，不得泡沸。

酸中不溶物 取本品 2.0g，加水 75ml，再分次加盐酸少量，随加随搅拌，至不再溶解，煮沸 5 分钟，用定量滤纸滤过，滤渣用水洗涤，至洗液不再显氯化物的反应，炽灼至恒重，遗留残渣不得过 2.0mg(0.10%)。

可溶性物质 取本品 1.0g，加水 100ml，煮沸 5 分钟，趁热滤过，滤渣用少量水洗涤，合并滤液与洗液，置经105℃干燥至恒重的蒸发皿中，置水浴上蒸干，在 105℃ 干燥至恒重，遗留残渣不得过 2.0%。

炽灼失重 取本品 0.50g，精密称定，在 800～900℃ 炽灼至恒重，减失重量不得过 8.0%。

氧化钙 取炽灼失重项下新制的本品约 0.125g，精密称定，置 100ml 量瓶中，加入盐酸溶液(1→10)15ml，使溶解，再加入镧溶液(取氧化镧 58.65g，加水 400ml，边搅拌边加入盐酸 250ml，溶解后加水稀释至 1000ml)2ml，用水稀释至刻度，摇匀，作为供试品溶液。

同法制备空白溶液。

精密量取钙标准溶液适量，用水定量稀释制成每 1ml中约含钙 100μg 的溶液，分别精密量取 1ml、5ml、10ml 与 15ml 置于 100ml 量瓶中，加入盐酸溶液(1→10)15ml 与镧溶液 2ml，用水稀释至刻度，摇匀，作为对照品溶液。

取空白溶液、供试品溶液与对照品溶液，照原子吸收分光光度法测定(通则 0406 第一法)，以火焰为原子化器，在422.7nm 的波长处测定，计算，即得。含钙按氧化钙计，不得过 1.5%。

铁盐 取本品 50mg，加稀盐酸 2ml 与水 23ml 溶解后，依法检查(通则 0807)，与标准铁溶液 2.5ml 制成的对照液比较，不得更深(0.05%)。

铅 取本品 0.5g 两份，精密称定，分别置 50ml 量瓶中，一份用硝酸溶液(5→100)溶解并稀释至刻度，摇匀，作为供试品溶液；另一份中精密加入标准铅溶液[精密量取铅单元素标准溶液适量，用硝酸溶液(5→100)定量稀释制成每1ml 中含铅 1μg 的溶液]0.75ml，用硝酸溶液(5→100)溶解并稀释至刻度，摇匀，作为对照品溶液。照原子吸收分光光度法(通则 0406 第二法)，以石墨炉为原子化器，在283.3nm 的波长处分别测定，应符合规定(0.000 15%)。

重金属 取本品 0.50g，加稀盐酸 10ml 与水 5ml，加热溶解后，煮沸 1 分钟，放冷，滤过，滤液中加酚酞指示液 1滴，滴加氨试液适量至溶液显淡红色，加醋酸盐缓冲液(pH 3.5)2ml 与水适量使成 25ml，加抗坏血酸 0.5g 溶解后，依法检查(通则 0821 第一法)，放置 5 分钟比色，含重金属不得过百万分之二十。

【含量测定】 取炽灼失重项下新制的本品约 0.4g，精密称定，精密加硫酸滴定液(0.5mol/L)25ml 溶解后，加甲基橙指示液 1 滴，用氢氧化钠滴定液(1mol/L)滴定，并将滴定的结果用空白试验校正。根据消耗的硫酸量，减去混有的氧化钙(CaO)应消耗的硫酸量，即得供试品中 MgO 消耗的硫酸量。每 1ml 硫酸滴定液(0.5mol/L)相当于 20.15mg的 MgO 或 28.04mg 的 CaO。

【类别】 填充剂和 pH 调节剂等。

【贮藏】 密封保存。

注：本品在空气中能缓缓吸收二氧化碳。

轻质液状石蜡

Qingzhi Yezhuang Shila

Light Liquid Paraffin

[8012-95-1]

本品系从石油中制得的多种液状饱和烃的混合物。

【性状】 本品为无色透明的油状液体；在日光下不显荧光。本品在乙醇中微溶，在水中不溶。

相对密度 本品的相对密度(通则 0601)为 0.830～0.860。

黏度 本品的运动黏度(通则 0633 第一法)，在 40℃ 时(毛细管内径为 1.0mm±0.05mm)不得小于 12mm^2/s。

【鉴别】 (1)取本品 5ml，置坩埚中，加热并点燃，燃烧时产生光亮的火焰，并伴有石蜡的气味。

(2)取本品 0.5g，置干燥试管中，加等量的硫，振摇，加热，即产生硫化氢的臭气。

【检查】 **酸碱度** 取本品 10ml，加沸水 10ml 与酚酞指示液 1 滴，强力振摇，溶液应无色；用氢氧化钠滴定液(0.02mol/L)滴定至溶液显粉红色时，消耗氢氧化钠滴定液(0.02mol/L)的体积不得过 0.20ml。

硫化物 取本品 4.0ml，加饱和氧化铅的氢氧化钠溶液(1→5)2 滴，加乙醇 2ml，摇匀，在 70℃ 水浴中加热 10 分钟，同时振摇，放冷后，不得显棕黑色。

稠环芳烃 精密量取本品 25ml，置分液漏斗中，加正己烷 25ml 混匀后，再精密加二甲基亚砜 5ml，剧烈振摇 2分钟，静置使分层，将二甲基亚砜层移至另一分液漏斗中，用正己烷 2ml 振摇洗涤后，静置使分层(必要时离心)，取二甲基亚砜层作为供试品溶液；另取正己烷 25ml，置 50ml 分液漏斗中，精密加二甲基亚砜 5ml，剧烈振摇 2 分钟，静置使分层，取二甲基亚砜层作为空白溶液，照紫外-可见分光光度法(通则 0401)，在 260～350nm 波长范围内测定吸光度，最大吸光度不得过 0.10。

固形石蜡 取本品适量，在 105℃ 干燥 2 小时，置硫酸干燥器中放冷后，置 50ml 纳氏比色管中至 50ml，密塞，置0℃ 冷却 4 小时，如产生浑浊，与对照液(取 0.01mol/L 盐酸溶液 0.15ml，加稀硝酸 6ml 与硝酸银试液 1.0ml，加水稀释至 50ml，在暗处放置 5 分钟）比较，不得更浓。

易炭化物　取本品 5ml，置长约 160mm、内径约 25mm 的比色管中，加硫酸 [含 H_2SO_4 94.5%~95.5%(g/g)] 5ml，置沸水浴中加热，30 秒后迅速取出，密塞，上下强力振摇 3 次，振幅在 12cm 以上，时间不超过 3 秒，再放置水浴中加热，每隔 30 秒取出，如上法振摇，自试管浸入水浴中起，经 10 分钟后取出，静置使分层，依法检查（通则 0842），石蜡层不得显色；硫酸层如显色，与对照液（取比色用重铬酸钾液 1.5ml、比色用氯化钴液 1.3ml 与比色用硫酸铜液 0.5ml，加水 1.7ml，再加本品 5ml 混合制成）比较，不得更深。

重金属　取本品 1.0g，置坩埚中，缓缓炽灼至炭化，在 450~550℃炽灼使完全灰化，放冷，加盐酸 2ml，置水浴上蒸干后，依法检查（通则 0821 第二法），含重金属不得过百万分之十。

砷盐　取本品 1.0g，置坩埚中，加 2% 硝酸镁的乙醇溶液 10ml，灼烧至灰化（如有未炭化的物质，加硝酸少许，再次灼烧至灰化），放冷，加盐酸 5ml，置水浴上加热溶解，加水 23ml，依法检查（通则 0822 第一法），应符合规定（0.0002%）。

【类别】　润滑剂和软膏基质等。

【贮藏】　密封保存。

轻质碳酸镁

Qingzhi Tansuanmei

Light Magnesium Carbonate

本品为水合碱式碳酸镁。含碳酸镁以氧化镁（MgO）计，应为 40.0%~43.5%。

【性状】　本品为白色或类白色粉末或颗粒状粉末。

本品在水或乙醇中几乎不溶。

【鉴别】　取本品，加稀盐酸即泡沸溶解；溶液显镁盐的鉴别反应（通则 0301）。

【检查】堆密度　取本品适量，依法检查（通则 0993 1 第一法），应不大于 0.15g/ml。

酸性溶液的颜色　取本品 1.0g，加冰醋酸溶液（6→50）20ml，超声使溶解，必要时滤过，溶液应无色；如显色，与黄绿色 2 号标准比色液（通则 0901 第一法）比较，不得更深。

氯化物　取本品 5.0g，加水 20ml 与醋酸 30ml 溶解，煮沸 2 分钟，放冷，滤过，滤渣用稀醋酸洗涤，合并洗液与滤液，用稀醋酸稀释至 50ml，摇匀，作为供试品溶液。精密量取 2ml，加水使成 25ml，依法检查（通则 0801），与标准氯化钠溶液 7.0ml 制成的对照液比较，不得更浓（0.035%）。

硫酸盐　精密量取氯化物项下的供试品溶液 1ml，用水稀释使成 25ml，精密量取 10ml，依法检查（通则 0802），与标准硫酸钾溶液 2.0ml 制成的对照液比较，不得更浓（0.5%）。

氧化钙　取 105℃ 干燥 2 小时的本品约 0.125g，精密称定，置 100ml 量瓶中，加入盐酸溶液（1→10）15ml 使溶解，再加入镧溶液（取氧化镧 58.65g，加水 400ml，边搅拌边加入盐酸 250ml，溶解后加水稀释至 1000ml）2ml，用水稀释至刻度，摇匀，作为供试品溶液。

同法制备空白溶液。

精密量取钙标准溶液适量，用水定量稀释制成每 1ml 中约含钙 100μg 的溶液，分别精密量取 1ml、5ml、10ml 与 15ml 置于 100ml 量瓶中，加入盐酸溶液（1→10）15ml 与镧溶液 2ml，用水稀释至刻度，摇匀，作为对照品溶液。

取空白溶液、供试品溶液与对照品溶液，照原子吸收分光光度法测定（通则 0406 第一法），采用火焰原子化器，在 422.7nm 的波长处测定，计算，即得。含钙按氧化钙计，不得过 0.6%。

可溶性盐　取本品 1.0g，加水 50ml，煮沸 5 分钟，滤过，滤液置水浴上蒸干，并在 105℃ 干燥 1 小时，遗留残渣不得过 10mg（1.0%）。

酸中不溶物　取本品 5.0g，加水 75ml，再分次加少量盐酸，随加随搅拌至不再溶解，煮沸 5 分钟，用定量滤纸滤过，滤渣用水洗涤至洗液不显氯化物的反应，炽灼至恒重，遗留残渣不得过 2.5mg（0.05%）。

铁盐　取本品 0.25g，加稀硝酸 5ml，煮沸 1 分钟，放冷，用水稀释使成 35ml，依法检查（通则 0807），与标准铁溶液 5.0ml 制成的对照液比较，不得更深（0.02%）。

重金属　精密量取氯化物项下的供试品溶液 5ml，加酚酞指示液 1 滴与氨试液适量至溶液显淡红色，加醋酸盐缓冲液（pH 3.5）2ml 与水适量使成 25ml，加抗坏血酸 0.5g 溶解后，依法检查（通则 0821 第一法），放置 5 分钟比色，含重金属不得过百万分之三十。

【含量测定】　取本品约 1.0g，精密称定，加水 5ml 使湿润，精密加硫酸滴定液（0.5mol/L）30ml 溶解后，加甲基橙指示液 1 滴，用氢氧化钠滴定液（1mol/L）滴定，并将滴定的结果用空白试验校正。根据消耗的硫酸量，减去混有氧化钙（CaO）应消耗的硫酸量，即得。每 1ml 硫酸滴定液（0.5mol/L）相当于 20.15mg 的 MgO 或 28.04mg 的 CaO。

【类别】　填充剂、pH 调节剂和吸收剂等。

【贮藏】　密闭保存。

注：本品能使水显弱碱性。

氢化大豆油

Qinghua Dadouyou

Hydrogenated Soybean Oil

[8016-70-4]

本品系豆科植物大豆 *Glycine soya* Bentham 的种子提炼

得到的油，经精炼、脱色、氢化和除臭而成。主要由棕榈酸和硬脂酸甘油三酯组成。

【性状】 本品为白色至淡黄色的块状物或粉末，加热熔融后呈透明、淡黄色液体。

本品在二氯甲烷中易溶，在水或乙醇中不溶。

熔点 本品的熔点（通则 0612 第二法）为 66~72℃。

酸值 取本品 10.0g，精密称定，置 250ml 锥形瓶中，加乙醇-甲苯（1：1）混合液［临用前加酚酞指示液 0.5ml，用氢氧化钠滴定液（0.1mol/L）调节至中性］50ml，加热使完全溶解，趁热用氢氧化钠滴定液（0.1mol/L）滴定至粉红色持续 30 秒不褪。酸值应不大于 0.5（通则 0713）。

碘值 应不大于 5.0（通则 0713）。

过氧化值 应不大于 5.0（通则 0713）。

皂化值 应为 180~200（通则 0713）。

【鉴别】 在脂肪酸组成检查项下记录的色谱图中，供试品溶液中棕榈酸甲酯峰、硬脂酸甲酯峰的保留时间应分别与对照品溶液中相应峰的保留时间一致。

【检查】不皂化物 取本品 5.0g，精密称定，置 250ml 锥形瓶中，加氢氧化钾乙醇溶液（取氢氧化钾 12g，加水 10ml 溶解，用乙醇稀释至 100ml，摇匀，即得）50ml，加热回流 1 小时，放冷至 25℃ 以下，移至分液漏斗中，用水洗涤锥形瓶 2 次，每次 50ml，洗液并入分液漏斗中；用乙醚提取 3 次，每次 100ml，合并乙醚提取液，用水洗涤乙醚提取液 3 次，每次 40ml，静置分层，弃去水层，依次用 3% 氢氧化钾溶液与水洗涤乙醚层各 3 次，每次 40ml，再用水 40ml 反复洗涤乙醚层直至最后洗液中加酚酞指示液 2 滴不显红色；转移乙醚提取液至已恒重的蒸发皿中，用乙醚 10ml 洗涤分液漏斗，洗液并入蒸发皿中，置 50℃ 水浴上蒸去乙醚，用丙酮 6ml 溶解残渣，置空气流中挥去丙酮。在 105℃ 干燥至连续两次称重之差不超过 1mg，不皂化物不得过 1.0%。

用中性乙醇 20ml 溶解残渣，加酚酞指示液数滴，用乙醇制氢氧化钠滴定液（0.1mol/L）滴定至粉红色持续 30 秒不褪色，如消耗乙醇制氢氧化钠滴定液（0.1mol/L）超过 0.2ml，残渣总量不能当作不皂化物重量，试验必须重做。

碱性杂质 取本品 2.0g，置锥形瓶中，加乙醇 1.5ml 与甲苯 3ml，缓缓加热溶解，加 0.04% 溴酚蓝乙醇溶液 0.05ml，用盐酸滴定液（0.01mol/L）滴定至溶液变为黄色，消耗盐酸滴定液（0.01mol/L）不得过 0.4ml。

水分 取本品 1.0g，照水分测定法（通则 0832 第一法 2）测定，含水分不得过 0.3%。

镍 取镍标准溶液适量，用水稀释制成每 1ml 中含 0.1μg 的溶液，作为对照品溶液；取本品 5.0g，精密称定，置坩埚中，缓缓加热至炭化完全，在 600℃ 炽灼至成白色灰状物，放冷，加稀盐酸 4ml 溶解并定量转移至 25ml 量瓶中，加硝酸 0.3ml，用水稀释至刻度，摇匀，作为供试品溶液。

精密量取对照品溶液 0、1.0ml、2.0ml、3.0ml，分别置 10ml 量瓶中，精密加供试品溶液 2.0ml，用水稀释至刻

度，摇匀。取上述各溶液，照原子吸收分光光度法（通则 0406 第二法），在 232.0nm 的波长处测定，按标准加入法计算，即得。含镍量不得过 0.0001%。

炽灼残渣 取本品 1.0g，依法检查（通则 0841），不得过 0.1%。

重金属 取本品 1.0g，依法检查（通则 0821 第二法），含重金属不得过百万分之十。

砷盐 取本品 1.0g，置 150ml 锥形瓶中，加硫酸 5ml，加热完全炭化后，逐滴加入浓过氧化氢溶液（如发生大量泡沫，停止加热并旋转锥形瓶，防止未反应物在瓶底结块），直至溶液无色。放冷，小心加水 10ml，再加热至三氧化硫气体出现，放冷，缓缓加水适量使成 28ml，依法检查（通则 0822 第一法），应符合规定（0.0002%）。

脂肪酸组成 取本品 0.1g，置 50ml 圆底烧瓶中，加 0.5mol/L 氢氧化钠甲醇溶液 4ml，在水浴中加热回流 10 分钟，放冷，加 14% 三氟化硼甲醇溶液 5ml，在水浴中加热回流 2 分钟，放冷，加正己烷 5ml，继续在水浴中加热回流 1 分钟，放冷，加饱和氯化钠溶液 10ml，摇匀，静置使分层，取上层液，用水洗涤 3 次，每次 2ml，加少许无水硫酸钠干燥，作为供试品溶液。

照气相色谱法（通则 0521）测定。以 100% 氰丙基聚硅氧烷为固定液，起始温度为 120℃，维持 3 分钟，以每分钟 10℃ 的速率升温至 180℃，维持 5.5 分钟，再以每分钟 15℃ 的速率升温至 215℃，维持 3 分钟；进样口温度 250℃，检测器温度 280℃。

分别取十四烷酸甲酯、棕榈酸甲酯、硬脂酸甲酯、油酸甲酯、亚油酸甲酯、亚麻酸甲酯、花生酸甲酯与二十二碳烷酸甲酯对照品适量，加正己烷溶解并稀释制成每 1ml 中各含 0.5mg 的溶液，取 0.2μl 注入气相色谱仪，记录色谱图，理论板数按棕榈酸甲酯峰计算不低于 20 000，各色谱峰的分离度应符合要求。

取供试品溶液 0.2μl 注入气相色谱仪，记录色谱图，按面积归一化法以峰面积计算，碳链小于 14 的饱和脂肪酸不大于 0.1%，十四烷酸不大于 0.5%，棕榈酸应为 9.0%~16.0%，硬脂酸应为 79.0%~89.0%，油酸不大于 4.0%，亚油酸不大于 1.0%，亚麻酸不大于 0.2%，花生酸不大于 1.0%，二十二碳烷酸不大于 1.0%。

【类别】 润滑剂和释放调节剂等。

【贮藏】 遮光，密封，在凉暗处保存。

【标示】 应标明本品的反式脂肪酸总量。（可按通则 0713 中的反式脂肪酸方法测定）

附：乙醇制氢氧化钠滴定液（0.1mol/L）的制备 取 50% 氢氧化钠溶液 2ml，加乙醇 250ml（如溶液浑浊，配制后放置过夜，取上清液再标定）。取苯甲酸约 0.2g，精密称定，加乙醇 10ml 和水 2ml 溶解，加酚酞指示液 2 滴，用上述滴定液滴定至溶液显持续浅粉红色。每 1ml 乙醇制氢氧化钠滴定液（0.1mol/L）相当于 12.21mg 的苯甲酸。根据本液的消

耗量与苯甲酸的取用量，计算出本液的浓度。

氢化植物油

Qinghua Zhiwuyou

Hydrogenated Vegetable Oil

本品系由植物油氢化制得，为植物源脂肪酸甘油三酯的混合物。植物油来源于棉籽油、大豆油或棕榈油。

【性状】本品为白色或类白色粉末或颗粒状、片状固体；加热后融化为淡黄色液体。

酸值 取本品 20g，加热熔融，加入热乙醇〔临用前加酚酞指示液 1.0ml，用氢氧化钠滴定液（0.1mol/L）调至微显粉红色〕100ml，依法测定（通则 0713），酸值应不大于 4.0。

碘值 本品碘值（通则 0713）应不大于 5。

皂化值 本品皂化值（通则 0713）应为 175～200。

【检查】**不皂化物** 取本品 5g，除"水浴加热回流 1 小时，趁热转移至带有聚四氟乙烯活塞的分液漏斗中"外，依法测定（通则 0713），不皂化物不得过 0.8%。

碱性杂质 取本品 2.0g，加乙醇 1.5ml 与甲苯 3ml，缓慢加热使溶解，加 0.04% 溴酚蓝乙醇溶液 1 滴，趁热用盐酸滴定液（0.01mol/L）滴定至溶液变为黄色，消耗盐酸滴定液（0.01mol/L）的体积不得过 0.4ml。

干燥失重 取本品 2.0g，在 105℃ 干燥 4 小时，减失重量不得过 0.1%（通则 0831）。

镍 取本品 0.5g，精密称定，加硝酸 9ml 和浓过氧化氢溶液（30%）3ml 消解，将消解液用水转移至 25ml 量瓶中，加水稀释至刻度，摇匀，作为供试品溶液。

同法制备试剂空白溶液。

另取镍标准溶液适量，用 0.5% 硝酸溶液定量稀释制成每 1ml 中分别约含 0.010μg、0.020μg、0.030μg 与 0.040μg 的溶液，作为对照品溶液。

照原子吸收分光光度法（通则 0406 第一法），在 232nm 波长处测定，计算，含镍不得过 0.0001%。

【类别】润滑剂、黏合剂和释放调节剂等。

【贮藏】避光，密闭保存。

【标示】应标明本品植物油的植物来源、熔点的标示范围（通则 0612 第二法）。

氢化棕榈油

Qinghua Zonglüyou

Hydrogenated Palm Oil

〔68514-74-9〕

本品系由棕榈科植物油棕 *Elaeis guineensis* Jacq. 果肉中提取的棕榈油进行精炼和氢化而得，其中主要含有棕榈酸和硬脂酸的甘油三酯。

【性状】本品为白色至微黄色的固体或半固体。

熔点 本品的熔点（通则 0612 第二法）为 58～62℃。

酸值 取本品 10g，精密称定，置 250ml 锥形瓶中，加异丙醇-甲苯（1：1）混合液〔临用前加 1% 酚酞异丙醇溶液 2ml，用氢氧化钠滴定液（0.1mol/L）调至微显粉红色〕125ml，振摇使完全溶解（如不易溶解，缓慢加热回流使溶解），用氢氧化钠滴定液（0.1mol/L）滴定，至粉红色持续 30 秒不褪。酸值（通则 0713）应不大于 2.0。

过氧化值 本品的过氧化值（通则 0713）应不大于 5.0。

【鉴别】在脂肪酸组成项下记录的色谱图中，供试品溶液中十四烷酸甲酯峰、棕榈酸甲酯峰、硬脂酸甲酯峰的保留时间应分别与对照品溶液中相应峰的保留时间一致。

【检查】**不皂化物** 取本品 5.0g，依法测定（通则 0713），不皂化物不得过 0.8%。

碱性杂质 取本品 2.0g，置锥形瓶中，加乙醇-甲苯（1：2）混合液 4.5ml（临用前加 0.04% 溴酚蓝乙醇溶液 0.05ml，用 0.01mol/L 盐酸溶液或 0.01mol/L 氢氧化钠溶液调节至中性），缓缓加热使溶解，用盐酸滴定液（0.01mol/L）滴定至溶液变为黄色，消耗盐酸滴定液（0.01mol/L）的体积不得过 0.4ml。

干燥失重 取本品，在 105℃ 干燥 4 小时，减失重量不得过 0.1%（通则 0831）。

炽灼残渣 取本品 5.0g，依法检查（通则 0841），遗留残渣不得过 0.1%。

镍 取本品 5.0g，精密称定，置坩埚中，缓缓加热至炭化完全，在 600℃ 炽灼至成白色灰状物，放冷，加稀盐酸 2ml 溶解并定量转移至 25ml 量瓶中，加硝酸 0.3ml，用水稀释至刻度，摇匀，作为供试品溶液。

取镍标准溶液适量，用水稀释制成每 1ml 中含 0.2μg 的溶液，精密量取 0、1.0ml、2.0ml、4.0ml，分别置 10ml 量瓶中，精密加供试品溶液 2.0ml，用水稀释至刻度，摇匀，作为对照品溶液。

取上述各溶液，照原子吸收分光光度法（通则 0406 第二法），在 232.0nm 的波长处测定，按标准加入法计算，即得。含镍量不得过 0.0001%。

脂肪酸组成 取本品 0.1g，依法测定（通则 0713）；分别取月桂酸甲酯、十四烷酸甲酯、棕榈酸甲酯、硬脂酸甲酯、花生酸甲酯、山嵛酸甲酯、棕榈油酸甲酯、油酸甲酯、亚油酸甲酯、α-亚麻酸甲酯、γ-亚麻酸甲酯对照品适量，加正庚烷制成每 1ml 中各约含 0.1mg 的溶液，作为对照品溶液。

按面积归一化法计算，碳链小于等于 12 的饱和脂肪酸总和不得过 2.5%，十四烷酸应为 0.5%～5.9%，棕榈酸应为 32.0%～47.0%，硬脂酸应为 49.0%～57.0%，花生酸不得过 1.0%，山嵛酸不得过 1.0%，棕榈油酸不得过 2.5%，油酸不得过 2.5%，亚油酸不得过 0.5%，亚麻酸

（α-亚麻酸和 γ-亚麻酸之和）不得过 0.5％。

【类别】包衣剂、润滑剂和黏合剂等。

【贮藏】密封，避光保存。

氢化蓖麻油

Qinghua Bimayou

Hydrogenated Castor Oil

$$C_3H_5(C_{18}H_{35}O_3)_3\qquad 939.50$$
$$[8001\text{-}78\text{-}3]$$

本品系由蓖麻油氢化制得，主要成分为 12-羟基硬脂酸甘油三酯。

【性状】本品为白色至淡黄色的粉末、块状物或片状物。

本品在二氯甲烷中微溶，在乙醇中极微溶解，在水中不溶。

熔点　本品的熔点（通则 0612）为 85～88℃。

酸值　本品的酸值（通则 0713）应不大于 4.0。

羟值　本品的羟值（通则 0713）应为 150～165。

碘值　本品的碘值（通则 0713）应不大于 5.0。

皂化值　本品的皂化值（通则 0713）应为 176～182。

【检查】碱性杂质　取本品 1.0g，加乙醇 1.5ml 与甲苯 3ml，温热使溶解，加 0.04％溴酚蓝乙醇溶液 1 滴，趁热用盐酸滴定液（0.01mol/L）滴定至溶液变为黄色，消耗盐酸滴定液（0.01mol/L）的体积不得过 0.2ml。

镍　取本品 0.5g，精密称定，加硝酸 10ml 消解，将消解液用水转移至 25ml 量瓶中，加 0.04mol/L 硝酸镁溶液与 0.87mol/L 磷酸二氢铵溶液各 1ml，用水稀释至刻度，摇匀，作为供试品溶液；同法制备试剂空白溶液；另取镍标准溶液适量，用 0.5％硝酸溶液定量稀释制成每 1ml 中含镍 0、10ng、50ng、100ng、150ng、200ng 的溶液，作为对照品溶液。照原子吸收分光光度法（通则 0406 第一法），在 232.0nm 波长处分别测定，计算，含镍不得过 0.0005％。

重金属　取本品 1.0g，依法检查（通则 0821 第二法），含重金属不得过百万分之十。

砷盐　取本品 1.0g，置 150ml 锥形瓶中，加硫酸 5ml，加热完全炭化后，逐滴加入浓过氧化氢溶液（如发生大量泡沫，停止加热并旋转锥形瓶，防止未反应物在瓶底结块），直至溶液无色。放冷，小心加水 10ml，再加热至三氧化硫气体出现，放冷，缓缓加水适量使成 28ml，依法检查（通则 0822 第一法），应符合规定（0.0002％）。

脂肪酸组成　取本品 0.1g，置 50ml 锥形瓶中，加 0.5mol/L 氢氧化钠甲醇溶液 2ml，在 65℃水浴中加热回流约 30 分钟，放冷，加 15％三氟化硼甲醇溶液 2ml，再在 65℃水浴中加热回流 30 分钟，放冷，加正庚烷 4ml，继续在 65℃水浴中加热回流 5 分钟后，放冷，加饱和氯化钠溶液 10ml，摇匀，

静置使分层，取上层液 2ml，用水洗涤 3 次，每次 2ml，上层液经无水硫酸钠干燥，作为供试品溶液。

照气相色谱法（通则 0521）测定，以键合聚乙二醇（或极性相近）为固定液的毛细管柱为色谱柱，起始温度为 230℃，维持 11 分钟，以每分钟 5℃的速率升温至 250℃，维持 10 分钟；进样口温度为 260℃；检测器温度为 270℃。

分别取棕榈酸甲酯、硬脂酸甲酯、花生酸甲酯、12-氧硬脂酸甲酯与 12-羟基硬脂酸甲酯对照品，加正庚烷溶解并稀释制成每 1ml 中各含 0.1mg 的溶液，取 1μl 注入气相色谱仪，记录色谱图，理论板数按 12-羟基硬脂酸甲酯峰计算不低于 10 000，各色谱峰的分离度应符合要求。

取供试品溶液 1μl 注入气相色谱仪，记录色谱图，按面积归一化法计算，含棕榈酸不得过 2.0％，硬脂酸应为 7.0％～14.0％，花生酸不得过 1.0％，12-氧硬脂酸不得过 5.0％，12-羟基硬脂酸应为 78.0％～91.0％，其他脂肪酸不得过 3.0％。

【类别】乳化剂和软膏基质等。

【贮藏】遮光，密闭保存。

氢氧化钠

Qingyanghuana

Sodium Hydroxide

$$NaOH\qquad 40.00$$
$$[1310\text{-}73\text{-}2]$$

本品含总碱量以氢氧化钠（NaOH）计算，应为 97.0％～100.5％；总碱量中含碳酸钠（Na_2CO_3）不得过 2.0％。

【性状】本品为白色干燥颗粒、块、棒或薄片；质坚脆。本品在水中易溶。

【鉴别】本品的水溶液显钠盐的鉴别反应（通则 0301）。

【检查】溶液的澄清度与颜色　取本品 1.0g，加水 20ml 使溶解，依法检查（通则 0901 与通则 0902），溶液应澄清无色。

氯化物　取本品 0.50g，依法检查（通则 0801），与标准氯化钠溶液 10.0ml 制成的对照液比较，不得更浓（0.02％）。

硫酸盐　取本品 1.0g，依法检查（通则 0802），与标准硫酸钾溶液 1.5ml 制成的对照液比较，不得更浓（0.015％）。

钾盐　取本品 0.10g，用水溶解并稀释至 40ml，取上述溶液 4.0ml，加稀醋酸 1ml，混匀，加四苯硼钠溶液（取四苯硼钠 1g，加水 30ml 使溶解，过滤后使用）5.0ml，立即振摇，放置 10 分钟，如显浑浊，与对照溶液（精密称取氯化钾 9.5mg，用水溶解并稀释至 1000ml，取上述溶液 4.0ml 加稀醋酸 1ml，混匀后，同法操作）比较，不得更深（0.2％）。

铝盐　取本品 1.0g，加水适量溶解，加盐酸溶液（1→2）使成中性后，用水稀释至 20ml，加 30％醋酸溶液 2ml 与

10%抗坏血酸溶液 2ml，摇匀，加醋酸-醋酸铵缓冲液（pH 4.5）20ml 与玫红三羧酸铵溶液（称取玫红三羧酸铵 0.25g 与阿拉伯胶 5g，加水 250ml，温热溶解，加醋酸铵 87g，溶解后，加盐酸 50ml，加水稀释至 500ml）3ml，加水稀释至 50ml，摇匀，放置 15 分钟，与标准铝溶液［精密称取硫酸铝钾 1.759g，置 1000ml 量瓶中，加水适量溶解，加硫酸溶液（1→4）10ml，加水稀释至刻度，摇匀，即得。每 1ml 相当于 0.1mg Al］0.5ml 制成的对照溶液比较，不得更深（0.005%）。

铁盐　取本品 1.0g，加水 10ml 与盐酸 2.5ml 溶解后，加水溶解使成 25ml，依法检查（通则 0807），与标准铁溶液 1.0ml 制成的对照液比较，不得更深（0.001%）。

重金属　取本品 1.0g，加水 5ml 与稀盐酸 11ml 溶解后，煮沸，放冷，加酚酞指示液 1 滴与氨试液适量至溶液显淡红色，加醋酸盐缓冲液（pH 3.5）2ml 与水适量使成 25ml，依法检查（通则 0821 第一法），含重金属不得过百万分之二十。

【含量测定】　取本品 1.5g，精密称定，加新沸放冷的水 40ml 使溶解，放冷至室温，加酚酞指示液 3 滴，用硫酸滴定液（0.5mol/L）滴定至红色消失，记录消耗硫酸滴定液的体积，再加甲基橙指示液 2 滴，继续滴加硫酸滴定液至显持续的橙红色。根据消耗硫酸滴定液的体积，算出供试量中的总碱量（作为 NaOH 计算），并根据加甲基橙指示液后消耗硫酸滴定液的体积，算出供试量中 Na_2CO_3 的含量。每 1ml 硫酸滴定液（0.5mol/L）相当于 40.00mg 的 NaOH 或 106.0mg 的 Na_2CO_3。

【类别】　pH 调节剂。

【贮藏】　密封保存。

注：本品折断面显结晶性；引湿性强，在空气中易吸收二氧化碳。

氢氧化钾

Qingyanghuajia

Potassium Hydroxide

KOH　56.11

[1310-58-3]

本品通过氯化钾电解制得。含 KOH 不得少于 85.0%。

【性状】　本品为白色的固体，呈小丸状、薄片状、棒状或其他形状；质坚、脆，具有结晶断裂面。

本品在水中极易溶解，在乙醇中易溶。

【鉴别】　(1) 取本品 50mg，加水 500ml 溶解，溶液呈碱性。

(2) 本品的水溶液显钾盐的鉴别反应（通则 0301）。

【检查】溶液的澄清度与颜色　取本品 5g，加新沸放冷的水 50ml 使溶解，依法检查（通则 0901 与通则 0902），溶液应澄清无色。

氯化物　取含量测定项下的供试品溶液 5ml，滴加硝酸使成中性，加水至 25ml，依法检查（通则 0801），与标准氯化钠溶液 2.0ml 制成的对照液比较，不得更浓（0.01%）。

硫酸盐　取本品 2.0g，加水适量使溶解，加盐酸溶液（1→2）使成中性，加水至 40ml，再加上述盐酸溶液 5ml，依法检查（通则 0802），与标准硫酸钾溶液 1.0ml 制成的对照液比较，不得更浓（0.005%）。

碳酸盐　按含量测定项下测得的碳酸钾（K_2CO_3）含量计算，不得过 2.0%。

磷酸盐　取本品 0.5g，加水适量使溶解，滴加硝酸使成显著酸性，加水至 100ml，加钼酸铵硫酸试液 4ml 与氯化亚锡试液 0.1ml，充分振摇，放置 10 分钟，与标准磷酸盐溶液（精密称取磷酸二氢钾 143mg，置 1000ml 量瓶中，加水溶解并稀释至刻度，摇匀。临用前精密量取 5ml，置 100ml 量瓶中，用水稀释至刻度，摇匀，即得。每 1ml 相当于 $5\mu g$ 的 PO_4）2.0ml 制成的对照液比较，不得更深（0.002%）。

钠　取本品 2.0g，置 250ml 量瓶中，加水适量使溶解，加盐酸溶液（1→2）使成中性后，用水稀释至刻度，摇匀，精密量取 1.0ml，共 4 份，分别置 4 只 100ml 量瓶中，分别精密加入标准钠溶液（每 1ml 相当于 1mg 的 Na）0、0.1ml、0.2ml、0.3ml，用水稀释至刻度，摇匀。照原子吸收分光光度法（通则 0406 第二法），在 589nm 波长处分别测定，计算，含钠不得过 1.0%。

铝盐　取本品 1.0g，加水适量使溶解，加盐酸溶液（1→2）使成中性后，用水稀释至 20ml，加 30%醋酸溶液 2ml 与 10%抗坏血酸溶液 2ml，摇匀，加醋酸-醋酸铵缓冲液（pH 4.5）20ml 与玫红三羧酸铵溶液（称取玫红三羧酸铵 0.25g 与阿拉伯胶 5g，加水 250ml，温热溶解，加醋酸铵 87g，溶解后，加盐酸 50ml，加水稀释至 500ml）3ml，加水稀释至 50ml，摇匀，放置 15 分钟，与标准铝溶液［精密称取硫酸铝钾 1.759g，置 1000ml 量瓶中，加水适量溶解，加硫酸溶液（1→4）10ml，用水稀释至刻度，摇匀，即得。每 1ml 相当于 0.1mg 的 Al］0.5ml 制成的对照液比较，不得更深（0.005%）。

铁盐　取本品 1.0g，加水 10ml 溶解后，加盐酸溶液（1→2）调节 pH 值至 2，加水至 25ml，依法检查（通则 0807），与标准铁溶液 1.0ml 制成的对照液比较，不得更深（0.001%）。

重金属　取本品 1.0g，加水适量使溶解，加硝酸 2ml，水浴蒸干，取残渣加水适量使溶解，用 0.1mol/L 氢氧化钠溶液调节 pH 值至 4，加水至 20ml，加醋酸盐缓冲液（pH 3.5）2ml，再加水稀释至 25ml，依法检查（通则 0821 第一法），含重金属不得过百万分之二十。

【含量测定】　取本品 10g，迅速精密称定，置 250ml 量瓶中，加新沸放冷的水适量溶解后，放冷至室温，用水稀释至刻度，摇匀，精密量取 50ml，置 500ml 具塞锥形瓶中，加新沸放冷的水 95ml 与 10%氯化钡溶液 5ml，密塞，摇匀，放置 15 分钟，加酚酞指示液 2 滴，用盐酸滴定液（1mol/L）滴定至溶液红色消失，记录消耗盐酸滴定液（1mol/L）的体积（V_1），再加甲基红-溴甲酚绿混合指示液 10 滴，继续用盐酸滴定液（1mol/L）滴定至溶液由绿色变为暗红色，煮沸 2

分钟，冷却后，再滴定至溶液显暗红色。记录消耗盐酸滴定液（1mol/L）的体积（V_2）。根据消耗体积（V_1），算出供试品中 KOH 的含量，并根据加甲基红-溴甲酚绿混合指示液后消耗的体积（V_2-V_1），算出供试量中 K_2CO_3 的含量。每 1ml 盐酸滴定液（1mol/L）相当于 56.11mg 的 KOH 或相当于 69.10mg 的 K_2CO_3。

【类别】pH 调节剂。

【贮藏】密封保存。

注：本品易吸收空气中水分与二氧化碳。

氢 氧 化 铝

Qingyanghualü

Dried Aluminum Hydroxide

本品为以氢氧化铝为主要成分的混合物，可含有一定量的碳酸盐，含氢氧化铝 $Al(OH)_3$ 不得少于 76.5%。

【性状】本品为白色粉末。

本品在水中或乙醇中不溶；在 10mol/L 的氢氧化钠溶液中溶解。

【鉴别】取本品约 0.5g，加稀盐酸 10ml，加热溶解后，显铝盐的鉴别反应（通则 0301）。

【检查】碱度　取本品 1.0g，加水 25ml，摇匀，离心，取上清液，立即依法测定（通则 0631），pH 值应为 7.0~10.0。

溶液的澄清度与颜色　取本品 2.5g，加盐酸 15ml，水浴加热使溶解，放冷，用水稀释至 100ml。溶液如显浑浊，与 2 号浊度标准液（通则 0902 第一法）比较，不得更浓；如显色，与绿黄色 1 号标准比色液（通则 0901 第一法）比较，不得更深。

碱金属碳酸盐　取本品 0.20g，加新沸放冷的水 10ml，混匀后，滤过，滤液中加酚酞指示液 2 滴；如显粉红色，加盐酸滴定液（0.1mol/L）0.10ml，粉红色应消失。

氯化物　取本品 0.10g，加稀硝酸 6ml，煮沸溶解后，放冷，用水稀释成 20ml，滤过；取滤液 5ml，依法检查（通则 0801），与标准氯化钠溶液 5.0ml 制成的对照液比较，不得更浓（0.2%）。

硫酸盐　取本品 0.10g，加稀盐酸 3ml，煮沸溶解后，放冷，用水稀释成 50ml，滤过；取滤液 25ml，依法检查（通则 0802），与标准硫酸钾溶液 5.0ml 制成的对照液比较，不得更浓（1.0%）。

铅　取本品 0.2g 两份，精密称定，分别置 50ml 量瓶中，一份加硝酸溶液（10→100）约 40ml，超声 30 分钟，用硝酸溶液（10→100）稀释至刻度，摇匀，滤过，取续滤液，作为供试品溶液。

另一份中精密加标准铅溶液［精密量取铅单元素标准溶液适量，用硝酸溶液（10→100）定量稀释制成每 1ml 中含铅 $1\mu g$ 的溶液］1.0ml，同法操作，制备对照品溶液。

分别取供试品溶液和对照品溶液，照原子吸收分光光度法（通则 0406 第二法），以石墨炉为原子化器，在 283.3nm 的波长处分别测定吸光度，应符合规定（0.0005%）。

重金属　取本品 1.0g，加盐酸 5ml，置水浴上蒸发至干，再加水 5ml，搅匀，继续蒸发至近干时，搅拌使成干燥的粉末，加醋酸盐缓冲液（pH3.5）2ml 与水 10ml，微温溶解后，滤过，滤液中加水适量使成 25ml，依法检查（通则 0821 第一法），含重金属不得过百万分之三十。

【含量测定】取本品约 0.6g，精密称定，加盐酸与水各 10ml，煮沸溶解后，放冷，定量转移至 250ml 量瓶中，用水稀释至刻度，摇匀；精密量取 25ml，加氨试液中和至恰析出沉淀，再滴加稀盐酸至沉淀恰溶解为止，加醋酸-醋酸铵缓冲液（pH6.0）10ml，再精密加乙二胺四醋酸二钠滴定液（0.05mol/L）25ml，煮沸 3~5 分钟，放冷，加二甲酚橙指示液 1ml，用锌滴定液（0.05mol/L）滴定至溶液自黄色转变为红色，并将滴定的结果用空白试验校正。每 1ml 乙二胺四醋酸二钠滴定液（0.05mol/L）相当于 3.900mg 的 $Al(OH)_3$。

【类别】助流剂和稀释剂等。

【贮藏】密封保存。

【标示】应标明粒度或粒度分布、比表面积的标示值。

氢 氧 化 镁

Qingyanghuamei

Magnesium Hydroxide

$$Mg(OH)_2 \quad 58.32$$

$$[1309-42-8]$$

本品按干燥品计算，含 $Mg(OH)_2$ 不得少于 95.0%。

【性状】本品为白色或类白色粉末。

本品在水中不溶。

【鉴别】取本品 0.1g，加稀盐酸 2ml，溶解后，显镁盐的鉴别反应（通则 0301）。

【检查】碱度　取本品 2.0g，加水 100ml，煮沸 5 分钟，趁热滤过，放冷，滤液用水稀释至 100.0ml，精密量取溶液 50ml，以甲基红为指示剂，用硫酸滴定液（0.1mol/L）滴定，消耗硫酸滴定液（0.1mol/L）不得过 2.0ml。

溶液的颜色　取本品 1.0g，加醋酸 15ml 与水 5ml，煮沸 2 分钟，放冷，加水使成 20ml；如浑浊可滤过，溶液应无色；如显色，与棕红色 5 号标准比色液（通则 0901 第一法）比较，不得更深。

碳酸盐　取本品 0.10g，加新沸放冷的水 5ml，煮沸，放冷，加醋酸 5ml，不得泡沸。

氟化物　操作时使用塑料器皿。精密称取经 105℃ 干燥 4 小时的氟化钠 221mg，置 100ml 塑料量瓶中，加水适量使溶解，加缓冲液（取枸橼酸钠 73.5g，加水 250ml 使溶解，即得)50.0ml，加水稀释至刻度线，摇匀，即得氟标准贮备液(每 1ml 相当于 1mg 的氟)。或采用市售的氟离子标准溶液配制氟标准贮备液(1mg/ml)。

分别精密量取氟标准贮备液 60μl、200μl、300μl、400μl、600μl，置 100ml 量瓶中，加入缓冲液 50ml，用水稀释制成每 1ml 中含氟 0.6μg、2.0μg、3.0μg、4.0μg、6.0μg 的标准溶液。

以氟离子选择电极为指示电极，银-氯化银电极(以 3mol/L 氯化钾溶液为盐桥溶液)为参比电极，分别测量上述标准溶液的电位响应值(mV)。以氟离子浓度(μg/ml)的对数值(lgC)为 x 轴，以电位响应值为 y 轴，绘制标准曲线，计算斜率 S。

取本品 0.63g，置 250ml 量瓶中，加水 50ml 与盐酸 10ml，超声使溶解，加缓冲液 125ml，用水稀释至刻度，作为供试品溶液(临用新制)，同法制备空白溶液。

精密量取供试品溶液 100ml，置塑料量杯中，将指示电极和参比电极插入液面，搅拌，测定电位响应值 E_T。再加入至少 3 次氟标准贮备液(约每隔 1 分钟)，每次 200μl，分别读取每次的电位响应值 E_S，计算 $\Delta E = E_S - E_T$。

以 $10^{\frac{\Delta E}{S}}$ 为 y 轴，V_S(氟标准贮备液的加入量，ml) 为 x 轴，绘制标准曲线并计算回归方程，计算标准曲线在 x 轴上的截距 V_x，再根据以下公式计算 C_T。

$$C_T = -\frac{C_S V_x}{V_T}$$

式中　V_T 为待测溶液的体积，100ml；

C_T 为待测溶液的氟离子浓度，μg/ml；

C_S 为贮备液的氟离子浓度，μg/ml。

精密量取空白溶液 100ml，自"置塑料量杯中"起同法测定。根据以下公式计算供试品中氟元素含量。

$$氟元素含量 = 250 \times \frac{(C_{T_1} - C_{T_0}) \times 10^{-6}}{W} \times 100\%$$

式中　C_{T_1} 为供试品溶液的氟离子浓度，μg/ml；

C_{T_0} 为空白溶液的氟离子浓度，μg/ml；

W 为供试品的取样量，g；

本品含氟化物不得过 0.08%。

氯化物　取本品 5.0g，加醋酸 50ml 与水 50ml，加热使溶解，煮沸 2 分钟，放冷，滤过，滤渣用稀醋酸洗涤，合并滤液与洗液，置 100ml 量瓶中，用稀醋酸稀释至刻度，摇匀，作为供试品溶液。取供试品溶液 1.0ml，用水稀释至 25ml，依法检查(通则 0801)，与标准氯化钠溶液 5.0ml 制成的对照液比较，不得更浓(0.1%)。

硫酸盐　取氯化物项下供试品溶液 1.0ml，用水稀释至 20ml，依法检查(通则 0802)，与标准硫酸钾溶液 5.0ml 制成的对照液比较，不得更浓(1.0%)。

酸中不溶物　取本品 2.0g，加盐酸 25ml，置水浴中加热使溶解，加水 100ml，用经 105℃ 干燥至恒重的 G4 垂熔坩埚滤过，滤渣用水洗涤至洗液不显氯化物的反应，在

105℃ 干燥至恒重，遗留残渣不得过 2.0mg(0.10%)。

可溶性盐　精密量取碱度检查项下的溶液 25ml，蒸干后在 105℃ 干燥 3 小时，遗留残渣不得过 10mg(2.0%)。

干燥失重　取本品，在 150℃ 干燥 2 小时，减失重量不得过 2.0%(通则 0831)。

炽灼失重　取本品，800℃ 炽灼至恒重，减失重量应在 30.0%～33.0%。

钙　取本品 0.10g，加盐酸溶液(1→10)15ml，搅拌，溶解(必要时加热)，转移至 100ml 量瓶中，加镧溶液(取氧化镧 11.73g，加水 80ml，边搅拌边加入盐酸 50ml，溶解后加水至 200ml，摇匀)2ml，加水稀释至刻度，摇匀，作为供试品溶液。

同法制备空白溶液。

精密量取钙标准溶液(1000μg/ml)0、0.1ml、0.5ml、1.0ml、1.5ml，分别置 100ml 量瓶中，加镧溶液 2ml，加盐酸溶液(1→10)4ml，加水至刻度，摇匀(每 1ml 中分别含钙 0、1.0μg、5.0μg、10.0μg、15.0μg)，作为对照品溶液。

取上述空白溶液、供试品溶液和对照品溶液，照原子吸收分光光度法(通则 0406 第一法)测定，用钙-空心阴极灯，空气-乙炔火焰，在 422.7nm 的波长处测定，含钙不得过 1.5%。

铅　取本品 0.5g 两份，精密称定，分别置 50ml 量瓶中，一份加硝酸溶液(3→100)约 30ml，超声使溶解，用硝酸溶液(3→100)稀释至刻度，摇匀，作为供试品溶液。

另一份中精密加标准铅溶液[精密量取铅单元素标准溶液适量，用硝酸溶液(3→100)定量稀释制成每 1ml 中含铅 1μg 的溶液]0.75ml，同法操作，制备对照品溶液。

分别精密量取供试品溶液和对照品溶液各 1ml，精密加含 1% 磷酸二氢铵和 0.2% 硝酸镁的溶液 0.5ml，混匀，精密吸取 20μl 注入石墨炉原子化器(磷酸二氢铵和 0.2% 硝酸镁的溶液也可通过仪器在线加入)，照原子吸收分光光度法(通则 0406 第二法)，在 283.3nm 的波长处分别测定，应符合规定(0.000 15%)。

铁盐　取本品 50mg，用稀盐酸 2ml 与水 23ml 溶解后，依法检查(通则 0807)，与标准铁溶液 2.5ml 制成的对照液比较，不得更深(0.05%)。

重金属　取本品 1.0g，用稀盐酸 15ml 溶解后，置水浴上蒸干，加水 20ml，溶解，滤过，取滤液依法检查(通则 0821 第一法)，含重金属不得过百万分之二十。

砷盐　取本品 1.33g，加盐酸 10ml 与水 18ml 使溶解，依法检查(通则 0822 第一法)，应符合规定(0.000 15%)。

【含量测定】　取本品约 75mg，精密称定，加稀盐酸 2ml，振摇使溶解，加水 100ml，用 1mol/L 的氢氧化钠溶液调节 pH 值至 7.0，加氨-氯化铵缓冲液(pH 10.0)5ml，加铬黑 T 指示剂少许，用乙二胺四醋酸二钠滴定液(0.05mol/L)滴定至纯蓝色。每 1ml 乙二胺四醋酸二钠滴定液(0.05mol/L)相当于 2.916mg Mg(OH)$_2$。

【类别】　填充剂和 pH 调节剂。

【贮藏】密封保存。

【标示】应标明粒度或粒度分布、堆密度、振实密度的标示值。

香 草 醛

Xiangcaoquan

Vanillin

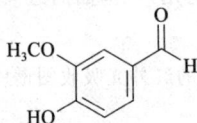

$C_8H_8O_3$　152.15

[121-33-5]

本品为 4-羟基-3-甲氧基苯甲醛。按干燥品计算，含 $C_8H_8O_3$ 不得少于 99.0%。

【性状】本品为白色至微黄色针状或片状结晶或结晶性粉末。

本品在甲醇或乙醇中易溶，在水中微溶。

熔点　本品的熔点(通则 0612)为 81~84℃。

【鉴别】(1)在有关物质项下记录的色谱图中，供试品溶液主峰的保留时间应与对照品溶液主峰的保留时间一致。

(2)本品的红外光吸收图谱应与对照品的图谱一致(通则 0402)。

【检查】**乙醇溶液的澄清度与颜色**　取本品 1.0g，加乙醇 20ml 溶解后，溶液应澄清无色(通则 0901 与通则 0902)；如显色，与橙黄色 2 号标准比色液比较，不得更深(通则 0901 第一法)。

有关物质　避光操作。取本品与香草醛对照品各适量，分别加甲醇溶解并稀释制成每 1ml 中约含 1mg 的溶液，作为供试品溶液与对照品溶液(临用新制)。

照气相色谱法(通则 0521)测定，以聚二甲基硅氧烷(或极性相近)为固定液的毛细管柱为色谱柱；柱温为 170℃；进样口温度为 240℃；检测器温度为 240℃。

精密量取对照品溶液 1μl，注入气相色谱仪，记录色谱图，理论板数按香草醛峰计算不低于 5000。

精密量取供试品溶液 1μl，注入气相色谱仪，记录色谱图至主峰保留时间的 3 倍。

供试品溶液色谱图中如有杂质峰，各峰的分离度均应符合要求。

按面积归一化法计算，各杂质峰面积之和不得大于总峰面积的 0.5%。

干燥失重　取本品，以五氧化二磷为干燥剂，减压干燥 3 小时，减失重量不得过 1.0%(通则 0831)。

炽灼残渣　取本品 1.0g，依法检查(通则 0841)，遗留残渣不得过 0.05%。

重金属　取炽灼残渣项下遗留的残渣，依法检查(通则 0821 第二法)，含重金属不得过百万分之十。

【含量测定】避光操作。取本品约 0.25g，精密称定，加中性乙醇 80ml 溶解后，加酚酞指示液 3 滴，用氢氧化钠滴定液(0.1mol/L)滴定。每 1ml 氢氧化钠滴定液(0.1mol/L)相当于 15.21mg 的 $C_8H_8O_3$。

【类别】矫味剂和芳香剂等。

【贮藏】密闭，在凉暗、干燥处保存。

注：①本品别名香兰素。②本品对光不稳定。

重质碳酸镁

Zhongzhi Tansuanmei

Heavy Magnesium Carbonate

本品为水合碱式碳酸镁。含碳酸镁以氧化镁(MgO)计，应为 40.0%~43.5%。

【性状】本品为白色或类白色粉末或颗粒状粉末。

本品在水或乙醇中几乎不溶。

【鉴别】取本品，加稀盐酸即泡沸溶解；溶液显镁盐的鉴别反应(通则 0301)。

【检查】**堆密度**　取本品适量，依法检查(通则 0993，1 第一法)，应不少于 0.25g/ml。

酸性溶液的颜色　取本品 1.0g，加冰醋酸溶液(6→50) 20ml，超声使溶解，必要时滤过，溶液应无色；如显色，与黄绿色 2 号标准比色液(通则 0901 第一法)比较，不得更深。

氯化物　取本品 5.0g，加水 20ml 与醋酸 30ml 溶解，煮沸 2 分钟，放冷，滤过，滤渣用稀醋酸洗涤，合并洗液与滤液，用稀醋酸稀释至 50ml，摇匀，作为供试品溶液。精密量取 2ml，加水使成 25ml，依法检查(通则 0801)，与标准氯化钠溶液 7.0ml 制成的对照液比较，不得更浓(0.035%)。

硫酸盐　精密量取氯化物项下的供试品溶液 1ml，用水稀释使成 25ml，精密量取 10ml，依法检查(通则 0802)，与标准硫酸钾溶液 2.0ml 制成的对照液比较，不得更浓(0.5%)。

氧化钙　取 105℃干燥 2 小时的本品约 0.125g，精密称定，置 100ml 量瓶中，加入盐酸溶液(1→10)15ml 使溶解，再加入镧溶液(取氧化镧 58.65g，加水 400ml，边搅拌边加入盐酸 250ml，溶解后加水稀释至 1000ml)2ml，用水稀释至刻度，摇匀，作为供试品溶液。

同法制备空白溶液。

精密量取钙标准溶液适量，用水定量稀释制成每 1ml 中约含钙 100μg 的溶液，分别精密量取 1ml、5ml、10ml 与 15ml 置于 100ml 量瓶中，加入盐酸溶液(1→10)15ml

与镧溶液 2ml，用水稀释至刻度，摇匀，作为对照品溶液。

取空白溶液、供试品溶液与对照品溶液，照原子吸收分光光度法测定（通则 0406 第一法），以火焰为原子化器，在 422.7nm 的波长处测定，计算，即得。含钙按氧化钙计，不得过 0.6%。

可溶性盐　取本品 1.0g，加水 50ml，煮沸 5 分钟，滤过，滤液置水浴上蒸干，并在 105℃ 干燥 1 小时，遗留残渣不得过 10mg（1.0%）。

酸中不溶物　取本品 5.0g，加水 75ml，再分次加少量盐酸，随加随搅拌至不再溶解，煮沸 5 分钟，用定量滤纸滤过，滤渣用水洗涤至洗液不再显氯化物的反应，炽灼至恒重，遗留残渣不得过 2.5mg（0.05%）。

铁盐　取本品 0.25g，加稀硝酸 5ml，煮沸 1 分钟，放冷，用水稀释使成 35ml，依法检查（通则 0807），与标准铁溶液 5.0ml 制成的对照液比较，不得更深（0.02%）。

重金属　精密量取氯化物项下的供试品溶液 5ml，加酚酞指示液 1 滴与氨试液适量至溶液显淡红色，加醋酸盐缓冲液（pH 3.5）2ml 与水适量使成 25ml，加抗坏血酸 0.5g 溶解后，依法检查（通则 0821 第一法），放置 5 分钟比色，含重金属不得过百万分之三十。

【含量测定】取本品约 1.0g，精密称定，加水 5ml 使湿润，精密加硫酸滴定液（0.5mol/L）30ml 溶解后，加甲基橙指示液 1 滴，用氢氧化钠滴定液（1mol/L）滴定，并将滴定的结果用空白试验校正。根据消耗的硫酸量，减去混有氧化钙（CaO）应消耗的硫酸量，即得。每 1ml 硫酸滴定液（0.5mol/L）相当于 20.15mg 的 MgO 或 28.04mg 的 CaO。

【类别】填充剂、pH 调节剂和吸收剂等。

【贮藏】密闭保存。

注：本品能使水显弱碱性。

胆 固 醇

Danguchun

Cholesterol

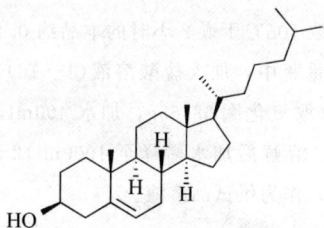

$C_{27}H_{46}O$　386.66

[57-88-5]

本品为胆甾-5 烯-3β-醇。按干燥品计算，含胆固醇

$(C_{27}H_{46}O)$ 应为 95.0%～102.0%；若为供注射用，按干燥品计算，含胆固醇 $(C_{27}H_{46}O)$ 应为 97.0%～102.0%。

【性状】本品为白色或类白色结晶性粉末或块状结晶。

本品在乙醚中溶解，在丙酮、乙酸乙酯中略溶，在乙醇中微溶，在水中不溶。

熔点　本品的熔点（通则 0612）为 147～150℃。

比旋度　取本品，精密称定，加二氧六环溶解并定量稀释制成每 1ml 中含 20mg 的溶液，依法测定（通则 0621），比旋度应为 −34° 至 −38°。

过氧化值（供注射用）　本品的过氧化值（通则 0713）不得过 10。

【鉴别】（1）本品的红外光吸收图谱应与对照品的图谱一致（通则 0402）。

（2）在含量测定项下记录的色谱图中，供试品溶液主峰的保留时间应与对照品溶液主峰的保留时间一致。

【检查】酸度　取本品 1.0g，置具塞锥形瓶中，加乙醚 10ml 溶解后，精密加入 0.1mol/L 氢氧化钠溶液 10ml，振摇约 1 分钟，缓缓加热除去乙醚，煮沸 5 分钟，放冷，加水 10ml，在磁力搅拌下加酚酞指示液 2 滴，用硫酸滴定（0.05mol/L）滴定至粉红色消失，同时做空白试验。空白试验消耗的硫酸滴定液毫升数与供试品消耗的硫酸滴定液毫升数之差不得过 0.3ml。

乙醇中不溶物　取本品 0.5g，加乙醇 50ml，温热使溶解后，静置 2 小时，不得产生沉淀或浑浊。

有关物质（植物来源且供注射用）　取本品适量，精密称定，加衍生化溶液[含 1% 三甲基氯硅烷的 N,O-双（三甲基硅基）三氟乙酰胺溶液-无水吡啶（40∶60）]超声溶解并定量稀释制成每 1ml 中约含 25mg 的溶液，摇匀，室温放置 30 分钟，作为供试品溶液。

精密量取供试品溶液适量，用衍生化溶液定量稀释制成每 1ml 中约含 125μg 的溶液，作为对照溶液。

照气相色谱法（通则 0521）测定，以 50% 苯基-50% 甲基聚硅氧烷（或极性相近）为固定液的毛细管柱为色谱柱；起始温度为 250℃，以每分钟 6℃ 的速率升温至 280℃，维持 30 分钟；进样口温度为 280℃；检测器温度为 280℃。

精密量取供试品溶液和对照溶液各 1μl，分别注入气相色谱仪，记录色谱图，对照溶液色谱图中主峰理论板数应不小于 5000。

供试品溶液色谱图中如有杂质峰，单个杂质峰面积不得大于对照溶液主峰面积（0.5%），各杂质峰面积的和不得大于对照溶液主峰面积的 2 倍（1.0%）。

其他甾醇（供注射用）　照含量测定项下的方法测定，供试品溶液的色谱图中除溶剂峰与内标溶液引入峰外，如有其他杂质峰，相对保留时间小于或等于胆固醇保留时间 1.5 倍的其他甾醇总量不得过主峰峰面积的 2.0%（非猪脑来源）或 3.0%（猪脑来源）。供试品溶液色谱图中小于或等于 0.05%

的峰忽略不计。

苯甲酰脲(羊毛脂来源且供注射用)　取本品 1.0g，精密称定，置碘量瓶中，加正庚烷 200ml，磁力搅拌使溶解，全部转移至带有聚四氟乙烯活塞的分液漏斗中，加乙腈 10ml 振摇，静置使分层，收集下层乙腈提取液，在分液漏斗中再加乙腈 10ml 振摇，静置使分层，收集并合并 2 次乙腈提取液，用旋转蒸发仪蒸干后，精密加入乙腈-水(1:1)1.0ml 溶解残渣，超声 5 分钟使溶解，以每分钟 4000 转的速率离心 5 分钟，取上清液过滤，作为供试品溶液。

另取二氟脲与杀铃脲各适量，精密称定，加乙腈溶解并定量稀释制成每 1ml 中各约含 0.1μg 的溶液，作为对照贮备液；精密量取 5ml，置 10ml 量瓶中，用水稀释至刻度，摇匀，作为对照溶液(1)。

另取本品 1.0g，精密称定，置碘量瓶中，加正庚烷 200ml，磁力搅拌使溶解，全部转移至带有聚四氟乙烯活塞的分液漏斗中，加对照贮备液 0.5ml 与乙腈 9.5ml 振摇，静置使分层，收集下层乙腈提取液，在分液漏斗中再加乙腈 10ml 振摇，静置使分层，收集并合并 2 次乙腈提取液，用旋转蒸发仪蒸干后，精密加入乙腈-水(1:1)1.0ml 溶解残渣，超声 5 分钟使溶解，以每分钟 4000 转的速率离心 5 分钟，取上清液过滤，作为对照溶液(2)。

取对照溶液(1)3ml，用乙腈-水(1:1)稀释至 10ml，摇匀，作为灵敏度溶液。

照高效液相色谱法(通则 0512)测定，以十八烷基硅烷键合硅胶为填充剂；以乙腈-水(1:1)为流动相 A，以乙腈为流动相 B，按下表进行梯度洗脱；检测波长为 254nm。

时间(分钟)	流动相A(%)	流动相B(%)
0.0	100	0
20.0	100	0
20.5	0	100
30.0	0	100
30.5	100	0
40.0	100	0

取灵敏度溶液 100μl 注入液相色谱仪，杀铃脲峰峰高的信噪比应大于 5。

精密量取供试品溶液、对照溶液(1)与对照溶液(2)各 100μl，分别注入液相色谱仪，记录色谱图。供试品溶液的色谱图中如有与对照溶液(1)中二氟脲峰和杀铃脲峰保留时间一致的色谱峰，其峰面积均不得大于对照溶液(2)中的相应峰面积的 0.5 倍(0.000 005%)。

干燥失重　取本品，在 105℃ 干燥至恒重，减失重量不得过 0.3%；若为供注射用，减失重量不得过 0.1%(通则 0831)。

炽灼残渣　取本品 1g，依法检查(通则 0841)，遗留残渣不得过 0.1%。

细菌内毒素(供注射用)　取本品，加无水乙醇溶解至 20mg/ml(必要时加热到 60℃ 加快溶解)，用 0.5mg/ml 聚氧乙烯(35)蓖麻油水溶液稀释成 10mg/ml，再用 1.0 mg/ml 聚氧乙烯(35)蓖麻油水溶液稀释，选择灵敏度为 0.06EU/ml 的鲎试剂，依法检查(通则 1143)，每 1mg 胆固醇(供注射用)中含内毒素的量应小于标示值。

微生物限度(供注射用)　取本品，依法检查(通则 1105 与通则 1106)，每 1g 供试品中需氧菌总数不得过 10^2 cfu。

【含量测定】　照气相色谱法(通则 0521)测定。

色谱条件与系统适用性试验　以 5% 苯基-95% 甲基聚硅氧烷(或极性相近)为固定液的毛细管柱，柱温为 275℃；进样口温度为 285℃；检测器温度为 300℃；载气为氮气，载气流速为每分钟 1.2ml。胆固醇峰与内标峰的分离度应不小于 10.0。

内标溶液的制备　取孕烯醇酮异丁酸酯适量，加正庚烷溶解并定量稀释制成每 1ml 中约含 1mg 的溶液，即得。

测定法　避光操作。取本品约 25mg，精密称定，置 25ml 量瓶中，加内标溶液溶解并稀释至刻度，摇匀，作为供试品溶液，精密量取 1μl 注入气相色谱仪，记录色谱图。

另取胆固醇对照品，同法测定。按内标法以峰面积计算，即得。

【类别】　乳化剂。

【贮藏】　遮光，密封保存。

【标示】　①应标明本品的来源，动物或植物来源；若为动物来源，还应标明使用的物种和组织，如猪脑、鸡蛋黄、羊毛脂、牛脊髓等。②若为牛源性的胆固醇，应提供 TSE/BSE 潜在风险声明。

注：①应标明每 1mg 胆固醇(供注射用)中含内毒素的标示值。②为满足制剂安全性和有效性要求，必要时，可对本品中的元素杂质镍进行控制。

亮 氨 酸

Liang'ansuan

Leucine

见二部品种正文。

【类别】　抗氧剂和增溶剂等。

活性炭(供注射用)

Huoxingtan (Gongzhusheyong)

Activated Charcoal (For Injection)

[7440-44-0]

本品系由木炭、各种果壳和优质煤等作为原料,通过物理和化学方法对原料进行破碎、过筛、催化剂活化、漂洗、烘干和筛选等一系列工序加工制造而成具有很强吸附能力的多孔疏松物质。

【性状】　本品为黑色粉末;无砂性。

【鉴别】　取本品 0.1g,置耐热玻璃管中,在缓缓通入压缩空气的同时,在放置样品的玻璃管处,用酒精灯加热灼烧(注意不应产生明火),产生的气体通入氢氧化钙试液中,即生成白色沉淀。

【检查】酸碱度　取本品 2.5g,加水 50ml,煮沸 5 分钟,放冷,滤过,滤渣用水洗涤,合并滤液与洗液使成50ml;滤液应澄清,遇石蕊试纸应显中性反应。

氯化物　取酸碱度项下的滤液 10ml,加水稀释成200ml,摇匀;分取 20ml,依法检查(通则 0801),与标准氯化钠溶液 5.0ml 制成的对照液比较,不得更浓(0.1%)。

硫酸盐　取酸碱度项下剩余的滤液 20ml,依法检查(通则 0802),与标准硫酸钾溶液 5.0ml 制成的对照液比较,不得更浓(0.05%)。

未炭化物　取本品 0.25g,加氢氧化钠试液 10ml,煮沸,滤过;滤液如显色,与对照液(取比色用氯化钴液 0.3ml,比色用重铬酸钾液 0.2ml,水 9.5ml 混合制成)比较,不得更深。

硫化物　取本品 0.5g,加水 20ml 与盐酸 5ml,煮沸,蒸气不能使湿润的醋酸铅试纸变黑。

氰化物　取本品 5g,置蒸馏瓶中,加水 50ml 与酒石酸2g,蒸馏,馏出液置于冰水浴的吸收液吸收,吸收液为氢氧化钠试液 2ml 和水 10ml,蒸馏出约 25ml 馏出液,加水稀释至 50ml,加入 12 滴硫酸亚铁试液,加热至几乎沸腾,放冷,加盐酸 1ml,溶液应不变蓝。

乙醇中溶解物　取本品 2.0g,加乙醇 50ml 煮沸回流 10分钟,立即滤过,滤液用乙醇稀释至 50ml,取滤液 40ml,105℃ 干燥至恒重,遗留残渣不得过 8mg。

荧光物质　取本品 10.0g,置蒸馏瓶中,加入 100ml 环己烷,蒸馏 2 小时,馏出液用环己烷稀释至 100ml,作为供试品溶液。取奎宁对照品,精密称定,加 0.005mol/L 的硫酸溶液溶解并定量稀释制成每 1ml 中含奎宁 83ng 的对照品溶液,取上述对照品和供试品溶液置紫外光灯(365nm)下检视,供试品溶液产生的荧光应不得强于对照品溶液。

酸中溶解物　取本品 1.0g,加水 20ml 与盐酸 5ml,煮沸 5 分钟,滤过,滤渣用热水 10ml 洗净,合并滤液与洗液,加硫酸 1ml,蒸干后,炽灼至恒重,遗留残渣不得过8mg。

干燥失重　取本品,在 120℃ 干燥至恒重,减失重量不得过 10.0%(通则 0831)。

炽灼残渣　取本品约 0.50g,加乙醇 2～3 滴湿润后,依法检查(通则 0841),遗留残渣不得过 3.0%。

铁盐　取本品 1.0g,加 1mol/L 盐酸溶液 25ml,煮沸 5分钟,放冷,滤过,用热水 30ml 分次洗涤残渣,合并滤液与洗液加水至 100ml,摇匀;精密量取 5ml,置 50ml 纳氏比色管中,依法检查(通则 0807),与标准铁溶液 1.0ml 制成的对照液比较,不得更深(0.02%)。

锌盐　取本品 1.0g,加水 25ml,煮沸 5 分钟,放冷,滤过,用热水 30ml 分次洗涤残渣,合并滤液与洗液,加水至 100ml,摇匀;精密量取 10ml,置 50ml 纳氏比色管中,加抗坏血酸 0.5g,加盐酸溶液(1→2)4ml 与亚铁氰化钾试液3ml,加水稀释至刻度,摇匀,如发生浑浊,与标准锌溶液[精密称取硫酸锌(ZnSO$_4$·7H$_2$O)44mg,置 100ml 量瓶中,加水溶解并稀释至刻度,摇匀,精密量取 10ml,置另一100ml 量瓶中,加水稀释至刻度,摇匀,即得。每 1ml 相当于 10μg 的 Zn]0.5ml 用同一方法制成的对照液比较,不得更浓(0.005%)。

重金属　取本品 1.0g,加稀盐酸 10ml 与溴试液 5ml,煮沸 5 分钟,滤过、滤渣用沸水 35ml 洗涤,合并滤液与洗液,加水至 50ml,摇匀;分取 20ml,加酚酞指示液 1 滴,并滴加氨试液至溶液显淡红色,加醋酸盐缓冲液(pH 3.5)2ml 与水适量至 25ml,加抗坏血酸 0.5g 溶解后,依法检查(通则 0821 第一法),5 分钟时比色,含重金属不得过百万分之三十。

吸着力　(1)取干燥至恒重的本品 1.0g,加 0.12% 硫酸奎宁溶液 100ml,在室温不低于 20℃ 下,用力振摇 5 分钟,立即用干燥的中速滤纸滤过,分取续滤液 10ml,加盐酸 1滴与碘化汞钾试液 5 滴,不得发生浑浊。

(2)取两个 100ml 具塞量筒,一筒加干燥至恒重的本品0.25g,再分别精密加入 0.1% 亚甲蓝溶液各 50ml,密塞,在室温不低于 20℃ 下,强力振摇 5 分钟,将两筒中的溶液分别用干燥的中速滤纸滤过,精密量取续滤液各 25ml,分别置两个 250ml 量瓶中,各加 10% 醋酸钠溶液 50ml,摇匀后,在不断旋动下,精密加碘滴定液(0.05mol/L)35ml,密塞,摇匀,放置,每隔 10 分钟强力振摇 1 次,50 分钟后,用水稀释至刻度,摇匀,放置 10 分钟,分别用干燥滤纸滤过,精密量取续滤液各 100ml,分别用硫代硫酸钠滴定液(0.1mol/L)滴定。两者消耗碘滴定液(0.05mol/L)相差不得少于 1.4ml。

微生物限度　取本品,依法检查(通则 1105 与通则 1106),每 1g 供试品中需氧菌总数不得过 10^3 cfu,霉菌和酵

母菌总数不得过 10^2 cfu，不得检出大肠埃希菌；每 10g 供试品中不得检出沙门菌。

细菌内毒素　活性炭所含内毒素本底值　称取约 75mg 活性炭，加入约 5ml 细菌内毒素检查用水配制成活性炭浓度为 1.5%（1.5g/100ml）的混合溶液，漩涡混合 9 分钟，然后 1500 转离心 5 分钟，离心后，取上清液用 0.22μm 无热原滤膜过滤，取续滤液依法检测（通则 1143），样品细菌内毒素应小于 2EU/g。

活性炭对细菌内毒素吸附力　取细菌内毒素国家标准品 1 支，按使用说明书配制成浓度为 200EU/ml，20EU/ml 的标准内毒素溶液备用，称取约 75mg 活性炭两份，分别加入约 5ml 浓度为 200EU/ml 和 20EU/ml 的标准内毒素溶液配制成活性炭浓度为 1.5% 的混合溶液，漩涡混合 9 分钟，1500 转离心 5 分钟，离心后，取上清液用 0.22μm 无热原滤膜过滤，取续滤液依法检测（通则 1143），应能使 200EU/ml，20EU/ml 的标准内毒素溶液内毒素含量均下降 2 个数量级（吸附率达到 99%）。

【类别】　吸附剂。

【贮藏】　密封保存。

浓氨溶液

Nong'an Rongye

Strong Ammonia Solution

NH₃　17.03

[7664-41-7]

本品含 NH₃ 应为 25.0%～28.0%（g/g）。

【性状】　本品为无色透明液体。

相对密度　本品的相对密度（通则 0601）为 0.900～0.908。

【鉴别】　取本品少量，另用玻璃棒蘸取盐酸，持近本品的液面，即产生白色的浓烟。

【检查】氯化物　取本品约 10g（11ml），置水浴上蒸干，残渣加水 20ml 溶解后，依法检查（通则 0801），与标准氯化钠溶液 1.0ml 制成的对照液比较，不得更浓（0.0001%）。

硫酸盐　取本品约 20g（22ml），置水浴上蒸干，残渣加水 25ml 溶解后，依法检查（通则 0802），与标准硫酸钾溶液 1.0ml 制成的对照液比较，不得更浓（0.0005%）。

碳酸盐　取本品约 10g（11ml），置具塞试管中，加 10ml 氢氧化钙试液，摇匀，与 0.01% 无水碳酸钠溶液 10ml 用同法制成的对照液比较，不得更浓（0.006%）。

易氧化物　取本品 8.8ml，小心加稀硫酸至 100ml，冷却至室温，加高锰酸钾滴定液（0.002mol/L）0.75ml，静置 5 分钟，淡粉红色不得完全消失。

吡啶与相关物质　取本品，以水为空白，照紫外-可见分光光度法（通则 0401），在 252nm 的波长处测定，吸光度

不得过 0.06。

不挥发物　取本品约 50g（55ml），置 105℃ 恒重的蒸发皿中，在水浴上蒸干后，在 105℃ 干燥 1 小时，遗留残渣不得过 1mg。

铁盐　取本品约 40g（44ml），置水浴上蒸干，残渣加水 25ml 溶解后，依法检查（通则 0807），与标准铁溶液 1.0ml 制成的对照液比较，不得更深（0.000 025%）。

重金属　取本品约 20g（22ml），置水浴上蒸干，加盐酸 1ml，再蒸干，残渣中加醋酸盐缓冲液（pH 3.5）2ml 与水 23ml 使溶解，依法检查（通则 0821 第一法），含重金属不得过百万分之一。

【含量测定】　取本品约 2ml，置贮有盐酸滴定液（1.0mol/L）50.0ml 并精密称定重量的具塞锥形瓶中，加塞，摇匀，再精密称定，加甲基红指示液 2 滴，用氢氧化钠滴定液（1.0mol/L）滴定，并将滴定的结果用空白试验校正。每 1ml 盐酸滴定液（1.0mol/L）相当于 17.03mg 的 NH₃。

【类别】　碱化剂和 pH 调节剂等。

【贮藏】　密封，在 30℃ 以下保存。

注：本品易挥发，有强烈刺激性特臭，呈碱性反应。

结冷胶

Jielengjiao

Gellan Gum

[71010-52-1]

本品系由伊乐假单胞菌（*Pseudomonas elodea*）对碳水化合物进行纯种发酵后，经处理精制而得。本品为一分子葡萄糖醛酸、一分子鼠李糖和两分子葡萄糖组成的四糖基本单元聚合而成的多糖类高分子聚合物。按干燥品计算，含结冷胶应为 85.0%～108.0%。

【性状】　本品为类白色粉末。

本品在乙醇中不溶。

【鉴别】　（1）取本品约 1g，加水 99ml，搅拌 2 小时使溶解，用宽孔吸管取该溶液数滴至氯化钙溶液（1→10）中，低酰基样品即形成球状凝胶，高酰基样品即形成蠕虫状凝胶。

（2）取鉴别（1）项下剩余的溶液，加氯化钠 0.5g，不断搅拌，将该溶液加热至 80℃，继续搅拌 1 分钟，放冷，低酰基样品即形成硬凝胶，高酰基样品即形成软凝胶。

【检查】氮　取本品约 0.1g，精密称定，照氮测定法（通则 0704 第二法或第三法）测定，按干燥品计算，含氮量不得过 3.0%。

干燥失重　取本品，在 105℃ 干燥 2.5 小时，减失重量不得过 15.0%（通则 0831）。

总灰分　取本品 2.0g，炽灼温度为 650～700℃，依法测

定（通则 2302），按干燥品计算，总灰分应为 4.0%～14.0%。

重金属 取本品 1.0g，依法检查（通则 0821 第二法），含重金属不得过百万分之二十。

砷盐 取本品 0.67g，置凯氏烧瓶中，加硫酸 5ml 和玻璃珠数粒，小火加热使炭化，必要时可添加硫酸，总量不超过 10ml，小心逐滴加入浓过氧化氢溶液，待反应停止，继续加热，并滴加浓过氧化氢溶液至溶液为无色或淡黄色，放冷，加水 10ml，加热至浓烟发生使除尽过氧化氢，加盐酸 5ml 与水适量，依法检查（通则 0822 第二法），应符合规定（0.0003%）。

微生物限度 取本品，依法检查（通则 1105 与通则 1106），每 1g 供试品中需氧菌总数不得过 10^3 cfu，霉菌和酵母菌总数不得过 10^2 cfu，不得检出大肠埃希菌；每 10g 供试品中不得检出沙门菌。

【含量测定】 取本品 0.2g，精密称定，加水 50ml，在 80℃ 水浴搅拌使溶解，再加入预热至 60～70℃ 的无水乙醇 200ml，混匀，静置过夜，用 105℃ 干燥至恒重并铺有色谱纯硅藻土 1.0g 的 G4 垂熔漏斗滤过，用 75% 乙醇洗涤 3 次，每次 20ml。在 105℃ 干燥至恒重，所得的残渣即为结冷胶。

【类别】 助悬剂和增黏剂。

【贮藏】 密闭保存。

【标示】 ①应标明高酰基或低酰基规格。②低酰基规格产品应标明凝胶强度、透光率的标示值。③应标明提取工艺中使用的溶剂。（凝胶强度、残留溶剂乙醇或异丙醇可按下述测定方法测定）

凝胶强度 照凝胶强度测定法（通则 0634 第一法）试验。取本品 1.0g，精密称定，加水 90ml，置 90℃ 水浴中溶解，再加 0.6mol/L 氯化钙溶液 1ml 和水 9ml，混匀，置样品瓶 A 中（尽量避免气泡产生），用橡胶塞密塞，于 20℃ 放置过夜；打开样品瓶的橡胶塞，采用直径为 12.7mm 的探头，以每秒 1.0mm 的下行速度，读取探头下压至凝胶表面下凹 6mm 处所产生的读数，即得。

残留溶剂 取本品约 0.1g，精密称定，置顶空瓶中，精密加 0.5mol/L 氢氧化钠溶液 5ml，密封，作为供试品溶液。

取乙醇或异丙醇适量，精密称定，加水溶解并定量稀释制成每 1ml 中约含乙醇 200μg 或异丙醇 30μg 的溶液，将该溶液与 1mol/L 氢氧化钠溶液等体积混合，精密量取 5ml，置顶空瓶中，密封，作为对照品溶液。

照气相色谱法（通则 0521）测定，以 6% 氰丙基苯基-94% 二甲基聚硅氧烷（或极性相近）为固定液的毛细管柱为色谱柱，柱温为 50℃，进样口温度为 230℃，检测器温度为 260℃；顶空平衡温度为 80℃，平衡时间为 60 分钟，进样体积为 1ml。按外标法以峰面积计算乙醇或异丙醇的含量。

盐 酸

Yansuan

Hydrochloric Acid

HCl 36.46

[7647-01-0]

本品含 HCl 应为 36.0%～38.0%（g/g）。

【性状】 本品为无色发烟的透明液体。

【鉴别】（1）用玻璃棒蘸湿氨试液接触到本品表面，产生明显的白烟。

（2）取盐酸溶液（1→100），可使蓝色石蕊试纸变红。

（3）本品显氯化物的鉴别反应（通则 0301）。

【检查】游离氯或溴 取本品 5ml，加水稀释至 20ml，放冷，加含锌碘化钾淀粉指示液 0.2ml，10 分钟内溶液不得显蓝色。

溴化物或碘化物 取本品 3ml，加水稀释至 10ml，放冷，加三氯甲烷 1ml 和 0.002mol/L 高锰酸钾溶液 1 滴，振摇，三氯甲烷层应无色。

硫酸盐 取本品 25ml，加碳酸钠试液 2 滴，置水浴上蒸干；残渣加水 20ml 溶解后，依法检查（通则 0802），与标准硫酸钾溶液 1.5ml 制成的对照液比较，不得更浓（0.0005%）。

亚硫酸盐 取新沸放冷的水 50ml，加碘化钾 1.0g、0.005mol/L 碘溶液 0.15ml 及淀粉指示液 1.5ml，摇匀；另取本品 5ml，加新沸放冷的水 50ml 稀释后，加至上述溶液中，摇匀，溶液的蓝色不得完全消失。

炽灼残渣 取本品 50ml，加硫酸 2 滴，蒸干后，依法检查（通则 0841），遗留残渣不得过 1.2mg（0.002%）。

铁盐 取本品 25ml，置水浴上蒸干后，残渣加水 25ml，依法检查（通则 0807），与标准铁溶液 3.0ml 制成的对照液比较，不得更深（0.0001%）。

重金属 取本品 8.5ml，置水浴上蒸干，加醋酸盐缓冲液（pH 3.5）2ml 与水适量使成 25ml，依法检查（通则 0821 第一法），含重金属不得过百万分之二。

砷盐 取本品 1.7ml，加水 22ml 稀释后，加盐酸 5ml，依法检查（通则 0822 第一法），应符合规定（0.0001%）。

【含量测定】 取本品约 3ml，置贮有水约 20ml 并已精密称定重量的具塞锥形瓶中，精密称定，加水 25ml 与甲基红指示液 2 滴，用氢氧化钠滴定液（1mol/L）滴定。每 1ml 氢氧化钠滴定液（1mol/L）相当于 36.46mg 的 HCl。

【类别】 pH 调节剂。

【贮藏】 密封保存。

注：本品呈强酸性。

盐酸组氨酸

Yansuan Zu'ansuan

Histidine Hydrochloride

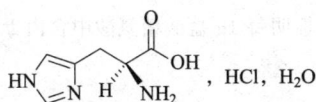

$$C_6H_9N_3O_2 \cdot HCl \cdot H_2O \quad 209.63$$

[5934-29-2]

本品为(L)2-氨基-3-(1H-咪唑-4-基)丙酸盐酸盐一水合物,由微生物发酵或蛋白质水解生成并经处理精制而得。按干燥品计算,含 $C_6H_9N_3O_2 \cdot HCl \cdot H_2O$ 不得少于 99.0%。

【性状】本品为白色结晶或结晶性粉末。

比旋度 取本品,精密称定,加 6mol/L 盐酸溶液溶解并定量稀释制成每 1ml 中约含 0.11g 的溶液,依法测定(通则 0621),比旋度为+8.8°至+10.2°。

【鉴别】本品的红外光吸收图谱应与对照图谱(附图)一致(通则 0402)。

【检查】酸度 取本品 1.0g,加水 10ml 溶解后,依法测定(通则 0631),pH 值应为 3.5~4.5。

溶液的透光率 取本品 1.0g,加水 10ml 溶解后,照紫外-可见分光光度法(通则 0401),在 430nm 的波长处测定透光率,不得低于 98.0%。

含氯量 取本品约 0.4g,精密称定,加水 50ml 溶解后,加稀硝酸 2ml,照电位滴定法(通则 0701),用硝酸银滴定液(0.1mol/L)滴定。每 1ml 硝酸银滴定液(0.1mol/L)相当于 3.545mg 的 Cl。按干燥品计算,含氯量应为 16.7%~17.1%。

硫酸盐 取本品 1.0g,依法检查(通则 0802),与标准硫酸钾溶液 2.0ml 制成的对照液比较,不得更浓(0.02%)。

铁盐 取本品 1.0g,依法检查(通则 0807),与标准铁溶液 1.0ml 制成的对照液比较,不得更深(0.001%)。

铵盐 取本品 0.10g,依法检查(通则 0808),与标准氯化铵溶液 2.0ml 制成的对照液比较,不得更深(0.02%)。

其他氨基酸 取本品适量,精密称定,加水溶解并定量稀释制成每 1ml 中约含 50mg 的溶液,作为供试品溶液。

精密量取供试品溶液 1ml,置 500ml 量瓶中,用水稀释至刻度,摇匀,作为对照溶液。

取盐酸组氨酸与脯氨酸各适量,置同一量瓶中,加水溶解并定量稀释制成每 1ml 中各约含 0.4mg 的溶液,作为系统适用性溶液。

照薄层色谱法(通则 0502)试验,吸取上述三种溶液各 2μl,分别点于同一硅胶 G 薄层板上,以正丁醇-冰醋酸-水 (5.5:2:2)为展开剂,展开 7~10cm,晾干,喷以茚三酮的丙酮溶液(1→50),在 80℃加热至斑点出现,立即检视。

对照溶液应显一个清晰的斑点,系统适用性溶液应显两个完全分离的斑点。供试品溶液如显杂质斑点,不得多于 2 个,且颜色与对照溶液的主斑点比较,不得更深(0.2%)。

干燥失重 取本品,在 105℃干燥 3 小时,减失重量不得过 0.2%(通则 0831)。

炽灼残渣 不得过 0.1%(通则 0841)。

细菌内毒素(供注射用) 取本品适量,加内毒素检查用水溶解,用 0.1mol/L 氢氧化钠溶液调节 pH 值至 7.0,依法检查(通则 1143),每 1g 盐酸组氨酸中含内毒素的量应小于标示值。

【含量测定】取本品约 0.2g,精密称定,加水 5ml 溶解后,加甲醛溶液 1ml 与乙醇 20ml 的中性混合溶液(对酚酞指示液显中性),再加酚酞指示液数滴,用氢氧化钠滴定液 (0.1mol/L)滴定。每 1ml 氢氧化钠滴定液(0.1mol/L)相当于 10.48mg 的 $C_6H_9N_3O_2 \cdot HCl \cdot H_2O$。

【类别】增溶剂、缓冲剂和稳定剂等。

【贮藏】遮光,密封保存。

【标示】应标明每 1g 盐酸组氨酸中含内毒素的量应小于的标示值。

附:

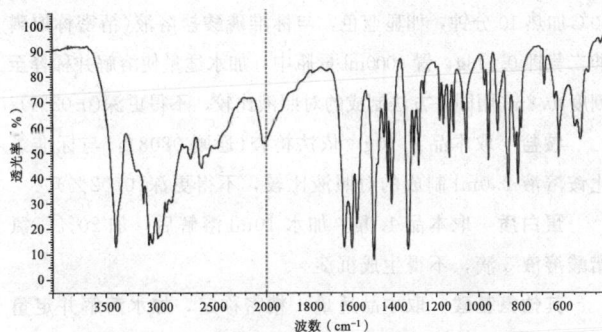

图 药用辅料盐酸组氨酸红外光吸收对照图谱
(试样制备:KCl 压片法)

盐酸精氨酸

Yansuan Jing'ansuan

Arginine Hydrochloride

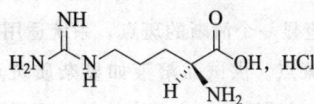

$$C_6H_{14}N_4O_2 \cdot HCl \quad 210.66$$

[1119-34-2]

本品为 L-2-氨基-5-胍基戊酸盐酸盐。按干燥品计算,含 $C_6H_{14}N_4O_2 \cdot HCl$ 不得少于 98.5%。

【性状】本品为白色或类白色结晶或结晶性粉末。

比旋度　取本品，精密称定，加 6mol/L 盐酸溶液溶解并定量稀释制成每 1ml 中约含 80mg 的溶液，依法测定（通则 0621），比旋度为＋21.5°至＋23.5°。

【鉴别】 本品的红外光吸收图谱应与对照图谱（附图）一致（通则 0402）。

【检查】溶液的透光率　取本品 1.0g，加水 10ml 溶解后，照紫外-可见分光光度法（通则 0401），在 430nm 的波长处测定透光率，不得低于 98.0%。

含氯量　取本品约 0.35g，精密称定，加水 20ml 溶解后，加稀醋酸 2ml 与溴酚蓝指示液 8～10 滴，用硝酸银滴定液（0.1mol/L）滴定至显蓝紫色。每 1ml 硝酸银滴定液（0.1mol/L）相当于 3.545mg 的 Cl。按干燥品计算，含氯量应为 16.5%～17.1%。

硫酸盐　取本品 0.50g，依法检查（通则 0802），与标准硫酸钾溶液 1.0ml 制成的对照液比较，不得更浓（0.02%）。

磷酸盐　取本品 0.40g，置坩埚中，加硝酸镁 0.3g 与水 5ml，置水浴上蒸发至干，用小火灼烧后 550℃ 炽灼至完全灰化，加水 5ml 与硫酸溶液（1→4）3ml，缓缓加热 5 分钟，加热水 10ml，滤过，滤液置比色管中，滤渣用热水适量洗涤，洗液并入滤液中并使总液量达 25ml，加钼酸铵溶液［取钼酸铵 0.5g，加硫酸溶液（3→100）10ml 使溶解］与磷试液各 1ml，在 60℃ 加热 10 分钟，如显蓝色，与标准磷酸盐溶液（精密称取磷酸二氢钾 0.143g，置 1000ml 量瓶中，加水适量使溶解并稀释至刻度）0.8ml 用同一方法制成的对照液比较，不得更深（0.02%）。

铵盐　取本品 0.10g，依法检查（通则 0808），与标准氯化铵溶液 2.0ml 制成的对照液比较，不得更深（0.02%）。

蛋白质　取本品 1.0g，加水 10ml 溶解后，加 20% 三氯醋酸溶液 5 滴，不得生成沉淀。

其他氨基酸　取本品适量，精密称定，加水溶解并定量稀释制成每 1ml 中约含 10mg 的溶液，作为供试品溶液。

精密量取供试品溶液 1ml，置 500ml 量瓶中，用水稀释至刻度，摇匀，作为对照溶液。

另取精氨酸与盐酸赖氨酸各适量，置同一量瓶中，加水溶解并定量稀释制成每 1ml 中各约含 0.4mg 的溶液，作为系统适用性溶液。

照薄层色谱法（通则 0502）试验，吸取上述三种溶液各 5μl，分别点于同一硅胶 G 薄层板上，以正丙醇-浓氨溶液（2∶1）为展开剂，展开，晾干，喷以茚三酮的丙酮溶液（1→50），在 105℃ 加热至斑点出现，立即检视。

对照溶液应显一个清晰的斑点，系统适用性溶液应显两个完全分离的斑点。供试品溶液如显杂质斑点，不得多于 1 个，且颜色与对照溶液的主斑点比较，不得更深（0.2%）。

干燥失重　取本品，在 105℃ 干燥 3 小时，减失重量不得过 0.2%（通则 0831）。

炽灼残渣　不得过 0.1%（通则 0841）。

细菌内毒素（供注射用）　取本品，依法检查（通则 1143），每 1g 盐酸精氨酸中含内毒素的量应小于标示值。

【含量测定】 取本品约 0.18g，精密称定，加无水甲酸 3ml 使溶解，加冰醋酸 30ml，照电位滴定法（通则 0701），用高氯酸滴定液（0.1mol/L）滴定，并将滴定的结果用空白试验校正。每 1ml 高氯酸滴定液（0.1mol/L）相当于 21.07mg 的 $C_6H_{14}N_4O_2 \cdot HCl$。

【类别】 保护剂、稳定剂和 pH 调节剂等。

【贮藏】 密封保存。

【标示】 应标明每 1g 盐酸精氨酸中含内毒素的量应小于的标示值。

附：

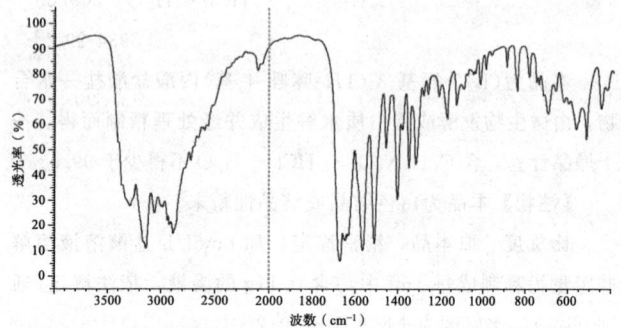

图　药用辅料盐酸精氨酸红外光吸收对照图谱
（试样制备：KCl 压片法）

桉 油 精

Anyoujing

Cineole

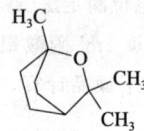

$C_{10}H_{18}O$　154.25

[470-82-6]

本品为 1,3,3-三甲基-2-氧杂二环［2.2.2］辛烷，含 $C_{10}H_{18}O$ 应为 98.0%～100.0%。

【性状】 本品为无色澄清液体。

相对密度　应为 0.921～0.927（通则 0601）。

馏程　取本品，照馏程测定法（通则 0611）测定，在 174～177℃ 馏出的数量不得少于 90.0%（ml/ml）。

凝点　本品的凝点（通则 0613）为 4～6℃。

比旋度　取本品，依法测定（通则 0621），比旋度为 −0.5°至＋0.5°。

折光率　应为 1.455～1.460（通则 0622）。

【鉴别】（1）取本品 1ml，置试管中，加磷酸 1ml，冰浴，产生白色固体结晶物，加入温水后，本品从结晶物中分离。

（2）取本品 0.1ml，置试管中，加硫酸 4ml，摇匀，混合液呈现橙红色，加甲醛溶液 0.2ml，颜色变为深褐色。

（3）取本品 2g，置 10ml 量瓶中，加乙醇溶解并稀释至刻度，摇匀，精密量取 1ml，置 25ml 量瓶中，加乙醇溶解并稀释至刻度，摇匀，作为供试品溶液。另取桉油精对照品 80mg，置 10ml 量瓶中，加乙醇溶解并稀释至刻度，摇匀，作为对照品溶液。照薄层色谱法（通则 0502）试验，吸取上述两种溶液各 2μl，分别点于同一硅胶 G 薄层板上，以甲苯-乙酸乙酯（9：1）为展开剂，展开，晾干，喷以茴香醛溶液（茴香醛 0.5ml，冰醋酸 10ml，甲醇 85ml 和硫酸 5ml 依次添加制得），在 100～105℃ 加热烘干 5 分钟。供试品溶液所显主斑点的颜色和位置应与对照品的主斑点相同。

【检查】酚类 （1）取本品 5ml，加氢氧化钠试液 5ml，振摇混合，静置分层，本品的体积不得减少。

（2）取本品 1ml，加水 20ml，振摇混合，静置分层，取水层 10ml，加入一滴三氯化铁试液，不得呈现紫色。

有关物质 取樟脑 1.0g，加正庚烷溶解并稀释至 200ml，作为内标溶液。

取本品 2.5g 加正庚烷适量使溶解，加内标溶液 5ml，用正庚烷稀释至 25ml，作为供试品溶液。

取本品 2.5g，用正庚烷溶解并稀释至 25ml，精密量取 2ml，加内标溶液 20ml，用正庚烷稀释至 100ml，作为对照溶液。

分别取 1,4-桉油醇和本品各 50mg，加正庚烷溶解并稀释至 50ml，作为系统适用性溶液。

照气相色谱法（通则 0521）测定，以聚乙二醇 20 000 为固定液的毛细管柱；起始温度为 45℃，维持 10 分钟，以每分钟 2℃ 的速率升温至 100℃，再以每分钟 10℃ 的速率升温至 200℃，维持 5 分钟；进样口温度为 220℃，检测器温度为 250℃；分流比为 100：1。取系统适用性溶液 1μl，注入气相色谱仪，1,4-桉油醇峰和桉油醇峰的分离度应大于 10。分别取供试品溶液和对照溶液各 1μl，注入气相色谱仪，记录色谱图。供试品溶液色谱图中除了主峰、溶剂峰和内标峰外所有的峰面积之和与内标峰面积的比值不得大于对照溶液色谱图中主峰面积与内标峰面积的比值（2.0%），供试品溶液色谱图中任何小于对照溶液主峰面积 0.025 倍的色谱峰可忽略不计。

不挥发物 取本品 2.0g，加水 5ml，水浴蒸干，在 100～105℃ 干燥 1 小时，残留物重量不得过 0.1%。

【含量测定】 精密量取本品 200μl，加正庚烷溶解并稀释至 10ml，作为供试品溶液。

取柠檬烯 10μl 和本品 50μl，加正庚烷溶解并稀释至 10ml，摇匀，作为系统适用性试验溶液。

精密量取柠檬烯 5μl，加正庚烷溶解并稀释至 50ml，精密量取 0.5ml，加正庚烷稀释至 5ml，作为对照品溶液。

照气相色谱法（通则 0521）测定，以聚乙二醇 20 000 为固定液的毛细管柱；起始温度为 45℃，维持 10 分钟，以每分钟 5℃ 的速率升温至 70℃，再以每分钟 2℃ 的速率升温至 100℃，之后以 5℃ 的速率升温至 200℃，维持 5 分钟；进样口温度为 220℃，检测器温度为 230℃；分流比为 80：1。取

系统适用性试验溶液 1μl，注入气相色谱仪，柠檬烯峰和桉油精峰的分离度应符合要求。

分别取供试品溶液和对照品溶液各 1μl，注入气相色谱仪，记录色谱图。按峰面积归一化法计算，即得。供试品溶液色谱图中任何小于对照品溶液主峰面积的色谱峰可忽略不计（0.05%）。

【类别】 矫味剂。

【贮藏】 避光，密闭保存。

注：本品有特异的芳香气，微似樟脑。

氧 化 钙

Yanghuagai

Calcium Oxide

CaO 56.08

[73018-51-6]

本品按炽灼品计算，含 CaO 不得少于 98.0%。

【性状】 本品为白色或类白色块状物、颗粒或粉末。

本品在乙醇中几乎不溶。

【鉴别】（1）取本品 1g，加水数滴润湿，呈现放热现象，样品变松散状，加水 5ml，搅匀，呈糊状并使 pH 试纸呈碱性。

（2）本品显钙盐的火焰反应（通则 0301）。

【检查】酸中不溶物 取本品 5.0g，加水数滴润湿后，再加水 100ml，搅匀，用盐酸调至酸性，再加盐酸 1ml，煮沸 5 分钟，用经 105℃ 干燥至恒重的 4 号垂熔玻璃坩埚滤过，滤渣用沸水洗涤至洗液加硝酸银溶液不显浑浊，在 105℃ 干燥至恒重，遗留残渣不得过 10.0mg（0.2%）。

碳酸盐 取本品 1.0g，加水数滴润湿后，再加水 50ml，搅匀，加入过量的稀硝酸，不得发生气泡。

镁和碱金属 取本品 1.0g，加水 75ml 使溶散，用盐酸调至酸性，再加入盐酸 1ml，煮沸 1～2 分钟，加入氨试液中和，加过量的草酸铵试液，置水浴上加热 2 小时，放冷，加水至 200ml，搅匀，滤过，取滤液 50ml，加入硫酸 0.5ml，置水浴上蒸干，在 600℃ 炽灼至恒重，遗留残渣不得过 15mg。

炽灼失重 取本品 1.0g，精密称定，在 900℃ 炽灼至恒重，减失重量不得过 10.0%。

【含量测定】 取本品 0.4g，精密称定，置 250ml 量瓶中，加盐酸溶液（1→3）8ml，超声处理（约 10 分钟）使溶解，放冷，用水稀释至刻度，摇匀，精密量取 10ml，加水 50ml 和 8mol/L 的氢氧化钾溶液 2ml，加钙羧酸指示剂 5mg，用乙二胺四醋酸二钠滴定液（0.02mol/L）滴定至溶液由酒红色变为蓝绿色。每 1ml 乙二胺四醋酸二钠滴定液（0.02mol/L）相当于 1.122mg 的 CaO。

【类别】 稀释剂和碱化剂等。

【贮藏】 密封保存。

氧 化 锌

Yanghuaxin

Zinc Oxide

ZnO　81.38

[1314-13-2]

本品按炽灼品计算，含 ZnO 不得少于 99.0%。

【性状】 本品为白色至极微黄白色的无砂性细微粉末。

本品在水或乙醇中不溶。

【鉴别】（1）取本品，加强热，即变成黄色；放冷，黄色即消失。

（2）本品的稀盐酸溶液显锌盐鉴别（1）的反应（通则 0301）。

【检查】 碱度 取本品 1.0g，加新沸的热水 10ml，振摇 5 分钟，放冷，滤过，滤液加酚酞指示液 2 滴，如显粉红色，加盐酸滴定液（0.1mol/L）0.10ml，粉红色应消失。

硫酸盐 取本品 1.0g，加适量稀盐酸溶解，依法检查（通则 0802），与标准硫酸钾溶液 0.5ml 制成的对照液比较，不得更深（0.005%）。

碳酸盐与酸中不溶物 取本品 2.0g，加水 10ml 混合后，加稀硫酸 30ml，置水浴上加热，不得发生气泡；搅拌后，溶液应澄清。

炽灼失重 取本品约 1.0g，精密称定，在 800℃炽灼至恒重，减失重量不得过 1.0%。

铁盐 取本品 0.40g，加稀盐酸 8ml、水 15ml 与硝酸 2 滴，煮沸 5 分钟使溶解，放冷，加水至 50ml，摇匀后，另取 25ml，加水 10ml，依法检查（通则 0807），与标准铁溶液 1.0ml 制成的对照液比较，不得更深（0.005%）。

铅 取本品 5.0g，加 50%硝酸 24ml，煮沸 1 分钟，冷却，稀释至 100ml，照原子吸收分光光度法（通则 2321）测定，不得过百万分之五十。

砷盐 取本品 1.0g，加盐酸 5ml 与水 23ml 使溶解，依法检查（通则 0822 第一法），应符合规定（0.0002%）。

【含量测定】 取本品约 0.1g，精密称定，加稀盐酸 2ml 使溶解，加水 25ml 与 0.025%甲基红乙醇溶液 1 滴，滴加氨试液至溶液显微黄色，加水 25ml、氨-氯化铵缓冲液（pH 10.0）10ml 与铬黑 T 指示剂少许，用乙二胺四醋酸二钠滴定液（0.05mol/L）滴定至溶液由紫色转变为纯蓝色。每 1ml 乙二胺四醋酸二钠滴定液（0.05mol/L）相当于 4.069mg 的 ZnO。

【类别】 填充剂和抑菌剂等。

【贮藏】 密封保存。

注：本品在空气中能缓缓吸收二氧化碳。

氧 化 镁

Yanghuamei

Magnesium Oxide

MgO　40.30

[1309-48-4]

本品按炽灼至恒重后计算，含 MgO 不得少于 96.5%。

【性状】 本品为白色粉末。

本品在水或乙醇中几乎不溶或不溶；在稀盐酸或稀醋酸中溶解。

【鉴别】 本品的稀盐酸溶液显镁盐的鉴别反应（通则 0301）。

【检查】 堆密度 取本品适量，依法检查（通则 0993，1 第一法），应大于 0.15g/ml。

碱度 取本品 1.0g，加水 50ml，煮沸 5 分钟，趁热滤过，滤渣用水适量洗涤，洗液并入滤液中，加甲基红指示液数滴与硫酸滴定液（0.05mol/L）2.0ml，溶液应由黄色变为红色。

溶液的颜色 取本品 1.0g，加醋酸 15ml 与水 5ml，煮沸 2 分钟，放冷，加水至 20ml，如浑浊可滤过，溶液应无色；如显色，与黄绿色 2 号标准比色液（通则 0901 第一法）比较，不得更深。

氟化物 操作时使用塑料器皿。精密称取经 105℃干燥 4 小时的氟化钠 221mg，置 100ml 塑料量瓶中，加水适量使溶解，加缓冲液（取枸橼酸钠 73.5g，加水 250ml 使溶解，即得）50ml，加水稀释至刻度线，摇匀，作为氟标准贮备液（每 1ml 相当于 1mg 的氟）。

分别精密量取氟标准贮备液 60μl、200μl、300μl、400μl、600μl 置 100ml 量瓶中，加入缓冲液 50ml，用水稀释制成每 1ml 中含氟 0.6μg、2.0μg、3.0μg、4.0μg、6.0μg 的标准溶液。

以氟离子选择电极为指示电极，银-氯化银电极（以 3mol/L 氯化钾溶液为盐桥溶液）为参比电极，分别测量上述标准溶液的电位响应值（mV）。以氟离子浓度（μg/ml）的对数值（lgC）为 x 轴，以电位响应值为 y 轴，绘制标准曲线，计算斜率 S。

取本品 0.63g，置 250ml 量瓶中，加水 50ml 与盐酸 4ml，超声使溶解，加缓冲液 125ml，用水稀释至刻度线，作为供试品溶液，同法制备空白溶液。

精密量取供试品溶液 100ml，置塑料量杯中，将指示电极和参比电极插入液面，搅拌，测定电位响应值 E_T。再加入至少 3 次氟标准贮备液（约间隔 1 分钟），每次 200μl，分别读取每次的电位响应值 E_S，计算 $\Delta E = E_S - E_T$。

以 $10^{\frac{\Delta E}{S}}$ 为 y 轴，V_S（氟标准贮备液的加入量，ml）为 x 轴，绘制标准曲线并计算回归方程，计算标准曲线在 x 轴上的截距 V_x，再根据以下公式计算 C_T。

$$C_T = -\frac{C_S V_x}{V_T}$$

式中　V_T 为待测溶液的体积，100ml；

$\qquad$ C_T 为待测溶液的氟离子浓度，$\mu g/ml$；

$\qquad$ C_S 为氟标准贮备液的氟离子浓度，$\mu g/ml$。

精密量取空白溶液 100ml，自"置塑料量杯中"起同法测定。

根据以下公式计算供试品中氟元素含量。

$$氟元素含量 = 250 \times \frac{(C_{T_1} - C_{T_0}) \times 10^{-6}}{W} \times 100\%$$

式中　W 为供试品的取样量，g；

$\qquad$ C_{T_1} 为供试品溶液的氟离子浓度，$\mu g/ml$；

$\qquad$ C_{T_0} 为空白溶液的氟离子浓度，$\mu g/ml$。

本品含氟化物不得过 0.08%。

氯化物　取炽灼失重项下新制的本品 5.0g，加水 30ml 与醋酸 70ml 使溶解，煮沸 2 分钟，放冷，滤过，滤渣用稀醋酸洗涤，合并滤液与洗液，置 100ml 量瓶中，用稀醋酸稀释至刻度，摇匀，作为供试品贮备溶液。精密量取 1.0ml，用水稀释至 25ml，依法检查（通则 0801），与标准氯化钠溶液 5.0ml 制成的对照液比较，不得更浓（0.1%）。

硫酸盐　取氯化物项下的供试品贮备溶液 2.0ml，用水稀释至 20ml，依法检查（通则 0802），与标准硫酸钾溶液 3.0ml 制成的对照液比较，不得更浓（0.3%）。

碳酸盐　取本品 0.10g，加水 5ml，煮沸，放冷，加醋酸 5ml，不得泡沸。

酸中不溶物　取本品 2.0g，加水 75ml，再分次加盐酸少量，随加随搅拌，至全部再溶解，煮沸 5 分钟，用定量滤纸滤过，滤渣用水洗涤，至洗液不再显氯化物的反应，炽灼至恒重，遗留残渣不得过 2.0mg（0.10%）。

可溶性物质　取本品 1.0g，加水 100ml，煮沸 5 分钟，趁热滤过，滤渣用少量水洗涤，合并滤液与洗液，置经 105℃ 干燥至恒重的蒸发皿中，置水浴上蒸干，在 105℃ 干燥至恒重，遗留残渣不得过 2.0%。

炽灼失重　取本品 0.50g，精密称定，在 800～900℃ 炽灼至恒重，减失重量不得过 8.0%。

氧化钙　取炽灼失重项下新制的本品约 0.125g，精密称定，置 100ml 量瓶中，加入盐酸溶液（1→10）15ml，使溶解，再加入镧溶液（取氧化镧 58.65g，加水 400ml，边搅拌边加入盐酸 250ml，溶解后加水稀释至 1000ml）2ml，用水稀释至刻度，摇匀，作为供试品溶液。

同法制备空白溶液。

精密量取钙标准溶液适量，用水定量稀释制成每 1ml 中约含钙 100μg 的溶液，分别精密量取 1ml、5ml、10ml 与 15ml 置于 100ml 量瓶中，加入盐酸溶液（1→10）15ml 与镧溶液 2ml，用水稀释至刻度，摇匀，作为对照品溶液。

取空白溶液、供试品溶液与对照品溶液，照原子吸收分光光度法（通则 0406 第一法）测定，以火焰为原子化器，在 422.7nm 的波长处测定，计算，即得。含钙按氧化钙计，不

得过 1.5%。

铁盐　取本品 50mg，加稀盐酸 2ml 与水 23ml 溶解后，依法检查（通则 0807），与标准铁溶液 2.5ml 制成的对照液比较，不得更深（0.05%）。

铅　取本品 0.5g 两份，精密称定，分别置 50ml 量瓶中，一份用硝酸溶液（5→100）溶解并稀释至刻度，摇匀，作为供试品溶液；另一份中精密加入标准铅溶液[精密量取铅单元素标准溶液适量，用硝酸溶液（5→100）定量稀释制成每 1ml 中含铅 1μg 的溶液]0.75ml，用硝酸溶液（5→100）溶解并稀释至刻度，摇匀，作为对照品溶液。照原子吸收分光光度法（通则 0406 第二法），以石墨炉为原子化器，在 283.3nm 的波长处分别测定，应符合规定（0.000 15%）。

重金属　取本品 0.50g，加稀盐酸 10ml 与水 5ml，加热溶解后，煮沸 1 分钟，放冷，滤过，滤液中加酚酞指示液 1 滴，滴加氨试液适量至溶液显淡红色，加醋酸盐缓冲液（pH 3.5）2ml 与水适量使成 25ml，加抗坏血酸 0.5g 溶解后，依法检查（通则 0821 第一法），放置 5 分钟比色，含重金属不得过百万分之二十。

【含量测定】　取炽灼失重项下新制的本品约 0.4g，精密称定，精密加硫酸滴定液（0.5mol/L）25ml 溶解后，加甲基橙指示液 1 滴，用氢氧化钠滴定液（1mol/L）滴定，并将滴定的结果用空白试验校正。根据消耗的硫酸量，减去混有的氧化钙（CaO）应消耗的硫酸量，即得供试品中 MgO 消耗的硫酸量。每 1ml 硫酸滴定液（0.5mol/L）相当于 20.15mg 的 MgO 或 28.04mg 的 CaO。

【类别】　填充剂和 pH 调节剂等。

【贮藏】　密封保存。

注：本品在空气中能缓缓吸收二氧化碳。

氨丁三醇

Andingsanchun

Trometamol

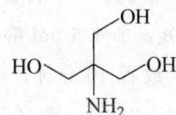

$C_4H_{11}NO_3$　121.14

[77-86-1]

本品为 2-氨基-2-羟甲基-1,3-丙二醇。按干燥品计算，含 $C_4H_{11}NO_3$ 不得少于 99.0%。

【性状】　本品为白色结晶或结晶性粉末。

本品在水中易溶，在乙醇中微溶。

熔点　本品的熔点（通则 0612 第一法）为 168～172℃。

【鉴别】　（1）取本品 1.0g，加水 5ml 使溶解，作为供试品溶液。取水杨醛饱和溶液 4.5ml 与冰醋酸 0.5ml 混匀，

加供试品溶液 4ml，摇匀，即显黄色。

（2）有关物质项下供试品溶液（2）所显主斑点的位置和颜色应与对照品溶液的主斑点相同。

（3）本品的红外光吸收图谱应与对照图谱（附图）一致（通则0402）。

【检查】**碱度** 取本品 1.0g，加水 20ml 溶解后，依法测定（通则0631），pH 值应为 10.0～11.5。

溶液的澄清度与颜色 取本品 2.5g，加新沸放冷的水 50ml 溶解后，依法检查（通则 0901 与通则 0902），溶液应澄清无色。如显浑浊，与 1 号浊度标准液比较，不得更浓（通则0902）。

氯化物 取溶液的澄清度与颜色项下的溶液 10ml，依法检查（通则0801），与标准氯化钠溶液 5.0ml 制成的对照液比较，不得更浓（0.01%）。

有关物质 取本品 0.20g，置 10ml 量瓶中，加水 1ml 使溶解，用甲醇稀释至刻度，摇匀，作为供试品溶液（1）。

精密量取供试品溶液（1）1ml，置 10ml 量瓶中，用甲醇稀释至刻度，摇匀，作为供试品溶液（2）。

取氨丁三醇对照品 20mg，置 10ml 量瓶中，加甲醇溶解并稀释至刻度，摇匀，作为对照品溶液。

精密量取供试品溶液（1）1ml，置 100ml 量瓶中，用甲醇稀释至刻度，摇匀，作为对照溶液。

照薄层色谱法（通则0502）试验，吸取上述 4 种溶液各 10μl，分别点于在甲醇中预展开的同一硅胶 G 薄层板上（如 MERCK 薄层板或与之等效的薄层板），以氨水-异丙醇（1∶9）为展开剂，展开，取出，在 105℃ 干燥后，喷以高锰酸钾显色剂（取高锰酸钾 0.5g，加 10g/L 的碳酸钠溶液 100ml 使溶解），放置约 10 分钟后检视。

供试品溶液（1）如显杂质斑点，其颜色与对照溶液所显的主斑点比较，均不得更深（1.0%）。

干燥失重 取本品，在 80℃ 减压干燥至恒重，减失重量不得过 0.6%（通则0831）。

炽灼残渣 取本品 1.0g，依法检查（通则0841），遗留残渣不得过 0.1%。

铁盐 取本品 1.0g，依法检查（通则0807），与标准铁溶液 1.0ml 制成的对照液比较，不得更深（0.001%）。

镍盐 取本品 1.0g，加水 10ml 溶解后，加氨试液 1ml 与丁二酮肟试液 2ml，放置 10 分钟，如显色，与标准镍溶液（精密称取硫酸镍铵 0.6730g，置 1000ml 量瓶中，加水适量使溶解并稀释至刻度，摇匀。精密量取 10ml，置 100ml 量瓶中，加水稀释至刻度，摇匀）1.5ml 同法制成的对照液比较，不得更深（0.0015%）。

重金属 取炽灼残渣项下遗留的残渣，依法检查（通则0821 第二法），含重金属不得过百万分之十。

细菌内毒素（供注射用） 取本品，依法检查（通则1143），每 1mg 氨丁三醇中含内毒素的量应小于 0.03EU。

【含量测定】取本品约 0.25g，精密称定，加水 80ml 溶解后，加甲基红指示液 2～3 滴，用盐酸滴定液（0.1mol/L）滴

定，即得。每 1ml 盐酸滴定液（0.1mol/L）相当于 12.11mg 的 $C_4H_{11}NO_3$。

【类别】pH 调节剂。

【贮藏】遮光，密封保存。

附：

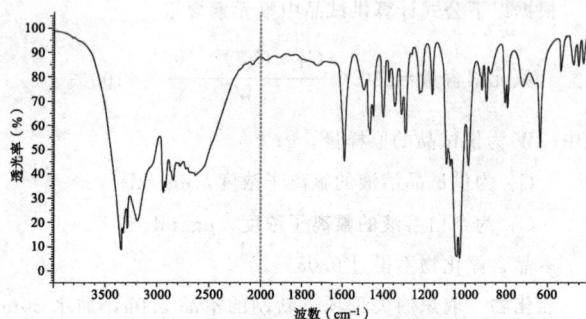

图　药用辅料氨丁三醇红外光吸收对照图谱
（试样制备：KBr 压片法）

倍他环糊精
Beita Huanhujing
Betacyclodextrin

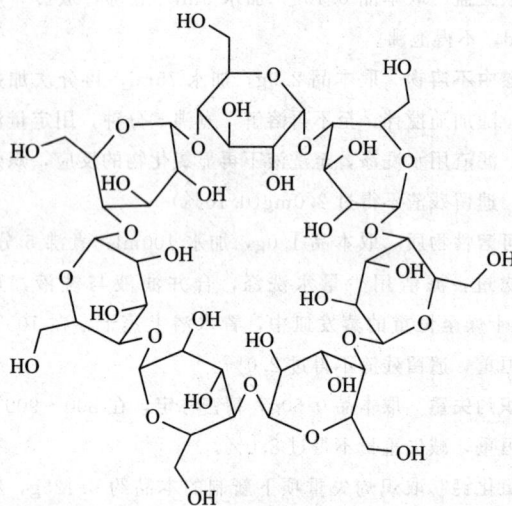

$(C_6H_{10}O_5)_7$　1134.99
[7585-39-9]

本品为环状糊精葡萄糖基转移酶作用于淀粉而生成的 7 个葡萄糖以 α-1,4-糖苷键结合的环状低聚糖。按干燥品计算，含 $(C_6H_{10}O_5)_7$ 应为 98.0%～102.0%。

【性状】本品为白色结晶或结晶性粉末。

本品在水中略溶，在甲醇、乙醇或丙酮中几乎不溶。

比旋度 取本品，精密称定，加水使溶解并定量稀释制成每 1ml 中约含 10mg 的溶液，依法测定（通则0621），比旋度为 +160°至 +164°。

【鉴别】（1）取本品约 0.2g，加碘试液 2ml，在水浴中加热使溶解，放冷，产生黄褐色沉淀。

（2）在含量测定项下记录的色谱图中，供试品溶液主峰的保留时间应与对照品溶液主峰的保留时间一致。

（3）本品的红外光吸收图谱应与对照品的图谱一致（通则 0402）。

【检查】 **酸碱度** 取本品约 0.20g，加水 20ml 使溶解，加饱和氯化钾溶液 0.2ml，依法测定（通则 0631），pH 值应为 5.0～8.0。

溶液的澄清度与颜色 取本品 0.50g，加水 50ml 使溶解，依法检查（通则 0901 与通则 0902），溶液应澄清无色；如显浑浊，与 2 号浊度标准液（通则 0902 第一法）比较，不得更浓。

杂质吸光度 取本品约 1g，精密称定，加水 100ml 使溶解，照紫外-可见分光光度法（通则 0401）测定，在 230～350nm 波长范围内的吸光度不得过 0.10，在 350～750nm 波长范围内的吸光度不得过 0.05。

氯化物 取本品 0.39g，依法检查（通则 0801），与标准氯化钠溶液 7.0ml 制成的对照溶液比较，不得更浓（0.018%）。

还原糖 取本品约 2.0g，精密称定，加水 25ml 使溶解，加碱性酒石酸铜试液 40ml，缓缓煮沸 3 分钟，室温放置过夜，用 4 号垂熔漏斗滤过，沉淀用温水洗至洗液呈中性，弃去滤液和洗液，沉淀加热硫酸铁试液 20ml 使溶解，滤过，滤器用水 100ml 洗涤，合并滤液与洗液，加热至 60℃，趁热用高锰酸钾滴定液（0.02mol/L）滴定。按干燥品计算，每 2g 消耗高锰酸钾滴定液（0.02mol/L）不得过 3.2ml（0.5%）。

环己烷、三氯乙烯和甲苯 取本品约 0.2g，精密称定，置顶空瓶中，加内标溶液（取二氯乙烯适量，用 20% 二甲基亚砜溶液定量制成每 1ml 中约含 10μg 的溶液，即得）10.0ml，作为供试品溶液。

另精密称取环己烷、三氯乙烯和甲苯适量，加内标溶液溶解并定量稀释成每 1ml 中分别含环己烷 78μg、三氯乙烯 0.2μg、甲苯 0.2μg 的混合溶液，量取 10.0ml 置顶空瓶中作为对照品溶液。

照气相色谱法（通则 0521）测定，以 100% 二甲基聚硅氧烷为固定液的毛细管柱为色谱柱；柱温为 50℃，维持 8 分钟，以每分钟 8℃ 的速率升温至 120℃，维持 10 分钟；进样口温度为 140℃；检测器温度为 280℃；顶空瓶平衡温度为 70℃，平衡时间为 30 分钟。取对照品溶液顶空进样，各成分峰的分离度应符合要求。取供试品溶液与对照品溶液分别顶空进样，记录色谱图，按内标法以峰面积计算，含环己烷不得过 0.388%，三氯乙烯不得过 0.001%，甲苯不得过 0.001%。

有关物质 取本品适量，精密称定，用水溶解并定量稀释制成每 1ml 中约含 10mg 的溶液，作为供试品溶液。

精密量取含量测定项下的系统适用性溶液 5ml，置 50ml 量瓶中，用水稀释至刻度，摇匀，作为对照品溶液。

照含量测定项下的色谱条件，精密量取供试品溶液和对照品溶液各 20μl，分别注入液相色谱仪，记录色谱图至倍他环糊精峰保留时间的 2 倍。供试品溶液色谱图中如有与阿尔法环糊精、伽马环糊精保留时间一致的色谱峰，其峰面积均

不得大于对照品溶液中相应峰的峰面积的一半（0.25%），各杂质峰的峰面积之和不得大于对照品溶液中倍他环糊精的峰面积（0.5%）。

干燥失重 取本品，在 105℃ 干燥至恒重，减失重量不得过 14.0%（通则 0831）。

炽灼残渣 取本品 1.0g，依法检查（通则 0841），遗留残渣不得过 0.1%。

重金属 取炽灼残渣项下遗留的残渣，依法检查（通则 0821 第二法），含重金属不得过百万分之五。

砷盐 取本品 1.0g，在 500～600℃ 炽灼使完全灰化，放冷，加水 23ml 溶解后，加盐酸 5ml，依法检查（通则 0822 第一法），应符合规定（0.0002%）。

微生物限度 取本品，依法检查（通则 1105 与通则 1106），每 1g 供试品中需氧菌总数不得过 10^3 cfu，霉菌和酵母菌总数不得过 10^2 cfu，不得检出大肠埃希菌。

【含量测定】 照高效液相色谱法（通则 0512）测定。

色谱条件与系统适用性试验 用十八烷基硅烷键合硅胶为填充剂；以水-甲醇（93：7）为流动相；以示差折光检测器测定，检测器温度 40℃，取阿尔法环糊精对照品、倍他环糊精对照品与伽马环糊精对照品适量，加水溶解并定量稀释制成每 1ml 含上述对照品各 0.5mg 的混合溶液，作为系统适用性溶液。取 50μl 注入液相色谱仪，记录色谱图，伽马环糊精峰和阿尔法环糊精峰的分离度应符合要求；各色谱峰的拖尾因子均应在 0.8～2.0 之间；各色谱峰理论板数均不低于 1500。

测定法 取本品约 250mg，精密称定，置 25ml 量瓶中，加水溶解并稀释至刻度，摇匀，精密量取 5ml，置 50ml 量瓶中，用水稀释至刻度，摇匀，精密量取 50μl 注入液相色谱仪，记录色谱图；另取倍他环糊精对照品约 25mg，精密称定，置 25ml 量瓶中，加水溶解并稀释至刻度，摇匀，同法测定。按外标法以峰面积计算，即得。

【类别】 包合剂和稳定剂等。

【贮藏】 密闭，在干燥处保存。

胶态二氧化硅
Jiaotai Eryanghuagui
Colloidal Silicon Dioxide

SiO_2 60.08
[112945-52-5]

本品系将四氯化硅在氢气与氧气火焰中反应而制得。按炽灼品计算，含 SiO_2 应为 99.0%～100.5%。

【性状】 本品为白色疏松的粉末。

本品在水中不溶，在稀盐酸中不溶。

【鉴别】 （1）取本品约 5mg，置铂坩埚中，加碳酸钾

200mg，混匀，在 600～700℃ 炽灼 10 分钟，冷却，加水 2ml 微热使溶解，缓缓加入钼酸铵溶液（取钼酸 6.5g，加水 14ml 与浓氨溶液 14.5ml，振摇使溶解，冷却，边搅拌边缓缓加入已冷却的硝酸 32ml 与水 40ml 的混合液中，静置 48 小时，滤过，取滤液，即得）2ml，溶液显深黄色。

（2）取鉴别（1）项下得到的深黄色溶液 1 滴，滴于滤纸上，挥干溶剂，滴加邻联甲苯胺的冰醋酸饱和溶液 1 滴，并将滤纸置于浓氨溶液上方显色，斑点应显蓝绿色。

【检查】**酸度** 取本品 1g，加水 25ml，振摇使混悬均匀，依法测定（通则 0631），pH 值应为 3.5～5.5。

氯化物 取本品 0.5g，加水 50ml，加热回流 2 小时，放冷，加水使成 50ml，摇匀，滤过，取续滤液 10ml，依法检查（通则 0801），与标准氯化钠溶液 1.1ml 制成的对照液比较，不得更浓（0.011%）。

干燥失重 取本品，在 105℃ 干燥 2 小时，减失重量不得过 2.5%（通则 0831）。

炽灼失重 取干燥失重项下遗留的样品 1.0g，精密称定，在 1000℃±25℃ 炽灼至恒重，减失重量不得过干燥品重量的 2.0%。

【含量测定】取本品 0.5g，精密称定，置已在 1000℃±25℃ 炽灼至恒重的铂坩埚中，在 1000℃±25℃ 炽灼 2 小时，放冷，精密称定。残渣中滴加硫酸 3 滴，并用适量乙醇润湿，再加入氢氟酸 15ml，置水浴上蒸发至近干，移至电炉上缓缓加热至酸蒸气除尽，在 1000℃±25℃ 炽灼至恒重，放冷，精密称定，如果有残渣存在，则从"加入氢氟酸 15ml"开始重复操作，减失的重量即为供试品中含有的 SiO_2 的重量。

【类别】助流剂、增稠剂和稳定剂等。

【贮藏】密封保存。

【标示】应标明松密度和比表面积的标示值。

注：本品有引湿性。

胶囊用明胶

Jiaonangyong Mingjiao

Gelatin for Capsules

本品为动物的皮、骨、腱与韧带中胶原蛋白不完全酸水解、碱水解或酶降解后纯化得到的制品，或为上述三种不同明胶制品的混合物。

【性状】本品为浅黄色至黄棕色，透明或半透明微带光泽的薄片、颗粒或粉末。

在热水中易溶，在稀醋酸中溶解，在乙醇中不溶。

【鉴别】取本品 20mg，置试管中，加水 2ml，在 55℃ 水浴中使溶解，加 12.5% 硫酸铜溶液 0.05ml，混匀，再加 2mol/L 氢氧化钠溶液 0.5ml，溶液立即显蓝紫色。

【检查】**凝冻强度**（仅限硬胶囊） 照凝胶强度测定法（通

则 0634 第一法）试验。取本品两份各 7.50g，分别置内径为 59mm±1mm 的样品瓶中，加水 105g，用橡胶塞密塞，在室温下放置 1～4 小时，使供试品充分吸水膨胀，在 65℃±2℃ 的水浴中搅拌加热 15 分钟使溶散均匀，取样品瓶置磁力搅拌器上，打开瓶塞，加磁力搅拌子，再盖上橡胶塞，磁力搅拌 5 分钟，使溶液分散均匀，并使凝结在样品瓶内壁的水混合到溶液中，制成 6.67% 的供试胶液。在室温条件放置，使瓶内的胶液温度降至约 30℃ 后，再将样品瓶放入已调节水平的恒温水浴箱中，在 10℃±0.1℃ 中保温 16～18 小时后，迅速取出样品瓶，擦干外壁水珠，打开样品瓶的橡胶塞，将样品瓶放置在凝胶强度测定仪的测试平台上，使样品瓶的中心在探头正下方，采用直径为 12.7mm±0.1mm 且底部边缘锐利的圆柱型探头，以每秒 0.5mm 的下行速度，测定探头下压至凝胶表面下凹 4mm 处的凝冻强度，取两份供试品测定结果的平均值，即得。凝冻强度应在标示值的 ±20% 以内，两份供试品测量值的绝对差值不得过 10Bloom g。

酸碱度 取本品 1.0g，加水 100ml，加盖，放置 1～4 小时后，在 65℃±2℃ 的水浴中加热 15 分钟，充分搅拌使供试品溶散均匀，放冷至 35℃，依法测定（通则 0631），pH 值应为 4.0～7.2。

透光率 取本品 7.5g，加水 105g，加盖，放置 1～4 小时，在 65℃±2℃ 的水浴中加热 15 分钟，充分搅拌使供试品溶散均匀，制成 6.67% 的供试胶液，冷却至 45℃，照紫外-可见分光光度法（通则 0401）分别在 450nm 和 620nm 的波长处测定透光率，分别不得低于 50% 和 70%。

电导率 取本品 1.0g，加水 99g，加盖，放置 1～4 小时后，在 65℃±2℃ 的水浴中加热 15 分钟，充分搅拌使供试品溶散均匀，制成 1.0% 的胶液，作为供试品溶液。

另取水 100ml 作为空白溶液。

将供试品溶液与空白溶液置于 30℃±1℃ 的水浴中保温 1 小时后，用电导率仪测定，选择合适的电导率电极，先用空白溶液冲洗电极 3 次后，测定空白溶液的电导率，其电导率值应不得过 5.0μS/cm。取出电极，再用供试品溶液冲洗电极 3 次后，测定供试品溶液的电导率，应不得过 0.5mS/cm。

亚硫酸盐（以 SO_2 计） 取本品 20g，置长颈圆底烧瓶中，加水 50ml，放置使溶胀后，加稀硫酸 50ml，即时连接冷凝管，用水蒸气蒸馏，馏液导入过氧化氢试液（对甲基红-亚甲蓝混合指示液显中性）20ml 中，至馏出液达 80ml，停止蒸馏；馏出液中加甲基红-亚甲蓝混合指示液数滴，用氢氧化钠滴定液（0.02mol/L）滴定至溶液显草绿色，并将滴定的结果用空白试验校正，每 1ml 氢氧化钠滴定液（0.02mol/L）相当于 0.64mg 的亚硫酸盐（以 SO_2 计），消耗氢氧化钠滴定液（0.02mol/L）不得过 1.6ml（0.005%）。

过氧化物 取本品 10g，置 250ml 具塞烧瓶中，加水 140ml，放置 2 小时，在 50℃ 的水浴中加热迅速溶解，立即冷却，加硫酸溶液（1→5）6ml、碘化钾 0.2g、1% 淀粉溶液 2ml 与 0.5% 钼酸铵溶液 1ml，密塞，摇匀，置暗处放置 10

分钟，溶液不得显蓝色。另取水 140ml，同法操作，溶液不得显蓝色。

干燥失重 取本品，在 105℃ 干燥 15 小时，减失重量不得过 15.0%（通则 0831）。

炽灼残渣 取本品 1.0g，依法检查（通则 0841），遗留残渣不得过 2.0%。

铬 取本品 0.5g，精密称定，置聚四氟乙烯消解罐内，加硝酸 5～10ml，混匀，100℃ 预消解 2 小时后，盖好内盖，旋紧外套，置适宜的微波消解炉内，进行消解。消解完全后，取消解内罐置电热板上缓缓加热至红棕色蒸气挥尽并近干，用 2% 硝酸溶液转入 50ml 聚四氟乙烯量瓶中，并稀释至刻度，摇匀，作为供试品溶液。

同法制备空白溶液。

另取铬单元素标准溶液，用 2% 硝酸稀释制成每 1ml 含铬 1.0μg 的铬标准贮备液，临用时，分别精密量取铬标准贮备液适量，用 2% 硝酸溶液稀释制成每 1ml 含铬 0～80ng 的对照品溶液。

取供试品溶液与对照品溶液，照电感耦合等离子体质谱法（通则 0412 第一法）测定（此为第一法），或以石墨炉为原子化器，照原子吸收分光光度法（通则 0406 第一法），在 357.9nm 的波长处测定（此为第二法），两种测定方法可选做一项，计算，即得。含铬不得过 0.0002%。

重金属 取炽灼残渣项下遗留的残渣，依法检查（通则 0821 第二法），含重金属不得过百万分之二十。

砷盐 取本品 2.0g，加淀粉 0.5g 与氢氧化钙 1.0g，加水少量，搅拌均匀，干燥后，先用小火炽灼使炭化，再在 500～600℃ 炽灼使灰化完全，放冷，加盐酸 8ml 与水 20ml 溶解后，依法检查（通则 0822 第一法），应符合规定（0.0001%）。

微生物限度 取本品，依法检查（通则 1105 与通则 1106），每 1g 供试品中需氧菌总数不得过 10^3 cfu，霉菌和酵母菌总数不得过 10^2 cfu，不得检出大肠埃希菌；每 10g 供试品中不得检出沙门菌。

【类别】 胶凝剂（用于胶囊剂）。

【贮藏】 密封，在干燥处保存。

【标示】 ①应标明使用的抑菌剂名称或灭菌方式。②应标明本品凝冻强度的标示值及运动黏度（可按所附测定方法之一测定）的标示值与范围。

黏度测定法 1 取本品 4.50～9.00g，置已称定重量的烧杯中，加温水 20～40ml，置 60℃ 水浴中搅拌使溶化；取出烧杯，擦干外壁，加水使胶液总重量达到下列计算式的重量（含干燥品 15.0%），在 40℃±0.1℃ 时，照黏度测定法（通则 0633 第一法，毛细管内径为 2.0mm）测定。每次测定值与平均值的差值不得超过平均值的 ±1.0%。

$$胶液总重量(g) = \frac{(1-干燥失重) \times 称样重(g) \times 100}{15.0}$$

黏度测定法 2 取本品 7.5g，置锥形瓶中，加水 105g，

加盖，室温放置 1～4 小时，在 65℃±2℃ 的水浴中加热 15 分钟，充分搅拌使供试品溶散均匀制成 6.67% 的胶液，冷却至 61℃；开启恒温器，使流过黏度计夹套中水的温度为 60℃±0.1℃，用手指顶住黏度计毛细管末端，同时避免空气和泡沫进入，迅速将胶液倒入黏度计里，直到超过上刻度线 2～3cm。将温度计插入黏度计内，当温度稳定在 60℃±0.1℃ 时，将手指移开毛细管末端，用秒表准确记录液面自上刻度线下降至下刻度线的流出时间，精确到 0.1 秒。黏度计毛细管尺寸见下图（单位：mm）。

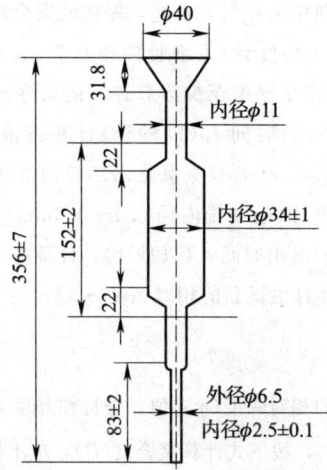

按下式计算黏度：

$$\eta = 1.005 \times A \times t - \frac{1.005 \times B}{t}$$

式中　η 为供试品的勃氏黏度，mPa·s；

　　1.005 为 6.67% 明胶溶液在 60℃ 时的密度，g/ml；

　　t 为流出时间，秒；

　　A、B 为黏度计常数，通过校正测定。

计算结果精确到小数点后一位。重复测定两次结果的绝对差值不得过 0.1mPa·s。

注：本品在水中久浸即吸水膨胀并软化，重量可增加 5～10 倍。

粉状纤维素

Fenzhuang Xianweisu

Powdered Cellulose

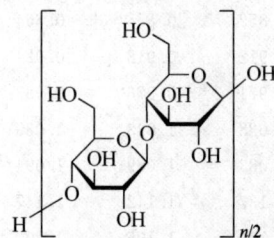

$C_{6n}H_{10n+2}O_{5n+1}$

[9004-34-6]

本品系自植物纤维浆中所得的 α-纤维素，经纯化和机械粉碎制得。

【性状】 本品为白色或类白色粉末或颗粒状粉末。

本品在水、丙酮、无水乙醇或稀盐酸中几乎不溶。

【鉴别】 (1)取本品 10mg，置玻璃板上，加氯化锌碘溶液(取氯化锌 20g 和碘化钾 6.5g，加水 10.5ml 使全部溶解后，再加碘 0.5g，振摇 15 分钟)2ml，即显蓝紫色。

(2)取本品约 0.25g，精密称定，置具塞锥形瓶中，精密加水与 1.0mol/L 双氢氧化乙二胺铜溶液各 25ml，立即通入氮气以排除瓶中的空气，密塞，振摇使完全溶解。取溶液适量转移至乌氏黏度计(毛细管内径 0.7～0.8mm)中，在 25℃±0.1℃水浴中平衡至少 5 分钟，记录溶液流经黏度计上下两个刻度时的时间 t_1(以秒计)计算溶液的运动黏度(ν_1)。取适量 1.0mol/L 双氢氧化乙二胺铜溶液与等量水混合，用乌氏黏度计(毛细管内径 0.5～0.6mm)同法测定(通则 0633 第二法)流出时间 t_2(以秒计)，计算溶剂的运动黏度(ν_2)。按下式计算供试品的相对黏度(η_{rel})：

$$\eta_{rel} = \frac{\nu_1}{\nu_2}$$

根据计算的相对黏度(η_{rel})值，查特性黏度表(附表)得到特性黏度 $[\eta]C$，按下式计算聚合度(P)，应不低于 440。

$$P = \frac{95[\eta]C}{m[(100-b)/100]}$$

式中 m 为供试品取样量，g；

b 为供试品干燥失重，%。

【检查】 酸碱度 取本品 10g，加水 90ml，搅拌 1 小时后静置，取上清液依法测定(通则 0631)，pH 值应为 5.0～7.5。

溶解性 取本品 50mg，加氨制四氨铜溶液(取硫酸铜 6.9g，加水 20ml，边搅拌边滴加浓氨溶液至产生的沉淀全部溶解，放冷至 20℃ 以下，边振摇边滴加 10mol/L 氢氧化钠溶液 6ml，经 3 号垂熔玻璃漏斗滤过，用水洗涤沉淀至滤液澄清，加浓氨溶液 40ml，边加边搅拌溶解沉淀边抽滤，即得)10ml 振摇，应全部溶解，且无残渣。

醚中可溶物 取本品 10g，精密称定，置内径为 20mm 的层析柱内，用不含过氧化物的乙醚 50ml 洗脱，流速为每分钟 20 滴，洗脱液在经 105℃ 干燥至恒重的蒸发皿中蒸发至干，在 105℃ 干燥 30 分钟，遗留残渣不得过 15.0mg(0.15%)。

水中可溶物 取本品 6g，精密称定，加新沸放冷的水 90ml，搅拌 10 分钟，减压滤过，弃去初滤液至少 10ml，取澄清的续滤液 15ml，在经 105℃ 干燥至恒重的蒸发皿中蒸发至干，在 105℃ 干燥 1 小时，遗留残渣不得过 15.0mg(1.5%)。

干燥失重 取本品，在 105℃ 干燥 3 小时，减失重量不得过 6.5%(通则 0831)。

炽灼残渣 取本品 1.0g，依法测定(通则 0841)，按干燥品计算，遗留残渣不得过 0.3%。

重金属 取炽灼残渣项下遗留的残渣，依法检查(通则 0821 第二法)，含重金属不得过百万分之十。

【类别】 黏合剂、填充剂和崩解剂等。

【贮藏】 密闭保存。

附表 相对黏度(η_{rel})与特性黏数和浓度的乘积 $[\eta]C$ 转换表

η_{rel}	$[\eta]C$									
	0.00	0.01	0.02	0.03	0.04	0.05	0.06	0.07	0.08	0.09
1.1	0.098	0.106	0.115	0.125	0.134	0.143	0.152	0.161	0.170	0.180
1.2	0.189	0.198	0.207	0.216	0.225	0.233	0.242	0.250	0.259	0.268
1.3	0.276	0.285	0.293	0.302	0.310	0.318	0.326	0.334	0.342	0.350
1.4	0.358	0.367	0.375	0.383	0.391	0.399	0.407	0.414	0.422	0.430
1.5	0.437	0.445	0.453	0.460	0.468	0.476	0.484	0.491	0.499	0.507
1.6	0.515	0.522	0.529	0.536	0.544	0.551	0.558	0.566	0.573	0.580
1.7	0.587	0.595	0.602	0.608	0.615	0.622	0.629	0.636	0.642	0.649
1.8	0.656	0.663	0.670	0.677	0.683	0.690	0.697	0.704	0.710	0.717
1.9	0.723	0.730	0.736	0.743	0.749	0.756	0.762	0.769	0.775	0.782
2.0	0.788	0.795	0.802	0.809	0.815	0.821	0.827	0.833	0.840	0.846
2.1	0.852	0.858	0.864	0.870	0.876	0.882	0.888	0.894	0.900	0.906
2.2	0.912	0.918	0.924	0.929	0.935	0.941	0.948	0.953	0.959	0.965
2.3	0.971	0.976	0.983	0.988	0.994	1.000	1.006	1.011	1.017	1.022
2.4	1.028	1.033	1.039	1.044	1.050	1.056	1.061	1.067	1.072	1.078
2.5	1.083	1.089	1.094	1.100	1.105	1.111	1.116	1.121	1.126	1.131
2.6	1.137	1.142	1.147	1.153	1.158	1.163	1.169	1.174	1.179	1.184
2.7	1.190	1.195	1.200	1.205	1.210	1.215	1.220	1.225	1.230	1.235
2.8	1.240	1.245	1.250	1.255	1.260	1.265	1.270	1.275	1.280	1.285
2.9	1.290	1.295	1.300	1.305	1.310	1.314	1.319	1.324	1.329	1.333

η_{rel}	$[\eta]C$									
	0.00	0.01	0.02	0.03	0.04	0.05	0.06	0.07	0.08	0.09
3.0	1.338	1.343	1.348	1.352	1.357	1.362	1.367	1.371	1.376	1.381
3.1	1.386	1.390	1.395	1.400	1.405	1.409	1.414	1.418	1.423	1.427
3.2	1.432	1.436	1.441	1.446	1.450	1.455	1.459	1.464	1.468	1.473
3.3	1.477	1.482	1.486	1.491	1.496	1.500	1.504	1.508	1.513	1.517
3.4	1.521	1.525	1.529	1.533	1.537	1.542	1.546	1.550	1.554	1.558
3.5	1.562	1.566	1.570	1.575	1.579	1.583	1.587	1.591	1.595	1.600
3.6	1.604	1.608	1.612	1.617	1.621	1.625	1.629	1.633	1.637	1.642
3.7	1.646	1.650	1.654	1.658	1.662	1.666	1.671	1.675	1.679	1.683
3.8	1.687	1.691	1.695	1.700	1.704	1.708	1.712	1.715	1.719	1.723
3.9	1.727	1.731	1.735	1.739	1.742	1.746	1.750	1.754	1.758	1.762
4.0	1.765	1.769	1.773	1.777	1.781	1.785	1.789	1.792	1.796	1.800
4.1	1.804	1.808	1.811	1.815	1.819	1.822	1.826	1.830	1.833	1.837
4.2	1.841	1.845	1.848	1.852	1.856	1.859	1.863	1.867	1.870	1.874
4.3	1.878	1.882	1.885	1.889	1.893	1.896	1.900	1.904	1.907	1.911
4.4	1.914	1.918	1.921	1.925	1.929	1.932	1.936	1.939	1.943	1.946
4.5	1.950	1.954	1.957	1.961	1.964	1.968	1.971	1.975	1.979	1.982
4.6	1.986	1.989	1.993	1.996	2.000	2.003	2.007	2.010	2.013	2.017
4.7	2.020	2.023	2.027	2.030	2.033	2.037	2.040	2.043	2.047	2.050
4.8	2.053	2.057	2.060	2.063	2.067	2.070	2.073	2.077	2.080	2.083
4.9	2.087	2.090	2.093	2.097	2.100	2.103	2.107	2.110	2.113	2.116
5.0	2.119	2.122	2.125	2.129	2.132	2.135	2.139	2.142	2.145	2.148
5.1	2.151	2.154	2.158	2.160	2.164	2.167	2.170	2.173	2.176	2.180
5.2	2.183	2.186	2.190	2.192	2.195	2.197	2.200	2.203	2.206	2.209
5.3	2.212	2.215	2.218	2.221	2.224	2.227	2.230	2.233	2.236	2.240
5.4	2.243	2.246	2.249	2.252	2.255	2.258	2.261	2.264	2.267	2.270
5.5	2.273	2.276	2.279	2.282	2.285	2.288	2.291	2.294	2.297	2.300
5.6	2.303	2.306	2.309	2.312	2.315	2.318	2.320	2.324	2.326	2.329
5.7	2.332	2.335	2.338	2.341	2.344	2.347	2.350	2.353	2.355	2.358
5.8	2.361	2.364	2.367	2.370	2.373	2.376	2.379	2.382	2.384	2.387
5.9	2.390	2.393	2.396	2.400	2.403	2.405	2.408	2.411	2.414	2.417
6.0	2.419	2.422	2.425	2.428	2.431	2.433	2.436	2.439	2.442	2.444
6.1	2.447	2.450	2.453	2.456	2.458	2.461	2.464	2.467	2.470	2.472
6.2	2.475	2.478	2.481	2.483	2.486	2.489	2.492	2.494	2.497	2.500
6.3	2.503	2.505	2.508	2.511	2.513	2.516	2.518	2.521	2.524	2.526
6.4	2.529	2.532	2.534	2.537	2.540	2.542	2.545	2.547	2.550	2.553
6.5	2.555	2.558	2.561	2.563	2.566	2.568	2.571	2.574	2.576	2.579
6.6	2.581	2.584	2.587	2.590	2.592	2.595	2.597	2.600	2.603	2.605
6.7	2.608	2.610	2.613	2.615	2.618	2.620	2.623	2.625	2.627	2.630
6.8	2.633	2.635	2.637	2.640	2.643	2.645	2.648	2.650	2.653	2.655
6.9	2.658	2.660	2.663	2.665	2.668	2.670	2.673	2.675	2.678	2.680
7.0	2.683	2.685	2.687	2.690	2.693	2.695	2.698	2.700	2.702	2.705
7.1	2.707	2.710	2.712	2.714	2.717	2.719	2.721	2.724	2.726	2.729

续表

η_{rel}	[η]C									
	0.00	0.01	0.02	0.03	0.04	0.05	0.06	0.07	0.08	0.09
7.2	2.731	2.733	2.736	2.738	2.740	2.743	2.745	2.748	2.750	2.752
7.3	2.755	2.757	2.760	2.762	2.764	2.767	2.769	2.771	2.774	2.776
7.4	2.779	2.781	2.783	2.786	2.788	2.790	2.793	2.795	2.798	2.800
7.5	2.802	2.805	2.807	2.809	2.812	2.814	2.816	2.819	2.821	2.823
7.6	2.826	2.828	2.830	2.833	2.835	2.837	2.840	2.842	2.844	2.847
7.7	2.849	2.851	2.854	2.856	2.858	2.860	2.863	2.865	2.868	2.870
7.8	2.873	2.875	2.877	2.879	2.881	2.884	2.887	2.889	2.891	2.893
7.9	2.895	2.898	2.900	2.902	2.905	2.907	2.909	2.911	2.913	2.915
8.0	2.918	2.920	2.922	2.924	2.926	2.928	2.931	2.933	2.935	2.937
8.1	2.939	2.942	2.944	2.946	2.948	2.950	2.952	2.955	2.957	2.959
8.2	2.961	2.963	2.966	2.968	2.970	2.972	2.974	2.976	2.979	2.981
8.3	2.983	2.985	2.987	2.990	2.992	2.994	2.996	2.998	3.000	3.002
8.4	3.004	3.006	3.008	3.010	3.012	3.015	3.017	3.019	3.021	3.023
8.5	3.025	3.027	3.029	3.031	3.033	3.035	3.037	3.040	3.042	3.044
8.6	3.046	3.048	3.050	3.052	3.054	3.056	3.058	3.060	3.062	3.064
8.7	3.067	3.069	3.071	3.073	3.075	3.077	3.079	3.081	3.083	3.085
8.8	3.087	3.089	3.092	3.094	3.096	3.098	3.100	3.102	3.104	3.106
8.9	3.108	3.110	3.112	3.114	3.116	3.118	3.120	3.122	3.124	3.126
9.0	3.128	3.130	3.132	3.134	3.136	3.138	3.140	3.142	3.144	3.146
9.1	3.148	3.150	3.152	3.154	3.156	3.158	3.160	3.162	3.164	3.166
9.2	3.168	3.170	3.172	3.174	3.176	3.178	3.180	3.182	3.184	3.186
9.3	3.188	3.190	3.192	3.194	3.196	3.198	3.200	3.202	3.204	3.206
9.4	3.208	3.210	3.212	3.214	3.215	3.217	3.219	3.221	3.223	3.225
9.5	3.227	3.229	3.231	3.233	3.235	3.237	3.239	3.241	3.242	3.244
9.6	3.246	3.248	3.250	3.252	3.254	3.256	3.258	3.260	3.262	3.264
9.7	3.266	3.268	3.269	3.271	3.273	3.275	3.277	3.279	3.281	3.283
9.8	3.285	3.287	3.289	3.291	3.293	3.295	3.297	3.298	3.300	3.302
9.9	3.304	3.305	3.307	3.309	3.311	3.313	3.316	3.318	3.320	3.321

η_{rel}	[η]C									
	0.0	0.1	0.2	0.3	0.4	0.5	0.6	0.7	0.8	0.9
10	3.32	3.34	3.36	3.37	3.39	3.41	3.43	3.45	3.46	3.48
11	3.50	3.52	3.53	3.55	3.56	3.58	3.60	3.61	3.63	3.64
12	3.66	3.68	3.69	3.71	3.72	3.74	3.76	3.77	3.79	3.80
13	3.80	3.83	3.85	3.86	3.88	3.89	3.90	3.92	3.93	3.95
14	3.96	3.97	3.99	4.00	4.02	4.03	4.04	4.06	4.07	4.09
15	4.10	4.11	4.13	4.14	4.15	4.17	4.18	4.19	4.20	4.22
16	4.23	4.24	4.25	4.27	4.28	4.29	4.30	4.31	4.33	4.34
17	4.35	4.36	4.37	4.38	4.39	4.41	4.42	4.43	4.44	4.45
18	4.46	4.47	4.48	4.49	4.50	4.52	4.53	4.54	4.55	4.56
19	4.57	4.58	4.59	4.60	4.61	4.62	4.63	4.64	4.65	4.66

注：本品有引湿性。

烟　酰　胺
Yanxian'an
Nicotinamide

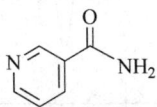

$C_6H_6N_2O$　122.13

[98-92-0]

本品为 3-吡啶甲酰胺。按干燥品计算，含 $C_6H_6N_2O$ 不得少于 99.0%。

【性状】本品为白色的结晶性粉末。

本品在水或乙醇中易溶，在甘油中溶解。

熔点　本品的熔点（通则 0612）为 128～131℃。

【鉴别】（1）取本品约 0.1g，加水 5ml 溶解后，加氢氧化钠试液 5ml，缓缓加热，产生的氨气使湿润的红色石蕊试纸变蓝（与烟酸的区别）。继续加热至氨臭完全除去，放冷，加酚酞指示液 1～2 滴，用稀硫酸中和，加硫酸铜试液 2ml，即缓缓析出淡蓝色的沉淀。

（2）取本品，加水溶解并稀释制成每 1ml 中约含 20μg 的溶液，照紫外-可见分光光度法（通则 0401）测定，在 261nm 的波长处有最大吸收，在 245nm 的波长处有最小吸收，在 245nm 波长处的吸光度与 261nm 波长处的吸光度的比值应为 0.63～0.67。

（3）本品的红外光吸收图谱应与对照图谱（附图）一致（通则 0402）。

【检查】**酸碱度**　取本品 1.0g，加水 10ml 使溶解，依法测定（通则 0631），pH 值为 5.5～7.5。

溶液的澄清度与颜色　取本品 1.0g，加水 10ml 溶解后，依法检查（通则 0901 与通则 0902），溶液应澄清无色。

易炭化物　取本品 0.20g，依法检查（通则 0842），与对照液（取比色用氯化钴液 1.0ml、比色用重铬酸钾液 2.5ml 与比色用硫酸铜液 1.0ml，加水稀释至 50ml）5ml 比较，不得更深。

有关物质　取本品，精密称定，加乙醇溶解并定量稀释制成每 1ml 中约含 40mg 的溶液，作为供试品溶液；精密量取适量，用乙醇分别稀释制成每 1ml 中约含 0.2mg 和 0.1mg 的溶液，作为对照溶液（1）和（2）；取烟酸对照品适量，精密称定，加乙醇溶解并稀释制成每 1ml 中约含 0.2mg 的溶液，作为对照品溶液；另取烟酸对照品和本品适量，加乙醇溶解并稀释制成每 1ml 中约含烟酸 0.2mg 和烟酰胺 1mg 的混合溶液，作为系统适用性溶液。照薄层色谱法（通则 0502）试验，吸取上述 5 种溶液各 5μl，分别点于同一硅胶 GF₂₅₄ 薄层板上，以三氯甲烷-无水乙醇-水（48∶45∶4）为展开剂，展开，取出，晾干，置紫外光灯（254nm）下检视。系统适用性溶液应显示两个清晰分离的斑点；对照溶液（2）应显示一个清晰可见的斑点；供试品溶液如显与对照品溶液相应的杂质斑点，其颜色与对照品溶液的主斑点比较，不得更深（0.5%）；如显其他杂质斑点，与对照溶液（1）的主斑点比较，不得更深（0.5%）。

干燥失重　取本品，置五氧化二磷干燥器中，减压干燥 18 小时，减失重量不得过 0.5%（通则 0831）。

炽灼残渣　取本品，依法检查（通则 0841），遗留残渣不得过 0.1%。

重金属　取本品 1.0g，加水 10ml 溶解后，加 1mol/L 盐酸溶液 6ml 与水适量使成 25ml，依法检查（通则 0821 第一法），含重金属不得过百万分之二十。

砷盐　取本品 1.0g，加水 23ml 与盐酸 5ml 使溶解后，依法检查（通则 0822 第一法），应符合规定（0.0002%）。

【含量测定】取本品约 0.1g，精密称定，加冰醋酸 20ml 溶解后，加醋酐 5ml 与结晶紫指示液 1 滴，用高氯酸滴定液（0.1mol/L）滴定至溶液显蓝绿色，并将结果用空白试验校正。每 1ml 高氯酸滴定液（0.1mol/L）相当于 12.21mg 的 $C_6H_6N_2O$。

【类别】助溶剂和稳定剂等。

【贮藏】遮光，密闭保存。

附：

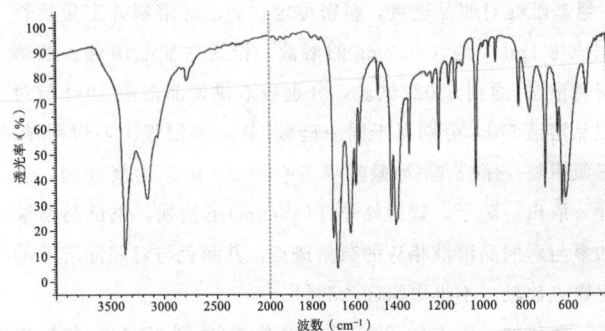

图　药用辅料烟酰胺红外光吸收对照图谱

（试样制备：KBr 压片法）

注：本品略有引湿性。

烟　　酸
Yansuan
Nicotinic Acid

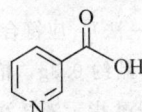

$C_6H_5NO_2$　123.11

[59-67-6]

本品为吡啶-3-羧酸。按干燥品计算，含 $C_6H_5NO_2$ 不得少于 99.0%。

【性状】 本品为白色结晶或结晶性粉末；水溶液显酸性反应。

本品在水中略溶，在乙醇中微溶；在碳酸钠试液或氢氧化钠试液中易溶。

【鉴别】 (1)取本品约 50mg，加水 20ml 溶解后，滴加 0.4% 氢氧化钠溶液至遇石蕊试纸显中性反应，加硫酸铜试液 3ml，即缓缓析出淡蓝色沉淀。

(2)取本品，加水溶解并稀释制成每 1ml 中约含 20μg 的溶液，照紫外-可见分光光度法（通则 0401）测定，在 262nm 的波长处有最大吸收，在 237nm 的波长处有最小吸收；237nm 波长处的吸光度与 262nm 波长处的吸光度的比值应为 0.35～0.39。

(3)本品的红外光吸收图谱应与对照图谱（附图）一致（通则 0402）。

【检查】溶液的颜色 取本品 1.0g，加氢氧化钠试液 10ml 溶解后，依法检查（通则 0901），如显色，与同体积的对照液（取比色用氯化钴液 1.5ml、比色用重铬酸钾液 17ml 与比色用硫酸铜液 1.5ml，加水至 1000ml）比较，不得更深。

3-氰基吡啶 取本品，精密称定，加乙醇溶解并定量稀释制成每 1ml 中约含 10mg 的溶液，作为供试品溶液；另取 3-氰基吡啶对照品适量，精密称定，加乙醇溶解并定量稀释制成每 1ml 中约含 0.2mg 的溶液，作为对照品溶液。照薄层色谱法（通则 0502）试验，分别吸取供试品溶液 40μl 与对照品溶液 5μl，分别点于同一硅胶 GF$_{254}$ 薄层板上，以甲苯-三氯甲烷-乙酸乙酯-冰醋酸（7.5∶5∶2∶0.5）为展开剂，展开，取出，晾干，置紫外光灯（254nm）下检视。供试品溶液如显与对照品溶液相应的杂质斑点，其颜色与对照品溶液的主斑点比较，不得更深（0.25%）。

氯化物 取本品 0.25g，依法检查（通则 0801），与标准氯化钠液 5.0ml 制成的对照液比较，不得更浓（0.02%）。

硫酸盐 取本品 0.50g，依法检查（通则 0802），与标准硫酸钾液 1.0ml 制成的对照液比较，不得更浓（0.02%）。

干燥失重 取本品，置五氧化二磷干燥器内，减压干燥至恒重，减失重量不得过 0.5%（通则 0831）。

炽灼残渣 取本品 1.0g，依法检查（通则 0841），遗留残渣不得过 0.1%。

重金属 取炽灼残渣项下遗留的残渣，依法检查（通则 0821 第二法），含重金属不得过百万分之二十。

砷盐 取本品 1.0g，加水 23ml 与盐酸 5ml 使溶解后，依法检查（通则 0822 第一法），应符合规定（0.0002%）。

【含量测定】 取本品约 0.3g，精密称定，加新沸放冷的水 50ml 溶解后，加酚酞指示液 3 滴，用氢氧化钠滴定液（0.1mol/L）滴定。每 1ml 氢氧化钠滴定液（0.1mol/L）相当于 12.31mg 的 $C_6H_5NO_2$。

【类别】 助溶剂和载体。

【贮藏】 密封保存。

附：

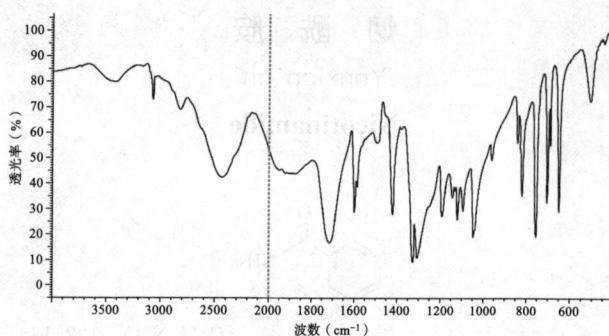

图　药用辅料烟酸红外光吸收对照图谱
（试样制备：KBr 压片法）

DL-酒石酸

DL-Jiushisuan

DL-Tartaric Acid

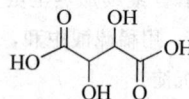

$C_4H_6O_6$　150.09

[133-37-9]

本品为 2,3-二羟基丁二酸。按干燥品计算，含 $C_4H_6O_6$ 不得少于 99.5%。

【性状】 本品为白色或类白色颗粒或结晶或结晶性粉末。

本品在水中易溶，在乙醇中微溶。

比旋度 取本品，精密称定，加水溶解并定量稀释制成每 1ml 中含 0.1g 的溶液，依法测定（通则 0621），比旋度为 -0.10° 至 +0.10°。

【鉴别】 (1)取本品约 1g，加水 10ml 使溶解，溶液能使蓝色石蕊试纸显红色。

(2)取本品约 1g，加少量水溶解，用氢氧化钠试液调至中性，加水稀释至 20ml，作为供试品溶液。取在预先加有 2% 间苯二酚溶液 2～3 滴与 10% 溴化钾溶液 2～3 滴的硫酸 5ml，加供试品溶液 2～3 滴，置水浴上加热 5～10 分钟，溶液应显深蓝色；放冷，将溶液倒入过量的水中，溶液显红色。

(3)本品的红外光吸收图谱应与对照品的图谱一致（通则 0402）。

(4)本品的水溶液显酒石酸盐鉴别(2)的反应（通则 0301）。

【检查】溶液的澄清度与颜色 取本品 1.0g，加水 10ml 使溶解，依法检查（通则 0901 与通则 0902），溶液应澄清无色；如显色，与黄色 2 号标准比色液（通则 0901 第一法）比较，不得更深。

氯化物　取本品 0.5g，依法检查(通则 0801)，与标准氯化钠溶液 5.0ml 制成的对照液比较，不得更浓(0.01％)。

硫酸盐　取本品 2.0g，依法检查(通则 0802)，与标准硫酸钾溶液 3.0ml 制成的对照液比较，不得更浓(0.015％)。

草酸盐　取本品 0.8g，加水 4ml 使溶解，加盐酸 3ml 与锌粒 1g，煮沸 1 分钟，放置 2 分钟后，加 1％盐酸苯肼溶液 0.25ml，加热至沸，迅速放冷，将溶液转移至纳氏比色管中，加等体积的盐酸与 5％铁氰化钾溶液 0.25ml，摇匀，放置 30 分钟后，与标准草酸溶液［精密称取草酸($C_2H_2O_4 \cdot 2H_2O$)10.0mg，加水稀释至 100ml，摇匀，每 1ml 中含 $C_2H_2O_4$ 70μg］4.0ml 同法制成的对照液比较，所产生的红色不得更深(0.035％)。

易氧化物　取本品 1.0g，加水 25ml 与硫酸溶液(1→20)25ml 使溶解，将溶液保持在 20℃±1℃ 条件下，加 0.02mol/L 高锰酸钾溶液 4.0ml，溶液的紫色在静置条件下 3 分钟内应不消失。

干燥失重　取本品，在 105℃ 干燥至恒重，减失重量不得过 0.5％(通则 0831)。

炽灼残渣　取本品 1.0g，依法检查(通则 0841)，遗留残渣不得过 0.1％。

钙盐　取本品 1.0g，加水 10ml 使溶解，加 5％醋酸钠溶液 20ml，摇匀，作为供试品溶液。取醇制标准钙溶液(精密称取碳酸钙 2.50g，置 1000ml 量瓶中，加 5mol/L 醋酸溶液 12ml，加水适量使溶解并稀释至刻度，摇匀，作为钙贮备溶液。临用前，精密量取钙贮备溶液 10ml，置 100ml 量瓶中，用乙醇稀释至刻度，摇匀。每 1ml 中含 Ca 0.1mg)0.2ml，置纳氏比色管中，加 4％草酸铵溶液 1ml，1 分钟后，加 2mol/L 醋酸溶液 1ml 与供试品溶液 15ml 的混合液，摇匀，放置 15 分钟后，与标准钙溶液(临用前，精密量取钙贮备溶液 1ml，置 100ml 量瓶中，加水稀释至刻度，摇匀，每 1ml 中含 Ca 10μg)10.0ml，加 2mol/L 醋酸溶液 1ml 与水 5ml 同法制成的对照液比较，不得更浓(0.02％)。

重金属　取炽灼残渣项下遗留的残渣，依法检查(通则 0821 第二法)，含重金属不得过百万分之十。

砷盐　取本品 1.0g，加水 23ml 与盐酸 5ml 使溶解，依法检查(通则 0822 第一法)，应符合规定(0.0002％)。

【含量测定】取本品约 0.65g，精密称定，加水 25ml 溶解后，加酚酞指示液数滴，用氢氧化钠滴定液(1mol/L)滴定。每 1ml 氢氧化钠滴定液(1mol/L)相当于 75.04mg 的 $C_4H_6O_6$。

【类别】pH 调节剂。

【贮藏】遮光，密封保存。

L(＋)-酒石酸

L(＋)-Jiushisuan

L(＋)-Tartaric Acid

$C_4H_6O_6$　150.09

[87-69-4]

本品为(2R, 3R)-2,3-二羟基丁二酸。按干燥品计算，含 $C_4H_6O_6$ 不得少于 99.5％。

【性状】本品为白色或类白色结晶性粉末或无色结晶。

本品在水中易溶，在乙醇中微溶。

比旋度　取本品，精密称定，加水溶解并定量稀释制成每 1ml 中约含 0.2g 的溶液，依法测定(通则 0621)，比旋度为＋12.0° 至＋12.8°。

【鉴别】(1)取本品约 1g，加水 10ml 使溶解，溶液应使蓝色石蕊试纸显红色。

(2)取本品约 0.1g，加少量水使溶解，用氢氧化钠试液调至中性，加水稀释至 2ml，作为供试品溶液。取在预先加有 2％间苯二酚溶液 2～3 滴与 10％溴化钾溶液 2～3 滴的硫酸 5ml，加供试品溶液 2～3 滴，置水浴上加热 5～10 分钟，溶液应显深蓝色；放冷，将溶液倒入 3ml 的水中，溶液应显红色。

(3)本品的红外光吸收图谱应与对照品的图谱一致(通则 0402)。

(4)本品的水溶液显酒石酸盐的鉴别反应(2)(通则 0301)。

【检查】溶液的澄清度与颜色　取本品 1.0g，加水 10ml 使溶解，依法检查(通则 0901 与通则 0902)，溶液应澄清无色；如显色，与黄色 2 号标准比色液(通则 0901 第一法)比较，不得更深。

氯化物　取本品 0.5g，依法检查(通则 0801)，与标准氯化钠溶液 5.0ml 制成的对照液比较，不得更浓(0.01％)。

硫酸盐　取本品 2.0g，依法检查(通则 0802)，与标准硫酸钾溶液 3.0ml 制成的对照液比较，不得更浓(0.015％)。

草酸盐　取本品 0.8g，加水 4ml 使溶解，加盐酸 3ml 与锌粒 1g，煮沸 1 分钟，放置 2 分钟后，加 1％盐酸苯肼溶液 0.25ml，加热至沸，迅速冷却，将溶液转移至纳氏比色管中，加等体积的盐酸与 5％铁氰化钾溶液 0.25ml，摇匀，放置 30 分钟后，与标准草酸溶液［精密称取草酸($C_2H_2O_4 \cdot 2H_2O$)10.0mg，加水稀释成 100ml，摇匀。每 1ml 中含 $C_2H_2O_4$ 70μg］4.0ml 同法制成的对照液比较，所产生的红色不得更深(0.035％)。

钙盐　取本品 1.0g，加水 10ml 使溶解，加 5％醋酸钠溶液 20ml，摇匀，作为供试品溶液。取醇制标准钙溶液（精密称取碳酸钙 2.50g，置 1000ml 量瓶中，加 5mol/L 醋酸溶液 12ml，加水适量使溶解并稀释至刻度，摇匀，作为钙贮备溶液。临用前，精密量取钙贮备溶液 10ml，置 100ml 量瓶中，用乙醇稀释至刻度，摇匀。每 1ml 中含 Ca 0.1mg）0.2ml，置纳氏比色管中，加 4% 草酸铵溶液 1ml，1 分钟后，加 2mol/L 醋酸溶液 1ml 与供试品溶液 15ml 的混合液，摇匀，放置 15 分钟后，与标准钙溶液（临用前，精密量取钙贮备溶液 1ml，置 100ml 量瓶中，用水稀释至刻度，摇匀。每 1ml 中含 Ca 10μg）10.0ml，加 2mol/L 醋酸溶液 1ml 与水 5ml 同法制成的对照液比较，不得更浓（0.02%）。

干燥失重 取本品，在 105℃ 干燥至恒重，减失重量不得过 0.5%（通则 0831）。

炽灼残渣 取本品 1.0g，依法检查（通则 0841），遗留残渣不得过 0.1%。

重金属 取炽灼残渣项下遗留的残渣，依法检查（通则 0821 第二法），含重金属不得过百万分之十。

砷盐 取本品 1.0g，加水 23ml 与盐酸 5ml 使溶解，依法检查（通则 0822 第一法），应符合规定（0.0002%）。

【含量测定】 取本品约 0.65g，精密称定，加水 25ml 溶解后，加酚酞指示液数滴，用氢氧化钠滴定液（0.5mol/L）滴定。每 1ml 氢氧化钠滴定液（0.5mol/L）相当于 37.52mg 的 $C_4H_6O_6$。

【类别】 pH 调节剂。

【贮藏】 遮光，密封保存。

酒石酸钠

Jiushisuanna

Sodium Tartrate

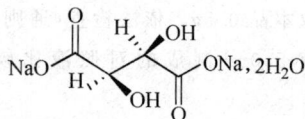

$C_4H_4Na_2O_6 \cdot 2H_2O$ 230.08

[6106-24-7]

本品为 L-(+)-2,3-二羟基丁二酸二钠二水合物。按干燥品计算，含 $C_4H_4Na_2O_6$ 应为 99.0%~100.5%。

【性状】 本品为无色透明结晶或白色结晶性粉末。

本品在水中易溶，在乙醇中几乎不溶。

比旋度 取本品，精密称定，加水溶解并定量稀释制成每 1ml 中约含 100mg 的溶液，依法测定（通则 0621），比旋度为 +29.5° 至 +31.5°。

【鉴别】 本品的水溶液显酒石酸盐的鉴别（2）与钠盐鉴别

的反应（通则 0301）。

【检查】酸碱度 取本品 1.0g，加水 10ml 溶解后，依法测定（通则 0631），pH 值应为 7.0~9.0。

溶液的澄清度与颜色 本品 1.0g，加水 10ml 使溶解，依法检查（通则 0901 与通则 0902），溶液应澄清无色；如显色，与黄色 2 号标准比色液（通则 0901 第一法）比较，不得更深。

氯化物 本品 3.0g，依法检查（通则 0801），与标准氯化钠溶液 6.0ml 制成的对照液比较，不得更浓（0.002%）。

硫酸盐 本品 4.0g，依法检查（通则 0802），与标准硫酸钾溶液 2.0ml 制成的对照液比较，不得更浓（0.005%）。

干燥失重 取本品，在 150℃ 干燥 3 小时，减失重量应为 14.0%~17.0%（通则 0831）。

铁盐 取本品 1.0g，依法检查（通则 0807），与标准铁溶液 1.0ml 制成的对照液比较，不得更深（0.001%）。

重金属 取本品 1.0g，依法检查（通则 0821 第二法），含重金属不得过百万分之二十。

【含量测定】 取本品适量，在 150℃ 干燥 3 小时后，精密称取约 80mg，加冰醋酸 50ml，加热至近沸使溶解，放冷，照电位滴定法（通则 0701），用高氯酸滴定液（0.1mol/L）滴定，并将滴定的结果用空白试验校正。每 1ml 高氯酸滴定液（0.1mol/L）相当于 9.703mg 的 $C_4H_4Na_2O_6$。

【类别】 螯合剂。

【贮藏】 密封保存。

海 藻 酸

Haizaosuan

Alginic Acid

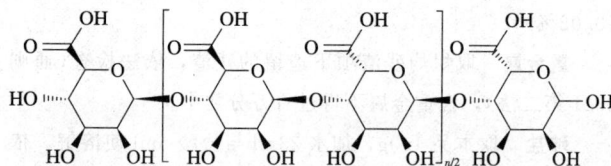

$(C_6H_8O_6)_n$

[9005-32-7]

本品系从各种褐色海藻原料中经稀碱提取得到的亲水性胶体碳水化合物海藻酸盐，再用无机酸处理、精制而得。海藻酸是 β-D-甘露糖醛酸（M）和 α-L-古洛糖醛酸（G）通过 1→4 糖苷键连接而成的直链共聚物，其中的 M 和 G 单元可以随机或非随机排列为异质或同质序列，其平均分子量范围为 10 000~600 000g/mol。按干燥品计算，含羧酸基（—COOH）应为 19.0%~25.0%。

【性状】 本品为白色至微黄色的粉末。

本品在水、甲醇、乙醇或丙酮中不溶；在氢氧化钠试液中溶解。

【鉴别】（1）取本品约 30mg，加 0.1mol/L 氢氧化钠溶液 5ml 使溶解，加氯化钙试液 1ml，即生成胶状沉淀。

（2）取本品约 30mg，加 0.1mol/L 氢氧化钠溶液 5ml 使溶解，加稀硫酸 1ml，即生成胶状沉淀。

（3）取本品约 10mg，加水 5ml，加新制的 1% 1,3-二羟基萘乙醇溶液 1ml 与盐酸 5ml，摇匀，煮沸 3 分钟，放冷，加异丙醚 15ml，振摇，放置数分钟，分取醚层，同时做空白对照，醚层显深紫色，并且样品的颜色深于空白对照的颜色。

【检查】酸度 取本品 1.5g，加水 50ml，振摇 5 分钟，依法测定（通则 0631），pH 值应为 1.5～3.5。

氯化物 取本品约 2.5g，精密称定，置 200ml 量瓶中，加稀硝酸 50ml，振摇 1 小时，加稀硝酸稀释至刻度，摇匀，滤过，精密量取续滤液 50ml，照电位滴定法（通则 0701），用硝酸银滴定液（0.02mol/L）滴定，并将滴定的结果用空白试验校正。每 1ml 硝酸银滴定液（0.02mol/L）相当于 0.709mg 的 Cl。含 Cl 不得过 1.0%。

干燥失重 取本品，在 105℃ 干燥 4 小时，减失重量不得过 15.0%（通则 0831）。

炽灼残渣 取本品 0.5g，依法检查（通则 0841），遗留残渣不得过 5.0%。

铁盐 取本品 1.0g，先用小火灼烧使炭化，再在 500～600℃ 炽灼使完全灰化，放冷，加盐酸 3ml 使残渣溶解，移至 50ml 量瓶中，用水稀释至刻度，摇匀，精密量取 5ml，置纳氏比色管中，加水至 25ml，依法检查（通则 0807），与标准铁溶液 5.0ml 制成的对照液比较，不得更深（0.05%）。

重金属 取炽灼残渣项下遗留的残渣，依法检查（通则 0821 第二法），含重金属不得过百万分之二十。

砷盐 取本品 1.0g，加无水碳酸钠 0.5g，混匀，加水少量湿润，先用小火灼烧使炭化，再在 500～600℃ 炽灼使完全灰化，放冷，加少量盐酸至残渣不再产生气泡为止，加盐酸 5ml 与水 23ml，依法检查（通则 0822 第一法），应符合规定（0.0002%）。

微生物限度 取本品，依法检查（通则 1105 与通则 1106），每 1g 供试品中需氧菌总数、霉菌和酵母菌总数均不得过 10^2 cfu，不得检出大肠埃希菌；每 10g 供试品中不得检出沙门菌。

【含量测定】 取本品约 0.25g，精密称定，加水 25ml，精密加氢氧化钠滴定液（0.1mol/L）25ml，再加酚酞指示剂 0.2ml，用盐酸滴定液（0.1mol/L）滴定，在接近终点时，应使海藻酸完全溶解，并将滴定的结果用空白试验校正。每 1ml 氢氧化钠滴定液（0.1mol/L）相当于 4.502mg 的—COOH。

【类别】 黏合剂和崩解剂。

【贮藏】 密闭保存。

【标示】 应标明粒度及粒度分布，沉降体积比，以 mPa·s 或 Pa·s 为单位标明黏度标示值。

海藻酸钠

Haizaosuanna

Sodium Alginate

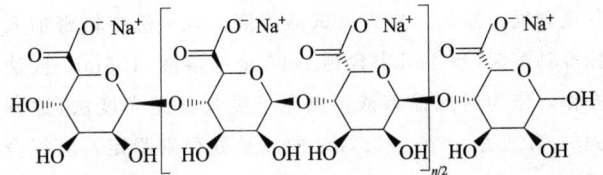

$(C_6H_7NaO_6)_{n+2}$

[9005-38-3]

本品系从褐色海藻植物中用稀碱提取精制而得，其主要成分为海藻酸的钠盐。海藻酸是 β-D-甘露糖醛酸（M）和 α-L-古洛糖醛酸（G）通过 1→4 糖苷键连接而成的直链共聚物，其中的 M 和 G 单元可以随机或非随机排列为异质或同质序列。按干燥品计算，含海藻酸钠应为 90.8%～106.0%。

【性状】 本品为白色至浅棕黄色粉末。

【鉴别】（1）取本品 0.2g，加水 20ml，时时振摇至分散均匀，作为供试品溶液。取 5ml，加 5% 氯化钙溶液 1ml，即生成大量胶状沉淀。

（2）取鉴别（1）项下的供试品溶液 5ml，加稀硫酸 1ml，即生成大量胶状沉淀。

（3）取本品约 10mg，加水 5ml，加新制的 1% 1,3-二羟基萘的乙醇溶液 1ml 与盐酸 5ml，摇匀，煮沸 3 分钟，冷却，加水 5ml 与异丙醚 15ml，振摇。同时做空白试验。上层溶液应显深紫色。

（4）取炽灼残渣项下的残渣，加水 5ml 使溶解，显钠盐的鉴别（1）反应（通则 0301）。

（5）本品的红外光吸收图谱应与对照图谱（附图）一致（通则 0402）。

【检查】溶液的澄清度与颜色 取本品 0.10g，加水适量不断搅拌使溶解，用水稀释至 30ml，摇匀，放置 1 小时，精密量取 1ml，置 10ml 量瓶中，用水稀释至刻度，摇匀，依法检查（通则 0901 与通则 0902），溶液应澄清无色；如显浑浊，与 2 号浊度标准液（通则 0902 第一法）比较，不得更浓；如显色，与黄色 2 号标准比色液（通则 0901 第一法）比较，不得更深。

氯化物 取本品约 2.5g，精密称定，置 200ml 量瓶中，加稀硝酸 50ml，振摇 1 小时，加稀硝酸稀释至刻度，摇匀，滤过，精密量取续滤液 50ml。照电位滴定法（通则 0701），用硝酸银滴定液（0.02mol/L）滴定，并将滴定的结果用空白试验校正。每 1ml 硝酸银滴定液（0.02mol/L）相当于 0.709mg 的 Cl。含 Cl 不得过 1.0%。

干燥失重 取本品 0.5g，在 105℃ 干燥 4 小时，减失重量不得过 15.0%（通则 0831）。

炽灼残渣 取本品 0.5g，依法检查（通则 0841），按干燥品计算，遗留残渣应为 30.0%～36.0%。

钙盐 取本品 0.1g 两份，分别置锥形瓶中，一份中加硝酸 5ml 消化后，定量转移至 100ml 量瓶中，用水稀释至刻度，摇匀，精密量取 10ml，置 100ml 量瓶中，用水稀释至刻度，摇匀，作为供试品溶液；另一份中精密加入标准钙溶液（每 1ml 中含钙 1000μg 的溶液）1.5ml，同法操作，作为对照品溶液。照原子吸收分光光度法（通则 0406 第二法），在 422.7nm 的波长处分别测定，应符合规定（1.5%）。

铅 取本品 1.0g 两份，分别置锥形瓶中，一份中加 10ml 硝酸消化后，定量转移至 10ml 量瓶中，用水稀释至刻度，摇匀，作为供试品溶液；另一份中精密加入标准铅溶液（精密量取铅单元素标准溶液适量，用水定量稀释制成每 1ml 中含铅 10μg 的溶液）1ml，同法操作，作为对照品溶液。照原子吸收分光光度法（通则 0406 第二法），在 283.3nm 的波长处分别测定，应符合规定（0.001%）。

重金属 取炽灼残渣项下遗留的残渣，依法检查（通则 0821 第二法，必要时，滤过），含重金属不得过百万分之二十。

砷盐 取本品 1.33g，加氢氧化钙 1.3g，混合，加水湿润，烘干，先用小火加热使其反应完全，逐渐加大火力灼烧使炭化，再在 500～600℃ 炽灼使完全灰化，放冷，加盐酸 8ml 与水 23ml 使溶解，依法检查（通则 0822 第二法），应符合规定（0.000 15%）。

微生物限度 取本品，依法检查（通则 1105 与通则 1106），每 1g 供试品中需氧菌总数不得过 10^3 cfu，霉菌和酵母菌总数不得过 10^2 cfu，不得检出大肠埃希菌；每 10g 供试品中不得检出沙门菌。

【含量测定】 取异丙醇-2mol/L 盐酸溶液（50∶50）溶液 200ml，置烧杯中。取本品 1.0g，精密称定，边搅拌（磁力搅拌器的转速为每分钟 500 转）边缓缓加入上述烧杯中，继续搅拌 30 分钟，静置 30 分钟后，用 0.45μm 滤膜滤过，用异丙醇-水溶液（75∶25）溶液洗涤沉淀至洗脱液为中性。将沉淀用水转移至锥形瓶中，置于磁力搅拌器上，启动搅拌，加酚酞指示剂 2 滴，用氢氧化钠滴定液（0.5mol/L）滴定至粉红色，保持 30 秒不褪色，并将滴定的结果用空白试验校正。每 1ml 氢氧化钠滴定液（0.5mol/L）相当于 111.00mg 的海藻酸钠。

【类别】 助悬剂和释放调节剂等。

【贮藏】 密封保存。

【标示】 应标明粒度和粒度分布，以 mPa·s 或 Pa·s 为单位标明黏度标示值。

附：

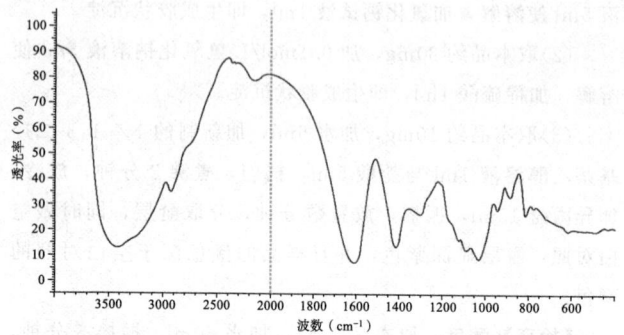

图   药用辅料海藻酸钠红外光吸收对照图谱

（试样制备：KBr 压片法）

海 藻 糖

Haizaotang

Trehalose

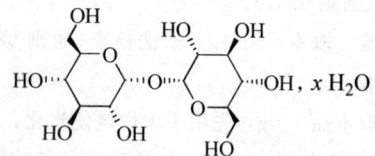

C₁₂H₂₂O₁₁   342.30   [99-20-7]

C₁₂H₂₂O₁₁·2H₂O   378.33   [6138-23-4]

本品由食用级淀粉酶解而成。为两个吡喃环葡萄糖分子以 1,1-糖苷键连接而成的非还原性双糖，可分为无水物和二水合物。按无水物计算，含 $C_{12}H_{22}O_{11}$ 应为 98.0%～102.0%。

【性状】 本品为白色或类白色结晶性粉末。

无水海藻糖在水中易溶，在甲醇或乙醇中几乎不溶。二水海藻糖在水中易溶，在甲醇中微溶，在乙醇中几乎不溶。

比旋度 取本品，精密称定，加水溶解并定量稀释制成每 1ml 中约含 100mg 的溶液，依法测定（通则 0621），比旋度为 +197° 至 +201°。

【鉴别】 （1）取本品 2g，加水 5ml 使溶解，取 1ml，加 α-萘酚乙醇溶液（1→20）0.4ml，沿容器壁缓慢加入硫酸 0.5ml，溶液即在两液界面处产生紫色环。

（2）取本品 0.2g，加水 5ml 溶解，作为供试品溶液；取甘氨酸 0.2g，加水 5ml 溶解，作为甘氨酸溶液。量取供试品溶液 2ml，加入稀盐酸 1ml，室温静置 20 分钟；再加入氢氧化钠试液 4ml 和甘氨酸溶液 2ml，于水浴中加热 10 分钟后，溶液不显棕色。

（3）在含量测定项下记录的色谱图中，供试品溶液主峰的保留时间应与对照品溶液的主峰保留时间一致。

（4）本品的红外光吸收图谱应与对照品的图谱一致（通则

0402)。

【检查】酸度 取本品 1.0g(按无水物计算),加水 10ml 使溶解,依法测定(通则 0631),pH 值应为 4.5~6.5。

溶液的澄清度与颜色 取本品 33.0g(按无水物计算),置 100ml 量瓶中,加新沸放冷的水充分振摇使溶解,照紫外-可见分光光度法(通则 0401),在 420nm 与 720nm 波长处测定吸光度。在 720nm 波长处的吸光度值不得过 0.033,420nm 与 720nm 波长处的吸光度差值不得过 0.067。

氯化物 取本品 0.40g,依法检查(通则 0801),与标准氯化钠溶液 5.0ml 制成的对照液比较,不得更浓(0.0125%)。

硫酸盐 取本品 1.0g,依法检查(通则 0802),与标准硫酸钾溶液 2.0ml 制成的对照液比较,不得更浓(0.020%)。

可溶性淀粉 取本品 1.0g,加水 10ml 溶解后,加碘试液 1 滴,不得显蓝色。

有关物质 取本品适量,精密称定,加水溶解并定量稀释制成每 1ml 中约含 10mg 的溶液,作为供试品溶液。

精密量取 1ml,置 100ml 量瓶中,用水稀释至刻度,摇匀,作为对照溶液。

照含量测定项下的色谱条件,取对照溶液 20μl 注入液相色谱仪,记录色谱图,主成分峰高的信噪比应大于 10;再精密量取供试品溶液和对照溶液各 20μl,分别注入液相色谱仪,记录色谱图。供试品溶液色谱图中,除溶剂峰外,供试品溶液主峰之前、之后的杂质峰面积之和分别不得大于对照溶液主峰面积的 0.5 倍(0.5%)。

水分 取本品,照水分测定法(通则 0832 第一法)测定,含水分应为 9.0%~11.0%;如为无水物,含水分不得过 1.0%。

炽灼残渣 取本品,依法检查(通则 0841),遗留残渣不得过 0.1%。

重金属 取本品 4.0g,加水 23ml 溶解后,加醋酸盐缓冲液(pH 3.5)2ml,依法检查(通则 0821 第一法),含重金属不得过百万分之五。

微生物限度 取本品,依法检查(通则 1105 与通则 1106),每 1g 供试品中需氧菌总数不得过 10^3 cfu,霉菌和酵母菌总数不得过 10^2 cfu,不得检出大肠埃希菌;每 10g 供试品中不得检出沙门菌。

细菌内毒素(供注射用) 取本品,依法检查(通则 1143),每 1mg 海藻糖中含内毒素的量应小于 0.05EU。

【含量测定】 照高效液相色谱法(通则 0512)测定。

色谱条件与系统适用性试验 采用磺化交联的苯乙烯-二乙烯基苯共聚物为填充剂的强阳离子钠型(或氢型)色谱柱;以水为流动相;流速为每分钟 0.4ml;柱温为 80℃;示差折光检测器。取麦芽三糖、葡萄糖与海藻糖对照品适量,加水溶解并稀释制成每 1ml 中各含 2.5mg、2.5mg、10mg 的溶液,精密量取 20μl 注入液相色谱仪,重复进样 3 次,记录色谱图,主峰面积的相对标准偏差不得过 2.0%,各色谱峰的分离度应符合要求。

测定法 取本品适量,精密称定,加水溶解并定量稀释制成每 1ml 中约含 $C_{12}H_{22}O_{11}$ 10mg 的溶液,作为供试品溶液,精密量取 20μl 注入液相色谱仪,记录色谱图;另取海藻糖对照品适量,同法测定。按外标法以峰面积计算,即得。

【类别】 矫味剂、甜味剂、冻干保护剂、稀释剂、增稠剂和保湿剂等。

【贮藏】 密封,阴凉、干燥处保存。

【标示】 如为供注射用,应标明氮含量(可采用以下测定方法测定),用以对产品中酶残留量进行评估。

氮含量 取本品 5.0g,精密称定,置于消解瓶中,加入 30ml 浓硫酸消解后,照氮测定法(通则 0704 第三法)操作,加入 40%(W/V)的氢氧化钠溶液 45ml 进行蒸馏。

预胶化羟丙基淀粉

Yujiaohua Qiangbingji Dianfen

Pregelatinized Hydroxypropyl Starch

本品系羟丙基淀粉(木薯淀粉或豌豆淀粉来源)经物理方法破坏部分或全部淀粉粒后干燥而得的制品。按干燥品计算,含羟丙氧基(—OCH$_2$CHOHCH$_3$)应为 0.6%~8.9%。

【性状】 本品为白色、炎白色或淡黄色粉末或颗粒;或为半透明的长条状物或片状物。

【鉴别】(1) 取本品约 0.5g,加水 2ml,混匀,加碘试液 1 滴,即显蓝色、蓝紫色、紫红色或红棕色。

(2) 取本品 0.1g,置 100ml 量瓶中,加稀硫酸 12.5ml,水浴加热使溶解,放冷至室温,加水稀释至刻度,摇匀。取 1ml 上述溶液置具塞试管中,置冷水浴中,逐滴加入浓硫酸 8ml,混匀,在水浴中放置 3 分钟,立刻将试管转入冰浴中冷却。沿试管壁小心加入茚三酮溶液(取茚三酮 3g,加 4.55%焦亚硫酸钠溶液 100ml 使溶解,即得)0.6ml,立即摇匀,在 25℃水浴中放置 100 分钟,溶液显紫色。

(3) 取本品,用甘油-水(1:1)制片(通则 2001),在显微镜下观察,部分或全部失去淀粉原有的形状,显不规则颗粒或片状物;在偏振光下观察,部分或全部颗粒的偏光十字消失。

【检查】酸碱度 取本品 3.0g,加水 100ml,搅拌 10 分钟后,依法测定(通则 0631),pH 值应为 4.5~8.0。

二氧化硫 取本品适量,依法检查(通则 2331 第一法),含二氧化硫不得过 0.005%。

氧化性物质 取本品 4.0g,置碘瓶中,加甲醇-水(1:1)50.0ml,密塞,振摇 5 分钟,转入具塞离心管中,离心至澄清,取上清液 30.0ml,置碘瓶中,加冰醋酸 1ml 与碘化钾 1.0g,密塞,摇匀,置暗处放置 30 分钟,加淀粉指示液 1ml,用硫代硫酸钠滴定液(0.002mol/L)滴定至蓝色消失,并将滴定的结果用空白试验校正。每 1ml 硫代硫酸钠滴定液 (0.002mol/L)相当于 34μg 的氧化性物质(以 H_2O_2 计)。消耗硫代硫酸钠滴定液(0.002mol/L)的体积不得过 1.4ml(0.002%)。

1,2-丙二醇 取本品细粉约 2.0g,精密称定,置 100ml 量瓶中,加乙醇适量,超声 10 分钟,放冷,用乙醇稀释至刻度,摇匀,离心(每分钟 3000 转)10 分钟,取上清液或过滤后的溶液作为供试品溶液。

取 1,2-丙二醇对照品适量,精密称定,用乙醇溶解并定量稀释制成每 1ml 中约含 20μg 的溶液,作为对照品溶液。

照气相色谱法(通则 0521)测定,用 6% 氰丙基苯基-94% 二甲基聚硅氧烷为固定液的毛细管柱为色谱柱;柱温为 90℃;进样口温度为 250℃;检测器温度为 250℃。

理论板数按 1,2-丙二醇计算不低于 10 000,与相邻溶剂峰的分离度应符合要求。

精密量取供试品溶液与对照品溶液各 1μl,分别注入气相色谱仪,记录色谱图,按外标法以峰面积计算,含 1,2-丙二醇不得过 0.1%。

环氧丙烷 取本品约 1g,精密称定,置顶空瓶中,精密加入 N,N-二甲基甲酰胺 5ml,混匀,密封,作为供试品溶液。

取环氧丙烷适量,精密称定,用 N,N-二甲基甲酰胺制成每 1ml 中含 1μg 的溶液,精密量取 5ml,置顶空瓶中,密封,作为对照品溶液。

照气相色谱法(通则 0521)测定,用 6% 氰丙基苯-94% 二甲基硅氧烷为固定液的毛细管柱,起始温度为 60℃,维持 8 分钟,以每分钟 35℃ 的速率升温至 220℃,维持 5 分钟。检测器为氢火焰离子化检测器(FID),检测器温度为 280℃,进样口温度为 250℃。顶空瓶平衡温度为 80℃,平衡时间为 30 分钟。

取供试品溶液与对照品溶液分别顶空进样,记录色谱图,按外标法以峰面积计算,含环氧丙烷不得过 0.0005%。

1-氯-2-丙醇和 2-氯-1-丙醇 取本品约 2g,精密称定,置具塞锥形瓶中,精密加入无水乙醇 10ml,称重,混匀,超声 3.5 小时,放置室温后用无水乙醇补足减失重量,摇匀,滤过,取续滤液作为供试品溶液。

精密称取 1-氯-2-丙醇对照品适量,用无水乙醇溶解并稀释成每 1ml 中含 1-氯-2-丙醇 0.2μg 的溶液,作为对照品溶液。

精密量取上述对照品溶液 5ml,置 10ml 量瓶中,用无水乙醇稀释到刻度,摇匀,作为灵敏度试验溶液。

另取氯丙醇(约含 75% 1-氯-2-丙醇与 25% 2-氯-1-丙醇的混合物)适量,用无水乙醇溶解并稀释成每 1ml 中约含 1-氯-2-丙醇 0.2μg 的溶液,作为系统适用性溶液。

照气相色谱法(通则 0521)与质谱法(通则 0431)测定,用以聚乙二醇-20M 为固定液(或极性相近)的毛细管柱,起始温度为 80℃,维持 8 分钟,以每分钟 35℃ 的速率升温至 220℃,维持 5 分钟;进样口温度为 200℃,不分流进样;检测器为电子轰击源(EI)质谱检测器,离子源温度为 230℃,载气为氦气,检测模式为 SIM,1-氯-2-丙醇定性离

子为 43、45、79、81,定量离子为 79,2-氯-1-丙醇定性离子为 58、62、63、64、65,定量离子为 62。

取灵敏度试验溶液 1μl,注入气相色谱仪,1-氯-2-丙醇峰的信噪比应不得小于 10。

取系统适用性溶液 1μl,注入气相色谱仪,1-氯-2-丙醇与 2-氯-1-丙醇色谱峰分离度应符合规定。

分别精密量取供试品溶液与对照品溶液各 1μl,注入气相色谱仪,记录色谱图,按外标法(以 1-氯-2-丙醇峰面积与 2-氯-1-丙醇峰面积×校正因子之和,其中 2-氯-1-丙醇峰面积的校正因子为 2.0)计算,含 1-氯-2-丙醇和 2-氯-1-丙醇不得过 0.0001%。

干燥失重 取本品,在 130℃ 干燥 90 分钟,减失重量不得过 15.0%(通则 0831)。

炽灼残渣 取本品 1.0g,依法检查(通则 0841),遗留残渣不得过 0.6%。

铁盐 木薯来源 取本品 2.0g,炽灼灰化后,残渣加盐酸 1ml 与硝酸 3 滴,置水浴上蒸发至近干,放冷,加盐酸 1ml 使溶解,用水移至 20ml 量瓶中,加水稀释至刻度,摇匀,精密量取 5ml,依法检查(通则 0807),与标准铁溶液 1.0ml 制成的对照液比较,不得更深(0.002%)。

豌豆来源 取本品 2.0g,炽灼灰化后,残渣加盐酸 1ml 与硝酸 3 滴,置水浴上蒸发至近干,放冷,加盐酸 1ml 使溶解,用水移至 50ml 量瓶中,加水稀释至刻度,摇匀,精密量取 10ml,依法检查(通则 0807),与标准铁溶液 2.0ml 制成的对照液比较,不得更深(0.005%)。

重金属 取炽灼残渣项下遗留的残渣,依法检查(通则 0821 第二法),含重金属不得过百万分之二十。

微生物限度 取本品,依法检查(通则 1105 与通则 1106),每 1g 供试品中需氧菌总数不得过 10^3 cfu,霉菌和酵母菌总数不得过 10^2 cfu,不得检出大肠埃希菌。

【含量测定】羟丙氧基 照甲氧基、乙氧基与羟丙氧基测定法(通则 0712 第一法)测定,即得。

【类别】黏合剂和填充剂等。

【贮藏】密闭保存。

【标示】应标明本品的淀粉来源。

预胶化淀粉

Yujiaohua Dianfen

Pregelatinized Starch

本品系淀粉通过物理方法加工,改善其流动性和可压性而制得。

【性状】本品为白色或类白色粉末。

【鉴别】(1)取本品,用甘油-水(1∶1)装片(通则 2001),在显微镜下观察,部分或全部失去淀粉原有的形状,显不规

则颗粒或片状物；在偏振光下观察，部分或全部颗粒的偏光十字消失。

（2）取本品约 1g，加水 15ml，搅拌，煮沸，放冷，即成透明或半透明类白色的凝胶状物。

（3）取本品约 0.1g，加水 20ml，混匀，加碘试液数滴，即显蓝黑色、蓝色、紫色或紫红色，加热后逐渐褪色。

【检查】**酸度** 取本品 10.0g，加中性乙醇（对酚酞指示液显中性）10ml，摇匀，加水 100ml，搅拌 5 分钟，依法测定（通则 0631），pH 值应为 4.5～7.0。

二氧化硫 取本品适量，依法检查（通则 2331 第一法），二氧化硫含量不得过 0.004%。

氧化性物质 取本品 5.0g，加甲醇-水（1∶1）的混合液 20ml，再加 6mol/L 醋酸溶液 1ml，搅拌均匀，离心，精密加新制的饱和碘化钾溶液 0.5ml，放置 5 分钟，上清液和沉淀物不得有明显的蓝色、棕色或紫色。

干燥失重 取本品，在 120℃ 干燥 4 小时，减失重量不得过 14.0%（通则 0831）。

炽灼残渣 取本品 1.0g，依法检查（通则 0841），遗留残渣不得过 0.5%。

铁盐 取本品 0.50g，加稀盐酸 4ml 与水 16ml，振摇 5 分钟，滤过，用少量水洗涤，合并滤液与洗液，加过硫酸铵 50mg，用水稀释成 35ml 后，依法检查（通则 0807），与标准铁溶液 1.0ml 制成的对照液比较，不得更深（0.002%）。

重金属 取炽灼残渣项下遗留的残渣，依法检查（通则 0821 第二法），含重金属不得过百万分之二十。

微生物限度 取本品，依法检查（通则 1105 与通则 1106），每 1g 供试品中需氧菌总数不得过 10^3 cfu，霉菌和酵母菌总数不得过 10^2 cfu，不得检出大肠埃希菌。

【类别】填充剂、崩解剂和黏合剂等。

【贮藏】密封保存。

【标示】应标明本品的淀粉来源，应标明粒度与粒度分布、水中溶解物（可按所附方法检测）的标示值。

水中溶解物 精密量取水 100ml，置烧杯中，取本品 2.0g，精密称定，边磁力搅拌边缓缓加入上述烧杯中，继续搅拌 10 分钟，取该分散溶液，以每分钟 3000 转的转速离心 15 分钟。精密量取上清液 25ml，置经 120℃ 干燥至恒重的蒸发皿中，水浴蒸干，在 120℃ 干燥 4 小时，按下式计算（以干燥品计）水中溶解物（%）。

$$水中溶解物 = \frac{(B-A)\times100}{25\times S\times(1-C)}\times100\%$$

式中 A 为蒸发皿的初始重量，g；

B 为蒸发皿的最终重量，g；

C 为本品的干燥失重，%；

S 为取样量，g。

注：①本品有引湿性。②本品在水中溶胀。

预胶化磷酸羟丙基二淀粉酯

Yujiaohua Linsuan Qiangbingji'erdianfenzhi

Pregelatinized Hydroxypropyl Distarch Phosphate

本品系蜡质玉米淀粉或木薯淀粉在碱性条件下，通过醚化和交联反应，再经物理方法破坏部分或全部淀粉颗粒后干燥制得。按干燥品计算，含羟丙氧基（—OCH$_2$CHOHCH$_3$）不得过 7.0%。

【性状】本品为白色或类白色粉末或颗粒。

【鉴别】（1）取本品 1.0g，加水 15ml，搅拌，即形成透明或半透明的黏稠液体。

（2）取本品约 0.5g，加水 2ml，混匀，加碘试液 1 滴，即显蓝色至紫色或紫红色。

（3）取总磷项下供试品溶液 10ml，加水 10ml，加入钼酸铵溶液 2ml、氯化亚锡-硫酸肼溶液 0.5ml，混匀，放置 20 分钟，溶液应显蓝色。

（4）取本品适量，用甘油醋酸试液装片（通则 2001），置显微镜下观察，失去淀粉原有的形状，显不规则颗粒或片状物；在偏振光下观察，颗粒的偏光十字消失。

【检查】**酸碱度** 取本品 0.5g，加水 50ml，振摇使均匀分散，依法测定（通则 0631），pH 值应为 4.5～7.5。

总磷 取本品 1g，精密称定，置凯氏烧瓶中，加硝酸 10ml 与硫酸 2ml，置电炉上缓慢加热至棕色气体变白色、溶液呈无色至淡黄色，待冷却后，加水 20ml，并加热至出现白色气体，放冷至室温，瓶内溶液定量转移至 50ml 量瓶中，用水稀释至刻度，摇匀，作为供试品溶液。

精密量取供试品溶液 3ml，置 25ml 量瓶中，加水约 15ml，再依次加入钼酸铵溶液 2ml、氯化亚锡-硫酸肼溶液 0.5ml，立即稀释至刻度，混匀，室温放置 40 分钟，照紫外-可见分光光度法（通则 0401），分别在 660nm 波长处测定吸光度。

另精密称取经 105℃ 干燥至恒重的磷酸二氢钾 0.44g，加水溶解并定量稀释制成每 1ml 中含磷 5μg 的溶液，作为对照品溶液。

精密量取对照品溶液 0ml、0.5ml、1ml、2ml、3ml、4ml 与 5ml，分别置 25ml 量瓶中，加水约 15ml 和硫酸溶液（5→100）2.5ml，自"再依次加入钼酸铵溶液 2ml"起，同法操作，测定其吸光度。

以对照品溶液的系列浓度对其相应的吸光度作直线回归，将供试品溶液的吸光度代入直线回归方程，计算总磷量，不得过 0.04%。

氯化物 取本品 0.25g，置 50ml 量瓶中，加水约 30ml，充分振摇，使分散均匀，用水稀释至刻度，摇匀，滤过，取续滤液 10.0ml，依法检查（通则 0801），与标准氯化钠溶液 10.0ml 制成的对照液比较，不得更浓（0.2%）。

硫酸盐　取氯化物项下续滤液 20.0ml，依法检查（通则 0802），与标准硫酸钾溶液 5.0ml 制成的对照液比较，不得更浓（0.5%）。

二氧化硫　取本品，依法检查（通则 2331 第一法），含二氧化硫不得过 0.005%。

氧化性物质　取本品 4.0g，置具塞锥形瓶中，加甲醇-水（1∶1）混合液 50.0ml，密塞，振摇 5 分钟，转入具塞离心管中，离心至澄清，取上清液 30.0ml，置碘瓶中，加冰醋酸 1ml 与碘化钾 1.0g，密塞，摇匀，置暗处放置 30 分钟，加淀粉指示液 1ml，用硫代硫酸钠滴定液（0.002mol/L）滴定至颜色消失，并将滴定的结果用空白试验校正。每 1ml 硫代硫酸钠滴定液（0.002mol/L）相当于 34μg 的氧化物质（以 H_2O_2 计）。消耗硫代硫酸钠滴定液（0.002mol/L）不得过 12.6ml（0.018%）。

1-氯-2-丙醇和 2-氯-1-丙醇　取本品约 2g，精密称定，置锥形瓶中，精密加入无水乙醇 10ml，称重，于 60℃超声 4 小时，放冷至室温，用无水乙醇补足减失重量，摇匀，滤过，取续滤液，作为供试品溶液。

取 1-氯-2-丙醇对照品适量，精密称定，用无水乙醇定量稀释制成每 1ml 中含 1-氯-2-丙醇 0.2μg 的溶液，作为对照品溶液。

精密量取对照品溶液 5ml，置 10ml 量瓶中，用无水乙醇稀释到刻度，摇匀，作为灵敏度试验溶液。

另取氯丙醇（约含 75% 1-氯-2-丙醇与 25% 2-氯-1-丙醇的混合物）适量，用无水乙醇定量稀释制成每 1ml 中约含 1-氯-2-丙醇 0.2μg 的溶液，作为系统适用性溶液。

照气相色谱法（通则 0521）与质谱法（通则 0431）测定，用以聚乙二醇-20M 为固定液（或极性相近）的毛细管柱，起始温度为 80℃，保持 8 分钟，以每分钟 35℃ 的速率升温至 220℃，保持 5 分钟；进样口温度为 200℃，不分流进样；检测器为电子轰击源（EI）质谱检测器，离子源温度为 230℃，载气为氦气，检测模式为 SIM，1-氯-2-丙醇定性离子为 43、45、79、81，定量离子为 79；2-氯-1-丙醇定性离子为 58、62、63、64、65，定量离子为 62。

取灵敏度试验溶液 1μl，注入气相色谱仪，1-氯-2-丙醇色谱峰信噪比应不小于 10。取系统适用性溶液 1μl，注入气相色谱仪，1-氯-2-丙醇与 2-氯-1-丙醇色谱峰的分离度应符合要求。

精密量取供试品溶液与对照品溶液各 1μl，分别注入气相色谱仪，记录色谱图，按外标法（以 1-氯-2-丙醇峰面积与 2-氯-1-丙醇峰面积×校正因子之和，其中 2-氯-1-丙醇峰面积的校正因子为 2.0）计算，含 1-氯-2-丙醇和 2-氯-1-丙醇不得过 0.0001%。

1,2-丙二醇　取本品约 1g，精密称定，置 50ml 量瓶中，加乙醇约 40ml，超声 10 分钟，放冷，用乙醇稀释至刻度，

摇匀，以每分钟 3000 转的转速离心 10 分钟，取上清液作为供试品溶液。

取 1,2-丙二醇对照品适量，精密称定，用乙醇定量稀释制成每 1ml 中约含 20μg 的溶液，作为对照品溶液。

照气相色谱法（通则 0521）测定，用 6% 氰丙基苯-94% 二甲基聚硅氧烷为固定液的毛细管色谱柱；柱温为 90℃；进样口温度为 250℃；检测器温度为 250℃。

精密量取供试品溶液与对照品溶液各 1μl，分别注入气相色谱仪，记录色谱图，理论板数按 1,2-丙二醇计不得低于 10 000，与相邻溶剂峰的分离度应符合要求。按外标法以峰面积计算，含 1,2-丙二醇不得过 0.1%。

环氧丙烷　取本品约 1g，精密称定，置顶空瓶中，精密加入 N,N-二甲基乙酰胺 5ml，摇匀，密封，作为供试品溶液。

另取环氧丙烷适量，用 N,N-二甲基乙酰胺定量稀释制成每 1ml 中含 1μg 的溶液，精密量取 5ml，置顶空瓶中，密封，作为对照品溶液。

照气相色谱法（通则 0521）测定，用 6% 氰丙基苯-94% 二甲基聚硅氧烷为固定液的毛细管柱，起始温度为 60℃，保持 8 分钟，以每分钟 35℃ 的速率升至 220℃，保持 5 分钟；检测器为氢火焰离子化检测器（FID），检测器温度为 280℃；进样口温度为 250℃。顶空瓶平衡温度为 80℃，平衡时间为 30 分钟。

取供试品溶液与对照品溶液分别顶空进样，记录色谱图，按外标法以峰面积计算，含环氧丙烷不得过 0.0005%。

干燥失重　取本品，在 130℃ 干燥 90 分钟，减失重量不得过 15.0%（通则 0831）。

铁盐　取本品 1.0g，置坩埚中，缓缓炽灼至完全炭化，继续在 500～600℃ 炽灼至完全灰化，放冷，加水溶解成 25ml，移至 50ml 纳氏比色管中，依法检查（通则 0807），与标准铁溶液 2.0ml 制成的对照液比较，不得更浓（0.002%）。

微生物限度　取本品，依法检查（通则 1105 与通则 1106），每 1g 供试品中需氧菌总数不得过 10^3 cfu，霉菌和酵母菌总数不得过 10^2 cfu，不得检出大肠埃希菌。

【含量测定】羟丙氧基　照甲氧基、乙氧基与羟丙氧基测定法（通则 0712 第一法），精密称取 2-碘丙烷 10mg，依法测定，即得。

【类别】增稠剂和稳定剂。

【贮藏】密闭保存。

【标示】应标明本品的淀粉来源。

附：钼酸铵溶液的配制　取钼酸铵 5.0g，加硫酸溶液（15→100）100ml 搅拌使溶解，即得。

氯化亚锡-硫酸肼溶液的配制　分别取氯化亚锡 0.1g、硫酸肼 0.2g，加硫酸溶液（3→100）100ml 搅拌使溶解，即得。

注：①本品别名预胶化羟丙基二淀粉磷酸酯。②本品具引湿性。

培化磷脂酰乙醇胺

Peihualinzhixian Yichun'an

Phosphatidylethanolamine Pegol

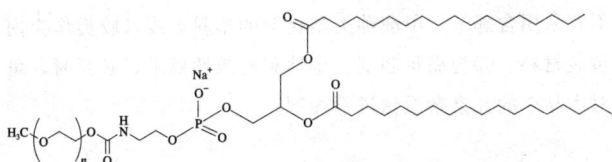

本品系由 1,2-双硬脂酰-sn-甘油-3 磷酸乙醇胺与分子量约为 2000 的聚乙二醇制备而成的高纯化脂类化合物。纯度不得少于 98.0％。

【性状】　本品为白色或类白色粉末。

本品在水中易溶，在正己烷中不溶。

【鉴别】　(1)取有关物质项下的供试品溶液作为供试品溶液；另取培化磷脂酰乙醇胺对照品适量，加三氯甲烷-甲醇-水(65：30：4)溶解并稀释制成每 1ml 中约含 40mg 的溶液，作为对照品溶液。照有关物质项下的方法试验，供试品溶液所显主斑点的位置和颜色应与对照品溶液主斑点相同。

(2)本品的红外光吸收图谱应与对照品的图谱一致(通则 0402)。

【检查】　有关物质　取本品适量，精密称定，加三氯甲烷-甲醇-水(65：30：4)溶解并定量稀释制成每 1ml 中约含 40mg 的溶液，摇匀，作为供试品溶液。

取溶血磷脂酰乙醇胺和磷脂酰乙醇胺(大豆)对照品适量，精密称定，加三氯甲烷-甲醇-水(65：30：4)溶解并定量稀释制成每 1ml 中各约含 0.04mg、0.1mg、0.2mg 的溶液，作为对照品溶液(1)(2)(3)；取硬脂酸对照品适量，精密称定，加三氯甲烷-甲醇-水(65：30：4)溶解并定量稀释制成每 1ml 中约含 0.4mg 的溶液，作为对照品溶液(4)。

照薄层色谱法(通则 0502)试验，吸取上述五种溶液各 10μl，分别以条状点于同一硅胶 G 薄层板上，以三氯甲烷-甲醇-水(90：18：2)为展开剂，展开，取出，晾干，喷以硫酸铜磷酸溶液(取磷酸 8ml，置已含水约 60ml 的烧杯中，摇匀，加入硫酸铜 15.6g 使溶解，加水至 100ml。临用新制)，170℃加热 10 分钟，立即检视。

供试品溶液如显与对照品溶液中磷脂酰乙醇胺(大豆)和溶血磷脂酰乙醇胺位置相同的杂质斑点，其颜色与对照品溶液(3)相应斑点比较，不得更深(0.5％)；如显其他杂质斑点，除硬脂酸相应斑点外，其颜色与对照品溶液(3)所显的磷脂酰乙醇胺斑点比较，不得更深(0.5％)；各杂质总和不过 1.5％。

游离脂肪酸　取有关物质项下的供试品溶液，作为供试品溶液。

取硬脂酸对照品适量，精密称定，加三氯甲烷-甲醇-水(65：30：4)溶解并定量稀释制成每 1ml 中含 0.04mg、0.1mg、0.2mg 的溶液，作为对照品溶液(1)(2)(3)。

照薄层色谱法(通则 0502)试验，吸取上述四种溶液各 10μl，分别以条状点于同一硅胶 G 薄层板上，以正己烷-乙醚-冰醋酸(70：30：1)为展开剂，展开，取出，晾干，喷以有关物质项下的硫酸铜磷酸溶液，170℃加热 10 分钟，立即检视。

供试品溶液如显与对照品溶液位置相同的杂质斑点，其颜色与对照品溶液(3)的主斑点比较，不得更深(游离脂肪酸以硬脂酸计算，不得过 0.5％)。

游离聚乙二醇单甲醚　取有关物质项下的供试品溶液，作为供试品溶液。

取聚乙二醇单甲醚 2000 对照品适量，精密称定，加三氯甲烷-甲醇-水(65：30：4)溶解并定量稀释制成每 1ml 中含 0.2mg 的溶液，作为对照品溶液。

照薄层色谱法(通则 0502)试验，吸取上述两种溶液各 10μl，分别以条状点于同一硅胶 G 薄层板上，以三氯甲烷-甲醇-水(90：18：2)为展开剂，展开，取出，晾干，置于饱和碘蒸气中显色，立即检视。

供试品溶液如显与对照品溶液位置相同的杂质斑点，其颜色与对照品溶液的主斑点比较，不得更深(以聚乙二醇单甲醚 2000 计算，游离聚乙二醇单甲醚不得过 0.5％)。

纯度　用 100％减去有关物质、游离脂肪酸、游离聚乙二醇单甲醚项下各杂质的百分含量，计算，培化磷脂酰乙醇胺纯度不得少于 98.0％。

水分　取本品，照水分测定法(通则 0832 第一法 1)测定，含水分不得过 2.0％。

重金属　取本品 2.0g，缓缓灼烧炭化，加硝酸 2ml，小心加热至干，加硫酸 2ml，加热至完全炭化，在 500～600℃炽灼至完全灰化，放冷，依法检查(通则 0821 第二法)，含重金属不得过百万分之十。

微生物限度　取本品，依法检查(通则 1105 与通则 1106)，每 1g 供试品中需氧菌总数不得过 10^2 cfu，霉菌和酵母菌总数不得过 10^2 cfu，不得检出大肠埃希菌。

【类别】　表面活性剂和脂质体膜材。

【贮藏】　遮光，密封，低于 -18℃保存。

注：本品有引湿性。

黄凡士林

Huang Fanshilin

Yellow Vaselin

本品系从石油中得到的多种烃的半固体混合物。

【性状】　本品为淡黄色或黄色均匀的软膏状半固体。

本品在乙醇或水中几乎不溶。

相对密度　本品的相对密度(通则 0601)在 60℃ 时为

0.815～0.880。

滴点 取本品适量，加热至 120℃±2℃，搅拌均匀，然后冷却至 105℃±2℃；在烘箱中加热金属脂杯至 105℃±2℃，取出后放在洁净的平板或瓷砖上，迅速倒入足量已熔化的试样，使其完全充满金属脂杯；将金属脂杯在平板上冷却 30 分钟，然后置于 25℃放置 4 小时以上，取出，用刀片向一个方向把试样表面削平，将金属脂杯推进滴点计中测定（通则 0614）。测定值应在标示范围内。

锥入度 取本品适量，在 85℃±2℃熔融，照锥入度测定法（通则 0983）测定。测定值应在标示范围内。

【鉴别】（1）取本品 2.0g，融熔，加水 2ml 和 0.05mol/L 的碘溶液 0.2ml，振摇，冷却，上层应为紫粉色或棕色。

（2）本品的红外光吸收图谱（膜法）应与对照品的图谱一致（通则 0402）。

【检查】酸碱度 取本品 35.0g，置 250ml 烧杯中，加水 100ml，加热至微沸，搅拌 5 分钟，静置放冷，分取水层，加酚酞指示液 1 滴，应无色；再加甲基橙指示液 0.10ml，不得显粉红色。

颜色 取本品 10.0g，置烧杯中，在水浴上加热使熔融，移至比色管中，与同体积的对照液（取比色用氯化钴液 2.0ml 与比色用重铬酸钾液 6.0ml，加水至 10ml，即得）比较，不得更深。

杂质吸光度 取本品，加三甲基戊烷溶解并稀释制成每 1ml 中含 0.50mg 的溶液，照紫外-可见分光光度法（通则 0401），在 290nm 的波长处测定，吸光度不得过 0.75。

多环芳香烃 取本品 1.0g，置分液漏斗中，加正己烷 50ml 溶解，加二甲基亚砜振摇提取 2 次，每次 20ml，合并下层液，加正己烷 20ml，振摇 1 分钟，取下层液，置 50ml 量瓶中，加二甲基亚砜稀释至刻度，摇匀，作为供试品溶液。

取二甲基亚砜 10ml 与正己烷 25ml，振摇，分层，取下层液作为空白溶液。

另取萘对照品适量，用空白溶液制成每 1ml 中含 6μg 的溶液作为对照品溶液。

照紫外-可见分光光度法（通则 0401），取供试品溶液在 260～420nm 范围内测定吸光度，其最大值不得过对照品溶液在 278nm 波长处的吸光度值。

硫化物 取本品 3.0g，依法检查（通则 0803），应符合规定（0.000 17%）。

有机酸 取本品 20.0g，加中性稀乙醇 100ml，搅拌并加热至沸，加酚酞指示液 1ml 与氢氧化钠滴定液（0.1mol/L）0.40ml，强力搅拌，应显红色。

固定油、脂肪和松香 取本品 10.0g，加 20%氢氧化钠溶液 50ml，加热回流 30 分钟，放冷。分取水层，加稀硫酸 200ml，不得生成油状物质和沉淀。

异性有机物与炽灼残渣 取本品 2.0g，置 550℃炽灼至恒重的坩埚中，用直火加热，应无辛臭；再炽灼（通则 0841），遗留残渣不得过 1mg（0.05%）。

重金属 取本品 1.0g，依法检查（通则 0821 第二法），含重金属不得过百万分之三十。

【类别】 软膏基质和润滑剂等。

【贮藏】 避光，密闭保存。

【标示】 ①应标明滴点、锥入度的标示范围。②如加入抗氧剂或稳定剂，应标明其名称和含量。

注：①本品与皮肤接触有滑腻感，具有拉丝性。②本品不宜采用含邻苯二甲酸酯类塑化剂的塑料类或橡胶类作为内包装材料。③为满足制剂安全性和有效性要求，必要时，可对本品中的元素杂质钴进行控制。

黄 原 胶

Huangyuanjiao

Xanthan Gum

本品系淀粉经甘蓝黑腐病黄单胞菌 *Xanthomonas campestris* 发酵后生成的多糖类高分子聚合物经处理精制而得。

【性状】 本品为类白色至淡黄色的粉末。

本品在乙醇或丙酮中不溶。

【鉴别】 取本品的干燥品与槐豆胶各 1.5g，混匀，加至 80℃的水 300ml 中，边加边搅拌至形成溶液后，继续搅拌 30 分钟并保持溶液温度不低于 60℃，放冷，即形成橡胶状凝胶物；另取本品的干燥品 3.0g，不加槐豆胶，同法操作，应不形成橡胶状凝胶物。

【检查】黏度 取水 250ml，置烧杯中，调节低螺距型搅拌器或磁力搅拌器的转速为每分钟 800 转，边搅拌边缓缓加入本品 3.0g（按干燥品计）和氯化钾 3.0g 的混合物，继续搅拌 10 分钟，边搅拌边用水 44ml 冲洗烧杯杯壁，停止搅拌，快速振摇烧杯，使烧杯上的颗粒完全浸入溶液中，调节温度至 25℃±1℃，继续以每分钟 800 转搅拌 2 小时（搅拌过程中可适当旋摇烧杯，以避免样品分层，每次旋摇时间控制在 30 秒内，如供试品难以混合均匀，可适当延长搅拌时间）作为供试品溶液。取供试品溶液适量，置内筒直径为 25mm，外筒直径为 27mm 的同轴圆筒旋转黏度计中，内筒浸入样品的深度为 42mm，以每分钟 18 转的转速或 1.885rad·s^{-1} 的角速度（或选择适宜的测定条件，使剪切速率为 24s^{-1}），依法测定［通则 0633 第三法（1）］，在 25℃时的动力黏度应不小于 0.6Pa·s。

丙酮酸 取本品 60.0mg，置 50ml 磨口烧瓶中，加水 10.0ml 溶解后，加 1mol/L 盐酸溶液 20.0ml，称定烧瓶重量，加热回流 3 小时，放冷，称量烧瓶，补充蒸发的水分；精密量取 2ml，置分液漏斗中，加 2,4-二硝基苯肼盐酸溶液（取 2,4-二硝基苯肼 1.0g，加 2mol/L 盐酸溶液 200ml 使溶解，摇匀）1ml，摇匀，加乙酸乙酯 5ml，振摇，静置使分层，弃去水层，用碳酸钠试液提取 3 次，每次 5ml，合并提取液，置 50ml 量瓶中，用碳酸钠试液稀释至刻度，摇匀，作为供试品溶液；另取丙酮酸 45.0mg，置 500ml 量瓶中，用水溶解并稀释至刻度，摇匀，精密量取 10ml，置 50ml 磨口烧瓶中，照供试品溶液制备方法，自"加 1mol/L 盐酸溶液 20.0ml"起，依法操作，作为对照品溶液。照紫外-可见分光光度法（通则 0401），以碳酸钠试液为空白，在 375nm 的波长处分别测定吸光度。供试品溶液的吸光度不得低于对照品溶液的吸光度（1.5%）。

含氮量　取本品约 0.1g，精密称定，照氮测定法（通则 0704 第二法或第三法）测定，按干燥品计算，含氮量不得过 1.5%。

甲醇、乙醇与异丙醇　取本品约 2.5g，精密称定，置 500ml 具塞锥形瓶中，加入二甲硅油 1ml 与水 100ml，边加水边振摇，振摇 1 小时后，置电热套上加热蒸馏，以水 10ml 作为吸收液，当馏出液近 45ml 时，使冷凝管下端离开收集液面，再蒸馏 1 分钟，并用少量水淋洗插入收集液的装置部分，精密加入内标溶液（0.1% 叔丁醇溶液）2ml，并用水稀释至 50ml，摇匀，精密量取 5ml 置顶空瓶中，密封，作为供试品溶液。

分别精密称取甲醇、乙醇与异丙醇适量，用水稀释成每 1ml 中分别约含 3.6mg、6mg 与 1mg 的混合溶液，精密量取 2ml 与内标溶液 2ml，置 50ml 量瓶中，用水稀释至刻度，摇匀，精密量取 5ml 置顶空瓶中，密封，作为对照品溶液。

照气相色谱法（通则 0521）测定，以 6% 氰丙基苯基-94% 二甲基硅氧烷（或极性相似）为固定液的毛细管柱为色谱柱；柱温为 40℃，进样口温度为 200℃，检测器温度为 280℃；顶空瓶平衡温度为 70℃，平衡时间为 10 分钟，取对照品溶液顶空进样，各峰间的分离度均应符合要求。

取供试品溶液与对照品溶液分别顶空进样，记录色谱图，按内标法以峰面积计算，含甲醇与乙醇均应符合规定，含异丙醇不得过 0.075%。

干燥失重　取本品，在 105℃ 干燥至恒重，减失重量不得过 15.0%（通则 0831）。

灰分　取本品 1.0g，置炽灼至恒重的坩埚中，缓缓炽灼至完全炭化后，逐渐升高温度至 500~600℃，使完全灰化并恒重，按干燥品计算，遗留残渣不得过 16.0%。

重金属　取灰分项下遗留的残渣，依法检查（通则 0821 第二法，必要时滤过），含重金属不得过百万分之二十。

砷盐　取本品 0.67g，加氢氧化钙 1.0g，混合，加水适量，搅拌均匀，干燥后，以小火灼烧使炭化，再以 500~600℃ 炽灼使完全灰化，放冷，加盐酸 8ml 与水 23ml，依法检查（通则 0822 第一法），应符合规定（0.0003%）。

微生物限度　取本品，依法检查（通则 1105 与通则 1106），每 1g 供试品中需氧菌总数不得过 10^3 cfu，霉菌和酵母菌总数不得过 10^2 cfu，不得检出大肠埃希菌。

【类别】　黏合剂和助悬剂等。

【贮藏】　密封保存。

黄 氧 化 铁

Huang Yanghuatie

Yellow Ferric Oxide

$$Fe_2O_3 \cdot H_2O \quad 177.70$$

本品系三氧化二铁一水合物，按炽灼至恒重后计算，含 Fe_2O_3 不得少于 98.0%。

【性状】　本品为赭黄色粉末。

本品在水中不溶。

【鉴别】　取本品约 0.1g，加稀盐酸 5ml，煮沸冷却后，溶液显铁盐的鉴别反应（通则 0301）。

【检查】 **水中可溶物**　取本品 2.0g，加水 100ml，置水浴上加热回流 2 小时，滤过，滤渣用少量水洗涤，合并滤液与洗液，置经 105℃ 恒重的蒸发皿中，蒸干，在 105℃ 干燥至恒重，遗留残渣不得过 10mg（0.5%）。

酸中不溶物　取本品 2.0g，加盐酸 25ml，置水浴中加热使溶解，加水 100ml，用经 105℃ 恒重的 4 号垂熔坩埚滤过，滤渣用盐酸溶液（1→100）洗涤至洗液无色，再用水洗涤至洗液不显氯化物的反应，在 105℃ 干燥至恒重，遗留残渣不得过 6mg（0.3%）。

炽灼失重　取本品约 1.0g，精密称定，在 800℃ 炽灼至恒重，减失重量不得过 14.0%。

钡盐　取本品 0.2g，加盐酸 5ml，加热使溶解，滴加过氧化氢试液 1 滴，再加 10% 氢氧化钠溶液 20ml，滤过，滤渣用水 10ml 洗涤，合并滤液与洗液，加硫酸溶液（2→10）10ml，不得显浑浊。

铅　取本品 2.5g，置 100ml 具塞锥形瓶中，加 0.1mol/L 盐酸溶液 35ml，搅拌 1 小时，滤过，滤渣用 0.1mol/L 盐酸溶液洗涤，合并滤液与洗液，置 50ml 量瓶中，用 0.1mol/L 盐酸溶液稀释至刻度，摇匀，作为供试品溶液；另取标准铅溶液 2.5ml，置 50ml 量瓶中，加 1mol/L 盐酸溶液 5ml，用水稀释至刻度，摇匀，作为对照品溶液。照原子吸收分光光度法（通则 0406），在 217.0nm 的波长处分别测定。供试品溶液的吸光度不得大于对照品溶液（0.001%）。

砷盐　取本品 0.67g，加盐酸 7ml，加热使溶解，加水 21ml，滴加酸性氯化亚锡试液使黄色褪去，依法检查（通则 0822 第一法），应符合规定（0.0003%）。

【含量测定】　取经 800℃ 炽灼至恒重的本品约 0.15g，精密称定，置具塞锥形瓶中，加盐酸 5ml，置水浴上加热使溶解，加过氧化氢试液 2ml，加热至沸数分钟，加水 25ml，放冷，加碘化钾 1.5g 与盐酸 2.5ml，密塞，摇匀，在暗处静置 15 分钟，用硫代硫酸钠滴定液（0.1mol/L）滴定，至近终点时加淀粉指示液 2.5ml，继续滴定至蓝色消失。每

1ml硫代硫酸钠滴定液（0.1mol/L）相当于 7.985mg 的 Fe_2O_3。

【类别】着色剂和包衣剂等。

【贮藏】密封保存。

硅 酸 钙

Guisuangai

Calcium Silicate

[1344-95-2]

本品由氧化钙和二氧化硅制得。含氧化钙不得少于 4.0%，含二氧化硅不得少于 35.0%。

【性状】本品为白色至灰白色结晶或无定形粉末。

【鉴别】（1）取本品 0.5g，加 3mol/L 盐酸溶液 10ml 混匀，滤过，滤液用 6mol/L 氨水中和至石蕊试纸显中性，作为供试品溶液，应显钙盐的鉴别反应（通则 0301）。

（2）取铂丝制成环状，蘸取磷酸铵钠的结晶微粒，火焰上熔成透明的小球，趁热用小球蘸取本品，熔融，二氧化硅即浮于小球表面，放冷，即成网状结构的不透明小球。

【检查】碱度 取本品适量，加水混匀，制成每 1ml 中含 50mg 的混悬溶液，pH 值应为 8.4～11.2。

氟化物 操作时使用塑料用具。精密称取经 105℃ 干燥 1 小时的氟化钠 221mg，置 100ml 量瓶中，加水适量使溶解，加缓冲溶液（取枸橼酸钠 147g，加水 500ml 使溶解，即得）50.0ml，加水稀释至刻度，摇匀，即得每 1ml 中含氟 1mg 的氟标准贮备液。精密量取氟标准贮备液适量，加缓冲溶液分别稀释制成每 1ml 中含氟 0.1μg、0.2μg、0.5μg、1.0μg 的系列对照品溶液。另取本品 2.0g，精密称定，置于 100ml 聚四氟乙烯烧杯中，加水 20ml，加盐酸 2.0ml，取一洁净表面皿覆于烧杯上。搅拌下加热至烧杯内容物剧烈沸腾 1 分钟，持续搅拌，放冷，加缓冲溶液 50ml，加氨水或盐酸调节溶液 pH 值至 5～6，转移至 100ml 量瓶中，加水稀释至刻度，摇匀，作为供试品溶液。以氟离子选择电极为指示电极，饱和甘汞电极为参比电极，分别测量上述对照品溶液和供试品溶液的电位响应值（mV）（仪器测量精度为 0.1mV），以氟离子浓度（μg/ml）的负对数（-lgC）为 x 轴，以电位响应值为 y 轴，绘制标准曲线，根据测得的供试品溶液的电位值，从标准曲线上确定供试品溶液中氟离子浓度，含氟化物不得过 0.005%。

铅 取本品约 0.25g，精密称定，置于聚四氟乙烯容器中，加入王水和氢氟酸的混合酸（盐酸、硝酸和氢氟酸体积比为 15：5：3）10ml，微波消解完全，置平板加热器上缓缓加热至红棕色蒸气挥尽，并浓缩至 2～3ml，放冷，转移至 50ml 量瓶中，用 2% 硝酸溶液稀释至刻度，摇匀，作为供试品溶液。同法同时制备空白溶液。另精密量取标准铅溶液（每 1ml 中相当于 1μg 的 Pb）适量，用 2% 硝酸溶液稀释制成每 1ml 中分别含 0、5ng、20ng、40ng、60ng 的系列对照品溶液。取硝酸钯溶液（含 Pd 1%）1.0ml，硝酸镁溶液（含 Mg 2%）100μl 转移至 20ml 量瓶中，用 2% 硝酸溶液稀释至刻度，并混合均匀，作为基体改进剂。照铅、镉、砷、汞、铜测定法（通则 2321 一、原子吸收分光光度法），以石墨炉为原子化器，在 283.3nm 波长处测定，计算，即得。含铅不得过 0.0005%。

炽灼失重 取本品 1g，精密称定，置一充分灼烧的坩埚中，在 105℃ 干燥 2 小时后，再在 900℃ 炽灼至恒重，减失的重量不得过 20.0%。

二氧化硅 取本品适量（附表），精密称定，置 250ml 烧杯中，加水 5ml、硫酸 4ml 和硝酸 6ml，放置约 1 小时，使供试品与酸作用完全。将表面皿覆于烧杯上，加热直至浓烟逐步形成，继续加热 2 小时。放冷，加水 30ml，过滤，用热水 200ml 小心清洗沉淀物，合并滤液和洗涤液，作为氧化钙含量测定的供试品溶液。转移滤纸及其内容物至铂坩埚内，缓慢加热烧干，将滤纸完全炭化后，置 900～1000℃ 下炽灼至恒重。滴加硫酸 5 滴使残渣润湿，再加氢氟酸 15ml，在电炉上缓缓加热直至酸蒸气除尽，在不低于 1000℃ 下炽灼至恒重。置干燥器中冷却、称重，减失的质量为二氧化硅的重量，二氧化硅（SiO_2）含量不低于 35.0%，应为标示量的 90.0%～110.0%，或介于标示百分含量范围内。

氧化钙 向供试品溶液中滴加 1mol/L 的氢氧化钠试液，至 pH 试纸检测显中性，用滴定管向供试品溶液中滴加乙二胺四醋酸二钠滴定液（0.05mol/L）10ml，边加边搅拌，再向供试品溶液中加入 1mol/L 的氢氧化钠试液 15ml 和羟基萘酚蓝指示剂 5 滴，继续滴定至蓝色终点。每 1ml 乙二胺四醋酸二钠滴定液（0.05mol/L）相当于 2.8mg 的氧化钙。氧化钙（CaO）含量不低于 4.0%，且应为标示量的 90.0%～110.0%，或介于标示百分含量范围内。

二氧化硅与氧化钙的比值 二氧化硅含量测定百分比与氧化钙含量测定百分比的比值应为 0.5～20。

氧化钙、二氧化硅和炽灼失重的总和 三项检测获得的百分比总和不低于 90.0%。

【类别】抗结块剂。

【贮藏】密闭保存。

【标示】应标明氧化钙和二氧化硅含量或含量范围，并标明 pH 值。

附表 二氧化硅项目中供试品取样量参考表

测试样品重量（mg）	氧化钙含量（%）
～200	＞35
～400	25～35
～600	11～25
～1000	4～10

硅 酸 镁 铝

Guisuanmeilü

Aluminium Magnesium Silicate

[12511-31-8]

本品系除去砂砾和不膨胀矿石的蒙脱石与皂石的胶体混合物，因黏度和铝镁含量比的不同，分为ⅠA、ⅠB、ⅠC和ⅡA四个型号。

【性状】 本品为类白色至棕黄色粉末、颗粒或片状物。

本品在水或乙醇中几乎不溶。

【鉴别】 (1)取本品约 0.5g，加稀盐酸 10ml，微温滤过，取续滤液，加氢氧化钠试液使成碱性，即产生白色胶状沉淀，滴加 0.1％茜素磺酸钠溶液数滴，沉淀即显樱红色。

(2)取鉴别(1)项下的续滤液，加氢氧化钠试液使成碱性，即产生白色胶状沉淀，再加氢氧化钠试液 3ml，沉淀部分溶解，滤过，沉淀用水洗净后，加碘试液即显红棕色。

(3)取铂丝制成环状，蘸取磷酸氢钠铵四水合物的结晶微粒在火焰上熔成透明的小球后，趁热蘸取本品，熔融，二氧化硅即浮于小球表面，放冷，即成网状结构的不透明小球。

(4)取本品 2g，逐步加入 100ml 水中，强烈搅拌，静置 12 小时以使水化完全。取 2ml 置合适的载玻片上，室温自然风干使成薄膜。将载玻片置于放有乙二醇的真空干燥器内，将干燥器抽真空，使得乙二醇蒸气能在其中饱和，静置 12 小时，照 X 射线衍射法(通则 0451)，记录 X 射线衍射光谱图并计算 d 值，最大吸收峰相应的 d 值在 15.0～17.2Å 之间。

(5)取本品，照 X 射线衍射法(通则 0451)，在 d 值为 1.48～1.54Å 的范围内测定，在 1.492～1.504Å 与 1.510～1.540Å 两个范围内有吸收峰。

【检查】 黏度 取本品 25.0g(按干燥品计)，加入装有一定体积水的 1000ml 烧杯中，再加水使内容物重量为 500g，在 25℃±2℃，以每分钟 800 转搅拌 10 分钟后，高速(14 000～15 000 转/分)搅拌 3 分钟(精密计时)，取混合物置 500ml 烧杯中，静置 5 分钟，必要时调节温度至 33℃±3℃，照黏度测定法(通则 0633 第三法)，使用合适的旋转黏度仪(以下条件适用于 Brookfield LVT 型旋转黏度计或效能相当的黏度计)以每分钟 60 转运行 6 分钟，精密计时，记录数值，黏度应符合规定(附表)。(对于ⅠA型，使用 2 号转子，若刻度值大于量程的 90％，使用 3 号转子重新测量；对于ⅠC型使用 3 号转子，若刻度值大于量程的 90％，使用 4 号转子重新测量；对于ⅠB型和ⅡA型，使用 2 号转子。)

碱度 取本品 1g，加水 20ml，混匀，依法测定(通则 0631)，pH 值应为 9.0～10.0。

酸消耗量 取本品 5.0g(按干燥品计)，加水 500ml，用秒表控制时间，在相同的搅拌速度下分别于 5 秒、65 秒、125 秒、185 秒、245 秒、305 秒、365 秒、425 秒、485 秒、545 秒、605 秒、665 秒和 725 秒时加 0.1mol/L 盐酸溶液 3.0ml，于 785 秒时加入 0.1mol/L 盐酸溶液 1.0ml，于 840 秒时，依法测定(通则 0631)，混合液的 pH 值应不大于 4.0。

干燥失重 取本品，在 105℃干燥至恒重，减失重量不得过 8.0％(通则 0831)。

炽灼失重 取本品 1.0g，于 700～800℃炽灼至恒重，减失重量不得过 17.0％。

重金属 取本品 4.0g，加盐酸 6ml 与水 30ml，加热至沸，放冷，加酚酞指示液 2 滴，滴加浓氨溶液至溶液颜色变为微粉红色，滤过，加水适量洗涤滤渣，合并滤液，加入抗坏血酸 0.5g，并用水稀释至 50ml，摇匀，取 12.5ml 置纳氏比色管中，加醋酸盐缓冲液(pH 3.5)2ml，加水稀释成 25ml，依法检查(通则 0821 第一法)，含重金属不得过百万分之十五。

砷盐 取本品 1.0g，加稀盐酸 10ml，煮沸，放冷，滤过，滤液置水浴上蒸干，加盐酸 5ml 与水 23ml，依法检查(通则 0822 第一法)，应符合规定(0.0002％)。

微生物限度 取本品，依法检查(通则 1105 与通则 1106)，每 1g 供试品中需氧菌总数不得过 10^3 cfu，霉菌和酵母菌总数不得过 10^2 cfu，不得检出大肠埃希菌。

【含量测定】 取本品 0.2g，精密称定，加入偏硼酸锂 1.0g，置铂坩埚中，混匀，在 1000～1200℃炽灼 15 分钟，冷却，加硝酸溶液(5→100)15ml，加热使供试品溶解并转移至 100ml 烧杯中，分次加硝酸溶液(5→100)直至铂坩埚中溶液澄清，合并溶液至 100ml 烧杯中，超声，放冷，转移至 100ml 量瓶中，用硝酸溶液(5→100)洗涤烧杯后并入量瓶中，再用硝酸溶液(5→100)稀释至刻度，摇匀，过滤，精密量取续滤液 1ml，置 50ml 量瓶中，用硝酸溶液(2→100)稀释至刻度，作为供试品溶液。分别精密量取标准镁、铝标准贮备液适量，用硝酸溶液(2→100)制成每 1ml 分别含镁和铝 0.1μg、0.2μg、0.5μg、1.0μg、4.0μg 的混合溶液，作为镁、铝对照品溶液。取供试品和对照品溶液，照电感耦合等离子体原子发射光谱法(通则 0411)，分别在 396.2nm 与 285.2nm 处依法测定铝和镁。铝含量与镁含量之比应符合规定(附表)。

【类别】 助悬剂和吸附剂等。

【贮藏】 密闭，在干燥的凉处保存。

【标示】 应标明硅酸镁铝的型号。

附表 黏度和铝含量/镁含量的限度值

型号	黏度(mPa·s)	铝含量/镁含量
ⅠA	225～600	0.5～1.2
ⅠB	150～450	0.5～1.2
ⅠC	800～2200	0.5～1.2
ⅡA	100～300	1.4～2.8

注：本品有引湿性；在水中呈胶状分布。

硅 藻 土

Guizaotu

Purified Siliceous Earth

本品为以硅藻土为原料，经高温焙烧而制成的硅藻土焙烧品、硅藻土助熔焙烧品，主要由无定形的 SiO_2 组成。含 SiO_2 不得少于 75.0%。

【性状】 本品为白色、浅粉色，粉红色至浅黄色粉末。

【检查】 酸碱度 取本品 10.0g，加水 100ml，加盖后水浴加热搅拌 2 小时，冷却后用 0.45μm 微孔滤膜过滤，滤液置 100ml 量瓶中，用少量水洗涤不溶物 3 次，洗液并入量瓶中，加水稀释至刻度。取上述溶液依法测定（通则 0631），pH 值应为 5.0～10.0。

干燥失重 取本品，在 105℃ 干燥 2 小时，减失重量不得过 0.5%（通则 0831）。

水中溶解物 取本品 12.5g，加水 250ml，室温搅拌 2 小时，用 0.45μm 微孔滤膜过滤。滤液置 105℃ 干燥至恒重的蒸发皿中，水浴蒸发至干，105℃ 干燥至恒重，遗留残渣不得过 0.2%。

酸中溶解物 取本品 10.0g，加入 0.5mol/L 盐酸溶液 50ml，在 70℃ 水浴中加热搅拌 15 分钟，冷却后用 0.45μm 微孔滤膜过滤，滤液置 100ml 量瓶中，用 0.5mol/L 盐酸溶液洗涤残留物 3 次（每次 10ml），合并滤液和洗液，用 0.5mol/L 盐酸溶液稀释至刻度。滤液置 105℃ 干燥至恒重的蒸发皿中，水浴蒸发至干，105℃ 干燥至恒重，遗留残渣不得过 2.0%。

炽灼失重 取干燥失重项下本品 1.0g，在 800℃ 炽灼至恒重，减失重量不得过 2.0%。

重金属 取本品 10.0g，加入 0.5mol/L 盐酸溶液 50ml，在 70℃ 水浴中加热搅拌 15 分钟，冷却后用 0.45μm 微孔滤膜过滤，滤液置 100ml 量瓶中，用 0.5mol/L 盐酸溶液洗涤残留物 3 次（每次 10ml），合并滤液和洗液，加水稀释至刻度。取上述溶液 25ml，于坩埚中蒸干，加醋酸盐缓冲液（pH3.5）2ml 与水适量使成 25ml，依法检查（通则 0821 第一法），含重金属不得过百万分之四。

砷盐 取重金属项下的溶液 4ml，加盐酸 5ml 与水适量，依法检查（通则 0822 第一法），应符合规定（0.0005%）。

【含量测定】 取炽灼失重项下本品约 0.2g，精密称定，置已恒重的铂坩埚中，加入氢氟酸 5ml，硫酸（1→2）2 滴，缓慢蒸干，冷却至室温；再加 5ml 氢氟酸，继续加热蒸干，在 800℃ 炽灼至恒重。减失重量比即为二氧化硅含量。

【类别】 吸附剂和吸收剂等。

【贮藏】 密封保存。

注：为满足制剂安全性和有效性要求，必要时，可对本品的元素杂质铝进行控制。

甜 菊 糖 苷

Tianjutanggan

Steviol Glycosides

本品系以甜叶菊 Stevia rebaudiana Bertoni 的叶子为原料，经水提取，树脂分离富集，乙醇或甲醇重结晶精制而得的糖苷类混合物。本品的主要成分为甜菊苷（$C_{38}H_{60}O_{18}$），通常还伴有瑞鲍迪苷 A、B、C、D、F，杜克苷 A，甜茶苷和甜菊双糖苷等多种糖苷类成分。按干燥品计算，含甜菊糖苷以甜菊苷（$C_{38}H_{60}O_{18}$）计，不得少于 95.0%。

【性状】 本品为白色或类白色结晶或粉末。

本品在乙醇-水（50：50）的混合溶液中易溶。

比旋度 取本品，精密称定，用乙醇-水（50：50）的混合溶液溶解并定量稀释制成每 1ml 含 10.0mg 的溶液（如溶液不澄清，应滤过）。在 25℃ 时，依法测定（通则 0621），比旋度应为 -30°至 -40°。

【鉴别】 取本品与甜菊苷对照品各 10mg，分别加无水乙醇 1ml 溶解，制成供试品溶液与对照品溶液。照薄层色谱法（通则 0502）试验，吸取上述两种溶液各 2μl，分别点于同一硅胶 G 薄层板上，以三氯甲烷-甲醇-水（65：35：10）的下层液为展开剂，展开，取出，晾干，喷以 30% 硫酸乙醇溶液，在 110℃ 加热约 15 分钟至斑点清晰，供试品溶液所显主斑点的位置应与对照品溶液的主斑点相同。

【检查】 酸度 取本品 1.0g，加水 100ml 使溶解，依法测定（通则 0631），pH 值应为 4.5～7.0。

杂质吸光度 取本品，精密称定，用乙醇-水（50：50）的混合溶液溶解并定量稀释制成每 1ml 含 20.0mg 的溶液。照紫外-可见分光光度法（通则 0401），在 370nm 波长处测定吸光度，不得过 0.10。

甲醇和乙醇 取本品 0.2g，精密称定，置 10ml 顶空瓶中，精密加水 5ml 和内标溶液（取正丁醇适量，精密称定，用水稀释制成每 1ml 中含 10μg 的溶液）1ml，密封，振摇使溶解，作为供试品溶液。

另取甲醇与乙醇适量，精密称定，用水稀释制成每 1ml 中含甲醇和乙醇分别为 8μg 和 200μg 的溶液，精密量取上述溶液 5ml 和内标溶液 1ml，置 10ml 顶空瓶中，密封，作为对照品溶液。

照气相色谱法（通则 0521）测定，以聚乙二醇（或极性相近）为固定液的毛细管色谱柱；起始温度为 35℃，维持 3 分钟，再以每分钟 10℃ 的速率升至 180℃，维持 1 分钟；进样口温度为 200℃；检测器温度为 250℃；顶空瓶平衡温度为 80℃，平衡时间 20 分钟。取对照品溶液顶空进样，各成分峰的分离度应符合要求。取供试品溶液与对照品溶液分别顶空进样，记录色谱图，按内标法以峰面积计算，含甲醇不得过 0.02%，乙醇不得过 0.5%。

干燥失重 取本品，在 105℃ 干燥至恒重，减失重量不得过 5.0%（通则 0831）。

炽灼残渣 取本品 1.0g，依法检查（通则 0841），遗留残渣不得过 0.1%。

重金属 取炽灼残渣项下遗留的残渣，依法检查（通则 0821 第二法），含重金属不得过百万分之十。

铅 取本品 0.5g，置 100ml 聚四氟乙烯消解罐内，加硝酸 10ml，轻轻振摇使样品全部浸润分散，置电加热单元上 80℃ 预消解至少 1 小时，盖上内盖，旋紧外套，置适宜的微波消解炉内，进行消解。消解完全后，取消解内罐置电加热单元上，110℃ 加热至红棕色蒸气挥尽，并继续缓缓浓缩至 2～3ml，放冷，用水转移至 25ml 量瓶中并稀释至刻度，摇匀，作为供试品溶液。同法制备试剂空白。另取铅单元素标准溶液，用硝酸溶液（2→100）稀释制成每 1ml 含铅 1000ng 的铅标准贮备液，临用时，用硝酸溶液（2→100）稀释制成每 1ml 含铅 0～60ng 的对照品溶液。分别精密量取上述溶液各 1ml，分别精密加含 1% 磷酸二氢铵和 0.2% 硝酸镁溶液 0.5ml，混匀。以石墨炉为原子化器，照原子吸收分光光度法（通则 0406 第一法），在 283.3nm 的波长处测定，计算，即得。含铅不得过百万分之一。

砷盐 取本品 1.0g，加 10ml 硝酸浸润样品，放置片刻后，加玻璃珠数粒，缓缓加热，待作用缓和后，稍冷，沿瓶壁加入硫酸 5ml，再缓缓加热，至瓶中溶液开始变成红棕色，保持微沸，并分次滴加硝酸，每次 2～3ml，直至溶液呈无色或淡黄色，继续加热 5 分钟，冷却，加水 10ml，煮沸至产生白烟，放冷，加入盐酸 5ml，加水适量使成 28ml，依法检查（通则 0822 第一法），应符合规定（0.0002%）。

【含量测定】 取本品约 0.3g，精密称定，置 250ml 锥形瓶中，加稀硫酸 25ml 与水 25ml，振摇溶解后，加热至微沸，水解 30 分钟，冷却，滤过，滤渣用水洗至中性后，加中性乙醇（对酚酞指示液显中性）50ml，溶解后，再加酚酞指示液 2 滴，用乙醇制氢氧化钾滴定液（0.05mol/L）滴定至溶液显红色，并维持 10 秒钟内不褪色。每 1ml 乙醇制氢氧化钾滴定液（0.05mol/L）相当于 40.24mg 的 $C_{38}H_{60}O_{18}$。

【类别】 矫味剂和甜味剂。

【贮藏】 密封保存。

脱氢醋酸

Tuoqingcusuan

Dehydroacetic Acid

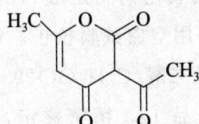

$C_8H_8O_4$ 168.15

[520-45-6]

本品为 3-乙酰基-6-甲基-2H-吡喃-2,4(3H)-二酮，按无水物计算，含 $C_8H_8O_4$ 应为 98.0%～100.5%。

【性状】 本品为白色或类白色结晶性粉末。

熔点 本品的熔点（通则 0612）为 109～111℃。

【鉴别】 本品的红外光吸收图谱应与对照品的图谱一致（通则 0402）。

【检查】水分 取本品，照水分测定法（通则 0832 第一法 1）测定，含水分不得过 1.0%。

炽灼残渣 取本品 1.0g，依法检查（通则 0841），遗留残渣不得过 0.1%。

重金属 取炽灼残渣项下遗留的残渣，依法检查（通则 0821 第二法），含重金属不得过百万分之十。

【含量测定】 取本品约 0.5g，精密称定，置 250ml 锥形瓶中，加中性乙醇 75ml 溶解后，加酚酞指示液 2～3 滴，用氢氧化钠滴定液（0.1mol/L）滴定至溶液显粉红色，30 秒内不褪色。每 1ml 氢氧化钠滴定液（0.1mol/L）相当于 16.82mg 的 $C_8H_8O_4$。

【类别】 抑菌剂和增塑剂。

【贮藏】 密封保存。

脱氧胆酸钠

Tuoyang Dansuanna

Sodium Deoxycholate

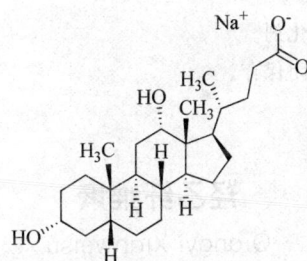

$C_{24}H_{39}NaO_4$ 414.56

[302-95-4]

本品为 $3\alpha,12\alpha$-二羟基-5β-胆甾烷-24-酸钠。按干燥品计算，含 $C_{24}H_{39}NaO_4$ 不得少于 97.0%。

【性状】 本品为白色或类白色粉末。

本品在水或乙醇中易溶。

比旋度 取本品，精密称定，加水溶解并定量稀释制成每 1ml 中约含 20mg 的溶液，依法测定（通则 0621），比旋度为 +40.0° 至 +45.0°。

【鉴别】 (1) 取本品 10mg，加硫酸 1ml 与甲醛 1 滴使溶解，放置 5 分钟后，再加水 5ml，生成蓝绿色悬浮物。

(2) 本品的红外光吸收图谱应与对照品的图谱一致（通则 0402）。

(3) 本品显钠盐的鉴别反应（通则 0301）。

【检查】钠 取本品 0.14g，精密称定，置铂坩埚中，缓缓加热至炭化完全，放冷，加入硫酸 0.5ml 使湿润，低温加热至硫酸蒸气除尽后，在 600℃ 炽灼至成白色灰状物，放冷，精密加入盐酸 1ml 溶解并定量转移至 100ml 量瓶中，用水稀释至刻度，摇匀，精密量取 1ml 置 100ml 量瓶中，用水稀释至刻度，摇匀，作为供试品溶液；同法制备空白溶液；另取钠标准溶液适量，用水定量稀释制成每 1ml 中分别含 0.16μg、0.4μg、0.8μg、1.0μg、1.2μg 的溶液，作为对照品溶液。照原子吸收分光光度法（通则 0406 第一法），在 589.0nm 波长处测定。按干燥品计算，含钠应为 5.0%~6.1%。

溶液的澄清度与颜色 取本品 0.5g，加水 10ml 溶解后，依法检查（通则 0901 与通则 0902），溶液应澄清无色；如显色，与黄色 1 号标准比色液（通则 0901）比较，不得更深。

干燥失重 取本品，在 60℃ 减压干燥至恒重，减失重量不得过 5.0%（通则 0831）。

重金属 取本品 1.0g，置铂坩埚中，依法检查（通则 0821 第二法），含重金属不得过百万分之二十。

砷盐 取本品 1.0g，加 2% 硝酸镁乙醇溶液 10ml，点燃乙醇，缓缓加热至灰化，如仍有炭化物，可加少量硝酸湿润，继续加热（500~600℃）至灰化完全，放冷，加水 21ml 溶解后，加盐酸 5ml，依法检查（通则 0822 第一法），应符合规定（0.0002%）。

【含量测定】 取本品约 0.3g，精密称定，加无水甲酸 5ml 使溶解，加冰醋酸 35ml，照电位滴定法（通则 0701），用高氯酸滴定液（0.1mol/L）滴定，并将滴定的结果用空白试验校正。每 1ml 高氯酸滴定液（0.1mol/L）相当于 41.46mg 的 $C_{24}H_{39}NaO_4$。

【类别】 乳化剂。

【贮藏】 密闭保存。

羟乙纤维素

Qiangyi Xianweisu

Hydroxyethyl Cellulose

[9004-62-0]

本品由碱性纤维素和环氧乙烷（或 2-氯乙醇）经醚化反应制备，属非离子型可溶纤维素醚类。

【性状】 本品为白色或灰白色或淡黄白色粉末或颗粒。本品在丙酮、乙醇中几乎不溶。

黏度 取本品 1% 的水溶液（按干燥品计算），用旋转式黏度计，2 号转子，每分钟 12 转，在 25℃±0.1℃ 的条件下依法测定（通则 0633 第三法），或按标示的溶液浓度及条件进行检测，黏度应为标示值的 50%~150%。

【鉴别】 (1) 取本品约 1g，加水 100ml，搅拌使完全溶解，呈胶体溶液，加热至 60℃，溶液应保持澄清。

(2) 取鉴别 (1) 项下溶液 1ml，倾注在玻璃板上，待水分蒸发后，应形成薄膜。

(3) 取鉴别 (1) 项下溶液 10ml，加入稀醋酸 0.3ml 和 10% 鞣

酸溶液 2.5ml，出现淡黄白色絮状沉淀，加入稀氨水后溶解。

(4) 取本品 0.05% 水溶液 1ml，加入 5% 苯酚溶液 1ml，硫酸 5ml，振摇，冷却，溶液应呈橙色。

【检查】酸碱度 取本品约 1g（按干燥品计算），加水 100ml，搅拌使完全溶解，依法测定（通则 0631），pH 值应为 6.0~8.5。

氯化物 取本品 0.5g（按干燥品计算），加水 100ml，搅拌使完全溶解，取 1.0ml，依法检查（通则 0801），与标准氯化钠溶液 5.0ml 制成的对照液比较，不得更浓（1.0%）。

硝酸盐 供试品溶液的制备 精密称取本品 0.5g（按干燥品计算），置 100ml 量瓶中，用缓冲液（取磷酸二氢钾 135g，加水适量溶解后，加 1mol/L 硫酸溶液 50ml，用水稀释至 1000ml，摇匀，量取 80ml，用水稀释至 2000ml，摇匀，即得）溶解并稀释至刻度，摇匀，即得供试品溶液。

标准溶液贮备液的制备 精密称取硝酸钾 0.2038g，置 250ml 量瓶中，用缓冲液溶解并稀释至刻度，摇匀，即得硝酸盐标准溶液贮备液（每 1ml 中含 NO_3 0.5mg）。

对照品溶液 1 的制备（适用于黏度不大于 1000mPa·s 的供试品） 精密量取标准溶液贮备液 10ml、20ml 和 40ml，分别置 100ml 量瓶中，用缓冲液稀释至刻度，摇匀，即得。

对照品溶液 2 的制备（适用于黏度大于 1000mPa·s 的供试品） 精密量取标准溶液贮备液 1ml、2ml 和 4ml，分别置 100ml 量瓶中，用缓冲液稀释至刻度，摇匀，即得。

测定法 分别取对照品溶液 1 或对照品溶液 2，以硝酸盐选择电极为指示电极，银-氯化银电极为参比电极，依法测定（通则 0701）电位 $E(mV)$，以电位 $E(mV)$ 对硝酸盐浓度 C 的对数（$\lg C$）作线性回归，得 E-$\lg C$ 标准曲线；取供试品溶液，测定电位 $E(mV)$，计算供试品中硝酸盐的量。

按干燥品计，黏度不大于 1000mPa·s 的供试品含硝酸盐不得过 3.0%；黏度大于 1000mPa·s 的供试品含硝酸盐不得过 0.2%。

乙二醛 取本品 1.0g，置具塞试管中，精密加入无水乙醇 10ml，密塞，磁力搅拌 30 分钟，离心，取上清液 2.0ml，加入 0.4% 的甲基苯并噻唑酮腙盐酸盐的 80% 冰醋酸溶液 5.0ml，摇匀，静置 2 小时，溶液所显颜色与用乙二醛对照溶液（取经标定的乙二醛溶液适量，用无水乙醇稀释制成每 1ml 中含 $C_2H_2O_2$ 2μg 的对照溶液）2.0ml 代替上清液同法制得的对照溶液比较，不得更深（0.002%）。

乙二醛溶液的标定 取 40% 乙二醛溶液 1.0g，精密称定，加入 7% 盐酸羟胺溶液 20ml 与水 50ml，摇匀，静置 30 分钟，加入甲基红混合指示剂（0.1% 甲基红-0.05% 亚甲蓝乙醇溶液）1ml，用氢氧化钠滴定液（1mol/L）滴定至红色变绿色，并将滴定结果用空白试验校正。每 1ml 氢氧化钠滴定液（1mol/L）相当于乙二醛（$C_2H_2O_2$）29.02mg。

环氧乙烷 取本品 1g，精密称定，置顶空瓶中，精密加入水 1.0ml，密封，摇匀，作为供试品溶液。

量取环氧乙烷 300μl（相当于 0.25g 环氧乙烷），置含

50ml 经过处理的聚乙二醇 400（以 60℃，1.5～2.5kPa 旋转蒸发 6 小时，除去挥发性成分）的 100ml 量瓶中，加入前后称重，用相同溶剂稀释至刻度，摇匀，作为环氧乙烷对照品贮备液。精密称取 1g 冷的环氧乙烷对照品贮备液，置含 40.0g 经处理的聚乙二醇 400 的 50ml 量瓶中，加相同溶剂稀释至刻度。精密称取 10g，置含 30ml 水的 50ml 量瓶中，用水稀释至刻度，制得每 1ml 中含环氧乙烷 10μg 的对照品溶液（1）；取本品 1g，精密称定，置顶空瓶中，精密加入对照品溶液（1）0.1ml 和水 0.9ml，密封，摇匀，作为对照品溶液（2）；再精密量取对照品溶液（1）0.1ml，置顶空瓶中，加入新鲜配制的 0.001％乙醛溶液 0.1ml，作为系统适用性溶液。

照气相色谱法（通则 0521）测定。以聚二甲基硅氧烷为固定液，起始温度为 50℃，维持 5 分钟，以每分钟 5℃的速率升温至 180℃，再以每分钟 30℃的速率升温至 230℃，维持 5 分钟（可根据具体情况调整）。进样口温度为 150℃，检测器为火焰离子化检测器，温度为 250℃。顶空瓶平衡温度为 70℃，平衡时间为 45 分钟。取系统适用性溶液顶空进样，调节检测灵敏度使环氧乙烷峰和乙醛峰的峰高约为满量程的 15％，乙醛峰和环氧乙烷峰分离度不小于 2.0。分别取供试品溶液及对照品溶液顶空进样，重复进样至少 3 次。环氧乙烷峰面积的相对标准偏差不得过 15％。按标准加入法计算，环氧乙烷不得过 0.0001％。

环氧乙烷对照品贮备液的标定　取 50％氯化镁的无水乙醇混悬液 10ml，精密加入乙醇制盐酸滴定液（0.1mol/L）20ml，混匀，放置过夜。取环氧乙烷对照品贮备液 5g，精密称定，置上述溶液中，放置 30 分钟，照电位滴定法（通则 0701），用乙醇制氢氧化钾滴定液（0.1mol/L）滴定，并将滴定结果用空白试验校正，每 1ml 乙醇制氢氧化钾滴定液（0.1mol/L）相当于 4.404mg 的环氧乙烷，计算，即得。

干燥失重　取本品 1.0g，于 105℃干燥 3 小时，减失重量不得过 10.0％（通则 0831）。

炽灼残渣　取本品 1.0g，依法检查（通则 0841），遗留残渣不得过 5.0％。

重金属　取炽灼残渣项下遗留的残渣，依法检查（通则 0821 第二法），含重金属不得过百万分之二十。

【类别】增稠剂、包衣剂和稳定剂等。

【贮藏】密闭保存。

【标示】以 mPa·s 或 Pa·s 为单位标明黏度。

羟丙甲纤维素

Qiangbingjia Xianweisu

Hypromellose

[9004-65-3]

本品为 2-羟丙基醚甲基纤维素，为半合成品，可用两种方法制备：（1）将棉绒或木浆粕纤维用烧碱处理后，再先后与一氯甲烷和环氧丙烷反应，经精制，粉碎得到；（2）用适宜级别的甲基纤维素经氢氧化钠处理，和环氧丙烷在高温高压下反应至理想程度，精制即得。分子量范围为 10 000～1 500 000。

根据甲氧基与羟丙氧基含量的不同将羟丙甲纤维素分为四种取代型，即 1828、2208、2906、2910 型。按干燥品计算，各取代型甲氧基（—OCH₃）与羟丙氧基（—OCH₂CHOHCH₃）的含量应符合下表要求。

取代型	甲氧基	羟丙氧基
1828	16.5％～20.0％	23.0％～32.0％
2208	19.0％～24.0％	4.0％～12.0％
2906	27.0％～30.0％	4.0％～7.5％
2910	28.0％～30.0％	7.0％～12.0％
2910（供胶囊用）	27.0％～30.0％	7.0％～12.0％

【性状】本品为白色或类白色纤维状或颗粒状粉末。

本品在无水乙醇或丙酮中几乎不溶。

【鉴别】（1）取本品约 1g，加热水（80～90℃）100ml，搅拌形成浆状液体，在冰浴中冷却成黏性液体，取 2ml，置试管中，沿管壁缓缓加 0.035％蒽酮的硫酸溶液 1ml，放置 5 分钟，在两液接界面处显蓝绿色环。

（2）取鉴别（1）项下的黏性液体适量，倾注在玻璃板上，待水分蒸发后，形成一层有韧性的薄膜。

（3）取本品 0.5g，均匀分散于 50ml 沸水中，用电磁搅拌，形成不溶的浆状物；电磁搅拌下使浆状物冷却至 10℃，形成澄清或轻微浑浊的溶液，加水 50ml，电磁搅拌并同时加热，以每分钟 2～5℃的速度升温，产生浑浊的絮凝温度应不低于 50℃。

【检查】黏度　标示黏度小于 600mPa·s 的，按方法 1 检验，黏度应为标示黏度的 80％～120％；标示黏度大于等于 600mPa·s 的，按方法 2 检验，黏度应为标示黏度的 75％～140％。

取本品适量（按干燥品计算），加 90℃的水制成 2.0％（g/g）的溶液，充分搅拌约 10 分钟，直至颗粒得到完全均匀的分散和润湿且瓶内壁无未溶解的样品颗粒，置冰浴中冷却，冷却过程中继续搅匀，除去气泡，必要时用冷水调节重量，除去所有的泡沫作为供试品溶液。

方法 1：在 20℃±0.1℃，按流出时间不少于 200 秒，选用适宜内径的乌氏黏度计测定溶液的运动黏度（ν）（通则 0633 第一法），并在相同条件下测定溶液的密度（ρ），按下式计算动力黏度（η）＝ρν。

方法 2：在 20℃±0.1℃，选用适宜的单柱型旋转黏度计（以下条件适用于 Brookfield type LV model 或效能相当的黏度计）按下表条件测定（通则 0633 第三法），旋转 2 分钟后读数，停止 2 分钟，再重复实验 2 次，取三次实验的平均值。

标示黏度(mPa·s)	转子型号	转速(r/min)
600～1400	3	60
1400～3500	3	12
3500～9500	4	60
9500～99 500	4	6
＞99 500	4	3

酸碱度　取黏度检查项下的供试品溶液，在 20℃±2℃将电极浸泡在供试品溶液中 5 分钟或至读数稳定后依法测定（通则 0631），pH 值应为 5.0～8.0。

水中不溶物　取本品 1.0g，置烧杯中，加热水（80～90℃）100ml 溶胀约 15 分钟后，在冰浴中冷却，加水 300ml（黏度高的供试品可适当增加水的体积，确保溶液滤过），充分搅拌，用经 105℃ 干燥至恒重的 1 号垂熔玻璃坩埚滤过，烧杯用水洗净，洗液并入上述垂熔玻璃坩埚中，滤过，在 105℃ 干燥至恒重，遗留残渣不得过 5mg（0.5%）。

干燥失重　取本品，在 105℃ 干燥 2 小时，减失重量不得过 5.0%（通则 0831）。

炽灼残渣　取本品 1.0g，依法检查（通则 0841），遗留残渣不得过 1.5%。

重金属　取炽灼残渣项下遗留的残渣，依法检查（通则 0821 第二法），含重金属不得过百万分之十。

砷盐　取本品 1.0g，加氢氧化钙 1.0g，混合，加水搅拌均匀，干燥后，先用小火灼烧使炭化，再在 600℃ 炽灼使完全灰化，放冷，加盐酸 5ml 与水 23ml，依法检查（通则 0822 第一法），应符合规定（0.0002%）。

【含量测定】甲氧基　取本品，照甲氧基、乙氧基与羟丙氧基测定法（通则 0712）测定。如采用第一法（气相色谱法），在 130℃±2℃ 条件下加热 30 分钟后，剧烈振摇 5 分钟，继续在 130℃±2℃ 条件下加热 30 分钟，或于 130～150℃ 磁力搅拌或振荡 60 分钟，其余同法操作。如采用第二法（容量法），取本品，精密称定，依法测定，测得的甲氧基量（%）扣除羟丙氧基量（%）与（31/75×0.93）的乘积，即得。

羟丙氧基　取本品，照甲氧基、乙氧基与羟丙氧基测定法（通则 0712）测定。如采用第一法（气相色谱法），在 130℃±2℃ 条件下加热 30 分钟后，剧烈振摇 5 分钟，继续在 130℃±2℃ 条件下加热 30 分钟，或于 130～150℃ 磁力搅拌或振荡 60 分钟，其余同法操作。如采用第二法（容量法），取本品 0.1g，精密称定，依法测定，即得。

【类别】　释放调节剂和包衣剂等。

【贮藏】　密闭保存。

【标示】　①应标明取代型。②用于缓释片剂骨架成形物时，应标明粒度标示值，并以 mPa·s 为单位标明黏度标示值。

羟丙甲纤维素空心胶囊

Qiangbingjia Xianweisu Kongxin Jiaonang

Vacant Hypromellose Capsules

本品系由羟丙甲纤维素加辅料制成的空心硬胶囊。

【性状】　本品呈圆筒状，系由可套合和锁合的帽和体两节组成的质硬且有弹性的空囊。囊体应光洁、色泽均匀、切口平整、无变形、无异臭。本品分为透明（两节均不含遮光剂）、半透明（仅一节含遮光剂）、不透明（两节均含遮光剂）三种。

【鉴别】　（1）取本品 1.0g，加沸水 100ml，使用 25mm 长的磁力搅拌子搅拌使溶解，应有悬浊液形成。搅拌下冷却至 10℃，溶液应澄清或略有浑浊，如澄清，取溶液为供试品溶液，如浑浊，取适量，每分钟 2500 转的转速下离心 2 分钟，取上清液作为供试品溶液。

（2）取鉴别（1）项下供试品溶液 0.1ml，加 90% 的硫酸溶液 9ml，振摇，水浴加热 3 分钟，立即冰浴冷却，小心加入茚三酮试液 0.6ml，振摇，室温放置，溶液应先呈红色，并在 100 分钟内变成紫色。

（3）精密量取鉴别（1）项下供试品溶液 50ml，置于烧杯中，加水 50ml，磁力搅拌，加热，升温速度为每分钟 2～5℃，记录溶液形成浑浊时的温度，絮凝温度应高于 50℃。

【检查】松紧度　取本品 10 粒，用拇指与食指轻捏胶囊两端，旋转拔开，不得有粘结、变形或破裂，然后装满滑石粉，将帽、体套合并锁合，逐粒于 1m 的高度处直坠于厚度为 2cm 的木板上，应不漏粉；如有少量漏粉，不得超过 1 粒。如超过，应另取 10 粒复试，均应符合规定。

脆碎度　取本品 50 粒，置表面皿中，移入盛有硝酸镁饱和溶液的干燥器内，置 25℃±1℃ 恒温 24 小时，取出，立即分别逐粒放入直立在木板（厚度 2cm）上的玻璃管（内径为 24mm，长为 200mm）内，将圆柱形砝码（材质为聚四氟乙烯，直径为 22mm，重 20g±0.1g）从玻璃管口处自由落下，视胶囊是否破裂，如有破裂，不得超过 2 粒。

崩解时限　取本品 6 粒，装满滑石粉，照崩解时限检查法（通则 0921）胶囊剂项下的方法，加挡板进行检查，各粒均应在 15 分钟内崩解，除破碎的胶囊壳外，应全部通过筛网。如有胶囊壳碎片不能通过筛网，但已软化、黏附在筛网及挡板上，可作符合规定论。如有 1 粒不符合规定，应另取 6 粒复试，均应符合规定。

干燥失重　取本品 1.0g，将帽、体分开，在 100～105℃ 下干燥 4 小时，减失重量不得过 8.0%（通则 0831）。

炽灼残渣 取本品约 1.0g，依法检查（通则 0841），遗留残渣分别不得过 3.0%（透明）、5.0%（半透明）与 9.0%（不透明）。

重金属 取炽灼残渣项下遗留的残渣，加硝酸 0.5ml 蒸干，至氧化氮蒸气除尽后，放冷，加盐酸 2ml，置水浴上蒸干后加水 5ml，微热溶解，滤过（透明空心胶囊不需滤过）；滤渣用 15ml 水洗涤，合并滤液和洗液至乙管中，依法检查（通则 0821 第二法）。如空心胶囊中含有氧化铁色素对结果有干扰，在操作步骤"……移至纳氏比色管中，加水稀释成 25ml"后按第一法操作，含重金属不得过百万分之二十。

砷盐 取本品 1.0g，加氢氧化钙 1.0g，混合，加水搅拌均匀，干燥后，先用小火烧灼使炭化，再在 600℃ 炽灼使完全灰化，放冷，加盐酸 5ml 与水 23ml 使溶解，依法检查（通则 0822 第一法），应符合规定（0.0002%）。

微生物限度 取本品，依法检查（通则 1105 与通则 1106），每 1g 供试品中需氧菌总数不得过 10^3 cfu，霉菌和酵母菌总数不得过 10^2 cfu，不得检出大肠埃希菌。

【类别】 载体（用于胶囊剂的制备）。

【贮藏】 密闭，在常温条件下保存。

羟丙纤维素
Qiangbing Xianweisu
Hydroxypropyl Cellulose

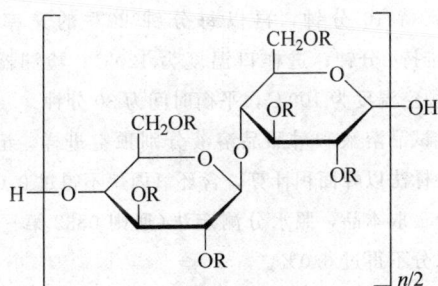

R=H 或 [CH₂CH(CH₃)O]ₘH

[9004-64-2]

本品为部分取代 2-羟丙基醚纤维素。按干燥品计算，含羟丙氧基（—OCH₂CHOHCH₃）应为 53.4%～80.5%。

【性状】 本品为白色至类白色粉末或颗粒。

【鉴别】 （1）取本品约 1g，加热水 100ml，搅拌使成浆状液体，置冰浴中冷却成黏性液体，取 2ml，置试管中，沿管壁缓缓加 0.035% 蒽酮的硫酸溶液 1ml，放置 5 分钟，在两液界面处显蓝绿色环。

（2）取鉴别（1）项下的黏性液体适量，倾注在玻璃板上，待水分蒸发后，形成一层薄膜。

（3）取鉴别（1）项下的黏性液体适量，置水浴中边加热边搅拌，至溶液温度达到 40℃ 以上时溶液变浑浊或生成絮状沉淀，放冷，溶液再次澄清。

【检查】黏度 取本品适量（按干燥品计算），加 90℃ 的水制成 2.0%（g/g）的溶液，充分搅拌约 10 分钟，直至颗粒得到完全均匀的分散和润湿（且瓶内壁无未溶解的样品颗粒），溶液置冰浴中冷却，冷却过程中继续搅匀，除去气泡并用冷水调节重量。用适宜的单柱型旋转黏度计（以下条件适用于 Brookfield type LV model 或效能相当的黏度计），在 20℃±0.1℃，以旋转黏度计测定法（通则 0633 第三法），或按标示方法配制溶液及测定黏度，应为标示黏度的 75%～140%。

酸碱度 取本品 1.0g（按干燥品计算），边搅拌边加至 90℃ 的水 50ml 中，放冷，加水使溶液成 100ml，搅拌使完全形成胶体溶液，依法测定（通则 0631），pH 值应为 5.0～8.0。

氯化物 取本品 0.20g，加热水 50ml，搅拌均匀，在冰浴中冷却，转移至 100ml 量瓶中，用水稀释至刻度，摇匀，取 20ml，依法检查（通则 0801），与标准氯化钠溶液 6.0ml 制成的对照液比较，不得更浓（0.15%）。

异丙醇和甲苯（生产工艺中使用时测定） 精密量取二甲基亚砜 5ml，置顶空瓶中，取样品 0.2g，精密称定，缓缓加入顶空瓶中，密封，立即摇匀，作为供试品溶液。

另取异丙醇和甲苯适量，用二甲基亚砜稀释制成每 1ml 中分别各含 0.2mg 和 0.0356mg 的混合溶液，精密量取上述溶液 5ml，置顶空瓶中，密封，作为对照品溶液。

照气相色谱法（通则 0521）测定，以 6% 氰丙基苯基-94% 二甲基聚硅氧烷为固定液（或极性相近）的毛细管柱（0.53mm×30m，3μm）为色谱柱，起始温度为 35℃，维持 2 分钟，再以每分钟 15℃ 的速率升温至 220℃，维持 5 分钟；进样口温度为 220℃；检测器温度为 250℃；顶空瓶平衡温度为 80℃，平衡时间为 30 分钟。取对照品溶液顶空进样，各成分峰的分离度均应符合要求。再取供试品溶液与对照品溶液分别顶空进样，记录色谱图，按外标法以峰面积计算，含异丙醇不得过 0.5%，甲苯不得过 0.089%。

干燥失重 取本品，在 105℃ 干燥 4 小时，减失重量不得过 5.0%（通则 0831）。

二氧化硅（如标签标示含二氧化硅，且按炽灼残渣项下方法检验，残渣量超过 0.2% 时测定） 取本品 1.0g，置铂坩埚中，在 1000℃ 炽灼至恒重。将残渣用水湿润，滴加氢氟酸 10ml，置水浴上蒸干，放冷，继续加入氢氟酸 10ml 与硫酸 0.5ml，置水浴上蒸发至近干，移至电炉上缓缓加热至酸蒸气除去，在 1000℃ 炽灼至恒重，放冷，精密称定，与恒重残渣的差值即为二氧化硅的重量，按干燥品计算，应不得过 0.6%。

炽灼残渣 取本品 1.0g，依法检查（通则 0841），遗留残渣不得过 0.8%。

　　重金属　取炽灼残渣项下遗留的残渣，依法检查（通则 0821 第二法），含重金属不得过百万分之十。

　　砷盐　取本品 1.0g，加氢氧化钙 1.0g，混匀，加水少量，搅拌均匀，干燥后，先用小火灼烧使炭化，再在 500～600℃炽灼使完全灰化，放冷，加盐酸 8ml 与水 23ml，依法检查（通则 0822 第一法），应符合规定（0.0002％）。

　　【含量测定】羟丙氧基　照甲氧基、乙氧基与羟丙氧基测定法（通则 0712）测定。如采用第二法（容量法），取本品约 0.1g，精密称定，依法测定，即得。

　　【类别】崩解剂和填充剂等。

　　【贮藏】密闭，在干燥处保存。

　　【标示】①以 mPa·s 为单位标明黏度标示值，并注明黏度测定时溶液的配制方法、测定条件。②如含有抗结块剂，应标明抗结块剂名称及含量。

　　注：本品干燥后有引湿性。

羟丙基倍他环糊精

Qiangbingji Beita Huanhujing

Hydroxypropyl Betadex

[128446-35-5]

　　本品为倍他环糊精与 1,2-环氧丙烷的醚化物。按无水物计算，含羟丙氧基（—OCH$_2$CHOHCH$_3$）应为 19.6％～26.3％。

　　【性状】本品为白色或类白色的无定形或结晶性粉末。

　　本品在水或丙二醇中极易溶解，在甲醇或乙醇中易溶，在丙酮中几乎不溶。

　　【鉴别】（1）取本品 5％的水溶液 0.5ml，置 10ml 试管中，加 10％ α-萘酚的乙醇溶液 2 滴，摇匀，沿试管壁缓缓加入硫酸 1ml，在两液界面处即显紫色环。

　　（2）本品的红外光吸收图谱应与对照品的图谱一致（通则 0402）。

　　【检查】酸碱度　取本品 1.0g，加水 40ml 溶解后，依法测定（通则 0631），pH 值应为 5.0～7.5。

　　溶液的澄清度与颜色　取本品 2.5g，加水 25ml 使溶解，依法检查（通则 0901 与通则 0902），溶液应澄清无色。

　　氯化物　取本品 0.1g，依法检查（通则 0801），与标准氯化钠溶液 5.0ml 制成的对照液比较，不得更浓（0.05％）。

　　电导率　取本品约 5.0g（以无水物计），精密称定，置于 50ml 量瓶中，加新沸放冷的水溶解并稀释至刻度。在 20℃下测定溶液的电导率（通则 0681），不得过 200μS/cm。

　　有关物质　取本品约 2.5g，精密称定，置 25ml 量瓶中，加 60℃的水 15ml，振摇使溶解，放冷至室温，用水稀释至刻度，摇匀，作为供试品溶液。

　　另取倍他环糊精对照品 50mg 和 1,2-丙二醇对照品 50mg，精密称定，置 100ml 量瓶中，加水溶解并稀释至刻度，摇匀，作为对照品溶液。

　　照高效液相色谱法（通则 0512）测定，用苯基键合硅胶为填充剂；水为流动相；用示差折光检测器；柱温为 40℃；检测器温度为 40℃。取对照品溶液 20μl，注入液相色谱仪，记录色谱图，倍他环糊精峰和丙二醇峰的分离度应不小于 4，分别精密量取对照品溶液和供试品溶液各 20μl，注入液相色谱仪，记录色谱图至倍他环糊精保留时间的 6 倍。按外标法以峰面积计，含倍他环糊精不得过 0.5％，1,2-丙二醇不得过 0.5％；除倍他环糊精和 1,2-丙二醇外的其他单一杂质不得过 0.1％（以 1,2-丙二醇计），除倍他环糊精和 1,2-丙二醇外其他各杂质总和不得过 1.0％（以 1,2-丙二醇计，只计倍他环糊精和 1,2-丙二醇之间的峰）。

　　环氧丙烷　取本品约 0.5g，精密称定，置 20ml 顶空瓶中，精密加入 N,N-二甲基乙酰胺 1ml，密封，不断振摇使溶解，作为供试品溶液。

　　取 100ml 量瓶，加 N,N-二甲基乙酰胺约 60ml，加瓶塞，称重，用注射器注入环氧丙烷对照品约 0.3ml，盖好瓶塞，称重，前后两次称重之差即为溶液中环氧丙烷的重量，用 N,N-二甲基乙酰胺稀释至刻度，摇匀，作为对照品贮备液，精密量取对照品贮备液适量，用 N,N-二甲基乙酰胺稀释制成每 1ml 中含 0.5μg 的溶液，精密量取 1ml，置 20ml 顶空瓶中，密封，作为对照品溶液。

　　照气相色谱法（通则 0521）测定，用苯乙烯-二聚乙烯苯共聚物（或极性相近）为固定液的毛细管柱为色谱柱，起始温度为 50℃，维持 10 分钟，以每分钟 10℃ 的速率升温至 100℃，维持 10 分钟，再以每分钟 20℃ 的速率升温至 220℃，维持 4 分钟；进样口温度为 120℃；检测器温度为 250℃；顶空温度为 100℃，平衡时间为 30 分钟。

　　取供试品溶液和对照品溶液分别顶空进样，记录色谱图，按外标法以峰面积计算，含环氧丙烷不得过 0.0001％。

　　水分　取本品，照水分测定法（通则 0832 第一法 1）测定，含水分不得过 6.0％。

　　炽灼残渣　取本品 1.0g，依法检查（通则 0841），遗留残渣不得过 0.2％。

　　重金属　取炽灼残渣项下遗留的残渣，依法检查（通则 0821 第二法），含重金属不得过百万分之十。

　　微生物限度　取本品，依法检查（通则 1105 与通则 1106），每 1g 供试品需氧菌总数不得过 10^2 cfu，霉菌和酵母菌总数不得过 10^2 cfu，每 10g 供试品不得检出大肠埃希菌和沙门菌。

　　【含量测定】羟丙氧基　取本品约 0.1g，精密称定，照甲氧基、乙氧基与羟丙氧基测定法（通则 0712）测定，即得。

　　【类别】包合剂和稳定剂等。

　　【贮藏】遮光，密封保存。

　　注：本品有引湿性。

羟丙基淀粉

Qiangbingji Dianfen

Hydroxypropyl Starch

本品系玉米淀粉、木薯淀粉或豌豆淀粉的部分或全部游离羟基被羟丙基基团醚化的产物。按干燥品计算，含羟丙氧基（—OCH₂CHOHCH₃）应为 0.6%～8.9%。

【性状】 本品为白色、类白色或淡黄色粉末。

【鉴别】 （1）取本品约 0.5 g，加水 2ml，混匀，加碘试液 1 滴，即显蓝色、蓝紫色、紫红色或红棕色。

（2）取本品 0.1g，置 100ml 量瓶中，加稀硫酸 12.5ml，水浴加热使溶解，放冷至室温，加水稀释至刻度，摇匀。取 1ml 上述溶液置具塞试管中，置冷水浴中，逐滴加入浓硫酸 8ml，混匀，在水浴中放置 3 分钟，立即将试管转入冰浴中冷却。沿试管壁小心加入茚三酮溶液（取茚三酮 3g，加 4.55%焦亚硫酸钠溶液 100ml 使溶解，即得）0.6ml，立即摇匀，在 25℃水浴中放置 100 分钟，溶液显紫色。

（3）取本品适量，用甘油-水（1:1）装片（通则 2001），置显微镜下观察。玉米来源羟丙基淀粉均为单粒，多角形颗粒，或呈圆形或椭圆形颗粒，直径为 2～35μm；脐点中心性，呈圆点状或星状；层纹不明显；在偏光显微镜下观察，呈现偏光十字，十字交叉位于颗粒脐点处。木薯来源羟丙基淀粉多为单粒，圆形或椭圆形颗粒，直径为 5～35μm，旁边有一凹处；脐点中心性，呈圆点状或线状，层纹不明显；在偏光显微镜下观察，呈现偏光十字，十字交叉位于颗粒脐点处。豌豆来源羟丙基淀粉多为大椭圆形颗粒，直径为 25～45μm；有时呈不规则状或肾形；少部分为不规则或肾型小颗粒，直径为 5～8μm；颗粒可出现裂纹或边缘不规整，有时颗粒中心层纹几乎不可见；部分颗粒的中轴线上可能会出现狭长裂缝；在偏光显微镜下观察，呈现偏光十字。

【检查】 **酸碱度** 取本品 5.0g，加水 25ml，搅拌 1 分钟，放置 15 分钟后，依法测定（通则 0631），pH 值应为 4.5～8.0。

二氧化硫 取本品，依法测定（通则 2331 第一法），含二氧化硫不得过 0.005%。

氧化性物质 取本品 4.0g，置碘瓶中，加水 50.0ml，密塞，振摇 5 分钟，转入具塞离心管中，离心至澄清，取上清液 30.0ml，置碘瓶中，加冰醋酸 1ml 与碘化钾 1.0g，密塞，摇匀，置暗处放置 30 分钟，加淀粉指示液 1ml，用硫代硫酸钠滴定液（0.002mol/L）滴定至蓝色或紫红色消失，并将滴定的结果用空白试验校正。每 1ml 硫代硫酸钠滴定液（0.002mol/L）相当于 34μg 的氧化性物质（以 H₂O₂ 计）。消耗硫代硫酸钠滴定液（0.002mol/L）的体积不得过 1.4ml（0.002%）。

环氧丙烷 取本品约 1g，精密称定，置顶空瓶中，精密加入 N,N-二甲基甲酰胺 5ml，混匀，密封，作为供试品溶液。

取环氧丙烷适量，精密称定，用 N,N-二甲基甲酰胺定量制成每 1ml 中含 1μg 的溶液，精密量取 5ml，置顶空瓶中，密封，作为对照品溶液。

照气相色谱法（通则 0521）测定，用 6%氰丙基苯-94%二甲基硅氧烷为固定液的毛细管柱，起始温度为 60℃，维持 8 分钟，以每分钟 35℃的速率升温至 220℃，维持 5 分钟。检测器为氢火焰离子化检测器（FID），检测器温度为 280℃，进样口温度为 250℃。顶空瓶平衡温度为 80℃，平衡时间为 30 分钟。

取供试品溶液与对照品溶液分别顶空进样，记录色谱图，按外标法以峰面积计算，含环氧丙烷不得过 0.0005%。

1-氯-2-丙醇和 2-氯-1-丙醇 取本品约 2g，精密称定，置具塞锥形瓶中，精密加入无水乙醇 10ml，称重，混匀，超声 2 小时，放至室温后用无水乙醇补足减失重量，摇匀，滤过，取续滤液作为供试品溶液。

取 1-氯-2-丙醇对照品适量，精密称定，用无水乙醇定量稀释制成每 1ml 中含 0.2μg 的溶液，作为对照品溶液。

精密量取对照品溶液 5ml，置 10ml 量瓶中，用无水乙醇稀释至刻度，摇匀，作为灵敏度试验溶液。

另取氯丙醇（约含 75%1-氯-2-丙醇与 25%2-氯-1-丙醇的混合物）适量，用无水乙醇定量稀释制成每 1ml 中约含 1-氯-2 丙醇 0.2μg 的溶液，作为系统适用性溶液。

照气相色谱法（通则 0521）与质谱法（通则 0431）测定，用以聚乙二醇-20M 为固定液（或极性相近）的毛细管柱，起始温度为 80℃，维持 8 分钟，以每分钟 35℃的速率升温至 220℃，维持 5 分钟；进样口温度为 200℃，不分流进样；检测器为电子轰击源（EI）质谱检测器，离子源温度为 230℃，载气为氦气，检测模式为 SIM，1-氯-2-丙醇定性离子为 43、45、79、81，定量离子为 79，2-氯-1-丙醇定性离子为 58、62、63、64、65，定量离子为 62。

取灵敏度试验溶液 1μl，注入气相色谱仪，1-氯-2-丙醇峰的信噪比应不小于 10。取系统适用性溶液 1μl，注入气相色谱仪，1-氯-2-丙醇与 2-氯-1-丙醇色谱峰的分离度应符合要求。

精密量取供试品溶液与对照品溶液各 1μl，分别注入气相色谱仪，记录色谱图，按外标法（以 1-氯-2-丙醇峰面积与 2-氯-1-丙醇峰面积×校正因子之和，其中 2-氯-1-丙醇峰面积的校正因子为 2.0）计算，含 1-氯-2-丙醇和 2-氯-1-丙醇不得过 0.0001%。

干燥失重 取本品，在 130℃干燥 90 分钟，减失重量不得过 15.0%（通则 0831）。

炽灼残渣 取本品 1.0g，依法检查（通则 0841），遗留残渣不得过 0.6%。

铁盐 玉米淀粉和木薯淀粉来源：取本品 0.5g，置于具塞锥形瓶中，加稀盐酸 4ml 与水 16ml，强力振摇 5 分钟，滤过，用适量水洗涤，合并滤液与洗液至 50ml 纳氏比色管中，加过硫酸铵 50mg，用水稀释成 35ml 后，依法检查（通则 0807），与标准铁溶液 1.0ml 制成的对照液比较，不得更深(0.002%)。

豌豆来源：取本品 0.2g，置于具塞锥形瓶中，加稀盐酸 4ml 与水 16ml，强力振摇 5 分钟，滤过，用适量水洗涤，合并滤液与洗液至 50ml 纳氏比色管中，加过硫酸铵 50mg，用水稀释成 35ml 后，依法检查(通则 0807)，与标准铁溶液 1.0ml 制成的对照液比较，不得更深(0.005%)。

微生物限度　取本品，依法检查(通则 1105 与通则 1106)，每 1g 供试品中需氧菌总数不得过 10^3 cfu，霉菌和酵母菌总数不得过 10^2 cfu，不得检出大肠埃希菌。

【含量测定】羟丙氧基　照甲氧基、乙氧基与羟丙氧基测定法(通则 0712 第一法)测定，即得。

【类别】黏合剂和填充剂等。

【贮藏】密闭保存。

【标示】应标明本品的淀粉来源。

羟丙基淀粉空心胶囊

Qiangbingji Dianfen Kongxin Jiaonang

Vacant Hydroxypropyl Starch Capsules

本品系由预胶化羟丙基淀粉加辅料制成的空心硬胶囊。

【性状】本品呈圆筒状，系由可套合和锁合的帽和体两节组成的质硬且有弹性的空囊。囊体应光洁、色泽均匀、切口平整、无变形。本品分为透明(两节均不含遮光剂)、半透明(仅一节含遮光剂)、不透明(两节均含遮光剂)三种。

【鉴别】(1) 取本品 0.5g，加水 20ml，混匀，立即加碘试液 1 滴，溶液显蓝色或红紫色。

(2) 取本品 0.1g，置 100ml 量瓶中，加稀硫酸 12.5ml，水浴加热使溶解，冷却至室温，用水稀释至刻度，摇匀。取 1ml 置具塞试管中，置冷水浴中，逐滴加入硫酸 8ml，混匀，移至水浴加热 3 分钟，立刻将试管转入冰浴中冷却，并放至室温，沿试管壁小心加入茚三酮试液 0.6ml，立即摇匀，于 25℃ 水浴中保持 100 分钟。加硫酸 15ml，倒转试管数次使混匀(不可摇动)。在 5 分钟内显紫色。

【检查】松紧度　取本品 10 粒，用拇指与食指轻捏胶囊两端，旋转拔开，不得有粘结、变形或破裂，然后装满滑石粉，将帽、体套合并锁合，逐粒于 1m 的高度处直坠于厚度为 2cm 的木板上，应不漏粉；如有少量漏粉，不得超过 1 粒。如超过，应另取 10 粒复试，均应符合规定。

脆碎度　取本品 50 粒，置表面皿中，放入盛有硝酸镁饱和溶液的干燥器内，置 25℃±1℃ 恒温 24 小时，取出，立即分别逐粒放入直立在木板(厚度 2cm)上的玻璃管(内径为 24mm，长为 200mm)内，将圆柱形砝码(材质为聚四氟乙烯，直径为 22mm，重 20g±0.1g)从玻璃管口处自由落下，视胶囊是否破裂，如有破裂，不得超过 5 粒。

崩解时限　取本品 6 粒，装满滑石粉，照崩解时限检查法(通则 0921)胶囊剂项下的方法，加挡板进行检查，应在 20 分钟内全部崩解。

干燥失重　取本品 1.0g，将帽、体分开，在 130℃ 干燥 90 分钟，减失重量不得过 15.0%(通则 0831)。

炽灼残渣　取本品 1.0g，依法检查(通则 0841)，遗留残渣分别不得过 2.0%(透明)、3.0%(半透明)与 5.0%(不透明)。

重金属　取炽灼残渣项下遗留的残渣，依法检查(通则 0821 第二法)，含重金属不得过百万分之二十。

微生物限度　取本品，依法检查(通则 1105 与通则 1106)，每 1g 供试品中需氧菌总数不得过 10^3 cfu，霉菌和酵母菌总数不得过 10^2 cfu，不得检出大肠埃希菌。

【类别】载体(用于胶囊剂的制备)。

【贮藏】密闭，在温度 10～25℃、相对湿度 35%～65% 条件下保存。

羟 苯 乙 酯

Qiangbenyizhi

Ethyl Hydroxybenzoate

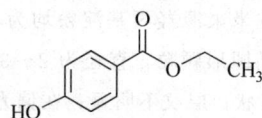

$C_9H_{10}O_3$　166.18

[120-47-8]

本品为 4-羟基苯甲酸乙酯，由乙醇和对羟基苯甲酸酯化而成。按干燥品计算，含 $C_9H_{10}O_3$ 应为 98.0%～102.0%。

【性状】本品为白色结晶性粉末。

本品在甲醇或乙醇中易溶，在水中几乎不溶。

熔点　本品的熔点(通则 0612)为 115～118℃。

【鉴别】(1) 在含量测定项下记录的色谱图中，供试品溶液主峰的保留时间应与对照品溶液主峰的保留时间一致。

(2) 取本品，加乙醇溶解并稀释制成每 1ml 中约含 5μg 溶液，照紫外-可见分光光度法(通则 0401)测定，在 259nm 的波长处有最大吸收。

(3) 本品的红外光吸收图谱应与对照图谱(附图)一致(通则 0402)。

【检查】酸度　取溶液的澄清度与颜色项下溶液 2.0ml，加乙醇 2ml 与水 5ml，摇匀，加溴甲酚绿指示液 2 滴，用氢氧化钠滴定液(0.1mol/L)滴定至显蓝色，消耗氢氧化钠滴定液(0.1mol/L)的体积不得过 0.1ml。

溶液的澄清度与颜色　取本品 1.0g，加乙醇 10ml 溶解后，依法检查(通则 0901 与通则 0902)，溶液应澄清无色；如显色，与黄色或黄绿色 1 号标准比色液(通则 0901 第一法)比较，不得更深。

氯化物　取本品 2.0g，加水 50.0ml，80℃ 水浴加热 5 分钟，放冷，滤过；取续滤液 5.0ml，依法检查（通则 0801），与标准氯化钠溶液 7.0ml 制成的对照液比较，不得更浓（0.035%）。

硫酸盐　取氯化物项下续滤液 25.0ml，依法检查（通则 0802），与标准硫酸钾溶液 2.4ml 制成的对照液比较，不得更浓（0.024%）。

有关物质　取本品适量，精密称定，加流动相溶解并定量稀释制成每 1ml 中约含 1mg 的溶液，作为供试品溶液。

精密量取 1ml，置 100ml 量瓶中，用流动相稀释至刻度，摇匀，作为对照溶液。

取对羟基苯甲酸对照品适量，精密称定，加流动相溶解并定量稀释制成每 1ml 中约含 3μg 的溶液，作为对照品溶液。

精密量取对照品溶液 5ml，置 50ml 量瓶中，用流动相稀释至刻度，摇匀，作为灵敏度溶液。

照含量测定项下的色谱条件，取灵敏度溶液 20μl 注入液相色谱仪，对羟基苯甲酸峰的信噪比应大于 20。

再精密量取供试品溶液、对照溶液与对照品溶液各 20μl，分别注入液相色谱仪，记录色谱图至主峰保留时间的 4 倍。

供试品溶液色谱图中如有与对羟基苯甲酸峰保留时间一致的峰，按外标法以峰面积计算，不得过 0.3%，其他单个杂质峰面积不得大于对照溶液主峰面积的 0.4 倍（0.4%），各杂质峰面积的和不得大于对照溶液主峰面积的 0.8 倍（0.8%）。

干燥失重　取本品，置硅胶干燥器内，减压干燥至恒重，减失重量不得过 0.5%（通则 0831）。

炽灼残渣　取本品 1.0g，依法检查（通则 0841），遗留残渣不得过 0.1%。

重金属　取炽灼残渣项下的遗留残渣，依法检查（通则 0821 第二法），含重金属不得过百万分之十。

【含量测定】　照高效液相色谱法（通则 0512）测定。

色谱条件与系统适用性试验　用十八烷基硅烷键合硅胶为填充剂；以甲醇-1% 冰醋酸（60：40）为流动相，检测波长为 254nm。取对羟基苯甲酸、羟苯甲酯与羟苯乙酯对照品各适量，加流动相溶解并稀释制成每 1ml 中各约含 10μg 的混合对照品溶液，取 20μl 注入液相色谱仪，记录色谱图，对羟基苯甲酸峰、羟苯甲酯峰与羟苯乙酯峰的分离度均应符合要求，理论板数按羟苯乙酯峰计算不低于 5000。

测定法　取本品适量，精密称定，加流动相溶解并定量稀释制成每 1ml 中约含 0.1mg 的溶液，作为供试品溶液，精密量取 20μl 注入液相色谱仪，记录色谱图；另取羟苯乙酯对照品适量，同法测定。按外标法以峰面积计算，即得。

【类别】　抑菌剂。

【贮藏】　密闭保存。

附：

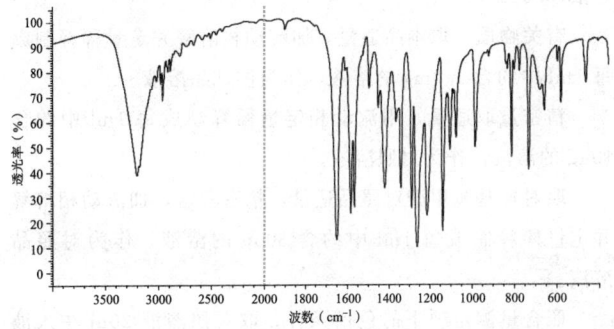

图　药用辅料羟苯乙酯红外光吸收对照图谱

（试样制备：KBr 压片法）

羟苯乙酯钠

Qiangbenyizhina

Sodium Ethyl Parahydroxybenzoate

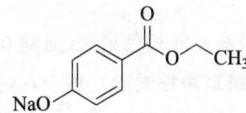

$C_9H_9NaO_3$　188.16

[35285-68-8]

本品系在氢氧化钠水溶液中加入对羟基苯甲酸乙酯反应后精制而成。按无水物计算，含 $C_9H_9NaO_3$ 应为 98.0%～102.0%。

【性状】 本品为白色或类白色结晶性粉末。

【鉴别】（1）在含量测定项下记录的色谱图中，供试品溶液主峰的保留时间应与对照品溶液主峰的保留时间一致。

（2）取本品 0.5g，加水 50ml 溶解后，加盐酸 5ml，产生沉淀，滤过，沉淀用水洗涤，至洗液呈中性，取沉淀置硅胶干燥器内放置 12 小时以上，沉淀的红外光吸收图谱应与对照图谱（附图）一致（通则 0402）。

（3）本品显钠盐的鉴别反应（通则 0301）。

【检查】　碱度　取本品 0.10g，加水 100ml 溶解，依法测定（通则 0631），pH 值应为 9.5～10.5。

溶液的澄清度与颜色　取本品 1.0g，加水 10ml 溶解后，依法检查（通则 0902 第一法），溶液应澄清；如显色，与棕红色 3 号标准比色液（通则 0901 第一法）比较，不得更深。

氯化物　取本品 2.0g，加水 40ml 使溶解，用稀硝酸调节溶液至酸性，用水稀释至 50ml，振摇，滤过，取续滤液 5.0ml，依法检查（通则 0801），与标准氯化钠溶液 7.0ml 制成的对照液比较，不得更浓（0.035%）。

硫酸盐　取氯化物项下的续滤液 25ml，依法检查（通则

0802),与标准硫酸钾溶液 2.4ml 制成的对照液比较,不得更浓(0.024%)。

有关物质 取本品适量,加流动相溶解并定量稀释制成每 1ml 中约含 1.0mg 的溶液,作为供试品溶液。

精密量取适量,用流动相定量稀释制成每 1ml 中约含 10μg 的溶液,作为对照溶液。

取对羟基苯甲酸对照品适量,精密称定,加流动相溶解并定量稀释制成每 1ml 中约含 30μg 的溶液,作为对照品溶液。

照含量测定项下的色谱条件,取对照溶液 20μl 注入液相色谱仪,记录色谱图,主成分峰高的信噪比应大于 10;再精密量取供试品溶液、对照溶液与对照品溶液各 20μl,分别注入液相色谱仪,记录色谱图至主成分峰保留时间的 4 倍。

供试品溶液色谱图中如有与对羟基苯甲酸峰保留时间一致的峰,按外标法以峰面积计算,不得过 3.0%;其他单个杂质的峰面积不得大于对照溶液主峰面积的 0.5 倍(0.5%),其他各杂质峰面积之和不得大于对照溶液主峰面积(1.0%)。

水分 取本品,照水分测定法(通则 0832 第一法 1)测定,含水分不得过 5.0%。

【含量测定】 照高效液相色谱法(通则 0512)测定。

色谱条件与系统适用性试验 用十八烷基硅烷键合硅胶为填充剂;以甲醇-1%冰醋酸(60:40)为流动相,检测波长为 254nm。

取对羟基苯甲酸与羟苯乙酯,加流动相溶解并稀释制成每 1ml 中分别约含 0.1mg 的混合溶液,取 20μl 注入液相色谱仪,记录色谱图,对羟基苯甲酸峰和羟苯乙酯峰的分离度应符合要求。

测定法 取本品适量,精密称定,加流动相溶解并定量稀释制成每 1ml 中约含 0.1mg 的溶液,精密量取 20μl 注入液相色谱仪,记录色谱图;另取羟苯乙酯对照品适量,同法测定。按外标法以峰面积乘以系数 1.132 后计算,即得。

【类别】 抑菌剂。

【贮藏】 密封保存。

附:

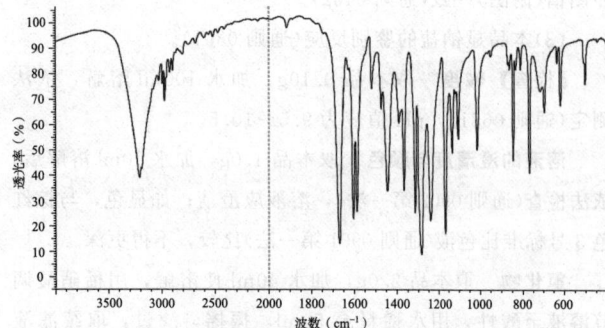

图 药用辅料羟苯乙酯钠红外光吸收对照图谱

(试样制备:KBr 压片法)

注:①本品别名尼泊金乙酯钠。②本品极具引湿性。

羟苯丁酯

Qiangbendingzhi

Butyl Hydroxybenzoate

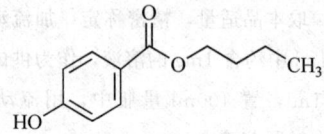

$C_{11}H_{14}O_3$ 194.23

[94-26-8]

本品为 4-羟基苯甲酸丁酯,由正丁醇和对羟基苯甲酸酯化而成。按干燥品计算,含 $C_{11}H_{14}O_3$ 应为 98.0%~102.0%。

【性状】 本品为白色或类白色结晶或结晶性粉末。

本品在乙醇或丙酮中极易溶解,在水中几乎不溶。

熔点 本品的熔点(通则 0612)为 68~71℃。

【鉴别】 (1)在含量测定项下记录的色谱图中,供试品溶液主峰的保留时间应与对照品溶液主峰的保留时间一致。

(2)取本品,加乙醇溶解并稀释制成每 1ml 中约含 5μg 溶液,照紫外-可见分光光度法(通则 0401)测定,在 258nm 的波长处有最大吸收。

(3)本品的红外光吸收图谱应与对照图谱(附图)一致(通则 0402)。

【检查】 **酸度** 取溶液的澄清度与颜色项下溶液 2.0ml,加乙醇 2ml 与水 5ml,摇匀,加溴甲酚绿指示液 2 滴,用氢氧化钠滴定液(0.1mol/L)滴定至显蓝色,消耗氢氧化钠滴定液(0.1mol/L)的体积不得过 0.1ml。

溶液的澄清度与颜色 取本品 1.0g,加乙醇 10ml 溶解后,依法检查(通则 0901 与通则 0902),溶液应澄清无色;如显色,与黄色或黄绿色 1 号标准比色液(通则 0901 第一法)比较,不得更深。

氯化物 取本品 2.0g,加水 50.0ml,80℃水浴加热 5 分钟,放冷,滤过;取续滤液 5.0ml,依法检查(通则 0801),与标准氯化钠溶液 7.0ml 制成的对照液比较,不得更浓(0.035%)。

硫酸盐 取氯化物项下续滤液 25.0ml,依法检查(通则 0802),与标准硫酸钾溶液 2.4ml 制成的对照液比较,不得更浓(0.024%)。

有关物质 取本品适量,精密称定,加流动相溶解并定量稀释制成每 1ml 中约含 1mg 的溶液,作为供试品溶液。

精密量取 1ml,置 100ml 量瓶中,用流动相稀释至刻度,摇匀,作为对照溶液。

取对羟基苯甲酸对照品适量,精密称定,加流动相溶解并定量稀释制成每 1ml 中约含 3μg 的溶液,作为对照品溶液。

精密量取对照品溶液 5ml,置 50ml 量瓶中,用流动相稀释至刻度,摇匀,作为灵敏度溶液。

照含量测定项下的色谱条件，取灵敏度溶液 20μl 注入液相色谱仪，对羟基苯甲酸峰的信噪比应大于 20。

再精密量取供试品溶液、对照溶液与对照品溶液各 20μl，分别注入液相色谱仪，记录色谱图至主峰保留时间的 4 倍。

供试品溶液色谱图中如有与对羟基苯甲酸峰保留时间一致的峰，按外标法以峰面积计算，不得过 0.3%，其他单个杂质峰面积不得大于对照溶液主峰面积的 0.4 倍（0.4%），各杂质峰面积的和不得大于对照溶液主峰面积的 0.8 倍（0.8%）。

干燥失重　取本品，置硅胶干燥器内，减压干燥至恒重，减失重量不得过 0.5%（通则 0831）。

炽灼残渣　取本品 1.0g，依法检查（通则 0841），遗留残渣不得过 0.1%。

重金属　取炽灼残渣项下的遗留残渣，依法检查（通则 0821 第二法），含重金属不得过百万分之十。

砷盐　取本品 2.0g，加氢氧化钙 1.0g，混合，加水少量，搅拌均匀，干燥后，先用小火灼烧使炭化，再在 500～600℃炽灼使完全灰化，放冷，加盐酸 5ml 与水 23ml，依法检查（通则 0822 第一法），应符合规定（0.0001%）。

【含量测定】照高效液相色谱法（通则 0512）测定。

色谱条件与系统适用性试验　用十八烷基硅烷键合硅胶为填充剂，以甲醇-1% 冰醋酸（60∶40）为流动相，检测波长为 254nm。取对羟基苯甲酸、羟苯甲酯、羟苯乙酯与羟苯丁酯对照品各适量，加流动相溶解并稀释制成 1ml 中各约含 10μg 的混合对照品溶液，取 20μl 注入液相色谱仪，记录色谱图，对羟基苯甲酸峰、羟苯甲酯峰、羟苯乙酯峰与羟苯丁酯峰的分离度均应符合要求，理论板数按羟苯丁酯峰计算不低于 5000。

测定法　取本品适量，精密称定，加流动相溶解并定量稀释制成每 1ml 中约含 0.1mg 的溶液，作为供试品溶液，精密量取 20μl 注入液相色谱仪，记录色谱图；另取羟苯丁酯对照品适量，同法测定。按外标法以峰面积计算，即得。

【类别】抑菌剂。

【贮藏】密闭保存。

附：

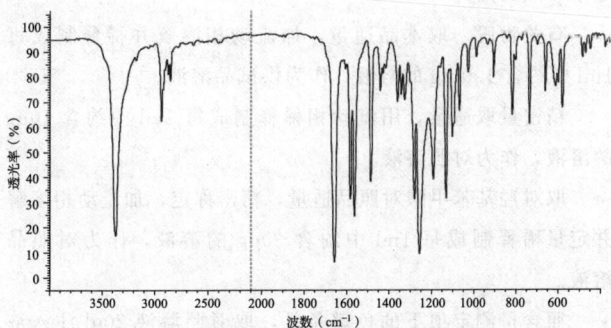

图　药用辅料羟苯丁酯红外光吸收对照图谱
（试样制备：KBr 压片法）

羟 苯 丙 酯

Qiangbenbingzhi

Propyl Hydroxybenzoate

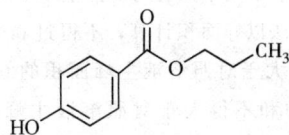

$C_{10}H_{12}O_3$　180.20

[94-13-3]

本品为 4-羟基苯甲酸丙酯。按干燥品计算，含 $C_{10}H_{12}O_3$ 应为 98.0%～102.0%。

【性状】本品为白色或类白色结晶或结晶性粉末。

本品在甲醇或乙醇中易溶，在水中几乎不溶。

熔点　本品的熔点（通则 0612）为 96～99℃。

【鉴别】（1）在含量测定项下记录的色谱图中，供试品溶液主峰的保留时间应与对照品溶液主峰的保留时间一致。

（2）取本品，加乙醇溶解并稀释制成每 1ml 中约含 5μg 溶液，照紫外-可见分光光度法（通则 0401）测定，在 258nm 的波长处有最大吸收。

（3）本品的红外光吸收图谱应与对照图谱（附图）一致（通则 0402）。

【检查】酸度　取溶液的澄清度与颜色项下溶液 2.0ml，加乙醇 2ml 与水 5ml，摇匀，加溴甲酚绿指示液 2 滴，用氢氧化钠滴定液（0.1mol/L）滴定至显蓝色，消耗氢氧化钠滴定液（0.1mol/L）的体积不得过 0.1ml。

溶液的澄清度与颜色　取本品 1.0g，加乙醇 10ml 溶解后，依法检查（通则 0901 与通则 0902），溶液应澄清无色；如显色，与黄色或黄绿色 1 号标准比色液（通则 0901 第一法）比较，不得更深。

氯化物　取本品 2.0g，加水 50.0ml，80℃水浴加热 5 分钟，放冷，滤过；取续滤液 5.0ml，依法检查（通则 0801），与标准氯化钠溶液 7.0ml 制成的对照液比较，不得更浓（0.035%）。

硫酸盐　取氯化物项下续滤液 25.0ml，依法检查（通则 0802），与标准硫酸钾溶液 2.4ml 制成的对照液比较，不得更浓（0.024%）。

有关物质　取本品适量，精密称定，加流动相溶解并稀释制成每 1ml 中约含 1mg 的溶液，作为供试品溶液。

精密量取 1ml，置 100ml 量瓶中，用流动相稀释至刻度，摇匀，作为对照溶液。

取对羟基苯甲酸对照品适量，精密称定，加流动相溶解并定量稀释制成每 1ml 中约含 3μg 的溶液，作为对照品溶液。

精密量取对照品溶液 5ml，置 50ml 量瓶中，用流动相稀释至刻度，摇匀，作为灵敏度溶液。

照含量测定项下的色谱条件，取灵敏度溶液 20μl 注入液相色谱仪，对羟基苯甲酸峰的信噪比应大于 20。

再精密量取供试品溶液、对照溶液与对照品溶液各 20μl，分别注入液相色谱仪，记录色谱图至主峰保留时间的 4 倍。

供试品溶液色谱图中如有与对羟基苯甲酸峰保留时间一致的峰，按外标法以峰面积计算，不得过 0.3%，其他单个杂质峰面积不得大于对照溶液主峰面积的 0.4 倍（0.4%），各杂质峰面积的和不得大于对照溶液主峰面积的 0.8 倍（0.8%）。

干燥失重 取本品，置硅胶干燥器内，减压干燥至恒重，减失重量不得过 0.5%（通则 0831）。

炽灼残渣 取本品 1.0g，依法检查（通则 0841），遗留残渣不得过 0.1%。

重金属 取炽灼残渣项下的遗留残渣，依法检查（通则 0821 第二法），含重金属不得过百万分之十。

【含量测定】 照高效液相色谱法（通则 0512）测定。

色谱条件与系统适用性试验 用十八烷基硅烷键合硅胶为填充剂；以甲醇-1%冰醋酸（60：40）为流动相，检测波长为 254nm。取对羟基苯甲酸、羟苯甲酯、羟苯乙酯与羟苯丙酯对照品各适量，加流动相溶解并稀释制成每 1ml 中各约含 10μg 的混合对照品溶液，取 20μl 注入液相色谱仪，记录色谱图，对羟基苯甲酸峰、羟苯甲酯峰、羟苯乙酯峰与羟苯丙酯峰的分离度均应符合要求，理论板数按羟苯丙酯峰计算不低于 5000。

测定法 取本品适量，精密称定，加流动相溶解并定量稀释制成每 1ml 中约含 0.1mg 的溶液，作为供试品溶液，精密量取 20μl 注入液相色谱仪，记录色谱图；另取羟苯丙酯对照品适量，同法测定。按外标法以峰面积计算，即得。

【类别】 抑菌剂。

【贮藏】 密闭保存。

附：

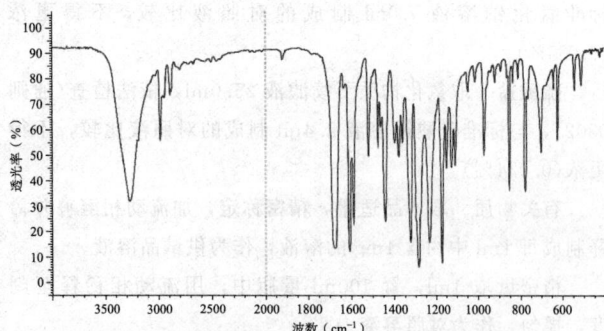

图 药用辅料羟苯丙酯红外光吸收对照图谱
（试样制备：KBr 压片法）

羟苯丙酯钠

Qiangbenbingzhina

Sodium Propyl Parahydroxybenzoate

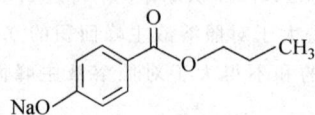

$C_{10}H_{11}NaO_3$ 202.18

[35285-69-9]

本品系在氢氧化钠水溶液中加入对羟基苯甲酸丙酯反应后精制而成。按无水物计算，含 $C_{10}H_{11}NaO_3$ 应为 98.0%～102.0%。

【性状】 本品为白色或类白色结晶性粉末。

本品在水中易溶，在乙醇中微溶。

【鉴别】 (1)在含量测定项下记录的色谱图中，供试品溶液主峰的保留时间应与对照品溶液主峰的保留时间一致。

(2)取本品 0.5g，加水 50ml 溶解后，加盐酸 5ml，产生沉淀，滤过，沉淀用水洗涤，至洗液呈中性，取沉淀置硅胶干燥器中放置 12 小时以上，沉淀的红外光吸收图谱应与对照图谱（附图）一致（通则 0402）。

(3)本品显钠盐的鉴别反应（通则 0301）。

【检查】 **碱度** 取本品 0.10g，加水 100ml 溶解，依法测定（通则 0631），pH 值应为 9.5～10.5。

溶液的澄清度与颜色 取本品 1.0g，加水 10ml 溶解后，依法检查（通则 0902），溶液应澄清；如显色，与棕红色 3 号标准比色液（通则 0901 第一法）比较，不得更深。

氯化物 取本品 2.0g，加水 40ml 使溶解，用稀硝酸调节溶液至酸性，用水稀释至 50ml，振摇，滤过，取续滤液 5.0ml，依法检查（通则 0801），与标准氯化钠溶液 7.0ml 制成的对照液比较，不得更浓（0.035%）。

硫酸盐 取氯化物项下的续滤液 25ml，依法检查（通则 0802），与标准硫酸钾溶液 2.4ml 制成的对照液比较，不得更浓（0.024%）。

有关物质 取本品适量，加流动相溶解并稀释制成每 1ml 中约含 1.0mg 的溶液，作为供试品溶液。

精密量取适量，用流动相稀释制成每 1ml 中约含 10μg 的溶液，作为对照溶液。

取对羟基苯甲酸对照品适量，精密称定，加流动相溶解并定量稀释制成每 1ml 中约含 30μg 的溶液，作为对照品溶液。

照含量测定项下的色谱条件，取对照溶液 20μl 注入液相色谱仪，记录色谱图，主成分峰高的信噪比应大于 10；再精密量取供试品溶液、对照溶液与对照品溶液各 20μl，分别注入液相色谱仪，记录色谱图至主成分峰保留时间的4倍。

供试品溶液色谱图中如有与对羟基苯甲酸峰保留时间一致的峰，按外标法以峰面积计算，不得过 3.0%；其他单个杂质的峰面积不得大于对照溶液主峰面积的 0.5 倍（0.5%），其他各杂质峰面积之和不得大于对照溶液主峰面积（1.0%）。

水分 取本品，照水分测定法（通则 0832 第一法 1）测定，含水分不得过 5.0%。

重金属 取本品 2.0g，依法检查（通则 0821 第三法）；若供试液带颜色，且不能以稀焦糖调色时，取本品 4.0g，加氢氧化钠试液 10ml 与水 20ml 溶解后，分成甲乙二等份，乙管中加水使成 25ml，甲管中加硫化钠试液 5 滴，摇匀，经滤膜（孔径 3μm）滤过，然后甲管中加入标准铅溶液 2ml，加水使成 25ml，再分别在甲乙两管中各加入硫化钠试液 5 滴，比较，含重金属不得过百万分之十。

【含量测定】照高效液相色谱法（通则 0512）测定。

色谱条件与系统适用性试验 用十八烷基硅烷键合硅胶为填充剂；以甲醇-1% 冰醋酸（60：40）为流动相，检测波长为 254nm。

取羟苯丙酯与对羟基苯甲酸，加流动相配制成每 1ml 中分别含 0.1mg 的混合溶液，取 20μl 注入液相色谱仪，记录色谱图，对羟基苯甲酸峰和羟苯丙酯峰的分离度应符合要求。

测定法 取本品适量，精密称定，加流动相溶解并定量稀释制成每 1ml 中含羟苯丙酯钠 0.1mg 的溶液，精密量取 20μl 注入液相色谱仪，记录色谱图；另取羟苯丙酯对照品适量，同法测定。按外标法以峰面积乘以系数 1.122 后计算，即得。

【类别】抑菌剂。

【贮藏】密封保存。

附：

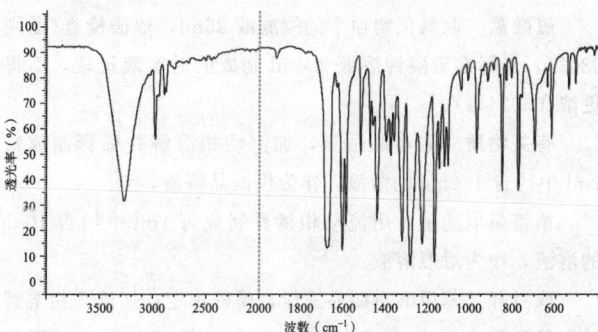

图　药用辅料羟苯丙酯钠红外光吸收对照图谱

（试样制备：KBr 压片法）

注：本品极具引湿性。

羟苯甲酯

Qiangbenjiazhi

Methyl Hydroxybenzoate

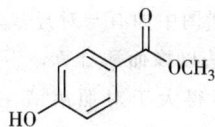

$C_8H_8O_3$　152.15

[99-76-3]

本品为 4-羟基苯甲酸甲酯，由甲醇和对羟基苯甲酸酯化而成。按干燥品计算，含 $C_8H_8O_3$ 应为 98.0%～102.0%。

【性状】本品为白色或类白色结晶或结晶性粉末。

本品在甲醇或乙醇中易溶，在水中极微溶。

熔点 本品的熔点（通则 0612）为 125～128℃。

【鉴别】（1）在含量测定项下记录的色谱图中，供试品溶液主峰的保留时间应与对照品溶液主峰的保留时间一致。

（2）取本品，加乙醇溶解并稀释制成每 1ml 中约含 5μg 溶液，照紫外-可见分光光度法（通则 0401）测定，在 258nm 的波长处有最大吸收。

（3）本品的红外光吸收图谱应与对照图谱（附图）一致（通则 0402）。

【检查】酸度 取溶液的澄清度与颜色项下溶液 2.0ml，加乙醇 2ml 与水 5ml，摇匀，加溴酚绿指示液 2 滴，用氢氧化钠滴定液（0.1mol/L）滴定至显蓝色，消耗氢氧化钠滴定液（0.1mol/L）的体积不得过 0.1ml。

溶液的澄清度与颜色 取本品 1.0g，加乙醇 10ml 溶解后，依法检查（通则 0901 与通则 0902），溶液应澄清无色；如显色，与黄色或黄绿色 1 号标准比色液（通则 0901 第一法）比较，不得更深。

氯化物 取本品 2.0g，加水 50.0ml，80℃水浴加热 5 分钟，放冷，滤过，取续滤液 5.0ml，依法检查（通则 0801），与标准氯化钠溶液 7.0ml 制成的对照液比较，不得更浓（0.035%）。

硫酸盐 取氯化物项下续滤液 25.0ml，依法检查（通则 0802），与标准硫酸钾溶液 2.4ml 制成的对照液比较，不得更浓（0.024%）。

有关物质 取本品适量，精密称定，加流动相溶解并定量稀释制成每 1ml 中约含 1mg 的溶液，作为供试品溶液。

精密量取 1ml，置 100ml 量瓶中，用流动相稀释至刻度，摇匀，作为对照溶液。

取对羟基苯甲酸对照品适量，精密称定，加流动相溶解并定量稀释制成每 1ml 中约含 3μg 的溶液，作为对照品溶液。

精密量取对照品溶液5ml，置50ml量瓶中，用流动相稀释至刻度，摇匀，作为灵敏度溶液。

照含量测定项下的色谱条件，取灵敏度溶液20μl注入液相色谱仪，对羟基苯甲酸峰的信噪比应大于20。

再精密量取供试品溶液、对照溶液与对照品溶液各20μl，分别注入液相色谱仪，记录色谱图至主峰保留时间的4倍。

供试品溶液色谱图中如有与对羟基苯甲酸峰保留时间一致的峰，按外标法以峰面积计算，不得过0.3%，其他单个杂质峰面积不得大于对照溶液主峰面积的0.4倍（0.4%），各杂质峰面积的和不得大于对照溶液主峰面积的0.8倍（0.8%）。

干燥失重 取本品，置硅胶干燥器内，减压干燥至恒重，减失重量不得过0.5%（通则0831）。

炽灼残渣 取本品1.0g，依法检查（通则0841），遗留残渣不得过0.1%。

重金属 取炽灼残渣项下的遗留残渣，依法检查（通则0821第二法），含重金属不得过百万分之十。

【含量测定】 照高效液相色谱法（通则0512）测定。

色谱条件与系统适用性试验 用十八烷基硅烷键合硅胶为填充剂；以甲醇-1%冰醋酸（60：40）为流动相，检测波长为254nm。取对羟基苯甲酸、羟苯甲酯与羟苯乙酯对照品各适量，加流动相溶解并稀释制成每1ml中各约含10μg的溶液，取20μl注入液相色谱仪，记录色谱图，对羟基苯甲酸峰、羟苯甲酯峰与羟苯乙酯峰的分离度均应符合要求，理论板数按羟苯甲酯峰计算不低于5000。

测定法 取本品适量，精密称定，加流动相溶解并定量稀释制成每1ml中约含0.1mg的溶液，作为供试品溶液，精密量取20μl注入液相色谱仪，记录色谱图；另取羟苯甲酯对照品适量，同法测定。按外标法以峰面积计算，即得。

【类别】 抑菌剂。

【贮藏】 密闭保存。

附：

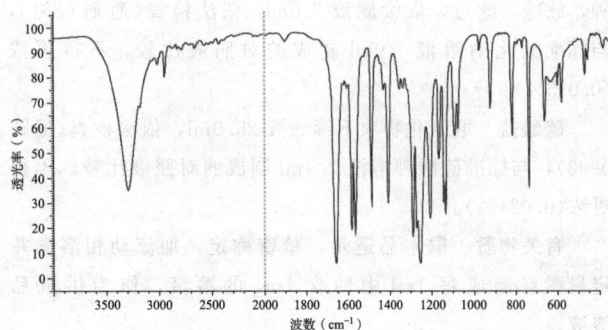

图 药用辅料羟苯甲酯红外光吸收对照图谱
（试样制备：KBr压片法）

羟苯甲酯钠

Qiangbenjiazhina

Sodium Methyl Parahydroxybenzoate

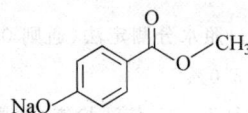

$C_8H_7NaO_3$　174.13

[5026-62-0]

本品系在氢氧化钠水溶液中加入对羟基苯甲酸甲酯反应后精制而成。按无水物计算，含$C_8H_7NaO_3$应为98.0%～102.0%。

【性状】 本品为白色或类白色结晶性粉末。

【鉴别】 （1）在含量测定项下记录的色谱图中，供试品溶液主峰的保留时间应与对照品溶液主峰的保留时间一致。

（2）取本品0.5g，加水50ml溶解后，加盐酸5ml，产生沉淀，滤过，沉淀用水洗涤，至洗液呈中性，取沉淀置硅胶干燥器中放置12小时以上，沉淀的红外光吸收图谱应与对照图谱（附图）一致（通则0402）。

（3）本品显钠盐的鉴别反应（通则0301）。

【检查】 **碱度** 取本品0.10g，加水100ml溶解，依法测定（通则0631），pH值应为9.5～10.5。

溶液的澄清度与颜色 取本品1.0g，加水10ml溶解后，依法检查（通则0902），溶液应澄清；如显色，与棕红色3号标准比色液（通则0901第一法）比较，不得更深。

氯化物 取本品2.0g，加水40ml使溶解，用稀硝酸调节溶液至酸性，用水稀释至50ml，振摇，滤过，取续滤液5.0ml，依法检查（通则0801），与标准氯化钠溶液7.0ml制成的对照液比较，不得更浓（0.035%）。

硫酸盐 取氯化物项下的续滤液25ml，依法检查（通则0802），与标准硫酸钾溶液2.4ml制成的对照液比较，不得更浓（0.024%）。

有关物质 取本品适量，加流动相溶解并稀释制成每1ml中约含1.0mg的溶液，作为供试品溶液。

精密量取适量，用流动相稀释制成每1ml中约含10μg的溶液，作为对照溶液。

取对羟基苯甲酸对照品适量，精密称定，加流动相溶解并定量稀释制成每1ml中约含30μg的溶液，作为对照品溶液。

照含量测定项下的色谱条件，取对照溶液20μl注入液相色谱仪，记录色谱图，主成分峰高的信噪比应大于10；再精密量取供试品溶液、对照溶液与对照品溶液各20μl，分别注入液相色谱仪，记录色谱图至主成分峰保留时间的4倍。

供试品溶液色谱图中如有与对羟基苯甲酸峰保留时间一致的峰，按外标法以峰面积计算，不得过 3.0%；其他单个杂质的峰面积不得大于对照溶液主峰面积的 0.5 倍（0.5%），其他各杂质峰面积之和不得大于对照溶液主峰面积（1.0%）。

水分 取本品，照水分测定法（通则 0832 第一法 1）测定，含水分不得过 5.0%。

重金属 取本品 2.0g，依法检查（通则 0821 第三法）；若供试液带颜色，且不能以稀焦糖调色时，取本品 4.0g，加氢氧化钠试液 10ml 与水 20ml 溶解后，分成甲乙二等份，乙管中加水使成 25ml，甲管中加硫化钠试液 5 滴，摇匀，经滤膜（孔径 3μm）滤过，然后甲管中加入标准铅溶液 2ml，加水使成 25ml，再分别在甲乙两管中各加入硫化钠试液 5 滴，比较，含重金属不得过百万分之十。

【含量测定】 照高效液相色谱法（通则 0512）测定。

色谱条件与系统适用性试验 用十八烷基硅烷键合硅胶为填充剂；以甲醇-1%冰醋酸（60∶40）为流动相，检测波长为 254nm。

取羟苯甲酯与对羟基苯甲酸，加流动相配制成每 1ml 中分别含 0.1mg 的混合溶液，取 20μl 注入液相色谱仪，记录色谱图，对羟基苯甲酸峰和羟苯甲酯峰的分离度应符合要求。

测定法 取本品适量，精密称定，加流动相溶解并定量稀释制成每 1ml 中含羟苯甲酯钠 0.1mg 的溶液，精密量取 20μl 注入液相色谱仪，记录色谱图。

另取羟苯甲酯对照品适量，同法测定。

按外标法以峰面积乘以系数 1.145 后计算，即得。

【类别】 抑菌剂。

【贮藏】 密封保存。

附：

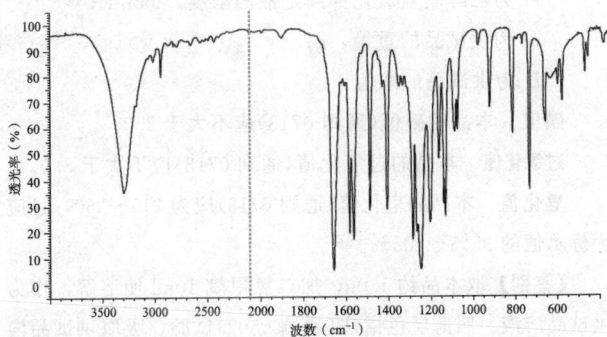

图 药用辅料羟苯甲酯钠红外光吸收对照图谱

（试样制备：KBr 压片法）

注：本品极具引湿性。

羟苯苄酯

Qiangbenbianzhi

Benzyl Hydroxybenzoate

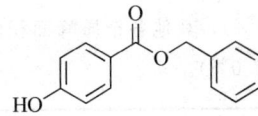

$C_{14}H_{12}O_3$ 228.25

[94-18-8]

本品为苄基-4-羟基苯甲酸酯。按干燥品计算，含 $C_{14}H_{12}O_3$ 应为 98.0%～102.0%。

【性状】 本品为白色或乳白色结晶性粉末。

本品在甲醇或乙醇中溶解，在水中几乎不溶。

熔点 本品的熔点（通则 0612）为 111～113℃。

【鉴别】（1）在含量测定项下记录的色谱图中，供试品溶液主峰的保留时间应与对照品溶液主峰的保留时间一致。

（2）取本品，加乙醇溶解并稀释制成每 1ml 中约含 5μg 溶液，照紫外-可见分光光度法（通则 0401）测定，在 260nm 的波长处有最大吸收。

（3）本品的红外光吸收图谱应与对照品的图谱一致（通则 0402）。

【检查】 酸度 取本品 0.2g，加 50%乙醇水溶液 5ml，摇匀，加甲基红指示液 2 滴，用氢氧化钠滴定液（0.1mol/L）滴定至橙色，消耗氢氧化钠滴定液（0.1mol/L）的体积不得过 0.1ml。

氯化物 取本品 2.0g，加水 50.0ml，80℃水浴加热 5 分钟，放冷，滤过，取续滤液 5.0ml，依法检查（通则 0801），与标准氯化钠溶液 7.0ml 制成的对照溶液比较，不得更浓（0.035%）。

硫酸盐 取氯化物项下续滤液 25.0ml，依法检查（通则 0802），与标准硫酸钾溶液 2.4ml 制成的对照溶液比较，不得更浓（0.024%）。

有关物质 取本品，加溶剂[1%冰醋酸-甲醇（40∶60）]溶解并稀释制成每 1ml 中含 1mg 的溶液，作为供试品溶液。

精密量取 1μl，置 100ml 量瓶中，加溶剂稀释至刻度，摇匀，作为对照溶液。

取对羟基苯甲酸对照品适量，精密称定，加溶剂溶解并定量稀释制成每 1ml 含 10μg 的溶液，作为对照品溶液。

照高效液相色谱法（通则 0512）测定，用苯基硅烷键合硅胶为填充剂，流动相 A 为 1%冰醋酸，流动相 B 为甲醇；按下表进行梯度洗脱，检测波长为 254nm。称取羟苯丁酯与羟苯苄酯对照品各适量，加溶剂溶解并稀释制成每 1ml 各含 10μg 的混合溶液，作为系统适用性溶液，取 20μl 注入液相色谱仪，记录色谱图，羟苯丁酯与羟苯苄酯峰的分离度应不小于 3.0。取对照溶液 20μl 注入液相色谱仪，记录色谱图，主成分峰高的信噪比应大于 10；再精密量取供试品溶液、对照溶液与对照品溶液各 20μl，分别注入液相色谱仪，记录色谱图。供试品溶液色谱图中如有与对羟基苯甲酸峰保留时间一致的峰，按外标法以峰面积计算，含对羟基苯甲酸不得过 1.0%，其他单个杂质峰面积不得大于对照溶液主峰面积的 0.5 倍(0.5%)，其他各杂质峰面积的和不得大于对照溶液主峰面积(1.0%)。

时间(分钟)	流动相 A(%)	流动相 B(%)
0	40	60
17	40	60
40	0	100
45	0	100
46	40	60
52	40	60

干燥失重　取本品，置硅胶干燥器内，减压干燥至恒重，减失重量不得过 0.5%(通则 0831)。

炽灼残渣　取本品 1.0g，依法检查(通则 0841)，遗留残渣不得过 0.1%。

重金属　取炽灼残渣项下的遗留残渣，依法测定(通则 0821 第二法)，含重金属不得过百万分之二十。

【含量测定】　照高效液相色谱法(通则 0512)测定。

色谱条件与系统适用性试验　以苯基硅烷键合硅胶为填充剂，以 1% 冰醋酸为流动相 A，以甲醇为流动相 B，按下表进行梯度洗脱。检测波长 254nm。取有关物质项下系统适用性溶液 20μl，注入液相色谱仪，记录色谱图，羟苯丁酯与羟苯苄酯峰的分离度应不小于 3.0。

测定法　取本品适量，精密称定，加溶剂[1% 冰醋酸-甲醇(40:60)]溶解并定量稀释制成每 1ml 中约含 0.1mg 的溶液，精密量取 20μl，注入液相色谱仪，记录色谱图；另取羟苯苄酯对照品适量，同法测定。按外标法以峰面积计算，即得。

时间(分钟)	流动相 A(%)	流动相 B(%)
0	40	60
17	40	60
18	0	100
23	0	100
24	40	60
30	40	60

【类别】　抑菌剂。

【贮藏】　密闭保存。

混合脂肪酸甘油酯(硬脂)

Hunhe Zhifangsuan Ganyouzhi (Yingzhi)

Hard Fat

本品为饱和脂肪酸的甘油一酯、二酯与三酯的混合物。

【性状】　本品为白色或类白色的蜡状固体。

本品在二氯甲烷中易溶，在水或乙醇中几乎不溶。

熔点　本品的熔点(通则 0612 第二法)为 30～45℃，且应为标示值的 ±2℃。

酸值　本品的酸值(通则 0713)应不大于 0.5。

羟值　取本品 2g，精密称定，置 150ml 回流瓶中，精密加入酰化剂(取醋酐 25.0ml，加无水吡啶稀释至 100ml，临用新制)5.0ml，水浴加热回流 1 小时后，加入水 5ml，如果溶液浑浊，加入适量吡啶使溶液澄清，继续水浴加热回流 10 分钟，用中性乙醇(用 0.5mol/L 氢氧化钾乙醇溶液中和至对酚酞指示液显中性)5ml 冲洗冷凝器和回流瓶的内壁，加酚酞指示液 0.2ml，趁热用乙醇制氢氧化钾滴定液(0.5mol/L)滴定至溶液显粉红色，同时做空白试验。照下式计算，本品的羟值应不大于 50，应为标示值的 ±5；如标示值小于 5，测定值不得过 5。

$$羟值 = \frac{(B-A) \times N \times 56.11}{W} + D$$

式中　A 为供试品消耗乙醇制氢氧化钾滴定液(0.5mol/L)的体积，ml；

B 为空白试验消耗乙醇制氢氧化钾滴定液(0.5mol/L)的体积，ml；

N 为乙醇制氢氧化钾滴定液的浓度，mol/L；

W 为供试品的重量，g；

D 为供试品的酸值。

碘值　本品的碘值(通则 0713)应不大于 2.0。

过氧化值　本品的过氧化值(通则 0713)应不大于 3.0。

皂化值　本品的皂化值(通则 0713)应为 215～260，且应为标示值的 95%～105%。

【鉴别】　取本品约 1.0g，加二氯甲烷 10ml 使溶解，作为供试品溶液。照薄层色谱法(通则 0502)试验，吸取供试品溶液 2μl，点于硅胶 G 薄层板上，以乙醚-二氯甲烷(10:90)为展开剂，展开，展开距离应大于 12cm，晾干，置碘蒸气中显色后，立即检视，应至少显示甘油三酯斑点(Rf 值约为 0.7，Rst 1)，可能显示 1,3-甘油二酯(Rst 0.6)、1,2-甘油二酯(Rst 0.4)和甘油一酯(Rst 0.07)。如果样品羟值较低，甘油一酯或甘油二酯的斑点可以很浅或缺失。

【检查】不皂化物　取本品约 5.0g，除"水浴加热回流 1 小时，趁热转移至带有聚四氟乙烯活塞的分液漏斗中"外，依法测定(通则 0713)，不皂化物不得过 3.0%。

碱性杂质 取本品 2.0g，50℃使熔化，趁热加入混合溶液（取新蒸馏的丙酮 10ml、水 0.3ml 和 0.04%溴酚蓝乙醇溶液 1 滴，用 0.01mol/L 盐酸溶液或 0.01mol/L 氢氧化钠溶液调节至中性），用盐酸滴定液（0.01mol/L）滴定至上层液显黄色，消耗盐酸滴定液（0.01mol/L）的体积不得过 0.15ml。

灰分 取本品 2.0g，依法检查（通则 2302），遗留残渣不得过 0.05%。

重金属 取本品 1g，加饱和氯化钠溶液 20ml，置水浴上加热融化，然后置冰浴中冷却，滤过，滤液移至 50ml 纳氏比色管中，加醋酸盐缓冲液（pH 3.5）2ml 与水适量使成 25ml，依法检查（通则 0821 第一法），含重金属不得过百万分之十。

【类别】 栓剂基质和释放调节剂等。

【贮藏】 避光，在低于标示熔点 5℃及以下温度保存。

【标示】 应标明本品熔点、羟值和皂化值的标示值。

注：本品触摸时有滑腻感。

液状石蜡

Yezhuang Shila

Liquid Paraffin

[8012-95-1]

本品系从石油中制得的多种液状饱和烃的混合物。

【性状】 本品为无色澄清的油状液体；在日光下不显荧光。

本品在乙醇中微溶，在水中不溶。

相对密度 本品的相对密度（通则 0601）为 0.845~0.890。

黏度 本品的运动黏度（通则 0633 第一法），在 40℃时（毛细管内径为 1.0mm±0.05mm）不得小于 $36mm^2/s$。

【鉴别】（1）取本品 5ml，置坩埚中，加热并点燃，燃烧时产生光亮的火焰，并伴有石蜡的气味。

（2）取本品 0.5g，置干燥试管中，加等量的硫，振摇，加热至熔融，即产生硫化氢的臭气。

【检查】酸碱度 取本品 15ml，加沸水 30ml，剧烈振摇 1 分钟；冷却分离出水层，取水层滤液 10ml，加酚酞指示剂 2 滴，溶液应无色；用氢氧化钠滴定液（0.01mol/L）滴定至溶液显粉红色时，消耗氢氧化钠滴定液（0.01mol/L）的体积不得过 1.0ml。

硫化物 取本品 4.0ml，加饱和氧化铅的氢氧化钠溶液（1→5）2 滴，加乙醇 2ml，摇匀，在 70℃水浴中加热 10 分钟，同时振摇，放冷后，不得显棕黑色。

稠环芳烃 精密量取本品 25ml，置 250ml 分液漏斗中，加正己烷 25ml 混匀后，再精加二甲基亚砜 5ml，剧烈振摇 2 分钟，静置使分层，将二甲基亚砜层移入另一

50ml 分液漏斗中，用正己烷 2ml 振摇洗涤后，静置使分层（必要时离心），取二甲基亚砜层作为供试品溶液；另取正己烷 25ml，置 50ml 分液漏斗中，精密加入二甲基亚砜 5ml，剧烈振摇 2 分钟，静置使分层，取二甲基亚砜层作为空白溶液；照紫外-可见分光光度法（通则 0401），在 260~350nm 波长范围内测定吸光度，最大吸光度不得过 0.10。

固形石蜡 取本品适量，在 105℃干燥 2 小时，置硫酸干燥器中放冷后，置 50ml 纳氏比色管中至 50ml，密塞，置 0℃冷却 4 小时，如产生浑浊，与对照液（0.01mol/L 盐酸溶液 0.15ml，加稀硝酸 6ml 与硝酸银试液 1.0ml，加水稀释至 50ml，在暗处放置 5 分钟）比较，不得更浓。

易炭化物 取本品 5ml，置长约 160mm，内径约 25mm 的具塞试管中，加硫酸 [含 H_2SO_4 94.5%~95.5%（g/g）] 5ml，置沸水浴中加热，30 秒后迅速取出，密塞，上下强力振摇 3 次，振幅在 12cm 以上，时间不超过 3 秒，再放置水浴中加热，每隔 30 秒取出，如上法振摇，如此 10 分钟后取出，静置使分层，依法检查（通则 0842），石蜡层不得显色；酸层如显色，与对照液（取比色用重铬酸钾 1.5ml，比色用二氯化钴液 1.3ml 与比色用硫酸铜液 0.5ml，加水 1.7ml，再加本品 5ml 混合制成）比较，不得更深。

重金属 取本品 1.0g，置坩埚中，缓慢灼烧至炭化，在 450~550℃炽灼使完全灰化，放冷，加盐酸 2ml，置水浴上蒸干后，依法检查（通则 0821 第二法），含重金属不得过百万分之十。

砷盐 取本品 1.0g，置坩埚中，加 2%硝酸镁的乙醇溶液 10ml，灼烧至灰化（如有未炭化的物质，加硝酸少许，再次灼烧至灰化），放冷，加盐酸 5ml，置水浴上加热溶解，加水 23ml，依法检查（通则 0822 第一法），应符合规定（0.0002%）。

【类别】 润滑剂和软膏基质等。

【贮藏】 密封保存。

淀粉水解寡糖

Dianfen Shuijieguatang

Dextrates

[39404-33-6]

本品是由淀粉经酶水解并纯化得到的糖类混合物，可为无水物或水合物。按干燥品计算，葡萄糖当量值应为 93.0%~99.0%。

【性状】 本品为白色、具流动性的多孔球形结晶性颗粒。

本品在水中易溶，在乙醇或丙二醇中不溶。

【检查】酸度 取本品 20%水溶液，依法测定（通则 0631），pH 值应为 3.8~5.8。

干燥失重　取本品，在 105℃ 干燥 16 小时，减失重量无水物不得过 2.0%，水合物应为 7.8%～9.2%（通则 0831）。

炽灼残渣　取本品 2.0g，依法检查（通则 0841），遗留残渣不得过 0.1%。

重金属　取炽灼残渣项下遗留的残渣，依法检查（通则 0821 第二法），含重金属不得过百万分之五。

【含量测定】取本品约 5g，精密称定，置 500ml 量瓶中，加热水溶解，放冷，用水稀释至刻度，摇匀，作为供试品溶液；另取葡萄糖对照品适量，精密称定，用水溶解并定量稀释制成每 1ml 中约含 10mg 的溶液，作为对照品溶液。精密量取碱性酒石酸铜试液 25ml，置锥形瓶中，加热至沸，立即用对照品溶液滴定，至近终点时继续缓缓加热 2 分钟，并不断旋转振摇，加 1% 亚甲蓝溶液 2 滴，在微沸状态下，缓缓滴加对照品溶液至上清液蓝色消失（滴定过程应在 3 分钟内完成）；另精密量取碱性酒石酸铜试液 25ml，用供试品溶液同法操作，按下式计算，即得。

$$葡萄糖当量值 = \frac{C_S}{C_U} \times \frac{V_S}{V_U} \times 100\%$$

式中　C_U 为供试品溶液的浓度（按干燥品计算），mg/ml；

C_S 为对照品溶液的浓度，mg/ml；

V_S 和 V_U 分别为对照品溶液和供试品溶液的滴定体积，ml。

【类别】甜味剂。

【贮藏】密封，在 8～15℃ 干燥处保存。

蛋黄卵磷脂

Danhuang Luanlinzhi

Egg Yolk Lecithin

[93685-90-6]

本品系以鸡蛋黄或蛋黄粉为原料，经适当溶剂提取精制而得的磷脂混合物。按无水物计算，含蛋黄磷脂酰胆碱不得少于 65%，蛋黄磷脂酰乙醇胺不得过 20%，蛋黄磷脂酰胆碱和蛋黄磷脂酰乙醇胺总量不得少于 80%。

【性状】本品为乳白色或淡黄色粉末状或蜡状固体。

本品在乙醇中溶解，在丙酮或水中几乎不溶。

酸值　本品的酸值（通则 0713）应不大于 20.0。

碘值　本品的碘值（通则 0713）应为 60～73。

过氧化值　取本品 2.0g，精密称定，置 250ml 碘瓶中，依法测定（通则 0713），过氧化值应不大于 3.0。

皂化值　本品的皂化值（通则 0713）应为 195～212。

【鉴别】（1）在含量测定项下记录的色谱图中，供试品溶液中蛋黄磷脂酰胆碱主峰的保留时间应与对照品溶液中蛋黄磷脂酰胆碱主峰的保留时间一致。

（2）取本品约 125mg，精密称定，置 25ml 量瓶中，加二氯甲烷-甲醇（2∶1）溶解并稀释至刻度，摇匀，作为供试品溶液。按含量测定项下色谱系统，精密量取上述供试品溶液 20μl 注入液相色谱仪中，供试品溶液中鞘磷脂色谱峰的保留时间应与系统适用性溶液中的鞘磷脂主峰保留时间一致。

（3）若鉴别（2）中鞘磷脂未检出，进行鉴别（3）。

取本品 0.1g，置 50ml 烧瓶中，加 0.5mol/L 氢氧化钠甲醇溶液 4ml，置水浴上加热回流 20 分钟，放冷，加 14% 三氟化硼甲醇溶液 5ml，再置水浴上加热回流 2 分钟，放冷，加正庚烷 4ml，继续置水浴上加热回流 1 分钟，放冷，加饱和氯化钠溶液 10ml，摇匀，静置使分层，取上层液，经无水硫酸钠干燥，作为供试品溶液。

分别取十四烷酸甲酯、亚油酸甲酯、油酸甲酯、花生四烯酸甲酯和二十二碳六烯酸甲酯对照品适量，加正庚烷溶解并制成每 1ml 中各含 0.1mg 的溶液，作为对照品溶液。

取 1μl 注入气相色谱仪，记录色谱图，理论板数按油酸甲酯峰计算不低于 10 000，十四烷酸甲酯峰信噪比不低于 10，各色谱峰的分离度应符合要求。

照气相色谱法（通则 0521）测定，以聚乙二醇（或极性相近）为固定液的毛细管柱为色谱柱（0.32mm × 30m，0.25μm 或效能相当的色谱柱），柱流速每分钟 0.9ml，起始温度为 100℃，以每分钟 6℃ 的速率升温至 225℃，维持 25 分钟；进样口温度为 250℃；氢火焰离子化检测器温度为 250℃。取供试品溶液 1μl 注入气相色谱仪，记录色谱图，按面积归一化法计算，油酸的量应大于亚油酸的量，并应检出花生四烯酸和二十二碳六烯酸。

【检查】甘油三酸酯、胆固醇与棕榈酸　取本品适量，加正己烷-异丙醇-水（40∶50∶8）混合溶液溶解并定量稀释制成每 1ml 含 20mg 的溶液，作为供试品溶液。

另取甘油三酸酯、胆固醇与棕榈酸对照品各适量，精密称定，用上述混合溶液分别溶解并定量稀释制成每 1ml 中各含 0.6mg、0.6mg、0.2mg 的甘油三酸酯、胆固醇、棕榈酸的溶液，作为对照品溶液。

照薄层色谱法（通则 0502）试验，吸取上述供试品溶液、甘油三酸酯对照品溶液与胆固醇对照品溶液各 5μl，棕榈酸对照品溶液 1μl，分别点于同一硅胶 G 薄层板上，以正己烷-乙醚-冰醋酸（70∶30∶1）为展开剂，置内壁贴有展开剂湿润滤纸的层析缸中，展开后，取出，晾干，喷以 10%（W/V）硫酸铜稀磷酸（8%，W/V）溶液，热风吹干，在 170℃ 干燥 10 分钟，立即检视。供试品溶液如显与对照品溶液相应位置的杂质斑点，其颜色与对照品溶液所显的主斑点比较，不得更深（即甘油三酸酯不得过 3%，胆固醇不得过 2%，棕榈酸不得过 0.2%）。

水分　取本品，照水分测定法（通则 0832 第一法 1）测定，含水分不得过 4.0%。

重金属　取本品 2.0g，缓缓灼烧炭化，加硝酸 2ml，小心加热至干，加硫酸 2ml，加热完全炭化，在 500～600℃

炽灼至完全灰化，放冷，依法检查（通则 0821 第二法），含重金属不得过百万分之五。

微生物限度　取本品，依法检查（通则 1105 与通则 1106），每 1g 供试品中需氧菌总数不得过 10^2 cfu，霉菌和酵母菌总数不得过 10^2 cfu，不得检出大肠埃希菌；每 10g 供试品中不得检出沙门菌。

【含量测定】照高效液相色谱法（通则 0512）测定。

色谱条件与系统适用性试验　以硅胶为填充剂（4.6mm×250mm，5μm 或效能相当的色谱柱）；以甲醇-水-冰醋酸-三乙胺（85：15：0.45：0.05）为流动相 A，以正己烷-异丙醇-流动相 A（20：48：32）为流动相 B，按下表进行梯度洗脱；柱温为 40℃；用蒸发光散射检测器检测（参考条件：漂移管温度为 72℃；载气流量为每分钟 2.0L）。

时间（分钟）	流动相 A（%）	流动相 B（%）
0	10	90
20	30	70
35	95	5
36	10	90
41	10	90

取蛋黄磷脂酰乙醇胺、溶血磷脂酰乙醇胺、蛋黄磷脂酰胆碱、鞘磷脂、溶血磷脂酰胆碱对照品各适量，用二氯甲烷-甲醇（2：1）溶解并稀释制成每 1ml 中含上述对照品分别为 50μg、100μg、200μg、200μg、200μg 的混合溶液，取 20μl 注入液相色谱仪，各成分按上述顺序依次洗脱，各成分分离度应符合要求，理论板数按蛋黄磷脂酰胆碱峰与蛋黄磷脂酰乙醇胺峰计算均不低于 1500。

测定法　取蛋黄磷脂酰胆碱和蛋黄磷脂酰乙醇胺对照品各适量，精密称定，加二氯甲烷-甲醇（2：1）溶解并定量稀释制成含蛋黄磷脂酰胆碱和蛋黄磷脂酰乙醇胺 6 个不同浓度溶液作为对照品溶液，对照品溶液中蛋黄磷脂酰胆碱和蛋黄磷脂酰乙醇胺的浓度范围应涵盖供试品溶液中蛋黄磷脂酰胆碱和蛋黄磷脂酰乙醇胺含量的 80%～120%。精密量取上述对照品溶液各 20μl 注入液相色谱仪中，以对照品溶液浓度的对数值与相应峰面积的对数值计算回归方程；另精密称取本品约 15mg，置 50ml 量瓶中，加二氯甲烷-甲醇（2：1）溶解并稀释至刻度，摇匀，作为供试品溶液。精密量取 20μl 注入液相色谱仪中，记录色谱图。用回归方程计算蛋黄磷脂酰胆碱、蛋黄磷脂酰乙醇胺的含量，即得。

【类别】乳化剂和增溶剂等。

【贮藏】密封、避光，低温（−18℃以下）保存。

注：本品触摸时有轻微滑腻感。

蛋黄卵磷脂（供注射用）

Danhuang Luanlinzhi（Gongzhusheyong）

Egg Yolk Lecithin（For Injection）

[93685-90-6]

本品系以鸡蛋黄或蛋黄粉为原料，经适当溶剂提取精制而得的磷脂混合物。按无水物计算，含蛋黄磷脂酰胆碱不得少于 65%，蛋黄磷脂酰乙醇胺不得过 20%，蛋黄磷脂酰胆碱和蛋黄磷脂酰乙醇胺的总量不得少于 80%。

【性状】本品为乳白色或淡黄色粉末状或蜡状固体。

本品在乙醇中溶解，在丙酮或水中几乎不溶。

酸值　本品的酸值（通则 0713）应不大于 20.0。

碘值　本品的碘值（通则 0713）应为 60～73。

过氧化值　取本品 2.0g，精密称定，置 250ml 碘瓶中，依法测定（通则 0713），过氧化值应不大于 3.0。

皂化值　本品的皂化值（通则 0713）应为 195～212。

【鉴别】（1）在含量测定项下记录的色谱图中，供试品溶液中蛋黄磷脂酰胆碱主峰的保留时间应与对照品溶液中蛋黄磷脂酰胆碱主峰的保留时间一致。

（2）在有关物质项下记录的色谱图中，供试品溶液中鞘磷脂色谱峰的保留时间应与对照品溶液中的鞘磷脂主峰保留时间一致。

（3）若鉴别（2）中鞘磷脂未检出，进行鉴别（3）。

取本品 0.1g，置 50ml 烧瓶中，加 0.5mol/L 氢氧化钠甲醇溶液 4ml，置水浴上加热回流 20 分钟，放冷，加 14% 三氟化硼甲醇溶液 5ml，再置水浴上加热回流 2 分钟，放冷，加正庚烷 4ml，继续置水浴上加热回流 1 分钟，放冷，加饱和氯化钠溶液 10ml，摇匀，静置使分层，取上层液，经无水硫酸钠干燥，作为供试品溶液。

分别取十四烷酸甲酯、亚油酸甲酯、油酸甲酯、花生四烯酸甲酯和二十二碳六烯酸甲酯对照品适量，加正庚烷溶解并制成每 1ml 中含各 0.1mg 的溶液，作为对照品溶液。

取 1μl 注入气相色谱仪，记录色谱图，理论板数按油酸甲酯峰计算不低于 10 000，十四烷酸甲酯峰信噪比不低于 10，各色谱峰的分离度应符合要求。

照气相色谱法（通则 0521）测定，以聚乙二醇（或极性相近）为固定液的毛细管柱为色谱柱（0.32mm×30m，0.25μm 或效能相当的色谱柱），柱流速每分钟 0.9ml，起始温度为 100℃，以每分钟 6℃ 的速率升温至 225℃，维持 25 分钟；进样口温度为 250℃；氢火焰离子化检测器温度为 250℃。取供试品溶液 1μl 注入气相色谱仪，记录色谱图，按面积归一化法计算，油酸的量应大于亚油酸的量，并应检出花生四烯酸和二十二碳六烯酸。

【检查】甘油三酸酯、胆固醇与棕榈酸　取本品适量，加正己烷-异丙醇-水(40∶50∶8)混合溶液溶解并定量稀释制成每 1ml 中含 20mg 的溶液，作为供试品溶液。

另取甘油三酸酯、胆固醇与棕榈酸对照品各适量，精密称定，用上述混合溶液分别溶解并定量稀释制成每 1ml 中各含 0.6mg、0.4mg、0.2mg 的甘油三酸酯、胆固醇、棕榈酸的溶液，作为对照品溶液。

照薄层色谱法(通则 0502)试验，吸取上述供试品溶液、甘油三酸酯对照品溶液与胆固醇对照品溶液各 5μl，棕榈酸对照品溶液 1μl，分别点于同一硅胶 G 薄层板上，以正己烷-乙醚-冰醋酸(70∶30∶1)为展开剂，置内壁贴有展开剂湿润滤纸的层析缸中，展开后，取出，晾干，喷以 10%(W/V)硫酸铜稀磷酸(8%，W/V)溶液，热风吹干，在 170℃干燥 10 分钟，立即检视。供试品溶液如显与对照品溶液相应位置的杂质斑点，其颜色与对照品溶液所显的主斑点比较，不得更深(即甘油三酸酯不得过 3%，胆固醇不得过 2%，棕榈酸不得过 0.2%)。

有关物质 取本品约 125mg，精密称定，置 25ml 量瓶中，加二氯甲烷-甲醇(2∶1)溶解并稀释至刻度，摇匀，作为供试品溶液。

另取溶血磷脂酰乙醇胺、鞘磷脂、溶血磷脂酰胆碱对照品各适量，精密称定，加二氯甲烷-甲醇(2∶1)溶解并定量稀释制成每 1ml 约含溶血磷脂酰乙醇胺 10μg、20μg、40μg、60μg、100μg，约含鞘磷脂 50μg、100μg、200μg、300μg、400μg，约含溶血磷脂酰胆碱 50μg、100μg、200μg、300μg、400μg 的溶液，作为对照品溶液。

照含量测定项下的色谱条件，精密量取对照品溶液 20μl 注入液相色谱仪，以对照品溶液浓度的对数值与相应峰面积的对数值计算回归方程。精密量取供试品溶液 20μl 注入液相色谱仪，用回归方程计算有关物质的含量。含溶血磷脂酰乙醇胺(LPE)不得过 1%，鞘磷脂(SPM)不得过 3.0%，溶血磷脂酰胆碱(LPC)不得过 3.5%，溶血磷脂酰乙醇胺(LPE)和溶血磷脂酰胆碱(LPC)总量不得过 4.0%，上述有关物质总量不得过 6.0%。

水分 取本品，照水分测定法(通则 0832 第一法 1)测定，含水分不得过 4.0%。

蛋白质 取本品 1.0g，加正己烷 10ml，微温使溶解，溶液应澄明；如有不溶物，以每分钟 3000 转的速度离心 5 分钟，弃去上清液，残留物加正己烷 5ml，搅拌使溶解，同法操作 2 次，残留物经减压干燥除去正己烷后，加水 1ml，振摇使溶解，加缩二脲试液(取硫酸铜 1.5g 和酒石酸钾钠 6.0g，加水 500ml 使溶解，边搅拌边加入 10%氢氧化钠溶液 300ml，用水稀释至 1000ml，混匀)4ml，放置 30 分钟，溶液应不呈蓝紫色或红紫色。

重金属 取本品 2.0g，缓缓灼烧炭化，加硝酸 2ml，小心加热至干，加硫酸 2ml，加热至完全炭化，在 500～600℃炽灼至完全灰化，放冷，依法检查(通则 0821 第二法)，含重金属不得过百万分之五。

细菌内毒素 取本品，用助溶剂(按聚山梨酯 80 2.5g 与无水乙醇 2.7ml 的配比，充分混合后制备得到)溶解并制成 0.1g/ml 的溶液，再用内毒素检查用水至少稀释 20 倍后，依法检查(通则 1143)，每 1g 蛋黄卵磷脂(供注射用)中含内毒素的量应小于标示值。

微生物限度 取本品，依法检查(通则 1105 与通则 1106)，每 1g 供试品中需氧菌总数不得过 10^2 cfu，霉菌和酵母菌总数不得过 10^2 cfu，不得检出大肠埃希菌；每 10g 供试品中不得检出沙门菌。

【含量测定】 照高效液相色谱法(通则 0512)测定。

色谱条件与系统适用性试验 以硅胶为填充剂(4.6mm×250mm，5μm 或效能相当的色谱柱)；以甲醇-水-冰醋酸-三乙胺(85∶15∶0.45∶0.05)为流动相 A，以正己烷-异丙醇-流动相 A(20∶48∶32)为流动相 B；按下表进行梯度洗脱；柱温为 40℃，用蒸发光散射检测器检测(参考条件：漂移管温度为 72℃；载气流量为每分钟 2.0L)。

时间(分钟)	流动相 A(%)	流动相 B(%)
0	10	90
20	30	70
35	95	5
36	10	90
41	10	90

取蛋黄磷脂酰乙醇胺、溶血磷脂酰乙醇胺、蛋黄磷脂酰胆碱、鞘磷脂、溶血磷脂酰胆碱对照品各适量，用二氯甲烷-甲醇(2∶1)溶解并稀释制成每 1ml 中含上述对照品分别为 50μg、100μg、200μg、200μg、200μg 的混合溶液，取 20μl 注入液相色谱仪，各成分按上述顺序依次洗脱，各成分分离度应符合要求，理论板数按蛋黄磷脂酰胆碱峰与蛋黄磷脂酰乙醇胺峰计算均不低于 1500。

测定法 取蛋黄磷脂酰胆碱和蛋黄磷脂酰乙醇胺对照品各适量，精密称定，加二氯甲烷-甲醇(2∶1)溶解并定量稀释制成含蛋黄磷脂酰胆碱和蛋黄磷脂酰乙醇胺 6 个不同浓度溶液作为对照品溶液，对照品溶液中蛋黄磷脂酰胆碱和蛋黄磷脂酰乙醇胺的浓度范围应涵盖供试品溶液中蛋黄磷脂酰胆碱和蛋黄磷脂酰乙醇胺含量的 80%～120%。精密量取上述对照品溶液各 20μl 注入液相色谱仪，以对照品溶液浓度的对数值与相应峰面积的对数值计算回归方程；另精密称取本品约 15mg，置 50ml 量瓶中，加二氯甲烷-甲醇(2∶1)溶解并稀释至刻度，摇匀，作为供试品溶液。精密量取供试品溶液 20μl 注入液相色谱仪中，记录色谱图。用回归方程计算蛋黄磷脂酰胆碱、蛋黄磷脂酰乙醇胺的含量，即得。

【类别】 乳化剂、增溶剂和脂质体膜材等。

【贮藏】 密封、避光，低温(−18℃以下)保存。

【标示】 应标明每 1g 本品中含细菌内毒素的量应小于的标示值或每 1g 本品中含细菌内毒素的量。

注：①本品触摸时有轻微滑腻感。②为满足制剂安全性和有效性要求，必要时，可对本品中的元素杂质锂进行控制。

维生素 E 琥珀酸聚乙二醇酯

Weishengsu E Huposuanjuyi'erchunzhi

Vitamin E Polyethylene Glycol Succinate

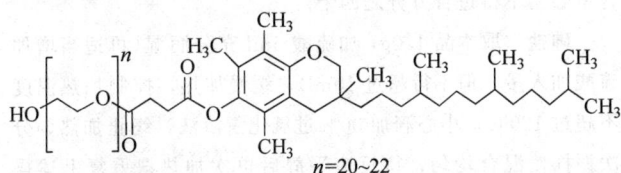

$n=20\sim22$

$C_{33}O_5H_{54}(CH_2CH_2O)_{20\sim22}\approx1513$

[9002-96-4]

本品为维生素 E 琥珀酸盐和聚乙二醇酯化而成的混合物，主要由单酯化聚乙二醇与少量双酯化聚乙二醇产物组成。含 α-生育酚（$C_{29}H_{50}O_2$）不得少于 25.0%。

【性状】 本品为白色至淡黄色蜡状固体。

本品在乙醇中易溶，在正己烷中不溶。

比旋度 取本品约 0.9g，精密称定，置具塞试管中，60℃水浴加热使熔化，加乙醇 10ml 使溶解，置加热套中 100~105℃加热回流至完全溶解，加氢氧化钠 2g，继续回流 30 分钟，趁热加酚酞指示液 2 滴，用盐酸溶液（1→2）滴定至粉红色消失，密塞，放冷，加正己烷 25ml，密塞，混匀，静置分层。取上层液至具塞试管中，加水 10ml，密塞，振摇，静置分层。取上层液至具塞试管中，加铁氰化钾溶液（取铁氰化钾 2g，加 0.2mol/L 氢氧化钠溶液 10ml 使溶解）10ml，振摇，静置分层，取正庚烷层，用无水硫酸钠干燥，依法测定（通则 0621），比旋度不得低于 +24.0°。

酸值 取本品 1.0g，依法测定（通则 0713），酸值应不大于 1.5。

【鉴别】 在含量测定项下记录的色谱图中，供试品溶液主峰的保留时间应与对照品溶液的主峰保留时间一致。

【检查】 水溶性 取本品约 20g，加热使熔化，加沸水 80ml，持续搅拌，冷却至室温，3 小时内溶液应澄清。

【含量测定】 照气相色谱法（通则 0521）测定。

色谱条件与系统适用性试验 用 5%苯基-95%甲基聚硅氧烷（或极性相近）为固定液的毛细管柱为色谱柱；起始温度为 250℃，以每分钟 10℃的速率升温至 290℃，维持 6 分钟；进样口温度为 280℃；检测器温度为 300℃。理论板数按 α-生育酚计算不低于 5000，α-生育酚峰拖尾因子不得过 2.0，α-生育酚与内标峰的分离度应符合要求。

测定法 取本品约 0.15g，精密称定，置具塞试管中，60℃水浴加热使熔化，加维生素 C 45mg，沸石适量，加入乙醇溶液（每 1L 乙醇溶液中加酚酞指示液 0.25ml）20ml，置于加热套中，100℃加热回流至样品完全溶解，加氢氧化钾 0.25g，继续回流 30 分钟，趁热逐滴加稀盐酸至粉红

色消失。冷却至室温，加水 20ml 清洗试管内壁，精密加入内标溶液（取花生酸乙酯适量，加异辛烷溶解并稀释制成每 1ml 中约含 12mg 的溶液）5ml，密塞，混匀，静置分层，取上层溶液 3ml，置具塞试管中，加吡啶 2ml 和含 1%三甲基氯硅烷的 N,O-双（三甲基硅烷基）三氟乙酰胺溶液 2.5ml，100℃水浴加热 10 分钟，冷至室温，加异辛烷 12ml，密塞，摇匀，作为供试品溶液，精密量取 1μl 注入气相色谱仪，记录色谱图；另取 α-生育酚对照品约 30mg，精密称定，置具塞试管中，加入吡啶 2ml 和含 1%三甲基氯硅烷的 N,O-双（三甲基硅烷基）三氟乙酰胺溶液 0.5ml，100℃水浴加热 10 分钟，放冷至室温，精密加入内标溶液 5ml，加异辛烷 20ml，密塞，振摇，同法测定。按内标法以峰面积计算，即得。

【类别】 增溶剂和乳化剂等。

【贮藏】 密封，避光保存。

琥 珀 酸

Huposuan

Succinic Acid

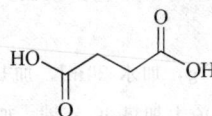

$C_4H_6O_4$ 118.09

[110-15-6]

本品为丁二酸，含 $C_4H_6O_4$ 应为 99.0%~100.5%。

【性状】 本品为白色结晶。

本品在甲醇中易溶，在乙醇或水中溶解，在丙酮中略溶。

熔点 本品的熔点（通则 0612 第一法）为 185~190℃。

【鉴别】 本品的红外光吸收图谱应与对照品的图谱一致（通则 0402）。

【检查】 炽灼残渣 取本品，依法检查（通则 0841），遗留残渣不得过 0.025%。

重金属 取本品 1.0g，加水 20ml 溶解，用 6mol/L 氨溶液调节 pH 值至 3.0~4.0，加水稀释至 25ml，依法检查（通则 0821 第一法），含重金属不得过百万分之二十。

【含量测定】 取本品约 0.25g，精密称定，加新沸放冷的水 25ml 溶解后，加酚酞指示液 2~3 滴，用氢氧化钠滴定液（0.1mol/L）滴定至溶液显粉红色，即得。每 1ml 氢氧化钠滴定液（0.1mol/L）相当于 5.905mg 的 $C_4H_6O_4$。

【类别】 缓冲剂和 pH 调节剂。

【贮藏】 密闭保存。

琼　脂

Qiongzhi

Agar

[9002-18-0]

本品系自石花菜科石花菜 *Gelidium amansii* Lamx 或其他属种红藻类植物中浸出并经脱水干燥的黏液质。

【性状】 线形琼脂呈细长条状，类白色至淡黄色；半透明，表面皱缩，微有光泽，质轻软而韧，不易折断；完全干燥后，则脆而易碎。

粉状琼脂为细颗粒或鳞片状粉末，无色至淡黄色；用冷水装片，在显微镜下观察，为无色的不规则多角形黏液质碎片。

【鉴别】 (1) 取本品约 1g，加水 65ml，煮沸，不断搅拌使溶解，用热水补足蒸散的水分，放冷至 32～39℃，即凝结成半透明有弹性的凝胶状物，加热至 85℃ 时复融化。

(2) 取本品 (如为条状，应剪碎)，浸入 0.02mol/L 碘溶液中，数分钟后，染成棕黑色，取出，加水浸渍后渐变紫色。

(3) 取本品约 0.1g，加水 20ml，加热使溶解；取 4ml，加盐酸 0.5ml，置水浴上加热 30 分钟，加氢氧化钠试液 3ml 与碱性酒石酸铜试液 6ml，置水浴中加热，即生成红色沉淀。

【检查】吸水力 取本品 5.0g，置 100ml 量筒中，加水至 100ml，搅匀，在 25℃ 静置 24 小时，经湿润的玻璃棉滤入另一量筒中，滤液的总量不得过 75ml。

淀粉 取本品 0.10g，加水 100ml，煮沸溶解后，放冷，加碘试液 2 滴，不得显蓝色。

凝胶 取本品 1.0g，置烧杯中，加水 100ml，置水浴上加热溶解后，放冷至 50℃，取 5ml，加 0.2mol/L 重铬酸钾溶液与 3mol/L 盐酸溶液的混合溶液 (4∶1)2～3 滴，不得出现黄色沉淀。

水中不溶物 取本品约 1.5g，精密称定，置烧杯中，加水至 200ml，煮沸，边煮边搅拌，使琼脂完全溶解，趁热用已恒重的 3 号垂熔玻璃坩埚滤过，烧杯用热水分数次洗涤，滤过，滤渣在 105℃ 干燥至恒重，遗留残渣不得过 15mg(1.0%)。

杂质 取本品 250g，平铺，肉眼或放大镜 (5～10 倍) 观察，将杂质拣出，杂质不得过 1.0%。

酸不溶性灰分 取灰分项下遗留的残渣，在坩埚中加 3mol/L 盐酸溶液 25ml，煮沸 5 分钟，用无灰滤纸滤过，坩埚内的残渣用水洗于滤纸上，滤渣连同滤纸移至同一坩埚中，缓慢升温，按灰分项下方法炽灼至恒重，遗留残渣不得过 0.5%。

干燥失重 取本品 (如为条状，应剪碎)，在 105℃ 干燥 5 小时，减失重量不得过 20.0%(通则 0831)。

灰分 取本品 1.0g，依法检查 (通则 2302)，炽灼温度为 650℃±25℃，遗留残渣不得过 5.0%。

重金属 取本品 0.50g，依法检查 (通则 0821 第二法)，含重金属不得过百万分之四十。

砷盐 取本品 1.0g，加硫酸 5ml 充分润湿 (可适当增加硫酸加入量，但不得超过 10ml)，缓慢加热，控制加热温度不超过 120℃，小心滴加 30% 过氧化氢溶液，终止加热，分次振摇使混合均匀，待反应平静后再次加热，重复上述操作，使过氧化氢量始终保持在稍过量状态，至混合物变成棕色或者黑色时，再加少量的 30% 过氧化氢溶液，继续消化并逐渐升温，直至三氧化二硫被完全除尽，溶液变成无色或淡黄色；放冷，缓缓加水 10ml，混匀，继续加热除尽浓烟，重复数次至过氧化氢全部除尽；放冷，加水 10ml，用水冲洗容器的边沿和内壁使成 35ml。取标准砷溶液 3.0ml 同法处理，依法检查 (通则 0822 第二法)，应符合规定 (0.0003%)。

微生物限度 取本品依法检查 (通则 1105 与通则 1106)，每 1g 供试品中需氧菌总数不得过 10^3cfu，霉菌和酵母菌总数不得过 10^2cfu，不得检出大肠埃希菌。

【类别】 助悬剂和释放调节剂等。

【贮藏】 密闭保存。

葡　甲　胺

Pujia'an

Meglumine

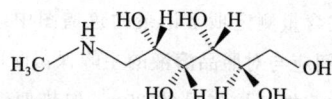

$C_7H_{17}NO_5$　195.22

[6284-40-8]

本品为 1-脱氧-1-(甲氨基)-D-山梨醇。按干燥品计算，含 $C_7H_{17}NO_5$ 不得少于 99.0%。

【性状】 本品为白色结晶性粉末。

本品在水中易溶，在乙醇中微溶。

熔点 本品的熔点 (通则 0612) 为 128～132℃。

比旋度 取本品，精密称定，加水溶解并定量稀释制成每 1ml 中约含 0.10g 的溶液，在 25℃ 时，依法测定 (通则 0621)，比旋度为 −16.0° 至 −17.0°。

【鉴别】 (1) 取本品约 20mg，置洁净的试管中，加水 2ml 溶解后，加氨制硝酸银试液 1ml，摇匀，置水浴中加热，银即游离并附在管的内壁成银镜。

（2）取本品约 10mg，加三氯化铁试液 1ml，滴加 20％氢氧化钠溶液 2ml，初显棕红色沉淀，随即溶解成棕红色溶液。

（3）本品的红外光吸收图谱应与对照图谱（附图）一致（通则 0402）。

【检查】**溶液的澄清度与颜色**　取本品 2.0g，加水 10.0ml 溶解，溶液应澄清（通则 0902）。照紫外-可见分光光度法（通则 0401），在 420nm 的波长处测定吸光度，不得过 0.030。

氯化物　取本品 0.50g，依法检查（通则 0801），与标准氯化钠溶液 5.0ml 制成的对照液比较，不得更浓（0.01％）。

硫酸盐　取本品 2.0g，依法检查（通则 0802），与标准硫酸钾溶液 3.0ml 制成的对照液比较，不得更浓（0.015％）。

还原性物质　取本品 2.0g，加水 20.0ml 溶解后，取溶液 2.5ml，加碱性酒石酸铜试液 2ml，水浴加热 10 分钟，冷却 1 分钟并超声 20 秒。立即用微孔滤膜（直径 25mm，孔径 0.45μm）滤过，用水 10ml 清洗容器及滤膜。另取葡萄糖 20mg，置 100ml 量瓶中，加水溶解并稀释至刻度，摇匀，取溶液 2.5ml，自"加碱性酒石酸铜试液"起同法操作，供试品滤膜的颜色不得深于对照滤膜的颜色。含还原性物质以葡萄糖计，不得过 0.2％。

有关物质　取本品，用水溶解并稀释制成每 1ml 中约含 10mg 的溶液，作为供试品溶液。

精密量取供试品溶液适量，用水定量稀释制成每 1ml 中约含 50μg 的溶液，作为对照溶液。

照高效液相色谱法（通则 0512）测定。用磺酸基阳离子交换键合硅胶为填充剂，以水-甲酸-三氟乙酸（100∶0.3∶0.05）为流动相，柱温 35℃，示差折光检测器。取供试品溶液 10μl，注入液相色谱仪，记录色谱图，葡甲胺峰与相邻杂质峰的分离度应符合要求。精密量取供试品溶液与对照溶液各 10μl，分别注入液相色谱仪，记录色谱图至主成分峰保留时间的 2 倍。供试品溶液的色谱图中如有杂质峰，单个杂质峰面积不得大于对照溶液主峰面积的 0.5 倍（0.25％），各杂质峰面积的和不得大于对照溶液主峰面积（0.5％）。

干燥失重　取本品，在 105℃干燥至恒重，减失重量不得过 0.5％（通则 0831）。

炽灼残渣　取本品 1.0g，依法检查（通则 0841），遗留残渣不得过 0.1％。

镍盐　取本品 1.0g，炽灼灰化后，残渣中加硝酸 0.5ml，蒸发至氧化亚氮蒸气除尽后，放冷，加盐酸 2ml，置水浴上蒸干，加水 5ml 使溶解并移至纳氏比色管中，加溴试液 1 滴，振摇 1 分钟，加氨试液使成碱性，加丁二酮肟试液 1ml，摇匀，放置 5 分钟，如显色，与标准镍溶液（取含结晶水的硫酸镍适量，按干燥品计算，用水溶解并稀释制成每 1ml 中含 Ni 1.0μg 的溶液）5.0ml，自"加溴试液 1 滴"起，用同法处理后的颜色比较，不得更深（0.0005％）。

【含量测定】取本品约 0.4g，精密称定，加水 20ml 溶解后，加甲基红指示液 2 滴，用盐酸滴定液（0.1mol/L）滴定。每 1ml 盐酸滴定液（0.1mol/L）相当于 19.52mg 的 $C_7H_{17}NO_5$。

【类别】pH 调节剂和增溶剂等。

【贮藏】遮光，密封保存。

附：

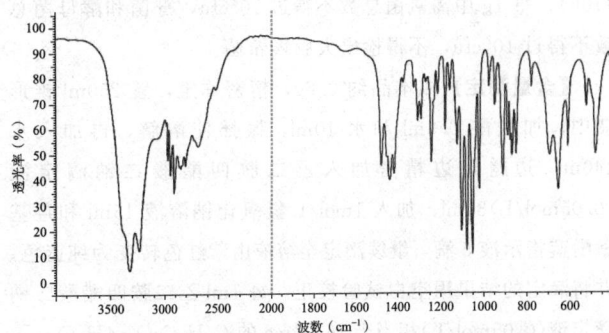

图　药用辅料葡甲胺红外光吸收对照图谱
（试样制备：KBr 压片法）

注：为满足制剂安全性和有效性要求，必要时，可对本品中的元素杂质铅进行控制。

葡萄糖二酸钙
Putaotang'ersuangai
Calcium Saccharate

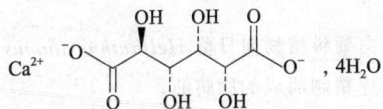

$C_6H_8CaO_8 \cdot 4H_2O$　320.26

[5793-89-5]

本品为葡萄糖二酸钙盐四水合物。含 $C_6H_8CaO_8 \cdot 4H_2O$ 不得少于 99.0％。

【性状】本品为白色或类白色的粉末或结晶性粉末。

本品在稀盐酸或稀硝酸中易溶；在乙醇中不溶。

比旋度　取本品适量，精密称定，加 4.8mol/L 的盐酸溶液溶解，并定量稀释成每 1ml 含 60mg 的溶液（如溶液不澄清，应滤过），20℃恒温放置 30 分钟后，立即依法测定（通则 0621），比旋度应为+17.5°至+21.5°。

【鉴别】（1）取本品 0.2g，加盐酸 1ml 和水 10ml 使溶解，溶液显钙盐的鉴别反应（通则 0301）。

（2）本品的红外光吸收图谱应与对照品的图谱一致（通则 0402）。

【检查】**氯化物**　取本品 0.10g，加稀硝酸 10ml 使溶解，加水 30ml，依法检查（通则 0801），与标准氯化钠溶液 7.0ml 制成的对照液比较，不得更浓（0.07％）。

硫酸盐　取本品 0.50g，加稀盐酸 2ml 使溶解，加水

40ml，依法检查（通则0802），与标准硫酸钾溶液6.0ml制成的对照液比较，不得更浓（0.12%）。

蔗糖和还原糖类 取本品0.50g，加盐酸0.5ml和水10ml使溶解，煮沸2分钟，冷却，加入碳酸钠试液15ml，放置5分钟后，过滤，取滤液5ml，加入到2ml的碱性酒石酸铜试液中，煮沸1分钟，不得立即生成红色沉淀。

微生物限度 取本品，依法检查（通则1105与通则1106），每1g中需氧菌总数不得过10^3cfu，霉菌和酵母菌总数不得过10^2cfu，不得检出大肠埃希菌。

【含量测定】取本品约0.6g，精密称定，置250ml锥形瓶中，加盐酸0.5ml和水10ml，振摇使溶解，再加入水140ml，边搅拌边精密加入乙二胺四醋酸二钠滴定液（0.05mol/L）30ml，加入1mol/L氢氧化钠溶液15ml和羟基萘酚蓝指示液5滴，继续滴定至溶液由紫红色转变为纯蓝色，并将滴定的结果用空白试验校正。每1ml乙二胺四醋酸二钠滴定液（0.05mol/L）相当于16.01mg的$C_6H_8CaO_8 \cdot 4H_2O$。

【类别】稳定剂。

【贮藏】密闭保存。

注：为满足制剂安全性和有效性要求，必要时，可对本品中的元素杂质铅进行控制。

葵花籽油
Kuihuaziyou
Sunflower Oil

本品系由菊科植物向日葵 *Helianthus annuus* L. 的种子经提取或压榨精制而成的脂肪油。

【性状】本品为淡黄色的澄清液体。

相对密度 本品的相对密度（通则0601）为0.914~0.924。

折光率 本品的折光率（通则0622）为1.473~1.475。

酸值 本品的酸值（通则0713）应不大于0.5。

碘值 取本品适量，依法测定（通则0713），加溴化碘溶液后反应60分钟，碘值应为128~148。

过氧化值 本品的过氧化值（通则0713）应不大于10.0。

【鉴别】在脂肪酸组成项下记录的色谱图中，供试品溶液中棕榈酸甲酯峰、硬脂酸甲酯峰、油酸甲酯峰、亚油酸甲酯峰的保留时间应分别与对照品溶液中相应峰的保留时间一致。

【检查】**不皂化物** 取本品5.0g，依法测定（通则0713），不皂化物不得过1.0%。

碱性杂质 取本品，依法测定（通则0713），消耗盐酸滴定液（0.01mol/L）的体积不得过0.1ml。

水分 取本品1g，精密称定，照水分测定法（通则0832第一法2）测定，含水分不得过0.1%。

脂肪酸组成 取本品0.1g，依法测定（通则0713）；分别取棕榈酸甲酯、硬脂酸甲酯、油酸甲酯、亚油酸甲酯与亚麻酸甲酯对照品，加正庚烷溶解并稀释制成每1ml中分别约含0.14mg、0.1mg、0.7mg、1mg与0.06mg的溶液，作为对照品溶液。

按面积归一化法计算，含棕榈酸应为3.0%~10.0%，硬脂酸应为2.0%~8.0%，油酸应为14.0%~39.0%，亚油酸应为48.0%~73.0%，亚麻酸应不得过3.0%。

【类别】溶剂和分散剂等。

【贮藏】避光，密封保存。

【标示】如加抗氧剂，应标明抗氧剂名称与用量。

注：本品别名精制葵花籽油。

椰 子 油
Yeziyou
Coconut Oil

[8001-31-8]

本品系由棕榈科植物椰树种子中提取后精制而成的脂肪油。

【性状】本品为白色至淡黄色的块状物，或无色或淡黄色澄清的油状液体。

本品在二氯甲烷中极易溶解，在乙醇中极微溶解，在水中几乎不溶。

相对密度 本品的相对密度（通则0601）在40℃时（相对于水在20℃时）为0.908~0.921。

熔点 本品的熔点（通则0612第二法）为23~26℃。

折光率 本品的折光率（通则0622）在40℃时为1.448~1.450。

酸值 本品的酸值（通则0713）应不大于0.2。

碘值 本品的碘值（通则0713）应为7~11。

过氧化值 本品的过氧化值（通则0713）应不大于5.0。

皂化值 本品的皂化值（通则0713）应为250~264。

【鉴别】在脂肪酸组成项下记录的色谱图中，供试品溶液中辛酸甲酯峰、癸酸甲酯峰、月桂酸甲酯峰、十四烷酸甲酯峰、棕榈酸甲酯峰、硬脂酸甲酯峰、油酸甲酯峰、亚油酸甲酯峰的保留时间应分别与对照品溶液中相应峰的保留时间一致。

【检查】**不皂化物** 取本品5.0g，依法测定（通则0713），不皂化物不得过1.0%。

甲氧基苯胺值 取本品2.0g，精密称定，置10ml量瓶中，加异辛烷溶解并稀释至刻度，作为供试品溶液。依法测定（通则0713），甲氧基苯胺值应不大于2.0。

碱性杂质 取本品，依法测定（通则0713），消耗盐酸滴定液（0.01mol/L）的体积不得过0.1ml。

水分　不得过 0.1%（通则 0832 第一法 2）。

砷盐　取本品 4.0g，置凯氏烧瓶中，加硫酸 5ml，用小火消化使炭化，控制温度不超过 120℃（必要时可添加硫酸，总量不超过 10ml），小心逐滴加入浓过氧化氢溶液，待反应停止，继续加热，并滴加浓过氧化氢溶液至溶液无色，冷却，加水 10ml，蒸发至浓烟发生使除尽过氧化氢。冷却，加水 10ml，洗涤瓶壁并转移至标准磨口锥形瓶中，加盐酸 5ml 与水适量，依法检查（通则 0822 第二法），应符合规定（0.000 05%）。

脂肪酸组成　取本品 0.1g，依法测定（通则 0713）；分别取己酸甲酯、辛酸甲酯、癸酸甲酯、月桂酸甲酯、十四烷酸甲酯、棕榈酸甲酯、棕榈油酸甲酯、硬脂酸甲酯、油酸甲酯、亚油酸甲酯、亚麻酸甲酯、花生酸甲酯、二十碳烯酸甲酯对照品适量，加正庚烷制成每 1ml 中各含 0.1mg 的溶液，作为对照品溶液。按面积归一化法计算，含己酸不得过 1.5%、辛酸应为 5.0%~11.0%、癸酸应为 4.0%~9.0%、月桂酸应为 40.0%~50.0%、十四烷酸应为 15.0%~20.0%、棕榈酸应为 7.0%~12.0%、棕榈油酸不得过 1.0%、硬脂酸应为 1.5%~5.0%、油酸应为 4.0%~10.0%、亚油酸应为 1.0%~3.0%、亚麻酸不得过 0.2%、花生酸不得过 0.2%、二十碳烯酸不得过 0.2%。

【类别】　包衣剂、乳化剂和增溶剂等。

【贮藏】　避光，密封保存。

棕 氧 化 铁

Zong Yanghuatie

Brown Ferric Oxide

本品系红氧化铁、黄氧化铁与黑氧化铁按一定比例混合而成。按炽灼至恒重后计算，含 Fe_2O_3 不得少于 98.0%。

【性状】　本品为红棕色粉末。

本品在水中不溶。

【鉴别】　取本品约 0.1g，加稀盐酸 5ml，煮沸冷却后，溶液显铁盐的鉴别反应（通则 0301）。

【检查】　**水中可溶物**　取本品 2.0g，加水 100ml，置水浴上加热回流 2 小时，滤过，滤渣用少量水洗涤，合并滤液与洗液，置经 105℃ 恒重的蒸发皿中，蒸干，在 105℃ 干燥至恒重，遗留残渣不得过 10mg（0.5%）。

酸中不溶物　取本品 2.0g，加盐酸 25ml，置水浴中加热使溶解，加水 100ml，用经 105℃ 恒重的 4 号垂熔坩埚滤过，滤渣用盐酸溶液（1→100）洗涤至洗液无色，再用水洗涤至洗液不显氯化物的反应，在 105℃ 干燥至恒重，遗留残渣不得过 6mg（0.3%）。

钡盐　取本品 0.2g，加盐酸 5ml，加热使溶解，滴加过氧化氢试液 1 滴，再加 10% 氢氧化钠溶液 20ml，滤过，滤渣用水 10ml 洗涤，合并滤液与洗液，加硫酸溶液（2→10）10ml，不得显浑浊。

铅　取本品 2.5g，置 100ml 具塞锥形瓶中，加 0.1mol/L 盐酸溶液 35ml，搅拌 1 小时，滤过，滤渣用 0.1mol/L 盐酸溶液洗涤，合并滤液与洗液，置 50ml 量瓶中，用 0.1mol/L 盐酸溶液稀释至刻度，摇匀，作为供试品溶液；另取标准铅溶液 2.5ml，置 50ml 量瓶中，加 1mol/L 盐酸溶液 5ml，用水稀释至刻度，摇匀，作为对照品溶液。照原子吸收分光光度法（通则 0406），在 217.0nm 的波长处分别测定，供试品溶液的吸光度不得大于对照品溶液（0.001%）。

砷盐　取本品 0.67g，加盐酸 7ml，加热使溶解，加水 21ml，滴加酸性氯化亚锡试液使黄色褪去，依法检查（通则 0822 第一法），应符合规定（0.0003%）。

【含量测定】　取经 800℃ 炽灼至恒重的本品约 0.15g，精密称定，置具塞锥形瓶中，加盐酸 5ml，置水浴上加热使溶解，加过氧化氢试液 2ml，加热至沸数分钟，加水 25ml，放冷，加碘化钾 1.5g 与盐酸 2.5ml，密塞，摇匀，在暗处静置 15 分钟，用硫代硫酸钠滴定液（0.1mol/L）滴定，至近终点时加淀粉指示液 2.5ml，继续滴定至蓝色消失。每 1ml 硫代硫酸钠滴定液（0.1mol/L）相当于 7.985mg 的 Fe_2O_3。

【类别】　着色剂和包衣剂等。

【贮藏】　密封保存。

棕榈山梨坦

Zonglü Shanlitan

Sorbitan Palmitate

[26266-57-9]

本品为山梨坦与棕榈酸形成酯的混合物，系山梨醇脱水，在碱性催化剂下，与棕榈酸酯化而制得；或由山梨醇与棕榈酸在 180~280℃ 下直接酯化而制得。

【性状】　本品为淡黄色蜡状固体。

本品在无水乙醇或水中不溶。

酸值　本品的酸值（通则 0713）应不大于 8。

羟值　本品的羟值（通则 0713）应为 275~305。

碘值　本品的碘值（通则 0713）应不大于 10。

过氧化值　本品的过氧化值（通则 0713）应不大于 5。

皂化值　本品的皂化值（通则 0713）应为 140~150（皂化时间 1 小时）。

【鉴别】　照脂肪酸组成试验应符合规定。

【检查】　**脂肪酸组成**　取本品 0.1g，置 25ml 锥形瓶中，加入 0.5mol/L 氢氧化钠甲醇溶液 2ml，振摇至溶解，加热回流 30 分钟，沿冷凝管加 14% 三氟化硼甲醇溶液 2ml，加热回流 30 分钟，沿冷凝管加正庚烷 4ml，加热回流 5 分钟，放冷，加饱和氯化钠溶液 10ml，振摇 15 秒，加饱和氯化钠溶液至瓶颈部，混匀，静置分层，取上层液 2ml，用水洗涤 3 次，每次 2ml，取上层液经无水硫酸钠干燥，作为供试品溶液。

分别精密称取下列各脂肪酸甲酯对照品适量，用正庚烷溶解并稀释制成每 1ml 中含棕榈酸甲酯 9.0mg、硬脂酸甲酯 1.0mg 的混合对照品溶液（1）。取 1.0ml，置 10ml 量瓶中，加正庚烷稀释至刻度，摇匀，作为混合对照品溶液（2）。

照气相色谱法（通则 0521）测定，以聚乙二醇为固定液的毛细管柱为色谱柱，初始温度 170℃，以每分钟 2℃ 的速率升温至 230℃，维持 10 分钟，进样口温度 250℃，检测器温度 250℃，取混合对照品溶液（1）、（2）各 1μl，分别注入气相色谱仪，记录色谱图，混合对照品溶液（1）中各棕榈酸甲酯峰和硬脂酸甲酯峰的分离度不小于 1.8，理论板数按棕榈酸甲酯峰计算不得低于 30 000；混合对照品溶液（2）中最小脂肪酸甲酯峰的信噪比应大于 5。

取供试品溶液 1μl，注入气相色谱仪，按面积归一化法以峰面积计算，含棕榈酸不少于 92.0%；硬脂酸不大于 6.0%。

水分 取本品，照水分测定法（通则 0832 第一法 1）测定，含水分不得过 1.5%。

炽灼残渣 取本品 1.0g，依法检查（通则 0841），遗留残渣不得过 0.5%。

重金属 取炽灼残渣项下遗留的残渣，依法检查（通则 0821 第二法），含重金属不得过百万分之十。

【类别】 乳化剂和消泡剂等。

【贮藏】 密闭保存。

棕 榈 油
Zonglüyou
Palm Oil

[8002-75-3]

本品系由棕榈科植物油棕 *Elaeis guineensis* Jacq. 果实的果肉中提炼精制而成的不挥发油。其中可能含有适当的抗氧剂。

【性状】 本品为白色至淡黄色的固体或半固体。

熔点 本品的熔点（通则 0612 第二法）为 30～40℃。

酸值 取本品 10g，精密称定，置 250ml 锥形瓶中，加异丙醇-甲苯（1:1）混合液 125ml［临用前加 1% 酚酞异丙醇溶液 2ml，用氢氧化钠滴定液（0.1mol/L）调至微显粉红色］，振摇使完全溶解（如不易溶解，缓慢加热回流使溶解），用氢氧化钠滴定液（0.1mol/L）滴定，至粉红色持续 30 秒不褪。酸值（通则 0713）应不大于 2.0。

过氧化值 本品的过氧化值（通则 0713）应不大于 5.0。

【鉴别】（1）取本品约 20mg，加二氯甲烷 3ml 溶解，作为供试品溶液。

取棕榈油对照品约 20mg，加二氯甲烷 3ml 溶解，作为对照品溶液。

取玉米油对照品约 20mg，加二氯甲烷 3ml 溶解，作为系统适用性溶液 1。

取橄榄油对照品约 20mg，加二氯甲烷 3ml 溶解，作为系统适用性溶液 2。

照薄层色谱法（通则 0502）试验，取上述溶液各 1μl，分别点于同一硅胶 60RP-18 板上（板厚 0.15～0.2mm，固定相粒径 4～8μm），以乙醚为展开剂 1，展开两次，每次展开距离约为 0.5cm，取出，晾干或吹干；然后以二氯甲烷-冰醋酸-丙酮（20:40:50）为展开剂 2，展开两次，每次展开距离约为 8cm，取出，晾干或吹干，用 2.5% 磷钼酸乙醇溶液喷雾后，在 120℃ 下加热约 1 分钟，在日光下检视。

玉米油中的四个主要斑点清晰识别和分离，比移值应分别为 0.39、0.45、0.51 和 0.56；橄榄油中的两个主要斑点清晰识别和分离，比移值应分别为 0.39 和 0.45；供试品溶液所显斑点的位置与颜色应与对照品溶液中各主斑点相同。

（2）在脂肪酸组成项下记录的色谱图中，供试品溶液中十四烷酸甲酯峰、棕榈酸甲酯峰、硬脂酸甲酯峰、油酸甲酯峰、亚油酸甲酯峰的保留时间应分别与对照品溶液中相应峰的保留时间一致。

【检查】 不皂化物 取本品 5.0g，依法测定（通则 0713），不皂化物不得过 1.0%。

水分 取本品，照水分测定法（通则 0832 第一法 2）测定，含水分不得过 0.1%。

炽灼残渣 取本品 5.0g，依法检查（通则 0841），遗留残渣不得过 0.1%。

脂肪酸组成 取本品 0.1g，依法测定（通则 0713）；分别取月桂酸甲酯、十四烷酸甲酯、棕榈酸甲酯、硬脂酸甲酯、棕榈油酸甲酯、油酸甲酯、亚油酸甲酯、α-亚麻酸甲酯、γ-亚麻酸甲酯、花生酸甲酯对照品适量，加正庚烷制成每 1ml 中各约含 0.1mg 的溶液，作为对照品溶液。

按面积归一化法计算，碳链小于或等于 12 的饱和脂肪酸总和不得过 2.5%，十四烷酸应为 0.5%～5.9%，棕榈酸应为 39.0%～47.0%，硬脂酸应为 2.0%～8.0%，棕榈油酸不得过 0.5%，油酸应为 36.0%～44.0%，亚油酸应为 7.0%～12.0%，亚麻酸（α-亚麻酸和 γ-亚麻酸之和）不得过 0.5%，碳链大于或等于 20 的脂肪酸总和不得过 1.0%。

【类别】 包衣剂和乳化剂等。

【贮藏】 密封，在 55℃ 以下保存。

【标示】 如加抗氧剂，应标明抗氧剂的名称与用量。

棕 榈 酸

Zonglüsuan

Palmitic Acid

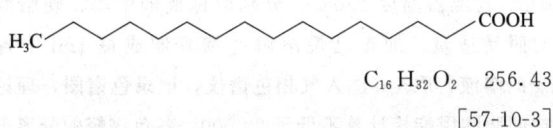

$C_{16}H_{32}O_2$ 256.43

[57-10-3]

本品系从天然动、植物油脂中得到的固体脂肪酸，含 $C_{16}H_{32}O_2$ 不得少于 92.0%。

【性状】本品为白色或类白色坚硬、有光泽的结晶性固体，或为白色或黄白色粉末。

本品在乙醇中溶解，在水中几乎不溶。

凝点　本品的凝点（通则 0613）为 60～66℃。

酸值　本品的酸值（通则 0713）应为 216～220。

碘值　取本品 3.0g，精密称定，置 250ml 的干燥碘瓶中，加三氯甲烷 35ml，依法测定（通则 0713），应不大于 1。

【鉴别】在含量测定项下记录的色谱图中，供试品溶液主峰的保留时间应与对照品溶液主峰的保留时间一致。

【检查】溶液的颜色　取本品适量，加热至 75℃，与黄色 1 号标准比色液（通则 0901 第一法）比较，不得更深。

水溶性酸　取本品 5.0g，加热熔化，加等容新沸热水，振摇 2 分钟，放冷，滤过，滤液中加甲基橙指示液 1 滴，不得显红色。

十四烷酸　照含量测定项下的方法测定，含十四烷酸不得过 2.0%。

硬脂酸　照含量测定项下的方法测定，含硬脂酸不得过 6.0%。

镍　对照品溶液的制备　精密量取镍标准溶液（1.000g/L）1ml，置 200ml 量瓶中，用水稀释至刻度，摇匀；精密量取 5ml，置 100ml 量瓶中，用水稀释至刻度，摇匀；精密量取 0.5ml、1.0ml、1.5ml 和 2.0ml，分别置 25ml 量瓶中，加 1%硝酸镁溶液 0.5ml、10%磷酸二氢铵溶液 0.5ml 和硝酸 6.0ml，用水稀释至刻度，摇匀，即得；另取 1%硝酸镁溶液 1ml、10%磷酸二氢铵溶液 1ml 和硝酸 12ml，加水稀释至 50ml，摇匀，作为标准空白溶液。

供试品溶液的制备　取本品约 0.25g，精密称定，置聚四氟乙烯消解罐中，加硝酸 6.0ml 和浓过氧化氢溶液（30%）2ml，盖上内盖，旋紧外套，置适宜的微波消解仪内进行消解，结束后取出消解罐，放冷，补加浓过氧化氢溶液（30%）2ml，重复上述消解步骤；消解完全后取出消解罐，放冷，用水将内容物定量转移至 25ml 量瓶中，加 1%硝酸镁溶液 0.5ml 和 10%磷酸二氢铵溶液 0.5ml，用水稀释至刻度，摇匀，即得；同法制备供试品空白溶液。

测定法　取标准空白溶液、对照品溶液、供试品空白溶液与供试品溶液，照原子吸收分光光度法（通则 0406 第一法），采用石墨炉原子化器，在 232.0nm 的波长处分别测定吸光度，计算。含镍不得过 0.0001%。

重金属　取本品 1.0g，依法检查（通则 0821 第二法），含重金属不得过百万分之十。

【含量测定】照气相色谱法（通则 0521）测定。

色谱条件与系统适用性试验　用聚乙二醇（或极性相近）为固定液的毛细管柱；起始温度为 170℃，以每分钟 3℃的速率升温至 230℃，维持 5 分钟；进样口温度为 230℃；检测器温度为 250℃。取十四烷酸、棕榈酸和硬脂酸各约 50mg，照测定法下，自"置回流瓶中"起，同法操作，作为系统适用性试验溶液。取系统适用性试验溶液 1μl，注入气相色谱仪，记录色谱图，棕榈酸甲酯峰与硬脂酸甲酯峰的分离度应大于 5.0。

测定法　取本品约 0.1g，精密称定，置回流瓶中，加 14%三氟化硼甲醇溶液 2ml，振摇使溶解，置水浴中回流 30 分钟。加正庚烷 4ml，继续回流 5 分钟，放冷，加饱和氯化钠溶液 10ml，振摇后静置使分层，取上层液，用水洗涤三次，每次 2ml，上层液经无水硫酸钠干燥，精密量取 1μl，注入气相色谱仪，记录色谱图，按面积归一化法计算，即得。

【类别】润滑剂和软膏基质等。

【贮藏】密闭保存。

棕榈酸异丙酯

Zonglüsuanyibingzhi

Isopropyl Palmitate

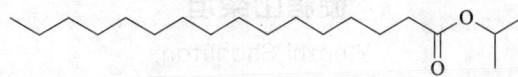

$C_{19}H_{38}O_2$ 298.51

[142-91-6]

本品为异丙醇和棕榈酸酯化产物。含 $C_{19}H_{38}O_2$ 不得少于 90.0%。

【性状】本品为无色流动性液体。

本品在水或甘油中不溶。

相对密度　本品的相对密度（通则 0601）为 0.850～0.855。

折光率　本品的折光率（通则 0622）为 1.435～1.440。

黏度　本品的动力黏度（通则 0633 第一法）为 5～10mPa•s。

酸值　取本品 10.0g，依法测定（通则 0713），酸值应不大于 1.0。

碘值　取本品 3.0g，依法测定（通则 0713），碘值应不大于 1.0。

皂化值　本品的皂化值（通则 0713）应为 183～193。

【鉴别】在含量测定项下记录的色谱图中，供试品溶液主峰的保留时间应与系统适用性溶液中棕榈酸异丙酯峰的保留时间一致。

【检查】溶液的澄清度与颜色　取本品 2.0g，加甲醇溶解并稀释至 20ml，依法检查（通则 0901 与通则 0902），溶液应澄清无色。

水分　取本品 5.0g，照水分测定法（通则 0832 第一法 2)测定，含水分不得过 0.1%。

炽灼残渣　取本品 1.0g，依法检查（通则 0841），遗留残渣不得过 0.1%。

【含量测定】照气相色谱法（通则 0521）测定。

色谱条件与系统适用性试验　用 5%苯基-95%甲基聚硅氧烷（或极性相近）为固定液的毛细管柱（0.32mm×15m，1.0μm 或效能相当的色谱柱）；起始温度为 150℃，维持 1 分钟，以每分钟 6℃的速率升温至 230℃，维持 8 分钟；进样口温度为 240℃，检测器温度为 280℃。取棕榈酸异丙酯和肉豆蔻酸异丙酯对照品各适量，加正己烷溶解并稀释制成每 1ml 中约含棕榈酸异丙酯 5.0mg 和肉豆蔻酸异丙酯 0.5mg 的混合溶液，作为系统适用性溶液，取 2μl 注入气相色谱仪，记录色谱图，肉豆蔻酸异丙酯峰和棕榈酸异丙酯峰的分离度应不小于 6，棕榈酸异丙酯峰的拖尾因子应不大于 2，连续进样的棕榈酸异丙酯峰面积的相对标准偏差应不大于 2.0%。

测定法　取本品适量，精密称定，加正己烷溶解并定量稀释制成每 1ml 中含 5.0mg 的溶液，作为供试品溶液。精密量取 2μl 注入气相色谱仪，记录色谱图，按面积归一化法计算，即得。

【类别】油脂性载体、润滑剂和溶剂等。

【贮藏】遮光，密闭保存。

硬脂山梨坦

Yingzhi Shanlitan

Sorbitan Monostearate

[1338-41-6]

本品为山梨坦与硬脂酸形成酯的混合物。系山梨醇脱水，在碱性催化下，与硬脂酸酯化而制得，或者由山梨醇与硬脂酸在 180～280℃下直接酯化而制得。

【性状】本品为淡黄色至黄褐色蜡状固体。

本品在乙酸乙酯中极微溶，在水或丙酮中不溶。

酸值　本品的酸值（通则 0713）应不大于 10。

羟值　本品的羟值（通则 0713）应为 235～260。

碘值　本品的碘值（通则 0713）应不大于 10。

过氧化值　本品的过氧化值（通则 0713）应不大于 5。

皂化值　本品的皂化值（通则 0713）应为 147～157。

【鉴别】照脂肪酸组成试验应符合规定。

【检查】脂肪酸组成　取本品 0.1g，置 50ml 圆底烧瓶中，加 0.5mol/L 氢氧化钾甲醇溶液 4ml，在 65℃水浴中加热回流 10 分钟，放冷，加 14%三氟化硼甲醇溶液 5ml，在

65℃水浴中加热回流 2 分钟，放冷，加正己烷 5ml，继续在 65℃水浴中加热回流 1 分钟，放冷，加饱和氯化钠溶液 10ml，摇匀，静置使分层，取上层液，经无水硫酸钠干燥。

照气相色谱法（通则 0521）测定。以聚乙二醇为固定液的毛细管柱为色谱柱，起始温度为 150℃，维持 3 分钟，以每分钟 5℃的速率升温至 220℃，维持 10 分钟；进样口温度 240℃，检测器温度 280℃。分别取棕榈酸甲酯、硬脂酸甲酯对照品适量，加正己烷溶解并稀释制成每 1ml 中各含 1mg 的溶液，取 1μl 注入气相色谱仪，记录色谱图，理论板数按硬脂酸甲酯峰计算不低于 20 000，各色谱峰的分离度应符合要求。

取供试品溶液 1μl，注入气相色谱仪，记录色谱图，按面积归一化法以峰面积计算，含硬脂酸不得少于 40.0%，含棕榈酸和硬脂酸总和不得少于 90.0%。

水分　取本品，以无水甲醇-二氯甲烷(1:1)为溶剂，照水分测定法（通则 0832 第一法 1)测定，含水分不得过 1.5%。

炽灼残渣　取本品 1.0g，依法检查（通则 0841），遗留残渣不得过 0.5%。

重金属　取炽灼残渣项下遗留的残渣，依法检查（通则 0821 第二法），含重金属不得过百万分之十。

【类别】乳化剂和消泡剂等。

【贮藏】密封，在干燥处保存。

硬脂富马酸钠

Yingzhi Fumasuanna

Sodium Stearyl Fumarate

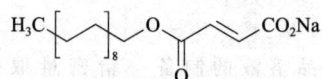

$$\text{H}_3\text{C}{\overbrace{}^{}}_8\text{—O—C(=O)—CH=CH—CO}_2\text{Na}$$

$C_{22}H_{39}NaO_4$　　390.54

[4070-80-8]

本品为(E)-丁烯二酸十八醇酯钠盐。按无水物计算，含 $C_{22}H_{39}NaO_4$ 应为 99.0%～101.5%。

【性状】本品为白色或类白色粉末，可带扁平的球形颗粒聚结物。

本品在甲醇中微溶，在水、乙醇或丙酮中几乎不溶。

皂化值　取本品约 0.45g，精密称定，置 250ml 回流瓶中，精密加入 0.55%氢氧化钾无水乙醇溶液（临用新制）50ml，加热回流 2 小时，用 70%乙醇溶液 10ml 冲洗冷凝管内壁，再用水冲洗 3 次，每次 10ml，冷却至室温，再用 70%乙醇溶液洗涤 2 次，每次 10ml，加酚酞指示液 1.0ml，用盐酸滴定液(0.1mol/L)滴定至溶液的粉红色刚好褪去，同时做空白试验。按下式计算，皂化值应为 142.2～146.0。

$$皂化值 = \frac{(V_2 - V_1) \times 5.61}{M \times (1-A)}$$

式中　V_1 为供试品消耗盐酸滴定液（0.1mol/L）的体积，ml；

$\qquad$ V_2 为空白消耗盐酸滴定液（0.1mol/L）的体积，ml；

$\qquad$ M 为供试品称样量，g；

$\qquad$ A 为供试品的水分。

【鉴别】（1）本品的红外光吸收图谱应与对照品的图谱一致（通则 0402）。

（2）本品显钠盐鉴别（1）的反应（通则 0301）。

【检查】有关物质　取本品约 15mg，精密称定，精密加入硅烷化溶液［取 *N*,*O*-双（三甲基硅烷基）三氟乙酰胺 2ml，加三甲基氯硅烷 0.02ml，混匀］1ml，密封，在 70℃加热 1 小时，滤过，取续滤液作为供试品溶液。

另取硬脂马来酸钠与硬脂富马酸钠对照品各约 1mg，自"精密加入硅烷化溶液 1ml"起同法操作，作为系统适用性溶液。

照气相色谱法（通则 0521）测定，用二甲基聚硅氧烷（或极性相近）为固定液的毛细管柱为色谱柱（HP-1，0.53mm× 15m，0.15μm 或 HP-5，0.32mm×30m，0.25μm），起始温度为 180℃，维持 1 分钟，以每分钟 7℃的速率升温至 320℃，维持 5 分钟；载气为氦气；进样口温度为 250℃；检测器温度为 320℃。

精密量取系统适用性溶液 2μl 注入气相色谱仪，记录色谱图，硬脂三甲基硅烷马来酸酯峰与硬脂三甲基硅烷富马酸酯峰的分离度应符合要求。

精密量取供试品溶液 2μl 注入气相色谱仪，记录色谱图。按面积归一化法计算，含硬脂马来酸钠不得过 0.25%，其他单个杂质不得过 0.5%，杂质总量不得过 5.0%。

丙酮（此项适用于以丙酮作为反应溶剂的工艺）　取本品约 0.12g，精密称定，置顶空瓶中，精密加入二甲基亚砜 3ml，密封，作为供试品溶液。

另取丙酮适量，精密称定，用二甲基亚砜定量稀释制成每 1ml 中约含 19.2μg 的溶液，精密量取 3ml，置顶空瓶中，密封，作为对照溶液。

照气相色谱法（通则 0521）测定，用 14%氰丙基苯基-86%二甲基聚硅氧烷（或极性相近）为固定液的毛细管柱为色谱柱，起始温度为 30℃，维持 2 分钟，以每分钟 5℃的速率升温至 40℃，维持 20 分钟，以每分钟 20℃的速率升温至 120℃，维持 5 分钟，再以每分钟 30℃的速率升温至 150℃，维持 1 分钟；进样口温度为 150℃；检测器温度为 250℃；顶空瓶平衡温度为 80℃，平衡时间为 20 分钟。丙酮峰与相邻峰的分离度应符合要求。

取供试品溶液和对照溶液分别顶空进样，记录色谱图。按外标法以峰面积计算，含丙酮不得过 0.05%。

甲苯（此项适用于以甲苯作为反应溶剂的工艺）　取本品约 0.60g，精密称定，置顶空瓶中，精密加入内标溶液（取丁酮适量，精密称定，用二甲基亚砜定量稀释制成每 1ml 中约含 0.3mg 的溶液，作为内标贮备液。

精密量取适量，用二甲基亚砜定量稀释制成每 1ml 中约含 2.4μg 的溶液）3ml，密封，作为供试品溶液。

另取甲苯适量，精密称定，用二甲基亚砜定量稀释制成每 1ml 中约含 0.52mg 的溶液，精密量取 1ml，置 250ml 量瓶中，精密加入内标贮备液 2ml，用二甲基亚砜稀释至刻度，摇匀，精密量取 3ml，置顶空瓶中，密封，作为对照溶液。

照气相色谱法（通则 0521）测定，用 14%氰丙基苯基-86%二甲基聚硅氧烷（或极性相近）为固定液的毛细管柱为色谱柱，起始温度为 30℃，维持 2 分钟，以每分钟 5℃的速率升温至 40℃，维持 20 分钟，以每分钟 20℃的速率升温至 120℃，维持 5 分钟，再以每分钟 30℃的速率升温至 150℃，维持 1 分钟；进样口温度为 150℃；检测器温度为 250℃；顶空瓶平衡温度为 110℃，平衡时间为 30 分钟。甲苯峰与相邻峰的分离度应符合要求。

取供试品溶液和对照溶液分别顶空进样，记录色谱图。按内标法以峰面积计算，含甲苯不得过 0.089%。

水分　取本品，照水分测定法（通则 0832 第一法 1）测定，含水分不得过 5.0%。

重金属　取本品 1.0g，依法检查（通则 0821 第二法），含重金属不得过百万分之二十。若含重金属小于百万分之十，则不必进行铅检查，若含重金属大于百万分之十，应进行铅检查。

铅　取本品 0.5g，置于聚四氟乙烯消解罐中，加入硝酸 10ml 与 30%过氧化氢溶液 2ml，浸泡过夜，密封，放入微波消解装置中消解（微波消解采用梯度升温控制方式，参数采用 10 分钟升温至 190℃，保持 3 小时），冷却，将消解液转移至 50ml 量瓶中，用水稀释至刻度，摇匀，作为供试品溶液。照原子吸收分光光度法（通则 0406 第一法），在 283.3nm 波长处测定，含铅不得过百万分之十。

【含量测定】取本品约 0.25g，精密称定，加二氯甲烷 10ml 与冰醋酸 30ml 使溶解后，照电位滴定法（通则 0701），用高氯酸滴定液（0.1mol/L）滴定，并将滴定结果用空白试验校正。每 1ml 高氯酸滴定液（0.1mol/L）相当于 39.05mg 的 $C_{22}H_{39}NaO_4$。

【类别】润滑剂。

【贮藏】遮光，密封保存。

【标示】应标明本品的粒度分布、比表面积的标示值。

硬 脂 酸

Yingzhisuan

Stearic Acid

本品系从动、植物油脂中得到的固体脂肪酸，主要成分为硬脂酸（$C_{18}H_{36}O_2$）与棕榈酸（$C_{16}H_{32}O_2$）。含硬脂酸（$C_{18}H_{36}O_2$）量，含硬脂酸（$C_{18}H_{36}O_2$）与棕榈酸（$C_{16}H_{32}O_2$）总量应符合附表规定。

【性状】本品为白色或类白色粉末、颗粒、片状固体或结晶性硬块，其剖面有微带光泽的细针状结晶。

本品在水中几乎不溶。

凝点 本品的凝点（通则 0613）应符合附表规定。

酸值 本品的酸值（通则 0713）应为 194～212。

碘值 本品的碘值（通则 0713）应符合附表规定。

【鉴别】 在含量测定项下记录的色谱图中，供试品溶液两个主峰的保留时间应分别与对照品溶液两个主峰的保留时间一致。

【检查】溶液的颜色 取本品适量，在 75℃ 水浴上加热熔化，如显色，与黄绿色 1 号标准比色液（通则 0901）比较，不得更深。

水溶性酸 取本品 5.0g，加热熔化，加等体积新沸的热水，振摇 2 分钟，放冷，滤过，滤液中加甲基橙指示液 1 滴，不得显红色。

中性脂肪或蜡 取本品 1.0g，加无水碳酸钠 0.5g 与水 30ml，煮沸使溶解，溶液应澄清。

炽灼残渣 取本品 4.0g，依法检查（通则 0841），遗留残渣不得过 0.1%。

镍 取本品 0.10g，置高压消解罐中，加硝酸适量，加热消化后，冷却，转移置 10ml 量瓶中，用硝酸溶液（1→100）稀释至刻度，摇匀，作为供试品溶液。同法制备空白溶液。另取镍单元素标准溶液，用硝酸溶液（1→100）稀释制成每 1ml 中含镍 0、5ng、10ng 和 15ng 的溶液，作为对照品溶液。取供试品溶液与对照品溶液，照原子吸收分光光度法（通则 0406 第一法），在 232.0nm 的波长处测定，计算，即得。含镍不得过 0.0001%。

重金属 取炽灼残渣项下遗留的残渣，依法检查（通则 0821 第二法），含重金属不得过百万分之五。

【含量测定】 照气相色谱法（通则 0521）测定。

色谱条件与系统适用性试验 用聚乙二醇 20M（或极性相近）为固定液的毛细管柱为色谱柱；起始温度为 170℃，维持 2 分钟，以每分钟 10℃ 的速率升温至 240℃，维持数分钟，使色谱图记录至除溶剂峰外的第二个主峰保留时间的 3 倍；进样口温度为 250℃；检测器温度为 260℃。硬脂酸甲酯峰与棕榈酸甲酯峰的分离度应大于 5.0。

测定法 取本品约 0.1g，精密称定，置锥形瓶中，精密加三氟化硼甲醇溶液（13%～15%）5ml 振摇使溶解，置水浴中回流 20 分钟，放冷，用正己烷 10～15ml 转移并洗涤至分液漏斗中，加水 10ml 与氯化钠饱和溶液 10ml，振摇分层，弃去下层（水层），正己烷层加无水硫酸钠 6g 干燥除去水分后置 25ml 量瓶中，用正己烷稀释至刻度，摇匀，作为供试品溶液；另取硬脂酸与棕榈酸对照品各约 50mg，同上法操作制得对照品溶液。精密量取供试品溶液与对照品溶液各 1μl 注入气相色谱仪，记录色谱图。按面积归一化法计算供试品中硬脂酸（$C_{18}H_{36}O_2$）与棕榈酸（$C_{16}H_{32}O_2$）的含量。

【类别】 润滑剂和软膏基质等。

【贮藏】 密闭保存。

【标示】 ①应标明产品型号。②应标明本品粒径分布的标示范围、比表面积的标示值。

附：

表　三种型号硬脂酸的凝点、碘值与含量规定

型号	凝点	碘值	含硬脂酸量	含硬脂酸与棕榈酸总量
硬脂酸 50	53～59℃	不大于 4.0	40.0%～60.0%（不包括 60.0%）	不少于 90.0%
硬脂酸 70	57～64℃	不大于 4.0	60.0%～80.0%	不少于 90.0%
硬脂酸 95	64～69℃	不大于 1.5	不少于 90.0%	不少于 96.0%

注：本品有滑腻感，有类似油脂的微臭。

硬脂酸钙

Yingzhisuangai

Calcium Stearate

[1592-23-0]

本品主要为硬脂酸钙（$C_{36}H_{70}O_4Ca$）与棕榈酸钙（$C_{32}H_{62}O_4Ca$）的混合物，按干燥品计算，含钙（Ca）应为 6.4%～7.4%。

【性状】 本品为白色粉末。

本品在水、乙醇中不溶。

【鉴别】 （1）取本品 1.0g，加水 25ml 与盐酸 5ml，摇匀，加热，使脂肪酸成油层分出，放冷，取水层，水层显钙盐的鉴别反应（通则 0301）。

（2）在脂肪酸组成检查项下记录的色谱图中，供试品溶液两主峰的保留时间应分别与对照品溶液两主峰的保留时间一致。

【检查】酸碱度 取本品 1.0g，加水 20ml，加热煮沸 1 分钟，并不断搅拌，放冷，滤过，取滤液 10ml，加入溴麝香草酚蓝指示液 1 滴，用盐酸滴定液（0.01mol/L）或氢氧化钠滴定液（0.01mol/L）滴定至溶液变色，消耗滴定液的体积不得过 0.5ml。

脂肪酸的酸值 取本品 5.0g，加无过氧化物的乙醚 50ml、稀硝酸 20ml 与水 20ml，加热回流使溶解，放冷，置分液漏斗中静置分层，分取水层，乙醚层用水提取两次，每次 5ml，合并上述水层，然后用无过氧化物的乙醚 15ml 洗涤水层，将水层置 50ml 量瓶中，用水稀释至刻度，摇匀，作为氯化物和硫酸盐的检查用供试溶液。合并上述乙醚层，挥干溶剂，于 105℃ 干燥后，依法测定（通则 0713），酸值应为 195～210。

氯化物 取脂肪酸的酸值项下制备的检查用供试溶液 1.0ml，依法检查（通则 0801），与标准氯化钠溶液 10.0ml 制成的对照液比较，不得更浓（0.1%）。

硫酸盐 取脂肪酸的酸值项下制备的检查用供试溶液 1.0ml，依法检查（通则 0802），与标准硫酸钾溶液 3.0ml 制成的对照液比较，不得更浓(0.3%)。

干燥失重　取本品，在 105℃ 干燥至恒重，减失重量不得过 4.0%(通则 0831)。

镍　取本品 0.05g 两份，分别置高压消解罐中，一份中加硝酸 2ml 消化后，定量转移至 10ml 量瓶中，用水稀释至刻度，摇匀，作为供试品溶液；另一份中精密加标准镍溶液(精密量取镍单元素标准溶液适量，用水定量稀释制成每 1ml 中含镍 0.5μg 的溶液)0.5ml，同法操作，作为对照品溶液。照原子吸收分光光度法(通则 0406 第二法)，采用石墨炉原子化器，在 232.0nm 的波长处分别测定，应符合规定(0.0005%)。

镉　取本品 0.05g 两份，分别置高压消解罐中，一份中加硝酸 2ml 消化后，定量转移至 100ml 量瓶中，用水稀释至刻度，摇匀，作为供试品溶液；另一份中精密加标准镉溶液(精密量取镉单元素标准溶液适量，用水定量稀释制成每 1ml 中含镉 0.3μg 的溶液)0.5ml，同法操作，作为对照品溶液。照原子吸收分光光度法(通则 0406 第二法)，采用石墨炉原子化器，在 228.8nm 的波长处分别测定，应符合规定(0.0003%)。

铅　取本品 0.05g 两份，分别置高压消解罐中，一份中加硝酸 2ml 消化后，定量转移至 50ml 量瓶中，用水稀释至刻度，摇匀，作为供试品溶液；另一份中精密加标准铅溶液(精密量取铅标准溶液适量，用水定量稀释制成每 1ml 中含铅 1μg 的溶液)0.5ml，同法操作，作为对照品溶液。取供试品溶液和对照品溶液，以磷酸二氢铵-硝酸钯溶液(称取 0.02g 硝酸钯，置 100ml 量瓶中，加少量 10% 硝酸溶液溶解后，再加入 2g 磷酸二氢铵，溶解后用 5% 硝酸溶液稀释至刻度，摇匀，即得)作为基体改进剂，照原子吸收分光光度法(通则 0406 第二法)，采用石墨炉原子化器，在 283.3nm 的波长处分别测定，应符合规定(0.001%)。

砷盐　取本品 1.0g，加入稀盐酸(1→2)5ml 与三氯甲烷 20ml，剧烈振摇 3 分钟，静置，分离，取水层，加甲基橙指示液 1 滴，用氨试液调至中性，加盐酸 5ml 与水 18ml，依法检查(通则 0822 第二法)，应符合规定(0.0002%)。

脂肪酸组成　取本品约 0.1g，精密称定，置锥形瓶中，加 14% 三氟化硼甲醇溶液 5ml，摇匀，加热回流 10 分钟，沿冷凝管加正庚烷 4ml，加热回流 10 分钟，放冷，加饱和氯化钠溶液 20ml，振摇，静置分层，取上层液，经无水硫酸钠干燥，精密量取 1ml，置 10ml 量瓶中，用正庚烷稀释至刻度，摇匀，作为供试品溶液。

取棕榈酸甲酯与硬脂酸甲酯对照品适量，加正庚烷溶解并稀释制成每 1ml 中分别约含 15mg 与 10mg 的溶液，作为对照品溶液。

照气相色谱法(通则 0521)测定，以聚乙二醇-20M(或极性相近)为固定液的毛细管柱为色谱柱，起始温度为 70℃，维持 2 分钟，以每分钟 5℃ 的速率升温至 240℃，维持 5 分

钟；进样口温度为 220℃；检测器温度为 260℃。棕榈酸甲酯峰与硬脂酸甲酯峰的分离度应大于 5.0。

精密量取供试品溶液与对照品溶液各 1μl，分别注入气相色谱仪，记录色谱图，按面积归一化法以峰面积计算，含硬脂酸不得少于 40.0%，硬脂酸与棕榈酸的总和不得少于 90.0%。

【含量测定】　取本品约 0.2g，精密称定，加正丁醇-无水乙醇(1：1)50ml，加浓氨溶液 5ml 与氨-氯化铵缓冲液(pH 10.0)3ml，再精密加入乙二胺四醋酸二钠滴定液(0.05mol/L)25ml 与铬黑 T 指示剂少许，混匀，于 40～50℃ 水浴上加热至溶液澄清，用锌滴定液(0.05mol/L)滴定至溶液自蓝色转变为紫色，并将滴定的结果用空白试验校正。每 1ml 乙二胺四醋酸二钠滴定液(0.05mol/L)相当于 2.004mg 的 Ca。

【类别】　润滑剂和乳化剂等。

【贮藏】　密闭，在阴凉干燥处保存。

硬 脂 酸 锌

Yingzhisuanxin

Zinc Stearate

[557-05-1]

本品系以硬脂酸与锌反应制得。主要为硬脂酸锌($C_{36}H_{70}O_4Zn$)和棕榈酸锌($C_{32}H_{62}O_4Zn$)的混合物。含氧化锌(ZnO)应为 12.5%～14.0%。

【性状】　本品为白色或类白色细粉。

本品在水或无水乙醇中几乎不溶。

【鉴别】　(1)取本品约 25g，加热水 200ml 和稀硫酸 60ml，加热，使脂肪酸成油层分出，备用；取水层加稀硫酸酸化，加 0.1% 硫酸铜溶液 1 滴与硫氰酸汞铵试液数滴，即生成紫色沉淀。

(2)取鉴别(1)项下的油层用沸水洗涤，直至洗液不显硫酸盐的反应，收集油层于小烧杯中，放冷，弃去水层，加热使油层熔化，趁热滤过，105℃ 干燥 20 分钟。依法测定(通则 0613)，凝点不低于 54℃。

【检查】酸碱度　取本品 1.0g，加乙醇 5ml 振摇，再加水 20ml 和酚红指示液 0.1ml，使溶液变成黄色所消耗盐酸滴定液(0.1mol/L)的体积不得过 0.30ml；或者使溶液变成红色所消耗氢氧化钠滴定液(0.1mol/L)的体积不得过 0.10ml。

脂肪酸的酸值　取溶液的颜色项下得到的残渣 0.20g，加乙醇-乙醚(1:1)[临用前加酚酞指示液 1.0ml，用氢氧化钠滴定液(0.1mol/L)调至微显粉红色]25ml 使溶解，依法测定(通则 0713)，酸值应为 195～210。

溶液的颜色　取本品 5.0g，加乙醚 50ml 和硝酸溶液

(1.1→10)40ml，加热回流至溶液澄清，放冷，移至分液漏斗中，振摇，放置分层。取乙醚层用水提取 2 次，每次 4ml；将乙醚层挥干，残渣在 105℃ 干燥后备用；合并所有水层，加乙醚 15ml 洗涤，弃去乙醚层，水层于水浴上挥去乙醚，放冷，移至 50ml 量瓶中，加水稀释至刻度，摇匀，作为供试品溶液，供试品溶液如显色，与黄色 1 号标准比色液（通则 0901 第一法）比较，不得更深。

脂肪酸溶液的澄清度与颜色 取溶液的颜色项下得到的残渣 0.5g，加三氯甲烷 10ml 使溶解，依法检查（通则 0901 与通则 0902），溶液应澄清无色；如显色，与黄色 2 号标准比色液（通则 0901 第一法）比较，不得更深。

氯化物 取溶液的颜色项下制备的供试品溶液 2.0ml，依法检查（通则 0801），与标准氯化钠溶液 5.0ml 制成的对照液比较，不得更浓（0.025%）。

硫酸盐 取溶液的颜色项下制备的供试品溶液 1.0ml，置 50ml 量瓶中，加水稀释至刻度，摇匀，取 12.5ml，依法检查（通则 0802），与标准硫酸钾溶液 1.5ml 制成的对照液比较，不得更浓（0.6%）。

镉 精密量取溶液的颜色项下制备的供试品溶液 20.0ml，置 50ml 量瓶中，加硝酸溶液（1.1→10）稀释至刻度，摇匀，作为供试品溶液；另取镉标准溶液，加硝酸溶液（1.1→10）稀释制成每 1ml 含镉 0.2µg 的溶液，作为对照品溶液。照原子吸收分光光度法（通则 0406），在 228.8nm 的波长处分别测定，供试品溶液的吸光度不得大于对照品溶液的吸光度（0.0005%）。

铅 取溶液的颜色项下制备的供试品溶液；另精密量取标准铅贮备液适量，加硝酸溶液（1.1→10）稀释制成每 1ml 中含铅 2.5µg 的溶液，作为对照品溶液。照原子吸收分光光度法（通则 0406），在 217.0nm 的波长处分别测定，供试品溶液的吸光度不得大于对照品溶液的吸光度（0.0025%）。

砷盐 取本品 3.33g，加水 50ml 和硫酸 5ml，缓缓煮沸至油层澄清且溶液体积减至约 25ml，趁热滤过，放冷，加水稀释至 50ml，量取 20ml，加水 8ml，依法检查（通则 0822 第二法），应符合规定（0.000 15%）。

【含量测定】 精密称取本品约 1g，加 0.05mol/L 硫酸溶液 50ml，煮沸至少 10 分钟，直至油层澄清，必要时补充水至初始体积。放冷，滤过，用水洗涤滤器和烧杯直至洗液对蓝色石蕊试纸不呈酸性；合并滤液和洗液，加氨-氯化铵缓冲液（取氯化铵 6.75g，加水溶解，加浓氨溶液 57ml，用水稀释至 100ml）15ml 和铬黑 T 指示剂少许，加热至 40℃，用乙二胺四醋酸二钠滴定液（0.05mol/L）滴定至溶液显纯蓝色。每 1ml 乙二胺四醋酸二钠滴定液（0.05mol/L）相当于 4.069mg 的 ZnO。

【类别】 润滑剂。

【贮藏】 密闭保存。

硬 脂 酸 镁

Yingzhisuanmei

Magnesium Stearate

[557-04-0]

本品是镁与硬脂酸化合而成。系以硬脂酸镁（$C_{36}H_{70}MgO_4$）与棕榈酸镁（$C_{32}H_{62}MgO_4$）为主要成分的混合物。按干燥品计算，含 Mg 应为 4.0%～5.0%。

【性状】 本品为白色轻松无砂性的细粉。

本品在水或乙醇中不溶。

【鉴别】（1）在硬脂酸与棕榈酸相对含量检查项下记录的色谱图中，供试品溶液色谱中两主峰的保留时间应分别与对照品溶液两主峰的保留时间一致。

（2）取本品 5.0g，置分液漏斗中，加入乙醚 50ml，摇匀，加入稀硝酸 20ml 与水 20ml，振摇至溶液完全溶解，放置分层，将水层移入另一分液漏斗中，用水提取乙醚层 2 次，每次 4ml，合并水层，用乙醚 15ml 清洗水层，将水层移至 50ml 量瓶中，加水稀释至刻度，摇匀，作为供试品溶液，应显镁盐鉴别（1）的反应（通则 0301）。

【检查】 酸碱度 取本品 2.0g，加无水乙醇 6.0ml，搅拌使分散均匀，再加水使成 40.0ml，摇匀，滤过，取续滤液 10.0ml，加溴麝香草酚蓝指示液 0.05ml，用盐酸滴定液（0.1mol/L）或氢氧化钠滴定液（0.1mol/L）滴至溶液颜色发生变化，滴定液用量不得过 0.05ml。

氯化物 取鉴别（2）项下的供试品溶液 1.0ml，依法检查（通则 0801），与标准氯化钠溶液 10.0ml 制成的对照液比较，不得更浓（0.10%）。

硫酸盐 取鉴别（2）项下的供试品溶液 1.0ml，依法检查（通则 0802），与标准硫酸钾溶液 6.0ml 制成的对照液比较，不得更浓（0.6%）。

干燥失重 取本品，在 80℃ 干燥至恒重，减失重量不得过 5.0%（通则 0831）。

铁盐 取本品 0.50g，炽灼灰化后，加稀盐酸 5ml 与水 10ml，煮沸，放冷，滤过，滤液加过硫酸铵 50mg，用水稀释成 35ml，依法检查（通则 0807），与标准铁溶液 5.0ml 用同一方法制成的对照液比较，不得更深（0.01%）。

硬脂酸与棕榈酸相对含量 取本品 0.1g，精密称定，置锥形瓶中，加 14% 三氟化硼甲醇溶液 5ml，摇匀，加热回流 10 分钟使溶解，从冷凝管加正庚烷 4ml，再回流 10 分钟，冷却后加饱和氯化钠溶液 20ml，振摇，静置使分层，将正庚烷层经无水硫酸钠干燥，作为供试品溶液。

分别称取棕榈酸甲酯与硬脂酸甲酯对照品适量，加正庚烷溶解并稀释制成每 1ml 中分别约含 15mg 与 10mg 的溶液，作为对照品溶液。

照气相色谱法(通则0521)测定,用聚乙二醇(或极性相近)为固定液的毛细管柱为色谱柱,起始温度70℃,维持2分钟,以每分钟5℃的速率升温至240℃,维持5分钟;进样口温度为220℃;检测器温度为260℃。

取对照品溶液1μl注入气相色谱仪,棕榈酸甲酯峰与硬脂酸甲酯峰的分离度应大于3.0。精密量取供试品溶液1ml,置100ml量瓶中,用正庚烷稀释至刻度,摇匀,取1μl注入气相色谱仪,棕榈酸甲酯峰与硬脂酸甲酯峰应能检出。

再取供试品溶液1μl注入气相色谱仪,记录色谱图,按下式面积归一化法计算硬脂酸镁中硬脂酸在脂肪酸中的含量。

$$硬脂酸含量 = \frac{A}{B} \times 100\%$$

式中　A 为供试品中硬脂酸甲酯的峰面积;

　　　B 为供试品中所有脂肪酸酯的峰面积。

同法计算硬脂酸镁中棕榈酸在总脂肪酸中的含量。硬脂酸相对含量不得低于40%,硬脂酸与棕榈酸相对含量的总和不得低于90%。

【含量测定】 取本品约0.2g,精密称定,加正丁醇-无水乙醇(1:1)50ml,加浓氨溶液5ml与氨-氯化铵缓冲液(pH 10.0)3ml,再精密加入乙二胺四醋酸二钠滴定液(0.05mol/L)25ml与铬黑T指示剂少许,混匀,于40~50℃水浴上加热至溶液澄清,用锌滴定液(0.05mol/L)滴定至溶液自蓝色转变为紫色,并将滴定的结果用空白试验校正。每1ml乙二胺四醋酸二钠滴定液(0.05mol/L)相当于1.215mg的Mg。

【类别】 润滑剂。

【贮藏】 密闭保存。

【标示】 应标明本品的型号、粒径分布的标示范围、比表面积的标示值。

　　注:①本品与皮肤接触有滑腻感。②为满足制剂安全性和有效性要求,必要时,可对本品中的元素杂质镍、钒、铬进行控制。

硝 酸 钾

Xiaosuanjia

Potassium Nitrate

$$KNO_3 \quad 101.10$$

[7757-79-1]

本品按干燥品计算,含KNO_3不得少于99.0%。

【性状】 本品为无色或白色透明结晶。

本品在水中易溶,在乙醇中微溶。

【鉴别】 本品显钾盐与硝酸盐的鉴别反应(通则0301)。

【检查】酸碱度 取本品1.0g,加新沸放冷的水10ml使溶解,加入溴麝香草酚蓝指示液1滴,用盐酸滴定液(0.01mol/L)或氢氧化钠滴定液(0.01mol/L)滴定至溶液变色,消耗滴定液的体积不得过0.5ml。

溶液的澄清度与颜色 取本品1.0g,加水10ml使溶解,依法检查(通则0901与通则0902),溶液应澄清无色。

氯化物 取本品1.0g,依法检查(通则0801),与标准氯化钠溶液2.0ml制成的对照液比较,不得更浓(0.002%)。

硫酸盐 取本品1.0g。依法检查(通则0802),与标准硫酸钾溶液1.5ml制成的对照液比较,不得更浓(0.015%)。

还原性物质 取本品1.0g,加水10ml使溶解,加稀硫酸0.5ml与碘化锌淀粉指示液2ml,溶液2分钟内不得变蓝。

干燥失重 取本品约1g,精密称定,在105℃干燥至恒重,减失重量不得过0.5%(通则0831)。

铵盐 取本品0.4g,依法检查(通则0808),与标准氯化铵溶液2.0ml制成的对照液比较,不得更浓(0.005%)。

钙盐 取本品2.0g,加水15ml使溶解,作为供试品溶液。取醇制标准钙溶液(精密称取碳酸钙2.50g,置1000ml量瓶中,加醋酸12ml,加水适量溶解后并用水稀释至刻度,摇匀,作为钙溶液贮备液。临用前,精密量取钙溶液贮备液10ml,置100ml量瓶中,用乙醇稀释至刻度,摇匀,每1ml相当于0.1mg的Ca)0.2ml,置纳氏比色管中,加4%草酸铵溶液1ml,1分钟后,加稀醋酸1ml与供试品溶液15ml的混合液,摇匀,放置15分钟,作为供试品管;另取纳氏比色管,加入醇制标准钙溶液0.2ml,4%草酸铵溶液1ml,1分钟后,加入标准钙溶液(临用前,精密量取钙溶液贮备液1ml,置100ml量瓶中,用水稀释至刻度,摇匀,每1ml相当于10μg的Ca)10.0ml,稀醋酸1ml与水5ml,摇匀,放置15分钟,作为对照液管。供试品管与对照液管比较,不得更浓(0.005%)。

铁盐 取本品2.0g,依法检查(通则0807),与标准铁溶液2.0ml制成的对照液比较,不得更浓(0.001%)。

钠盐 取本品1.0g,置100ml量瓶中,加水溶解并稀释至刻度,摇匀,作为供试品溶液;另取120℃干燥2小时后的基准氯化钠0.509g(相当于钠0.2g),加水溶解并定量稀释制成每1ml中分别含钠0.5μg、1.0μg、1.5μg、2.0μg的对照品溶液。照原子吸收分光光度法(通则0406第一法),在589.0nm的波长处测定,以水为空白溶液,按标准曲线法,计算。含钠不得过0.10%。

重金属 取本品1.0g,依法检查(通则0821第一法),含重金属不得过百万分之十。

【含量测定】 取本品0.2g,精密称定,加水20ml溶解,转移至已处理好的强酸性阳离子交换树脂柱中,用水洗涤树脂柱(约每分钟3ml的流量),收集交换液及洗涤液约250ml,加酚酞指示液1ml,用氢氧化钠滴定液(0.1mol/L)滴定至终点。每1ml氢氧化钠滴定液(0.1mol/L)相当于10.11mg的KNO_3。

阳离子交换树脂处理方法：取钠盐状态阳离子交换树脂 15g，加水适量，转移至离子交换柱中，自顶端加 2mol/L 盐酸溶液 30～40ml，开启活塞，使盐酸浸润树脂后关闭活塞，浸泡过夜，用新沸放冷的水 300～500ml 洗涤树脂柱，并取最后的洗液 100ml，加酚酞指示液 2～3 滴与氢氧化钠滴定液（0.1mol/L）1 滴，如显粉红色，即可供试验用。

【类别】渗透压调节剂。

【贮藏】密闭保存。

硫　酸

Liusuan

Sulfuric Acid

$$H_2SO_4 \quad 98.07$$

[7664-93-9]

本品系将焙烧含硫矿产生的二氧化硫通过五氧化二钒的作用，转化为三氧化硫，再通入水中制得。含 H_2SO_4 不得少于 95.0%（g/g）。

【性状】本品为无色的澄清油状液体。

相对密度　本品的相对密度（通则 0601）为 1.831～1.849。

【鉴别】本品显硫酸盐的鉴别反应（通则 0301）。

【检查】溶液的澄清度与颜色　取本品 5.0ml，缓缓加至冷水 30ml 中，放冷，加水稀释至 50ml，依法检查（通则 0901 与通则 0902），溶液应澄清无色。

氯化物　取本品 2.0g（1.1ml），依法检查（通则 0801），与标准氯化钠溶液 10.0ml 制成的对照液比较，不得更浓（0.005%）。

还原性物质　取本品 5.0g（2.8ml），缓缓加至冷水 15ml 中（冰浴中操作），冷却后，加水稀释至 25ml，加 0.001mol/L 高锰酸钾溶液 0.10ml，摇匀，与亚硫酸钠溶液（每 1ml 中含 SO_3^{2-} 10μg）5.0ml，自"加水稀释至 25ml"起，与同法制得的对照液比较，颜色不得更浅。

炽灼残渣　取本品 40g（22ml），蒸干后，依法检查（通则 0841），遗留残渣不得过 2mg（0.005%）。

铁盐　取本品 10g（5.5ml），蒸干并炽灼至硫酸蒸气除尽，放冷，在残渣中加稀盐酸 1ml，缓缓加热使溶解，并用水稀释至 25ml；取 1ml，用水稀释至 10ml，依法检查（通则 0807），与标准铁溶液 1.0ml 制成的对照液比较，不得更深（0.0025%）。

重金属　取本品 4.0g（2.2ml），加至 0.1%碳酸钠溶液 10ml 中，蒸干，依法检查（通则 0821 第二法），含重金属不得过百万分之五。

砷盐　取本品 2.0g（1.1ml），加至水 20ml 中，放冷，用水稀释至 25ml，依法检查（通则 0822 第一法），应符合规

定（0.0001%）。

【含量测定】取本品约 1.8g，精密称定，置贮有水约 20ml 的具塞锥形瓶中，加水 25ml 与甲基红指示液 2 滴，用氢氧化钠滴定液（1mol/L）滴定。每 1ml 氢氧化钠滴定液（1mol/L）相当于 49.04mg 的 H_2SO_4。

【类别】pH 调节剂。

【贮藏】密封保存。

注：本品吸水性强。

硫酸鱼精蛋白

Liusuan Yujingdanbai

Protamine Sulfate

本品系由鲑科（Salmonidae）鱼类新鲜成熟精子中提取的一组碱性多肽的硫酸盐。按干燥品计算，应为 90.0%～110.0%。

本品应从检疫合格的新鲜可食用鱼类精子中提取，生产所用鱼的种属应明确，生产过程应符合现行版药品生产质量管理规范要求，且应避免致病微生物等有害物质的污染。

【性状】本品为白色或类白色的粉末。

比旋度　取本品，精密称定，加 0.1mol/L 盐酸溶液溶解并定量稀释制成每 1ml 中约含 10mg 的溶液，依法测定（通则 0621），比旋度为 −65°至 −85°。

【鉴别】（1）取本品约 5mg，加水 1ml，微温溶解后，加 10%氢氧化钠溶液 1 滴与硫酸铜试液 2 滴，上清液显紫红色。

（2）取本品约 1mg，加水 2ml 溶解后，加 0.1% α-萘酚的 70%乙醇溶液与次氯酸钠试液各 5 滴，再加氢氧化钠试液使溶液成碱性，即显粉红色。

（3）在含量测定项下记录的色谱图中，供试品溶液各主峰的保留时间应与对照品溶液各主峰的保留时间一致。

【检查】溶液的澄清度与颜色　取本品 0.10g，加水 20ml 溶解后，溶液应澄清无色；如显浑浊，与 2 号浊度标准液（通则 0902）比较，不得更浓；如显色，与黄色 1 号标准比色液（通则 0901 第一法）比较，不得更深。

吸光度　取本品，精密称定，加水溶解并定量稀释制成每 1ml 中约含 10mg 的溶液，照紫外-可见分光光度法（通则 0401）测定，在 260～280nm 的波长范围内吸光度不得过 0.1。

硫酸盐　取本品 0.15g，精密称定，置烧杯中，加水 15ml 和稀盐酸 5ml，加热至沸，缓缓加入 10%氯化钡溶液 10ml，加盖，置水浴上加热 1 小时，滤过，沉淀用热水洗涤数次，在 600℃炽灼至恒重，精密称定；所得残渣重量与 0.4117 相乘，即为硫酸盐的重量。按干燥品计算，含硫酸盐应为 16%～24%。

有关物质　取含量测定项下的供试品溶液作为供试品溶

液，照含量测定项下的色谱条件，精密量取供试品溶液 $100\mu l$ 注入液相色谱仪，记录色谱图。

按面积归一化法计算，除四个主峰外，其他色谱峰面积的总和不得过 8.0％。供试品溶液色谱图中小于 0.05％的色谱峰忽略不计。

干燥失重 取本品，在 105℃ 干燥 3 小时，减失重量不得过 5.0％（通则 0831）。

铁盐 取本品 1.0g，加水 25ml 使溶解（必要时加热），依法检查（通则 0807），与标准铁溶液 1.0ml 制成的对照液比较，不得更深（0.001％）。

异常毒性 取本品，加氯化钠注射液溶解并稀释制成每 1ml 中含 1mg 的溶液，依法检查（通则 1141），按静脉注射法给药，应符合规定。

细菌内毒素 取本品，依法检查（通则 1143），每 1mg 硫酸鱼精蛋白中含内毒素的量应小于标示量。

【含量测定】 照高效液相色谱法（通则 0512）测定。

色谱条件与系统适用性试验 用十八烷基硅烷键合硅胶为填充剂；以 0.1mol/L 磷酸二氢钠溶液（用磷酸调节 pH 值至 1.8）为流动相 A，以 0.1mol/L 磷酸二氢钠溶液（用磷酸调节 pH 值至 1.8）-乙腈（93.5：6.5）为流动相 B，按下表进行梯度洗脱；柱温为 55℃；检测波长为 214nm；流速为每分钟 1ml。对照品溶液色谱图中，4 个组分中出峰最晚的保留时间不得过 15 分钟，肽 1 和肽 2 峰的分离度应不小于 2.0（参考图谱见附图）；对照品溶液连续 6 针进样，4 个组分峰面积和的 RSD 不得过 2.0％。

时间（分钟）	流动相 A（％）	流动相 B（％）
0	85	15
15	55	45
25	55	45
30	85	15

测定法 取本品适量，精密称定，加 0.01mol/L 盐酸溶液溶解并定量稀释制成每 1ml 中约含 0.5mg 的溶液，作为供试品溶液，精密量取 100μl 注入液相色谱仪，记录色谱图；另取鲑科来源硫酸鱼精蛋白对照品适量，精密称定，加 0.01mol/L 盐酸溶液溶解并稀释制成每 1ml 中约含 0.5mg 的溶液，同法测定。按外标法以四个主峰峰面积之和计算，即得。

【类别】 络合剂。

【贮藏】 密封，在凉暗处保存。

【标示】 ①应标明每 1mg 硫酸鱼精蛋白中含内毒素的量应小于的标示值。②应标明提取工艺中使用的溶剂种类和残留量（残留溶剂如为乙醇与丙酮，可按下述方法测定）。

乙醇与丙酮 取本品约 0.1g，精密称定，置顶空瓶中，精密加水 5ml 使溶解，密封，作为供试品溶液。

另取乙醇与丙酮各适量，精密称定，用水定量稀释制成每 1ml 中均约含 0.1mg 的溶液，精密量取 5ml，置顶空瓶中，密封，作为对照品溶液。

照气相色谱法（通则 0521）测定，以 6％氰丙基苯基-94％二甲基聚硅氧烷（或极性相近）为固定液的毛细管柱为色谱柱，起始温度为 40℃，维持 5 分钟，以每分钟 30℃的速率升温至 180℃，维持 3 分钟；进样口温度为 200℃；检测器温度为 250℃；顶空瓶平衡温度为 90℃，平衡时间为 40 分钟。取供试品溶液与对照品溶液分别顶空进样，记录色谱图。按外标法以峰面积计算乙醇与丙酮的含量。

附：

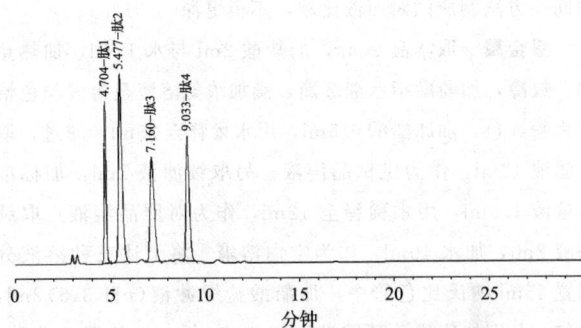

图 鲑科来源的硫酸鱼精蛋白参考色谱图

肽 1：$C_{166}H_{317}N_{95}O_{37}$，4235.89

PRRRRRSSSRPIRRRRRPRASRRRRRGGRRRR

肽 2：$C_{170}H_{326}N_{98}O_{36}$，4319.03

PRRRRRSSRRPVRRRRRPRVSRRRKRRGGRRRR

肽 3：$C_{167}H_{319}N_{95}O_{37}$，4249.92

PRRRRRSSSRPVRRRRRPRVSRRRRRRGGRRRR

肽 4：$C_{160}H_{309}N_{93}O_{33}$，4063.76

PRRRRASRRIRRRRRPRVSRRRRRGGRRRR

硫 酸 钙

Liusuangai

Calcium Sulfate

$CaSO_4 \cdot 2H_2O$　172.16

［10101-41-4］

本品由碳酸钙与硫酸反应或氯化钙溶液与可溶性硫酸盐反应制得。按炽灼品计算，含 $CaSO_4$ 不得少于 99.0％。

【性状】 本品为白色粉末。

本品在水中微溶，在乙醇中不溶。

【鉴别】 取本品，加稀盐酸使溶解，溶液显钙盐与硫酸盐的鉴别反应（通则 0301）。

【检查】 **酸碱度** 取本品 1.5g，加水 15ml，振摇 5 分钟，放置 5 分钟，滤过，取续滤液 10ml，加氢氧化钠滴定液（0.01mol/L）0.25ml，加酚酞指示液 0.1ml，应显红色，加盐酸滴定液（0.01mol/L）0.30ml，应变为无色，再加甲基红指示液 0.2ml，应显橙红色。

氯化物　取本品 0.50g，加硝酸溶液（1→2）5ml 与水 40ml，振摇使溶解，依法检查（通则 0801），与标准氯化钠溶液 9.0ml 制成的对照溶液比较，不得更浓（0.018%）。

碳酸盐　取本品 1.0g，加水 5ml，混匀，滴加稀盐酸，不得发生泡沸。

炽灼失重　取本品 1.0g，在 700～800℃ 炽灼至恒重，减失重量应为 19.0%～23.0%。

铁盐　取本品 0.20g，加过硫酸铵 50mg 与稀盐酸 10ml，振摇溶解后，用水稀释至 50ml，加硫氰酸铵试液 5.0ml，摇匀，依法检查（通则 0807），与标准铁溶液 2.0ml 用同一方法制成的对照液比较，不得更深（0.01%）。

重金属　取本品 2.5g，加盐酸 2ml 与水 15ml，加热至沸，放冷，加酚酞指示液 2 滴，滴加浓氨溶液至溶液颜色恰变为粉红色，加冰醋酸 0.5ml，用水稀释至 25ml，滤过，取续滤液 12ml，作为供试品溶液；另取续滤液 2ml，加标准铅溶液 1.0ml，用水稀释至 12ml，作为对照品溶液；取续滤液 2ml，加水 10ml，作为空白液。将上述三种溶液分别置 25ml 纳氏比色管中，加醋酸盐缓冲液（pH 3.5）2ml，摇匀，分别加硫代乙酰胺试液 1.2ml，摇匀，放置 2 分钟。空白溶液所显的颜色应浅于对照品溶液所显的颜色；供试品溶液如显色，与对照品溶液比较，不得更深（0.001%）。

砷盐　取本品 0.20g，加 10% 盐酸溶液 10ml，置 50℃ 水浴加热 5 分钟使溶解，加盐酸 5ml 与水 21ml，依法检查（通则 0822 第一法），应符合规定（0.001%）。

【含量测定】 取本品约 0.2g，精密称定，加稀盐酸 10ml 与水 100ml，加热并振摇使溶解，放冷，在搅拌下精密加乙二胺四醋酸二钠滴定液（0.05mol/L）20ml，摇匀，加氢氧化钠溶液（1→5）15ml 与钙紫红素指示剂 0.1g，继以乙二胺四醋酸二钠滴定液（0.05mol/L）滴定至溶液由紫色变为蓝色。每 1ml 乙二胺四醋酸二钠滴定液（0.05mol/L）相当于 6.807mg 的 $CaSO_4$。

【类别】 稀释剂。

【贮藏】 遮光，密封保存。

硫　酸　钠

Liusuanna

Sodium Sulfate

Na_2SO_4　142.04

[7757-82-6]

本品按干燥品计算，含 Na_2SO_4 不得少于 99.0%。

【性状】 本品为无色或白色结晶颗粒或粉末。

本品在水中易溶，在乙醇中几乎不溶。

【鉴别】 取本品 1g，加水 20ml 使溶解，溶液显钠盐和硫酸盐的鉴别反应（通则 0301）。

【检查】酸碱度　取本品 0.22g，加水 10ml 使溶解，加溴麝香草酚蓝指示液 1 滴，滴加盐酸滴定液（0.01mol/L）或氢氧化钠滴定液（0.01mol/L），至溶液变色，消耗滴定液体积不得过 0.50ml。

溶液的澄清度与颜色　取本品 0.22g，加水 10ml 使溶解，依法检查（通则 0901 与通则 0902），溶液应澄清无色。

氯化物　取本品 0.50g，依法检查（通则 0801），与标准氯化钠溶液 10.0ml 制成的对照液比较，不得更浓（0.02%）。

干燥失重　取本品，在 130℃ 干燥至恒重，减失重量不得过 0.5%（通则 0831）。

钙盐（供注射用）　取本品 0.22g，加水 15ml 使溶解，加 12% 醋酸溶液 1ml，混匀，再将混合液 [取乙醇制标准钙溶液（精密称取碳酸钙 2.50g，置 1000ml 量瓶中，加 30% 醋酸溶液 12ml，加水适量使溶解并稀释至刻度，摇匀。临用前，精密量取 1ml，置 10ml 量瓶中，用乙醇稀释至刻度，摇匀。每 1ml 相当于 0.1mg 的钙）0.2ml，加 4% 草酸铵溶液 1ml，摇匀，放置 1 分钟] 全部加入，摇匀，放置 15 分钟，如显浑浊，与标准钙溶液（取碳酸钙 0.624g，置 250ml 量瓶中，加 30% 醋酸溶液 3ml，加水适量使溶解并稀释至刻度，摇匀。临用前，精密量取 1ml，置 100ml 量瓶中，用水稀释至刻度，摇匀。每 1ml 相当于 0.01mg 的钙）10.0ml 制成的对照液比较，不得更浓（0.045%）。

镁盐（供注射用）　取本品 0.22g，加水 10ml 使溶解，加 85% 甘油 1ml、0.05% 达旦黄溶液 0.15ml、4% 草酸铵溶液 0.25ml 和 8.5% 氢氧化钠溶液 5ml，混匀；如显色，与标准镁溶液（精密称取 $MgSO_4 \cdot 7H_2O$ 1.010g，置 100ml 量瓶中，加水稀释至刻度，摇匀。精密量取 1ml，置 100ml 量瓶中，加水稀释至刻度，摇匀。每 1ml 相当于 0.01mg 的镁）4.5ml 制成的对照液比较，不得更深（0.02%）。

铁盐（供注射用）　取本品 0.50g，依法检查（通则 0807），与标准铁溶液 4.5ml 制成的对照液比较，不得更深（0.009%）。

重金属　取本品 2.0g，加水 10ml 溶解后，加醋酸盐缓冲液（pH 3.5）2ml，与水适量使成 25ml，依法检查（通则 0821 第一法），含重金属不得过百万分之十。

【含量测定】 取本品 0.4g，精密称定，加水 200ml 使溶解，加盐酸 1ml，加热至沸腾，不断搅拌并缓缓滴加热的 12% 氯化钡溶液约 8ml。将混合物置沸水浴上加热 1 小时，放冷，用无灰滤纸滤过，用水洗涤硫酸钡沉淀至无氯化物（用硝酸银试液检查滤液）。将沉淀连同滤纸置已恒重的坩埚中，小心灰化，并在 800℃ 炽灼至恒重，精密称定，残渣重量与 0.6086 相乘，即得供试品中含 Na_2SO_4 的重量。

【类别】 渗透压调节剂。

【贮藏】 密封保存。

注：本品具引湿性。

硫酸钠十水合物

Liusuanna Shishuihewu

Sodium Sulfate Decahydrate

$$Na_2SO_4 \cdot 10H_2O \quad 322.19$$

[7727-73-3]

本品按干燥品计算，含 Na_2SO_4 不得少于 99.0%。

【性状】 本品为无色透明或白色半透明粒状晶体。

本品在水中易溶，在乙醇中几乎不溶。

【鉴别】 取本品 1g，加水 20ml 使溶解，溶液显钠盐和硫酸盐的鉴别反应（通则 0301）。

【检查】酸碱度 取本品 0.50g，加水 10ml 使溶解，加溴麝香草酚蓝指示液 1 滴，滴加盐酸滴定液（0.01mol/L）或氢氧化钠滴定液（0.01mol/L），至溶液变色，消耗滴定液体积不得过 0.50ml。

溶液的澄清度与颜色 取本品 0.50g，加水 10ml 使溶解，依法检查（通则 0901 与通则 0902），溶液应澄清无色。

氯化物 取本品 0.50g，依法检查（通则 0801），与标准氯化钠溶液 10.0ml 制成的对照液比较，不得更浓（0.02%）。

干燥失重 取本品，在 30℃干燥 1 小时，再在 130℃干燥至恒重，减失重量应为 51.0%～57.0%（通则 0831）。

钙盐（供注射用） 取本品 0.50g，加水 15ml 使溶解，加 12%醋酸溶液 1ml，混匀，再将混合液［取乙醇制标准钙溶液（精密称取碳酸钙 2.50g，置 1000ml 量瓶中，加 30%醋酸溶液 12ml，加水适量使溶解并稀释至刻度，摇匀。临用前，精密量取 1ml，置 10ml 量瓶中，用乙醇稀释至刻度，摇匀。每 1ml 相当于 0.1mg 的钙）0.2ml，加 4%草酸铵溶液 1ml，摇匀，放置 1 分钟］全部加入，摇匀，放置 15 分钟，如显浑浊，与标准钙溶液（取碳酸钙 0.624g，置 250ml 量瓶中，加 30%醋酸溶液 3ml，加水适量使溶解并稀释至刻度，摇匀。临用前，精密量取 1ml，置 100ml 量瓶中，用水稀释至刻度，摇匀。每 1ml 相当于 0.01mg 的钙）10.0ml 制成的对照液比较，不得更浓（0.02%）。

镁盐（供注射用） 取本品 0.44g，加水 10ml 使溶解，加 85%甘油 1ml、0.05%达旦黄溶液 0.15ml、4%草酸铵溶液 0.25ml 和 8.5%氢氧化钠溶液 5ml，混匀；如显色，与标准镁溶液（精密称取 $MgSO_4 \cdot 7H_2O$ 1.010g，置 100ml 量瓶中，加水稀释至刻度，摇匀。精密量取 1ml，置 100ml 量瓶中，加水稀释至刻度，摇匀。每 1ml 相当于 0.01mg 的镁）4.5ml 制成的对照液比较，不得更深（0.01%）。

铁盐（供注射用） 取本品 1.1g，依法检查（通则 0807），与标准铁溶液 4.5ml 制成的对照液比较，不得更深（0.004%）。

重金属 取本品 2.0g，加水 10ml 溶解后，再加醋酸盐缓冲液（pH 3.5）2ml，与水适量使成 25ml，依法检查（通则 0821 第一法），含重金属不得过百万分之十。

【含量测定】 取本品 0.9g，精密称定，加水 200ml 使溶解，加盐酸 1ml，加热至沸腾，不断搅拌并缓缓滴加热的 12%氯化钡溶液约 8ml。将混合物置沸水浴上加热 1 小时，放冷，用无灰滤纸滤过，用水洗涤硫酸钡沉淀至无氯化物（用硝酸银试液检查滤液）。将沉淀连同滤纸置已恒重的坩埚中，小心灰化，并在 800℃炽灼至恒重，精密称定，残渣重量与 0.6086 相乘，即得供试品中含 Na_2SO_4 的重量。

【类别】 渗透压调节剂。

【贮藏】 密封保存。

硫 酸 铝

Liusuanlü

Aluminum Sulfate

$$Al_2(SO_4)_3 \cdot nH_2O$$

[17927-65-0]

本品系以铝土矿在加压条件下与硫酸反应，或以氢氧化铝与硫酸反应制得。含有不同数量结晶水，含 $Al_2(SO_4)_3$ 应为 54.0%～59.0%。

【性状】 本品为无色或白色结晶或结晶性粉末。

本品在水中溶解，在乙醇中几乎不溶。

【鉴别】 本品的水溶液显铝盐与硫酸盐的鉴别反应（通则 0301）。

【检查】酸度 取本品 0.5g，加水 25ml 溶解后，依法测定（通则 0631），pH 值应为 2.5～4.0。

溶液的澄清度与颜色 取本品 2.5g，加水 50ml 溶解后，依法检查（通则 0901 第一法），溶液应无色；如显浑浊，与 3 号浊度标准液（通则 0902 第一法）比较，不得更浓。

铵盐 取本品 0.4g，加水 100ml 使溶解后，取 10ml 依法检查（通则 0808），应符合规定（0.05%）。

水分 取本品，照水分测定法（通则 0832 第一法 1）测定，含水分应为 41.0%～46.0%。

碱金属与碱土金属盐 取本品 1.0g，加水 150ml 溶解后，煮沸，滴加甲基红指示液 2 滴，加氨试液使溶液呈明显黄色，加热水稀释至 150ml。趁热滤过，取续滤液 75ml 蒸干，于 600℃炽灼至恒重，残留物不得过 2mg（0.4%）。

铁盐 取本品 0.1g，依法检查（通则 0807），与标准铁溶液 1.0ml 制成的对照液比较，不得更深（0.01%）。

重金属 取本品 1.0g，加水 23ml 溶解，加醋酸盐缓冲液（pH 3.5）2ml，依法检查（通则 0821 第一法），含重金属不得过百万分之二十。

【含量测定】 取本品约 1.5g，精密称定，置 50ml 量瓶中，加水溶解并稀释至刻度，摇匀，精密量取 10ml，置 250ml 锥形瓶中，精密加入乙二胺四醋酸二钠滴定液

（0.05mol/L）25ml，加醋酸-醋酸铵缓冲液（pH 4.5）20ml，加热至近沸，并保持 5 分钟，放冷，加乙醇 50ml，加双硫腙指示液（取双硫腙 25.6mg，加乙醇溶解并稀释至 100ml，冷处保存 2 个月）2ml，用锌滴定液（0.05mol/L）滴定至亮粉色，并将滴定的结果用空白试验校正。每 1ml 乙二胺四醋酸二钠滴定液（0.05mol/L）相当于 8.554mg 的 $Al_2(SO_4)_3$。

【类别】 助悬剂。

【贮藏】 密闭保存。

硫　酸　铵
Liusuan'an
Ammonium Sulfate

$$(NH_4)_2SO_4 \quad 132.13$$
[7783-20-2]

本品含 $(NH_4)_2SO_4$ 应为 99.0%～100.5%。

【性状】 本品为无色或白色晶体或颗粒。

本品在水中易溶，在乙醇中不溶。

【鉴别】 本品的水溶液（1→20）显铵盐和硫酸盐的鉴别反应（通则 0301）。

【检查】 酸度　取本品 1.0g，加水 20ml 使溶解，依法测定（通则 0631），pH 值应为 5.0～6.0。

氯化物　取本品 2.0g，依法检查（通则 0801），与标准氯化钠溶液 1.0ml 制成的对照液比较，不得更浓（0.0005%）。

磷酸盐　取本品 4.0g，加 0.5mol/L 硫酸溶液 25ml 使溶解，加钼酸铵硫酸溶液（取钼酸铵 5g，置 100ml 量瓶中，加 0.5mol/L 硫酸溶液溶解并稀释至刻度，摇匀，即得）和对甲氨基苯酚硫酸盐溶液（取对甲氨基苯酚硫酸盐 0.2g，加水 100ml，加亚硫酸氢钠 20g，搅拌使溶解，即得）。置于密闭容器中，可保存 1 个月）各 1ml，室温放置 2 小时，如显色，与标准磷酸盐溶液（精密称取在 105℃ 干燥 2 小时的磷酸二氢钾 0.1433g，置 1000ml 量瓶中，加水溶解并稀释至刻度，摇匀，精密量取 10ml，置 100ml 量瓶中，用水稀释至刻度，摇匀，即得，每 1ml 相当于 10μg 的 PO_4)2.0ml 同法制成的对照液比较，不得更深（0.0005%）。

硝酸盐　取本品 1.0g，置试管中，加水 5ml 使溶解，于冰浴中冷却，加 10% 氯化钾溶液 0.4ml 与 0.1% 二苯胺硫酸溶液 0.1ml，摇匀，缓缓滴加硫酸 5ml，摇匀，将试管于 50℃ 水浴中放置 15 分钟，溶液产生的蓝色与标准硝酸盐溶液（取硝酸钾 0.163g，加水溶解并稀释至 100ml，摇匀，精密量取 1ml，加水稀释成 100ml，摇匀，即得，每 1ml 相当于 10μg 的 NO_3)1.0ml，加无硝酸盐的水 4ml，用同一方法处理后的颜色比较，不得更深（0.001%）。

水中不溶物　取本品 20g，置烧杯中，加水 200ml 使溶解，置水浴上加热 1 小时。趁热将溶液用已恒重的 G2 垂熔漏斗滤过，并用热水洗涤烧杯及漏斗，在 105℃ 干燥至恒重，遗留残渣不得过 0.005%。

炽灼残渣　取本品 20g，依法检查（通则 0841），遗留残渣不得过 0.005%。

铁盐　取本品 2.0g，加水 40ml 与盐酸 2ml，依法检查（通则 0807），与标准铁溶液 1.0ml 制成的对照液比较，不得更深（0.0005%）。

【含量测定】 取本品约 1.25g，精密称定，置 250ml 锥形瓶中，加水 50ml 使溶解，精密加氢氧化钠滴定液（1mol/L）25ml，将玻璃漏斗置于瓶口，煮沸 15～20 分钟，直至溶液中的氨气完全逸出（使石蕊试纸呈中性），放冷，加麝香草酚蓝指示液 3 滴，用硫酸滴定液（0.5mol/L）滴定，并将结果用空白试验校正。每 1ml 硫酸滴定液（0.5mol/L）相当于 66.07mg 的 $(NH_4)_2SO_4$。

【类别】 缓冲剂。

【贮藏】 密闭保存。

硫酸羟喹啉
Liusuanqiangkuilin
Oxyquinoline Sulfate

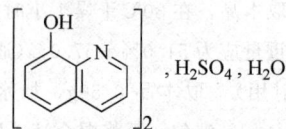

$$(C_9H_7NO)_2 \cdot H_2SO_4 \cdot H_2O \quad 406.41$$
[134-31-6]

本品为 8-羟基喹啉硫酸盐一水合物。按无水物计算，含 $(C_9H_7NO)_2 \cdot H_2SO_4$ 应为 97.0%～101.0%。

【性状】 本品为黄色结晶性粉末。

本品在水中极易溶解，在甲醇中易溶，在乙醇中微溶，在丙酮中几乎不溶。

【鉴别】 （1）本品的红外光吸收图谱（石蜡糊法）应与对照品的图谱一致（通则 0402）。如不一致，取供试品和对照品用水溶解，滤过；滤液蒸干，残渣置干燥器中放置过夜，同法测定比较。

（2）本品的水溶液（1→10）显硫酸盐的鉴别反应（通则 0301）。

【检查】 水分　取本品，照水分测定法（通则 0832 第一法 1）测定，含水分应为 4.0%～6.0%。

炽灼残渣　取本品 1.0g，依法检查（通则 0841），遗留残渣不得过 0.3%。

重金属　取炽灼残渣项下遗留的残渣，依法检查（通则 0821 第二法），含重金属不得过百万分之二十。

【含量测定】 取本品约 0.1g，精密称定，置具塞锥形瓶中，加冰醋酸 30ml 溶解后，精密加溴滴定液（0.05mol/L）

25ml，再加溴化钾溶液(3→20)10ml 与盐酸 10ml，立即密塞，摇匀，在暗处放置 15 分钟。迅速加入碘化钾溶液(1→10)10ml，水 100ml，密塞，振摇。用水冲洗瓶壁，振摇，用硫代硫酸钠滴定液(0.1mol/L)滴定，至近终点时加淀粉指示液 3ml，并将滴定的结果用空白试验校正。每 1ml 溴滴定液(0.05mol/L)相当于 4.855mg 的 $(C_9H_7NO)_2 \cdot H_2SO_4$。

【类别】抑菌剂。

【贮藏】密闭保存。

使溶解，加过氧化氢试液 2ml，加热至沸数分钟，加水 25ml，放冷，加碘化钾 1.5g 与盐酸 2.5ml，密塞，摇匀，在暗处静置 15 分钟，用硫代硫酸钠滴定液(0.1mol/L)滴定，至近终点时加淀粉指示液 2.5ml，继续滴定至蓝色消失。每 1ml 硫代硫酸钠滴定液(0.1mol/L)相当于 7.985mg 的 Fe_2O_3。

【类别】着色剂和包衣剂等。

【贮藏】密封保存。

紫氧化铁

Zi Yanghuatie

Purple Ferric Oxide

本品系红氧化铁与黑氧化铁按一定比例混合而成。按炽灼至恒重后计算，含 Fe_2O_3 不得少于 98.0%。

【性状】本品为暗紫红色粉末。

本品在水中不溶。

【鉴别】取本品约 0.1g，加稀盐酸 5ml，煮沸冷却后，溶液显铁盐的鉴别反应(通则 0301)。

【检查】**水中可溶物**　取本品 2.0g，加水 100ml，置水浴上加热回流 2 小时，滤过，滤渣用少量水洗涤，合并滤液与洗液，置经 105℃ 恒重的蒸发皿中，蒸干，在 105℃ 干燥至恒重，遗留残渣不得过 10mg(0.5%)。

酸中不溶物　取本品 2.0g，加盐酸 25ml，置水浴中加热使溶解，加水 100ml，用经 105℃ 恒重的 4 号垂熔坩埚滤过，滤渣用盐酸溶液(1→100)洗涤至洗液无色，再用水洗涤至洗液不显氯化物的反应，在 105℃ 干燥至恒重，遗留残渣不得过 6mg(0.3%)。

钡盐　取本品 0.2g，加盐酸 5ml，加热使溶解，滴加过氧化氢试液 1 滴，再加 10% 氢氧化钠溶液 20ml，滤过，滤渣用水 10ml 洗涤，合并滤液与洗液，加硫酸溶液(2→10)10ml，不得显浑浊。

铅　取本品 2.5g，置 100ml 具塞锥形瓶中，加 0.1mol/L 盐酸溶液 35ml，搅拌 1 小时，滤过，滤渣用 0.1mol/L 盐酸溶液洗涤，合并滤液与洗液，置 50ml 量瓶中，用 0.1mol/L 盐酸溶液稀释至刻度，摇匀，作为供试品溶液；另取标准铅溶液 2.5ml，置 50ml 量瓶中，加 1mol/L 盐酸溶液 5ml，用水稀释至刻度，摇匀，作为对照品溶液。照原子吸收分光光度法(通则 0406)，在 217.0nm 的波长处分别测定，供试品溶液的吸光度不得大于对照品溶液(0.001%)。

砷盐　取本品 0.67g，加盐酸 7ml，加热使溶解，加水 21ml，滴加酸性氯化亚锡试液使黄色褪去，依法检查(通则 0822 第一法)，应符合规定(0.0003%)。

【含量测定】取经 800℃ 炽灼至恒重的本品约 0.15g，精密称定，置具塞锥形瓶中，加盐酸 5ml，置水浴上加热

黑氧化铁

Hei Yanghuatie

Ferrosoferric Oxide

$$Fe_2O_3 \cdot FeO \quad 231.53$$

[1317-61-9]

本品按炽灼至恒重后计算，含 Fe_2O_3 不得少于 96.0%。

【性状】本品为黑色粉末。

本品在水中不溶。

【鉴别】取本品约 0.1g，加稀盐酸 5ml，煮沸冷却后，溶液显铁盐的鉴别反应(通则 0301)。

【检查】**水中可溶物**　取本品 2.0g，加水 100ml，置水浴上加热回流 2 小时，滤过，滤渣用少量水洗涤，合并滤液与洗液，置经 105℃ 恒重的蒸发皿中，蒸干，在 105℃ 干燥至恒重，遗留残渣不得过 10mg(0.5%)。

酸中不溶物　取本品 2.0g，加盐酸 25ml，置水浴中加热使溶解，加水 100ml，用经 105℃ 恒重的 4 号垂熔坩埚滤过，滤渣用盐酸溶液(1→100)洗涤至洗液无色，再用水洗涤至洗液不显氯化物的反应，在 105℃ 干燥至恒重，遗留残渣不得过 6mg(0.3%)。

铅　取本品 0.5g，精密称定，置 100ml 量瓶中，加盐酸 5ml，置水浴上加热使溶解，放冷，用水稀释至刻度，摇匀，作为供试品贮备液。精密量取供试品贮备液 5ml，置 50ml 量瓶中，用 2% 硝酸稀释至刻度，摇匀，作为供试品溶液。

另取标准铅溶液(精密量取铅单元素标准溶液适量，用 2% 硝酸定量稀释制成每 1ml 中含铅 10μg 的溶液)1.0ml，置 100ml 量瓶中，用 2% 硝酸稀释至刻度，摇匀，作为对照品贮备液。精密量取供试品贮备液 5ml 及对照品贮备液 2.5ml 置同一 50ml 量瓶中，用 2% 硝酸稀释至刻度，摇匀，作为对照品溶液。

取供试品溶液和对照品溶液，以石墨炉为原子化器，并以磷酸二氢铵-硝酸钯溶液(称取 0.02g 硝酸钯，置 100ml 容量瓶中，加少量 5% 硝酸溶液溶解后，再加入 2g 磷酸二氢铵，溶解后用 5% 硝酸溶液稀释至刻度，摇匀，即得)作为基体改进剂，照原子吸收分光光度法(通则 0406 第二法)，

在 283.3nm 的波长处分别测定吸光度，应符合规定（0.001%）。

【含量测定】 取经 800℃ 炽灼至恒重的本品约 0.15g，精密称定，置具塞锥形瓶中，加盐酸 5ml，置水浴上加热使溶解，加过氧化氢试液 2ml，加热至沸数分钟，加水 25ml，放冷，加碘化钾 1.5g 与盐酸 2.5ml，密塞，摇匀，在暗处静置 15 分钟，用硫代硫酸钠滴定液（0.1mol/L）滴定，至近终点时加淀粉指示液 2.5ml，继续滴定至蓝色消失。每 1ml 硫代硫酸钠滴定液（0.1mol/L）相当于 7.985mg 的 Fe_2O_3。

【类别】 着色剂和包衣剂等。

【贮藏】 密封保存。

注：①本品可被磁石吸引。②为满足制剂安全性和有效性要求，必要时，可对本品中的元素杂质钴、钒、镍进行控制。

氮

Dan

Nitrogen

N_2　28.01

[7727-37-9]

本品系由空气经深冷法或分子筛分技术分离制得，含 N_2 不得少于 99.5%（ml/ml）。

【性状】 本品为无色气体。

【鉴别】 本品能使火焰熄灭。

【检查】 **二氧化碳** 取本品，照气体杂质测定-气体检测管法（通则 0837）测定，含二氧化碳不得过 0.03%（ml/ml）。

一氧化碳 取本品，照气体杂质测定-气体检测管法（通则 0837）测定，含一氧化碳不得过 0.0005%（ml/ml）。

水分 以下方法任选其一。

（1）取本品，照气体杂质测定-气体检测管法（通则 0837）测定，含水分不得过 0.03%（ml/ml）。

（2）取本品，照气体水分测定-露点法（通则 0834）测定，含水分不得过 0.03%（ml/ml）。

氧 取本品，用微量氧分析仪测定，含氧不得过 0.5%（ml/ml）。

【含量测定】

$$氮含量 = 100\% - (\varphi_{CO_2} + \varphi_{CO} + \varphi_{H_2O} + \varphi_{O_2})$$

式中　φ_{CO_2} 为二氧化碳的含量（ml/ml），%；

φ_{CO} 为一氧化碳的含量（ml/ml），%；

φ_{H_2O} 为水的含量（ml/ml），%；

φ_{O_2} 为氧的含量（ml/ml），%。

【类别】 空气置换剂。

【贮藏】 置耐压容器中保存。

氯 化 钙

Lühuagai

Calcium Chloride

$CaCl_2 \cdot 2H_2O$　147.01

[10035-04-8]

本品含氯化钙（$CaCl_2 \cdot 2H_2O$）应为 97.0%～103.0%。

【性状】 本品为白色、坚硬的碎块或颗粒或结晶性粉末。本品在水中极易溶解，在乙醇中易溶。

【鉴别】 本品的水溶液显钙盐与氯化物的鉴别反应（通则 0301）。

【检查】 **酸碱度** 取本品 1.0g，加水 20ml 溶解后，摇匀，依法测定（通则 0631），pH 值应为 4.5～9.2。

溶液的澄清度与颜色 取本品 1.0g，加水 10ml 溶解后，依法检查（通则 0901 与通则 0902），溶液应澄清无色；如显浑浊，与 1 号浊度标准液（通则 0902 第一法）比较，不得更浓。

硫酸盐 取本品 1.0g，依法检查（通则 0802），与标准硫酸钾溶液 2.0ml 制成的对照液比较，不得更浓（0.02%）。

钡盐 取本品 2.0g，加水 20ml 溶解后，滤过，滤液分为两等份，一份中加临用新制的硫酸钙试液 5ml，另一份中加水 5ml，静置 1 小时，两液均应澄清。

铝盐、铁盐与磷酸盐 取本品 1.0g，加水 20ml 溶解后，加稀盐酸 2 滴与酚酞指示液 1 滴，滴加氨制氯化铵试液至溶液显粉红色，加热至沸，不得有浑浊或沉淀生成。

镁盐与碱金属盐 取本品 1.0g，加水 40ml 溶解后，加氯化铵 0.5g，煮沸，加过量的草酸铵试液使钙完全沉淀，置水浴上加热 1 小时，放冷，定量转移至 100ml 量瓶中，加水稀释至刻度，摇匀，滤过，精密量取滤液 50ml，加硫酸 0.5ml，蒸干后，炽灼至恒重，遗留残渣不得过 5mg。

重金属 取本品 2.0g，加醋酸盐缓冲液（pH 3.5）2ml 与水适量使溶解制成 25ml，依法检查（通则 0821 第一法），含重金属不得过百万分之十。

砷盐 取本品 1.0g，加盐酸 5ml 与水 23ml，依法检查（通则 0822 第一法），应符合规定（0.0002%）。

【含量测定】 取本品约 1.5g，精密称定，置预先加有水 10ml 的 100ml 量瓶中，用水稀释至刻度，摇匀；精密量取 10ml，置锥形瓶中，加水 90ml、氢氧化钠试液 15ml 与钙紫红素指示剂约 0.1g，用乙二胺四醋酸二钠滴定液（0.05mol/L）滴定至溶液由紫红色转变为纯蓝色。每 1ml 乙二胺四醋酸二钠滴定液（0.05mol/L）相当于 7.351mg 的 $CaCl_2 \cdot 2H_2O$。

【类别】 渗透压调节剂。

【贮藏】 密封，在干燥处保存。

注：本品极易潮解。

测定,吸光度不得过 0.01。

氯化钠(供注射用)

Lühuana(Gongzhusheyong)

Sodium Chloride(For Injection)

NaCl 58.44

本品按干燥品计算,含 NaCl 不得少于 99.5%。

【性状】 本品为无色、透明的立方形结晶或白色结晶性粉末。

本品在水中易溶,在乙醇中几乎不溶。

【鉴别】 本品显钠盐与氯化物的鉴别反应(通则 0301)。

【检查】 **酸碱度** 取本品 5.0g,加水 50ml 溶解后,加溴麝香草酚蓝指示液 2 滴,如显黄色,加氢氧化钠滴定液(0.02mol/L)0.10ml,应变为蓝色;如显蓝色或绿色,加盐酸滴定液(0.02mol/L)0.20ml,应变为黄色。

溶液的澄清度与颜色 取本品 5.0g,加水 25ml 溶解后,依法检查(通则 0901 与通则 0902),溶液应澄清无色。

碘化物 取本品的细粉 5.0g,置瓷蒸发皿内,滴加新配制的淀粉混合液(取可溶性淀粉 0.25g,加水 2ml,搅匀,加沸水至 25ml,随加随搅拌,放冷,加 0.025mol/L 硫酸溶液 2ml、亚硝酸钠试液 3 滴与水 25ml,混匀)适量,使晶粉湿润,置日光下(或日光灯下)观察,5 分钟内晶粒不得显蓝色痕迹。

溴化物 取本品 2.0g,置 100ml 量瓶中,加水溶解并稀释至刻度,摇匀,精密量取 5ml,置 10ml 比色管中,加苯酚红混合液[取硫酸铵 25mg,加水 235ml、2mol/L 氢氧化钠溶液 105ml 与 2mol/L 醋酸溶液 135ml,摇匀,加苯酚红溶液(取苯酚红 33mg,加 2mol/L 氢氧化钠溶液 1.5ml,加水溶解并稀释至 100ml,摇匀,即得)25ml,摇匀,必要时,调节 pH 值至 4.7]2.0ml 和 0.01%氯胺 T 溶液(临用新制)1.0ml,立即混匀,准确放置 2 分钟,加 0.1mol/L 硫代硫酸钠溶液 0.15ml,用水稀释至刻度,摇匀,作为供试品溶液。

另取标准溴化钾溶液(精密称取在 105℃干燥至恒重的溴化钾 30mg,加水使溶解成 100ml,摇匀,精密量取 1ml,置 100ml 量瓶中,用水稀释至刻度,摇匀,每 1ml 相当于 2μg 的 Br)5.0ml,置 10ml 比色管中,同法制备,作为对照品溶液。

照紫外-可见分光光度法(通则 0401),以水为空白,在 590nm 的波长处测定,供试品溶液的吸光度不得大于对照品溶液的吸光度(0.01%)。

硫酸盐 取本品 5.0g,依法检查(通则 0802),与标准硫酸钾溶液 1.0ml 制成的对照液比较,不得更浓(0.002%)。

亚硝酸盐 取本品 1.0g,加水溶解并稀释至 10ml,照紫外-可见分光光度法(通则 0401)测定,在 354nm 的波长处

磷酸盐 取本品 0.40g,加水溶解并稀释至 100ml,加钼酸铵硫酸溶液[取钼酸铵 2.5g,加水 20ml 使溶解,加硫酸溶液(56→100)50ml,用水稀释至 100ml,摇匀]4ml,加新配制的氯化亚锡盐酸溶液[取酸性氯化亚锡试液 1ml,加盐酸溶液(18→100)10ml,摇匀]0.1ml,摇匀,放置 10 分钟,如显色,与标准磷酸盐溶液(精密称取在 105℃干燥 2 小时的磷酸二氢钾 0.716g,置 1000ml 量瓶中,加水溶解并稀释至刻度,摇匀,精密量取 1ml,置 100ml 量瓶中,用水稀释至刻度,摇匀,每 1ml 相当于 5μg 的 PO₄)2.0ml,用同一方法制成的对照液比较,不得更深(0.0025%)。

亚铁氰化物 取本品 2.0g,加水 6ml,超声处理使溶解,加混合液[取硫酸铁铵溶液(取硫酸铁铵 1g,加 0.05mol/L 硫酸溶液 100ml 使溶解)5ml 与 1%硫酸亚铁溶液 95ml,混匀]0.5ml,摇匀,10 分钟内不得显蓝色。

铝盐(供制备血液透析液、血液过滤液或腹膜透析液用) 取本品 20.0g,加水 100ml 使溶解,再加入醋酸-醋酸铵缓冲液(pH 6.0)10ml,作为供试品溶液。

另取标准铝溶液[精密量取铝单元素标准溶液适量,用 2%硝酸溶液定量稀释制成每 1ml 中含铝(Al)2μg 的溶液]2.0ml,加水 98ml 和醋酸-醋酸铵缓冲液(pH 6.0)10ml,作为对照品溶液。

量取醋酸-醋酸铵缓冲液(pH 6.0)10ml,加水 100ml,作为空白溶液。

分别将上述三种溶液移至分液漏斗中,各加入 0.5% 8-羟基喹啉三氯甲烷溶液提取 3 次(20ml、20ml、10ml),合并提取液,置 50ml 量瓶中,用三氯甲烷稀释至刻度,摇匀。

照荧光分光光度法(通则 0405),在激发波长 392nm、发射波长 518nm 处测定,供试品溶液的荧光强度不得大于对照品溶液的荧光强度(0.000 02%)。

钡盐 取本品 4.0g,加水 20ml 溶解后,滤过,滤液分为两等份,一份中加稀硫酸 2ml,另一份中加水 2ml,静置 15 分钟,两液应同样澄清。

钙盐 取本品 2.0g,加水 10ml 使溶解,加氨试液 1ml,摇匀,加草酸铵试液 1ml,5 分钟内不得出现浑浊。

镁盐 取本品 1.0g,加水 20ml 使溶解,加氢氧化钠试液 2.5ml 与 0.05%达旦黄溶液 0.5ml,摇匀;生成的颜色与标准镁溶液(精密称取在 800℃炽灼至恒重的氧化镁 16.58mg,加盐酸 2.5ml 与水适量使溶解,用水稀释至 1000ml,摇匀)1.0ml,加水 20ml 同法制成的对照液比较,不得更深(0.001%)。

钾盐 取本品 5.0g,加水 20ml 溶解后,加稀醋酸 2 滴,加四苯硼钠溶液(取四苯硼钠 1.5g,置乳钵中,加水 10ml 研磨后,再加水 40ml,研匀,滤过,即得)2ml,加水使成 50ml,如显浑浊,与标准硫酸钾溶液 12.3ml 同法制成的对照液比较,不得更浓(0.02%)。

干燥失重 取本品,在 105℃干燥至恒重,减失重量不

得过 0.5%（通则 0831）。

铁盐　取本品 5.0g，依法检查（通则 0807），与标准铁溶液 1.5ml 制成的对照液比较，不得更深（0.0003%）。

重金属　取本品 5.0g，加水 20ml 溶解后，加醋酸盐缓冲液（pH 3.5）2ml 与水适量至 25ml，依法检查（通则 0821第一法），含重金属不得过百万分之二。

砷盐　取本品 5.0g，加水 23ml 溶解后，加盐酸 5ml，依法检查（通则 0822 第一法），应符合规定（0.000 04%）。

【含量测定】取本品约 0.12g，精密称定，加水 50ml 溶解后，加 2% 糊精溶液 5ml、2.5% 硼砂溶液 2ml 与荧光黄指示液 5～8 滴，用硝酸银滴定液（0.1mol/L）滴定。每 1ml 硝酸银滴定液（0.1mol/L）相当于 5.844mg 的 NaCl。

【类别】渗透压调节剂。

【贮藏】密封保存。

氯 化 钾

Lühuajia

Potassium Chloride

见二部品种正文。

【类别】渗透压调节剂等。

氯 化 锌

Lühuaxin

Zinc Chloride

$$ZnCl_2 \quad 136.28$$
[7646-85-7]

本品含 $ZnCl_2$ 应为 97.0%～100.5%。

【性状】本品为白色或类白色结晶性粉末、条状或块状。

【鉴别】取本品 1.0g，加水 10ml 使溶解（如溶液呈轻微浑浊，可加稀硝酸 3～5 滴使澄清），溶液显锌盐与氯化物的鉴别反应（通则 0301）。

【检查】酸度　取本品 1.0g，加水 9ml 使溶解（溶液可有轻微浑浊），依法测定（通则 0631），pH 值应为 4.6～5.5。

溶液的澄清度与颜色　取本品 1.0g，加新沸放冷的水 10ml，加盐酸 2 滴，溶解后，依法测定（通则 0901 与通则 0902），溶液应澄清无色。

氯氧化物　取本品 1.0g，加新沸放冷的水 20ml 与乙醇 20ml，摇匀，取 10ml，加入 1mol/L 盐酸溶液 0.3ml 后，溶液应澄清。

硫酸盐　取本品 0.67g，依法检查（通则 0802），与标准硫酸钾溶液 2.0ml 制成的对照溶液比较，不得更浓（0.03%）。

铵盐　取本品 0.5g，加水 5ml，加 1mol/L 氢氧化钠溶液 1ml，缓缓加热，释放的气体应不得使湿润的红色石蕊试纸变蓝。

铝、钙、铁、镁　取本品 1.0g，加新沸放冷的水适量，滴加稀盐酸至完全溶解，加新沸放冷的水至 20ml，摇匀，取 8ml，加浓氨溶液 2ml，摇匀，溶液应澄清无色（通则 0901 与通则 0902）。加磷酸氢二钠试液 1ml，溶液应保持澄清至少 5 分钟。加硫化钠试液 0.2ml，即生成白色沉淀，上清液应保持无色。

铅　取本品约 0.5g，精密称定，置 50ml 量瓶中，加硝酸溶液（2→100）溶解并稀释至刻度，摇匀，精密量取 2ml，置 50ml 量瓶中，加硝酸溶液（2→100）溶解并稀释至刻度，摇匀，作为供试品溶液。

精密量取铅单元素标准溶液适量，分别用硝酸溶液（2→100）定量稀释制成每 1ml 中含铅 0ng、10ng、20ng、30ng、40ng、50ng 的系列对照品溶液。

精密量取供试品溶液和对照品溶液各 1ml，分别精密加含 1% 磷酸二氢铵和 0.2% 硝酸镁的溶液 0.5ml（也可通过仪器在线加入），混匀，采用石墨炉原子化器，照原子吸收分光光度法（通则 0406 第一法），在 283.3nm 波长处分别测定，计算，即得。

含铅不得过 0.005%。

【含量测定】取本品约 1.5g，精密称定，置 100ml 量瓶中，加水约 60ml，加数滴稀盐酸使溶解，加水稀释至刻度，摇匀。精密量取 10ml，置锥形瓶中，加水 50ml 与氨-氯化铵缓冲液（pH 10.0）10ml，加铬黑 T 指示剂少许。用乙二胺四醋酸二钠滴定液（0.05mol/L）滴定至纯蓝色。每 1ml 乙二胺四醋酸二钠滴定液（0.05mol/L）相当于 6.815mg 的 $ZnCl_2$。

【类别】稳定剂。

【贮藏】置非金属容器中，密封保存。

注：①本品易潮解。②为满足制剂安全性要求，必要时，可对本品中的元素杂质镉进行控制。

氯 化 镁

Lühuamei

Magnesium Chloride

$$MgCl_2 \cdot 6H_2O \quad 203.30$$
[7791-18-6]

本品含 $MgCl_2 \cdot 6H_2O$ 应为 98.0%～101.0%。

【性状】本品为无色透明的结晶或结晶性粉末。

本品在水或乙醇中易溶。

【鉴别】本品的水溶液显镁盐与氯化物的鉴别反应（通则 0301）。

【检查】酸度　取本品 1g，加水 20ml 溶解后，依法测定（通则 0631），pH 值应为 4.5～7.0。

溶液的澄清度与颜色　取本品 2.5g，加水 25ml 溶解后，依法检查(通则 0901 与通则 0902)，溶液应澄清无色。

溴化物　取本品 2.0g，置 100ml 量瓶中，加水溶解并稀释至刻度，摇匀，精密量取 5ml，置 10ml 比色管中，加苯酚红混合液〔取硫酸铵 25mg，加水 235ml、2mol/L 氢氧化钠溶液 105ml 与 2mol/L 醋酸溶液 135ml，摇匀，加苯酚红溶液(取苯酚红 33mg，加 2mol/L 氢氧化钠溶液 1.5ml，加水溶解并稀释至 100ml，摇匀，即得)25ml，摇匀，必要时，调节 pH 值至 4.7〕2.0ml 和 0.01％氯胺 T 溶液(临用新制)1.0ml，立即混匀，准确放置 2 分钟，加 0.1mol/L 硫代硫酸钠溶液 0.15ml，用水稀释至刻度，摇匀，作为供试品溶液。

另取标准溴化钾溶液(精密称取在 105℃干燥至恒重的溴化钾 30mg，加水使溶解成 100ml，摇匀，精密量取 5ml，置 100ml 量瓶中，用水稀释至刻度，摇匀，即得。每 1ml 相当于 10μg 的 Br)5.0ml，置 10ml 比色管中，同法制备，作为对照品溶液。

取对照品溶液和供试品溶液，照紫外-可见分光光度法(通则 0401)，以水为空白，在 590nm 的波长处测定，供试品溶液的吸光度不得大于对照品溶液的吸光度(0.05％)。

硫酸盐　取本品 2.0g，依法检查(通则 0802)，与标准硫酸钾溶液 2.0ml 制成的对照液比较，不得更浓(0.01％)。

水分　取本品，照水分测定法(通则 0832 第一法 1)测定，含水分应为 51.0％～55.0％。

铝盐(供制备血液透析液用)　取本品 4.0g，加水 100ml 使溶解，加醋酸-醋酸铵缓冲液(pH 6.0)10ml，作为供试品溶液。

另取标准铝溶液(精密量取铝单元素标准溶液适量，用水定量稀释制成每 1ml 中含铝 2μg 的溶液)2.0ml，加水 98ml 和醋酸-醋酸铵缓冲液(pH 6.0)10ml，作为对照品溶液。

量取醋酸-醋酸铵缓冲液(pH 6.0)10ml，加水 100ml，作为空白溶液。

分别将上述三种溶液移至分液漏斗中，各加入 0.5％ 8-羟基喹啉三氯甲烷溶液提取三次(20ml、20ml、10ml)，合并提取液，置 50ml 量瓶中，用三氯甲烷稀释至刻度，摇匀。

照荧光分光光度法(通则 0405)测定，在激发波长 392nm、发射波长 518nm 处测定，供试品溶液的荧光强度不得大于对照品溶液的荧光强度(0.0001％)。

钡盐　取本品 1g，加水 10ml 溶解后，加 1mol/L 硫酸溶液 1ml，2 小时内不出现浑浊。

钙盐　取本品 0.10g，加水 15ml 溶解后，加醋酸溶液(2mol/L)1ml、草酸铵试液 1ml，摇匀，放置 15 分钟，如显浑浊，与标准钙溶液(精密称取在 105～110℃干燥至恒重的碳酸钙 2.5g，置 1000ml 量瓶中，加 6mol/L 醋酸溶液 12ml 使溶解，用水稀释至刻度，摇匀；临用前，精密量取 10ml，置 1000ml 量瓶中，用水稀释至刻度，摇匀，即得，每 1ml 相当于 10μg 的 Ca)10ml 用同法制成的对照液比较，不得更浓(0.1％)。

钾盐　取本品 5g，加水 5ml 溶解后，加酒石酸氢钠试液 0.2ml，5 分钟内不出现浑浊。

铁盐　取本品 2.0g，依法检查(通则 0807)，与标准铁溶液 2.0ml 制成的对照液比较，不得更深(0.001％)。

重金属　取本品 1.0g，加水 20ml 溶解后，加稀醋酸 2ml 与水适量至 25ml，依法检查(通则 0821 第一法)，含重金属不得过百万分之十。

砷盐　取本品 1.0g，加水 23ml 溶解后，加盐酸 5ml，依法检查(通则 0822 第一法)，应符合规定(0.0002％)。

【含量测定】　取本品约 0.3g，精密称定，加水 50ml 溶解后，加氨-氯化铵缓冲液(pH 10.0)10ml，与铬黑 T 指示剂少许，用乙二胺四醋酸二钠滴定液(0.05mol/L)滴定至溶液由紫红色变为纯蓝色，即得。每 1ml 的乙二胺四醋酸二钠滴定液(0.05mol/L)相当于 10.17mg 的 $MgCl_2 \cdot 6H_2O$。

【类别】　渗透压调节剂和缓冲剂。

【贮藏】　密封保存。

注：本品易潮解。

氯　甲　酚

Lǜjiǎfēn

Chlorocresol

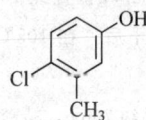

C_7H_7ClO　142.58

[59-50-7]

本品为 4-氯-3-甲基苯酚。含 C_7H_7ClO 应为 98.0％～101.0％。

【性状】　本品为白色或类白色结晶性粉末或块状结晶。

本品在乙醇中极易溶解，在水中微溶。

熔点　本品的熔点(通则 0612)为 64～67℃。

【鉴别】　(1)取本品约 40mg，加水 10ml，振摇，加三氯化铁试液 1 滴，即显蓝紫色。

(2)取本品约 30mg，加水 10ml，振摇溶解后，加溴试液，即产生白色沉淀。

(3)取本品约 50mg 与无水碳酸钠 0.5g，混合后，加热至暗红色，继续加热 10 分钟，冷却后，加水溶解，滤液显氯化物的鉴别反应(通则 0301)。

【检查】　**酸度**　取本品 3.0g，研细，加水 60ml，振摇 2 分钟，滤过，取续滤液 10ml，加甲基红指示液 0.1ml，溶液显橙色或红色。加 0.01mol/L 氢氧化钠溶液，即显黄色，氢氧化钠溶液加入量不得过 0.2ml。

溶液的澄清度与颜色　取本品 1.25g，加乙醇 25ml 溶解后，依法检查(通则 0901 与通则 0902)，溶液应澄清无色；如显色，与橙红色 2 号标准比色液(通则 0901 第一法)

比较，不得更深。

有关物质 取本品 1.0g，精密称定，置 100ml 量瓶中，加丙酮溶解并稀释至刻度，摇匀，作为供试品溶液。

精密量取 1ml，置 100ml 量瓶中，用丙酮稀释至刻度，摇匀，精密量取 10ml，置 100ml 量瓶中，用丙酮稀释至刻度，摇匀，作为对照溶液。

另取间甲酚对照品适量，精密称定，加丙酮溶解并定量稀释成每 1ml 中含 50μg 的溶液，作为对照品溶液。

照气相色谱法（通则 0521）测定，用以 50%苯基-50%甲基聚硅氧烷（或极性相近）为固定液的毛细管柱为色谱柱（0.32mm×30m，0.50μm，或效能相当的色谱柱），柱温为 125℃；进样口温度为 210℃；检测器温度为 280℃。另取邻甲酚和间甲酚对照品适量，加丙酮溶解并稀释制成每 1ml 中各含 50μg 的混合溶液，取 1μl 注入气相色谱仪，邻甲酚峰和间甲酚峰的分离度应符合要求。精密量取对照溶液 1μl 注入气相色谱仪，氯甲酚峰的保留时间约为 8 分钟，精密量取对照溶液、对照品溶液和供试品溶液各 1μl，分别注入气相色谱仪，记录色谱图至主峰保留时间的 3 倍。

供试品溶液中如有杂质峰，间甲酚按外标法以峰面积计算不得过 0.5%，其他单个杂质峰面积不得大于对照溶液的主峰面积（0.1%），其他杂质峰面积的和不得大于对照溶液主峰面积的 5 倍（0.5%）。

不挥发物 取本品 2.0g，置经 105℃ 干燥至恒重的蒸发皿中，置水浴上加热挥干后，在 105℃ 干燥至恒重，遗留残渣不得过 2mg（0.1%）。

【含量测定】 取本品约 70mg，精密称定，置碘瓶中，加入冰醋酸 30ml 使溶解。精密加入溴酸钾滴定液（0.016 67mol/L）25ml，加 15%溴化钾溶液 20ml，盐酸 10ml。避光放置 15 分钟后，加碘化钾 1g 和水 100ml，用硫代硫酸钠滴定液（0.1mol/L）滴定，至近终点时，加淀粉指示液 1ml 作为指示剂，并将滴定结果用空白试验校正。每 1ml 溴酸钾滴定液（0.016 67mol/L）相当于 3.565mg 的 C_7H_7ClO。

【类别】 抑菌剂。

【贮藏】 遮光，密封保存。

注：本品有酚的特臭，遇光或在空气中颜色渐变深。

稀 盐 酸

Xi Yansuan

Diluted Hydrochloric Acid

本品系取盐酸 234ml，加水稀释至 1000ml 制得。含 HCl 应为 9.5%～10.5%（g/ml）。

【性状】 本品为无色透明液体。

【鉴别】 （1）本品可使蓝色石蕊试纸变红。

（2）本品显氯化物的鉴别反应（通则 0301）。

【检查】 **游离氯或溴** 取本品 20ml，加含锌碘化钾淀粉

指示液 0.2ml，10 分钟内溶液不得显蓝色。

溴化物或碘化物 取本品 10ml，加三氯甲烷 1ml 和 0.002mol/L 高锰酸钾溶液 1 滴，振摇，三氯甲烷层应无色。

硫酸盐 取本品 100ml，加碳酸钠试液 2 滴，置水浴上蒸干；残渣加水 20ml 溶解后，依法检查（通则 0802），与标准硫酸钾溶液 1.25ml 制成的对照液比较，不得更浓（0.000 125%）。

亚硫酸盐 取新沸过的冷水 50ml，加碘化钾 1.0g、0.005mol/L 碘溶液 0.15ml 及淀粉指示液 1.5ml，摇匀；另取本品 15ml，加新沸放冷的水 40ml 稀释后，加至上述溶液中，摇匀，溶液的蓝色不得完全消失。

炽灼残渣 取本品 20ml，加硫酸 2 滴，蒸干后，依法检查（通则 0841），遗留残渣不得过 2mg（0.01%）。

铁盐 取本品 100ml，置水浴上蒸干后，残渣加水 25ml，依法检查（通则 0807），与标准铁溶液 3.0ml 制成的对照液比较，不得更深（0.000 03%）。

重金属 取本品 10ml，置水浴上蒸干，加醋酸盐缓冲液（pH 3.5）2ml 与水适量使成 25ml，依法检查（通则 0821 第一法），含重金属不得过百万分之二。

砷盐 取本品 2.0ml，加水 22ml 稀释后，加盐酸 5ml，依法检查（通则 0822 第一法），应符合规定（0.0001%）。

【含量测定】 精密量取本品 10ml，加水 20ml 与甲基红指示液 2 滴，用氢氧化钠滴定液（1mol/L）滴定。每 1ml 氢氧化钠滴定液（1mol/L）相当于 36.46mg 的 HCl。

【类别】 pH 调节剂。

【贮藏】 密封保存。

注：本品呈强酸性。

稀 醋 酸

Xi Cusuan

Dilute Acetic Acid

本品系取醋酸或冰醋酸适量，用水稀释而成。含 $C_2H_4O_2$ 应为 5.7%～6.3%（g/g）。

【性状】 本品为无色透明液体。

【鉴别】 （1）本品可使蓝色石蕊试纸变红。

（2）本品加氢氧化钠试液中和后，显醋酸盐的鉴别反应（通则 0301）。

【检查】 **氯化物** 取本品 1.0ml，依法检查（通则 0801），与标准氯化钠溶液 7.0ml 制成的对照液比较，不得更浓（0.007%）。

硫酸盐 取本品 2.5ml，加水稀释至 20ml，精密量取 5.0ml，依法检查（通则 0802），与标准硫酸钾溶液 1.5ml 制成的对照液比较，不得更浓（0.024%）。

甲酸与易氧化物 取本品 5.0ml，加硫酸 6ml，混匀，

放冷至 20℃，加重铬酸钾滴定液（0.016 67mol/L）0.4ml，放置 1 分钟后，加水 25ml，再加碘化钾试液 1ml，加淀粉指示液 1ml，用硫代硫酸钠滴定液（0.1mol/L）滴定，并将滴定的结果用空白试验校正。消耗硫代硫酸钠滴定液（0.1mol/L）的体积不得过 0.2ml。

还原性物质 取本品 25ml，加高锰酸钾滴定液（0.02mol/L）0.2ml，摇匀，放置 1 分钟，粉红色不得完全消失。

乙醛 取本品 75ml 蒸馏，在最初的 5ml 馏出物中加 5％氯化汞溶液 10ml，加 5mol/L 氢氧化钠溶液碱化，放置 5 分钟，再加 1mol/L 硫酸溶液酸化，溶液不得出现浑浊。

不挥发物 取本品 20ml，置 105℃ 恒重的蒸发皿中，在水浴上蒸干后，在 105℃ 干燥至恒重，遗留残渣不得过 1mg。

重金属 取本品 10ml，加醋酸盐缓冲液（pH 3.5）2ml 与水适量使成 25ml，依法检查（通则 0821 第一法），含重金属不得过百万分之一。

【含量测定】 取本品 20g，精密称定，置锥形瓶中，加新沸放冷的水 30ml 稀释后，加酚酞指示液 1～3 滴，用氢氧化钠滴定液（1mol/L）滴定。每 1ml 氢氧化钠滴定液（1mol/L）相当于 60.05mg 的 $C_2H_4O_2$。

【类别】 pH 调节剂和缓冲剂等。

【贮藏】 密封保存。

稀 磷 酸

Xi Linsuan

Dilute Phosphoric Acid

本品系取磷酸 69ml，加水稀释至 1000ml 制得。含 H_3PO_4 应为 9.5％～10.5％（g/ml）。

【性状】 本品为无色澄清液体。

【鉴别】 本品显磷酸盐的鉴别反应（通则 0301）。

【检查】溶液的澄清度与颜色 取本品 86g，加水稀释至 150ml，摇匀，依法检查（通则 0901 与通则 0902），溶液应澄清无色。

氢沉淀物 取溶液的澄清度与颜色项下的溶液 15ml，加氨试液 12ml，溶液应无浑浊产生。

次磷酸和亚磷酸 取溶液的澄清度与颜色项下的溶液 15ml，加硝酸银试液 6ml，水浴加热 5 分钟，溶液应无浑浊产生。

碱性磷酸盐 取本品 20ml，置水浴上蒸发至约 5g，放冷，取 2ml，加乙醚 6ml 和乙醇 2ml，溶液应无浑浊产生。

硝酸盐 取本品 5ml，依次加靛胭脂试液 0.1ml 和硫酸 5ml，溶液所呈蓝色在 1 分钟内应不消失。

氯化物 取本品 10ml，依法检查（通则 0801），与标准氯化钠溶液 6.0ml 制成的对照液比较，不得更浓（0.0006％）。

硫酸盐 取本品 20ml，依法检查（通则 0802），与标准硫酸钾溶液 2.0ml 制成的对照液比较，不得更浓（0.001％）。

铁盐 取本品 10ml，依法检查（通则 0807），与标准铁溶液 6.0ml 制成的对照液比较，不得更深（0.006％）。

重金属 取本品 20ml，加氨试液 4ml，加水稀释至 25ml，依法检查（通则 0821 第一法），含重金属不得过百万分之一。

砷盐 取本品 10ml，加盐酸 5ml 与水 13ml，依法检查（通则 0822 第一法），应符合规定（0.000 02％）。

【含量测定】 精密量取本品 10ml，加水 50ml 稀释后，加麝香草酚酞指示液 0.5ml，用氢氧化钠滴定液（1mol/L）滴定。每 1ml 氢氧化钠滴定液（1mol/L）相当于 49.00mg 的 H_3PO_4。

【类别】 pH 调节剂。

【贮藏】 密封保存。

注：本品呈强酸性。

焦亚硫酸钠

Jiaoyaliusuanna

Sodium Metabisulfite

$Na_2S_2O_5$ 190.09

[7681-57-4]

本品含 $Na_2S_2O_5$ 不得少于 95.0％。

【性状】 本品为无色至类白色结晶或结晶性粉末。

本品在水中易溶，在乙醇中极微溶解。

【鉴别】（1）取碘试液，滴加本品的水溶液（1→20）适量，碘的颜色即消失；所得溶液显硫酸盐鉴别（1）、（3）的反应（通则 0301）。

（2）本品显钠盐的火焰反应（通则 0301）。

【检查】酸度 取本品 1.0g，用水 20ml 溶解后，依法测定（通则 0631），pH 值应为 3.5～5.0。

溶液的澄清度与颜色 取本品 1.0g，用水 10ml 溶解后，依法检查（通则 0901 与通则 0902），溶液应澄清无色。

氯化物 取本品 0.10g，依法检查（通则 0801），与标准氯化钠溶液 5.0ml 制成的对照液比较，不得更浓（0.05％）。

硫代硫酸盐 取本品 2.2g，缓缓加稀盐酸 10ml，溶解后置水浴中加热 10 分钟，放冷，移置比色管中，加水至 20ml，如显浑浊，与硫代硫酸钠滴定液（0.1mol/L）0.1ml 用同一方法制成的对照液比较，不得更浓（0.05％）。

铁盐 取本品 1.0g，用水 5ml 与盐酸 2ml 溶解后，置水浴上蒸干，残渣加水 15ml 与盐酸 2ml，溶解后，加溴试液适量使溶液显微黄色，加热除去过剩的溴，放冷，加水至 25ml，依法检查（通则 0807），与标准铁溶液 2.0ml 制成的对照液比较，不得更深（0.002％）。

重金属 取本品 1.0g，用水 10ml 溶解后，加盐酸 5ml，置水浴上蒸干，残渣加水 15ml，缓缓煮沸 2 分钟，放冷，加溴试液适量使澄清，加热除去过剩的溴，放冷，加酚酞指示液 1 滴与氨试液适量至溶液显粉红色，加醋酸盐缓冲液（pH 3.5）2ml 与水适量使成 25ml，依法检查（通则 0821 第一法），含重金属不得过百万分之二十。

砷盐 取本品 2.0g，置于坩埚中，加水 10ml，缓缓滴加硫酸 1ml，置电炉上蒸至白烟冒出，残渣加盐酸 5ml 与水 23ml 溶解后，依法检查（通则 0822 第一法），应符合规定（0.0001%）。

【含量测定】 取本品约 0.15g，精密称定，置碘量瓶中，精密加碘滴定液（0.05mol/L）50ml，密塞，振摇溶解后，加盐酸 1ml，用硫代硫酸钠滴定液（0.1mol/L）滴定，至近终点时，加淀粉指示液 2ml，继续滴定至蓝色消失；并将滴定的结果用空白试验校正。每 1ml 碘滴定液（0.05mol/L）相当于 4.752mg 的 $Na_2S_2O_5$。

【类别】 抗氧剂和抑菌剂。

【贮藏】 遮光，密封保存，避免高温。

焦 糖

Jiaotang

Caramel

[8028-89-5]

本品是以碳水化合物如蔗糖或葡萄糖等为主要原料，经加热处理制得。

【性状】 本品为暗棕色稠状液体。

相对密度 本品的相对密度（通则 0601）不得小于 1.30。

【检查】 纯度 取本品 1ml，加水至 20ml，加磷酸 0.5ml，摇匀，应不生成沉淀。

吸光度 取本品适量，精密称定，用水溶解并稀释成每 1ml 中含 1.0mg 的溶液，摇匀，照紫外-可见分光光度法（通则 0401），在 610nm 的波长处测定，吸光度不得过 0.600。

4-甲基咪唑 取本品 10g，精密称定，置聚丙烯烧杯中，加 3mol/L 氢氧化钠溶液 5.0ml，混匀，加色谱纯硅藻土 20g，搅拌至颜色均匀。将混合物全部转移至具聚四氟乙烯旋塞的层析柱（25mm×250mm）中，填充均匀。用二氯甲烷洗涤聚丙烯烧杯，将洗液转移至色谱柱中，待二氯甲烷流至旋塞时关闭旋塞，静置至少 15 分钟。开启旋塞，使二氯甲烷以每分钟 5ml 的流量流出，收集洗脱液约 300ml，移至水浴温度为 35℃ 的旋转蒸发仪中蒸发至干。精密量取水 10ml 置旋转蒸发仪烧瓶中，溶解残渣并充分荡洗烧瓶，作为供试品溶液。

另取 4-甲基咪唑对照品适量，精密称定，加水溶解并定量稀释制成相应浓度的对照品溶液（相应浓度根据吸光度值与含量限度换算所得）。

照高效液相色谱法（通则 0512）测定，用十八烷基硅烷键合硅胶为填充剂；以 0.05mol/L 磷酸盐缓冲液（取磷酸二氢钾

6.8g 和庚烷磺酸钠 1g，加水 900ml 溶解，用磷酸调节 pH 值至 3.5，用水稀释至 1000ml）-甲醇（85∶15）为流动相；检测波长为 210nm。理论板数按 4-甲基咪唑峰计算不低于 3000，4-甲基咪唑峰与相邻杂质峰的分离度应符合要求。

精密量取对照品溶液与供试品溶液各 10μl，分别注入液相色谱仪，记录色谱图，按外标法以峰面积计算供试品中的 4-甲基咪唑的量。用吸光度项下测得吸光度值换算成吸光度为 0.10 时 4-甲基咪唑的含量，不得过 0.02%。

氨氮 取本品 5.0g，精密称定，置 500ml 蒸馏瓶中，加氧化镁 2g 与水 200ml，加热蒸馏，馏出液至加有 2% 硼酸溶液 5ml 中，并滴加混合指示液（0.2% 溴甲酚绿乙醇溶液 5 份与 0.2% 甲基红乙醇溶液 1 份混合）5 滴，至接收液的总体积约 100ml 时，停止蒸馏，用盐酸滴定液（0.1mol/L）滴定至溶液变为灰红色，并将滴定的结果用空白试验校正。每 1ml 盐酸滴定液（0.1mol/L）相当于 1.7mg 的 NH_3，用吸光度项下测得吸光度值换算成吸光度为 0.10 时氨氮的含量，不得过 0.5%。

二氧化硫 **仪器装置** 见下图。A 为容量为 500ml 的三颈圆底烧瓶，B 为容量不小于 100ml 的分液漏斗，C 为长度不小于 200mm 的冷凝管，D 为试管。临用前连接好装置，并密封。

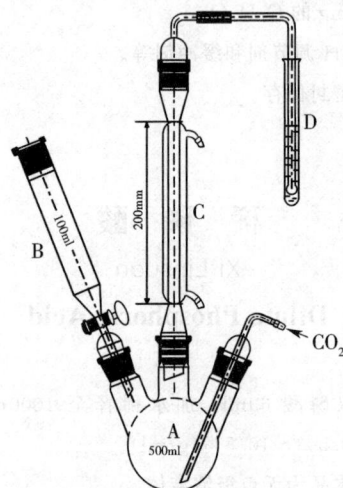

测定法 取本品约 25.0g，精密称定，置圆底烧瓶（A）中，加水 250ml，轻轻混匀。二氧化碳导气管先保持在液面以上；加 2mol/L 盐酸溶液 80ml 至分液漏斗（B）中，开启分液漏斗旋塞，使 2mol/L 盐酸溶液流入三颈圆底烧瓶中，至剩下约 5ml 时关闭旋塞以防止二氧化碳气体逸出；开启冷凝水，在收集试管（D）中加入 3% 过氧化氢溶液 10ml；用电热套加热圆底烧瓶，直至溶液沸腾，立刻将通二氧化碳的导气管插入到液面以下距离瓶底约 2.5cm 处，打开二氧化碳通气阀，调节流速为每分钟 100ml±5ml，继续加热使沸腾 2 小时；在不中断二氧化碳气流的情况下，移开收集管，将内容物转移至锥形瓶中，用少量水洗涤收集管，洗液合并至锥形瓶中，然后在水浴上加热 15 分钟，放冷，加溴酚蓝指示液（取溴酚蓝适量，用乙醇制成每 1ml 中含 0.2mg 的溶液）2 滴，用氢氧化钠滴定液（0.1mol/L）滴定至溶液由黄色变为蓝紫色，并将滴定的结果用空白试验校正。每 1ml 氢氧

化钠滴定液（0.1mol/L）相当于 3.203mg 的 SO_2，用吸光度项下测得吸光度值换算成吸光度为 0.10 时二氧化硫的含量，不得过 0.1%。

灰分　取本品 3.0g，依法检查（通则 2302），遗留残渣不得过 8.0%。

铅　取本品约 0.25g，精密称定，置聚四氟乙烯消解罐内，加硝酸 5～10ml，混匀，盖上内盖，旋紧外套，浸泡过夜，置微波消解炉内消解。消解完全后，取消解罐置电热板上缓缓加热至红棕色蒸气挥尽并近干，用 2% 硝酸溶液转移至 100ml 量瓶中，并用 2% 硝酸溶液稀释至刻度，摇匀，作为供试品溶液；同法制备空白溶液；另取铅单元素标准溶液，用 2% 硝酸溶液定量稀释制成每 1ml 中含铅 0～80ng 的对照品溶液。取供试品溶液与对照品溶液，用 2.0% 磷酸二氢铵溶液作为基体改进剂，以石墨炉为原子化器，照原子吸收分光光度法（通则 0406 第一法），在 283.3nm 的波长处分别测定，应符合规定（0.001%）。

砷盐　取本品 2.0g，置凯氏烧瓶中，加硫酸 5ml 和玻璃珠数粒，小火加热使炭化，控制温度不超过 120℃（必要时可添加硫酸，总量不超过 10ml），小心逐滴加入浓过氧化氢溶液，待反应停止，继续加热，并滴加浓过氧化氢溶液至溶液为无色或淡黄色，冷却，加水 10ml，加热至浓烟发生使除尽过氧化氢，加盐酸 5ml 与水适量，依法检查（通则 0822 第二法），应符合规定（0.0001%）。

微生物限度　取本品，依法检查（通则 1106），每 1g 供试品中不得检出大肠埃希菌。

【类别】 着色剂。

【贮藏】 密闭保存。

普鲁兰多糖空心胶囊
Pululan Duotang Kongxin Jiaonang
Vacant Pullulan Capsules

本品系由普鲁兰多糖加辅料制成的空心硬胶囊。

【性状】 本品呈圆筒状，系由可套合和锁合的帽和体两节组成的质硬且有弹性的空囊。囊体应光洁、色泽均匀、切口平整、无变形、无异臭。本品分为透明（两节均不含遮光剂）、半透明（仅一节含遮光剂）、不透明（两节均含遮光剂）三种。

【鉴别】 （1）取本品 10g，加水 100ml 溶解，溶解过程中边搅拌边加入样品，形成黏稠溶液。

（2）取试管 1 支，分别加入鉴别（1）项下的黏稠溶液 10ml，加入普鲁兰酶溶液（10 单位/ml）0.1ml，摇匀，室温静置 20 分钟，与不加酶的试液对比，溶液黏度有明显降低。

（3）取鉴别（1）项下溶液 10ml，加水稀释至 50ml，摇匀，取 10ml 加入聚乙二醇 600 2ml，即产生白色沉淀。

【检查】松紧度　取本品 10 粒，用拇指与食指轻捏胶囊两端，旋转拔开，不得有粘结、变形或破裂，然后装满滑石粉，将帽、体套合并锁合，逐粒于 1m 的高度处直坠于厚度为 2cm 的木板上，应不漏粉；如有少量漏粉，不得超过 1 粒。如超过，应另取 10 粒复试，均应符合规定。

脆碎度　取本品 50 粒，置表面皿中，放入盛有硝酸镁饱和溶液的干燥器内，置 25℃±1℃ 恒温 24 小时，取出，立即分别逐粒放入直立在木板（厚度 2cm）上的玻璃管（内径为 24mm，长为 200mm）内，将圆柱形砝码（材质为聚四氟乙烯，直径为 22mm，重 20g±0.1g）从玻璃管口处自由落下，视胶囊是否破裂，如有破裂，不得超过 5 粒。

崩解时限　取本品 6 粒，装满滑石粉，照崩解时限检查法（通则 0921）胶囊剂项下的方法，加挡板进行检查，各粒均应在 15 分钟内崩解，除破碎的胶囊壳外，应全部通过筛网。如有胶囊壳碎片不能通过筛网，但已软化、黏附在筛网及挡板上，可作符合规定论。如有 1 粒不符合规定，应另取 6 粒复试，均应符合规定。

干燥失重　取本品 1.0g，将帽、体分开，在 105℃ 干燥 6 小时，减失重量不得过 14%（通则 0831）。

炽灼残渣　取本品 1.0g，依法检查（通则 0841），遗留残渣分别不得过 2.0%（透明）、3.0%（半透明）与 5.0%（不透明）。

重金属　取炽灼残渣项下遗留的残渣，加硝酸 0.5ml 蒸干，至氧化氮蒸气除尽后，放冷，加盐酸 2ml，置水浴上蒸干后加水 5ml，微热溶解，滤过（透明空心胶囊不需滤过），滤渣用 15ml 水洗涤，合并滤液和洗液至乙管中，依法检查（通则 0821 第二法）。如空心胶囊中含有氧化铁色素对结果有干扰，在操作步骤"移至纳氏比色管中，加水稀释成 25ml"后按第一法操作，含重金属不得过百万分之二十。

微生物限度　取本品，依法检查（通则 1105 与通则 1106），每 1g 供试品中需氧菌总数不得过 10^3 cfu，霉菌和酵母菌总数不得过 10^2 cfu，不得检出大肠埃希菌；每 10g 供试品中不得检出沙门菌。

【类别】 载体（用于胶囊剂的制备）。

【贮藏】 密闭，温度 10～25℃，相对湿度 35%～65% 条件下保存。

滑石粉
Huashifen
Talc

[14807-96-6]

本品系滑石经精选、净制、粉碎、干燥制成。主要成分为 $Mg_3Si_4O_{10}(OH)_2$。本品含镁（Mg）应为 17.0%～19.5%。

【性状】 本品为白色或类白色、无砂性的微细粉末。

本品在水、稀盐酸或 8.5% 氢氧化钠溶液中均不溶。

【鉴别】(1)取本品 0.2g，置铂坩埚中，加等量氟化钙或氟化钠粉末，搅拌，加硫酸 5ml，微热，立即将悬有 1 滴水的表面皿盖上，稍等片刻，取下表面皿，水滴边缘出现白圈。

(2)取本品 0.5g，置烧杯中，加入盐酸溶液(4→10) 10ml，盖上表面皿，加热至微沸，不时摇动烧杯，并保持微沸 40 分钟，取下，用快速滤纸滤过，用水洗涤滤渣 4~5 次。取滤渣约 0.1g，置铂坩埚中，加入硫酸溶液(1→2)10 滴和氢氟酸 5ml，加热至冒二氧化硫白烟时，取下，冷却，加水 10ml 使溶解，取溶液 2 滴，加镁试剂(取对硝基苯偶氮间苯二酚 0.01g，加 4% 氢氧化钠溶液 1000ml 溶解，即得)1 滴，滴加 40% 氢氧化钠溶液使成碱性，生成天蓝色沉淀。

(3)本品的红外光吸收图谱应在 3677cm^{-1}±2cm^{-1}、1018cm^{-1}±2cm^{-1}、669cm^{-1}±2cm^{-1} 波数处有特征吸收(通则 0402)。

【检查】**酸碱度**　取本品 10.0g，加水 50ml，煮沸 30 分钟，时时补充蒸失的水分，滤过，滤液遇石蕊试纸应显中性反应。

水中可溶物　取本品 10g，精密称定，置 250ml 具塞锥形瓶中，精密加水 50ml，称重，摇匀，加热回流 30 分钟，放冷，再称重，用水补足减失的重量，摇匀，必要时离心，取上清液，用 0.45μm 孔径的滤膜滤过，精密量取续滤液 25ml，置恒重的蒸发皿中蒸干，在 105℃ 干燥 1 小时，遗留残渣不得过 5mg(0.1%)。

酸中可溶物　取本品 1g，精密称定，置 100ml 具塞锥形瓶中，精密加入稀盐酸 20ml，称重，摇匀，在 50℃ 静置 15 分钟，放冷，再称重，用稀盐酸补足减失的重量，摇匀，必要时离心，取上清液，用 0.45μm 孔径的滤膜滤过，精密量取续滤液 10ml，置恒重的坩埚中，加稀硫酸 1ml，蒸干，低温加热至硫酸蒸气除尽后，在 700~800℃ 炽灼至恒重，遗留残渣不得过 10mg(2.0%)。

石棉　取本品，置载样架中，压实，照 X 射线衍射法(通则 0451 第二法)测定，以 Cu 为阳极靶，K$_\alpha$ 线为特征 X 射线，管电压为 40kV，管电流为 40mA，采用连续扫描方式，分别在衍射角(2θ)10°~13° 与 24°~26° 的范围内，扫描步长为 0.02°，记录衍射图谱。若供试品在衍射角(2θ)10.5°±0.1° 处出现角闪石的特征峰，或在衍射角(2θ)12.1°±0.1° 与 24.3°±0.1° 处出现蛇纹石特征峰，将供试品置光学显微镜下观察(通则 2001)，不得出现长宽比大于 20 或长度超过 5μm 的细针状纤维；或不得出现以下情况中的 2 项及以上：①成束状的平行纤维；②纤维束末端呈发散性；③薄针状纤维；④由单个纤维缠绕而成的团块或弯曲状纤维。

炽灼失重　取本品约 2g，精密称定，在 600~700℃ 炽灼至恒重，减失重量不得过 5.0%。

铁　取本品约 10g，精密称定，置锥形瓶中，加 0.5mol/L 盐酸溶液 50ml，摇匀，水浴加热回流 30 分钟，放冷，用中速滤纸滤过，滤液置 100ml 量瓶中，用热水 30ml 分次洗涤容

器及滤渣，滤过，洗液并入同一量瓶中，放冷，加水至刻度，摇匀，作为供试品贮备液，精密量取 5ml，置 200ml 量瓶中，用 0.25mol/L 盐酸溶液稀释至刻度，摇匀，作为供试品溶液；同法制备空白溶液；另精密量取铁标准溶液适量，用 0.25mol/L 盐酸溶液稀释制成每 1ml 中含铁 5~10μg 的系列对照品溶液。取空白溶液、供试品溶液和对照品溶液，照原子吸收分光光度法(通则 0406 第一法)，在 248.3nm 的波长处测定，计算，即得。含铁不得过 0.25%。

铅　取铁盐项下的供试品贮备液作为供试品溶液；除去供试品，同法制备空白溶液；另精密量取铅标准溶液适量，用 0.25mol/L 盐酸溶液稀释制成每 1ml 中含铅 0.5~1.25μg 的系列对照品溶液。取空白溶液、供试品溶液和对照品溶液，照原子吸收分光光度法(通则 0406 第一法)，在 217.0nm 的波长处测定，计算，即得。含铅不得过 0.001%。

钙　精密量取含量测定项下的供试品贮备液 5ml，置 20ml 量瓶中，用混合溶液(取盐酸 10ml 和 8.9% 氯化镧溶液 10ml，加水至 100ml)稀释至刻度，摇匀，作为供试品溶液；同法制备空白溶液；另精密量取钙标准溶液适量，用水稀释制成每 1ml 中含钙 100μg 的溶液，精密量取适量，用混合溶液稀释制成每 1ml 中含钙 1~5μg 的系列对照品溶液。取空白溶液、供试品溶液和对照品溶液，照原子吸收分光光度法(通则 0406 第一法)，在 422.7nm 的波长处测定，计算，即得。含钙不得过 0.9%。

铝　精密量取含量测定项下的供试品贮备液 0.1ml，置 100ml 量瓶中，加硝酸溶液(2→100)稀释至刻度，摇匀，作为供试品溶液。另精密量取铝标准溶液适量，用硝酸溶液(2→100)定量稀释制成每 1ml 中含铝 40ng 的溶液作为对照品溶液。分别取供试品溶液和对照品溶液，以石墨炉为原子化器，必要时，使用 0.25% 的氯化铯溶液作为基体改进剂，照原子吸收分光光度法(通则 0406)，在 309.3nm 的波长处分别测定，供试品溶液的吸光度不得大于对照品溶液的吸光度(2.0%)。

砷盐　取铁盐项下供试品贮备液 10ml，加盐酸 5ml 与水 13ml，依法检查(通则 0822 第一法)，应符合规定(0.0002%)。

微生物限度　取本品，依法检查(通则 1105 与通则 1106)，每 1g 供试品中需氧菌总数不得过 10^{3}cfu，霉菌和酵母菌总数不得过 10^{2}cfu，不得检出大肠埃希菌；每 10g 供试品中不得检出沙门菌。

【含量测定】取本品约 0.1g，精密称定，置聚四氟乙烯容器中，加盐酸 1ml、硝酸 1ml 与高氯酸 1ml，摇匀，加氢氟酸 7ml，置加热板上缓缓蒸至近干(约 0.5ml)，用硝酸溶液(2→100)转移至 50ml 量瓶中，并稀释至刻度，摇匀，作为供试品贮备液。精密量取贮备液 2ml，置 50ml 量瓶中，用水稀释至刻度，摇匀，精密量取 2ml，置 100ml 量瓶中，用混合溶液(取盐酸 10ml 和 8.9% 氯化镧溶液 10ml，加水至 100ml)稀释至刻度，摇匀，作为供试品溶液。精密量取镁标准溶液适量，分别用水稀释制成每 1ml 中含

镁 10μg、15μg、20μg、25μg 的溶液，各精密量取 2ml，分置 100ml 量瓶中，用混合溶液稀释至刻度，摇匀，作为对照品溶液。取空白溶液、供试品溶液和对照品溶液，照原子吸收分光光度法（通则 0406 第一法），在 285.2nm 的波长处测定，用标准曲线法计算，即得。

【类别】润滑剂和稀释剂等。

【贮藏】置干燥处保存。

【标示】应标明粒度的标示值。

注：本品有滑腻感。

富 马 酸

Fumasuan

Fumaric Acid

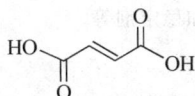

C₄H₄O₄ 116.07

[110-17-8]

本品为反丁烯二酸。按无水物计算，含 $C_4H_4O_4$ 不得少于 99.0%。

【性状】本品为白色或类白色颗粒或结晶性粉末。

本品在乙醇中溶解，在水中微溶，在二氯甲烷中几乎不溶。

【鉴别】（1）取本品约 0.5g，加水 10ml，加热煮沸，滴加溴试液，溴试液的颜色消褪。

（2）取本品和富马酸对照品各适量，加马来酸与其他有关物质项下的流动相分别溶解并稀释制成每 1ml 中约含 10μg 的溶液，作为供试品溶液和对照品溶液。照马来酸与其他有关物质项下的色谱条件，取供试品溶液和对照品溶液各 10μl，分别注入液相色谱仪，供试品溶液主峰的保留时间应与对照品溶液主峰的保留时间一致。

（3）本品的红外光吸收图谱应与对照品的图谱一致（通则 0402）。

【检查】**马来酸与其他有关物质** 取本品适量，精密称定，加流动相溶解并定量稀释制成每 1ml 中约含 1mg 的溶液，作为供试品溶液。

另取富马酸和马来酸对照品各适量，精密称定，加流动相溶解并定量稀释制成每 1ml 中各含 1μg 的混合溶液，作为对照品溶液。

照高效液相色谱法（通则 0512）测定，用十八烷基硅烷键合硅胶为填充剂，以水（用磷酸调节 pH 值至 3.0）-乙腈（85：15）为流动相，检测波长 210nm。取对照品溶液 10μl 注入液相色谱仪，富马酸峰与马来酸峰的分离度应大于 2.5。再精密量取供试品溶液和对照品溶液各 10μl，分别

注入液相色谱仪，记录色谱图至富马酸峰保留时间的 3 倍。

供试品溶液色谱图中如有与马来酸峰保留时间一致的色谱峰，按外标法以峰面积计算，含马来酸不得过 0.1%，其他单个杂质按对照品溶液中富马酸峰的峰面积计算不得过 0.1%，杂质总量不得过 0.2%。

水分 取本品，照水分测定法（通则 0832 第一法 1）测定，含水分不得过 0.5%。

炽灼残渣 取本品 1.0g，依法检查（通则 0841），遗留残渣不得过 0.1%。

重金属 取炽灼残渣项下遗留的残渣，依法检查（通则 0821 第二法），含重金属不得过百万分之十。

【含量测定】取本品约 1.0g，精密称定，加甲醇 50ml，在热水浴中缓缓加热使溶解，加酚酞指示液数滴，用氢氧化钠滴定液（0.5mol/L）滴定，每 1ml 氢氧化钠滴定液（0.5mol/L）相当于 29.02mg 的 $C_4H_4O_4$。

【类别】pH 调节剂。

【贮藏】密闭保存。

蓖 麻 油

Bimayou

Castor Oil

本品为大戟科植物蓖麻 *Ricinus communis* L. 的成熟种子经榨取并精制得到的脂肪油。

【性状】本品为无色至淡黄色透明黏稠液体。

相对密度 本品的相对密度（通则 0601）在 25℃ 时为 0.956～0.969。

旋光度 取本品，依法测定（通则 0621），旋光度应为 +3.5°至 +6.0°。

折光率 本品的折光率（通则 0622）为 1.478～1.480。

酸值 本品的酸值（通则 0713）应不大于 1.5 或 0.8（供注射用）。

羟值 本品的羟值（通则 0713）应为 160～168。

碘值 本品的碘值（通则 0713）应为 82～90。

过氧化值 本品的过氧化值（通则 0713）不大于 5.0。

皂化值 本品的皂化值（通则 0713）应为 176～186。

【鉴别】（1）在脂肪酸组成项下记录的色谱图中，供试品溶液中油酸甲酯峰、亚油酸甲酯峰、蓖麻油酸甲酯峰的保留时间应分别与系统适用性溶液中相应峰的保留时间一致。

（2）取本品 2ml，与乙醇 8ml 混合，应澄清（通则 0902）。

【检查】**吸光度** 取本品 1g，精密称定，加乙醇溶解并稀释至 100ml，照紫外-可见分光光度法（通则 0401），在 270nm 的波长处测定吸光度，应为 0.7～1.5。

不皂化物 取本品 5.0g，依法测定（通则 0713），不皂化物不得过 0.8%。

甲氧基苯胺值（供注射用） 取本品 2.0g，溶剂为异辛烷-异丙醇（8：2），依法测定（通则 0713），甲氧基苯胺值应不大于 5.0。

水分 取本品，照水分测定法（通则 0832 第一法 1）测定，含水分不得过 0.3% 或 0.2%（供注射用）。

脂肪酸组成 取本品约 75mg，置于 10ml 具塞离心管中，加叔丁基甲基醚 2ml，振荡并加热（50～60℃）使溶解，溶液仍然温热时加 1.2% 甲醇钠-无水甲醇溶液 1ml，剧烈振摇至少 5 分钟，加水 5ml，剧烈振摇约 30 秒，以每分钟 1500 转的速率离心 15 分钟，取上清液作为供试品溶液。

分别取棕榈酸甲酯、硬脂酸甲酯、油酸甲酯、亚油酸甲酯、α-亚麻酸甲酯、二十碳烯酸甲酯与蓖麻油酸甲酯对照品，加叔丁基甲基醚溶解并稀释制成每 1ml 中各约含 0.1mg 的溶液，作为系统适用性溶液。

另取蓖麻油酸甲酯与硬脂酸甲酯对照品各约 50mg，精密称定，置 10ml 量瓶中，加叔丁基甲基醚溶解并稀释至刻度，作为对照品溶液。

照气相色谱法（通则 0521）测定，用聚乙二醇为固定液（或极性相近）的毛细管柱为色谱柱，柱温为 215℃，维持 55 分钟；进样口温度为 250℃，检测器温度为 250℃。取系统适用性溶液 1μl 注入气相色谱仪，记录色谱图，理论板数按蓖麻油酸甲酯峰计算不低于 10 000，各色谱峰的分离度均应符合要求。

精密量取供试品溶液与对照品溶液各 1μl，分别注入气相色谱仪，记录色谱图，按下式计算对照品溶液中蓖麻油酸甲酯的校正因子 R：

$$R = \frac{A_1 \times m_2}{A_2 \times m_1}$$

式中 m_1 为对照品溶液中蓖麻油酸甲酯的质量；

m_2 为对照品溶液中硬脂酸甲酯的质量；

A_1 为对照品溶液色谱图中蓖麻油酸甲酯的峰面积；

A_2 为对照品溶液色谱图中硬脂酸甲酯的峰面积。

通过乘以校正因子 R 对供试品溶液中蓖麻油酸甲酯的峰面积进行校正，按下式以面积归一化法计算各脂肪酸组成：

$$脂肪酸 = \frac{A_U}{A_T} \times 100\%$$

式中 A_U 为各脂肪酸甲酯的峰面积，其中蓖麻油酸甲酯以校正后的峰面积计；

A_T 为除溶剂峰以外各脂肪酸甲酯的总和，其中蓖麻油酸甲酯以校正后的峰面积计。

供试品中含棕榈酸不得过 2.0%，硬脂酸不得过 2.5%，油酸（以油酸与顺-11-十八碳烯酸合计）应为 2.5%～6.0%，亚油酸应为 2.5%～7.0%，α-亚麻酸不得过 1.0%，二十碳烯酸不得过 1.0%，蓖麻油酸应为 85.0%～92.0%，其他脂肪酸不得过 1.0%。

细菌内毒素（供注射用） 取本品，加内毒素检查用水稀释至所需浓度，涡旋混合 3 分钟，离心，取水层，依法检查（通则 1143），每 1mg 蓖麻油中含内毒素的量应小于标示值。

【类别】乳化剂、助溶剂和溶剂等。

【贮藏】遮光，密闭保存。

【标示】①应标明本品的运动黏度。②应标明每 1mg 蓖麻油（供注射用）中含内毒素的量应小于的标示值。③如充入惰性气体，应标明惰性气体种类。

注：本品别名精制蓖麻油。

酪 氨 酸

Lao'ansuan

Tyrosine

见二部品种正文。

【类别】助溶剂和稳定剂等。

硼 砂

Pengsha

Borax

$$Na_2B_4O_7 \cdot 10H_2O \quad 381.36$$
[1303-96-4]

本品为四硼酸钠，含 $Na_2B_4O_7 \cdot 10H_2O$ 应为 99.0%～103.0%。

【性状】本品为无色半透明的结晶或白色结晶性粉末。

本品在水中溶解，在乙醇中不溶。

【鉴别】本品显钠盐与硼酸盐的鉴别反应（通则 0301）。

【检查】**碱度** 取本品 1.0g，加水 25ml 溶解后，依法测定（通则 0631），pH 值应为 9.0～9.6。

溶液的澄清度与颜色 取本品 0.5g，加水 10ml 溶解后，依法检查（通则 0901 与通则 0902），溶液应澄清无色；如显浑浊，与 2 号浊度标准液（通则 0902 第一法）比较，不得更浓。

氯化物 取本品 0.25g，依法检查（通则 0801），与标准氯化物溶液 5.0ml 制成的对照液比较，不得更浓（0.02%）。

硫酸盐 取本品 0.50g，依法检查（通则 0802），与标准硫酸钾溶液 2.0ml 制成的对照液比较，不得更浓（0.04%）。

碳酸盐与碳酸氢盐 取本品 0.25g，加水 5ml 溶解后，加稀盐酸 3ml，不得发生泡沸。

钙盐 取本品 0.25g，加水 10ml 溶解后，加醋酸使成酸性，再加草酸铵试液 1.0ml，放置 1 分钟，加乙醇 5ml，摇匀，放置 15 分钟后，如显浑浊，与标准钙溶液（精密称取在 105～110℃ 干燥至恒重的碳酸钙 0.125g，置 500ml 量瓶中，加水 5ml 与盐酸 0.5ml 使溶解，用水稀释至刻度，摇匀；临用前，精密量取 10ml，置 100ml 量瓶中，用水稀释至刻度，摇匀，即得。每 1ml 相当于 $10\mu g$ 的 Ca）2.5ml 用同一方法制成的对照液比较，不得更浓（0.01%）。

镁盐　取本品 0.50g，加水 8ml 溶解后，用稀盐酸中和至中性，加水至 10ml，再加 8% 氢氧化钠溶液 5ml 与 0.05% 达旦黄溶液 0.2ml，摇匀；如显色，与标准镁溶液（精密称取经 800℃ 炽灼至恒重的氧化镁 16.6mg，加盐酸 2.5ml 与水适量使溶解成 1000ml，摇匀。每 1ml 相当于 $10\mu g$ 的 Mg）5.0ml 用同一方法制成的对照液比较，不得更深（0.01%）。

铁盐　取本品 1.0g，加水 25ml 溶解后，依法检查（通则 0807），与标准铁溶液 3.0ml 制成的对照液比较，不得更深（0.003%）。

铵盐　取本品 2.0g，依法检查（通则 0808），与标准氯化铵溶液 2.0ml 制成的对照液比较，不得更深（0.001%）。

重金属　取本品 1.0g，加水 16ml 溶解后，滴加稀盐酸至中性，加醋酸盐缓冲液（pH 3.5）2ml，再加水适量至 25ml，依法检查（通则 0821 第一法），含重金属不得过百万分之十。

砷盐　取本品 0.4g，加水 23ml 溶解后，加盐酸 5ml，依法检查（通则 0822 第一法），应符合规定（0.0005%）。

【含量测定】取本品 0.15g，精密称定，加水 25ml 溶解后，加 0.05% 甲基橙溶液 1 滴，用盐酸滴定液（0.1mol/L）滴定至橙红色，煮沸 2 分钟，放冷，如溶液呈黄色，继续滴定至溶液刚好呈橙红色，加甘露醇 5g 使溶解，再加酚酞指示剂 3 滴，用氢氧化钠滴定液（0.1mol/L）滴定至显粉红色，并将滴定的结果用空白试验校正。每 1ml 氢氧化钠滴定液（0.1mol/L）相当于 9.534mg 的 $Na_2B_4O_7 \cdot 10H_2O$。

【类别】抑菌剂和缓冲剂。

【贮藏】密封保存。

注：本品有风化性。

硼　酸

Pengsuan

Boric Acid

H_3BO_3　61.83

[10043-35-3]

本品按干燥品计算，含 H_3BO_3 不少于 99.5%。

【性状】本品为无色微带珍珠光泽的结晶或白色疏松的粉末。

本品在乙醇或水中溶解。

【鉴别】本品的水溶液显硼酸盐的鉴别反应（通则 0301）。

【检查】**酸度**　取本品 1.0g，加水 30ml 溶解后，依法测定（通则 0631），pH 值应为 3.5～4.8。

溶液的澄清度与颜色　取本品 1.0g，加水 30ml 使溶解，依法检查（通则 0901 第一法与通则 0902），溶液应澄清无色；如显浑浊，与 1 号浊度标准液（通则 0902 第一法）比较，不得更浓。

乙醇溶液的澄清度　取本品 1.0g，加乙醇 25ml 使溶解，依法检查（通则 0902 第一法），溶液应澄清。

氯化物　取本品 0.50g，依法检查（通则 0801），与标准氯化钠溶液 5.0ml 制成的对照液比较，不得更浓（0.01%）。

硫酸盐　取本品 0.50g，依法检查（通则 0802），与标准硫酸钾溶液 2.0ml 制成的对照液比较，不得更浓（0.04%）。

磷酸盐　取本品 0.50g，加水 15ml 溶解后，加 2,4-二硝基苯酚的饱和溶液 2 滴，滴加硫酸溶液（12→100）至黄色消失，加水稀释至 20ml，再加硫酸溶液（12→100）4ml、5% 钼酸铵溶液 1ml 与磷试液 1ml，摇匀，于 60℃ 水浴中保温 10 分钟，如显色，与标准磷酸盐溶液（精密称取磷酸二氢钾 0.1430g，置 1000ml 量瓶中，加水溶解并稀释至刻度，摇匀，精密量取 10ml，置 100ml 量瓶中，加水稀释至刻度，摇匀，即得。每 1ml 溶液相当于 $10\mu g$ 的 PO_4^{3-}）5.0ml 用同一方法制成的对照液比较，不得更深（0.01%）。

钙盐　取本品 0.50g，加水 10ml 溶解后，加氨试液使成碱性，再加草酸铵试液 0.5ml 与乙醇 5ml，加水至 20ml，摇匀，如显浑浊，与标准钙溶液（精密称取在 105℃ 干燥至恒重的碳酸钙 0.125g，置 500ml 量瓶中，加水 5ml 与盐酸 0.5ml 使溶解，用水稀释至刻度，摇匀；临用前，精密量取 10ml，置 100ml 量瓶中，用水稀释至刻度，摇匀，即得。每 1ml 相当于 $10\mu g$ 的 Ca）5.0ml 用同一方法制成的对照液比较，不得更浓（0.01%）。

镁盐　取本品 0.50g，加水 8ml 溶解后，用 8% 氢氧化钠溶液中和至中性，加水至 10ml，再加 8% 氢氧化钠溶液 5ml 与 0.05% 达旦黄溶液 0.2ml，摇匀；如显色，与标准镁溶液（精密称取经 800℃ 炽灼至恒重的氧化镁 16.6mg，加盐酸 2.5ml 与水适量使溶解成 1000ml，摇匀，即得。每 1ml 相当于 $10\mu g$ 的 Mg）5.0ml 用同一方法制成的对照液比较，不得更深（0.01%）。

铁盐　取本品 1.0g，加水 25ml 溶解后，依法检查（通则 0807），与标准铁溶液 1.0ml 制成的对照液比较，不得更深（0.001%）。

铵盐　取本品 2g，依法检查（通则 0808），不得过 0.001%。

干燥失重　取本品 1g，置硅胶干燥器中放置 5 小时，减失重量不得过 0.5%（通则 0831）。

重金属　取本品 1.0g，加水 23ml 溶解后，加醋酸盐缓冲液（pH 3.5）2ml，依法检查（通则 0821 第一法），含重金属不得过百万分之十。

砷盐　取本品 0.40g，加水 23ml 溶解后，加盐酸 5ml，依法检查（通则 0822 第一法），应符合规定（0.0005%）。

【含量测定】取本品 0.1g，精密称定，加 20% 的中性甘露醇溶液(对酚酞指示液显中性)25ml，微温使溶解，迅速放冷，加酚酞指示液 3 滴，用氢氧化钠滴定液(0.1mol/L)滴定。每 1ml 氢氧化钠滴定液(0.1mol/L)相当于 6.183mg 的 H_3BO_3。

【类别】抑菌剂和缓冲剂等。

【贮藏】密封保存。

注：本品有滑腻感。

微晶纤维素

Weijing Xianweisu

Microcrystalline Cellulose

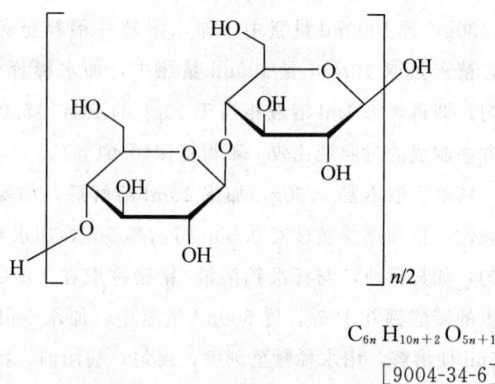

$$C_{6n}H_{10n+2}O_{5n+1}$$

[9004-34-6]

本品系含纤维素植物的纤维浆制得的 α-纤维素，在无机酸的作用下部分解聚，纯化而得。

【性状】本品为白色或类白色粉末或颗粒状粉末。

本品在水、乙醇、稀硫酸或 5% 氢氧化钠溶液中几乎不溶。

【鉴别】(1)取本品 10mg，置表面皿上，加氯化锌碘试液 2ml，即变蓝色。

(2)取本品约 1.3g，精密称定，置具塞锥形瓶中，精密加水 25ml，振摇使微晶纤维素分散并润湿，通入氮气以排除瓶中的空气，在保持通入氮气的情况下，精密加 1mol/L 双氢氧化乙二胺铜溶液 25ml，除去氮气管，密塞，强力振摇，使微晶纤维素溶解，作为供试品溶液；取适量，置 25℃±0.1℃ 水浴中，约 5 分钟后，移至乌氏黏度计内(毛细管内径为 0.7～1.0mm，选用适宜黏度计常数 K_1)，照黏度测定法(通则 0633 第二法)，于 25℃±0.1℃ 水浴中测定。记录供试品溶液流经黏度计上下两刻度时的时间 t_1，按下式计算供试品溶液的运动黏度 v_1：

$$v_1 = t_1 \times K_1$$

分别精密量取水和 1mol/L 双氢氧化乙二胺铜溶液各 25ml，混匀，作为空白溶液，取适量，置 25℃±0.1℃ 水浴中，约 5 分钟后，移至乌氏黏度计内(毛细管内径为 0.5～0.6mm，黏度计常数 K_2 约为 0.01)，照黏度测定法(通则 0633 第二法)，于 25℃±0.1℃ 水浴中测定。记录空白溶液流经黏度计上下两刻度时的时间 t_2，按下式计算空白溶液的运动黏度 v_2：

$$v_2 = t_2 \times K_2$$

照下式计算微晶纤维素的相对黏度：

$$\eta_{rel} = \frac{v_1}{v_2}$$

根据计算所得的相对黏度值(η_{rel})，查附表，得 $[\eta]C$ 值 [特性黏数 $[\eta]$ (ml/g)和浓度 C(g/100ml)的乘积]，按下式计算聚合度(P)，应不得过 350。

$$P = \frac{95[\eta]C}{m}$$

式中　m 为供试品取样量，g，以干燥品计算。

【检查】酸碱度　取电导率项下制备的上清液，依法测定(通则 0631)，pH 值应为 5.0～7.5。

氯化物　取本品 0.10g，加水 35ml，振摇，滤过，取滤液，依法检查(通则 0801)，与标准氯化钠溶液 3.0ml 制成的对照液比较，不得更浓(0.03%)。

水中溶解物　取本品 5.0g，加水 80ml，振摇 10 分钟，室温静置 10～20 分钟，真空抽滤(使用孔径 2μm 或以下的微孔滤膜或定量分析滤纸)，滤液置 105℃ 干燥至恒重的蒸发皿中，在水浴上蒸干，并在 105℃ 干燥 1 小时，遗留残渣不得过 0.2%。

醚中溶解物　取本品 10.0g，置内径约为 20mm 的玻璃柱中，用不含过氧化物的乙醚 50ml 洗脱柱子，收集洗脱液置 105℃ 干燥至恒重的蒸发皿中挥发至干，在 105℃ 干燥至恒重，遗留残渣不得过 0.05%。

淀粉　取本品 0.10g，加水 5ml，振摇，加碘试液 0.2ml，不得显蓝色。

电导率　取本品 5.0g，加新沸放冷的水 40ml，振摇 20 分钟，离心，取上清液，在 25℃±0.1℃ 依法测定(通则 0681)，同法测定制备供试品溶液所用水的电导率，两者之差不得过 75μS/cm。

干燥失重　取本品 1.0g，在 105℃ 干燥 3 小时，减失重量不得过 7.0%(通则 0831)。

炽灼残渣　取本品 1.0g，依法检查(通则 0841)，遗留残渣不得过 0.1%。

重金属　取炽灼残渣项下遗留的残渣，依法检查(通则 0821 第二法)，含重金属不得过百万分之十。

砷盐　取本品 1.0g，加氢氧化钙 1.0g，混合，加水搅拌均匀，干燥后，先用小火烧灼使炭化，再在 600℃ 炽灼使完全灰化，放冷，加盐酸 5ml 与水 23ml 使溶解，依法检查(通则 0822 第一法)，应符合规定(0.0002%)。

【类别】填充剂和崩解剂等。

【贮藏】密闭保存。

【标示】应标明本品型号，粒度分布和堆密度的标示值。

附表　相对黏度(η_{rel})与特性黏数和浓度的乘积($[\eta]C$)转换表

η_{rel}	[η]C									
	0.00	0.01	0.02	0.03	0.04	0.05	0.06	0.07	0.08	0.09
1.1	0.098	0.106	0.115	0.125	0.134	0.143	0.152	0.161	0.170	0.180
1.2	0.189	0.198	0.207	0.216	0.225	0.233	0.242	0.250	0.259	0.268
1.3	0.276	0.285	0.293	0.302	0.310	0.318	0.326	0.334	0.342	0.350
1.4	0.358	0.367	0.375	0.383	0.391	0.399	0.407	0.414	0.422	0.430
1.5	0.437	0.445	0.453	0.460	0.468	0.476	0.484	0.491	0.499	0.507
1.6	0.515	0.522	0.529	0.536	0.544	0.551	0.558	0.566	0.573	0.580
1.7	0.587	0.595	0.602	0.608	0.615	0.622	0.629	0.636	0.642	0.649
1.8	0.656	0.663	0.670	0.677	0.683	0.690	0.697	0.704	0.710	0.717
1.9	0.723	0.730	0.736	0.743	0.749	0.756	0.762	0.769	0.775	0.782
2.0	0.788	0.795	0.802	0.809	0.815	0.821	0.827	0.833	0.840	0.846
2.1	0.852	0.858	0.864	0.870	0.876	0.882	0.888	0.894	0.900	0.906
2.2	0.912	0.918	0.924	0.929	0.935	0.941	0.948	0.953	0.959	0.965
2.3	0.971	0.976	0.983	0.988	0.994	1.000	1.006	1.011	1.017	1.022
2.4	1.028	1.033	1.039	1.044	1.050	1.056	1.061	1.067	1.072	1.078
2.5	1.083	1.089	1.094	1.100	1.105	1.111	1.116	1.121	1.126	1.131
2.6	1.137	1.142	1.147	1.153	1.158	1.163	1.169	1.174	1.179	1.184
2.7	1.190	1.195	1.200	1.205	1.210	1.215	1.220	1.225	1.230	1.235
2.8	1.240	1.245	1.250	1.255	1.260	1.265	1.270	1.275	1.280	1.285
2.9	1.290	1.295	1.300	1.305	1.310	1.314	1.319	1.324	1.329	1.333
3.0	1.338	1.343	1.348	1.352	1.357	1.362	1.367	1.371	1.376	1.381
3.1	1.386	1.390	1.395	1.400	1.405	1.409	1.414	1.418	1.423	1.427
3.2	1.432	1.436	1.441	1.446	1.450	1.455	1.459	1.464	1.468	1.473
3.3	1.477	1.482	1.486	1.491	1.496	1.500	1.504	1.508	1.513	1.517
3.4	1.521	1.525	1.529	1.533	1.537	1.542	1.546	1.550	1.554	1.558
3.5	1.562	1.566	1.570	1.575	1.579	1.583	1.587	1.591	1.595	1.600
3.6	1.604	1.608	1.612	1.617	1.621	1.625	1.629	1.633	1.637	1.642
3.7	1.646	1.650	1.654	1.658	1.662	1.666	1.671	1.675	1.679	1.683
3.8	1.687	1.691	1.695	1.700	1.704	1.708	1.712	1.715	1.719	1.723
3.9	1.727	1.731	1.735	1.739	1.742	1.746	1.750	1.754	1.758	1.762
4.0	1.765	1.769	1.773	1.777	1.781	1.785	1.789	1.792	1.796	1.800
4.1	1.804	1.808	1.811	1.815	1.819	1.822	1.826	1.830	1.833	1.837
4.2	1.841	1.845	1.848	1.852	1.856	1.859	1.863	1.867	1.870	1.874
4.3	1.878	1.882	1.885	1.889	1.893	1.896	1.900	1.904	1.907	1.911
4.4	1.914	1.918	1.921	1.925	1.929	1.932	1.936	1.939	1.943	1.946
4.5	1.950	1.954	1.957	1.961	1.964	1.968	1.971	1.975	1.979	1.982
4.6	1.986	1.989	1.993	1.996	2.000	2.003	2.007	2.010	2.013	2.017
4.7	2.020	2.023	2.027	2.030	2.033	2.037	2.040	2.043	2.047	2.050
4.8	2.053	2.057	2.060	2.063	2.067	2.070	2.073	2.077	2.080	2.083
4.9	2.087	2.090	2.093	2.097	2.100	2.103	2.107	2.110	2.113	2.116
5.0	2.119	2.122	2.125	2.129	2.132	2.135	2.139	2.142	2.145	2.148
5.1	2.151	2.154	2.158	2.160	2.164	2.167	2.170	2.173	2.176	2.180
5.2	2.183	2.186	2.190	2.192	2.195	2.197	2.200	2.203	2.206	2.209
5.3	2.212	2.215	2.218	2.221	2.224	2.227	2.230	2.233	2.236	2.240
5.4	2.243	2.246	2.249	2.252	2.255	2.258	2.261	2.264	2.267	2.270
5.5	2.273	2.276	2.279	2.282	2.285	2.288	2.291	2.294	2.297	2.300
5.6	2.303	2.306	2.309	2.312	2.315	2.318	2.320	2.324	2.326	2.329
5.7	2.332	2.335	2.338	2.341	2.344	2.347	2.350	2.353	2.355	2.358
5.8	2.361	2.364	2.367	2.370	2.373	2.376	2.379	2.382	2.384	2.387
5.9	2.390	2.393	2.396	2.400	2.403	2.405	2.408	2.411	2.414	2.417

η_{rel}	\[η]C 0.00	0.01	0.02	0.03	0.04	0.05	0.06	0.07	0.08	0.09
6.0	2.419	2.422	2.425	2.428	2.431	2.433	2.436	2.439	2.442	2.444
6.1	2.447	2.450	2.453	2.456	2.458	2.461	2.464	2.467	2.470	2.472
6.2	2.475	2.478	2.481	2.483	2.486	2.489	2.492	2.494	2.497	2.500
6.3	2.503	2.505	2.508	2.511	2.513	2.516	2.518	2.521	2.524	2.526
6.4	2.529	2.532	2.534	2.537	2.540	2.542	2.545	2.547	2.550	2.553
6.5	2.555	2.558	2.561	2.563	2.566	2.568	2.571	2.574	2.576	2.579
6.6	2.581	2.584	2.587	2.590	2.592	2.595	2.597	2.600	2.603	2.605
6.7	2.608	2.610	2.613	2.615	2.618	2.620	2.623	2.625	2.627	2.630
6.8	2.633	2.635	2.637	2.640	2.643	2.645	2.648	2.650	2.653	2.655
6.9	2.658	2.660	2.663	2.665	2.668	2.670	2.673	2.675	2.678	2.680
7.0	2.683	2.685	2.687	2.690	2.693	2.695	2.698	2.700	2.702	2.705
7.1	2.707	2.710	2.712	2.714	2.717	2.719	2.721	2.724	2.726	2.729
7.2	2.731	2.733	2.736	2.738	2.740	2.743	2.745	2.748	2.750	2.752
7.3	2.755	2.757	2.760	2.762	2.764	2.767	2.769	2.771	2.774	2.776
7.4	2.779	2.781	2.783	2.786	2.788	2.790	2.793	2.795	2.798	2.800
7.5	2.802	2.805	2.807	2.809	2.812	2.814	2.816	2.819	2.821	2.823
7.6	2.826	2.828	2.830	2.833	2.835	2.837	2.840	2.842	2.844	2.847
7.7	2.849	2.851	2.854	2.856	2.858	2.860	2.863	2.865	2.868	2.870
7.8	2.873	2.875	2.877	2.879	2.881	2.884	2.887	2.889	2.891	2.893
7.9	2.895	2.898	2.900	2.902	2.905	2.907	2.909	2.911	2.913	2.915
8.0	2.918	2.920	2.922	2.924	2.926	2.928	2.931	2.933	2.935	2.937
8.1	2.939	2.942	2.944	2.946	2.948	2.950	2.952	2.955	2.957	2.959
8.2	2.961	2.963	2.966	2.968	2.970	2.972	2.974	2.976	2.979	2.981
8.3	2.983	2.985	2.987	2.990	2.992	2.994	2.996	2.998	3.000	3.002
8.4	3.004	3.006	3.008	3.010	3.012	3.015	3.017	3.019	3.021	3.023
8.5	3.025	3.027	3.029	3.031	3.033	3.035	3.037	3.040	3.042	3.044
8.6	3.046	3.048	3.050	3.052	3.054	3.056	3.058	3.060	3.062	3.064
8.7	3.067	3.069	3.071	3.073	3.075	3.077	3.079	3.081	3.083	3.085
8.8	3.087	3.089	3.092	3.094	3.096	3.098	3.100	3.102	3.104	3.106
8.9	3.108	3.110	3.112	3.114	3.116	3.118	3.120	3.122	3.124	3.126
9.0	3.128	3.130	3.132	3.134	3.136	3.138	3.140	3.142	3.144	3.146
9.1	3.148	3.150	3.152	3.154	3.156	3.158	3.160	3.162	3.164	3.166
9.2	3.168	3.170	3.172	3.174	3.176	3.178	3.180	3.182	3.184	3.186
9.3	3.188	3.190	3.192	3.194	3.196	3.198	3.200	3.202	3.204	3.206
9.4	3.208	3.210	3.212	3.214	3.215	3.217	3.219	3.221	3.223	3.225
9.5	3.227	3.229	3.231	3.233	3.235	3.237	3.239	3.241	3.242	3.244
9.6	3.246	3.248	3.250	3.252	3.254	3.256	3.258	3.260	3.262	3.264
9.7	3.266	3.268	3.269	3.271	3.273	3.275	3.277	3.279	3.281	3.283
9.8	3.285	3.287	3.289	3.291	3.293	3.295	3.297	3.298	3.300	3.302
9.9	3.304	3.305	3.307	3.309	3.311	3.313	3.316	3.318	3.320	3.321

η_{rel}	\[η]C 0.0	0.1	0.2	0.3	0.4	0.5	0.6	0.7	0.8	0.9
10	3.32	3.34	3.36	3.37	3.39	3.41	3.43	3.45	3.46	3.48
11	3.50	3.52	3.53	3.55	3.56	3.58	3.60	3.61	3.63	3.64
12	3.66	3.68	3.69	3.71	3.72	3.74	3.76	3.77	3.79	3.80
13	3.80	3.83	3.85	3.86	3.88	3.89	3.90	3.92	3.93	3.95
14	3.96	3.97	3.99	4.00	4.02	4.03	4.04	4.06	4.07	4.09
15	4.10	4.11	4.13	4.14	4.15	4.17	4.18	4.19	4.20	4.22
16	4.23	4.24	4.25	4.27	4.28	4.29	4.30	4.31	4.33	4.34
17	4.35	4.36	4.37	4.38	4.39	4.41	4.42	4.43	4.44	4.45
18	4.46	4.47	4.48	4.49	4.50	4.52	4.53	4.54	4.55	4.56
19	4.57	4.58	4.59	4.60	4.61	4.62	4.63	4.64	4.65	4.66

微晶纤维素丸芯

Weijing Xianweisu Wanxin

Microcrystalline Cellulose Spheres

本品系由微晶纤维素加水制粒干燥而成。

【性状】 本品为白色或类白色近球形颗粒。

【鉴别】 取本品适量，研磨至细粉，取细粉，照微晶纤维素项下鉴别(1)和(2)试验，应符合规定。

【检查】 **粒度** 取本品 20g，照粒度和粒度分布测定法(通则 0982 第二法)检查，通过标示粒径上限的量不得少于 90%，通过标示粒径下限的量不得多于 10%。

干燥失重 取本品，在 105℃干燥 3 小时，减失重量不得过 7.0%(通则 0831)。

炽灼残渣 取本品 1.0g，依法检查(通则 0841)，遗留残渣不得过 0.2%。

酸碱度 照微晶纤维素项下的方法检查，应符合规定。

氯化物、淀粉与电导率 取本品适量，研磨至细粉，取细粉，照微晶纤维素项下的方法检查，应符合规定。

【类别】 载体和稀释剂。

【贮藏】 密闭保存。

【标示】 应以微米(μm)为单位标明粒径的标示范围。

注：本品具引湿性。

微晶纤维素胶态二氧化硅共处理物

Weijing Xianweisu Jiaotai'eryanghuagui

Gongchuliwu

Co-processed Microcrystalline Cellulose and
Colloidal Silicon Dioxide

本品由微晶纤维素和胶态二氧化硅在水中共混干燥制得。

【性状】 本品为白色或类白色微细颗粒或粉末。

本品在水、稀酸、5%氢氧化钠溶液、丙酮或乙醇中不溶。

【鉴别】 (1)取本品 10mg，置表面皿上，加氯化锌碘试液 2ml，即变蓝色。

(2)取炽灼残渣项下的残渣约 5mg，置铂坩埚中，加碳酸钾 0.2g，混匀。炽灼 10 分钟，放冷，加水 2ml 微热溶解，缓缓加入钼酸铵溶液(取钼酸 6.5g，加水 14ml 与浓氨溶液 14.5ml，振摇使溶解，放冷，在搅拌下缓缓加入硝酸 32ml 与水 40ml 的混合液中，静置 48 小时，滤过，取滤液即得)2ml，溶液显深黄色。

(3)取鉴别(2)项下得到的深黄色硅钼酸溶液 1 滴，滴于滤纸上，蒸干溶剂。加邻联甲苯胺的冰醋酸饱和溶液 1 滴以减少硅钼酸转化为钼蓝。将该滤纸置于浓氨溶液上方，有蓝绿色斑点产生(在通风橱中操作，实验过程中避免接触邻联甲苯胺试剂)。

【检查】 **聚合度** 取本品约 1.3g，精密称定，置具塞锥形瓶中，精密加水和 1.0mol/L 氢氧化乙二胺铜溶液各 25ml，立即通入氮气，于电磁搅拌器上搅拌至完全溶解，转移适量溶液至乌氏黏度计(毛细管内径 0.84mm，已校正)中，在 25℃水浴中平衡至少 5 分钟，记录溶液流经黏度计上下两个刻度的时间 t_1(以秒计)，按下式计算溶液的运动黏度 ν_1。

$$\nu_1 = t_1 \times K_1$$

式中 K_1 为黏度计常数。

取适量 1.0mol/L 氢氧化乙二胺铜溶液与水等量混合，用乌氏黏度计(毛细管内径 0.63mm，已校正)依法测定(通则 0633 第二法)，测得流出时间 t_2(以秒计)，按下式计算溶液的运动黏度 ν_2。

$$\nu_2 = t_2 \times K_2$$

式中 K_2 为黏度计常数。

按下式计算供试品的相对黏度 η_{rel}。

$$\eta_{rel} = \frac{\nu_1}{\nu_2} = \frac{t_1 K_1}{t_2 K_2}$$

根据计算所得的相对黏度 η_{rel} 值，查附表，得$[\eta]C$ 值，按下式计算聚合度 (P)，应不大于 350。

$$P = \frac{95[\eta]C}{m[(100-a)/100][(100-b)/100]}$$

式中 m 为供试品取样量，g；

b 为供试品干燥失重百分值；

a 为供试品炽灼残渣百分值。

酸度 取电导率项下的上清液，依法测定(通则 0631)，pH 值应为 5.0~7.0。

水溶性物质 取本品 5.0g，加水 80ml，振摇 10 分钟，滤过，滤液置预先恒重的蒸发皿中，在水浴上蒸干，并在 105℃干燥 1 小时，遗留残渣不得过 0.25%。

脂溶性物质 取本品 10.0g，装入内径约 20mm 的玻璃柱中，用无过氧化物的乙醚 50ml 通过柱，收集乙醚置预先恒重的蒸发皿中，蒸发至干，并在 105℃干燥 30 分钟，遗留残渣不得过 0.05%。

电导率 取本品 5.0g，加新沸放冷的水 40ml，振摇 20 分钟，离心，取上清液测定电导率。同时测定所用水的电导率(通则 0681)，供试品溶液电导率与水电导率的差值不得过 75μS/cm。

干燥失重 取本品，在 105℃干燥 3 小时，减失重量不得过 6.0%(通则 0831)。

炽灼残渣 取本品 1.0g，依法检查(通则 0841)，遗留残渣应为 1.8%~2.2%。

重金属 取本品，依法检查(通则 0821 第二法)，含重金属不得过百万分之十。

微生物限度　取本品，依法检查（通则 1105 与通则 1106），每 1g 供试品中需氧菌总数不得过 10^3 cfu，霉菌和酵母菌数不得过 10^2 cfu，不得检出大肠埃希菌。

【类别】填充剂和润滑剂。

【贮藏】密封保存。

【标示】应标明粒度分布和堆密度的标示值。

附表　相对黏度（η_{rel}）与特性黏数和浓度的乘积（$[\eta]C$）转换表

η_{rel}	$[\eta]C$									
	0.00	0.01	0.02	0.03	0.04	0.05	0.06	0.07	0.08	0.09
1.1	0.098	0.106	0.115	0.125	0.134	0.143	0.152	0.161	0.170	0.180
1.2	0.189	0.198	0.207	0.216	0.225	0.233	0.242	0.250	0.259	0.268
1.3	0.276	0.285	0.293	0.302	0.310	0.318	0.326	0.334	0.342	0.350
1.4	0.358	0.367	0.375	0.383	0.391	0.399	0.407	0.414	0.422	0.430
1.5	0.437	0.445	0.453	0.460	0.468	0.476	0.484	0.491	0.499	0.507
1.6	0.515	0.522	0.529	0.536	0.544	0.551	0.558	0.566	0.573	0.580
1.7	0.587	0.595	0.602	0.608	0.615	0.622	0.629	0.636	0.642	0.649
1.8	0.656	0.663	0.670	0.677	0.683	0.690	0.697	0.704	0.710	0.717
1.9	0.723	0.730	0.736	0.743	0.749	0.756	0.762	0.769	0.775	0.782
2.0	0.788	0.795	0.802	0.809	0.815	0.821	0.827	0.833	0.840	0.846
2.1	0.852	0.858	0.864	0.870	0.876	0.882	0.888	0.894	0.900	0.906
2.2	0.912	0.918	0.924	0.929	0.935	0.941	0.948	0.953	0.959	0.965
2.3	0.971	0.976	0.983	0.988	0.994	1.000	1.006	1.011	1.017	1.022
2.4	1.028	1.033	1.039	1.044	1.050	1.056	1.061	1.067	1.072	1.078
2.5	1.083	1.089	1.094	1.100	1.105	1.111	1.116	1.121	1.126	1.131
2.6	1.137	1.142	1.147	1.153	1.158	1.163	1.169	1.174	1.179	1.184
2.7	1.190	1.195	1.200	1.205	1.210	1.215	1.220	1.225	1.230	1.235
2.8	1.240	1.245	1.250	1.255	1.260	1.265	1.270	1.275	1.280	1.285
2.9	1.290	1.295	1.300	1.305	1.310	1.314	1.319	1.324	1.329	1.333
3.0	1.338	1.343	1.348	1.352	1.357	1.362	1.367	1.371	1.376	1.381
3.1	1.386	1.390	1.395	1.400	1.405	1.409	1.414	1.418	1.423	1.427
3.2	1.432	1.436	1.441	1.446	1.450	1.455	1.459	1.464	1.468	1.473
3.3	1.477	1.482	1.486	1.491	1.496	1.500	1.504	1.508	1.513	1.517
3.4	1.521	1.525	1.529	1.533	1.537	1.542	1.546	1.550	1.554	1.558
3.5	1.562	1.566	1.570	1.575	1.579	1.583	1.587	1.591	1.595	1.600
3.6	1.604	1.608	1.612	1.617	1.621	1.625	1.629	1.633	1.637	1.642
3.7	1.646	1.650	1.654	1.658	1.662	1.666	1.671	1.675	1.679	1.683
3.8	1.687	1.691	1.695	1.700	1.704	1.708	1.712	1.715	1.719	1.723
3.9	1.727	1.731	1.735	1.739	1.742	1.746	1.750	1.754	1.758	1.762
4.0	1.765	1.769	1.773	1.777	1.781	1.785	1.789	1.792	1.796	1.800
4.1	1.804	1.808	1.811	1.815	1.819	1.822	1.826	1.830	1.833	1.837
4.2	1.841	1.845	1.848	1.852	1.856	1.859	1.863	1.867	1.870	1.874
4.3	1.878	1.882	1.885	1.889	1.893	1.896	1.900	1.904	1.907	1.911
4.4	1.914	1.918	1.921	1.925	1.929	1.932	1.936	1.939	1.943	1.946
4.5	1.950	1.954	1.957	1.961	1.964	1.968	1.971	1.975	1.979	1.982
4.6	1.986	1.989	1.993	1.996	2.000	2.003	2.007	2.010	2.013	2.017
4.7	2.020	2.023	2.027	2.030	2.033	2.037	2.040	2.043	2.047	2.050
4.8	2.053	2.057	2.060	2.063	2.067	2.070	2.073	2.077	2.080	2.083
4.9	2.087	2.090	2.093	2.097	2.100	2.103	2.107	2.110	2.113	2.116

η_{rel}	$[\eta]C$									
	0.00	0.01	0.02	0.03	0.04	0.05	0.06	0.07	0.08	0.09
5.0	2.119	2.122	2.125	2.129	2.132	2.135	2.139	2.142	2.145	2.148
5.1	2.151	2.154	2.158	2.160	2.164	2.167	2.170	2.173	2.176	2.180
5.2	2.183	2.186	2.190	2.192	2.195	2.197	2.200	2.203	2.206	2.209
5.3	2.212	2.215	2.218	2.221	2.224	2.227	2.230	2.233	2.236	2.240
5.4	2.243	2.246	2.249	2.252	2.255	2.258	2.261	2.264	2.267	2.270
5.5	2.273	2.276	2.279	2.282	2.285	2.288	2.291	2.294	2.297	2.300
5.6	2.303	2.306	2.309	2.312	2.315	2.318	2.320	2.324	2.326	2.329
5.7	2.332	2.335	2.338	2.341	2.344	2.347	2.350	2.353	2.355	2.358
5.8	2.361	2.364	2.367	2.370	2.373	2.376	2.379	2.382	2.384	2.387
5.9	2.390	2.393	2.396	2.400	2.403	2.405	2.408	2.411	2.414	2.417
6.0	2.419	2.422	2.425	2.428	2.431	2.433	2.436	2.439	2.442	2.444
6.1	2.447	2.450	2.453	2.456	2.458	2.461	2.464	2.467	2.470	2.472
6.2	2.475	2.478	2.481	2.483	2.486	2.489	2.492	2.494	2.497	2.500
6.3	2.503	2.505	2.508	2.511	2.513	2.516	2.518	2.521	2.524	2.526
6.4	2.529	2.532	2.534	2.537	2.540	2.542	2.545	2.547	2.550	2.553
6.5	2.555	2.558	2.561	2.563	2.566	2.568	2.571	2.574	2.576	2.579
6.6	2.581	2.584	2.587	2.590	2.592	2.595	2.597	2.600	2.603	2.605
6.7	2.608	2.610	2.613	2.615	2.618	2.620	2.623	2.625	2.627	2.630
6.8	2.633	2.635	2.637	2.640	2.643	2.645	2.648	2.650	2.653	2.655
6.9	2.658	2.660	2.663	2.665	2.668	2.670	2.673	2.675	2.678	2.680
7.0	2.683	2.685	2.687	2.690	2.693	2.695	2.698	2.700	2.702	2.705
7.1	2.707	2.710	2.712	2.714	2.717	2.719	2.721	2.724	2.726	2.729
7.2	2.731	2.733	2.736	2.738	2.740	2.743	2.745	2.748	2.750	2.752
7.3	2.755	2.757	2.760	2.762	2.764	2.767	2.769	2.771	2.774	2.776
7.4	2.779	2.781	2.783	2.786	2.788	2.790	2.793	2.795	2.798	2.800
7.5	2.802	2.805	2.807	2.809	2.812	2.814	2.816	2.819	2.821	2.823
7.6	2.826	2.828	2.830	2.833	2.835	2.837	2.840	2.842	2.844	2.847
7.7	2.849	2.851	2.854	2.856	2.858	2.860	2.863	2.865	2.868	2.870
7.8	2.873	2.875	2.877	2.879	2.881	2.884	2.887	2.889	2.891	2.893
7.9	2.895	2.898	2.900	2.902	2.905	2.907	2.909	2.911	2.913	2.915
8.0	2.918	2.920	2.922	2.924	2.926	2.928	2.931	2.933	2.935	2.937
8.1	2.939	2.942	2.944	2.946	2.948	2.950	2.952	2.955	2.957	2.959
8.2	2.961	2.963	2.966	2.968	2.970	2.972	2.974	2.976	2.979	2.981
8.3	2.983	2.985	2.987	2.990	2.992	2.994	2.996	2.998	3.000	3.002
8.4	3.004	3.006	3.008	3.010	3.012	3.015	3.017	3.019	3.021	3.023
8.5	3.025	3.027	3.029	3.031	3.033	3.035	3.037	3.040	3.042	3.044
8.6	3.046	3.048	3.050	3.052	3.054	3.056	3.058	3.060	3.062	3.064
8.7	3.067	3.069	3.071	3.073	3.075	3.077	3.079	3.081	3.083	3.085
8.8	3.087	3.089	3.092	3.094	3.096	3.098	3.100	3.102	3.104	3.106
8.9	3.108	3.110	3.112	3.114	3.116	3.118	3.120	3.122	3.124	3.126
9.0	3.128	3.130	3.132	3.134	3.136	3.138	3.140	3.142	3.144	3.146
9.1	3.148	3.150	3.152	3.154	3.156	3.158	3.160	3.162	3.164	3.166

续表

η_{rel}	[η]C									
	0.00	0.01	0.02	0.03	0.04	0.05	0.06	0.07	0.08	0.09
9.2	3.168	3.170	3.172	3.174	3.176	3.178	3.180	3.182	3.184	3.186
9.3	3.188	3.190	3.192	3.194	3.196	3.198	3.200	3.202	3.204	3.206
9.4	3.208	3.210	3.212	3.214	3.215	3.217	3.219	3.221	3.223	3.225
9.5	3.227	3.229	3.231	3.233	3.235	3.237	3.239	3.241	3.242	3.244
9.6	3.246	3.248	3.250	3.252	3.254	3.256	3.258	3.260	3.262	3.264
9.7	3.266	3.268	3.269	3.271	3.273	3.275	3.277	3.279	3.281	3.283
9.8	3.285	3.287	3.289	3.291	3.293	3.295	3.297	3.298	3.300	3.302
9.9	3.304	3.305	3.307	3.309	3.311	3.313	3.316	3.318	3.320	3.321

η_{rel}	[η]C									
	0.0	0.1	0.2	0.3	0.4	0.5	0.6	0.7	0.8	0.9
10	3.32	3.34	3.36	3.37	3.39	3.41	3.43	3.45	3.46	3.48
11	3.50	3.52	3.53	3.55	3.56	3.58	3.60	3.61	3.63	3.64
12	3.66	3.68	3.69	3.71	3.72	3.74	3.76	3.77	3.79	3.80
13	3.80	3.83	3.85	3.86	3.88	3.89	3.90	3.92	3.93	3.95
14	3.96	3.97	3.99	4.00	4.02	4.03	4.04	4.06	4.07	4.09
15	4.10	4.11	4.13	4.14	4.15	4.17	4.18	4.19	4.20	4.22
16	4.23	4.24	4.25	4.27	4.28	4.29	4.30	4.31	4.33	4.34
17	4.35	4.36	4.37	4.38	4.39	4.41	4.42	4.43	4.44	4.45
18	4.46	4.47	4.48	4.49	4.50	4.52	4.53	4.54	4.55	4.56
19	4.57	4.58	4.59	4.60	4.61	4.62	4.63	4.64	4.65	4.66

微晶纤维素羧甲纤维素钠共处理物

Weijingxianweisu Suojiaxianweisuna Gongchuliwu

Co-processed Microcrystalline Cellulose and Carboxymethylcellulose Sodium

本品系由微晶纤维素与羧甲纤维素钠在水中共混，经喷雾干燥制得的共处理物。按干燥品计算，含羧甲纤维素钠应为标示量的75.0%～125.0%。

【性状】本品为白色或类白色粉末。

本品在乙醇或稀盐酸中几乎不溶。

【鉴别】(1)取本品6.0g，加水300ml，以每分钟18 000转的转速搅拌5分钟，制得白色不透明的分散液，静置后不分层。

(2)取鉴别(1)项下的分散液数滴至10%氯化铝溶液中，每滴均形成白色不透明的小球，且静置后不分散。

(3)取鉴别(1)项下的分散液，加碘试液3ml，搅拌均匀后不显蓝色或紫色。

(4)取鉴别(1)项下的分散液，显钠盐鉴别(1)的反应(通则0301)。

【检查】黏度　按本品标示，分别精密称取制备600g分散液所需的水和本品(按干燥品计)各适量，在低速搅拌下将本品加至水中均匀分散后继续搅拌15秒，然后以每分钟18 000转的转速高速搅拌2分钟，停止搅拌后迅速移开搅拌器，并将旋转黏度计(以下方法适用于Brookfield LVDV-Ⅱ型或性能相当的黏度计)的转子浸入分散液中，静置30秒后，立即按下表条件测定(通则0633第三法)，启动转子旋转30秒后记录旋转黏度计读数，应为标示黏度的60%～140%。

标示黏度(mPa·s)	转子型号(LV)	转速(r/min)
65	1	20
84	1	20
120	1	20
4000	3	20

酸碱度　取黏度检查项下的分散液，依法测定(通则0631)，pH值应为6.0～8.0。

干燥失重　取本品，在105℃干燥至恒重，减失重量不得过8.0%(通则0831)。

炽灼残渣　取本品1.0g，依法检查(通则0841)，遗留残渣不得过7.4%。

重金属　取炽灼残渣项下遗留的残渣，依法检查(通则0821第二法)，含重金属不得过百万分之十。

微生物限度　取本品，依法检查(通则1105与通则1106)，每1g供试品中需氧菌总数不得过10^3cfu，霉菌和酵母菌总数不得过10^2cfu，不得检出大肠埃希菌。

【含量测定】取本品约2.0g，精密称定，置烧瓶中，加冰醋酸75ml，摇匀，加热回流2小时(推荐130℃油浴)，放冷，移至烧杯中，用少量冰醋酸洗涤烧瓶，合并洗液于烧杯中，照电位滴定法（通则 0701），用高氯酸滴定液（0.1mol/L）滴定，并将滴定的结果用空白试验校正。每 1ml 高氯酸滴定液（0.1mol/L）相当于 29.6mg 的羧甲纤维素钠。

【类别】助悬剂。

【贮藏】密封，在干燥处保存。

【标示】应标明本品中羧甲纤维素钠的标示含量、本品的标示黏度及测定黏度时制备分散液的浓度。

注：本品具引湿性。

微 晶 蜡
Weijingla
Microcrystalline Wax

[63231-60-7]

本品系从石油中制得的直链烃、支链烃与环状烃的混合物。

【性状】本品为白色或类白色的蜡状固体。

本品在无水乙醇中微溶，在水中不溶。

熔点　本品的熔点（通则 0612 第二法）为 54～102℃。

【鉴别】（1）取本品适量，置蒸发皿中，加热融化，点燃熔融物，火焰明亮，有石油味。

（2）取本品约 0.5g，置试管中，加升华硫 0.5g，轻轻振摇，混匀，加热，将产生的硫化氢气体导入醋酸铅试液 50ml 中，溶液颜色逐渐由无色变为黑色。

【检查】酸碱度　取本品 35.0g，置 250ml 分液漏斗中，加沸水 100ml，剧烈振摇 5 分钟，分取水层，再加沸水 50ml 振摇洗涤，重复两次，合并水层溶液，加酚酞指示液 1 滴，煮沸，溶液不显微红色；另取同法制备所得的水溶液，加甲基橙指示液 0.1ml，溶液不显微红色。

颜色　取本品适量，水浴加热使熔融，取熔融液 5ml，与同体积的对照液（取比色用氯化钴液 1.2ml、比色用重铬酸钾液 1.8ml 与水 2ml，混匀）比较，不得更深。

有机酸类　取本品 20.0g，置 250ml 锥形瓶中，加中性稀乙醇 100ml，加热回流 10 分钟，加酚酞指示液 1ml，振摇，立即用氢氧化钠滴定液（0.1mol/L）滴定至溶液变为粉红色。消耗氢氧化钠滴定液（0.1mol/L）的体积不得过 0.4ml。

油脂和树脂　取本品 10.0g，加 20% 氢氧化钠溶液 50ml，加热回流 30 分钟，放冷。分取水层，加稀硫酸 200ml，不得生成油状物质和沉淀。

灰分　取本品 1.0g，依法检查（通则 2302），遗留残渣不得过 0.1%。

重金属　取本品 2.0g，缓慢加热至完全炭化，在 450～550℃ 炽灼使完全灰化，取出，放冷，加盐酸 2ml，

水浴蒸干，残渣加醋酸 2ml 与水 15ml，作为供试品溶液，依法检查（通则 0821 第二法），含重金属不得过百万分之十。

【类别】包衣剂和缓释材料等。

【贮藏】遮光，密封保存。

腺 嘌 呤
Xianpiaoling
Adenine

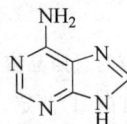

C$_5$H$_5$N$_5$　135.13

[73-24-5]

本品为 7H-嘌呤-6-胺。按干燥品计算，含 C$_5$H$_5$N$_5$ 不得少于 98.5%。

【性状】本品为白色或类白色粉末或结晶或结晶性粉末。

本品在乙醇中微溶，在水中极微溶解。

【鉴别】（1）取本品，加稀醋酸溶解并稀释制成每 1ml 中含 1mg 的溶液，作为供试品溶液；取腺嘌呤对照品，同法制成对照品溶液；另取腺嘌呤和阿糖腺苷对照品各 10mg，置 10ml 量瓶中，加稀醋酸溶解（必要时加热）并稀释至刻度，作为系统适用性溶液。照薄层色谱法（通则 0502）试验，吸取上述溶液各 5μl，点于同一硅胶 GF$_{254}$ 薄层板上，以浓氨水-乙酸乙酯-丙醇（20∶40∶40）为展开剂，展开，晾干，置紫外灯（254nm）下检视。系统适用性溶液应有两个清晰且分离的斑点，供试品溶液所显主斑点的位置与颜色应与对照品溶液主斑点的位置与颜色相同。

（2）本品的红外光吸收图谱应与对照品的图谱一致（通则 0402）。

【检查】酸碱度　取本品 2.5g，加水 50ml，煮沸 3 分钟，放冷，加水补足至 50ml，滤过，取滤液 10ml（剩余滤液备用），加溴麝香草酚蓝指示剂 0.1ml 和 0.01mol/L 氢氧化钠溶液 0.2ml，溶液呈蓝色，加 0.01mol/L 盐酸溶液 0.4ml，溶液呈黄色。

溶液的澄清度与颜色　取本品 0.5g，加稀盐酸 50ml 溶解，依法检查（通则 0901 与通则 0902），溶液应澄清无色。

氯化物　取本品 0.5g，先用小火灼烧使炭化，再在 500～600℃ 炽灼使完全灰化，放冷，依法检查（通则 0801），与标准氯化钠溶液 5.0ml 制成的对照液比较，不得更浓（0.01%）。

硫酸盐　取酸碱度项下滤液 10ml，依法检查（通则 0802），与标准硫酸钾溶液 1.5ml 制成的对照液比较，不得

更浓(0.03%)。

有机杂质 对照品溶液 取腺嘌呤对照品适量，精密称定，加热水适量使溶解，放冷，用水定量稀释制成每 1ml 中约含 0.19mg 的溶液，分别精密量取 3ml 置于三个 100ml 量瓶中，分别用 0.1mol/L 盐酸溶液、0.1mol/L 氢氧化钠溶液、磷酸盐缓冲液(pH 7.0)[取磷酸二氢钾 4.54g，加水溶解并稀释至 500ml，作为 A 溶液；取无水磷酸氢二钠 4.73g，加水溶解并稀释至 500ml，作为 B 溶液。取上述 A 溶液 38.9ml 和 B 溶液 61.1ml，摇匀，即得(必要时，逐滴加入 B 溶液使溶液 pH 值至 7.0)]稀释至刻度，摇匀，即得。

供试品溶液 取本品适量，照对照品溶液的制备方法制成三种供试品溶液。

测定法 分别取相应的对照品溶液和供试品溶液，照紫外-可见分光光度法(通则 0401)测定，以水为空白，在 220～320nm 波长范围扫描，记录最大吸光度值，供试品溶液的吸光度 A_i 应符合下述公式要求：

$$\frac{M_i\times(1-C)\times V_s\times A_s}{M_s\times V_i\times C_s}\times 0.98\leqslant A_i\leqslant \frac{M_i\times(1-C)\times V_s\times A_s}{M_s\times V_i\times C_s}\times 1.02$$

式中 A_i 为供试品溶液的吸光度；

A_s 为对照品溶液的吸光度；

M_i 为供试品的称样量，mg；

M_s 为对照品的称样量，mg；

V_i 为供试品溶液的稀释体积，ml；

V_s 为对照品溶液的稀释体积，ml；

C 为供试品的干燥失重；

C_s 为对照品标示含量。

含氮量 取本品约 50mg，精密称定，依法测定(通则 0704 第一法)，按干燥品计算，含氮量应为 50.2%～53.4%。

干燥失重 取本品 1g，在 105℃ 干燥至恒重，减失重量不得过 0.5%(通则 0831)。

炽灼残渣 取本品 1g，依法检查(通则 0841)，遗留残渣不得过 0.1%。

铵盐 取本品 2g，依法检查(通则 0808)，与标准氯化铵溶液 2.0ml 同法制成的对照溶液相比，不得更浓(0.001%)。

重金属 取炽灼残渣项下遗留的残渣，依法检查(通则 0821 第二法)，含重金属不得过百万分之十。

【含量测定】 取本品 0.1g，精密称定，加醋酸酐 20ml 和无水醋酸 30ml 溶解，照电位滴定法(通则 0701)，用高氯酸滴定液(0.1mol/L)滴定至终点。每 1ml 高氯酸滴定液(0.1mol/L)相当于 13.51mg 的 $C_5H_5N_5$。

【类别】 冻干保护剂。

【贮藏】 密闭保存。

羧甲纤维素钙

Suojia Xianweisugai

Carboxymethylcellulose Calcium

[9050-04-8]

本品为一种聚羧甲基纤维素醚的钙盐。

【性状】 本品为白色或黄白色粉末。

本品在丙酮或乙醇中不溶。

【鉴别】 取本品 0.1g，加水 10ml，充分振摇后，加 1mol/L 氢氧化钠溶液 2ml，静置 10 分钟，备用。

(1)取上述溶液 1ml，加水稀释至 5ml，取溶液 1 滴，加变色酸试液 0.5ml，水浴中加热 10 分钟，溶液显紫红色。

(2)取上述溶液 5ml，加丙酮 10ml，混合振摇，生成白色絮状沉淀。

(3)取上述溶液 5ml，加三氯化铁试液 1ml，混合振摇，生成棕色絮状沉淀。

(4)取本品 1g，炽灼灰化，加水 10ml 和 6mol/L 醋酸溶液 5ml，溶解残渣，必要时滤过，滤液煮沸放冷，用氨试液中和，溶液显钙盐的鉴别反应(通则 0301)。

【检查】 酸度 取本品 1.0g，加入新沸放冷的水 100ml，振摇，加酚酞指示剂 2 滴，不应出现红色。

氯化物 取本品 0.80g(按干燥品计)，加水 50ml，振摇，加 1mol/L 氢氧化钠溶液 10ml 溶解，加水至 100ml，作为供试品贮备液，取 20ml，加 2mol/L 硝酸溶液 10ml，水浴加热至产生絮状沉淀，放冷，离心，取上清液，沉淀用水洗涤离心 3 次，每次 10ml，合并上清液和洗液，加水至 100ml，混匀，取 10ml，依法检查(通则 0801)，与标准氯化钠溶液 5.0ml 制成的对照液比较，不得更浓(0.3%)。

硫酸盐 取氯化物项下的供试品贮备液 10ml，加盐酸 1ml，水浴中加热至产生絮状沉淀，放冷，离心，取上清液，沉淀用水洗涤离心 3 次，每次 10ml，合并上清液和洗液，加水至 100ml，混匀，取 25ml，依法检查(通则 0802)，与标准硫酸钾溶液 2.0ml 制成的对照液比较，不得更浓(1.0%)。

干燥失重 取本品，在 105℃ 干燥 4 小时，减失重量不得过 10.0%(通则 0831)。

炽灼残渣 取本品 1.0g，依法检查(通则 0841)。遗留残渣按干燥品计应为 10.0%～20.0%。

重金属 取炽灼残渣项下遗留的残渣，依法检查(通则 0821 第二法)，含重金属不得过百万分之二十。

【类别】 崩解剂和填充剂等。

【贮藏】 密闭保存。

【标示】应标明本品粒度和粒度分布的标示值。

注：本品有引湿性。

羧甲纤维素钠

Suojia Xianweisuna

Carboxymethylcellulose Sodium

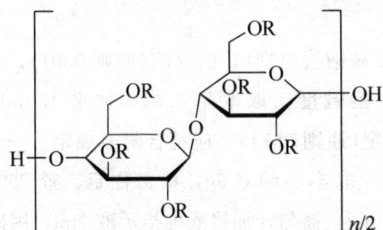

R＝H 或 CH₂COONa

[9004-32-4]

本品为纤维素在碱性条件下与一氯醋酸钠作用生成的羧甲纤维素钠盐。按干燥品计算，含 Na 应为 6.5%～9.5%。

【性状】本品为白色至微黄色纤维状或颗粒状粉末。

本品在乙醇中不溶。

【鉴别】取本品 1g，加温水 50ml，搅拌使扩散均匀，制成胶体溶液，放冷，备用。

（1）取上述溶液 10ml，加硫酸铜试液 1ml，即生成蓝色絮状沉淀。

（2）取上述溶液 5ml，加等体积氯化钡试液，即生成白色沉淀。

（3）取上述溶液，显钠盐的火焰反应（通则 0301）。

【检查】**黏度**　取本品适量，按照标示项下要求标明的条件配制溶液，采用规定的测定条件，依法测定（通则 0633 第三法），应为标示黏度的 75%～140%。

酸碱度　取本品 0.5g，加温水 50ml，剧烈搅拌，至形成胶体溶液，放冷，依法测定（通则 0631），pH 值应为 6.5～8.0。

取代度　取本品 2.5g，置于坩埚中，用预先加热至 50～70℃ 的 90% 乙醇溶液洗涤多次，直至加 1 滴铬酸钾试液和 1 滴硝酸银试液的滤液呈砖红色为止，再用无水乙醇洗涤 1 次，将洗涤后的样品移入称量瓶中，于 120℃ 干燥 2 小时（1 小时左右时，将称量瓶内样品轻轻敲松）。移入干燥器内，冷却至室温，称取 1.0g 上述样品，精密称定，置于坩埚中，以小火烧灼使炭化，放入 300℃ 马弗炉中，升温至 700℃，保温 15 分钟，放冷，移入 250ml 锥形瓶中，加水 100ml 和硫酸滴定液（0.05mol/L）50.0ml，微沸 10 分钟，加甲基红指示液 3 滴，用氢氧化钠滴定液（0.1mol/L）滴定至红色刚褪。

按下式计算羧甲基毫摩尔数 C_B：

$$C_B = \frac{2V_1 \times C_1 - V_2 \times C_2}{m}$$

式中　C_B 为样品中羧甲基毫摩尔数，mmol/g；

　　　V_1 为硫酸滴定液的体积，ml；

　　　C_1 为硫酸滴定液的浓度，mol/L；

　　　V_2 为氢氧化钠滴定液的体积，ml；

　　　C_2 为氢氧化钠滴定液的浓度，mol/L；

　　　m 为取样量，g。

按下式计算羧甲纤维素钠的取代度 $X_{D.S}$。

$$X_{D.S} = \frac{0.162 C_B}{1 - 0.080 C_B}$$

按干燥品计算，羧甲纤维素钠的取代度应为 0.59～1.00。

溶液的澄清度与颜色　取本品 1.0g，加新沸放冷至 40～50℃ 的水 90ml，剧烈搅拌，至形成胶体溶液，放冷，用新沸放冷的水稀释至 100ml。如显浑浊，与 3 号浊度标准液（通则 0902 第一法）比较，不得更浓；如显色，与黄色 3 号标准比色液（通则 0901 第一法）比较，不得更深。

氯化物　取本品 0.2g（按干燥品计），加新沸放冷至 40～50℃ 的水 90ml，剧烈搅拌，至形成胶体溶液，放冷，加新沸放冷的水稀释至 100ml。取 10.0ml，依法检查（通则 0801），与标准氯化钠溶液 5.0ml 制成的对照液比较，不得更浓（0.25%）。

硫酸盐　取本品 0.5g（按干燥品计），加水 50ml 使形成胶体溶液，取 10ml，加盐酸 1ml，摇匀，置水浴上加热，产生絮状沉淀，放冷，离心。沉淀用水洗涤，每次 10ml，离心，重复三次，合并洗液与上清液置 50ml 量瓶中，用水稀释至刻度，摇匀。取 10.0ml，置 50ml 纳氏比色管中，加水至约 40ml，依法检查（通则 0802），与标准硫酸钾溶液 1.0ml 用同一方法制成的对照液比较，不得更浓（0.5%）。

硅酸盐　取本品 1.0g（按干燥品计），置坩埚中，炽灼至完全灰化；加稀盐酸 20ml，盖上玻璃平皿，缓缓煮沸 30 分钟。移去玻璃平皿，水浴挥发至干，继续小火加热 1 小时，加热水 10ml，搅拌均匀。经定量滤纸滤过，沉淀用热水洗涤至冲洗液中加硝酸银试液不再产生沉淀时止。沉淀与定量滤纸同置已恒重的坩埚中，在 500～600℃ 炽灼至恒重，遗留残渣不得过 0.5%。

乙醇酸钠　避光操作。取本品 0.5g（按干燥品计），精密称定，置烧杯中，加 5mol/L 醋酸溶液与水各 5ml，搅拌至少 30 分钟使乙醇酸钠溶解，加丙酮 80ml 与氯化钠 2g，搅拌使羧甲纤维素完全沉淀，滤过，用丙酮定量转移至 100ml 量瓶中，用丙酮稀释至刻度，摇匀，静置 24 小时，取上清液作为供试品溶液。

取室温减压干燥 12 小时的乙醇酸 0.310g，精密称定，置 1000ml 量瓶中，加水溶解并稀释至刻度，摇匀，精密量取 5ml，置 100ml 量瓶中，加 5mol/L 醋酸溶液 5ml，静置 30 分钟，加丙酮 80ml 与氯化钠 2g，摇匀，用丙酮稀释至刻度，摇匀，静置 24 小时，作为对照溶液。

取供试品溶液和对照溶液各 2.0ml，分别置 25ml 纳氏比色管中，水浴加热至丙酮挥去，放冷，精密加 2,7-二羟基萘硫酸溶液(取 2,7-二羟基萘 10mg，加硫酸 100ml 使溶解，放至颜色褪去，2 天内使用)20ml，密塞，摇匀，置水浴中加热 20 分钟，放冷，供试品溶液与对照溶液比较，颜色不得更深。

必要时，取上述两种溶液，照紫外-可见分光光度法(通则 0401)，10 分钟内，在 540nm 的波长处测定吸光度，计算。含乙醇酸钠不得过 0.4%。

干燥失重 取本品 1.0g，在 105℃ 干燥 6 小时，减失重量不得过 10.0%(通则 0831)。

铁盐 取本品 1.0g(按干燥品计)，置坩埚中，缓缓炽灼至完全炭化，放冷；加硫酸 0.5ml 使残渣湿润，低温加热至硫酸蒸气除尽后，在 550～600℃ 炽灼使完全灰化，放冷，加盐酸 1ml 与硝酸 3 滴，置水浴上蒸干，放冷，加稀盐酸 16ml 与水适量，使残渣溶解，移至 100ml 量瓶中，加水至刻度，摇匀(必要时滤过)，精密量取 25ml，置 50ml 纳氏比色管中，依法检查(通则 0807)，与标准铁溶液 4.0ml 用同一方法制成的对照液比较，不得更深(0.016%)。

【含量测定】 取干燥失重项下的本品约 0.25g，精密称定，置 150ml 锥形瓶中，加冰醋酸 50ml，摇匀，加热回流 2 小时，放冷，移至 100ml 烧杯中，锥形瓶用冰醋酸洗涤 3 次，每次 5ml，合并洗液于烧杯中，照电位滴定法(通则 0701)，用高氯酸滴定液(0.1mol/L)滴定，并将滴定的结果用空白试验校正。每 1ml 高氯酸滴定液(0.1mol/L)相当于 2.299mg 的 Na。

【类别】 崩解剂、黏合剂和填充剂等。

【贮藏】 密封保存。

【标示】 ①以 mPa·s 或 Pa·s 为单位标明本品黏度标示值。②应标明黏度测定时的溶液浓度、测定条件。

注：①本品极具引湿性。②为满足制剂安全性和有效性要求，必要时，可对本品的元素杂质镍进行控制。

羧甲淀粉钠

Suojia Dianfenna

Sodium Starch Glycolate

本品为淀粉在碱性条件下与氯乙酸作用生成的淀粉羧甲基醚的钠盐。

【性状】 本品为白色或类白色粉末。

本品在乙醇中不溶。

【鉴别】 (1)取本品适量，用液体石蜡装片(通则 2001)，置显微镜下观察。马铃薯淀粉特征为单粒，呈卵圆形或梨形，直径在 30～100μm，偶见超过 100μm；或圆形，大小

为 10～35μm；偶见有 2～4 个淀粉粒组成的复合颗粒；呈卵圆形或梨形的颗粒，脐点偏心；呈圆形的颗粒，脐点无中心或略带不规则脐点；在偏光显微镜下，十字交叉位于颗粒脐点处。玉米淀粉特征为单粒，呈多角形或类圆形，直径在 5～30μm；脐点中心性，呈圆点状或星状；层纹不明显；在偏光显微镜下观察，十字交叉位于颗粒脐点处。A、B、C 型应符合马铃薯淀粉显微特征，D 型应符合玉米淀粉显微特征。

(2)取本品约 0.1g，加水 5ml，摇匀，加碘试液 1 滴，即显蓝色。

(3)本品显钠盐鉴别(1)的反应(通则 0301)。

【检查】 **酸碱度** 取本品 1.0g，加水 100ml 振摇分散后，依法测定(通则 0631)，应符合附表规定。

氯化钠 取本品约 0.5g，精密称定，置 250ml 锥形瓶中，加水 150ml，摇匀，加铬酸钾指示液 1ml，用硝酸银滴定液(0.1mol/L)滴定。每 1ml 硝酸银滴定液(0.1mol/L)相当于 5.844mg 的 NaCl。按干燥品计算，应符合附表规定。

乙醇酸钠 避光操作。取本品 0.2g，精密称定，置烧杯中，加 5mol/L 醋酸溶液与水各 5ml，搅拌约 15 分钟至乙醇酸钠溶解；加丙酮 50ml 与氯化钠 1g，搅拌使羧甲淀粉完全沉淀，滤过，滤液置 100ml 量瓶中，加丙酮稀释至刻度，摇匀；静置 24 小时，取上清液作为供试品溶液。

取室温减压干燥 12 小时的乙醇酸 0.310g，精密称定，置 500ml 量瓶中，加水溶解并稀释至刻度，摇匀，精密量取 5ml，置 100ml 量瓶中，加 5mol/L 醋酸溶液 5ml，静置 30 分钟，加丙酮 80ml 和氯化钠 1g，摇匀，加丙酮稀释至刻度，摇匀，静置 24 小时，作为对照溶液。

取供试品溶液和对照溶液各 2.0ml，分别置 25ml 纳氏比色管中，水浴加热至丙酮挥去，放冷，加 2,7-二羟基萘硫酸溶液(取 2,7-二羟基萘 10mg，加硫酸 100ml 溶解，放置至颜色褪去，2 天内使用)20ml，密塞，摇匀，置水浴中加热 20 分钟，冷却。供试品溶液与对照溶液比较，颜色不得更深。

必要时，取上述两种溶液，照紫外-可见分光光度法(通则 0401)，10 分钟内，在 540nm 波长处测定吸光度，计算，含乙醇酸钠不得过 2.0%。

氯乙酸 取本品约 0.5g，精密称定，置 50ml 离心管中，加水适量，振摇约 1 分钟，离心，将上清液定量转移至 25ml 量瓶中，残渣再用水同法提取两次，合并上清液至同一 25ml 量瓶中，用水稀释至刻度，摇匀，滤过，取续滤液作为供试品溶液。

取氯乙酸对照品约 50mg，精密称定，置 50ml 量瓶中，用水稀释至刻度，精密量取适量，用水稀释制成每 1ml 中含氯乙酸 40μg 的溶液，作为对照品溶液。

取氯乙酸和氯化钠适量，用水溶解并稀释制成每 1ml 中各含 2μg 的混合溶液，作为系统适用性溶液。

照离子色谱法(通则 0513)试验，以烷醇季铵为功能基

的乙基乙烯基苯-二乙烯基苯聚合物树脂作为填料的阴离子交换色谱柱（或效能相当的色谱柱）；柱温 30℃；淋洗液为 10mmol/L 氢氧化钾溶液，流速为每分钟 1.0ml；抑制型电导检测器，检测池温度为 35℃。精密量取系统适用性溶液 25μl，注入离子色谱仪，记录色谱图，氯乙酸峰与氯离子峰的分离度应符合要求。精密量取供试品溶液与对照品溶液各 25μl，分别注入离子色谱仪，按外标法以峰面积计算，含氯乙酸不得过 0.2%。

干燥失重　取本品，在 130℃干燥 90 分钟，应符合附表规定（通则 0831）。

铁盐　取本品 0.50g，置坩埚中，缓缓炽灼至完全炭化，放冷；加硫酸 0.5ml 使湿润，低温加热至硫酸蒸气除尽后，在 550～600℃炽灼使完全灰化，放冷，加稀盐酸 4ml，在 60℃水浴中加热 10 分钟，同时搅拌使溶解，放冷（必要时滤过），移至 50ml 纳氏比色管中，依法检查（通则 0807），与标准铁溶液 1.0ml 用同一方法制成的对照液比较，不得更深（0.002%）。

微生物限度　取本品，依法检查（通则 1105 与通则 1106），每 1g 供试品中需氧菌总数不得过 10^3 cfu，霉菌和酵母菌总数不得过 10^2 cfu，不得检出大肠埃希菌。

【含量测定】　取本品 1g，置锥形瓶中，加入 80% 乙醇溶液 20ml，搅拌，过滤；重复操作至滤液用硝酸银试液检查不含氯化物为止。取滤渣在 105℃干燥至恒重，取约 0.45g，精密称定，置 150ml 锥形瓶中，加冰醋酸 50ml，摇匀，沸水浴上加热回流 2 小时，放冷，移至 100ml 烧杯中，锥形瓶用冰醋酸洗涤 3 次，每次 5ml，洗液并入烧杯中，照电位滴定法（通则 0701），用高氯酸滴定液（0.1mol/L）滴定，并将滴定的结果用空白试验校正。每 1ml 高氯酸滴定液（0.1mol/L）相当于 2.299mg 的 Na。按 80% 乙醇溶液洗过的干燥品计算，应符合附表规定。

【类别】　崩解剂和填充剂等。

【贮藏】　密封，在干燥处保存。

【标示】　①应标明本品的淀粉原料来源、型号。②应标明本品粒度和粒度分布。③A、B、D 型应标明膨胀体积的标示值或范围。（可按下述测定方法测定）

粒度和粒度分布　取本品，照粒度和粒度分布测定法（通则 0982 第三法）测定，用激光散射粒度分布仪，采用干法测定。

膨胀体积　取供试品 1.0g，置内径约为 25mm 的 100ml 具塞量筒中，并使其平铺于量筒底部。缓缓加水 50ml 并开始计时，加水时不能使样品冲起，加水完毕后，时时敲打量筒外壁，使供试品内气泡排除，记录供试品于 15 分钟时的体积，若表面不平整，取最高点与最低点的平均值计算。

附：

表　酸碱度、氯化钠、干燥失重与含量的限度

型号	酸碱度	氯化钠（%）	干燥失重（%）	含量（%）
A	5.5～7.5	6.0	10.0	2.8～4.2
B	3.0～5.0	6.0	10.0	2.0～3.4
C	5.5～7.5	1.0	7.0	2.8～5.0
D	5.5～7.5	6.0	10.0	2.0～4.0

注：本品有引湿性。

聚乙二醇 300（供注射用）

Juyi'erchun 300（Gongzhusheyong）

Polyethylene Glycol 300（For Injection）

[25322-68-3]

本品为环氧乙烷与水缩聚而成的混合物。分子式以 H(OCH₂CH₂)ₙOH 表示，其中 n 代表氧乙烯基的平均数。

【性状】　本品为无色澄清的黏稠液体。

本品在水或乙醇中极易溶解。

相对密度　本品的相对密度（通则 0601）在 20℃时应为 1.120～1.130。

黏度　本品的运动黏度（通则 0633 第一法），在 25℃时（毛细管内径为 1.2mm）应为 59～73mm²/s。

【鉴别】　(1) 取本品 0.05g，加稀盐酸 5ml 和氯化钡试液 1ml，振摇，滤过；在滤液中加入 10% 磷钼酸溶液 1ml，产生黄绿色沉淀。

(2) 取本品 0.1g，置试管中，加入硫氰酸钾和硝酸钴各 0.1g，混合后，加入二氯甲烷 5ml，溶液呈蓝色。

【检查】　**平均分子量**　取本品 1.2g，精密称定，置干燥的 250ml 具塞锥形瓶中，精密加邻苯二甲酸酐的吡啶溶液（取邻苯二甲酸酐 14g，溶于无水吡啶 100ml 中，放置过夜，备用）25ml，摇匀，加少量无水吡啶于锥形瓶口边缘封口，置沸水浴中，加热 30 分钟，取出冷却，精密加入氢氧化钠滴定液（0.5mol/L）50ml，以酚酞的吡啶溶液（1→100）为指示剂，用氢氧化钠滴定液（0.5mol/L）滴定至显红色，并将滴定的结果用空白试验校正。供试量（g）与 4000 的乘积，除以消耗氢氧化钠滴定液（0.5mol/L）的容积（ml），即得供试品的平均分子量，应为 285～315。

酸碱度　取本品 5.0g，加水 100ml 和饱和氯化钾溶液 0.3ml 溶解后，依法测定（通则 0631），pH 值应为 4.5～7.5。

溶液的澄清度与颜色　取本品 5.0g，加水 50ml 溶解后，依法检查（通则 0901 与通则 0902），溶液应澄清无色；如显浑浊，与 2 号浊度标准液（通则 0902 第一法）比较，不得更浓；如显色，与黄色 2 号标准比色液（通则 0901 第一法）比较，不得更深。

乙二醇、二甘醇、三甘醇 取本品 4.0g，精密称定，置 100ml 量瓶中，精密加入内标溶液（取 1,3-丁二醇适量，用无水乙醇稀释成每 1ml 中约含 4mg 的溶液）1.0ml，加无水乙醇稀释至刻度，摇匀，作为供试品溶液。

另取乙二醇、二甘醇和三甘醇对照品适量，精密称定，加无水乙醇稀释配制成每 1ml 含乙二醇、二甘醇、三甘醇各 4mg 的对照品贮备溶液。再精密量取该溶液 1.0ml，置 100ml 量瓶中，精密加入内标溶液 1.0ml，加无水乙醇稀释至刻度，摇匀，作为对照品溶液。

照气相色谱法（通则 0521）测定。以 50％苯基-50％甲基聚硅氧烷为固定液的毛细管柱为色谱柱（0.53mm×30m，1μm），起始温度 60℃，维持 5 分钟，以每分钟 5℃的速率升温至 110℃，维持 5 分钟，再以每分钟 15℃的速率升温至 170℃，维持 5 分钟，再以每分钟 35℃的速率升温至 280℃，维持 40 分钟（根据分离情况调整时间）。进样口温度为 270℃，氢火焰离子化检测器温度为 290℃。

量取供试品溶液与对照品溶液各 1μl，分别进样，记录色谱图。

按内标法计算，含乙二醇、二甘醇与三甘醇均不得过 0.1％。

环氧乙烷和二氧六环 取本品 1g，精密称定，置顶空瓶中，精密加入水 1.0ml，密封，摇匀，作为供试品溶液。

精密量取环氧乙烷水溶液对照品适量，用水稀释制成 1ml 中约含 2μg 的溶液，作为环氧乙烷对照品溶液。

另取二氧六环对照品适量，精密称定，用水制成每 1ml 中约含 20μg 的溶液，作为二氧六环对照品溶液。

取本品 1g，精密称定，置顶空瓶中，精密加环氧乙烷对照品溶液与二氧六环对照品溶液各 0.5ml，密封，摇匀，作为对照溶液。

精密量取环氧乙烷对照品溶液及二氧六环对照品溶液各 0.5ml 置顶空瓶中，加新配制的 0.001％乙醛溶液 0.1ml，密封，摇匀，作为系统适用性（灵敏度）溶液。

照气相色谱法（通则 0521）测定。以 5％苯基-95％甲基聚硅氧烷为固定液，起始温度为 35℃，维持 5 分钟，以每分钟 5℃的速率升温至 180℃，然后以每分钟 30℃的速率升温至 250℃，维持 5 分钟（根据分离情况调整时间）。进样口温度为 150℃，氢火焰离子化检测器温度为 250℃，顶空平衡温度为 70℃，平衡时间 45 分钟。

取系统适用性（灵敏度）溶液顶空进样，调节检测灵敏度使环氧乙烷和二氧六环峰高的信噪比均大于 5，乙醛峰和环氧乙烷峰的分离度不小于 2.0。

分别取供试品溶液及对照溶液顶空进样，重复进样至少

3 次。环氧乙烷峰面积的相对标准偏差应不得过 15％，二氧六环峰面积的相对标准偏差应不得过 10％。

按标准加入法计算，环氧乙烷不得过 0.0001％，二氧六环不得过 0.001％。

甲醛 取本品 1g，精密称定，加入 0.6％变色酸钠溶液 0.25ml，在冰水中冷却后，加硫酸 5ml，摇匀，静置 15 分钟，缓慢定量转移至盛有 10ml 水的 25ml 量瓶中，放冷，缓慢加水至刻度，摇匀，作为供试品溶液。

取甲醛溶液适量，精密称定，置 100ml 量瓶中，加水稀释至刻度，制成每 1ml 含甲醛 1mg 的溶液，精密量取 1ml，置 100ml 量瓶中，用水稀释至刻度；精密量取 1ml，自"加入 0.6％变色酸钠溶液 0.25ml"起，同法操作，作为对照溶液。

取上述两种溶液，照紫外-可见分光光度法（通则 0401），在 567nm 波长处测定吸光度，并用同法操作的空白溶液进行校正。供试品溶液的吸光度不得大于对照溶液的吸光度（0.001％）。

水分 取本品 2.0g，照水分测定法（通则 0832 第一法 1）测定，含水分不得过 1.0％。

还原性物质 取本品 1.0g，置 25ml 比色管中，加 1％间苯二酚溶液 1ml，使溶解（必要时加热），加盐酸 2ml，放置 5 分钟，与同体积的橙红色 2 号标准比色液（通则 0901 第一法）比较，不得更深。

炽灼残渣 取本品，依法检查（通则 0841），遗留残渣不得过 0.1％。

重金属 取本品 4.0g，加盐酸溶液（9→1000）5ml 与水适量，溶解后，用稀醋酸或氨试液调节 pH 值至 3.0～4.0，再加水稀释至 25ml，依法检查（通则 0821 第一法），含重金属不得过百万分之五。

砷盐 取本品 0.67g，置凯氏烧瓶中，加硫酸 5ml，用小火消化使炭化，控制温度不超过 120℃（必要时可添加硫酸，总量不超过 10ml），小心逐滴加入浓过氧化氢溶液，待反应停止，继续加热，并滴加浓过氧化氢溶液至溶液无色，冷却，加水 10ml，蒸发至浓烟发生使除尽过氧化氢，加盐酸 5ml 与水适量，依法检查（通则 0822 第一法），应符合规定（0.0003％）。

细菌内毒素 取本品，依法检查（通则 1143），每 1mg 聚乙二醇 300 中含内毒素的量应小于 0.012EU。

【类别】 溶剂和增塑剂等。

【贮藏】 密封保存。

【标示】 应标明重均分子量及分子量分布系数的标示值。（可按下述测定方法测定）

分子量及分子量分布 分别称取聚乙二醇 200、聚乙二醇 400、聚乙二醇 600、聚乙二醇 1000、聚乙二醇 4000 分子量对照品适量，加流动相溶解并稀释制成每 1ml 中约含 2mg 的溶液作为对照品溶液。

称取样品适量，加流动相溶解并稀释制成每 1ml 中约含 2mg 的溶液作为供试品溶液。

照分子排阻色谱法（通则 0514）测定，采用适宜分离范围的凝胶色谱柱，以 0.1mol/L 硝酸钠溶液（含 0.02% 抑菌剂）为流动相，示差折光检测器；检测器温度 35℃，柱温 35℃，取对照品溶液各 100μl 注入液相色谱仪，记录色谱图，由 GPC 软件计算回归方程，线性相关系数 R 应不得小于 0.99。取供试品溶液 100μl，同法测定，根据回归方程计算供试品的重均分子量及分子量分布。供试品的重均分子量应为标示值的 90%～110%，分布系数应为产品标示值的 90%～110%。（抑菌剂为 2-甲基-4-异噻唑啉-3-酮和 5-氯-2-甲基-4-异噻唑啉-3-酮）

聚乙二醇 400

Juyi'erchun 400

Polyethylene Glycol 400

[25322-68-3]

本品为环氧乙烷和水缩聚而成的混合物。分子式以 $HO(CH_2CH_2O)_nH$ 表示，其中 n 代表氧乙烯基的平均数。

【性状】 本品为无色或几乎无色的黏稠液体。

本品在水或乙醇中极易溶解。

相对密度 本品的相对密度（通则 0601）应为 1.110～1.140。

黏度 本品的运动黏度（通则 0633 第一法），在 40℃时（毛细管内径为 1.2mm）应为 37～45mm²/s。

【鉴别】 (1) 取本品 0.05g，加稀盐酸 5ml 和氯化钡试液 1ml，振摇，滤过；在滤液中加入 10% 磷钼酸溶液 1ml，产生黄绿色沉淀。

(2) 取本品 0.1g，置试管中，加入硫氰酸钾和硝酸钴各 0.1g，混合后，加入二氯甲烷 5ml，溶液呈蓝色。

【检查】平均分子量 取本品约 1.2g，精密称定，置干燥的 250ml 具塞锥形瓶中，精密加邻苯二甲酸酐的吡啶溶液（取邻苯二甲酸酐 14g，溶于无水吡啶 100ml 中，放置过夜，备用）25ml，摇匀，加少量无水吡啶于锥形瓶口边缘封口，置沸水浴中，加热 30 分钟，取出冷却，精密加入氢氧化钠滴定液（0.5mol/L）50ml，以酚酞的吡啶溶液（1→100）为指示剂，用氢氧化钠滴定液（0.5mol/L）滴定至显红色，并将滴定的结果用空白试验校正。供试量（g）与 4000 的乘积，除以消耗氢氧化钠滴定液（0.5mol/L）的容积（ml），即得供试品的平均分子量，应为 380～420。

酸碱度 取本品 5.0g，加水 100ml 和饱和氯化钾溶液 0.3ml 溶解后，依法测定（通则 0631），pH 值应为 4.0～7.5。

溶液的澄清度与颜色 取本品 5.0g，加水 50ml 溶解后，依法检查（通则 0901 与通则 0902），溶液应澄清无色；如显浑浊，与 2 号浊度标准液（通则 0902 第一法）比较，不得更浓；如显色，与黄色 2 号标准比色液（通则 0901 第一法）比较，不得更深。

乙二醇、二甘醇、三甘醇 取本品 4.0g，精密称定，置 100ml 量瓶中，精密加入内标溶液（取 1,3-丁二醇适量，用无水乙醇稀释成每 1ml 中约含 4mg 的溶液）1.0ml，加无水乙醇稀释至刻度，摇匀，作为供试品溶液。

另取乙二醇、二甘醇和三甘醇对照品适量，精密称定，加无水乙醇稀释配制成每 1ml 含乙二醇、二甘醇、三甘醇各 4mg 的对照品贮备溶液。再精密量取该溶液 1.0ml，置 100ml 量瓶中，精密加入内标溶液 1.0ml，加无水乙醇稀释至刻度，摇匀，作为对照品溶液。

照气相色谱法（通则 0521）测定。以 50% 苯基-50% 甲基聚硅氧烷为固定液的毛细管柱为色谱柱（0.53mm×30m，1μm），起始温度 60℃，维持 5 分钟，以每分钟 5℃ 的速率升温至 110℃，维持 5 分钟，再以每分钟 15℃ 的速率升温至 170℃，维持 5 分钟，再以每分钟 35℃ 的速率升温至 280℃，维持 40 分钟（根据分离情况调整时间）。进样口温度为 270℃，氢火焰离子化检测器温度为 290℃。

量取供试品溶液与对照品溶液各 1μl，分别进样，记录色谱图。

按内标法计算，含乙二醇、二甘醇均不得过 0.1%，三甘醇不得过 0.3%。

环氧乙烷和二氧六环 取本品 1g，精密称定，置顶空瓶中，精密加入水 1.0ml，密封，摇匀，作为供试品溶液。

精密量取环氧乙烷水溶液对照品适量，用水稀释制成每 1ml 中约含 2μg 的溶液，作为环氧乙烷对照品溶液。

另取二氧六环对照品适量，精密称定，用水制成每 1ml 中约含 20μg 的溶液，作为二氧六环对照品溶液。

取本品 1g，精密称定，置顶空瓶中，精密加环氧乙烷对照品溶液与二氧六环对照品溶液各 0.5ml，密封，摇匀，作为对照溶液。

精密量取环氧乙烷对照品溶液及二氧六环对照品溶液各 0.5ml 置顶空瓶中，加新配制的 0.001% 乙醛溶液 0.1ml，密封，摇匀，作为系统适用性（灵敏度）溶液。

照气相色谱法（通则 0521）测定。以 5% 苯基-95% 甲基聚硅氧烷为固定液的毛细管柱为色谱柱，起始温度为 35℃，维持 5 分钟，以每分钟 5℃ 的速率升温至 180℃，然后以每分钟 30℃ 的速率升温至 250℃，维持 5 分钟（根据分离情况调整时间）。进样口温度为 150℃，氢火焰离子化检测器温度为 250℃，顶空平衡温度为 70℃，平衡时间 45 分钟。取系统适用性（灵敏度）溶液顶空进样，调节检测灵敏度使环氧乙烷和二氧六环峰高的信噪比均大于 5，乙醛峰和环氧乙烷峰的分离度不小于 2.0。

分别取供试品溶液及对照溶液顶空进样，重复进样至少 3 次。环氧乙烷峰面积的相对标准偏差应不得过 15%，二氧六环峰面积的相对标准偏差应不得过 10%。

按标准加入法计算，环氧乙烷不得过 0.0001%，二氧六环不得过 0.001%。

甲醛　取本品 1g，精密称定，加入 0.6% 变色酸钠溶液 0.25ml，在冰水中冷却后，加硫酸 5ml，摇匀，静置 15 分钟，缓缓定量转移至盛有 10ml 水的 25ml 量瓶中，放冷，缓慢加水至刻度，摇匀，作为供试品溶液。

取甲醛溶液适量，精密称定，置 100ml 量瓶中，加水稀释至刻度，制成每 1ml 含甲醛 3mg 的溶液，精密量取 1ml，置 100ml 量瓶中，用水稀释至刻度；精密量取 1ml，自"加入 0.6% 变色酸钠溶液 0.25ml"起，同法操作，作为对照溶液。

取上述两种溶液，照紫外-可见分光光度法(通则 0401)，在 567nm 波长处测定吸光度，并用同法操作的空白溶液进行校正。供试品溶液的吸光度不得大于对照溶液的吸光度(0.003%)。

水分　取本品 2.0g，照水分测定法(通则 0832 第一法 1)测定，含水分不得过 1.0%。

炽灼残渣　取本品，依法检查 (通则 0841)，遗留残渣不得过 0.1%。

重金属　取本品 4.0g，加盐酸溶液(9→1000)5ml 与水适量，溶解后，用稀醋酸或氨试液调节 pH 值至 3.0～4.0，再加水稀释至 25ml，依法检查(通则 0821 第一法)，含重金属不得过百万分之五。

砷盐　取本品 0.67g，置凯氏烧瓶中，加硫酸 5ml，用小火消化使炭化，控制温度不超过 120℃(必要时可添加硫酸，总量不超过 10ml)，小心逐滴加入浓过氧化氢溶液，待反应停止，继续加热，并滴加浓过氧化氢溶液至溶液无色，冷却，加水 10ml，蒸发至浓烟发生使除尽过氧化氢，加盐酸 5ml 与水适量，依法检查(通则 0822 第一法)，应符合规定(0.0003%)。

【类别】　溶剂和增塑剂等。

【贮藏】　密封保存。

【标示】　应标明重均分子量及分子量分布系数的标示值。(可按下述测定方法测定)

分子量及分子量分布　分别称取聚乙二醇 200、聚乙二醇 400、聚乙二醇 600、聚乙二醇 1000、聚乙二醇 4000 分子量对照品适量，加流动相溶解并稀释制成每 1ml 中约含 2mg 的溶液作为对照品溶液。

称取样品适量，加流动相溶解并稀释制成每 1ml 中约含 2mg 的溶液作为供试品溶液。

照分子排阻色谱法(通则 0514)测定，采用适宜分离范围的凝胶色谱柱，以 0.1mol/L 硝酸钠溶液(含 0.02% 抑菌剂)为流动相，示差折光检测器；检测器温度 35℃，柱温

35℃，取对照品溶液各 100μl 注入液相色谱仪，记录色谱图，由 GPC 软件计算回归方程，线性相关系数 R 应不得小于 0.99。取供试品溶液 100μl，同法测定，根据回归方程计算供试品的重均分子量及分子量分布。供试品的重均分子量应为标示值的 90%～110%，分布系数应为产品标示值的 90%～110%。(抑菌剂为 2-甲基-4-异噻唑啉-3-酮和 5-氯-2-甲基-4-异噻唑啉-3-酮)

聚乙二醇 400(供注射用)

Juyi'erchun 400(Gongzhusheyong)

Polyethylene Glycol 400(For Injection)

[25322-68-3]

本品为环氧乙烷和水缩聚而成的混合物。分子式以 $H(OCH_2CH_2)_nOH$ 表示，其中 n 代表氧乙烯基的平均数。

【性状】　本品为无色或几乎无色的黏稠液体。

本品在水或乙醇中极易溶解。

相对密度　本品的相对密度(通则 0601)应为 1.110～1.140。

黏度　本品的运动黏度(通则 0633 第一法)，在 40℃ 时(毛细管内径为 1.2mm 或适合的毛细管内径)应为 37～45mm²/s。

【鉴别】　(1)取本品 0.05g，加稀盐酸 5ml 和氯化钡试液 1ml，振摇，滤过；在滤液中加入 10% 磷钼酸溶液 1ml，产生黄绿色沉淀。

(2)取本品 0.1g，置试管中，加入硫氰酸钾和硝酸钴各 0.1g，混合后，加入二氯甲烷 5ml，溶液呈蓝色。

【检查】平均分子量　取本品约 1.2g，精密称定，置干燥的 250ml 具塞锥形瓶中，精密加邻苯二甲酸酐的吡啶溶液(取邻苯二甲酸酐 14g，溶于无水吡啶 100ml 中，放置过夜，备用)25ml，摇匀，加少量无水吡啶于锥形瓶口边缘封口，置沸水浴中，加热 30 分钟，取出冷却，精密加入氢氧化钠滴定液(0.5mol/L)50ml，以酚酞的吡啶溶液(1→100)为指示剂，用氢氧化钠滴定液(0.5mol/L)滴定至显红色，并将滴定的结果用空白试验校正。供试量(g)与 4000 的乘积，除以消耗氢氧化钠滴定液(0.5mol/L)的容积(ml)，即得供试品的平均分子量，应为 380～420。

酸碱度　取本品 5.0g，加水 100ml 和饱和氯化钾溶液 0.3ml 溶解后，依法测定(通则 0631)，pH 值应为 4.0～7.5。

溶液的澄清度与颜色　取本品 5.0g，加水 50ml 溶解后，依法检查(通则 0901 与通则 0902)，溶液应澄清无色；如显浑浊，与 2 号浊度标准液(通则 0902 第一法)比较，不得更浓；如显色，与黄色 2 号标准比色液(通则 0901 第一法)比较，不得更深。

乙二醇、二甘醇、三甘醇 取本品 4.0g,精密称定,置 100ml 量瓶中,精密加入内标溶液(取 1,3-丁二醇适量,用无水乙醇稀释成每 1ml 中约含 4mg 的溶液)1.0ml,加无水乙醇稀释至刻度,摇匀,作为供试品溶液。

另取乙二醇、二甘醇和三甘醇对照品适量,精密称定,加无水乙醇稀释配制成每 1ml 含乙二醇、二甘醇、三甘醇各 4mg 的对照品贮备溶液。再精密量取该溶液 1.0ml,置 100ml 量瓶中,精密加入内标溶液 1.0ml,加无水乙醇稀释至刻度,摇匀,作为对照品溶液。

照气相色谱法(通则 0521)测定。以 50%苯基-50%甲基聚硅氧烷为固定液的毛细管柱为色谱柱(0.53mm×30m,1μm),起始温度 60℃,维持 5 分钟,以每分钟 5℃的速率升温至 110℃,维持 5 分钟,再以每分钟 15℃的速率升温至 170℃,维持 5 分钟,再以每分钟 35℃的速率升温至 280℃,维持 40 分钟(根据分离情况调整时间)。进样口温度为 270℃,氢火焰离子化检测器温度为 290℃。

量取供试品溶液与对照品溶液各 1μl,分别进样,记录色谱图。

按内标法计算,含乙二醇、二甘醇与三甘醇均不得过 0.1%。

环氧乙烷和二氧六环 取本品 1g,精密称定,置顶空瓶中,精密加入水 1.0ml,密封,摇匀,作为供试品溶液。

精密量取环氧乙烷水溶液对照品适量,用水稀释制成每 1ml 中约含 2μg 的溶液,作为环氧乙烷对照品溶液。

另取二氧六环对照品适量,精密称定,用水制成每 1ml 中约含 20μg 的溶液,作为二氧六环对照品溶液。

取本品 1g,精密称定,置顶空瓶中,精密加环氧乙烷对照品溶液与二氧六环对照品溶液各 0.5ml,密封,摇匀,作为对照溶液。

精密量取环氧乙烷对照品溶液及二氧六环对照品溶液各 0.5ml 置顶空瓶中,加新配制的 0.001%乙醛溶液 0.1ml,密封,摇匀,作为系统适用性(灵敏度)溶液。

照气相色谱法(通则 0521)测定。以 5%苯基-95%甲基聚硅氧烷为固定液的毛细管柱为色谱柱,起始温度为 35℃,维持 5 分钟,以每分钟 5℃的速率升温至 180℃,然后以每分钟 30℃的速率升温至 250℃,维持 5 分钟(根据分离情况调整时间)。进样口温度为 150℃,氢火焰离子化检测器温度为 250℃,顶空平衡温度为 70℃,平衡时间 45 分钟。取系统适用性(灵敏度)溶液顶空进样,调节检测灵敏度使环氧乙烷和二氧六环峰高的信噪比均大于 5,乙醛峰和环氧乙烷峰的分离度不小于 2.0。

分别取供试品溶液及对照溶液顶空进样,重复进样至少 3 次。环氧乙烷峰面积的相对标准偏差应不得过 15%,二氧六环峰面积的相对标准偏差应不得过 10%。

按标准加入法计算,环氧乙烷不得过 0.0001%,二氧六环不得过 0.001%。

甲醛 取本品 1g,精密称定,加入 0.6%变色酸钠溶液

0.25ml,在冰水中冷却后,加硫酸 5ml,摇匀,静置 15 分钟,缓慢定量转移至盛有 10ml 水的 25ml 量瓶中,放冷,缓慢加水至刻度,摇匀,作为供试品溶液。

取甲醛溶液适量,精密称定,置 100ml 量瓶中,加水稀释至刻度,制成每 1ml 含甲醛 1mg 的溶液,精密量取 1ml,置 100ml 量瓶中,用水稀释至刻度;精密量取 1ml,自"加入 0.6%变色酸钠溶液 0.25ml"起,同法操作,作为对照溶液。

取上述两种溶液,照紫外-可见分光光度法(通则 0401),在 567nm 波长处测定吸光度,并用同法操作的空白溶液进行校正。供试品溶液的吸光度不得大于对照溶液的吸光度(0.001%)。

水分 取本品 2.0g,照水分测定法(通则 0832 第一法 1)测定,含水分不得过 1.0%。

还原性物质 取本品 1.0g,置 25ml 比色管中,加 1%间苯二酚溶液 1ml,使溶解(必要时加热),加盐酸 2ml,放置 5 分钟,与同体积的橙红色 2 号标准比色液(通则 0901 第一法)比较,不得更深。

炽灼残渣 取本品,依法检查(通则 0841),遗留残渣不得过 0.1%。

重金属 取本品 4.0g,加盐酸溶液(9→1000)5ml 与水适量,溶解后,用稀醋酸或氨试液调节 pH 值至 3.0~4.0,再加水稀释至 25ml,依法检查(通则 0821 第一法),含重金属不得过百万分之五。

砷盐 取本品 0.67g,置凯氏烧瓶中,加硫酸 5ml,用小火消化使炭化,控制温度不超过 120℃(必要时可添加硫酸,总量不超过 10ml),小心逐滴加入浓过氧化氢溶液,待反应停止,继续加热,并滴加浓过氧化氢溶液至溶液无色,冷却,加水 10ml,蒸发至浓烟发生使除尽过氧化氢,加盐酸 5ml 与水适量,依法检查(通则 0822 第一法),应符合规定(0.0003%)。

细菌内毒素 取本品,依法检查(通则 1143),每 1mg 聚乙二醇 400 中含内毒素的量应小于 0.012EU。

【类别】 溶剂和增塑剂等。

【贮藏】 密封保存。

【标示】 应标明重均分子量及分子量分布系数的标示值。(可按下述测定方法测定)

分子量及分子量分布 分别称取聚乙二醇 200、聚乙二醇 400、聚乙二醇 600、聚乙二醇 1000、聚乙二醇 4000 分子量对照品适量,加流动相溶解并稀释制成每 1ml 中约含 2mg 的溶液作为对照品溶液。

称取样品适量,加流动相溶解并稀释制成每 1ml 中约含 2mg 的溶液作为供试品溶液。

照分子排阻色谱法(通则 0514)测定,采用适宜分离范围的凝胶色谱柱,以 0.1mol/L 硝酸钠溶液(含 0.02%抑菌剂)为流动相,示差折光检测器;检测器温度 35℃,柱温 35℃,取对照品溶液各 100μl 注入液相色谱仪,记录色谱

图，由 GPC 软件计算回归方程，线性相关系数 R 应不得小于 0.99。取供试品溶液 100μl，同法测定，根据回归方程计算供试品的重均分子量及分子量分布。供试品的重均分子量应为标示值的 90%～110%，分布系数应为产品标示值的 90%～110%。(抑菌剂为 2-甲基-4-异噻唑啉-3-酮和 5-氯-2-甲基-4-异噻唑啉-3-酮)

聚乙二醇 600

Juyi'erchun 600

Polyethylene Glycol 600

本品为环氧乙烷和水缩聚而成的混合物。分子式以 $HO(CH_2CH_2O)_nH$ 表示，其中 n 代表氧乙烯基的平均数。

【性状】本品为无色或几乎无色的黏稠液体，或呈半透明蜡状软物。

本品在水或乙醇中极易溶解。

相对密度　本品的相对密度(通则 0601)在 40℃时应为 1.101～1.135。

黏度　本品的运动黏度(通则 0633 第一法)，在 40℃时(毛细管内径为 1.2mm)应为 56～62mm²/s。

【鉴别】(1)取本品 0.05g，加稀盐酸 5ml 和氯化钡试液 1ml，振摇，滤过；在滤液中加入 10% 磷钼酸溶液 1ml，产生黄绿色沉淀。

(2)取本品 0.1g，置试管中，加入硫氰酸钾和硝酸钴各 0.1g，混合后，加入二氯甲烷 5ml，溶液呈蓝色。

【检查】**平均分子量**　取本品约 1.2g，精密称定，置干燥的 250ml 具塞锥形瓶中，精密加邻苯二甲酸酐的吡啶溶液(取邻苯二甲酸酐 14g，溶于无水吡啶 100ml 中，放置过夜，备用)25ml，摇匀，加少量无水吡啶于锥形瓶口边缘封口，置沸水浴中，加热 30 分钟，取出冷却，精密加入氢氧化钠滴定液(0.5mol/L)50ml，以酚酞的吡啶溶液(1→100)为指示剂，用氢氧化钠滴定液(0.5mol/L)滴定至显红色，并将滴定的结果用空白试验校正。供试量(g)与 4000 的乘积，除以消耗氢氧化钠滴定液(0.5mol/L)的容积(ml)，即得供试品的平均分子量，应为 570～630。

酸碱度　取本品 5.0g，加水 100ml 和饱和氯化钾溶液 0.3ml 溶解后，依法测定(通则 0631)，pH 值应为 4.0～7.5。

溶液的澄清度与颜色　取本品 5.0g，加水 50ml 溶解后，依法检查(通则 0901 与通则 0902)，溶液应澄清无色；如显浑浊，与 2 号浊度标准液(通则 0902 第一法)比较，不得更浓；如显色，与黄色 2 号标准比色液(通则 0901 第一法)比较，不得更深。

乙二醇、二甘醇、三甘醇　取本品 4.0g，精密称定，置

100ml 量瓶中，精密加入内标溶液(取 1,3-丁二醇适量，用无水乙醇稀释成每 1ml 中约含 4mg 的溶液)1.0ml，加无水乙醇稀释至刻度，摇匀，作为供试品溶液。

另取乙二醇、二甘醇和三甘醇对照品适量，精密称定，加无水乙醇稀释配制成每 1ml 含乙二醇、二甘醇、三甘醇各 4mg 的对照品贮备溶液。再精密量取该溶液 1.0ml，置 100ml 量瓶中，精密加入内标溶液 1.0ml，加无水乙醇稀释至刻度，摇匀，作为对照品溶液。

照气相色谱法(通则 0521)测定。以 50% 苯基-50% 甲基聚硅氧烷为固定液的毛细管柱为色谱柱(0.53mm×30m，1μm)，起始温度 60℃，维持 5 分钟，以每分钟 5℃ 的速率升温至 110℃，维持 5 分钟，再以每分钟 15℃ 的速率升温至 170℃，维持 5 分钟，再以每分钟 35℃ 的速率升温至 280℃，维持 40 分钟(根据分离情况调整时间)。进样口温度为 270℃，氢火焰离子化检测器温度为 290℃。

量取供试品溶液与对照品溶液各 1μl，分别进样，记录色谱图。

按内标法计算，含乙二醇、二甘醇与三甘醇均不得过 0.1%。

环氧乙烷和二氧六环　取本品 1g，精密称定，置顶空瓶中，精密加入水 1.0ml，密封，摇匀，作为供试品溶液。

精密量取环氧乙烷水溶液对照品适量，用水稀释制成每 1ml 中约含 2μg 的溶液，作为环氧乙烷对照品溶液。

另取二氧六环对照品适量，精密称定，用水制成每 1ml 中约含 20μg 的溶液，作为二氧六环对照品溶液。

取本品 1g，精密称定，置顶空瓶中，精密加环氧乙烷对照品溶液与二氧六环对照品溶液各 0.5ml，密封，摇匀，作为对照溶液。

精密量取环氧乙烷对照品溶液及二氧六环对照品溶液各 0.5ml，置顶空瓶中，加新配制的 0.001% 乙醛溶液 0.1ml，密封，摇匀，作为系统适用性(灵敏度)溶液。

照气相色谱法(通则 0521)测定。以 5% 苯基-95% 甲基聚硅氧烷为固定液的毛细管柱为色谱柱，起始温度为 35℃，维持 5 分钟，以每分钟 5℃ 的速率升温至 180℃，然后以每分钟 30℃ 的速率升温至 250℃，维持 5 分钟(根据分离情况调整时间)。进样口温度为 150℃，氢火焰离子化检测器温度为 250℃，顶空平衡温度为 70℃，平衡时间 45 分钟。

取系统适用性(灵敏度)溶液顶空进样，调节检测灵敏度使环氧乙烷和二氧六环峰高的信噪比均大于 5，乙醛峰和环氧乙烷峰的分离度不小于 2.0。

分别取供试品溶液及对照溶液顶空进样，重复进样至少 3 次。环氧乙烷峰面积的相对标准偏差应不得过 15%，二氧六环峰面积的相对标准偏差应不得过 10%。

按标准加入法计算，环氧乙烷不得过 0.0001%，二氧六环不得过 0.001%。

甲醛　取本品 1g，精密称定，加入 0.6% 变色酸钠溶液

0.25ml，在冰水中冷却后，加硫酸 5ml，摇匀，静置 15 分钟，缓缓定量转移至盛有 10ml 水的 25ml 量瓶中，放冷，缓慢加水加至刻度，摇匀，作为供试品溶液。

取甲醛溶液适量，精密称定，置 100ml 量瓶中，加水稀释至刻度，制成每 1ml 含甲醛 3mg 的溶液，精密量取 1ml，置 100ml 量瓶中，用水稀释至刻度；精密量取 1ml，自"加入 0.6％变色酸钠溶液 0.25ml"起，同法操作，作为对照溶液。

取上述两种溶液，照紫外-可见分光光度法（通则 0401），在 567nm 波长处测定吸光度，并用同法操作的空白溶液进行校正。供试品溶液的吸光度不得大于对照溶液的吸光度（0.003％）。

水分　取本品 2.0g，照水分测定法（通则 0832 第一法 1）测定，含水分不得过 1.0％。

炽灼残渣　取本品，依法检查（通则 0841），遗留残渣不得过 0.1％。

重金属　取本品 4.0g，加盐酸溶液（9→1000）5ml 与水适量，溶解后，用稀醋酸或氨试液调节 pH 值至 3.0～4.0，再加水稀释至 25ml，依法检查（通则 0821 第一法），含重金属不得过百万分之五。

砷盐　取本品 0.67g，置凯氏烧瓶中，加硫酸 5ml，用小火消化使炭化，控制温度不超过 120℃（必要时可添加硫酸，总量不超过 10ml），小心逐滴加入浓过氧化氢溶液，待反应停止，继续加热，并滴加浓过氧化氢溶液至溶液无色，冷却，加水 10ml，蒸发至浓烟发生使除尽过氧化氢，加盐酸 5ml 与水适量，依法检查（通则 0822 第一法），应符合规定（0.0003％）。

【类别】　溶剂和增塑剂等。

【贮藏】　密封保存。

【标示】　应标明重均分子量及分子量分布系数的标示值。（可按下述测定方法测定）

分子量及分子量分布　分别称取聚乙二醇 200、聚乙二醇 400、聚乙二醇 600、聚乙二醇 1000、聚乙二醇 4000 分子量对照品适量，加流动相溶解并稀释制成每 1ml 中约含 2mg 的溶液作为对照品溶液。

称取样品适量，加流动相溶解并稀释制成每 1ml 中约含 2mg 的溶液作为供试品溶液。

照分子排阻色谱法（通则 0514）测定，采用适宜分离范围的凝胶色谱柱，以 0.1mol/L 硝酸钠溶液（含 0.02％抑菌剂）为流动相，示差折光检测器；检测器温度 35℃，柱温 35℃，取对照品溶液各 100μl 注入液相色谱仪，记录色谱图，由 GPC 软件计算回归方程，线性相关系数 R 应不得小于 0.99。取供试品溶液 100μl，同法测定，根据回归方程计算供试品的重均分子量及分子量分布。供试品的重均分子量应为标示值的 90％～110％，分布系数应为产品标示值的 90％～110％。（抑菌剂为 2-甲基-4-异噻唑啉-3-酮和 5-氯-2-甲基-4-异噻唑啉-3-酮）

聚乙二醇 1000

Juyi'erchun 1000

Polyethylene Glycol 1000

本品为环氧乙烷和水缩聚而成的混合物。分子式以 $HO(CH_2CH_2O)_nH$ 表示，其中 n 代表氧乙烯基的平均数。

【性状】　本品为无色或几乎无色的黏稠液体，或呈半透明蜡状软物。

本品在水或乙醇中极易溶解。

黏度　取本品 25.0g，置 50ml 量瓶中，加水溶解并稀释至刻度，摇匀，用毛细管内径为 0.8mm 的平氏黏度计，依法测定（通则 0633 第一法），在 40℃ 时的运动黏度为 8.5～11.0mm²/s。

【鉴别】　(1)取本品 0.05g，加稀盐酸 5ml 和氯化钡试液 1ml，振摇，滤过；在滤液中加入 10％磷钼酸溶液 1ml，产生黄绿色沉淀。

(2)取本品 0.1g，置试管中，加入硫氰酸钾和硝酸钴各 0.1g，混合后，加入二氯甲烷 5ml，溶液呈蓝色。

【检查】平均分子量　取本品约 3.0g，精密称定，置干燥的 250ml 具塞锥形瓶中，精密加邻苯二甲酸酐的吡啶溶液（取邻苯二甲酸酐 14g，溶于无水吡啶 100ml 中，放置过夜，备用）25ml，摇匀，加少量无水吡啶于锥形瓶口边缘封口，置沸水浴中，加热 30 分钟，取出冷却，精密加入氢氧化钠滴定液（0.5mol/L）50ml，以酚酞的吡啶溶液（1→100）为指示剂，用氢氧化钠滴定液（0.5mol/L）滴定至显红色，并将滴定的结果用空白试验校正。供试量（g）与 4000 的乘积，除以消耗氢氧化钠滴定液（0.5mol/L）的容积（ml），即得供试品的平均分子量，应为 900～1100。

酸碱度　取本品 5.0g，加水 100ml 和饱和氯化钾溶液 0.3ml 溶解后，依法测定（通则 0631），pH 值应为 4.0～7.5。

溶液的澄清度与颜色　取本品 5.0g，加水 50ml 溶解后，依法检查（通则 0901 与通则 0902），溶液应澄清无色；如显浑浊，与 2 号浊度标准液（通则 0902 第一法）比较，不得更浓；如显色，与黄色 2 号标准比色液（通则 0901 第一法）比较，不得更深。

乙二醇、二甘醇、三甘醇　取本品 4.0g，精密称定，置 100ml 量瓶中，精密加入内标溶液（取 1,3-丁二醇适量，用 95％乙醇稀释成每 1ml 中约含 4mg 的溶液）1.0ml，加 95％乙醇稀释至刻度，摇匀，作为供试品溶液。

另取乙二醇、二甘醇和三甘醇对照品适量，精密称定，加 95％乙醇稀释配制成每 1ml 含乙二醇、二甘醇、三甘醇各 4mg 的对照品贮备溶液。再精密量取该溶液 1.0ml，置 100ml 量瓶中，精密加入内标溶液 1.0ml，加 95％乙醇稀释至刻度，摇匀，作为对照品溶液。

照气相色谱法（通则 0521）测定。以 50％苯基-50％甲基聚硅氧烷为固定液的毛细管柱为色谱柱（0.53mm×30m，1μm）；起始温度 60℃，维持 5 分钟，以每分钟 5℃的速率升温至 110℃，维持 5 分钟，再以每分钟 15℃的速率升温至 170℃，维持 5 分钟，再以每分钟 35℃的速率升温至 280℃，维持 40 分钟（根据分离情况调整时间）。进样口温度为 270℃，氢火焰离子化检测器温度为 290℃。

量取供试品溶液与对照品溶液各 1μl，分别进样，记录色谱图。

按内标法计算，含乙二醇、二甘醇与三甘醇均不得过 0.1％。

环氧乙烷和二氧六环　取本品 1g，精密称定，置顶空瓶中，精密加入水 1.0ml，密封，摇匀，作为供试品溶液。

精密量取环氧乙烷水溶液对照品适量，用水稀释制成每 1ml 中约含 2μg 的溶液，作为环氧乙烷对照品溶液。

另取二氧六环对照品适量，精密称定，用水制成每 1ml 中约含 20μg 的溶液，作为二氧六环对照品溶液。

取本品 1g，精密称定，置顶空瓶中，精密加环氧乙烷对照品溶液与二氧六环对照品溶液各 0.5ml，密封，摇匀，作为对照溶液。

精密量取环氧乙烷对照品溶液及二氧六环对照品溶液各 0.5ml 置顶空瓶中，加新配制的 0.001％乙醛溶液 0.1ml，密封，摇匀，作为系统适用性（灵敏度）溶液。

照气相色谱法（通则 0521）测定。以 5％苯基-95％甲基聚硅氧烷为固定液的毛细管柱为色谱柱，起始温度为 35℃，维持 5 分钟，以每分钟 5℃的速率升温至 180℃，然后以每分钟 30℃的速率升温至 250℃，维持 5 分钟（根据分离情况调整时间）。进样口温度为 150℃，氢火焰离子化检测器温度为 250℃，顶空平衡温度为 70℃，平衡时间 45 分钟。

取系统适用性（灵敏度）溶液顶空进样，调节检测灵敏度使环氧乙烷和二氧六环峰高的信噪比均大于 5，乙醛峰和环氧乙烷峰的分离度不小于 2.0。

分别取供试品溶液及对照溶液顶空进样，重复进样至少 3 次。环氧乙烷峰面积的相对标准偏差应不得过 15％，二氧六环峰面积的相对标准偏差应不得过 10％。

按标准加入法计算，环氧乙烷不得过 0.0001％，二氧六环不得过 0.001％。

甲醛　取本品 1g，精密称定，加入 0.6％变色酸钠溶液 0.25ml，在冰水中冷却后，加硫酸 5ml，摇匀，静置 15 分钟，缓缓定量转移至盛有 10ml 水的 25ml 量瓶中，放冷，缓慢加水加至刻度，摇匀，作为供试品溶液。

取甲醛溶液适量，精密称定，置 100ml 量瓶中，加水稀释至刻度，制成每 1ml 含甲醛 3mg 的溶液，精密量取 1ml，置 100ml 量瓶中，用水稀释至刻度；精密量取 1ml，自"加入 0.6％变色酸钠溶液 0.25ml"起，同法操作，作为对照

溶液。

取上述两种溶液，照紫外-可见分光光度法（通则 0401），在 567nm 波长处测定吸光度，并用同法操作的空白溶液进行校正。供试品溶液的吸光度不得大于对照溶液的吸光度（0.003％）。

水分　取本品 2.0g，照水分测定法（通则 0832 第一法 1）测定，含水分不得过 1.0％。

炽灼残渣　取本品，依法检查（通则 0841），遗留残渣不得过 0.1％。

重金属　取本品 4.0g，加盐酸溶液（9→1000）5ml 与水适量，溶解后，用稀醋酸或氨试液调节 pH 值至 3.0～4.0，再加水稀释至 25ml，依法检查（通则 0821 第一法），含重金属不得过百万分之五。

【类别】　软膏基质和润滑剂等。

【贮藏】　密闭保存。

【标示】　应标明重均分子量及分子量分布系数的标示值。（可按下述测定方法测定）

分子量及分子量分布　分别称取聚乙二醇 400、聚乙二醇 600、聚乙二醇 1000、聚乙二醇 4000、聚乙二醇 7000 分子量对照品适量，加流动相溶解并稀释制成每 1ml 中约含 2mg 的溶液作为对照品溶液。

称取样品适量，加流动相溶解并稀释制成每 1ml 中约含 2mg 的溶液作为供试品溶液。

照分子排阻色谱法（通则 0514）测定，采用适宜分离范围的凝胶色谱柱，以 0.1mol/L 硝酸钠溶液（含 0.02％抑菌剂）为流动相，示差折光检测器；检测器温度 35℃，柱温 35℃，取对照品溶液各 100μl 注入液相色谱仪，记录色谱图，由 GPC 软件计算回归方程，线性相关系数 R 应不得小于 0.99。取供试品溶液 100μl，同法测定，根据回归方程计算供试品的重均分子量及分子量分布。供试品的重均分子量应为标示值的 90％～110％，分布系数应为产品标示值的 90％～110％。（抑菌剂为 2-甲基-4-异噻唑啉-3-酮和 5-氯-2-甲基-4-异噻唑啉-3-酮）

聚乙二醇 1500

Juyi'erchun 1500

Polyethylene Glycol 1500

本品为环氧乙烷和水缩聚而成的混合物。分子式以 $HO(CH_2CH_2O)_nH$ 表示，其中 n 代表氧乙烯基的平均数。

【性状】　本品为白色固体。

本品在水或乙醇中易溶。

黏度　取本品 25.0g，置 100ml 量瓶中，加水溶解并稀释至刻度，摇匀，用毛细管内径为 0.8mm 的平氏黏度计，依法测定（通则 0633 第一法），在 40℃时的运动黏度为

3.0～4.0mm²/s。

【鉴别】(1)取本品 0.05g，加稀盐酸 5ml 和氯化钡试液 1ml，振摇，滤过；在滤液中加入 10%磷钼酸溶液 1ml，产生黄绿色沉淀。

(2)取本品 0.1g，置试管中，加入硫氰酸钾和硝酸钴各 0.1g，混合后，加入二氯甲烷 5ml，溶液呈蓝色。

【检查】**平均分子量**　取本品约 4.5g，精密称定，置干燥的 250ml 具塞锥形瓶中，精密加邻苯二甲酸酐的吡啶溶液(取邻苯二甲酸酐 14g，溶于无水吡啶 100ml 中，放置过夜，备用)25ml，摇匀，加少量无水吡啶于锥形瓶口边缘封口，置沸水浴中，加热 30 分钟，取出冷却，精密加入氢氧化钠滴定液(0.5mol/L)50ml，以酚酞的吡啶溶液(1→100)为指示剂，用氢氧化钠滴定液(0.5mol/L)滴定至显红色，并将滴定的结果用空白试验校正。供试量(g)与 4000 的乘积，除以消耗氢氧化钠滴定液(0.5mol/L)的容积(ml)，即得供试品的平均分子量，应为 1350～1650。

酸碱度　取本品 5.0g，加水 100ml 和饱和氯化钾溶液 0.3ml 溶解后，依法测定(通则 0631)，pH 值应为 4.0～7.5。

溶液的澄清度与颜色　取本品 5.0g，加水 50ml 溶解后，依法检查(通则 0901 与通则 0902)，溶液应澄清无色；如显浑浊，与 2 号浊度标准液(通则 0902 第一法)比较，不得更浓；如显色，与黄色 2 号标准比色液(通则 0901 第一法)比较，不得更深。

乙二醇、二甘醇、三甘醇　取本品 4.0g，精密称定，置 100ml 量瓶中，精密加入内标溶液(取 1,3-丁二醇适量，用 95%乙醇稀释成每 1ml 中约含 4mg 的溶液)1.0ml，加 95%乙醇稀释至刻度，摇匀，作为供试品溶液。

另取乙二醇、二甘醇和三甘醇对照品适量，精密称定，加 95%乙醇稀释配制成每 1ml 含乙二醇、二甘醇、三甘醇各 4mg 的对照品贮备溶液。再精密量取该溶液 1.0ml，置 100ml 量瓶中，精密加入内标溶液 1.0ml，加 95%乙醇稀释至刻度，摇匀，作为对照品溶液。

照气相色谱法(通则 0521)测定。以 50%苯基-50%甲基聚硅氧烷为固定液的毛细管柱为色谱柱(0.53mm×30m，1μm)，起始温度 60℃，维持 5 分钟，以每分钟 5℃的速率升温至 110℃，维持 5 分钟，再以每分钟 15℃的速率升温至 170℃，维持 5 分钟，再以每分钟 35℃的速率升温至 280℃，维持 40 分钟(根据分离情况调整时间)。进样口温度为 270℃，氢火焰离子化检测器温度为 290℃。

量取供试品溶液与对照品溶液各 1μl，分别进样，记录色谱图。

按内标法计算，含乙二醇、二甘醇与三甘醇均不得过 0.1%。

环氧乙烷和二氧六环　取本品 1g，精密称定，置顶空瓶中，精密加入水 1.0ml，密封，摇匀，作为供试品溶液。

精密量取环氧乙烷水溶液对照品适量，用水稀释制成每 1ml 中约含 2μg 的溶液，作为环氧乙烷对照品溶液。

另取二氧六环对照品适量，精密称定，用水制成每 1ml 中约含 20μg 的溶液，作为二氧六环对照品溶液。

取本品 1g，精密称定，置顶空瓶中，精密加环氧乙烷对照品溶液与二氧六环对照品溶液各 0.5ml，密封，摇匀，作为对照溶液。

精密量取环氧乙烷对照品溶液及二氧六环对照品溶液各 0.5ml 置顶空瓶中，加新配制的 0.001%乙醛溶液 0.1ml，密封，摇匀，作为系统适用性(灵敏度)溶液。

照气相色谱法(通则 0521)测定。以 5%苯基-95%甲基聚硅氧烷为固定液的毛细管柱为色谱柱，起始温度为 35℃，维持 5 分钟，以每分钟 5℃的速率升温至 180℃，然后以每分钟 30℃的速率升温至 250℃，维持 5 分钟(根据分离情况调整时间)。进样口温度为 150℃，氢火焰离子化检测器温度为 250℃，顶空平衡温度为 70℃，平衡时间 45 分钟。

取系统适用性(灵敏度)溶液顶空进样，调节检测灵敏度使环氧乙烷和二氧六环峰高的信噪比均大于 5，乙醛峰和环氧乙烷峰的分离度不小于 2.0。

分别取供试品溶液及对照溶液顶空进样，重复进样至少 3 次。环氧乙烷峰面积的相对标准偏差应不得过 15%，二氧六环峰面积的相对标准偏差应不得过 10%，

按标准加入法计算，环氧乙烷不得过 0.0001%，二氧六环不得过 0.001%。

甲醛　取本品 1g，精密称定，加入 0.6%变色酸钠溶液 0.25ml，在冰水中冷却后，加硫酸 5ml，摇匀，静置 15 分钟，缓缓定量转移至盛有 10ml 水的 25ml 量瓶中，放冷，缓慢加水加至刻度，摇匀，作为供试品溶液。

取甲醛溶液适量，精密称定，置 100ml 量瓶中，加水稀释至刻度，制成每 1ml 含甲醛 3mg 的溶液，精密量取 1ml，置 100ml 量瓶中，用水稀释至刻度；精密量取 1ml，自"加入 0.6%变色酸钠溶液 0.25ml"起，同法操作，作为对照溶液。

取上述两种溶液，照紫外-可见分光光度法(通则 0401)，在 567nm 波长处测定吸光度，并用同法操作的空白溶液进行校正。供试品溶液的吸光度不得大于对照溶液的吸光度(0.003%)。

水分　取本品 2.0g，照水分测定法(通则 0832 第一法 1)测定，含水分不得过 1.0%。

炽灼残渣　取本品，依法检查(通则 0841)，遗留残渣不得过 0.1%。

重金属　取本品 4.0g，加盐酸溶液(9→1000)5ml 与水适量，溶解后，用稀醋酸或氨试液调节 pH 值至 3.0～4.0，再加水稀释至 25ml，依法检查(通则 0821 第一法)，含重金属不得过百万分之五。

【类别】软膏基质和润滑剂等。

【贮藏】密闭保存。

【标示】应标明重均分子量及分子量分布系数的标示值。(可按下述测定方法测定)

分子量及分子量分布　分别称取聚乙二醇 400、聚乙二醇 600、聚乙二醇 1000、聚乙二醇 4000、聚乙二醇 7000 分子量对照品适量，加流动相溶解并稀释制成每 1ml 中约含 2mg 的溶液作为对照品溶液。

称取样品适量，加流动相溶解并稀释制成每 1ml 中约

含 2mg 的溶液作为供试品溶液。

照分子排阻色谱法（通则 0514）测定，采用适宜分离范围的凝胶色谱柱，以 0.1mol/L 硝酸钠溶液（含 0.02％抑菌剂）为流动相，示差折光检测器；检测器温度 35℃，柱温 35℃，取对照品溶液各 100μl 注入液相色谱仪，记录色谱图，由 GPC 软件计算回归方程，线性相关系数 R 应不得小于 0.99。取供试品溶液 100μl，同法测定，根据回归方程计算供试品的重均分子量及分子量分布。供试品的重均分子量应为标示值的 90％～110％，分布系数应为产品标示值的 90％～110％。（抑菌剂为 2-甲基-4-异噻唑啉-3-酮和 5-氯-2-甲基-4-异噻唑啉-3-酮）

聚乙二醇 4000

Juyi'erchun 4000

Polyethylene Glycol 4000

本品为环氧乙烷和水缩聚而成的混合物。分子式以 $HO(CH_2CH_2O)_nH$ 表示，其中 n 代表氧乙烯基的平均数。

【性状】本品为白色固体。

本品在水中易溶，在乙醇中溶解。

黏度 取本品 25.0g，置 100ml 量瓶中，加水溶解并稀释至刻度，摇匀，用毛细管内径为 0.8mm 的平氏黏度计，依法测定（通则 0633 第一法），在 40℃时的运动黏度为 5.5～9.0mm²/s。

【鉴别】（1）取本品 0.05g，加稀盐酸 5ml 和氯化钡试液 1ml，振摇，滤过；在滤液中加入 10％磷钼酸溶液 1ml，产生黄绿色沉淀。

（2）取本品 0.1g，置试管中，加入硫氰酸钾和硝酸钴各 0.1g，混合后，加入二氯甲烷 5ml，溶液呈蓝色。

【检查】**平均分子量** 取本品约 12g，精密称定，置干燥的 250ml 具塞锥形瓶中，精密加邻苯二甲酸酐的吡啶溶液（取邻苯二甲酸酐 14g，溶于无水吡啶 100ml 中，放置过夜，备用）25ml，摇匀，加少量无水吡啶于锥形瓶口边缘封口，置沸水浴中，加热 60 分钟，取出冷却，精密加入氢氧化钠滴定液（0.5mol/L）50ml，以酚酞的吡啶溶液（1→100）为指示剂，用氢氧化钠滴定液（0.5mol/L）滴定至显红色，并将滴定的结果用空白试验校正。供试量（g）与 4000 的乘积，除以消耗氢氧化钠滴定液（0.5mol/L）的容积（ml），即得供试品的平均分子量，应为 3400～4200。

酸碱度 取本品 5.0g，加水 100ml 和饱和氯化钾溶液 0.3ml 溶解后，依法测定（通则 0631），pH 值应为 4.0～7.5。

溶液的澄清度与颜色 取本品 5.0g，加水 50ml 溶解后，依法检查（通则 0901 与通则 0902），溶液应澄清无色；如显浑浊，与 2 号浊度标准液（通则 0902 第一法）比较，不得更浓；如显色，与黄色 2 号标准比色液（通则 0901 第一法）比较，不得更深。

乙二醇、二甘醇、三甘醇 取本品 4.0g，精密称定，置

100ml 量瓶中，精密加入内标溶液［取 1,3-丁二醇适量，用无水乙醇-水（9：1）稀释成每 1ml 中约含 4mg 的溶液］1.0ml，加无水乙醇-水（9：1）稀释至刻度，摇匀，作为供试品溶液。

另取乙二醇、二甘醇和三甘醇对照品适量，精密称定，加无水乙醇-水（9：1）稀释配制成每 1ml 含乙二醇、二甘醇、三甘醇各 4mg 的对照品贮备溶液。再精密量取该溶液 1.0ml，置 100ml 量瓶中，精密加入内标溶液 1.0ml，加无水乙醇-水（9：1）稀释至刻度，摇匀，作为对照品溶液。

照气相色谱法（通则 0521）测定。以 50％苯基-50％甲基聚硅氧烷为固定液的毛细管柱为色谱柱（0.53mm×30m，1μm），起始温度 60℃，维持 5 分钟，以每分钟 5℃的速率升温至 110℃，维持 5 分钟，再以每分钟 15℃的速率升温至 170℃，维持 5 分钟，再以每分钟 35℃的速率升温至 280℃，维持 40 分钟（根据分离情况调整时间）。进样口温度为 270℃，氢火焰离子化检测器温度为 290℃。

量取供试品溶液与对照品溶液各 1μl，分别进样，记录色谱图。

按内标法计算，含乙二醇、二甘醇与三甘醇均不得过 0.1％。

环氧乙烷和二氧六环 取本品 1g，精密称定，置顶空瓶中，精密加入水 1.0ml，密封，摇匀，作为供试品溶液。

精密量取环氧乙烷水溶液对照品适量，用水稀释制成每 1ml 中约含 2μg 的溶液，作为环氧乙烷对照品溶液。

另取二氧六环对照品适量，精密称定，用水制成每 1ml 中约含 20μg 的溶液，作为二氧六环对照品溶液。

取本品 1g，精密称定，置顶空瓶中，精密加环氧乙烷对照品溶液与二氧六环对照品溶液各 0.5ml，密封，摇匀，作为对照溶液。

精密量取环氧乙烷对照品溶液及二氧六环对照品溶液各 0.5ml 置顶空瓶中，加新配制的 0.001％乙醛溶液 0.1ml，密封，摇匀，作为系统适用性（灵敏度）溶液。

照气相色谱法（通则 0521）测定。以 5％苯基-95％甲基聚硅氧烷为固定液的毛细管柱为色谱柱，起始温度为 35℃，维持 5 分钟，以每分钟 5℃的速率升温至 180℃，然后以每分钟 30℃的速率升温至 250℃，维持 5 分钟（根据分离情况调整时间）。进样口温度为 150℃，氢火焰离子化检测器温度为 250℃，顶空平衡温度为 70℃，平衡时间 45 分钟。

取系统适用性（灵敏度）溶液顶空进样，调节检测灵敏度使环氧乙烷和二氧六环峰高的信噪比均大于 5，乙醛峰和环氧乙烷峰的分离度不小于 2.0。

分别取供试品溶液及对照溶液顶空进样，重复进样至少 3 次。环氧乙烷峰面积的相对标准偏差应不得过 15％，二氧六环峰面积的相对标准偏差应不得过 10％。

按标准加入法计算，环氧乙烷不得过 0.0001％，二氧六环不得过 0.001％。

甲醛 取本品 1g，精密称定，加入 0.6％变色酸钠溶液 0.25ml，在冰水中冷却后，加硫酸 5ml，摇匀，静置 15 分钟，缓缓定量转移至盛有 10ml 水的 25ml 量瓶中，放冷，

缓慢加水加至刻度，摇匀，作为供试品溶液。

取甲醛溶液适量，精密称定，置 100ml 量瓶中，加水稀释至刻度，制成每 1ml 含甲醛 3mg 的溶液，精密量取 1ml，置 100ml 量瓶中，用水稀释至刻度；精密量取 1ml，自"加入 0.6％变色酸钠溶液 0.25ml"起，同法操作，作为对照溶液。

取上述两种溶液，照紫外-可见分光光度法（通则 0401），在 567nm 波长处测定吸光度，并用同法操作的空白溶液进行校正。供试品溶液的吸光度不得大于对照溶液的吸光度（0.003％）。

水分 取本品 2.0g，照水分测定法（通则 0832 第一法1）测定，含水分不得过 1.0％。

炽灼残渣 取本品，依法检查（通则 0841），遗留残渣不得过 0.1％。

重金属 取本品 4.0g，加盐酸溶液（9→1000）5ml 与水适量，溶解后，用稀醋酸或氨试液调节 pH 值至 3.0～4.0，再加水稀释至 25ml，依法检查（通则 0821 第一法），含重金属不得过百万分之五。

【类别】软膏基质和润滑剂等。

【贮藏】密闭保存。

【标示】应标明重均分子量及分子量分布系数的标示值。（可按下述测定方法测定）

分子量及分子量分布 分别称取聚乙二醇 600、聚乙二醇 1000、聚乙二醇 4000、聚乙二醇 7000、聚乙二醇 10000 分子量对照品适量，加流动相溶解并稀释制成每 1ml 中约含 2mg 的溶液作为对照品溶液。

称取样品适量，加流动相溶解并稀释制成每 1ml 中约含 2mg 的溶液作为供试品溶液。

照分子排阻色谱法（通则 0514）测定，采用适宜分离范围的凝胶色谱柱，以 0.1mol/L 硝酸钠溶液（含 0.02％抑菌剂）为流动相，示差折光检测器；检测器温度 35℃，柱温 35℃，取对照品溶液各 100μl 注入液相色谱仪，记录色谱图，由 GPC 软件计算回归方程，线性相关系数 R 应不得小于 0.99。取供试品溶液 100μl，同法测定，根据回归方程计算供试品的重均分子量及分子量分布。供试品的重均分子量应为标示值的 90％～110％，分布系数应为产品标示值的 90％～110％。（抑菌剂为 2-甲基-4-异噻唑啉-3-酮和 5-氯-2-甲基-4-异噻唑啉-3-酮）

聚乙二醇 6000

Juyi'erchun 6000

Polyethylene Glycol 6000

本品为环氧乙烷和水缩聚而成的混合物。分子式以 $HO(CH_2CH_2O)_nH$ 表示，其中 n 代表氧乙烯基的平均数。

【性状】本品为白色固体。

本品在水中易溶，在乙醇中略溶。

黏度 取本品 25.0g，置 100ml 量瓶中，加水溶解并稀释至刻度，摇匀，用毛细管内径为 1.0mm 的平氏黏度计，依法测定（通则 0633 第一法），在 40℃ 时的运动黏度为 $10.5\sim16.5\,mm^2/s$。

【鉴别】（1）取本品 0.05g，加稀盐酸 5ml 和氯化钡试液 1ml，振摇，滤过；在滤液中加入 10％磷钼酸溶液 1ml，产生黄绿色沉淀。

（2）取本品 0.1g，置试管中，加入硫氰酸钾和硝酸钴各 0.1g，混合后，加入二氯甲烷 5ml，溶液呈蓝色。

【检查】**平均分子量** 取本品约 12.5g，精密称定，置干燥的 250ml 具塞锥形瓶中，精密加邻苯二甲酸酐的吡啶溶液（取邻苯二甲酸酐 14g，溶于无水吡啶 100ml 中，放置过夜，备用）25ml，摇匀，加少量无水吡啶于锥形瓶口边缘封口，置沸水浴中，加热 60 分钟，取出冷却，精密加入氢氧化钠滴定液（0.5mol/L）50ml，以酚酞的吡啶溶液（1→100）为指示剂，用氢氧化钠滴定液（0.5mol/L）滴定至显红色，并将滴定的结果用空白试验校正。供试量（g）与 4000 的乘积，除以消耗氢氧化钠滴定液（0.5mol/L）的容积（ml），即得供试品的平均分子量，应为 5400～7800。

酸碱度 取本品 5.0g，加水 100ml 和饱和氯化钾溶液 0.3ml 溶解后，依法测定（通则 0631），pH 值应为 4.0～7.5。

溶液的澄清度与颜色 取本品 5.0g，加水 50ml 溶解后，依法检查（通则 0901 与通则 0902），溶液应澄清无色；如显浑浊，与 2 号浊度标准液（通则 0902 第一法）比较，不得更浓；如显色，与黄色 2 号标准比色液（通则 0901 第一法）比较，不得更深。

乙二醇、二甘醇、三甘醇 取本品 4.0g，精密称定，置 100ml 量瓶中，精密加入内标溶液[取 1,3-丁二醇适量，用无水乙醇-水（9：1）稀释成每 1ml 中约含 4mg 的溶液]1.0ml，加无水乙醇-水（9：1）稀释至刻度，摇匀，作为供试品溶液。

另取乙二醇、二甘醇和三甘醇对照品适量，精密称定，加无水乙醇-水（9：1）稀释配制成每 1ml 含乙二醇、二甘醇、三甘醇各 4mg 的对照品贮备溶液。再精密量取该溶液 1.0ml，置 100ml 量瓶中，精密加入内标溶液 1.0ml，加无水乙醇-水（9：1）稀释至刻度，摇匀，作为对照品溶液。

照气相色谱法（通则 0521）测定。以 50％苯基-50％甲基聚硅氧烷为固定液的毛细管柱为色谱柱（0.53mm×30m，1μm），起始温度 60℃，维持 5 分钟，以每分钟 5℃ 的速率升温至 110℃，维持 5 分钟，再以每分钟 15℃ 的速率升温至 170℃，维持 5 分钟，再以每分钟 35℃ 的速率升温至 280℃，维持 40 分钟（根据分离情况调整时间）。进样口温度为 270℃，氢火焰离子化检测器温度为 290℃。

量取供试品溶液与对照品溶液各 1μl，分别进样，记录色谱图。

按内标法计算，含乙二醇、二甘醇与三甘醇均不得过 0.1％。

环氧乙烷和二氧六环 取本品 1g，精密称定，置顶空瓶中，精密加入水 1.0ml，密封，摇匀，作为供试品溶液。

精密量取环氧乙烷水溶液对照品适量，用水稀释制成每 1ml 中约含 2μg 的溶液，作为环氧乙烷对照品溶液。

另取二氧六环对照品适量，精密称定，用水制成每 1ml 中约含 20μg 的溶液，作为二氧六环对照品溶液。

取本品 1g，精密称定，置顶空瓶中，精密加环氧乙烷对照品溶液与二氧六环对照品溶液各 0.5ml，密封，摇匀，作为对照溶液。

精密量取环氧乙烷对照品溶液及二氧六环对照品溶液各 0.5ml，置顶空瓶中，加新配制的 0.001% 乙醛溶液 0.1ml，密封，摇匀，作为系统适用性(灵敏度)溶液。

照气相色谱法(通则 0521)测定，以 5% 苯基-95% 甲基聚硅氧烷为固定液的毛细管柱为色谱柱，起始温度为 35℃，维持 5 分钟，以每分钟 5℃ 的速率升温至 180℃，然后以每分钟 30℃ 的速率升温至 250℃，维持 5 分钟(根据分离情况调整时间)。进样口温度为 150℃，氢火焰离子化检测器温度为 250℃，顶空平衡温度为 70℃，平衡时间 45 分钟。

取系统适用性(灵敏度)溶液顶空进样，调节检测灵敏度使环氧乙烷和二氧六环峰高的信噪比均大于 5，乙醛峰和环氧乙烷峰的分离度不小于 2.0。

分别取供试品溶液及对照溶液顶空进样，重复进样至少 3 次。环氧乙烷峰面积的相对标准偏差应不得过 15%，二氧六环峰面积的相对标准偏差应不得过 10%。

按标准加入法计算，环氧乙烷不得过 0.0001%，二氧六环不得过 0.001%。

甲醛 取本品 1g，精密称定，加入 0.6% 变色酸钠溶液 0.25ml，在冰水中冷却后，加硫酸 5ml，摇匀，静置 15 分钟，缓缓定量转移至盛有 10ml 水的 25ml 量瓶中，放冷，缓慢加水至刻度，摇匀，作为供试品溶液。

取甲醛标准液适量，精密称定，置 100ml 量瓶中，加水稀释至刻度，制成每 1ml 含甲醛 3mg 的溶液，精密量取 1ml，置 100ml 量瓶中，用水稀释至刻度；精密量取 1ml，自 "加入 0.6% 变色酸钠溶液 0.25ml" 起，同法操作，作为对照溶液。

取上述两种溶液，照紫外-可见分光光度法(通则 0401)，在 567nm 波长处测定吸光度，并用同法操作的空白溶液进行校正。供试品溶液的吸光度不得大于对照溶液的吸光度(0.003%)。

水分 取本品 2.0g，照水分测定法(通则 0832 第一法 1)测定，含水分不得过 1.0%。

炽灼残渣 取本品，依法检查(通则 0841)，遗留残渣不得过 0.1%。

重金属 取本品 4.0g，加盐酸溶液(9→1000)5ml 与水适量，溶解后，用稀醋酸或氨试液调节 pH 值至 3.0～4.0，再加水稀释至 25ml，依法检查(通则 0821 第一法)，含重金属不得过百万分之五。

【类别】 软膏基质和润滑剂等。

【贮藏】 密封，在干燥处保存。

【标示】 应标明重均分子量及分子量分布系数的标示值。

(可按下述测定方法测定)

分子量及分子量分布 分别称取聚乙二醇 1000、聚乙二醇 4000、聚乙二醇 7000、聚乙二醇 10000、聚乙二醇 13000 分子量对照品适量，加流动相溶解并稀释制成每 1ml 中约含 2mg 的溶液作为对照品溶液。

称取样品适量，加流动相溶解并稀释制成每 1ml 中约含 2mg 的溶液作为供试品溶液。

照分子排阻色谱法(通则 0514)测定，采用适宜分离范围的凝胶色谱柱，以 0.1mol/L 硝酸钠溶液(含 0.02% 抑菌剂)为流动相，示差折光检测器；检测器温度 35℃，柱温 35℃，取对照品溶液各 100μl 注入液相色谱仪，记录色谱图，由 GPC 软件计算回归方程，线性相关系数 R 应不得小于 0.99。取供试品溶液 100μl，同法测定，根据回归方程计算供试品的重均分子量及分子量分布。供试品的重均分子量应为标示值的 90%～110%，分布系数应为产品标示值的 90%～110%。(抑菌剂为 2-甲基-4-异噻唑啉-3-酮和 5-氯-2-甲基-4-异噻唑啉-3-酮)

聚 乙 烯 醇

Juyixichun

Polyvinyl Alcohol

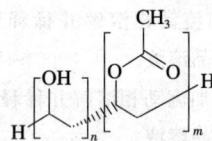

本品为聚乙酸乙烯酯的甲醇溶液中加碱液进行醇解反应制得品，分子式以 $(CH_2CHOH)_n(CH_2CHOCOCH_3)_m$ 表示，其中的 $m+n$ 代表平均聚合度，m/n 应为 0～0.35。本品的平均分子量应为 20 000～220 000。

【性状】 本品为白色至微黄色粉末或半透明状颗粒。

本品在乙醇或丙酮中几乎不溶。

酸值 取本品 10g，精密称定，置圆底烧瓶中，加水 250ml，不断搅拌下加热回流 30 分钟后，不断搅拌下放冷。精密量取 50ml，依法测定(通则 0713)，酸值不大于 3.0。

【鉴别】 取本品，照红外分光光度法(通则 0402)测定，应在 2940cm^{-1}±10cm^{-1} 及 2920cm^{-1}±10cm^{-1} 波数处有特征吸收峰。

【检查】 黏度 取本品适量(相当于干燥品 6.00g)，以每分钟 60 转的转速，在连续搅拌下，加至已称重的含有 140ml 水的烧杯中，提高转速至每分钟 400 转(避免混入过多空气)，加热至 90℃，在 90℃ 水浴中，以每分钟 400 转的转速保持约 5 分钟，停止加热，以每分钟 60 转的转速连续搅拌 1 小时，放冷至室温，再补水至溶液 150g，搅拌均匀，100 目筛滤过，作为供试品溶液。采用合适的旋转黏度计(建议采用 Brookfield 旋转黏度计)，依法测定(通则 0633 第三法)，在

20℃±0.1℃时的动力黏度应为标示量的 85.0%～115.0%。

水解度　取本品 1g，精密称定，置 250ml 锥形瓶中，加 60%甲醇溶液 35ml，使供试品浸润，加酚酞指示液 3 滴，用稀盐酸或氢氧化钠试液调至中性，精密加 0.2mol/L 氢氧化钠溶液 25ml，加热回流 1 小时，用水 10ml 冲洗冷凝器的内壁和塞的下部，放冷，用盐酸滴定液（0.2mol/L）滴定剩余的氢氧化钠溶液至终点；同法进行空白试验。以供试品消耗盐酸滴定液（0.2mol/L）的体积（ml）为 A，空白试验消耗的体积（ml）为 B，供试品的重量（g）为 W，按下式计算供试品的皂化值（S）：

$$S=(B-A)\times 56.11 \times \frac{c}{W} \quad (c\ 为盐酸滴定液浓度)$$

根据测得的皂化值（S）按下式计算水解度应为 85%～89%。

$$水解度=\frac{100-[7.84S/(100-0.075S)]}{100}$$

酸度　取本品 2g，加水 50ml，置水浴中加热使溶解，放冷，依法测定（通则 0631），pH 值应为 4.5～6.5。

溶液的澄清度与颜色　取本品 10g，置圆底烧瓶中，加水 250ml，不断搅拌下加热回流 30 分钟使溶解，放冷至室温；依法检查（通则 0901 与通则 0902），溶液应澄清无色；如显浑浊，与 1 号浊度标准液（通则 0902 第一法）比较，不得更浓；如显色，与黄色或黄绿色 1 号标准比色液（通则 0901 第一法）比较，不得更深。

水中不溶物　取本品约 6g，精密称定，加水制成浓度为 4.0%（g/g）的溶液，置水浴中充分搅拌加热使溶解，趁热用经 110℃干燥至恒重的 100 目筛网过滤，残渣用水充分洗涤，残留物在 110℃干燥 1 小时，不溶物不得超过 0.1%。

干燥失重　取本品，在 105℃干燥至恒重，减失重量不得过 5.0%（通则 0831）。

炽灼残渣　取本品 1.0g，依法检查（通则 0841），遗留残渣不得过 1.0%。

重金属　取炽灼残渣项下遗留的残渣，依法检查（通则 0821 第二法），含重金属不得过百万分之十。

砷盐　取本品 1.0g，加氢氧化钙 1.0g，混合，加水少量，搅拌均匀，干燥后，先用小火灼烧使炭化，再在 500～600℃炽灼使完全灰化，放冷，加盐酸 5ml 与水 23ml，依法检查（通则 0822 第一法），应符合规定（0.0002%）。

【类别】　成膜剂和助悬剂等。

【贮藏】　密闭保存。

【标示】　①应标明本品中残留溶剂甲醇和乙酸甲酯的限度（可按下述测定方法测定）。②以 mPa·s 或 Pa·s 为单位标明黏度的标示值。

甲醇和乙酸甲酯　取丙酮适量，加水制成每 1ml 含丙酮 0.2mg 的溶液，作为内标溶液。

取本品约 0.2g，精密称定，置 20ml 顶空瓶中，精密加入内标溶液 10ml，摇匀，密封，作为供试品溶液。

取甲醇和乙酸甲酯适量，精密称定，加内标溶液制得每 1ml 中约含甲醇和乙酸甲酯各 0.2mg 的溶液，精密量取 10ml，置 20ml 顶空瓶中，密封，作为对照品溶液。

照气相色谱法（通则 0521）测定。以 6%氰丙基苯基-94%二甲基聚硅氧烷（或极性相近）为固定液的毛细管柱为色谱柱；进样口温度为 200℃，检测器温度为 250℃；程序升温，初始温度 40℃，保持 8 分钟，以每分钟 10℃升温至 150℃，保持 2 分钟。顶空瓶平衡温度为 80℃，平衡时间为 30 分钟。

取对照品溶液顶空进样，出峰顺序依次为甲醇、丙酮、乙酸甲酯，各色谱峰的分离度均应符合要求。再取供试品溶液和对照品溶液分别顶空进样，记录色谱图。按内标法以峰面积计算甲醇和乙酸甲酯的含量。

聚山梨酯 20

Jushanlizhi 20

Polysorbate 20

[9005-64-5]

本品系月桂山梨坦和环氧乙烷聚合而成的聚氧乙烯 20 月桂山梨坦。

【性状】　本品为淡黄色或黄色的黏稠油状液体。

本品在水、乙醇、甲醇或乙酸乙酯中易溶。

相对密度　本品的相对密度（通则 0601）为 1.09～1.12。

黏度　本品的运动黏度（通则 0633 第一法），在 25℃时（毛细管内径为 2.0mm 或适合的毛细管内径）为 250～400mm²/s。

酸值　取本品约 10g，精密称定，置 250ml 锥形瓶中，加中性乙醇（对酚酞指示液显中性）50ml，振摇使溶解（必要时，缓慢加热回流使溶解），加酚酞指示液 5 滴，用氢氧化钠滴定液（0.1mol/L）滴定，酸值（通则 0713）不得过 2.0。

羟值　本品的羟值（通则 0713）为 96～108。

过氧化值　取本品 5g，精密称定（W），置带搅拌子的烧杯中，加冰醋酸 30ml，搅拌使溶解，加入碘化钾试液 0.5ml，准确搅拌 1 分钟，加水 30ml，即为供试品溶液。

照电位滴定法（通则 0701），用硫代硫酸钠滴定液（0.01mol/L）滴定，记录第一突跃点消耗滴定液的体积（A），同时做空白试验，记录空白试验消耗硫代硫酸钠滴定液（0.01mol/L）的体积（B），并按照下式计算过氧化值，本品的过氧化值不得过 10。

$$供试品的过氧化值=10\times \frac{(A-B)}{W}$$

皂化值　本品的皂化值（通则 0713）为 40～50。

【鉴别】　（1）本品的红外光吸收图谱应与对照图谱（附图）一致（通则 0402）。

（2）照脂肪酸组成试验，应符合规定。

【检查】酸碱度　取本品 0.50g，加水 10ml 溶解后，依法测定（通则 0631），pH 值应为 4.0～7.5。

颜色　取本品 10ml，与同体积的对照液（取比色用重铬酸钾液 8.0ml 与比色用氯化钴液 0.8ml，加水至 10ml）比较，不得更深。

环氧乙烷和二氧六环　取本品约 1g，精密称定，置顶空瓶中，精密加水 1.0ml，密封，摇匀，作为供试品溶液。

精密量取环氧乙烷水溶液对照品适量，用水稀释制成每 1ml 中约含 2μg 的溶液，作为环氧乙烷对照品溶液。另取二氧六环对照品适量，精密称定，用水制成每 1ml 中约含 20μg 的溶液，作为二氧六环对照品溶液。

取本品约 1g，精密称定，置顶空瓶中，精密加环氧乙烷对照品溶液与二氧六环对照品溶液各 0.5ml，密封，摇匀，作为对照溶液。

精密量取环氧乙烷对照品溶液及二氧六环对照品溶液各 0.5ml 置顶空瓶中，加新配制的 0.001% 乙醛溶液 0.1ml，密封，摇匀，作为系统适用性（灵敏度）溶液。

照气相色谱法（通则 0521）测定。以聚二甲基硅氧烷为固定液，起始温度为 35℃，维持 5 分钟，以每分钟 5℃ 的速率升温至 180℃，然后以每分钟 30℃ 的速率升温至 230℃，维持 5 分钟（根据分离情况调整时间）。进样口温度为 150℃，氢火焰离子化检测器温度为 250℃，顶空平衡温度为 70℃，平衡时间 45 分钟。

取系统适用性（灵敏度）溶液顶空进样，调节检测灵敏度使环氧乙烷和二氧六环峰高的信噪比均大于 10，乙醛峰和环氧乙烷峰的分离度不小于 2.0。

分别取供试品溶液及对照溶液顶空进样，重复进样至少 3 次。环氧乙烷峰面积的相对标准偏差应不得过 15%，二氧六环峰面积的相对标准偏差应不得过 10%。

按标准加入法计算，含环氧乙烷不得过 0.0001%，含二氧六环不得过 0.001%。

水分　取本品，照水分测定法（通则 0832 第一法 1）测定，含水分不得过 3.0%。

炽灼残渣　取本品 1.0g，依法检查（通则 0841），遗留残渣不得过 0.25%。

重金属　取炽灼残渣项下遗留的残渣，依法检查（通则 0821 第二法），含重金属不得过百万分之十。

脂肪酸组成　取本品约 0.1g，置 50ml 锥形瓶中，加 2% 氢氧化钠甲醇溶液 2ml，在 65℃ 水浴中加热回流 30 分钟，放冷，加 14% 三氟化硼甲醇溶液 2ml，再在水浴中加热回流 30 分钟，放冷，加正庚烷 4ml，继续在水浴中加热回流 5 分钟，放冷，加饱和氯化钠溶液 10ml，振摇，静置使分层，取上层液，用水洗涤 3 次，每次 4ml，上层液经无水硫酸钠干燥后，作为供试品溶液。

照气相色谱法（通则 0521）测定。以聚乙二醇-20M 为固定液的石英毛细管柱（0.32mm×30m，0.50μm）为色谱柱，起始温度为 90℃，以每分钟 20℃ 的速率升温至 160℃，维持 1 分钟，再以每分钟 2℃ 的速率升温至 220℃，维持 20 分钟；进样口温度为 190℃；检测器温度为 250℃。

分别称取己酸甲酯、辛酸甲酯、癸酸甲酯、月桂酸甲酯、十四烷酸甲酯、棕榈酸甲酯、硬脂酸甲酯、油酸甲酯与亚油酸甲酯对照品适量，用正庚烷溶解并制成每 1ml 中各约含己酸甲酯、辛酸甲酯、癸酸甲酯、月桂酸甲酯 0.1mg，十四烷酸甲酯、棕榈酸甲酯、硬脂酸甲酯、油酸甲酯、亚油酸甲酯各约含 1mg 的混合溶液，取 1μl 注入气相色谱仪，记录色谱图，理论板数按月桂酸甲酯峰计算不低于 10 000，各色谱峰的分离度应符合要求。取供试品溶液 1μl 注入气相色谱仪，记录色谱图。按面积归一化法计算（峰面积小于 0.05% 的峰可忽略不计）。含月桂酸应为 40.0%～60.0%，含十四烷酸应为 14.0%～25.0%，含棕榈酸应为 7.0%～15.0%，含己酸、辛酸、癸酸、硬脂酸、油酸与亚油酸分别不得过 1.0%、10.0%、10.0%、7.0%、11.0% 与 3.0%。

【**类别**】乳化剂、润湿剂和稳定剂等。

【**贮藏**】遮光，密封保存。

【**标示**】①应标明本品乙二醇和二甘醇的标示值（可按下述测定方法测定）。②应标明本品甲醛和乙醛的标示值（可按下述测定方法测定，建议使用色谱级乙腈配制溶液）。

乙二醇和二甘醇　取本品约 4g，精密称定，置 100ml 量瓶中，精密加入内标溶液（取 1,3-丁二醇适量，用无水乙醇稀释制成每 1ml 中约含 4mg 的溶液）1.0ml，加无水乙醇稀释至刻度，摇匀，作为供试品溶液。

另取乙二醇、二甘醇对照品适量，精密称定，加无水乙醇稀释配制成每 1ml 含乙二醇、二甘醇各 4mg 的溶液，作为对照品贮备液；精密量取对照品贮备液 1.0ml 与内标溶液 1.0ml，置 100ml 量瓶中，加无水乙醇稀释至刻度，摇匀，作为对照品溶液。

根据产品乙二醇和二甘醇的标示值，精密量取对照品溶液适量，用无水乙醇稀释制成与产品标示值限度浓度一致的溶液，摇匀，作为灵敏度溶液。

照气相色谱法（通则 0521）测定。以 50% 苯基-50% 甲基聚硅氧烷为固定液（0.53mm×30m，1.0μm），起始温度为 40℃，以每分钟 10℃ 的速率升温至 60℃，维持 5 分钟后，以每分钟 5℃ 的速率升温至 110℃，维持 5 分钟，再以每分钟 15℃ 的速率升温至 170℃，维持 5 分钟，再以每分钟 35℃ 的速率升温至 280℃，维持 30 分钟（根据样品残留情况可调整时间）。进样口温度为 270℃，氢火焰离子化检测器温度为 290℃。

精密量取灵敏度溶液 1μl，进样，调节检测灵敏度使乙二醇、二甘醇峰高的信噪比均大于 10。

另精密量取供试品溶液与对照品溶液各 1μl，分别进样，记录色谱图。按内标法以峰面积计算。

甲醛和乙醛　避光操作，临用新制。

取本品 0.5g，精密称定，置 10ml 量瓶中，加乙腈 1.0ml 和 2,4-二硝基苯肼衍生化溶液（取 2,4-二硝基苯肼 250mg，置 50ml 量瓶中，加乙腈 20ml，超声使溶解，加盐酸 3ml，混匀，用乙腈稀释至刻度，摇匀，即得）2.0ml 溶解，摇匀，静置反应 15 分钟，加乙腈稀释至刻度，摇匀，作为供试品溶液。

取甲醛 2,4-二硝基苯腙适量，精密称定，用乙腈溶解并稀释制成每 1ml 中含 250μg 的甲醛 2,4-二硝基苯腙贮备溶液；另取乙醛 2,4-二硝基苯腙适量，精密称定，用乙腈溶解并稀释制成每 1ml 中含 300μg 的乙醛 2,4-二硝基苯腙贮备液；精密量取甲醛 2,4-二硝基苯腙贮备溶液 2.0ml 和乙醛 2,4-二硝基苯腙贮备溶液 10.0ml，置 100ml 量瓶，加乙腈稀释至刻度，摇匀，作为对照品溶液。

另取 10ml 量瓶，加乙腈 1.0ml 和 2,4-二硝基苯肼衍生化溶液 2.0ml，摇匀，静置反应 15 分钟，加乙腈稀释至刻度，摇匀，作为空白溶液。

照高效液相色谱法（通则 0512）测定，用辛烷基硅烷键合硅胶为填充剂；以乙腈为流动相 A，水为流动相 B，按下表进行梯度洗脱；检测波长为 360nm。

时间（分钟）	流动相 A（%）	流动相 B（%）
0	50	50
11	100	0
11.5	50	50
30	50	50

精密量取对照品溶液 5μl，连续进样 6 次，各成分峰之间的分离度不小于 2.0，各成分峰的相对标准偏差不大于 2.0%。

另精密量取对照品溶液、供试品溶液和空白溶液各 5μl，分别进样，记录色谱图。

供试品溶液色谱图中如有与对照品溶液保留时间一致的色谱峰，按下式计算甲醛、乙醛含量。

$$甲醛含量 = 0.1429 \times \frac{C_{S_1}}{A_{S_1}} \times \frac{(A_1 - A_{J_0})}{C} \times 100\%$$

式中 C_{S_1} 为对照品溶液中甲醛 2,4-二硝基苯腙的浓度，mg/ml；

A_{S_1} 为对照品溶液中甲醛 2,4-二硝基苯腙的峰面积；

A_1 为供试品中甲醛 2,4-二硝基苯腙的峰面积；

A_{J_0} 为空白溶液中甲醛 2,4-二硝基苯腙相应位置的峰面积；

C 为供试品溶液浓度，mg/ml；

0.1429 为甲醛 2,4-二硝基苯腙折算为甲醛的系数。

$$乙醛含量 = 0.1965 \times \frac{C_{S_2}}{A_{S_2}} \times \frac{(A_2 - A_{Y_0})}{C} \times 100\%$$

式中 C_{S_2} 为对照品溶液中乙醛 2,4-二硝基苯腙的浓度，mg/ml；

A_{S_2} 为对照品溶液中乙醛 2,4-二硝基苯腙的峰面积；

A_2 为供试品中乙醛 2,4-二硝基苯腙的峰面积；

A_{Y_0} 为空白溶液中乙醛 2,4-二硝基苯腙相应位置的峰面积；

C 为供试品溶液浓度，mg/ml；

0.1965 为乙醛 2,4-二硝基苯腙折算为乙醛的系数。

附：

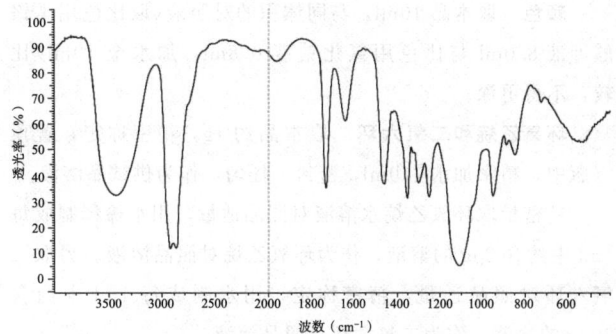

图 药用辅料聚山梨酯 20 红外光吸收对照图谱

（试样制备：膜法）

聚山梨酯 40

Jushanlizhi 40

Polysorbate 40

[9005-66-7]

本品系棕榈山梨坦和环氧乙烷聚合而成的聚氧乙烯 20 棕榈山梨坦。

【性状】 本品为乳白色至黄色的黏稠液体或冻膏状物。

本品在乙醇、甲醇或乙酸乙酯中易溶。

相对密度 本品的相对密度（通则 0601）在 25℃ 为 1.07~1.10。

黏度 本品的运动黏度（通则 0633 第一法），在 30℃ 时（毛细管内径为 2.0mm 或适合的毛细管内径）为 250~400mm²/s。

酸值 取本品约 10g，精密称定，置 250ml 锥形瓶中，加中性乙醇（对酚酞指示液显中性）50ml，振摇使溶解（必要时，缓慢加热回流使溶解），加酚酞指示液 5 滴，用氢氧化钠滴定液（0.1mol/L）滴定，酸值（通则 0713）不得过 2.0。

羟值 本品的羟值（通则 0713）为 89~105。

过氧化值 取本品 5g，精密称定（W），置带搅拌子的烧杯中，加冰醋酸 30ml，搅拌使溶解，加入碘化钾试液 0.5ml，准确搅拌 1 分钟，加水 30ml，即为供试品溶液。

照电位滴定法（通则 0701），用硫代硫酸钠滴定液（0.01mol/L）滴定，记录第一突跃点消耗滴定液的体积（A），同时做空白试验，记录空白试验消耗硫代硫酸钠滴定液（0.01mol/L）的体积（B），并按照下式计算过氧化值，本品的过氧化值不得过 10。

$$供试品的过氧化值 = 10 \times \frac{(A - B)}{W}$$

皂化值 本品的皂化值（通则 0713）为 41~52。

【鉴别】（1）本品的红外光吸收图谱应与对照图谱（附图）一致（通则 0402）。

（2）照脂肪酸组成试验，应符合规定。

【检查】酸碱度 取本品 0.50g，加水 10ml 溶解后，依法测定(通则 0631)，pH 值应为 4.0～7.5。

颜色 取本品 10ml，与同体积的对照液(取比色用重铬酸钾液 8.0ml 与比色用氯化钴液 0.8ml，加水至 10ml)比较，不得更深。

环氧乙烷和二氧六环 取本品约 1g，精密称定，置顶空瓶中，精密加水 1.0ml，密封，摇匀，作为供试品溶液。

精密量取环氧乙烷水溶液对照品适量，用水稀释制成每 1ml 中约含 2μg 的溶液，作为环氧乙烷对照品溶液。另取二氧六环对照品适量，精密称定，用水制成每 1ml 中约含 20μg 的溶液，作为二氧六环对照品溶液。

取本品约 1g，精密称定，置顶空瓶中，精密加环氧乙烷对照品溶液与二氧六环对照品溶液各 0.5ml，密封，摇匀，作为对照溶液。

精密量取环氧乙烷对照品溶液及二氧六环对照品溶液各 0.5ml 置顶空瓶中，加新配制的 0.001% 乙醛溶液 0.1ml，密封，摇匀，作为系统适用性(灵敏度)溶液。

照气相色谱法(通则 0521)测定。以聚二甲基硅氧烷为固定液，起始温度为 35℃，维持 5 分钟，以每分钟 5℃ 的速率升温至 180℃，然后以每分钟 30℃ 的速率升温至 230℃，维持 5 分钟(根据分离情况调整时间)。进样口温度为 150℃，氢火焰离子化检测器温度为 250℃，顶空平衡温度为 70℃，平衡时间 45 分钟。

取系统适用性(灵敏度)溶液顶空进样，调节检测灵敏度使环氧乙烷和二氧六环峰高的信噪比均大于 10，乙醛峰和环氧乙烷峰的分离度不小于 2.0。

分别取供试品溶液及对照溶液顶空进样，重复进样至少 3 次。环氧乙烷峰面积的相对标准偏差应不得过 15%，二氧六环峰面积的相对标准偏差应不得过 10%，按标准加入法计算，含环氧乙烷不得过 0.0001%，含二氧六环不得过 0.001%。

水分 取本品，照水分测定法(通则 0832 第一法 1)测定，含水分不得过 3.0%。

炽灼残渣 取本品 1.0g，依法检查(通则 0841)，遗留残渣不得过 0.25%。

重金属 取炽灼残渣项下遗留的残渣，依法检查(通则 0821 第二法)，含重金属不得过百万分之十。

脂肪酸组成 取本品约 0.1g，置 50ml 锥形瓶中，加 2% 氢氧化钠甲醇溶液 2ml，在 65℃ 水浴中加热回流 30 分钟，放冷，加 14% 三氟化硼甲醇溶液 2ml，再在水浴中加热回流 30 分钟，放冷，加正庚烷 4ml，继续在水浴中加热回流 5 分钟，放冷，加饱和氯化钠溶液 10ml，振摇，静置使分层，取上层液，用水洗涤 3 次，每次 4ml，上层液经无水硫酸钠干燥后，作为供试品溶液。

照气相色谱法(通则 0521)测定。以聚乙二醇-20M 为固定液(0.32mm×30m，0.50μm)的石英毛细管柱为色谱柱，起始温度为 90℃，以每分钟 20℃ 的速率升温至 160℃，维持 1 分钟，再以每分钟 2℃ 的速率升温至 220℃，维持 20 分钟。进样口温度为 190℃；检测器温度为 250℃。

称取棕榈酸甲酯对照品适量，加正庚烷溶解并制成每 1ml 中约含 1mg 的溶液，取 1μl 注入气相色谱仪，记录色谱图，理论板数按棕榈酸甲酯峰计算不低于 10 000，取供试品溶液 1μl 注入气相色谱仪，记录色谱图，按面积归一化法计算，含棕榈酸应不低于 92.0%。

【类别】 乳化剂和增溶剂等。

【贮藏】 遮光，密封保存。

【标示】 ①应标明本品乙二醇和二甘醇的标示值(可按下述测定方法测定)。②应标明本品甲醛和乙醛的标示值(可按下述测定方法测定，建议使用色谱级乙腈配制溶液)。

乙二醇和二甘醇 取本品约 4g，精密称定，置 100ml 量瓶中，精密加入内标溶液(取 1,3-丁二醇适量，用无水乙醇稀释制成每 1ml 中约含 4mg 的溶液)1.0ml，加无水乙醇稀释至刻度，摇匀，作为供试品溶液。

另取乙二醇、二甘醇对照品适量，精密称定，加无水乙醇稀释配制成每 1ml 含乙二醇、二甘醇各 4mg 的溶液，作为对照品贮备液；精密量取对照品贮备液 1.0ml 与内标溶液 1.0ml，置 100ml 量瓶中，加无水乙醇稀释至刻度，摇匀，作为对照品溶液。

根据产品乙二醇和二甘醇的标示值，精密量取对照品溶液适量，用无水乙醇稀释制成与产品标示值限度浓度一致的溶液，摇匀，作为灵敏度溶液。

照气相色谱法(通则 0521)测定。以 50% 苯基-50% 甲基聚硅氧烷为固定液(0.53mm×30m，1.0μm)，起始温度为 40℃，以每分钟 10℃ 的速率升温至 60℃，维持 5 分钟后，以每分钟 5℃ 的速率升温至 110℃，维持 5 分钟，再以每分钟 15℃ 的速率升温至 170℃，维持 5 分钟，再以每分钟 35℃ 的速率升温至 280℃，维持 30 分钟(根据样品残留情况可调整时间)。进样口温度为 270℃，氢火焰离子化检测器温度为 290℃。

精密量取灵敏度溶液 1μl，进样，调节检测灵敏度使乙二醇、二甘醇峰高的信噪比均大于 10。

另精密量取供试品溶液与对照品溶液各 1μl，分别进样，记录色谱图。按内标法以峰面积计算。

甲醛和乙醛 避光操作，临用新制。

取本品 0.5g，精密称定，置 10ml 量瓶中，加乙腈 1.0ml 和 2,4-二硝基苯肼衍生化溶液(取 2,4-二硝基苯肼 250mg，置 50ml 量瓶中，加乙腈 20ml，超声使溶解，加盐酸 3ml，混匀，用乙腈稀释至刻度，摇匀，即得)2.0ml 溶解，摇匀，静置反应 15 分钟，加乙腈稀释至刻度，摇匀，作为供试品溶液。

取甲醛 2,4-二硝基苯腙适量，精密称定，用乙腈溶解并稀释制成每 1ml 中含 250μg 的甲醛 2,4-二硝基苯腙贮备溶液；另取乙醛 2,4-二硝基苯腙适量，精密称定，用乙腈溶解并稀释制成每 1ml 中含 300μg 的乙醛 2,4-二硝基苯腙贮备溶液；精密量取甲醛 2,4-二硝基苯腙贮备溶液 2.0ml 和乙醛 2,4-二硝基苯腙贮备溶液 10.0ml，置 100ml 量瓶中，加乙腈稀释至刻度，摇匀，作为对照品溶液。

另取 10ml 量瓶，加乙腈 1.0ml 和 2,4-二硝基苯肼衍生化溶液 2.0ml，摇匀，静置反应 15 分钟，加乙腈稀释至刻度，摇匀，作为空白溶液。

照高效液相色谱法（通则 0512）测定。用辛烷基硅烷键合硅胶为填充剂；以乙腈为流动相 A，水为流动相 B，按下表进行梯度洗脱；检测波长为 360nm。

时间（分钟）	流动相 A(%)	流动相 B(%)
0	50	50
11	100	0
11.5	50	50
30	50	50

精密量取对照品溶液 5μl，连续进样 6 次，各成分峰之间的分离度不小于 2.0，各成分峰的相对标准偏差不大于 2.0%。

另精密量取对照品溶液、供试品溶液和空白溶液各 5μl，分别进样，记录色谱图。

供试品溶液色谱图中如有与对照品溶液保留时间一致的色谱峰，按下式计算甲醛、乙醛含量。

$$甲醛含量 = 0.1429 \times \frac{C_{S_1}}{A_{S_1}} \times \frac{(A_1 - A_{J_0})}{C} \times 100\%$$

式中　C_{S_1} 为对照品溶液中甲醛 2,4-二硝基苯腙的浓度，mg/ml；

A_{S_1} 为对照品溶液中甲醛 2,4-二硝基苯腙的峰面积；

A_1 为供试品中甲醛 2,4-二硝基苯腙的峰面积；

A_{J_0} 为空白溶液中甲醛 2,4-二硝基苯腙相应位置的峰面积；

C 为供试品溶液浓度，mg/ml；

0.1429 为甲醛 2,4-二硝基苯腙折算为甲醛的系数。

$$乙醛含量 = 0.1965 \times \frac{C_{S_2}}{A_{S_2}} \times \frac{(A_2 - A_{Y_0})}{C} \times 100\%$$

式中　C_{S_2} 为对照品溶液中乙醛 2,4-二硝基苯腙的浓度，mg/ml；

A_{S_2} 为对照品溶液中乙醛 2,4-二硝基苯腙的峰面积；

A_2 为供试品中乙醛 2,4-二硝基苯腙的峰面积；

A_{Y_0} 为空白溶液中乙醛 2,4-二硝基苯腙相应位置的峰面积；

C 为供试品溶液浓度，mg/ml；

0.1965 为乙醛 2,4-二硝基苯腙折算为乙醛的系数。

附：

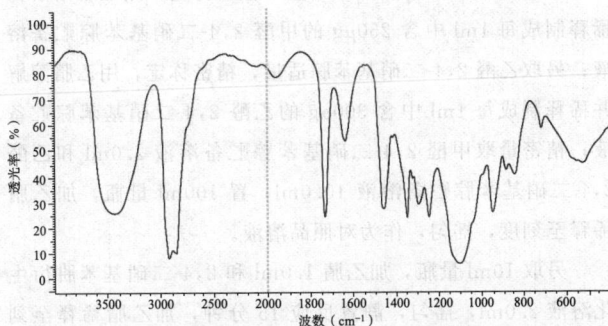

图　药用辅料聚山梨酯 40 红外光吸收对照图谱

（试样制备：膜法）

聚山梨酯 60

Jushanlizhi 60

Polysorbate 60

[9005-67-8]

本品系硬脂山梨坦和环氧乙烷聚合而成的聚氧乙烯 20 硬脂山梨坦。

【性状】本品为乳白色至黄色的黏稠液体或冻膏状物。

本品在乙醇、甲醇或乙酸乙酯中易溶。

　　相对密度　本品的相对密度（通则 0601）在 25℃为 1.06～1.09。

　　黏度　本品的运动黏度（通则 0633 第一法），在 30℃时（毛细管内径为 2.0mm 或适合的毛细管内径）为 300～450mm²/s。

　　酸值　取本品约 10g，精密称定，置 250ml 锥形瓶中，加中性乙醇（对酚酞指示液显中性）50ml，振摇使溶解（必要时，缓慢加热回流使溶解），加酚酞指示液 5 滴，用氢氧化钠滴定液（0.1mol/L）滴定，酸值（通则 0713）不得过 2.0。

　　羟值　本品的羟值（通则 0713）为 81～96。

　　过氧化值　取本品 5g，精密称定（W），置带搅拌子的烧杯中，加冰醋酸 30ml，搅拌使溶解，加入碘化钾试液 0.5ml，准确搅拌 1 分钟，加水 30ml，即为供试品溶液。

照电位滴定法（通则 0701），用硫代硫酸钠滴定液（0.01mol/L）滴定，记录第一突跃点消耗滴定液的体积（A），同时做空白试验，记录空白试验消耗硫代硫酸钠滴定液（0.01mol/L）的体积（B），并按照下式计算过氧化值，本品的过氧化值不得过 10。

$$供试品的过氧化值 = 10 \times \frac{(A - B)}{W}$$

　　皂化值　本品的皂化值（通则 0713）为 45～55。

【鉴别】（1）本品的红外光吸收图谱应与对照图谱（附图）一致（通则 0402）。

（2）照脂肪酸组成试验，应符合规定。

【检查】**酸碱度**　取本品 0.50g，加水 10ml 溶解后，依法测定（通则 0631），pH 值应为 4.0～7.5。

　　颜色　取本品 10ml，与同体积的对照液（取比色用重铬酸钾液 8.0ml 与比色用氯化钴液 0.8ml，加水至 10ml）比较，不得更深。

　　环氧乙烷和二氧六环　取本品约 1g，精密称定，置顶空瓶中，精密加水 1.0ml，密封，摇匀，作为供试品溶液。

精密量取环氧乙烷水溶液对照品适量用水稀释制成每 1ml 中约含 2μg 的溶液，作为环氧乙烷对照品溶液。另取二氧六环对照品适量，精密称定，用水制成每 1ml 中约含

20μg 的溶液，作为二氧六环对照品溶液。

取本品约 1g，精密称定，置顶空瓶中，精密加环氧乙烷对照品溶液与二氧六环对照品溶液各 0.5ml，密封，摇匀，作为对照溶液。

精密量取环氧乙烷对照品溶液及二氧六环对照品溶液各 0.5ml 置顶空瓶中，加新配制的 0.001% 乙醛溶液 0.1ml，密封，摇匀，作为系统适用性（灵敏度）溶液。

照气相色谱法（通则 0521）测定。以聚二甲基硅氧烷为固定液，起始温度为 35℃，维持 5 分钟，以每分钟 5℃ 的速率升温至 180℃，然后以每分钟 30℃ 的速率升温至 230℃，维持 5 分钟（根据分离情况调整时间）。进样口温度为 150℃，氢火焰离子化检测器温度为 250℃，顶空平衡温度为 70℃，平衡时间 45 分钟。

取系统适用性（灵敏度）溶液顶空进样，调节检测灵敏度使环氧乙烷和二氧六环峰高的信噪比均大于 10，乙醛峰和环氧乙烷峰的分离度不小于 2.0。

分别取供试品溶液及对照溶液顶空进样，重复进样至少 3 次。环氧乙烷峰面积的相对标准偏差应不得过 15%，二氧六环峰面积的相对标准偏差应不得过 10%，按标准加入法计算，含环氧乙烷不得过 0.0001%，含二氧六环不得过 0.001%。

水分　取本品，照水分测定法（通则 0832 第一法 1）测定，含水分不得过 3.0%。

炽灼残渣　取本品 1.0g，依法检查（通则 0841），遗留残渣不得过 0.25%。

重金属　取炽灼残渣项下遗留的残渣，依法检查（通则 0821 第二法），含重金属不得过百万分之十。

脂肪酸组成　取本品约 0.1g，置 50ml 锥形瓶中，加 2% 氢氧化钠甲醇溶液 2ml，在 65℃ 水浴中加热回流 30 分钟，放冷，加 14% 三氟化硼甲醇溶液 2ml，再在水浴中加热回流 30 分钟，放冷，加正庚烷 4ml，继续在水浴中加热回流 5 分钟，放冷，加饱和氯化钠溶液 10ml，振摇，静置使分层，取上层液，用水洗涤 3 次，每次 4ml，上层液经无水硫酸钠干燥后，作为供试品溶液。

照气相色谱法（通则 0521）测定。以聚乙二醇-20M 为固定液的石英毛细管柱（0.32mm×30m，0.50μm）为色谱柱，起始温度为 90℃，以每分钟 20℃ 的速率升温至 160℃，维持 1 分钟，再以每分钟 2℃ 的速率升温至 220℃，维持 20 分钟；进样口温度为 190℃；检测器温度为 250℃。

分别称取硬脂酸甲酯和棕榈酸甲酯对照品适量，加正庚烷溶解并制成每 1ml 中各约含 1mg 的溶液，取 1μl 注入气相色谱仪，记录色谱图，理论板数按硬脂酸甲酯峰计算不低于 10 000，硬脂酸甲酯峰与棕榈酸甲酯峰的分离度应符合要求。取供试品溶液 1μl 注入气相色谱仪，记录色谱图，按面积归一化法计算，含硬脂酸应为 40.0%～60.0%，硬脂酸和棕榈酸之和应不低于 90.0%。

【类别】 增溶剂和乳化剂等。

【贮藏】 遮光，密封保存。

【标示】 ①应标明本品乙二醇和二甘醇的标示值（可按下述测定方法测定）。②应标明本品甲醛和乙醛的标示值（可按下述测定方法测定，建议使用色谱级乙腈配制溶液）。

乙二醇和二甘醇　取本品约 4g，精密称定，置 100ml 量瓶中，精密加入内标溶液（取 1,3-丁二醇适量，用无水乙醇稀释制成每 1ml 中约含 4mg 的溶液）1.0ml，加无水乙醇稀释至刻度，摇匀，作为供试品溶液。

另取乙二醇、二甘醇对照品适量，精密称定，加无水乙醇稀释配制成每 1ml 含乙二醇、二甘醇各 4mg 的溶液，作为对照品贮备液；精密量取对照品贮备液 1.0ml 与内标溶液 1.0ml，置 100ml 量瓶中，加无水乙醇稀释至刻度，摇匀，作为对照品溶液。

根据产品乙二醇和二甘醇的标示值，精密量取对照品溶液适量，用无水乙醇稀释制成与产品标示值限度浓度一致的溶液，摇匀，作为灵敏度溶液。

照气相色谱法（通则 0521）测定。以 50% 苯基-50% 甲基聚硅氧烷为固定液（0.53mm×30m，1.0μm），起始温度为 40℃，以每分钟 10℃ 的速率升温至 60℃，维持 5 分钟后，以每分钟 5℃ 的速率升温至 110℃，维持 5 分钟，再以每分钟 15℃ 的速率升温至 170℃，维持 5 分钟，再以每分钟 35℃ 的速率升温至 280℃，维持 30 分钟（根据样品残留情况可调整时间）。进样口温度为 270℃，氢火焰离子化检测器温度为 290℃。

精密量取灵敏度溶液 1μl，进样，调节检测灵敏度使乙二醇、二甘醇峰高的信噪比均大于 10。

另精密量取供试品溶液与对照品溶液各 1μl，分别进样，记录色谱图。按内标法以峰面积计算。

甲醛和乙醛　避光操作，临用新制。

取本品 0.5g，精密称定，置 10ml 量瓶中，加乙腈 1.0ml 和 2,4-二硝基苯肼衍生化溶液（取 2,4-二硝基苯肼 250mg，置 50ml 量瓶中，加乙腈 20ml，超声使溶解，加盐酸 3ml，混匀，用乙腈稀释至刻度，摇匀，即得）2.0ml 溶解，摇匀，静置反应 15 分钟，加乙腈稀释至刻度，摇匀，作为供试品溶液。

取甲醛 2,4-二硝基苯腙适量，精密称定，用乙腈溶解并稀释制成每 1ml 中含 250μg 的甲醛 2,4-二硝基苯腙贮备溶液；另取乙醛 2,4-二硝基苯腙适量，精密称定，用乙腈溶解并稀释制成每 1ml 中含 300μg 的乙醛 2,4-二硝基苯腙贮备液；精密量取甲醛 2,4-二硝基苯腙贮备溶液 2.0ml 和乙醛 2,4-二硝基苯腙贮备溶液 10.0ml，置 100ml 量瓶，加乙腈稀释至刻度，摇匀，作为对照品溶液。

另取 10ml 量瓶，加乙腈 1.0ml 和 2,4-二硝基苯肼衍生化溶液 2.0ml，摇匀，静置反应 15 分钟，加乙腈稀释至刻度，摇匀，作为空白溶液。

照高效液相色谱法（通则 0512）测定，用辛烷基硅烷键合硅胶为填充剂；以乙腈为流动相 A，水为流动相 B，按下表进行梯度洗脱；检测波长为 360nm。

时间（分钟）	流动相 A（%）	流动相 B（%）
0	50	50
11	100	0
11.5	50	50
30	50	50

精密量取对照品溶液 5μl，连续进样 6 次，各成分峰之间的分离度不小于 2.0，各成分峰的相对标准偏差不大于 2.0%。

另精密量取对照品溶液、供试品溶液和空白溶液各 5μl，分别进样，记录色谱图。

供试品溶液色谱图中如有与对照品溶液保留时间一致的色谱峰，按下式计算甲醛、乙醛含量。

$$甲醛含量 = 0.1429 \times \frac{C_{S_1}}{A_{S_1}} \times \frac{(A_1 - A_{J_0})}{C} \times 100\%$$

式中　C_{S_1} 为对照品溶液中甲醛 2,4-二硝基苯腙的浓度，mg/ml；

A_{S_1} 为对照品溶液中甲醛 2,4-二硝基苯腙的峰面积；

A_1 为供试品中甲醛 2,4-二硝基苯腙的峰面积；

A_{J_0} 为空白溶液中甲醛 2,4-二硝基苯腙相应位置的峰面积；

C 为供试品溶液浓度，mg/ml；

0.1429 为甲醛 2,4-二硝基苯腙折算为甲醛的系数。

$$乙醛含量 = 0.1965 \times \frac{C_{S_2}}{A_{S_2}} \times \frac{(A_2 - A_{Y_0})}{C} \times 100\%$$

式中　C_{S_2} 为对照品溶液中乙醛 2,4-二硝基苯腙的浓度，mg/ml；

A_{S_2} 为对照品溶液中乙醛 2,4-二硝基苯腙的峰面积；

A_2 为供试品中乙醛 2,4-二硝基苯腙的峰面积；

A_{Y_0} 为空白溶液中乙醛 2,4-二硝基苯腙相应位置的峰面积；

C 为供试品溶液浓度，mg/ml；

0.1965 为乙醛 2,4-二硝基苯腙折算为乙醛的系数。

附：

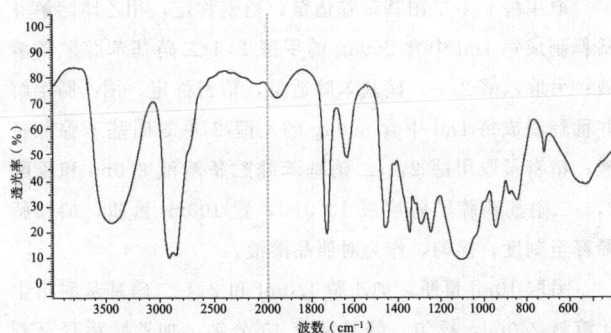

图　药用辅料聚山梨酯 60 红外光吸收对照图谱
（试样制备：膜法）

聚山梨酯 80

Jushanlizhi 80

Polysorbate 80

[9005-65-6]

本品系油酸山梨坦和环氧乙烷聚合而成的聚氧乙烯 20 油酸山梨坦。

【性状】 本品为淡黄色至橙黄色的黏稠液体。

本品在水、乙醇、甲醇或乙酸乙酯中易溶。

相对密度　本品的相对密度（通则 0601）为 1.06～1.09。

黏度　本品的运动黏度（通则 0633 第一法），在 25℃ 时（毛细管内径为 2.0～2.5mm）为 350～550mm²/s。

酸值　取本品约 10g，精密称定，置 250ml 锥形瓶中，加中性乙醇（对酚酞指示液显中性）50ml，振摇使溶解（必要时，缓慢加热回流使溶解），加酚酞指示液 5 滴，用氢氧化钠滴定液（0.1mol/L）滴定，酸值（通则 0713）不得过 2.0。

羟值　本品的羟值（通则 0713）为 65～80。

过氧化值　取本品 5g，精密称定（W），置带搅拌子的烧杯中，加冰醋酸 30ml，搅拌使溶解，加入碘化钾试液 0.5ml，准确搅拌 1 分钟，加水 30ml，即为供试品溶液。

照电位滴定法（通则 0701），用硫代硫酸钠滴定液（0.01mol/L）滴定，记录第一突跃点消耗滴定液的体积（A），同时做空白试验，记录空白试验消耗硫代硫酸钠滴定液（0.01mol/L）的体积（B），并按照下式计算过氧化值，本品的过氧化值不得过 10。

$$供试品的过氧化值 = 10 \times \frac{(A - B)}{W}$$

皂化值　本品的皂化值（通则 0713）为 45～55。

【鉴别】（1）本品的红外光吸收图谱应与对照图谱（附图）一致（通则 0402）。

（2）照脂肪酸组成试验，应符合规定。

【检查】酸碱度　取本品 0.50g，加水 10ml 溶解后，依法测定（通则 0631），pH 值应为 5.0～7.5。

颜色　取本品 10ml，与同体积的对照液（取比色用重铬酸钾液 8.0ml 与比色用氯化钴液 0.8ml，加水至 10ml）比较，不得更深。

环氧乙烷和二氧六环　取本品约 1g，精密称定，置顶空瓶中，精密加水 1.0ml，密封，摇匀，作为供试品溶液。

精密量取环氧乙烷水溶液对照品适量，用水稀释制成每 1ml 中约含 2μg 的溶液，作为环氧乙烷对照品溶液。另取二氧六环对照品适量，精密称定，用水制成每 1ml 中约含 20μg 的溶液，作为二氧六环对照品溶液。

取本品约 1g，精密称定，置顶空瓶中，精密加环氧乙烷对照品溶液与二氧六环对照品溶液各 0.5ml，密封，摇匀，作为对照溶液。

精密量取环氧乙烷对照品溶液及二氧六环对照品溶液各 0.5ml 置顶空瓶中，加新配制的 0.001% 乙醛溶液 0.1ml，密封，摇匀，作为系统适用性(灵敏度)溶液。

照气相色谱法(通则 0521)测定。以聚二甲基硅氧烷为固定液，起始温度为 35℃，维持 5 分钟，以每分钟 5℃ 的速率升温至 180℃，然后以每分钟 30℃ 的速率升温至 230℃，维持 5 分钟(根据分离情况调整时间)。进样口温度为 150℃，氢火焰离子化检测器温度为 250℃，顶空平衡温度为 70℃，平衡时间 45 分钟。

取系统适用性(灵敏度)溶液顶空进样，调节检测灵敏度使环氧乙烷和二氧六环峰高的信噪比均大于 10，乙醛峰和环氧乙烷峰的分离度不小于 2.0。

分别取供试品溶液及对照溶液顶空进样，重复进样至少 3 次。环氧乙烷峰面积的相对标准偏差应不得过 15%，二氧六环峰面积的相对标准偏差应不得过 10%，按标准加入法计算，含环氧乙烷不得过 0.0001%，含二氧六环不得过 0.001%。

冻结试验　取本品，置玻璃容器内，于 5℃±2℃ 放置 24 小时，不得冻结。

水分　取本品，照水分测定法(通则 0832 第一法 1)测定，含水分不得过 3.0%。

炽灼残渣　取本品 1.0g，依法检查(通则 0841)，遗留残渣不得过 0.2%。

重金属　取炽灼残渣项下遗留的残渣，依法检查(通则 0821 第二法)，含重金属不得过百万分之十。

脂肪酸组成　取本品约 0.1g，精密称定，置 50ml 锥形瓶中，加 2% 氢氧化钠甲醇溶液 2ml，置 65℃ 水浴中加热回流 30 分钟，放冷，加 14% 三氟化硼甲醇溶液 2ml，再在水浴中加热回流 30 分钟，放冷，加正庚烷 4ml，继续在水浴中加热回流 5 分钟，放冷，加饱和氯化钠溶液 10ml，振摇，静置使分层，取上层液，用水洗涤 3 次，每次 4ml，上层液经无水硫酸钠干燥后，作为供试品溶液。

照气相色谱法(通则 0521)测定。以聚乙二醇-20M 为固定液的石英毛细管柱(0.32mm×30m，0.50µm)为色谱柱，起始温度为 90℃，以每分钟 20℃ 的速率升温至 160℃，维持 1 分钟，再以每分钟 2℃ 的速率升温至 220℃，维持 20 分钟；进样口温度为 190℃；检测器温度为 250℃。

分别称取十四烷酸甲酯、棕榈酸甲酯、棕榈油酸甲酯、硬脂酸甲酯、油酸甲酯、亚油酸甲酯与亚麻酸甲酯对照品适量，加正庚烷溶解并制成每 1ml 中各约含 1mg 的溶液，取 1µl 注入气相色谱仪，记录色谱图，理论板数按油酸甲酯峰计算不低于 10 000，各色谱峰的分离度应符合要求。取供试品溶液 1µl 注入气相色谱仪，记录色谱图，按面积归一化法计算(峰面积小于 0.05% 的峰可忽略不计)，含油酸应不低于 58.0%，含十四烷酸、棕榈酸、棕榈油酸、硬脂酸、亚油酸与亚麻酸分别不得过 5.0%、16.0%、8.0%、6.0%、

18.0% 与 4.0%。

【类别】　增溶剂、乳化剂和蛋白稳定剂等。

【贮藏】　遮光，密封保存。

【标示】　①应标明本品乙二醇和二甘醇的标示值(可按下述测定方法测定)。②应标明本品甲醛和乙醛的标示值(可按下述测定方法测定，建议使用色谱级乙腈配制溶液)。

乙二醇和二甘醇　取本品约 4g，精密称定，置 100ml 量瓶中，精密加入内标溶液(取 1,3-丁二醇适量，用无水乙醇稀释制成每 1ml 中约含有 4mg 的溶液)1.0ml，加无水乙醇稀释至刻度，摇匀，作为供试品溶液。

另取乙二醇、二甘醇对照品适量，精密称定，加无水乙醇稀释制制成每 1ml 含乙二醇、二甘醇各 4mg 的溶液，作为对照品贮备液；精密量取对照品贮备液 1.0ml 与内标溶液 1.0ml，置 100ml 量瓶中，加无水乙醇稀释至刻度，摇匀，作为对照品溶液。

根据产品乙二醇和二甘醇的标示值，精密量取对照品溶液适量，用无水乙醇稀释制成与产品标示值限度浓度一致的溶液，摇匀，作为灵敏度溶液。

照气相色谱法(通则 0521)测定。以 50% 苯基-50% 甲基聚硅氧烷为固定液(0.53mm×30m，1.0µm)，起始温度为 40℃，以每分钟 10℃ 的速率升温至 60℃，维持 5 分钟后，以每分钟 5℃ 的速率升温至 110℃，维持 5 分钟，再以每分钟 15℃ 的速率升温至 170℃，维持 5 分钟，再以每分钟 35℃ 的速率升温至 280℃，维持 30 分钟(根据样品残留情况可调整时间)。进样口温度为 270℃，氢火焰离子化检测器温度为 290℃。

精密量取灵敏度溶液 1µl，进样，调节检测灵敏度使乙二醇、二甘醇峰高的信噪比均大于 10。

另精密量取供试品溶液与对照品溶液各 1µl，分别进样，记录色谱图。按内标法以峰面积计算。

甲醛和乙醛　避光操作，临用新制。

取本品 0.5g，精密称定，置 10ml 量瓶中，加乙腈 1.0ml 和 2,4-二硝基苯肼衍生化溶液(取 2,4-二硝基苯肼 250mg，置 50ml 量瓶中，加乙腈 20ml，超声使溶解，加盐酸 3ml，混匀，用乙腈稀释至刻度，摇匀，即得)2.0ml 溶解，摇匀，静置反应 15 分钟，加乙腈稀释至刻度，摇匀，作为供试品溶液。

取甲醛 2,4-二硝基苯腙适量，精密称定，用乙腈溶解并稀释制成每 1ml 中含 250µg 的甲醛 2,4-二硝基苯腙贮备溶液；另取乙醛 2,4-二硝基苯腙适量，精密称定，用乙腈溶解并稀释制成每 1ml 中含 300µg 的乙醛 2,4-二硝基苯腙贮备液；精密量取甲醛 2,4-二硝基苯腙贮备溶液 2.0ml 和乙醛 2,4-二硝基苯腙贮备溶液 10.0ml，置 100ml 量瓶，加乙腈稀释至刻度，摇匀，作为对照品溶液。

另取 10ml 量瓶，加乙腈 1.0ml 和 2,4-二硝基苯肼衍生化溶液 2.0ml，摇匀，静置反应 15 分钟，加乙腈稀释至刻度，摇匀，作为空白溶液。

照高效液相色谱法(通则 0512)测定，用辛烷基硅烷键

合硅胶为填充剂；以乙腈为流动相 A，水为流动相 B，按下表进行梯度洗脱；检测波长为 360nm。

时间(分钟)	流动相 A(%)	流动相 B(%)
0	50	50
11	100	0
11.5	50	50
30	50	50

精密量取对照品溶液 5μl，连续进样 6 次，各成分峰之间的分离度不小于 2.0，各成分峰的相对标准偏差不大于 2.0%。

另精密量取对照品溶液、供试品溶液和空白溶液各 5μl，分别进样，记录色谱图。

供试品溶液色谱图中如有与对照品溶液保留时间一致的色谱峰，按下式计算甲醛、乙醛含量。

$$甲醛含量 = 0.1429 \times \frac{C_{S_1}}{A_{S_1}} \times \frac{(A_1 - A_{J_0})}{C} \times 100\%$$

式中 C_{S_1} 为对照品溶液中甲醛 2,4-二硝基苯腙的浓度，mg/ml；

A_{S_1} 为对照品溶液中甲醛 2,4-二硝基苯腙的峰面积；

A_1 为供试品中甲醛 2,4-二硝基苯腙的峰面积；

A_{J_0} 为空白溶液中甲醛 2,4-二硝基苯腙相应位置的峰面积；

C 为供试品溶液浓度，mg/ml；

0.1429 为甲醛 2,4-二硝基苯腙折算为甲醛的系数。

$$乙醛含量 = 0.1965 \times \frac{C_{S_2}}{A_{S_2}} \times \frac{(A_2 - A_{Y_0})}{C} \times 100\%$$

式中 C_{S_2} 为对照品溶液中乙醛 2,4-二硝基苯腙的浓度，mg/ml；

A_{S_2} 为对照品溶液中乙醛 2,4-二硝基苯腙的峰面积；

A_2 为供试品中乙醛 2,4-二硝基苯腙的峰面积；

A_{Y_0} 为空白溶液中乙醛 2,4-二硝基苯腙相应位置的峰面积；

C 为供试品溶液浓度，mg/ml；

0.1965 为乙醛 2,4-二硝基苯腙折算为乙醛的系数。

附：

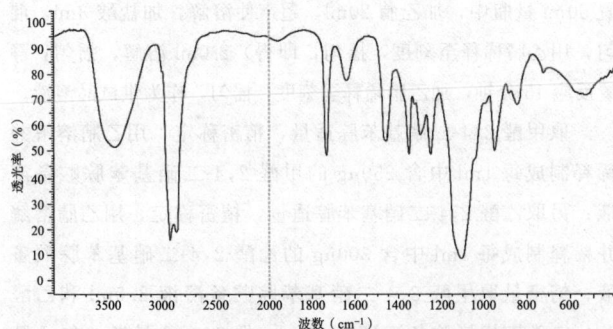

图　药用辅料聚山梨酯 80 红外光吸收对照图谱
（试样制备：膜法）

聚山梨酯 80(Ⅱ)

Jushanlizhi 80(Ⅱ)

Polysorbate 80(Ⅱ)

[9005-65-6]

本品系植物来源油酸、山梨醇和环氧乙烷反应而成的聚氧乙烯 20 油酸山梨坦。

【性状】 本品为无色至微黄色黏稠液体。

本品在水、乙醇、甲醇或乙酸乙酯中易溶。

相对密度　本品的相对密度（通则 0601）为 1.06～1.09。

黏度　本品的运动黏度（通则 0633 第一法），在 25℃时（毛细管内径为 2.0～2.5mm）为 350～450mm²/s。

酸值　取本品 10g，精密称定，置 250ml 锥形瓶中，加中性乙醇（对酚酞指示液显中性）50ml，振摇使溶解（必要时，缓慢加热回流使溶解），加酚酞指示液 5 滴，用氢氧化钠滴定液（0.1mol/L）滴定，酸值（通则 0713）不得过 1.0。

羟值　本品的羟值（通则 0713）为 65～80。

过氧化值　取本品 5g，精密称定（W），置带搅拌子的烧杯中，加冰醋酸 30ml，搅拌使溶解，加入碘化钾试液 0.5ml，准确搅拌 1 分钟，加水 30ml，即为供试品溶液。

照电位滴定法（通则 0701），用硫代硫酸钠滴定液（0.01mol/L）滴定，记录第一突跃点消耗滴定液的体积（A），同时做空白试验，记录空白试验消耗硫代硫酸钠滴定液（0.01mol/L）的体积（B），并按照下式计算过氧化值，本品的过氧化值不得过 3。

$$供试品的过氧化值 = 10 \times \frac{(A-B)}{W}$$

皂化值　本品的皂化值（通则 0713）为 45～55。

【鉴别】 (1)本品的红外光吸收图谱应与对照图谱（附图）一致（通则 0402）。

(2)照脂肪酸组成试验，应符合规定。

【检查】 **酸碱度**　取本品约 0.50g，加水 10ml 溶解后，依法测定（通则 0631），pH 值应为 5.0～7.5。

吸光度　取本品 0.1g，精密称定。置 25ml 量瓶中，加乙腈-水(70：30)混合液适量，使完全溶解，继续加乙腈-水(70：30)混合液至刻度。照紫外-可见分光光度法（通则 0401），扫描范围 190～400nm。在 225nm 波长处吸光度不得过 1.0，在 267nm 波长处吸光度不得过 0.10 且不得出现最大吸收峰。

颜色　取本品 10ml，与同体积的黄色 2 号标准液比较（通则 0901），不得更深。

环氧乙烷和二氧六环　取本品约 1g，精密称定，置顶空瓶中，精密加水 1.0ml，密封，摇匀，作为供试品溶液。

精密量取环氧乙烷水溶液对照品适量，用水稀释制成每 1ml 中约含 2μg 的溶液，作为环氧乙烷对照品溶液。另取二氧六环对照品适量，精密称定，用水制成每 1ml 中约含 20μg 的溶液，作为二氧六环对照品溶液。

取本品 1g，精密称定，置顶空瓶中，精密加环氧乙烷对照品溶液与二氧六环对照品溶液各 0.5ml，密封，摇匀，作为对照溶液。

精密量取环氧乙烷对照品溶液及二氧六环对照品溶液各 0.5ml 置顶空瓶中，加新配制的 0.001% 乙醛溶液 0.1ml，密封，摇匀，作为系统适用性（灵敏度）溶液。

照气相色谱法（通则 0521）测定。以聚二甲基硅氧烷为固定液，起始温度为 35℃，维持 5 分钟，以每分钟 5℃ 的速率升温至 180℃，然后以每分钟 30℃ 的速率升温至 230℃，维持 5 分钟（根据分离情况调整时间）。进样口温度为 150℃，氢火焰离子化检测器温度为 250℃，顶空平衡温度为 70℃，平衡时间 45 分钟。

取系统适用性（灵敏度）溶液顶空进样，调节检测灵敏度使环氧乙烷和二氧六环峰的信噪比均大于 10，乙醛峰和环氧乙烷峰的分离度不小于 2.0。

分别取供试品溶液及对照溶液顶空进样，重复进样至少 3 次。环氧乙烷峰面积的相对标准偏差应不得过 15%，二氧六环峰面积的相对标准偏差不得过 10%。按标准加入法计算，含环氧乙烷不得过 0.0001%，含二氧六环不得过 0.001%。

冻结试验　取本品，置玻璃容器内，于冰浴中放置 24 小时，不得冻结。

水分　取本品，照水分测定法（通则 0832 第一法 1）测定，含水分不得过 0.5%。

炽灼残渣　取本品 1.0g，依法检查（通则 0841），遗留残渣不得过 0.1%。

重金属　取炽灼残渣项下遗留的残渣，依法检查（通则 0821 第二法），含重金属不得过百万分之十。

脂肪酸组成　取本品 0.1g，精密称定，置 50ml 锥形瓶中，加 2% 氢氧化钠甲醇溶液 2ml，置 65℃ 水浴中加热回流 30 分钟，放冷，加 14% 三氟化硼甲醇溶液 2ml，再在水浴中加热回流 30 分钟，放冷，加正庚烷 4ml，继续在水浴中加热回流 5 分钟，放冷，加饱和氯化钠溶液 10ml，振摇，静置使分层，取上层液，用水洗涤 3 次，每次 4ml，上层液经无水硫酸钠干燥后，作为供试品溶液。

照气相色谱法（通则 0521）测定。以 88% 氰丙基聚硅氧烷为固定液的石英毛细管柱（0.25mm×100m，0.20μm）为色谱柱，起始温度为 90℃，以每分钟 20℃ 的速率升温至 160℃，维持 1 分钟，再以每分钟 2℃ 的速率升温至 220℃，维持 20 分钟。进样口温度为 340℃；氢火焰离子化检测器温度为 330℃。

分别取十四烷酸甲酯、棕榈酸甲酯、棕榈油酸甲酯、硬脂酸甲酯、亚油酸甲酯、亚麻酸甲酯以及油酸甲酯对照品适量，加正庚烷溶解并制成每 1ml 中各含 0.1mg 的溶液，取 1μl 注入气相色谱仪，记录色谱图，理论板数按油酸甲酯峰计算不低于 10 000，各色谱峰的分离度应符合要求。取供试品溶液 1μl 注入气相色谱仪，记录色谱图，按面积归一化法

计算（峰面积小于 0.05% 的峰可忽略不计），含油酸应不低于 98.0%，含十四烷酸、棕榈酸、棕榈油酸、硬脂酸、亚油酸与亚麻酸均不得过 0.5%。

细菌内毒素　取本品，依法检查（通则 1143），每 1mg 聚山梨酯 80 中含内毒素的量应小于 0.012EU。

【类别】　增溶剂、乳化剂和蛋白稳定剂等。

【贮藏】　遮光，密封保存。

【标示】　①应标明本品乙二醇、二甘醇和三甘醇的标示值（可按下述测定方法测定）。②应标明本品甲醛和乙醛的标示值（可按下述测定方法测定，建议使用色谱级乙腈配制溶液）。

乙二醇、二甘醇和三甘醇　取本品约 4g，精密称定，置 100ml 量瓶中，精密加入内标溶液（取 1,3-丁二醇适量，用无水乙醇稀释制成每 1ml 中约含 4mg 的溶液）1.0ml，加无水乙醇稀释至刻度，摇匀，作为供试品溶液。

另取乙二醇、二甘醇和三甘醇对照品适量，精密称定，加无水乙醇稀释配制成每 1ml 含乙二醇、二甘醇、三甘醇各 4mg 的溶液，作为对照品贮备液；精密量取对照品贮备液 1.0ml 与内标溶液 1.0ml，置 100ml 量瓶中，加无水乙醇稀释至刻度，摇匀，作为对照品溶液。

根据产品乙二醇、二甘醇和三甘醇的标示值，精密量取对照品溶液适量，用无水乙醇稀释制成与产品标示值限度浓度一致的溶液，摇匀，作为灵敏度溶液。

照气相色谱法（通则 0521）测定。以 50% 苯基-50% 甲基聚硅氧烷为固定液（0.53mm×30m，1.0μm），起始温度为 40℃，以每分钟 10℃ 的速率升温至 60℃，维持 5 分钟后，以每分钟 5℃ 的速率升温至 110℃，维持 5 分钟，再以每分钟 5℃ 的速率升温至 170℃，维持 5 分钟，再以每分钟 35℃ 的速率升温至 280℃，维持 30 分钟（根据样品残留情况可调整时间）。进样口温度为 270℃，氢火焰离子化检测器温度为 290℃。

精密量取灵敏度溶液 1μl，进样，调节检测灵敏度使乙二醇、二甘醇和三甘醇峰高的信噪比均大于 10。

另精密量取供试品溶液与对照品溶液各 1μl，分别进样，记录色谱图。按内标法以峰面积计算。

甲醛和乙醛　避光操作，临用新制。

取本品 0.5g，精密称定，置 10ml 量瓶中，加乙腈 1.0ml 和 2,4-二硝基苯肼衍生化溶液（取 2,4-二硝基苯肼 250mg，置 50ml 量瓶中，加乙腈 20ml，超声使溶解，加盐酸 3ml，混匀，用乙腈稀释至刻度，摇匀，即得）2.0ml 溶解，摇匀，静置反应 15 分钟，加乙腈稀释至刻度，摇匀，作为供试品溶液。

取甲醛 2,4-二硝基苯腙适量，精密称定，用乙腈溶解并稀释制成每 1ml 中含 250μg 的甲醛 2,4-二硝基苯腙贮备溶液；另取乙醛 2,4-二硝基苯腙适量，精密称定，用乙腈溶解并稀释制成每 1ml 中含 300μg 的乙醛 2,4-二硝基苯腙贮备溶液；精密量取甲醛 2,4-二硝基苯腙贮备溶液 2.0ml 和乙醛 2,4-二硝基苯腙贮备溶液 10.0ml，置 100ml 量瓶，加乙腈稀释至刻度，摇匀，作为对照品溶液。

另取 10ml 量瓶，加乙腈 1.0ml 和 2,4-二硝基苯肼衍生

化溶液 2.0ml，摇匀，静置反应 15 分钟，加乙腈稀释至刻度，摇匀，作为空白溶液。

照高效液相色谱法（通则 0512）测定，用辛烷基硅烷键合硅胶为填充剂；以乙腈为流动相 A，水为流动相 B，按下表进行梯度洗脱；检测波长为 360nm。

时间（分钟）	流动相 A（%）	流动相 B（%）
0	50	50
11	100	0
11.5	50	50
30	50	50

精密量取对照品溶液 5μl，连续进样 6 次，各成分峰之间的分离度不小于 2.0，各成分峰的相对标准偏差不大于 2.0%。

另精密量取对照品溶液、供试品溶液和空白溶液各 5μl，分别进样，记录色谱图。

供试品溶液色谱图中如有与对照品溶液保留时间一致的色谱峰，按下式计算甲醛、乙醛含量。

$$甲醛含量 = 0.1429 \times \frac{C_{S_1}}{A_{S_1}} \times \frac{(A_1 - A_{J_0})}{C} \times 100\%$$

式中　C_{S_1} 为对照品溶液中甲醛 2,4-二硝基苯腙的浓度，mg/ml；

A_{S_1} 为对照品溶液中甲醛 2,4-二硝基苯腙的峰面积；

A_1 为供试品中甲醛 2,4-二硝基苯腙的峰面积；

A_{J_0} 为空白溶液中甲醛 2,4-二硝基苯腙相应位置的峰面积；

C 为供试品溶液浓度，mg/ml；

0.1429 为甲醛 2,4-二硝基苯腙折算为甲醛的系数。

$$乙醛含量 = 0.1965 \times \frac{C_{S_2}}{A_{S_2}} \times \frac{(A_2 - A_{Y_0})}{C} \times 100\%$$

式中　C_{S_2} 为对照品溶液中乙醛 2,4-二硝基苯腙的浓度，mg/ml；

A_{S_2} 为对照品溶液中乙醛 2,4-二硝基苯腙的峰面积；

A_2 为供试品中乙醛 2,4-二硝基苯腙的峰面积；

A_{Y_0} 为空白溶液中乙醛 2,4-二硝基苯腙相应位置的峰面积；

C 为供试品溶液浓度，mg/ml；

0.1965 为乙醛 2,4-二硝基苯腙折算为乙醛的系数。

附：

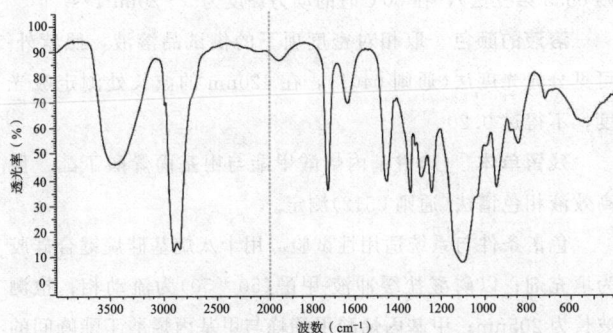

图　药用辅料聚山梨酯 80（Ⅱ）红外光吸收对照图谱

（试样制备：膜法）

聚丙烯酸树脂 Ⅱ

Jubingxisuan Shuzhi Ⅱ

Polyacrylic Resin Ⅱ

本品为甲基丙烯酸与甲基丙烯酸甲酯以 1：1 的比例共聚而得。

【性状】本品为白色条状物或粉末，在乙醇中易结块。

本品（如为条状物断成长约 1cm，粉末则不经研磨）在水中不溶。

酸值　取本品约 0.5g，精密称定，置 250ml 锥形瓶中，加 75% 中性乙醇（对酚酞指示液显中性）25ml，微温使溶解，放冷，精密滴加氢氧化钠滴定液（0.1mol/L）15ml，加氯化钠 5g 与水 10ml，用氢氧化钠滴定液（0.1mol/L）继续滴定至粉红色持续 30 秒不褪。本品的酸值（通则 0713），按干燥品计算，应为 300～330。

【鉴别】本品的红外光吸收图谱应与对照品的图谱一致（通则 0402）。

【检查】**黏度**　取本品 6.0g，加乙醇 100ml，微温使溶解，用旋转黏度计，依法测定（通则 0633 第三法），在 25℃ 时的动力黏度不得过 50mPa·s。

酸度　取本品 3.0g，加 pH 值约为 7 的 75% 乙醇 100ml，微温使溶解，放冷，依法测定（通则 0631），pH 值应为 4.0～6.0。

残留单体　照高效液相色谱法（通则 0512）测定。

色谱条件与系统适用性试验　用十八烷基硅烷键合硅胶为填充剂，以甲醇-水（用磷酸调节 pH 值至 2.0）（20：80）为流动相，检测波长为 202nm。甲基丙烯酸峰、甲基丙烯酸甲酯峰与相邻杂质峰间的分离度应符合要求。

磷酸盐缓冲液　配制含有 1.78% 无水磷酸氢二钠和 1.7% 磷酸二氢钾的溶液，用磷酸调节 pH 值至 2.0。

对照品溶液　取甲基丙烯酸与甲基丙烯酸甲酯对照品各约 0.05g，精密称定，加甲醇稀释制成每 1ml 中各约含 5μg 的混合溶液，精密量取 3ml，置 10ml 量瓶中，用上述磷酸盐缓冲液稀释至刻度，摇匀，即得对照品溶液。

供试品溶液　取本品约 0.5g，精密称定，加甲醇溶解并稀释至 50ml，摇匀，精密量取 3ml，置 10ml 量瓶中用磷酸盐缓冲液稀释至刻度，以每分钟 12 000 转的转速离心 10 分钟，取上清液滤过，取续滤液作为供试品溶液。

测定法　分别精密量取供试品溶液与对照品溶液各 20μl，注入液相色谱仪，按外标法以峰面积计算，甲基丙烯酸与甲基丙烯酸甲酯的含量之和不得过 0.1%。

干燥失重　取本品，在 110℃ 干燥至恒重，减失重量不得过 5.0%（通则 0831）。

重金属　取本品 1.0g，依法检查（通则 0821 第二法），含重金属不得过百万分之三十。

【类别】包衣剂和释放调节剂等。

【贮藏】密封，在30℃以下保存。

聚丙烯酸树脂Ⅲ

Jubingxisuan Shuzhi Ⅲ

Polyacrylic Resin Ⅲ

本品为甲基丙烯酸与甲基丙烯酸甲酯以 35∶65 的比例共聚而得。

【性状】本品为白色条状物或粉末，在乙醇中易结块。

本品(如为条状物断成长约1cm，粉末则不经研磨)在水中不溶。

酸值 取本品约 0.5g，精密称定，置 250ml 锥形瓶中，加75％中性乙醇(对酚酞指示液显中性)25ml，微温使溶解，放冷，精密滴加氢氧化钠滴定液(0.1mol/L)15ml，加氯化钠 5g 与水 10ml，用氢氧化钠滴定液(0.1mol/L)继续滴定至粉红色持续 30 秒不褪。本品的酸值(通则 0713)，按干燥品计算，应为 210～240。

【鉴别】本品的红外光吸收图谱应与对照品的图谱一致(通则 0402)。

【检查】**黏度** 取本品 6.0g，加乙醇 100ml，微温使溶解，用旋转黏度计，依法测定(通则 0633 第三法)，在 25℃ 时的动力黏度不得过 50mPa·s。

酸度 取本品 3.0g，加 pH 值约为 7 的 75％ 乙醇 100ml，微温使溶解，放冷，依法测定(通则 0631)，pH 值应为 4.0～6.0。

残留单体 照高效液相色谱法(通则 0512)测定。

色谱条件与系统适用性试验 用十八烷基硅烷键合硅胶为填充剂，以甲醇-水(用磷酸调节 pH 值至 2.0)(20∶80)为流动相，检测波长为 202nm。甲基丙烯酸峰、甲基丙烯酸甲酯峰与相邻杂质峰间的分离度应符合要求。

磷酸盐缓冲液 配制含有 1.78％无水磷酸氢二钠和 1.7％磷酸二氢钾的溶液，用磷酸调节 pH 值至 2.0。

对照品溶液 取甲基丙烯酸与甲基丙烯酸甲酯对照品各约 0.05g，精密称定，加甲醇稀释制成每 1ml 中各约含 5μg 的混合溶液，精密量取 3ml，置 10ml 量瓶中，用上述磷酸盐缓冲液稀释至刻度，摇匀，即得对照品溶液。

供试品溶液 取本品约 0.5g，精密称定，加甲醇溶解并稀释至 50ml，摇匀，精密量取 3ml，置 10ml 量瓶中用磷酸盐缓冲液稀释至刻度，以每分钟 12 000 转的转速离心 10 分钟，取上清液滤过，取续滤液作为供试品溶液。

测定法 分别精密量取供试品溶液与对照品溶液各 20μl，注入液相色谱仪，按外标法以峰面积计算，甲基丙烯酸与甲基丙烯酸甲酯的含量之和不得过 0.1％。

干燥失重 取本品，在 110℃干燥至恒重，减失重量不

得过 5.0％(通则 0831)。

重金属 取本品 1.0g，依法检查(通则 0821 第二法)，含重金属不得过百万分之三十。

【类别】包衣剂和释放调节剂等。

【贮藏】密封，在 30℃以下保存。

聚丙烯酸树脂Ⅳ

Jubingxisuan Shuzhi Ⅳ

Polyacrylic Resin Ⅳ

本品为甲基丙烯酸二甲氨基乙酯与甲基丙烯酸甲酯、甲基丙烯酸丁酯的共聚物。

【性状】本品为淡黄色粒状或片状固体。

本品在盐酸溶液(9→1000)中 1 小时内略溶，在水中不溶。

相对密度 取本品 10.25g，置 100ml 量瓶中，用异丙醇-丙酮(3∶2)溶解并稀释至刻度，作为供试品溶液。依法测定(通则 0601)，相对密度为 0.810～0.820。

折光率 取相对密度项下的供试品溶液，依法测定(通则 0622)，折光率为 1.380～1.395。

碱值 取本品约 0.3g，精密称定，加中性乙醇(对溴酚蓝指示液呈黄色)25ml，使溶解，精密加盐酸滴定液(0.1mol/L)20ml 和溴酚蓝指示液数滴，摇匀，用氢氧化钠滴定液(0.1mol/L)滴定至溶液呈蓝绿色，同时做空白试验，以本品消耗的氢氧化钠滴定液(0.1mol/L)的体积(ml)为 A，空白试验消耗的体积(ml)为 B，本品的重量(g)为 W，照下式计算，即得，碱值应为 162.0～198.0。

$$碱值 = \frac{(B-A) \times 5.61}{W}$$

【鉴别】取黏度测定项下的溶液约 10μl，涂布于直径 13mm 的溴化钾压制成空白片上，加热挥干溶剂，本品的红外光吸收图谱应与对照品的图谱一致(通则 0402)。

【检查】**黏度** 取本品 12.0g，置 100ml 量瓶中，加乙醇溶解并稀释至刻度，用 NDJ-79 型旋转黏度计，依法测定(通则 0633 第三法)，在 30℃时的动力黏度为 5～20mPa·s。

溶液的颜色 取相对密度项下的供试品溶液，照紫外-可见分光光度法(通则 0401)，在 420nm 的波长处测定吸光度，不得过 0.20。

残留单体 (1)甲基丙烯酸甲酯与甲基丙烯酸丁酯 照高效液相色谱法(通则 0512)测定。

色谱条件与系统适用性试验 用十八烷基硅烷键合硅胶为填充剂；以磷酸盐缓冲液-甲醇(50∶50)为流动相；检测波长为 205nm；甲基丙烯酸甲酯峰与甲基丙烯酸丁酯峰间的分离度应大于 5.0，甲基丙烯酸甲酯峰、甲基丙烯酸丁酯峰与相邻杂质峰间的分离度应符合要求。

　　磷酸盐缓冲液　取无水磷酸氢二钠 8.9g 和磷酸二氢钾 8.5g，加水溶解成 1000ml，用磷酸调节 pH 值至 2.0。

　　对照品溶液　取甲基丙烯酸甲酯对照品与甲基丙烯酸丁酯对照品各约 20mg，精密称定，置同一 100ml 量瓶中，用混合溶剂 [磷酸盐缓冲液-乙腈（60：40）] 溶解并稀释至刻度，摇匀，精密量取 5ml，置 50ml 量瓶中，加上述混合溶剂稀释至刻度，摇匀，作为对照品溶液。

　　供试品溶液　取本品约 1.0g，精密称定，置 50ml 量瓶中，加上述混合溶剂，溶解并稀释至刻度，摇匀，作为供试品溶液。

　　测定法　精密量取供试品溶液与对照品溶液各 20μl，分别注入液相色谱仪，按外标法以峰面积计算，含甲基丙烯酸甲酯与甲基丙烯酸丁酯不得过 0.1%。

　　（2）甲基丙烯酸二甲氨基乙酯　照高效液相色谱法（通则 0512）测定。

　　色谱条件与系统适用性试验　用氨丙基键合硅胶为填充剂（4.6mm×150mm，5μm 或效能相当的色谱柱）；以 0.025mol/L 磷酸二氢钾溶液-四氢呋喃（35：65）为流动相；检测波长为 215nm；甲基丙烯酸二甲氨基乙酯峰与相邻杂质峰间的分离度应符合要求。

　　对照品溶液　取甲基丙烯酸二甲氨基乙酯对照品适量，精密称定，用四氢呋喃溶解并稀释制成每 1ml 中约含 20μg 的溶液，作为对照品溶液。

　　供试品溶液　取本品约 1.0g，精密称定，置 50ml 量瓶中，用四氢呋喃溶解并稀释至刻度，摇匀，作为供试品溶液。

　　测定法　精密量取供试品溶液与对照品溶液各 50μl，分别注入液相色谱仪，按外标法以峰面积计算，含甲基丙烯酸二甲氨基乙酯不得过 0.1%。

　　干燥失重　取本品，在 110℃ 干燥至恒重，减失重量不得过 3.0%（通则 0831）。

　　炽灼残渣　取本品 1.0g，依法检查（通则 0841），遗留残渣不得过 0.2%。

　　重金属　取炽灼残渣项下遗留的残渣，依法检查（通则 0821 第二法），含重金属不得过百万分之十。

　　【类别】　包衣剂和释放调节剂等。

　　【贮藏】　密封，在阴凉处保存。

聚卡波菲

Jukabofei

Polycarbophil

[9003-97-8]

　　本品为丙烯酸键合二乙烯乙二醇的聚合物。

　　【性状】　本品为白色疏松粉末。

　　【鉴别】（1）取本品 1.0g，分散于 100ml 水中，加 1mol/L 氢氧化钠溶液调节 pH 值至 7.5，即成凝胶状。

　　（2）取本品 1% 的水溶液适量，加麝香草酚蓝指示液 0.5ml，溶液呈橙色。

　　（3）取本品 1% 的水溶液适量，加甲酚红指示液 0.5ml，溶液呈黄色。

　　【检查】黏度　取经 80℃ 减压干燥 1 小时的本品 0.4g，精密称定，搅拌下加至 200ml 水中，避免粉末聚集成团，均匀分散后，降低搅拌速度，用 15% 氢氧化钠溶液调节 pH 值至 7.3～7.8，混匀（应避免产生气泡），在 25℃ 下，选择合适的单柱形旋转黏度计，使用 5 号转子或其他适宜的转子以每分钟 20 转的速度测定动力黏度（通则 0633 第三法），应为 2.0～12Pa·s。

　　吸收力　取本品约 50mg，精密称定，置已精密称定的 50ml 离心管中。加 1.5% 碳酸氢钠溶液 35ml，加塞密闭，手动振摇，必要时开塞释放生成的二氧化碳。重复加塞振摇和开塞排气操作至少 3 次。加塞密闭，机械剧烈振摇 1 小时，以每分钟 2000 转离心 1 小时，移去上清液（避免接触下层沉淀）。从"加 1.5% 碳酸氢钠溶液 35ml"起重复一次。精密称定离心管，减去供试品重量与离心管初始重量，即为供试品吸收溶液的量。以干燥品计，每 1.0g 本品吸收溶液的量应不少于 62.0g。

　　酸度　取本品 1.0g，均匀分散溶胀于 100ml 水中，依法检查（通则 0631），pH 值不得过 4.0。

　　丙烯酸　取本品约 0.1g，精密称定，置具塞离心管中，加水 9ml，封盖，振摇 2 小时，加 50% 氢氧化钠溶液 2 滴，振摇，加 10% 氯化钙溶液 1.0ml，振摇至凝胶崩散，离心，取上清液滤过，滤液作为供试品溶液。

　　取丙烯酸对照品适量，精密称定，用水溶解并制成每 1ml 中含 30μg 的溶液，作为对照品溶液。

　　照高效液相色谱法（通则 0512）测定。用十八烷基硅烷键合硅胶为填充剂；以磷酸二氢钾溶液（取磷酸二氢钾 1.36g，加水 1000ml 溶解，用磷酸调节 pH 值至 3.0±0.1)-甲醇（80：20）为流动相；流速为每分钟 1.0ml；检测波长为 200nm。

　　精密量取对照品溶液和供试品溶液各 10μl，注入液相色谱仪，记录色谱图，按外标法以峰面积计算，含丙烯酸不得过 0.3%。

　　乙酸乙酯、苯　取本品约 0.2g，精密称定，置顶空瓶中，精密加入二甲基亚砜 5ml，密封，作为供试品溶液。

　　另取乙酸乙酯和苯对照品适量，精密称定，用二甲基亚砜稀释成每 1ml 中含乙酸乙酯 200μg、苯 0.1μg 的溶液，精密量取 5ml，置顶空瓶中，密封，作为对照品溶液。

　　照气相色谱法（通则 0521）测定。以 100% 二甲基聚硅氧烷（或极性相近）为固定液的毛细管柱为色谱柱，起始温度为 40℃，保持 3 分钟，以每分钟 5℃ 的速率升至 120℃，保持 20 分钟，再以每分钟 20℃ 的速率升温至 220℃，保持 3 分钟，再以每分钟 20℃ 的速率升温至 240℃，保持 8 分钟；进样口温度为 260℃；检测器温度为 260℃；顶空瓶平衡温度为 85℃，平衡时间为 90 分钟。

　　取供试品溶液与对照品溶液分别顶空进样，记录色谱图。按外标法以峰面积计算，含乙酸乙酯不得过 0.45%，苯不得过 0.0002%。

干燥失重 取本品适量，在 45℃减压干燥 4 小时，减失重量不得过 1.5%（通则 0831）。

炽灼残渣 取本品 1.0g，依法检查（通则 0841），遗留残渣不得过 4.0%。

重金属 取炽灼残渣项下遗留的残渣，依法检查（通则 0821 第二法），含重金属不得过百万分之二十。

【类别】软膏基质和释放调节剂等。

【贮藏】密闭保存。

注：本品有引湿性。

聚甲丙烯酸铵酯Ⅰ

Jujiabingxisuan'anzhi Ⅰ

Methacrylic Acid Copolymer Ⅰ

本品为甲基丙烯酸甲酯、丙烯酸乙酯与甲基丙烯酸氯化三甲铵基乙酯以 60∶30∶10 的比例共聚而得。

【性状】本品为类白色半透明或透明的形状大小不一的固体。

本品在丙酮中溶解，在异丙醇中几乎不溶。

折光率 取本品 1.25g，加异丙醇-丙酮（6∶4）10ml 使溶解，依法测定（通则 0622），折光率为 1.380～1.385。

碱值 取本品，在 110℃干燥至恒重（约 5 小时），取 1g，精密称定，加二氯甲烷 25ml 使溶解，加冰醋酸 50ml 和醋酸汞试液 5ml，摇匀后，加喹哪啶红指示液 3 滴，用高氯酸滴定液（0.1mol/L）滴定至溶液颜色由红色变无色，并将滴定的结果用空白试验校正。每 1ml 高氯酸滴定液（0.1mol/L）相当于 5.61mg 的 KOH。按干燥品计算，应为 23.9～32.3（mg/g）。

【鉴别】本品的红外光吸收图谱应与对照品的图谱一致（通则 0402）。

【检查】**黏度** 取本品 6.0g，加 75%乙醇溶液 100ml 使完全溶解后，依法测定（通则 0633 第三法），用旋转式黏度计 0 号转子，每分钟 30 转，在 20℃时的动力黏度不得过 0.015Pa·s。

有关物质 取本品适量，精密称定，加甲醇溶解并定量稀释制成每 1ml 中约含 1mg 的溶液，作为供试品溶液。

另分别取甲基丙烯酸、丙烯酸乙酯与甲基丙烯酸甲酯对照品适量，精密称定，加甲醇溶解并定量稀释制成每 1ml 中各约含 3μg 的溶液，作为对照品溶液。

照高效液相色谱法（通则 0512）试验，用十八烷基硅烷键合硅胶为填充剂；以甲醇-磷酸盐缓冲液［取磷酸氢二钠（Na_2HPO_4）3.55g 和磷酸二氢钾（KH_2PO_4）3.40g，加水至 1000ml 使溶解，用磷酸调节 pH 值至 2.0］（2∶8）为流动相；检测波长为 202nm。理论板数按甲基丙烯酸峰计算不低于 1000，丙烯酸乙酯峰与甲基丙烯酸甲酯峰的分离度应符合要求。

精密量取供试品溶液与对照品溶液各 20μl，分别注入液

相色谱仪，按外标法以峰面积分别计算各单体杂质峰的量，其总量不得过 0.3%。

干燥失重 取本品，在 110℃干燥 6 小时，减失重量不得过 5.0%（通则 0831）。

炽灼残渣 取本品 1.0g，依法检查（通则 0841），遗留残渣不得过 0.3%。

重金属 取炽灼残渣项下遗留的残渣，依法检查（通则 0821 第二法），含重金属不得过百万分之三十。

砷盐 取本品 1.0g，置 150ml 锥形瓶中，加硫酸 5ml，加热至完全炭化后，逐滴加入浓过氧化氢溶液（如发生大量泡沫，停止加热并旋转锥形瓶，防止未反应物在瓶底结块），直至溶液无色，放冷，小心加水 10ml，再加热至三氧化硫气体出现，放冷，缓缓加盐酸 5ml 与水适量使成 28ml，依法检查（通则 0822 第一法），应符合规定（0.0002%）。

【类别】包衣剂和释放调节剂等。

【贮藏】密封，在阴凉处保存。

聚甲丙烯酸铵酯Ⅱ

Jujiabingxisuan'anzhi Ⅱ

Methacrylic Acid Copolymer Ⅱ

本品为甲基丙烯酸甲酯、丙烯酸乙酯与甲基丙烯酸氯化三甲铵基乙酯以 65∶30∶5 的比例共聚而得。

【性状】本品为类白色半透明或透明的形状大小不一的固体。

本品在丙酮中略溶，在异丙醇中几乎不溶。

折光率 取本品 1.25g，加异丙醇-丙酮（6∶4）10ml 使溶解，依法测定（通则 0622），折光率为 1.380～1.385。

碱值 取本品，在 110℃干燥至恒重（约 5 小时），取 1g，精密称定，加二氯甲烷 25ml 使溶解，加冰醋酸 50ml 和醋酸汞试液 5ml，摇匀后，加喹哪啶红指示液 3 滴，用高氯酸滴定液（0.1mol/L）滴定至溶液颜色由红色变无色，并将滴定的结果用空白试验校正。每 1ml 高氯酸滴定液（0.1mol/L）相当于 5.61mg 的 KOH。按干燥品计算，应为 12.1～18.3（mg/g）。

【鉴别】本品的红外光吸收图谱应与对照品的图谱一致（通则 0402）。

【检查】**黏度** 取本品 6.0g，加 75%乙醇溶液 100ml 使完全溶解后，依法测定（通则 0633 第三法），用旋转式黏度计 0 号转子，每分钟 30 转，在 20℃时的动力黏度不得过 0.015Pa·s。

有关物质 取本品适量，精密称定，加甲醇溶解并定量稀释制成每 1ml 中约含 1mg 的溶液，作为供试品溶液。

另分别取甲基丙烯酸、丙烯酸乙酯与甲基丙烯酸甲酯对照品适量，精密称定，加甲醇溶解并定量稀释制成每 1ml 中各约含 3μg 的溶液，作为对照品溶液。

照高效液相色谱法（通则 0512）试验，用十八烷基硅烷

键合硅胶为填充剂；以甲醇-磷酸盐缓冲液〔取磷酸氢二钠（Na₂HPO₄）3.55g 和磷酸二氢钾（KH₂PO₄）3.40g，加水至 1000ml 使溶解，用磷酸调节 pH 值至 2.0〕(2：8)为流动相；检测波长为 202nm。理论板数按甲基丙烯酸峰计算不低于 1000，丙烯酸乙酯峰与甲基丙烯酸甲酯峰的分离度应符合要求。

精密量取供试品溶液与对照品溶液各 20μl，分别注入液相色谱仪，按外标法以峰面积分别计算各单体杂质峰的量，其总量不得过 0.3%。

干燥失重 取本品，在 110℃干燥 6 小时，减失重量不得过 5.0%(通则 0831)。

炽灼残渣 取本品 1.0g，依法检查(通则 0841)，遗留残渣不得过 0.3%。

重金属 取炽灼残渣项下遗留的残渣，依法检查(通则 0821 第二法)，含重金属不得过百万分之三十。

砷盐 取本品 1.0g，置 150ml 锥形瓶中，加硫酸 5ml，加热至完全炭化后，逐滴加入浓过氧化氢溶液(如发生大量泡沫，停止加热并旋转锥形瓶，防止未反应物在瓶底结块)，直至溶液无色，放冷，小心加水 10ml，再加热至三氧化硫气体出现，放冷，缓缓加盐酸 5ml 与水适量使成 28ml，依法检查(通则 0822 第一法)，应符合规定(0.0002%)。

【类别】 包衣剂和释放调节剂等。

【贮藏】 密封，在阴凉处保存。

聚氧乙烯
Juyangyixi
Polyethylene Oxide

$$H \left[O \right]_n OH$$

n＝2000～200 000
[25322-68-3]

本品为环氧乙烷(或称氧化乙烯)在高温高压下，并在引发剂和催化剂存在下聚合制得的非离子均聚物，分子式以 HO(CH₂CH₂O)ₙH 表示，其中 n 为氧乙烯基的平均数，n＝2000～200 000。聚氧乙烯可根据标示平均分子量分为不同规格。

【性状】 本品为白色至类白色易流动的粉末。

【鉴别】 本品的红外光吸收图谱应与对照品的图谱一致(通则 0402)。

【检查】 黏度 精密称取聚氧乙烯适量(根据其标示平均分子量，详见附表)置 800ml 烧杯中，加入 125ml 无水异丙醇，高速搅拌(400r/min)使分散均匀，加入相应体积的水，继续高速搅拌 1 分钟(应避免溶液的溅出)，继续缓慢搅拌(60r/min)3 小时至溶液无胶状物(以适当的方式防止水的挥发)，在水浴中放置 30 分钟，使溶液的温度维持在 25℃±0.1℃，采用合适的旋转黏度计和转子，依法检查(通则 0633 第三法)，应符合下表规定。

表 黏度测定溶液配制及其黏度

标示平均分子量	黏度测定溶液 [聚氧乙烯(g)/(不含二氧化碳的水＋异丙醇)](ml)	动力黏度(mPa·s)	转速(r/min)
100 000	30g/(570＋125)	12～50	50
200 000	30g/(570＋125)	65～115	50
2 000 000	12g/(588＋125)	2000～4000	10
5 000 000	6g/(594＋125)	5500～7500	2
7 000 000	6g/(594＋125)	7500～10 000	2

碱度 取黏度测定项下的溶液依法测定(通则 0631)，pH 值应为 8.0～10.0。

干燥失重 取本品约 4.0g，精密称定，105℃干燥 45 分钟，减失重量不得过 1.0%(通则 0831)。

二氧化硅 取本品 1.0g，精密称定，置炽灼至恒重的铂坩埚中，加硫酸 4 滴，加热至硫酸除尽，在 700℃炽灼至恒重。加水 1ml 使润湿，并缓缓加入氢氟酸 20 滴，蒸干后在 700℃炽灼 10 分钟，放冷，称量。自加氢氟酸起，重复操作至恒重。以氢氟酸处理前后的净重差异计算二氧化硅含量，遗留残渣不得过 3.0%。

炽灼残渣 取本品，照二氧化硅项下检查，按氢氟酸处理后的残留量计，不得过 2.0%。

重金属 取本品 1.0g，依法检查(通则 0821 第二法)，含重金属不得过百万分之十。

碱土金属 取本品 1g，精密称定，加异丙醇 100ml，搅拌均匀后加水 600ml，高速搅拌(400r/min)至样品溶解，加 30%三乙醇胺溶液与 10%氢氧化钠溶液各 25ml，精密加入乙二胺四醋酸二钠滴定液(0.01mol/L)25ml，继续搅拌 15 分钟，加羟基萘酚蓝(二钠盐)指示剂约 1g，用硝酸钙滴定液(0.01mol/L)滴定至溶液显紫色，并将滴定的结果用空白试验校正。每 1ml 硝酸钙滴定液(0.01mol/L)相当于 0.5608mg 的 CaO。含碱土金属(以 CaO 计)不得过 1.0%。

粒度 除另有规定外，照粒度和粒度分布测定法(通则 0982 第二法)检查，通过一号筛的应为 100%，通过二号筛的应为 96%～100%。

环氧乙烷和二氧六环 取本品 1.0g，精密称定，置顶空瓶中，作为供试品。

取环氧乙烷适量，精密称定，用水制成每 1ml 中约含 0.05mg 的溶液。精密量取 2ml 置 50ml 量瓶中，加水稀释至刻度，作为环氧乙烷对照品溶液。另取二氧六环适量，精密称定，用水制成每 1ml 约含 20μg 的溶液，作为二氧六环对照品溶液。

取本品约 1.0g，精密称定，置顶空瓶中，精密加环氧乙烷对照品溶液与二氧六环对照品溶液各 0.5ml，密封，摇匀，作为对照品溶液。

精密量取环氧乙烷对照品溶液 0.5ml 和二氧六环对照品溶液 0.5ml 置顶空瓶中，加入新配制的 0.001%乙醛溶液

0.1ml，密封，摇匀，作为系统适用性溶液。

照气相色谱法（通则 0521）测定。以聚二甲基硅氧烷为固定液（建议 0.32mm×30m，3.0μm），起始温度为 50℃，维持 5 分钟，以每分钟 5℃的速率升至 180℃，再以每分钟 30℃的速率升至 230℃，维持 5 分钟。进样口温度为 150℃，检测器温度 250℃。顶空平衡温度为 70℃，平衡时间 45 分钟。

取系统适用性溶液顶空进样 1ml，乙醛峰和环氧乙烷峰的分离度应符合规定，二氧六环峰高至少为基线噪音的 5 倍以上。

分别取供试品溶液与对照品溶液顶空进样 1ml，重复进样至少 3 次。环氧乙烷峰面积的相对标准偏差应不得过 15%，二氧六环峰面积的相对标准偏差应不得过 10%。按以下公式计算，含环氧乙烷不得过 0.0001%，含二氧六环不得过 0.001%。

$$\frac{A_t \times C \times 10^{-6}}{(A_s \times W_t) - (A_t \times W_s)} \times 100\%$$

式中 A_t 为供试品溶液中环氧乙烷或二氧六环的峰面积；

A_s 为对照品溶液中环氧乙烷或二氧六环的峰面积；

W_t 为供试品溶液中聚氧乙烯的重量，g；

W_s 为对照品溶液中聚氧乙烯的重量，g；

C 为对照品溶液中加入的环氧乙烷或二氧六环的重量，μg。

二丁基羟基甲苯 取正二十一烷适量，用丙酮溶解并稀释制成每 1ml 中含 0.6mg 的溶液，作为内标溶液，取二丁基羟基甲苯约 20mg，精密称定，用丙酮溶解并稀释制成每 1ml 中含 0.2mg 的溶液，作为对照品贮备液。

精密量取对照品贮备液 15ml 与内标溶液 5ml，混匀，作为对照品溶液。

另取本品 3g，精密称定，置 25ml 量瓶中，加丙酮 15ml 与内标溶液 5ml，振摇 30 分钟，离心，取上清液作为供试品溶液。

分别取对照品溶液与供试品溶液各 1μl，照气相色谱法（通则 0521）测定，用 5% 苯基-95% 二甲基聚硅氧烷为固定液的毛细管柱为色谱柱，柱温 50℃，保持 2 分钟，以每分钟 15℃的速率升温至 300℃，维持 10 分钟，进样口温度为 275℃，检测器温度为 310℃，流速为每分钟 2.5ml，内标峰与二丁基羟基甲苯的分离度应符合规定，依法测定，按内标法以峰面积计算，含二丁基羟基甲苯不得过 0.1%。

乙二醇、二甘醇 临用新配。取本品约 0.5g，精密称定，逐渐添加至已含有 25ml 乙腈（色谱纯）的广口瓶中，同时放置在磁力搅拌器上进行搅拌，调节转速减少凝结，直至获得均一溶液，作为聚氧乙烯溶液。分别精密称取 3,5-二硝基苯甲酰氯约 3.46g 和二甲氨基吡啶约 0.74g 置 25ml 量瓶中，用乙腈溶解并定容至刻度，摇匀，分别制得 3,5-二硝基苯甲酰氯和二甲氨基吡啶贮备液（可于-20℃储存）。精密量取各贮备液 1ml 置 100ml 量瓶中，用乙腈稀释至刻度，摇匀，得相应的衍生化液。精密量取乙二醇和二甘醇对照品各 100μl，置同一 100ml 量瓶中，用乙腈稀释至刻度，作为混合对照品溶液。精密量取 1ml 聚氧乙烯溶液（必要时可略微加热

以便于量取）置顶空瓶中，加入 3,5-二硝基苯甲酰氯和二甲氨基吡啶衍生化液各 0.5ml，密封，混合。将顶空瓶放置于 85℃水浴中振荡 2 小时，冷却至室温。再加 0.5ml 水置顶空瓶中淬灭反应，密封，混合。取适量溶液经 0.45μm 滤膜（聚四氟乙烯膜）滤过后，与初始比例流动相［水-甲醇（70∶30）］1∶1 混合后作为供试品溶液。精密量取 1ml 乙腈和 20μl 混合对照品溶液置顶空瓶中，同上操作，作为对照品溶液。照高效液相色谱法（通则 0512）测定，以辛基硅烷键合硅胶为填充剂，柱温 50℃，以水为流动相 A，甲醇为流动相 B，按下表进行梯度洗脱，检测波长 225nm。对照品溶液中乙二醇峰和二甘醇峰分离度应符合规定。精密量取对照品溶液和供试品溶液各 10μl，注入液相色谱仪，按外标法以峰面积分别计算，含乙二醇和二甘醇均不得过 0.1%。

时间（分钟）	流动相 A（%）	流动相 B（%）
0	70	30
5	70	30
15	60	40
20	60	40
20.1	10	90
30	10	90
30.1	70	30
35	70	30

【类别】 崩解剂和释放调节剂等。

【贮藏】 密闭保存。

【标示】 ①应标明标示平均分子量和黏度测定所用的黏度计类型。②如含有抗氧剂，应标明其种类与含量。

附：硝酸钙滴定液（0.01mol/L）的配制

$$Ca(NO_3)_2 \cdot 4H_2O = 236.15 \qquad 2.3g \rightarrow 1000ml$$

取硝酸钙 2.3g，加水适量使溶解成 1000ml，摇匀。

精密量取乙二胺四醋酸二钠滴定液（0.01mol/L）25ml，置碘瓶中，加 30% 三乙醇胺溶液与 10% 氢氧化钠溶液各 25ml，加入羟基萘酚蓝（二钠盐）指示剂 0.3g，用硝酸钙滴定液（0.01mol/L）滴定至溶液显紫色，并将滴定的结果用空白试验校正。根据本液的消耗量，算出本液的浓度，即得。

聚氧乙烯油酸酯

Juyangyixi Yousuanzhi

Polyoxyl Oleate

［9004-96-0］

本品为油酸和聚乙二醇单酯和双酯的混合物。可由动植物油酸环氧化或由油酸与聚乙二醇酯化制得。分子式以 $C_{17}H_{33}COO(CH_2CH_2O)_nH$ 表示。n 为 5~6 或 10。

【性状】 本品为淡黄色黏稠液体。

本品在乙醇或异丙醇中溶解。

折光率 本品的折光率（通则 0622）为 1.464~1.468。

酸值 本品的酸值（通则 0713）应不大于 1。

羟值 本品的羟值（通则 0713）应为 50~70（n 为 5~6）

或 65～90(n 为 10)。

碘值 本品的碘值(通则 0713)应为 50～60(n 为 5～6)或 27～34(n 为 10)。

过氧化值 本品的过氧化值(通则 0713)应不大于 12。

皂化值 本品的皂化值(通则 0713)应为 105～120(n 为 5～6)或 65～85(n 为 10)。

【鉴别】 本品的红外光吸收图谱应与对照品的图谱一致(通则 0402)。

【检查】碱性杂质 取本品 2.0g,加入乙醇 20ml,混匀,取该溶液 2ml,加入酚红指示液 0.05ml,溶液不得显红色。

乙二醇、二甘醇、三甘醇 取本品 4.0g,精密称定,置 100ml 量瓶中,精密加入内标溶液(取 1,3-丁二醇适量,用无水乙醇稀释成每 1ml 中约含 4mg 的溶液)1.0ml,加无水乙醇稀释至刻度,摇匀,作为供试品溶液。

另取乙二醇、二甘醇和三甘醇对照品适量,精密称定,加无水乙醇稀释配制成每 1ml 含乙二醇、二甘醇、三甘醇各 4mg 的对照品贮备溶液,再精密量取该溶液 1.0ml,置 100ml 量瓶中,精密加入内标溶液 1.0ml,加无水乙醇稀释至刻度,摇匀,作为对照品溶液。

照气相色谱法(通则 0521)测定。以 50％苯基-50％甲基聚硅氧烷为固定液(0.53mm×30m,1μm),起始温度 60℃,维持 5 分钟,以每分钟 5℃的速率升温至 110℃,维持 5 分钟,再以每分钟 15℃的速率升温至 170℃,维持 5 分钟,再以每分钟 35℃的速率升温至 280℃,维持 40 分钟(根据分离情况调整时间)。进样口温度为 270℃,氢火焰离子化检测器温度为 290℃。

量取供试品溶液与对照品溶液各 1μl,分别进样,记录色谱图。按内标法以峰面积计算,乙二醇、二甘醇和三甘醇均不得过 0.1％。

环氧乙烷和二氧六环 取本品 1g,精密称定,置顶空瓶中,精密加入 N,N-二甲基乙酰胺 1.0ml 和水 0.2ml,密封,摇匀,作为供试品溶液。

精密量取环氧乙烷水溶液对照品适量,用水稀释制成每 1ml 中约含 0.01mg 的溶液,作为环氧乙烷对照品溶液。另取二氧六环对照品适量,精密称定,用水制成每 1ml 中约含 0.1mg 的溶液,作为二氧六环对照品溶液。

取本品 1g,精密称定,置顶空瓶中,精密加入 N,N-二甲基乙酰胺 1.0ml,环氧乙烷对照品溶液与二氧六环对照品溶液各 0.1ml,密封,摇匀,作为对照溶液。

精密量取环氧乙烷对照品溶液及二氧六环对照品溶液各 0.1ml 置顶空瓶中,加新配制的 0.001％乙醛溶液 0.1ml,再加入 N,N-二甲基乙酰胺 1.0ml,密封,摇匀,作为系统适用性(灵敏度)溶液。

照气相色谱法(通则 0521)测定。以聚二甲基硅氧烷为固定液,起始温度为 35℃,维持 5 分钟,以每分钟 5℃的速率升温至 180℃,再以每分钟 30℃的速率升温至 230℃,维持 5 分钟(根据分离情况调整时间)。进样口温度为 150℃,氢火焰离子化检测器温度为 250℃,顶空平衡温度为 70℃,

平衡时间 45 分钟。

取系统适用性(灵敏度)溶液顶空进样,调节检测灵敏度使环氧乙烷和二氧六环峰高的信噪比均大于 10,乙醛峰和环氧乙烷峰的分离度不小于 2.0。

分别取供试品溶液及对照溶液顶空进样,重复进样至少 3 次。环氧乙烷峰面积的相对标准偏差应不得过 15％,二氧六环峰面积的相对标准偏差应不得过 10％。

按标准加入法计算,环氧乙烷不得过 0.0001％,二氧六环不得过 0.001％。

水分 取本品 1.0g,照水分测定法(通则 0832 第一法 1)测定,含水分不得过 2.0％。

炽灼残渣 取本品 1.0g,依法检查(通则 0841),遗留残渣应不得过 0.3％。

重金属 取炽灼残渣项下遗留的残渣,依法检查(通则 0821 第二法),含重金属不得过百万分之十。

脂肪酸组成 取本品约 1.0g,置于 25ml 圆底两口烧瓶中,加无水甲醇 10ml 与 60g/L 氢氧化钾甲醇溶液 0.2ml,振摇使溶解,通氮气(速度参考值为每分钟 50ml),加热至沸腾,当溶液变透明后(约 10 分钟),继续加热 5 分钟,用水冷却烧瓶,再转移至分液漏斗中。用正庚烷 5ml 洗涤烧瓶,再将该液体加入分液漏斗并摇匀。加入 200g/L 氯化钠溶液 10ml,振摇,静置分层,取有机层,经无水硫酸钠干燥,滤过,作为供试品溶液。

分别精密称取下列各脂肪酸甲酯对照品适量,用正庚烷溶解并定量稀释制成每 1ml 中含十四烷酸甲酯 0.5mg、棕榈酸甲酯 1.0mg、棕榈油酸甲酯 0.5mg、硬脂酸甲酯 0.5mg、油酸甲酯 6.0mg、亚油酸甲酯 1.0mg、α-亚麻酸甲酯 0.5mg、γ-亚麻酸甲酯 0.5mg 的混合对照品溶液(1);精密量取 1.0ml,置 10ml 量瓶中,用正庚烷稀释至刻度,摇匀,作为混合对照品溶液(2)。

照气相色谱法(通则 0521)测定。以聚乙二醇为固定液的毛细管柱为色谱柱,初始温度 170℃,以每分钟 2℃的速率升温至 230℃,维持 10 分钟。进样口温度 250℃,检测器温度 250℃。取混合对照品溶液(1)、混合对照品溶液(2)各 1μl,分别注入气相色谱仪,记录色谱图,混合对照品溶液(1)中各相邻脂肪酸甲酯峰间的分离度应不小于 1.8,理论板数按油酸甲酯计算不低于 30 000;混合对照品(2)中脂肪酸甲酯的最小峰高不得低于基线噪音的 5 倍。取供试品溶液 1μl,注入气相色谱仪,按面积归一化法计算,十四烷酸不得过 5.0％,棕榈酸不得过 16.0％,棕榈油酸不得过 8.0％,硬脂酸不得过 6.0％,油酸不小于 65.0％,亚油酸不得过 18.0％,亚麻酸(α-亚麻酸和 γ-亚麻酸之和)不得过 4.0％,其他脂肪酸不得过 4.0％。

微生物限度 取本品,依法检查(通则 1105 与通则 1106),每 1g 供试品中需氧菌总数、霉菌和酵母菌总数均不得过 10^2 cfu,不得检出大肠埃希菌;每 10g 供试品中不得检出沙门菌。

【类别】 增溶剂和乳化剂。

【贮藏】 充氮,密封,在阴凉干燥处保存。

聚氧乙烯(40)氢化蓖麻油

Juyangyixi(40) Qinghuabimayou

Polyoxyl(40) Hydrogenated Castor Oil

本品为聚氧乙烯甘油三羟基硬脂酸酯，其中还含有少量聚乙二醇三羟基硬脂酸、游离的聚乙二醇。本品为 1mol 甘油三羟基硬脂酸与 40～45mol 环氧乙烷反应制得。

【性状】本品为白色或淡黄色膏状半固体。

本品在乙醇、丙酮中易溶。

酸值 取本品适量，依法操作（通则 0713），本品酸值应不大于 2.0。

羟值 取本品适量，依法操作（通则 0713），本品羟值应为 57～80。

碘值 取本品适量，依法操作（通则 0713），本品碘值应不大于 5.0。

皂化值 取本品适量，依法操作（通则 0713），本品皂化值应为 45～69。

凝点 取本品，照凝点测定法（通则 0613）测定，本品的凝点为 16～26℃。

【鉴别】(1)取本品 0.1g，溶于 0.5mol/L 氢氧化钾乙醇溶液，煮沸 3 分钟，蒸干。向残渣加水 5ml，溶解得澄清溶液。滴加冰醋酸数滴，应产生白色沉淀。

(2)取本品 0.1g，溶于 1ml 水中，加入 5% 氯化钠溶液 9ml，水浴加热，溶液在 70～85℃时浑浊。

【检查】**溶液的澄清度与颜色** 取本品 5.0g，加不含二氧化碳的热水 50ml 溶解后，依法检查（通则 0901 与通则 0902），与 3 号浊度标准液（通则 0902）比较，不得更浓；与橙黄色 1 号标准比色液（通则 0901 第一法）比较，不得更深。

碱度 取溶液的澄清度与颜色项下配制的溶液 2ml，加溴麝香草酚蓝指示液 0.5ml，溶液不得显蓝色。

乙二醇和二甘醇 取本品 4.0g，精密称定，置 100ml 量瓶中，精密加入内标溶液（取 1,3-丁二醇适量，用无水乙醇稀释成每 1ml 中约含 4mg 的溶液）1.0ml，加无水乙醇稀释至刻度，摇匀，作为供试品溶液。

另取乙二醇、二甘醇对照品适量，精密称定，加无水乙醇稀释配制成每 1ml 含乙二醇、二甘醇各 4mg 的对照品贮备溶液，再精密量取该溶液 1.0ml，置 100ml 量瓶中，精密加入内标溶液 1.0ml，加无水乙醇稀释至刻度，摇匀，作为对照品溶液。

照气相色谱法（通则 0521）测定。以 50% 苯基-50% 甲基聚硅氧烷为固定液（0.53mm×30m，1μm），起始温度 60℃，维持 5 分钟，以每分钟 5℃ 的速率升温至 110℃，维持 5 分钟，再以每分钟 15℃ 的速率升温至 170℃，维持 5 分钟，再以每分钟 35℃ 的速率升温至 280℃，维持 40 分钟（根据分离

情况调整时间）。进样口温度为 270℃，氢火焰离子化检测器温度为 290℃。量取供试品溶液与对照品溶液各 1μl，分别进样，记录色谱图。按内标法以峰面积计算，乙二醇不得过 0.062%，乙二醇和二甘醇之和不得过 0.25%。

环氧乙烷和二氧六环 取本品 1g，精密称定，置顶空瓶中，精密加入 N,N-二甲基乙酰胺 1.0ml 和水 0.2ml，密封，摇匀，作为供试品溶液。

精密量取环氧乙烷水溶液对照品适量，用水稀释制成每 1ml 中约含 0.01mg 的溶液，作为环氧乙烷对照品溶液。另取二氧六环对照品适量，精密称定，用水制成每 1ml 中约含 0.1mg 的溶液，作为二氧六环对照品溶液。

取本品 1g，精密称定，置顶空瓶中，精密加入 N,N-二甲基乙酰胺 1.0ml，环氧乙烷对照品溶液与二氧六环对照品溶液各 0.1ml，密封，摇匀，作为对照溶液。

精密量取环氧乙烷对照品溶液及二氧六环对照品溶液各 0.1ml 置顶空瓶中，加新配制的 0.001% 乙醛溶液 0.1ml，再加入 N,N-二甲基乙酰胺 1.0ml，密封，摇匀，作为系统适用性（灵敏度）溶液。

照气相色谱法（通则 0521）测定。以聚二甲基硅氧烷为固定液，起始温度为 35℃，维持 5 分钟，以每分钟 5℃ 的速率升温至 180℃，再以每分钟 30℃ 的速率升温至 230℃，维持 5 分钟（根据分离情况调整时间）。进样口温度为 150℃，氢火焰离子化检测器温度为 250℃，顶空平衡温度为 70℃，平衡时间 45 分钟。

取系统适用性（灵敏度）溶液顶空进样，调节检测灵敏度使环氧乙烷和二氧六环峰高的信噪比均大于 10，乙醛峰和环氧乙烷峰的分离度不小于 2.0。

分别取供试品溶液及对照溶液顶空进样，重复进样至少 3 次。环氧乙烷峰面积的相对标准偏差应不得过 15%，二氧六环峰面积的相对标准偏差应不得过 10%。

按标准加入法计算，环氧乙烷不得过 0.0001%，二氧六环不得过 0.001%。

水分 取本品，照水分测定法（通则 0832 第一法 1）测定，含水分不得过 3.0%。

炽灼残渣 取本品 2.0g，依法检查（通则 0841），遗留残渣不得过 0.3%。

重金属 取炽灼残渣项下遗留的残渣，依法检查（通则 0821 第二法），含重金属不得过百万分之十。

【类别】乳化剂和增溶剂。

【贮藏】避光，密闭保存。

聚氧乙烯(60)氢化蓖麻油

Juyangyixi(60) Qinghuabimayou

Polyoxyl(60) Hydrogenated Castor Oil

本品为聚氧乙烯甘油三羟基硬脂酸酯，其中还含有少量

聚乙二醇三羟基硬脂酸、游离的聚乙二醇。本品为 1mol 甘油三羟基硬脂酸与 60mol 环氧乙烷反应制得。

【性状】 本品为白色或淡黄色固体。

本品在丙酮、乙醇中易溶。

酸值 取本品适量，依法操作(通则 0713)，本品酸值应不大于 2.0。

羟值 取本品适量，依法操作(通则 0713)，本品羟值应为 45～67。

碘值 取本品适量，依法操作(通则 0713)，本品碘值应不大于 5.0。

皂化值 取本品适量，依法操作(通则 0713)，本品皂化值应为 40～51。

【检查】溶液的澄清度与颜色 取本品 5.0g，加不含二氧化碳的热水 50ml 溶解后，依法检查(通则 0901 与通则 0902)，与 3 号浊度标准液(通则 0902)比较，不得更浓；与橙黄色 1 号标准比色液(通则 0901 第一法)比较，不得更深。

碱度 取溶液的澄清度与颜色项下配制的溶液 2ml，加溴麝香草酚蓝指示液 0.5ml，溶液不得显蓝色。

乙二醇和二甘醇 取本品 4.0g，精密称定，置 100ml 量瓶中，精密加入内标溶液(取 1,3-丁二醇适量，用无水乙醇稀释成每 1ml 中约含 4mg 的溶液)1.0ml，加无水乙醇稀释至刻度，摇匀，作为供试品溶液。

另取乙二醇、二甘醇对照品适量，精密称定，加无水乙醇稀释配制成每 1ml 含乙二醇、二甘醇各 4mg 的对照品贮备溶液，再精密量取该溶液 1.0ml，置 100ml 量瓶中，精密加入内标溶液 1.0ml，加无水乙醇稀释至刻度，摇匀，作为对照品溶液。

照气相色谱法(通则 0521)试验。以 50%苯基-50%甲基聚硅氧烷为固定液(0.53mm×30m，1μm)，起始温度 60℃，维持 5 分钟，以每分钟 5℃的速率升温至 110℃，维持 5 分钟，再以每分钟 15℃的速率升温至 170℃，维持 5 分钟，再以每分钟 35℃的速率升温至 280℃，维持 40 分钟(根据分离情况调整时间)。进样口温度为 270℃，氢火焰离子化检测器温度为 290℃。

量取供试品溶液与对照品溶液各 1μl，分别进样，记录色谱图。按内标法以峰面积计算，乙二醇不得过 0.062%，乙二醇和二甘醇之和不得过 0.25%。

环氧乙烷和二氧六环 取本品 1g，精密称定，置顶空瓶中，精密加入 N,N-二甲基乙酰胺 1.0ml 和水 0.2ml，密封，摇匀，作为供试品溶液。

精密量取环氧乙烷水溶液对照品适量，用水稀释制成每 1ml 中约含 0.01mg 的溶液，作为环氧乙烷对照品溶液。另取二氧六环对照品适量，精密称定，用水制成每 1ml 中约含 0.1mg 的溶液，作为二氧六环对照品溶液。

取本品 1g，精密称定，置顶空瓶中，精密加入 N,N-二甲基乙酰胺 1.0ml，环氧乙烷对照品溶液与二氧六环对照品溶液各 0.1ml，密封，摇匀，作为对照溶液。

精密量取环氧乙烷对照品溶液及二氧六环对照溶液各

0.1ml 置顶空瓶中，加新配制的 0.001%乙醛溶液 0.1ml，再加入 N,N-二甲基乙酰胺 1.0ml，密封，摇匀，作为系统适用性(灵敏度)溶液。

照气相色谱法(通则 0521)测定。以聚二甲基硅氧烷为固定液，起始温度为 35℃，维持 5 分钟，以每分钟 5℃的速率升温至 180℃，再以每分钟 30℃的速率升温至 230℃，维持 5 分钟(根据分离情况调整时间)。进样口温度为 150℃，氢火焰离子化检测器温度为 250℃，顶空平衡温度为 70℃，平衡时间 45 分钟。

取系统适用性(灵敏度)溶液顶空进样，调节检测灵敏度使环氧乙烷和二氧六环峰高的信噪比均大于 10，乙醛峰和环氧乙烷峰的分离度不小于 2.0。

分别取供试品溶液及对照溶液顶空进样，重复进样至少 3 次。环氧乙烷峰面积的相对标准偏差不得过 15%，二氧六环峰面积的相对标准偏差不得过 10%。

按标准加入法计算，环氧乙烷不得过 0.0001%，二氧六环不得过 0.001%。

水分 取本品适量，依法测定(通则 0832 第一法 1)，含水分不得过 3.0%。

炽灼残渣 取本品 2.0g，依法检查(通则 0841)，遗留残渣不得过 0.3%。

重金属 取本品 2.0g，依法检查(通则 0821 第二法)，含重金属不得过百万分之十。

【类别】 乳化剂和增溶剂。

【贮藏】 避光，密闭保存。

聚氧乙烯(15)羟基硬脂酸酯

Juyangyixi(15) Qiangjiyingzhisuanzhi

Polyoxyl(15) Hydroxystearate

[70142-34-6]

本品为环氧乙烷和 12-羟基硬脂酸以 15:1 的比例缩聚而成的混合物，主要成分为聚乙二醇与 12-羟基硬脂酸的单酯、聚乙二醇与 12-羟基硬脂酸的双酯、12-羟基硬脂酸聚乙二醇醚，以及游离聚乙二醇。

【性状】 本品在室温下为白色至浅黄色蜡状物质。

酸值 本品的酸值(通则 0713)应不大于 1.0。

羟值 本品的羟值(通则 0713)应为 90.0～110.0。

碘值 取本品 12.5g，依法测定(通则 0713)，用硫代硫酸钠滴定液(0.1mol/L)滴定，滴定时注意充分振摇，待混合液的棕色变为淡黄色，加淀粉指示液，继续滴定，溶液不变蓝，以溶液颜色由淡黄色变为乳白色为滴定终点；同时做空白试验，加入淀粉指示液后，溶液变蓝色，用硫代硫酸钠滴定液(0.1mol/L)滴定。本品的碘值应不大于 2.0。

过氧化值 取本品 5g，依法测定(通则 0713)，用硫代硫酸钠滴定液(0.01mol/L)滴定，滴定时，注意缓慢加入滴定液，并充分振摇直至黄色几乎消失，加淀粉指示液 5ml 后溶液不变蓝，以充分振摇后溶液颜色由黄色变为乳白色为滴定终点；同时做空白试验。空白试验中硫代硫酸钠滴定液(0.01mol/L)的消耗量不得过 0.1ml。本品的过氧化值应不大于 5.0。

皂化值 本品的皂化值(通则 0713)应为 53.0～63.0。

【鉴别】(1)取本品约 1.0g，加 10% 氢氧化钾溶液 100ml，回流煮沸 30 分钟。放冷，加盐酸 20ml，冷却至室温，加乙醚 50ml，摇匀，静置使分层。取上层液体，加无水硫酸钠 5g，放置 30 分钟。滤过，滤液蒸干得白色固体。取上述白色固体 0.05g，置 25ml 量瓶中，加乙醚使溶解并稀释至刻度，摇匀，作为供试品溶液。

取 12-羟基硬脂酸对照品适量，加二氯甲烷溶解并稀释制成每 1ml 中约含 2mg 的溶液，作为对照品溶液。

照薄层色谱法(通则 0502)试验，吸取供试品溶液和对照品溶液各 2μl，点于十八烷基硅烷化硅胶板上，以二氯甲烷-冰醋酸-丙酮(1∶4∶5)为展开剂，展开，取出，晾干，喷以 5% 磷钼酸溶液，在 120℃下加热 1～2 分钟至斑点显色清晰。供试品溶液在与对照品溶液相同的位置上，应显相同的蓝黑色斑点。

(2)本品的红外光吸收图谱应与对照图谱(附图)一致(通则 0402)。

(3)取本品 6.0g，加水 20ml 使溶解，依法测定(通则 0633 第一法，毛细管内径 0.8mm±0.016mm)，在 20℃时的运动黏度不得过 20mm²/s。

【检查】溶液的澄清度与颜色 取本品 1.0g，加水 10ml 溶解后，依法检查(通则 0901 与通则 0902)，溶液应澄清无色；如显浑浊，与 3 号浊度标准液(通则 0902 第一法)比较，不得更浓；如显色，与黄色 0.5 号标准比色液(通则 0901 第一法)比较，不得更深。

水分 取本品 2.0g，照水分测定法(通则 0832 第一法 1)测定，含水分不得过 1.0%。

炽灼残渣 取本品 2.0g，依法检查(通则 0841)，遗留残渣不得过 0.3%。

游离聚乙二醇 取本品 1.0g，称重记为 m_0，置分液漏斗中，加乙酸乙酯 25ml 使溶解，用 0.003% 氯化钠溶液萃取 3 次，每次 50ml，合并氯化钠提取液，用乙酸乙酯 25ml 萃取，收集下层的氯化钠溶液，乙酸乙酯层继续用 0.003% 氯化钠溶液萃取 2 次，每次 50ml，合并氯化钠溶液提取液。用三氯甲烷萃取 2 次，每次 50ml，合并三氯甲烷层，旋干，残渣用三氯甲烷 50ml 溶解，过滤，收集滤液至 105℃连续两次干燥后称重的差异小于 0.1g 的烧瓶(称重为 m_1)中，旋蒸除去三氯甲烷，加入丙酮 15ml 使溶解，旋蒸除去丙酮。将上述烧瓶放入烘箱内以 105℃ 干燥至连续两次称重的差异小于 0.1g，称重为 m_2。游离聚乙二醇含量按照下式计算：

$$游离聚乙二醇 = \frac{(m_2 - m_1)}{m_0} \times 100\%$$

游离聚乙二醇含量应为 27.0%～39.0%。

环氧乙烷和二氧六环 取本品 1.0g，精密称定，置顶空瓶中，精密加入水 1.0ml，密封，摇匀，作为供试品溶液。

精密量取环氧乙烷水溶液对照品适量，用水定量稀释制成每 1ml 中约含环氧乙烷 2μg 的溶液，作为环氧乙烷对照品溶液。

另取二氧六环对照品适量，精密称定，加水溶解并定量稀释制成每 1ml 中约含 20μg 的溶液，作为二氧六环对照品溶液。

取本品 1.0g，精密称定，置顶空瓶中，精密加入环氧乙烷对照品溶液与二氧六环对照品溶液各 0.5ml，密封，摇匀，作为对照溶液。

精密量取环氧乙烷对照品溶液与二氧六环对照品溶液各 0.5ml，置顶空瓶中，加新配制的 0.001% 乙醛溶液 0.1ml，密封，摇匀，作为系统适用性(灵敏度)溶液。

照气相色谱法(通则 0521)测定。用 5% 苯基-95% 甲基聚硅氧烷为固定液的毛细管柱为色谱柱(色谱柱膜厚不应小于 1μm)，起始温度为 35℃，维持 5 分钟，以每分钟 5℃的速率升温至 180℃，然后以每分钟 30℃的速率升温至 250℃，维持 5 分钟(根据分离情况调整时间)。进样口温度为 150℃，氢火焰离子化检测器温度为 250℃，顶空平衡温度为 70℃，平衡时间 45 分钟。

取系统适用性(灵敏度)溶液顶空进样，调节检测灵敏度使环氧乙烷和二氧六环峰高的信噪比均大于 5，乙醛峰和环氧乙烷峰的分离度不小于 2.0。

分别取供试品溶液及对照溶液顶空进样，重复进样至少 3 次。环氧乙烷峰面积的相对标准偏差不得过 15%，二氧六环峰面积的相对标准偏差不得过 10%。

按标准加入法计算，环氧乙烷不得过 0.0001%，二氧六环不得过 0.005%。

【类别】增溶剂和乳化剂等。

【贮藏】密封，阴凉处保存。

附：

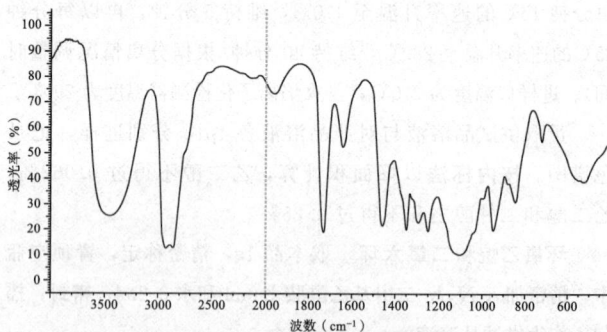

图 药用辅料聚氧乙烯(15)羟基硬脂酸酯红外光吸收对照图谱
(试样制备：膜法)

注：①本品别名 15-羟基硬脂酸聚乙二醇酯。②为满足制剂安全性和有效性要求，必要时，可对本品种中的元素杂质镍进行控制。(可按下述测定方法测定)

镍 取本品 0.25g，精密称定，置聚四氟乙烯消解罐中，加入硝酸 6.0ml 和浓过氧化氢溶液(30%)2.0ml，混匀，盖上内盖，旋紧外套，置微波消解仪内进行消解。待容器冷却后，加入浓过氧化氢溶液(30%)2.0ml，混匀，盖上内盖，旋紧外套，置微波消解仪内进行消解。消解完全后，将其转移至 25ml 量瓶中，加入 1%硝酸镁溶液 0.5ml 和10%磷酸二氢铵溶液 0.5ml，并用水稀释至刻度，摇匀，作为供试品溶液。同法制备空白试剂溶液。取镍标准溶液，加入 1%硝酸镁溶液 0.5ml 和 10%磷酸二氢铵溶液 0.5ml，并用水定量稀释制成每 1ml 中含镍 0~25ng 的对照品溶液。取供试品溶液和对照品溶液，以石墨炉为原子化器，照原子吸收分光光度法(通则 0406 第一法)，在 232.0nm 的波长处分别测定，计算，含镍不得过 0.0001%。

聚氧乙烯(40)硬脂酸酯

Juyangyixi(40) Yingzhisuanzhi

Polyoxyl(40) Stearate

本品系硬脂酸与聚氧乙烯酯化制得，主要成分为聚氧乙烯与硬脂酸以及棕榈酸形成的单酯和二酯的混合物，其中氧乙烯基的平均数为 40。

【性状】 本品为白色蜡状固体。

本品在水或乙醇中溶解，在乙二醇中不溶。

熔点 本品的熔点(通则 0612)为 46~51℃。

酸值 本品的酸值(通则 0713)应不大于 2。

羟值 本品的羟值(通则 0713)应为 22~38。

皂化值 本品的皂化值(通则 0713)应为 25~35。

【鉴别】 本品的红外光吸收图谱应与对照品的图谱(通则 0402)一致。

【检查】**碱度** 取本品 2.0g，加乙醇 20ml 使溶解，取2ml，加酚磺酞指示液 0.05ml，不得显红色。

溶液的澄清度与颜色 取本品 1.0g，加水 20ml 溶解后，依法检查(通则 0901 与通则 0902)，溶液应澄清无色；如显浑浊，与 1 号浊度标准液(通则 0902 第一法)比较，不得更浓；如显色，与黄色 6 号标准比色液(通则 0901 第一法)比较，不得更深。

游离聚乙二醇 取本品 6g，精密称定，置 500ml 分液漏斗中，加乙酸乙酯 50ml 使溶解，用氯化钠溶液(29→100)提取 2 次，每次 50ml，合并下层水相，用乙酸乙酯 50ml 提取，分取下层水相，用三氯甲烷提取 2 次，每次 50ml，合并三氯甲烷层，水浴蒸干，残渣用三氯甲烷 15ml 溶解，滤过，并用少量三氯甲烷洗涤滤器，合并滤液，蒸干，直至无三氯甲烷和乙酸乙酯气味，残渣于 60℃减压干燥 1 小时，冷却，称重，含游离聚乙二醇应为 17%~27%。

环氧乙烷和二氧六环 取本品约 1g，精密称定，置顶空瓶中，精密加水 1.0ml，密封，摇匀，作为供试品溶液。

精密量取环氧乙烷水溶液对照品适量，用水稀释制成每1ml 中约含 2μg 的溶液，作为环氧乙烷对照品贮备溶液。

另取二氧六环对照品适量，精密称定，用水制成每 1ml

中约含 20μg 的溶液，作为二氧六环对照品贮备溶液。

取本品 1g，精密称定，置顶空瓶中，精密加环氧乙烷对照品贮备溶液与二氧六环对照品贮备溶液各 0.5ml，密封，摇匀，作为对照品溶液。

精密量取环氧乙烷对照品贮备溶液及二氧六环对照品贮备溶液各 0.5ml，置顶空瓶中，加新配制的 0.001%乙醛溶液 0.1ml，密封，摇匀，作为系统适用性试验溶液。

照气相色谱法(通则 0521)测定。以聚二甲基硅氧烷为固定液的毛细管柱为色谱柱，起始温度为 50℃，维持5 分钟，以每分钟 5℃的速率升温至 180℃，然后以每分钟33℃的速率升温至 230℃，维持 5 分钟。进样口温度为150℃，氢火焰离子化检测器温度为 250℃，顶空平衡温度为 70℃，平衡时间 45 分钟。

取系统适用性试验溶液顶空进样，环氧乙烷和二氧六环峰的信噪比均大于 10，乙醛峰和环氧乙烷峰的分离度不小于 2.0。取对照溶液顶空进样，重复进样至少 3 次。环氧乙烷峰面积的相对标准偏差应不得过 15%，二氧六环峰面积的相对标准偏差应不得过 10%。

按标准加入法计算环氧乙烷和二氧六环的含量，含环氧乙烷不得过 0.0001%，含二氧六环 0.001%。

水分 取本品，照水分测定法(通则 0832 第一法 1)测定，含水分不得过 3.0%。

炽灼残渣 取本品 1.0g，依法检查(通则 0841)，遗留残渣不得过 0.3%。

重金属 取本品 2.0g，依法检查(通则 0821 第三法)，含重金属不得过百万分之十。

砷盐 取本品 0.67g，依法检查(通则 0822 第二法)，应符合规定(0.0003%)。

脂肪酸组成 取本品约 0.1g，置 25ml 锥形瓶中，加0.5mol/L 氢氧化钠甲醇溶液 2ml，振摇使溶解，加热回流30 分钟，沿冷凝管加入 14%三氟化硼甲醇溶液 2ml，加热回流 30 分钟，沿冷凝管加入正庚烷 4ml，加热回流 5 分钟，放冷，加饱和氯化钠溶液 10ml，振摇 15 秒，加入饱和氯化钠溶液至瓶颈部，混匀，静置分层，取上层液 2ml，用水洗涤 3 次，每次2ml，上层液经无水硫酸钠干燥，作为供试品溶液。

照气相色谱法(通则 0521)测定。以聚乙二醇为固定液的毛细管柱为色谱柱，起始温度为 170℃，维持 2 分钟，以每分钟 10℃的速率升温至 240℃，维持数分钟；进样口温度为250℃；检测器温度为 260℃。取供试品溶液 1μl 注入气相色谱仪，出峰顺序依次为棕榈酸甲酯、硬脂酸甲酯，棕榈酸甲酯峰与硬脂酸甲酯峰的分离度应不小于 5.0，记录色谱图至硬脂酸甲酯峰保留时间的 3 倍。按面积归一化法计算，含硬脂酸不得少于 40.0%，含硬脂酸和棕榈酸的总和不得少于 90.0%。

【类别】 增溶剂、乳化剂和基质等。

【贮藏】 密闭，在阴凉干燥处保存。

【标示】 应标明本品乙二醇和二甘醇的含量。(可按下述测定方法测定)

乙二醇和二甘醇 取本品 4.0g，精密称定，置 100ml

量瓶中，精密加入内标溶液(取 1,3-丁二醇适量，用无水乙醇稀释成每 1ml 中约含 4mg 的溶液)1.0ml，加无水乙醇稀释至刻度，摇匀，作为供试品溶液。

另取乙二醇、二甘醇对照品适量，精密称定，加无水乙醇稀释配制成每 1ml 含乙二醇、二甘醇各 4mg 的对照品贮备溶液，再精密量取该溶液 1.0ml，置 100ml 量瓶中，精密加入内标溶液 1.0ml，加无水乙醇稀释至刻度，摇匀，作为对照品溶液。

照气相色谱法(通则 0521)测定。以 50％苯基-50％甲基聚硅氧烷为固定液的毛细管柱为色谱柱(0.53mm×30m，1μm)，起始温度 60℃，维持 5 分钟，以每分钟 5℃ 的速率升温至 110℃，维持 5 分钟，再以每分钟 15℃ 的速率升温至 170℃，维持 5 分钟，再以每分钟 35℃ 的速率升温至 280℃，维持 40 分钟(根据分离情况调整时间)。进样口温度为 270℃，氢火焰离子化检测器温度为 290℃。

量取供试品溶液与对照品溶液各 1μl，分别进样，记录色谱图。按内标法以峰面积计算乙二醇和二甘醇含量。

聚氧乙烯(50)硬脂酸酯

Juyangyixi(50) Yingzhisuanzhi

Polyoxyl(50) Stearate

[9005-00-9]

本品系由硬脂酸与聚氧乙烯酯化而得，主要成分为聚氧乙烯与硬脂酸以及棕榈酸形成的单酯和双酯混合物，其环氧乙烷链节平均数为 50。

【性状】 本品为白色或淡黄色蜡状固体。

酸值 取本品适量，依法操作(通则 0713)，本品酸值应不大于 2.0。

羟值 取本品适量，依法操作(通则 0713)，本品羟值应为 23～40。

碘值 取本品适量，依法操作(通则 0713)，本品碘值应不大于 2.0。

过氧化值 取本品适量，依法操作(通则 0713)，本品过氧化值不大于 10。

皂化值 取本品适量，依法操作(通则 0713)，本品皂化值应为 20～35。

熔点 取本品适量，依法操作(通则 0612 第二法)，本品熔点应为 38～52℃。

【鉴别】 本品红外光吸收图谱应与对照品的图谱一致(通则 0402)。

【检查】 **碱度** 取本品适量，溶于 95％乙醇溶液配制成 0.1g/ml 的溶液。取该溶液 2ml，滴加酚红试液，溶液应无红色产生。

乙二醇和二甘醇 取本品 4.0g，精密称定，置 100ml 量瓶中，精密加入内标溶液(取 1,3-丁二醇适量，用无水乙醇稀释成每 1ml 中约含 4mg 的溶液)1.0ml，加无水乙醇稀

释至刻度，摇匀，作为供试品溶液。

另取乙二醇、二甘醇对照品适量，精密称定，加无水乙醇稀释配制成每 1ml 含乙二醇、二甘醇各 4mg 的对照品贮备溶液。

再精密量取该溶液 1.0ml，置 100ml 量瓶中，精密加入内标溶液 1.0ml，加无水乙醇稀释至刻度，摇匀，作为对照品溶液。

照气相色谱法(通则 0521)测定。以 50％苯基-50％甲基聚硅氧烷为固定液(0.53mm×30m，1μm)，起始温度 60℃，维持 5 分钟，以每分钟 5℃ 的速率升温至 110℃，维持 5 分钟，再以每分钟 15℃ 的速率升温至 170℃，维持 5 分钟，再以每分钟 35℃ 的速率升温至 280℃，维持 40 分钟(根据分离情况调整时间)。进样口温度为 270℃，氢火焰离子化检测器温度为 290℃。

量取供试品溶液与对照品溶液各 1μl，分别进样，记录色谱图。按内标法以峰面积计算，乙二醇不得过 0.062％，乙二醇和二甘醇之和不得过 0.25％。

环氧乙烷和二氧六环 取本品 1g，精密称定，置顶空瓶中，精密加入 N,N-二甲基乙酰胺 1.0ml 和水 0.2ml，密封，摇匀，作为供试品溶液。

精密量取环氧乙烷水溶液对照品适量，用水稀释制成每 1ml 中约含 0.01mg 的溶液，作为环氧乙烷对照品溶液。

另取二氧六环对照品适量，精密称定，用水制成每 1ml 中约含 0.1mg 的溶液，作为二氧六环对照品溶液。取本品 1g，精密称定，置顶空瓶中，精密加入 N,N-二甲基乙酰胺 1.0ml，环氧乙烷对照品溶液与二氧六环对照品溶液各 0.1ml，密封，摇匀，作为对照溶液。

精密量取环氧乙烷对照品溶液及二氧六环对照品溶液各 0.1ml 置顶空瓶中，加新配制的 0.001％乙醛溶液 0.1ml，再加 N,N-二甲基乙酰胺 1.0ml，密封，摇匀，作为系统适用性(灵敏度)溶液。

照气相色谱法(通则 0521)测定。以聚二甲基硅氧烷为固定液，起始温度为 35℃，维持 5 分钟，以每分钟 5℃ 的速率升温至 180℃，再以每分钟 30℃ 的速率升温至 230℃，维持 5 分钟(根据分离情况调整时间)。进样口温度为 150℃，氢火焰离子化检测器温度为 250℃，顶空平衡温度为 70℃，平衡时间 45 分钟。

取系统适用性(灵敏度)溶液顶空进样，调节检测灵敏度使环氧乙烷和二氧六环峰高的信噪比均大于 10，乙醛峰和环氧乙烷峰的分离度不小于 2.0。

分别取供试品溶液及对照溶液顶空进样，重复进样至少 3 次。环氧乙烷峰面积的相对标准偏差应不得过 15％，二氧六环峰面积的相对标准偏差应不得过 10％。

按标准加入法计算，环氧乙烷不得过 0.0001％，二氧六环不得过 0.001％。

水分 取本品适量，依法检查(通则 0832 第一法 1)，含水分不得过 3.0％。

炽灼残渣 取本品 2.0g，依法检查(通则 0841)，遗留

残渣不得过 0.3%。

重金属 取本品 2.0g，依法检查(通则 0821 第二法)，含重金属不得过百万分之十。

【类别】乳化剂、增溶剂、软膏基质和栓剂基质等。

【贮藏】避光，密闭保存。

聚氧乙烯(35)蓖麻油

Juyangyixi(35) Bimayou

Polyoxyl(35) Castor Oil

[61791-12-6]

本品为聚氧乙烯甘油三蓖麻酸酯，其中还含少量聚乙二醇蓖麻酸酯、游离乙二醇。本品为 1mol 甘油蓖麻酸酯与 35mol 环氧乙烷反应得到。

【性状】本品为白色、类白色或淡黄色糊状物或黏稠液体。

本品在乙醇中极易溶解。

相对密度 本品的相对密度(通则 0601)为 1.05～1.06。

黏度 本品的运动黏度(通则 0633 第一法)，在 25℃时(毛细管内径为 2.0mm 或适合的毛细管内径)为 570～710mm²/s。

酸值 取本品 5g，酸值(通则 0713)不得过 2.0。

羟值 本品的羟值(通则 0713)为 65～78。

碘值 本品的碘值(通则 0713)为 25～35。

过氧化值 本品的过氧化值(通则 0713)不得过 5。

皂化值 本品的皂化值(通则 0713)为 65～70。

【鉴别】(1)本品的红外光吸收图谱应与聚氧乙烯(35)蓖麻油对照品的图谱一致(薄膜法)(通则 0402)。

(2)取本品的水溶液(1→20)，滴加溴试液，溴试液即褪色。

【检查】**酸度** 取本品 1.0g，加水 10ml 使溶解，依法测定(通则 0631)，pH 值应为 5.0～7.0。

溶液的澄清度与颜色 取本品 5.0g，加水 50ml 溶解后，依法检查(通则 0901 与通则 0902)，溶液应澄清无色；若显浑浊，与 3 号浊度标准液(通则 0902)比较，不得更浓；若显色，与橙黄色 1 号标准比色液(通则 0901 第一法)比较，不得更深。

乙二醇和二甘醇 取本品 4.0g，精密称定，置 100ml 量瓶中，精密加入内标溶液(取 1,3-丁二醇适量，用无水乙醇稀释成每 1ml 中约含 4mg 的溶液)1.0ml，加无水乙醇稀释至刻度，摇匀，作为供试品溶液。

另取乙二醇、二甘醇对照品适量，精密称定，加无水乙醇稀释配制成每 1ml 含乙二醇、二甘醇各 4mg 的对照品贮备溶液。

再精密量取该溶液 1.0ml，置 100ml 量瓶中，精密加入内标溶液 1.0ml，加无水乙醇稀释至刻度，摇匀，作为对照品溶液。

精密量取对照品溶液 1.0ml，置 10ml 量瓶中，加无水乙醇稀释至刻度，摇匀，作为灵敏度溶液。

照气相色谱法(通则 0521)测定。以 50%苯基-50%甲基聚硅氧烷为固定液(0.53mm×30m，1μm)，起始温度 60℃，维持 5 分钟，以每分钟 5℃的速率升温至 110℃，维持 5 分钟，再以每分钟 15℃的速率升温至 170℃，维持 5 分钟，再以每分钟 35℃的速率升温至 280℃，维持 40 分钟(根据分离情况调整时间)。进样口温度为 270℃，氢火焰离子化检测器温度为 290℃。

精密量取灵敏度溶液 1μl 进样，调节检测灵敏度使乙二醇、二甘醇峰高的信噪比均大于 10；精密量取供试品溶液与对照品溶液 1μl，分别进样，记录色谱图。按内标法以峰面积计算，乙二醇不得过 0.062%，乙二醇和二甘醇之和不得过 0.25%。

环氧乙烷和二氧六环 取本品 1g，精密称定，置顶空瓶中，精密加入 N,N-二甲基乙酰胺 1.0ml 和水 0.2ml，密封，摇匀，作为供试品溶液。

精密量取环氧乙烷水溶液对照品适量，用水稀释制成每 1ml 中约含 0.01mg 的溶液，作为环氧乙烷对照品溶液。

另取二氧六环对照品适量，精密称定，用水制成每 1ml 中约含 0.1mg 的溶液，作为二氧六环对照品溶液。取本品 1g，精密称定，置顶空瓶中，精密加入 N,N-二甲基乙酰胺 1.0ml，环氧乙烷对照品溶液与二氧六环对照品溶液各 0.1ml，密封，摇匀，作为对照溶液。

精密量取环氧乙烷对照品溶液及二氧六环对照品溶液各 0.1ml 置顶空瓶中，加新配制的 0.001%乙醛溶液 0.1ml，再加入 N,N-二甲基乙酰胺 1.0ml，密封，摇匀，作为系统适用性(灵敏度)溶液。

照气相色谱法(通则 0521)测定。以聚二甲硅氧烷为固定液，起始温度为 35℃，维持 5 分钟，以每分钟 5℃的速率升温至 180℃，再以每分钟 30℃的速率升温至 230℃，维持 5 分钟(根据分离情况调整时间)。进样口温度为 150℃，氢火焰离子化检测器温度为 250℃，顶空平衡温度为 70℃，平衡时间 45 分钟。

取系统适用性(灵敏度)溶液顶空进样，调节检测灵敏度使环氧乙烷和二氧六环峰高的信噪比均大于 10，乙醛峰和环氧乙烷峰的分离度不小于 2.0。

分别取供试品溶液及对照溶液顶空进样，重复进样至少 3 次。环氧乙烷峰面积的相对标准偏差不得过 15%，二氧六环峰面积的相对标准偏差应不得过 10%。

按标准加入法计算，环氧乙烷不得过 0.0001%，二氧六环不得过 0.001%。

水分 取本品，照水分测定法(通则 0832 第一法 1)测定，含水分不得过 0.5%。

炽灼残渣 取本品 1g，依法检查(通则 0841)，不得过 0.2%。

重金属 取炽灼残渣项下遗留的残渣，依法检查(通则 0821 第二法)，含重金属不得过百万分之十。

砷盐 取本品 1.0g，置于坩埚中，加硝酸镁六水合物乙醇(95%)溶液(1→50)10ml，缓慢加热，蒸发乙醇，灼烧，若有炭化物残留，加少量硝酸，继续灼烧。冷却后，加盐酸 3ml，水浴加热至残渣溶解，依法检查(通则 0822 第二法)，应符合规定(不得过百万分之二)。

细菌内毒素（供注射用）　取本品，依法检查（通则 1143），每 1mg 聚氧乙烯(35)蓖麻油中含内毒素的量应不得过 0.012EU。

【类别】　乳化剂和增溶剂等。

【贮藏】　遮光，密封保存。

【标示】　应标明本品蓖麻油酸含量的标示值。

聚维酮 K25

Juweitong K25

Povidone K25

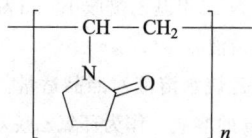

$(C_6H_9NO)_n$

[9003-39-8]

本品系吡咯烷酮和乙炔在加压下生成乙烯基吡咯烷酮单体，在催化剂作用下聚合得到的 1-乙烯基-2-吡咯烷酮均聚物，分子式为$(C_6H_9NO)_n$，其中 n 代表 1-乙烯基-2-吡咯烷酮链节的平均数。按无水物计算，含氮(N)量应为 11.5%～12.8%。

【性状】　本品为白色至乳白色粉末。

【鉴别】　(1)取本品水溶液(1→50)2ml，加 1mol/L 盐酸溶液 2ml 与重铬酸钾试液数滴，即生成橙黄色沉淀。

(2)取本品水溶液(1→50)3ml，加碘试液 1～2 滴，即生成棕红色沉淀，搅拌，溶解成棕红色溶液。

(3)取本品适量，置 105℃ 干燥 6 小时，依法测定，本品的红外光吸收图谱应与对照图谱（附图）一致（通则 0402）。

【检查】　**酸度**　取本品 1.0g，加水 20ml 溶解后，依法检查（通则 0631），pH 值应为 3.0～5.0。

溶液的澄清度与颜色　取本品 1.0g，加水 20ml 溶解后，依法检查（通则 0901 与通则 0902），溶液应澄清无色；如显浑浊，与 1 号浊度标准液（通则 0902 第一法）比较，不得更浓；如显色，与黄色 1 号或棕红色 2 号标准比色液（通则 0901 第一法）比较，不得更深。

K 值　取本品 1.00g（按无水物计算），精密称定，置 100ml 量瓶中，加水使溶解并稀释至刻度，在 25℃±0.2℃ 恒温水浴中放置 1 小时后，依法检查（通则 0633 第二法），测得相对黏度 η_r，按下式计算 K 值，应为 22.5～27.0。

$$K = \frac{\sqrt{300W\lg\eta_r + (W + 1.5W\lg\eta_r)^2} + 1.5W\lg\eta_r - W}{0.15W + 0.003W^2}$$

式中　W 为供试品的重量（按无水物计算），g。

醛　取本品 1.0g，置 100ml 量瓶中，加磷酸盐缓冲液（取磷酸二氢钾 1.74g，加水 80ml 溶解后，用 1mol/L 氢氧化钾溶液调节 pH 值至 9.0，再用水稀释至 100ml，即得）溶解并稀释至刻度，摇匀，密塞，在 60℃ 恒温水浴中放置

1 小时后，放冷，作为供试品溶液。

取乙醛合氨三聚体 0.140g，置 200ml 量瓶中，加水溶解并稀释至刻度，摇匀，精密量取 1ml，置 100ml 量瓶中，用磷酸盐缓冲液稀释至刻度，摇匀，作为对照品溶液。

精密量取供试品溶液 0.5ml，置比色皿中，依次加磷酸盐缓冲液 2.5ml，烟酰胺腺嘌呤二核苷酸溶液（取 β-烟酰胺腺嘌呤二核苷酸适量，置玻璃瓶中，加磷酸盐缓冲液溶解并稀释制成每 1ml 中约含 4mg 的溶液，4℃ 存放，4 周内稳定）0.2ml，加盖，混匀，在 22℃±2℃ 水浴中放置 2～3 分钟，以水为参比，照紫外-可见分光光度法（通则 0401），在 340nm 的波长处测定吸光度；再在同一比色皿中加醛脱氢酶溶液（取低压冻干粉醛脱氢酶适量，置玻璃瓶中，加水溶解并稀释制成每 1ml 中约含 7U 的溶液，4℃ 存放，8 小时内稳定）0.05ml，加盖，混匀，在 22℃±2℃ 水浴中放置 5 分钟，以水为参比，在 340nm 的波长处测定吸光度。另取空白溶液(水)、对照品溶液同法操作。按下式计算醛含量，以乙醛计，不得过 0.05%。

$$醛含量 = \frac{(A_{t2} - A_{t1}) - (A_{b2} - A_{b1})}{(A_{s2} - A_{s1}) - (A_{b2} - A_{b1})} \times \frac{C}{m \times 10} \times 100\%$$

式中　A_{t1} 为加醛脱氢酶前供试品溶液吸光度；

A_{t2} 为加醛脱氢酶后供试品溶液吸光度；

A_{s1} 为加醛脱氢酶前对照品溶液吸光度；

A_{s2} 为加醛脱氢酶后对照品溶液吸光度；

A_{b1} 为加醛脱氢酶前空白液吸光度；

A_{b2} 为加醛脱氢酶后空白液吸光度；

C 为对照品溶液浓度，mg/ml（乙醛合氨三聚体折算为乙醛的系数为 0.72）；

m 为取样量（按无水物计算），g。

N-乙烯-2-吡咯烷酮　取本品约 0.25g，精密称定，置 10ml 量瓶中，加流动相溶解并稀释至刻度，摇匀，作为供试品溶液。

取 N-乙烯-2-吡咯烷酮对照品适量，精密称定，加甲醇溶解并定量稀释制成每 1ml 中约含 5μg 的溶液，精密量取 5ml，置 100ml 量瓶中，用流动相稀释至刻度，摇匀，作为对照品溶液。

另取 N-乙烯-2-吡咯烷酮对照品和乙酸乙烯酯适量，加适量甲醇使溶解，用流动相稀释并制成每 1ml 中约含 N-乙烯-2-吡咯烷酮 1μg 与乙酸乙烯酯 50μg 的溶液，作为系统适用性溶液。

照高效液相色谱法（通则 0512）测定。用十八烷基硅烷键合硅胶为填充剂，以乙腈-水(10∶90)为流动相，检测波长为 235nm。取系统适用性溶液 20μl 注入液相色谱仪，N-乙烯-2-吡咯烷酮峰与乙酸乙烯酯峰的分离度应大于 6.0。供试品溶液中 N-乙烯-2-吡咯烷酮峰与相邻色谱峰的分离度应符合要求。

精密量取供试品溶液与对照品溶液各 20μl，分别注入液相色谱仪，记录色谱图，按外标法以峰面积计算，不得过 0.001%。

2-吡咯烷酮 取本品适量，精密称定，加水溶解并定量稀释制成每 1ml 中约含 5mg 的溶液，作为供试品溶液。

取 2-吡咯烷酮对照品适量，精密称定，加水溶解并定量稀释制成每 1ml 中约含 0.1mg 的溶液，作为对照品溶液。

照高效液相色谱法(通则 0512)测定。用十八烷基硅烷键合硅胶为填充剂，以水-乙腈-甲醇为流动相(90∶5∶5)，检测波长为 205nm。精密量取对照品溶液 20μl 注入液相色谱仪，进样 6 次，峰面积的相对标准偏差不得过 2.0%。

精密量取对照品溶液与供试品溶液各 20μl，分别注入液相色谱仪，记录色谱图，按外标法以峰面积计算，不得过 3.0%。

甲酸 取本品 2.0g(按无水物计算)，精密称定，置 100ml 量瓶中，加水溶解并稀释至刻度，摇匀，作为供试品贮备液。将强酸性离子交换树脂混悬液转移至内径为 0.8cm 的玻璃柱中，填充成长度为 20mm，并使强酸性离子交换树脂层一直浸没在水中。加入水 5ml，调整流速至每分钟 1ml 左右。当液面降低至接近强酸性离子交换树脂层的顶部时，将供试品贮备液加入柱内，弃去前 2ml 流出液，然后收集流出液 1.5ml 作为供试品溶液。

取甲酸对照品适量，精密称定，加水溶解并定量稀释制成每 1ml 中约含 10μg 的溶液，作为对照品溶液。

照高效液相色谱法(通则 0512)测定。用强酸性离子交换树脂为填充剂，以高氯酸-水(1∶699)为流动相，检测波长为 210nm。供试品溶液中甲酸峰与相邻峰的分离度应符合要求。

精密量取对照品溶液与供试品溶液各 50μl，分别注入液相色谱仪，记录色谱图，按外标法以峰面积计算，不得过 0.5%。

过氧化物 取本品 4.0g(按无水物计算)，置 100ml 量瓶中，加水溶解并稀释至刻度，摇匀，作为贮备液。

精密量取 25ml，加三氯化钛-硫酸溶液 2.0ml，摇匀，放置 30 分钟，作为供试品溶液。[三氯化钛-硫酸溶液的配制：量取 15%三氯化钛溶液(取三氯化钛 15g 溶于稀盐酸 100ml 中，或使用商品化的三氯化钛(Ⅲ)溶液)20ml，在冰浴下与硫酸 13ml 小心混合均匀，加适量浓过氧化氢溶液至出现黄色，加热至冒白烟，放冷，反复用水稀释并蒸发至溶液近无色，加水得无色溶液，并加水至 100ml，摇匀，即得。]

另精密量取贮备液 25ml，加 13%硫酸溶液 2.0ml，摇匀，放置 30 分钟，作为空白溶液。

照紫外-可见分光光度法(通则 0401)，在 405nm 的波长处测定吸光度，不得过 0.35(相当于 0.04%的 H_2O_2)。

肼 取本品 2.5g，精密称定，置 50ml 离心管中，加水 25ml 使溶解，加 5%水杨醛甲醇溶液 0.5ml，摇匀，置 60℃的水浴中加热 15 分钟，放冷，加甲苯 2.0ml，密塞，剧烈振摇 2 分钟，离心，取甲苯层的上清液作为供试品溶液。

精密称取水杨醛吖嗪对照品适量，加甲苯溶解并定量稀

释制成每 1ml 中约含 9μg 的溶液，作为对照品溶液。

照薄层色谱法(通则 0502)试验，吸取上述两种溶液各 10μl，分别点于同一二甲基硅烷化硅胶薄层板，以甲醇-水(2∶1)为展开剂，展开至溶剂前沿至薄层板 3/4 处，取出，晾干，置紫外光灯(365nm)下检视，水杨醛吖嗪比移值(R_f)约为 0.3，供试品溶液如显与对照品溶液相应的荧光斑点，其荧光强度与对照品溶液的斑点比较，不得更强(0.0001%)。

水分 取本品，照水分测定法(通则 0832 第一法 1)测定，含水分不得过 5.0%。

炽灼残渣 取本品 1.0g，依法检查(通则 0841)，遗留残渣不得过 0.1%。

含氮量 取本品约 0.1g，精密称定，置凯氏定氮瓶中，依次加入硫酸钾 10g 和硫酸铜 0.5g，沿瓶壁缓缓加硫酸 20ml，在凯氏定氮瓶口放一小漏斗，用直火缓缓加热，溶液呈澄明的绿色后，继续加热 30 分钟，放冷。转移至 100ml 量瓶中，加水稀释至刻度，摇匀。精密吸取 10ml，照氮测定法(通则 0704 第二法或第三法)测定，馏出液用硫酸滴定液(0.005mol/L)滴定，并将滴定的结果用空白试验校正。按无水物计算，含氮量应为 11.5%～12.8%。

【类别】 黏合剂和助溶剂等。

【贮藏】 遮光，密封保存。

附：

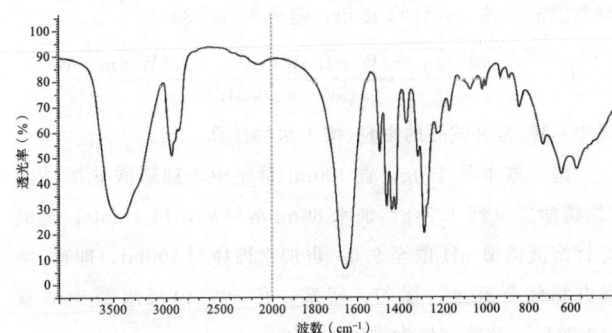

图 药用辅料聚维酮 K25 红外光吸收对照图谱
(试样制备：KBr 压片)

注：①本品极具引湿性。②为满足制剂安全性和有效性要求，必要时，可对本品中的元素杂质钒进行控制。

聚 维 酮 K30
Juweitong K30
Povidone K30

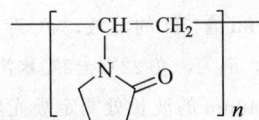

$(C_6H_9NO)_n$
[9003-39-8]

本品系吡咯烷酮和乙炔在加压下生成乙烯基吡咯烷酮单体，在催化剂作用下聚合得到的 1-乙烯基-2-吡咯烷酮均聚物，分子式为 $(C_6H_9NO)_n$，其中 n 代表 1-乙烯基-2-吡咯烷酮链节的平均数。按无水物计算，含氮(N)量应为 11.5%～12.8%。

【性状】 本品为白色至乳白色粉末。

【鉴别】 (1)取本品水溶液(1→50)2ml，加 1mol/L 盐酸溶液 2ml 与重铬酸钾试液数滴，即生成橙黄色沉淀。

(2)取本品水溶液(1→50)3ml，加碘试液 1～2 滴，即生成棕红色沉淀，搅拌，溶解成棕红色溶液。

(3)取本品适量，置 105℃干燥 6 小时，依法测定，本品的红外光吸收图谱应与对照图谱(附图)一致(通则 0402)。

【检查】酸度 取本品 1.0g，加水 20ml 溶解后，依法检查(通则 0631)，pH 值应为 3.0～5.0。

溶液的澄清度与颜色 取本品 1.0g，加水 20ml 溶解后，依法检查(通则 0901 与通则 0902)，溶液应澄清无色；如显浑浊，与 1 号浊度标准液(通则 0902 第一法)比较，不得更浓；如显色，与黄色 1 号或棕红色 2 号标准比色液(通则 0901 第一法)比较，不得更深。

K 值 取本品 1.00g(按无水物计算)，精密称定，置 100ml 量瓶中，加水适量使溶解并稀释至刻度，在 25℃±0.2℃恒温水浴中放置 1 小时后，依法检查(通则 0633 第二法)，测得相对黏度 η_r，按下式计算 K 值，应为 27.0～32.0。

$$K=\frac{\sqrt{300W\lg\eta_r+(W+1.5W\lg\eta_r)^2}+1.5W\lg\eta_r-W}{0.15W+0.003W^2}$$

式中 W 为供试品的重量(按无水物计算)，g。

醛 取本品 1.0g，置 100ml 量瓶中，加磷酸盐缓冲液(取磷酸二氢钾 1.74g，加水 80ml 溶解后，用 1mol/L 氢氧化钾溶液调节 pH 值至 9.0，再加水稀释至 100ml，即得)溶解并稀释至刻度，摇匀，密塞，在 60℃恒温水浴中放置 1 小时后，放冷，作为供试品溶液。

另取乙醛合氨三聚体 0.140g，置 200ml 量瓶中，用水溶解并稀释至刻度，摇匀，精密量取 1ml，置 100ml 量瓶中，加磷酸盐缓冲液稀释至刻度，摇匀，作为对照品溶液。

精密量取供试品溶液 0.5ml，置比色皿中，依次加磷酸盐缓冲液 2.5ml，烟酰胺腺嘌呤二核苷酸溶液(取 β-烟酰胺腺嘌呤二核苷酸适量，置玻璃瓶中，加磷酸盐缓冲液溶解并稀释制成每 1ml 含 4mg 的溶液，4℃存放，4 周内稳定)0.2ml，加盖，混匀，在 22℃±2℃水浴中放置 2～3 分钟，以水为参比，照紫外-可见分光光度法(通则 0401)，在 340nm 的波长处测定吸光度；再在同一比色皿中加醛脱氢酶溶液(取低压冻干粉醛脱氢酶适量，置玻璃瓶中，加水溶解并稀释制成每 1ml 含 7U 的溶液，4℃存放，8 小时内稳定)0.05ml，加盖，混匀，在 22℃±2℃水浴中放置 5 分钟，以水为参比，在 340nm 的波长处测定吸光度。另取空白溶液(水)、对照品溶液同法操作。按下式计算醛含量，以乙醛计，不得过 0.05%。

$$醛含量=\frac{(A_{t2}-A_{t1})-(A_{b2}-A_{b1})}{(A_{s2}-A_{s1})-(A_{b2}-A_{b1})}\times\frac{C}{m\times10}\times100\%$$

式中 A_{t1} 为加醛脱氢酶前供试品溶液吸光度；

A_{t2} 为加醛脱氢酶后供试品溶液吸光度；

A_{s1} 为加醛脱氢酶前对照品溶液吸光度；

A_{s2} 为加醛脱氢酶后对照品溶液吸光度；

A_{b1} 为加醛脱氢酶前空白液吸光度；

A_{b2} 为加醛脱氢酶后空白液吸光度；

C 为对照品溶液浓度，mg/ml(乙醛合氨三聚体折算为乙醛的系数为 0.72)；

m 为取样量(按无水物计算)，g。

N-乙烯-2-吡咯烷酮 取本品约 0.25g，精密称定，置 10ml 量瓶中，加流动相溶解并稀释至刻度，摇匀，作为供试品溶液。

取 N-乙烯-2-吡咯烷酮对照品适量，精密称定，加甲醇溶解并稀释制成每 1ml 约含 5μg 的溶液，精密量取 5ml，置 100ml 量瓶中，加流动相稀释至刻度，摇匀，作为对照品溶液。

另取 N-乙烯-2-吡咯烷酮对照品和乙酸乙烯酯适量，加适量甲醇使溶解，用流动相稀释并制成每 1ml 中含 N-乙烯-2-吡咯烷酮 1μg 与乙酸乙烯酯 50μg 的溶液，作为系统适用性试验溶液。

照高效液相色谱法(通则 0512)测定。用十八烷基硅烷键合硅胶为填充剂，以乙腈-水(10:90)为流动相，检测波长为 235nm。取系统适用性试验溶液 20μl，注入液相色谱仪，N-乙烯-2-吡咯烷酮峰与乙酸乙烯酯峰的分离度应大于 6.0，供试品溶液中 N-乙烯-2-吡咯烷酮峰与相邻色谱峰分离度应符合要求。

精密量取供试品溶液与对照品溶液各 20μl，分别注入液相色谱仪，记录色谱图，按外标法以峰面积计算，不得过 0.001%。

2-吡咯烷酮 取本品适量，精密称定，加水溶解并稀释成每 1ml 含 5mg 的溶液，作为供试品溶液。

取 2-吡咯烷酮对照品适量，精密称定，加水溶解并稀释制成每 1ml 含 0.1mg 的溶液，作为对照品溶液。

照高效液相色谱法(通则 0512)测定。用十八烷基硅烷键合硅胶为填充剂，以水-乙腈-甲醇为流动相(90:5:5)，检测波长为 205nm。精密量取对照品溶液 20μl，注入液相色谱仪，进样 6 次，峰面积的相对标准偏差不得过 2.0%。

精密量取对照品溶液与供试品溶液各 20μl，分别注入液相色谱仪，记录色谱图，按外标法以峰面积计算，不得过 2.0%。

甲酸 取本品 0.50g，精密称定，置 100ml 量瓶中，加流动相溶解并稀释至刻度，摇匀，作为供试品溶液。

取甲酸对照品适量，精密称定，加流动相溶解并稀释制成每 1ml 含 25μg 的溶液，作为对照品溶液。

照高效液相色谱法(通则 0512)测定。用十八烷基硅烷键合硅胶为填充剂，以 0.01mol/L 磷酸二氢钾溶液-乙腈（95：5）（用磷酸调节 pH 值至 3.0）为流动相，检测波长为 210nm。供试品溶液中甲酸峰与相邻峰分离度应符合要求。精密量取对照品溶液与供试品溶液各 20μl，分别注入液相色谱仪，记录色谱图，按外标法以峰面积计算，不得过 0.5%。

过氧化物 取本品 4.0g（按无水物计算），置 100ml 量瓶中，加水溶解并稀释至刻度，摇匀，作为贮备液。

精密量取 25ml，加三氯化钛-硫酸溶液 2.0ml，摇匀，放置 30 分钟，作为供试品溶液。[三氯化钛-硫酸溶液的配制：量取 15% 三氯化钛溶液（取三氯化钛 15g 溶于稀盐酸 100ml 中，或使用商品化三氯化钛（Ⅲ）溶液）20ml，在冰浴下与硫酸 13ml 小心混合均匀，加适量浓过氧化氢溶液至出现黄色，加热至冒白烟，放冷，反复用水稀释并蒸发至溶液近无色，加水得无色溶液，并加水至 100ml，摇匀，即得。]

另精密量取贮备液 25ml，加 13% 硫酸溶液 2.0ml，摇匀，放置 30 分钟，作为空白溶液。

照紫外-可见分光光度法（通则 0401），在 405nm 的波长处测定吸光度，不得过 0.35（相当于 0.04% 的 H_2O_2）。

肼 取本品 2.5g，精密称定，置 50ml 离心管中，加水 25ml 使溶解，加 5% 水杨醛甲醇溶液 0.5ml，摇匀，置 60℃ 的水浴中加热 15 分钟，放冷，加甲苯 2.0ml，密塞，剧烈振摇 2 分钟，离心，取甲苯层的上清液作为供试品溶液。

精密称取水杨醛吖嗪对照品适量，加甲苯溶解并稀释制成每 1ml 含 9μg 的溶液，作为对照品溶液。

照薄层色谱法（通则 0502）试验，吸取上述两种溶液各 10μl，分别点于同一二甲基硅烷化硅胶薄层板，以甲醇-水（2：1）为展开剂，展开至溶剂前沿至薄层板 3/4 处，取出，晾干，置紫外光灯（365nm）下检视，水杨醛吖嗪比移值（R_f）约为 0.3，供试品溶液如显与对照品溶液相应的荧光斑点，其荧光强度与对照品溶液的斑点比较，不得更强（0.0001%）。

水分 取本品，照水分测定法（通则 0832 第一法 1）测定，含水分不得过 5.0%。

炽灼残渣 取本品 1.0g，依法检查（通则 0841），遗留残渣不得过 0.1%。

含氮量 取本品约 0.1g，精密称定，置凯氏定氮瓶中，依次加入硫酸钾 10g 和硫酸铜 0.5g，沿瓶壁缓缓加硫酸 20ml，在凯氏定氮瓶口放一小漏斗，用直火缓缓加热，溶液呈澄明的绿色后，继续加热 30 分钟，放冷。转移至 100ml 量瓶中，加水稀释至刻度，摇匀。精密吸取 10ml，照氮测定法（通则 0704 第二法或第三法）测定，馏出液用硫酸滴定液（0.005mol/L）滴定，并将滴定的结果用空白试验校正。按无水物计算，含氮量应为 11.5%～12.8%。

【类别】 黏合剂和助溶剂等。

【贮藏】 遮光，密封保存。

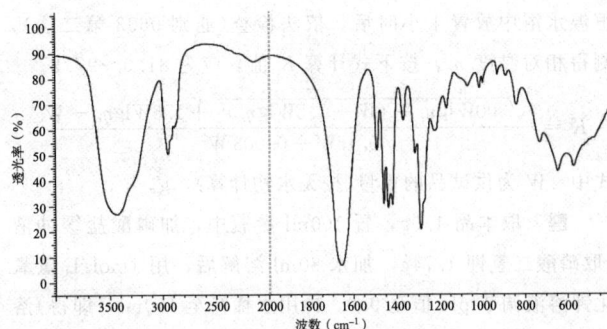

图 药用辅料聚维酮 K30 红外光吸收对照图谱
（试样制备：KBr 压片）

注：①本品极具引湿性。②为满足制剂安全性和有效性要求，必要时，可对本品中的元素杂质钒进行控制。

聚维酮 K90

Juweitong K90

Povidone K90

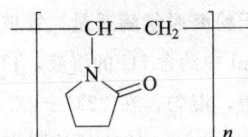

$(C_6H_9NO)_n$

[9003-39-8]

本品系吡咯烷酮和乙炔在加压下生成乙烯基吡咯烷酮单体，在催化剂作用下聚合得到的 1-乙烯基-2-吡咯烷酮均聚物，分子式为 $(C_6H_9NO)_n$，其中 n 代表 1-乙烯基-2-吡咯烷酮链节的平均数。按无水物计算，含氮（N）量应为 11.5%～12.8%。

【性状】 本品为白色粉末或颗粒或片状薄片。

【鉴别】（1）取本品水溶液（1→50）2ml，加 1mol/L 盐酸溶液 2ml 与重铬酸钾试液数滴，即生成橙黄色沉淀。

（2）取本品水溶液（1→50）3ml，加碘试液 1～2 滴，即生成棕红色沉淀，搅拌，溶解成棕红色溶液。

（3）取本品适量，置 105℃ 干燥 6 小时，依法测定，本品的红外光吸收图谱应与对照图谱（附图）一致（通则 0402）。

【检查】 **酸度** 取本品 1.0g，加水 20ml 溶解后，依法检查（通则 0631），pH 值应为 4.0～7.0。

溶液的澄清度与颜色 取本品 1.0g，加水 20ml 溶解后，依法检查（通则 0901 与通则 0902），溶液应澄清无色；如显浑浊，与 1 号浊度标准液（通则 0902 第一法）比较，不得更浓；如显色，与黄色 1 号或棕红色 2 号标准比色液（通则 0901 第一法）比较，不得更深。

K 值 取本品 1.00g（按无水物计算），精密称定，置

100ml 量瓶中，加水使溶解并稀释至刻度，在 25℃±0.2℃ 恒温水浴中放置 1 小时后，依法检查（通则 0633 第二法），测得相对黏度 η_r，按下式计算 K 值，应为 81.0～97.2。

$$K = \frac{\sqrt{300W\lg\eta_r + (W + 1.5\lg\eta_r)^2} + 1.5W\lg\eta_r - W}{0.15W + 0.003W^2}$$

式中 W 为供试品的重量（按无水物计算），g。

醛 取本品 1.0g，置 100ml 量瓶中，加磷酸盐缓冲液（取磷酸二氢钾 1.74g，加水 80ml 溶解后，用 1mol/L 氢氧化钾溶液调节 pH 值至 9.0，再用水稀释至 100ml，即得）溶解并稀释至刻度，摇匀，密塞，在 60℃ 恒温水浴中放置 1 小时后，放冷，作为供试品溶液。

取乙醛合氨三聚体 0.140g，置 200ml 量瓶中，加水溶解并稀释至刻度，摇匀，精密量取 1ml，置 100ml 量瓶中，用磷酸盐缓冲液稀释至刻度，摇匀，作为对照品溶液。

精密量取供试品溶液 0.5ml，置比色皿中，依次加磷酸盐缓冲液 2.5ml，烟酰胺腺嘌呤二核苷酸溶液（取 β-烟酰胺腺嘌呤二核苷酸适量，置玻璃瓶中，加磷酸盐缓冲液溶解并稀释制成每 1ml 中约含 4mg 的溶液，4℃ 存放，4 周内稳定）0.2ml，加盖，混匀，在 22℃±2℃ 水浴中放置 2～3 分钟，以水为参比，照紫外-可见分光光度法（通则 0401），在 340nm 的波长处测定吸光度；再在同一比色皿中加醛脱氢酶溶液（取低压冻干粉醛脱氢酶适量，置玻璃瓶中，加水溶解并稀释制成每 1ml 中约含 7U 的溶液，4℃ 存放，8 小时内稳定）0.05ml，加盖，混匀，在 22℃±2℃ 水浴中放置 5 分钟，以水为参比，在 340nm 的波长处测定吸光度。另取空白溶液（水）、对照品溶液同法操作。按下式计算醛含量，以乙醛计，不得过 0.05%。

$$醛含量 = \frac{(A_{t2} - A_{t1}) - (A_{b2} - A_{b1})}{(A_{s2} - A_{s1}) - (A_{b2} - A_{b1})} \times \frac{C}{m \times 10} \times 100\%$$

式中 A_{t1} 为加醛脱氢酶前供试品溶液吸光度；

A_{t2} 为加醛脱氢酶后供试品溶液吸光度；

A_{s1} 为加醛脱氢酶前对照品溶液吸光度；

A_{s2} 为加醛脱氢酶后对照品溶液吸光度；

A_{b1} 为加醛脱氢酶前空白液吸光度；

A_{b2} 为加醛脱氢酶后空白液吸光度；

C 为对照品溶液浓度，mg/ml（乙醛合氨三聚体折算为乙醛的系数为 0.72）；

m 为取样量（按无水物计算），g。

N-乙烯-2-吡咯烷酮 取本品约 0.25g，精密称定，置 10ml 量瓶中，加流动相溶解并稀释至刻度，摇匀，作为供试品溶液。

取 N-乙烯-2-吡咯烷酮对照品适量，精密称定，加甲醇溶解并定量稀释制成每 1ml 中约含 5μg 的溶液，精密量取 5ml，置 100ml 量瓶中，用流动相稀释至刻度，摇匀，作为对照品溶液。

取 N-乙烯-2-吡咯烷酮对照品和乙酸乙烯酯适量，加适量甲醇使溶解，用流动相稀释并制成每 1ml 中约含 N-乙烯-

2-吡咯烷酮 1μg 与乙酸乙烯酯 50μg 的溶液，作为系统适用性溶液。

照高效液相色谱法（通则 0512）测定。用十八烷基硅烷键合硅胶为填充剂，以乙腈-水（10：90）为流动相，检测波长为 235nm。取系统适用性溶液 20μl 注入液相色谱仪，N-乙烯-2-吡咯烷酮峰与乙酸乙烯酯峰的分离度应大于 6.0。供试品溶液中 N-乙烯-2-吡咯烷酮峰与相邻色谱峰的分离度应符合要求。

精密量取供试品溶液与对照品溶液各 20μl，分别注入液相色谱仪，记录色谱图，按外标法以峰面积计算，不得过 0.001%。

2-吡咯烷酮 取本品适量，精密称定，加水溶解并定量稀释制成每 1ml 中约含 5mg 的溶液，作为供试品溶液。

取 2-吡咯烷酮对照品适量，精密称定，加水溶解并定量稀释制成每 1ml 中约含 0.1mg 的溶液，作为对照品溶液。

照高效液相色谱法（通则 0512）测定。用十八烷基硅烷键合硅胶为填充剂，以水-乙腈-甲醇为流动相（90：5：5），检测波长为 205nm。精密量取对照品溶液 20μl 注入液相色谱仪，进样 6 次，峰面积的相对标准偏差不得过 2.0%。

精密量取对照品溶液与供试品溶液各 20μl，分别注入液相色谱仪，记录色谱图，按外标法以峰面积计算，不得过 2.0%。

甲酸 取本品 2.0g（按无水物计算），精密称定，置 100ml 量瓶中，加水溶解并稀释至刻度，摇匀，作为供试品贮备液。将强酸性离子交换树脂混悬液转移至内径为 0.8cm 的玻璃柱中，填充成长度为 20mm，并使强酸性离子交换树脂层一直浸没在水中。加入水 5ml，调整流速至每分钟 1ml 左右。当液面降低至接近强酸性离子交换树脂层的顶部时，将供试品贮备液加入柱内，弃去前 2ml 流出液，然后收集流出液 1.5ml 作为供试品溶液。

取甲酸对照品适量，精密称定，加水溶解并定量稀释制成每 1ml 中约含 10μg 的溶液，作为对照品溶液。

照高效液相色谱法（通则 0512）测定，用强酸性离子交换树脂为填充剂，以高氯酸-水（1：699）为流动相，检测波长为 210nm。供试品溶液中甲酸峰与相邻峰的分离度应符合要求。

精密量取对照品溶液与供试品溶液各 50μl，分别注入液相色谱仪，记录色谱图，按外标法以峰面积计算，不得过 0.5%。

过氧化物 取本品 4.0g（按无水物计算），置 100ml 量瓶中，加水溶解并稀释至刻度，摇匀，作为贮备液。

精密量取 25ml，加三氯化钛-硫酸溶液 2.0ml，摇匀，放置 30 分钟，作为供试品溶液。［三氯化钛-硫酸溶液的配制：量取 15% 三氯化钛溶液（取三氯化钛 15g 溶于稀盐酸 100ml 中，或使用商品化的三氯化钛（Ⅲ）溶液）20ml，在冰浴下与硫酸 13ml 小心混合均匀，加适量浓过氧化氢溶液至出现黄色，加热至冒白烟，放冷，反复用水稀释并蒸发至溶液近无色，加水得无色溶液，并加水至 100ml，摇匀，即得。]

另精密量取贮备液 25ml，加 13％硫酸溶液 2.0ml，摇匀，放置 30 分钟，作为空白溶液。

照紫外-可见分光光度法（通则 0401），在 405nm 的波长处测定吸光度，不得过 0.35（相当于 0.04％的 H_2O_2）。

肼 取本品 2.5g，精密称定，置 50ml 离心管中，加水 25ml 使溶解，加 5％水杨醛甲醇溶液 0.5ml，摇匀，置 60℃的水浴中加热 15 分钟，放冷，加甲苯 2.0ml，密塞，剧烈振摇 2 分钟，离心，取甲苯层的上清液作为供试品溶液。

精密称取水杨醛吖嗪对照品适量，加甲苯溶解并定量稀释制成每 1ml 中约含 9μg 的溶液，作为对照品溶液。

照薄层色谱法（通则 0502）试验，吸取上述两种溶液各 10μl，分别点于同一二甲基硅烷化硅胶薄层板，以甲醇-水（2∶1）为展开剂，展开至溶剂前沿至薄层板 3/4 处，取出，晾干，置紫外灯（365nm）下检视，水杨醛吖嗪比移值（R_f）约为 0.3，供试品溶液如显与对照品溶液相应的荧光斑点，其荧光强度与对照品溶液的斑点比较，不得更强（0.0001％）。

水分 取本品，照水分测定法（通则 0832 第一法 1）测定，含水分不得过 5.0％。

炽灼残渣 取本品 1.0g，依法检查（通则 0841），遗留残渣不得过 0.1％。

含氮量 取本品约 0.1g，精密称定，置凯氏定氮瓶中，依次加入硫酸钾 10g 和硫酸铜 0.5g，沿瓶壁缓缓加硫酸 20ml，在凯氏定氮瓶口放一小漏斗，用直火缓缓加热，溶液呈澄明的绿色后，继续加热 30 分钟，放冷。转移至 100ml 量瓶中，加水稀释至刻度，摇匀。精密吸取 10ml，照氮测定法（通则 0704 第二法或第三法）测定，馏出液用硫酸滴定液（0.005mol/L）滴定，并将滴定的结果用空白试验校正。按无水物计算，含氮量应为 11.5％～12.8％。

【类别】 黏合剂和助溶剂等。

【贮藏】 遮光，密封保存。

附：

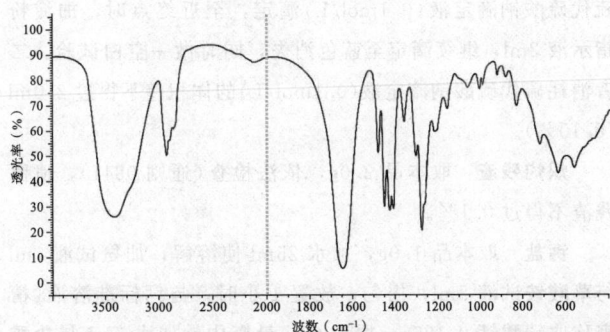

图　药用辅料聚维酮 K90 红外光吸收对照图谱
（试样制备：KBr 压片）

注：①本品极具引湿性。②为满足制剂安全性和有效性要求，必要时，可对本品中的元素杂质钒进行控制。

聚 葡 萄 糖

Juputaotang

Polydextrose

[68424-04-4]

本品系由约 90％（W/W）D-葡萄糖、10％（W/W）山梨醇和 1％（W/W）枸橼酸或 0.1％（W/W）磷酸经高温熔融缩聚而成的随机交联的聚合物，以 1,6-糖苷键为主，也存在其他的键合方式。按无水物计算，含葡萄糖聚合单元不得少于 90.0％。

【性状】 本品为类白色至淡黄色粉末。

本品在水中极易溶解，在甘油或丙二醇中微溶，在乙醇中不溶。

【鉴别】（1）取本品 10％的溶液 1 滴，加 5％的苯酚溶液 4 滴后，迅速加入硫酸 15 滴，应显深黄色至橙色。

（2）取本品 10％的溶液 1ml，加丙酮 1ml，摇匀，溶液应澄清。

（3）取鉴别（2）项下得到的澄清溶液，加丙酮 2ml，摇匀，即生成大量乳白色沉淀。

（4）取本品 2％的溶液 1ml，加碱性枸橼酸铜试液 4ml，加热煮沸 2～4 分钟后，停止加热，如有沉淀，静置使沉降，上清液应为蓝色或蓝绿色。

【检查】分子量 取本品约 50mg，精密称定，置 10ml 量瓶中，用流动相溶解并稀释至刻度，摇匀，作为供试品溶液。

另取葡萄糖、水苏糖及分子量分别为 6000、22 000、110 000 的支链淀粉对照品各适量，精密称定，用流动相溶解并稀释制成每 1ml 中各约含 2.0mg 的溶液，作为分子量对照品溶液。

照分子排阻色谱法（通则 0514）测定。以亲水全多孔聚羟基甲基丙烯酸酯为填充剂（推荐 Shodex Asahipak GF-510 HQ 柱，7.5mm×30cm，或效能相当的色谱柱）；以含 0.025％叠氮化钠的 0.1mol/L 硝酸钠溶液（称取硝酸钠 35.0g 与叠氮化钠 1.0g，加水 100ml 使溶解，再加水稀释至 4000ml）为流动相；流速为每分钟 0.8ml；柱温为 45℃；示差折光检测器，检测器温度为 35℃。

分别精密量取分子量对照品溶液 50μl 注入液相色谱仪，记录色谱图，重复进样，其保留时间的相对标准偏差均应不大于 2.0％，理论板数按葡萄糖峰计算不低于 5000。以各色谱峰的保留时间为横坐标，分子量对数为纵坐标作标准曲线，进行线性回归，相关系数应不小于 0.99。

精密量取供试品溶液 50μl 注入液相色谱仪，记录色谱图。供试品溶液色谱图中不得检出分子量大于 22 000Da 的组分。

酸度 取本品 1.0g,加水 10ml 溶解后,依法测定(通则 0631),pH 值应为 2.5～5.0。

5-羟甲基糠醛 取本品约 0.1g,精密称定,置 50ml 量瓶中,加水溶解并稀释至刻度,摇匀,照紫外-可见分光光度法(通则 0401),在 284nm 的波长处测定,吸光度不得大于 0.25。

葡萄糖、山梨醇与 1,6-脱水-β-D-葡萄糖 取本品适量,精密称定,加流动相溶解并定量稀释制成每 1ml 中约含 4.0mg 的溶液,作为供试品溶液。

另取葡萄糖、山梨醇与 1,6-脱水-β-D-葡萄糖对照品各适量,精密称定,加流动相溶解并定量稀释制成每 1ml 中约含葡萄糖 0.16mg、山梨醇与 1,6-脱水-β-D-葡萄糖各 0.08mg 的溶液,作为对照品溶液。

照高效液相色谱法(通则 0512)测定。用磺化交联的苯乙烯-二乙烯基苯共聚物为填充剂的强阳离子钙型交换柱(7.8mm×30cm,10μm);以水为流动相,流速为每分钟 0.6ml;柱温为 80℃;示差折光检测器,检测器温度为 35℃。

取对照品溶液 20μl 注入液相色谱仪,葡萄糖、1,6-脱水-β-D-葡萄糖与山梨醇依次出峰,各色谱峰间的分离度应不小于 1.0,相对标准偏差应不大于 5.0%。

再精密量取供试品溶液与对照品溶液各 20μl,分别注入液相色谱仪,记录色谱图,按外标法以峰面积计算。含葡萄糖不得过 4.0%,山梨醇不得过 2.0%,1,6-脱水-β-D-葡萄糖不得过 4.0%。

水分 取本品,以无水甲醇-无水甲酰胺(2:1)为溶剂,照水分测定法(通则 0832 第一法 1)测定,含水分不得过 4.0%。

炽灼残渣 取本品 1.0g,依法检查(通则 0841),遗留残渣不得过 0.3%。

重金属 取炽灼残渣项下遗留的残渣,依法检查(通则 0821 第二法),含重金属不得过百万分之十。

【含量测定】 照高效液相色谱法(通则 0512)测定。

色谱条件与系统适用性试验 用磺酸基阳离子交换键合硅胶为填充剂的强阳离子交换柱(4.6mm×25cm,5μm);以含 0.0025%乙腈的 0.0005mol/L 硫酸溶液为流动相,流速为每分钟 0.5ml;柱温为 10℃;示差折光检测器,检测器温度为 35℃。

测定法 取本品适量,精密称定,加 0.0005mol/L 硫酸溶液溶解并稀释制成每 1ml 中约含 4.0mg 的溶液,摇匀,精密量取 10μl,注入液相色谱仪,记录色谱图;另取聚葡萄糖对照品,同法测定。按外标法以峰面积计算,即得。

【类别】 填充剂和润湿剂等。

【贮藏】 密封,在凉暗干燥处保存。

蔗　糖
Zhetang
Sucrose

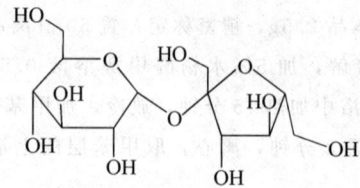

$C_{12}H_{22}O_{11}$　342.30

[57-50-1]

本品为 β-D-呋喃果糖基-α-D-吡喃葡萄糖苷。

【性状】 本品为无色结晶或白色结晶性的松散粉末。

本品在水中极易溶解,在乙醇或无水乙醇中几乎不溶。

比旋度 取本品,精密称定,加水溶解并定量稀释制成每 1ml 中约含 0.1g 的溶液,依法测定(通则 0621),比旋度为 +66.3°至 +67.0°。

【鉴别】 (1)取本品,加 0.05mol/L 硫酸溶液,煮沸后,用 0.1mol/L 氢氧化钠溶液中和,再加碱性酒石酸铜试液,加热即生成氧化亚铜的红色沉淀。

(2)本品的红外光吸收图谱应与蔗糖对照品的图谱一致(通则 0402)。

【检查】 **溶液的颜色** 取本品 5g,加水 5ml 溶解后,如显色,与黄色 4 号标准比色液(通则 0901 第一法)比较,不得更深。

硫酸盐 取本品 1.0g,依法检查(通则 0802),与标准硫酸钾溶液 5.0ml 制成的对照液比较,不得更浓(0.05%)。

还原糖 取本品 5.0g,置 250ml 锥形瓶中,加水 25ml 溶解后,精密加碱性枸橼酸铜试液 25ml 与玻璃珠数粒,加热回流使在 3 分钟内沸腾,从全沸时起,连续沸腾 5 分钟,迅速冷却至室温(此时应注意勿使瓶中氧化亚铜与空气接触),立即加 25%碘化钾溶液 15ml,摇匀,随振摇随缓缓加入硫酸溶液(1→5)25ml,待二氧化碳停止放出后,立即用硫代硫酸钠滴定液(0.1mol/L)滴定,至近终点时,加淀粉指示液 2ml,继续滴定至蓝色消失,同时做一空白试验。二者消耗硫代硫酸钠滴定液(0.1mol/L)的体积差不得过 2.0ml(0.10%)。

炽灼残渣 取本品 2.0g,依法检查(通则 0841),遗留残渣不得过 0.1%。

钙盐 取本品 1.0g,加水 25ml 使溶解,加氨试液 1ml 与草酸铵试液 5ml,摇匀,放置 1 小时,与钙标准溶液(精密称取碳酸钙 0.125g,置 500ml 量瓶中,加水 5ml 与盐酸 0.5ml 使溶解,加水至刻度,摇匀。每 1ml 相当于 0.10mg 的 Ca)5.0ml 制成的对照液比较,不得更浓(0.05%)。

重金属　取炽灼残渣项下遗留的残渣，依法检查（通则 0821 第二法），含重金属不得过百万分之五。

【类别】矫味剂和黏合剂等。

【贮藏】密封，在干燥处保存。

蔗糖八醋酸酯
Zhetang Bacusuanzhi
Sucrose Octaacetate

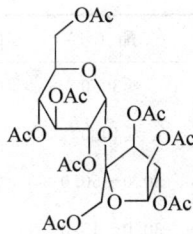

$C_{28}H_{38}O_{19}$　678.59

[126-14-7]

本品为 β-D-呋喃果糖基-α-D-吡喃葡萄糖苷八醋酸酯。按无水物计算，含 $C_{28}H_{38}O_{19}$ 不得少于 98.0%。

【性状】本品为白色粉末。

本品在甲醇中易溶，在乙醇中溶解，在水中极微溶解。

熔点　本品的熔点（通则 0612）不低于 78℃。

【鉴别】（1）取本品 0.5g，加正丁醇 20ml 与 5%氯化钠溶液 20ml 的混合液（预热至 40～60℃），振摇使溶解，静置，分去水层，正丁醇层再用 5%氯化钠溶液 40ml（预热至 40～60℃）分 2 次洗涤，取正丁醇层约 2ml，置试管中，倾斜试管，沿壁缓缓加蒽酮试液约 3ml 至形成层状，置 60℃水浴加热 3 分钟，在两液层接触面处出现蓝色至绿色。

（2）在含量测定项下记录的色谱图中，供试品溶液主峰的保留时间应与对照品溶液主峰的保留时间一致。

（3）本品的红外光吸收图谱应与对照品的图谱一致（通则 0402）。

【检查】**酸度**　取本品 1g，加中性乙醇 20ml 使溶解，加酚酞指示液 2 滴，加 0.1mol/L 氢氧化钠溶液 2 滴，溶液的颜色应变成红色。

有关物质　取本品适量，精密称定，加乙腈-水（75:25）溶解并定量稀释制成每 1ml 中约含 20mg 的溶液，作为供试品溶液。

精密量取供试品溶液 1ml，置 100ml 量瓶中，用乙腈-水（75:25）稀释至刻度，摇匀，作为对照溶液。

精密量取对照溶液 1ml，置 10ml 量瓶中，用乙腈-水（75:25）稀释至刻度，摇匀，作为灵敏度溶液。

照高效液相色谱法（通则 0512）测定。用十八烷基硅烷键合硅胶为填充剂，以乙腈为流动相 A，以水为流动相 B；检测波长为 210nm；柱温为 30℃；按下表进行梯度洗脱。取灵敏度溶液 20μl 注入液相色谱仪，蔗糖八醋酸酯峰的信噪比应大于 10；精密量取供试品溶液和对照溶液各 20μl，分别注入液相色谱仪，记录色谱图至主峰保留时间的 2 倍。供试品溶液的色谱图中如有杂质峰，单个杂质峰面积不得大于对照溶液主峰面积（1.0%），各杂质峰面积的和不得大于对照溶液主峰面积的 2.5 倍（2.5%）。

时间（分钟）	流动相 A（%）	流动相 B（%）
0	38	62
18	38	62
20	48	52
27	48	52
29	38	62
37	38	62

水分　取本品，照水分测定法（通则 0832 第一法 1）测定，含水分不得过 1.0%。

炽灼残渣　取本品 1.0g，依法检查（通则 0841），遗留残渣不得过 0.5%。

【含量测定】照高效液相色谱法（通则 0512）测定。

色谱条件与系统适用性试验　用十八烷基硅烷键合硅胶为填充剂；以乙腈-水（75:25）为流动相；检测波长为 210nm；理论板数按蔗糖八醋酸酯计算不低于 2500。

测定法　取本品约 0.5g，精密称定，置 100ml 量瓶中，加流动相溶解并稀释至刻度，摇匀，作为供试品溶液。精密量取 20μl 注入液相色谱仪，记录色谱图。另取蔗糖八醋酸酯对照品，同法测定。按外标法以峰面积计算，即得。

【类别】酒精变性剂。

【贮藏】密闭保存。

注：本品略有引湿性。

蔗糖丸芯
Zhetang Wanxin
Sugar Spheres

本品为蔗糖和淀粉及其他辅料制成的球形小丸。按干燥品计算，含蔗糖（$C_{12}H_{22}O_{11}$）应为（$Q-15\%$）～（$Q+15\%$），其中 Q 为蔗糖标示百分比。

【性状】本品为白色或类白色球形小丸。

【鉴别】（1）取含量测定项下的沉淀适量，加碘试液 1 滴，即显蓝黑色，加水适量，摇匀，加热后逐渐褪色。

（2）取含量测定项下溶液 1ml，加水稀释至 20ml，摇匀，取 5ml，加 12.5%硫酸铜溶液（临用新制）0.15ml 和 8.5%氢氧化钠溶液（临用新制）2ml，振摇，溶液澄清并显蓝色。加热后，溶液仍澄清，颜色不消失，加 20%盐酸溶液 4ml，煮沸 1 分钟，加 8.5％氢氧化钠溶液 4ml，即生成橙红色沉淀。

（3）取含量测定项下溶液 1ml，加水稀释至 20ml，摇匀，取 2ml，加甲醇 3ml，加甲醇-水（3：2）稀释至 20ml，摇匀，作为供试品溶液；另取蔗糖对照品适量，加甲醇-水（3：2）溶解并稀释制成每 1ml 中约含 0.5mg 的溶液，作为对照品溶液；再分别称取果糖、葡萄糖、乳糖和蔗糖对照品适量，加甲醇-水（3：2）溶解并定量稀释制成每 1ml 中各约含 0.5mg 的溶液，作为系统适用性溶液。照薄层色谱法（通则 0502）试验，吸取上述三种溶液各 2μl，分别点于高效硅胶 G 薄层板上，以甲醇-1,2-二氯乙烷-冰醋酸-水（15：50：25：10）（水应精密加入，如发现浑浊，应重新配制）为展开剂，展开、取出、晾干，再次展开（展开剂需重新配制），取出、晾干，在暖气流下吹干，喷以 0.5％麝香草酚溶液［取麝香草酚 0.5g，加乙醇-硫酸（95：5）100ml 使溶解］，于 130℃加热 10 分钟，立即检视，系统适用性溶液色谱中应显示四个明显斑点，供试品溶液色谱中所显示主斑点颜色与位置应与对照品溶液色谱的主斑点相同。

【检查】粒度　取本品 25g，照粒度和粒度分布测定法（通则 0982 第二法）检查，不能通过下限标示粒径和能通过上限标示粒径的总和不得少于 90％。

干燥失重　取本品，在 105℃干燥 4 小时，减失重量不得过 4.0％（通则 0831）。

炽灼残渣　取本品 2.0g，依法检查（通则 0841），遗留残渣不得过 0.2％。

重金属　取炽灼残渣项下遗留的残渣，依法检查（通则 0821 第二法），含重金属不得过百万分之五。

微生物限度　取本品，依法检查（通则 1105 与通则 1106），每 1g 供试品中需氧菌总数不得过 10^3 cfu，霉菌和酵母菌总数不得过 10^2 cfu，不得检出大肠埃希菌。

【含量测定】取本品，研细，取约 10g，精密称定，置于 100ml 量瓶中，加水适量，振摇使蔗糖溶解，加水稀释至刻度，摇匀，以每分钟 10 000 转离心 30 分钟，取上清液，依法测定旋光度（通则 0621），按下式计算，即得本品中含 $C_{12}H_{22}O_{11}$ 的百分含量（％）。

$$蔗糖含量 = \frac{10^2 \times \alpha}{66.5 \times l \times m \times (100\% - H)} \times 100\%$$

式中　α 为旋光度；

　　　66.5 为 20℃时蔗糖的比旋度；

　　　l 为测定管长度，dm；

　　　m 为称样量，g；

　　　H 为干燥失重，％。

【类别】载体。

【贮藏】密闭，在干燥处保存。

【标示】以百分比标明蔗糖标示含量（Q），以 μm 为单位标明粒径标示范围。

蔗糖硬脂酸酯

Zhetang Yingzhisuanzhi

Sucrose Stearate

本品为蔗糖的硬脂酸酯混合物，由植物来源的硬脂酸甲酯和蔗糖反应制得。脂肪酸甲酯化工艺中有蒸馏步骤。按单酯、二酯、三酯及以上的多酯的相对含量，分为 Ⅰa、Ⅰb、Ⅱ、Ⅲ四种型号，应分别符合下表中的规定。

型号	单酯（％）	二酯（％）	三酯及以上的多酯（％）
Ⅰa	≥65.0	≤30.0	≤15.0
Ⅰb	50.0～65.0	≤40.0	≤25.0
Ⅱ	20.0～45.0	30.0～50.0	≤30.0
Ⅲ	15.0～25.0	30.0～45.0	35.0～50.0

【性状】本品为白色至类白色粉末。

酸值　取本品 3g，精密称定，置 250ml 锥形瓶中，加异丙醇-水（2：1）混合液［临用前加酚酞指示液 1.0ml，用氢氧化钠滴定液（0.1mol/L）调至微显粉红色］50ml，微热使溶解，依法测定（通则 0713），酸值应不大于 6.0。

【鉴别】（1）取本品 0.5g，加正丁醇 20ml 与 5％氯化钠溶液 20ml 的混合液（预热至 40～60℃），振摇使溶解，静置，分去水层，正丁醇层再用 5％氯化钠溶液 40ml（预热至 40～60℃）分 2 次洗涤，取正丁醇层约 2ml，置试管中，倾斜试管，沿壁缓缓加蒽酮试液约 3ml 至形成层状，置 60℃水浴加热 3 分钟，在两液层接触面处出现蓝色至绿色。

（2）在脂肪酸组成项下记录的色谱图中，供试品溶液中棕榈酸甲酯峰与硬脂酸甲酯峰的保留时间应与对照品溶液中相应峰的保留时间一致。

【检查】游离蔗糖　取本品适量，精密称定，加稀释液［四氢呋喃-水（87.5：12.5）］溶解并定量稀释制成每 1ml 中约含 50mg 的溶液，作为供试品溶液。

取蔗糖对照品适量，精密称定，分别加稀释液溶解并定量稀释制成每 1ml 中约含 0.2mg、0.5mg、1.0mg、2.0mg 和 2.5mg 的溶液，作为对照品溶液。

照高效液相色谱法（通则 0512）测定。用氨基键合硅胶为填充剂；以 0.001％（g/ml）醋酸铵的乙腈溶液为流动相 A，以 0.001％（g/ml）醋酸铵的四氢呋喃-水（90：10）溶液为流动相 B；按下表进行梯度洗脱；用蒸发光散射器检测（低温分流模式参考条件：漂移管温度 45℃，载气流速为每分钟 3.0L；高温分流模式参考条件：漂流管温度 65℃，载气流速为每分钟 2.0L；其他模式的检测器可根据实际情况设定）。

取浓度最低的对照品溶液 20μl 注入液相色谱仪，记录色谱图，蔗糖峰的信噪比应大于 10，各相邻峰的分离度应符合要求。

再精密量取对照品溶液与供试品溶液各 $20\mu l$，分别注入液相色谱仪，记录色谱图，以对照品溶液浓度的对数值与相应峰面积的对数值计算线性回归方程，相关系数(r)应不小于 0.99。用线性回归方程计算供试品中游离蔗糖的含量，不得过 4.0%。

时间(分钟)	流动相 A(%)	流动相 B(%)	流速(ml/min)
0	100	0	1.0
1	100	0	1.0
9	0	100	1.0
16	0	100	1.0
16.01	0	100	2.5
38	0	100	2.5
39	100	0	2.5
42	100	0	1.0

水分　取本品 0.5g，照水分测定法(通则 0832 第一法 1)测定，含水分不得过 4.0%。

炽灼残渣　取本品 1.0g，依法检查(通则 0841)，遗留残渣不得过 1.5%。

重金属　取炽灼残渣项下遗留的残渣，依法测定(通则0821 第二法)，含重金属不得过百万分之二十。

脂肪酸组成　取本品 0.1g，依法测定(通则 0713)；分别取月桂酸甲酯、十四烷酸甲酯、棕榈酸甲酯与硬脂酸甲酯对照品适量，加正庚烷溶解并稀释制成每 1ml 中各约含 0.1mg 的溶液，作为对照品溶液。

按面积归一化法计算，含月桂酸和十四烷酸均不得过 3.0%，棕榈酸应为 25.0%～40.0%，硬脂酸应为 55.0%～75.0%，棕榈酸与硬脂酸总量不得少于 90.0%。

【含量测定】　照分子排阻色谱法(通则 0514)测定。

色谱条件与系统适用性试验　用苯乙烯-二乙烯基苯共聚物为填充剂(7.8mm×30cm，$5\mu m$ 的两根色谱柱串联或效能相当的色谱柱)；以四氢呋喃为流动相；示差折光检测器。出峰顺序依次为三酯及以上的多酯、二酯与单酯，二酯峰与单酯峰之间的分离度不得小于 1.2，单酯峰与硬脂酸峰的分离度应符合要求。

测定法　取本品适量，精密称定，加流动相溶解并定量稀释制成每 1ml 中约含 15mg 的溶液，滤过，作为供试品溶液，精密量取 $20\mu l$ 注入液相色谱仪，记录色谱图，按下列公式分别计算单酯、二酯、三酯及以上的多酯含量。

$$游离脂肪酸 (\%) = \frac{酸值 \times 284}{561.1}$$

$$单酯(\%) = \frac{X}{X+Y+Z} \times (100-A-B-C)$$

$$二酯(\%) = \frac{Y}{X+Y+Z} \times (100-A-B-C)$$

$$三酯及以上的多酯(\%) = \frac{Z}{X+Y+Z} \times (100-A-B-C)$$

式中　A 为游离蔗糖项下测定结果，%；

B 为水分项下测定结果，%；

C 为游离脂肪酸计算结果，%；

X 为单酯峰面积；

Y 为二酯峰面积；

Z 为三酯及以上的多酯峰面积之和。

【类别】　增溶剂、乳化剂和润滑剂等。

【贮藏】　密封，在干燥处保存。

【标示】　应标明本品类型。

碱 石 灰
Jianshihui
Soda Lime

本品为氢氧化钙与氢氧化钠(或氢氧化钾)的混合物。

【性状】　本品为白色或灰白色颗粒，或含有着色指示剂的颗粒，以显示本品的二氧化碳吸收力。

【鉴别】　(1)取本品 1 小粒，置湿润的红色石蕊试纸上，试纸立即变蓝。

(2)本品显钙盐的鉴别反应(通则 0301)。

(3)本品显钠盐鉴别(1)的反应(通则 0301)。

(4)本品显钾盐鉴别(1)的反应(通则 0301)。

以上(3)、(4)两项可选做一项。

【检查】　**粒度**　取本品约 500.0g，照粒度和粒度分布测定法(通则 0982 第二法 1)检查，未通过孔径为 4.0mm 药筛的部分不得过 1%，通过孔径为 0.45mm 药筛的部分不得过 2%。

颗粒硬度　取本品约 20g，置 19cm×10.5cm×5cm 的铝匣内，加直径为 7.9mm 的钢珠 20 粒，以每秒来回两次的速度于平板上面移动，移动距离为 26cm(包括匣子长度 19cm 在内)，移动时间为 3 分钟，取出钢珠，用孔径为 0.45mm 的药筛过筛，不能通过部分不得少于 80%。

吸湿力　取本品约 10g，置直径约 50mm、高 30mm 的称量瓶中，精密称定重量后，启盖，置贮有 14%(ml/ml)硫酸溶液的干燥器中，放置 24 小时，增加的重量不得过 7.5%。

二氧化碳吸收力　取内径约 15mm、高 15cm 的干燥 U 形玻璃管一支，下端用干燥棉花宽松充填后，在管的一臂中，加入干燥氯化钙约 5g，精密称定重量；另一臂中加本品约 10g，再精密称定重量，管口各塞单孔木塞，塞孔中各插入玻璃管 1 支，将置有本品的臂上的玻璃管与贮有干燥氯化钙的另一玻璃管连接，以每分钟 75ml 的速度，将二氧化碳气体经过氯化钙通入本品，20 分钟后，放冷至室温，称定重量，所增加的重量不得少于供试品重量的 19.0%。

　　干燥失重　取本品，在 105℃ 干燥 2 小时，减失重量应为 10.0%～15.0%（通则 0831）。

　　【类别】二氧化碳吸收剂。

　　【贮藏】密闭保存。

碳酸丙烯酯

Tansuan Bingxizhi

Propylene Carbonate

$$C_4H_6O_3\quad 102.09$$

$$[108-32-7]$$

　　本品为 4-甲基-1,3-二氧戊环-2-酮。含 $C_4H_6O_3$ 不得少于 99.0%。

　　【性状】本品为无色至淡黄色透明液体。

　　相对密度　本品的相对密度（通则 0601）为 1.203～1.210。

　　【鉴别】本品的红外光吸收图谱应与对照品的图谱一致（通则 0402）。

　　【检查】**酸碱度**　取本品 10ml，加饱和氯化钾溶液 0.3ml，用水稀释至 100ml，摇匀，依法测定（通则 0631），pH 值应为 6.0～7.5。

　　炽灼残渣　取本品 1.0g，依法检查（通则 0841），遗留残渣不得过 0.1%。

　　【含量测定】取本品 0.6g，精密称定，置 250ml 碘瓶中，精密加氢氧化钡溶液[取氢氧化钡（$Ba(OH)_2\cdot 8H_2O$）75g，加新沸放冷的水 1000ml，即得。本液应临用滤过] 50ml，充氮去除空气和二氧化碳后密塞，并加水 3 滴形成水封。置 95～100℃ 水浴中加热 15 分钟，加酚酞指示液 6 滴，趁热用盐酸滴定液（0.5mol/L）滴定至溶液无色，并将滴定的结果用空白试验校正。每 1ml 盐酸滴定液（0.5mol/L）相当于 25.52mg 的 $C_4H_6O_3$。

　　【类别】溶剂。

　　【贮藏】密封保存。

碳　酸　钙

Tansuangai

Calcium Carbonate

$$CaCO_3\quad 100.09$$

$$[471-34-1]$$

　　本品按干燥品计算，含 $CaCO_3$ 不得少于 98.5%。

　　【性状】本品为白色或类白色极细微的结晶性粉末。

　　【鉴别】（1）本品显钙盐鉴别（1）的反应（通则 0301）。

　　（2）取本品约 0.6g，加稀盐酸 15ml，振摇，滤过，滤液显钙盐鉴别（2）的反应（通则 0301）。

　　（3）本品显碳酸盐鉴别（1）的反应（通则 0301）。

　　【检查】**氟化物**　操作时使用塑料器皿。精密称取经 105℃ 干燥 4 小时的氟化钠 221mg，置 100ml 塑料量瓶中，加水适量使溶解，加缓冲液（取枸橼酸钠 73.5g，加水 250ml 使溶解，即得）50ml，加水稀释至刻度，摇匀，即得氟标准贮备液（每 1ml 相当于 1mg 的氟）。

　　分别精密量取氟标准贮备液 60μl、200μl、300μl、400μl、600μl，置 100ml 量瓶中，加入缓冲液 50ml，用水稀释制成每 1ml 中含氟 0.6μg、2.0μg、3.0μg、4.0μg、6.0μg 的标准溶液。

　　以氟离子选择电极为指示电极，银-氯化银电极（以 3mol/L 氯化钾溶液为盐桥溶液）为参比电极，分别测量上述标准溶液的电位响应值（mV）。以氟离子浓度（μg/ml）的对数值（lg$C$）为 x 轴，以电位响应值为 y 轴，绘制标准曲线，计算斜率 S。

　　取本品 5.0g，置 250ml 量瓶中，加水 50ml 与盐酸 10ml，超声使溶解，加缓冲液 125ml，用水稀释至刻度，作为供试品溶液（临用新制），同法制备空白溶液。

　　精密量取供试品溶液 100ml，置塑料量杯中，将指示电极和参比电极插入液面，搅拌，测定电位响应值 E_T。再加入至少 3 次氟标准贮备液（约每隔 1 分钟），每次 200μl，分别读取每次的电位响应值 E_S，计算 $\Delta E = E_S - E_T$。

　　以 $10^{\frac{\Delta E}{S}}$ 为 y 轴，V_S（氟标准贮备液的加入量，ml）为 x 轴，绘制标准曲线并计算回归方程，计算标准曲线在 x 轴上的截距 V_x，再根据以下公式计算 C_T。

$$C_T = -\frac{C_S V_x}{V_T}$$

式中　V_T 为待测溶液的体积，100ml；

　　　　C_T 为待测溶液的氟离子浓度，μg/ml；

　　　　C_S 为贮备液的氟离子浓度，μg/ml。

　　精密量取空白溶液 100ml，自"置塑料量杯中"起同法测定。根据以下公式计算供试品中氟元素含量。

$$\text{氟元素含量} = \frac{250 \times (C_{T_1} - C_{T_0}) \times 10^{-6}}{W} \times 100\%$$

式中　W 为供试品的取样量，g；

　　　　C_{T_1} 为供试品溶液的氟离子浓度，μg/ml；

　　　　C_{T_0} 为空白溶液的氟离子浓度，μg/ml。

本品含氟化物不得过 0.005%。

　　氯化物　取本品 0.10g，加稀硝酸 10ml，加热煮沸 2 分钟，放冷，必要时滤过，依法检查（通则 0801），与标准氯化钠溶液 3.0ml 制成的对照液比较，不得更浓（0.03%）。

　　硫酸盐　取本品 0.10g，加稀盐酸 2ml，加热煮沸 2 分钟，放冷，必要时滤过，依法检查（通则 0802），与标准硫酸钾溶液 2.0ml 制成的对照液比较，不得更浓（0.2%）。

酸中不溶物　取本品 2.0g，加水 10ml，混合后，滴加稀盐酸，随滴随振摇，待泡沸停止，加水 90ml，滤过，滤渣用水洗涤，至洗液不再显氯化物的反应，干燥后于 800℃ 炽灼至恒重，遗留残渣不得过 0.2%。

干燥失重　取本品，在 200℃ 干燥 4 小时，减失重量不得过 2.0%（通则 0831）。

钡盐　取本品 5.0g，加醋酸 30ml 使溶解，煮沸 2 分钟，放冷，滤过，用稀醋酸洗涤滤渣，合并滤液与洗液，用水稀释至 100ml，作为供试品贮备溶液。

精密量取供试品贮备溶液 10ml，置比色管中，加硫酸钙溶液（取硫酸钙 5g，加水 100ml，振摇，静置 1 小时，离心，用 0.45μm 滤膜滤过，即得）10ml，混匀，静置 15 分钟，作为供试品溶液。

另取供试品贮备溶液 10ml 与水 10ml，置比色管中，混匀，作为空白溶液。

取供试品溶液与空白溶液同置黑色背景上，从比色管上方向下方观察、比较，供试品溶液不得比空白溶液更浓。

镁盐与碱金属盐　取本品 1.0g，加水 20ml 与稀盐酸 10ml 溶解后，加甲基红指示液 1 滴，煮沸，滴加氨试液中和后，加过量的草酸铵试液使钙完全沉淀，置水浴上加热 1 小时，放冷，加水稀释成 100ml，搅匀，滤过，分取滤液 50ml，加硫酸 0.5ml，蒸干后，于 800℃ 炽灼至恒重，遗留残渣不得过 5mg（1.0%）。

铁盐　取本品 0.12g，加稀盐酸 2ml 与水适量，使溶解成 25ml，依法检查（通则 0807），如显色，与标准铁溶液 5.0ml 制成的对照液比较，不得更深（0.04%）。

镉　取本品 0.5g 两份，精密称定，分别置 50ml 量瓶中，一份加硝酸溶液（8→100）溶解并稀释至刻度，摇匀，作为供试品溶液。

另一份加标准镉溶液［精密量取镉单元素标准溶液适量，用水定量稀释制成每 1ml 中含镉（Cd）1μg 的溶液］1.0ml，加硝酸溶液（8→100）溶解并稀释至刻度，摇匀，作为对照品溶液。

照原子吸收分光光度法（通则 0406 第二法），采用石墨炉原子化器，在 228.8nm 波长处分别测定吸光度，应符合规定（0.0002%）。

汞　取本品 1.0g 两份，精密称定，分别置 50ml 量瓶中，分别加盐酸溶液（8→100）30ml 使溶解后，一份加 5% 高锰酸钾溶液 0.5ml，摇匀，滴加 5% 盐酸羟胺溶液至紫色恰消失，用水稀释至刻度，摇匀，作为供试品溶液。

另一份加汞标准溶液［精密量取汞单元素标准溶液适量，用水定量稀释制成每 1ml 中含汞（Hg）0.5μg 的溶液］1.0ml 后，自上述"加 5% 高锰酸钾溶液 0.5ml"起，同法制备，作为对照品溶液。

照原子吸收分光光度法（通则 0406 第二法），采用冷蒸气发生原子化器，在 253.6nm 的波长处分别测定吸光度，应符合规定（0.00005%）。

铅　取本品 0.5g 两份，精密称定，分别置 50ml 量瓶中，一份加硝酸溶液（8→100）溶解并稀释至刻度，摇匀，作为供试品溶液。

另一份加标准铅溶液［精密量取铅单元素标准溶液适量，用水定量稀释制成每 1ml 中含铅（Pb）1.5μg 的溶液］1.0ml，加硝酸溶液（8→100）溶解并稀释至刻度，摇匀，作为对照品溶液。

照原子吸收分光光度法（通则 0406 第二法），采用石墨炉原子化器，在 283.3nm 波长处分别测定吸光度，应符合规定（0.0003%）。

砷盐　取本品 0.67g，加盐酸 7ml 与水 21ml 溶解后，依法检查（通则 0822 第一法），应符合规定（0.0003%）。

【含量测定】　取本品约 1g，精密称定，置 250ml 量瓶中，用少量水湿润，加稀盐酸溶解后，用水稀释至刻度，摇匀，精密量取 25ml，置锥形瓶中，加水 25ml 与氢氧化钾溶液（1→10）5ml 使 pH 值大于 12，加钙紫红素指示剂少许，用乙二胺四醋酸二钠滴定液（0.05mol/L）滴定至溶液由紫红色变为纯蓝色。每 1ml 乙二胺四醋酸二钠滴定液（0.05mol/L）相当于 5.005mg 的 $CaCO_3$。

【类别】　稀释剂、pH 调节剂和包衣剂等。

【贮藏】　密闭保存。

【标示】　应标明本品的类型、粒度或粒度分布、堆密度和振实密度的标示值。

注：① 根据来源和工艺，碳酸钙可分为重质和轻质两大类型，其中重质碳酸钙是以矿物为原料，经物理研磨工艺制得；轻质碳酸钙是以化学合成工艺制得。② 在含铵盐或二氧化碳的水中，可提高本品的溶解度。

碳 酸 氢 钠

Tansuanqingna

Sodium Bicarbonate

$NaHCO_3$　84.01

［144-55-8］

本品系在碳酸钠饱和溶液中通入二氧化碳，生成碳酸氢钠，经干燥即得。或以氯化钠、氨、二氧化碳为原料，在一定条件下反应，生成碳酸氢钠和氯化铵，利用其溶解度差异经分离、干燥而得。按干燥品计，含 $NaHCO_3$ 不得少于 99.0%。

【性状】　本品为白色结晶性粉末。

本品在水中溶解，在乙醇中不溶。

【鉴别】　本品的水溶液显钠盐与碳酸氢盐的鉴别反应（通则 0301）。

【检查】　碱度　取本品 0.20g，加水 20ml 使溶解，依法测定(通则 0631),pH 值应不高于 8.6。

溶液的澄清度 取本品 1.0g,加水 20ml 溶解后,溶液与 2 号浊度标准液(通则 0902 第一法)比较,不得更浓。

氯化物 取本品 0.15g,加水溶解并稀释至 25ml,滴加硝酸使成微酸性后,置水浴中加热除尽二氧化碳,放冷,依法检查(通则 0801),与标准氯化钠溶液 3.0ml 制成的对照液比较,不得更浓(0.02%)。

硫酸盐 取本品 0.50g,加水溶解并稀释至 40ml,滴加盐酸使成微酸性后,置水浴中加热以除尽二氧化碳,放冷,依法检查(通则 0802),与标准硫酸钾溶液 1.5ml 制成的对照液比较,不得更浓(0.03%)。

铵盐 取本品 1.0g,加氢氧化钠试液 10ml,加热,发生的蒸气遇湿润的红色石蕊试纸不得变成蓝色。

干燥失重 取本品 4.0g,置硅胶干燥器中干燥 4 小时,减失重量不得过 0.25%(通则 0831)。

铁盐 取本品 1.0g,加水适量溶解后,加稀硝酸使成微酸性,煮沸 1 分钟,放冷,用水稀释至 25ml,依法检查(通则 0807),与标准铁溶液 1.5ml 制成的对照液比较,不得更深(0.0015%)。

重金属 取本品 4.0g,加稀盐酸 19ml 与水 5ml 后,煮沸 5 分钟,放冷,加酚酞指示液 1 滴,并滴加氨试液至溶液显粉红色,放冷,加醋酸盐缓冲液(pH 3.5)2ml 与水适量至 25ml,依法检查(通则 0821 第一法),含重金属不得过百万分之五。

砷盐 取本品 1.0g,加水 23ml 溶解后,加盐酸 5ml,依法检查(通则 0822 第一法),应符合规定(0.0002%)。

【含量测定】 取本品约 1g,精密称定,加水 50ml 使溶解,加甲基红-溴甲酚绿混合指示液 10 滴,用盐酸滴定液(0.5mol/L)滴定至溶液由绿色转变为紫红色,煮沸 2 分钟,冷却至室温,继续滴定至溶液由绿色变为暗紫色。每 1ml 盐酸滴定液(0.5mol/L)相当于 42.00mg 的 $NaHCO_3$。

【类别】 碱化剂。

【贮藏】 密封,在干燥处保存。

注:本品在潮湿空气中即缓缓分解。水溶液放置稍久,或振摇,或加热,碱性即增强。

碳 酸 氢 钾

Tansuanqingjia

Potassium Bicarbonate

$KHCO_3$ 100.11

[298-14-6]

本品系在饱和的碳酸钾溶液中,通入二氧化碳,冷却结晶而得。按干燥品计,含 $KHCO_3$ 不得少于 99.0%。

【性状】 本品为白色或类白色结晶性粉末或无色结晶。

本品在水中易溶,在乙醇中几乎不溶。

【鉴别】 本品显钾盐(1)和碳酸氢盐的鉴别反应(通则 0301)。

【检查】 **碱度** 取本品 2.5g,加水 50ml 溶解后,依法检查(通则 0631),pH 值不得过 8.6。

溶液的澄清度与颜色 取本品 5.0g,加水 100ml 溶解后,依法检查(通则 0901 与通则 0902),溶液应澄清无色。

碳酸盐 取本品 3.0g,置瓷研钵中,加入乙醇 25ml 和水 5ml 研磨,滴加酚酞指示液 3 滴,用氯化钡溶液(精密称取氯化钡 12.216g,加水 300ml 溶解后,用乙醇稀释至 1000ml)滴定至混悬液变为无色。研磨 2 分钟,如混悬液变为粉色,继续用氯化钡溶液滴定至无色;必要时反复滴加氯化钡溶液并研磨 2 分钟,直至研磨后混悬液不再显粉色为终点。每 1ml 氯化钡溶液相当于 6.911mg 的碳酸钾。含碳酸盐不得过 2.5%。

氯化物 取本品 0.33g,加水溶解使成 25ml,滴加硝酸使成微酸性后,置水浴中加热以除尽二氧化碳,放冷,依法检查(通则 0801),与标准氯化钠溶液 5.0ml 制成的对照液比较,不得更浓(0.015%)。

硫酸盐 取本品 1.0g,加水溶解使成 40ml,滴加盐酸使成微酸性后,置水浴中加热以除尽二氧化碳,放冷,依法检查(通则 0802),与标准硫酸钾溶液 1.5ml 制成的对照液比较,不得更浓(0.015%)。

铵盐 取本品 1.0g,加水 50ml 溶解后,加碱性碘化汞钾试液 2ml,放置 15 分钟,依法检查(通则 0808),与标准氯化铵溶液 2.0ml 制成的对照液比较,不得更深(0.002%)。

干燥失重 取本品 4.0g,置硅胶干燥器中干燥 4 小时,减失重量不得过 0.3%(通则 0831)。

钙盐 取本品 1.0g,加新沸放冷的水 50ml 溶解后,加氨试液 1ml 与草酸铵试液 2ml,摇匀,放置 2 小时,如发生浑浊,与标准钙溶液(精密称取碳酸钙 0.125g,置 500ml 量瓶中,加水 5ml 与盐酸 0.5ml 使溶解,并用水稀释至刻度,摇匀,每 1ml 相当于 0.1mg 的 Ca)1.0ml 制成的对照液比较,不得更浓(0.01%)。

铁盐 取本品 1.0g,加水适量溶解后,加稀盐酸使成微酸性,煮沸除尽二氧化碳气体,放冷,用水稀释至 25ml,依法检查(通则 0807),与标准铁溶液 2.0ml 制成的对照液比较,不得更深(0.002%)。

钠 取本品 0.25g,置 50ml 量瓶中,用水溶解并稀释至刻度,摇匀,分别精密量取 20ml 置两个 50ml 量瓶中,各加盐酸溶液(1→2)10ml,一个量瓶中用水稀释至刻度,摇匀,精密量取 10ml,置 50ml 量瓶中,用水稀释至刻度,作为供试品溶液;另一个量瓶中加标准氯化钠溶液(每 1ml 中含 Na 0.1mg)5ml,用水稀释至刻度,摇匀,精密量取 10ml,置 50ml 量瓶中,用水稀释至刻度,作为对照品溶液。照原子吸收分光光度法(通则 0406 第二法),在 589nm 的波长处分别测定,应符合规定(0.50%)。

重金属 取本品 2.0g,加稀盐酸 12ml 与水 5ml 后,煮沸

5 分钟，放冷，加酚酞指示液 1 滴，并滴加氨试液至溶液显粉红色，放冷，加醋酸盐缓冲液（pH 3.5）2ml 与水适量至 25ml，依法检查（通则 0821 第一法），含重金属不得过百万分之十。

砷盐 取本品 1.0g，加水 23ml 溶解后，加盐酸 5ml，依法检查（通则 0822 第一法），应符合规定（0.0002％）。

【含量测定】 取本品 2g，精密称定，加水 100ml 使溶解，加甲基红-溴甲酚绿混合指示液 10 滴，用盐酸滴定液（1.0mol/L）滴定至溶液由绿色转变为紫红色，煮沸 2 分钟，冷却至室温，继续滴定至溶液由绿色转变为暗紫色，并将滴定的结果用空白试验校正。每 1ml 盐酸滴定液（1.0mol/L）相当于 100.1mg 的 $KHCO_3$。

【类别】 pH 调节剂。

【贮藏】 密闭保存。

碳 酸 镁

Tansuanmei

Magnesium Carbonate

本品为水合碱式碳酸镁。含碳酸镁以氧化镁（MgO）计，应为 40.0％～43.5％。

【性状】 本品为白色或类白色粉末或颗粒状粉末。

本品在水或乙醇中几乎不溶。

【鉴别】 取本品，加稀盐酸即泡沸溶解；溶液显镁盐的鉴别反应（通则 0301）。

【检查】堆密度 取本品适量，依法检查（通则 0993 1 第一法），应大于 0.15g/ml 且小于 0.25g/ml。

酸性溶液的颜色 取本品 1.0g，加冰醋酸溶液（6→50）20ml，超声使溶解，必要时滤过，溶液应无色；如显色，与黄绿色 2 号标准比色液（通则 0901 第一法）比较，不得更深。

氯化物 取本品 5.0g，加水 20ml 与醋酸 30ml 溶解，煮沸 2 分钟，放冷，滤过，滤渣用稀醋酸洗涤，合并洗液与滤液，用稀醋酸稀释至 50ml，摇匀，作为供试品溶液。精密量取 2ml，加水使成 25ml，依法检查（通则 0801），与标准氯化钠溶液 7.0ml 制成的对照液比较，不得更浓（0.035％）。

硫酸盐 精密量取氯化物项下的供试品溶液 1ml，用水稀释使成 25ml，精密量取 10ml，依法检查（通则 0802），与标准硫酸钾溶液 2.0ml 制成的对照液比较，不得更浓（0.5％）。

氧化钙 取 105℃ 干燥 2 小时的本品约 0.125g，精密称定，置 100ml 量瓶中，加入盐酸溶液（1→10）15ml 使溶解，再加入镧溶液（取氧化镧 58.65g，加水 400ml，边搅拌边加入盐酸 250ml，溶解后加水稀释至 1000ml）2ml，用水稀释至刻度，摇匀，作为供试品溶液。

同法制备空白溶液。

精密量取钙标准溶液适量，用水定量稀释制成每 1ml 中约含钙 100μg 的溶液，分别精密量取 1ml、5ml、10ml 与

15ml 置于 100ml 量瓶中，加入盐酸溶液（1→10）15ml 与镧溶液 2ml，用水稀释至刻度，摇匀，作为对照品溶液。

取空白溶液、供试品溶液与对照品溶液，照原子吸收分光光度法（通则 0406 第一法）测定，采用火焰原子化器，在 422.7nm 的波长处测定，计算，即得。含钙按氧化钙计，不得过 0.6％。

可溶性盐 取本品 1.0g，加水 50ml，煮沸 5 分钟，滤过，滤液置水浴上蒸干，并在 105℃ 干燥 1 小时，遗留残渣不得过 10mg（1.0％）。

酸中不溶物 取本品 5.0g，加水 75ml，再分次加少量盐酸，随加随搅拌至不再溶解，煮沸 5 分钟，用定量滤纸滤过，滤渣用水洗涤至洗液不再显氯化物的反应，炽灼至恒重，遗留残渣不得过 2.5mg（0.05％）。

铁盐 取本品 0.25g，加稀硝酸 5ml，煮沸 1 分钟，放冷，用水稀释使成 35ml，依法检查（通则 0807），与标准铁溶液 5.0ml 制成的对照液比较，不得更深（0.02％）。

重金属 精密量取氯化物项下的供试品溶液 5ml，加酚酞指示液 1 滴与氨试液适量至溶液显淡红色，加醋酸盐缓冲液（pH 3.5）2ml 与水适量使成 25ml，加抗坏血酸 0.5g 溶解后，依法检查（通则 0821 第一法），放置 5 分钟比色，含重金属不得过百万分之三十。

【含量测定】 取本品约 1.0g，精密称定，加水 5ml 使湿润，精密加硫酸滴定液（0.5mol/L）30ml 溶解后，加甲基橙指示液 1 滴，用氢氧化钠滴定液（1mol/L）滴定，并将滴定的结果用空白试验校正。根据消耗的硫酸量，减去混有氧化钙（CaO）应消耗的硫酸量，即得。每 1ml 硫酸滴定液（0.5mol/L）相当于 20.15mg 的 MgO 或 28.04mg 的 CaO。

【类别】 填充剂、pH 调节剂和吸收剂。

【贮藏】 密闭保存。

注：本品能使水呈弱碱性。

精 氨 酸

Jing'ansuan

Arginine

见二部品种正文。

【类别】 增溶剂和冻干保护剂等。

橄 榄 油

Ganlanyou

Olive Oil

［8001-25-0］

本品系由木犀科植物油橄榄（*Olea europaea* L.）的成

熟核果提炼制成的脂肪油。

【性状】本品为无色至黄色或黄绿色的油状液体。

相对密度　本品的相对密度（通则 0601）为 0.910～0.915。

酸值　本品的酸值（通则 0713）应不大于 0.3。

碘值　本品的碘值（通则 0713）应为 79～88。

过氧化值　取本品 10.0g，依法测定（通则 0713），过氧化值应不大于 10.0（非供注射用）或 5.0（供注射用）。

皂化值　本品的皂化值（通则 0713）应为 186～194。

【鉴别】在脂肪酸组成检查项下记录的色谱图中，供试品溶液中棕榈酸甲酯峰、硬脂酸甲酯峰、油酸甲酯峰、亚油酸甲酯峰的保留时间应分别与对照品溶液中相应峰的保留时间一致。

【检查】吸光度　取本品 1.00g，置 100ml 量瓶中，加环己烷适量溶解并稀释至刻度，照紫外-可见分光光度法（通则 0401），在 270nm 的波长处测定，吸光度不得过 1.20。

不皂化物　取本品 5.0g，依法测定（通则 0713），不皂化物不得过 1.5%。

甾醇组成　取不皂化物项下经乙醇制氢氧化钠滴定液（0.1mol/L）滴定至终点且满足要求的溶液，依法测定（通则 0713），按面积归一化法计算，胆固醇不得过 0.5%，菜油甾醇不得过 4.0%，Δ7-豆甾醇不得过 0.5%，Δ5,23-豆甾二烯醇、赤桐甾醇、β-谷甾醇、谷甾烷醇、Δ5-燕麦甾醇和 Δ5,24-豆甾二烯醇的总和不得少于 93.0%。豆甾醇的含量不得大于菜油甾醇的含量。

碱性杂质　取本品 10ml，依法测定（通则 0713），消耗盐酸滴定液（0.01mol/L）的体积不得过 0.1ml。

甲氧基苯胺值（供注射用）　取本品 2.5g，依法测定（通则 0713），甲氧基苯胺值不得过 7.0。

芝麻油　取本品 10ml，加盐酸 10ml，加新制的糠醛乙醇溶液（1→50）0.1ml，剧烈振摇 15 秒，酸液层应不显粉红色至深红色。如显色，加水 10ml，再次剧烈振摇，酸液层颜色应消失。

水分　取本品，以无水甲醇-癸醇（1∶1）为溶剂，照水分测定法（通则 0832 第一法 1）测定，含水分不得过 0.1%。

重金属　取本品 2.0g，依法检查（通则 0821 第二法），含重金属不得过百万分之十。

脂肪酸组成　取本品 0.1g，依法测定（通则 0713），分别取棕榈酸甲酯、棕榈油酸甲酯、硬脂酸甲酯、油酸甲酯、亚油酸甲酯、亚麻酸甲酯、花生酸甲酯、二十碳烯酸甲酯、山嵛酸甲酯与二十四烷酸甲酯对照品适量，加正庚烷溶解并稀释制成每 1ml 各约含 0.1mg 的溶液作为对照品溶液。按面积归一化法计算，含碳原子数少于 16 的饱和脂肪酸应不得过 0.1%，棕榈酸应为 7.5%～20.0%，棕榈油酸应不得过 3.5%，硬脂酸应为 0.5%～5.0%，油酸应为 56.0%～85.0%，亚油酸应为 3.5%～20.0%，亚麻酸应不得过 1.2%，花生酸应不得过 0.7%，二十碳烯酸应不得过 0.4%，山嵛酸与二十四烷酸均应不得过 0.2%。

细菌内毒素（供注射用）　取本品，依法检查（通则 1143），每 1mg 橄榄油含内毒素的量应小于标示值。

【类别】溶剂和分散剂等。

【贮藏】避光，密封，在凉暗处保存。

【标示】①应标明本品的反式脂肪酸总量（可按通则 0713 中的反式脂肪酸方法测定）。②如加抗氧剂，应标明抗氧剂名称与用量。③如充入惰性气体，应标明惰性气体的种类。④应标明每 1mg 橄榄油含内毒素的量小于的标示值。

注：本品别名为精制橄榄油。

豌 豆 淀 粉

Wandou Dianfen

Pea Starch

本品系自豆科植物豌豆 *Pisum sativum* L. 的种子制得。

【性状】本品为白色或类白色粉末。

本品在水或乙醇中不溶。

【鉴别】（1）取本品，用甘油醋酸试液装片（通则 2001），在显微镜下观察，淀粉多为大椭圆形颗粒，直径为 25～45μm；有时呈不规则状或肾形；少部分为不规则或肾形小颗粒，直径为 5～8μm。颗粒可出现裂纹或边缘不规整，有时颗粒中心层纹几乎不可见。部分颗粒的中轴线上可能会出现狭长裂缝。在偏光显微镜下观察，呈现偏光十字。

（2）取本品约 1g，加水 15ml，煮沸后继续加热 1 分钟，放冷，即成类白色半透明凝胶状物。

（3）取鉴别（2）项下凝胶状物约 1g，加碘试液 1 滴，即显蓝色或蓝黑色，加热后逐渐褪色。

【检查】酸碱度　取本品 5.0g，加水 25ml，缓缓搅拌 1 分钟，静置 15 分钟，依法测定（通则 0631），pH 值应为 5.0～8.0。

外来物质　取本品，用甘油醋酸试液装片（通则 2001），在显微镜下观察，不得有非淀粉颗粒，也不得有其他品种的淀粉颗粒。

二氧化硫　取本品适量，依法测定（通则 2331 第一法），含二氧化硫不得过 0.005%。

氧化性物质　取本品 4.0g，置具塞锥形瓶中，加水 50.0ml，密塞，振摇 5 分钟，转入具塞离心管中，离心至澄清，取上清液 30.0ml，置碘量瓶中，加冰醋酸 1ml 与碘化钾 1.0g，密塞，摇匀，置暗处放置 30 分钟，加淀粉指示液 1ml，用硫代硫酸钠滴定液（0.002mol/L）滴定至蓝色消失，并将滴定的结果用空白试验校正。每 1ml 硫代硫酸钠滴定液（0.002mol/L）相当于 34μg 的氧化性物质（以过氧化氢 H_2O_2 计），消耗硫代硫酸钠滴定液（0.002mol/L）不得过 1.4ml（0.002%）。

干燥失重　取本品，在 130℃ 干燥 1.5 小时，减失的重量不得过 16.0%（通则 0831）。

炽灼残渣 取本品 1.0g，依法检查（通则 0841），遗留残渣不得过 0.6%。

铁盐 取本品 1.50g，加 2mol/L 盐酸溶液 15.0ml，振摇 5 分钟，滤过，取滤液 10.0ml 置 50ml 纳氏比色管中，加过硫酸铵 50mg，用水稀释成 35ml，依法检查（通则 0807），与标准铁溶液 2.0ml 制成的对照液比较，不得更深（0.002%）。

重金属 取炽灼残渣项下遗留的残渣，依法检查（通则 0821 第二法），含重金属不得过百万分之二十。

微生物限度 取本品，依法检查（通则 1105 与通则 1106），每 1g 供试品中需氧菌总数不得过 10^3 cfu，霉菌和酵母菌总数不得过 10^2 cfu，不得检出大肠埃希菌。

【类别】 填充剂和崩解剂等。

【贮藏】 密闭保存。

醋 酸

Cusuan

Acetic Acid

$C_2H_4O_2$ 60.05

[64-19-7]

本品含 $C_2H_4O_2$ 应为 36%～37%（g/g）。

【性状】 本品为无色透明液体。

相对密度 本品的相对密度在 25℃ 时（通则 0601）为 1.040～1.050。

【鉴别】（1）本品可使蓝色石蕊试纸变红。

（2）本品加氢氧化钠试液中和后，显醋酸盐的鉴别反应（通则 0301）。

【检查】氯化物 取本品 1.0ml，依法检查（通则 0801），与标准氯化钠溶液 7.0ml 制成的对照液比较，不得更浓（0.007%）。

硫酸盐 取本品 2.5ml，加水稀释至 20ml，精密量取 5ml，依法检查（通则 0802），与标准硫酸钾溶液 1.5ml 制成的对照液比较，不得更浓（0.024%）。

甲酸与易氧化物 取本品 5.0ml，加硫酸 6ml，混匀，放冷至 20℃，加重铬酸钾滴定液（0.016 67mol/L）2.0ml，放置 1 分钟后，加水 25ml，再加碘化钾试液 1ml，淀粉指示液 1ml，用硫代硫酸钠滴定液（0.1mol/L）滴定，消耗滴定液不得少于 1.0ml。

还原性物质 取本品 5.0ml，加水 20ml 与高锰酸钾滴定液（0.02mol/L）0.2ml，摇匀，放置 1 分钟，粉红色不得完全消失。

乙醛 取本品 5ml，精密称定，置 10ml 量瓶中，加水稀释至刻度，摇匀，取 2.5ml，置顶空瓶中，加 3.2mol/L 氢氧化钠溶液 2.5ml，立即密封，摇匀，作为供试品溶液。

精密量取乙醛溶液对照品适量，加 1.6mol/L 醋酸钠溶液溶解并定量稀释制成每 1ml 中约含 0.05mg 的溶液，精密量取 5ml，置顶空瓶中，密封，作为对照品溶液。

照气相色谱法（通则 0521）测定。以聚乙二醇（或极性相近）为固定液的毛细管柱为色谱柱；柱温 35℃，维持 5 分钟，以每分钟 30℃ 的速率升温至 120℃，维持 2 分钟；进样口温度 200℃；检测器温度 250℃；顶空平衡温度为 80℃，平衡时间为 30 分钟。取供试品溶液和对照品溶液分别顶空进样，记录色谱图，按外标法以峰面积计算，含乙醛不得过 0.02%。

不挥发物 取本品 20ml，置 105℃ 恒重的蒸发皿中，在水浴上蒸干后，在 105℃ 干燥至恒重，遗留残渣不得过 1mg。

重金属 取本品 10ml，置水浴上蒸干，残渣加水 20ml 使溶解，分取 15ml，加醋酸盐缓冲液（pH 3.5）1.5ml 与水适量使成 25ml，依法检查（通则 0821 第一法），含重金属不得过百万分之二。

【含量测定】 取本品约 4ml，精密称定，置锥形瓶中，加新沸放冷的水 40ml，加酚酞指示液 3 滴，用氢氧化钠滴定液（1mol/L）滴定。每 1ml 氢氧化钠滴定液（1mol/L）相当于 60.05mg 的 $C_2H_4O_2$。

【类别】 pH 调节剂和缓冲剂等。

【贮藏】 密封保存。

醋酸纤维素

Cusuan Xianweisu

Cellulose Acetate

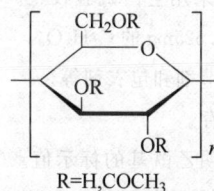

R=H,COCH₃

[9004-35-7]

本品为部分或完全乙酰化的纤维素。按干燥品计算，含乙酰基（—C_2H_3O）应为 29.0%～44.8%，且应为标示量的 90.0%～110.0%。

【性状】 本品为白色、微黄白色或灰白色的粉末或颗粒。本品在水或乙醇中几乎不溶。

【鉴别】 本品的红外光吸收图谱应与对照品的图谱一致（通则 0402）。

【检查】黏度 取本品 10g，精密称定，置甲醇-二氯甲烷（50：50）的混合溶液 100ml 中，振摇溶解，用适宜的单柱型旋转黏度计（以下条件适用于 Brookfield type LV model 或效能相当黏度计），2 号转子每分钟 60 转，在 20℃±0.1℃，依法测定（通则 0633 第三法），黏度应为标示黏度的 75%～140%。

游离酸 取本品 5.0g，精密称定，置 250ml 碘量瓶中，加新沸放冷的水 150ml，密塞振摇，放置 3 小时，滤过，用新沸放冷的水清洗滤渣和碘量瓶，合并滤液与洗液，加酚酞指示液 2～3 滴，用氢氧化钠滴定液(0.01mol/L)滴定至粉红色。每 1ml 氢氧化钠滴定液(0.01mol/L)相当于 0.6005mg 的游离酸。按干燥品计算，含游离酸不得过 0.1%。

干燥失重　取本品，在 105℃ 干燥 3 小时，减失重量不得过 5.0%(通则 0831)。

炽灼残渣　取本品 2.0g，依法检查(通则 0841)，遗留残渣不得过 0.1%。

重金属　取炽灼残渣项下遗留的残渣，依法检查(通则 0821 第二法)，含重金属不得过百万分之十。

【含量测定】 乙酰基含量低于 42.0% 的照本法测定。取本品约 2.0g，精密称定，置锥形瓶中，加丙酮 100ml 和水 10ml，密塞，用磁力搅拌器搅拌至完全溶解，精密加入氢氧化钠滴定液(1.0mol/L)30ml，继续搅拌 30 分钟，加热水 100ml，冲洗锥形瓶内壁，再继续搅拌 2 分钟，放冷，加酚酞指示液 2～3 滴，用硫酸滴定液(0.5mol/L)滴定至终点，并将滴定结果用空白试验校正。每 1ml 硫酸滴定液(0.5mol/L)相当于 43.05mg 的 C_2H_3O。

乙酰基含量高于 42.0% 的照本法测定。取本品约 2.0g，精密称定，置锥形瓶中，加二甲基亚砜 30ml 和丙酮 100ml，密塞，用磁力搅拌器搅拌 16 小时，精密加入氢氧化钠滴定液(1.0mol/L)30ml，继续搅拌 6 分钟，静置 60 分钟，加热水 100ml，冲洗锥形瓶内壁，再继续搅拌 2 分钟，放冷，加酚酞指示液 4～5 滴，用盐酸滴定液(0.5mol/L)滴定至终点，精密滴加过量的盐酸滴定液(0.5mol/L)0.5ml，搅拌 5 分钟，静置 30 分钟，用氢氧化钠滴定液(0.5mol/L)滴定至溶液粉红色，并将滴定结果用空白试验校正。每 1ml 盐酸滴定液(0.5mol/L)相当于 21.525mg 的 C_2H_3O。

【类别】 释放调节剂和包衣剂等。

【贮藏】 密封保存。

【标示】 ①应标明乙酰基的标示值。②用于缓释片剂骨架成形物时，应标明粒度标示值。③以 mPa·s 或 Pa·s 为单位标明黏度标示值。

注：本品有引湿性。

醋 酸 钠

Cusuanna

Sodium Acetate

$C_2H_3NaO_2 \cdot 3H_2O$　136.08

[6131-90-4]

$C_2H_3NaO_2$　82.03

[127-09-3]

本品按干燥品计算，含 $C_2H_3NaO_2$ 不得少于 99.0%。

【性状】 本品为无色结晶或白色结晶性粉末。

本品在水中极易溶解(三水合醋酸钠)或易溶(无水醋酸钠)，在乙醇中溶解。

【鉴别】(1)取含量测定项下干燥后的本品，依法测定(通则 0402)，本品的红外光吸收图谱应与对照品的图谱一致。

(2)本品的水溶液显钠盐和醋酸盐的鉴别反应(通则 0301)。

【检查】 碱度　取本品，加水溶解并稀释成每 1ml 中含无水醋酸钠 30mg 的溶液，依法测定(通则 0631)，pH 值应为 7.5～9.0。

溶液的澄清度与颜色　取本品适量(相当于无水醋酸钠 1.2g)，加水 20ml 使溶解，依法检查(通则 0901 与通则 0902)，溶液应澄清无色。

氯化物　取本品适量(约相当于无水醋酸钠 0.2g)，依法检查(通则 0801)，与标准氯化钠溶液 4.0ml 制成的对照液比较，不得更浓(0.02%)。

硫酸盐　取本品适量(约相当于无水醋酸钠 10g)，依法检查(通则 0802)，与标准硫酸钾溶液 5.0ml 制成的对照液比较，不得更浓(0.005%)。

水中不溶物　取本品适量(约相当于无水醋酸钠 20g)，加水 150ml，煮沸后置水浴上加热 1 小时，倒入经 105℃ 干燥至恒重的 3 号垂熔坩埚，滤过，并用水洗涤滤器和残渣 3 次，105℃ 干燥至恒重，遗留残渣不得过 10mg(0.05%)。

还原性物质　取本品适量(约相当于无水醋酸钠 3.0g)，加水 50ml 使溶解，加稀硫酸 5ml 与 0.002mol/L 高锰酸钾溶液 0.5ml，摇匀，放置 1 小时，粉红色不得消失。

干燥失重　取本品，在 120℃ 干燥至恒重，减失重量应为 39.0%～40.5%(三水合醋酸钠)或不得过 1.0%(无水醋酸钠)(通则 0831)。

钙盐和镁盐　取本品适量(约相当于无水醋酸钠 0.2g)，加水 20ml 溶解，加氨试液 2ml、草酸铵试液 2ml 与磷酸氢二钠试液 2ml，在 5 分钟内不得发生浑浊。

钾盐　取本品适量(约相当于无水醋酸钠 3.0g)，加温水 5ml 使溶解，趁热滴加 1mol/L 醋酸溶液至溶液稍成酸性，趁热加入亚硝酸钴钠试液 5 滴，应无沉淀产生。

铁盐　取本品适量(约相当于无水醋酸钠 1.0g)，加水 25ml 溶解，依法检查(通则 0807)，与标准铁溶液 1.0ml 制成的对照液比较，不得更深(0.001%)。

重金属　取本品适量(约相当于无水醋酸钠 2.0g)，加稀醋酸 2ml 与水适量使溶解，并用水稀释至 25ml，依法检查(通则 0821 第一法)，含重金属不得过百万分之十。

砷盐　取本品适量(约相当于无水醋酸钠 0.7g)，加水 23ml 溶解，加盐酸 5ml，依法检查(通则 0822 第一法)，应符合规定(0.0003%)。

【含量测定】 取经 120℃ 干燥至恒重的本品约 60mg，精密称定，加冰醋酸 25ml 溶解，加结晶紫指示液 2 滴，用高氯酸滴定液（0.1mol/L）滴定至溶液显蓝色，并将滴定的结果用空白试验校正。每 1ml 的高氯酸滴定液（0.1mol/L）相当于 8.203mg 的 $C_2H_3NaO_2$。

【类别】　pH 调节剂和缓冲剂等。

【贮藏】　密封保存。

注：①本品微带醋酸味。②为满足透析用制剂安全性要求，在必要时，可采用适宜的方法对铝含量进行控制。

醋酸琥珀酸羟丙甲纤维素酯

Cusuan Huposuan Qiangbingjia Xianweisuzhi

Hypromellose Acetate Succinate

[71138-97-1]

本品为羟丙甲纤维素的醋酸、琥珀酸混合酯。按干燥品计算，含甲氧基应为 12.0%～28.0%，2-羟丙氧基应为 4.0%～23.0%，乙酰基应为 2.0%～16.0%，琥珀酰基应为 4.0%～28.0%。

【性状】　本品为白色或淡黄色粉末或颗粒。

本品在氢氧化钠试液中溶解，在乙醇或水中不溶。

【鉴别】　取本品适量（不需要干燥处理），按衰减全反射红外光谱法（通则 0402），本品的红外光吸收图谱应与对照品的图谱一致。

【检查】　黏度　取本品 2.00g（预先干燥），加 0.43% 的氢氧化钠溶液使成 100.0g，密塞，振摇 30 分钟。在 20℃±0.1℃（毛细管内径为 0.58mm 或适合的毛细管内径）依法测定（通则 0633 第二法），黏度为标示值的 80%～120%。

醋酸与琥珀酸　取本品 0.102g，精密称定，置锥形瓶中，精密加入磷酸盐溶液（取 0.02mol/L 磷酸二氢钾溶液，用 1mol/L 氢氧化钠溶液调节 pH 值至 7.5）4.0ml，搅拌 2 小时，加磷酸溶液（取 1.25mol/L 磷酸 1ml，置 50ml 量瓶中，用水稀释至刻度，摇匀）4.0ml，强力振摇，离心，取上清液作为供试品溶液。

取琥珀酸 0.13g，精密称定，置 100ml 量瓶中，加水适量，振摇使完全溶解，用水稀释至刻度，摇匀，作为琥珀酸贮备液。

取加有水 20ml 的 100ml 量瓶，称重，精密加入冰醋酸 2ml，再称重，用水稀释至刻度，摇匀，精密量取 6ml，置 100ml 量瓶中，用水稀释至刻度，摇匀，作为醋酸贮备液。

精密量取醋酸贮备液和琥珀酸贮备液各 4.0ml，置同一 25ml 量瓶中，用流动相稀释至刻度，摇匀，作为对照品溶液。

照高效液相色谱法（通则 0512）测定。以十八烷基硅烷键合硅胶为填充剂，以 0.02mol/L 磷酸二氢钾溶液（用 6mol/L 磷酸溶液调节 pH 值至 2.8）为流动相，流速为每分钟 1ml，检测波长为 215nm。取对照品溶液 10μl 注入液相色谱仪，理论板数按琥珀酸峰计算不低于 8000。精密量取供试品溶液与对照品溶液各 10μl，注入液相色谱仪，记录色谱图。按外标法以峰面积分别计算醋酸与琥珀酸含量，总量不得过 1.0%。

干燥失重　取本品，在 105℃ 干燥 1 小时，减失重量不得过 5.0%（通则 0831）。

炽灼残渣　取本品 1g，依法检查（通则 0841），遗留残渣不得过 0.2%。

重金属　取炽灼残渣项下遗留的残渣，依法检查（通则 0821），含重金属不得过百万分之十。

砷盐　取本品 1.0g，加氢氧化钙 1.0g，混合，加水搅拌均匀，干燥后，先用小火灼烧使炭化，再在 500～600℃ 炽灼使完全灰化，放冷，加盐酸 5ml 与水 23ml，依法检查（通则 0822 第一法），应符合规定（0.0002%）。

【含量测定】　乙酰基和琥珀酰基　照高效液相色谱法（通则 0512）测定。

色谱条件与系统适用性试验　同醋酸与琥珀酸项下。

测定法　取本品 12.4mg，精密称定，置锥形瓶中，精密加入 1.0mol/L 氢氧化钠溶液 4.0ml，搅拌 4 小时，加 1.25mol/L 磷酸溶液 4.0ml 使 pH 值为 3 或略小，强力振摇，用滤膜（0.22μm）滤过，取续滤液作为供试品溶液；取醋酸与琥珀酸项下的对照品溶液作为对照品溶液。精密量取供试品溶液与对照品溶液各 10μl，注入液相色谱仪，记录色谱图，按外标法以峰面积分别计算醋酸与琥珀酸含量，然后按下式计算，即得。

$$乙酰基含量（\%）= \frac{(A - A_{\text{free}}) \times M_{r1}}{M_{r2}}$$

式中　A 为测得的醋酸含量；

A_{free} 为醋酸与琥珀酸项下游离醋酸含量；

M_{r1} 为乙酰基的分子量（43.04）；

M_{r2} 为醋酸的分子量（60.05）。

$$琥珀酰基含量（\%）= \frac{(S - S_{\text{free}}) \times M_{r3}}{M_{r4}}$$

式中　S 为测得的琥珀酸含量；

S_{free} 为醋酸与琥珀酸项下游离琥珀酸含量；

M_{r3} 为琥珀酰基的分子量（101.08）；

M_{r4} 为琥珀酸的分子量（118.09）。

注：实验完毕后，色谱柱用水-乙腈（1:1）的混合液冲洗 60 分钟，再用甲醇冲洗 60 分钟，色谱柱保存在甲醇中。

甲氧基和 2-羟丙氧基　甲氧基　取本品，依法测定（通则 0712）。如采用第一法（气相色谱法），加热温度控制在 130℃±2℃。如采用第二法（容量法），取本品，精密称定，测得的甲氧基量(%)扣除羟丙氧基量(%)与(31/75×0.93)的乘积,即得。

2-羟丙氧基　取本品,依法测定(通则 0712)。如采用第一法(气相色谱法),加热温度控制在 130℃±2℃。即得。

【类别】包衣剂。

【贮藏】密封保存。

【标示】以 mPa·s 或 Pa·s 为单位标明黏度标示值。

注:本品有引湿性。

糊　精
Hujing
Dextrin

[9004-53-9]

本品系由淀粉在少量酸和干燥状态下经加热改性而制得的聚合物。

【性状】本品为白色或类白色粉末。

本品在沸水中易溶,在乙醇中不溶。

【鉴别】(1)取本品 1g,加水 10ml,加碘试液 1~3 滴,即显红棕色到深蓝色。

(2)取本品适量,用甘油-水(1:1)装片(通则 2001),置显微镜下观察,玉米淀粉来源的糊精为单粒、多角形颗粒,圆形或椭圆形颗粒,直径为 2~35μm;脐点中心性,呈圆点状或星状;层纹不明显;在偏光显微镜下观察,呈现偏光十字,十字交叉位于颗粒脐点处。木薯淀粉来源的糊精多为单粒、圆形或椭圆形,直径为 5~35μm,旁边有一凹处;脐点中心性,呈圆点状或线状,层纹不明显;在偏光显微镜下观察,呈现偏光十字,十字交叉位于颗粒脐点处。马铃薯淀粉来源的糊精为单粒,呈卵圆形或梨形,直径在 30~100μm,偶见超过 100μm;或圆形,大小为 10~35μm;偶见有 2~4 个淀粉粒组成的复合颗粒,呈卵圆形或梨形的颗粒,脐点偏心;呈圆形的颗粒脐点无中心或略带不规则脐点;在偏光显微镜下观察,十字交叉位于颗粒脐点处。

【检查】**酸度**　取本品 5.0g,加水 50ml,加热使溶解,放冷,加酚酞指示液 2 滴与氢氧化钠滴定液(0.1mol/L)2.0ml,应显粉红色。

还原糖　取本品 2.0g,加水 100.0ml,振摇 15 分钟,静置至少 2 小时,滤过;取滤液 50.0ml,加碱性酒石酸铜试液 50ml,煮沸 3 分钟,用 105℃恒重的 G4 垂熔玻璃坩埚滤过,滤渣用水洗涤至洗液呈中性,再分别用乙醇和乙醚各 60ml 分次洗涤,在 105℃干燥 2 小时,遗留的氧化亚铜不得过 0.20g。

氯化物　取本品 1.0g,置 100ml 量瓶中,加水约 50ml,振摇 10 分钟,用水稀释至刻度,摇匀,滤过,取续滤液 5.0ml,依法检查(通则 0801),与标准氯化钠溶液 10.0ml 制成的对照液比较,不得更浓(0.2%)。

硫酸盐　取氯化物项下的续滤液 20.0ml,依法检查(通则 0802),与标准硫酸钾溶液 2.0ml 制成的对照液比较,不得更浓(0.1%)。

硝酸盐　取氯化物项下的续滤液 10.0ml,置 25ml 纳氏比色管中,加水使成约 20ml,加对氨基苯磺酸-α-萘胺试液 2ml 及锌粉 10mg,用水稀释使成 25ml,摇匀,放置 15 分钟,如显色,与标准硝酸钾溶液(精密称取在 105℃干燥至恒重的硝酸钾 81.5mg,置 50ml 量瓶中,加水溶解并稀释至刻度,摇匀,精密量取 5.0ml,置 100ml 量瓶中,用水稀释至刻度,摇匀。每 1ml 相当于 0.05mg 的 NO₃)4.0ml 制成的对照液比较,不得更深(0.2%)。

干燥失重　取本品,130℃干燥 90 分钟,减失重量不得过 10.0%(通则 0831)。

炽灼残渣　取本品 1.0g,依法检查(通则 0841),遗留残渣不得过 0.5%。

铁盐　取本品 2.0g,炽灼灰化后,残渣加盐酸 1ml 与硝酸 3 滴,置水浴上蒸发至近干,放冷,加盐酸 1ml 使溶解,用水移至 50ml 量瓶中,加水稀释至刻度,摇匀,精密量取 10ml,依法检查(通则 0807),与标准铁溶液 2.0ml 制成的对照液比较,不得更深(0.005%)。

重金属　取炽灼残渣项下遗留的残渣,依法检查(通则 0821 第二法),含重金属不得过百万分之二十。

微生物限度　取本品,依法检查(通则 1105 与通则 1106),每 1g 供试品中需氧菌总数不得过 10³cfu,霉菌和酵母菌总数不得过 10²cfu,不得检出大肠埃希菌。

【类别】填充剂和黏合剂等。

【贮藏】密封保存。

【标示】应标明本品的淀粉来源和溶液的澄清度。

注:①本品有引湿性。②为满足制剂安全性和有效性要求,必要时,可对本品溶液的澄清度进行控制。(可按下述测定方法测定)

澄清度　取本品 0.5g 或 1.0g(根据不同淀粉来源),加水 5ml,搅拌均匀,加热水 95ml,煮沸 2 分钟,立即与相应的浊度标准液(通则 0902)比较。

缬　氨　酸
Xie'ansuan
Valine

见二部品种正文。

【类别】增溶剂和冻干保护剂等。

薄 荷 脑

Bohenao

L-Menthol

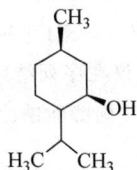

$C_{10}H_{20}O$ 156.27

[1490-04-6]或[89-78-1]

本品为 L-1-甲基-4-异丙基环己醇-3，系自唇形科植物薄荷 *Mentha haplocalyx* Briq. 的新鲜茎和叶经水蒸气蒸馏、冷冻、重结晶制得。含 $C_{10}H_{20}O$ 应为 95.0%～105.0%。

【性状】本品为无色针状或棱柱状结晶或白色结晶性粉末。

本品在乙醇中极易溶解，在水中极微溶解。

熔点 本品的熔点（通则 0612）为 42～44℃。

比旋度 取本品，精密称定，加乙醇溶解并定量稀释制成每 1ml 约含 0.1g 的溶液，依法测定（通则 0621），比旋度为 −49°至 −50°。

【鉴别】（1）取本品 1g，加硫酸 20ml 使溶解，即显橙红色，24 小时后析出无薄荷脑香气的无色油层（与麝香草酚的区别）。

（2）取本品 50mg，加冰醋酸 1ml 使溶解，加硫酸 6 滴与硝酸 1 滴的冷混合液，仅显淡黄色（与麝香草酚的区别）。

【检查】**有关物质** 取本品适量，精密称定，加无水乙醇溶解并定量稀释制成每 1ml 约含 50mg 的溶液，作为供试品溶液。

另取薄荷脑对照品适量，精密称定，加无水乙醇溶解并定量稀释制成每 1ml 约含 0.5mg 的溶液，作为对照品溶液。

照含量测定项下的色谱条件，其中柱温为 110℃，取对照品溶液 1μl 注入气相色谱仪，记录色谱图，主成分峰高的信噪比应大于 10；再精密量取供试品溶液与对照品溶液各 1μl，分别注入气相色谱仪，记录色谱图至主成分峰保留时间的 2 倍。供试品色谱图中如有杂质峰，各杂质峰面积的和不得大于对照品溶液的主峰面积（1.0%）。

不挥发物 取本品 2g，置已干燥至恒重的蒸发皿中，在水浴上加热，使缓缓挥散后，在 105℃干燥至恒重，遗留残渣不得过 1mg。

重金属与有害元素 照铅、镉、砷、汞、铜测定法（通则 2321）测定，含铅不得过 0.0005%，镉不得过 0.000 03%，砷不得过 0.0002%，汞不得过 0.000 02%，铜不得过 0.002%。

【含量测定】照气相色谱法（通则 0521）测定。

色谱条件与系统适用性试验 用交联键合聚乙二醇（或极性相近）为固定液的毛细管柱为色谱柱；柱温为 120℃；

进样口温度为 250℃；检测器温度为 250℃。理论板数按薄荷脑峰计算不低于 10 000。

测定法 取本品 10mg，精密称定，置 10ml 量瓶中，加无水乙醇溶解并稀释至刻度，摇匀，作为供试品溶液，精密量取 1μl 注入气相色谱仪，记录色谱图；另取薄荷脑对照品，同法测定。按外标法以峰面积计算，即得。

【类别】矫味剂和芳香剂等。

【贮藏】密封，置阴凉处。

注：①本品有薄荷的特殊香气。②本品在乙醇溶液显中性反应。

磺丁基倍他环糊精钠

Huangdingji Beitahuanhujingna

Betadex Sulfobutyl Ether Sodium

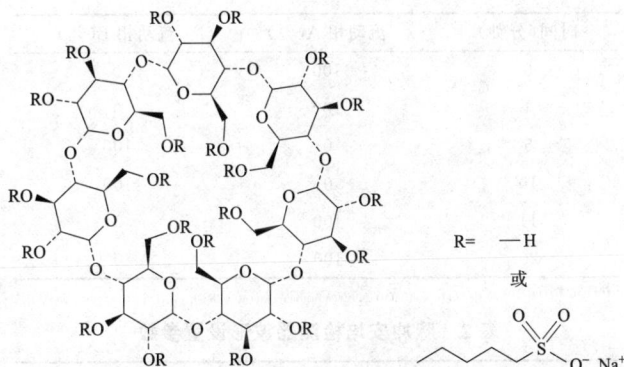

$C_{42}H_{70-n}O_{35} \cdot (C_4H_8SO_3Na)_n$ 2162.94($n=6.5$)

[182410-00-0]

本品为倍他环糊精与 1,4-丁烷磺酸内酯的醚化物。按无水物计算，含 $C_{42}H_{70-n}O_{35} \cdot (C_4H_8SO_3Na)_n$ 应为 95.0%～105.0%，其中 n 代表磺丁基（—$C_4H_8SO_3Na$）的平均取代度。

【性状】本品为白色或类白色粉末。

本品在水中极易溶解，在二氯甲烷中不溶。

【鉴别】（1）本品应显钠盐鉴别反应（通则 0301）。

（2）在含量测定项下记录的色谱图中，供试品溶液主峰保留时间应与对照品溶液主峰的保留时间一致。

（3）本品平均取代度应符合要求。

（4）本品红外光吸收图谱应与对照品的图谱一致（通则 0402）。

【检查】**溶液的澄清度与颜色** 取本品，加水溶解并制成每 1ml 中含 300mg 的溶液，依法检查（通则 0901 与通则 0902），溶液应澄清无色。

酸度 取溶液的澄清度与颜色项下溶液，依法测定（通则 0631），pH 值应为 4.0～6.8。

倍他环糊精 取本品适量，精密称定，加水溶解并定量稀释制成每 1ml 中含 2mg 的溶液，作为供试品溶液。

取倍他环糊精对照品适量，精密称定，加水溶解并定量稀释制成每 1ml 中约含 2μg 的溶液，作为对照品溶液。

照离子色谱法（通则 0513）测定。用以烷醇季铵为功能基的乙基乙烯基苯-二乙烯基苯聚合物树脂作为填料的阴离子交换色谱柱（或效能相当的色谱柱），并配加相同填料的保护柱；采用阴离子模式；流动相 A 为 25mmol/L 氢氧化钠溶液，流动相 B 为含 250mmol/L 氢氧化钠和 1mol/L 硝酸钾的溶液，按表 1 进行梯度洗脱；柱温为 50℃；流速为每分钟 1.0ml；检测器为脉冲安培检测器（配有金工作电极和银参比电极），按表 2 设置脉冲安培检测器波形参数。取对照品溶液 25μl 注入离子色谱仪，重复进样至少 3 次，倍他环糊精峰面积相对标准偏差不得大于 5%。

取供试品溶液与对照品溶液各 25μl，分别注入离子色谱仪，记录色谱图，按外标法以峰面积计算，含倍他环糊精不得过 0.1%。

表 1　流动相梯度洗脱表

时间（分钟）	流动相 A（%）	流动相 B（%）
0	100	0
4	100	0
5	0	100
10	0	100
11	100	0
20	100	0

表 2　脉冲安培检测器波形设置参数

时间（秒）	电压（V）
0.00	0.10
0.30	开始积分
0.50	0.10
0.50	结束积分
0.51	0.60
0.59	0.60
0.60	-0.60
0.65	-0.60

4-羟基丁烷-1-磺酸、氯化钠、双（4-磺丁基）醚二钠　取本品适量，精密称定，加水溶解并定量稀释制成每 1ml 中约含 4mg 的溶液，作为供试品溶液。

取 4-羟基丁烷-1-磺酸钠（对照品含量以 4-羟基丁烷-1-磺酸计）、双（4-磺丁基）醚二钠和氯化钠对照品适量，精密称定，加水溶解并定量稀释制成每 1ml 中约含 4-羟基丁烷-1-磺酸 4μg，双（4-磺丁基）醚二钠 2μg 和氯化钠 8μg 的混合溶液，作为对照品溶液。

照离子色谱法（通则 0513）测定。用以烷醇季铵为功能基的乙基乙烯基苯-二乙烯基苯聚合物树脂作为填料的阴离子交换色谱柱（或效能相当的色谱柱），并配加相同填料的保护柱；柱温为 30℃；采用阴离子模式；流动相 A 为 5mmol/L

氢氧化钠溶液，流动相 B 为 25mmol/L 氢氧化钠溶液，按照下表进行梯度洗脱；柱温为 30℃；检测器采用电导检测器，抑制器电流根据仪器性能设置；流速为每分钟 1.0ml。取对照品溶液 25μl 注入离子色谱仪，4-羟基丁烷-1-磺酸、氯化钠和双（4-磺丁基）醚二钠分离度应符合要求。

取供试品溶液与对照品溶液各 25μl，分别注入离子色谱仪，记录色谱图，按外标法以峰面积计算，含 4-羟基丁烷-1-磺酸不得过 0.09%，双（4-磺丁基）醚二钠不得过 0.05%，氯化钠不得过 0.2%（建议在序列结束后运行色谱柱冲洗程序，分别采用 50mmol/L 枸橼酸钠溶液和 150mmol/L 氢氧化钠溶液冲洗 35 分钟）。

时间（分钟）	流动相 A（%）	流动相 B（%）
0	100	0
4	100	0
10	70	30
24	70	30
25	100	0
40	100	0

1,4-丁烷磺酸内酯　取本品适量，精密称定，加内标溶液（取二乙基砜适量，加水溶解并定量稀释制成每 1ml 中约含 0.25μg 的溶液）溶解并定量稀释成每 1ml 约含 250mg 的溶液，作为供试品贮备液。

取 1,4-丁烷磺酸内酯对照品适量，精密称定，加水溶解并定量稀释制成每 1ml 中约含 2.0μg 的溶液，作为对照品贮备液 A；精密量取对照品贮备液 A 适量，加水定量稀释制成每 1ml 中约含 1.0μg 的溶液，作为对照品贮备液 B；精密量取对照品贮备液 B 适量，加水定量稀释制成每 1ml 中约含 0.5μg 的溶液，作为对照品贮备液 C。

按下表配制溶液，混匀、静置使分层，取有机层，密封，作为供试品溶液。

溶液名称	加入的溶液 1	加入的溶液 2	加入的二氯甲烷
空白溶液	内标溶液，4ml	水，1ml	1ml
供试品溶液Ⅰ	供试品贮备液，4ml	对照品贮备液 A，1ml	1ml
供试品溶液Ⅱ	供试品贮备液，4ml	对照品贮备液 B，1ml	1ml
供试品溶液Ⅲ	供试品贮备液，4ml	对照品贮备液 C，1ml	1ml
供试品溶液Ⅳ	供试品贮备液，4ml	水，1ml	1ml

照气相色谱法（通则 0521）测定。用 14% 氰丙基苯基-86% 甲基聚硅氧烷（或极性相近）为固定液的毛细管柱为色谱柱；起始温度 100℃，以每分钟 10℃ 的速率升温至 200℃，再以每分钟 35℃ 的速率升温至 250℃，维持 5 分钟；进样口温度 250℃；检测器为氢火焰离子化检测器，检测器温度为 270℃。取供试品溶液Ⅱ 1μl，重复进样 5 次，1,4-丁烷磺酸内酯峰与相应内标物峰面积比值的相对标准偏差不得大于 10.0%。

取空白溶液、供试品溶液Ⅰ、Ⅱ、Ⅲ和Ⅳ各 1μl，分别注入气相色谱仪，记录色谱图，以 1,4-丁烷磺酸内酯加入量为横坐标，以供试品溶液Ⅰ、Ⅱ、Ⅲ和Ⅳ中 1,4-丁烷磺酸内酯与相应内标物峰面积的比值，减去空白溶液中 1,4-丁烷磺酸内酯与内标物峰面积的比值后的校正值，作为纵坐标，绘制标准曲线，计算 1,4-丁烷磺酸内酯的含量，不得过 0.000 05%。

还原糖 避光操作，取本品 0.45g，精密称定，加水 0.10ml、二甲基亚砜 2.0ml、4% 氢氧化钠溶液 0.5ml、氯化三苯四氮唑溶液（避光操作，称取氯化三苯四氮唑 1.0g，加无醛甲醇 100ml 使溶解，临用新制）7.5ml，摇匀，作为供试品溶液。

另取葡萄糖对照品适量，精密称定，加水溶解并定量稀释制成每 1ml 中含 2.25mg 的溶液，精密量取 0.10ml，自"加二甲基亚砜 2.0ml"起，同法操作，作为对照品溶液。

将供试品溶液和对照品溶液避光放置 1 小时，照紫外-可见分光光度法（通则 0401），在 482nm 波长处测定吸光度，并用同法操作的空白溶液进行校正。供试品溶液的吸光度不得大于对照品溶液的吸光度（0.05%）。

取代度分布 取本品适量，精密称定，加水溶解并定量稀释制成每 1ml 中约含 10mg 的溶液，作为供试品溶液。

取磺丁基倍他环糊精钠对照品适量，精密称定，加水溶解并定量稀释制成每 1ml 中约含 10mg 的溶液，作为对照品溶液。

照毛细管电泳法（通则 0542）测定，用未涂层熔融石英毛细管柱为色谱柱（50μm×50cm）；以 0.03mol/L 苯甲酸溶液（用 0.1mol/L 三羟基甲基氨基甲烷溶液调 pH 值至适当的范围）为电泳缓冲液；柱温为 25℃；检测器为紫外检测器，反向紫外检测波长为 200nm，带宽 20nm；操作电压在 10 分钟内由 0kV 线性升至 +30kV，再以 +30kV 电压维持 20 分钟；进样方法为压力进样（样品溶液 34mbar 进样 10 秒，操作缓冲液 34mbar 进样 2 秒；或相当进样量）。取对照品溶液进样，记录电泳图，峰Ⅸ和峰Ⅹ间分离度应不小于 0.9。磺丁基倍他环糊精钠峰Ⅰ至峰Ⅹ的定位可参考下表中的相对保留时间。

磺丁基倍他环糊精钠 峰Ⅰ~峰Ⅹ	相对保留时间
Ⅰ	0.58
Ⅱ	0.63
Ⅲ	0.69
Ⅳ	0.77
Ⅴ	0.83
Ⅵ	0.91
Ⅶ	1.00
Ⅷ	1.10
Ⅸ	1.20
Ⅹ	1.30

注：磺丁基倍他环糊精钠峰Ⅰ~峰Ⅹ指磺丁基倍他环糊精钠取代度 1~10 组分对应的色谱峰。

取供试品溶液注入毛细管电泳仪，记录电泳图。磺丁基倍他环糊精钠峰Ⅰ至峰Ⅹ的峰面积百分比应符合下表规定。

磺丁基倍他环糊精钠 峰Ⅰ~峰Ⅹ	峰面积百分比限度范围（%）
Ⅰ	0~0.3
Ⅱ	0~0.9
Ⅲ	0.5~5.0
Ⅳ	2.0~10.0
Ⅴ	10.0~20.0
Ⅵ	15.0~25.0
Ⅶ	20.0~30.0
Ⅷ	10.0~25.0
Ⅸ	2.0~12.0
Ⅹ	0~4.0

平均取代度 照毛细管电泳法（通则 0542）测定。根据取代度分布项下各峰峰面积，按照相应计算公式计算校正峰面积、校正峰面积百分比和平均取代度。平均取代度应为 6.2~6.9。

$$校正峰面积(A_i) = \frac{峰面积 \times 有效毛细管长度(cm)}{保留时间}$$

$$校正峰面积百分比，NA_i = \frac{A_i}{\sum_{i=1}^{n} A_i} \times 100$$

$$平均取代度 = \frac{\sum_{i=1}^{n}(取代度 \times NA_i)}{100}$$

式中 N 是从 1 到 n，n 为最大取代度。

水分 取本品适量，依法测定（通则 0832 第一法 1），含水分不得过 10.0%。

微生物限度 取本品适量，依法检查（通则 1105 与通则 1106），每 1g 供试品中需氧菌总数不得过 10^2 cfu、霉菌和酵母菌总数不得过 50cfu，每 1g 供试品不得检出大肠埃希菌。

细菌内毒素（供注射用） 取本品适量，依法检查（通则 1143），每 1g 磺丁基倍他环糊精钠中含内毒素的量应小于标示值。

【含量测定】 照高效液相色谱法（通则 0512）测定。

色谱条件与系统适用性试验 用聚甲基丙烯酸酯凝胶为填充剂；以含 0.1mol/L 硝酸钾的 20% 乙腈溶液为流动相；流速为每分钟 1.0ml；检测器为示差折光检测器，温度为 35℃。取对照品溶液 20μl 注入液相色谱仪，重复进样 5 次，峰面积的相对标准偏差不得大于 2.0%。

测定法 取本品适量，精密称定，加流动相溶解并定量稀释成每 1ml 约含 10mg 的溶液，作为供试品溶液，精密量取 20μl 注入液相色谱仪，记录色谱图；另取磺丁基倍他环糊精钠对照品适量，精密称定，加流动相溶解并定量稀释制成每 1ml 约含 10mg 的溶液，同法测定。按外标法以峰面积计算，即得。

【类别】包合剂和稳定剂。

【贮藏】密封，在干燥处保存。

【标示】应标明每 1g 本品中含内毒素的量应小于的标示值。

注：本品极具引湿性。

磷 酸

Linsuan

Phosphoric Acid

$$H_3PO_4 \quad 97.99$$

[7664-38-2]

本品含 H_3PO_4 应为 85.0%～90.0%(g/g)。

【性状】本品为无色、透明的黏稠状液体。

相对密度 本品的相对密度(通则 0601)约为 1.7。

【鉴别】本品显磷酸盐的鉴别反应(通则 0301)。

【检查】**溶液的澄清度与颜色** 取本品 1.0g，加水 15ml 摇匀，依法检查(通则 0901 与通则 0902)，溶液应澄清无色。

氨沉淀物 取本品 1.0g，加水 15ml 和氨试液 12ml，溶液应无浑浊产生。

次磷酸和亚磷酸 取本品 1.0g，加水 15ml 和硝酸银试液 6ml，水浴加热 5 分钟，溶液应无浑浊产生。

碱性磷酸盐 取本品 1ml，加乙醚 6ml 和乙醇 2ml，溶液应无浑浊产生。

硝酸盐 取本品 2.6g，加水 3.5ml，依次加靛胭脂试液 0.1ml 和硫酸 5ml，溶液所呈蓝色在 1 分钟内不消失。

氯化物 取本品 2.0g，依法检查(通则 0801)，与标准氯化钠溶液 10.0ml 制成的对照液比较，不得更浓(0.005%)。

硫酸盐 取本品 2.0g，依法检查(通则 0802)，与标准硫酸钾溶液 2.0ml 制成的对照液比较，不得更浓(0.01%)。

铁盐 取本品 2.0g，加水 30ml，摇匀，取 3.0ml，依法检查(通则 0807)，与标准铁溶液 1.0ml 制成的对照液比较，不得更深(0.005%)。

重金属 取本品 1.0g，加氨试液 1.6ml，用水稀释至 25ml，依法检查(通则 0821 第一法)，含重金属不得过百万分之十。

砷盐 取本品 1.0g，加盐酸 5ml 与水 22ml，依法检查(通则 0822 第一法)，应符合规定(0.0002%)。

【含量测定】取本品约 1.0g，精密称定，加水 120ml，加麝香草酚酞指示液 0.5ml，用氢氧化钠滴定液(1mol/L)滴定。每 1ml 氢氧化钠滴定液(1mol/L)相当于 49.00mg 的 H_3PO_4。

【类别】pH 调节剂。

【贮藏】密封保存。

注：本品有腐蚀性。

磷酸二氢钠一水合物

Linsuan Erqingna Yishuihewu

Sodium Dihydrogen Phosphate Monohydrate

$$NaH_2PO_4 \cdot H_2O \quad 137.99$$

[10049-21-5]

本品按干燥品计算，含 NaH_2PO_4 不得少于 98.0%。

【性状】本品为无色结晶或白色结晶性粉末或颗粒。

本品在水中易溶，在乙醇中几乎不溶。

【鉴别】(1)本品的水溶液加碳酸钠即泡沸。

(2)本品显钠盐与磷酸盐的鉴别反应(通则 0301)。

【检查】**酸度** 取本品 2.0g，加水 40ml 溶解后，依法测定(通则 0631)，pH 值应为 4.1～4.7。

溶液的澄清度与颜色 取本品 1.0g，加水 10ml，充分振摇使溶解，依法检查(通则 0901 第一法与通则 0902 第一法)，溶液应澄清无色。

氯化物 取本品 0.50g，依法检查(通则 0801)，与标准氯化钠溶液 5.0ml 制成的对照液比较，不得更浓(0.01%)。

硫酸盐 取本品 1.0g，依法检查(通则 0802)，与标准硫酸钾溶液 5.0ml 制成的对照液比较，不得更浓(0.05%)。

干燥失重 取本品，先在 60℃干燥 2 小时，再在 105℃干燥至恒重，减失重量应为 10.0%～15.0%(通则 0831)。

水中不溶物 取本品 10.0g，加热水 100ml 使溶解，用经 105℃干燥至恒重的 4 号垂熔坩埚滤过，沉淀用热水 200ml 分 10 次洗涤，在 105℃干燥 2 小时，遗留残渣不得过 20mg(0.2%)。

还原性物质 取本品 5.0g，加新沸放冷的水溶解并稀释至 50ml，量取 5.0ml，加稀硫酸 5ml 与高锰酸钾滴定液(0.02mol/L)0.25ml，水浴加热 5 分钟，溶液的紫红色不消失。

铝盐 取本品 0.50g，加水适量溶解后，加醋酸-醋酸铵缓冲液(pH 4.5)5ml，再加水至 25ml，加 0.1%铝试剂溶液 1ml，摇匀，如显红色，与标准铝溶液〔精密称取硫酸铝钾[AlK(SO₄)₂·12H₂O]1.76g，置 1000ml 量瓶中，加水适量使溶解并稀释至刻度，摇匀；临用前，精密量取 10ml，置 100ml 量瓶中，用水稀释至刻度，摇匀，每 1ml 相当于 10μg 的 Al〕5.0ml 制成的对照液比较，不得更深(0.01%)。

钙盐 取本品 0.50g，加水适量溶解后，加草酸铵试液 1ml，放置 1 分钟后，加稀醋酸 2ml、乙醇 5ml，再加水至 25ml，摇匀，如显浑浊，与标准钙溶液〔精密称取在 105℃

干燥至恒重的碳酸钙 0.125g，置 500ml 量瓶中，加水 5ml 与盐酸 0.5ml 的混合液使溶解，用水稀释至刻度，摇匀；临用前，精密量取 10ml，置 100ml 量瓶中，用水稀释至刻度，摇匀，每 1ml 相当于 $10\mu g$ 的 Ca）5.0ml 制成的对照液比较，不得更浓（0.01％）。

铁盐 取本品 1.0g，加水 10ml 溶解，依法检查（通则 0807），与标准铁溶液 1.0ml 用同一方法制成的对照液比较，不得更深（0.001％）。

重金属 取本品 1.0g，加水 20 ml 溶解后，加醋酸盐缓冲液（pH 3.5）2ml 与水适量使成 25ml，依法检查（通则 0821 第一法），含重金属不得过百万分之十。

砷盐 取本品 1.0g，加水 23ml 溶解后，加盐酸 5ml，依法检查（通则 0822 第一法），应符合规定（0.0002％）。

【含量测定】取本品约 2.5g，精密称定，加水 10ml 溶解后，加氯化钠饱和溶液 20ml 与酚酞指示液 2～3 滴，用氢氧化钠滴定液（1mol/L）滴定。每 1ml 氢氧化钠滴定液（1mol/L）相当于 120.0mg 的 NaH_2PO_4。

【类别】pH 调节剂和缓冲剂等。

【贮藏】密封保存。

注：本品微具潮解性。

磷酸二氢钠二水合物

Linsuan Erqingna Ershuihewu

Sodium Dihydrogen Phosphate Dihydrate

$$NaH_2PO_4 \cdot 2H_2O \quad 156.01$$

[13472-35-0]

本品按干燥品计算，含 NaH_2PO_4 不得少于 98.0％。

【性状】本品为无色结晶或白色结晶性粉末或颗粒。

本品在水中易溶，在乙醇中几乎不溶。

【鉴别】（1）本品的水溶液加碳酸钠即泡沸。

（2）本品显钠盐与磷酸盐的鉴别反应（通则 0301）。

【检查】酸度 取本品 2.0g，加水 40ml 溶解后，依法测定（通则 0631），pH 值应为 4.1～4.7。

溶液的澄清度与颜色 取本品 1.0g，加水 10ml，充分振摇使溶解，依法检查（通则 0901 第一法与通则 0902 第一法），溶液应澄清无色。

氯化物 取本品 0.50g，依法检查（通则 0801），与标准氯化钠溶液 5.0ml 制成的对照液比较，不得更浓（0.01％）。

硫酸盐 取本品 1.0g，依法检查（通则 0802），与标准硫酸钾溶液 5.0ml 制成的对照液比较，不得更浓（0.05％）。

干燥失重 取本品，先在 60℃ 干燥 2 小时，再在 105℃ 干燥至恒重，减失重量应为 18.0％～26.0％（通则 0831）。

水中不溶物 取本品 10.0g，加热水 100ml 使溶解，用经 105℃ 干燥至恒重的 4 号垂熔坩埚滤过，沉淀用热水 200ml 分

10 次洗涤，在 105℃ 干燥 2 小时，遗留残渣不得过 20mg（0.2％）。

还原性物质 取本品 5.0g，加新沸放冷的水溶解并稀释至 50ml，量取 5.0ml，加稀硫酸 5ml 与高锰酸钾滴定液（0.02mol/L）0.25ml，水浴加热 5 分钟，溶液的紫红色不消失。

铝盐 取本品 0.50g，加水适量溶解后，加醋酸-醋酸铵缓冲液（pH 4.5）5ml，再加水至 25ml，加 0.1％铝试剂溶液 1ml，摇匀，如显红色，与标准铝溶液｛精密称取硫酸铝钾［$AlK(SO_4)_2 \cdot 12H_2O$］1.76g，置 1000ml 量瓶中，加水适量使溶解并稀释至刻度，摇匀；临用前，精密量取 10ml，置 100ml 量瓶中，用水稀释至刻度，摇匀，每 1ml 相当于 $10\mu g$ 的 Al｝5.0ml 制成的对照液比较，不得更深（0.01％）。

钙盐 取本品 0.50g，加水适量溶解后，加草酸铵试液 1ml，放置 1 分钟后，加稀醋酸 2ml、乙醇 5ml，再加水至 25ml，摇匀，如显浑浊，与标准钙溶液（精密称取在 105℃ 干燥至恒重的碳酸钙 0.125g，置 500ml 量瓶中，加水 5ml 与盐酸 0.5ml 的混合液使溶解，用水稀释至刻度，摇匀；临用前，精密量取 10ml，置 100ml 量瓶中，用水稀释至刻度，摇匀，每 1ml 相当于 $10\mu g$ 的 Ca）5.0ml 制成的对照液比较，不得更浓（0.01％）。

铁盐 取本品 1.0g，加水 10ml 溶解，依法检查（通则 0807），与标准铁溶液 1.0ml 用同一方法制成的对照液比较，不得更深（0.001％）。

重金属 取本品 1.0g，加水 20ml 溶解后，加醋酸盐缓冲液（pH 3.5）2ml 与水适量使成 25ml，依法检查（通则 0821 第一法），含重金属不得过百万分之十。

砷盐 取本品 1.0g，加水 23ml 溶解后，加盐酸 5ml，依法检查（通则 0822 第一法），应符合规定（0.0002％）。

【含量测定】取本品约 2.5g，精密称定，加水 10ml 溶解后，加氯化钠饱和溶液 20ml 与酚酞指示液 2～3 滴，用氢氧化钠滴定液（1mol/L）滴定。每 1ml 氢氧化钠滴定液（1mol/L）相当于 120.0mg 的 NaH_2PO_4。

【类别】pH 调节剂和缓冲剂等。

【贮藏】密封保存。

注：本品具潮解性。

磷酸二氢钾

Linsuan Erqingjia

Potassium Dihydrogen Phosphate

$$KH_2PO_4 \quad 136.08$$

[7778-77-0]

本品按干燥品计算，含 KH_2PO_4 不得少于 99.0％。

【性状】本品为无色结晶或白色结晶性粉末或颗粒或块状物。

本品在水中易溶，在乙醇中几乎不溶。

【鉴别】本品显钾盐与磷酸盐的鉴别反应（通则 0301）。

【检查】**酸度**　取本品 1.0g，加水 20ml 溶解后，依法测定（通则 0631），pH 值应为 4.2～4.5。

溶液的澄清度与颜色　取本品 1.0g，加水 10ml 溶解，依法检查（通则 0901 与通则 0902），溶液应澄清无色；如显浑浊，与 1 号浊度标准液（通则 0902）比较，不得更浓。

氯化物　取本品 5.0g，依法检查（通则 0801），与标准氯化钠溶液 5.0ml 制成的对照液比较，不得更浓（0.001%）。

硫酸盐　取本品 3.3g，依法检查（通则 0802），与标准硫酸钾溶液 1.0ml 制成的对照液比较，不得更浓（0.003%）。

碳酸盐　取本品 2.0g，加水 10ml，煮沸，冷却后，加盐酸 2ml，应无气泡产生。

缩合磷酸盐　取本品 2.0g，置 100ml 量瓶中，加水溶解并稀释至刻度，摇匀。量取 5.0ml 置纳氏比色管中，加稀醋酸 1.0ml，加醋酸-醋酸钠溶液（取 1mol/L 氢氧化钠溶液 17ml，加稀醋酸 40ml，用水稀释至 100ml）5.0ml，加水成 15ml，加氯化钡试液 2ml，摇匀，在 25℃±2℃ 放置 15 分钟，不得发生浑浊。

水中不溶物　取本品 10.0g，加热水 100ml 使溶解，用在 105℃ 预先恒重的 G4 垂熔坩埚滤过，沉淀用热水 200ml 分 10 次洗涤，在 105℃ 干燥 2 小时，遗留残渣不得过 20mg（0.2%）。

还原性物质　取本品 5.0g，加新沸放冷的水溶解并稀释至 50.0ml，量取 5.0ml，加稀硫酸 5ml 及高锰酸钾滴定液（0.02mol/L）0.25ml，水浴加热 5 分钟，溶液的紫红色不得消失。

干燥失重　取本品，在 105℃ 干燥至恒重，减失重量不得过 0.2%（通则 0831）。

铁盐　取本品 1.0g，加水 20.0ml 溶解，加 10% 磺基水杨酸溶液 2.0ml，摇匀，加氨试液 5ml，摇匀，如显色，与用标准铁溶液（通则 0807）1.0ml，加水至 20.0ml，同法制成的对照液比较，不得更深（0.001%）。

钠（供制备非肠道给药制剂用）　取本品 1.00g，置 100ml 量瓶中，加水溶解并稀释至刻度，摇匀，作为供试品贮备液。精密量取 5ml，置 100ml 量瓶中，用水稀释至刻度，摇匀，作为供试品溶液。

另取钠单元素标准溶液适量（或取经 100～105℃ 干燥 3 小时的氯化钠适量），用水溶解并定量稀释制成每 1ml 中含钠 50μg 的溶液，作为对照品贮备液。精密量取供试品贮备液 5ml 与对照品贮备液 1ml，置同一 100ml 量瓶中，用水稀释至刻度，摇匀，作为对照品溶液。

取供试品溶液和对照品溶液，照原子吸收分光光度法（通则 0406 第二法），以火焰为原子化器，在 589nm 的波长处测定，设对照品溶液的读数为 a，供试品溶液的读数为 b，规定 b 值应小于（$a-b$），即含钠不得过 0.1%。

重金属　取本品 4.0g，依法检查（通则 0821 第一法），含重金属不得过百万分之五。

【含量测定】取本品约 2.5g，精密称定，加新沸放冷的水 100ml 溶解后，照电位滴定法（通则 0701），用氢氧化钠滴定液（1mol/L）滴定。每 1ml 氢氧化钠滴定液（1mol/L）相当于 136.1mg 的 KH_2PO_4。

【类别】pH 调节剂和缓冲剂等。

【贮藏】密封保存。

磷酸三丁酯

Linsuan Sandingzhi

Tributyl Phosphate

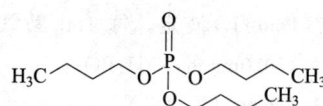

$C_{12}H_{27}O_4P$　266.30

[126-73-8]

本品由正丁醇和三氯氧磷酯化而制得。

【性状】本品为无色至淡黄色的澄清液体。

相对密度　本品的相对密度（通则 0601）为 0.966～0.986。

折光率　本品的折光率（通则 0622）在 25℃ 时为 1.4205～1.4225。

酸值　取本品 10g，精密称定，置 250ml 锥形瓶中，加中性乙醇［临用前加酚酞指示液 5 滴，用氢氧化钠滴定液（0.02mol/L）调至微显粉红色］10ml，使溶解，加酚酞指示液 1 滴，用氢氧化钠滴定液（0.02mol/L）滴定，至粉红色持续 30 秒不褪。以供试品消耗氢氧化钠滴定液（0.02mol/L）的体积（ml）计算，酸值（通则 0713）不得过 0.02。

【鉴别】本品的红外光吸收图谱应与对照图谱（附图）一致（通则 0402）。

【检查】**颜色**　取本品 10ml，与 2 号黄色标准比色液比较（通则 0901 第一法），不得更深。

水分　取本品 1.0g，依法测定（通则 0832 第一法 2），含水分不得过 0.1%。

氯化物　取本品 0.25g，置 50ml 纳氏比色管中，加 70% 乙醇溶液溶解使成 25ml，再加稀硝酸 10ml，加 70% 乙醇溶液使成 40ml，摇匀，作为供试品溶液，依法检查（通则 0801），与对照液（取标准氯化钠溶液 5.0ml，加稀硝酸 10ml，加 70% 乙醇溶液使成 40ml，摇匀）比较，不得更浓（0.02%）。

有关物质　取本品 3.0g，精密称定，置 10ml 量瓶中，加二氯甲烷溶解并稀释至刻度，摇匀，作为供试品溶液。

另取供试品和十四烷酸甲酯适量，精密称定，加二氯甲烷溶解并稀释制成每 1ml 中含磷酸三丁酯和十四烷酸甲酯各约 1mg 的溶液，取 3 ml，置 10ml 量瓶中，用二氯甲烷稀释至刻度，作为系统适用性溶液。

照气相色谱法(通则 0521)测定。用 100%-聚二甲基硅氧烷为固定液的毛细管柱为色谱柱，分流进样，分流比 20:1，流速为每分钟 1ml；柱温为 250℃，进样口温度为 270℃，检测器温度为 270℃。

精密量取系统适用性溶液 1μl，注入气相色谱仪，记录色谱图，磷酸三丁酯峰和十四烷酸甲酯峰的分离度不小于 10。

精密量取供试品溶液 1μl，注入气相色谱仪，记录色谱图。

按面积归一化法计算，单个杂质不得过 0.3%，总杂质不得过 0.5%。

细菌内毒素 取本品，依法检查(通则 1143)，每 1ml 磷酸三丁酯中含内毒素的量应小于标示值。

【类别】 溶剂和增塑剂。

【贮藏】 避光，密封保存。

【标示】 应标明每 1ml 本品中含内毒素的量应小于的标示值。

附:

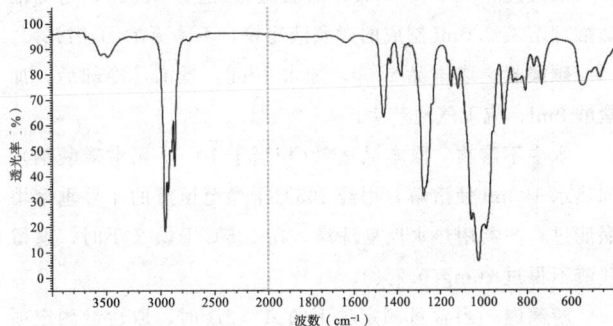

图 药用辅料磷酸三丁酯红外光吸收对照图谱
(试样制备；KBr 压片法)

注：为满足制剂安全性和有效性要求，必要时，可对本品中的元素杂质铅含量进行控制。

磷 酸 钙

Linsuangai

Tribasic Calcium Phosphate

本品为磷酸钙盐的混合物，近似组分为 10CaO·3P₂O₅·H₂O。按炽灼品计算，含 Ca 应为 34.0%~40.0%。

【性状】 本品为白色或类白色粉末或颗粒。

本品在水中几乎不溶，在稀盐酸或稀硝酸中溶解。

【鉴别】 (1)取本品约 0.1g，加稀硝酸 5ml 使溶解，加钼酸铵试液 2ml，微微加热，生成黄色沉淀。

(2)本品应显钙盐鉴别(1)的反应(通则 0301)。

【检查】 **氯化物** 取本品 0.25g，加稀硝酸 50ml 使溶解，必要时用不含氯离子的滤纸滤过，取续滤液 10ml，加水使成约 40ml，摇匀，依法检查(通则 0801)，与标准氯化钠溶液 7.0ml 制成的对照液比较，不得更浓(0.14%)。

硫酸盐 取本品 0.40g，加稀盐酸 4ml 使溶解，加水使成 100ml，必要时滤过，取续滤液 25ml，依法检查(通则 0802)，与标准硫酸钾溶液 5.0ml 制成的对照溶液比较，不得更浓(0.5%)。

氟化物 操作时使用塑料器皿。精密称取经 105℃干燥 4 小时的氟化钠 221mg，置 100ml 塑料量瓶中，加水适量使溶解，加缓冲液(取枸橼酸钠 73.5g，加水 250ml 使溶解，即得)50ml，加水稀释至刻度，摇匀，即得氟标准贮备液(每 1ml 相当于 1mg 的氟)。或采用市售的氟离子标准溶液制备氟标准贮备液(1mg/ml)。

分别精密量取氟标准贮备液 60μl、200μl、300μl、400μl、600μl，置 100ml 量瓶中，加缓冲液 50ml，用水稀释制成每 1ml 中含氟 0.6μg、2.0μg、3.0μg、4.0μg、6.0μg 的标准溶液。

以氟离子选择电极为指示电极，银-氯化银电极(以 3mol/L 氯化钾溶液为盐桥溶液)为参比电极，分别测量上述标准溶液的电位响应值(mV)。以氟离子浓度(μg/ml)的对数值(lgC)为 x 轴，以电位响应值为 y 轴，绘制标准曲线，计算斜率 S。

取本品 5.0g，置 250ml 量瓶中，加水 50ml 与盐酸 8ml，超声使溶解，加缓冲液 125ml，用水稀释至刻度，作为供试品溶液(临用新制)，同法制备空白溶液。

精密量取供试品溶液 100ml，置塑料量杯中，将指示电极和参比电极插入液面，搅拌，测定电位响应值 E_T。再加入至少 3 次氟标准贮备液(约每隔 1 分钟)，每次 200μl，分别读取每次的电位响应值 E_S，计算 $\Delta E = E_S - E_T$。

以 $10^{\frac{\Delta E}{S}}$ 为 y 轴，V_S(氟标准贮备液的加入量，ml)为 x 轴，绘制标准曲线并计算回归方程，计算标准曲线在 x 轴上的截距 V_x，再根据以下公式计算 C_T。

$$C_T = -\frac{C_S V_x}{V_T}$$

式中 V_T 为待测溶液的体积，100ml；

C_T 为待测溶液的氟离子浓度，μg/ml；

C_S 为贮备液的氟离子浓度，μg/ml。

精密量取空白溶液 100ml，自"置塑料量杯中"起同法测定。根据以下公式计算供试品中氟元素含量。

$$氟元素含量 = \frac{250 \times (C_{T1} - C_{T0}) \times 10^{-6}}{W} \times 100\%$$

式中 W 为供试品的取样量，g；

C_{T1} 为供试品溶液的氟离子浓度，μg/ml；

C_{T0} 为空白溶液的氟离子浓度，μg/ml。

本品含氟化物不得过 0.0075%。

酸中不溶物 取本品约 2.0g，精密称定，加稀盐酸

25ml，使溶解（必要时加热），用干燥至恒重的 4 号垂熔坩埚滤过，残渣用热水洗涤至滤液不含氯化物后，在 105℃ 干燥至恒重，遗留残渣不得过 4mg（0.2%）。

水中溶解物 取本品约 2.0g，精密称定，加水 100.0ml，置水浴上加热 30 分钟，放冷，加水适量补充至原体积，搅拌并滤过，精密量取续滤液 50ml，置干燥至恒重的蒸发皿中，置水浴上蒸干，于 120℃ 干燥至恒重，遗留残渣不得过 5mg（0.5%）。

炽灼失重 取本品 1.0g，精密称定，在 800℃ 炽灼 30 分钟，减失重量不得过 8.0%。

铅 取本品约 0.2g，精密称定，置 50ml 量瓶中，用硝酸溶液（1→100）溶解并稀释至刻度，摇匀，作为供试品溶液。

另取标准铅溶液（每 1ml 中相当于 10μg 的 Pb）适量，分别用硝酸溶液（1→100）稀释制成每 1ml 中含 0、10ng、20ng、30ng、40ng、50ng 的对照品溶液。

取供试品溶液和对照品溶液，以石墨炉为原子化器，照原子吸收分光光度法（通则 0406 第一法），在 283.3nm 的波长处分别测定，计算。含铅不得过 0.0005%。

砷盐 取本品 0.67g，加盐酸 5ml 与水 23ml 使溶解，依法检查（通则 0822 第一法），应符合规定（0.0003%）。

【含量测定】 取本品约 0.6g，精密称定，加稀盐酸 10ml，必要时加热使溶解，放冷，定量转移至 100ml 量瓶中，用水稀释至刻度，摇匀；精密量取 10ml，加水 50ml，滴加氨试液至恰出现沉淀后，再滴加稀盐酸至沉淀恰溶解，精密加乙二胺四醋酸二钠滴定液（0.05mol/L）25ml，加热煮沸 3 分钟，放冷，加氨-氯化铵缓冲液（pH 10.0）10ml 与铬黑 T 指示剂少许，用锌滴定液（0.05mol/L）滴定至溶液显紫红色，并将滴定的结果用空白试验校正。每 1ml 乙二胺四醋酸二钠滴定液（0.05mol/L）相当于 2.004mg 的 Ca。

【类别】 填充剂。

【贮藏】 密封保存。

【标示】 应标明粒度和粒度分布、堆密度、振实密度的标示值。

注：为满足制剂稳定性和安全性要求，必要时，可对碳酸盐、还原性物质、氧化性物质以及元素杂质镉进行控制。（碳酸盐、还原性物质、氧化性物质可按下述方法测定）

碳酸盐 取本品 2.0g，加新沸放冷的水 20ml，混合，滴加稀盐酸至溶解，应无泡沸。

还原性物质 取本品 10.0g，加稀硫酸 100.0ml 搅匀后，滤过，取续滤液 50.0ml，加高锰酸钾滴定液（0.02mol/L）0.10ml，水浴加热 5 分钟，溶液的紫红色不得消失。

氧化性物质 避光操作。取本品 1.0g，加稀硫酸 100.0ml 搅匀后，滤过，取续滤液 50.0ml，置纳氏比色管中，加碘化钾 0.2g，加 1% 淀粉溶液 2ml，摇匀，立即与新制的间氯过氧苯甲酸乙醇溶液（每 1ml 含间氯过氧苯甲酸 10μg）1.0ml，置纳氏比色管中，加稀硫酸至 50ml，自"加碘化钾 0.2g"起，与同法制成的对照溶液比较，颜色不得更深。

磷酸钠十二水合物

Linsuanna Shi'ershuihewu

Tribasic Sodium Phosphate Dodecahydrate

$Na_3PO_4·12H_2O$　380.12

[10101-89-0]

本品按炽灼品计算，含 Na_3PO_4 不得少于 92.0%。

【性状】 本品为无色或白色结晶或块状物。

本品在水中易溶，在乙醇中几乎不溶。

【鉴别】 本品的水溶液（1→20）显钠盐与磷酸盐的鉴别反应（通则 0301）。

【检查】 碱度 取本品 1.0g，加水 10ml 溶解后，依法测定（通则 0631），pH 值应不低于 12.0。

溶液的澄清度与颜色 取本品 1.0g，加水 10ml，充分振摇使溶解，依法检查（通则 0901 与通则 0902），溶液应澄清无色。

氯化物 取本品 1.0g，依法检查（通则 0801），与标准氯化钠溶液 5.0ml 制成的对照液比较，不得更浓（0.005%）。

硫酸盐 取本品 2.0g，依法检查（通则 0802），与标准硫酸钾溶液 2.0ml 制成的对照液比较，不得更浓（0.01%）。

碳酸盐 取本品 2.0g，加水 10ml，煮沸，冷却后，加盐酸 2ml，应无气泡产生。

水中不溶物 取本品适量（相当于 10.0g 无水磷酸钠），加热水 100ml 使溶解，用经 105℃ 干燥至恒重的 4 号垂熔坩埚滤过，滤器用热水反复洗涤，在 105℃ 干燥 2 小时，遗留残渣不得过 20mg（0.2%）。

游离碱 当含量测定项下的 $A≥2B$ 时，取含量测定项下测定结果并按下式计算，含游离碱不得过 1.5%。

$$游离碱含量 = \frac{(A-2B)×40.00}{W}×100\%$$

磷酸氢二钠 当含量测定项下的 $A<2B$ 时，取含量测定项下测定结果并按下式计算，含磷酸氢二钠不得过 0.5%。

$$磷酸氢二钠含量 = \frac{(2B-A)×358.14}{W}×100\%$$

炽灼失重 取本品 2.0g，在 110℃ 干燥 5 小时，再在 800℃ 炽灼 30 分钟，减失重量应为 45.0%～57.0%。

铁盐 取本品 1.0g，用水 20ml 溶解，加盐酸溶液（1→2）1ml 与 10% 磺基水杨酸溶液 2ml，摇匀，加氨试液 5ml，摇匀，如显色，与用标准铁溶液（通则 0807）1.0ml 用同一方法制成的对照液比较，不得更深（0.001%）。

重金属 取本品 2.0g，加水 15ml 溶解后，滴加盐酸调节溶液 pH 值约为 3.5，加醋酸盐缓冲液（pH 3.5）2ml 与水适量使成 25ml，依法检查（通则 0821 第一法），含重金属不得过百万分之十。

砷盐 取本品 1.0g，加水 23ml 溶解后，加盐酸 5ml，依法检查(通则 0822 第一法),应符合规定(0.0002%)。

【含量测定】取本品约 3.2g,精密称定,精密加入盐酸滴定液(0.5mol/L)50.0ml,缓缓煮沸除去二氧化碳,冷却,照电位滴定法(通则 0701),用氢氧化钠滴定液(0.5mol/L)滴定,按式(1)或式(2)计算含量,并将滴定的结果用空白试验校正。

当 $A \geqslant 2B$ 时, Na_3PO_4 含量 $= \dfrac{B \times 163.94}{W \times (1-L)} \times 100\%$ 　　(1)

当 $A < 2B$ 时, Na_3PO_4 含量 $= \dfrac{(A-B) \times 163.94}{W \times (1-L)} \times 100\%$ 　　(2)

$$A = \dfrac{(V_0 - V_1) \times F \times 0.5}{1000} \qquad (3)$$

$$B = \dfrac{V_2 \times F \times 0.5}{1000} \qquad (4)$$

式中　A 为滴定至第一个突跃点时相当于供试品消耗盐酸的量,mol;

　　　B 为从第一个突跃点滴定至第二个突跃点时消耗氢氧化钠的量,mol;

　　　F 为氢氧化钠滴定液的浓度校正因子;

　　　V_1 为第一个突跃点消耗的氢氧化钠滴定液体积,ml;

　　　V_2 为从第一个突跃点至第二个突跃点消耗的氢氧化钠滴定液体积,ml;

　　　V_0 为空白溶液消耗的氢氧化钠滴定液体积,ml;

　　　163.94 为 Na_3PO_4 的分子量;

　　　W 为供试品的取样量,g;

　　　L 为供试品的炽灼失重,%。

【类别】pH 调节剂和缓冲剂等。

【贮藏】密封保存。

磷酸氢二钠十二水合物

Linsuan Qing'erna Shi'ershuihewu

Disodium Hydrogen Phosphate Dodecahydrate

$$Na_2HPO_4 \cdot 12H_2O \quad 358.14$$

[10039-32-4]

本品按干燥品计算,含 Na_2HPO_4 不得少于 98.0%。

【性状】本品为无色或白色结晶或块状物。

本品在水中易溶,在乙醇中几乎不溶。

【鉴别】本品显钠盐与磷酸盐的鉴别反应(通则 0301)。

【检查】**碱度**　取本品 1.0g,加水 20ml 溶解后,依法测定(通则 0631),pH 值应为 9.0～9.4。

溶液的澄清度与颜色　取本品 1.0g,加水 10ml,充分振摇使溶解,依法检查(通则 0901 与通则 0902),溶液应澄清无色。

氯化物　取本品 5.0g,依法检查(通则 0801),与标准氯化钠溶液 5.0ml 制成的对照液比较,不得更浓(0.001%)。

硫酸盐　取本品 2.0g,依法检查(通则 0802),与标准硫酸钾溶液 2.0ml 制成的对照液比较,不得更浓(0.01%)。

碳酸盐　取本品 2.0g,加水 10ml,煮沸,冷却后,加盐酸 2ml,应无气泡产生。

水中不溶物　取本品 20.0g,加热水 100ml 使溶解,用经 105℃干燥至恒重的 4 号垂熔坩埚滤过,沉淀用热水 200ml 分 10 次洗涤,在 105℃干燥 2 小时,遗留残渣不得过 10mg(0.05%)。

还原性物质　取本品 5.0g,加新沸放冷的水溶解并稀释至 50.0ml,摇匀,量取 5.0ml,加稀硫酸 5ml 与高锰酸钾滴定液(0.02mol/L)0.25ml,水浴加热 5 分钟,溶液的紫红色不得消失。

磷酸二氢钠　取含量测定项下测定结果并按下式计算,含磷酸二氢钠应不得过 2.5%。

$$磷酸二氢钠含量 = \dfrac{N_2 - N_3}{N_3 - N_1} \times 100\%$$

干燥失重　取本品,在 130℃干燥至恒重,减失重量应为 55.0%～64.0%(通则 0831)。

铁盐　取本品 0.50g,加水 20ml 使溶解,加盐酸溶液(1→2)1ml 与 10%磺基水杨酸溶液 2ml,摇匀,加氨试液 5ml,摇匀,如显色,与标准铁溶液(通则 0807)1.0ml 用同一方法制成的对照液比较,不得更深(0.002%)。

重金属　取本品 2.0g,加水 15ml 溶解后,加盐酸适量调节溶液 pH 值约为 4,加醋酸盐缓冲液(pH 3.5)2ml 与水适量使成 25ml,依法检查(通则 0821 第一法),含重金属不得过百万分之十。

【含量测定】取本品约 4.0g,精密称定,加新沸放冷的水 25ml 溶解后,精密加入盐酸滴定液(1mol/L)25ml,照电位滴定法(通则 0701),用氢氧化钠滴定液(1mol/L)滴定,记录第一突跃点消耗氢氧化钠滴定液体积 N_1 与第二突跃点消耗氢氧化钠滴定液总体积 N_2,以第一个突跃点消耗的氢氧化钠滴定液体积计算含量,并将滴定的结果用空白试验体积 N_3 校正。每 1ml 盐酸滴定液(1mol/L)相当于 142.0mg 的 Na_2HPO_4。

【类别】pH 调节剂和缓冲剂等。

【贮藏】密封保存。

注:本品常温置空气中易风化。

磷酸氢二钾

Linsuan Qing'erjia

Dipotassium Hydrogen Phosphate

$$K_2HPO_4 \quad 174.17$$

[7758-11-4]

本品按干燥品计算,含 K_2HPO_4 不得少于 99.0%。

【性状】本品为无色或白色结晶性粉末或颗粒或块状物。

本品在水中极易溶解，在乙醇中几乎不溶。

【鉴别】本品显钾盐与磷酸盐的鉴别反应（通则 0301）。

【检查】碱度　取本品 1.0g，加水 20ml 溶解后，依法测定（通则 0631），pH 值应为 8.5～9.6。

溶液的澄清度与颜色　取本品 1.0g，加水 10ml 溶解，依法检查（通则 0901 与通则 0902），溶液应澄清无色。

氯化物　取本品 2.5g，依法检查（通则 0801），与标准氯化钠溶液 5.0ml 制成的对照液比较，不得更浓（0.002%）。

硫酸盐　取本品 2.0g，加水溶解使成约 40ml，用盐酸调节 pH 值至微酸性（pH≤6），依法检查（通则 0802），与标准硫酸钾溶液 2.0ml 制成的对照液比较，不得更浓（0.01%）。

碳酸盐　取本品 2.0g，加水 10ml，煮沸，冷却后，加盐酸 2ml，应无气泡产生。

缩合磷酸盐　取本品 2.0g，置 100ml 量瓶中，加水溶解并稀释至刻度，摇匀。量取 5.0ml 置纳氏比色管中，加稀醋酸 1.0ml 与醋酸-醋酸钠溶液（取 1mol/L 氢氧化钠溶液 17ml，加稀醋酸 40ml，加水使成 100ml）5.0ml，加水至 15ml，加氯化钡试液 2ml，摇匀，在 25℃±2℃ 放置 15 分钟，不得产生浑浊。

水中不溶物　取本品 10.0g，加热水 100ml 使溶解，用在 105℃预先恒重的 4 号垂熔玻璃坩埚滤过，沉淀用热水 200ml 分 10 次洗涤，在 105℃干燥 2 小时，遗留残渣不得过 2mg（0.02%）。

还原性物质　取本品 5.0g，加新沸放冷的水溶解并稀释至 50.0ml，量取 5.0ml，加稀硫酸 5ml 与高锰酸钾滴定液（0.02mol/L）0.25ml，水浴加热 5 分钟，溶液的紫红色不得消失。

磷酸二氢钾　取含量测定项下测定结果并按下式计算，含磷酸二氢钾不得过 2.5%。

$$磷酸二氢钾含量 = \frac{N_2 - N_3}{N_3 - N_1} \times 100\%$$

干燥失重　取本品，在 130℃干燥至恒重，减失重量不得过 2.0%（通则 0831）。

铁盐　取本品 1.0g，加水 20ml 溶解后，加盐酸溶液（1→2）1ml 与 10%磺基水杨酸溶液 2ml，摇匀，加氨试液 5ml，摇匀，如显色，与标准铁溶液（通则 0807）1.0ml 用同一方法制成的对照液比较，不得更深（0.001%）。

钠（供制备非肠道给药制剂用）　取本品 1.00g，置 100ml 量瓶中，加水溶解并稀释至刻度，摇匀，作为供试品贮备液；精密量取 5ml，置 100ml 量瓶中，加水稀释至刻度，摇匀，作为供试品溶液。

另取钠单元素标准溶液适量（或取经 100～105℃干燥 3 小时的氯化钠适量），用水溶解并定量稀释制成每 1ml 中含钠 50μg 的溶液，作为对照品贮备液。

精密量取供试品贮备液 5ml 与对照品贮备液 1ml，置同

一 100ml 量瓶中，用水稀释至刻度，摇匀，作为对照品溶液。

取供试品溶液和对照品溶液，照原子吸收分光光度法（通则 0406 第二法），以火焰为原子化器，在 589nm 的波长处测定，设对照品溶液的读数为 a，供试品溶液的读数为 b，规定 b 值应小于（a-b）。即含钠不得过 0.1%。

重金属　取本品 2.0g，加水 15ml 溶解后，用盐酸调节溶液 pH 值约为 4，加醋酸盐缓冲液（pH 3.5）2ml 与水适量使成 25ml，依法检查（通则 0821 第一法），含重金属不得过百万分之十。

【含量测定】取本品约 0.8g，精密称定，加新沸放冷的水 40ml 溶解后，精密加入盐酸滴定液（1mol/L）10ml，照电位滴定法（通则 0701），用氢氧化钠滴定液（1mol/L）滴定，记录第一突跃点消耗氢氧化钠滴定液体积 N_1 与第二突跃点消耗氢氧化钠滴定液总体积 N_2，以第一个突跃点消耗的氢氧化钠滴定液体积计算含量，并将滴定的结果用空白试验体积 N_3 校正。每 1ml 盐酸滴定液（1mol/L）相当于 174.2mg 的 K_2HPO_4。

【类别】pH 调节剂和缓冲剂等。

【贮藏】密封，在干燥处保存。

注：本品极具引湿性。

磷酸氢二钾三水合物

Linsuan Qing'erjia Sanshuihewu

Dipotassium Hydrogen Phosphate Trihydrate

$$K_2HPO_4 \cdot 3H_2O \quad 228.22$$

[16788-57-1]

本品按干燥品计算，含 K_2HPO_4 不得少于 99.0%。

【性状】本品为无色或白色结晶或块状物。

本品在水中极易溶解，在乙醇中几乎不溶。

【鉴别】本品显钾盐与磷酸盐的鉴别反应（通则 0301）。

【检查】碱度　取本品 1.0g，加水 20ml 溶解后，依法测定（通则 0631），pH 值应为 8.9～9.4。

溶液的澄清度与颜色　取本品 1.0g，加水 10ml 溶解，依法检查（通则 0901 与通则 0902），溶液应澄清无色。

氯化物　取本品 2.5g，依法检查（通则 0801），与标准氯化钠溶液 5.0ml 制成的对照液比较，不得更浓（0.002%）。

硫酸盐　取本品 2.0g，加水溶解使成约 40ml，用盐酸调节 pH 值至微酸性（pH≤6），依法检查（通则 0802），与标准硫酸钾溶液 2.0ml 制成的对照液比较，不得更浓（0.01%）。

碳酸盐　取本品 2.0g，加水 10ml，煮沸，冷却后，加盐酸 2ml，应无气泡产生。

缩合磷酸盐 取本品 2.0g，置 100ml 量瓶中，加水溶解并稀释至刻度，摇匀。量取 5.0ml 置纳氏比色管中，加稀醋酸 1.0ml 与醋酸-醋酸钠溶液（取 1mol/L 氢氧化钠溶液 17ml，加稀醋酸 40ml，加水使成 100ml）5.0ml，加水至 15ml，加氯化钡试液 2ml，摇匀，在 25℃±2℃ 放置 15 分钟，不得产生浑浊。

水中不溶物 取本品 10.0g，加热水 100ml 使溶解，用在 105℃ 预先恒重的 4 号垂熔玻璃坩埚滤过，沉淀用热水 200ml 分 10 次洗涤，在 105℃ 干燥 2 小时，遗留残渣不得过 1mg(0.01%)。

还原性物质 取本品 5.0g，加新沸放冷的水溶解并稀释至 50.0ml，量取 5.0ml，加稀硫酸 5ml 与高锰酸钾滴定液(0.02mol/L)0.25ml，水浴加热 5 分钟，溶液的紫红色不得消失。

磷酸二氢钾 取含量测定项下测定结果并按下式计算，含磷酸二氢钾不得过 2.5%。

$$磷酸二氢钾含量 = \frac{N_2 - N_3}{N_3 - N_1} \times 100\%$$

干燥失重 取本品，在 180℃ 干燥至恒重，减失重量应为 22.0%~26.0%(通则 0831)。

铁盐 取本品 1.0g，加水 20ml 溶解后，加盐酸溶液 (1→2)1ml 与 10% 磺基水杨酸溶液 2ml，摇匀，加氨试液 5ml，摇匀，如显色，与标准铁溶液(通则 0807) 1.0ml 用同一方法制成的对照液比较，不得更深(0.001%)。

钠(供制备非肠道给药制剂用) 取本品 1.00g，置 100ml 量瓶中，加水溶解并稀释至刻度，摇匀，作为供试品贮备液；精密量取 5ml，置 100ml 量瓶中，用水稀释至刻度，摇匀，作为供试品溶液。

另取钠单元素标准溶液适量（或取经 100~105℃ 干燥 3 小时的氯化钠适量），用水溶解并定量稀释制成每 1ml 中含钠 50μg 的溶液，作为对照品贮备液。

精密量取供试品贮备液 5ml 与对照品贮备液 1ml，置同一 100ml 量瓶中，用水稀释至刻度，摇匀，作为对照品溶液。

取供试品溶液和对照品溶液，照原子吸收分光光度法(通则 0406 第二法)，以火焰为原子化器，在 589nm 的波长处测定，设对照品溶液的读数为 a，供试品溶液的读数为 b，规定 b 值应小于($a-b$)。即含钠不得过 0.1%。

重金属 取本品 2.0g，加水 15ml 溶解后，用盐酸调节溶液 pH 值约为 4，加醋酸盐缓冲液(pH 3.5)2ml 与水适量使成 25ml，依法检查(通则 0821 第一法)，含重金属不得过百万分之十。

【含量测定】 取本品约 1.0g，精密称定，加新沸放冷的水 40ml 溶解后，精密加入盐酸滴定液(1mol/L)10ml，照电位滴定法(通则 0701)，用氢氧化钠滴定液(1mol/L)滴定，记录第一突跃点消耗氢氧化钠滴定液体积 N_1 与第二突跃点消耗氢氧化钠滴定液总体积 N_2，以第一个突跃点消耗的氢氧化钠滴定液体积计算含量，并将滴定的结果用空白试验体

积 N_3 校正。每 1ml 盐酸滴定液(1mol/L)相当于 174.2mg 的 K_2HPO_4。

【类别】 pH 调节剂和缓冲剂等。

【贮藏】 密封，在干燥处保存。

注：本品具引湿性。

磷酸氢二铵

Linsuan Qing'er'an

Diammonium Hydrogen Phosphate

$(NH_4)_2HPO_4$ 132.06

[7783-28-0]

本品由碳酸铵或液氨中和磷酸再经浓缩、结晶、干燥而得。含 $(NH_4)_2HPO_4$ 应为 96.0%~102.0%。

【性状】 本品为无色或白色结晶或结晶性粉末。

本品在水中易溶，在丙酮或乙醇中不溶。

【鉴别】 (1) 取本品的水溶液，加过量的氢氧化钠试液，加热，遇用水湿润的红色石蕊试纸，使之变蓝色。

(2) 本品的水溶液显磷酸盐的鉴别反应(通则 0301)。

【检查】 **碱度** 取本品 0.10g，加水 10ml 溶解后，依法测定(通则 0631)，pH 值应为 7.6~8.2。

氯化物 取本品 1.0g，依法检查(通则 0801)，与标准氯化钠溶液 4.0ml 制成的对照液比较，不得更浓(0.004%)。

硫酸盐 取本品 0.20g，依法检查(通则 0802)，与标准硫酸钾溶液 2.0ml 制成的对照液比较，不得更浓(0.1%)。

水中不溶物 取本品 20.0g，加热水 100ml 使溶解，用经 105℃ 干燥至恒重的 4 号垂熔坩埚滤过，残渣用热水 200ml 分 10 次洗涤后，在 105℃ 干燥 2 小时，遗留残渣不得过 1mg(0.005%)。

铁盐 取本品 1.0g，加水 15ml 使溶解，用盐酸溶液 (1→2)调节 pH 值至 2.0，加 2% 抗坏血酸溶液 1ml、醋酸-醋酸钠缓冲液(pH 4.5)5ml 与 0.2% 邻二氮菲溶液 1ml，用水稀释至 50ml，摇匀，放置 15 分钟，如显色，与标准铁溶液(通则 0807)2.0ml 同法制成的对照液比较，不得更深(0.002%)。

铅盐 取本品 0.20g 两份，分别置 50ml 量瓶中，一份用硝酸溶液(1→100)溶解并稀释至刻度，摇匀，作为供试品溶液；另一份中精密加入标准铅溶液[取标准铅溶液(每 1ml 中相当于 10μg 的 Pb)适量，用硝酸溶液(1→100)稀释制成每 1ml 中含铅 0.5μg 的溶液]2ml，用硝酸溶液(1→100)溶解并稀释至刻度，摇匀，作为对照品溶液。取供试品溶液和对照品溶液，照原子吸收分光光度法(通则 0406 第二法)，以石墨炉为原子化器，在 283.3nm 的波长处分别测定供试品溶液的吸光度 a 和对照品溶液的吸光度 b，a 不得大于($b-a$)(0.0005%)。

砷盐 取本品 0.67g，加水 23ml 溶解后，加盐酸 5ml，

依法检查(通则 0822 第一法),应符合规定(0.0003%)。

【含量测定】取本品约 0.6g,精密称定,加新沸放冷的水 40ml 使溶解,照电位滴定法(通则 0701),用硫酸滴定液(0.1mol/L)滴定。每 1ml 硫酸滴定液(0.1mol/L)相当于 26.42mg 的 $(NH_4)_2HPO_4$。

【类别】缓冲剂。

【贮藏】密封保存。

磷酸氢钙二水合物

Linsuanqinggai Ershuihewu

Calcium Hydrogen Phosphate Dihydrate

$CaHPO_4 \cdot 2H_2O$ 172.09

[7789-77-7]

本品含 $CaHPO_4 \cdot 2H_2O$ 应为 98.0%~105.0%。

【性状】本品为白色或类白色结晶性粉末或颗粒。

本品在水或乙醇中不溶,在稀盐酸或稀硝酸中易溶。

【鉴别】本品的酸性溶液显钙盐的鉴别反应与磷酸盐鉴别(2)和(3)的反应(通则 0301)。

【检查】氟化物 操作时使用塑料器皿。精密称取经 105℃ 干燥 4 小时的氟化钠 221mg,置 100ml 塑料量瓶中,加水适量使溶解,加缓冲液(取枸橼酸钠 73.5g,加水 250ml 使溶解,即得)50ml,加水稀释至刻度,摇匀,即得氟标准贮备液(每 1ml 相当于 1mg 的氟)。或采用市售的氟离子标准溶液作为氟标准贮备液(1mg/ml)。

分别精密量取氟标准贮备液 60μl、200μl、300μl、400μl、600μl,置 100ml 量瓶中,加入缓冲液 50ml,用水稀释制成每 1ml 中含氟 0.6μg、2.0μg、3.0μg、4.0μg、6.0μg 的标准溶液。

以氟离子选择电极为指示电极,银-氯化银电极(以 3mol/L 氯化钾溶液为盐桥溶液)为参比电极,分别测量上述标准溶液的电位响应值(mV)。以氟离子浓度(μg/ml)的对数值($\lg C$)为 x 轴,以电位响应值为 y 轴,绘制标准曲线,计算斜率 S。

取本品 5.0g,置 250ml 量瓶中,加水 50ml 与盐酸 8ml,超声使溶解,加缓冲液 125ml,用水稀释至刻度,作为供试品溶液(临用新制),同法制备空白溶液。

精密量取供试品溶液 100ml,置塑料量杯中,将指示电极和参比电极插入液面,搅拌,测定电位响应值 E_T。再加入至少 3 次氟标准贮备液(约每隔 1 分钟),每次 200μl,分别读取每次的电位响应值 E_S,计算 $\Delta E = E_S - E_T$。

以 $10^{\frac{\Delta E}{S}}$ 为 y 轴,V_S(氟标准贮备液的加入量,ml)为 x 轴,绘制标准曲线并计算回归方程,计算标准曲线在 x 轴上的截距 V_x,再根据以下公式计算 C_T。

$$C_T = -\frac{C_S V_x}{V_T}$$

式中 V_T 为待测溶液的体积,100ml;

C_T 为待测溶液的氟离子浓度,μg/ml;

C_S 为贮备液的氟离子浓度,μg/ml。

精密量取空白溶液 100ml,自"置塑料量杯中"起同法测定。根据以下公式计算供试品中氟元素含量。

$$氟元素含量 = \frac{250 \times (C_{T1} - C_{T0}) \times 10^{-6}}{W} \times 100\%$$

式中 W 为供试品的取样量,g;

C_{T1} 为供试品溶液的氟离子浓度,μg/ml;

C_{T0} 为空白溶液的氟离子浓度,μg/ml。

本品含氟化物不得过 0.01%。

氯化物 取本品 0.20g,加水 10ml 与硝酸 2ml,使溶解(必要时加热),放冷,用水稀释至 100ml,取 10ml,依法检查(通则 0801),与标准氯化钠溶液 5.0ml 制成的对照液比较,不得更浓(0.25%)。

硫酸盐 取本品 1.0g,加少量稀盐酸,使溶解(必要时加热),放冷,用水稀释至 100ml,取 10ml,依法检查(通则 0802),与标准硫酸钾溶液 5.0ml 制成的对照液比较,不得更浓(0.5%)。

碳酸盐 取本品 1.0g,加入新沸放冷的水 5ml,混匀,加盐酸 2ml,不得泡沸。

酸中不溶物 取本品 5.0g,加盐酸 10ml 与水 40ml,加热溶解后,用水稀释至 100ml,放冷,用干燥至恒重的 4 号垂熔坩埚滤过,滤渣用水洗净,至洗液不显氯化物的反应,在 105℃ 干燥 1 小时,遗留残渣不得过 10mg(0.2%)。

炽灼失重 取本品 1.0g,精密称定,在 800℃ 炽灼至恒重,减失重量应为 24.5%~26.5%。

钡盐 取本品 0.50g,加水 10ml,滴加盐酸,随滴随搅拌,使溶解,如有必要,滤过,滤液中加硫酸钾试液 2ml,10 分钟内不得发生浑浊。

铅 取本品 0.20g,精密称定,置 50ml 量瓶中,用硝酸溶液(1→100)溶解并稀释至刻度,摇匀,作为供试品溶液。

另取标准铅溶液(每 1ml 中含 10μg 的 Pb)适量,用硝酸溶液(1→100)稀释制成每 1ml 中含 0、10ng、20ng、30ng、40ng、50ng 的对照品溶液。

取供试品溶液和对照品溶液,以石墨炉为原子化器,照原子吸收分光光度法(通则 0406 第一法),在 283.3nm 的波长处测定,计算,即得。含铅不得过 0.0005%。

铁盐 取本品 2.5g,加稀盐酸 20ml,使溶解(必要时加热),用水稀释至 50ml,取稀释液 1.0ml,依法检查(通则 0807),与标准铁溶液 2.0ml 制成的对照液比较,不得更深(0.04%)。

砷盐 取本品 1.0g,加盐酸 5ml 与水 23ml 使溶解,依法检查(通则 0822 第一法),应符合规定(0.0002%)。

【含量测定】取本品约 0.6g,精密称定,加稀盐酸 10ml,使溶解(必要时加热),放冷,定量转移至 100ml 量瓶中，用水稀释至刻度，摇匀；精密量取 10ml，加水 50ml，用氨试液调节至中性后，精密加乙二胺四醋酸二钠滴定液（0.05mol/L）25ml，加热数分钟，放冷，加氨-氯化铵缓冲液（pH 10.0）10ml 与铬黑 T 指示剂少许，用锌滴定液（0.05mol/L）滴定至溶液显紫红色，并将滴定的结果用空白试验校正。每 1ml 乙二胺四醋酸二钠滴定液（0.05mol/L）相当于 8.605mg 的 $CaHPO_4 \cdot 2H_2O$。

【类别】稀释剂和吸附剂。

【贮藏】密封保存。

【标示】应标明粒度和粒度分布、堆密度、振实密度的标示值。

磷酸淀粉钠

Linsuan Dianfenna

Sodium Starch Phosphate

[53241-15-9]

本品主要是以薯类淀粉为原料，添加磷酸盐并用氢氧化钠调节 pH 值后，经过滤、干燥、粉碎而得。

【性状】本品为白色粉末。

本品在水或乙醇中不溶。

【鉴别】(1)取本品约 1g，加水 15ml，煮沸，放冷，即成半透明类白色的凝胶状物。

(2)取本品约 0.1g，加水 20ml，混匀，加碘试液数滴，即显蓝色或蓝黑色，加热后逐渐褪色。

(3)取本品，在偏光显微镜下观察，其部分颗粒的偏光十字完全消失。

(4)本品显钠盐鉴别(1)的反应(通则 0301)。

(5)取本品 2g，置铂坩埚中，缓缓炽灼至完全炭化，在 300℃ 炽灼 2 小时，放冷，加水 10ml 使溶解，滤过，滤液加钼酸铵硫酸试液 1ml，摇匀，再加氯化亚锡试液 1 滴，摇匀，放置 10 分钟，溶液显蓝色。

【检查】酸度　取本品 1.0g，加水 100ml，振摇，混匀，立即依法测定(通则 0631)，pH 值应为 4.5～7.0。

粒度　取本品 15.0g，精密称定，照粒度和粒度分布测定法(通则 0982 第二法)测定。能通过 6 号筛的样品量不得少于供试量的 90%，不能通过 3 号筛的样品量不得过供试量的 0.5%。

干燥失重　取本品，在 105℃ 干燥 5 小时，减失重量不得过 15.0%(通则 0831)。

灰分　取本品 1.0g，依法检查(通则 2302)，炽灼温度为 600～700℃，遗留残渣不得过 0.3%。

铁盐　取本品 0.50g，加稀盐酸 4ml 与水 16ml，振摇 5 分钟，滤过，用水少量洗涤，合并滤液与洗液，加过硫酸铵 50mg，用水稀释至 35ml 后，依法检查(通则 0807)，与标准铁溶液 1.0ml 制成的对照液比较，不得更深(0.002%)。

游离磷酸盐　取本品 0.10g，加水 100ml，超声处理 10 分钟，滤过，取续滤液 1.0ml，用水稀释至 20ml，加钼酸铵硫酸试液 4ml，摇匀，再加氯化亚锡试液 0.1ml，摇匀，放置 10 分钟，如显色，与标准磷酸盐溶液(精密称取在 105℃ 干燥 2 小时的磷酸二氢钾 0.716g，置 1000ml 量瓶中，加水溶解并稀释至刻度，摇匀，精密量取 1ml，置 100ml 量瓶中，用水稀释至刻度，摇匀，即得)3.0ml，加水稀释至 20ml，与同法制成的对照液比较，不得更深(1.5%)。

二氧化硫　取本品 20.0g，置具塞锥形瓶中，加水 200ml，充分振摇，滤过，取滤液 100ml，加淀粉指示液 2ml，用碘滴定液(0.005mol/L)滴定，并将滴定的结果用空白试验校正。消耗碘滴定液(0.005mol/L)的体积不得过 1.25ml(0.004%)。

氧化性物质　取本品 4.0g，置具塞锥形瓶中，加水 50.0ml，密塞，振摇 5 分钟，转入 50ml 具塞离心管中，离心至澄清，取上清液 30.0ml，置碘量瓶中，加冰醋酸 1ml 与碘化钾 1.0g，密塞，摇匀，置暗处放置 30 分钟，加淀粉指示液 1ml，用硫代硫酸钠滴定液(0.002mol/L)滴定至蓝色消失，并将滴定的结果用空白试验校正。每 1ml 硫代硫酸钠滴定液(0.002mol/L)相当于 34μg 的氧化性物质(以过氧化氢 H_2O_2 计)，消耗硫代硫酸钠滴定液(0.002mol/L)的体积不得过 1.4ml(0.002%)。

微生物限度　取本品，依法检查(通则 1105 与通则 1106)，每 1g 中需氧菌总数不得过 10^3 cfu，霉菌和酵母菌总数不得过 10^2 cfu，不得检出大肠埃希菌。

【类别】黏合剂。

【贮藏】密闭，在干燥处保存。

麝香草酚

Shexiangcaofen

Thymol

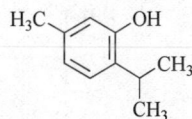

$C_{10}H_{14}O$　150.22

[89-83-8]

本品为 5-甲基-2-异丙基苯酚。含 $C_{10}H_{14}O$ 不得少于 98.0%。

【性状】本品为无色结晶或白色结晶性粉末。

本品在乙醇中极易溶解，在冰醋酸中易溶，在水中微溶。

熔点　本品的熔点(通则 0612)为 48~52℃。

【鉴别】(1)取本品约 0.2g,加 2mol/L 氢氧化钠溶液 2ml,加热使溶解,加三氯甲烷 0.2ml,水浴加热,即显紫色。

(2)取本品约 2mg,加冰醋酸 1ml 溶解后,加硫酸 0.15ml 和硝酸 0.05ml,即显蓝绿色。

(3)本品的红外光吸收图谱应与对照品的图谱一致(通则 0402)。

【检查】酸度　取本品 1.0g,置 100ml 具塞锥形瓶中,加水 20ml,加热至沸使溶解,密塞,冷却后,剧烈振摇 1 分钟,待麝香草酚结晶析出后,滤过,取续滤液 5ml,加甲基红指示液 0.05ml 和 0.01mol/L 氢氧化钠溶液 0.05ml,即显黄色。

溶液的澄清度与颜色　取本品 1.0g,加 2mol/L 氢氧化钠溶液 10ml,振摇使溶解,依法检查(通则 0901 与通则 0902),溶液应澄清无色。如显浑浊,与 4 号浊度标准液(通则 0902 第一法)比较,不得更浓;如显色,与橙红色 2 号标准比色液(通则 0901 第一法)比较,不得更深。

有关物质　取本品 0.1g,精密称定,置 10ml 量瓶中,加乙醇溶解并稀释至刻度,摇匀,作为供试品溶液。

精密量取 1ml,置 100ml 量瓶中,用乙醇稀释至刻度,摇匀,作为对照溶液。

精密量取 1ml,置 10ml 量瓶中,用乙醇稀释至刻度,摇匀,作为灵敏度溶液。

照气相色谱法(通则 0521)测定,用聚乙二醇(或极性相近)为固定液的毛细管柱为色谱柱(0.32mm×30m,0.50μm,或效能相当的色谱柱);起始温度为 80℃,维持 2 分钟,以每分钟 8℃的速率升温至 240℃,维持 15 分钟;进样口温度为 250℃,检测器温度为 280℃。取灵敏度溶液 1μl 注入气相色谱仪,记录色谱图,麝香草酚色谱峰信噪比应不小于 10。再精密量取对照溶液和供试品溶液各 1μl,分别注入气相色谱仪,记录色谱图。供试品溶液中如有杂质峰,各杂质峰面积的和不得大于对照溶液的主峰面积(1.0%)。小于灵敏度溶液主峰面积 0.5 倍的峰可忽略不计(0.05%)。

不挥发物　取本品 2.0g,置水浴上加热挥发后,在 105℃干燥至恒重,遗留残渣不得过 1mg(0.05%)。

【含量测定】取本品约 0.1g,精密称定,置 250ml 碘瓶中,加入 1mol/L 氢氧化钠溶液 25ml,振摇使溶解,加入热盐酸(1→2)20ml,摇匀,立即用溴滴定液(0.05mol/L)滴定至距理论终点 1~2ml 处,加热溶液至 70~80℃,加甲基橙指示液 2 滴并继续缓慢滴定至红色消失,再加入溴滴定液(0.05mol/L)2 滴,振摇约 10 秒后,加甲基橙指示液 1 滴,振摇,溶液如显红色则重复上述步骤继续滴定。直至加入甲基橙指示液 1 滴,振摇后红色消失。每 1ml 溴滴定液(0.05mol/L)相当于 3.755mg 的 $C_{10}H_{14}O$。

【类别】抑菌剂。

【贮藏】遮光,密封保存。

索　引

索　引

中 文 索 引

（按汉语拼音顺序排列）

英 文 索 引

A

B

C